Chinese Clinical Annual Book of Implant Dentistry

中国口腔种植临床精萃

（2018年卷）

QUINTESSENCE PUBLISHING

Beijing, Berlin, Barcelona, Chicago, Istanbul, London, Milan, Moscow,
New Delhi, Paris, Prague, Sao Paulo, Seoul, Singapore, Tokyo, Warsaw

Chinese Clinical Annual
Book of Implant Dentistry

（2018年卷）

中国口腔种植临床精萃

名誉主编　邱蔚六　王大章
主　　编　王　兴　刘宝林
执行主编　宿玉成
秘　　书　彭玲燕　刘万君

北方联合出版传媒（集团）股份有限公司
辽宁科学技术出版社
沈　阳

图文编辑：

赵　阳　王玉林　杨　春　杨志强　于英楠　张秀月　林铭新　蔡贤华　夏平光　黄卫兵　丁　然　胡　昊　吴　刚　熊承杰　黄　明　施立奇　王华松
魏世隽　陈　磊　汪国栋　兰生辉　康　辉　姚年伟　齐凤宇　肖　艳　彭　闯　伏建斌　郑哲甲　邓海涛　杜玉洁　高亮亮　胡军宝　纪守琪　刘兴环
柳　峻　邱　朔　屈建民　刘　维　曹　强　宋　华　许　飞　倪大鹏　涂有水　孙显锋　金晓虎　马　佳　刘　颖　李　宁　佟　放　张　寻　孙明亮
王鼎钊　王　刚　郭中云　吴　江　项　阳　赵清泉　尹　钰　夏邦勇　吕玉林　戴飘武　袁　超　邹国强　陈辉斌　曲延金　霍春鹏　任　旭　邵乐鹏
杨晓明　何　勤　谷　宁　姜　岩　王　芳　马学英　王　丽　王学滨　王拱辰　王智勇　卢林娜　石志超　刘　政　刘春燕　吕成志　伍建林　陈秀琴
陈保平　陈惠琴　李　琳　李秋梅　李晓霞　李鸿鸣　张　群　张士红　张世良　张庆尧　张　宁　孟祥丽　屈传武　武晓东　战贤梅　高庆伟　高政南
高桂苓　原所贤　崔振兴　黄　燕　韩乐强　韩　英　韩　璐　管　烨　卞添颖　刘　娟　吕晶露　李丽丽　张杨珩　张　倩

图书在版编目（CIP）数据

中国口腔种植临床精萃. 2018年卷 / 王兴，刘宝林主编.
—沈阳：辽宁科学技术出版社，2018.4
ISBN 978-7-5591-0623-0

Ⅰ. ①中…　Ⅱ. ①王…　②刘…　Ⅲ. ①口腔种植学—文集　Ⅳ. ①R783.6-53

中国版本图书馆CIP数据核字（2018）第016658号

出版发行：辽宁科学技术出版社
（地址：沈阳市和平区十一纬路25号　邮编：110003）
印 刷 者：北京利丰雅高长城印刷有限公司
经 销 者：各地新华书店
幅面尺寸：240mm×320mm
印　　张：100.5
插　　页：4
字　　数：2100千字
出版时间：2018年4月第1版
印刷时间：2018年4月第1次印刷
责任编辑：陈　刚　殷　欣　苏　阳
封面设计：何　萍
版式设计：何　萍
责任校对：李　霞

书　　号：ISBN 978-7-5591-0623-0
定　　价：668.00元

投稿热线：024-23280336
邮购热线：024-23280336
E-mail:cyclonechen@126.com　irisin0120@163.com
http://www.lnkj.com.cn

中国口腔种植临床精萃

名誉主编

邱蔚六　王大章

主　　编

王　兴　刘宝林

执行主编

宿玉成

副 主 编

（按姓名首字笔画为序）

王佐林　王慧明　冯海兰　李德华

邱立新　张志勇　陈　宁　陈　江

陈卓凡　陈　波　季　平　周延民

周　磊　柳忠豪　施　斌　宫　苹

徐　欣

秘　　书

彭玲燕　刘万君

编委名单（按姓名首字笔画为序）

MEMBERS OF EDITORIAL BOARD

前言
PREFACE

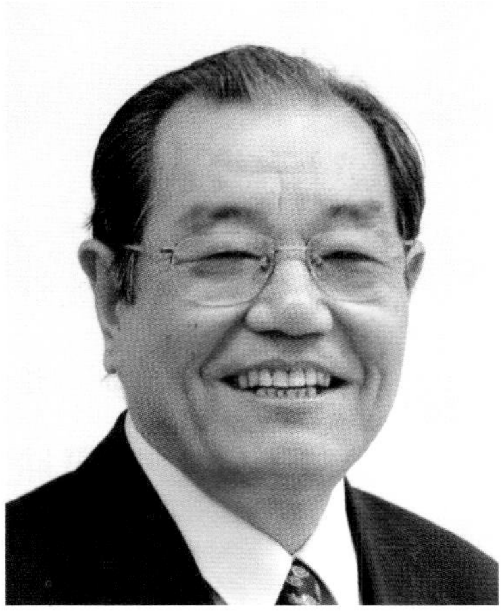

王　兴

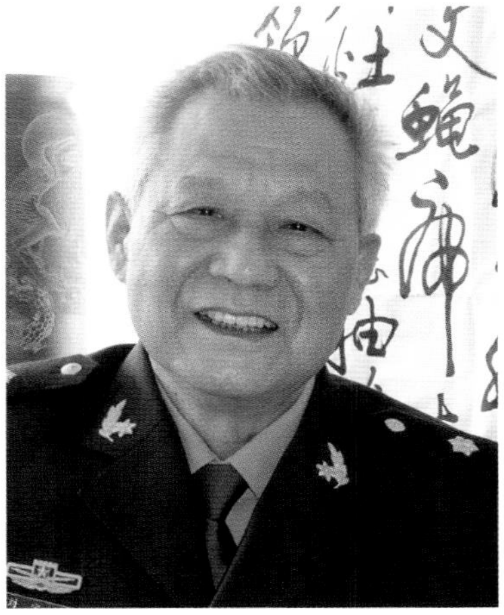

刘宝林

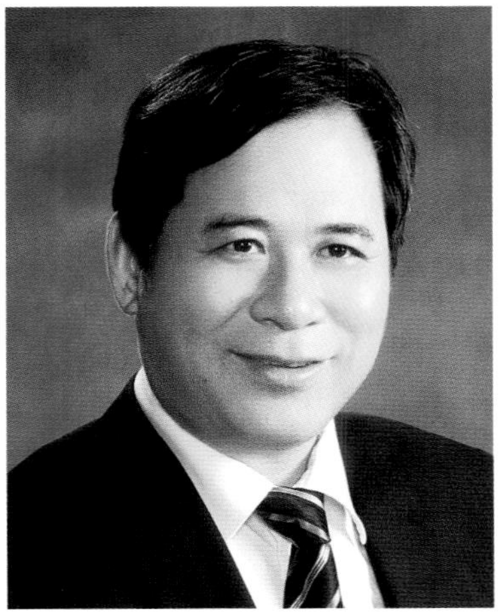

宿玉成

中华口腔医学会从2012年西安第十四次学术会开始，作为“中国口腔种植年”相关学术活动的重要组成部分，由北京口腔种植培训中心（BITC）主办的“BITC口腔种植大奖赛”也已历经了6次。

2017年，第六次BITC口腔种植大奖赛一改往年常规比赛赛制，于全国12座城市设立12个分赛场（武汉、广州、杭州、成都、北京、济南、南京、大连、重庆、上海、西安、福州）进行分赛区评选，分赛区一、二等奖的稿件获得总决赛评选资格，然后通过再次评选来决定总决赛参赛名单。这样的赛制，充分活跃了全国范围内种植医生的投稿热情，为更多基层的种植医生提供交流和展示的平台。

在我国，口腔种植治疗起步较晚，但发展和普及的速度迅猛，口腔种植已经成为牙列缺损和牙列缺失的常规治疗方法之一，也成为当下口腔治疗项目中最为“炙手可热”的治疗方法。在各种门户网站、报刊、图书中均可看到相关的宣传，这使得口腔种植在民众中广泛普及，并已经形成了一个巨大的商业市场。

与传统修复方法相比，口腔种植治疗可分为种植治疗过程、种植治疗程序和种植治疗技术，包括了种植治疗的诊断与设计、种植外科、种植修复、种植技工工艺、种植体周围维护及种植并发症的处理等诸多方面。在国内口腔种植迅速发展与广泛普及的过程中，虽取得巨大成绩，但同时也存在一些问题仍需不断提高，比如医生的临床水平、理论水平良莠不齐，临床资料收集及临床照片质量不高，难以拿出高水平病例报道等。

但令人欣慰的是，自6次大奖赛举办以来，参赛病例数量不断增多、总体水平不断提高，内容涉及了口腔种植治疗的各个方面及颅颌面器官种植等很多先进的技术与方法，充分体现了近年我国口腔种植技术的发展和口腔种植界的努力与成就。同时，我们欣慰地看到，连续6次大奖赛的参赛医生不仅有来自高等院校的知名专家、种植医生和在校研究生，也有来自民营口腔医疗机构的高水平种植医生，还得到了港、澳、台地区和海外医生的关注与积极参与，大奖赛的影响逐渐扩大，参与的医生数量逐年增加，其促进口腔种植临床水平提高的作用逐步显现。

为了促进口腔种植的健康发展，并广泛传播国内口腔种植的临床成果，BITC与辽宁科学技术出版社合作将入围大奖赛的病例和论文，以年鉴形式出版《中国口腔种植临床精萃》，引起了业界的广泛关注和读者的好评。同时感谢辽宁科学技术出版社对《中国口腔种植临床精萃（2018年卷）》的大力支持。

此外，第六次BITC口腔种植大奖赛仍然得到了业界朋友们的热心参与：士卓曼（北京）医疗器械贸易有限公司、盖斯特利商贸（北京）有限公司、福科斯医疗有限公司、北京友源德贝医疗器械有限公司、上海宇井贸易有限公司、上海领健信息技术有限公司、天津市亨达升科技股份有限公司、辽宁科学技术出版社有限责任公司，至此，一并表示衷心感谢！

我们相信，出版《中国口腔种植临床精萃》和举办“第六次BITC口腔种植大奖赛”具有重要意义和价值，它将激励种植医生养成认真收集与整理病例的良好习惯，促进临床医生综合实力的提升，并展示我国口腔种植临床的发展水平。由于时间所限，本书难免出现争议和不妥之处，敬请读者指正。

我们希望，在明年《中国口腔种植临床精萃》和“BITC口腔种植大奖赛”上能看到更多的优秀医生参与，涌现出更多的优秀病例，中国口腔种植事业的发展一定会比今天更好！

最后，衷心感谢各位评委主席、各位专家评委不辞辛苦地付出，感谢各公司工作人员的日夜努力，感谢各位选手的精心准备。在大家的共同努力下，中国口腔种植事业必将蓬勃发展！

2018年2月

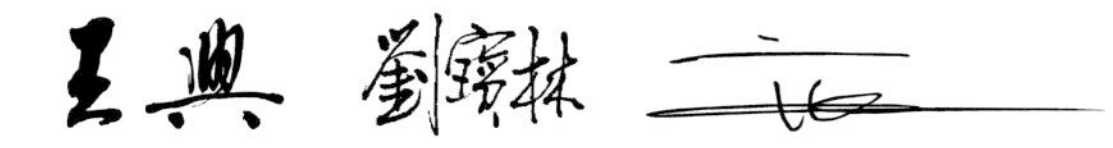

致谢

Acknowledgements

本书收录病例均为第六次BITC口腔种植大奖赛12个分赛区中的获奖病例。在此，对各赛区的评委专家的辛苦付出表示感谢！同时对各位评委专家的精彩点评表示感谢！

评委专家名单（按姓名首字笔画为序）

万　鹏	马国武	马　威	王仁飞	王　兴*	王丽萍	王佐林*	王鹏来	王慧明
戈　怡	邓春富	叶　平	付　钢	冯晓苏	冯海兰*	曲　哲	刘传通	刘清辉
刘静明	汤春波	李德华	束　蓉	吴　东	吴轶群	吴豪阳	邱立新*	何家才
余占海	宋应亮	张志勇*	张　健	张雪洋	陈　宁	陈　江	陈卓凡*	陈　明
陈　波*	陈　键	林海燕	季　平	周延民*	周　磊*	孟焕新	孟维艳	赵宝东
胡文杰	柳忠豪*	柳洪志	施　斌*	姜宝岐	宫　苹*	姚江武	耿　威	莫安春
夏海斌	顾亚军	顾晓明	顾新华	倪　杰	徐　欣*	徐淑兰	高永波	唐志辉
黄文秀	黄远亮	黄盛兴	宿玉成*	彭玲燕	董潇潇	程志鹏	童　昕	谢志坚
路东升	满　毅	谭包生	谭　震					

* 各分赛区评委主席

目录
CONTENTS

第2章 无牙颌种植修复

Implant Restoration for the Edentulous Patients

第3章 骨增量

Bone Augmentation

第4章 数字化种植

Digital Technology of Dental Implantology

第5章　种植并发症
Implant Complications

第1章
种植美学
Implant Esthetics

正畸-种植修复在先天多数恒牙缺失患者咬合重建中的联合应用

汪乔那 汤春波 朱志军 张金芬

摘要

目的：本文是1例全口先天多数恒牙缺失、乳牙滞留的病例，详细介绍其具体治疗过程，探讨其中使用的相关多学科治疗技术，为今后的临床治疗提供参考。**材料与方法：**以2013年7月来南京医科大学附属口腔医院种植科就诊的先天多数恒牙缺失的一位年轻女性患者为研究对象，对患者进行病史询问及口腔检查，拍摄CBCT，测量咬合空间及拟种植区骨量，与患者充分沟通交流后，最终制订正畸-种植联合治疗方案，应用了正畸关闭前牙间隙、抬高咬合，微创拔牙，过渡性修复体，上颌窦内、外提升术，引导骨组织再生（GBR）等技术，即刻修复，最终完成个性化的种植修复及咬合重建。**结果：**12颗种植体均位于颌骨中的理想位置，于植入后的12个月内，均无感染、松动，骨结合良好，未见明显病理性骨吸收，种植体周围软硬组织健康，患者的咬合关系舒适、稳定，对最终修复效果非常满意。**结论：**先天多数恒牙缺失患者一般需经多学科协作序列治疗，方可进行种植修复，能最大限度地改善患者的咀嚼、发音及容貌，提高患者生活质量，近期临床效果满意。治疗前需要充分评估患者现有的口腔条件，制订周密的治疗计划；正畸治疗纠正前牙倾斜、抬高垂直距离（OVD）通过缓慢生理性移位使患者适应颞下颌关节的新位置；微创拔除滞留乳牙最大限度上保存了唇侧黏骨膜的血供；殆垫式可摘局部义齿（removable partial denture，RPD）、过渡性义齿、即刻修复体既缩短了患者的缺牙时间，同时维持所升高的垂直距离及颌位的稳定；最终的上颌种植分段式及下颌种植一体式固定义齿有效提升了患者美观及咀嚼功能，取得咬合重建修复成功。

关键词：先天性恒牙缺失；咬合重建；种植即刻修复；上颌窦外提升术

先天性多数恒牙缺牙是一种人类常见的发育异常，指口腔内恒牙缺失数目≥6颗，既往无牙齿脱落、拔牙史，X线检查也未见颌骨内对应牙胚。先天性恒牙缺牙常伴颌骨发育不足，余留牙形态、大小异常，牙间散在间隙，患者咬合关系紊乱，严重影响患者的容貌、咀嚼、发音和心理健康。此类患者修复难度大，传统修复难以取得满意效果。目前，种植修复此类患者国内外仅有少量报道，未见关于多学科协作治疗并进行种植修复的研究报道。本文介绍1例先天多数恒牙缺失采用正畸-种植修复联合治疗的病例，通过一系列的正畸、种植外科及修复技术，最终获得咬合及功能的重建。

一、材料与方法

1. 病例简介 25岁女性患者，因口内多数恒牙先天缺失、乳牙滞留，伴有上颌中切牙形态异常，咀嚼功能差，要求诊治。拍摄患者口内咬合正面像、口腔全景片。口腔检查：口腔颌面部对称，张口度正常，中位唇线，中位笑线。17、15~12、22~25、27、37、35~45、47先天缺失，55~52、62~65、75~73、71、83~85乳牙滞留，上前牙触点松弛，邻间隙0.5~2.0mm。上颌中切牙牙间稀疏，冠形态异常，呈锥形牙，均向远中倾斜，颈缘宽度为8mm，切缘宽度为5mm。患者乳牙牙尖磨耗低平，颌间距离变短，上前牙的切缘已接触到或接近下前牙先天缺失的牙嵴顶上，上下颌弓发育不足，口腔卫生状况较好。拍摄CBCT。

2. 诊断 17、15~12、22~25、27、37、35~45、47先天缺失；55~52、62~65、75~73、71、83~85乳牙滞留；11、21畸形牙、错殆。

3. 治疗计划

（1）正畸治疗关闭前牙间隙，抬高OVD，殆垫式可摘局部义齿维持OVD及咬合稳定。

（2）患者适应新的OVD后微创拔除滞留乳牙。

（3）戴用过渡性可摘局部义齿3个月。

（4）于下颌位点进行种植，行即刻修复。

（5）于上颌位点进行种植，同期行上颌窦外提升手术、GBR，视种植体植入后稳定性情况，拟行早期修复。

（6）待植体骨结合良好、软组织形态良好且稳定后，行永久修复。

（7）修复后的维护。

4. 治疗过程（图1~图63）

（1）2013年7月，初诊：详细的口腔专科检查后明确诊断，拍摄CBCT（KaVo，德国），确定治疗计划。与患者进行充分沟通，告知其治疗计

作者单位：南京医科大学附属口腔医院

通讯作者：汤春波；Email: cbtang@njmu.edu.cn

划、治疗过程、治疗所需时间及费用、预期的治疗效果等，患者表示同意，并签署知情同意书。

（2）2013年8月：正畸治疗。南京医科大学附属口腔医院正畸科专家会诊后，取模制作研究模型，拍摄头颅正侧位片，进行正畸前头影数据测量，拍摄头面部颜面照，制订正畸治疗方案，纠正上前牙11、21倾斜，关闭11、21间隙，抬高咬合垂直距离4～5mm。正畸矫治过程12个月，取模制作殆垫式可摘局部义齿，以维持OVD及咬合稳定。戴入口内，调殆。观察1年后，患者无颞下颌关节不适症状。

（3）2014年6月：微创拔牙。术前验血等常规检查，使用0.12%的复方氯己定漱口液含漱3次，每次15mL。采用无痛麻醉剂（STA），复方盐酸阿替卡因进行口内局部浸润麻醉，将麻醉药物缓慢注入术区的牙槽嵴骨膜下方。进行微创拔除滞留乳牙，使用微创拔牙器械将乳牙完整拔除，尽量减小对骨的损伤。术后取模制作过渡性可摘局部义齿，戴用2个月。

（4）2014年8月：下颌行种植一期手术+即刻修复。术前利用下颌过渡义齿制作简易导板，术中为尽量保存黏骨膜的血供，不翻瓣下使用Bego骨水平种植体及其配套器械（Bego公司，德国），用球钻定点，根据拟植入种植体长度以及直径大小，逐级备洞，植入6颗种植体，均为Bego、RSX植体，直径为3.75mm，长度为11.5mm，获得35N·cm以上植入扭矩。种植手术当天，对患者制取基台水平开窗式印模后，使用桥用临时基台，将原可摘局部义齿调磨、重衬后制作为即刻固定修复体。临时修复体为纵向螺丝固位，便于拆卸调改外形，嘱患者勿用临时修复体咬硬物，注意口腔卫生，用牙线或冲牙器等将修复体周围清洁干净，每月进行复查。

（5）2014年9月初：上颌行种植一期手术+上颌窦外提升术、GBR。术前常规同上，术中于局麻下在牙槽嵴顶切开翻瓣，左侧后牙区行上颌窦外提升术，用骨粉（Geistlich Bio-Oss，瑞士）充填并覆盖胶原膜（Geistlich Bio-Gide，瑞士）。根据拟植入种植体长度以及直径大小，逐级备洞，植入6颗种植体，均为Bego、RSX植体。植体植入后稳定性欠佳，不符合即刻修复适应证，上颌活动义齿软衬后继续戴用。

（6）2015年3月：完成上下颌种植二期手术。切“十”字形切口，上愈合基台。半个月后，初次取模制作个性化托盘。上颌11、21牙体预备，排龈，其余种植体水平取模，修复工艺中心制作二氧化锆全瓷螺丝固位分段式冠桥修复；下颌基台水平取模，在转移杆之间用Pattern Resin成形树脂（GC公司，日本）充填，待成形树脂凝固后取下进行修整抛光。再将个性化转移杆切断后于口内完全就位，并于口内进行硬性连接，用DMG Light+Heavy加聚型硅橡胶（DMG，德国）制取开窗式印模，比色，检查印模制取情况，确认准确无误后，连接替代体，涂布分离剂，注入人工牙龈材料，灌注超硬石膏，修复工艺中心制作钴铬合金烤瓷螺丝固位一体冠桥修复。口内戴入钴铬合金烤瓷螺丝固位一体冠桥后，扭矩扳手加力至30N后，聚四氟乙烯封闭螺丝通道，树脂封孔，试戴11、21全瓷单冠，33、43钴铬合金单套冠，使用自粘接树脂水门汀于口外预粘接后戴入口内，牙线去除多余粘接剂。拍摄X线片，确认基台和牙冠完全就位。

（7）2015年7月：复查，取模制作上颌殆垫，防止夜磨牙导致侧向力过大影响种植体稳定。分别在3个月、6个月、9个月后再次复查。

二、结果

12颗种植体均位于颌骨中的理想位置，于植入后的30个月内，均无感染、松动，骨结合良好，未见明显病理性骨吸收，种植体周围软硬组织健康，患者现有的咬合关系舒适、稳定，对最终修复的美学效果及咀嚼功能非常满意。

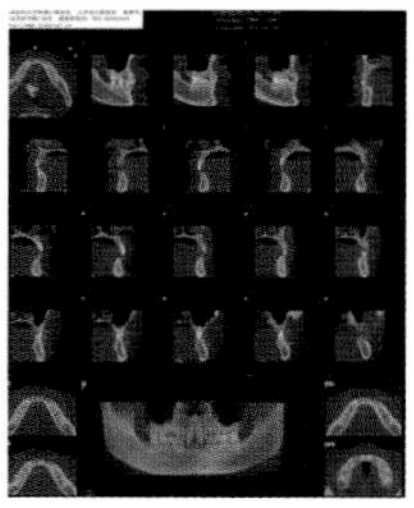
图1 正畸前

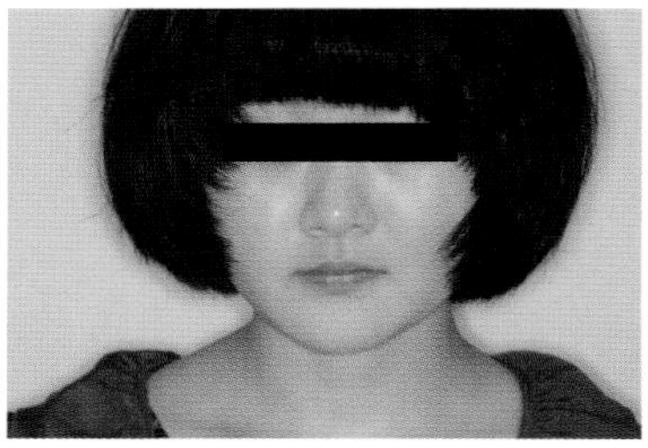
图2 术前正面像

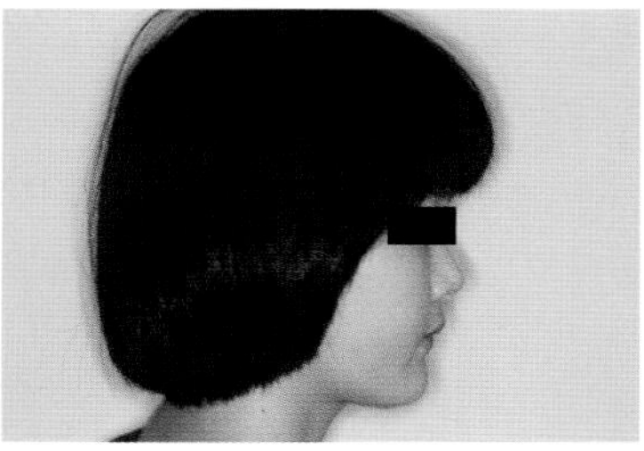
图3 术前侧面像

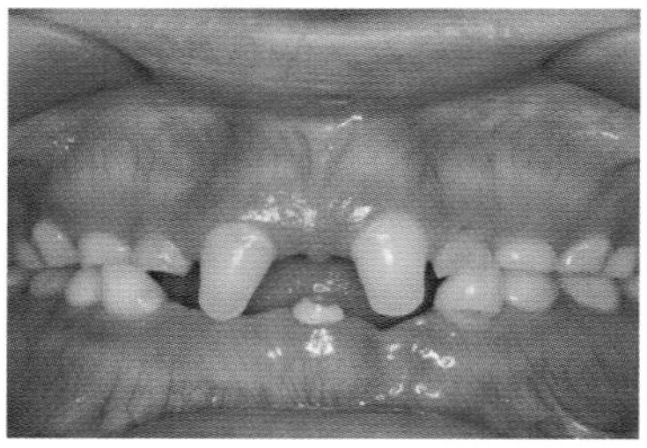
图4 术前正面咬合像

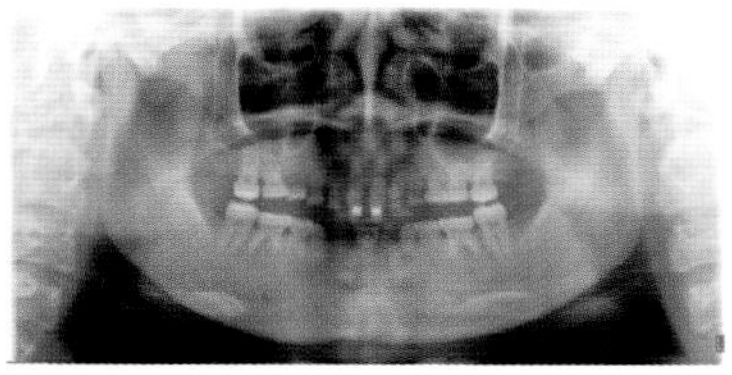
图5 正畸术后

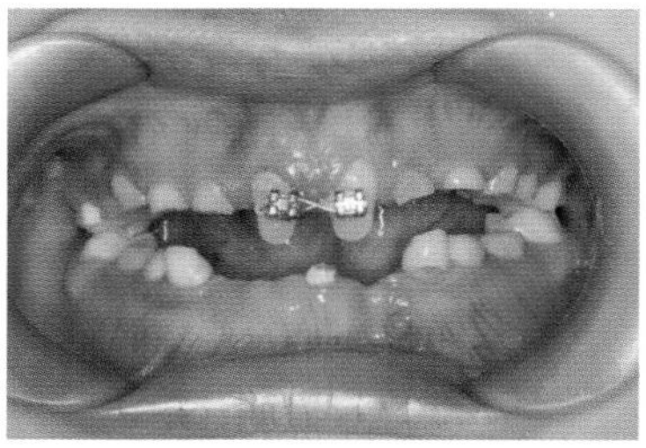
图6 正畸术后正面咬合像

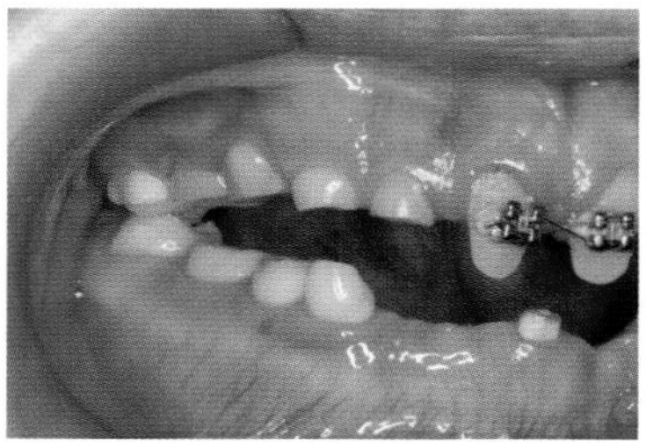
图7 正畸术后右侧咬合像

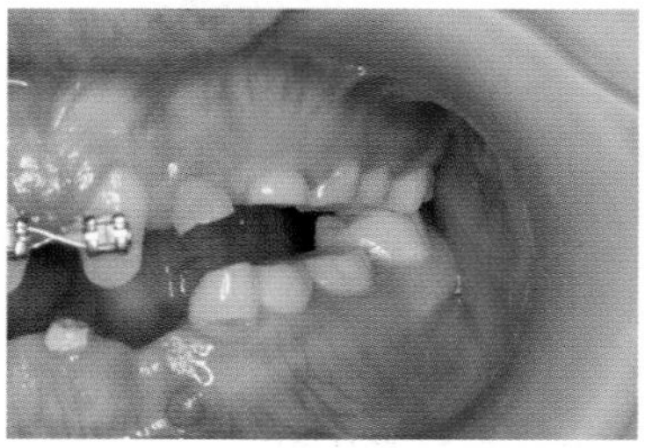
图8 正畸术后左侧咬合像

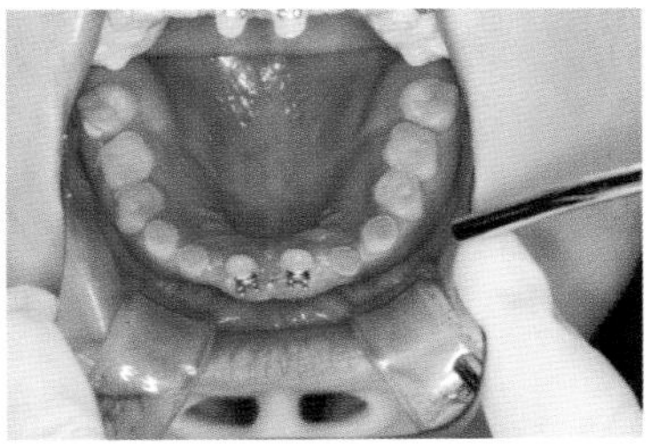
图9 正畸后上颌像

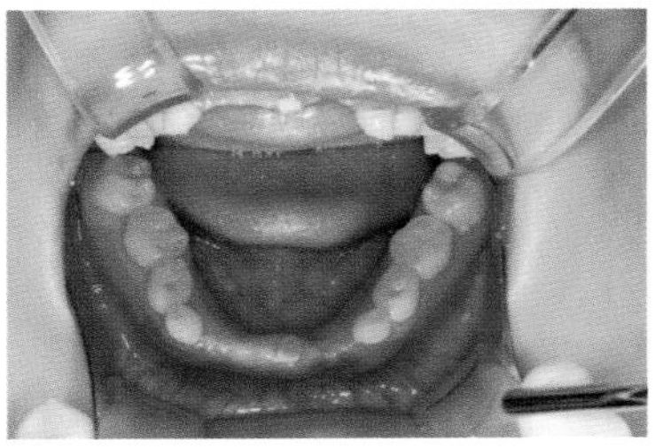
图10 正畸后下颌像

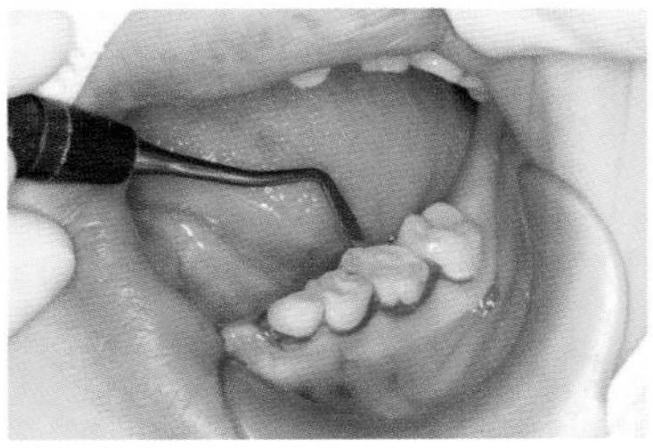
图11 微创拔牙

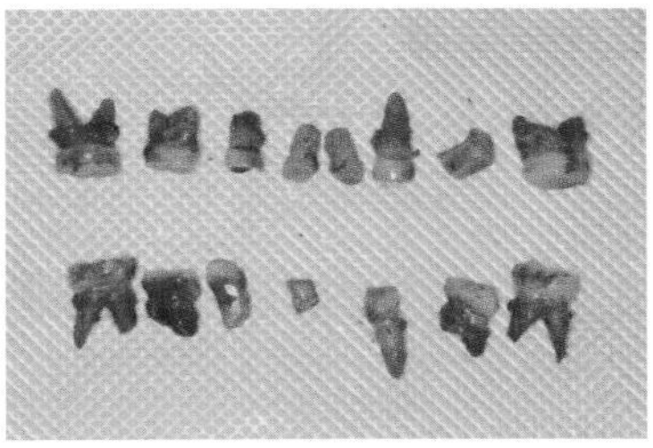
图12 拔除滞留乳牙

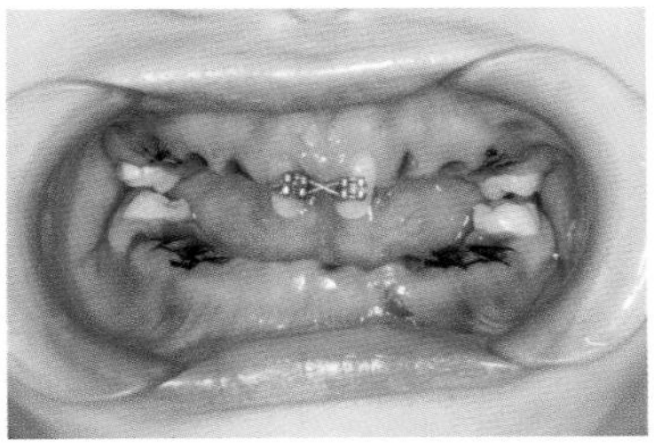
图13 乳牙拔除术后

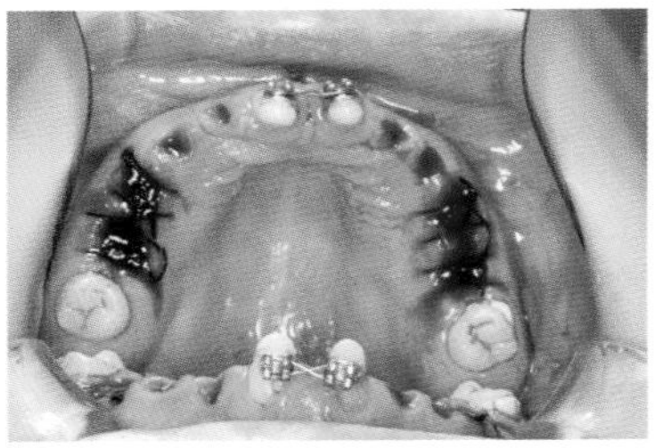
图14 乳牙拔除后上颌像

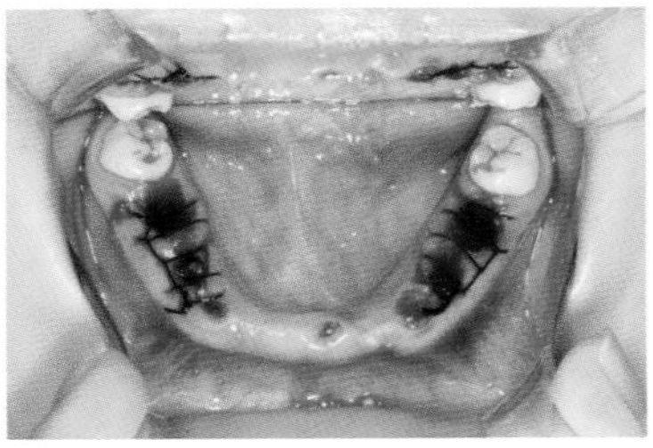
图15 乳牙拔除后下颌像

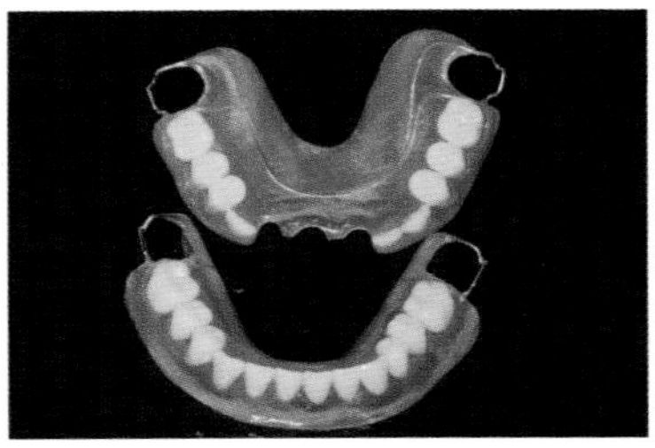
图16 活动临时义齿

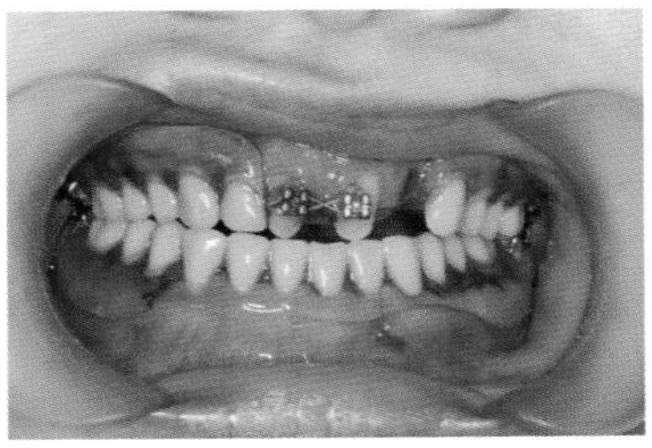
图17 活动义齿戴入正面咬合像

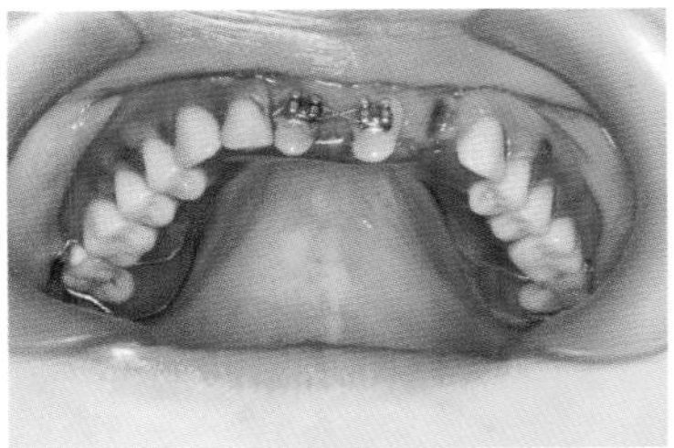
图18 活动义齿戴入上颌像

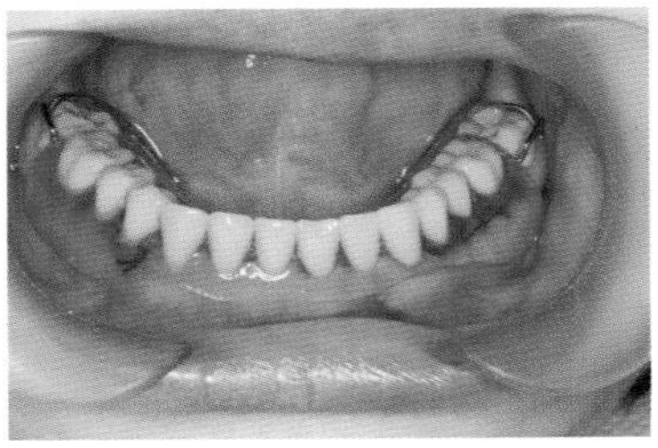
图19 活动义齿戴入下颌像

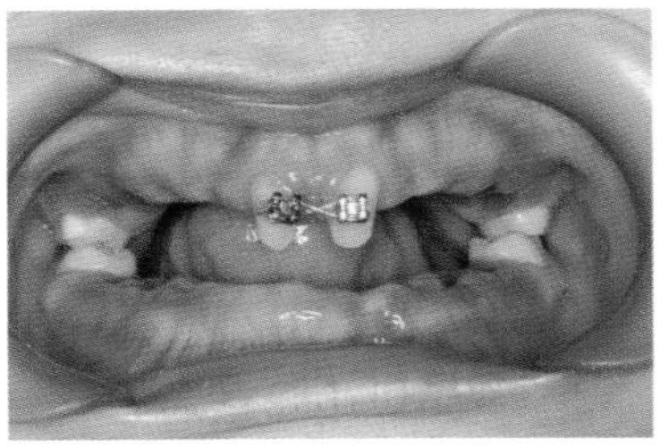
图20 拔牙后10天

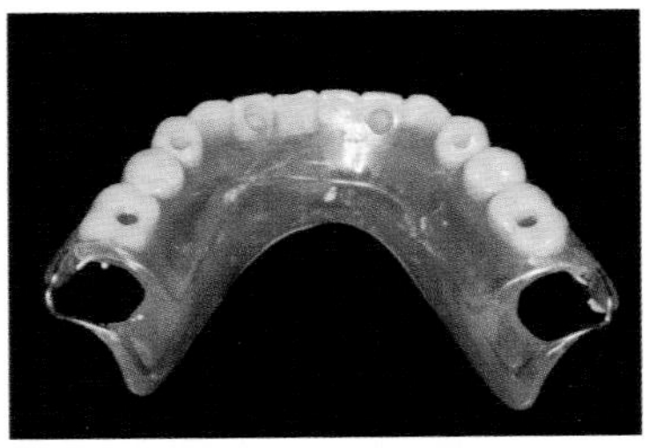
图21 下颌临时义齿定位打孔制作简易导板

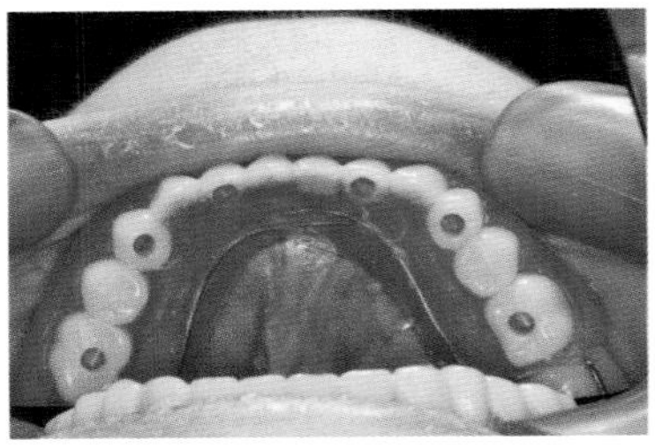
图22 下颌种植简易导板口内试戴

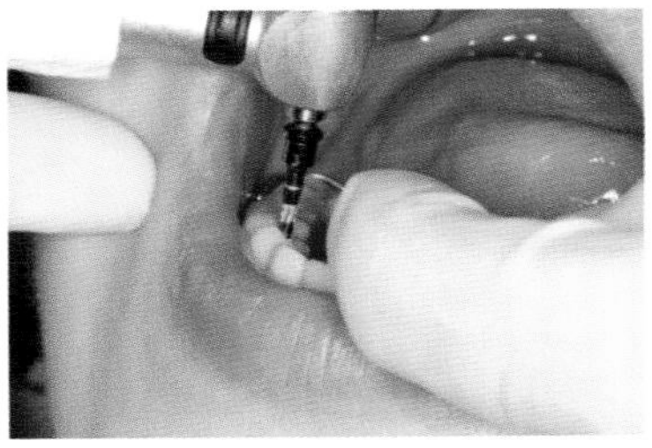
图23 下颌种植导板定位下备孔

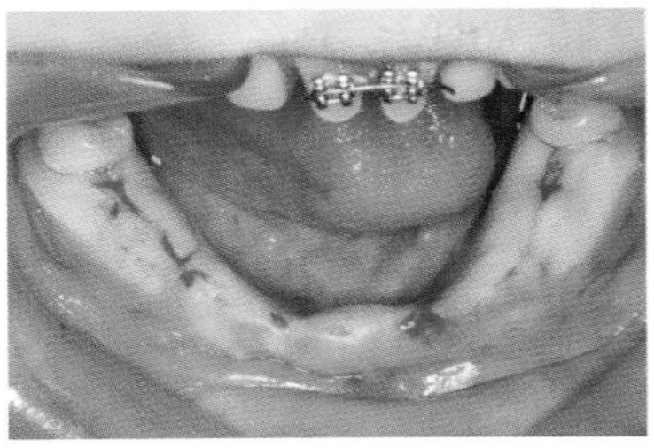
图24 下颌种植备孔

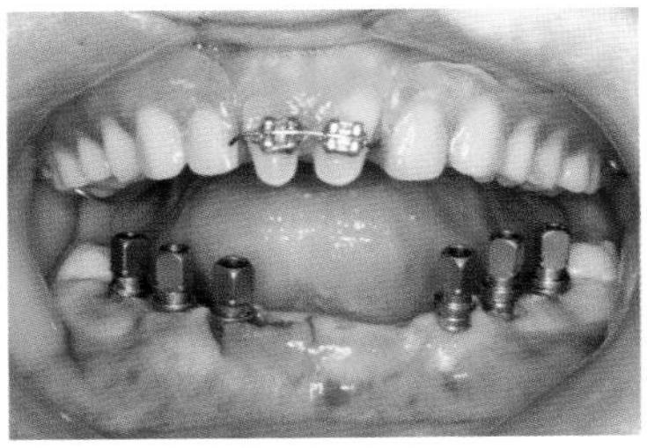
图25 植入下颌种植体

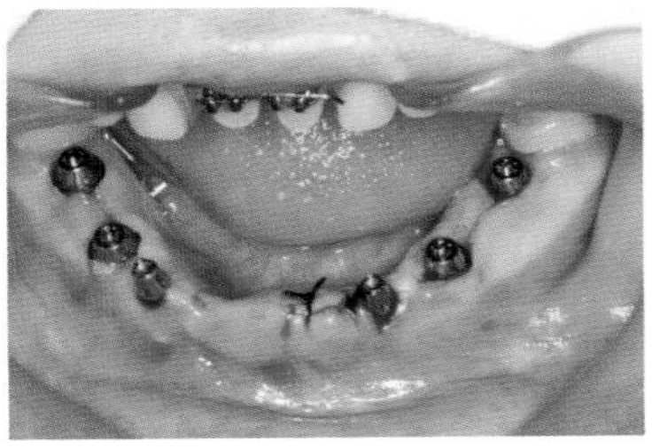
图26 戴入下颌临时基台

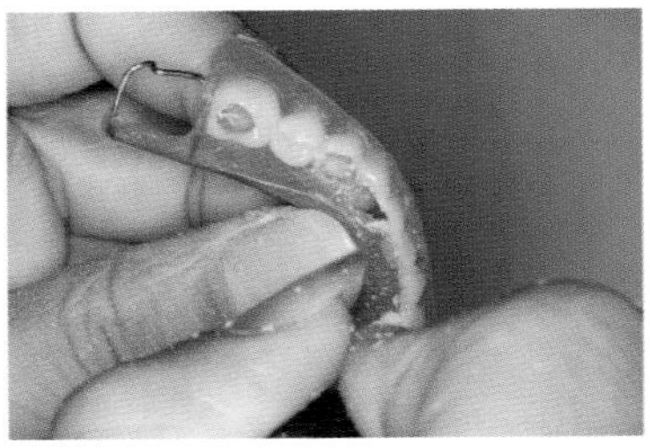
图27 下颌活动义齿调改制作即刻义齿

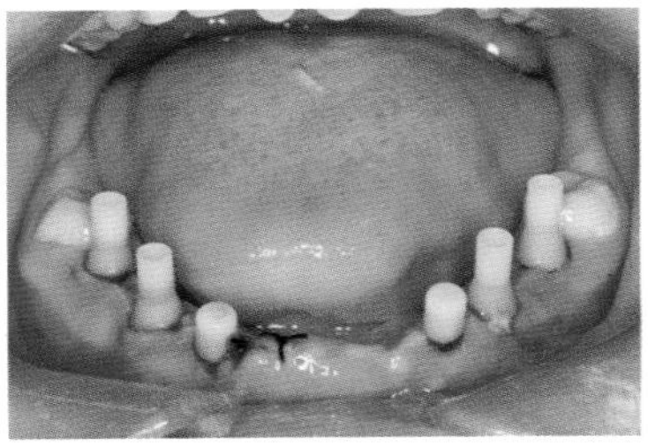
图28 临时基台阴帽口内戴入

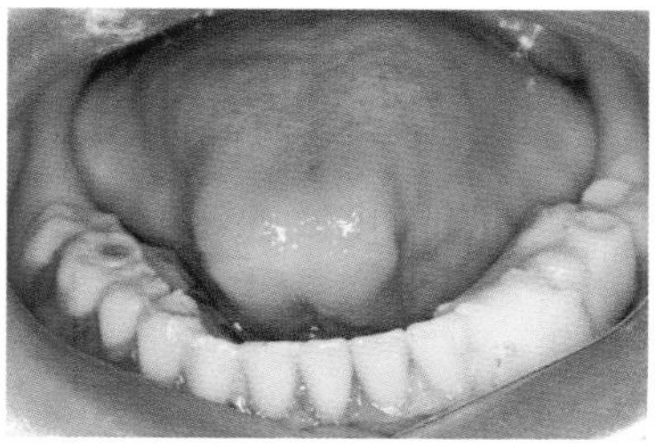
图29 口内自凝塑料重衬即刻义齿

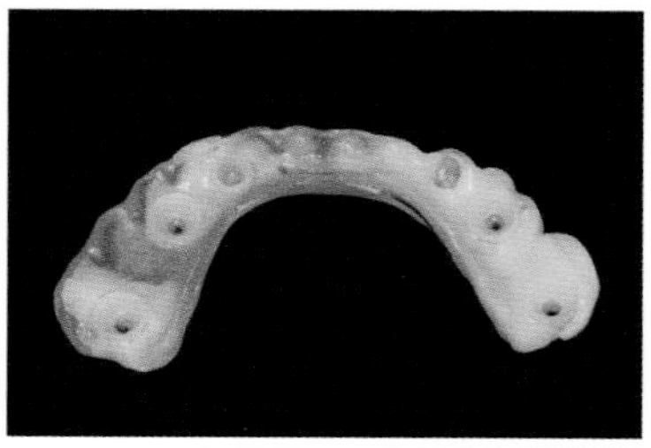
图30 即刻义齿1

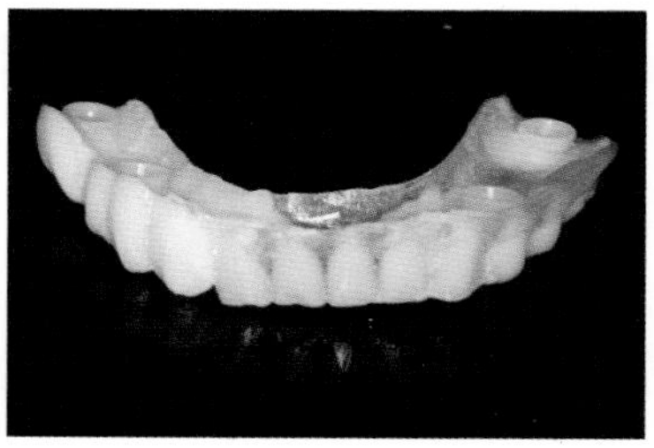
图31 即刻义齿2

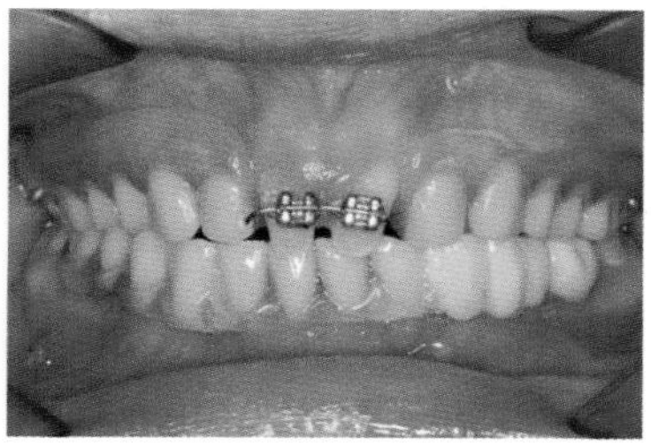
图32 即刻义齿戴入正面咬合像

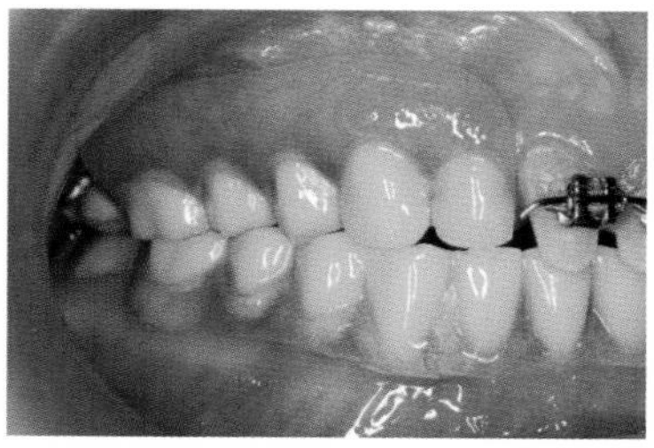
图33 即刻义齿戴入右侧咬合像

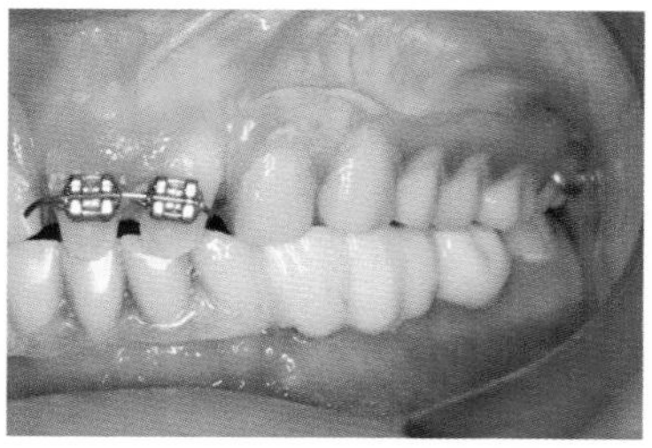
图34 即刻义齿戴入左侧咬合像

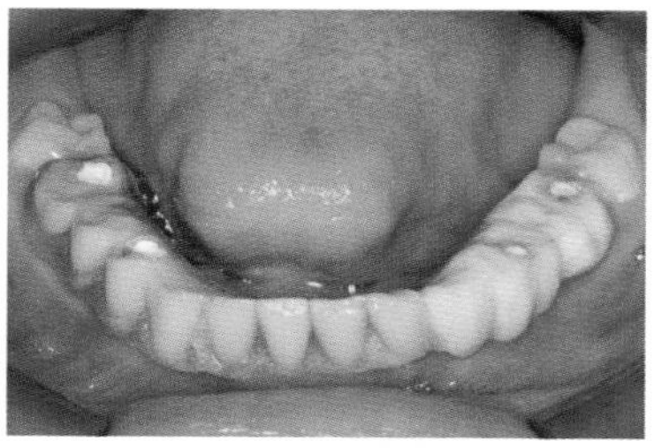
图35 即刻义齿戴入咬合面像

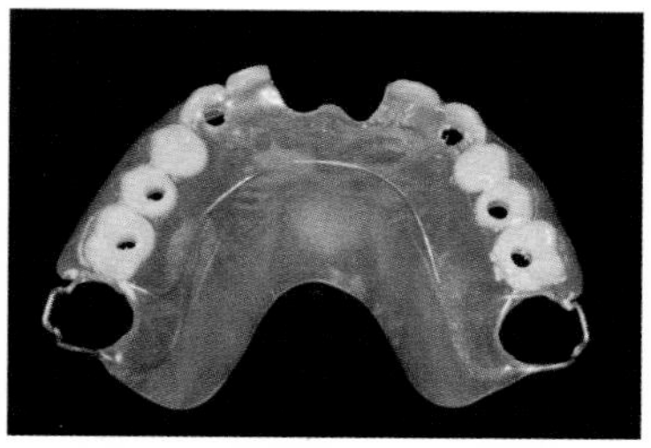
图36 上颌临时义齿定位打孔制作简易导板

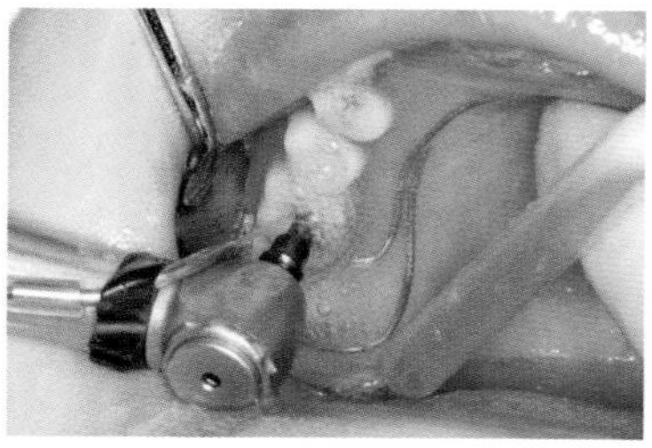
图37 上颌种植导板定位下备孔

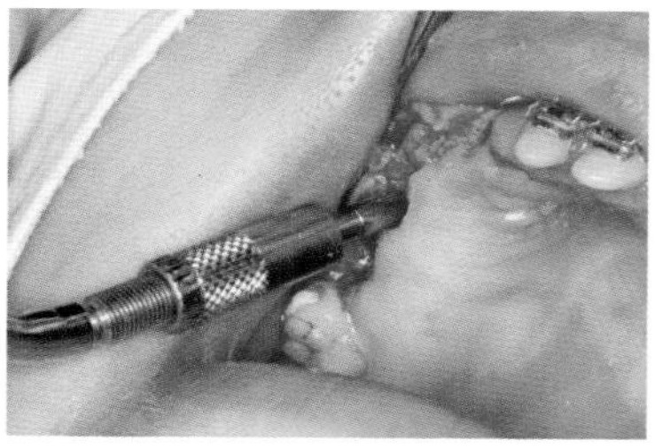
图38 右侧上颌窦内提升术

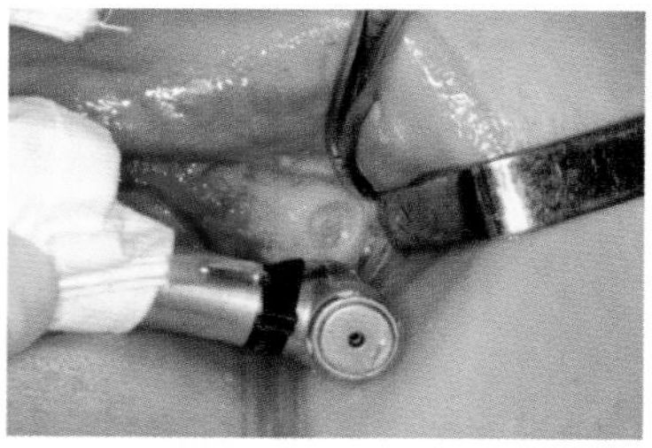
图39 左侧上颌窦外提升术1

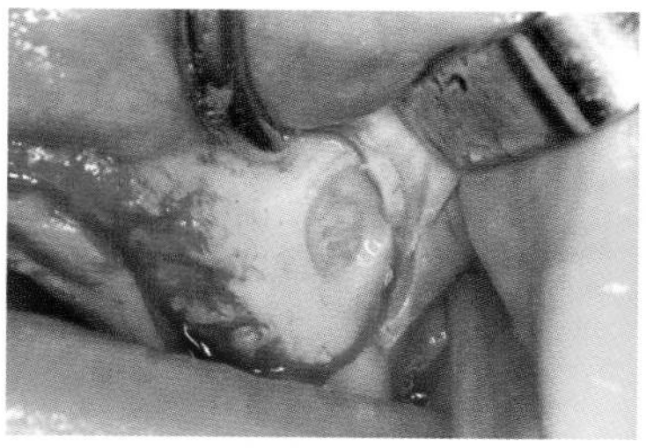
图40 左侧上颌窦外提升术2

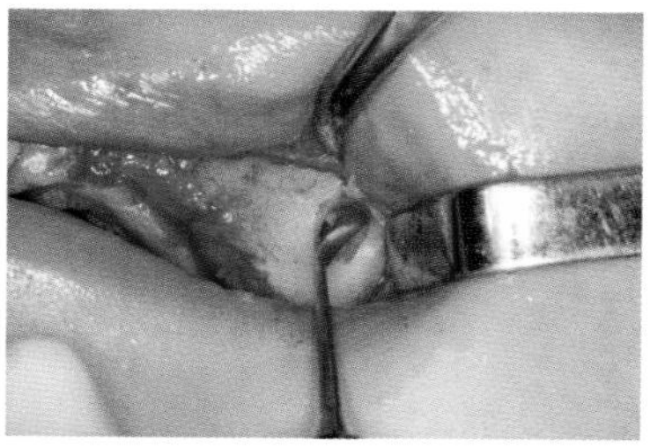
图41 左侧上颌窦外提升术3

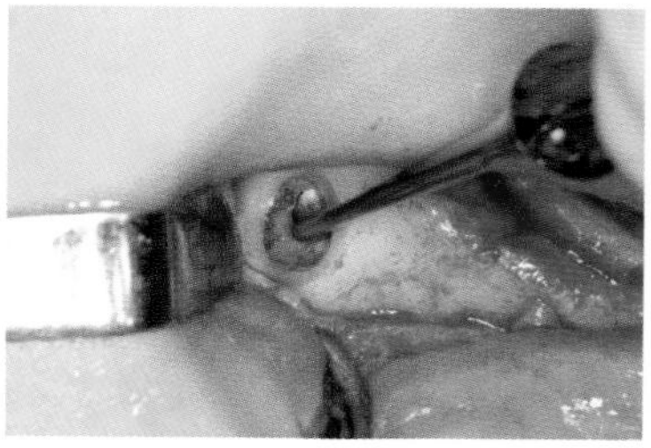
图42 左侧上颌窦外提升术4

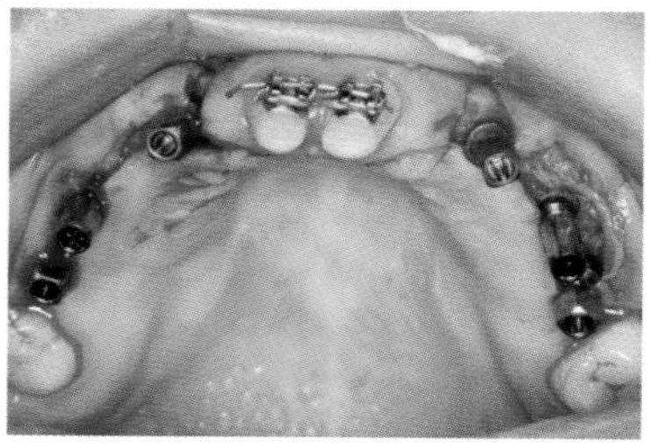
图43 植入上颌种植体

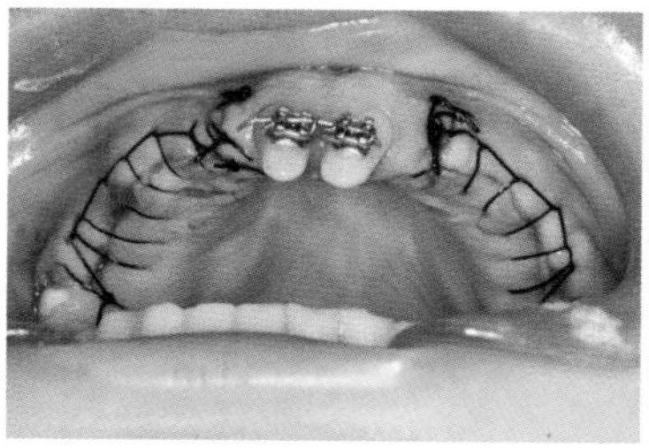
图44 上颌种植术后

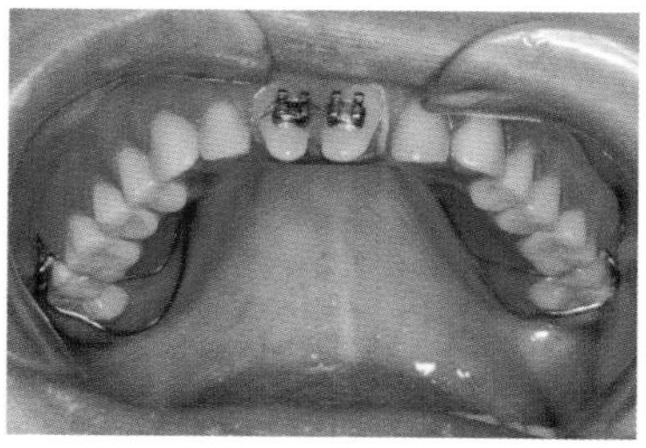
图45 上颌临时活动义齿组织面调改，软衬

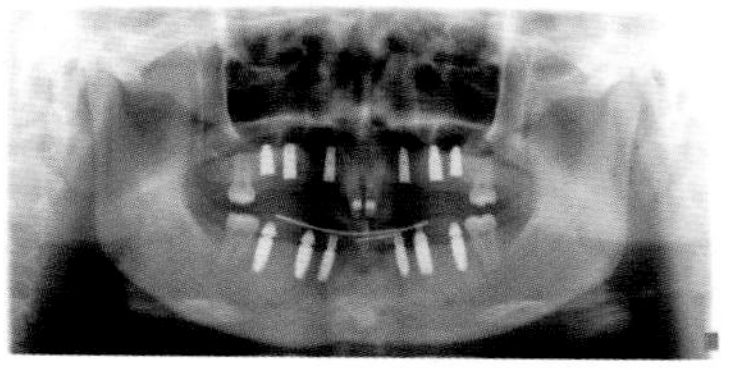
图46 种植术后全景片

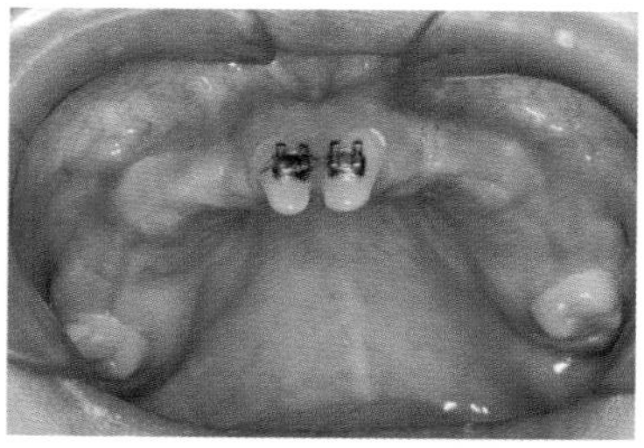
图47 上颌种植术后半年

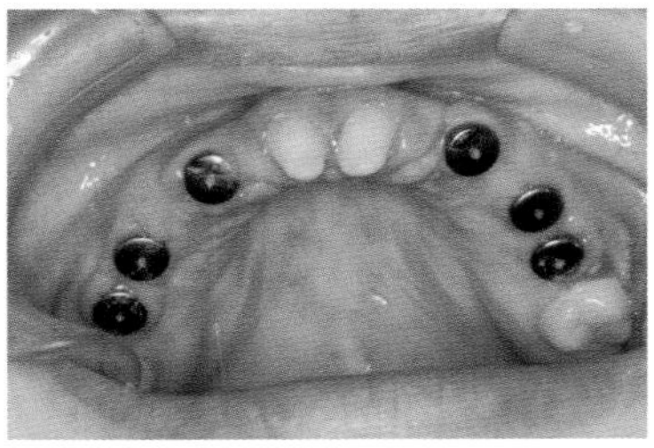

图48　上颌取模前咬合面像

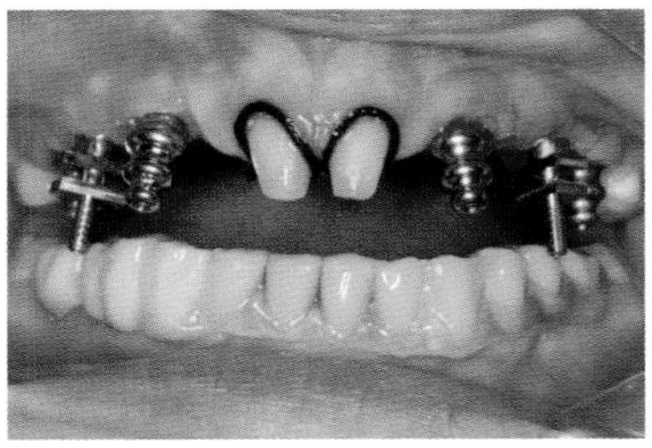

图49　上颌聚醚开窗式取模

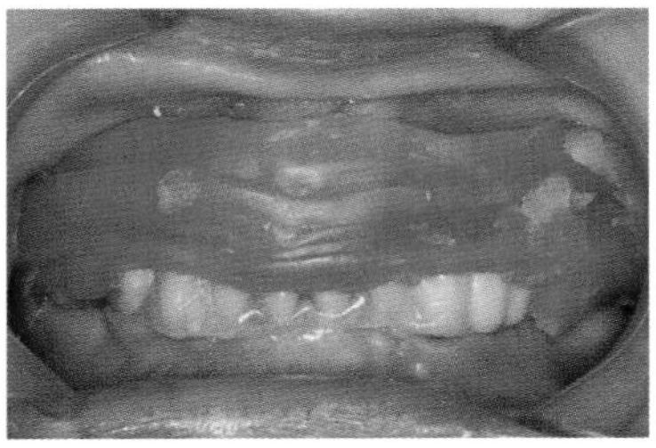

图50　取咬合记录

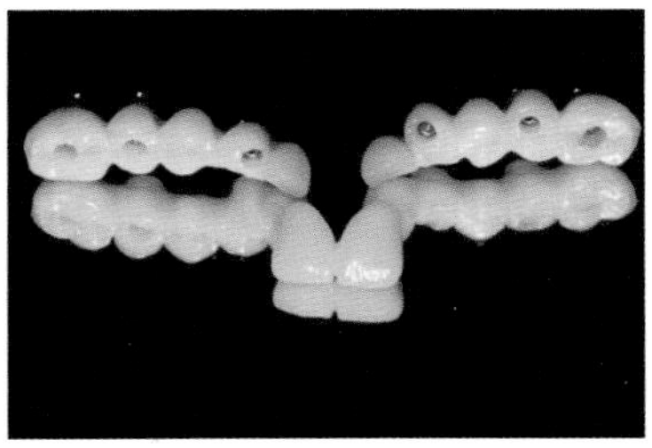

图51　上颌二氧化锆全瓷修复体

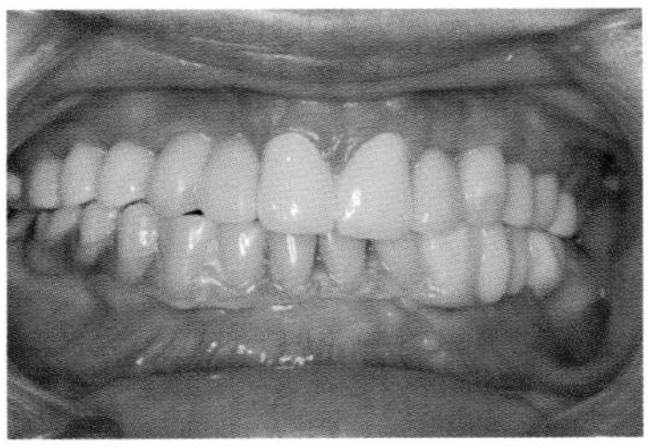

图52　上颌二氧化锆全瓷修复体戴入正面咬合像

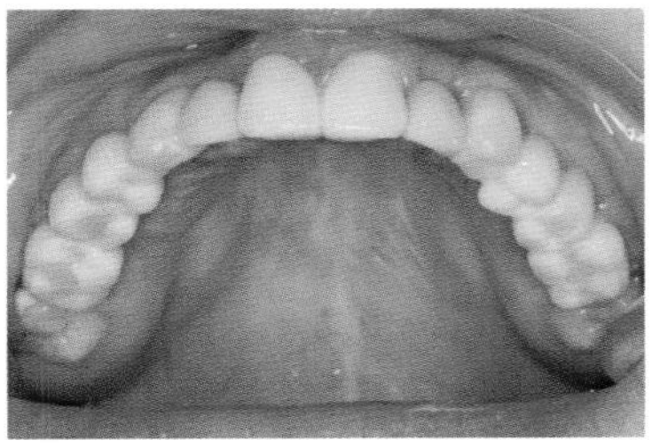

图53　上颌二氧化锆全瓷修复体戴入咬合面像

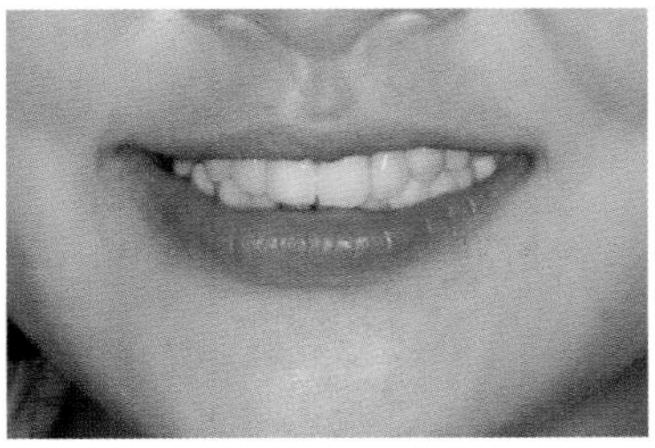

图54　上颌修复完成微笑像

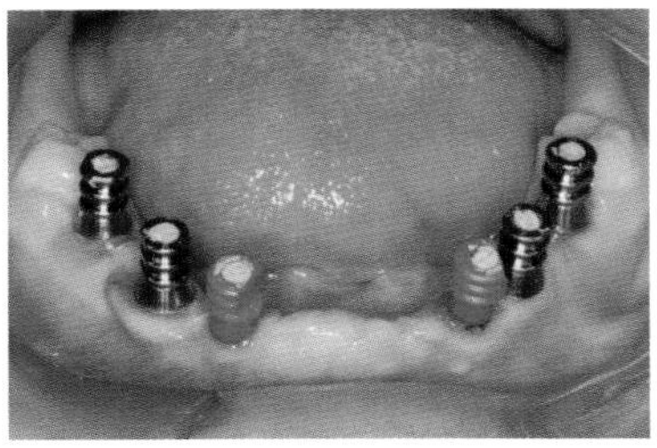

图55　下颌聚醚闭窗式取模

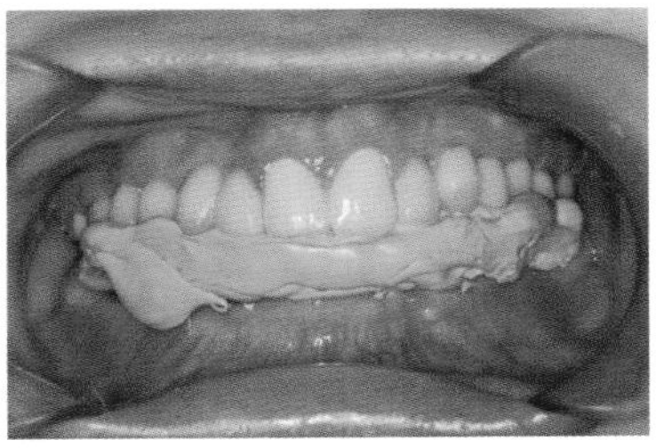

图56　再次取咬合记录

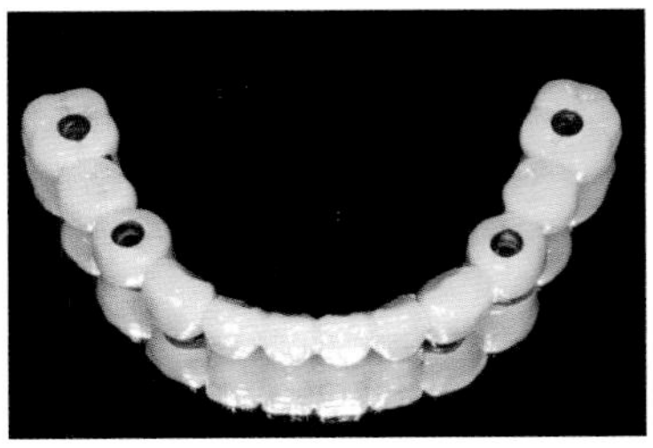

图57　下颌螺丝固位一体式钴铬合金烤瓷桥

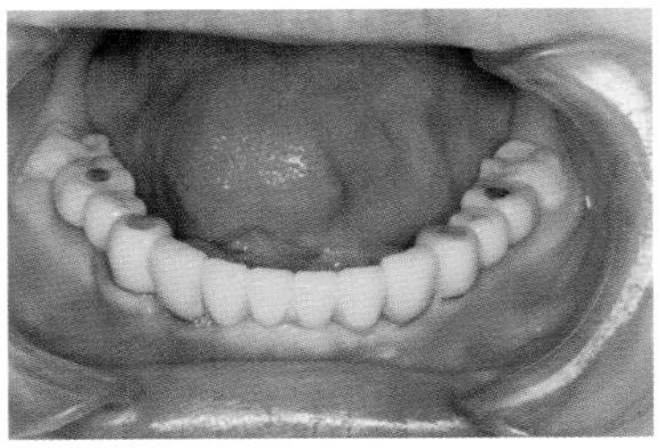

图58　下颌钴铬合金修复体戴入咬合面像

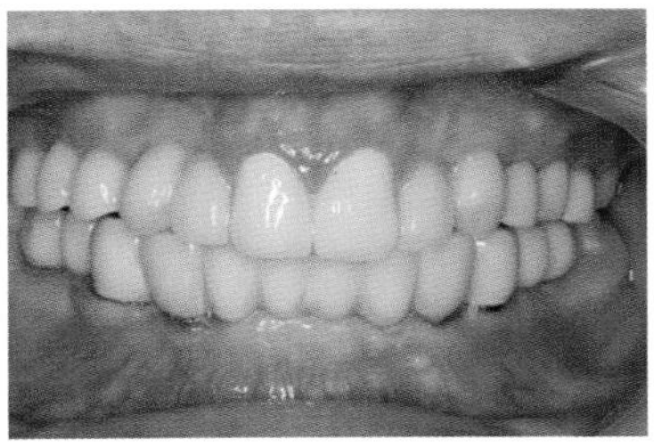

图59　下颌钴铬合金修复体戴入正面咬合像

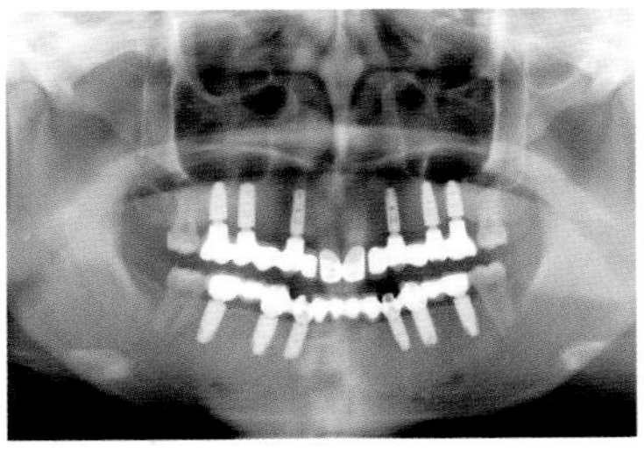

图60　修复完成后全景片

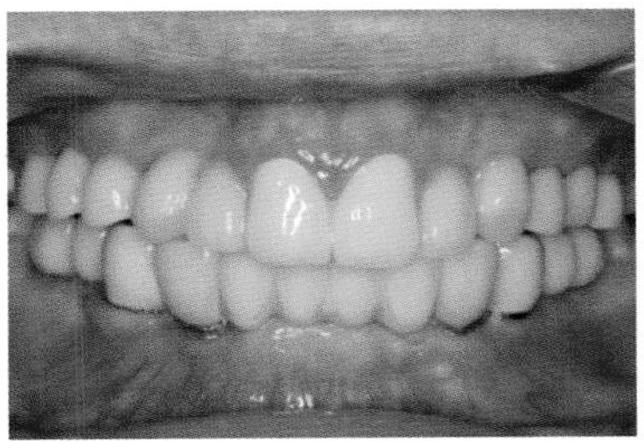

图61　修复后1年复查口内像

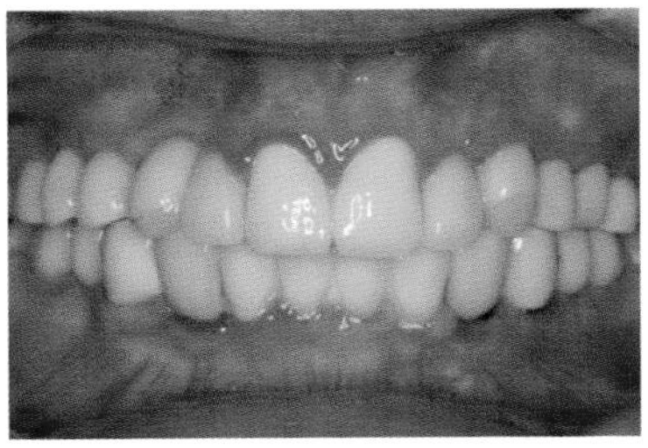

图62　修复后2年复查口内像

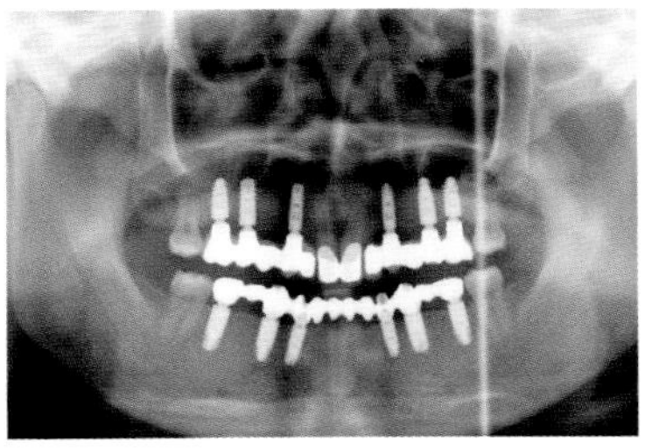

图63　修复后2年全景片

三、讨论

1. 先天多数恒牙缺失患者的咬合重建过程 咬合重建修复是指用修复方法对牙列的咬合状态进行改造和重新建立，包括全牙弓殆面的再造、颌位的改正、合适垂直距离的恢复及正常殆关系的重建。咬合重建修复由于涉及整个牙列牙体形态、咬合关系、颌位、咀嚼肌、颞下颌关节位置等的改变，通常需要多个临床学科的通力合作，如颌面外科、种植科、正畸科等，充分体现了口腔修复的整体观、精品意识、团队合作等理念。咬合重建修复实施过程对修复医生及修复技师的专业技能均有较高要求。

本例患者由于先天性多数恒牙缺失，滞留乳牙由于牙尖磨耗低平而导致咬合垂直距离降低，面下1/3短小，需要升高其咬合垂直距离，并且改造和重新建立牙列的咬合状态。本例先天多数恒牙缺失患者进行咬合重建的过程可分为4 个阶段：

第一阶段为咬合调整阶段，包括基础治疗与咬合升高。如修复前检查与修复方案的制订，口腔健康教育，全口洁治等治疗，头影测量分析，早期的正畸治疗，中期新颌位关系的确定及维持，暂时性殆垫的佩戴，微创拔牙及种植体植入等。第二阶段为临时冠桥过渡阶段，即基础修复及殆平面调整阶段。包括面弓转移现有颌位关系，上可调殆架，蜡型堆塑，在殆架上调整殆平面，牙体预备，制作种植即刻修复临时冠桥等。第三阶段为永久性义齿完成阶段，包括固定义齿及种植永久修复体的制作完成。第四阶段为修复后维护阶段，包括夜磨牙保护垫的制作，可以避免因磨牙引起的崩瓷或修复体的磨耗；头影测量分析追踪新建颌位的稳定性。

2. 咬合重建修复过程中需要注意的临床问题

（1）OVD的升高：OVD为天然牙列最大牙尖交错位时面下1/3的高度。参照文献分析本例患者，OVD降低的原因主要有：①多数恒牙缺失导致滞留乳牙长期承受过大殆力而快速磨耗。②不自主的非功能性咬合导致全口牙快速磨耗，如磨牙症。③发育异常，如下颌升支发育不足，导致OVD先天不足。本例患者我们考虑需要升高OVD的理由主要有：①修复间隙不足，需要通过升高OVD殆向开辟修复间隙。②颞下颌关节紊乱病（TMD）经咬合板治疗缓解肌张力，通过咬合重建修复维持升高的OVD。③OVD降低导致面下1/3过短，需要升高OVD改善面部比例。在咬合重建修复的第一阶段中，经过早期的正畸治疗，患者的OVD由原来的6mm升高至12mm。我们视患者咬合升高空间大小和上下牙列殆平面情况及缺牙位置将咬合板戴在上颌。

用殆垫式可摘局部义齿升高OVD，其作用：一是相当于功能矫治器，用于调整肌张力，使升颌肌群收缩长度适应新的OVD；二是使下颌再定位于前伸位，作为诊断性咬合设计装置；三是可以修复缺失牙，尽快恢复咀嚼功能。

OVD升高的量根据不同的个体而有所不同，以开辟修复间隙为目的的、患者以在息止颌间隙内提供修复体材料所需最小空间为原则。

（2）过渡义齿及临时冠桥：过渡义齿在咬合重建修复过程中有着不可忽视的作用。咬合重建过程中用到的过渡性修复体包括咬合板、殆垫式可摘局部义齿、过渡性树脂覆盖以及临时冠桥。主要遵循可调性、可逆性、可操作性的原则选用。对于本例牙列缺损的患者，我们采用殆垫式RPD修复缺失牙，同时覆盖磨耗的余留牙，特点是升高装置为一个整体，适应期间不造成余留牙的创伤。

参考文献

[1] Das P,Stockton DW,Bauer C,et al. Haploinsufficiency of PAX9 is associated with autosomal dominant hypodontia[J]. Hum Genet,2002,110(4):371-376.
[2] Jumlongras D,Lin JY,Chapra A,et al. A novel missense mutation in the paired domain of PAX9 caused non-syndromic oligodontia[J]. Hum Genet,2004,114(3):242-249.
[3] 冯海兰, 张晓霞, 吴华.先天缺牙的研究进展[J].北京大学学报(医学版), 2007, 39(1):13 -17.
[4] 嵇国平, 曹惠菊, 翁思恩, 等.先天缺牙与牙形态、大小异常相互关系的研究[J].上海口腔医学, 2002, 11(1):19 -22.
[5] 滕立钊, 纪江, 吴大怡.先天缺牙的种植:辅以正畸治疗的方案和临床应用[J].中国口腔种植学杂志, 2009, 14 (3):68 -71.
[6] Forgie AH,Thind BS, Larmour CJ,et al. Managementof hypodontia:Restorative considerations.Part Ⅲ [J] .Quintessence Int,2005,36(6):437-445.
[7] 马轩祥. 口腔修复学[M]. 5版. 北京:人民卫生出版社,2003.
[8] 李彦. 咬合重建修复过程中需要注意的临床问题[J]. 中国实用口腔科杂志,2009,2(8):454-456.
[9] 李彦. 升高患者咬合垂直距离的修复计划[J]. 中华口腔医学杂志,2008,43(4):218-220.
[10] 王美青. 颞下颌关节紊乱病的非手治术疗方法[J]. 中华口腔医学杂志,2005,40(5):429 - 430.

Ⅱ类拔牙窝位点即刻种植同期行牙槽窝内GBR的种植修复效果研究

夏婷　刘诗瑶　梁亮　陈靓雯　施斌

摘 要

目的：对于Ⅱ类拔牙窝位点，在不翻瓣的情况下，进行即刻种植，同期进行牙槽窝内GBR，使用种植体支持的临时冠或个性化愈合基台封闭拔牙创，观察其种植体成功率和永久修复后红白美学效果。**材料与方法**：于武汉大学口腔医院种植科纳入上颌前牙区Ⅱ类拔牙窝患者共5例（7个位点），进行不翻瓣即刻种植，同期进行拔牙窝内GBR，手术当天戴入种植体支持的临时冠或个性化愈合基台，6个月后取模行永久修复，戴牙后随访4～30个月，观察其成功率和红白美学效果，影像学检查观察种植体周围牙槽骨变化。**结果**：7颗种植体在随访期内均未发生松动脱落，能正常行使功能，种植体成功率为100%。永久修复后均获得良好的美学效果，完整保留了天然的龈缘轮廓和近远中龈乳头，唇侧龈缘最高点位置与邻近天然牙高度协调一致，唇侧根形隆起饱满自然。随访4～30个月，种植体稳定性良好，影像学检查结果显示种植体周围边缘骨水平稳定。

关键词：Ⅱ类拔牙窝；不翻瓣；牙槽窝内GBR；即刻种植

根据Brånemark教授提出的经典种植修复过程，牙齿拔除3个月后才能植入种植体，之后再经过3～6个月的潜入式愈合期，才能进行种植二期手术、完成上部修复，整个治疗过程需要6～9个月。上颌前牙对于患者的美观极其重要，患者往往期待最短的缺牙时间、最小的创伤、最好的美学效果。因此，在上颌前牙区即刻种植即刻修复极具吸引力。根据ITI临床治疗指南的推荐，在美学区，厚龈生物型、唇侧骨壁完整且厚度≥1mm的单颗牙位点，可以考虑即刻种植。如果唇侧骨壁存在缺损，即使是厚龈生物型，也优先选择早期种植，而不推荐即刻种植。随着现代口腔种植技术及材料学的发展，即刻种植的适应证在逐渐扩展，拔牙窝唇侧骨壁缺损并不能作为其绝对禁忌证。Elian等提出了一种简单的拔牙窝分类方法，Ⅰ类拔牙窝是指拔牙窝唇侧骨壁和软组织均完整且形态正常；Ⅱ类拔牙窝是指拔牙后唇侧骨壁有部分缺损，而软组织完整；Ⅲ类拔牙窝是指拔牙后唇侧骨壁和软组织均有明显缺损。对于Ⅱ类拔牙窝的种植治疗方案，有许多相关的文献报道，Tan等进行拔牙窝位点保存后延期植入种植体；Noelken等在不翻瓣情况下进行即刻种植同期植入自体骨块，不使用生物膜，延期修复，获得了良好的种植体留存率和美学效果；da Rosa等在Ⅱ类拔牙窝不翻瓣即刻种植即刻修复，使用自体骨块充填骨缺损处而没有使用生物膜，也获得了较好的临床效果。

本研究对这种Ⅱ类拔牙窝，在完全不翻瓣的情况下即刻种植，同期使用骨替代材料和生物膜进行牙槽窝内GBR，使用种植体支持的临时冠或个性化愈合基台封闭拔牙创，获得了很好的种植成功率，并有效维持了唇侧根形隆起的形态和完整的龈乳头形态，获得了良好的美学效果，同时减少了手术次数和手术创伤，缩短了患者缺牙时间。

作者单位：武汉大学口腔医院

通讯作者：施斌；Email: shibin_dentist@126.com

一、材料与方法

1. 病例简介

（1）病例收集：本研究收集武汉大学口腔医院种植科2013—2016年间完成的上颌前牙区病例，筛选出符合以下入选标准的病例：①根折牙、无法治疗的龋坏牙、残根以及无法保留的牙周病患牙，患牙无急性炎症。②软组织完整无缺损，外形轮廓正常，无急慢性炎症。③唇侧骨壁存在缺损，但软组织无缺损且形态正常。④患者年龄＞18岁；口腔卫生好；没有未经治疗控制的牙周病；每天吸烟少于10支；无夜磨牙、紧咬牙习惯；无明显全身系统性疾病。⑤患者咬合关系稳定，覆殆覆盖基本正常。⑥符合以上条件的病例，在不翻瓣的情况下，进行即刻种植，同期进行牙槽窝内GBR，使用种植体支持的临时冠或个性化愈合基台（图31）封闭拔牙创。

（2）病史资料的记录：阅读病史资料，记录患者的年龄、性别、牙龈生物型、所用种植体尺寸、骨替代材料用量、生物膜规格、永久修复类型及随访时间（表1）。

2. 病例随访

（1）病例随访：戴牙当天和戴牙后1个月、3个月、6个月、1年以及以后每半年到1年复查。每次复查拍摄口内数码照片，并于戴牙当天、戴牙6个月、戴牙1年以及以后每年复查时拍摄根尖X线片，观察种植体边缘骨水平变化。

（2）美学评价：采用Furhauser等（2005）提出的红色美学评分（pink esthetic score, PES），对种植修复体周围软组织进行评分。该评分共包含7个参数，每个参数都采用0-1-2分的3级评分制，效果最好记2分，最差记0分，最高得分为14分。我们认为评分≥8/14分为临床可以接受的美学效果，评分≥12/14分为近乎完美的美学效果。采用Belser等（2009）提出的白色美学评分（white esthetic score, WES），对种植修复体进行评分。该评分共包含10个参数，每个参数都采用0-1-2分的3级评分制，效果最好记2分，最差记0分，最高得分为10分。我们认为评分≥6/10分为临床可以接受的美学效果，评分≥9/10分为近乎完美的美学效果。

（3）种植体成功率标准：①种植区域无任何不适。②种植体周围无透射影。③种植体无任何感染、化脓等炎症表现。④种植体无任何临床动度。⑤种植修复1年后垂直骨吸收＜1.5mm，此后每年垂直骨吸收＜0.2mm。

3. 典型病例治疗过程（图1～图29） 35岁男性患者，上颌前牙10多年前外伤后逐渐松动。口内检查见11、21牙体变色，松动Ⅱ～Ⅲ度，11唇侧可见瘘管。软组织无缺损，外形轮廓正常，属厚龈型，牙龈点彩丰富。CBCT检查示11、21牙根吸收1/3～1/2，根尖可见低密度影像，牙槽窝底部可用牙槽骨高度为17～18mm、宽度约8mm，骨质正常，牙槽窝冠方束状骨存在。

不翻瓣情况下，微创拔除11、21后，彻底清除拔牙窝内肉芽组织，用大量生理盐水冲洗。预备种植窝，即刻植入2颗3.7mm×13mm种植体，于拔牙窝内应用Bio-Gide生物膜和Bio-Oss骨粉进行GBR，生物膜放置于种植体唇侧，紧贴牙槽窝唇侧骨壁的内侧面，骨粉放置于种植体唇侧与生物膜之间。利用预成树脂冠于椅旁制作即刻修复义齿，以支撑龈乳头及龈缘轮廓形态。调整咬合使正中殆、侧方殆、前伸殆均无咬合接触。6个月后拍摄CBCT显示种植体周围骨结合良好，取模，完成最终修复。戴牙后1个月、3个月、6个月、1年以及以后每半年到1年复查。

二、结果

1. 美学效果评价 选取种植修复后最近一次随访时的口内数码照片（图30），进行红白美学评分。7个种植位点的红色美学评分（PES）≥12分，达到近乎完美的美学效果（表2）。7个种植位点中有3个位点白色美学评分（WES）≥9分，其余4个位点白色美学评分（WES）≥7分（表3）。所有种植位点永久修复后均获得良好的美学效果，完整保留了天然的龈缘轮廓和近远中龈乳头，唇侧龈缘最高点位置与邻近天然牙高度协调一致，唇侧根形隆起饱满自然。

在各单项参数中，唇侧龈缘曲度、根部凸度、软组织颜色和牙冠形态获得满分的比例为100%。其中典型病例美学效果评分见图30。

2. 种植体成功率及边缘骨水平 7颗种植体在随访期内均未发生松动脱落，种植体稳定性良好，可正常行使功能，种植体成功率为100%。随访4～30个月，影像学检查结果显示种植体周围牙槽骨边缘水平稳定。

表2 红色美学评分（PES）结果

病例编号	PES总分	近中龈乳头	远中龈乳头	唇侧龈缘曲度	唇侧龈缘高度	根部凸度	软组织颜色	软组织质地
1	13	1	2	2	2	2	2	2
1	12	1	1	2	2	2	2	2
2	12	1	1	2	2	2	2	2
2	12	1	1	2	2	2	2	2
3	12	1	2	2	1	2	2	2
4	12	2	1	2	2	2	2	1
5	13	2	2	2	2	2	2	1

表3 白色美学评分（WES）结果

WES总分	牙冠形态	牙冠外形轮廓	牙冠颜色	牙冠表面质地	透明度和/或个性化
8	2	2	1	2	1
7	2	1	1	2	1
7	2	2	1	1	1
7	2	2	1	1	1
9	2	2	2	2	1
9	2	2	2	2	1
9	2	2	2	1	2

表1 病例基本情况

病例编号	年龄	性别	牙龈生物型	种植体尺寸	骨替代材料用量	生物膜规格	永久修复类型	随访时间
1	35	男	厚龈型	3.7mm×13mm	0.25g	13mm×25mm	粘接固位烤瓷冠	30个月
2	36	女	中厚龈型	3.7mm×11.5mm	0.25g	13mm×25mm	粘接固位烤瓷冠	28个月
3	26	男	厚龈型	4.3mm×11.5mm	0.125g	13mm×25mm	粘接固位全瓷冠	7个月
4	30	女	中厚龈型	3.7mm×16mm	0.25g	13mm×25mm	粘接固位烤瓷冠	4个月
5	21	女	中厚龈型	3.7mm×11.5mm	0.25g	13mm×25mm	粘接固位全瓷冠	4个月

注：所使用种植体均为骨水平锥形种植体。

三、讨论

1. 种植修复后获得良好美学效果的因素分析

（1）拔牙窝内GBR对于维持唇侧根形隆起具有重要意义。有研究表明，对上颌前牙区进行红色美学评价（PES）时，各项参数中唇侧根形隆起难以获得满分，究其原因还是唇侧骨板吸收导致。唇侧骨板的血供来源主要有牙周膜血管丛、骨髓内血管、骨膜血管丛。骨膜对于骨皮质的正常代谢具有重要意义，当骨膜剥离骨皮质表面时，部分的动脉血液供应和大部分的静脉回流受阻，会使正常的骨代谢受到破坏，同时破坏骨表面的成骨能力。本研究所用到的这种Ⅱ类拔牙窝的即刻种植，既不做冠向翻瓣，也不做根向瓣，创伤很小，不改变唇侧骨膜的血供，不改变膜龈联合的位置，对保留唇侧骨板和软组织的量具有重要意义。同期使用骨替代材料和生物膜充填唇侧骨缺损，生物膜的使用可以阻挡唇侧骨缺损处软组织向拔牙窝内长入，骨替代材料的使用则有利于支撑天然的唇侧根形隆起形态，在愈合过程中获得了唇侧骨壁的重建。相比于使用自体骨块充填骨缺损，这种方式没有二次创伤，且支撑轮廓的作用时间更长久。这是最终修复后获得自然的美学效果的保障。这一技术近年已经有所报道，且获得了良好的临床效果，本研究获得的结果与其他学者的报道一致。

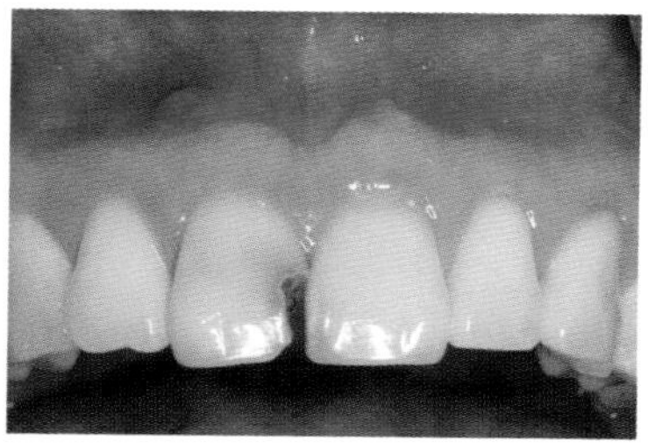
图1　一期术前唇面像

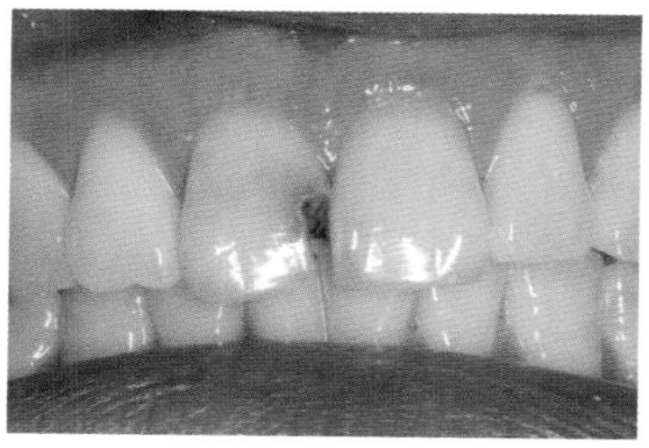
图2　一期术前咬合像

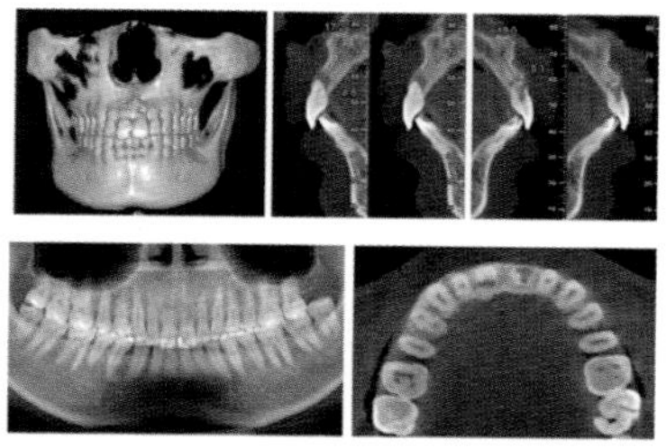
图3　一期术前影像学检查结果

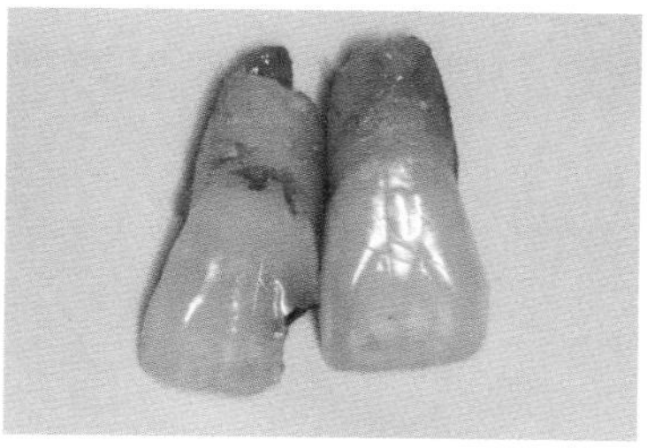
图4　微创拔除11、21

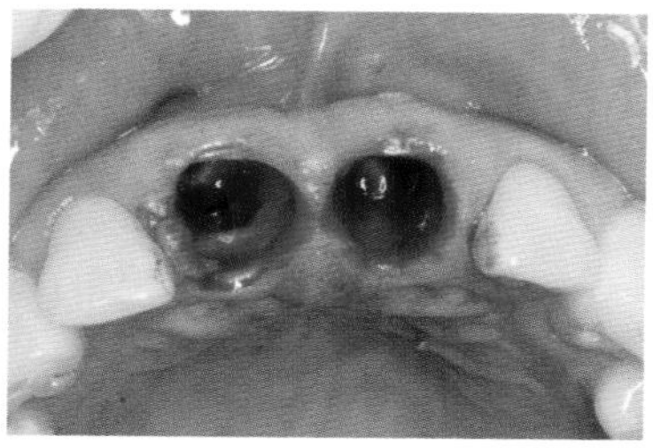
图5　彻底清除拔牙窝内炎症组织

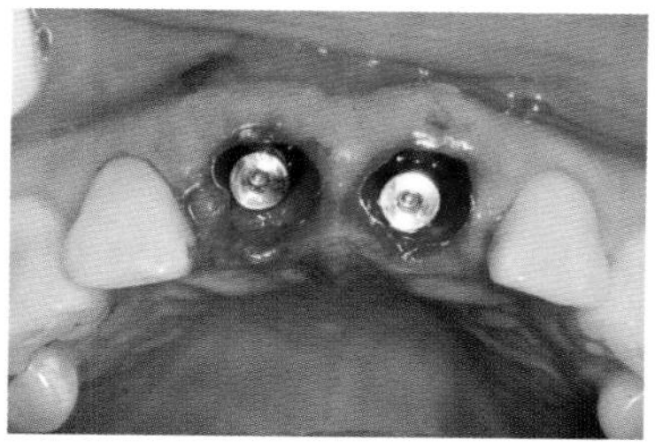
图6　于11、21位点植入2颗3.7mm×13mm种植体

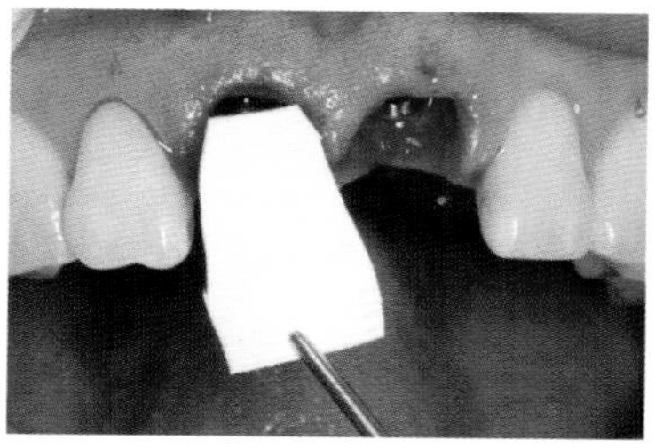
图7　在拔牙窝内放入屏障膜

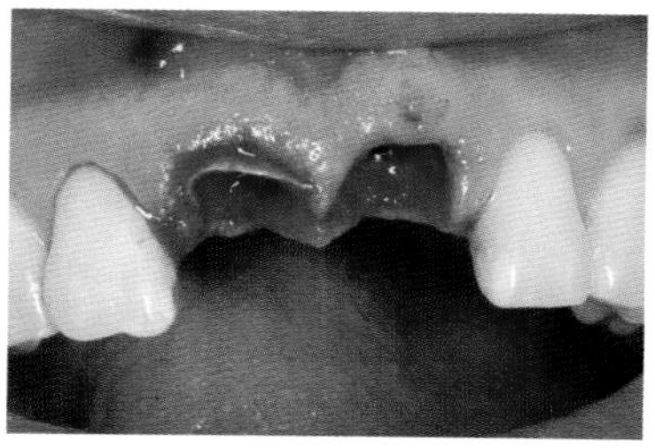
图8　在牙槽窝内放入屏障膜

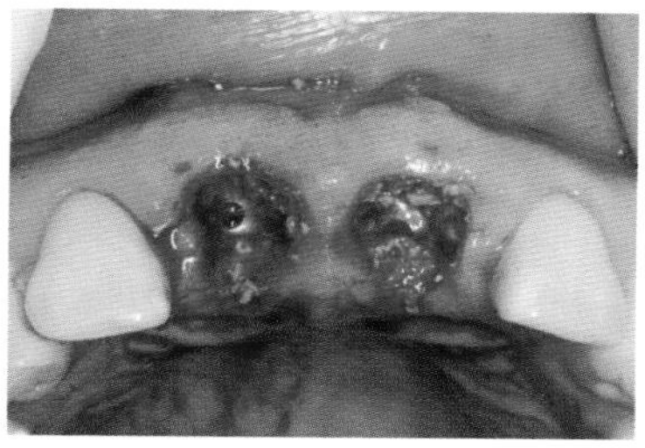
图9　在屏障膜和种植体之间植入骨粉

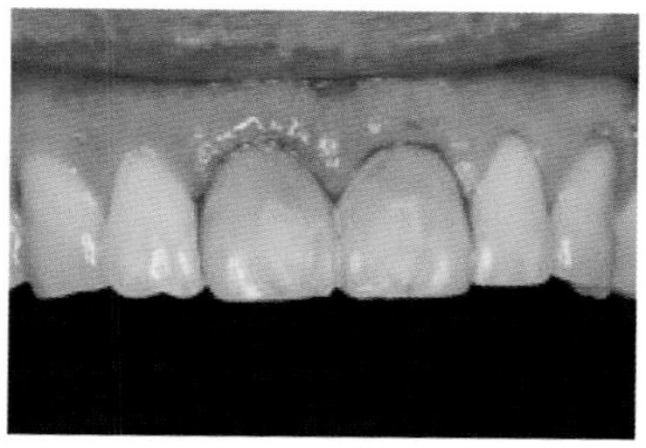
图10　即刻种植即刻修复当天唇面像

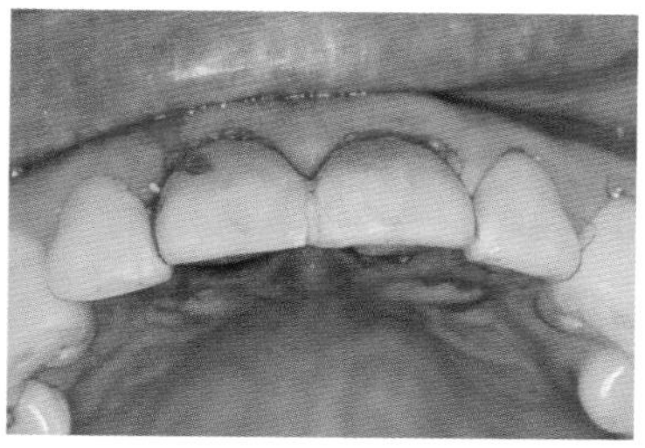
图11　即刻种植即刻修复当天𬌗面像

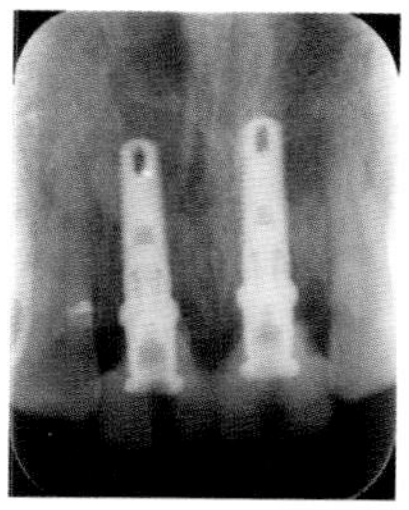
图12　即刻种植即刻修复1周根尖X线片

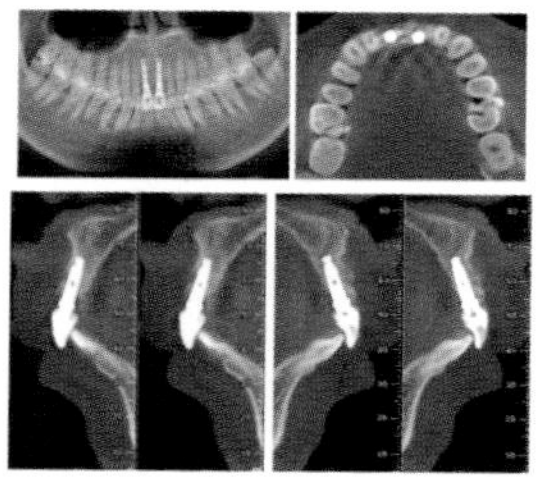
图13　即刻种植即刻修复6个月影像学检查结果

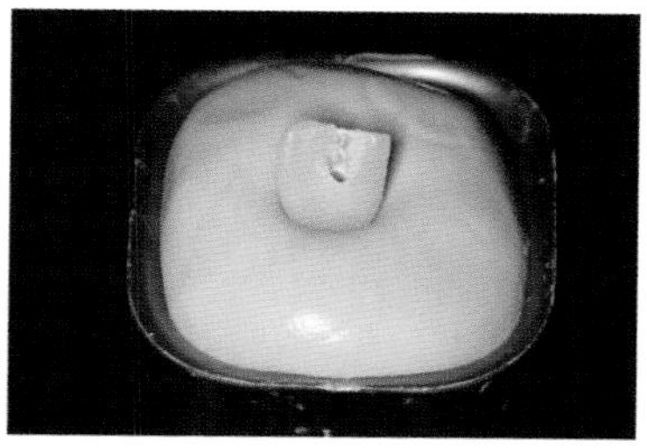
图14　制作个性化印模桩1

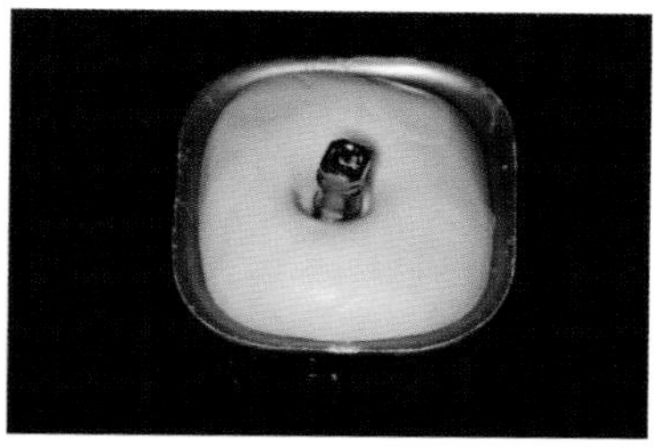
图15　制作个性化印模桩2

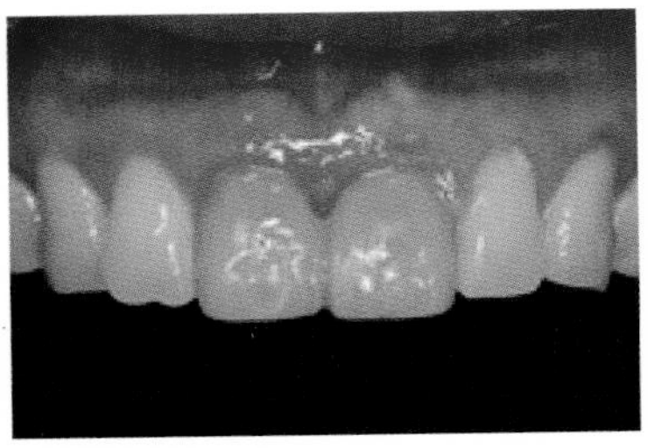
图16 即刻修复9个月后口内唇面像

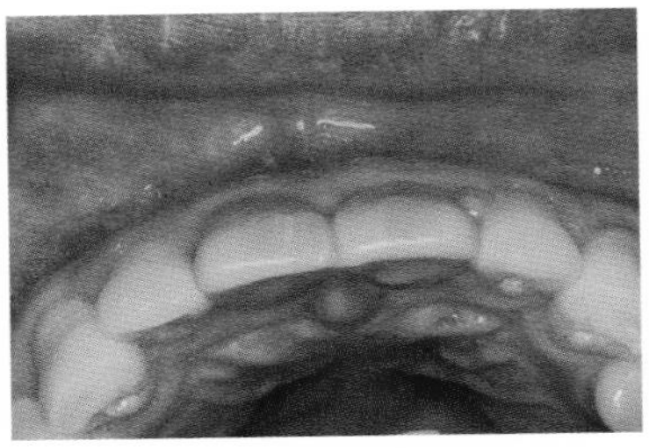
图17 即刻修复9个月口内殆面像

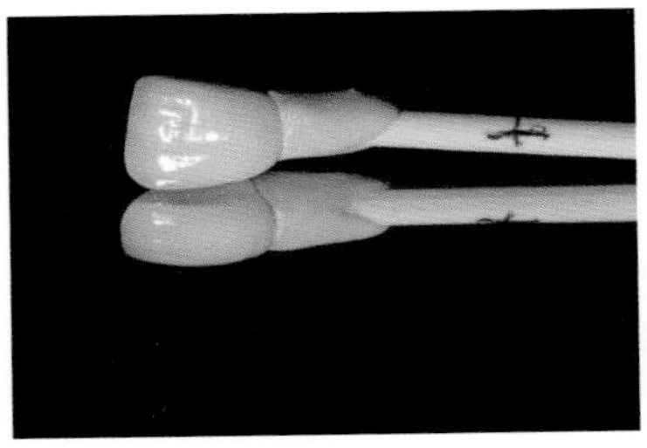
图18 制作粘接代型

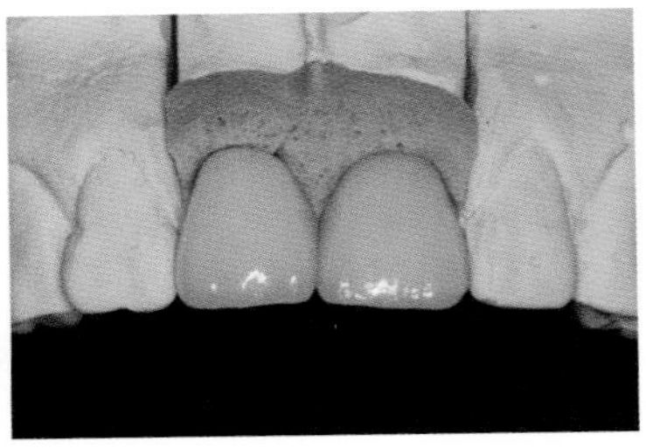
图19 最终修复体模型

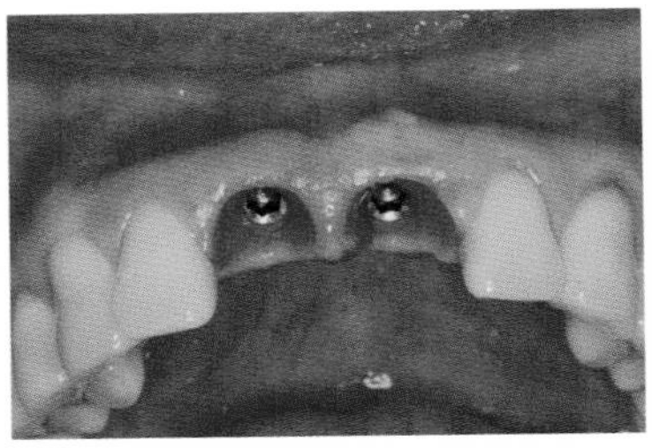
图20 最终修复当天龈袖口形态良好

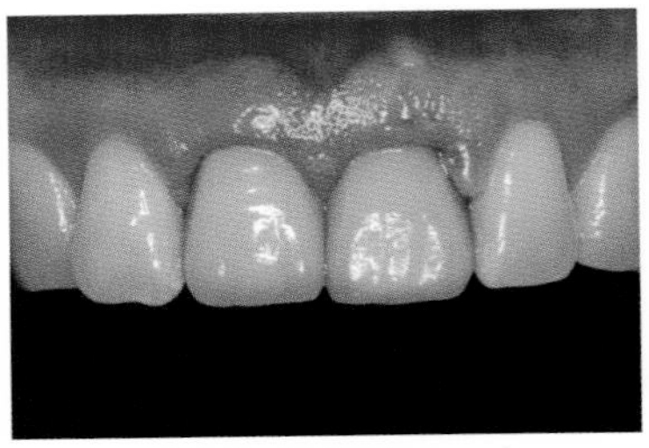
图21 最终修复当天唇面像

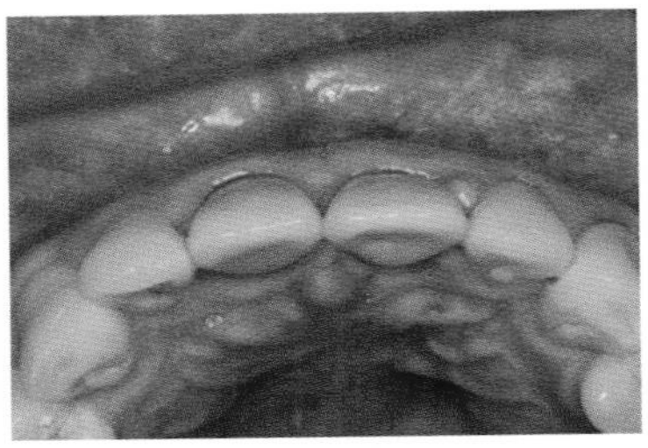
图22 最终修复当天殆面像

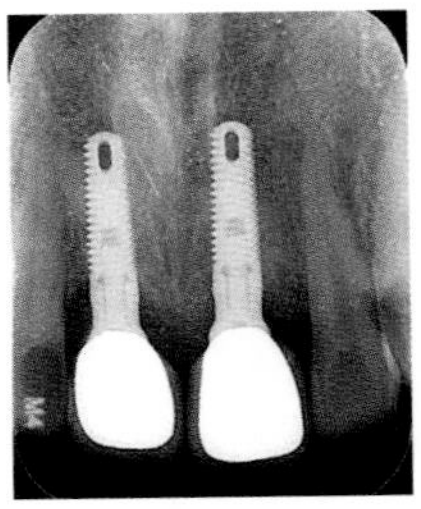
图23 最终修复当天根尖X线片

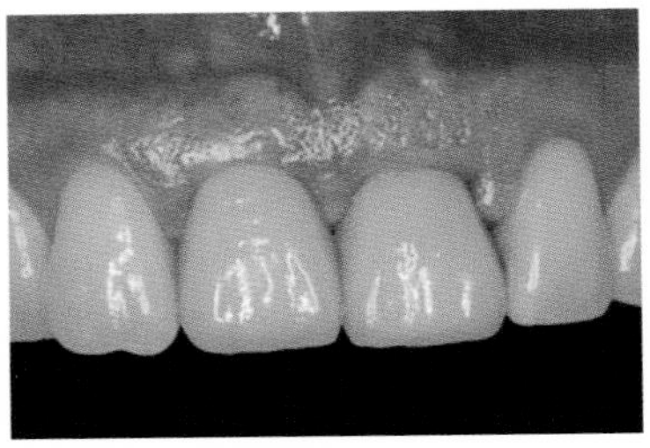
图24 最终修复10个月唇面像

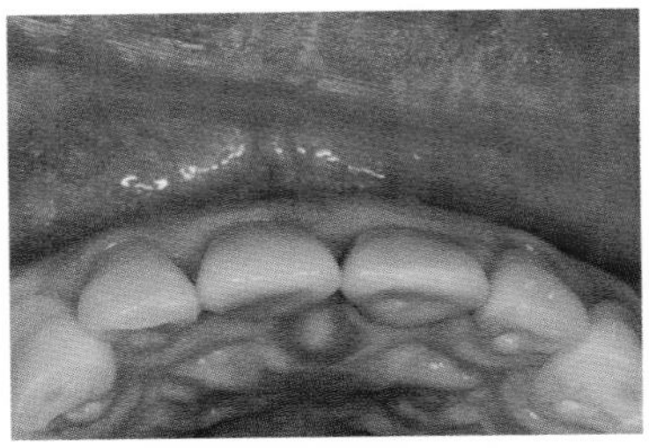
图25 最终修复10个月殆面像

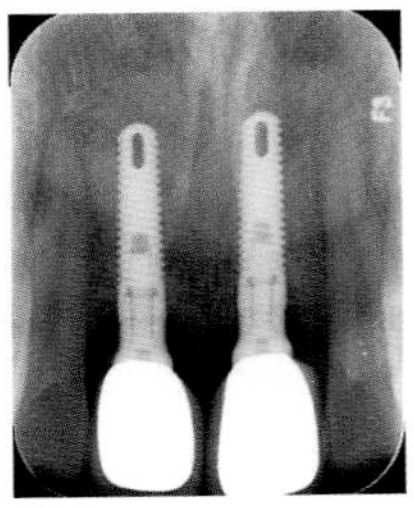
图26 最终修复10个月根尖X线片

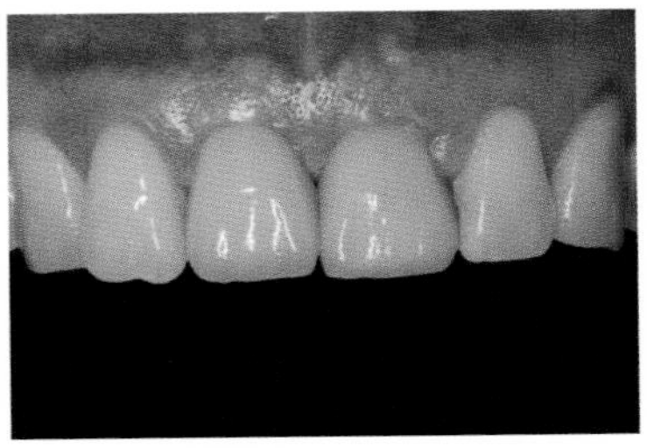
图27 最终修复30个月唇面像

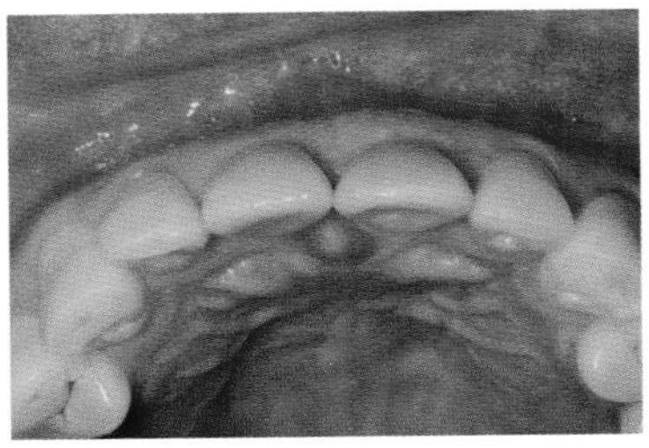
图28 最终修复30个月殆面像

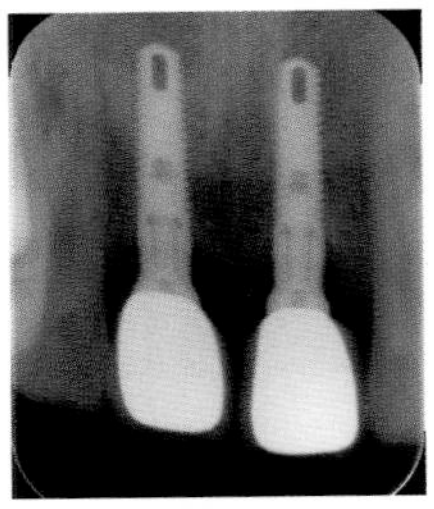
图29 最终修复30个月根尖X线片

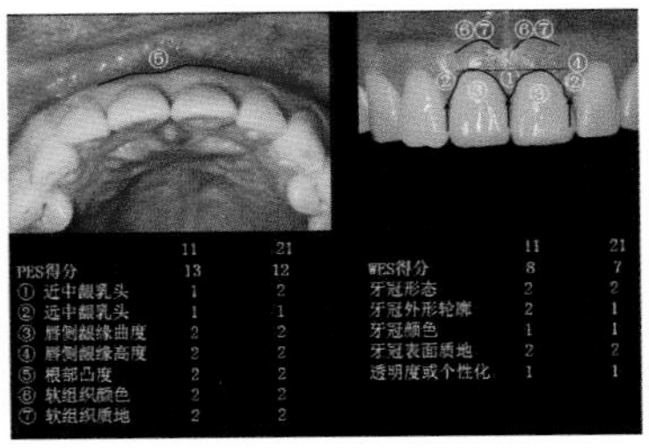

图30 典型病例美学评分结果

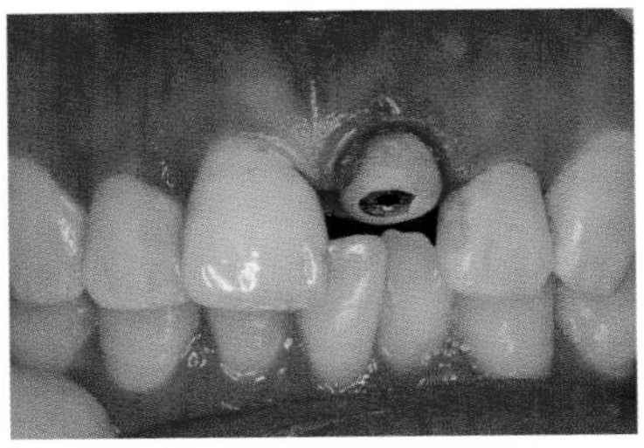
图31 即刻种植后安装个性化愈合基台

（2）种植体支持的临时冠或个性化愈合基台对于维持良好的龈缘轮廓形态和完整的龈乳头具有重要意义。

大量研究表明，美学区即刻种植即刻修复的临时冠能支撑软组织，避免塌陷，维持自然的龈缘轮廓和龈乳头形态，减少多次就诊对冠周软组织的机械刺激和创伤。近年来，Cabello等还提出了组织阻挡修复体（restorative tissue inhibitor，RTI）的概念，他们的研究中包括14例不翻瓣即刻种植即刻修复病例，随访1年唇侧龈缘退缩量仅为0.45mm，认为临时冠起到了阻止上皮软组织长入和稳定血凝块的作用。本研究中7个种植位点，有4个位点于即刻种植当天戴入种植体支持的螺丝固位临时义齿，3个位点戴入足以支撑龈乳头而不承受咬合负载的个性化愈合基台。即刻修复临时义齿或个性化愈合基台的使用，有效地维持了天然的龈缘轮廓和龈乳头，封闭拔牙创的同时，支撑唇侧隆起的自然形态，维持了唇侧骨板改建所需要的空间。

本研究中，7个位点的红色美学效果均达到近乎完美的水平，尤其是根面凸度，在随访4～30个月后，所有位点均获得满分。证实了所采用的外科技术和封闭拔牙创的方法具有良好的临床效果。

白色美学效果稍差，各单项参数中，牙冠颜色、表面质地、个性化或透明度得满分的比例较小，可能与最终修复体选用了烤瓷冠而非全瓷冠有关。

2. Ⅱ类拔牙窝即刻种植即刻修复适应证的掌握和技术要点总结

（1）严格把握适应证：除了常规的即刻种植适应证，尚需严格把握以下3点：①Ⅱ类拔牙窝，唇侧软组织完整且形态正常，唇侧骨壁有缺损，但缺损范围不超过1/2。②拔牙窝底部可用牙槽骨高度≥10mm、宽度≥5mm，种植体植入后能提供足够的初期稳定性。③牙龈生物型为厚龈型或中厚龈型。

（2）技术要点：外科阶段，需采用微创拔牙方法，尽最大可能减少对唇侧骨壁的损伤；完全不翻瓣，保留唇侧骨板来自骨膜的血供；使用的生物膜材料要有一定的强度和较长的吸收周期，以利于唇侧骨板完成重建；充填骨替代材料时，用量要稍“过度”，且充填密实，使生物膜牢牢夹在唇侧骨壁和骨替代材料之间。种植体植入后，在种植体初期稳定性≥35N·cm的情况下，可戴入即刻修复义齿，有效支撑牙龈形态而不过度挤压牙龈。若初期稳定性≤35N·cm，或患者前牙咬合不佳，不宜即刻修复，则制作个性化愈合基台，有效支撑牙龈形态和根面隆起形态。修复阶段，制作个性化印模桩，可以维持牙龈的形态，避免牙龈塌陷变形，将临时冠维持的牙龈形态准确地转移到技师的模型上，有利于指导技师进一步加工制作。最终修复体最好选择全瓷冠，以便获得更自然逼真的色泽、表面质地和切端透明度。

参考文献

[1] Branemark P I. Osseointegration and its experimental background[J]. J Prosthet Dent, 1983, 50:399–410.

[2] Albrektsson T, Branemark PI, Hansson HA, et al. Osseointegrated titanium implants. Requirements for ensuring a long–lasting, direct bone–to–implant anchorage in man[J]. Acta Orthop Scand, 1981, 52:155–170.

[3] Sarnachiaro GO, Chu SJ, Sarnachiaro E, et al. Immediate Implant Placement into Extraction Sockets with Labial Plate Dehiscence Defects: A Clinical Case Series[J]. Clin Implant Dent Relat Res, 2015, 18(4):821–829.

[4] Evian CI, Waasdorp JA, Ishii M, et al. Evaluating extraction sockets in the esthetic zone for immediate implant placement[J]. Compend Contin Educ Dent, 2011, 32:e58–65.

[5] Elian N, Cho SC, Froum S, et al. A simplified socket classification and repair technique[J]. Pract Proced Aesthet Dent, 2007, 19:99–104; quiz 106.

[6] Tan–Chu J, Tuminelli F, Kurtz K, et al. Analysis of Buccolingual Dimensional Changes of the Extraction Socket Using the "Ice Cream Cone" Flapless Grafting Technique[J]. International Journal of Periodontics & Restorative Dentistry, 2014, 34:399–403.

[7] Noelken R, Kunkel M ,Wagner W. Immediate implant placement and provisionalization after long–axis root fracture and complete loss of the facial bony lamella[J]. Int J Periodontics Restorative Dent, 2011, 31:175–183.

[8] da Rosa JC, Rosa AC, da Rosa DM, et al. Immediate Dentoalveolar Restoration of compromised sockets: a novel technique[J]. Eur J Esthet Dent, 2013, 8:432–443.

[9] Rosa JC, Rosa AC, Francischone CE, et al. Esthetic outcomes and tissue stability of implant placement in compromised sockets following immediate dentoalveolar restoration: results of a prospective case series at 58 months follow–up[J]. Int J Periodontics Restorative Dent, 2014, 34:199–208.

[10] Furhauser R, Florescu D, Benesch T, et al. Evaluation of soft tissue around single–tooth implant crowns: the pink esthetic score[J]. Clin Oral Implants Res, 2005, 16:639–644.

[11] Belser UC, Grutter L, Vailati F, et al. Outcome evaluation of early placed maxillary anterior single–tooth implants using objective esthetic criteria: a cross–sectional, retrospective study in 45 patients with a 2– to 4–year follow–up using pink and white esthetic scores[J]. J Periodontol, 2009, 80:140–151.

[12] Palattella P, Torsello F ,Cordaro L. Two–year prospective clinical comparison of immediate replacement vs. immediate restoration of single tooth in the esthetic zone[J]. Clin Oral Implants Res, 2008, 19:1148–1153.

[13] Block MS, Mercante DE, Lirette D, et al. Prospective evaluation of immediate and delayed provisional single tooth restorations[J]. J Oral Maxillofac Surg, 2009, 67:89–107.

[14] Cabello G, Rioboo M, Fabrega JG. Immediate placement and restoration of implants in the aesthetic zone with a trimodal approach: soft tissue alterations and its relation to gingival biotype[J]. Clin Oral Implants Res, 2013, 24:1094–1100.

即刻种植联合GBR在上颌多颗前牙种植修复中的应用

王战昕 曲哲 赵佳明

摘要

目的：本文为1例多颗前牙松动即刻种植延期修复病例，详细介绍其具体治疗过程，探讨此病例的相关种植外科及修复技术，在此类病例中总结获得良好种植美学效果的临床经验以及应注意的细节，为今后的临床治疗提供参考。**材料与方法**：以2015年2月来大连市口腔医院种植科就诊的多颗前牙松动的1位中年男性患者为研究对象，对患者进行病史询问及口腔检查，拍摄CBCT，测量拟种植区的可用骨量，对患者客观存在的美学风险进行评估，与患者充分交流沟通后，告知可能存在的美学风险，最终制订种植治疗方案。应用了即刻种植、引导骨组织再生（guided bone regeneration，GBR）、延期修复伴软组织诱导成形等技术，最终完成个性化的美学修复。**结果**：多颗前牙种植术联合GBR技术在种植体植入后的12个月内，均无感染、松动，且骨结合良好，未见明显病理性骨吸收，无种植体周围炎，软组织健康，美学效果良好，患者对最终修复效果满意。**结论**：美学区连续多颗牙缺失的患者常常伴有缺牙区软硬组织的不足，治疗前需对患者进行全面的风险评估，并制订谨慎的治疗计划；即刻种植可有效减少手术次数，使牙槽窝的骨改建和种植体的骨结合同期进行；GBR技术可有效扩增硬组织量；在永久修复前行临时修复体，可进行软组织塑形获得理想的龈缘曲线，最终通过个性化的美学修复技术，可达到理想的美学修复效果。

关键词：即刻种植；GBR；牙龈塑形；美学修复

近年来，种植修复因其对邻牙没有损伤、咀嚼功能强且舒适度高等特点被广泛应用。但是，患者对种植修复的要求也越来越高，应兼顾功能与美观。如何获得种植治疗的美学成功仍然是极具挑战的。本文介绍1例多颗前牙松动，通过一系列的种植外科及美学修复技术，最终获得了较为理想的美学效果的病例。

一、材料与方法

1. 病例简介 43岁男性患者。主诉：上前牙松动1年，要求种植修复。现病史：患者因牙周病引起前牙牙根吸收、牙齿松动，于我科就诊，要求种植修复。既往史：平素体健，无全身系统性疾病，无药物、材料等过敏史。患者既往无特殊牙科治疗史，无吸烟、夜磨牙等不良习惯。口外检查：口腔颌面部对称，张口度正常，中位唇线，中位笑线。口内检查：11、21，Ⅱ度松动，叩诊不适。咬合关系良好，覆𬌗覆盖浅，口腔卫生状况良。辅助检查：拍摄CBCT示可用骨高度：11为14.93mm，21为17.09mm；可用骨宽度：11为5.72mm，21为5.95mm。

2. 诊断 11、21牙根吸收。

3. 治疗计划

（1）11、21微创拔牙后，于11、21位点进行即刻种植，同期进行GBR。

（2）视种植体植入后稳定性情况，拟行早期修复，进行软组织诱导成形。

（3）待软组织形态良好且稳定后，拟行个性化氧化锆基台和全瓷桥永久修复。

4. 治疗过程（图1～图40）

（1）2015年2月初，初诊：详细的口腔专科检查后明确诊断，拍摄CBCT（KaVo，德国），确定治疗计划。

（2）2015年3月：微创拔牙、即刻种植、GBR。术前验血等常规检查，使用0.12%的复方氯己定漱口液含漱3次，每次15mL，含漱1分钟。采用无痛麻醉机（STA），复方盐酸阿替卡因进行口内局部浸润麻醉，将麻醉药物缓慢注入术区的牙槽嵴骨膜下方。

首先进行微创拔牙，使用微创拔牙器械将患牙完整拔出，尽量减少对骨的损伤。然后使用ITI骨水平种植体及其配套器械（ITI公司，瑞士），用球钻在11、21位点的牙槽窝内偏腭侧定点，根据拟植入种植体长度以及直径大小，逐级备洞，植入2颗种植体，11: 4.1mm×14mm RC BL；21: 4.1mm×12mm RC BL；获得35N·cm以上植入扭矩，用种植体稳定性测量仪Osstell ISQ（Osstell公司，瑞典）测量ISQ值：11位点种植体ISQ为69，22位点种植体ISQ为68。由于根尖部存在少许凹陷，因此11、21种植位点根尖部骨缺损区可见部分植体暴露，此时，为尽量保存唇侧黏骨膜的血供，未进行大翻瓣，而是于11、21种植位点行前庭沟切口，于根尖部进行隧道潜入式植骨行GBR。同时由于即刻种植为偏腭侧种植，且种植体颈部直径小于拔牙窝洞口直径，因此，在种植体与唇侧骨壁间存在＞2mm的跳

作者单位：大连市口腔医院

通讯作者：王战昕；Email: 987803145@qq.com

跃间隙，用骨粉（Geistlich Bio-Oss，瑞士）充填并覆盖胶原膜（Geistlich Bio-Gide，瑞士），21拔牙位点行位点保存。术后上愈合基台并严密缝合创口。

（3）2015年9月：临时修复伴软组织诱导成形。即刻种植后6个月，对患者制取开窗印模后，使用桥用金属临时基台，制作聚甲基丙烯酸甲酯（PMMA，Dentsply公司，德国）经CAD/CAM切削的临时修复桥体，戴入临时修复体对牙龈软组织进行诱导成形，采用动态加压技术，最初缓慢戴入临时修复体，撑开牙龈软组织袖口，挤压黏膜，黏膜受到挤压后缺血变白，15分钟内恢复为粉红色。临时修复体为纵向螺丝固位，便于拆卸调改形态，嘱患者勿用临时修复体咬物，注意口腔卫生，用牙线或冲牙器等将种植体周围清洁干净，每月进行复查，不断调改临时冠的穿龈形态，让出软组织生长空间，直至诱导牙龈形成类似于天然牙的穿龈袖口形态。其中临时修复3个月，调改21桥体部的颈部形态，将21盖嵴部磨改成模仿天然牙形态的卵圆形并高度抛光，以获得良好的桥体部软组织形态，形成健康、连续且协调的软组织轮廓。

（4）2016年4月：软组织塑形7个月后，牙龈形态稳定，制取终印模，行美学全瓷修复。①制取开窗印模：首先将个性化转移杆切断后于口内完全就位，并于口内进行硬性连接，用DMG Light+Heavy加聚型硅橡胶（DMG，德国）制取开窗式印模，比色，检查印模制取情况，确认准确无误后，连接替代体，涂布分离剂，注入人工牙龈材料，灌注超硬石膏。修复工艺中心运用CAD/CAM计算机辅助技术进行设计，制作个性化的氧化锆基台以及氧化锆全瓷修复体（Wieland，德国）。②Index引导下试戴个性化氧化锆基台，检查基台就位情况、咬合状况，基台边缘位于龈缘下＜1mm，完成永久修复体的制作。2周后，试戴氧化锆全瓷修复桥，确认桥体盖嵴部的卵圆形态与软组织形态一致，检查冠边缘与基台边缘紧密接触，与周围软硬组织相协调，确认邻接以及修复体颜色良好，咬合调整完毕后高度抛光，口外用硅橡胶制备预粘接代型，超声振荡修复体，消毒后气枪吹干。口内戴入氧化锆基台后，扭矩扳手加力至30N后，聚四氟乙烯封闭螺丝通道，树脂封孔，试戴全瓷修复桥体，使用自粘接树脂水门汀于口外预粘接后戴入口内，牙线去除多余粘接剂。拍摄X线片，确认基台和牙冠完全就位。

二、结果

种植体植入后12个月内，2颗种植体均无感染、松动，骨结合良好，未见明显病理性骨吸收，无种植体周围炎，软组织健康，美学效果良好，患者对修复效果满意。远期效果还需进一步随访观察。

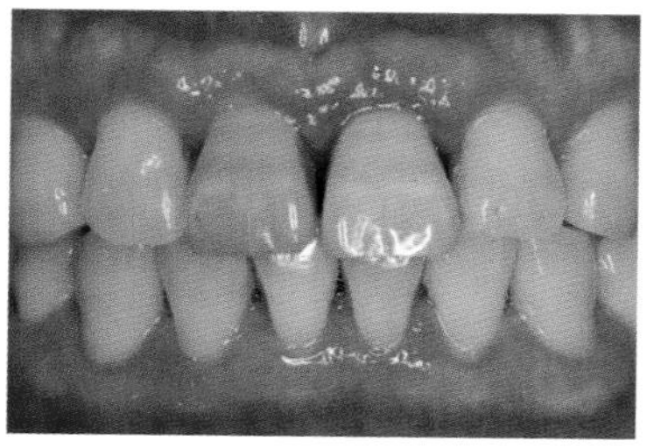

图1　术前口内像

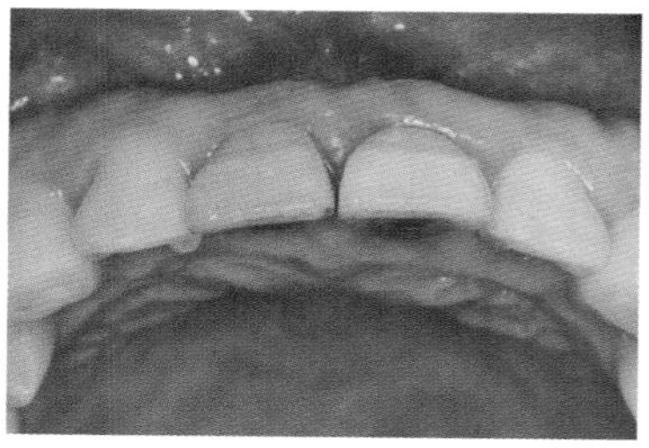

图2　术前口内𬌗面像

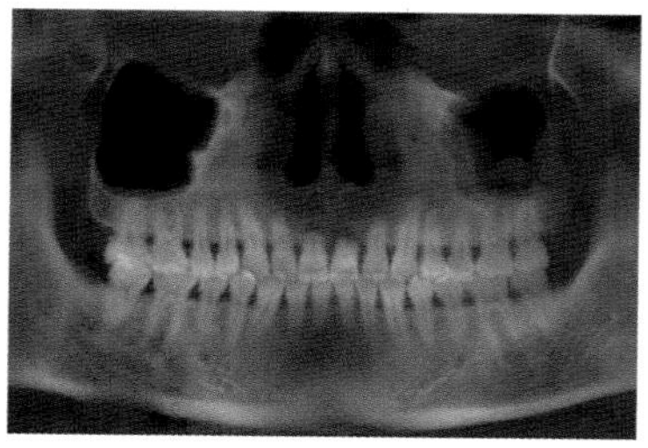

图3　术前CBCT

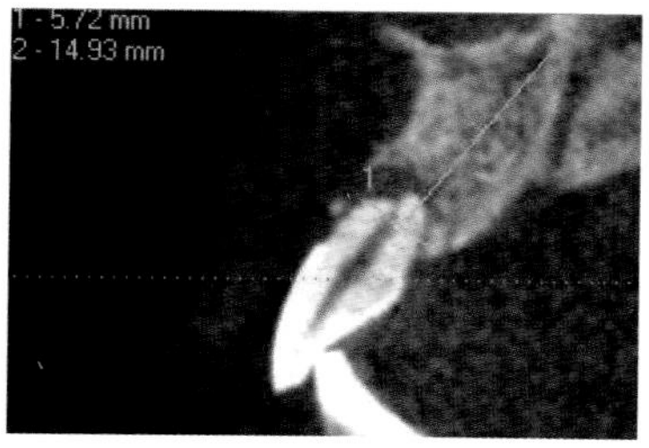

图4　11术前CBCT

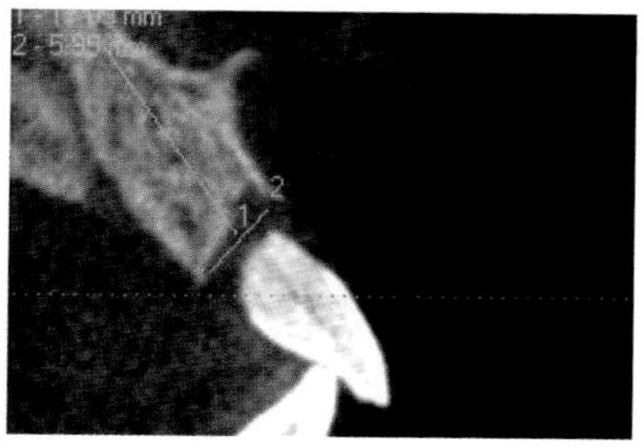

图5　21术前CBCT

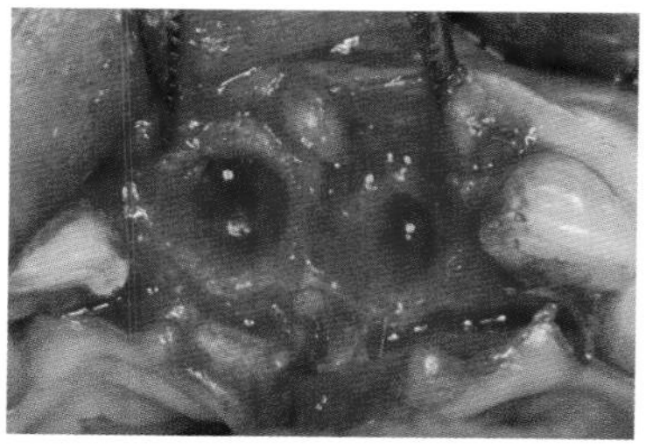

图6　拔除11、21

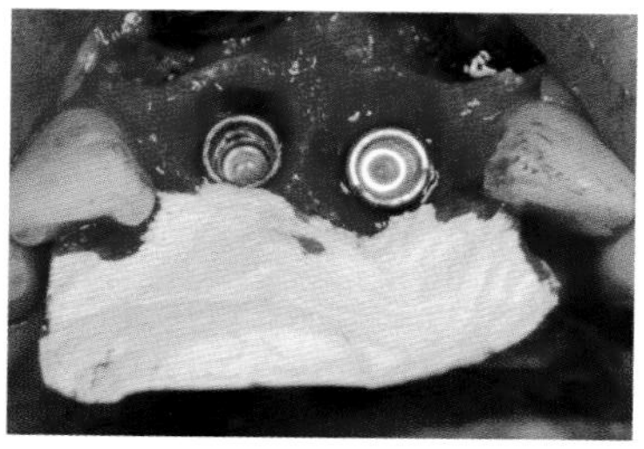

图7　常规植入种植体，植骨盖膜

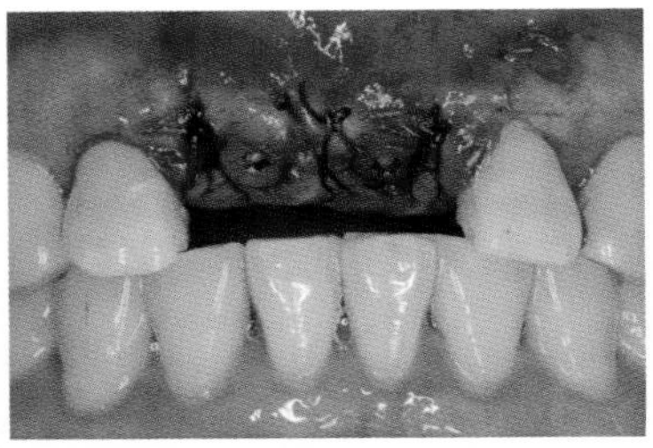
图8　严密缝合

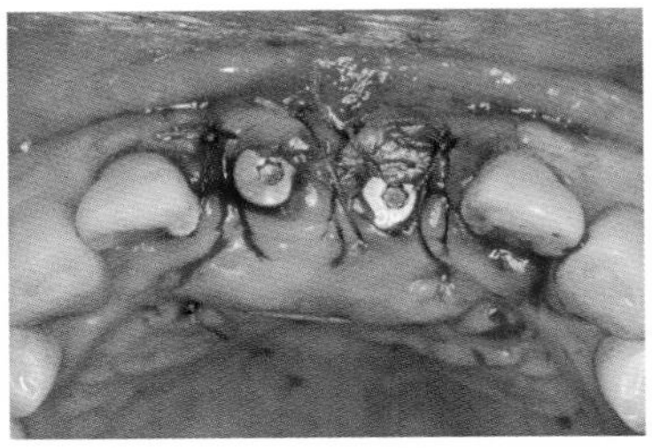
图9　严密缝合殆面像

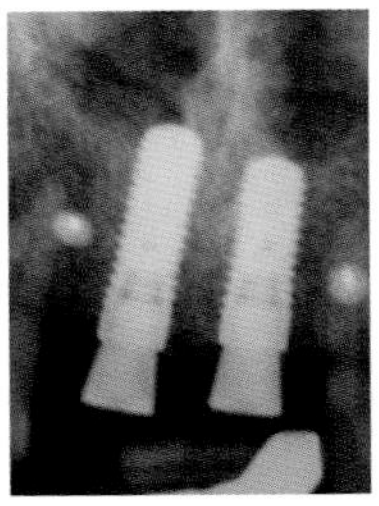
图10　术后X线片

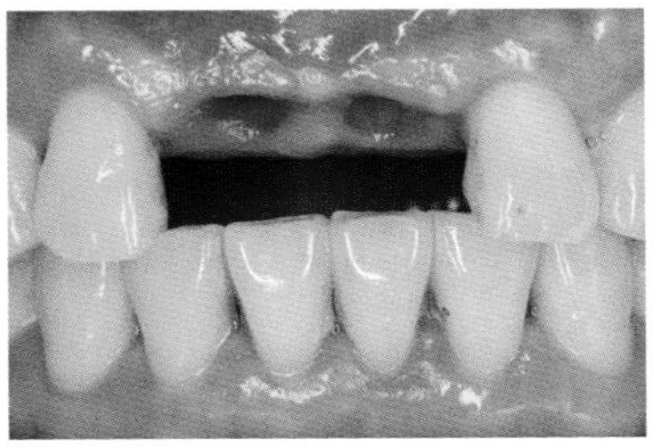
图11　牙龈塑形当天口内像

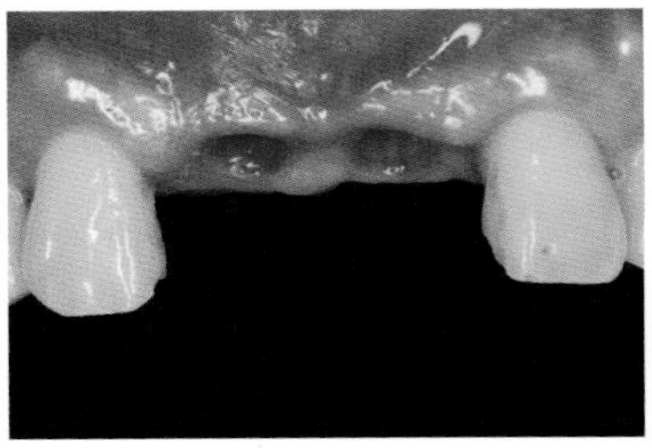
图12　牙龈塑形当天袖口

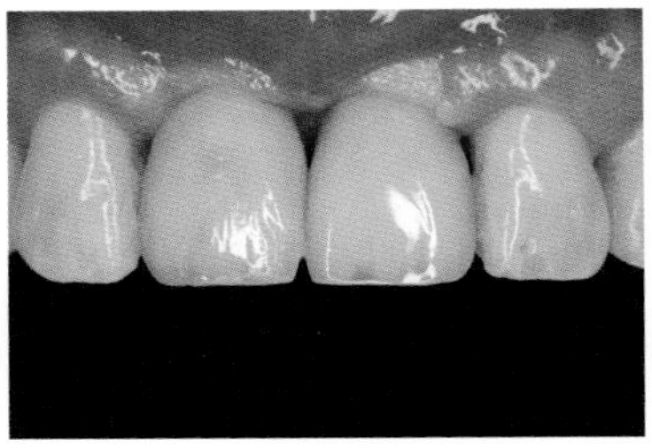
图13　牙龈塑形当天戴牙局部像

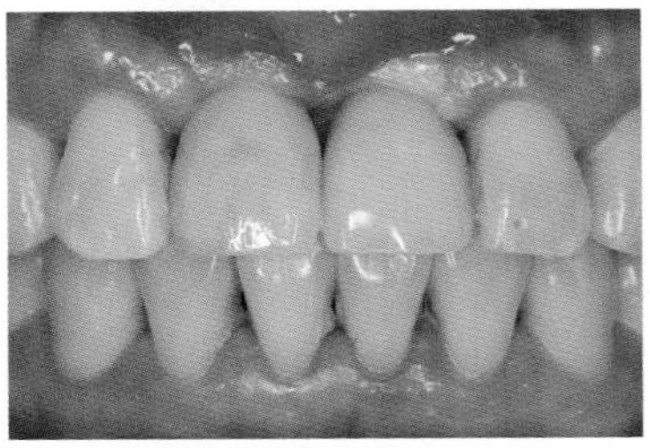
图14　牙龈塑形当天戴牙口内像

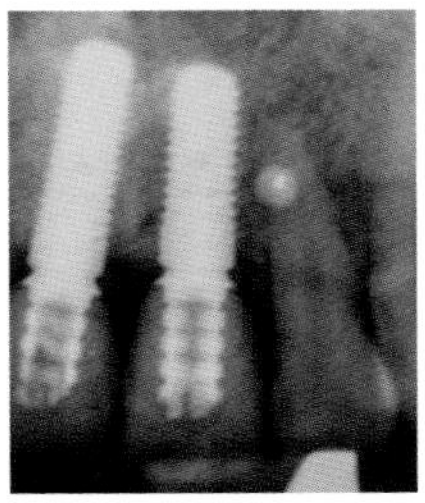
图15　牙龈塑形当天X线片

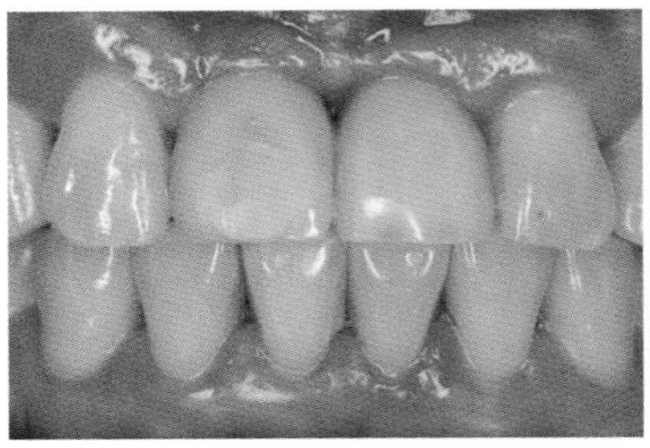
图16　牙龈塑形1个月后口内像

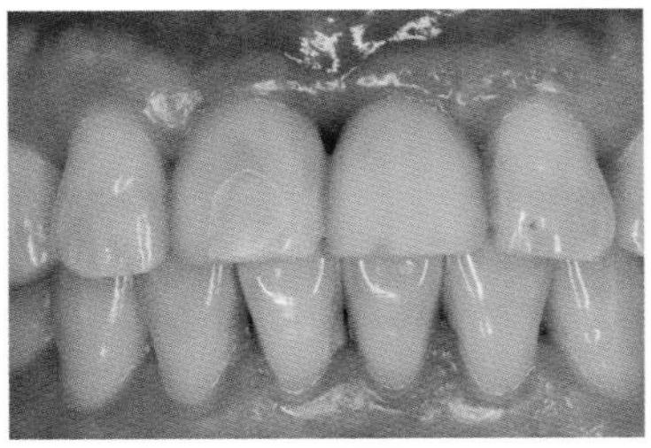
图17　牙龈塑形3个月后口内像

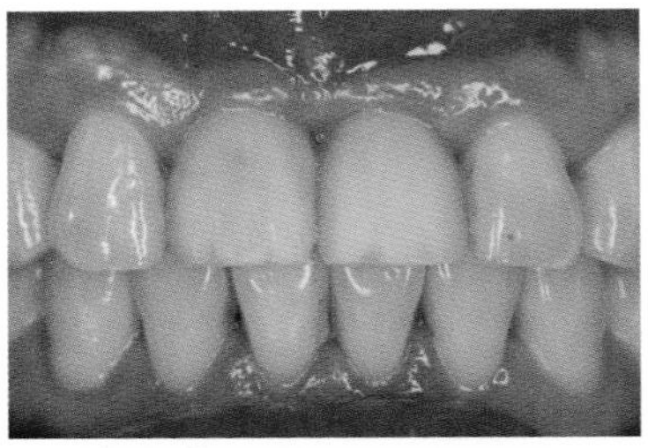
图18　牙龈塑形4个月后口内像

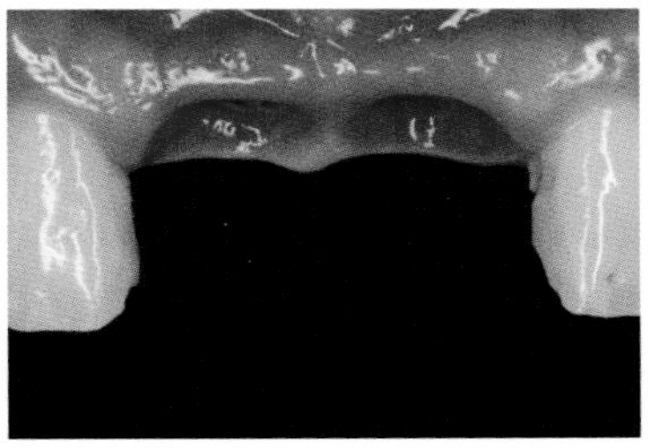
图19　永久取模当天袖口局部像

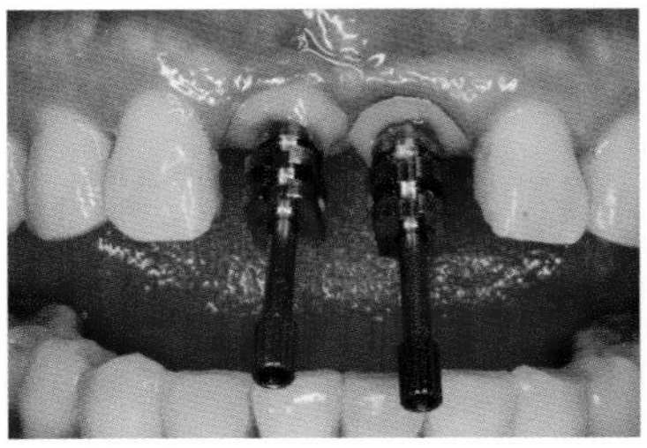
图20　个性化转移杆

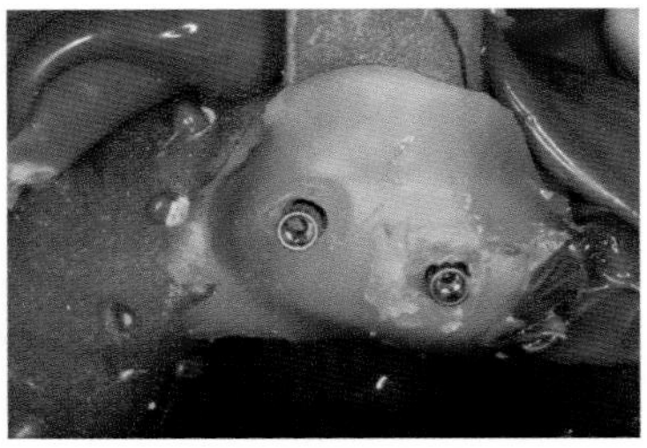
图21　开窗取模

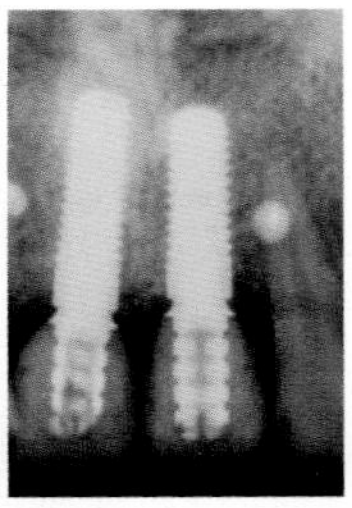
图22　永久取模当天X线片

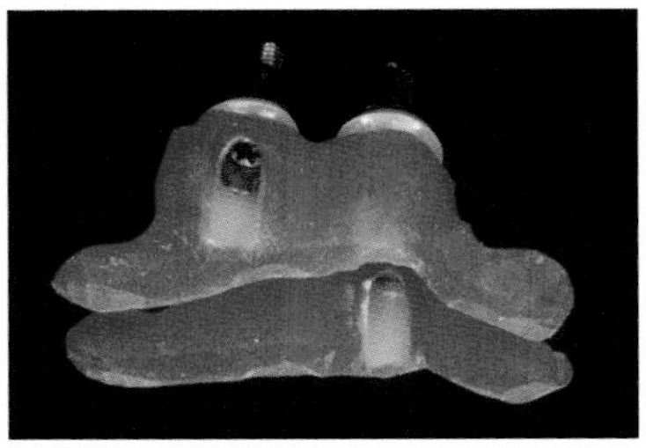
图23　携带器口外像

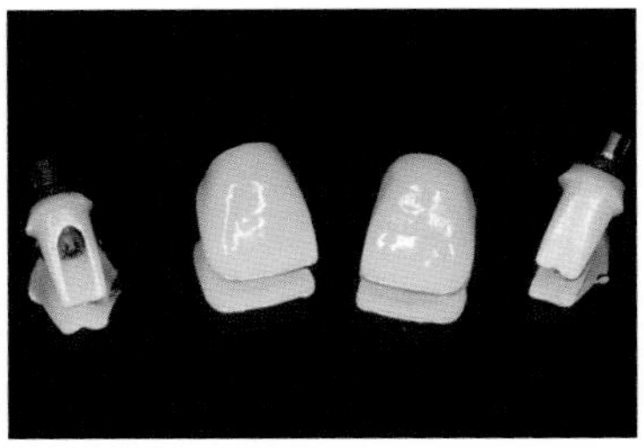
图24　永久修复体口外像

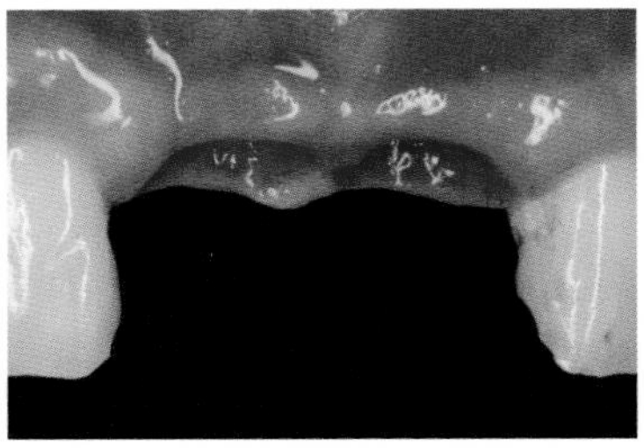
图25　戴牙当天袖口

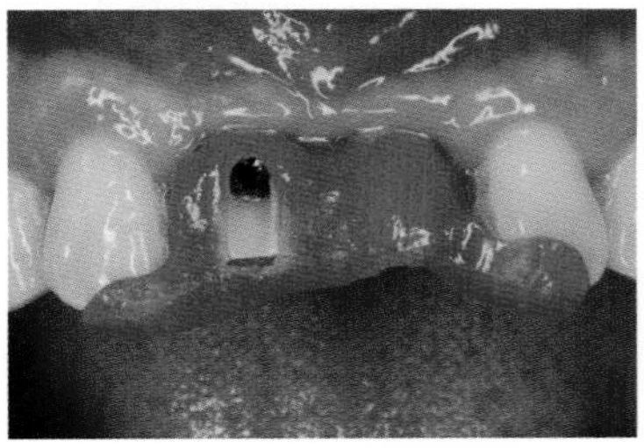
图26　个性化氧化锆基台口内完全就位

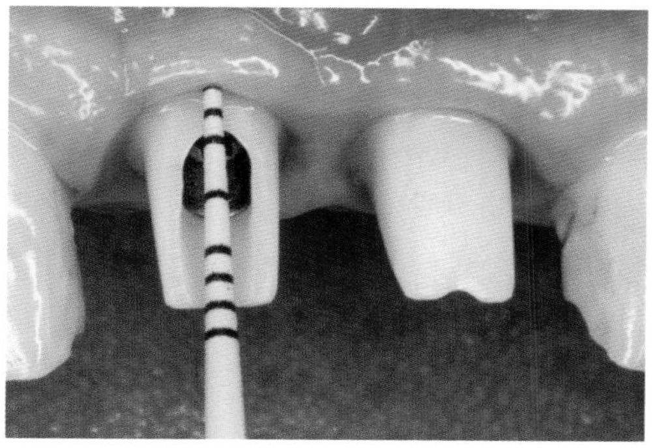

图27 11龈缘水平

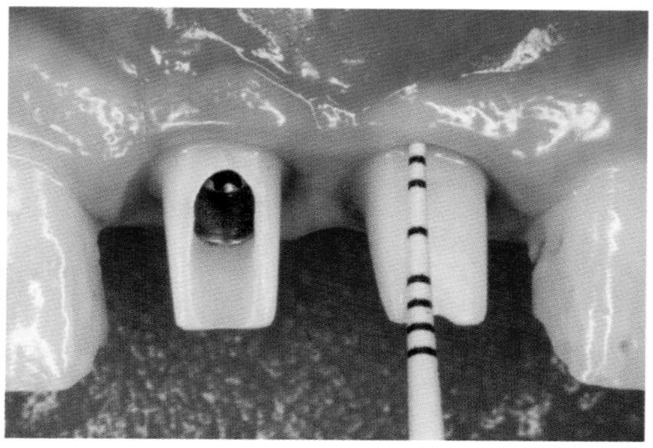

图28 21龈缘水平

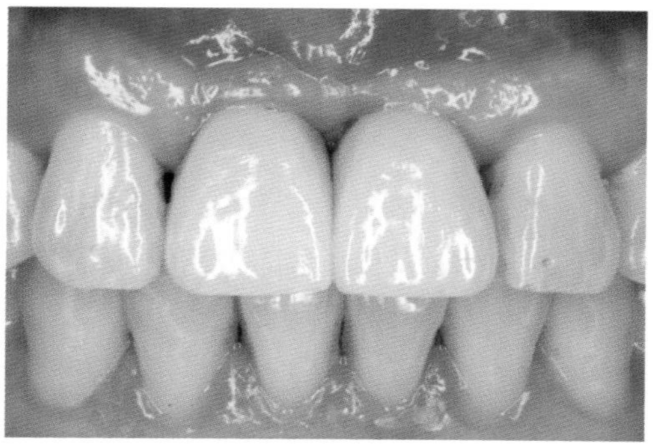

图29 永久修复体口内就位

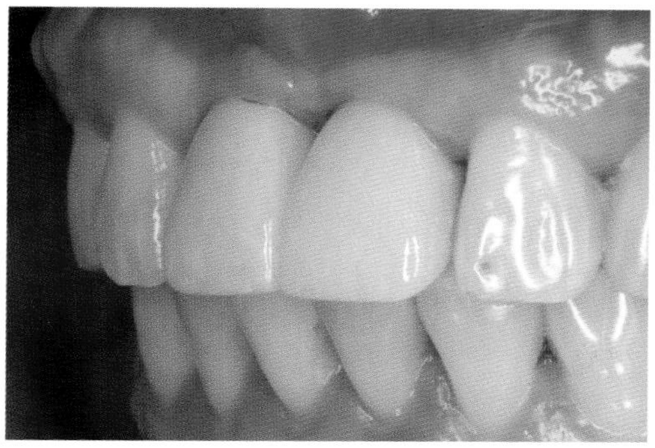

图30 永久修复体左侧像

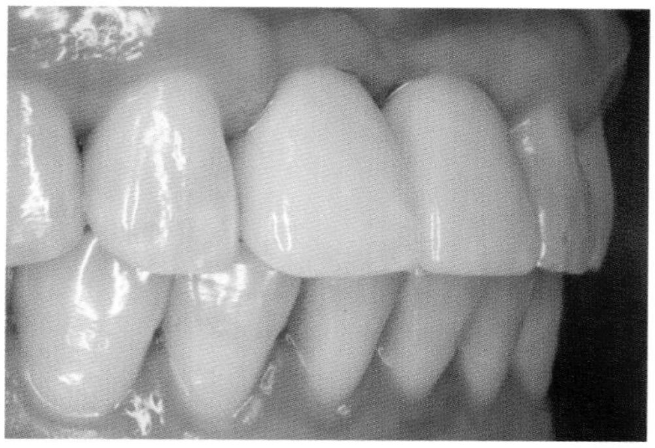

图31 永久修复体右侧像

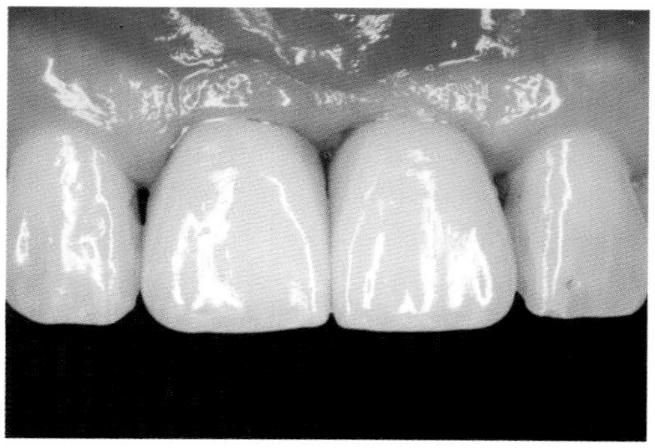

图32 永久修复体口内局部像

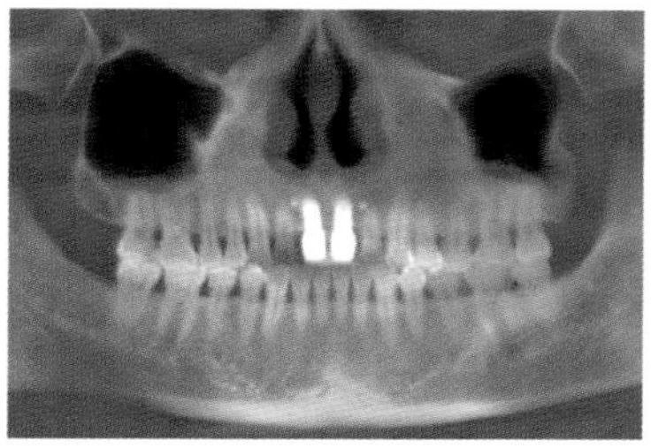

图33 永久修复后CBCT影像

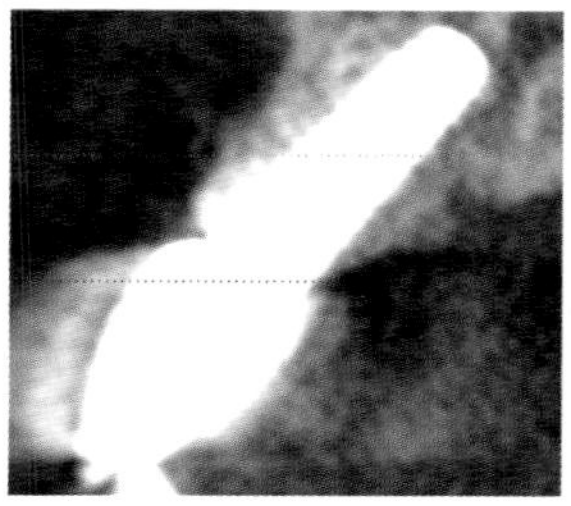

图34 永久修复后11影像

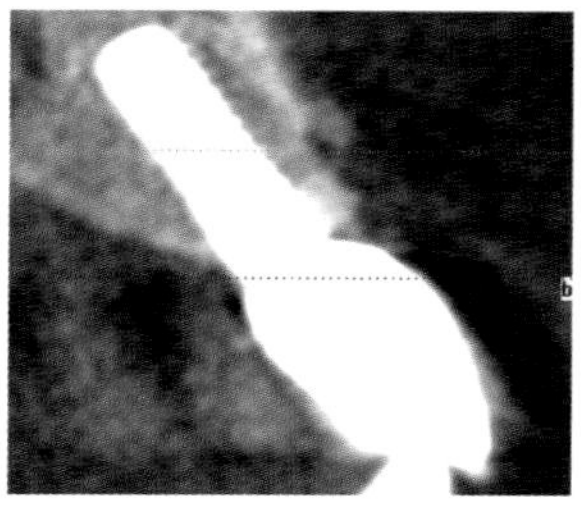

图35 永久修复后21影像

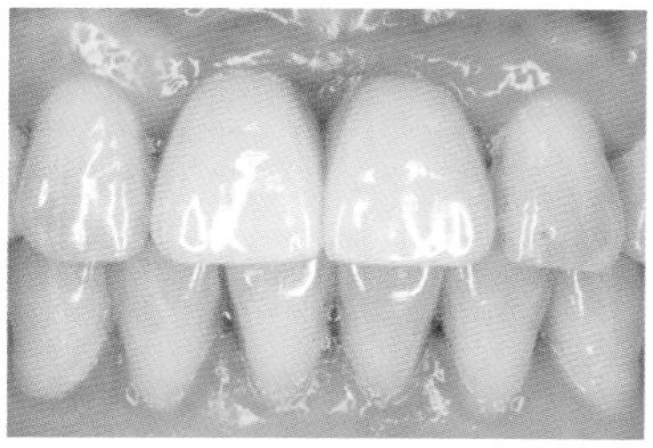

图36 永久修复后6个月复查口内像

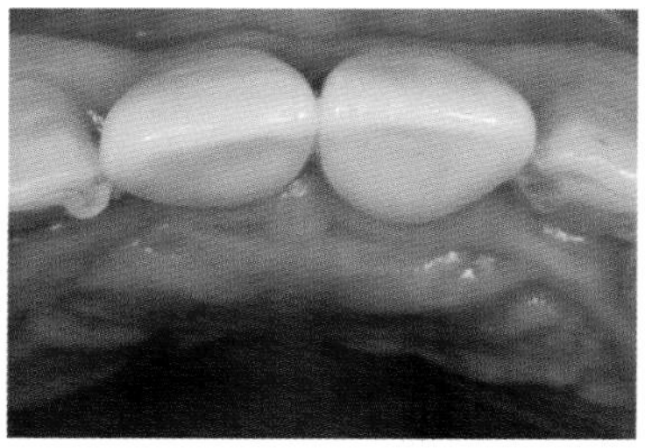

图37 永久修复后6个月复查殆面像

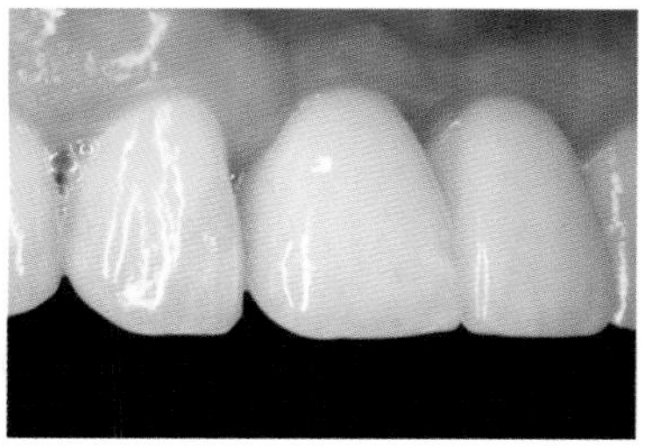

图38 永久修复后6个月复查右侧像

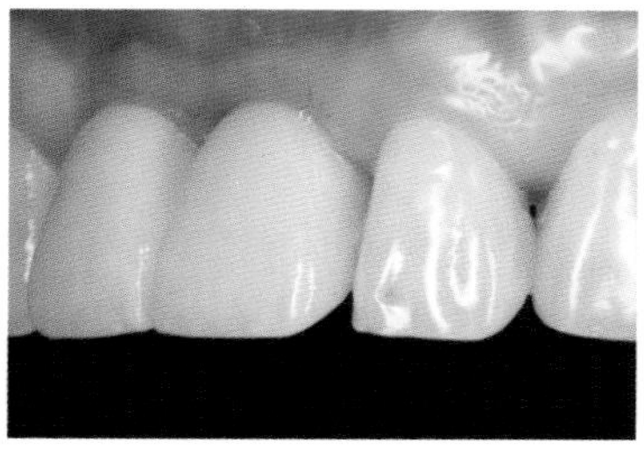

图39 永久修复后6个月复查左侧像

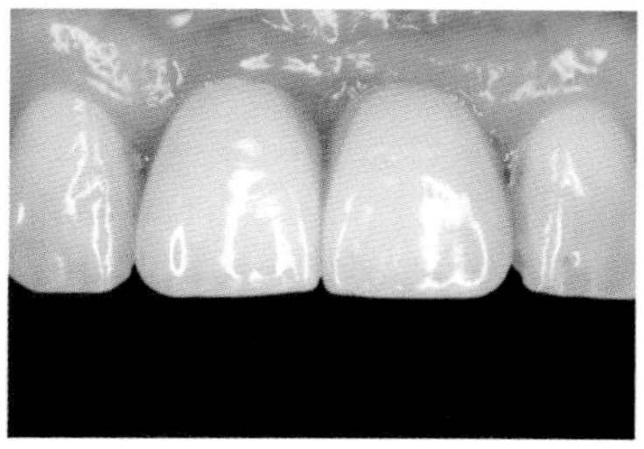

图40 永久修复后6个月复查局部像

三、讨论

1. **种植外科技术** 即刻种植技术：本病例采用了即刻种植（即刻种植：将种植体植入没有骨组织及软组织愈合的新鲜拔牙窝内），该技术减少了拔牙后骨组织重建的次数，使牙槽窝的骨改建和种植体的骨结合同期进行，也减少了患者的复诊次数、减轻手术创伤等。另外，即刻种植多采用微创拔牙技术，尽可能地保持种植骨床的连续性。

2. **美学修复技术** 临时修复体：临时修复体的唇面凸度，可以减少对龈沟的刺激，对牙龈能进行有效的生理按摩，使其血液循环正常，保证牙龈组织的健康，便于牙龈袖口的形成。使得穿龈部分能与对侧同名牙牙龈协调一致，改善前牙“黑三角”问题。并且临时修复体可以帮助牙龈再塑形，维持穿龈形态，帮助愈合与支持牙龈乳头附着。

个性化转移：完成牙龈软组织诱导成形后，在口外用硅橡胶制取临时修复体的颈部形态后制作个性化转移杆，这样制作的个性化转移杆完全复制了临时修复体的穿龈形态，制取的模型上袖口形态清晰完整、效果可靠，利于植体周围牙龈软组织的健康与长期稳定。

参考文献

[1] FürhauserR, FlorescuD, Benesch T, et al. Evaluation of soft tissue around single-tooth implant crowns: the pink esthetic score [J]. Clin Oral Implants Res ,2005 ,16 (6):639-644.
[2] Kan JYK, Rungcharassaeng K, Fillman M, et al. Tissue architecture modification for anterior implant esthetics: an interdisciplinary approach [J]. The European journal of esthetic dentistry: official journal of the European Academy of Esthetic Dentistry, 2009, 4(2): 104-117.
[3] 章加宇.个性化牙龈塑形与美观基台应用于前牙种植修复的临床研究[J]. 口腔颌面修复学杂志,2014,15(2):80-82.
[4] Alt V, Hannig M, Wostmann B, et al. Fracture strength of temporary fixed partial dentures: CAD/CAM versus directly fabricated restorations[J]. Dent Mater, 2011, 27(4): 339-347.
[5] 刘伟, 周志强, 文爱杰. 上颌前牙缺失应用卵圆形桥体固定修复2年观察[J]. 北京口腔医学, 2014, 22(2):107-109.
[6] 冯琳琳, 王芳娟, 胡秀莲, 等. 种植个性化转移杆在上颌前牙种植美学修复中的应用[J]. 现代口腔医学杂志. 2012, 26 (2):80-82.
[7] Wittneben J-G, Buser D, Belser UC, et al. Peri-implant soft tissue conditioning with provisional restorations in the esthetic zone: the dynamic compression technique [J]. The International journal of periodontics & restorative dentistry, 2013, 33(4): 447-455.
[8] Diego Lops, Eugenio Romeo, Dental Clinic, et al. Soft tissues stability of cad-cam and stock abutments in anterior regions: 2-year prospective multicentric cohort study[J]. Clinical Oral Implant Research, 2015, 26: 1436-1442.

重度牙周炎的种植美学修复

王娜 曲哲

摘 要

目的：探讨1位重度牙周炎患者在牙周情况得到控制下的种植美学修复。**材料与方法：**对1例重度牙周炎导致牙齿错位松动的患者进行临床检查，完善的术前评估，拔除无法保留的患牙，牙周基础治疗包括佛罗里达探针检查、洁治、刮治、根面平整、口腔卫生指导和训练，待牙周稳定后，CGF联合Bio-Oss骨粉行上颌窦外提升术及上颌窦假性囊肿摘除术，种植区BGR位点保存术后延期种植，美学区临时冠软组织塑形10个月，复制穿龈袖口，制作个性化转移杆、开窗取模，完成最终修复并嘱患者定期随访。**结果：**在整个过程中患者定期进行牙周护理，严格按照美学区治疗流程对患者进行治疗，最终修复效果良好，患者满意。**结论：**对于牙周炎患者，在其口内牙周状况维护稳定的前提下，行种植治疗可获得良好的美学效果。

关键词：牙周炎；种植牙；前牙美学；上颌窦外提升

口腔种植技术在近20年来飞速发展，随着临床医生技术的不断提升，结合各种口腔器材、骨替代材料的发展，口腔种植体的5年成功率可达95%以上。然而，对于牙周炎患者能否有较高的种植体存留率，不同研究有不用的观点。有研究认为，在牙周炎情况得到控制的情况下，患者口内种植的10年存活率达92%以上，Baelum和同事认为牙周病史并不会对种植体的失败有影响；而牙周病史有可能会引起种植体周围炎，从而降低种植体的存活率。

对于上前牙连续缺失的病例来说，美学风险往往较高，在临床上多颗种植体美学效果的恢复比单颗种植体难度更大，多颗相邻种植体修复后易出现龈乳头丧失、“黑三角”及龈缘曲度、龈缘高度、牙冠形态与天然牙不协调一致等问题。因此，在多颗相邻种植体的修复中，应该更加注意种植体周软硬组织的丰满度的维持；在合适的时期选择恰当的软硬组织增量方法。

一、材料与方法

1. 病例简介 45岁女性患者，上颌多颗牙齿缺失数年，重度牙周炎并存在严重的牙齿移位，要求种植修复。检查：11、12、 21缺失；22牙体移位；13、23牙龈萎缩，牙根暴露；31过度伸长；13、22、23、31、41松动Ⅲ度；42、43松动Ⅱ度。伴有咬合创伤，全口牙石，口腔卫生极差。佛罗里达探针检查全口多颗牙牙周袋深度＞6mm，后牙个别位点牙周探诊深度达8mm。既往史：无镶牙史、乙肝，不吸烟，无糖尿病史，无其他系统疾病。

2. 诊断 上下颌牙列缺损；重度牙周炎。

3. 治疗计划

（1）拔除松动Ⅲ度的牙齿13、22、23、31、41。

（2）转诊牙周科基础治疗包括佛罗里达探针检查、洁治、刮治、根面平整、口腔卫生指导和训练。

（3）待牙周稳定后行右侧上颌窦外提升术，15、16增加垂直骨高度，13、14位点保存，延期种植。

（4）4个月后上颌植入4~5颗种植体。

（5）临时义齿牙龈塑形。

（6）牙周科维护治疗，口腔卫生宣教。

（7）完成最终修复，定期复查，维护牙周稳定。

4. 治疗过程（图1～图30）

（1）上颌前牙区局部浸润麻醉，微创拔除13、22、23、31、41。

（2）牙周科佛罗里达探诊检查，超声洁治，刮治，根面平整，口腔卫生指导和训练。

（3）牙周稳定后，行右侧上颌窦外提升术。术前常规种植检查，通过CBCT对骨质和可用骨量进行测量及评估。

（4）右侧行上颌窦外提升术，术前半小时口服抗生素1次（奥硝唑分散片、阿莫西林/阿奇霉素），复方氯己定漱口水含漱3次，每次3分钟，常规术区消毒、铺巾，采用无痛麻醉机（STA）用必兰局部浸润麻醉，上颌牙槽嵴顶“一”字形切口，近远中颊侧黏膜做梯形切口至前庭沟，翻瓣，暴露牙槽嵴顶及上颌窦前壁。清理13～15颊侧见弹坑样的骨缺损处肉芽组织，根据术前CBCT测量的上颌窦底的位置及其到牙槽嵴顶高度，在上颌窦底上方1～2mm处定点，使用超声骨刀切开骨壁暴露上颌窦黏膜，使用专用的上颌窦外提升剥离器械轻柔剥离上颌窦黏膜，用5mL注射器吸取上颌窦囊液，捏鼻鼓气法检查上颌窦底黏膜是否完整，取患者静脉血液18mL（两支试管），勿摇动，立即放入Medifuge离心机加速机转筒，按预定程序制备CGF，变速离心血液分离的时间约12分钟，使用种植器械牙槽嵴常规备洞，备洞时使用明胶海绵保护上颌窦底黏膜，离心后可见试管分为3层，最

作者单位：大连市口腔医院
通讯作者：王娜；Email: wangna8362@163.com

上层为血清，中间层为纤维蛋白凝结物即CGF，底层为红细胞及血小板。将其中一支CGF压制成膜，与Bio-Gide胶原膜光滑面重叠，形成双层膜，将双层膜中CGF层与上颌窦黏膜相贴合，放于上颌窦黏膜下，取试管中纤维蛋白层及交界的红细胞层（其中大量生长因子，血小板和白细胞位于中间层与低层界面）与Bio-Oss骨粉混合，填入双层膜Bio-Gide胶原膜粗糙面与上颌窦壁之间。分次填满压实，颊侧骨壁开窗处覆盖Bio-Gide胶原膜，将另外一支CGF压制成膜，覆盖在Bio-Gide胶原膜外，13~15颊侧骨缺损区域，放置Bio-Oss骨粉，覆盖Bio-Gide胶原膜，并使用膜钉固定。严密缝合创口。术后医嘱同上颌窦外提升术，口服抗生素3～4天，复方氯己定漱口水漱口1周，保持口腔卫生，术后10天拆线。

（5）上颌窦外提升术后6个月行种植治疗。术前再次拍摄CBCT，测量可用骨高度及骨宽度，制作美学诊断蜡型，并口内配戴，结合InVivo模拟种植体理想三维位置，制作压膜导板，术前导板酒精消毒备用。复方氯己定漱口水含漱3次，每次3分钟，常规消毒、铺巾，采用无痛麻醉机（STA）必兰进行口内局部麻醉，使用压模导板美蓝标记种植位点，连接种植位点做“一”字形切口，翻瓣，取出先前骨增量的膜钉，确定种植位点，小球钻定点，逐级备洞，11、21、23植入3.3mm×12mm、Straumann骨水平亲水钛锆种植体3颗。14植入Straumann 4.8mm×10mm RN SP 1颗。11、21、23初期稳定性35N·cm，14初期稳定性15N·cm，上愈合基台，严密缝合创口。

（6）种植术后2个月开始过渡义齿牙龈塑形，使用临时基台制作螺丝固位临时修复体，通过调改临时修复体唇颊侧龈缘的凸度，桥体卵圆形形态，对软组织进行引导和塑形，临时义齿每月进行复查，口腔菌斑检测，椅旁指导患者如何有效刷牙，牙周科牙周洁治和维护。经过11个月牙龈塑形，牙周状况稳定，获得理想的龈缘曲线和桥体处形态。复制临时义齿的龈缘形态，制作个性化转移杆，精准复制穿龈轮廓和桥体形态。种植体水平开窗转移，因为螺丝孔的位置位于唇侧，因此选择粘接固位，考虑未来如果出现问题方便处理，使用种植体临时粘接剂，并做了预粘接处理，防止粘接剂滞留引起种植体周围炎。

二、结果

本病例治疗涉及重度牙周病治疗、上颌窦外提升、位点保存、上颌窦假性囊肿、美学区种植、数字化导板、软组织成形等多项技术，程序复杂，整体设计方案及每步的精细化操作，最终获得理想的修复效果。

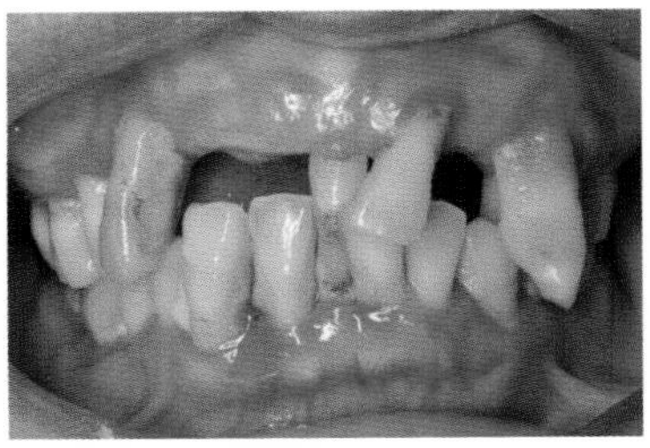
图1　患者初诊时口内像

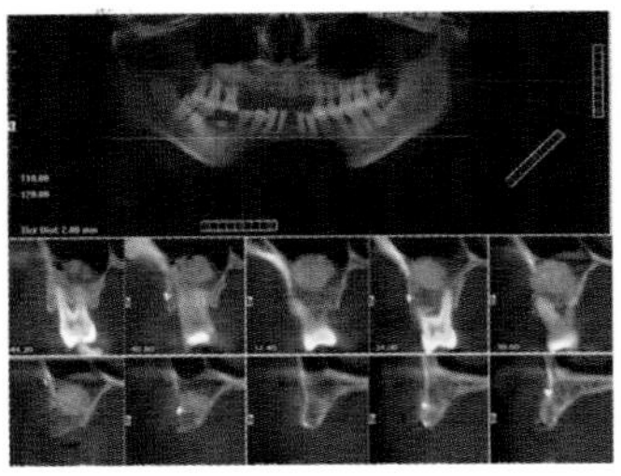
图2　种植术前CBCT

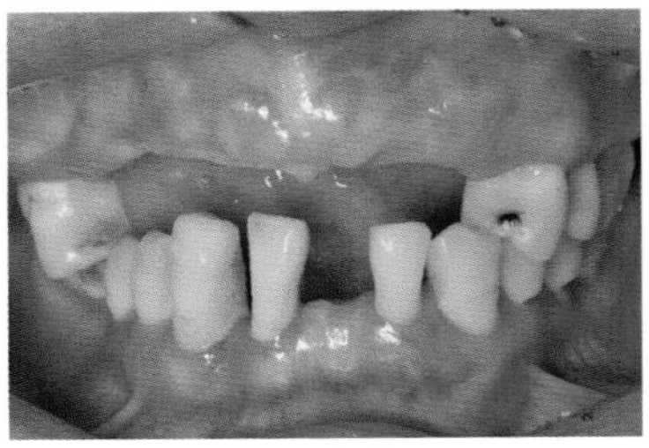
图3　牙周治疗后口内情况

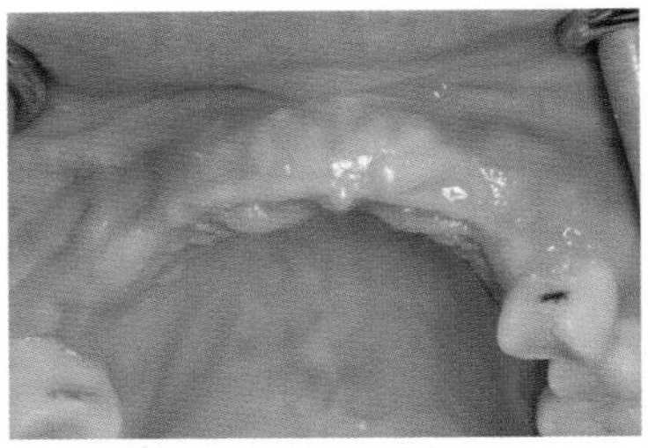
图4　上颌前部牙槽嵴殆面像

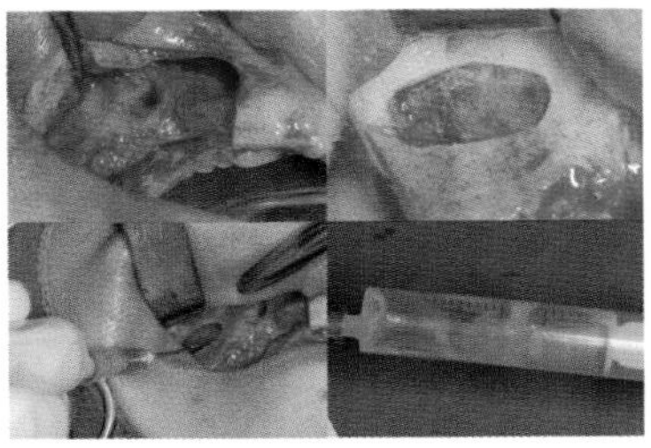
图5　上颌窦侧壁开窗注射器吸取囊液

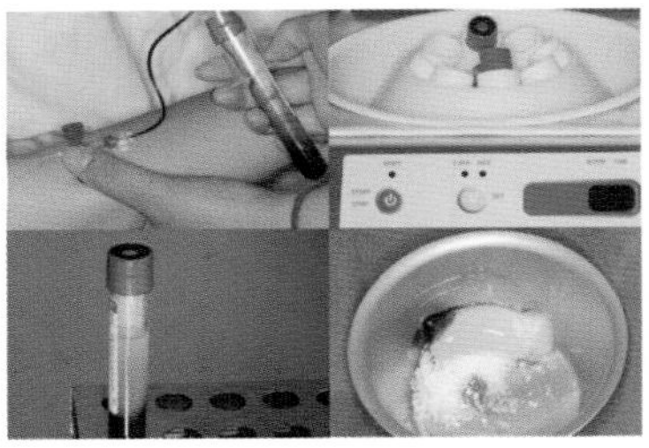
图6　自体静脉血制备CGF

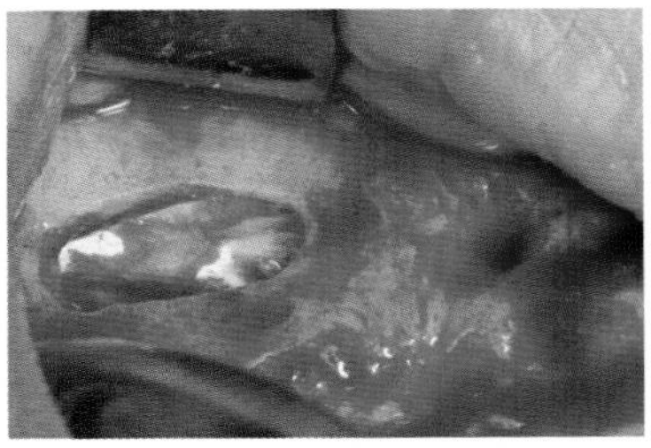
图7　将CGF膜与Bio-Gide膜双层膜放置于上颌窦黏膜下

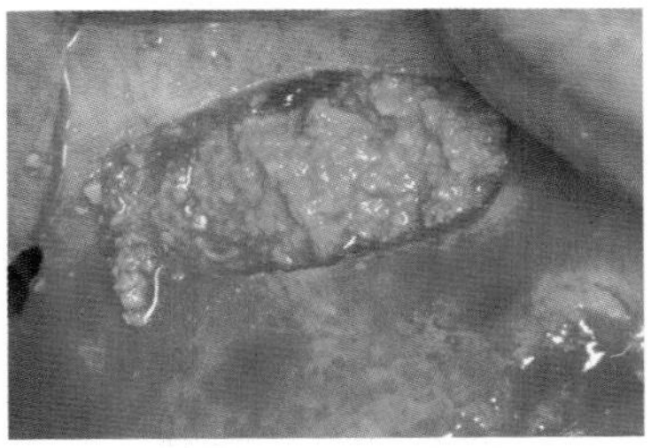
图8　CGF与Bio-Oss骨粉混合填入双层膜与上颌窦壁之间

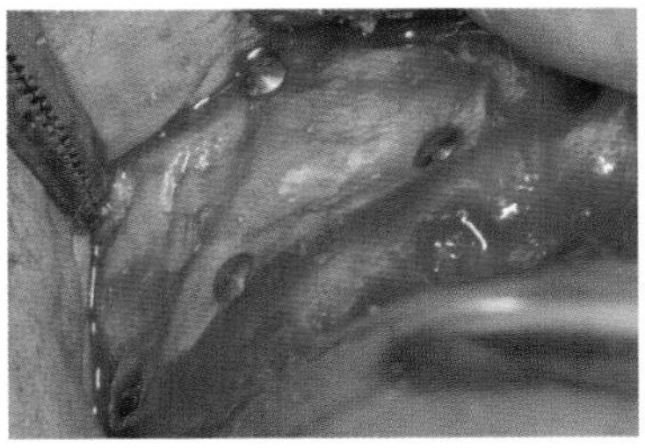
图9　开窗处覆盖Bio-Gide膜，膜钉固定

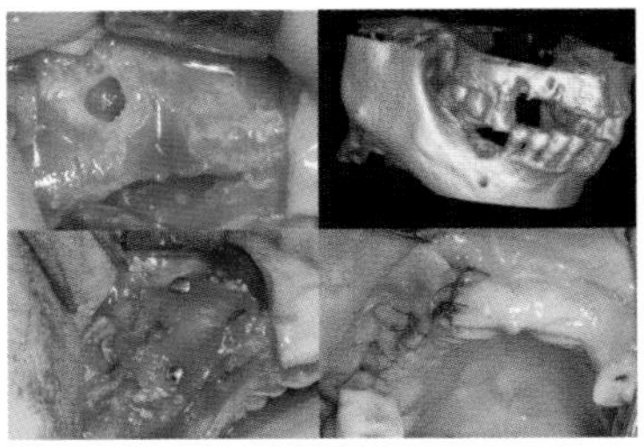
图10　GBR位点保存骨缺损处

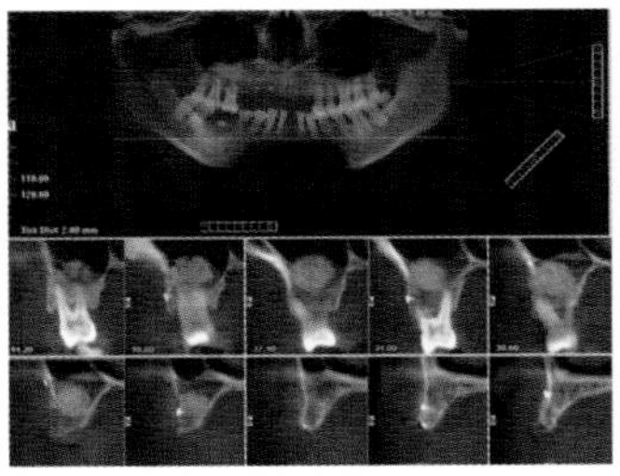
图11　上颌窦提升术后当天CBCT

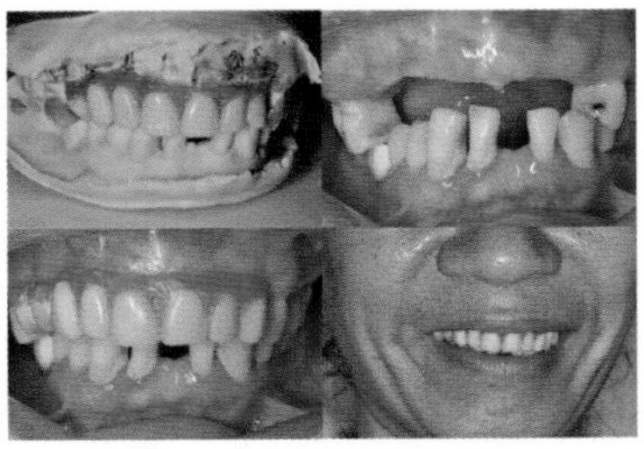
图12　软组织缺损和牙列重建的诊断蜡型

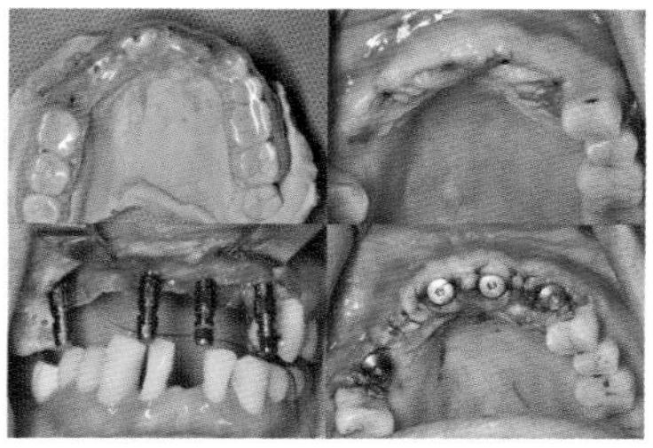

图13 简易定点导板，植入4颗Straumann种植体，轴向位点良好

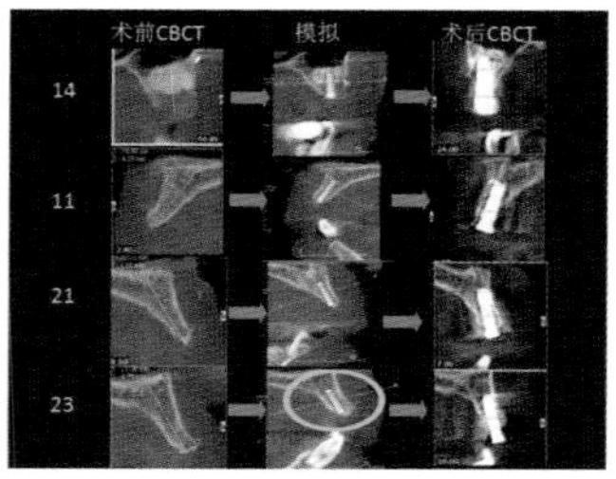

图14 术前CBCT，InVivo模拟，术后CBCT

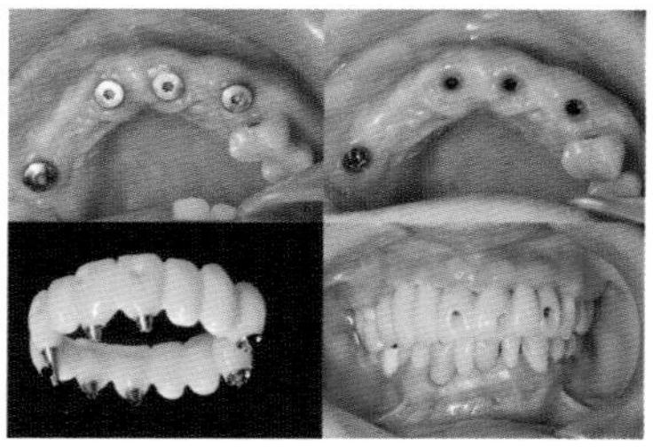

图15 制作临时修复体软组织塑形

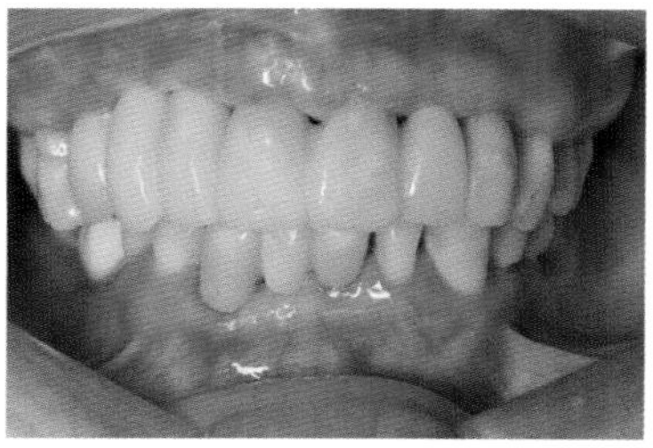

图16 临时修复体戴入当天口内像

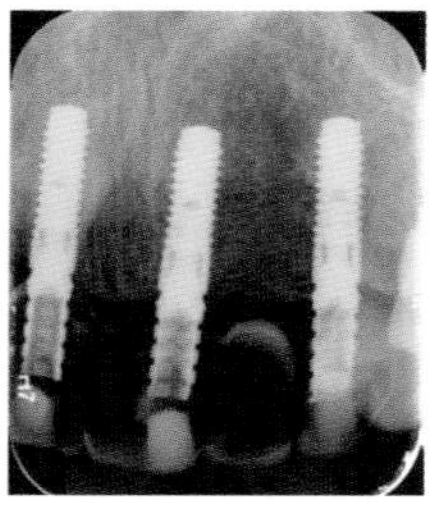

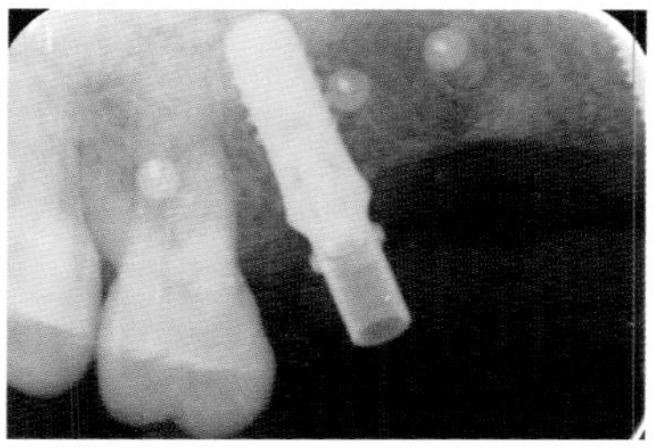

图17 、图18 根尖片显示临时修复体被动就位

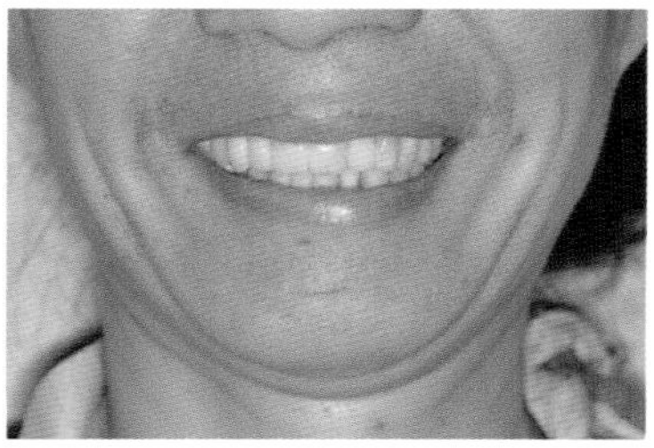

图19 临时修复后患者面像

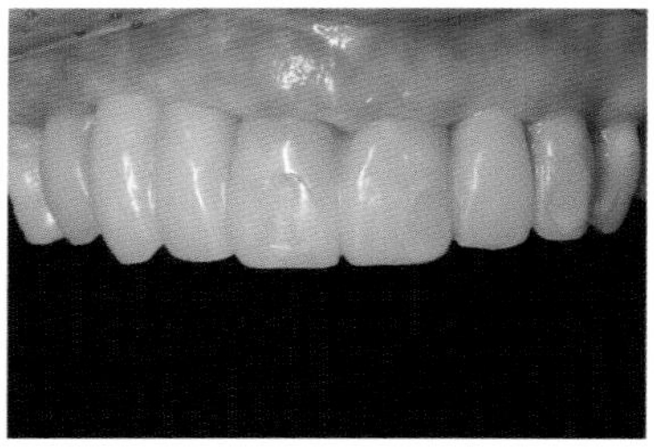

图20 戴入临时修复体10个月

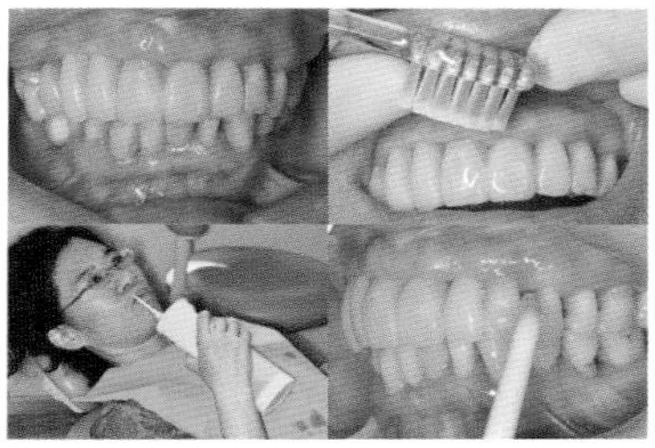

图21 塑形期间每月复查，菌斑控制，指导患者有效刷牙及使用冲牙器

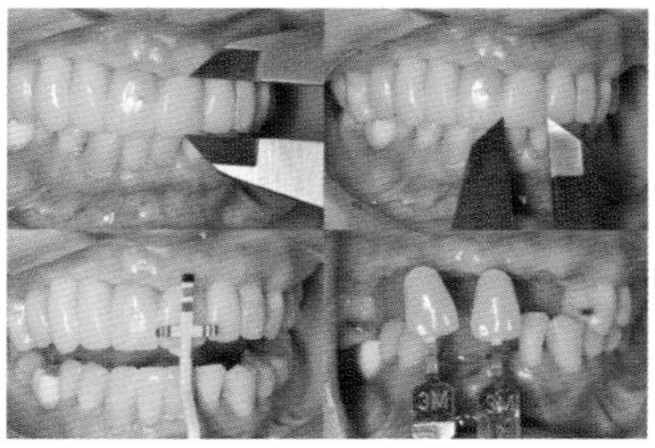

图22 评估牙与牙之间的比例，测量临时修复体的宽度、长度，比色

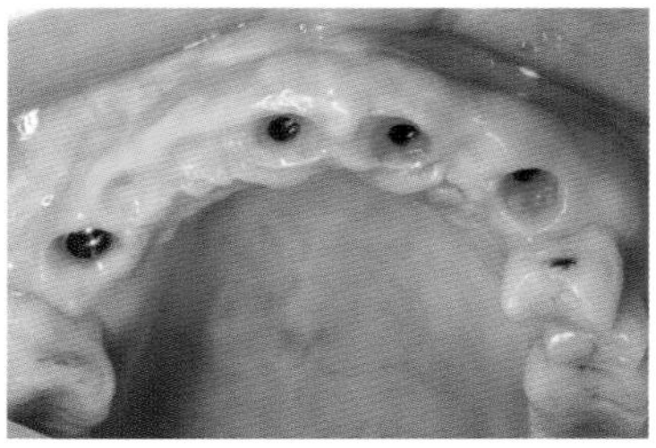

图23 塑形后获得理想的穿龈轮廓和龈乳头重建

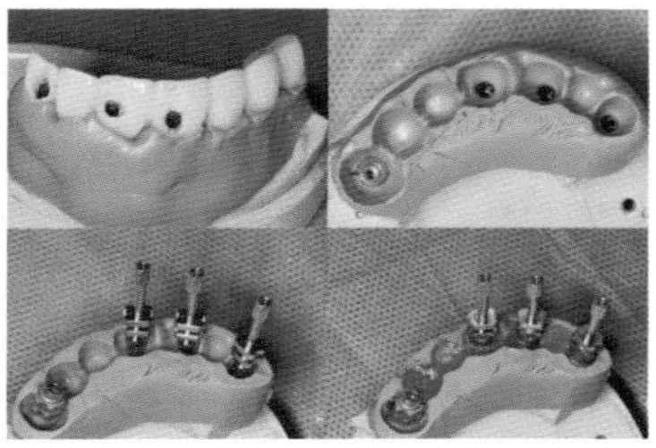

图24 复制穿龈袖口及桥体，制作个性化转移杆

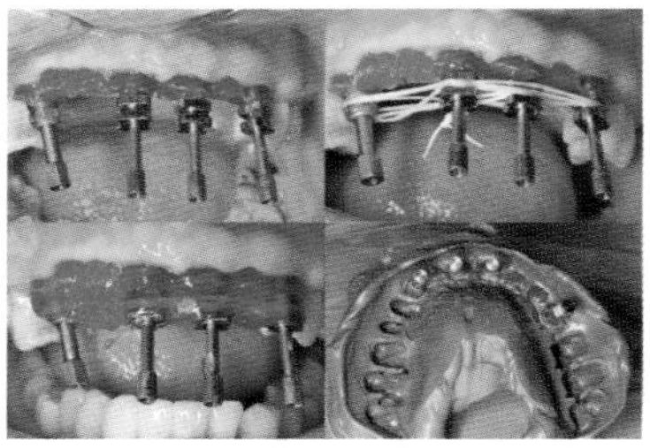

图25 个性化转移杆开窗印模

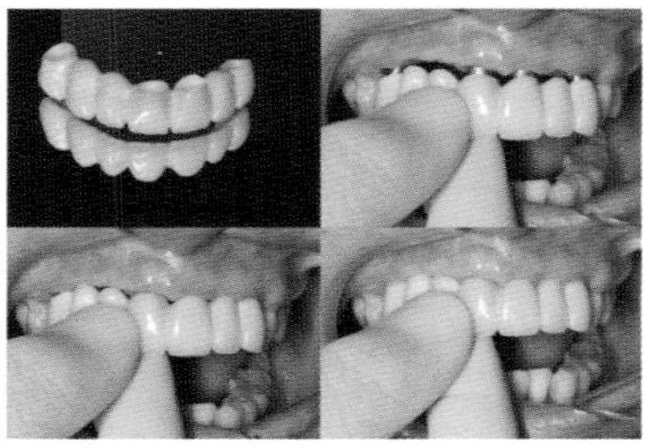

图26 修复体颈部形态与龈缘曲线一致

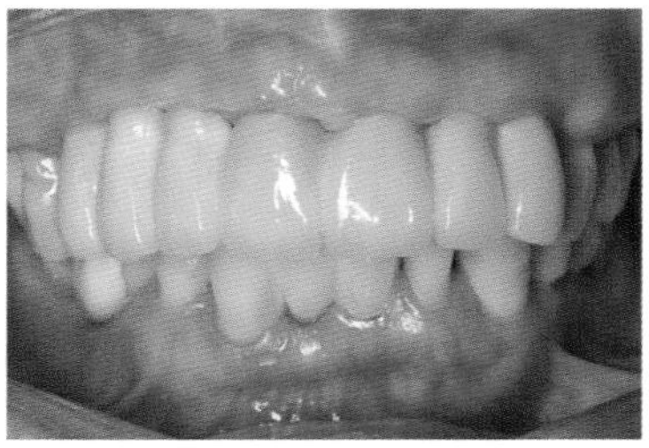

图27 戴入全瓷修复体正面像

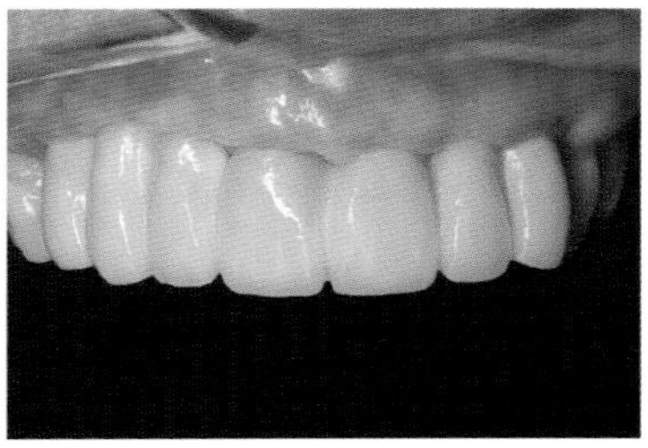

图28 修复完成局部像

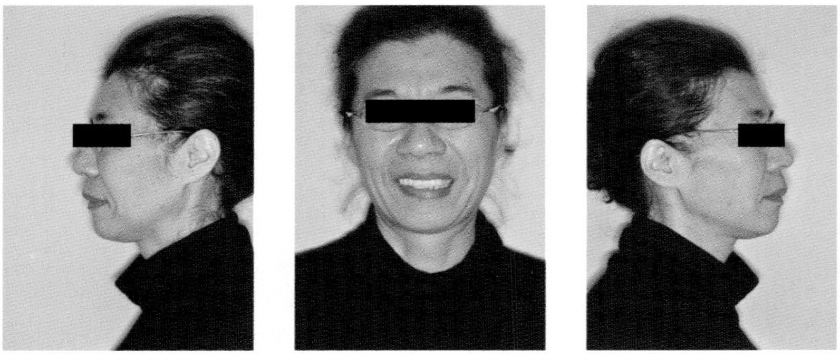

图29 永久修复后患者面像

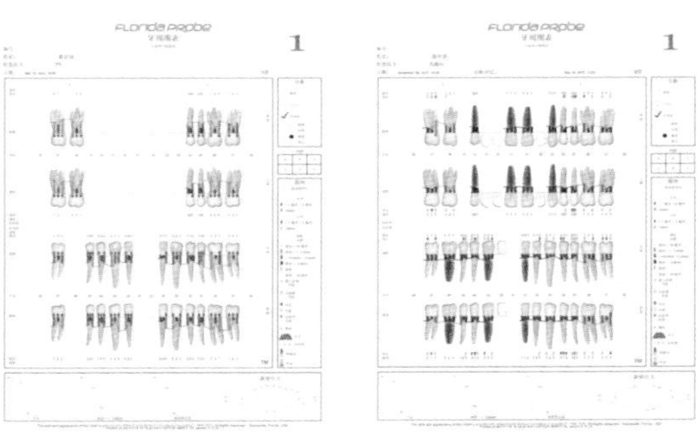

图30 术前及术后牙周佛罗里达探针对比

三、讨论

美学区连续多颗牙缺失更应进行谨慎严格的设计，以最终修复效果为主导的种植。在临床上多颗种植体的美学效果比单颗牙难度大，多颗相邻种植体修复后易出现龈乳头丧失、“黑三角”及牙龈高度、牙冠形态与天然牙不协调等问题。本病例严格按照美学区治疗流程，先拔除不能保留的松动牙，牙周洁治，刮治，控制菌斑，位点保存，制取诊断模型，排牙，口内试戴，结合术前CBCT检查结果具体分析，考虑患者13种植位点龈缘软硬组织垂直高度已丧失约2mm。如果在13位点植入种植体会导致未来修复体的龈缘曲线更高、与邻牙龈缘高度协调性差的风险，与患者沟通交流预计最终效果和确定植入4颗种植体后制作了手术导板。整个过程规范，术后达到了预期的美学效果。

新一代的浓缩生长因子（concentrate growth factors，CGF）作为一种修补的生物材料，其中含有浓缩生长因子及纤维蛋白，具有改善并增强组织再生的独特性质，是再生医疗领域中组织刺激的新技术。CGF是以患者自身静脉血为原料，通过特殊的离心方法分离制备，再单独或联合其他生物材料注入硬组织缺损或软组织创伤处，从而修补缺损，诱导生长，明显缩短术区软组织愈合及成骨的时间，提高愈合质量。CGF技术在即刻种植，颌骨囊肿的治疗，拔牙位点的保存及上颌窦外提升手术中应用广泛。本病例使用CGF膜保护上颌窦黏膜，混合Bio-Oss骨粉应用于右侧上颌窦外提升和牙槽嵴修补，同时促进骨再生，最终骨增量效果好。

上颌窦假性囊肿存在时进行上颌窦提升的方法，回顾文献发现主要有如下3种：①摘除囊肿延期上颌窦提升；②摘除囊肿同期上颌窦提升；③保留囊肿同期上颌窦提升。本病例中使用注射器吸出囊液，提升上颌窦后使用CGF膜与Bio-Gide双层膜修补上颌窦，该方法避免了囊肿对上颌窦提升的影响，并且相比摘除囊肿延期上颌窦提升，缩短了整体治疗时间，减少了手术费用。

种植后早期种植体支持式临时义齿进行牙龈塑形，种植临时义齿修复决定了最终修复体周围软组织的外形轮廓，对获得良好的美学效果具有重要意义。通过调整修复体的龈缘形态及凸度，桥体处设计为卵圆形以便调整对软组织的压力，对最终修复体的粉色美学创造条件，获得了与天然牙相似的穿龈形态。经过临时义齿塑形的龈缘袖口形态，通过个性化转移杆复制穿龈袖口形态和桥体处软组织形态，将塑形后的软组织形态准确地复制到模型上，模型上袖口形态清晰完整，以利于将最终修复体龈缘适应性和密合性制作得更加密合。另外，临时义齿有诊断性的作用，有助于美学分析和设计，可以通过临时义齿确定和修改牙冠的形态及比例，确定切缘的位置、中线位置等重要信息。临时义齿的使用促进医生与患者可进行直接有效的沟通，也是医技沟通的重要参考。

对于重度慢性牙周炎患者，需要强调术前牙周治疗的重要性，未经治疗的牙周炎患者是种植治疗的绝对禁忌证，牙周基础治疗阶段可遗留少量的龈下菌斑、细菌，可再度具有较强的致病力。Gay的研究显示，定期的牙周支持治疗能将种植体的失败率大大降低90%，种植体周围状况与口内天然牙的牙周状况是密切相关的。本病例术前完善系统性牙周治疗并进行定期牙周维护，牙周状况稳定的情况下，对右侧上颌磨牙区行上颌窦外提升和种植位点保存后，择期进行种植治疗获得满意的临床效果。患者日常口腔卫生水平对维持牙周健康也至关重要，对中重度牙周炎进行牙周治疗， 采取慎重态度，应该加强对患者进行口腔卫生宣教，提高认识，指导其正确和合理地使用牙线、牙间隙刷和锥形橡皮尖等清洁工具。坚持定期的口腔护理， 以提高种植体长期成功率。

参考文献

[1] 罗婷苑, 张森林. 浓缩生长因子促进骨再生的实验研究[J]. 口腔医学研究, 2017, 33(09):954-957.
[2] 姜波, 董凯, 柳忠豪.不同浓度CGF提取液对成骨细胞影响的实验研究[J].中国口腔种植学杂志, 2014, 19(4):160-163.
[3] Sousa V, Mardas N, Farias B, et al. A systematic review ofimplant outcomes in treated periodontitis patients [J]. ClinOral Implants Res, 2016, 27(7):787.
[4] Gay IC, Tran DT, Weltman R, et al. Role of supportive maintenance therapy on implant survival: a university-based 17 years retrospective analysis[J]. International Journal of Dental Hygiene, 2016, 14(4):267.

种植-正畸联合治疗先天性双侧上颌侧切牙缺失

刘诗瑶 施斌

摘要

目的： 本例报道为通过正畸技术将由先天性双侧上颌侧切牙缺失形成的散在牙间隙集中，行种植修复，经软组织塑形从而获得较好的美学效果。**材料与方法：** 患者，女性，22岁，10多年前乳侧切牙脱落后无萌出恒侧切牙，经术前检查，12、22缺失，经1年正畸治疗将散在缺牙间隙集中于两侧侧切牙位置。唇侧骨板无明显凹陷。上下颌间咬合距离正常，缺牙区近远中及唇腭向宽度分别为4~6mm、5~7mm。在局麻下，于12、22位点植入2颗 NobleActive（ϕ3.5mm×10mm）种植体。旋入愈合基台，行L形转瓣后严密缝合创口。术后6个月取模制作临时牙，通过调改临时牙，对牙龈软组织进行引导和塑形，待软组织形态稳定后，制作个性化印模桩制备终印模，全瓷冠修复缺失牙。**结果：** 正畸治疗和种植体骨整合完成，牙龈和牙冠形态色泽较好，患者对美学效果非常满意。**结论：** 先天性双侧上颌侧切牙缺失形成的散在牙间隙通过正畸治疗1年后集中，为种植体的植入及后期的修复提供空间，通过制作个性化印模桩，准确复制穿龈轮廓的形态。经过软组织的引导和塑形，使最终修复体获得了较好的美学效果。

关键词： 正畸联合种植；上颌前牙；美学区；先天性缺牙；多学科联合治疗

随着近年来口腔学科的飞速发展，口腔各学科之间的相互联合、相互渗透引起了国内外学者的重视。先天缺牙是指牙未萌出至口腔，且颌骨内无相应的牙或牙胚者（不包括第三磨牙），既往没有牙齿脱落、拔牙史。在人群中的发生率为2.3%~6.0%，是造成错殆畸形的病因之一，常常会引起缺牙两侧邻牙倾斜移位、余留牙间隙增大等问题。利用正畸矫治技术将缺牙间隙集中于有利于种植修复的部位，开辟足够的近远中向间隙，达到三维方向空间的要求。植入合适直径的种植体，通过制作个性化印模桩准确复制穿龈轮廓的形态。经软组织的引导和塑形，使最终修复体获得了较好的美学效果，实现最大限度的美观、功能和稳定。

一、材料与方法

1. 病例简介 22岁女性患者，双侧上颌前牙缺失10多年，因影响美观问题前来就诊。临床检查：12、22缺失，11、12之间存在散在间隙，缺牙区域牙龈状况良好。评估正畸1年后散在间隙集合于12和22位置，缺牙区近远中及唇腭向宽度分别为4~6mm、5~7mm。11、13、21、23无明显倾斜、松动。扣诊及冷诊无异常。唇侧牙槽嵴无明显凹陷。上下颌间咬合距离正常，唇腭侧黏膜无明显异常，唇颊系带附着位置正常。牙龈生物型属于厚龈型，中位笑线。口腔卫生状况良好，未见明显牙结石及牙龈退缩。患者无系统性疾病、不吸烟、无磨牙症，也无颞下颌关节疼痛病史。缺牙区的CBCT显示12、22缺失。12可用牙槽骨高度约18mm，宽度为6~7mm，骨质无异常。22可用牙槽骨高度为18mm，宽度为5~7mm，骨质无异常。12牙槽嵴丰满度良好，22牙槽嵴丰满度略差。

2. 诊断 先天性双侧上颌侧切牙缺失；上颌肯氏III类牙列缺损。

3. 治疗计划 有3种治疗方案可供选择：可摘局部义齿、固定桥、种植义齿。在了解各方案治疗程序、花费、治疗结果及相关问题后，患者倾向于种植义齿修复。在详细讨论各设计方案优缺点以及相关经济因素和最终美学修复效果后，选择正畸治疗为种植留出足够三维空间后行种植体支持的固定义齿修复。由于影像学检查显示牙槽嵴丰满度良好，唇侧骨板完整，不需行骨增量手术。

4. 治疗过程（图1~图36）

（1）术前检查：正畸完成后口内检查和拍摄术前CT示种植区域近远中距离和骨质骨量，患者知情后确定最终治疗方案。血常规及凝血功能检查，术前常规牙周洁治。预约手术时间。

（2）种植手术：测量血压；复方氯己定漱口；口内1%碘酊消毒；必兰局部麻醉；口外2%碘酊消毒后铺巾。牙槽嵴顶偏腭侧横行切口后翻开全厚黏骨膜瓣，可见牙槽嵴唇腭向宽度约6mm。大球钻修整牙槽嵴并定位，先锋钻定深。插入指示杆确定方向后，麻花钻逐级制备窝洞至预定深度和直径。使用手用器械植入2颗NobelActive（ϕ3.5mm×10mm）种植体。旋入愈合基台，行L形转瓣后严密缝合创口。嘱患者抗感染治疗3~5天，交代术后注意事项，常规医嘱。

（3）复诊拆线（12天后）：查见术区牙龈愈合良好，无红肿。X线片示种植体位置良好。

（4）种植取模（6个月后）：牙龈状况良好，未见明显炎症。X线片显示种植体周围无暗影。取出愈合基台，上转移杆，取聚醚印模，比色A1。

（5）戴临时牙（1个月后）：种植体周牙龈愈合良好，黏膜无明显红

作者单位：武汉大学口腔医院

通讯作者：施斌；Email: shibin_dentist@whu.edu.cn

肿。取出愈合基台，试戴螺丝固位临时过渡义齿。调整邻接及咬合，调整颈缘形态后螺丝固位，扭矩15N·cm固位临时义齿。小棉球、氧化锌、树脂封螺丝孔。

（6）临时牙复查（2周后）：牙龈形态良好，12、22近中龈乳头略有缺隙，嘱患者保持口腔卫生，坚持使用牙线，勿用种植临时过渡义齿啃咬食物。

（7）取最终修复体印模（10周后）：复查患者牙龈形态良好，龈乳头丰满，未见牙龈“黑三角”出现。于临时义齿唇面标记牙龈位置后取下临时义齿，制作个性化转移杆后，连接个性化转移杆和种植体，制取聚醚印模后取下个性化转移杆，重新装上临时义齿。比色2M1。

（8）戴牙（5周后）：试戴最终修复基台及全瓷冠，查冠边缘密合、固位及近远中接触良好。调𬌗、抛光、消毒、扭矩35N·cm固位修复基台，棉球、氧化锌封闭螺丝孔后玻璃离子粘固。

（9）定期复查：嘱患者分别于1个月、3个月、6个月及每年按时复诊。

二、结果

先天性双侧上颌侧切牙缺失形成的散在牙间隙通过正畸治疗1年后集中，为种植体的植入及后期的修复提供合适的三维空间。通过制作个性化印模桩准确复制穿龈轮廓的形态，经软组织的引导和塑形，使最终修复体获得了较好的美学效果。最终修复体形态、颜色良好，牙冠宽长比正常，上前牙宽度比正常，中切牙和侧切牙牙冠比例正常，微笑时牙龈暴露量正常，牙龈乳头与牙龈曲线与邻牙相协调，长期美学效果有待观察和评估。根尖片显示：种植体骨整合未见异常。患者对修复结果非常满意。

三、讨论

本病例患者先天缺失双侧上颌侧切牙，因为美观的需要而要求行种植修复。由于患者为年轻女性，对美学要求的心理期望值高，治疗计划应该建立在详细的综合分析之上，这应该包括该患者的年龄，缺牙间隙的大小，邻牙的结构、形态，牙龈的颜色、丰满度等。利用正畸矫治技术将散在缺牙间隙集中于有利于种植修复的部位，开辟足够的牙冠及牙根的近远中向间隙，达到种植义齿三维方向空间的要求。

1. 种植体植入时机的选择 多学科联合治疗程序复杂，正畸治疗疗程较长，且种植体植入后仍需要3~6个月的骨愈合时间才能进行修复体上部结构的制作，所以治疗时机的把握非常重要。目前研究认为，上下颌骨的发育及牙齿的萌出到18岁左右时基本达到稳定，先天缺牙患者在成年后，即颌骨与牙齿的生长发育基本完成之后是进行种植修复的最佳时机。为尽量缩短治疗疗程同时不影响最终种植修复的效果，可以在正畸治疗基本结束而处于精细调整期时，根据牙列情况精确定位种植体的位置并行种植一期手术植入种植体，待种植体骨结合完成，牙齿的精细调整也基本结束，此时即可行种植二期手术及种植最终义齿的修复。有研究表明，牙周韧带改建需要3个月，牙周组织的胶原纤维和弹性纤维的改建需要4~6个月，越隔纤维的改建需要12个月以上，通常矫正牙保持3个月以上再进行终义齿修复。此病例中，患者先行进行了1年多的正畸治疗，缺牙间隙及咬合均保持良好后再行种植手术，继续正畸治疗维持缺牙间隙，直至最终全瓷冠修复了缺失的侧切牙，使中切牙和侧切牙牙冠比例协调，最终美学效果佳。

2. 正畸治疗与缺牙间隙的合理分配 前牙缺失患者，种植体修复时主要以美观为目的，因此，在进行种植前正畸治疗，集中和重新分配牙弓内的散在间隙、调整中线，扩大缺牙区近远中骨间距后再植入种植体，是解决前牙缺失散在间隙较为理想的方法，可最大限度地恢复美观。要注意缺牙间隙大小的分配，前牙覆𬌗覆盖关系的调整，牙列的排齐，及正畸治疗和种植体修复治疗对患者面型和唇部软组织美观效果的影响。对前牙间隙进行合理分布，既可以均匀分布咬合力，又可以使种植体修复达到最佳的美观效果。而在正畸治疗散在间隙的过程中，一定要控制牙根的移动，保证牙齿移动的整

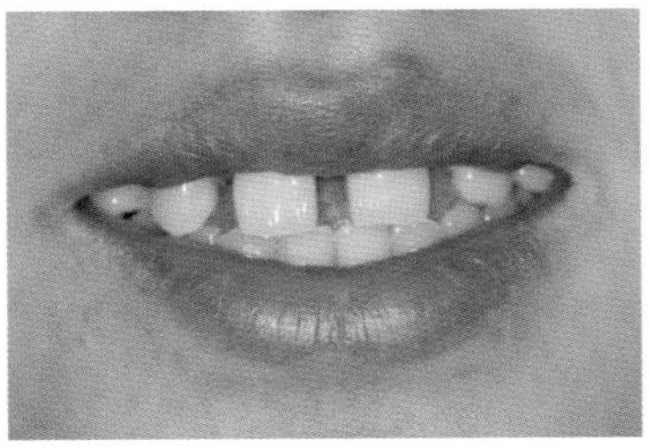
图1 正畸前口外正面像

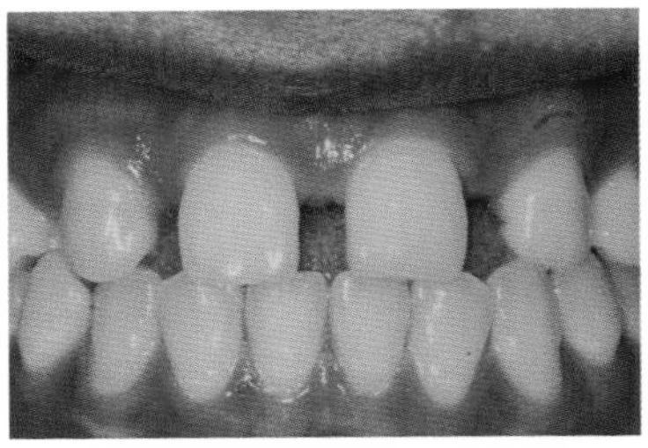
图2 正畸前口内正面像，可见12、22缺失，11、21可见间隙

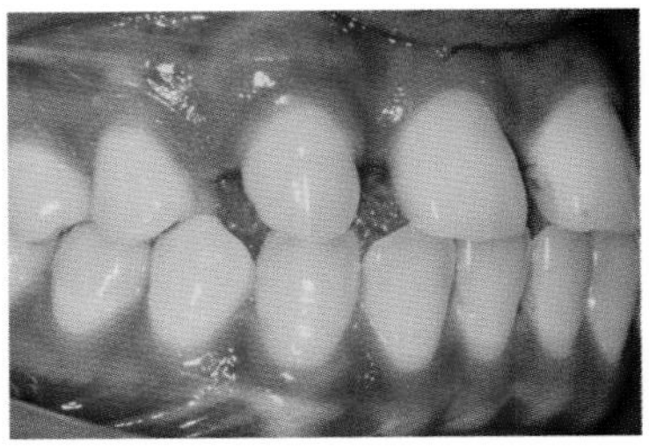
图3 正畸前右侧面像，可见11、13、14之间间隙

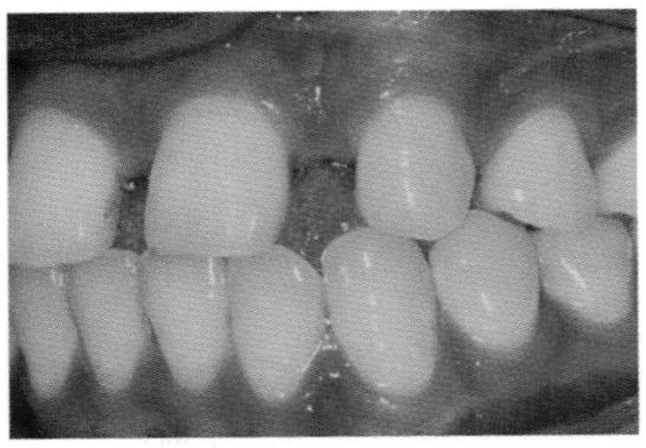
图4 正畸前左侧面像，可见21、23、24之间间隙

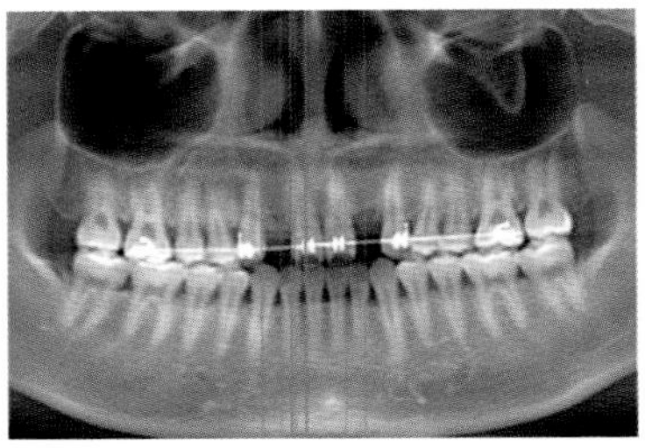
图5 术前CBCT示正畸1年后控根效果好，给种植体植入提供三维空间

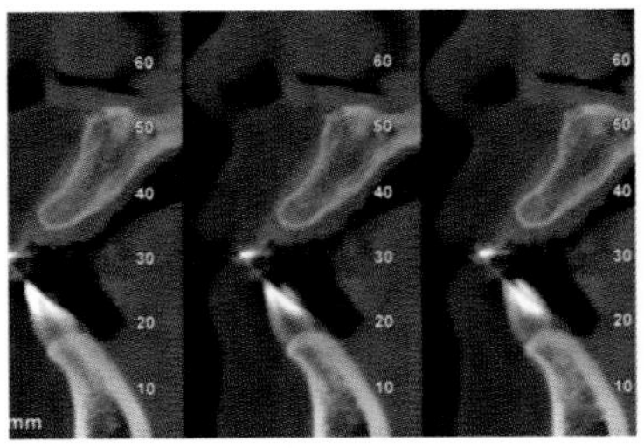
图6 CBCT示术前12唇腭侧厚度6~7mm

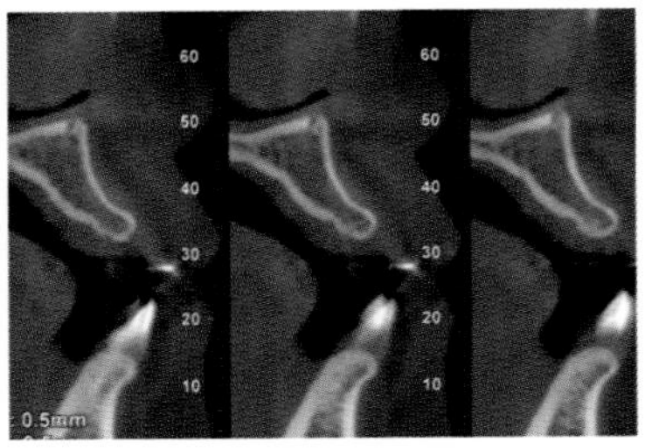
图7 CBCT示术前22唇腭侧厚度5~7mm

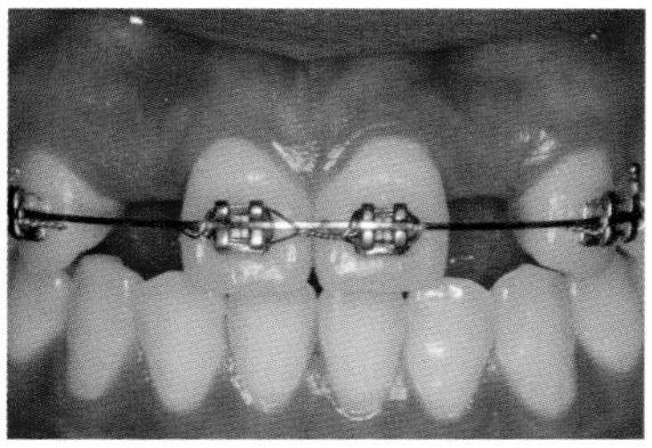

图8 术前口内正面像，正畸关闭11和21、13和14、23和24间隙，为修复12、22提供足够近远中距离

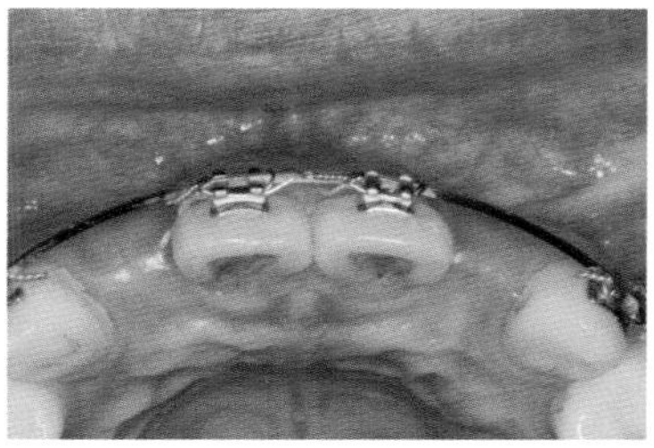

图9 术前𬌗面像，正畸关闭11和21、13和14、23和24间隙，为修复12，22提供足够近远中距离，唇腭侧骨板厚度较丰满

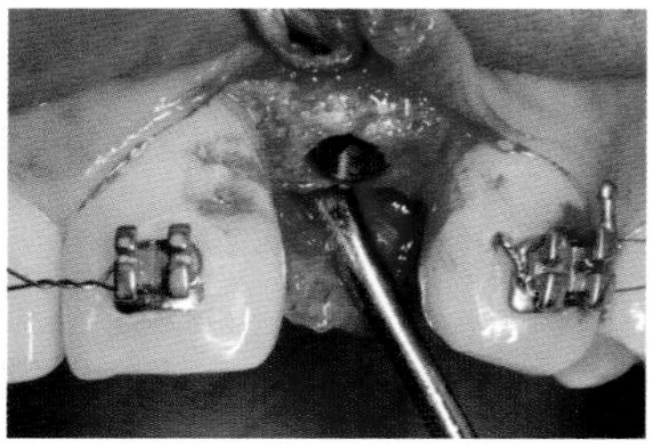

图10 种植术中像，种植体植入于22缺牙区

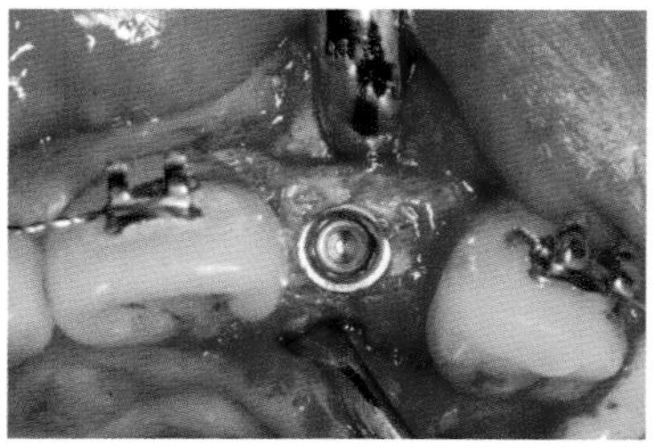

图11 种植术中像，22偏腭侧植入种植体

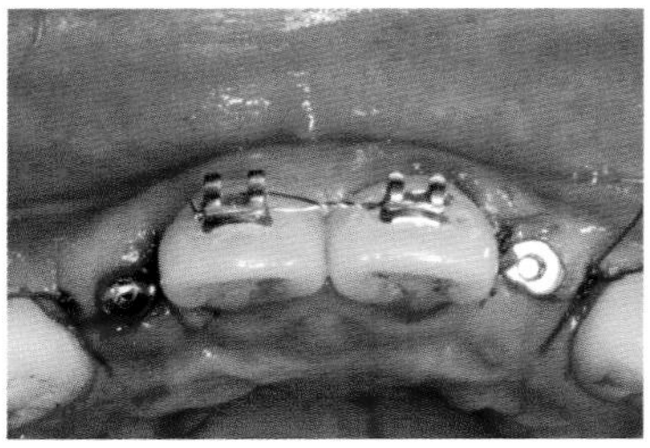

图12 种植术中像，上愈合基台，间断缝合创口

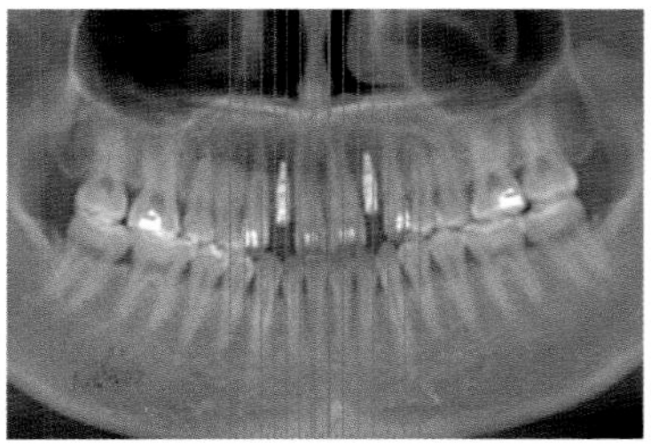

图13 术后影像学示12、22种植体平行植入，位置较好

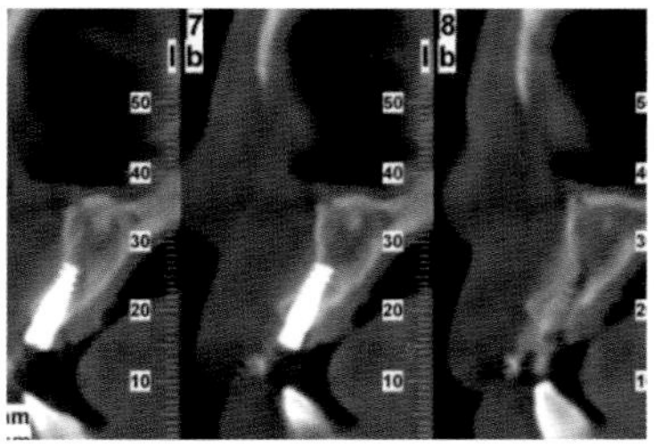

图14 术后CBCT示12种植体骨结合良好

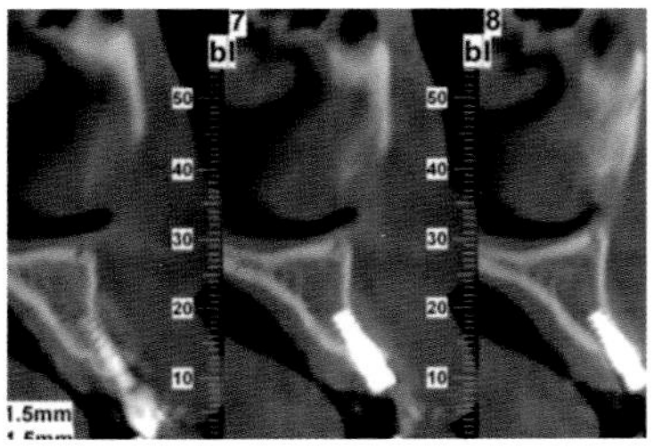

图15 术后CBCT示22种植体骨结合良好

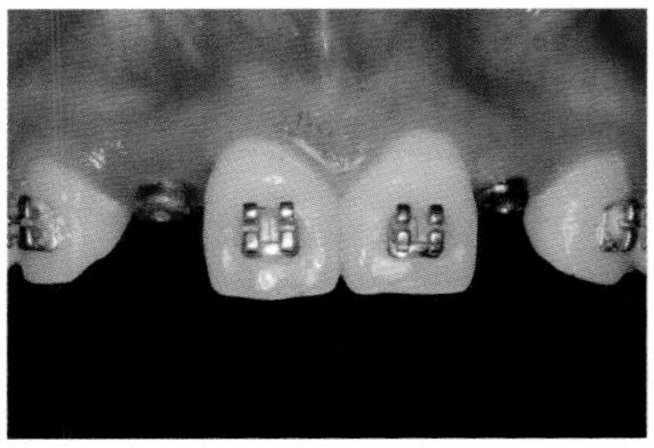

图16 术后6个月正面像

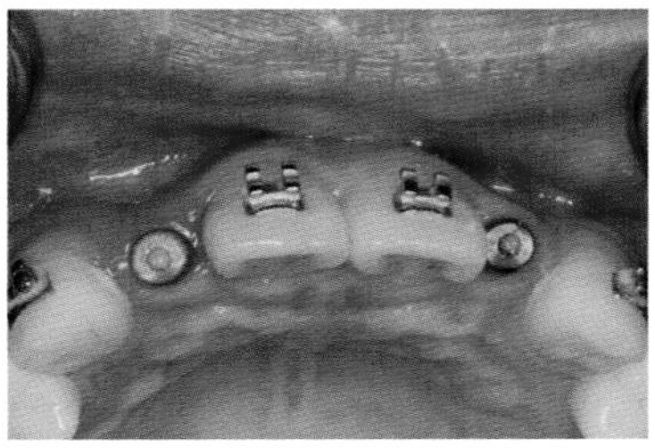

图17 术后6个月𬌗面像

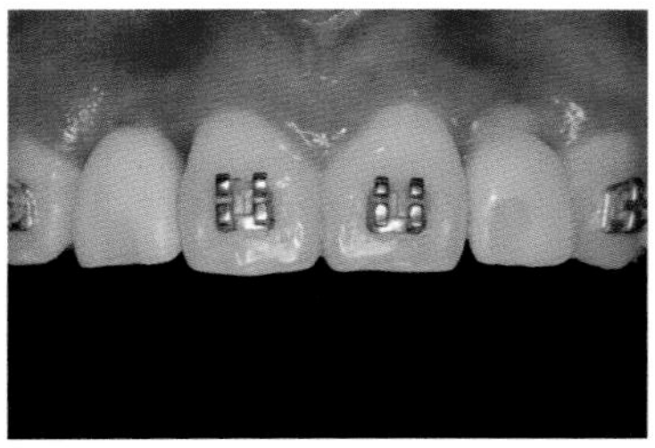

图18 戴临时牙当天，可见牙龈略发白

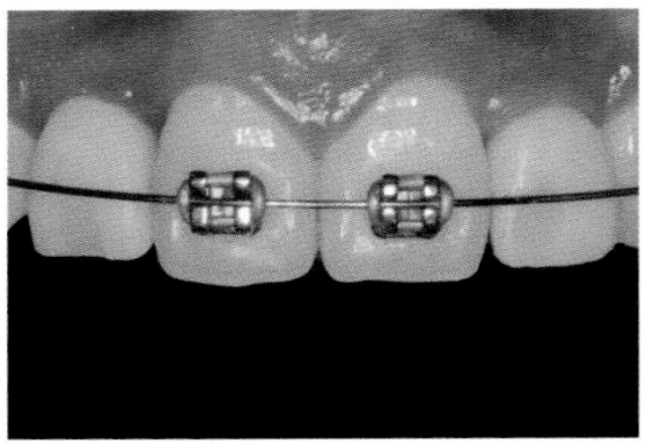

图19 戴临时牙2周复查正面像，12远中龈乳头和22近中龈乳头丰满，12近中和22远中龈乳头欠丰满

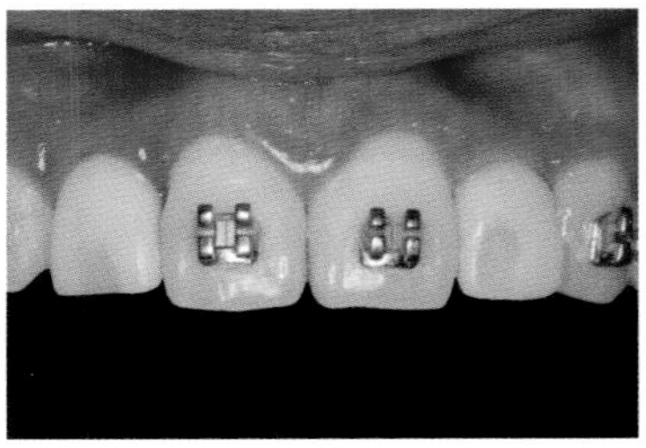

图20 戴临时牙3个月复查正面像，12近中龈乳头和22远中龈乳头较丰满

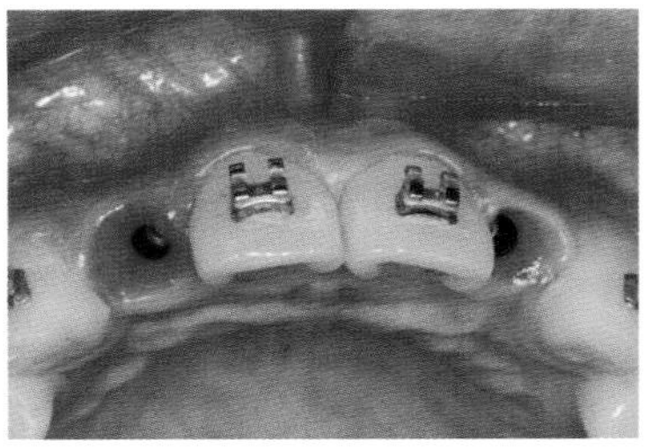

图21 戴临时牙3个月后龈缘袖口与天然牙相似

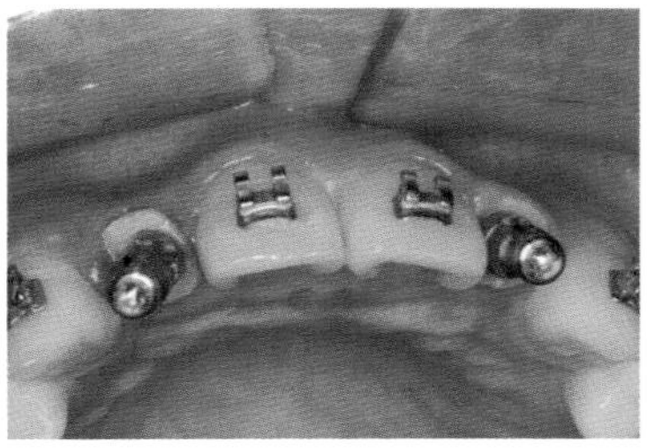

图22 个性化印模桩制取印模，复制龈缘袖口形态

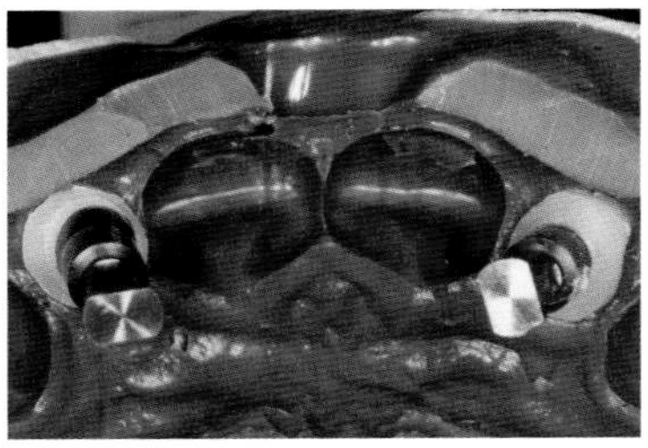

图23 聚乙醚制取个性化印模

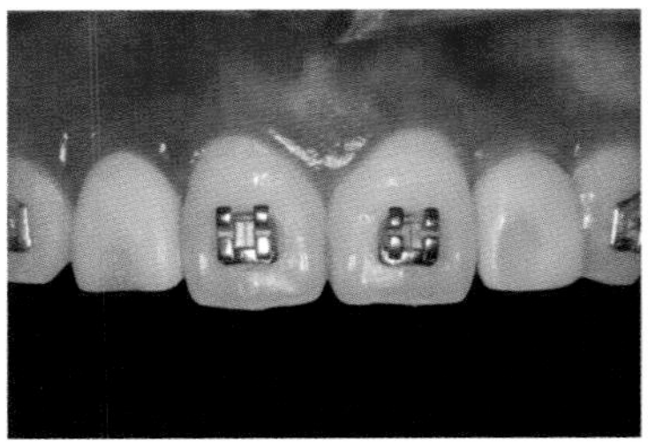

图24 戴临时牙4个月复查正面像，12和22牙龈曲线与邻牙协调，龈乳头丰满

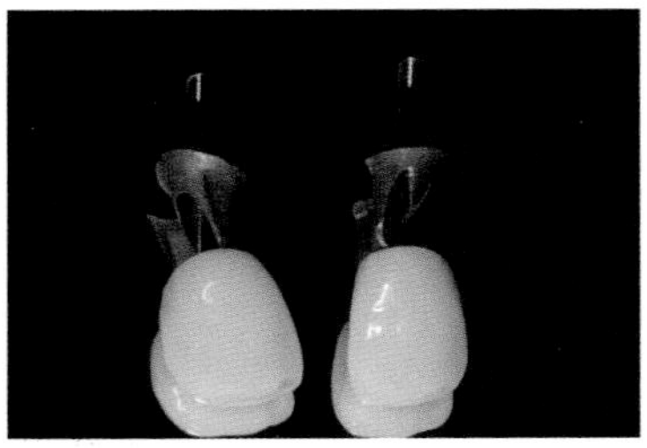

图25 最终修复体和基台

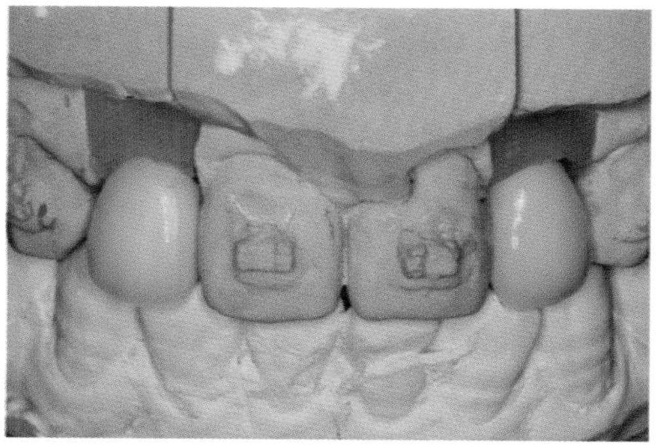

图26 最终修复体模型

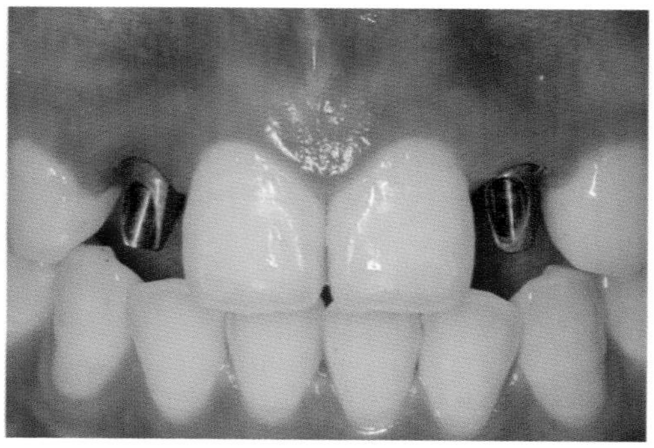

图27 口内最终基台正面像

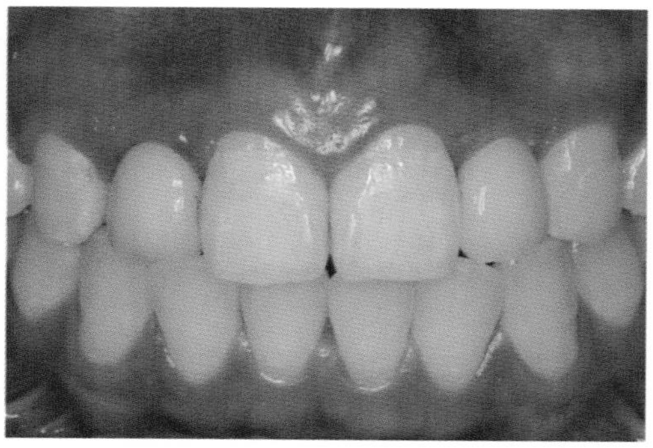

图28 最终修复体正面像，12和22牙龈曲线与邻牙协调，龈乳头丰满

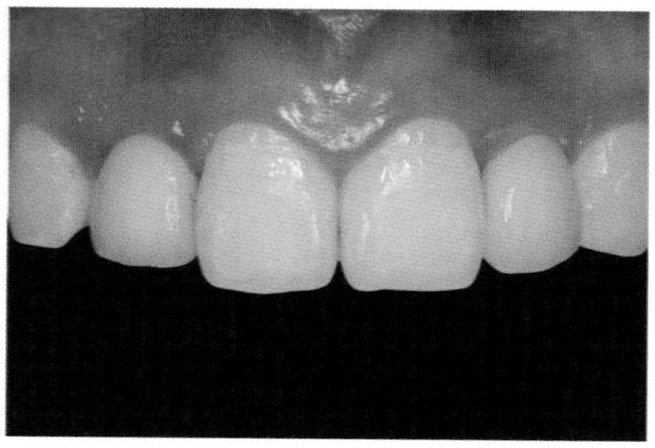

图29 最终修复体正面像，12和22牙龈曲线与邻牙协调，龈乳头丰满

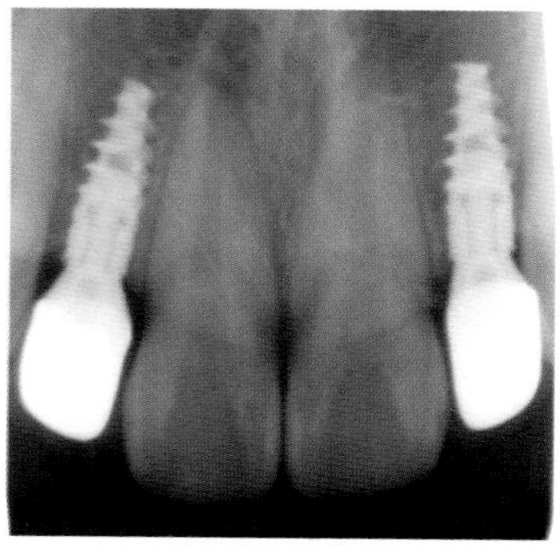

图30 X线片示牙冠就位，种植体周骨组织未见异常

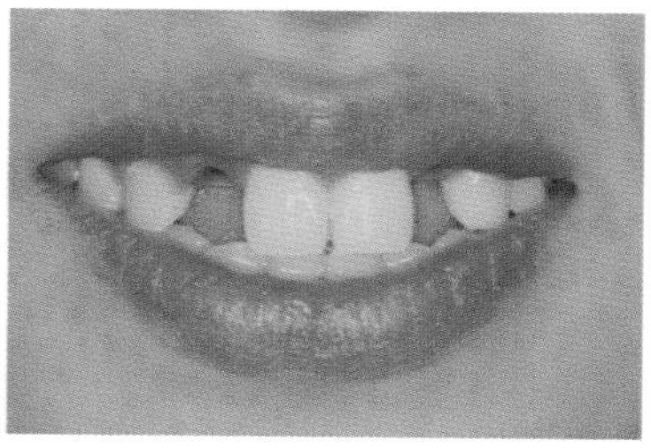

图31 戴最终修复体前口外正面微笑像

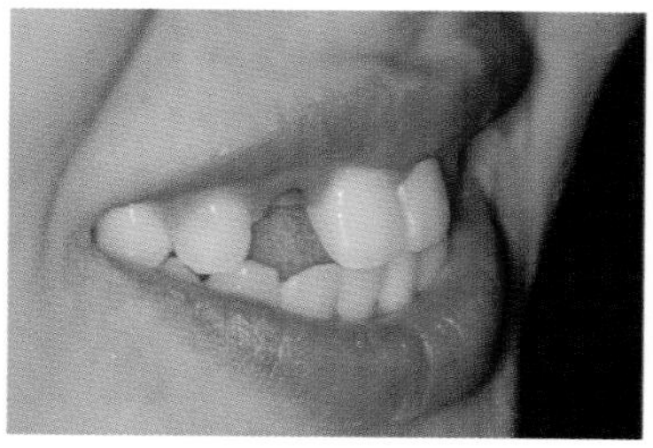

图32 戴最终修复体前口外右侧45°角微笑像

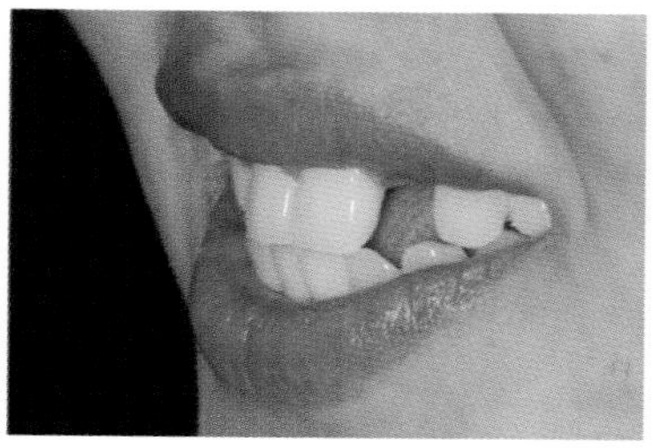

图33 戴最终修复体前口外左侧45°角微笑像

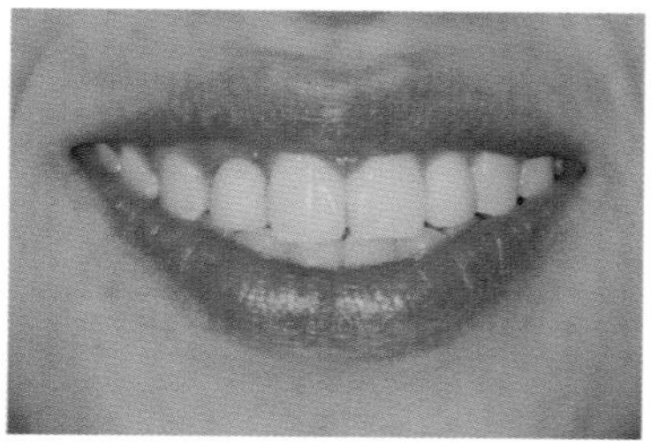

图34 戴最终修复体口外正面微笑像

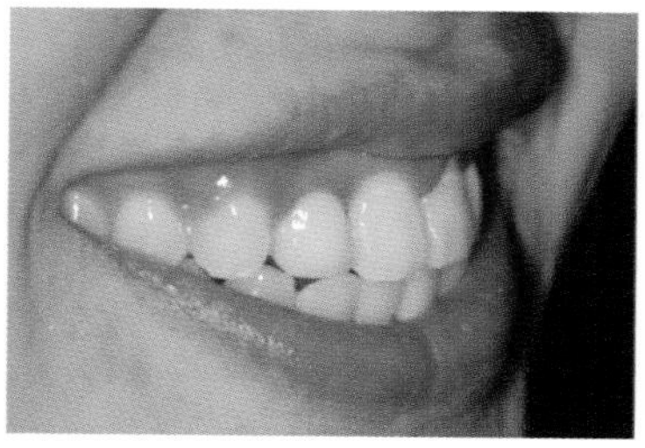

图35 戴最终修复体口外右侧45°角微笑像

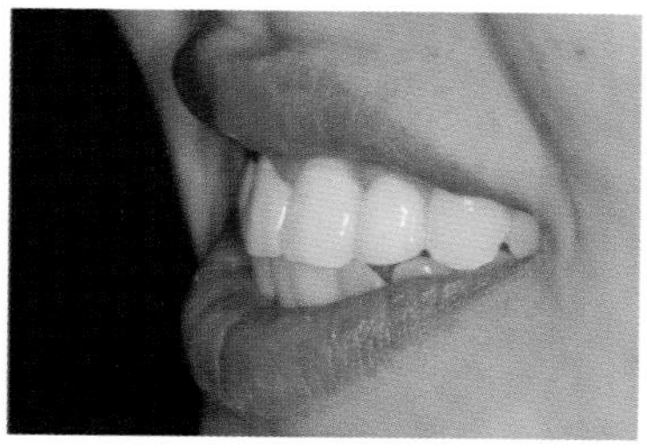

图36 戴最终修复体口外左侧45°角微笑像

体性，即牙冠与牙根平行移动。可以使缺牙间隙近远中邻牙牙根的方向相互平行或稍微呈分散角度，有利于种植体的顺利植入。否则在植入种植体时，可能损伤到邻牙或植入位置不佳，为后期的修复造成困难。正畸治疗后，由于牙齿移位导致的牙槽骨的改建，缺牙区牙槽嵴的骨量往往不足，尤其是在先天缺牙的上颌前牙区，患者牙槽嵴的宽度较窄，骨量不足的情况几乎不可避免，也给种植手术的操作带来困难。可利用GBR技术等植骨手术进行水平向的骨增量。

先天缺失双侧上颌侧切牙，中切牙中间可见缝隙，侧切牙间隙仅3mm。因此，需要通过唇向移动前牙，中切牙近中移动，为双侧侧切牙开辟足够的间隙，然后再进行种植义齿的修复治疗。有学者认为，种植体基台与邻牙之间的理想宽度为1.5~2.0mm。在临床上，当相邻牙牙根之间的宽度达到拟植入种植体所需的安全宽度（D+3mm，D为种植体直径），剩下的邻牙调整和矫正不涉及种植区牙槽骨，可先进行种植体的植入。本病例患者经正畸治疗后缺牙间隙近远中向宽度为6~7mm，因此拟植入直径3.5mm的种植体，保持与邻牙的安全距离。

3. 戴牙后美学效果分析 对该病例进行美学分析，采用Furhauser等（2005）提出的红色美学评分（pink esthetic score，PES），近远中龈乳头完整，唇侧牙龈缘曲线连续无差异，唇侧牙龈缘最高点位置正确，软组织颜色质地无差异，根部凸度略小，对修复体进行评分为13/14分，近乎完美的美学效果。采用Belser等（2009）提出的白色美学评分（white esthetic score，WES），牙冠形态、质地和外形轮廓较好，颜色与透明度略有差异，对修复体评分为8/10，近乎完美的美学效果。黄金分割比例，即上颌前牙正面宽度比值符合黄金分割比例，已经作为临床上对上前牙美学修复的指导，Ward等认为上颌前牙宽度比例如果采用0.618这个比例来修复，会出现上颌侧切牙、尖牙宽度过窄的结果，而采用0.7这个比例进行操作更能让医生和患者感到满意。Basting等临床医生进行统计，同样认为0.7是上颌前牙美学效果可以让人接受的数值。3M公司提出“铂金比例”这一新名词，范围从原来的61%~63%变化为70%~80%。本病例上颌侧切牙比上颌中切牙宽度的比值为71%，符合美学比例的标准。

胡秀莲等对37位先天缺牙患者进行了正畸种植联合治疗，植入120颗种植体，结果提示先天性缺牙多见于上颌侧切牙，其次为上颌尖牙，恒磨牙较为少见，一般均伴有缺牙区软硬组织缺损与颌关系不良。通常需经多学科协作序列治疗，治疗程序一般为正畸/正颌，软硬组织移植，之后方可进行种植修复；能最大限度改善患者的发音、咀嚼及容貌，提高患者生活质量，近期临床效果好，是一种较为理想的修复方式。

参考文献

[1] 罗颂椒. 先天缺牙与牙颌畸形[J]. 华西口腔医学杂志, 1985, 3(4): 238–239.
[2] 何宝杰, 马玉霞, 张炜,等. 种植–正畸联合治疗牙列缺损伴错㖞畸形的临床体会[J]. 郑州大学学报(医学版), 2013(5): 711–713.
[3] Forgie AH, Thind BS, Larmour CJ, et al. Management of hypodontia: Restorative considerations. Part III[J]. Quintessence Int, 2005, 36(6): 437–445.
[4] 张翔，王明锋，李琳，等. 正畸与种植序列治疗先天缺失牙的临床研究[J]. 口腔颌面修复学杂志，2010, 11(2): 204.
[5] 魏彤，缪耀强，邹剑曾. 应用微螺钉种植体支抗压低伸长磨牙辅助修复治疗[J]. 广东牙病防治，2012,20(7): 382–386.
[6] 孟慧萍, 王晓洁, 郭莉,等. 正畸与种植技术在前牙缺失散在间隙修复中的临床应用[J]. 临床口腔医学杂志, 2016, 32(6): 364–365.
[7] 梅玉新. 正畸结合种植义齿矫治牙列缺损的临床研究[M]. 北京: 人民军医出版社, 2004.
[8] Richardson G. Russell KA. Congenitally missing maxillary lateral incisors and orthodontic treatment considerations for the single–tooth implant[J]. Canadian Dental Association Journal, 2001,67(1):25–28.
[9] 李若萱, 段银钟, 李金学, 等. 个别下切牙先天缺失症临床矫治的研究[J]. 实用口腔医学杂志，2004, 20(1): 70.
[10] Saadun AP, LeGall M, Tounti B. Current trends in implantology: Part II– treatment planning and tissue regeneration[J]. Pract Periodontics Aesthet Dent, 2004, 16(10): 707–714.
[11] 唐小山, 徐远志, 汪饶饶,等. 正畸技术联合种植修复技术治疗先天缺牙错㖞的临床应用体会[J]. 口腔颌面修复学杂志, 2009, 10(5):284–286.
[12] Furhauser R , Florescu D , Benesch T , et al. Evaluation of soft tissue around single–tooth implant crowns:the pink esthetic score [J].Clin Oral Implants Res, 2005,16(6):639.
[13] CosynJ, Eghbali A, De Bruyn H, et al. Immediate single– tooth implants in the anterior maxila:3–year results of a case series on hard and soft tissue response and aesthetics [J]. J Clin Periodontol, 2011,38(8): 746–753.
[14] Belser UC, Gruter L, Vailati F, et al. Outcome evaluation of early placed maxillary anterior single–tooth implants using objective esthetic criteria:a cross–sectional, retrospective study in 45 patients with a 2– to 4–year folow–up using pink and white esthetics cores[J]. J Periodontol, 2009, 80(1): 140–151.
[15] Ward DH. Proportional smile design using the recurring esthetic dental (red) proportion [J]. Dent Clin North Am, 2001, 45(1): 143–154.
[16] Basting RT, Trindade RS, Florio FM. Comparative study of smile analysis by subjective and compyterized methods [J]. Oper Dent, 2006, 31(6): 652–659.
[17] 胡秀莲, 李健慧, 邱立新,等. 先天缺牙患者种植修复[J]. 北京大学学报（医学版）, 2011, 43(1): 62–66.

畸形舌侧沟患者的牙周-种植联合美学重建

刘艳

摘要

畸形舌侧沟是牙周病的易感因素，发病率在2.8%～8.5%。根据不同的分型和病损程度，需要牙体、牙周、种植和修复多学科协作分析与处理。如何根据畸形舌侧沟分型和根管形态分析判断是否保留，是否位点保存，以及预后评估是临床一个值得关注的课题。

关键词：畸形舌侧沟；位点保存；牙龈美学

畸形舌侧沟主要发生在侧切牙腭侧，发病率在2.8%～8.5%，易导致牙周组织破坏，成为细菌、毒素入侵途径，成为侧切牙牙周-牙髓联合病变的重要病因之一。本病例，探讨了1例侧切牙畸形舌侧沟的综合诊治过程。

一、材料与方法

1. 病例简介 27岁女性患者。左上前牙牙冠变色，牙龈溢脓于2014年5月在牙体科就诊，患者全身无系统性疾病，无任何口腔治疗史。临床检查：22牙体完好，牙冠变色，腭侧见畸形舌侧沟，冷（-），探（-），叩诊（-），唇侧根尖处窦道，腭侧深牙周袋，近根尖，松动Ⅰ度；口腔卫生良好，牙石（+），色素（+）。X线：22根管粗大，根尖周组织可见大面积低密度影像。

2. 诊断 22畸形舌侧沟；22根尖周炎；22牙周-牙髓联合病变。

3. 治疗计划

（1）牙体科行RCT。

（2）观察根尖周骨质恢复情况（3个月，期间可行根面平整及冲洗上药膜）。

（3）牙周翻瓣探查术，必要时考虑根尖切除术或植骨术。

（4）对腭侧畸形舌侧沟，考虑翻瓣术中行外形修整，玻璃离子或MTA充填。

（5）必要时考虑拔除。

4. 治疗过程（图1～图44）

（1）根管治疗过程：根管治疗后观察3个月，22牙根尖阴影未见明显缩小。

（2）牙周治疗：根管治疗当日可见22唇侧未愈合瘘管，腭侧牙周袋深约11mm。根管治疗后3个月，见22瘘管仍未愈合，有少量溢脓，且腭侧牙周袋仍深约11mm。对该牙进行翻瓣探查术，见腭侧牙槽骨破坏至根尖，唇侧根尖处牙槽骨破坏明显，大量牙石堆积，仅余留唇侧1/3处有牙槽骨存留。根据翻瓣术中的情况，建议患者拔除22，并同期行22位点保存术。22拔下后的情况如下：大量牙石堆积，腭侧牙根畸形较深，至根尖；根尖处有破损。位点保存术后2周，伤口愈合良好。X线示：骨移植物充填良好。位点保存术后1个月、3个月、6个月：术区伤口愈合良好，牙龈乳头未见明显退缩，牙槽骨高度保存良好，骨移植物逐渐出现了骨融合。位点保存术后6个月，建议种植修复。

（3）种植修复：①种植外科：常规局麻消毒下，于22牙槽嵴顶切开，并于11、23区避开牙龈乳头行减张切口，见原植骨区愈合良好，但仍有部分植骨区骨质不良，较为松软。刮匙彻底去除松软骨质后，于种植位点球钻定位，扩孔钻逐级备洞，导向杆反复探查种植方向。最终于22植入NobelReplace种植体1颗（4.3mm×13mm），旋入覆盖螺丝。种植术中见22术区骨高度良好，唇侧仍有少量骨缺陷。遂于生理盐水冲洗冷却下，球钻预备营养孔，将术中收集骨屑与Bio-Oss骨粉用自体血充分混匀，植入22颊侧，局部单层覆盖Bio-Gide生物屏障膜。充分减张后严密缝合创口。②种植二期：术后6个月见患者种植区牙龈愈合良好，但近远中牙龈乳头高度不良。局麻消毒下，避开近远中乳头于牙槽嵴顶做H形小切口，更换高愈合帽。③牙龈塑形：二期术后2周，利用转移杆制作模型，对义龈调磨后，制作临时种植修复体，利用种植过渡义齿对牙龈轮廓进行塑形。④最终修复：22经种植过渡义齿塑形后可见近远中牙龈乳头已基本充盈。患者前牙为尖圆形。为了保存22穿龈轮廓外形和美学效果，22行全瓷基台Wieland全瓷冠修复。

作者单位：空军军医大学口腔医院

Email: liuyanhetianqi@163.com

二、结果

最终修复1年后复查：牙间乳头经过1年调整与邻近软组织及同名牙的牙龈外形达到协调。

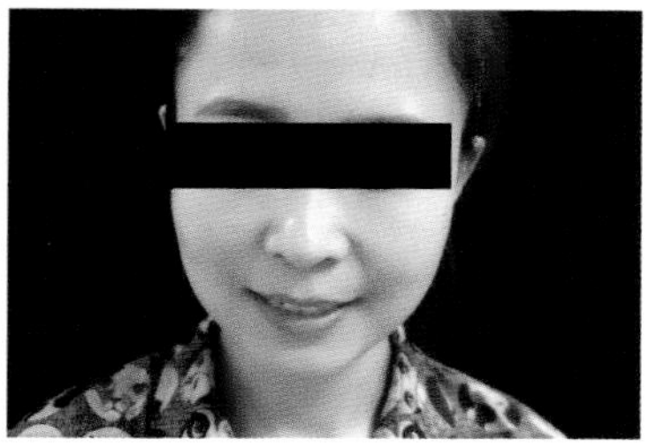
图1　患者正面像

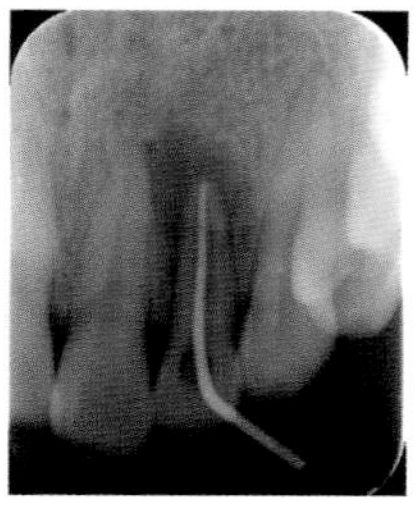
图2　22牙根管治疗术中

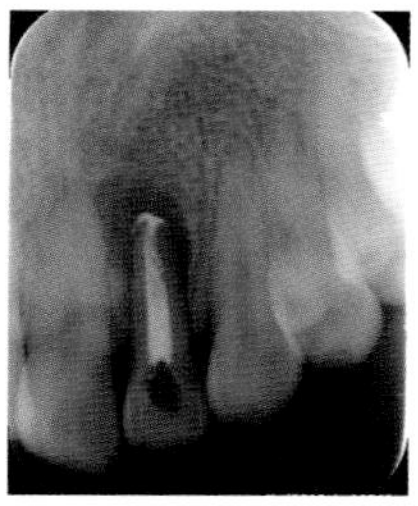
图3　根管充填完毕

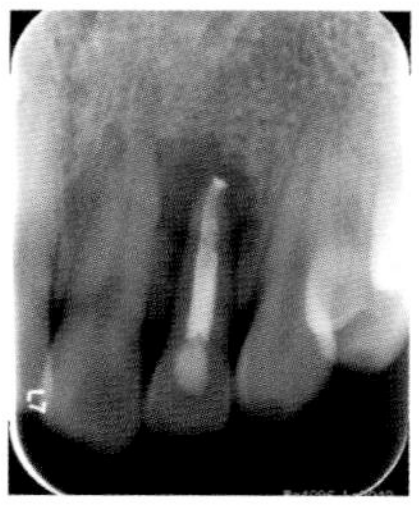
图4　根管治疗术后3个月

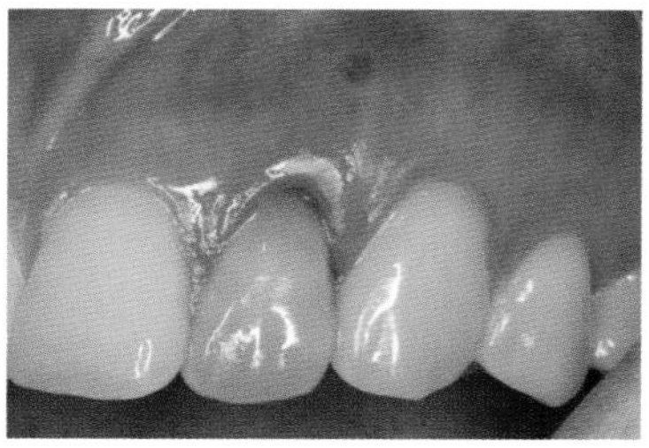
图5　22牙周检查颊侧可见瘘管

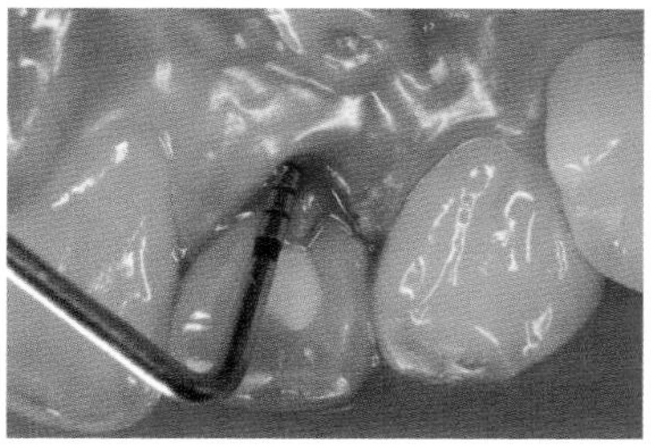
图6　RCT后3个月腭侧检查

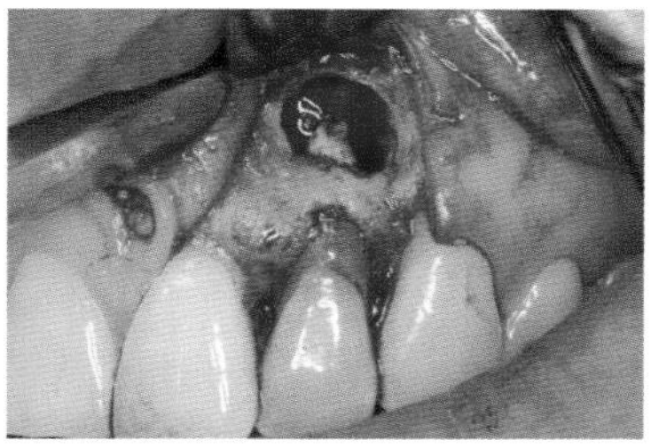
图7　颊侧翻瓣探查

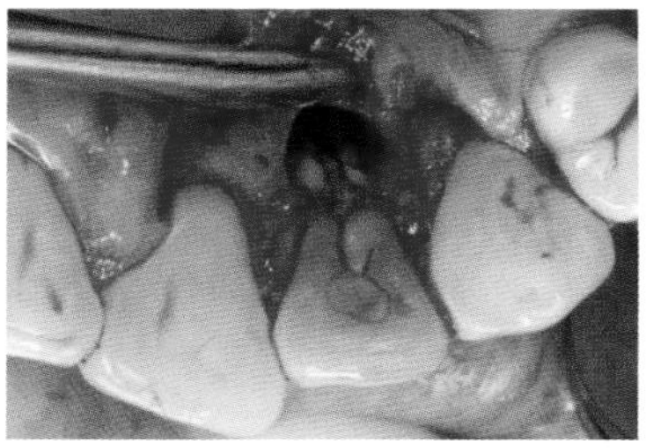
图8　腭侧翻瓣探查

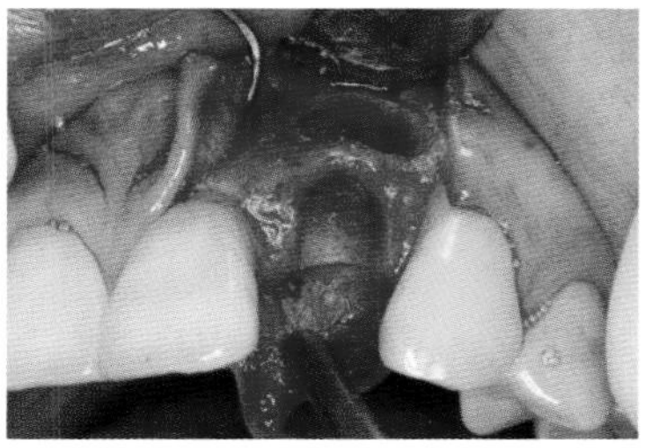
图9　22拔除并位点保存1

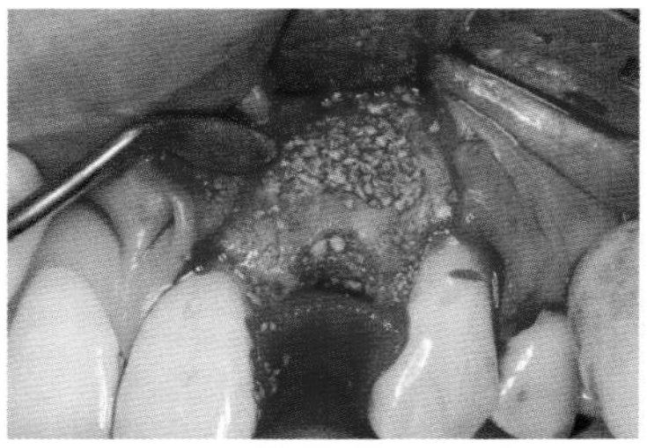
图10　22拔除并位点保存2

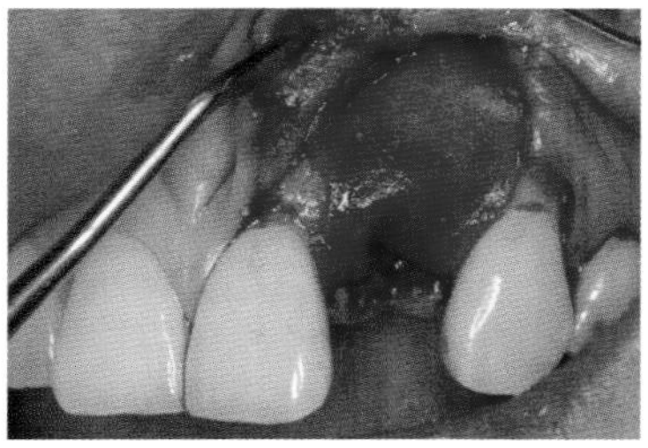
图11　22拔除并位点保存3

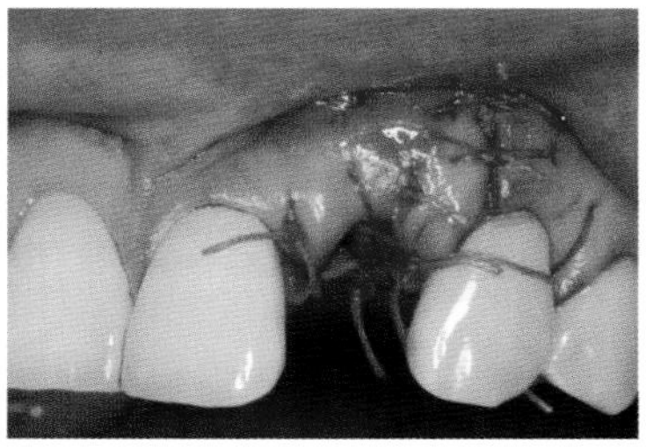
图12　22拔除并位点保存4

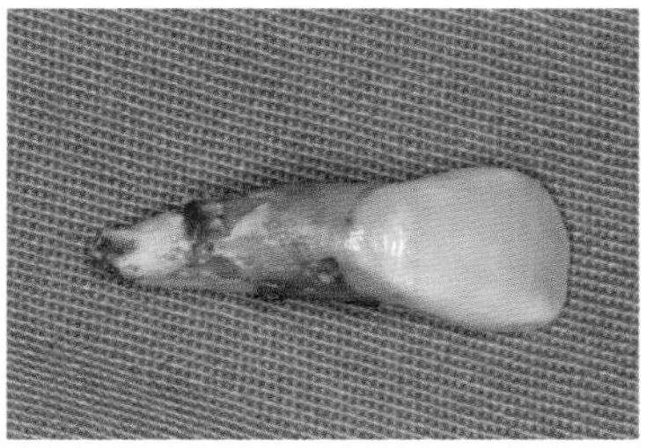
图13　22牙根颊侧观

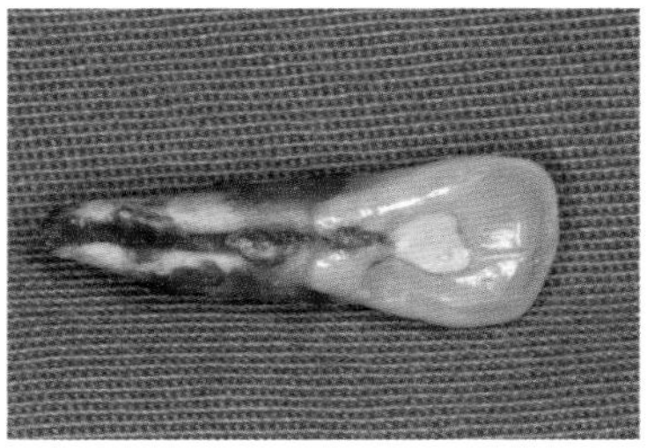
图14　22腭侧可见明显畸形舌侧沟

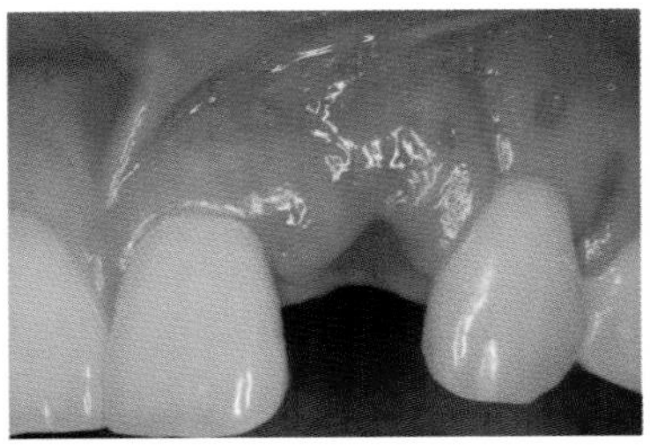
图15 位点保存2周拆线1

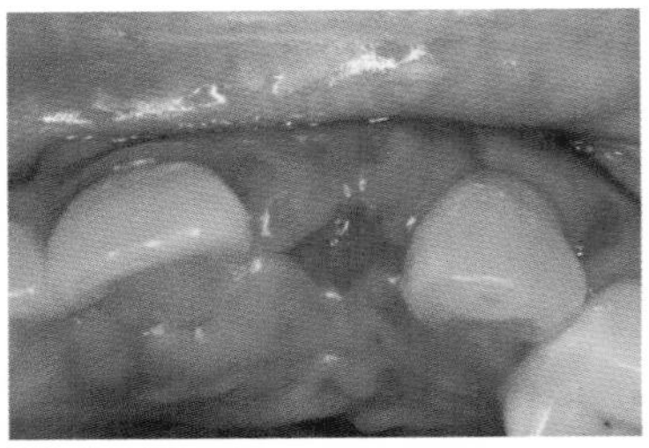
图16 位点保存2周拆线2

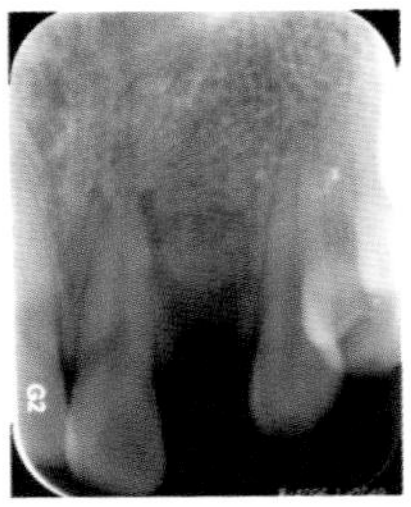
图17 位点保存2周拆线3

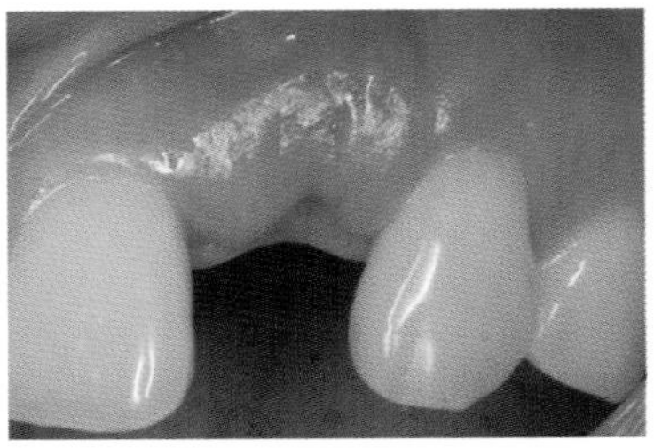
图18 位点保存术后1个月1

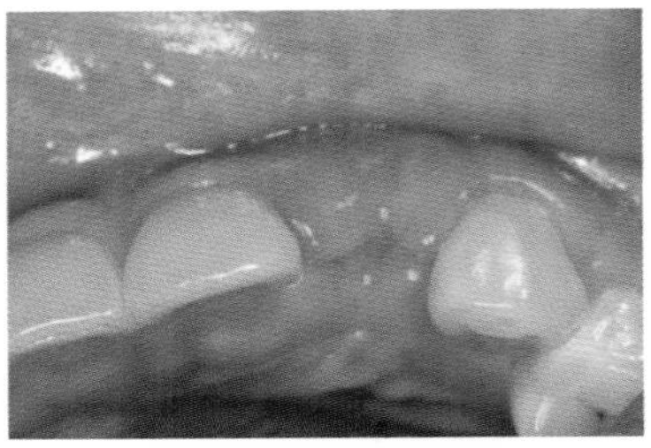
图19 位点保存术后1个月2

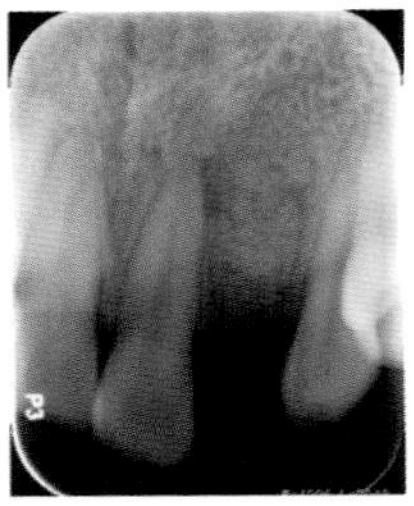
图20 位点保存术后1个月3

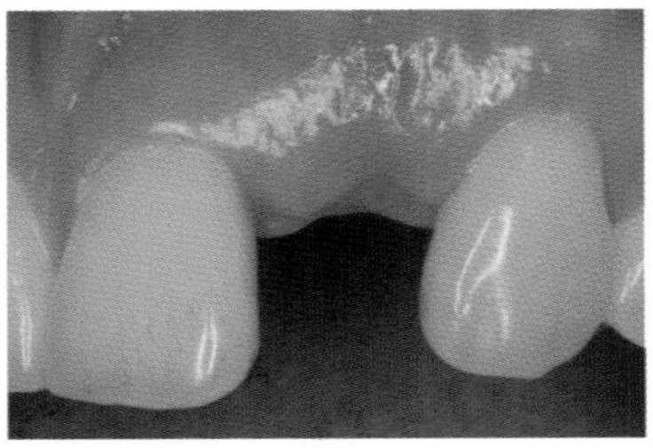
图21 位点保存术后3个月1

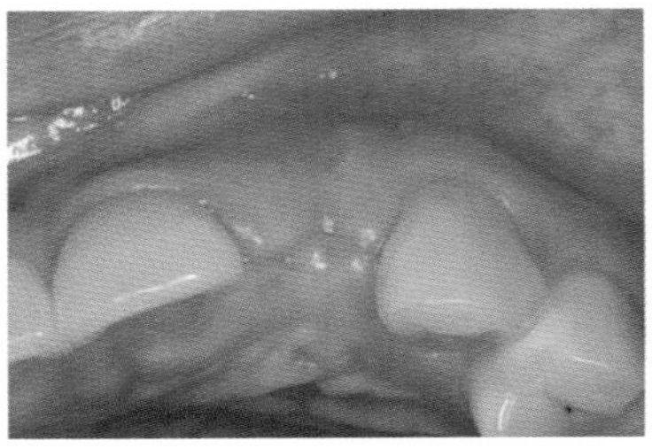
图22 位点保存术后3个月2

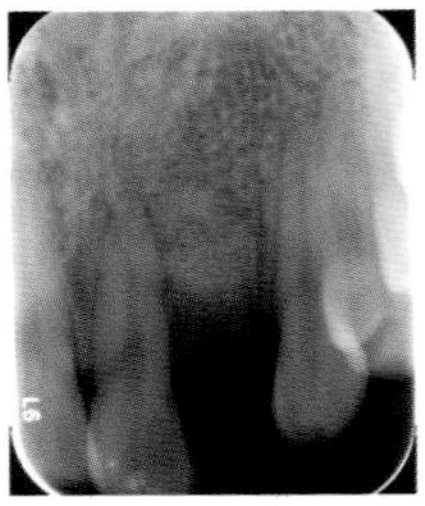
图23 位点保存术后3个月3

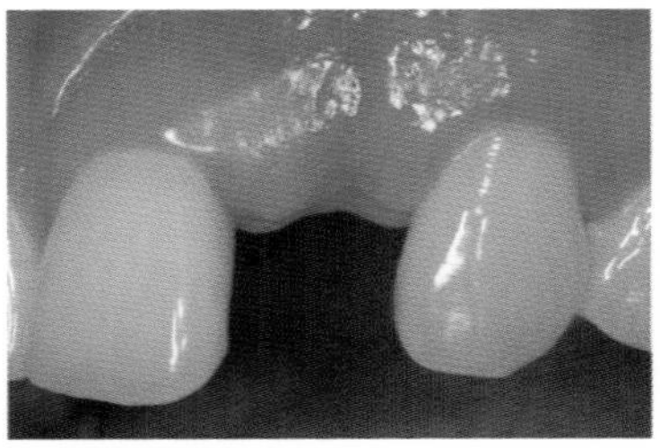
图24 位点保存术后6个月1

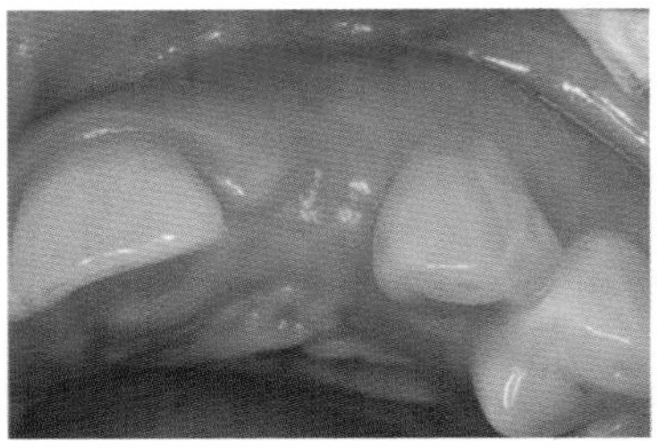
图25 位点保存术后6个月2

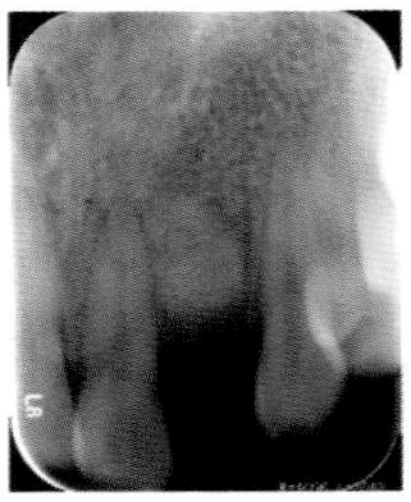
图26 位点保存术后6个月3

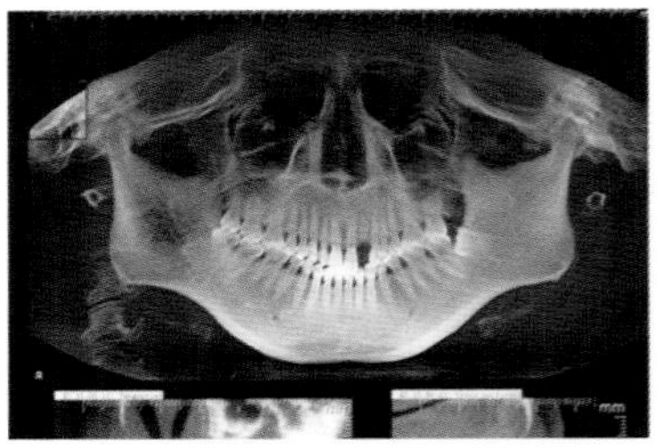
图27 22种植前影像学检查示骨高度及宽度适合种植修复

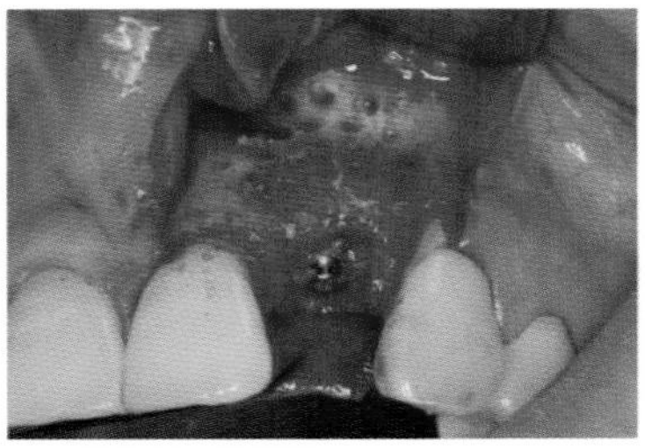
图28 22种植植入术以及局部GBR技术1

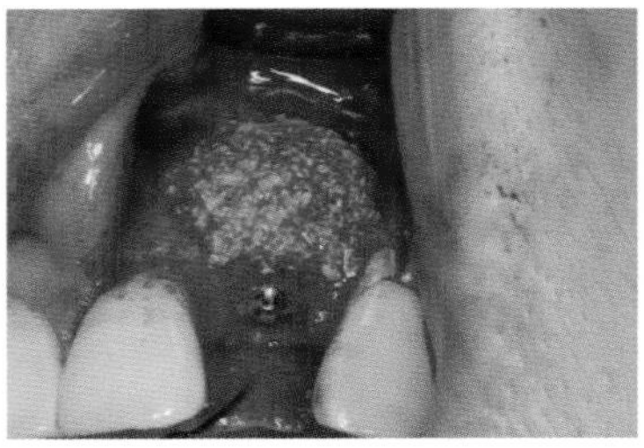
图29 22种植植入术以及局部GBR技术2

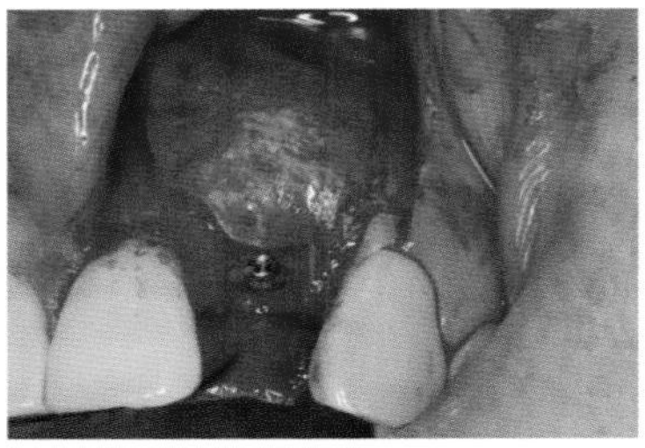
图30 22种植植入术以及局部GBR技术3

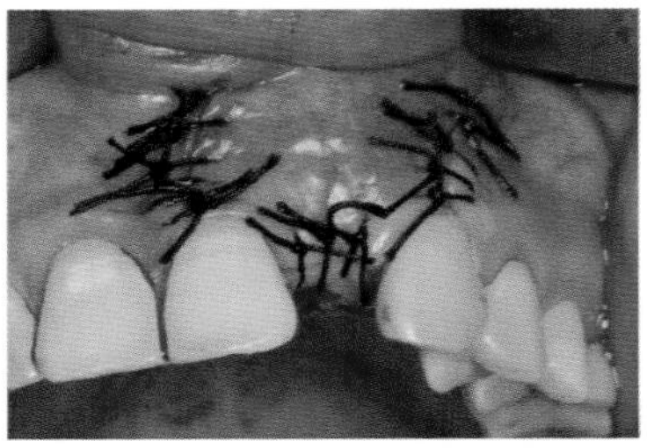
图31 22种植植入术以及局部GBR技术4

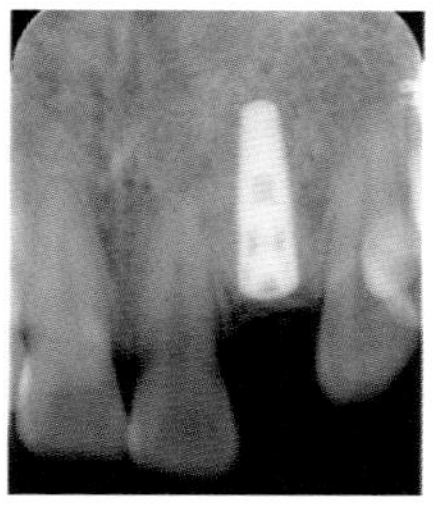
图32 术后6个月X线片

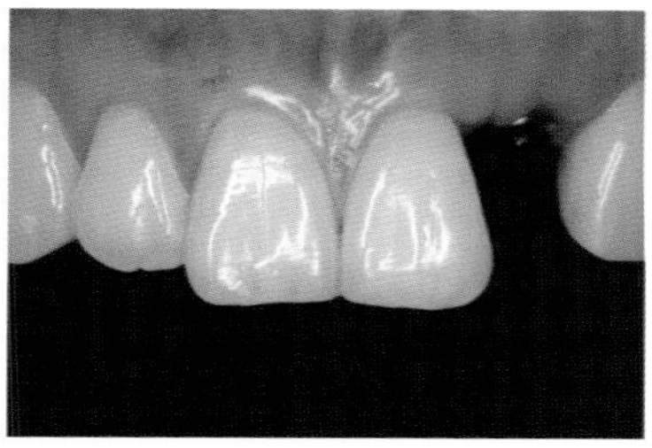
图33 种植二期手术

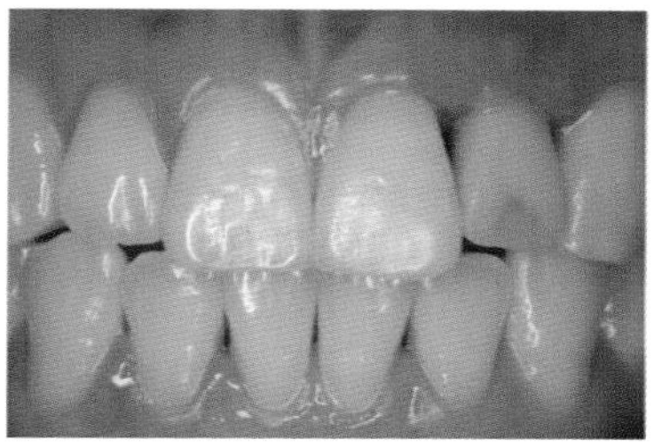
图34 过渡义齿戴入口内像

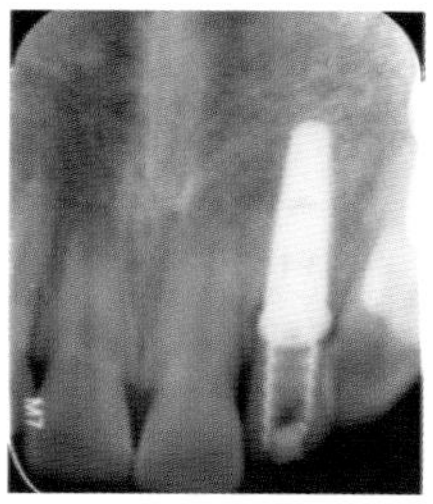
图35 过渡义齿戴入X线片

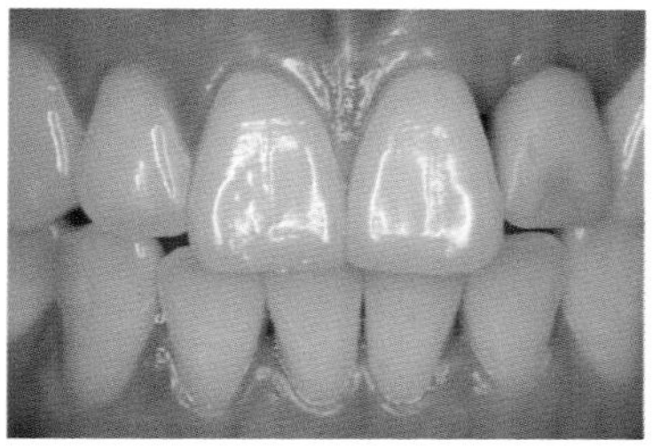
图36 22过渡义齿塑形3个月后

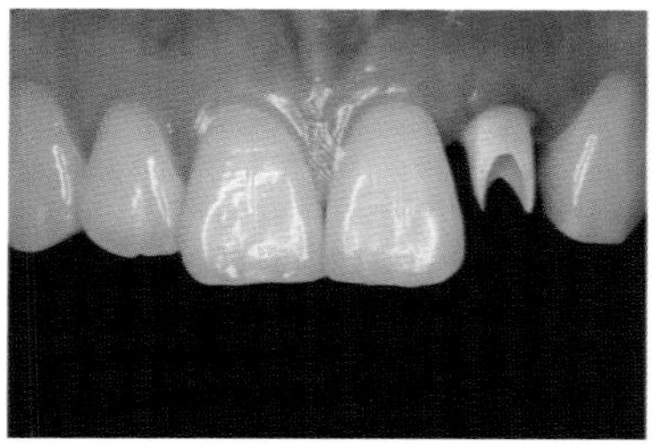
图37 22全瓷基台试戴

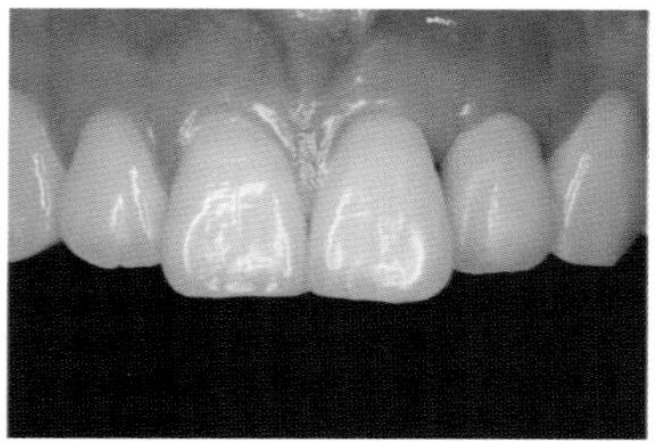
图38 22全瓷冠修复

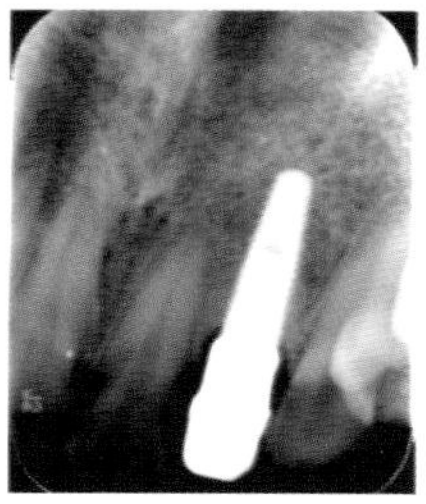
图39 22最终义齿戴入后X线片

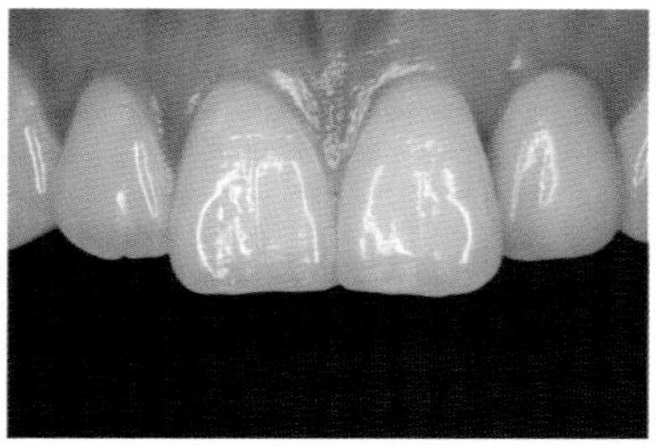
图40 22最终义齿戴入1年复查1

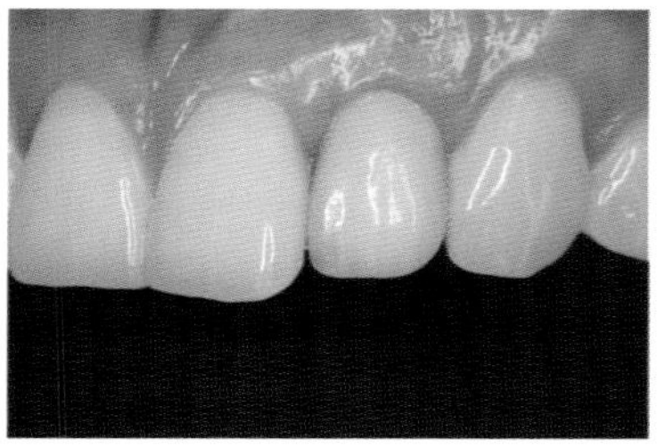
图41 22最终义齿戴入1年复查2

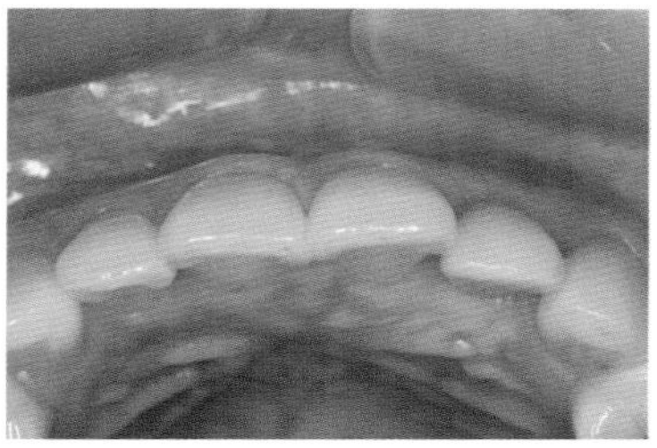
图42 22最终义齿戴入1年复查3

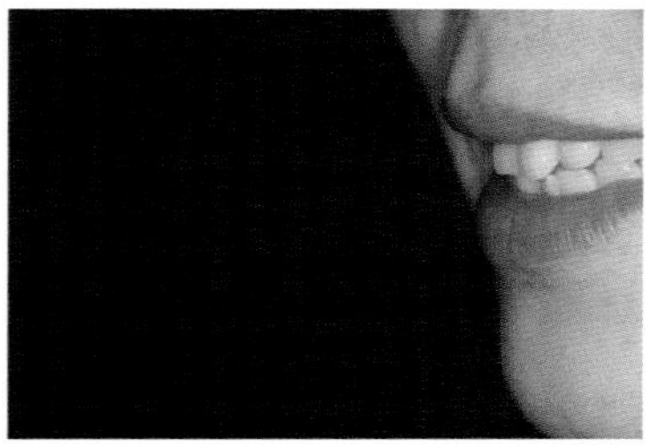
图43 22最终义齿戴入1年复查4

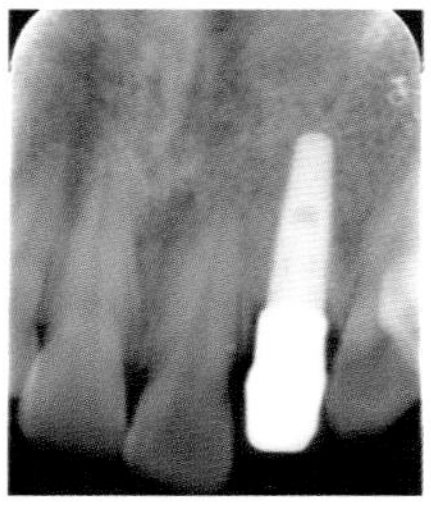
图44 最终义齿戴入后1年X线片

三、讨论

1. 畸形舌侧沟是上颌侧切牙常见的发育畸形，根据其畸形的严重程度，分为3型。I型：牙内陷仅局限于牙冠内，根管为单根管，无异常；II型：内陷延伸至釉牙骨质界下方，下端可与牙髓相通或不相通，根管断面多为泪滴状 ；III型：内陷向下延伸穿过牙根，在根尖或根侧形成穿孔，不与牙髓直接相通，根管断面多为C形，少数见双根管。本病例应属于III型，治疗难度较大，由于患者在病变过程中无明显自觉症状，导致了牙周组织的大量破坏，从而有了最终拔除的结局。因此，对于畸形舌侧沟，应根据不同的分型，及时地进行治疗，从而减少牙周组织的破坏，及时进行种植重建。同时拔牙窝的位点保存术，有效地保存了拔牙位点的软硬组织的量，为后期种植提供了良好的基础。

2. 该病例在患牙拔除初期，局部环境不利于骨再生，因为该部位的神经肌肉调节来自于邻牙的牙周韧带系统，而11牙根远中区牙周组织部分受累，侧切牙余留的具有活力的牙周膜系统位置距离牙槽嵴顶植骨材料稍远，神经肌肉调节信号无法有效到达植骨中心，所以对后期成骨有一定影响。尽早拔除患牙，尽量保留邻牙牙周膜是成骨的一个关键考虑点。

3. 患者种植修复阶段，为了达到良好的美学效果，采用了过渡义齿进行种植牙穿龈轮廓的塑形。成功的种植美学修复不仅要求修复体与天然牙齿的形态和牙色一致，更为重要的是种植修复体周围的龈缘曲线、牙间乳头也应与邻近软组织及同名牙的牙龈外形达到协调，因此，对种植体周围软组织形态的美学成形和维持成为种植修复美学成功的重要决定性因素。Tarnow等的研究表明，当修复体接触点到牙槽嵴顶的距离＜5mm时，龈乳头能100%充满牙间隙；距离为6mm时，只能充满56%牙间隙；当距离在7mm以上时，则只有27%。在这个病例中患者有良好的依从性，能定期复诊，最终采用了非手术方法的临时冠对种植体周软组织进行塑形，以便医生根据牙龈的形体及时调整临时冠的形态来诱导软组织向预期的方向发展。同时，临时修复体可作为重要的诊断和沟通的工具，是连接医生、患者及技师的载体。通过对功能、美观和发音的情况来共同决定最终修复体的形态。

但是最终修复时观察到患者22近远中仍有“黑三角”存在。鉴于患者邻牙均为尖圆形，如果仅仅为了消除“黑三角”将22做成方圆形形态，同时上移接触区，会造成与邻牙不协调的视觉效果。经与患者和技工沟通后，在最终修复上，采用尽量模拟12的仿真处理方式，个性化还原了与12一致的舌向移位效果。1年后患者回访，“黑三角”消失，美学效果良好。

参考文献

[1] Stimmelmayr M, Allen EP, Reichert TE, et al. Use of a combinationepithelized-subepithelial connective tissue graft for closure andsoft tissue augmentation of an extraction site following ridge preservationor implant placement: description of a technique[J]. Int JPeriodonticsRestorativeDent, 2010, 30(4) : 375-381.

[2] 邸萍, 林野, 罗佳, 等. 上颌前牙单牙种植修复中过渡义齿对软组织成型作用的临床研究[J]. 北京大学学报(医学版), 2012, 44(1) : 59-64.

[3] Son MK, Jang HS. Gingival recontouring by provisional implant restorationfor optimal emergence profile: report of two cases[J]. J PeriodontalImplantSci, 2011, 41(6) : 302-308.

[4] Cosyn J, De Bruyn H, Cleymaet R . Soft tissue preservation and pinkaesthetics around single immediate implant restorations: a 1-year prospectivestudy[J]. ClinImplantDent R elat R es, 2013, 15(6) : 847-857.

“One Abutment One Time”用于即刻种植即刻修复的临床效果观察

齐华　孟维艳　周延民

摘要

目的：探讨上颌中切牙拔除即刻种植即刻修复后一次性戴入永久基台（One Abutment One Time），并制作临时修复体进行牙龈诱导成形的美学效果。**材料与方法：**术前询问病史并化验，检查无禁忌证，术前通过CBCT及软件设计种植位点的骨量，确定种植体的三维位置、长度及直径。术中微创拔除11后，以修复为导向，采用即刻种植技术于缺牙位点植入Straumann SLActive BL 4.1mm×12mm种植体，植入扭矩40N·cm，种植体平台位于龈缘下约3mm，术中硅橡胶制取工作模，石膏模型上制作临时修复体，一次性戴入永久基台（One Abutment One Time），加力至20N。种植体周围间隙内植入Bio-Oss 0.25g骨移植材料，基台与软组织间隙内植入1颗PRF，戴入临时修复体。术后1个月、3个月、5个月复诊调整临时修复体进一步诱导牙龈形态与邻牙协调。术后6个月制取最终印模，氧化锆全瓷冠永久修复。**结果：**该病例11种植修复后，种植体周围骨结合良好，牙龈和牙冠的形态及色泽良好，基本与邻牙协调，美学效果较好，患者满意度较高。**结论：**前牙区单颗牙即刻种植，采取一次性戴入永久基台，并制作临时修复体即刻修复进行牙龈诱导，永久修复后可获得良好的美学效果。

关键词：美学区；即刻种植；即刻修复；GBR；One Abutment One Time

上颌前牙区种植修复美学与功能并重，因此前牙区种植修复不仅要求恢复前牙功能，还要达到良好的美学效果。影响软组织美学重建的因素：健康状况；局部组织条件；习惯；种植时机的选择；种植体三维位置；骨增量及软组织增量技术；修复时机及功能负荷；临时修复体的牙龈诱导。美学种植的原则和目标：①以修复为导向的种植治疗理念。②获得长期稳定的骨结合。③种植体周围软组织外观与剩余天然牙牙周组织协调一致，并获得长期稳定和健康。④修复体外观及颜色与天然牙牙冠接近协调一致。⑤美学效果与周围牙列协调一致。本研究中，对患者患牙进行微创拔牙后行即刻种植即刻修复，最大限度保存了牙槽骨量及龈乳头的形态，使患者无缺牙期。一次性戴入永久基台（One Abutment One Time）能最短期内形成种植体生物学封闭，将种植体内环境与口腔外环境隔离，阻止了损伤组织和细胞的外源性致炎因子的入侵，有利于种植体周围骨结合的形成，并减少了反复拆戴基台对种植体周围软组织的机械性损伤，保持了软组织的丰满度。术后1个月、3个月、5个月复诊调整临时修复体进一步诱导牙龈形态与邻牙协调。术后6个月制取最终印模，氧化锆全瓷冠永久修复。永久修复后1个月、1.5年复诊见11种植体周围骨结合良好，牙龈和牙冠的形态及色泽良好，基本与邻牙协调，本病例获得了良好的美学效果，患者对修复效果满意。

作者单位：吉林大学口腔医院

通讯作者：孟维艳；Email: mengsitong66@163.com

一、材料与方法

1. 病例简介　53岁男性患者，因进食硬物致11松动。专科检查见颌面部左右对称，开口度及开口型正常，中位笑线（图1）；口内检查见全口口腔卫生较好，覆殆覆盖正常，11牙冠形态良好，无龋坏，叩痛（+），松动Ⅲ度，牙槽骨丰满，软组织轮廓完整，中厚龈生物型（图2）。CBCT显示11根尖1/3折断影像，唇侧骨壁完整，11牙槽骨唇腭向可用骨宽度为8.7mm，可用骨高度为20.4mm（图3）。患牙位点美学风险因素评估见表1。

2. 诊断　11根折。

3. 治疗计划

（1）11微创拔除＋即刻种植＋即刻临时修复。

（2）一次性戴入永久基台（One Abutment One Time）。

（3）间隙内植骨。

（4）氧化锆全瓷永久修复。

4. 治疗过程

（1）术前准备：告知患者治疗计划、费用、术中术后并发症及其美学风险，患者知情同意并签署知情同意书。常规化验，排除手术禁忌，术前口服头孢类药物，氯己定漱口，每次3分钟，共3次。

（2）一期手术：将患者带入手术室，常规消毒铺巾，局部浸润麻醉下微创拔除11（图4），搔刮牙槽窝（图5），生理盐水冲洗，枪钻偏腭侧定点，扩孔钻逐级扩孔，植入Straumann SLActive BL 4.1mm×12mm种植体1颗（图6），植入扭矩40N·cm，种植体平台位于龈缘下3mm，旋入转移体硅橡胶制取工作模，口外制作临时修复体，一次性戴入永久基台（One Abutment One Time），加力至25N（图8），跳跃间隙约2mm，间隙内植入Bio-Oss 0.25g骨粉（图7），基台与软组织间隙内植入1颗PRF（图9）。

（3）即刻修复：①预成树脂冠加自凝塑料口外制作临时修复体，修整形态，高度抛光（图10）。②生料带及光敏树脂封闭基台螺丝孔。③戴入临时修复体，调殆至正中殆、侧方殆及前伸殆均为无咬合接触。④抛光，氧化锌粘固，硅橡胶代型排出多余粘接剂，临时冠就位（图11）。⑤嘱患者避免使用患牙。

（4）术后CBCT：种植体三维位置良好，与21间距约3mm，与12间距约2.4mm，唇侧骨壁厚度约2.7mm（图12）。

（5）临时修复体诱导牙龈成形：术后1个月牙龈乳头丰满，龈缘弧度与邻牙基本协调，11龈缘稍高于21龈缘（图13），X线片示种植体周围骨结合良好（图14），调整临时修复体进一步诱导牙龈形态与邻牙协调，仍无咬合接触。术后3个月牙龈乳头稍低，存在“黑三角”，龈缘弧度与邻牙基本协调，11龈缘仍稍高于21龈缘（图15），X线片示种植体周围骨结合良好，未见明显骨吸收（图16）。调整临时修复体进一步诱导牙龈形态与邻牙协调，仍无咬合接触。5个月复诊牙龈乳头丰满，龈缘弧度与邻牙基本协调（图17），X线片示种植体周围骨结合良好，未见明显骨吸收（图18），微调临时修复体形态，使其在正中殆、侧方殆及前伸殆均为轻咬合接触。

表1 美学风险评估

美学风险因素	风险水平		
	低	中	高
健康状态	健康、免疫功能正常		免疫功能低下
吸烟习惯	不吸烟	少（<10支/天）	多（>10支/天）
患者美学期望值	低	中	高
唇线	低位	中位	高位
牙龈生物型	低弧线形、厚龈生物型	中弧线形、中厚龈生物型	高弧线形、薄龈生物型
牙冠形态	方圆形	卵圆形	尖圆形
位点感染情况	无	慢性	急性
邻面牙槽嵴顶到接触点	近中≤5mm	远中>5mm，约6.4mm	≥7mm
邻牙修复状态	无修复体		有修复体
缺牙间隙宽度	单颗牙（≥7mm）	单颗牙（<7mm）	≥2颗牙
软组织解剖	软组织完整		软组织缺损
牙槽嵴解剖	无骨缺损	水平向骨缺损	垂直向骨缺损
风险等级评估			高风险

（6）制取最终印模：术后6个月11牙龈形态与邻牙协调（图19）。传统印模法制取最终印模（图20）。

（7）永久修复：2周后戴入氧化锆全瓷修复体，牙龈乳头稍低，存在“黑三角”，龈缘弧度与邻牙基本协调（图21），CBCT示种植体周围骨结合良好，唇侧骨板厚度约2.3mm，未见明显骨吸收（图22），调殆至正中殆、侧方殆及前伸殆均为轻咬合接触。

（8）复查：永久修复后1个月牙龈乳头丰满，龈缘弧度与邻牙基本协调（图23），X线片示种植体周围骨结合良好，未见明显骨吸收（图24）。永久修复后1.5年复诊见11牙龈和牙冠的形态及色泽良好，近远中龈乳头丰满，无“黑三角”，基本与邻牙协调（图25）。CBCT示11种植体周围骨结合良好，唇侧骨板厚度约2.3mm，骨组织稳定无明显骨吸收（图26）。

二、结果

1. 骨吸收情况 永久修复后1.5年，口内见种植体唇侧凸度良好，无塌陷，种植体周围骨结合良好，无明显骨吸收，术后唇侧骨板厚度变化见表2。

2. 软组织情况 永久修复后1.5年，口内检查可见近远中龈乳头丰满，龈缘形态良好，与邻牙协调一致，PES为14分，红色美学效果满意。

3. 牙冠形态 牙冠大小、形态及透光度均与邻牙基本一致，WES为9分，白色美学效果较好。

三、讨论

前牙区种植手术为了获得较好的前牙切割功能及理想的美学效果，种植体植入时机及种植体三维位置、修复时机及功能负荷、种植位点软硬组织解剖条件是尤为重要的。

1. 种植时机的选择 国际口腔种植学会第三届共识研讨会提出拔牙位点种植体植入时机的新分类标准，依据拔牙后的时间，将种植外科手术分为4型：I型，即刻种植；II型，软组织愈合的早期种植；Ⅲ型，部分骨愈合的早期种植；IV型，延期种植。Cardaropoli等学者发现天然牙缺失后骨吸收主要发生在前6个月至2年。拔牙后6个月水平骨吸收约3.8mm，垂直骨吸收约1.24mm。接近90%上颌前牙唇侧骨板厚度不超过1mm，无任何骨髓空间，牙缺失后很容易导致唇侧骨板吸收。而De Rouck等学者（2008）对30例前牙缺失患者进行美学区即刻种植即刻修复，即刻植入种植体，牙槽窝和种植体之间植入骨移植材料，戴入临时修复体。术后1年，放射照相评估显示骨吸收约0.98mm和软组织退缩大约0.5mm，表明即刻种植即刻修复是有价值的治疗方案。在严格掌握即刻种植适应证的前提下，美学区即刻种植降低了骨吸收程度，缩短了治疗时间，有助于获得良好的美学效果。

表2 术后唇侧骨板厚度变化

	术后	术后6个月	术后2年
种植体平台	2.1mm	1.9mm	1.8mm
平台下2mm	2.7mm	2.1mm	2.1mm
平台下4mm	3.0mm	2.3mm	2.3mm

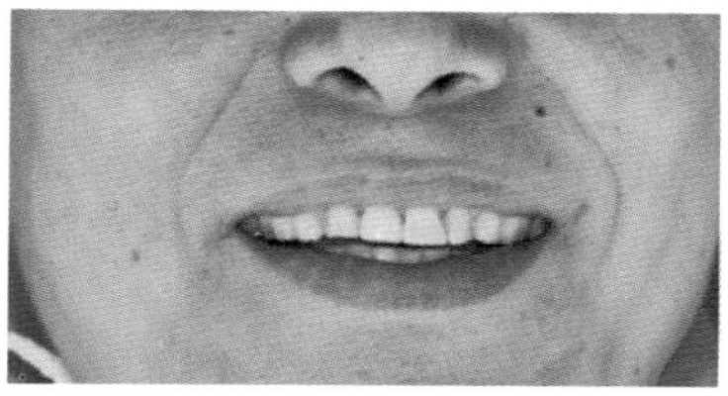
图1　正面微笑像

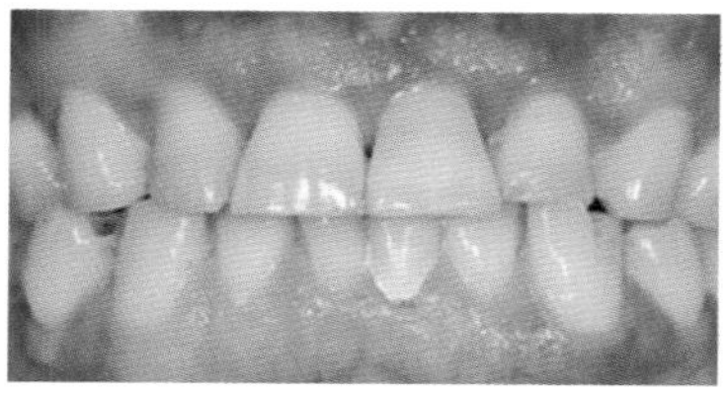
图2　正面口内咬合像

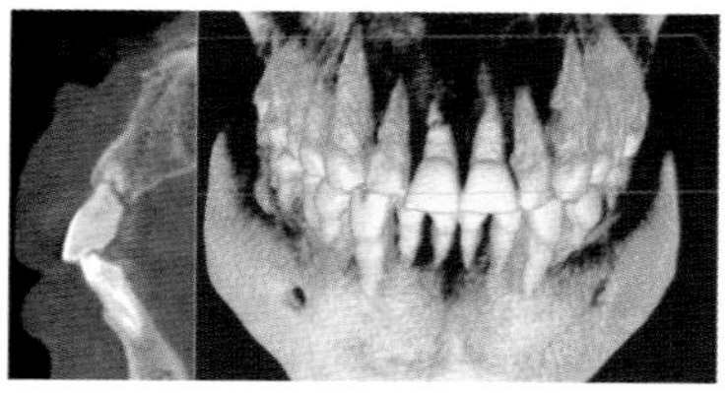
图3　外伤后10天CBCT冠状面及矢状面

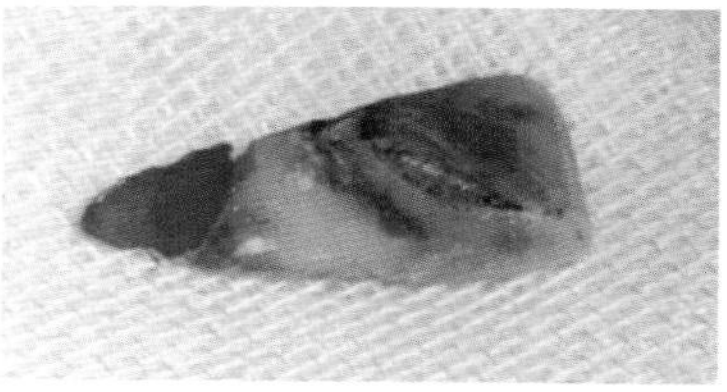
图4　微创拔除的患牙

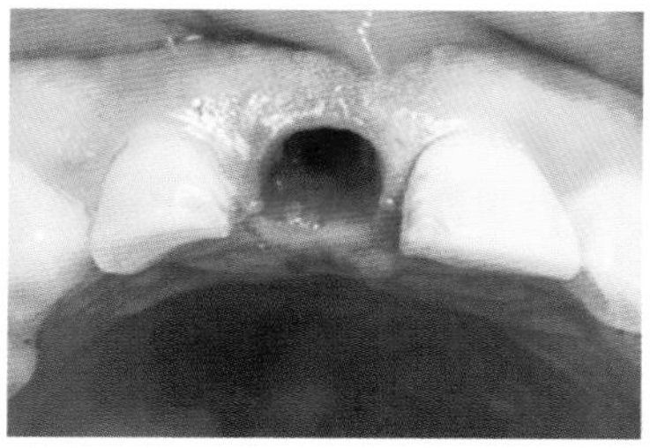
图5　微创拔除后的牙槽窝

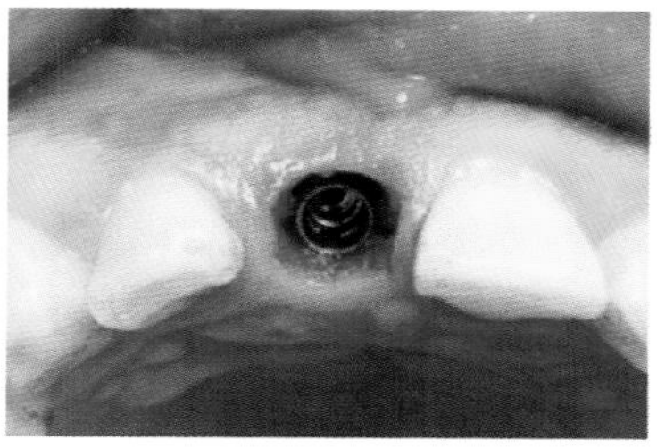
图6　植入ITI 骨水平4.1mm × 12mm种植体

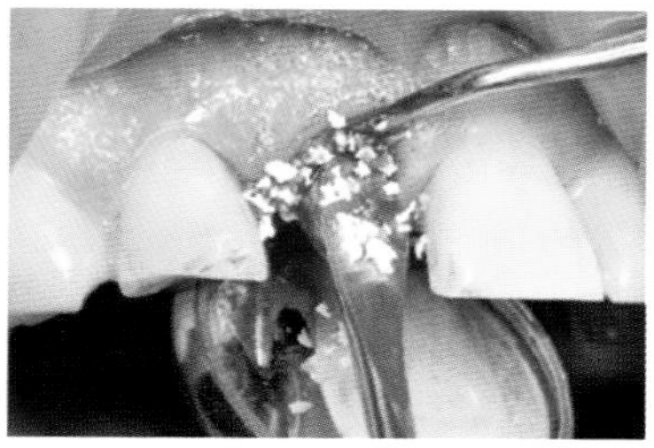
图7　间隙内植入Bio-Oss 0.25g骨粉

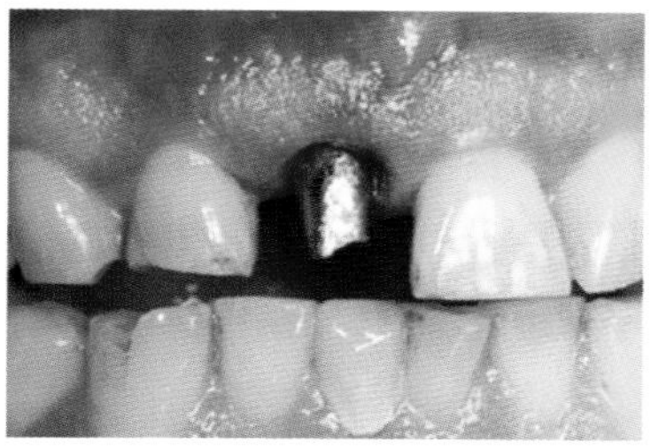
图8　旋入永久基台

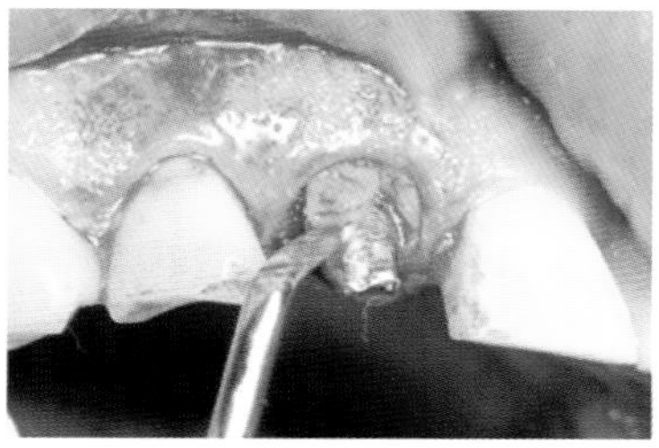
图9　种植体及基台颈部间隙内植入1颗PRF

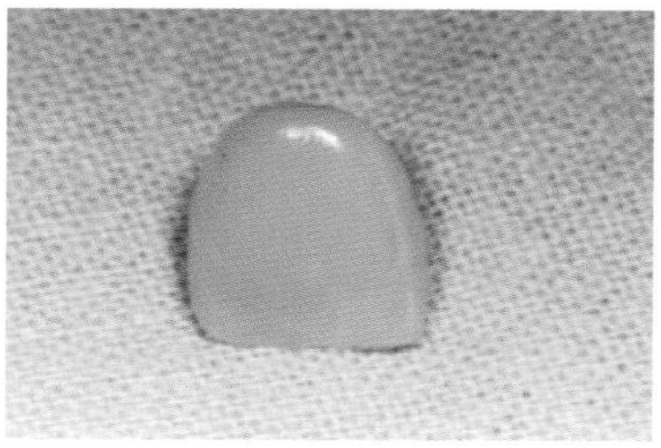
图10　临时修复体

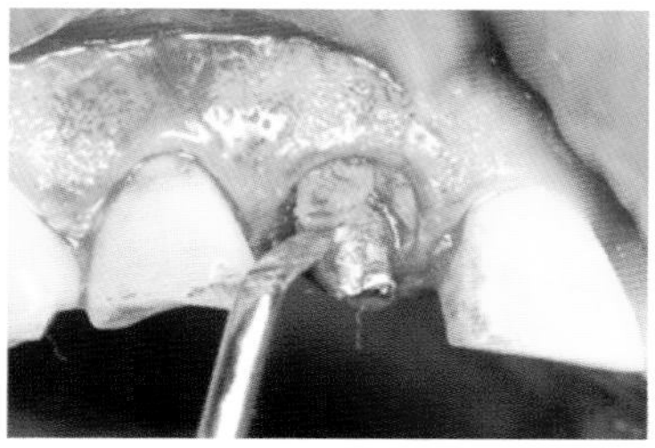
图11　种植术后即刻戴入临时修复体

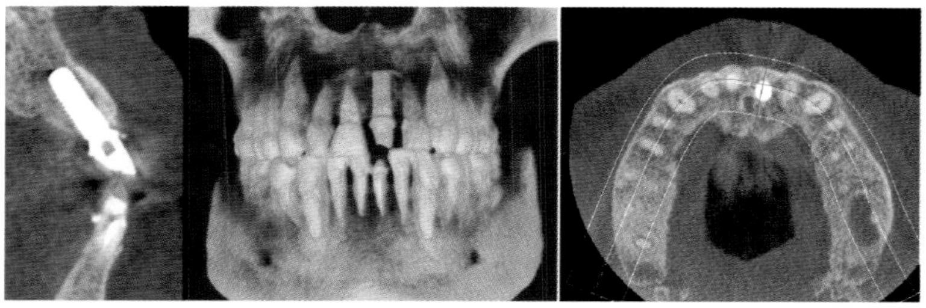
图12　术后CBCT矢状面、冠状面及横断面

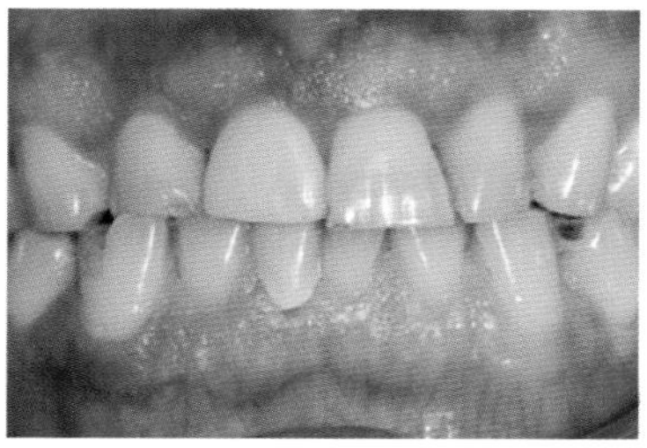
图13　术后1个月口内像

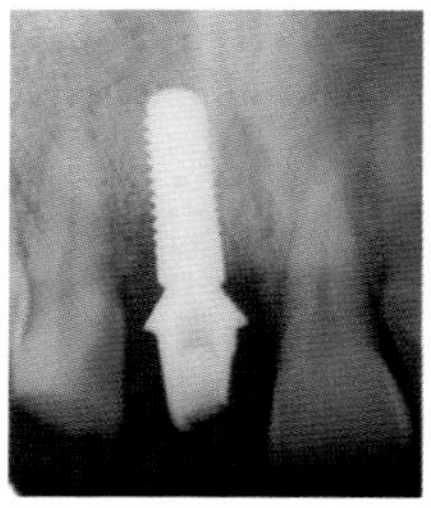
图14　术后1个月X线片

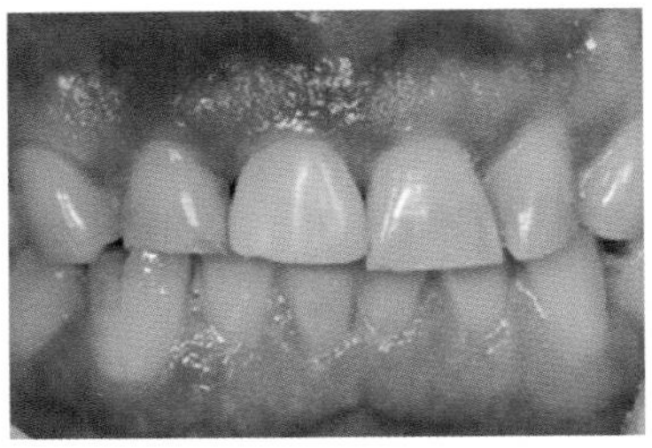
图15　术后3个月口内像

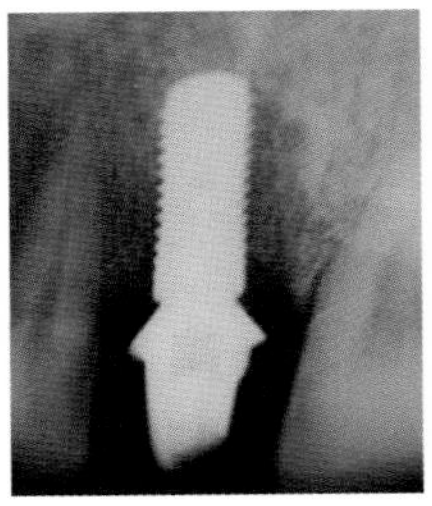
图16　术后3个月X线片

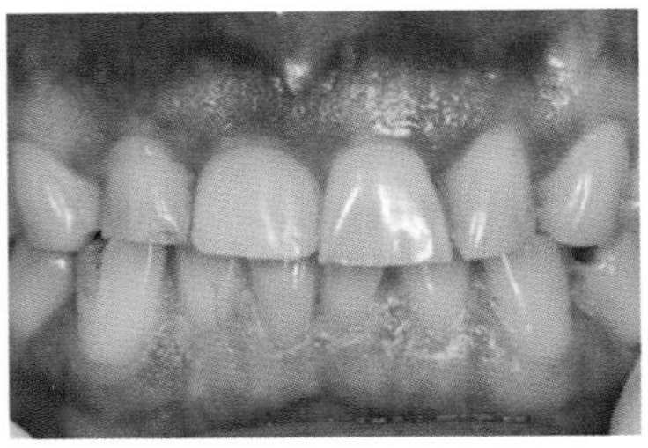
图17　术后5个月口内像

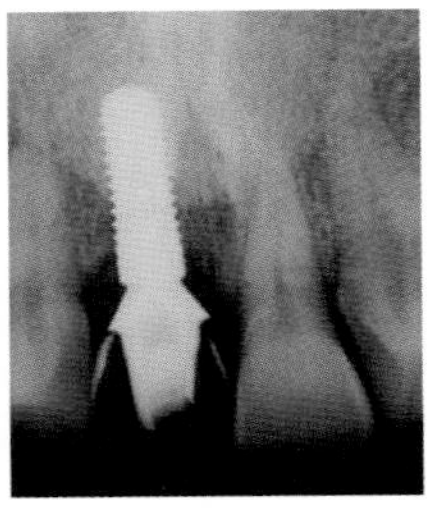
图18　术后5个月X线片

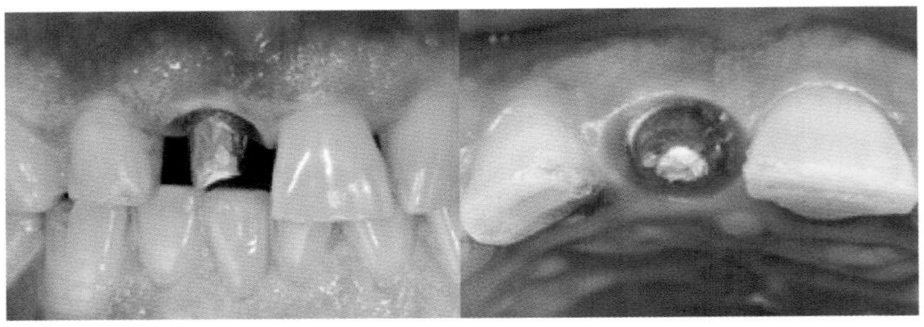
图19　取模时口内像

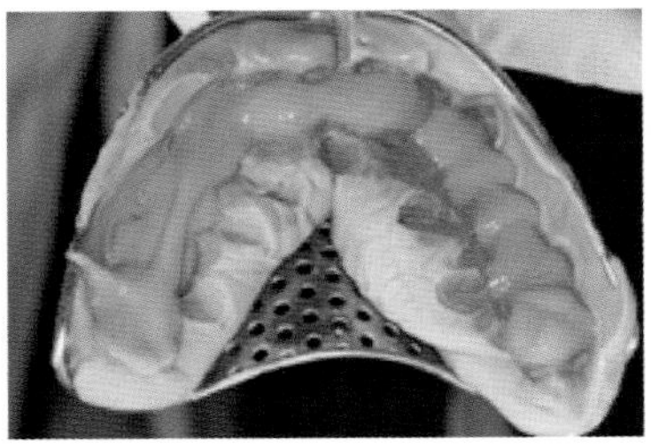
图20　二次印模法制取最终印模

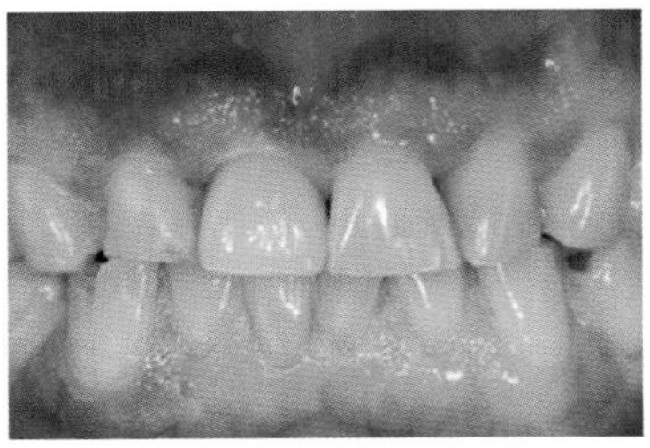
图21　永久修复后口内像

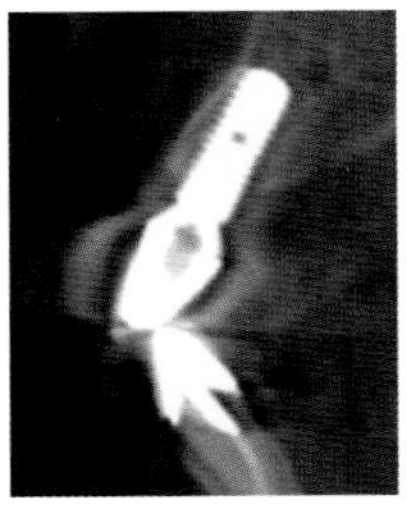
图22　术后6个月（永久修复时）CBCT矢状面

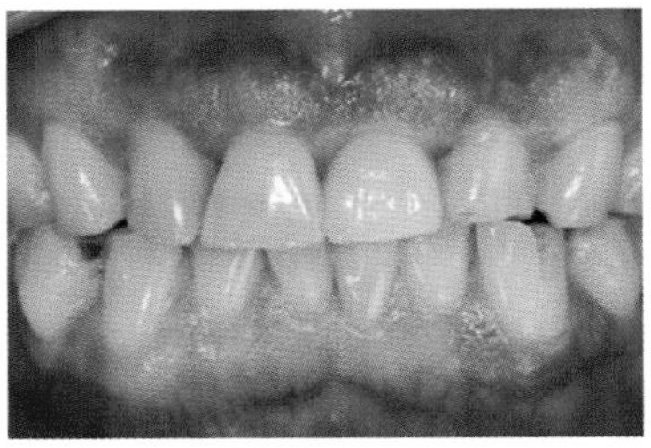
图23　永久修复后1个月口内像

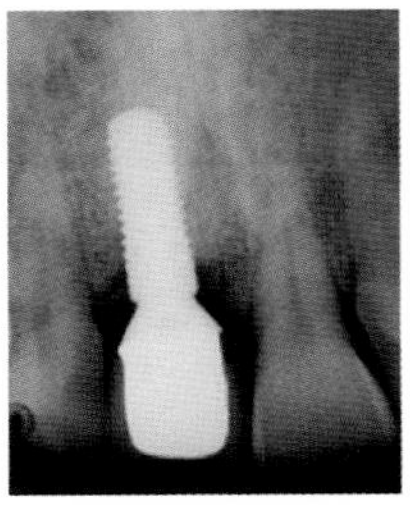
图24　永久修复后1个月X线片

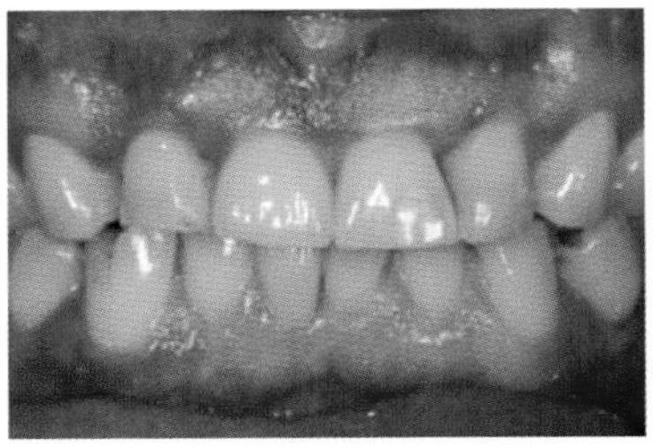
图25　永久修复后1.5年口内像

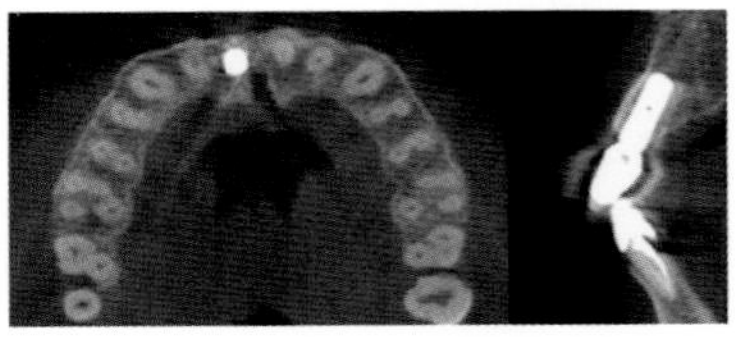
图26　永久修复后1.5年CBCT横断面及矢状面

2. 种植体三维位置　Araújo、Lindhe（2005）表明，即刻种植时，骨增量和软组织增量应该考虑将种植体偏腭侧植入，并且种植体植入稍微深一些，以抵消预期的唇侧骨吸收。Evans、Chen（2008）表明，偏唇侧的即刻种植体发生唇侧骨吸收比偏腭侧的种植体多3倍。DP Tarnow、Kan JY等学者（2011）认为，美学区种植体与天然牙之间的距离（IT）≥2mm，种植体顶部到游离龈边缘的距离为3～4mm。

在本例研究中，患者11根折，来我科就诊。患牙位点无感染，术前CBCT示患牙牙槽骨唇腭向可用骨宽度为8.7mm，可用骨高度为20.4mm，唇侧骨壁完整，骨量足够，骨质完整，可为种植体提供良好的初期稳定性。口内检查见中位笑线，中厚龈生物型，口腔整体卫生较好，牙列整齐，11松动Ⅲ度，周围软组织略红肿，BOP（+），牙石（-），牙槽骨丰满，软组织轮廓完整，可达到无张力的创口初期关闭，并于后期牙龈成形阶段形成良好的红色美学效果。11牙冠形态与对侧同名牙相似，殆间距离良好，预计后期修复可达到良好的白色美学效果。因此给患者实行了术中拔除患牙的即刻种植即刻修复。术中种植体初期稳定性良好（植入扭矩40N·cm）。

3. 修复时机的选择　即刻修复的临时修复体可引导牙龈组织向类似天

然牙颈部的形态生长，有助于充分保存牙龈乳头的丰满度。Bidez等认为，种植体愈合期微动>100μm可影响骨形成，阻碍前体细胞分化为成骨细胞。对于即刻种植即刻修复病例，天然牙行使功能时应避免临时修复体的功能性及创伤性负荷。本病例中，种植体初期稳定性良好（植入扭矩40N·cm），且患者不接受缺牙期，因此选择即刻种植即刻修复，术中调磨临时修复体至正中殆、侧方殆及前伸殆均无咬合接触。

4. 不翻瓣技术 本病例采用不翻瓣技术，有效保护了来自唇侧骨膜的血液供应。翻瓣术会阻断唇侧骨膜的血供，需要2周才能达到皮瓣血管的再吻合，恢复血供。Blanco等研究发现即刻种植患者不翻瓣组唇侧骨吸收（唇侧0.82mm，腭侧0.37mm）明显少于翻瓣组（唇侧1.33mm，腭侧0.33mm）。不翻瓣技术减少了手术创伤、保存了唇侧骨壁的血供。即刻修复后牙龈组织获得生理性按摩刺激。可促进种植体周围牙龈组织的健康及上皮袖口的形成，促进骨组织的新生和改建，促进种植体周围骨组织的矿化过程，加速骨结合的形成。

5. 一次性戴入永久基台（One Abutment One Time） 一次性戴入永久基台能减少对种植体周围组织的不良刺激，有利于软硬组织的保存，增加患者的舒适感。Tommaso Grandi学者表明，前牙区单颗种植体植入，一次性戴入永久基台12个月后，相比于反复拆戴基台，种植体周围骨吸收少0.48mm。可见一次性戴入永久基台对种植体周围早期软硬组织愈合是有利的。Degidi表明，One Abutment One Time基台术式能显著减少即刻种植后种植体周围的水平骨吸收。本病例一次性戴入永久基台，保存了缺牙区的美学位点，减少基台摘戴对种植体周围软硬组织的不良刺激，利于种植的美学修复。

本病例唇侧骨壁与种植体之间的跳跃间隙植入Bio-Oss骨粉，颈部植入1颗PRF，加速了成骨的速度，避免了唇侧凸度不足，以利于获得更好的轮廓美。颈部富血小板纤维蛋白（platelet rich fibrin，PRF）的应用将骨移植材料与口腔外环境隔离，而且PRF具有纤维蛋白结构，能缓慢释放生长因子，促进软组织的愈合。术中PRF的应用也为后期的美学效果奠定了良好的基础。

参考文献

[1] Araújo MG, Lindhe J. Dimensional ridge alterationsfollowing tooth extraction. Anexperimental study in the dog[J]. J Clin Periodontol, 2005, 32: 212–218.
[2] Bidez. Biomechanical mediators of the implant to tissueinterface[J]. Implant Dentistry, 1996, 5(4).
[3] Blanco J, Nunez V, Aracil L, et al. Ridge alterations followingimmediate implant placement in the dog: flap versus flaplesssurgery[J]. Journal Clinical Periodontol, 2008, 35(7):640–648.
[4] Choukroun J, Adda F, Schoeffler C, et al. Une opportunitéen paro–implantologie: le PRF[J]. Implantodontie, 2000, 42:55–62.
[5] Cardaropoli G, Araujo M, Hayacibara R, et al. Healing of extraction sockets and surgically produced–augmented and non–augmented – defects in the alveolar ridge. Anexperimental study in the dog[J].J ClinPeriodontol, 2005,32(5):435–440.
[6] Chen ST, Darby IB, Reynolds EC.A prospective clinical study of non–submerged immediate implants: clinical outcomes and estheticresults[J]. Clin Oral Implants Res, 2007, Oct, 18(5):552–562.
[7] Christoph H.F.Hammerle, Mauricio G. Araujo, Msddimo Simion, et al. Araujo. Evidence–based knowledge on the biology andtreatment of extraction sockets[J]. Clinical Oral Implants Research, 2012, 23(5):80–82.
[8] Dohan DM, Choukroun J, Diss A, et al. Platelet–rich fibrin (PRF):A second generation platelet concentrate. II.Platelet–related biologicfeatures[J]. Oral Surg Oral Med Oral Pathol Oral Radiol Endod, 2006, 101: e45–e50.
[9] De Rouck T, Collys K, Cosyn J.Immediate single–tooth implants in the anterior maxilla: a 1–year case cohort study on hard and soft tissue response[J]. J Clin Periodontol, 2008, 35(7):649–657.
[10] Degidi M, Nardi D, Piattelli A.One abutment at one time: nonremoval of an immediate abutment and its effect on bone healingaround subcrestal tapered implants[J]. Clin Oral Implants Res, 2011, Nov, 22(11):1303–1307.
[11] Fickl S, Zuhr O,Wachtel H, et al. M.Tissue alterationsafter tooth extraction with and without surgical trauma:a volumetricstudy in the beagle dog[J]. J Clin Periodontal,2008,35(4):356–363.
[12] Kan JY, Rungcharassaeng K, Lozada JL, et al. Facialgingival tissue stability following immediate placement andprovisionlization of maxillary anterior single implants:a 2 to 8 yearfollow–up[J].International Journal of Oral & Maxillofacial Implants, 2011, 26(1):342.
[13] M Cunyhouchmand, S Renaudin, M Leroul, et al.Gingival biotype assessement:visual inspection relevance andmaxillary versus mandibular comparison[J].Open Dentistry Journal, 2013, 7(7):1–6.
[14] Phillip Roe, Joseph Y.K.Kan, Kitichai Rungcharassaeng, et al. Horizontal andvertical dimensional changes of peri–implant facial bone followingimmediate placement and provisionalization of maxillary anteriorsingle implants: a 1–year cone beam computed tomography study[J].IntJ Oral Maxillofac Implants,2012, 27(2):393–400.
[15] Rudolf Furhauser, Dionisie Florescu, Thomas Benesch, et al. Evaluation of soft tissue aroundsingle–tooth implant crowns:the pink esthetic score[J].Clinical OralImplantResearch, 2006, 16(6):639–644.
[16] Rouck TD, Eghali R, Collys K, et al. The gingivalbiotype revisted:transparency of the periodontal probe through thegingival margin as a method to discriminate thin from thickgingival[J].Journal of Clinical Periodontology, 2009,36(5):428–433.
[17] Tommaso Grandi, Paolo Guazzi, Rawad Samarani, et al. One abutment - one time versus aprovisional abutment in immediately loaded post–extractive singleimplants: A 1–year follow–up of a multicentre randomised controlledtrial[J].European Journal of Oral Implantology, 2014, 7(2):141–149.

即刻种植联合根面覆盖术处理夜磨牙患者右上前牙冠根折复合连续多牙牙龈退缩1例

李少冰 张雪洋 黄雁红 容明灯 苏媛 卢海宾 陈沛 姜盼 王雅蓉

摘 要

目的：评估即刻种植联合根面覆盖术处理夜磨牙患者右上前牙冠根折复合连续多牙牙龈退缩的临床效果。**材料与方法**：11冠根折裂而不能保留1例，微创拔牙后在正确的三维位置即刻植入Straumann种植体1颗，获得良好初期稳定性并实施即刻修复，经过3个月骨结合，实施隧道法DECTG完成种植位点的软组织量增厚及上前牙区暴露根面的覆盖，术后行牙龈塑形，通过个性化取膜转移，制备一体化氧化锆基台全瓷冠完成螺丝固位修复。**结果**：种植修复固位良好，龈缘水平稳定及牙龈乳头充盈良好，上前牙区暴露根面得以覆盖。**结论**：在选择合适适应证的基础上，通过正确的操作实施即刻种植、即刻修复、软组织增量、根面覆盖术及个性化修复，有助于在上前牙区获得较佳的美学种植修复效果。

关键词：即刻种植；即刻修复；软组织增量；根面覆盖术；美学区

即刻种植是指在患牙拔除的同时植入种植体，如能在术后1周内进行临时修复，则为实施即刻修复。与延期种植和早期种植相比，即刻种植联合即刻修复不仅可以有效地减少治疗周期及手术次数，而且可以尽早恢复患者的美观。因此，即刻种植联合即刻修复得到了广泛的临床开展。但是，在一个骨质结构不稳定的拔牙窝内植入种植体，拔牙窝在愈合过程中发生的组织变化将对种植修复的最终效果带来很多的不稳定因素，包括拔牙窝剩余间隙的成骨，种植体周稳定骨质的生成，软组织的量及龈缘水平的维持等。同时，具有咬合因素导致全口多牙牙龈退缩的夜磨牙患者，则具有更大的美学风险。因此，本病例将尝试通过把握正确三维位置即刻种植、即刻修复、软组织增量、根面覆盖术、个性化牙龈塑形、个性化取模转移、个性化全瓷修复等技术来促进上前牙区单牙即刻种植修复的美学效果。

一、材料与方法

1. 病例简介 48岁女性患者，于2016年4月11日就诊，主诉：右上前牙修复体折断数日要求修复。现病史：8年前右上前牙行烤瓷修复，数天前修复体折断脱落，自觉影响咀嚼及美观，现来我院要求进一步诊治。既往史：否认高血压、心脏病等重大疾病，否认结核、肝炎等传染病史，否认手术、输血史等，未发现药物过敏。无吸烟习惯。临床检查：口外检查未见异常，高位笑线；双侧颞下颌关节未及弹响、压痛及开闭口偏斜；口腔卫生可，BOP（-），PD=2~3mm，CAL=2~4mm；11冠部缺失，冠根折断至龈下3mm，叩（-），松（-），牙龈稍薄，附着龈宽度6~7mm，唇系带附着可。21牙冠呈尖圆形。24根尖瘘道（图1）。X线示11冠根折断至骨下，根尖未见明显阴影。牙槽窝根方可用骨量可，唇侧骨壁完整，颈部宽度约7mm（图2）。同时发现全口牙磨耗明显，多颗牙齿楔状缺损，16冠折折断，口内修复部分崩瓷，连续多牙牙龈退缩。Bruxism checker检查发现夜间副功能运动中存在殆干扰（图3）。

2. 诊断 11冠根折；牙龈退缩；磨牙症；楔状缺损；慢性牙周炎；24慢性根尖周炎。

3. 治疗计划 11拔除后视情况行即刻种植，择期行上前牙区根面覆盖术。以硬垫改善夜磨牙症状。牙周基础治疗。牙体牙髓科诊治楔状缺损及24慢性根尖周炎。术前的美学风险评估倾向为中度风险水平（表1）。

4. 治疗过程

（1）微创拔牙及即刻种植：术前拍摄口内像及实施牙周基础治疗。常规消毒铺巾，阿替卡因局麻下微创拔除11，搔刮拔牙窝及根尖肉芽组织。探测牙槽骨唇侧骨壁及邻面牙槽嵴完整，牙龈无撕裂（图4）。不翻瓣下于11缺隙近远中中点的腭侧牙槽骨及根方定位，按照逐级预备的原则，紧贴牙槽窝腭侧骨壁制备种植窝洞，植入Straumann 4.1mm×12mm BL种植体1颗，植入扭矩>35N·cm（图5）。种植体平台位于唇侧龈缘中点下3mm，与唇侧骨壁内侧面形成的跳跃间隙＞3mm，置入Bio-Oss细颗粒骨粉0.25g，上愈合基台关闭创口（图6）。术后予以抗感染止痛药对症处理，7~10天拆线。术后CBCT检查显示：种植体利用牙槽窝根方骨质固位，紧贴牙槽窝腭侧骨壁，其唇侧面与牙槽窝唇侧骨壁的内侧面所形成的跳跃间隙（＞3mm）可见颗粒状显影物充填。牙槽窝的唇侧骨壁及唇侧倒凹无缺

作者单位：南方医科大学口腔医院

通讯作者：张雪洋；Email: zhangxueyang666@126.com

损穿孔（图7）。

（2）制备临时冠：术后当天取模转移，送工厂以临时基台制备临时修复，获得舌隆突开孔螺丝固位的烤塑临时冠。将其就位于口内种植体，调整正中、前伸及侧方咬合无接触，加力10~15N·cm，可见即刻修复体良好地支持龈缘及牙龈乳头结构（图8）。

（3）软组织增量及根面覆盖：术后3个月局麻下于13~23唇侧制备隧道，不分离牙龈乳头，再从前磨牙区腭侧的腭部黏膜制取DECTG，游离移植至13~23唇侧隧道，以增厚11的软组织，同时行冠向复位覆盖暴露的根面（图9）。

（4）牙龈塑形：软组织增量术后1个月开始逐步调整临时冠并塑形牙龈形态，控制11近远中牙龈乳头的充盈量和龈缘水平，使得11牙龈形态与21尽量相对称（图10）。

（5）最终修复与随访：经过3个月左右的塑形，11临时修复固位良好，菌斑控制良好，近远中龈乳头充盈良好，龈缘水平及形态与邻牙相对称。牙龈塑形稳定后，以临时修复体制作个性化转移杆并取模转移（图11），并以原厂Variobase基台制备一体化氧化锆基台全瓷冠（图11）。修复体就位口内，加力35N，再次确定咬合无干扰（图12）。最终修复完成后随访6个月，11种植修复固位稳定，近远中龈乳头充盈良好，唇侧龈缘水平稳定（图13）。

二、结果

11修复体固位良好，牙龈乳头充盈良好，龈缘水平对称修复体与对侧同名牙协调一致（图13）。13~23根面覆盖效果稳定。外观笑容美观协调。患者满意。X线检查示11种植体周稳定骨质包绕，唇侧骨板嵴顶处厚度约1.42mm，嵴顶以下的厚度>2mm，相邻牙槽骨高度稳定，基台及修复体就位良好（图14）。分别根据Fürhauser的PES和Bulser的WES进行美学评分，总分值为21，美学效果良好（表2）。

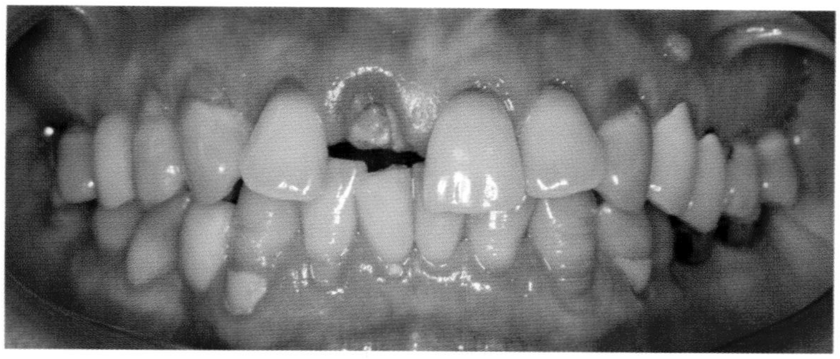

图1　术前口内像

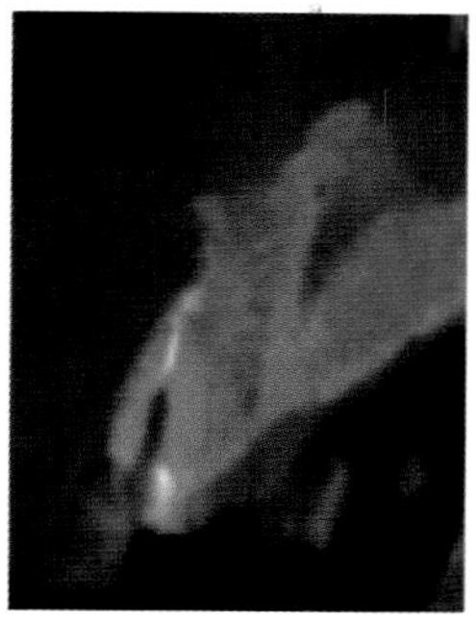

图2　术前X线片

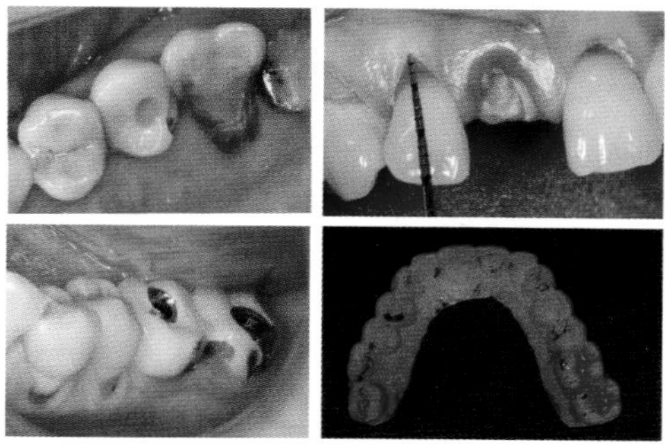

图3　夜磨牙体征及检测

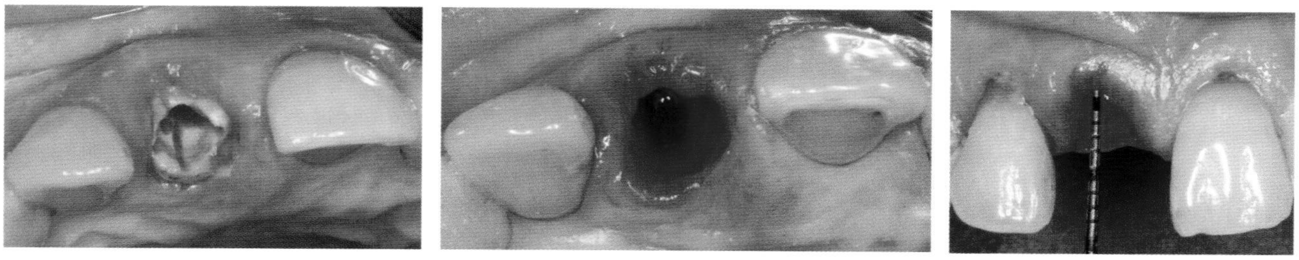

图4　微创拔牙

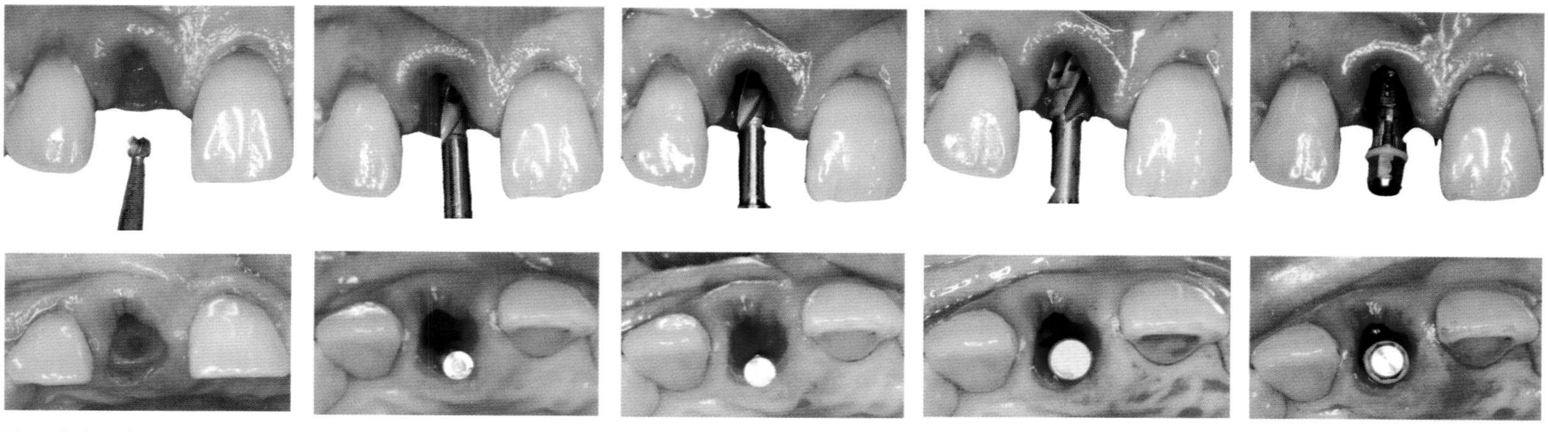

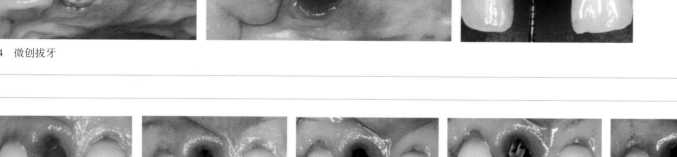

图5　术中正确三维位置植入

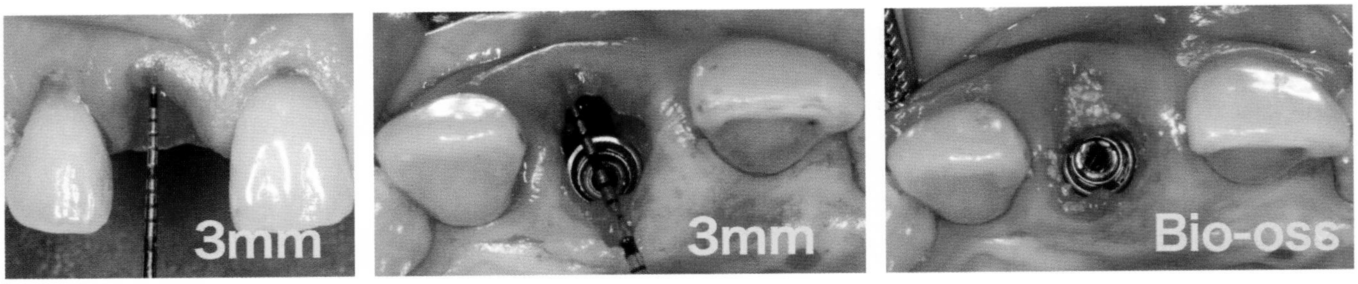

图6　间隙植骨

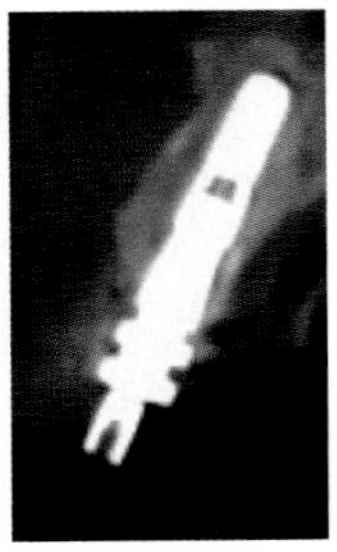

图7　术后X线片

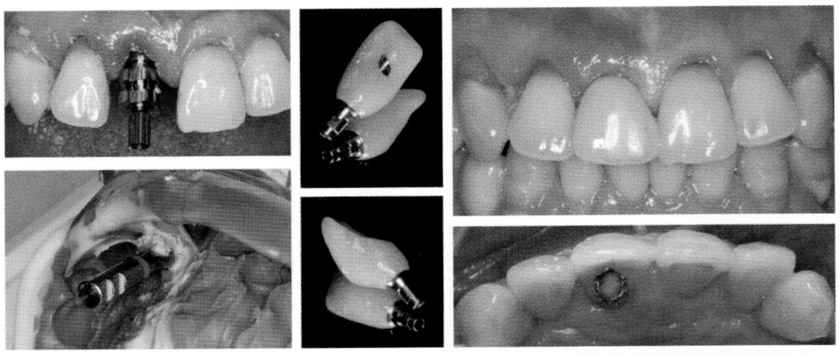

图8　临时修复

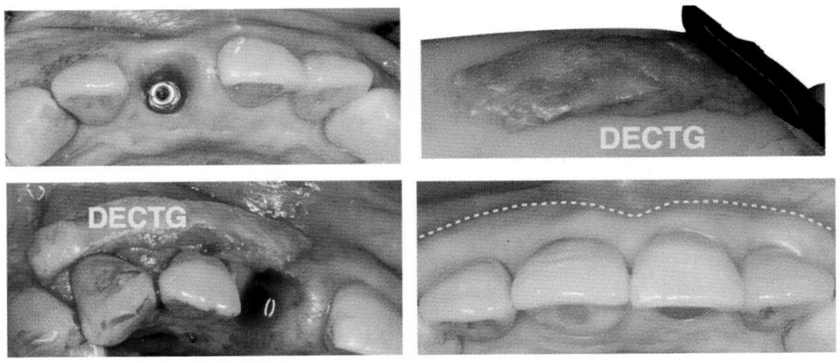

图9　软组织增量

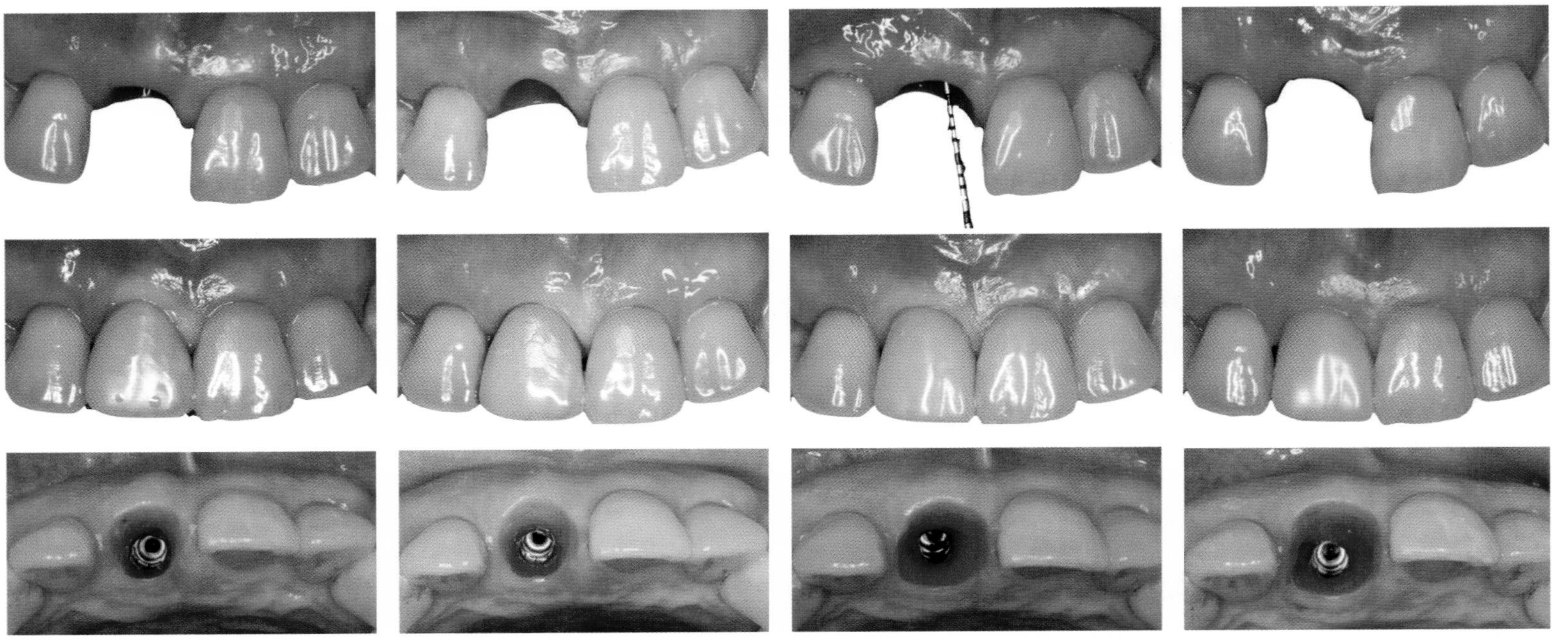

图10　牙龈塑形

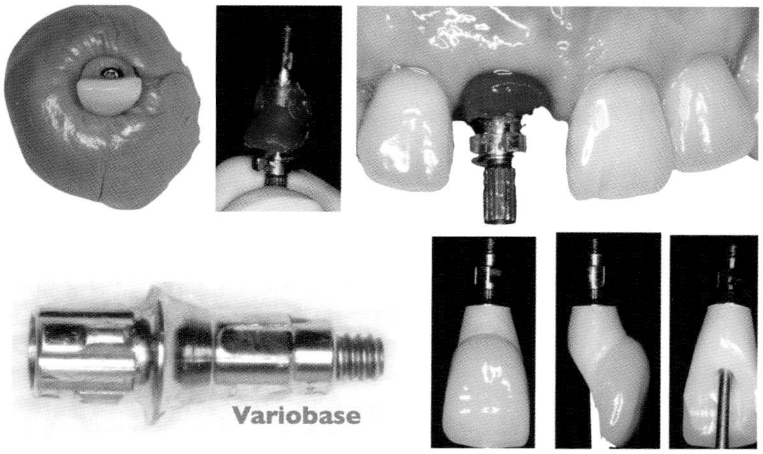

图11 个性化取模及制备最终修复体

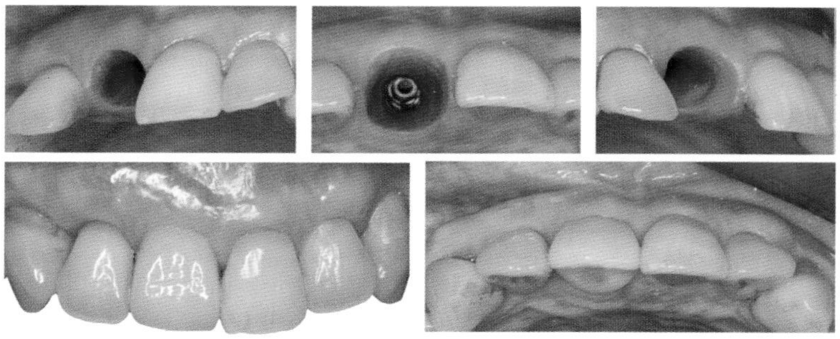

图12 袖口检测及就位最终修复体

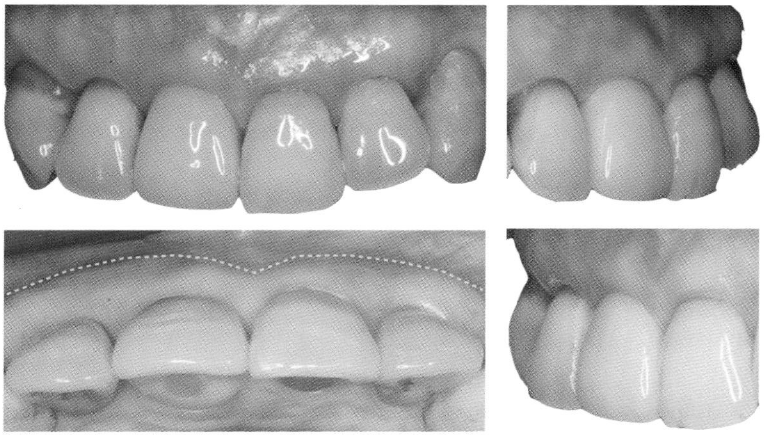

图13 负重6个月后随访的情况

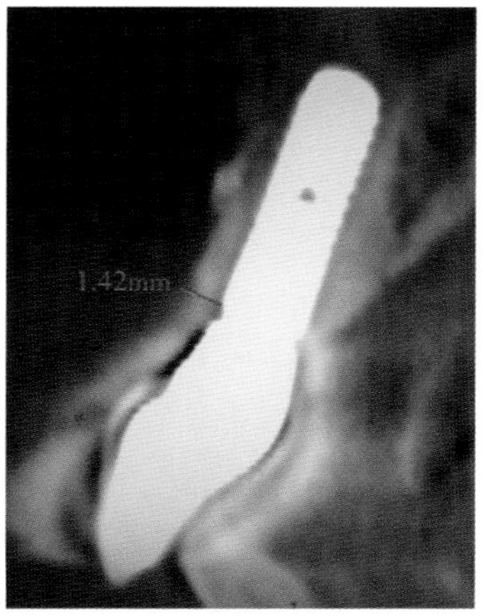

图14 负重6个月后随访的X线检测

三、讨论

即刻种植有着缩短治疗周期和减少手术次数的优点，结合即刻修复则可以尽快地恢复患者的美观。但是拔牙窝软硬组织的生理变化往往是难以精确估计的，这将给即刻种植修复的长期稳定带来难以预期的结果，尤其是在美学要求较高的上前牙区。因此，美学区的即刻种植具有更高的风险及技术要求。与此同时，该患者还患有夜磨牙症，上前牙区连续多牙牙龈退缩合并根面暴露，进一步增加了美学风险。

首先，本病例患牙冠根折而不能保留，考虑到患牙具有完整的唇侧骨板，颈部的宽度约7mm，局部无急性炎症，牙槽窝靠近根尖及腭侧区能提供足够的骨量，基本符合即刻种植的适应证。通过微创拔牙得以保存拔牙窝的软硬组织完整。种植体的正确三维位置是即刻种植成功的重要因素。种植位点应该位于缺牙间隙的近远中中点，种植体近远中面要距离邻牙＞1.5mm，且整体靠腭侧植入，以使得种植体唇侧面位于牙弓外形连线内侧>2mm，并保留唇侧骨板内侧面与种植体唇侧面之间约3mm的跳跃间隙。在冠根向上，种植体平台应该位于未来修复体唇侧龈缘中点下3~4mm。鉴于唇侧骨板主要由束状骨组成，在牙齿拔除后基本上趋于吸收，从而造成种植体唇侧骨质不稳定而影响美观风险。因此，通过跳跃间隙植骨，以低替代率骨移植材料充填并促进间隙骨生成，最终获得种植体周的稳定骨质，为软组织的稳定提供支撑。

当种植体的植入扭矩>35N·cm时，则可以考虑实施即刻修复。即刻修复不仅可以尽快恢复患者的美观，而且还可以尽量支撑并维持软组织的形态。另外，临时修复还可以辅助关闭拔牙创口和稳定骨移植材料，以促进成骨及美学。本病例选用的是螺丝固位的临时修复，因为后期的牙龈塑形需要反复拆卸和调改修复体，螺丝固位可以避免粘接固位反复粘接操作所带来粘接剂残留的潜在风险。序列化的牙龈塑形是实现红色美学的重要步骤。要获得跟同名牙一致的软组织形态，必须通过少量多次的临时冠调整来完成，在获得良好的软组织形态后，通过制备个性化转移体来实现软组织形态的精确复制，以为技师制备精确的修复体提供精确的模型。最终以个性化基台及全瓷冠来完成白色美学。

软组织增量技术是调整美学区生物型结构的良好方法。对于不翻瓣即刻种植的位点，由于唇侧束状骨板不同程度地吸收，往往存在不同程度的唇侧轮廓塌陷，而影响最终的美学效果，而且对于容易产生牙龈退缩的薄龈生物型，增厚软组织量有助于减少龈缘退缩的风险。同时为了纠正上前牙区牙龈退缩根面暴露的问题，考虑同期行根面覆盖术。本案例在11唇侧制备半厚信封瓣，同时于13～23制备隧道，保留牙龈乳头的完整性，再通过上颌

表1 美学风险评估

美学风险因素	风险水平		
	低	中	高
健康状态	健康，免疫功能正常		免疫功能低下
吸烟习惯	不	少（＜10支/天）	多（＞10支/天）
患者美学期望值	低	中	高
唇线	低位	中位	高位
牙龈生物型	低弧线形，厚龈生物型	中弧线形，中厚龈生物型	高弧线形，薄龈生物型
牙冠形态	方圆形	卵圆形	尖圆形
位点感染情况	无	慢性	急性
邻面牙槽嵴高度	到接触点＜5mm	到接触点5.5～6.5mm	到接触点≥7mm
邻牙修复状态	无修复体		有修复体
缺牙间隙宽度	单颗牙（＜7mm）	单颗牙（≥7mm）	≥2颗牙
软组织解剖	软组织完整		软组织缺损
牙槽嵴解剖	无骨缺损	水平向骨缺损	垂直向骨缺损

前磨牙区腭侧制取DECTG游离移植至受区的隧道中，增厚11种植位点的软组织厚度，同时行冠向复位，覆盖暴露的根面。一方面把11位点的薄龈生物型改善为厚龈生物型，另一方面邻牙暴露的根面得以覆盖并增厚其牙龈的厚度，为软组织塑形以及稳定奠定了良好的基础。

综上所述，上前牙区即刻种植具有较大的美学风险。在选择正确的适应证的前提下，通过把握微创拔牙、正确三维位置、间隙植骨、即刻修复、软组织增量、根面覆盖术、牙龈塑形、个性化取模以及个性化全瓷修复，将有望于实现良好的红色及白色美学效果。

表2 PES及WES结果

PES	评分	WES	评分
近中龈乳头	2	牙冠形态	1
远中龈乳头	2	牙冠体积	2
唇侧龈缘形态	2	修复体色调	2
软组织形态	1	修复体表面纹理	2
牙槽嵴缺损	2	透明度	1
软组织颜色	2		
软组织质地	2		
合计	13	合计	8

参考文献

[1] Hof M, Pommer B, Ambros H, et al. Does Timing of Implant Placement Affect Implant Therapy Outcome in the Aesthetic Zone? A Clinical, Radiological, Aesthetic, and Patient - Based Evaluation[J]. Clinical Implant Dentistry & Related Research, 2015, 17(6):1188.

[2] Hall JA, Payne AG, Purton DG, et al. Immediately restored, single–tapered implants in the anterior maxilla: prosthodontic and aesthetic outcomes after 1 year[J]. Clin Implant Dent Relat Res, 2007, Mar, 9(1):34–45.

[3] Chappuis V, Engel O, Reyes M,et al. Ridge alterations post–extraction in the esthetic zone: a 3D analysis with CBCT[J].J Dent Res, 2013, Dec, 92(12 Suppl):195S–201S.

[4] 宿玉成译. 国际口腔种植学会（ITI）口腔种植临床指南第三卷: 拔牙位点种植: 各种治疗方案[M]. 北京: 人民军医出版社, 2008.

[5] Fürhauser R, Florescu D, Benesch T,et al. Evaluation of soft tissue around single–tooth implant crowns: the pink esthetic score[J]. Clin Oral Implants Res, 2005, Dec, 16(6):639–644.

[6] Belser UC, Grütter L, Vailati F, et al. Outcome evaluation of early placed maxillary anterior single–tooth implants using objective esthetic criteria: a cross–sectional, retrospective study in 45 patients with a 2– to 4–year follow–up using pink and white esthetic scores[J]. J Periodontol, 2009, Jan, 80(1):140–151.

美学区即刻种植即刻修复1例

马攀 应怡倩 李钧 耿威 陈明 刘长营 唐德争

摘 要

目的：观察上颌前牙区单牙外伤拔除后即刻种植即刻修复的临床效果，探讨获得良好种植美学效果的相关因素。**材料与方法：**选取一上颌单颗前牙外伤致冠折病例，微创拔除患牙，进行即刻种植即刻修复。术前对患者客观存在的美学风险进行评估，包括一般美学、软组织美学、硬组织美学评估；术中不翻瓣微创拔牙，在正确的三维位置上植入种植体，手术当天即刻临时修复，利用临时冠诱导软组织成形，术后定期复查，观察评估软硬组织改建情况；组织愈合完成以后，通过制作个性化取模柱，制取个性化印模，精确复制穿龈轮廓外形，制作永久修复体，完成最终的修复。**结果：**在长达1年的观察期内，本病例获得了理想的软硬组织美学效果。**结论：**针对上颌前牙区单牙拔除后即刻种植即刻修复，在谨慎选择病例、评估患者美学风险的基础上，将种植体精确植入理想的三维位置，可以获得种植体周围软硬组织的稳定——可获得令人满意的美学效果。

关键词：即刻种植；即刻修复；美学

拔牙后牙槽窝颊侧的牙槽骨会发生明显的吸收，常导致牙槽嵴唇侧塌陷，这为后期的修复带来许多的问题，尤其在美学区。因此，防止或减少拔牙后牙槽嵴的吸收，保持牙槽嵴的外形是美学区种植的重要目标。即刻种植联合即刻修复有利于维持拔牙后种植体周围的骨和软组织形态，并且由于其明显缩短治疗周期，减少手术次数，尽早恢复患者的美观而深受患者的欢迎。但是即刻种植并不能阻断拔牙后的骨质吸收，因此在骨改建完成以后，骨和软组织的水平具有不确定性，这可能会带来一些不可预知的问题，影响最终的美学效果。我们选取21冠根折1例，不翻瓣微创拔牙，正确把握种植体植入的三维位置，即刻种植即刻修复，制取个性化印模，个性化全瓷修复以期获得理想的美学效果。

一、材料与方法

1. 病例简介 25岁女性患者，主诉：上前牙外伤折裂5个月，要求修复。现病史：5个月前上前牙外伤后折裂，未曾治疗，现自觉牙冠变色，松动不适，影响咀嚼美观，要求进一步诊治。患者无全身系统疾病史，无药物过敏史，无烟酒等不良嗜好。临床检查：口腔卫生状况良好，牙石（-），色素（-），BOP（-），PD1~3mm，21牙冠变色，腭侧劈裂至龈下约4mm。牙龈略红肿，龈缘高度可，未见退缩，近远中牙龈乳头充盈，中厚龈生物型。21牙冠方圆形，牙冠形态及大小与对侧同名牙协调。CBCT示：21腭侧冠根折断至龈下，根尖未见明显异常，牙根偏向唇侧，唇侧骨壁薄，牙槽窝根尖区可用骨量足。

2. 诊断 21冠根折。

作者单位：首都医科大学附属北京口腔医院

通讯作者：应怡倩；Email: mapanxw@163.com

3. 治疗计划 21拔除后即刻种植即刻修复。

4. 治疗过程（图1~图27）

（1）术前准备：拍摄术前口内像，取前牙区硅橡胶印模。

（2）微创拔牙后即刻种植：不翻瓣，微创拔除21，避免对颊侧骨板及周围牙龈组织造成损伤。拔牙后探查牙槽窝唇侧骨壁完整，近远中牙槽嵴未见缺损，龈缘及牙龈乳头完整。用先锋钻在缺牙间隙近远中向中点，牙槽窝腭侧骨板定点，开始备洞时钻针朝向腭侧，逐渐向邻牙长轴变换，植入的种植体长轴略偏向原天然牙长轴的腭侧，紧贴腭侧骨壁，植入Straumann SLActive 4.1mm×10mm种植体1颗，植入扭矩>35N·cm，检查种植体的位置：种植体平台位于唇侧龈缘中点下3mm处，近远中距离邻牙>1.5mm，种植体唇面距离邻牙唇面连线的腭侧1mm以内，种植体的唇侧与牙槽窝骨壁间跳跃间隙约2mm，在此间隙内植入Bio-Oss骨粉，术后CBCT示：种植体紧贴拔牙窝腭侧骨壁，种植体唇侧骨壁厚度约3mm。

（3）即刻修复：选取合适的临时基桩，将基桩安装在种植体上，经过适当地磨改以制作出理想的边缘位置及修复空间，预留出临时冠的螺丝通道，以术前硅橡胶印模翻制临时修复体，参照邻牙颈部形态调整临时冠龈缘形态，对龈缘及牙龈乳头的位置起到良好的支撑作用，避免过度压迫，导致唇侧龈缘的退缩，临时冠口内就位，调整咬合，使整个咬合运动过程中无咬合接触，加力至15N，树脂填塞螺丝孔。

（4）永久修复：经过3个月的软硬组织愈合期，临时冠周围的软组织形态维持良好，龈缘未见退缩，近远中牙龈乳头充盈。此时测得ISQ值：79。CBCT示：种植体唇侧骨板厚度约2mm，以临时修复体制作个性化印模帽，制取终印模，精确复制临时冠穿龈部分印模，再现塑形完成后的软组织形态。制作个性化氧化锆全瓷修复基台及全瓷冠，就位，加力至35N，粘接全瓷冠，去除粘接剂。

（5）修复后随访：永久修复完成后随访3个月、6个月、1年，种植修复体唇侧龈缘稳定，近远中牙龈乳头充盈。牙周探诊深度均＜3mm，未及种植体螺纹。永久修复后3个月、6个月、1年的CBCT示：种植体唇侧骨板厚度维持在2mm左右。

二、结果

21种植修复体唇侧龈缘及牙龈乳头充盈，颜色、质地与对侧同名牙对称协调，患者对最终的美学效果满意。随访CBCT示：21种植体骨整合良好，唇侧骨板厚度约2mm，近远中及唇侧牙槽骨高度稳定，PES为13.5分（表1）。

表1　PES结果

PES	评分
近中龈乳头	2
远中龈乳头	2
牙龈高度	2
唇侧龈缘形态	1.5
牙槽嵴缺损	2
牙龈颜色	2
牙龈质地	2
合计	13.5

三、讨论

影响种植治疗的美学效果的因素有很多，比如说笑线、患者牙周和牙列的状况、种植区骨和软组织的量、种植体植入的三维位置、修复治疗程序等。其中有些因素是我们难以控制的，但是对于病例的选择，种植体植入于理想三维位置的把控、软硬组织缺损的外科处理技术以及后期修复的治疗程序和方案等，这些是我们临床医生可以控制的，而且也是影响治疗效果最关键的因素。

1. 病例的选择　针对本病例，患者为年轻女性，对美观的要求较高；并且患者具有较高的笑线，微笑时暴露牙冠及周围牙龈组织；牙根靠近唇侧骨板，唇侧骨板菲薄，所以对该病例进行即刻种植存在较高的美学并发症风险，但是外伤后冠根折致天然牙难以保留，种植位点周围软硬组织不存在炎症；并且经过微创拔除后，牙槽窝骨壁完整；牙槽窝根尖区腭侧骨量充足，种植体足以获得初期稳定性；牙槽窝的直径足以在植入常规直径种植体的条件下保证唇侧跳跃间隙的宽度。因此，针对该病例的软硬组织条件，结合患者对缩短治疗周期的要求，我们对此进行了拔牙后即刻种植即刻修复。

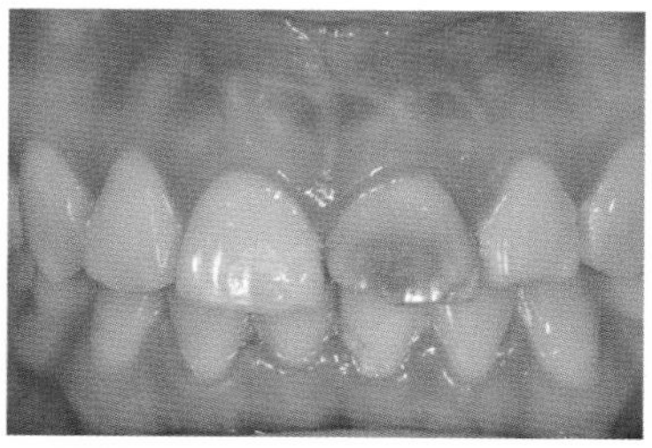

图1　术前口内像

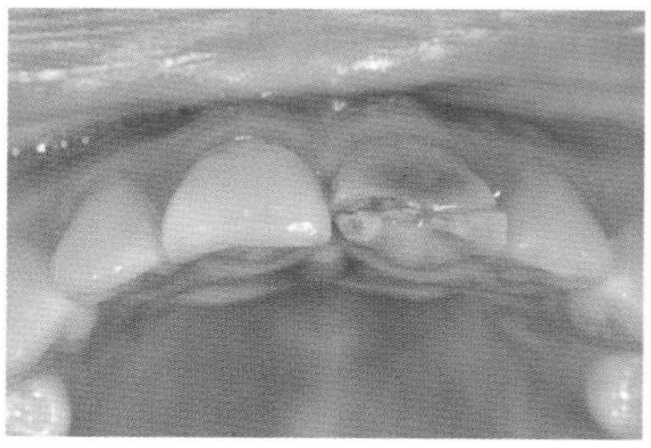

图2　术前口内像殆面像

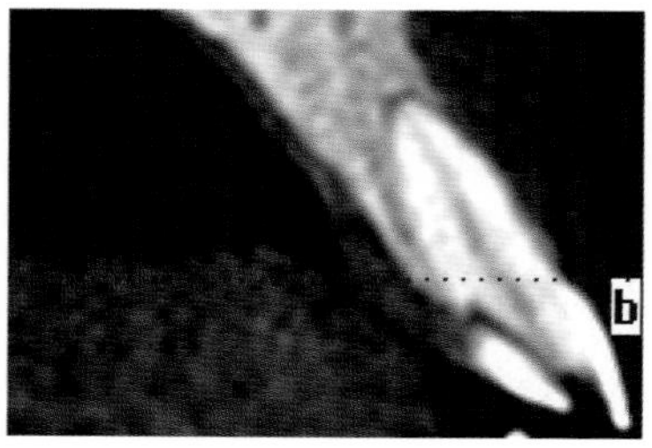

图3　术前CBCT

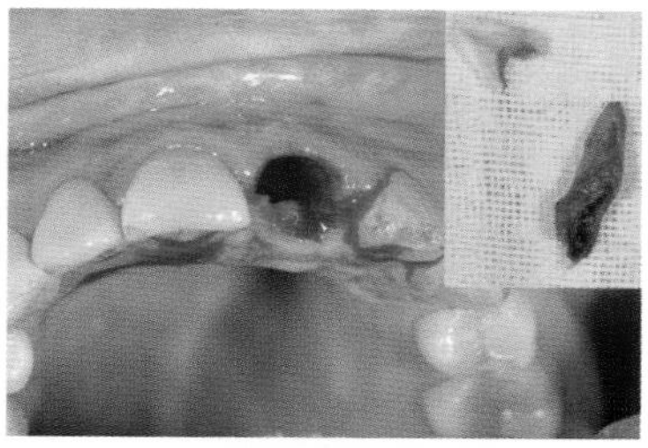

图4　不翻瓣微创拔牙

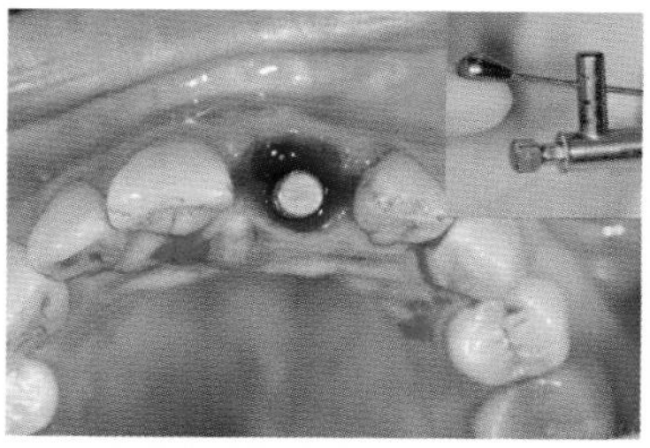

图5　种植体植入初期稳定性>35N·cm

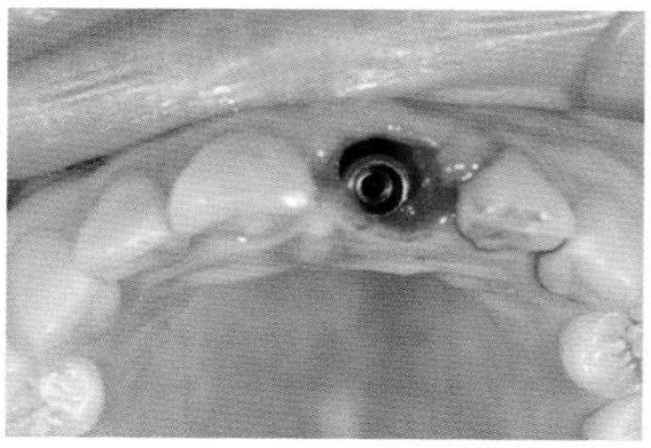

图6　种植体植入于良好的三维位置

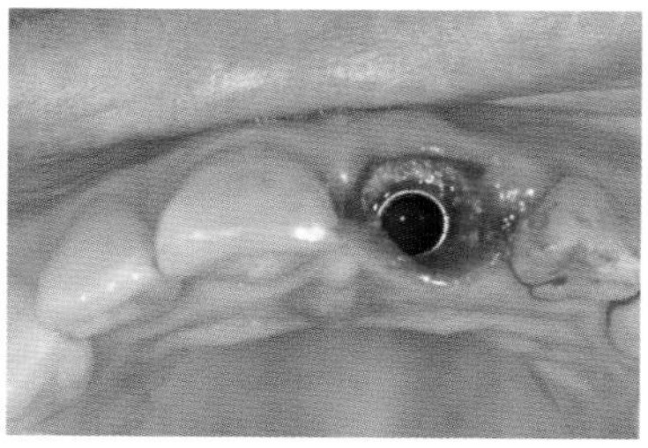

图7　跳跃间隙植骨

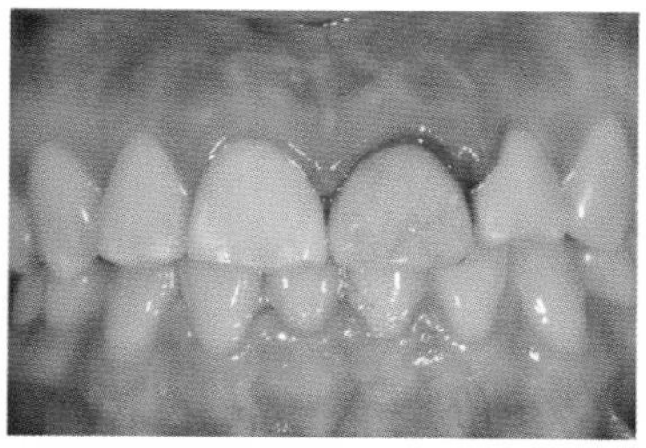

图8　即刻修复咬合正面像

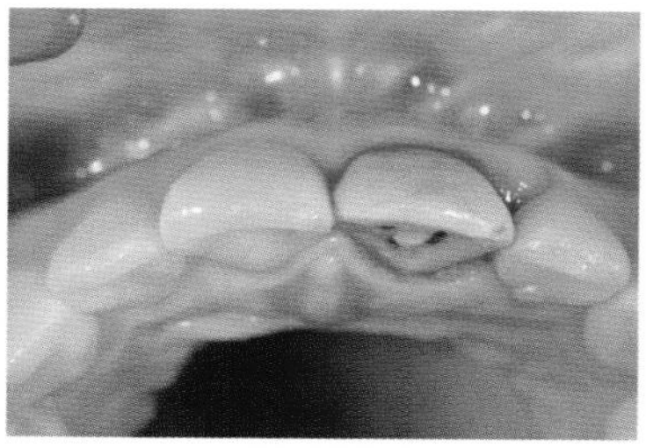

图9　即刻修复殆面像

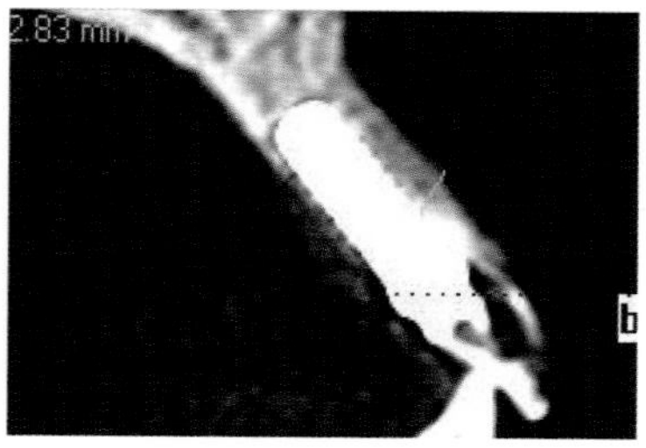

图10　术后即刻CBCT

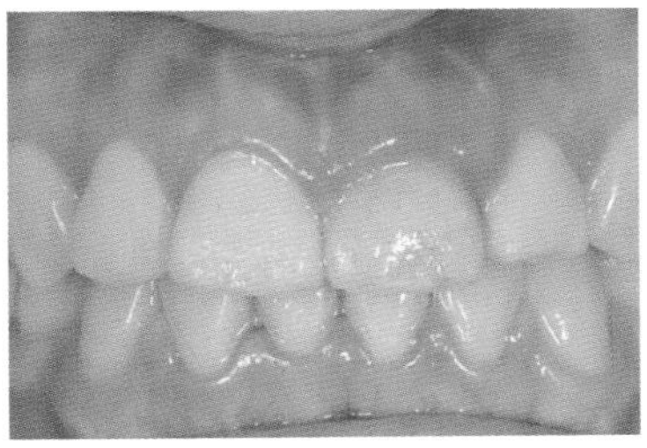
图11 术后1周咬合正面像

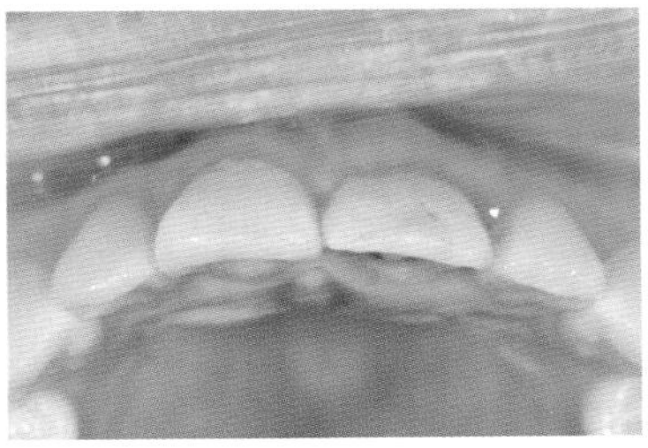
图12 术后1周㘭面像

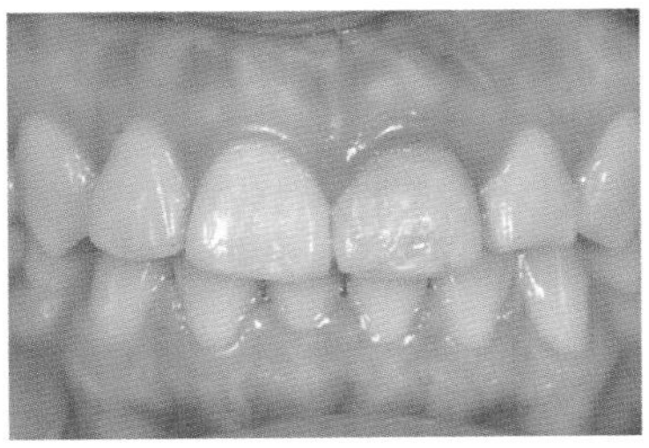
图13 术后3个月咬合正面像

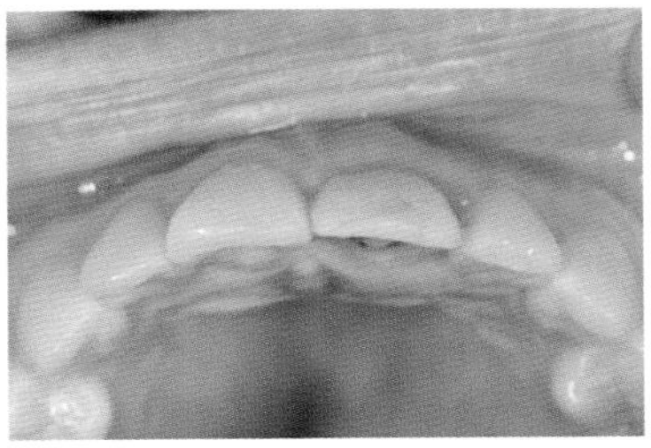
图14 术后3个月㘭面像

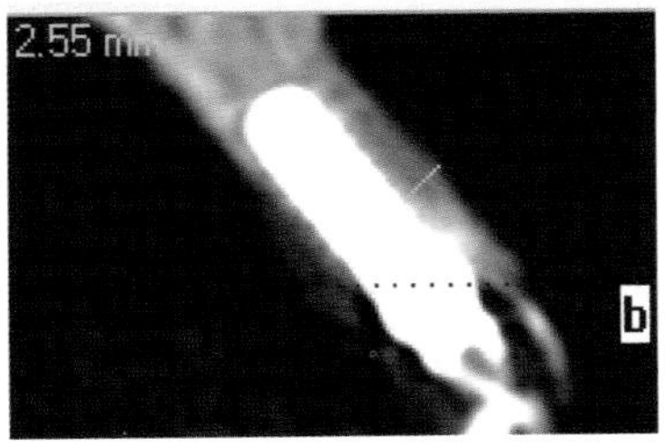

图15 术后3个月CBCT

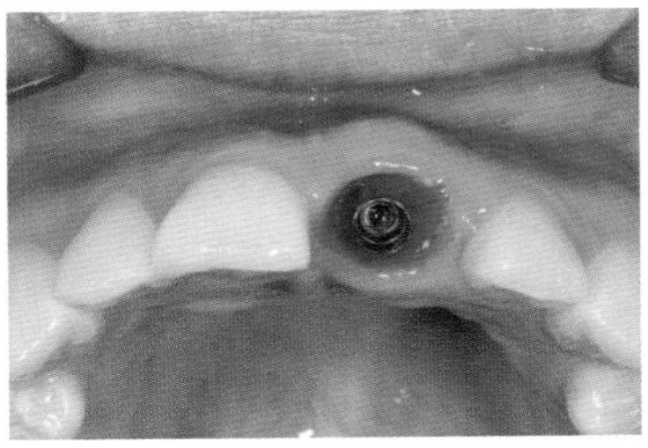
图16 永久修复前牙龈袖口

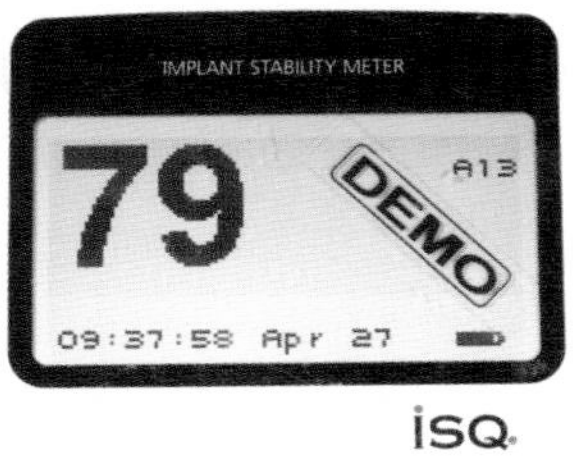

图17 种植体骨愈合3个月后的ISQ值

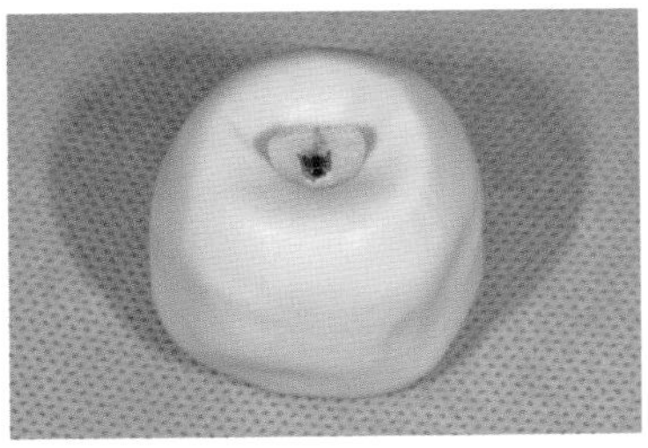
图18 利用临时冠制作个性化印模帽

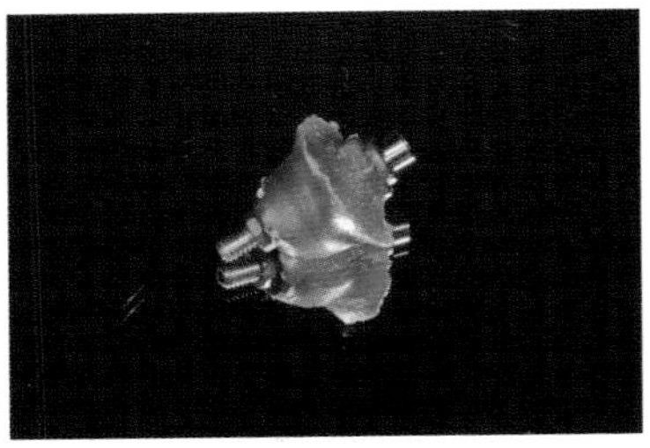
图19 制作完成的个性化印模帽

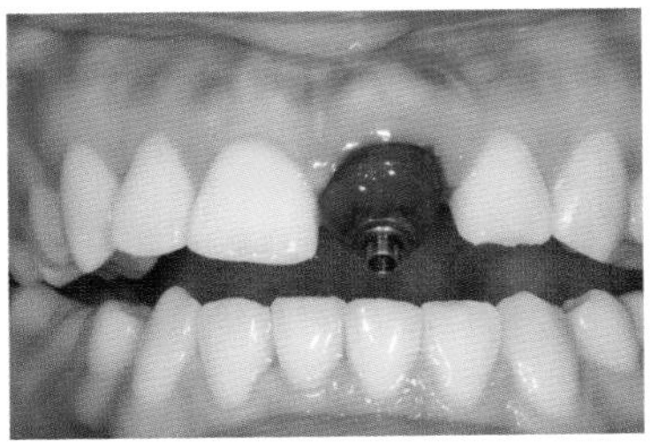
图20 个性化印模帽口内就位

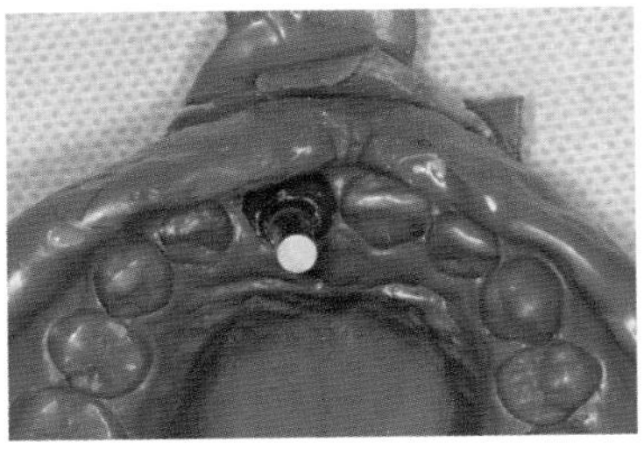
图21 制取开窗式印模

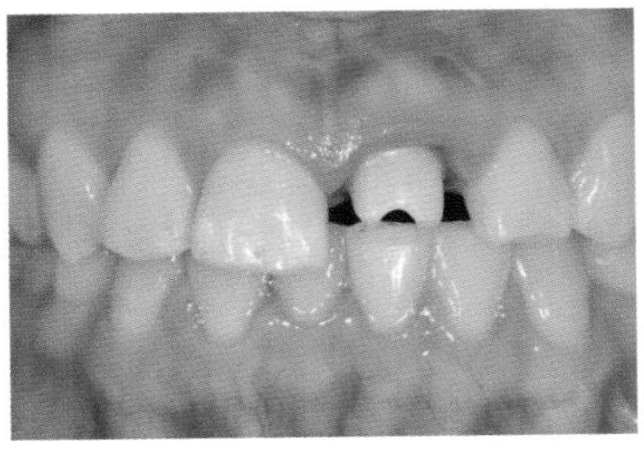
图22 个性化氧化锆全瓷修复基台口内就位

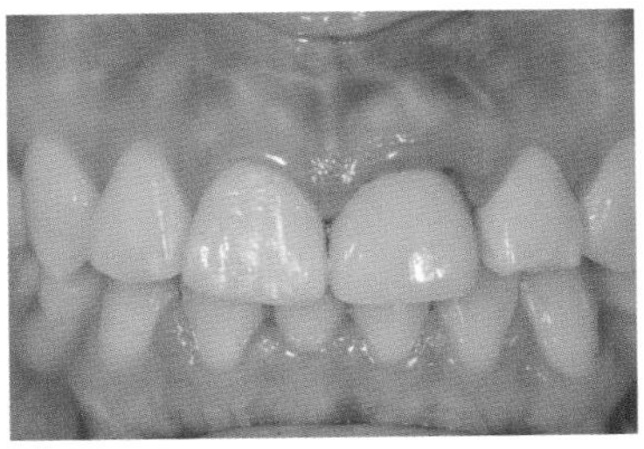
图23 全瓷冠口内就位咬合正面像

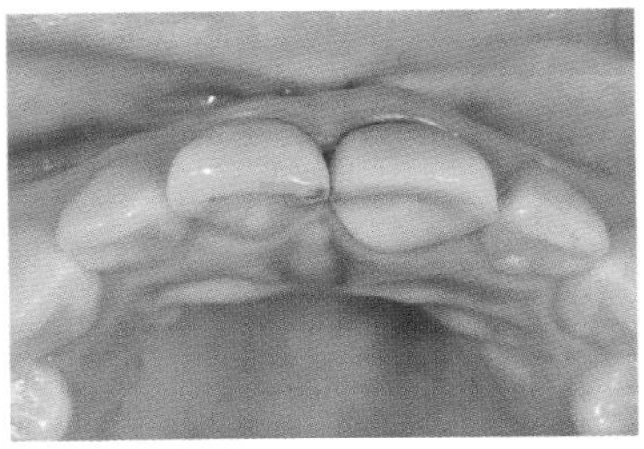
图24 全瓷冠口内就位㘭面像

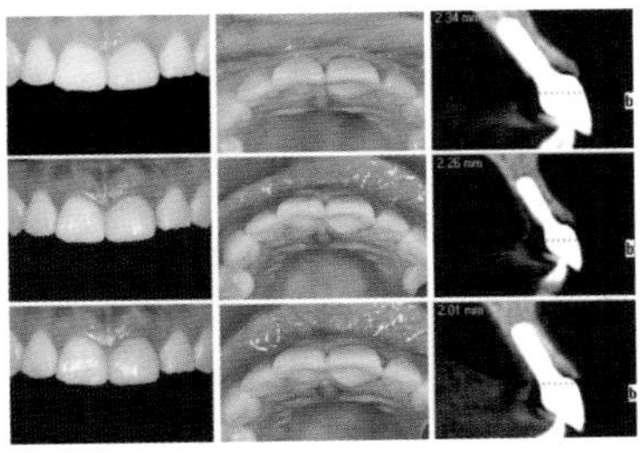
图25 永久修复后3个月、6个月、1年复查的正面像、㘭面像及CBCT

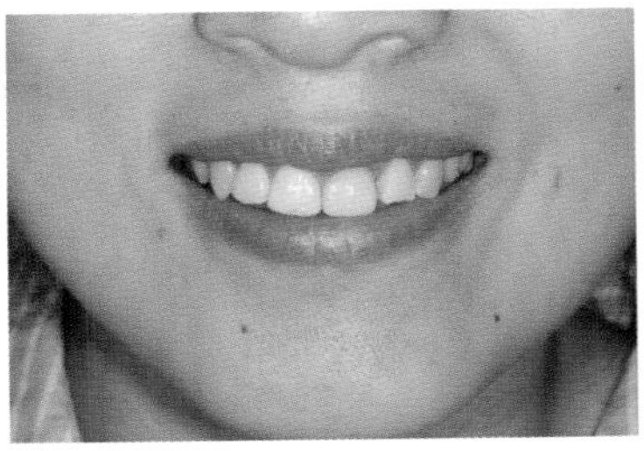
图26 患者修复后1年微笑像

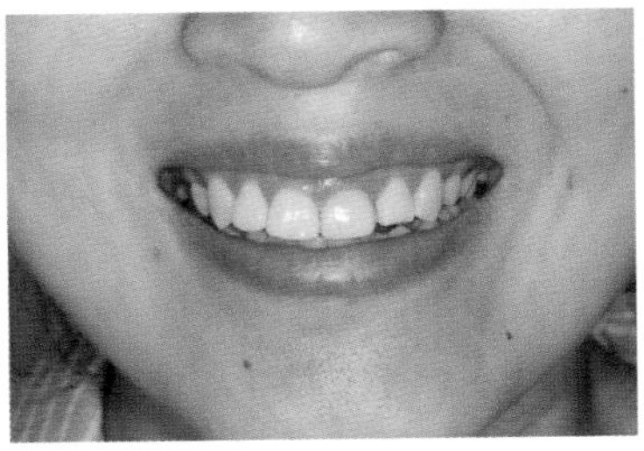
图27 患者修复后1年大笑像

2. 外科操作 即刻种植有利于维持拔牙前软硬组织的水平及轮廓，达到仿真的效果，因此，在拔牙时应尽可能减小对骨组织及牙龈组织的创伤，减少即刻种植之后软硬组织的变化。即刻种植的风险主要来源于两个方面：初期稳定性欠佳导致骨结合失败；继发性骨及软组织水平的降低至美学失败。为了获得初期稳定性，在进行备洞时，种植体偏腭侧植入，依靠腭侧及牙槽窝根尖区骨质获得固位；口腔内软组织的水平依赖于骨组织的水平，所以尽可能减小即刻种植后骨组织的变化是获得理想美学效果的关键。而骨组织的变化与种植体植入的三维位置有密切的关系：种植位点位于缺牙区近远中向中点，距离邻牙>1.5mm；在冠根向上，种植体肩台位于理想龈缘下3mm；种植体整体偏向腭侧，使种植体唇侧与牙槽窝骨壁间留有2mm的间隙，在间隙内植入低吸收率的骨移植材料，有利于维持牙槽嵴的轮廓，降低软硬组织的变化所带来的美学风险。

3. 修复程序 种植体植入时扭矩>35N·cm，此时考虑行即刻修复。椅旁制作临时修复体，满足患者的美观需求；临时修复体有利于维持牙龈形态，减少牙龈退缩；同时利于创口的关闭。在愈合期间，龈缘曲线及牙龈乳头基本维持不变，在愈合完成以后利用临时冠制作个性化取模帽来制取终印模，精确复制临时冠周围牙龈软组织的形态；采用个性化全瓷基台，生物相容性高，防止前牙区较薄的牙龈透露金属基台颜色，支撑穿龈过渡区牙龈，防止塑形完成后的软组织塌陷。

根据传统的治疗观念，对于即刻种植的病例，牙槽窝唇侧完整的骨壁且厚度不低于1mm是获得理想美学效果的先决条件之一，也有学者提出，拔牙窝唇侧骨板的厚度及种植体与拔牙窝唇侧骨壁间跳跃间隙影响即刻种植后唇侧骨壁的改建，拔牙窝唇侧骨壁的厚度是患者固有的解剖条件，跳跃间隙可以由临床医生通过控制种植体植入的三维位置来改变，并且通过在间隙内植入低替代率的材料来减小牙槽骨轮廓的改变以保证美学效果。然而根据多篇文献报道，在上颌前牙区，牙根唇侧骨板的厚度普遍低于1mm，以此来看，仅有极少部分的人能满足传统即刻种植适应证的要求。然而，随着种植治疗技术的发展以及其优越性的普及，患者对种植治疗提出了更高的要求，即刻种植即刻修复因其缩短治疗周期，减少手术治疗程序而越来越受到欢迎。Himanshu Arora等通过2年的前瞻性研究，认为在唇侧2mm的跳跃间隙内植骨，即使唇侧骨板较薄（<1mm），同样也能获得理想的美学效果。在本病例中，该患者唇侧牙槽骨板菲薄，虽然相对于传统的针对即刻种植的适应证有所放宽，但是对于病例的要求仍然是苛刻的（包括完整的唇侧骨板，足量的根尖骨质以获得初期稳定性等）。因此即刻种植的美学效果虽具有不确定性，但是严格的病例筛选，对医生技术的高要求是获得理想而稳定美学效果的确切条件。在美学区进行种植治疗尤其是即刻种植，应根据患者的美学期望值及本身的条件进行美学风险评估，筛选合适的病例。通过严谨的外科操作，包括微创拔牙、精确备洞、把控种植体植入的三维位置、在种植体唇侧间隙内植入低替代率的材料等来减小牙槽嵴轮廓的改变。通过序列的修复治疗程序，临时冠塑形牙龈，为种植体周围理想软组织形态提供支撑。个性化取模，精确复制牙龈轮廓，个性化全瓷修复基台，全瓷冠修复，色泽及透光度更仿真，最终达到高度的美学效果。

参考文献

[1] De RT, Collys K, Cosyn J. Single-tooth replacement in the anterior maxilla by means of immediate implantation and provisionalization: a review.[J]. Int J Oral Maxillofac Implants, 2008, 23(5):897-904.
[2] Khzam N, Arora H, Kim P, et al. Systematic Review of Soft Tissue Alterations and Esthetic Outcomes Following Immediate Implant Placement and Restoration of Single Implants in the Anterior Maxilla[J]. Journal of Periodontology, 2015, 86(12):1321.
[3] Chen ST, Darby IB, Reynolds EC. A prospective clinical study of non-submerged immediate implants: clinical outcomes and esthetic results.[J]. Clinical Oral Implants Research, 2007, 18(5):552-562.
[4] Morton D, Chen ST, Martin WC, et al. Consensus statements and recommended clinical procedures regarding optimizing esthetic outcomes in implant dentistry[J]. International Journal of Oral & Maxillofacial Implants, 2014, 29 Suppl(Supplement):216.
[5] Januário AL, Duarte WR, Barriviera M, et al. Dimension of the facial bone wall in the anterior maxilla: a cone-beam computed tomography study.[J]. Clinical Oral Implants Research, 2011, 22(10):1168.
[6] Buser D, Martin W, Belser UC. Optimizing esthetics for implant restorations in the anterior maxilla: anatomic and surgical considerations.[J]. International Journal of Oral & Maxillofacial Implants, 2004, 19 Suppl(1):43.
[7] Ferrus J, Cecchinato D, Pjetursson EB, et al. Factors influencing ridge alterations following immediate implant placement into extraction sockets[J]. Clin Oral Implants Res, 2010, 21(1):22-29.
[8] Arora H, Ivanovski S. Correlation between pre-operative buccal bone thickness and soft tissue changes around immediately placed and restored implants in the maxillary anterior region: A 2-year prospective study.[J]. Clinical Oral Implants Research, 2016.

以生物学为导向的微创即刻种植伴微创美学修复1例

张强富

摘要

目的：观察以生物学为导向的上前牙微创即刻种植伴超薄烤瓷贴面联合美学修复的临床效果。**材料与方法：**选择上颌中切牙外伤至冠根折伴相邻牙有美学缺陷的病例，行微创拔牙，不翻瓣微创种植，植入人工骨粉，自体牙临时粘接修复，并用临时冠诱导牙龈成形，选用个性化氧化锆基台及铸瓷冠种植修复，相邻牙采用超薄烤瓷贴面修复，术中术后注重生物学考量。**结果：**在观察期内，微创种植修复和超薄烤瓷贴面修复的联合应用，术中术后注重生物学考量，获得了良好的软硬组织稳定性和美学效果。**结论：**以生物学为导向的微创即刻种植伴超薄烤瓷贴面联合修复可以维持牙龈轮廓和骨组织的稳定，获得理想的临床美学效果。

关键词：生物学；微创；即刻种植；美学修复

上前牙对于面部的美观起到至关重要的作用，由于其位置、功能和组织解剖学上的特殊性，如何微创、及时、美观、舒适地恢复上前牙，并且更好地保护缺牙区的软硬组织，达到良好的美观效果，是种植修复和美学修复需要考虑的内容。前牙区单牙即刻种植的长期效果和优势已经得到了文献的充分证实。近年来的研究表明，不翻瓣微创拔牙、即刻种植、种植体与牙槽窝骨壁的间隙内充填骨移植材料，采用临时冠牙龈塑形，CAD/CAM个性化全瓷基台、铸瓷冠修复取得良好效果，同时对美学区其他有美学缺陷的牙齿采用微创的超薄烤瓷贴面联合修复，整体美学效果有极大的提升。

一、材料与方法

1. 病例简介　25岁女性患者，因外伤致上前牙冠根折1天就诊。临床检查：中位笑线，牙龈为薄龈生物型，21冠松动II度，唇侧颈部可见折裂线，龈缘无明显撕裂。CBCT显示：根长约8mm，唇舌向斜折致根上部，唇侧骨板完整，可用骨高度15mm，唇舌向宽度约8mm。12牙切端部分缺损，与相邻牙之间有间隙，11牙远中唇侧轻微扭转不齐，22牙牙体偏小呈锥形，与相邻牙之间有间隙。牙周情况良好。有夜磨牙习惯，全身情况良好。

2.诊断　21冠根折；12牙体缺损；11扭转+牙体缺损；22过小牙；磨牙症。

3. 治疗计划

方案一：12贴面+11、21、22固定桥修复。

方案二：12、11、22贴面+21种植修复。

和患者充分沟通后，患者选择方案二。

（1）21牙微创拔除，不翻瓣即刻种植，自体牙临时粘接修复。

（2）21牙临时冠修复牙龈塑形。

（3）21牙CAD/CAM个性化二氧化锆基台及铸瓷冠修复。

（4）12、11、22微创预备超薄烤瓷贴面修复。

（5）做夜磨牙垫，定期复查，长期随访观察。

4. 治疗过程（图1～图40）

（1）不翻瓣微创拔除21残根，根尖完整，唇侧骨壁完整。

（2）拔牙窝偏腭备洞至4.0mm×11.5mm，植入Dio 4.0mm×11.5mm种植体，扭力35N。

（3）种植体与唇侧骨壁间隙＞2mm，先上小直径愈合基台，防止骨粉进入种植体螺丝孔，在间隙内植入Bio-Oss人工骨粉，尽量填实，然后更换大直径愈合基台，进一步压实人工骨粉，同时有封闭拔牙创和起到伞效应的作用。牙龈与愈合基台之间的少许间隙用可吸收的明胶海绵封闭，防止骨粉散落出来。

（4）修整拔出的自体牙冠，上橡皮障，将自体牙冠粘接在11与22上，行过渡性修复。

（5）术后4个月复查，牙龈状况良好。采用螺丝固位临时冠进行牙龈塑形并调整（患者怀孕，未行X线检查）。

（6）术后6个月复查，牙龈健康，龈缘形态满意，位置稳定，准备正式修复，但因怀孕没有进行X线检查确定唇侧骨量及骨结合情况，建议先行临时修复，产后再行最终修复。利用螺丝固位的临时冠复制牙龈袖口的形态，制取个性化印模及制作CAD/CAM钛基底二氧化锆个性化基台。

（7）戴CAD/CAM钛基底二氧化锆个性化基台，牙龈美观改善，采用Mock-Up的方式制作临时冠，通过机械固位无粘接剂刺激。

（8）术后14个月复查，牙龈色、形、质良好并出现点彩，牙龈乳头充满邻间隙。微创预备12、11、22，比色、加强型硅橡胶制取印模，面弓转移咬合关系。CBCT检查唇侧骨量丰满，骨结合良好。

作者单位：成都亚非牙科

Email: 767383138@qq.com

（9）种植体牙冠采用口外预粘接的方式去除多余的粘接剂，避免龈沟内粘接剂残留，橡皮障隔湿下行超薄烤瓷贴面的粘接。

（10）术后18个月复查12、11、21、22修复体及牙龈外观满意。

（11）做夜磨牙垫，定期复查，长期随访观察。

二、结果

通过缜密的设计和精细化的操作，注重生物学考量。在观察期内，微创种植修复和超薄烤瓷贴面修复的联合应用，获得了良好的软硬组织稳定性和美学效果。患者对治疗效果很满意。

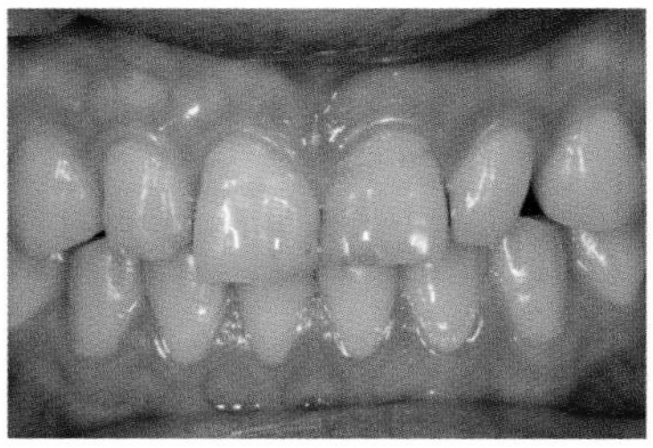
图1 术前口内咬合像

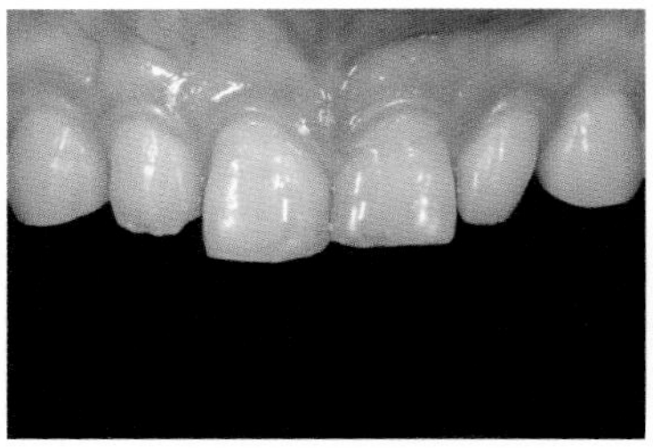
图2 术前口内正面黑背景像

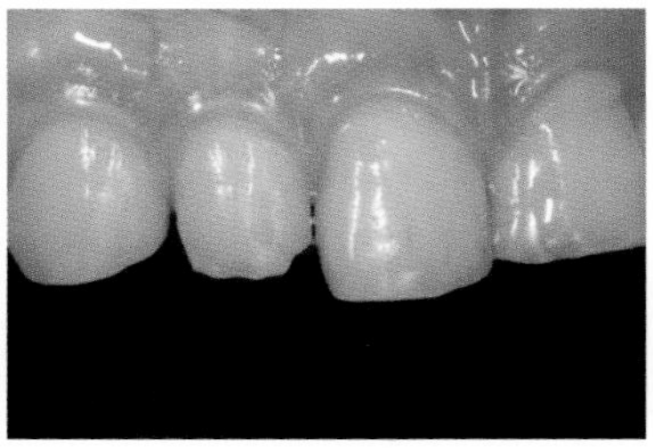
图3 术前口内右侧像

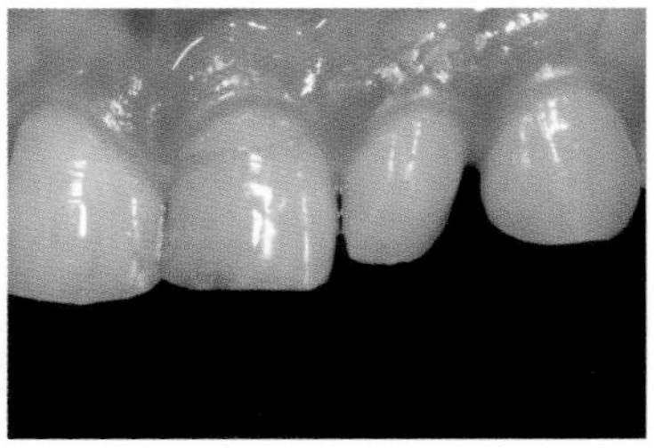
图4 术前口内左侧像

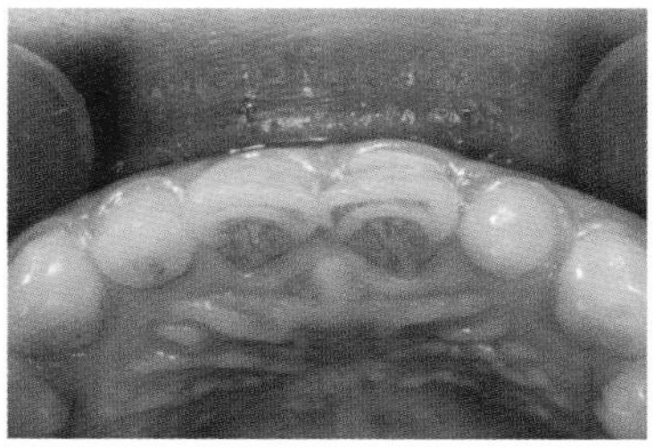
图5 术前殆面像

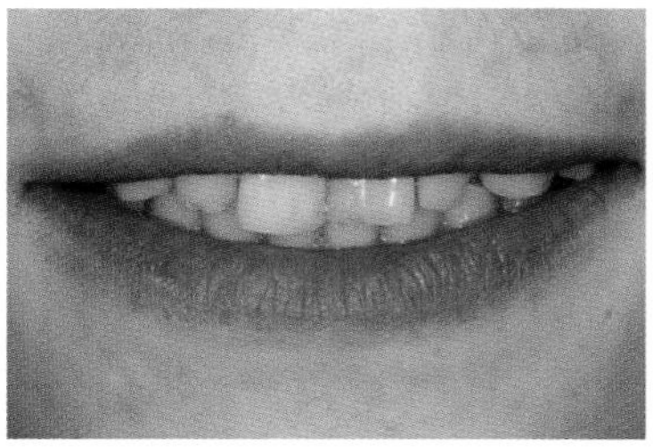
图6 术前微笑像

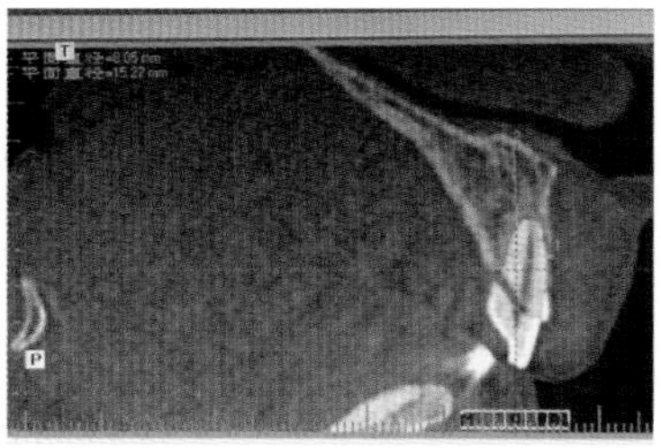
图7 术前CBCT

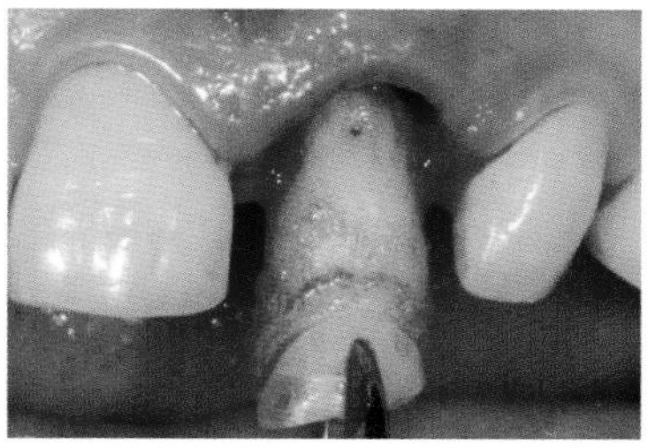
图8 不翻瓣微创拔牙

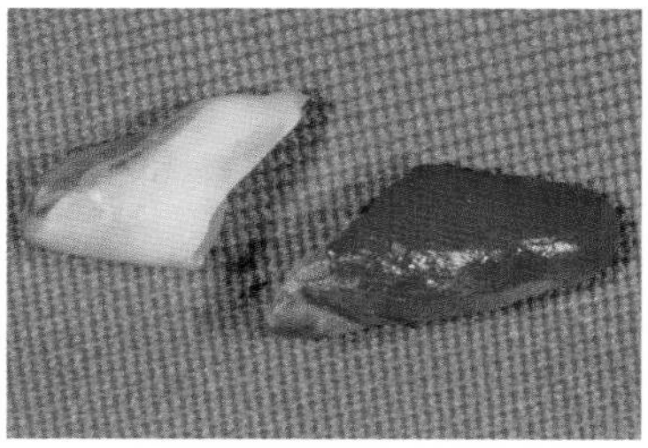
图9 拔出的牙冠和残根

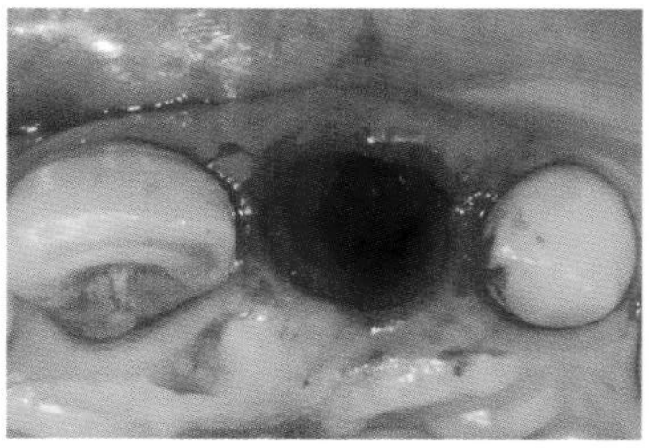
图10 偏腭侧定点

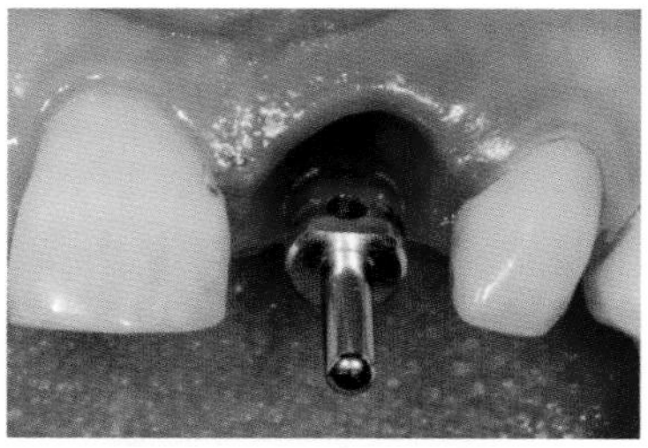
图11 检查方向和角度

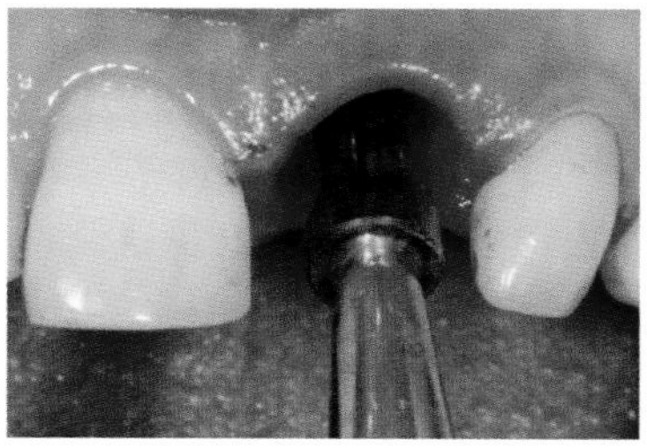
图12 逐级备洞

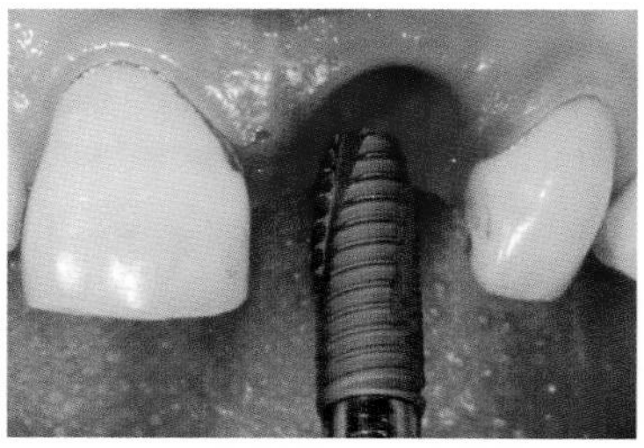
图13 植入种植体

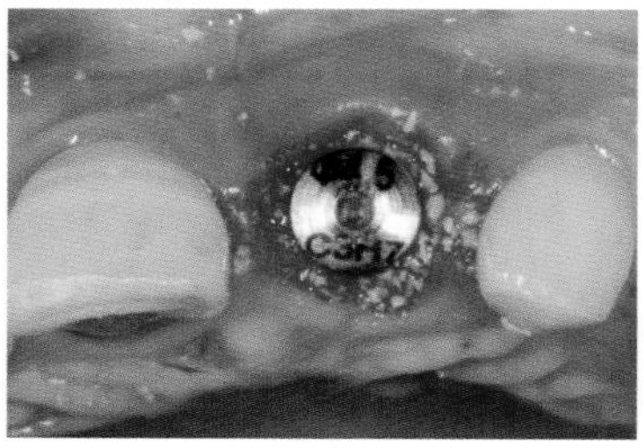
图14 小愈合帽周围植入骨胶原

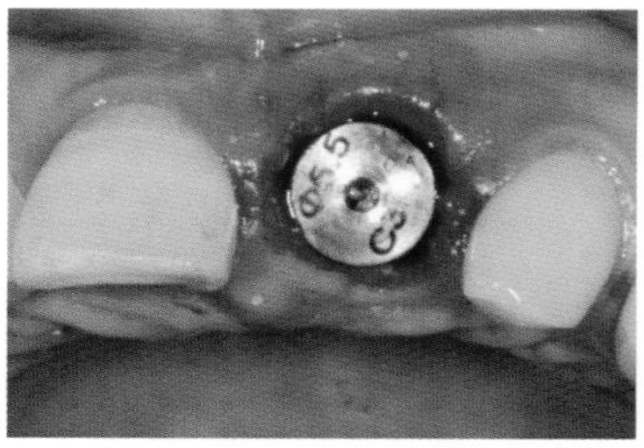
图15 更换大直径愈合帽

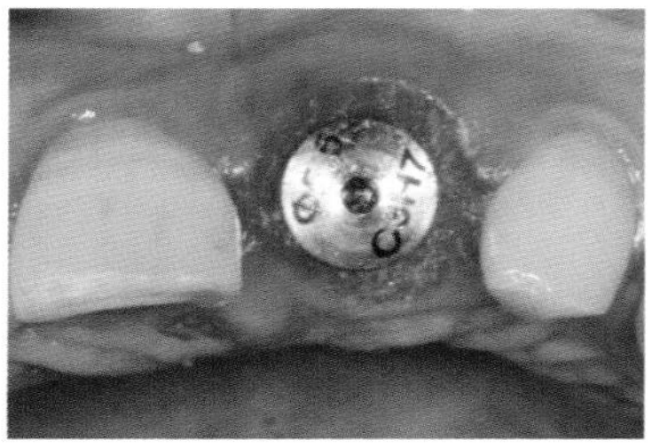
图16 明胶海绵封闭小间隙

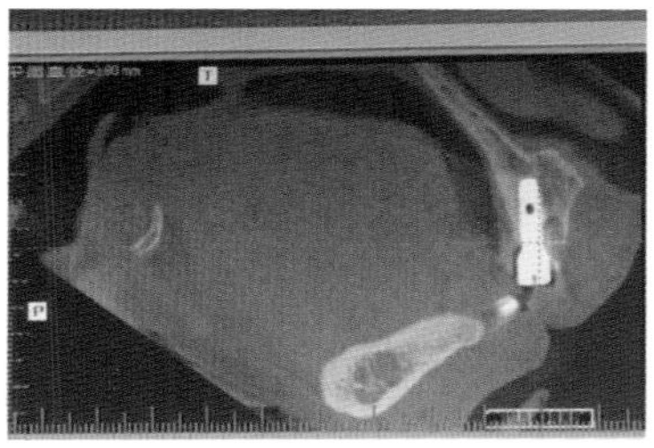
图17 术后即刻CBCT

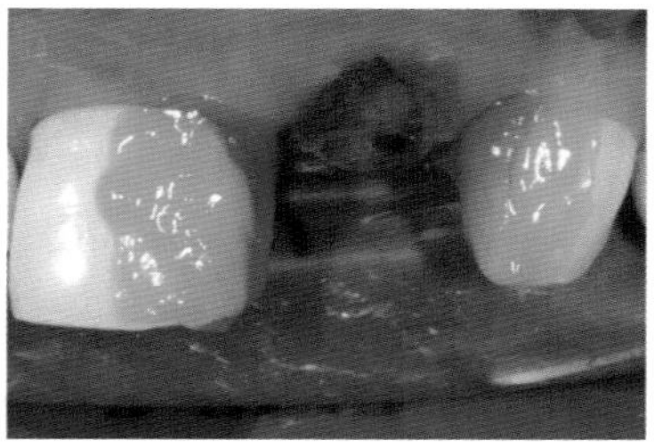
图18 橡皮障隔湿酸蚀牙釉质

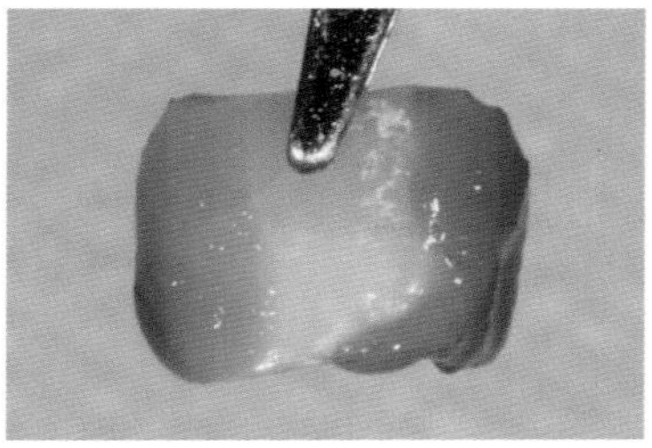
图19 酸蚀自体牙

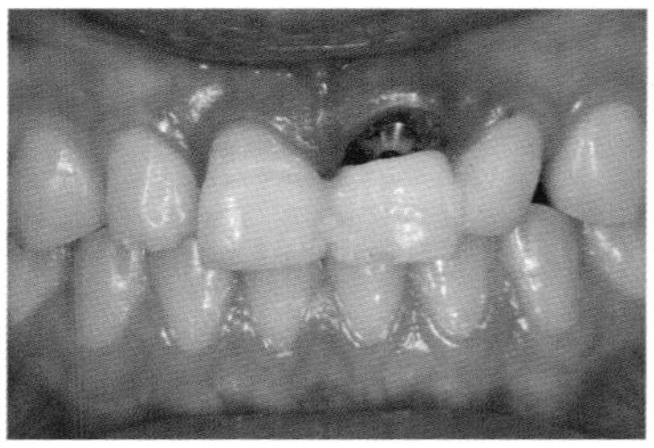
图20 自体牙粘接临时修复

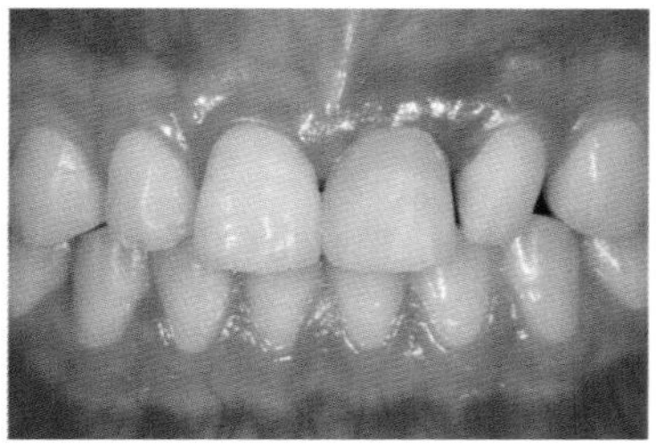
图21 种植体支持式临时牙牙龈塑形

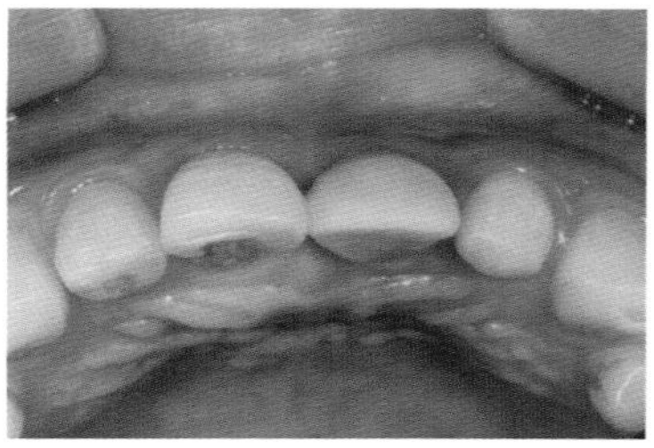
图22 殆面像唇侧吸收不明显

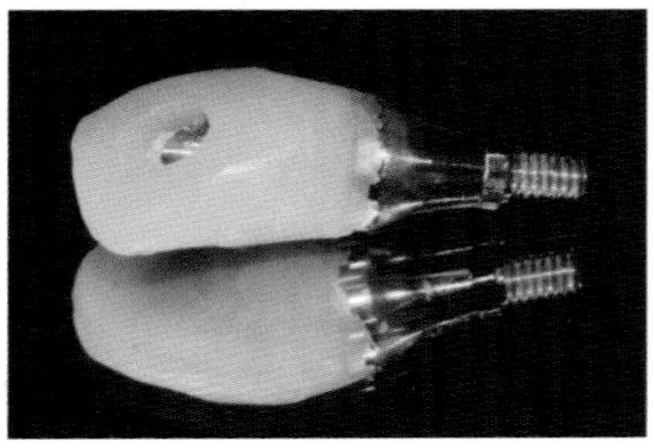
图23 螺丝固位的临时牙

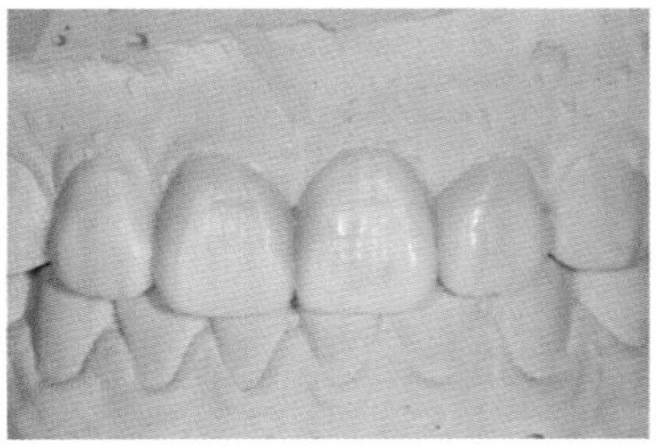
图24 诊断蜡型设计

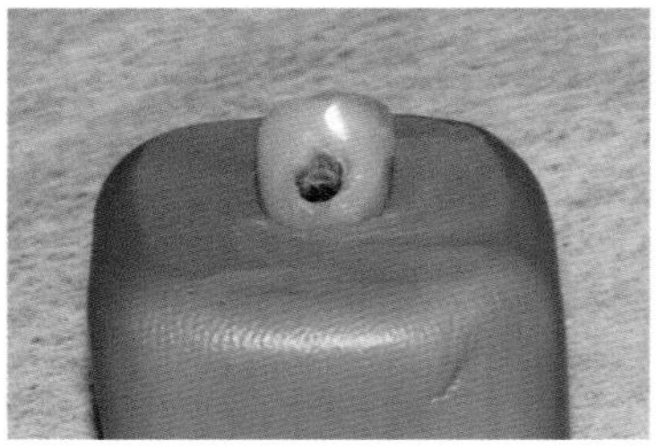
图25 复制牙龈袖口形态

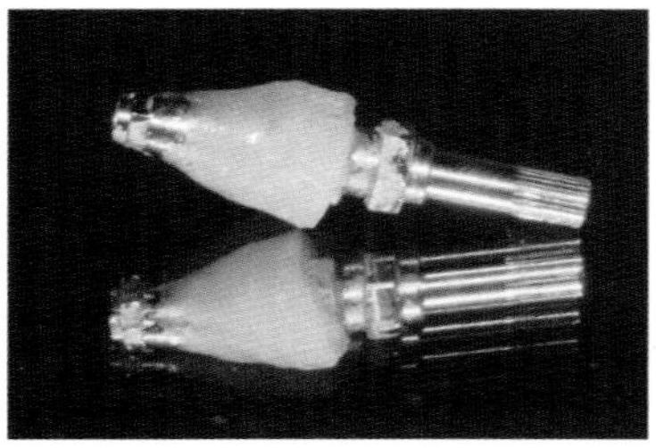
图26 制作好的个性化转移杆

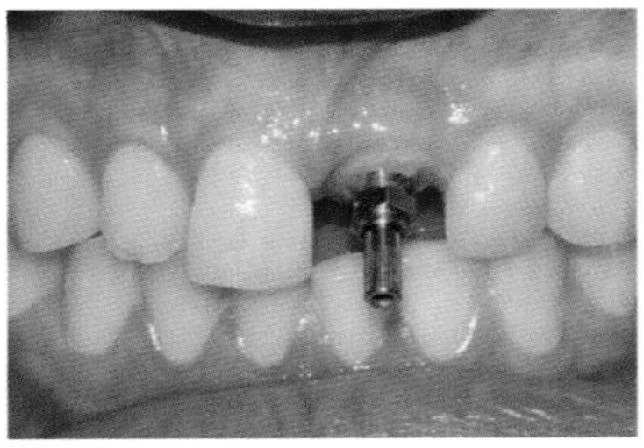
图27 个性化转移杆取模

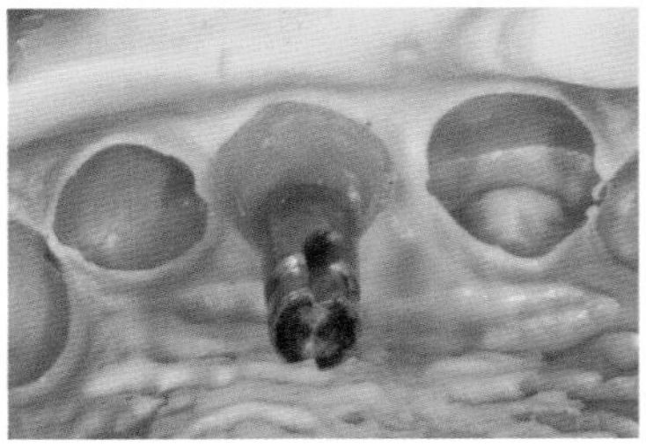
图28 个性化印模

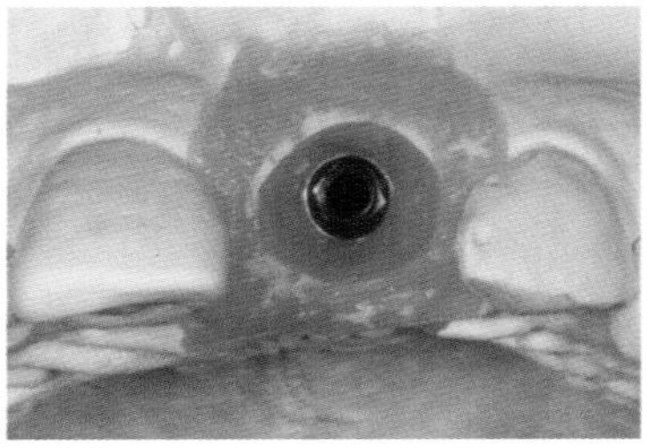
图29 复制出的牙龈袖口

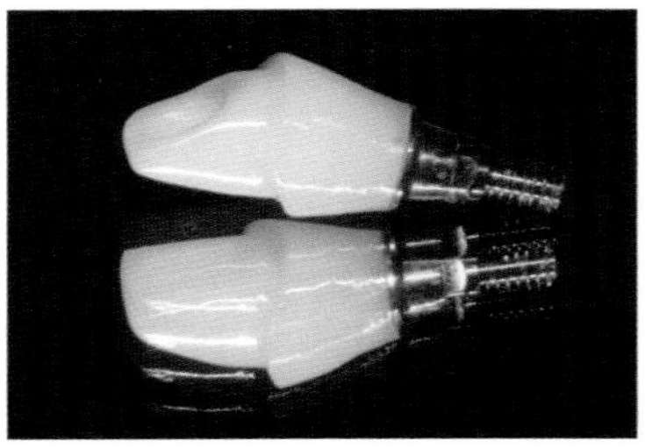
图30 钛基底氧化锆个性化基台

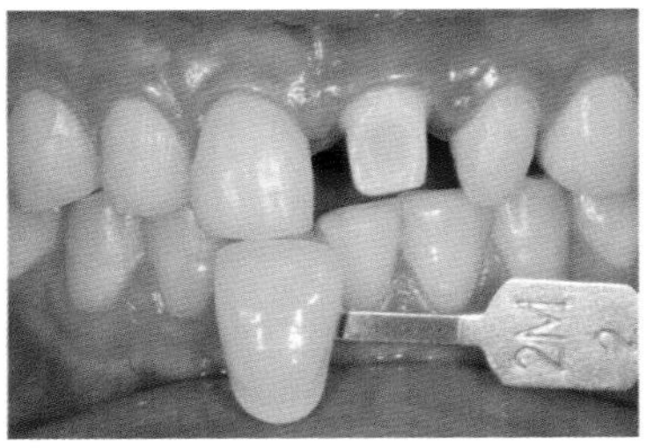
图31 牙体比色

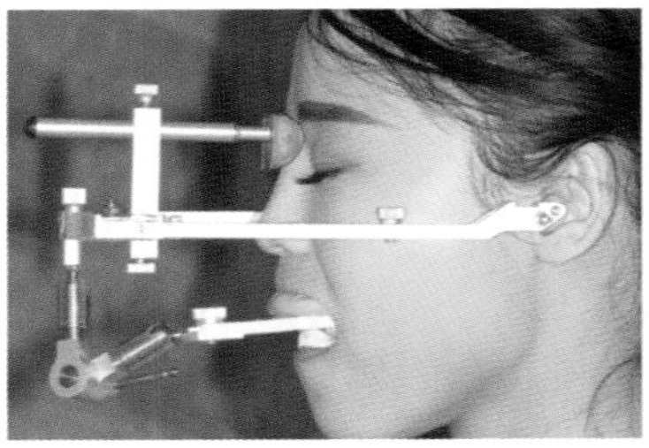
图32 面弓转移咬合关系

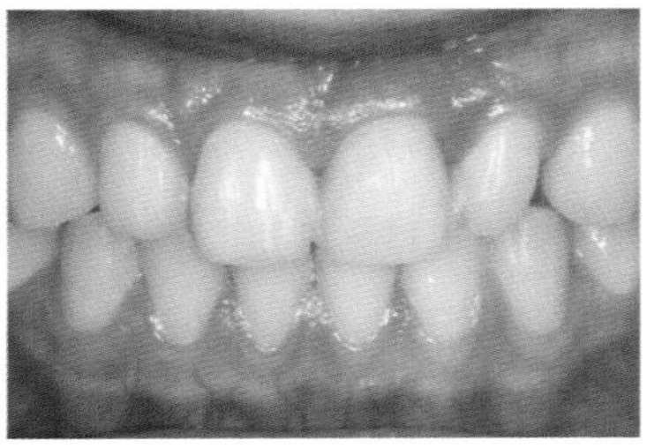
图33 正式修复体粘接前

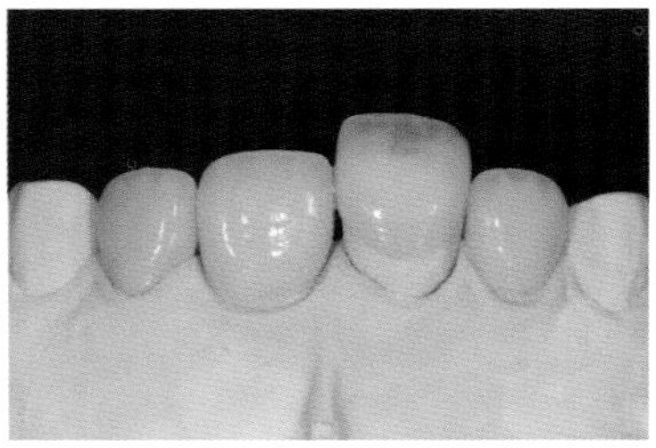
图34 超薄烤瓷贴面和铸瓷冠

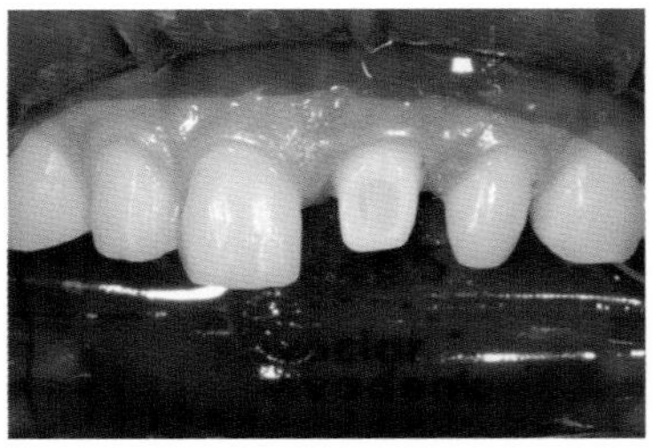
图35 橡皮障隔湿粘接

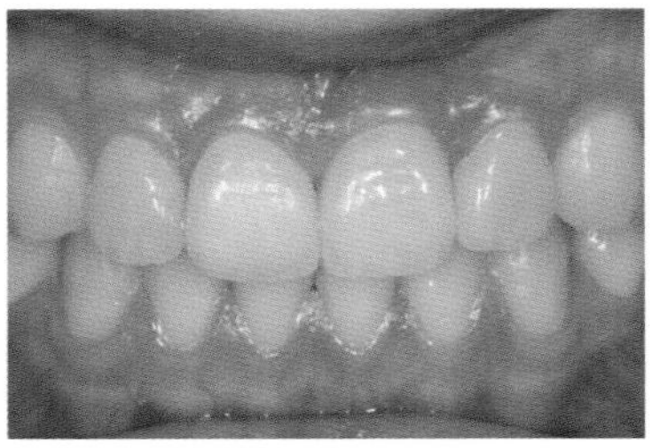
图36 粘接后即刻口内正面像

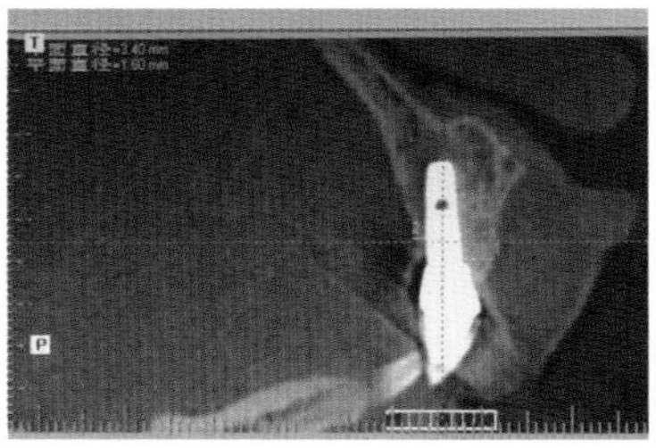
图37 术后14个月CBCT

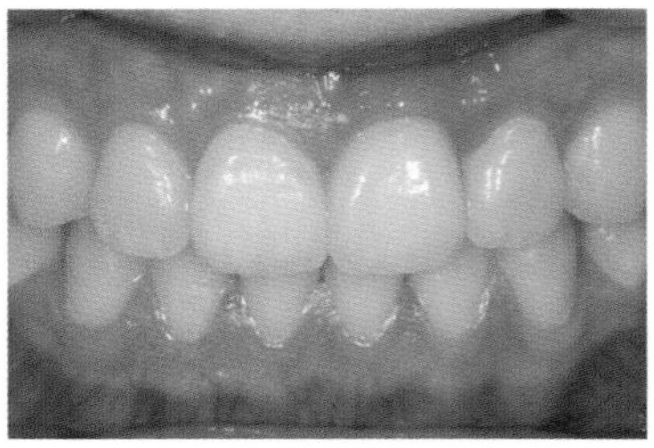
图38 术后18个月回访口内正面像

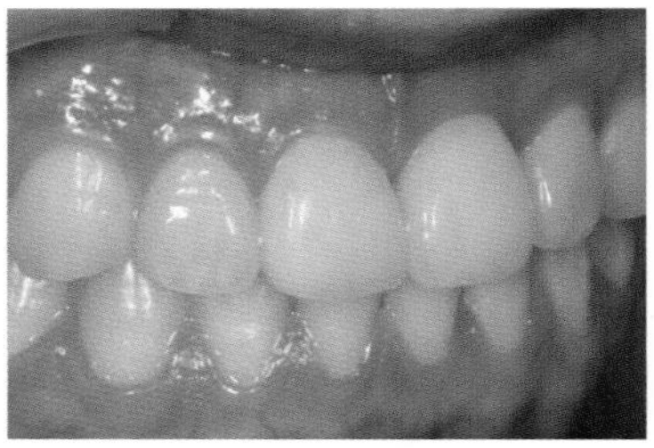
图39 术后18个月回访口内右侧像

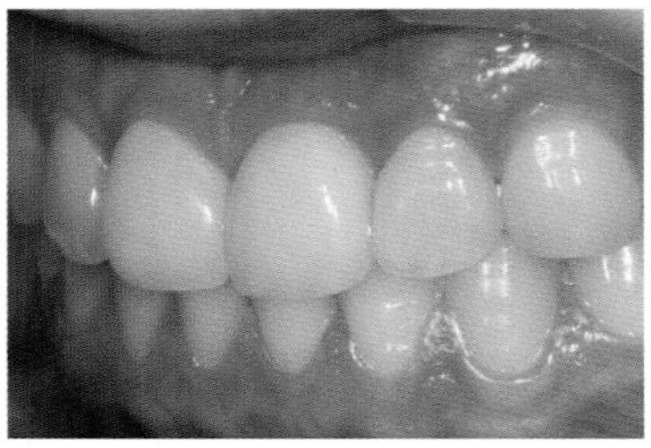
图40 术后18个月回访口内左侧像

三、讨论

1. 生物学考量：生物学并发症的预防，减少牙周创伤，维护牙周健康 在本病例中微创的理念贯穿始终并不断延伸，许多操作设计从生物学角度考量，预防生物学并发症的发生，尽量无创及减少侵入，提高患者的舒适度，减少创伤带来的不良后果。具体表现在：

（1）无缝合：术后选用大直径的愈合基台及可吸收的明胶海绵关闭拔牙创，没有采用拉拢缝合的方式，避免了缝合的创伤及瘢痕的产生。

（2）无术后即刻基台的反复取戴：没有采用种植体支持式的临时冠修复，避免了基台的反复取戴造成骨粉的松散及软组织的刺激，减少了感染概率及缩短了占用椅位临床操作时间，提高了效率。

（3）术后即刻无粘接剂刺激：术后即刻在橡皮障隔湿下操作进行自体牙的粘接，既有隔湿的作用，又有避免伤口被酸蚀剂和粘接剂刺激、减少伤口感染的概率。

（4）牙龈塑形无粘接剂刺激：利用种植体支持式的临时冠进行牙龈塑形，采用螺丝固位的方式，避免了临时粘接剂的刺激，保证牙周组织的健康。

（5）临时冠无粘接剂刺激：个性化全瓷基台戴入后继续临时冠诱导近远中牙龈乳头，采用Mock-Up方式制作临时牙，通过机械固位，无粘接剂刺激，确保牙周组织的健康。

（6）采用口外预粘接技术避免粘接剂刺激：种植牙冠正式粘接时采用先在口外用代型预粘接，去除多余的粘接剂，然后再排龈，戴回口内，进一步清理冲洗，避免粘接剂残留在龈沟内，无粘接剂刺激，保证牙周健康，防止种植体周围炎的产生。

（7）采用面弓转移咬合关系：将前导建立在邻牙上，无早接触及咬合干扰，减少种植体的咬合创伤。

（8）做夜磨牙垫：保护天然牙避免磨损的同时也有效保护种植牙，既保护牙体也保护牙周。

2. 微创理念的应用：微创拔牙、微创种植、微创预备

（1）微创拔牙：使用微创拔牙手术器械在拔牙手术中对牙齿周围软硬组织进行保护，用最舒适的方式、最小的创伤拔除患牙。微创拔刀其薄而锋利的工作端使之能够压缩牙槽骨，切断牙周膜，轻柔地拔除牙齿，不需要牙挺撬动的力量。整个拔牙过程将牙周组织受到的损伤降低至最低，并可避免或减少对牙槽窝骨壁，特别是唇侧骨壁的损伤。采用微创拔牙专用器械，直接切断牙周膜而不损伤牙槽骨，有利于保护唇侧骨壁及牙槽间隔的完整性。

（2）微创种植：如何使种植技术更加微创化、简单化、美学化是目前研究的热点，不翻瓣手术是其中的一个发展方向。由于不翻瓣手术不损伤牙龈软组织，保存了唇颊侧拔牙窝骨壁的血供，可减少或避免唇颊侧骨或边缘骨的吸收，从而维持软组织和硬组织的稳定及美学。不翻瓣即刻种植能维持天然牙的牙龈生物学和牙龈轮廓的自然形态及硬组织的完整性，创造理想的美学效果，且操作简单，缩短疗程。另外，不翻瓣牙种植还具有患者术后反应轻、术中出血少等方面的优点。但不翻瓣手术也有一些不足：如无法暴露牙槽嵴顶的位置、宽度，医生在盲视下操作，较难准确把握植入的位点、方向和深度等。

（3）微创预备：按照牙体修复原则应尽量保存健康的牙体组织，贴面修复即按照这一原则进行，随着加工技术的提高，贴面的制作水平越来越高，由原来的0.5～0.8mm厚可以降低到0.2～0.3mm，修复空间的缩小，为最大限度保留牙体组织创造了条件，大部分牙齿可以摒弃传统的贴面预备方式而采用微量预备方式，甚至不需要牙体预备，微创的程度进一步提高。

3. 关于即刻种植 将种植体植入没有骨组织及软组织愈合的新鲜拔牙窝内称为即刻种植，它可以使牙槽窝的骨改建和种植体的骨结合同时进行，从而减少患者的缺牙时间及复诊次数，减轻手术创伤等。即刻种植也有一定适应证：①拔牙窝保存至少1mm的唇侧骨壁。②厚牙龈生物型。③植入位点无急性炎症。④根方和腭侧骨壁可以获得足够的固位和种植体的初始稳定性。在遵循微创拔牙、彻底清理牙槽窝、偏腭侧定点钻孔的基本原则基础上，要想获得理想的效果还要满足以下要求：①种植体植入的三维位置理想。②种植体唇侧牙拔牙窝唇侧内壁之间至少距离2mm，间隙内植入吸收率低的骨充填材料。

4. 关于美学修复 前牙牙龈较薄，若使用成品金属基台，可能存在龈缘处透金属色等问题，且成品基台型号单一，角度和高度可以调改的范围有限，穿龈轮廓和患者袖口不协调，全瓷基台在美观方面明显优于金属基台，强度满足临床需求。CAD/CAM钛基底氧化锆个性化基台可以根据患者的牙龈袖口形态，制作与之协调的穿龈高度和穿龈轮廓，与自然牙根的解剖外形相似，同时可以根据修复需要，调整所需的基台角度，穿龈高度能与种植体周围的牙龈袖口完美地协调一致而达到最理想的解剖形态，还可以将种植体周围的牙龈袖口完美地塑形，将粘接线的位置调整到设计的位置。全瓷基台的细菌黏附率明显低于钛基台，同时具有良好的生物相容性，不存在金属离子的溶解和释放而引起牙龈过敏等问题。

铸瓷冠具有良好的美学性能，其通透性和仿生性极佳，烤瓷贴面可以做得非常薄，异物感小，美学仿生能力强，在良好的美学修复设计之下，将二氧化锆全瓷基台、铸瓷冠和超薄烤瓷贴面三者有机结合，通过精细化的操作，最终获得了非常好的临床效果。

参考文献

[1] Blanco J, Nunez V, Aracil L, et al. Ridge alterations following immediate placement in the dog:flap versus flapless surgery[J]. Journal Periodontology, 2008, 35(7):640–648.
[2] Kan JYK, Rungcharassaeng K, Lozada JL, et al. Ficial gingival tissus stability following immediate placement and provisionalization of anterior single implants:a 2–to 8–year follow–up[J]. International Journal of Oral& Maxillofacial Implant, 2011, 26(1):179–187.
[3] Tarnow DP, Chu SJ, Salama MA, et al. Flapless Postextraction Socket Implant in the Esthetic Zone: Part 1. The Effect of Bone Grafting and\or Provisional Restoration on Facial–Palatal Ridge Dimensional Change–A Retrospective Cohort Study[J]. International Journal of Periodontics & Restorative Dentistry, 2014, 34(3):323.
[4] Kutkut A,Abu–Hammad O,Mitchell R.Esthetic Consideration for Reconstructing Implant Emergence Profile Using Titanium and Zirconia Custom Implant Abutments:Fifty Case Series Report[J]. J Oral Implantol, 2015,41(5):554–561.
[5] Bertolini Mde M, Kempen J, Lourenco EJ, et al. The use of CAD\CAM technology to fabricate a custom ceramic implant abutment: A clinical report[J]. J Prosthet Dent,2014,111(5):362–366.

带蒂结缔组织移植合并分期GBR前牙美学区种植1例

陈庆生

摘要

目的：本文报道1例前牙异位埋伏的患者，在拔除该患牙后3个月，采用腭侧带蒂结缔组织移植（VIP-CT）联合引导骨再生技术（GBR）来恢复前牙美学区软硬组织缺损。并通过延期种植和树脂临时冠软组织成形达到理想的美学效果。**材料与方法**：患者为20多岁的年轻女性，因前牙不美观困扰多年。患者拒绝正畸治疗，故计划通过种植、牙周、修复的方法来恢复前牙区的美观。首先拔除异位的21和松动的22，3个月复诊可见缺牙区大量软硬组织缺损，采用腭侧带蒂结缔组织移植（VIP-CT）联合引导骨再生技术（GBR）来恢复前牙美学区软硬组织缺损。经过6个月的愈合，植入种植体，并利用鼻底部皮质骨获得很好的初期稳定性。同期联合钛网行GBR及腭侧带蒂软组织移植再次对软硬组织进行增量，术后3个月后行临时冠修复。为得到良好的牙龈曲线，通过临时冠修形对软组织进行塑形，4个月后牙龈形态基本达到要求，完成永久修复。**结果**：X线片显示种植体植入三维位置良好，带蒂软组织移植成功，软硬组织稳定。临时冠牙龈诱导成功，患者对修复体效果满意，美学效果稳定。**结论**：对于前牙区软硬组织大量缺失的患者，多次引导骨再生技术（GBR）能够有效恢复骨组织的水平向和垂直向的骨量；腭侧带蒂结缔组织移植（VIP-CT）能有效恢复美学区软组织不足。VIP-CT瓣与骨移植材料的联合应用，减少了自体骨移植可能导致的手术创伤及并发症，治疗效果良好，美学效果稳定。

关键词：软硬组织缺损；VIP-CT；GBR；软组织塑形

种植牙的成功需要足够的骨量和软组织量，本文介绍在种植过程中采用腭侧带蒂结缔组织移植（VIP-CT）联合引导骨再生技术（GBR）来恢复前牙美学区软硬组织缺损。经过6个月的愈合，植入种植体，同期联合钛网行GBR，3个月后行临时冠修复，进行软组织塑形，4个月后永久修复体修复。VIP-CT瓣技术是自腭部软组织内制取的骨膜-结缔组织转移瓣，此瓣被动向前旋转用于恢复美学区软组织不足。VIP-CT瓣含有丰富的结缔组织，可采用一次手术的方法在美学区进行大量的软组织增量。VIP-CT瓣与骨移植材料的联合应用，避免了额外的手术区，减少了自体骨移植可能导致的手术创伤及并发症，治疗效果良好，美学效果稳定。

一、材料与方法

1. 病例简介 25岁患者女性，主诉：要求改善门牙。现病史：患者诉门牙不美观，影响与他人交流，要求予以改善。检查：21异位，牙根从上颌唇侧牙龈处穿出，暴露于口内，22松动，牙列不齐。X线片示：21牙根贯通于上颌前牙嵴顶，22牙根周边牙槽骨明显吸收。

2. 诊断 21异位；牙列不齐。

3. 治疗计划 拔除21、22；骨增量，软组织增量；植入种植体同期骨增量，软组织增量；种植修复。

4. 治疗过程（图1～图43；表1）

治疗前拍摄口内照片（2015年1月10日），X线片示：21牙根贯通于上颌前牙嵴顶，22牙根周边牙槽骨明显吸收。拔除21、22（2015年1月31日）。拔牙后3个月，软组织量严重不足，附着龈严重丧失（2015年5月22日），牙槽骨量严重不足，垂直向骨量缺失明显。缺牙位点进行美学风险评估，然后进行骨增量和软组织增量手术，锐性分离半厚瓣，获得带蒂结缔组织（2015年5月22日），牙槽嵴备孔，放入骨替代品，放入生物膜，膜钉固定，创口无张力缝合。唇系带修整，术后影像学检查。一期手术后半年，软组织和骨组织的缺失得到不同程度的改善（2015年11月26日），骨替代品部分吸收。二期手术（2015年11月22日）：逐级预备，植入3.5mm×13mm的种植体，扭力35N。提取CGF膜，放置钛网，放入骨替代品和钛网，腭侧黏膜转瓣，创口无张力缝合，术后影像学检查，制作临时修复体。软组织塑形4个月后，获得很好的软组织形态（2016年12月10日），良好的穿龈形态同时唇侧软组织丰满度得到恢复。转移穿龈轮廓，戴入基台一体冠修复体，螺丝固位，最终修复体戴入。

二、结果

最终修复体在牙冠形态、牙龈形态以及相互协调上都有很好的美学效果。

作者单位：杭州口腔医院城西分院

Email: zjhzcqs@163.com

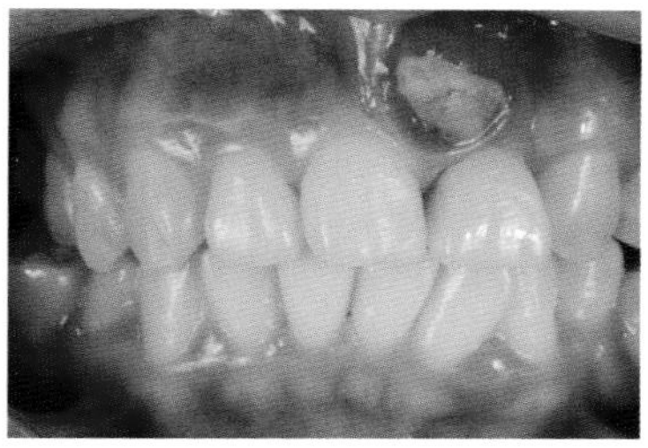
图1　治疗前口内正面像

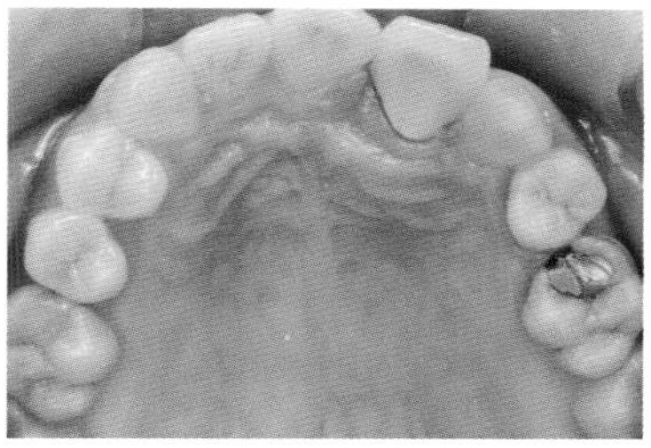
图2　治疗前口内上颌像

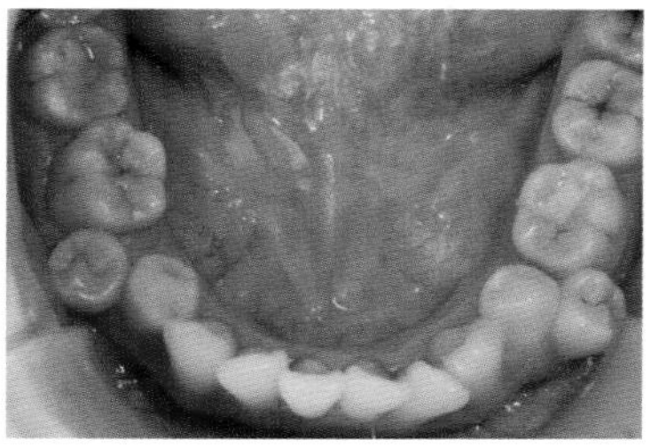
图3　治疗前口内下颌像

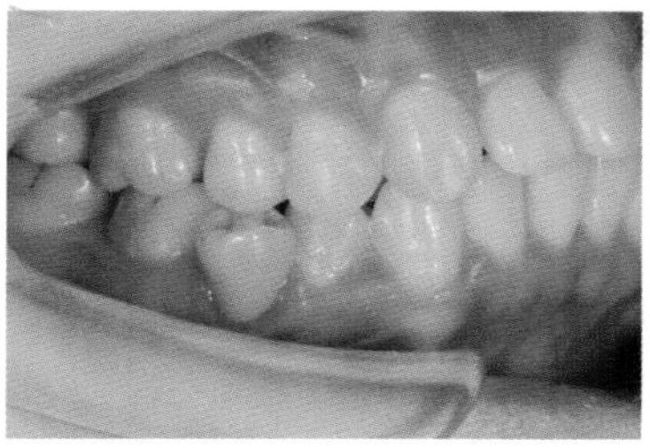
图4　治疗前口内右侧像

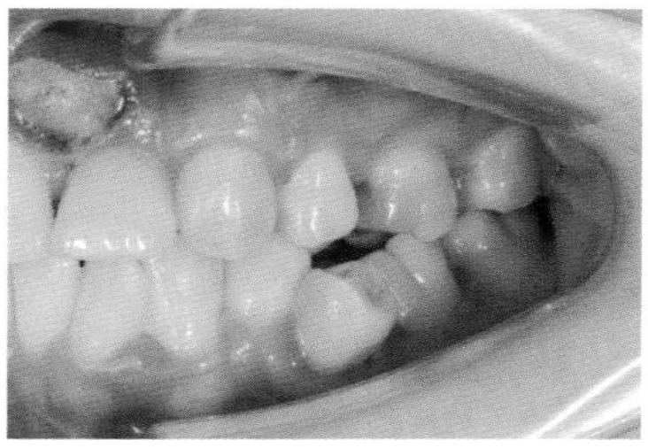
图5　治疗前口内左侧像

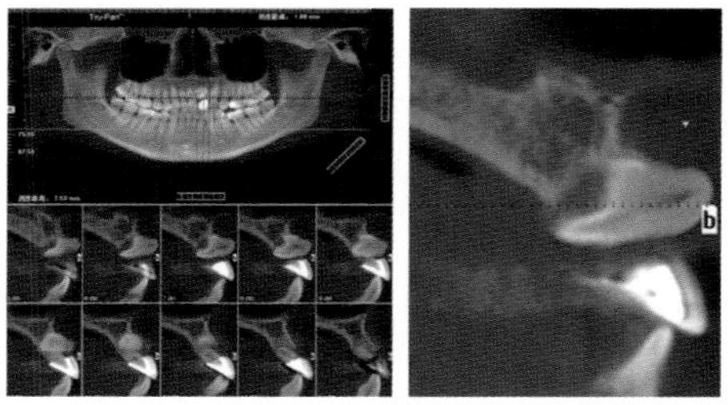
图6　术前X线片

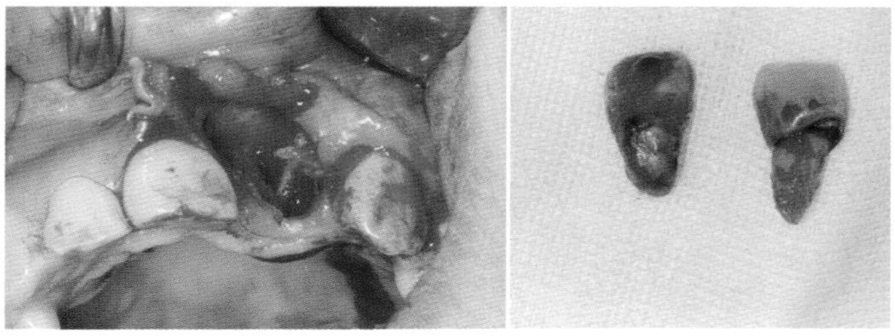
图7　拔除21、22

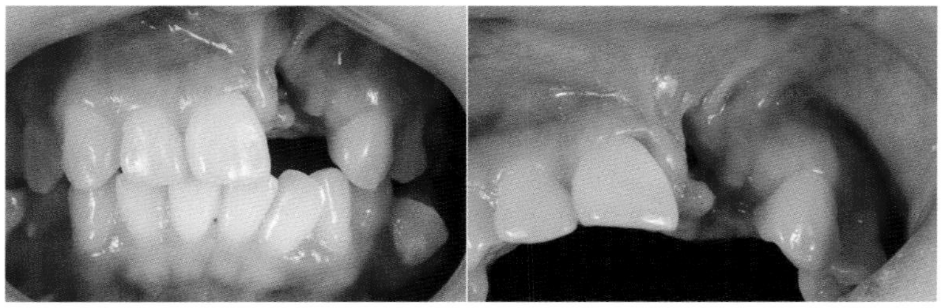
图8　拔牙后1周创口情况

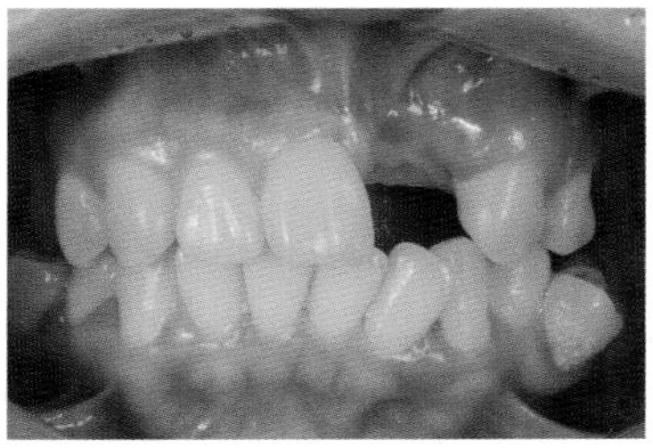
图9　拔牙后3个月，软组织量严重不足，附着龈严重丧失

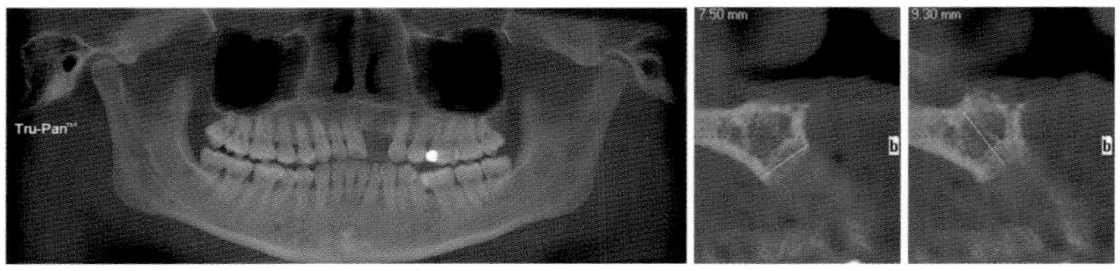

图10　牙槽骨量严重不足，垂直向骨量缺失明显

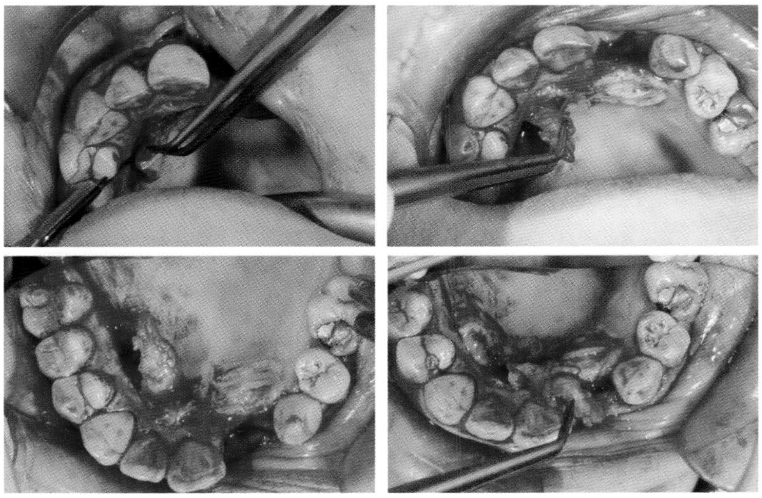
图11　骨增量和软组织增量手术，锐性分离半厚瓣，获得带蒂结缔组织

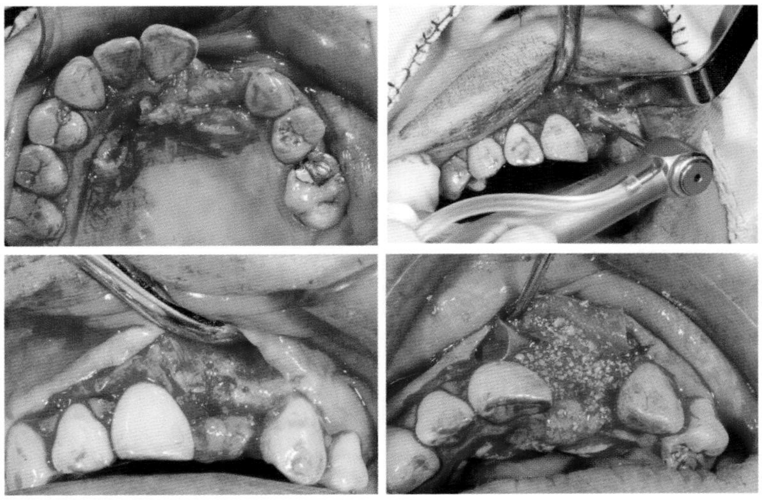
图12　牙槽嵴备孔，放入骨替代品

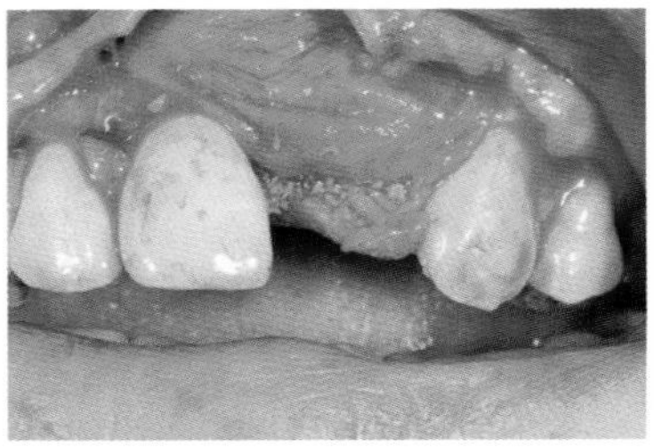

图13　放入生物膜

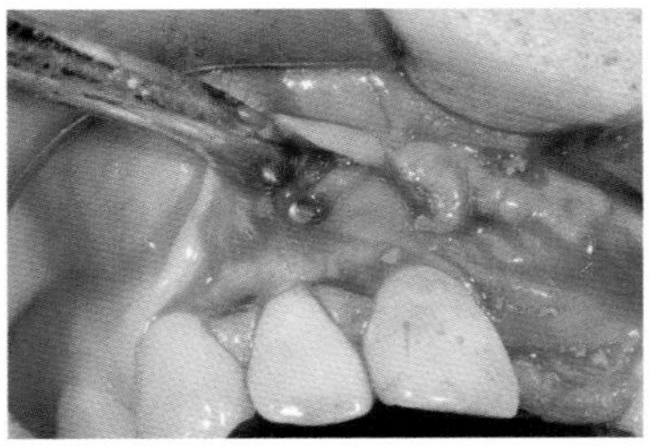

图14　膜钉固定1

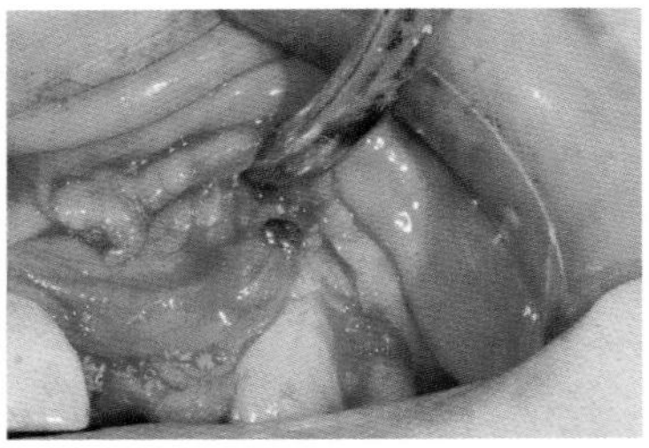

图15　膜钉固定2

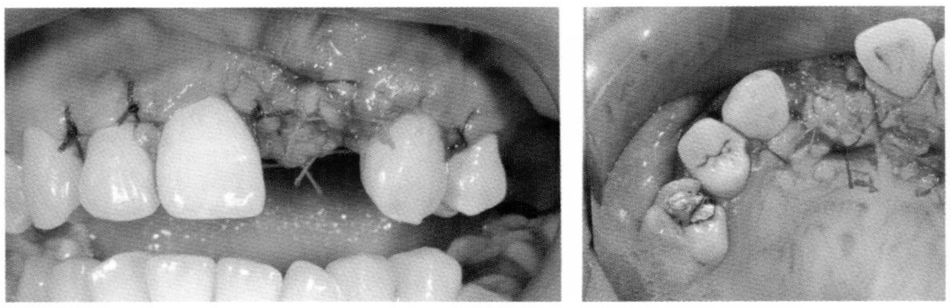

图16　创口无张力缝合

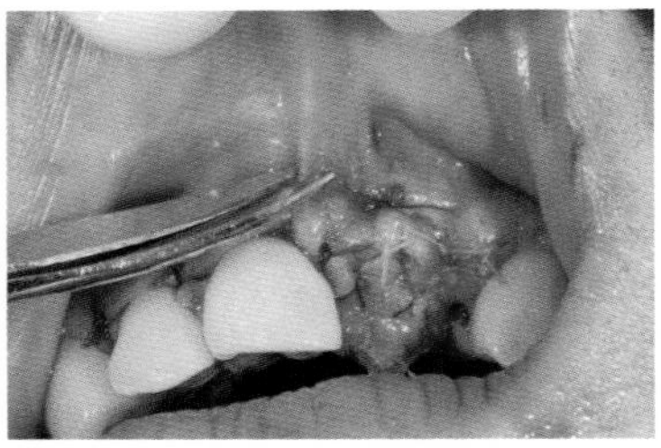

图17　唇系带修整

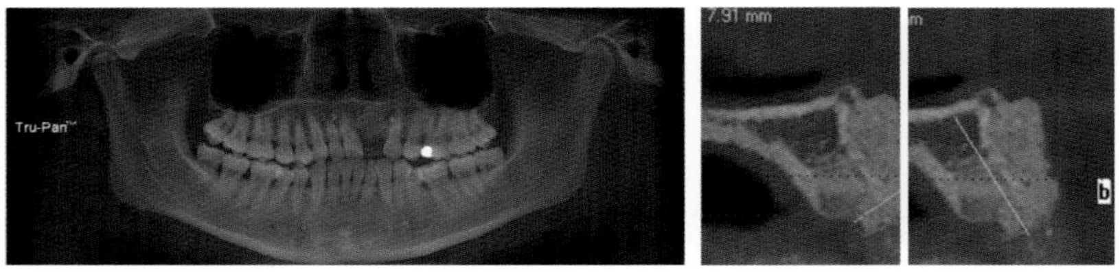

图18　术后影像学检查

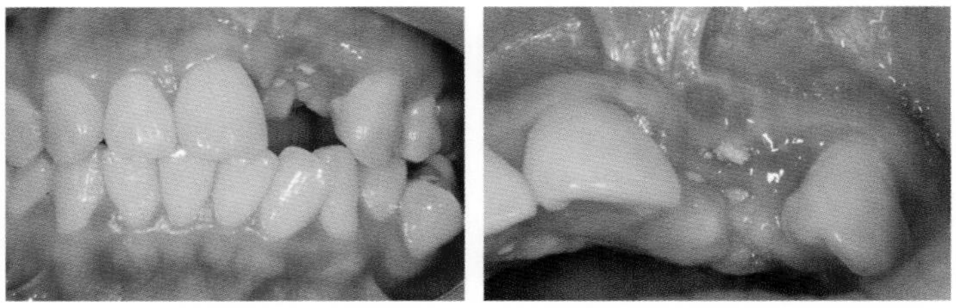

图19　一期手术后半年，软组织和骨组织的缺失得到不同程度的改善

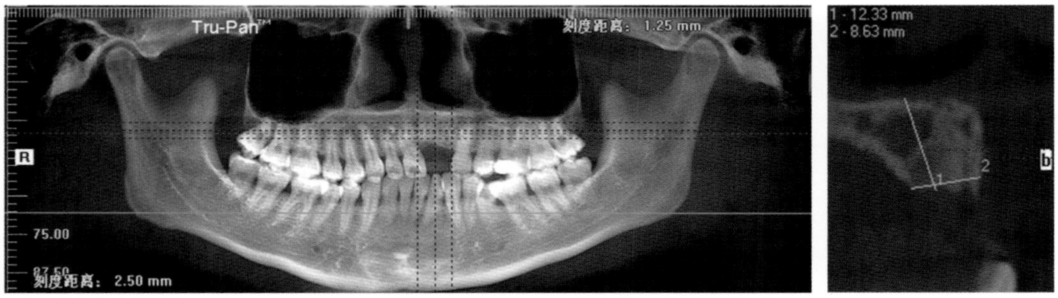

图20　骨替代品部分吸收

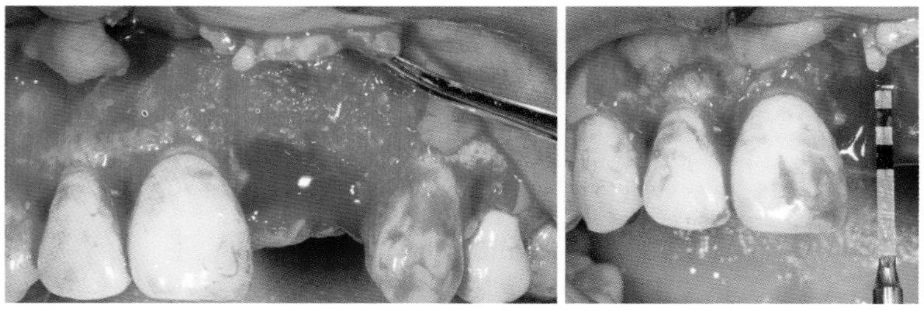

图21　二期手术

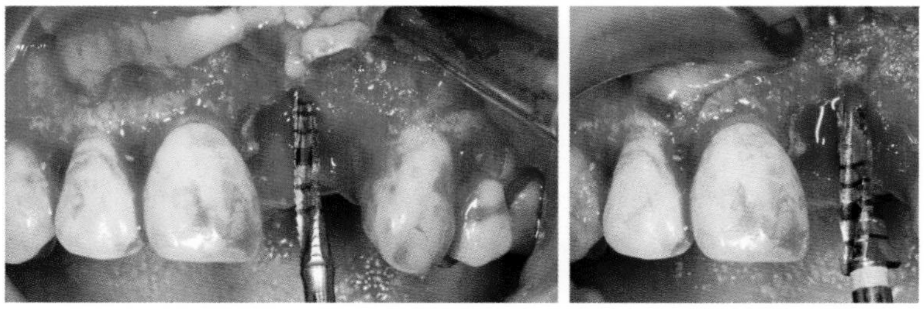

图22　逐级预备

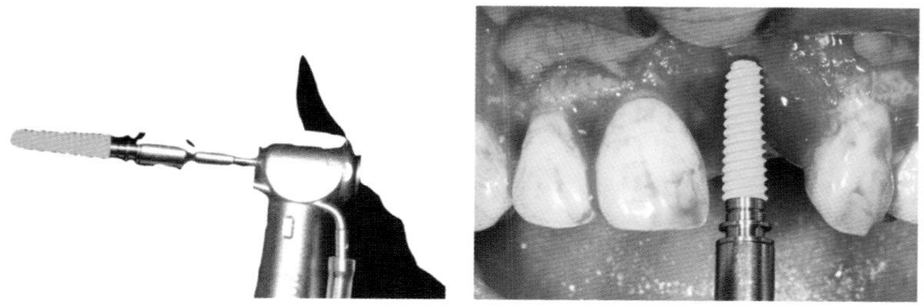

图23 植入 3.5mm × 13mm种植体，扭力35N

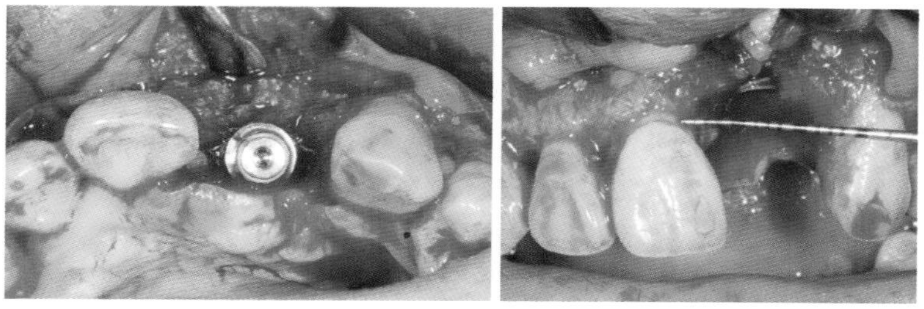

图24 种植体正确的三维位置

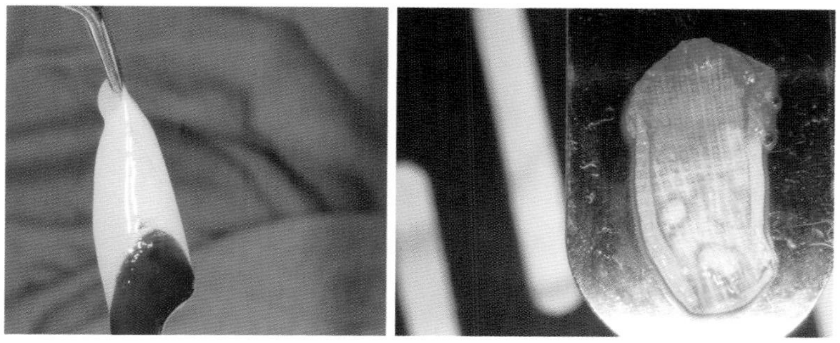

图25 提取CGF膜

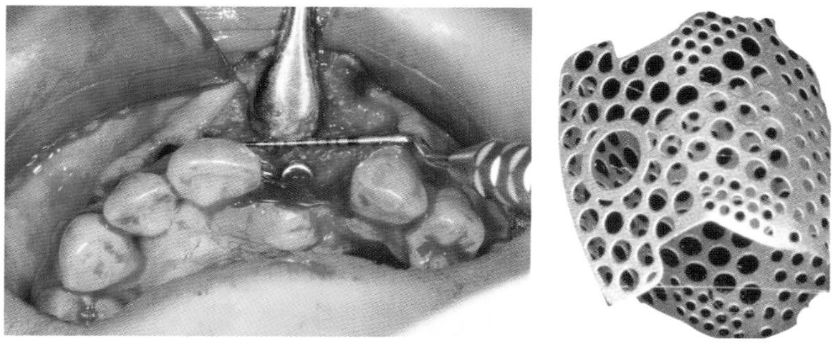

图26 放置钛网

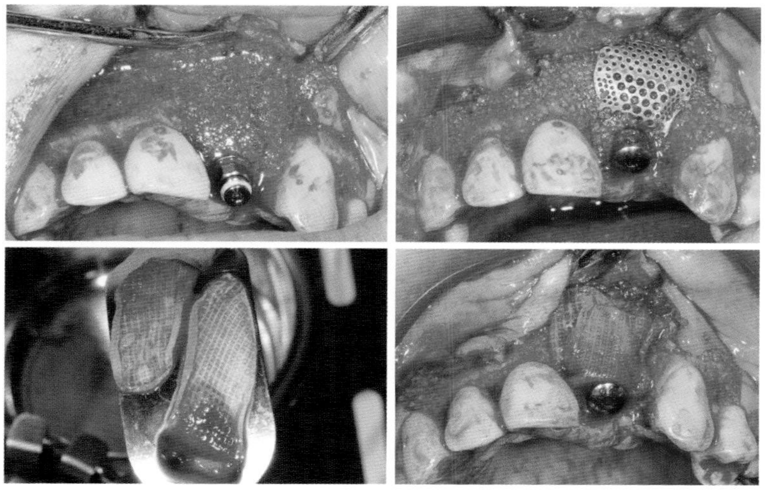

图27 放入骨替代品和钛网

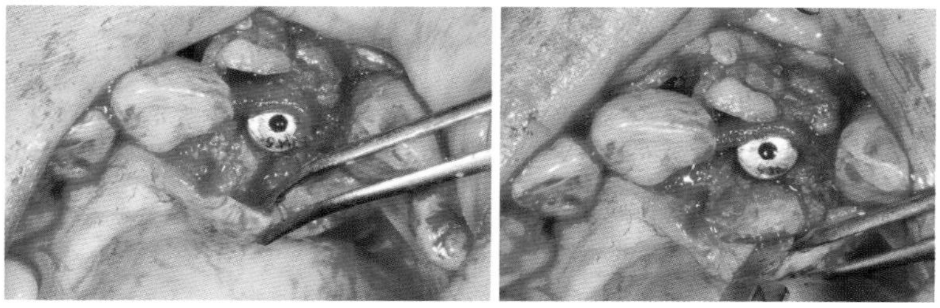

图28 腭侧黏膜转瓣

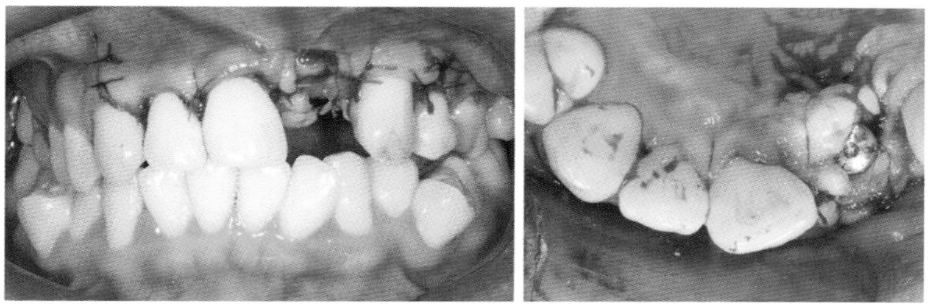

图29 创口无张力缝合

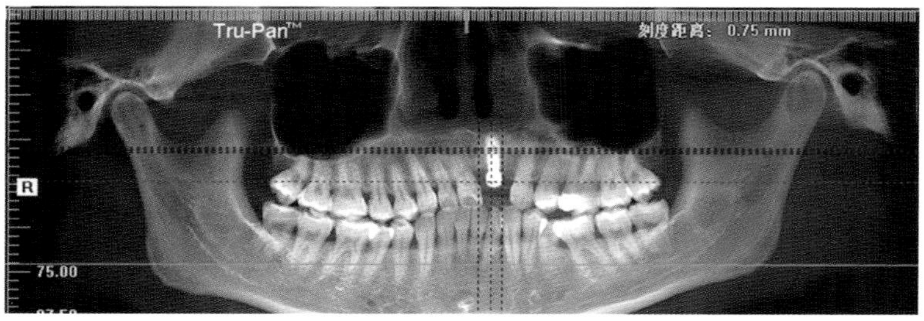

图30 术后影像学检查

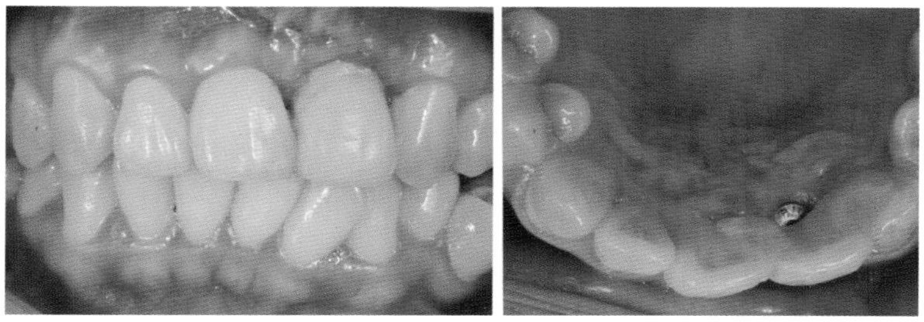

图31 临时修复体

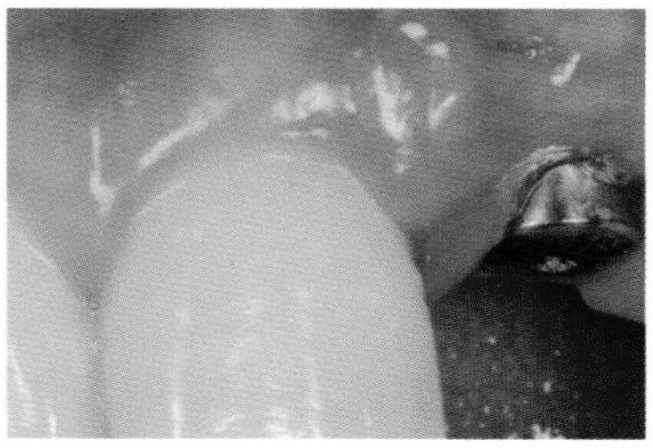
图32 二期手术后8个月口内情况

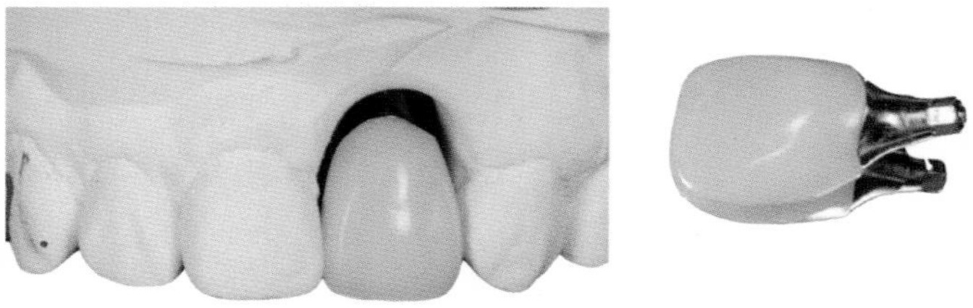
图33 树脂临时冠，临时基台修复

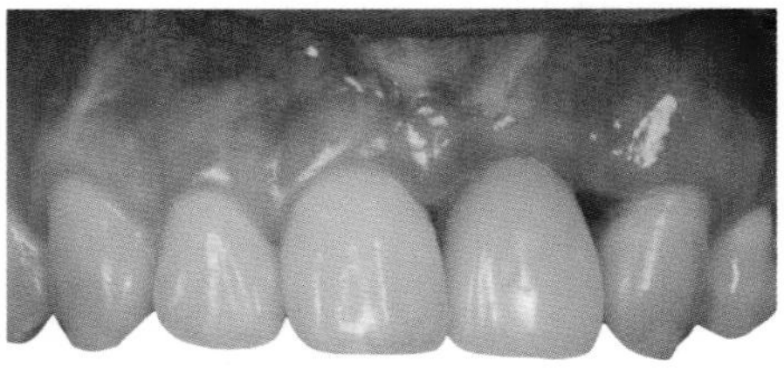
图34 软组织塑形

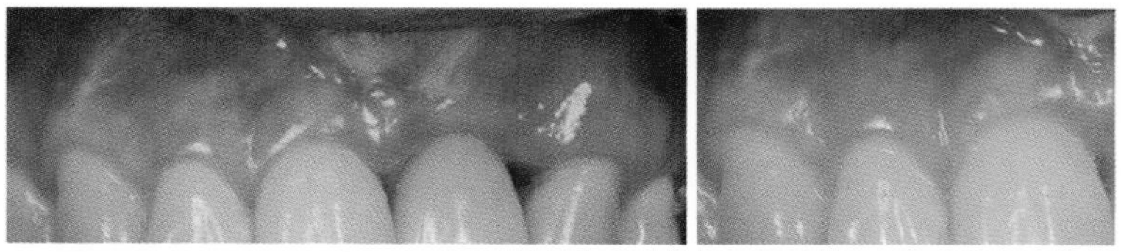
图35 软组织塑形4个月，获得很好的软组织形态

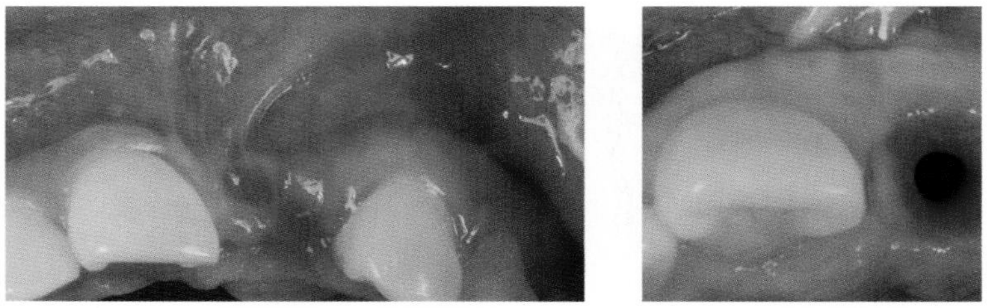
图36 良好的穿龈形态同时唇侧软组织丰满度得到恢复

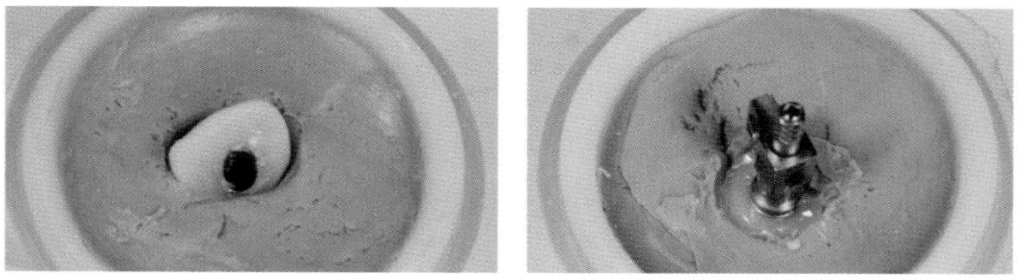
图37 转移穿龈轮廓1

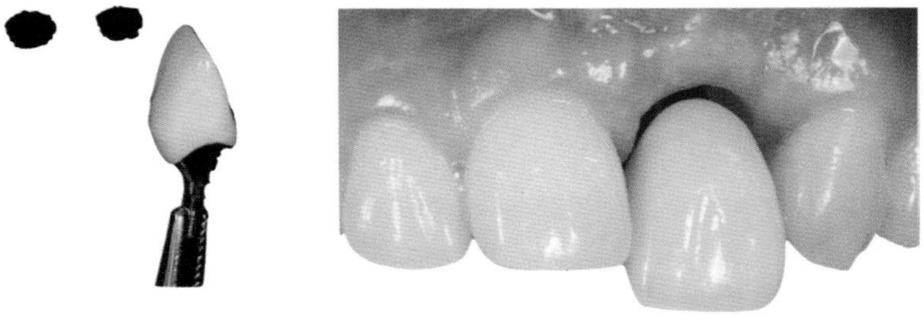
图39 戴入基台一体冠修复体，螺丝固位

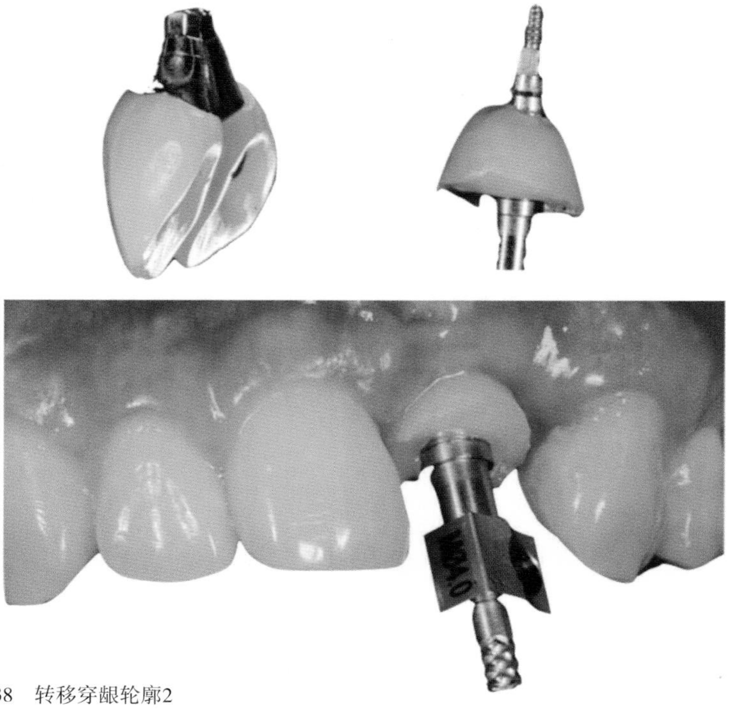
图38 转移穿龈轮廓2

三、讨论

美学区缺牙同时伴有软硬组织缺损具有较大的难度，尤其同时具有垂直向和水平向骨量不足，这将为治疗带来更大的风险。本病例采用VIP-CT瓣联合GBR技术恢复缺牙区软硬组织的缺损。VIP-CT瓣可以为术区提供足够的软组织覆盖，避免了骨充填材料的暴露，保证植骨的成功率，同时也避免了因拉拢缝合唇侧梯形黏骨膜瓣导致的膜龈联合区移位，从而使前牙区软组织解剖形态不美观。VIP-CT瓣血供丰富，还含有丰富的结缔组织，使缺损区获得了理想的角化组织、稳定的软组织形态、理想的牙龈色泽与质地。VIP-CT瓣与骨移植材料的联合应用，恢复了前牙区周围软硬组织的缺损，减少了自体骨移植可能导致的手术创伤及并发症，提高了患者的美观性及满意度。本病例在第二次手术时，使用了浓缩生长因子CGF膜，对促进种植创口的愈合起到了辅助作用；植入种植体时，利用鼻底的皮质骨获得很好的初期稳定性。患者拒绝正畸，导致前牙区的总体美学效果一般。自体软组织移植后会随着时间发生部分吸收，所以在进行自体软组织移植时，唇侧尽量丰满些。该病例软组织移植经过1年多的随访，效果和稳定性均良好，但是其长期美学效果还有待进一步随访观察。

四、结论

对于前牙区软硬组织大量缺失的患者，多次引导骨再生技术（GBR）

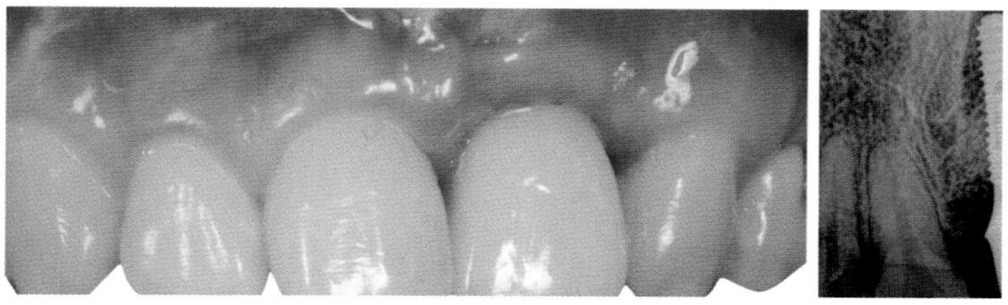

图40 最终修复体戴入后口内像及X线片

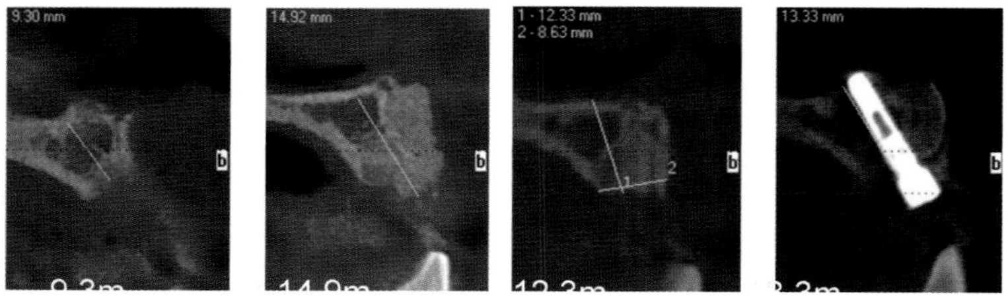

图42 治疗前后的影像对比

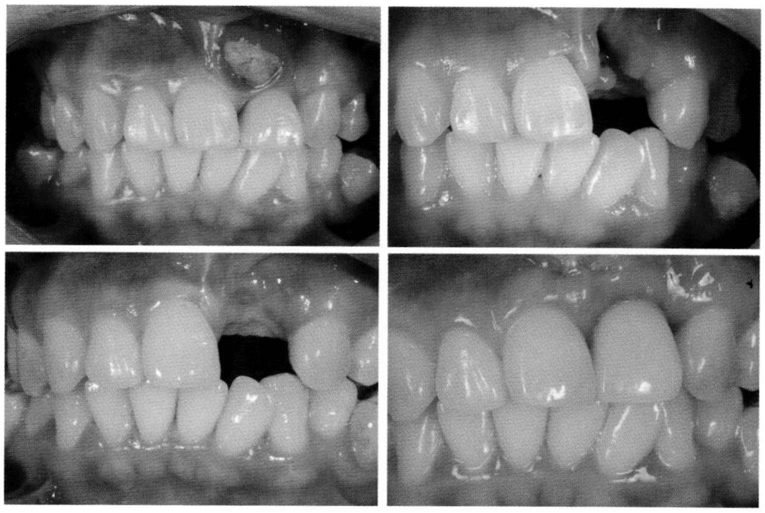

图41 治疗前后的软组织变化

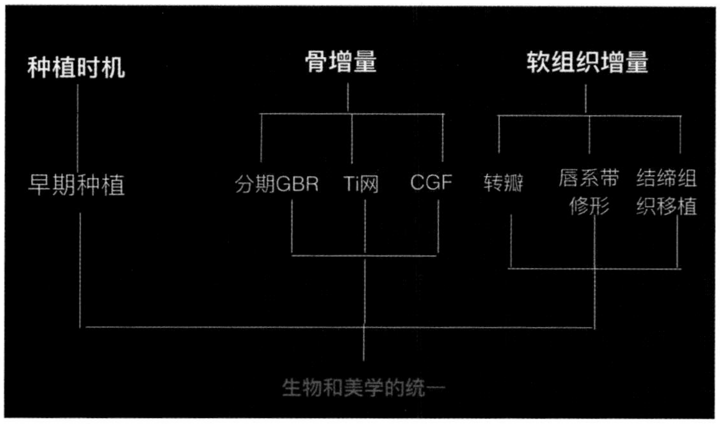

图43 种植时机及软组织、骨组织增量的方法

表1 美学风险评估

美学风险因素	风险水平		
	低	中	高
健康状况	√		
吸烟习惯	√		
患者美学期望值		√	
笑线		√	
牙龈生物型		√	
牙冠形态		√	
位点感染状况	√		
邻面牙槽嵴高度		√	
邻牙修复状态		√	
缺牙间隙宽度		√	
软组织解剖			√
牙槽嵴解剖			√

能够有效恢复骨组织的水平向和垂直向的骨量；腭侧带蒂结缔组织移植（VIP-CT）能有效恢复美学区软组织不足。VIP-CT瓣与骨移植材料的联合应用，减少了自体骨移植可能导致的手术创伤及并发症，治疗效果良好，美学效果稳定。

参考文献

[1] Ax hausen W. The osteogenic phases of regeneration of bone. A historical and experimental study[J]. J Bone Joint Surg Am, 1996: 593-600.
[2] Rahpeyma A, KhajehahmadiS. Modified VIP-CT flap in late maxillary alveolar cleft surgery[J]. J CraniomaxillofacSurg, 2014, 42(5): 432-437.
[3] Herford AS, Cooper TC, MaioranaC, et al. Vascularized connective tissue flap for bone graft coverage[J]. J Oral Implant, 2011, 37(2): 279-285.
[4] Gasparini DO. Double-fold connective tissue pedicle graft: A novel approach for ridge augmentation[J]. Int J Periodontics Restorative Dent, 2004, 24(3): 280-287.

上颌双侧中切牙即刻种植美学修复病例

郑小菲　袁泉

摘要

目的：本文展示1例上颌双侧中切牙过度唇倾且牙根短小，在拔除后行即刻种植及利用临时冠塑形软组织形态，从而获得良好美学效果的病例。**材料与方法：**患者，女性，43岁，11、21过度唇倾，要求种植修复纠正牙弓弧度。临床检查11、21过度唇倾，深覆盖、深覆𬌗。CBCT影像学检测显示11、21牙根短小，冠根比大于1：1，且牙根根方1/3～1/2位于牙槽骨内。根据术前设计拔除11、21，即刻植入2颗Straumann骨水平种植体，Bio-Oss骨粉+Bio-Gide胶原膜同期行GBR，软组织瓣减张，严密缝合创口。愈合4个月后行二期手术，临时冠塑形软组织。临时冠戴用3个月后软组织形态稳定，进行最终修复。**结果：**最终氧化锆全瓷冠就位后可见良好的红白色美学效果，侧面观可见正常的覆𬌗覆盖关系，患者对最终修复效果满意。最终修复体戴用3年后复诊，修复体周围牙龈成形良好，龈缘水平稳定。CBCT检查示种植体骨结合良好，唇腭侧骨板厚度充足，边缘骨水平稳定。**结论：**即刻种植+临时冠成形软组织可获得良好的美学效果。

关键词：前牙美学；即刻种植；软组织成形；GBR

某些情况下，对于畸形或发育异常的牙齿在无法利用正畸手段矫正时，可通过修复手段恢复正常的𬌗曲线和牙弓弧度。本病例报道1例通过即刻种植的方式纠正2颗过度唇倾的上颌中切牙的病例。

一、材料与方法

1. 病例简介　43岁女性患者。要求通过种植修复方式纠正上颌正中2颗龅牙。临床检查：11、21过度唇倾，Ⅰ度松动；Ⅲ度深覆盖，Ⅰ度深覆𬌗，咬合紧；牙龈为中厚龈生物型，高位笑线。CBCT检查示11、21牙根短小，根方1/3～1/2位于牙槽嵴内。

2. 诊断　前牙深覆𬌗深覆盖；11、21牙根重度吸收。

3. 治疗计划

（1）拔除上颌两侧中切牙行即刻种植。

（2）种植同期行GBR手术。

（3）永久修复前行临时冠修复成形牙龈。

（4）种植单冠修复。

4. 治疗过程（图1～图40）

（1）常规消毒铺巾麻醉，微创拔除11，在两侧切牙唇侧近中行垂直减张切口，翻瓣暴露唇侧骨板，可见骨倒凹。在21的方向引导下，行11位点的种植窝预备。拔除21，系列扩孔钻预备种植窝，引导杆检查平行度。在11、21位点分别植入1颗Straumann骨水平种植体（3.3mm×10mm）。在唇侧倒凹处放置Bio-Oss人工骨粉，覆盖Bio-Gide胶原膜。松弛软组织瓣，无张力下严密缝合创口。

（2）愈合4个月后行二期手术，行梯形切口，移除覆盖螺丝。制取印模，制作临时冠。临时冠戴入1个月后复诊，调改临时冠形态对软组织进行塑形。

（3）临时冠戴用3个月后软组织形态稳定，进行最终修复。

二、结果

术中2颗种植体初期稳定性良好，术后创口无感染。最终修复完成时，牙龈健康，袖口形态良好，氧化锆全瓷冠修复后色泽形态良好，龈乳头充填邻间隙，覆𬌗覆盖关系正常，患者对修复效果满意。

最终修复体戴用2个月后复诊，修复体周围牙龈成形良好，前牙区牙龈曲线协调；根尖片显示种植体骨结合良好，基台与冠边缘密合。最终修复完成后3年复查，种植体周围龈缘水平稳定，龈乳头丰满；CBCT检查显示种植体唇腭侧骨板有一定厚度，边缘骨水平稳定。

三、讨论

本病例为1例前牙美学修复病例。患者上颌2颗中切牙过度唇倾，重度深覆盖，正常情况下可通过正畸手段矫正，但是术前CBCT影像学检查发现2颗中切牙牙根严重吸收，此情况不适宜正畸治疗。结合患者自身要求，制订的最终方案为：拔牙后即刻种植，利用种植体植入方向以及后期角度基台纠正唇倾的牙长轴，恢复正常牙弓弧度和正常覆盖关系。

即刻种植常见的适应证有：龋坏达龈下无法修复的患牙、外伤根折

作者单位：四川大学华西口腔医院

通讯作者：袁泉；Email: yuanquan@scu.edu.cn

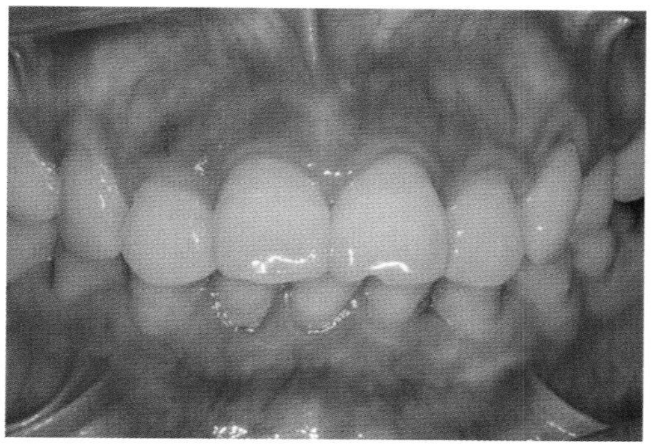
图1　术前口内唇面像

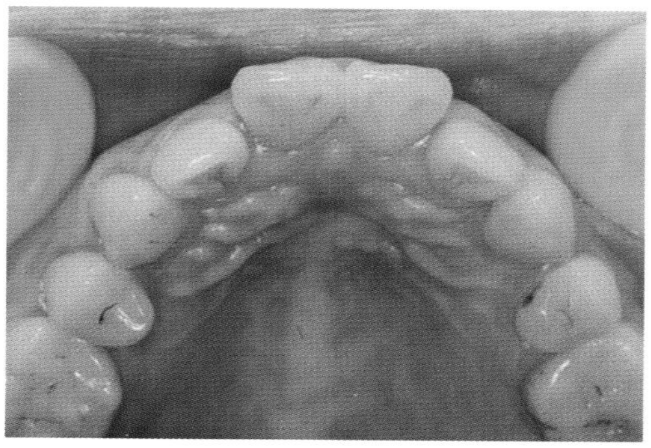
图2　术前口内（牙合）面像

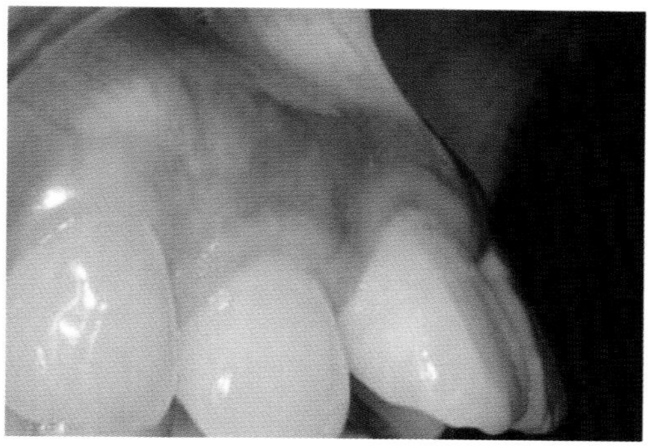
图3　术前口内侧面像

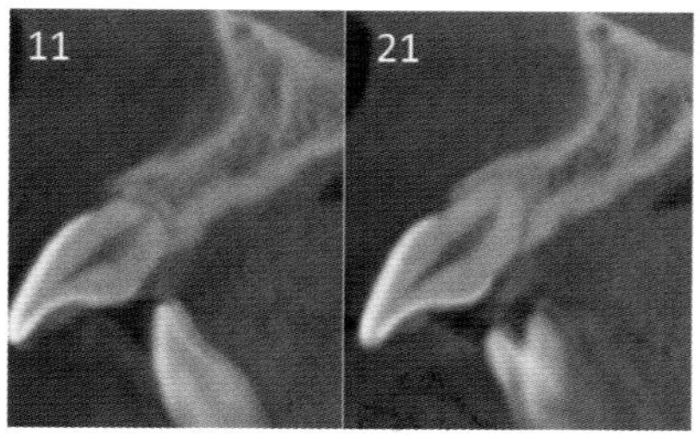

图4　术前CBCT影像

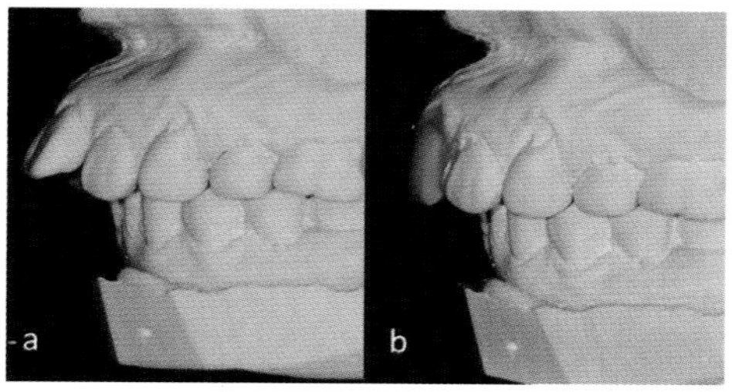

图5　a.研究模型；b.诊断蜡型

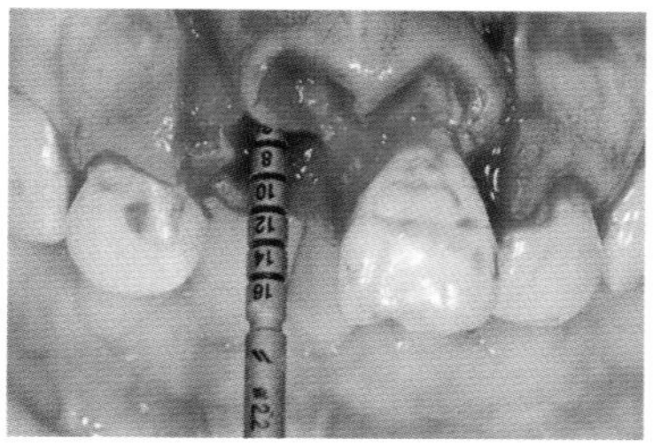
图6　拔除11，预备种植窝，平行杆检查方向

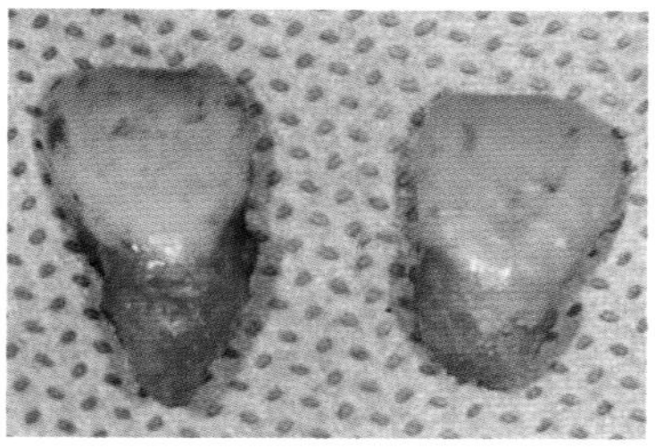
图7　拔除的2颗上颌中切牙

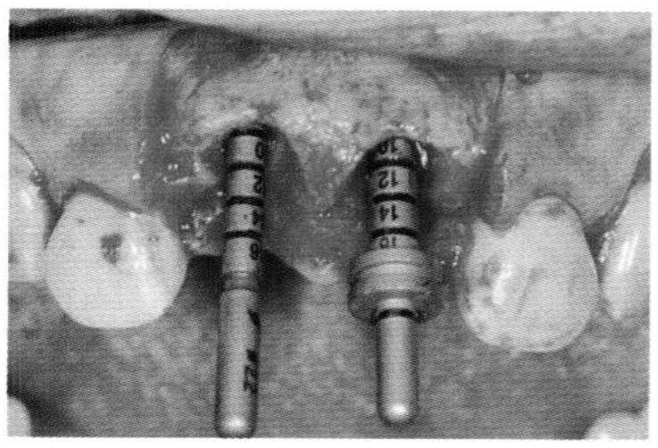
图8　平行杆检查2颗种植位点的平行度及轴向位置

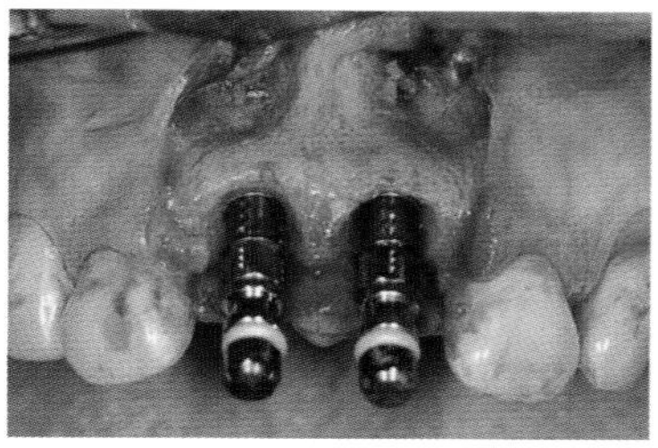
图9　植入种植体后的唇面像

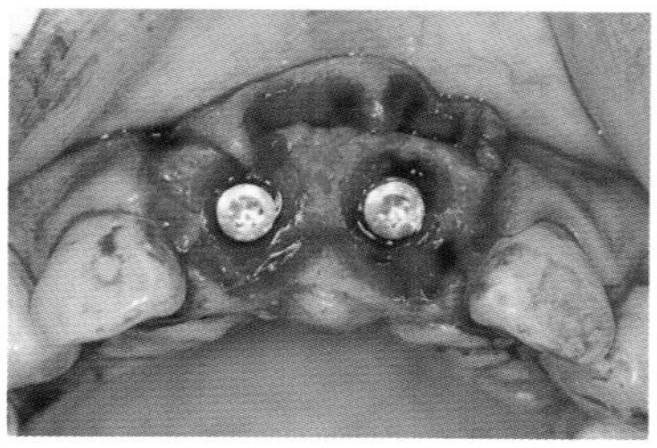
图10　植入种植后的（牙合）面像

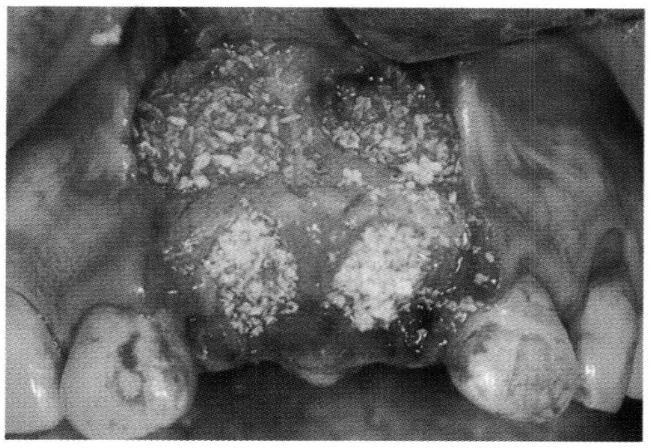
图11　放置Bio-Oss人工骨粉

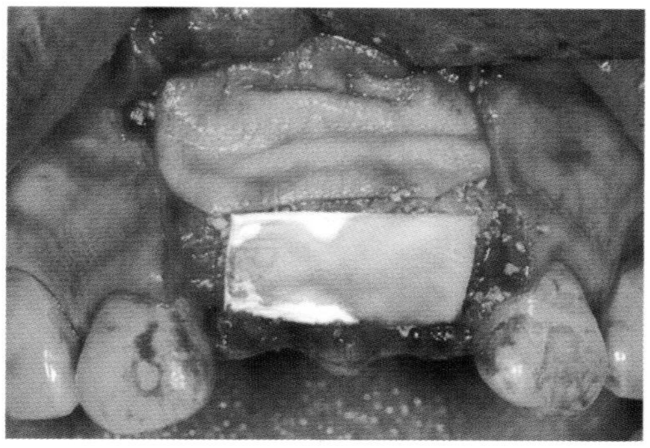
图12　放置Bio-Gide胶原膜

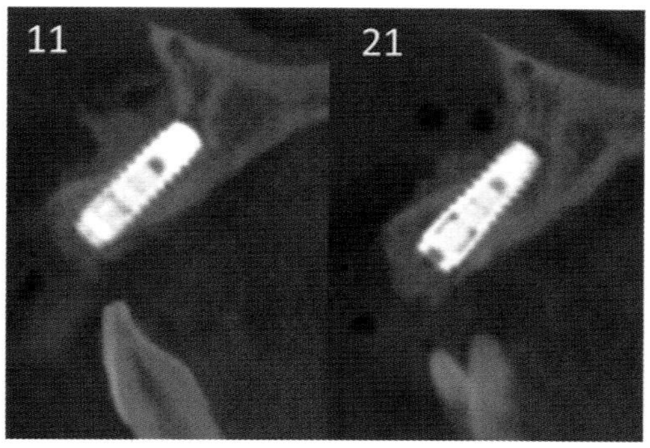

图13　种植体植入当天的CBCT影像

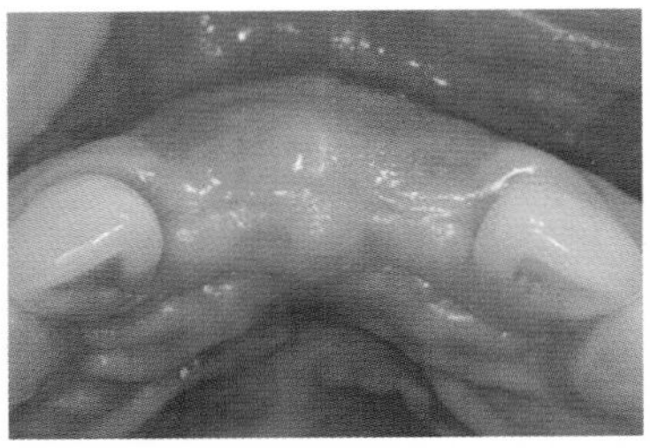
图14 术后4个月口内像

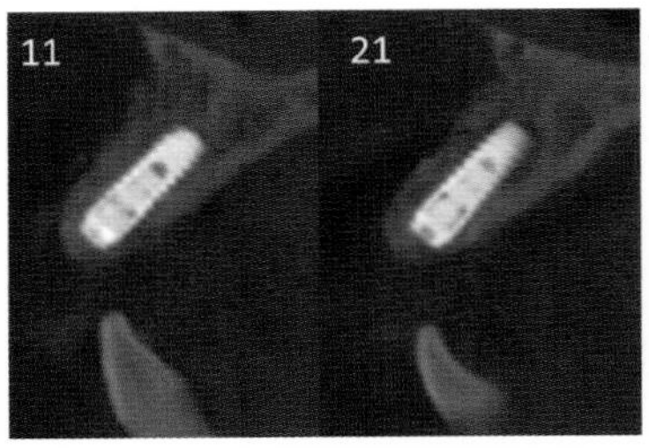

图15 术后4个月CBCT影像

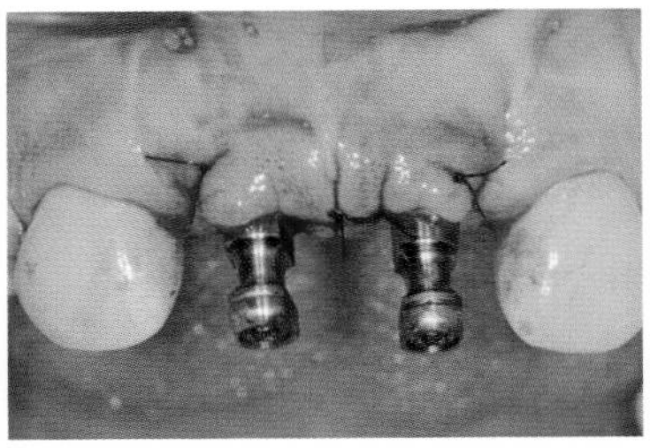
图16 取模桩就位后的唇面像

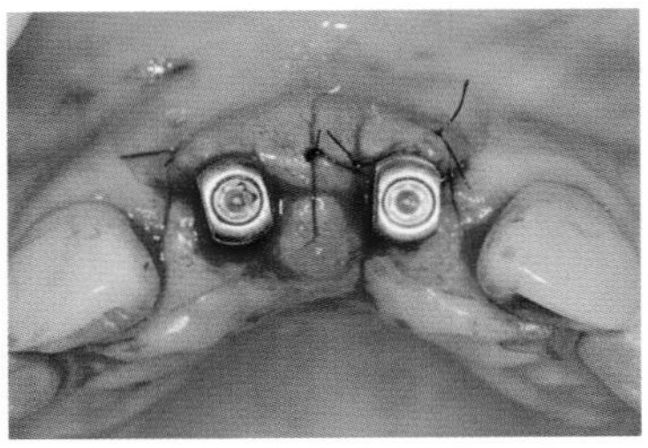
图17 取模桩就位后殆面像

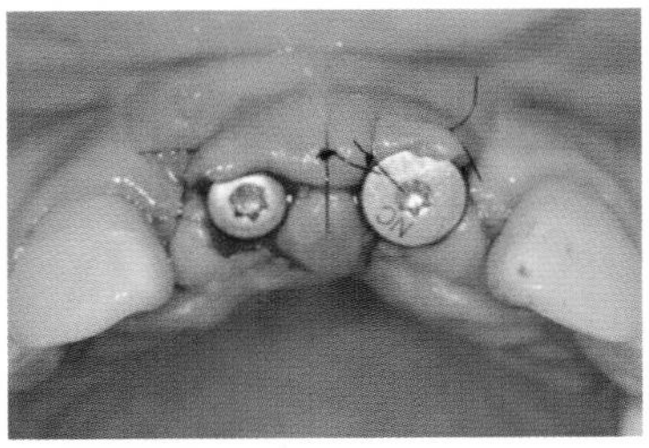
图18 牙龈成形器就位

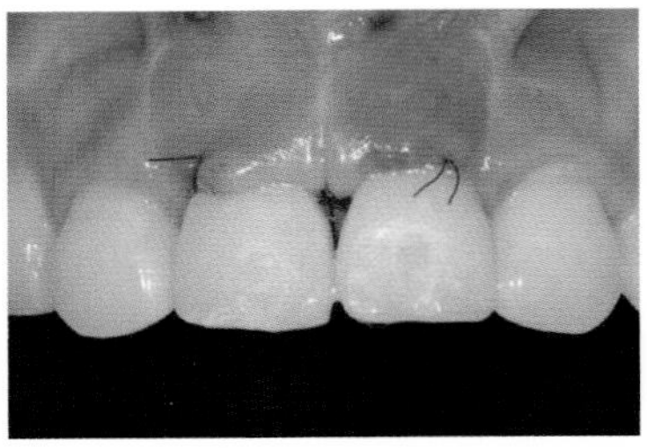
图19 二期手术当天戴入临时冠口内像

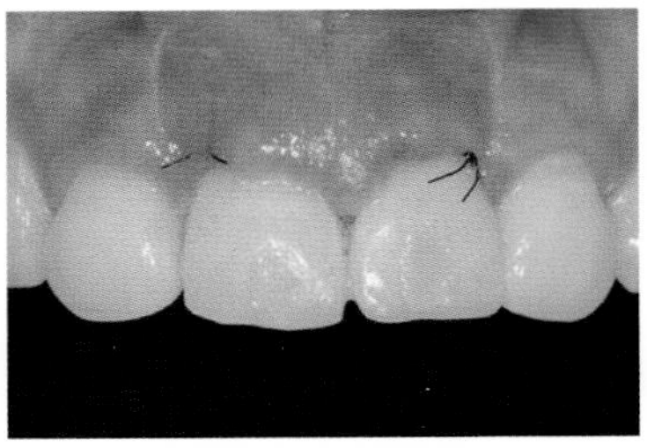
图20 临时冠戴用1周后

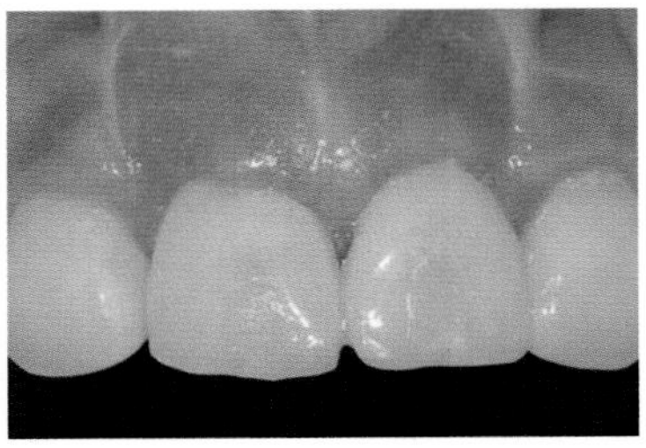
图21 临时冠戴用1个月后

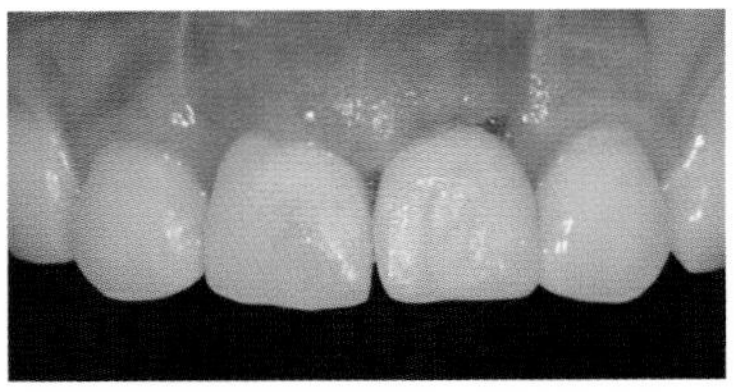
图22 临时冠成形牙龈1个月后进行形态调改

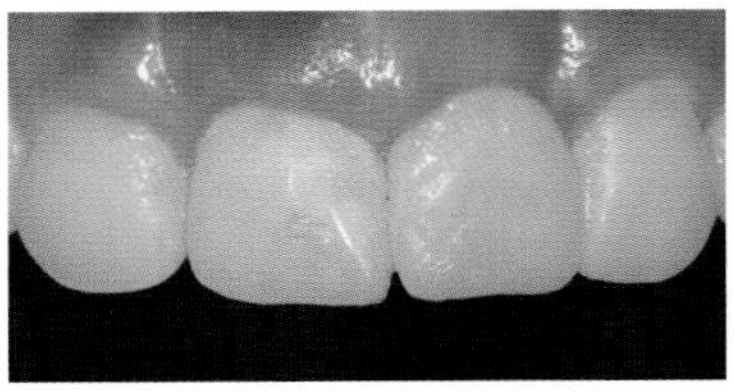
图23 临时冠戴用3个月后唇面像

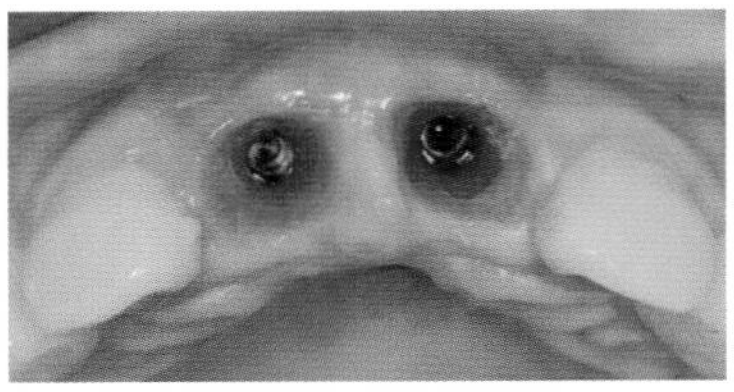
图24 临时冠塑形牙龈3个月后的牙龈袖口

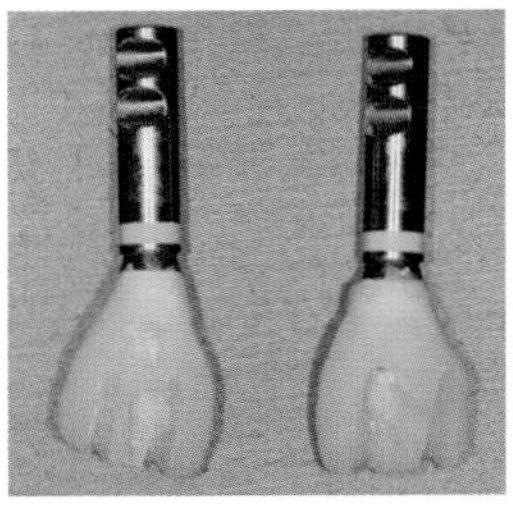
图25 利用临时冠制作个性化转移杆

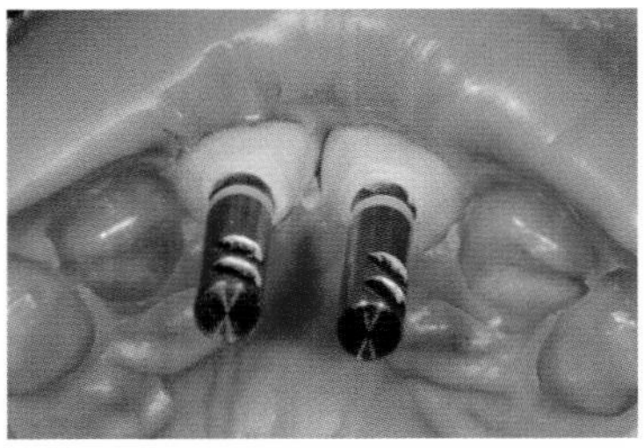
图26 硅橡胶印模

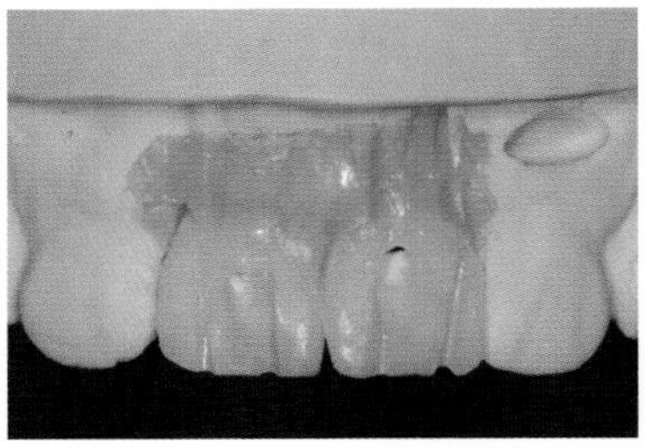
图27 制作最终修复体的石膏模型

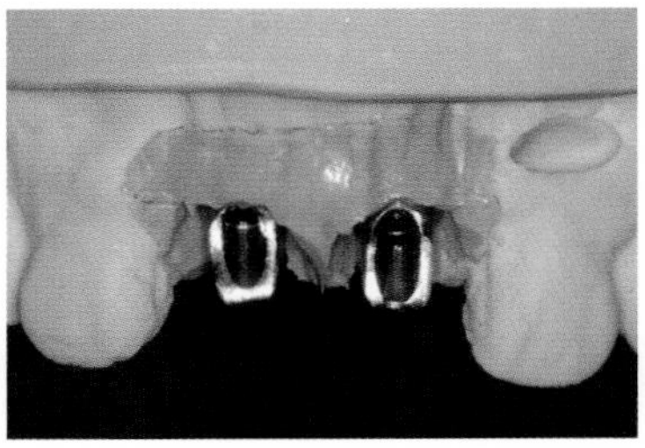
图28 调磨后基台的正面像

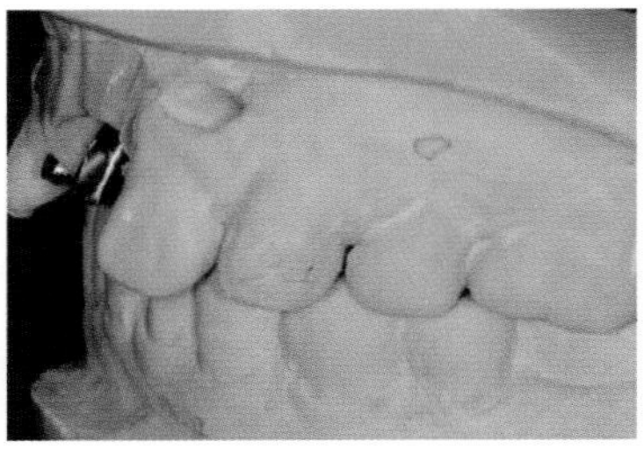
图29 调磨后基台的侧面像

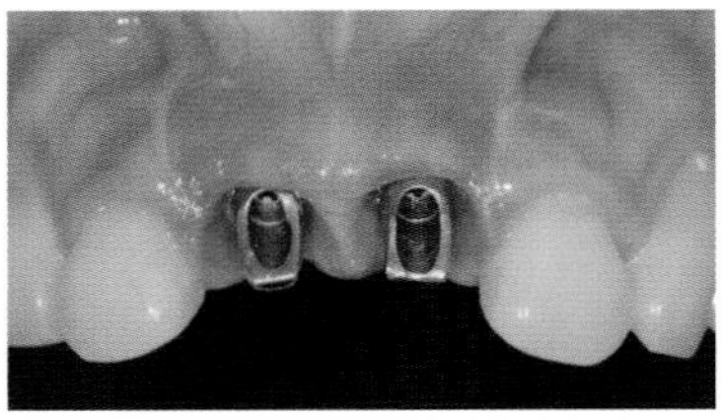
图30 基台口内就位后的正面像

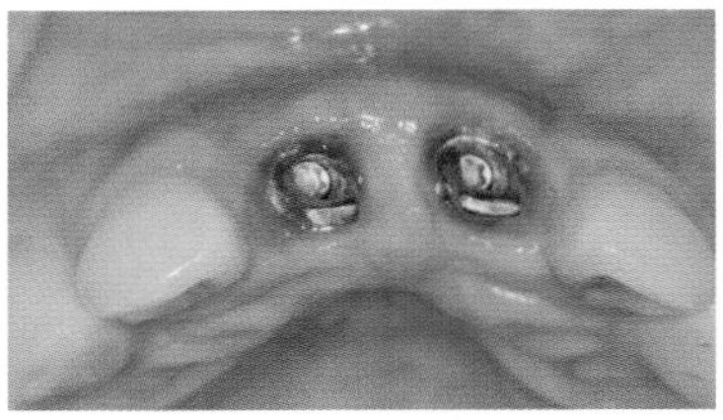
图31 基台就位后的殆面像

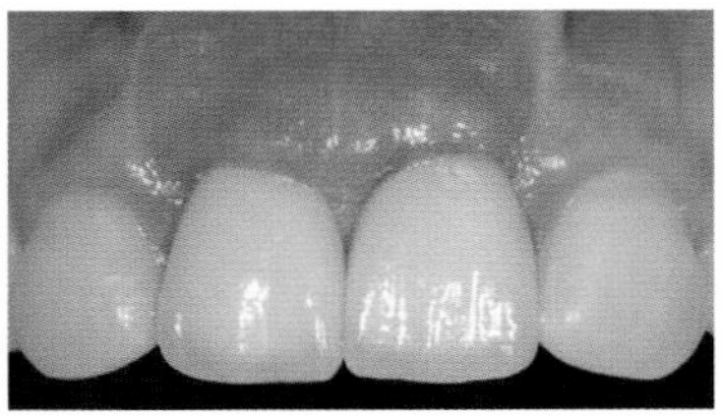
图32 修复体戴入即刻的唇面像

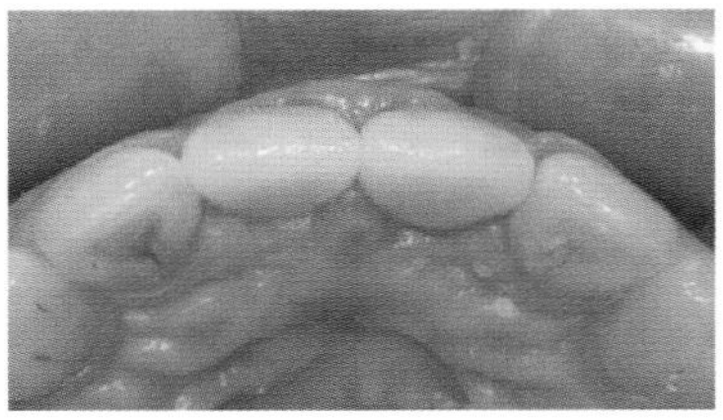
图33 修复体戴入即刻的咬合面像

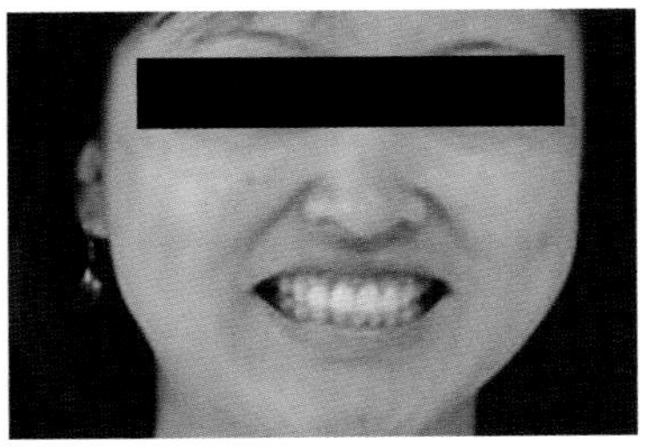
图34　患者戴入修复体后的微笑像

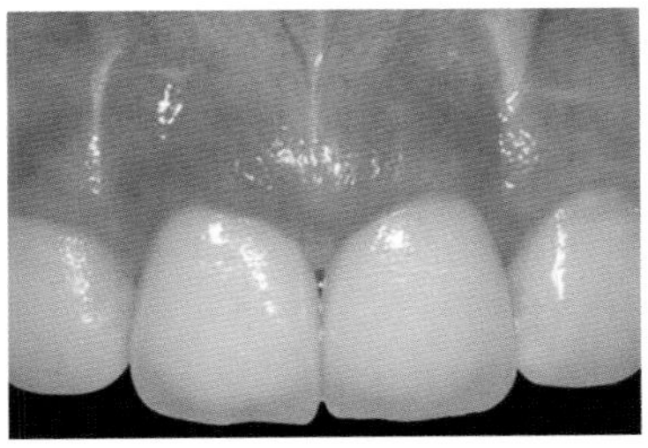
图35　修复体戴用2个月后的唇面像

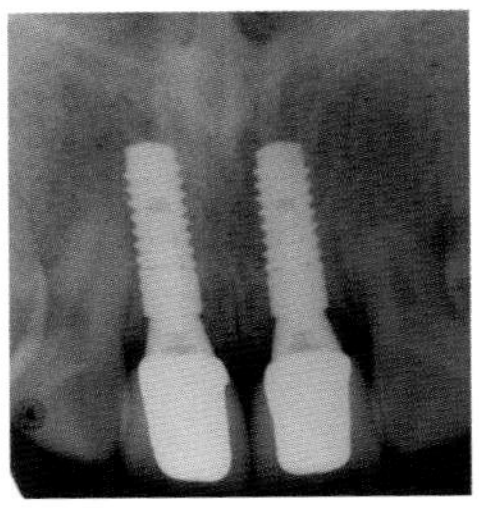
图36　修复体戴用2个月后复诊根尖片

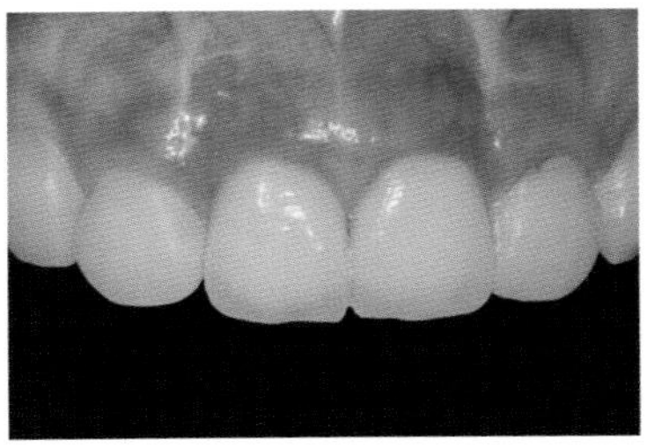
图37　修复体戴用3年后的唇面像

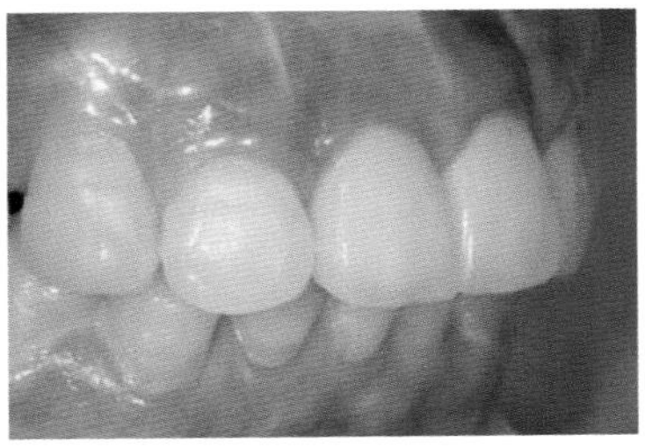
图38　修复体戴用3年后的右侧面像

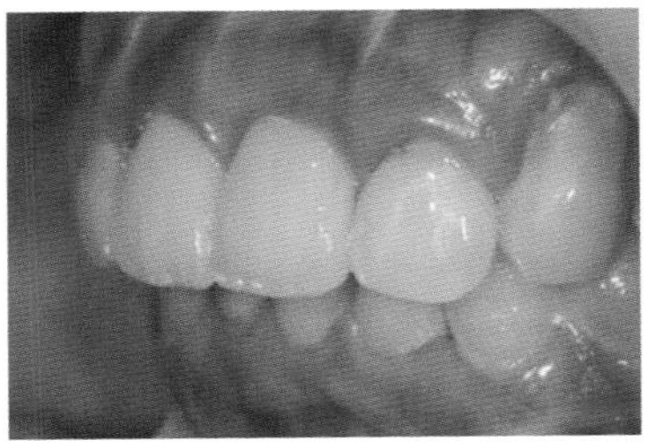
图39　修复体戴用3年后的左侧面像

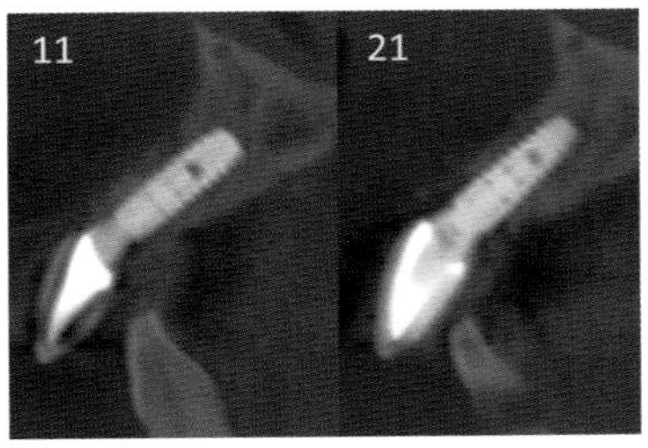

图40　修复体戴用3年后的CBCT影像

牙、慢性根尖周炎患牙、无法保留的牙周病患牙、非急性炎症期的感染患牙等。本病例中患牙牙根吸收，唇侧骨壁完整，无炎症，符合即刻种植的条件。

前牙即刻种植后是否可以进行即刻修复取决于种植体初级稳定性以及有无采用GBR等骨增量技术。当种植体的初期稳定性达到35N・cm以上，且没有实施GBR手术，则可以进行即刻修复。虽然本病例骨壁相对完整，但是术区根方牙槽骨有倒凹，种植体植入后存在根方暴露的风险，因此采用即刻种植联合GBR骨增量技术，从而保证种植体在植入理想位置的前提下周围具有充分的骨组织。此外，该患者为深覆殆关系，咬合紧，即刻修复风险高，因此选择愈合3个月后常规负荷。

良好的美学效果是评价前牙区种植成功的重要标准之一，包括硬组织美学和软组织美学。龈乳头的存在与否在种植修复的软组织美学效果中占据重要地位。对于本病例，在二期手术阶段通过安装临时修复体以引导种植体间龈乳头成形，同时获得扇贝状的龈缘弧度，经过3个月的牙龈诱导，最终达到良好的软组织美学效果。

参考文献

[1] Mankoo T. Maintenance of interdental papillae in the esthetic zone using multiple immediate adjacent implants to restore failing teeth--a report of ten cases at 2 to 7 years follow-up[J]. Eur J Esthet Dent, 2008, 3(4):304-322.
[2] Tsai BY. A method for obtaining peri-implant soft-tissue contours by using screw-retained provisional restorations as impression copings: a clinical report[J]. J Oral Implantol, 2011, 37(5):605-609.
[3] Délben JA, Goiato MC, Gennari-Filho H, et al. Esthetics in implant-supported prostheses: a literature review[J]. J Oral Implantol, 2012, 38(6):718-722.
[4] 施斌, 赖红昌, 陈卓凡, 等. 关于即刻种植的思考[J]. 国际口腔医学杂志, 2014, 41(3):255-261.
[5] 宿玉成. 美学区种植修复的评价和临床程序[J]. 口腔医学研究, 2008, 249(3): 241-244.
[6] 王莺, 林野, 陈波, 等. 前牙区即刻种植和延迟种植软硬组织的保存比较: 临床研究[J]. 中国口腔种植学杂志, 2012,16(1):67-68.

上颌单颗前牙即刻种植红白美学观察

谭君君　王林虎

摘要

目的：探讨上颌美学区单颗前牙即刻种植即刻美学修复的临床特点及修复后的美学效果。**材料与方法**：选取上颌单颗前牙拔牙后即刻种植即刻临时修复病例，通过微创拔牙、骨增量、渐进性塑造牙龈的穿龈轮廓后进行个性化氧化锆基台和全瓷冠最终修复，对种植体成功率及周围牙龈附着状况进行跟踪观察。**结果**：种植体在即刻修复后骨结合，经过临时牙塑形种植体周围牙龈恢复良好。**结论**：前牙美学区即刻种植即刻美学修复只要严格掌控适应证，可以获得理想的美学效果。

关键词：即刻种植；即刻修复；穿龈轮廓；美学

自1952年发现骨结合现象以来，牙种植技术获得了巨大发展。骨结合已不再是判定种植成功的唯一标准，现在的种植体只要遵循种植外科原则，均可以达到良好的骨结合。现代的种植牙概念应包括在可预期的骨结合基础上，同时具有种植体周围软硬组织及所有修复部件的长期稳定。上颌前牙即刻种植容易出现软硬组织缺损，容易导致出现美学问题，主要包括软组织的红色美学和骨组织的轮廓美学。上颌前牙区即刻美学种植，已经成为临床最具有挑战性问题之一。种植体周围软组织的健康稳定和美学效果已经成为种植治疗的关键组成部分，而美学区种植体周围软组织健康稳定则包括建立健康的种植体周围附着龈美学的龈缘和龈乳头位置与形态以及协调。本病例主要着重讨论如何获得上颌前牙位点即刻种植的美学效果。

一、材料与方法

1. 病例简介　24岁女性患者。自由职业者。主诉：上颌前牙牙折3天。现病史：患者3天前不慎摔到，导致上前牙牙冠松动，疼痛，曾在外单位拍牙片显示：右上前牙牙折，建议拔除后即刻种植。今日来我院就诊，寻求诊治。既往体健，无家族史，无系统性疾病史。口腔检查：面部对称，上唇轻度肿胀，关节活动自如，无张口受限。口腔卫生尚可，牙龈较健康，12与11之间龈乳头发红，探针出血。牙龈属于薄生物型，中度笑线。11牙冠松动，在颊侧龈缘可见一条折裂线，11切端稍伸长。13舌侧可见充填物，前伸𬌗时11稍有早接触。影像学检查：牙片显示：11牙折，折裂线最低处位于牙槽嵴下2mm。全口曲面断层片显示：11颈部横行折断；13根管内可见高密度充填物，根充欠佳；37远中面可见龋坏，较浅，接近牙本质。

2. 诊断　11牙折；13根尖周炎；37浅龋。

3. 治疗计划　11即刻种植即刻修复，术中微创拔牙，不翻瓣种植，利用断裂的天然牙恢复穿龈轮廓和缺牙间隙；13根管再治疗；37充填治疗。

4. 治疗过程（图1～图45）

（1）术前准备：完善口腔检查、影像学及化验检查，行牙周洁治。上颌用藻酸盐取模，倒硬石膏模型，留存模型。患者术前 0.5~1小时口服抗生素预防感染。

（2）微创拔牙：常规必兰局部浸润麻醉，用微创牙挺挺松患牙，微创拔牙器械拔除患牙，术中要避免挤压唇侧骨板，搔刮牙槽窝，生理盐水彻底冲洗拔牙创。

（3）种植体植入：在天然牙拔除后根端腭侧定点，按标准程序级差法预备种植窝，选择合适直径和长度的种植体，旋入法植入种植窝，控制旋入扭矩≥35N·cm。在种植窝与种植体之间的间隙内和骨缺损部位填入自体血液、自体骨与人工骨粉的混合物，上愈合基台。术后即刻拍摄X线片，观察种植体状况。术后常规使用抗生素，7～10天拆线。

（4）即刻修复及牙龈塑形：术后即刻折裂天然牙断端用树脂封闭，形成与愈合基台表面较匹配的接触面。然后再把游离天然牙与邻牙粘接固定，以恢复穿龈轮廓和缺牙间隙。4个月后发现，牙龈缘卫生不良，牙龈轻度退缩，随后改用树脂临时牙塑形。临时树脂冠体外粘接，通过舌隆突出开孔，将临时冠用中央螺丝固定在种植体上，诱导种植体周围软组织形成新的穿龈轮廓，逐渐改善种植体的龈乳头、龈缘高度及缘曲线。再经过2个月的牙龈塑形，龈缘和龈乳头保存完好，个性化转移印模，送往加工厂制作个性化氧化锆全瓷基台和全瓷冠，最后安装完成。随后定期随访观察。

（5）使用材料和器械：微创拔牙刀（同创，中国），TS Ⅲ 种植系统（Osstem公司，韩国），种植机（NSK，日本），Bio-Oss骨粉（Geistlich公司，瑞士），Bio-Gide可吸收胶原膜（Geistlich公司，瑞士），加聚硅橡胶（DMG公司，德国）。

作者单位：解放军武汉总医院

通讯作者：王林虎；Email: 316036445@qq.com

二、结果

微创拔牙，不翻瓣种植减少了患者的不适感，减少了牙槽骨吸收。利用自身天然牙维护穿龈轮廓，对种植系统和技术要求较高，常出现缝隙牙菌斑堆积，引起局部炎症，进而影响软组织美学。通过树脂临时牙塑形后，种植体穿龈轮廓得以塑形，牙龈乳头和龈缘高度得以不断改善，趋于完美。个性化印模转移，有助于维护软组织稳定。前牙尽量选用个性化氧化锆基台，尤其薄龈生物型，才能获得较好的美学效果。 前牙即刻种植美学修复，涉及多个环节， 需要不断调整治疗方案，有步骤、有计划地进行。

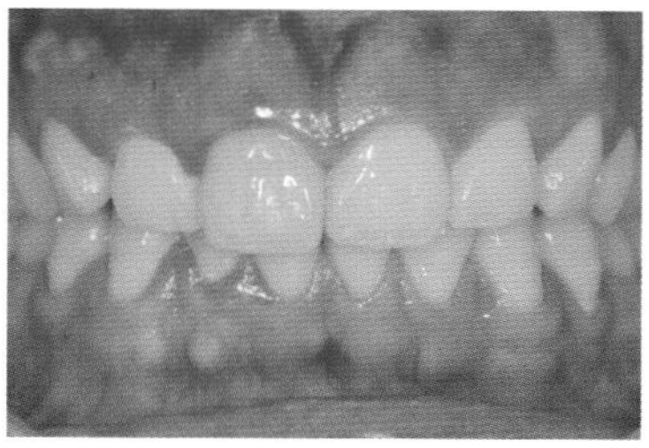
图1 治疗前正面像

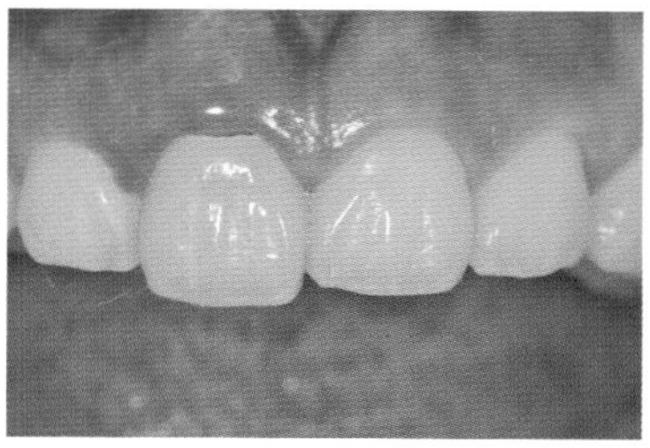
图2 治疗前正面局部像

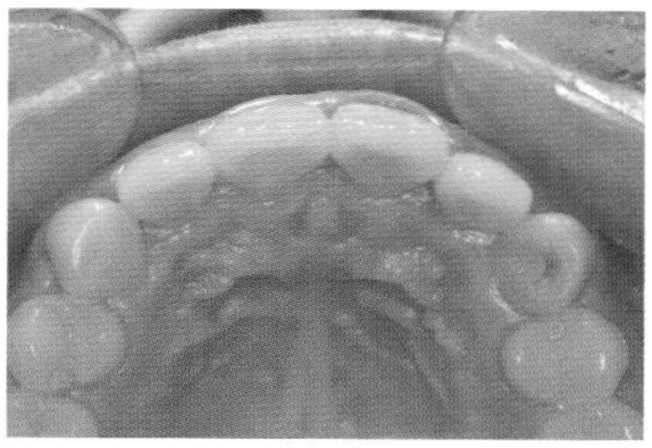
图3 治疗前𬌗面像

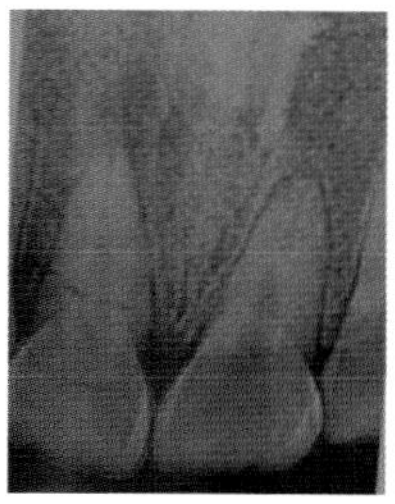
图4 治疗前X线片

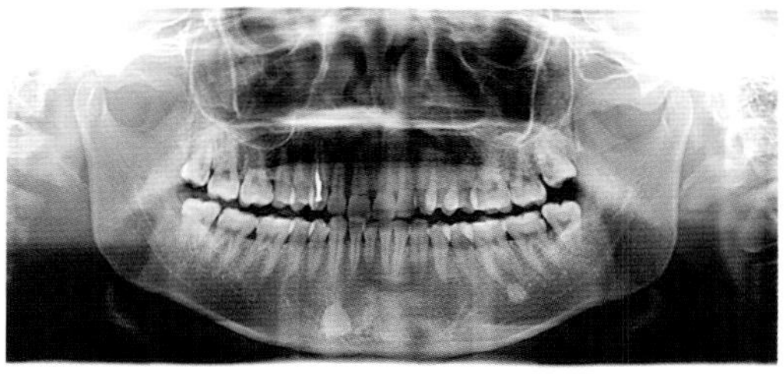
图5 治疗前全口曲面术前X线片

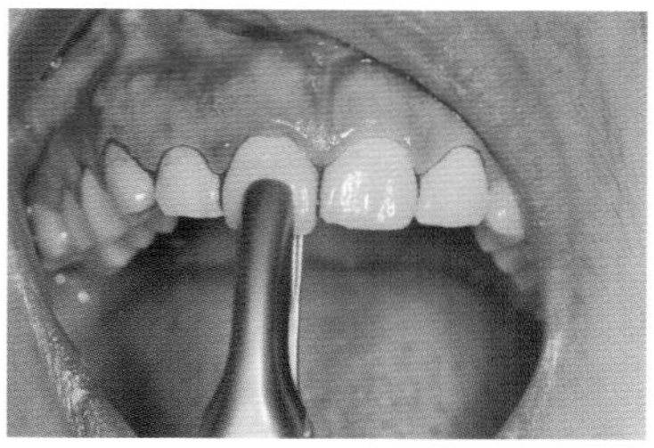
图6 分离牙龈，拔除牙冠

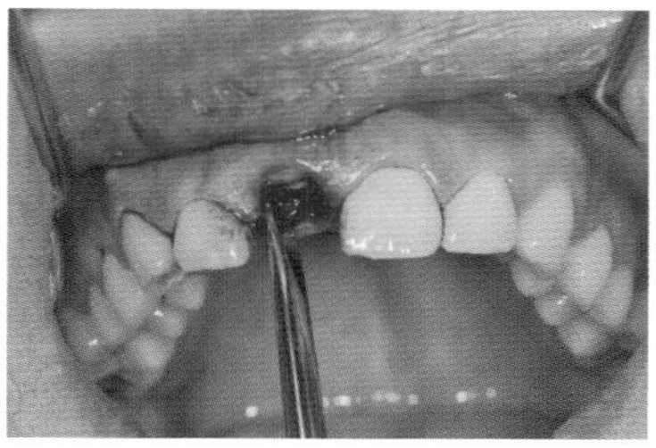
图7 微创牙挺挺松患牙

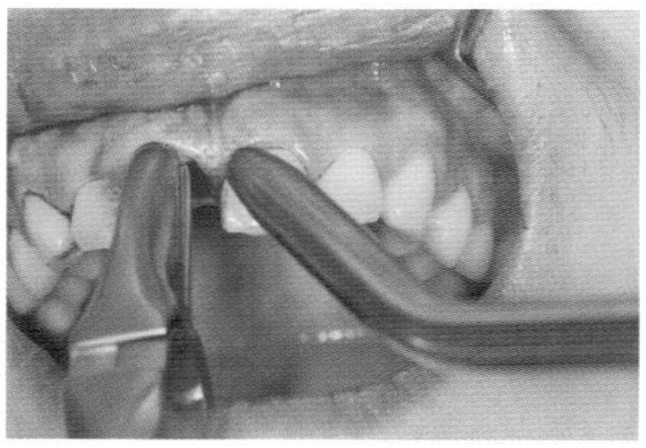
图8 拔除残根

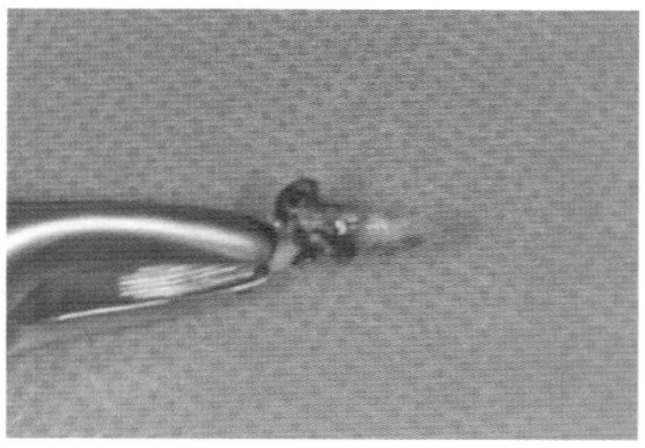
图9 拔出的断根

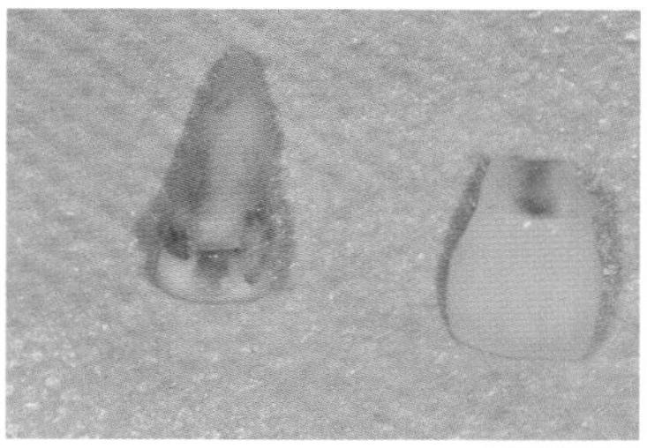
图10 折断的牙根牙冠

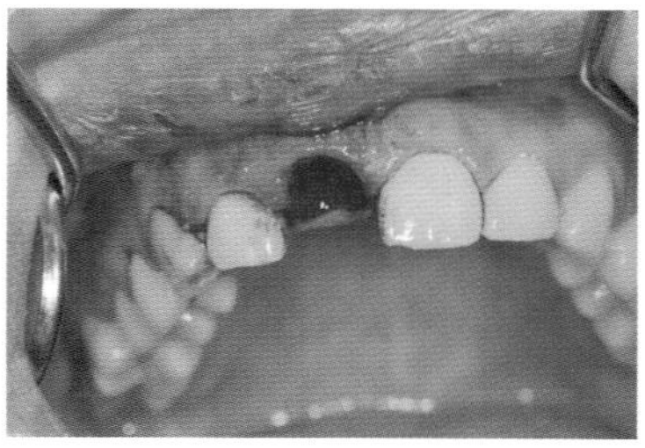
图11 拔出后的新鲜拔牙窝

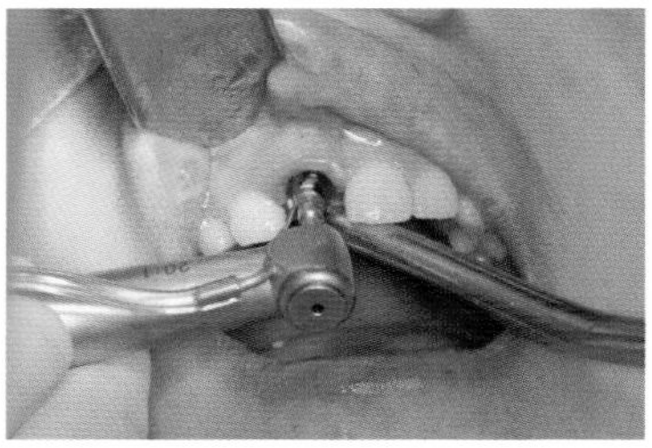
图12 种植位点预备

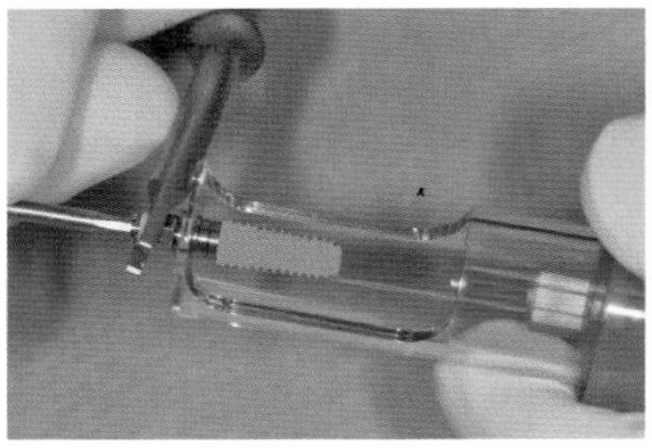
图13 种植体准备

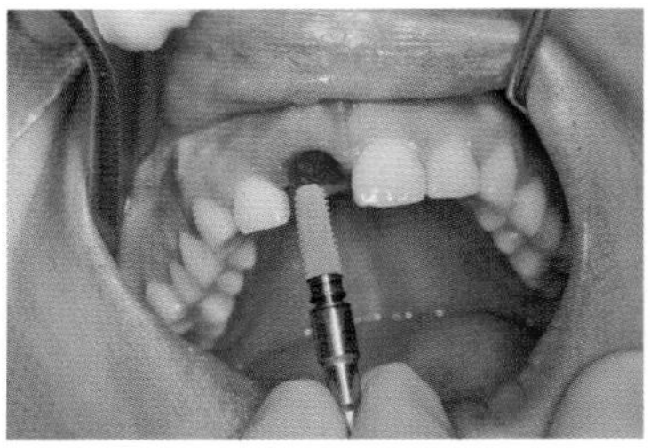
图14 准备植入种植体

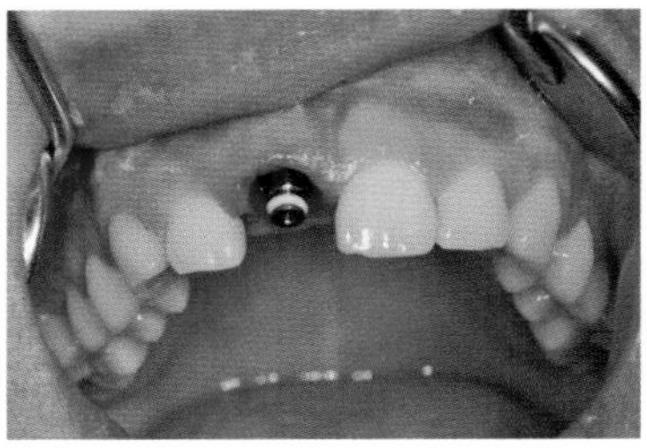
图15 植入种植体

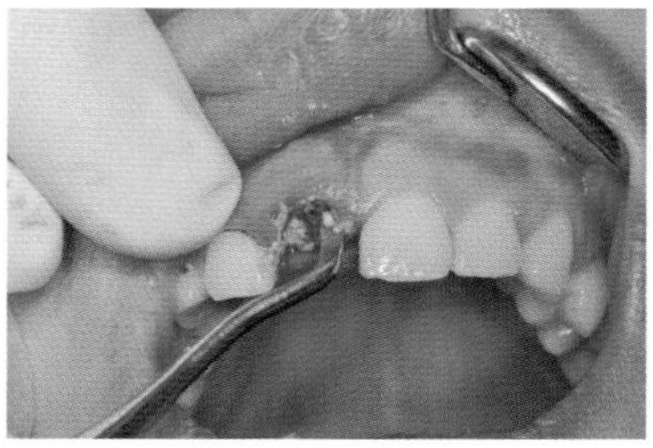
图16 种植体颊侧间隙植骨

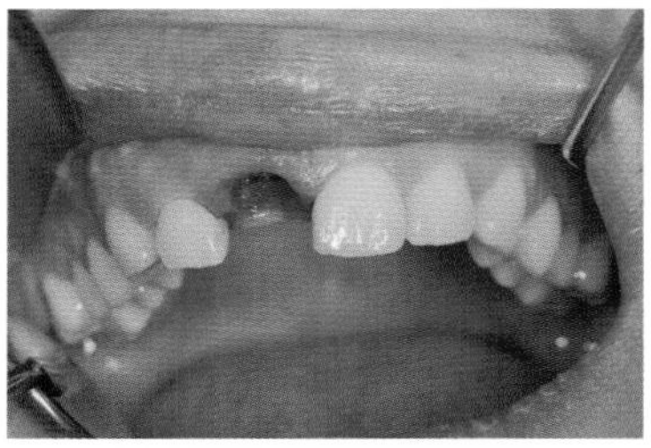
图17 种植体植入上愈合基台

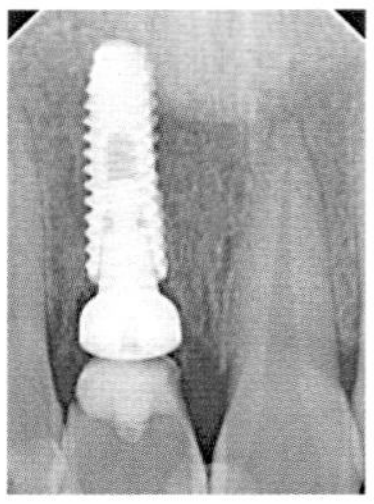
图18 种植体植入后X线片

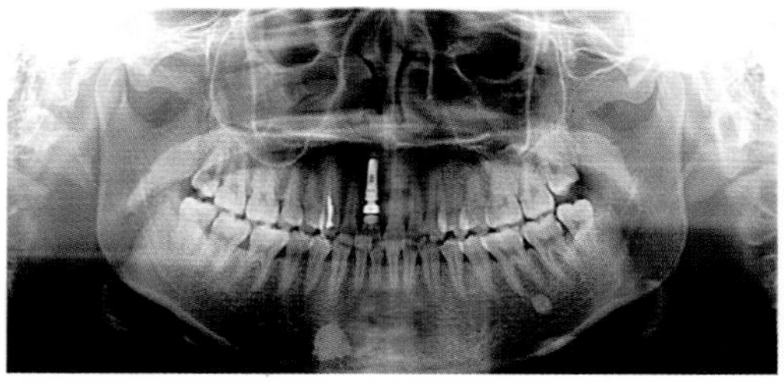
图19 种植体植入后全口曲面术后X线片

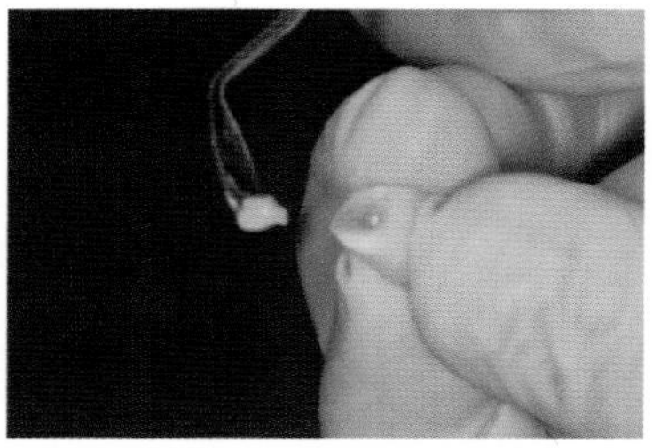
图20 折断牙冠底部塑形

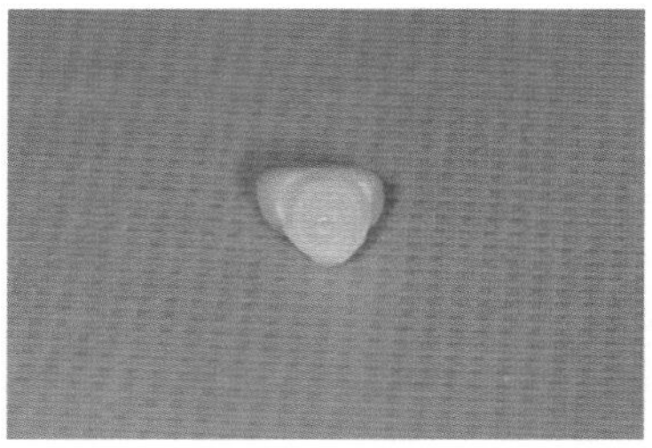
图21 临时修复体

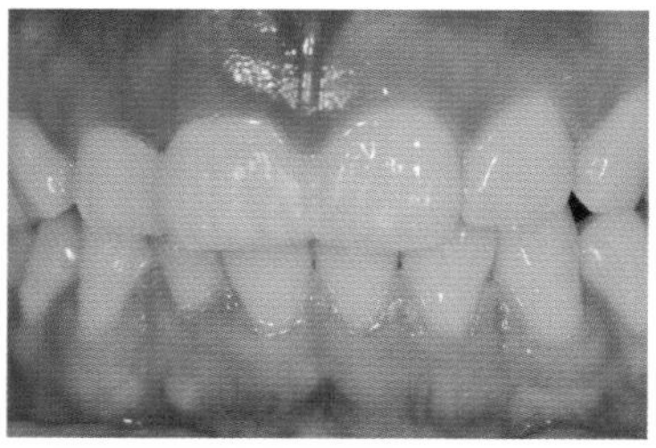
图22 固定临时牙

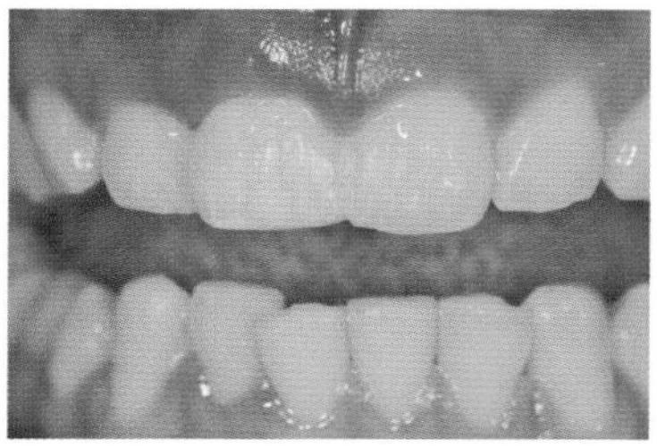
图23 临时牙局部像

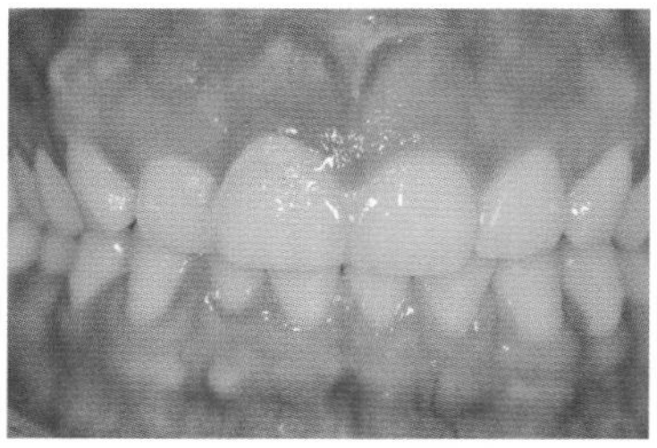
图24 4个月后复诊牙龈轻度退缩

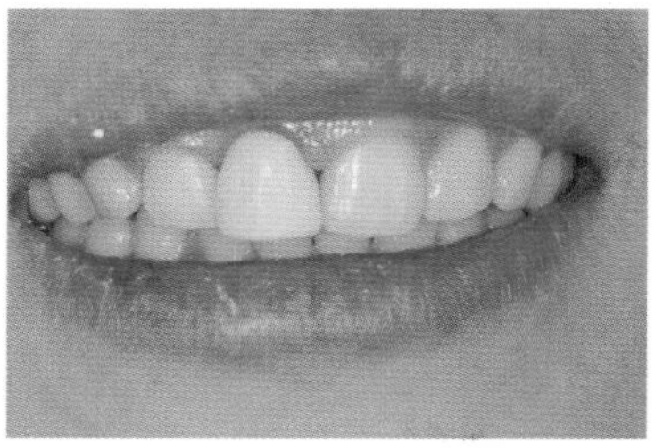
图25 更换树脂临时牙，牙龈塑形

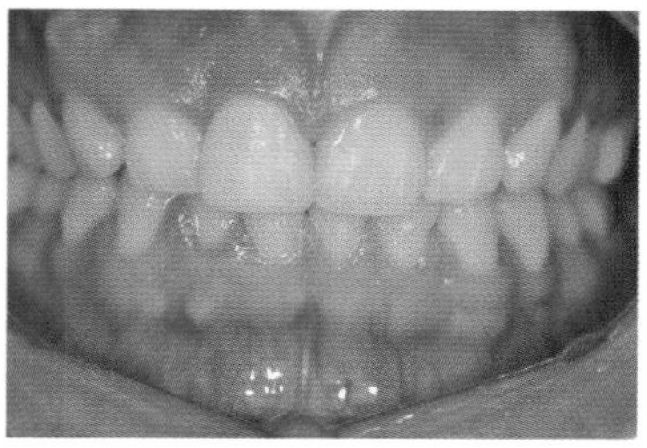
图26 再经2个月塑形后恢复良好

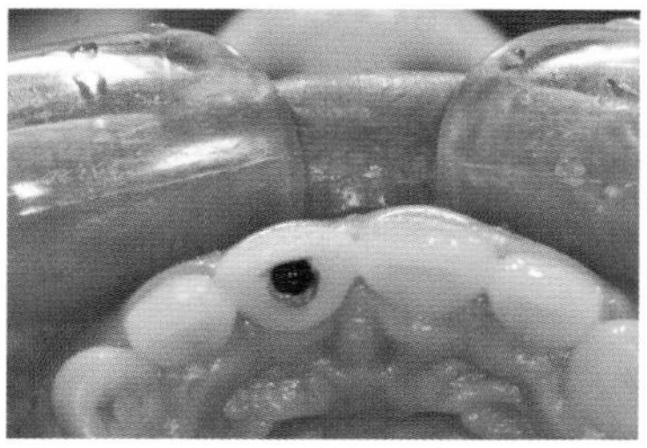
图27 再经2个月塑形后殆面像

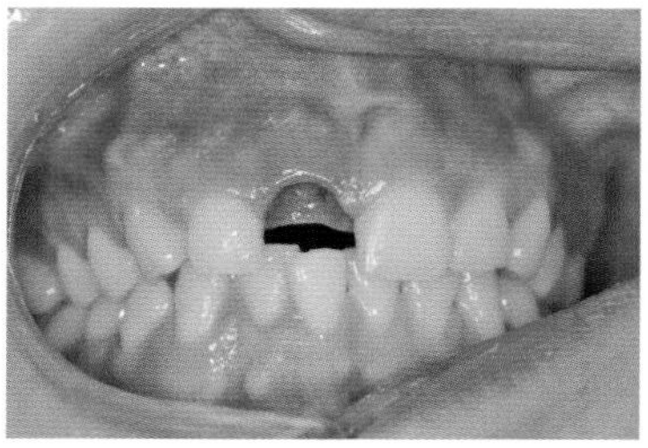
图28 再经2个月塑形后的牙齿牙龈状况

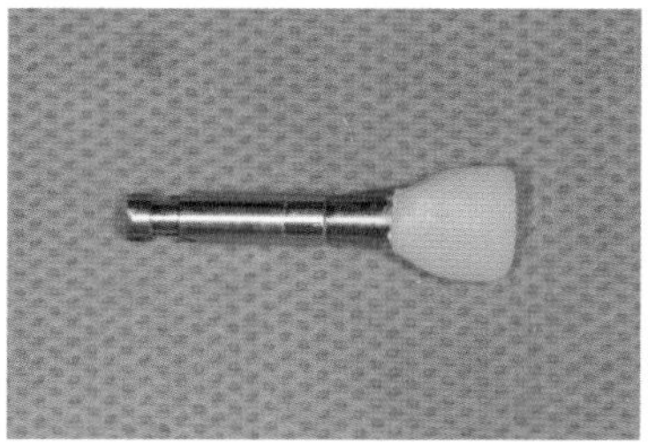
图29 体外将替代体与基台牙冠相连

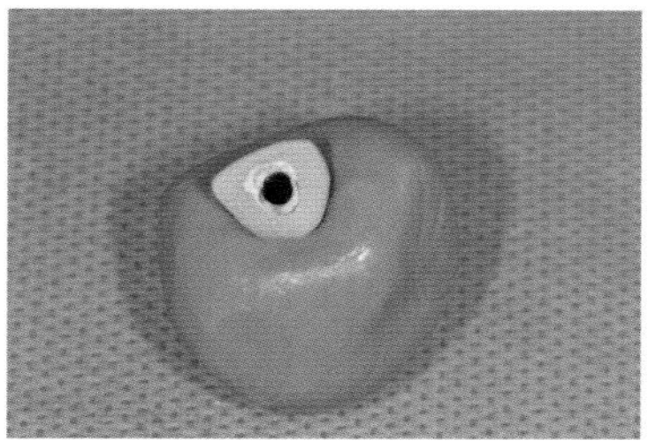

图30 硅橡胶固定替代体与临时牙冠

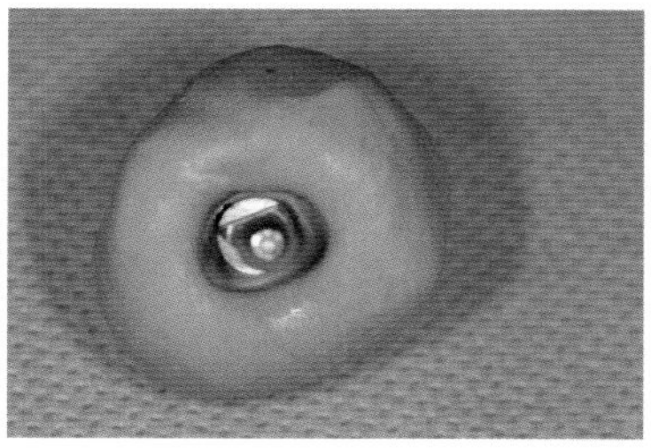

图31 去除临时牙冠，完成个性化印模帽制取

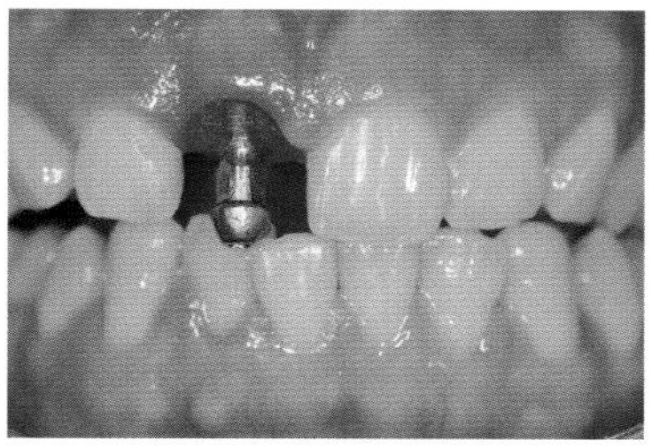

图32 使用个性化印模帽种植体水平取模

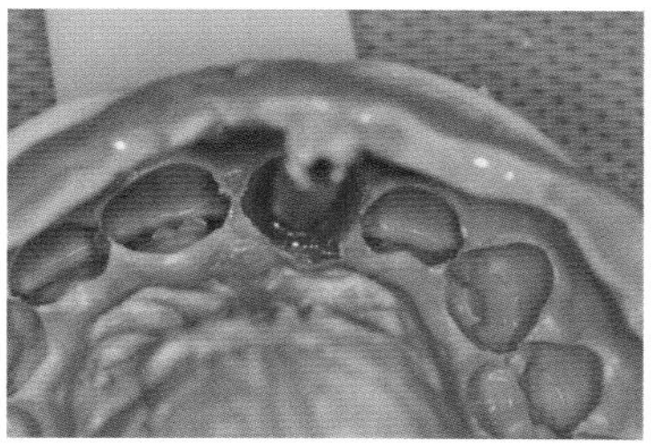

图33 硅橡胶完成个性化印模帽转移

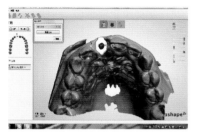

图34 模型扫描

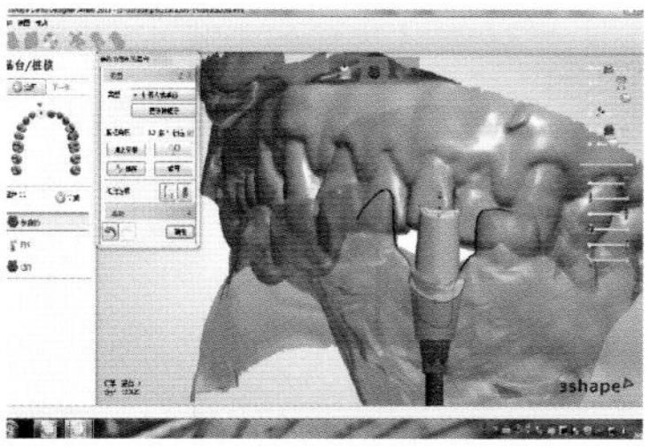

图35 基台设计

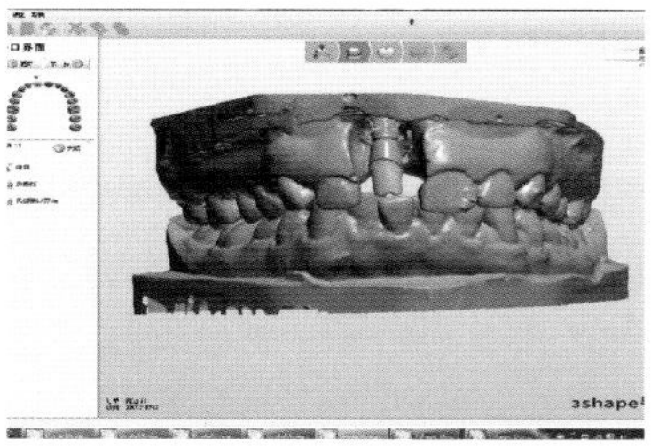

图36 基台扫描

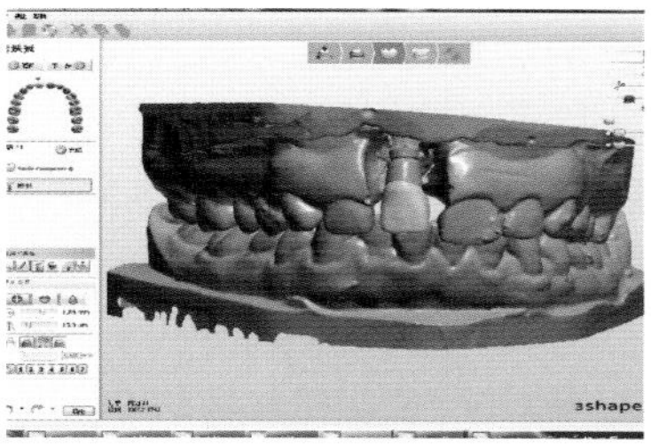

图37 牙冠设计

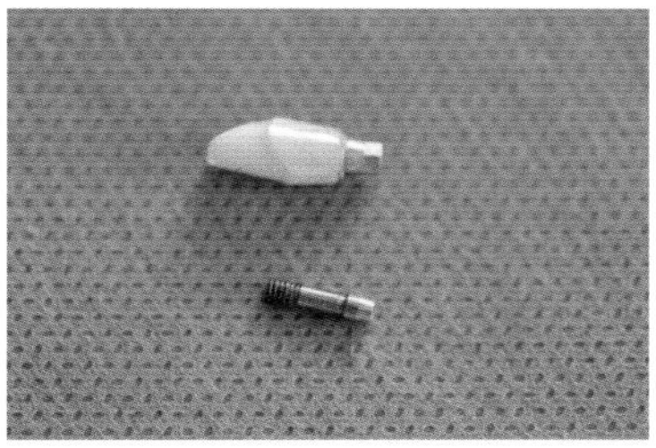

图38 完成的个性化氧化锆基台

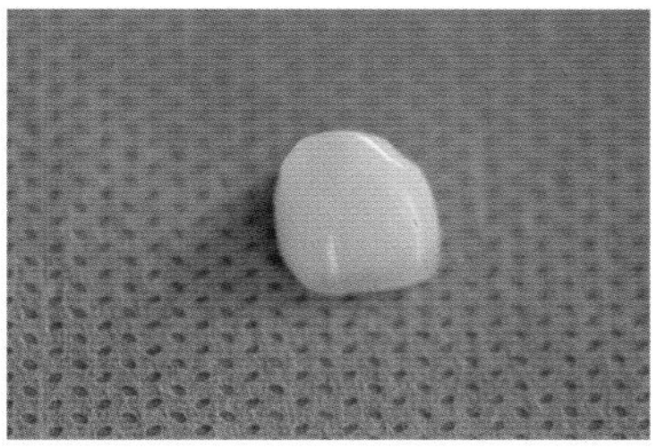

图39 完成的氧化锆全瓷牙

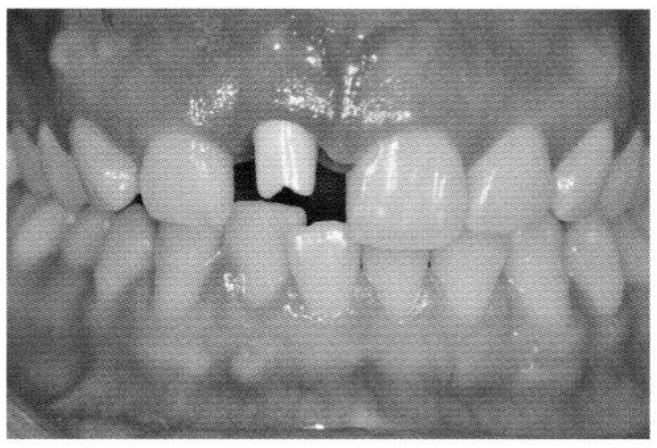

图40 戴完氧化锆基台

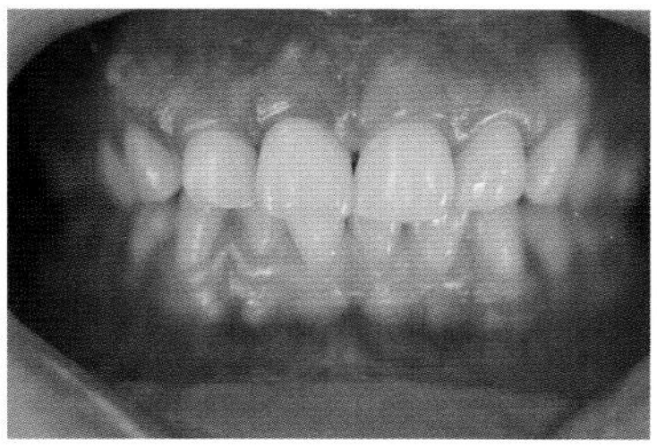

图41 戴完牙冠，有“黑三角”存在1

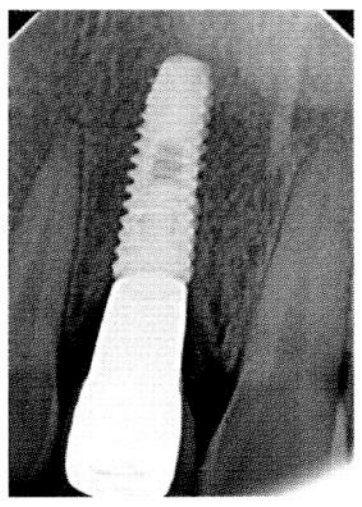

图42 戴完牙冠，有“黑三角”存在2

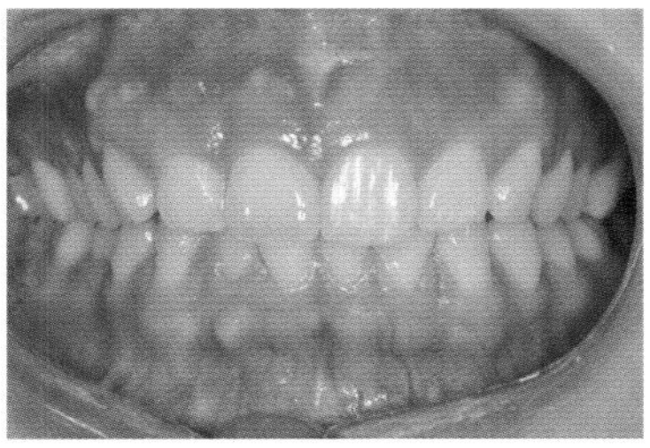

图43 戴完牙3个月后复诊，龈乳头完全恢复

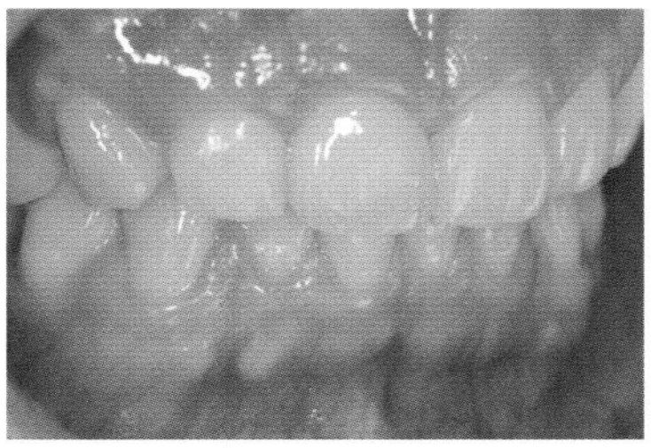

图44 戴完牙3个月后侧面像

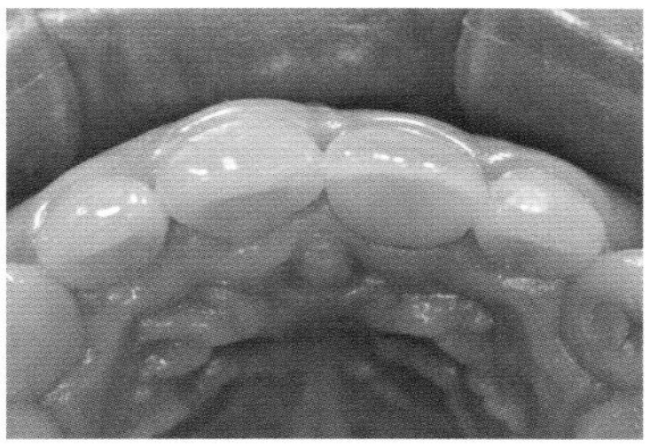

图45 戴完牙3个月后殆面像

三、讨论

1978年德国学者Schulte W首次提出了即刻种植技术，为口腔种植学的发展开启了新的方向。众多研究显示，即刻种植的成功率达到了92%~100%，与延期种植相比无统计学差异，但即刻种植可以缩短疗程，减少患者恐惧，在美学区逐渐成为主流。在即刻种植中，由于拔牙创唇侧骨板主要是致密的皮质骨，骨内血液供应不良，因而皮质骨板表面黏骨膜的血液供应对唇侧骨板的吸收程度具有决定意义。不翻瓣牙种植还具有患者术后反应轻、术中出血少、唇颊侧牙龈外形保存完好、简化种植步骤易被患者接受等方面的优点。不翻瓣牙种植技术在延期牙种植中已被证实能够获得可预期的临床效果，在种植体骨结合率方面与传统的翻瓣牙种植手术无统计学意义上的差异。

采用螺纹型种植体的即刻种植时，植体至牙窝间缺损在2mm以内时，不使用遮盖膜和植骨材料同样能取得与延期种植相同的骨结合及临床效果。Botticelli等认为，即刻种植骨缺损间隙为3mm时，即使不植骨，种植体与拔牙窝内壁之间的间隙也会有新骨的形成。种植体周围软组织状况表现为粉红色美学的效果，国外学者提出一些对软组织美学效果的量化评价方法，其中Jemt的牙龈乳头指数是最容易操作的指标。薄龈生物型患者，其唇侧骨板厚度会更薄，即刻种植面临更多的问题。因此，在ITI共识性会议中，把薄龈生物型作为重要的美学风险因素。采用Belser等提出的种植体PES和WES，对种植体修复后的软组织和修复体的美学结果进行综合全面的评估，PES和WES都各包含5项变量参数。计分方式对于红色美学和白色美学有一个均衡的考虑，也方便计算分值，对于红色和白色美学的关系分析比较提供了较客观的依据。本病例中使用不翻瓣手术，充分考虑牙龈形态的维持，保留前牙束状骨颊侧骨膜的血供，最大限度维持软组织形态。

种植体在三维方向上的理想位置和轴向是种植美学修复的前提，而种植体的位置与轴向取决于局部牙槽骨的高度、宽度、厚度，即三维方向上的骨量。对于种植修复来说，软组织的形态和种植体支持的修复体形态一样，对最后的美学修复效果非常重要。修复的时机是种植体周围软组织稳定性的基础。即刻种植后即刻修复牙龈诱导技术缩短了缺牙时间，可最大限度地保存软硬组织，从而改善提高种植体软组织水平和美学效果。牙龈乳头直接关系到是否显露“黑三角”，所以它对于种植体软组织的红色美学至关重要。因此，本研究即刻使用天然牙来维护牙齿的穿龈轮廓。Small教授等的研究发现，种植体在术后 1 年有约1mm的唇侧龈缘退缩，主要变化是发生在前 3 个月，并且80%的软组织退缩是在唇侧。Grunder等的研究观察了单颗种植体黏膜形态的稳定性，发现种植冠的颊侧软组织1年退缩0.6mm。通过牙龈诱导成形可使种植体的牙龈曲线与邻牙逐步达到协调一致。此病例，我们通过制作个性化印模帽获取牙龈的穿龈轮廓，防止硅橡胶压迫变平。Tarnow等认为，牙槽嵴顶点与种植牙邻接点之间的距离＜5mm时，种植牙与邻牙的“黑三角”才有可能恢复。本病例中在刚完成修复时，存在“黑三角”，但距离较小，经过3个月的恢复，“黑三角”消失，达到了前牙美学要求。同时。由于患者属于薄生物型，若选用成品基台，金属颜色将穿透牙龈，牙齿萌出的轮廓无法恢复，选用个性化氧化锆全瓷基台，保障了牙龈的健康、维护了牙齿的穿龈轮廓。全瓷牙的选用有利于生物相容性，提升了治疗的效果。

综上所述，对于残根，不翻瓣微创拔牙有利于获得最佳的牙槽骨壁保存，微创技术及微创器械是拔牙的必备。即刻种植应尽早地进行临时牙修复，维护牙齿的穿龈轮廓，并在不同时间采取不同的应对措施。个性化印模制取、个性化氧化锆基台、全瓷冠以及口腔健康维护保障前牙获得了最佳美学，长期临床效果还有待进一步观察。

参考文献

[1] Wang HL, Tsao YP. Mineralized bone allograft-plug socket augmentation: rationale and technique[J]. Implant Dent, 2007, 16(1):33-41.
[2] Tavarez RR, Calixto AM, Maia Filho EM, et al. Atraumatic extraction, implant placement and immediate provisionalization[J]. J Contemp Dent Pract, 2014, 15(4):513-517.
[3] Jemt T. Regeneration of gingival papillae after single-implant treatment[J]. Int J Periodontics Restorative Dent, 1997, 17(4):327-333.
[4] F ü rhauser R, Florescu D, Benesch T, et al. Evaluation of soft tissue around single-tooth implant crowns： the pink esthetic score[J]. Clin Oral Implants Res, 2005, 16(6):639 - 644.
[5] 吴敏节, 张相皞, 邹立东, 等. 前牙即刻种植和常规种植修复2年后软硬组织稳定性比较[J]. 北京大学学报(医学版), 2015, 47(1): 67-71.
[6] Schuhe W, Kleineikenscheidt H. Conceptand testing of the Tu bingen immediate implant[J]. Dtsch Zahnarztl Z， 1978, 33 (5): 319-325.
[7] Sabir M, Alam MN. Survival of Implants in Immediate Extraction Sockets of Anterior Teeth: Early Clinical Results[J]. J Clin Diagn Res, 2015,9(6):58-61.
[8] Lee CT, Chuang SK, Stoupel J. Survival analysis and other clinical outcomes of immediate implant placement in sites with periapical lesions: systematic review[J]. Int J Oral Maxillofac Implants, 2015, 30(2):268-278.
[9] Lindeboom JA, van Wijk AJ. A comparison of two implant techniques on patient-based outcome measures: a report of flapless vs. conventional flapped implant placement[J]. Clin Oral Implants Res, 2010, 21(4):366-370.
[10] Botticelli D, Berglundh T, Lindhe J. Hard-tissue alterations following immediate implant placement in extraction sites[J]. J Clin Periodontol, 2004, 31(10):820-828.
[11] Paolantonio M, Dolci M, Scarano A, et al. Immediate implantation in fresh extraction sockets. A controlled clinical and histological study in man[J]. J Periodontol, 2001, 72(11):1560-1571.
[12] Belser UC, Grütter L, Vailati F, et al. Outcome evaluation of early placed maxillary anterior single-tooth implants using objective esthetic criteria: a cross-sectional, retrospective study in 45 patients with a 2-to 4-year follow-up using pink and white esthetic scores[J]. J Periodontol, 2009, 80(1):140-151.
[13] Small PN, Tarnow DP. Gingival recession around implants: a 1-year longitudinal prospective study[J]. Int J Oral Maxillofac Implants, 2000, 15(4):527-532.
[14] Grunder U. Stability of the mucosal topography around single-tooth implants and adjacent teeth: 1-year results[J]. Int J Periodontics Restorative Dent, 2000, 20(1):11-17.
[15] Tarnow DP, Magner AW, Fletcher P. The effect of the distance from the contact point to the crest of boneon the presence or absence of theinterproximal dental papilla[J]. J Periodontol, 1992, 63(12):995-996.

上颌相邻前牙外伤行即刻种植配合美学修复的序列治疗病例

撒悦

摘要

上前牙美学区种植美学风险高，修复成功的关键是获得良好的红白美学效果，而要达到这一目标通常需要借助多学科手段对患者进行综合的序列治疗。本病例为1例双侧中切牙冠折的年轻女性患者。由于患者职业为空姐，美观要求高，迫切要求恢复牙齿美观。通过分析术前根尖X线片和CBCT影像，评估美学风险、外科SAC分类以及修复SAC分类，制订了如下的治疗计划：牙周基础治疗后，一侧中切牙拔除后行即刻种植，另一侧中切牙行即刻一次性根充后桩核冠修复，即刻恢复患者美观。种植术中采用微创拔牙，不翻瓣技术植入种植体，并配合上皮下结缔组织移植增厚牙龈，稳定红色美学效果。在软硬组织愈合期，利用种植体支持的临时修复体诱导穿龈轮廓，通过调整临时修复体的颈部外形获得良好的美学形态。最终修复时采用个性化印模杆复制牙龈袖口形态，通过数字化技术设计制作个性化全瓷基台及全瓷冠，最后取得了令人满意的上前牙区美学效果。戴牙后半年回访，种植体唇侧及周围骨组织稳定，牙龈状况良好。

关键词：外伤；即刻种植；美学修复；上皮下结缔组织；序列治疗

随着口腔种植技术的不断发展，种植已逐渐成为修复缺失牙和无法保留牙齿的主要方法，尤其是在前牙美学区。然而，现阶段的美学区种植已经不再仅仅满足于良好的骨整合效果，患者期望获得良好的红白美学效果。除了修复体本身在患者整个牙列中的位置排列（Alignment），修复体的颜色、亮度（Brightness）以及修复体的形态特征（Character）等这些白色美学ABC原则外，软组织美学是临床医生面临的最大挑战。软组织的唇侧外形、穿龈轮廓，龈乳头以及软组织颜色等都会影响最后的美学效果。同时，当牙齿被拔除后，随着时间的延续，拔牙位点牙槽嵴会发生吸收，如何更好地控制拔牙位点软硬组织的萎缩变化，为患者提供良好的美学和功能效果的种植义齿是临床医生需要考虑的问题。尤其当美学区修复涉及多颗牙齿时，如何运用多学科知识完成美学序列治疗非常关键。本文报道一例上颌美学区相邻前牙外伤后的美学序列治疗病例，术中综合运用即刻一次性根管治疗、即刻种植、上皮下结缔组织移植、个性化种植体支持临时义齿的牙龈塑形以及数字化修复体设计，最终取得了令人满意的治疗效果，现报道如下：

一、材料与方法

1. 病例简介 23岁女性患者。主诉：上前牙因外伤折断影响美观及发音1天。现病史：1天前，患者因和同伴嬉闹互相推搡，摔倒在地，导致上前牙折断，严重影响其美观及职业，特来我院求诊。既往史：否认全身系统性疾病及与牙科治疗相关的过敏史。家族史：否认家族疾病史。全身情况：因外伤对其容貌及职业的影响，精神焦虑。无其他症状。口腔专科病史：患者今日曾于我院外科拔除外伤上前牙切端残片。口外检查：患者左侧面部及口角周围有擦伤，面部比例协调，直面型，面部肤色及营养状况尚可。颞下颌关节对称，无疼痛，无明显关节弹响，开口型正常不偏斜，开口度正常。下颌前伸及侧方运动正常。口内检查：11近中折裂至龈下2～3mm，牙髓暴露，叩（+）。21唇侧倾斜，切端缺损，髓腔暴露，叩（+）。31、32、41、42舌侧倾斜。口内未见修复体。舌、口底、前庭沟、系带、唇、颊、软硬腭、腺体未见明显异常。高弧线形牙龈，薄龈生物型。唇齿美学分析：低位笑线，中切牙与面部中线相符，殆平面与口角连线平行，尖圆形牙齿外形。辅助检查：根尖X线片示11、21未根充，根尖无暗影。11切端折裂，近中折裂至骨下，已穿髓。21切端折裂至髓腔。CBCT检查：11、21唇侧骨板连续、完整。11、21牙根与牙槽骨方向基本一致。11唇侧牙槽骨上部略微凹陷。唇舌向厚度约为7.5mm，近远中向宽度约为7mm。

2. 诊断 11、21牙体缺损。

3. 治疗计划 全口牙周洁治，21行即刻一次性根管治疗+桩核冠修复，11拔除后行即刻种植修复，术中行上皮下结缔组织（connective tissue graft，CTG）移植增厚11唇侧牙龈，术后行11、21临时义齿修复诱导牙龈高度及形态，最终行11、21全瓷冠修复。此计划可在最短时间内恢复美观，但红白美学风险高，治疗周期较长。由于11涉及拔牙、即刻种植、上皮下CTG移植以及牙龈诱导，是整个修复治疗的核心。因此，在治疗前，对11进行了美学、外科SAC及种植SAC的分析（表1～表3）。

作者单位：武汉大学口腔医院
Email: sayue@whu.edu.cn

4. 治疗过程（图1～图40）

（1）术前美学分析，指导诊断蜡型、临时修复体和最终修复体的制作。全口牙周洁治。牙体牙髓科即刻行21一次性根管治疗。修复科行21纤维桩树脂核修复并进行牙体初预备。行11拔除后即刻种植、术中唇侧植骨并同期行CTG移植。即刻制作11、21临时联冠义齿。11制取印模后制作种植体支持的临时义齿。

（2）术后10天拆除种植缝线，11、21分别戴入种植体支持和桩核支持的临时单冠义齿，11、21牙龈塑形恢复美观。嘱患者定期复诊，密切观察种植后牙槽骨及牙龈状况。根据牙龈外形调整11种植支持临时义齿的颈部轮廓。

（3）待11软硬组织稳定后，制作11个性化转移杆。同期行21精确预备，双线排龈制取终印模。11、21比色以制备最终修复体。计算机设计11个性化氧化锆基台及21氧化锆内冠。技师11、21上瓷。完成11、21最终修复体。戴入11、21最终修复体，双固化树脂粘接。

（4）定期回访，评估11、21修复体情况并进行口腔卫生宣教。

二、结果

外伤前11、21略唇倾，治疗后11、21修复体内收，与上颌牙列曲线更契合，11、21红白美学效果佳，红、白美学评分高，回访可见美学效果稳定，患者满意。

三、讨论

1. 即刻种植的选择原因、适应证及注意事项 即刻种植（immediate implant placement）是指在拔牙后，同期在牙槽窝内植入牙种植体的方式。和早期种植、常规种植以及延期种植相比，即刻种植可以有效减少手术次数，缩短治疗周期，减轻患者痛苦，因此深受患者欢迎。但需要注意的是，即刻种植在临床上有相应的适应证，正如瑞士苏黎世大学著名教授Niklaus P. LANG在我国香港大学面向全球的种植公开课上所言，不要总是去尝试即刻种植，一定要仔细检查患者的条件，做出综合判断。由于拔牙后，依赖于牙根和牙周韧带存在的束状骨会逐渐消失，因此主要由束状骨组成的上前牙颊侧骨板会发生水平向和垂直向的吸收。即刻种植虽然缩短了种植周期，但由于其无法阻断和预测拔牙后的骨质变化，因此会有一定的美学风险。华西口腔医院谭震、满毅等在总结前人工作的基础上，得出了即刻种植的适应证：①颊侧骨板≥1mm。②种植区域牙槽嵴水平和龈缘水平与邻牙平齐。③最好是厚龈型。④牙周组织健康无炎症。⑤选择合适的种植体，以保证植入后种植体尖端和腭部有充足骨量而使植体具有较好的初期稳定性。Funato A等在2007年对前牙区即刻种植的临床情况进行了分类，以指导临床。

本病例中，患者11唇侧骨板完整，约1mm厚，牙槽嵴水平和龈缘水平与21平齐。符合即刻种植的适应证，但患者为薄龈型，为获得更好的美学效果，我们在种植同期为患者实行了CTG移植以增加11唇侧牙龈厚度，防止牙龈退缩。同时，为增加唇侧骨厚度，减少唇侧骨吸收，我们选择了较窄直径的种植体并在植体与牙槽窝之间的空隙填入骨粉以增厚唇侧骨板。为保证植体的初期稳定性，我们选择了长为13mm且和牙根形态类似，具有良好自攻性的NobelActive植体植入牙槽窝。术中及术后CT片所示，植体进入原牙槽窝根部约3mm，初期稳定性好，同时植体与拔牙窝间隙的植骨增厚了

表1 美学风险评估

美学风险因素	风险水平		
	低	中	高
健康状态	健康，免疫功能正常		免疫功能低下
吸烟习惯	不	少（＜10支/天）	多（＞10支/天）
患者美学期望值	低	中	高
唇线	低位	中位	高位
牙龈生物型	低弧线形，厚龈生物型	中弧线形，中厚龈生物型	高弧线形，薄龈生物型
牙冠形态	方圆形	卵圆形	尖圆形
位点感染情况	无	慢性	急性
邻面牙槽嵴高度	到接触点＜5mm	到接触点5.5～6.5mm	到接触点≥7mm
邻牙修复状态	无修复体		有修复体
缺牙间隙宽度	单颗牙（＜7mm）	单颗牙（≥7mm）	≥2颗牙
软组织解剖	软组织完整		软组织缺损
牙槽嵴解剖	无骨缺损	水平向骨缺损	垂直向骨缺损

表2 外科SAC分类评估

因素		评估	备注
全身因素	全身禁忌证	无	
	吸烟	无	
	发育因素	无	
位点因素	骨量	充足	
	解剖风险	低	
	美学风险	高	低笑线，美学期望高
	复杂程度	高	即刻种植，辅助性骨增量及CTG移植
	并发症风险	高	牙龈退缩，早期边缘骨吸收?
	负荷方案	即刻修复	
	SAC分类	高度复杂	

表3 修复SAC分类评估

单颗前牙	简单	复杂	高度复杂
颌位关系	安氏I类，III类	安氏II类	有严重的错船，没有辅助性治疗就不能修复
近远中向距离	对应对侧同名牙	对应对侧同名牙+1mm	对应对侧同名牙+3mm
负荷方案	常规	早期	即刻
美学风险	低	中	高
副功能咬合	无		有
临时种植修复体		修复体边缘位于龈缘根方＜3mm	修复体边缘位于龈缘根方＞3mm

植体唇侧骨板。事实证明，经过系统口腔卫生宣教和定期牙周组织维护，种植术后9个月观察11植体唇侧骨板高度稳定，11修复体红白美学效果好，预后佳。

2. CTG移植的选择原因及注意事项　本病例中选择CTG移植的原因如前所述，即增加11唇侧牙龈厚度，防止牙龈退缩，在此不再进行赘述。事实证明，本病例经过CTG移植，达到了良好的美学效果。在CTG移植时，

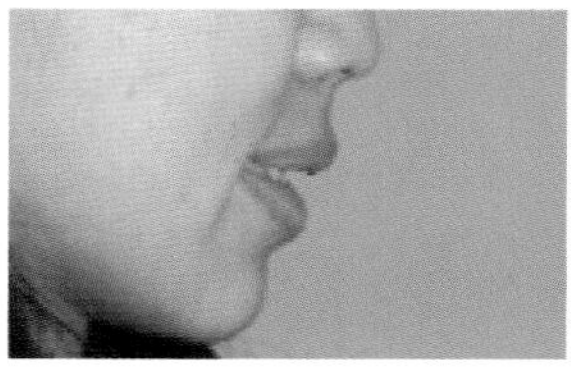
图1　初始右侧像

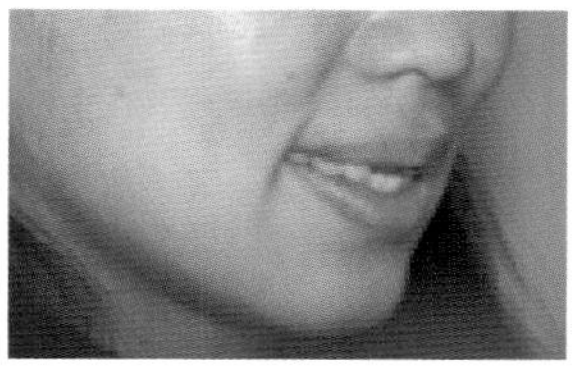
图2　初始右侧45°像

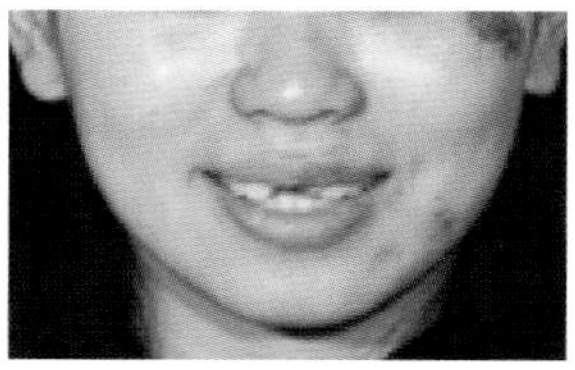
图3　初始正面像

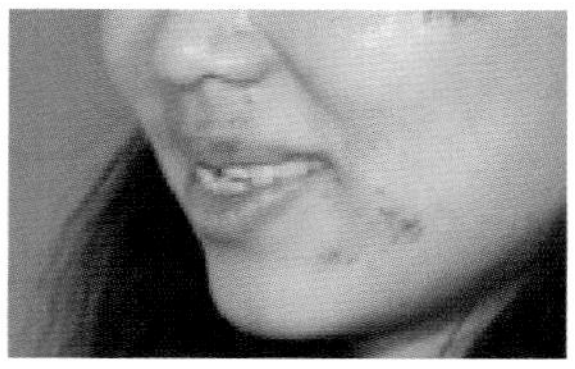
图4　初始左侧45°像

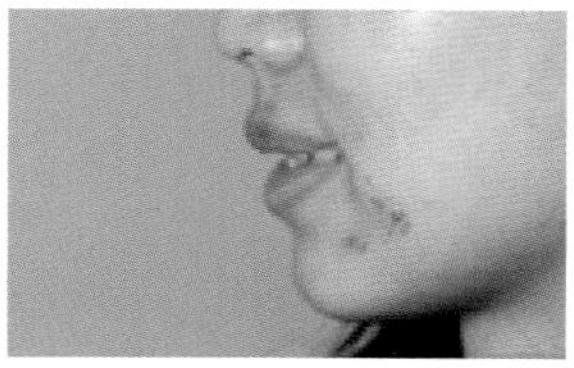
图5　初始左侧像

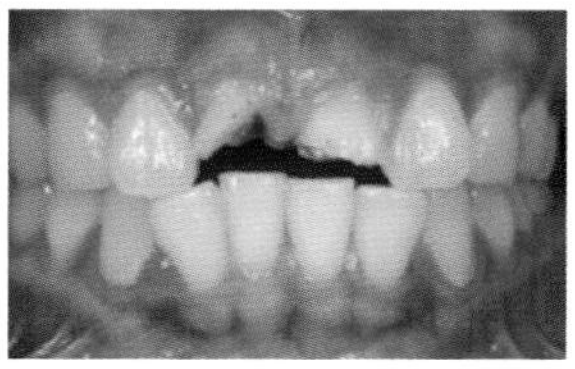
图6　初始口内正面像

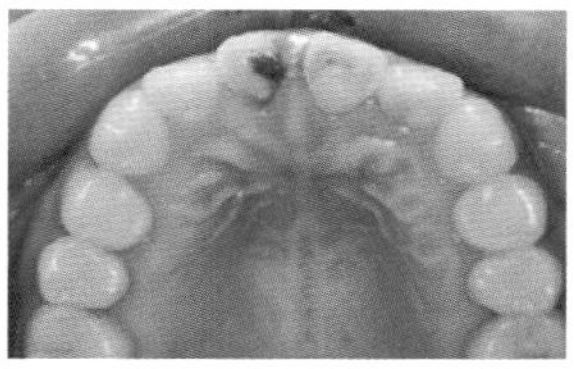
图7　初始口内上颌殆面像

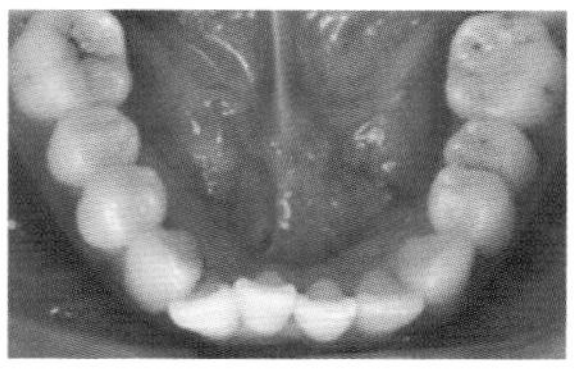
图8　初始口内下颌殆面像

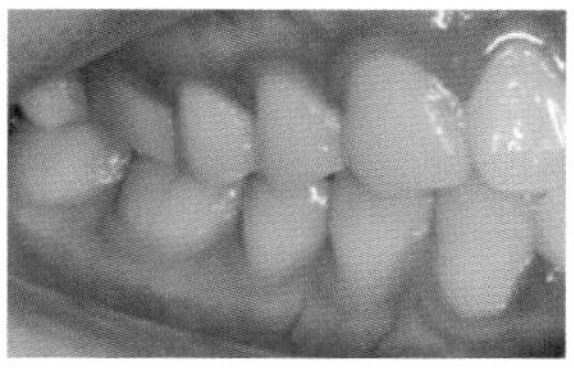
图9　初始口内右侧像

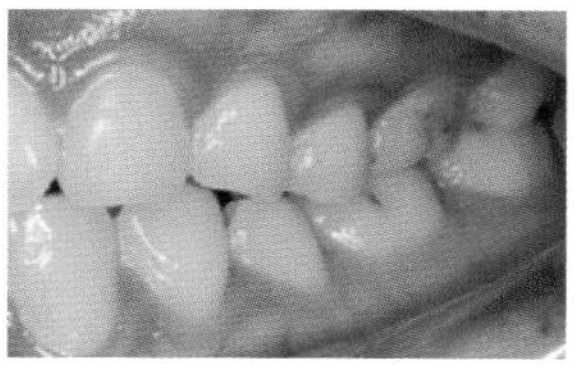
图10　初始口内左侧像

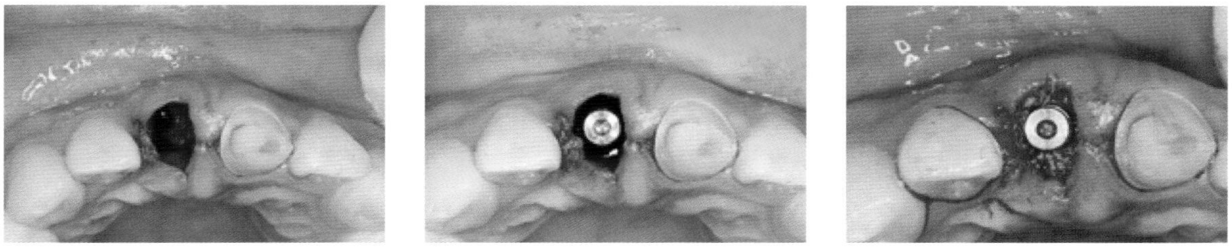
图11～图13　21行一次性根管治疗后，桩核修复。11植入NobelActive 3.5mm×13mm植体，Bio-Oss骨粉充填跳跃间隙

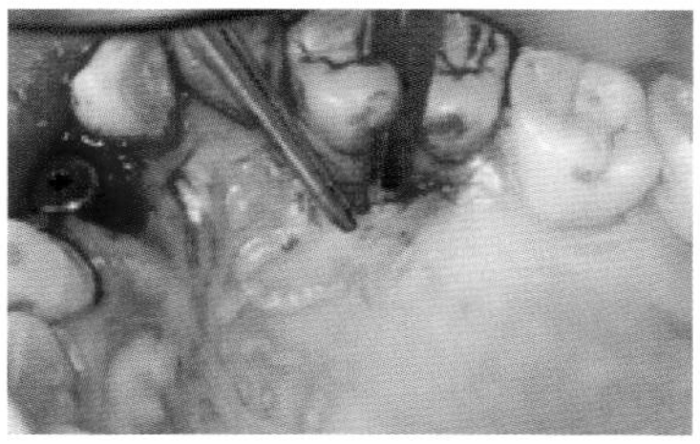
图14　CTG移植

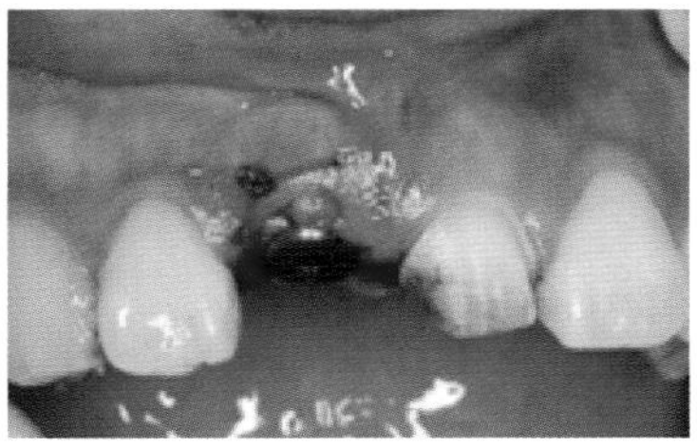
图15　褥式缝合至11种植体唇侧牙龈1

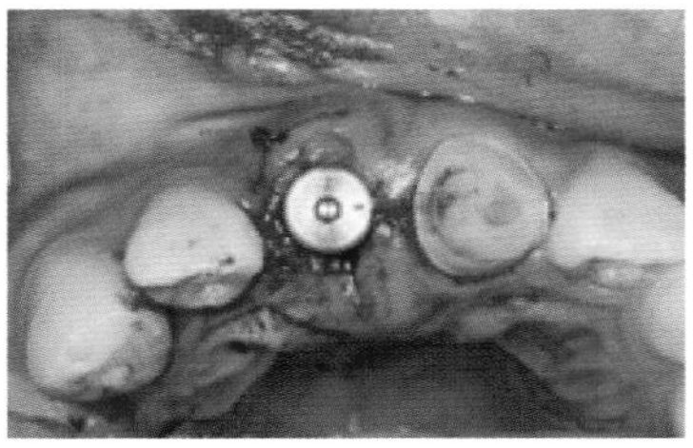
图16　褥式缝合至11种植体唇侧牙龈2

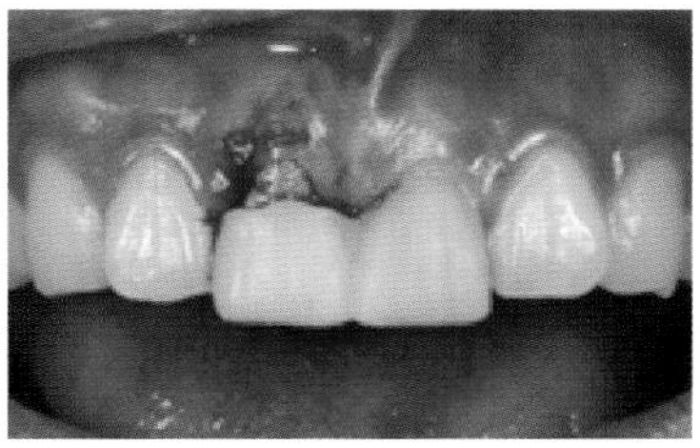
图17　制作11、21暂时联冠即刻恢复患者美观

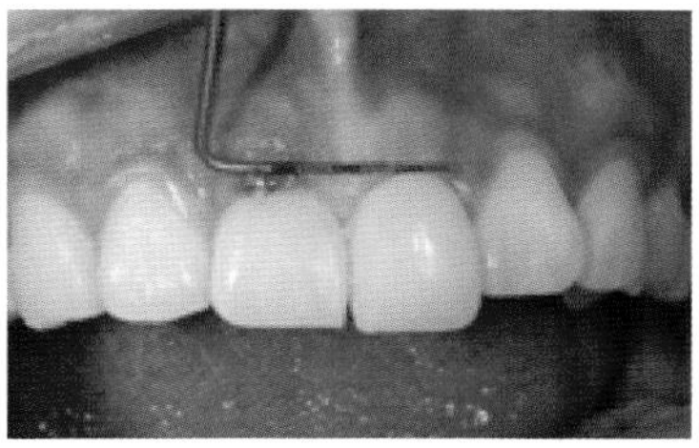
图18　术后1周拆线并戴入技工室制作的11、21暂时冠

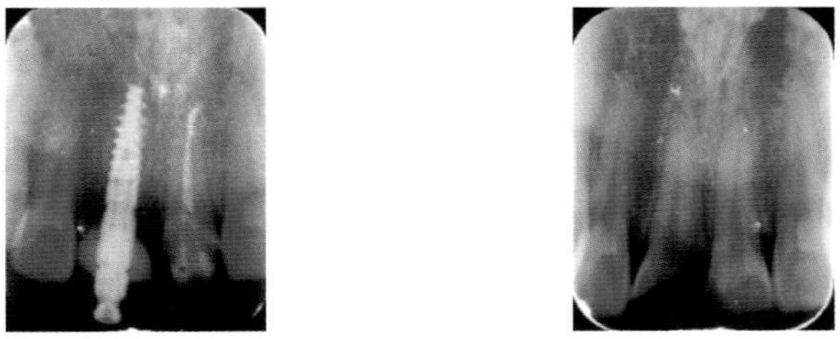
图19、图20　术后5个月复查根尖片，并与之前根尖片对比，可见种植体周骨组织稳定

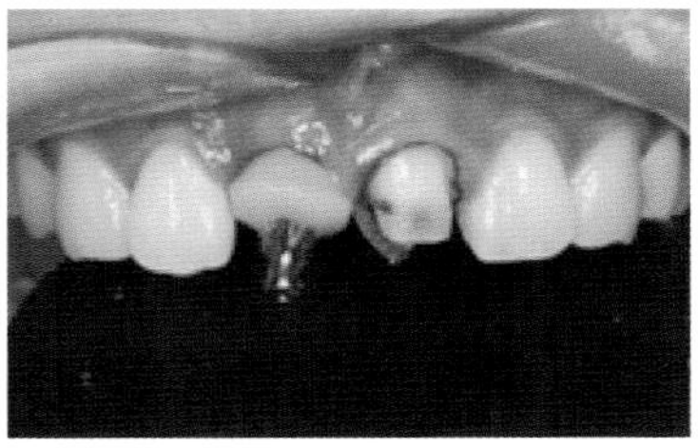
图21　11个性化转移杆就位，21双线排龈，精确取模

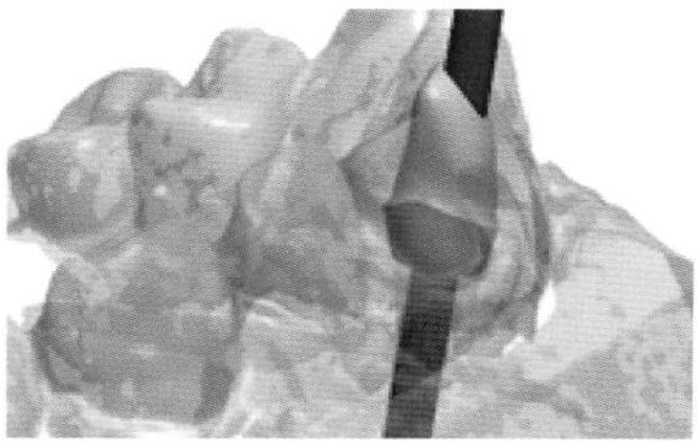
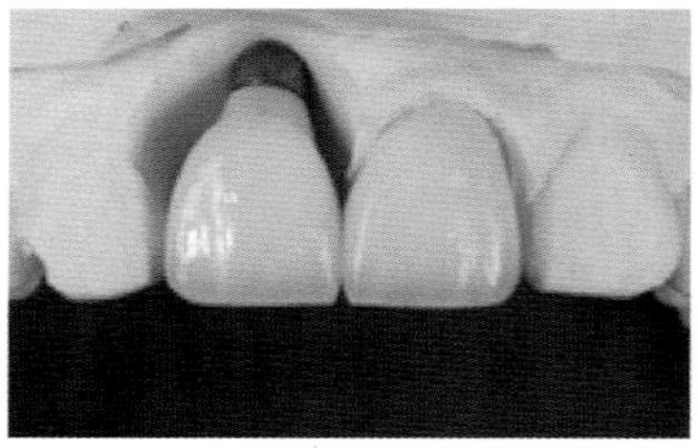

图22、图23　计算机辅助设计制作11氧化锆个性化基台及11、21氧化锆全瓷冠

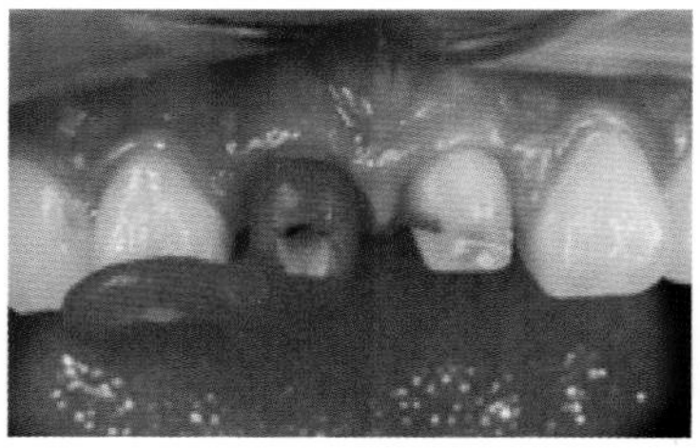
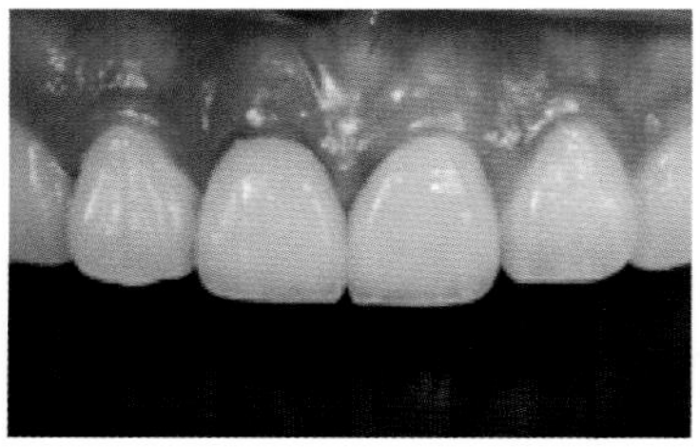

图24、图25　定位器转移基台，完成11、21口内试戴

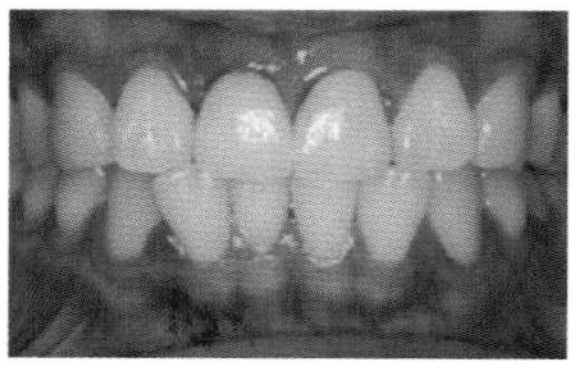

图26　戴牙后口内正面像

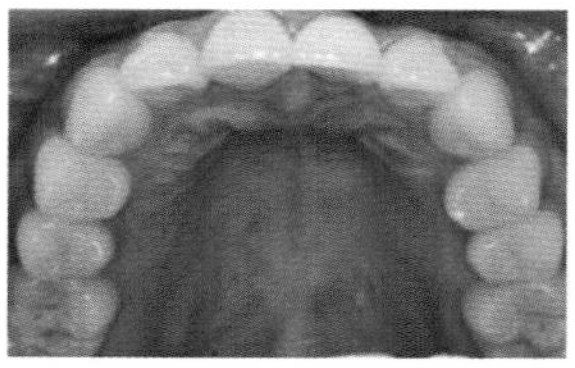

图27　戴牙后口内上颌殆面像

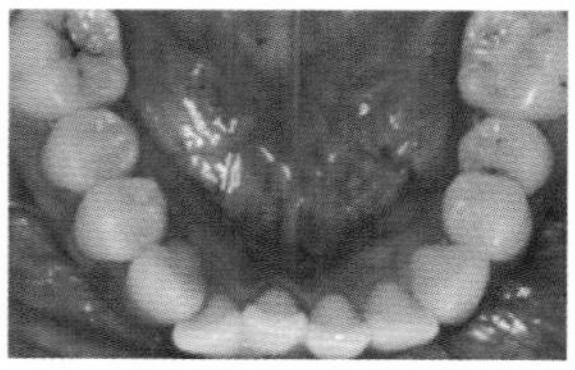

图28　戴牙后口内下颌殆面像

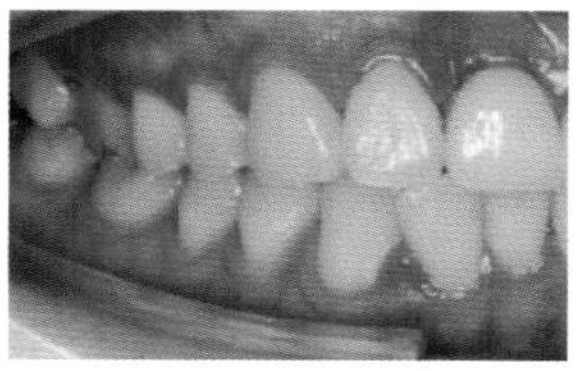

图29　戴牙后口内右侧像

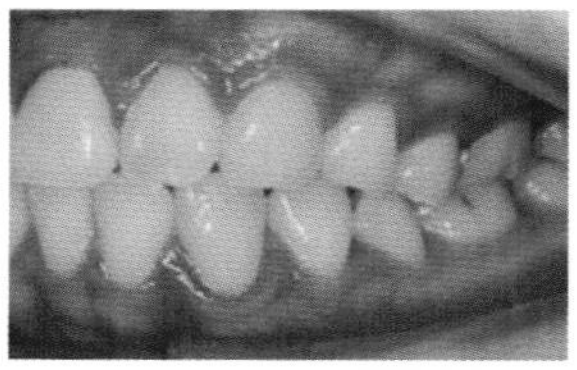

图30　戴牙后口内左侧像

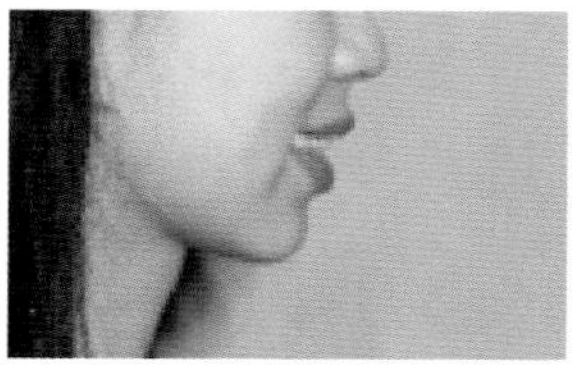

图31　戴牙后右侧像

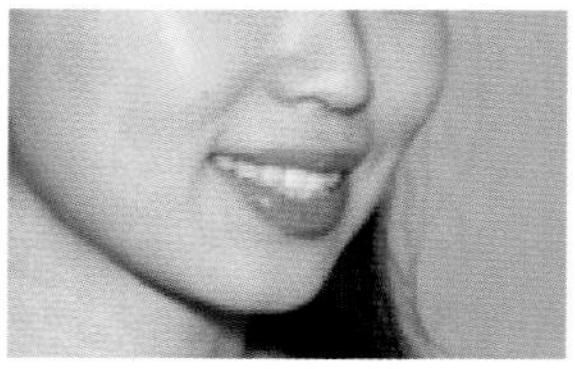

图32　戴牙后右侧45°像

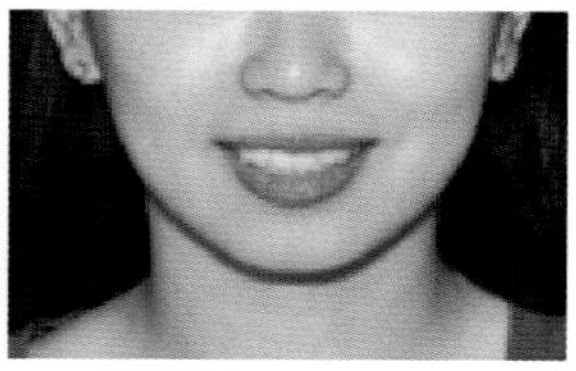

图33　戴牙后正面像

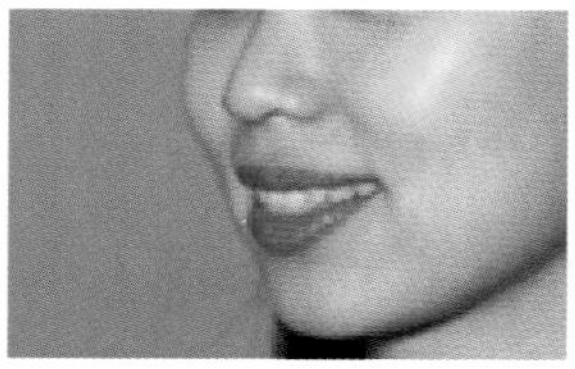

图34　戴牙后左侧45°像

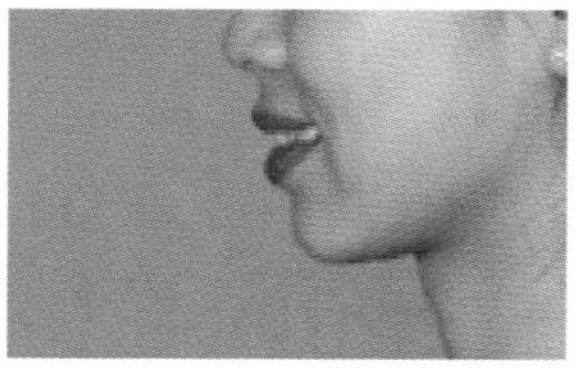

图35　戴牙后左侧像

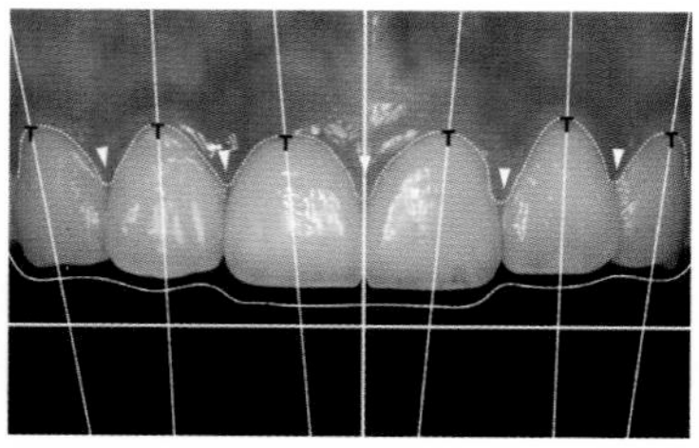
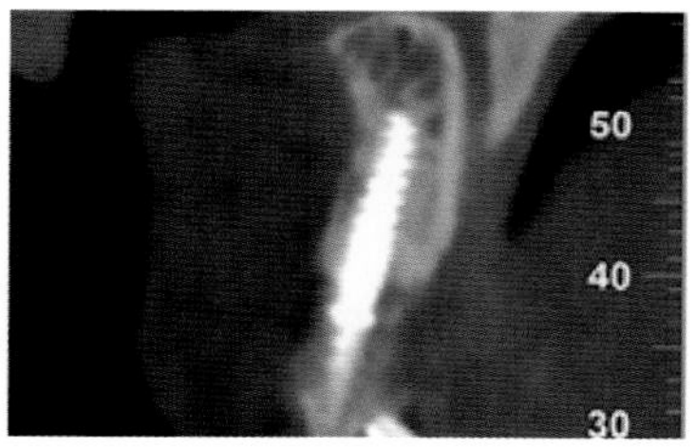

图36、图37　术后半年复查DSD美学分析图，11、21牙齿形态佳，牙龈健康。11、21牙龈高度、形态合适，牙间龈乳头基本充满间隙

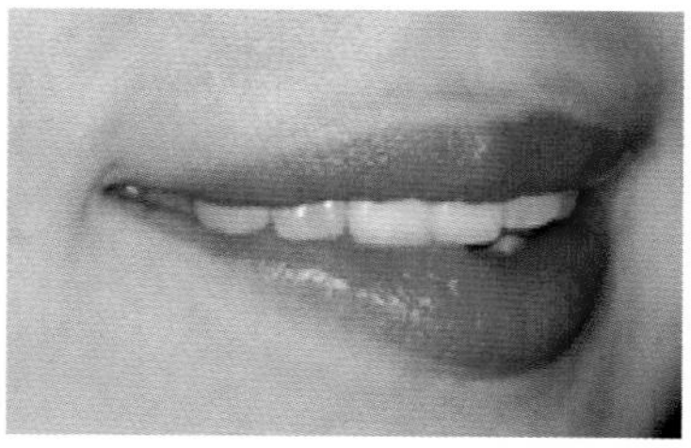

图38　半年复查口外像，患者满意美观效果1

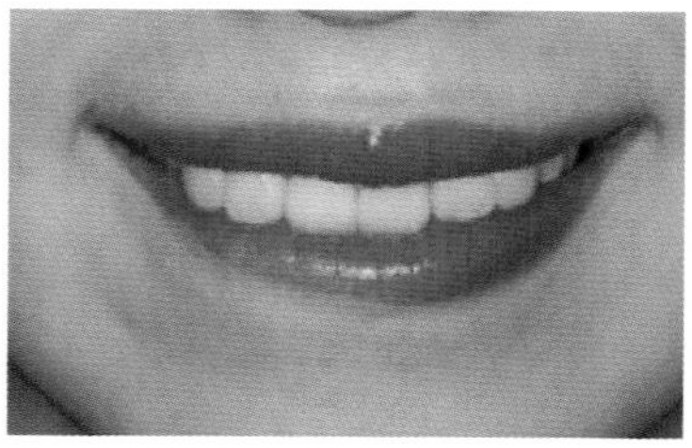

图39　半年复查口外像，患者满意美观效果2

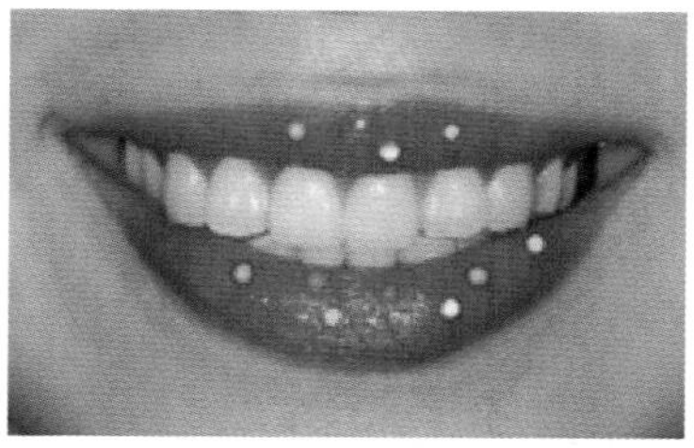

图40　半年复查口外像，患者满意美观效果3

应注意相应解剖结构，尤其注意避免对腭大动脉的伤害。腭大孔最常位于第二磨牙与第三磨牙根尖附近，在腭骨的水平和垂直段的交汇处，男性更靠前。研究表明，从尖牙的牙龈边缘到腭大动脉是12mm，从第二磨牙的牙龈边缘到腭大动脉是14mm。同时，腭穹隆越浅，前方的腭大动脉越靠近牙龈边缘。为了避免对腭大动脉的伤害，切线的远中不要超过第一磨牙的近中边缘。同时从釉牙骨质界来算，不要超过其根尖向10mm。如果初始切线是距离牙龈2mm，则还可以向根尖向延伸不超过8mm。本病例CTG移植时通过术前牙周探针定点，术中14、15腭侧区域小心移植，术后预留1mm腭部结缔组织棚区及交叉悬吊缝合，达到了CTG安全移植及供区的一级愈合。

参考文献

[1] Schwendicke F, Göstemeyer G. Single-visit or multiple-visit root canal treatment: systematic review, meta-analysis and trial sequential analysis[J]. Bmj Open, 2017, 7(1):e013115.

[2] Sathorn C, Parashos P, Messer HH. Effectiveness of single- versus multiple-visit endodontic treatment of teeth with apical periodontitis: a systematic review and meta-analysis.[J]. International Endodontic Journal, 2005, 38(6):347-355.

[3] C Sathorn.Effectiveness and efficiency: systematic reflections on single- and multiple-visit root canal treatment[D].Melbourne: The University of Melbourne. 2008.

[4] 谭震. 口腔种植关键技术实战图解[M].北京：人民卫生出版社, 2014.

[5] 宿玉成.现代口腔种植学[M]. 2版. 北京：人民卫生出版社, 2014.

[6] 宿玉成. 国际口腔种植学会(ITI)口腔种植临床指南. 第1卷, 美学区种植治疗：单颗牙缺失的种植修复[M]. 北京:人民军医出版社, 2008.

[7] Araújo MG, Lindhe J. Dimensional ridge alterations following tooth extraction. An experimental study in the dog[J]. Journal of Clinical Periodontology, 2005, 32(2):212-218.

[8] Araújo MG, Wennström JL, Lindhe J. Modeling of the buccal and lingual bone walls of fresh extraction sites following implant installation.[J]. Clinical oral implants research, 2006, 17(6):606-614.

[9] Mauricio G. Araújo, Flavia Sukekava, et al. Wennström, et al. Tissue modeling following implant placement in fresh extraction sockets[J]. Clin Oral Implants Res, 2006, 17(6):615-624.

[10] Marco Gresnigt. Plastic-esthetic periodontal and implant surgery: a microsurgical approach[J]. British dental journal, 2012, 213(9):28.

[11] Fürhauser R, Florescu D, Benesch T, et al. Evaluation of soft tissue around single-tooth implant crowns: the pink esthetic score.[J]. Clinical Oral Implants Research, 2005, 16(6):639-644.

[12] Belser UC, Grütter L, Vailati F, et al. Outcome evaluation of early placed maxillary anterior single-tooth implants using objective esthetic criteria: a cross-sectional, retrospective study in 45 patients with a 2-to4-year follow-up using pink and white esthetic scores[J]. Journal of Periodontology, 2009, 80:140-151.

[13] Elian N, Cho SC, Froum S, et al. A simplified socket classification and repair technique[J]. Practical Procedures and Aesthetic Dentistry, 2007, 19(2):99-104.

微创拔除外伤中切牙后的即刻种植

王淼　贺龙龙　常晓峰

摘要

目的：本文将报道1例因外伤致上前牙根折的患者，在微创拔除残根后即刻种植的病例。根据美学风险评估方法进行分析，并结合外科和修复修正因素进行SAC分类，对最终修复效果进行PES及WES评分，以及通过VAS量表由患者评估修复效果及其满意度。评价最终修复效果是否达到患者的期望值。**材料与方法：**通过CBCT扫描，InVivo软件分别冠状、矢状及横断面上进行测量，进行种植计划设计，对病例进行美学风险评估，结合外科及修复的修正因素进行SAC分类，对病例的难度预先判断。制订治疗计划为：11拔除术+11区即刻种植+引导骨组织再生术，21冠延长术+氧化锆桩＋临时冠；术后6个月硅橡胶取模，11、21泽康全瓷冠修复。对最终完成修复后的单牙病例进行PES及WES评分，评分人员由12名来自修复科、种植科、正畸科以及口腔内科医生组成，最终得分取平均值。并使用VAS量表让患者对最终修复效果进行满意度评价。**结果：**11拔除后即刻种植，唇侧跳跃间隙内植入Bio-Oss骨粉，Bio-Gide胶原膜覆盖。21行冠延长术，腭侧牙槽嵴顶去骨2mm，术后1周氧化锆桩+临时冠修复。11术后6个月，成骨效果满意，牙槽嵴丰满，种植体骨结合良好，行11、21最终修复。患者对修复效果满意。PES评分为13分，WES评分为9分，在临床可接受范围内。患者VAS评分为98分。**结论：**在严格掌握适应证的前提下，应用正确的手术技巧对无法保存的上前牙进行微创拔除后即刻种植能获得理想的临床效果，特别是美学效果。

关键词：前牙即刻；SAC分类；跳跃间隙；美学评估

牙列缺失及牙列缺损患者的种植修复已经被证实有较高的存留率和成功率，同时评价种植治疗成功的标准也不仅局限于获得骨结合和咀嚼功能，还应包括良好的美学效果。常规的种植治疗在牙齿拔除，牙槽窝愈合3～6个月后才行种植体的植入，再经过3～6个月无负载的骨愈合期，以使种植体与骨之间产生良好的骨结合后才进行上部义齿的修复，这无疑延长了患者的无牙期。即刻种植则是在牙齿拔除的即刻就植入种植体，这不仅缩短了种植疗程，减少了手术次数，降低了手术创伤，更重要的是保存了硬组织，增加了软组织的美学效果，其成功率与延期种植相近。

前牙区种植近年越来越受关注，该病例报告主要使用美学风险评估对每个病例进行评估，判断美学风险度，结合外科及修复修正因素，决定SAC分类。由于前牙区种植的位点关乎美学，故在SAC分类中复杂程度至少从A类（复杂）开始。SAC分类不是固定的，在治疗计划的实施过程中根据所遇风险的大小而可能不断被修正的。美学风险评估（ERA）主要因素为：患者的健康状况；患者的吸烟习惯；患者对治疗的期望值；唇线高度；治疗区的牙龈生物学类型；缺失牙和邻牙的形状；种植位点的感染和邻牙牙槽嵴的高度；缺牙间隙邻牙的修复状况；缺牙间隙的宽度；缺牙间隙的硬组织和软组织宽度及高度。同时患者不切实际的高期望值可能会导致美学风险的增加。吸烟习惯可能影响骨移植、种植体骨结合以及植体周围组织长期的健康，对种植体骨结合的近远期都有负面影响，美学风险评估有助于临床上提前预见及评估患者的治疗风险，将潜在的修复隐患降至最小，避免修复后出现难以接受的结果。告知患者可能遇到的与治疗相关的问题，从而使医患双方共同认识到牙种植治疗所能获得的美学效果可能性。

作者单位：西安交通大学口腔医院

通讯作者：贺龙龙；Email: paulmann@163.com

一、材料与方法

1. 病例简介　19岁男性患者。主诉：上前牙外伤根折2周余，要求种植修复。现病史：患者2周前因外伤致右上门牙根折，于外院拔除牙冠部分，未行修复，现就诊我科要求种植修复。既往史：平素体健，否认有系统性疾病史，否认传染病史，否认吸烟史，否认药物、食物过敏史。口外检查：颌面部基本对称，上下颌骨未见明显膨隆、缺损，表面皮肤未见异常，双侧颞下颌关节区无明显红肿和压痛，张闭口运动未见异常，开口型为“↓”，开口度为 4.5cm，张闭口未闻及弹响。颏下、颌下及颈部未触及明显肿大淋巴结。口内检查：11缺失，牙根断面位于龈下6mm，软组织愈合欠佳；21残根，唇侧断面位于龈上2mm，舌侧断面位于龈下2mm，无明显松动，全口口腔卫生良好（图1）。影像学检查（CBCT）：11根中1/3可见折裂线，牙槽窝唇侧骨板部分缺失，剩余牙槽嵴厚度7.4mm，高度15mm，根尖周无暗影；21腭侧断面平骨面，根尖周无暗影（图2）。

2. 诊断　11根折、21冠根折。

3. 治疗计划　微创拔除11，拔除后于11区牙槽窝植入种植体1颗，同时行11区引导骨组织再生术；21冠延长术，腭侧去骨2mm，术后氧化锆桩

+临时冠修复。11种植术后6个月，取硅橡胶模型，制作11、21泽康全瓷单冠。

4. 治疗过程

微创拔除11，即刻常规预备，植入Bego-RI：ϕ3.75mm×13mm，唇侧牙龈与骨板间衬入Bio-Gide胶原膜，植体与膜、跳跃间隙之间植入Bio-Oss骨粉。21行冠延长术，术后1周氧化锆桩+临时冠修复。11术后6个月，成骨效果满意，牙槽嵴丰满，种植体骨结合良好，21牙龈形态良好，行11、21最终修复。具体治疗流程如下：

（1）初诊：对颌面部进行CBCT扫描，使用InVivo软件进行设计、制订治疗方案；对病例进行美学风险评估，结合外科及修复的修正因素进行SAC分类（表1～表3），与患者共同制订治疗计划。牙周治疗指导：洁牙，口腔卫生维护指导和宣教；行21根管治疗。

（2）手术消毒，铺巾：术区用阿替卡因肾上腺素浸润麻醉后，微创拔除11残根，搔刮牙槽窝，探查牙槽窝见唇侧骨板缺失约5mm，先锋钻定位，常规预备ϕ3.75mm×13mm，植入Bego-RI：ϕ3.75mm×13mm，骨质III类，植入扭矩为15N·cm，连接4.5mm×5mm愈合基台，于唇侧骨缺损区及植体间隙植入Bio-Oss骨粉，表面覆盖Bio-Gide胶原膜。21行冠延长术，腭侧牙槽嵴顶去骨2mm，切除局部牙龈组织，牙周塞治剂填塞（图3~图7）。

术后影像学检查示：种植体三维位置佳，未临近重要解剖结构。并可见种植体唇侧骨板厚度约2mm，21腭侧骨平面位于龈下2mm（图8、图9）。

（3）术后10天复查：专科检查：11、21术区愈合良好，愈合基台在位，缝线在，21暂封完整（图10、图11）。处置：21去除暂封，桩道预备，硅橡胶取模，暂封，送加工厂制作氧化锆桩+11、21临时冠。戴氧化锆桩及11、21临时冠，牙龈塑形（图12、图13）。

（4）术后6个月：11种植术区牙龈愈合良好，无红肿溃疡，牙槽骨丰满度良好，11、21临时冠稳固。CBCT示骨结合良好（图14、图15）。处置：去除11、21临时冠，旋除11愈合基台，连接11取模桩，21修整基牙外形后，聚醚取模，技工比色，戴回11、21临时冠。送加工厂行11全瓷基台+11、21泽康全瓷单冠修复。去除11、21临时冠，旋除11愈合基台。全瓷基台试戴，就位后方向和间隙良好。分别试戴11、21泽康全瓷单冠，就位顺利，边缘密合，调㕮至轻咬合，抛光。患者满意后，11扭力扳手加力矩至30N·cm，牙胶暂封，树脂加强型玻璃离子粘固，清理多余粘接剂（图16～图21）。对最终完成修复后的病例进行PES（11：13分；21：10分）及WES（11、21：9分），评分人员由12名来自修复科、种植科、正畸科以及口腔内科医生组成，最终得分取平均值。

表1　外科SAC分类评估

因素		评价	备注
全身因素	全身禁忌证	无	
	吸烟	无	
位点因素	骨量	唇侧骨壁缺损	需骨增量
	解剖风险	中	1. 美学区要求手术精细操作 2. 拔牙窝形态影响种植体理想的三维位置
	美学风险	高	骨壁缺损龈退缩风险、高美学需求
	复杂程度	高	需即刻种植、GBR
	并发症风险	中	水平向骨缺损，有美学并发症风险
	负荷方案	常规	术后6个月负重
	SAC分类	高度复杂	

表2　修复SAC分类评估

	评价	备注
颌位关系	安氏Ⅲ类	轻度开㕮
近远中向距离	对称对侧同名牙	
负荷方案	常规负荷	
美学风险	高	基于ERA
副功能咬合	不存在	
临时种植修复体	修复体否认边缘位于龈下≤3mm	
SAC分类	复杂	

二、结果

术后1年复查：11、21修复体完整，无松动，牙龈形态良好，颜色粉红（图22～图24）。

三、讨论

该患者为右上前牙残根，无法保留，考虑修复后21残根，与修复科牙周科会诊后尚可保留。在ERA美学风险评估中，患者身体健康，无吸烟习惯，患者为年轻男性，美学期望值较高，唇线中位，牙龈生物型为中弧线形，中厚龈生物型，牙冠形态为尖圆形，位点无感染，邻面牙槽嵴高度到接触点6mm，邻牙有修复体，缺牙间隙≥7mm，软组织缺损，牙槽嵴无骨缺损，综上，美学风险评估为高美学风险。结合外科和修复修正因素，该病例在SAC分类中为C类（高度复杂）。

该患者残根，无法保留，唇侧骨板部分缺失，牙根无炎症，有即刻种植适应证。在种植时，首先未翻瓣，微创拔除了11残根，探查骨壁，发现骨缺损尚可。根据拔牙窝间隙分析，在拔牙窝偏腭侧定点，植入3.75mm×13mm较长种植体，获得初期稳定性，初期稳定（15N·cm）尚可。因该患者的软组织有缺损，连接愈合基台，可以减少软组织的冠向移位，减少手术瘢痕及术区膜龈联合不一致，遂选择连接愈合基台。选择愈合基台高度时，选择稍低于牙龈高度，一是为了防止临时冠施力于基台之上，

表3　美学风险评估

美学风险因素	风险水平		
	低	中	高
健康状态	健康，免疫功能正常		免疫功能低下
吸烟习惯	不	少（＜10支/天）	多（＞10支/天）
患者美学期望值	低	中	高
唇线	低位	中位	高位
牙龈生物型	低弧线形，厚龈生物型	中弧线形，中厚龈生物型	高弧线形，薄龈生物型
牙冠形态	方圆形	卵圆形	尖圆形
位点感染情况	无	慢性	急性
邻面牙槽嵴高度	到接触点＜5mm	到接触点5.5～6.5mm	到接触点≥7mm
邻牙修复状态	无修复体		有修复体
缺牙间隙宽度	单颗牙（＜7mm）	单颗牙（≥7mm）	≥2颗牙
软组织解剖	软组织完整		软组织缺损
牙槽嵴解剖	无骨缺损	水平向骨缺损	垂直向骨缺损

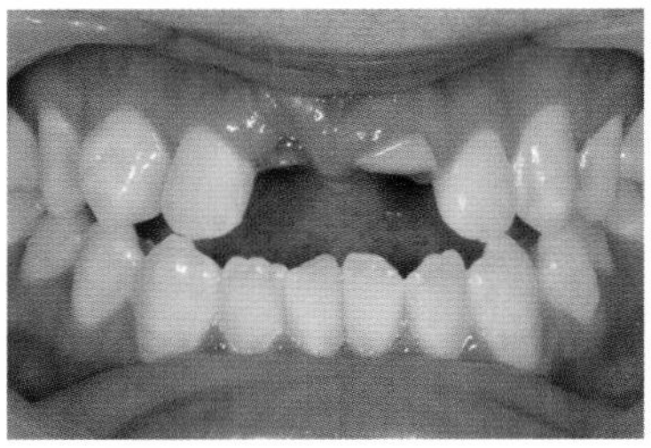
图1 术前口内像

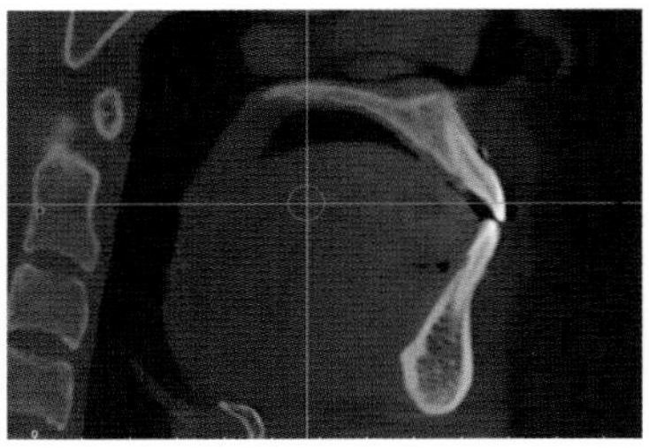
图2 术前CBCT

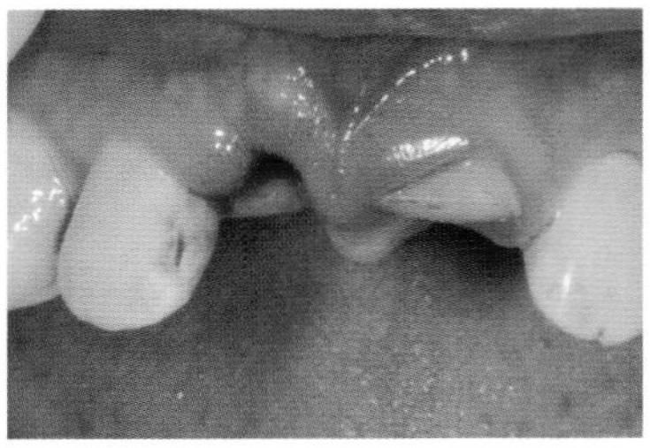
图3 微创拔除11

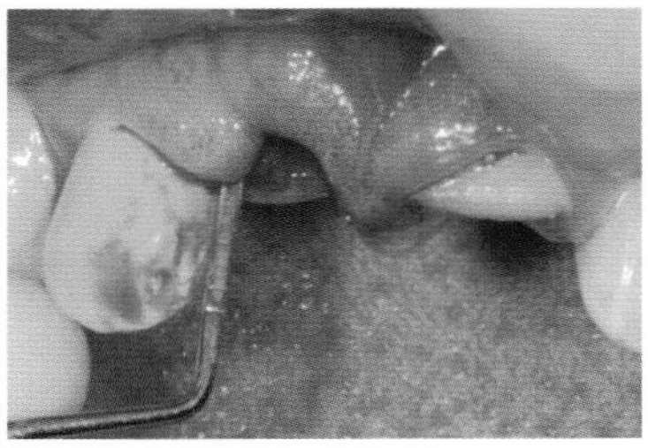
图4 测量牙槽嵴顶高度1

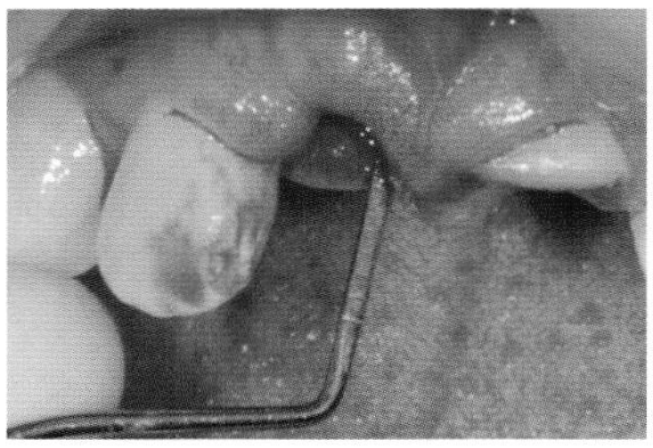
图5 测量牙槽嵴顶高度2

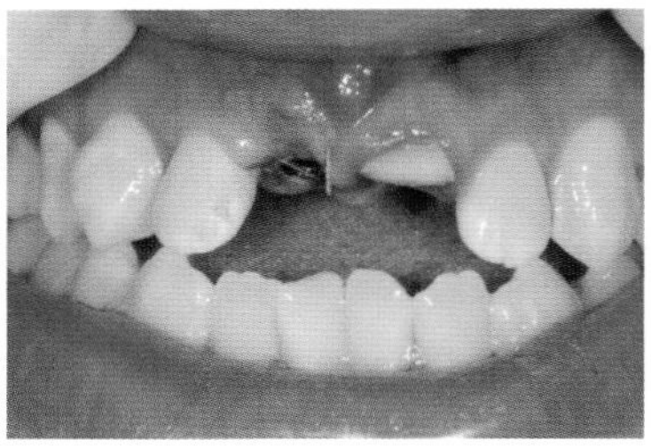
图6 术后全口像

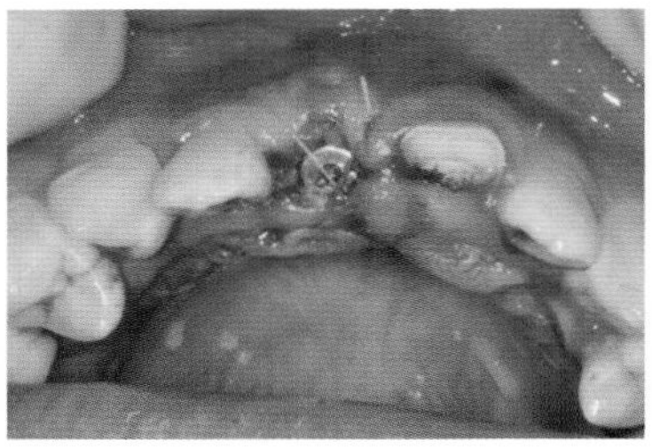
图7 术后即刻

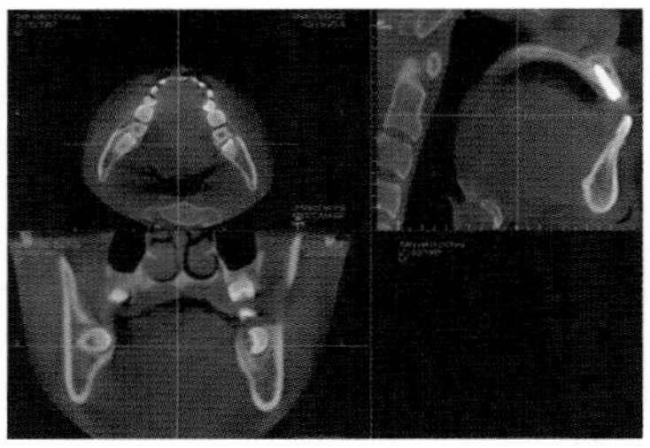
图8 术后即刻CBCT

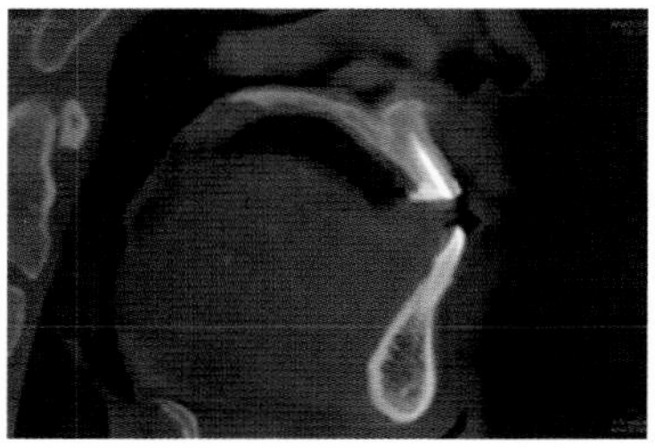
图9 术后即刻21牙冠延长

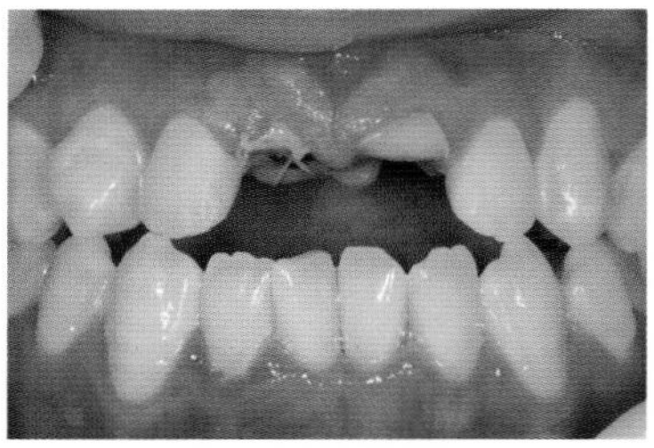
图10 术后10天复查

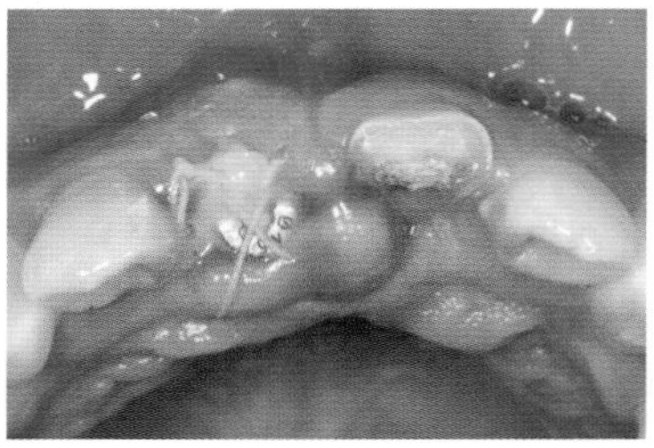
图11 术后10天复查切端像

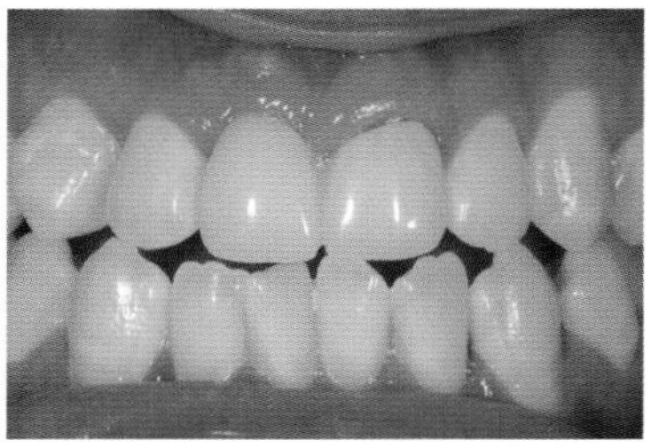
图12 临时冠修复

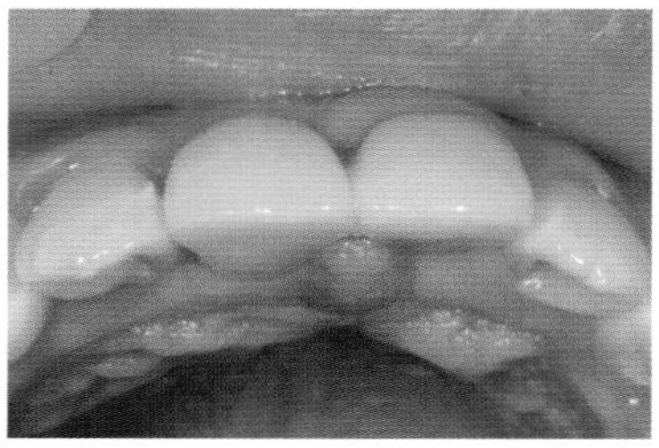
图13 临时冠修复切端像

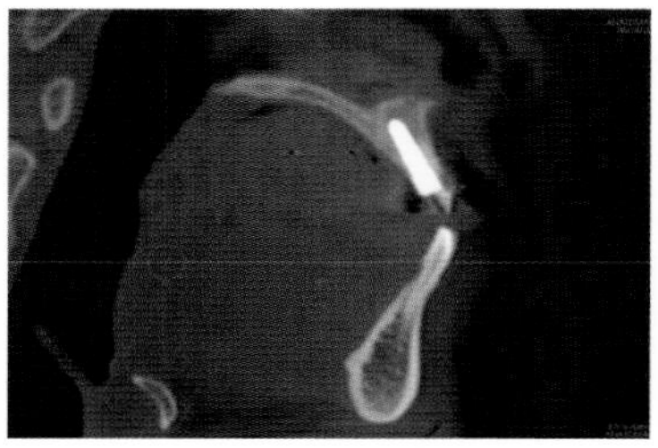
图14 术后6个月CT

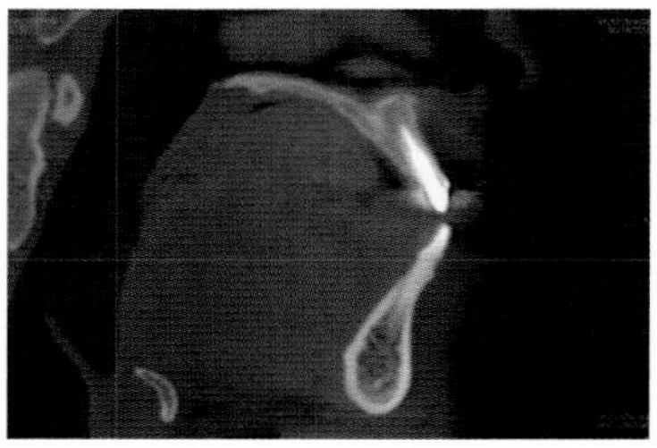
图15 冠延长术后6个月CT

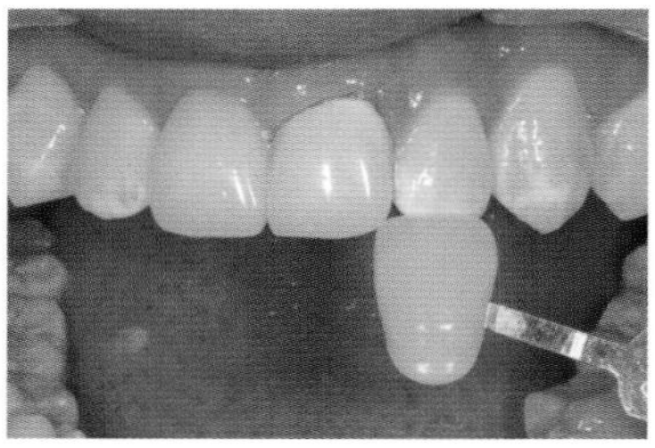
图16 比色

二是撑起一定的牙龈高度。植入植体后，唇侧跳跃间隙约3mm，植入Bio-Oss骨粉，盖Bio-Gide胶原膜，以确保获得可靠的红色美学。在选择种植体直径时，考虑到唇侧跳跃间隙预留的宽度，因此选择植入3.75mm种植体，以保证唇侧有大于2mm的跳跃间隙。在跳跃间隙内植骨时，我们建议适当轻压植骨，不必过于强调密实，充填时过分压实有可能造成唇侧薄弱的骨板折裂。在种植时良好的三维位置也是种植成功的前提，在植入位置选择时，遵循了“3A，2B，5C”原则，种植体平面到软组织平面约3mm，种植体唇侧至骨壁之间距离≥2mm，种植体近远中骨平面到邻面接触点的距离≤5mm，以保证良好的软组织丰满度。21在术中进行了冠延长手术，增加了手术的难度。因11初期稳定性欠佳，因此选择借助邻牙行临时冠修复。术后使用21临时塑料单端桥进行牙龈塑形，11游离端轻贴愈合基台，紧压牙龈边缘，起到了牙龈乳头成形的作用，患者为轻度开骀，所以前牙受力很小，对种植体也很安全。因此在即刻种植时，如果初期稳定性较差时，不能即刻修复时，也可借助于邻牙、马里兰桥或者借助于脱落牙冠进行牙龈塑形。最终修复完成后，对术后红色美学区进行评估：11PES为11分，21PES为10分；术后1年复查时11PES为13分，21PES为11分，都在临床可接受范围内。术后白色美学区评估：11WES为9分，21WES为9分；术后1年复查时11WES为9分，21WES为9分，都在临床可接受范围内。患者VAS为98分，患者对修复效果满意。

ERA美学风险评估方案有助于医生正确判断美学风险，结合外科及修复因素进行SAC分类，分类主要是甄别具体病例困难程度，可以协助不同经验水平的种植医生选择病例与制订治疗计划，提供记录难度与风险级别的框

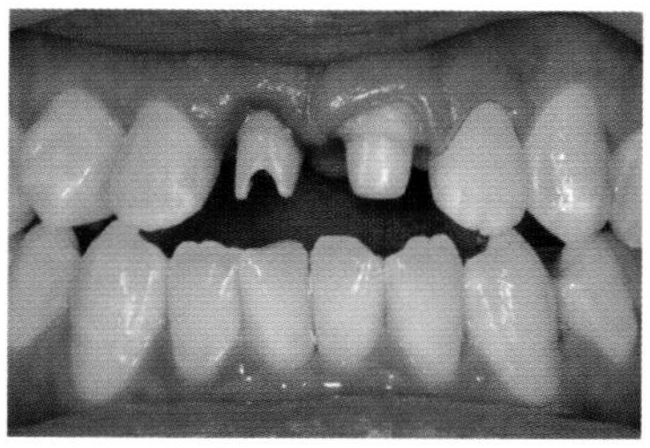

图17 瓷基台试戴

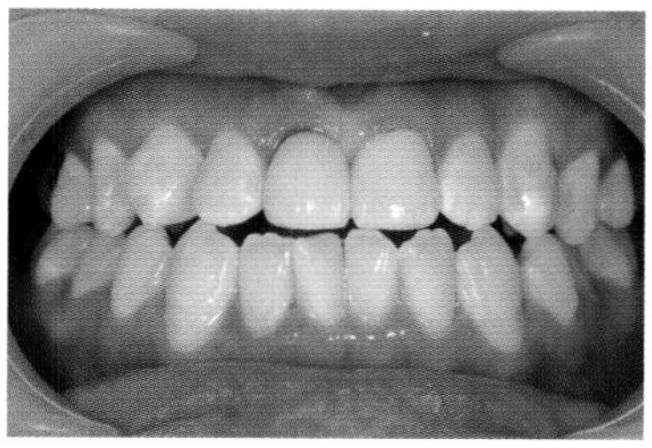

图18 戴牙后

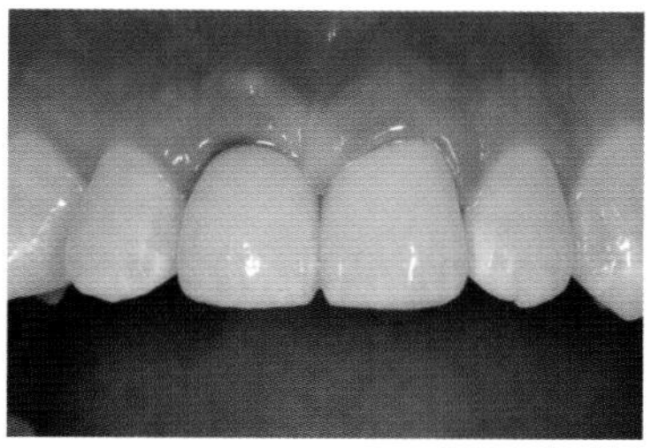

图19 戴牙后局部

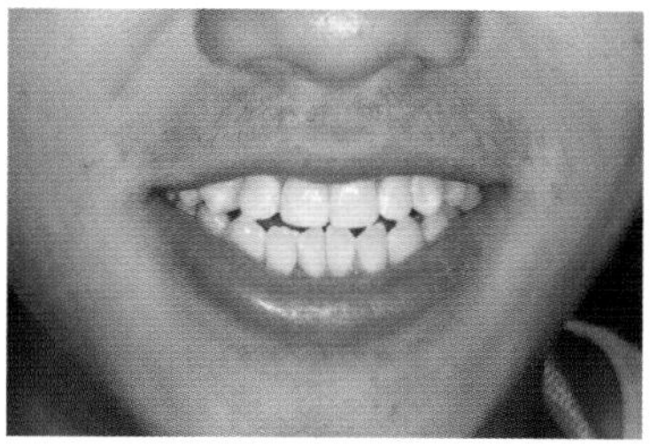

图20 戴牙后微笑像

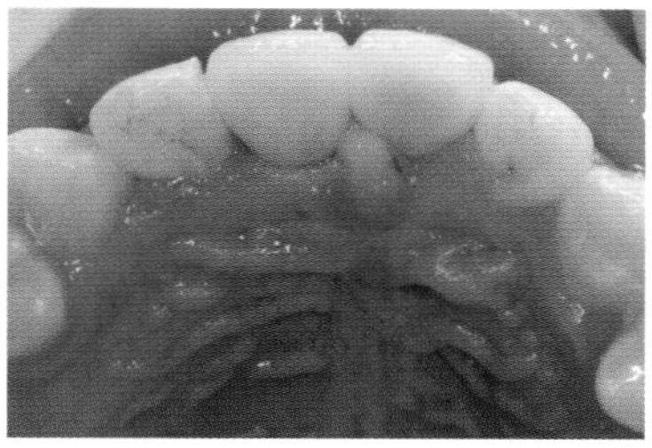

图21 修复后腭侧像

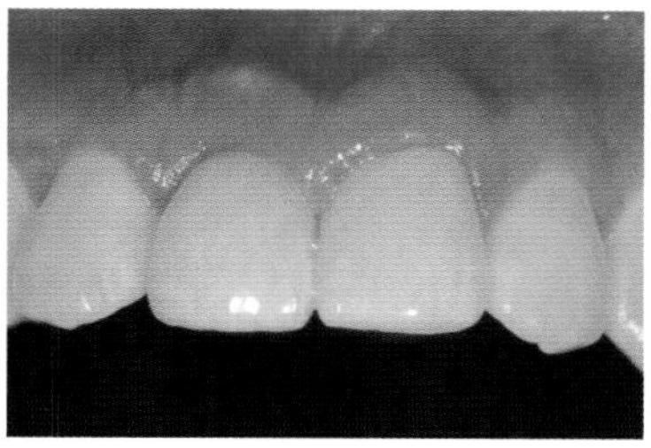

图22 术后1年复查

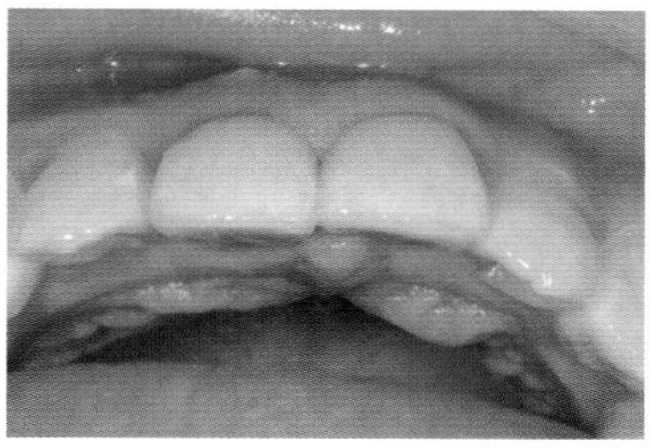

图23 术后1年复查切端像

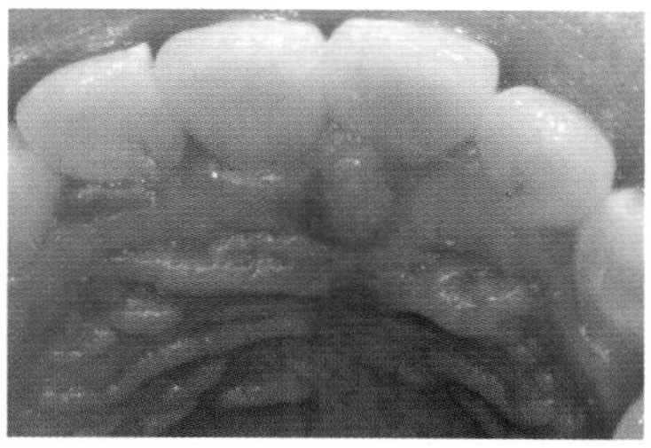

图24 术后1年复查腭侧像

果，有助于有效地与患者沟通。分类有助于经验不足的医生选择力所能及的病例，对于经验丰富的医生，可以辅助鉴定和控制风险。在牙齿修复学角度，理想的美学效果应是其在天然牙中协调自然。PES及WES是目前较常用的种植体红白美学的评价方法，除近远中龈乳头参数，其余如唇侧龈缘水平、软组织色形质、牙槽突缺损、牙冠的色形质等参数均为与同名牙来对照分析。由此可见一个种植美学病例，良好的技工制作和正确的比色也不容忽视。视觉模拟评分是由Huskinsson于1974年最早提出的，用于评估疼痛程度的方法，现已成为疼痛研究的标准方法。Pjetursson在2005年做了较大样本研究，将传统问卷调查与视觉模拟评分进行比较，评价其得出的结论是否一致。单独使用视觉模拟评分或与问卷调查联合起来使用，均可用于进行以患者为中心的疗效评价，且方便患者操作，排除了沟通障碍，可对不同研究结果进行比较。

本病例不足之处，全冠修复的21牙牙龈形态欠佳，在11种植义齿上，我们考虑最多的是如何以假乱真，在21天然牙上，重点在于如何保留这个残根，因此忽略了21美学。

四、结论

在严格掌握即刻种植适应证的前提下，应用正确的手术技巧对无法保存的上前牙进行微创拔除后即刻种植能获得理想的临床效果，特别是美学效果。使用美学风险评估预计美学期望效果，并进行SAC分类，有助于根据不同难度制订治疗计划，有助于判断修复预期，以及有助于与患者有效沟通最终修复效果。

参考文献

[1] 宿玉成. 种植外科中的软组织处理及其美学效果[J]. 中华口腔医学杂志, 2006, 41(3) : 148-150.

[2] Belser UC, Grutter L, Vailati F, et al. Outcome evaluation of earlyplaced maxillary anterior single tooth implants using objectiveesthetic criteria: a cross sectional retrospective study in 45 patientswith a 2 to 4 year follow up using pink and white esthetic scores[J]. J Petiodontol, 2009, 80(1) : 140-151.

[3] Dhir S. The peri-implant esthetics: An unforgettable entity [J]. JIndianSocPeriodontol, 2011, 15(2) : 98-103.

[4] Chen ST, Wilson TG Jr, Hammerle CH. Immediate or early placementof implants following tooth extraction: review of biologicbasis, clinical procedures, andoutcomes[J]. Int J Oral MaxillofacImplants, 2004, 19(Suppl) : 12-25.

[5] Barros R R M, Novaes AB Jr, Papalexiou V. Buccal bone remodelingafter immediate implantation with a flap or flapless approach:a pilot study in dogs [J]. Int J Dent Implants Biomater, 2009, 1(1) : 45-51.

[6] Hammerle CH, Chen ST, Wilson TG Jr. Consensus statementsand recommended clinical procedures regarding the placement ofimplants in extraction sockets[J]. Int J Oral Maxillofac Implants, 2004, 19(Suppl) : 26 -28.

[7] Gehrke P, Lobert M, Dhom G. Reproducibility of the pink estheticscore--rating soft tissue esthetics around single-implant restorations with regard todental observer specialization [J]. J EsthetRestor Dent, 2008, 20(6):375-384;

[8] Testori, T, Bianchi, F, Del Fabbro. Implant aesthetic score for evaluating theoutcome: immediate loading in the aesthetic zone [J]. Practical Procedures &Aesthetic Dentistry, 2005, 17: 123-130; quiz 132.

[9] Antony Dawson, Stephen Chen. The SAC Classification in Implant Dentistry [M]. Berlin, Germany, QuintessenzVerlags-GmbH, 2009:62-66, 154.

[10] Belser U, Buser D, Higginbottom F. Consensus statements and recommended clinical procedures regarding esthetics in implant dentistry [J]. International Journalof Oral and Maxillofacial Implants, 2004, 19(Suppl): 73-74.

[11] Belser UC, Schmid B, Higginbottom F, et al. Outcome analysis of implant restorations located in the anterior maxilla: a review of the recent literature[J]. International Journal of Oral and Maxillofacial Implants, 2004, 19(Suppl): 30-42.

[12] Fürhauser R, Florescu D, Benesch T, et al. Evaluation of soft tissue around single-tooth implant crowns: the pink esthetic score [J]. ClinOral ImplantsRes, 2005, 16:639-644.

[13] Belser UC, Grütter L, Vailati F, et al. Outcome evaluation of early placed maxillary anterior single-tooth implants using objectiveesthetic criteria: across-sectional, retrospective study in 45 patients with a 2- to4-year follow-up using pink and white esthetic scores [J]. J Periodontol, 2009, 80:140-151.

[14] Huskinsson EC. Measument of pain [J]. Lancet, 1974, 304 (7889): 1127-1131.

[15] Pjetursson BE, Karoussis I, Bürgin W. Patients' satisfaction following implanttherapy.A10-year prospective cohort study [J]. Clin Oral Implants Res, 2005, Apr, 16(2):185-193.

牙列缺损伴牙周病患者的种植美学修复

石姗 张翔 曲哲 李晓健

摘要

目的：探讨牙列缺损伴牙周病患者美学区的种植修复，观察使用种植体支持的临时修复体，采用动态挤压技术，行牙龈诱导成形的效果及牙周病患者种植修复的临床疗效。**材料与方法：**患者，女性，3个月前因外伤拔除上下颌前牙区部分牙齿，要求种植修复。排除系统性疾病及磨牙症。无吸烟史。颞下颌关节功能正常。 口内检查可见11、21、22、41、31、32缺失，缺牙区牙槽嵴不丰满，12、42松动Ⅲ度，余留牙松动Ⅰ～Ⅱ度，CI-S：2。在简易导板和CBCT的指导下植入种植体，在获得良好的初始稳定性的前提下，即刻制作种植体支持的临时修复体，采用动态挤压技术进行牙龈诱导成形，定期复查。待牙龈形态稳定，种植体骨结合良好时，更换为种植体支持的全瓷冠行永久修复。**结果：**在简易导板和CBCT的指导下，种植体植入的三维位置理想；采用即刻制作种植体支持的临时修复体进行牙龈诱导成形，并且嘱患者于术后1、2、3、4、5、8、9个月复诊。最终，术后9个月，种植体稳定性良好，牙龈形态稳定，呈类似圆三角形，开始制作永久修复体。永久修复体戴入后，通过放射线及临床检查，显示种植体稳定、牙龈形态良好，患者满意。戴入永久修复体3个月及6个月后复查，患者自觉无不适，口内检查无异常，患者口腔卫生佳，牙龈颜色，质地及形态尚可，无探诊出血，CI-S：1，X线片显示种植体骨结合良好，患者对种植义齿修复效果满意。**结论：**牙周病患者在维持牙周稳定的情况下，通过缩短其临床复诊时间进行牙龈诱导成形，通常能达到种植体稳定、牙冠和软组织理想的临床效果。

关键词：牙周病；美学区；即刻种植修复；动态挤压技术

牙周病是目前牙齿缺失的主要原因之一，牙周病导致牙齿松动、脱落，随着附着丧失、牙槽骨吸收的加重，邻牙的固位和支持力减弱，难以进行传统的固定修复，过去常采用活动义齿修复，随着种植技术和种植材料的完善，采取种植体固位和支持的修复方法，不仅解决了活动修复固位不良的问题，而且在功能和美观上都可以得到很大的改善。同时，美学区牙齿在其缺失后行种植义齿修复时不仅要求恢复功能，还要求达到美学修复效果。但是，牙周病患者由于牙周炎症的存在，常常导致缺牙区骨量不足、种植体植入过深致冠根比不协调、前牙区美学效果不理想等结果。因此，该类患者进行种植义齿治疗，特别是即刻种植和即刻修复已经成为牙种植学的热点和难点。在牙周病患者美学区连续多颗牙缺失的情况下，如何设计种植体的数量、位置，保证种植体的稳定性，维持牙龈形态、牙冠形态与天然牙协调，最终达到良好的临床效果，现在已经成为口腔种植学的一个难点。本病例在获得良好初始稳定性的基础上进行即刻修复，缩短其复查时间，通过动态挤压技术诱导牙龈成形，在牙龈形态稳定后行永久修复，选择全瓷基台及全瓷冠修复缺失牙，并嘱患者定期复查并进行牙周维护，达到了较理想的美学效果。

作者单位：大连市口腔医院

通讯作者：石姗；Email: Dentist_ss@163.com

一、材料与方法

1. 病例简介 女性患者，于2015年就诊。3个月前因外伤拔除上下颌部分牙齿，要求种植修复。患者无不良嗜好及磨牙症。口外检查：面部外形对称，颞下颌关节无异常。口内检查：11、21、22、41、31、32缺失，缺牙区牙槽嵴不丰满，12、42松动Ⅲ度，余留牙松动Ⅰ～Ⅱ度，CI-S：2。

2. 诊断 慢性牙周炎；上下颌牙列缺损。

3. 治疗计划

（1）术前常规种植检查，通过CBCT对骨量进行测量及评估。

（2）风险评估：ERA风险评估——高美学风险（表1），标准SAC常规分类——高度复杂（表2、表3）。

（3）口腔卫生宣教：牙周序列治；拔除12、42，在12、11、21、22、32、42位点同期植入6颗种植体及行GBR技术；在初始稳定性良好的基础上，即刻制作种植体支持的临时冠进行牙龈诱导成形；行永久修复。

4. 治疗过程（图1～图40）

（1）种植外科：局部麻醉下拔除12、42，在简易导板的指导下定位，按照Straumann种植系统的操作规范，12、11、21、22位点分别植入3.3mm×12mm NC，32、42位点分别植入4.1mm×12mm RC的种植体，

表1　美学风险评估

美学风险因素	风险水平		
	低	中	高
健康状况	健康，免疫功能正常		免疫功能低下
吸烟习惯	不吸烟	少量吸烟，< 10支/天	大量吸烟，>10支/天
患者美学期望值	低	中	高
唇线	低位	中位	高位
牙龈生物型	低弧线形、厚龈生物型	中弧线形、中龈生物型	高弧线形、薄龈生物型
牙冠形态	方圆形		尖圆形
位点感染情况	无	慢性	急性
邻面牙槽嵴高度	到接触点≤5mm	到接触点5.5~6.5mm	到接触点≥7mm
邻牙修复状态	无修复体		有修复体
缺牙间隙宽度	单颗牙（≥7mm）	单颗牙（≤7mm）	2颗牙或2颗牙以上
软组织解剖	软组织完整		软组织缺损
牙槽嵴解剖	无骨缺损	水平向骨缺损	垂直向骨缺损

表2　外科SAC分类评估

一般因素	评估	备注
全身禁忌证	无	
吸烟	无	
发育因素	无	
位点因素	评估	备注
骨量	水平向缺损	允许同期骨增量
解剖风险	低	上颌前部位点累及鼻腭管，可能对种植体位置产生不良影响
美学风险	高	相邻种植体增加了美学并发症和治疗复杂程度
复杂程度	中	
并发症风险	中	骨移植位点的并发症
负荷方案	即刻	

上颌唇侧凹陷处置Bio-Oss骨粉，增加唇侧丰满度，Bio-Gide胶原膜及海奥膜固定，种植体共振频率测量ISQ均大于75，安装开窗取模转移杆，缝合创口。

（2）即刻修复：开窗取模，制作种植体支持的固定临时冠，调整为无功能性接触，根尖片显示临时修复体完全就位。术后10天拆线，见口腔内牙龈略肿胀，口腔卫生较差。

（3）牙龈诱导：术后分别在1个月、2个月、3个月、4个月、5个月、8个月、9个月定期复查，下颌舌侧有牙石附着，碳刮治器刮除牙石，冲洗，并分别在术后3个月、4个月、8个月运用动态挤压技术修整临时冠外形，打开三角间隙，诱导牙龈成形。

（4）永久修复：于术后9个月，临床检查发现下颌临时修复体牙石较少，牙龈形态稳定，牙龈袖口连续，类似于圆三角形，并且种植体稳定性良

表3　修复SAC分类评估

前牙区较大缺牙间隙	备注	简单	复杂	高度复杂
美学风险	基于ERA	低	中	高
颌位关系	指覆殆覆盖关系及其对修复及美学效果的影响	安氏Ⅰ类或Ⅲ类	安氏Ⅱ类1和2分类	由于严重的错船，没有辅助性预先治疗就难以修复
近远中距离		种植修复缺失牙间距充足	种植修复所有缺失牙间距不足	为修复所有缺失牙，必须进行辅助性治疗
殆咬合		协调	不协调，但无须矫正	必须改变现有咬合关系
愈合期的过渡义齿		可摘式	固定式	
临时种植修复体	推荐临时修复体		修复体边缘位于龈缘根方<5mm	修复体边缘位于龈缘根方＞5mm
副咬合功能	并发症的风险是针对修复体，而非种植体存留	不存在		存在
负荷方案	至今，即刻修复和负荷程序缺乏科学文献证实	常规或早期		即刻

好（12、22 ISQ为73，11、21 ISQ为77，42、32 ISQ为80）。所以，开始制作永久修复体。本病例，专门制作一个印模帽，从连接在种植体替代体的临时冠中重新制作和创造软组织轮廓。用硅橡胶印模获取穿龈部外形。然后，把临时冠从替代体上取下，并用开窗转移杆替代。

用丙烯酸树脂材料充填开窗转移杆和穿龈部之间的空间。然后，用硅橡胶制取印模，于技工室制作12、11、21、22氧化锆个性化基合+氧化锆单冠，32、42氧化锆个性化基合+氧化锆联冠桥。最后，先于口外行预粘接，去除多余粘接剂后，于口内迅速戴入永久修复体。患者对永久修复体的外形、颜色及牙龈形态均较满意。

（5）复查：①戴入永久修复体后3个月复查，患者口腔卫生保持较好，冲洗；②戴入永久修复体6个月复查，患者口腔卫生保持良好，下颌舌侧仅龈边缘有少量牙石，余留牙探诊无深牙周袋，无探诊出血，清洗，根尖片显示种植体周围无明显骨吸收。

（6）材料：种植系统（Straumann，瑞士）；成形树脂（PATTERN RESIN，日本）；丙烯酸树脂（PATTERN，日本）；大颗粒Bio-Oss骨粉（Geistlich，瑞士）和Bio-Gide可吸收性胶原膜（Geistlich，瑞士）、海奥膜（中国）。

二、结果

在简易导板和CBCT的指导下，种植体植入的三维位置理想；采用即刻制作种植体支持的临时修复体进行牙龈诱导成形，并且嘱患者于术后1个月、2个月、3个月、4个月、5个月、8个月、9个月复诊。最终，术后9个月，种植体稳定性良好，牙龈形态稳定，呈类似圆三角形，开始制作永久修复体。永久修复体戴入后，通过放射线及临床检查，显示种植体稳定、牙龈

形态良好，患者满意。戴入永久修复体3个月及6个月后复查，患者自觉无不适，口内检查无异常，患者口腔卫生佳，牙龈颜色、质地及形态尚可，无探诊出血，CI–S：1，X线片显示种植体骨结合良好，患者对种植义齿修复效果满意。以下根据Belser 等提出的种植体红色美学评分表（表4）和白色美学评分表（表5）对种植体永久修复当日的软组织和修复体的美学结果进行评估。

三、讨论

牙周病造成的牙齿松动或牙列缺损，往往难以取得满意的治疗效果，尤其是美学区连续多颗牙齿缺失，虽然目前通常建议在多颗牙缺失位点植入较少的种植体以获得最佳的美学效果，因为相对于连续植入多颗种植体而言，桥体设计有利于实现创造理想的美学软组织轮廓的目标。

但是，针对此病例，因为患者有牙周病史，并且上颌缺牙区间隙较大，如何在保证种植体稳定性良好的前提下获得满意的美学效果，则成为主要的问题。综合以上考虑，最终决定在上颌前牙12～22位点分别植入4颗种植体。一方面，因为有牙周炎病史的患者牙槽骨有不同程度的吸收，骨量不足，颌间距离过大，导致临床牙冠过长，使种植体承受过大的垂直方向的杠杆力。另一方面，若采用桥体的方式行种植修复，因种植修复体跨度较长，担心影响种植体的稳定性。因此，在种植体设计时考虑增加种植体的数量，并且对修复体的 殆面形态和咬合接触关系进行调整，减少其侧向负荷。

对牙周病患者进行种植修复，有些研究表明种植临床成功率会降低，获得种植体周围炎的风险更高，种植体边缘骨也吸收得更快，要求也比普通种植要高。另一些研究表明，随着时间的延长，具有牙周病史的患者经治疗后形成的牙周健康平衡较容易被打破，这将导致种植后的牙列中致病微生物的持续增加，增加种植体周围炎的风险。因此，种植修复后对有牙周病史的患者长期的菌斑控制非常重要，临床上应缩短其复诊时间，定期清除菌斑，减少种植体周围炎发生的风险。

表4 红色美学评分结果

牙位	近中龈乳头	远中龈乳头	龈缘形态	软组织形态	软组织颜色	软组织质地	牙槽突形态	总分
12	1	1	2	2	2	2	2	12
11	2	1	2	2	2	2	2	13
21	2	1	1	2	2	2	2	12
22	1	1	2	2	2	2	2	12

表5 白色美学评分结果

WES 检查指标	12	11	21	22
牙冠形状	2	2	2	2
牙冠外形轮廓	2	2	0	2
牙冠颜色	2	2	2	2
牙冠表面质地	2	2	2	2
透明度/个性化	2	2	2	2
WES总分	10	10	8	10

本病例中，患者美学评分失分的可能原因是什么呢？首先，可能是由于患者是中厚龈生物型，限制多颗牙缺失区龈乳头的成形；再者，由于患者存在骨缺损，这也可能降低了种植体之间软组织封闭的可预期性。

四、结论

牙周病患者在维持牙周稳定的情况下，通过缩短其复查时间，进行牙龈诱导成形，通常能达到种植体稳定、牙冠和软组织较理想的临床效果。

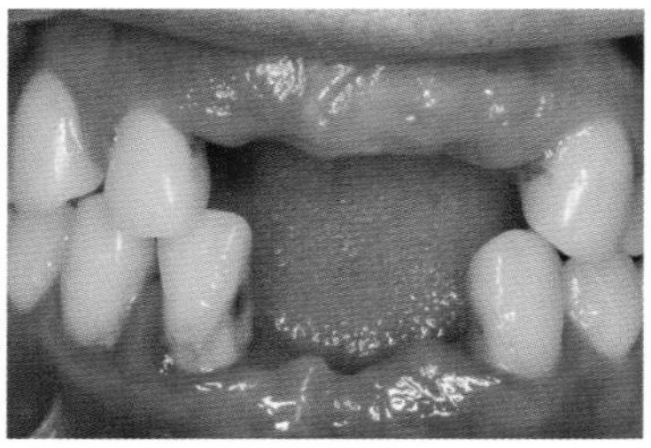
图1 术前口内像

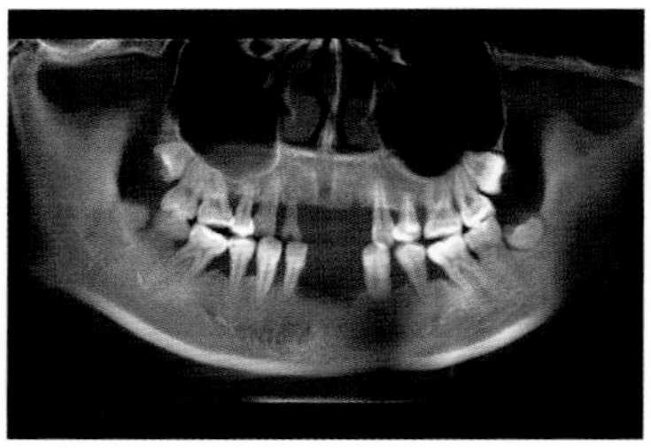
图2 术前CBCT

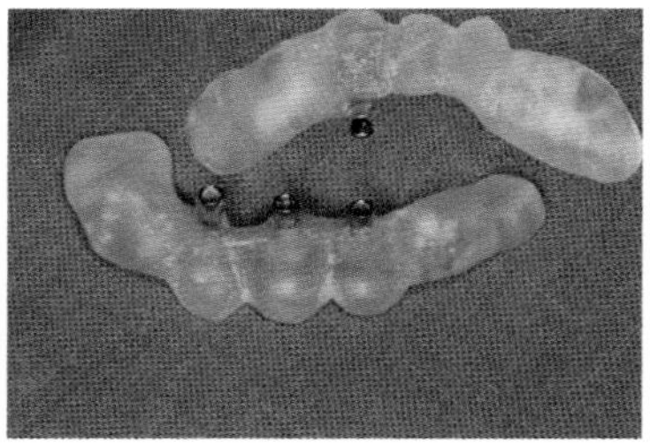
图3 上下颌简易导板

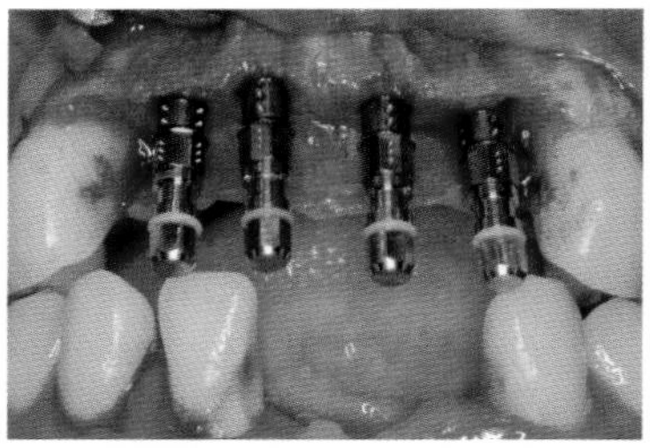
图4 上颌植入种植体

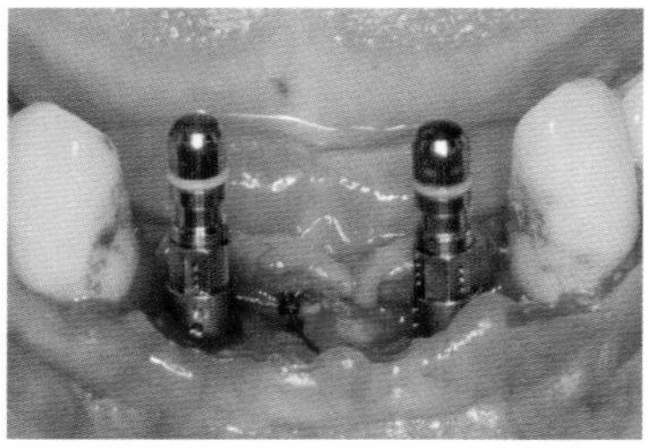
图5 下颌植入种植体

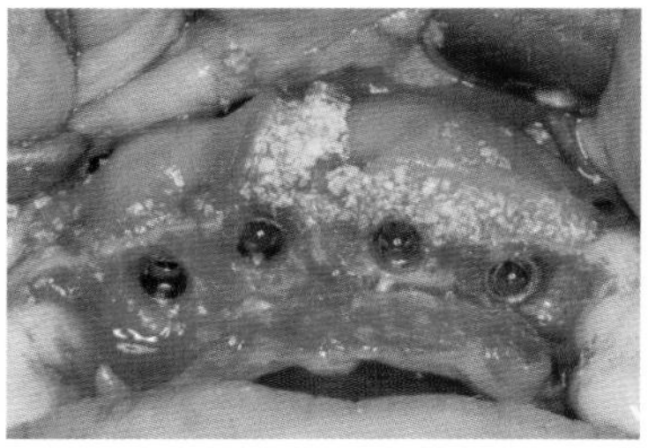
图6 上颌植骨盖膜

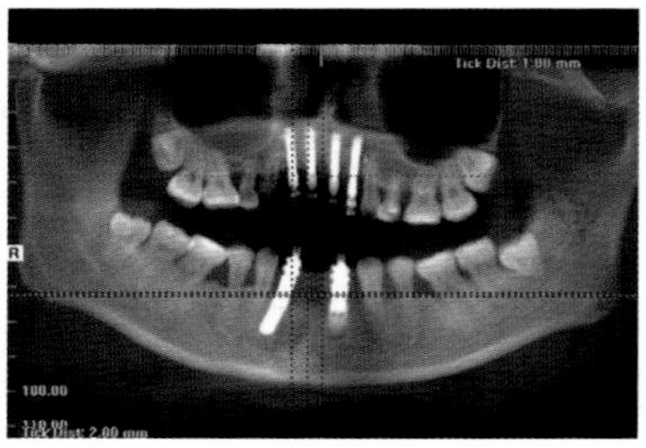
图7 术后CBCT

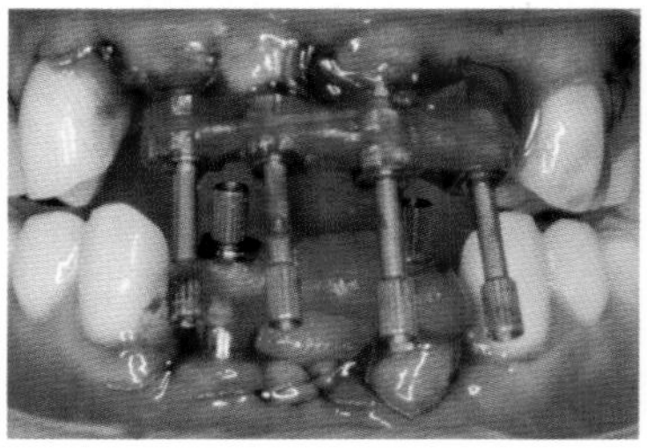
图8 树脂连接转移杆

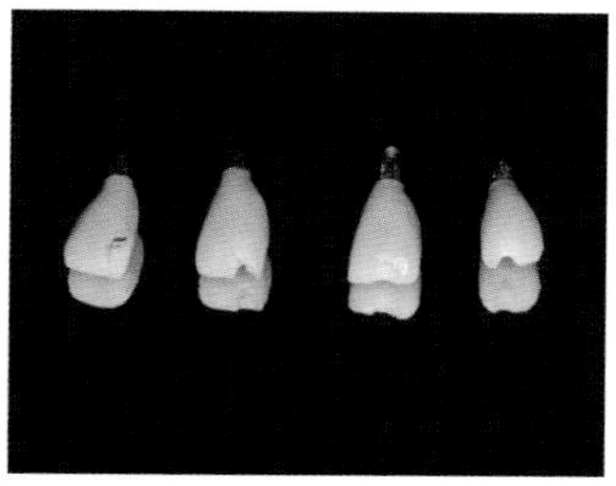
图9　上颌临时修复体

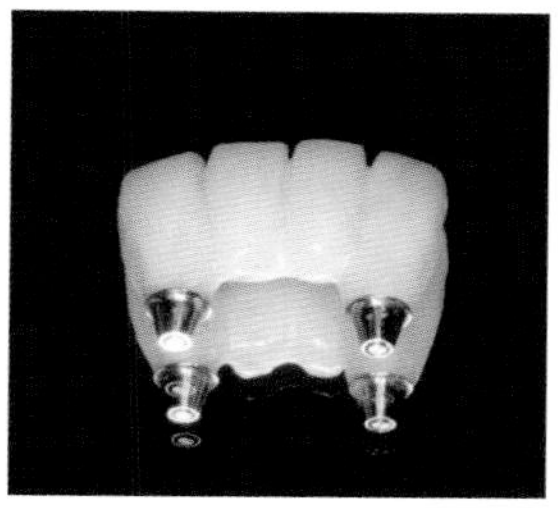
图10　下颌临时修复体

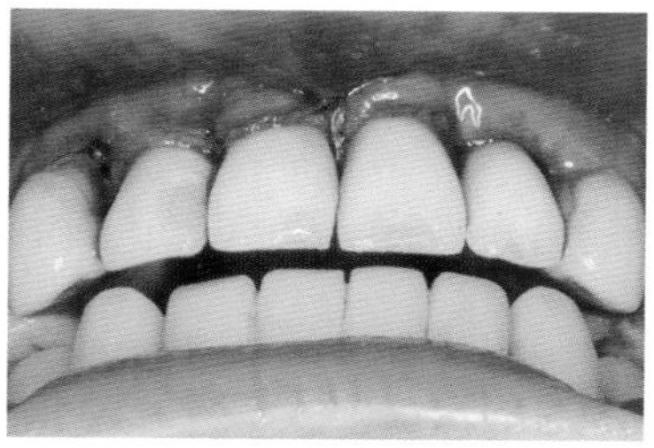
图11　调𬌗

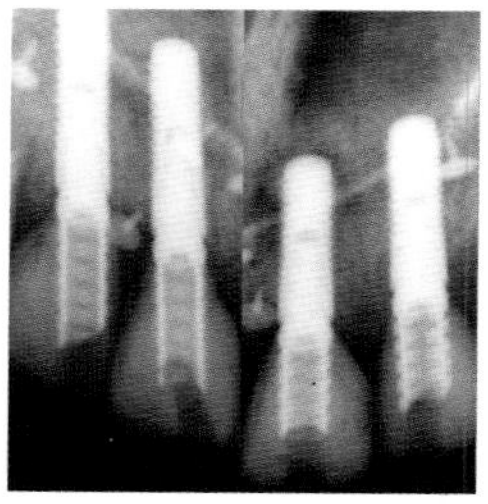
图12　上颌临时修复体完全就位

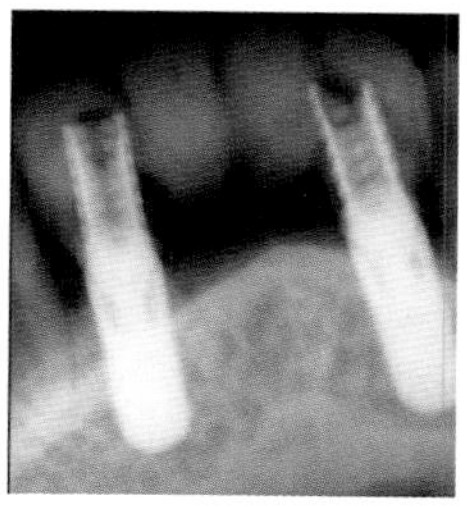
图13　下颌临时修复体完全就位

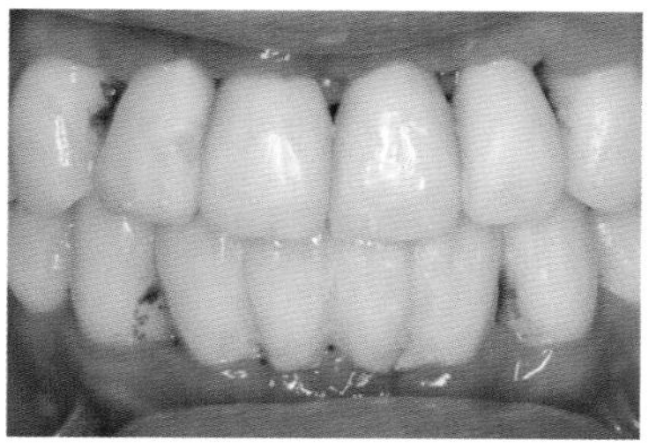
图14　术后1个月复查

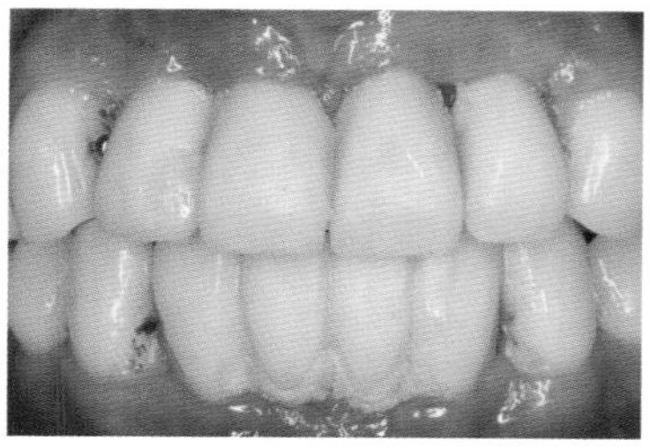
图15　术后2个月复查

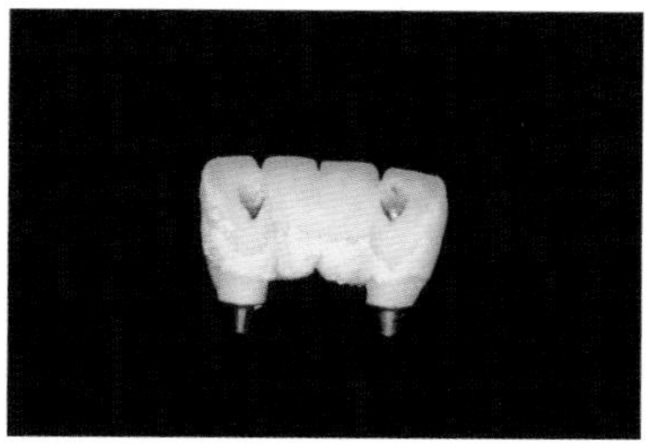
图16　3个月下颌临时修复体舌侧像

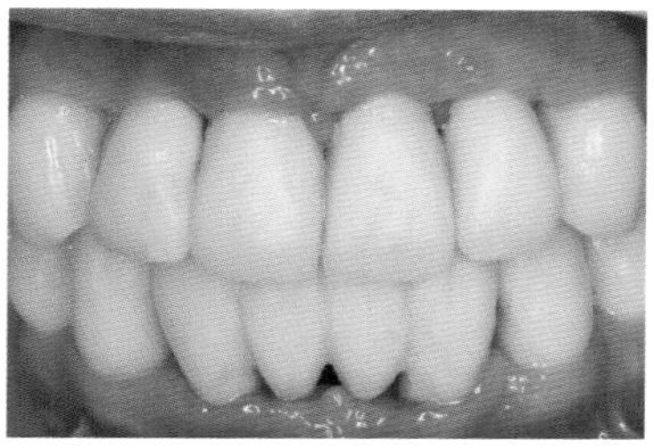
图17　术后3个月复查

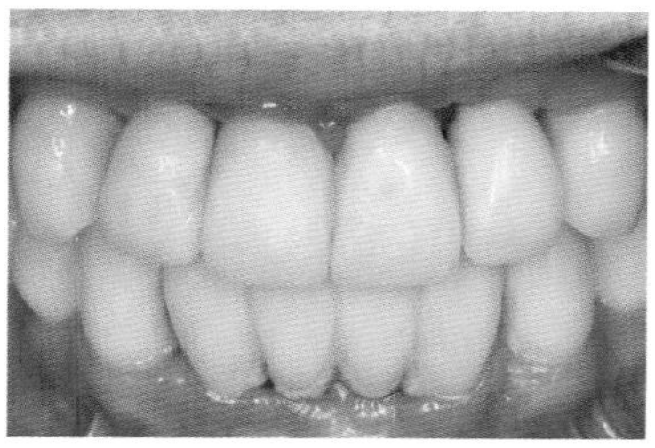
图18　术后4个月复查

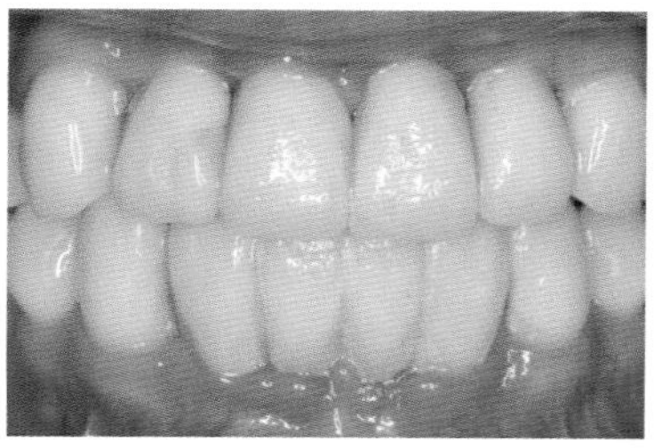
图19　术后5个月复查

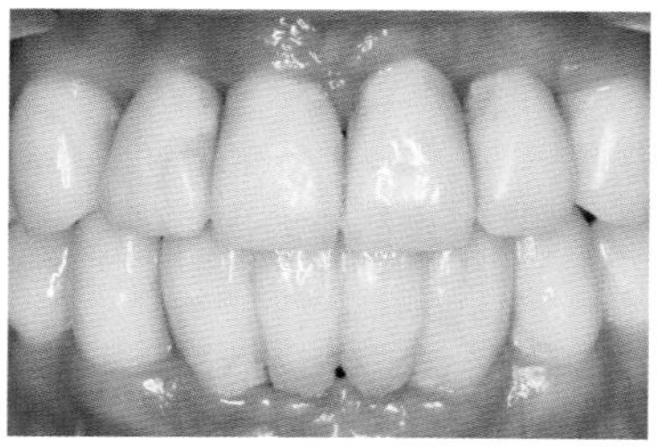
图20　术后8个月复查

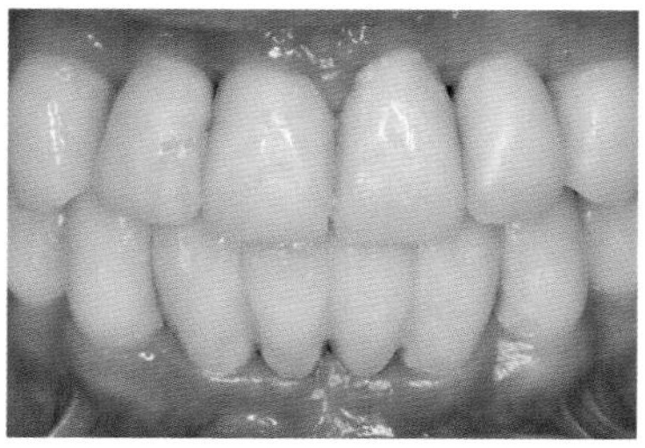
图21　术后9个月复查

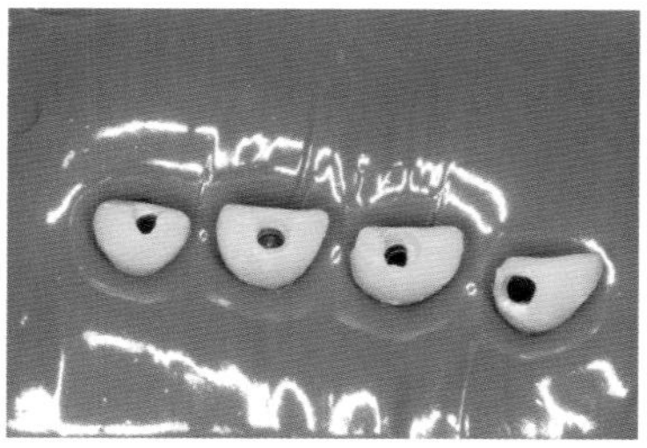
图22　复制上颌穿龈轮廓

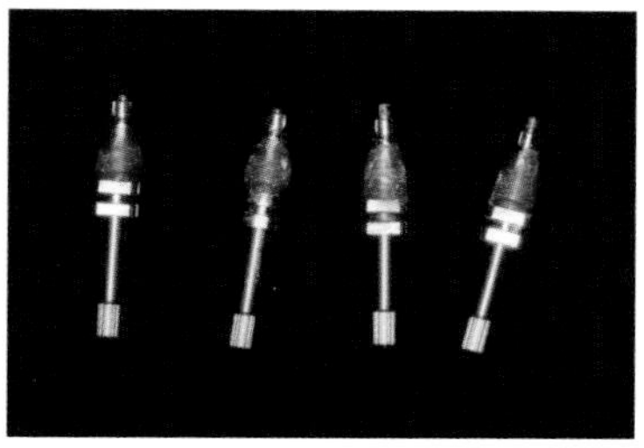
图23　个性化转移杆

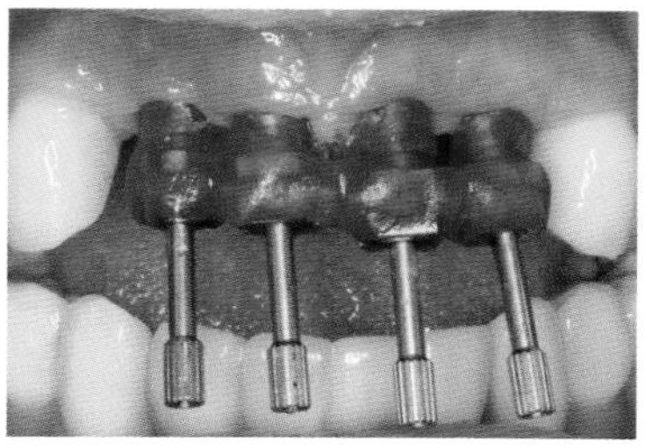
图24　上颌连接转移杆

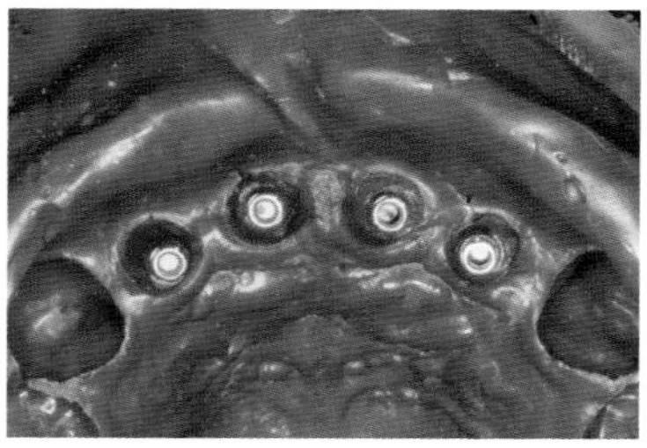
图25　上颌印模

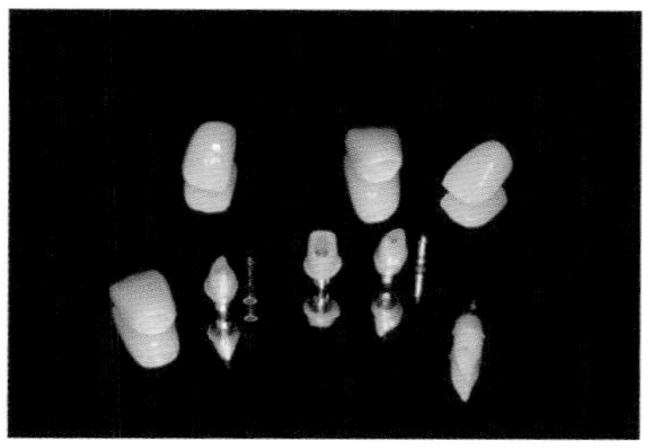
图26　上颌永久修复体

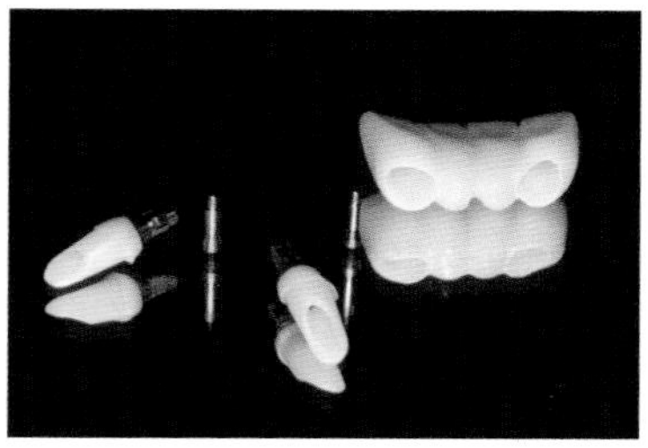
图27　下颌永久修复体

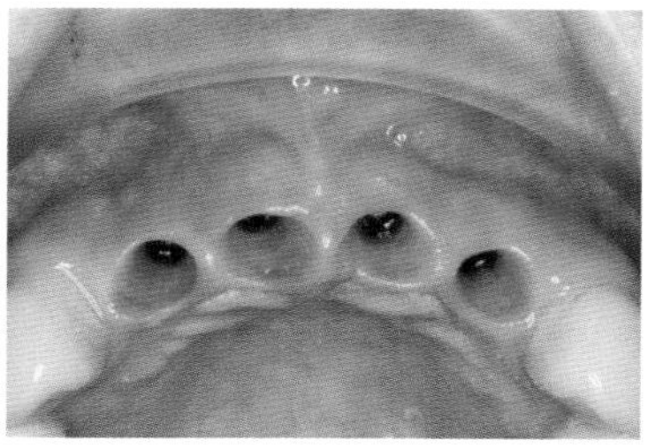
图28　术后10个月上颌牙龈形态

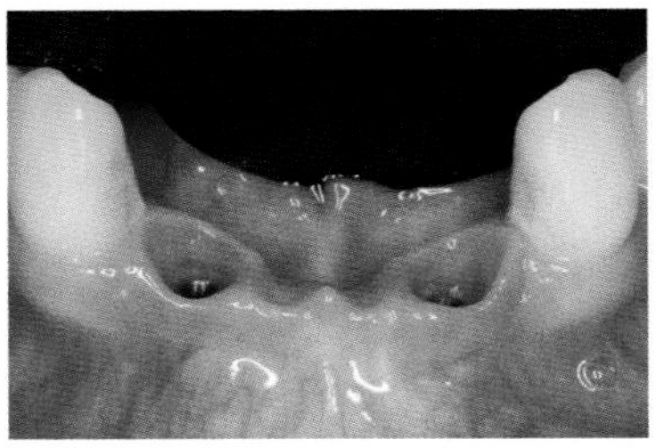

图29　术后10个月下颌牙龈形态

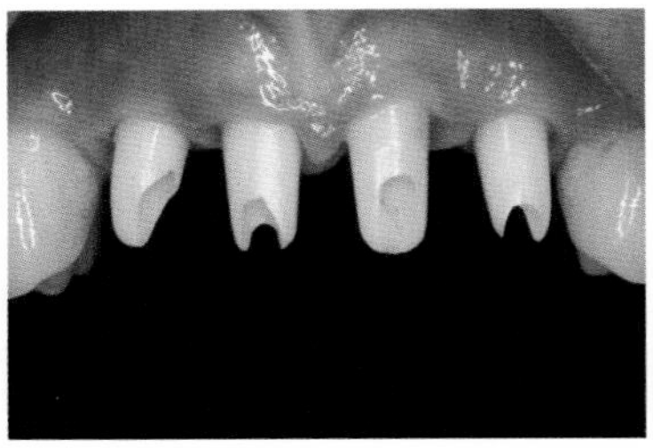

图30　上颌基台

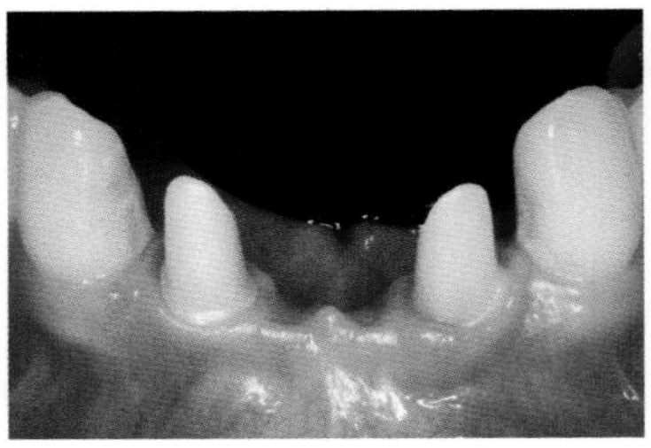

图31　下颌基台

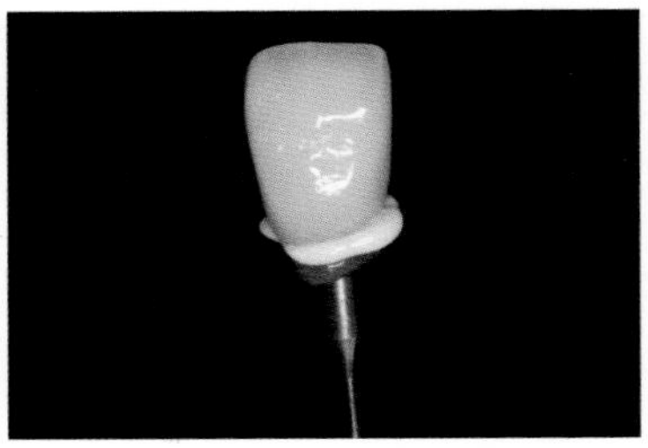

图32　预粘接代型

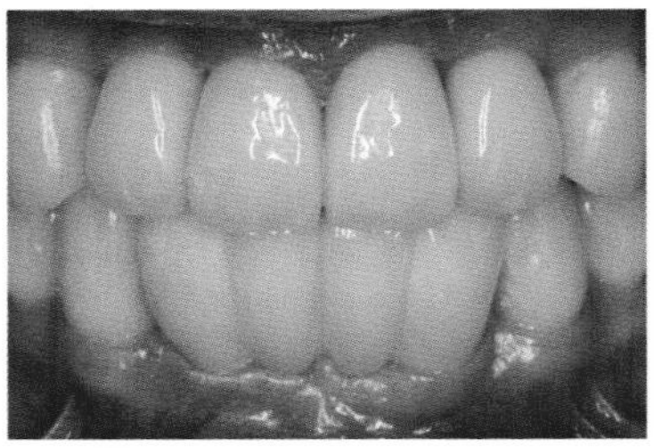

图33　戴入永久修复体正面像

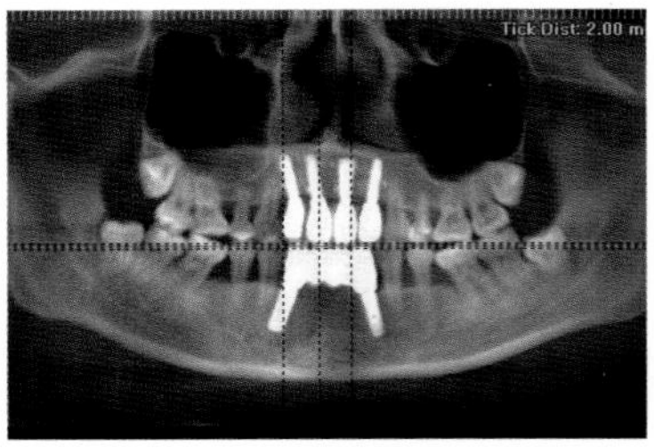

图34　永久修复后CBCT

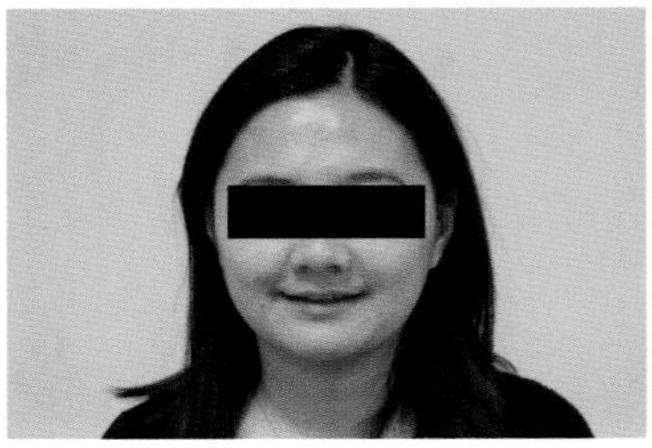

图35　永久修复后面像

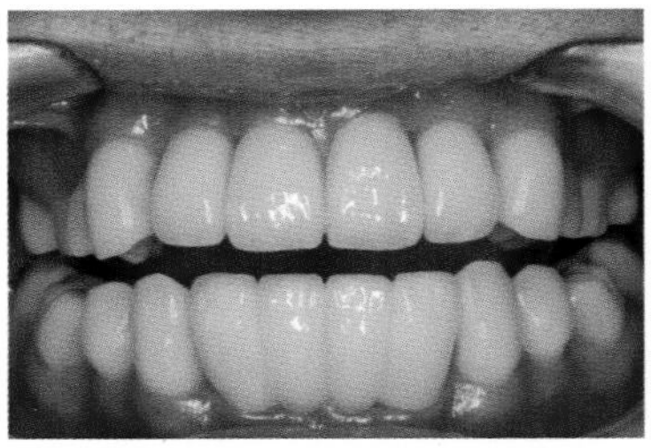

图36　永久修复后3个月

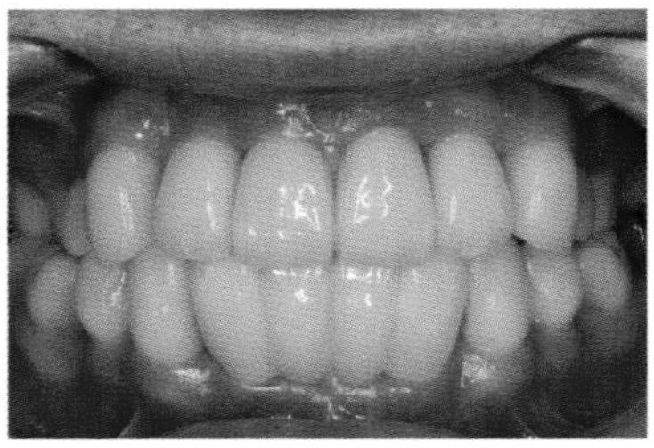

图37　永久修复后6个月正面像

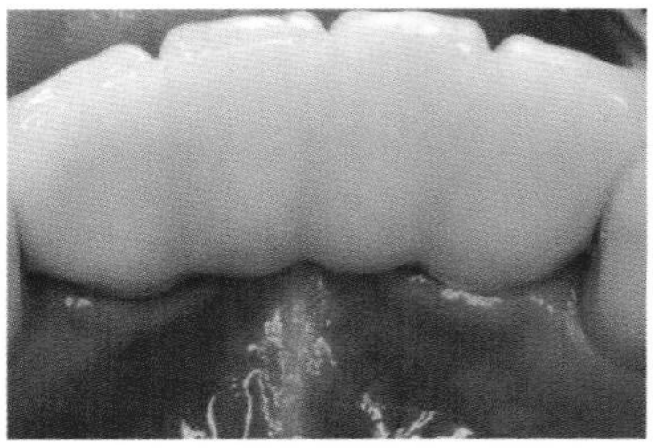

图38　永久修复后6个月下颌舌侧像

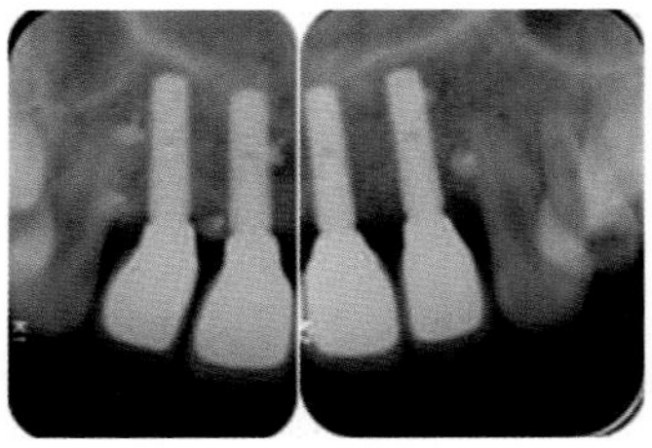

图39　上颌6个月后根尖片

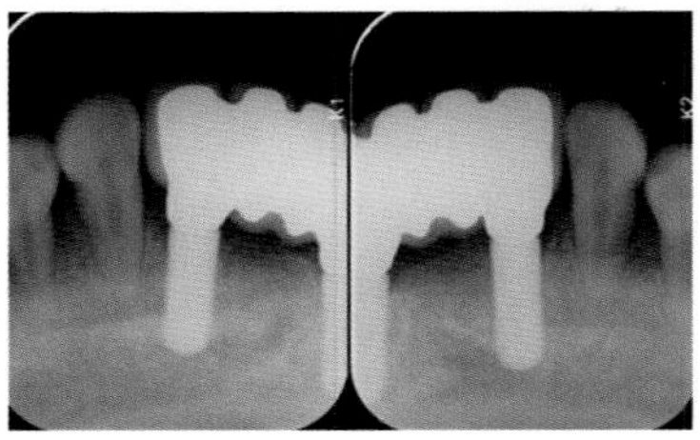

图40　下颌6个月后根尖片

参考文献

[1] Chen ST, Buser D. Esthetic outcomes following immediate and early implant placement in the anterior maxillary systematic review[J]. Int J Oral Maxillofac Implants, 2014, 29(Suppl): 186–215.

[2] Buser D, Martin W, Belser UC. Optimizing esthetics for implant restorations in the anterior maxilla: anatomic and surgical considerations [J]. The International journal of oral& maxillofacial implants, 2004, 19(Suppl):43–61.

[3] Horwitz J,Levin L,Gabay E,et al. Immediate restoration of delayed placement of dental implants in patients with treated periodontal disease:1– year results[J].Int J Oral Maxillofac Implants,2012,27(6):1569–1575.

[4] Deng F,Zhang H,Zhang H,et al.A comparison of clinical outcomes for implants placed in fresh extraction sockets versus healed sites in periodontally compromised patients: a 1– year follow– up report[J].Int J Oral Maxillofac Implants, 2010,25(5):1036–1040.

[5] 吴展, 李婧, 陈卓凡. 上颌前牙即刻种植即刻修复的临床应用研究[J]. 中国口腔种植学杂志, 2012, 17(2):67–71.

[6] 邓飞龙, 张华, 张泉. 牙周炎患者即刻种植修复的临床观察[J]. 中华口腔医学杂志, 2011, 46(11): 646–649.

[7] 刘伟, 周志强, 文爱杰. 上颌前牙缺失应用卵圆形桥体固定修复2年观察[J]. 北京口腔医学, 2014, 22(2):107–109.

[8] 冯琳琳, 王芳娟, 胡秀莲, 等. 种植个性化转移杆在上颌前牙种植美学修复中的应用[J]. 现代口腔医学杂志, 2012, 26 (2):80–82.

[9] 林野, 邱立新, 胡秀莲, 等. 牙周病患者种植修复的美学问题初探[J]. 中国口腔种植学杂志, 2010, 15(3):101.

[10] 宿玉成. 现代口腔种植学[M]. 北京:人民卫生出版社, 2004:383–384.

[11] 康博, 郭吕华, 陈健钊, 等. 慢性局限型牙周炎患者牙种植修复的早期临床观察[J].实用口腔医学杂志, 2009, 25(1):92–95.

[12] 宿玉成. 美学区连续多颗牙缺失间隙的种植修复[M]. 北京: 人民军医出版社, 2014.

[13] 张筱薇, 张强, 周立伟. 种植修复后牙周菌群在不同时期变化的定量研究[J]. 中国微生态学杂志, 2008, 20(6):577–579.

牙周系统治疗联合上颌前牙区美学修复1例

向琳 陈娅倩 申道南 宫苹 满毅

摘要

目的： 探讨对上前牙区牙缺失伴广泛型侵袭性牙周炎的病例，采用牙周系统治疗配合二期软组织增量术对上前牙区种植美学修复的意义。**材料与方法：** 对1例11缺失伴12、21松动的患者进行临床检查，12、21松动Ⅲ度，全口牙周情况欠佳，BOP（+），菌斑软垢（+），色素（+），牙龈充血。X线片示：除第一恒磨牙及恒切牙以外的多颗牙出现牙槽骨的弧形吸收，结合患者的年龄特征等，其牙周情况诊断为：广泛型侵袭性牙周炎。患者再次就诊时，12、21脱落，此后分别行牙周基础治疗、手术治疗及牙周维护治疗，并对患者进行口腔卫生宣教及口腔保健指导，在牙周情况改善后制订种植治疗方案。种植术前CBCT测得12～21区骨量尚可，于12、21位点植入2颗种植体，植体骨结合后上前牙区行腭侧带蒂半厚瓣唇侧卷入技术，采用临时桥成形牙龈，形成满意的龈袖口后利用临时桥进行个性化取模，复制穿龈区形态，完成上部结构修复。**结果：** 全口牙周情况经牙周系统治疗后得以改善，上前牙美学区成功植入2颗种植体，采用腭侧带蒂结缔组织唇侧卷入技术，增加了上前牙区唇侧牙龈丰满度，临时桥塑形牙龈后形成了良好的牙龈袖口，并有助于成形牙龈乳头，采用个性化取模后成功完成上部结构修复，效果理想。**结论：** 对美学区牙缺失伴侵袭性牙周炎的病例，制订牙周综合治疗方案，辅以后期牙周维护治疗，在控制牙周感染的同时，有助于降低牙周炎患者种植治疗后发生种植体周围炎的风险；辅以软组织处理技术，可以取得满意持久的牙龈美学修复成效。

关键词： 牙周治疗；牙种植；腭侧半厚瓣唇侧卷入技术；种植美学

牙周炎在我国的患病率高达88.9%，是造成成年人失牙的首位原因。牙周病患者晚期牙齿脱落，严重者甚至可以导致无牙颌的现象。传统的活动可摘局部义齿修复牙周病患者失牙后的牙列缺损或牙列缺失效果往往不尽如人意，普遍存在义齿固位力不足、美观性差、发音障碍等问题。口腔种植技术可为牙周炎患者提供更好的修复方案。种植治疗已开始普遍应用于牙周炎患者，但牙周炎是导致种植体周围炎的一项重要危险因素。由此可见，牙周感染控制是牙周炎患者种植治疗的难点和重点。

一、材料与方法

1. 病例简介 27岁男性患者，外伤导致前牙11缺失半年。口内检查见邻牙21、12松动Ⅲ度（图1～图3）。CBCT示上前牙区牙槽嵴条件尚可（图4、图5）。患者口腔卫生欠佳，龈上下牙石I度，色素（+），菌斑软垢（+），牙龈边缘充血水肿，BOP（+），附着丧失CAL（+），可探及深牙周袋。牙片示：除第一恒磨牙及恒切牙以外的多颗牙出现牙槽骨的弧形吸收。

2. 诊断 广泛型侵袭性牙周炎。

3. 治疗过程

（1）牙周治疗：患者再次就诊时，12、21脱落，牙周综合治疗方案包括牙周基础治疗、手术治疗及牙周维护治疗。在首先完成牙周基础治疗后，制订后续治疗计划，对31~33、41~43行翻瓣手术。维护期治疗：采用牙周风险评估系统评价患者牙周炎复发危险度，并根据评估结果确定患者复查间隔，每3个月、6个月或12个月进行复查、复治；根据菌斑检查结果采取个性化口腔卫生指导。

（2）种植外科程序：牙周情况改善后行上前牙区种植手术（术前情况见图6、图7），拟于21、12位点植入2颗种植体，翻瓣后邻牙行激光处理，定位后逐级扩孔，预备种植窝，在21位点植入1颗NobelActive 4.3mm × 10mm的种植体，在12位点植入1颗NobelActive 3.5mm × 10mm的种植体，邻牙上派力奥处理后，生理盐水冲洗，行GBR（Bio-Oss骨粉、Bio-Gide膜），减张缝合，术后拍CBCT，种植体植入位置、深度合适（图8～图22）。

（3）种植修复程序：种植体植入后5个月复查，牙龈愈合良好，种植体周骨结合稳定。对于美学区此类种植支持式桥体修复，采用腭侧带蒂半厚瓣唇侧卷入技术以增加唇侧丰满度：首先，在牙槽嵴顶偏腭侧做保护邻牙龈乳头的半厚切口，辅以腭侧两条长5~10mm的半厚垂直切口，锐性分离浅层角化结缔组织；做腭侧深层黏骨膜瓣切口，切口方向与表层瓣切口平行，并向唇侧稍作预备，剥离起腭侧深层结缔组织；通过2个垂直切口将腭侧深层结缔组织分为种植体部分与桥体部分；种植体部分卷入唇侧，桥体部分松弛覆盖于暴露的牙槽嵴顶上以关闭创口。

作者单位：四川大学华西口腔医院

通讯作者：满毅；Email: manyi780203@126.com

二、结果

术后1周拆线取模制作暂冠，通过临时桥塑形牙龈2个月后，查见龈乳头形态恢复，唇侧丰满度良好（图23～图25）。取模行最终修复，上部结构修复完成后，患者对修复效果满意（图26～图30）。嘱患者定期随访。

三、讨论

牙周炎患者种植治疗的一大难点即为牙周感染的控制。Baelum等研究表明，消除牙周炎症和进行良好的感染控制是种植治疗成功的决定性因素。如感染控制不当，其种植体与天然牙发生骨丧失的危险性是相似的，因此，

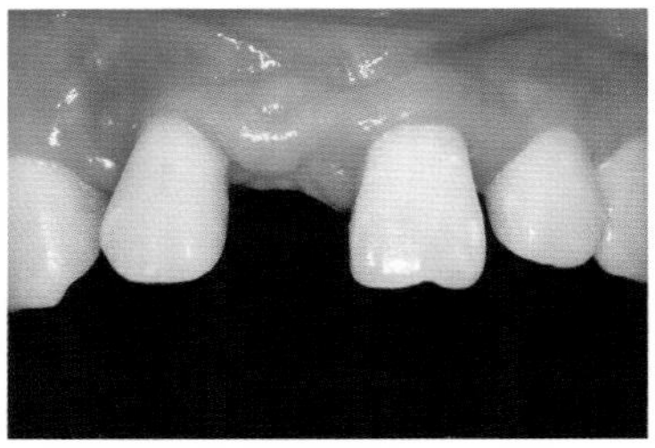
图1　上前牙正面像

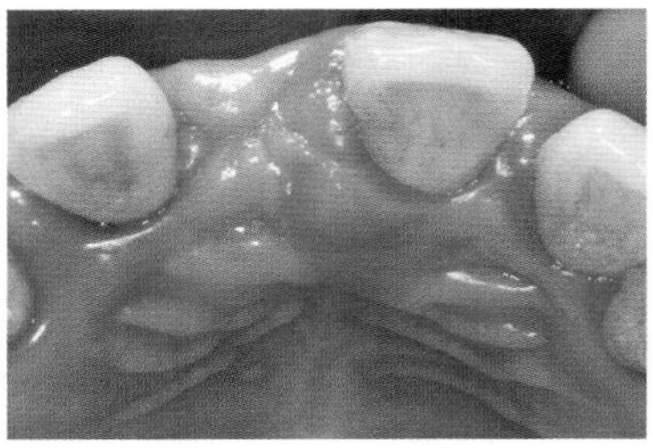
图2　上前牙𬌗面像

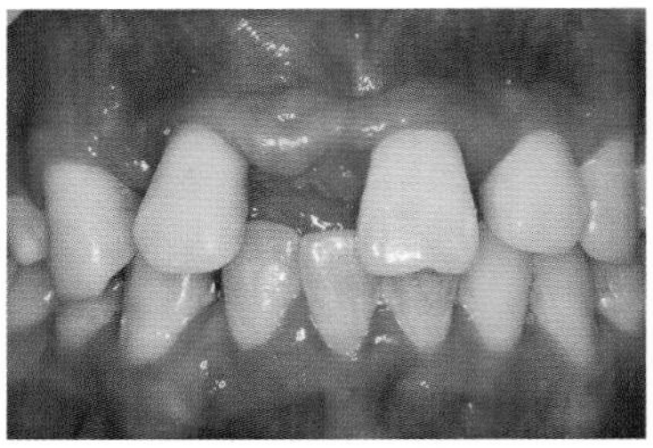
图3　正面咬合像

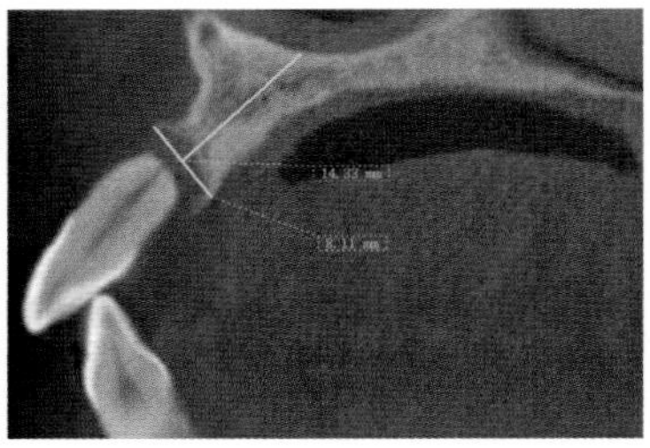
图4　CBCT示12位点矢状面情况

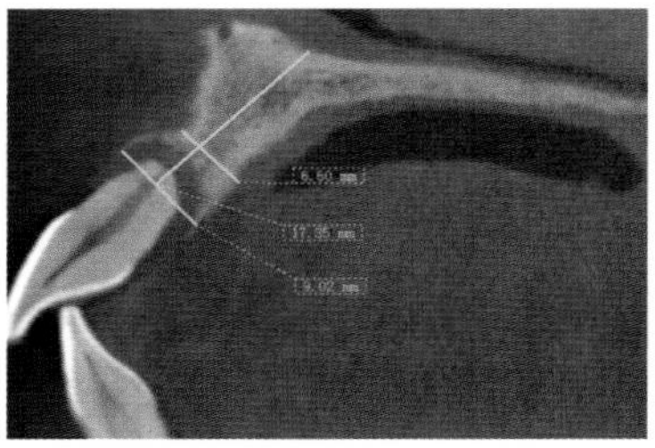
图5　CBCT示21位点矢状面情况

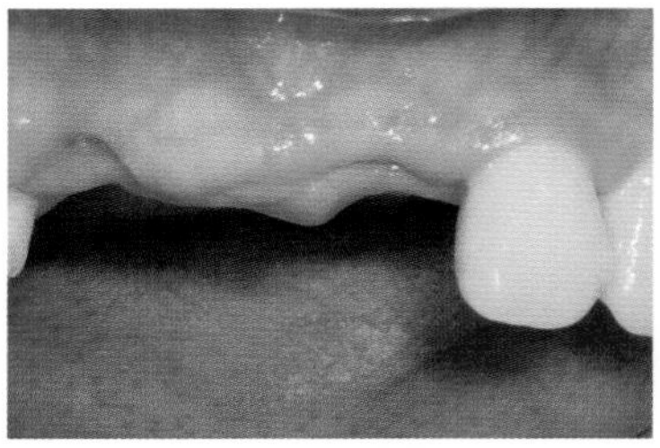
图6　上前牙正面像

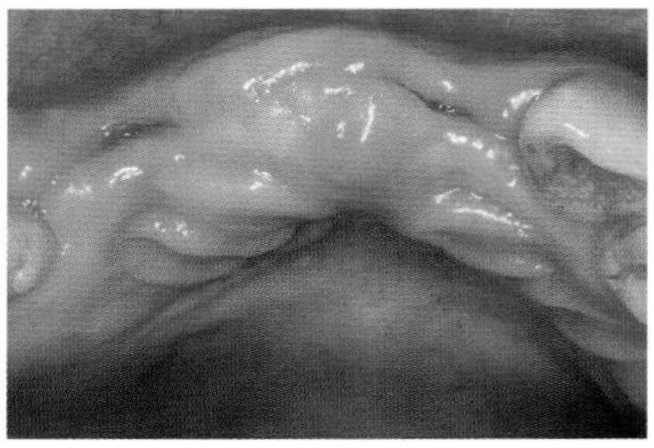
图7　上前牙𬌗面像

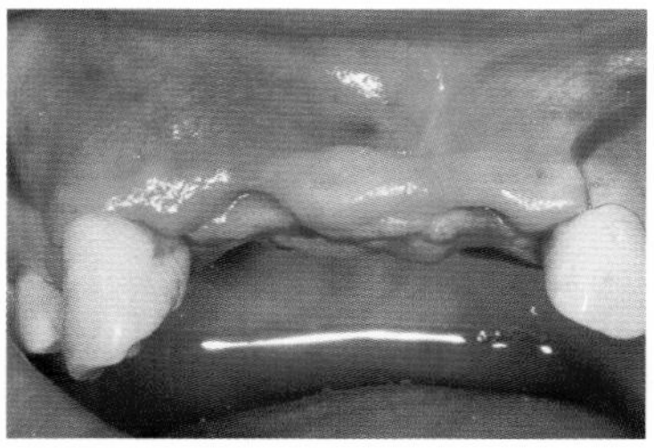
图8　手术切口设计

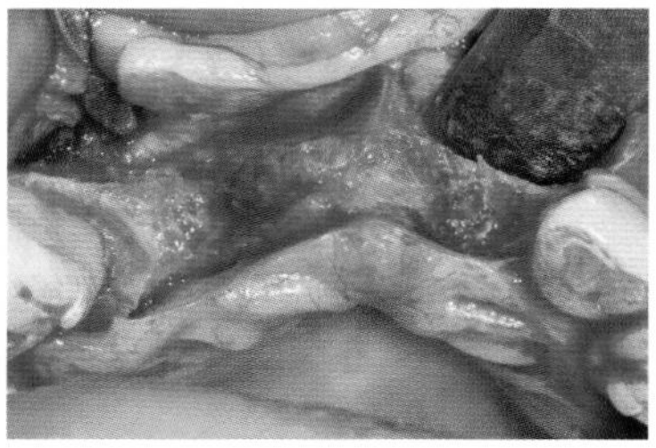
图9　翻瓣后𬌗面像

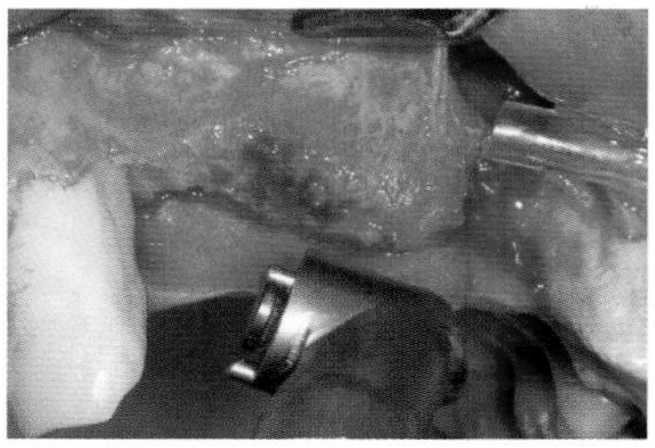
图10　搔刮、激光处理术区邻牙

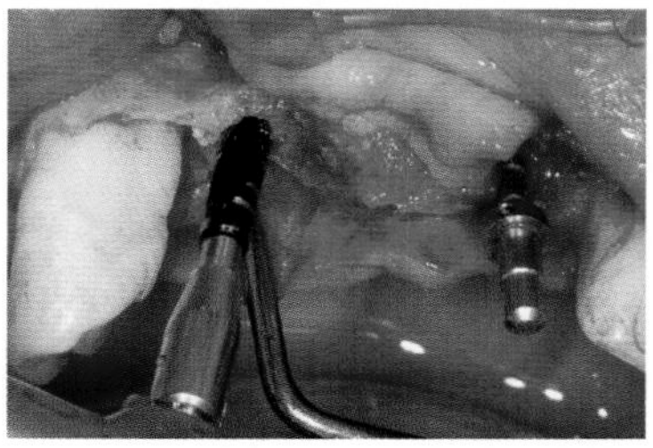
图11　12、21位点逐级扩孔、平行杆检查方向

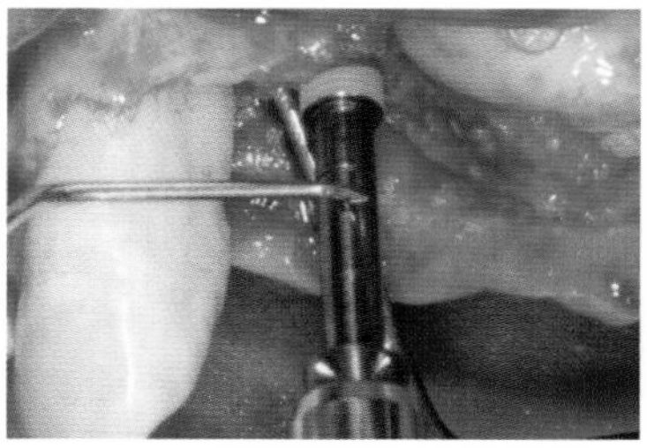
图12　12位点植入NobelActive 3.5mm×10mm种植体

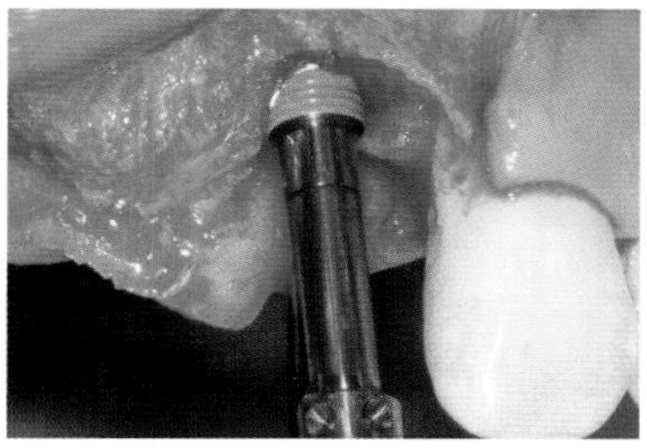
图13　21位点植入NobelActive 4.3mm×10mm种植体

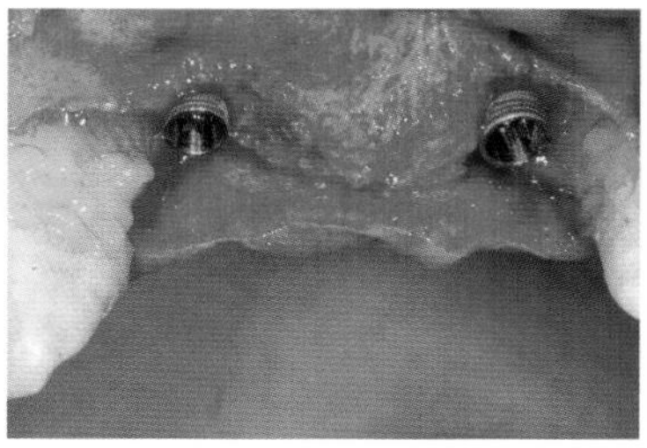
图14　派力奥酸蚀术区二邻牙近中面

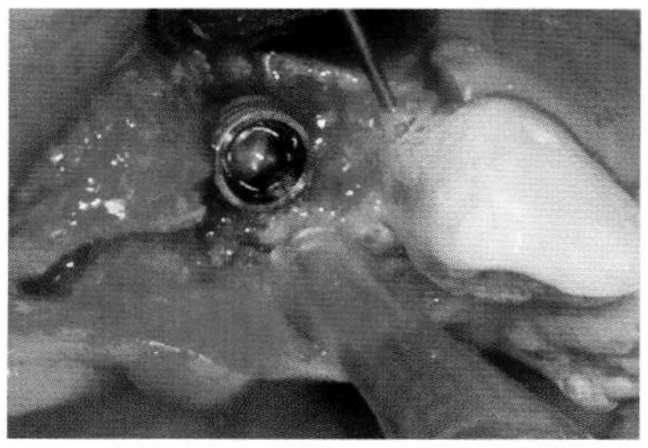
图15　生理盐水冲洗

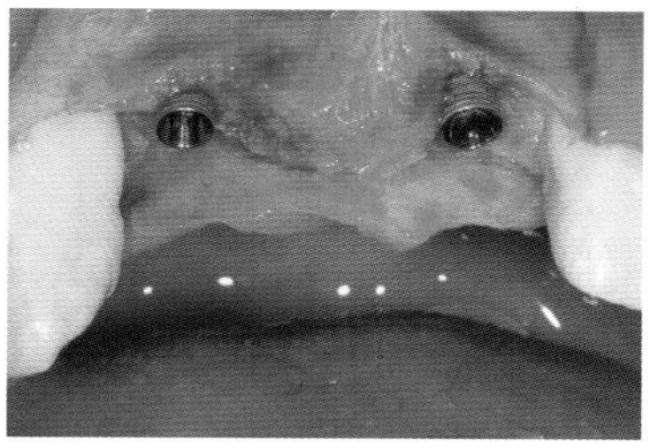

图16　派力奥酸蚀+生理盐水冲洗后

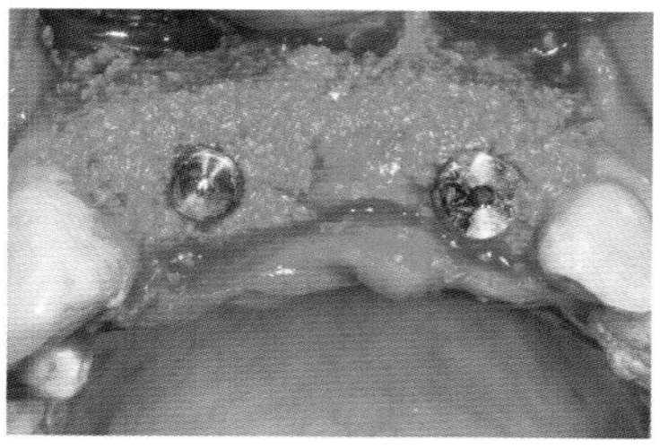

图17　术区填入Bio-Oss骨粉

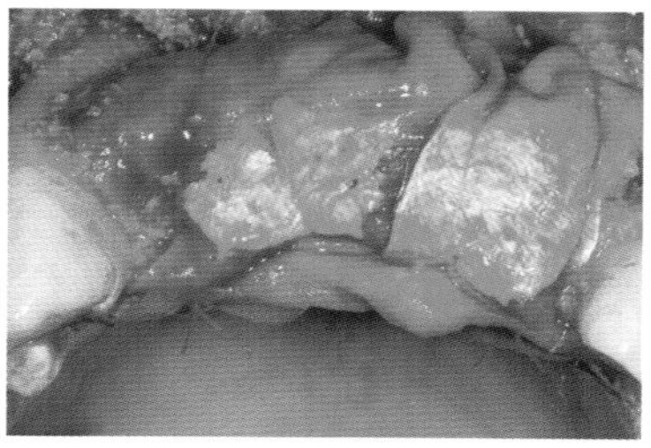

图18　可吸收缝线固定Bio-Gide胶原膜

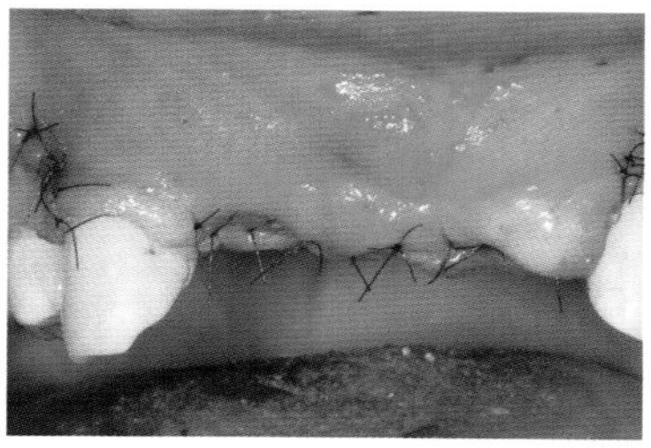

图19　缝合后正面像

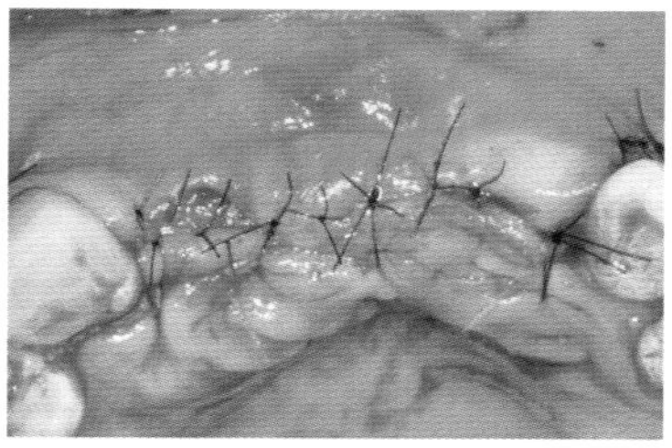

图20　缝合后𬌗面像

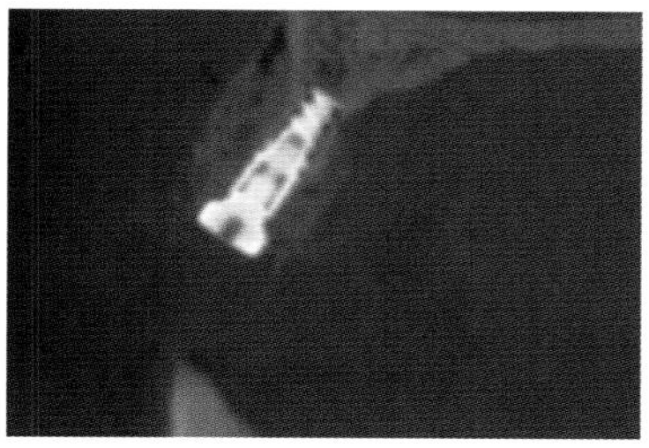

图21　CBCT示12位点矢状面情况

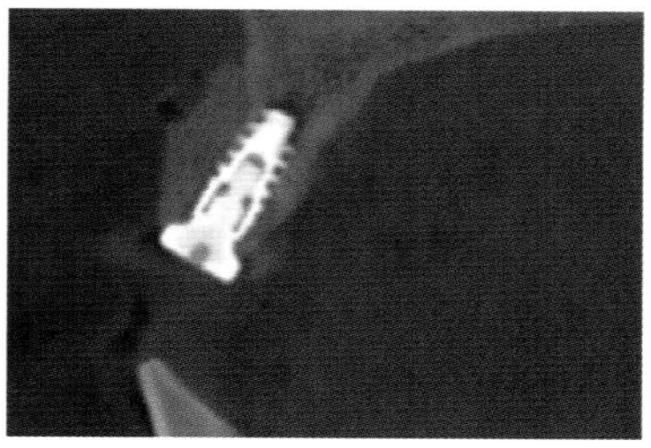

图22　CBCT示21位点矢状面情况

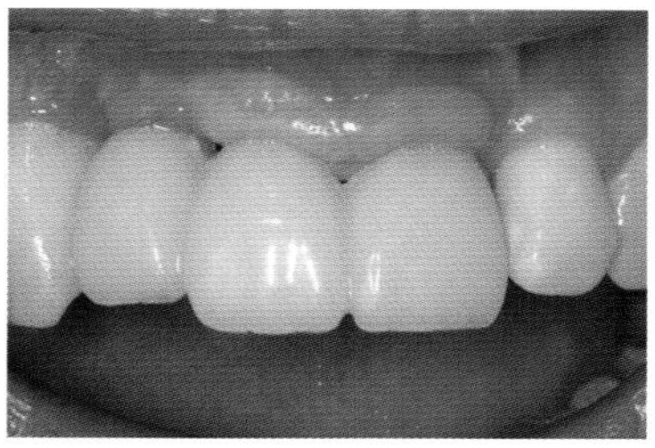

图23　暂冠塑形牙龈2个月正面像

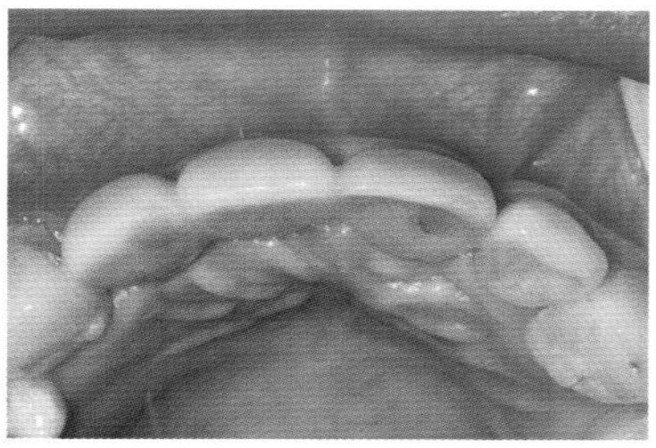

图24　暂冠塑形牙龈2个月𬌗面像

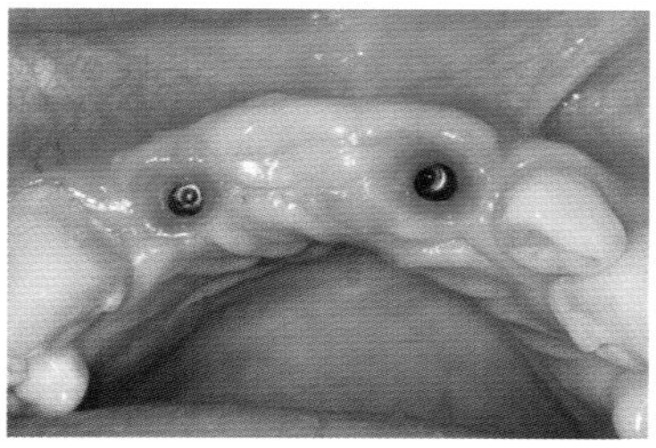

图25　取下暂冠后牙龈袖口𬌗面像

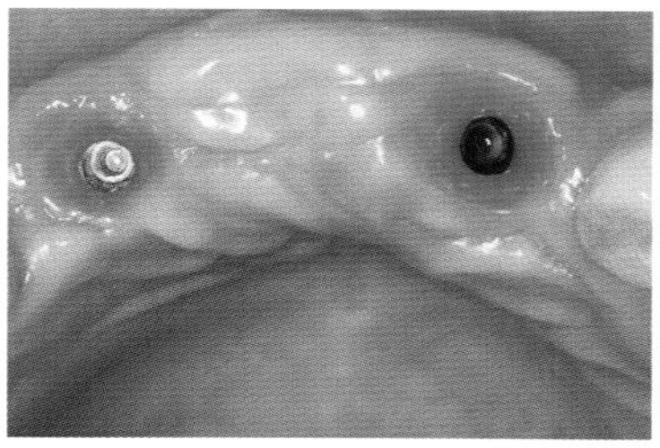

图26　袖口𬌗面像

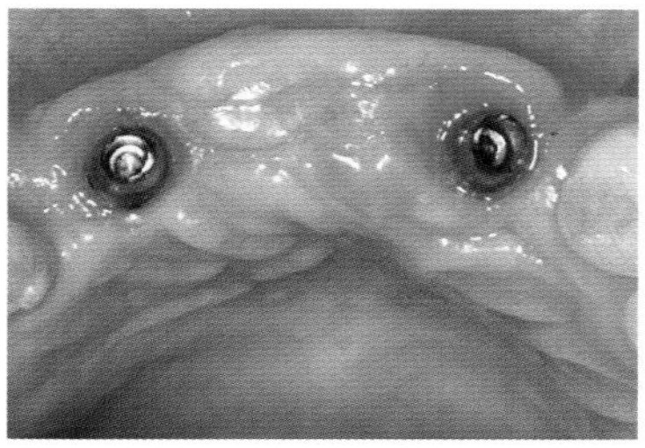

图27　基台就位

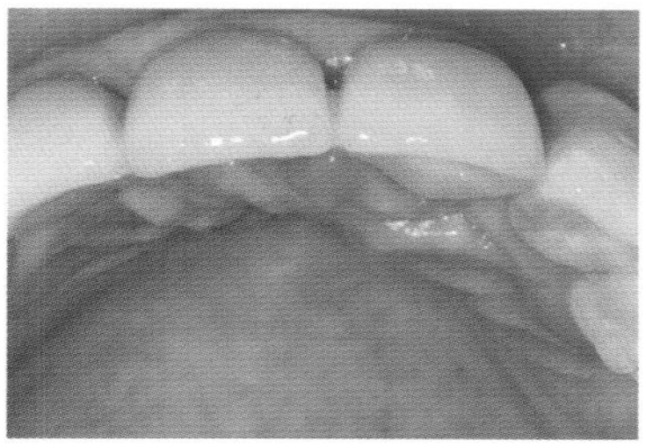

图28　戴牙后𬌗面像

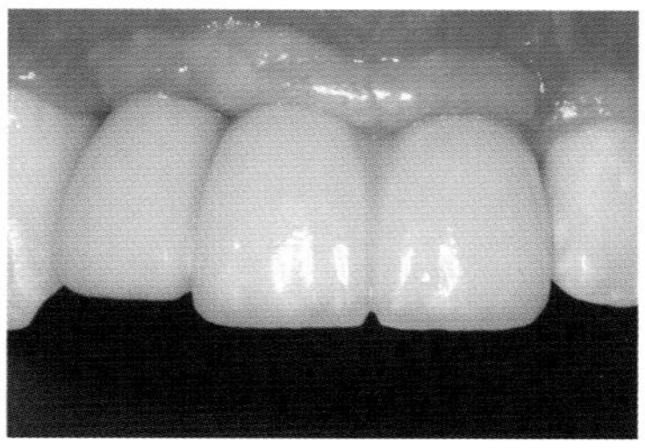

图29　戴牙后正面像

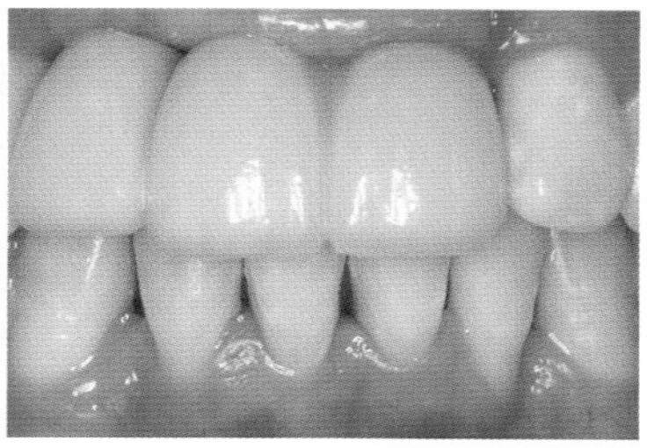

图30　戴牙后正面咬合像

应严格把握牙周炎患者种植治疗的时机。目前，虽尚无公认的牙周炎患者种植前牙周感染控制的标准，但在对牙周炎患者进行种植治疗的研究中，其在接受种植前需PLI＜20%，且全口BOP＜25%，余留牙PD≤5mm。Ricci等提出牙周炎患者经牙周治疗后，全口牙PLI和BOP位点均小于15%方可进行种植。本研究通过牙周基础治疗、牙周手术治疗和远期的牙周维护，旨在最大限度地将患者余留牙PD≥5mm的位点数降低，以保证种植体周围组织的长期稳定。

综上，对于牙周炎症较重的患者，通过接受完善的牙周系统治疗和种植治疗、定期牙周和种植体周维护，能够获得满意的治疗效果，长期效果需进一步观察。

四、结论

对美学区牙缺失伴牙周炎的病例，制订牙周系统治疗方案，辅以后期牙周维护治疗，在控制牙周感染的同时，有助于降低牙周炎患者种植治疗后发生种植体周围炎的风险；二期手术辅以软组织增量技术，可以取得满意的牙龈美学修复效果。

参考文献

[1] 齐小秋.第三次全国口腔健康流行病学调查报告[M].北京:人民卫生出版社, 2008.
[2] 孙善珍,凌涤生.健康成人牙周病病因研究[J].口腔医学,1997, 17(2): 60–61.
[3] 江燕军,李昀生.白细胞介素17与牙周炎关系的研究进展[J].医学综述, 2012, 18(2): 195–196.
[4] 姚希,李昀生,戴永雨.磁性附着体和球帽附着体修复下颌覆盖全口义齿的对比[J].中国组织工程研究与临床康复, 2013, 17(51): 8841–8848.
[5] Strietzel FP, Karmon B, Lorean A, et al. Implant-prosthetic rehabilitation of the edentulous maxilla and mandible with immediately loaded implants: preliminary data from a retrospective study, considering time of implantation[J].Int J Oral Maxillofac Implants, 2011, 26(1): 139–147.
[6] Ong CT, Ivanovski S, Needleman IG, et al. Systematic review of implant outcomes in treated periodontitis subjects[J].JClinPeriodontol, 2008, 35(5): 438–862.
[7] 陈岭.牙周病患者的种植治疗时机[J].中国口腔种植学杂志, 2011, 16(4): 497–503.
[8] 满毅,吴庆庆,宫苹,等.美学区种植外科修复治疗流程新方案[J].国际口腔医学杂志, 2015, 42(4): 373–383.
[9] Baelum V, Ellegaard B. Implant survival in periodontally compromised patients[J]. J Periodontol, 2004, 75(10): 1404–1412.
[10] 孟焕新.牙周病学[M]. 4版. 北京: 人民卫生出版社, 2012.
[11] Ricci G, Ricci A, Ricci C. Save the natural tooth or place an implant Three periodontal decisional criteria to perform a correct therapy[J].Int J Periodontics Restorative Dent, 2011, 31(1): 29–37.

外伤前牙拔除后即刻种植延期修复1例

刘云飞

摘要

目的：对前牙即刻种植手术及修复过程中相关问题进行探究。**材料与方法**：对前牙外伤患者拔牙后进行种植手术以及同期GBR术，半年后用临时义齿对牙龈进行塑形，2个月后运用个性化印模技术制取终印模并制作最终修复体，评估最终的美学效果。**结果**：最终修复体在牙冠形态、牙龈形态以及相互协调上都有很好的美学效果。**结论**：在前牙即刻种植修复中，除了术前的设计以及种植体的精确植入外，采取临时义齿对牙龈塑形以及个性化印模技术的应用，对最终修复体的美学效果将产生积极的影响。

关键词：前牙即刻种植；牙龈塑形；个性化印模技术

口腔种植技术已经成为修复牙列缺损的一项常规且成熟的临床技术，如何获得最佳的种植修复美学效果是近年来研究的热点。种植体成功的概念已不仅仅局限于获得长期稳定的骨整合，如何获得稳定的美学效果已成为美学区种植修复的重点和难点。过渡性修复体作为患者口腔修复治疗过程中的一个中间环节，越来越受到口腔修复医生和患者的重视，它不仅满足了患者的生理和心理需求，而且是口腔修复医生在最终修复体制作过程中必要的诊断和辅助治疗的工具。个性化转移体的使用，能够将过渡性修复体塑形后的牙龈袖口真实可靠地复制出来，这对最终修复体的精确制作也是至关重要的。

一、材料与方法

1. 病例简介 38岁男性患者。主诉：右侧上颌前牙外伤1天，要求拔除后种植修复。现病史：1天前因外伤导致右侧上颌前牙折断，要求拔除后种植修复。既往史：平素健康状况良好，否认高血压、心脏病、糖尿病等系统性疾病及精神病史。口腔专科检查：11、12残冠，11远中牙体缺损至龈下2～3mm，松动Ⅲ度，12腭侧牙体缺损至龈下2～3mm，21死髓牙，中低位笑线，口腔卫生一般。影像学检查：CBCT示11根颈1/3处折断（图1~图4）。

2. 诊断 11、12根折；慢性牙龈炎。

3. 治疗计划

（1）拔除11、12后即刻种植，同期行引导骨再生术。

（2）个性化愈合基台维持牙龈形态。

（3）采用个性化印模法制取印模。

4. 治疗过程

（1）手术过程（图5～图17）：微创拔除根折牙，探查唇侧骨板，导板引导下定位，轴向检查，备洞完成，植入种植体，制作PRF膜，PRF膜与Bio-Oss骨粉混合，PRF模压平折叠，愈合基台穿通PRF膜，缝合。术后拍摄CT。

（2）牙龈塑形（图18、图19）：术后半年口内像，临时义齿塑形。

（3）个性化取模（图20）：个性化转移杆。

（4）材料：Osstem种植体3.5mm×11.5mm、Bio-Oss骨粉。

二、结果

最终修复体戴入，1年后复查。最终修复体在牙冠形态、牙龈形态以及相互协调上都有很好的美学效果（图21～图30）。

三、讨论

该病例为美学区即刻种植，存在一定的风险。术前采用专门的软件对种植体植入位点进行设计，术中简易导板、牙周探针以及PRF膜的应用，都保证了种植体的位置以及最终的成骨效果。采用个性化转移方式制取印模，对最终修复体的美学效果有非常积极的作用。该病例目前美学效果尚可，但观察时间仅为1年多，需要更长时间的随访以观察其长期的美学效果。

作者单位：重庆医科大学附属口腔医院

Email: 309095884@qq.com

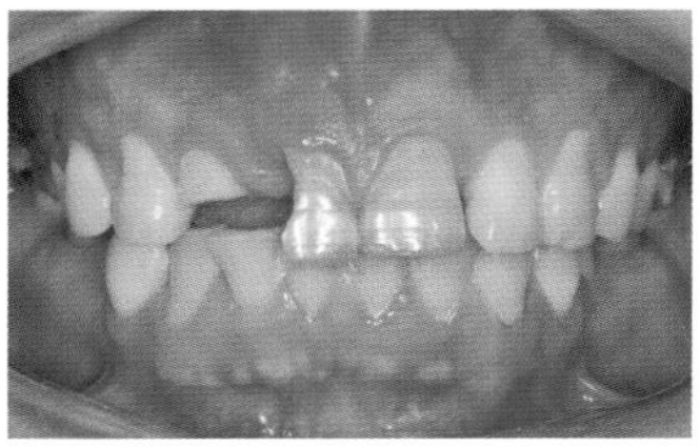
图1 初诊口内正面像

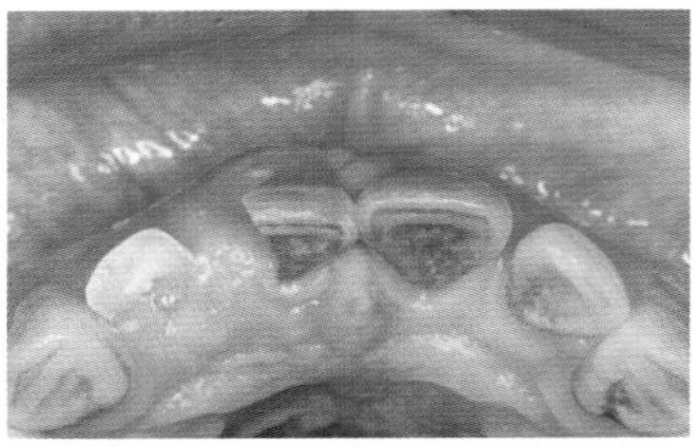
图2 初诊口内殆面像

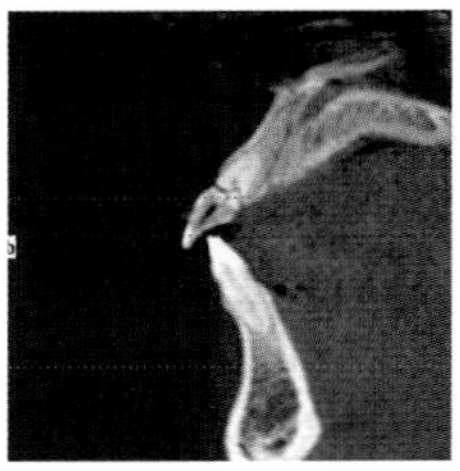
图3 术前CBCT（11矢状面）

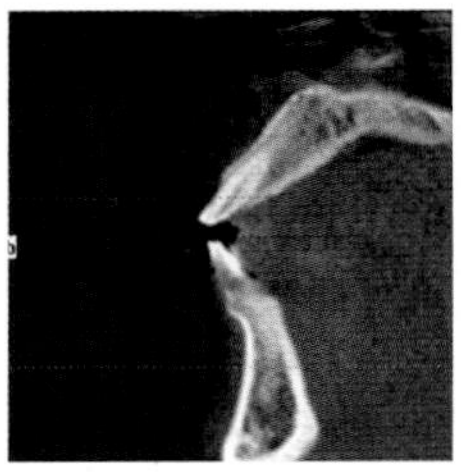
图4 术前CBCT（12矢状面）

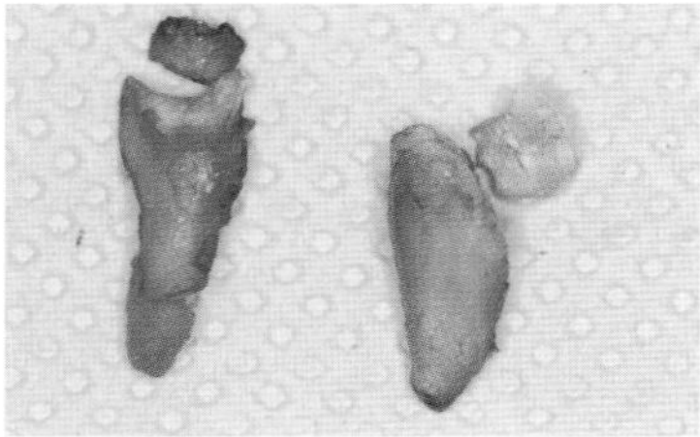
图5 微创拔除根折牙

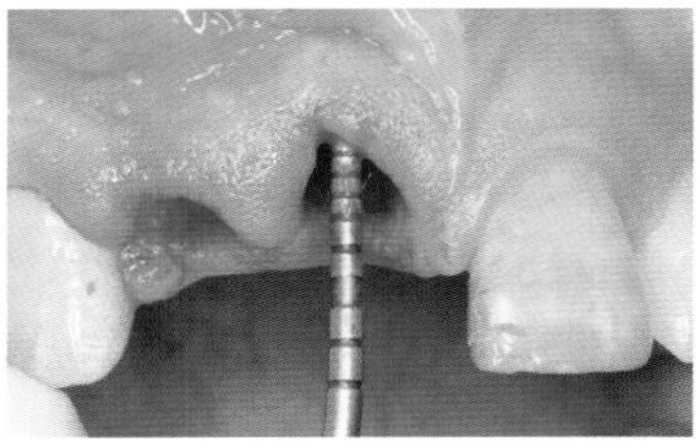
图6 探查唇侧骨板

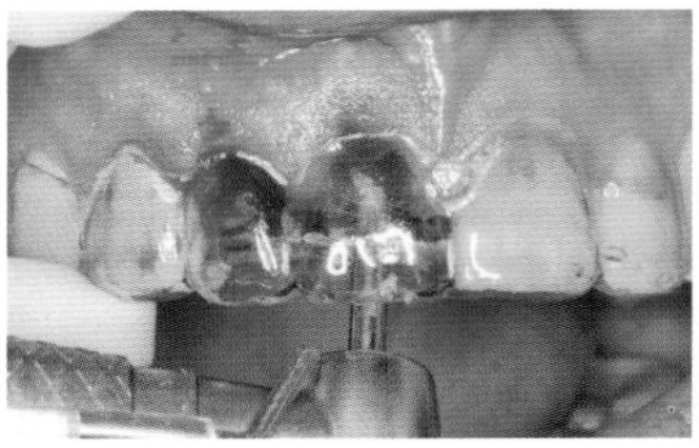
图7 导板引导下定位

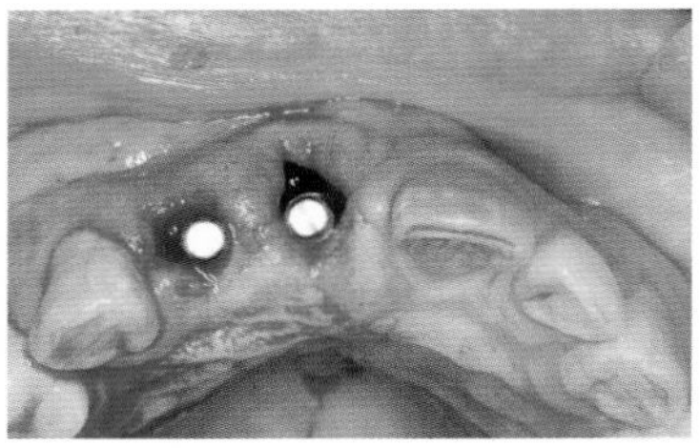
图8 轴向检查

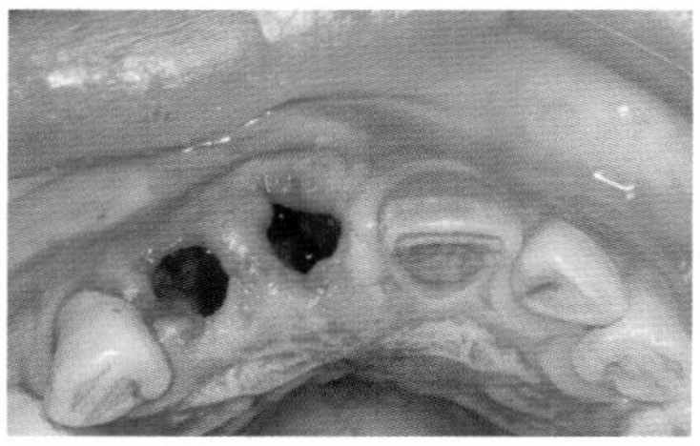
图9 备洞完成

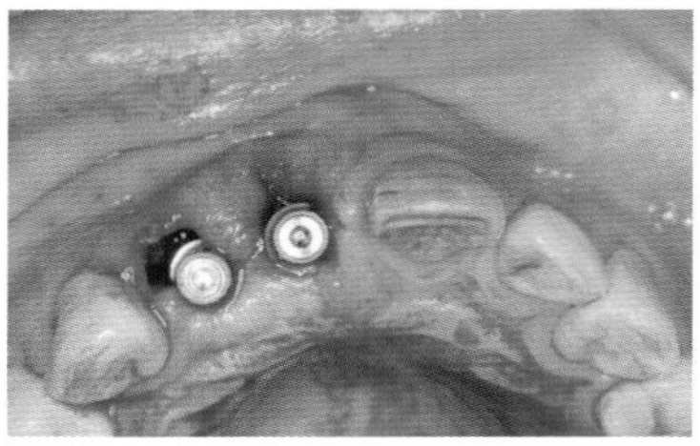
图10 植入种植体

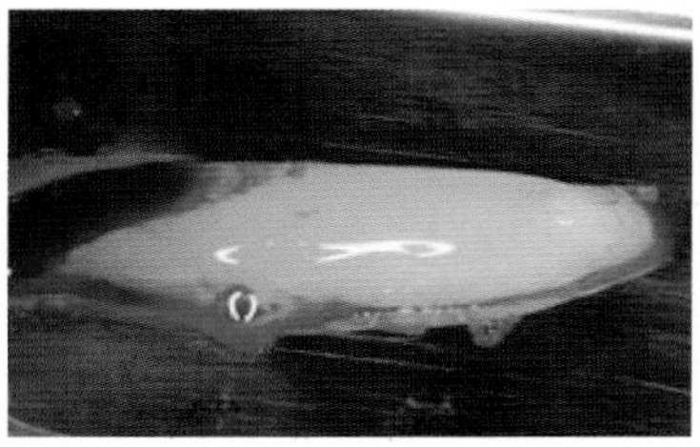
图11 制作PRF膜

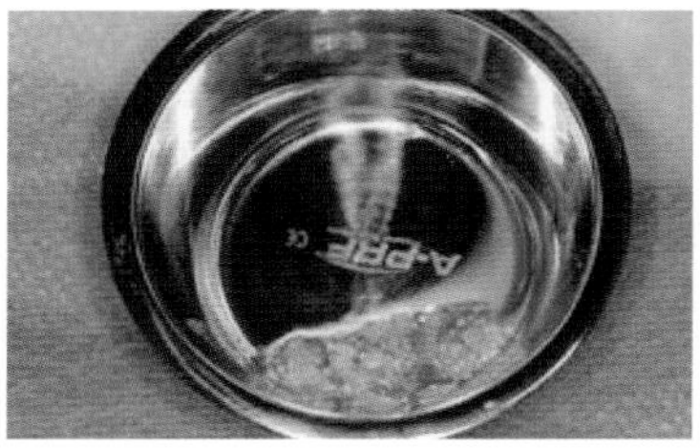
图12 PRF膜与Bio-Oss骨粉混合

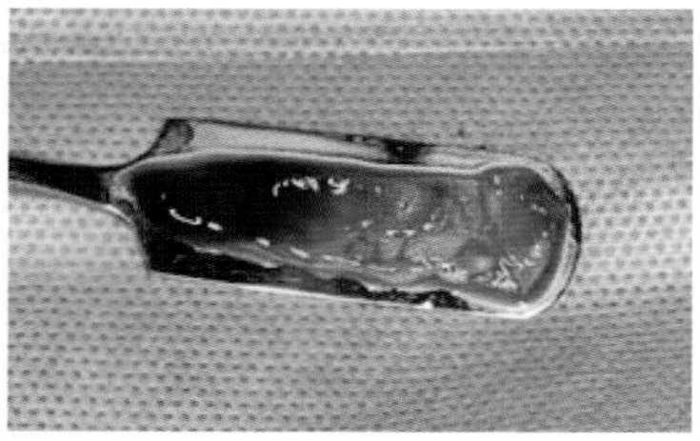
图13 PRF模压平折叠

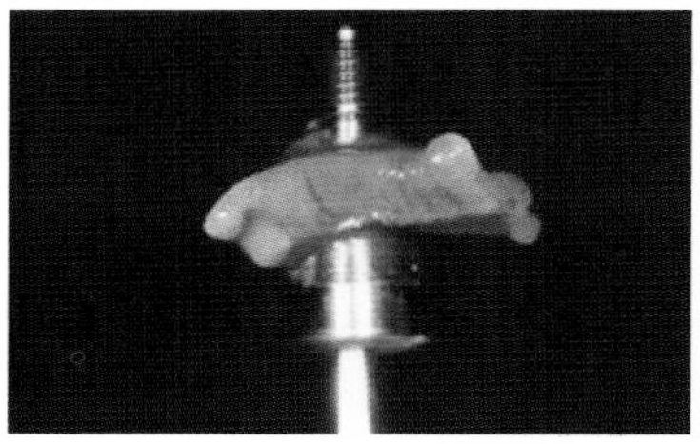
图14 愈合基台穿通PRF膜

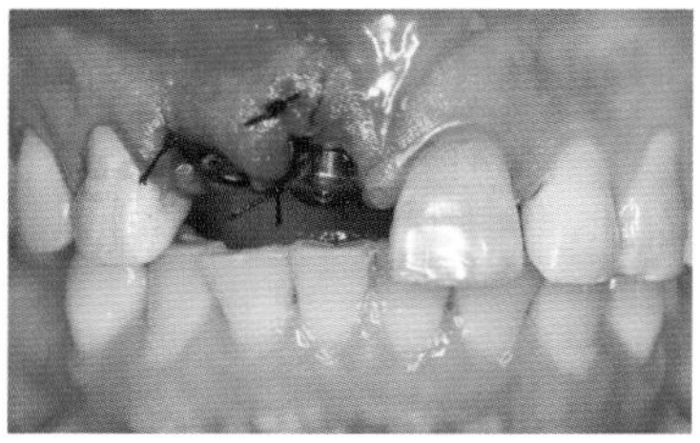
图15 缝合

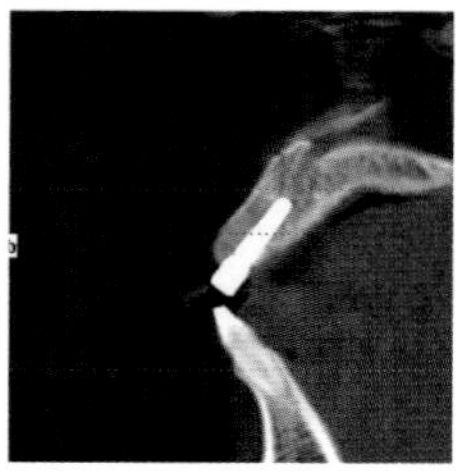
图16 术后CBCT（11矢状面）

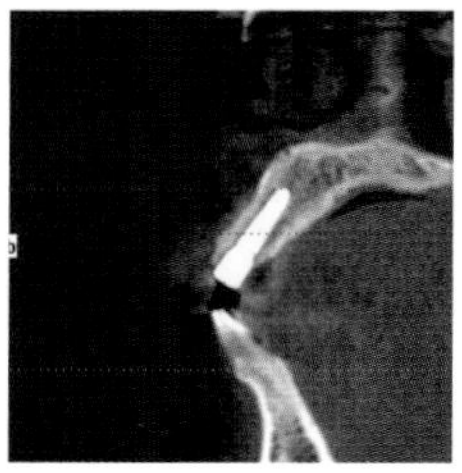
图17 术后CBCT（12矢状面）

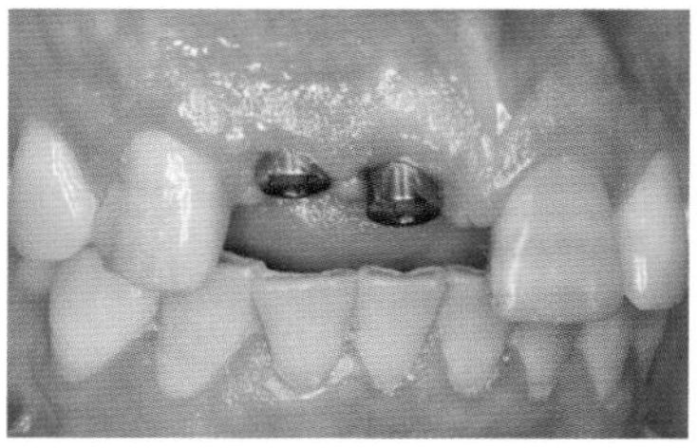
图18 术后半年口内像

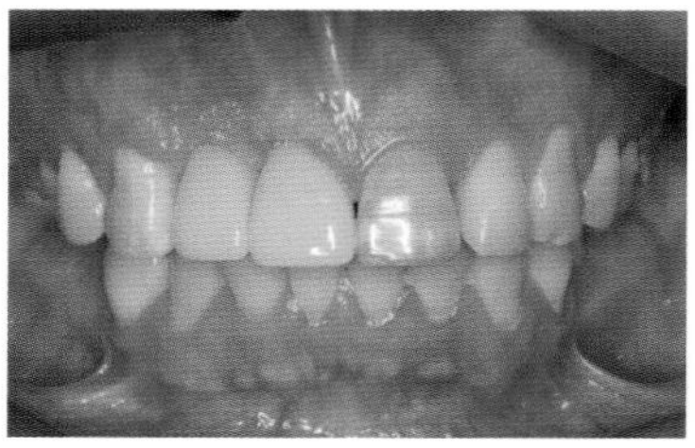
图19 临时义齿塑形

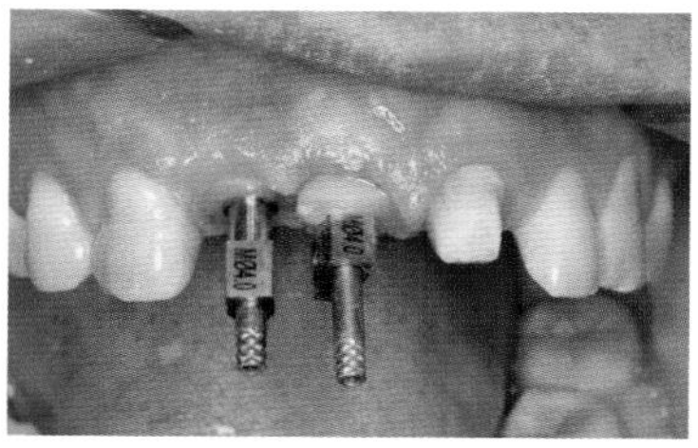

图20　个性化转移杆

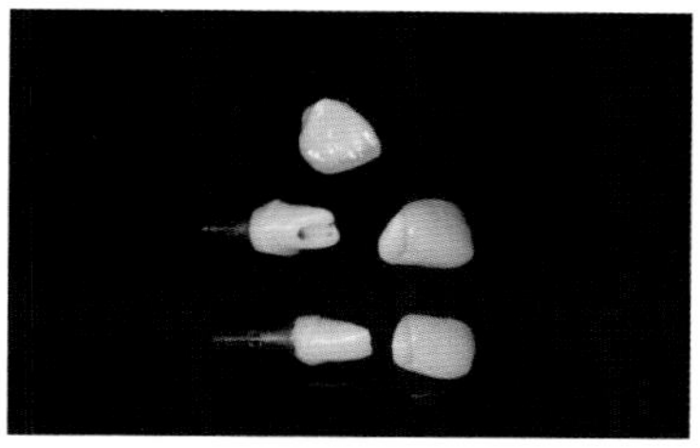

图21　制作义齿

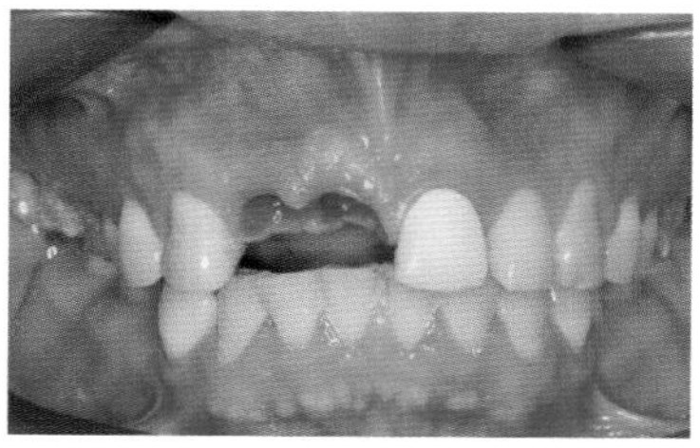

图22　牙龈袖口正面像

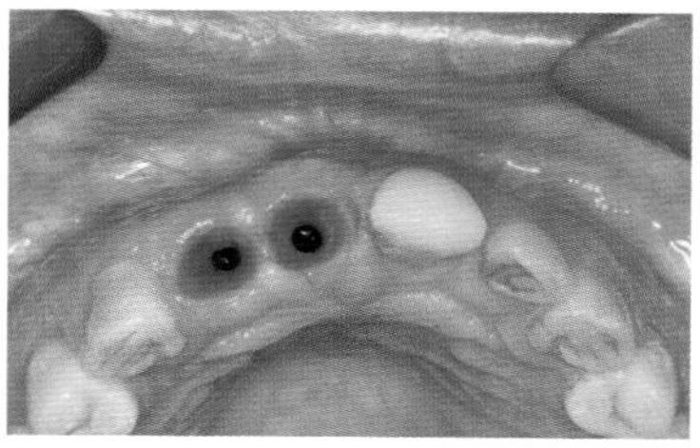

图23　牙龈袖口殆面像

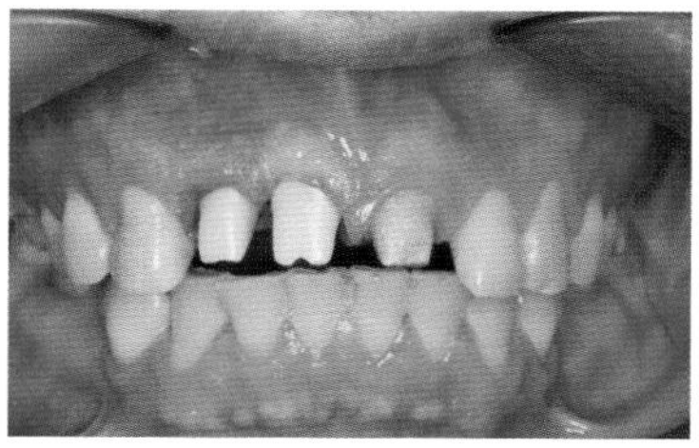

图24　基台正面像

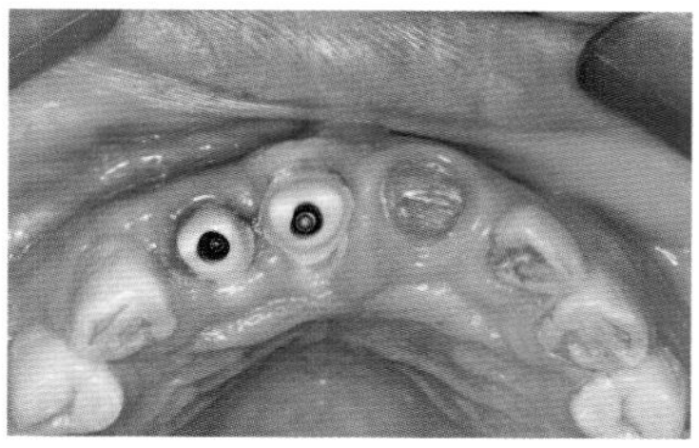

图25　基台殆面像

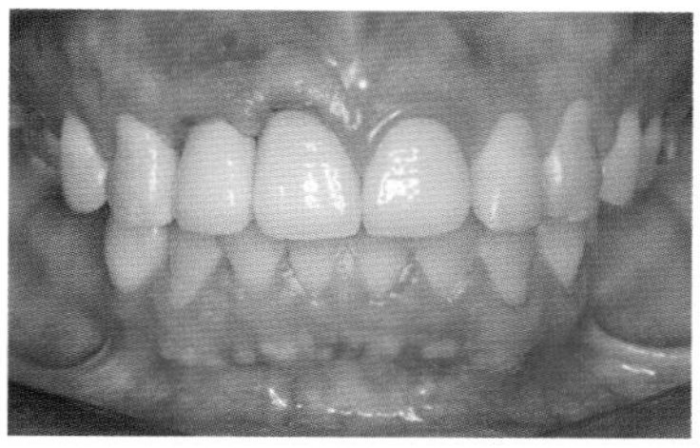

图26　即刻戴牙正面像

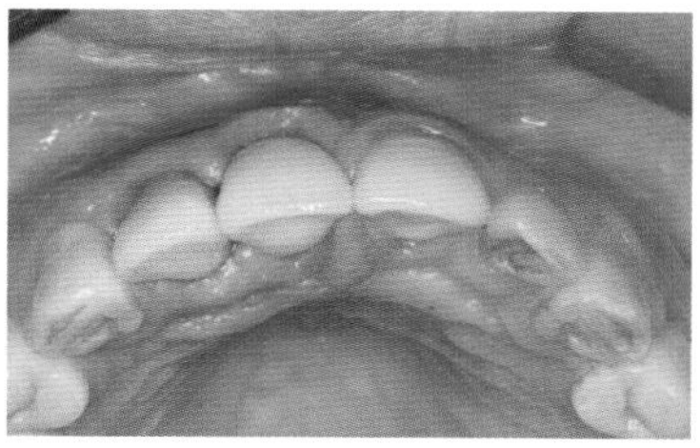

图27　即刻戴牙殆面像

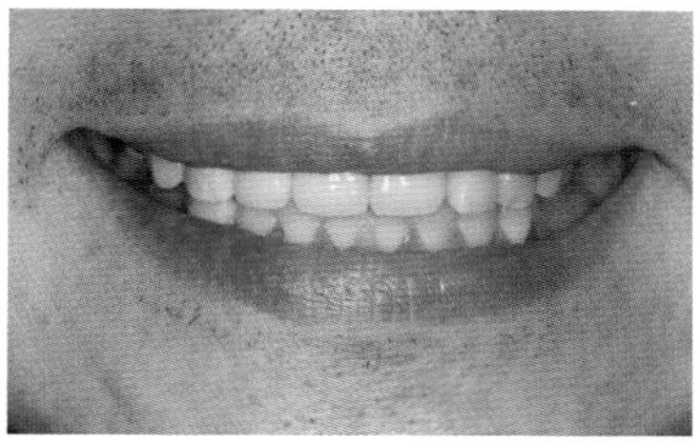

图28　即刻戴牙微笑像

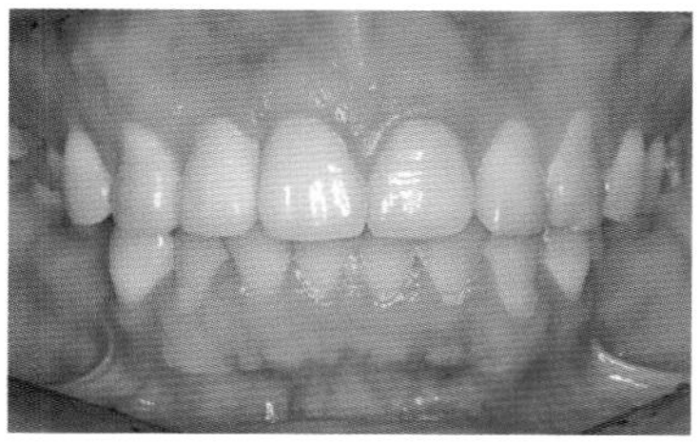

图29　戴牙后1年正面像

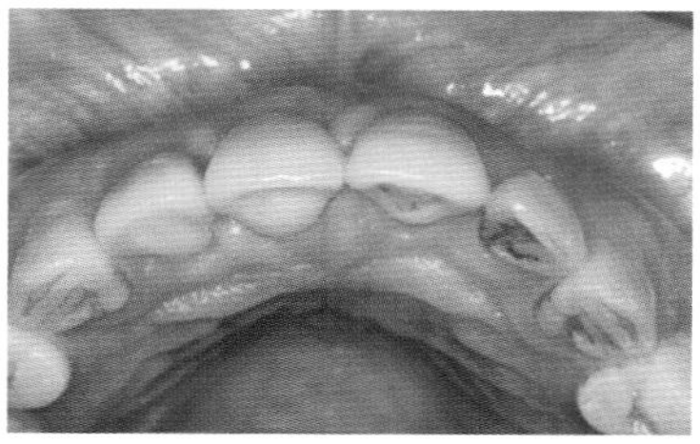

图30　戴牙后1年殆面像

参考文献

[1]夏婷,施斌.上颌单前牙即刻种植修复和延期种植修复的美学效果比较[J].口腔医学研究, 2016, 32(1):50–54.
[2] 庄丽青, 王贻宁, 林凯申,等. 牙龈诱导术在美学区单个前牙种植修复中的临床应用[J]. 口腔疾病防治, 2014, 22(9):491–494.
[3] 骆小平. 过渡性修复在口腔美学修复中的作用和临床意义[J]. 中国实用口腔科杂志, 2015, 8(2):69–73.
[4] 马兰, 王文洁. 个性化印模杆在多个种植体精确取模的应用[J]. 山西职工医学院学报, 2015(5):39–41.

单颗上前牙的即刻种植即刻修复

刘晓菲 兰晶

摘要

目的：评估单颗上前牙不翻瓣即刻种植即刻修复的临床疗效，探讨其临床适用范围及应用技巧。**材料与方法：**患者女性，23岁，右上前牙松动4个月，要求种植修复。术前口内检查11 Ⅲ度松动，唇侧龈缘红肿，唇侧丰满度可。牙周状况良好，全口牙龈未见明显退缩。口腔卫生良好。CBCT示：11根折，牙根弯曲，根折区炎症明显，唇侧骨板破坏严重，骨水平向厚度不足。综合评估各项检查结果，最终拔除11根折牙，即刻植入Osstem TSⅢ Mini 种植体1颗，临时冠即刻修复。6个月后植体未达到良好的骨结合，取出种植体，恢复4个月后重新种植并行GBR。6个月后植体达到良好的骨结合，行11烤瓷全冠修复。**结果：**上前牙的即刻种植即刻修复由于不符合即刻修复的适应证，导致种植6个月后未形成骨结合，种植体的动度导致腭侧骨板吸收。重新种植时，严格按照种植标准操作。6个月后种植体完全骨结合后，最终固定义齿修复，美观及咀嚼功能良好。修复体戴入1个月后随访，患者戴用义齿无任何不适，种植体及修复体无松动；唇侧丰满度可，美观效果好；咬合良好，未见明显早接触及咬合干扰。CBCT示骨结合良好，无明显骨吸收。**结论：**种植体植入后即刻修复可显著缩短患者缺牙时间，实现早期形态和功能的恢复，获得良好的临床效果。但即刻种植即刻修复应严格把握适应证和禁忌证，以获得预期的临床效果。

关键词：即刻种植；即刻修复；牙种植

即刻种植是指拔牙的同时植入种植体，拔牙位点没有任何骨和软组织的愈合。由于即刻种植减少了手术次数，缩短了疗程，且能获得较高的种植体存留率，一直受到临床医生和患者的青睐。

本病例即为1例下颌牙列缺失的即刻种植即刻修复，取得良好的临床效果。

一、材料与方法

1. 病例简介 23岁女性患者，右上前牙松动4个月，要求种植修复。患者全身一般状况良好，否认重大系统疾病、传染病，否认家族遗传病史、手术史，否认药物过敏史。检查：11牙Ⅲ度松动，唇侧龈缘红肿，唇侧丰满度可。牙周状况良好，全口牙龈未见明显退缩。口腔卫生良好。开口度3横指，开口型无偏斜，无关节弹响、压痛等；面下1/3短，略凹陷，下唇丰满度差。CBCT示：11根折，牙根弯曲，根折区炎症明显，唇侧骨板破坏严重，骨水平向厚度不足（图1、图2）。

2. 诊断 11根折。

3. 治疗计划 综合患者牙槽骨厚度、高度及对合牙咬合情况，拟拔除11根折牙，即刻植入Osstem TSⅢ Mini种植体1颗，临时冠即刻修复（图3）。6个月后植体达到良好的骨结合，行11牙烤瓷全冠修复（图4）。

4. 治疗过程

（1）常规血液检查，排除手术禁忌。术前预防性应用抗生素及镇痛药（头孢克洛胶囊0.375g，奥硝唑片0.5g，氨酚双氢可待因片1片），漱口水含漱。

（2）常规消毒铺巾，术区必兰局部麻醉，待麻药显效后，于11做龈沟内切口，微创拔除11，见11根折，折断区大量炎性肉芽组织（图5），拔牙窝远中及唇侧有较多肉芽组织，骨质破坏严重，清除骨面残留软组织后，用球钻偏腭侧确定植入位置、方向、深度，平行杆反复探查方向，扩孔钻逐级预备，终于11植入Osstem TSⅢ Mini ϕ3.5mm×11.5mm种植体1颗，植入扭矩35N·cm，初期稳定性尚可。旋入临时基台，于种植体与拔牙窝间隙内植入Bio-Oss胶原骨。间断缝合，生理盐水冲洗，纱布块压迫止血。充分止血后，11戴入手调临时冠，调殆（图6、图7）。术后曲面断层检查示种植方向良好（图8）。嘱注意事项。

（3）术后2周拆线，见缝线在位，牙龈愈合良好，无红肿渗出（图9、图10）。

（4）种植术后6个月复诊，CBCT示种植体未形成良好骨结合，植体周围无明显阴影，腭侧无骨板（图11、图12），11Ⅰ度松动，牙龈无明显炎症，局麻下取出种植体，搔刮拔牙窝内无炎性肉芽组织，骨内螺纹清晰，腭侧有骨板（图13、图14）。

（5）种植体取出4个月后复诊，CBCT示：11骨高度尚可，唇侧骨板吸收明显，术区骨厚度明显不足（图15、图16）。

作者单位：山东大学口腔医院

通讯作者：兰晶；Email: kqlj@sdu.edu.cn

（6）拟11牙行骨劈开后植入Osstem TS Ⅲ Mini 种植体1颗。

①常规血液检查，排除手术禁忌。术前预防性应用抗生素及镇痛药（头孢克洛胶囊0.375g，奥硝唑片0.5g，氨酚双氢可待因片1片），漱口水含漱。

②常规消毒铺巾，术区必兰局部麻醉，待麻药显效后，于11牙槽嵴顶做横行切口，11远中做垂直附加切口，翻开黏骨膜瓣，见术区嵴顶较窄且唇侧根方凹陷（图17、图18），于嵴顶正中行骨劈开，用球钻确定植入位置、方向、深度，平行杆反复探查方向，扩孔钻逐级预备，终于11植入Osstem TS Ⅲ Mini ϕ3.5mm×10mm种植体1颗，植入扭矩25N·cm，初期稳定性可，置覆盖螺丝。可见植体唇侧中部约有3mm螺纹暴露，植入Bio-Oss骨粉，并以海奥膜覆盖，严密缝合（图19～图28）。生理盐水冲洗，纱布块压迫止血。术后CBCT示种植方向位置良好（图29、图30）。嘱注意事项。

（7）种植术后6个月复诊，CBCT示种植体骨结合良好（图31、图32），口内见牙龈愈合良好。于11牙龈切开，更换Osstem TS Ⅲ Mini ϕ5mm×5mm愈合基台。约2周后修复。

（8）种植体水平取模，记录咬合关系，比色，拟行11钴铬烤瓷冠修复（图33、图34）。

（9）2周后戴入最终修复体（图4、图35、图36）。

（10）修复体戴入1个月复诊，无任何不适主诉。口内检查种植体及修复体无松动；咬合良好，未见明显早接触及咬合干扰；牙龈组织健康，颜色质地正常（图37、图38）。CBCT示骨结合良好，无明显骨吸收。

（11）材料：Osstem TS手术器械（韩国），Osstem TS种植体和修复套件（韩国）。

二、结果

初次种植时，上前牙的即刻种植即刻修复由于不符合即刻修复的适应证，导致种植6个月后未形成骨结合，种植体的动度导致腭侧骨板吸收。取出种植体4个月重新种植时，严格按照种植标准操作，种植体封闭愈合。6个月后种植体完全骨结合后，最终固定义齿修复，美观及咀嚼功能良好。修复体戴入1个月随访，患者戴用义齿无任何不适，种植体及修复体无松动；唇侧丰满度可，美观效果好；咬合良好，未见明显早接触及咬合干扰。CBCT示骨结合良好，无明显骨吸收。患者自述咀嚼功能良好，改善美观，对治疗结果表示满意。

三、讨论

1. 关于即刻种植　即刻种植是指拔牙的同时植入种植体，拔牙位点没有任何骨和软组织的愈合。由于即刻种植减少了手术次数，缩短了治疗疗程，且能获得较高的种植体存留率，一直受到临床医生和患者的青睐。但同时它也存在很多潜在的缺点，如Bhola等提出：①难以预测最终的植入位

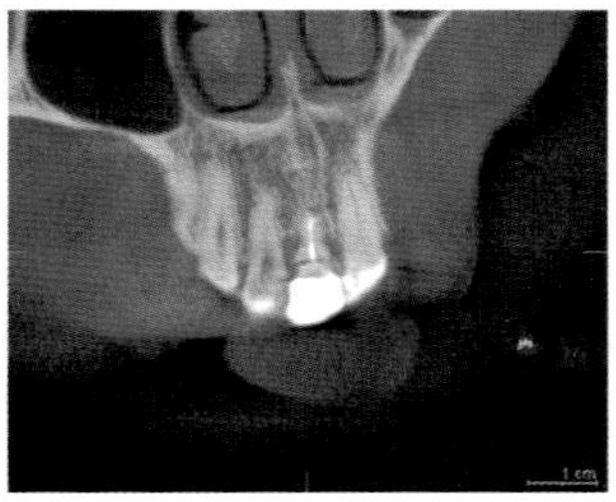
图1　术前CBCT1

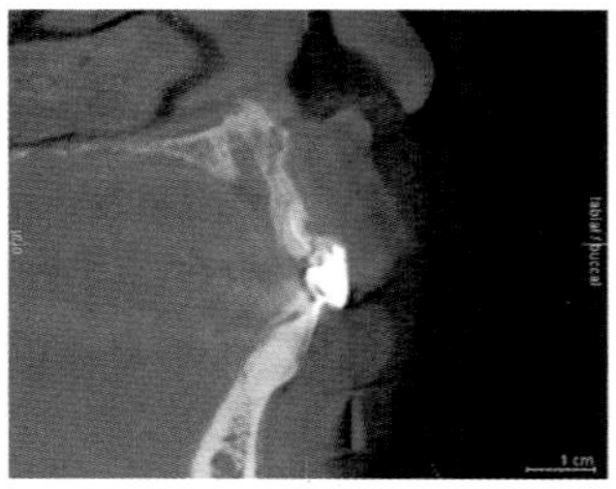
图2　术前CBCT2

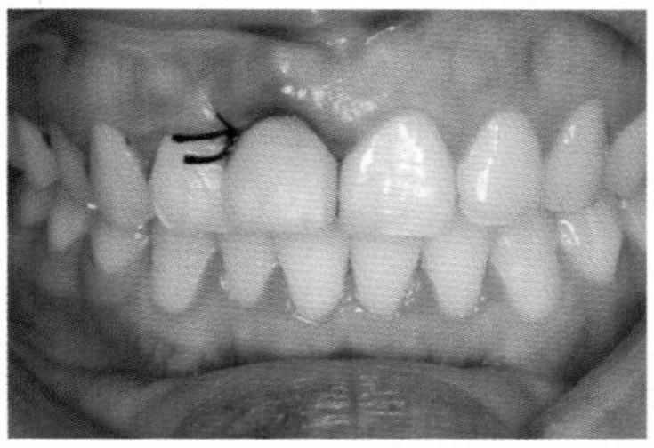
图3　术后即刻临时冠口内像

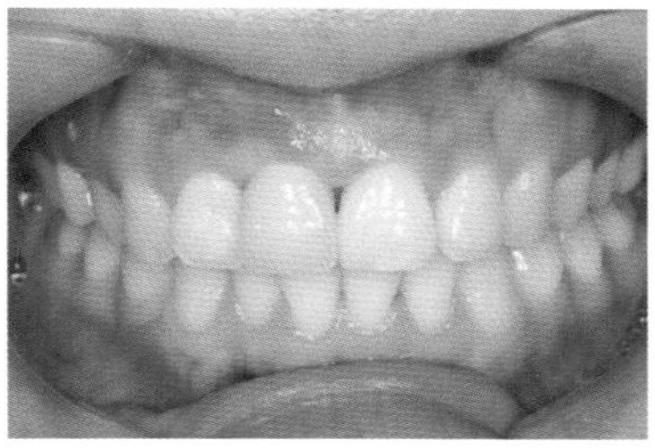
图4　最终修复口内像

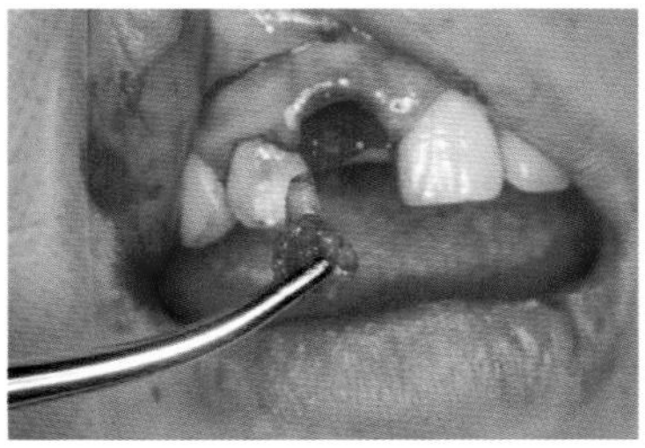
图5　微创拔除残根

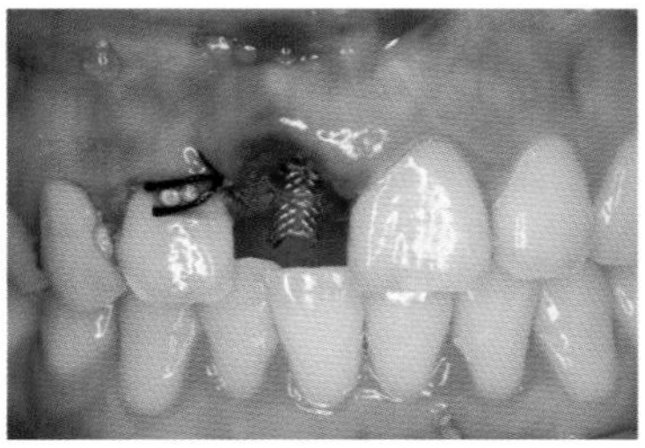
图6　术后临时基台

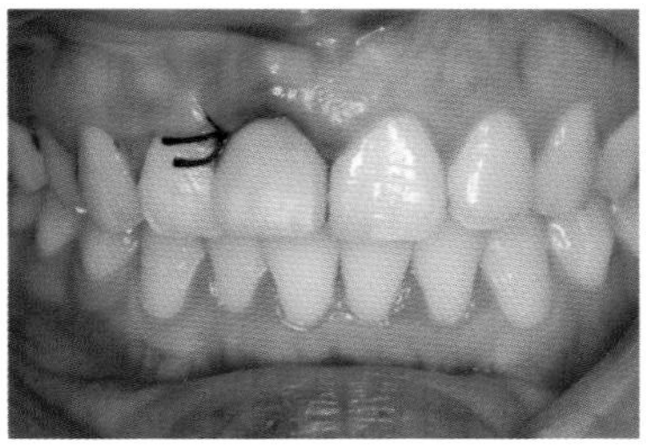
图7　术后即刻临时冠修复

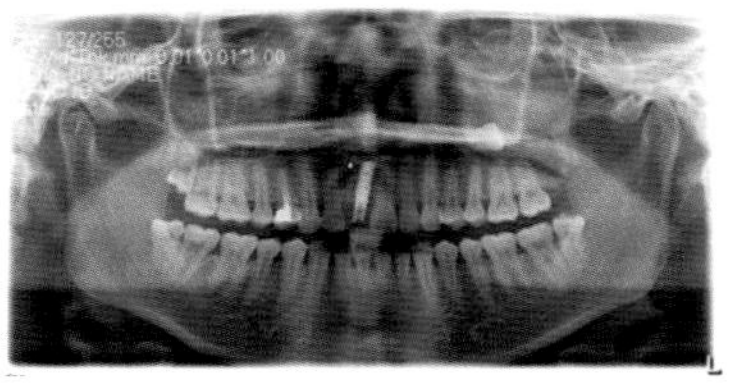
图8　术后曲面断层片

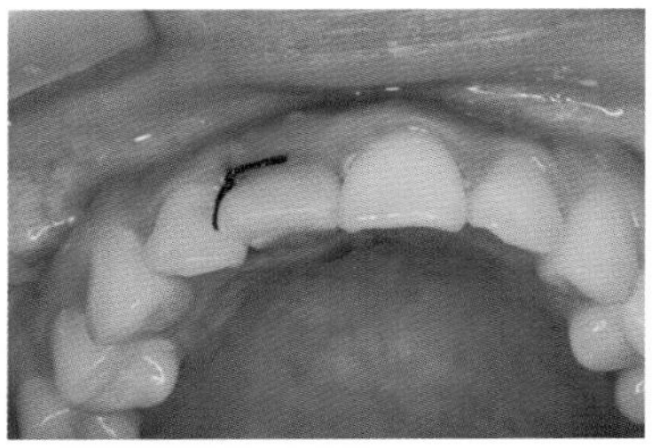
图9　拆线当天口内殆面像

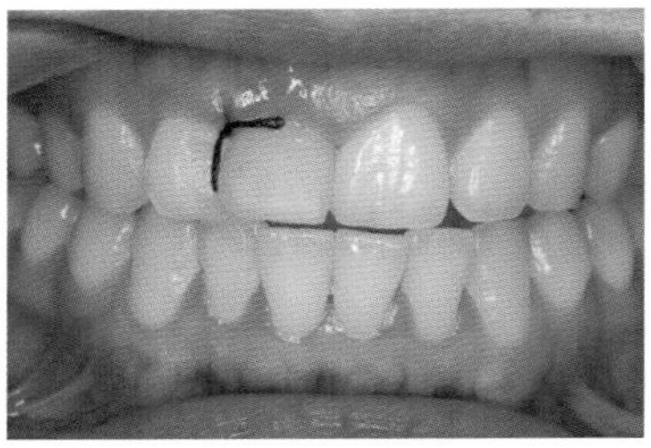
图10　拆线当天口内正面像

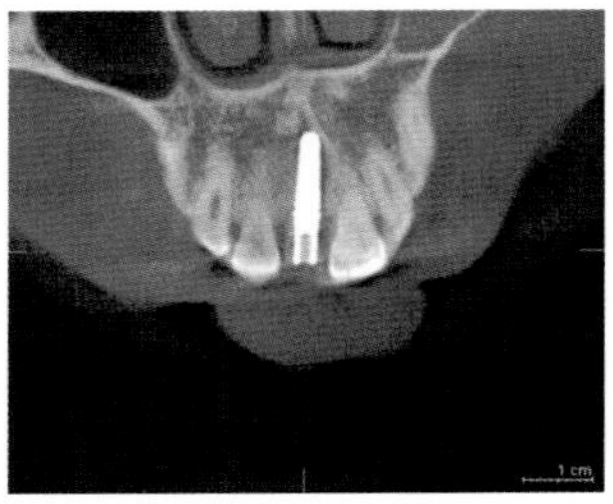
图11　术后6个月复诊CBCT1

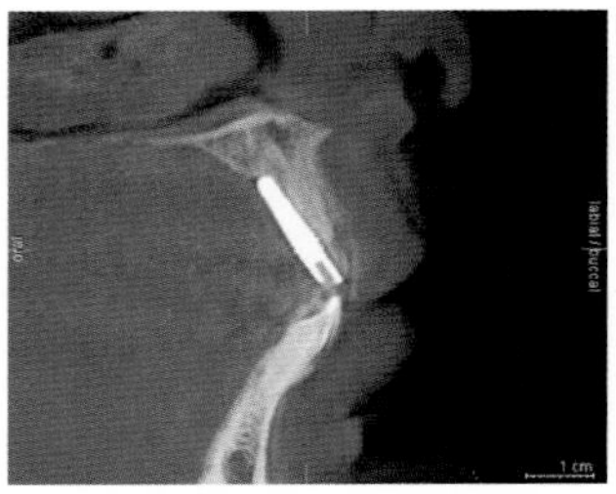
图12　术后6个月复诊CBCT2

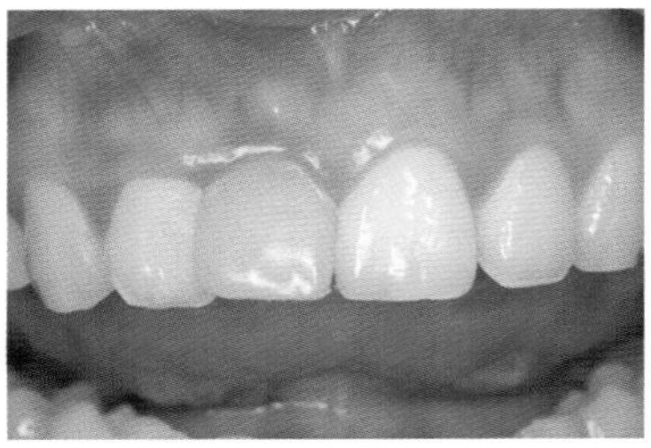
图13　术后6个月复诊口内像1

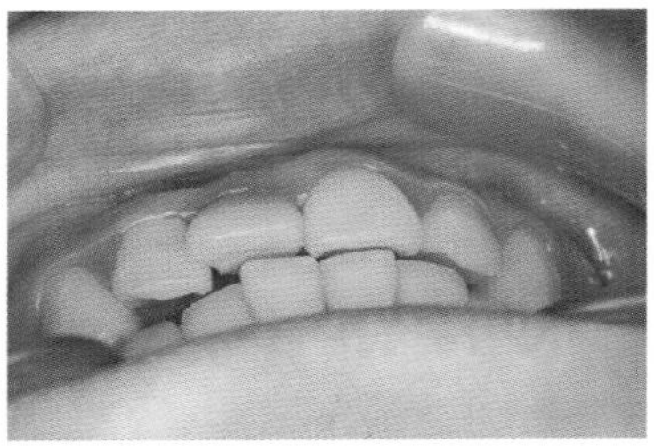
图14　术后6个月复诊口内像2

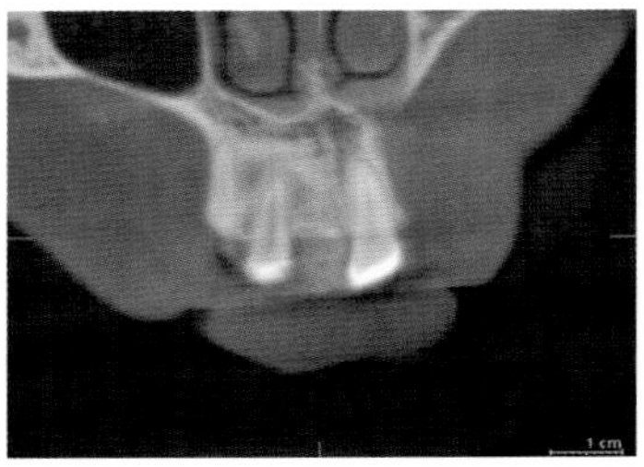
图15　种植体取出4个月后复诊CBCT1

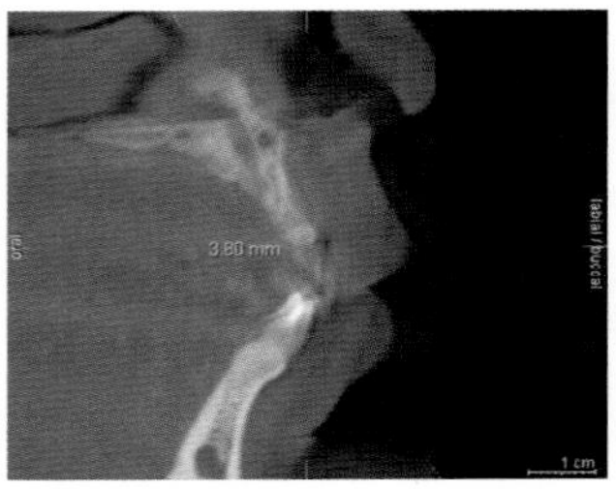
图16　种植体取出4个月后复诊CBCT2

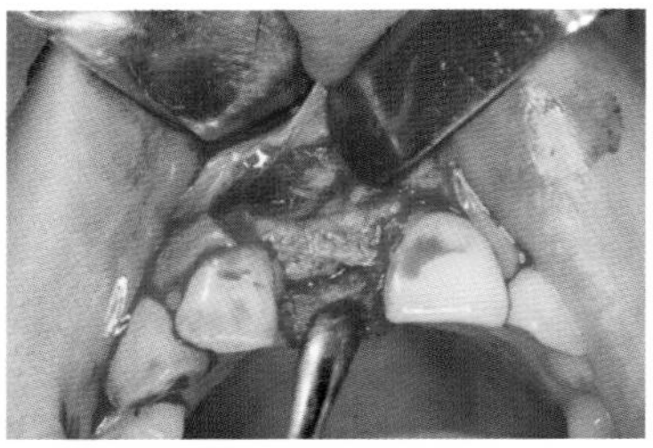
图17　切开翻瓣1

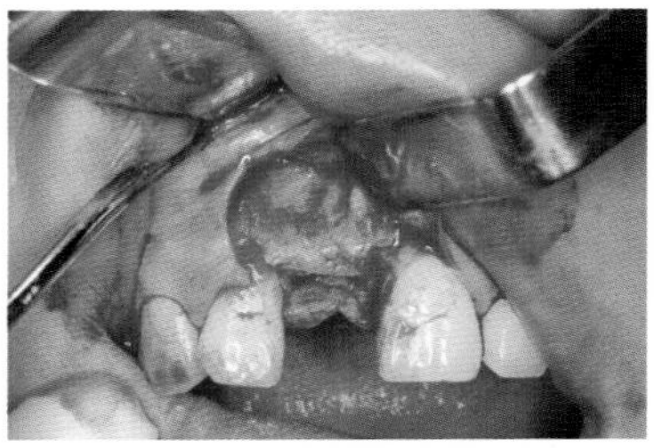
图18　切开翻瓣2

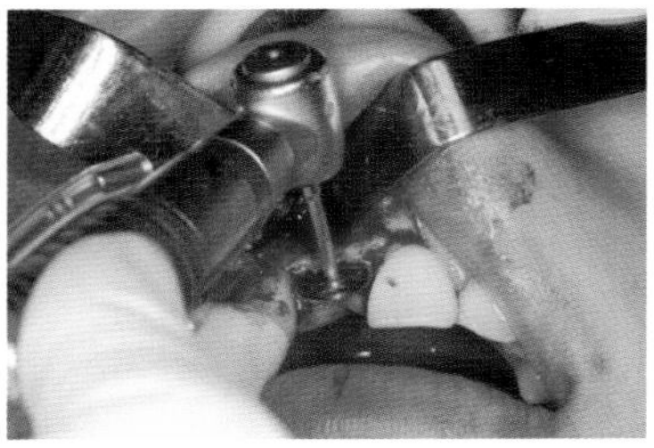
图19　骨劈开

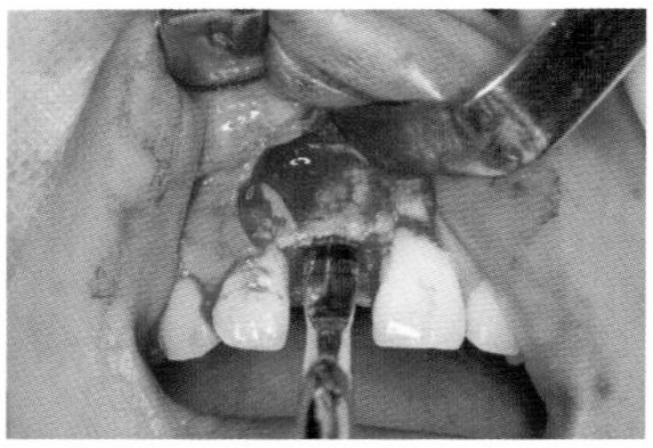
图20　骨挤压1

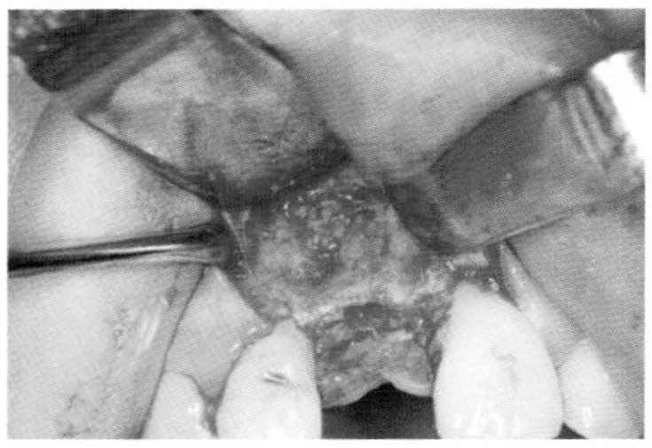
图21　骨挤压2

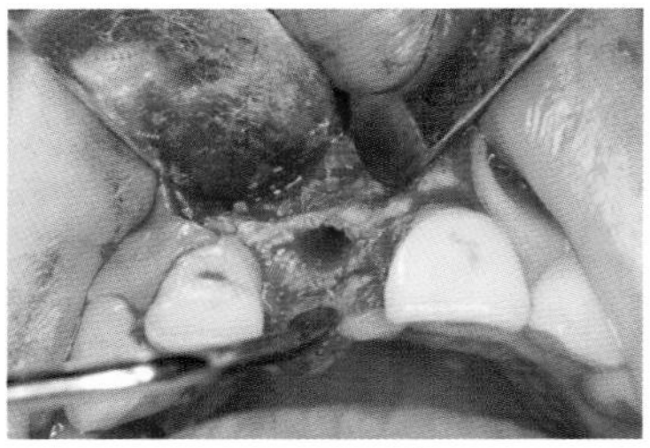
图22　骨挤压3

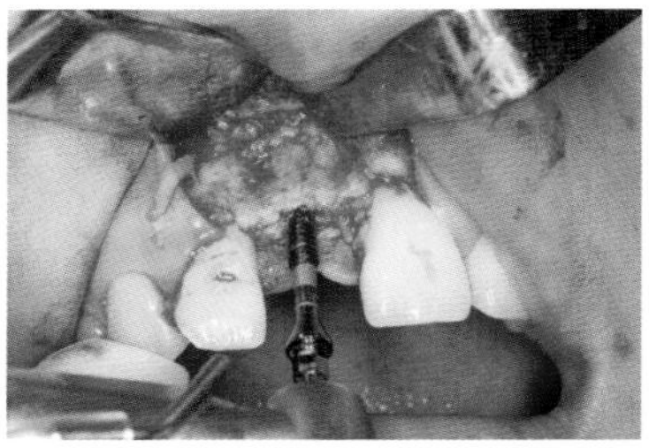
图23　种植体植入1

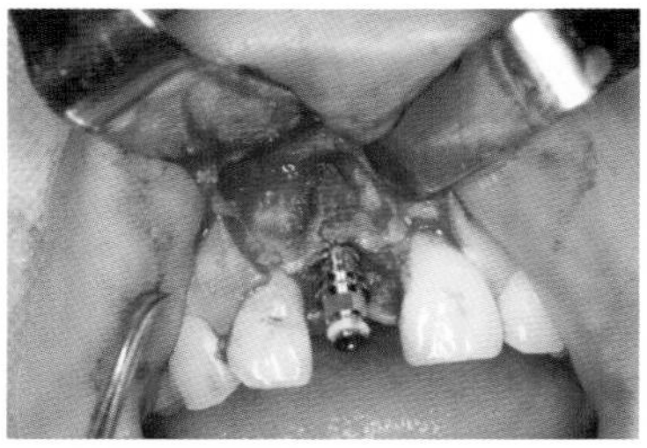
图24　种植体植入2

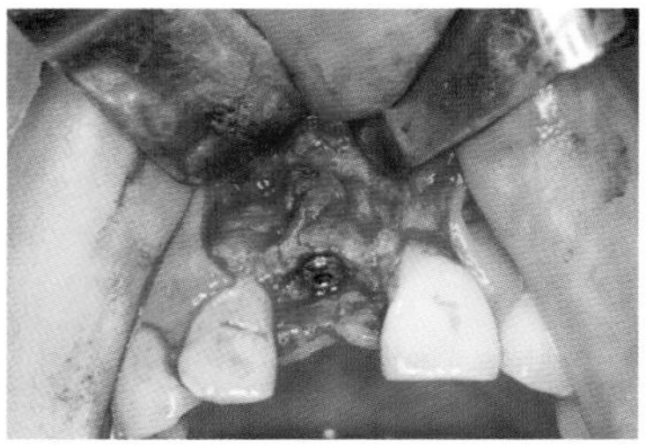
图25　种植体植入3

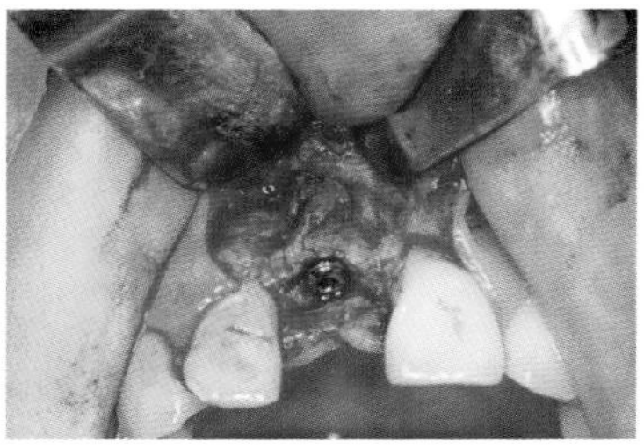
图26　种植体植入4

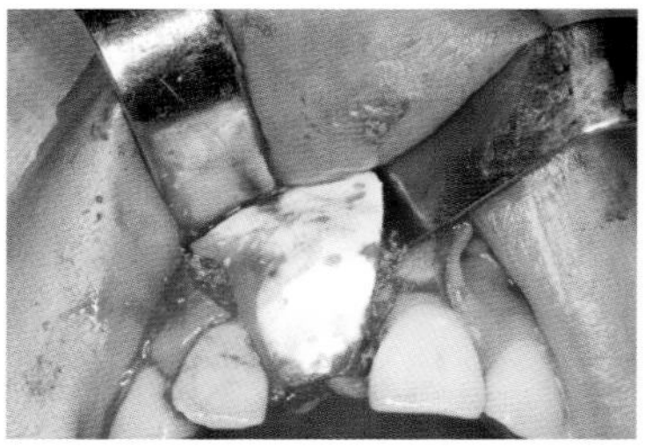
图27　GBR

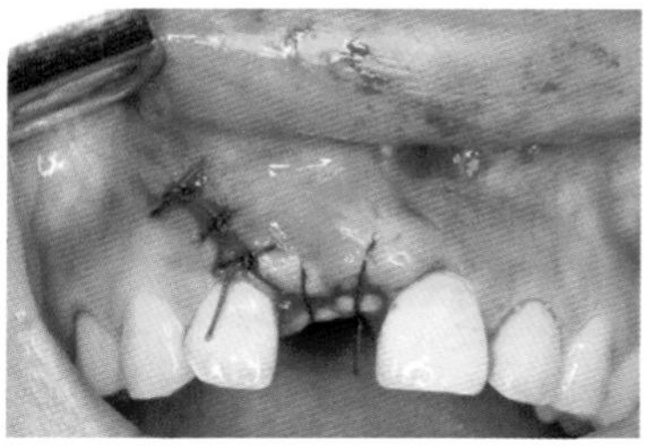
图28　缝合

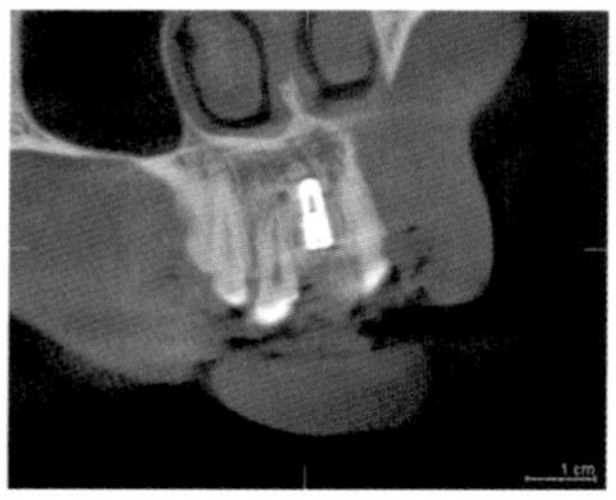
图29　术后CBCT1

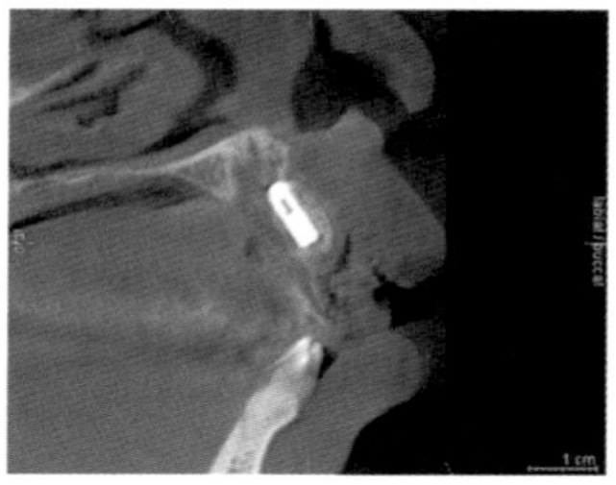
图30　术后CBCT2

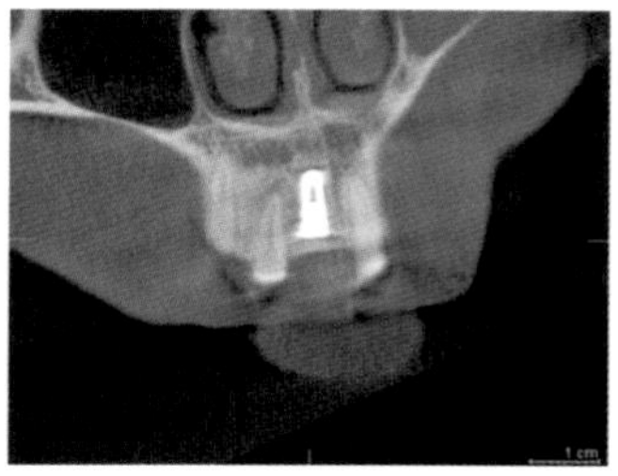
图31　术后6个月CBCT1

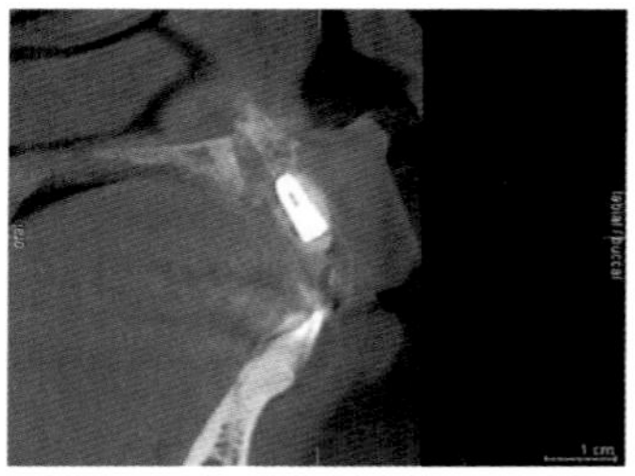
图32　术后6个月CBCT2

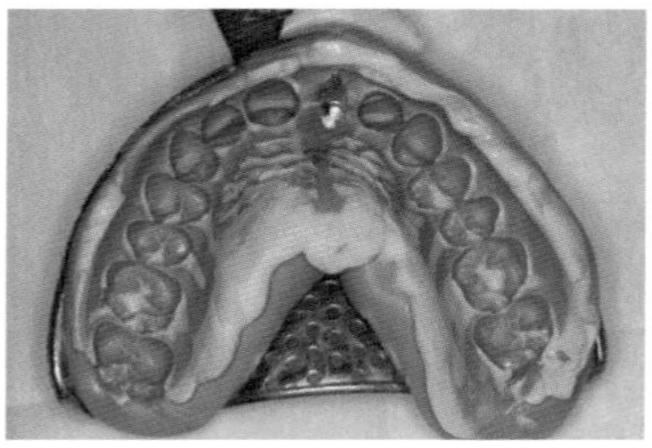
图33　修复取模

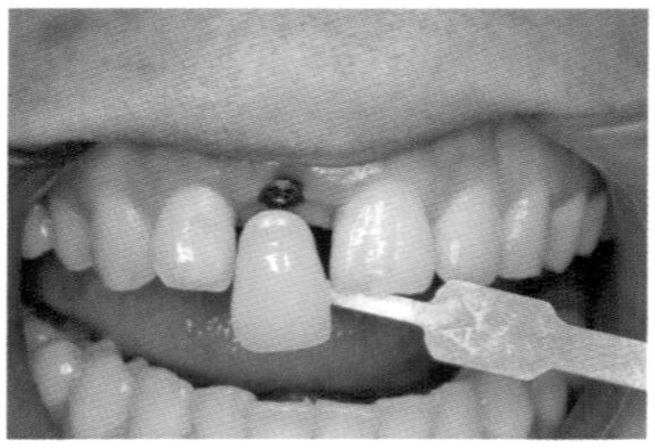
图34　比色

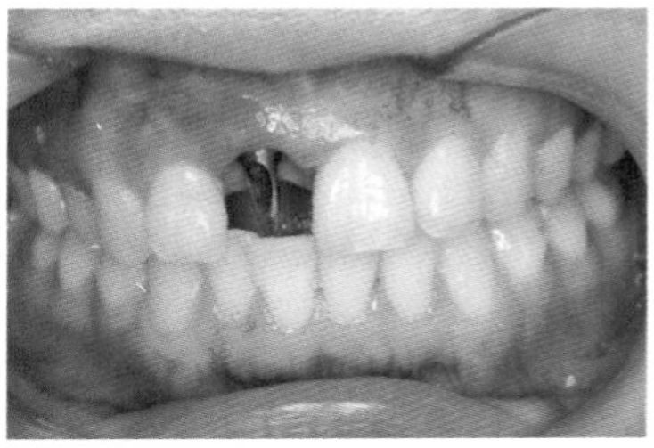
图35　基台就位

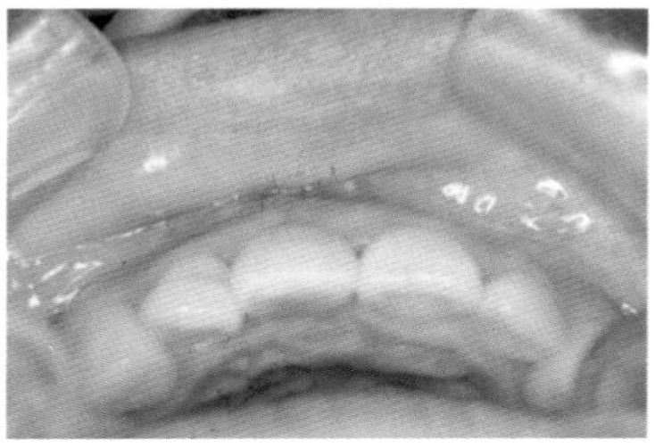
图36　最终修复𬌗面像

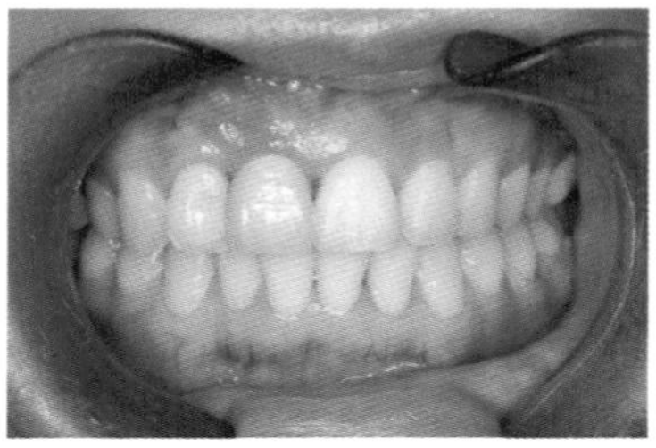
图37　修复后1个月复查口内像

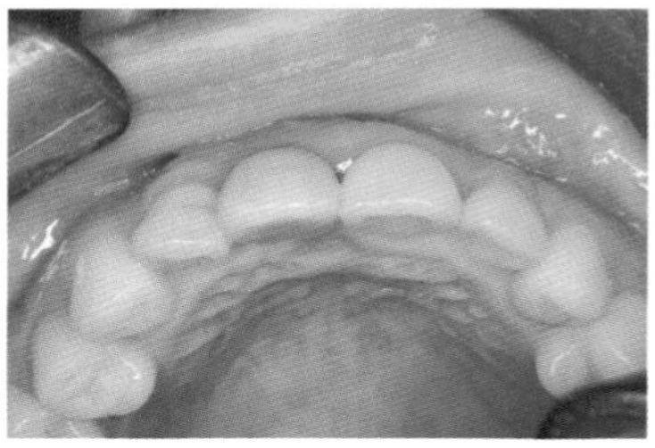
图38　修复后1个月复查𬌗面像

置。②难以获得初期稳定性。③有时软组织覆盖不足。④无法预测拔牙窝大小。⑤在拔牙窝内钻头扩孔定位困难。⑥植入骨粉骨膜增加成本。因而，即刻种植存在一定的失败风险。

而且，即刻种植具有严格的适应证选择，在2013年第5次国际ITI共识会议上，提出了即刻种植美学成功的基本条件：①拔牙窝骨壁完整。②颊侧骨壁至少有1mm厚度。③厚软组织生物学类型。④拔牙位点/种植位点无急性感染。⑤拔牙窝腭侧及根方的骨量能够为种植体提供足够的初期稳定性。⑥种植体植入在理想的三维位置。⑦当种植体完全植入拔牙窝内时，其颈部平台需要与颊侧骨壁的内壁间至少有2mm的间距，此间隙中须植入低骨代谢率的骨替代材料。

本例患者由于11根折，松动4个月，唇侧骨板大部分缺损，且根折区域及拔牙窝内有大量肉芽组织，不符合即刻种植的适应证。骨是高度血管化的组织，血管生成缺乏会导致骨形成和骨总量减少。因此种植体的植入位置也是即刻种植获得成功的关键，本病例由于唇侧骨板缺失，且没有翻瓣，种植体位置过于偏腭侧，植体在皮质骨内血供不足，导致植体与腭侧骨板未形成骨整合。

2. 关于即刻修复　传统的骨结合理论认为，种植体植入后必须有3个月以上的完全无负重的状态，理由是成骨细胞和成纤维细胞都由间质细胞分化而来，如果植入的种植体早期收到负荷，会出现一定的动度，对界面的细胞产生机械性刺激，诱导形成成纤维细胞，从而形成纤维骨性结合界面，从而导致种植失败。Brunski的研究证明，种植体的微小动度在100μm内能够有骨结合发生，大于100μm的动度才会使纤维组织长入。只要种植体不存在肉眼观动度和超过100μm的微小动度，即刻负重的种植体仍然可能形成骨结合。

影响即刻修复成功率的因素包括：①种植体的初期稳定性。②外科手术技巧。③种植体植入区的骨质和骨量。④影响创伤愈合的疾病。⑤种植体的结构、长度和表面处理。⑥咬牙力。⑦即刻修复方式。

而种植体的初期稳定性是即刻修复成功的关键因素，种植体应具有良好的初期稳定性，要求种植体植入时扭矩为35～55N·cm，本病例种植体植入扭矩＜35N·cm，是种植体即刻修复失败的主要原因。

3. 关于不翻瓣手术　不翻瓣种植是近年来种植学界研究热点，Wilderman等在20世纪60—70年代已通过动物实验证实了牙周翻瓣操作会导致

2～4mm边缘骨的吸收。而不翻瓣技术可减少边缘骨的吸收，Becker等临床观察测量数据证实了这一观点。根据以上观点，不翻瓣植入技术比传统植入技术可更好地减轻创伤、减少手术时间、减少患者紧张感、减少骨组织吸收，更有利于永久修复的美观，最终增加患者对牙种植的接受程度。

但是，不翻瓣种植即刻修复技术无法暴露牙槽嵴顶的位置、宽度，不能准确把握植入方向。并且，对于唇侧有缺骨的患者，不翻瓣手术限制了人工骨替代材料的植入，不能达到过量植骨的效果。因此，不翻瓣即刻种植即刻修复技术对患者及医生的要求极高，其适应证一般要求拔牙后唇侧骨板完整，未有穿通；唇侧骨板没有明显的骨凹陷，厚度至少1mm，不需行GBR手术；邻牙位置正常，无明显倾斜移位，可为种植位点提供良好的方向位置参考；种植体植入后与唇侧骨板的间隙需＞2mm，否则需翻瓣唇侧，植入人工骨粉。

不翻瓣手术对于患者原有条件以及医生技术都有极高的要求，本例患者由于唇侧骨板大部分缺损，术区有部分肉芽组织，选择不翻瓣植入，不能准确确定植入位置，植入人工骨粉也受唇侧牙龈的限制，种植体植入效果未达到理想预期。而再次种植时，选择大翻瓣方式进行骨增量手术，过量植骨，行GBR，取得良好的外科及修复效果。

4. 关于临时修复体的修复方式 即刻修复体的制作，不仅在最短的时间内帮助患者恢复美学区的美观、发音等功能，还有一个重要的作用是作为最终修复体的参考。在6个月的恢复期内，即刻修复体维持了缺牙间隙的三维空间。最大化地增加了周围软组织的量。其龈端形态在每次复诊时进行调磨，以整塑牙龈组织的外形轮廓，诱导牙龈乳头向邻面触点生长，为最终修复体的红白美学以及咬合状况提供重要参照。即刻修复体在釉牙骨质界的根方，可通过增加龈下牙根的凹度。调节临时修复体的唇侧外形，以促进软组织冠向移位：邻面触点的位置调整也很重要。通过适当增加接触区的长度，积极地影响牙龈乳头的高度；即刻修复体的龈方最好形成卵圆形的轮廓，以模拟天然牙的萌出形态。

即刻修复体的固位方式也至关重要，Abboud等学者跟踪过的20例即刻种植即刻修复病例，前7例患者出现临时冠粘接剂溢入肩台下，导致种植体周围炎的发生。因此，临时冠通常采用螺丝固位方式，避免了粘接剂向牙龈上皮和种植体颈部的附着，降低了菌斑附着的风险，使软硬组织生物改建在不受干扰的环境中进行。

综上所述，单颗上前牙拔除后无翻瓣即刻种植即刻修复是一种可行的种植修复方式。它可以维持原天然牙牙龈外廓，美学效果佳，并最大限度地缩短患者的治疗时间，减少患者的痛苦，满足患者的美观和发音要求。要能取得医患双方都比较满意的修复效果，关键在于适应证的把握和临床技巧的运用。严格把握其适应证，选择合适的手术方法，严格按照手术操作要求，方能达到预期的种植修复效果。

参考文献

[1] 郭泽鸿, 周磊. 上颌切牙不翻瓣即刻种植的临床效果[J]. 广东牙病防治, 2012, 20(10): 534-537.
[2] Abboud M, Koeck B, Stark H, et al. Immediate loading of singtoothimplants in the posterior region [J]. J Prosthetic Dentist, 2005, 94(2): 198.
[3] Becker W, Goldstein M, Becker BE, et al. Minimally invasive flapless implant surgery: a prospective multicenter study[J]. Clin Implant Dent Relat Res, 2005(7) :S21-S27.
[4] Gapski R, Wang HL, Mascarenhas P, et al. Critical review of immediate implant loading[J]. Clin Oral Implants Res, 2003(14) :515- 527.
[5] Stoker GT,Wismeijer D,van Waas MA. An eight-year follow-up to a randomized clinical trial of aftercare and cost-analysis with three types of mandibular implant-retained overdentures[J].Journal of Dental Research, 2007(03):276-280.
[6] 吴少伟, 邓飞龙, 张丽婧, 等. 不翻瓣即刻牙种植临床研究[J]. 中国口腔种植学杂志, 2010, 15(4):190-203.
[7] Guido Heydecke, Marcel Zwahlen, Ailsa Nicol, et al. What is the optimal number of implants for fixed reconstructions:a systematic review [J].Clinical Oral Implants Research, 2012(06):217-228.
[8] 林野. 即刻种植的是与非[J]. 中华口腔医学杂志, 2013, 48(4):193-199.
[9] Urban T, Kostopoulos L, Wenzel A. Immediate implant placement in molar regions: risk factors for early failure[J]. Clin Oral Impl Res, 2012, 23: 220.
[10] 陈波, 林野, 邱立新, 等. 上颌前牙单牙不翻瓣即刻种植修复的临床研究[J]. 中国口腔种植学杂志, 2011, 16(1): 66-67.

窄直径种植体在上颌前牙区不翻瓣即刻种植即刻修复中的应用

汤雨龙　张晓东

摘要

目的：评估窄直径种植体在上前牙区行不翻瓣即刻种植即刻修复的临床应用效果。**材料与方法：**上颌中切牙及侧切牙区拟拔牙患者24例，采用Nobel Replace CC NP窄直径种植体行即刻种植即刻修复，通过种植体存留率、成功率，机械并发症及红色美学评分等评估该方法临床效果。**结果：**32颗种植体均获得良好骨结合，种植体存留率及成功率均为100%，平均随访16.2个月，在观察期内没有种植体及其部件折裂等机械并发症发生，其中6颗发生骨吸收至植体颈缘下1～2mm，其余种植体颈部边缘骨稳定。**结论：**窄直径种植体可用于上颌前牙区不翻瓣即刻种植即刻修复的病例，其可在最大限度地保留唇侧骨板厚度并维持软组织轮廓，获得理想的美学效果。

关键词：即刻种植；即刻修复；窄直径种植体；美学区

前牙美学区即刻种植即刻修复，一直是国内外研究的难点和热点。相对于需3～6个月无负重愈合期的经典延期种植，即刻种植不仅能缩短治疗周期，且能最大限度地维持软组织自然形态，大量文献也已证实其成功率可达92%～100%，与延期种植成功率没有明显差异。此外，常规的翻瓣即刻种植，需破坏唇侧束状骨骨板血供、唇侧黏膜瓣腭向复位或转瓣以缝合拔牙创口，这不仅会加速种植体唇侧骨吸收，而且会改变唇侧膜龈联合位置，影响最终美学修复效果，因此前牙不翻瓣即刻种植即刻修复，不仅能尽快恢复患者外观，而且能最大限度地维持骨量和软组织量，成为目前前牙区种植的首选方案。

上颌中切牙缺失后，其牙槽骨吸收和改建速度较快，造成牙槽骨的厚度不足，使得常规直径（直径4.0～4.5mm）的种植体植入后出现唇侧骨板吸收、初期稳定性差等问题。种植体植入后其周围至少有1mm以上厚度的健康牙槽骨才能确保种植体稳定骨结合。稳定的骨结合是获得稳定美学效果的基础，一旦种植体周围出现进行性骨吸收，牙龈的颜色、牙龈缘的位置和形态以及牙龈乳头的高度都可能发生改变，出现美学并发症。虽然应用各种骨增量技术可有效地恢复牙槽骨的骨量，但所获得的新生骨的远期效果具有不确定性。本研究在上前牙缺失的病例中采用窄直径（3.0～3.5mm）种植体行不翻瓣即刻种植即刻修复，以期最大限度地保留唇侧牙槽骨，简化治疗过程，观察其修复后并发症的发生情况，归纳窄直径种植体用于修复上颌中切牙缺失的技术要点。

本文笔者采用该方法进行上颌前牙不翻瓣即刻种植即刻修复，其在保存前牙区唇侧骨量和软组织量方面有独特效果，现结合病例介绍该项新技术。

作者单位：沈阳军区总医院
通讯作者：张晓东；Email: zxd99233@163.com

一、材料与方法

1. 病例选择　选取沈阳军区总医院口腔内科 2015年1月至2017年12月就诊患者24例（男8例，女16例），年龄17～64岁，平均年龄35.9岁。拔牙后立即植入种植体32颗并行即刻临时树脂冠/桥修复。

2. 纳入标准　①外伤及无法保留的残冠残根。②术前CBCT检查无根尖周围病变，唇侧有骨板。③术中检查唇侧骨板完整，牙龈外形良好，龈乳头完整，前牙咬合正常。④口腔卫生情况良好。⑤全身健康，无慢性传染性疾病和重度代谢病。

3. 排除标准　①患牙有急性根尖感染，有慢性根尖周炎致窦道形成，急性活动期牙周病，相邻软组织急慢性炎症。②术前CBCT检查或术中探查唇侧骨板缺如或根尖区骨质不全。③不适合种植手术的全身疾病患者、夜磨牙症患者和大量吸烟者。

4. 材料和器械　微创拔牙刀；KaVo口腔锥束CT（KaVo集团公司，德国）；Nobel Replace Conical Connection种植系统（Nobel Biocare公司，瑞典）：3.5mm×13mm NP种植体31颗，3.5mm×11.5mm NP种植体1颗；Nobel种植机及变速手机；Bio-Oss骨粉（Geistlich公司，瑞士），Nobel临时钛基台。

5. 术前设计及手术过程

（1）术前设计：术前口腔检查并拍摄CBCT，采用InVivo 5.3.4软件模拟种植体植入手术，预估种植体相对于残根的位置以及唇侧骨板厚度，测量并确定种植体距唇侧和鼻底距离及植入深度，并预测穿出孔位置。示例患者：女性，33岁，上前牙烤瓷桥反复脱落2年多。临床见12、21、22残根齐龈，根面龋，不松，龈缘无红肿出血，11缺失（图1）。根尖X线片示：根充适填，根尖无阴影（图2）。CBCT示：根长10～12mm，唇侧骨板完整，厚度约1mm，可用骨高度17～19mm（图3）。诊断：12～22残根。治疗计划：首选12～22即刻种植即刻修复（图4～图6）；次选12～22即刻种植联合 GBR；备选12～22位点保存延期种植。

（2）手术过程：局麻下不翻瓣微创拔除12、21、22残根，探查拔牙窝唇侧骨板完整，根尖区无穿孔，嵴顶无明显骨缺损，于拔牙窝腭侧骨板定点备洞，植入Nobel Replace CC 3.5mm×11.5mm1颗，3.5mm×13mm植体2颗，初期稳定性均45N·cm（图7），3颗植体平行度良好，植入深度：置于腭侧骨板下1～1.5mm，唇侧龈缘下4mm。植体和唇侧骨板跳跃间隙1.5～2.0mm，植入并压实 Bio-Oss骨粉，旋上抗旋临时钛基台出手术室（图8），术后即刻拍CBCT示：植体方向良好，唇侧骨板厚约2mm。

（3）即刻修复：利用术前压膜简易导板，并使用Nobell临时钛基台和3M树脂，制作个性化即刻临时修复体（图9），舌侧开孔，口内戴入并加矩到15N·cm，生胶带及暂封料封口，咬合空开1mm（图10），拍X线片确认基台就位（图11～图14）。

（4）最终修复：术后8个月复查，牙龈健康，龈缘形态良好，与邻近自然牙协调一致，龈乳头充盈度良好（图15～图19），个性化制取印模（图13、图14），制作并戴入个性化钛基台及二氧化锆全瓷桥永久粘接修复（图15～图18），拍X线片检查修复体均完全就位（图20），医生与患者均对牙龈及修复体满意，拍摄患者正面像（图21～图26）。

（5）修复后随访：修复后第3个月、6个月、9个月、12个月分别复诊，其后每年复诊1次，并拍摄X线片评估牙槽嵴顶骨吸收，平均随访时间为16.2个月。示例病例为修复后1年复查，龈缘和龈乳头健康无退缩，牙冠无崩瓷（图27、图28），根尖X线片显示牙槽嵴顶边缘骨无明显骨吸收（图29），CBCT显示植体唇侧骨板厚1.8～2.5mm（图30～图32）。

6. 观察指标

（1）采用Albrektsson提出的种植体成功标准：①种植体无动度。②植入1年内种植体骨吸收≤2mm，其后逐年骨吸收≤0.2mm。③X 线显示种植体周围无透射区。④无进展性骨吸收。⑤无疼痛或麻木等症状。

（2）改良菌斑指数（mPlI）：将牙周探针平齐龈缘滑动，记录菌斑指数。0度：无菌斑，1度：牙周探针尖轻划种植修复体表面可见菌斑，2度：肉眼可见菌斑，3度：大量软垢。

（3）红色美学评分（pink esthetic score，PES）：近中龈乳头满分2分，完整记2分，不完整记1分，缺失记0分；远中龈乳头满分2分，完整记2分，不完整记1分，缺失记0分；唇侧龈缘高度、唇侧龈缘凸度、根部凸度、软组织颜色和质地满分各2分，无差异记2分，较小差异记1分，较大差异记0分，满分10分。

二、结果

1. 种植体存留率、成功率及边缘骨吸收 本研究24例、32颗种植体于1年观察期内无松动或脱落，种植体存留率为100%；种植体周软组织健康，未见脓肿或瘘管形成，8颗种植体在修复前可见轻度牙龈炎，冲洗上药后痊愈，X线根尖片及CBCT检查显示种植体周围无透射区，其中6颗边缘骨吸收为1～2mm，其余种植体颈部边缘骨均稳定于颈部以上，患者无疼痛或麻木等症状，按照Albrektsson标准，种植体成功率为100%。

2. 种植体周围软组织状况 最终修复前改良菌斑指数（mPlI），其中0度22颗，1度5颗，2度5颗，3度0颗。术后3～12个月复查mPlI，其中0度25颗，1度5颗，2度2颗。

3. 红色美学评分（PES） 32颗植体修复后即刻观察基线PES平均得分为11.08±1.68，0.5～1年复诊后 PES平均得分为10.66±1.92。

4. 种植体机械并发症 即刻种植即刻修复术后1～2个月愈合期内，有5颗出现冠松动，其中1颗是因为即刻修复时舌侧骨板阻碍临时基台未完全就

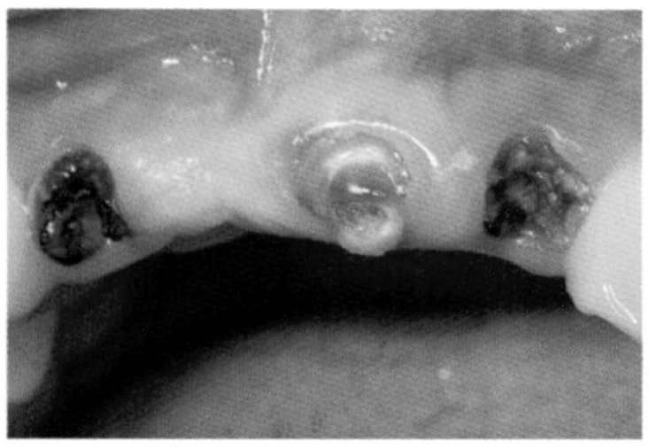

图1 口腔检查12、21、22残根齐龈

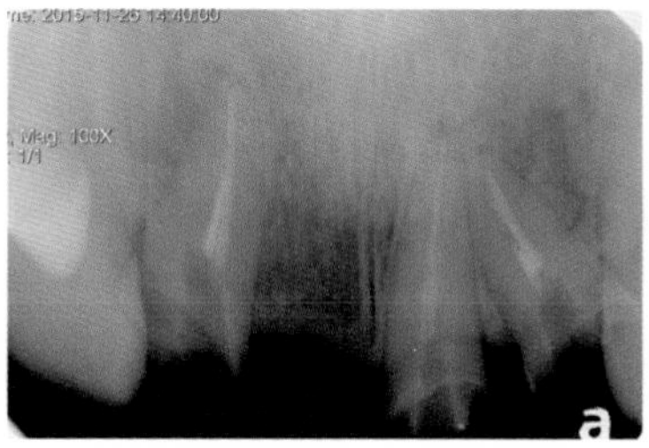

图2 根尖X线片示：根充适填且根尖无阴影

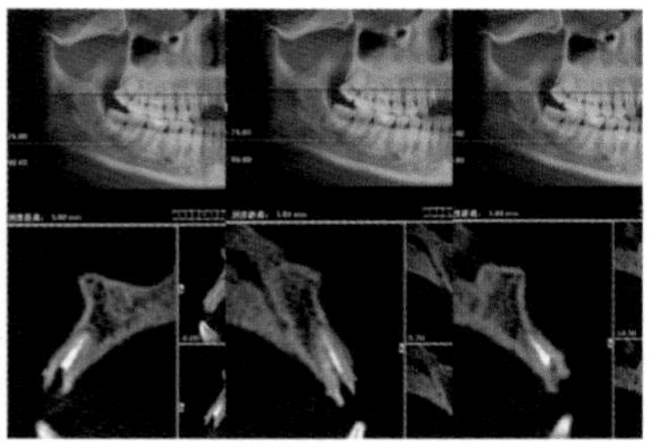

图3 KaVo CBCT显示种植术区纵切面情况

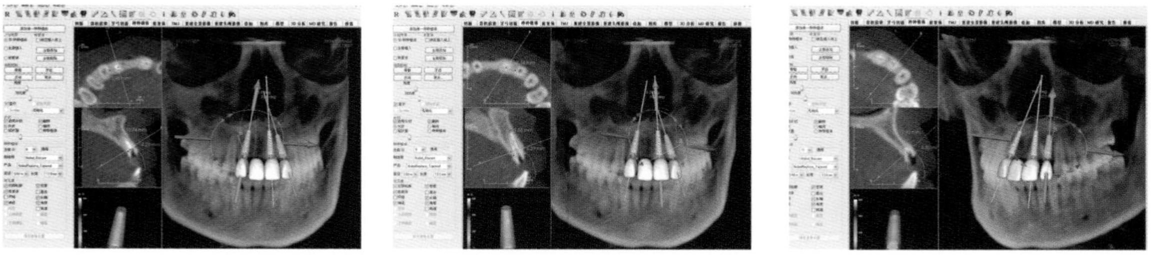

图4～图6 InVivo 5.3.4软件术前模拟种植体植入及修复体

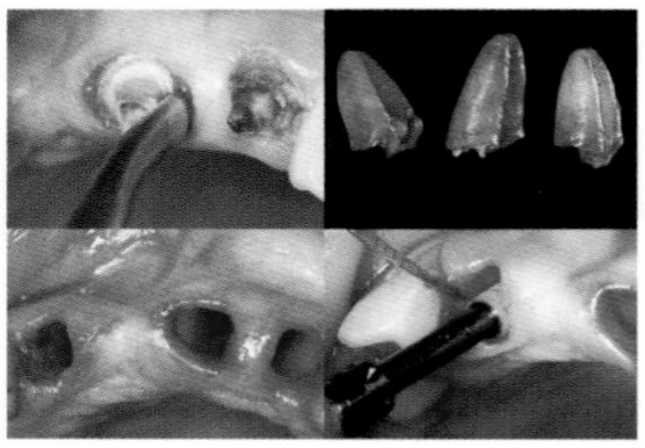

图7 微创拔牙、偏腭侧定点备洞，植入Nobel种植体

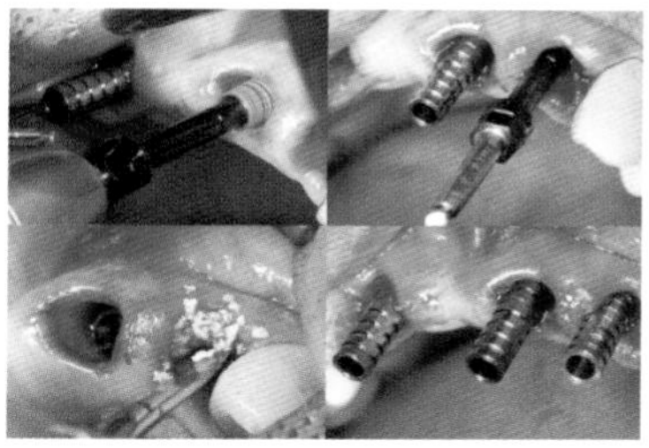

图8　跳跃间隙内植入并压实Bio-Oss骨粉

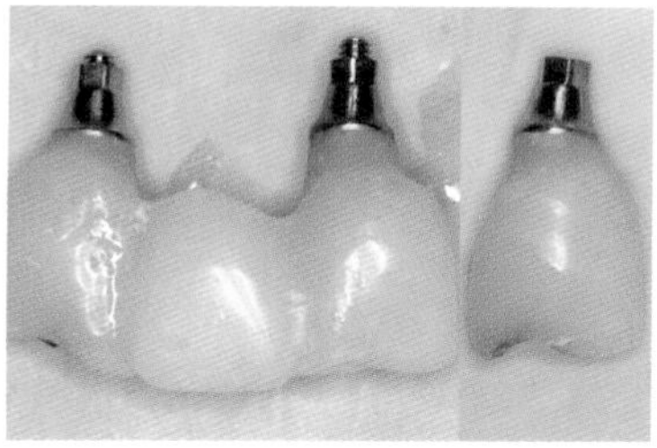

图9　利用压膜简易导板制作即刻临时修复体

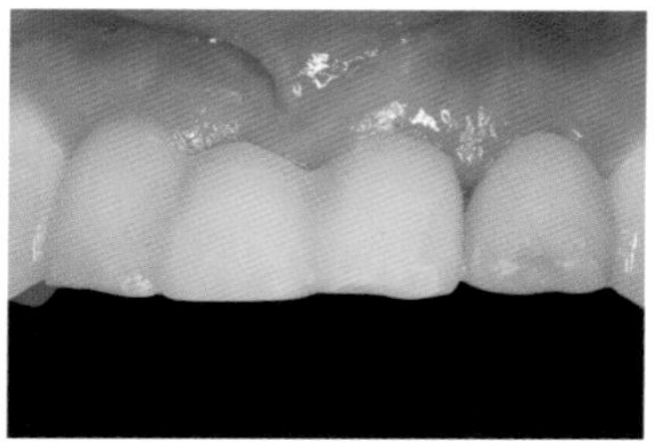

图10　即刻临时修复体戴入口内维持穿龈轮廓

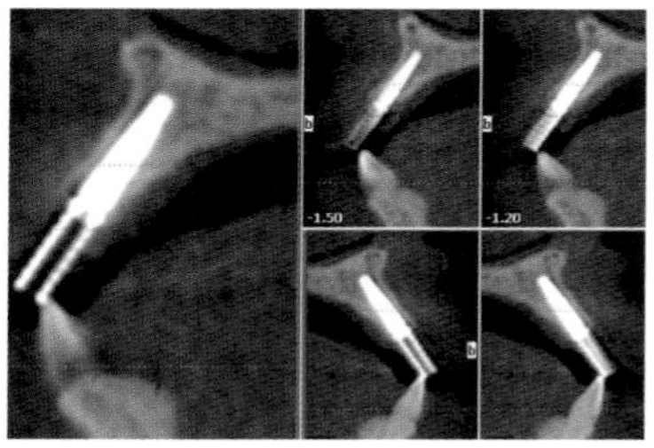

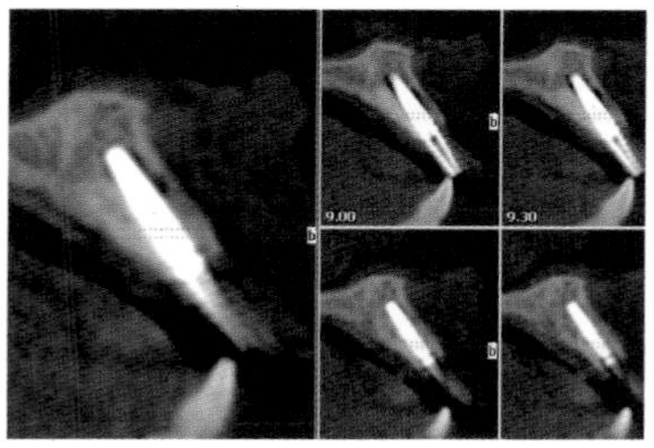

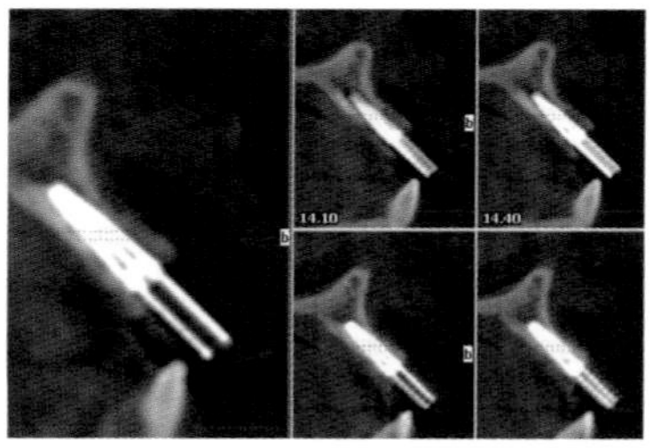

图11～图13　术后拍摄 CBCT 显示方向及唇侧骨板厚度良好

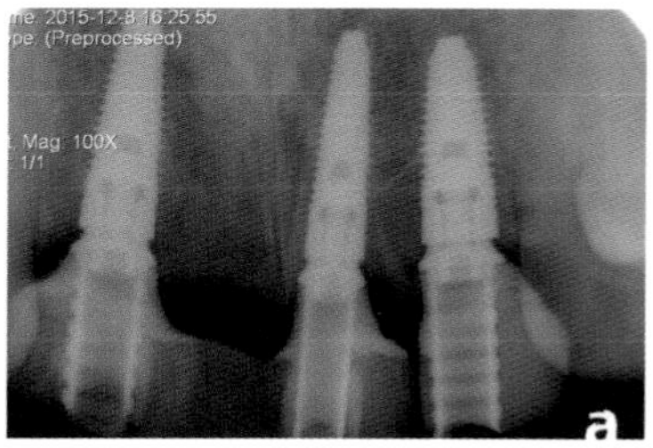

图14　15N·cm旋紧即刻修复体并拍X线片确保基台完全就位

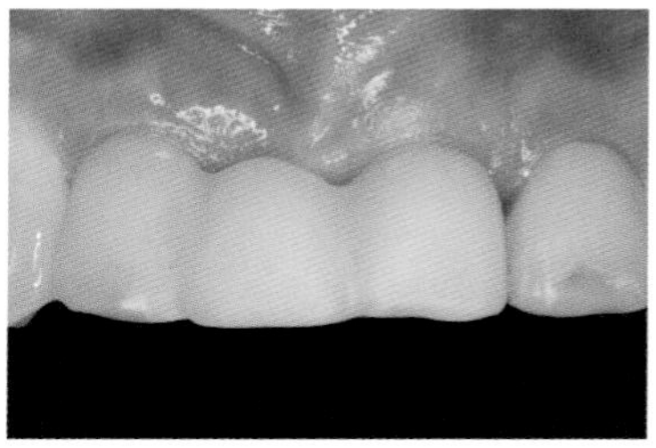

图15　术后8个月复查见种植区牙龈健康，龈缘曲线及龈乳头充盈良好

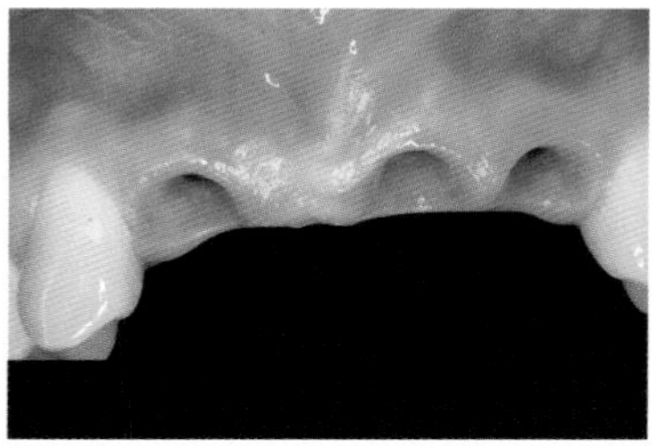

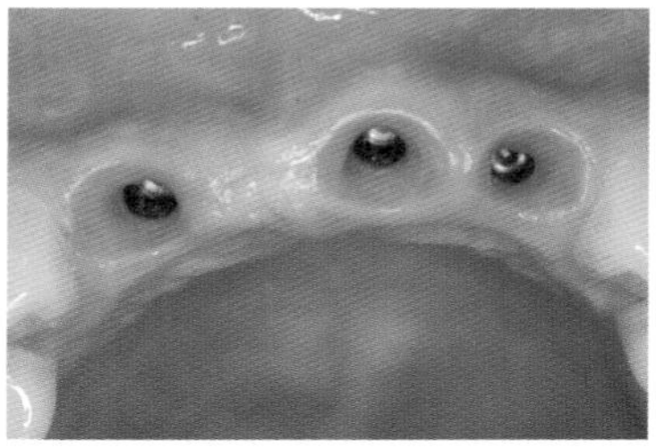

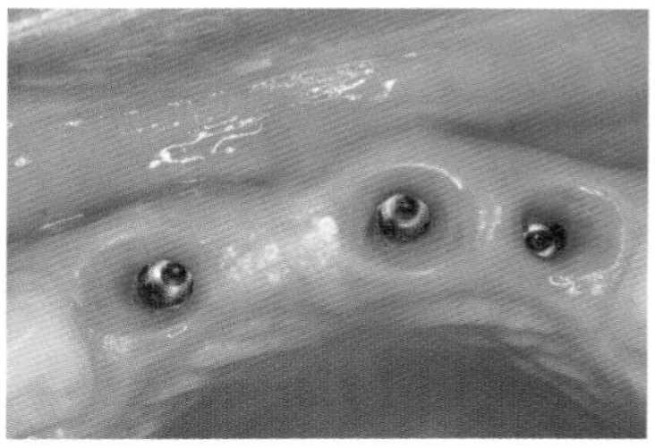

图16～图18　拆下临时修复体可见穿龈部分健康无渗血，种植区丰满度良好

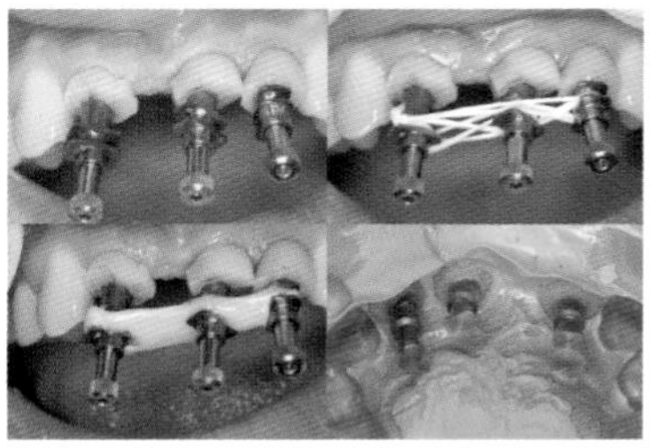

图19　开窗法制取个性化硅胶印模

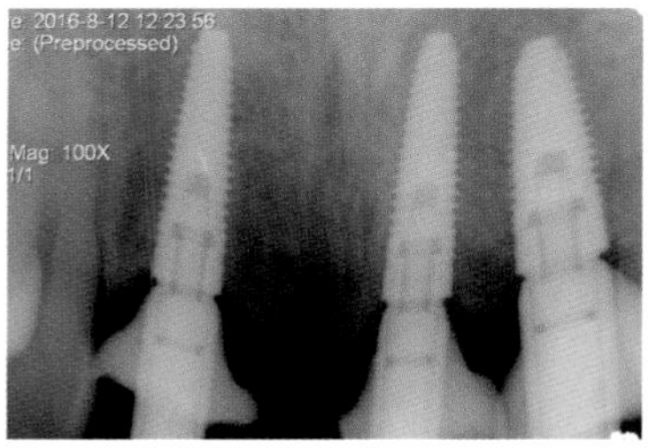

图20　拍根尖X线片确保开窗法取模柱到位

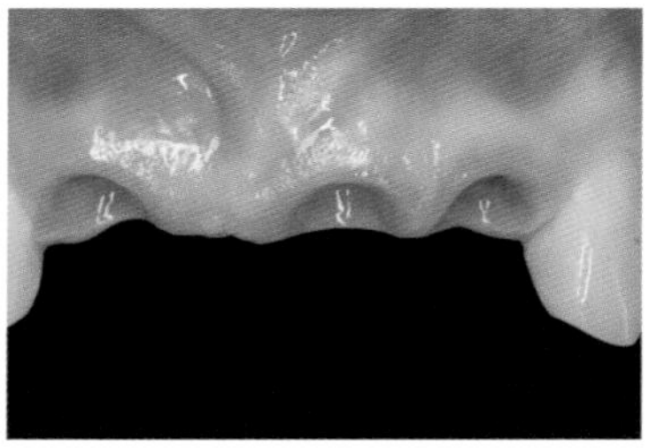

图21　戴入最终修复体前龈乳头和牙龈曲线情况

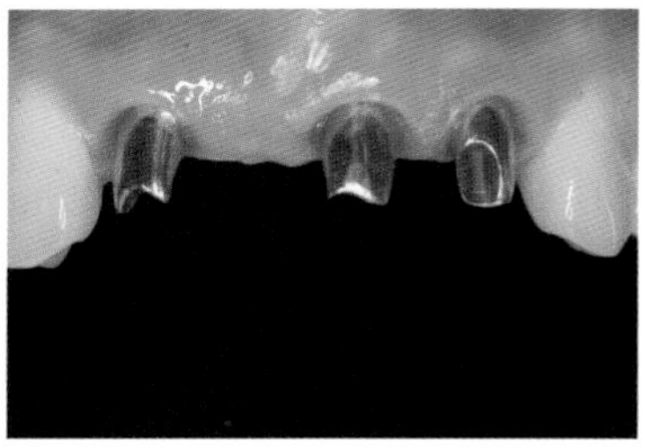

图22　35N·cm旋紧个性化氮化钛涂层钛基台

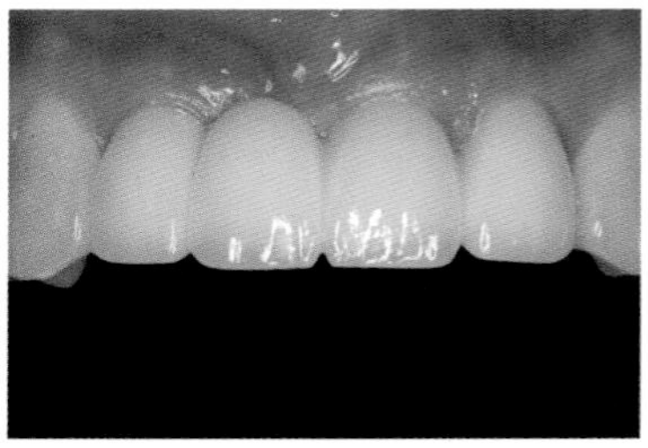

图23　二氧化锆全瓷桥完全就位并永久粘接

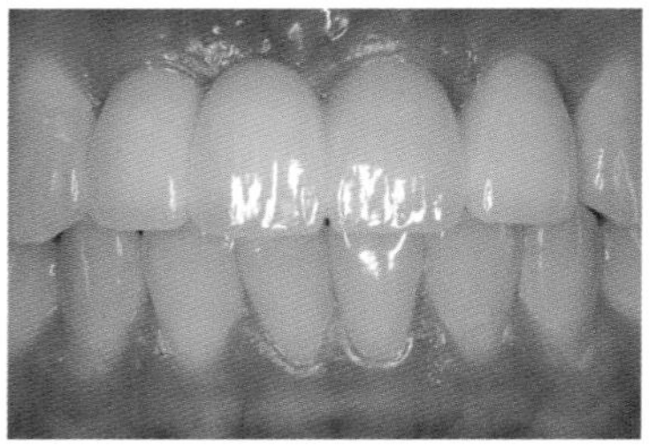

图24　检查正中殆、前伸殆和切导斜面情况

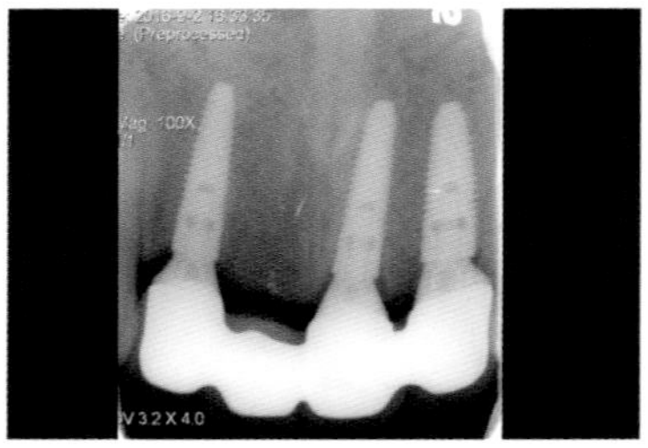

图25　拍摄根尖X线片确定冠就位且无粘接剂残留

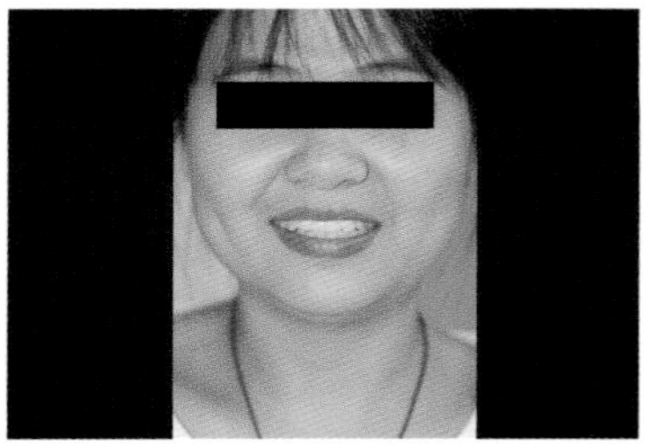

图26　患者满意后拍摄正面像

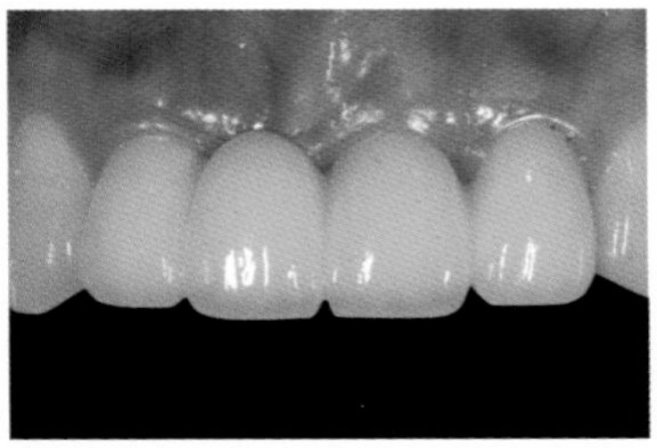
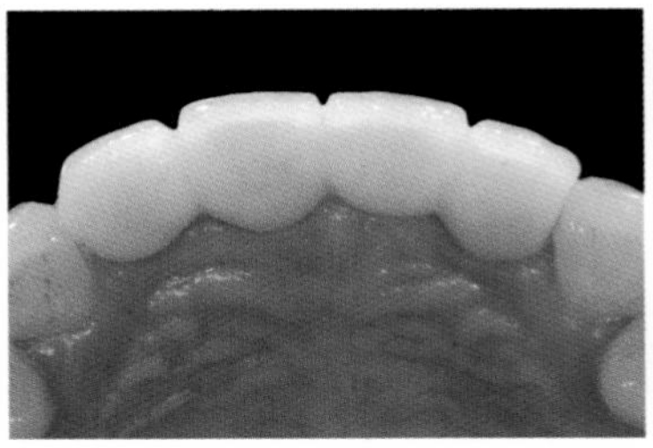

图27、图28 修复后1年复查，龈缘曲线及龈乳头充盈依然良好

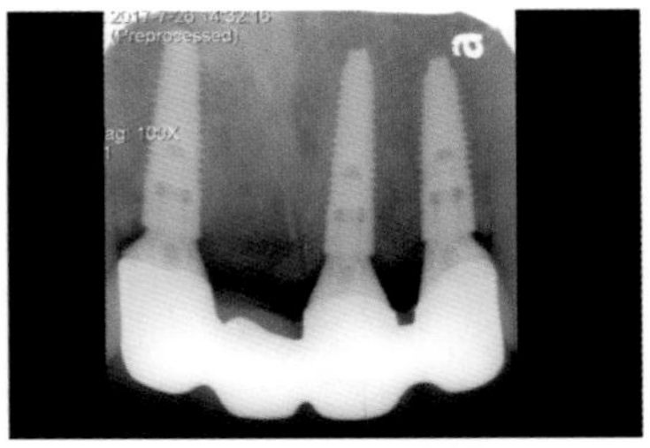

图29 复查根尖X线片示：边缘骨未见明显骨吸收

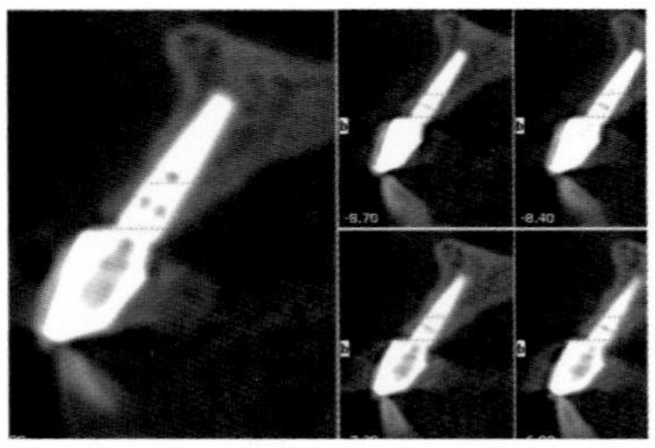
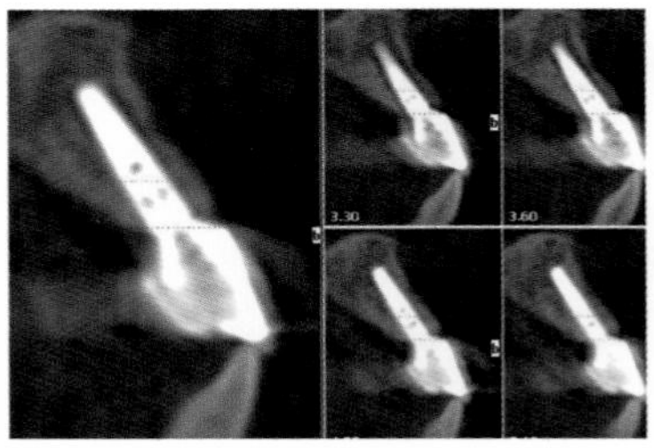
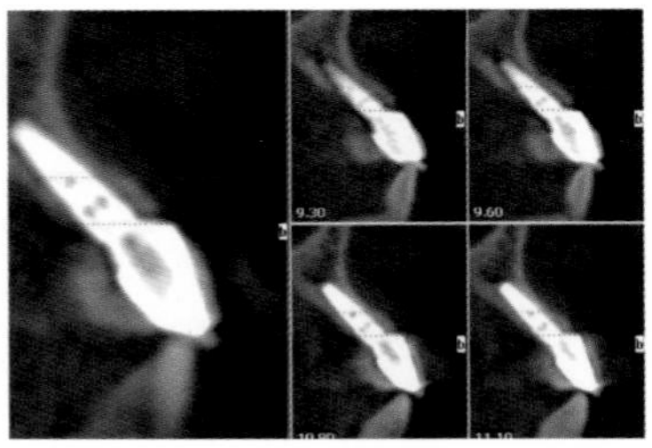

图30～图32 复查CBCT可见唇侧骨板厚度无明显吸收

位所致，1颗是由于3-ShapeTi-Base与临时冠脱胶所致，3颗考虑为咬硬物致中央螺丝松动所致，5颗临时修复体均在去除诱因后重新15N·cm旋紧，并完成最终修复，骨结合正常，未见明显骨吸收。

三、讨论

1. 即刻种植及种植体三维位置 传统的种植理论要求拔牙后3～6个月待牙槽骨愈合后，方可行种植体植入术，种植后再经3～6个月的骨结合后才能行义齿修复，这一长期疗程给患者带来极大不便。然而，研究表明拔牙后6～12个月，牙槽嵴水平向吸收5～7mm，且大部分发生在拔牙后4个月内，垂直向骨高度降低2～4mm。即刻种植为骨提供了必要的生理性刺激，并被认为是保持骨高度的有效解决方案。研究表明，唇侧骨板厚度对于维持软组织稳定具有重要意义，厚达1.8～2.0mm的唇侧骨板可有效减少垂直向骨吸收，从而减少牙龈软组织的退缩。本研究均采用了微创拔牙技术拔除上颌前牙区无保留价值的残冠及残根，种植体紧贴腭侧骨板植入，并尽可能保证种植体唇侧骨厚度＞2mm，种植体近远中边缘距离邻牙也大于1.5mm，观察期内唇侧丰满度和龈缘曲线均无明显变化，美学效果理想。然而，我们发现，种植联冠或桥体修复有5例11颗，其中2例4颗出现2颗种植体间龈乳头退缩，而种植体与自然牙间龈乳头无退缩，考虑为种植体间血运不足所致，这与大量即刻种植研究结果相似。此外，即刻种植要求种植体的植入位置应偏腭侧，并尽量使植入的种植体长轴冠方延长线位于最终修复体切嵴稍偏舌侧，同时唇侧牙槽嵴顶应高于种植体冠部2mm以上，以补偿骨重建时牙槽骨吸收对种植体美学效果的影响。本文中种植体植入深度均位于腭侧骨板下1.5～2.0mm下，也是考虑骨吸收后仍有一定的穿龈高度，以获得更理想的穿龈形态，观察期内可见边缘骨高度基本稳定在植体颈部，且龈乳头下方骨高度未见明显吸收。

2. 即刻种植中种植体直径的选择 上颌中切牙区牙槽骨的质量较好，通常为Ⅱ、Ⅲ 类骨，通过严格的备洞技术，窄直径种植体植入后同样容易达到良好的初期稳定性（35N·cm以上），这是发生成功骨结合和能继续进行即刻修复的前提。即刻修复的主要目的是通过临时冠早期进行牙龈形态的维持和诱导。对于薄龈生物型患者，在即刻种植后如不进行即刻修复维持牙龈的形态，牙龈将很快发生塌陷，牙龈乳头降低甚至丧失。在种植体骨结合后再进行牙龈诱导，即使多次调改临时冠的穿龈形态，也难以恢复牙龈的原有自然形态；如果种植体的初期稳定性好，通过即刻修复，应用恰当的临时冠技术可以相对较容易地维持住牙龈的原有形态。本研究中所有患者均进行了即刻修复，试图通过即刻修复来维持牙龈形态，减少牙龈塌陷时间。

此外，研究表明，种植体长度越长，直径越大，越有助于增加其表面积，提高种植体初期稳定性，故临床上只要条件允许应尽量选用长的种植体以增强根部承载能力，此外，研究发现种植体根部应力随种植体直径增大而减小，当种植体直径从3.2mm增加到4.6mm时，其应力降低最明显可达到31.5%，临床上小直径种植体多用于上颌侧切牙区和下颌切牙区等常规种植位置不足的区域，可减少对骨和软组织的损害。本文中我们均采用直径3.5mm的种植体行即刻种植即刻修复，均可获得35N·cm以上的初期稳定性。本文中种植体的长度几乎都选用了13mm的，就是为了获得根尖部更多的有效骨量，以提高初期稳定性。此外，即刻种植体宜选用螺纹状根形种植体，表面有一定粗糙度的种植体可提供微观制锁力，同时增大种植体表面积，而经过喷砂结合酸蚀处理形成的特定钛种植体表面粗糙的外形也具有加快种植体骨愈合速度、提高骨结合率的特殊生物学作用。

参考文献

[1] Branemark PI. Osseointegration and its experimental background[J]. J Prosthet Dent, 1983, 50(3):399–410.

[2] Mijiretsky E, Mardinger O, Mazor Z, et al. Immediate provisionalization of single–tooth implants in fresh extraction sites at the maxillary esthetic zone: Up to 6 years of follow–up[J]. Implant Dent, 2009, 18: 326–333.

[3] Richard U, Rudek I, Wang HL, et al. Immediate implant placement: positives and negatives[J]. Implant Dent, 2010, 19: 98–106.

[4] Albrektsson T, Zarb G, Worthington P, et al. The long–term efficacy of currently used dental implants: a review and proposed criteria of success[J]. Int J Oral Maxillofac Implants, 1986, 1 (1): 11–25.

[5] Weber HP, Kim DM, Ng MW, et al. Peri–implant soft–tissue health surrounding cement– and screw– retained implant restorations: a multi–center, 3–year prospective study[J]. Clin Oral Implants Res, 2006, 17 (4): 375–379.

[6] F ürhauser R, Florescu D, Benesch T, et al. Evaluation of soft tissue around single –tooth implant crowns the pink esthetic score[J]. Clin Oral Impl Res, 2005,16 (6): 639–644.

[7] Johnson K. A study of the dimensional changes occurring in the maxilla after tooth extraction. Part 1: Normal healing[J]. Aust Dent J, 1963, 8: 428–434.

[8] Lam RV. Contour changes of the alveolar processes following extraction[J]. J Prosthet Dent, 1960, 10: 25–32.

[9] Chen Stephen T, Darby Ivan B, Reynolds Eric C. A prospective clinical study of non–submerged immediate implants: clinical outcomes and esthetic results[J]. Clin Oral Impl Res, 2007, 18 (5): 552–562.

[10] Botticelli D, Berglundh T, Lindhe J. Hard–tissue alterations following immediate implant placement in extraction sites[J]. Journal of clinical periodontology, 2004, 31(10): 820–828.

[11] Funato A, Salama MA, Ishikawa T, et al. Timing, positioning, and sequential staging in esthetic implant therapy: A four–dimensional perspective[J]. Int J Periodontics Restorative Dent, 2007, 27:313–323.

[12] Botticelli D, Berglundh T, Lindhe J. Resolution of bone defects of varying dimension and configuration in the marginal portion of the peri–implant bone. An experimental study in the dog[J]. J Clin Periodontol, 2004, 31: 309–317.

[13] Rieger MR, Adams WK, Kinzel GL. A finite element survey of eleven endosseous implants[J]. J Prosthet Dent, 1990, 63(4): 457–465.

[14] Meijer HJ, Kuiper JH, Starmans FJ, et al. Stress distribution around dental implants: Influence of superstructure, length of implants, and height of mandible[J]. J Prosthet Dent, 1992, 68(1): 96–102.

[15] Papalexiou V, Novaes AB Jr, Grisi MFM, et al. Influence of implant microstructure on the osseointegration of immediate implants placed in periodontally infected sites. A histomorphometric study in dogs[J]. Clinical Oral Implants Research, 2004, 15,34–43.

上颌前牙先天缺失正畸联合二氧化锆全瓷个性化种植修复病例报告

汤易 张晓真 汤春波

摘要

目的：探讨1例上前牙先天缺失、前牙散在间隙的薄龈生物型病例，通过二氧化锆全瓷个性化种植修复联合正畸治疗的临床设计和预后。**材料与方法：**对1例12、22先天缺失、散在前牙间隙的患者，行正畸治疗集中散在间隙，制造充足修复空间后行12、22 NobelActive种植一期手术，半年后完成种植二期手术，术后2周开窗式取模，行二氧化锆个性化基台+二氧化锆全瓷冠修复，1年后复查。**结果：**患者术后无不适，上颌前牙区散在间隙消失，12、22修复体较好地恢复了缺失牙的外形，且具有良好的穿龈轮廓和软组织外形，达到了较理想的美学效果。1年后复查，牙龈未见明显退缩及红肿异常，X线片未见明显骨吸收。**结论：**二氧化锆个性化种植修复联合正畸治疗可以使前牙先天缺失患者获得较佳的红白美学效果。**讨论：**种植术前正畸治疗集中缺牙间隙，为种植提供修复空间。平台转移设计的种植体可最大限度地保存软组织；倒锥形的种植体颈圈使软组织得到支撑，适合在前牙区进行植入，具有较好的红色美学效果。本例患者颊侧牙龈较薄、美观要求高，二氧化锆个性化基台及全瓷冠颜色理想、形态逼真，可避免牙龈透出金属色，同时有效支撑穿龈轮廓，具有良好的红白美学效果。

关键词：前牙先天缺失；种植；个性化基台；美学修复

种植义齿修复缺牙现已成为临床修复牙缺失的常规手段，种植医生和患者在要求种植义齿功能修复的同时也越来越注重种植义齿的美学修复，尤其是美学区的美学修复。国际口腔种植学会（ITI）口腔种植临床指南中将美学区定义为：在大笑时可以看见的牙及牙槽嵴部分或者是对患者具有美学重要性的牙及牙槽嵴部分。美学区牙及牙槽嵴部分的质地、结构、形态是否正常，能否与周围邻牙及软组织协调，将明显影响患者容貌美观，进而影响患者的身心健康与社会交往。

影响美学区修复效果的风险因素有很多，其中薄龈生物型和高位唇线是较为常见的两种高风险因素，也是美学修复面临的难点。本文将探讨1例上前牙先天缺失、前牙散在间隙的薄龈生物型病例，通过二氧化锆全瓷个性化种植修复联合正畸治疗的临床设计和预后。

一、材料与方法

1. 病例简介 25岁男性患者，12、22先天缺失，薄龈生物型，高位唇线，上颌前牙散在间隙影响美观。患者要求关闭间隙，修复缺失牙，恢复前牙区美观（图1～图6）。

2. 诊断 12、22先天缺失。

作者单位：南京医科大学附属口腔医院

通讯作者：汤春波；Email: 565090271@qq.com

3. 治疗计划 种植术前行正畸治疗，矫正位置异常的患牙并集中前牙间隙制造12、22的修复空间。12、22潜入式植入2颗种植体（NobelActive），待种植体与周围骨组织形成严密骨结合后行二期手术，术后使用二氧化锆个性化基台+二氧化锆全瓷冠修复缺牙。

4. 治疗过程

（1）修复前治疗：患者于我院正畸科经正畸治疗集中散在间隙，12、22处分别留出修复间隙约5mm（图7～图12）。随后行12、22种植体植入术，常规植入2颗3.5mm×10mm种植体（NobelActive），植入期间未出现疼痛、红肿等不适。6个月后行二期手术，术前口内可见缺牙区牙槽嵴宽度约4mm，根尖片示种植体愈合良好，无明显骨吸收，常规行种植二期手术，上愈合基台（图13～图16）。

（2）修复治疗：患者二期术后2周，取下愈合基台，可见12、22穿龈袖口形态良好，角化龈宽度充足，过渡带形态良好（图17、图18）。聚醚开窗式取模，比色结果：3L1.5。期间制作二氧化锆个性化基台和二氧化锆全瓷冠（图19～图22）。

二期术后第二次就诊，安装12、22螺丝固定二氧化锆个性化基台，以35N·cm上紧。拍摄根尖片确认基台完全就位后试戴二氧化锆全瓷冠，调殆、抛光，3M粘固（图23～图30）。戴冠后可见，12、22修复体形态恢复良好，龈缘形态自然，修复体与相邻牙之间的龈乳头饱满。达到了较好的白色和红色美学效果，患者十分满意（图31、图32）。

二、结果

复查。患者遵从医嘱，1年后来我科室复查。口内检查，12、22牙龈未见退缩、红肿等异常，软组织形态良好；拍摄根尖片，12、22种植体周围未见明显骨吸收；患者自觉发音咀嚼效果良好，对修复效果表示满意（图33～图37）。

三、结论

患者术后无不适，上颌前牙区散在间隙消失，12、22修复体形态恢复良好，龈缘形态自然，修复体与相邻牙之间的龈乳头饱满，获得了正常的咬合曲线及较好的美学效果，X线片示种植体与邻牙间距处于安全范围内，修复体完全就位。1年后复查牙龈未见明显退缩及红肿异常，X线片未见明显骨吸收。由此可见，二氧化锆个性化种植修复的确可以获得较佳的红白美学效果。

四、讨论

先天缺牙的患者，往往口内存在散在间隙，严重影响美观。直接采用种植义齿修复往往面临着修复空间不足和邻牙位置异常等问题。而种植术前的正畸矫治可以使散在间隙集中，能够将散在分布的牙齿基本恢复正常位置，所以正畸后的修复更容易获得美学修复的效果，同时也为种植体的植入提供了方便。

本例患者唇线较高，微笑时暴露全部牙冠和部分牙龈，大笑时甚至暴露部分牙槽黏膜，同时该患者属于薄龈生物型，美学区的修复显得尤为醒目。为尽可能达到优秀的红白美学效果，种植体方面，我们选择带有平台转移设计的种植系统，倒锥形的种植体颈圈可使软组织得到支撑，适合在前牙区进行植入，潜入式植入种植体，借此最大限度地保存软组织以获得较好的红色美学效果；在接近5mm的修复空间内选用直径为3.5mm的种植体，使种植体与邻牙保持安全间距、存有合适的骨量，有利于龈乳头的塑形。上部修复方面，考虑到患者颊侧牙龈较薄，为防止牙龈金属色暴露，我们选用颜色理想的二氧化锆个性化基台和二氧化锆全瓷冠，二氧化锆基台和全瓷冠在有效支撑穿龈轮廓的同时可避免龈缘灰染，具有良好的红白美学效果。

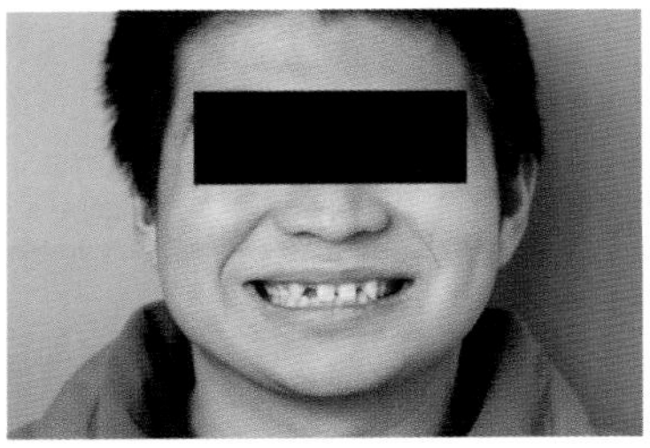
图1 患者治疗前正面像

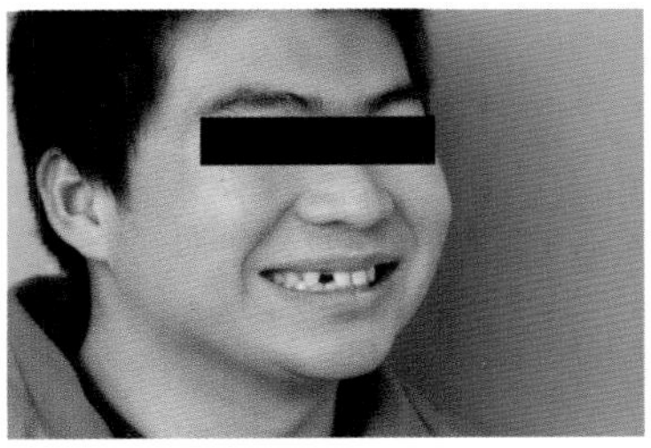
图2 患者治疗前45° 侧面像

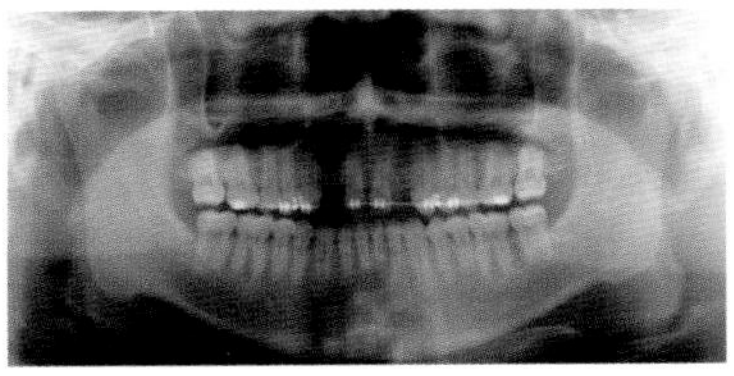
图3 种植术前全景片

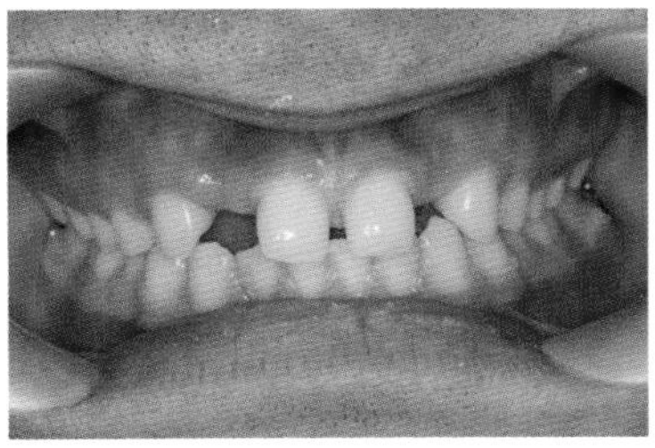
图4 正畸前正面咬合像

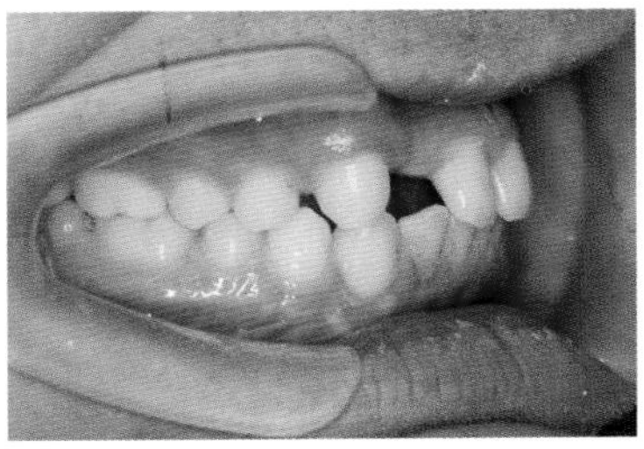
图5 正畸前右侧咬合像

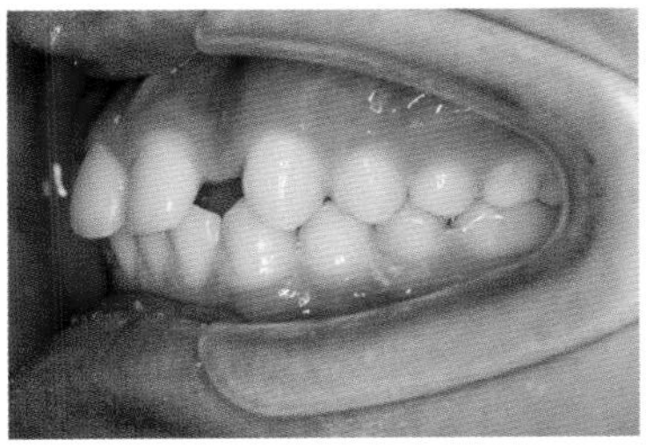
图6 正畸前左侧咬合像

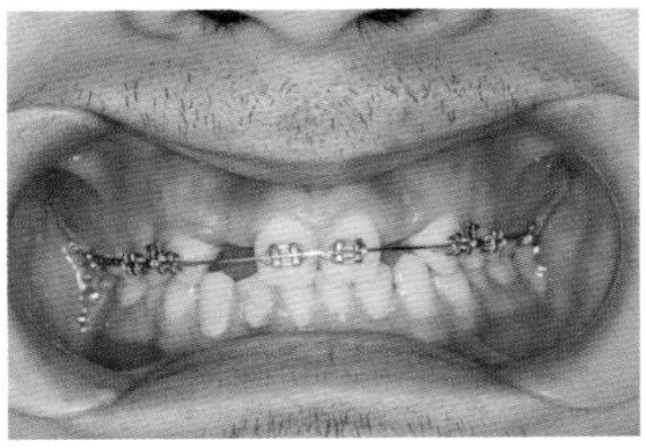
图7 正畸治疗期间正面咬合像

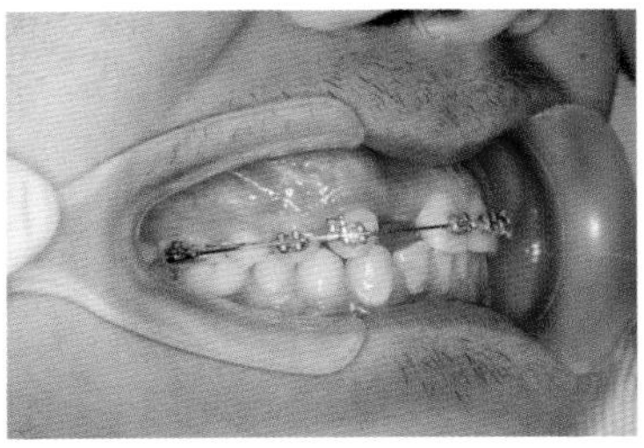
图8 正畸治疗期间右侧咬合像

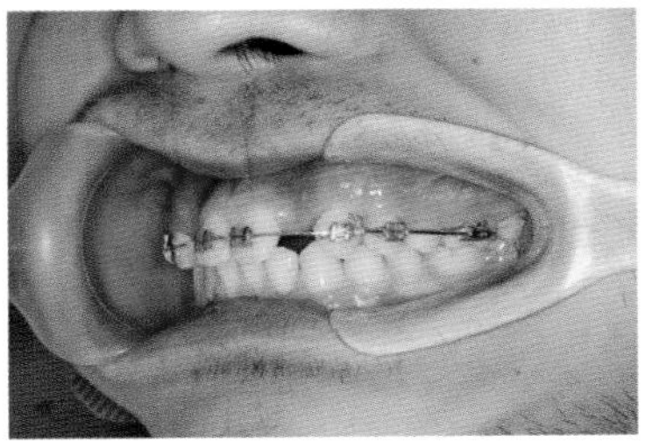
图9 正畸治疗期间左侧咬合像

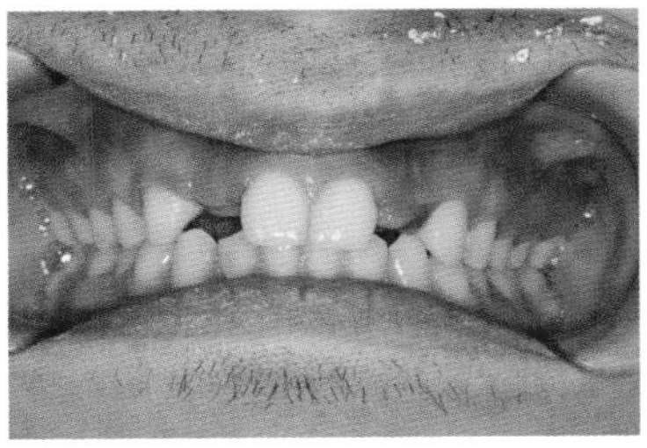
图10 正畸后正面咬合像

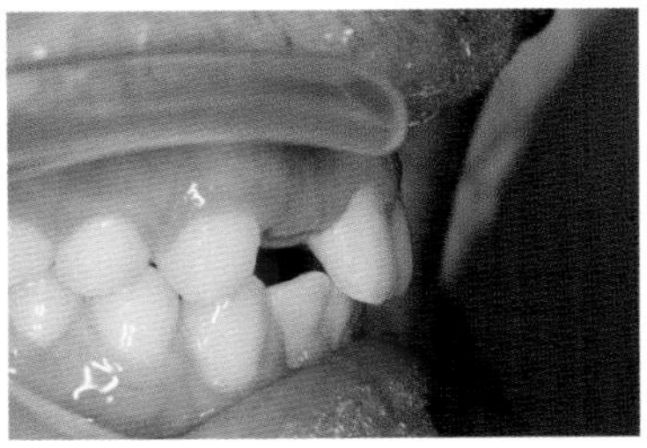
图11 正畸后右侧咬合像

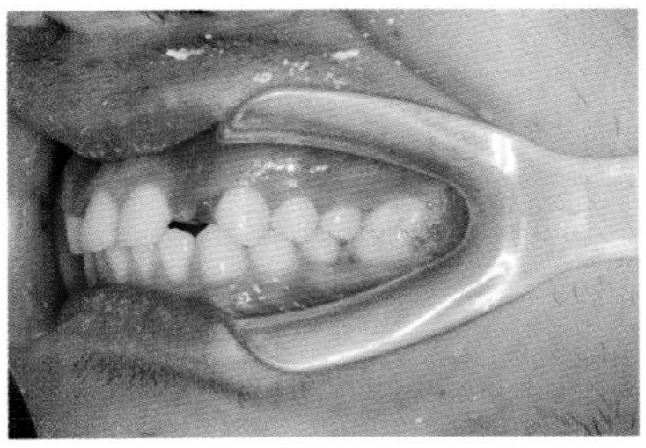
图12 正畸后左侧咬合像

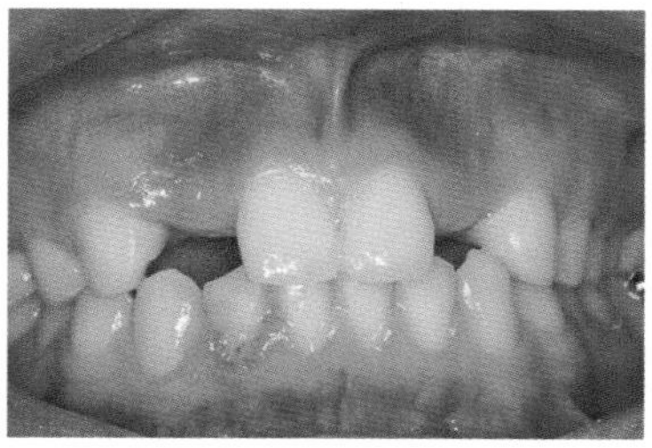
图13 二期术前口内正面像

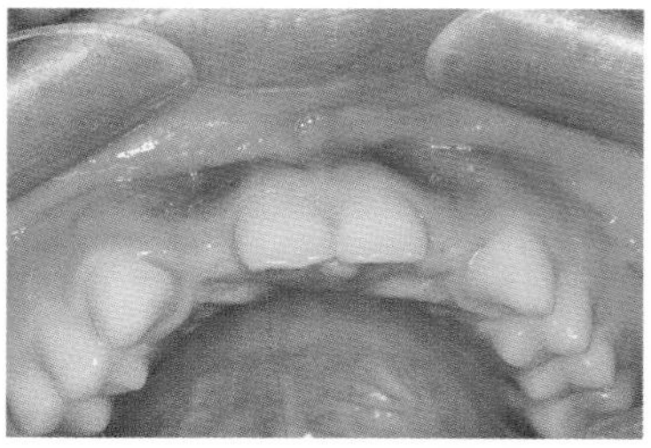
图14 二期术前口内殆面像可见缺牙区牙槽嵴宽度尚可

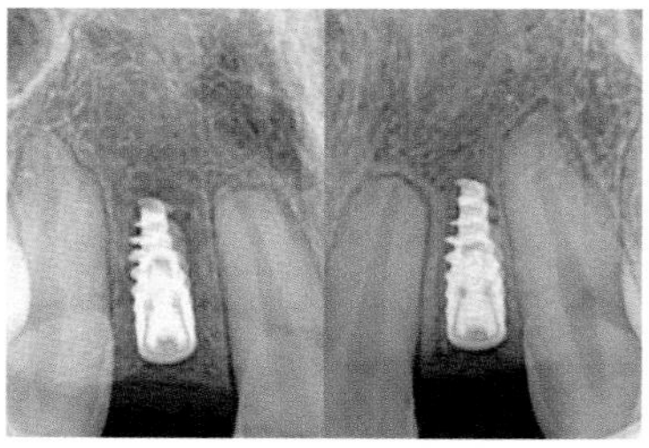
图15 根尖片示种植体愈合良好

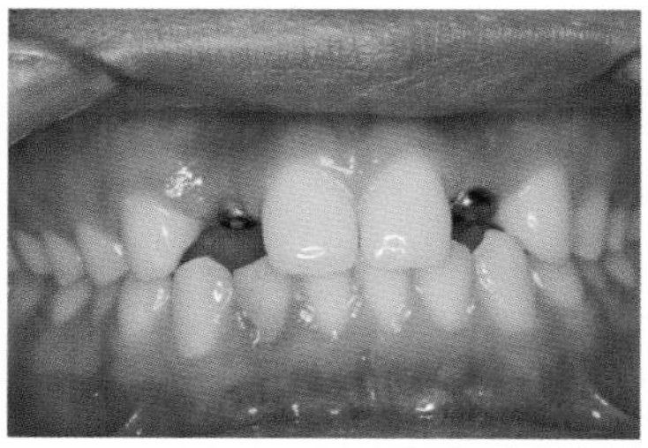
图16 修复前咬合正面像

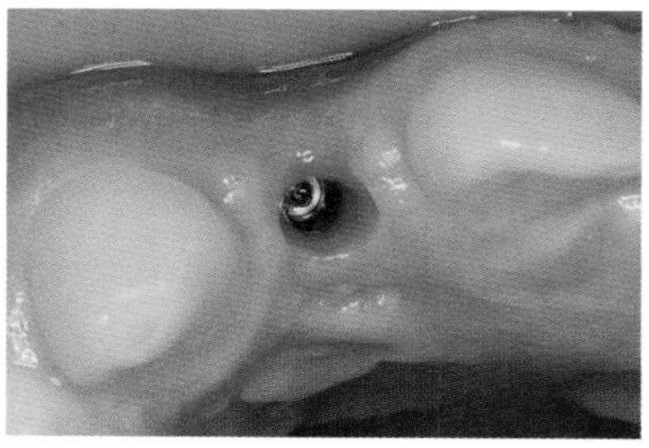
图17 12穿龈袖口

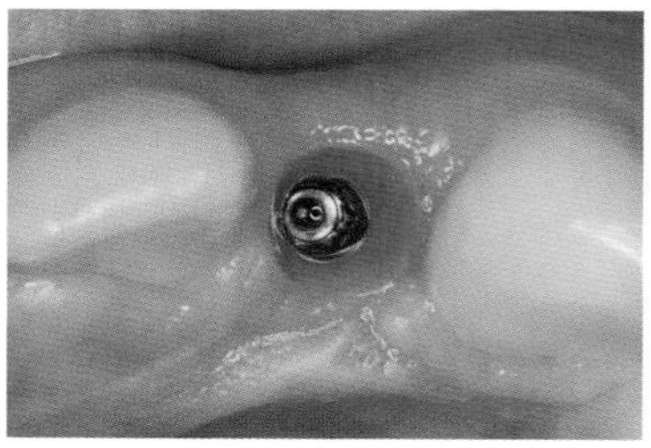
图18 22穿龈袖口

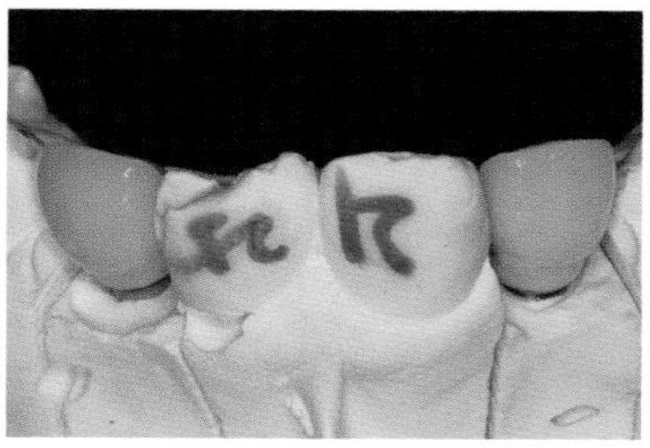
图19 工作模型上的最终修复体

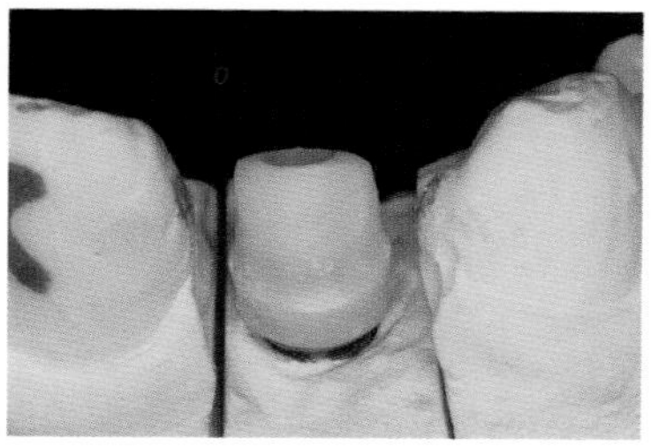
图20 12个性化全瓷基台

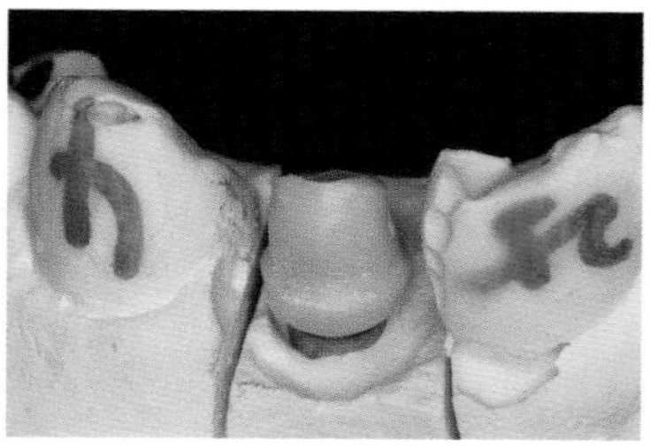
图21 22个性化全瓷基台

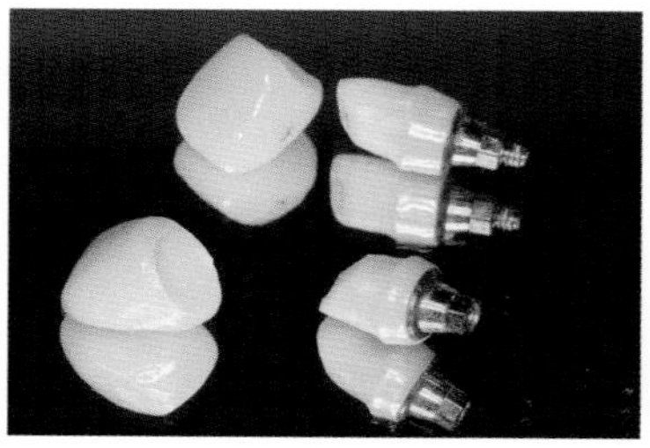
图22 最终修复体的零部件

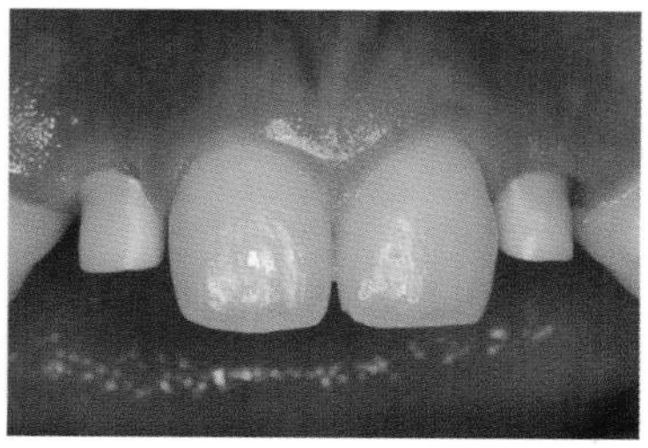
图23 个性化基台安装完成

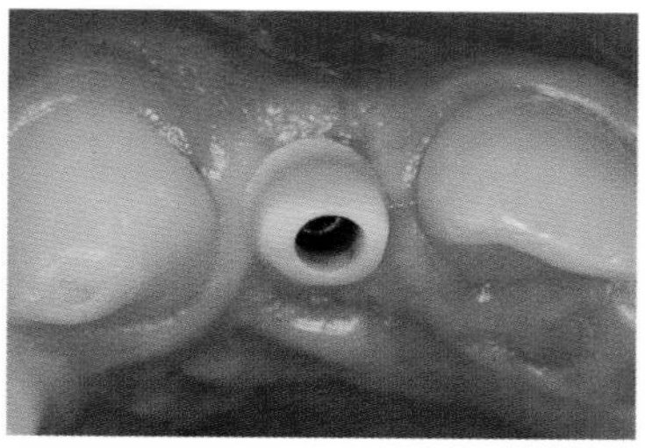
图24 12基台殆面像

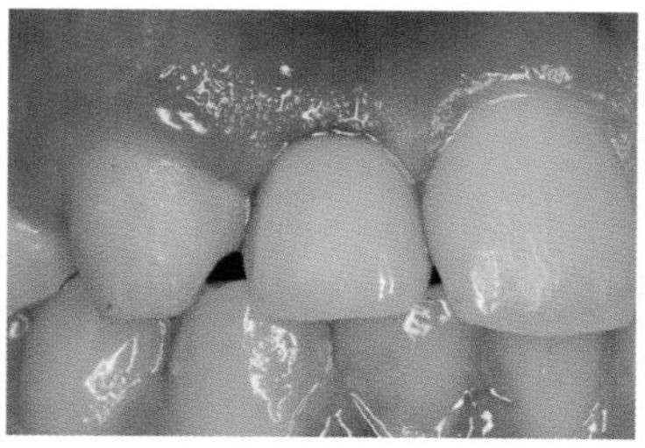
图25 12戴冠后唇面像

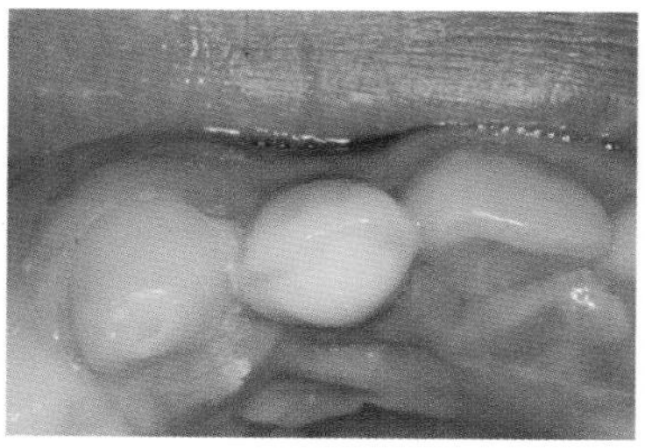
图26 12戴冠后殆面像

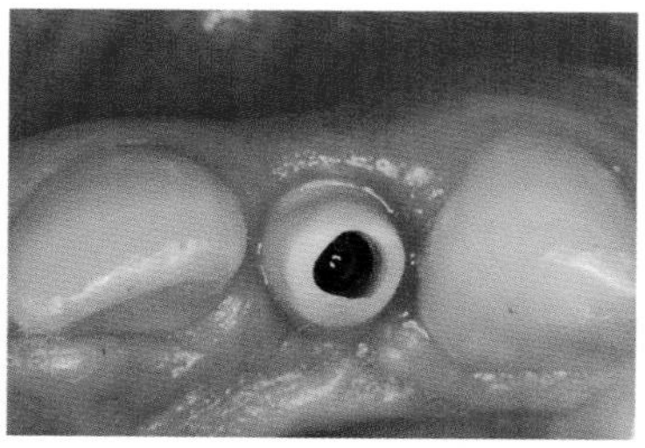
图27 22基台殆面像

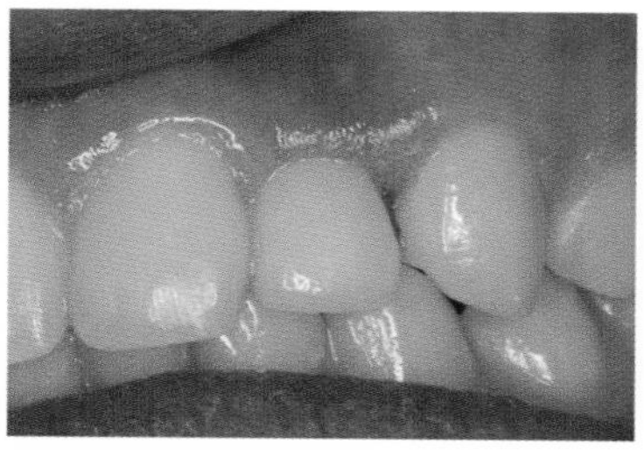
图28 22戴冠后唇面像

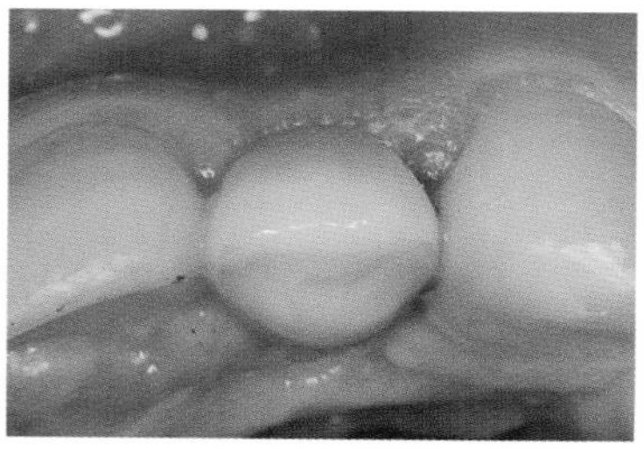
图29 22戴冠后殆面像

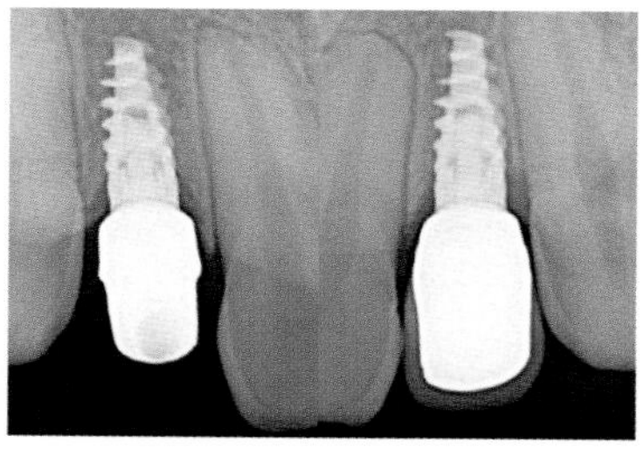
图30 X线片示12、22基台完全就位

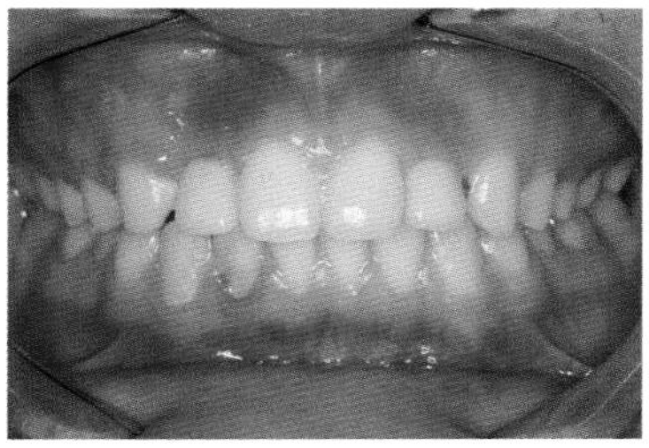

图31 完成最终修复后正面像

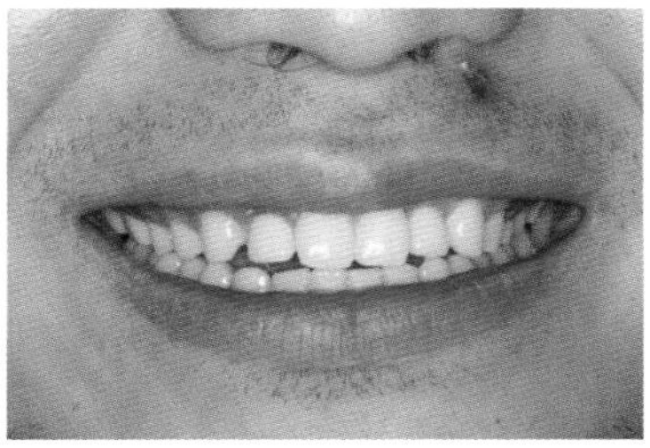

图32 修复完成后微笑像

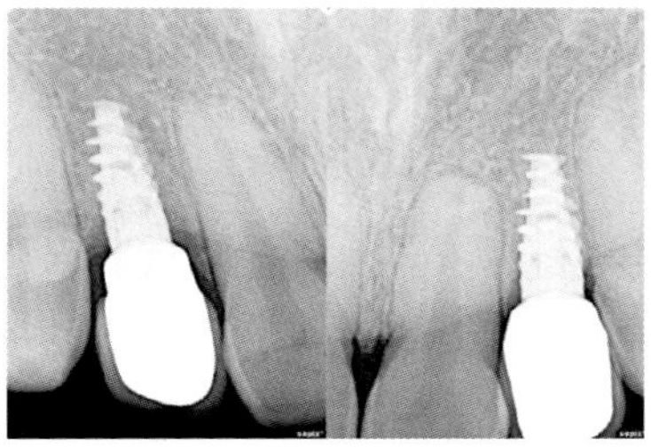

图33 1年后复查，12、22未见明显骨吸收

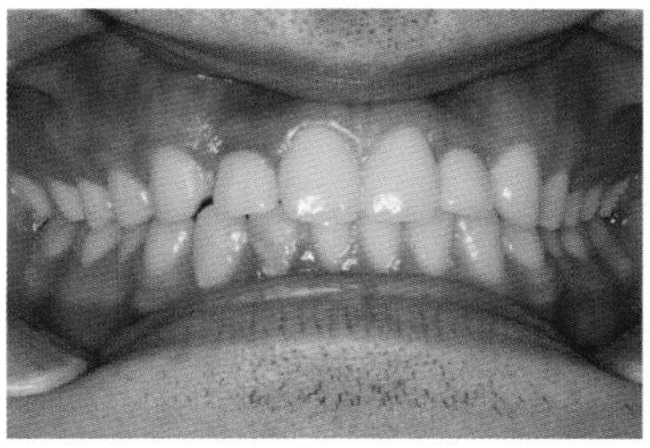

图34 1年后复查正面咬合像

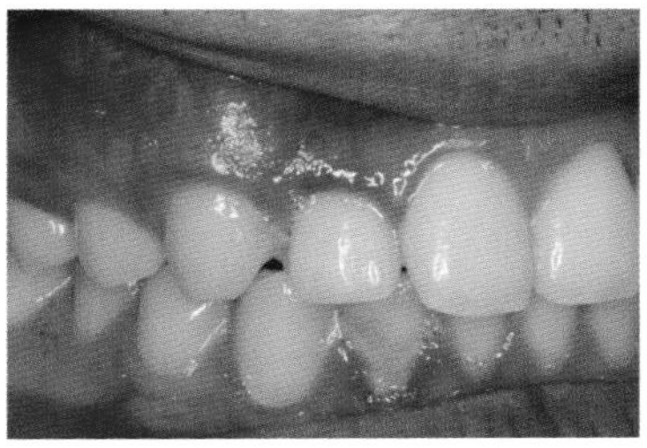

图35 1年后复查，12唇面像

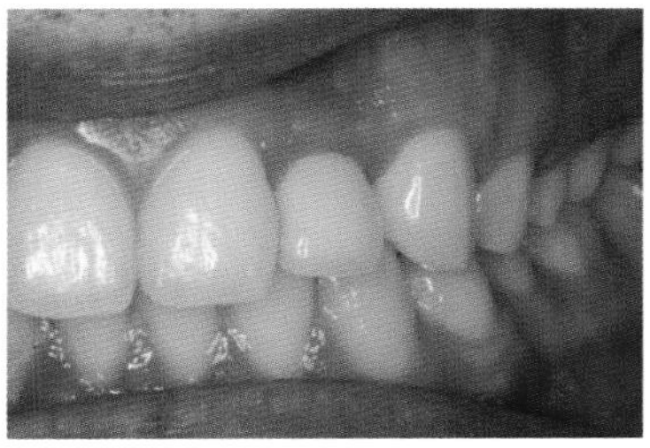

图36 1年后复查，22唇面像

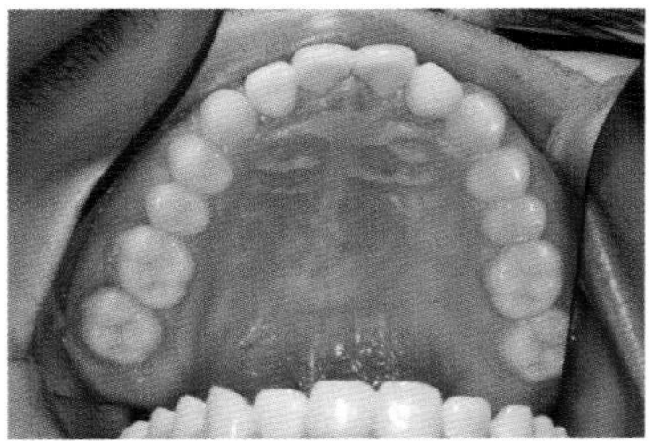

图37 1年后复查，上颌咬合面像

参考文献

[1] U Belser. Implant therapy in the esthetic zone : single-tooth replacements[J]. Iti Treatment Guide, 2006, 1.
[2] 宿玉成. 美学区种植修复的评价和临床程序[J]. 口腔医学研究, 2008 (3): 241-244.
[3] Panagiota Eirini Spyropoulou, Michael Razzoog, Marianella Sierraalta. Restoring implants in the esthetic zone after sculpting and capturing the periimplant tissues in rest position: A clinical report[J]. Journal of Prosthetic Dentistry, 2009, 102(6): 345.
[4] 宿玉成. 种植外科中的软组织处理及其美学效果[J]. 中华口腔医学杂志, 2006, 41(3): 148-150.
[5] 滕立钊, 纪江, 吴大怡. 先天缺牙的种植:辅以正畸治疗的方案和临床应用[J]. 中国口腔种植学杂志, 2009, 14(3): 68-71.
[6] 陈文雄, 吴斯媛, 史剑杰, 等. 正畸种植联合治疗长期牙齿缺失[J]. 中华口腔医学研究杂志（电子版）, 2014 (1): 46-48.
[7] C. Mangano, L. Levrini, A. Mangano, et al. Esthetic evaluation of implants placed after orthodontic treatment in patients with congenitally missing lateral incisors[J]. J Esthet Restor Dent, 2014, 26(1): 61-71.
[8] DS. Ho, SC. Yeung, KY. Zee, et al. Clinical and radiographic evaluation of NobelActive(TM) dental implants[J]. Clin Oral Implants Res, 2013, 24(3): 297-304.
[9] J. G. Wittneben, J. Gavric, U. C. Belser, et al. Esthetic and Clinical Performance of Implant-Supported All-Ceramic Crowns Made with Prefabricated or CAD/CAM Zirconia Abutments[J]. J Dent Res, 2017, 96(2): 163-170.
[10] 戴文雍, 周国兴, 张晓真, 等. 前牙美学区种植义齿个体化修复及临床评价[J]. 上海口腔医学, 2014, 23(4): 446-451.

左上中切牙早期种植即刻修复1例

苏发明　徐路路

摘要

目的：观察早期种植即刻修复上颌前牙美学区的临床效果。**材料与方法**：21拔除术后2周，拔牙创黏膜及骨未愈合完全时植入种植体同期行GBR术，术中采用Superline种植系统，种植体选用FX3612SW（3.6mm×12mm），术后行临时义齿修复，维持牙龈形态。**结果**：种植体植入6个月后复查，CBCT显示种植体骨结合良好，二氧化锆全瓷冠永久性修复，修复效果肯定，患者满意。**结论**：该患者上颌前牙早期种植即刻修复可获得良好的美学修复效果。

关键词：上颌种切牙；早期种植；即刻修复；美学修复效果

传统种植修复要求拔除患牙3个月以后方可进行种植体植入术，种植术后3~6个月才能进行二期治疗及牙冠修复。因治疗周期过长，造成部分患者难以接受种植义齿的治疗方案。而且，拔牙后导致该牙位牙槽骨的迅速吸收，引起种植区域骨量不足。同时，由于牙龈萎缩，也影响修复后的美观效果。本病例采用的是早期种植+同期引导骨再生术（guided bone regeneration，GBR）+同期修复，该治疗方法最大限度地保留了骨组织，减少了拔牙后的骨吸收；骨整合的同时完成了软组织塑形，缩短了整个疗程，节省了时间；同时手术后患者马上就有临时牙，对美观、心理的影响降到了最低程度，大大增加了患者对种植治疗的接受程度。

一、材料与方法

1. 病例简介　26岁女性患者，上前牙拔除2周，要求种植牙。患者2周前因残根在本院拔除，患者自觉影响美观，要求种植牙修复。既往体健，无系统性疾病史，面型大致对称，开口型正常，开口度约3横指，全口咬合关系尚可，颌运动正常。21缺失，拔牙窝软组织初期愈合。11、22无叩痛，下颌牙无缺失，口腔卫生情况良好。X线检查：22根管治疗中，21拔牙窝骨缺损明显。

2. 诊断　上颌牙列缺损。

3. 治疗计划

（1）全身及局部检查，交代治疗过程及术后可能发生的并发症。

（2）早期种植+同期GBR+同期修复。

4. 治疗过程（图1~图32）

（1）常规消毒，无菌操作下局部浸润麻醉。

（2）21梯形切口设计，水平切口偏腭侧，垂直切口位于21近远中转角处，翻起黏骨膜瓣，见唇侧根中1/3及根上1/3骨板缺损明显。

（3）逐级备洞，以修复为导向的位置植入，Superline FX3612SW骨水平种植体植入，同期Bio-Oss骨粉和Bio-Gide可吸收胶原膜行GBR，恢复唇侧骨量和凸度，改善牙槽嵴的形态。为后期的牙龈成形奠定了基础，松解黏骨膜瓣，安装过渡基台，严密对位缝合。

（4）以期望的永久性修复体的颈部形态为导向，制作暂时性修复体，行即刻修复，解决患者的美观问题，同时进行软组织的成形，调磨临时冠的咬合，在正中、侧方、前伸方向上均无咬合接触。

（5）术后10天拆线。

（6）术后6个月，暂时修复引导颈部成形且形态良好，21龈高度与11相近，牙龈乳头成形良好，CBCT示种植体骨结合良好。

（7）取模，分区比色，制作二氧化锆修复体。

（8）修复体制作完成，戴牙，牙龈和龈乳头成形良好。

（9）12个月后复诊，龈缘位置稳定，牙龈乳头形态良好。

（10）使用材料：种植系统采用Superline系统，种植体采用Superline FX3612SW（3.6mm×12mm）种植体，基台采用Superline DAB4535HL钛基台。生物材料：Bio-Gide胶原膜（Geistlish co.美国），Bio-Oss人工骨粉（Geistlish co. 美国）。

二、结果

在唇侧骨板严重吸收的病例中行前牙早期种植+GBR+即刻修复，取得良好的美学效果和临床应用效果。

作者单位：金华秀贝口腔门诊部

通讯作者：苏发明；Email: 549184778@qq.com

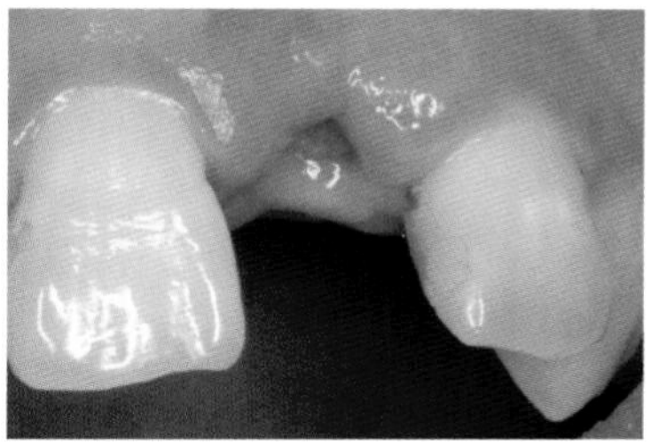
图1 正面像（术前）

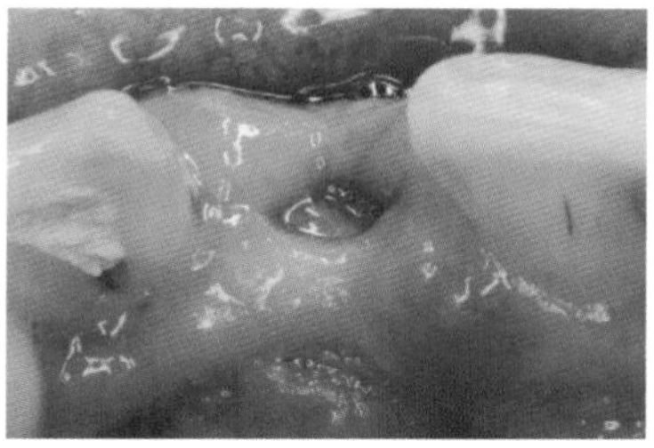
图2 上颌牙殆面像（术前）

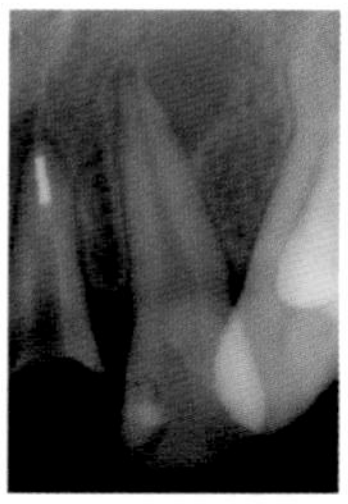
图3 术前X线片（拔牙前）

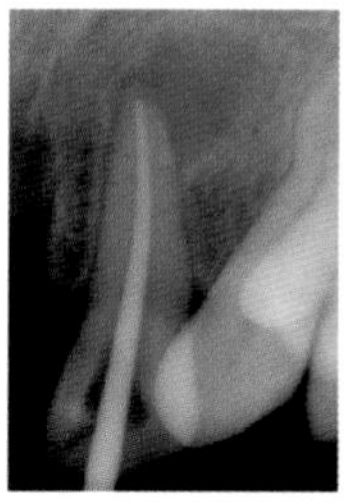
图4 术前X线片（拔牙后）

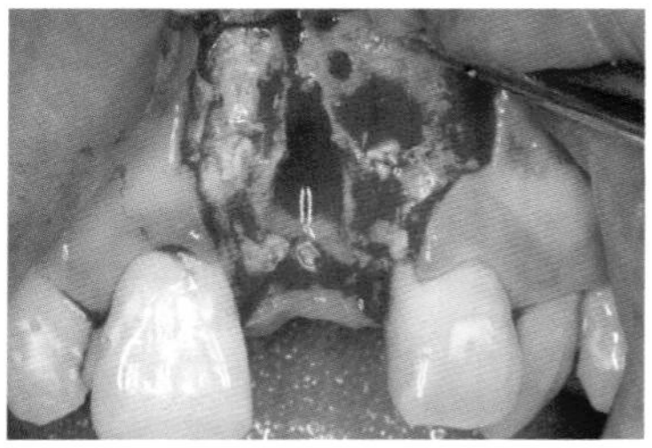
图5 翻瓣后

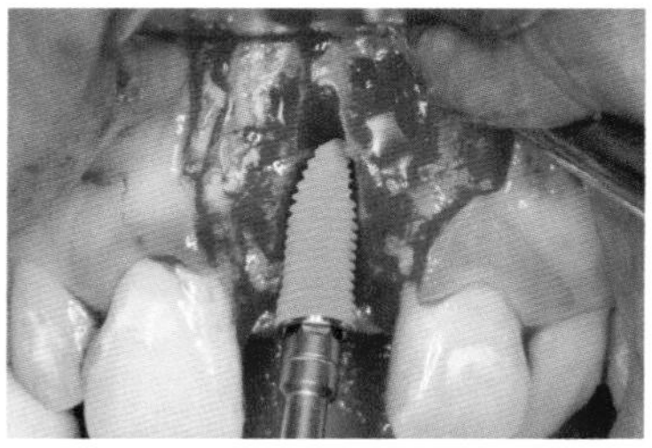
图6 植入种植体

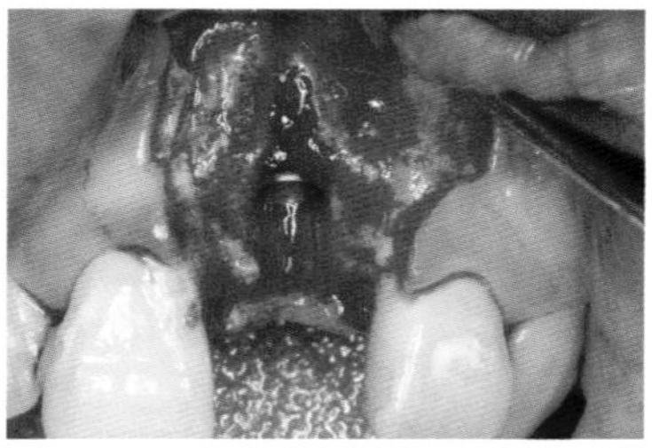
图7 种植体植入后

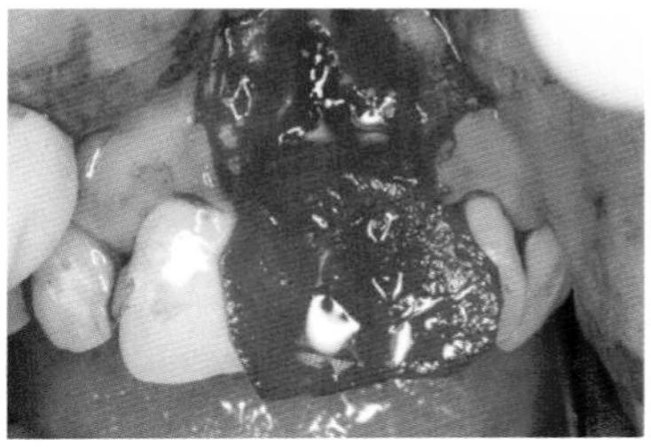
图8 临时基台固定胶原膜

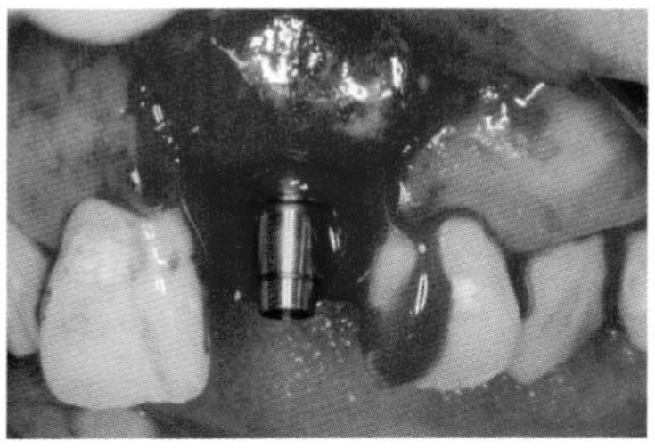
图9 行GBR

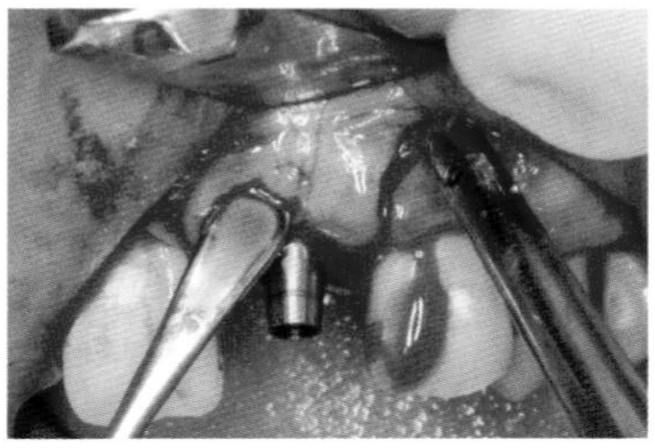
图10 软组织复位

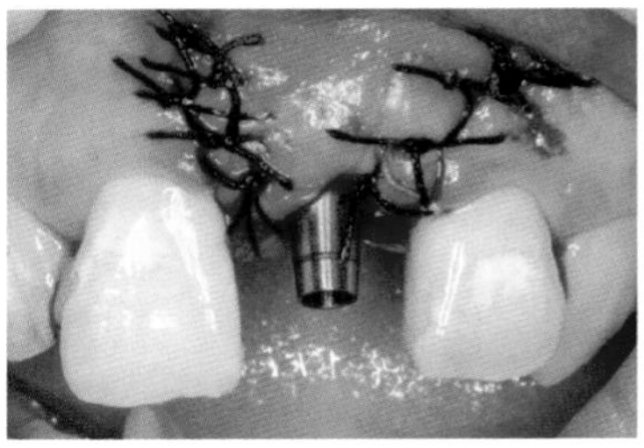
图11 缝合后（正面像）

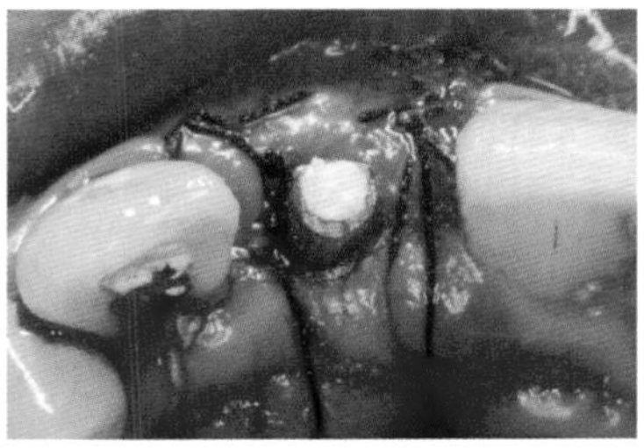
图12 缝合后（殆面像）

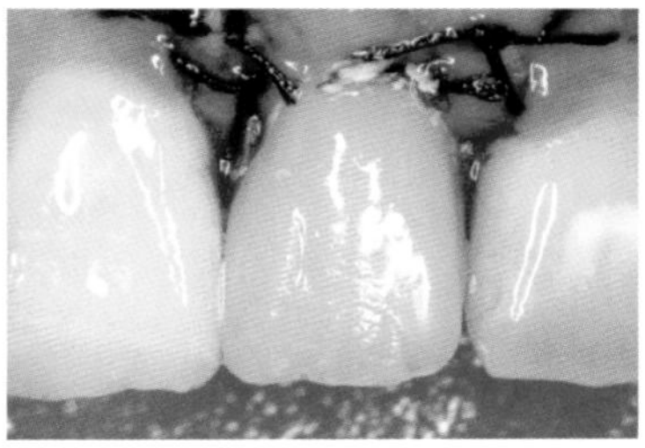
图13 即刻临时冠修复

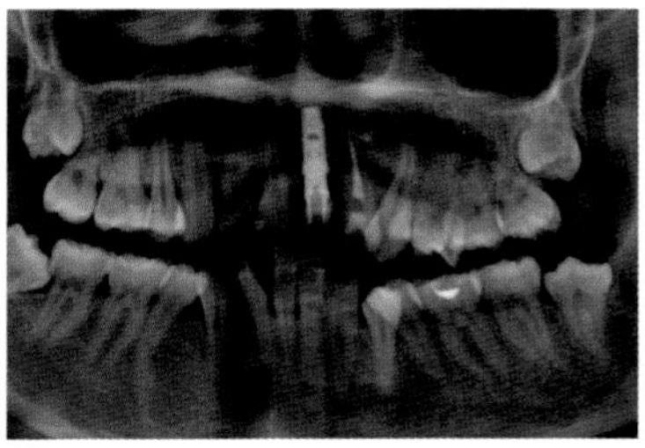
图14 术后曲面断层片

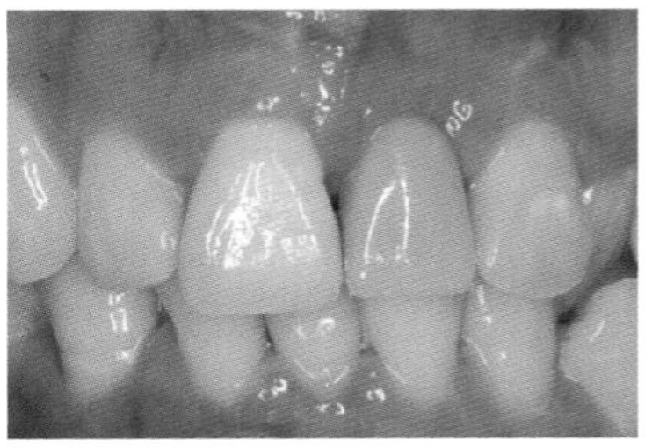
图15 术后6个月（正面像）

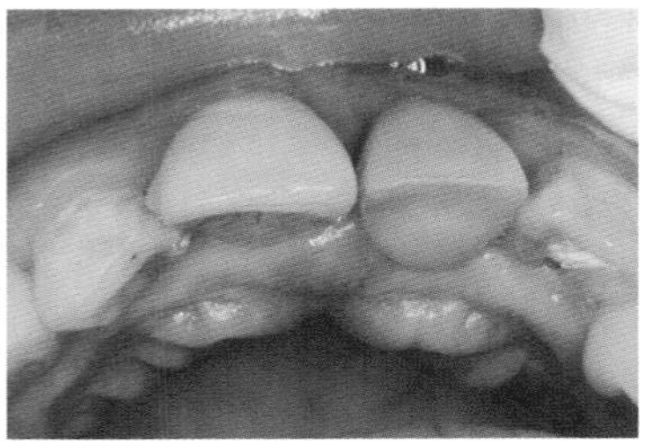
图16 术后6个月（殆面像）

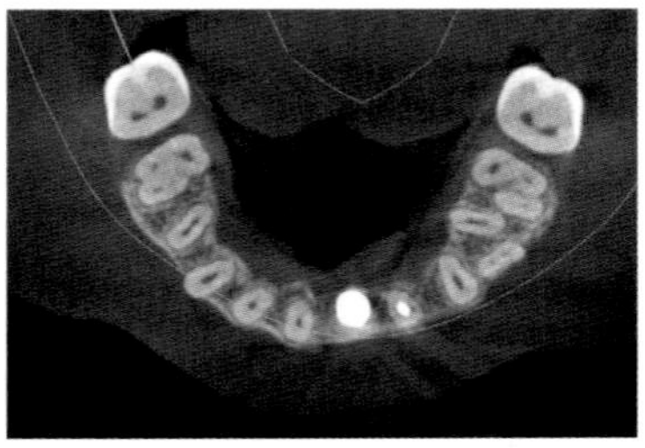
图17 CBCT横截面（6个月后）

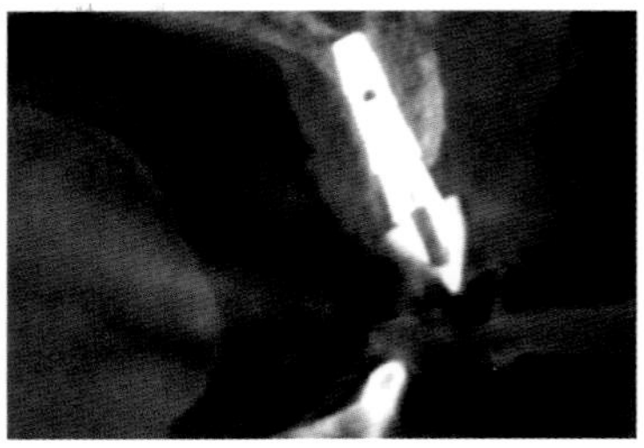
图18 CBCT矢状面（6个月后）

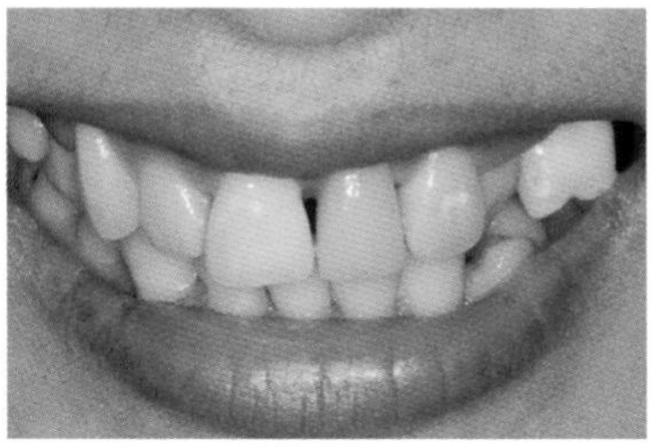
图19 种植修复前正面微笑

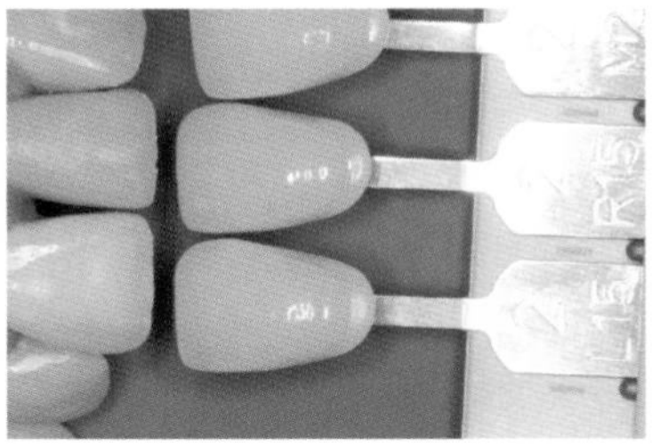
图20 修复前比色

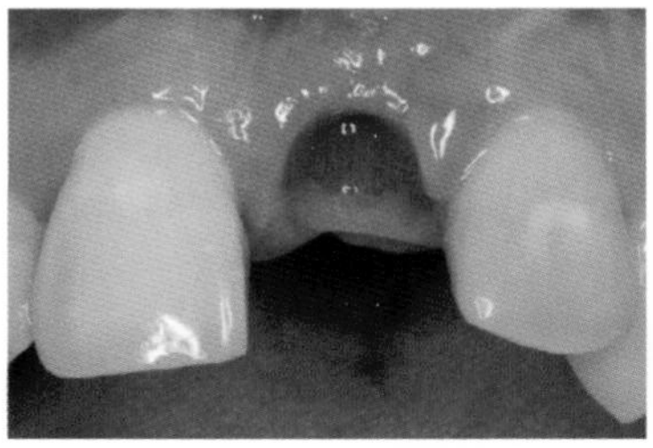
图21 龈乳头形态

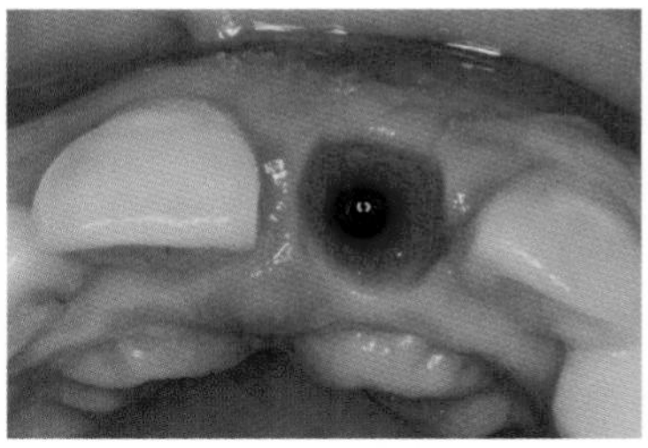
图22 牙龈袖口

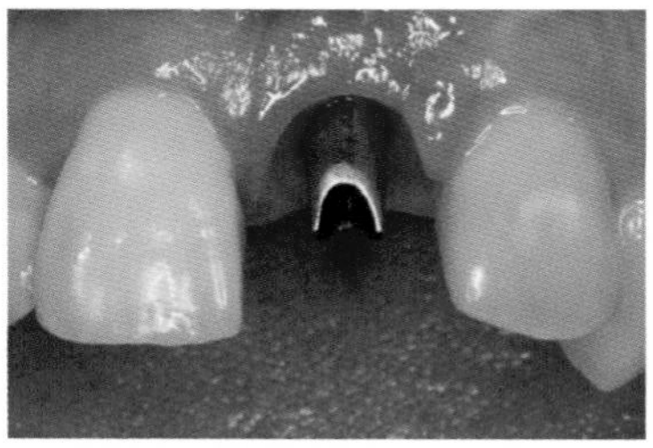
图23 基台就位于种植体上

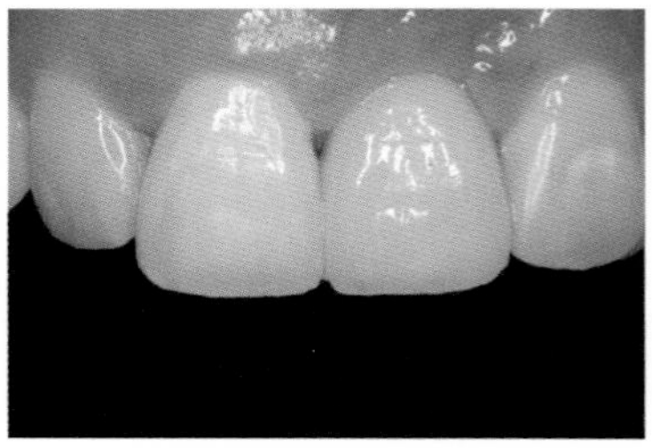
图24 修复体戴入后

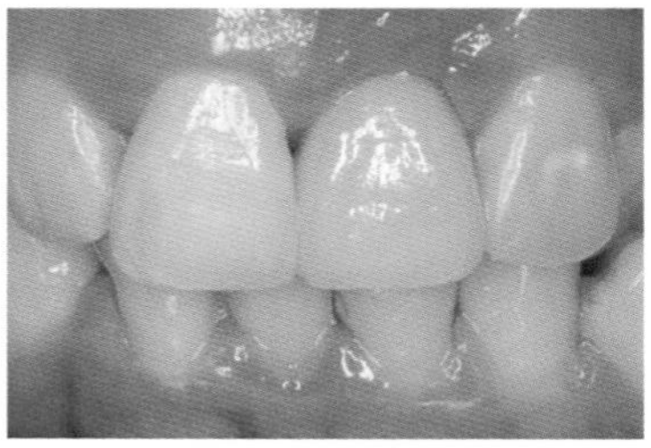
图25 修复体戴入后（咬合正面像）

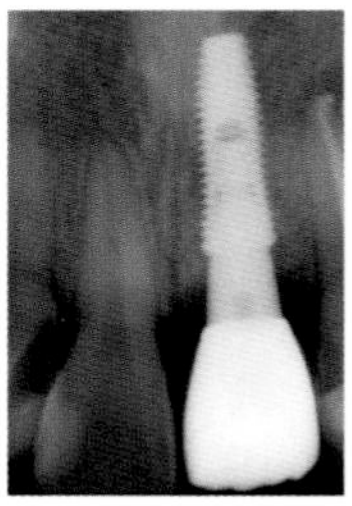
图26 修复体戴入后X线片

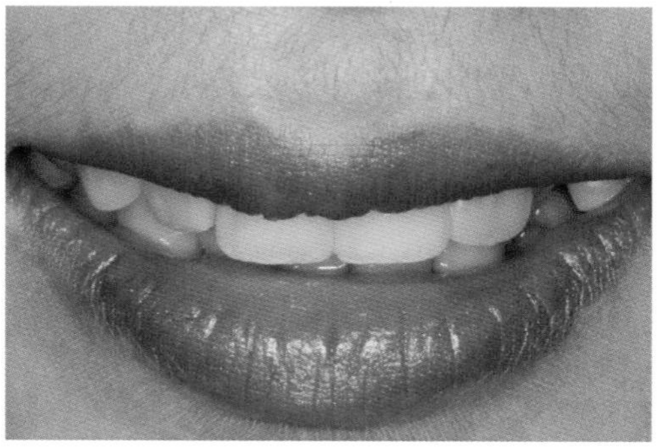
图27 最终修复后（正面微笑像）

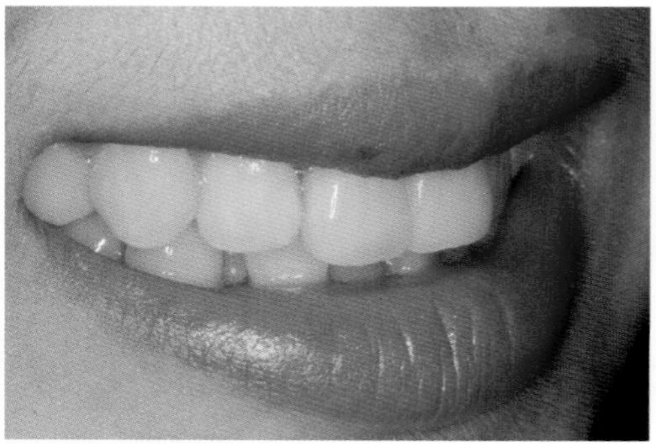
图28 最终修复后（右侧面45° 微笑像）

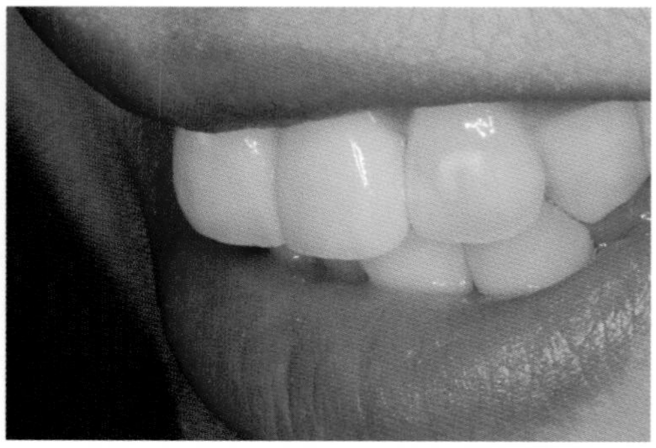
图29 最终修复后（左侧面45° 微笑像）

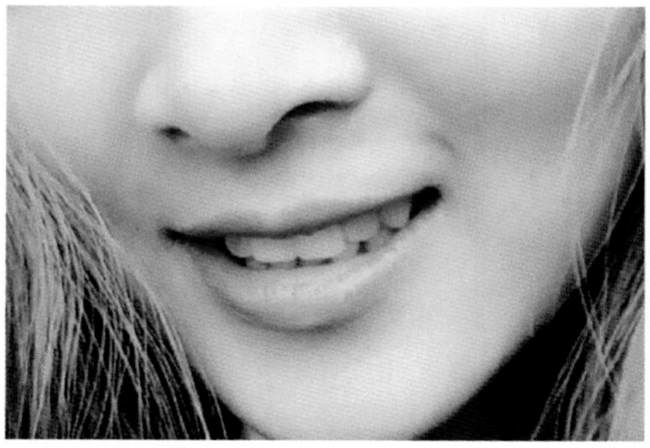
图30 患者满意的自拍微笑像

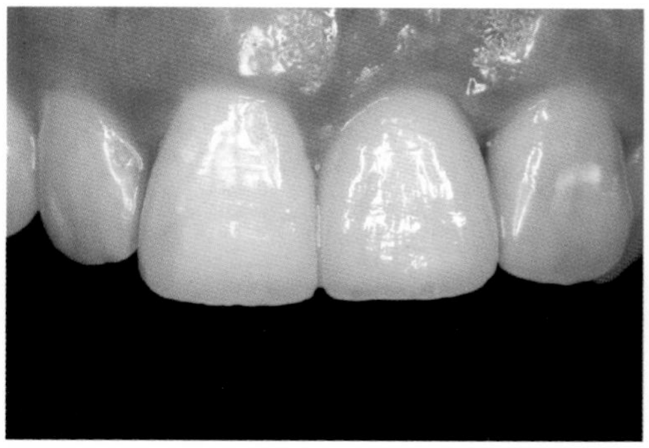
图31 种植修复戴牙后1年复查唇面像

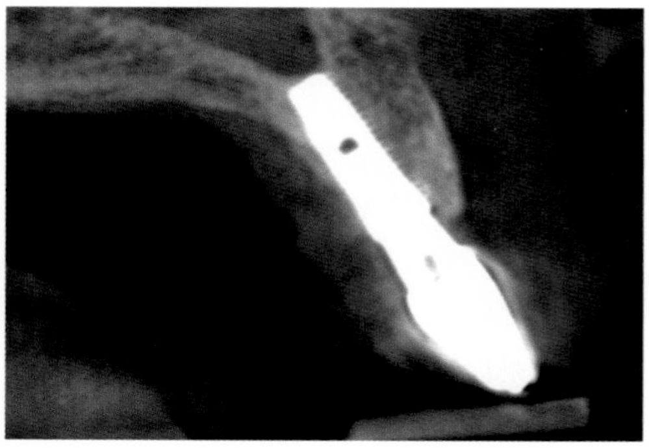
图32 1年后CT复查情况

三、讨论

1. 早期种植，此时植入种植体，易寻牙根原来的方向，把握种植角度，可以获得较好且稳定的美学效果。

2. 本病例采用早期种植，最大限度减少美学区软硬组织吸收，维持牙槽骨及牙龈形态，防止唇侧轮廓美学的改变，达到了美学效果。

3. 对唇侧骨板缺损的牙位采用骨再生膜引导（GBR）技术行唇侧骨板骨量扩增术，取得了良好的临床效果。

4. 如果选择钛基底的二氧化锆全瓷基台，可以较好地规避远期牙龈退缩后露出基台金属颜色的风险，同时也可以防止牙龈变薄后露出金属颜色，获得更加美观的效果。

参考文献

[1] 林野. 即刻种植的是与非[J]. 中华口腔医学杂志，2013,48(4): 193–199.
[2] 李德华. 前牙区种植选择即刻还是早期种植[J]. 中华口腔医学杂志，2013,48(4): 200–202.

Socket-shield技术应用于前牙美学区的即刻种植修复

杜全高

摘要

目的：探讨Socket-shield 技术应用于前牙美学区的即刻种植修复的可行性和美学修复效果。**材料与方法：**30岁女性患者，以“左侧上颌前牙折断1个月”于我院就诊。口内检查发现21残根，腭侧断端位于龈下超过2mm，影像学检查显示患牙唇侧约1mm厚度的骨壁影像，未见明显牙周膜间隙增宽和根尖暗影。本病例采用Socket-shield技术，拔牙时保留唇侧薄层的牙片，于拔牙窝内偏腭侧即刻植入种植体1颗，将Bio-Oss骨粉填满种植体与牙片之间的“跳跃间隙（jumping gap）”，术后即刻取模，1周后采用CAD/CAM树脂冠进行即刻非功能性修复。术后6个月复诊，制取个性化的印模，完成最终的修复。**结果：**采用Socket-shield技术成功保留了唇侧薄层的牙片，即刻种植获得了比较理想的种植体植入位点和轴向；术后6个月，形成了良好的种植体骨结合，影像学检查发现牙片无吸收、移位，与种植体之间有骨密度影像，唇侧牙槽嵴轮廓并未发生明显吸收塌陷，龈乳头和游离龈缘无退缩，最终的修复效果自然、美观，患者满意。**结论：**Socket-shield技术保留的唇侧牙片能够有效地保存唇侧的薄层骨壁，且不会妨碍种植体骨结合的形成。由于避免了骨的吸收改建，可以很好地维持牙槽嵴轮廓，有利于最终修复的美学效果，尤其是为前牙美学区的修复提供了一种可行的修复方式。

关键词：Socket-shield技术；前牙美学区；即刻种植；即刻修复

随着口腔种植技术的发展，美学效果逐渐成为前牙种植成功评判的关键。牙齿拔除后牙槽骨会发生改建和吸收，尤其是在前牙美学区，牙齿缺失后其牙槽窝唇侧的骨壁较薄，吸收更为明显，而软组织缺乏牙槽骨的支持也会随之发生塌陷，从而使前牙美学区种植修复面临着巨大的挑战。Socket-shield技术是由德国医生Hurzeler和他的团队于2010年提出的，它的原理就是拔牙时保留薄层的牙片，通过牙周膜稳定在牙槽窝的内壁。因为保留了牙周膜及其对于牙槽骨的血供，能够有效避免薄层骨壁的吸收塌陷，保存了唇侧骨壁，研究发现并不会影响即刻植入的种植体形成骨结合以及新骨形成。但是，由于临床技术要求高、操作难度较大、适应证范围较为局限，目前在临床上的应用并不广泛，其长期稳定的美学修复效果缺乏足够的病例支持。本病例针对前牙美学区保留无望的残根拟采用Socket-shield技术联合即刻种植进行修复，以期获得自然美观、长期稳定的修复效果。

一、材料与方法

1. 病例简介 30岁女性患者，无全身性疾病和手术禁忌证。主诉：左侧上颌前牙折断1个月。现病史：患者诉1个月不慎跌倒致左侧上颌前牙折断，既往未行任何修复。现无明显不适，要求种植牙修复。口内检查：21残根，腭侧断端达龈下超过2mm，叩（-），松（-），冷不敏感；牙龈无红肿、无退缩，角化龈正常，牙龈生物型为中厚型，牙槽嵴丰满（图1、图2）；前牙正常覆殆覆盖。微笑像显示患者为中位笑线（图3），邻牙及对颌牙未见明显异常。CBCT影像学检查示：21残根，腭侧断端深达牙槽骨顶部水平，根管内空虚，未见明显牙周膜间隙增宽和根尖暗影。颈部唇侧有约1mm的牙槽骨厚度，唇侧骨边缘完整连续，牙槽嵴顶宽度约7mm，鼻嵴距约18mm（图4）。

2. 诊断 21残根。

3. 治疗计划 由于21残根腭侧断端较深，残根保留无望，保留无望须拔出后行义齿修复。考虑到拔牙后唇侧牙槽骨会发生吸收改建，影响最终的美学修复效果。故拟行Socket-shield技术联合即刻种植的修复方式进行修复。告知患者疗程及费用，患者知情同意并要求治疗。

4. 治疗过程

（1）术前准备：患者半卧位，常规消毒、铺巾。

（2）微创拔牙：4%阿替卡因局部浸润麻醉，麻醉显效后采用分牙的方式微创拔除残根的腭侧部分（图5），逐步修整残留牙片至厚度约1mm，冠端位于唇侧骨壁水平冠方约1mm，修整完成后探查牙片无松动，唇侧骨壁完整（图6）。

（3）种植手术：球钻于牙槽窝内偏腭侧定点，逐级扩大预备种植窝，植入种植体1颗，见种植体与牙片之间有约2mm的“跳跃间隙”（图7），探查种植体植入深度位于唇侧龈缘下约3mm（图8），于“跳跃间隙”内填入Bio-Oss骨粉（图9）。

作者单位：重庆医科大学附属口腔医院

Email: 1126511419@qq.com

（4）即刻取模：种植体植入与植骨完成后，取膜制作临时树脂冠。戴入合适的转移杆，并用无菌橡胶薄膜隔离术区，采用硅橡胶印模材料进行取模（图10）。取模完成后上愈合基台，最后用光固化的流体树脂封闭愈合基台与软组织之间的间隙（图11）。

（5）影像学检查：术后30分钟，拍摄CBCT显示，种植体植入位点及深度合适，唇侧骨皮质完整连续，种植体唇侧骨厚度约3mm，种植体-牙片之间有高密度的致密充填物影像（图12）。

（6）即刻修复：种植术后1周，口内检查发现愈合基台固定在位，伤口已愈合，牙龈无明显红肿，取下愈合基台，戴入CAD/CAM临时树脂冠并调𬌗至非功能状态（图13、图14）。

（7）取模：术后6个月，口内检查发现21临时树脂冠在位无松动，唇侧牙槽嵴无塌陷，牙龈无退缩，龈缘及牙龈乳头保存良好（图15、图16）。CBCT检查显示，种植体周围无明显低密度透射影，保留的牙片无吸收、无移位，牙根与种植体之间有高密度的新骨形成，种植体唇侧骨厚度约3mm（图17）。取下树脂冠，见牙龈袖口形态良好（图18）。制作个性化转移杆（图19），并将个性化的转移杆连接到种植体上（图20、图21），进行种植体水平的个性化硅橡胶取模（图22），比色2R1.5（图23）。

（8）戴牙：取模后1周，于技工室完成最终修复体的制作（图24）。取下原树脂冠，更换永久基台（图25、图26），戴入最终的修复体（图27～图29）。DR片显示种植体周围骨密度正常，牙冠与基台密合良好（图30）。

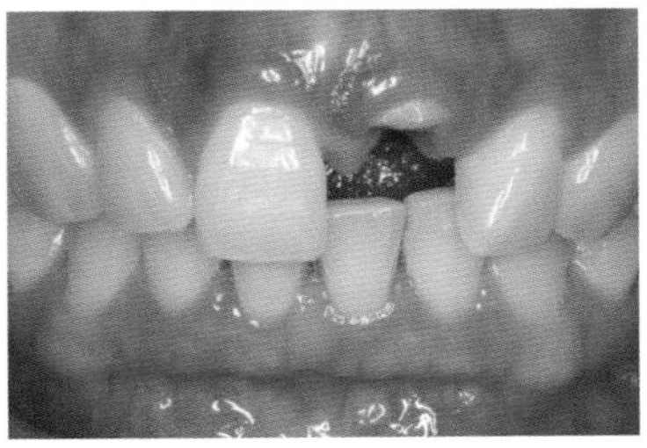
图1　术前口内正面像

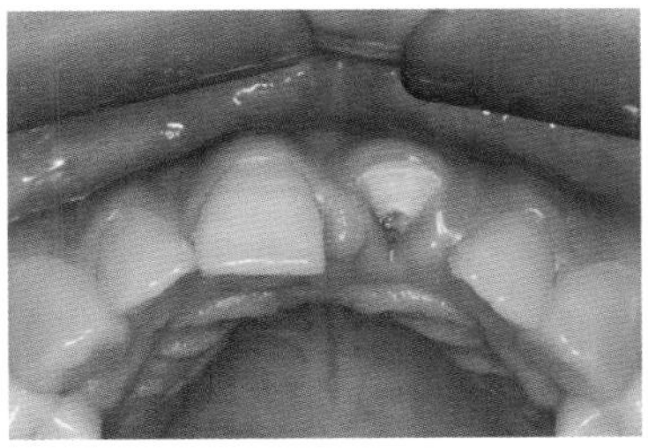
图2　术前口内𬌗面像

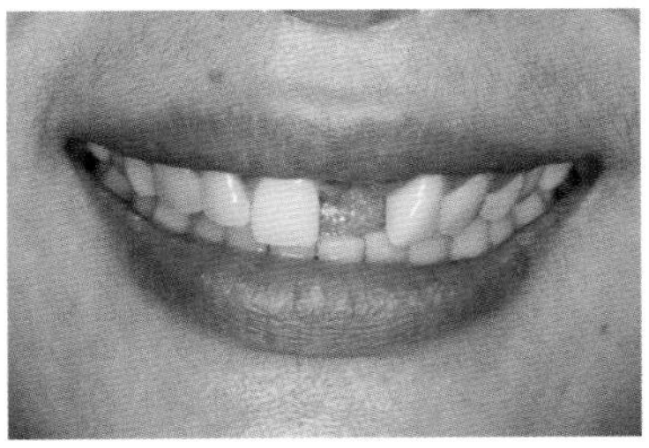
图3　术前微笑像：中位笑线

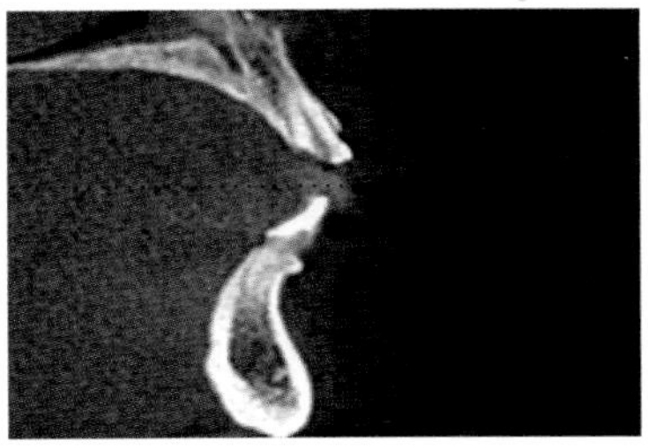
图4　术前CBCT影像

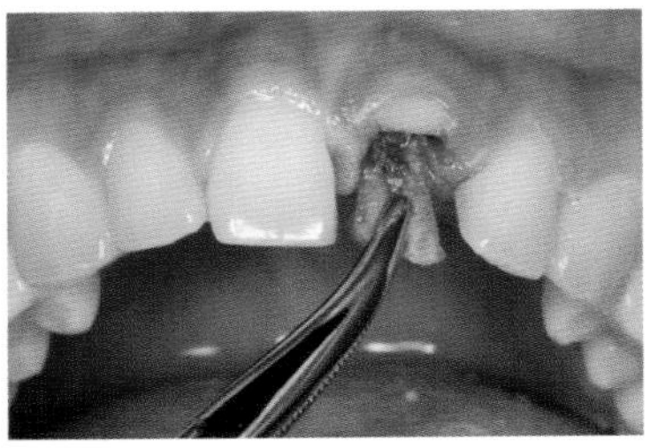
图5　分牙拔除残根的腭侧部分

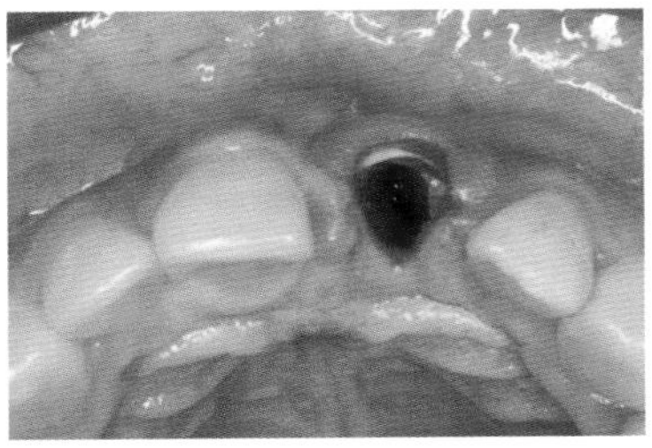
图6　植入种植体

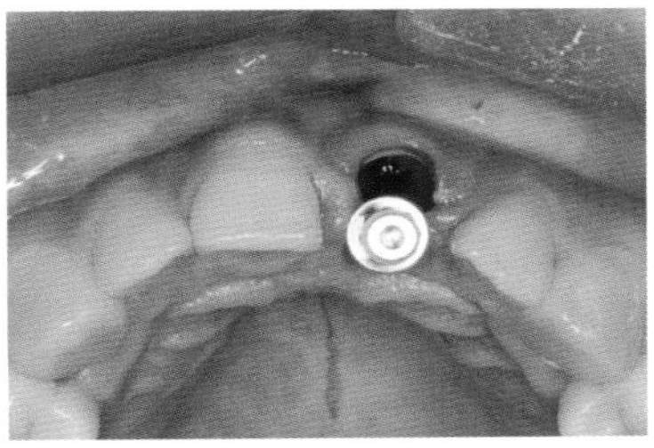
图7　唇侧的牙根修整至薄层的牙片

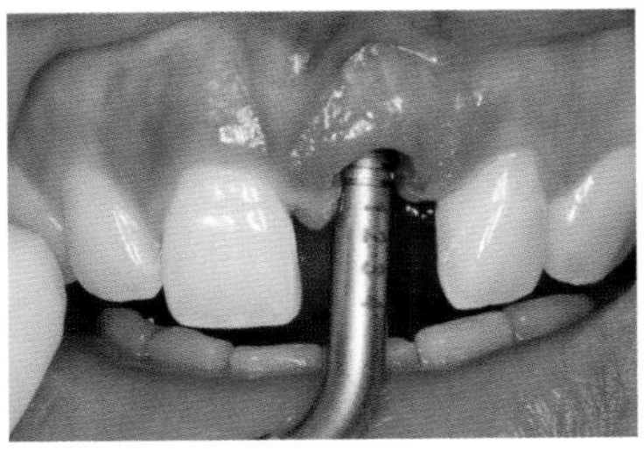
图8　种植体植入深度为龈下约3mm

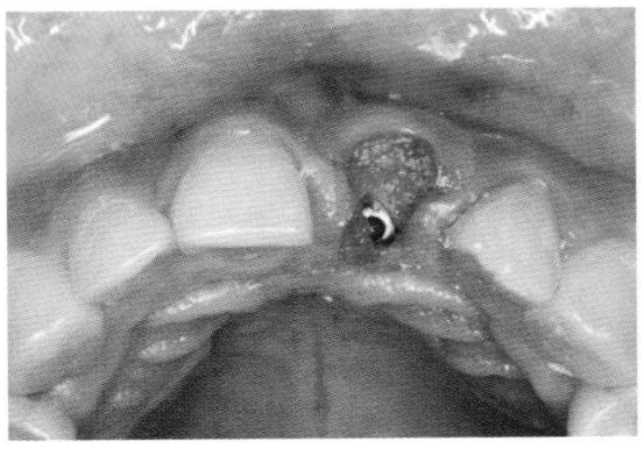
图9　于跳跃间隙内填入Bio-Oss骨粉

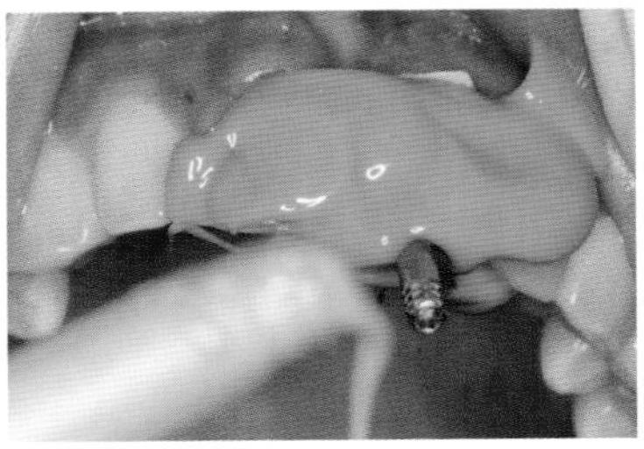
图10　即刻取模

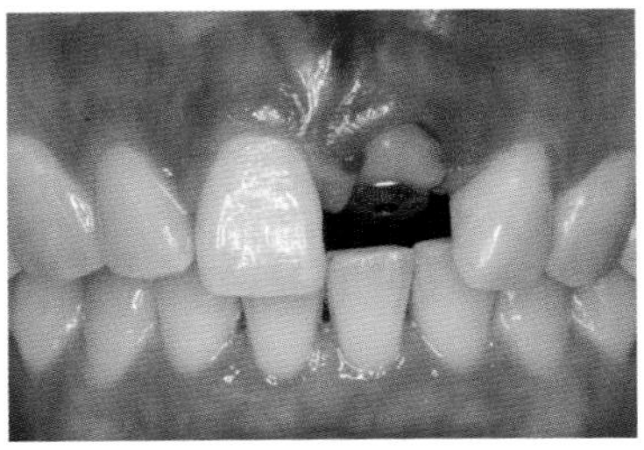
图11　光固化流体树脂封闭创口

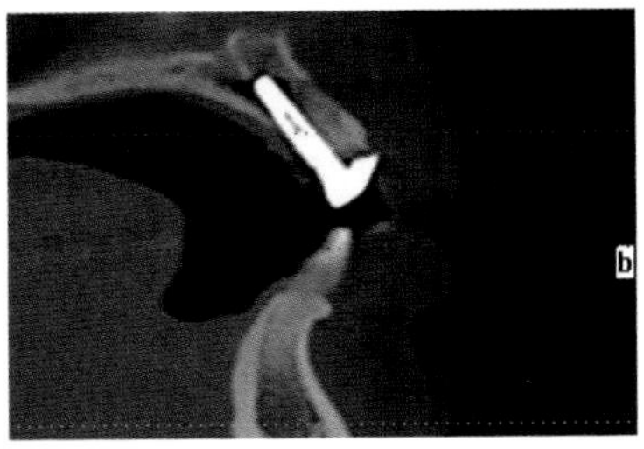
图12　术后即时CBCT影像

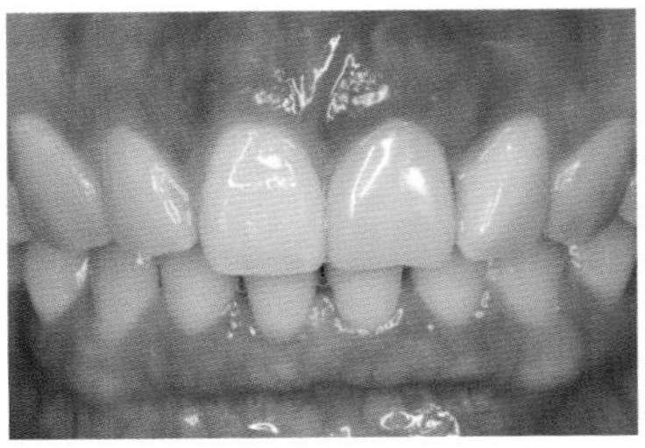
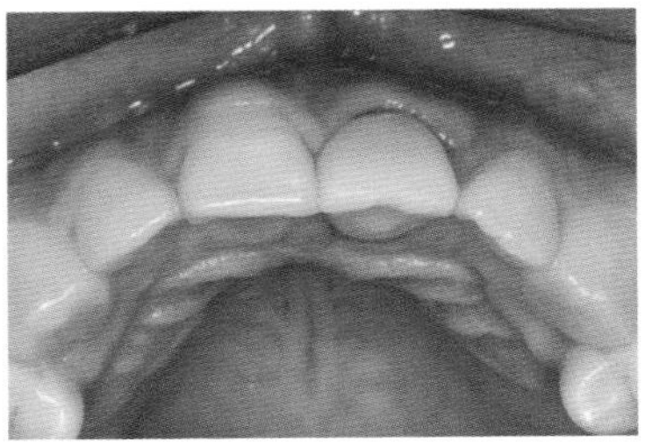
图13、图14　CAD/CAM树脂冠即刻非功能性修复

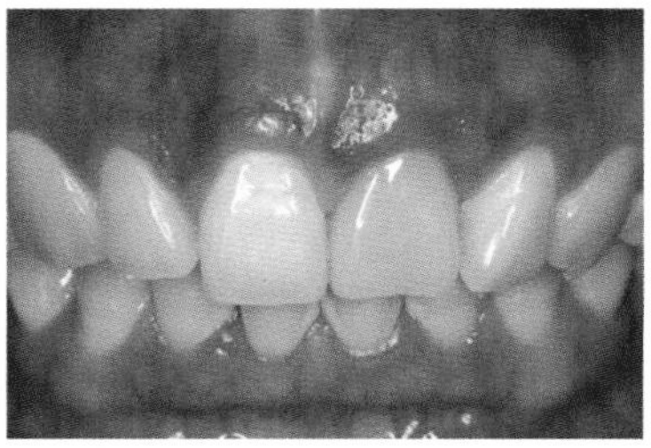
图15 术后6个月口内正面像

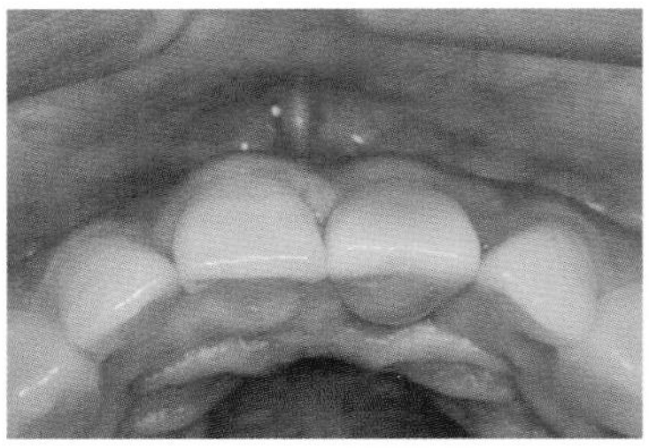
图16 术后6个月口内𬌗面像

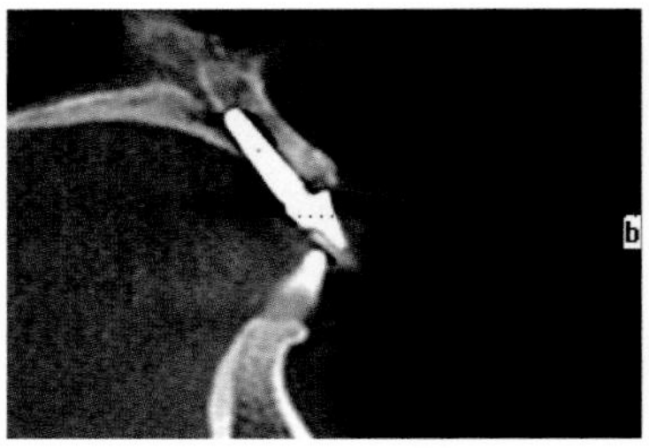
图17 术后6个月CBCT影像

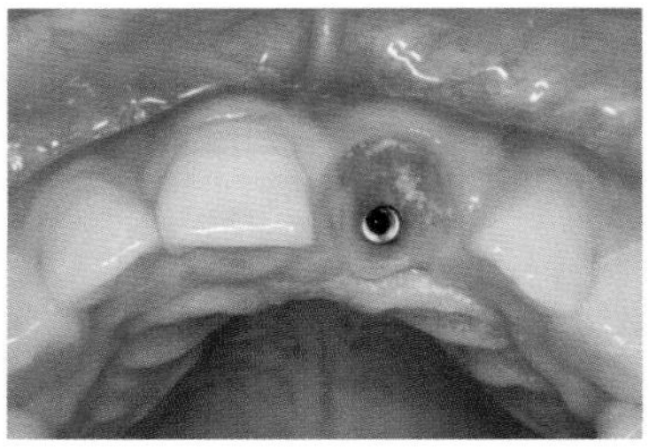
图18 术后6个月牙龈袖口形态

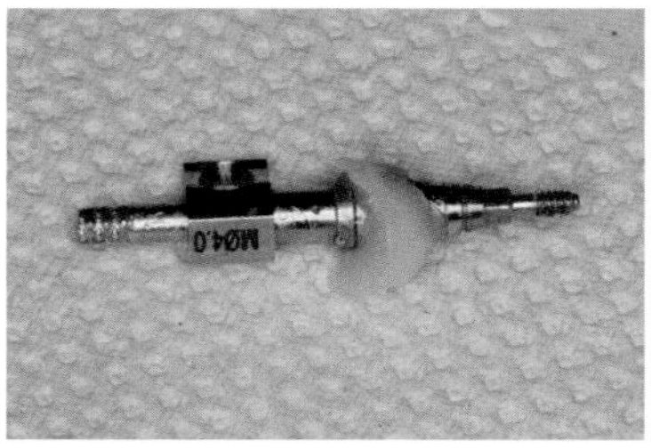
图19 个性化转移杆

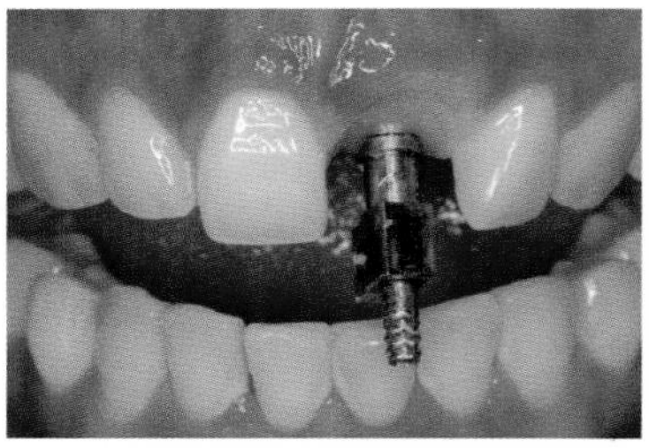
图20 个性化转移杆戴入口内1

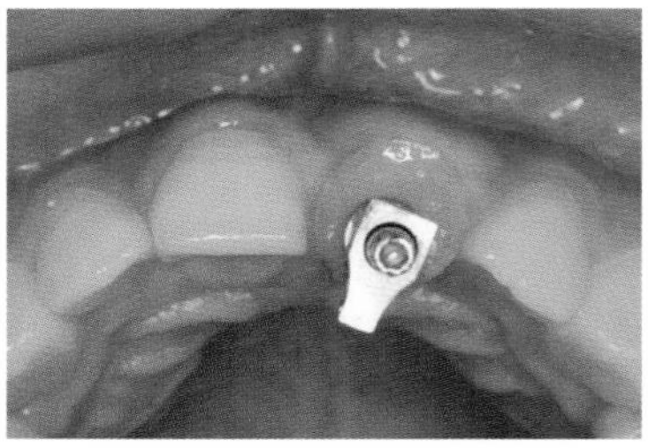
图21 个性化转移杆戴入口内2

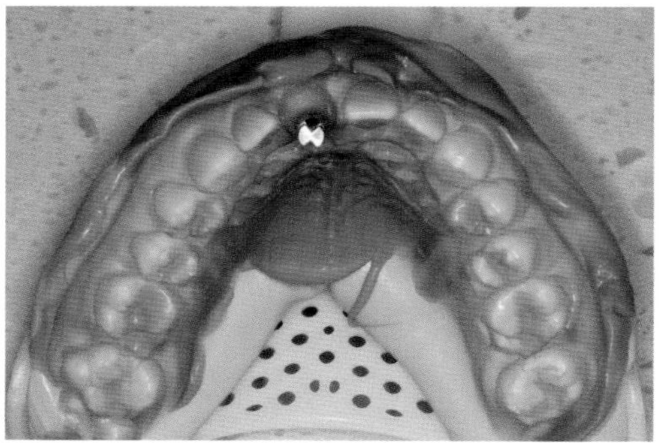
图22 个性化取膜获得的阴模

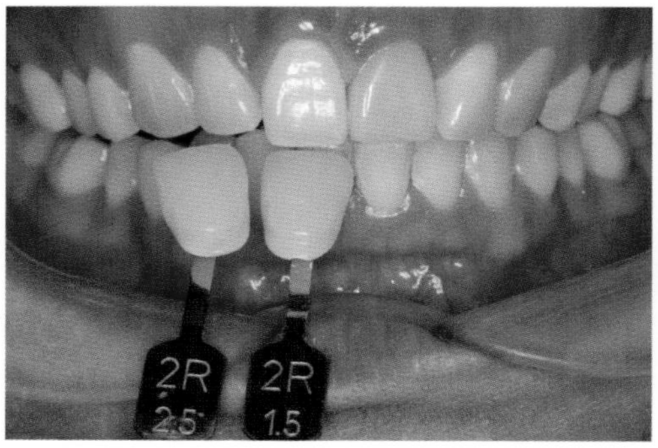

图23 比色像

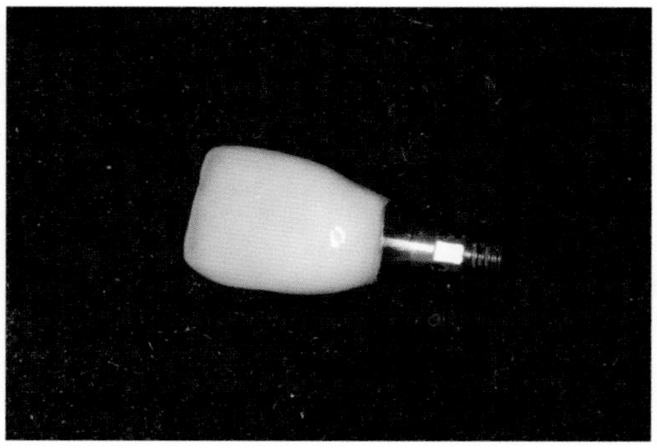
图24 最终修复体

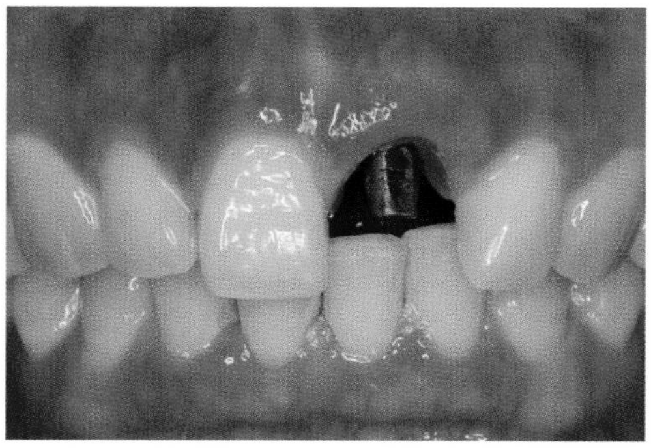
图25 基台戴入口内正面像

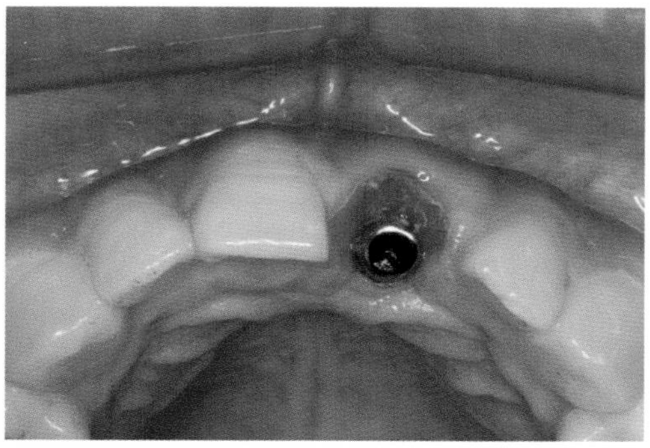
图26 基台戴入口内𬌗面像

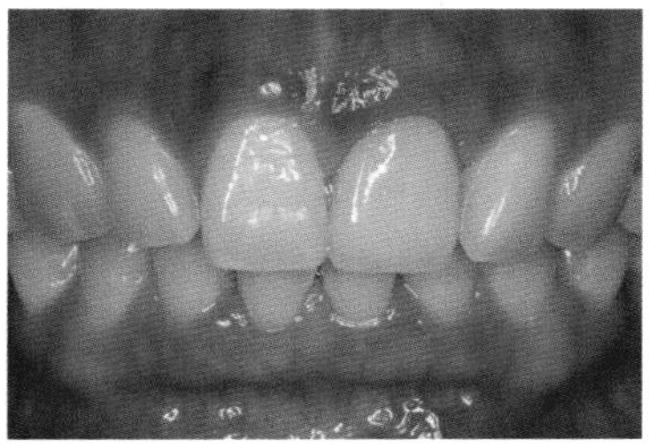
图27 戴牙后正面像

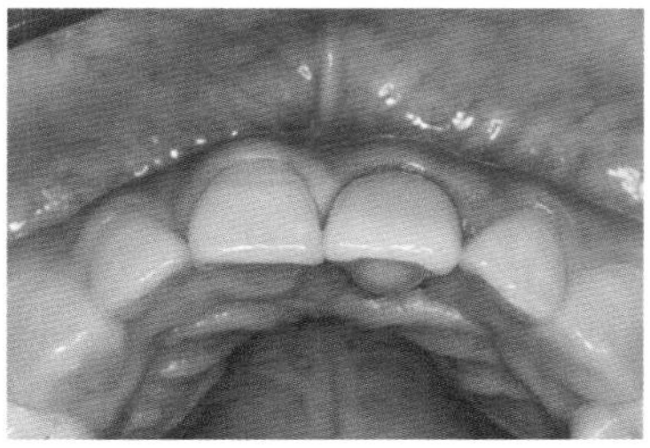
图28 戴牙后殆面像

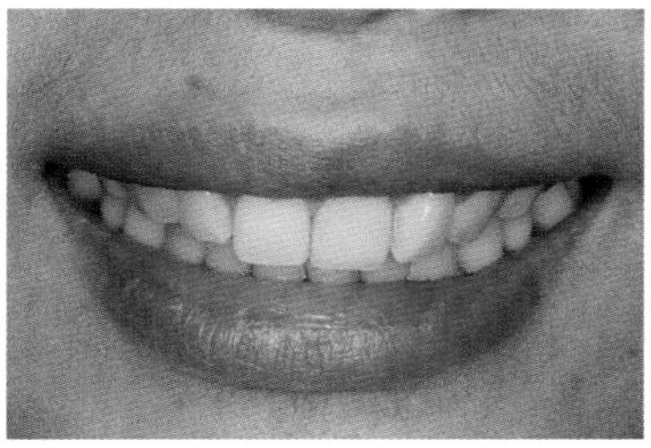
图29 修复完成后的微笑像

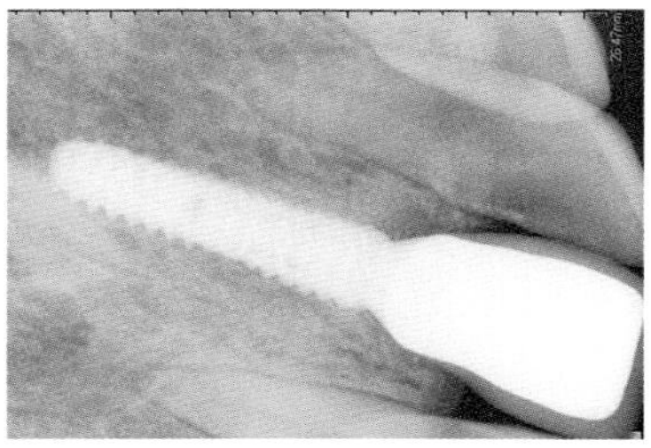
图30 戴牙完成后的根尖片

二、讨论

已经有越来越多口腔种植医生接受并认可Socket-shield技术对牙槽骨的保存作用，并逐步开展相应的临床病例应用，大部分均能获得理想的美学修复效果。但是由于其临床技术要求高、操作难度较大、适应证严格，目前主要由一些临床经验丰富的口腔种植医生才能开展。本病例患牙位于上颌美学区，因外伤导致的前牙折断，保留无望须拔出后行义齿修复。考虑到拔牙后唇侧牙槽骨会发生吸收改建，影响最终的美学修复效果，故采用Socket-shield技术联合即刻种植的修复方式进行修复。种植术后6个月复诊，不仅形成了良好的种植体骨结合，而且可以发现唇侧骨板得到了很好的保存，唇侧牙槽嵴轮廓并未发生明显的塌陷；本病例同时采用CAD/CAM树脂冠进行了即刻非功能性修复，对龈乳头和游离龈起到了很好的维持和塑形，个性化的取膜可以获得理想的穿龈袖口形态，最终的修复体采用全瓷氧化锆进行修复，才获得了最终自然美观的美学修复效果。但是，本病例完成时间较短，其长期稳定的修复效果还有待进一步复诊观察。

参考文献

[1] Hürzeler MB, Zuhr O, Schupbach P, et al. The socketshield technique: a proof-of-principle report[J].J Clin Periodontol, 2010, 37(9):855-862.
[2] Saeidi Pour R, Zuhr O, Hürzeler M, et al. Clinical Benefits ofthe Immediate Implant Socket Shield Technique[J]. J Esthet Restor Dent, 2017, 29(2):93-101.
[3] Bäumer D, Zuhr O, Rebele S, et al. The socket-shield technique: first histological, clinical, and volumetrical observations after separation of the buccal tooth segment-a pilot study[J]. Clin Implant Dent Relat Res, 2015, 17(1):71-82.
[4] Huang H, Shu L, Liu Y, et al. Immediate Implant Combined With Modified Socket-Shield Technique: A Case Letter[J]. J Oral Implantol, 2017, 43(2):139-143.
[5] Guirado JL, Troiano M, López-López PJ. Different configuration of socket shield technique in peri-implant bone preservation: An experimental study in dog mandible[J]. Ann Anat, 2016, 208:109-115.

上颌窦底提升假性囊肿摘除同期植入种植体

李勇

摘要

应用动力设备行上颌窦外提升时，上颌窦膜穿孔率高达56%，而应用超声骨刀及刮骨器行上颌窦侧壁开窗大大降低了上颌窦膜穿孔率，本病例是在上颌窦底提升摘除假性囊肿后植骨并同期植入种植体，半年后完成修复的1例报告。

关键词：上颌窦外提升；假性囊肿；PRF膜

牙科种植术已被广泛应用于牙列缺损的修复，尤其在对单颗牙缺失的修复中，已颇为成熟。目前，牙科种植术在不断发展和完善，诸如即刻种植、骨增量及上颌窦提升术的引入，使得之前一些有难度不能够用种植术修复的病例得以解决，并且成功率也非常高。

一、材料与方法

1. **病例简介** 28岁女性患者，25残根余留3年，牙龈无炎症，牙周探诊正常，要求种植修复。无烟酒史，无糖尿病史，全身状况良好（图1）。

2. **诊断** 25残根。

3. **治疗计划** 根据CBCT设计种植体及种植位点生成设计报告（图2～图6），告知手术风险，患者签知情同意书。

4. **治疗过程**

（1）术中25即刻微创拔除残根，行上颌窦侧壁开窗术（图7～图9），同期摘除上颌窦囊肿（图10、图11），PRF膜保护上颌窦穿孔（图12～图14），行GBR手术，安放种植体（图15～图17），根据初期稳定数值选择潜入或非潜入式愈合（图18、图19）。

（2）术后6～8个月转移，并最终完成修复（图20～图24）。

（3）维护期每年复诊观察骨增量效果及常规种植体维护（图25～图28）。

（4）使用材料：本病例采用超声骨刀行上颌窦侧壁开窗，摘除假性囊肿，使用Bio-Gide胶原膜及自体骨混合Bio-Oss去蛋白牛骨基质（DBBM）提升窦底，用富血小板纤维蛋白（PRF）覆盖上颌窦膜，同期植入Straumann SP，RN 4.1mm×10mm SLActive种植体。

二、结果

最终修复体在牙冠形态、牙龈形态以及相互协调上都有很好的美学效果。

三、讨论

在牙科疾病诊断或准备行上颌窦骨增量手术前进行放射线检查评估时，经常会发现患者上颌窦内存在软组织阻射的区域，这些区域小，呈穹隆状，而作为对照，急性上颌窦炎或黏液潴留性上颌窦炎的放射线阻射的上部表面平滑，显示为“气－液平面”。

它们并非炎症表现，而被认为是位于上颌窦黏膜内或下方的囊性结构。高达20%的成年人上颌窦底经常发现有无临床症状的穹隆状阻射影像。

更为常见的种类是假性囊肿，在骨膜下聚集，有时候被认为是非分泌性囊肿。较少见的潴留性囊肿是窦底黏膜内真正存在上皮衬里的囊肿（有时被称为分泌性囊肿）。

上颌窦囊肿是良性病变，通常分为两类：分泌性和非分泌性囊肿。分泌性囊肿包含潴留性囊肿和黏液囊肿。它们比非分泌性囊肿少见。潴留性囊肿是充满类黏液样的囊肿，由窦腔黏膜黏液腺体的阻塞引起。黏液积累导致腺体的囊性扩张。潴留性囊肿多数很小，通常在影像学检查中意外发现；与完全由上皮组织填满的分泌性囊肿相比，非分泌性囊肿未显现出上皮层，并且由于它们不是真正的囊肿而被称为假性囊肿。窦性假性囊肿的黏膜很薄，其内层由扁平结缔组织细胞组成。由于窦骨壁与骨膜间炎性分泌物的积累，使它们出现在上皮下结缔组织内，抬起并脱离骨和上颌窦底部，形成影像学中特征性的球状结构。黏液囊肿是膨胀性类似囊肿的良性病变，完全充满着黏液和线性排列的上皮细胞。它们通常很罕见，最常位于额窦和筛窦，偶尔也能在上颌窦和蝶窦中出现。黏液囊肿本质上是侵袭性的，并且是潜在的破坏性病变。当黏液继续积累，黏液囊肿会缓慢生长，逐渐扩展并漫延到整个窦腔。黏液囊肿里产生的黏液压力最终可能侵蚀和重建窦腔固有骨壁。它们可能破坏周围的骨壁并扩散到毗邻的结构，特别容易侵入颅骨和眼眶间隙。它们通常比潴留性囊肿更大，并且可以充满整个上颌窦腔，由此产生临床症状。

从临床和影像学观察，潴留性囊肿通常很小并且不明显。影像学检查

作者单位：大连李勇口腔诊所

Email: linna-he@qq.com

可检测到潴留性囊肿，它常位于上颌窦底，均质，界限清楚，为球形或半球形的不透射影像。相比之下，假性囊肿可以从小的球形到非常巨大球形团块并占据整个窦腔。通常通过影像学特征确诊黏液囊肿。包埋的黏液代替了窦内的空气使相应的上颌窦浑浊化。CT显示黏液囊肿分泌的黏液表现为均匀的浑浊化。

极少数种类同时具有这两种显著的结构变化；在术前处理时，很多情况下非炎性上颌窦病变误认为黏液囊肿。上颌窦的真性阻塞性黏液囊肿一般与之前的手术创伤下鼻道造瘘术或正颌手术有关。

在放射线检查方面，这些病变显示上颌窦完全阻射或骨性分隔妨碍了上颌窦的部分引流，当应用根尖放射片，曲面体层放射片或CBCT评估上颌窦的阻射程度时，关键是首先鉴别病损是否始于炎症，上颌窦内炎症病变弥漫，而且经常和其他鼻窦的病变类例。上颌窦黏膜2～3mm，增厚可导致术后炎症加剧且存在感染的风险。

而只有单个的、10mm大小的穹隆状阻射影像，且没有其他可见黏膜增厚的病例则没有类似的风险。

骨开窗过程中窦黏膜穿孔：上颌窦黏膜的穿孔是上颌窦手术中经常发

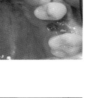

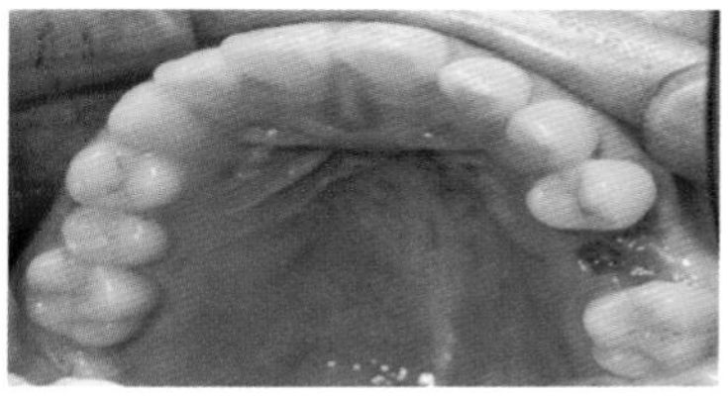
图1 术前口内像

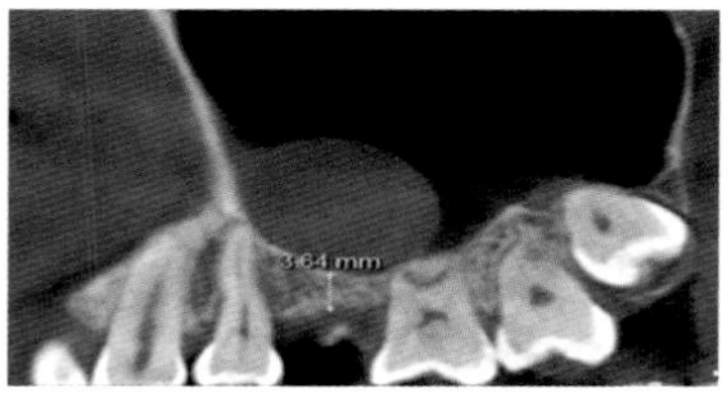
图2 术前CBCT检查1

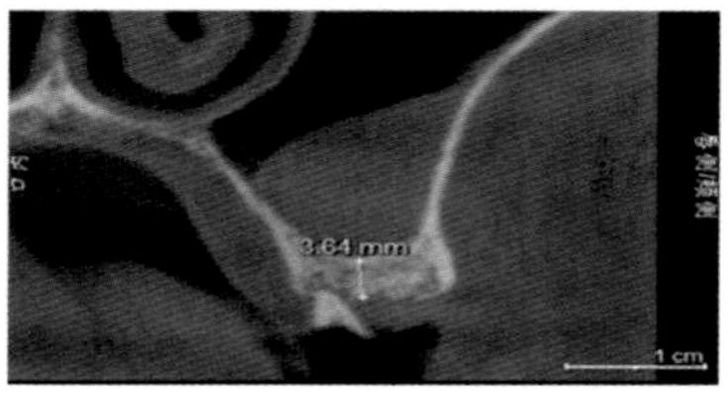

图3 术前CBCT检查2

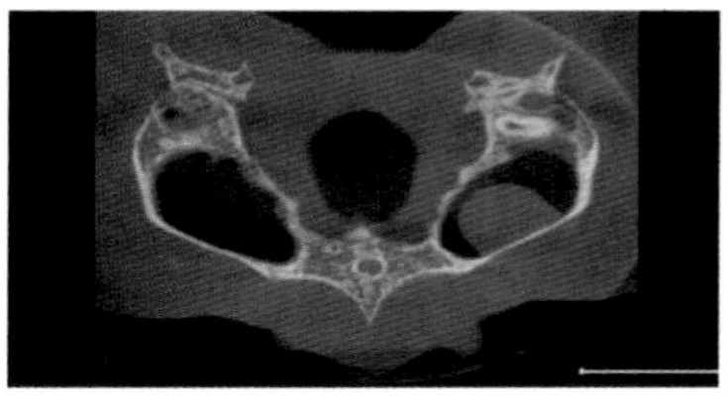
图4 术前CBCT检查3

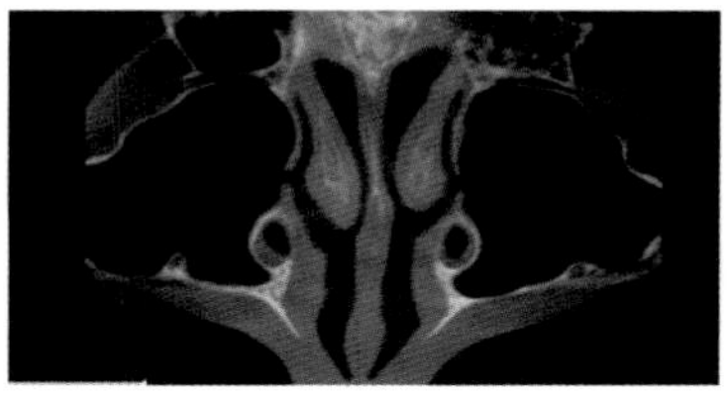
图5 术前CBCT检查4

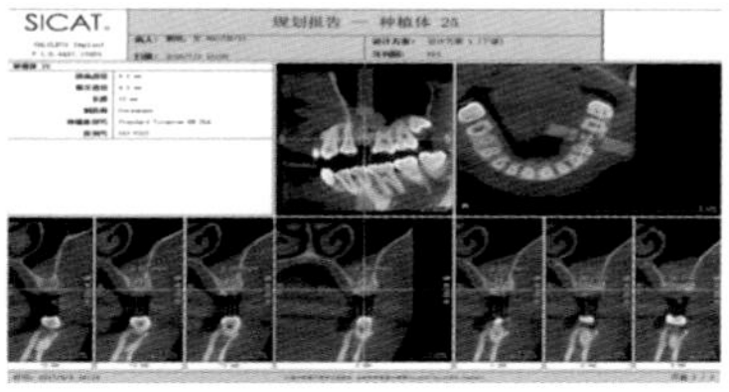

图6 CBCT观测位点设计种植方案

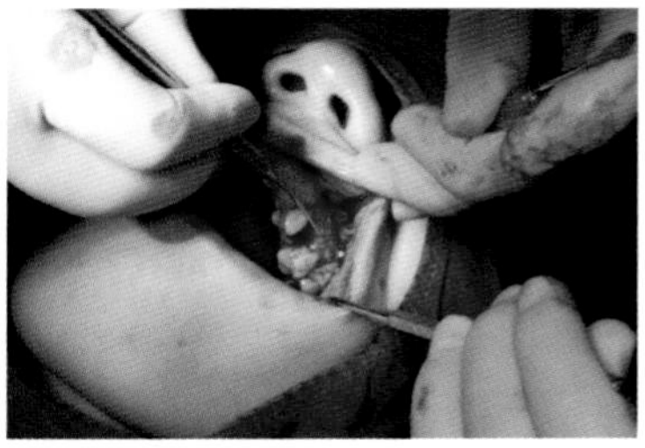
图7 局麻下翻瓣确定侧壁开窗位置

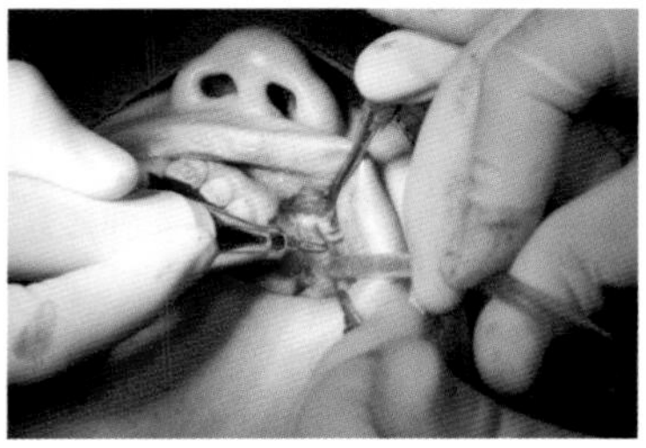
图8 用蝶形刀头做初始窦膜分离

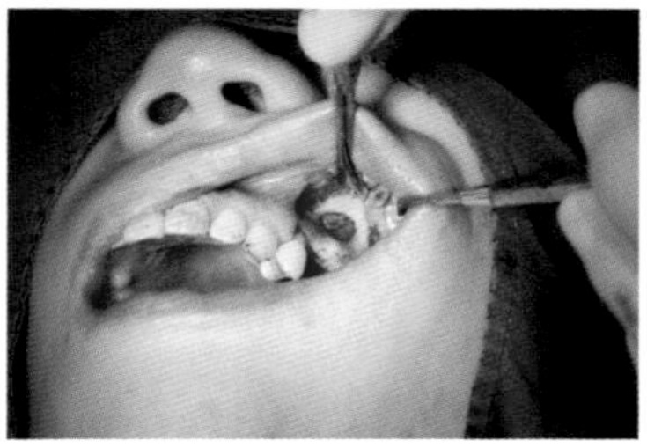
图9 可见上颌窦黏膜留有2mm左右直径裂孔

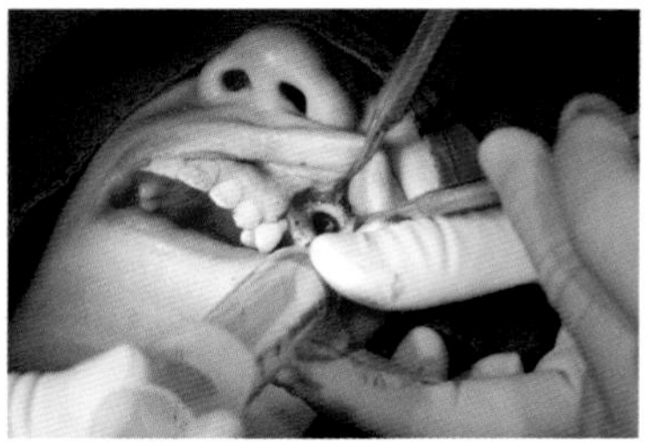
图10 用20mL针管穿刺窦黏膜

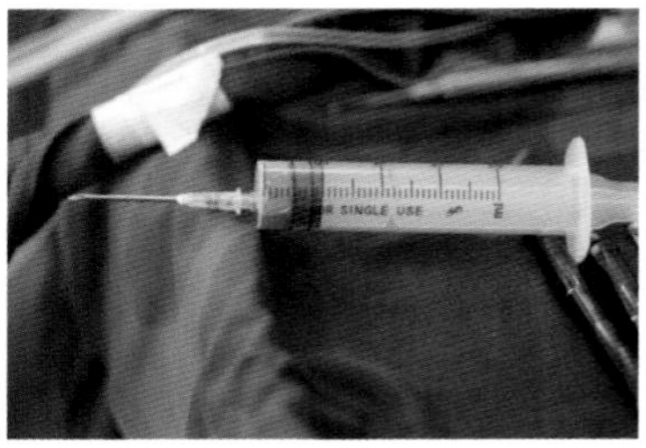
图11 抽出约3mL清亮囊液，呈淡黄色

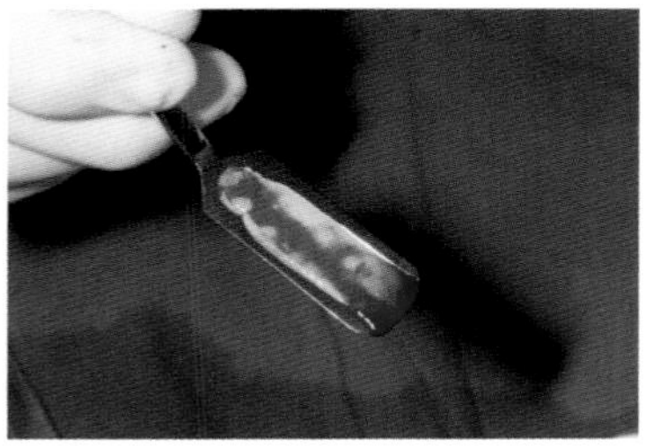
图12 放入富血小板纤维蛋白膜（PRF）保护上颌窦黏膜裂孔1

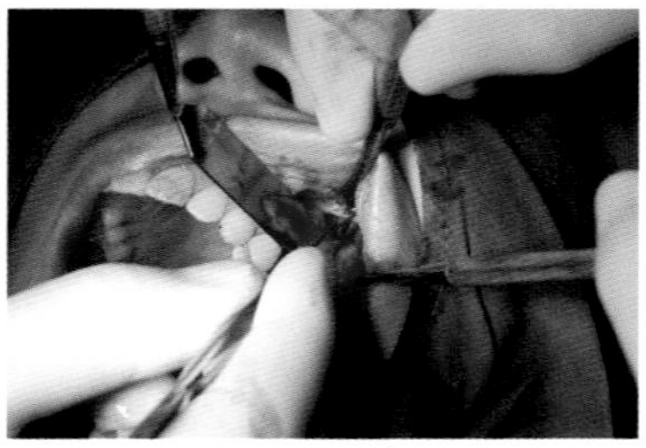
图13 放入富血小板纤维蛋白膜（PRF）保护上颌窦黏膜裂孔2

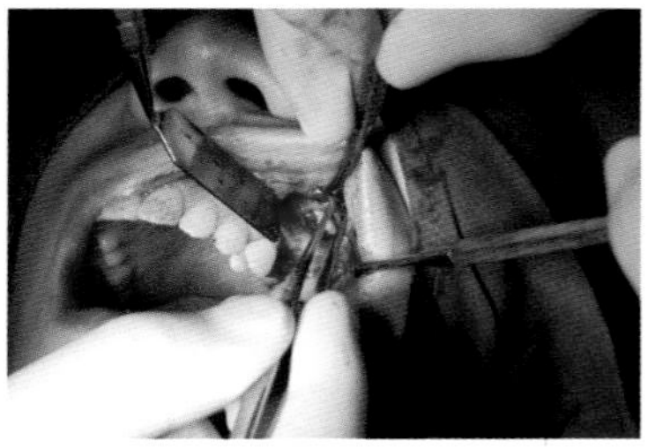
图14 放入富血小板纤维蛋白膜（PRF）保护上颌窦黏膜裂孔3

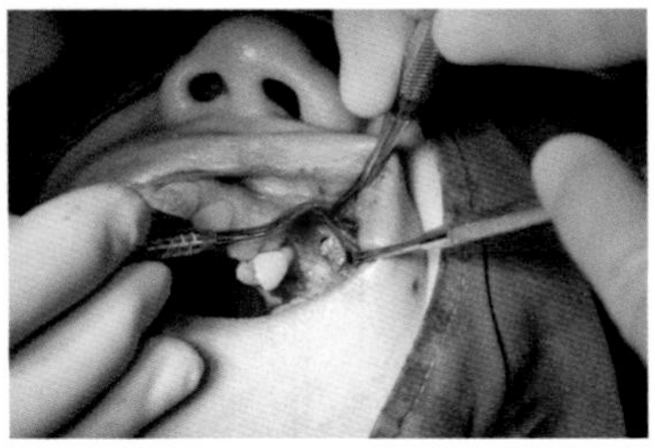
图15　在提升后的上颌窦植入自体骨及骨粉（Bio-Oss），并添加富含血小板血浆（PRP）

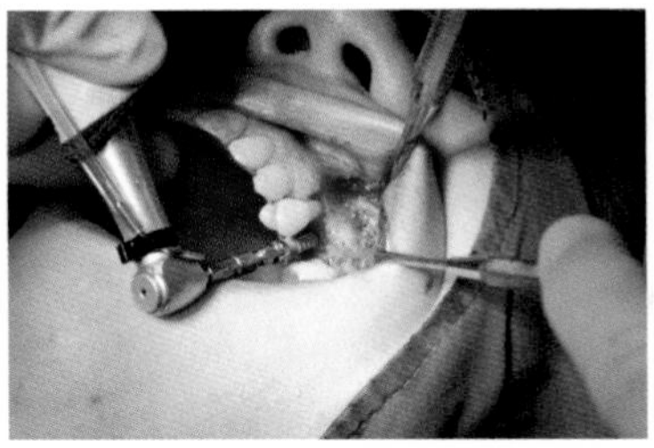
图16　植入种植体

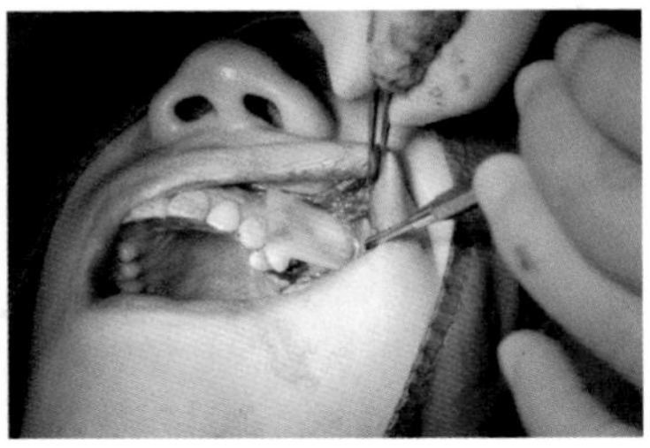
图17　覆盖可吸收性胶原屏障膜

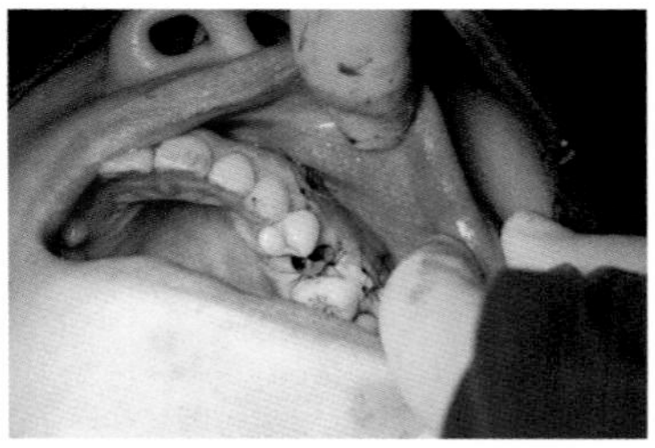
图18　缝合

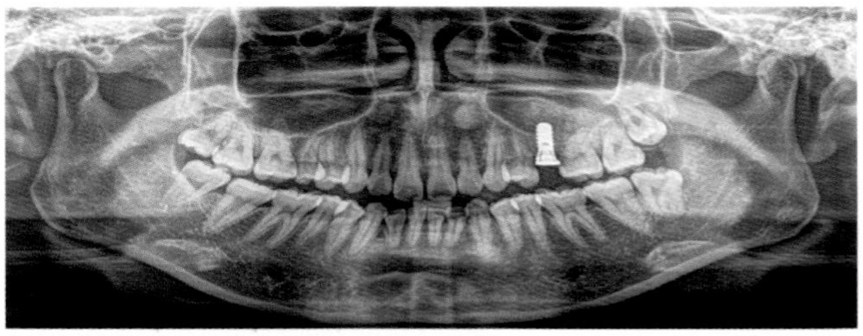
图19　术后曲面断层片

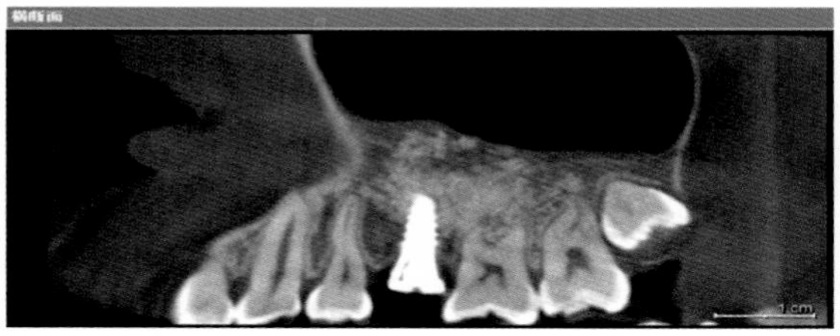
图20　术后3个月复诊CBCT 1

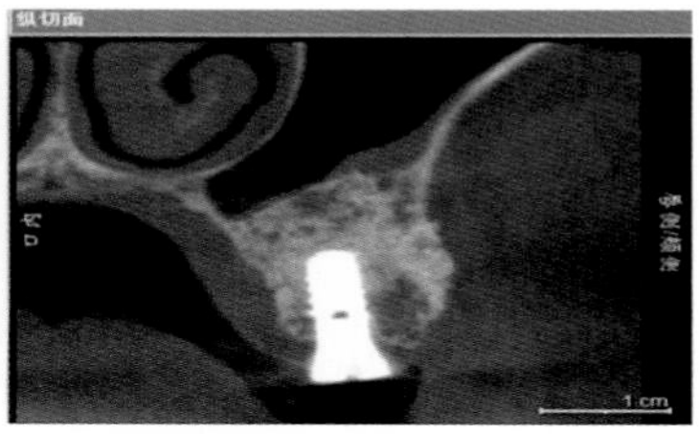
图21　术后3个月复诊CBCT 2

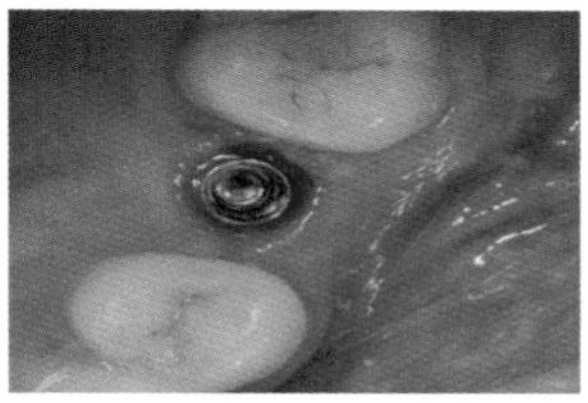
图22　术后6个月转移1

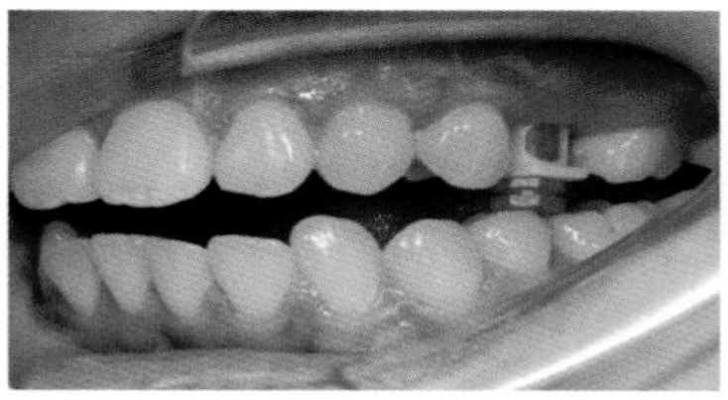
图23　术后6个月转移2

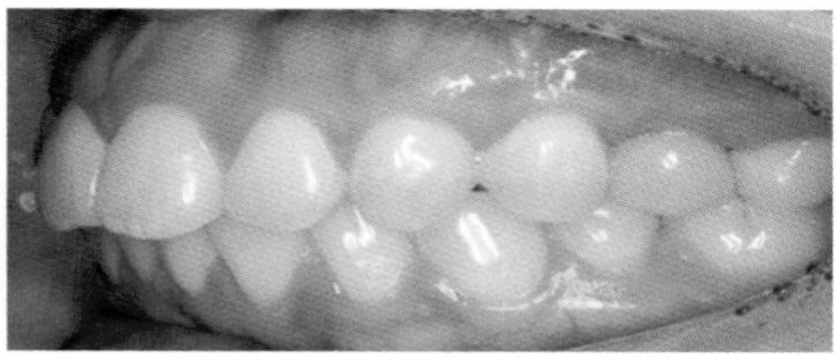
图24　最终完成戴牙

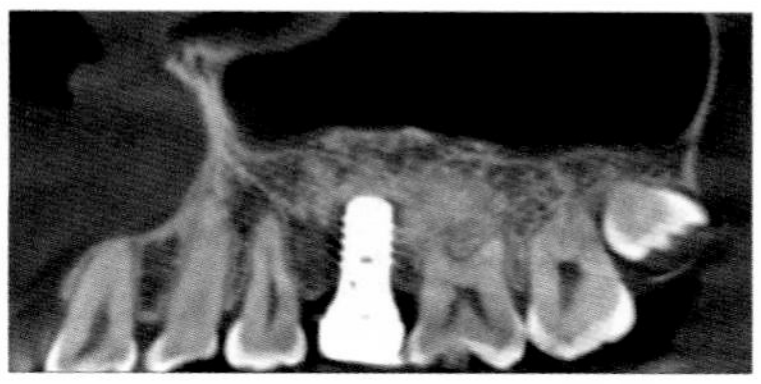
图25　术后1年CBCT 1

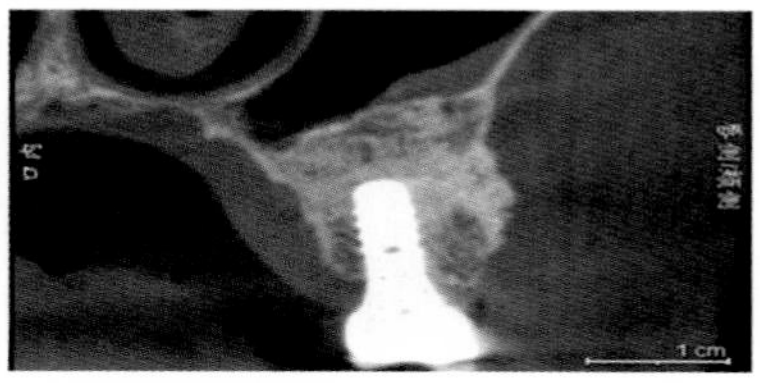
图26　术后1年CBCT 2

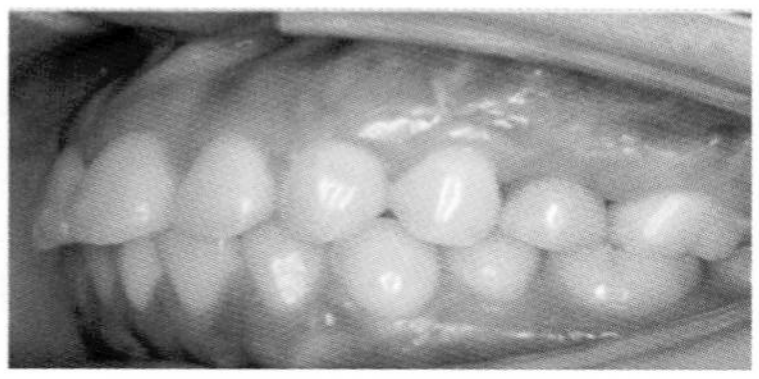
图27　修复后半年复诊1

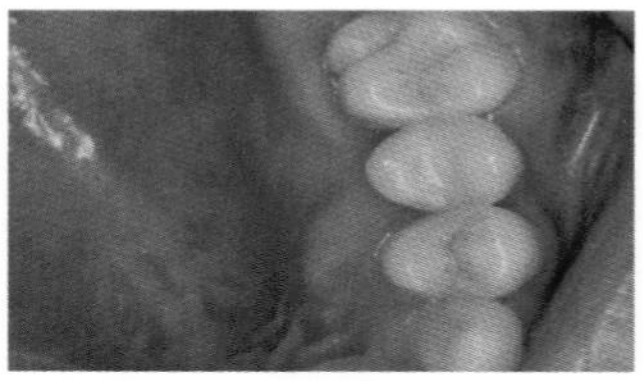
图28　修复后半年复诊2

生的并发症。在骨开窗过程中导致窦腔黏膜穿孔的因素包括器械和上颌窦黏膜的厚度。

在使用动力设备的病例，穿孔率最高可达56%，而使用超声骨切割设备的穿孔率只有3.8%，在提升时，较薄的黏膜更容易撕裂，Cho的研究发现，薄的黏膜（<1.5mm）穿孔率为3%，而较厚的黏膜穿孔率为16.6%，在使用动力设备时选用金刚砂钻代替碳钢钻，在使用手机进行操作及获得进入术野的理想入路（充分的翻瓣和照明）时，使用轻柔笔触的技术（不要在骨头上施加过度压力），可显著减少骨开窗时黏膜穿孔的概率。

参考文献

[1]SchuknechtHF, LindsayJR. Benign cysts of the paranasalsinuses[J]. ArchOtolaryngol, 1949, 49(6):609–630.

[2]RhodusNL. The prevalence and clinical significance of maxillary sinus mucous retention cysts in a general clinic population[J]. Ear Nose Throat J, 1990, 69(2):82,84,86–87.

[3]GradnerDG. Pseudocysta and retention cysts of the maxillary sinus[J]. OralSurg Oral Med Oral Pathol, 1984, 58(5):561–567.

[4]Meer S, AltiniM. Cysts and pseudocysts of the maxillary antrumrevisited[J]. SADJ, 2006, 61(1):10–13.

[5]GarderDG, GullanePJ. Mucoceles of the maxillary sinus[J]. OralSurg Oral Med Oral Pathol, 1986, 62(5):538–543.

[6]Harel G. Endoscopic management of 108 sinus mucoceles[J]. Laryngoscope, 2001, 111(2):2131–2134.

[7]MardingerO, ManorI, MijiritskyE, et al. Maxillary sinus augmentation in the presence of antralpseudocyst:a clinical approach[J]. Oral Surg Oral Med Oral Pathol Oral RadiolEndod, 2007, 103(2):180–184.

[8]EggesboHB. Radiological imaging of inflammatory lesions in the nasal cavity and psranasalsinuses[J]. EurRadiol, 2006, 16(4):872–888.

自体骨环移植前牙美学区种植修复1例

张凯亮 李瑞萍 张宝平 李博 黄春娟 高舒婷

摘 要

目的：本文介绍1例慢性牙周炎致上前牙牙槽骨严重吸收垂直骨量不足的病例，采用自体骨环移植技术同期种植进行前牙美学区种植修复的治疗过程，探讨其中使用的相关种植外科及修复技术，总结此项技术在前牙区垂直伴水平骨量不足的病例中获得良好种植美学效果及长期稳定性的临床经验，为今后的临床治疗提供参考。**材料与方法**：以2年前来我院就诊的单颗上前牙缺失的1位中年男性患者为研究对象，首先对患者进行病史询问及口腔检查，拍摄CBCT，测量拟种植区的可用骨量，明确患者为1例上前牙区存在较严重骨缺损伴软组织缺损（垂直骨量吸收约4.5mm）的病例，对患者客观存在的美学风险进行评估，与患者充分交流沟通后，告知可能存在的美学风险，最终制订种植治疗方案。采用自体骨环移植技术种植同期进行牙槽嵴高度和宽度的骨增量，同期植入Ankylos种植体(3.5/L14）1颗。在获得确切的初期稳定性的情况下采用过渡义齿进行早期修复，待种植体骨结合良好、牙龈软组织健康稳定、软硬组织愈合完成后，利用临时修复体诱导软组织成形；待牙龈塑形结束后，通过个性化印模技术精确复制穿龈轮廓外形，制作Wieland二氧化锆全瓷冠，完成最终修复。**结果**：在观察期内，自体骨环移植技术骨增量效果可靠；采用牙龈隧道瓣移植技术解决牙龈厚度不足的问题，临时修复体进行软组织塑形，患者对最终修复美学效果满意。**结论**：前牙美学修复的基础是具有充足的骨量及足够的软组织量。充足的骨量是足够软组织量的基础。而在因牙周炎致牙齿缺失的患者中，其牙周组织，尤其是牙槽骨缺损较大，吸收明显，通常伴有软硬组织不足，进而增加了美学修复难度，是最具挑战的临床治疗程序之一。本病例针对上颌单颗前牙缺失患者采用自体骨环移植技术进行骨增量可有效扩增骨量，为种植体植入理想的三维位置提供硬组织基础；较常规块骨移植后二期行种植手术相比，骨环技术一次完成手术，创伤较小，缩短治疗周期，可以获得预期的骨增量效果；同时采用结缔组织隧道瓣移植技术和临时修复体进行软组织增量和塑形，以及Wieland二氧化锆全瓷冠修复等美学修复技术，可达到最终较为理想的美学修复效果。其临床流程可行，临床效果满意。

关键词：自体骨环；前牙美学；牙周炎；种植

前牙对于患者的美观及发音功能非常重要，美学区的种植修复经常面临一些比后牙种植修复更高的风险。大量研究表明，前牙美学区种植体和修复体具有较高的成功率和生存率，骨结合本身已经不再是种植修复治疗的终极目标；随着长期的观察，生物和技术方面并发症的高发生率变得越来越明显，前牙区治疗的美学效果已成为人们关注的焦点。因此在其缺失后行种植义齿修复时，不仅要求恢复功能，还要求达到美学修复的效果。

与常规牙体缺损和牙列缺损的修复相比，美学区理想的种植修复不仅要恢复及模拟患者正常天然牙的颜色、长度、形状，即恢复白色美学；更要模拟和恢复患者天然牙周围软组织的颜色、质地、形状，即粉色美学。有学者曾将前牙区单牙缺失后种植修复的美学要素具体分为12个要素，其中5个为白色美学要素，包括修复体的颜色、形态、透光性、质地和凸度。另7个为粉色美学要素：近中牙龈高度、远中牙龈高度、软组织的质地、颜色、位置、边缘形态以及牙槽嵴凸度。二者相比较，后者对医生的技术要求以及患者自身条件要求更高。因为无论何种原因导致的前牙缺失，当患牙拔除后，拔牙窝的改建是无法避免的。随着拔牙窝的改建，颊侧骨板会随之发生高度和宽度上的变化，进而影响软组织的形态，这一过程是不可逆且无法改变的。此外，前牙美学修复的基础是具有充足的骨量及足够的软组织量。充足的骨量是足够软组织量的基础。而在因牙周炎致牙齿缺失的患者中，其牙周组织，尤其是牙槽骨缺损较大，吸收明显，进而增加了美学修复难度。因此，面对牙周炎患者牙齿缺失后水平向和垂直向的骨缺损，如何保证骨组织量最大限度地恢复，从而为种植体的植入提供足够的三维空间，成为能否实现种植美学的关键。

研究表明，对于骨缺损较大的患者，种植修复时要想获得较高的成功率、存活率并获得良好的美学效果，往往需要进行骨增量治疗。美学区常用的骨增量方法包括GBR、外置法块状自体骨移植（Onlay植骨）等。Bernhard Giesenhagen教授发明了一项骨增量技术——骨环技术，使得在较大的三维方向的骨缺损上同期进行骨移植和种植体植入成为可能。它几乎可以应用于所有的需要辅助骨增量手术进行种植的患者，包括上颌窦提升。Giesenhagen教授已应用Ankylos种植体进行了超过900例骨环技术的骨增量。上颌前牙区单颗牙自体骨环种植修复的长期效果和优势已经得到了文献的充分证实，自体骨环的优点在于：骨环技术作为自体骨移植技术的一种，

作者单位：兰州大学口腔医院
通讯作者：张凯亮；Email: zhangkl@lzu.edu.cn

在解决垂直骨量不足的病例具有优势及可行性，术后可获得较好的美学及功能效果；自体骨环移植与种植体同期进行，避免了传统Onlay植骨二次手术及治疗周期较长的问题，缩短治疗时间。

通过种植体支持式临时修复义齿维持牙龈及龈乳头位置，诱导形成良好的牙龈轮廓及软组织外形，这是前牙美学区修复的重要步骤和保障。

基于对骨环技术的研究和应用，本文介绍1例上前牙慢性牙周炎患者牙槽骨严重吸收病例，采用自体骨环技术同期种植进行前牙美学区种植修复的治疗过程，探讨其中使用的相关种植外科及修复技术，总结能够在此类病例中获得良好种植美学效果的临床经验，为今后的临床治疗提供参考。因本病例为前牙区较为严重的垂直型骨缺损，基骨组织的宽度和高度满足骨环技术的要求，预期能够获得较好的骨增量和美学效果，因此选择自体骨环移植技术。

一、材料与方法

1. 病例简介 38岁男性患者，上前牙松动脱落3个多月，要求种植修复治疗。检查：口腔卫生不佳，中位笑线，11缺失，缺牙区牙槽骨丰满度欠佳，颊侧及牙槽嵴顶凹陷明显，根尖区见瘘管闭合，黏膜表面轻微色素沉着。前牙区牙龈中厚生物型。曲面断层片示：上下颌牙齿牙槽骨高度不同程度吸收，16、41、46根尖周可见角形骨下袋，骨密度降低。CBCT显示：13～23牙槽嵴不同程度缺损，可用骨宽度6～8mm，可用骨高度18～20mm。

2. 诊断 上颌牙列缺损；慢性牙周炎；16、41、46慢性根尖周炎。

3. 治疗计划

（1）自体骨环移植，同期种植（Ankylos A型种植体）。

（2）临时修复体牙龈塑形。

（3）制作、安装基台+全瓷冠修复。

4. 治疗过程（图1～图32；表1）

（1）2016年6月8日：明确治疗计划。初诊明确诊断为11缺失，缺牙区牙槽嵴凹陷型缺损，拍摄CBCT（KaVo，德国）显示：缺牙区存在垂直向骨缺损伴水平骨量不足，11位点可用牙槽骨高度为18~20mm，宽度约为6.0mm；若仅采用种植+GBR技术，难以维持唇侧和垂直向成骨空间，难以保证唇侧骨厚度和高度，美学风险高。因而计划采用自体骨环移植+GBR+同期种植，自体骨环和种植体可支撑成骨空间，增加种植体颊侧和垂直向骨量的可预期性，且骨环可为种植体在牙槽嵴顶的部分提供额外的稳固支持。

（2）2016年6月8日：行种植手术。13～22区4%阿替卡因（产品批号：L-62法国碧蓝公司）局部浸润麻醉下，消毒、铺巾，患者仰卧位，大张口，上颌殆平面与地面成45°，设计T形瓣切口，在邻牙近远中做辅助切口，全层翻瓣，剥离黏骨膜，充分暴露术区，见11处骨高度降低约4.5mm。球钻平整骨面，2.0钻定位，取骨环钻测量受植区所需骨环的大小和深度，在鼻基底部选用直径6mm、内径5mm的环钻进行骨环轮廓的标记，然后在骨环中心定点，定点之后分别用A型和B型扩孔钻在骨环上逐级预备种植窝，用专用骨环分离器械取下骨环，修整骨环；术区我们用先锋钻定点，然后用骨环专用修整环钻修整术区骨面，将制备好的骨环置于11骨缺损区并紧贴骨床，通过骨环逐级备洞预备种植窝，裂钻在受植区根方骨面制备滋养孔，同期植入Ankylos种植体（3.5/L14）于骨环下约1mm，膜钉辅助固定骨环；在唇腭侧覆盖混有自体骨屑的人工骨粉材料（Geistlich Bio-Oss，瑞士），覆盖Bio-Gide（Geistlich Bio-Oss，瑞士）胶原膜。充分减张后软组织严密无张力缝合。给予抗感染支持治疗，嘱患者保持口腔卫生清洁，10天后拆线。术后CBCT示：种植体植入方向及位置良好，种植体周围骨量充足。术后种植体唇侧骨厚度约3mm，为软组织美学的长期稳定提供了可靠保证。

（3）2016年6月22日：种植术后2周拆线。见患者术区黏膜无明显肿胀，11嵴顶处牙龈组织菲薄。生理盐水与过氧化氢交替清洁创面，0.5%碘伏术区消毒，拆线。同期12～21区于局麻下，行腭部结缔组织隧道瓣移植手术，改善11区牙龈组织厚度。即刻使用过渡义齿恢复美观、发音并维持龈缘及龈乳头位置，维持缺牙处近远中间隙。同时将过渡义齿的龈缘形态调磨成方圆形并高度抛光，以获得良好的软组织形态，形成健康、连续且协调的软组织轮廓。

（4）2016年12月1日：种植术后6个月行种植二期手术。CBCT示骨环成骨良好地稳定，无明显吸收，植体周围未见异常影像。0.12%的复方氯己定漱口液含漱，局麻下于11区牙槽嵴顶切开、翻瓣，取出固定骨环的膜钉，见种植体平台位于骨下约1mm，安装愈合基台，牙龈成形，间断缝合；X线片示基台精确就位。

（5）2016年12月29日：种植术后7个月取模制作Wieland二氧化锆内冠和临时修复体诱导牙龈成形。安装转移杆，硅橡胶（3M ESPE ISO 4823 Type，美国）取模，制作聚甲基丙烯酸甲酯（PMMA，Wieland公司，德国）经CAD/CAM切削的临时修复体和Wieland二氧化锆内冠。

（6）2017年1月9日：患者试戴Ankylos睿固基台，基台就位，加力至15N后，基台边缘位于龈缘下1mm，聚四氟乙烯封闭螺丝通道。试戴氧化锆内冠（Wieland公司，德国），确认内冠就位良好，边缘密合。口内戴入制作的聚甲基丙烯酸甲酯临时修复体（PMMA，Wieland公司，德国）对牙龈软组织进行诱导成形，采用动态加压技术，最初缓慢戴入临时修复体，撑开牙龈软组织袖口，挤压黏膜，黏膜受到挤压后缺血变白，10分钟内可恢复为粉红色。临时修复体为纵向螺丝固位，便于拆卸调改形态，嘱患者勿用临

表1 美学风险评估

美学风险因素	风险水平		
	低	中	高
健康状态	健康，免疫功能正常		免疫功能低下
吸烟习惯	不	少（＜10支/天）	多（＞10支/天）
患者美学期望值	低	中	高
唇线	低位	中位	高位
牙龈生物型	低弧线形，厚龈生物型	中弧线形，中厚龈生物型	高弧线形，薄龈生物型
牙冠形态	方圆形	卵圆形	尖圆形
位点感染情况	无	慢性	急性
邻面牙槽嵴高度	到接触点＜5mm	到接触点5.5～6.5mm	到接触点≥7mm
邻牙修复状态	无修复体		有修复体
缺牙间隙宽度	单颗牙（＜7mm）	单颗牙（≥7mm）	≥2颗牙
软组织解剖	软组织完整		软组织缺损
牙槽嵴解剖	无骨缺损	水平向骨缺损	垂直向骨缺损

时修复体咬物，注意口腔卫生，用牙线或冲牙器等清洁修复体，每月复查，间断调改临时冠的穿龈形态，让出软组织生长空间，直至诱导牙龈形成类似于对侧同名牙的穿龈袖口形态。

（7）2017年3月7日：牙龈塑形2个月复查，临时修复体完好，软组织色粉、质韧、点彩清晰，软组织形态满意、位置稳定，进行最终修复。试戴Wieland二氧化锆内冠，排龈后通过两步法印模技术精确复制穿龈轮廓外形，比色，检查印模制取情况，确认准确无误后，连接替代体，涂布分离剂，注入人工牙龈材料，灌注超硬石膏。修复工艺中心运用CAD/CAM计算机辅助技术进行设计，制作氧化锆全瓷修复体（Wieland公司，德国）。

（8）2017年3月18日：最终修复。取下临时修复体，口内试戴氧化锆全瓷修复体（Wieland公司，德国），检查冠边缘与基台边缘紧密接触，与周围软硬组织相协调，确认邻接以及修复体颜色良好。调整咬合，静态咬合：正中咬合时后牙区均匀接触，轻咬合时前牙区无接触，重咬合时轻接触，无殆干扰或早接触；动态咬合：侧方运动时尖牙引导或前牙组牙功能的交错保护殆，前伸运动是切牙引导殆，工作侧和非工作侧无殆干扰。咬合调整完毕后高度抛光，卸下基台，生理盐水冲洗龈缘，口外在预粘接代型（Wieland公司，德国）的协助下使用光固化树脂（3M ESPE RelyX Unicem）粘接修复体，去除修复体边缘多余的粘接剂，安装基台和修复体，扭矩扳手加力至15N，聚四氟乙烯封闭基台螺丝通道，Z350树脂（3M ESPE Filtek Z350 XT，美国）封闭修复体螺丝通道。拍摄X线片，确认基台和牙冠完全就位。

二、结果

本病例在观察期内，种植修复获得了良好的软硬组织美学效果和稳定性。患者对治疗效果满意。

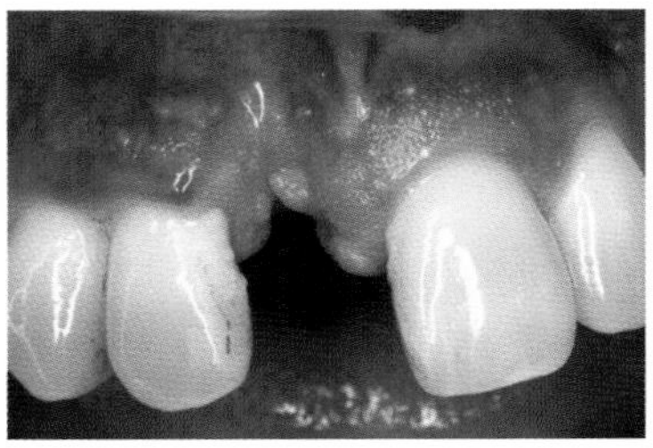
图1　植骨术前口内正面像

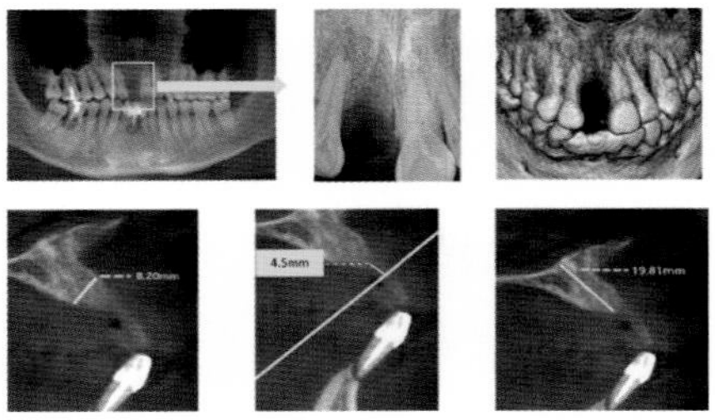
图2　术前影像学检查

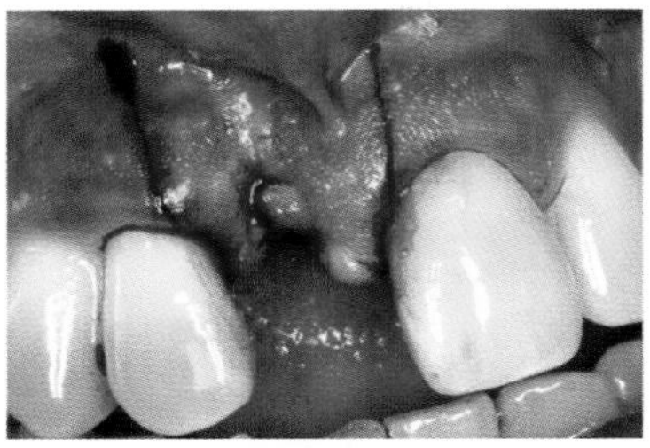
图3　切开

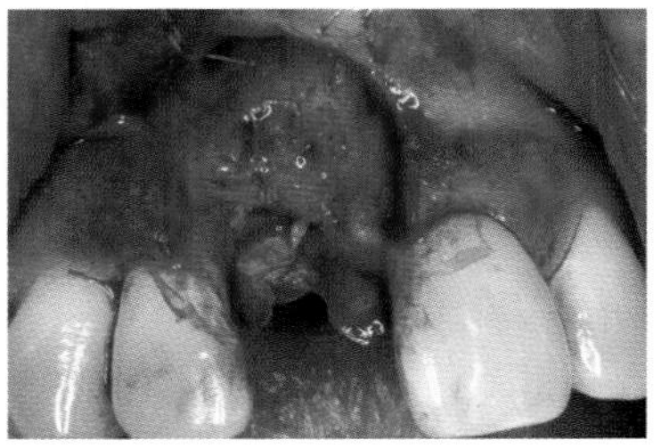
图4　翻瓣

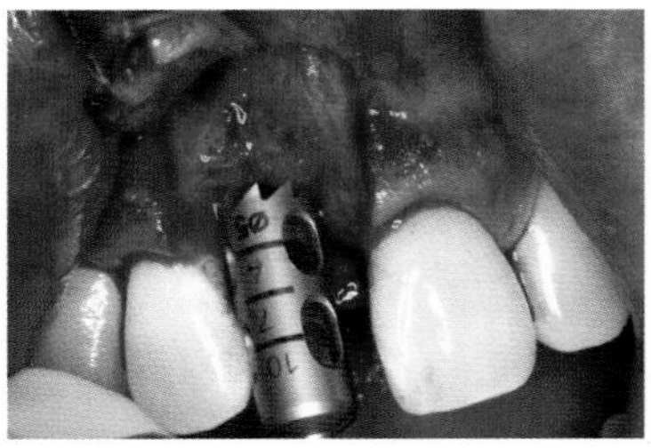
图5　受区测量制取骨环量

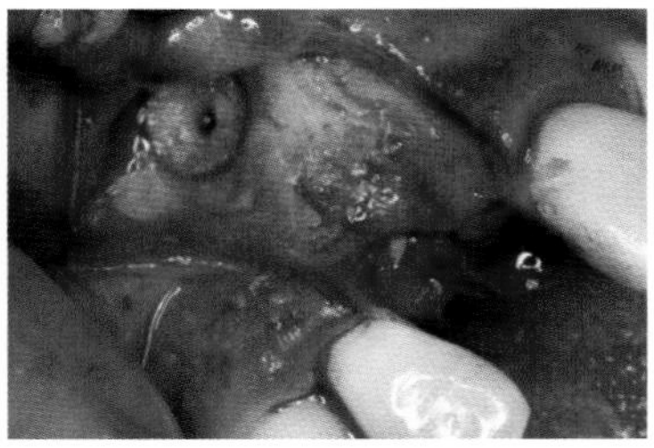
图6　供区用环钻标记骨环轮廓

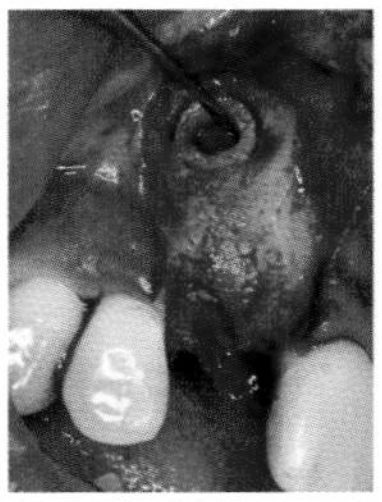
图7　骨环区预备种植窝（B型扩孔钻预备孔径）1

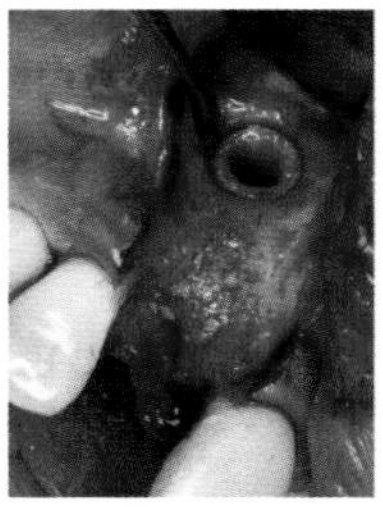
图8　骨环区预备种植窝（B型扩孔钻预备孔径）2

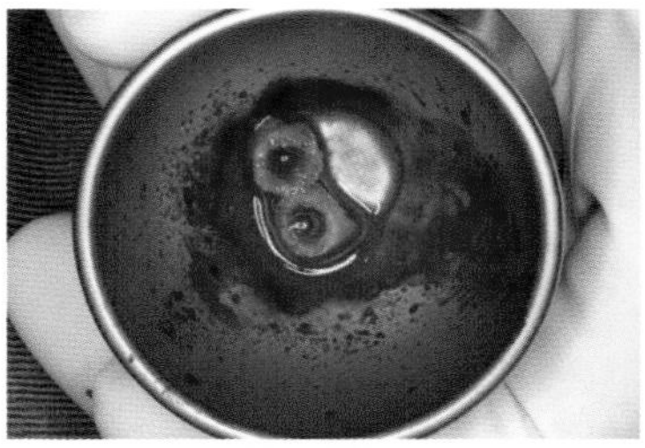
图9　环钻切割下骨环

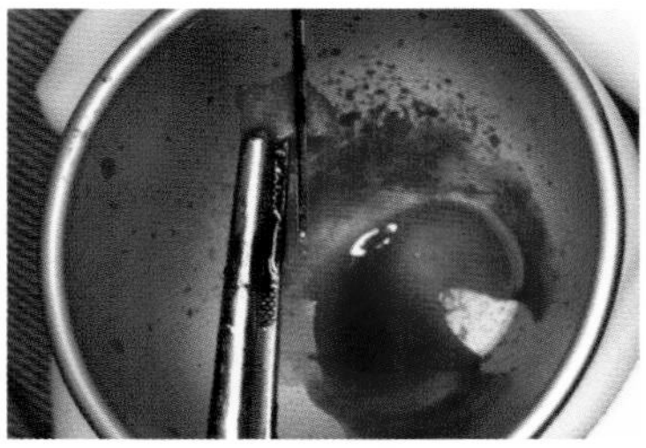
图10　测量骨环厚度

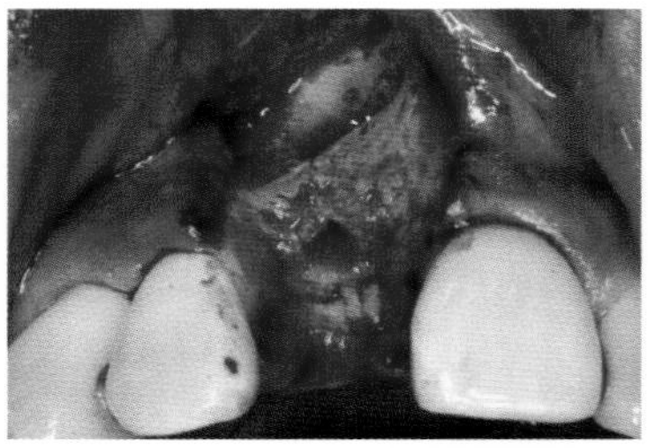
图11　受植区骨修整，预备种植窝

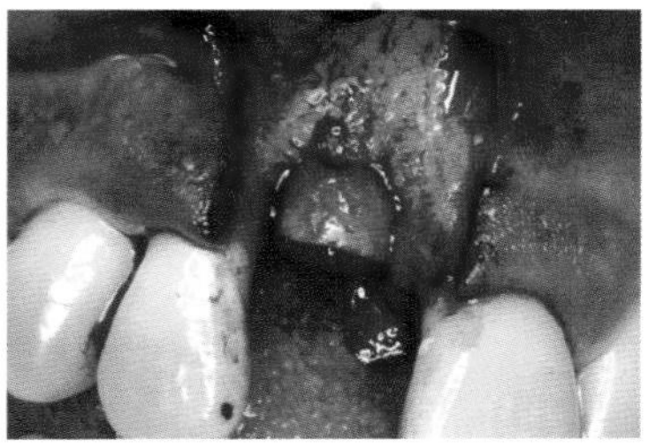
图12　匹配骨环

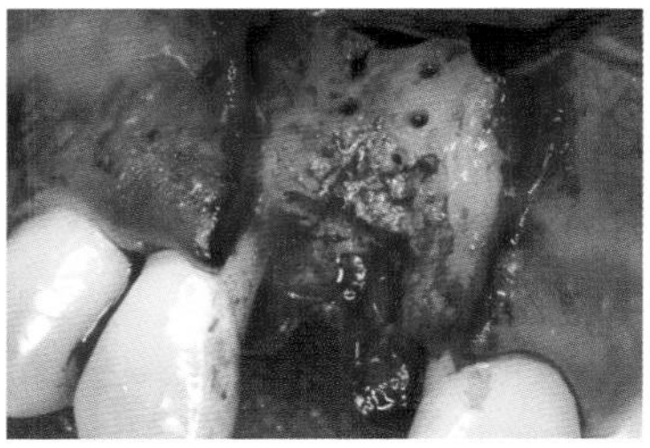
图13　制备滋养孔

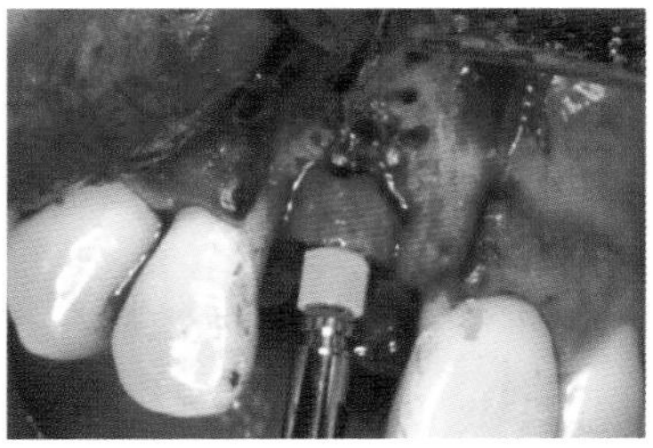
图14　植入Ankylos种植体(3.5/L14）

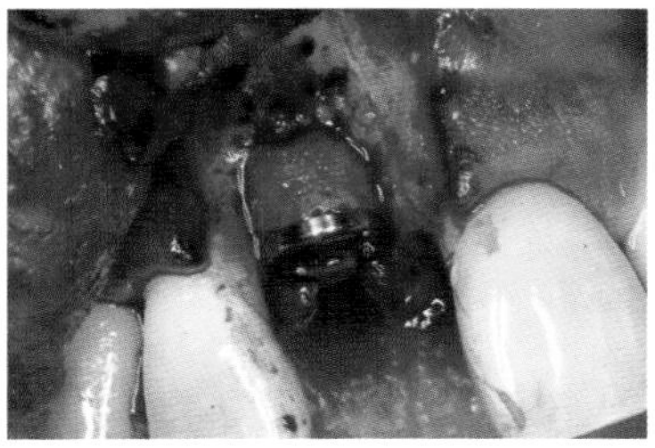
图15　膜钉辅助固定骨环

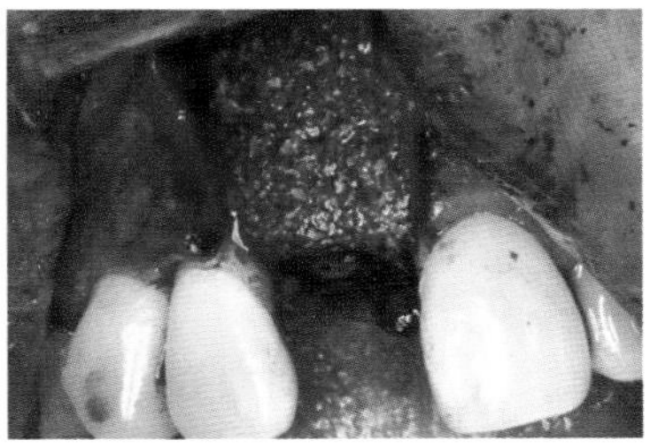
图16　植入Bio-Oss人工骨粉

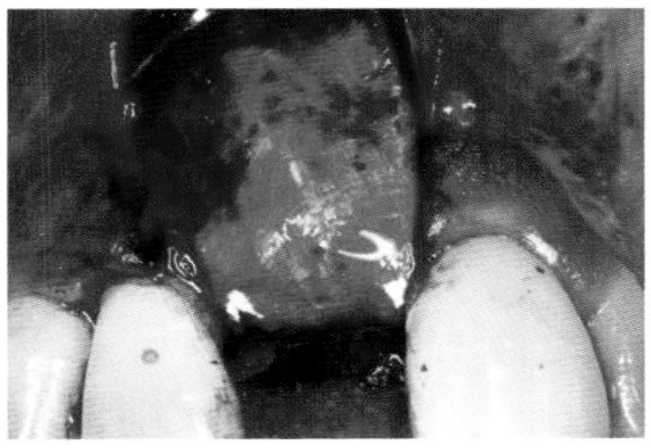
图17　覆盖Bio-Gide胶原膜

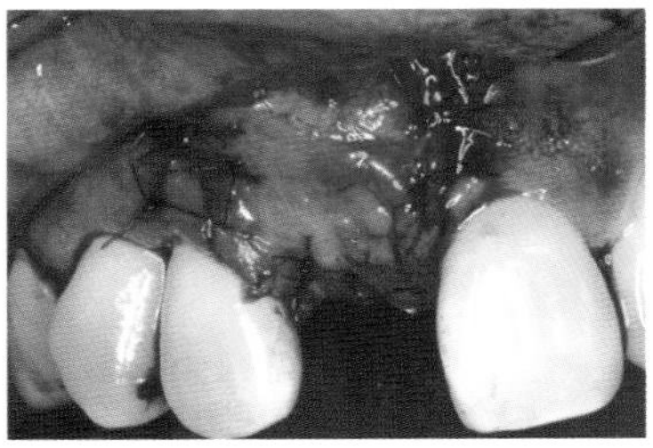
图18　软组织无张力缝合

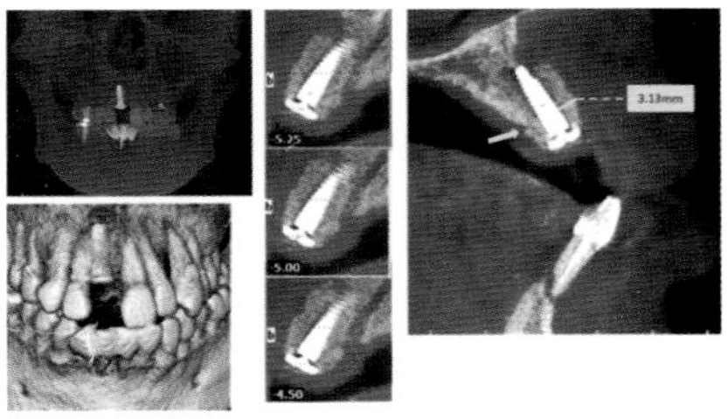
图19　种植术后影像学检查

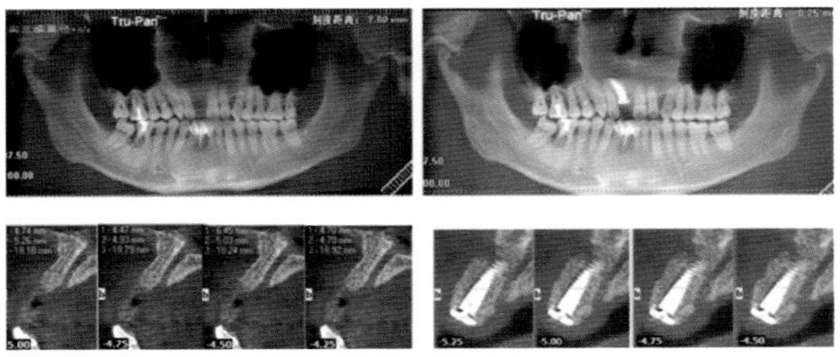
图20　术前术后影像学检查

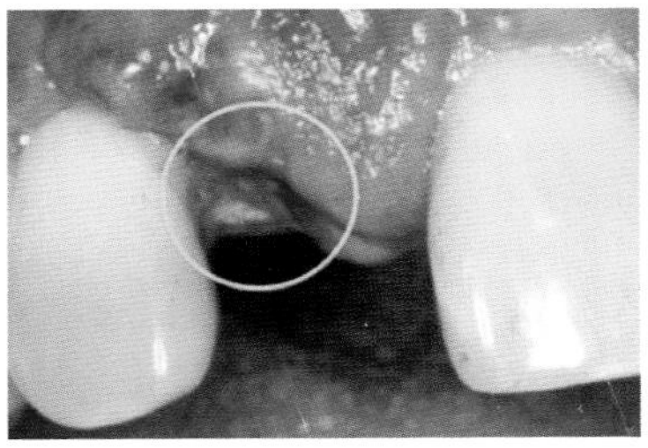
图21　种植术后2周拆线，拆线当天见嵴顶处牙龈组织菲薄

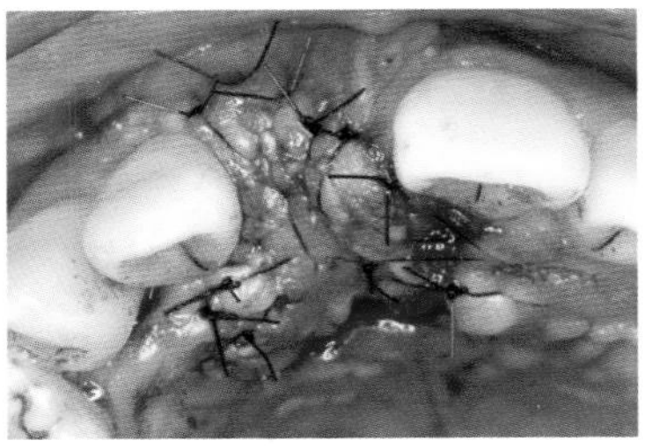
图22　同期行隧道瓣移植术

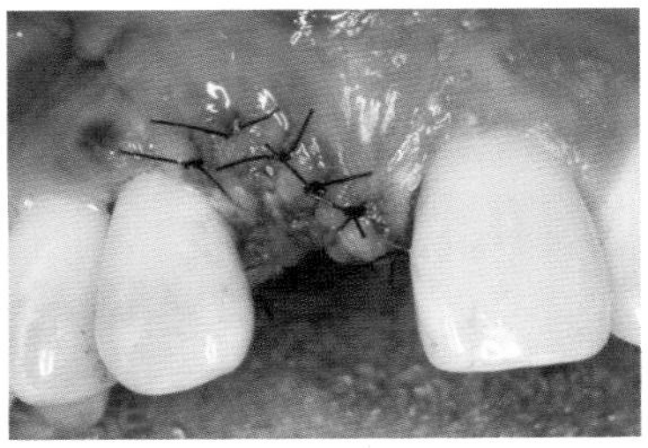
图23　隧道瓣移植术后正面像

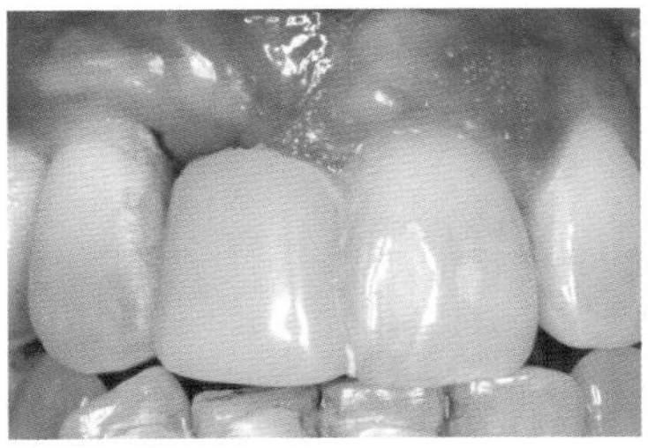
图24　即刻过渡义齿塑形1个月

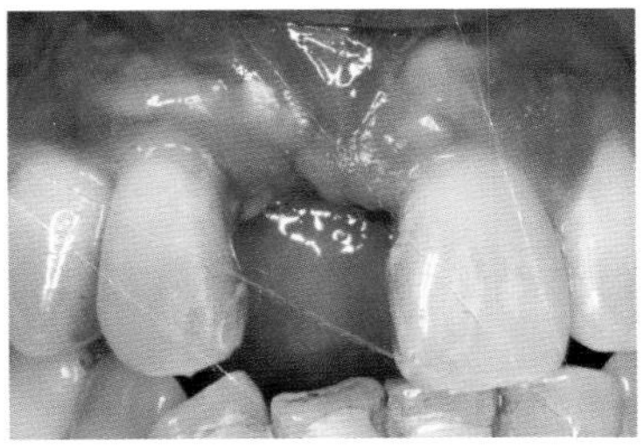
图25　种植术后6个月（二期术前）

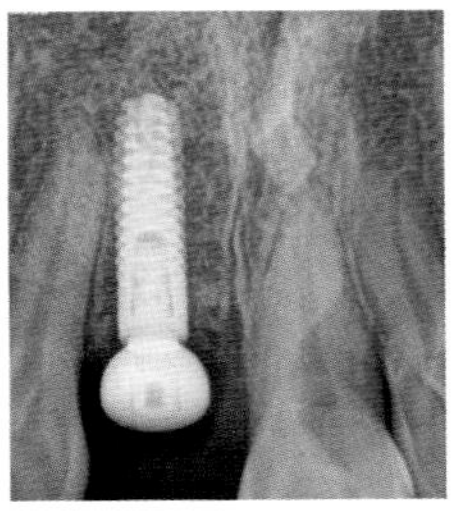
图26　基台精确就位

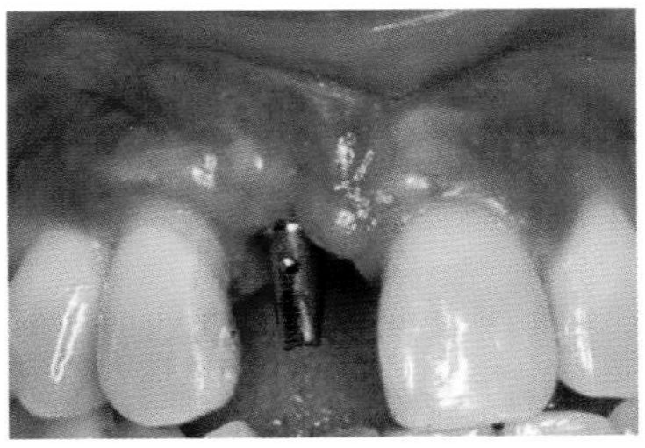
图27　试戴Ankylos睿固成品基台

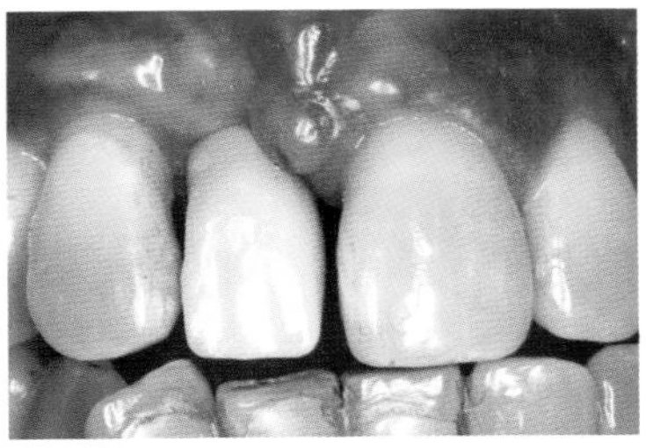
图28　试戴 Wieland 二氧化锆内冠

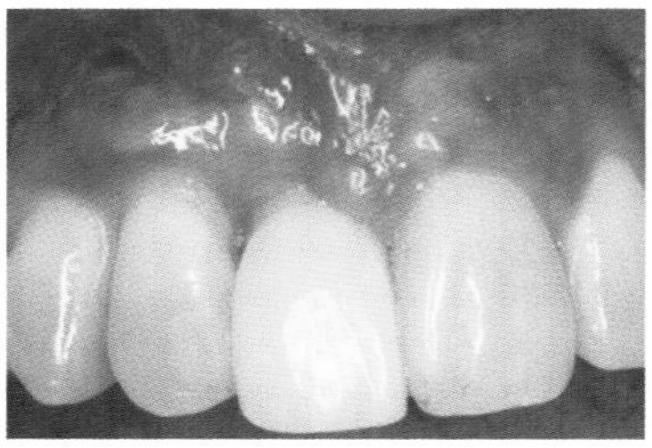

图29 树脂塑形牙

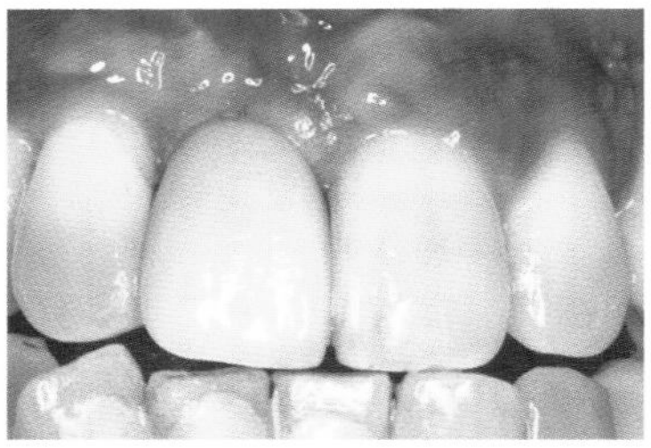

图30 术后10个月修复

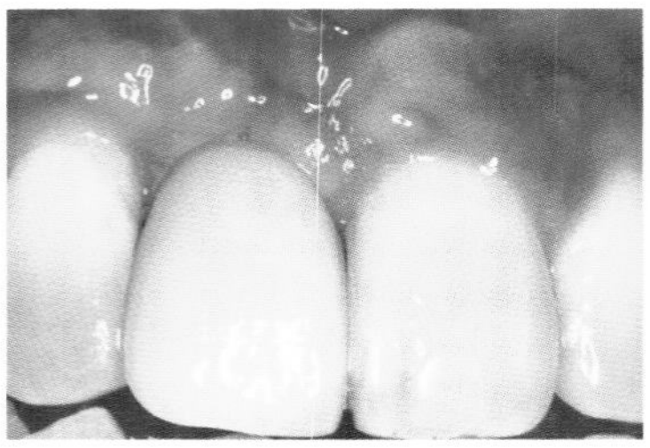

图31 修复后3个月随访

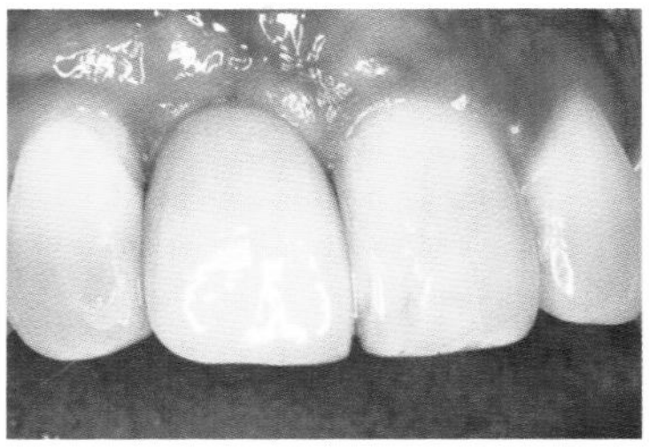

图32 修复后6个月随访

三、讨论

1. 随着牙种植技术的发展，种植的适应证不断拓展，对严重的牙槽嵴萎缩和大面积骨缺损的牙种植也引起了广泛的关注。可能的治疗方案如单纯采用引导性骨再生（guided bone regeneration,GBR）和牵张成骨（distraction osteogenesis,DO）对于垂直性和大面积骨缺损治疗的并发症发生率高，且骨增量效果不确定，而块状自体骨移植（autogenous block bone grafts，又叫 onlay bone grafts）由于其良好的骨诱导和成骨特性，并且在周围软组织张力下可保持固定等优点，仍然是目前多数大范围骨缺损的选择。一项队列研究表明，块状自体骨移植的种植体10年存留率为95%，在移植后的第一年，移植骨发生了明显的早期吸收，吸收量为19.41%，之后吸收速度逐渐减慢，5年后吸收量为23.28%，而后骨量基本保持稳定，10年的骨吸收量为27.51%。这也与其他类似研究的结果一致。但块状自体骨移植通常需要二次手术，骨移植5～6个月后方能植入种植体。Giesenhagen教授发明的骨环技术使得自体骨环移植与种植体植入同期进行，缩短了约6个月的治疗时间，从时间上而言具有巨大的优势。

2. 临床上也有一些应用骨环技术同期植入种植体成功的病例报道。其中一项临床研究应用骨环技术在10名患者三维骨缺损的新鲜拔牙窝内同期植入了12颗种植体。CBCT分析表明，6个月后12颗种植体全部达到骨结合，术后与愈合6个月后的骨环高度差异无统计学意义，平均骨吸收量为0.26mm。骨环与牙槽骨结合界面的骨密度显著增大，近中和颊侧的骨环-种植体结合面骨密度明显增大。值得注意的是，其中1例骨环在植入种植体时开裂，但经过6个月的愈合，种植体与骨环仍旧成功达到了骨结合。

3. 骨环技术的操作技术要求较高，其手术成功与骨环制备的精确性、骨环的稳定性等操作细节密切相关，但目前关于骨环技术的临床研究较少，且数据都仅限于修复完成，对于应用骨环技术同期植入种植体，种植体周长期骨和软组织的稳定性尚无系统回顾性研究。因此，其长期效果还需进一步的长期大病例的随访研究。

参考文献

[1] Rocchietta I, Fontana F, Simion M. Clinical outcomes of vertical bone augmentation to enable dental implant placement: asystematic review[J]. J Clin Periodontol, 2008, Sep, 35(8 Suppl):203-215.
[2] Smolka W, Eggensperger N, Carollo V, et al. Changes in the volume and density of calvarial split bone grafts after alveolar ridge augmentation[J]. Clin Oral Implants Res, 2006, Apr, 17(2):149-155.
[3] Nkenke E, Radespiel-Tröger M, Wiltfang J, et al. Morbidity of harvesting of retromolar bone grafts: a prospective study[J]. Clin Oral Implants Res, 2002, Oct, 13(5):514-521.
[4] Wiltfang J, Schultze-Mosgau S, Nkenke E,et al. Onlay augmentation versus sinuslift procedure in the treatment of the severely resorbed maxilla: a 5-year comparative longitudinal study[J]. Int J Oral Maxillofac Surg, 2005, Dec, 34(8):885-889.
[5] Brugnami F, Caiazzo A, Leone C. Local intraoral autologous bone harvesting for dental implant treatment: alternative sources andcriteria of choice[J]. Keio J Med, 2009, Mar, 58(1):24-28.
[6] Becker ST, Warnke PH, Behrens E, et al. Morbidity afteriliac crest bone graft harvesting over an anterior versus posterior approach[J]. J Oral Maxillofac Surg, 2011, Jan, 69(1):48-53.
[7] Schmitt C, Karasholi T, Lutz R,et al. Long-term changes in graft height after maxillary sinus augmentation, onlay bone grafting, and combination of both techniques: a long-term retrospective cohort study[J]. Clin Oral Implants Res, 2014, Feb, 25(2):e38-46.
[8] Nyström E, Ahlqvist J, Gunne J,et al. 10-year follow-up of onlay bone grafts and implants in severely resorbed maxillae[J]. Int J Oral Maxillofac Surg, 2004, Apr, 33(3):258-262.
[9] Stevens MR, Emam HA, Alaily ME, et al. Implant bone rings. One-stage three-dimensional bone transplant technique: a case report[J]. J Oral Implantol, 2010, 36(1):69-74.
[10] Omara M, Abdelwahed N, Ahmed M, et al. Simultan -eous implant placement with ridge augmentation using an autogenous bone ring transplant[J]. Int J Oral Maxillofac Surg, 2016, Apr, 45(4):535-544.
[11] 梁晋, 姜宝岐, 兰晶,等. 环状植骨术同期牙种植临床效果的短期观察[J]. 华西口腔医学杂志, 2014(1):40-44.

窄直径种植体在下颌前牙种植修复中的应用

吴涛　施斌

摘要

目的：探索窄直径种植体单端桥修复在下颌中切牙的美学效果。**材料与方法：**男性患者，20岁，下前牙外伤10多年致残冠、残根，牙体变色，4个月前口腔外科拔除，自觉影响美观，今要求种植牙修复以改善下前牙美观。临床检查：双侧下颌中切牙缺失，拔牙创愈合良好，牙龈颜色正常，牙龈生物型为薄龈型，前牙覆殆覆盖正常。CBCT示41唇腭侧宽度为6～7mm，唇侧骨壁完整，垂直向高度约为17mm；31唇腭侧宽度为6～7mm，唇侧骨壁完整，垂直高度约为16mm。采用牙槽嵴顶翻瓣技术植入1颗Straumann 3.3mm×12mm种植体于41位点。潜入式愈合6个月后复查，CBCT显示种植体与牙槽骨结合良好，取模制取最终修复体印模，全瓷基台全瓷冠修复缺失牙。**结果：**最终完成修复体戴入，牙冠形态、色泽逼真，牙龈曲线正常，右侧远中龈乳头丰满，左侧近中龈乳头稍欠丰满，白色美学评分（WES）为10分， 红色美学评分（PES）为11分。美学效果尚可，后期将继续随访。**结论：**下颌双侧中切牙因近远中、唇舌向宽度有限，采用窄直径种植体行单端种植固定桥修复可取得较好的美学修复效果。

关键词：窄直径种植体；种植单端桥；下颌前牙区

下前牙因其牙周支持较弱和牙周病的高发生率以及外伤原因导致下前牙缺失的概率大大增加，然后下前牙牙槽骨唇舌向骨量不足、缺牙区近远中方向空间有限、唇侧往往存在倒凹及牙龈乳头的保存等问题增加了临床治疗的难度。随着窄直径种植体的不断发展和改进，一定程度上解决了下前牙区较小三维空间患者的种植需求。由于切缘的磨耗和口周肌肉紧张度的减小，下颌切牙不断暴露，导致下切牙的暴露量会随着年龄增长而增加，因此下前牙的美学修复也是种植医生需要考量的。

一、材料与方法

1. 病例简介　20岁男性患者。下前牙外伤10多年致残冠、残根，牙体变色，4个月前口腔外科拔除，自觉影响美观，今要求种植牙修复以改善下前牙美观。系统病史：否认系统疾病。口内检查：31、41缺失，缺牙区牙龈愈合良好，唇腭侧宽度约为7mm，近远中间隙为10～12mm，殆龈距离正常，缺牙区临牙未见明显倾斜。软垢（+），牙结石（－），BOP（－）。咬合关系稳定，浅覆殆、浅覆盖。口外检查：面部左右对称，无瘢痕及肿胀，颞下颌关节检查无异常。

2. 诊断　31、41缺失。

3. 治疗计划　31、41采用窄种植体单端固定桥修复，全瓷基态全瓷冠修复。

4. 治疗过程（图1～图38；表1～表3）

（1）一期手术：常规消毒、铺巾，局麻下牙槽嵴顶切开，于41位点植入1颗Straumann 3.3mm×12mm种植体，植入扭矩为35N·cm，上愈合基台后严密缝合伤口。

（2）取模：种植体植入6个月后采用聚醚取模，送加工厂制备全瓷基台全瓷冠最终修复体。

（3）戴牙：种植体植入7个月戴入全瓷基台全瓷冠。

（4）复查：嘱患者戴牙后1个月、3个月、6个月，以后每年前来复查。

表1　美学风险评估

美学风险因素	风险水平		
	低	中	高
健康状态	健康，免疫功能正常		免疫功能低下
吸烟习惯	不吸烟	少（＜10支/天）	多（＞10支/天）
患者美学期望值	低	中	高
唇线	低位	中位	高位
牙龈生物型	厚龈生物型	中厚龈生物型	薄龈生物型
牙冠形态	方圆形	卵圆形	尖圆形
位点感染情况	无	慢性	急性
邻面牙槽嵴高度	到接触点≤5mm	32、42牙槽嵴顶到接触点6mm	到接触点≥7mm
邻牙修复状态	无修复体		有修复体
缺牙间隙宽度	单颗牙（≥7mm）	单颗牙（＜7mm）	2颗或2颗以上
软组织解剖	软组织完整		软组织缺损
牙槽嵴解剖	无骨缺损	水平向骨缺损	垂直向骨缺损

作者单位：武汉大学口腔医院
通讯作者：施斌；Email: shibin_dentist@whu.edu.cn

表2 患者最终修复后白色美学评分（WES）结果

WES变量	较大差异	较小差异	无差异
牙冠形态			2
牙冠外形轮廓			2
牙冠颜色			2
牙冠表面质地			2
透明度/个性化			2
WES总分	10		

表3 患者最终修复后红色美学评分（PES）结果

PES变量	缺失	不完整	完整
近中龈乳头		1	
远中龈乳头		1	
PES变量	较大差异	较小差异	无差异
唇侧龈缘曲度			2
唇侧龈缘最高位置		1	
根面凸度			2
软组织颜色			2
软组织质地			2
PES总分	11		

二、结果

窄直径种植体联合种植单端桥修复下颌前牙区缺失牙，可以很好解决下前牙牙槽骨唇舌向骨量不足、缺牙区近远中方向空间有限的难题。

三、讨论

1. 下颌前牙种植体解剖风险因素 以往我们都认为下颌前牙区是种植手术的安全区，其实不然。下颌前牙其近远中径、唇舌向宽度都较小。在行种植修复时，若近远中距离不足，则易损伤邻牙；若唇舌向宽度太窄，则种植体容易唇舌向穿通。下颌骨唇侧均为凹形，最凹点位于下颌骨的上1/3，男性的凹距＞3mm，女性多在3mm以内。在下颌中切牙或侧切牙缺失行种植手术时，应当避免因倒凹导致唇舌侧穿通。舌下动脉分支或者颏下动脉分支可以通过舌侧孔进入下颌前牙区（中线处较多见），舌侧孔距离牙槽嵴顶平均垂直距离为16.87mm。另外，下颌切牙管内走行着切牙神经和伴行的血管，有研究表明下颌切牙管的检出率高达80%，因此舌侧骨壁穿孔会伤及血管，翻瓣的时候也需要注意不要伤及舌下动脉分支，引发口底出血。

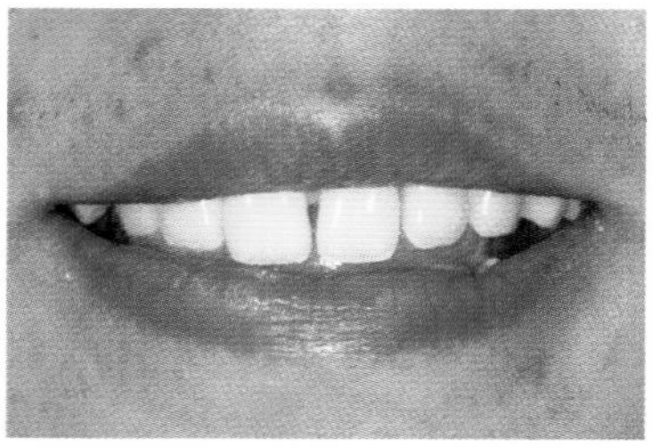
图1 术前口外像

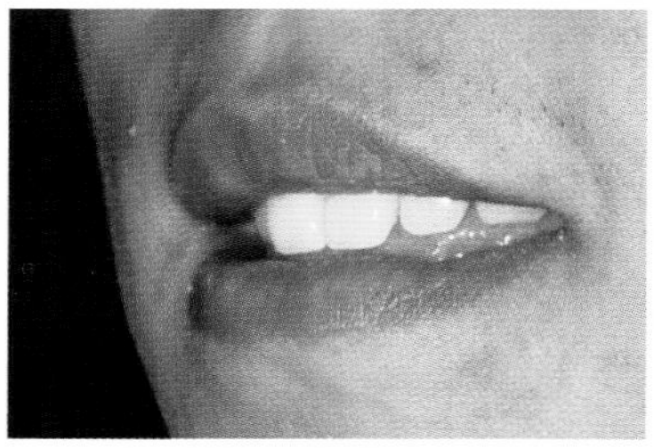
图2 术前左侧口外像

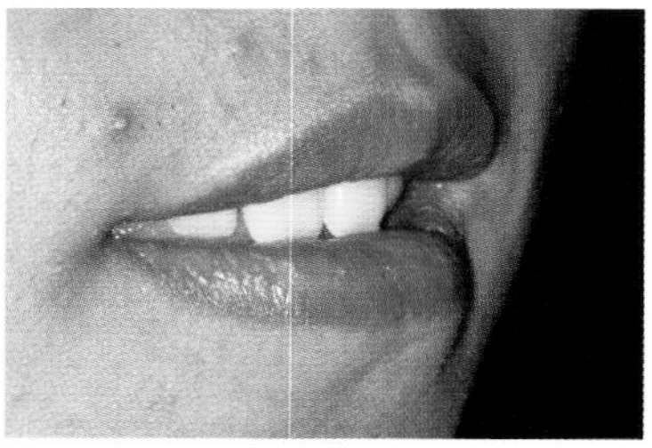
图3 术前右侧口外像

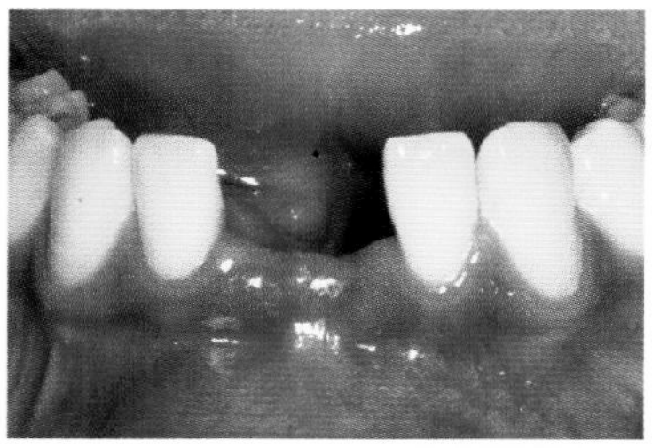
图4 种植一期术前口内正面像

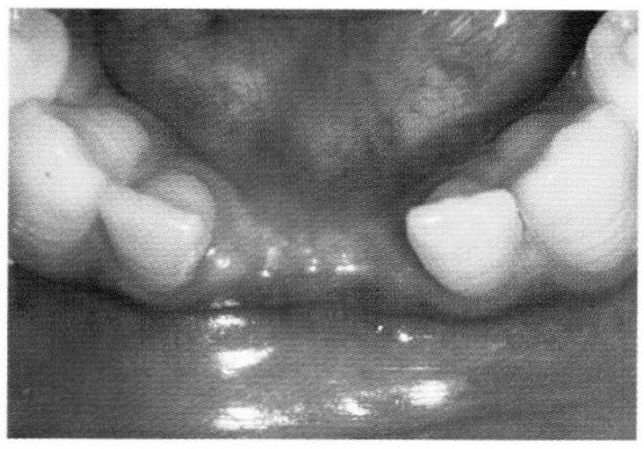
图5 种植一期术前口内𬌗面像

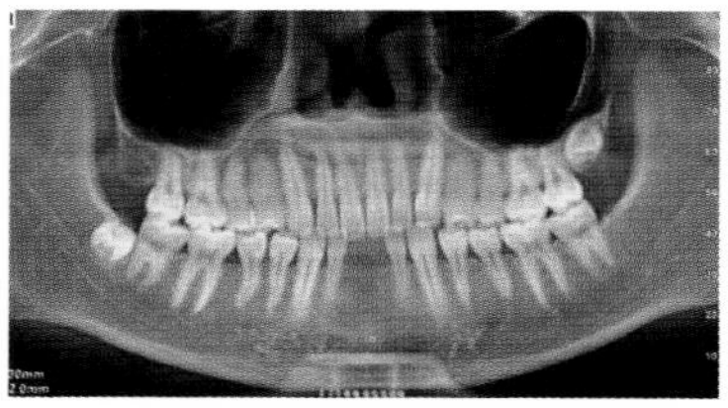
图6 术前CBCT全口断层片

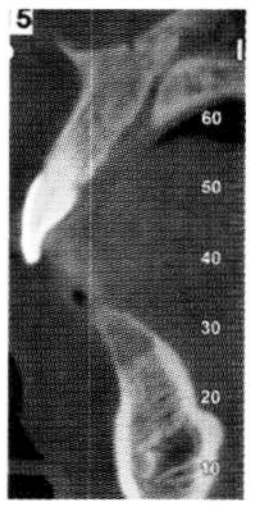
图7 术前CBCT示41位点矢状面断层片

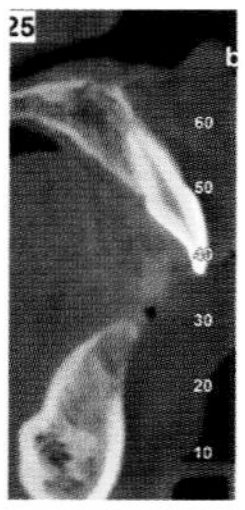
图8 术前CBCT示31位点矢状面断层片

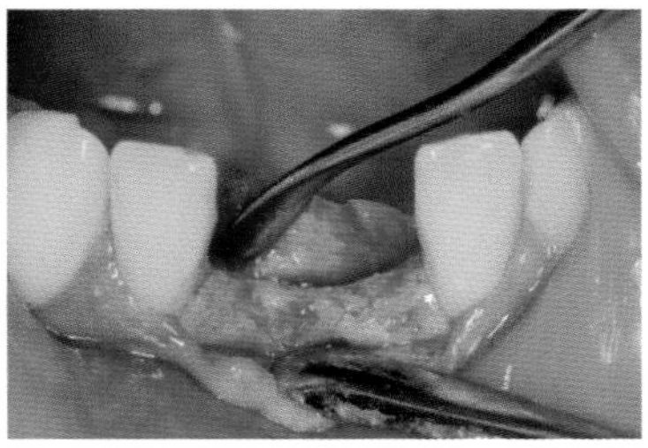
图9 一期术中牙槽嵴顶切口

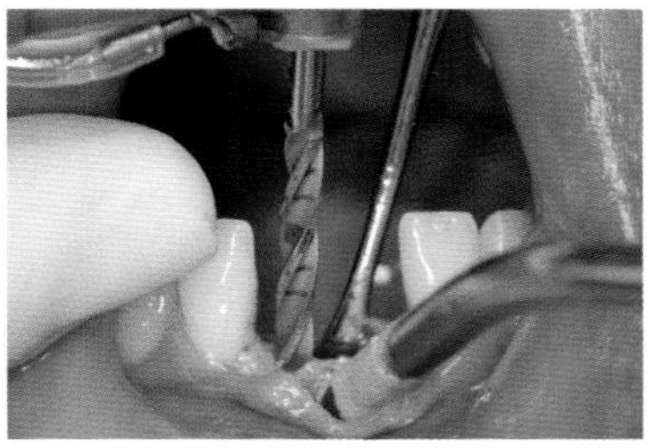
图10 一期手术备洞

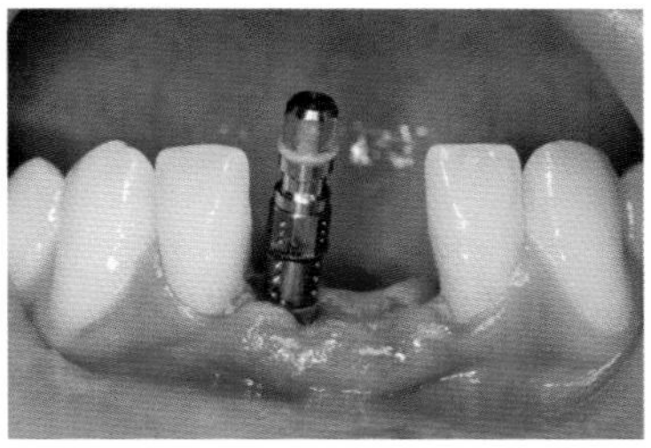
图11 植入Straumann 3.3mm × 12mm 种植体

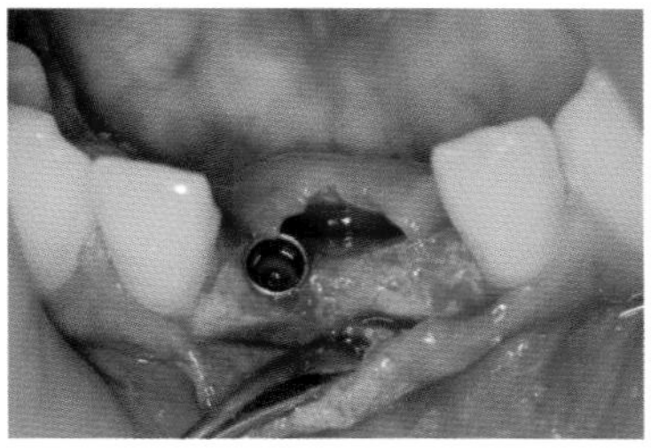
图12 种植体口内殆面像

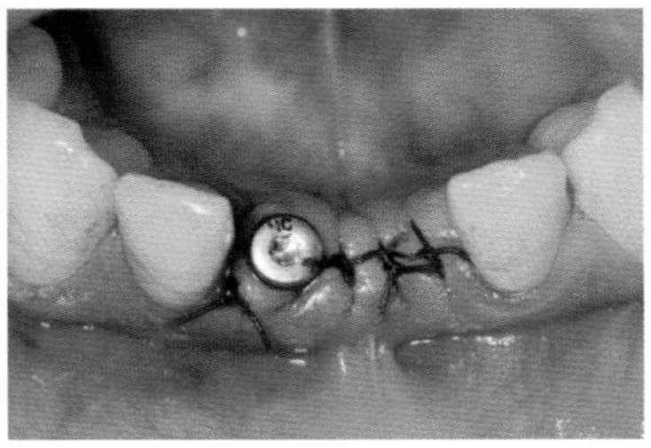
图13 一期手术缝合

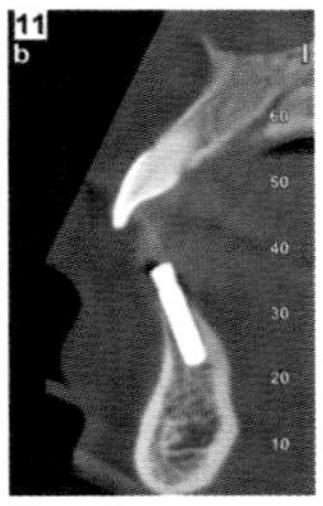

图14 种植术后CBCT显示种植体植入三维位置良好

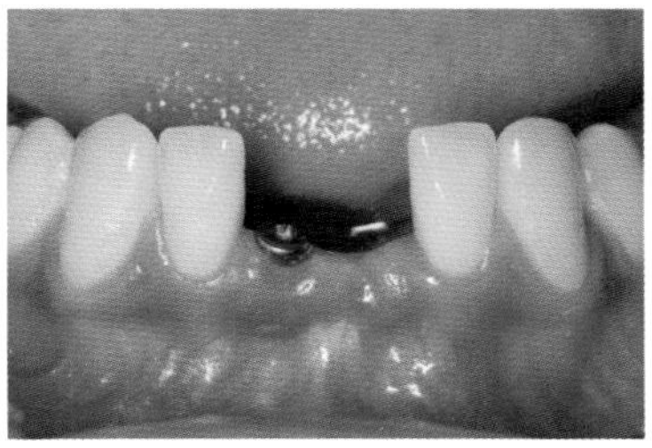
图15 戴牙前口内正面像

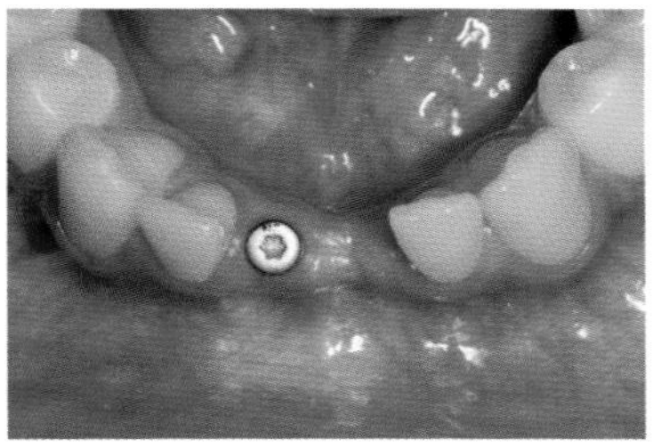
图16 戴牙前口内殆面像

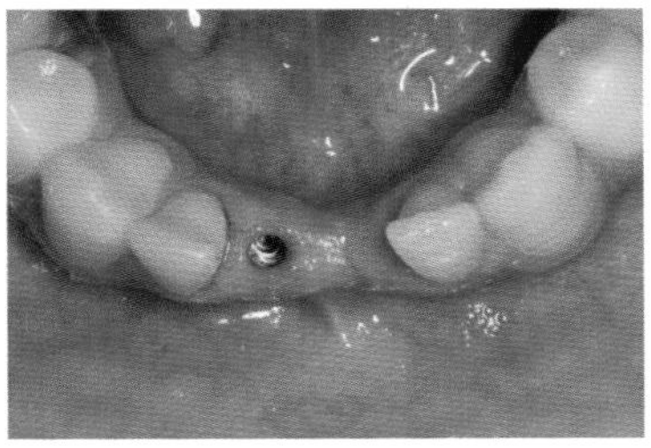
图17 取模前取下愈合基台后牙龈袖口

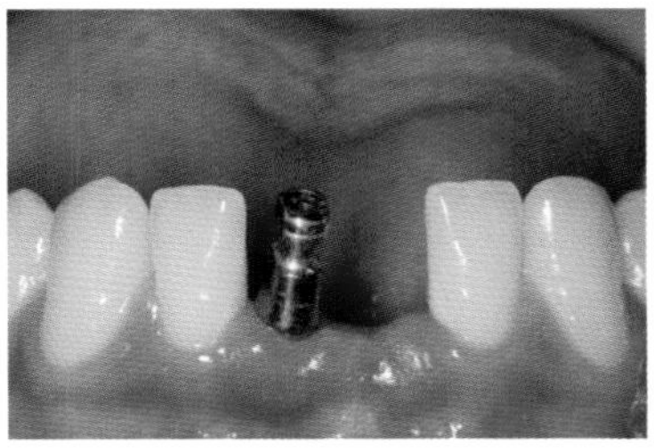
图18 取模转移杆就位口内像

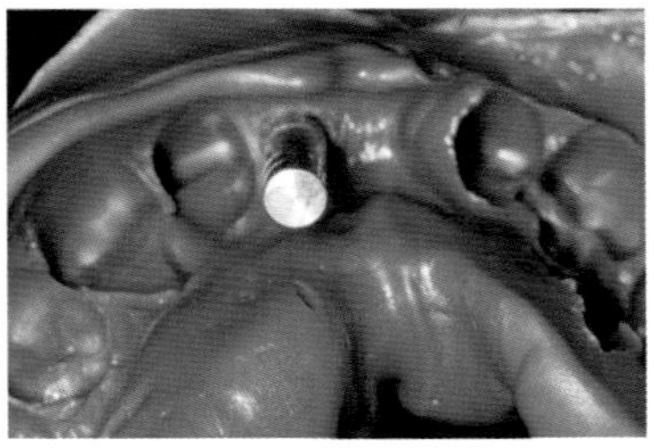
图19 聚醚模型

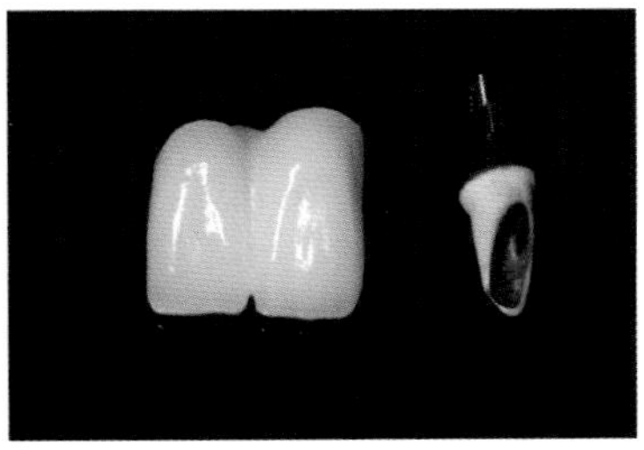
图20 修改前模型像1

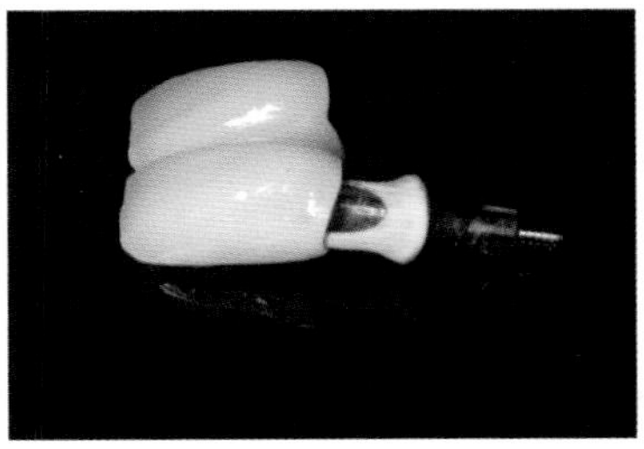
图21 修改前模型像2

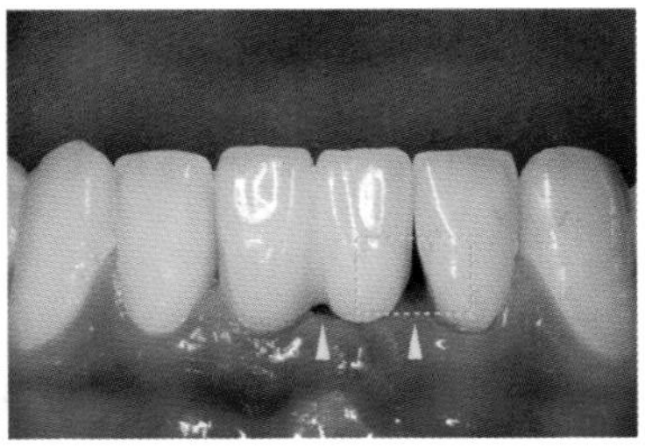
图22 修改最终修复体前戴牙口内像

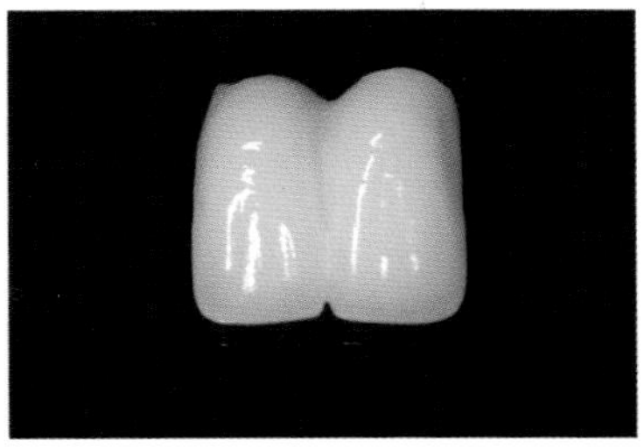
图23 最终模型正面像

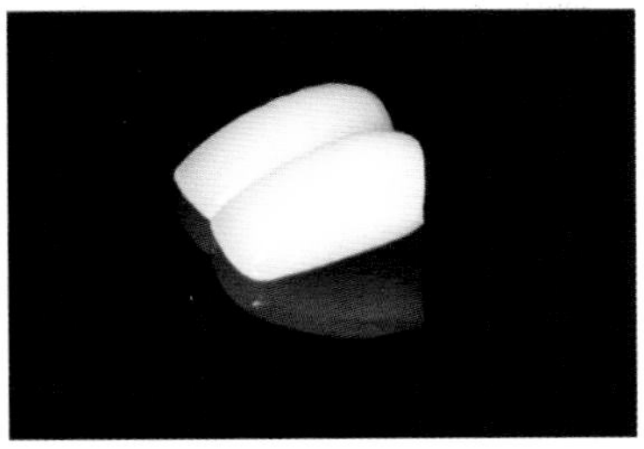
图24 最终模型侧面像1

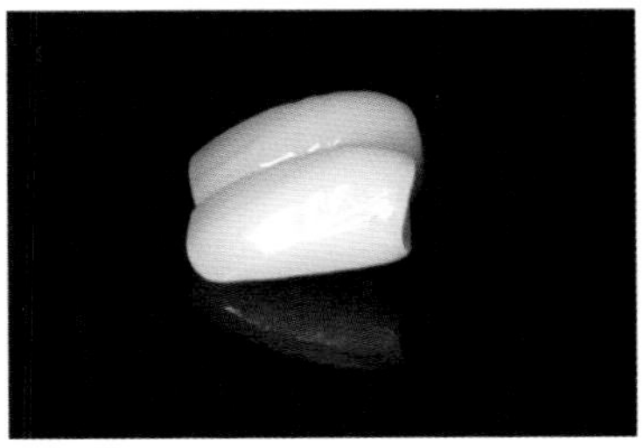
图25 最终模型侧面像2

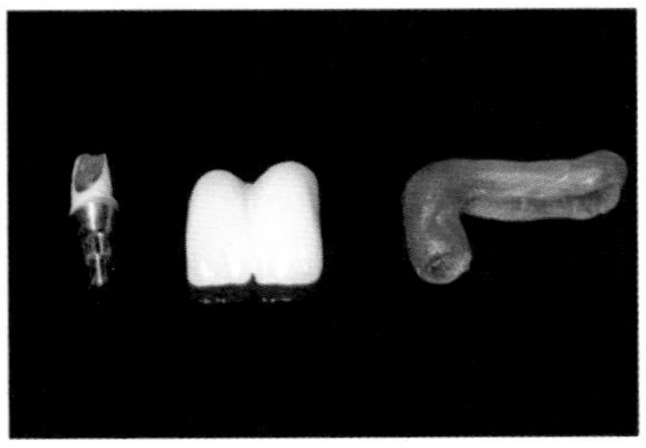
图26 最终修复体

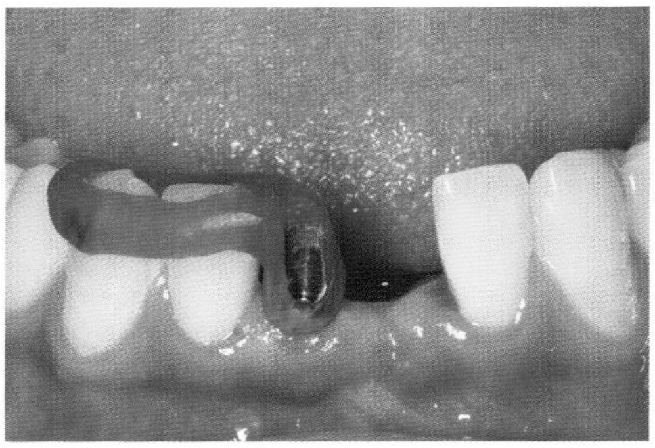
图27 定位器就位口内像

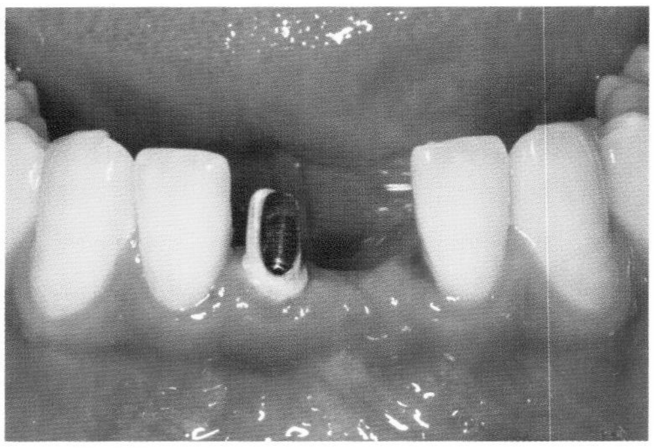
图28 修复基台口内像

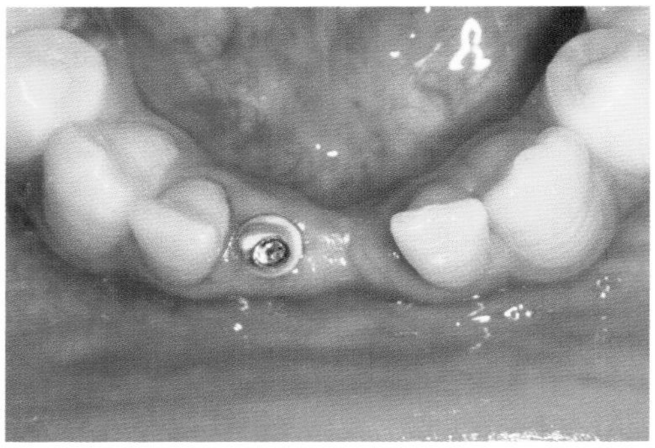
图29 修复基台口内就位殆面像

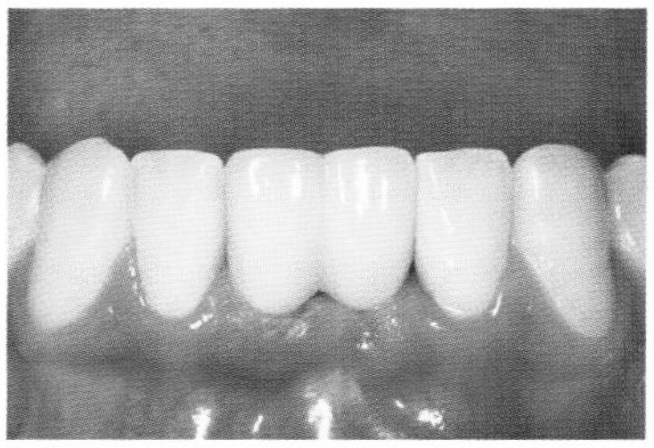
图30 最终戴牙后口内正面像

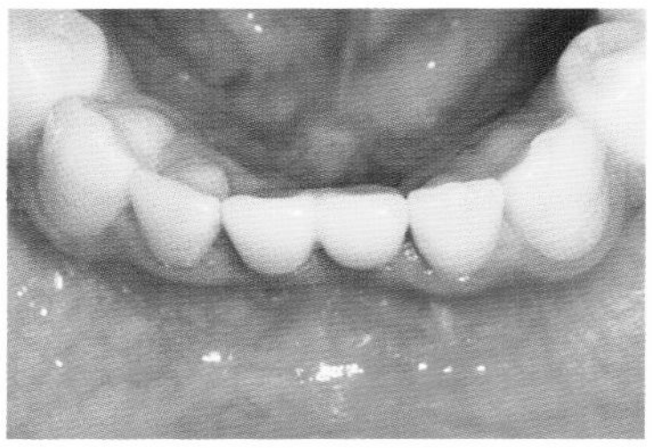
图31 最终戴牙后口内殆面像

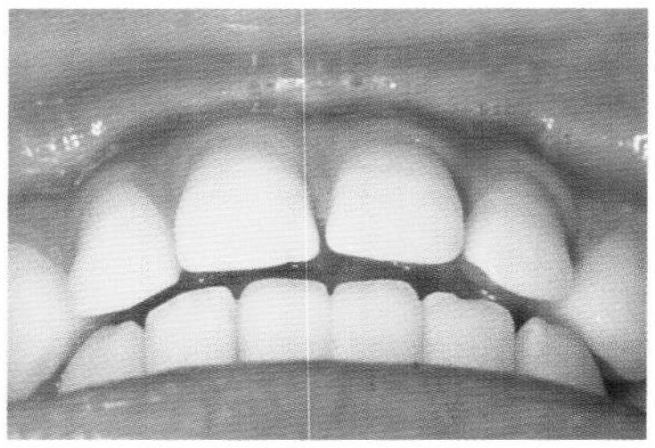
图32 最终戴牙后前伸咬合像

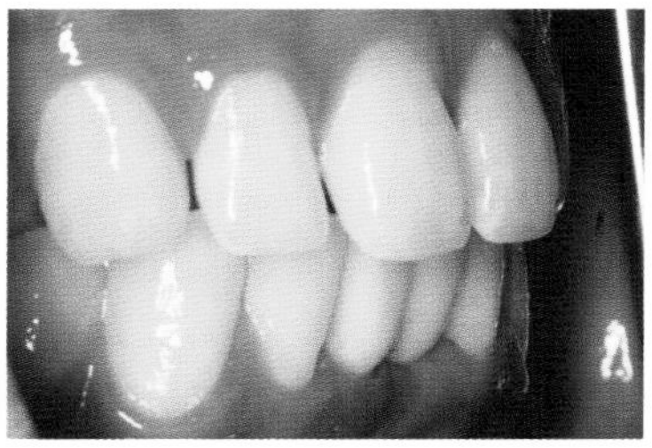
图33 最终戴牙后右侧咬合像

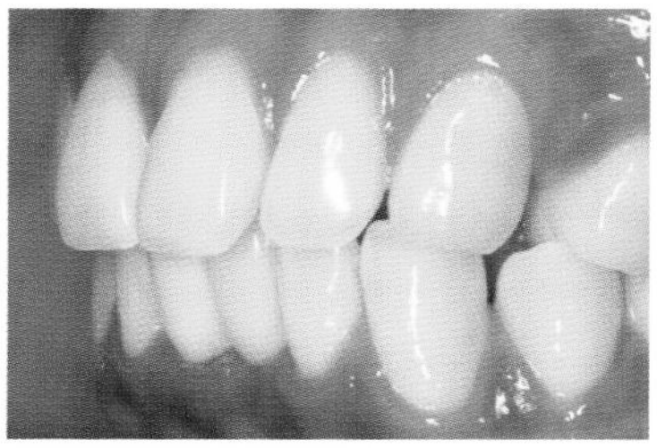
图34 最终戴牙后左侧咬合像

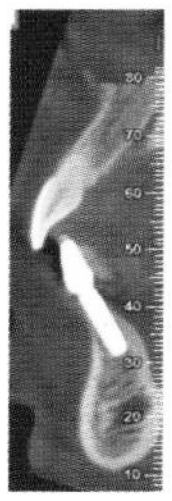
图35 戴牙后CBCT矢状面断层示：41位点种植体骨整合、三维位置良好

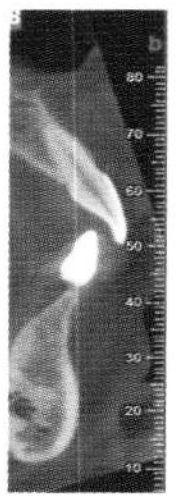
图36 戴牙后CBCT矢状面断层示：31位点牙槽嵴顶骨质较种植手术前有吸收

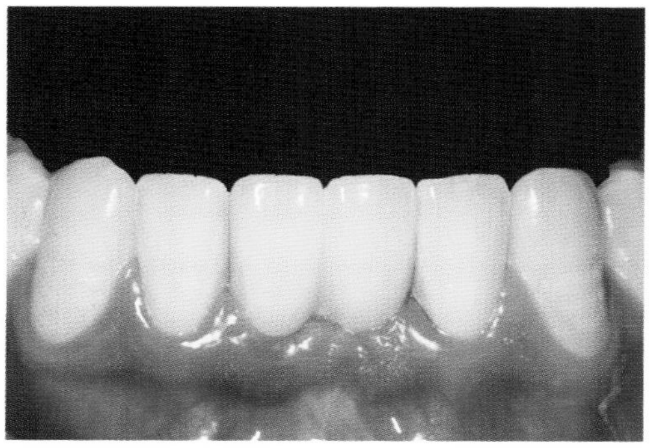
图37 最终戴牙后2个月复查正面像

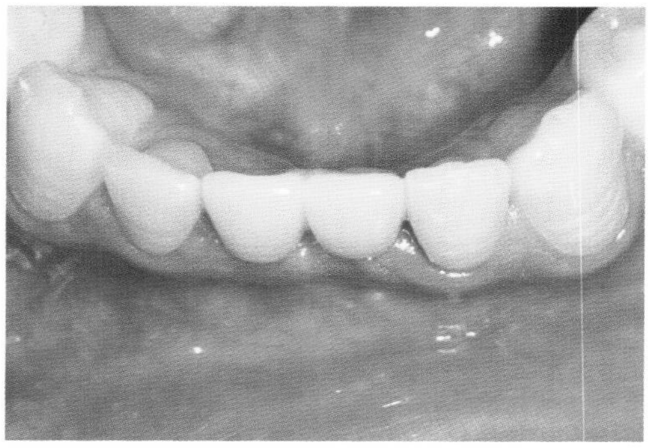
图38 最终戴牙后2个月复查殆面像

2. 窄直径种植体在下颌前牙区的应用 对于下前牙小间隙的种植修复，术前CBCT检查是十分必要的。下颌左右尖牙、侧切牙、中切牙于牙槽嵴顶近远中距离是4.46～6.94mm，尖牙最长，侧切牙次之，中切牙最小。因为种植体距离天然牙的安全距离最少为1.5mm，除去左右共3mm的安全距离，常规直径种植体无法满足下颌前牙区种植的需求。且若下颌连续缺失2颗牙时，同时植入2颗植体，种植体之间距离太近，也会影响后期牙龈美学。为了简单有效解决下颌前牙区近远中径、唇舌向过窄的问题，窄直径种植体是一个很好的选择。考虑到种植体直径过窄，上部修复连接部分强度不足，一段式窄直径种植体具有后期修复简单、消除种植体和基台间微动的优点。

3. 种植单端桥在下颌前牙区的应用 单端桥产生以桥体为力臂，基牙为旋转中心的I型杠杆作用，邻近种植体承受压应力，而远离种植体产生张应力。研究认为，当邻近种植体植入在7mm以内时，最大应力并没有显著差异。而种植体单端固定桥的悬臂长度每增加1mm，种植体边缘骨吸收量就会增加0.1mm。下前切牙单牙缺失时近远中距离平均为6mm，而传统的植体修复单牙缺失一般最少需要近远中7mm的空间。考虑到下颌前牙区咬合力相对较小，在下颌前牙区连续缺牙时，种植单端固定桥是不错的选择。另有研究认为，种植体之间应该有大于3mm的距离，以减少相邻种植体之间牙槽嵴顶的吸收，从而重建种植体之间3～4mm的牙龈乳头高度，但是下颌前牙区很难达到这个要求。而种植体和桥体之间的牙龈乳头最高可以达到5.5mm，因此在下前牙区采用种植单端固定桥修复，有利于牙龈乳头的重建。

参考文献

[1] 孔娜娜, 苗芬, 陈宁, 等. 基于CBCT的下颌前牙区颌骨形态学研究[J]. 口腔生物医学, 2013, 4(4):181-185.
[2] 杨建新, 徐亮, 刘瑾, 等. 种植区牙槽骨密度的螺旋CT测量研究[J]. 中国口腔种植学杂志, 2010, 15(4):171-173.
[3] 高岩, 徐淑兰, 周磊, 等. Osstem MS一段式种植体用于下前牙小间隙种植修复等临床回顾研究[J]. 实用口腔医学杂志, 2015, 31(5):639-643.
[4] 钱姝娇, 赖红昌. 种植体支持式单端固定桥的临床应用与研究进展[J]. 口腔材料器械杂志, 2015, 24(3):151-156.
[5] Choi KS, Yoon HC, Cho YS. Immediate provisionalization of mini-implants with friction-engaging abutments in the mandibular anterior region: A 1-year retrospective study[J]. Int J Periodontics Restorative Dent, 2013, 33(2):201-206.
[6] Tarnow D, Cho SC, Wallace SS. The effects of inter-implant distance on the height of inter-implant bone crest[J]. J Periodontal, 2000,71(4):546-549.
[7] Romeo E, Lops D, Margutti E, et al. Implant-supported fixed cantilever prostheses in partially edentulous arches. A seven-year prospective study[J]. Clin Oral Implants Res, 2003, 14(3):303-311.
[8] Tarnow D, Elian NP, Froum S, et al. Vertical distance from the crest of bone to the height of the interproximal papilla between adjacent implants[J]. J Periodontal, 2004, 74(12):1785-1788.
[9] Fürhauser R, Florescu D, Benesch T, et al. Evaluation of soft tissue around single-tooth implant crowns: the pink esthetic score[J]. Clin Oral Implants Res, 2005, 16(6):639-644.

前牙区烤瓷桥冠修复失败后种植美学修复

张玉峰　张巧

摘要

目的： 本病例探讨前牙区冠桥修复后的残根残冠的即刻种植美容修复方式，并评价临时牙修复及个性化取模对最终种植美学修复效果的意义。**材料与方法：** 30岁女性患者，8年前烤瓷冠修复13~23，1个月前自觉修复体松动，外院拆除修复体后可见，12、22残根，11、21残冠。口内及CBCT检查后，制订治疗方案并向患者说明各种方案的优缺点后，患者选择拔除4颗残根残冠后进行即刻种植修复。取口内模型并制作诊断蜡型，患者对后期可能的结果表示满意。手术当日采用微创拔牙法拔出残根残冠，逐级备洞后，在13、11、21、23区域植入种植体，发现唇侧骨量不足，在唇侧植入骨粉，进行同期GBR手术。6个月后CBCT检查，可见种植体周围骨量充足，植入骨粉稳定，可行二期手术。待创口愈合后取模制备临时牙。根据牙龈情况多次复诊调整临时牙的外形，口内佩戴3个月后，采用个性化印模技术，制备全瓷基台全瓷冠。1个月后患者佩戴最终冠，并对牙齿的形态、颜色表示满意。半年后复查见口内情况稳定。**结果：** 微创拔除曾经采取冠桥修复的残根残冠后，选择即刻种植，同期GBR手术，5个月后，患者唇侧的骨增量（>2mm）效果明显，为种植体及唇侧软组织的长期稳定性提供了保障。临时基台的运用，重塑了种植体周围软组织的形态，且最终冠与周围健康牙齿形态颜色协调，获得了较佳的红白美学效果。**结论：** 对于曾经采取冠桥修复后的残根残冠，经过周密的术前诊断分析，采用即刻种植合并同期GBR技术，加上临时冠对种植体周围软组织形态的重塑及之后的个性化复制临时冠的龈缘形态，可以获得理想的美学修复效果。

关键词： 前牙残根残冠；即刻种植；临时修复体；个性化

全瓷桥及烤瓷桥作为改善前牙区美观的方式，当出现脱落、基牙受损等并发症时，特别是桩核冠出现上述问题时，由于涉及的牙齿较多，下一步的修复方案的选择是值得思考的问题。本病例通过分析患者口内外情况，给出备选方案，最后选择采用微创拔除残根残冠后即刻种植同期行唇侧GBR的方案。二期术后利用临时牙逐步整塑软组织形态，并采用个性化印模技术精确复制临时冠的龈缘形态。最终冠获得了较佳的红白美学效果。

一、材料与方法

1. 病例简介　30岁女性患者（2015年），8年前烤瓷冠修复13~23，1个月前自觉修复体松动，外院拆除修复体后转诊至我科。口外像显示患者苍老面容，不自然微笑状态；口内检查见患者面部左右对称，嘴唇丰满，低位笑线，口腔卫生良好，牙周健康，12、22残根，11、21残冠，13缺牙区牙槽骨丰满度欠佳，近远中距离足够，缺牙区牙龈状况一般，无溃疡、红肿。对颌切断可见磨损，殆龈高度低，后牙咬合稳定。既往史：否认系统病史，否认吸烟、夜磨牙、紧咬牙等不良习惯。CBCT检查显示：22、11牙根短，且根管状态不佳，21临床牙根短，唇颊侧颈部疑似外吸收。结合口内情况均无保留价值。唇颊侧骨壁厚度4~6mm。

2. 诊断　上颌牙列缺损；11、21、12、22牙体缺损。

作者单位：武汉大学口腔医院

通讯作者：张玉峰；Email: zyf@whu.edu.cn

3. 治疗计划　与患者交流，修复方案如下：A. 拔除残根残冠后3个月后可摘局部义齿修复。B. 拔出残根残冠后清创同期植入种植体13、11、21、23；患者选择方案B。

①术前取研究模型。②微创拔除残根残冠后，即刻种植后唇侧同期GBR。③5个月后进行二期手术。④临时冠进行牙龈整塑。⑤常规修复程序：个性化取模，戴冠。

4. 治疗过程（图1~图41）

（1）即刻种植：常规消毒，铺巾后，于14~24区域行浸润麻醉，待麻药显效后，清洁术区临牙牙周。在上颌前牙区牙槽嵴顶做横行切口，唇侧做附加切口，翻起黏骨膜软组织瓣，用微创拔牙器械离断牙周纤维后拔除11、21、12、22残根残冠后，去除炎性组织，进行牙槽骨修整。进一步暴露手术视野，可见12、21、22区域唇侧骨壁缺损，其中21唇侧缺如。进一步评估缺牙区剩余骨量并选择种植位点，生理盐水冲洗冷却下，先锋钻定位，逐级预备种植窝并使用相应的骨挤压器扩增骨宽度，术中反复探查种植体植入方向及深度，最终在13、11、21、23相应位置植入3.5mm×11mm Ankylos种植体，上覆盖螺丝， 21、23种植体上部螺纹暴露，使用压缩成片的明胶海绵固定自体骨的骨屑及Bio-Oss骨粉（0.5mL，2瓶）与血的混合物，将其覆盖在术区唇侧，散落的骨粉填补空缺以重建牙槽骨外形，引导骨再生，覆盖Bio-Gide膜，修整成形牙龈软组织形态后，严密缝合伤口后伤口处涂布牙周塞治剂。 术后嘱静脉滴注抗生素及消炎药3天，2周后复查，伤口愈合状况良好，拆线后见牙龈无炎症，戴入保持器式临时冠。

（2）二期手术：一期术后5个月见口内牙龈愈合良好，为健康的粉红色，CBCT显示种植体情况佳，种植体唇侧植入骨粉稳定，唇侧宽度>1mm，为后期修复的稳定性提供了条件。在CBCT上大致了解种植体切断在口内投影的位置，消毒后，局麻下用探针探查，确定种植体位置后，在4颗种植体相应区域偏腭侧切开并唇侧做两个纵行切口，取出覆盖螺丝后旋入愈合基台，并将牙龈向唇侧固定以期增加唇侧软组织量。微创二期手术后无须缝合。

（3）临时牙整塑软组织形态：二期术后2周后，取下愈合基台，种植体周围牙龈袖口结构良好，唇颊侧软组织量充足，常规种植取模，比色。制作11～13、21～23两段式临时桥，戴入临时冠后，分别相距半个月、1个月复诊数次，逐步调整牙龈形态，3个月后复诊，患者对牙龈形态效果表示满意。

（4）个性化取模：牙龈形态诱导满意后，行个性化取模。分别取下已经调整好形态的11～13、21～23两段式临时桥，连接种植体代型后，将种植体代型插入硅橡胶中至颈部穿龈区完全覆盖，待其固化后，小心去除临时桥冠，连接转移体，在转移体与硅橡胶间隙中注入调拌较稀、流动性能佳的自凝塑料，待其固化后取下，检查其颈部形态吻合临时桥冠后与口内种植体连接到位后，聚醚取模。自然光下比色，并拍照记录，寄往加工厂。

（5）戴冠：3周后戴最终修复体。11～13、21～23桥体分别试戴后，就为顺利，邻接边缘密合，11、21邻接关系良好，牙龈状态良好，患者舒适满意后粘接戴入，拍摄戴牙后根尖片，观察种植体周围牙龈状况，医嘱，交代注意事项，强调口腔卫生的重要性。

（6）随访：患者戴冠5个月后复诊，复查时见患者口腔卫生情况良好，修复区牙龈较初戴时健康，牙龈曲线相比3个月前无明显退缩。拍摄根尖牙片未见异常。上颌软硬组织及种植牙稳定，患者对治疗效果满意。

二、结果

患者上前牙连续缺失，拔除残根残冠后，即刻植入种植体；在13、23位置由于缺牙时间长，牙槽骨萎缩严重但是已经趋于稳定，采用种植体植入同期GBR技术，获得良好的种植效果。采用了微创的二期手术，增加了唇侧软组织的量，并使用了临时桥冠进行牙龈诱导，经修整后采用个性化印模技术精确复制了颈缘形态，制作的最终修复体戴入患者口内后，龈缘呈扇贝状，无明显“黑三角”。5个月复诊后，颈缘形态得到进一步的改善。

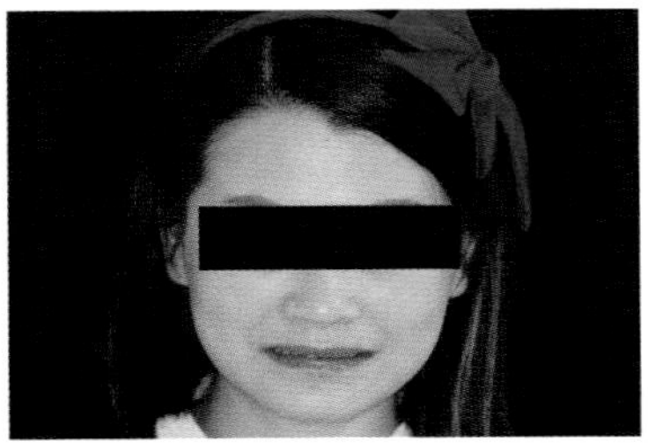
图1 术前口外像1

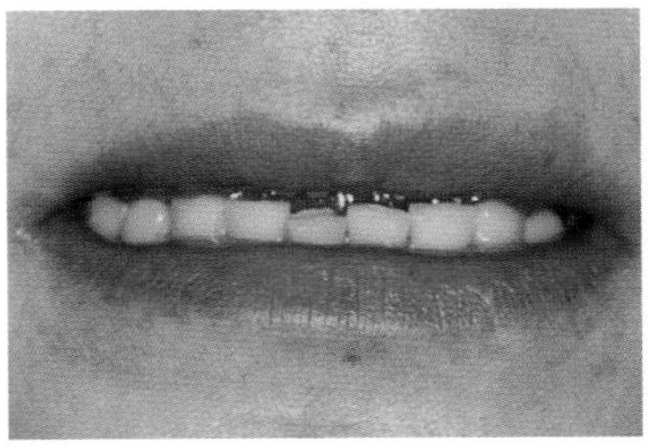
图2 术前口外像2

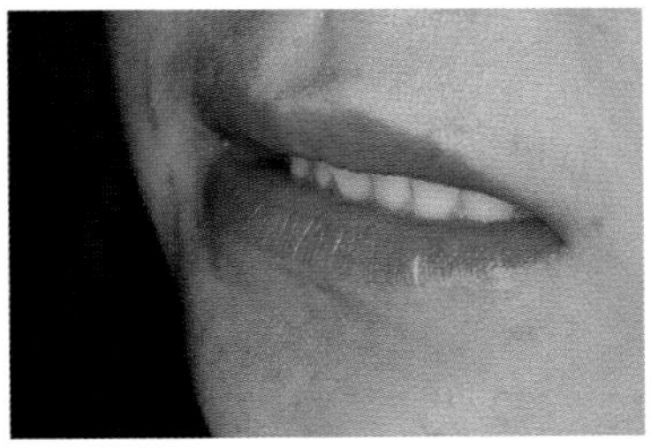
图3 术前口外像3

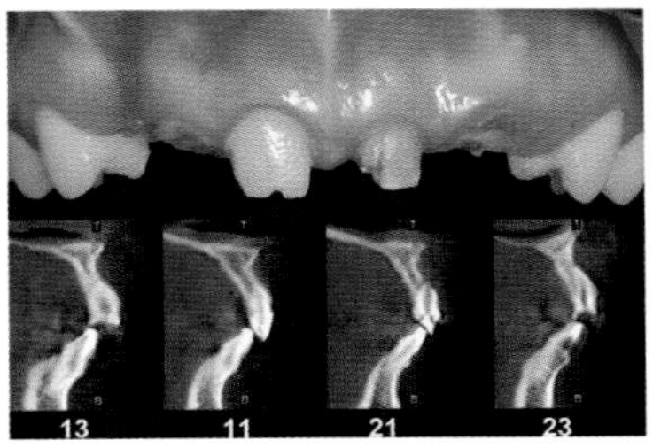

图4 术前口内像及CBCT检查1

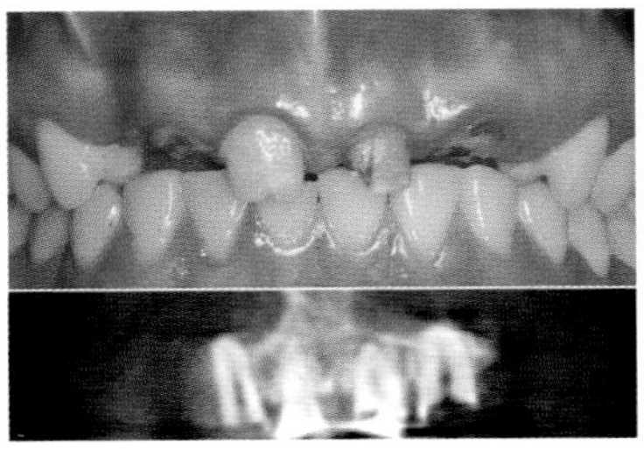
图5 术前口内像及CBCT检查2

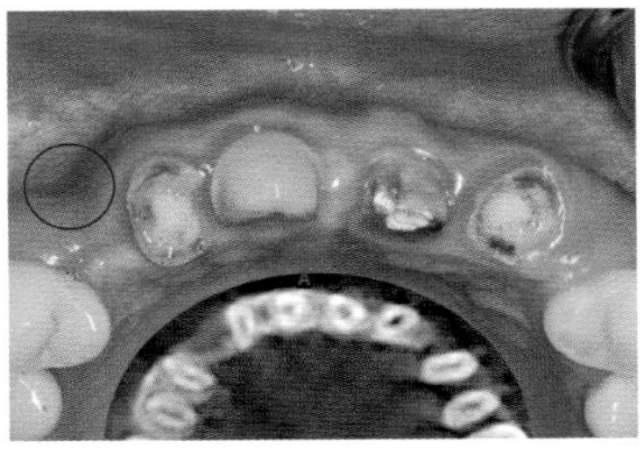
图6 术前口内像及CBCT检查3

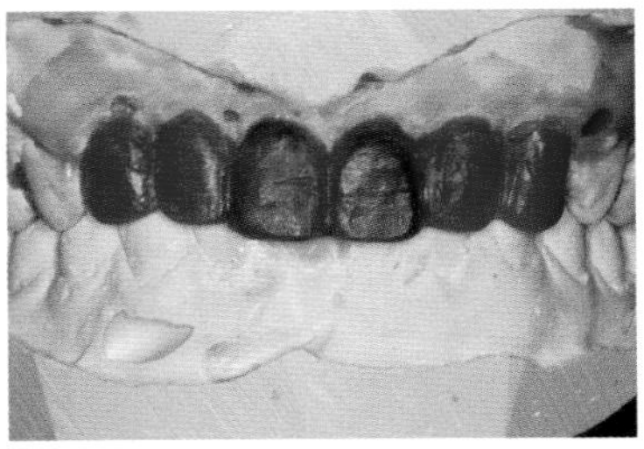
图7 诊断蜡型

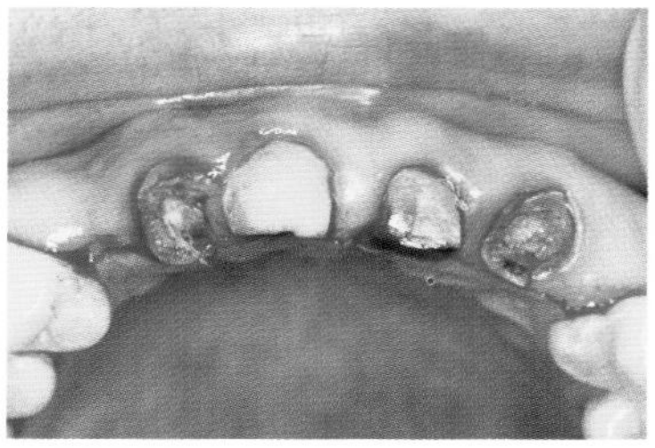

图8 微创拔牙后，11、21即刻种植，13、23种植同期GBR 1

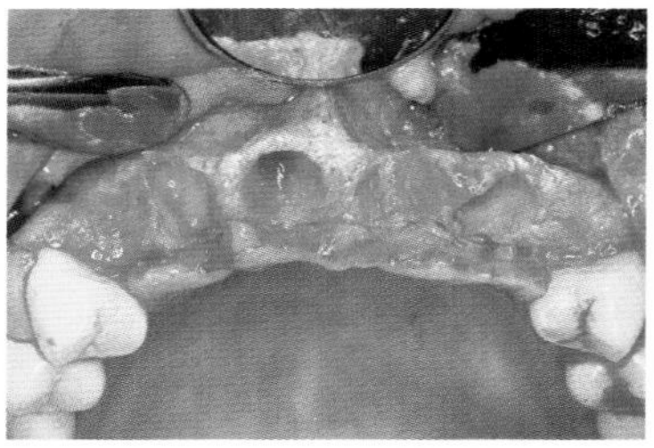

图9 微创拔牙后，11、21即刻种植，13、23种植同期GBR 2

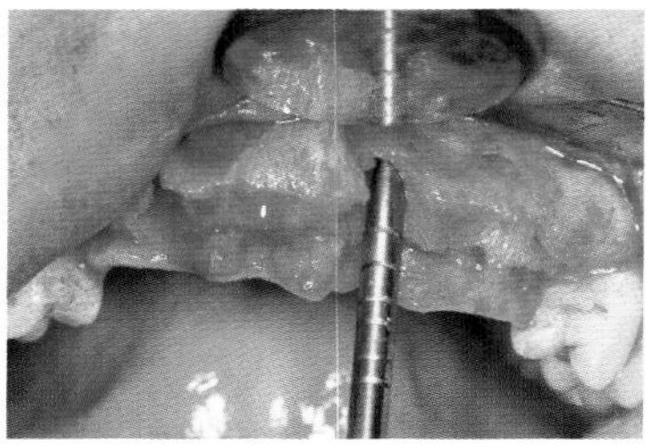

图10 微创拔牙后，11、21即刻种植，13、23种植同期GBR 3

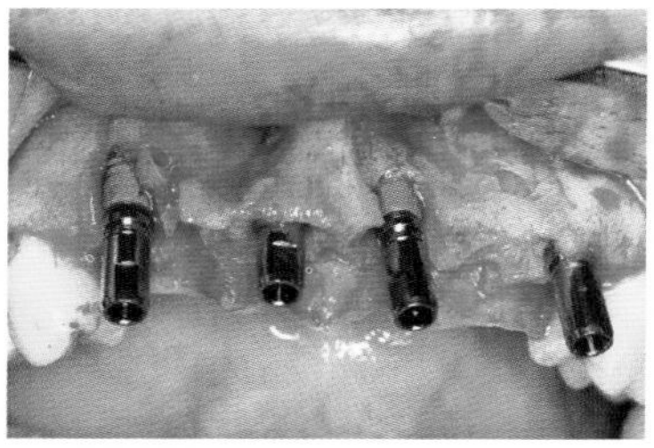

图11 微创拔牙后，11、21即刻种植，13、23种植同期GBR 4

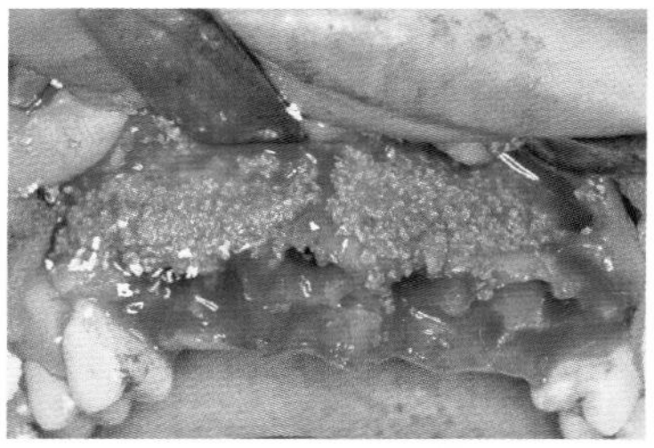

图12 微创拔牙后，11、21即刻种植，13、23种植同期GBR 5

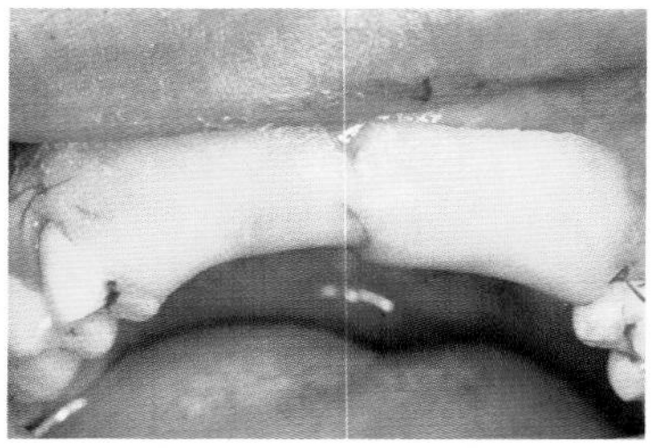

图13 微创拔牙后，11、21即刻种植，13、23种植同期GBR 6

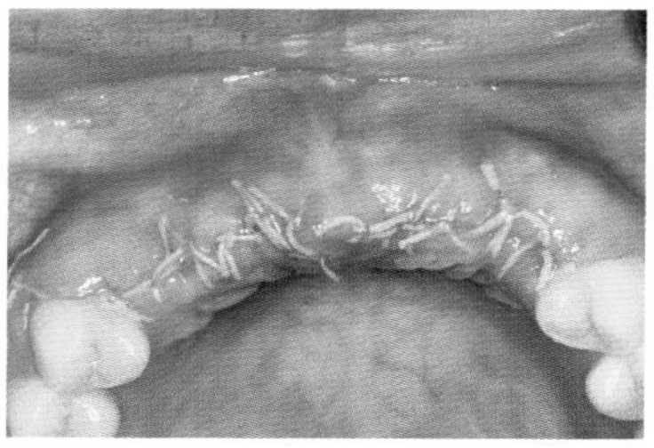

图14 2周后拆线口内像

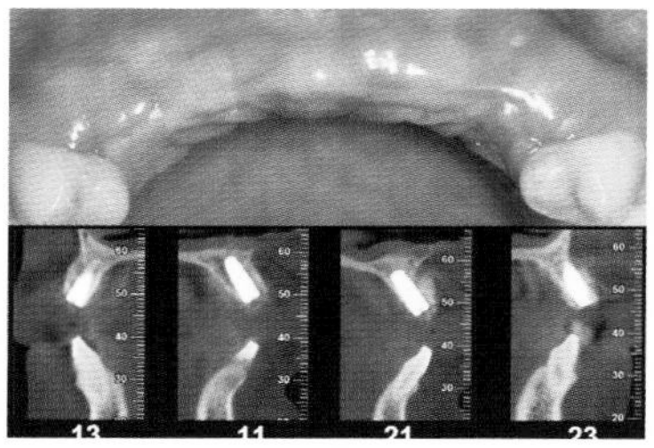

图15 5个月后，口内及CBCT检查，见种植体周围骨替代材料充足且稳定

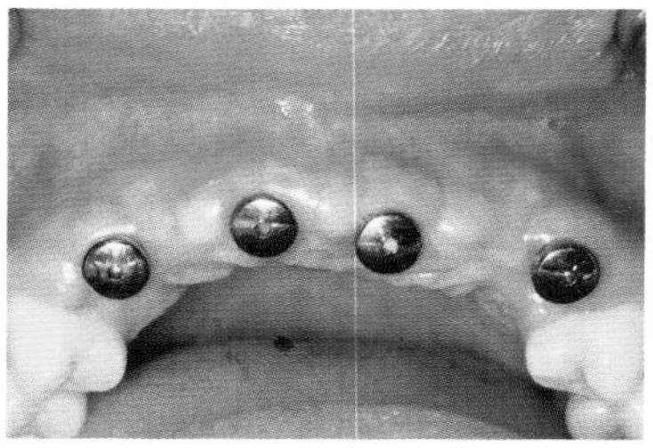

图16 微创二期术后口内像

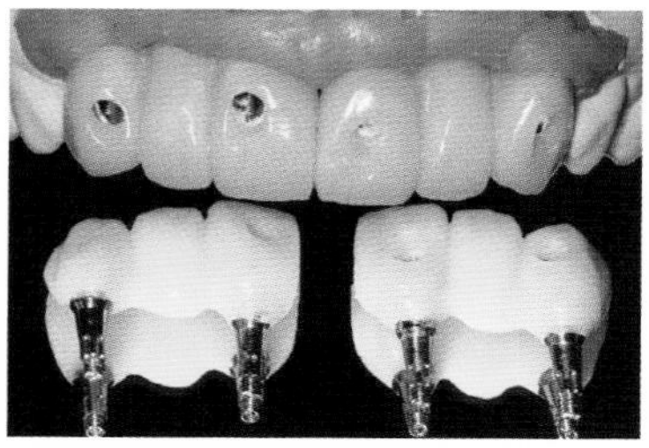

图17 利用临时冠逐步修整牙龈形态1

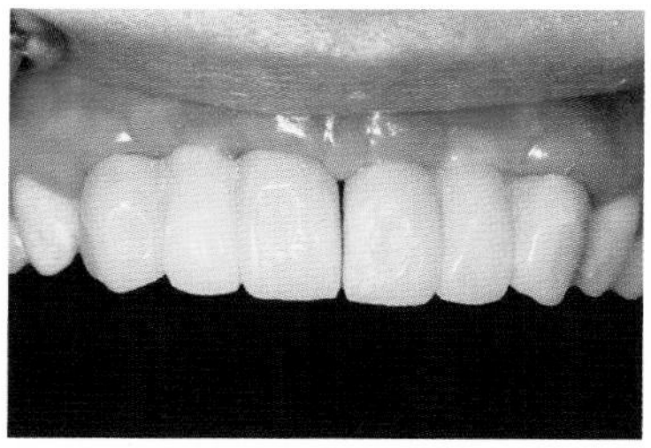

图18 利用临时冠逐步修整牙龈形态2

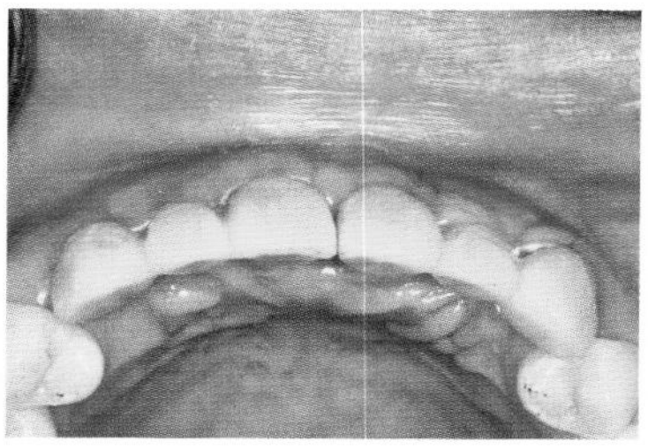

图19 利用临时冠逐步修整牙龈形态3

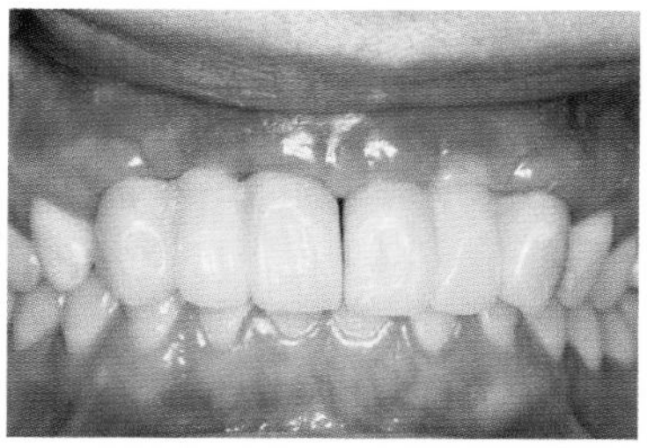

图20 利用临时冠逐步修整牙龈形态4

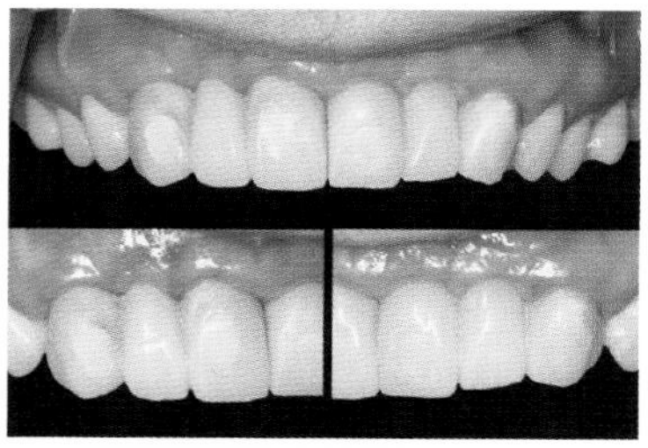

图21 利用临时冠逐步修整牙龈形态5

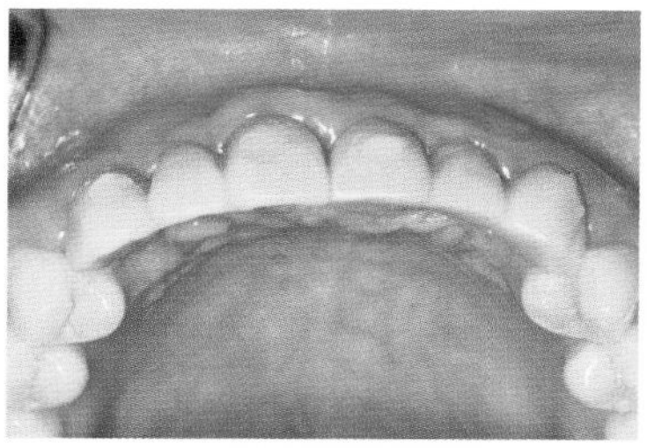

图22 利用临时冠逐步修整牙龈形态6

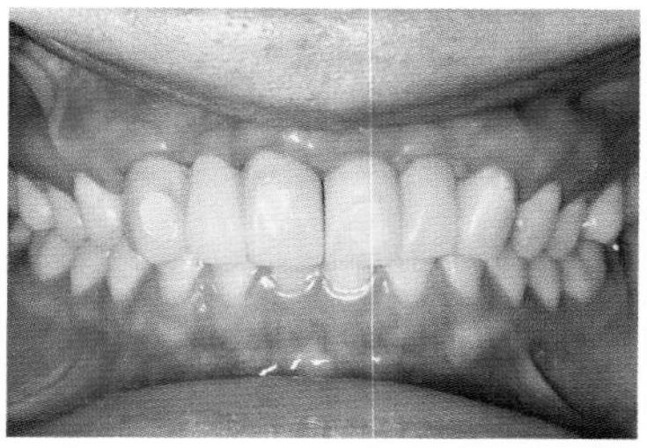

图23 利用临时冠逐步修整牙龈形态7

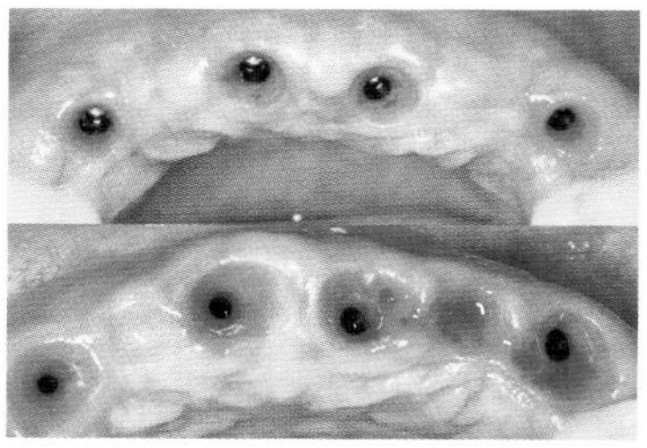

图24 利用临时冠逐步修整牙龈形态8

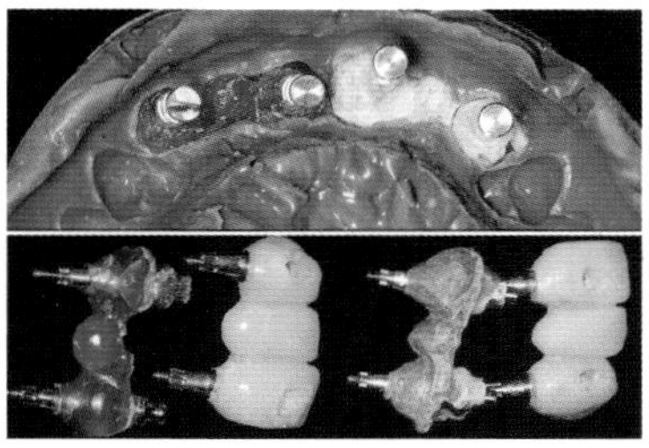
图25 个性化印模技术精确复制穿龈形态1

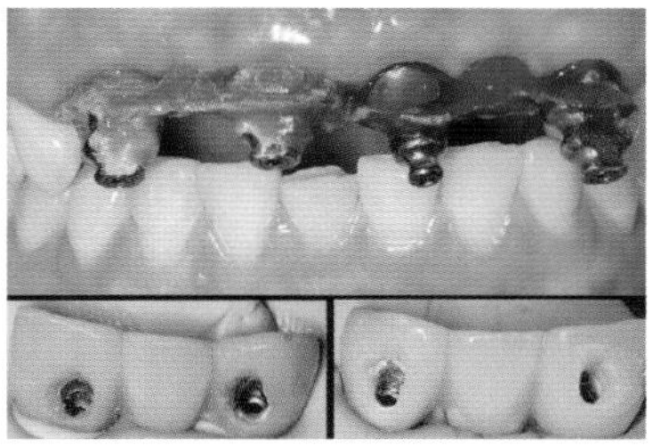
图26 个性化印模技术精确复制穿龈形态2

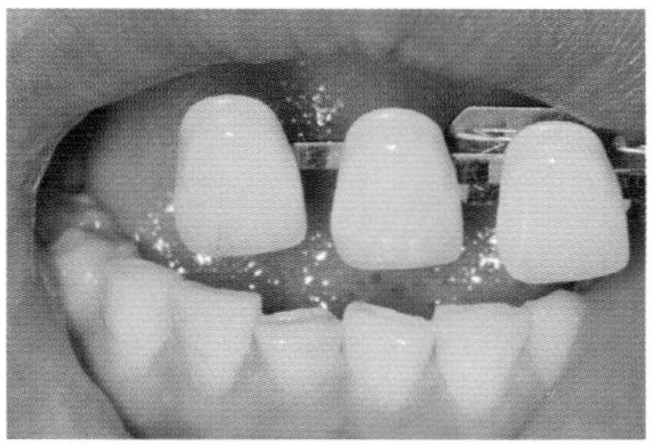
图27 个性化印模技术精确复制穿龈形态3

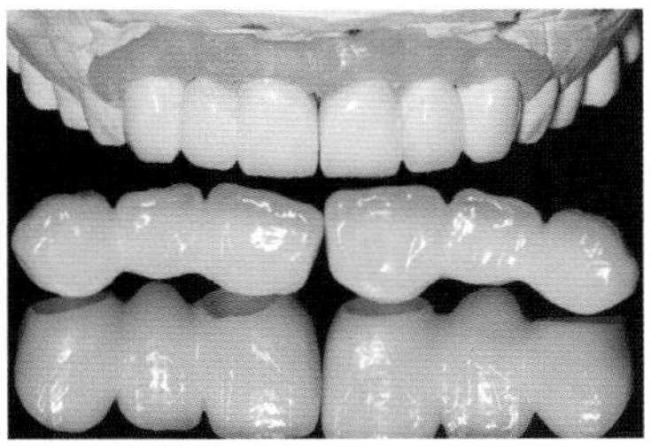
图28 口内佩戴最终冠，治疗效果佳1

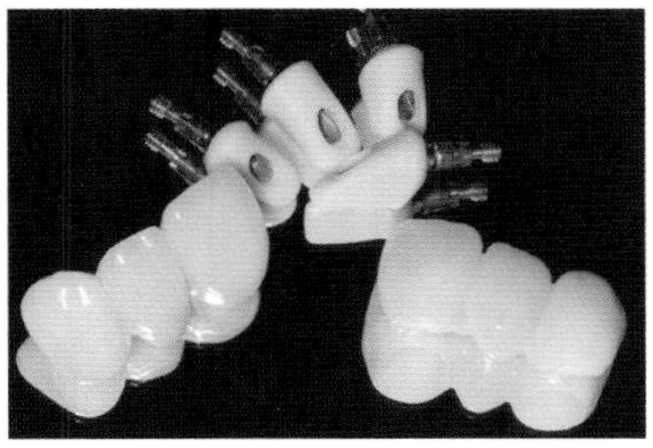
图29 口内佩戴最终冠，治疗效果佳2

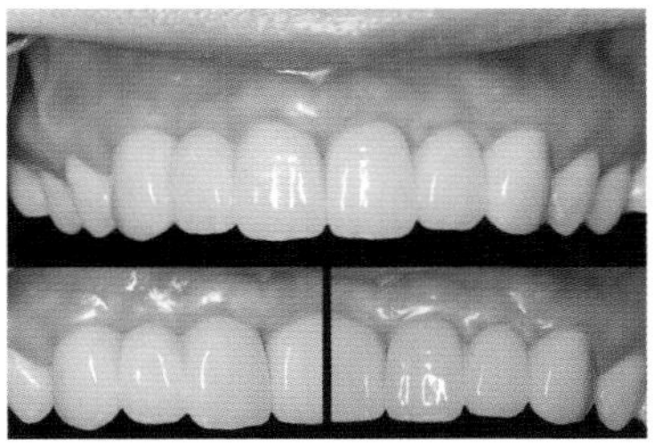
图30 口内佩戴最终冠，治疗效果佳3

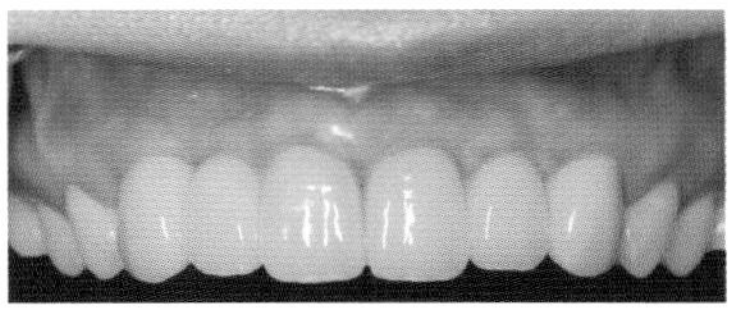
图31 口内佩戴最终冠，治疗效果佳4

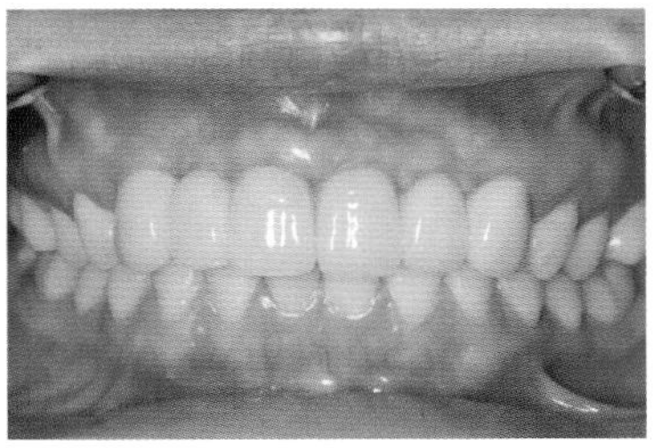
图32 口内佩戴最终冠，治疗效果佳5

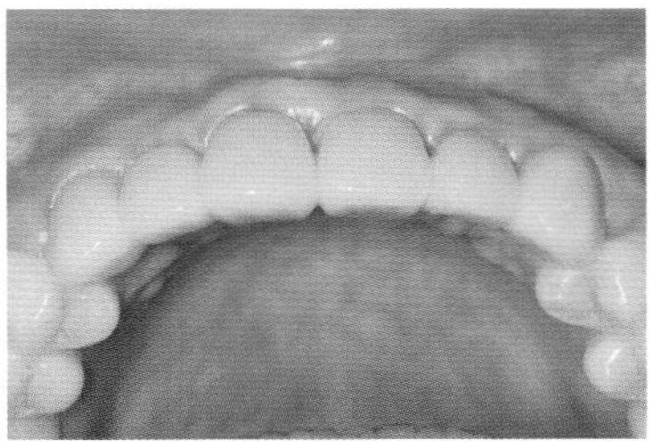
图33 口内佩戴最终冠，治疗效果佳6

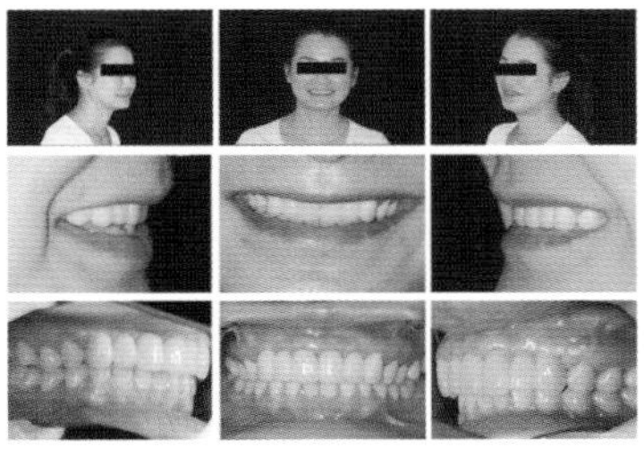
图34 口内佩戴最终冠，治疗效果佳7

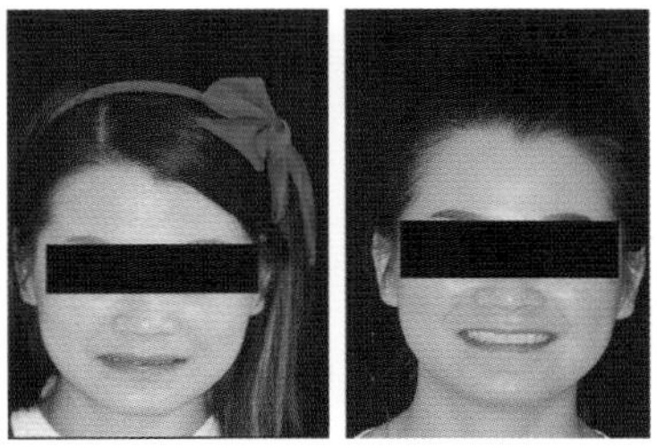
图35 口内佩戴最终冠，治疗效果佳8

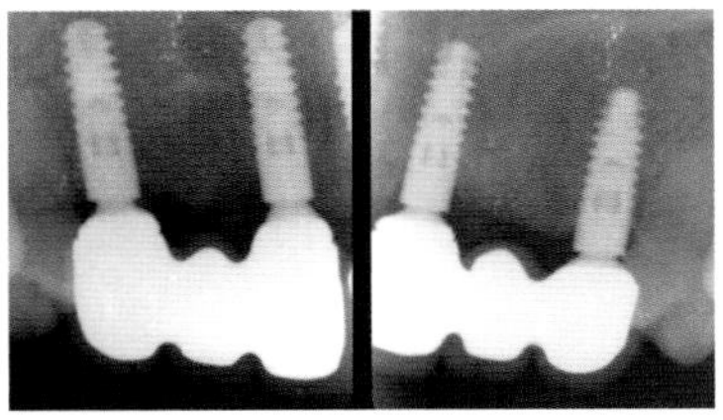
图36 5个月后复诊，软硬组织稳定1

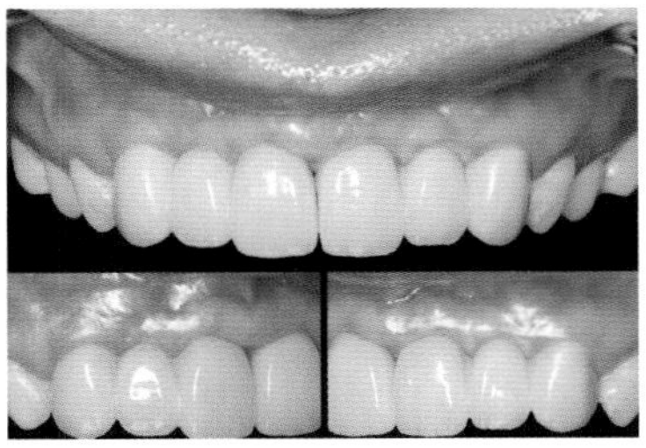
图37 5个月后复诊，软硬组织稳定2

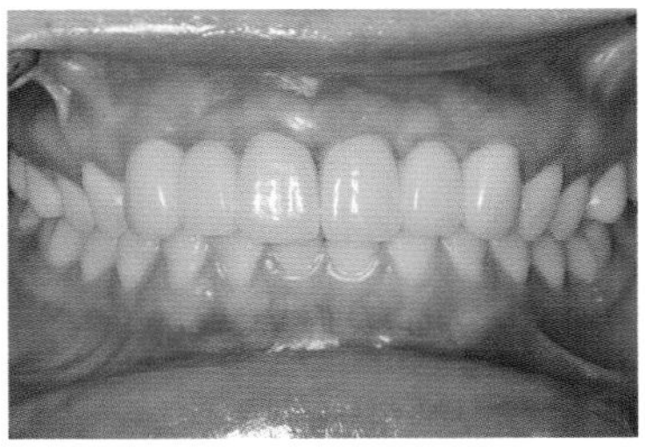
图38 5个月后复诊，软硬组织稳定3

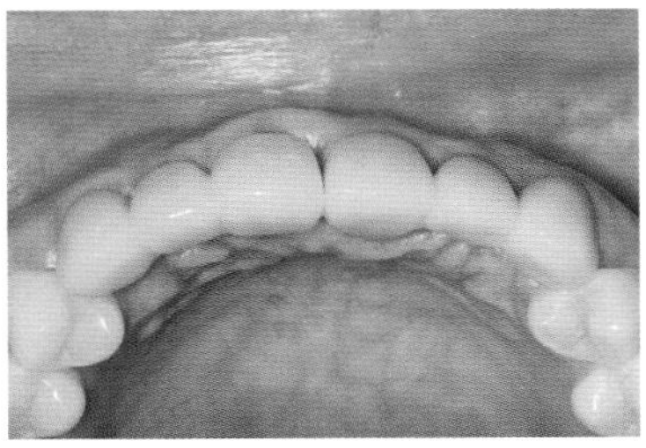
图39 5个月后复诊，软硬组织稳定4

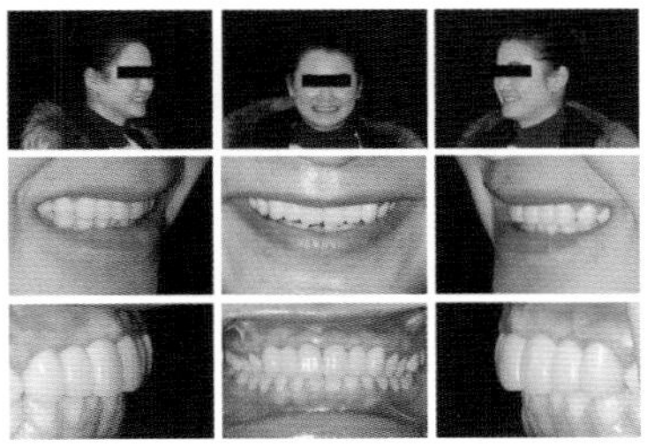
图40 5个月后复诊，软硬组织稳定5

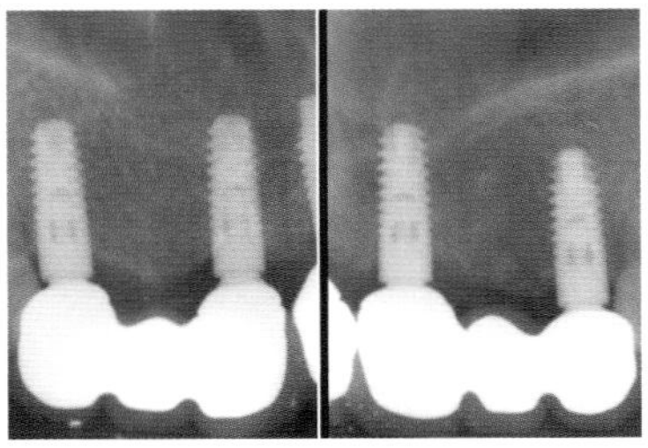
图41 5个月后复诊，软硬组织稳定6

三、讨论

1. 关于种植方案 即刻种植在一定程度上能够保持牙槽骨的宽度，减少牙槽骨的吸收，随着种植体初期稳定性得到逐步提高，即刻种植的安全性随之提升。其种植疗程短、减少手术次数等优点使之越来越受临床医生及患者的青睐。该病例术前通过详细的检查，CBCT的分析评估，制订详细的治疗计划，通过微创拔牙技术，避免牙槽骨的丧失，微创拔除12、11、21、22后，在11、21区域即刻植入种植体，并在治疗疗程内获得了成功。

13、23缺失近10年，牙槽骨萎缩严重且趋于稳定，该病例选择了种植体植入同期GBR技术。为了最大限度获得成功，术者采用了骨挤压技术增加牙槽骨宽度。并在GBR技术上进行了改良，通过压缩的明胶海绵聚集固定血液混合的骨粉，增加了骨粉的稳定，并能够进一步促进成骨。从二期术前的CBCT结果上可以看到，植入的骨粉稳定在种植体唇侧，而后期软组织的稳定性进一步验证了这项技术的可行性。不过由于骨量不足，13的位置略近中倾斜，这也是这个病例不足的地方。

2. 关于前牙软组织美学效果 种植区域骨量不足，为了提供植体和骨替代材料无干扰的愈合环境，没有采用即刻修复且一期愈合的时间约为5个月。在二期使用了微创技术，并将一定量的软组织推移至唇侧，增加了美学区可使用的软组织量。二期术后使用了临时冠塑形，且根据牙龈形态分期逐步进行调整，最终获得了满意的软组织效果。

桥体部的使用在该病例中发挥了重要作用。对于美学区连续缺失的患者，牙龈组织的连续和谐对“自然萌出”感的获得非常重要。在该病例中，在CBCT检查及口内检查确定软硬组织充足的情况下，2颗侧切牙被逐步调整成卵圆形，经临时桥冠塑形后的牙龈也呈现为连续自然的波浪状，获得较佳的美学效果。

为了复制出临时冠的形态，术者采用了个性化印模技术，我们的最终冠的穿龈形态与临时冠高度吻合，最终修复效果满意。

上颌前牙区埋伏牙及牙瘤摘除术后的种植美学修复

张丽丽 张巧 杨扬 蔡萍 张玉峰

摘要

目的：探讨上颌前牙区埋伏牙及牙瘤摘除术后延期种植的美学修复效果。**材料与方法：**11自乳牙脱落后一直缺失，现要求种植义齿修复。口内检查可见11缺失，缺牙间隙小（约5mm），下牙列拥挤不齐，转正畸治疗后，在局麻下拔出埋伏牙及牙瘤，在骨缺损处植入Bio-Oss骨粉、rhBMP2生物材料和明胶海绵，上覆盖Bio-Gide生物膜。3个月后新骨形成良好，植入1颗Ankylos 3.5mm×11mm种植体。6个月后取模行过渡性临时桥修复。2个月后应用个性化转移杆取模，行全瓷冠修复缺失牙。**结果：**上颌前牙区新骨形成及种植体愈合良好，牙龈和牙冠形态及色泽良好，美学效果满意。**结论：**使用Bio-Oss骨粉、rhBMP2生物材料、明胶海绵及Bio-Gide生物膜行上颌前牙区骨增量手术后种植修复可以取得理想的修复效果。

关键词：埋伏牙；牙瘤；引导骨再生；美学修复

牙瘤是由牙源性上皮和成牙间充质组成的牙源性良性肿瘤。根据世界卫生组织的最新分类（WHO, 2005年）细分为混合性牙瘤和组合性。牙瘤常见于儿童和青年人，牙瘤生长缓慢，早期无自觉症状，不易被发现常在拍X 线片时被发现，多伴有乳牙滞留或有阻生牙，牙齿移位。X线特征性的改变是病变区呈牙组织似的强阻射影像，其周边有一清晰透射线与正常组织分界。经过长期临床观察，发现牙瘤生长有自限性，其发育过程也有类似正常牙齿的生长期、钙化期、萌出期（常阻生），故并非真性肿瘤，而是牙齿组织的发育畸形。该瘤生长有自限性，手术摘除后一般不复发，预后良好。在本病例中，患者自51脱落后恒中切牙一直未萌，CBCT检查示11埋伏阻生伴牙瘤。上颌前牙对于患者的美观极其重要，因缺牙间隙过小，直接修复不美观，患者选择正畸后再行修复。前牙美学修复的基础是种植体周围足量的软硬组织。因此建议多学科联合治疗。待正畸扩展间隙、排齐牙列后，拔除埋伏阻生中切牙，摘除牙瘤并同时采用 Bio-Oss骨粉、rhBMP2生物材料、明胶海绵及Bio-Gide生物膜行上颌前牙区引导骨再生手术。6个月后行一期种植手术，制作临时修复体成形牙龈，应用个性化转移杆取最终修复印模，全瓷冠修复缺失牙，获得了良好的美学修复效果。

一、材料与方法

1. 病例简介 21岁女性患者，自51脱落后11一直未萌，未行任何修复。口内检查见缺牙间隙过小（约5mm），牙龈未见明显异常，属中等厚度牙龈。CBCT 显示：11埋阻生，埋伏牙冠方偏腭侧有两个高密度影，11缺牙区部分牙槽嵴甚至唇腭侧相通。全口口腔卫生不佳，下颌牙轻度排列不齐，余牙未见明显异常。

作者单位：武汉大学口腔医院

通讯作者：张玉峰；Email: zyf@whu.edu.cn

2. 诊断 11埋伏阻生、牙瘤、牙列不齐；牙龈炎。

3. 治疗计划 首先转牙周科进行牙周基础治疗，后转正畸科治疗，扩展11的缺牙间隙并排齐牙列，待正畸治疗结束后行埋伏牙及牙瘤摘除术，同期采用Bio-Oss骨粉、rhBMP2生物材料、明胶海绵及Bio-Gide生物膜行GBR修复骨缺损，延期植入种植体，制作临时冠成形牙龈，应用个性化转移杆制取最终印模后全瓷冠修复。

4. 治疗过程（图1～图39）

（1）正畸治疗：扩展11的缺牙间隙并排齐牙列。

（2）术前准备：术前 1 周全口洁治。

（3）埋伏牙及牙瘤摘除术同期GBR手术：常规消毒、铺巾，局部麻醉下于缺牙区偏腭侧行牙槽嵴顶横行切口及一侧附加切口，翻开黏骨膜瓣，见唇侧骨壁菲薄，去除菲薄骨质，可见埋伏阻生的11，分冠，微创拔出埋伏阻生牙，刮尽纤维软组织。翻开腭侧黏骨膜瓣，可见2颗牙瘤，摘除后刮尽骨壁上纤维软组织，可见严重的骨缺损，部分区域唇舌侧骨壁已穿通，用Bio-Oss骨粉、rhBMP2生物材料、明胶海绵及Bio-Gide生物膜行上颌前牙区骨增量手术，松弛唇侧黏骨膜，严密缝合伤口。

（4）种植体植入术：埋伏牙及牙瘤摘除术同期GBR手术3个月后，CBCT检查见缺牙区新骨形成良好，牙槽骨厚度达6mm左右，骨密度较高，拟行种植体植入手术。常规消毒、铺巾，局部麻醉下于缺牙区行牙槽嵴顶横行切口，翻开黏骨膜瓣，用小球钻为种植体植入位置定位，先锋钻定深，放置标示杆确定种植体的方向，方向无误后，用扩孔钻逐级预备种植窝洞，攻丝钻成形窝洞螺纹，将种植体Ankloys 3.5mm×11mm用35N植入窝洞中，上覆愈合基台，严密缝合切口。

（5）修复阶段：一期手术后6个月取模行过渡性临时冠修复以诱导牙龈成形。2个月后应用个性化印模桩制取最终印模，2周后全瓷冠修复缺失牙，获得了良好的美学修复效果。

二、结果

11区摘除埋伏牙和牙瘤后骨量严重不足，应用Bio-Oss骨粉、rhBMP2生物材料、明胶海绵及Bio-Gide生物膜行骨增量手术，3个月后CBCT检查显示新骨形成良好，骨增量明显，延期植入种植体，制作临时冠诱导牙龈成形，应用个性化取模桩制取最终印模并以全瓷冠修复缺失牙。最终11区新骨形成及种植体周围骨整合良好，牙龈和牙冠形态及色泽良好，美学效果满意。

三、讨论

1. **牙瘤的预后** 牙瘤是由牙源性上皮和成牙间充质组成的牙源性良性肿瘤，常见于儿童和青年人。牙瘤生长缓慢，早期无自觉症状，不易被发现，常在拍X线片时被发现，多伴有乳牙滞留或有阻生牙、牙齿移位。该瘤生长有自限性，手术摘除后一般不复发，预后良好。在本病例中，患者11埋伏阻生伴牙瘤，拔除埋伏阻生中切牙及牙瘤后，将留下巨大的骨空腔，有研究表明，牙瘤摘除术同期行引导骨再生术有助于创口的骨愈合及骨量的恢复。其临床效果良好，具有较佳的可预期性。

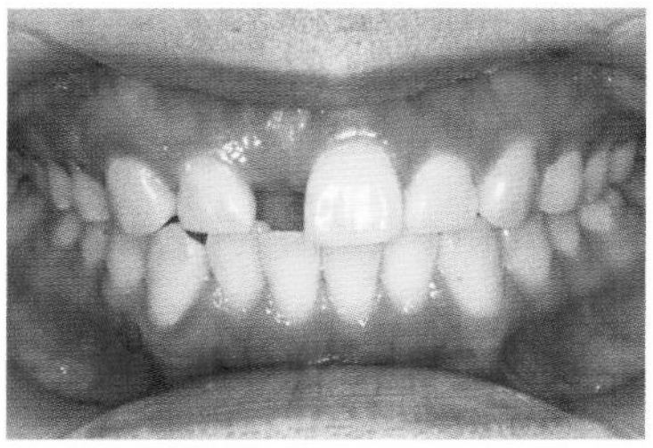
图1 正畸前口内像

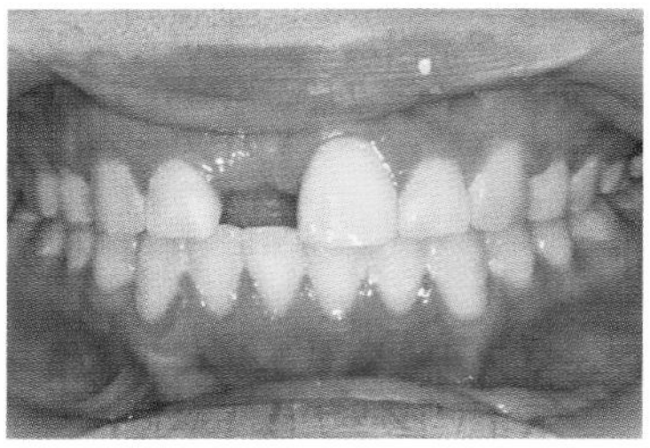
图2 正畸后口内像

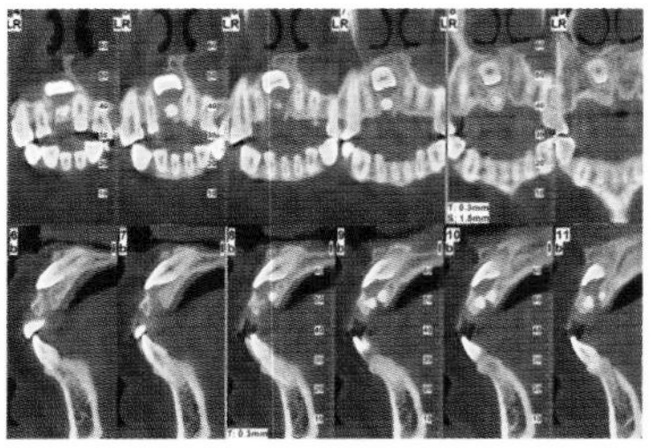
图3 植骨术前CBCT示完全埋伏阻生牙及牙瘤

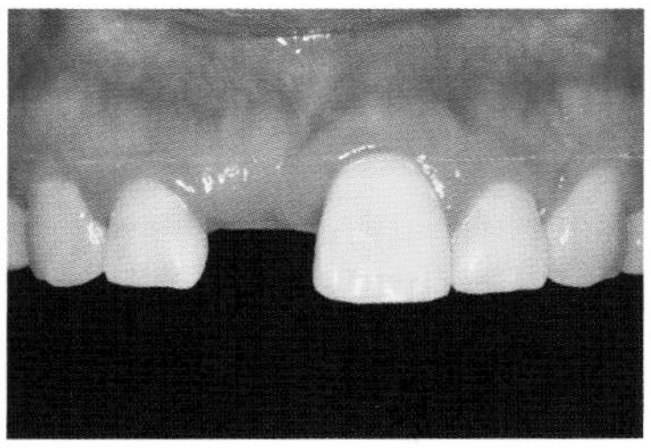
图4 植骨术前口内正面像

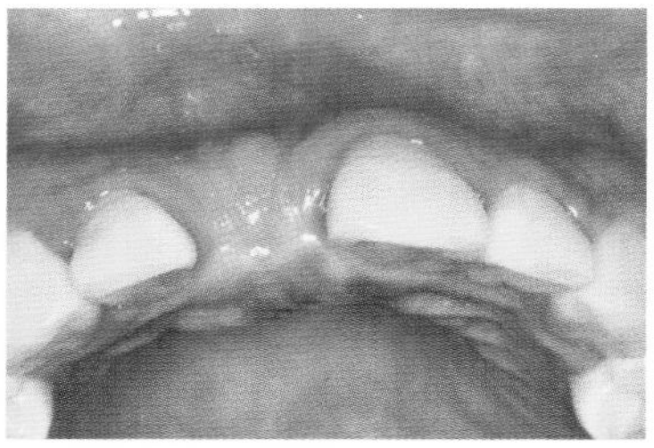
图5 植骨术前殆面像

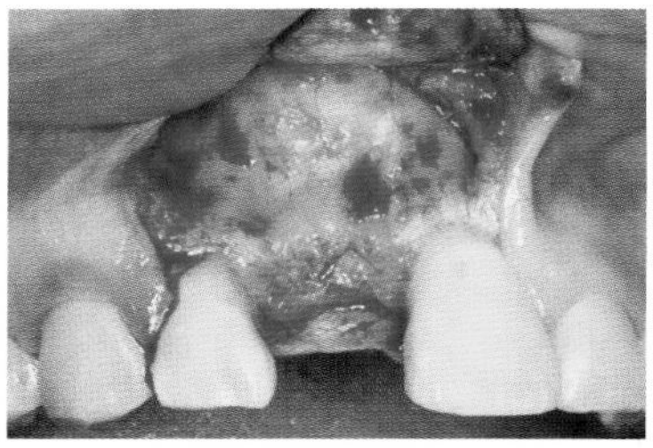
图6 翻开黏骨膜瓣

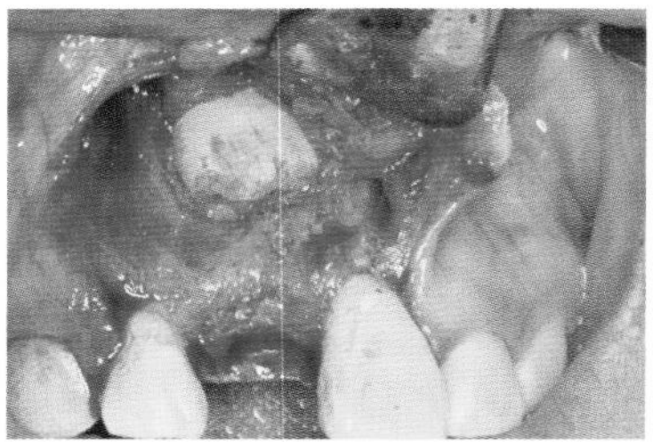
图7 暴露埋伏阻生牙并将其微创拔除

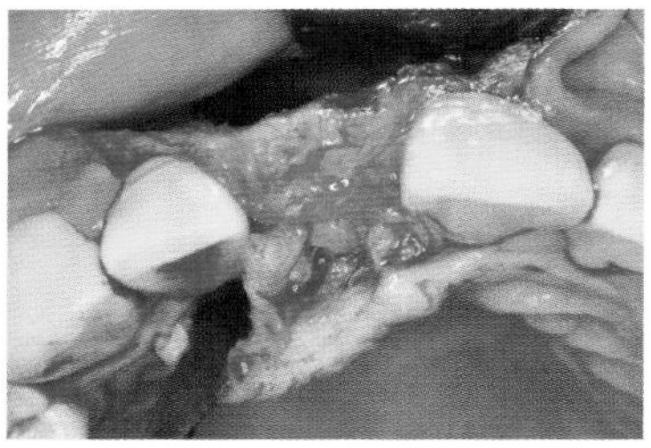
图8 翻开腭侧黏骨膜，可见牙瘤及纤维组织

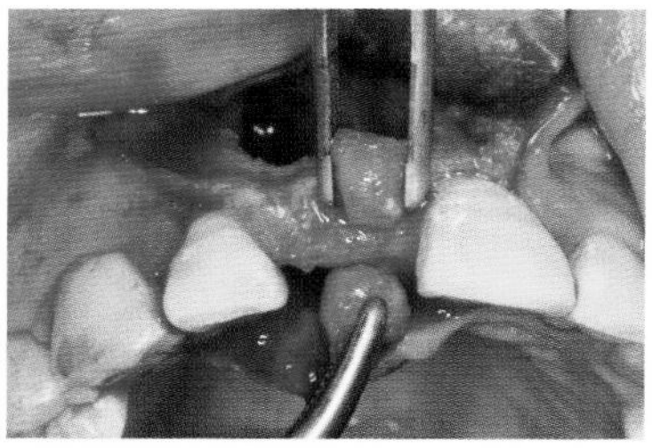
图9 摘除2颗牙瘤并刮净骨面的纤维软组织

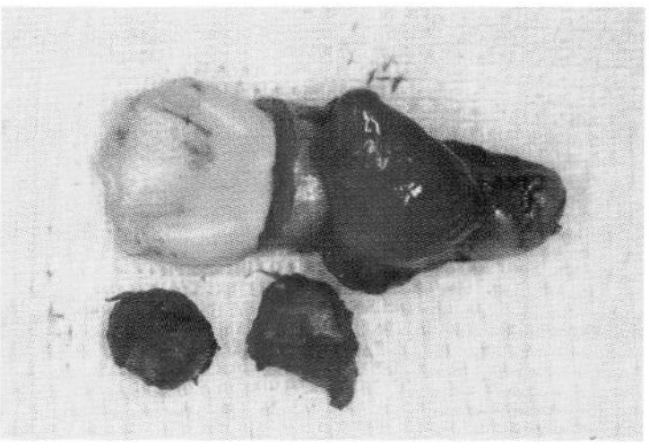
图10 拔除的埋伏牙及牙瘤

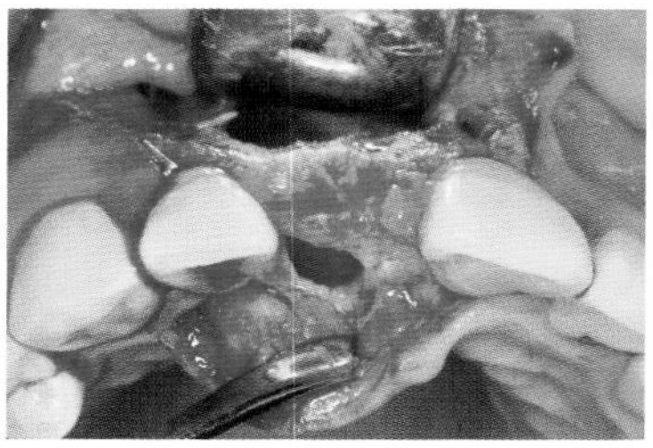
图11 殆面像可见严重的骨缺损，唇腭侧骨壁已穿通

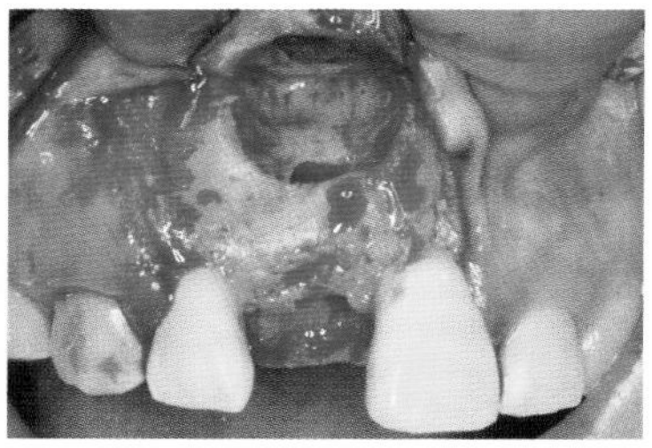
图12 正面像可见严重的骨缺损

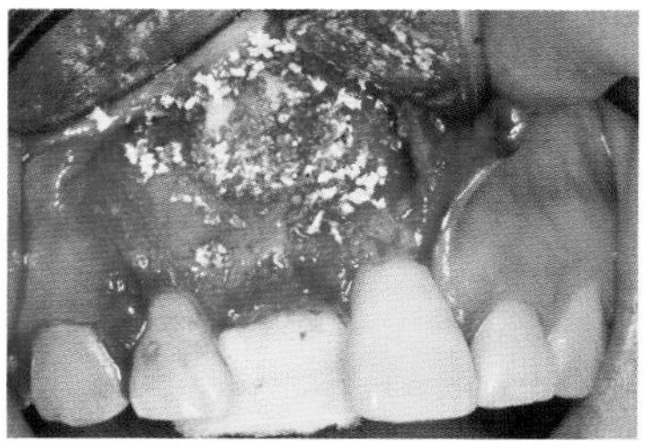
图13 术中应用Bio-Oss骨粉、rhBMP2生物材料、明胶海绵及Bio-Gide生物膜行GBR修复骨缺损1

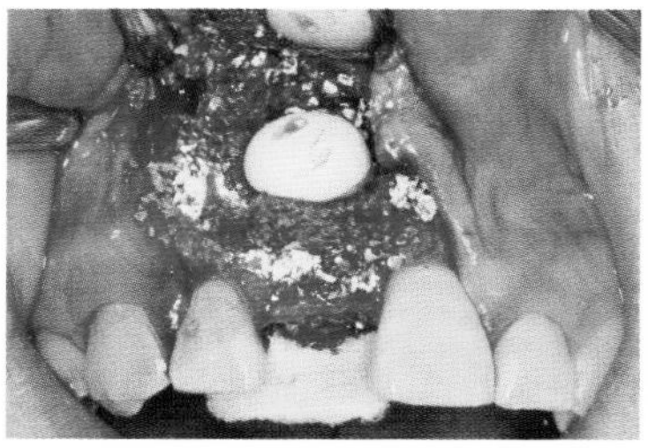
图14 术中应用Bio-Oss骨粉、rhBMP2生物材料、明胶海绵及Bio-Gide生物膜行GBR修复骨缺损2

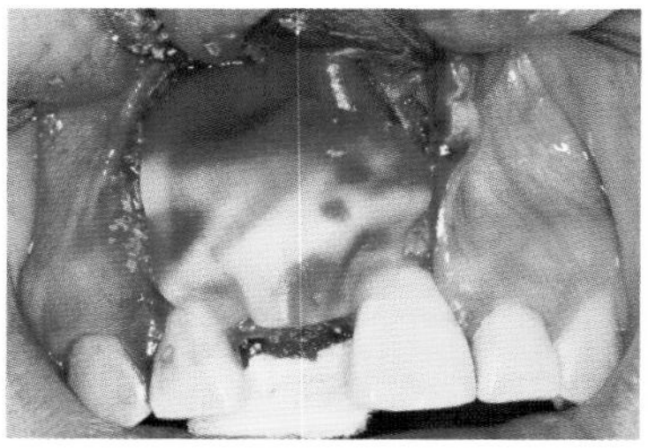
图15 术中应用Bio-Oss骨粉、rhBMP2生物材料、明胶海绵及Bio-Gide生物膜行GBR修复骨缺损3

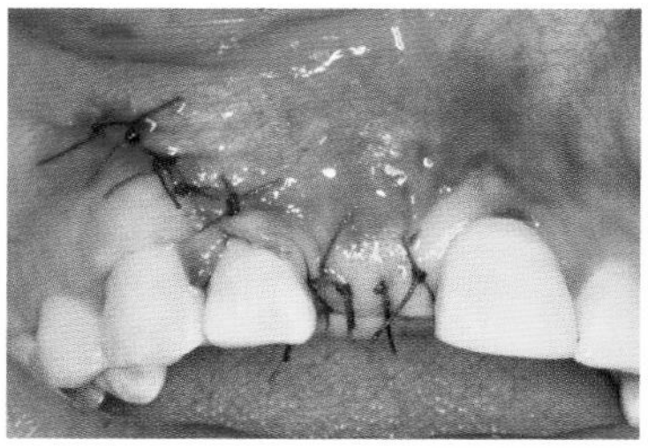
图16 减张缝合

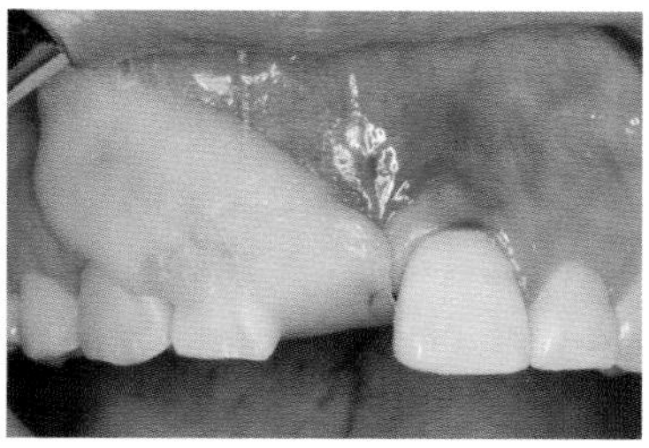

图17 用牙周塞制剂保护创口

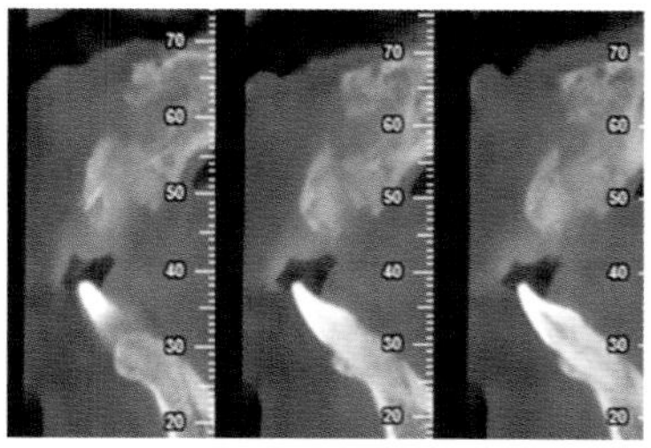

图18 植骨术后2周

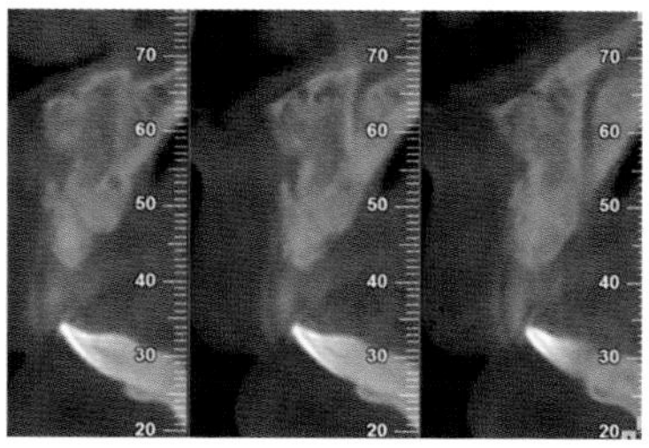

图19 植骨术后3个月

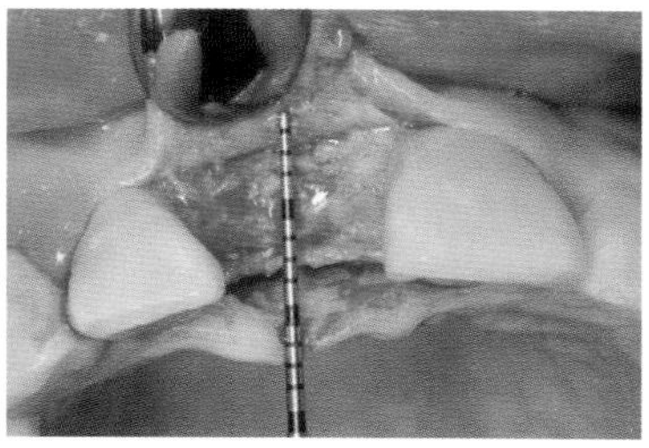

图20 一期术中骀面像

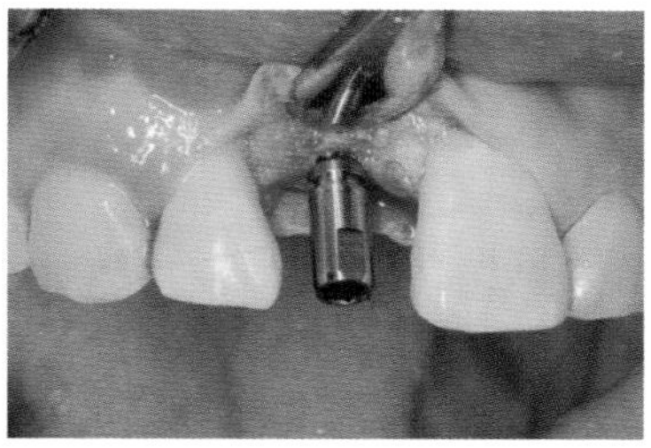

图21 一期术中像示种植体植入后近远中和垂直向关系

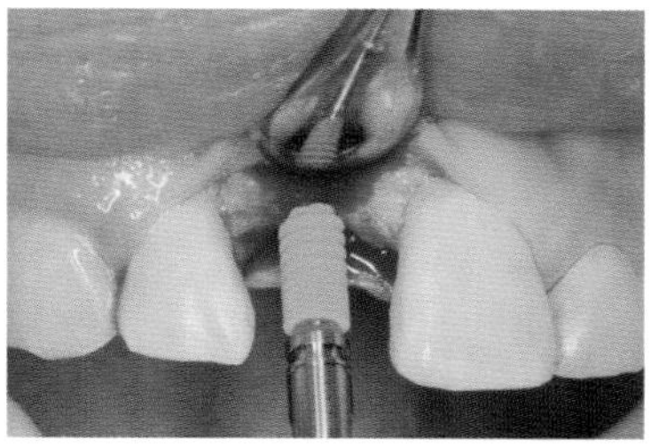

图22 一期术中像示种植体植入

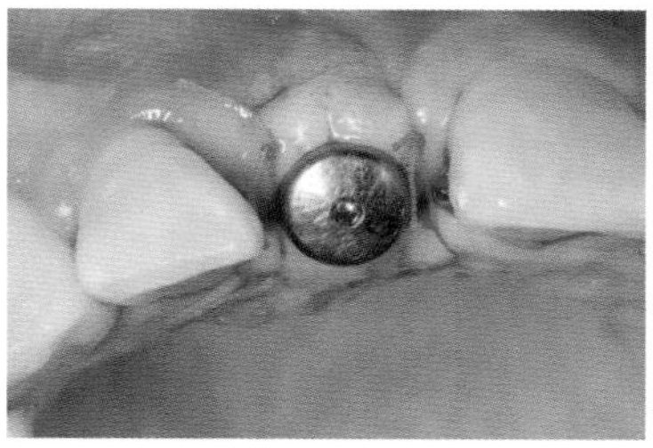

图23 一期术中像示种植体为非潜入式愈合

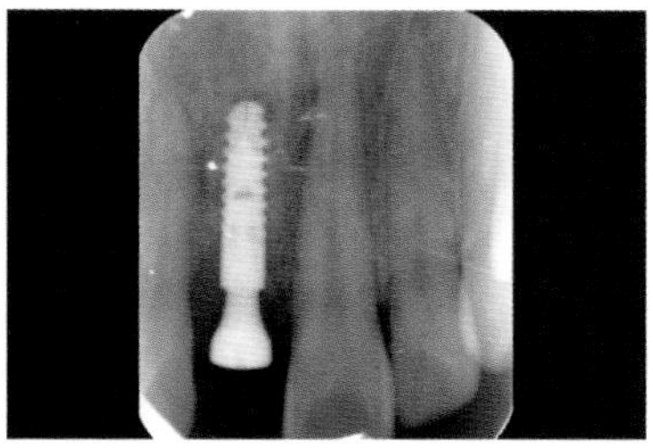

图24 种植一期术后2周

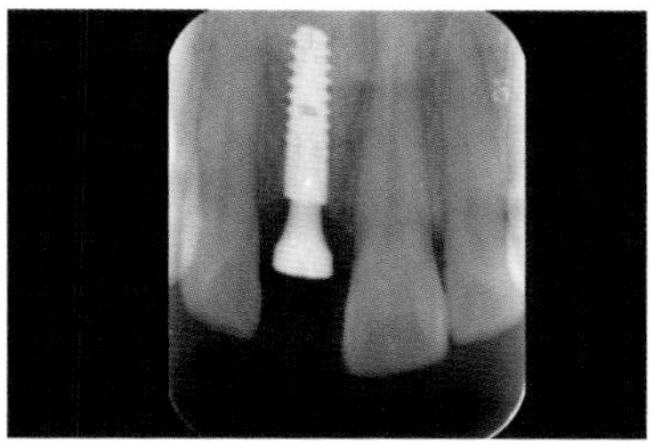

图25 种植一期术后6个月

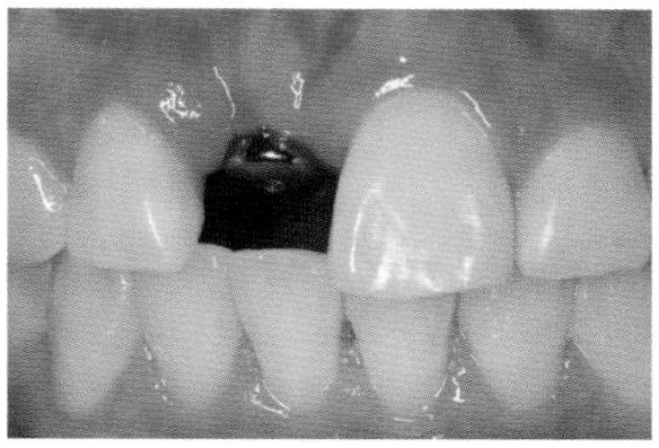

图26 一期手术6个月后口内正面像

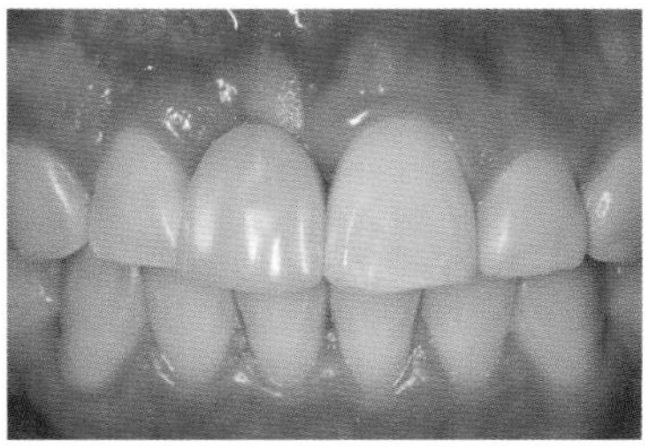

图27 临时牙口内正面像

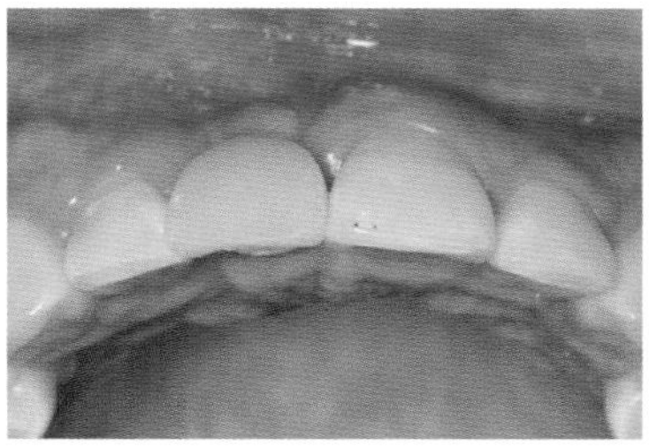

图28 临时牙口内骀面像

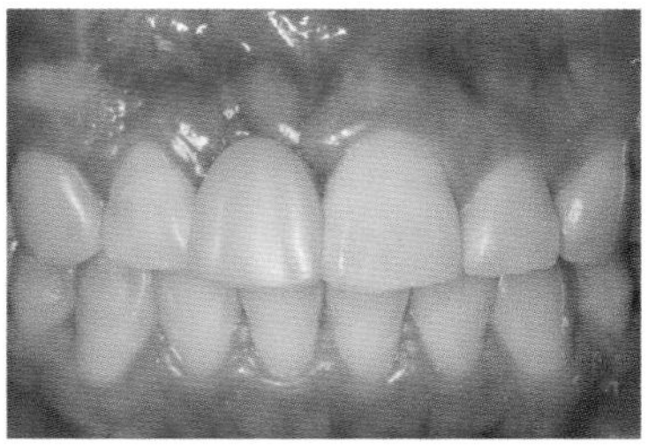

图29 戴临时牙2个月后口内正面像

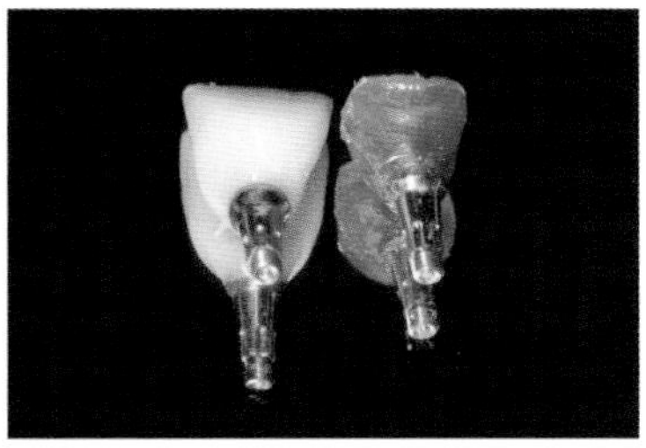

图30 制作个性化转移杆，精确复制临时冠的穿龈轮廓

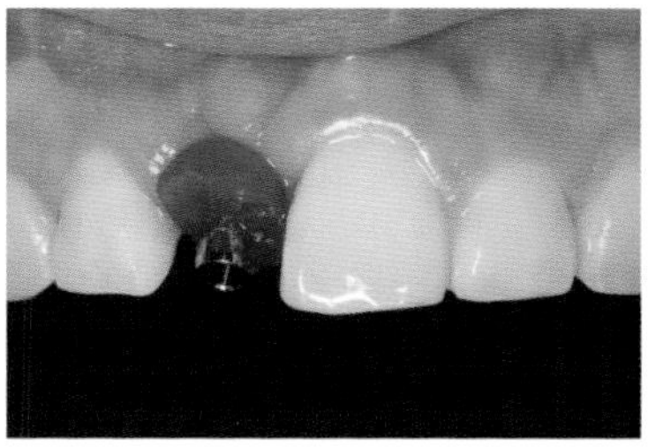

图31 个性化转移杆就位后口内正面像

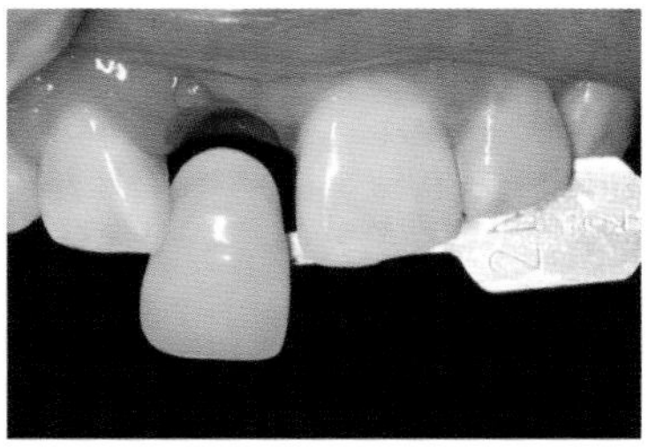

图32 比色2M2

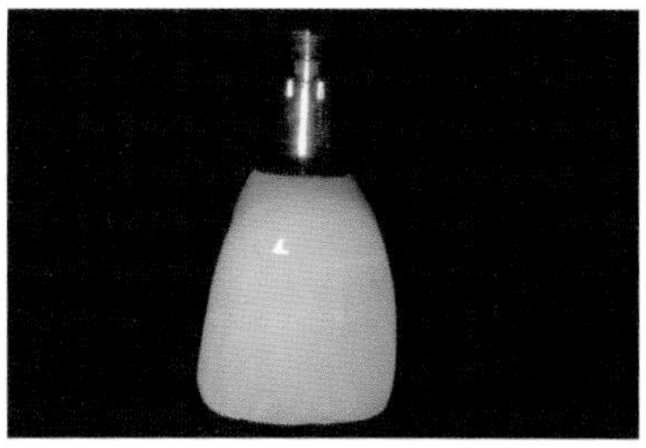

图33 最终修复体（螺丝固位一体化冠）

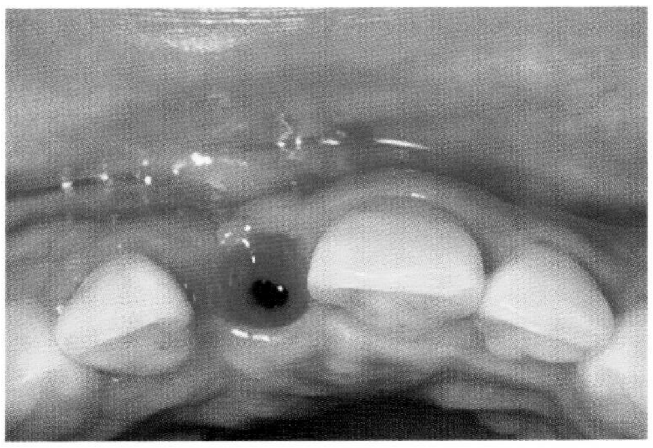
图34 临时牙诱导的穿龈轮廓

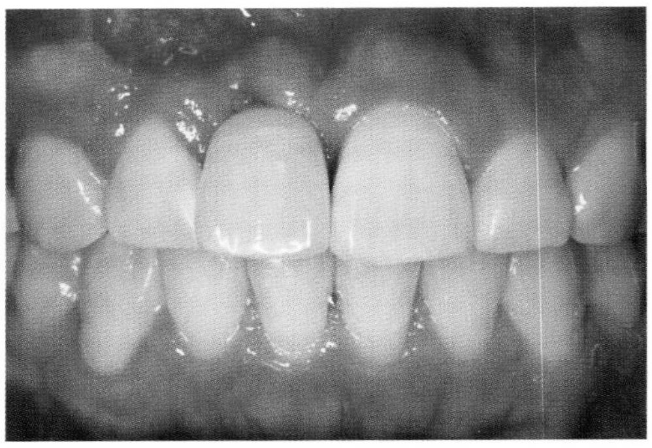
图35 戴牙后即刻口内正面像

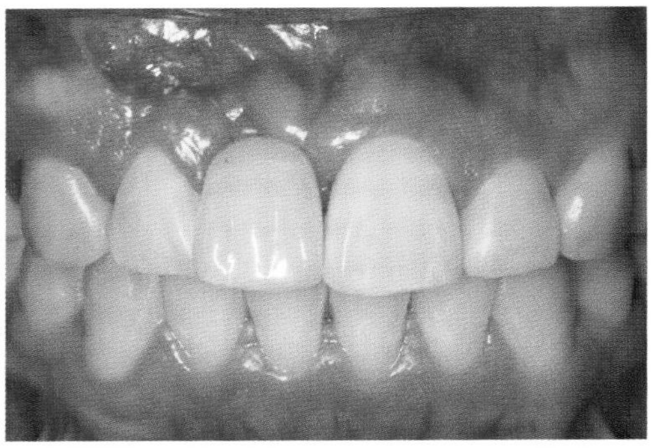
图36 戴牙后1周复查正面像

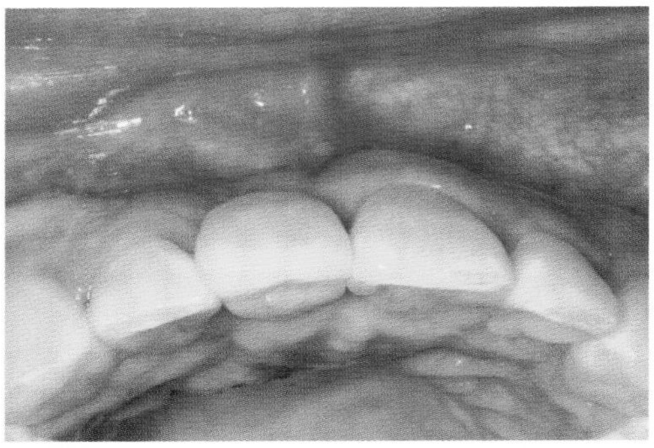
图37 戴牙后1周复查𬌗面像

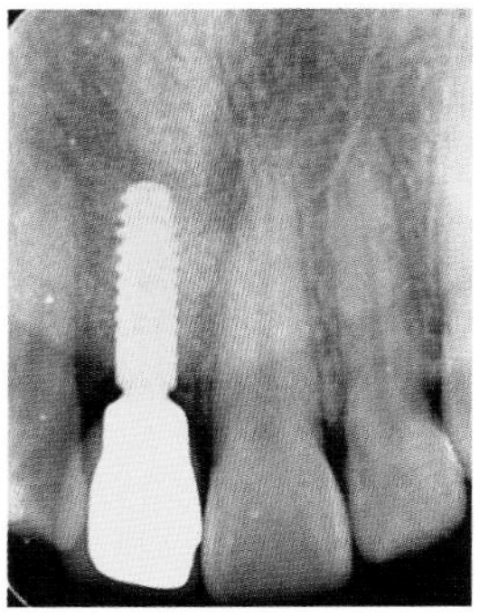
图38 戴牙后1周复查根尖片

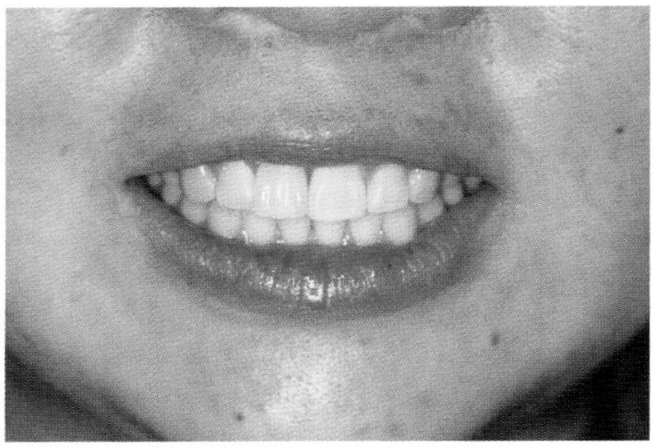
图39 戴牙后1周复查微笑像

2. 骨增量方式的选择 充足的骨量是种植修复的前提，与修复体的功能和美学密切相关。Grunder等认为，种植体植入区牙槽嵴的厚度至少应为5.5mm，唇腭侧骨厚度至少为1mm。常见的骨增量技术有引导骨再生（guided bone regeneration，GBR）、Onlay植骨、牙槽嵴劈开术、牵张成骨等。引导骨再生的概念是由Buser等于1993年提出的，其原理是根据各类组织细胞迁移速度不同，将屏障膜置于软组织和骨缺损之间建立生物屏障，创造一个相对封闭的组织环境，阻止结缔组织细胞和上皮细胞进入骨缺损区，允许有潜在生长能力、迁移速度较慢的前体成骨细胞优先进入骨缺损区，优势生长，同时保护血凝块，减缓压力，实现缺损区的骨修复性再生。对于该例患者，上颌右侧埋伏阻生伴牙瘤摘除后，在牙槽嵴内部留下巨大的空腔，造成牙槽嵴骨量严重缺损，而唇腭侧部分骨板仍然存留，垂直高度尚可，因此对于该患者，引导骨再生是最佳的选择。因此本病例采用拔除埋伏牙及牙瘤的同期采用 Bio-Oss骨粉、rhBMP2生物材料、明胶海绵及Bio-Gide生物膜行上颌前牙区引导骨再生手术。

3. Bio-Oss和rhBMP-2的联合应用 Bio-Oss是从牛骨中提纯出来的碳酸盐磷灰石晶体，具有极佳的生物相容性，其晶体结构直径和人骨几乎没有差别，同时具有广泛交织的空隙系统，可以在缺损区提供理想的框架结构，并在人体内可降解吸收并逐渐被新生骨取代。但是其骨诱导作用较弱。

rhBMP-2是一种广泛分布于骨基质中的成骨活性最强的细胞因子，能够在体内外诱导血管周围游走的间充质细胞或骨髓基质细胞转化为软骨或骨细胞，促进骨组织修复。但是BMP2机械性能不佳，不具备支架作用。

将Bio-Oss和rhBMP-2联合应用，可以取得更好的骨增量效果。在本病例中，联合应用Bio-Oss和rhBMP-2，将Bio-Oss的骨传导能力与rhBMP-2的骨诱导能力相结合，达到1+1＞2的效果。

参考文献

[1] Tejasvi A, Babu B. Erupted compound odontomas: a case report[J]. Journal of dental research, dental clinics, dental prospects, 2011, 5(1): 33–36.
[2] Utumi ER, Cremonini CC, Pedron IG, et al. Maxillary reconstruction with particulate bone graft and titanium mesh: a treatment option for large complex odontoma of the maxilla[J]. Journal of Dentistry for Children, 2011, 78(2): 124–128.
[3] Grunder U, Gracis S, Capelli M. Influence of the 3-D bone-to-implant relationship on esthetics[J]. Int J Periodontics Restorative Dent, 2005, 25(2): 113–119.
[4] Mangano FG, Zecca PA, van Noort R, et al. Custom-made computer-Aided-design/computer-Aided-manufacturing biphasic calcium-phosphate scaffold for augmentation of an atrophic mandibular anterior ridge[J]. Case reports in dentistry, 2015.
[5] Buser D, Dula K, Belser U, et al. Localized Ridge Augmentation Using Guided Bone Regeneration. I. Surgical Procedure in the Maxilla[J]. International Journal of Periodontics & Restorative Dentistry, 1993, 13(1):29–45.
[6] Berglundh T, Lindhe J. Healing around implants placed in bone defects treated with Bio - Oss®. An experimental study in the dog[J]. Clinical Oral Implants Research, 1997, 8(2): 117–124.
[7] Schmitt JM, Buck DC, Joh SP, et al. Comparison of porous bone mineral and biologically active glass in critical-sized defects[J]. Journal of periodontology, 1997, 68(11): 1043–1053.
[8] Honghui W, Chongyi S, Tiefeng S, et al. Preparation, fundamental characteristics and biosafety evalution of compound rhBMP-2/CPC[J]. Journal of Wuhan University of Technology-Mater. Sci. Ed., 2006, 21(2): 116–119.
[9] Wikesjö UME, Qahash M, Thomson RC, et al. Space - Providing Expanded Polytetrafluoroethylene Devices Define Alveolar Augmentation at Dental Implants Induced by Recombinant Human Bone Morphogenetic Protein 2 in an Absorbable Collagen Sponge Carrier[J]. Clinical implant dentistry and related research, 2003, 5(2): 112–123.
[10] Huh JB, Yang JJ, Choi KH, et al. Effect of rhBMP-2 immobilized anorganic bovine bone matrix on bone regeneration[J]. International journal of molecular sciences, 2015, 16(7): 16034–16052.

上颌中切牙慢性炎症伴骨缺损即刻种植美学修复

陈峰

摘 要

目的：探讨上颌中切牙唇侧骨壁缺损的即刻种植修复。**材料与方法：**微创拔除11，即刻植入ITI亲水骨水平种植体，重塑唇侧软硬组织，即刻临时牙过渡修复诱导牙龈，3个月后氧化锆全瓷冠修复。**结果：**种植体植入后愈合良好，周围未见明显骨吸收，全瓷冠色泽、形态逼真，牙龈高度及颜色协调，牙龈乳头充满邻间隙。**结论：**在唇侧骨壁缺损、根尖区存在少许慢性炎症的情况下即刻拔除患牙植入ITI骨水平的种植体可以取得良好的修复效果。

关键词：即刻种植；引导骨再生术；即刻修复

种植修复是目前牙列缺损或缺失的有效修复手段，但是其疗效很大程度上受局部骨质、骨量的限制。前牙区因外伤、牙髓病、慢性根尖炎症变等因素的存在，常造成大范围的骨质缺损，限制了种植修复的进行或影响了种植成功率。引导骨再生术（guided bone regeneration，GBR）采用人工材料对缺损区骨质进行修复性再生，在一定程度上解决了种植区域骨量不足的情况，扩大了种植的适应证并提高了种植成功率。传统的延期或早期种植手术一般在拔牙创完全愈合或早期愈合后再植入种植体，1～3个月的缺牙状态一方面会导致缺牙区牙槽嵴吸收，增加种植手术的难度；另一方面也对患者美观造成一定的影响，同时手术次数多、疗程长。随着种植修复的发展，即刻种植具有避免骨吸收、减少手术次数和创伤，有利于种植体植入理想部位，提升美学修复效果等优点，逐渐被应用于临床。但是即刻种植具有较为严格的适应证，一般多适用于根尖无炎症和大面积骨质缺损的患牙。近年来随着种植手术技术的发展，适应证逐步扩大，原本的绝对禁忌变为相对禁忌。本研究尝试对前牙区慢性根尖炎症导致的唇侧骨壁破坏的患牙在拔除术后同期行即刻种植及骨引导再生术并观察其临床效果。

一、材料与方法

1. 病例简介 30岁女性患者，主诉：上前牙咀嚼不适、松动3天。现病史：患者于3天前进食后即感到前牙不适，松动。未服用药物、未接受任何处理。来我院就诊。既往史：10余年前曾于外院行根管治疗及桩核冠修复；否认特殊疾病、药物过敏史。全身情况良好。口腔检查：11烤瓷冠，叩（+），松II度，金属边缘暴露，不密合，唇侧黏膜可见瘘管形成，龈缘色暗，牙周探查唇侧深度5mm；烤瓷冠颜色与邻牙色差较大；11与12、21牙冠比例不协调，12牙冠稍短，11稍长；牙齿磨耗轻至中度，正中𬌗及前伸𬌗正常。前牙覆𬌗覆盖正常，上颌中线稍偏右，上下中线不一致。口腔卫生不佳，软垢较多。CBCT片显示：11根中上1/3可见斜行折裂，根尖区和远中暗影，唇侧骨板缺失3mm。

2. 诊断 11根折伴根尖周慢性炎症。

3. 治疗计划 口腔卫生宣教；牙周洁治；微创拔除11；植入ITI亲水骨水平植体；唇侧骨增量，增加牙槽骨宽度和唇侧高度；即刻临时牙修复重塑牙龈形态；全瓷基台氧化锆全冠修复；定期追踪回访与牙周维护。

4. 治疗过程（图1～图30）

常规消毒铺巾麻醉后，使用微创拔牙器械在牙槽骨没有任何损伤的情况下微创拔除11，刮匙彻底刮除牙槽窝内残留组织及肉芽组织，避免牙槽窝扩大，0.9%氯化钠溶液反复冲洗，探查拔牙窝唇侧骨壁缺损，在拔牙窝的腭侧壁球钻定点，先锋钻逐级备洞，窝洞唇侧大部分无骨质覆盖，11植入ITI直径3.3mm、长度12mm种植体，初期稳定性30N·cm。种植体颈部位于腭侧牙槽骨下1mm，距离唇侧破损骨板2mm。种植体植入后唇侧面暴露，同期植入Bio-Oss人工骨粉，保证距离植体唇侧4mm，表面覆盖Bio-Gide可吸收性胶原膜，膜边缘嵌入骨膜下。连接临时修复基台，无张力下缝合关闭黏膜，用DMG树脂材料椅旁制作临时修复体，调𬌗至前伸正中𬌗无接触，25N·cm螺丝固位。1个月后调整临时牙重塑牙龈外形。3个月后牙龈外形及高度良好，与邻牙协调，设计全瓷基台，氧化锆全冠修复，硅橡胶制取印模，比色，1周后30N·cm固定基台，试戴邻接形态色泽满意，GC树脂加强型玻璃离子水门汀粘接。半年后复查。

使用材料：ITI种植系统及ITI亲水种植体、常见种植外科器械、微创拔牙器械、临时基台和临时牙修复材料。

作者单位：武汉达美口腔

Email: windfellow2014@163.com

二、结果

3个半月后，种植修复体外形自然，形态逼真，与邻牙协调，牙龈形态自然、健康。患者对最终达到的修复效果十分满意。

三、讨论

即刻种植可以有效防止牙槽嵴吸收，减少了由于牙槽骨生理性吸收而造成的缺牙区骨量不足，较好地保存了牙槽嵴的高度和宽度。拔牙后牙槽骨存在一个进行性吸收过程，导致延期种植手术骨量不足，影响种植体早期稳定性以及最终修复效果。因此，越来越多的研究关注牙槽嵴保留这个问题，即如何减少拔牙后牙槽骨吸收，保持牙槽骨一定的高度，同时获得拔牙窝最大限度骨修复。自从Lazzara提出即刻种植概念，即拔牙后在新鲜的牙槽窝内植入种植体，可以有效减少牙槽骨被视为即刻种植禁忌证。但也有研究表明，感染患牙拔除后，对感染区进行彻底的清创后即刻种植，术后配合全身抗菌药物的使用，可获得满意的临床效果。对于患牙伴有感染是否行即刻种植，由于临床病例有限仍无定论。另外，由于种植手术技术尤其是GBR的

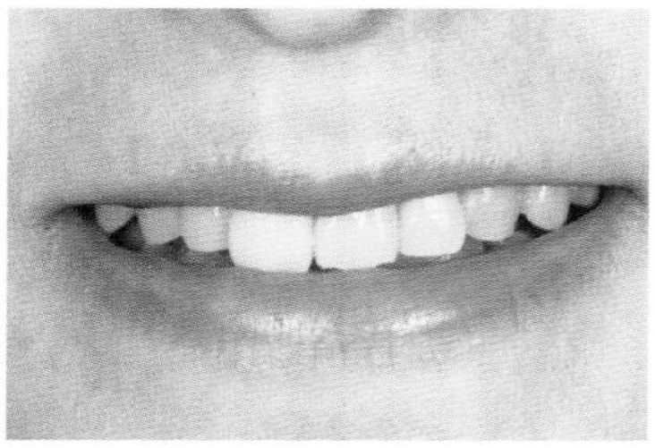
图1 术前正面微笑像

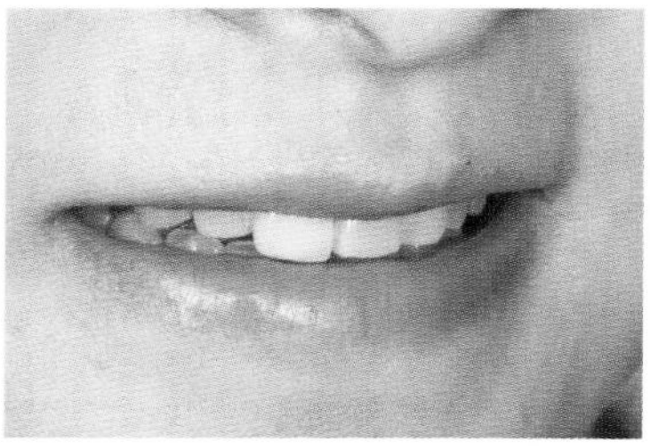
图2 术前侧面45° 角微笑像

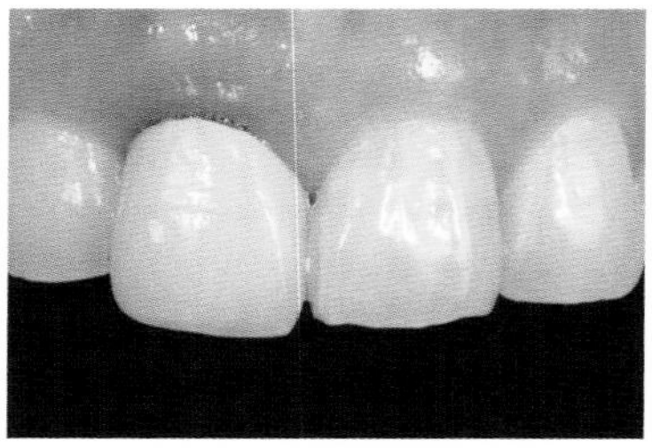
图3 术前口内上颌正面像

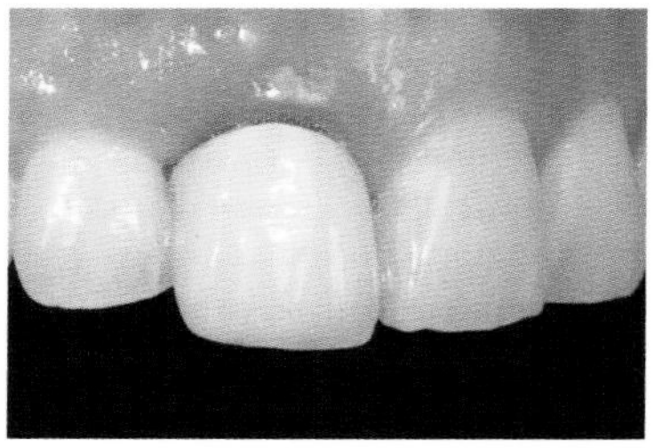
图4 术前口内上颌侧面45° 局部像

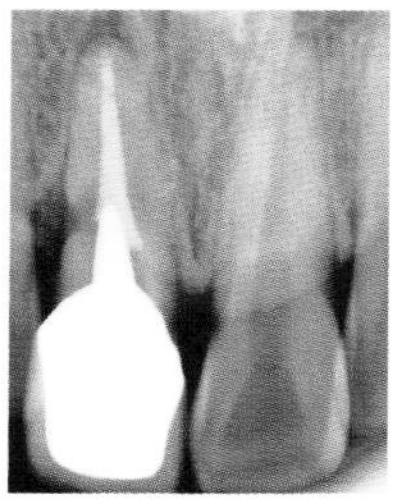
图5 术前根尖片

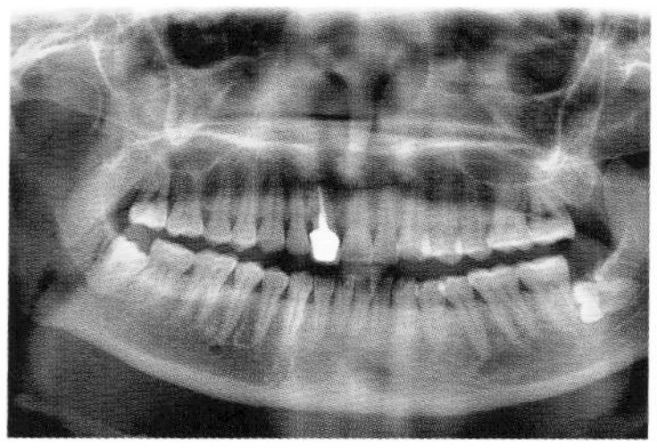
图6 术前曲面断层片

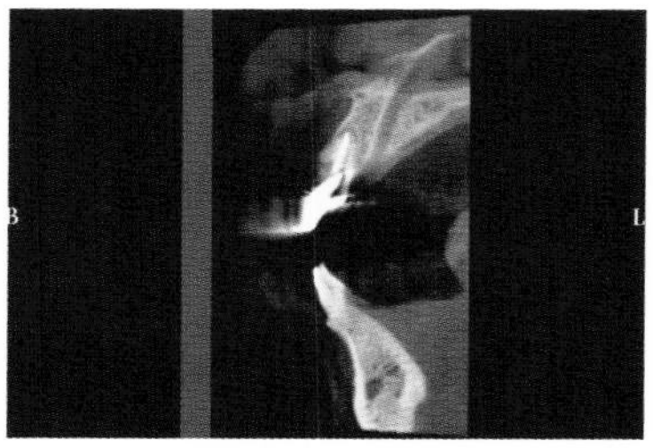
图7 术前CBCT矢状面截图

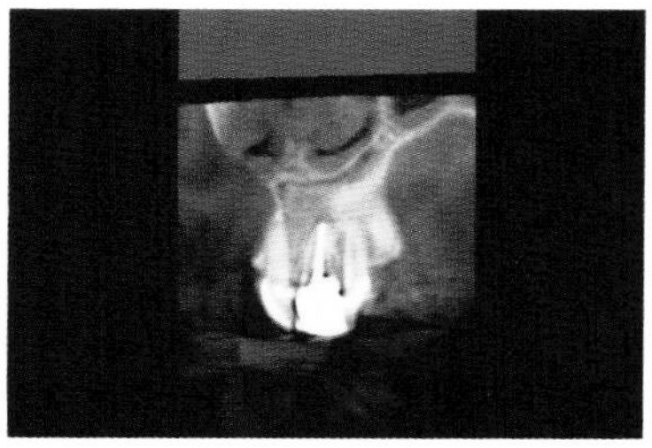
图8 术前CBCT纵切面截图

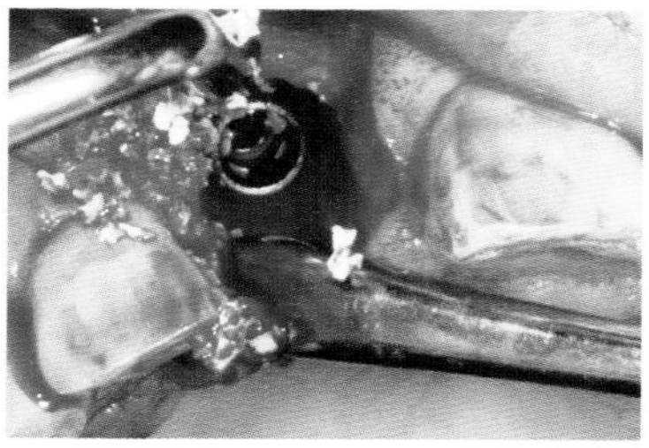
图9 植体植入方向和深度

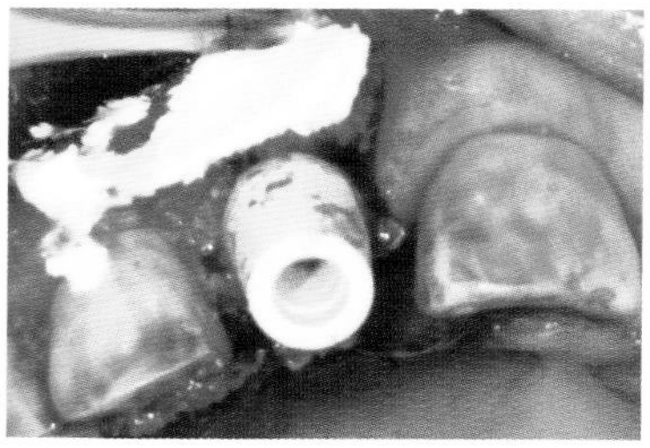
图10 植入骨粉骨膜、上临时基台

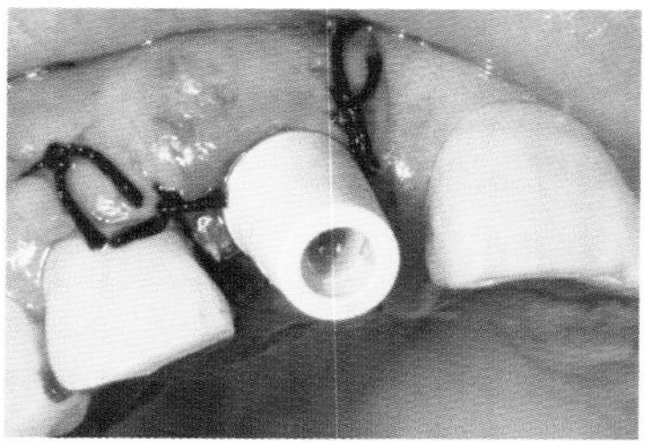
图11 缝合

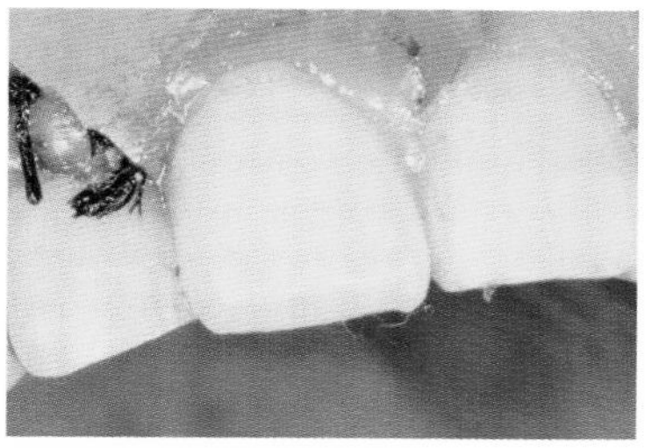
图12 橡皮障保护创面、制作临时牙

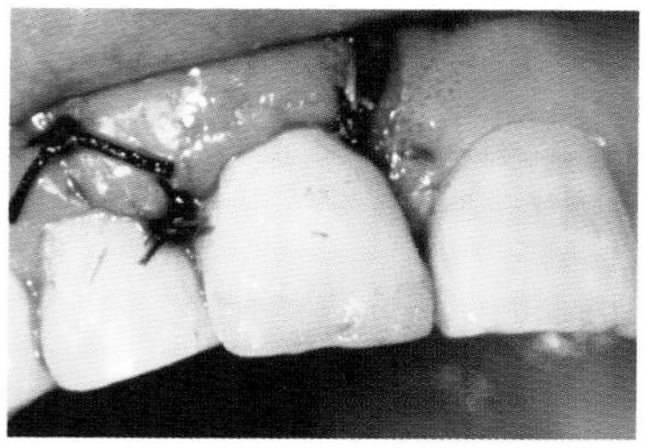
图13 临时牙戴入即刻像

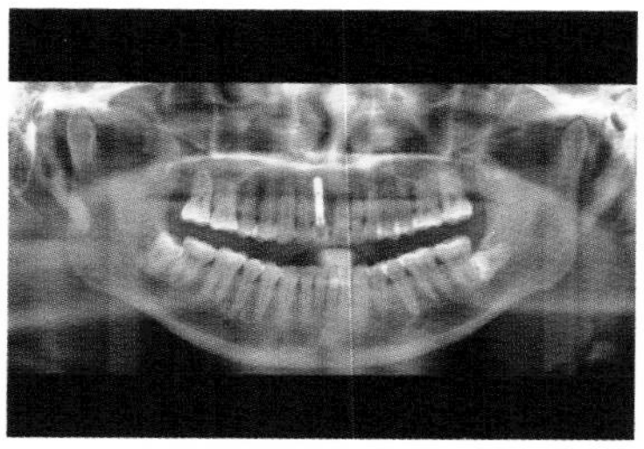
图14 术后即刻X线片

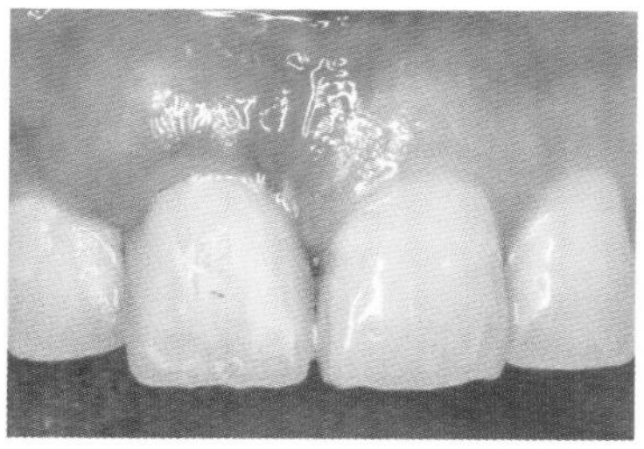
图15 术后10天拆线口内正面像

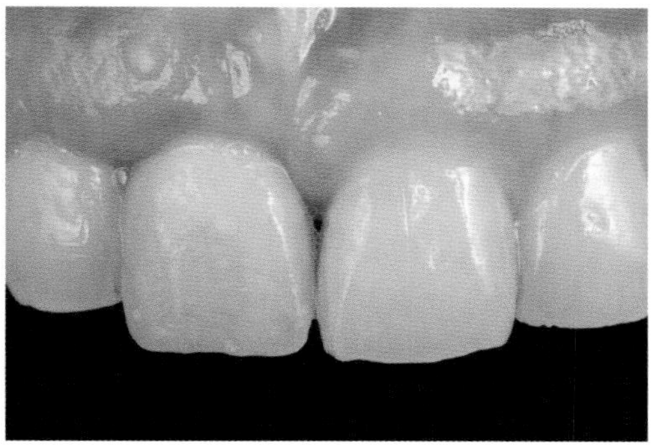

图16　术后3个月口内正面像

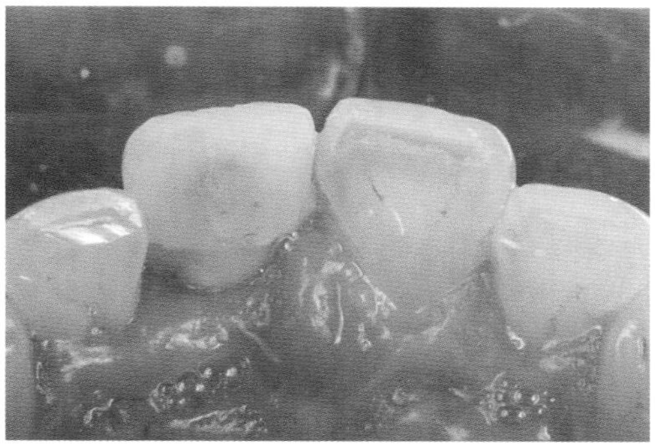

图17　术后3个月口内腭侧像

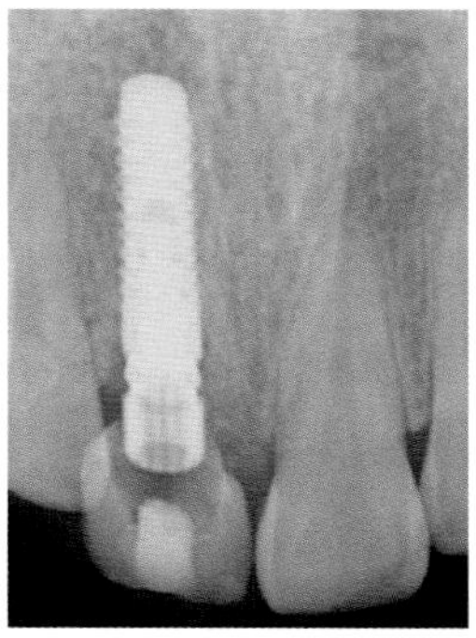

图18　术后3个月X线片

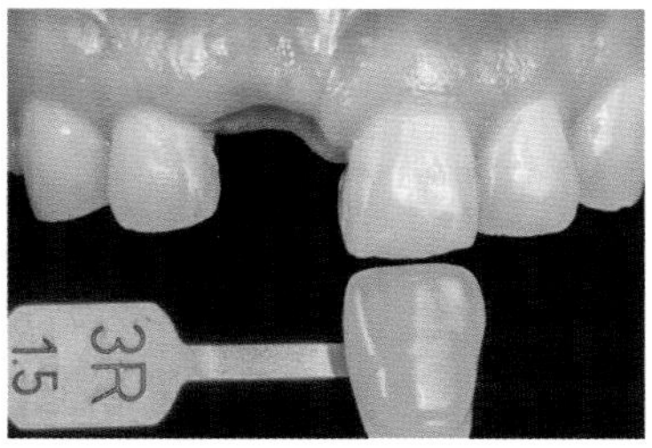

图19　比色

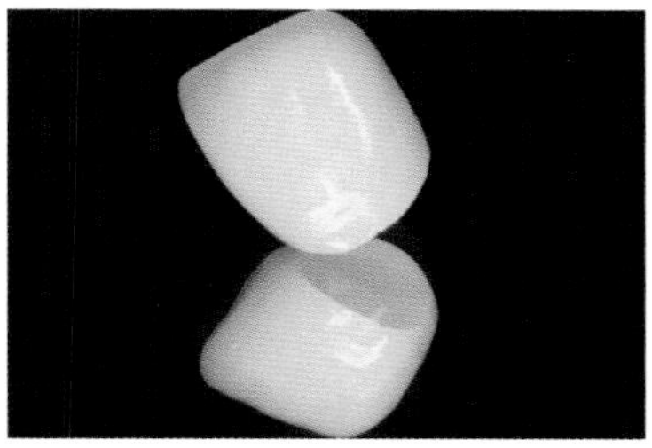

图20　全瓷冠

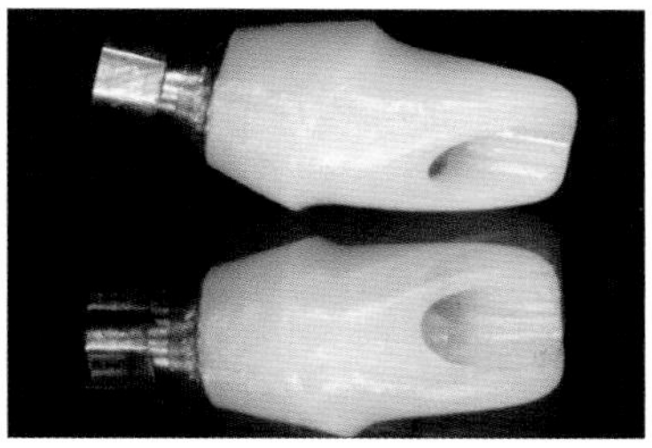

图21　氧化锆基台

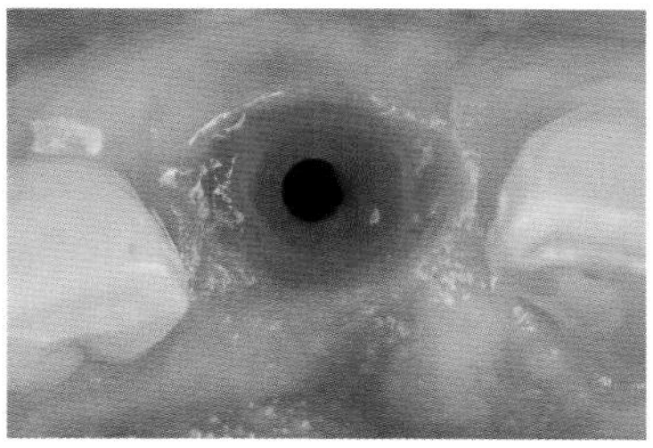

图22　术后2个月牙龈袖口

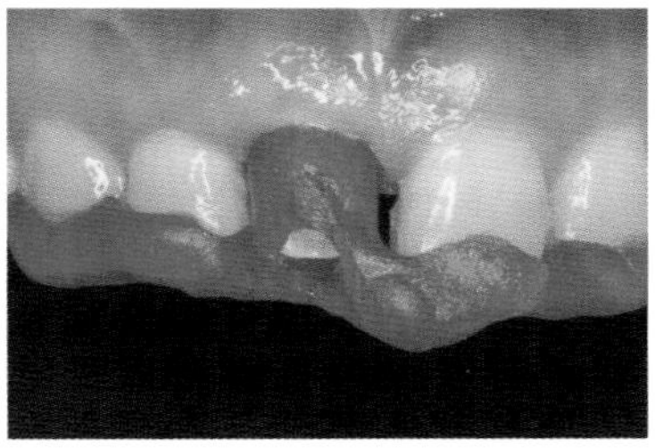

图23　固位基台

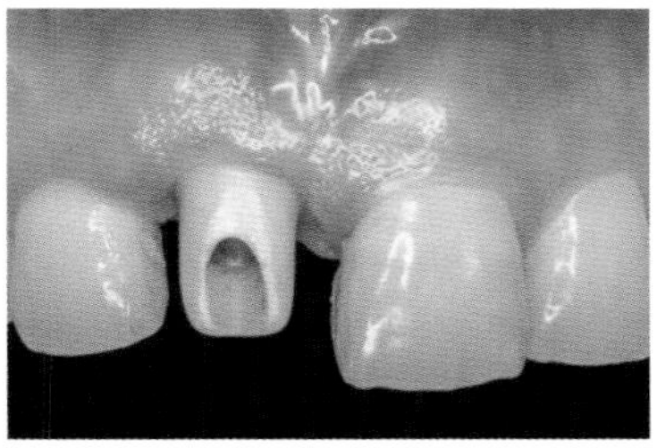

图24　基台固位正面

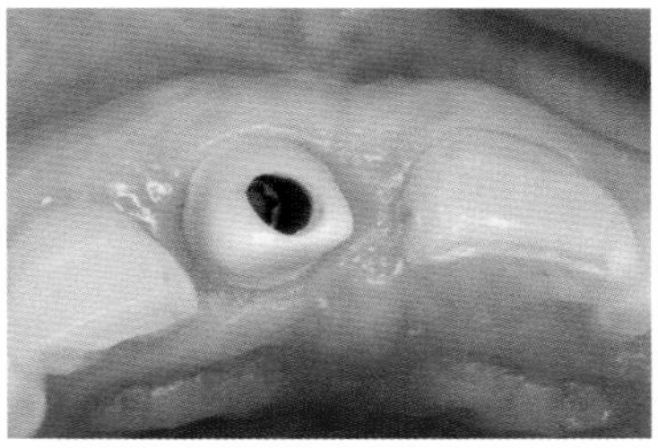

图25　基台固位殆面

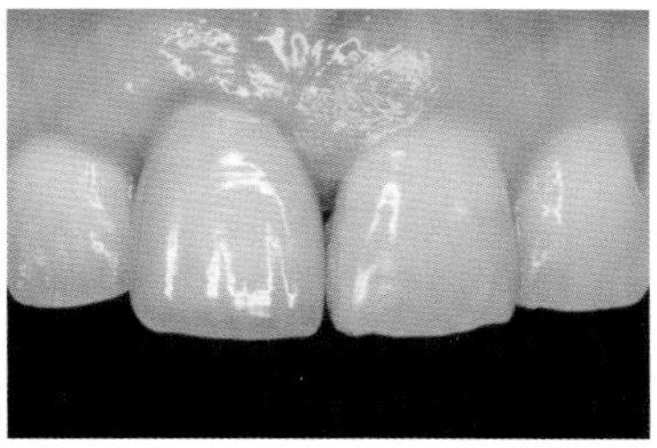

图26　全瓷冠修复后正面

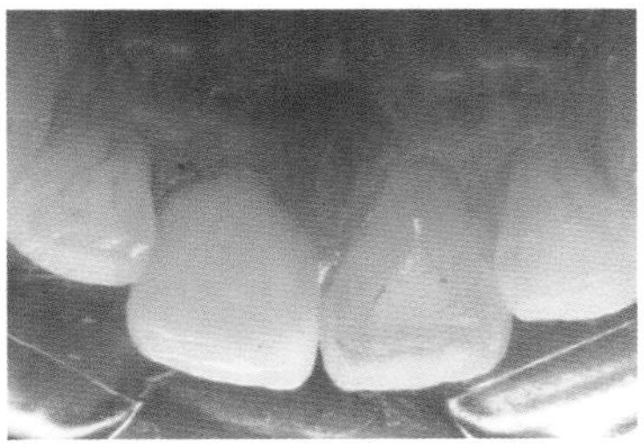

图27　全瓷冠修复后腭侧面

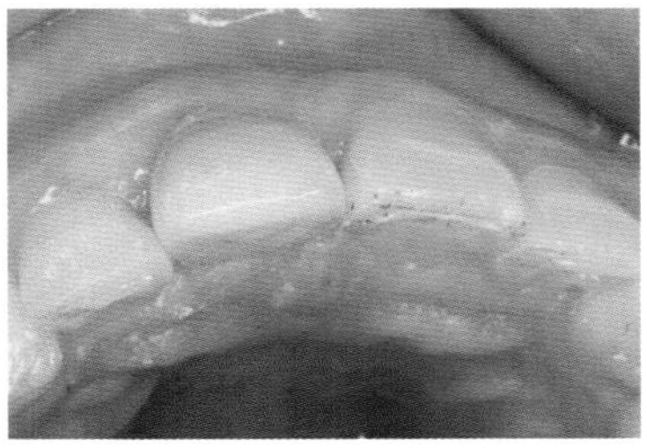

图28　全瓷冠修复后殆面

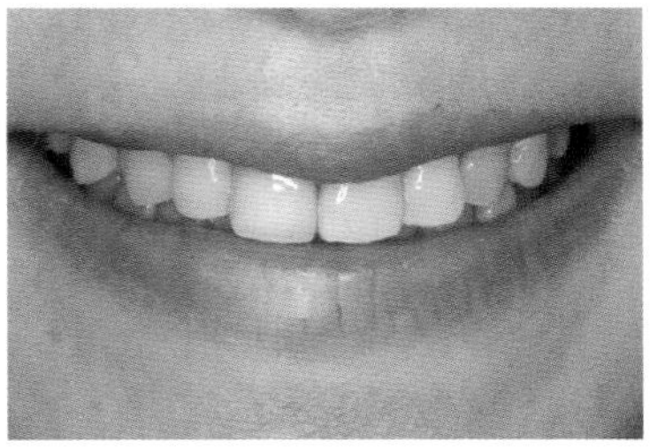

图29　术后正面微笑像

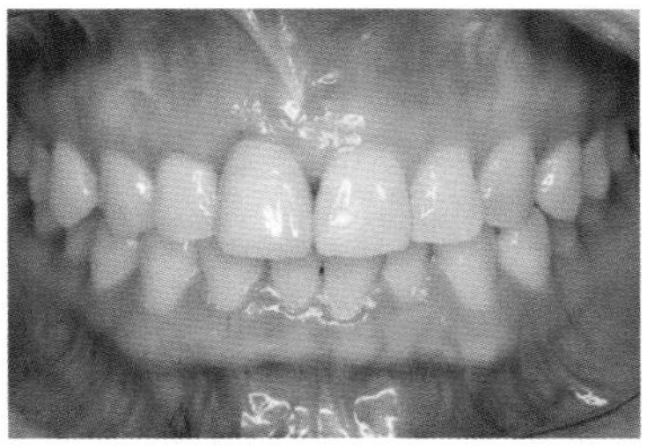

图30　6个月后复诊

发展，原本的绝对禁忌也变为相对禁忌。

前牙即刻种植应采取微创拔牙，尽可能保留患牙周围的骨组织，尤其是唇侧的骨板，减少种植手术过程中的植骨量，有利于获得良好的初期稳定性以及一定的美学效果。应完整拔出患牙，彻底刮除牙槽窝内残留组织及肉芽组织，0.9%氯化钠溶液反复冲洗牙槽窝。在种植体选择方面，条件允许的情况下，一般尽量使用大直径锥形种植体，以增加植体与骨组织的接触面积以及颈部与牙槽窝的密合性，从而提高种植体的初期稳定性。也有选择细长的种植体，在种植体与再生膜之间留出2mm左右的间隙，并在此间隙填入充足的骨移植材料，临床结果显示骨吸收程度减小。种植体的植入位置应在原患牙牙体长轴尽量偏腭侧，以保证唇侧足够的骨量，并与邻牙协调。手术过程中应避免牙龈撕裂，术后关闭软组织创口时，尽量无张力对位缝合牙龈，避免种植体外露。即刻种植手术常常伴有骨缺损，目前GBR已成解决临床骨量不足病例的常用手段。该方法原理是利用屏障膜特性，阻止成纤维细胞长入骨缺损处，从而使成骨细胞优先在膜下成骨，最终达到组织再生、定向修复的目的。范静等报道GBR同期植入种植体，可以提高种植体成功率并获得满意的美学修复效果。Bio-Gide膜是一种天然的、未经化学交联处理的胶原膜，为双层结构、易于放置贴附、膜通透性好，可保证膜下植入物的营养。目前，临床应用和实验结果证明解决骨量不足的方法主要是人工骨替代材料与生物膜的联合应用。De Angelis等研究可吸收胶原膜与骨替代材料是否联合使用的临床效果有无差异，结果表明两者联合使用比单纯使用GBR膜患者种植体周围骨组织更多，前者的种植修复美学效果更好。但前提条件是种植体与骨板之间的间隙>2mm。Bio-Oss是从牛骨中提取的一种碳酸盐磷灰石结晶体，经特殊工艺加工，将所有的有机成分彻底去除，而精细的骨小梁结构和内部空隙被保存下来，为成骨细胞的长入提供了支架，有助于新骨形成，是目前临床上较多使用的骨替代材料之一。

有研究报道即刻种植时， 应该选择细长的种植体，以便在种植体与再生膜之间留出2mm左右的间隙，并在此间隙填入充足的骨移植材料，能够减少骨吸收程度。Araújo等的研究也证实了这一点，唇侧骨缺损GBR膜结合人工骨粉，人工骨粉可维持唇侧骨结构，减少骨吸收，避免种植体暴露。所以对于唇舌侧牙槽骨宽度不足的情况，在保证一定强度的情况下，可选择细长的种植体或将种植体稍偏舌/腭侧，然后在唇侧间隙填充人工骨材料，以保证唇侧足够骨厚度，减少牙槽骨吸收。关于植骨材料的用量及是否需使用生物膜，有学者认为种植手术应尽可能使用生物膜、多填入骨材料，以更好地修复骨缺损。但是也有学者认为，在GBR手术中当植入的骨替代材料高于缺牙区正常的牙槽骨外形高线时，高出的植骨材料最终将被吸收，建议植骨区域填入的骨粉应与缺损周围正常骨质高度相协调，不必过多。另外，对一些骨缺损面积较小的患者，种植体与骨板之间间隙<2mm，单纯使用骨粉已能很好地修复缺损，此时可考虑不加生物膜，这样可以缩短手术时间，同时减轻患者治疗负担。总之，骨粉植入量及是否使用GBR膜应根据骨缺损大小及部位而定。

四、结论

1. 在合理选择适应证、规范操作的情况下，前牙区根尖周炎在患牙拔除后，同期行即刻种植加Bio-Oss人工骨粉和Bio-Gide生物膜引导骨再生术、即刻临时修复，可获得良好的临床疗效。

2. 在美学区对无法保留的患牙，合理制订并按技术要求正确地实施即刻种植并即刻修复治疗方案，可以满足患者无缺牙期的美观需要，缩短治疗周期，还能避免硬软组织萎缩，可获得良好的美学效果。

3. 该病例的远期效果还将继续观察。

参考文献

[1] Clementini M,Morlupi A,Canullo L,et al.Success rate of dental implants inserted in horizontal and vertical guided bone regenerated areas:a systematic review[J]. Int J Oral Max Surg, 2012,41(7):847-852.
[2] 宿玉成.美学区种植修复的评价和临床程序[J].口腔医学研究, 2008, 24(3):241-244.
[3] 傅泓升, 殷恺, 李玉民. 前牙美学区即刻种植即刻非功能修复的临床观察[J]. 中国美容医学, 2012, 21(2):296-298.
[4] Keith JD Jr, Salama MA. Ridge preservation and augmentation using regenerative materials to enhance implant predictability and esthetics[J]. Compend Contin Educ Dent, 2007, 28(11): 614-624.
[5] Darby I, Chen S, De Poi R. Ridge preservation:what is it and when should it be considered[J]. Aust Dent J, 2008, 53(1):11-21.
[6] Froum SJ, Wallace SS, Elian N, et al.Comparison of mineralized cancellous bone allograft (Puros) and anorganic bovine bone matrix(Bio -Oss)for sinus augmentation[J]. Int J Periodontics Restorative Dent, 2006, 26(6):543-551.
[7] Büttel AE, Gratwohl DA, Sendi P, et al. Immediate loading of two unsplinted mandibular implants in edentulous patients with an implant-retained overdenture:an observational study over two years[J]. Schweiz Monatsschr Zahnmed, 2012, 122(5):392-397.
[8] Jung RE, Zaugg B, Philipp AO, et al. A prospective,controlled clinical trial evaluating the clinical radiological and aesthetic outcome after 5 years of immediately placed implants in socketsexhibiting periapical pathology[J]. Clin Oral Implan Res, 2013, 24(8):839-846.
[9] Covani U, Cornelini R, Barone A. Buccal bone augmentation around immediate implants with and without flap elevation:a modified approach[J]. Int J Oral Max Impl, 2008, 23(5):841-846.
[10] Liu Y, Liu G, Liu Y, et al. Character of distracted bone in irradiated canine mandibles and electrophysiological changes in the inferior alveolar nerve[J]. Br J Oral Maxillofac Surg, 2010, 48(2):115-120.
[11] 范静, 李雪铃. 前牙区引导骨再生同期植入两种种植体的美学效果比较[J]. 中华口腔医学研究杂志 (电子版), 2015, 9(3):237-242.
[12] De Angelis N, Felice P, Pellegrino G, et al. Guided bone regeneration with and without a bone substitute at single post - extractive implants:1-year post-loading results from a pragmatic multicentre randomised controlled tria[l J]. Eur J Oral Implantol, 2011,4(4):313-325.
[13] Araújo MG, Linder E,Lindhe J. Bio-Oss collagen in the buccal gap at immediate implants:a 6-month study in the dog[J]. Clin Oral Implan Res, 2011, 22(1):1-8.

ATB自体牙骨粉联合带蒂组织瓣应用于前牙即刻种植延期修复1例

徐锦文 林海燕 王仁飞

摘 要

目的：观察ATB自体牙骨粉联合带蒂组织瓣在前牙即刻种植修复中软硬组织增量的效果。**材料与方法：**选择上颌桩冠修复失败后需要种植的案例，应用自体牙骨粉和带蒂组织瓣进行软硬组织增量的方法。术前进行数据采集、美学分析，种植窝洞制备，即刻植入种植体，并利用拔除的智齿制作ATB自体牙骨粉，同期植入，同时进行软组织增量。软硬组织愈合完成后，利用临时冠诱导软组织成形，待软组织成熟后通过制作的个性化取模杆精确复制穿龈轮廓外形，制作氧化锆全瓷基台和全瓷冠。**结果：**自体牙骨粉联合带蒂组织瓣应用于前牙即刻种植可以获得较好的美学效果。**结论：**自体牙骨粉和软组织增量应用于前牙即刻种植修复，其临床效果令人满意。

关键词：自体牙骨粉；前牙即刻种植；延期负荷；穿龈轮廓

随着种植外科技术的进步和种植材料性能的不断完善，即刻拔除、即刻种植修复已经很成熟地运用于临床，前牙区即刻种植能够获得良好的临床效果，现将临床观察结果报道如下。

一、材料与方法

1. 病例简介 29岁女性患者，数年前于外院镶上门牙烤瓷牙套，昨日咬物不慎导致上前牙烤瓷牙脱落，因影响美观来诊要求修复。检查：高位笑线，21残根，断面位于龈下，探及软腐，不松动。11不松动。牙龈中等厚度，21龈缘稍微红肿。CBCT显示21牙根长轴与牙槽突方向基本一致，唇侧骨板完好，厚度1.0mm，可用骨高度20mm。全身健康状况良好。

2. 诊断 21残根、11牙体缺损。

3. 治疗计划 21拔除后种植修复、11RCT＋桩冠修复。

4. 治疗过程（图1～图18）

（1）术前准备：拍摄临床数码照片、拍摄CBCT，和患者沟通方案。

（2）即刻种植：术中沿牙龈沟翻瓣，微创拔除21牙根（11唇侧牙槽骨修形），牙槽骨骨壁完整。牙槽窝腭侧骨壁上完成种植窝洞制备，植入Bego柱形种植体，型号是S 3.75mm×15mm，扭矩为35N·cm，放置封闭螺丝。种植体与唇侧骨壁间隙约2mm，植入自体牙骨粉（将拔除的智齿去除软组织、牙石、磨除牙釉质，研碎，再经过自体牙骨粉制备系统脱水、脱脂、部分脱矿、环氧乙烷杀菌后制成粉状自体牙骨粉），腭侧取带蒂瓣封闭拔牙创，利用11基牙制作单端树脂临时桥修复。术后CT显示种植体位置、方向良好。

（3）3个月后复查：利用激光种植二期手术，暴露并取下封闭螺丝，制作临时修复体诱导种植体穿龈轮廓形态。1个月后取下种植临时修复，利用并改变修复体穿龈部分凸度形态来改变龈缘的三维位置。2个月后复诊准备制取最终印模，首先制作个性化取模杆，开窗式取模，制作氧化锆全瓷基台和氧化锆全瓷冠，表面加饰瓷和制作个性化表面纹理获得理想美学效果。

（4）术后7个月：戴入最终修复体，获得理想的红白美学效果，患者满意。

（5）复查：种植体周围骨水平稳定，牙龈乳头及牙龈缘位置稳定，龈缘曲线形态理想，唇侧牙龈丰满度优良，修复效果符合预期。

二、结果

种植体植入后愈合良好，通过临时修复体诱导种植体穿龈轮廓，牙龈袖口形态良好，健康无炎症。氧化锆全瓷基台冠修复后牙龈色泽形态良好，牙龈乳头充满邻牙间隙，无明显“黑三角”，龈缘高度于邻牙基本一致，唇侧龈缘轮廓丰满。种植修复后根尖片显示：种植体骨整合良好，周围未见明显骨吸收。患者对修复效果满意。修复后3个月复诊，牙龈软组织稳定，红白美学均满意。

作者单位：杭州口腔医院

通讯作者：王仁飞；Email: hzwrf@163.com

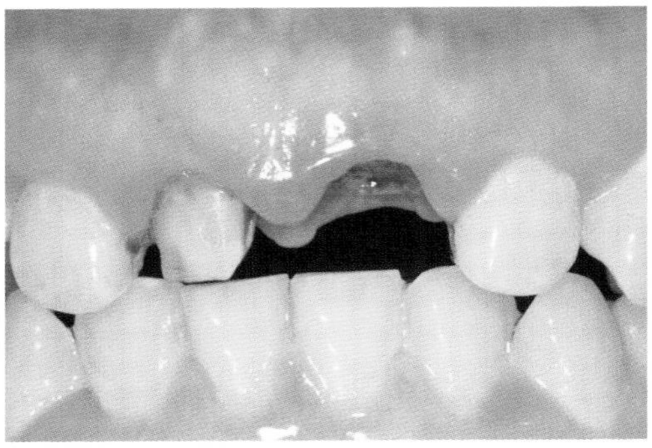

图1 术前口内像

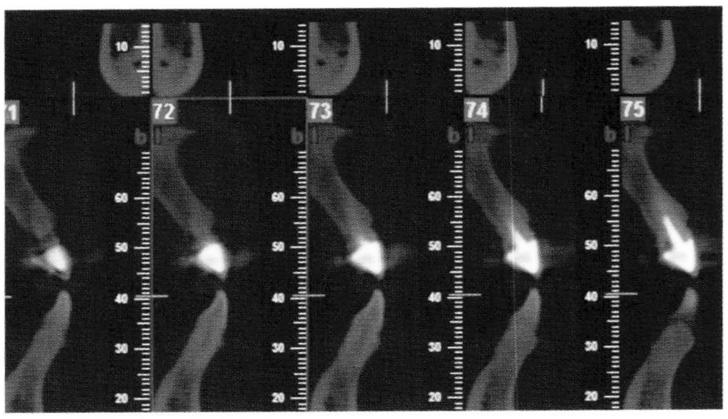

图2 术前CBCT

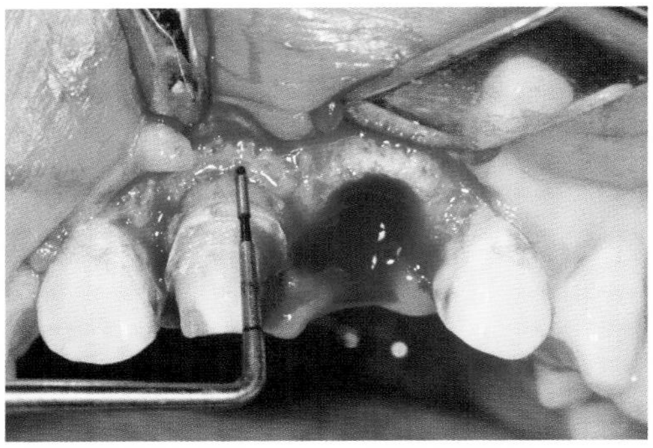

图3 微创拔除

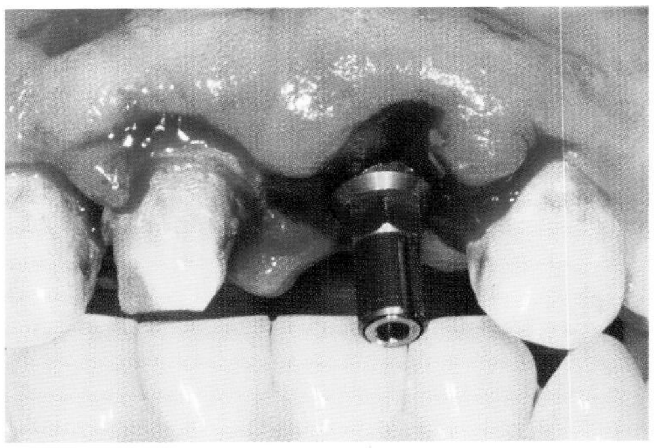

图4 种植体植入

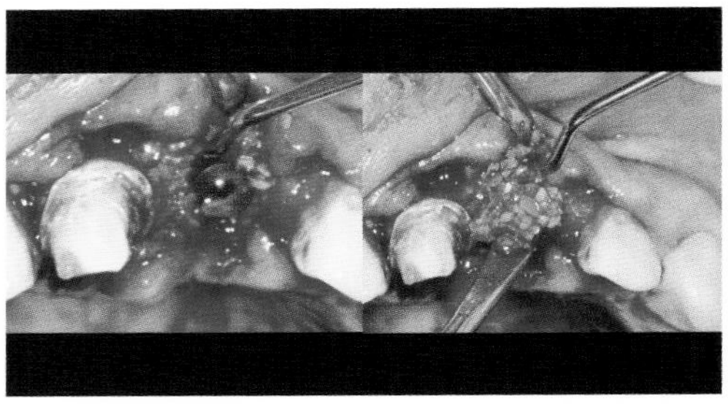

图5 填入自体牙骨粉

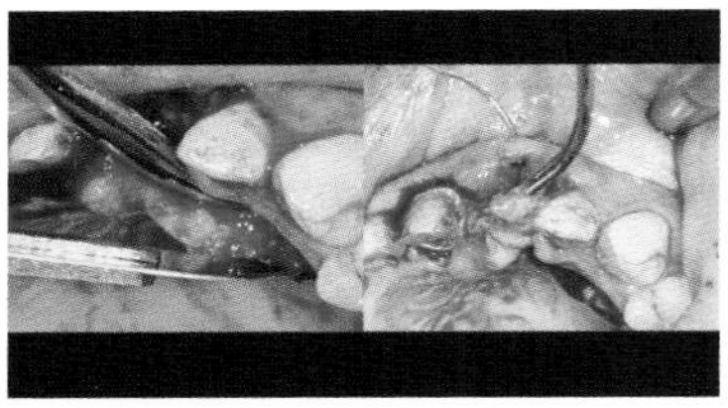

图6 转移带蒂结缔组织瓣

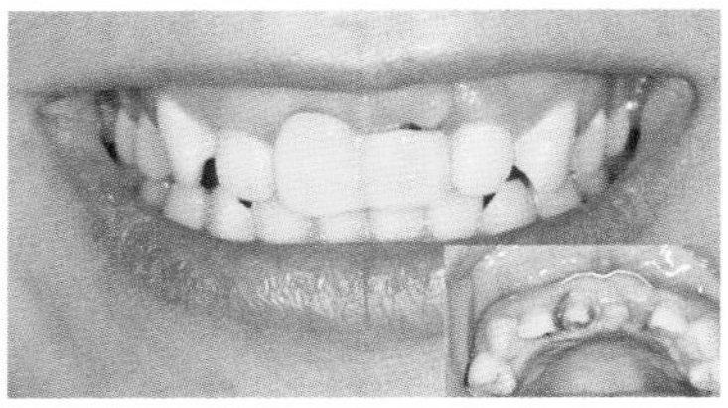

图7 3个月后的效果

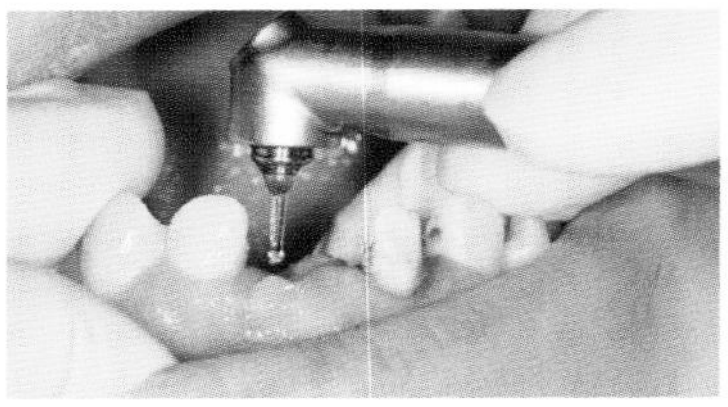

图8 激光二期

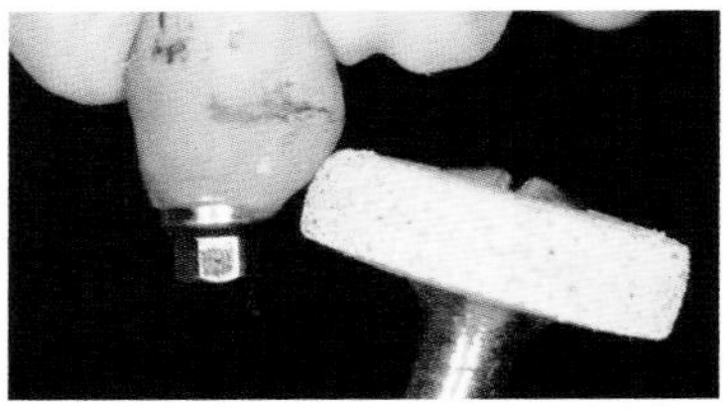

图9 调整穿龈结构凹凸度

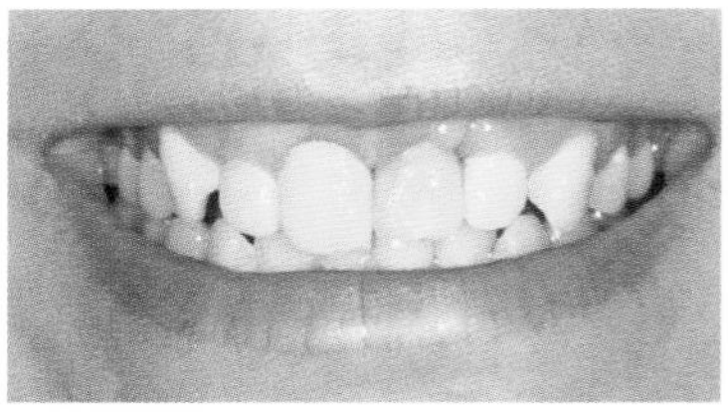

图10 临时修复体戴牙1个月后

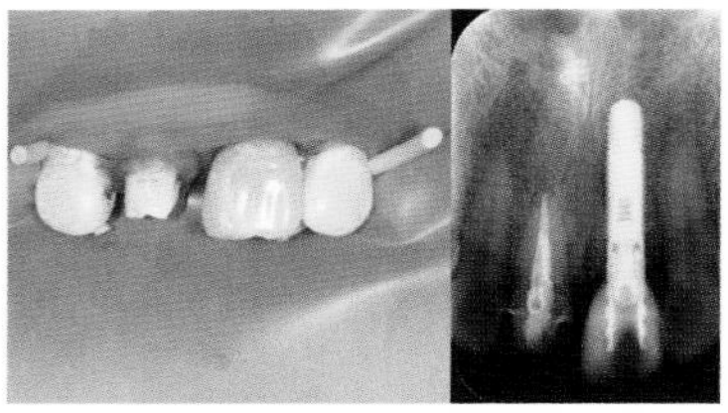

图11 临时修复体拍片复查

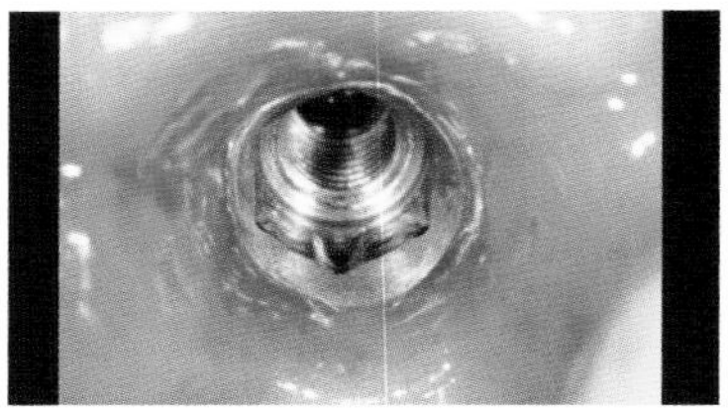

图12 良好的穿龈轮廓形态

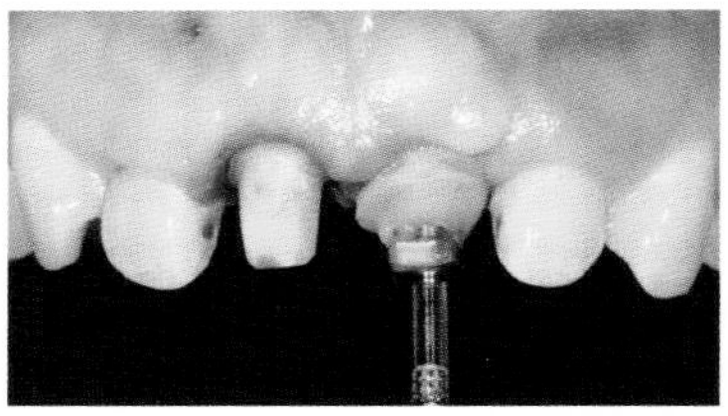

图13 利用个性化取模杆取模

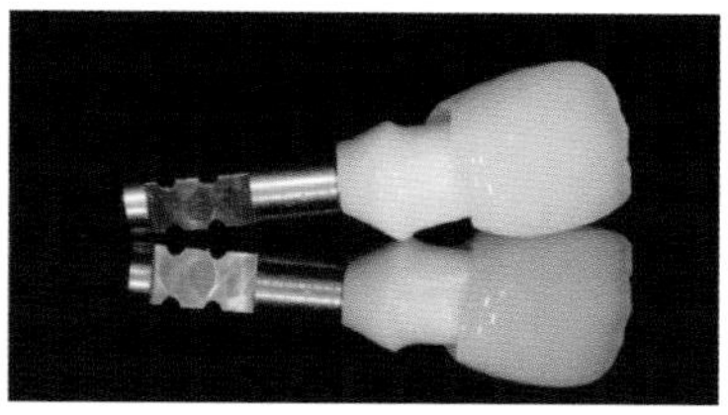

图14 个性化全瓷基台，全瓷冠

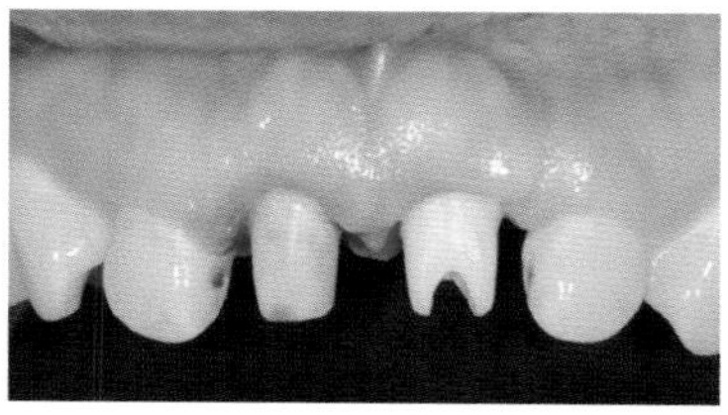

图15 11基牙牙体预备，21全瓷基台就位

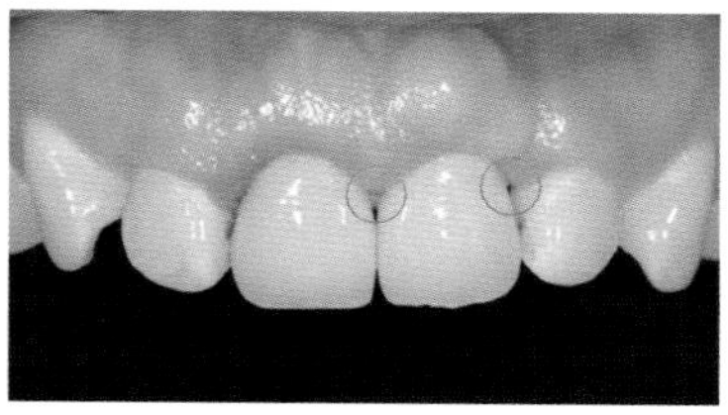

图16 戴牙即刻像

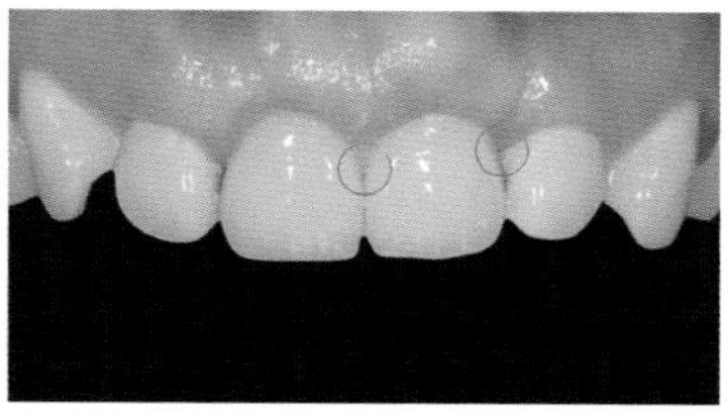

图17 3个月后复查

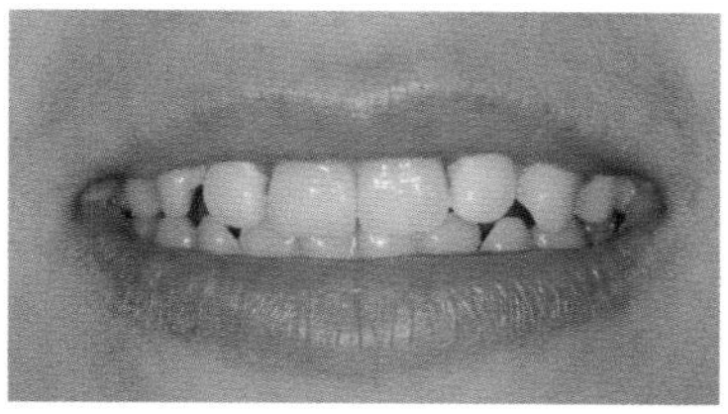

图18 3个月后复查微笑像

三、讨论

1. **微创拔牙** 残留牙根微创拔除，尽量最大限度减少拔牙对牙槽骨的损伤，对日后减少牙槽骨的吸收有一定作用，对种植体的骨性愈合及软组织形态维持有重要作用。

2. **ATB自体牙骨粉** 利用拔除的自体牙经过处理制成直径为400～00μm的粉末，用于骨形成，具有良好的骨诱导和骨传导能力，生物相容性好。

3. **上皮结缔组织移植** 上颌腭侧取带蒂结缔组织瓣转移覆盖至拔牙创口，起到保护作用；去除覆盖至唇侧牙龈部分角化上皮，用“信封技术”塞入唇侧牙龈增厚唇侧软组织，保证唇侧饱满的轮廓形态。

4. **种植临时牙龈塑形技术** 在组织恢复的过程中，临时修复体的个性化形态让组织跟随者修复体的形态形成均一成熟的软组织。软组织厚度≥2mm时更容易防止萎缩。临时修复体穿龈部分轻微的凹陷，能够容易让软组织与临时修复体贴合；相反，如果临时修复体穿龈部分颈部形态稍凸，牙龈组织就会收到内在压力，引起牙龈吸收。

5. **个性化印模技术** 口外复制种植体支持暂时冠的穿龈部分的形态，制作个性化取模杆，通过个性化印模技术，准确地转移种植体三维位置关系和穿龈过渡区牙龈形态到工作模型上。

综合应用以上技术，精确控制前牙种植美学修复，最终达到预期的美学效果。

参考文献

[1] 李博, 吴大雷, 闫建伟, 等. 新型骨移植材料自体牙骨粉的研究与进展[J]. 中华口腔医学杂志, 2015, 50(12):765-767.

[2] Mankoo T.Comtemporary implant concepts in aesthetic dentistry-Part 1:Biologic width[J]. Pract Proced Aesthet Dent, 2003, Sep,15(8):609-616;quiz 18.

美学区即刻种植与自体冠牙龈成形的联合应用

彭敏[1,2] 任迅[1]

摘 要

目的：对上颌前牙外伤根折的患牙采用即刻种植联合自体牙冠诱导牙龈成形的种植治疗方案，以获得满意的临床美学修复效果。**材料与方法**：患者为青年女性，因21外伤松动1天就诊。临床检查诊断为“根折”。患者因职业需要提出治疗期间不能有缺牙过渡期，美学要求较高。经过检查和美学风险因素评估，确定种植修复方案。采用了微创拔除21，即刻埋入式植入种植体，GBR术，使用21自体牙冠进行牙龈诱导，半年后骨结合稳定，制作个性化全瓷基台和全瓷冠，完成最终修复。**结果**：CBCT显示，植入的种植体位置与设计的预期理想位置一致，种植部位的唇侧骨壁保持完整，各方向均无可查见的骨吸收。口腔检查见种植修复部位的牙龈软组织轮廓丰满，色泽正常，修复牙冠形态和色彩与对侧同名牙对称协调。患者对修复的功能和美观效果高度满意。**结论**：对无法保留的单颗上前牙，合理制订并实施即刻种植联合自体牙冠诱导牙龈成形的种植治疗方案，既能满足患者“不缺牙”的需求，又为最终修复取得良好美学效果和植体长期功能稳定奠定基础。

关键词：即刻种植；牙龈诱导

美学区拔除无法继续保留患牙后，患者对重建牙列功能和美观的需求十分迫切。充足的骨量是美学区种植成功的基础，充足并且健康的软组织是达成红色美学成功的关键。即刻种植因避免了拔牙后牙槽嵴吸收、保存了骨量而被广泛应用于前牙种植。即刻修复也因良好的白色美学效果和牙龈诱导受到青睐，但对其是否因负载而影响植体的骨结合尚存有争议。因此，本病例采用了微创拔牙，即刻埋入式植入种植体，GBR术，使用自体牙冠进行牙龈诱导，制作个性化全瓷基台和全瓷冠等，兼顾即刻种植和即刻修复的优点而避开其缺点，获得了美学区单牙种植修复功能和美观的统一与成功。

一、材料与方法

1. 病例简介 27岁女性患者。主诉：外伤致左上前牙松动1天。口内检查：21叩痛，Ⅲ度松动，牙冠无移位，咬合正常，周围牙龈组织无红肿，色彩质地正常。拍摄牙片后显示：21根中上1/3处折断。

2. 诊断 21外伤性根折。

3. 治疗计划 对该患者做包括CBCT影像学在内的进一步检查。在此基础上做出种植美学风险评估。

（1）低风险水平因素有：健康，无全身系统性疾病史，牙龈软组织无缺损，患牙（缺牙间隙）宽度正常，无异常殆功能，邻牙无修复体，患牙部位无感染，低位唇线。垂直骨吸收为高风险因素。

（2）CBCT分析符合即刻种植的适应证： 患牙部位牙槽骨唇舌向足够宽。无感染影像。唇侧骨壁完整。牙根偏唇侧，为Kan分类的Ⅰ类。根尖方骨量足够，植体易获得初期稳定性（图1、图2）。

4. 治疗过程

（1）种植手术过程：局麻下翻瓣，微创拔除断牙及残根，拔牙窝唇侧骨壁保持完整（图3～图6）。依次用钻，制备种植窝洞。即刻植入登骨水平种植体，规格4.0mm×12mm（图7、图8），行GBR术，植体周填充Bio-Oss骨粉，骨膜覆盖，严密缝合（图9～图11）。术后拍摄CBC（图12、图13）。

（2）过渡期修复：术后10天拆线。修整离体牙冠穿龈外形，表面高抛光。将冠戴入口内，调磨至与对颌牙无咬合，用树脂与邻牙光固化粘接位（图14～图17）。

（3）最终修复：6个月后，种植部位牙龈二期做小切口，更换愈合台。修整离体牙穿龈面，复戴入口内（图18～图22）。2周后，牙龈袖口成，硅橡胶取模，比色，送技工制作个性化全瓷基台和全瓷冠。口内戴牙，完成最终修复（图23～图32）。

二、结果

术后即刻CBCT显示，植入的植体位置与设计的预期理想位置基本一致。术后6个月CBCT显示，种植体顺利实现骨结合，种植部位的唇侧骨保持完整，唇侧骨壁厚度>2mm，水平向和垂直向均无可查见的骨吸收。

患者戴牙后6个月复诊，口腔检查种植体和修复体稳固，种植部位唇牙龈软组织无瘢痕，轮廓丰满，色泽正常，龈缘高度无变化。修复牙冠形和色彩自然，与对侧同名牙对称协调。种植修复的红色和白色美学效果著。患者表示，种植修复体使用正常，对治疗过程和结果均十分满意。

作者单位：1. 电子科技大学附属医院·四川省人民医院
2. 电子科技大学医学院
通讯作者：彭敏；Email: oivy@163.com

三、讨论

1. **美学区即刻种植的时机**　Buser在EAO年会（2010）提出：即刻种植存在唇侧牙龈退缩的风险，只适合低风险解剖类型的理想案例。大多数情况下，建议4～8周的早期种植。然而也有不少学者支持即刻种植，认为牙龈退缩的原因是由于植体直径过大或位置不当等。Kan（2011）建立了CBCT矢状面上牙根与牙槽骨关系的分类，有助于确定美学区即刻种植的适应证。基于争议，实施即刻种植仍需审慎把握好适应证，同时对操作者的经验和能力有着较高的要求。本病例也采用了个性化全瓷基台，以防远期唇侧颈缘因牙龈变薄或退缩而透金属色。

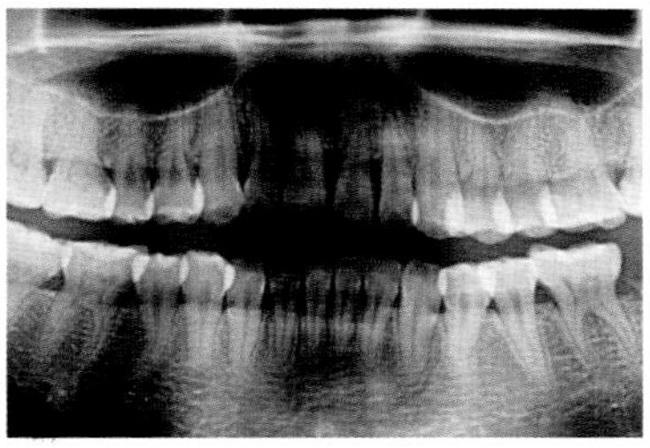

图1　术前全景片

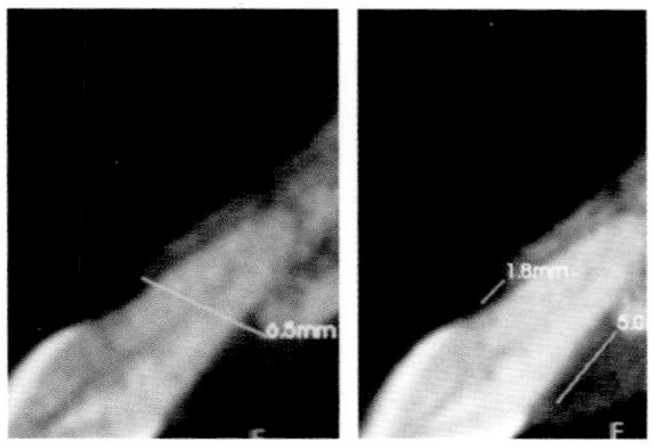

图2　术前CBCT

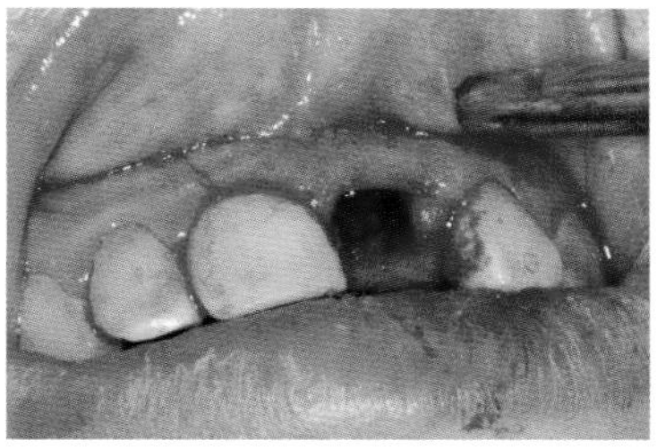

图3　去除断冠后，可见断面在龈缘以下

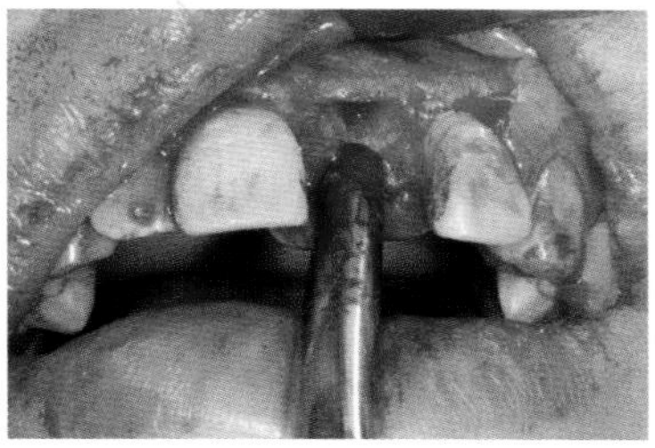

图4　翻瓣，微创拔除残根1

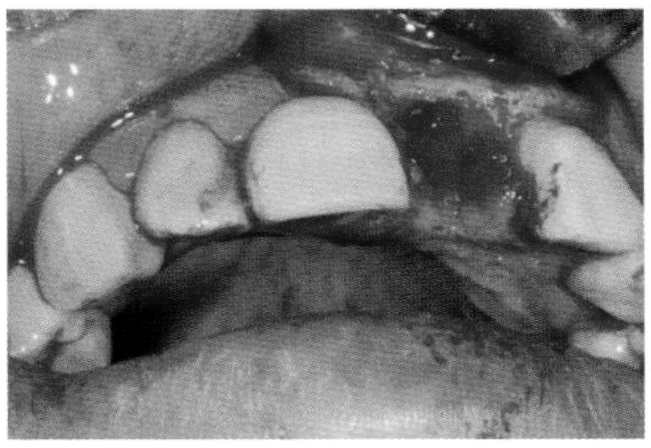

图5　翻瓣，微创拔除残根2

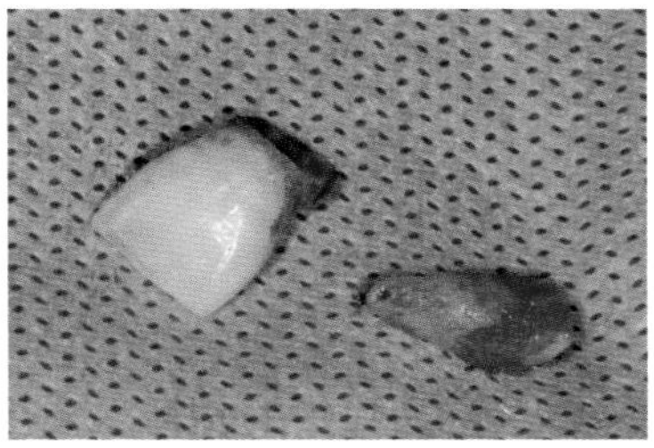

图6　翻瓣，微创拔除残根3

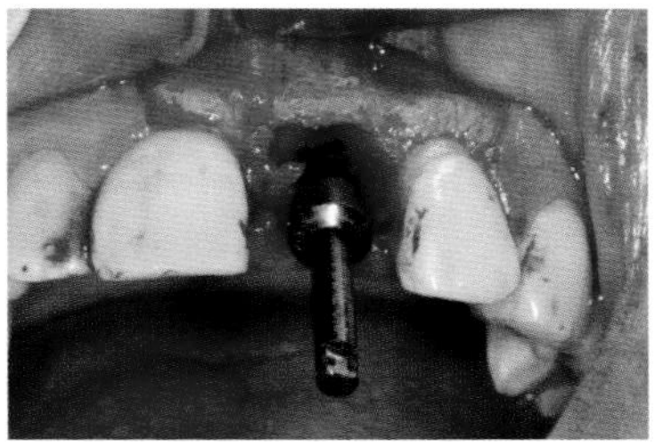

图7　偏腭侧制备种植窝

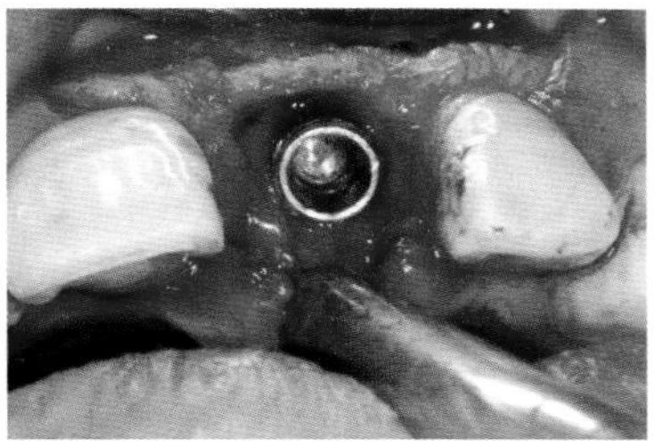

图8　植入登腾种植体

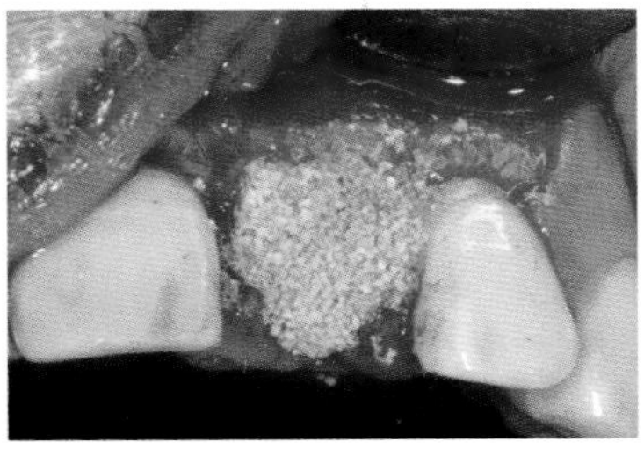

图9　植体周围充填Bio-Oss骨粉

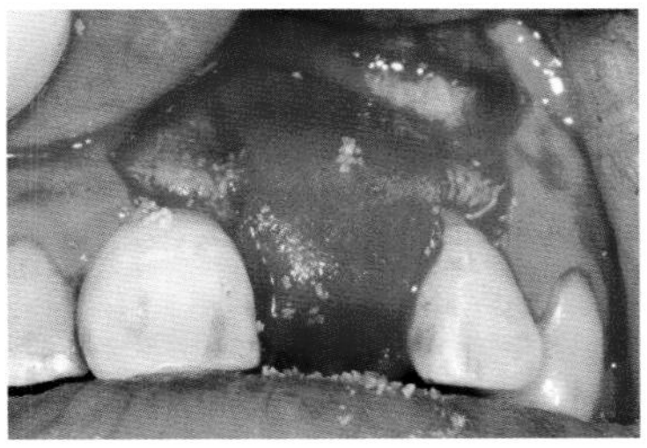

图10　Bio-Gide骨膜覆盖

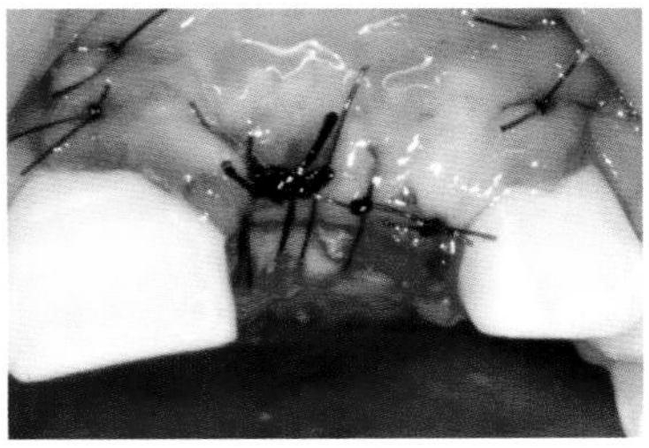

图11　严密缝合

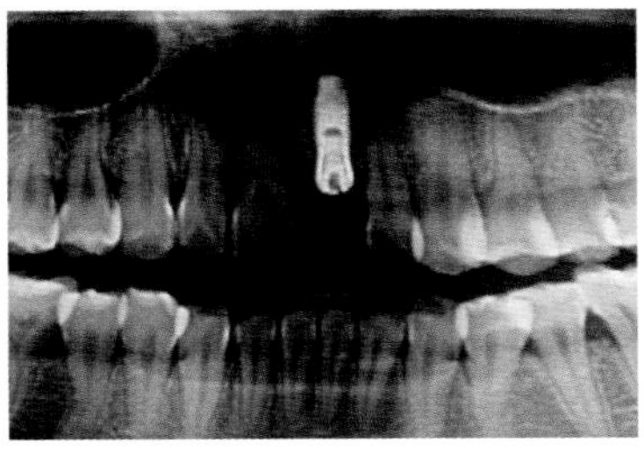

图12　术后即刻全景片

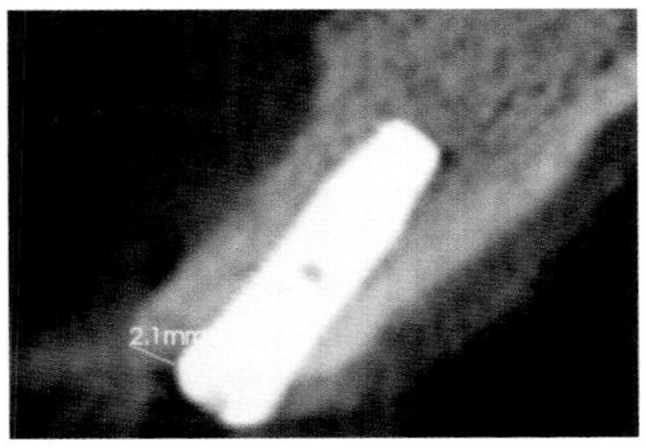

图13　术后即刻CBCT，唇侧骨壁厚度2.1mm，植体位置恰当

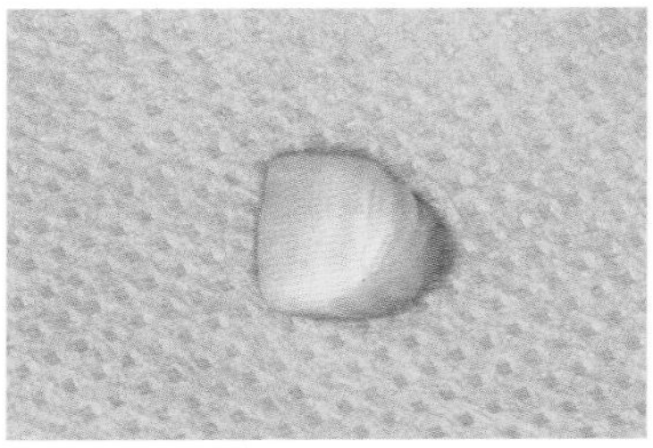
图14 修整离体天然牙冠组织面并抛光

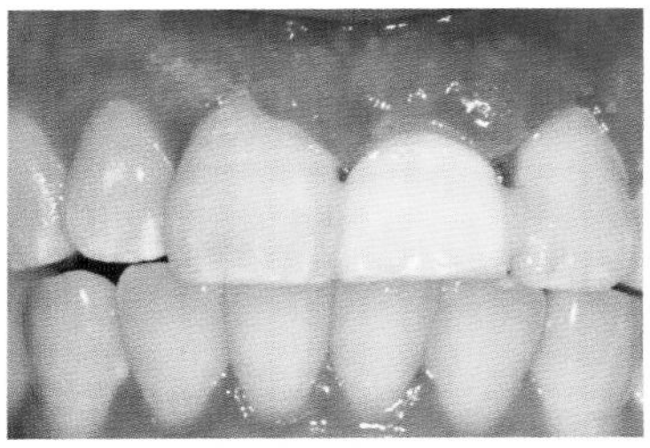
图15 用复合树脂将天然牙冠复位，并与邻牙粘接固位，调至无咬合

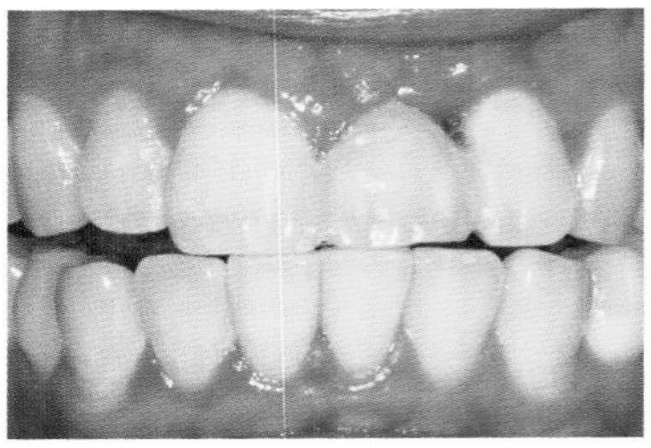
图16 6个月后，诱导牙龈乳头成形，游离龈健康

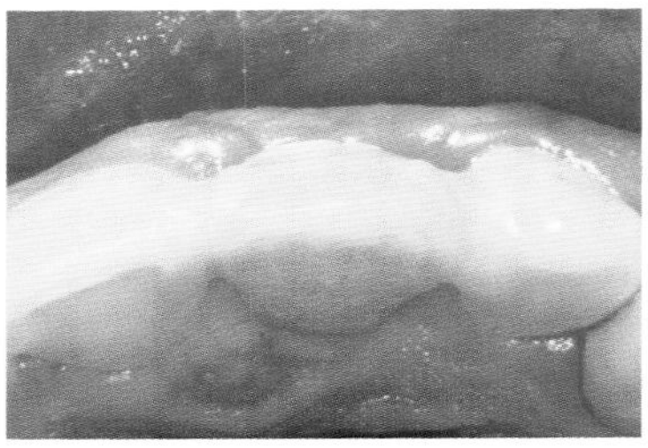
图17 殆面像

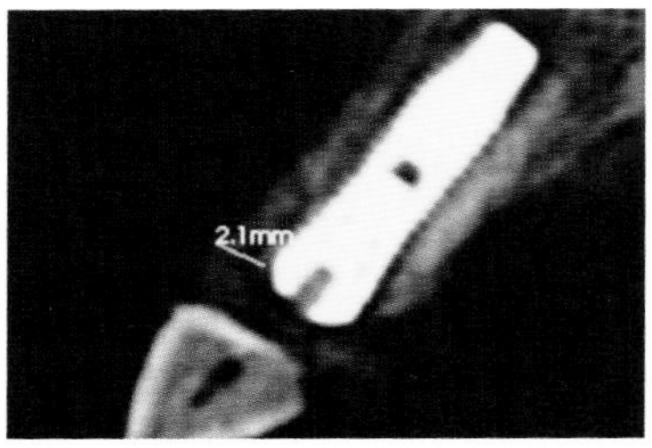

图18 临时冠修复后6个月CBCT，可见唇侧骨壁吸收不明显

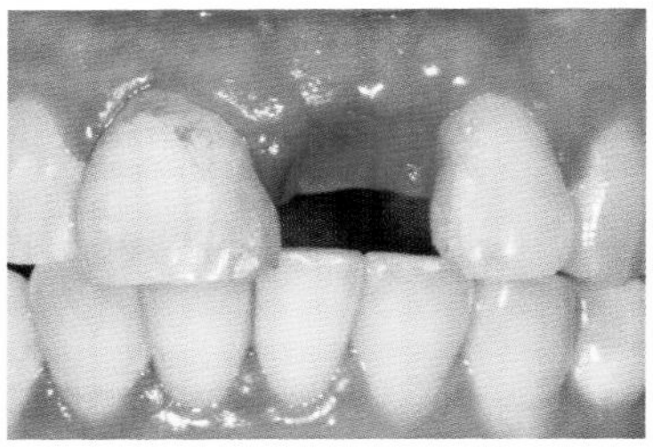
图19 去除天然牙过渡冠，见颈缘线自然、清晰

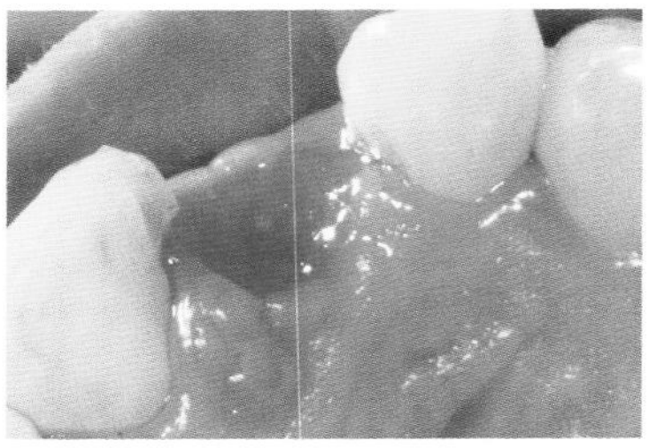
图20 殆面像

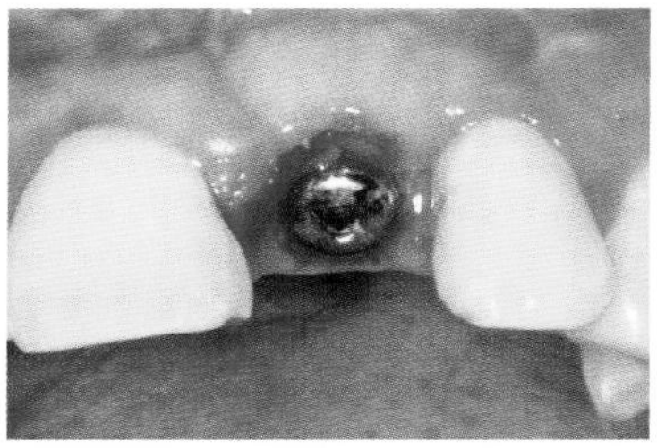
图21 二期手术，更换愈合基台

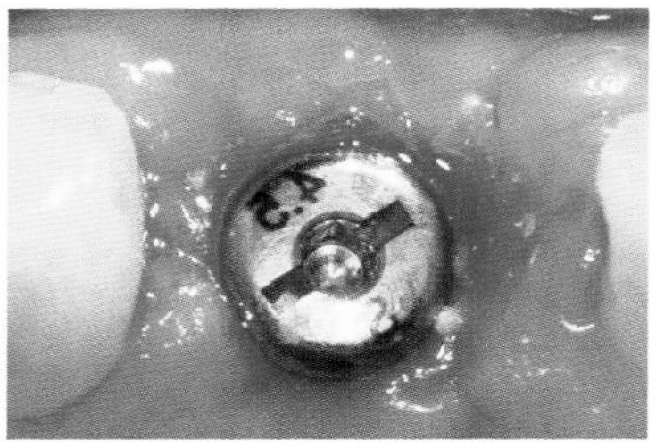
图22 二周后，愈合基台殆面像

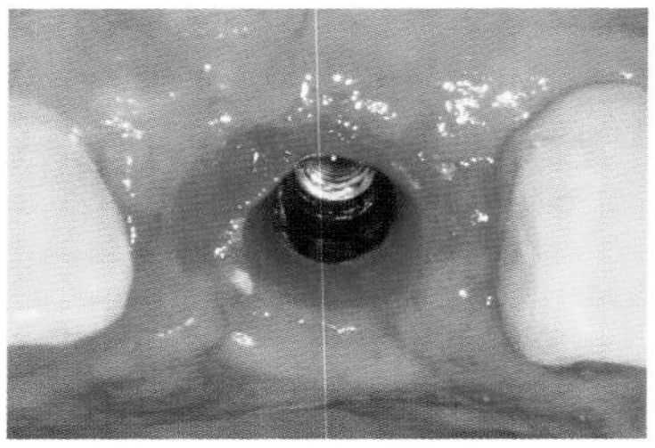
图23 牙龈袖口完整，龈乳头成形

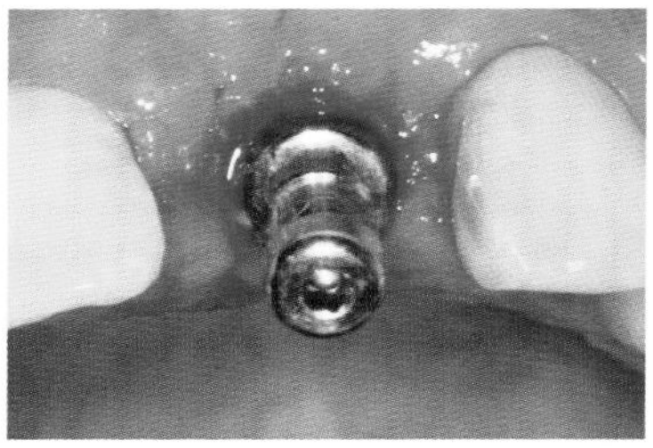
图24 转移体取模

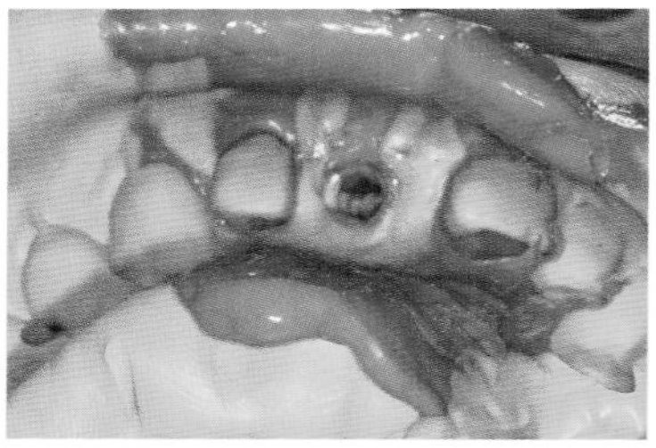
图25 硅橡胶制取印模1

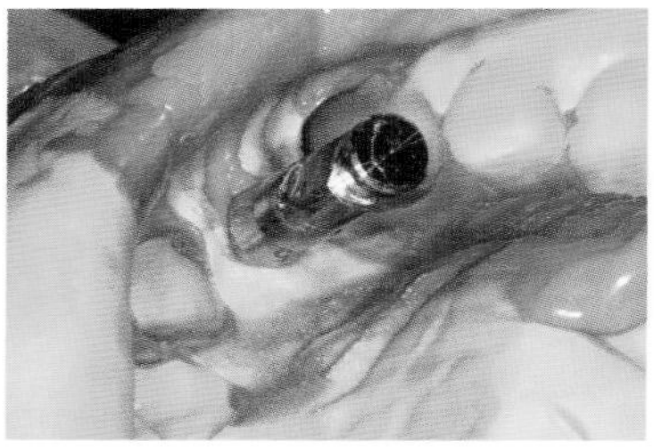
图26 硅橡胶制取印模2

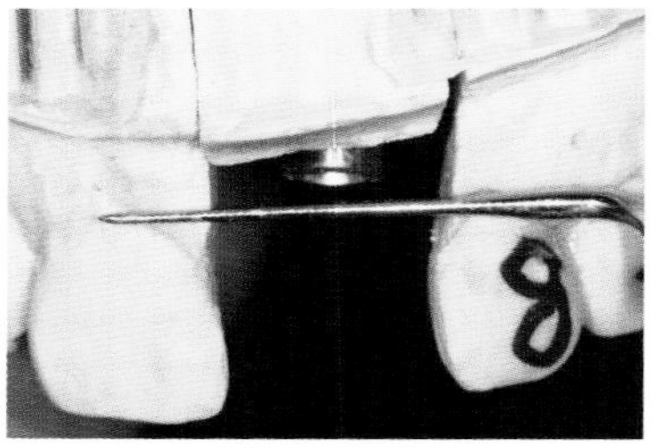
图27 模型上可见种植体肩台位于龈下约2mm

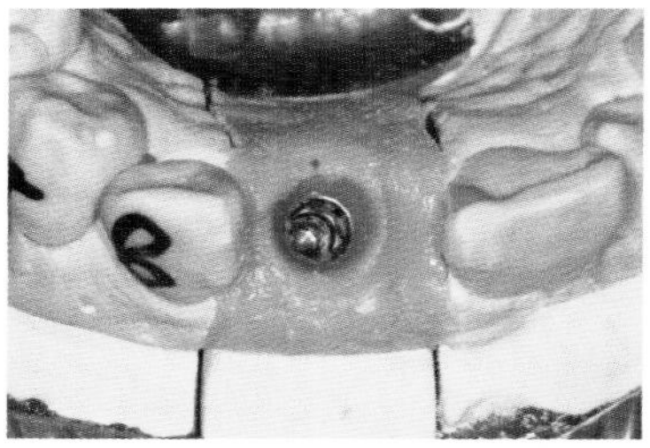
图28 技工室制作个性化全瓷基台及全瓷冠

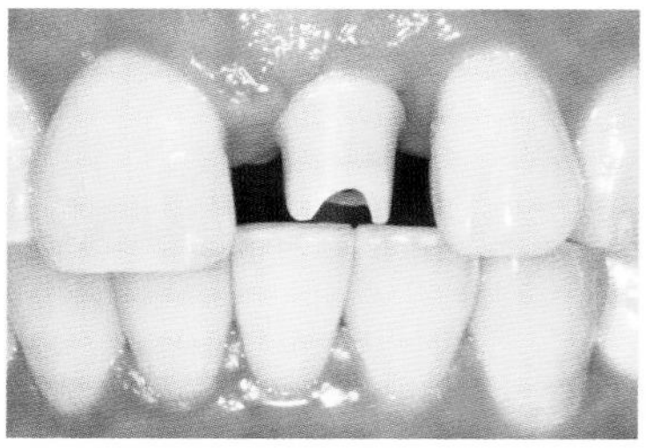
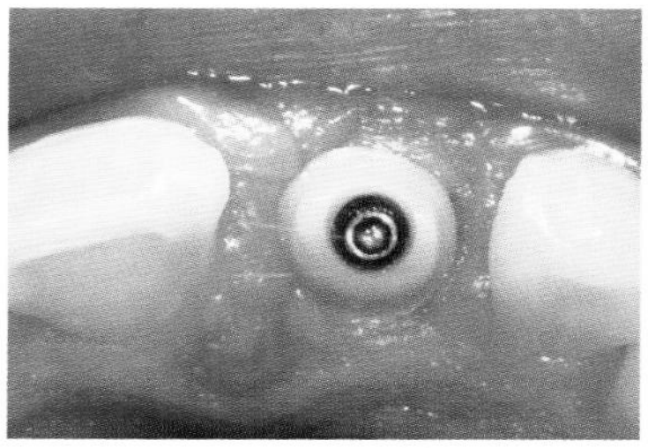
图29、图30 口内戴入个性化全瓷基台，颈缘清晰

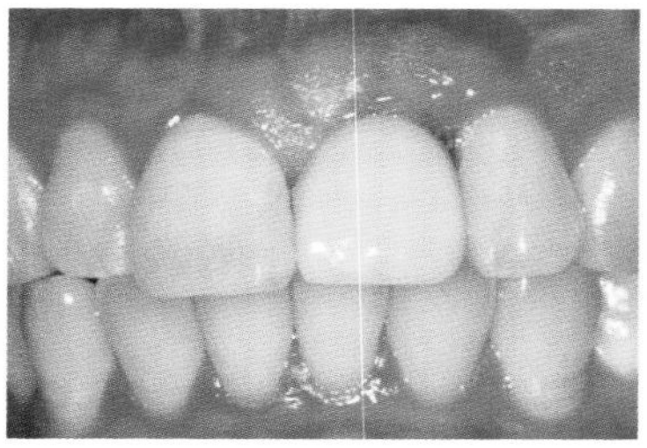
图31 戴牙，红白美学效果满意

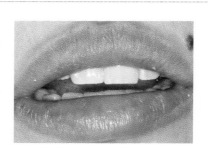
图32 患者唇形自然

2. 关于自体牙冠诱导牙龈成形的方法 本病例中，患者出于职业的需要，不接受“无牙过渡期”，且对过渡修复期的白色美学有着较高要求。对此，我们没有采用即刻修复，而是采用了患者自体牙修整后用树脂粘接于邻牙的过渡修复方式。一方面使暂时冠最大限度地达到白色美学效果，同时诱导牙龈成形，为最终的红色美学成功奠定基础；另一方面又不会影响植体的长期稳定性，临床效果证实了该设计可以获得种植修复功能与美学成功的统一。

参考文献

[1] Chen S T, Buser D. Esthetic Outcomes Following Immediate and Early Implant Placement in the Anterior Maxillary-A Systematic Review[J]. Int J Oral Maxi Imp, 2014, 29: 186-215.

[2] Kan J Y, Roe P, Rungcharassaeng K, et al. Classification of sagittal root position in relation to the anterior maxillary osseous housing for immediate implant placement: a cone beam computed tomography study[J]. Int J Oral Maxillofac Implants, 2011, 26(4):873-876.

[3] 柳宏志, 樊马娟, 赵进峰, 等. 即刻种植与即刻修复的研究进展[J]. 中国口腔种植学杂志, 2008, 13(3): 1148-1153.

[4] Reis A, Loguercio AD, Kraul A, et al. Reattachment of fractured teeth: A review of literature regarding techniques and materials[J]. Oper Dent, 2004, 29: 226-233.

上颌牙槽骨骨折致多颗前牙缺失伴牙体缺损的种植美学修复

曾浩　李晨曦　梁珊珊　施斌

摘要

目的：探究种植修复联合传统修复方式对外伤致上颌前牙缺失伴牙槽骨骨折的美学修复效果。**材料与方法：**36岁女性患者，前牙因车祸致多颗前牙缺失伴部分牙槽骨骨折3个多月，曾于外院行颅骨修补术及牙槽嵴植骨。临床检查见21、22、23缺失，11残冠，12近中及远中的牙间隙较大，全口卫生状况一般。CBCT示21、22、23可用牙槽骨高度为14～15mm，21可用牙槽骨宽度约为6mm，23可用牙槽骨宽度约为7mm。11、12根尖根充合适，11根管内可见杆状高密度影像，上颌前牙区牙槽突骨折线明显。由于患者对美学要求较高，术前制作诊断蜡型和简易的手术导板，术中利用导板定位后在理想的21、23种植位点分别植入Zimmer 4.1mm×13mm和Zimmer 3.7mm×13mm的种植体，且同期于种植体周围植入Bio-Oss骨粉，上封闭螺丝，盖Bio-Gide骨膜，严密缝合切口。6个月后行种植二期手术，术中行牙龈转瓣术以充分利用牙龈。2周后根据数字化微笑设计的方案，重新预备11全冠，预备12为部分贴面，取下21、23愈合基台上转移杆，联合制取聚醚印模并制作临时义齿，最终修复方式为21、22、23采用2颗种植体支持的CAD/CAM纯钛支架及粘接固位的全瓷修复，11为全瓷冠修复，12为全瓷贴面修复。**结果：**CAD/CAM纯钛支架附上部分龈瓷能极大地改善弥补唇侧软硬组织不足所带来的美学缺陷。传统的全冠恢复了11的形态，瓷贴面改形修复12消除了其远中的牙间隙及垂直脱位导致的切缘过长。数字化微笑设计联合CAD/CAM技术整体制作出的最终冠部修复体在患者口内就位良好，边缘密合，种植修复体与传统修复体的外形美观且对称，患者对最终修复的美学效果满意。**结论：**种植修复联合传统修复方式能够为因外伤而致前牙缺损的患者带来良好的美学效果。当患者自身存在唇侧软硬组织不足的缺陷时，CAD/CAM纯钛支架附上部分龈瓷能够改善其最终的美学效果。DSD技术联合CAD/CAM技术利于为患者带来预期的整体美学效果。

关键词：外伤；联合修复；美学种植

上颌前牙由于整个牙弓的前缘部分，常因外伤而缺失。种植修复是前牙因外伤缺失后的可靠治疗手段，其长期的临床效果获得广大患者的认可。随着口腔种植学的飞速发展，患者对于种植修复的要求已经不仅仅局限于恢复缺失牙的功能，而是更加倾向于在恢复功能的基础上，尽可能地恢复缺牙区的美学效果。然而，引起前牙缺失的外伤多伴邻牙脱位、牙槽嵴骨折、软硬组织缺损等情况，这使恢复缺牙区的整体美学效果变得更加困难。本例旨在探究种植修复联合传统修复对恢复外伤致上颌前牙缺失伴牙槽骨骨折的美学修复效果。

一、材料与方法

1. 病例简介　36岁女性患者。主诉：车祸致左上多颗前牙缺失伴部分牙槽骨骨折3个多月。现病史：患者先天缺失1颗下颌中切牙。3月前因车祸致左上多颗前牙缺失伴部分牙槽骨，曾于外院行颅骨修补术及牙槽嵴植骨，今来我科就诊。系统病史：患者否认系统病史。口内检查：见21、22、23缺失，缺牙区可用间隙较为正常（唇腭向间隙约为6mm，近远中间隙约为18mm）。11残冠，12近中及远中的牙间隙较大。下颌中切牙缺失1颗。全口卫生状况一般。辅助检查：CBCT示21、22、23可用牙槽骨高度为14～15mm，21可用牙槽骨宽度约为6mm，23可用牙槽骨宽度为5～6mm。11、12根尖根充合适，11牙根全长约为13mm；根管内可见杆状高密度影像，长度约为9mm，上颌前牙区牙槽突骨折线明显。患者缺牙位点的美学风险评估见表1。

2. 诊断　21、22、23缺失；11牙体缺损；12垂直脱位；上颌前牙区牙槽骨骨折。

3. 治疗计划　21、22、23行种植联冠修复，11行全冠修复，12行瓷贴面修复。

4. 治疗过程（图1～图40）

（1）术前准备：术前1周行全口洁治。血常规，凝血功能检查，梅毒、HIV、乙肝传染病三项检查。制取患者口内印模，制作诊断蜡型，再根据诊断蜡型制作手术导板。

（2）种植手术：常规消毒铺巾，行局部浸润麻醉，根据手术导板定位，于21、23的位置逐步制备种植窝，分别植入1颗Zimmer 4.1mm×13mm种植体和1颗Zimmer 3.7mm×13mm种植体，后于21、22、23植入Bio-Oss骨粉，盖Bio-Gide骨膜，上愈合基台后，严密缝合切口。6个月后行种植二期手术，术中于21、23行牙龈转瓣术以充分利用牙龈，便于伤口愈合。

作者单位：武汉大学口腔医院

通讯作者：施斌；Email: shibin_dentist@whu.edu.cn

（3）数字化微笑设计&Mock-up：二期手术后1个月取研究模型并拍摄照片进行DSD，根据DSD制作诊断蜡型，以此为基础在患者口内行Mock-up，调磨制作可摘临时义齿供患者美观使用。

表1　美学风险评估

美学风险因素	风险水平		
	低	中	高
健康状态	健康，免疫功能正常		免疫功能低下
吸烟习惯	不吸烟	少（＜10支/天）	多（＞10支/天）
患者美学期望值	低	中	高
唇线	低位	中位	高位
牙龈生物型	厚龈生物型	中厚龈生物型	薄龈生物型
牙冠形态	方圆形	卵圆形	尖圆形
位点感染情况	无	慢性	急性
邻面牙槽嵴高度	到接触点≤5mm	到接触点5.5～6.5mm	到接触点≥7mm
邻牙修复状态	无修复体		需重新固定义齿修复
缺牙间隙宽度	单颗牙（≥7mm）	单颗牙（＜7mm）	≥2颗牙
软组织解剖	软组织完整		软组织缺损
牙槽嵴解剖	无骨缺损		骨组织缺损

（4）备牙，制取最终印模：预备11和12，排龈，取下21、22愈合基台，放置转移杆，制取聚醚硅橡胶印模。

（5）戴牙：4周后戴21、22、23 CAD/CAM钛支架及21、22、23、11泽康高透氧化锆全瓷冠，同时12铸瓷贴面。向患者交代戴牙后注意事项，同时教授患者正确的口内清洁方式。

（6）复查：戴牙后1个月口内软硬组织及咬合情况良好，21、22、23钛支架较为干净，拍摄根尖X线片见种植体周围骨整合良好，骨组织水平稳定。

（7）种植手术及修复所用材料：Bio-Oss骨粉，Bio-Gide骨膜，Zimmer种植体，CAD/CAM切割钛支，义获嘉义龈瓷粉，泽康高透氧化锆全瓷冠，铸瓷贴面。

二、结果

CAD/CAM纯钛支架附上部分龈瓷能极大地改善弥补唇侧软硬组织不足所带来的美学缺陷。传统的全冠修复和瓷贴面恢复了外伤所致的牙体缺损及脱位等前牙不美观问题。数字化微笑设计联合CAD/CAM技术整体制作出的最终冠部修复体在患者口内就位良好，边缘密合。种植修复体与传统修复体的外形美观且对称，患者对最终修复的美学效果满意。

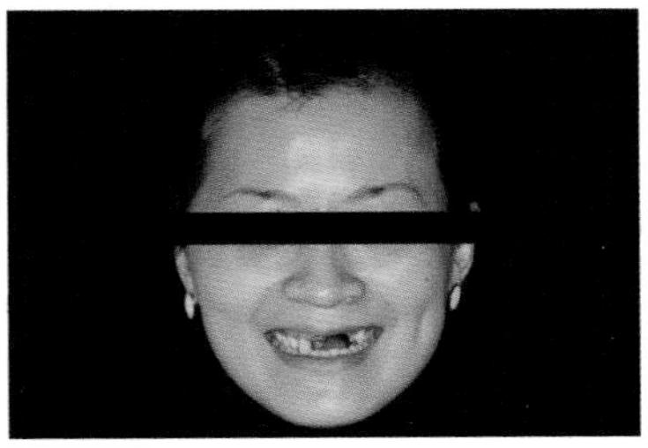

图1　初诊口外正面像，患者此时结束车祸后外科手术不久（颅骨手术未拆线）

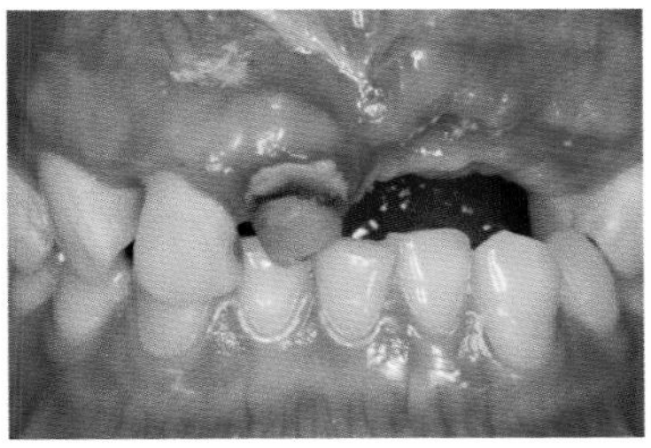

图2　一期术前口内ICP位正面像，可见左上前牙区垂直骨缺损严重，21、22、23缺失，11原有修复体脱落伴颈部变色，12垂直脱位

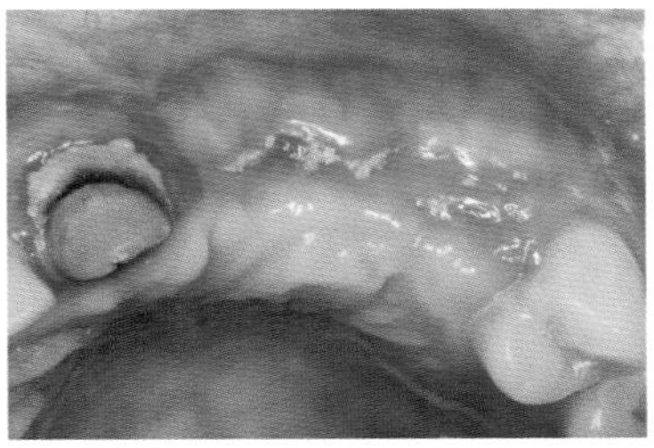

图3　一期术前口内缺牙区殆面像，可见软组织伤口仍轻微红肿，唇侧骨缺损

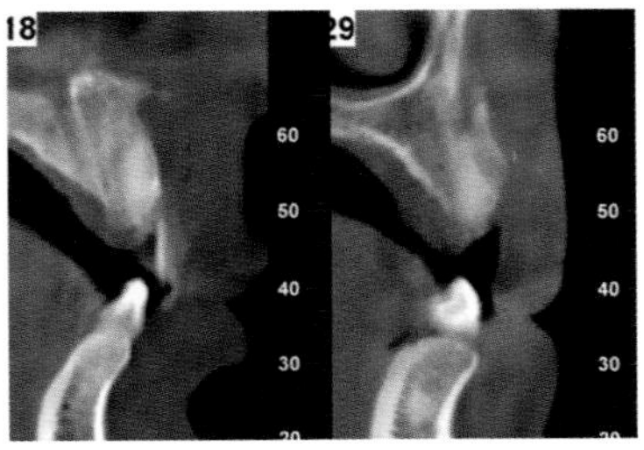

图4　术前CBCT矢状面断层示21可用牙槽骨唇腭向宽度约6mm，高度约16mm，23可用牙槽骨唇腭向宽度约7mm，高度约16mm

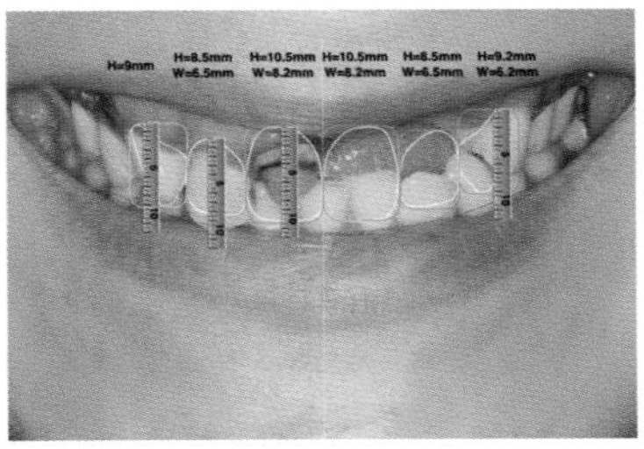

图5　初诊口唇正面大笑DSD，左上前牙区软硬组织缺失导致笑容不美观

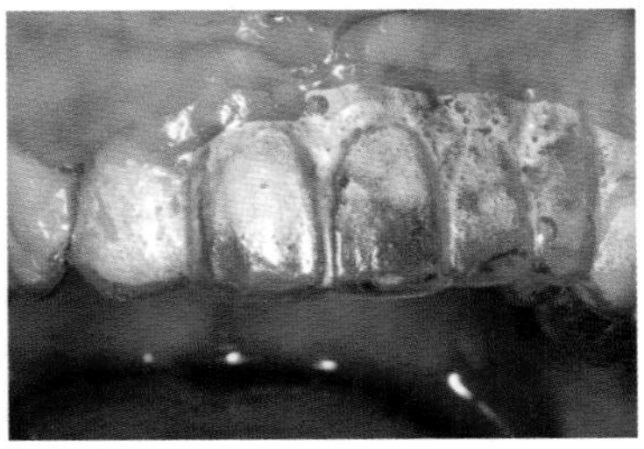

图6　根据初步诊断蜡型排牙制作简易导板术前定位

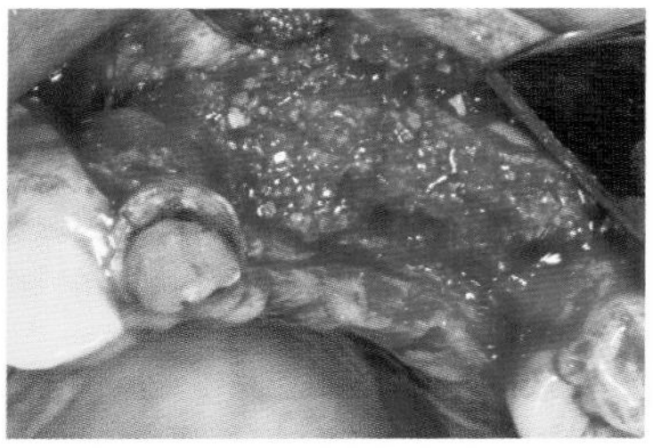

图7 偏腭侧做切口翻瓣，可见术区车祸外伤于外院第一次手术所植骨粉未完全成骨

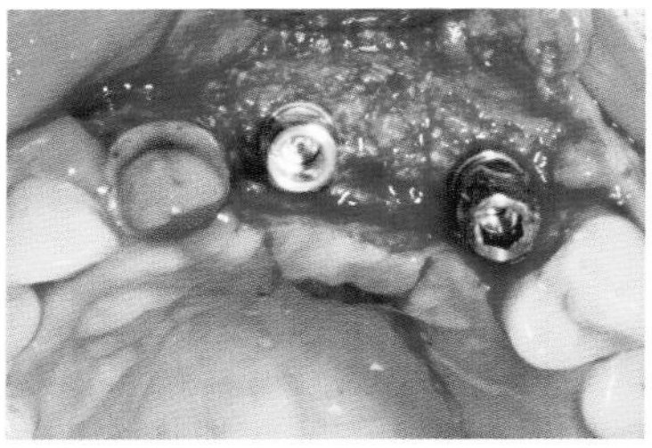

图8 于21、23种植位点分别植入Zimmer4.1mm×13mm和Zimmer 3.7mm×13mm2颗植体

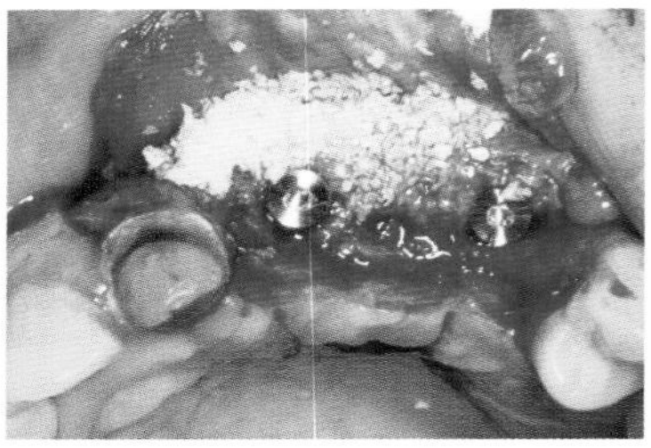

图9 同期于种植体唇侧植入Bio-Oss骨粉，上封闭螺丝

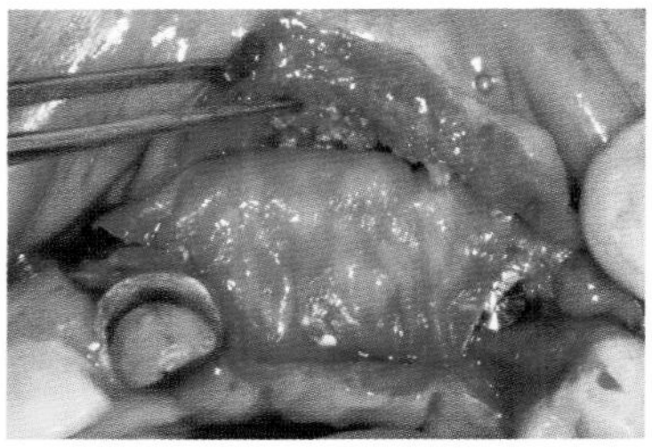

图10 术区盖Bio-Gide骨膜

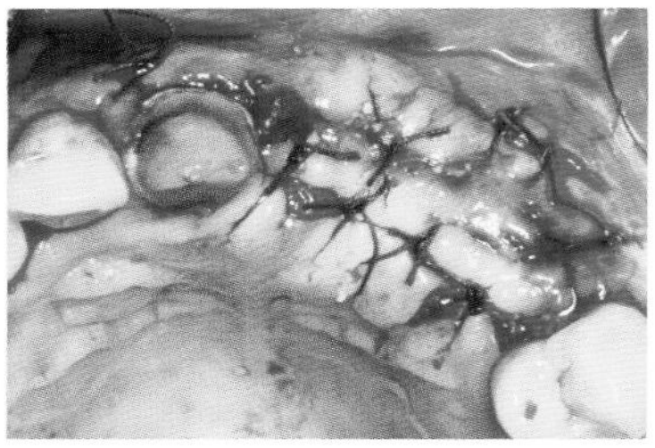

图11 一期严密缝合切口

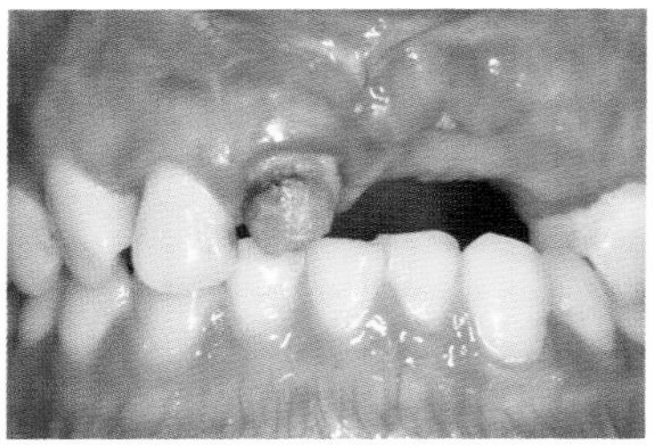

图12 一期术后6个月复查口内ICP正面像，可见缺牙区垂直骨高度有所丰满，软组织无明显炎症

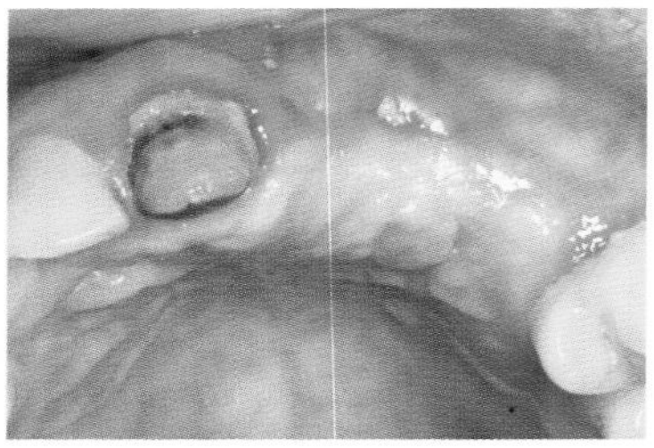

图13 一期术后6个月复查口内缺牙区殆面像，可见缺牙区唇腭向牙槽骨宽度增加

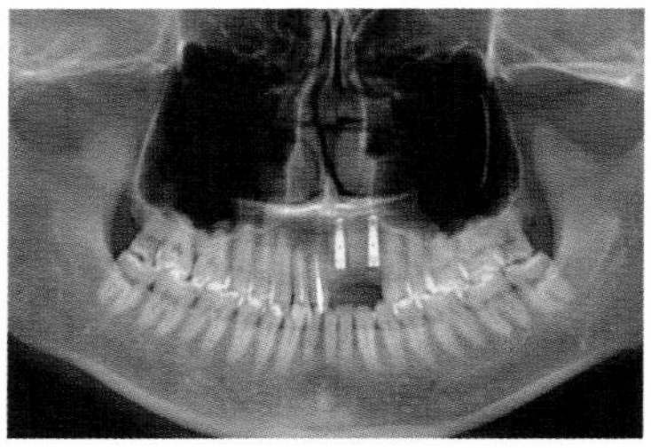

图14 二期术前曲面断层片示种植体位置理想，种植体周围无明显暗影

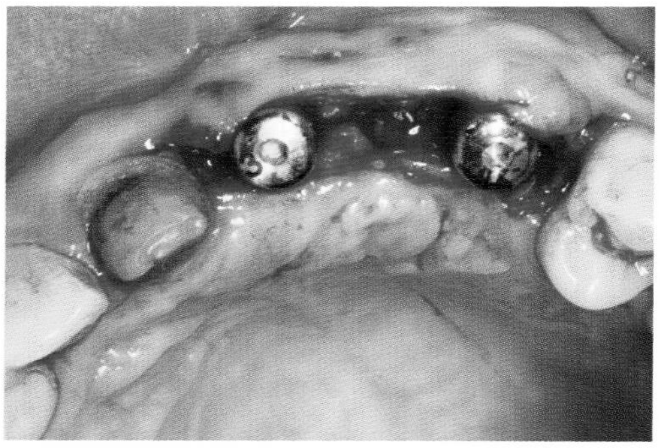

图15 二期术中牙槽嵴顶偏腭侧切口，上愈合基台

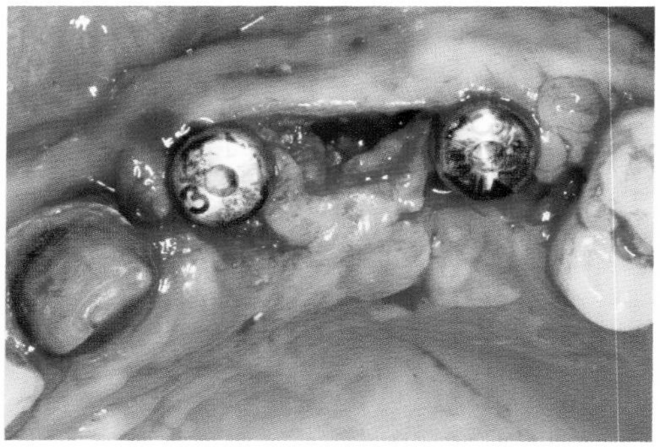

图16 二期术中转瓣减张

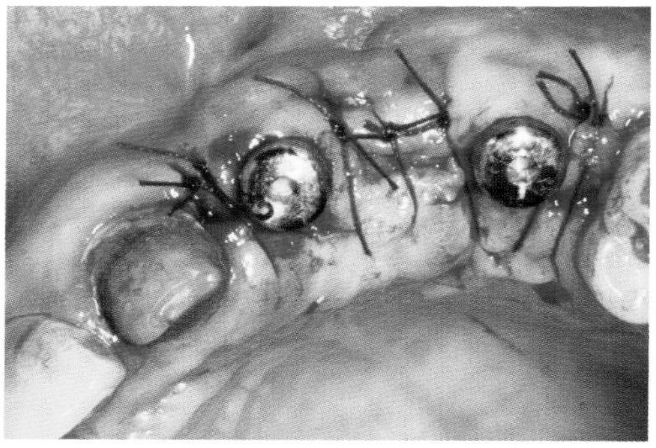

图17 二期手术缝合切口

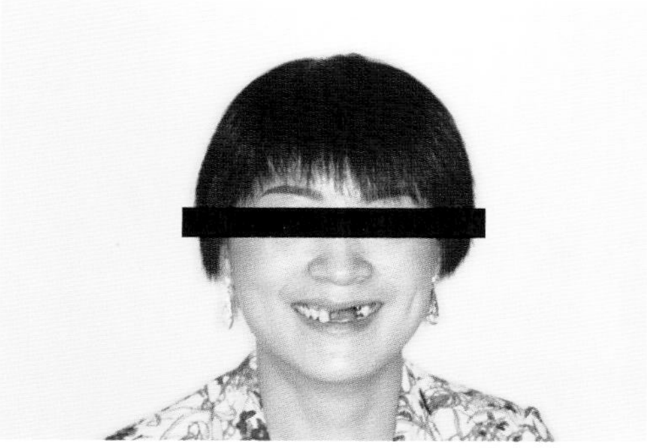

图18 二期术后1个月复查口外正面像

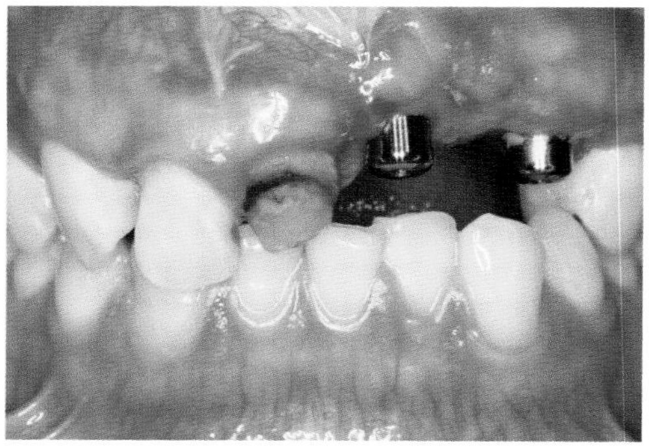

图19 二期术后1个月复查口内ICP正面像

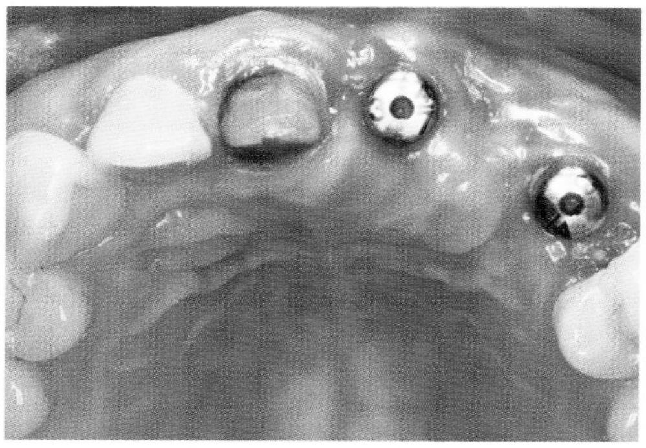

图20 二期术后1个月复查口内缺牙区殆面像

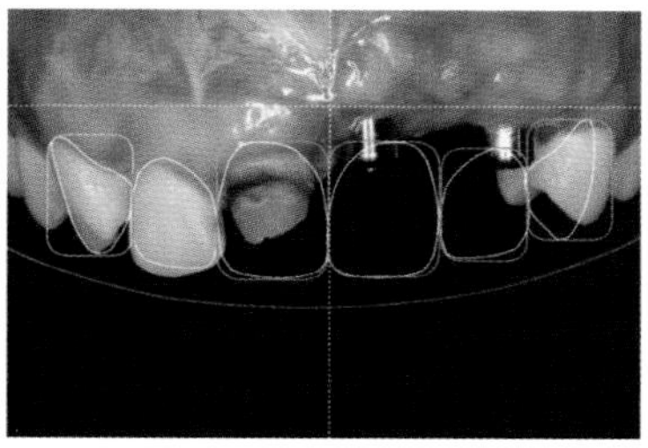

图21 上部修复前口内DSD，经分析发现患者垂直骨高度及软组织仍有明显缺陷

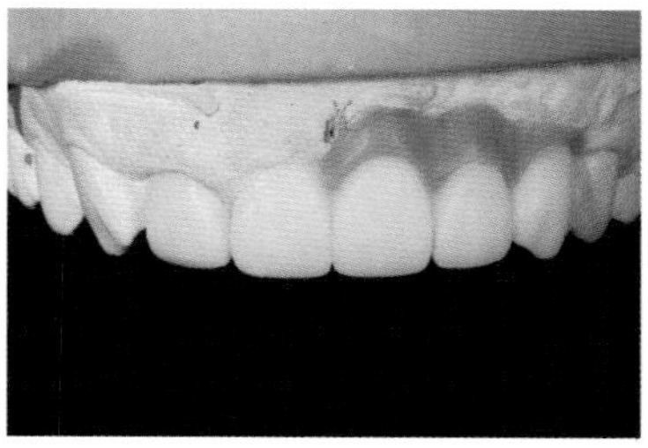

图22 诊断蜡型，红蜡部分拟用牙龈瓷恢复患者软硬组织缺损

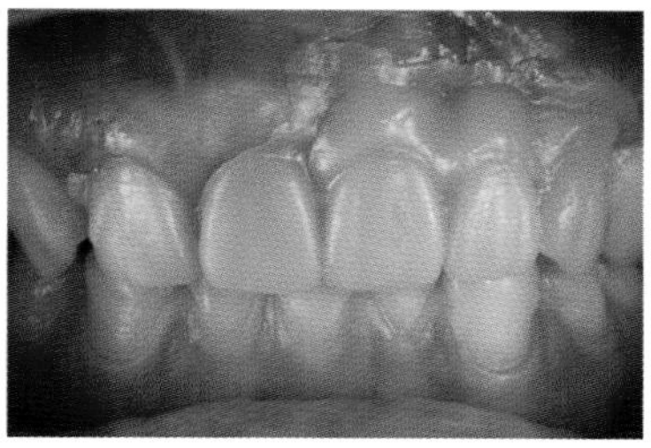

图23 Mock-up口内ICP正面像

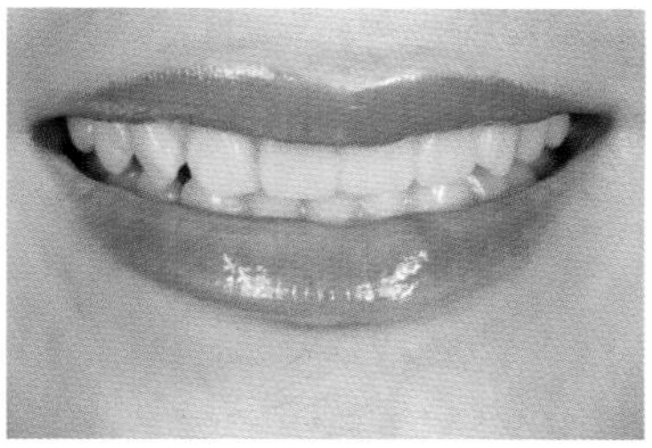

图24 Mock-up口唇正面像

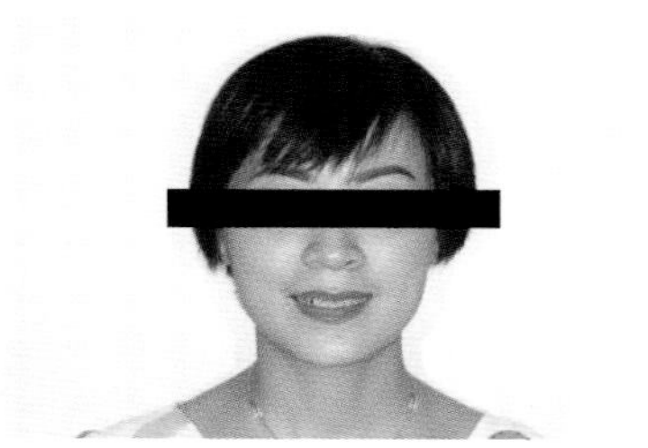

图25 Mock-up口外正面像

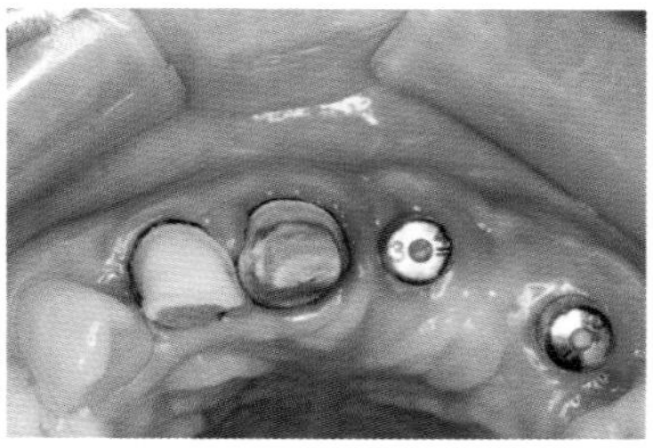

图26 11重新全冠预备，12贴面牙体预备后排龈

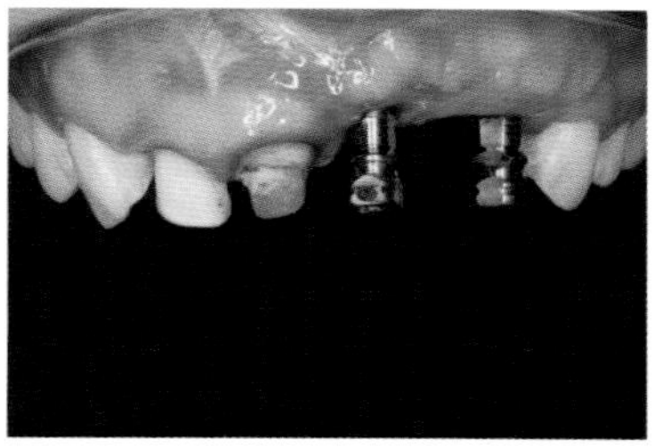

图27 11、12牙体预备，21、23放置印模杆

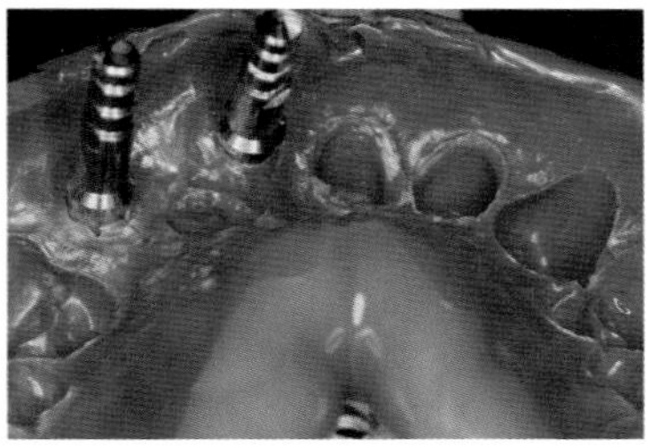

图28 聚醚硅橡胶制取种植及固定修复印模

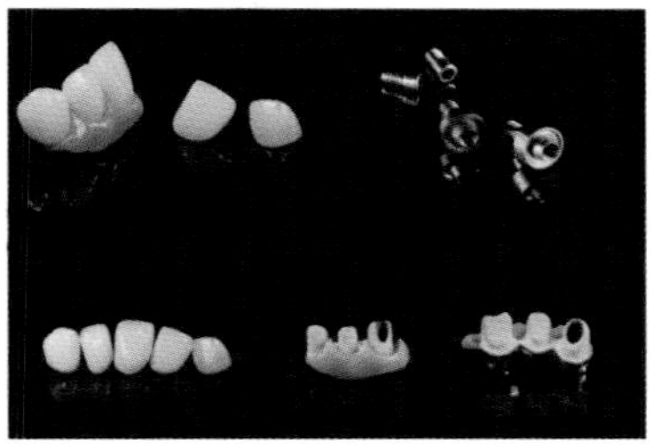

图29 修复体照片，钛支架表面遮色

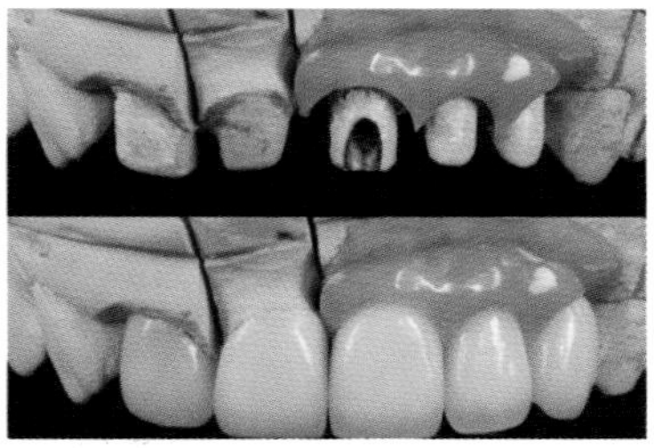

图30 修复体及模型照片

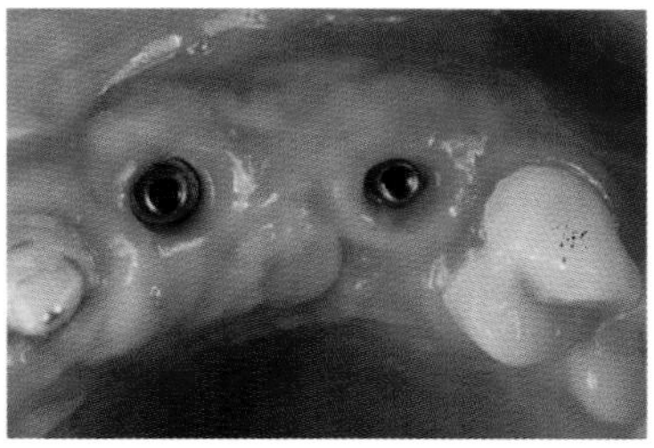

图31 口内于种植体固位桥基台

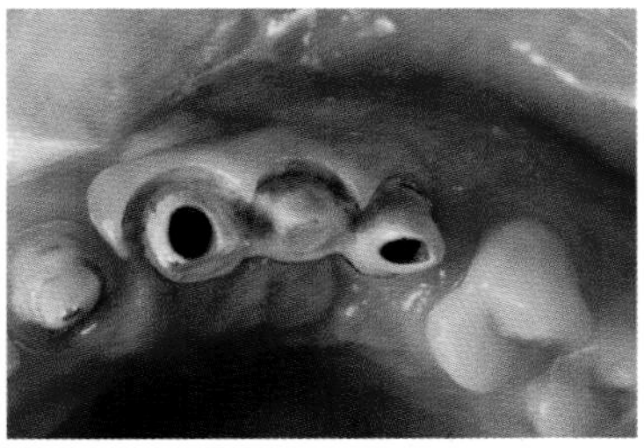

图32 口内于桥基台上螺丝固位钛支架

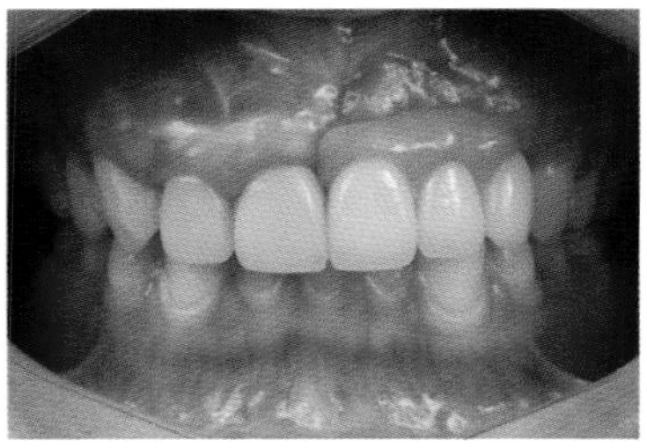

图33 修复体粘接后口内ICP正面像

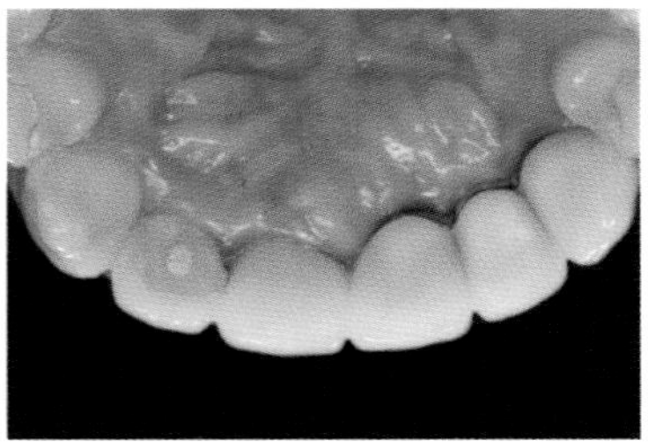

图34 修复体粘接后口内腭侧像

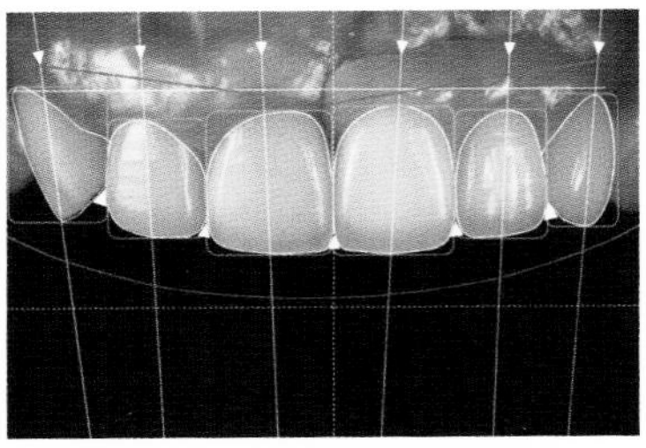
图35　修复体粘接后美学分析

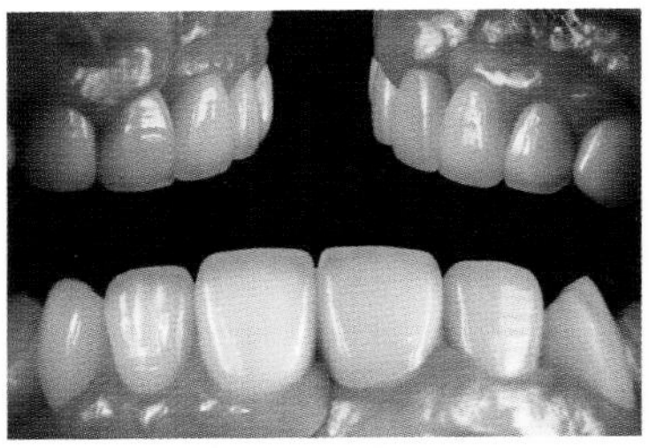
图36　戴牙后口内特写，修复体与口内软硬组织呈现较为协调的形态与颜色

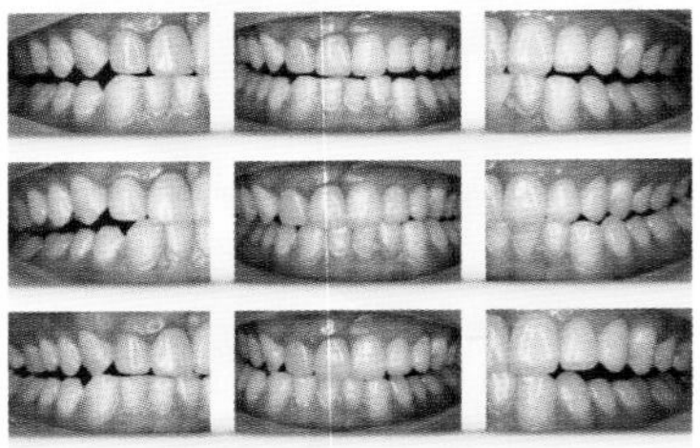
图37　戴牙后前伸及左右侧方运动，可见前伸殆后牙无干扰，左侧方运动为23、26、27组牙功能殆，右侧方运动为13引导

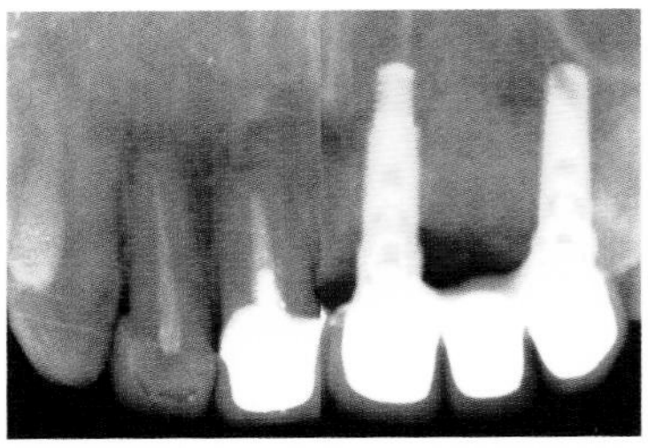
图38　戴牙后根尖片示修复体就位良好，种植体周围无明显暗影

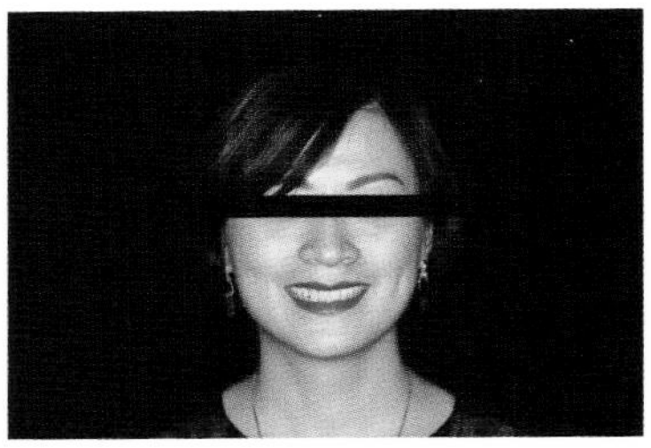
图39　戴牙后口外正面像，患者与治疗前相比前牙美观及整体精神面貌得到大幅度改善

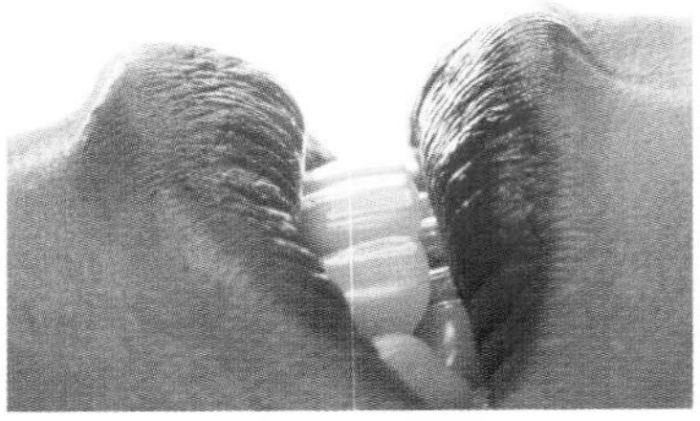
图40　戴牙后特写

三、讨论

1. 以修复为导向的种植理念　由于患者对种植修复的期望已由功能恢复逐渐转向在功能恢复的基础上的美学效果，种植治疗原则也有原来的“以外科为导向的种植理念”转向“以修复为导向的种植理念”。以修复为导向的种植理念要求种植植入位点必须要按照最终修复体的位置来选择，这样便于修复体获得较好的外观，发挥近似天然牙的功能。本例根据以修复为导向的种植理念，采用数字化微笑设计技术进行美学分析后，制作诊断蜡型及简易手术导板以确定合适的种植位点，为后期种植修复的美学效果打下基础。

2. 前牙区连续多颗牙缺失伴组织缺损的美学种植　前牙区连续多颗牙缺失通常伴有软硬组织的垂直向和水平向的缺损，这会增加恢复缺牙区美学效果的难度。针对软硬组织缺损，通常需要合适的组织增量程序。对于前牙区骨量的宽度和高度不足，可采用异种植骨材料植骨、自体骨移植、钛网植骨、垂直向牵张成骨、Le Fort I型截骨及自体骨夹层骨移植等方法。然而，垂直向骨增量常常因需要高超的临床技术、伴随更高的并发症和具有难以预期的植骨效果而更具挑战。应用粉红色陶瓷或树脂材料来修饰缺失的软组织也是弥补此类情况的重要选择。此类病例通常需要与患者讨论最终的治疗方案，看患者愿意接受植骨治疗还是应用“人工牙龈”来无创性克服软组织不足。在本例中，由于患者在术前已经接受了两次骨增量，但牙槽嵴的高度和丰满度仍有欠缺，由于缺乏骨组织支持，患者在缺牙区唇侧的软组织缺损也非常明显，此外患者由于外伤所致牙槽骨骨折尚未完全愈合，不宜行创伤较大的植骨手术。再与患者协商后，患者更倾向于使用“人工牙龈”来无创性弥补美学缺陷。而最终戴入的CAD/CAM钛支架唇侧的龈瓷较好地满足了患者的美学需求。

3. 数字化微笑设计和计算机辅助设计及计算机辅助制造技术的联合应用　数字化微笑设计（digital smile design，DSD）技术是将精确拍摄的照片导入软件后，在照片上进行美学分析，生成DSD虚拟设计，再由技师据此制作诊断蜡型，接着通过诊断饰面将DSD设计转移至患者口内。DSD技术的特点决定了其不仅能为医技沟通、医患沟通、医医沟通带来极大的便利，也能便于快速确定令医患满意的修复体形态。而计算机辅助设计（computer aided design，CAD）和计算机辅助制造（computer aided manufacturing，CAM）是以计算机来处理各种数字信息与图形信息，辅助完成产品设计和制造的各项活动。CAD/CAM技术的缺点在于设计修复体不能考虑到患者的面型、笑线、患者对外形的满意程度等。联用DSD技术和

CAD/CAM技术，能够使得满足医患需要的修复体设计能够精确制作，以保证最终修复的美学效果。本例首先使用DSD技术制作诊断蜡型，并在患者口内行Mock-up，患者满意后，以此设计为目标来备牙，取模；技师则通过计算机扫描将DSD设计的诊断蜡型和患者口内的情况录入计算机，再使用CAD/CAM技术进行微调和制作修复体，最终制作出来的修复体是令患者非常满意的。可见，数字化微笑设计和计算机辅助设计及计算机辅助制造技术的联合应用具有较好的应用前景。

四、结论

种植修复联合传统修复方式能够为因外伤而致前牙缺损的患者带来良好的美学效果。当患者自身存在唇侧软硬组织不足的缺陷时，CAD/CAM纯钛支架附上部分龈瓷能够改善其最终的美学效果。DSD技术联合CAD/CAM技术利于为患者带来预期的整体美学效果。

参考文献

[1] 沈琳, 彭国光, 夏炜, 等. 创伤性上前牙缺失伴骨缺损的种植修复探讨[J]. 中国口腔种植学杂志, 2013: 28–30.
[2] 吴细霞. 创伤性上前牙缺失伴骨缺损的种植修复探讨[J]. 中国医药指南, 2013: 485–486.
[3] Buser D, Martin W, Belser UC. Optimizing esthetics for implant restorations in the anterior maxilla: anatomic and surgical considerations[J]. Int J Oral Maxillofac Implants, 2004, 19 Suppl: 43–61.
[4] Salama M, Coachman C, Garber D, et al. Prosthetic gingival reconstruction in the fixed partial restoration. Part 2: diagnosis and treatment planning[J]. Int J Periodontics Restorative Dent, 2009, 29: 573–581.
[5] J.–G. Wittneben, H.P. Weber. 美学区连续多颗牙缺失间隙的种植修复[M]. 宿玉成主译. 北京:人民军医出版社, 2014.
[6] L. Cordaro, H. Tertheyden. 口腔种植的牙槽嵴骨增量程序:分阶段方案[M]. 宿玉成主译. 沈阳:辽宁科学技术出版社, 2016.

1例角度螺丝通道（ASC）基台在前牙种植美学修复中的应用病例报道

阚平平 赵佳明 曲哲 张天宇 刘光源

摘要

目的： 本文介绍1例ASC基台在前牙种植美学修复中的应用病例。**材料与方法：** 选取大连市口腔医院种植中心就诊的需种植单颗前牙的患者为研究对象；术前对患者进行全面的口腔检查及CBCT检查，确定治疗方案后，手术当天于缺牙区植入植体，术中行部分自体骨移植，种植术后5个月，戴入纵向螺丝固位的临时修复体，进行3个月牙龈诱导成形，期间对临时修复体进行调改，待软硬组织稳定后采用个性化印模复制穿龈轮廓，最终利用CAD/CAM技术制ASC基台及氧化锆一体冠完成永久修复。**结果：** 应用骨增量技术有效减缓发生在颊侧骨板的水平骨吸收；临时修复体经过3个月的软组织诱导成形，较好地维持了软硬组织轮廓并且获得了理想的穿龈形态及协调的龈缘曲线；最终通过使用ASC基台校正穿出位点，在美学区实现了粘接固位向螺丝固位的转换，患者非常满意。**结论：** ASC基台的使用，可以使粘接固位转为螺丝固位，避免了粘接剂滞留引起的龈退缩等美学风险，同时将位于美学区的穿出位点转移到腭侧，有助于获得理想的美学修复效果。通过临时修复体的牙龈诱导获得了理想的穿龈形态，有助于获得理想的美学修复效果。

关键词： ASC角度螺丝通道基台；牙龈诱导；螺丝固位；粘接剂滞留

目前种植修复的固位方法主要是粘接固位与螺丝固位。采用粘接固位时，难点是残留粘接剂的去除，粘接剂滞留易引起种植体周围软硬组织炎症。尤其在前牙美学区，可引起牙龈退缩的美学风险。螺丝固位不存在粘接剂滞留的问题，且具有易于拆卸、便于修理等优势。但在前牙区由于骨量的限制，穿出位点可能在唇侧或者切端，此时只能选择粘接固位。但是，我们通过使用ASC基台可将部分美学区的穿出位点转到腭侧。既实现了螺丝固位又保持了美观。简化了粘接固位时所需繁杂步骤。本文将对1例ASC基台在前牙种植美学修复中的应用报道如下。

一、材料与方法

1. 病例简介 43岁男性患者。主诉：上前牙缺失3个月，要求种植修复。现病史：患者上前牙咬硬物折断后拔除3个月，至我科要求种植修复，希望尽早恢复前牙美观。既往史：平素体健，无全身系统性疾病，无药物、材料等过敏史，无特殊牙科治疗史，无吸烟、夜磨牙等不良习惯。口外检查：口腔颌面部对称，张口度正常，中位唇线，中位笑线。口内检查：11、21之间多生牙缺失，咬合关系良好，21近中唇侧扭转，口腔卫生状况较好。辅助检查：拍摄CBCT示缺牙区可用牙槽骨高度约16.0mm，牙槽骨宽度约5.7mm，骨密度正常，骨质分类为Ⅲ类，无疏松影像。

作者单位：大连市口腔医院

通讯作者：赵佳明；Email: dlkq_zhaojiaming@126.com

2. 诊断 上颌牙列缺损。

3. 治疗计划

治疗思考：患者为年轻男性，要求种植修复缺失前牙，尽早恢复前牙美观。拍摄CBCT显示缺牙区可用骨高度较充足，唇侧嵴顶区略有缺损，骨密度正常，拟常规修复，于缺牙位点常规植入1颗种植体；术后3～6个月，待植体稳定后戴入纵向螺丝固位的临时修复体，进行软组织诱导成形，待牙龈形态稳定后，拟最终利用CAM/CAD技术制作ASC基台氧化锆一体冠进行上部结构的永久修复以期达到良好的红白美学效果。

（1）缺牙区可用骨高度充足，唇侧嵴顶区略有缺损，拟手术当天常规植入植体（Nobel CC, NP），视术区情况行GBR。

（2）术后3～6个月，待植体稳定后戴入纵向螺丝固位的临时修复体，进行软组织诱导成形。

（3）塑形4～6个月，待牙龈形态稳定后，拟行螺丝固位的CAD/CAM全瓷冠修复。

（4）定期复查。

4. 治疗过程（图1～图35）

（1）术前检查：对患者进行详细的口腔专科检查以及影像学检查：11、21之间多生牙缺失，CBCT示缺牙区可用骨高度充足，水平向略有缺损，骨密度正常，骨质分类为Ⅲ类，唇侧骨板较完整且有一定厚度。

（2）种植手术：术前验血等常规检查，使用0.12%的复方氯己定漱口液含漱3次，每次15mL，含漱1分钟。采用无痛麻醉机（STA），局麻。使用Nobel CC种植体及其配套器械（Nobel Biocare公司，瑞典），用球钻在缺牙区牙槽窝内偏腭侧定点，根据拟植入种植体长度以及直径大小，逐级备洞，植入1颗骨水平种植体（Nobel CC, 3.5mm×16mm，NP），由于唇侧骨壁有部分骨缺损，因此在翻瓣下于缺损处植入部分自体骨以扩增硬组织，术后上愈合基台并严密缝合创口。

（3）软组织诱导成形：种植手术后5个月，制作纵向螺丝固位的临时修复体，对牙龈软组织进行诱导成形，螺丝固位的临时修复体便于拆卸，调改形态。嘱患者勿用临时修复体咬硬物，注意口腔卫生，用牙线或冲牙器等将种植体周围清洁干净，每月进行复查，视软组织恢复情况调改临时冠的穿龈形态并充分进行高度抛光，让出软组织生长空间，直至诱导牙龈形成类似于天然牙的穿龈袖口形态。

（4）牙龈形态稳定后，复制穿龈轮廓，行全瓷美学修复。①制取个性化转移杆：首先将临时修复体取下后，将开窗转移杆迅速就位于口内，将流动树脂（3M，美国）注入转移杆以及牙龈袖口间的间隙内，光固化后即获得了较精确的穿龈袖口形态。②制取开窗印模：用DMG Light+Maono加聚型硅橡胶（DMG，德国）制取开窗式印模，比色，检查印模制取情况，确认准确无误后，连接替代体，涂布分离剂，注入人工牙龈材料（Coltene，瑞士），灌注超硬石膏。修复工艺中心运用CAD/CAM计算机辅助技术进行设计，制作个性化的ASC基台氧化锆一体冠修复体（Wieland，德国）。③戴入永久修复体：试戴ASC基台氧化锆一体冠，修复体与周围软硬组织相协调，确认邻接以及修复体颜色形态良好，患者满意，咬合调整，正中及前伸无殆干扰，然后高度抛光，超声振荡修复体，消毒后气枪吹干。口内戴入永久修复体后，扭矩扳手加力至30N，聚四氟乙烯封闭螺丝通道，树脂封孔。拍摄根尖片确认就位。

二、结果

缺牙区种植体植入后骨结合良好，未见明显病理性骨吸收，无种植体周围炎，软组织健康。经临时修复体塑形后，获得了理想的穿龈形态及协调的龈缘曲线。最终通过戴入螺丝固位的ASC基台氧化锆一体冠获得了理想的效果，患者满意。利用PES、WES以及PIS分别对软组织，永久修复体以及龈乳头进行评价。评分如表1。

表1　PES、WES及PIS结果

	PES	WES	PIS
总分	10	10	2（牙龈乳头充满超过邻间隙高度的1/2，但未到邻牙触点）
得分	10	10	2

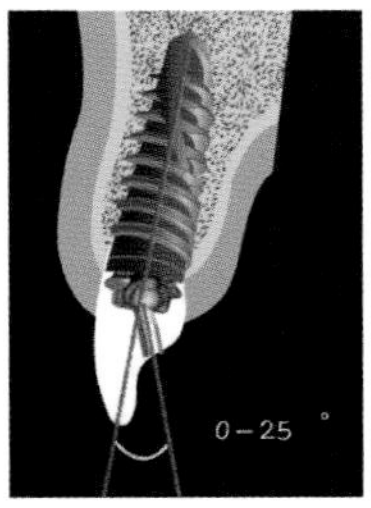

图1　ASC基台示意图

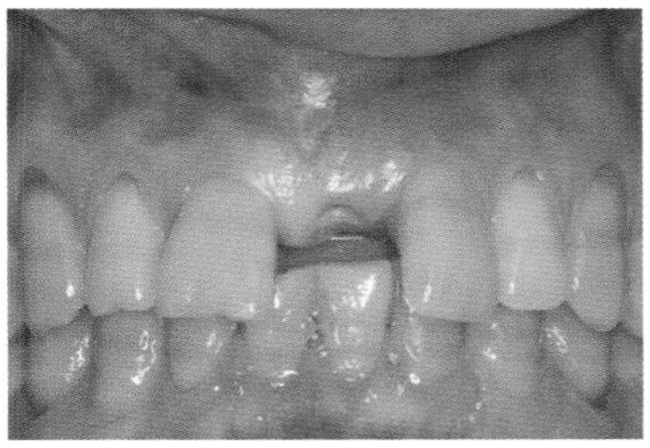
图2　术前口内像1

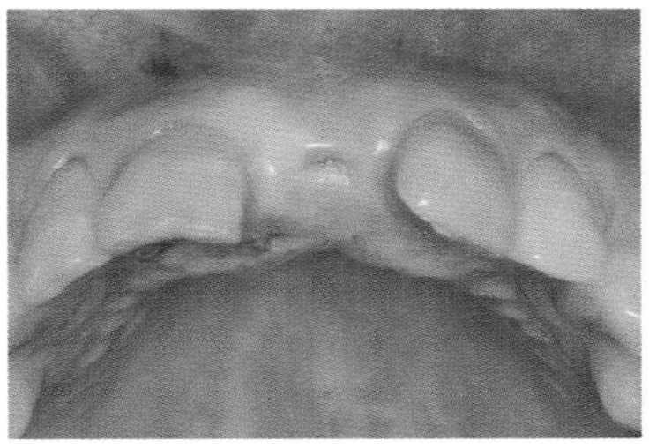
图3　术前口内像2

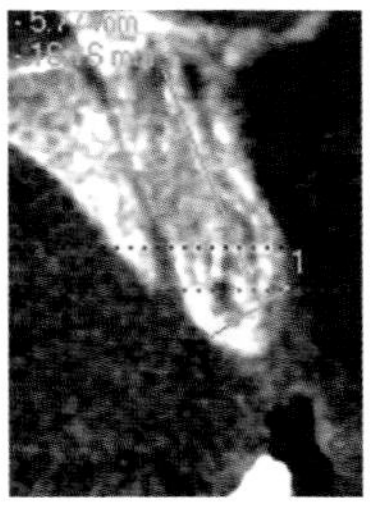
图4　术前CBCT局部像

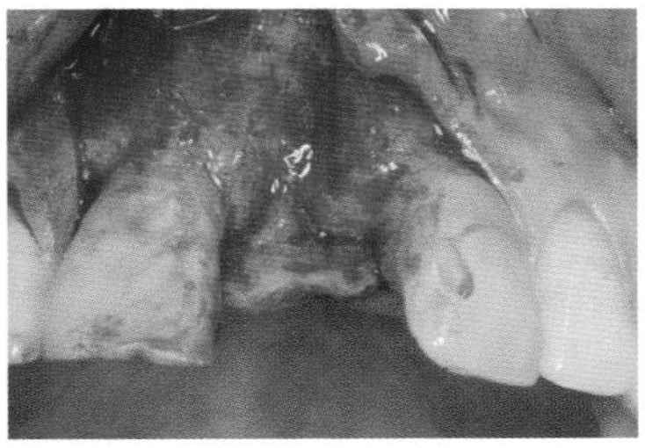
图5　翻瓣

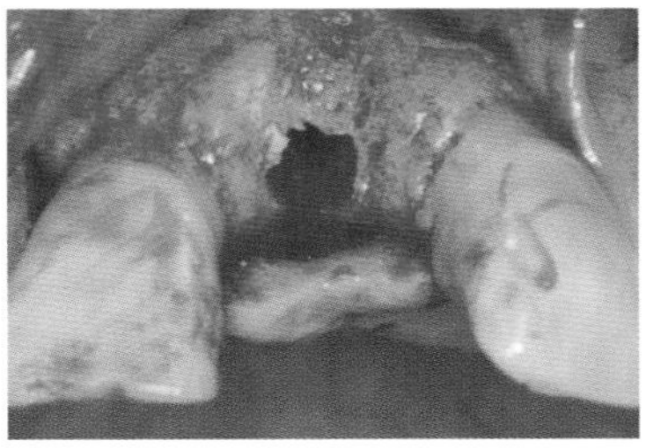
图6　备洞

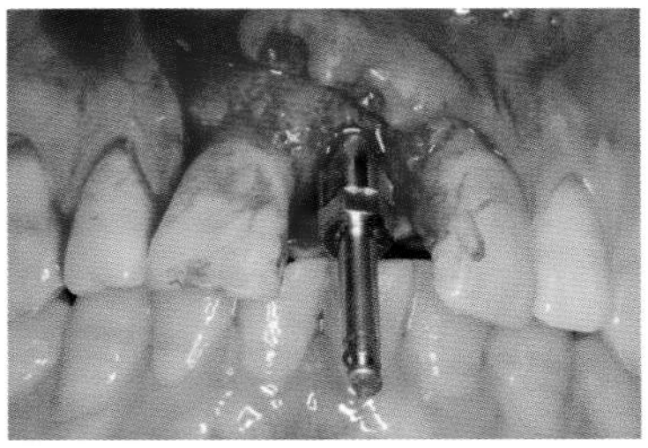
图7　偏腭侧植入植体

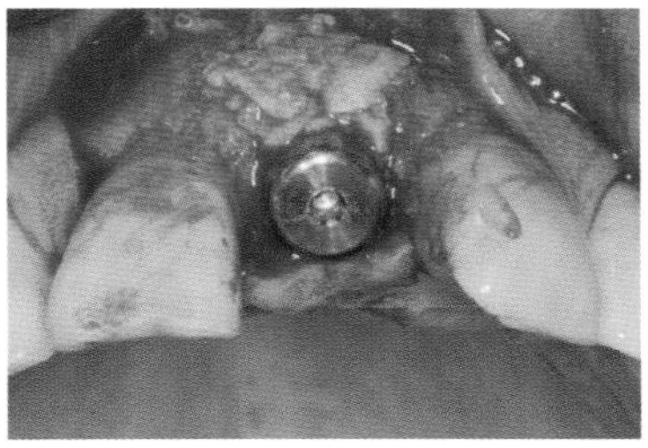
图8　植入自体骨及安放愈合基台

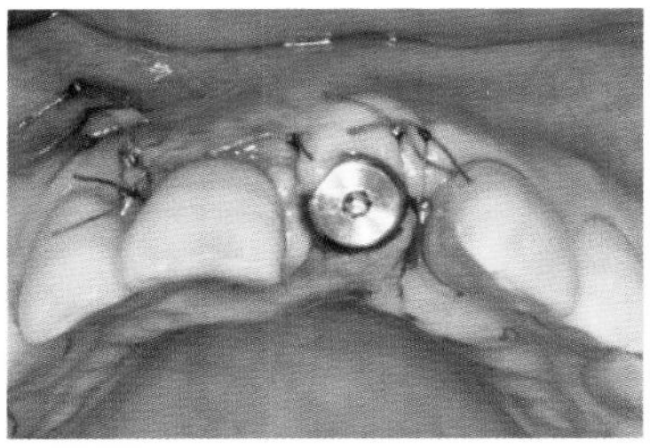
图9　严密缝合

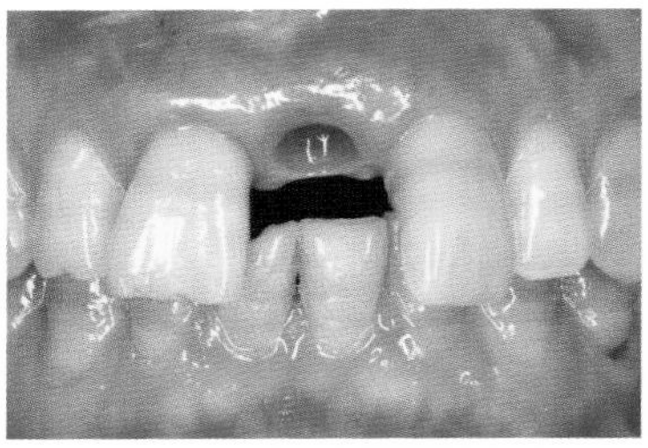
图10　塑形当日口内局部像

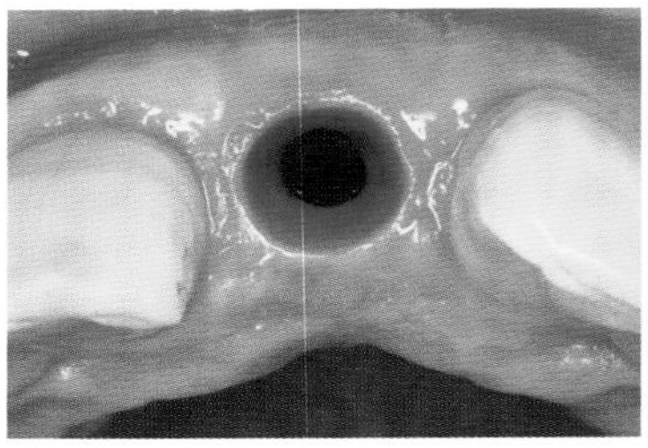
图11　塑形当日袖口形态

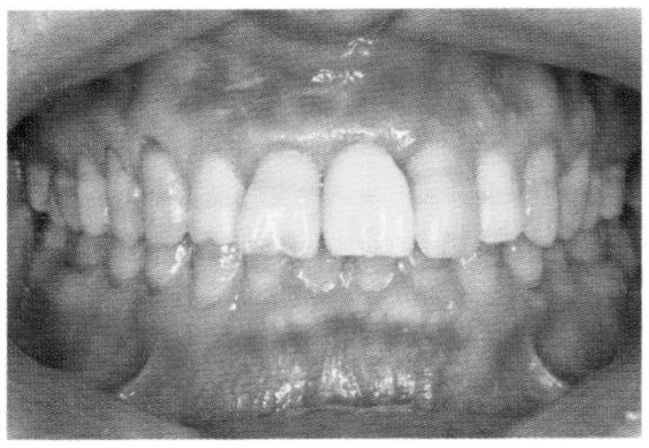
图12　临时修复体戴入口内

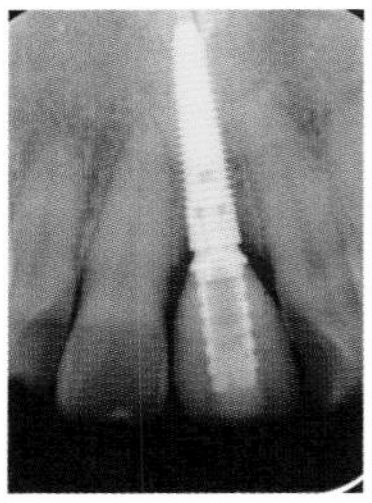
图13　临时修复体戴入口内根尖片

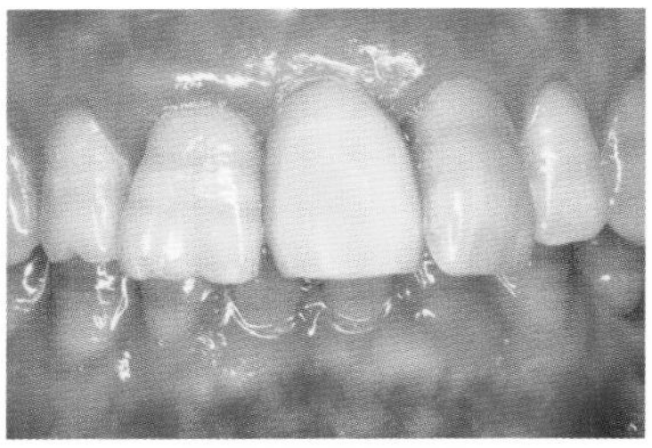
图14　塑形2个月

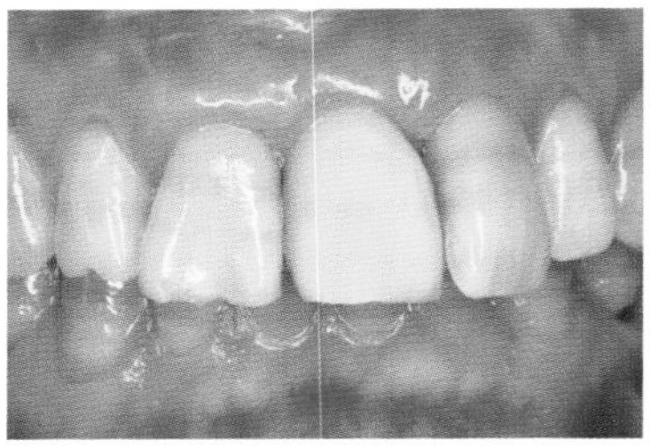
图15　塑形3个月

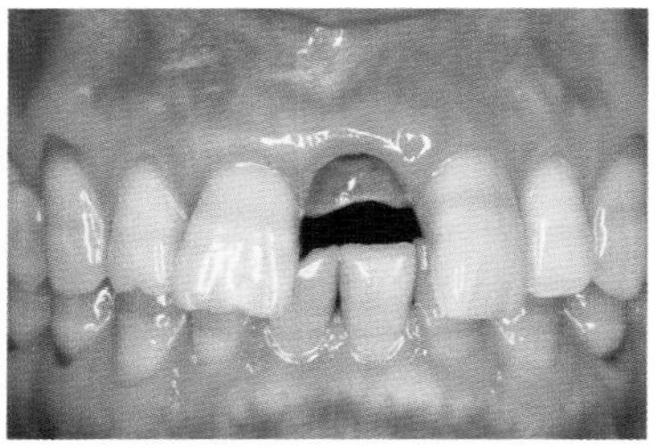
图16　永久取模口内局部像

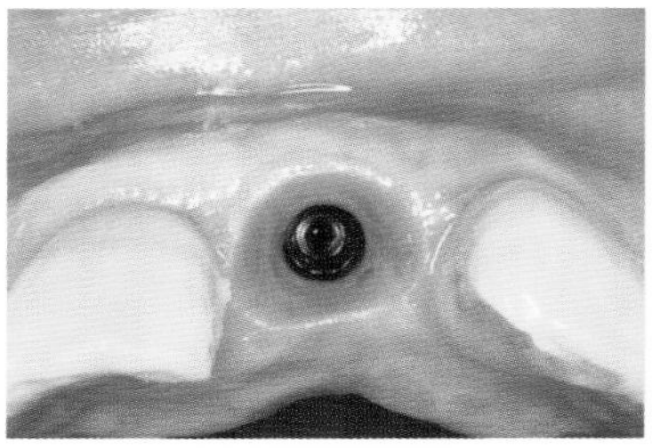
图17　永久取模袖口形态

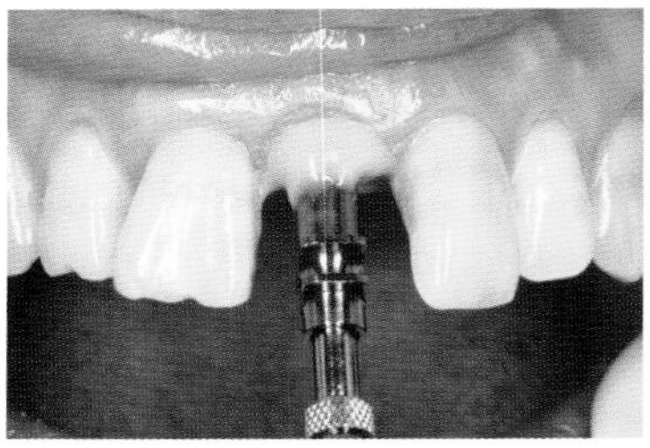
图18　制作个性化转移杆

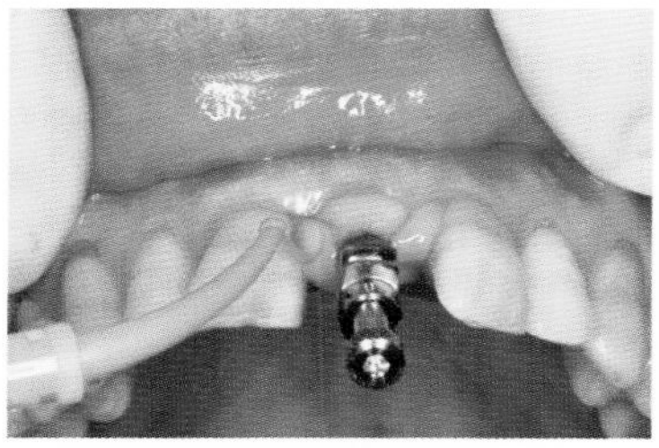
图19　制取印模

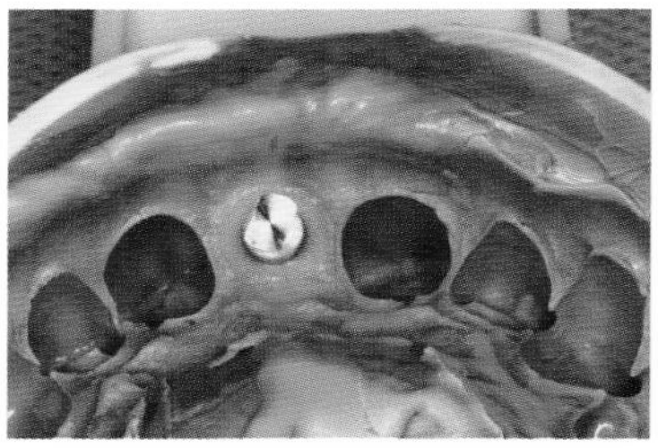
图20　永久印模

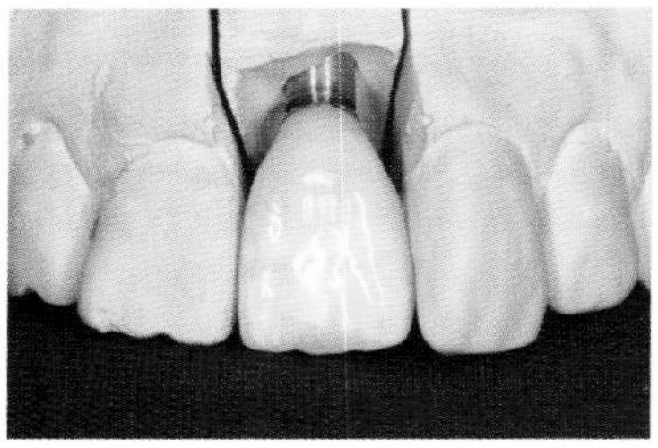
图21　永久修复体模型唇侧像

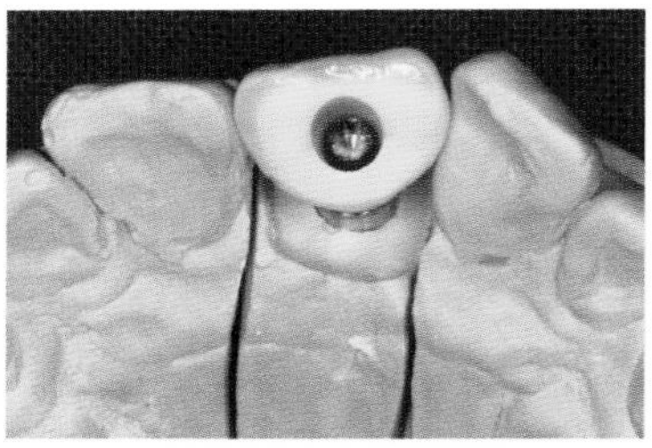
图22　永久修复体模型腭侧像

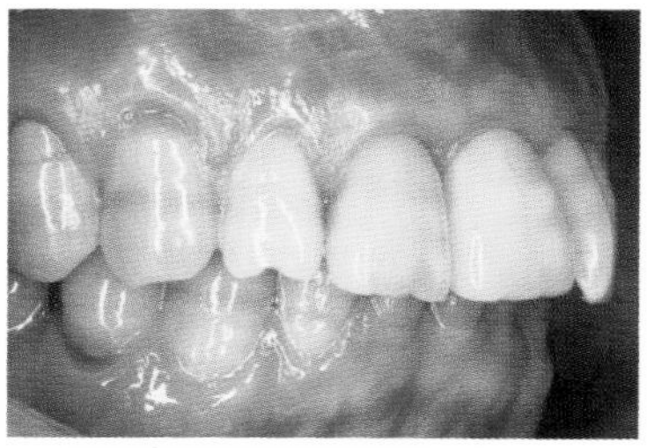
图23　右侧像

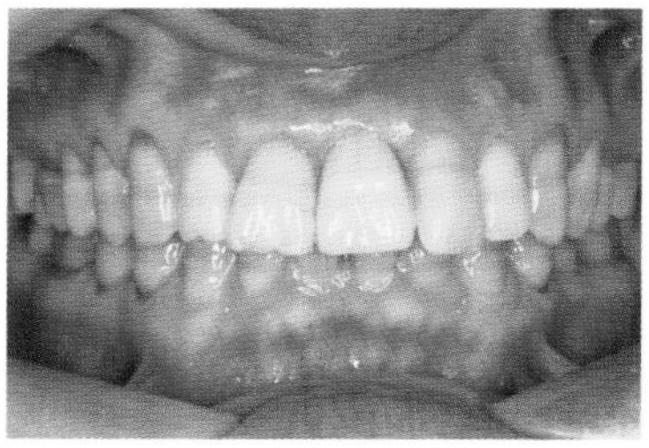
图24　永久修复体戴入口内

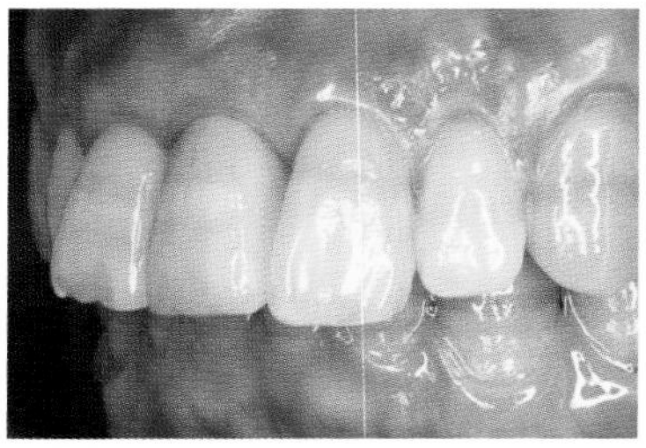
图25　左侧像

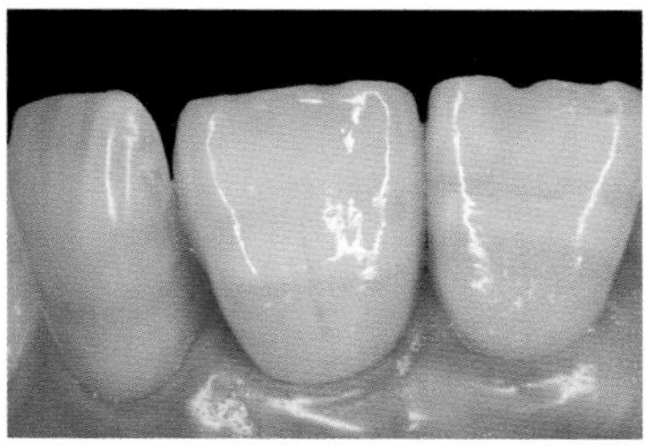
图26　永久修复体局部放大像1

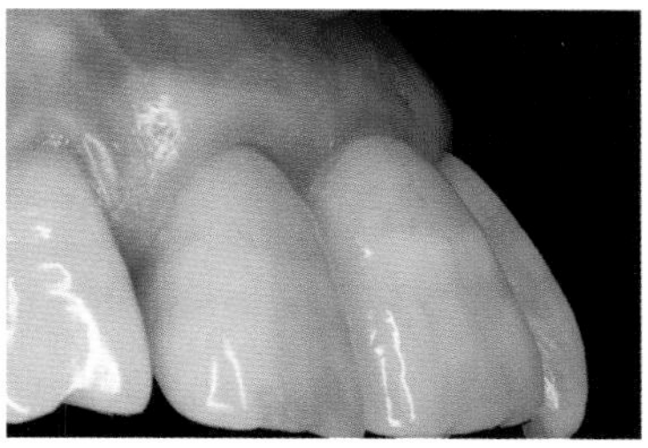
图27　永久修复体局部放大像2

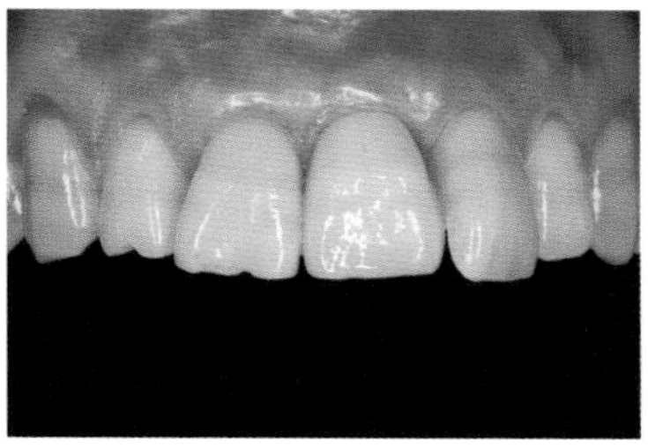
图28　美学评价放大像

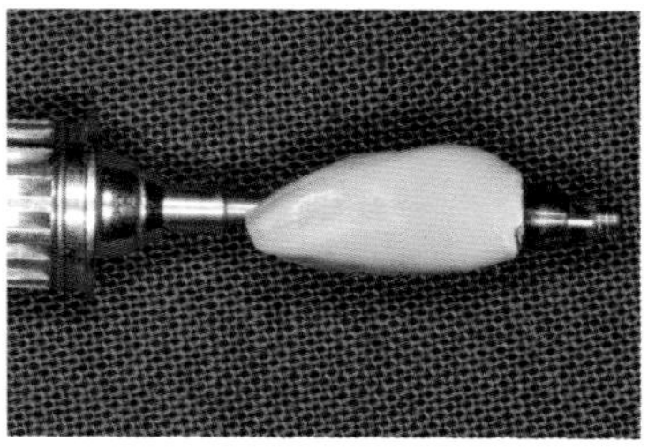
图29　临时修复体口外像

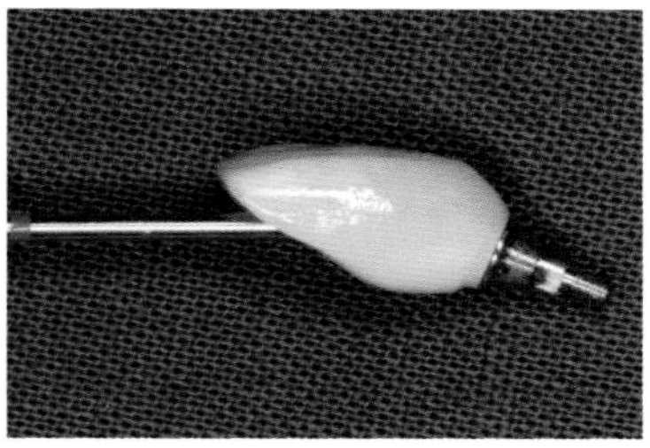
图30　永久修复体口外像

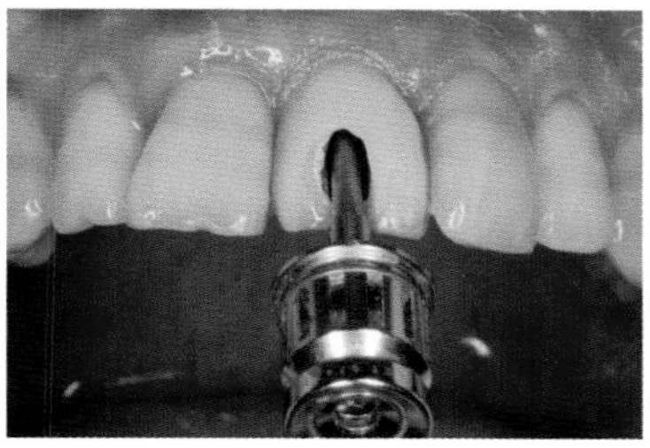
图31　临时修复体口内像

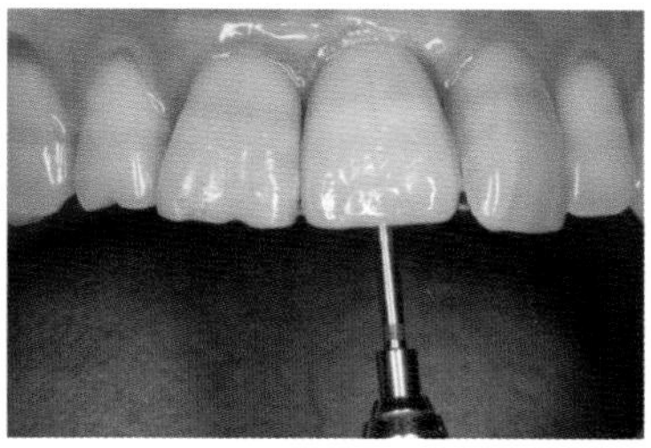
图32　永久修复体口内像

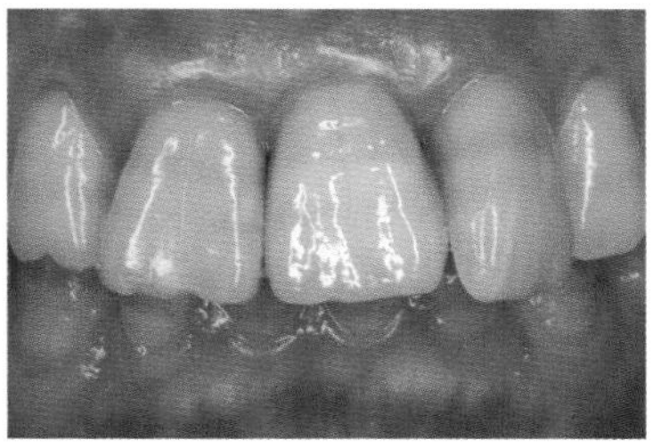
图33　永久修复3.5个月后

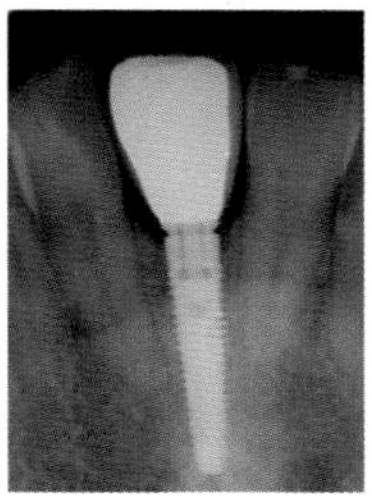
图34　永久修复3.5个月后根尖片

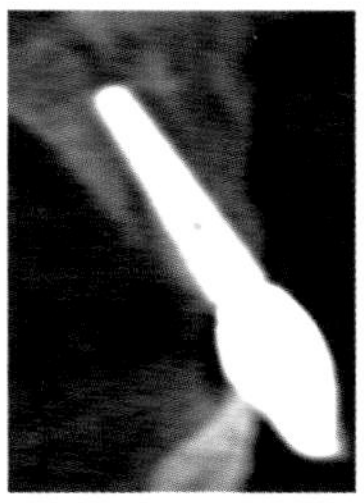
图35　术后1年CBCT

三、讨论

1. ASC角度螺丝通道基台的使用　通过使用ASC基台可以校正穿出位点，这主要是因为其配套的Omnigrip螺丝刀具有独特的拾取功能，设计独特的尖端能在成一定角度的情况下（0°~25°），将螺丝拧紧到所需的植入扭力，提供足够的固位力。

ASC基台应用在前牙区，避免粘接剂滞留引起的龈退缩等风险，同时解决由于螺丝开口位置不佳带来的美学问题。应用在后牙区，改善由于螺丝开口位置不佳带来的咬合功能问题，以及在垂直距离受限的病例中也能得到应用。

本病例通过使用ASC角度螺丝通道基台实现了螺丝固位，避免了粘接剂滞留引起的额外风险，同时将切端穿出点转移到腭侧，有利于美观。并且简化了粘接固位时所需的临床处理技术和步骤，减少了椅旁的就诊时间，提高了临床工作效率。

2. 螺丝固位vs粘接固位　种植义齿修复的固位方式主要分为粘接固位和螺丝固位两种。临床上对于这两种固位方式的选择一直是争议不断。这两种固位方式均没有明显的优势。文献报道粘接固位、螺丝固位种植体支持固定修复的5年、10年留存率以及失败率均无明显统计学差异。而并发症的发生有统计学差异，其中螺丝固位机械并发症较多，如基台、螺丝松动以及崩瓷等；粘接固位则存在由于粘接剂滞留引起更严重的生物学并发症，如出现瘘管及脓肿等。

此外，两种固位方式还存在其他优缺点。如粘接固位具有美观、机械并发症少等优点，也存在基台边缘位置控制不佳，粘接剂去除不彻底可能造成后期种植体周围软硬组织炎症等缺点；而螺丝固位对殆龈距要求较低，具有便于拆卸、方便后期维护等优点，同时存在因其螺丝孔开口的影响，对种植体植入的三维位置要求更为严格等缺点。考虑到粘接固位修复粘接剂残留可能带来的后期生物学并发症风险，螺丝固位似乎优先选择。

本病例通过使用ASC基台将穿出位点由唇侧转移到了腭侧，实现了粘接固位到螺丝固位的转换。

3. 动态加压技术 本病例制作了纵向螺丝固位的临时修复体，并高度抛光形成光滑表面，从而减少菌斑的形成，螺丝固位的临时修复体便于拆卸，为后期复诊时修复体的调磨改形提供了便利。

通过临时修复体的形态诱导软组织重新建立与邻牙牙龈相协调和谐的黏膜形态。将去除愈合帽后较为狭小的黏膜形态诱导成更接近天然牙的三角形，产生临时冠仿佛从龈沟内萌出的视觉效果。待牙龈软组织形态稳定后，最终制作个性化转移杆，将种植体周围软组织的外形轮廓精确地转移到工作模型上，为永久修复体的制作完成提供最精确的印模信息，有利于植体周围牙龈软组织的健康与长期稳定。

参考文献

[1] Belser UC,Grutter L,Vailati F, et,al.Outcome Evaluation of Early Placed Maxillary Anterior Single-Tooth Implants Using Objective Esthetic Criteria:A Cross-Sectional, Retrospective Study in 45 Patients With a 2- to 4-Year Follow-Up Using Pink and White Esthetic Scores[J]. J Periodontol, 2009, 80(1): 140-151.

[2] Jemt T. Regeneration of gingival papillae after single-implant treatment[J]. International Journal of Periodontics & Restorative Dentistry, 1997, 17(4):326-333.

[3] 黄忞, 吴润发. 角度螺丝通道基台在上颌切牙种植修复的临床应用[J]. 口腔医学研究, 2017, 33(2):211-215.

[4] Sailer I, Muhlemann S, Zwahlen M, et al. Cemented and screw-retained implant reconstructions: a systematic review of the survival and complication rates[J]. Clin Oral Implants Res, 2012, 23(6):163-201.

[5] Wittenben J, Millen C, Bragger U. Clinical performance of screw -versus cement -retained fixed implant-supported reconstructions-A systematic review [J]. Int J Oral Max Impl, 2014, 29(1):84-98.

[6] Witteben J, Buser D, Belser UC, et al. Peri-implant Soft Tissue Conditioning with Provisional Restorations in the Esthetic Zone: The Dynamic Compression Tech- nique[J]. The International Journal of Periodontics & Restorative Dentistry, 2013, 33 (4):447-456.

下颌前牙区重度牙周炎即刻种植即刻修复案例

黎曙光　李小凤　李根

摘要

目的：探索重度牙周病患者下颌前牙区即刻种植即刻修复的方法和临床效果。**材料与方法**：63岁男性患者，因长期慢性牙周炎导致下颌前牙III度松动，牙槽骨重度吸收。诊断34～32、44～42牙周炎。制订治疗计划：全口洁刮治；拔除34～32、44～42；分别在34、33、41、44位点植入ϕ4.1mm×12mm、ϕ4.1mm×12mm、ϕ3.3mm×12mm、ϕ4.1mm×12mm Straumann骨水平种植体，最终扭矩均大于35N·cm。取模后放入愈合基台，种植体与牙槽窝间隙植骨，41颊侧行GBR。当天完成种植体支持的上部临时修复体。8个月后，软组织愈合良好，CT复查骨愈合良好，放置转移杆取模（夹板技术取模），比色。设计CAD/CAM纯钛支架+氧化锆单冠+牙龈瓷作为最终修复体，2周后完成戴牙。**结果**：患者当天完成了即刻种植、即刻修复，恢复一定的功能和美观，并在8个月后完成螺丝固位最终修复体。**结论**：通过对重度牙周炎患者进行严格的术前评估、制订完善的治疗计划可以最大限度地缩短治疗周期、减小手术创伤、降低治疗风险，同时可以通过即刻种植、即刻修复恢复前牙区一定的功能和美观，并通过最终修复体（纯钛支架+氧化锆单冠+牙龈瓷）获得了令人满意的临床疗效。

关键词：牙周炎；即刻种植；即刻修复

对重度牙周炎的患者进行连续多颗种植往往存在较高的风险，主要由于：全身条件；炎症不易控制；连续多颗牙的缺损通常存在垂直和水平向的骨缺损，需要恰当的移植程序；长期卫生维护。那么如何降低风险，减小手术创伤，缩短缺牙周期，同时兼顾功能和美观值得我们在临床中摸索。

一、材料与方法

1. 病例简介　63岁男性患者，近2年来前牙区牙齿逐渐松动无法咀嚼食物，曾于外院行前牙拔除术，后行烤瓷桥修复，今特来杭州口腔医院城西分院就诊。患者全身健康状况良好，否认系统疾病史，无过敏史和传染病史。口腔颌面部检查未见异常，颞颌关节无明显异常，开口度、开口型正常。口内检查：32～42烤瓷连桥（Ⅲ度松动）、33、34、43、44 牙Ⅱ度松动，叩痛（+），PD：6～8mm，牙龈退缩牙根暴露，牙槽骨水平向和垂直向吸收。口腔卫生一般，已经经过一个疗程的牙周刮治。影像学检查32、42牙槽骨吸收至根尖1/3，33、34、43、44牙槽骨吸收至根中1/3与根尖1/3交接处。

2. 诊断　34～32、44～42牙周炎。

3. 治疗计划　全口洁治，选择性龈下刮治，口腔卫生宣教（已经进行中，需长期保持）。

方案一：34～32、44～42拔除后行缺牙区水平及垂直骨增量，8个月后行缺牙区的种植修复，可能需软组织塑形，上部氧化锆全瓷冠桥修复。

方案二：34～32、44～42拔除后即刻种植、即刻修复，8个月后完成最终修复，CAD/CAM纯钛支架＋氧化锆冠＋牙龈瓷修复（经与患者沟通，最终选择方案二）。

4. 治疗过程（图1～图34）

（1）在种植手术前，行再次全口洁治和选择性龈下刮治，并进行口腔卫生宣教。

（2）即刻种植和即刻修复：常规消毒铺巾，4%阿替卡因肾上腺素局部浸润麻醉下，拔除34～32、44～42，清创，生理盐水冲洗拔牙创，34～44区域切开翻瓣，定点，逐级预备种植窝。分别在34、33、41、44位点植入ϕ4.1mm×12mm、ϕ4.1mm×12mm、ϕ3.3mm×12mm、ϕ4.1mm×12mm Straumann骨水平种植体，最终扭矩均大于35N·cm。术中取模后置愈合基台。植体与拔牙窝间隙内填塞Bio-Oss骨粉，41位点植体颊侧行GBR。术区减张缝合。

将术中模型和咬合记录送往技工室行种植体支持的上部修复体制作。当天下午完成戴牙，并在口内进行咬合调整。

（3）即刻修复后8个月复查时可见种植体周围软组织愈合良好，植体和过渡义齿稳固，CBCT显示植体周围骨组织稳定。

（4）制取印模：开口转移杆用夹板连接来提高印模的精度。硅橡胶制取最终模型。取咬合记录，牙齿比色和牙龈比色。

（5）修复体制作：制作CAD/CAM纯钛支架+氧化锆全瓷单冠，骨缺损区采用牙龈瓷过渡，最终修复体的制作参考过渡义齿。采用螺丝固位形式。

（6）2周后试戴支架戴牙，修复体口内就位顺利。

（7）2周后最终戴牙，修复体口内就位顺利，进行适当地咬合调整、

作者单位：杭州口腔医院城西分院

通讯作者：黎曙光；Email: 12475698@qq.com

抛光。患者对最终修复体形态及色泽较满意。远期修复效果有待进一步观察。

二、结果

通过术前资料采集，软硬组织条件评估，为患者制订了完善的治疗计划。患者当天完成了即刻种植即刻修复，恢复一定的功能和美观，并在8个月后戴入螺丝固位最终修复体。

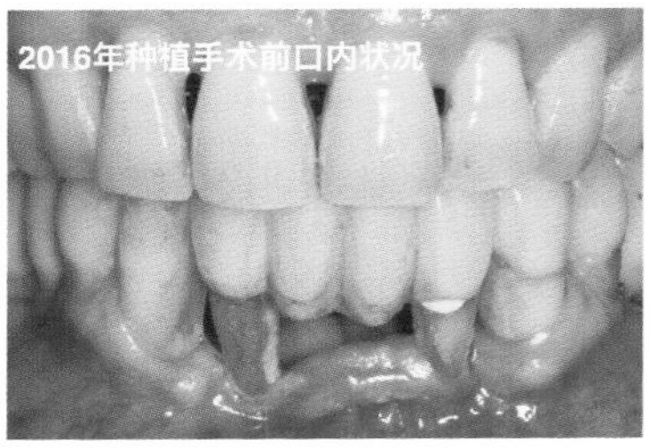

图1　种植手术前口内状况

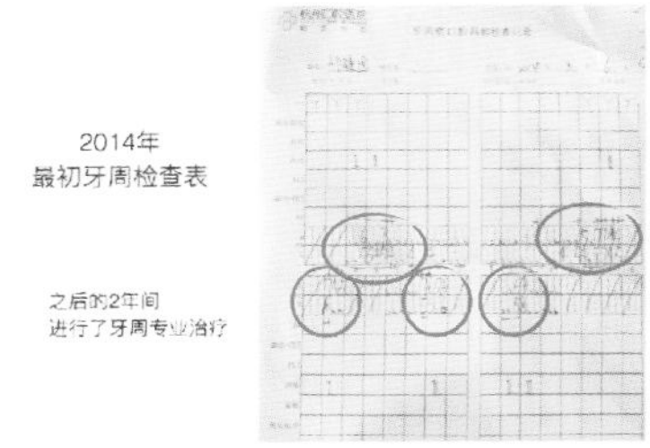

图2　2014年最初牙周状况

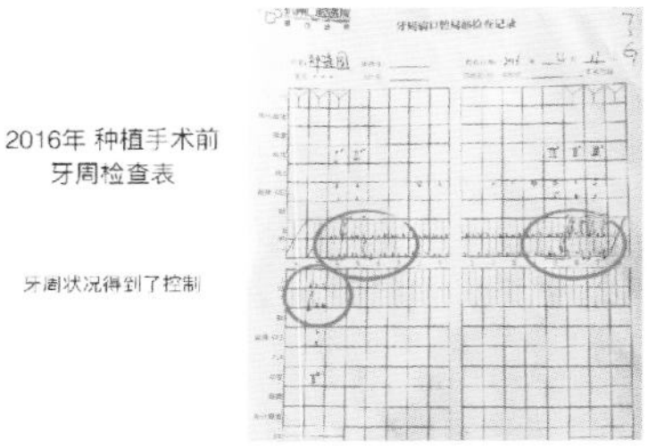

图3　2016年种植手术前牙周状况

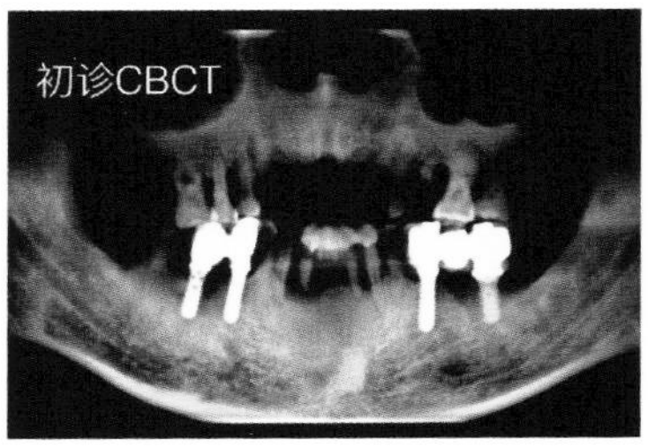

图4　初诊CBCT

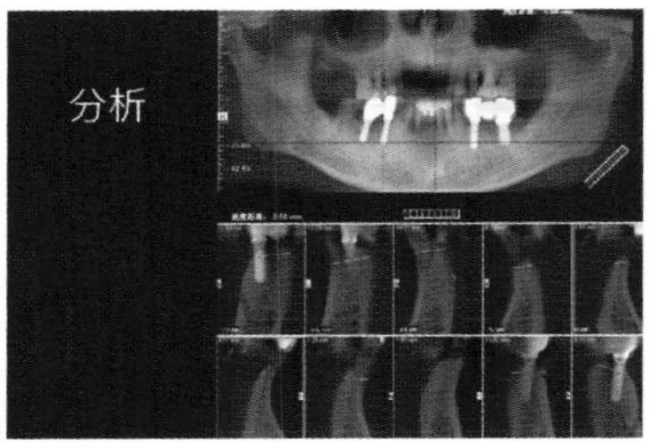

图5　术区骨情况分析

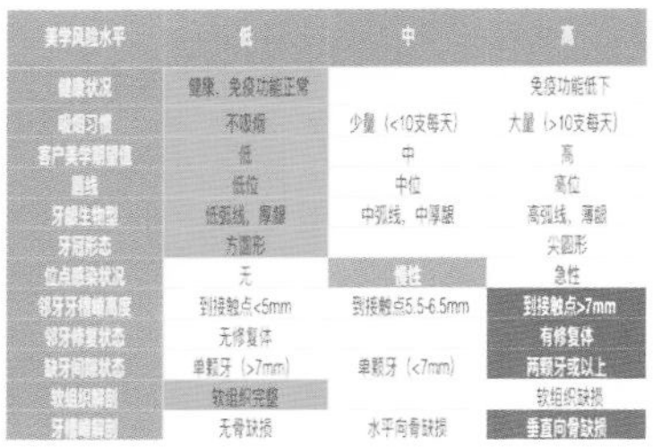

美学风险水平	低	中	高
健康状况	健康、免疫功能正常		免疫功能低下
吸烟习惯	不吸烟	少量（<10支每天）	大量（>10支每天）
客户美学期望值	低	中	高
唇线	低位	中位	高位
牙龈生物型	低弧线，厚龈	中弧线，中厚龈	高弧线，薄龈
牙冠形态	方圆形		尖圆形
位点感染状况	无	慢性	急性
邻牙牙槽嵴高度	到接触点<5mm	到接触点5.5-6.5mm	到接触点>7mm
邻牙修复状态	无修复体		有修复体
缺牙间隙状态	单颗牙（>7mm）	单颗牙（<7mm）	两颗牙或以上
软组织解剖	软组织完整		软组织缺损
牙槽嵴解剖	无骨缺损	水平向骨缺损	垂直向骨缺损

图6　美学风险评估（ERA）

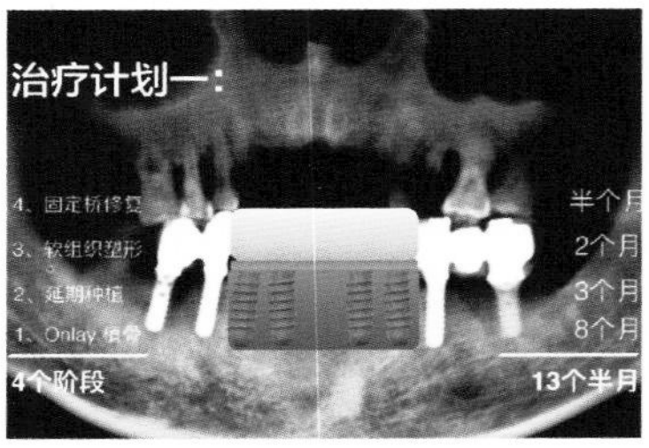

图7　治疗计划1

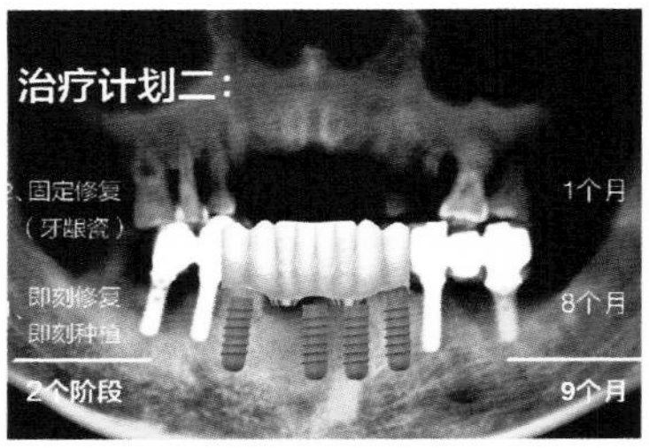

图8　治疗计划2（选择）

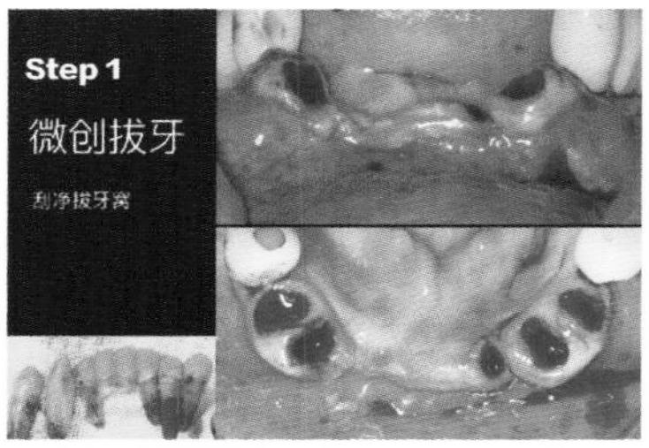

图9　微创拔牙

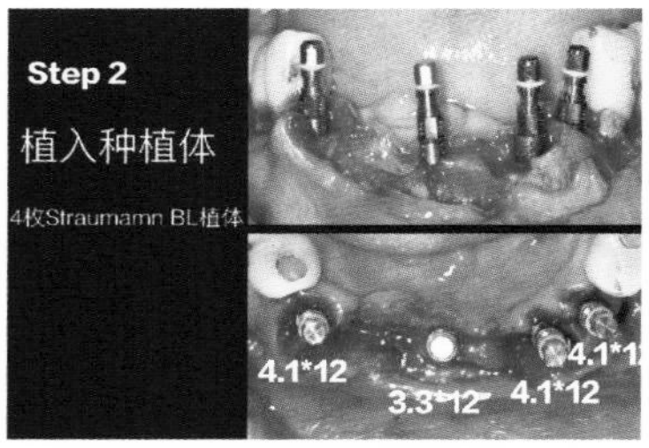

图10　植入4颗种植体

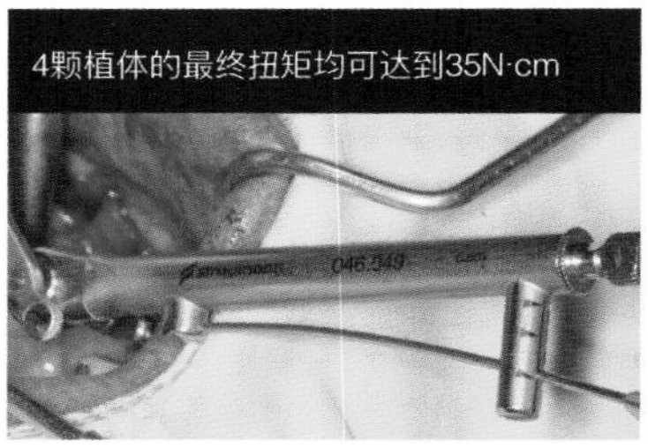

图11　4颗植体最终扭矩

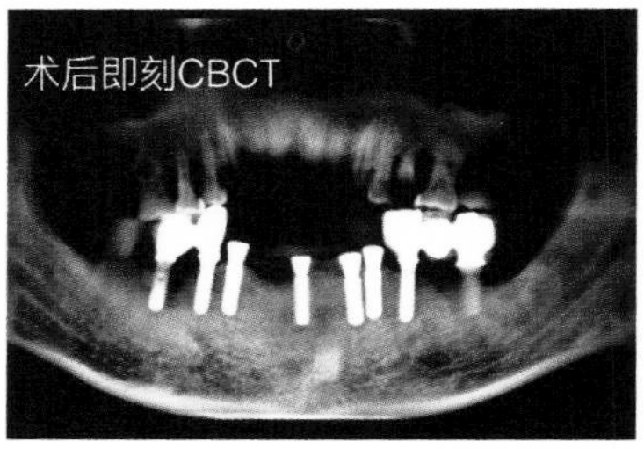

图12　术后即刻CBCT

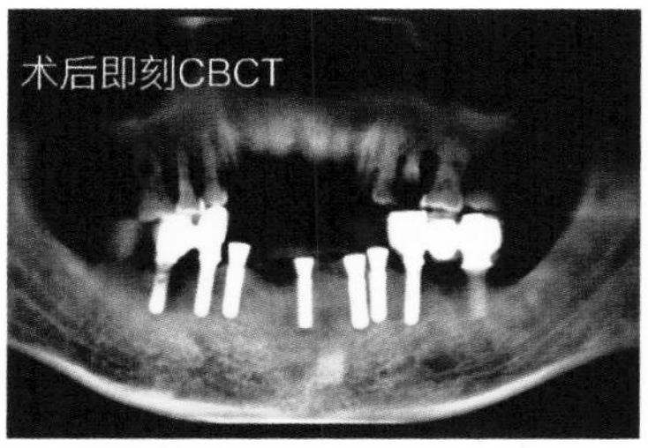

图13　理想的三维位置

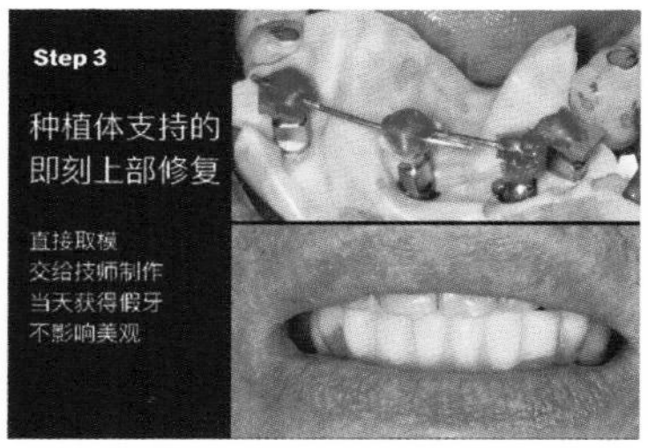

图14　即刻上部修复

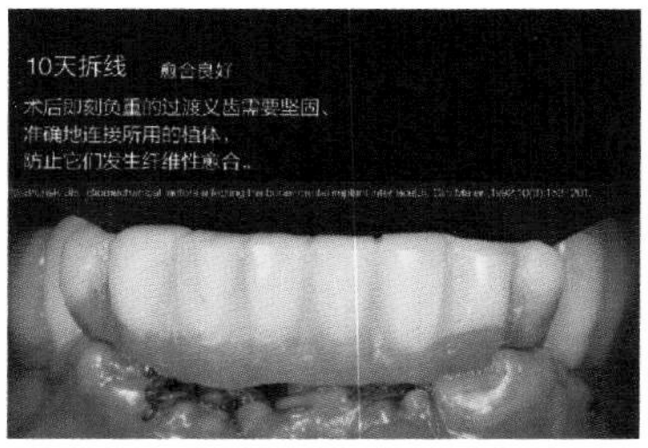

图15　术后10天复查

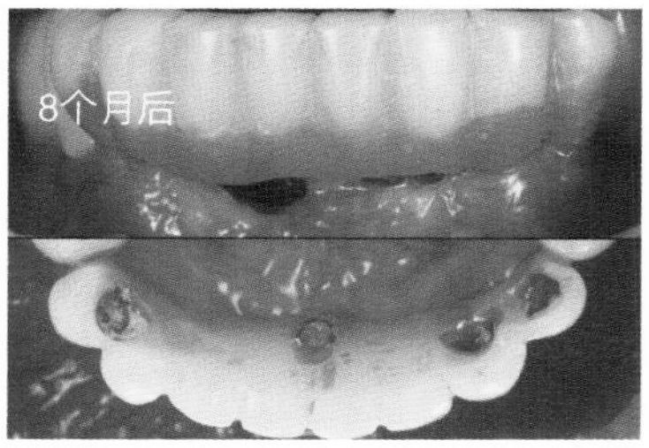

图16　术后8个月复查

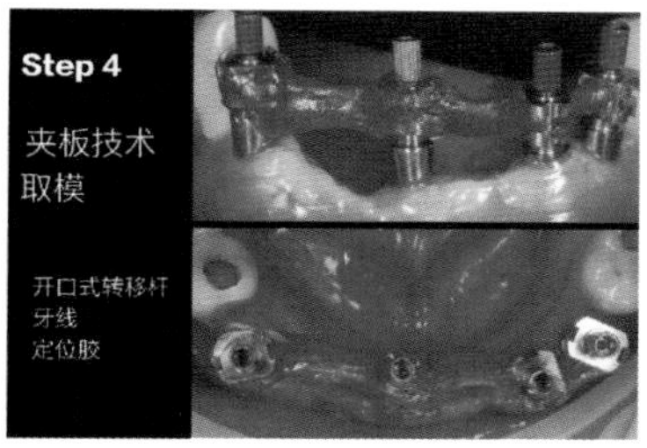

图17　夹板技术取模

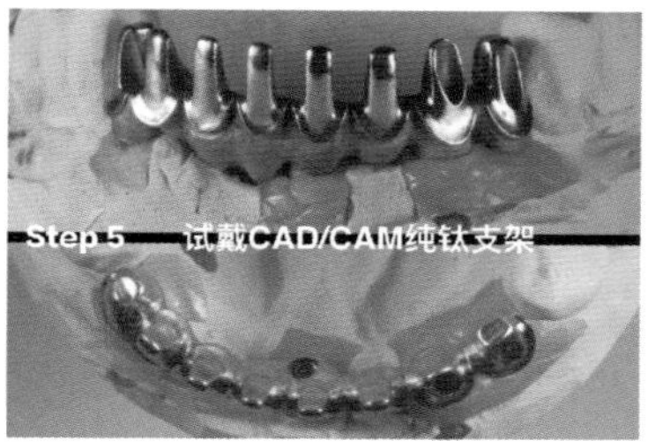

图18　试戴CAD/CAM纯钛支架

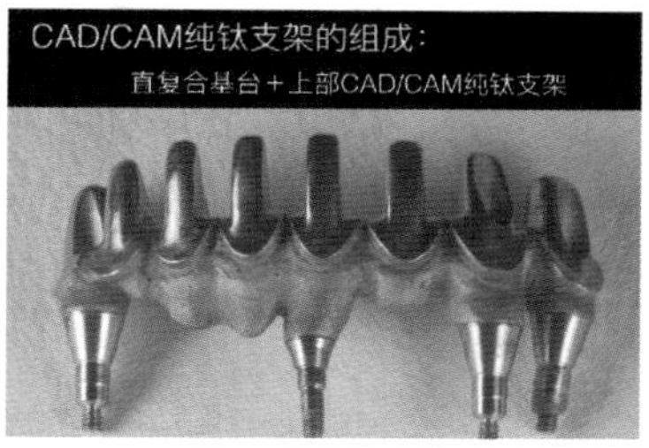

图19　支架的组成

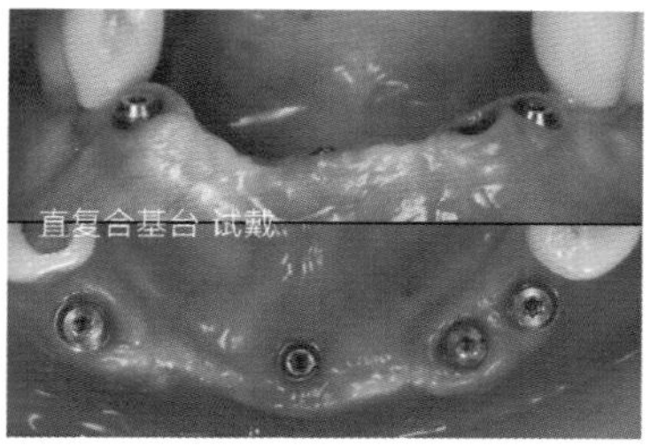

图20　口内试戴直复合基台

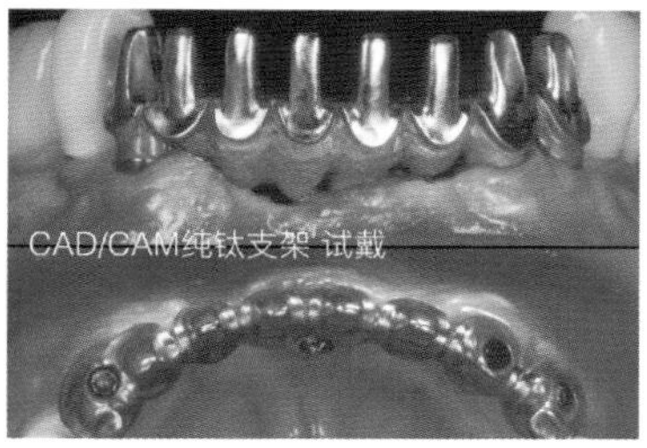

图21　口内试戴CAD/CAM纯钛支架

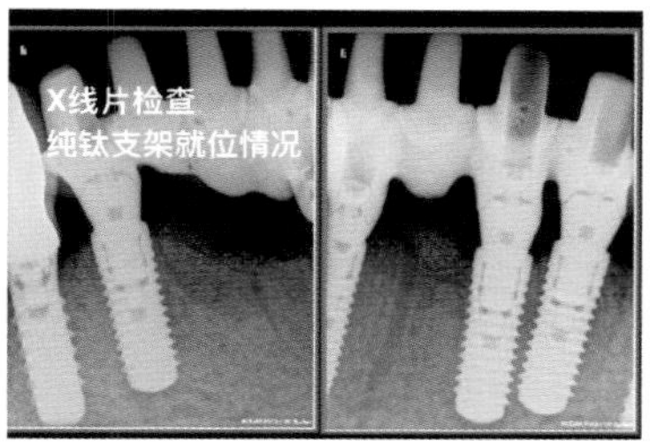

图22　X线片检查支架的就位情况

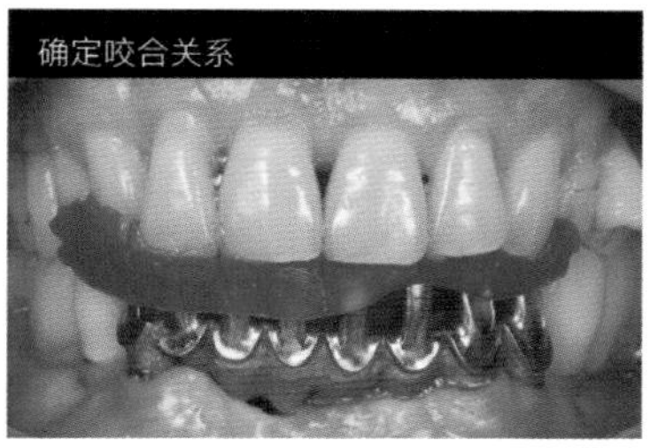

图23　确定咬合关系

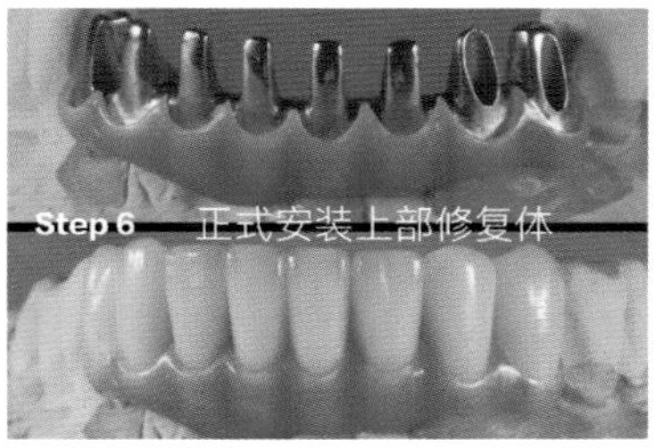

图24　完成的上部修复体

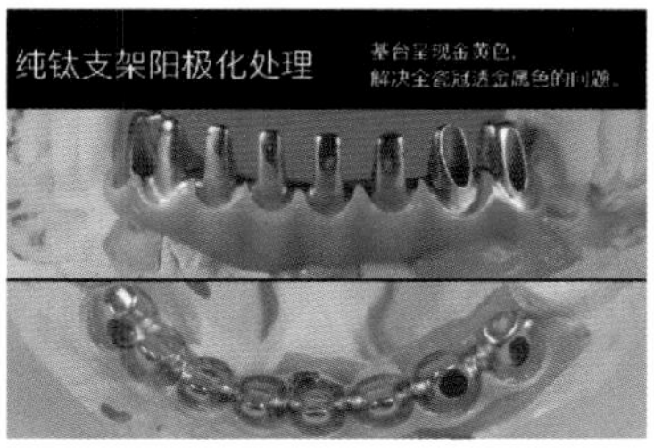

图25　纯钛支架阳极化工艺

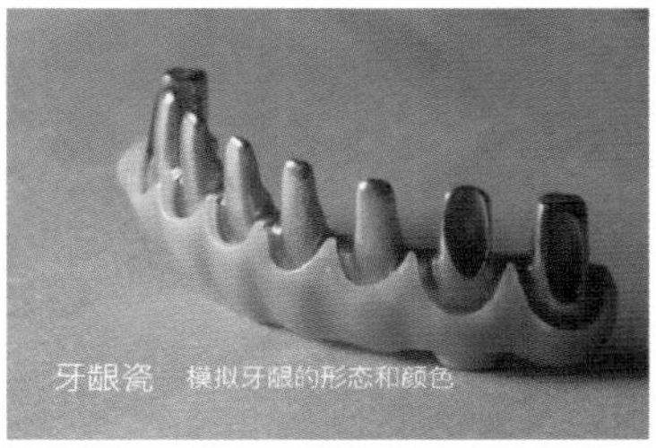

图26　牙龈瓷的效果

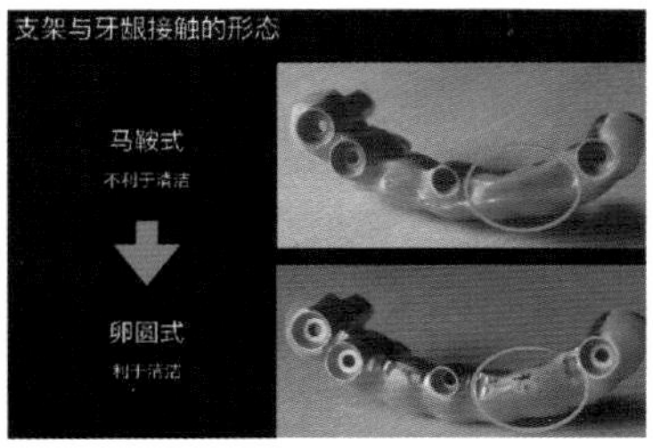

图27　修改支架与牙龈接触区的形态

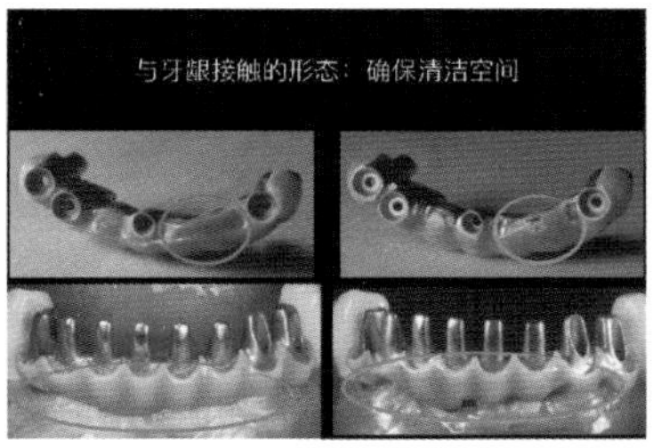

图28　修改后的效果

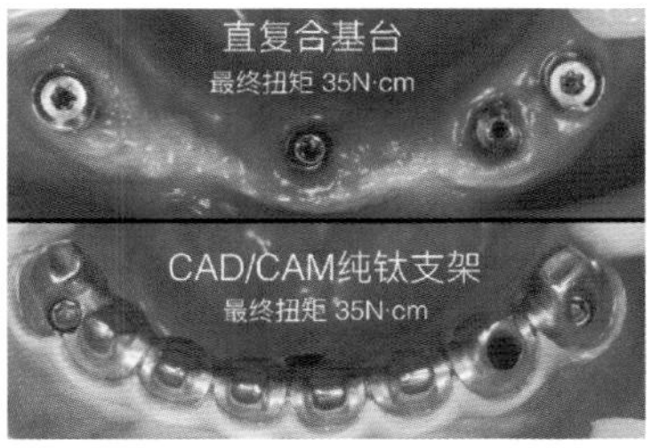

图29　放置复合基台和支架

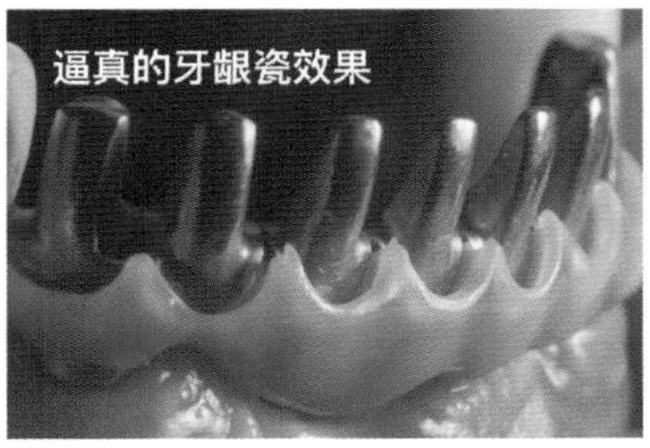

图30　牙龈瓷在口内的效果

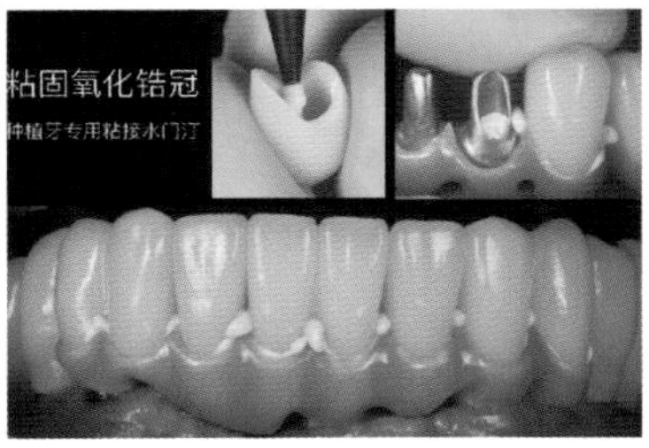

图31　粘固氧化锆冠

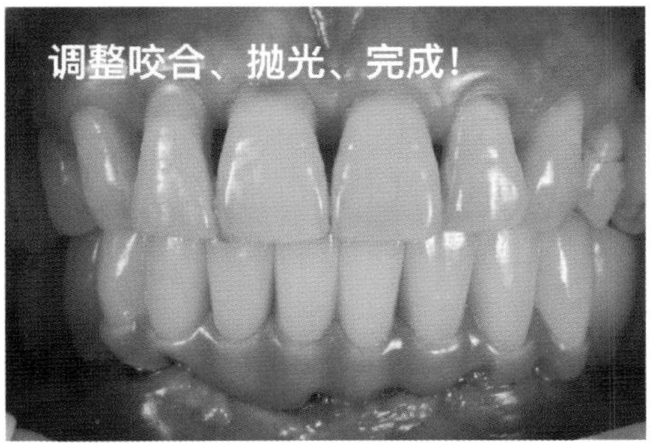

图32　完成

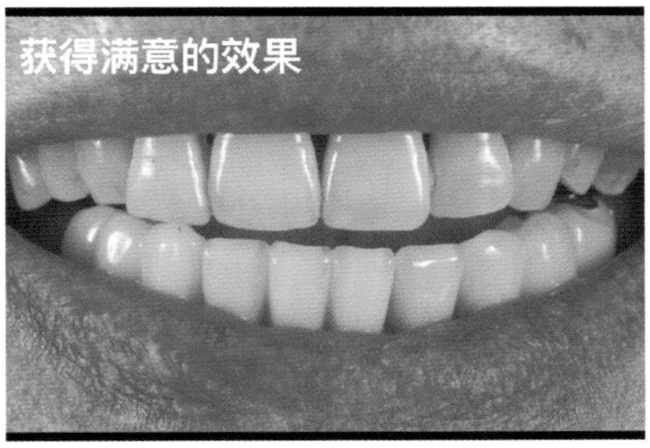

图33　获得满意的效果

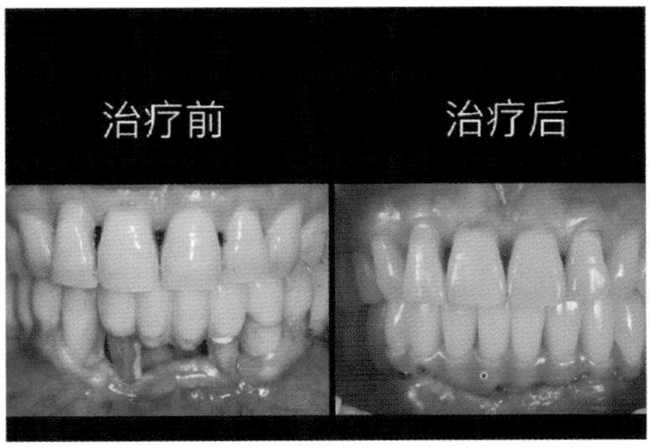

图34　治疗前后比较

三、讨论

多颗牙连续缺失的种植风险因素：详细的资料收集和风险评估是制订完善治疗计划的前提条件。CBCT显示该患者下颌前牙区牙槽骨水平向和垂直向都存在大量吸收。如果采用先植骨后种植的方式，首先会增加患者的治疗复杂性和治疗周期以及缺牙时间，患者痛苦认知和时间上往往不能接受；其次垂直向的骨增量效果具有一些不确定性，临床中应当谨慎选择。通过与患者沟通最后选择即刻种植、即刻修复的方式，避免了缺牙期，且能够即刻恢复一定的功能和美观，提高手术后的生活质量。虽然部分位点存在骨条件不足，种植体暴露的潜在风险。但是暴露的种植体表面骨缺损形态，只要在牙槽嵴内有2个骨壁，就可以获得预期的骨增量效果，骨壁和邻近的骨髓可以提供新骨形成的骨生成因素。其次该部位不同于上颌前牙的美学区，暴露区域局限，最终采用牙龈瓷恢复缺损的牙槽嵴，改善了一定的美观同时避免了复杂垂直骨增量的风险。

种植位点及种植体数目、直径的选择一方面需要参考剩余牙槽骨量，同时需要兼顾生物力学方面的考量。因此分别在34、33、41、44植入ϕ4.1mm×12mm、ϕ4.1mm×12mm、ϕ3.3mm×12mm、ϕ4.1mm×12mm 4颗骨水平种植体，既避免了大范围植骨，也足够支持8单位的前牙区上部固定修复。

种植体初始稳定性是采用螺丝固位临时修复体进行即刻负荷的必要条件。种植体的初始稳定性依赖于骨密度和骨量、种植体设计以及表面特征。术中虽然进行了小范围的植骨，但4颗植体最终的扭矩均≥35N·cm，这也是我们进行即刻修复的必要条件。

过渡义齿即刻恢复了一定的功能和美观，提高了患者治疗期间的生活质量，同时可以获取上下颌的垂直距离和颌位关系，并作为制作最终修复体的参照。其制作方式有以下几种：原有义齿调改，预先制作的义齿调改，术后取模制作的过渡义齿，根据手术导板制作，根据导板预先制作术后调改。该患者采用术中取模即刻送往技工室制作，可以获得良好的精确性和周围组织的适合性，减少后期的调改工作。不过这需要医生和技师默契地配合。

取终印模时将开口转移杆用夹板连接，这包括口内直接法和技师加工法。我们采用的是口内直接法：用牙线连接印模转移杆后，用定位树脂口内连接，提高印模的准确性。

最终修复体与种植体的连接方式可以是螺丝固位，也可以是粘接固位。粘接固位的优势在于简单、被动就位、更好的美学效果，更容易调殆且经济。但其主要的缺点是难以去除多余的粘接剂，而这可能是导致种植体周围炎的重要因素，另一个缺点是难以取下，上部修复体不易修理和更换，不利于后期的维护。虽然有研究认为二者对种植体的存留率无统计学差异，但考虑到粘接固位可能对牙周产生不利的影响，因此建议采用螺丝固位。

部分牙列缺失的牙槽嵴存在垂直向和水平向的骨缺损，牙龈色的粉红瓷可以获得理想的美学效果。临床中，牙龈瓷常用于低位或中高位笑线，同时伴有垂直向或水平向硬组织或软组织缺损的患者。该患者下颌前牙区存在水平和垂直向的骨缺损，为了降低手术风险和难度，同时考虑到美学风险因素，术中没有采用复杂的垂直骨增量和软组织增量术，而是在后期修复中使用牙龈瓷代替缺损区，在修复体和软组织间形成良好的过渡，获得了不错的美学效果。CAD/CAM纯钛支架既可以满足强度需求，又避免了铸造法产生的收缩误差，因此在临床中被推荐使用，表面的阳极化处理可以改善基台的色泽（金黄色），符合临床中的美学需求。

对于有牙周病的种植患者，需加强复查和观察。安排患者术后1个月、3个月、6个月和12个月来复查，做余留牙的牙周探查和种植体的检查，教会并强调患者自己清洁种植体周围，对于高龄患者，电动牙刷（牙间隙刷）的使用是至关重要的。

参考文献

[1] Buser D, Martin W, Belser UC. Optimizing esthetics for implant restorations in the anterior maxilla:anatomic and surgical considerations[J]. Int J Oral Maxillofac Implants, 2004; 19 Suppl: 43-61.
[2] Lee H, So JS, Hochstedler JL, et al. The accuracy of implant impressions: a systematic review[J]. J Prosthet Dent, 2008,100(4):285-291.
[3] Bosshardt DD, Schenk RK. Biologic basis of bone regeneration. In: Buser D(ed). 20 years of guided bone regeneration in implant dentistry[M]. 2nd edition. Chicago: Quintessence Publishing; 2009.
[4] Cordaro L, Torsello F, Rocuzzo M.Implant loading protocols for the partially edentulous posterior mandible[J]. Int J Oral Maxillofac Implants, 2009, 24 Suppl: 158-168.
[5] Wilson TG Jr. The positive relationship between excess cement and peri-implant disease: a prospective clinical endoscopic study[J]. J Periodontol, 2009 Sep, 80(9):1388-1392.
[6] Sherif S, Susarla SM, Hwang JW, et al. Clinician and patient-reported long-term evaluation of screw-and cement-retained implant restorations: a 5-year prospective study[J]. Cli Oral Investig, 2011 Dec, 15(6):993-999.
[7] Coachman C, Salama M, Garber D, et al. Prosthetic gingival reconstruction in fixed partial restorations. Part 1: Introduction to artificial gingiva as an alternative therapy[J]. Int J Periodontics Restorative Dent, 2009 Oct, 29(5): 471-477.

连续多颗上前牙即刻种植即刻修复

兰晶 于甜甜

摘 要

目的：探讨对于无保留价值的上颌前牙，采用即刻种植即刻修复的方法，以获得满意的临床美学修复效果。**材料与方法：**女性患者，39岁，上颌前牙外伤1周，要求种植修复。临床检查见11、12折裂线达龈下，牙冠Ⅱ度松动，龈乳头和唇侧龈缘高度正常，CBCT示11、12折裂线均达骨下，11唇侧骨板厚约2.42mm，12唇侧骨板厚2.17mm。近远中牙槽嵴高度尚可，高位笑线，内倾型深覆殆。微创拔除11、12后，即刻植入Dentium3.6mm×12mm种植体2颗，在牙槽窝间隙内植入贝奥路骨粉0.5g，上临时修复基台，戴入螺丝固位临时冠，光固化树脂封闭螺丝孔，完成即刻修复。待种植体达到骨结合后进行牙龈诱导，待牙龈诱导至理想状态时，通过个性化转移杆取种植体水平印模，2周后完成永久修复修复。**结果：**种植体植入术后6个月复诊，CBCT显示种植体与牙槽骨骨结合良好，唇侧骨板厚度维持良好，最终修复体戴入，牙冠形态、色泽逼真，牙龈曲线正常，唇侧骨丰满度良好，近远中龈乳头丰满度可，3个月后复查，牙龈颜色、质地正常，龈缘形态与邻近天然牙相协调，近远中龈乳头丰满度改善，患者对治疗效果非常满意。**结论：**上颌前牙美学区即刻种植即刻修复，在严格控制适应证和规范操作的前提下，可以获得良好而稳定的最终修复效果，相对于传统的延期种植修复，该方法减短患者的缺牙时间，减少了患者手术次数，减轻患者生理心理的痛苦。

关键词：美学区；即刻种植；即刻修复

前牙区是美学的敏感区，在此区进行种植治疗极富挑战性。并且，无论是延期种植还是早期种植，患者都会经历一定时间的无牙或者可摘义齿修复的状态，尤其对于高位笑线患者，可摘局部义齿的使用往往达不到患者对美观的诉求，带给患者诸多不变，甚至心理的创伤。上颌前牙因各种原因无法继续保留时，在严格控制适应证和规范操作的前提下，可以行即刻种植即刻修复，从而缩短了患者缺牙的时间，也减少了患者通过可摘义齿修复可能带来的生活不便，又可以达到传统延期种植修复的功能与美学效果。

一、材料与方法

1. 病例简介 39岁女性患者。上颌前牙外伤后1周来诊，要求行种植修复。临床检查见全口卫生状况一般；11、12冠根折，松动Ⅲ度，叩（+），龈乳头和唇侧龈缘高度正常；唇侧丰满度良好，未见明显骨凹陷；邻牙未见明显倾斜，对颌牙未见伸长；开口度、开口型正常，重度内倾性深覆殆；患者的笑线为高位笑线，牙龈组织学类型为厚龈生物型、低弧线形。CBCT示11、12折裂线均达骨下，11唇侧骨板厚约2.42mm，12唇侧骨板厚2.17mm。近远中牙槽嵴高度尚可。

2. 诊断 11、12冠根折。

3. 治疗计划 根据临床和放射线检查并结合患者的美学期望值，进行美学风险评估：患者美学期望值高，11、12连续缺失，且为高位笑线，牙龈生物型属于低弧线形、厚龈生物型，牙冠形态接近方圆形，前牙为内倾性深覆殆；如即刻种植即刻修复，所以此病例具有高度美学风险。

拟于11、12行即刻种植，植入Dentium 3.6mm×12mm种植体1颗，在牙槽窝间隙内植入贝奥路骨粉0.5g，上临时修复基台，戴入螺丝固位临时冠，光固化树脂封闭螺丝孔，完成即刻修复。待种植体达到骨结合后进行牙龈诱导，行永久修复。

4. 治疗过程（图1～图24）

（1）手术过程：常规消毒铺巾（仰卧位），11、12行阿替卡因肾上腺素局部浸润麻醉下，微创拔牙工具拔除11、12，见唇侧骨板完整，球钻略偏腭侧定点，先锋钻定深、定向，扩孔钻逐级扩孔至合适直径，于分别于11、12植入Dentium 3.6mm×12mm种植体2颗，初期稳定性良好，于种植体与唇侧骨板间隙内植入贝奥路骨粉0.5g，上临时修复基台，戴入螺丝固位临时冠，光固化树脂封闭螺丝孔，完成即刻修复。常规术后医嘱。

（2）术后6个月复诊：CBCT显示种植体与牙槽骨骨结合良好，唇侧骨板厚度可，口内检查见牙龈颜色质地正常，牙龈乳头稍未充满邻间隙，调磨临时冠进行牙龈诱导。

（3）牙龈诱导后，通过个性化转移杆取种植体水平印模。

（4）2周后复诊：戴入最终修复体，患者满意烤瓷牙的形态、色泽后，粘接完成钴铬烤瓷冠修复。

（5）3个月后复查：牙龈颜色、质地正常，龈缘形态与邻近天然牙相协调，近远中龈乳头丰满度改善，患者对治疗效果非常满意。

（6）使用材料：韩国Dentium手术和修复器械，韩国Dentium种植体、

作者单位：山东大学口腔医院

通讯作者：兰晶；Email: kqlj@sdu.edu.cn

临时基台和永久基台各2个，贝奥路骨粉0.5g（上海贝奥路生物材料有限公司）。

二、结果

种植体植入术后6个月复查，CBCT显示种植体与牙槽骨骨结合良好，唇侧骨板厚度维持良好，最终修复体戴入时，牙冠形态、色泽逼真，牙龈曲线正常，唇侧骨丰满度良好，近、远中龈乳头丰满度可。3个月后复查，牙龈颜色、质地正常，龈缘形态与邻近天然牙相协调，近远中龈乳头丰满度改善，患者对治疗效果非常满意。

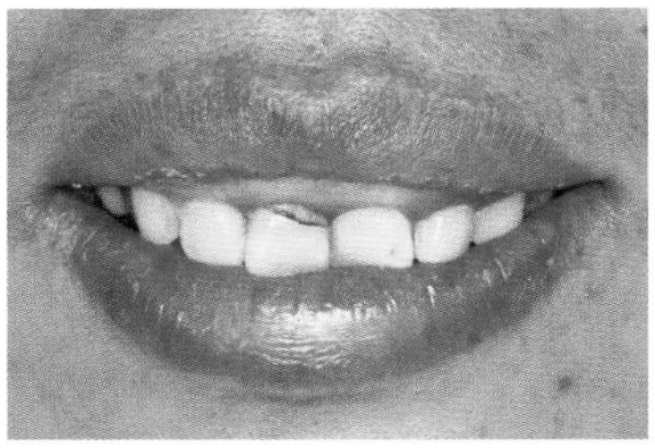

图1　患者高位笑线，开唇露齿

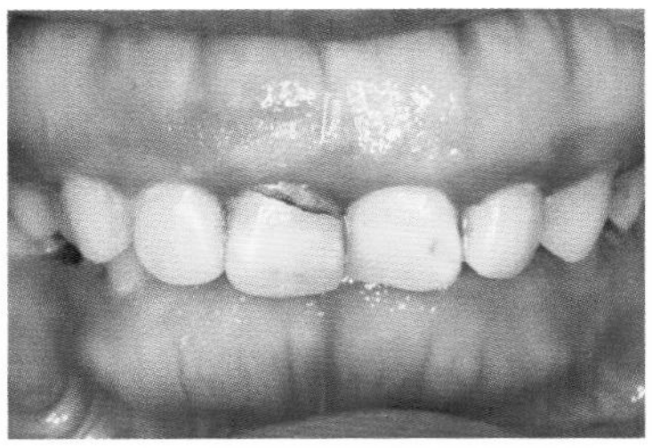

图2　11、12折裂达龈下，牙龈边缘充血，牙龈为厚龈生物型、低弧线形；龈曲线自然协调深覆𬌗、深覆盖

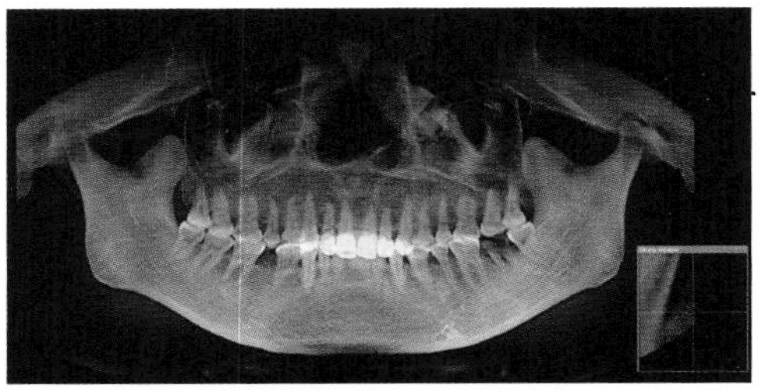

图3　初诊时，患者曲面断层片示：11、12牙折，深覆𬌗

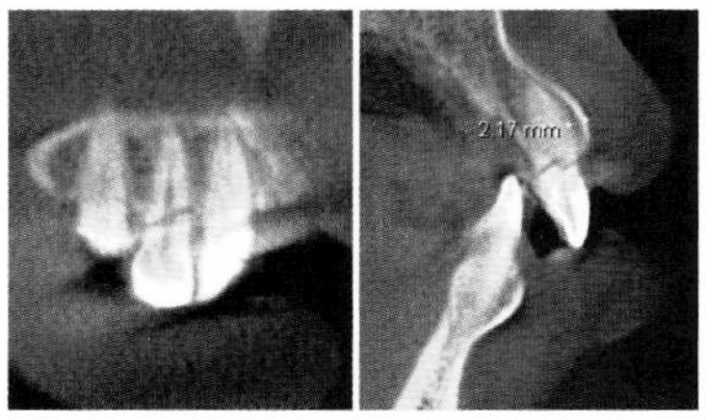

图4　CBCT示：11根颈部折断，唇侧骨板厚度约2.17mm，牙体长轴与牙槽骨长轴不一致，呈内倾型

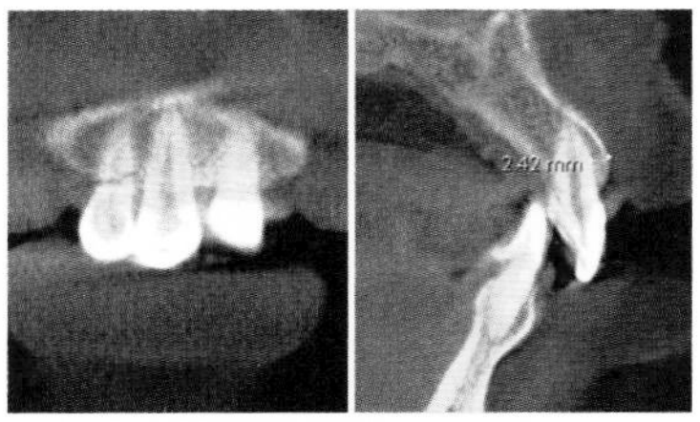

图5　CBCT示：12冠根向折裂，唇侧骨板厚度约2.42mm，牙体长轴与牙槽骨长轴不一致，呈内倾型

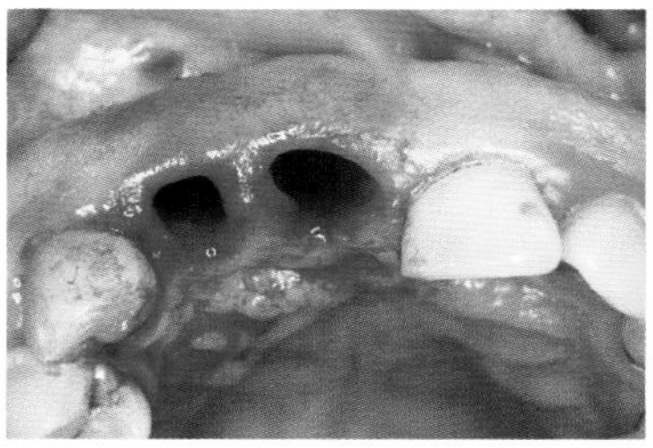

图6　微创拔除11、12，探查拔牙窝骨壁完整

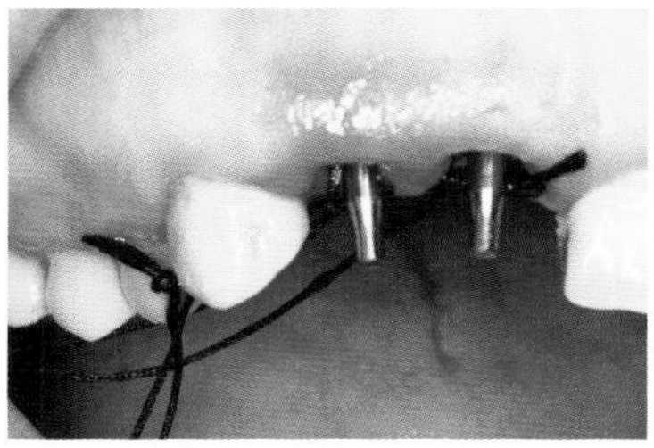

图7　平行杆指示种植位置、方向良好（近远中向）

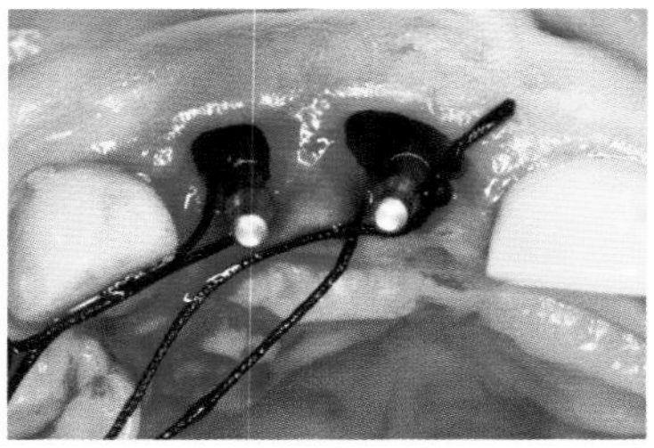

图8　平行杆指示种植位置、方向良好（唇腭向）

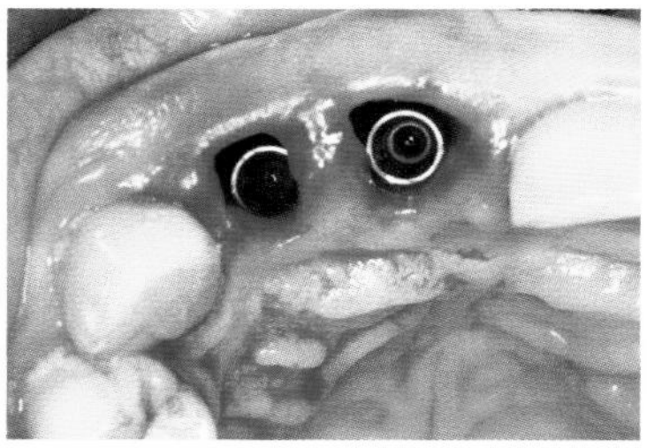

图9　11、12分别植入Dentium 3.6mm×12mm种植体，种植体与唇侧骨壁间约2mm间隙

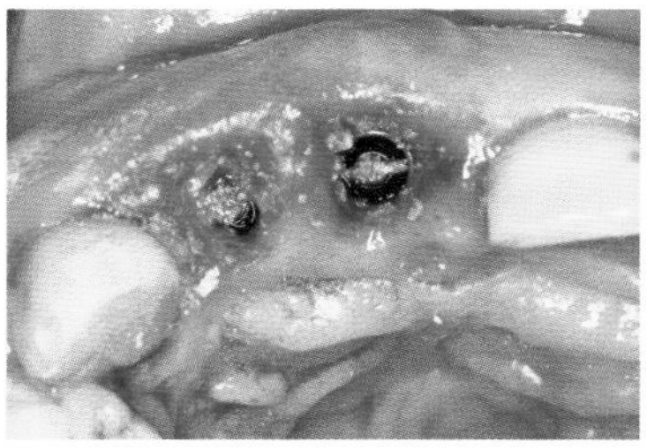

图10　于种植体与唇侧骨壁间隙内植入B-TCP

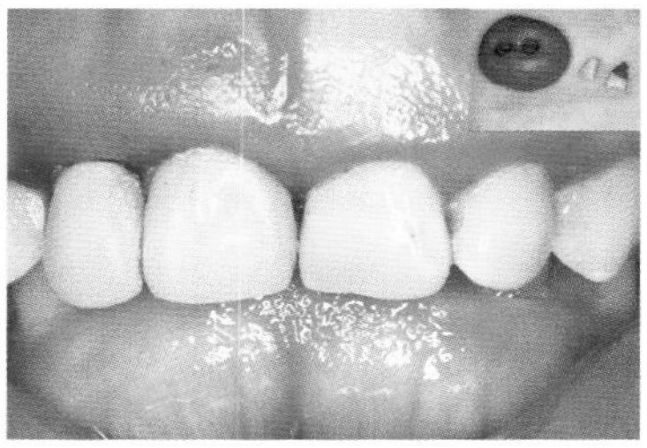

图11　螺丝固位临时冠就位于口内

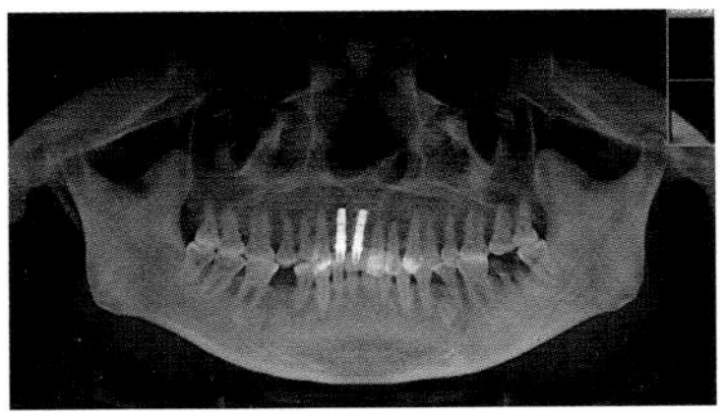

图12　术后CBCT示：种植体近远中向位置良好

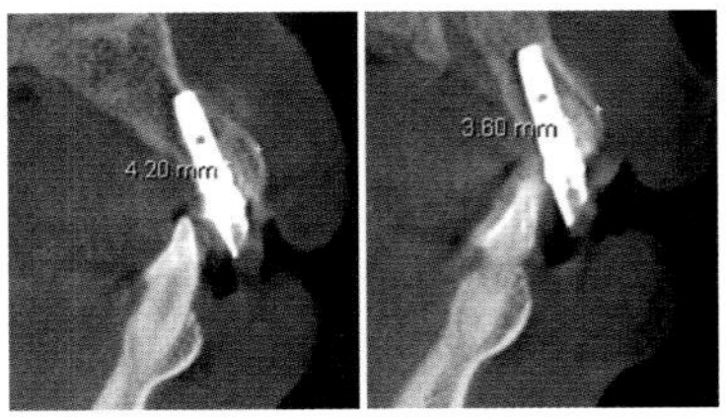

图13　术后CBCT示：种植体颊舌向位置良好，唇侧骨板厚度非常理想

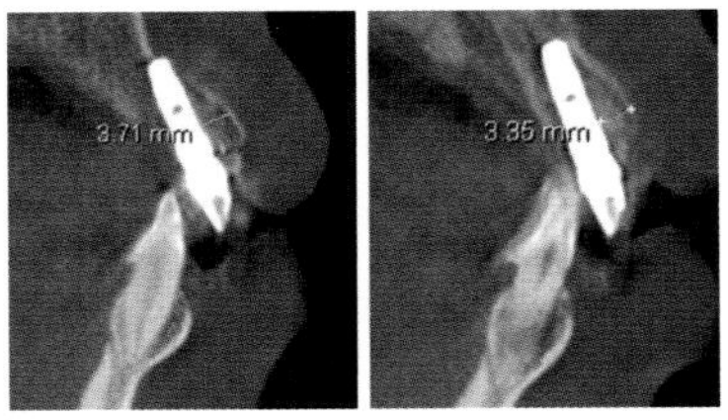

图14　术后6个月CBCT示：种植体骨结合良好，唇侧骨板厚度维持良好

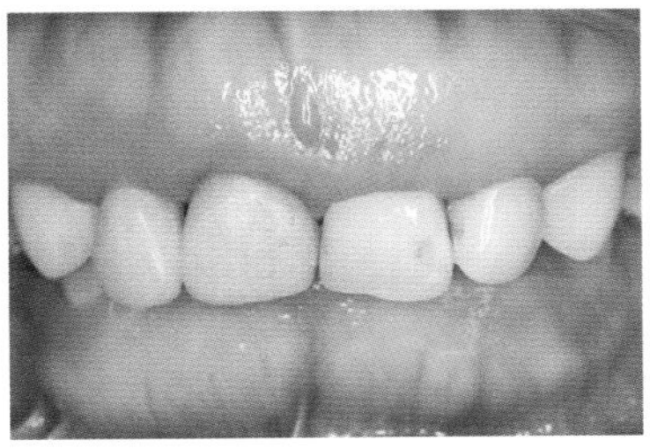

图15　术后6个月复诊，牙龈颜色、质地正常，近远中牙龈乳头稍未充满邻间隙

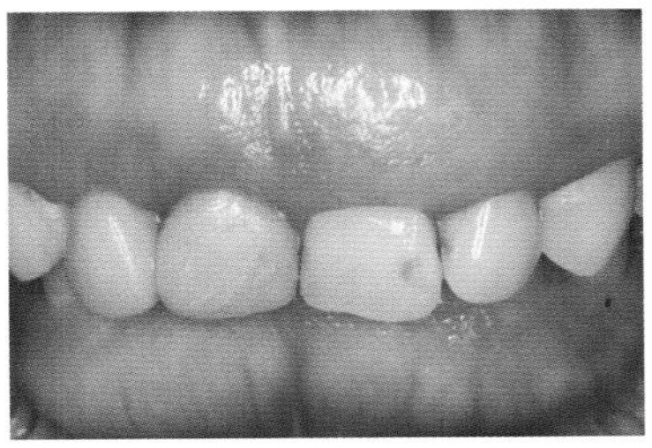

图16　牙龈诱导后，牙龈乳头基本充满邻间隙，牙龈曲线比较自然协调

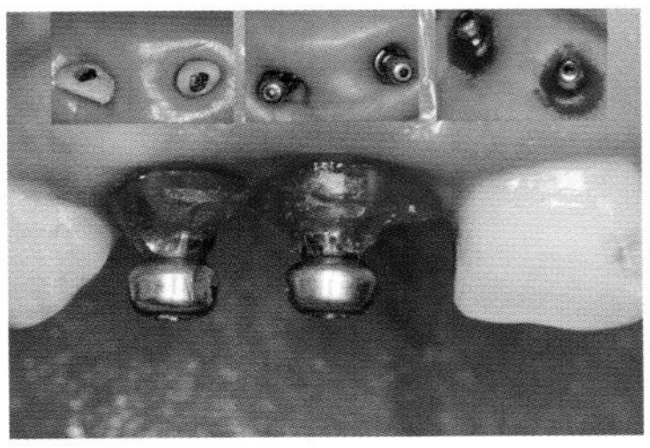

图17　制作个性化印模帽，制取个性化印模

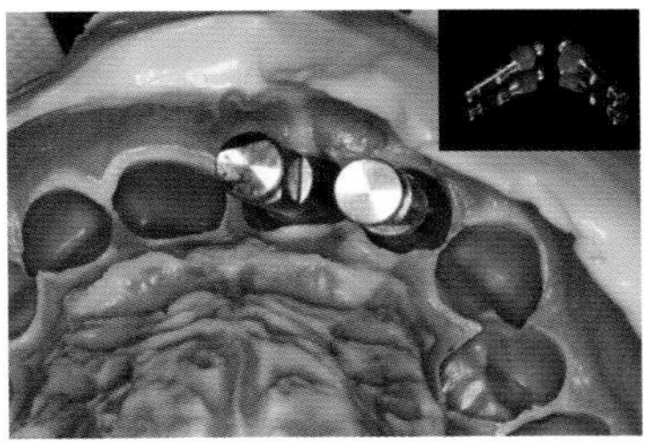

图18　将个性化印模帽就位于硅橡胶印模中

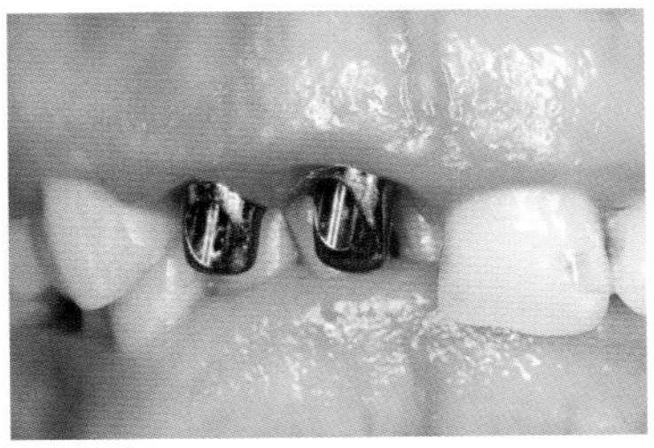

图19　永久修复基台就位于口内（正面像）

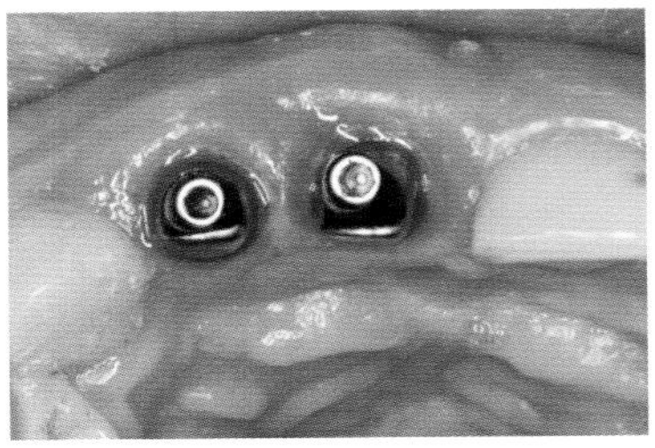

图20　永久修复基台就位于口内（殆面像）

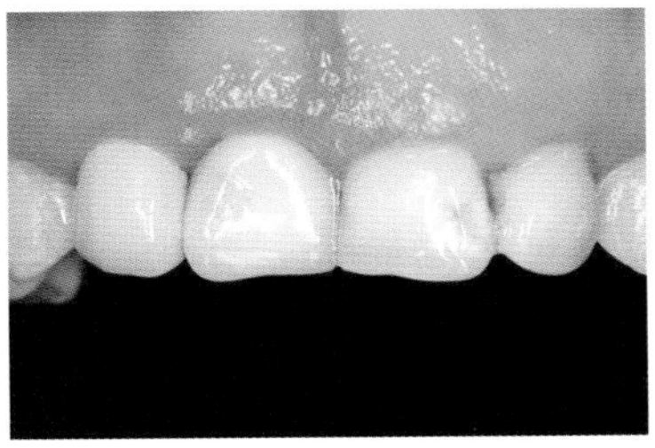

图21　修复体戴入当日，牙冠形态、色泽逼真，牙龈乳头几乎完全充满邻间隙，龈曲线自然协调

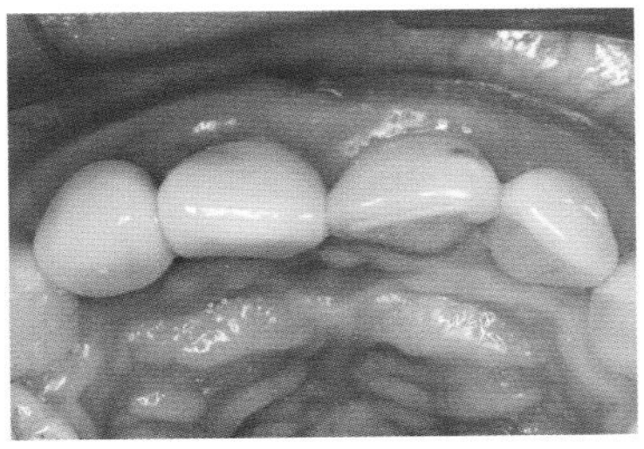

图22　殆面像，11、12牙唇侧丰满度维持良好

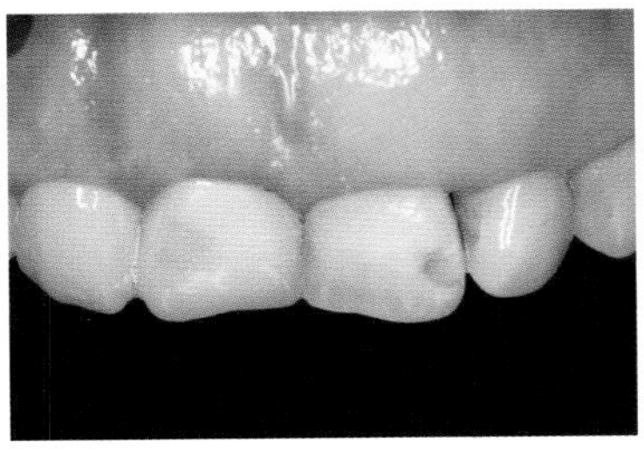

图23　3个月后复查，近远中牙龈乳头更加充盈，龈曲线自然协调（正面像）

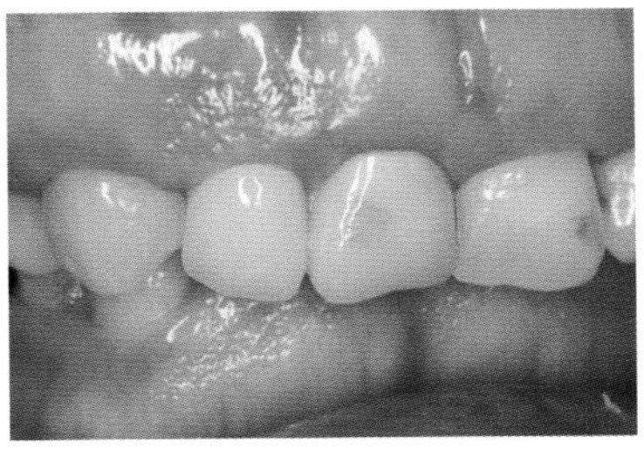

图24　3个月后复查，近远中牙龈乳头更加充盈，龈曲线自然协调（侧面像）

三、讨论

上颌前牙缺失后，往往伴随有唇侧骨板的水平向及垂直向骨吸收，导致缺牙区骨量不足，需要各种骨增量技术来恢复牙槽骨的厚度及高度，来保证种植体周围拥有足量的骨组织，使种植牙具有良好的功能及美学效果。即刻种植缩短了患者的治疗周期，是目前临床上被广泛接受的一种种植治疗方案，其临床效果也得到肯定。但是，有学者报道，即刻种植与延期种植相比更易出现唇侧牙龈退缩，尤其是薄龈型患者。因此，其适应证的选择非常重要。本病例为厚龈生物型，唇侧骨板>2mm，且种植时种植体偏腭侧植入，保证了唇侧>2mm的骨板，从而保证唇侧软硬组织长期生物学稳定。

一般认为，即刻种植虽然可以有效减少骨吸收，但不能阻止种植体唇侧骨板的吸收，所以对于唇侧骨板条件较差的即刻种植患者，一般推荐翻瓣后唇侧过量植骨，来保证远期的成功率和美学效果。本病例中，11、12唇侧具有厚度>2mm的优秀牙槽骨条件，所以选择了不翻瓣手术，避免损伤唇侧骨膜血供，并于间隙内植入人工骨替代材料，从而减少唇侧骨板的吸收。

前牙即刻种植以后是否可以进行即刻修复与种植体初期稳定性以及是否采用GBR骨增量手术有关。当种植体的初期稳定性达到35N·cm以上，且没有实施GBR手术，则可以进行即刻修复。此时的即刻修复体可以起到封闭软组织间隙、维持牙龈外形、修复失牙的功能。但需特别注意的是，此时的修复体不能承受咬合的压力，在正中合和前伸合时均没有咬合接触。本病例中，根据术中综合考虑种植体的初期稳定性，患者的咬合情况，依从性及美学要求，选择了即刻修复。

在2013年第5次ITI共识会议上，提出了即刻种植美学成功的基本条件：①拔牙窝骨壁完整。②颊侧骨壁至少有1mm厚度。③厚软组织生物学类型。④拔牙位点/种植位点无急性感染。⑤拔牙窝腭侧及根方的骨量能够为种植体提供足够的初期稳定性。⑥种植体植入在理想的三维位置。⑦当种植完全植入拔牙窝内时，其颈部平台需要与颊侧骨壁的内壁间至少有2mm的间距，代偿拔牙后颊侧骨吸收所造成的不利影响，此间隙中需植入低骨代谢率的骨替代材料。本病例在选择和手术过程中，完全遵循了上述要求。

总之，即刻种植即刻修复并非常规采用的种植修复方式，要想取得良好的美学效果，必须严格控制适应证和进行规范的临床操作。

四、结论

上颌前牙美学区即刻种植即刻修复，相对于传统的延期种植修复，该方法减短患者的缺牙时间，减少了患者手术次数，减轻患者生理心理的痛苦。然而，只有在严格控制适应证和规范操作的前提下，才能获得良好而稳定的最终修复效果。

参考文献

[1] Chen ST, Buser D. Clinical and esthetic outcomes of implants placed in postextraction sites.[J]. The International journal of oral & maxillofacial implants, 2009,24 suppl:186-217.
[2] Chen ST, Buser D. Esthetic outcomes following immediate and early implant placement in the anterior maxilla--a systematic review[J]. Int J Oral Maxillofac Implants, 2014,29 Suppl:186-215.
[3] Lin GH, Chan HL, Wang HL. Effects of currently available surgical and restorative interventions on reducing midfacial mucosal recession of immediately placed single-tooth implants: a systematic review[J]. J Periodontol, 2014,85(1):92-102.
[4] 施斌, 赖红昌, 陈卓凡, 等. 关于即刻种植的思考[J]. 国际口腔医学杂志,2014(03):255-261.
[5] Mg A, Jl W, JL. Modeling of the buccal and lingual bone walls of fresh extraction sites following implant installation[J]. Clinical Oral Implants Research, 2006,17(6):606-614.
[6] Ogunsalu C, Ezeokoli C, Archibald A, et al. Comparative study of osteoblastic activity of same implants (Endopore) in the immediate extraction site utilizing single photon emission computerized tomography: peri-implant autogeneous bone grafting with GTR versus no peri-implant bone grafting--experimental study in pig model.[J]. West Indian Med J, 2011,60(3):336-339.
[7] GH, Be P, MS, et al. Analysis of the socket bone wall dimensions in the upper maxilla in relation to immediate implant placement[J]. Clinical Oral Implants Research, 2010,21(1):37-42.

前牙微创拔牙即刻种植1例

王权 陈永吉 冷卫东

摘 要

即刻种植技术与一般种植技术相比，具有骨损伤小、疗程短等优点，同时它能有效解决拔牙后牙槽骨吸收导致骨量不足等问题。本例通过微创拔除患牙11残根，保留唇侧骨板完整性，即刻植入Axiom种植体1颗，并在拔牙窝与种植体之间植入Bio-Oss骨粉，6个月后行上部修复，取得了理想的临床和美学效果。

关键词：即刻种植；微创拔牙；前牙

一、材料与方法

1. **病例简介** 17岁女性患者，学生，因不慎摔倒致右上门牙折断近2周，检查发现11残根，唇侧断面及龈下约4mm，腭侧断面齐龈，牙龈增生覆盖断面，中位笑线，中厚型牙龈，无软组织缺损。

2. **诊断** 11残根余留。

3. **治疗计划** 采用翻瓣微创拔牙即刻种植术。

4. **治疗过程（图1～图18）**

（1）局麻下常规消毒铺巾，沿11牙槽嵴顶偏腭侧近远中向做水平切口，顺12、21牙龈龈沟处做弧形切口，翻瓣，显露11残根及唇侧折裂约2mm残片后，牙周膜分离器截断牙根周围牙周膜，小心保护唇侧骨板，拔除11残根。

（2）拔牙窝内壁做搔刮去除根周牙周膜，检查唇侧骨板完整性后，在11牙槽窝腭侧球钻定位，先锋钻沿11牙槽窝偏腭侧备洞，然后逐渐调整钻针方向，导向杆反复检查方向无误后，植入Axiom PX系列4.6mm×12mm种植体1颗，检查初期稳定性良好，置入封闭螺丝。

（3）将11唇侧黏骨膜瓣钝性分离至鼻底，12、21唇侧牙龈处做纵行松弛切口，去尽骨面软组织后，于11牙槽窝内及11唇侧骨板处植入Bio-Oss骨粉，覆盖骨胶原膜，缝合创口。术后CT示11植入位点良好。

二、结果

术后CT示种植体植入位点良好。术后6个月行二期手术暴露种植体，上个性化愈合帽牙龈成形，全瓷冠修复。

三、讨论

该患者上颌中切牙冠根折后，唇侧骨板完整，可用骨量理想，软组织术后能够关闭，能获得种植体的初期稳定性，符合即刻种植的条件。

即刻种植，尤其是前牙区，往往受到口唇肌肉、进食、语言等的影响，因此术后维护非常重要，医生要仔细嘱咐患者术后注意事项，尤其是在进食、言语、面部清洁时要避免施予术区过大的外力，不要随时自己牵拉嘴唇，检视创口，术后3周内是危险期，需要多次随访。

即刻种植能最大限度保存牙槽嵴的高度、宽度和牙龈组织的形态，在美学效果上具有延期种植无可比拟的优势。

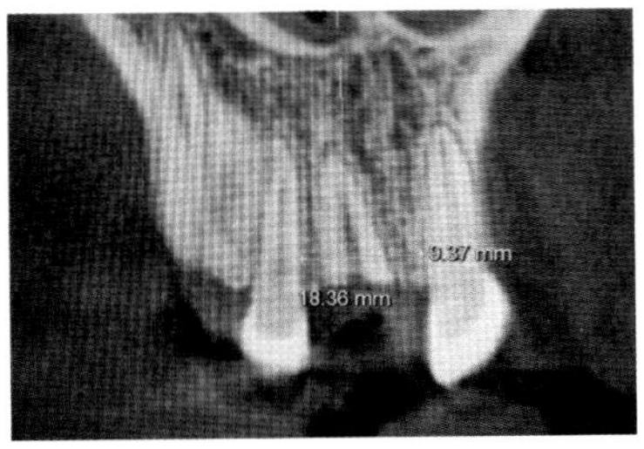

图1 术前CT冠状面

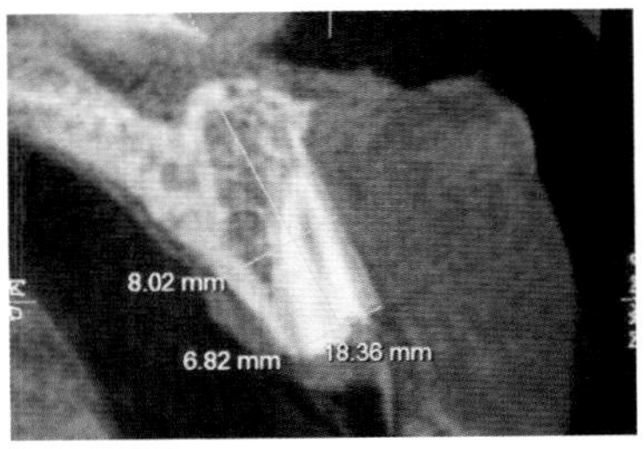

图2 术前CT纵切面

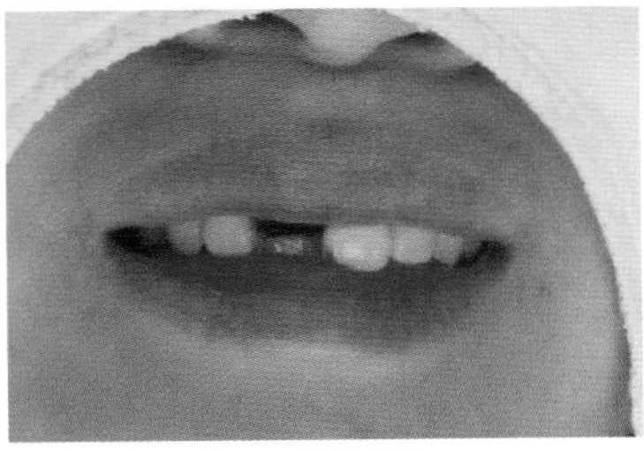
图3 术前微笑相显示中位笑线

作者单位：湖北省十堰市太和医院
通讯作者：冷卫东；Email: lwd35@163.com

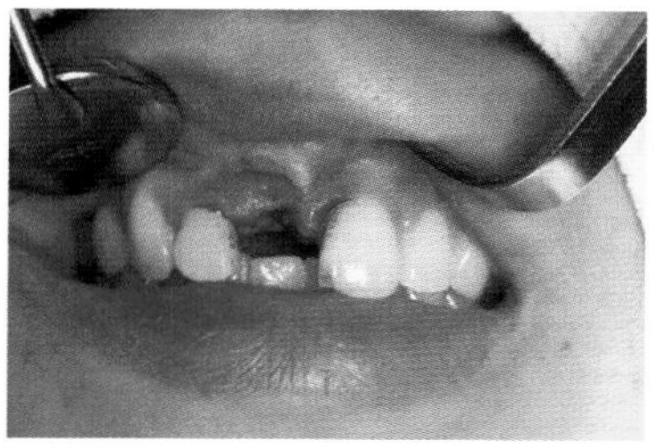
图4 术前口内照显示牙龈增生覆盖根面

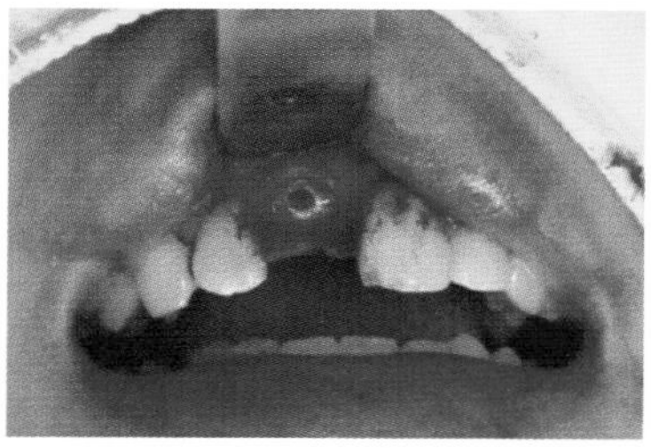
图5 翻瓣暴露折断牙根

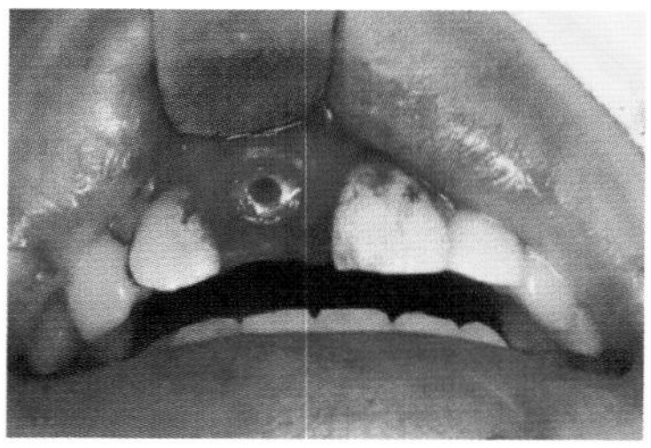
图6 11牙根周牙周膜分离后

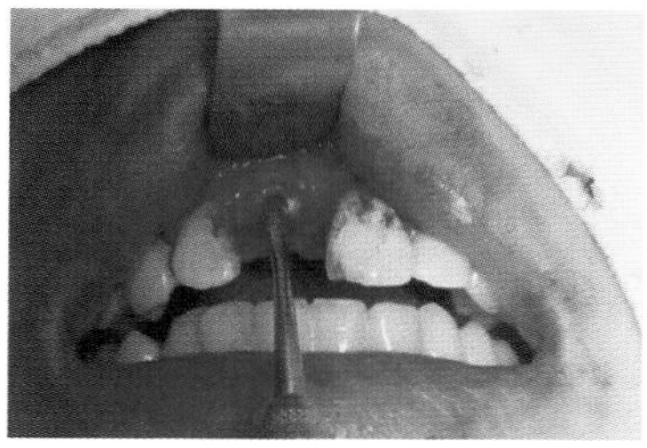
图7 微创拔牙器置于11牙根内

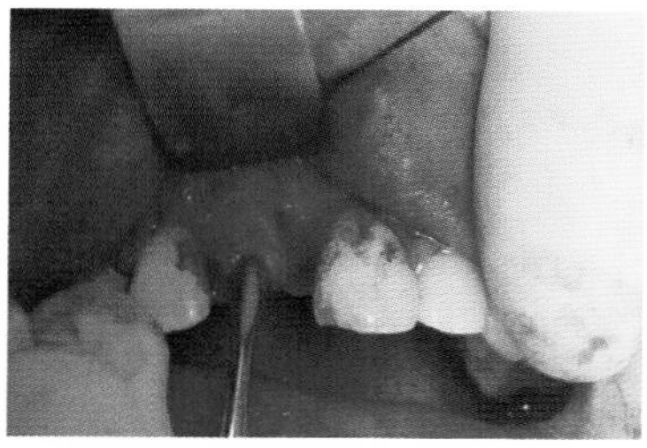
图8 微创拔牙过程中

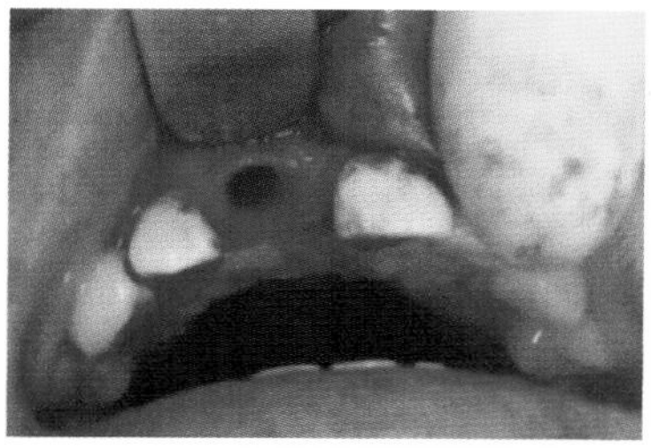
图9 微创拔牙后，唇侧骨板完整

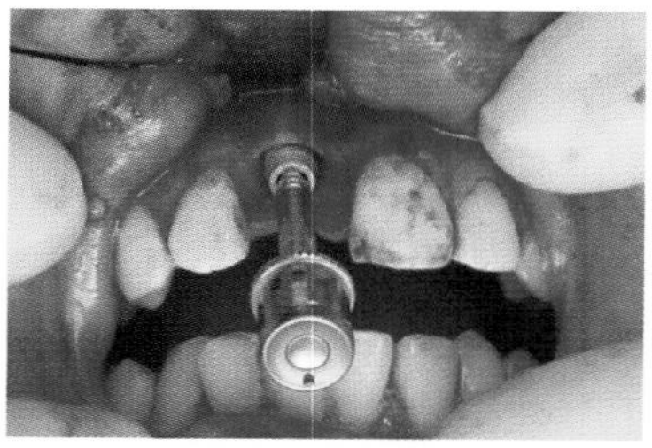
图10 种植体植入过程中

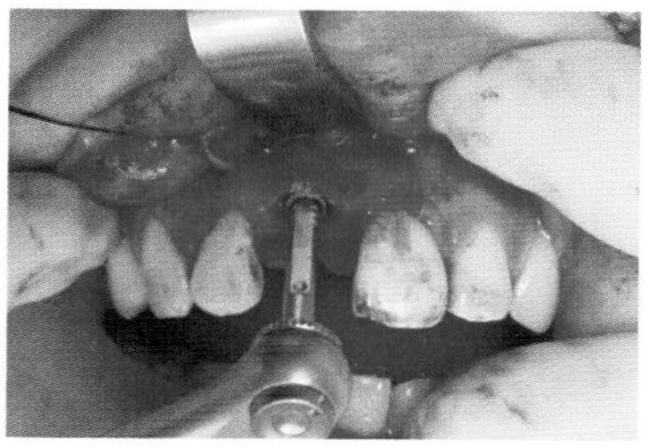
图11 种植体植入后唇面像

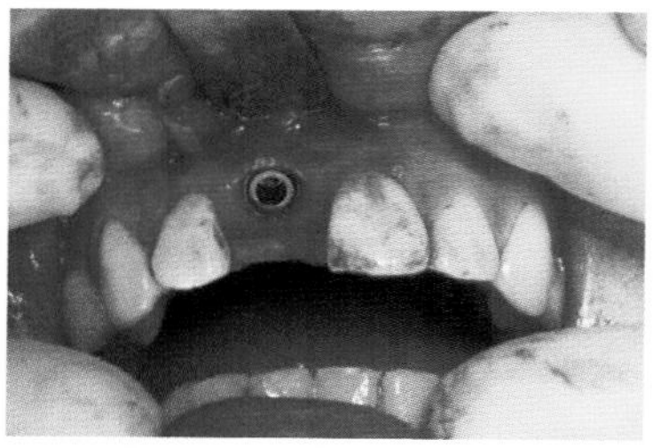
图12 种植体植入后殆面像

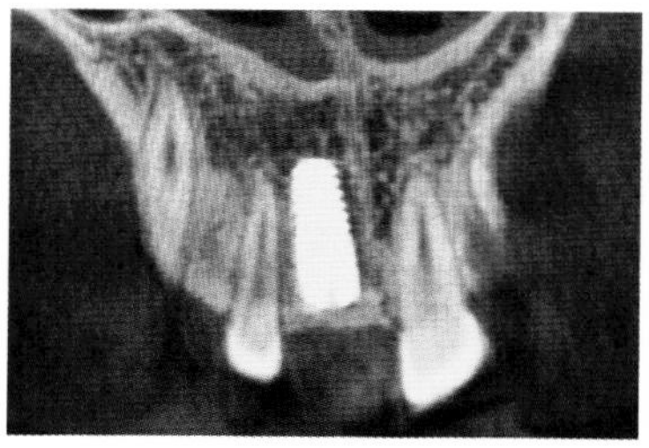
图13 术后CT横断面

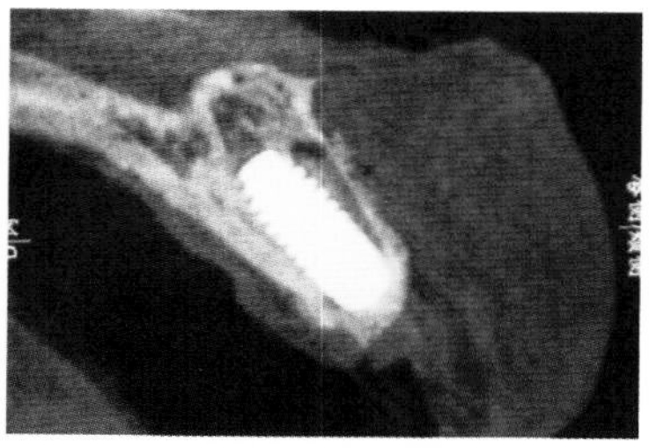
图14 术后CT纵切面

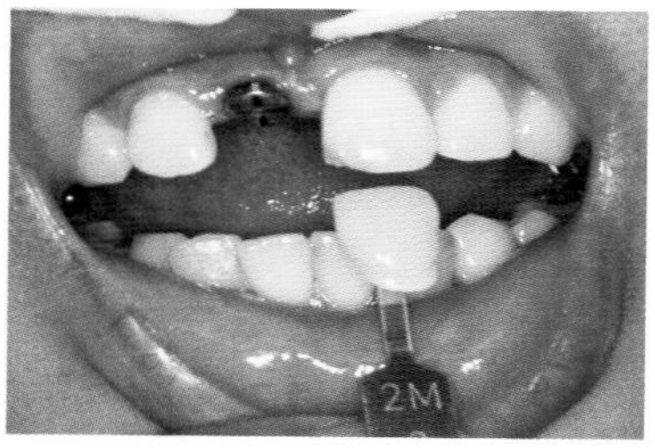

图15 术后6个月行二期手术

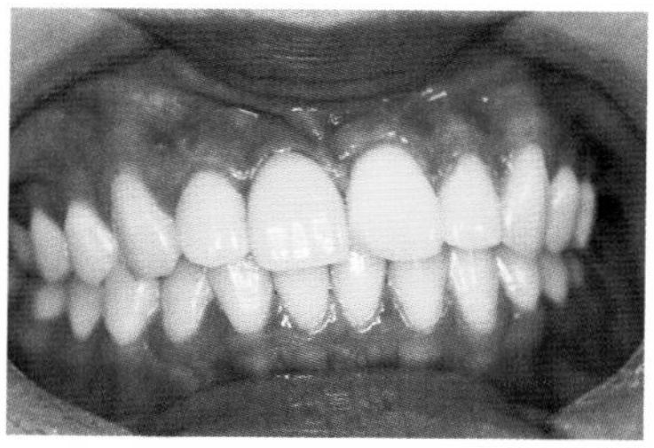
图16 修复完成后2个月

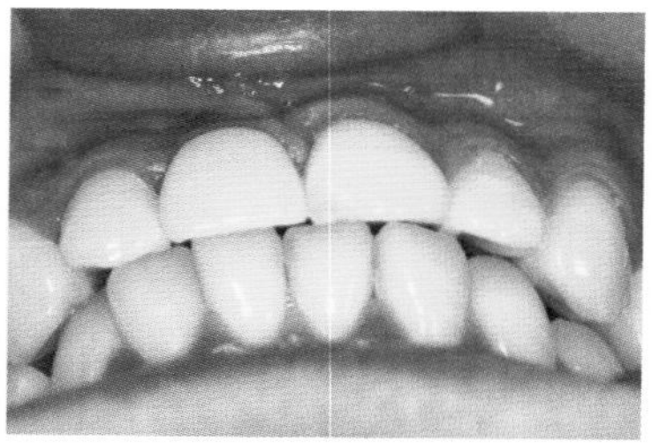
图17 修复后咬合像

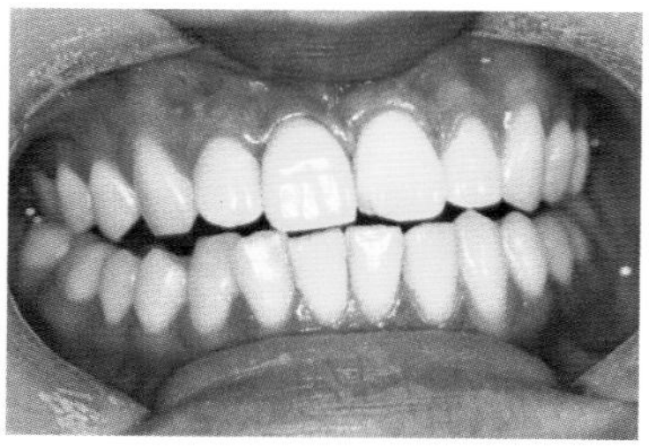
图18 修复后前伸殆像

参考文献

[1] Buser D, Martin W, Belser UC. Optimizing esthetics for implant restorations in the anterior maxilla: anatomic and surgical considerations[J]. International Journal of Oral & Maxillofacial Implants, 2004, 19 Suppl(1):43.

[2] Zekry A, Wang R, Chau AC, et al. Facial alveolar bone wall width – a cone-beam computed tomography study in Asians.[J]. Clinical Oral Implants Research, 2014, 25(2):194–206.

[3] Jensen SS, Bosshardt DD, Gruber R, et al. Long-term stability of contour augmentation in the esthetic zone: histologic and histomorphometric evaluation of 12 human biopsies 14 to 80 months after augmentation[J]. Journal of Periodontology, 2014, 85(11):1549–1556.

[4] Buser D, Bornstein MM, Weber H P, et al. Early implant placement with simultaneous guided bone regeneration following single-tooth extraction in the esthetic zone: a cross-sectional, retrospective study in 45 subjects with a 2- to 4-year follow-up.[J]. Journal of Periodontology, 2008, 79(9):1773–1781.

[5] Chen ST, Buser D. Esthetic outcomes following immediate and early implant placement in the anterior maxilla--a systematic review[J]. International Journal of Oral & Maxillofacial Implants, 2014, 29 Suppl(1):186–215.

美学区即刻种植即刻修复

王园园

摘要

23岁女性患者，以“双侧上颌前牙烤瓷冠咬硬物脱落3月”就诊。全身情况无特殊。口内检查：中位笑线，薄龈型，11、22牙体预备不规则，12、21残根，断面平龈，周围牙龈红肿明显，BOP（+），殆面内见充填物。CBCT示：12、21残根较短，唇侧骨壁完整。12、21、22根管内见充填物，可见根尖暗影，11根尖区见少量根尖暗影。经临床评估后，拟行11、22根管再治疗后冠修复，12、21即刻种植修复。患者于我院牙体牙髓科行11、22根管再治疗，观察1周无明显不适后，局麻下行12、21即刻种植（Osstem种植体），术后以11、22为基牙行临时桥修复。种植术后6个月，检查发现11颈缘低于邻牙约2mm，冠延长术后临时牙塑性11、12、21、22颈部外形，3个月后永久修复。

关键词：美学区；即刻种植；即刻修复

一、材料与方法

1. 病例简介　23岁女性患者。主诉：双侧上颌前牙烤瓷冠反复脱落3个月。口内检查：中高位笑线，薄龈型，前牙重度深覆殆，11、22已行牙体预备，12、21残根，周围牙龈红肿明显，BOP（+）。CBCT示：12、21残根较短，唇侧骨壁完整。12、21、22根管内见充填物，21、22可见少量根尖暗影。

2. 诊断　12、21残根。

3. 治疗计划

（1）术前准备（全口牙周治疗+22根管再治疗）。

（2）12、21即刻种植。

（3）11冠延长术。

（4）临时冠牙龈塑形。

（5）最终修复。

4. 治疗过程（图1～图22）

患者于我院牙体牙髓科行11、22根管再治疗，观察1周无明显不适后，局麻下行12、21即刻种植（Osstem种植体），术后以11、22为基牙行临时桥修复。种植术后6个月，检查发现11颈缘低于邻牙约2mm，冠延长术后临时牙塑性11、12、21、22颈部外形，3个月后永久修复。

二、结果

全瓷冠最终修复，患者取得满意美学效果。

三、讨论

（1）患者12、21残根，根尖无明显炎症，周围骨壁完整，符合即刻种植适应证。

（2）术后以11、22为基牙行树脂桥即刻临时修复，修复过程中22折断，因其已行完善根管治疗，故保留其牙根，最终以11种植体为基牙设计单端桥覆盖于22牙根上，取得较好的美学效果。

（3）修复过程中发现11颈缘位置冠向移位约3mm，遂在最终修复前行11冠延长术（术中以邻牙为参照，未制作导板）。

（4）临时冠牙龈塑性至满意效果后，个性化取模，氧化锆个性化基台，全瓷冠最终修复，患者取得满意美学效果。

作者单位：重庆医科大学附属口腔医院

Email: 464247028@qq.com

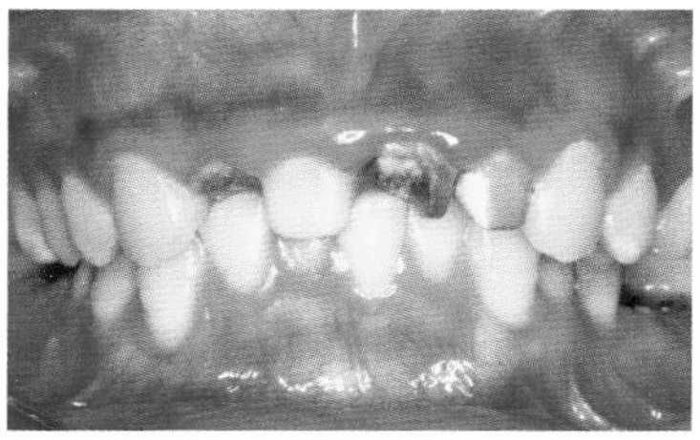
图1 初诊口内咬合像

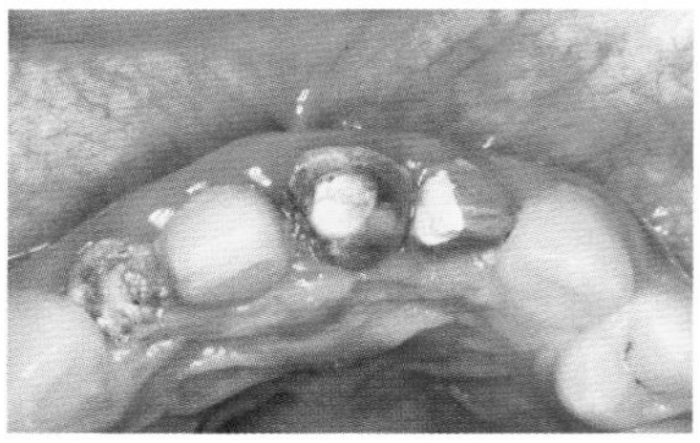
图2 初诊口内𬌗面像

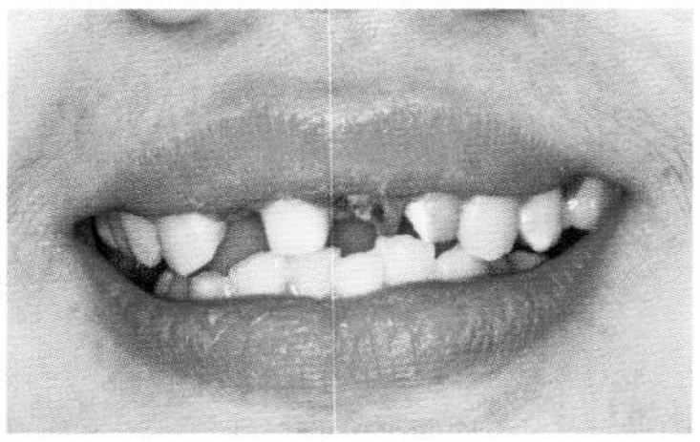
图3 初诊微笑像

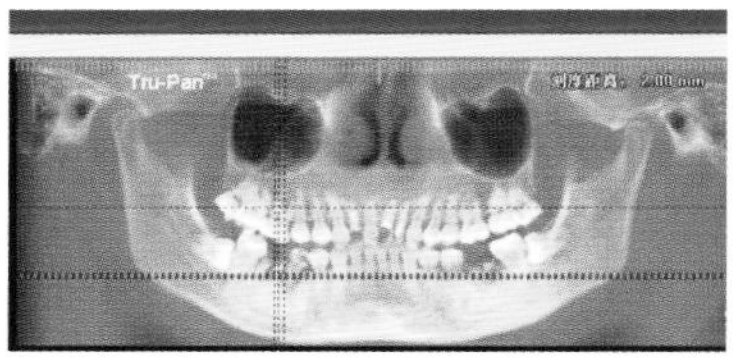

图4 初诊CBCT

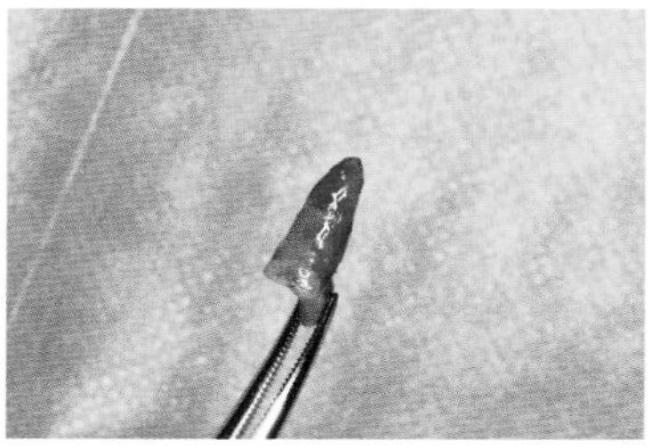
图5 12、21即刻种植修复1

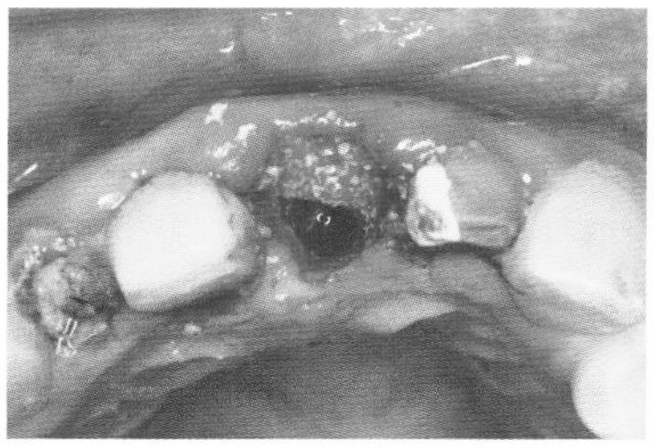
图6 12、21即刻种植修复2

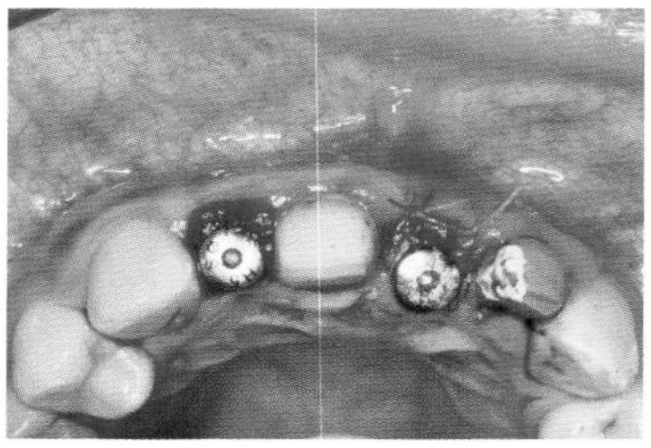
图7 12、21即刻种植修复3

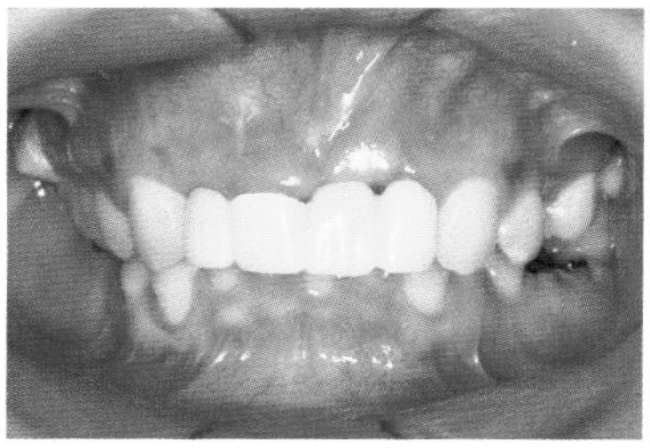
图8 12、21即刻种植修复4

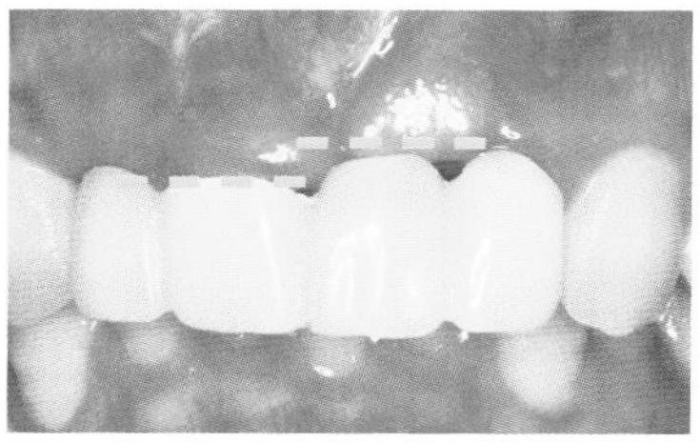
图9 种植术后6个月

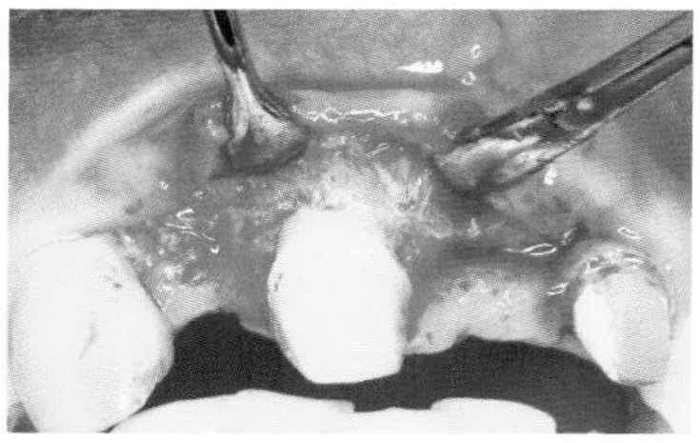
图10 11冠延长术1

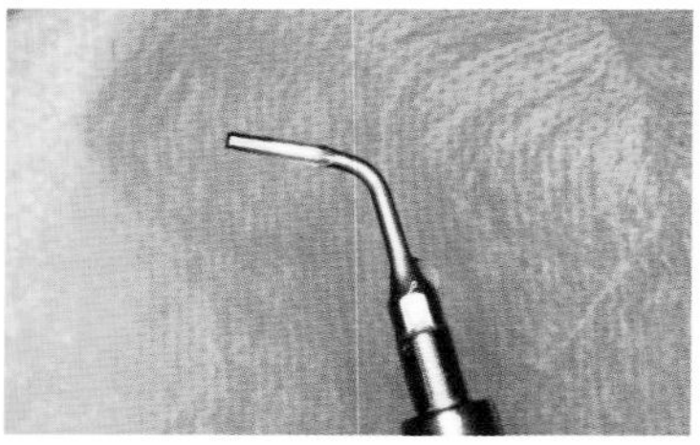
图11 11冠延长术2

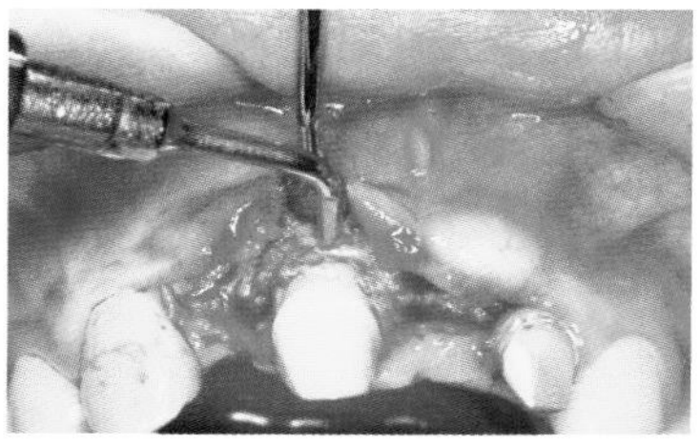
图12 11冠延长术3

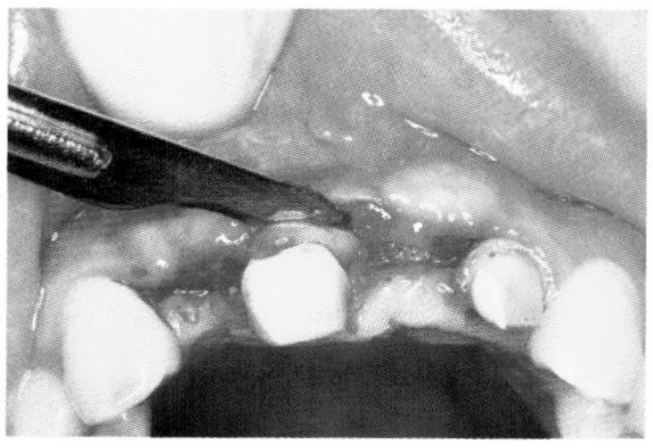
图13 11冠延长术4

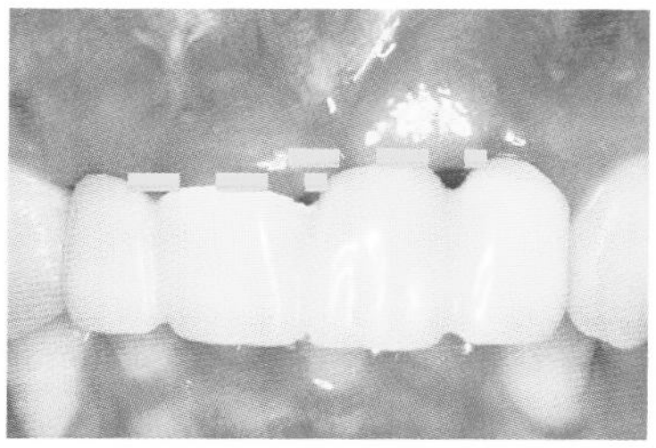
图14 冠延长术前术后对比1

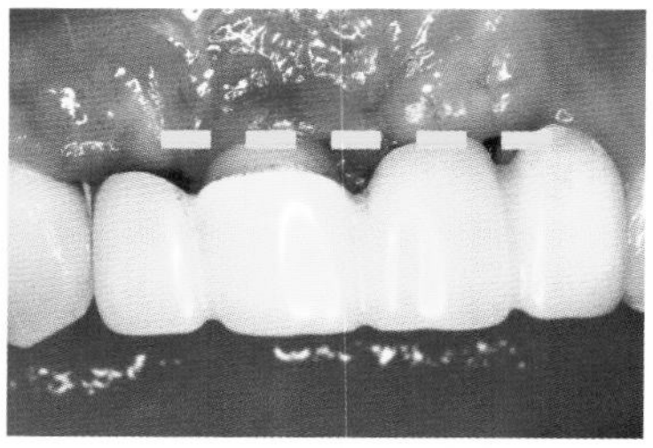
图15 冠延长术前术后对比2

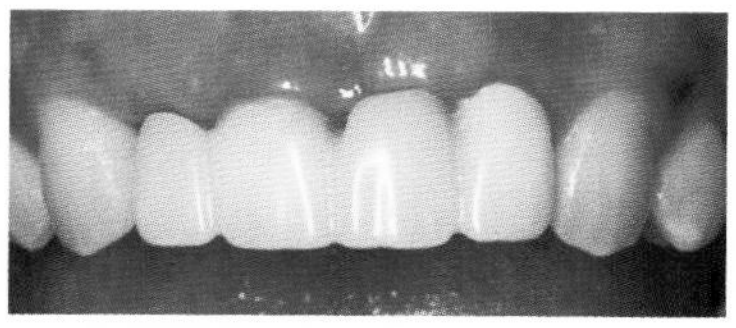
图16 临时冠牙龈塑形（初戴）1

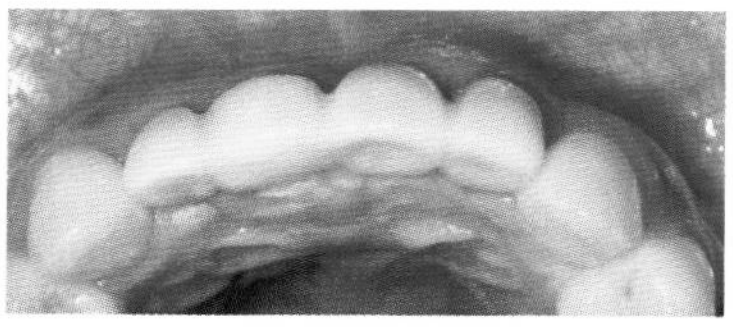
图17 临时冠牙龈塑形（初戴）2

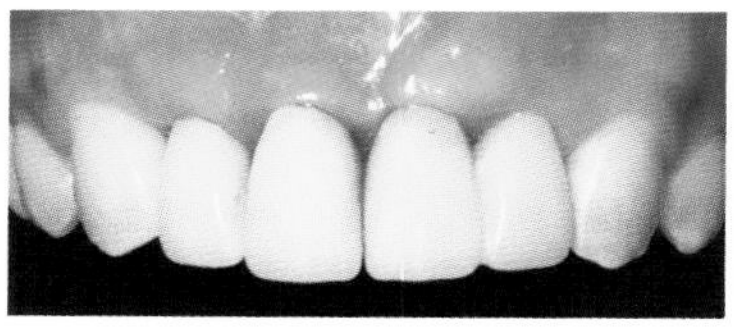
图18 2周后调整临时冠颈部外形

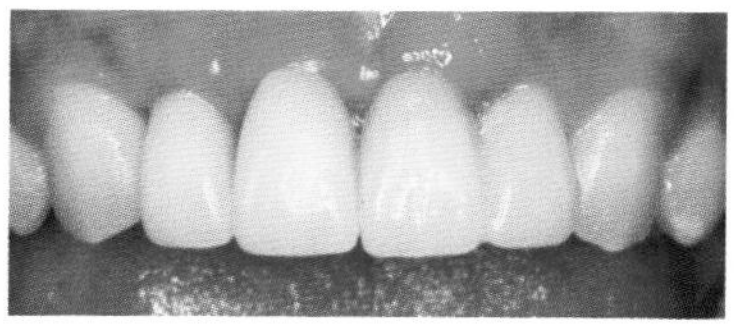
图19 临时冠塑性2个月后口内正面像

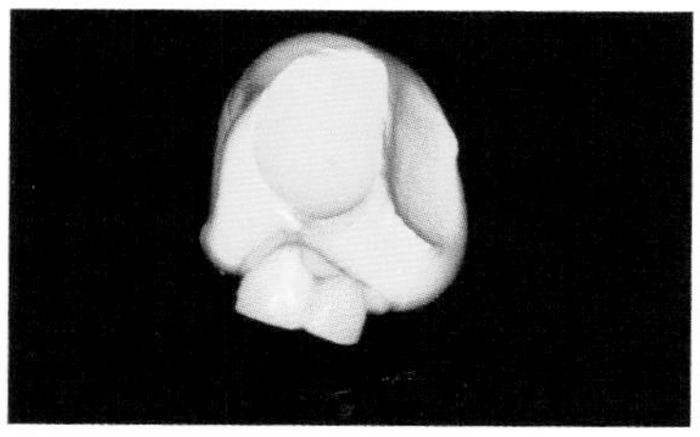
图20 个性化取模1

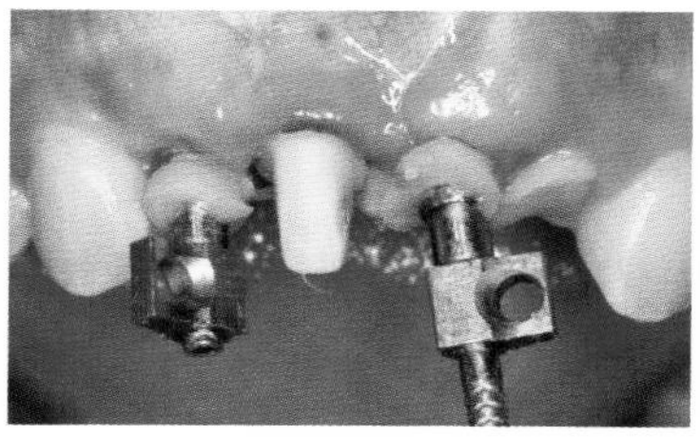
图21 个性化取模2

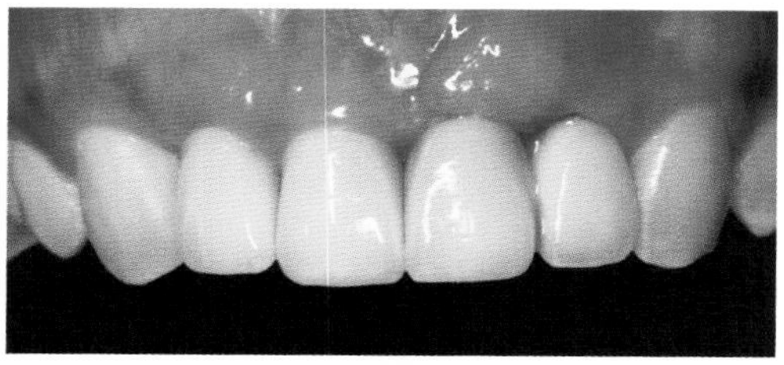
图22 最终修复

即刻种植即刻修复+游离结缔组织瓣移植——美学修复上颌前牙连续缺失1例

王鸣照　刘鑫　何家才

摘要

目的：探讨即刻种植修复技术及游离结缔组织瓣移植在上颌前牙美学区的应用。**材料与方法：**对1例上前牙外伤区近远中间隙较小的患者，采用即刻拔除并即刻种植，并于术后即刻负载种植支持式固定临时义齿，4个月后永久修复，6个月后行游离结缔组织瓣移植。**结果：**术后随访，种植体骨结合良好，牙龈形态色泽、龈缘位置与口腔结构协调，近远中龈乳头丰满，游离结缔组织瓣移植处软组织外形恢复良好，美学修复效果好，患者满意度高。**结论：**本病例说明即刻种植修复技术和游离结缔组织瓣移植可以明显提升上颌前牙区美学效果。

关键词：即刻种植；即刻负载；游离结缔组织瓣移植

随着口腔种植技术的不断提高与发展，医生及患者不仅关注种植义齿功能的恢复，并且越来越重视美学上的恢复。尤其在上颌前牙区，牙槽骨重度吸收，骨量不足，软组织形态异常，先天性骨性发育异常等解剖条件不利于种植体的植入或植入后难以获得较好的美学效果，此类条件的病例已经成为国内外种植学界研究的热点之一。近些年来，有文献报道术者多于上颌硬腭部取游离结缔组织瓣，用于关闭即刻种植牙槽嵴顶创口以及种植体唇侧软组织形态的重建，由于取瓣较为方便安全，手术操作时间较短，被大多数医生应用于临床工作中。本文对1例上前牙外伤区近远中间隙较小的患者，采用即刻拔除并即刻种植，并于术后即刻负载种植支持式固定临时义齿，4个月后永久修复，6个月后行游离结缔组织瓣移植，最终恢复患者前牙区的临床美学，患者对修复效果非常满意。

一、材料与方法

1. 病例简介　29岁女性患者，半个月前外伤致上前牙折断。口内检查如下：11折断至牙龈以下，21冠折，11、21处牙槽嵴形态丰满，22位于23的近中偏腭侧，颊侧可见明显凹陷，33前突，22与31、32呈反殆关系。由于11、21处近远中间隙较小，无法种植2颗种植体，且22唇侧牙槽嵴明显凹陷，为恢复其正常咬合关系，保证长期疗效，建议患者拔除22，并于11、21处行种植体植入术，修复采用11、21连冠带悬臂22方式修复，患者同意方案。22处颊侧建议患者采取带蒂结缔组织瓣移植进行软组织重建，但是当时患者并未同意，6个月后复诊时患者决定行软组织重建，即手术，术中发现由于已行种植义齿固定修复，带蒂结缔组织瓣难以通过牙槽嵴顶，即行游离结缔组织瓣移植。CBCT显示：11、21处剩余牙槽嵴骨高度>15mm，剩余牙槽嵴骨宽度约8mm，22处颊侧明显凹陷。

2. 诊断　11、21冠折。

3. 治疗计划　术中拔除11、21、22，于11、21处常规偏腭侧植入NobelActive 4.3mm×15mm种植体2颗，并于11、21种植窝骨间隙内植入骨替代材料Bio-Oss 0.25g，术后即刻负载螺丝固位种植支持式临时义齿。4个月后个性化取模，完成种植支持式固定义齿最终修复。6个月后于22颊侧行游离结缔组织瓣移植，行软组织美学重建。

4. 治疗过程（图1～图40）

（1）手术过程：常规外科消毒铺巾，阿替卡因肾上腺素局部浸润麻醉，沿牙槽嵴顶做切口，只将切口处牙龈翻开，不做翻瓣处理，拔除11、21、22，刮除肉芽后，球钻偏腭侧定位，逐级备洞，于11、21处植入NobelActive 4.3mm×15mm种植体2颗，初期稳定性大于35N·cm，种植体与牙槽骨之间为间隙性骨缺损，植入骨替代材料Bio-Oss 0.25g，接入闭合式转移杆，常规缝合。嘱患者种植术后注意事项，1周后拆线，口腔卫生宣教。压迫止血后取硅橡胶印模，术后即刻负载螺丝固位种植支持式临时义齿，调整咬合关系，要求与下颌牙无接触，无殆干扰。

（2）术后4个月复诊：X线片显示种植体骨结合良好，临床检查种植体稳定，叩诊清脆音，软组织恢复良好，袖口形成。调整邻牙倒凹，制作个性化转移杆，取种植体水平个性化印模，比色并征求患者对义齿外观的要求，2周后永久修复。

（3）术后6个月复诊：于上颌尖牙至第一磨牙腭侧龈缘3mm处做斜行全厚切口，在上皮层下尽量平行于腭部组织表面，自供区全厚切口近中向远中和腭中线方向锐性潜行剥离，将全厚黏骨膜瓣分为上层含部分结缔组织的上皮瓣和下层骨膜结缔组织瓣，将下层组织切至骨面，使用骨膜剥离器剥离

作者单位：安徽省口腔医院

通讯作者：何家才；Email: hejiacai@163.com

下层骨膜结缔组织瓣，去除取下的游离骨膜结缔组织瓣中的脂肪组织，稍作修整成长条状，使用缝线将游离结缔组织瓣穿入，沿22处颊侧凹陷处向上提拉塞入并缝线固定，水平褥式缝合固定移植瓣，腭侧供区置明胶海绵止血，无张力连续锁边缝合，于22创口表面置塞制剂保护创口，嘱患者术后注意事项，2周后拆线。

（4）材料：Nobel手术器械，NobelActive种植体2颗（4.3mm×15mm），Bio-Oss 0.25g。效果评估：随访期间对种植义齿修复效果进行评估，包括种植体骨结合情况、软组织健康情况、红色美学评估。种植体成功指标参照Albrektsson等制订的标准，红色美学评估采用Fürhauser等提出的PES标准。

二、结果

术后4个月及术后6个月复诊时，种植体骨结合好，种植体成功率为100%，唇侧龈缘位置与邻牙协调，近远中龈乳头充满整个邻间隙，软组织色泽形态良好，随访期间保持稳定健康，11、21红色美学评分为12分，牙冠形态、色泽逼真，位置协调。美学修复效果满意。

游离结缔组织瓣移植术后1个月复诊时，22红色美学评分为10分，唇侧龈缘位置与邻牙协调，软组织色泽形态良好。

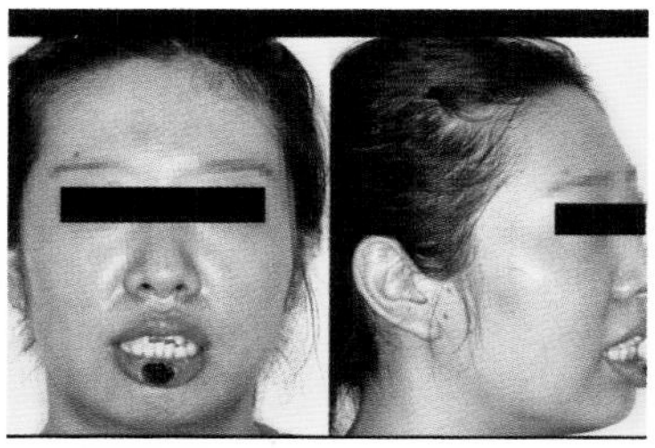

图1 术前口外面部正面、侧面像

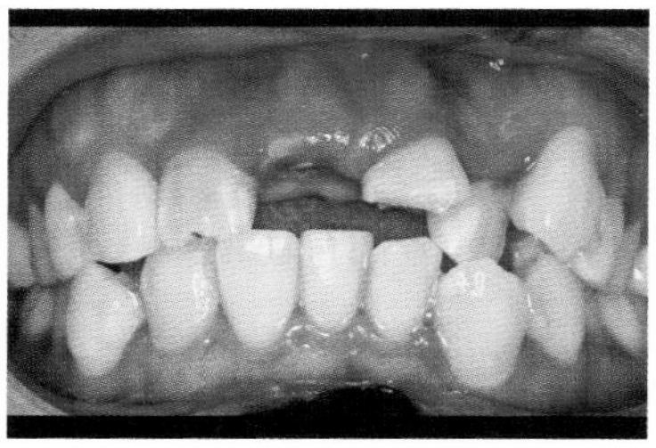

图2 术前口内正面像，11折断至牙龈以下，21冠折，11、21处牙槽嵴形态丰满

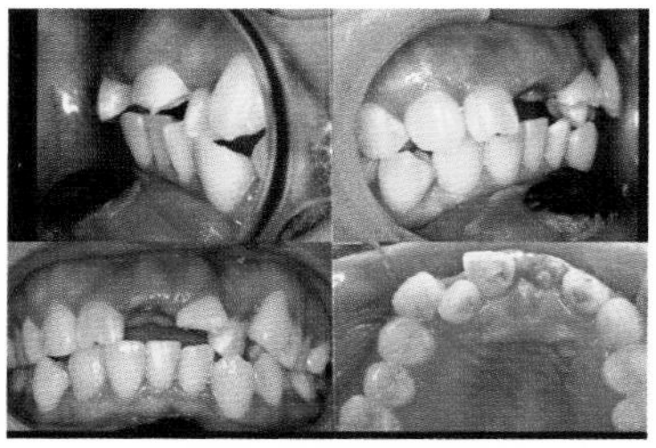

图3 术前口内像，正面像+侧面像+口内殆面像

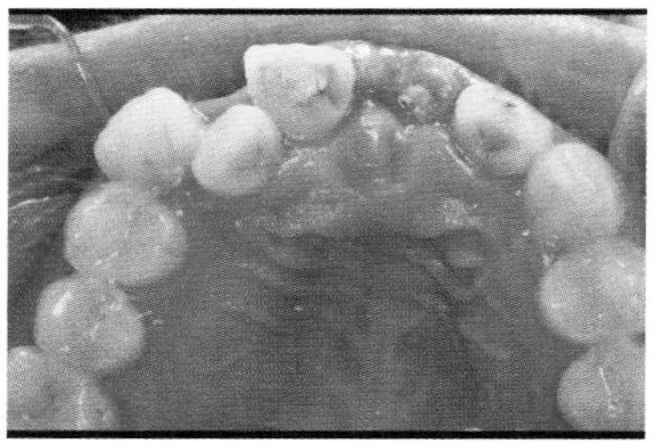

图4 术前口内殆面像，22位于23的近中偏腭侧，33前突，22与31、32呈反殆关系

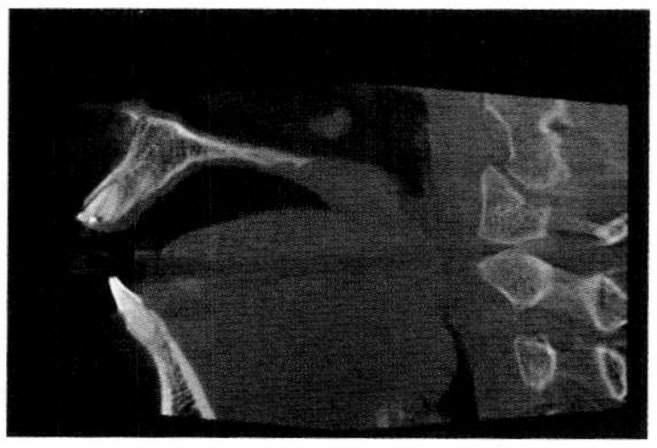

图5 术前CBCT，11冠折至龈下

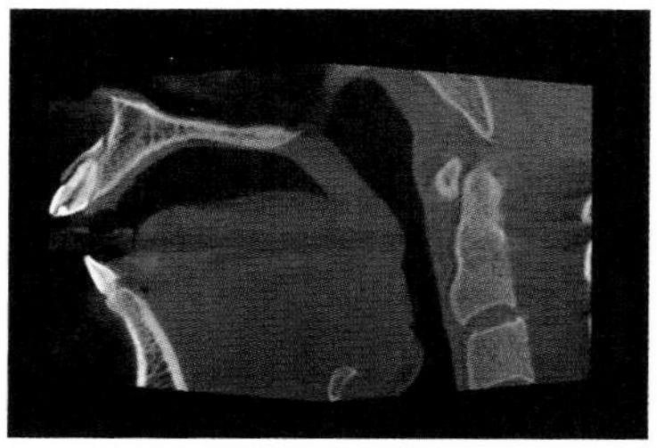

图6 术前CBCT，21冠折，伴有牙槽突骨折

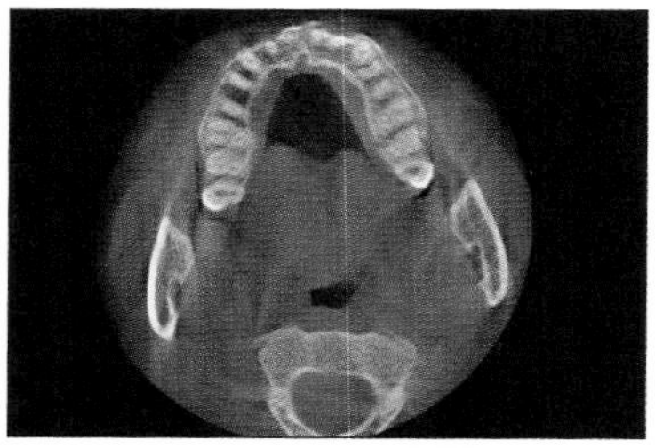

图7 术前CBCT，横断面影像，22处颊侧明显凹陷

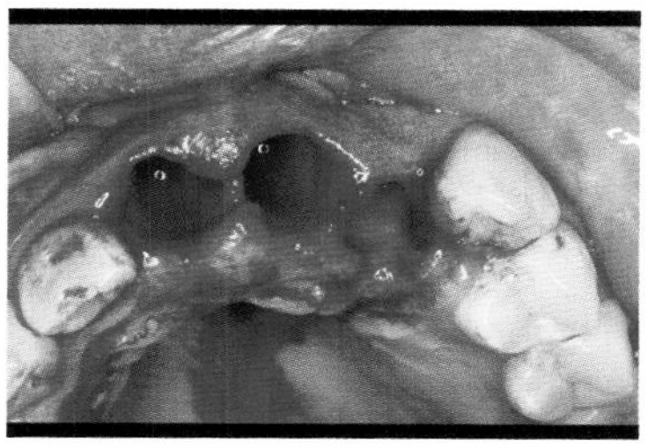

图8 术中拔除11、21、22

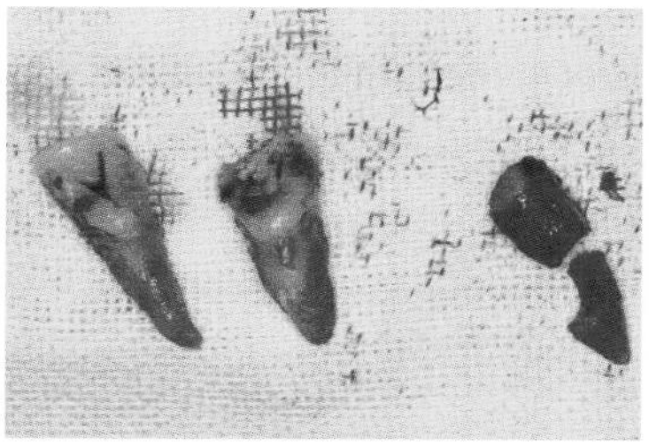

图9 拔除的11、21、22

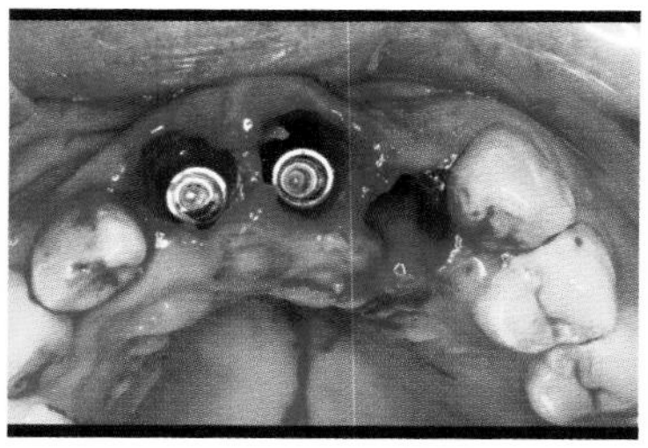

图10 术中于11、21处常规偏腭侧植入NobelActive 4.3mm×15mm种植体2颗

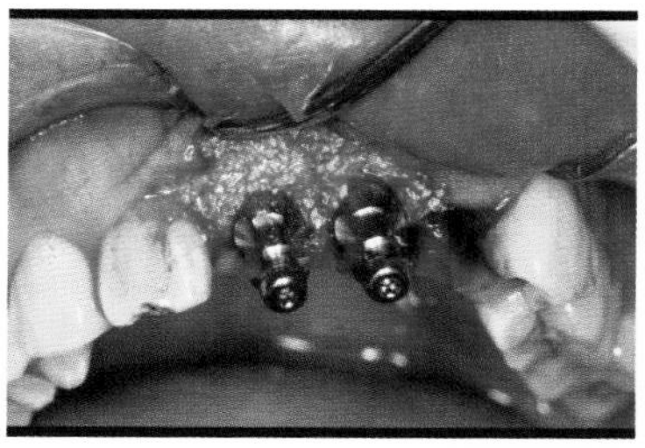

图11 术中于11、21种植窝骨间隙内植入骨替代材料Bio-Oss 0.25g

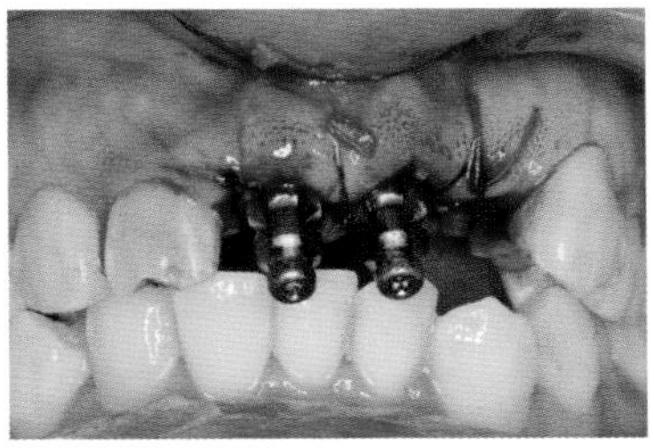

图12 术后转移杆像

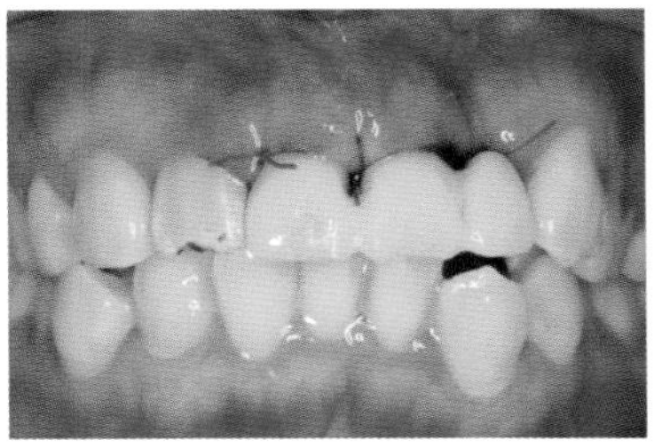

图13 术后即刻负载螺丝固位种植支持式临时义齿口内正面像

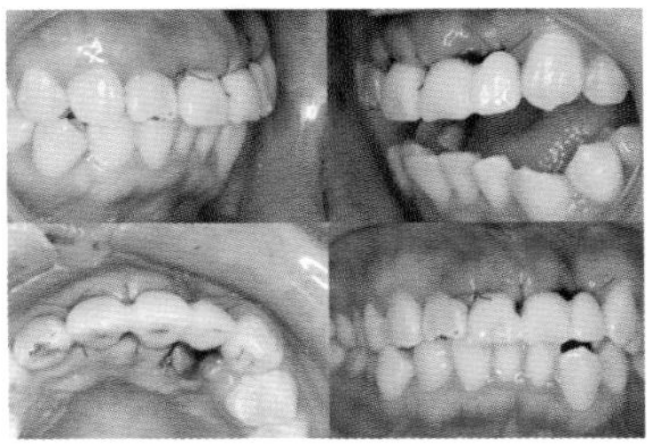

图14 术后即刻负载临时义齿，正面像+侧面像+口内殆面像

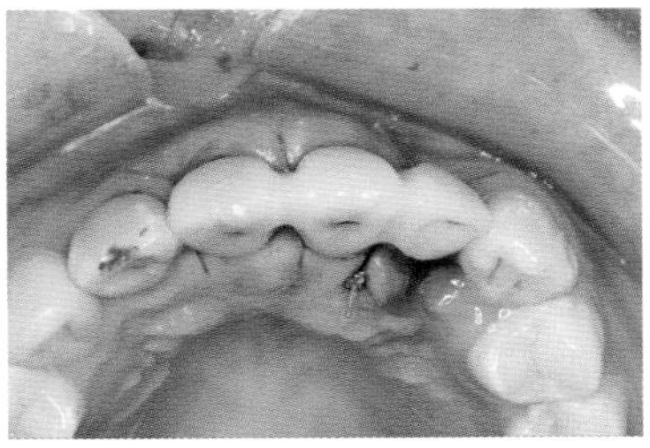

图15 术后即刻负载螺丝固位种植支持式临时义齿口内殆面像

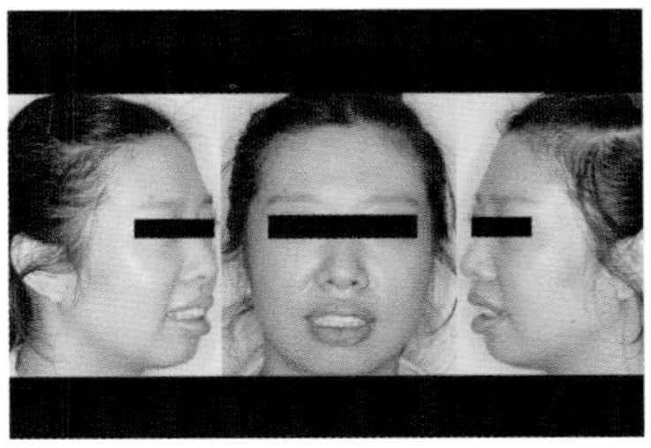

图16 种植术后1周复诊，口外面部正面、侧面像

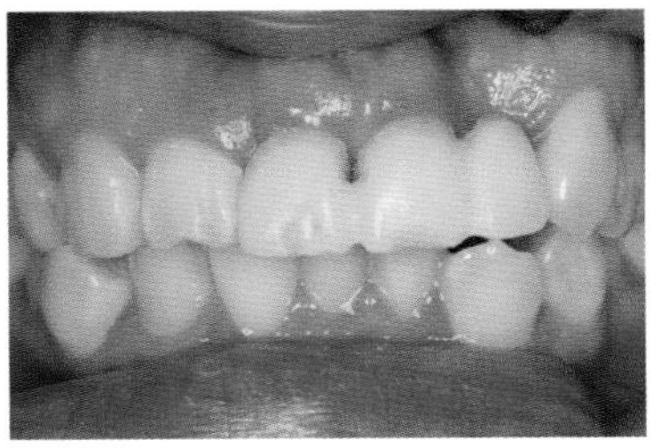

图17 种植术后4个月复诊，软组织恢复良好1

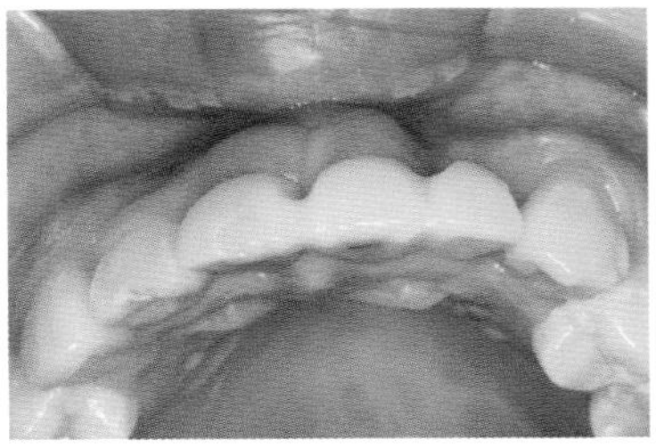

图18 种植术后4个月复诊，软组织恢复良好2

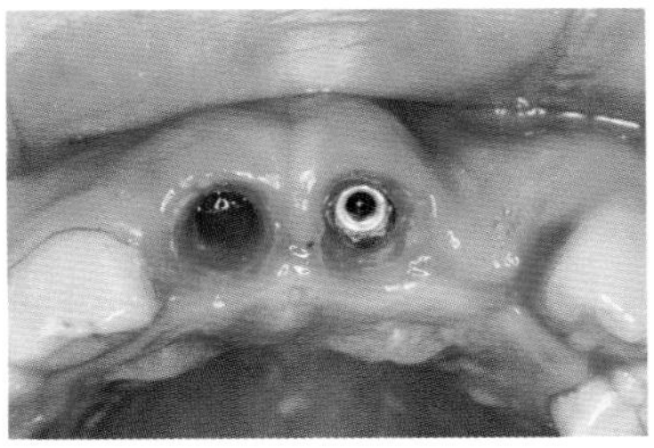

图19 种植术后4个月复诊，软组织恢复良好3

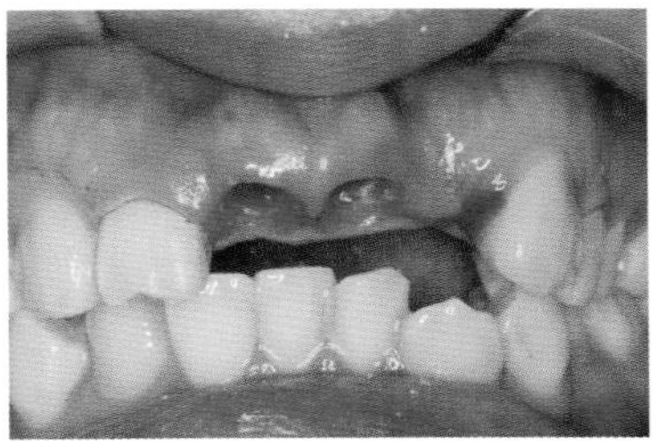

图20 种植术后4个月复诊，软组织恢复良好4

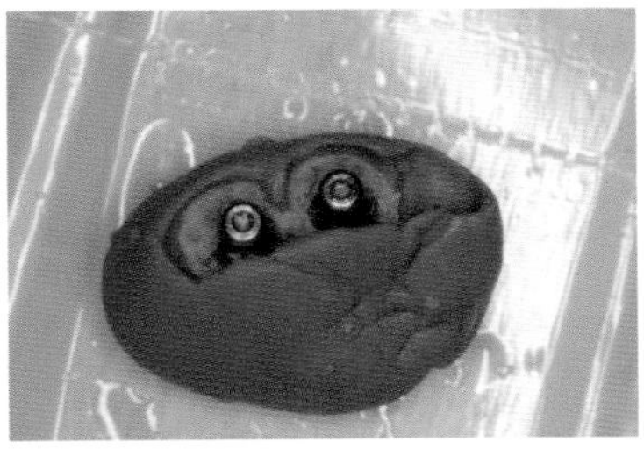

图21 个性化取模1

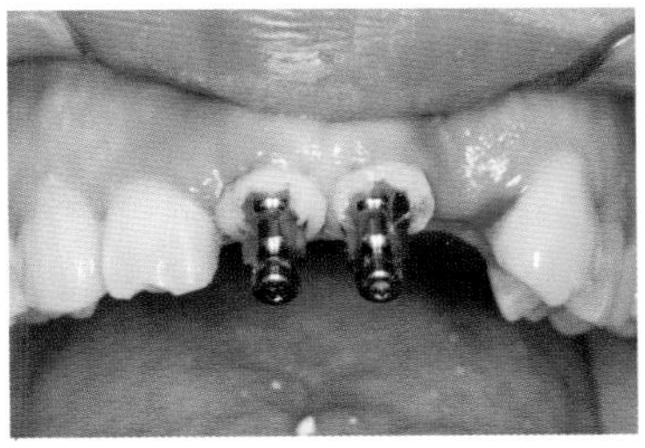

图22 个性化取模2

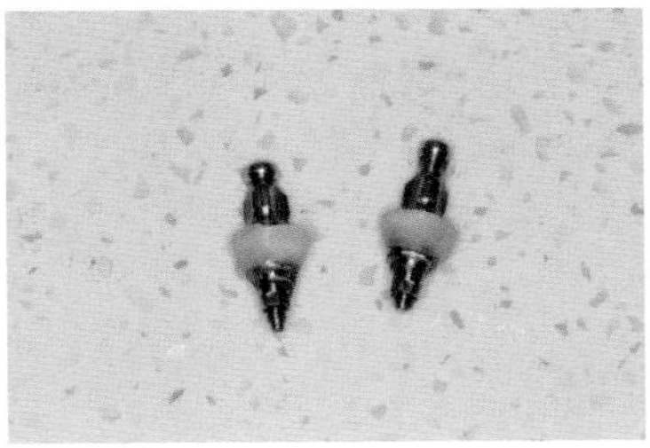

图23 个性化取模3

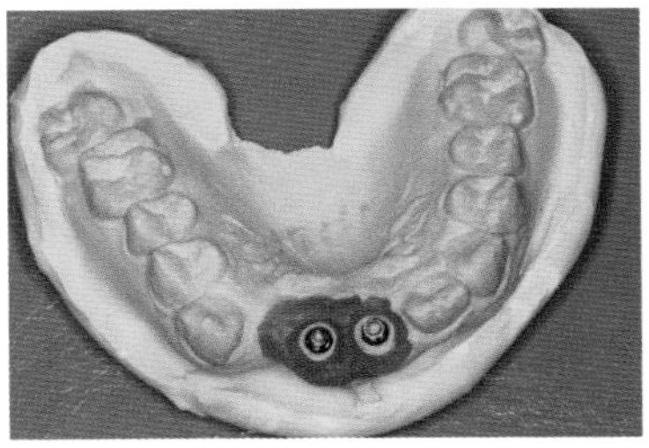

图24 个性化取模4

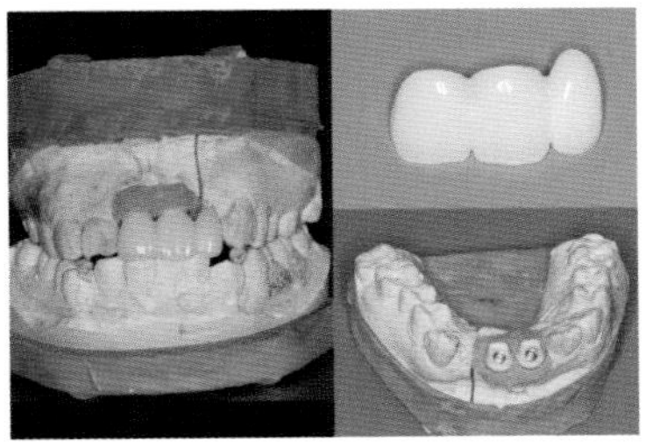

图25 最终修复体的完成

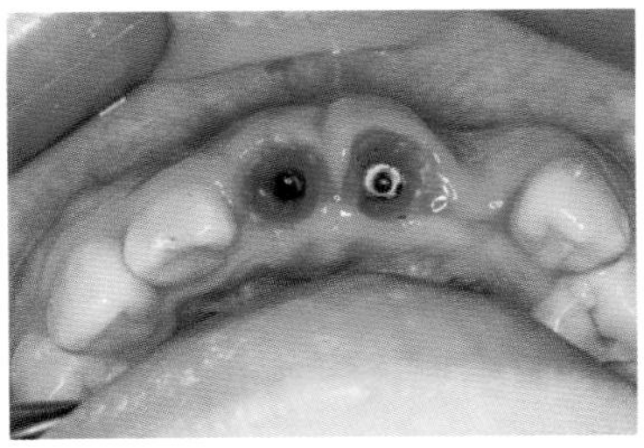

图26 终修复体戴牙过程1

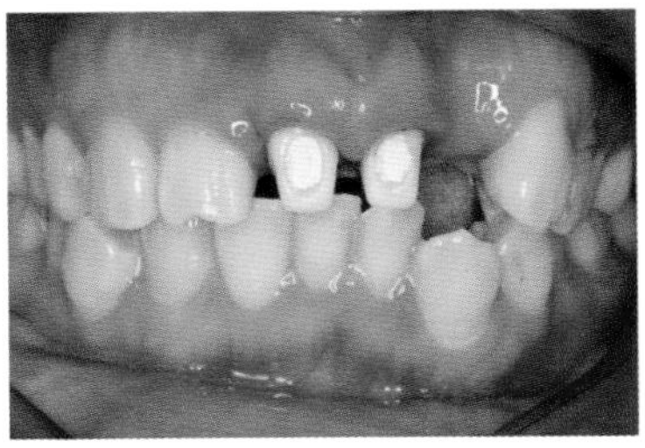

图27 终修复体戴牙过程2

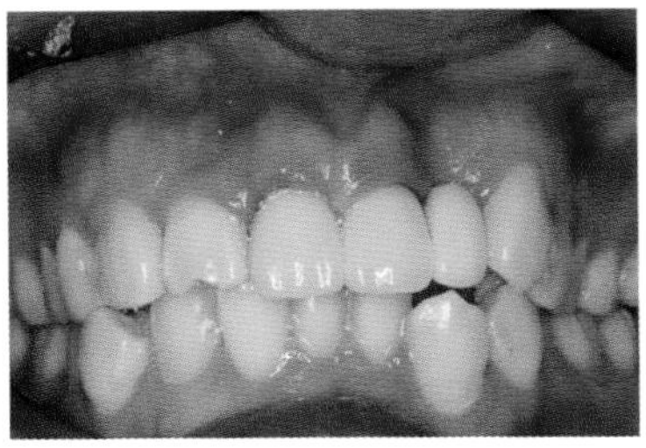

图28 终修复体戴牙过程3

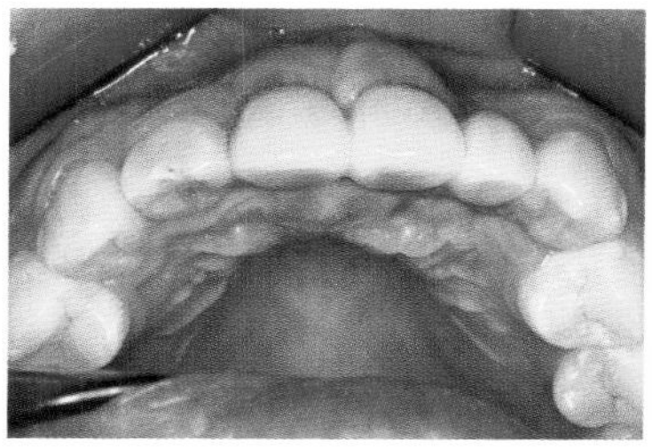
图29 口内船面像

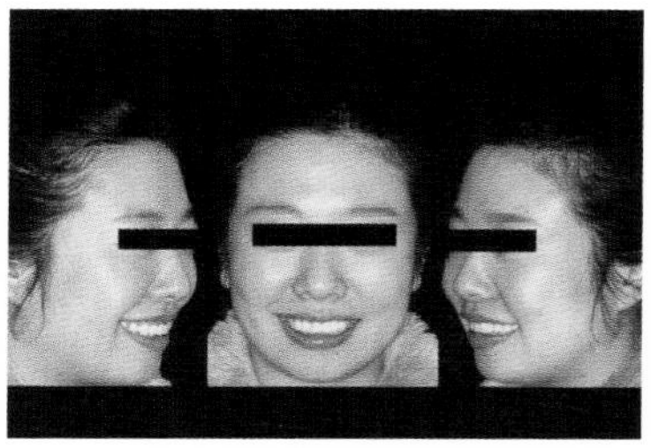
图30 种植术后6个月复诊，口外面部正面、侧面像

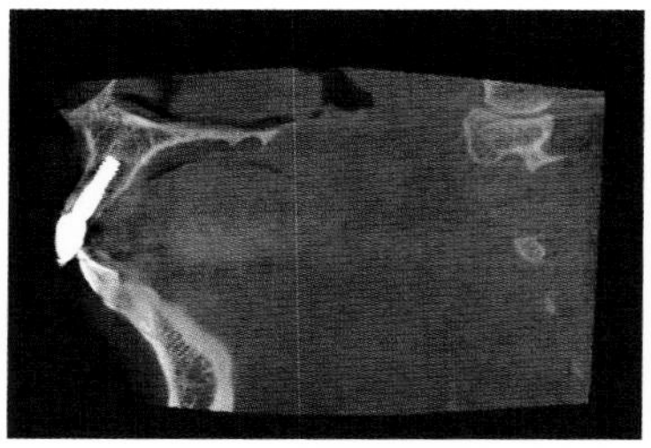
图31 种植术后6个月复诊，CBCT示11骨愈合良好

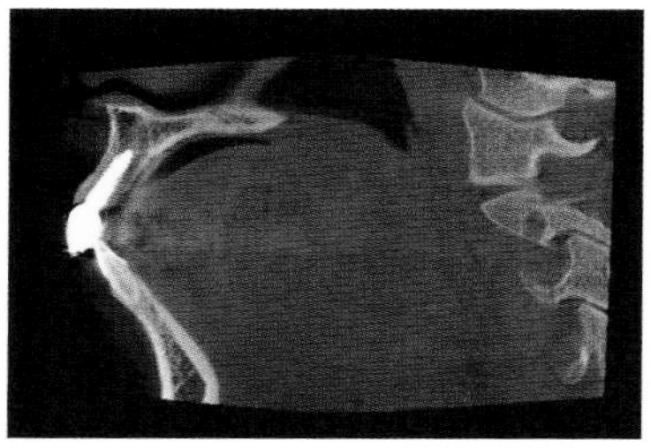
图32 种植术后6个月复诊，CBCT示21骨愈合良好

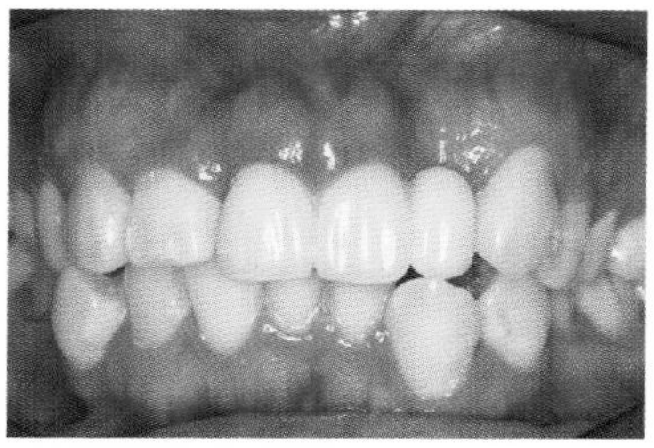
图33 种植术后6个月复诊，口内正面像

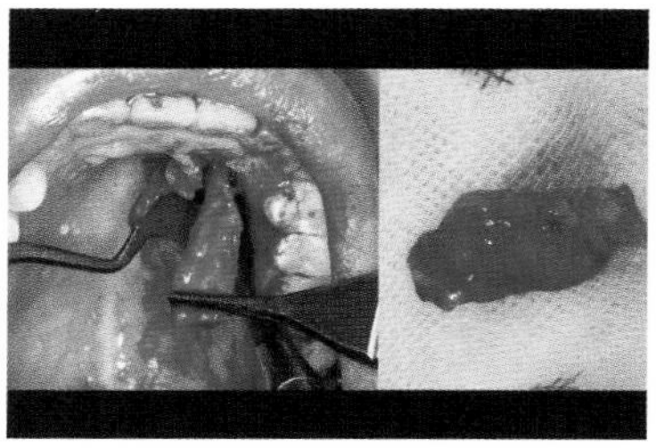
图34 腭部游离结缔组织瓣移植

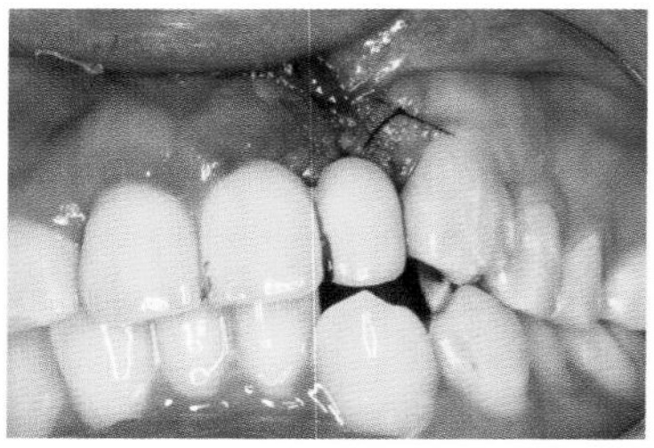
图35 移植术后口内像1

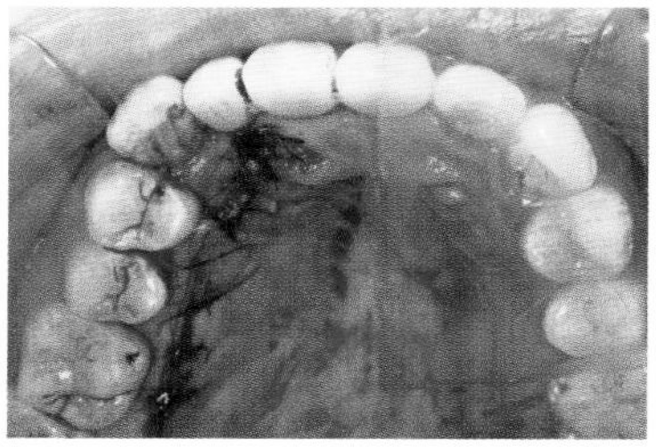
图36 移植术后口内像2

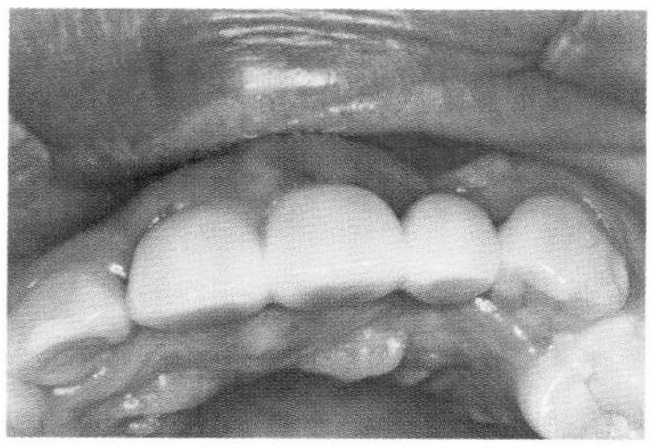
图37 移植术后1个月口内像1

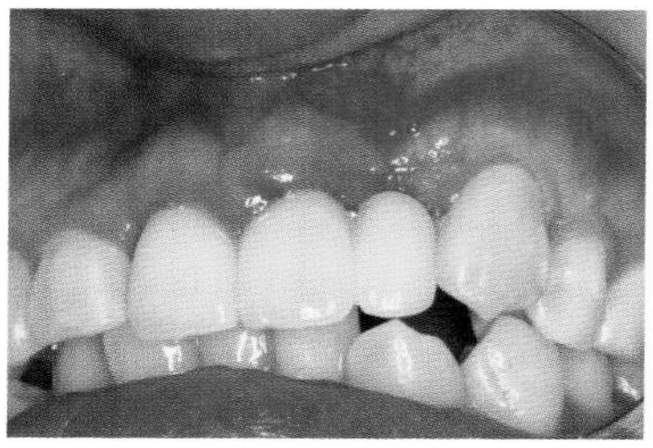
图38 移植术后1个月口内像2

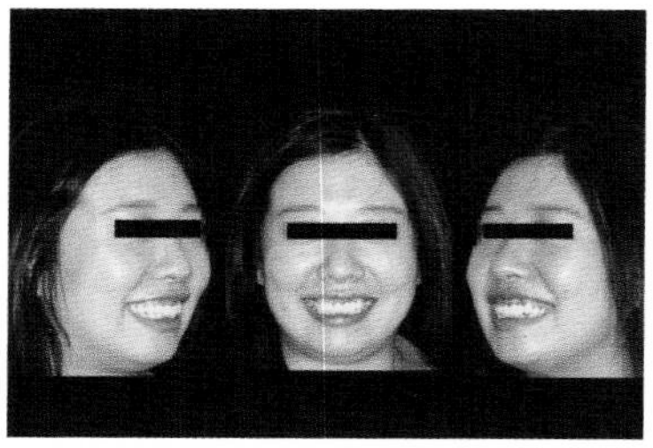
图39 移植术后1个月，口外面部正面、侧面像

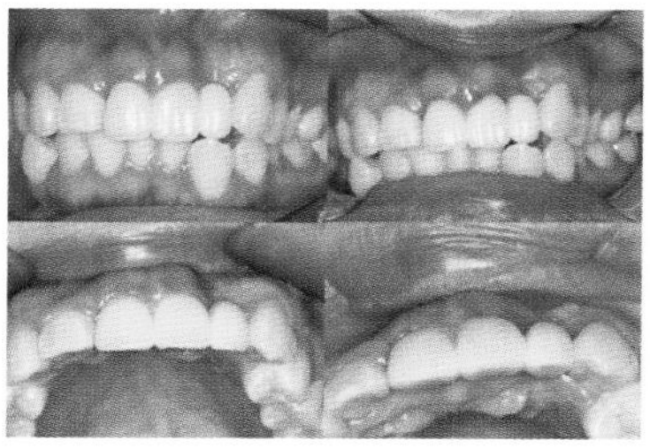
图40 移植术前与术后1个月对比

三、讨论

即刻种植越来越多地用于上前牙美学区外伤患者的功能性修复，并且其具有手术次数少、治疗周期短、美学效果佳等优点，从而被越来越多的临床医生所使用。上颌前牙区唇侧骨壁的骨量是保证种植修复后软组织美学形成和长期稳定性的关键，特别是唇侧骨壁的厚度，直接关系种植体植入后牙槽骨吸收和牙龈退缩程度。大量的临床研究表明，关于即刻种植，即刻地植入，不能完全阻止骨吸收。关于即刻种植骨改变的系统的综述表明，植入植体4～12个月后，颊侧骨水平吸收约为1.07mm，垂直吸收约为0.78mm。Grunder等提出，如果种植体植入后，能够有2mm的唇侧骨板厚度，就可避免牙槽骨垂直吸收和牙龈退缩的问题。现在，越来越多的实验和临床研究表明，种植体早期负重可刺激应力集中区的新骨形成，使种植体周围骨小梁根据受力形式合理分布，种植体植入后适当的功能刺激有利于骨的生长和改建。例如在本病例中，拔牙后，由于种植体直径小于拔牙窝并偏腭侧植入，在种植体和唇侧骨板之间一般会形成至少2mm的唇侧骨间隙，使用骨替代材料Bio-Oss对骨间隙进行充填，以支撑唇侧骨板，进而补偿唇侧骨板的吸收，为获得良好的种植美学修复奠定基础。同时术后4个月的CBCT显示11、21种植体处的骨结合良好，唇侧骨板厚度均大于2mm，均验证了即刻种植修复在美学区的优越性。

除此之外，足够宽度和厚度的角化龈对于取得理想的种植体龈袖口非常必要，角化龈的存在有助于种植体获得长期良好而稳定的功能和美学效果。当角化黏膜宽度超过2mm时，骨吸收的风险降低。所以在种植过程中，只是将牙槽嵴顶处的牙龈翻瓣，并未在颊侧做切口翻瓣，为了最大限度地保留角化龈，从而尽量减少骨吸收。同时，即刻修复体有诱导软组织塑形用。牙龈的位置与形态是评价种植修复红色美学的重要指标。本病例患者求即刻临时修复。通过种植支持式临时义齿诱导软组织成形，利于美学重。由于患者植体初期稳定性>35N·cm，适合采用即刻修复，即刻修复后种植体周围的牙槽骨产生的生理性刺激，也更有利于骨结合。其次为了让修复体颈部龈缘过渡更加自然，形态更加协调，提倡美学区的种植义齿采个性化印模的方式，制作个性化转移杆获取终印模，精确转移种植体位、方向及周围软组织的形态。最终修复后，患者唇侧丰满度得到良好保，近远中龈乳头丰满，龈缘位置与邻牙协调，患者对美学区的美学重建效比较满意。

常见的软组织增量方式可分为带蒂结缔组织瓣移植和游离结缔组织瓣植。在角化龈较少的区域，带蒂瓣移植因其丰富的血供，效果明显优于游瓣，且腭部带蒂结缔组织瓣移植也能实现很好的组织封闭。患者于术后6月复诊时，提出对22处颊侧牙龈软组织进行美学重建，术者向患者说明好采用带蒂结缔组织瓣移植的方法进行美学重建，因上颌前牙区已采用固定修复，如术中因移植空间不便采取此方案，则采用游离结缔组织瓣移植，患者对此说明表示同意。在该病例中，22位点不存在硬组织缺损，只是由于先天性发育引起的22偏腭向萌出造成的颊侧凹陷，所以只需要通过重建该区域的软组织外形、轮廓及凸度，就能恢复其美学效果。术中采用游离结缔组织瓣移植，在受区唇侧向两侧稍做延伸的沟内切口，锐性分离上方半厚瓣形成信封，对唇侧软硬组织损伤较小，利于减少唇侧软硬组织的萎缩吸收，并为移植瓣提供了一个血供和营养丰富的受植床。术中并未做附加垂直切口进行翻瓣，减少了牙龈乳头的破坏及唇侧黏膜瘢痕形成的可能。术后复诊时，软组织恢复良好，患者比较满意。

由于采用了游离结缔组织瓣移植，22位点扩增后的软组织也有少量的退缩，且游离结缔组织瓣放置位置一般偏于移植区根方，无法增加牙槽嵴顶的软组织量。带蒂结缔组织瓣移植组织退缩量小，能通过翻转骑跨牙槽嵴顶的方式增加冠方的软组织量。对于此类病例，我们仍建议在即刻种植即刻修复同期行带蒂结缔组织瓣移植。

参考文献

[1] Man Y, Wang Y, Qu Y, et al. A palatal roll envelope technique for peri-implant mucosa reconstruction: a prospective case series study[J]. International journal of oral and maxillofacial surgery, 2013, 42(5):660-665.
[2] 林野, 邱立新, 胡秀莲, 等. 硬腭结缔组织游离移植在上颌前牙区种植中的应用[J]. 北京大学学报(医学版),2008(1):52-56.
[3] Albrektsson T, Zarb G, Worthington P, et al.The long-term ef- ficacy of currently used dental implants:A review and proposed criteria of success[J]. Int J Oral Maxillofac Implants, 1986, 1(1):11-25.
[4] Fürhauser R, Florescu D,Benesch T, et al.Evaluation of soft tissue around single-tooth implant crowns: the pink esthetic score[J]. Clinical oral implants research, 2005, 16(6):639-644.
[5] M. Esposito, M.G. Grusovin, I.P. Polyzos, et al. Timing of implant placement after tooth extraction: immediate, immediate-delayed or delayed implants? A Cochrane systematic review[J]. Eur J Oral Implantol, 2010, 189-205.
[6] N.P. Lang, L. Pun, K.Y. Lau, et al. A systematic review on survival and success rates of implants placed immediately into fresh extraction sockets after at least 1 year[J]. Clin Oral Implants Re, 2012, 39-66.
[7] L. Schropp, F. Isidor. Papilla dimension and soft tissue level after early vs. delayed placement of single-tooth implants: 10 year results from a randomized controlled clinical trial[J]. Clin Oral Implants Res, 2015, 278-286.
[8] C.T. Lee, T.S. Chiu, S.K. Chuang, et al. Alterations of the bone dimension following immediate implant placement into extraction socket: systematic review and meta-analysis[J]. J Clin Periodontol, 2014, 914-926.
[9] Grunder U,Gracis S.Influence of the 3-D bone-to-implant relationship on esthetics[J].The International journal of periodontics & restorative dentistry, 2005, 25(2):113-119.
[10] Boynuegri D,Nemli SK. Significance of keratinized mucosa around dental implants: a prospective comparative study[J]. Clinical oral implants research, 2013, 24(8):928-933.

即刻种植即刻修复配合微创瓷贴面技术改善上前牙区功能美观1例

毛英杰

摘要

目的：观察即刻种植即刻修复配合微创瓷贴面技术改善上前牙区功能美观的效果。**材料与方法：**选取上前牙美学区间隙不协调且单牙冠根折病例，进行微创拔牙、不翻瓣即刻种植、骨壁间隙内GBR、软组织移植、即刻修复等手段，结合微创瓷贴面技术，合理分布间隙，解决前牙较宽缺牙间隙的种植美学不足问题。**结果：**21种植修复获得了良好的软硬组织稳定性和美学效果，11、22微创粘接性瓷修复合理协调了前牙区缺牙间隙，短期美学效果非常满意。**结论：**即刻种植即刻修复及结缔组织移植术的运用可以最大限度地保存缺牙区软硬组织量，同时借助微创粘接性瓷修复技术，完美地解决前牙较宽缺牙间隙的种植美学不足问题。

关键词：即刻种植；即刻修复；微创；瓷贴面

上前牙美学区单颗牙冠根折，无法保留，是即刻种植、即刻修复的常规适应证之一，其长期效果及远期稳定性已经得到了文献的充分证实。微创拔牙、不翻瓣即刻种植、种植体与牙槽窝骨壁间隙内GBR技术、缺牙区唇侧黏膜下软组织移植、即刻修复等手段对于减少软硬组织吸收、维持软硬组织稳定有重要的意义。而在上前牙缺牙区存在间隙过大不协调等病例时，结合微创瓷贴面技术，合理分布间隙，能够弥补种植区域牙冠外形塑性的不足，提高美学效果，近期效果好，值得推广。

一、材料与方法

1. 病例简介 29岁男性患者。因“上前牙区原简易桩冠折断1周”就诊。临床检查：中位笑线；21残冠，有螺纹桩置于根管，折断面齐唇侧牙体，腭侧缺损位于龈下4mm，无明显松动，牙龈菲薄，近中龈乳头细长，无明显红肿；前牙区覆𬌗覆盖正常；21间隙偏大，有近13mm；11近中切角缺损、唇面有灰褐色斑块，无明显松动。CBCT示：牙槽窝内残根长9.4mm，牙槽嵴顶唇腭侧宽度8.3mm，唇侧骨板菲薄<1mm，根基可用骨高度充足，鼻腭神经管粗大。

2. 诊断 21冠根折；11牙体缺损。

3. 治疗计划

（1）美学蜡型设计，合理分配上前牙区间隙。

（2）21拔除、即刻种植即刻修复治疗。

（3）11、22微创粘接性瓷修复。

4. 治疗过程（图1～图60）

（1）术前蜡型分析，设计21理想植入位置。

（2）微创完整拔除21，探查拔牙窝骨壁完整。在研究蜡型指导下，于拔牙窝腭侧备洞，不翻瓣植入Ankylos A14平台转移型种植体1颗，最终扭矩>35N·cm。种植体与唇侧骨壁间隙3mm，植入Bio-Oss人工骨粉。在上前磨牙至第一磨牙腭侧取结缔组织瓣，约10mm×8mm，移植到21唇侧黏膜下。用DMG临时冠材料将携带体与邻牙连接，固化后取下携带体，安装种植体替代体，种植区旋入愈合基台。体外用临时基台完成种植临时冠，消毒备用。

旋下愈合帽，将种植树脂临时冠戴入，检查邻接点及咬合，在正中咬合位及前伸咬合位均无咬合接触，树脂封闭螺丝孔。

术后常规应用抗生素，并进食软质非刺激食物。

（3）术后5个月复查，种植体获得良好的稳定性，牙龈健康，龈缘形态满意，位置稳定，开始进入永久修复阶段。在术前诊断蜡型指导下，对11、22进行常规贴面预备，并对种植穿龈轮廓做少量调整，过渡性临时冠及贴面观察2周。

（4）术后近6个月，患者对前牙区临时修复体外观形态弧度满意后，取最终模型，制作完成。并于21戴入氧化锆全瓷一体冠，11常规E-max贴面修复及22E-max小贴面修复。

（5）3个月后复查，修复体周围牙龈健康，龈缘形态满意，咬合关系稳定协调。

作者单位：浙江大学医学院附属口腔医院

Email: myj0571@163.com

、结果

在观察期内，21种植修复获得了良好的软硬组织稳定性和美学效果，11、22微创粘接性瓷修复合理协调了前牙区缺牙间隙，短期美学效果非常满意。

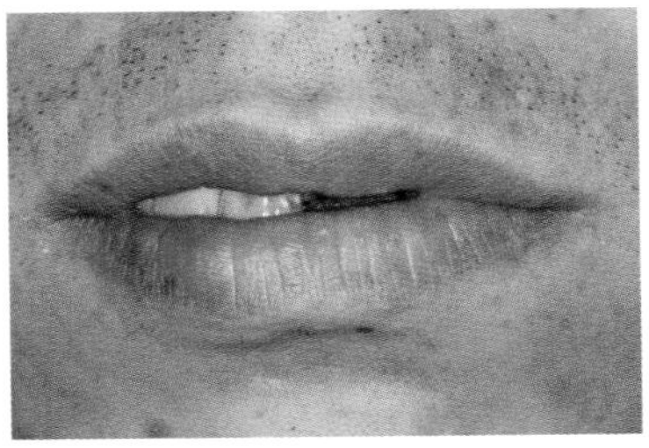
图1　术前口外像

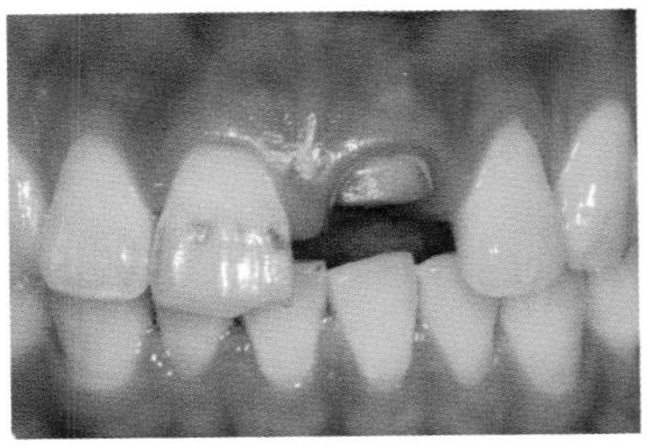
图2　术前口内像1

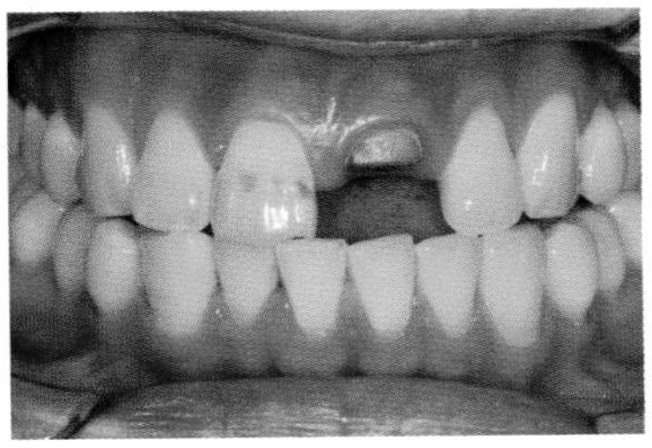
图3　术前口内像2

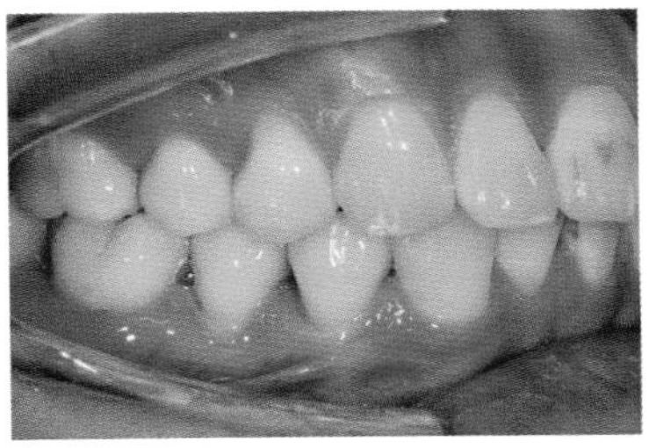
图4　术前口内像3

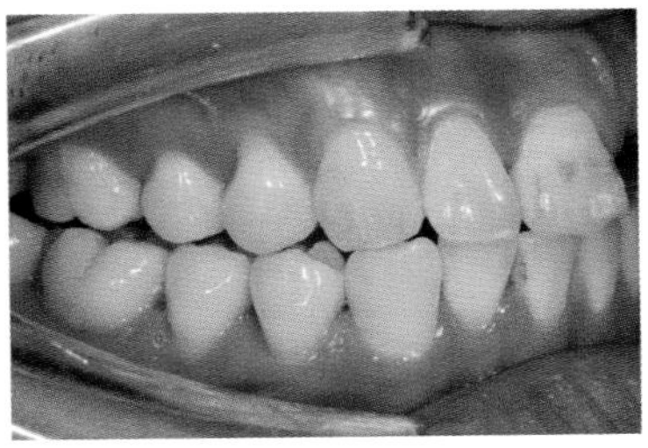
图5　术前口内像4

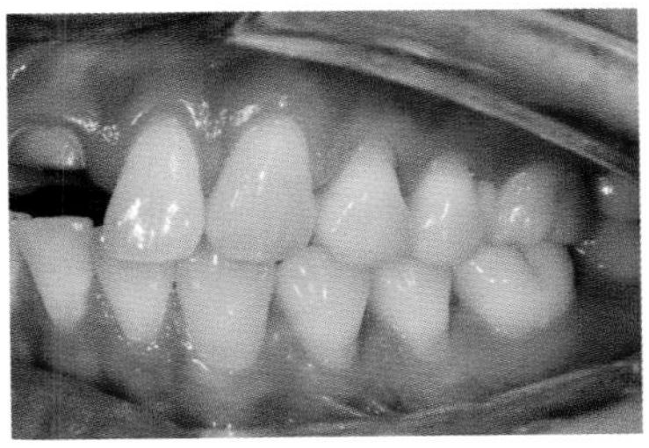
图6　术前口内像5

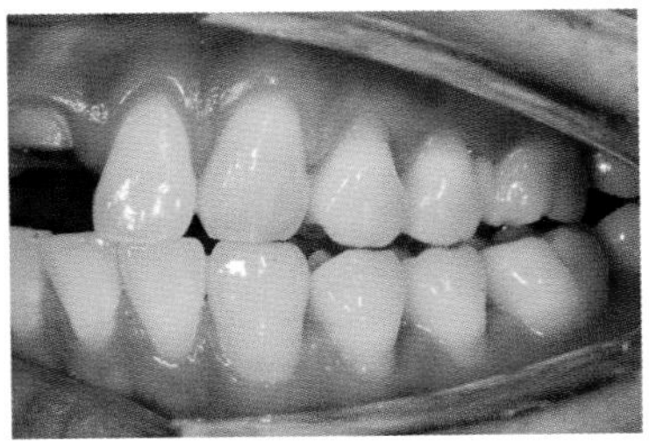
图7　术前口内像6

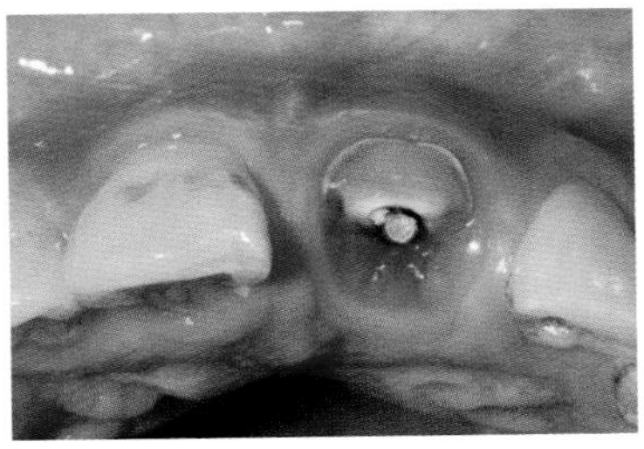
图8　术前口内嵴顶位像

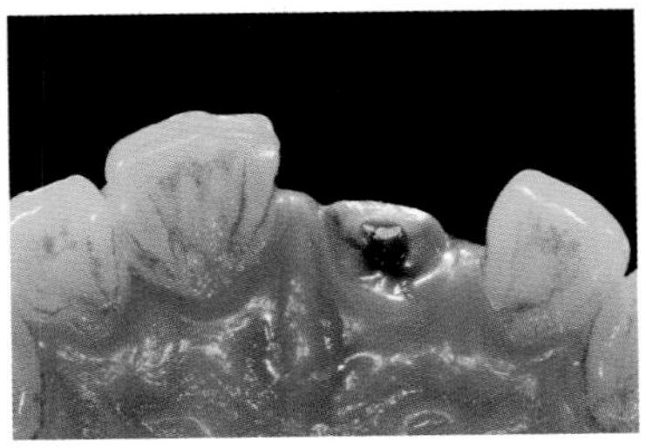
图9　术前口内腭侧像

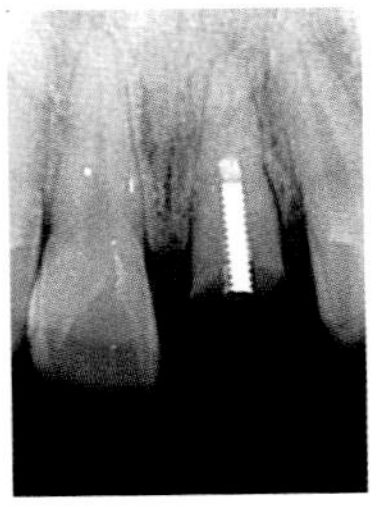
图10　术前小牙片

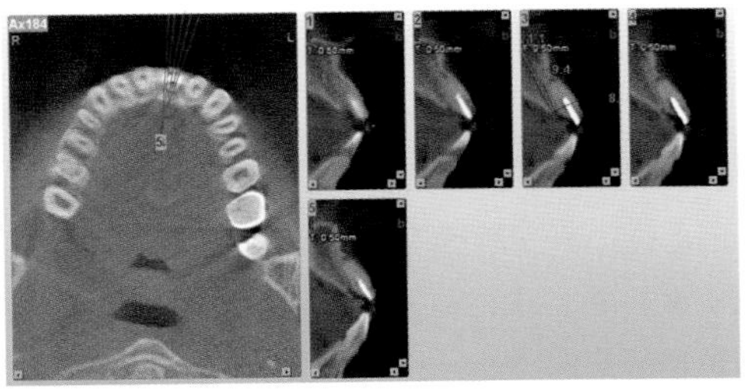
图11　术前CBCT

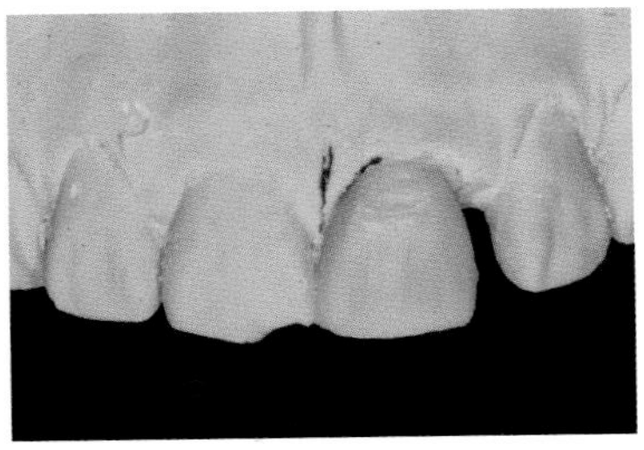
图12　术前诊断蜡型

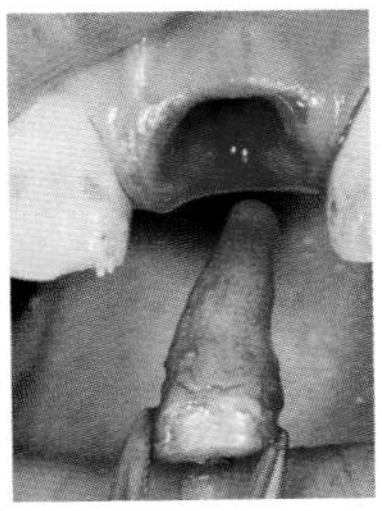
图13　微创拔牙1

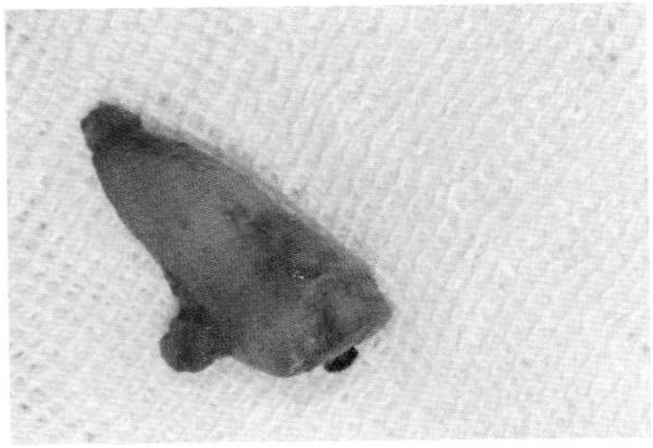
图14　微创拔牙2

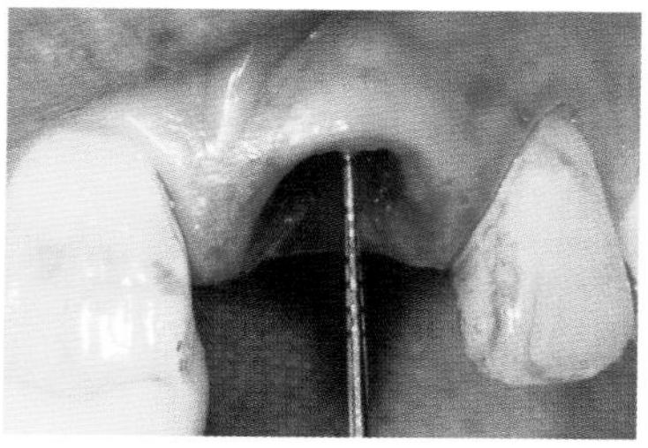
图15 不翻瓣种植体植入1

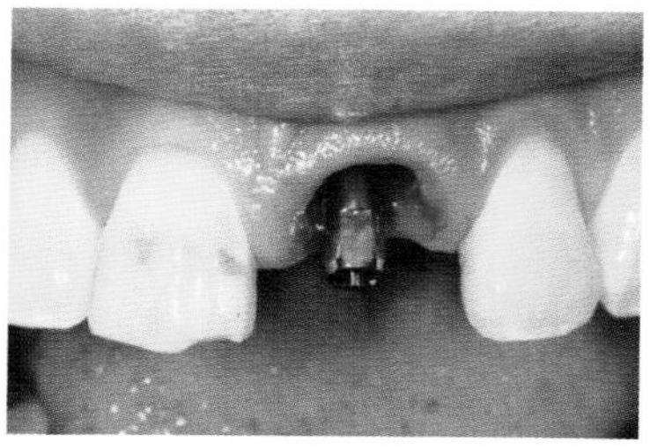
图16 不翻瓣种植体植入2

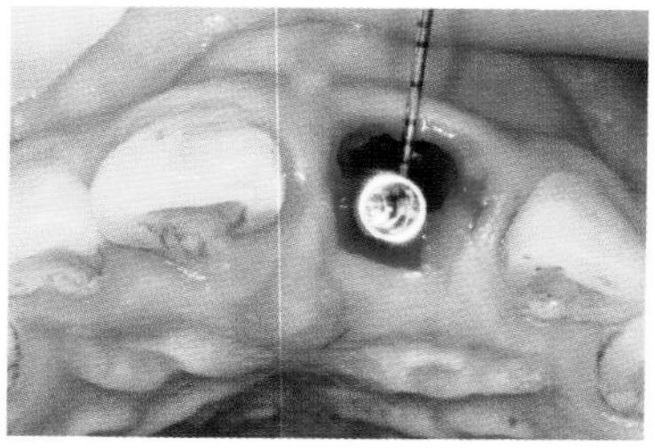
图17 不翻瓣种植体植入3

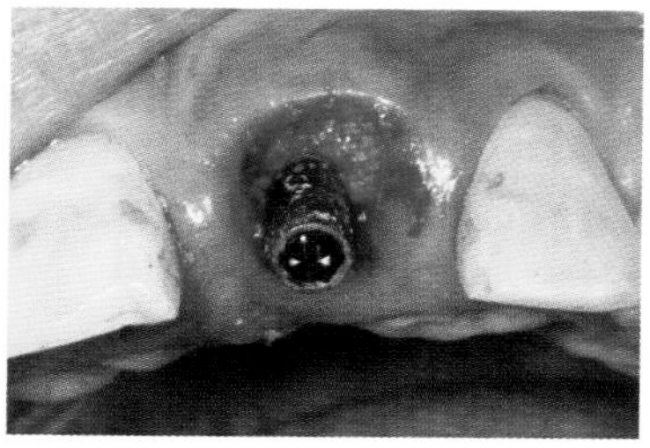
图18 种植体与牙槽窝骨壁间隙植骨

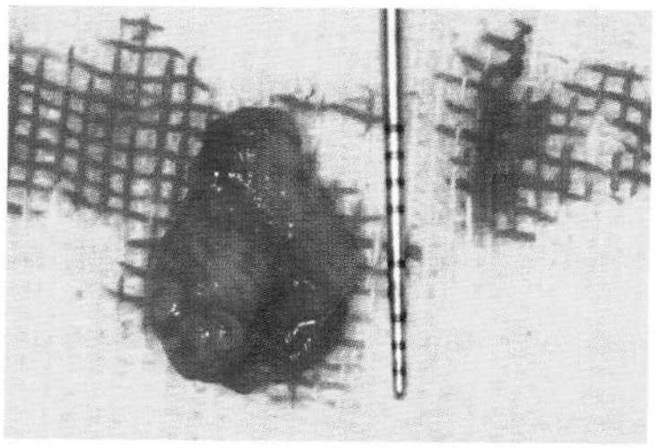
图19 唇侧黏膜下结缔组织移植1

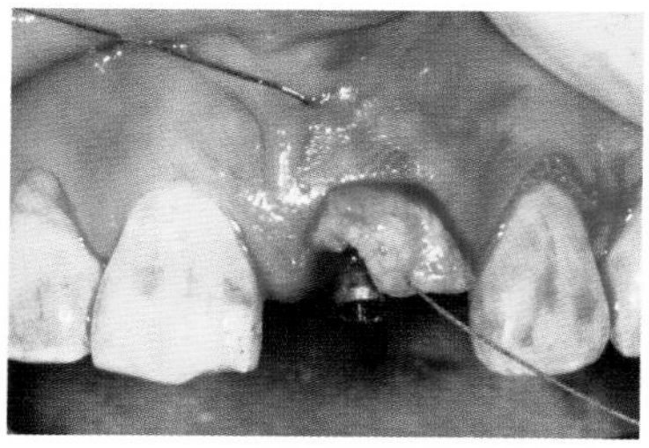
图20 唇侧黏膜下结缔组织移植2

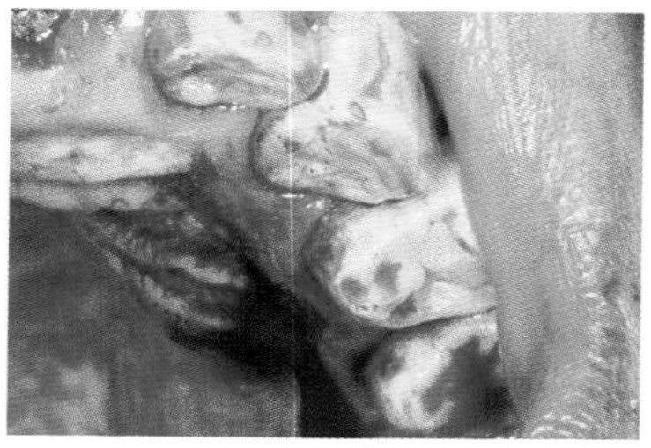
图21 唇侧黏膜下结缔组织移植3

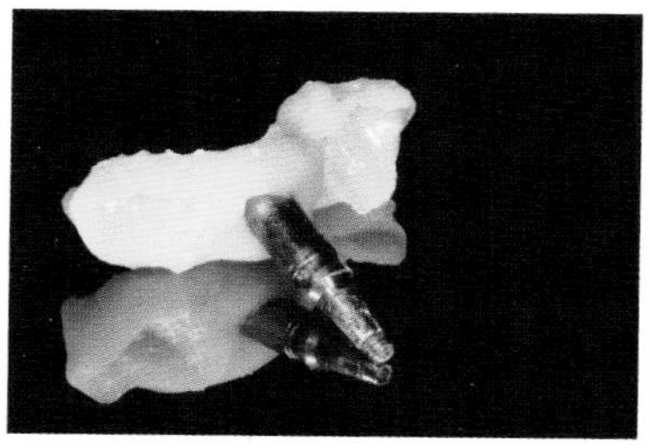
图22 种植体位置转移

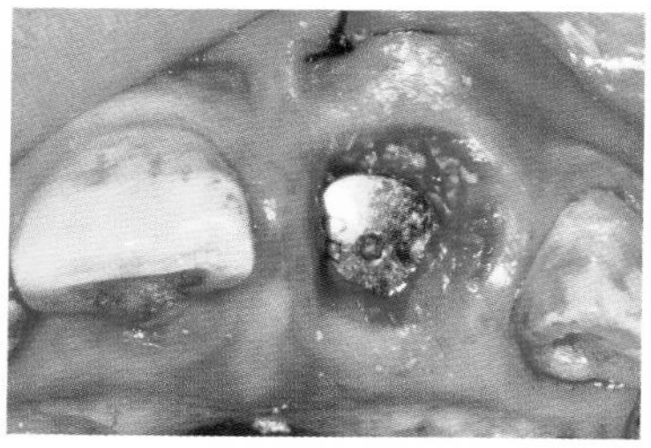
图23 愈合帽选入

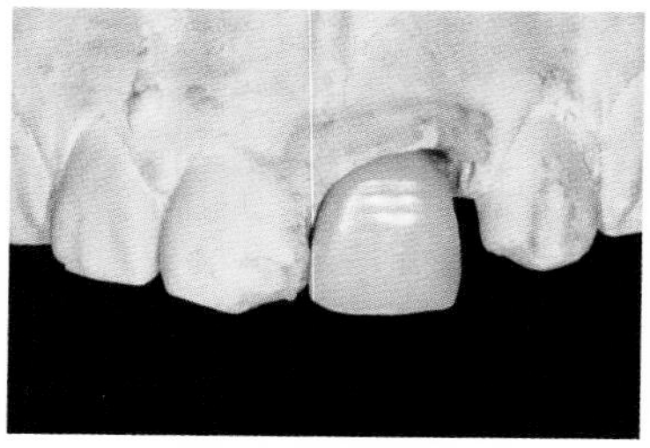
图24 种植临时冠制作1

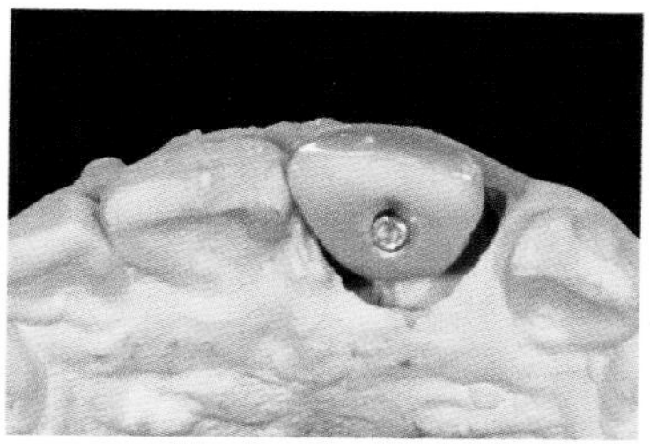
图25 种植临时冠制作2

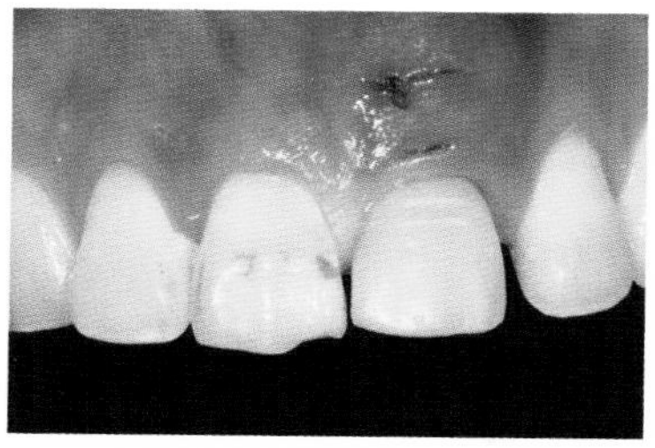
图26 种植临时冠戴入

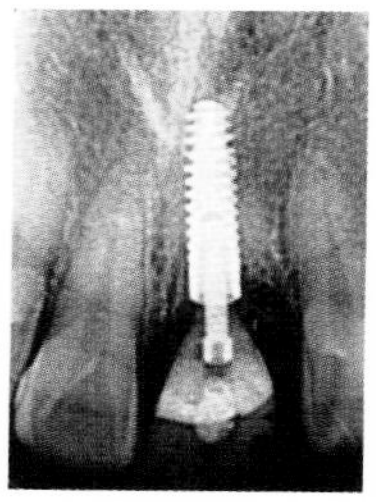
图27 种植术后X线片

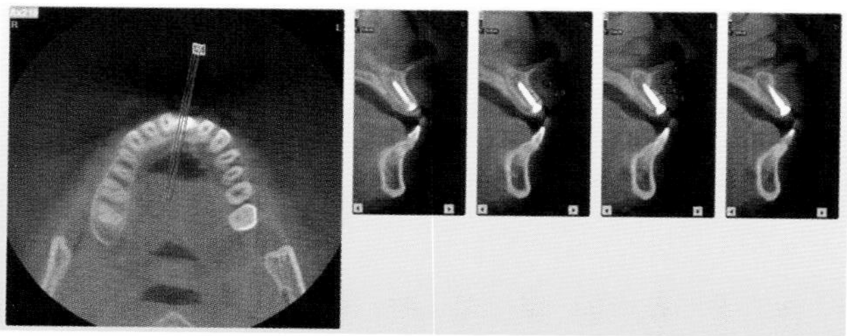
图28 种植术后CBCT

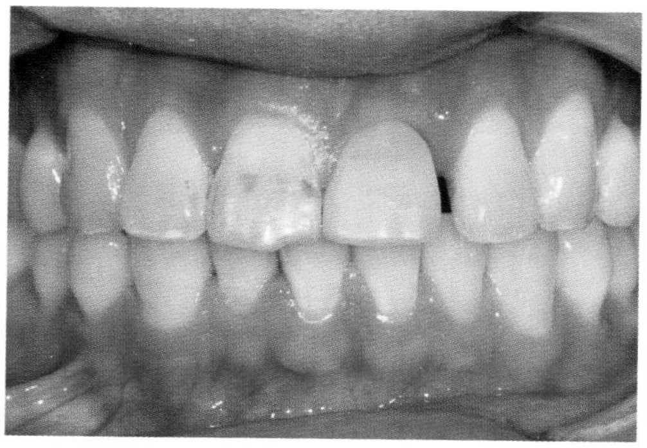
图29 4个月后复查

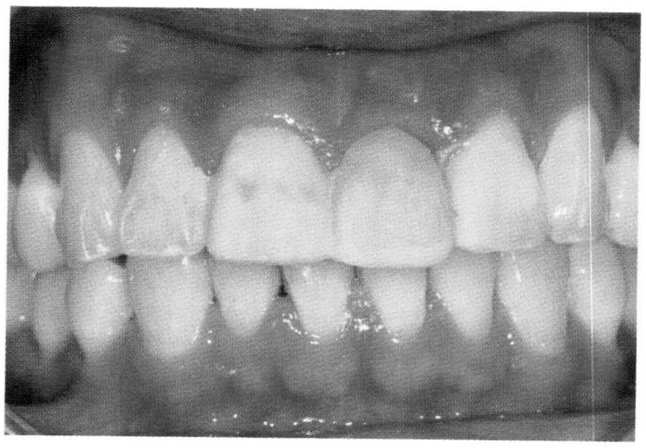
图30 诊断蜡型指导下树脂罩面1

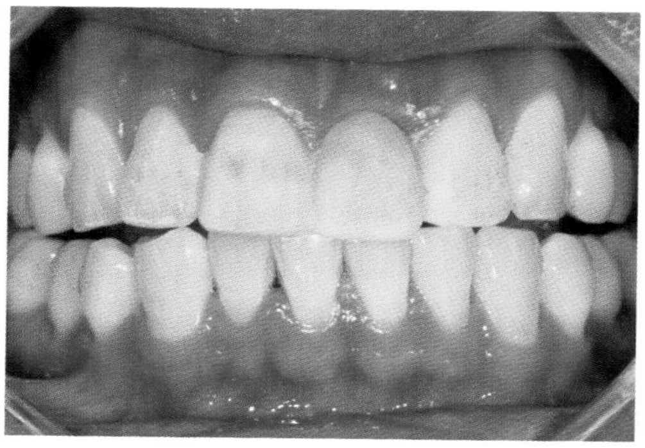
图31 诊断蜡型指导下树脂罩面2

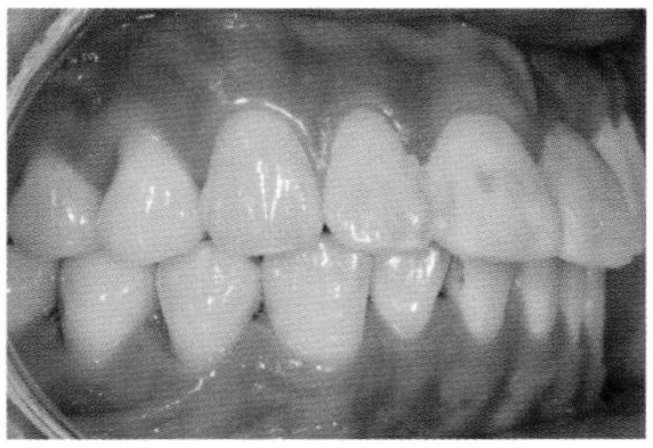
图32　诊断蜡型指导下树脂罩面3

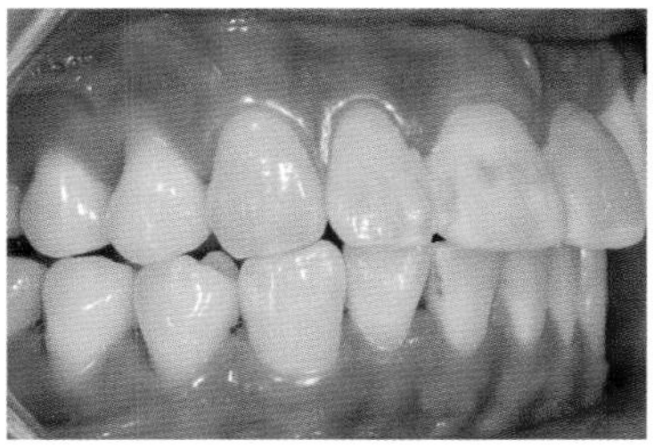
图33　诊断蜡型指导下树脂罩面4

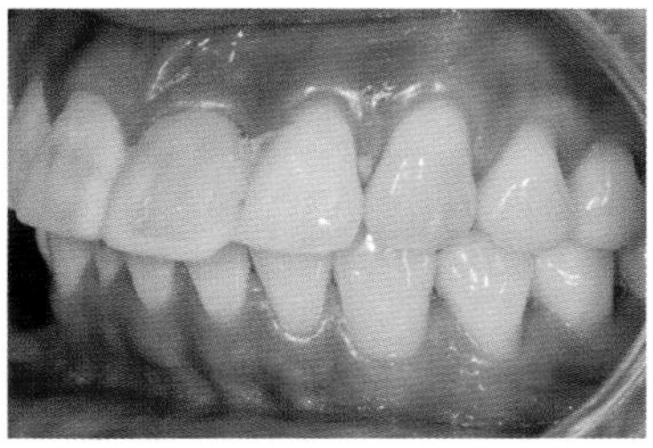
图34　诊断蜡型指导下树脂罩面5

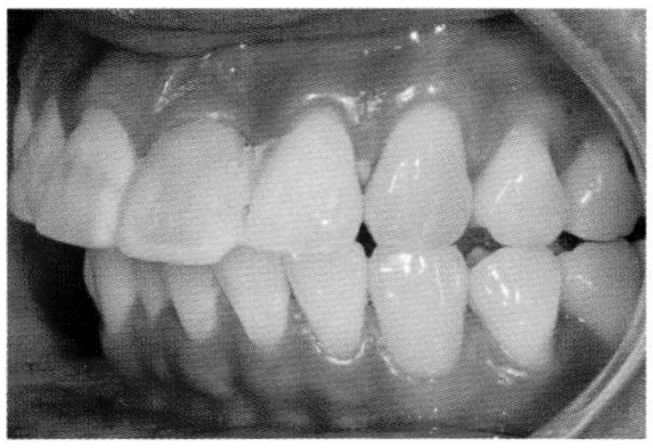
图35　诊断蜡型指导下树脂罩面6

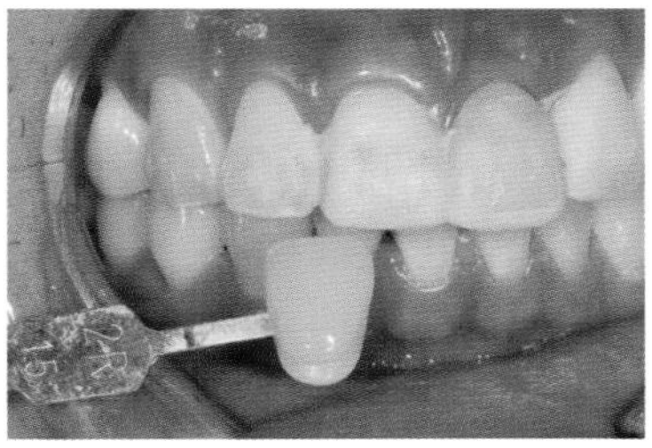
图36　不同角度比色像1

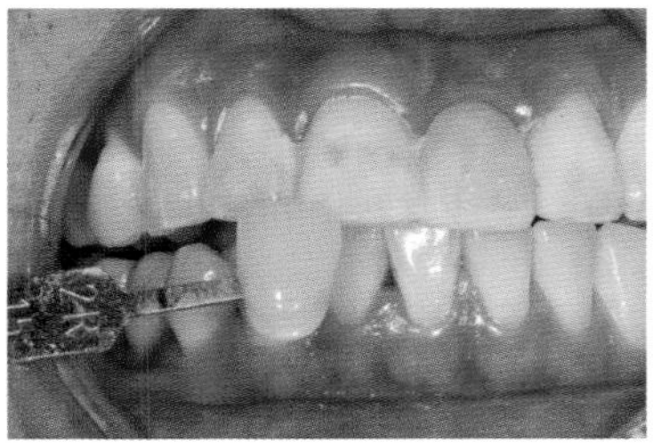
图37　不同角度比色像2

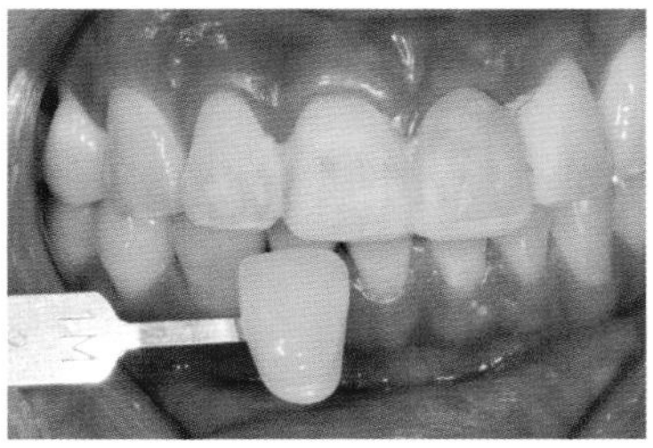
图38　不同角度比色像3

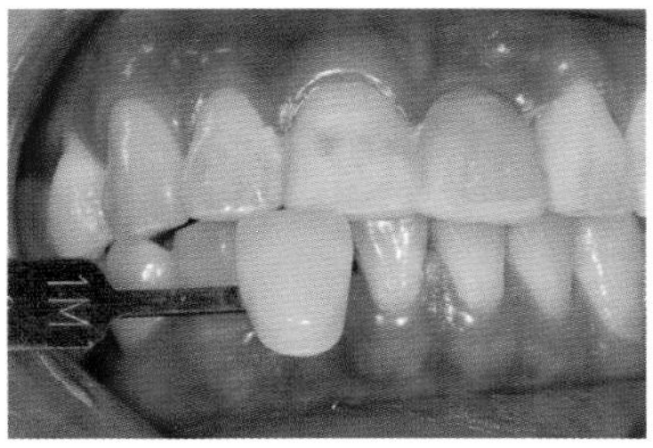
图39　不同角度比色像4

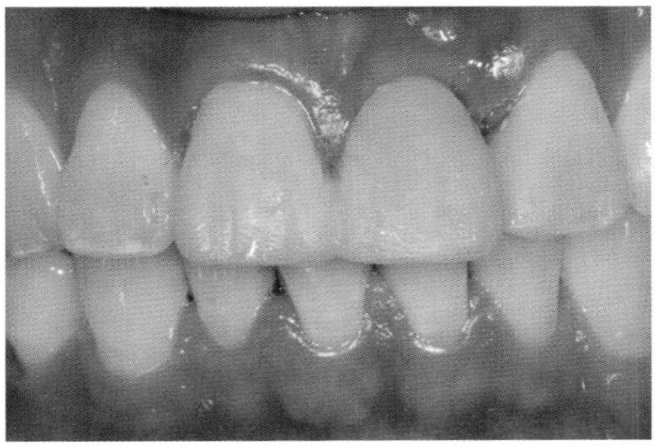
图40　临时贴面及种植临时冠改形1

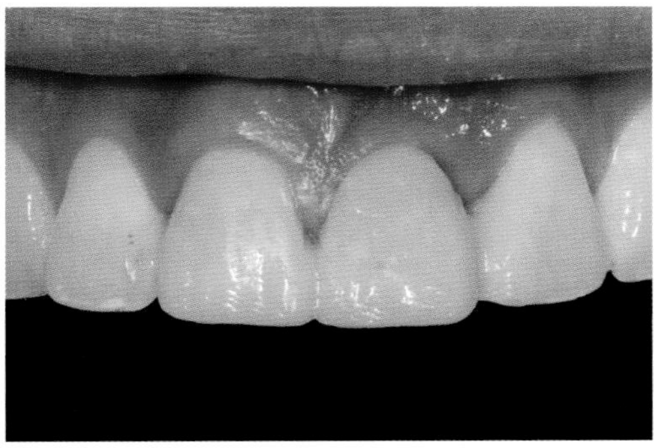
图41　临时贴面及种植临时冠改形2

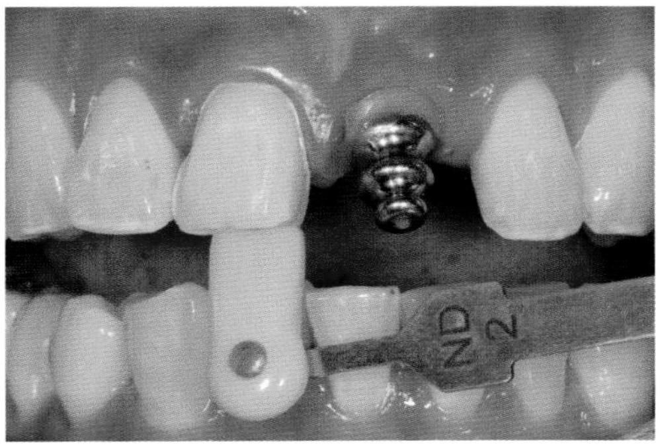

图42　最终取模及基牙比色

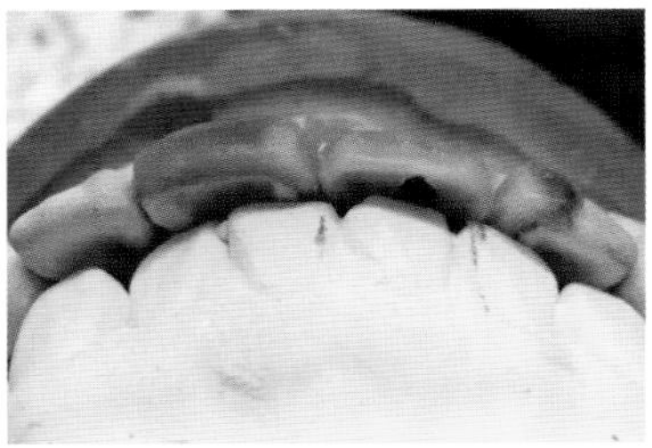
图43　技工室蜡型分析1

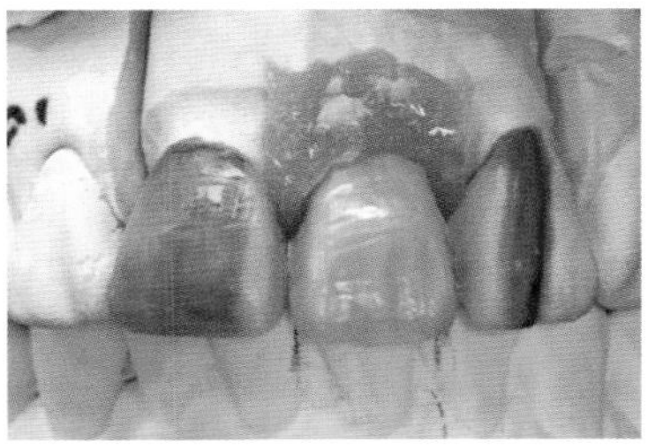
图44　技工室蜡型分析2

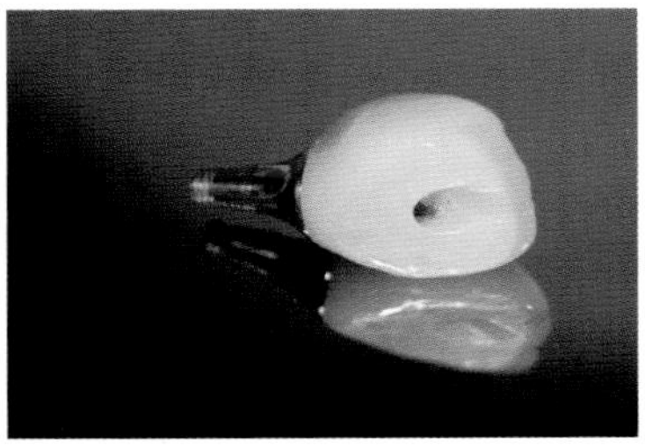
图45　氧化锆种植一体冠

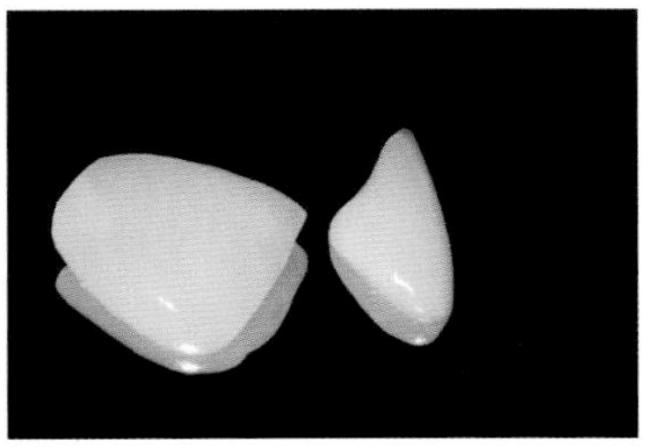
图46　E-max瓷贴面

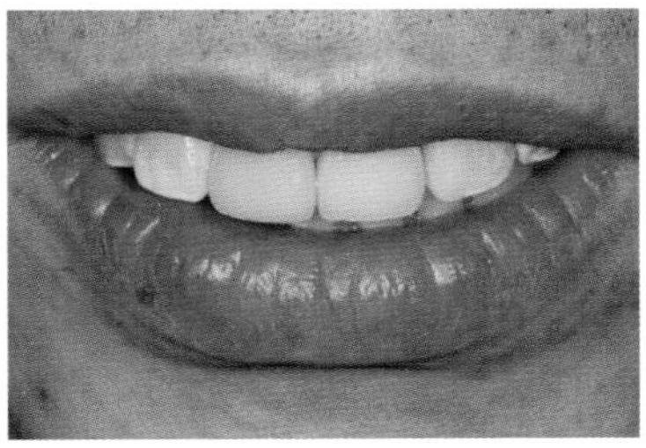
图47　治疗后口外照微笑弧度

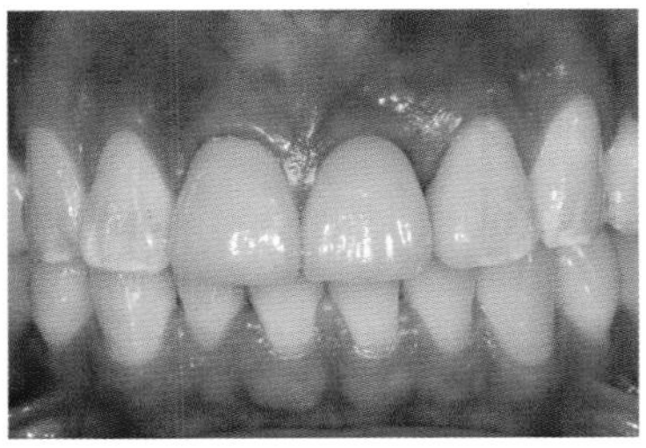
图48　修复体戴入后口内像1

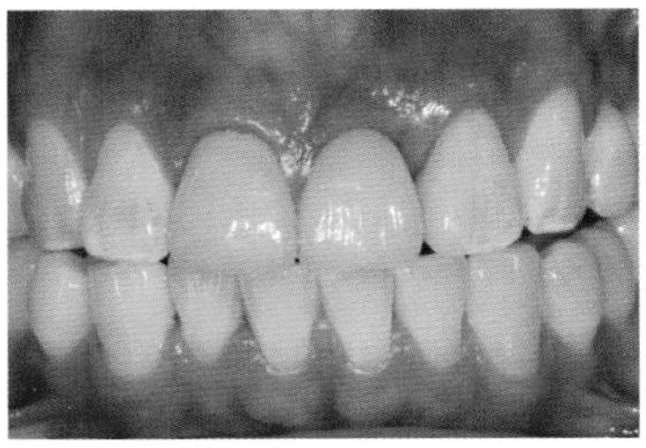
图49　修复体戴入后口内像2

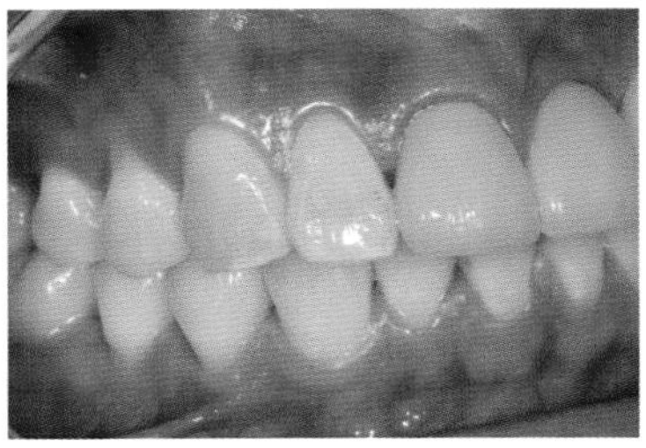
图50　修复体戴入后口内像3

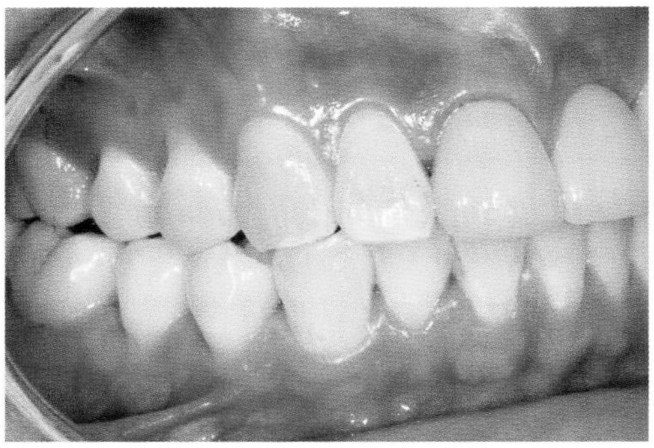
图51　修复体戴入后口内像4

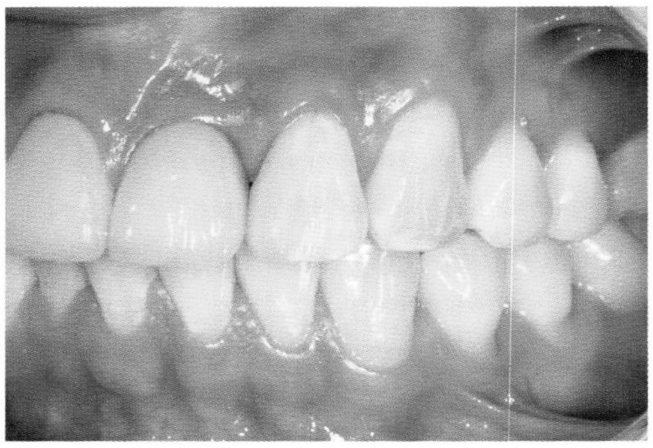
图52　修复体戴入后口内像5

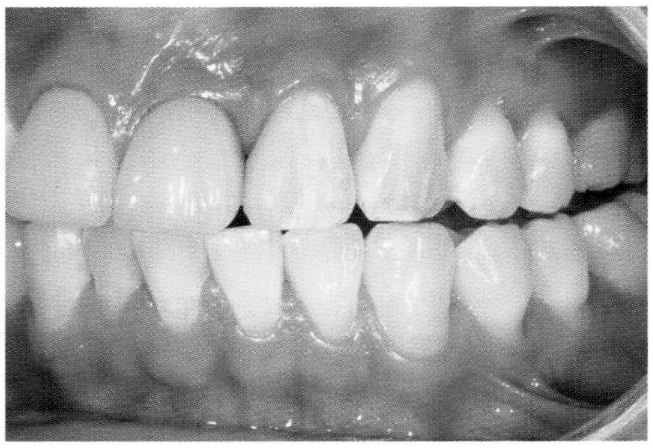
图53　修复体戴入后口内像6

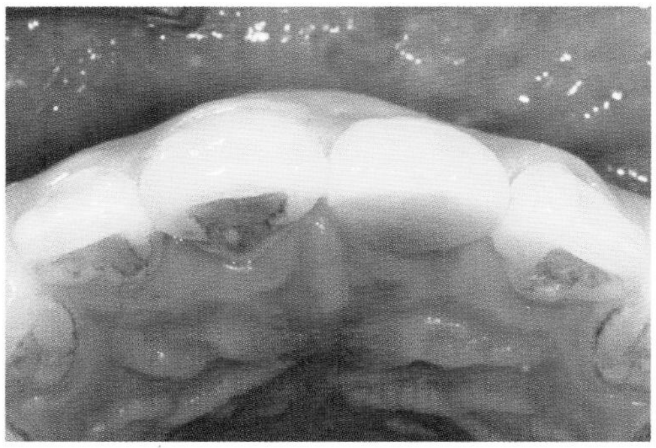
图54　修复体戴入后口内嵴顶位像

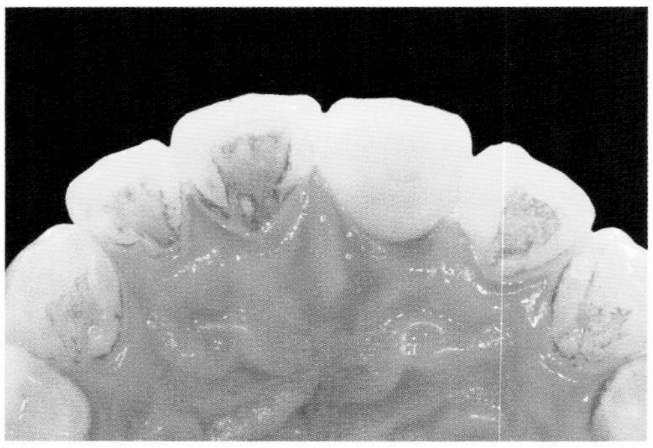
图55　修复体戴入后口内腭侧像

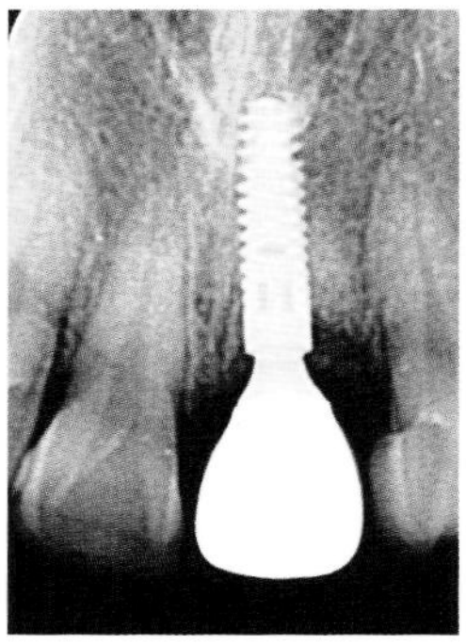
图56　修复体戴入后影像学检查X线片

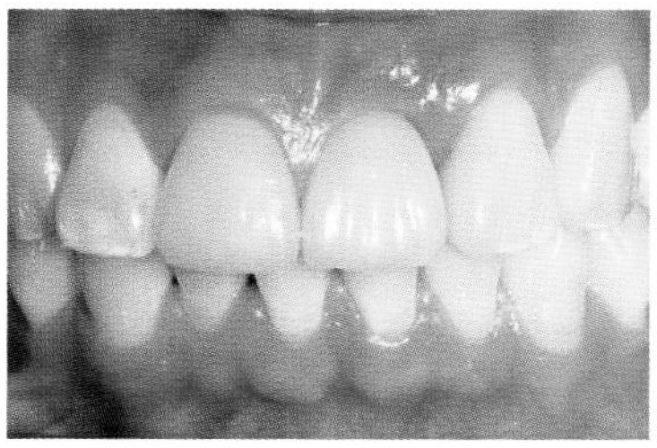
图57　修复体戴入3个月后复查1

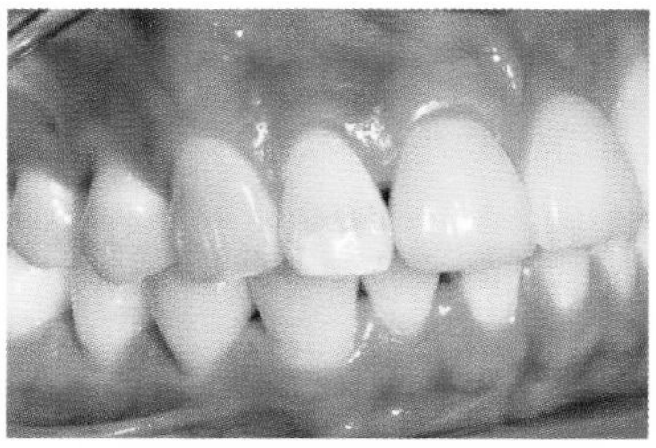
图58　修复体戴入3个月后复查2

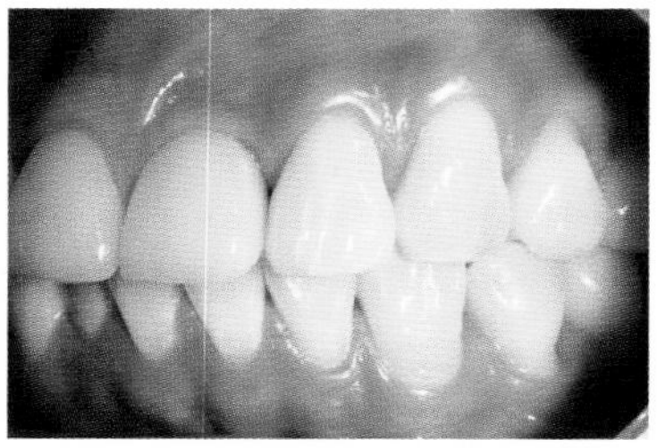
图59　修复体戴入3个月后复查3

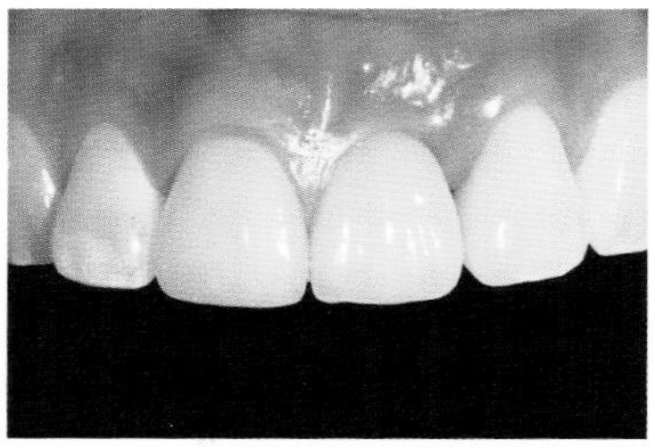
图60　修复体戴入3个月后复查4

、讨论

这类患者临床上还是挺常见的，本身前牙区存在间隙，单颗牙缺失，个别患者愿意接受仍然保留前牙间隙，但是多数患者想通过治疗机会关间隙、改善外观。此时我们就需要思考，如何能够达到患者的要求。治疗，合理设计诊断蜡型对整个治疗过程非常重要，合理分配前牙间隙，首要提是保证中切牙的对称性，侧切牙相对灵活的补偿间隙。

该患者21冠根折后，无法保留，唇侧骨板完整，可用骨量可，微创拔，并在诊断蜡型指导下，精准即刻种植，达到理想的位置深度，并同期牙槽窝种植体间隙GBR及唇侧黏膜下结缔组织瓣移植术。术中种植体扭>35N・cm后，即刻修复。这些步骤都是常规种植相关治疗技术，不翻瓣刻种植可以减少对牙龈组织的损伤，最大限度保存原有龈缘的形态；植体牙槽窝内壁间隙有3mm，唇侧骨板菲薄，同期行GBR骨增量技术，最大度地减少唇侧牙槽骨吸收；患者属于薄龈生物型，我们同期在唇侧黏膜下结缔组织瓣移植术，有助于维持唇侧软组织的稳定性，最大限度降低龈缘缩的风险；种植临时修复体的即刻戴入，对软组织进行引导、塑性，尽可维持牙龈原有的形态。这些在即刻种植即刻修复美学高风险病例中，都是需要考虑到并且细致操作的步骤。

本病例的创新性是，运用微创粘接性瓷修复技术解决前牙较宽缺牙间隙的种植美学不足问题。设计诊断蜡型的重要性一方面能指导种植近远中、唇舌向等三维位置的精准植入，利于后期穿龈轮廓的合理塑性；另一方面在后期永久修复时，指导贴面的微创预备，特别是22几乎无创贴面修复技术，达到用最微创的手段改善患者前牙美学效果。临时贴面及种植修复冠的过渡性试戴，观察患者发音、微笑弧度、美观等重要因素，为最终修复体的制作提供重要参考。

最终完成修复治疗，瓷贴面起到了很好的协调种植体，改善邻牙外形的效果，即刻种植即刻修复很好地保留了中间龈乳头高度及外形，22小贴面尽量改善与21之间的龈乳头及牙体外形，最大限度地获得理想的美学效果。

四、结论

即刻种植即刻修复及结缔组织移植术的运用可以最大限度地保存缺牙区软硬组织量，并得到长期稳定性的近期预期效果；同时借助微创粘接性瓷修复技术，完美地解决前牙较宽缺牙间隙的种植美学不足问题。

参考文献

[1] 李健慧, 邸萍, 胡秀莲, 等. 应用无创瓷贴面技术改善种植区域美学效果的临床研究[J]. 北京大学学报（英文版）,2010,42(1):203-207.

[2] Francesco GM,Paolo M,Fabrizia L, et al. Aesthetic outcome of immediately restored single implants placed in extraction sockets and healed sites of the anterior maxilla: a retrospective study on 103 patients with 3 years of follow-up[J]. Clin Oral Impl Res, 2016:1-11.

[3] Dierens, M., De Bruyn, H., Kisch, J. et al. Prosthetic survival and complication rate of single implant treatment in the periodontally healthy patient after 16 to 22 years of follow-up[J]. Clinical Implant Dentistry and Related Research, 2014,18: 117-128.

穿牙槽嵴上颌窦底提升术同期种植病例1例

邓丹

摘要

目的：本病例报告了在使用CBCT影像和自带软件作为测量依据，进行1例上颌后牙区穿牙槽嵴上颌窦底提升同期种植的病例，为临床治疗提供一定的参考。**材料与方法：**根据术前口腔检查以及CBCT进行术前评估，制订上颌窦提升及种植手术方案，在术后通过拍摄x线片，测量出垂直骨量的改变，检验上颌窦提升的效果。**结果：**术后复诊，口腔检查结合术后X线片检查发现上颌窦垂直骨量提升，种植体稳定。**讨论：**剩余牙槽嵴的高度≥5mm是穿牙槽嵴上颌窦底提升同期种植的适应证。上颌窦区域垂直骨量不足可以通过植骨来解决。**结论：**上颌窦提升术对于上颌后牙骨量不足时满足种植条件具有非常重要的临床意义。

关键词：上颌窦；内提升；牙种植

口腔种植修复技术已广泛应用于牙列缺损和牙列缺失的病例，并取得了较满意的临床效果。但是，在骨内种植体应用于上颌骨时，常受到上颌窦解剖条件的限制。由于一些患者的上颌窦窦腔过大，或者由于患者的缺牙时间较长，牙槽嵴严重吸收，造成上颌窦底与种植体植入区牙槽嵴顶间距离过小，使得采用常规的种植修复方式变得十分困难。

临床上多采用上颌窦底提升术解决这一独特区域剩余骨量不足的问题，主要包括上颌窦侧壁开窗技术和穿牙槽嵴上颌窦底提升术。上颌窦提升可分为外提升和内提升，外提升损伤较大、手术范围广、费用高、术后反应较重，多用于上颌植入区可用骨高度<5mm的患者，而上颌窦内提升创伤小、手术范围小、术后反应轻微、费用低，患者比较容易接受。

CBCT能对扫描范围内任何方向、任何层面、任意间隔的截面进行观察；可以准确地对线距和角度进行测量，无放大或变形，所得图像的空间分辨率较高，图像处理软件操作简便。通过对其影像精确的三维评估，可以清楚判别上颌后牙种植区的骨高度、骨厚度、骨密度，能在术前对种植体最大限度地利用骨量进行估计，尽可能简化种植手术的操作过程，减轻患者的痛苦。因此，CBCT扫描三维重建可作为上颌窦底提升种植体植入术设计的有效手段，使手术更加安全，保证了手术的成功率，减少了术后并发症的发生，减轻了患者的痛苦，具有较高的临床应用价值。

一、材料与方法

1. 病例简介 50岁女性患者，无系统性疾病，未服用药物，无过敏史，不吸烟。36于1年前因残根而拔除。

2. 诊断 上颌牙列缺损。

3. 治疗计划 26穿牙槽嵴上颌窦底提升，同期种植，延期修复26。

4. 治疗过程（图1～图14）

（1）手术方法：术前根据CBCT影像和自带软件测量牙槽骨的高度和宽度，确定种植体的型号及种植方案，麻醉后常规消毒铺巾。在26位点偏牙槽嵴顶近远中全厚切口，翻瓣，在侧开窗个性化导板辅助下，小球钻定点，用直径2mm先锋钻预备种植窝，深度为6mm，用Summers骨凿折断上颌窦底，用捏鼻鼓气法检查上颌窦底黏膜的完整性。未植入人工骨替代材料。继而扩大种植窝至4.0mm，用SP颈部成形钻进行颈部成形。在理想的三维位置植入种植体（Straumann SP种植体，SLActive表面处理，RN常规颈，直径4.8，长度8mm），卸下携带体，安放封闭螺丝，关闭创面。

（2）术后处理：术后摄片检查上颌窦底形态及种植体方向位置，常规漱口液漱口，全身应用抗生素5天。嘱患者2周内不做激烈运动，不戴任何义齿，避免打喷嚏、擤鼻和感冒等。10天后拆线，同时检查患者无鼻腔渗血和上颌窦炎症等情况发生，种植创面愈合良好。

（3）材料：种植系统（Straumann SP种植体，SLActive表面处理，RN常规颈，直径4.8mm，长度8.0mm，Straumann公司），上颌窦内提升器械Summers骨凿（Straumann公司），直径为2.8～4.2 mm。

二、结果

3个月后完成二期手术，修复上部牙冠，效果良好。

作者单位：福建省龙岩市龙冠口腔门诊部

Email: lyadam@163.com

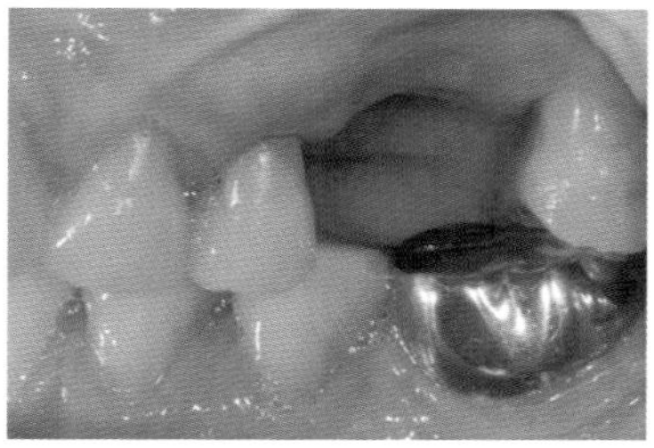

图1　26缺牙位点底侧面观。26颊侧和近中有1～2mm的牙龈退缩

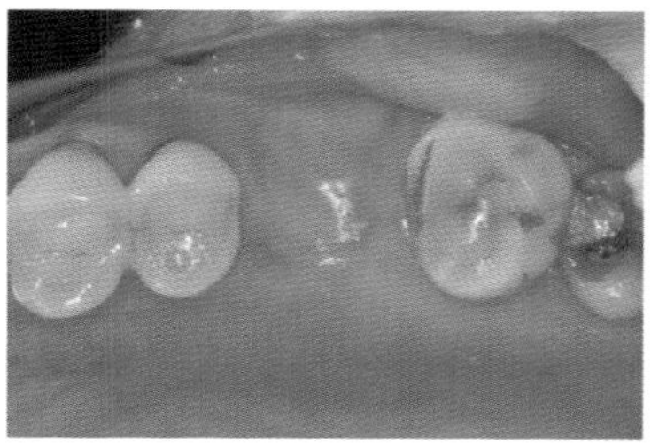

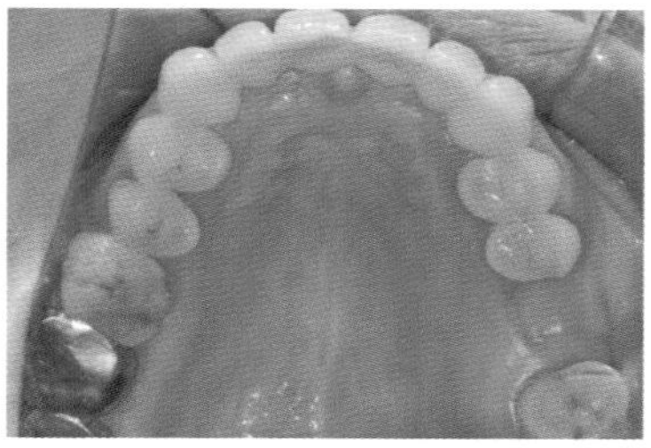

图2、图3　殆面像。可见拔除26牙1年后软组织完全愈合，牙槽嵴宽度充足

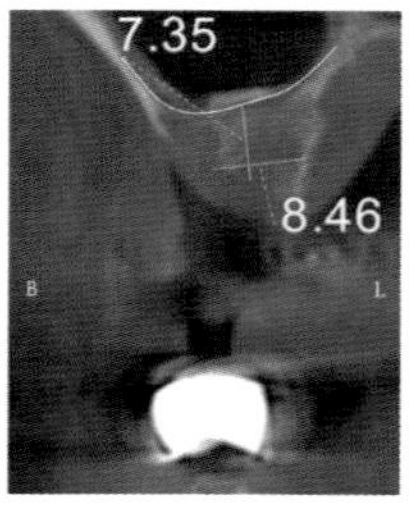

图4　术前CBCT可见窦底骨高度为7.35mm，白线标记上颌窦底的位置，在26位点平坦

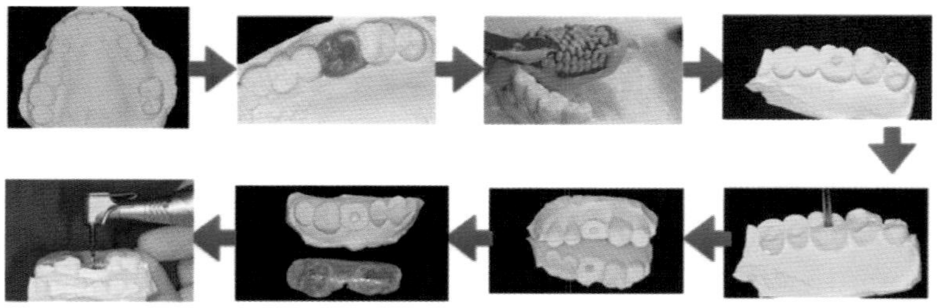

图5　制作侧开窗个性化导板

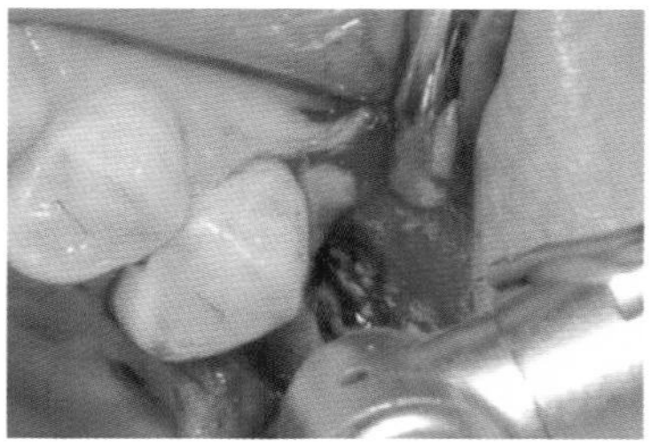

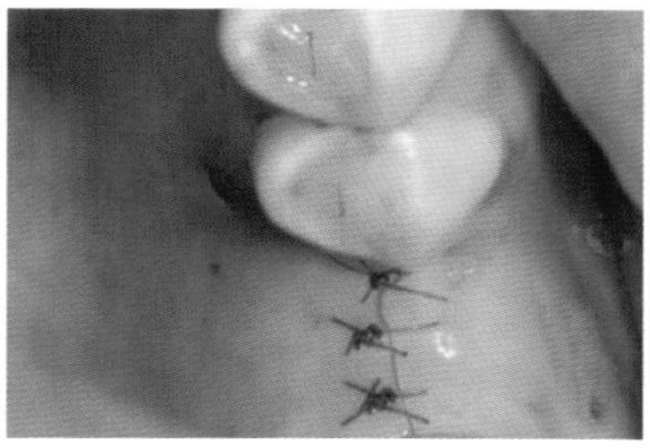

图6、图7　术中照片。在理想的三维位置植入种植体，获得了良好的初期稳定性，潜入式愈合，关闭创面

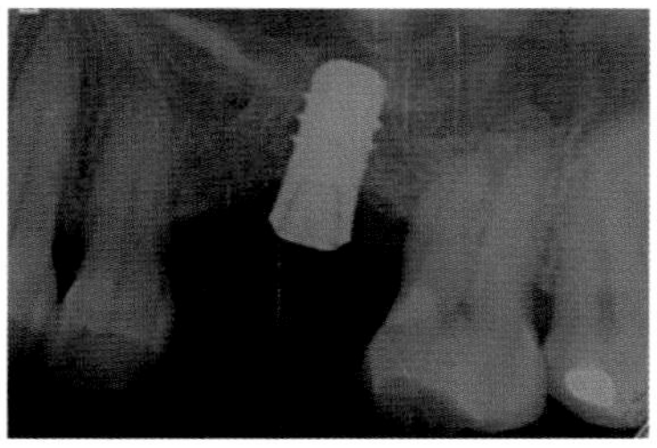

图8　术后X线片

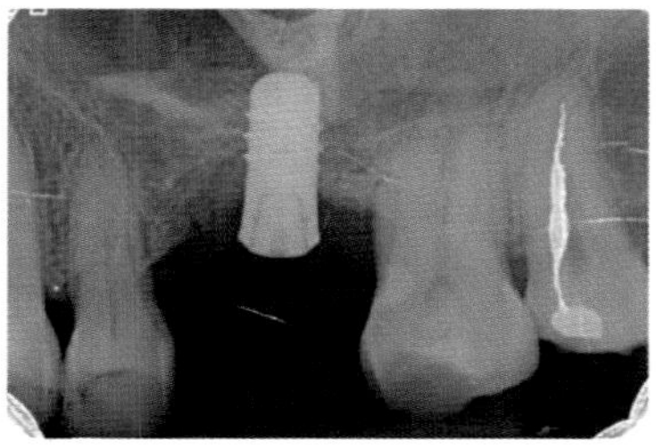

图9　术后3个月X线片，显示在26位点可见穹隆样结构，与初诊相比，显示骨量显著增加

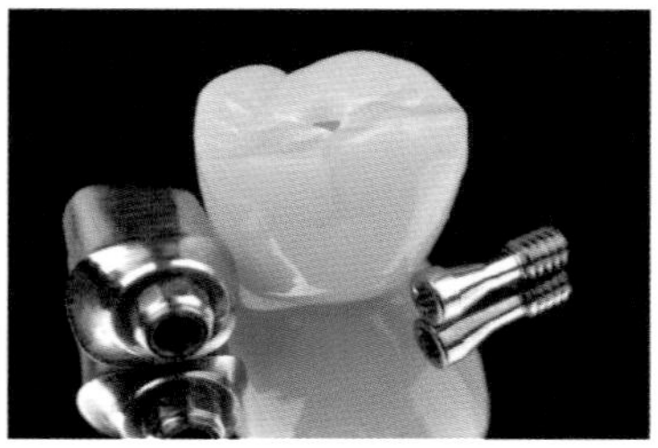

图10　最终修复体

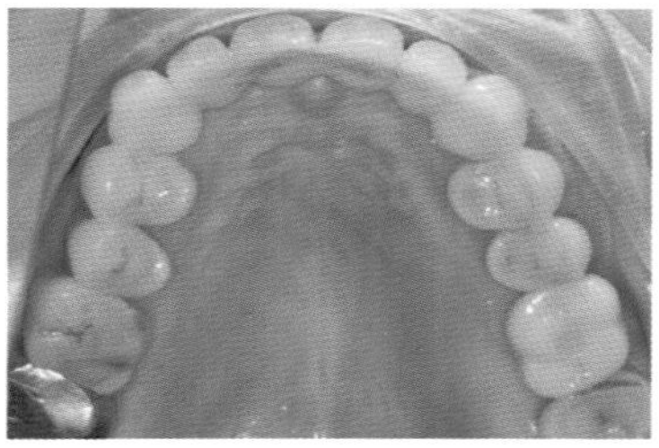

图11　最终修复体殆面像

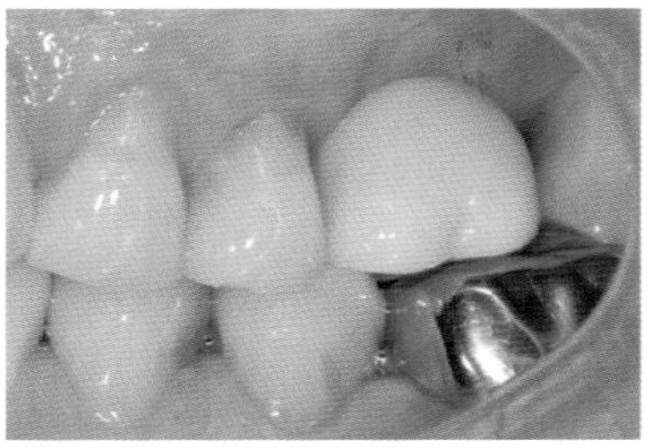

图12　最终修复体侧面像

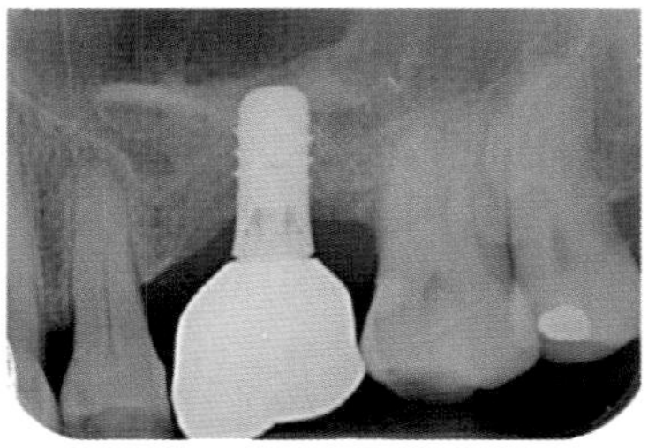

图13　修复后X线片

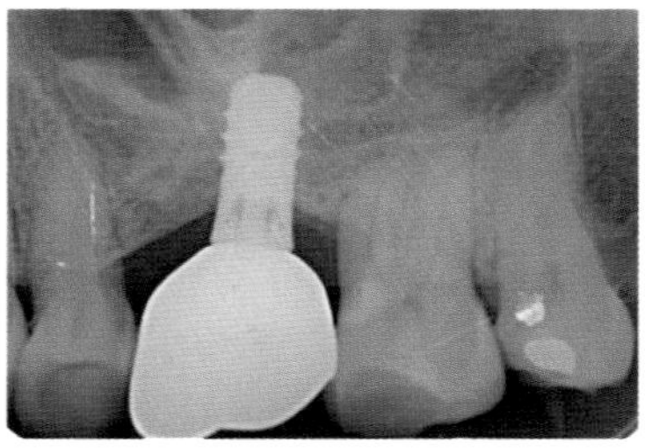

图14　术后6个月，永久修复后6个月复诊，种植体周围无明显骨吸收，义齿行使功能良好

三、讨论

由于牙槽骨吸收和上颌窦气化所引起的牙槽骨高度不足严重限制了上颌后牙区的种植修复，而上颌窦底内提升解决了这一问题，内提升手术简单、范围小、创伤小、费用低，减少了患者术后出现肿胀、感染等并发症的可能。因此，自Summers于1994年提出该方法以来，在临床上得到了广泛的应用。

要保证手术的成功率，首先术前拍CBCT，测量剩余牙槽骨的高度与宽度，因窦内可能存在的骨嵴和分隔极易造成窦黏膜穿孔。在术中，保证上颌窦黏膜的完整性是关键，深度应控制在距离窦底骨质1.5mm左右，并且制备的种植窝的直径应小于最小号骨凿，使骨凿在进入时略感摩擦力，以便于控制力度和产生液压作用，同时也可将骨屑带入上颌窦内。要正确判断上颌窦黏膜是否撕裂或穿通，如出现明显的落空感，患者鼓气时种植窝内有气泡，应终止手术，或者是植入胶原膜后再植入种植体。同时，术后叮嘱患者常规使用抗生素，同时避免进行剧烈运动或擤鼻等动作，术后摄全景片，观察上颌窦底黏膜位置的改变。

从本次病例可看出，掌握口腔影像学检查方法，充分认识上颌窦解剖结构，掌握穿牙槽骨上颌窦底提升术的基本原则，特殊器械的应用和术后良好的护理，实现后牙区垂直骨量不足的种植，该方法是一种安全、简单、有效的技术，它扩大了种植修复的适应证，为患者带来福音。

参考文献

[1] 黄建生, 周磊, 宋光保, 等. 闭合式上颌窦挤压提升同期人工牙种植修复45例分析[J]. 中国口腔颌面外科杂志, 2005,3(1):38–42.
[2] 解永富, 邹长萍. 闭合式上颌窦底提升术同期种植体植入临床应用分析[J]. 口腔医学, 2009, 29(12):646–648.
[3] 张善勇, 郑吉驷, 杨驰. 上颌窦底提升术[J]. 中国口腔颌面外科杂志, 2013, 11(2):150–157.
[4] Via–Almunia J，Pearrocha–Diago M. Influence of perforation of the sinus membrane on the survival rate of implants placed after direct sinus lift[J]. Med Oral Patol Oral Cir Bucal，2009，14(3):E133–136.

1例下颌前磨牙早期种植即刻修复的病例报道

毕闯　赵佳明　曲哲　关昌俊

摘要

目的：本文介绍1例下颌单颗前磨牙早期种植即刻修复的病例。**材料与方法：**以2015年8月到大连市口腔医院种植种心就诊的一位女性患者，下颌前磨牙于2周前因乳牙滞留而拔除，要求种植修复，术前对患者进行全面的CBCT及口腔检查，因患者近期急于出国并且评估了患者的自身条件等因素，制订了早期种植即刻修复的治疗方案，确定治疗方案后术前制作Index非印模转移装置，手术当天于35位点植入1颗软组织水平植体，并行骨增量处理，种植后初期稳定性良好遂行即刻修复，于当天戴入CAD/CAM切割的PMMA临时修复体。即修后6个月，种植体骨结合良好，软组织形态轮廓稳定行纵向螺丝固位氧化锆一体冠永久修复。**结果：**种植同期行骨增量处理，维持了骨的外形和轮廓，减少了牙槽骨的水平向吸收。即刻修复通过PMMA临时修复体对牙龈组织进行干预成形后，获得较理想的软组织轮廓。最终对种植修复体的白色美学评分以及牙龈乳头的充盈指数进行评价，均获得了理想的美学效果。**结论：**即刻种植修复可缩短失牙时间，尽早恢复患者的美观及部分咀嚼功能；消除了患者的缺牙期。即使是在后牙区，在严格把握即刻修复适应证与种植体稳定性的前提下，应用即刻修复技术可获得最终较为理想的修复美学及功能效果。

关键词：即刻修复；CAD/CAM技术；PMMA临时冠；牙龈诱导

一、材料与方法

1. 病例简介　21岁女性患者。下颌前磨牙，于2周前因乳牙滞留影响口腔功能而拔除。因患者近期需要出国，要求尽快恢复缺失牙的功能与美观。既往体健，无全身系统性疾病，口腔卫生保持良好。口内检查：35缺失，拔牙窝周围软组织愈合良好，咬合关系正常，缺牙间隙近远中距离约8mm，唇（颊）舌向距离约7mm。中美学风险因素：中厚生物型牙龈，中位唇线。邻牙及余留牙体无异常及倾斜，叩诊（-），松动度（-）。CBCT显示：35缺失，拔牙窝无感染，远中颊侧骨壁可见少量的垂直向骨缺损，拔牙窝周围软组织愈合良好，无炎症存在，可用骨高度：17.3mm，可用骨宽度：8.3mm。骨质分类为Ⅲ类，邻牙根尖无暗影，根尖与牙周组织未见异常。

2. 诊断　下颌牙列缺损（35）缺失。

3. 治疗计划　左下颌第二前磨牙早期种植即刻修复。

4. 治疗过程（图1~图32）

（1）2015年8月：详细检查后明确诊断，拍摄CBCT（KaVo，德国），确定治疗计划。①术前试戴预先于研究模型上用成形树脂（Pattern Resin，GC，日本）制作好的Index非印模式转移装置，确保转移装置稳定无翘动。术前血常规检查，复方氯己定漱口液含漱。②局麻下于拔牙位点（35）植入种植体（Straumann，SLA，4.1×12mm，RNSP，瑞士），均获得35N·cm以上植入扭矩，用种植体稳定性测量仪Osstell ISQ（Osstell公司，瑞典）测量ISQ值：72。③植体植入后于远中颊侧骨壁植入少量的Bio-Oss骨粉。④种植术后以成形树脂连接开窗转移杆及转移装置，通过转移装置将种植体方向转移到石膏模型上，送往修复工艺中心，应用CAD/CAM技术切削PMMA制作临时修复体，采用纵向螺丝固位的方式将其固定于种植体上。患者试戴临时修复体进行口内调改，避免正中前伸咬合接触，最后用光固化树脂封闭螺丝孔。戴牙后拍摄根尖放射线片，显示修复体完全就位。10天后拆线，告即修后医嘱。

（2）2016年2月：即修后6个月，种植体骨结合良好，周围牙龈软组织形态趋于稳定，行永久修复。①旋出口内愈合基台，检查牙龈袖口形态，用种植体稳定性测量仪Osstell ISQ（Osstell公司，瑞典）测量ISQ值：73。②制取终印模：将闭窗式印模柱于种植体上准确就位，将印模帽固定于种植体的头端。用聚醚硅橡胶，制取闭式印模，检查印模制取情况，比色。送往修复工艺中心行永久修复体的制作。

（3）2016年3月：试戴永久修复体。患者戴入氧化锆全瓷修复体，检查修复体边缘与邻牙是否协调一致，牙龈乳头的形态是否丰满，咬合及邻接调整合适后，高度抛光修复体，超声振荡，消毒后气枪吹干。口内戴入氧化锆全瓷修复体后，扭矩扳手加力至30N后，聚四氟乙烯封闭螺丝通道，树脂封孔。拍摄X线片确认修复体完全就位。对种植修复体的白色美学评分和牙龈乳头的充盈指数进行评价，均获得了良好的美学修复效果，患者对修复体的外形和颜色非常满意。嘱患者定期来我院复诊。

作者单位：大连市口腔医院

通讯作者：赵佳明；Email: dlkq_zhaojiaming@126.com

二、结果

种植同期行骨增量处理，维持了骨的外形和轮廓，减少了牙槽骨的水平向吸收。即刻修复通过PMMA临时修复体对牙龈组织进行干预成形后，获得理想的软组织轮廓形态。对永久种植修复体的白色美学评分以及牙龈乳头的充盈指数进行评价，均获得了理想的美学效果。

三、讨论

1. 骨缺损的处理 获得和长期维持骨结合最重要的先决条件是种植位点存在充足健康的骨量，可用骨高度和厚度允许植入适当长度和直径的种植体。拔牙后脆弱的牙槽嵴吸收，高度降低，龈乳头和龈缘将随之退缩，引起相邻修复体与相邻天然牙之间的“黑三角”，并影响龈缘与天然牙列的协调性。本病例患者种植同期行缺损处骨增量，在植体植入后阻断和减少牙槽嵴的生理性和病理性吸收，不仅最大限度地保存了硬组织，也有利于改善软组织的质量和形态。

2. 即刻修复病例的选择 种植即刻修复是指在种植体植入颌骨后立即制作并戴入暂时修复体。经典的牙种植修复需要经历漫长的拔牙创愈合期和种植体骨愈合期，Brånemark教授认为牙种植体植入骨组织中需经过3~6个月无负载干扰的愈合期后，才能形成良好的骨结合界面，发挥正常和稳定的咬合功能。近年来有很多理论和研究支持即刻修复技术的可行性，许多临床报告也显示即刻修复与延期修复有着相似的成功率。但种植即刻修复技术要严格把握适应证才能达到修复的预期效果。

种植即刻修复的适应证：①种植区域的骨质较好，至少允许植入直径3.5mm、长10mm的种植体。②种植区域的骨质为Ⅰ~Ⅲ类。③拔牙窝骨壁完整，种植体至少有5mm以上位于自体骨组织里。④种植体植入扭矩≥35N·cm。⑤种植体植入同期不需要上颌窦提升术、外置法植骨术、骨牵引术等骨增量手术。⑥咬合关系基本正常， 龈颌距离≥5mm。⑦种植体周围附着龈宽度≥2mm。⑧无明显夜磨牙或咬紧牙。⑨每日吸烟量＜20支。

本病例患者剩余骨高度和骨宽度充足，骨质分类为Ⅲ类，口腔卫生保持良好，并且患者因近期出国并对美观要求较高，因而术前对该患者拟订了即刻修复的治疗计划。虽然本病例并非前牙的即刻修复，但在严格把握适应证，并且合理调整咬合的前提下（咬合调整：重咬时无接触，轻咬时咬合纸可以轻力拉出，存在适当的邻间隙与外展隙）前磨牙的即刻修复依然是一种可行的治疗方案。

3. 牙龈诱导 早期种植是指在软组织愈合后，牙槽窝内具有临床意义的骨充填之前植入种植体，这一时期种植最大的优点是增加了种植区的角化龈，减少了术后软组织退缩的风险，本病例患者拔牙原因为乳牙滞留，因此该患者的拔牙窝2周内已达到初步愈合，属于早期种植。

本病例中种植体植入后的临时冠设计为纵向螺钉固位方式，临时修复体的纵向螺钉固位与粘接固位方式相比，不存在粘接剂滞留的风险，并且在义齿就位过程中对软组织的持续成形作用更强，不存在修复体脱落的风险，能够对软组织进行持续且有一定压力的成形，并且由于修复体起始于种植体上部表面，能够将临时修复体制作出较为理想的颈部形态，使软组织循按照暂时冠的穿龈形态成形。永久修复后应用牙龈乳头充盈指数，对患者的软组织进行评估，牙龈乳头充盈指数得分为3分，牙龈乳充满邻间隙，达到了理想的龈乳头高度，获得了良好的软组织美学效果。

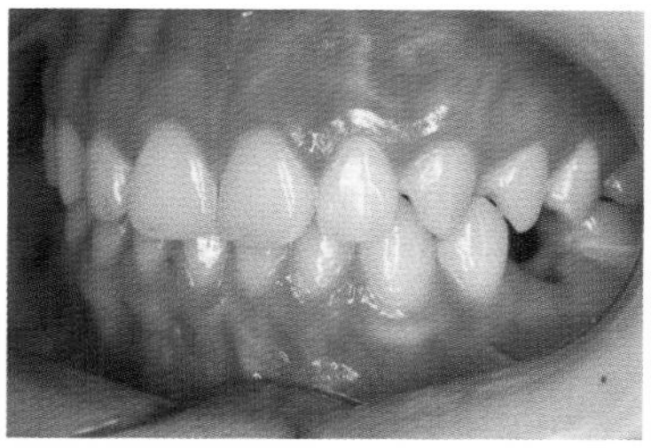
图1 术前基本情况

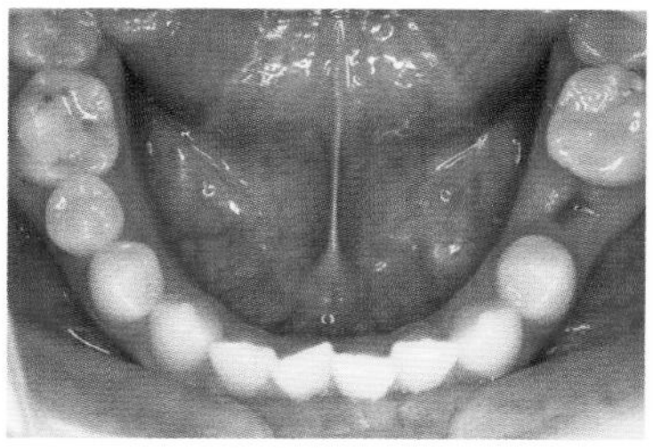
图2 术前基本情况

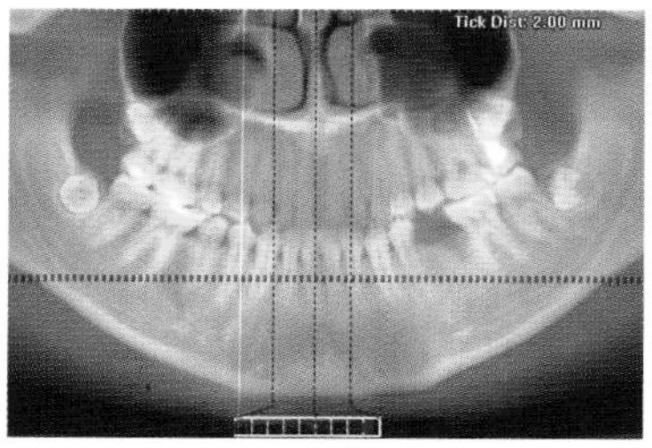

图3 术前影像学检查（全口曲断）

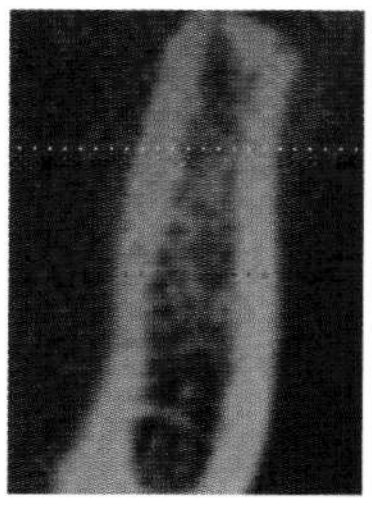
图4 术前影像学检查（骨高度、骨宽度测量）

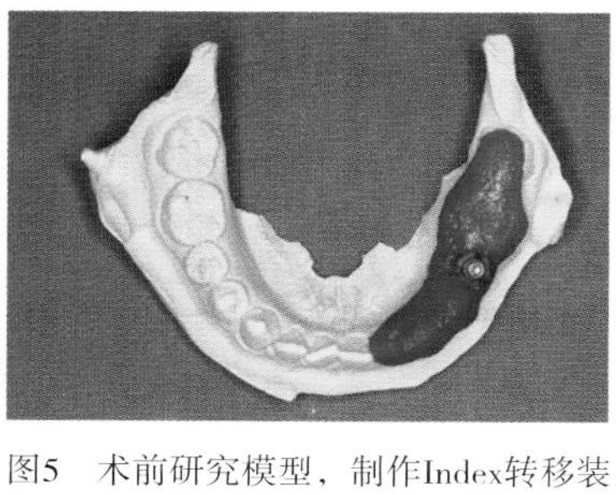
图5 术前研究模型，制作Index转移装置

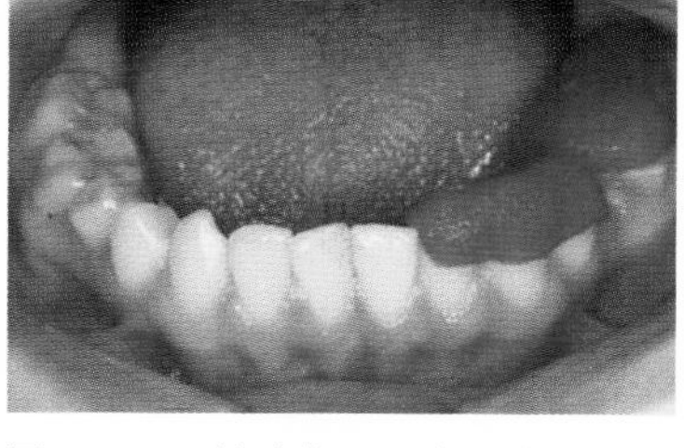
图6 Index转移装置口内试戴（正面像）

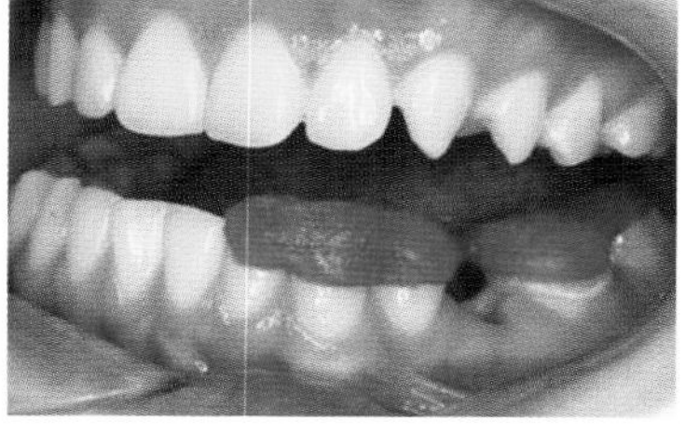
图7 Index转移装置口内试戴（侧面像）

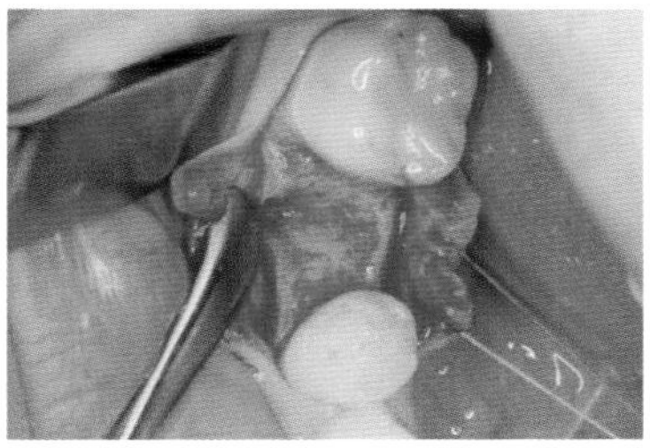
图8 种植手术（牙槽嵴顶正中切口）

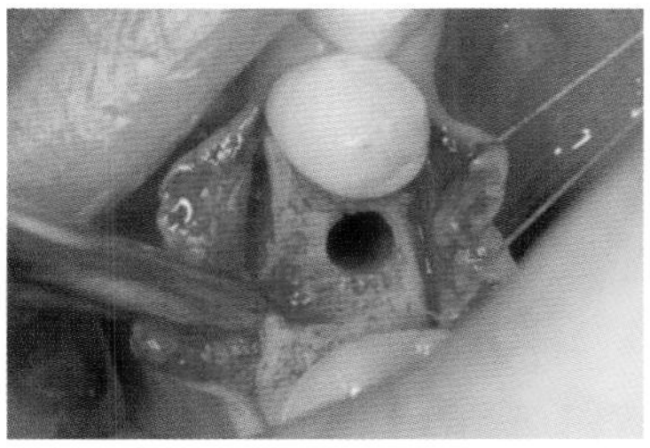
图9 种植手术（逐级备洞）

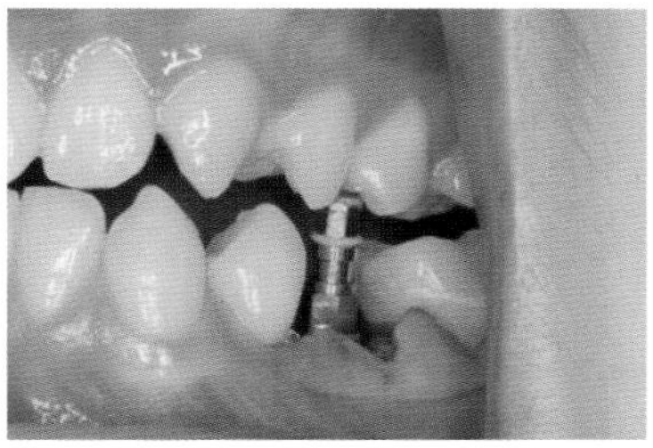
图10 种植手术（植入植体）

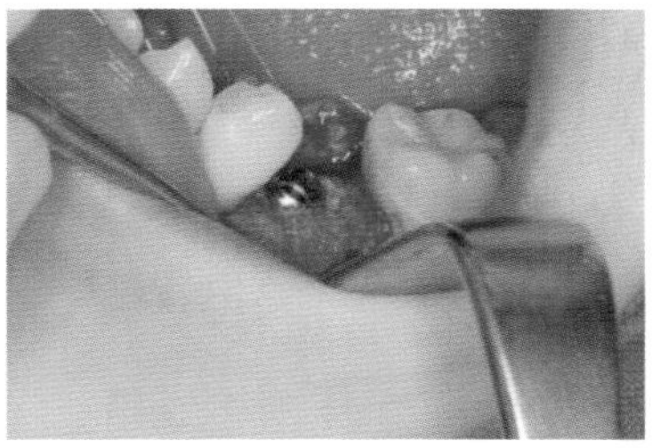
图11 种植手术（植入Bio-Oss骨粉）

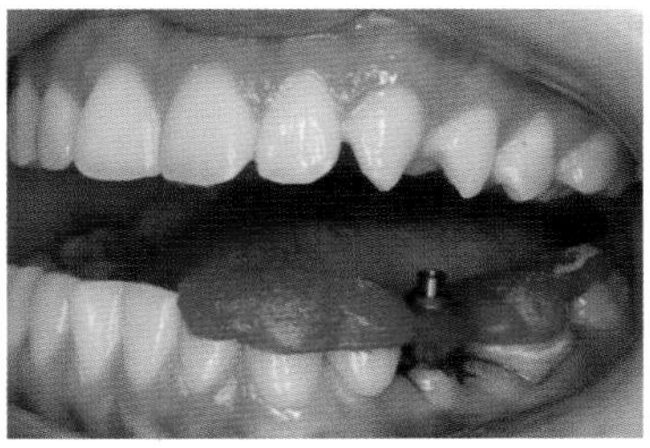
图12 种植手术（口内硬性连接转移杆）

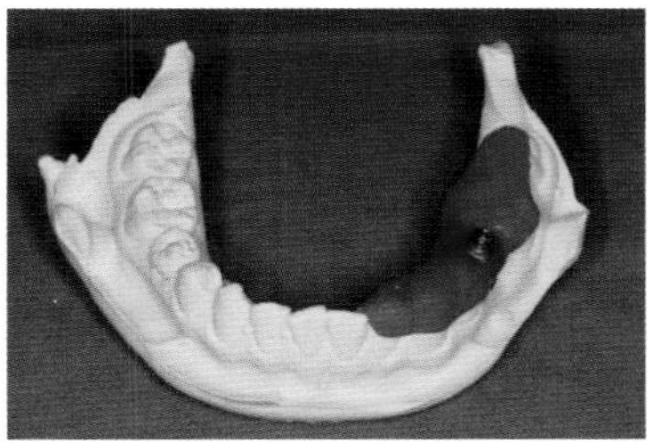
图13 转移杆转移至工作模型

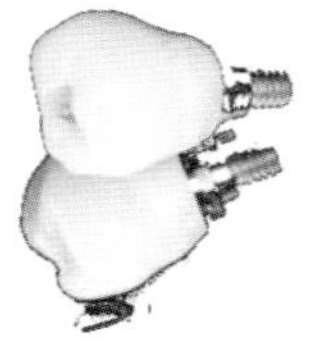
图14 PMMA临时修复体

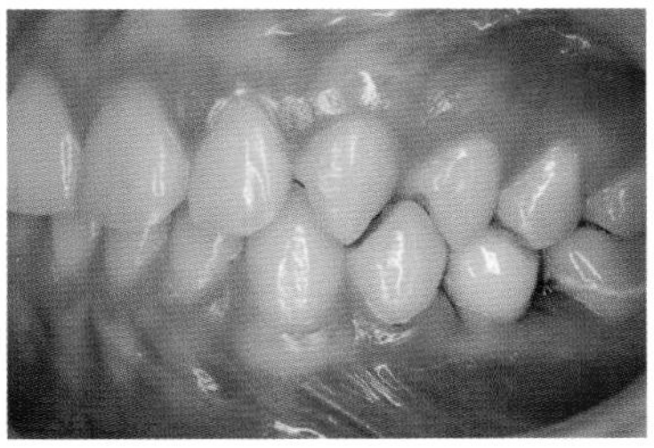
图15 临时修复体口内侧面像

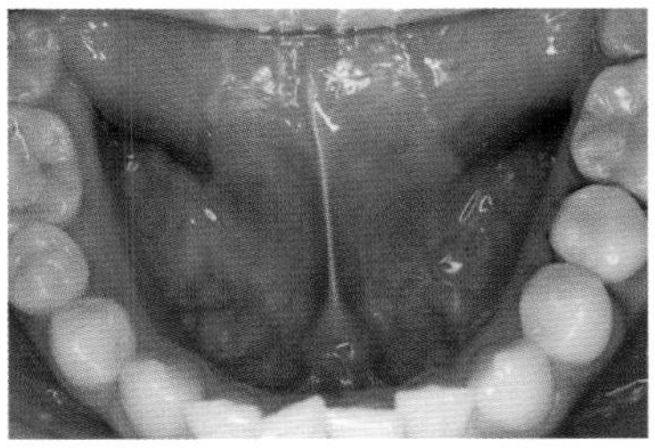
图16 临时修复体口内殆面像

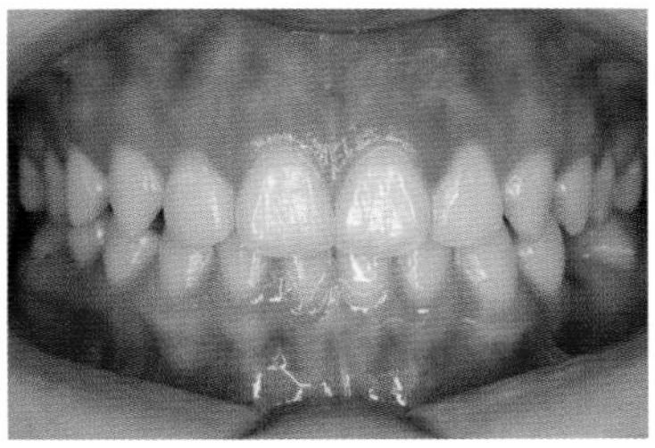
图17 临时修复体口内正面像

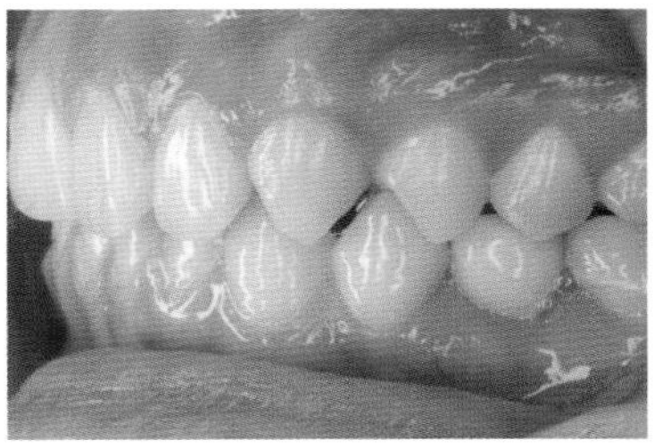
图18 即修6个月侧面像

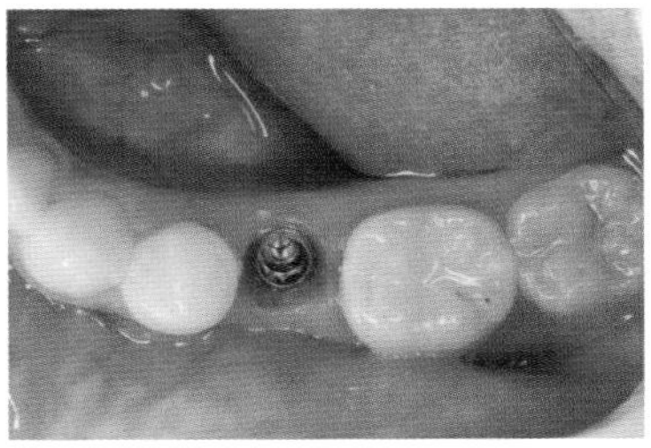
图19 即修6个月殆面袖口形态

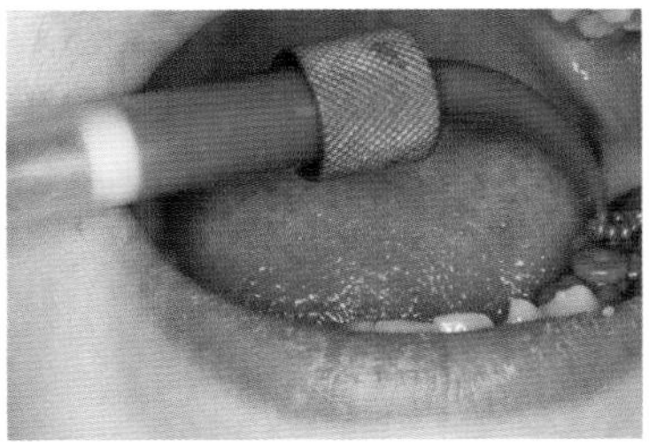
图20 永久取模1

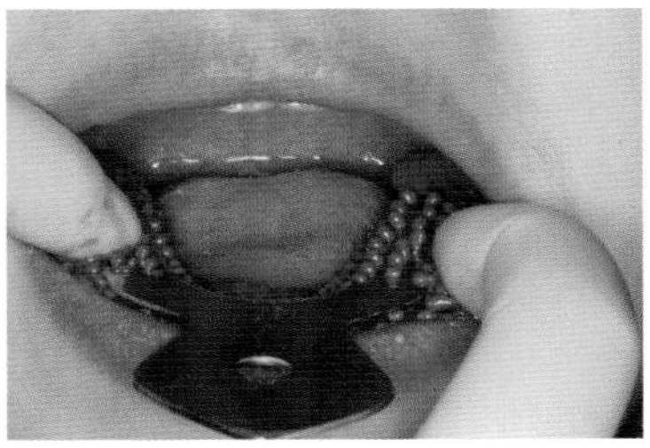
图21 永久取模2

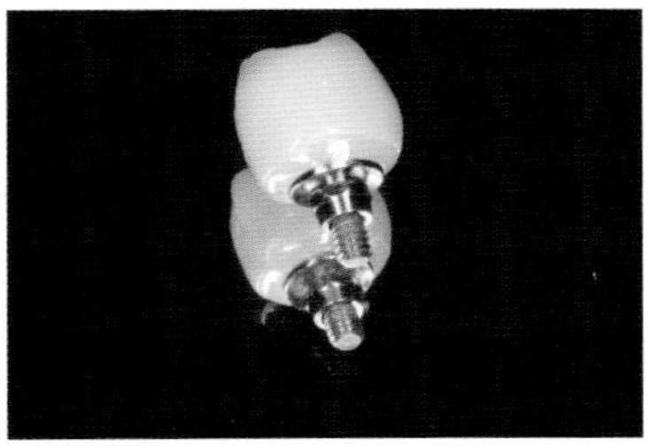
图22 氧化锆永久修复体

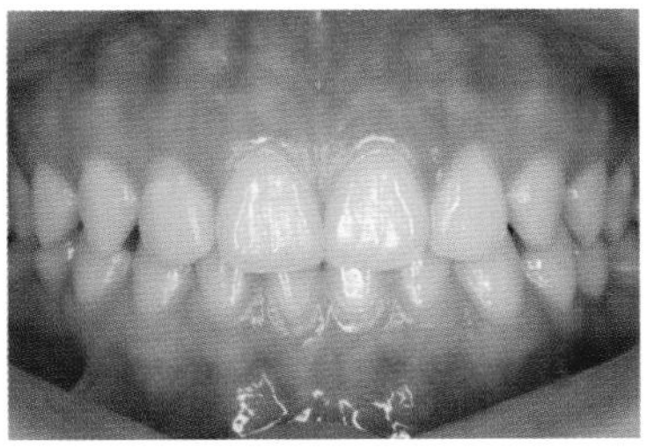
图23 永久修复体口内正面像

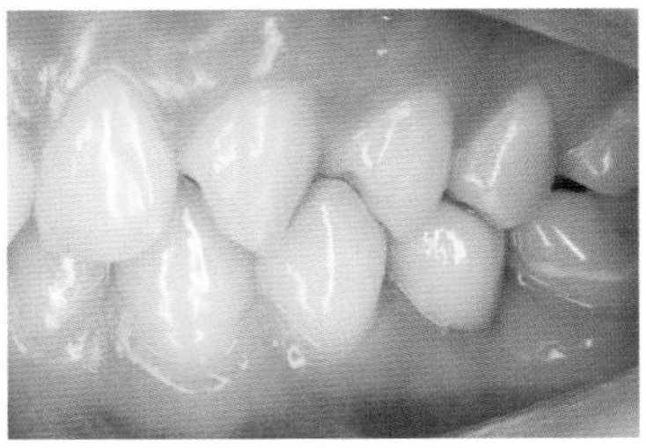
图24 永久修复体口内侧面像

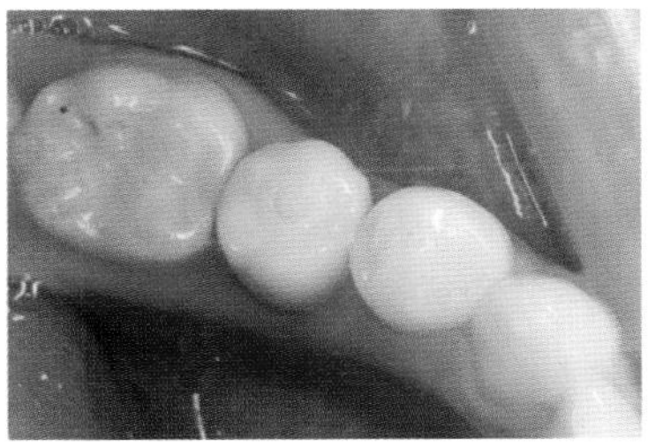
图25 永久修复体口内殆面像

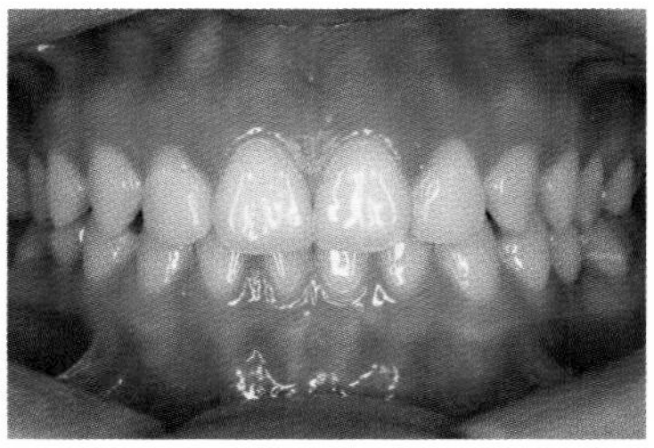
图26 2年后复查口内正面像

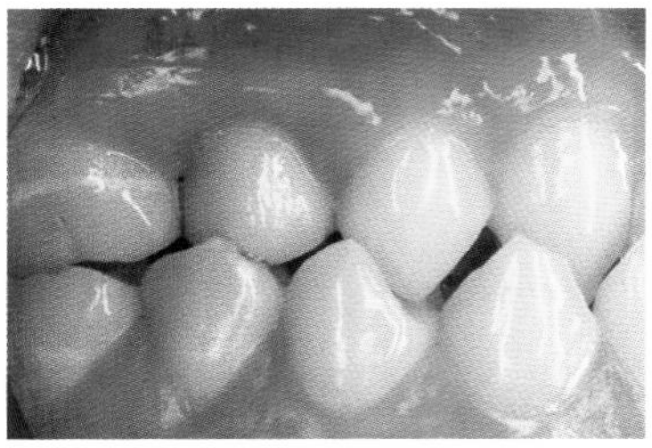
图27 2年后复查口内颊侧面像1

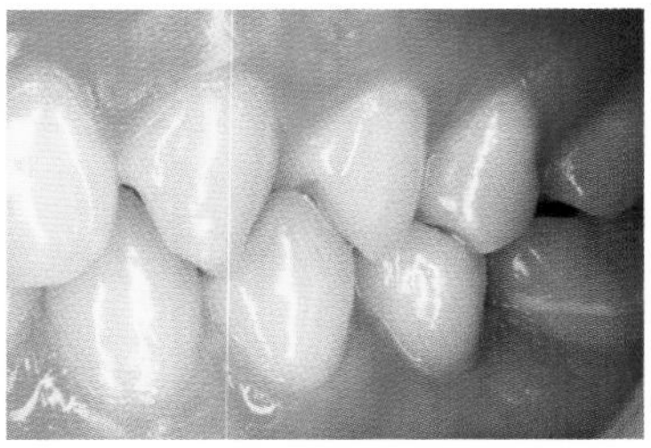
图28 2年后复查口内颊侧面像2

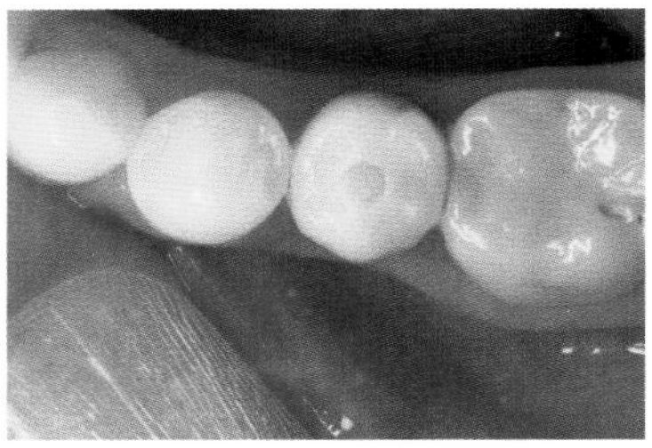
图29 2年后复查口内殆面像

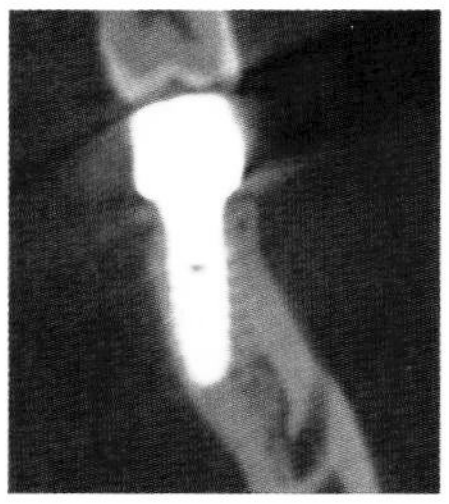
图30 2年后复查拍摄CT 1

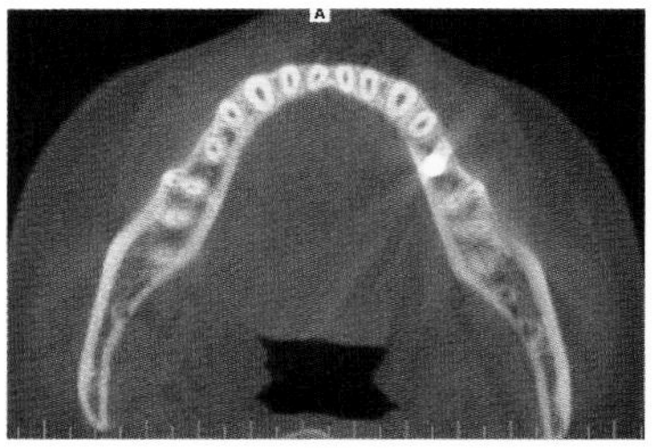
图31 2年后复查拍摄CT 2

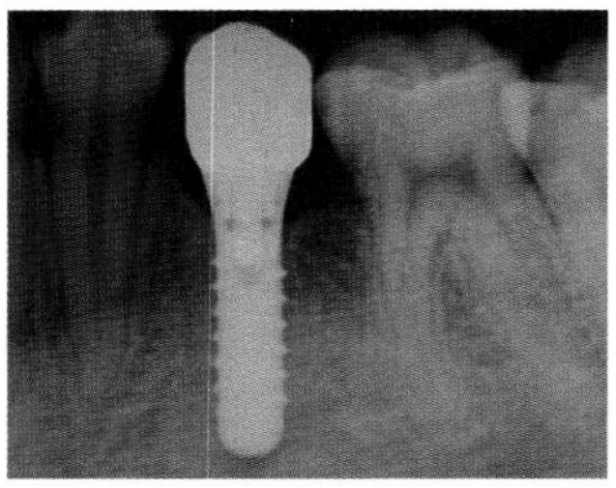
图32 2年后复查根尖片3

4. CAD/CAM临时冠 数字化和信息化技术已广泛地被应用于口腔种植临床实践中。该技术的发展，对现代口腔医学起到了巨大的推动和促进作用，快速发展的计算机技术应用于种植上部结构的设计和制作，提高修复体的加工精度、美观效果和耐久性。CAD/CAM技术通过扫描工作模型，获得其数字化模型，通过软件与计算机交互设计完成修复体外型的设计，选择颜色和规格匹配的预成树脂块，放入数控装备中由计算机指挥完成数字化的加工。相比于传统种植临时修复体的制作，CAD/CAM技术简化了技工室复杂的操作流程，减少了即刻修复所需要的戴牙时间。

本病例患者采用了CAD/CAM技术切削PMMA，制作出PMMA纵向螺丝固位的临时冠，PMMA形态、颜色自然和谐，光洁，患者自感舒适；并且CAD/CAM 制作的树脂临时冠，软组织密合性高，颈缘光滑，种植体周围黏膜炎发生率低。本病例即刻修复的治疗从手术完成至临时修复体的戴入仅花费了半天的时间，相比我科室曾经采用的手工制作的纵向螺丝固位的树脂临时冠，大大减少了患者的戴牙时间，缩短了患者的空牙期，使得即刻修复技术更容易获得患者的接受，并且修复体的外形与邻牙和对颌牙相协调，患者非常满意。

参考文献

[1] Hartog LD, Slater JJ RH, Vissink A, et al. Treatment outcome of immediate, early and conventional single-tooth implants in the aesthetic zone: a systematic review to survival, bone level, soft-tissue, aesthetics and patient satisfaction[J]. Journal of Clinical Periodontology, 2008, 35(12):1073-1086.
[2] Branemark P I. Osseointegration and its experimental background.[J]. Journal of Prosthetic Dentistry, 1983, 50(3):399-410.
[3] Proussaefs P. A Novel Technique for Immediate Loading Single Root Form Implants With an Interim CAD/CAM Milled Screw-Retained Crown[J]. Journal of Oral Implantology, 2016, 42(4):327.
[4] Jemt T. Regeneration of gingival papillae after single-implant treatment[J]. International Journal of Periodontics & Restorative Dentistry, 1997, 17(4):326-333.

上颌多颗相邻前牙的即刻种植修复

吕江[1] 陆添[2]

摘要

目的： 介绍上颌多颗相邻前牙的即刻种植的手术及修复过程。**材料与方法：** 患者，女性，无不良嗜好，全身情况良好，上前牙外伤导致冠根折。术中不翻瓣微创拔牙，根据原牙根位置制备窝洞，即刻植入种植体，植入骨粉，术后即刻临时修复；软硬组织愈合完成后，利用临时冠诱导软组织成形；软组织改建成熟后，个性化取模复制穿龈轮廓外形，制作氧化锆基台一体冠，完成最终修复。**结果和结论：** 在观察期内，相邻前牙的种植修复获得了理想的软硬组织美学效果和稳定性。本病例针对上颌多颗相邻前牙进行的即刻种植修复，其临床流程简单微创，临床效果满意。患者戴牙后3个月复诊，种植修复体完好，种植区牙龈健康，牙龈乳头充盈，唇侧牙龈缘高度稳定，美学效果良好。影像学检查种植体骨结合良好，种植体周围牙槽嵴骨高度正常骨改建。

关键词： 即刻种植；前牙；多颗

美学区的种植修复一直是种植领域的最具挑战性的工作。充足的骨量是美学区种植成功的基础，充足并且健康的软组织确是能否完成红色美学成功的关键，前牙区治疗的美学效果正逐渐成为人们关注的焦点。上颌前牙区单牙即刻种植和即刻修复的长期效果和优势已经得到了文献的充分证实。即刻种植和即刻修复的优点在于：可以缩短治疗周期，即刻恢复缺失牙，并最大限度地保留现存的软硬组织。然而，相邻种植体之间的龈乳头常常难以像单颗种植修复体或天然牙周围龈乳头那样得到维持或生长。本文介绍的上颌多颗相邻前牙冠根折拔除后即刻种植修复的病例术中不翻瓣微创拔牙，即刻植入种植体，植入骨粉，术后即刻临时修复；软硬组织愈合完成后，利用临时冠诱导软组织成形；软组织改建成熟后，通过个性化印模技术精确复制穿龈轮廓外形，制作氧化锆基台一体冠，完成正式修复。在观察期内，本病例获得了理想的软硬组织美学效果和稳定性。

一、材料与方法

1. 病例简介 21岁女性患者，无不良嗜好，全身情况良好。主诉：上颌前牙外伤1天。现病史：患者1天前外伤导致上颌前牙折断，影响美观，来我院就诊，希望恢复折断牙齿，改善美观。既往史：否认其他疾病史，否认药物过敏史和传染病史。口腔检查：11冠根折，冠折断面可见穿髓孔，舌侧残片折裂至龈下3mm以上、12牙冠Ⅰ度松动，叩（+）。牙龈黏膜色泽正常，中等厚度，邻牙及对颌牙无明显异常（图1、图2）。影像学检查：CBCT 检查显示，11牙根长约11mm，牙根长轴位于牙槽突方向偏颊侧，唇侧骨板完好、厚度0.5mm。11牙根长约10mm，牙根长轴位于牙槽突方向偏颊侧，唇侧骨板完好、厚度0.2mm（图3、图4）。

2. 诊断 11、12冠根折。

3. 治疗计划

（1）术中不翻瓣微创拔除11、12。

（2）根据原牙根位置制备窝洞，即刻植入种植体，植入骨粉，术后即刻临时修复。

（3）利用临时冠诱导软组织成形，软组织改建成熟后，个性化取模复制穿龈轮廓外形，制作氧化锆基台一体冠，完成最终修复。

4. 治疗过程

（1）第一阶段：微创拔除11、12，同期植入种植体，并进行骨粉充填。术中不翻瓣微创拔除11、12（图5），牙槽窝骨壁完整。在原牙根舌侧进行种植窝洞制备，植入柱形种植体，扭矩＞35N·cm（图6、图7）。种植体与唇侧骨壁间隙约2mm，植入骨粉（图8）。戴入桥用钛临时基台，椅旁制作临时冠并就位顺利，自凝树脂口内粘接后适当修整外形，充分磨光，调殆至正中咬合、前伸咬合和侧方咬合与对颌牙均无接触（图9）。术后根尖片显示种植体位置、方向良好（图10）。

（2）第二阶段：利用临时冠诱导软组织成形。术后5个月复查，临时修复体完好，软组织色粉、质韧、点彩清晰，龈缘位置基本稳定，龈乳头区可见少量三角间隙。此后1个月内，先后2次取下临时冠，用树脂调整修复体颈部外形，以对软组织进行成形。术后6个月复查，软组织形态满意、位置稳定，进行最终修复（图11、图12）。

（3）第三阶段：最终修复阶段。种植体周围软组织改建成熟以后，进行最终修复。由于软组织袖口在失去修复体支撑以后会很快塌陷变形，所以本病例利用临时牙进行个性化取模杆的制作，再进行个性化印模技术精确记录种植体的三维位置和种植体周围软组织袖口外形进行种植取模。最终修复

作者单位：1. 义乌杭州口腔医院门诊部 2. 杭州口腔医院
通讯作者：吕江；Email: 5617913@qq.com

设计为氧化锆基台一体冠单冠。口内戴入最终修复体，红白美学效果满意（图13～图15）。

（4）第四阶段：术后回访。患者戴牙后3个月复诊，种植修复体完好，种植区牙龈健康，牙龈乳头充盈，唇侧牙龈缘高度稳定，美学效果良好（图16、图17）。

二、结果

在观察期内，相邻前牙的种植修复获得了理想的软硬组织美学效果和稳定性。本病例针对上颌多颗相邻前牙进行的即刻种植修复，其临床流程简单微创，临床效果满意。患者戴牙后3个月复诊，种植修复体完好，种植区牙龈健康，牙龈乳头充盈，唇侧牙龈缘高度稳定，美学效果良好。影像学检查种植体骨结合良好，种植体周围牙槽嵴骨高度正常骨改建。

三、讨论

美学区种植修复一直是种植修复学的一个难点，美学区连续缺牙间隙的种植修复又是其中最为困难的一类治疗。

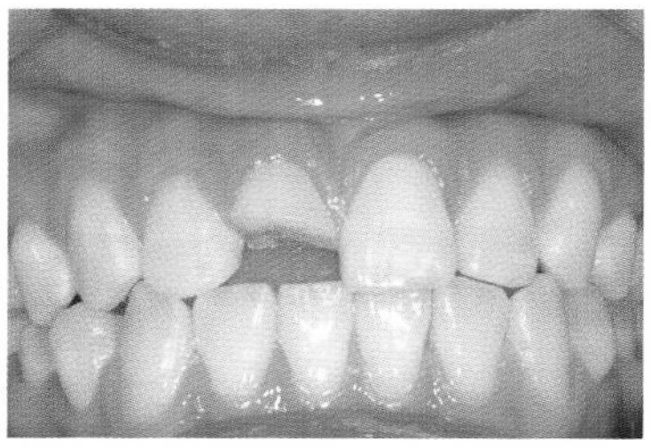
图1 术前口内正面像

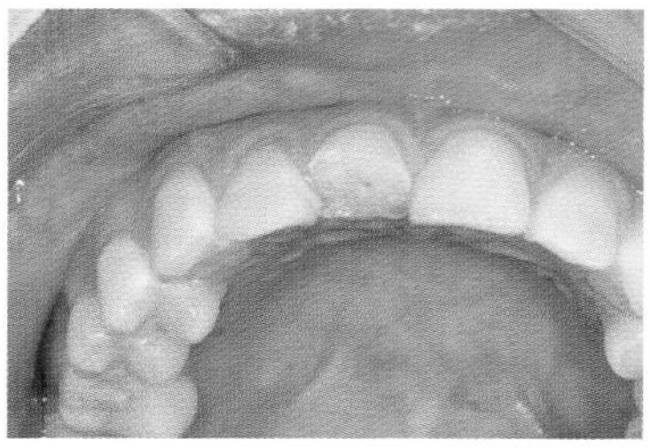
图2 术前口内殆面像

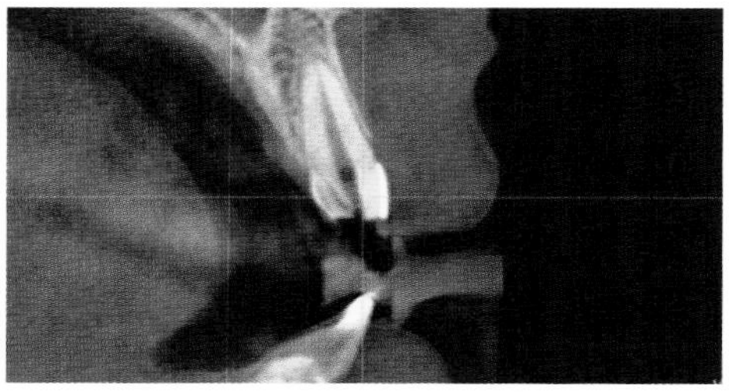
图3 11术前CBCT

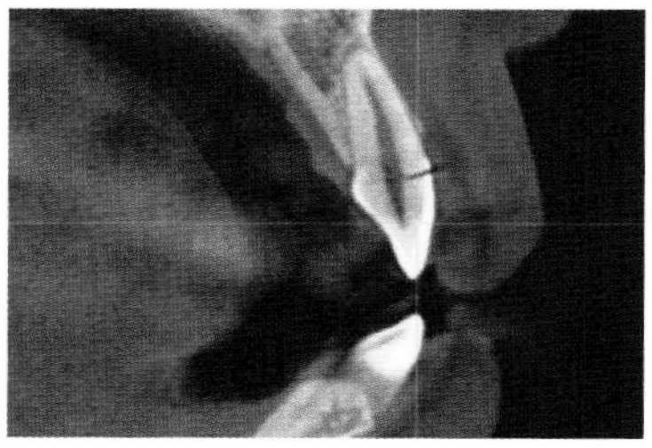
图4 12术前CBCT

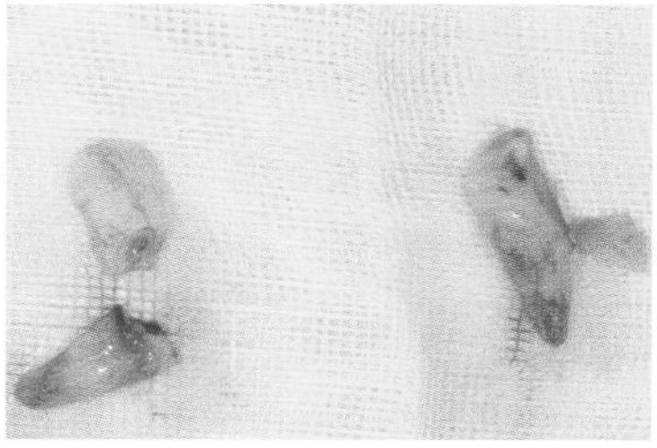
图5 微创拔除外伤牙

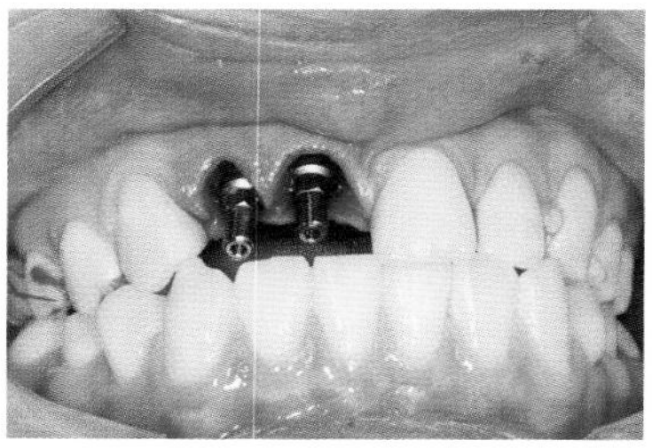
图6 种植体植入正面像

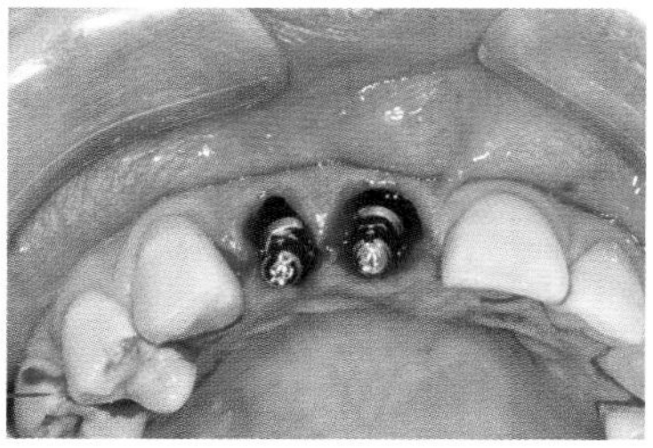
图7 种植体植入殆面像

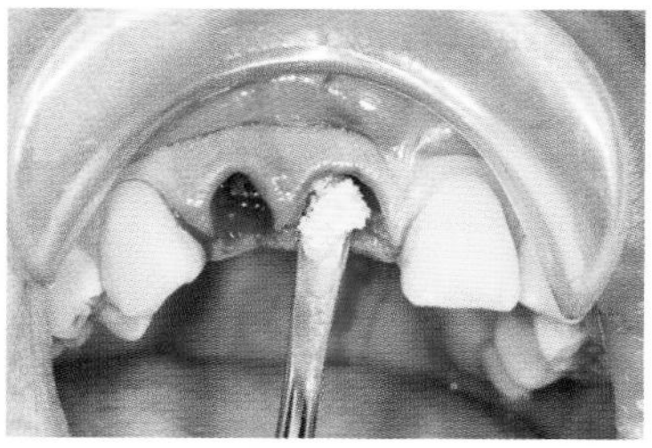
图8 颊侧间隙植入骨粉

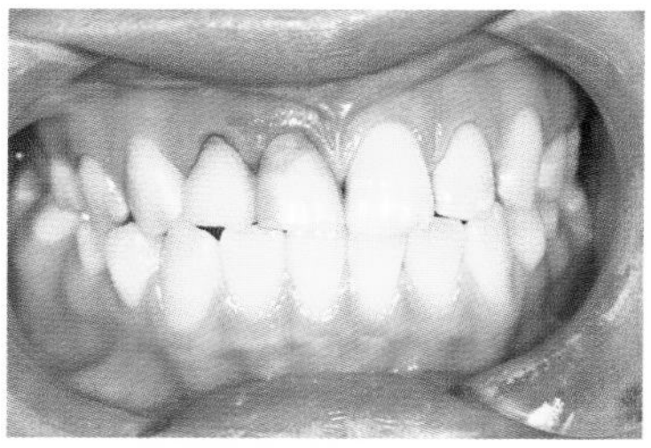
图9 临时修复体戴入

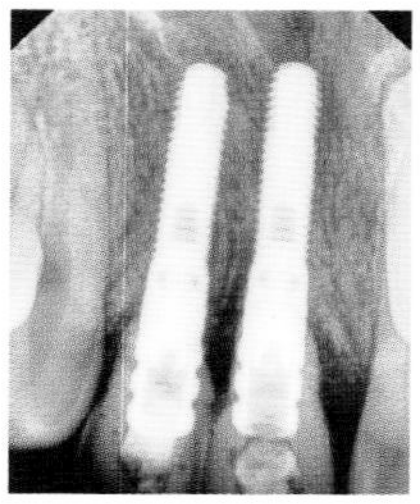
图10 临时修复后X线片

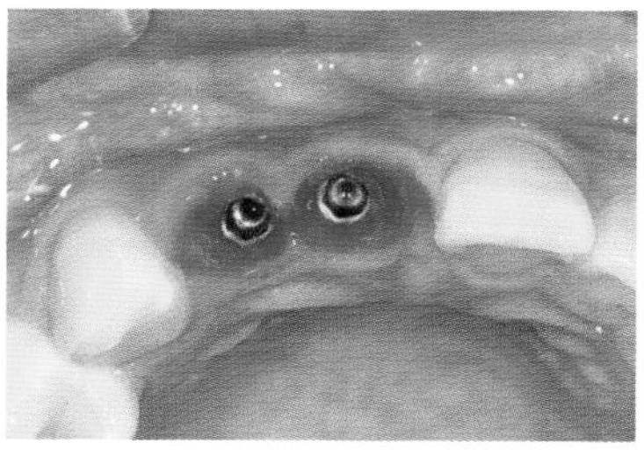
图11 6个月后复查穿龈轮廓

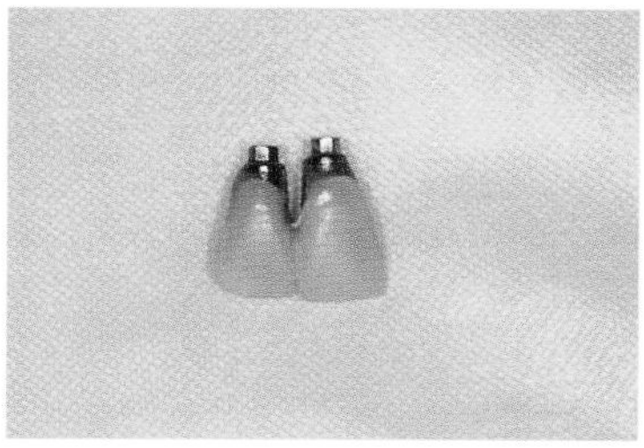
图12 临时修复体

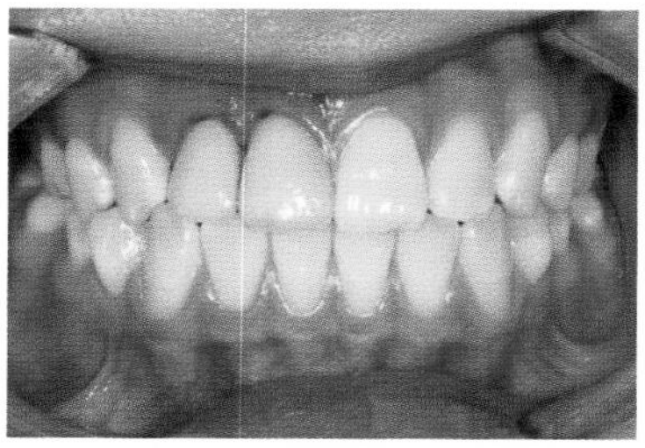
图13 最终修复体戴入后正面像

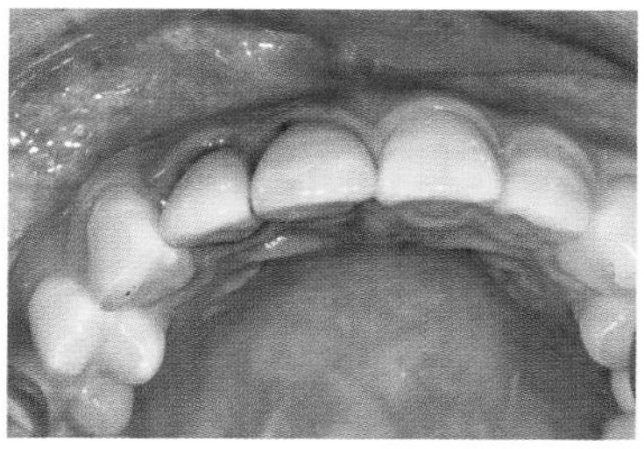
图14 最终修复体戴入后殆面像

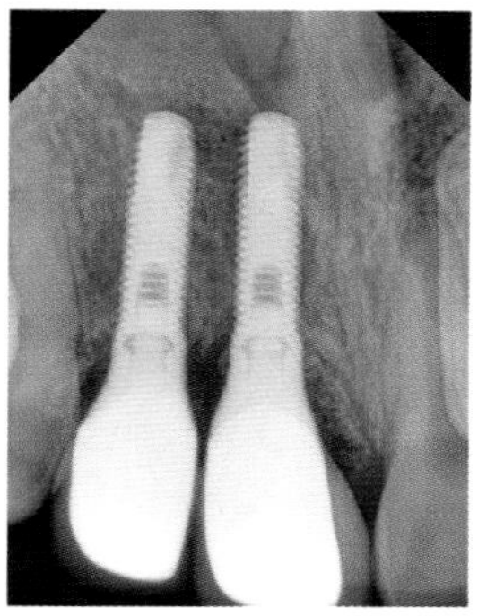

图15　最终修复体戴入后X线片

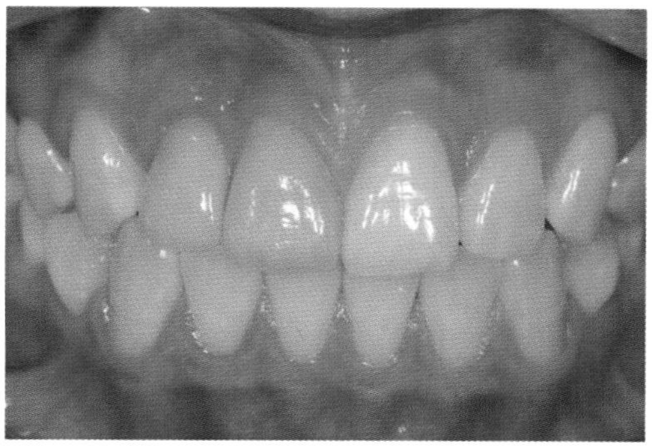

图16　3个月后复查正面像

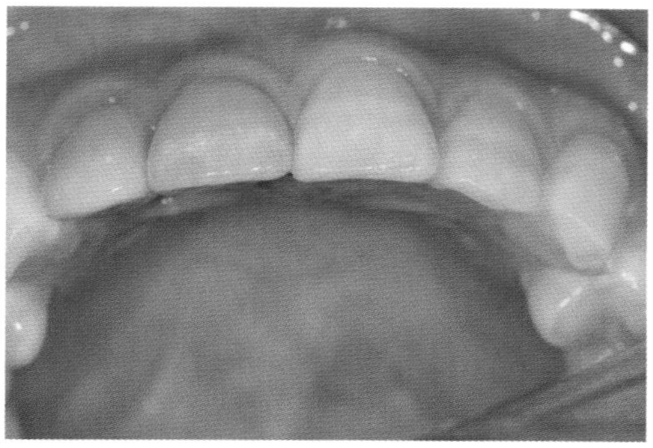

图17　3个月后复查殆面像

本病例为上颌多颗相邻前牙因外伤致冠根折的病例，术中采用的不翻瓣微创拔牙技术可以最大限度地保存龈缘形态、维持唇侧牙槽窝骨壁的血供、减少骨吸收，从而维持软硬组织的稳定。拔牙窝骨壁完整，拔牙后在导板辅助下即刻植入种植体，植体位置符合预期。为了减少唇侧牙槽骨吸收，种植体唇侧与牙槽窝内壁之间的间隙控制在2mm，并植入骨替代材料，这对于获得临床美学效果是非常重要的。术后即刻戴入临时修复体，可维持软组织形态，并封闭拔牙窝，促进组织愈合，最大限度地获得理想的美学效果。

制取终印模时，精确复制软组织袖口形态是关键技术之一。个性化印模技术可以在精确复制种植体三维位置的同时，精确复制软组织穿龈轮廓外形，并且具有临床便捷性等优点，具有较好的临床适用性。

参考文献

[1] Buser D, Martin W, Belser UC. Optimizing estheics for implant restorations in anterior maxilla: anatomic and surgical considerations[J]. Int J Oral Maxillofac Implant, 2004, 19(Suppl): 43–61.
[2] BelserU, Buser D, Higginbottom F. Consensus statements and recommended clinical procedures regarding esthetics in implant dentistry[J]. Int J Oral Implants, 2004, 19(Suppl): 73–74.
[3] Deeb GR, Soliman O, Alsaad F, et al. Simultaneous Virtual Planning Implant Surgical Guides and Immediate Laboratory Fabricated Provisionals: An Impressionless Technique[J]. Journal of Oral Implantology, 2016, 42(2).
[4] Schnitman PA, Hayashi C. Papilla Formation in Response to Computer–Assisted Implant Surgery and Immediate Restoration[J]. Journal of Oral Implantology, 2015, 41(4).

种植联合修复在1例牙列重度磨耗患者咬合重建中的应用

朱羽婕 屠逸琳 陈佳露 王庆

摘要

目的：本文将报道1例因右下后牙长期缺失，长期左侧单侧咀嚼，导致左侧下颌骨膨大，影响面容与咀嚼的患者，术前运用临时冠恢复上颌殆面，下颌拔牙，戴入活动义齿，调整咬合后，利用简易导板，术中下颌骨面修整，术后即刻修复的病例。**材料与方法**：首先取模，制作上颌殆曲线，下颌制作活动义齿，上颌利用临时冠恢复殆面，下颌拔牙，戴入活动义齿，以调整咬合。2个月后术前修整下颌模型以获得下前牙区合理的牙龈轮廓，便于指导术中的骨面修整，并且制作简易导板，引导术中定位，依次植入种植体，初期稳定性均达到了30N·cm以上，未发生骨壁折裂现象。安装螺丝固位基台及保护帽，术后即刻闭窗取模，安装临时基台制作临时义齿，嘱定期复查。术后6个月，制作种植支持树脂义齿试戴，以进一步确认咬合关系。试戴3个月后，常规开窗取模，最终完成冠桥修复。**结果**：上颌殆曲线得到了良好的改善，患者的颌关节已适应抬高后的咬合关系。术中种植体顺利按照计划的方向植入，初期稳定性好，术后即刻CBCT显示种植体按预期方向和深度植入。术后随访，患者良好适应，临时冠桥未发生折裂现象，咀嚼习惯得到了良好的改善。**结论**：对于由于后牙长期缺失，单侧咀嚼习惯，导致下颌骨异常的患者，先改善其殆曲线后，再行种植修复，并且术后即刻修复，让患者更加良好地适应改善后的咬合关系，以达到更好的修复效果。

关键词：咬合重建；颞下颌关节紊乱；种植联合传统修复；简易导板

一、材料与方法

1. 病例简介 65岁男性患者，无不良嗜好，全身情况良好。主诉为“右下后牙缺失数年，未行任何缺失牙修复，长期左侧单侧咀嚼，咀嚼效能大大降低，造成左侧下颌骨膨大，现要求种植修复缺失牙，以恢复正常的咀嚼功能”。既往体健，否认系统病史、传染病史、药物过敏史，无吸烟史，无口服双膦酸盐药物史。专科检查：颜面部基本对称，左侧下颌骨膨大。开口型、开口度正常，双侧关节区无压痛及弹响。46、47连续缺失，失区牙槽嵴宽，高度略降低。45、43残根残冠，42、41重度磨耗，松动（+++）；36松动（+++），牙龈萎缩至根尖部，黏膜无破溃，邻牙无松动，上下中线不齐，上下唇系带附着正常。口腔卫生尚可，双侧颌下及颈部未及肿大淋巴结，余未见明显异常。口腔CBCT检查：32区舌侧骨板较薄，36区牙槽骨高度约为10.51mm；44区牙槽骨高度约为9.25mm；47区牙槽骨高度约为8.78mm。

2. 诊断 下颌牙列缺损。

3. 治疗计划 患者经济状况好，医从性好，对治疗过程要求严谨。在充分沟通交流后，患者要求在改善咬合关系及减少创伤和痛苦的前提下，完成种植固定修复。考虑到患者因长期缺牙，咬合关系、殆曲线关系已紊乱，设定方案为先取模制作下颌临时活动义齿修复，2个月后上颌利用临时冠恢复殆面，下颌逐步拔除需拔除的牙齿，并且戴入活动义齿，调整咬合。在患者适应了新的咬合关系后，2个月后，修整下颌模型以获得下前牙区合理的牙龈轮廓，并导术中骨面修整，并且制作简易导板引导，制备临时活动义齿，在术后当天进行即刻修复。术后半年，种植支持树脂义齿进行试戴3个月，正式取模，最终完成冠桥修复。

4. 治疗过程（图1～图9）

（1）术前取研究模，殆曲线紊乱，制作上颌殆曲线，下颌直走临时活动义齿。2个月后上颌利用临时冠恢复殆面，下颌逐步拔除需拔除的牙齿，并且戴入活动义齿，调整咬合。

（2）术中：①术前修整下颌模型以获得下前牙区合理的牙龈轮廓。②牙槽嵴顶切口切开黏骨膜翻瓣，术中修整骨面，利用简易导板进行定位，利用2.0mm先锋钻备孔确定植入位点和方向。③取出导板，分别在36、41、43、44、45、46、47植入种植体，初期稳定性均达到了30N·cm以上，未发生骨壁折裂现象。④安装螺丝固位基台及保护帽，唇侧黏膜减张后拉拢缝合。⑤术后即刻闭窗取模，安装临时基台制作临时义齿。⑥术后1周拆线，种植体稳固无松动。⑦术后6个月临床检查显示术区愈合良好，软组织丰满，黏膜无红肿和明显退缩。CBCT显示种植体周围无明显阴影，成骨效果良好。⑧术后制作种植支持树脂义齿试戴，以进一步确认咬合关系。试戴3个月后，常规开窗取模，最终完成冠桥修复。

作者单位：复旦大学附属中山医院

通讯作者：朱羽婕；Email: 819259905@qq.com

二、结果

种植体顺利按照计划的方向植入，初期稳定性好，未发生骨板折裂的情况。颌曲线及咬合关系得到了良好的改善，咀嚼效能提高，患者非常满意。

三、讨论

牙列缺失导致咬合紊乱，会导致患者面型异常、颌骨不对称、颞颌关节紊乱、咀嚼功能下降、牙齿过度磨耗等一系列问题。对于这样的患者需要经过完善的垂直距离和颌位关系重建后才能行永久修复。

种植牙联合传统修复方式，可以有效地恢复咬合关系和咀嚼功能。在患者适应活动修复体形成的咬合关系后，种植体支持的即刻负重修复体可以在种植过渡期更好地稳定维持正确的咬合。

简易导板作为种植定位导板和骨修整导板，既简单实用也能减轻患者经济负担。

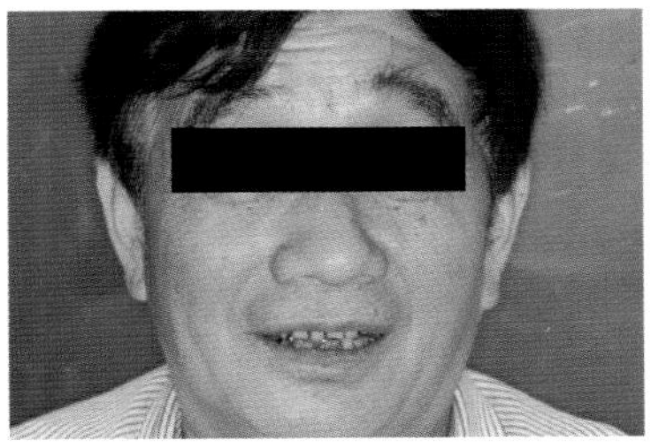
图1 术前口外正面像

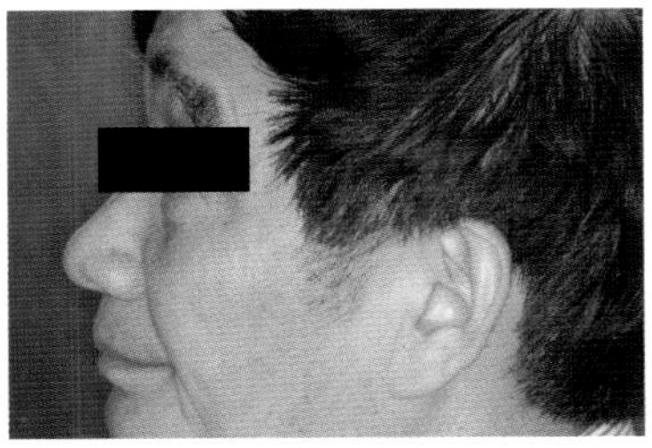
图2 术前口外侧面像

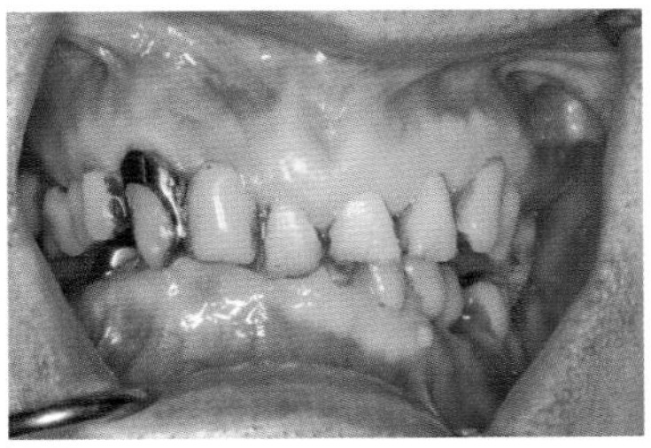
图3 术前口内正面咬合像

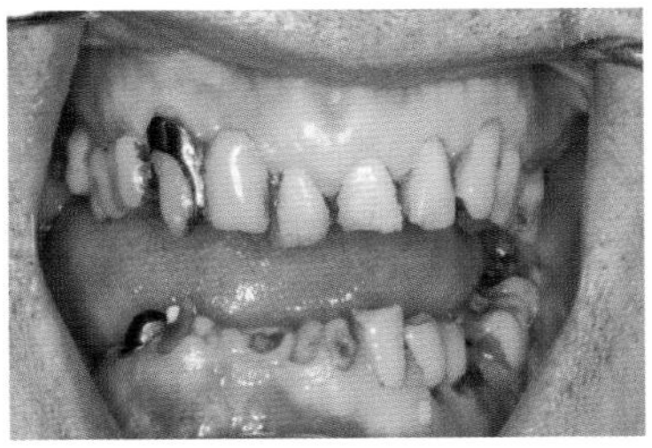
图4 术前口内正面像

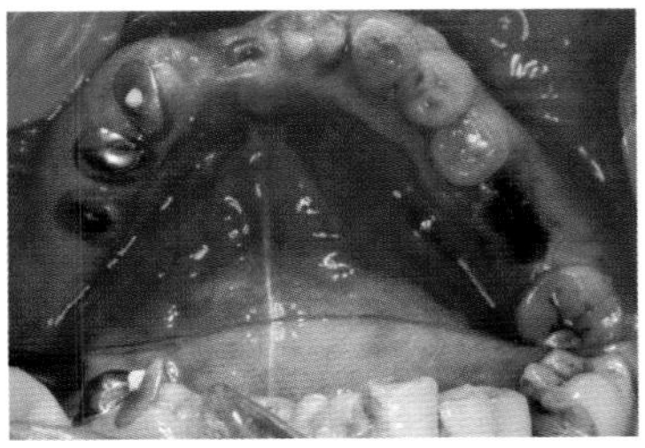
图5 术前口内下颌像

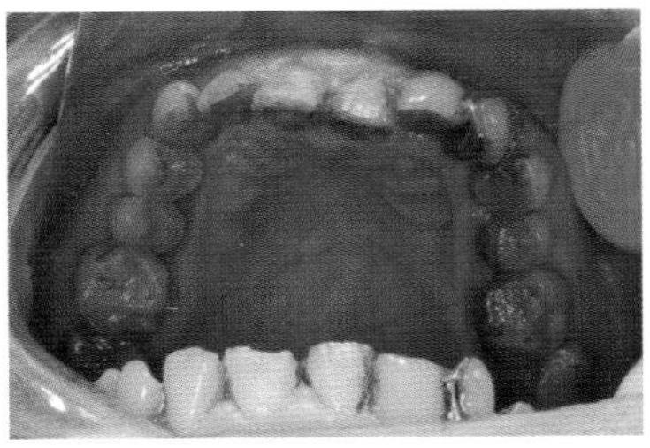
图6 术前口内上颌像

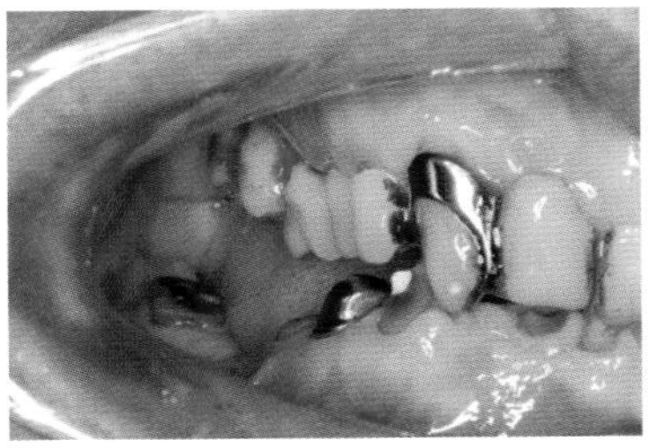
图7 术前口内右侧像

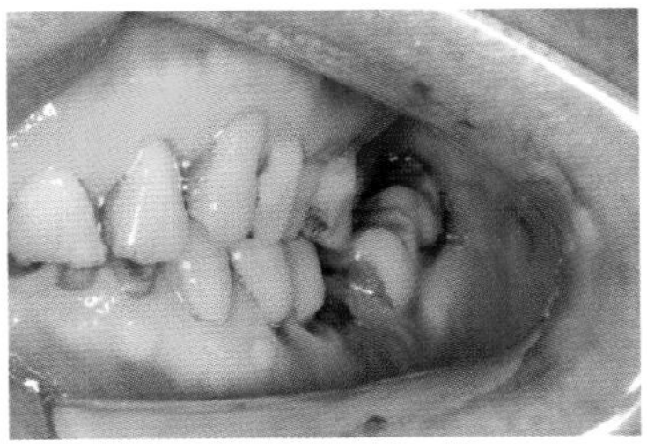
图8 术前口内左侧像

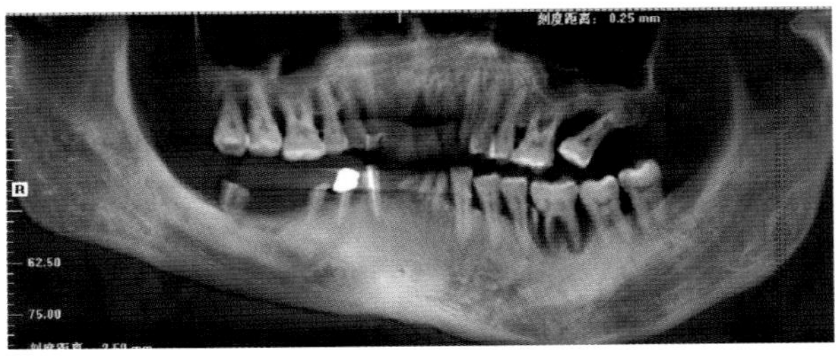

图9 术前CBCT

参考文献

[1] 姜婷, 张海.全口咬合重建[M].北京: 人民卫生出版社, 2015.
[2] Shanahan T E. Physiologic jaw relations and occlusion of complete dentures. 1955[J]. Journal of Prosthetic Dentistry, 2004, 91(3):203.
[3] 连文伟, 郭小文. 上下牙列重度磨耗咬合重建固定义齿修复效果[J]. 实用中西医结合临床, 2009, 9(1):8-10.
[4] 周崇阳, 杨朝晖, 冯海兰. 咬合重建对牙齿重度磨耗患者咀嚼运动模式的影响[J]. 华西口腔医学杂志, 2007, 25(3):242-245.
[5] 黄海, 郭观生, 赖仁发,等. 口腔种植修复在牙列缺损治疗中的应用与临床有效性研究[J]. 中国实用医药, 2017, 12(5):14-16.
[6] Hansson P, Sunnegårdhgrönberg K, Bergdahl J, et al. Relationship between natural teeth and memory in a healthy elderly population.[J]. European Journal of Oral Sciences, 2013, 121(4):333-340.
[7] 林芝, 刘丽. 咬合垂直距离与口颌系统健康[J]. 口腔颌面修复学杂志, 2005, 6(1):77-79.

钛网联合浓缩生长因子（CGF）应用于上颌前牙区即刻种植美学修复1例

朱震坤

摘 要

上颌前牙区为美学区，患者对美观效果要求高。本病例通过微创拔牙保留患者骨壁；通过钛网联合浓缩生长因子的复合骨增量技术提高了移植材料的稳定性，促进唇侧成骨和软组织愈合速率，从而有效地维持了唇侧骨板的丰满度，取得了较为满意的骨增量效果；通过牙龈塑形和个性化转模，实现了较为满意的软组织美学效果。

关键词：钛网；浓缩生长因子（CGF）；即刻种植；美学修复

上前牙区唇侧骨板重度缺损的病例在临床上较为常见，如采用常规单纯胶原膜GBR方式，因为牙槽嵴颈部移植骨颗粒的稳定性难以保证，常见二期手术时种植体唇侧颈部未能有效成骨而暴露，造成严重美学并发症。因此，本病例采用钛网这一固定骨颗粒的有效方法。同时配合CGF屏障膜，促进植骨材料的成骨和软组织愈合，后期完成牙龈成形和个性化转模，基本恢复患者面容，唇侧丰满度良好，牙龈乳头形态清晰，基本实现红白美学的协调统一。

一、材料与方法

1. 病例简介 18岁男性患者，4个月前因外伤导致右上前牙折断。口内检查见11残根，唇腭侧缺损皆位于龈下，不松动；牙龈中等厚度；中笑线。CBCT示11牙残根，颊舌侧骨壁厚度5.8mm，近远中间隙约7mm。

2. 诊断：11残根。

3. 治疗计划 一期微创拔除11残根，植入Osstem TS Ⅲ 植体1颗（3.5mm×11.5mm），同期行GBR术（Bio-Oss骨粉+钛网+自体CGF膜），二期行临时冠牙龈塑形，个性化全瓷基台全瓷冠修复。

4. 治疗过程（图1～图31）

（1）种植手术：必兰行局部浸润麻醉，于11牙槽嵴顶做横行切口，13近中做辅助切口，剥离术区黏骨膜显露术野，见11残根位于龈下约4mm。微创拔除11残根。逐级备孔，最终于11植入Osstem种植体1颗（3.5mm×11.5mm），种植体边缘位于骨下约1mm，置覆盖螺丝。于植体顶部及唇侧置Bio-Oss骨粉，3壁钛网（P 7mm，BW 9mm，BL 7mm）加固，覆盖CGF膜。严密缝合创口。手术当日CBCT示种植体位置方向好，骨粉充填效果好。

（2）二期手术：术后6个月口内检查见11牙龈愈合良好，无明显红肿，唇侧牙龈轻度透出钛网金属色。CBCT示种植体位置方向良好，植骨区成骨效果显著。局部麻醉后，沿11牙槽嵴顶和邻牙龈缘切开后翻瓣，牵拉取出钛网，置愈合基台（直径4mm，穿龈3mm），拉拢缝合。

（3）牙龈塑形：二期术后1周拆线，见11牙龈愈合良好，唇侧丰满度良好。椅旁制作种植体支持式的螺丝固位临时冠，行牙龈塑形。

（4）修复程序：①个性化转模：二期术后2个月复诊，牙龈形态色泽良好，龈乳头充填牙间隙；于临时冠上制备螺丝开口后取下临时义齿，硅橡胶复制临时冠穿龈形态，印模杆转移个性化穿龈形态，口内就位个性化印模杆，硅橡胶取模。②模型灌注：灌注石膏模型并依据个性化印模杆制作人工牙龈。③制作完成个性化全锆基台全瓷冠。④口内全瓷基台螺丝固位、全瓷冠粘接固位，牙龈形态良好，患者满意。

（5）复诊：3个月后复查，牙龈形态稳定，唇侧骨板丰满度可。

（6）使用材料：Osstem种植器械、Osstem TS Ⅲ 种植体1颗、Osstem 3壁钛网（P 7mm，BW 9mm，BL 7mm）、Bio-Oss骨粉0.5g（Geistlich公司，瑞士）、Osstem愈合基台、Osstem临时基台等。

二、结果

通过微创拔除11残根，尽可能多地保留了患者的自身骨壁；通过钛网固定骨粉保证了GBR术中骨替代材料的稳定性；通过自体血提取的CGF膜提高了唇侧成骨和软组织愈合速率，从而有效地维持了唇侧骨板的丰满度，取得了较为满意的骨增量效果；通过牙龈塑形和个性化转模，实现了较为满意的软组织美学效果。

作者单位：山东大学口腔医院

Email: zzk-444@163.com

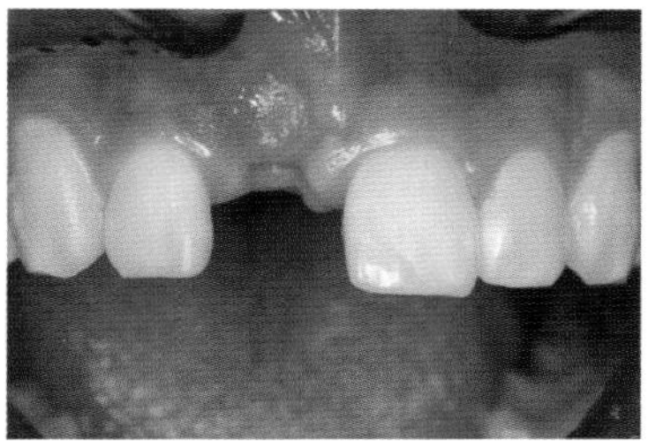

图1 术前唇面像11残根，残根唇腭侧断端皆位于龈下，牙龈无明显红肿，牙龈中等厚度

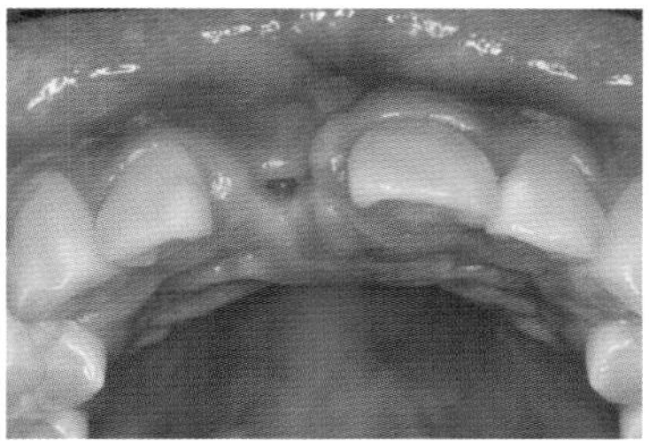

图2 术前殆面像11唇侧骨板轻度凹陷，残根断端被牙龈覆盖

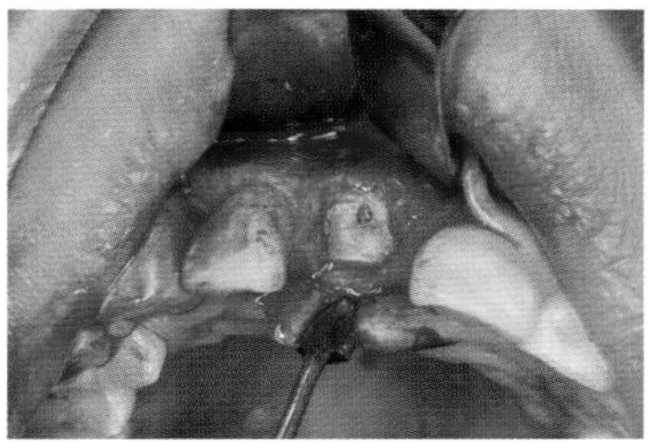

图3 11牙槽嵴顶做横行切口，13近中做附加切口，剥离术区黏骨膜，暴露11残根

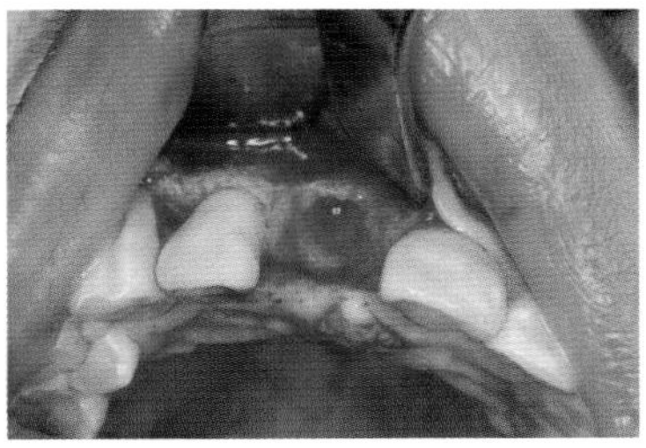

图4 微创拔除11残根

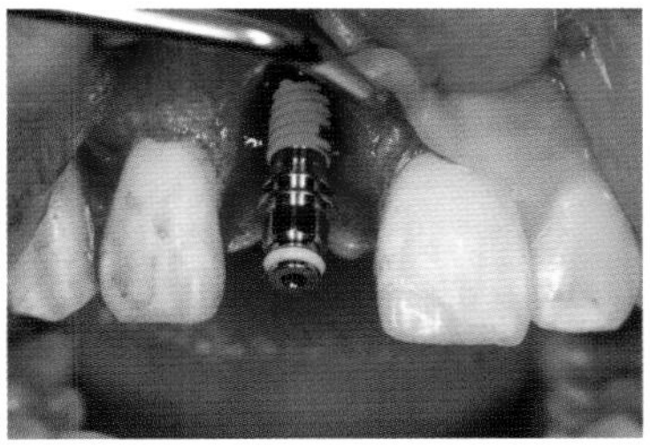

图5 逐级扩孔，最终于11植入Osstem种植体1颗（3.5mm×11.5mm），唇侧植体暴露

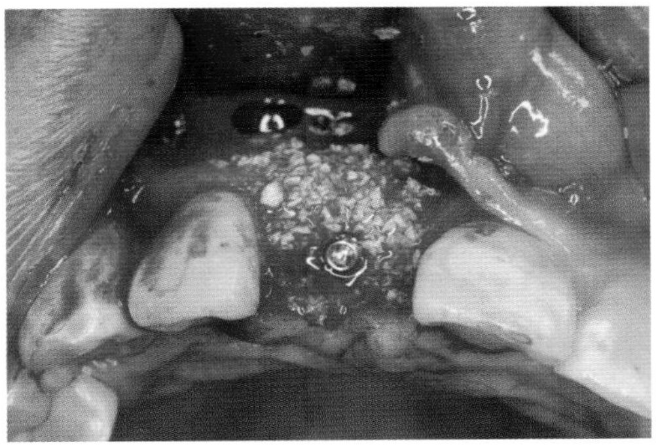

图6 于植体顶部及唇侧置Bio-Oss骨粉

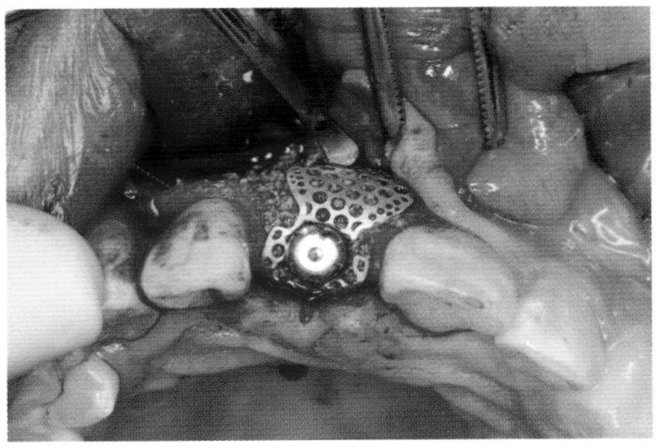

图7 3壁钛网（P 7mm，BW 9mm，BL 7mm）加固

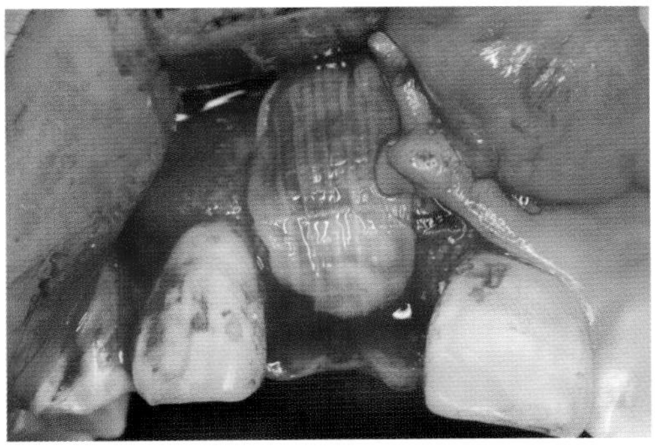

图8 覆盖CGF膜

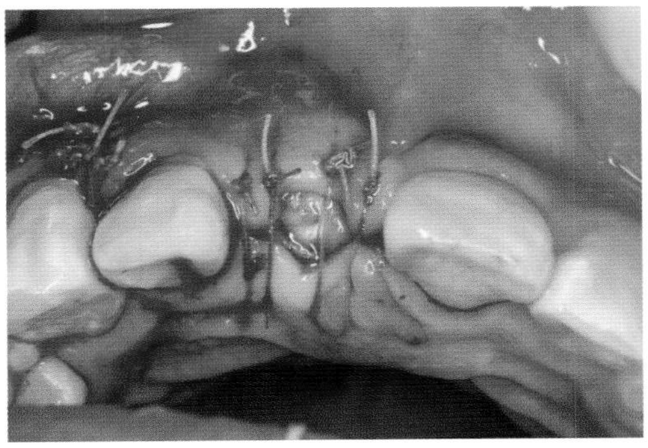

图9 严密缝合创口

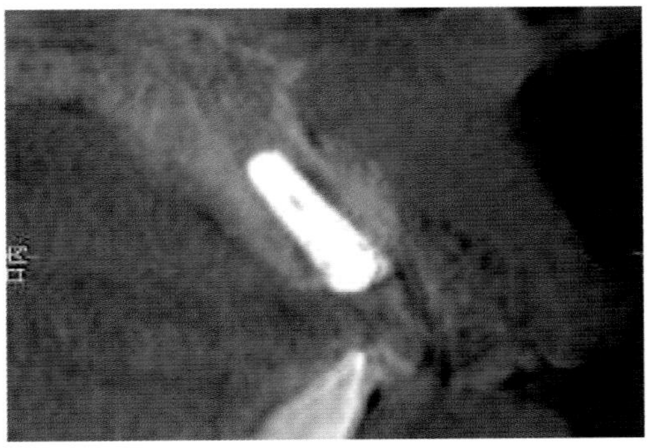

图10 手术当日CBCT示种植体位置方向好，骨粉充填效果好1

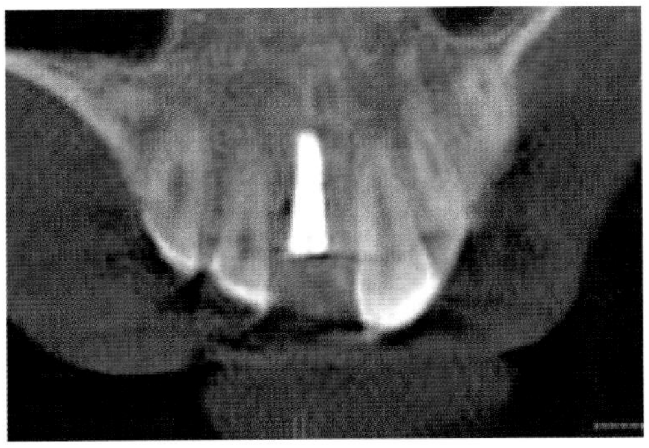

图11 手术当日CBCT示种植体位置方向好，骨粉充填效果好2

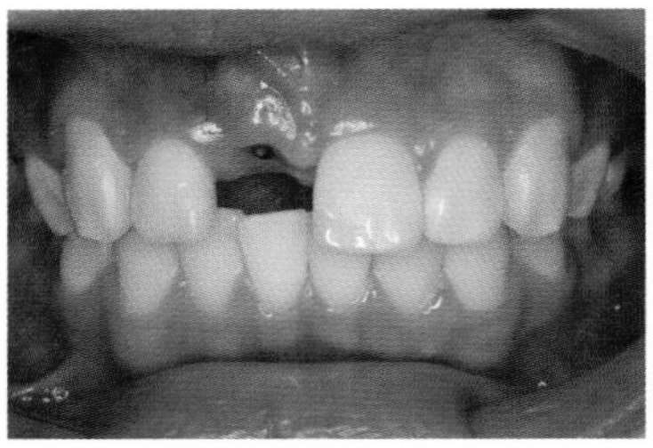

图12 11牙龈愈合良好，无明显红肿，唇侧牙龈轻度透出钛网金属色

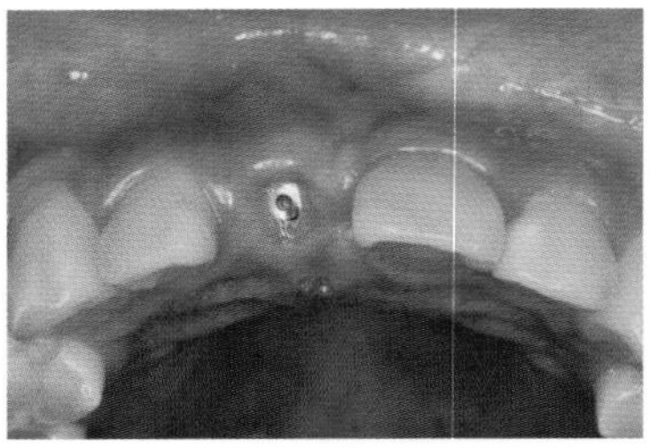

图13 11唇侧牙槽骨丰满，殆面露出部分钛网

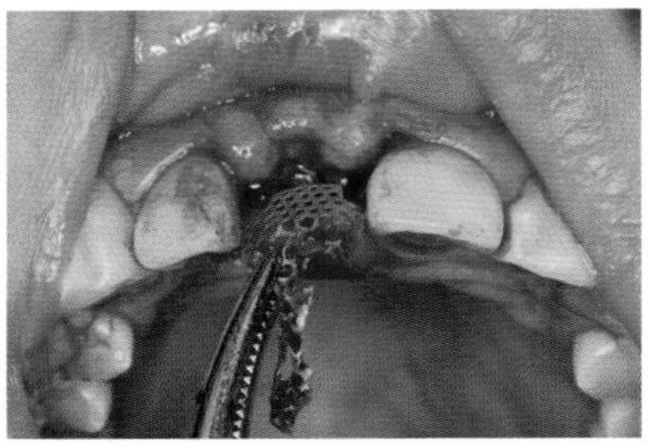

图14 沿11牙槽嵴顶和邻牙龈缘切开后翻瓣，牵拉取出钛网

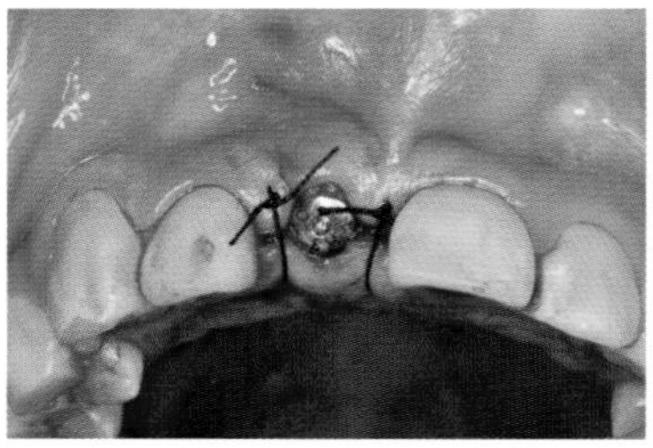

图15 置愈合基台（直径4mm，穿龈3mm），拉拢缝合

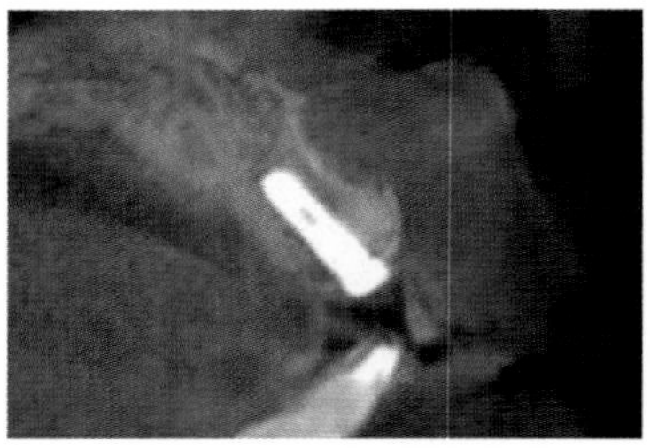

图16 CBCT示种植体位置方向良好，植骨区成骨效果显著1

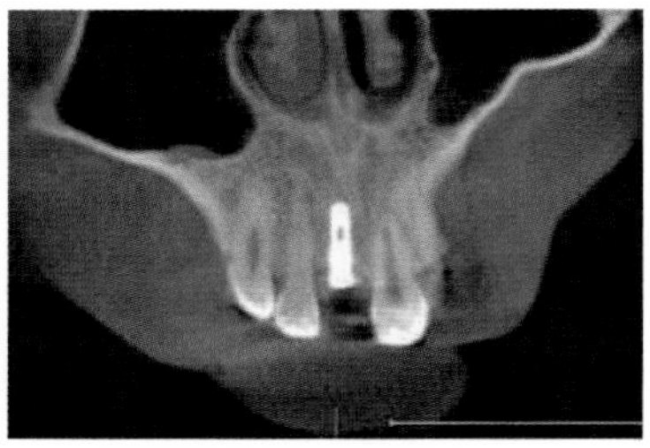

图17 CBCT示种植体位置方向良好，植骨区成骨效果显著2

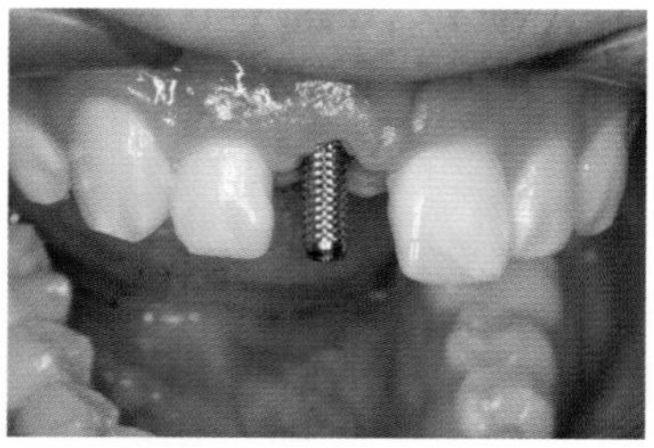

图18 二期术后1周拆线，就位临时基台

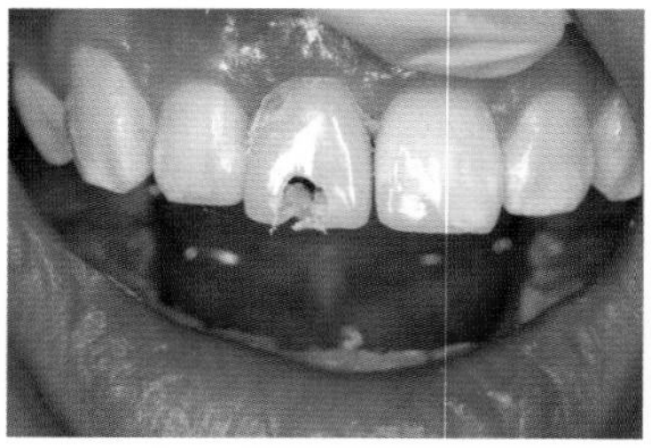

图19 椅旁制作树脂临时冠

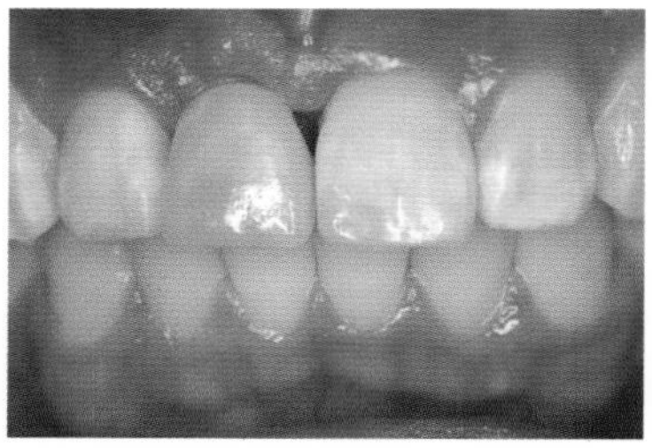

图20 修整临时冠形态，行牙龈塑形

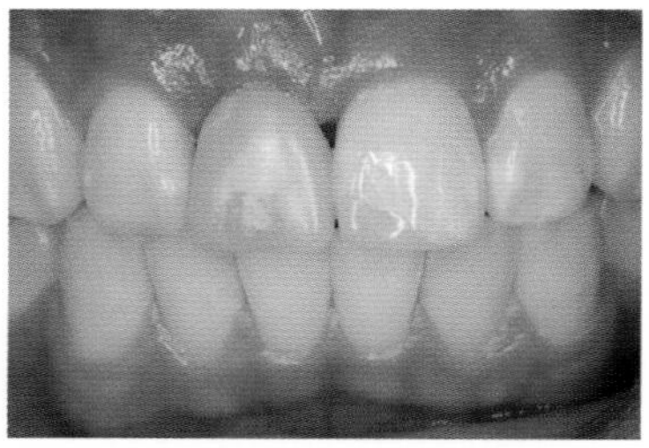

图21 二期术后2个月复诊，牙龈形态色泽良好，龈乳头充填牙间隙

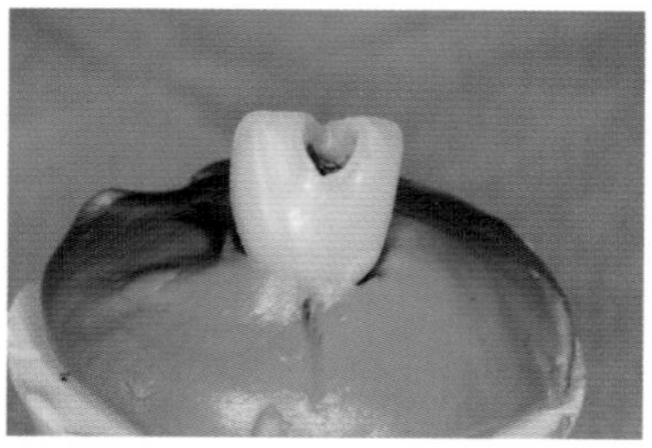

图22 硅橡胶复制临时冠穿龈形态

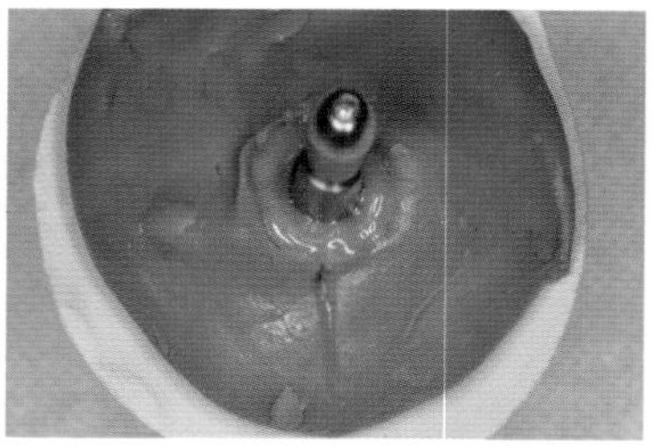

图23 印模杆转移个性化穿龈形态

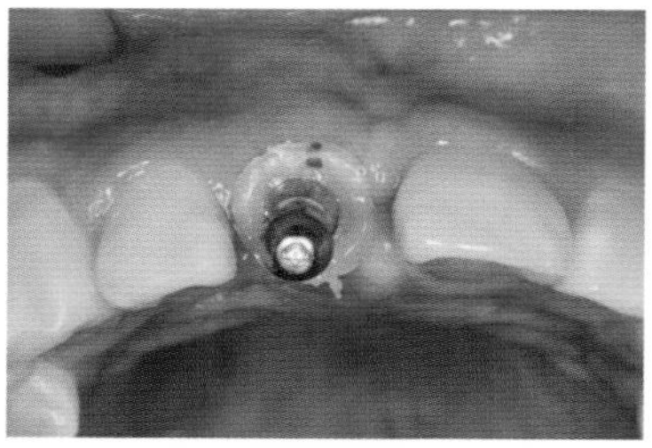

图24 口内就位个性化印模杆

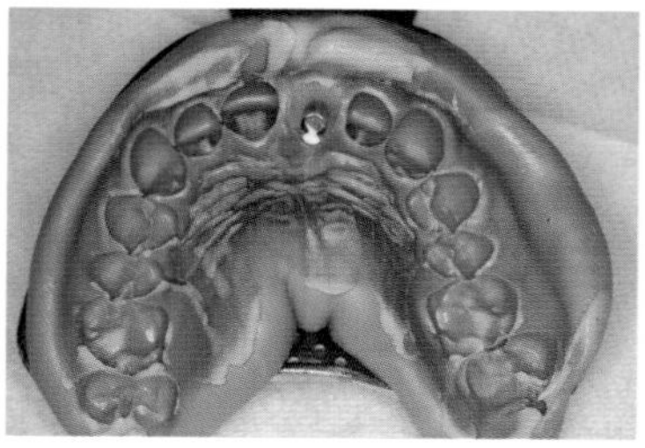

图25 硅橡胶闭窗式取模

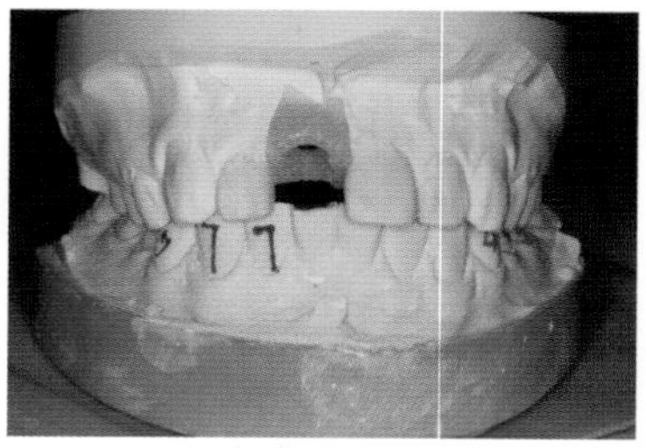

图26 灌注石膏模型并依据个性化印模杆制作人工牙龈

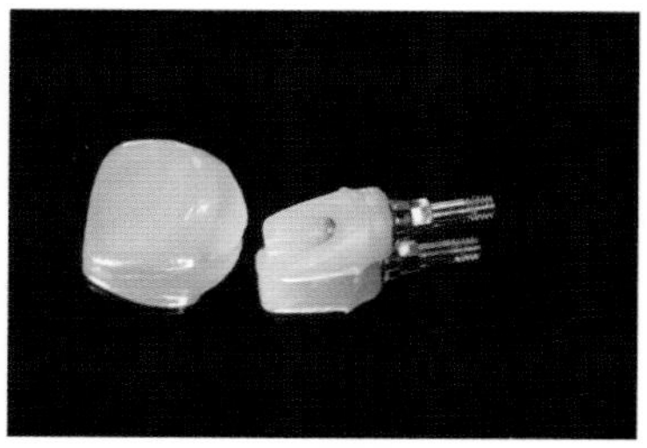

图27 制作完成个性化全瓷基台、全瓷冠

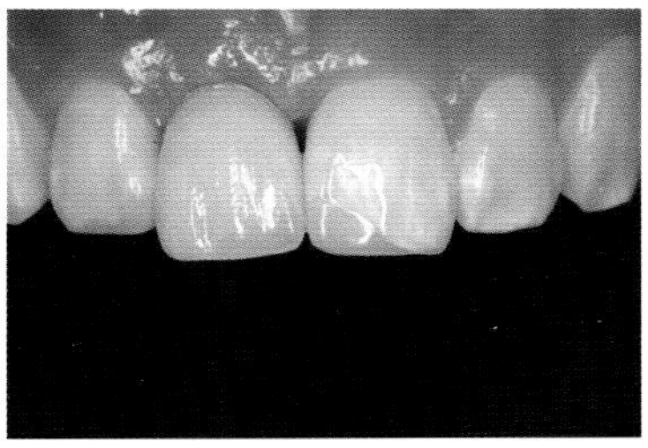
图28　戴牙即刻唇面像

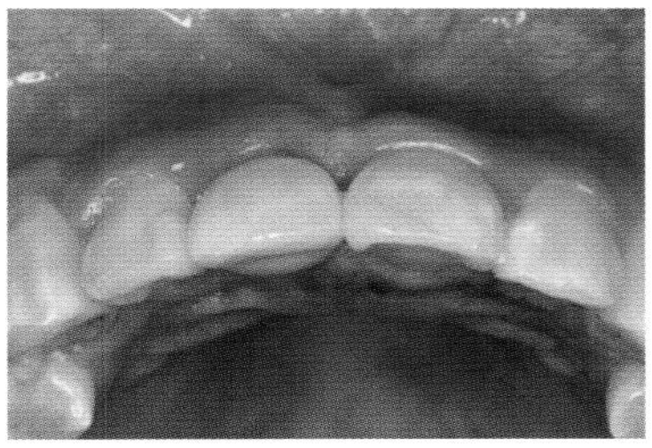
图29　戴牙即刻殆面像

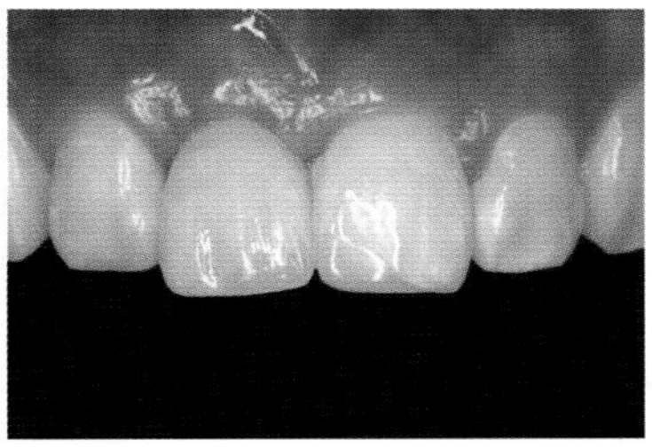
图30　戴牙3个月唇面像

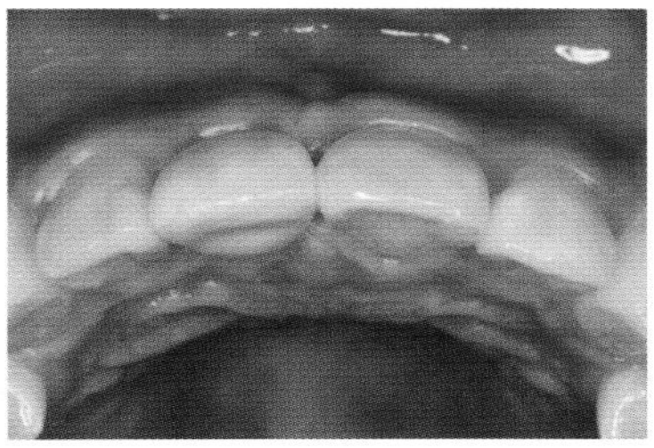
图31　戴牙3个月殆面像

三、讨论

成功实现骨再生需要实现4个基本要素，即创口一期愈合、种植体初期稳定、空间的维持以及充足的血供。相较于传统屏障膜，钛网具有一定的强度，可引导控制再生骨的轮廓外形，并保持空间相对稳定。本病例采用钛网联合CGF的复GBR技术，在引导骨再生的基础上联合应用自体浓缩生长因子。钛网作为放置于牙龈软组织与骨缺损之间的生物屏障，可阻止迁移速度较快的结缔组织细胞和上皮细胞等长入骨缺损区域及形成帐篷效应。CGF因为含有高浓度生长因子，可以加速移植的生物材料的融合与重整；同时也因为含有高浓度抗感染因子，使得术后感染概率降低，骨增量效果明显，为种植上部永久修复体获得良好的功能和美学效果打下坚实基础。本病例采用钛网配合CGF屏障膜的GBR技术，促进植骨材料的成骨和软组织愈合，后期完成牙龈成形和个性化转模，唇侧丰满度良好，实现红白美学的协调统一。

参考文献

[1] Wang HL, Boyapati L. "PASS" principles for predictable bone regeneration[J]. Implant dent, 2006, 15(1):8-17.
[2]满毅, 王天璐. 钛网在口腔种植骨量扩增中的应用[J]. 口腔颌面外科杂志, 2015, 25(4):251-254.
[3] Rakhmatia YD, Ayukawa Y, Furuhashi A, et al. Current barrier membranes: titanium mesh and other membranes for guided bone regeneration in dental applications [J].J Prosthodont Res, 2013,57(1):3-14.
[4] Sohn DS, Heo JU, Kwak DH, et al. Bone regeneration in the maxillary sinus using an autologous fibrin -rich block with concentrated growth factors alone [J].Implant Dent, 2011, 20(5):389-395.
[5] 林海燕, 张维丹, 于艳春. 钛网联合浓缩生长因子重建上前牙唇侧骨板重度缺损的临床疗效评价[J]. 上海口腔医学, 2016, 25(3):352-256.

全口综合治疗——上颌前牙种植联合全冠美学修复、后牙种植修复

刘乐 李岩峰 樊佳东

摘要

目的：患者上前牙固定桥修复10年，近2年反复肿痛，移位、松动要求拔除后修复。右下后牙区缺失5年，要求修复。**材料与方法**：完善的牙周治疗，11、22微创拔牙，位点保存，前牙过渡义齿修复。46种植术3个月后11、22种植+GBR，46修复术。3个月后12牙体预备，上颌制作个性化托盘，完成取模，1周后戴入修复体，6个月后复查。**结果**：最终修复体戴入后美观咬合功能恢复情况良好，6个月后复查软硬组织稳定。**结论**：综合设计、完善的牙周治疗及维护，微创拔牙后位点保存，使患者获得软硬组织的增量及种植术后的稳定性。

关键词：前牙种植修复；位点保存

一、材料与方法

1. 病例简介 55岁男性患者，上颌前牙固定桥修复10年，近2年反复肿痛、松动，现来我院就诊。口内检查见21缺失，11～22烤瓷固定桥修复，Ⅲ度松动、移位（图1），牙龈红肿，牙周袋4～6mm，龈下牙石（++），12形态不佳近中扭转。CBCT显示11根尖大范围低密度影可用牙槽骨高度2.8mm颊侧骨吸收至根中（图2）。22根尖低密度影可用牙槽骨高度6mm（图3），鼻腭神经粗大。46缺失，CBCT显示骨量尚可（图4），缺牙间隙及咬合距离良好。患者口腔卫生差，下颌前牙区舌侧牙石（++），色素（+）。

2. 诊断 牙周炎；11、22牙周-牙髓联合病变；46缺失。

3. 治疗计划

（1）全口洁刮治+口腔卫生宣教。

（2）术前CBCT影像检查11根尖大范围低密度影颊侧骨吸收可用骨高度不足，牙龈薄，唇系带低，附着龈不足，即刻种植难以获得理想的初期稳定性，选择微创拔牙+位点保存，3个月后种植+GBR。

（3）46种植术、3个月后修复。

4. 治疗过程

（1）11、22微创拔除+Bio-Oss Collagen位点保存如图5～图9。46种植术如图10、图11。

（2）3个月后，46修复术如图12～图14。CBCT示11骨高度12.97mm、宽度4.25mm（图15），22骨高度14.05mm、骨宽度4.31mm（图16），软件设计种植体植入位置及种植体直径、术中发现11颊侧少量未成骨行植入植体+GBR（图17～图23）。

（3）3个月12基牙预备、制作个性化托盘，取模，最终修复体戴入（图24～图39）。

二、结果

上颌前牙长期牙周－牙髓联合病变导致的严重骨缺损，微创拔除牙齿后刮除炎症组织，行拔牙位点保存，保存了软硬组织的量，减少了骨吸收。3个月后行上前牙种植+GBR，3个月后应用个别托盘制取模型，戴入最终修复体，患者对治疗效果表示满意。

三、讨论

上颌前牙区长期的炎症刺激导致拔牙窝骨壁不完整、颊侧骨缺损多，患者的牙龈薄，附着龈不足、鼻腭神经粗大，可用骨量不足，即刻种植或早期种植难以获得良好的初期稳定性及软硬组织的稳定性，增加了前牙区种植的难度，需要位点保存，促进软组织的成形，保留骨组织，3个月延期种植+GBR，增加了红白美学的稳定性。

作者单位：解放军总医院第一附属医院

通讯作者：刘乐；Email: liule5555@126.com

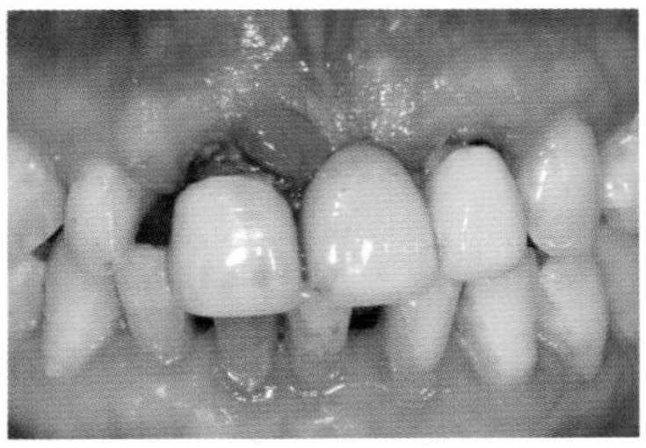

图1　上前牙固定桥松动、移位

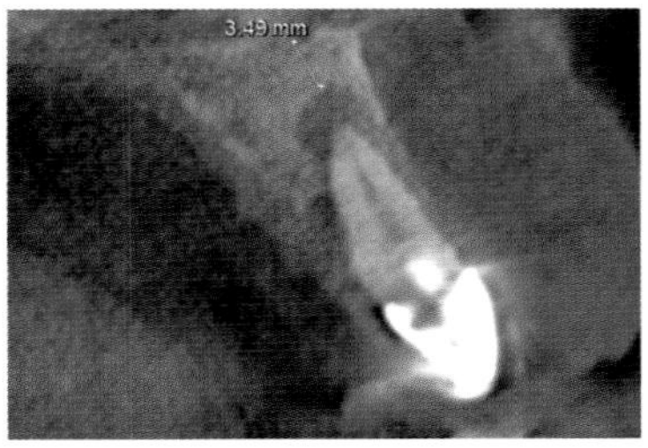

图2　11可用牙槽骨高度

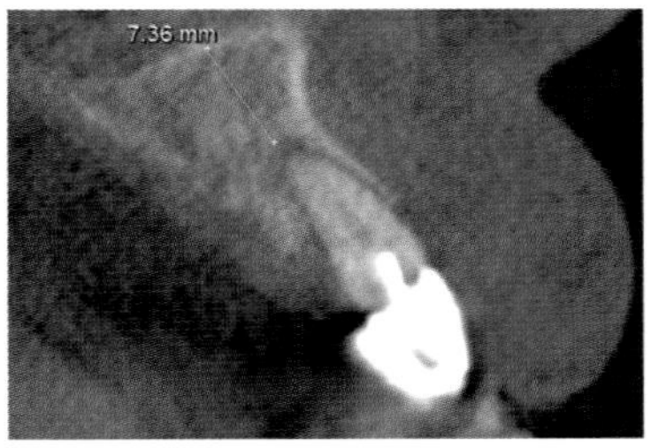

图3　22可用牙槽骨高度

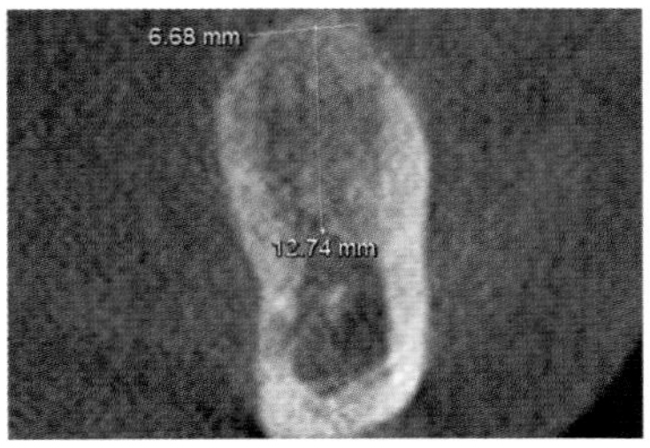

图4　46可用牙槽骨高度、宽度

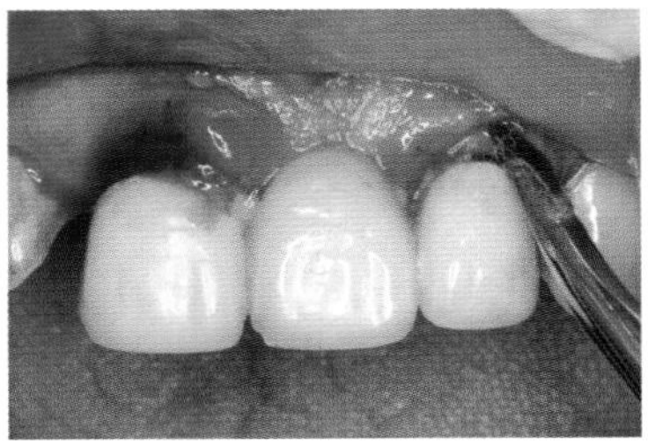

图5　微创拔牙

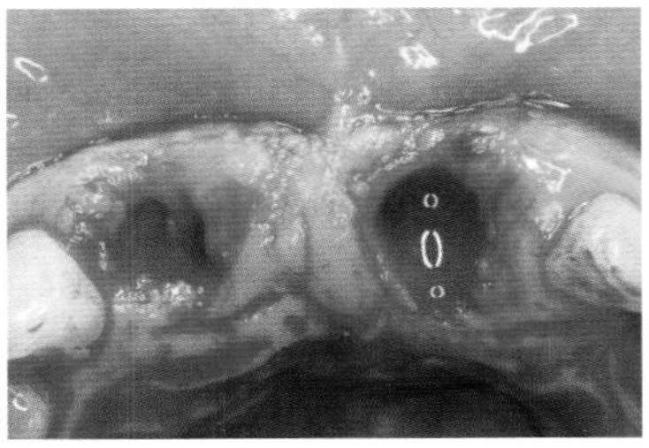

图6　拔牙窝

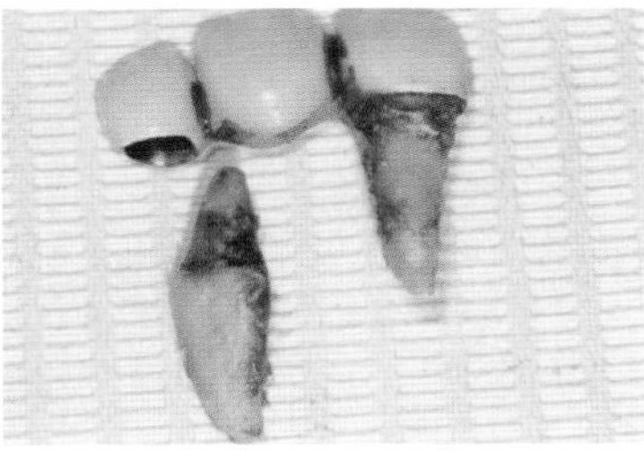

图7　患牙

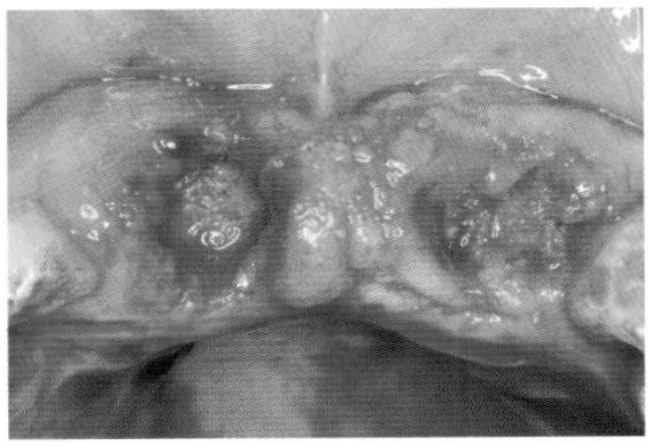

图8　植入骨胶原

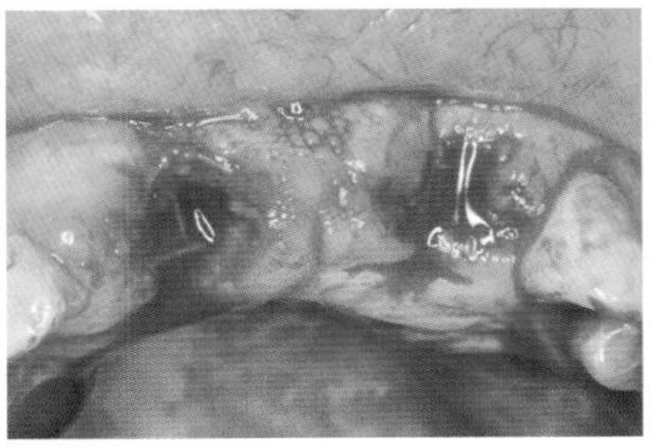

图9　严密缝合

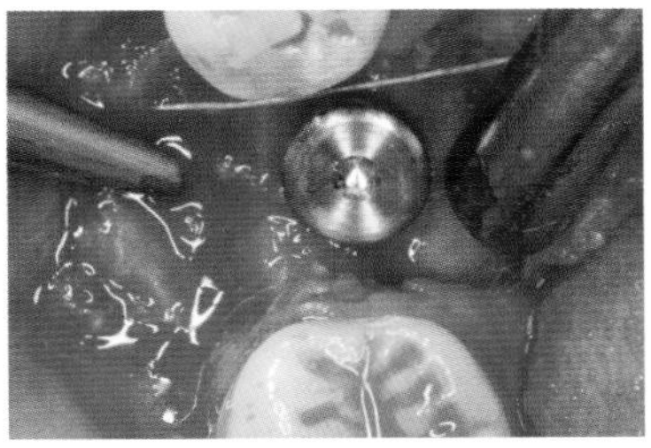

图10　46植入种植体

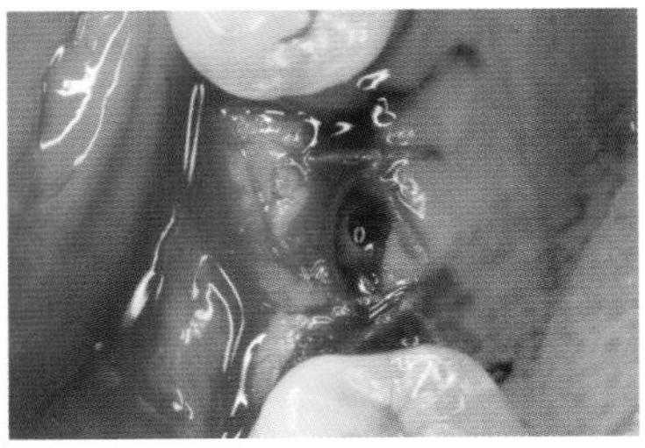

图11　可吸收缝线缝合

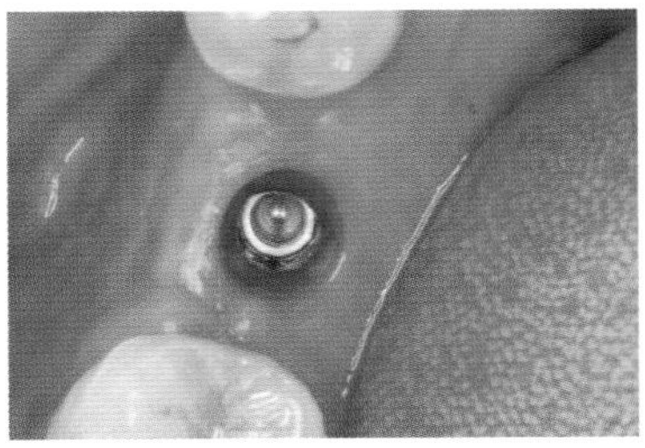

图12　46牙龈袖口

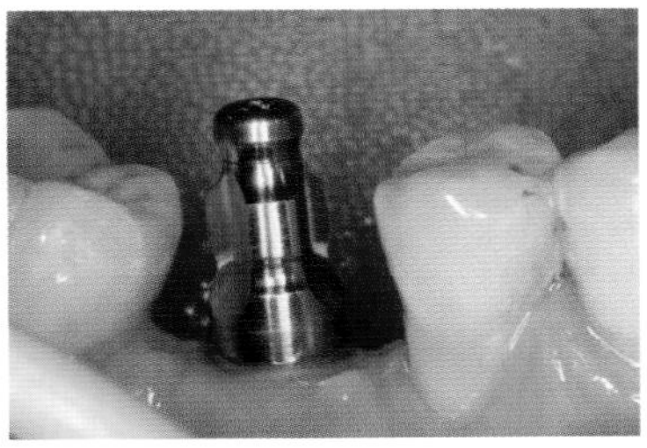

图13　46安放转移杆

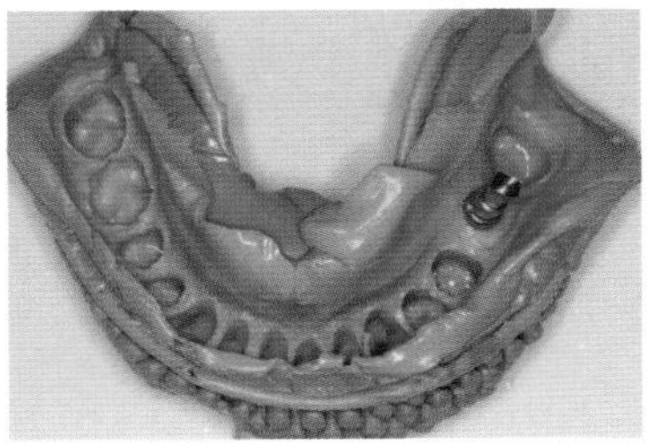

图14　46制取模型

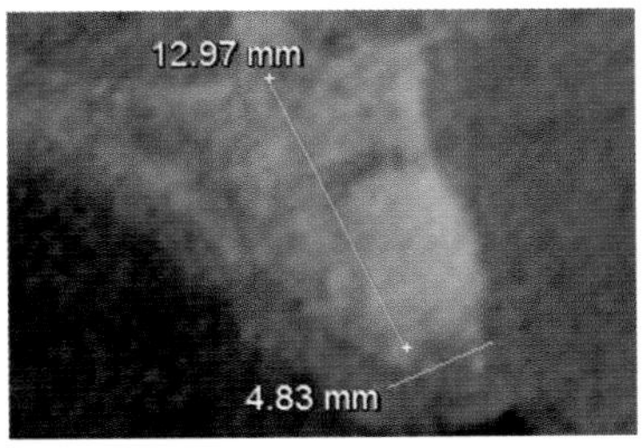

图15　11牙槽骨高度、宽度

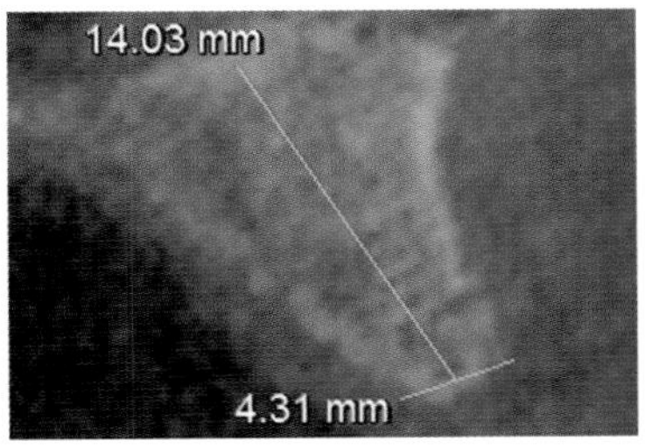

图16　22牙槽骨高度、宽度

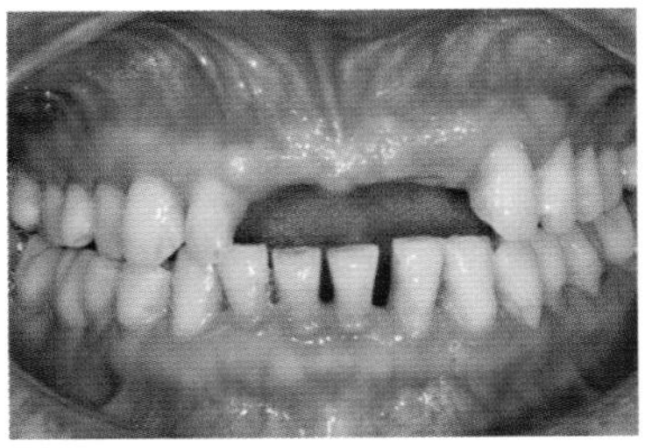

图17　6个月后复诊

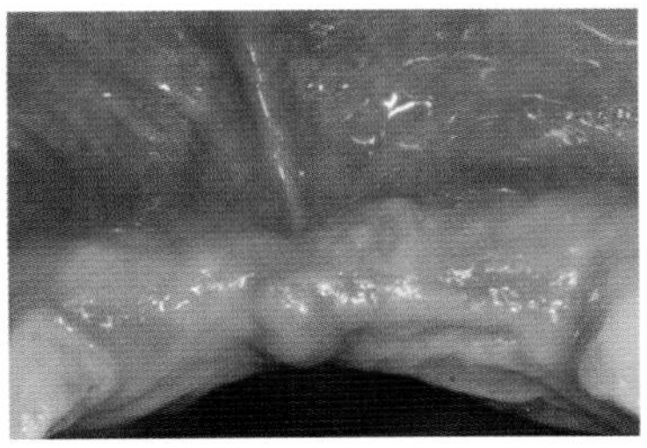

图18　颊舌向宽度

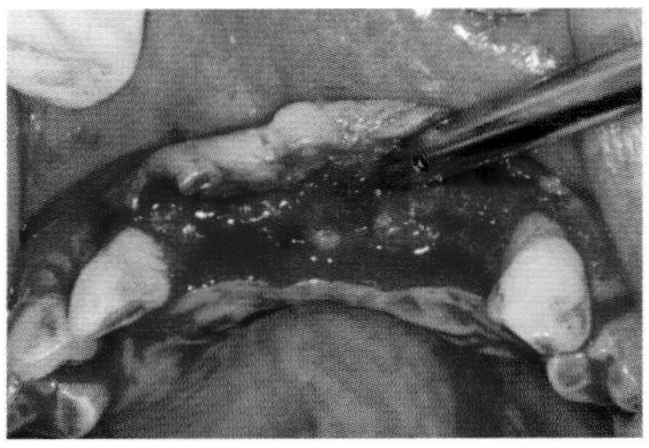

图19 切开、翻瓣

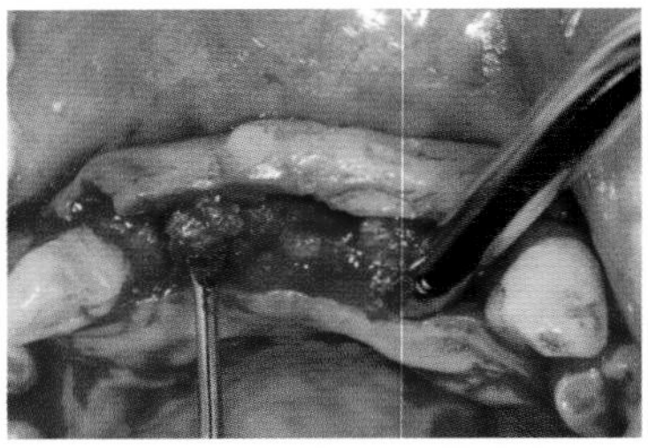

图20 11颊侧少量骨未形成

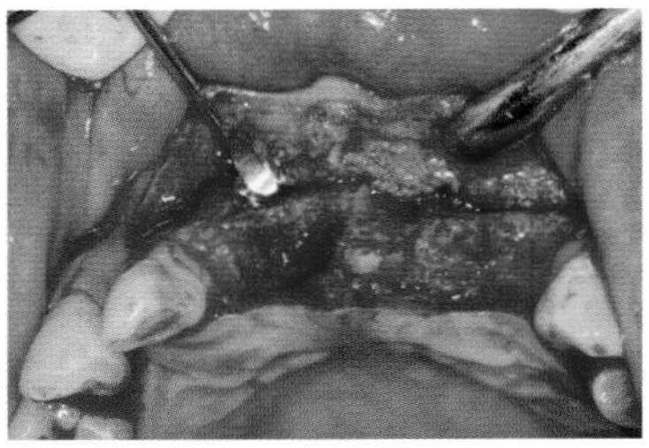

图21 11颊侧少量骨缺损

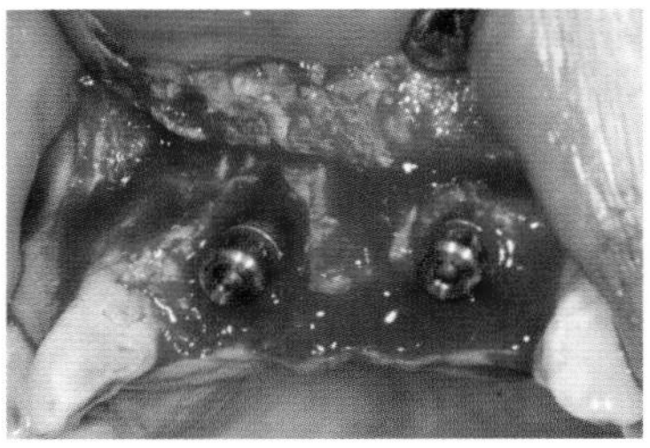

图22 植入植体

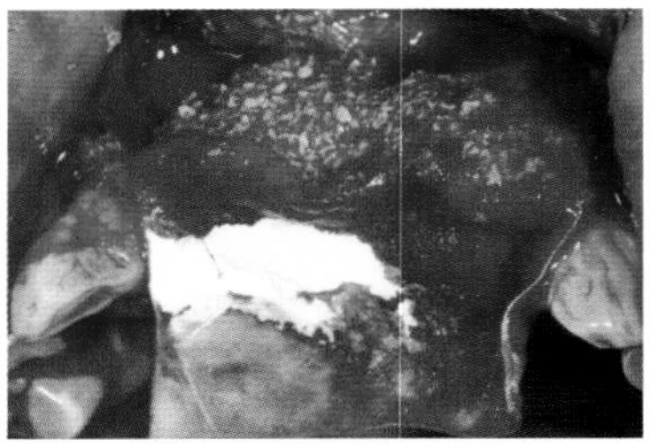

图23 Bio-Oss GBR

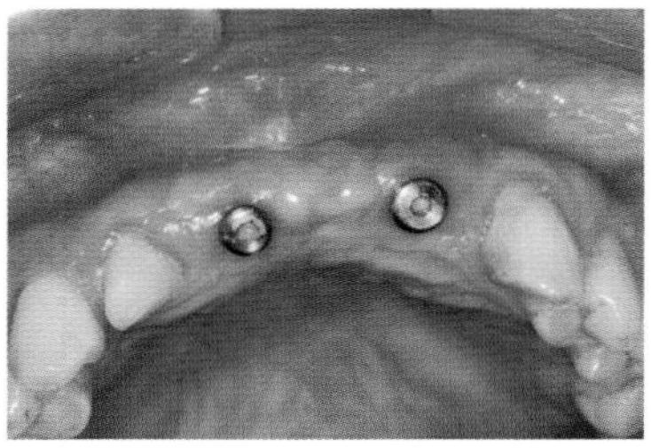

图24 种植术后3个月后复查

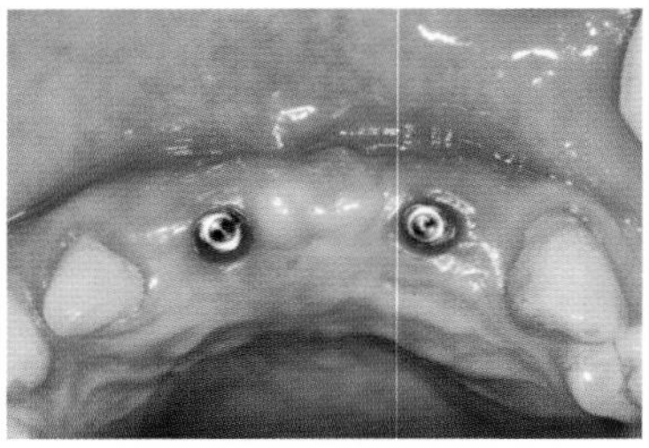

图25 前牙植体形成袖口

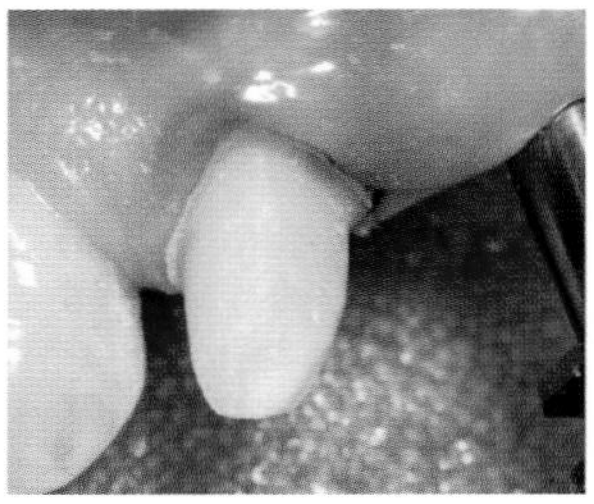

图26 12基牙预备

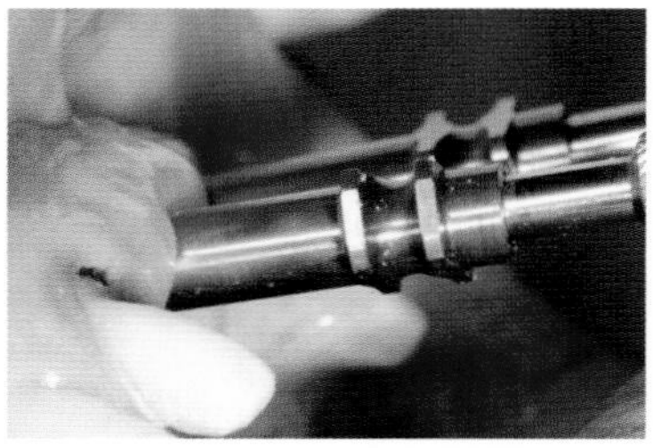

图27 口内放入转移杆

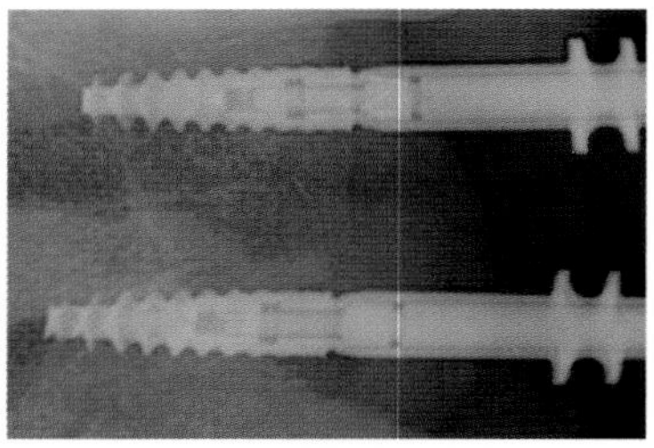

图28 X线片示转移杆到位

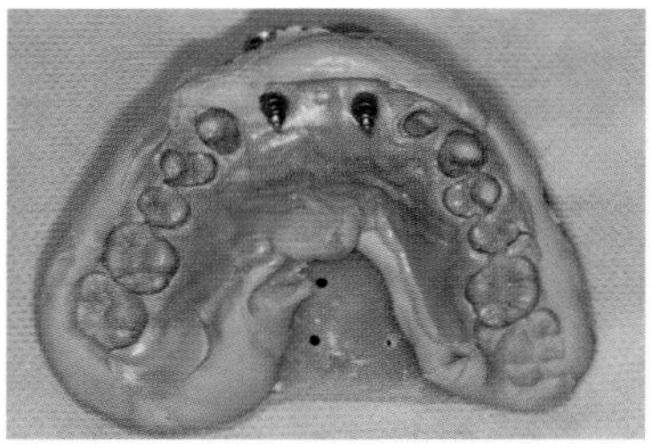

图29 个性化托盘制取模型

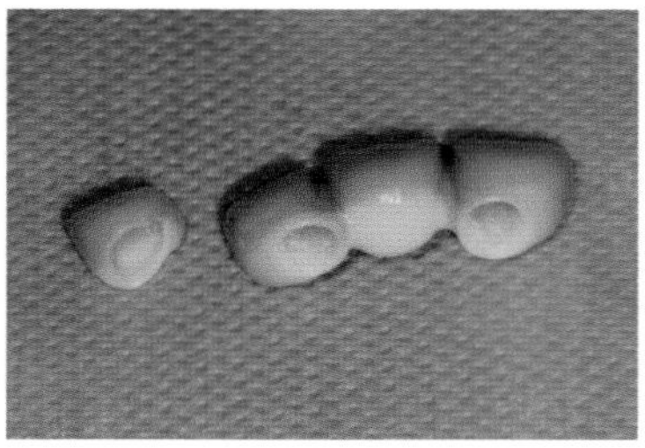

图30 前牙修复体

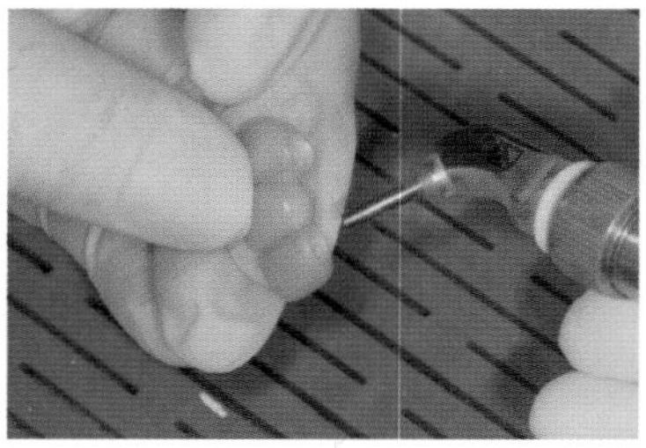

图31 内冠喷砂

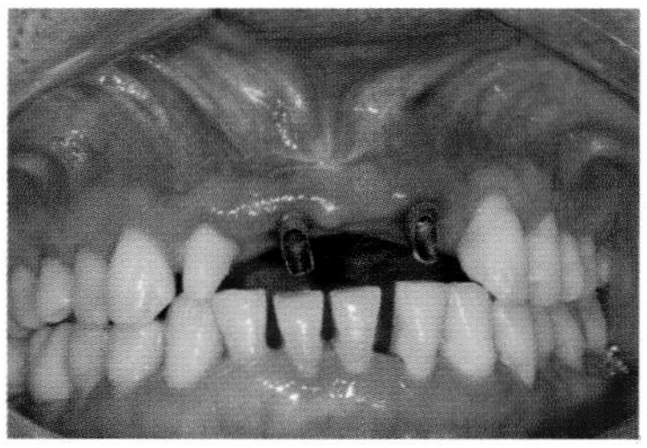

图32 口内试戴基台

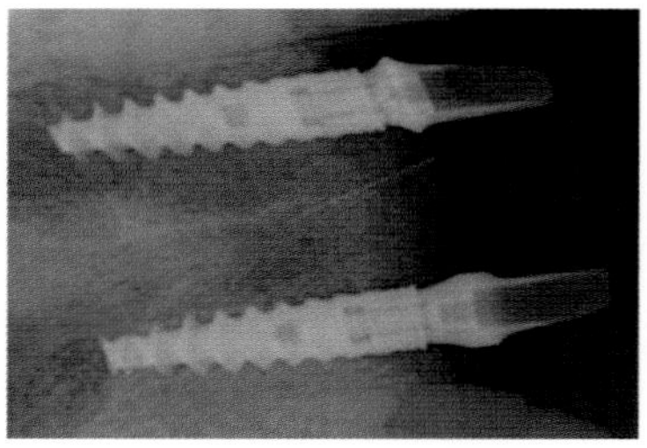

图33 X线片显示基台到位

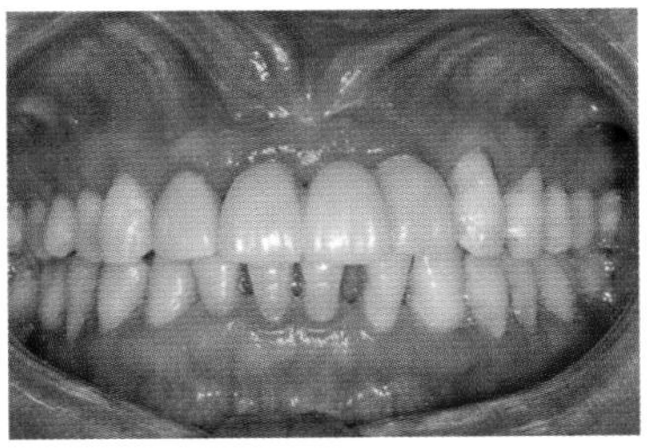
图34 戴入前牙正面咬合像

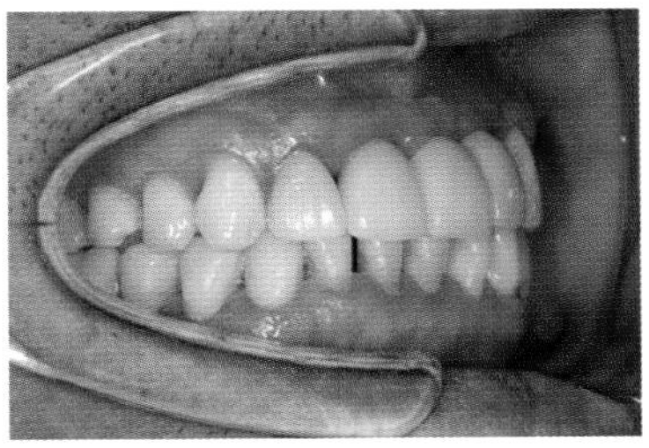
图35 戴入前牙侧面咬合像

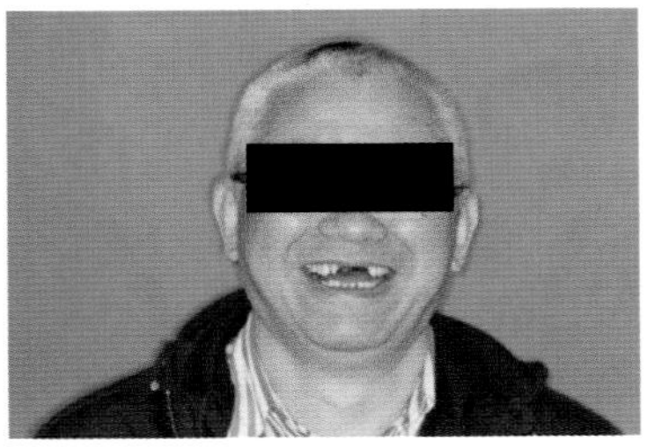
图36 戴牙前正面像

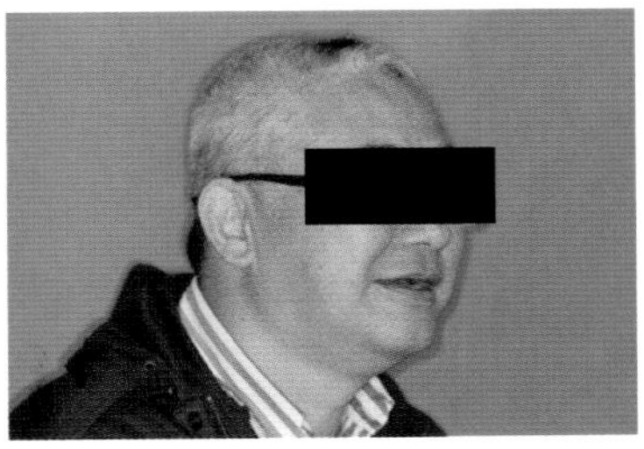
图37 戴牙前侧面像

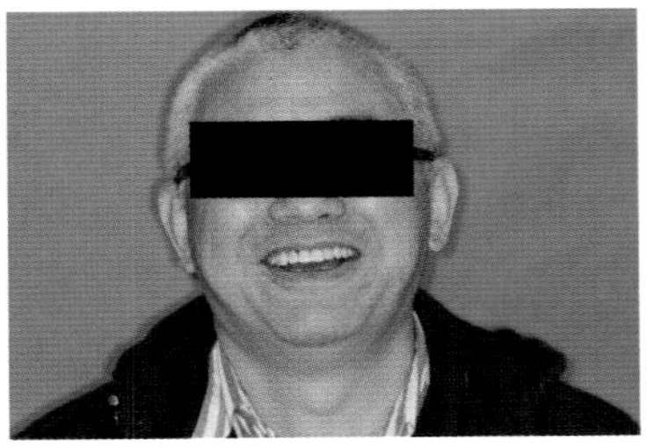
图38 戴牙后正面像

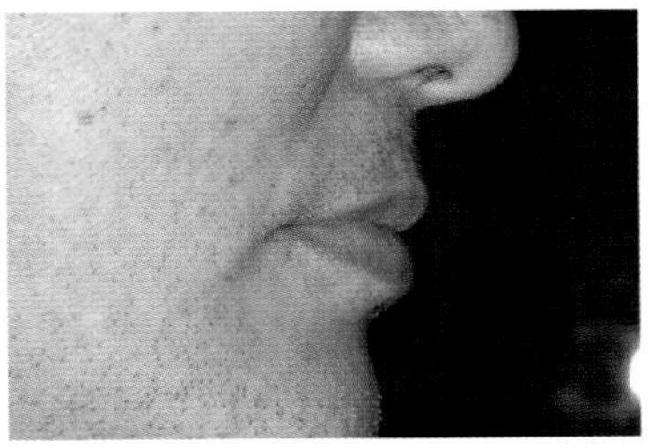
图39 戴牙后侧面像

参考文献

[1] 施斌, 赖红昌, 陈卓凡, 等. 关于即刻种植的思考[J]. 国际口腔医学杂志, 2014, 4(3):255–261.
[2] 宿玉成. 种植外科中的软组织处理及美学效果[J]. 中国循证医学杂志, 2008(2):120–126.
[3] Araujo M,Lindhe J.Ridge preservation with the use of Bio–oss collagen:A 6–month study in the dog[J]. Clinical oral implants research, 2009,20:430–440.

1例上颌前牙连续缺失种植修复的病例报道

刘光源　赵佳明　曲哲

摘要

目的：本文报道1例多颗前牙不良修复体，拆除后采用种植修复及后牙全冠修复的病例，详细介绍其具体治疗过程，探讨其中使用的相关种植外科及修复技术，总结能够在此类病例中获得良好种植美学效果的临床经验，为今后的临床治疗提供参考。**材料与方法：**以2014年8月来大连市口腔医院种植科就诊的1位前牙不良修复体的年轻女性患者为研究对象，对患者进行病史询问及口腔检查，拍摄CBCT，测量拟种植区的可用骨量，对患者客观存在的美学风险进行评估，与患者充分交流沟通后，告知可能存在的美学风险，最终制订种植治疗方案。应用了即刻种植、引导骨组织再生（GBR）、早期修复伴软组织诱导成形及全冠修复等技术，最终完成个性化的美学修复。**结果：**3颗种植体植入后的24个月内，均无感染、松动，骨结合良好，未见明显病理性骨吸收，无种植体周围炎，软组织健康，美学效果良好，患者对最终修复效果非常满意。**结论：**美学区连续多颗牙缺失的种植修复常常伴有软硬组织的不足，而成为最具挑战的临床治疗程序之一。治疗前需对患者进行全面的风险评估，并制订谨慎的治疗计划；即刻种植可有效减少手术次数，使牙槽窝的骨改建和种植体的骨结合同期进行；GBR技术可有效保存或扩增硬组织量；采用临时修复体进行早期修复，缩短了患者空牙期的同时进行软组织塑形可获得理想的龈缘曲线，最终通过个性化的美学修复技术，可达到理想的美学修复效果。

关键词：即刻种植；GBR；牙龈塑形；全冠修复；美学修复

随着口腔种植技术快速进步，种植修复缺损牙列已经成为常规选项，单从骨结合的角度来讲，种植体的10年存留率已经达到99.7%。但是，理想的修复方式应兼顾功能与美观，如何获得种植治疗的美学成功仍然是极具挑战的。本文通过介绍1例多颗前牙不良修复体拆除后采用种植修复的病例，通过一系列的种植外科及美学修复技术，最终获得了较为理想的美学效果。

一、材料与方法

1. 病例简介　46岁女性患者。主诉：2年前于外院行烤瓷桥修复上前牙，现要求种植修复。现病史：2年前于外院行烤瓷桥修复上前牙，现牙龈红肿，基牙折断，后牙烤瓷牙崩瓷，自觉影响正常功能及美观，至我科要求种植修复，恢复前牙美观，后牙更换修复体。既往体健，否认既往系统病史。既往史：平素体健，无全身系统性疾病，无药物、材料等过敏史。患者既往无特殊牙科治疗史，无吸烟、夜磨牙等不良习惯。口外检查：口腔颌面部对称，张口度正常，中位唇线，中位笑线。口内检查：颌面部对称，张口度正常，中位唇线，中位笑线。以11、24为基牙的金属烤瓷桥，11折断，断面位于龈下4mm，24、26殆面崩瓷，16金属全冠，叩诊不适。咬合关系良好，覆殆覆盖较浅。口腔卫生状况较好。辅助检查：拍摄CBCT示：可用骨高度：11为16.5mm，22为14.8mm，23为18.9mm。可用骨宽度：11为8.3mm，22为3.0mm，23为5.5mm。唇侧骨板厚度：11为0.7mm。

2. 诊断　12～24不良修复体。

3. 治疗计划

（1）拆除不良修复体，基牙重新进行根管治疗后拟行全瓷冠修复。

（2）缺牙区可用骨宽度不足，拟拔除11，即刻种植并行GBR。

（3）术前制作简易导板，手术当天拟常规植入具有平台转移效果的骨水平植体。

（4）待种植体稳定后，2次取模，制作临时修复体，进行牙龈塑形，定期复查，根据牙龈形态调整临时冠形态。

（5）待牙龈形态稳定后，制取终印模，拟制作个性化钛基台永久修复。

4. 治疗过程（图1～图62）

（1）2014年8月初，初诊：详细的口腔专科检查后明确诊断，拍摄CBCT（KaVo，德国），确定治疗计划。

（2）拆除不良修复体，待牙龈红肿消退后进行手术。

（3）2014年10月：微创拔牙、即刻种植、GBR。术前验血等常规检查，使用0.12%的复方氯己定漱口液含漱3次，每次15mL，含漱1分钟。采用无痛麻醉机（STA），复方盐酸阿替卡因进行口内局部浸润麻醉，将麻醉药物缓慢注入术区的牙槽嵴骨膜下方。首先进行微创拔牙，使用微创拔牙器械将患牙完整拔出，尽量减少对骨的损伤。在简易导板的引导下，使用ITI骨水平种植体及其配套器械（ITI公司，瑞士），用先锋钻在11、22、23位点的牙槽窝内偏腭侧定点，根据拟植入种植体长度以及直径大小，逐级备洞，植入3颗种植体，22位置进行骨劈开以获得足够的骨宽度，23常规逐

作者单位：大连市口腔医院

通讯作者：赵佳明；Email: dlkq_zhaojiaming@126.com

备洞，11为常规径骨水平，直径为4.1mm，长度为12mm，22、23为窄骨水平，直径为3.3mm，长度为14mm，均获得35N·cm以上植入扭矩，种植体稳定性测量仪Osstell ISQ（Osstell公司，瑞典）测量ISQ值：11位种植体ISQ为75，22位点种植体ISQ为63，23位点种植体ISQ为71，常规GBR。同时由于即刻种植为偏腭侧种植，且种植体颈部直径小于拔牙窝口直径，因此，在种植体与唇侧骨壁间存在>2mm的跳跃间隙，在跳跃间及颊侧用骨粉（Geistlich Bio-Oss，瑞士）充填并覆盖胶原膜（Geistlich o-Gide，瑞士）。术后上愈合基台并严密缝合创口。

（4）2015年6月：早期修复伴软组织诱导成形。即刻种植后8月，对者制取开窗印模后，使用桥用金属临时基台，制作聚甲基丙烯酸甲酯PMMA，Densply公司，德国）经CAD/CAM切削的临时修复桥体，戴入时修复体对牙龈软组织进行诱导成形，采用动态加压技术，最初缓慢戴入时修复体，撑开牙龈软组织袖口，挤压黏膜，黏膜受到挤压后缺血变白，5分钟内恢复为粉红色。临时修复体为纵向螺丝固位，便于拆卸调改形，嘱患者勿用临时修复体咬物，注意口腔卫生，用牙线或冲牙器等将种植周围清洁干净，每月进行复查，不断调改临时冠的穿龈形态，让出软组织长空间，直至诱导牙龈形成类似于天然牙的穿龈袖口形态。其中在延期修6个月后，调改11桥体部的颈部形态，将21盖嵴部磨改成模仿天然牙形态卵圆形并高度抛光，在塑形7个月时调整12临时修复体颈部形态，尽量将与12龈缘高度进行协调，以获得良好的桥体部软组织形态及龈缘高度，成健康、连续且协调的软组织轮廓。

（5）2016年3月：软组织塑形8个月后，牙龈形态稳定，制作个性化印帽并制取终印模，行美学全瓷修复。①制取个性化印模帽：首先将临时修桥体取下后，酒精棉球擦拭干净，连接相应替代体，将该装置整体插入流性较好的硅橡胶中，待其完全固化后，将临时修复桥体拧松并取下，将硅胶内的替代体连接开窗转移杆，在硅橡胶制取的穿龈轮廓与转移杆之间Pattern Resin成形树脂（GC公司，日本）充填，待成形树脂凝固后取下行修整抛光。②制取开窗印模：首先将个性化转移杆切断后于口内完全就，并于口内进行硬性连接，用DMG Light+Heavy加聚型硅橡胶（DMG，国）制取开窗式印模，比色，检查印模制取情况，确认准确无误后，连接代体，涂布分离剂，注入人工牙龈材料，灌注超硬石膏。修复工艺中心运CAD/CAM计算机辅助技术进行设计，制作个性化的钛基台以及氧化锆全修复体（Wieland公司，德国）。③Index引导下试戴个性化钛基台，检查基台就位情况，咬合状况，基台边缘位于龈缘下<1mm。2周后，试戴诊断蜡型及16、12、24、25、26氧化锆全瓷基底冠，确认桥体盖嵴部的卵圆形态与软组织形态一致，4周后，完成永久修复体的制作，口内戴入11～23氧化锆全瓷桥及16、12、24、25、26氧化锆全瓷冠，检查冠边缘与基台边缘紧密接触，与周围软硬组织相协调，确认邻接以及修复体颜色良好，咬合调整完毕后高度抛光，口外用硅橡胶制备预粘接代型，超声振荡修复体，消毒后气枪吹干。口内戴入钛基台后，扭矩扳手加力至30N后，聚四氟乙烯封闭螺丝通道，嵌体树脂封孔，试戴全瓷修复桥体，使用自粘接树脂水门汀于口外预粘接后戴入口内，牙线去除多余粘接剂。拍摄X线片，确认基台和牙冠完全就位。

二、结果

种植体植入后24个月内，3颗种植体均无感染、松动，骨结合良好，未见明显病理性骨吸收，无种植体周围炎，软组织健康，美学效果良好，患者对修复效果满意。远期效果还需进一步观察随访。

三、讨论

1. 种植外科技术　即刻种植技术：根据拔牙创愈合的生物学情况，国际口腔种植学会提出了拔牙后种植体植入时机的分类：即刻种植（Ⅰ类种植），将种植体植入没有骨组织及软组织愈合的新鲜拔牙窝内；软组织愈合的早期种植（Ⅱ类种植），一般指拔牙后4～8周、仅有软组织愈合；部分骨愈合的早期种植（Ⅲ类种植）；延期种植（Ⅳ类种植），种植体植入到完全愈合的牙槽嵴中。以上4种种植时机，各有利弊，应根据患者具体软硬组织情况进行选择。对于多数病例，适宜选择软组织愈合的早期种植，因为角化软组织的量会随着软组织的充分愈合而增多，这对于良好的美学效果至关重要。本文病例采用了即刻种植，该技术减少了拔牙后骨组织重建的次数，使牙槽窝的骨改建和种植体的骨结合同期进行，也减少患者的复诊次数、减轻手术创伤等。

2. 美学修复技术　种植外科尽最大可能保存或重建种植区的软硬组织后，并将种植体植入理想的三维位置，种植修复如何通过种植体支持式的临时修复体对种植体周围牙龈软组织形态进行塑形，为最终永久修复获得美学效果奠定基础，仍是美学区种植修复中具有挑战性的工作。

（1）临时修复体：本病例采用聚甲基丙烯酸甲酯（PMMA）经CAD/

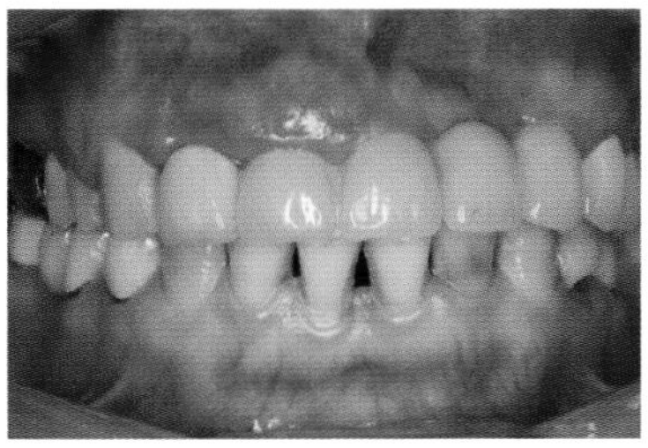

图1　术前口内像

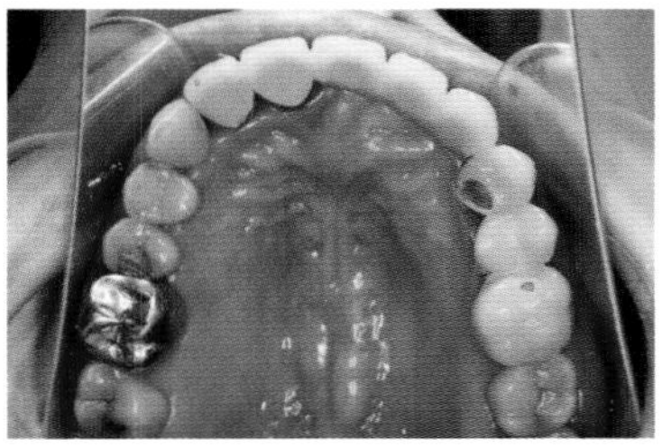

图2　术前口内𬌗面像

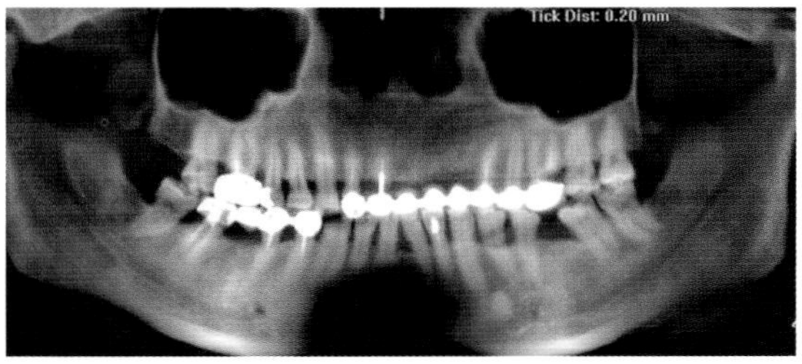

图3　术前曲面断层片

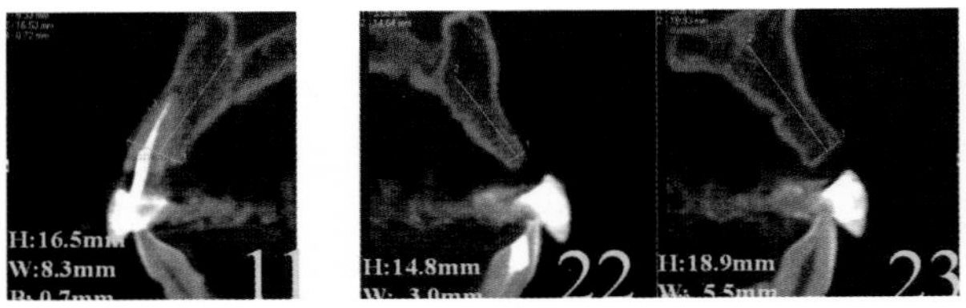

图4　术前CBCT骨宽度和骨高度

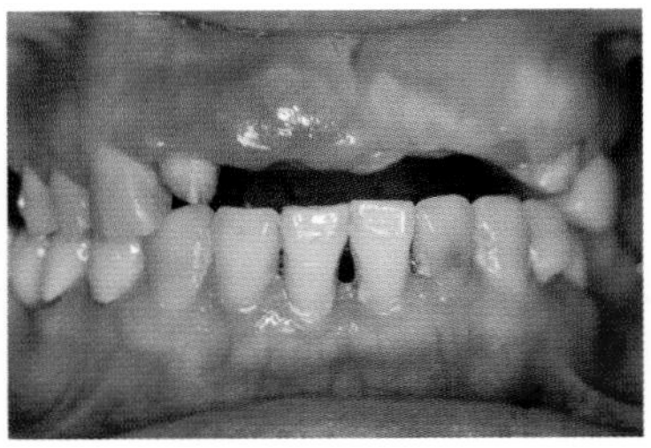
图5　术前口内正面像

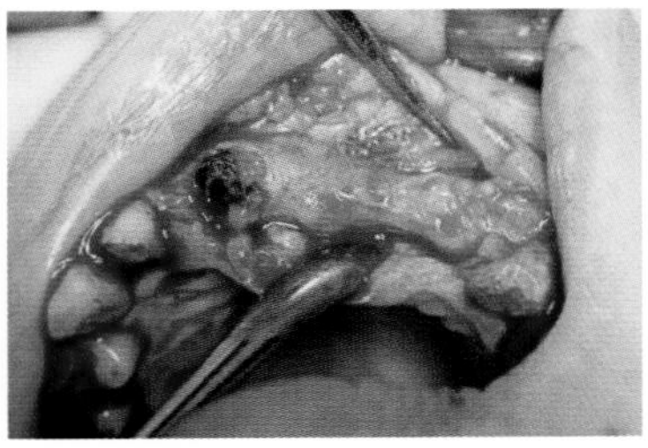
图6　翻瓣

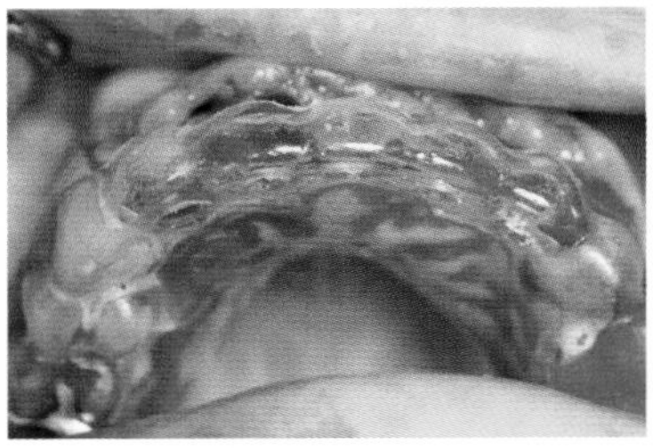
图7　放置简易导板

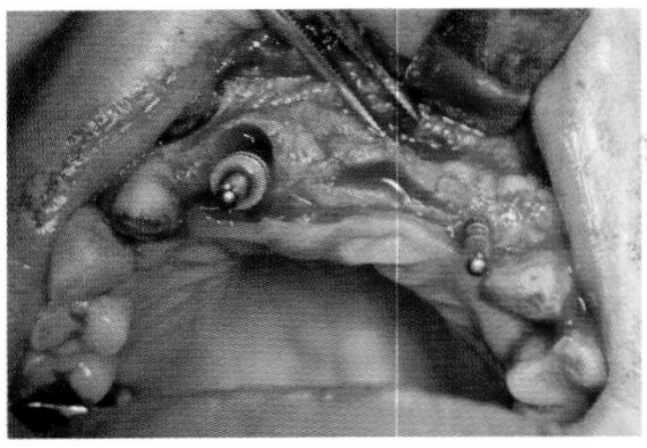
图8　放置方向指示杆

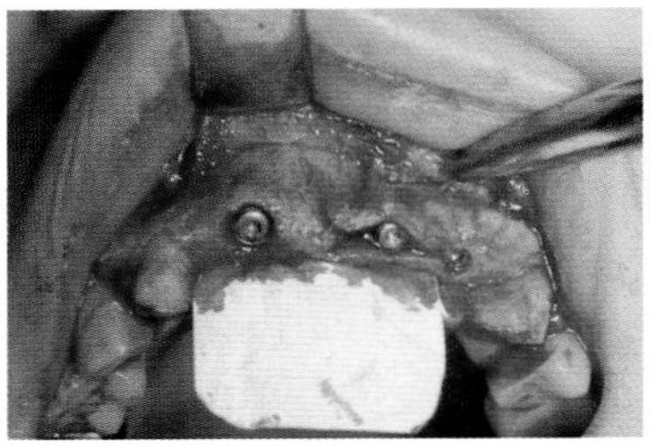
图9　植入植体

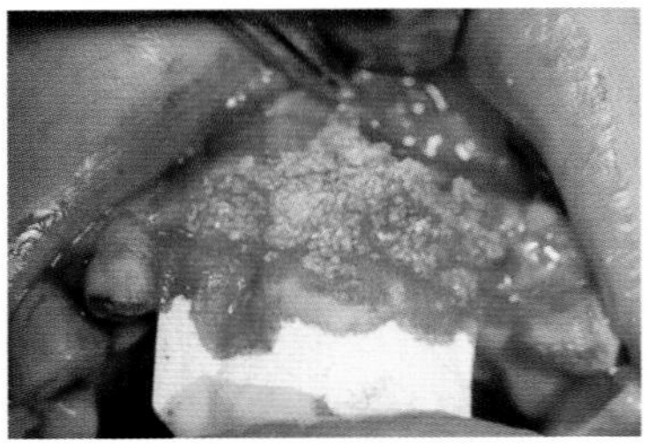
图10　GBR

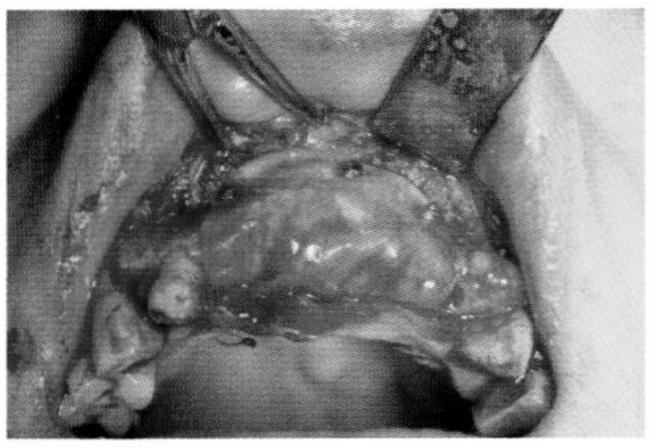
图11　放置固位钉

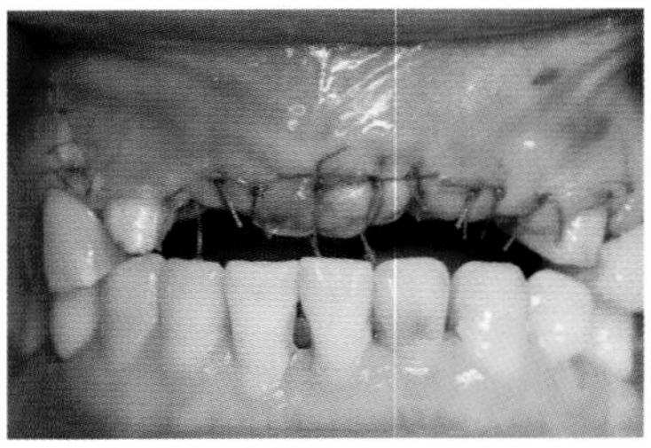
图12　缝合

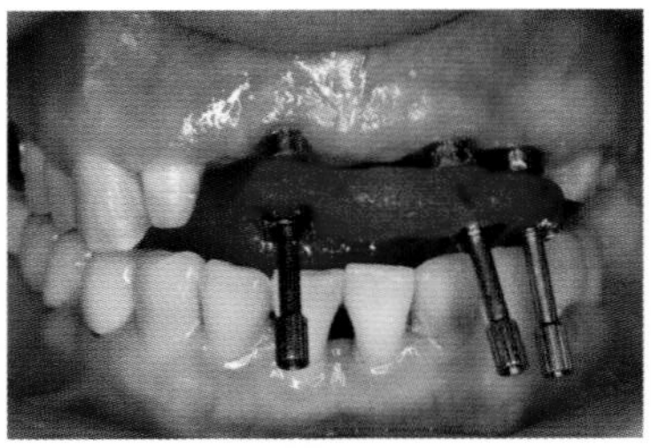
图13　二次取模口内连接开窗转移杆

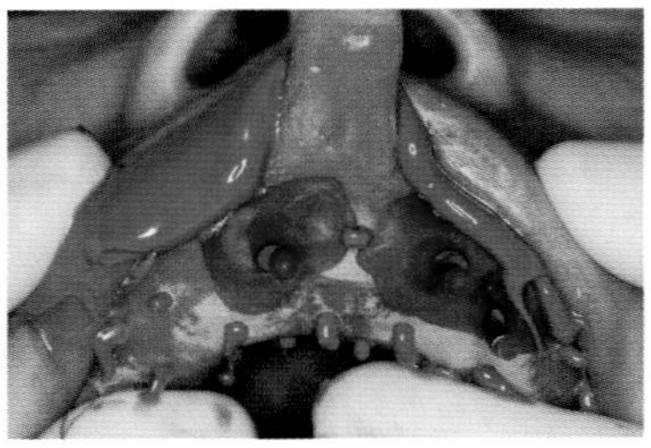
图14　开窗取模

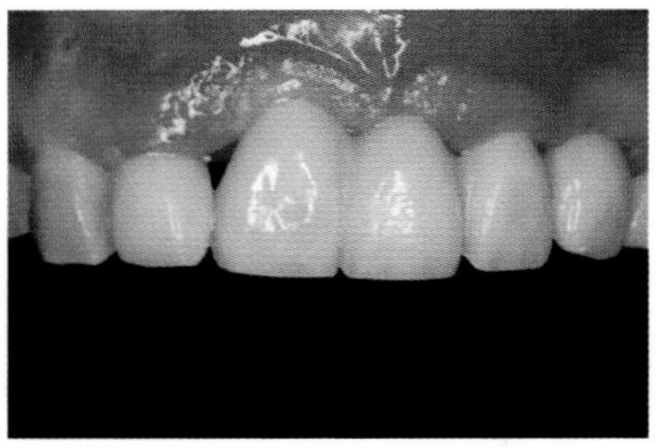
图15　戴入临时修复体

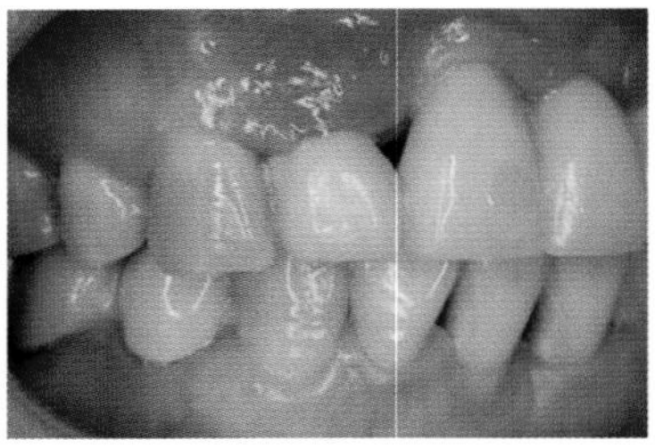
图16　右侧像

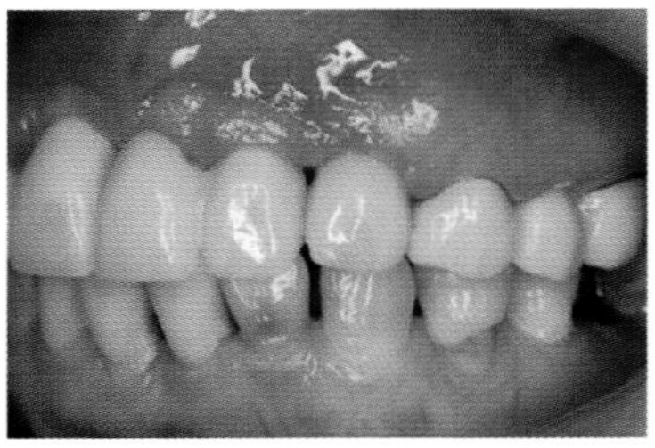
图17　左侧像

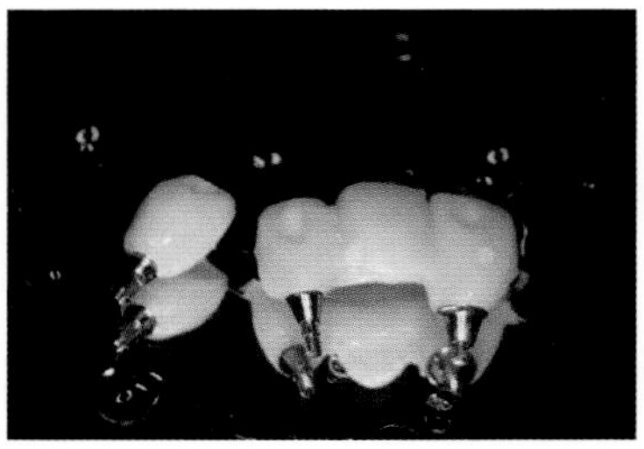
图18　临时修复体口外像

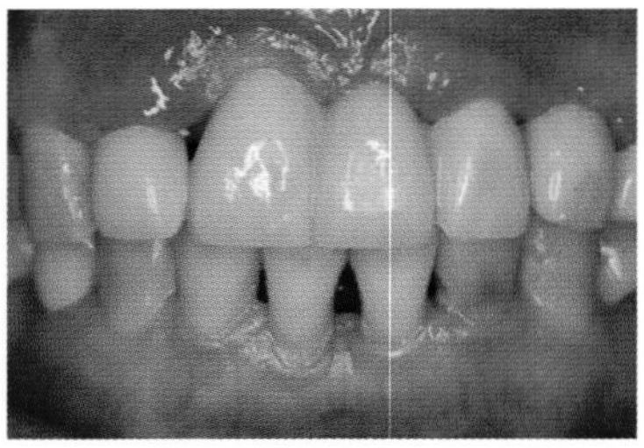
图19　塑形当日口内像

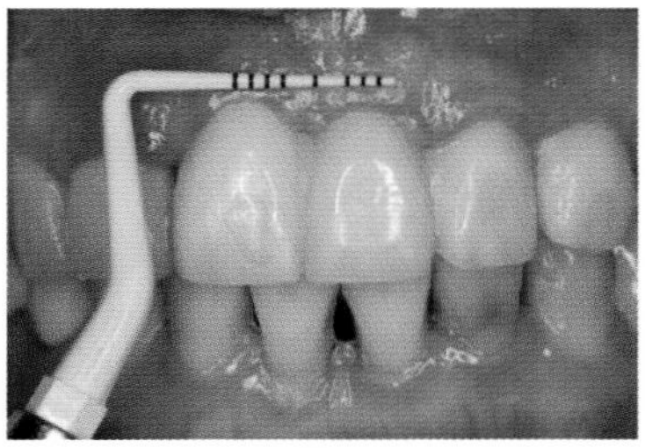
图20　塑形6个月后口内像

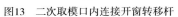

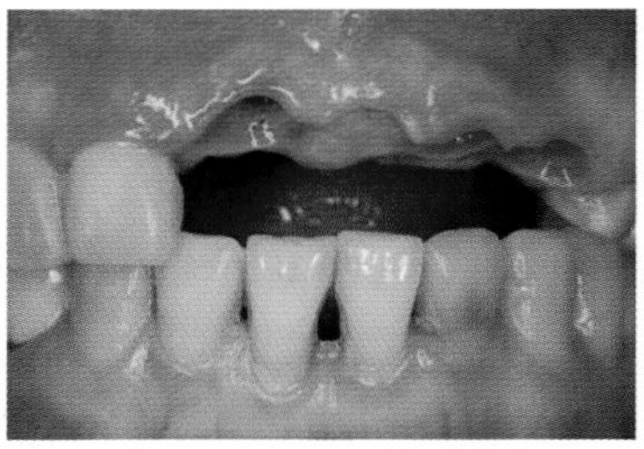
图21　塑形6个月时袖口形态

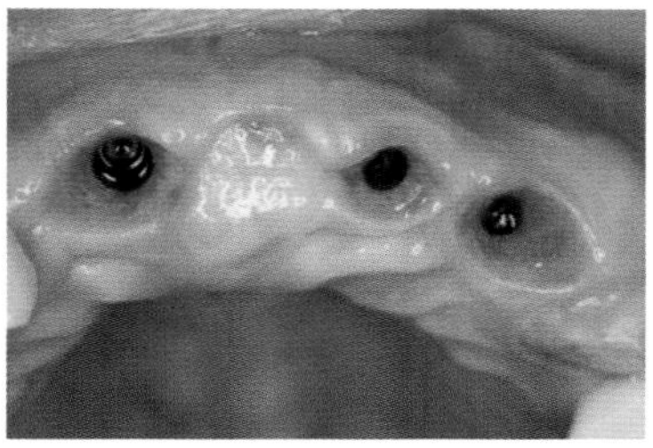
图22 袖口殆面像

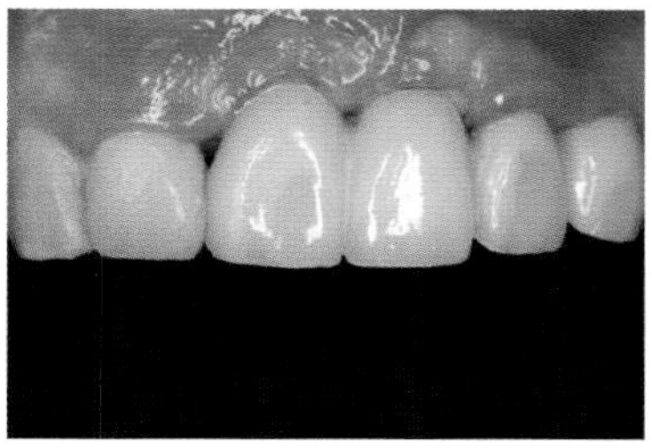
图23 调整临时修复体后口内像

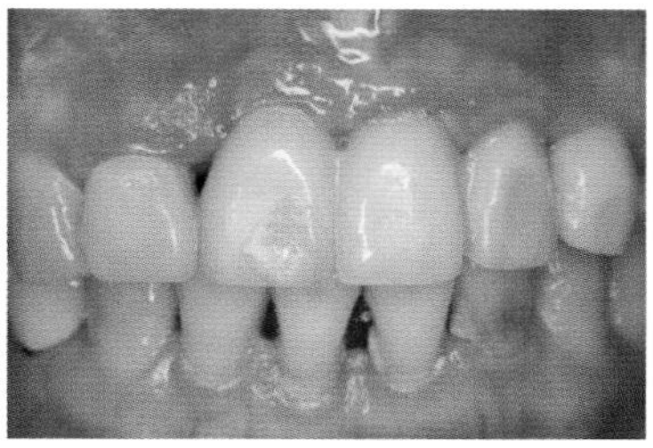
图24 牙龈塑形7个月时12龈缘高度

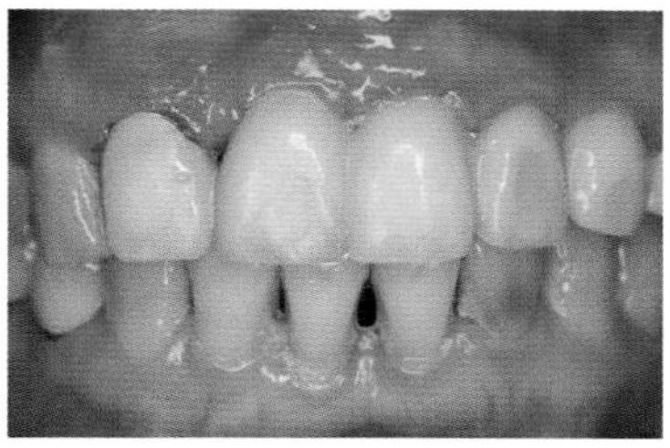
图25 调改后12龈缘高度

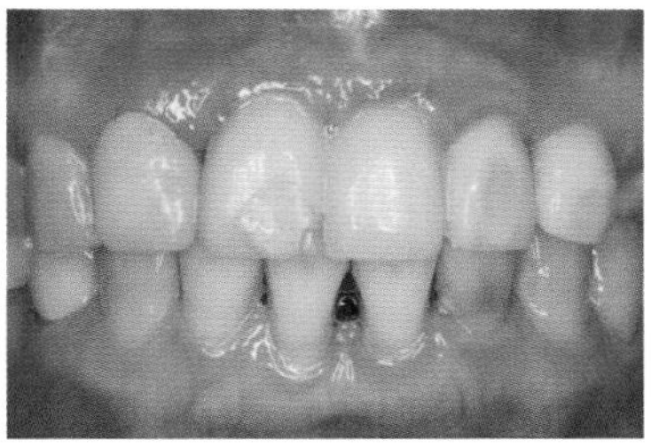
图26 牙龈塑形8个月咬合像

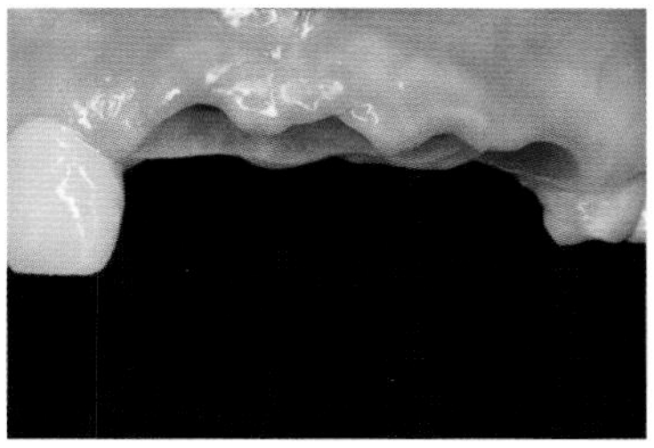
图27 牙龈塑形8个月袖口形态

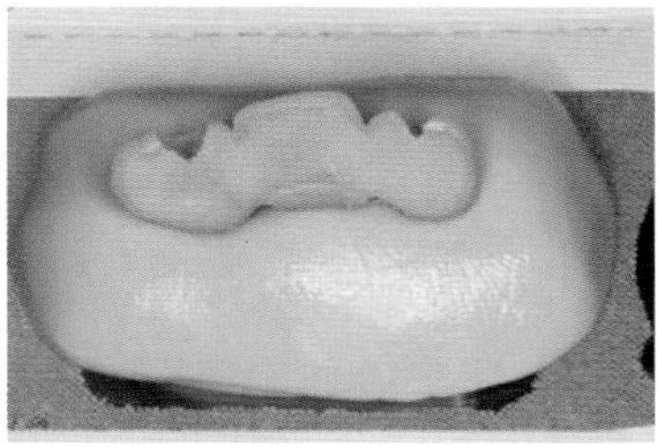
图28 11～22临时修复体转移袖口形态

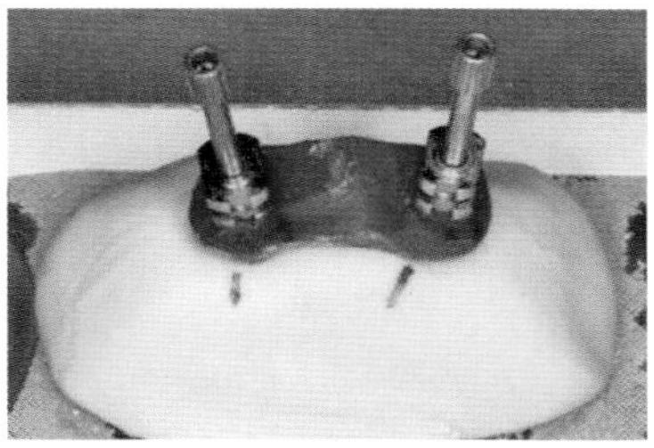
图29 硬质树脂硬性恢复袖口形态

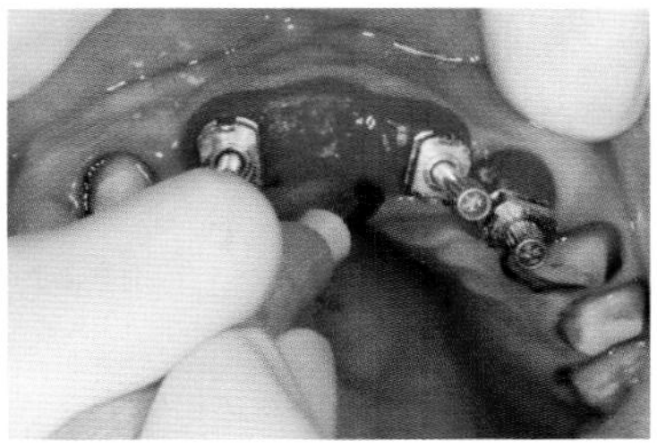
图30 硬性连接开窗转移杆

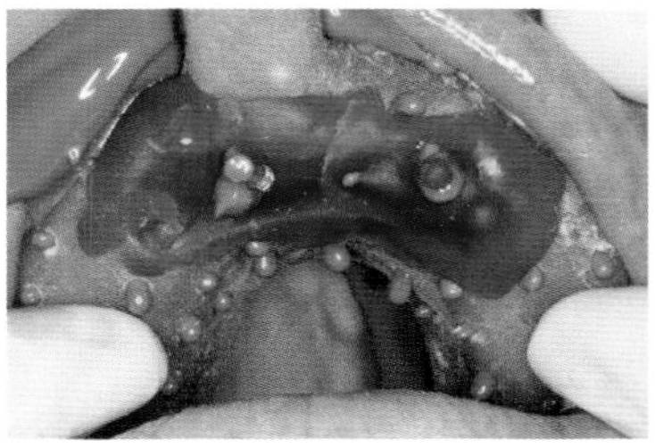
图31 开窗取模

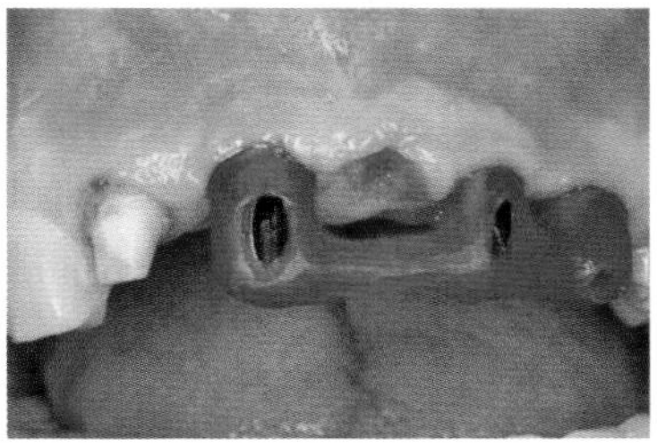
图32 携带器放置个性化钛基台口内像

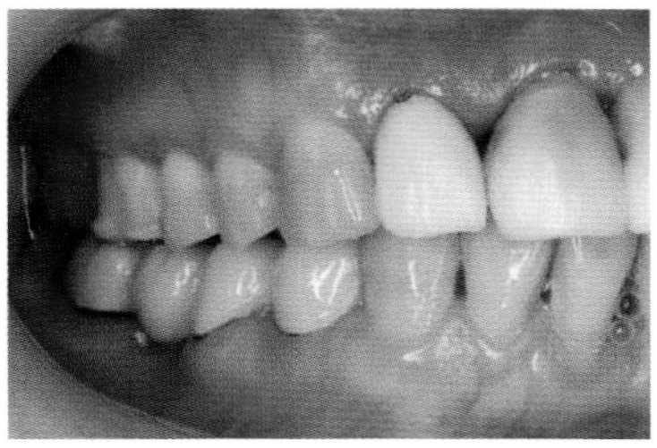
图33 诊断蜡型口内右侧像

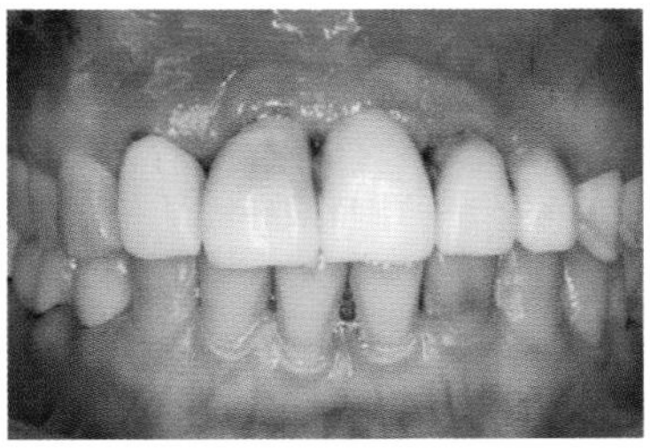
图34 正面像

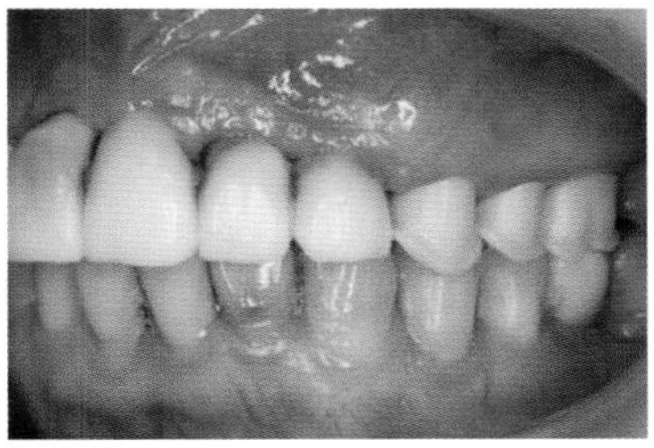
图35 左侧像

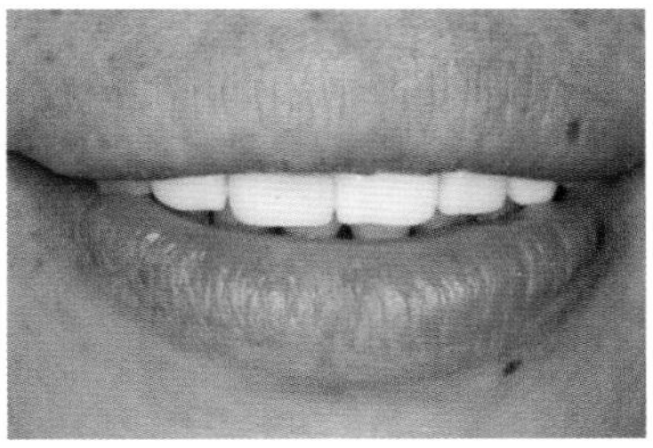
图36 患者微笑像

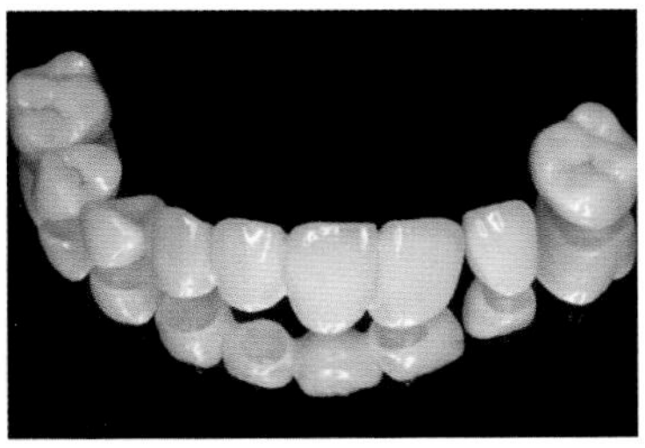
图37 永久修复体口外像

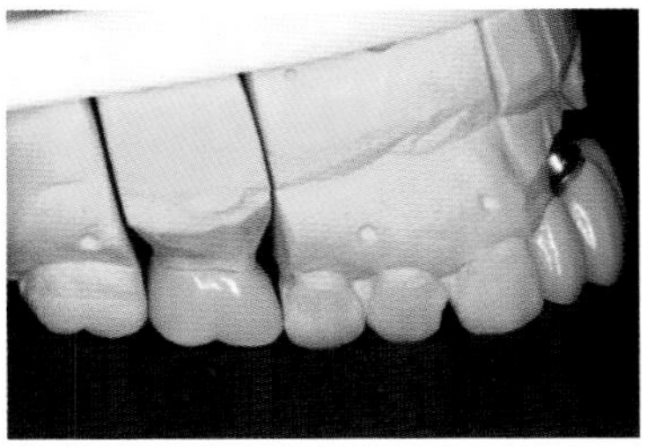
图38 右侧像

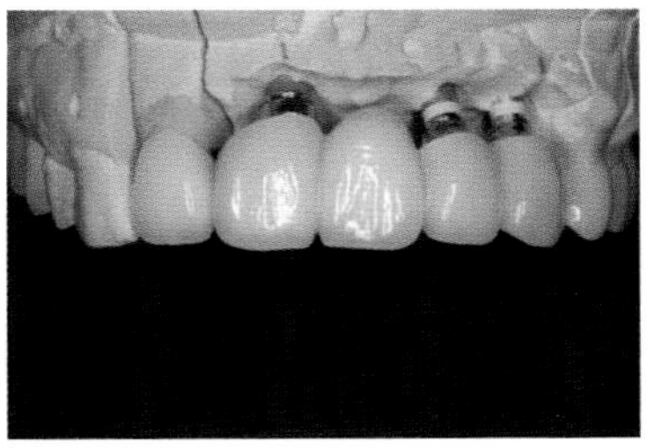
图39 正面像

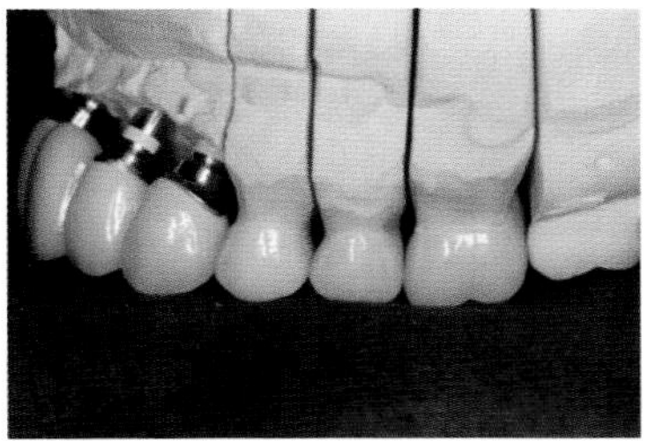
图40 左侧像

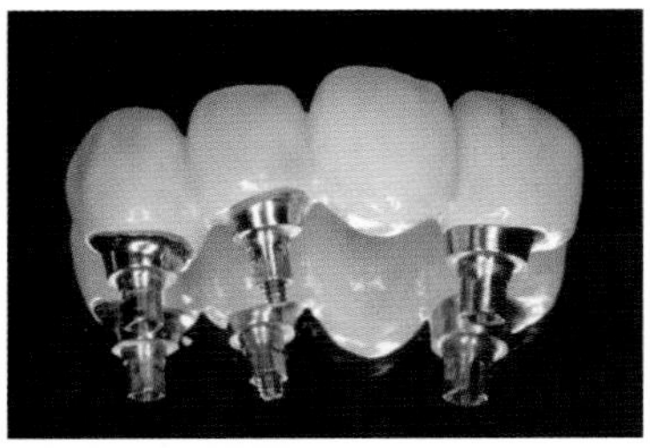
图41 基台及修复体口外像

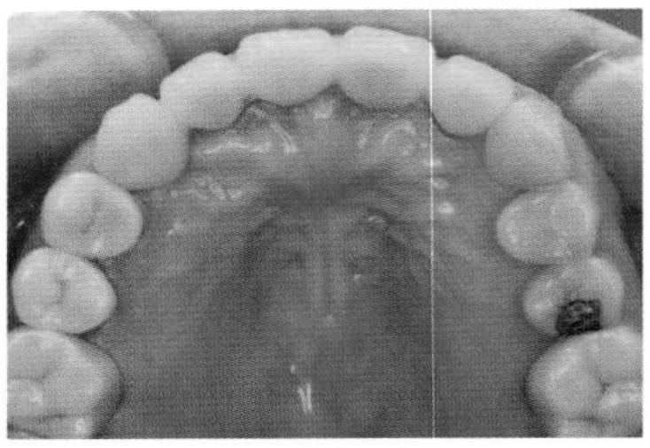
图42 永久修复体口内殆面像

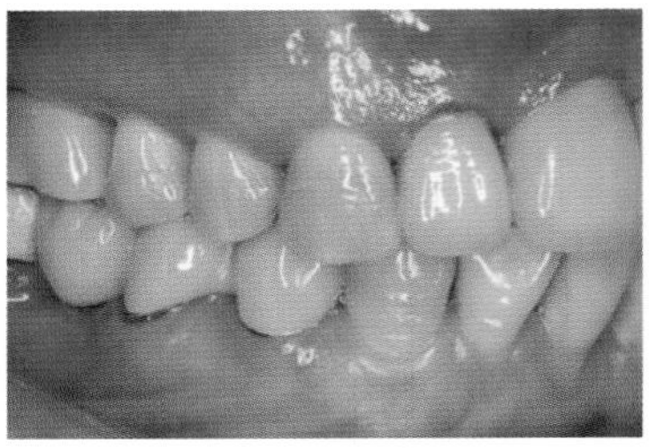
图43 右侧像

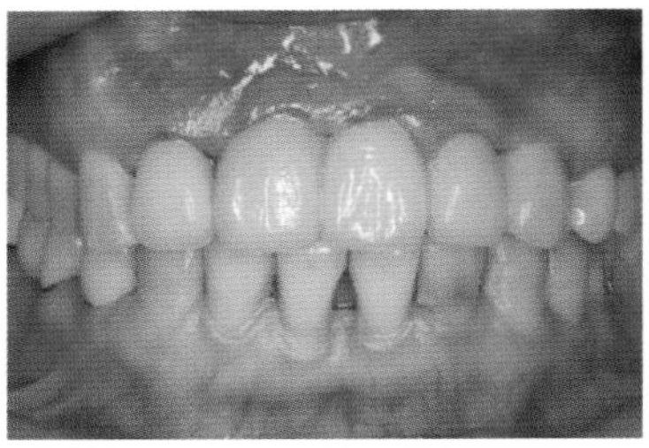
图44 咬合正面像

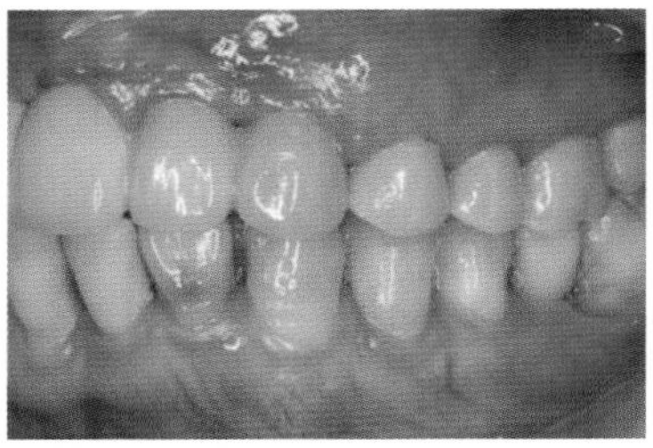
图45 左侧像

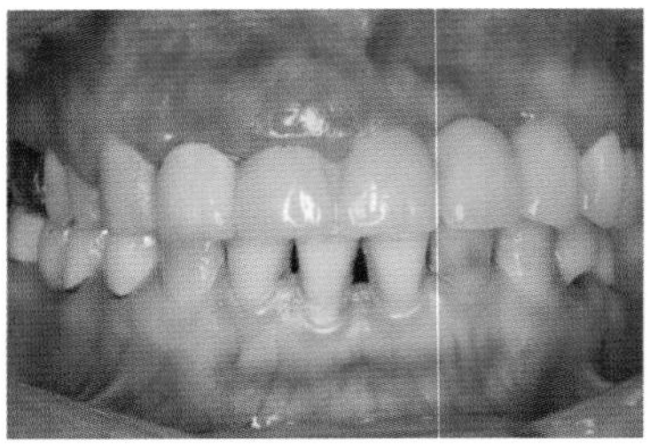
图46 术前患者口内像

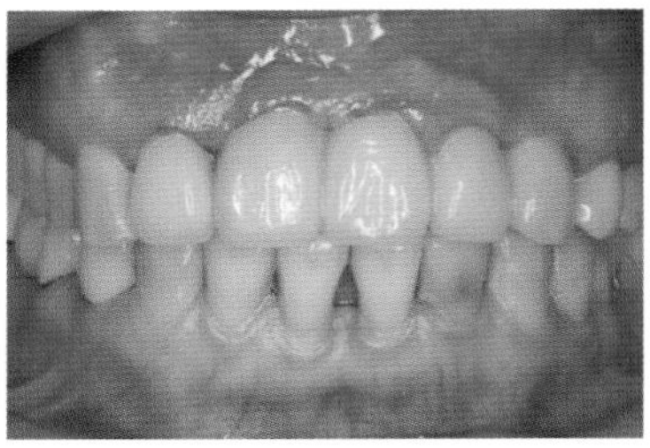
图47 永久修复完成患者口内像

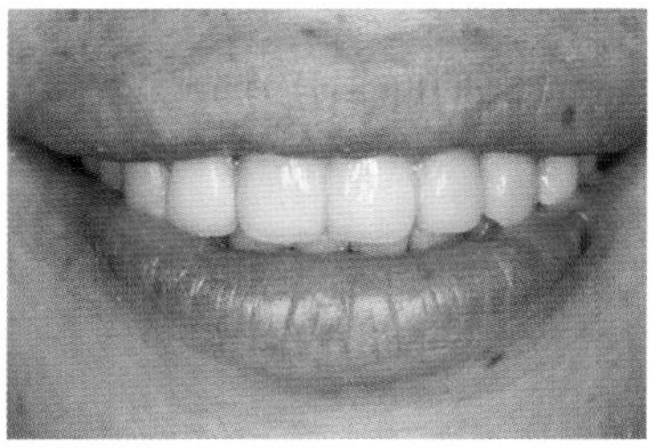
图48 正面微笑像

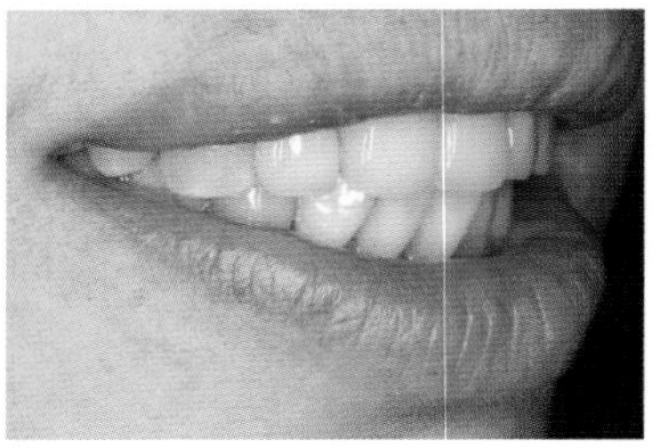
图49 侧面微笑像

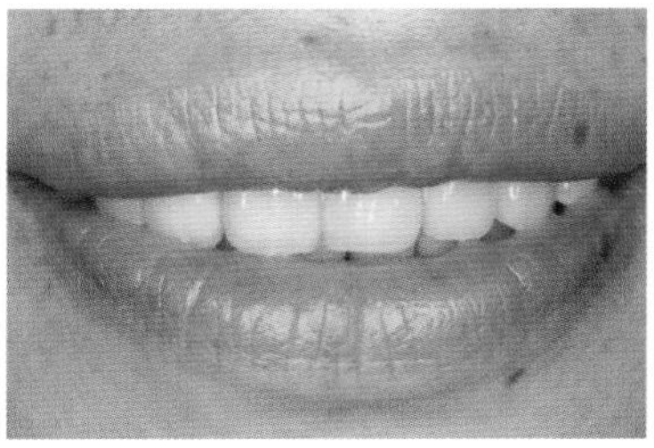
图50 复查1个月时正面微笑像

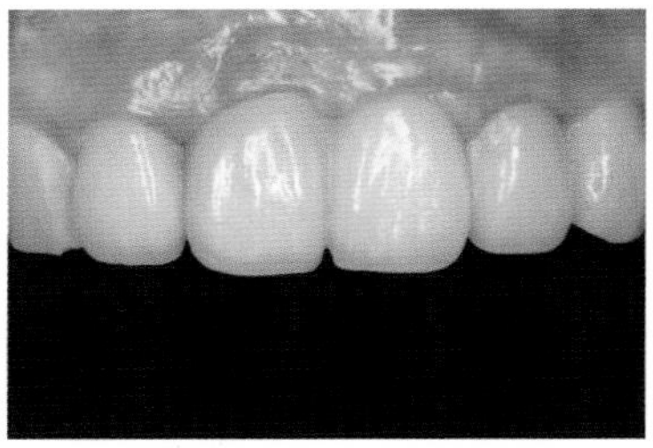
图51 局部像

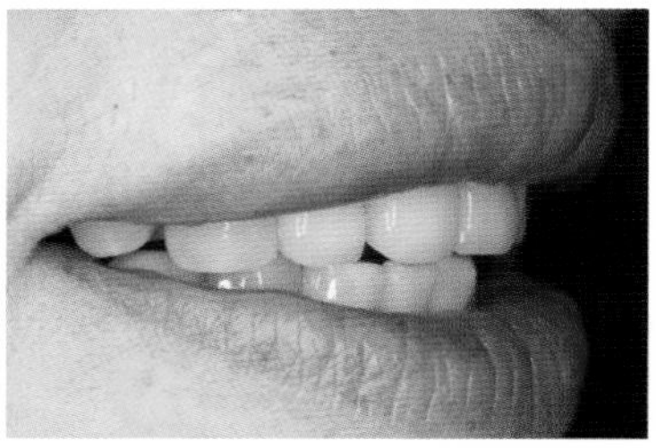
图52 复查1个月时侧面微笑像

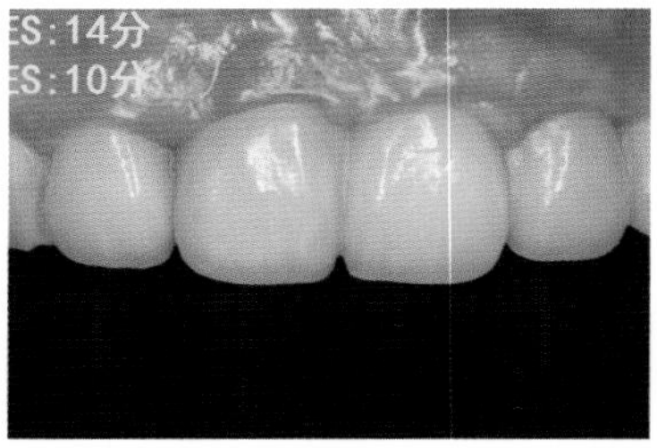

图53 美学评估

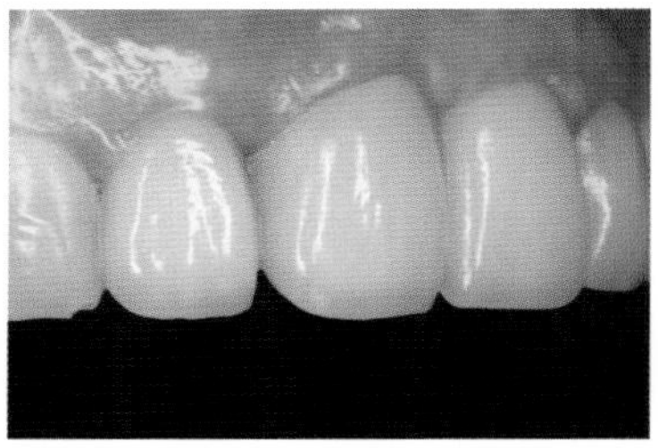
图54 右侧像

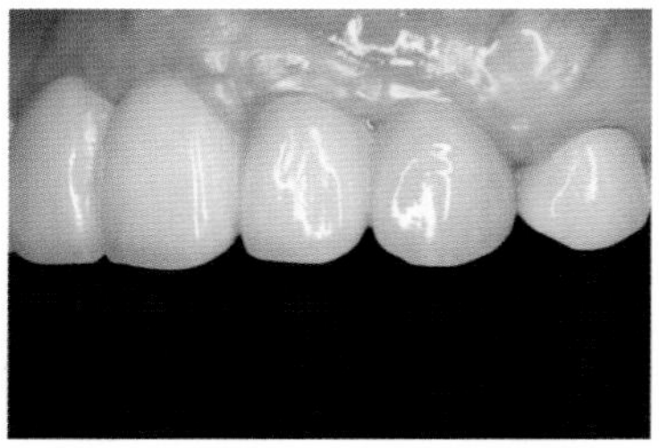
图55 左侧像

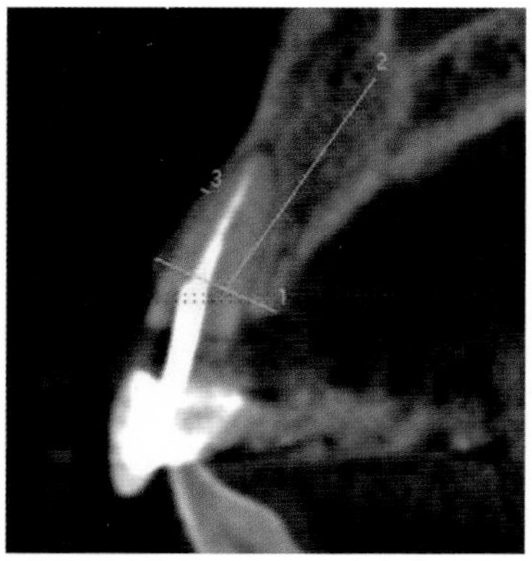
图56 术前11骨宽度为8.3mm，骨高度16.5mm

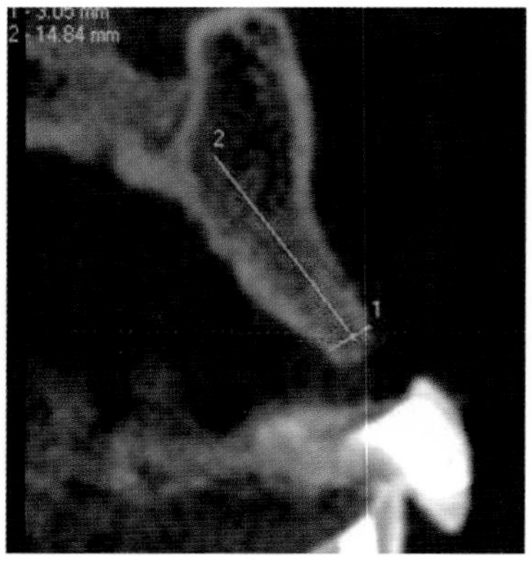
图57 术前22骨宽度为3.0mm，骨高度14.8mm

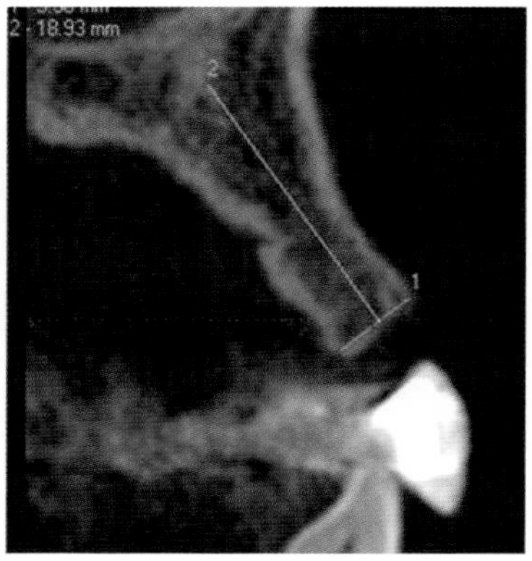
图58 术前23骨宽度为5.5mm，骨高度18.9mm

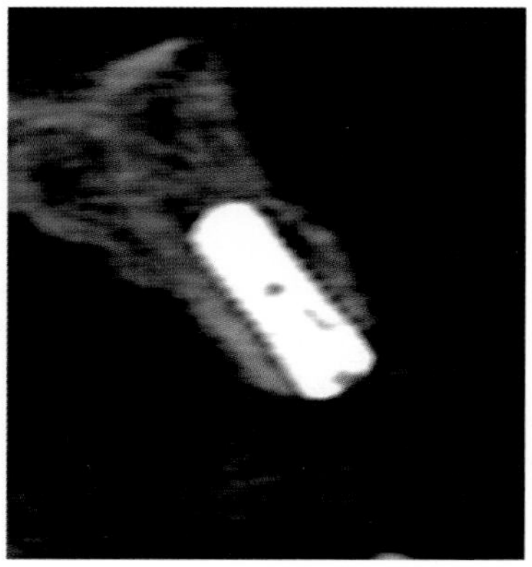
图59 术后11种植体位置

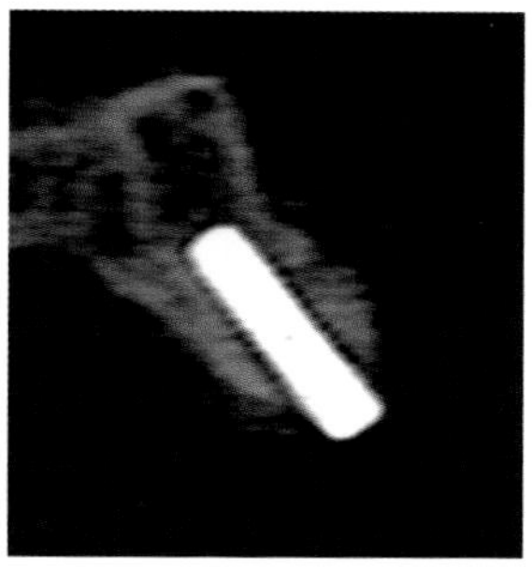

图60　术后22种植体位置

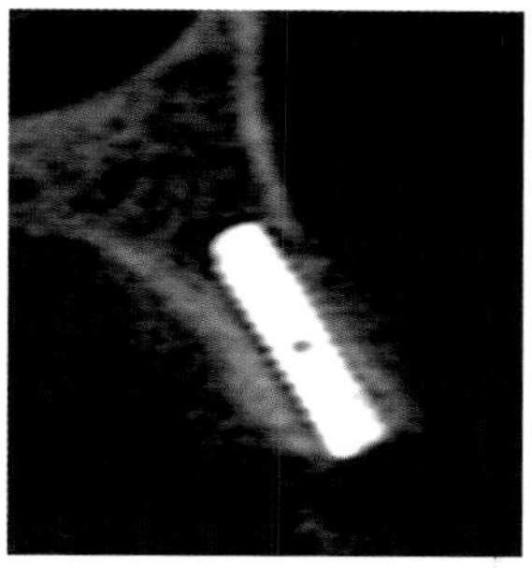

图61　术后23种植体位置

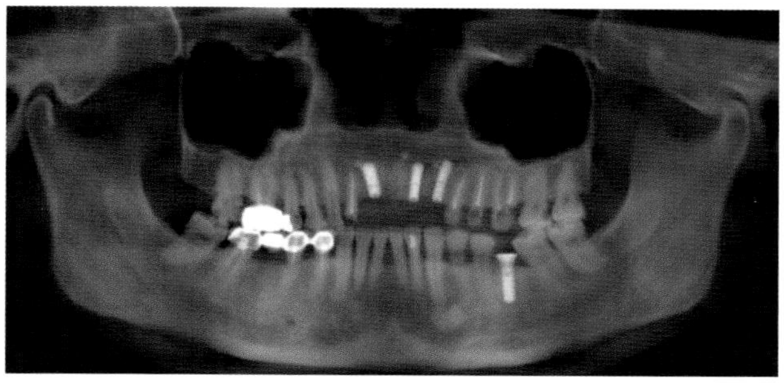

图62　术后曲面断层对比

AM技术进行直接切削来制作临时修复体，既有效节省技师操作的时间，缩短了患者的戴牙时间，由于 PMMA具有强度高、生物相容性好、外形观等方面的优势，近年来在口腔种植中，运用CAD/CAM技术对PMMA树块切削并制作临时修复体，并应用于即刻修复及牙龈塑形中越来越普遍。MMA具有良好的透光性及表面光泽度高等优势，其中透光率可达到92%，且随着工业技术的发展PMMA树脂块颜色可选择性越来越广，能够满足不人群的需要，高抛光性不仅能够使临时修复体不易附着菌斑和着色，同时能获得更高的色泽，从而提高美观性，通过 CAD/CAM 技术对PMMA树脂的切削能够得到令人满意的牙冠形态。

（2）桥体部的设计：对于美学区连续缺失的患者，牙龈组织获得和谐续的牙龈曲线非常重要。有学者在临床上将固定桥修复的桥体部设计为卵形，经卵圆形龈端设计的临时修复固定桥塑形后，软组织可以形成连续波的龈缘形态，美学效果良好。本病例在软硬组织充足的条件下，采用卵圆的桥体设计用于改善桥体龈端乳头的形态，形成了仿佛修复体从牙龈中萌的视觉效果。在此基础上通过对全冠修复的临时修复体外形进行调整，诱龈缘与对侧协调，从而将种植修复与全冠修复结合起来，获得了更好的美学效果。

（3）个性化转移：完成牙龈软组织诱导成形后，如何将新形成的穿龈形态和桥体部的软组织形态转移到最终的工作模型上是非常关键的。本病例是在口外用硅橡胶制取临时修复体的颈部形态后制作个性化转移杆，这样制作的个性化转移杆完全复制了临时修复体的穿龈形态，制取的模型上袖口形态清晰完整，效果可靠，利于植体周围牙龈软组织的健康与长期稳定。

（4）基台的选择：种植基台是连接种植体与修复体的桥梁，对修复体起到支持和固位的作用。按照制作方式可分为成品基台和个性化基台，成品基台通常通过研磨的方法可以满足一部分的患者，但在有些情况下如种植体穿龈深、咬合距离高或种植体长轴不理想时，为了获得更好的美观、功能及稳定，常会选择个性化基台，根据缺牙间隙的情况及种植体植入的三维情况，通过铸造或CAD/CAM的方法个性化制作基台。本病例使用了骨水平的种植体，能够建立个性化的穿龈轮廓，自行控制修复体边缘的最终位置，选择CAD/CAM制作的个性化氧化锆基台，生物相容性好，经牙龈塑形后软组织形态稳定，医生可以根据具体情况自由调整修复体的角度、位置及最终边缘，美学效果良好。

参考文献

[1] Schulte W, Kleineikenscheidt H, Schareyka R, et al. [Concept and testing of the T ü bingen immediate implant][J]. Deutsche Zahnrztliche Zeitschrift, 1978, 33(5):319–325.

[2] Kan JYK, Rungcharassaeng K, Fillman M, et al. Tissue architecture modification for anterior implant esthetics: an interdisciplinary approach [J]. The European journal of esthetic dentistry: official journal of the European Academy of Esthetic Dentistry, 2009, 4(2): 104–117.

[3] Alt V, Hannig M, Wostmann B, et al. Fracture strength of temporary fixed partial dentures: CAD/CAM versus directly fabricated restorations [J]. Dent Mater, 2011, 27(4): 339–347.

[4] 刘伟, 周志强, 文爱杰. 上颌前牙缺失应用卵圆形桥体固定修复2年观察[J]. 北京口腔医学, 2014, 22(2):107–109.

[5] 冯琳琳, 王芳娟, 胡秀莲, 等. 种植个性化转移杆在上颌前牙种植美学修复中的应用[J]. 现代口腔医学杂志. 2012, 26 (2):80–82.

[6] Wittneben J-G, Buser D, Belser UC, et al. Peri-implant soft tissue conditioning with provisional restorations in the esthetic zone: the dynamic compression technique [J]. The International journal of periodontics & restorative dentistry, 2013, 33(4): 447–455.

[7] Diego Lops, Eugenio Romeo, Dental Clinic, et al. Soft tissues stability of cad-cam and stock abutments in anterior regions: 2-year prospective multicentric cohort study[J]. Clinical Oral Implant Research, 2015, 26, 1436–1442.

上颌前牙区种植临时过渡义齿修复对牙龈诱导的美学修复

刘俊琨 魏谋达

摘 要

目的：对上前牙区接受种植修复的患者使用临时过渡义齿对牙龈进行诱导成形，并利用个性化转移技术把塑形好的软组织外形和穿龈轮廓精准地转移到技师手中，从而达到更为满意的种植软组织美叙效果。**材料与方法**：患者女性，23岁，9年前外伤致11脱落，5年前外院正畸治疗，先要求种植义齿修复，临床检查发现缺牙区唇侧牙槽骨丰满，缺牙区近远中径略小，殆龈距离正常，术前CBCT片证实牙槽骨腭侧有少量骨缺损，一期手术行GBR并同期植入种植体，4个月后复诊，行二期手术，1周后取模型临时过渡义齿修复3个月牙龈塑形完成，个性化印模后完成最终修复。**结果**：通过临时过渡义齿修复可引导和成形种植体周围软组织，使其具备良好的穿龈轮廓，个性化转移杆技术精确地转移了种植体周围软组织形态，最终修复效果良好，患者满意。**结论**：临时过渡义齿的使用一定程度上提高了种植修复美学效果，所以为了减少种植修复的美学风险，在美学区使用临时修复体对牙龈进行诱导和塑形是非常有必要的。

关键词：种植修复；美学；牙龈诱导；临时冠

上颌前牙对于患者的美观极其重要，因此在其缺失后行种植义齿修复时不仅要求恢复功能，还要求达到美学修复的效果，而前牙美学修复的基础是种植体周围足量的软硬组织。上颌前牙缺失的病因常为外伤，常伴有大量的骨缺损，而当种植体唇侧骨板厚度<1.4mm时，其唇侧骨板会发生吸收，这种情况需要行骨增量手术，常用的骨增量方法有Onlay植骨法和GBR技术，两者各有优缺点及适应范围，在本例研究中，患者缺牙9年，造成腭侧骨板有吸收，但剩余的骨量能够使种植体位于牙槽嵴界限之内，并且近中远中两个完整的骨壁，所以应用种植体植入同期骨增量的手术方案，后期修复时制作临时修过渡义齿成形牙龈，应用个性化取模杆取最终印模，全瓷牙修复缺失牙，获得良好的美学修复效果。

一、材料与方法

1. **病例简介** 23岁女性患者，前牙区外上脱落十余年，5年前在外院正畸治疗，现要求种植修复。否认系统病史。

2. **诊断** 11缺失。

3. **治疗计划** 植入种植体同时采用骨转的自体骨行GBR修复骨缺损，制作临时牙成形牙龈，应用个性化取模杆取最终印模后全瓷冠修复。

4. **治疗过程（图1～图51；表1）**

（1）术前准备：术前1周检查血常规凝血功能及传染病4项全口洁牙。

作者单位：苏州牙博士口腔门诊部

通讯作者：刘俊琨；Email: 184058192@qq.com

（2）种植植入同期骨增量手术：常规消毒铺巾，局部麻醉下于缺牙行牙槽嵴顶横行切口，翻开黏骨膜瓣，预备种植窝，于合适深度植入1颗植体3.5mm×11.5mm种植体，上封闭螺丝，腭侧用骨转取自体骨GBR，密缝合切口。

表1 美学风险评估

美学风险因素	风险水平		
	低	中	高
健康状态	健康免疫功能正常		免疫功能低下
患者美学期望值	低	中	高
唇线	低位	中位	高位
牙龈生物型	低弧线形，厚龈生物型	中弧线形，中厚龈生物型	高弧线形，薄龈生物型
位点感染情况	无	慢性	急性
邻面牙槽嵴高度	到接触点≤5mm	到接触点5mm	到接触点≥7mm
邻牙修复状态	无修复体		有修复体
缺牙间隙宽度	单颗牙（>7mm）	单颗牙（<7mm）	≥2颗牙
软组织解剖	软组织完整		软组织缺损
牙槽嵴解剖	无骨缺损	水平向骨缺损	垂直向骨缺损

（3）二期手术：种植体植入7个月后，行二期手术成形牙龈。

（4）修复阶段：二期手术后2周取模型临时桥修复已成形牙龈。1个临时牙修形调整。4个月后应用个性化印模桩取最终印模，全瓷冠修复缺牙。

、结果

上颌前牙区骨量不足同期植入种植体并应用骨转取自体骨行骨增量手，4个月后CBCT检查示新骨形成良好，通过临时过渡义齿修复可引导和形种植体周围软组织，使其具备良好的穿龈轮廓，个性化转移杆技术精确转移种植体周围软组织的形态，最终修复效果良好，患者满意。

、讨论

1. 术前风险评估及术式的选择　White于1897年最早提出口腔美学观：美学修复治疗时，要注重患者的年龄，性别外貌之间的关系，牙的大小例及色泽要和面部相互协调。口腔美学区包括前牙和微笑时能暴露的后，通常以上颌的前牙区为例，美学区的种植修复时往往有多种因素影响美修复的效果，为了达到预期效果，术前必须要合理评估治疗风险，并在征患者知情同意基础上，确定美学种植治疗难度和设计治疗程序。美学风险估分为常规风险评估和局部风险因素评估。前者包括全身健康状况、是否烟、美学期望值等，后者包括笑线高度、牙龈生物型、种植位点牙槽嵴高度等。

在本病例中，患者全身健康状况良好，不吸烟，美学风险低，但自身美学期望值高，增加了美学风险。局部风险因素评估中，该患者笑线高度属于中位笑线，牙龈生物型属于中厚牙龈型，缺牙位点无感染情况，邻牙无修复体，缺牙间隙>7mm，软组织较为完整，具有中低度美学风险，然而患者上颌前牙缺失长达9年，再次期间5年前正畸治疗，由于保持不佳，21向近中倾斜，11CBCT见唇侧骨量丰满腭侧牙槽嵴有少量缺骨，所以我们制订的同期植入种植体同期行骨增量 21进行贴面修复。

2. 软组织成形　目前临床使用的成品愈合帽无法在种植体周围软组织形成个性化的穿龈轮廓，早期有学者报道，二期手术采用过渡义齿引导种植体间龈乳头，牙龈成形效果优于单一放愈合帽，近期报道在穿龈区制作接近缺失牙颈部形态的个别基台，临时冠或马里兰桥等，有利于种植周围软组织免受咀嚼损伤，引导软组织愈合并维持其高度。因此，在本病例中在制作最终修复体前，给患者制作了种植体支持式临时过渡义齿，通过椅旁消减和技师制作调整义齿外形以整塑牙龈的形态，使其最终能达到天然牙的轮廓，并在制取最终印模时，应用个性化印模杆将已成形牙龈形态复制到模型上，给技师一个准确的牙冠周围牙龈形态，为最终美学修复提供精确的信息，以便于获的最好的美学修复效果。

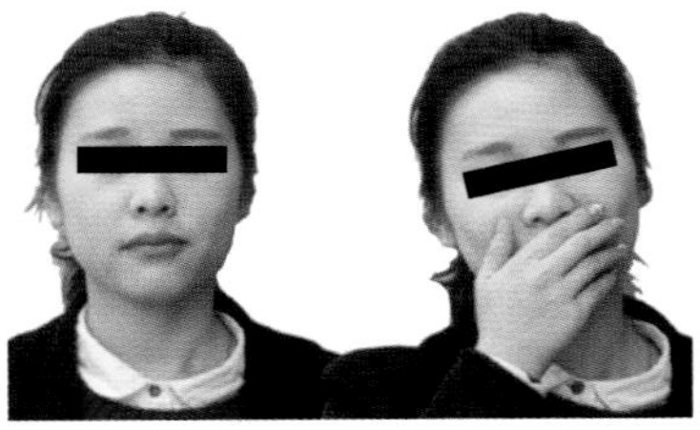
图1　术前面部像1

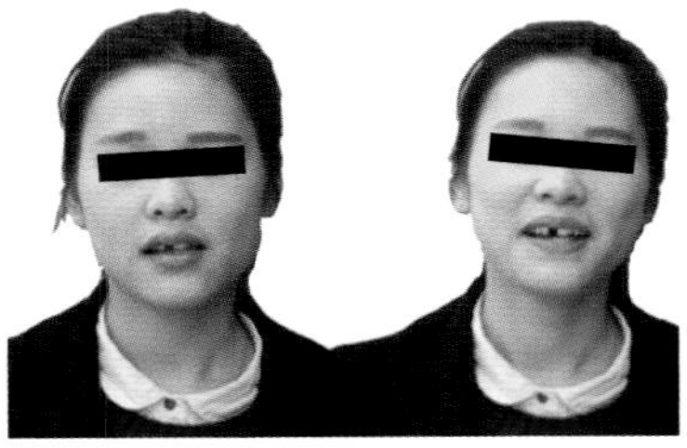
图2　术前面部像2

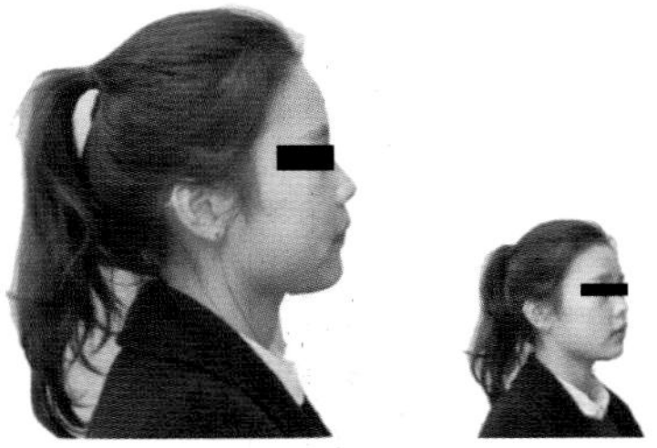
图3　术前面部像3

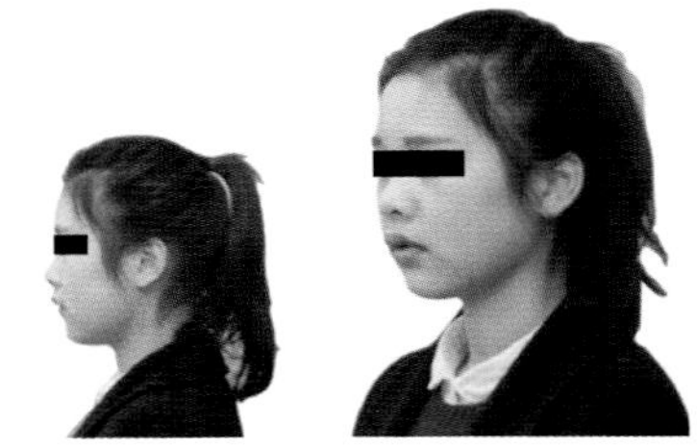
图4　术前面部像4

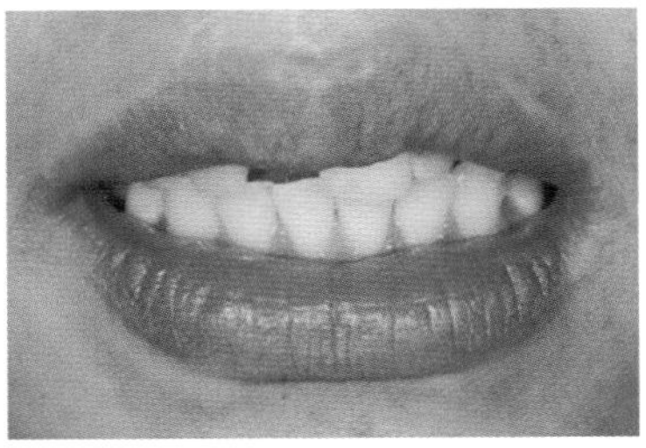
图5　微笑像

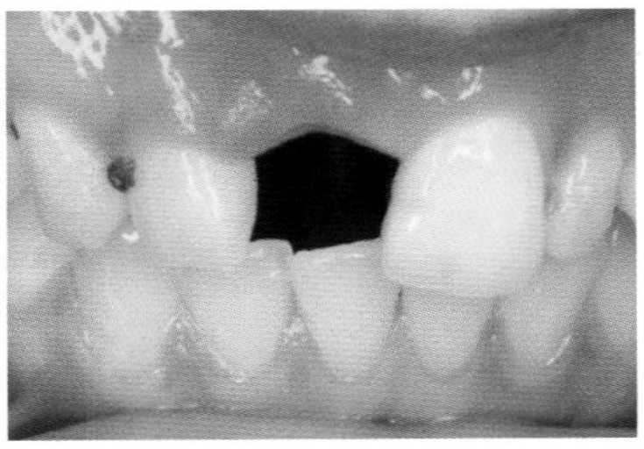
图6　口内像

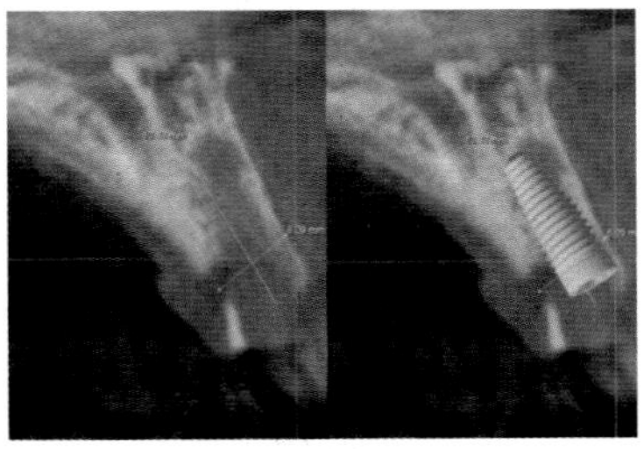
图7　根据CBCT种植位点设计

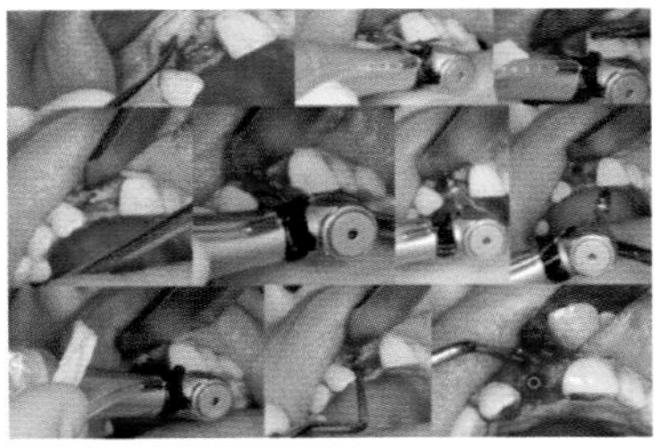
图8　种植手术部分

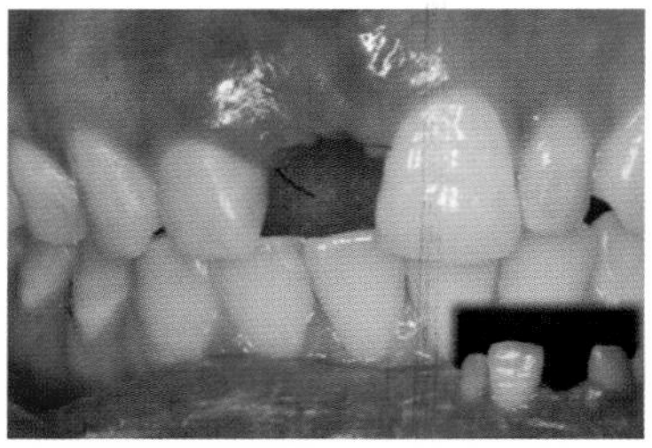

图9　术后10天拆线

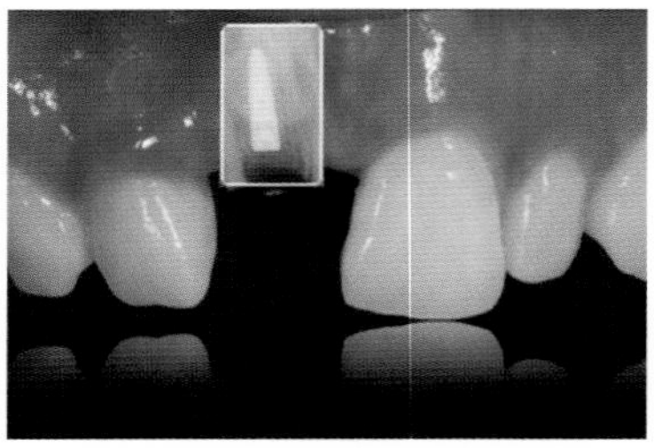

图10　术后3个月

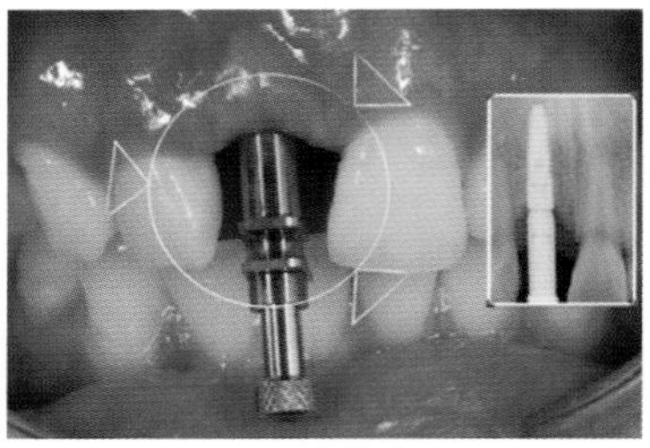

图11　上转移杆制作临时牙

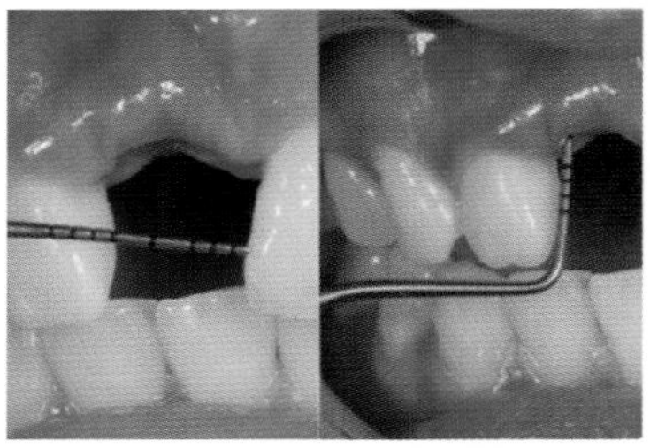

图12　根据前牙比例制作临时修复体进行牙龈塑形

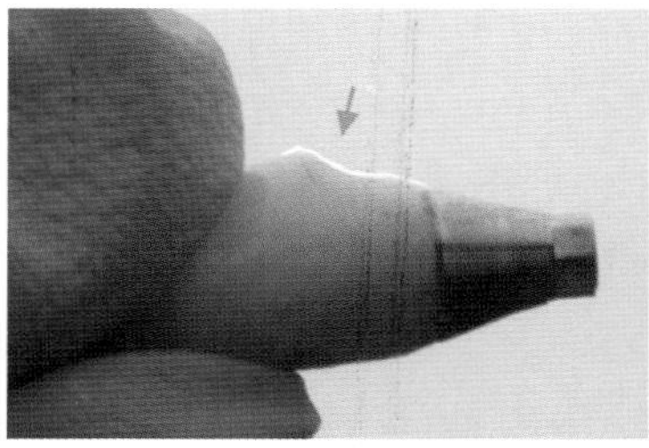

图13　临时修复体制作完成

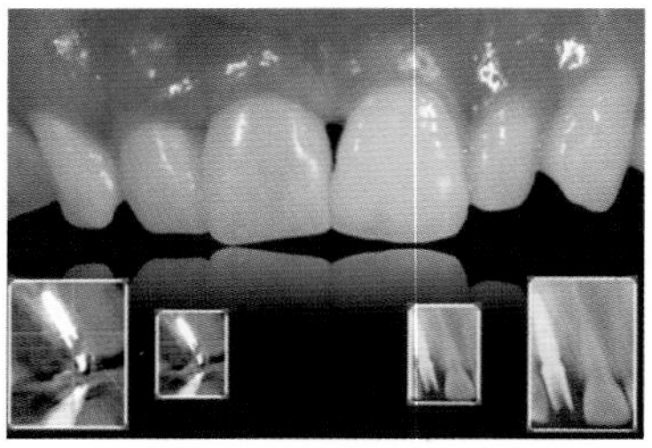

图14　戴入临时修复体

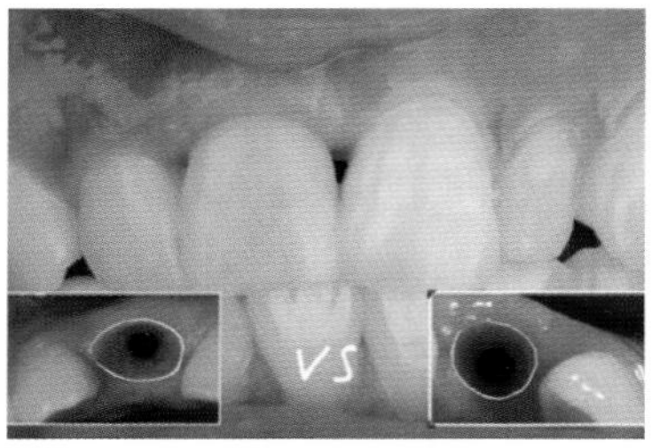

图15　戴入临时修复体1个月

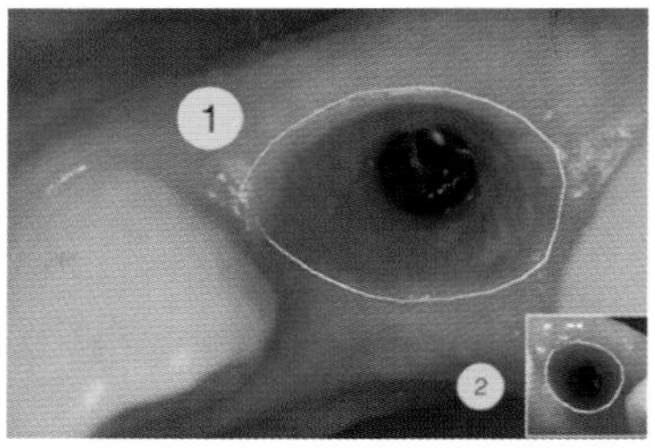

图16　第一次塑行袖口与之前对比

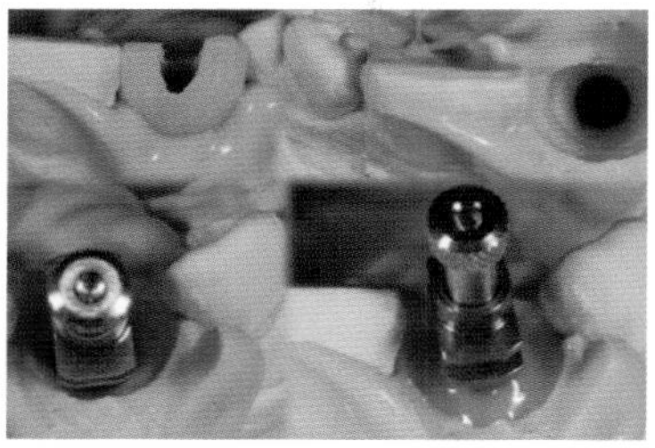

图17　制作个性化印模杆

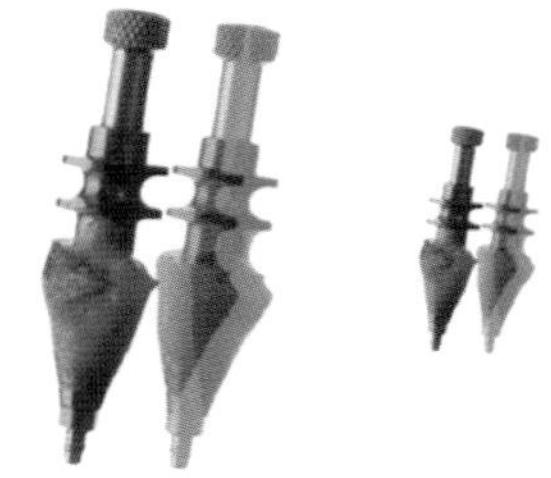

图18　个性化印模杆制作完成

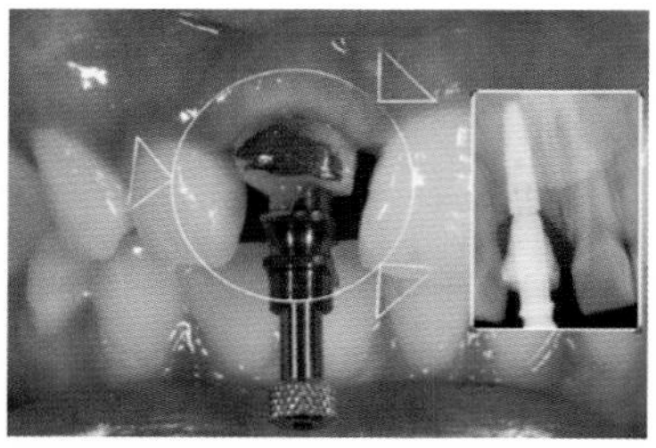

图19　戴入个性化印模杆X线片检查就位情况

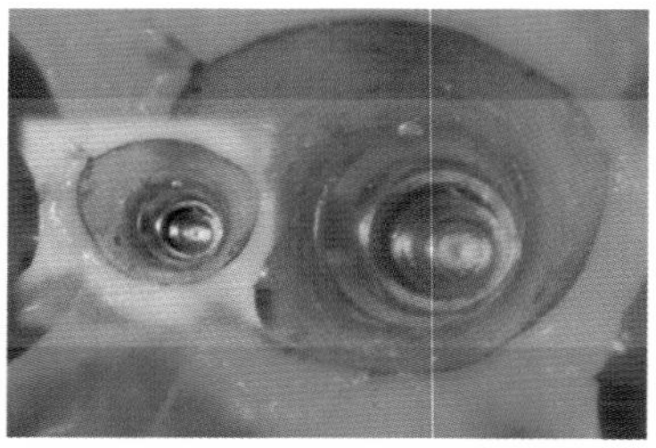

图20　印模完成

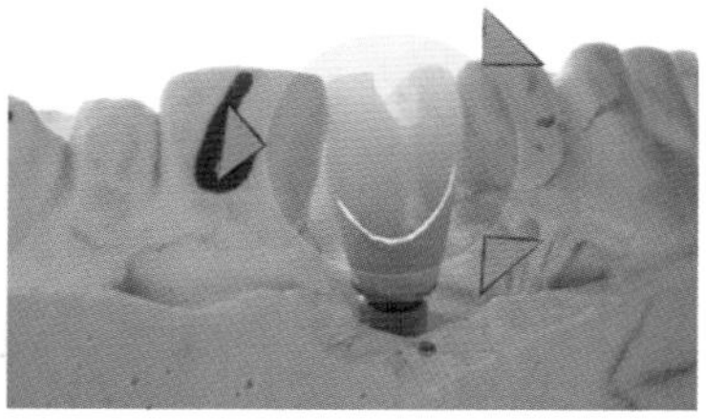

图21　制作完第二次临时修复体调整塑形

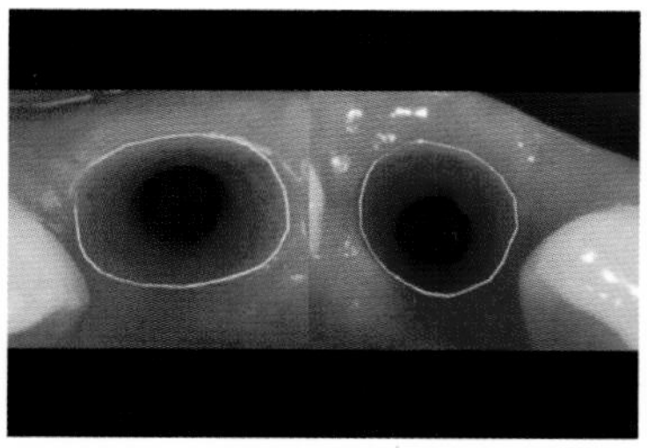

图22　第二次临时修复体调整完的袖口

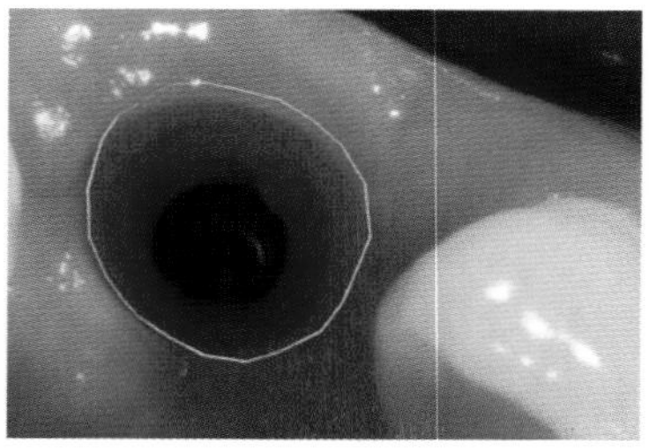

图23　最初的牙龈袖口

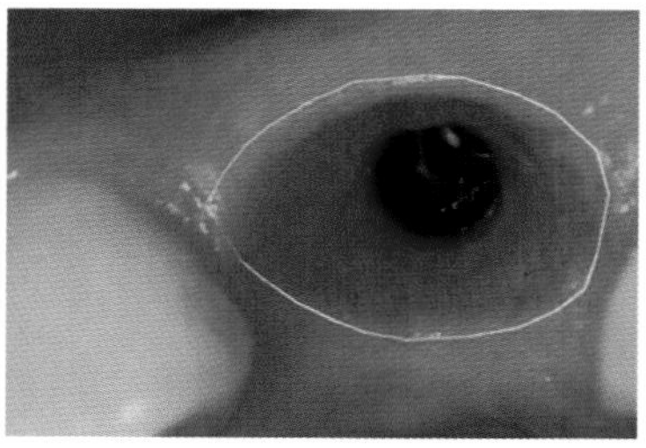

图24　第一次塑形袖口

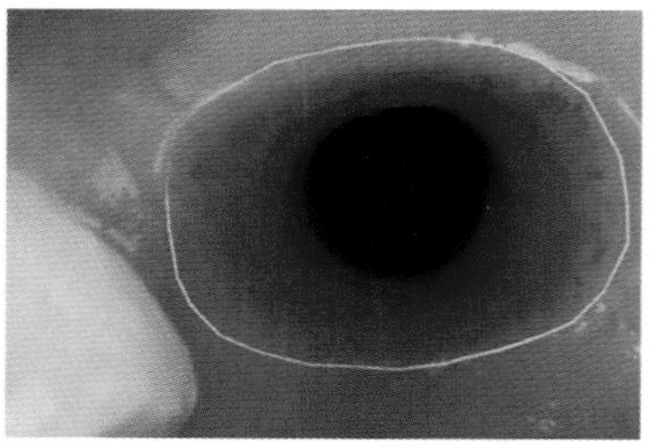

图25　第二次塑形袖口

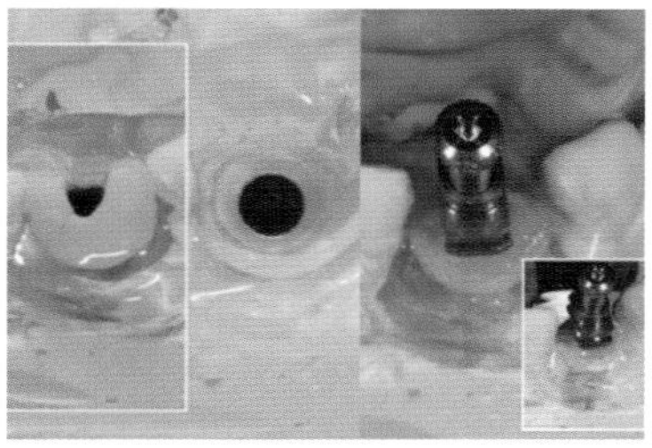
图26 塑形完成的制作个性化印模杆

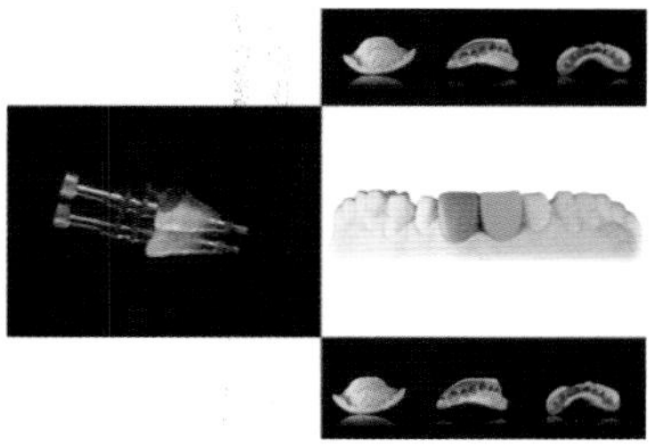
图27 制作蜡型及贴面预备

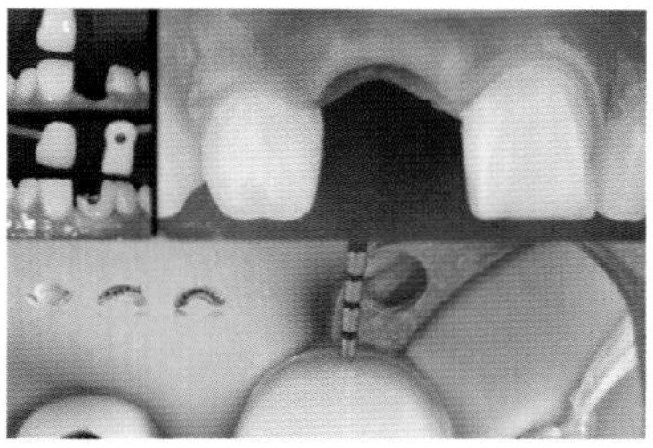
图28 根据导板进行贴面预备以及比色

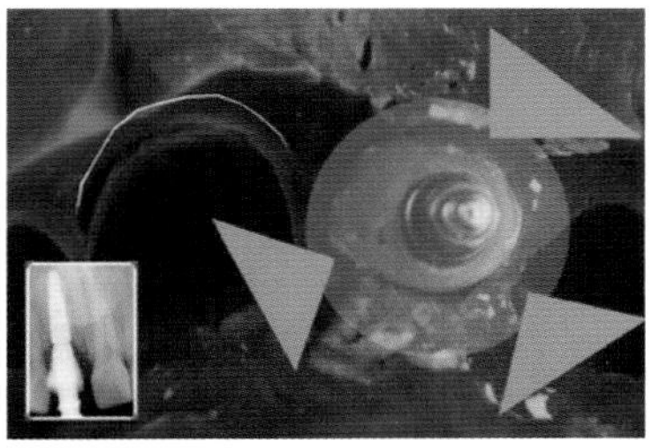
图29 聚乙迷取模

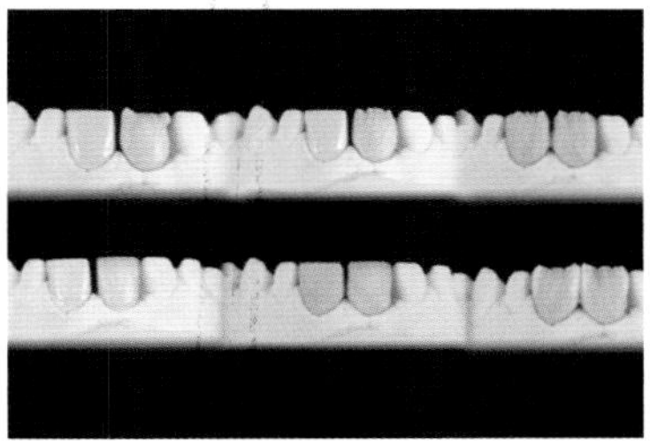
图30 技师制作部分

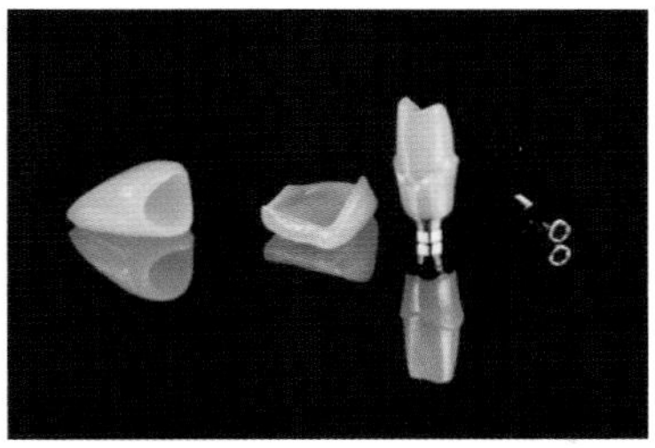
图31 修复体制作完成

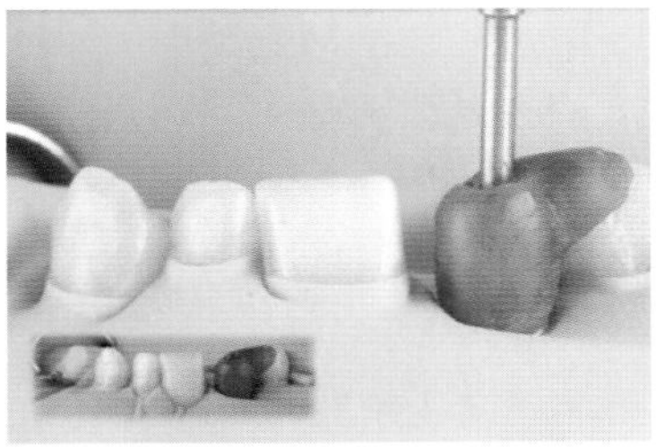
图32 上橡皮障

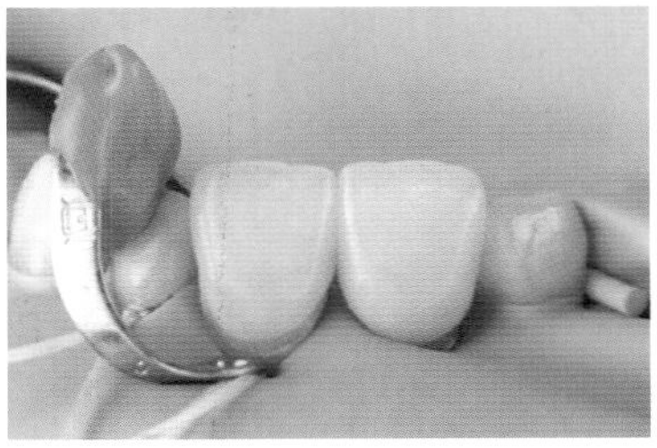
图33 试戴就位

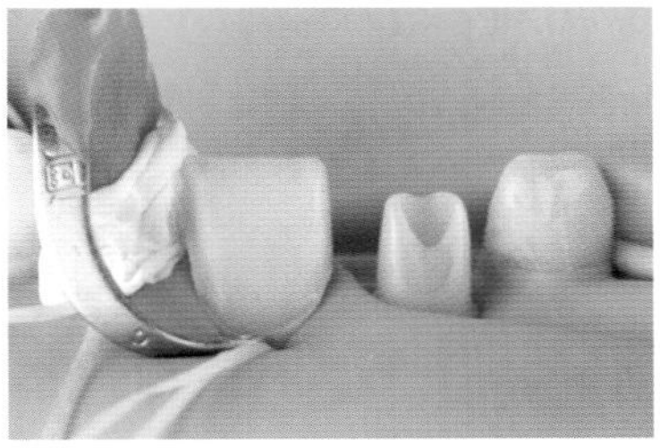
图34 隔离邻牙

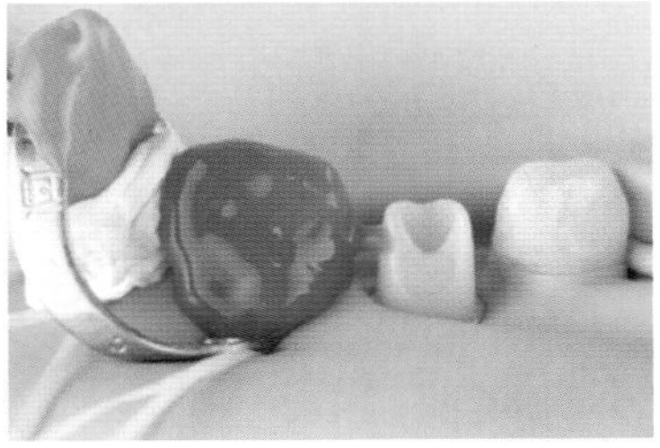
图35 酸蚀

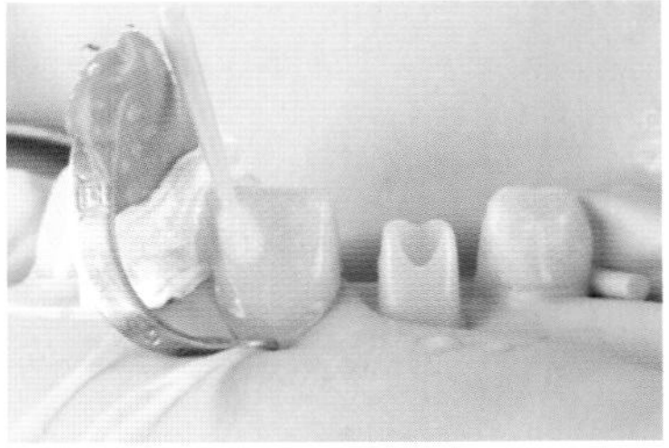
图36 涂布粘接剂

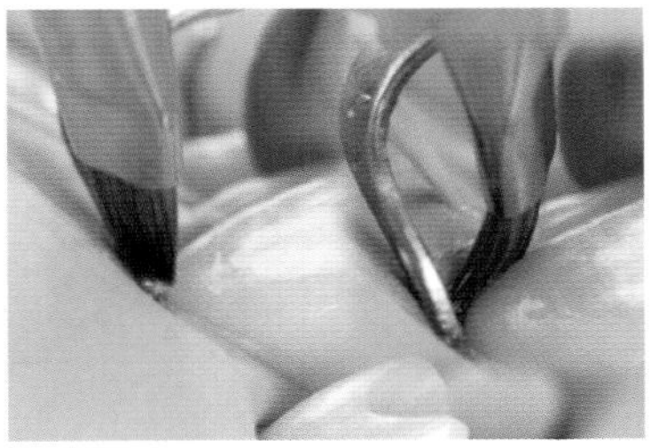
图37 清除多余粘接剂

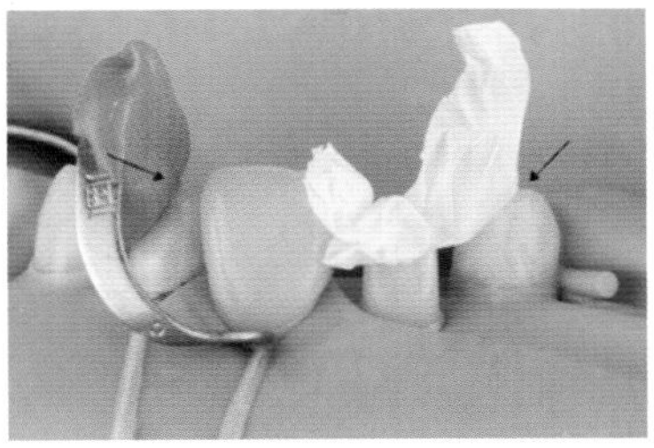
图38 封闭螺丝口

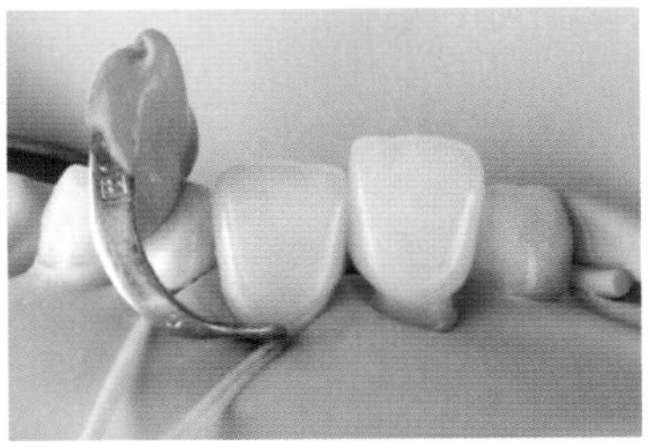
图39 贴面戴入完成种植修复体试戴

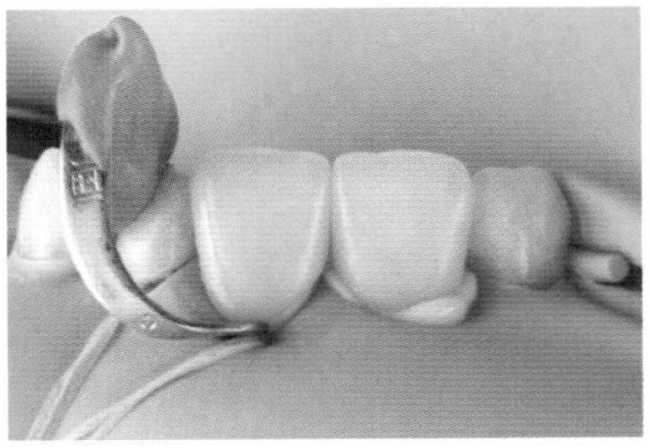
图40 戴入修复体清除多余粘接剂

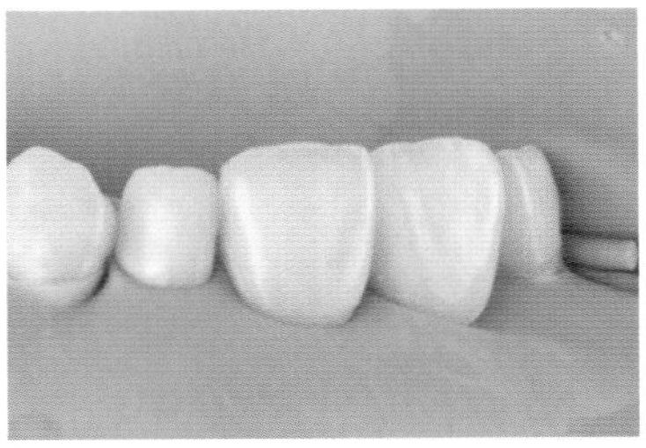
图41 戴入完成

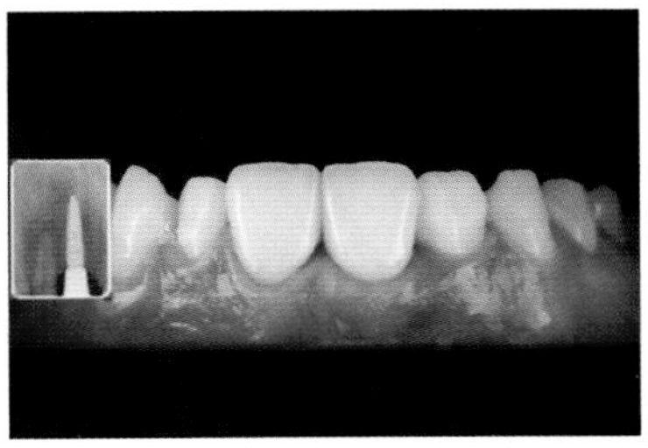
图42 戴入完成

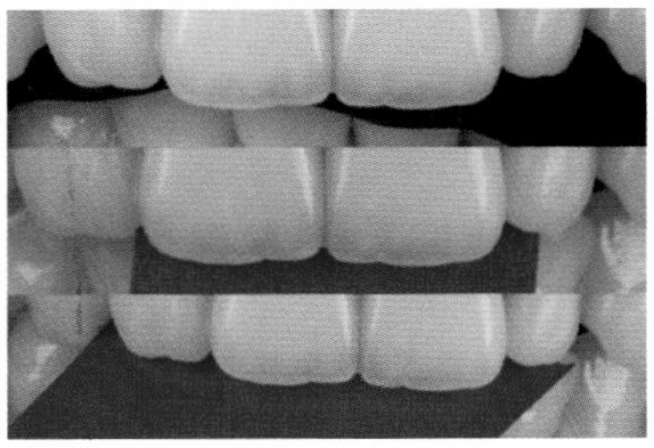
图43 咬合调整

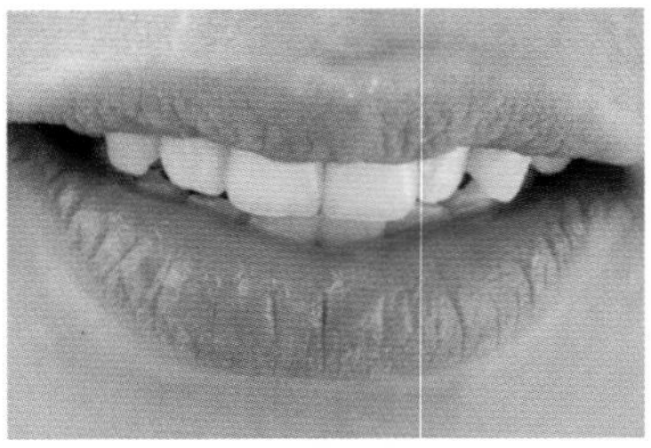
图44 术后即刻微笑

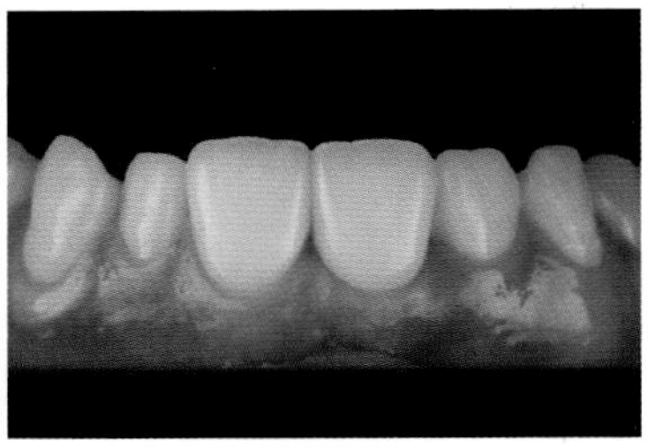
图45 术后6个月复查

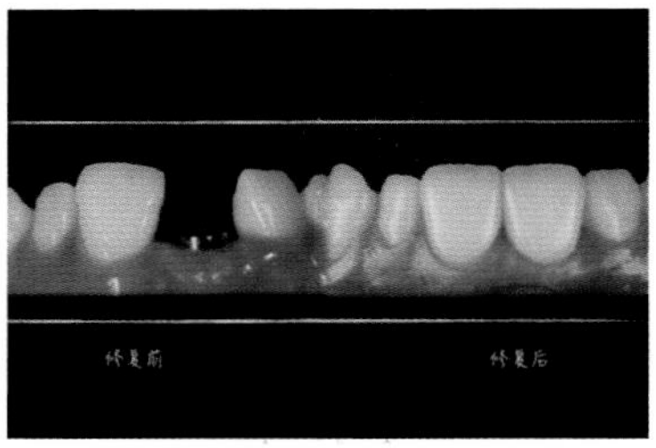
图46 术前术后对比

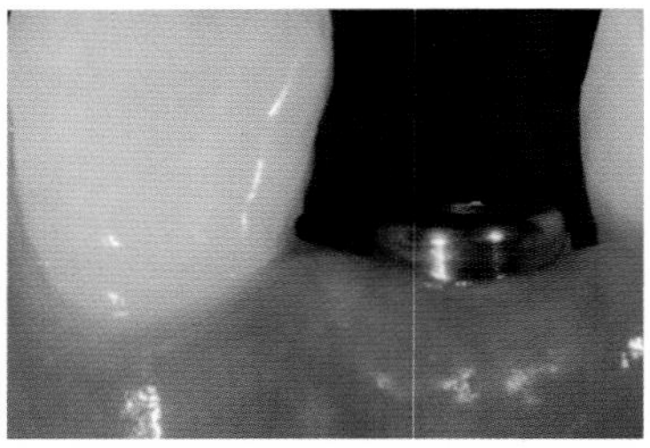
图47 术前

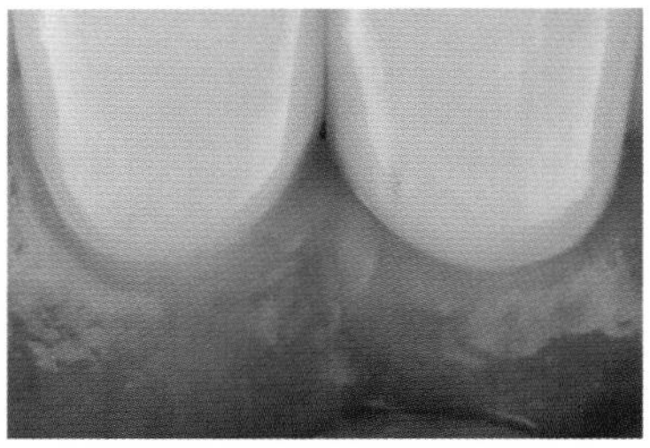
图48 术后6个月

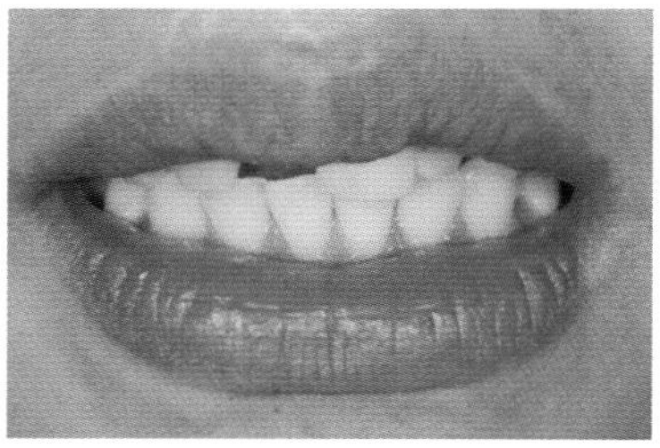
图49 术前微笑

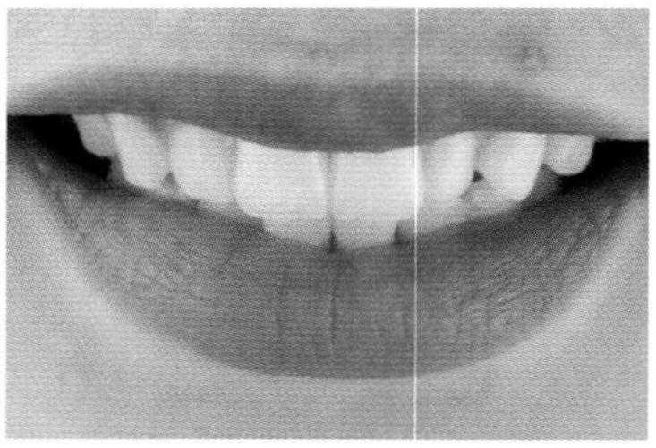
图50 术后6个月复查微笑

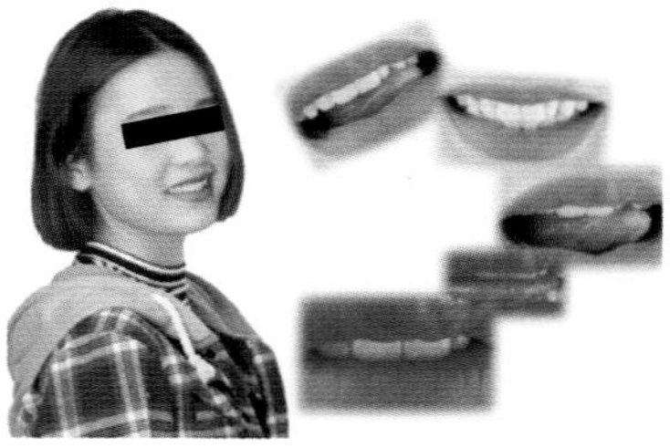
图51 术后6个月微笑像

参考文献

[1] 吴康, 赵保东, 王国栋, 等. 牙龈诱导在上颌前牙种植美学修复中的临床应用 [J]. 中国美容医学, 2014, 23(7):573-575.
[2] 姚峰, 袁卫斌, 陈丽明, 等. 前牙美学区即刻种植即刻美学修复的临床观察 [J]. 中国口腔种植学杂志, 2013, 18(4):175-178.
[3] 李志升, 廖小斌, 朱贵生, 等. 美学区单牙种植体周软组织美学疗效及患者主观满意度研究[J]. 中国口腔种植学杂志, 2013, 16(2): 175-177.
[4] Jemt T. Regenration of gingival papillae after single implant treatment[J]. Int J Periodontics Restorative Dent, 1997, 17: 327-333.
[5] Kan JYK, Rungcharassaeng K, Lozada JL, et al. Facial Gingival Tissue Stability Following Immediate Placement and Provisionalization of Maxillary Anterior Single Implants: A 2- to 8-Year Follow-up[J]. Int J Oral Maxillofac Implants, 2011, 26:179-187.
[6] 李琳, 朱芳, 刘莲. 种植个性化转移杆在上颌前牙种植美学修复中的应用[J]. 现代口腔医学杂志, 2012, 26(2):80-82.
[7] 胡秀莲, 林野, 于海燕. 种植暂时修复体在上颌前牙种植美学修复中软组织处理技术[J]. 中国口腔种植学杂志, 2012, 17(1):18-19,30.
[8] Sjostrom M, Lundgren S, Nilson H, et al. Monitoring of implant stability in grafted bone using resonance frequency analysis. A clinical study from implant placement to 6 Months of loading[J]. Int J Oral Maxillofac Surg,2010, 31(2):145-151.
[9] 常晓峰, 胡娜, 李大旭, 等. 即刻种植的临床应用及美学研究[J]. 中国美容医学, 2011, 20(5):817-820.
[10] Oh TJ, Shotwell J, Billy E, et al. Flapless implant surgery in the esthetic region: advantages and precautions [J]. Int J Periodontics Restorative Dent, 2012, 28(2):27-33.
[11] Brunski JB. Avoid pitfalls of overloading and micromotion of intraosseous implants[J]. Dent Implantol Update, 2010, 5(2):71-73.

埋伏牙造成严重骨缺损的前牙美学种植修复1例

刘铁　程志鹏

摘 要

目的：针对1例美学区埋伏牙造成上前牙牙根吸收与颌骨缺损，探讨其中恢复骨缺损、种植修复的方法及临床效果。**材料与方法**：患者为23岁年轻女性。上颌美学区埋伏牙横跨21、11、12、13、14，造成11牙根明显吸收，以及21与12牙根部分吸收。埋伏牙拔除后，填入大颗粒人工骨粉（Bio-Oss，1~2mm），半年后植入种植体（Straumann，BL）同时再次GBR。再过半年后，种植体骨结合完成，二期手术，利用愈合基台与临时冠诱导牙龈塑形，进行软组织压迫塑形4周，获得与邻牙协调的软组织外形。最终，制作个性化基台与全瓷冠，完成最终修复。**结果**：两次充足的GBR植骨，保证了种植体在理想的位置植入，很好地增加了骨量，恢复了缺牙区严重骨缺损。利用临时冠的非手术式的软组织压迫塑形获得了与邻牙协调一致的软组织外形，采用个性化基台与全瓷冠设计达到理想修复效果。最终修复体外形自然，色泽逼真，牙龈形态自然、健康。患者对于最终的修复效果十分满意。**结论**：针对前牙美学区埋伏牙造成的重度硬组织缺损的治疗，应用两次GBR植骨，制订缜密的治疗计划，有计划、有目的地实施相应的骨增量手段与修复方案，可以获得美学的成功、功能的恢复。

关键词：埋伏牙；GBR；前牙美学

目前，临床上会遇到各式各样的需要前牙美学区修复的患者。造成的原因包括外伤、埋伏牙、囊肿、根尖周病变、先天缺失等。埋伏牙可发生于颌骨的任何部位（上颌比下颌多见），发生率为1%~3%，因其存在可能波及多颗牙的牙根，造成牙根吸收，甚至形成囊肿以及造成严重的骨缺损，影响种植体的植入。埋伏牙拔除是否需要植入骨粉都是值得探讨的问题。

对种植修复的骨增量的方法有多种，如引导骨再生、骨劈开、Onlay 植骨等。这些方法可以使得萎缩牙槽骨在水平向和/或垂直向上骨量增加，因此成为解决牙槽骨严重缺损的行之有效的方法。充足的骨量是美学区种植成功的基础。除此之外，目前美学区软组织的处理也是重中之重。因此，获得充足的骨量、健康的软组织形态与颜色，是达到最终红白美学的关键。

一、材料与方法

1. 病例简介　23岁女性患者。患者一般情况良好，牙龈薄龈型。CBCT提示：上颌美学区埋伏牙横跨21、11、12、13、14，造成11牙根明显吸收，以及21与12牙根部分吸收，全口口腔卫生一般。

2. 诊断　前牙区埋伏牙。

3. 治疗计划

拔除埋伏牙与位点保存：尽可能减少创伤为前提，保留12、21，拔除11与埋伏牙13，植入大量骨粉，GBR保证未来种植体植入区域充足骨量，减张严密缝合。临时义齿过渡。

待6个月后进行种植手术同时GBR，保证唇侧足够的丰满度，减张严密缝合。临时义齿过渡暂时修复。

再6个月后二期手术放置愈合基台。2周后，制作临时牙进行牙龈成形与诱导，6周后行最终取模，戴最终修复体，2周后复查。半年后复查。

4. 治疗过程（图1~图40；表1）

局部麻醉，切开翻瓣，发现埋伏牙牙冠位于11根方并再唇侧暴露，拔除11后，完整挺出埋伏牙13，搔刮牙槽窝，填入大颗粒人工骨粉（Bio-Oss，1~2mm），填充严实，盖上生物膜，减张严密缝合。术后抗生素盐水消炎3天。临时义齿暂时修复。

局部麻醉，切开翻瓣，做角形切口，松弛黏膜瓣，定位，预备种植窝，逐级扩增后做颈部成形，攻丝到位。50N的植入扭力下，植入BL 3.3mm×14mm 1颗，放置封闭螺丝，唇侧继续铺上足量的Bio-Oss骨粉，覆盖Bio-Gide骨膜，减张严密缝合。6个月期间，临时义齿暂时修复。

二期手术：种植体植入6个月后，行二期手术成形牙龈。

修复阶段：二期手术后2周取模行过渡性临时冠修复以诱导牙龈成形。6周后应用个性化印模桩，制取最终印模，氧化锆基台与全瓷牙修复。

二、结果

治疗完成后，11种植修复体外形自然，色泽逼真，牙龈形态自然、健康，与21牙龈弧度协调。患者对于最终的修复效果非常满意。

作者单位：浙江大学医学院附属口腔医院
通讯作者：刘铁；Email: yyfes@vip.qq.com

表1 局部症状、牙科病史以及临床检查

疼痛	X
感染，炎症	X
牙龈出血	X
食物嵌塞	X
味觉变差	X
牙齿松动，移位	11（Ⅱ度）
影响咀嚼功能	X
足够的牙齿	X
美学考虑	√
上一次看牙	1年前
牙周治疗	X
正畸治疗	X
颞下颌关节紊乱	X
缺失牙	X
牙齿修复	X
口腔卫生	一般
过敏	X
风湿病	X
心血管疾病	X
糖尿病	X
怀孕	X
肺病	X
感染	X
其他	X

三、讨论

充足的唇侧植骨，保留唇侧骨板，保证了唇侧的轮廓与丰满度。在牙窝内预备种植窝时，尽可能贴近腭侧。CBCT的术前术后的监测，能够助模拟种植时种植体方向，从而保证了最终种植体植入的精准方向。CBC对埋伏牙的诊断非常准确，不仅可以观察到埋伏牙的位置与方向，也可观察到造成的牙根的吸收程度。针对某些病例也可以采取埋伏牙拔除后刻种植的方案，然而在埋伏牙造成严重骨缺损时已不适合即刻种植。文报道埋伏牙拔除后种植修复的8年跟踪显示具有非常好的美学效果。过CBCT监测发现，唇侧植骨区域在种植术后6个月时区域稳定，吸收率30%～40%。因此尽可能在唇侧植入充足的骨量是获得最终丰满度的保证。本病例从接诊到最终完成，一共历时13个月多。步骤紧凑，使用固定临牙尽可能缩短了患者缺牙时间。

文献报道，二期手术采用过渡义齿引导种植体间龈乳头，牙龈成形果优于单一放置愈合帽，并且有利于种植体周围软组织免受咀嚼损伤，引软组织愈合并维持其高度。修复阶段使用临时冠进行牙龈塑形，然后制作性化基台和全瓷冠修复体，良好地恢复了患者的前牙美学效果。通过精细软组织诱导成形，改善了邻牙的牙龈外形，使中切牙牙龈对称，最终取得者满意的效果。

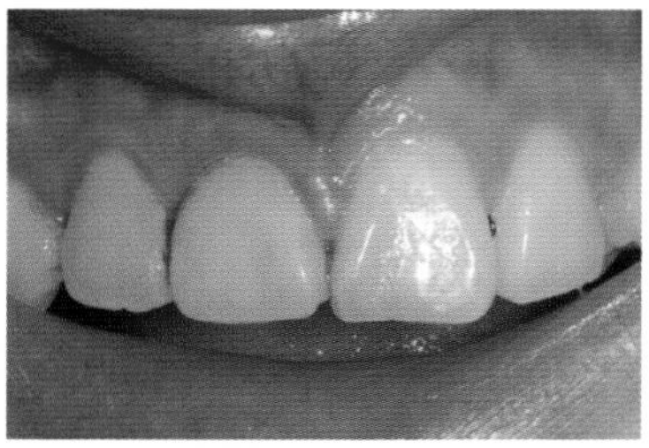

图1 术前像

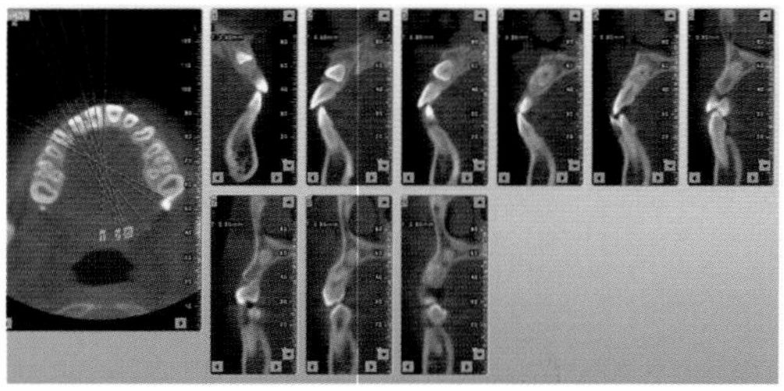

图2 术前CBCT已经造成牙根吸收

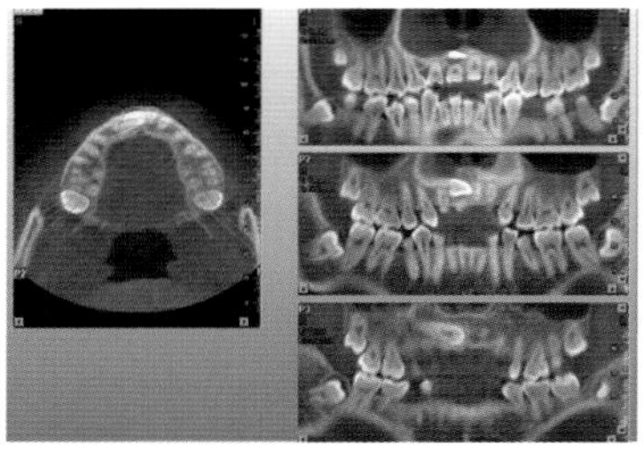

图3 术前CBCT可见埋伏牙横跨牙位21～14

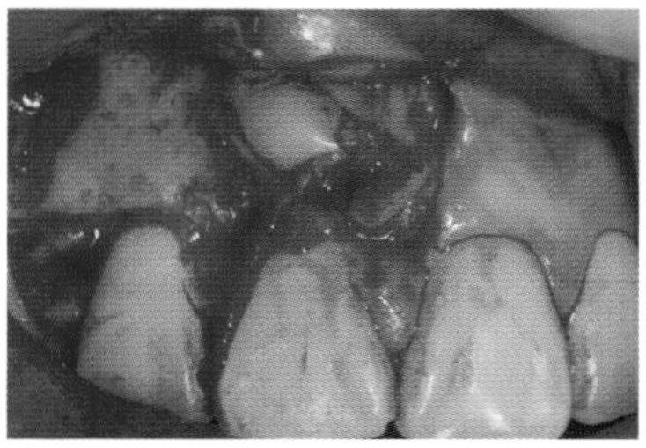

图4 手术翻瓣可见埋伏牙牙冠

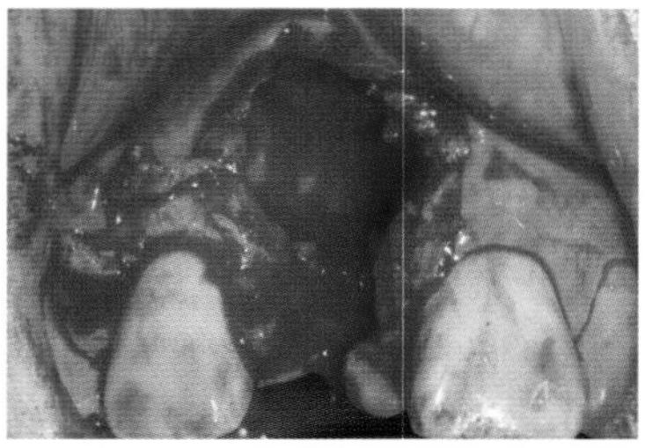

图5 埋伏牙拔除后可见严重骨缺损与唇侧骨壁缺损

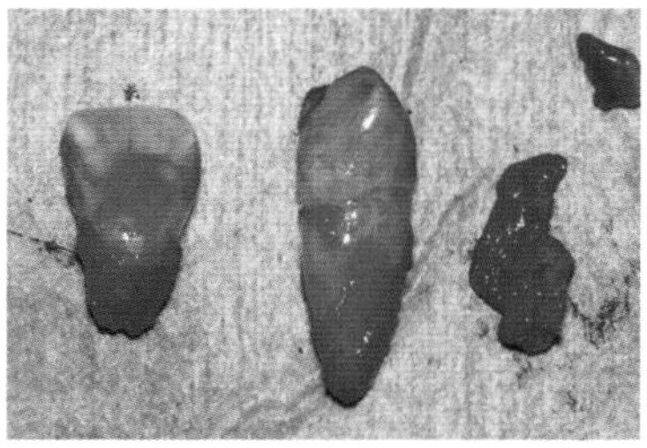

图6 拔除的埋伏牙13，以及牙根已经吸收的11

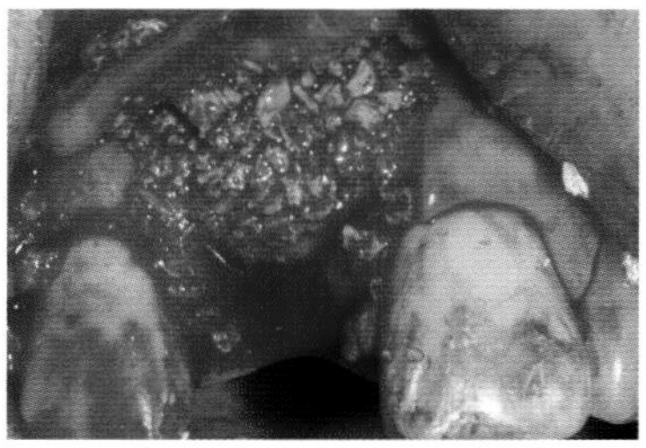

图7 充分植入大颗粒人工骨粉（Bio-Oss，1～2mm）

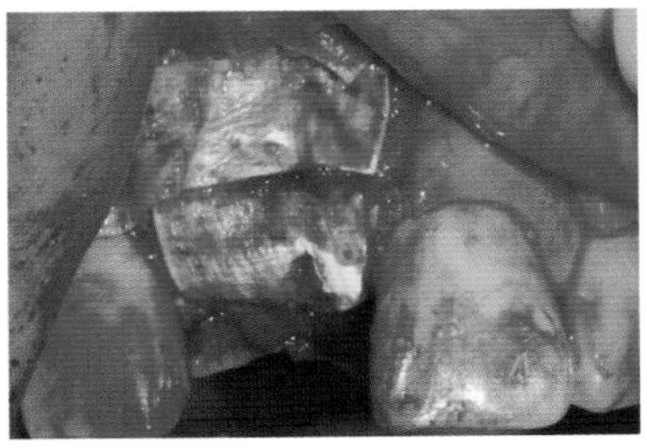
图8　覆盖生物膜

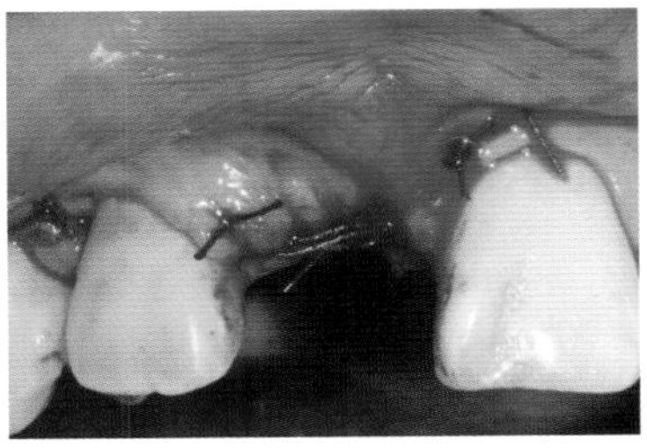
图9　减张后严密缝合

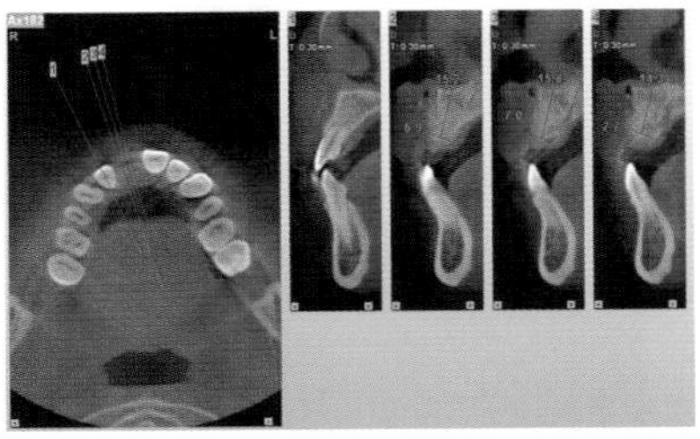
图10　术后CBCT见骨粉充分填实拔牙缺损区域

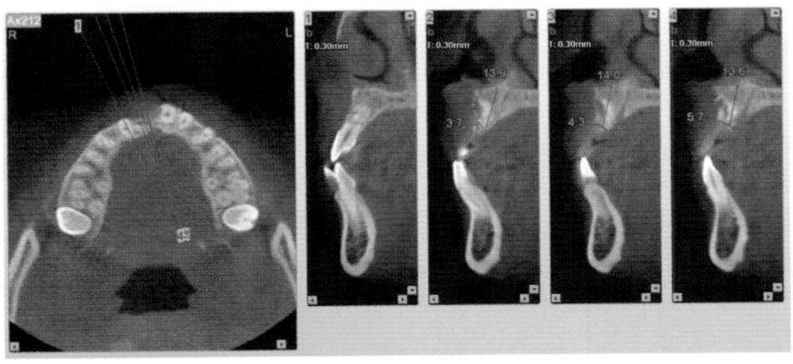
图11　6个月后CBCT见骨粉密度增高，也是种植手术前CBCT

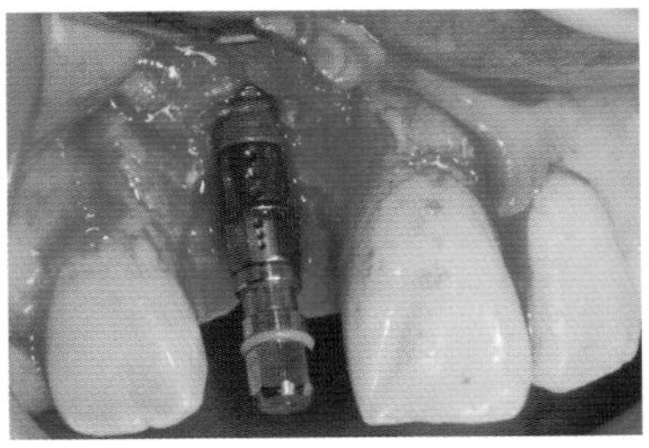
图12　种植体植入

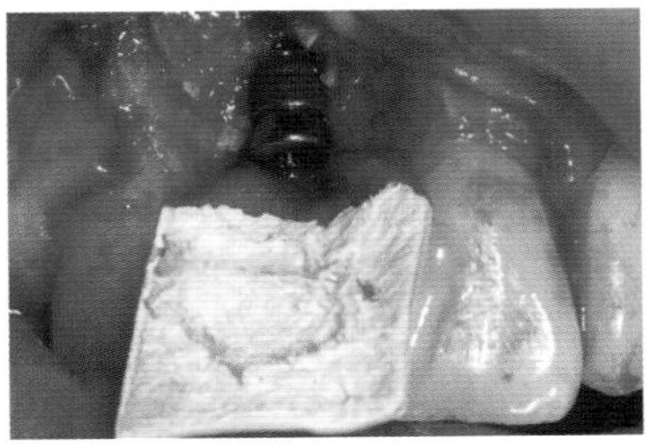
图13　种植体植入后，垫入生物膜

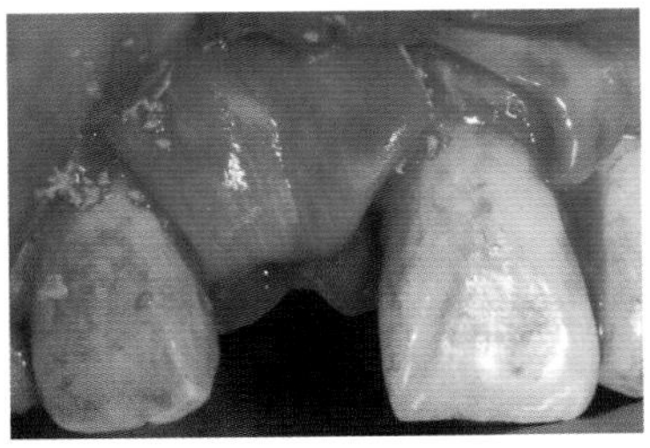
图14　植入骨粉后覆盖生物膜

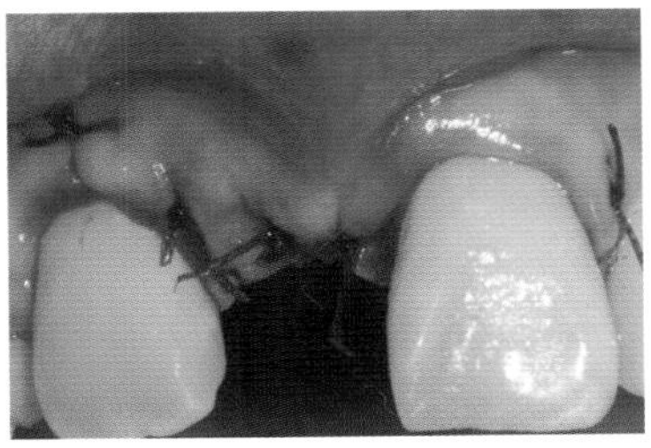
图15　减张后严密缝合

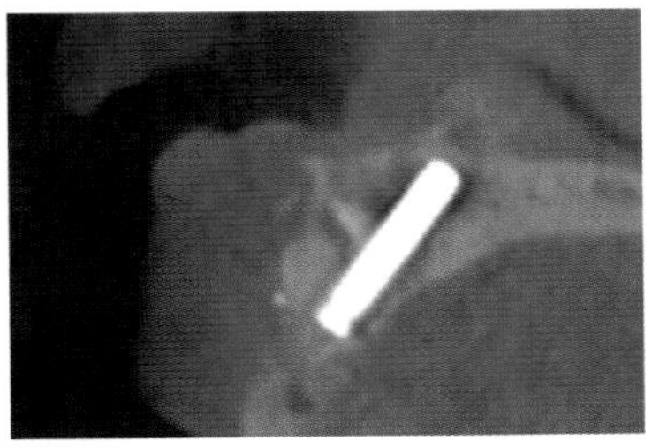
图16　种植术后CBCT

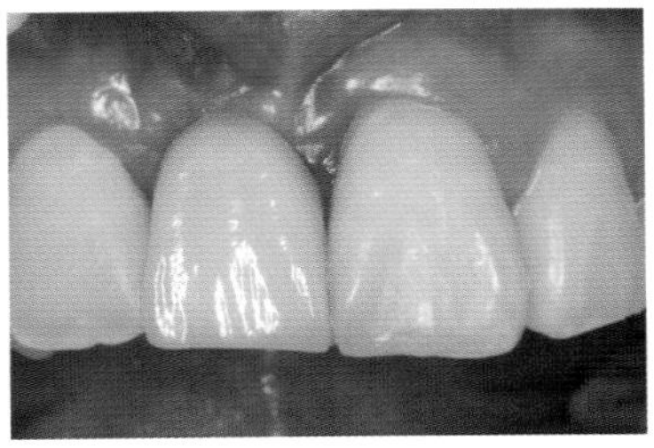
图17　11临时义齿暂时修复正面像

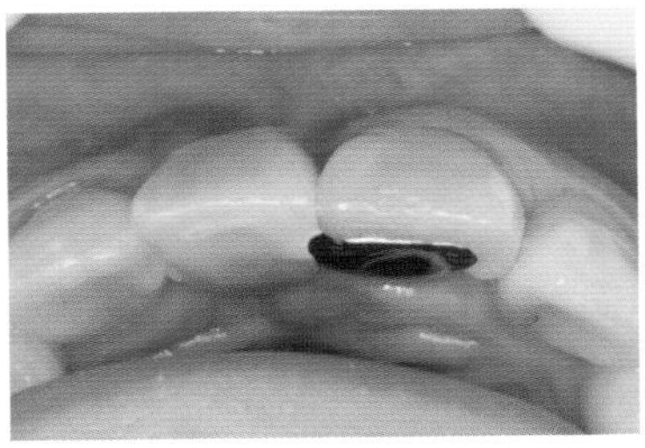
图18　11临时义齿暂时修复殆面像

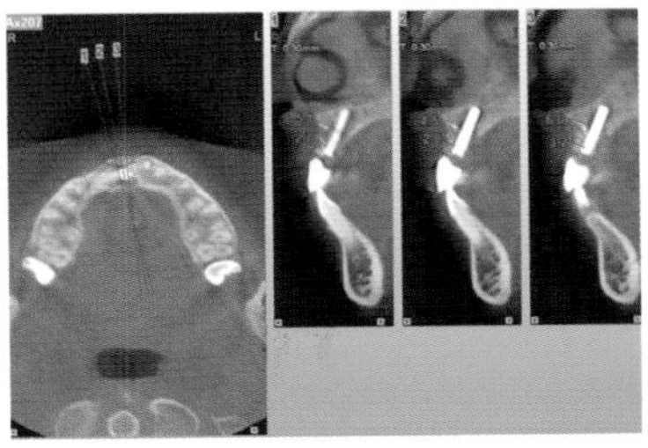
图19　种植术后6个月后CBCT

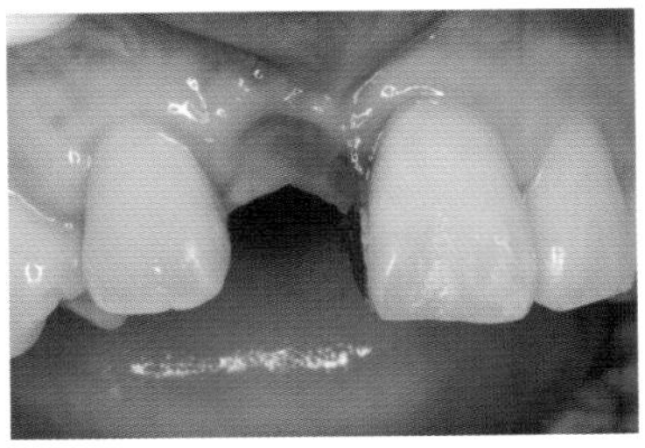
图20　临时牙拆除

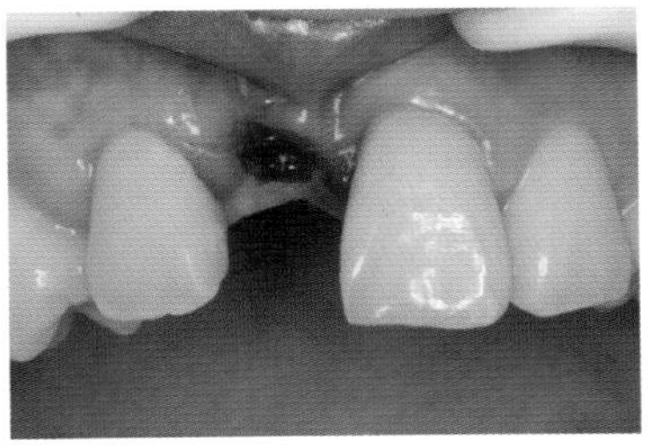
图21　临时牙拆除后二期手术，放置愈合帽

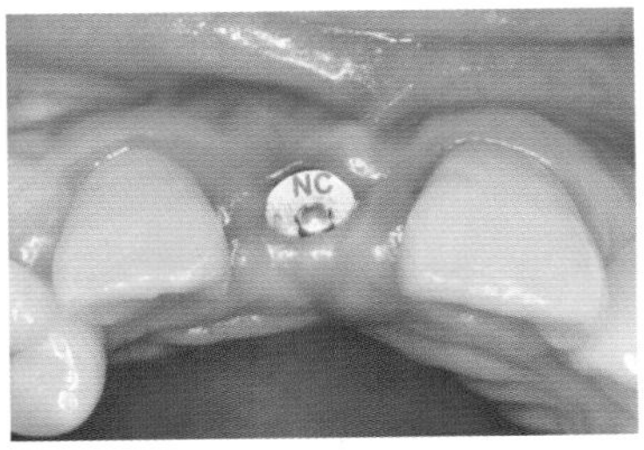

图22　二期手术后2周

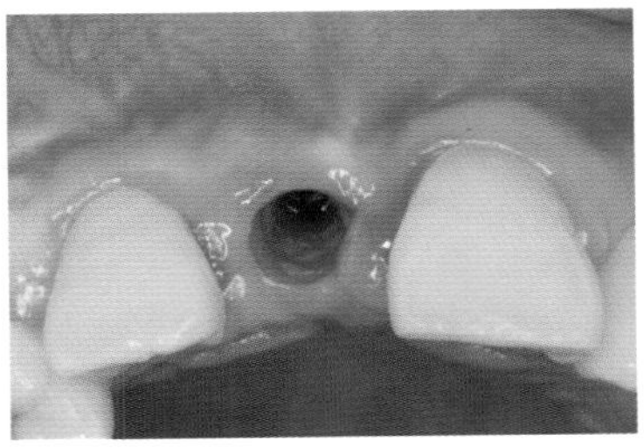
图23　去除愈合帽后可见此时的牙龈轮廓

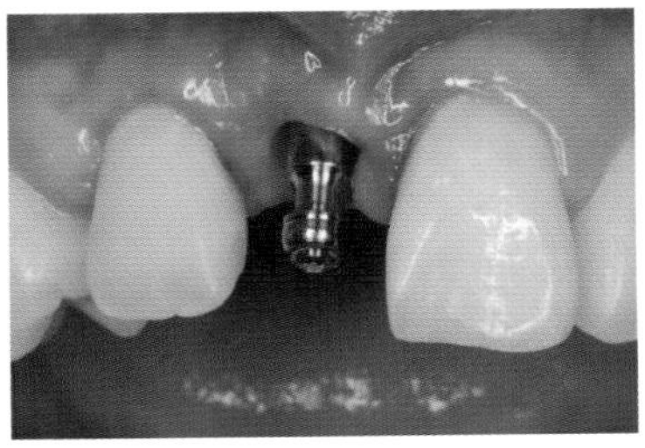
图24　放置取模杆，取模，准备制作临时义齿诱导牙龈成形

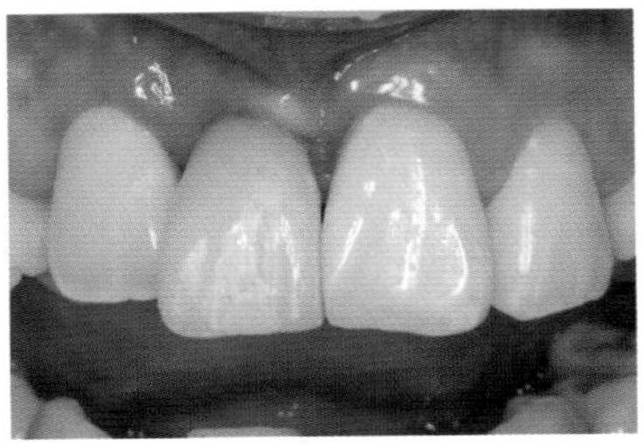
图25　临时义齿初戴

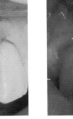

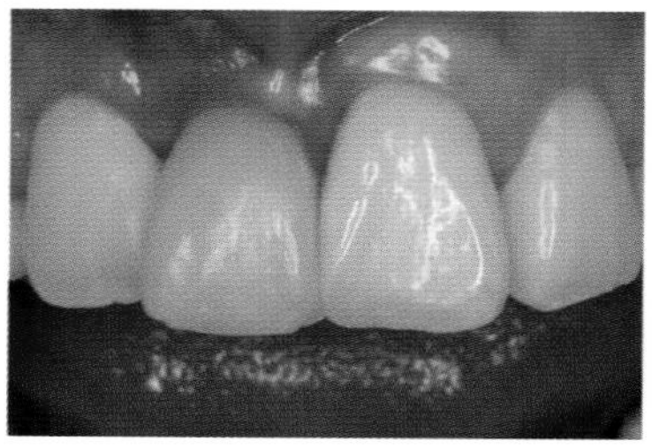
图26 戴临时义齿6周之后正面像

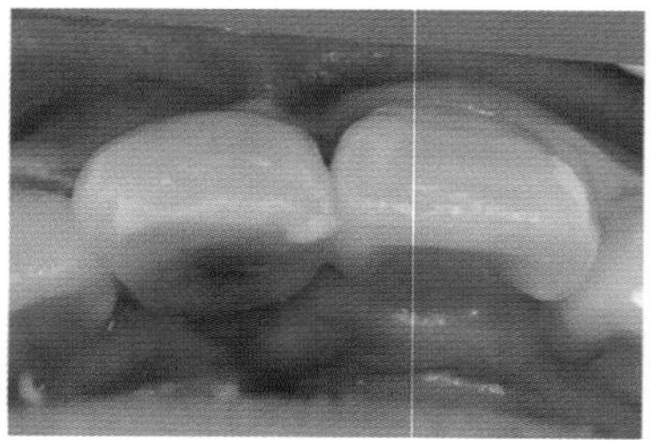
图27 戴临时义齿6周之后殆面像

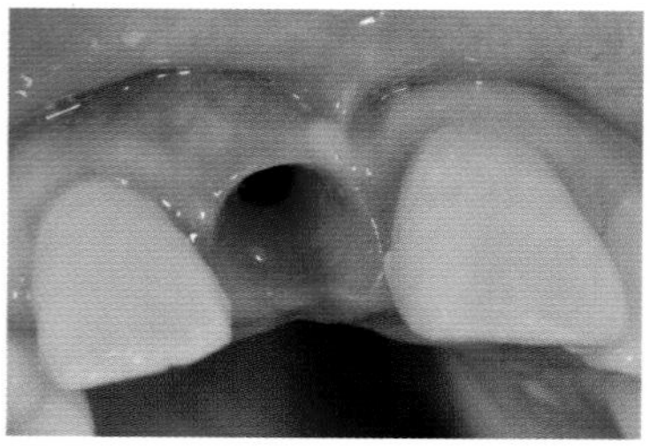
图28 戴临时义齿6周之后，去除临时牙后的牙龈轮廓

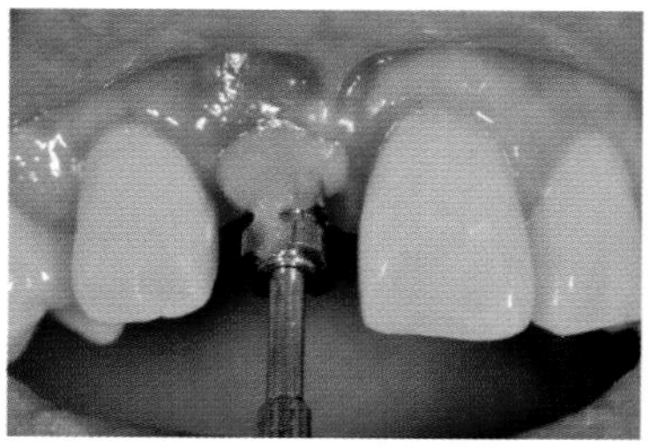
图29 个性化取模正面像

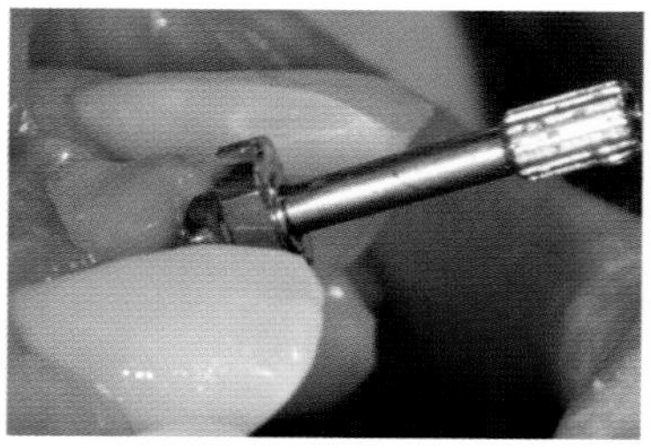
图30 个性化取模侧面像

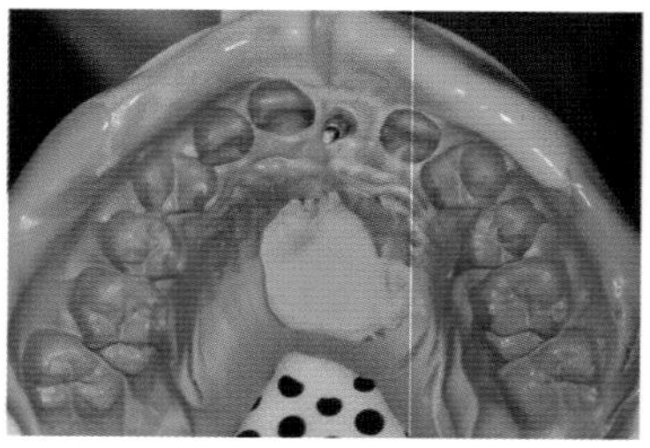
图31 取模后，阴模

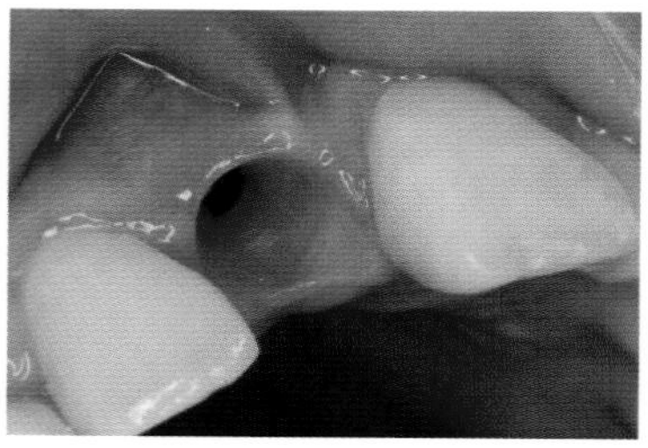
图32 戴最终修复体之前的牙龈轮廓

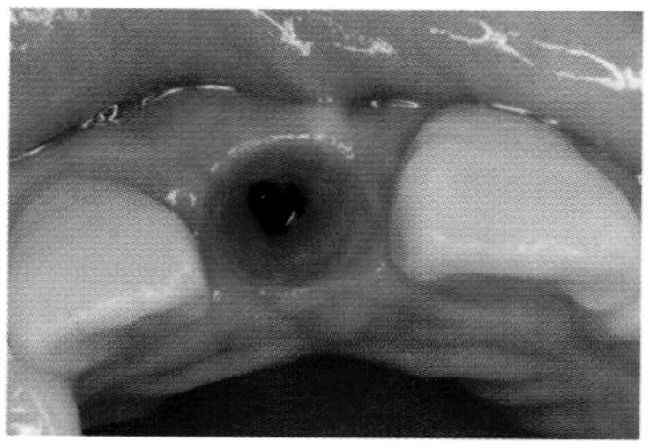
图33 戴最终修复体之前的牙龈轮廓殆面像

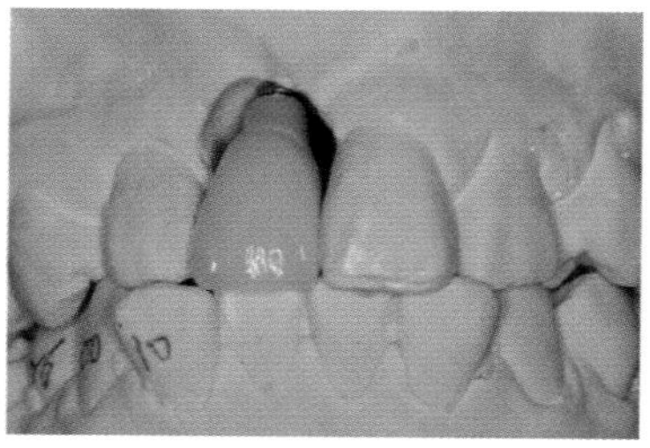
图34 模型上的最终修复体

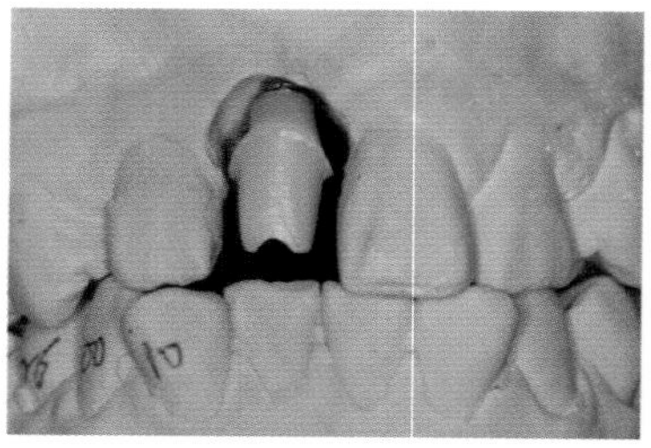
图35 模型上的氧化锆基台

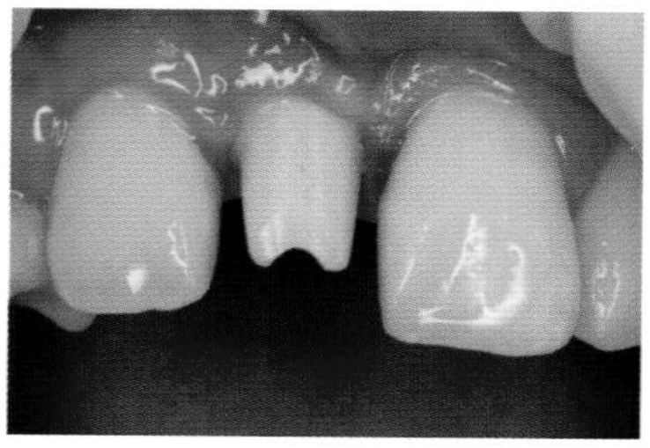
图36 口内戴入氧化锆基台

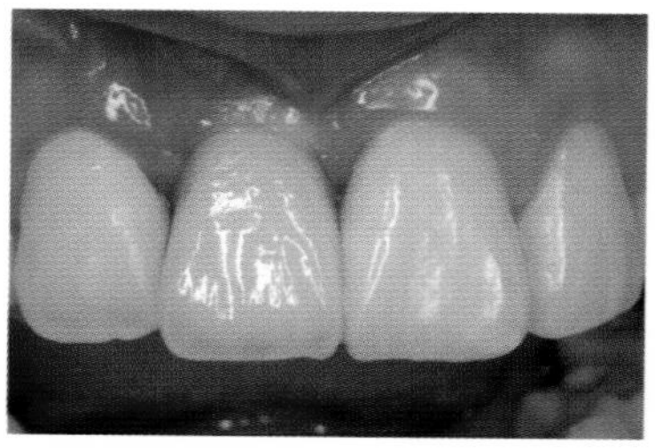
图37 口内最终修复体初戴正面像

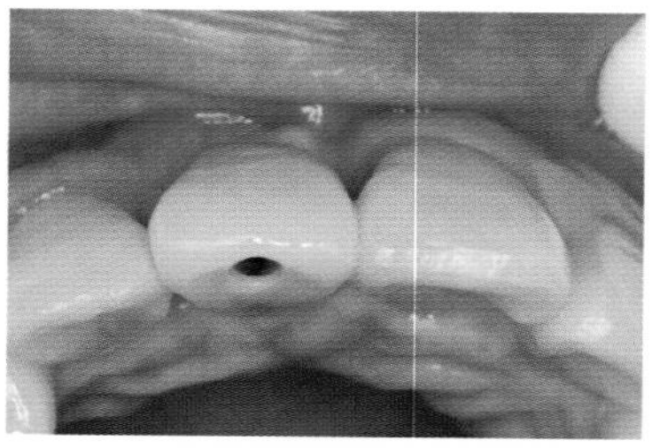
图38 口内最终修复体初戴殆面像

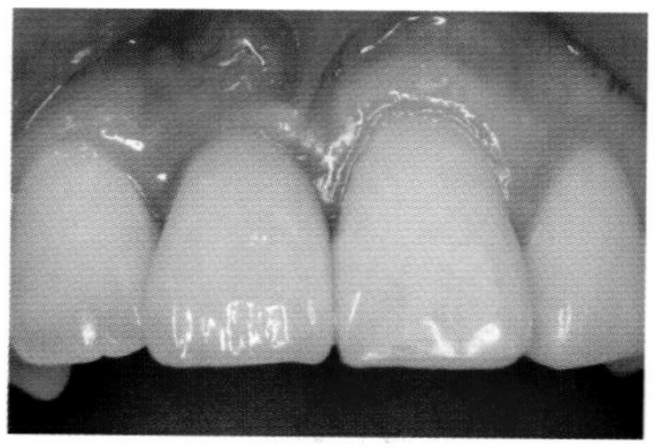
图39 最终修复体戴入半年后复查正面像

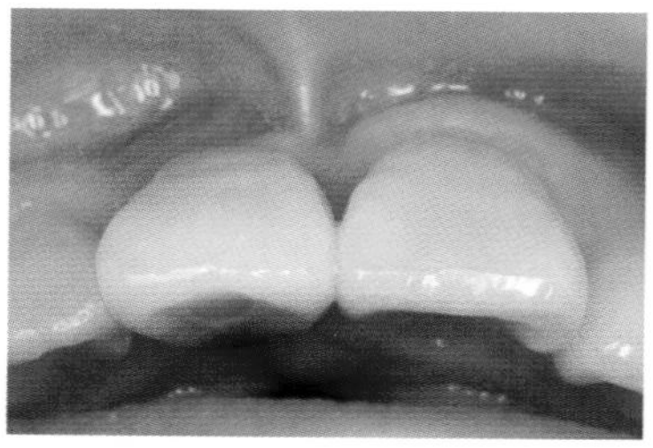
图40 最终修复体戴入半年后复查殆面像

参考文献

[1] 邱蔚六. 口腔颌面外科学[M]. 4版. 北京: 人民卫生出版社, 2000.

[2] Becker A, Chaushu S.Etiology of maxillary canine impaction: a review[J]. Am J Orthod Dentofacial Orthop, 2015 Oct, 148(4):557–567.

[3] Lang NP, Tonetti MS, Suvan JE, et al. Immediate implant placement with transmucosal healing in areas of aesthetic priority. A multicentre randomized–controlled clinical trial I. Surgical outcomes[J]. Clinical oral implants research, 2007, 18(2):188–196.

[4] Freitas Junior AC, Goiato MC, Pellizzer EP, et al. Aesthetic approach in single immediate implant–supported restoration[J]. The Journal of craniofacial surgery, 2010, 21(3):792–796.

[5] Schoenbaum TR, Klokkevold R, Chanq YY, et al. Success With Interdisciplinary Dentistry Immediate Implant Treatment in the Aesthetic Zone[J]. Dentistry today, 2015, 34(2):110, 112, 114–115.

[6] Joshi V, Gupta S. Immediate Implant Placement in Anterior Aesthetic Region and Assessment using Cone–Beam Computed Tomography Scan Technology[J]. Journal of international oral health : JIOH, 2015, 7(Suppl 2):99–102.

[7] Doğramaci EJ, Sherriff M, Rossi–Fedele G, et al. Location and severity of root resorption related to impacted maxillary canines: a cone beam computed tomography (CBCT) evaluation[J]. Aust Orthod J, 2015 May,31(1):49–58.

[8] Demarosi F, Varoni E, Rimondini L, et al. Immediate Implant Placement After Removal of Maxillary Impacted Canine Teeth: A Technical Note[J]. Int J Oral Maxillofac Implants, 2016 Jan–Feb, 31(1):191–194.

[9] Davarpanah M, Szmukler–Moncler S, Rajzbaum P, et al. Unconventional implant placement. V: Implant placement through impacted teeth; results from 10 cases with an 8– to 1–year follow–up[J]. Int Orthod, 2015 Jun,13(2):164–180.

[10] Adolfi D, de Feitas AJ, Groisman M. Achieving aesthetic success with an immediate–function implant and customized abutment and coping[J]. Practical procedures & aesthetic dentistry: PPAD, 2005, 17(9):649–654; quiz 656.

游离结缔组织移植在美学区种植中的应用

苏恩典　黄文秀

摘 要

目的：观察在上中切牙种植中使用游离结缔组织移植的美学效果。**材料与方法**：21拔牙后6个月，种植区域骨量尚可，薄龈生物型。手术切口保留龈乳头，偏腭侧植入种植体，唇侧游离结缔组织移植，非潜入式愈合。术后6个月临时修复，经牙龈塑形，最终完成永久修复。**结果**：观察期内，21种植结合同期游离结缔组织移植获得了良好的前牙美学效果，牙龈位置稳定，患者满意。**结论**：美学区种植运用游离结缔组织移植，在适当的种植外科基础上，配合适当的牙龈塑形及修复技术，可以获得满意的前牙美学效果。

关键词：种植；结缔组织；移植；美学

美学区缺牙的患者对于恢复美学的要求极高，而缺牙后的软硬组织改变往往导致该区域的修复效果欠佳。美学区种植修复中，薄龈生物型的患者美学风险更为突出。严格遵循美学区种植外科基本原则的基础上，结缔组织移植无疑可以增加前牙区的软组织厚度，配合适当的牙龈塑形和修复技术，可以获得让人满意的美学效果。

一、材料与方法

1. 病例简介　21岁女性患者。主诉为“左上前牙缺失6个月，要求种植修复”。患者6个月前左上前牙因龋于外院拔除，未行修复及其他治疗，现患者无诉不适，就诊我科要求种植修复。平素体健，否认有高血压、心脏病、糖尿病等各类系统性疾病史，否认肝炎等传染病史，否认各类药物食物过敏史，否认吸烟史，否认当前及长期药物服用史。专科检查：颌面部基本对称，上下颌骨未见明显膨隆、缺损，表面皮肤未见异常，双侧颞下颌关节区无明显红肿和压痛，张闭口运动未见异常，开口型正常，开口度为5cm，张闭口未闻及弹响。颏下、颌下及颈部未触及明显肿大淋巴结。高位笑线，大笑时上前牙区露龈0.5~1.5mm，双侧牙龈高度水平及形态不对称，左侧稍低垂。21缺失，牙龈水平高度与11相当，附着龈约3mm，薄龈生物型，21区牙龈未见明显红肿、瘘管等，咬合空间紧，约4mm。缺牙区牙槽骨丰满度不足，咬合面观唇侧组织明显塌陷。22预备体状，舌侧见暂封物，未探及深牙周袋，扣诊同参照牙，尚稳，局部牙龈稍红肿，未见明显溢脓。下前牙列不齐，色素沉着，32舌倾。口腔卫生一般，余未见明显异常。影像学检查：CBCT示21区牙槽嵴宽度和高度可，22见根管内充填物，根尖区未见明显阴影（图1~图4）。

2. 诊断　上牙列缺损；22牙体缺损；22牙龈炎。

作者单位：福建医科大学附属口腔医院
通讯作者：苏恩典；Email: 95481976@qq.com

3. 治疗计划　牙周治疗，21区种植＋游离结缔组织移植，择期修复21、22。

4. 治疗过程

（1）21区种植，游离结缔组织瓣移植。因患者上颌牙龈高度水平及形态不对称，术前美学分析建议患者先行正畸、牙周冠延长等处理，患者因自身原因拒绝该方案，要求直接种植治疗。牙周基础治疗后2周进行21区种植手术。手术切口保留近远中龈乳头，翻开唇侧梯形瓣，可见拟种植区域唇侧吸收塌陷的骨组织。偏腭侧定点，先锋钻定深度及轴向，扩孔钻逐级制备种植窝，最终于21区植入小直径骨水平种植体（Straumann BL NC $3.3mm \times 12mm$）1颗，初期稳定性>35N·cm。种植体位于龈下3mm，唇侧骨板厚度约2mm，根尖部未见唇侧骨板穿通。取腭黏膜上皮下游离结缔组织，修整后移植至21区，缝合固定至唇侧梯形瓣内侧，瓣复位，置换愈合基台，缝合受区与供区，局部压迫止血。术后CBCT示：21区种植体方向良好，唇侧骨板厚度约2mm（图5~图15）。

（2）临时修复与牙龈塑形。患者未严格遵从医嘱，自行于外院制作单端桥临时修复体，术后6个月复诊，拆除临时修复体，21区种植体稳固，叩诊清脆音，唇侧的组织厚度较术后即刻未见明显吸收，稳定性可，22基牙龈缘红肿，BOP（+），未及深牙周袋及附着丧失，予牙周基础治疗。2周后复诊，22牙常规桩道预备、粘纤维桩、成核、备牙及精修，21种植体取愈合基台，上转移杆，取硅橡胶印模，送技工室制作临时修复体。1周后复诊戴牙，21、22修复体就位、邻接、边缘佳，检查及调整正中、前伸、侧方咬合，完成戴牙。21临时修复体为钛基底螺丝固位树脂临时冠，唇侧穿龈部分设计为凹形，并根据局部软组织形态及邻牙调整形态。初戴牙时见上中切牙间龈乳头退缩，局部“黑三角”（图16～图26）。嘱患者每2周复诊，视临床情况调整临时冠形态。戴牙第4周，见上中切牙间“黑三角”基本消失，唇侧龈缘水平基本与对侧同名牙平齐。戴牙第8周，21区种植体近远中龈乳头、唇侧龈缘较前无明显变化，基本稳定（图27～图32）。

（3）最终修复。完成牙龈塑形，开始最终修复。取下21区临时修复体，口外制作个性化取模杆以精确复制临时牙穿龈轮廓。个性化转移杆稍加修整，口内就位，硅橡胶（3M）取模，比色，送技工室制作最终修复体。选择原厂钛基底，制作螺丝固位一体化全瓷冠，穿龈部分精确复制临时修复体穿龈轮廓形态。复诊戴牙，取下临时冠，戴入最终修复体，检查被动就位良好、邻接紧密、边缘密合，牙龈形态与戴临时冠时基本一致，未见局部牙龈明显压迫发白或塌陷。调整正中、前伸及侧方咬合，去除早接触及殆干扰，实现组牙功能殆，光固化树脂封闭中央螺丝通道，完成最终固定修复，患者表示满意（图33～图47）。红白美学评价：PES=11，WES=10。

完成最终修复后2个月复诊，牙龈情况良好，龈缘水平及形态稳定（图48～图50）。

二、结果

观察期内，21种植结合同期游离结缔组织移植获得了良好的前牙美学效果，牙龈位置稳定，患者满意。

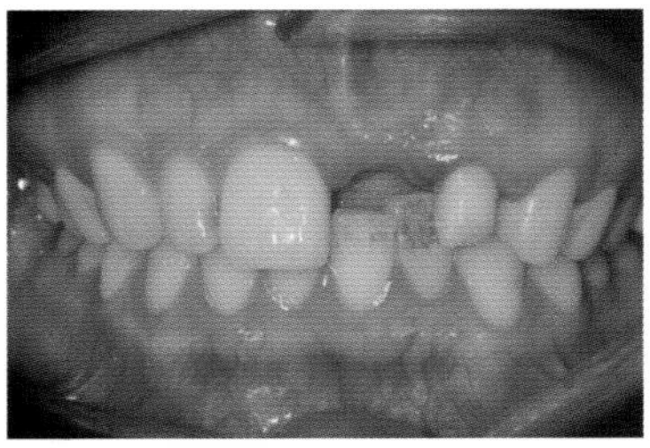
图1 初诊正面咬合像

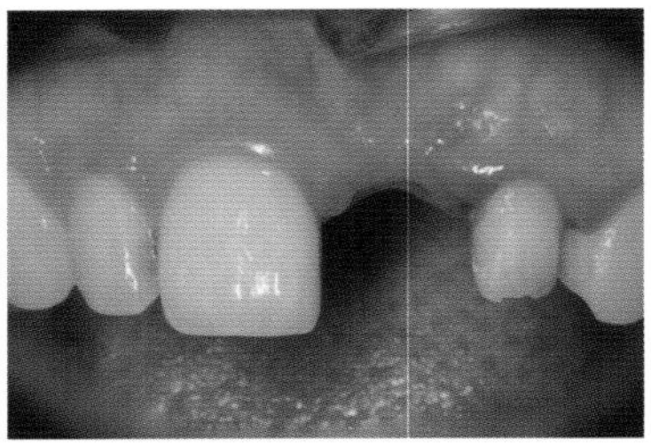
图2 初诊前牙正面像

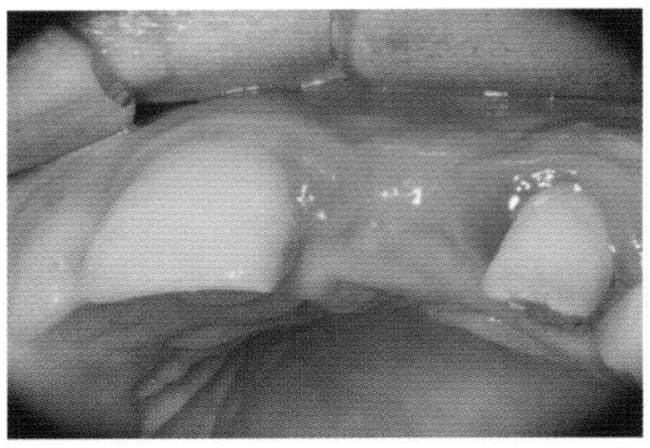
图3 初诊前牙咬合面像

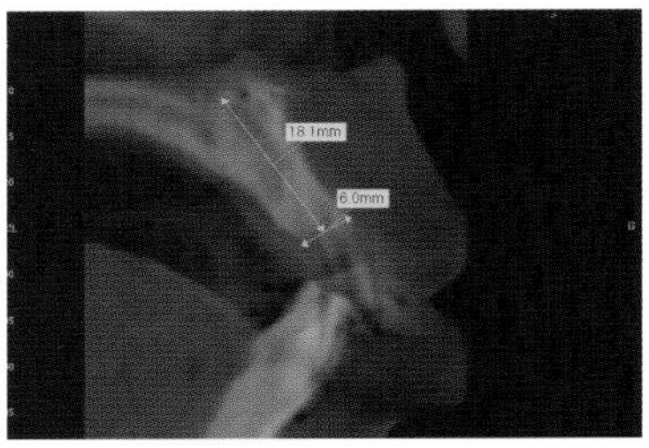

图4 术前21区CBCT截图

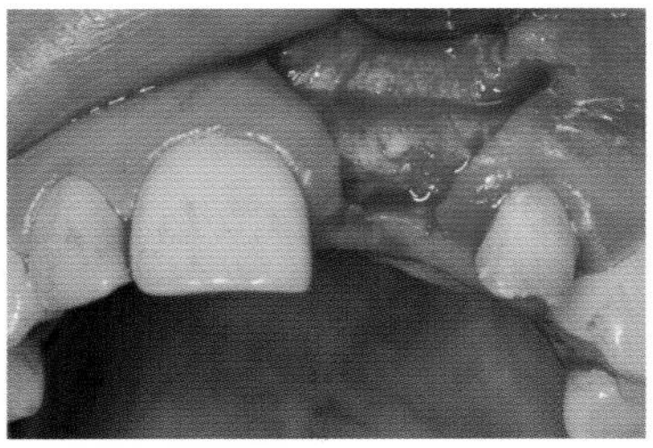
图5 手术切口与翻瓣

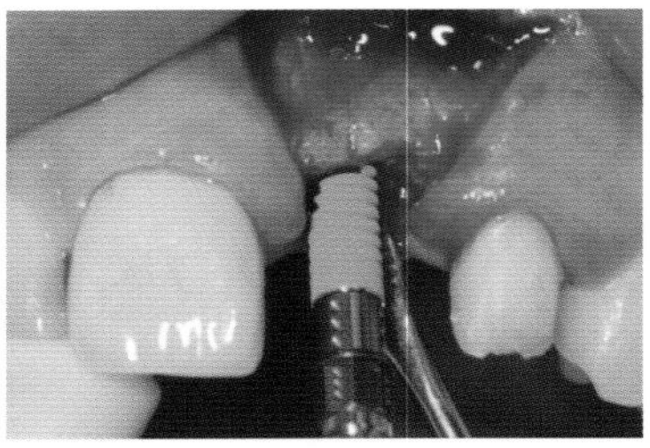
图6 种植体植入

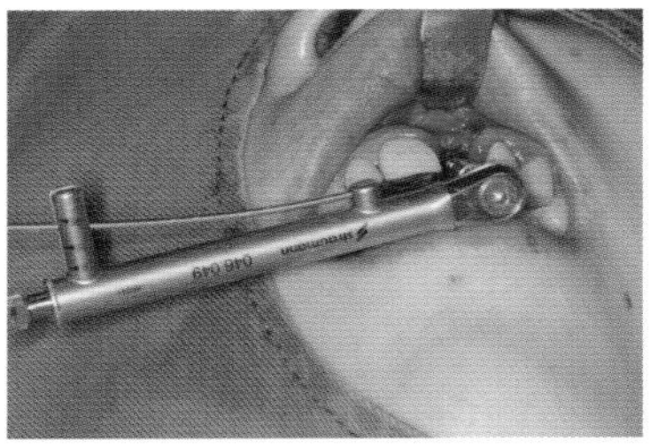
图7 初期稳定性良好

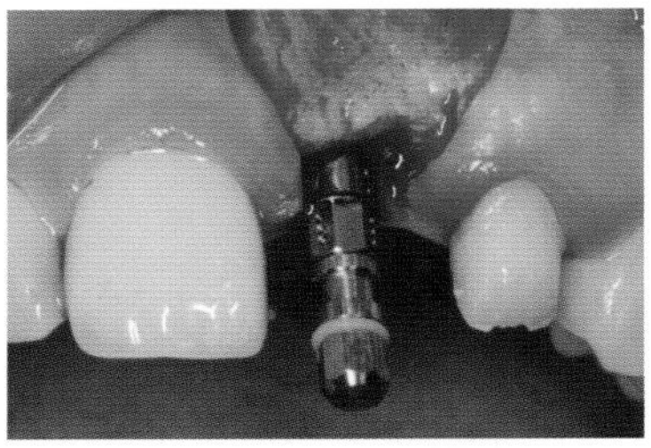
图8 种植体轴向检查

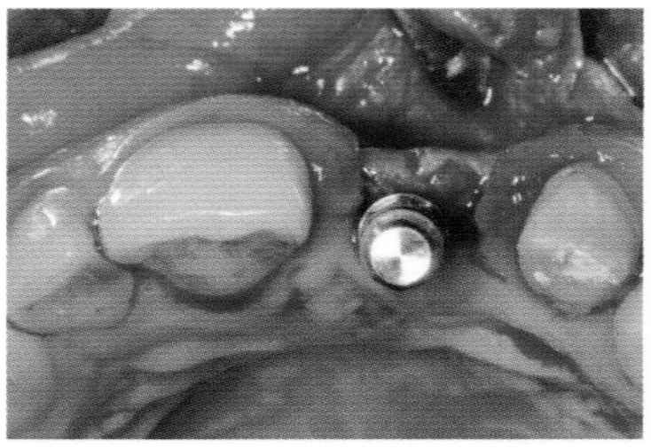
图9 种植体偏腭侧植入

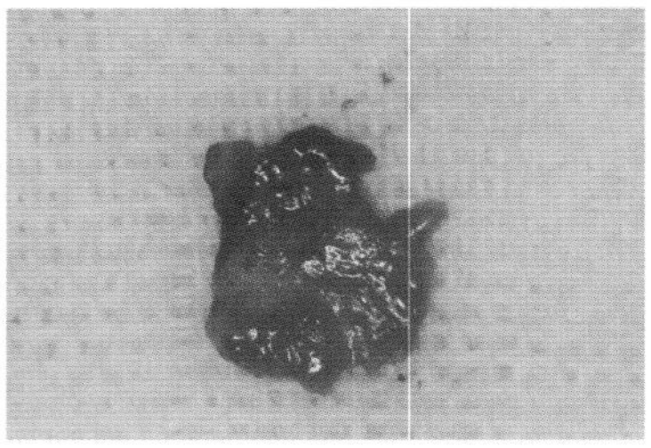
图10 腭部上皮下游离结缔组织

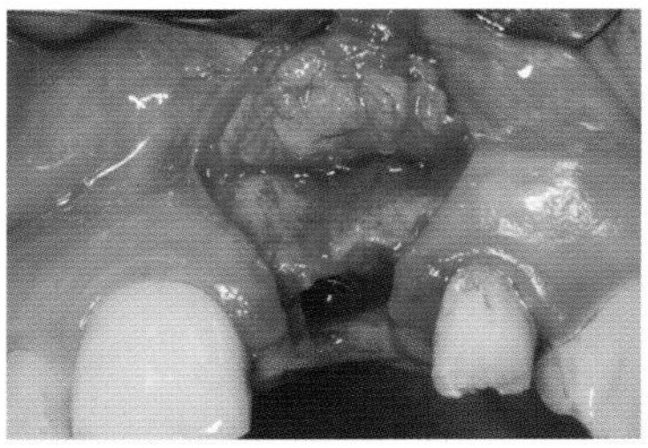
图11 结缔组织移植

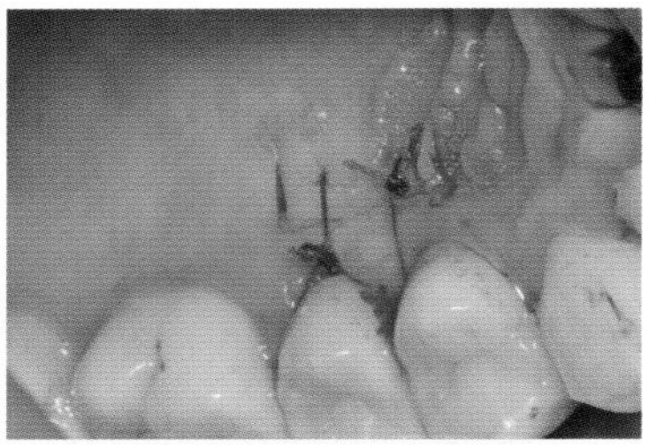
图12 缝合供区

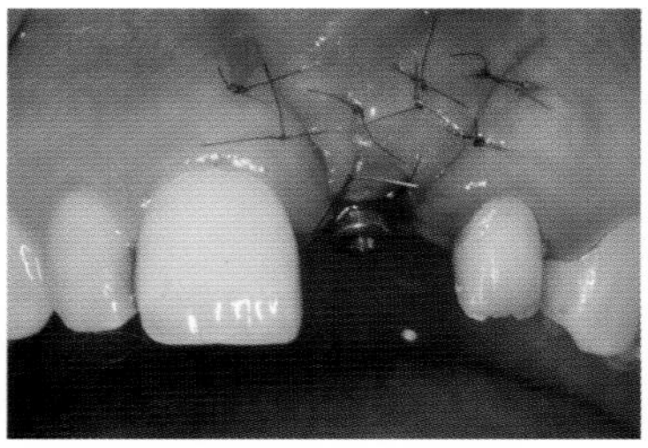
图13 缝合种植术区

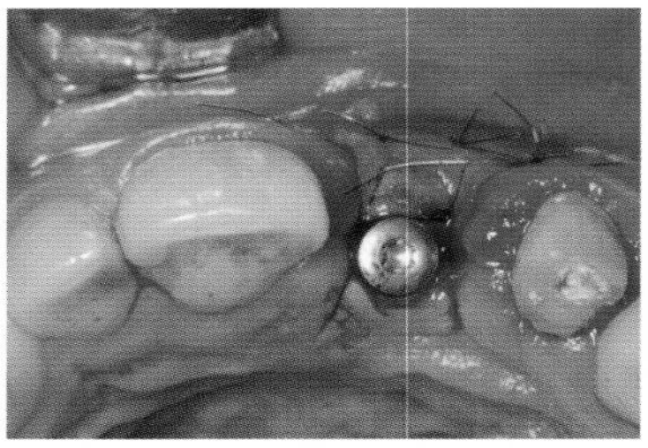
图14 术后即刻咬合面像

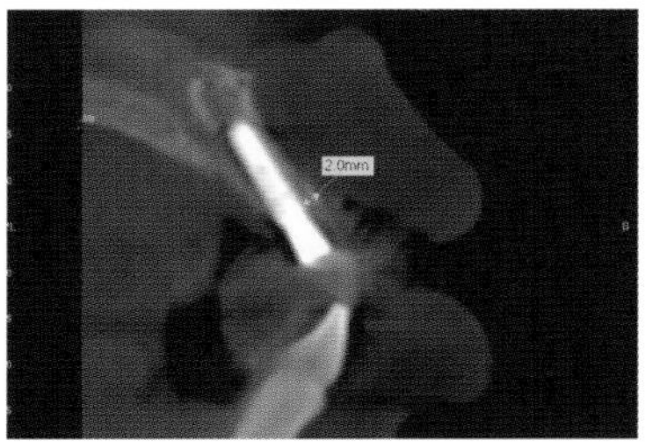

图15 术后21区CBCT截图

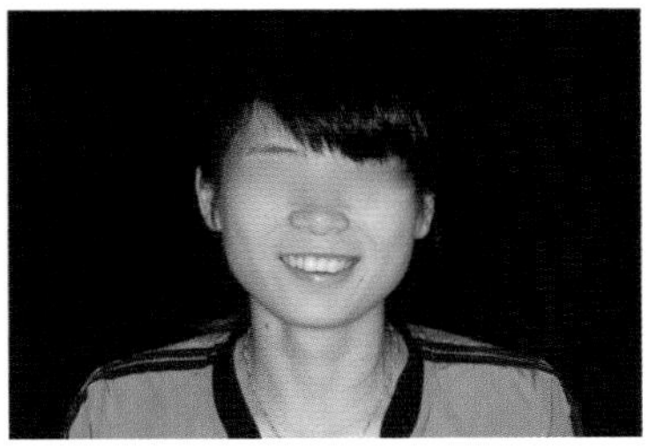
图16　术后6个月复诊微笑正面像

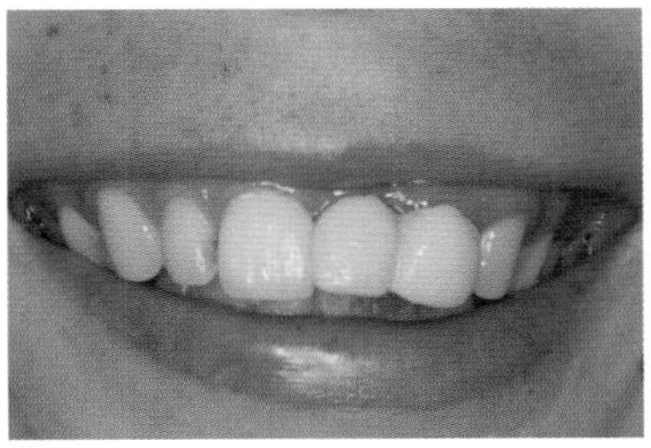
图17　术后6个月复诊微笑像特写

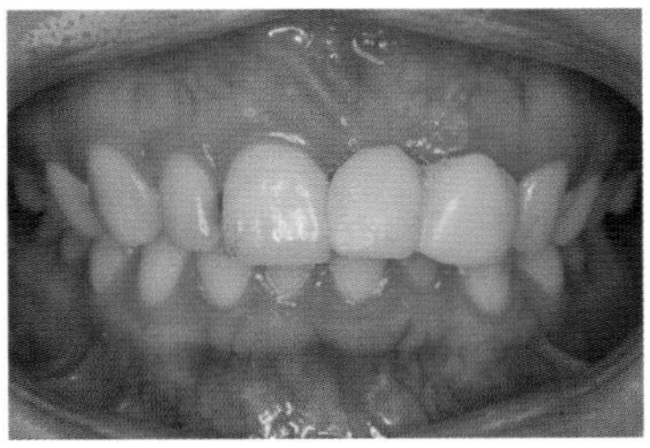
图18　口内不良临时修复体

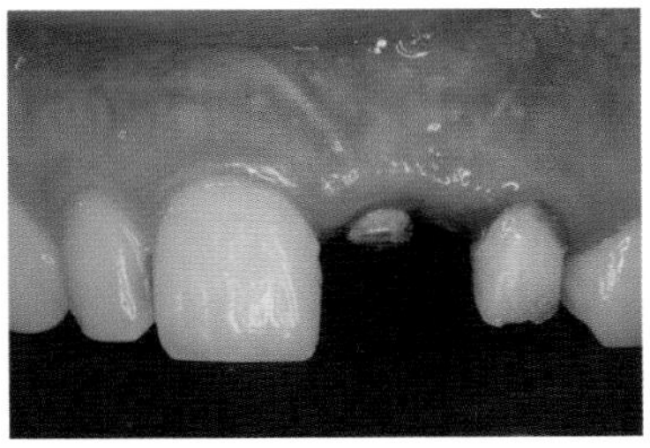
图19　拆除临时修复体后上前牙正面特写

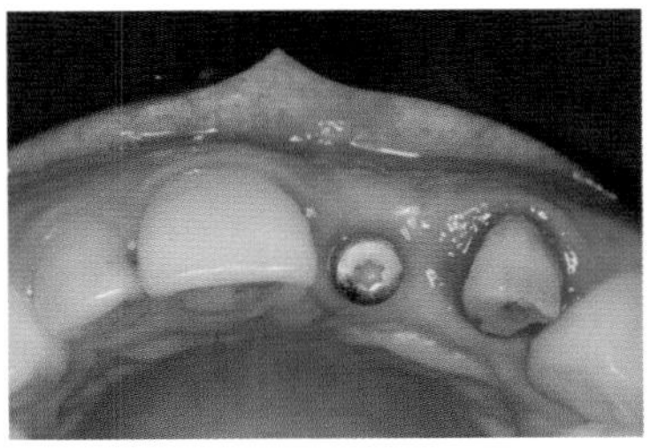
图20　拆除临时修复体后上前牙咬合面特写

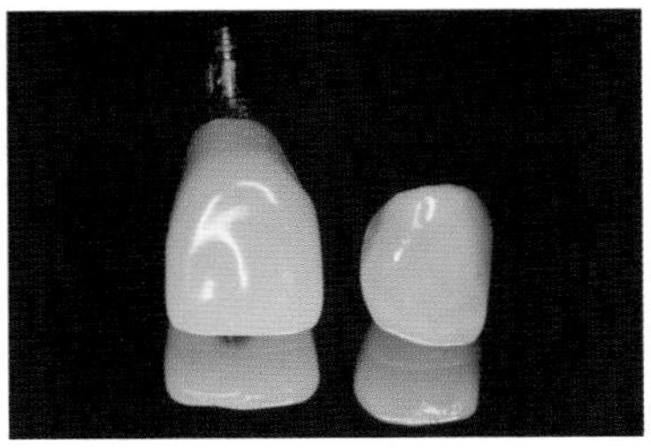
图21　21、22牙修复体

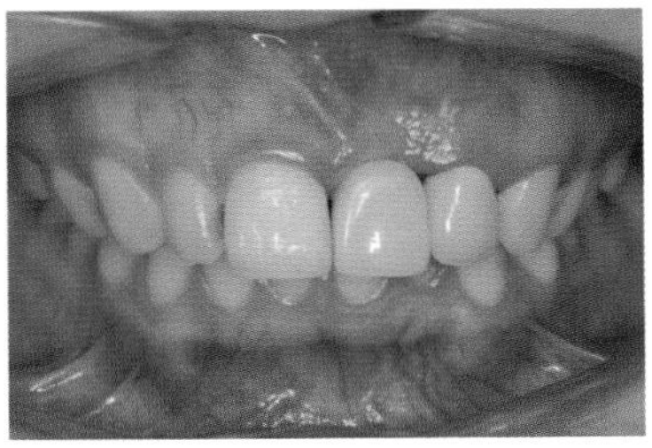
图22　牙龈塑形开始阶段正面咬合像

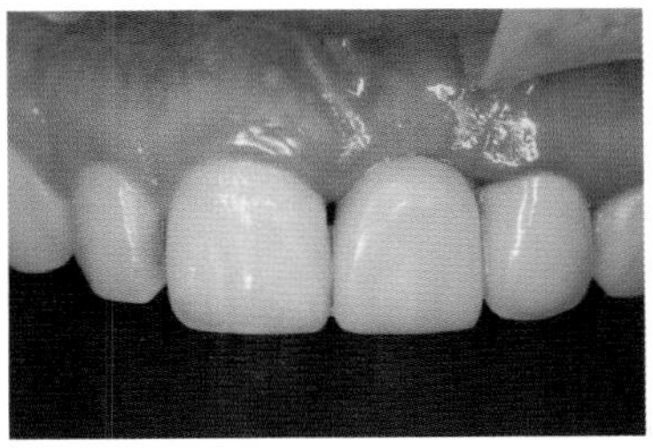
图23　牙龈塑形开始阶段上前牙正面特写

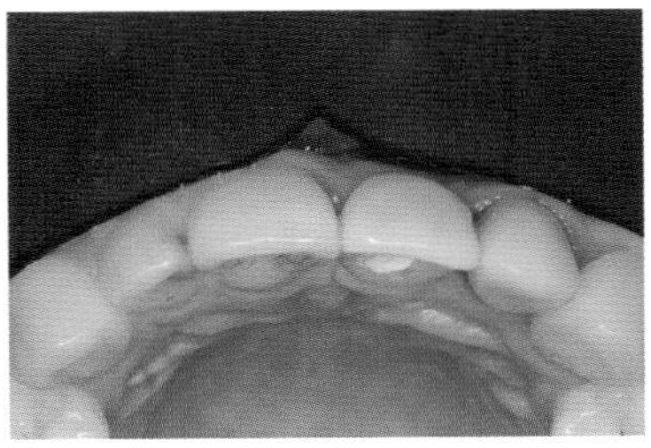
图24　牙龈塑形开始阶段上前牙咬合面特写

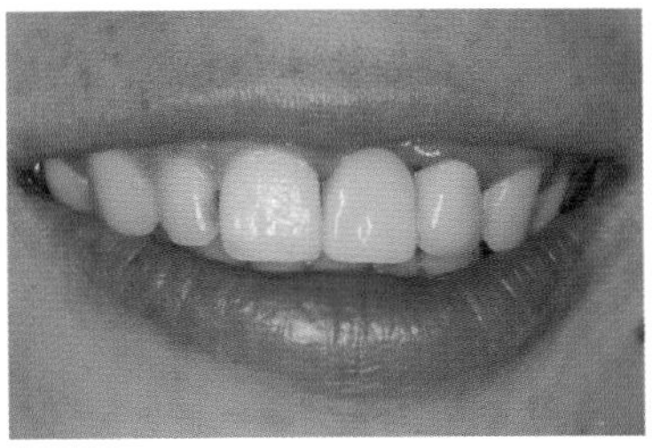
图25　牙龈塑形开始阶段微笑像特写

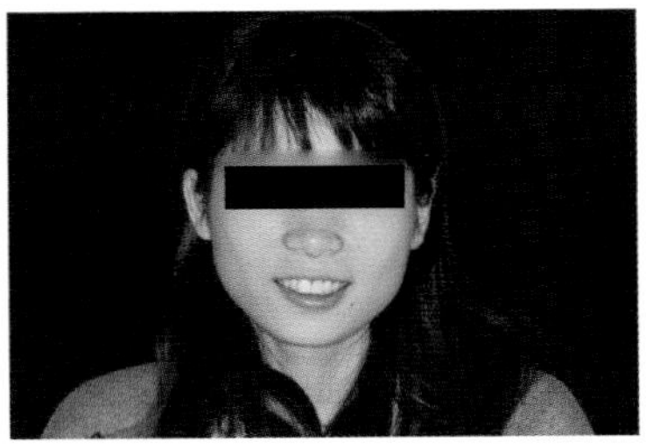
图26　牙龈塑形开始阶段微笑正面像

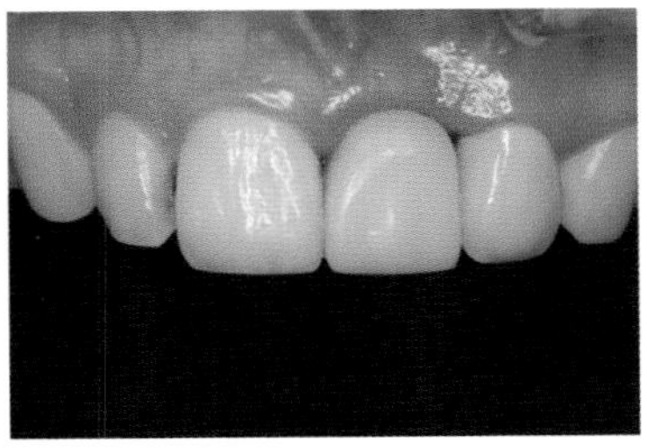
图27　牙龈塑形2周上前牙正面特写

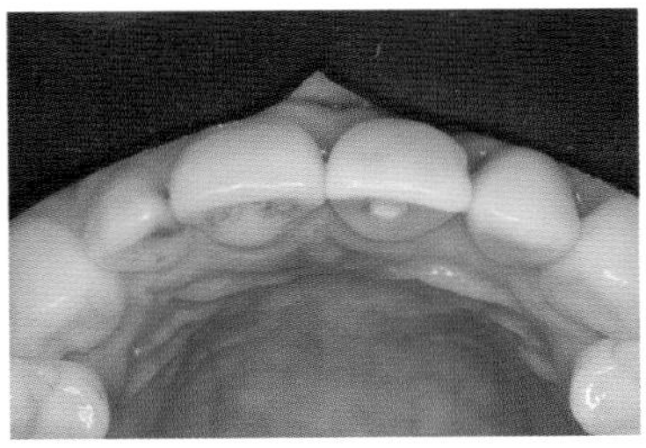
图28　牙龈塑形2周上前牙咬合面特写

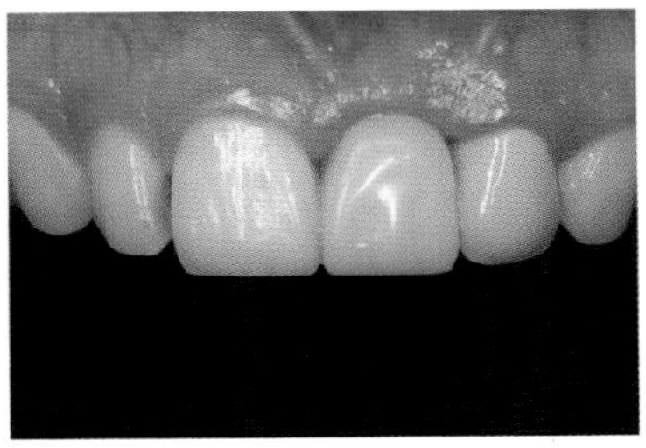
图29　牙龈塑形4周上前牙正面特写

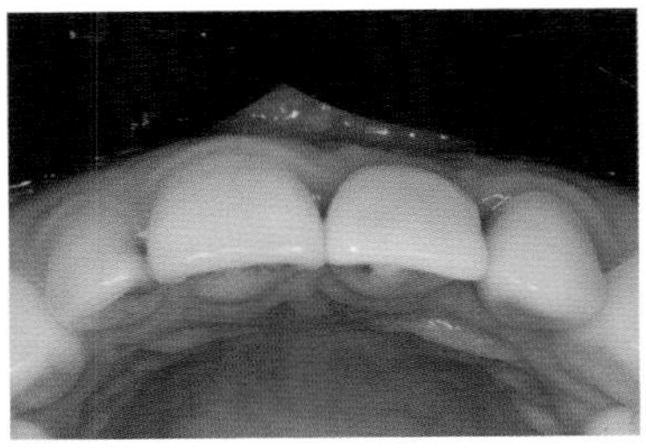
图30　牙龈塑形4周上前牙咬合面特写

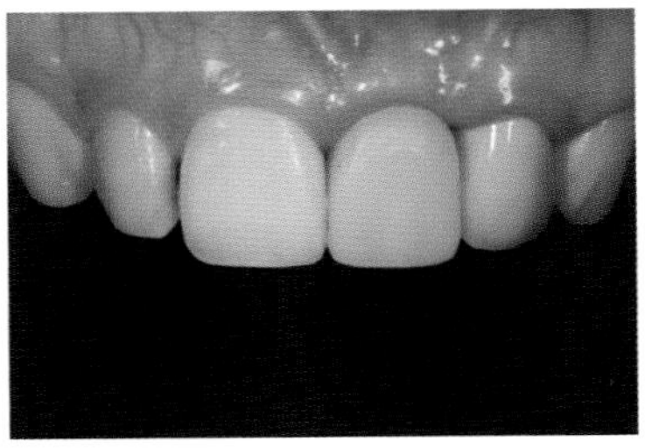
图31　牙龈塑形8周上前牙正面特写

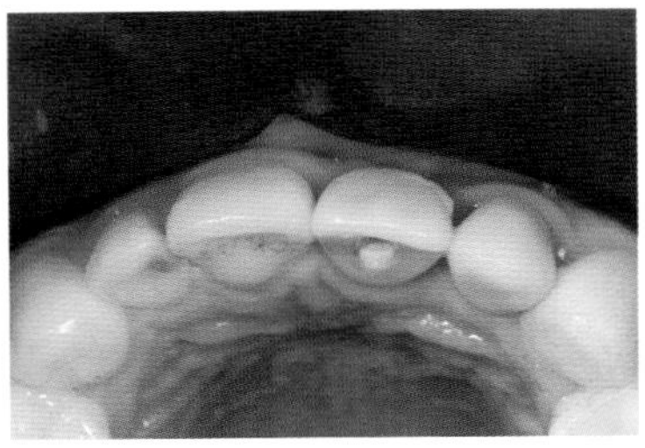
图32　牙龈塑形8周上前牙咬合面特写

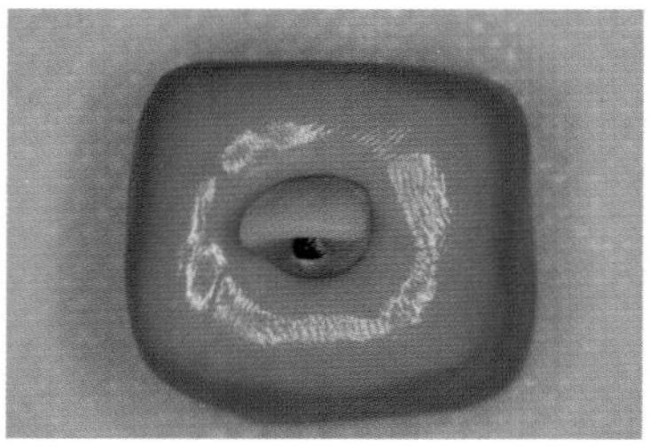

图33 个性化印模1

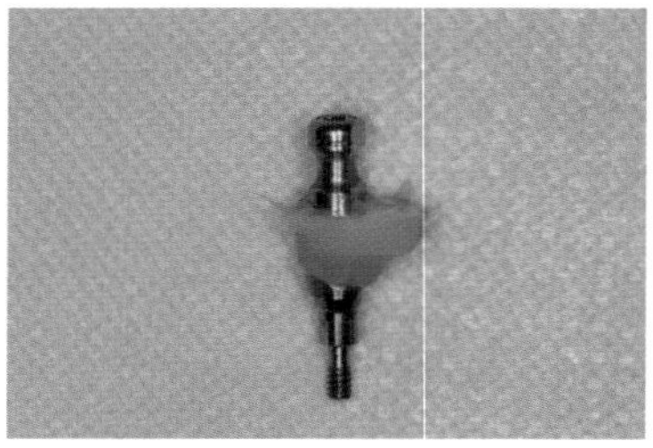

图34 个性化印模2

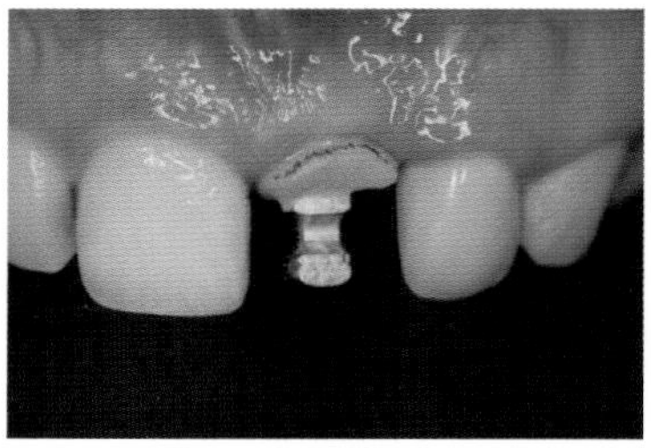

图35 个性化印模3

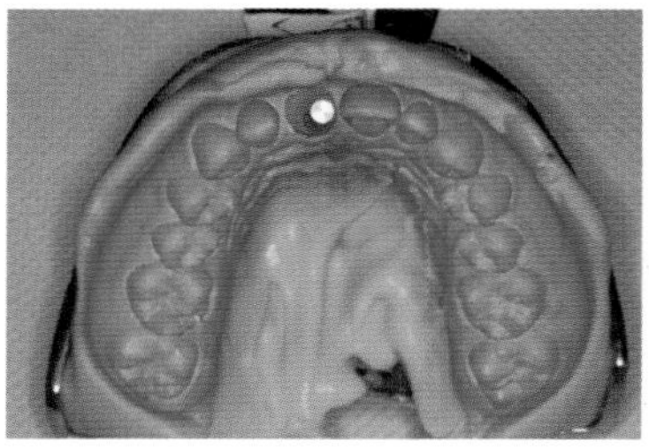

图36 个性化印模4

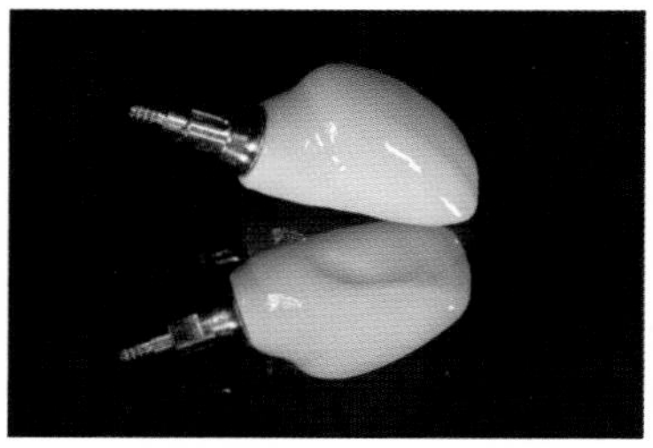

图37 最终修复体

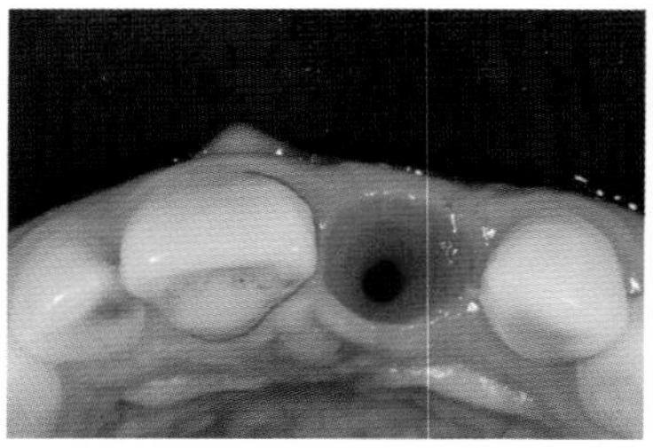

图38 21牙龈袖口

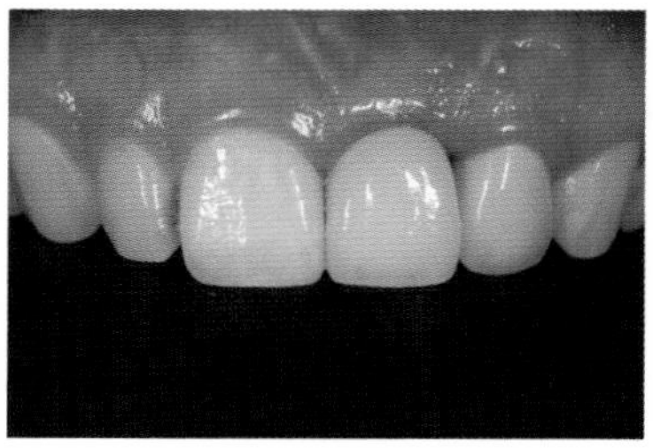

图39 戴入最终修复体后上前牙正面特写

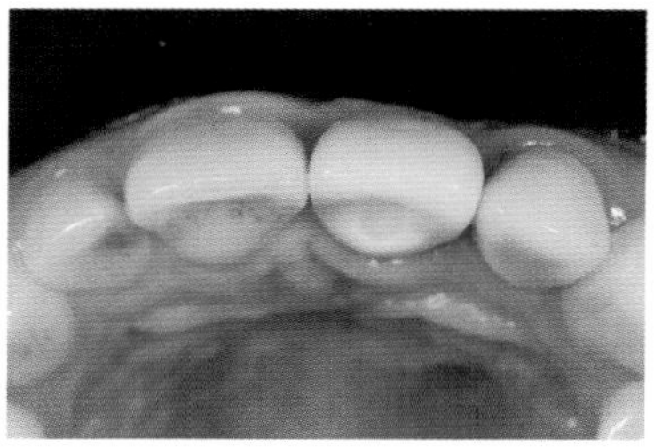

图40 戴入最终修复体后上前牙咬合面特写

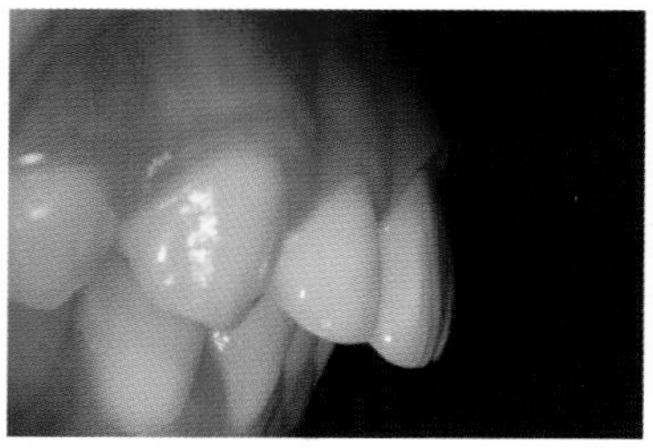

图41 11牙侧面特写

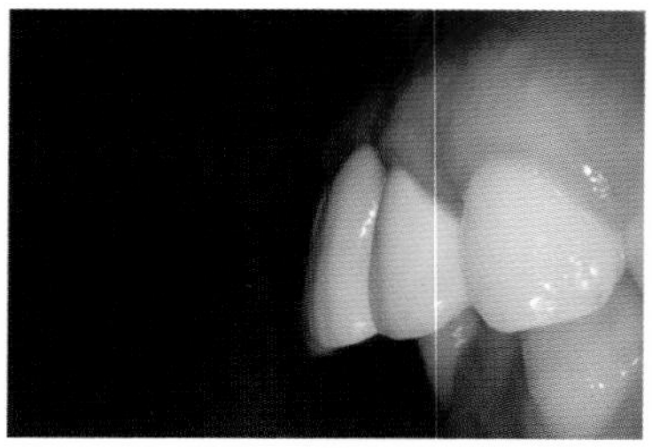

图42 21牙侧面特写

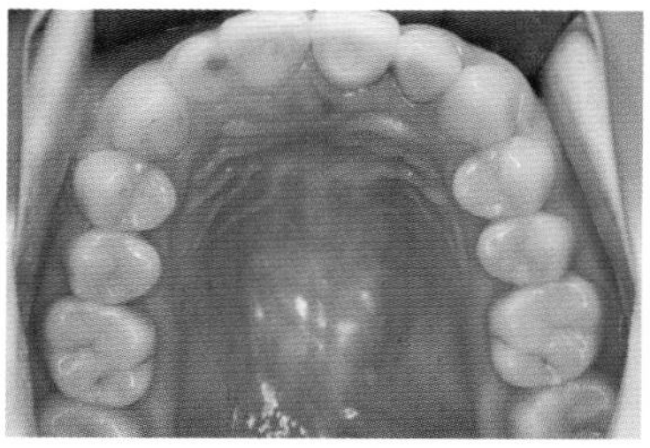

图43 正中咬合接触

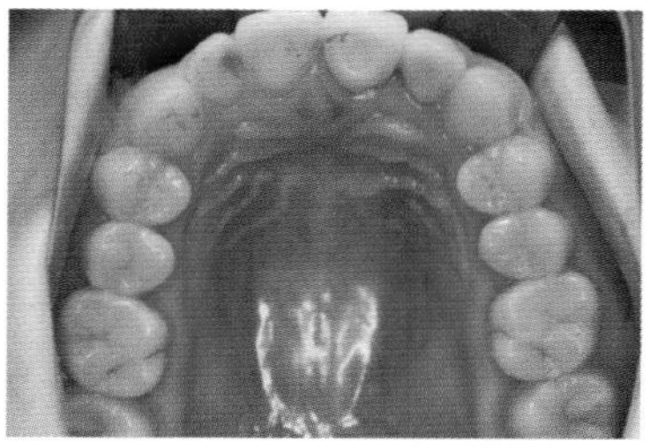

图44 前伸咬合接触

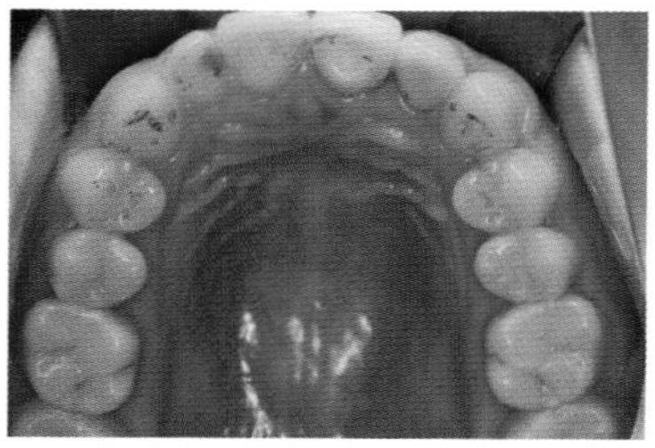

图45 侧方咬合接触

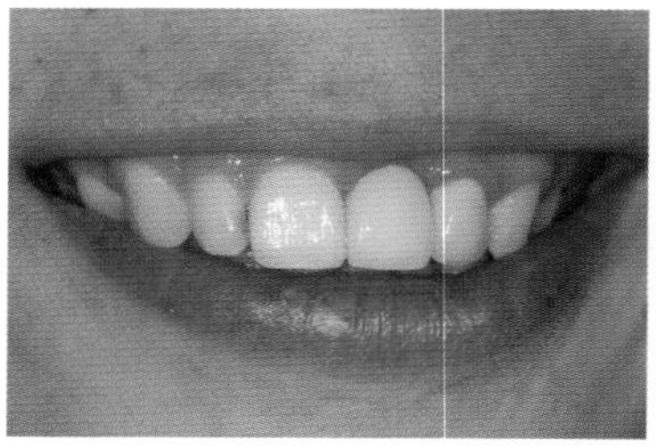

图46 戴入最终修复体后微笑像特写

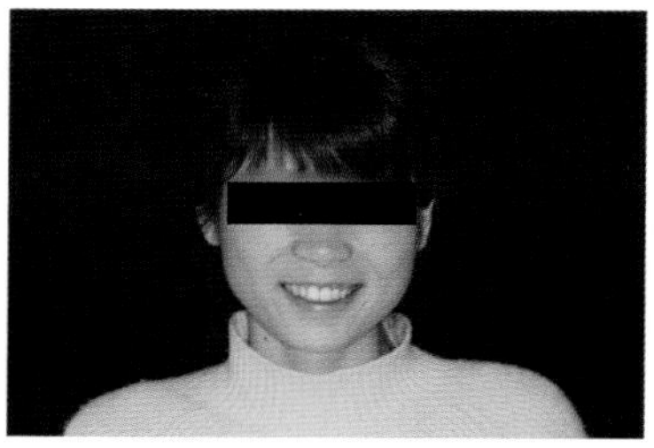

图47 戴入最终修复体后微笑正面像

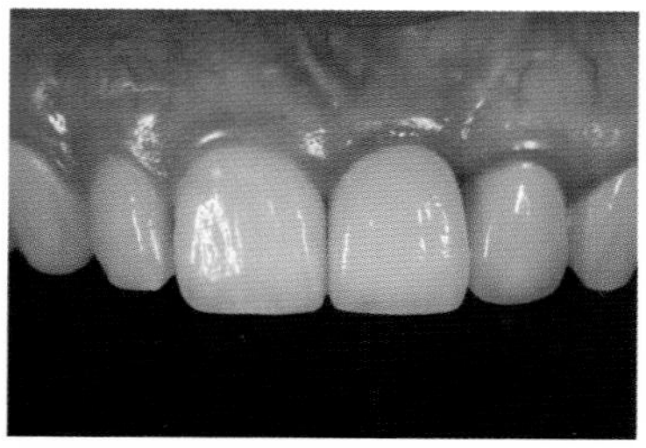

图48 戴牙2个月复查上前牙正面特写照

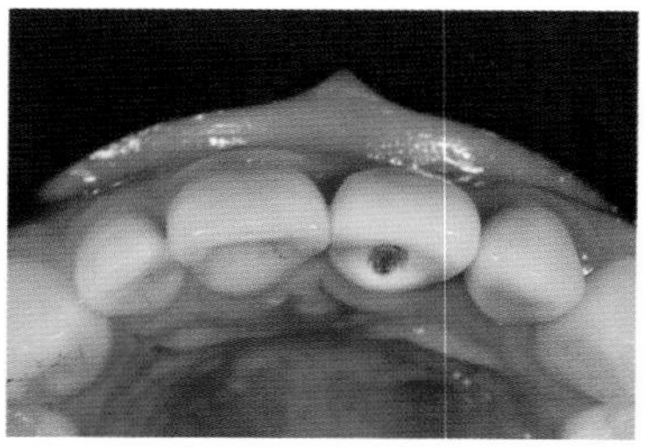

图49 戴牙2个月复查上前牙咬合面特写

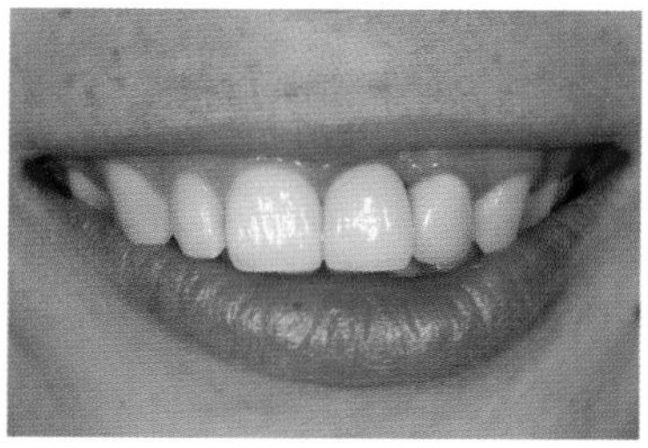

图50 戴牙2个月复查微笑像特写

三、讨论

前牙美学区种植中影响最终美学效果的因素众多，其中种植体植入的三维位置是最为重要的影响因素，过于唇侧的植入位点，对于维持唇侧软组织高度十分不利。种植体唇侧保留至少2mm厚度的骨组织，被认为是术后保持稳定唇侧软组织水平的关键，小直径的种植体有利于在唇侧留下更厚的骨量。小直径植体、偏腭侧种植的方式被越来越多的临床医生认可，众多研究也支持这样的手术方式，这利于在种植体唇侧保留更多的软硬组织，达到更好的美学效果。本例以修复为导向，并根据患者的具体骨量情况，最终在21区偏腭侧定点，植入小直径种植体1颗，以保证唇侧2mm的骨组织厚度，植入深度在预期未来唇侧龈缘水平下约3mm，种植体轴向良好，螺丝通道开口预计在未来牙冠舌隆突处。

然而即便是完美的植入位置与轴向，也常常无法维持现有的软组织量。薄龈生物型相对于厚龈生物型而言，存在着更大的美学风险和不确定性，其唇侧软组织水平常常发生更为明显的退缩。即便不发生唇侧的龈缘水平退缩，较薄的牙龈厚度也容易发生上部结构穿龈部分的颜色透出，这也将严重影响前牙种植的红色美学。研究表明，即便使用氧化锆基台，也要求至少在其唇侧有2mm厚度的软组织，才能防止穿龈部分颜色的透出，使用金属基台时，即使3mm的软组织厚度也无法完全遮盖颜色透出。牙龈生物型并非不可改变，上皮下结缔组织移植可以实现唇侧软组织的增量，改善患者原来的薄龈生物型。Chen等通过对98例上颌单颗前牙种植的病例进行回顾性分析，结果提示结缔组织移植对于PES分值具有明显的积极意义，平均可增加1分值。Thoma等在其系统综述中也表明，相对于非移植者，使用结缔组织移植可以获得更好的龈乳头充盈，更高的龈缘水平以及更厚的软组织量，从而获得更好的美学效果。本例患者为薄龈生物型，预计术后软组织退缩风险较大，且患者高位笑线，高美学风险，与患者沟通后，决定种植术中同期行软组织增量。术中取腭部上皮下游离结缔组织，移植至21种植牙区唇侧行软组织增量，完成最终修复后，在观察期内见患者美学效果良好且稳定。

通过临时修复体进行种植区牙龈的塑形对术后美学效果也有一定的影响。修复体的穿龈部分的形态十分重要，唇侧浅凹形的穿龈轮廓设计对局部软组织的压迫较小，利于软组织的血液供应且在唇侧提供更厚的软组织空间，更利于修复后的美学表现。有文献支持，在种植修复中，最好使用这种浅凹形的穿龈轮廓。牙龈塑形的最终效果需要精确转移到最终的修复体上，精确复制及再现穿龈轮廓的个性化取模和义齿制作过程也是前牙美学中必不可少的。

四、结论

游离结缔组织移植在美学区种植中的应用，可以增加局部软组织的厚度，在适当的种植外科基础上，配合适当的牙龈塑形及修复技术，可以获得满意的前牙美学效果。

参考文献

[1] Evans CD, Chen ST. Esthetic outcomes of immediate implant placements[J]. Clin Oral Implants Res, 2008,19:73 - 80.

[2] Araújo MG, Linder E, Lindhe J. Bio–Oss collagen in the buccal gap atimmediate implants: a 6–month study in the dog[J].Clin Oral ImplantsRes, 2011,22(1):1–8.

[3] Jung RE, Sailer I, Hämmerle CH, et al. In vitro color changes of soft tissues caused by restorative materials[J]. Int J Periodontics Restorative Dent, 2007,27(3):251–257.

[4] Batal H, Yavari A, Mehra P. Soft tissue surgery for implants[J]. Dent Clin North Am, 2015,59(2):471–491.

[5] Boardman N, Darby I, Chen S. A retrospective evaluation of aesthetic outcomesfor single–tooth implants in theanterior maxilla[J].Clin Oral Implants Res, 2016,27(4):443–451.

[6] Thoma DS, Buranawat B, Hämmerle CH, et al. Efficacy of soft tissue augmentation around dental implants and in partiallyedentulous areas: a systematic review[J]. J ClinPeriodontol, 2014,41 Suppl15:S77–91.

[7] Rompen E, Raepsaet N, Domken O, et al. Soft tissue stability at the facial aspect of gingivally converging abutments in the esthetic zone: a pilot clinical study[J]. J Prosthet Dent, 2008,99(3):167.

上前牙即刻种植修复病例

李小剑

摘 要

即刻种植即指拔出患牙后，立即在拔牙窝植入牙根替代体—牙种植体的方法。拔牙后即刻种植，有利于减少手术次数，以及利于牙槽嵴骨量的保存，减低治疗费用，更易被患者接受。本病例拔除不能保留的牙根后牙槽窝相对完整，骨高度未下降，可以通过拔牙后即刻种植，同期GBR，较好地维持牙槽骨的高度，避免牙龈萎缩，日后修复可以得到较好的美学效果。

关键词：种植牙；即刻种植；GBR；微创拔牙；初期稳定性

即刻种植手术优点，牙拔除后牙槽骨未出现吸收，及时种植手术可以减少种植难度。但拔牙窝与种植体外形不一致，在即刻种植体周围常存在影响种植体骨整合的骨缺损区，根据目前国内外相关研究结果，临床上在骨缺损区较多应用骨替代品充填这一间隙，比如：Bio-Oss胶原骨粉这样吸收缓慢的骨代用品。这样能有效地保存骨量，保证种植牙的功能及美学效果。

一、材料与方法

1. 病例简介 39岁女性患者，上前假牙松动就诊，口内检查：11、12、21、22烤瓷联冠修复体，修复体松动II度，11冠根折，12粘接剂溶解探针可探入冠内，21、22基牙松动II度。CBCT检查示：11、22根尖暗影，可用根长约6mm，21根折。

2. 诊断 11冠根折；21根折；11、12、21、22陈旧性修复体。

3. 治疗计划 11、22位点拔除后即刻种植、11、21、22塑料临时冠非功能负重。

4. 治疗过程（图1～图30） 原修复体拆除。11、22拔除，11、22位点种植手术，同期GBR。术后11、12、21、22临时冠暂时修复。4～6个月后，11、12、21、22全瓷冠修复。

使用材料：NSK种植机；Ankylos C/X®种植体；Ankylos专用种植工具盒、Bio-Oss胶原骨粉。

二、结果

1. 合理的种植位点保证了种植体的初期稳定性；在唇侧骨板与种植体之间以及骨板外侧植入骨替代品，起到支架作用，维持种植体唇侧骨的稳定，同时即刻修复，恢复美观和语言功能，减轻了患者缺牙的痛苦。

2. 中厚龈生物型牙龈，拔除患牙后完整的唇侧骨壁，以及单根无急性感染位点，这些是即刻种植的有利临床条件，也是考虑即刻种植的参考因素。种植体植入之后，即刻戴入种植体支持的修复体，使骨组织和牙龈组织的愈合同期完成。

3. 引导和成形种植体周围软组织，逐渐建立和调整修复体的穿龈轮廓，最终获得理想的美学修复效果。

三、讨论

拔牙后何时植入种植体，可以是即刻（Ⅰ型）种植，软组织愈合的早期（Ⅱ型）种植，或部分骨愈合的早期（Ⅲ型）种植，在某些情况，还可以在牙槽窝完全愈合后进行延期（Ⅳ型）种植。在美学区，厚龈生物型、唇侧骨壁较厚（≥1mm）的单颗牙位点，可以考虑即刻种植，并且可以获得种植体的初期稳定性。本病例的患者条件符合，所以选择即刻（Ⅰ型）种植。拔牙后来自唇颊侧肌肉的压力会促进唇侧骨板的过度吸收，在种植体与骨壁之间以及唇侧骨板外侧植入骨替代品，形成一个骨引导生长进入的支架作用，在唇侧骨板吸收前就有新骨形成，并且人工骨替代品不易吸收，其可与附着于其上的新骨一起维持唇侧的骨量。

作者单位：广西南宁市完氏口腔诊所
Email: 52662295@qq.com

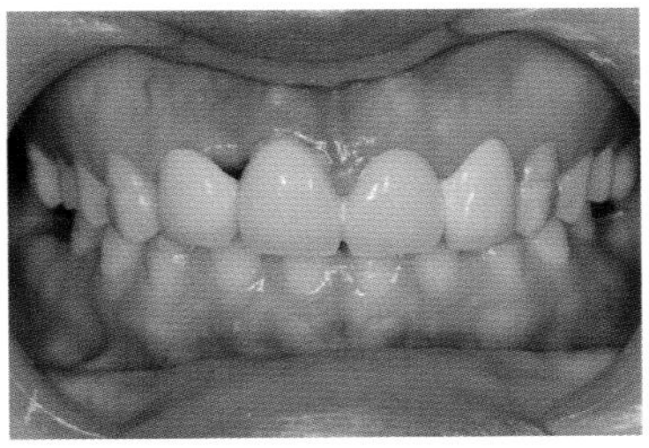
图1　术前口内检查

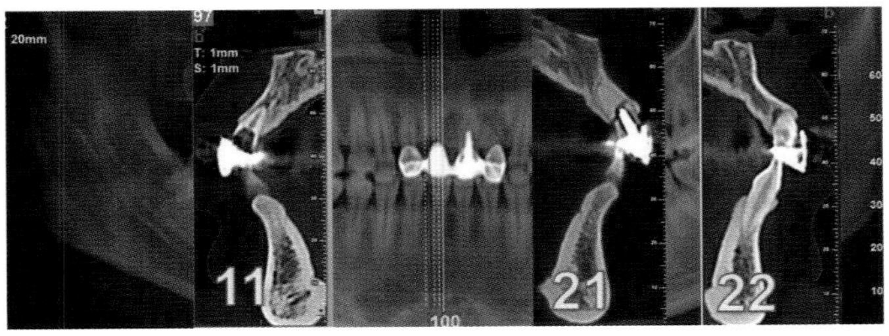

图2　CBCT检查

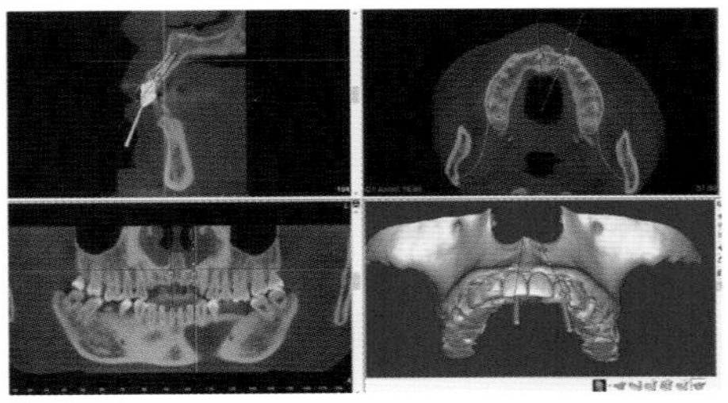
图3　三维重建后种植方案设计：拔除11、21、22后，11、22位点种植

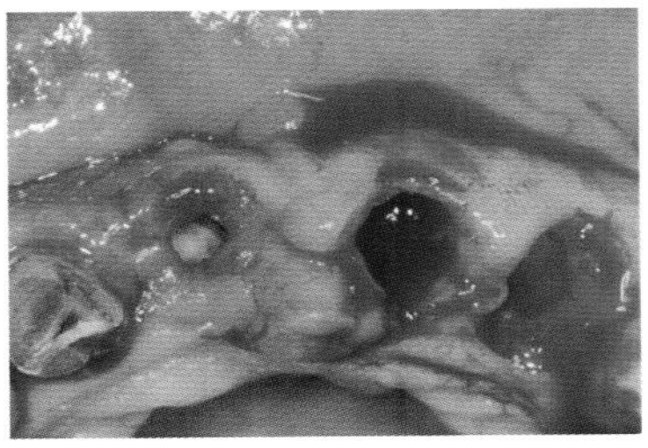
图4　拆除原修复体，21、22拔除

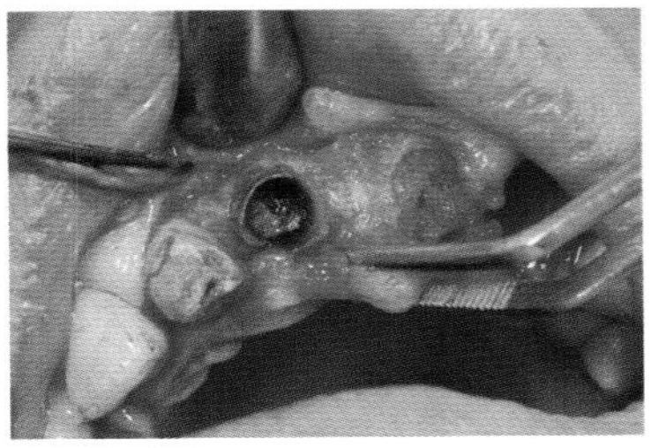
图5　术区翻瓣、拔除11残根

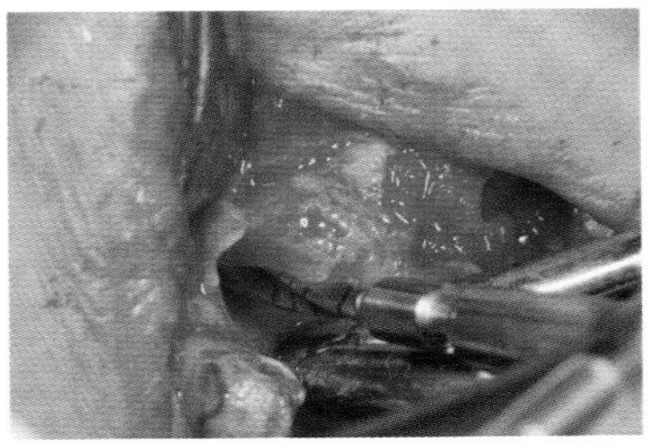
图6　拔除11后预备植牙窝

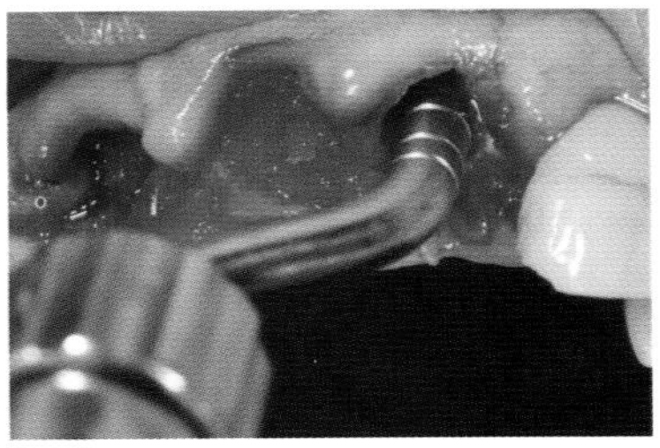
图7　22先锋钻定位后，骨挤压

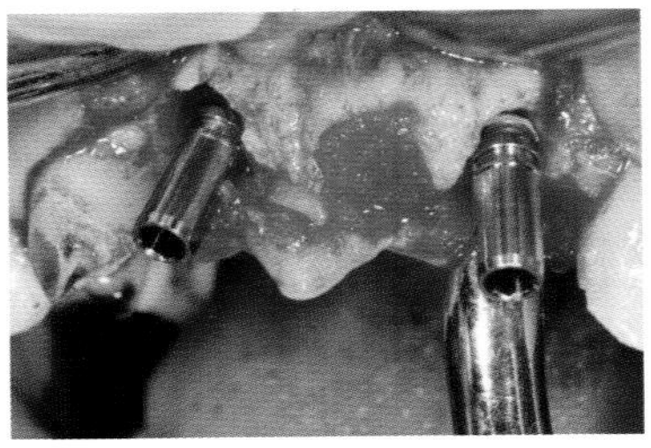
图8　11、22分别植入Ankylos 3.5mm×11mm种植体

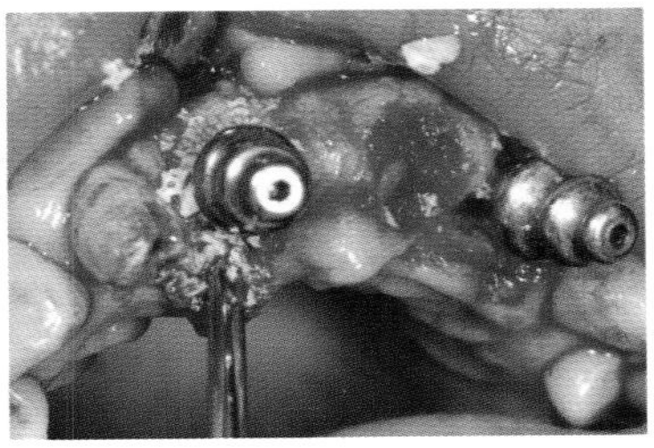
图9　植入种植体后，唇侧及植牙窝间隙填入Bio-Oss胶原骨粉

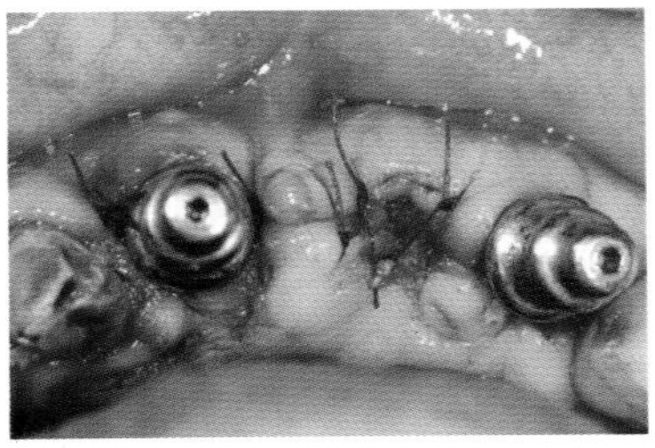
图10　术后缝合

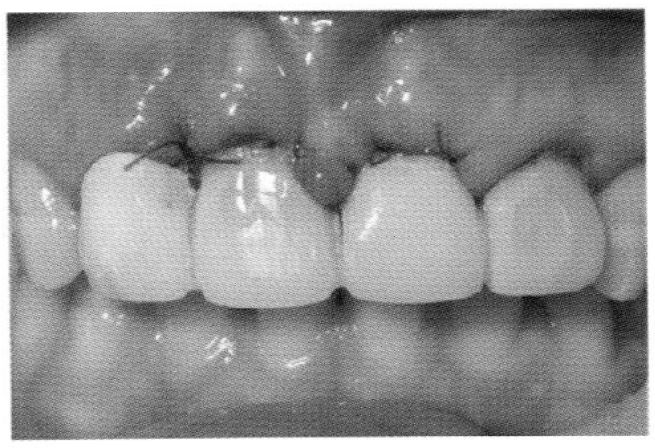
图11　塑料临时修复体非功能性负重

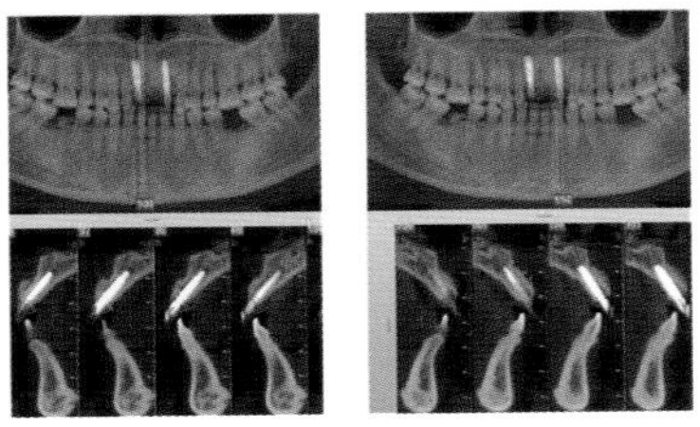
图12　术后CBCT检查：11、22种植体植入方向与设计一致

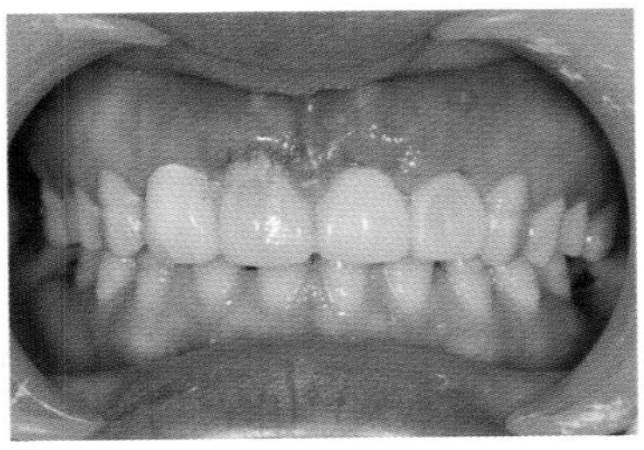
图13　术后10天拆除术区缝线

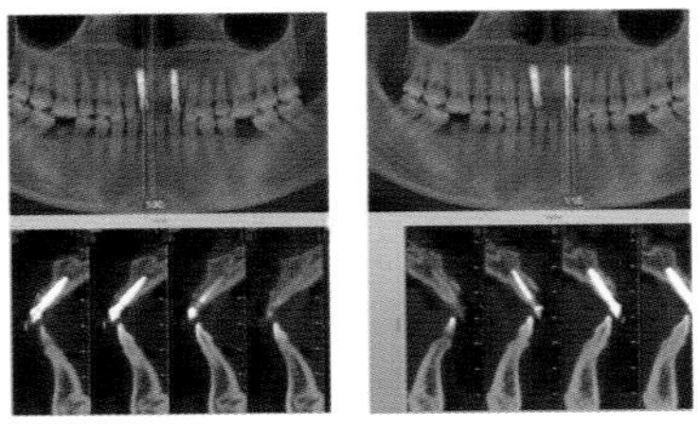
图14　术后5个月CBCT检查

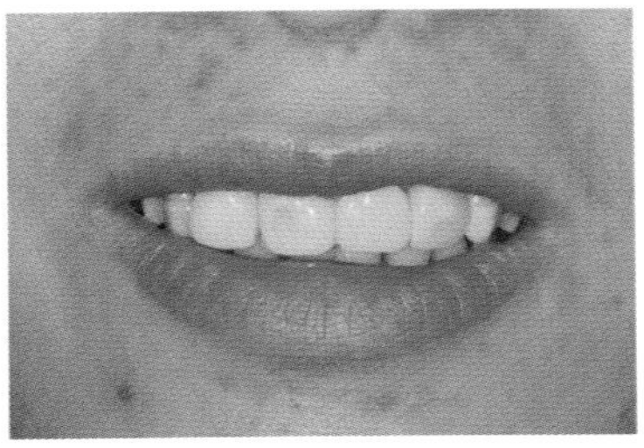
图15　术后5个月

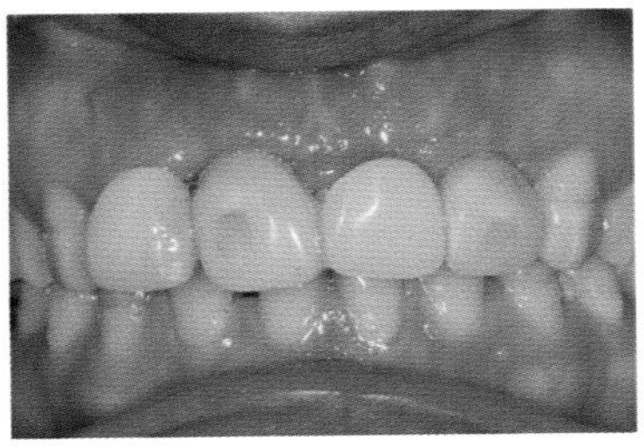
图16　术后5个月口内检查，软组织良好

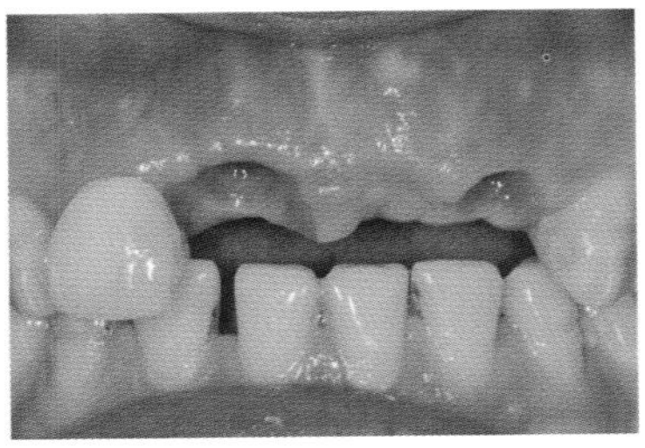
图17　取下临时修复体，牙龈袖口良好

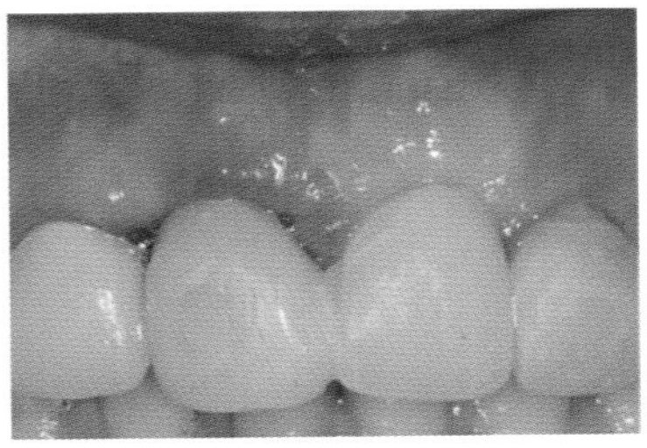
图18　21颈部牙龈外形通过临时冠塑形

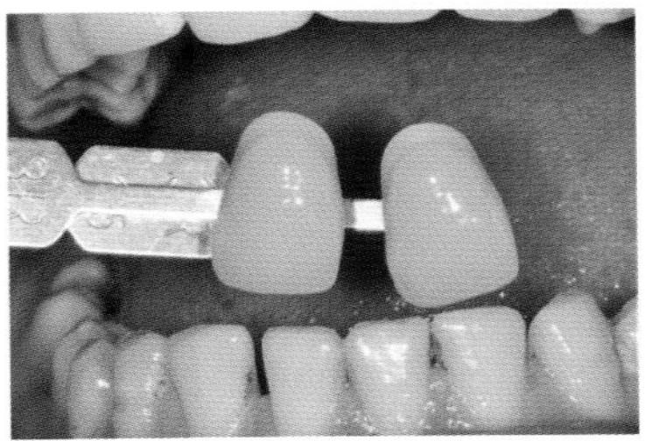
图19　比色

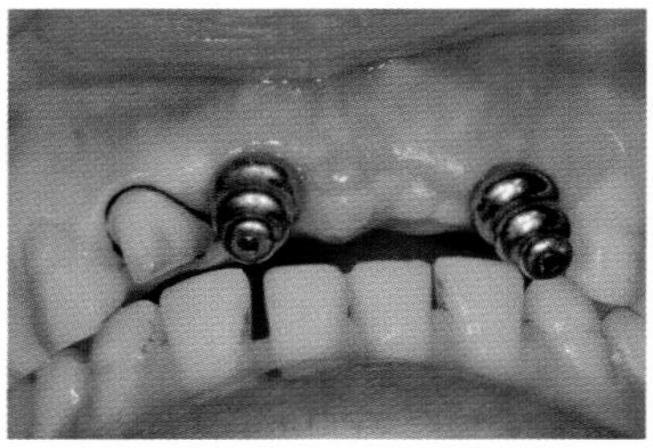
图20　安装转移杆，制取硅胶印模

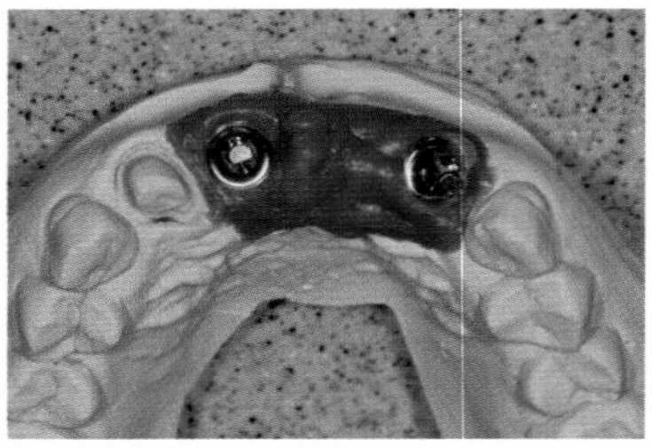
图21　修复模型

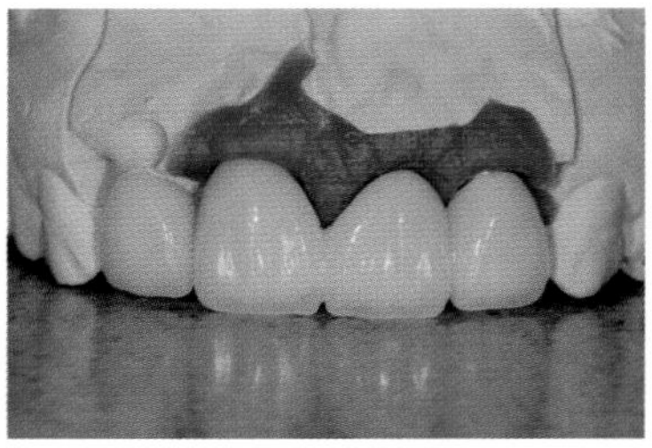
图22　模型上制作冠修复体

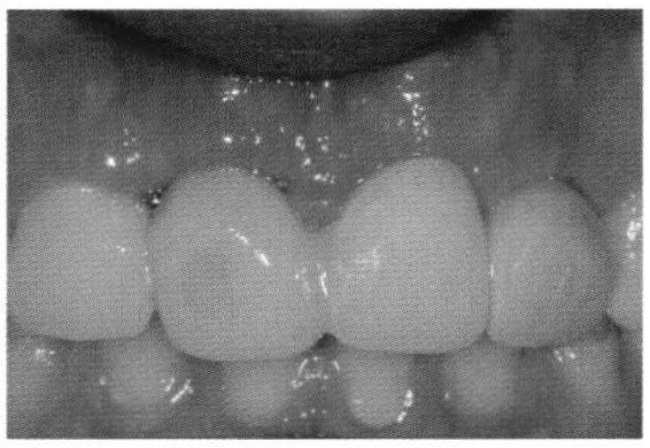
图23　2周后

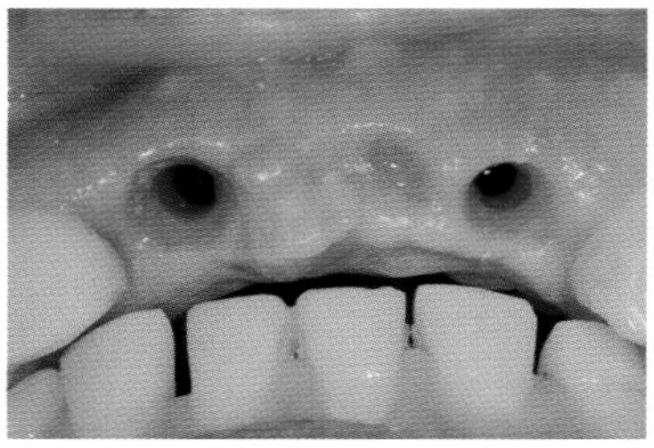
图24　戴牙前牙龈袖口

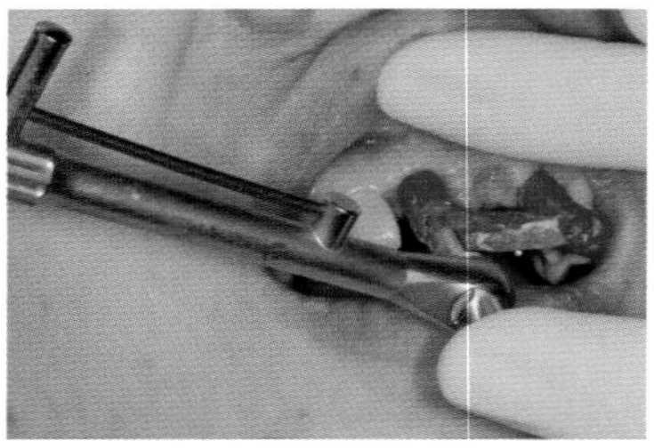
图25　11、22戴入修复基台，上紧至15N·cm

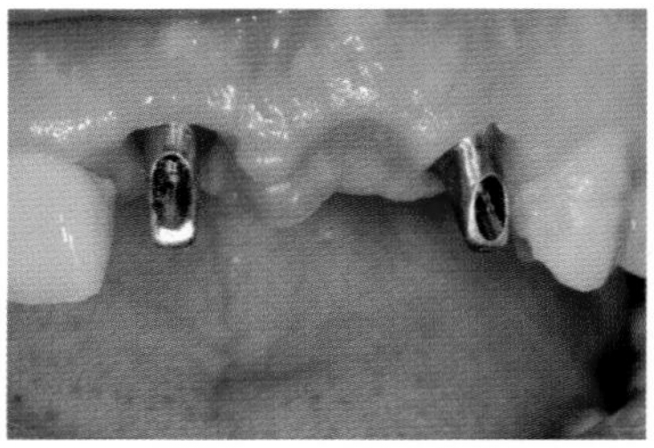
图26　11、22戴入修复基台正面像

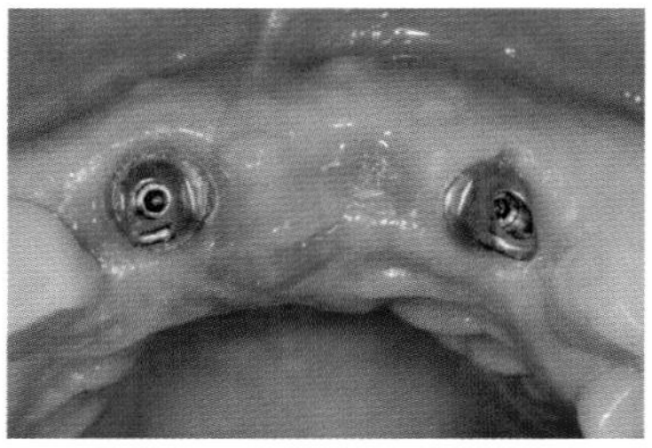
图27　11、22戴入修复基台殆面像

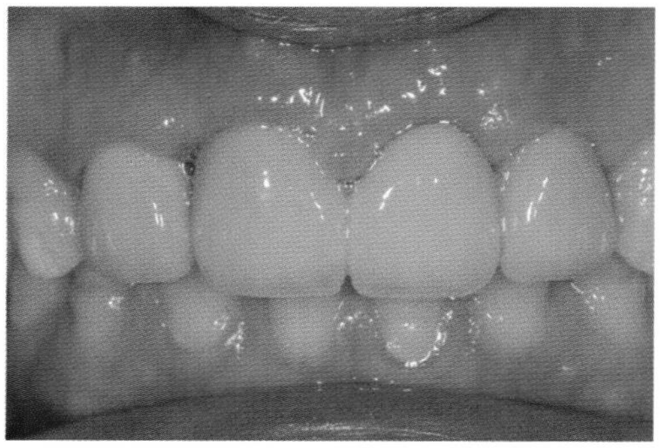
图28　戴入种植修复体1

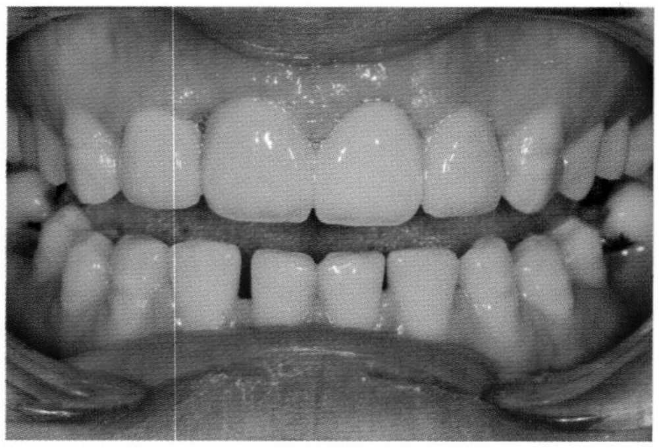
图29　戴入种植修复体2

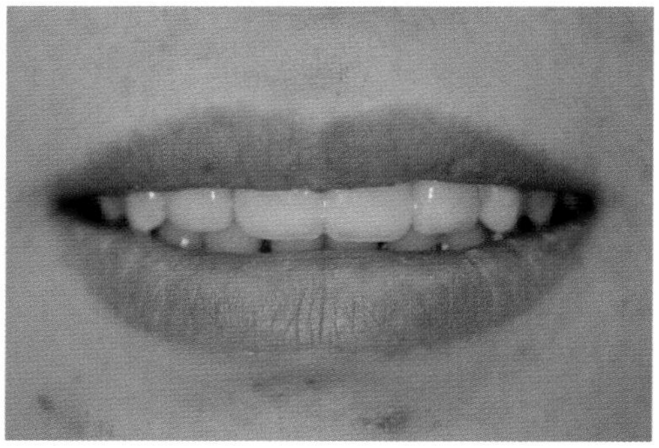
图30　戴入种植修复体后微笑像

参考文献

[1] Schulte W, Heimke G. The Tubinger immediate implant[J]. Quintes-senz,1976,27:17-23.

[2] Berker W, Becker BE. Guided tissue regeneration for implants placed into extraction sockets and for implant dehiscences[J]. Restorative Dent, 1990,10:376-391.

[3] 宫苹. 前牙即刻种植[J]. 中国实用口腔科杂志, 2012, 5(3):193-196.

[4] Ogunsalu C, Ezeokoli C. Comparative study of osteoblastic activity of same implants(Endopore)in the immediate extraction site utilizing single photon emission computerized tomography: peri-immplant autogeneous bone grafting with GTR versus no peri-immplant bone grafting—experimental study in pigmodel[J]. 2011,60(3)：336-339.

[5] S.Chen, D Buser. Implant Placement in Post-Extraction Sites[M]. 2009.

[6] 周磊. 即刻种植术中引导骨增量技术的应用[J]. 中国实用口腔科杂志, 2012, 5(3):197-202.

上颌前牙即刻种植即刻粘接桥修复1例

李桐军

摘要

目的： 探索采用粘接临时修复体恢复前牙即刻种植时种植体初期稳定性不佳和深覆𬌗病例的美学及维持软硬组织高度。**材料与方法：** 对21冠折不能保留残根患者，采用即刻拔除21同期植入Straumann种植体，跳跃间隙及唇侧区植骨、盖膜，旋入愈合基台，制作塑料临时采用光固化树脂粘于11。1周后拆线。4个月形成骨结合后改用临时冠固定于种植体上，对牙龈进行塑形，每2周调整一次。植入5个月后个性化取模，面弓转移关系上𬌗架。5个半月完成最终修复。**结果：** 21种植体植入4.5个月后获得良好的骨结合，各方向ISQ值均大于67，植入后红白美学满意，轮廓美学存在。**结论：** 对于前牙美学区初期稳定差，深覆𬌗病例，采用粘接临时修复可获得良好的美学效果。

关键词： 即刻种植；即刻修复；临时修复；粘接修复

传统种植修复要求患牙拔除3个月后方可行种植体植入术，术后3个月以上才能进行二期治疗及牙冠修复，因治疗周期中缺牙时间过长，造成部分患者难以接受种植义齿的治疗方案。而且，拔牙后可导致该牙位牙槽骨的迅速吸收，引起种植区域骨量不足。同时，由于牙龈萎缩，也影响修复后的美观效果。随着对即刻种植的认识不断加深，在一些特殊前牙区𬌗型及种植体初期稳定性欠佳的情况下，植体植入后采用暂时性修复体粘接于邻牙恢复美观成为一种可行办法。

一、材料与方法

1. **病例简介** 28岁女性患者。主诉：左上一前牙进食硬物后折裂松动2小时，要求固定修复。专科病史：8年前左上前牙因外伤治疗后烤瓷牙修复，无痛。系统病史：瘢痕体质，其余无特殊。专科检查：上唇稍短，轻到中度露龈笑（图6）。21金属烤瓷冠修复，松动Ⅲ度，轻度叩痛，唇侧牙龈偏暗，轻度水肿，探及唇侧龈下2mm处断面（图1）。邻牙无特殊。前牙深覆𬌗（图2）。上唇系带附丽低。36冠修复。35、45舌倾，磨牙中性关系，磨牙𬌗面磨耗少。口腔卫生一般，软垢指数1，牙石指数0，颞下颌关节无异常。辅助检查：根尖片示21冠颈部根折影，桩核位于根管内影像约5mm，根管中下段阻射影，根尖区透射影。11根管影像不清，根尖区无透射影（图3）。CBCT示21牙根分离影像齐牙槽嵴顶，根长约11mm，根尖区偏腭侧一2mm×3mm×2mm大小透射影，牙槽嵴顶区骨宽度7.27mm，根尖区9.3mm，可利用骨高度17mm（图4、图5）。

2. **诊断** 21根折；11牙髓坏死；安式Ⅰ类错𬌗畸形（深覆𬌗，牙列拥挤）；慢性牙龈炎。

3. **治疗计划**

建议患者正畸治疗后再行修复治疗，患者全程不接受缺牙，不接受正畸治疗，职业因素不能影响发音，拒绝正畸治疗方案。21最短根长11mm，断面位于腭侧牙槽嵴顶略下方。若考虑行冠延长术，根据生物学宽度基本原则该牙唇侧需去掉2～3mm高度牙槽骨方可实现冠修复。这导致余留牙根骨内高度将不足8mm，修复后冠根比较大。且患者为露龈笑，冠延长术后临床牙冠变长，影响美观。故考虑21拔除后即刻种植。11观察，若有症状再行根管治疗后全瓷冠修复。

治疗前对患者进行SAC分类评估，与该牙种植修复关系较密因素详见表1。由表评估可知，该病例为高美学风险，高复杂外科及修复类，由此对应的治疗计划如下。

4. **治疗过程**

（1）第一阶段：转牙周科行龈上洁治。因患者在外伤后第一时间就诊，采用即刻种植方案。必兰局麻下21拆除桩冠，见牙根断面仍有隐裂纹。翻瓣，微创拔除21，搔刮根尖囊肿（图7）。植入理想的三维位置，颊腭侧保留可靠骨密质，颊侧骨厚度＜2mm，未伤及重要解剖结构，种植体位于骨下1mm（图8）。植入Straumann3.3mm×12mm种植体1颗，可植入略深位置，对邻牙及余留骨高度影响相对较小。跳跃间隙及唇侧植入Bio-Oss骨粉，利用腭侧瓣及愈合基台固定Bio-Gide膜，缝合（图9～图11）。制作21临时冠，光固化树脂粘于11。21底部与愈合基台避免因咬合因素导致21植体受力（图12）。术后X线片愈合基台完全到位，植体与周围骨间隙内骨粉存（图13）。

（2）第二阶段：牙龈塑形。术后3个月牙龈萎缩约1mm（图14）。根尖片示骨愈合良好（图15）。动度测量仪示各个方向ISQ值均大于67（图

作者单位：长沙市口腔医院
Email: litongjun83@126.com

表1 21种植相关因素SAC分类

美学风险因素	风险水平		
	低	中	高
全身因素	低	中	高
患者的美学期望值	低	中	高
唇线	低位	中位	高位
牙龈生物型	低弧线形，厚龈生物型	中弧线形，中厚龈生物型	高弧线形，薄龈生物型
牙冠形态	方圆形	卵圆形	尖圆形
位点感染情况	无	慢性	急性
咬合因素	低	中	高

16）。接入转移体，基台水平取印模（图17），接入临时基台，灌注石膏模型送技工中心完成螺丝固位的热凝树脂临时冠制作（图18）。第二天完成患者口内戴入。依据牙龈的位置及龈乳头状态，进行调改。每2周进行一次（图19）。

（3）第三阶段：永久修复。采用个性化取模，阿曼吉尔巴赫全可调殆架转移颌位关系，加工厂制作二氧化锆全瓷冠（图20、图21）。Straumann15° 角度基台加力至35N固定，21全瓷冠粘接固位。术后根尖片示牙冠形态自然，无粘接剂残留（图22～图24）。

（4）第四阶段：戴牙2周后复查，见龈乳头基本充填三角间隙。按照Fürhauser 等研究方法对红色美学及Belser等提出的对白色美学评分标准请相关口腔医生评分。殆面观唇侧软硬组织无明显塌陷，轮廓美学影响小（图25、图26）。

二、结果

术后复查，术后根尖片示种植体周围无透射影。依据红白美学评分标准得出PES 12分，WES 8分。轮廓美学满意。患者主观感觉良好，对外形感到满意。

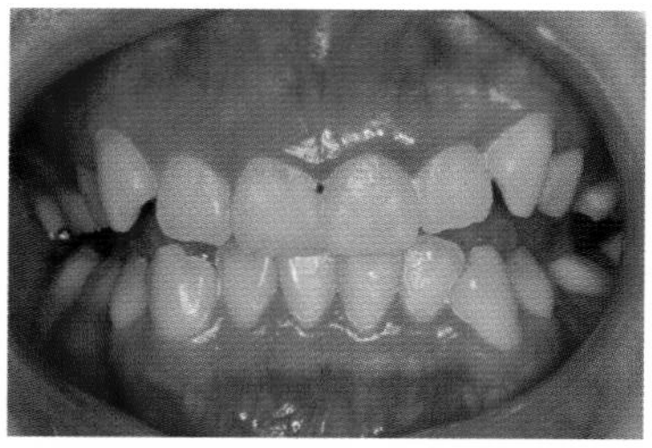

图1 术前正面像

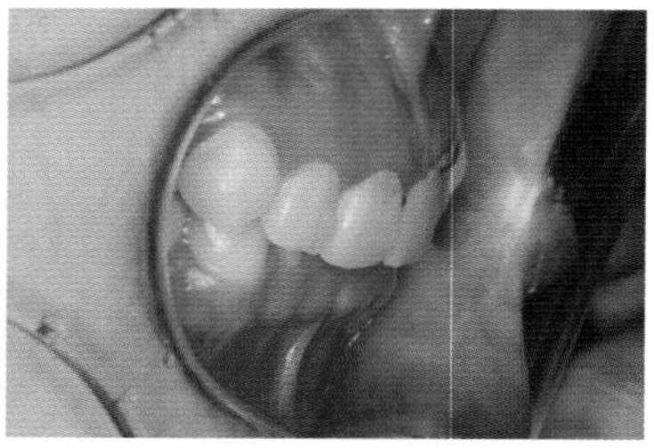

图2 术前侧面像

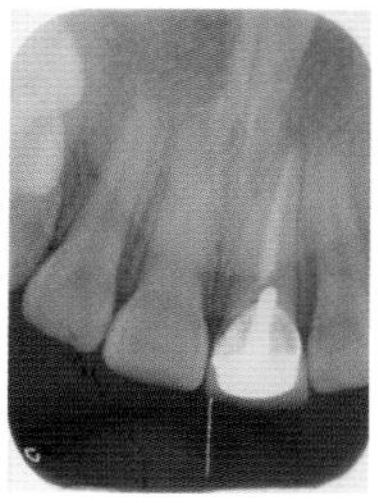

图3 术前根尖片

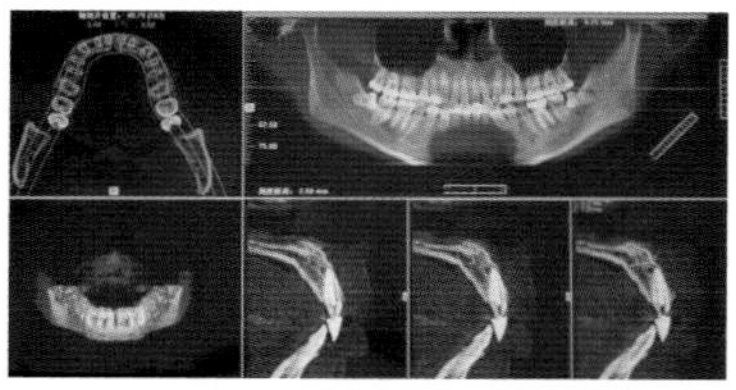

图4 术前CBCT

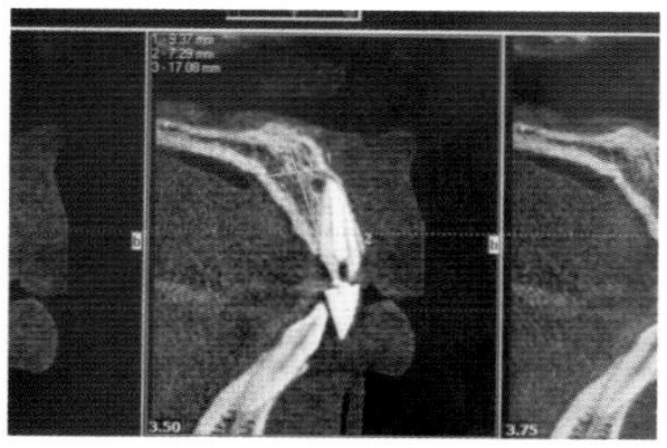

图5 术前21CBCT矢状面

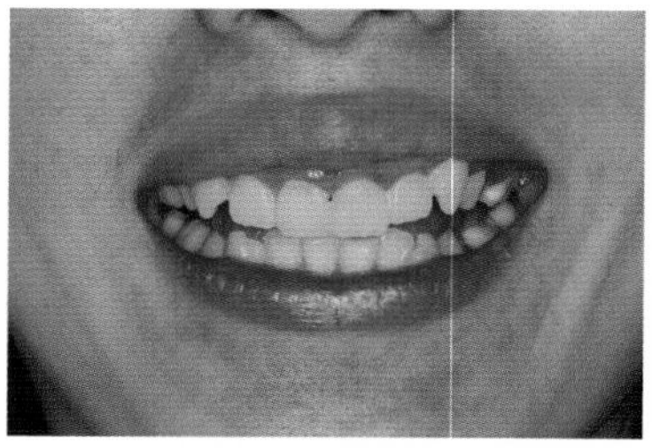

图6 术前大笑线

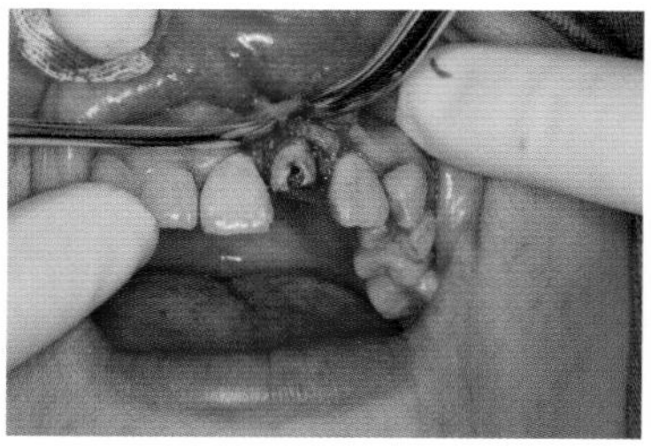

图7 术中微创拔牙

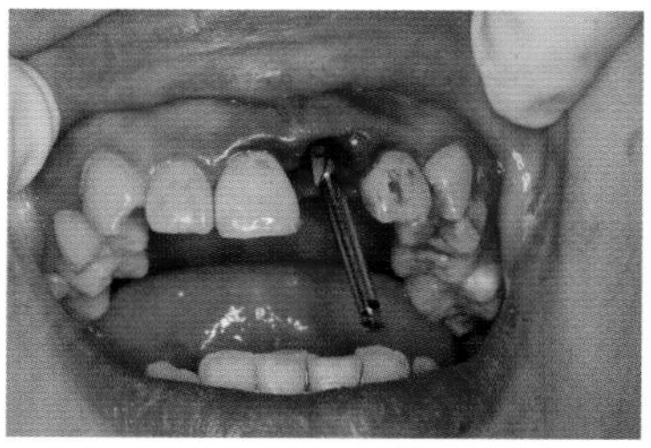

图8 种植窝预备

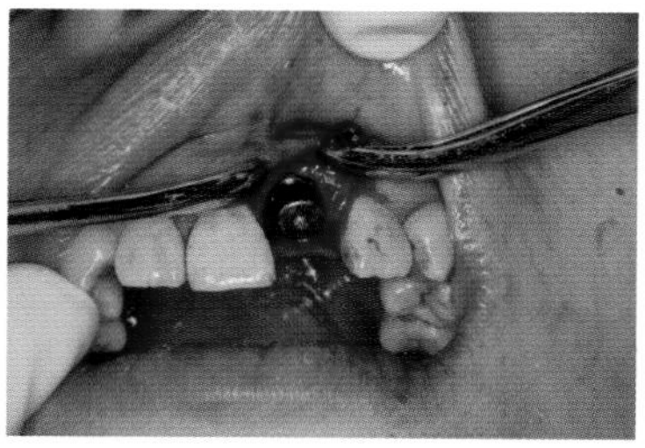

图9 植入Straumann3.3mm×12mm骨水平植体

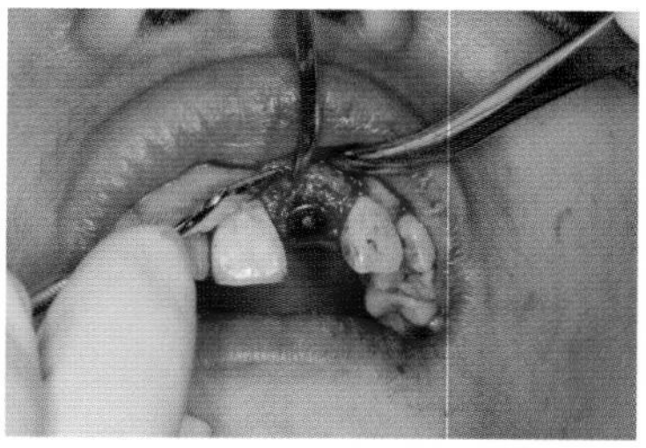

图10 植入Bio-Oss骨粉及盖Bio-Gide膜

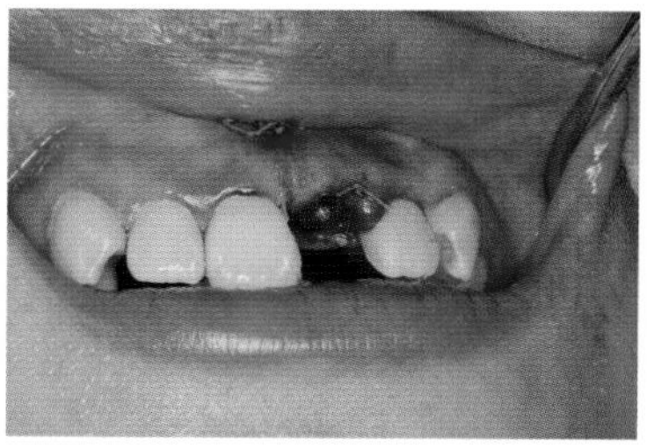

图11 系带修整、缝合

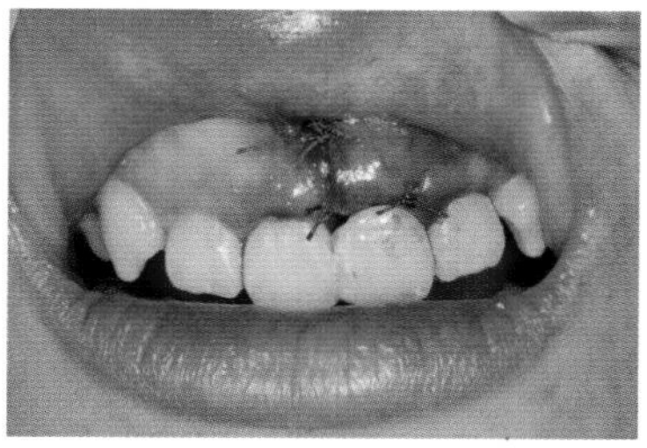

图12 制作临时牙

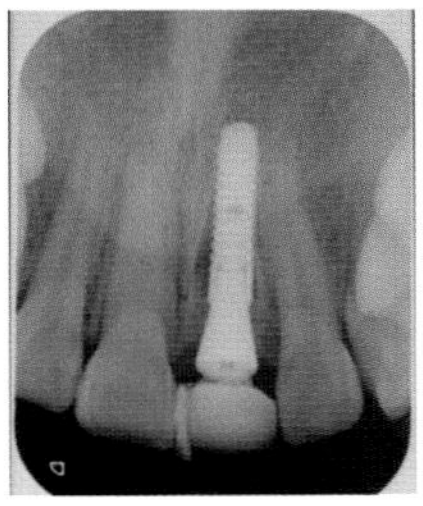
图13 术后根尖片

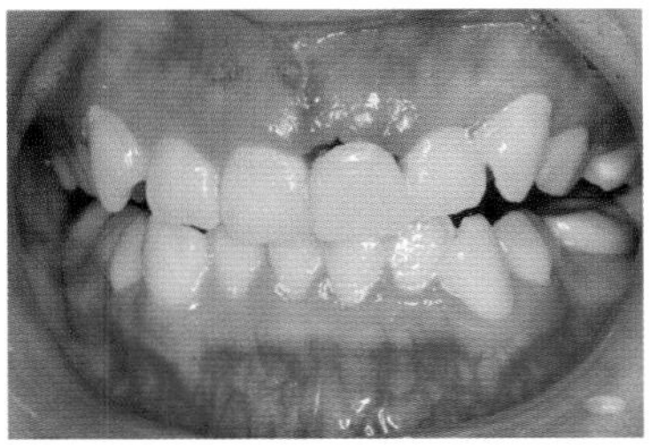
图14 术后4个月根尖片

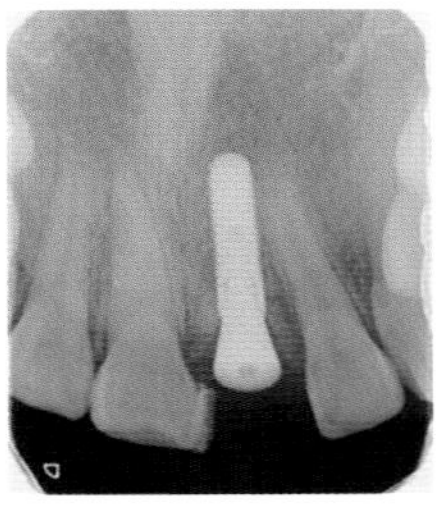
图15 术后4个月根尖片

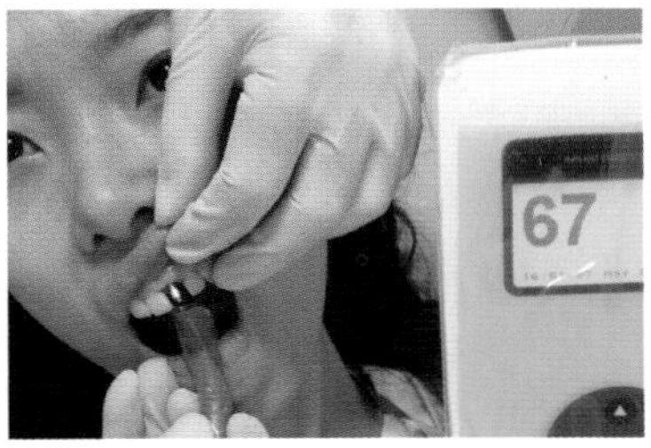

图16 动度测量仪测试ISQ值

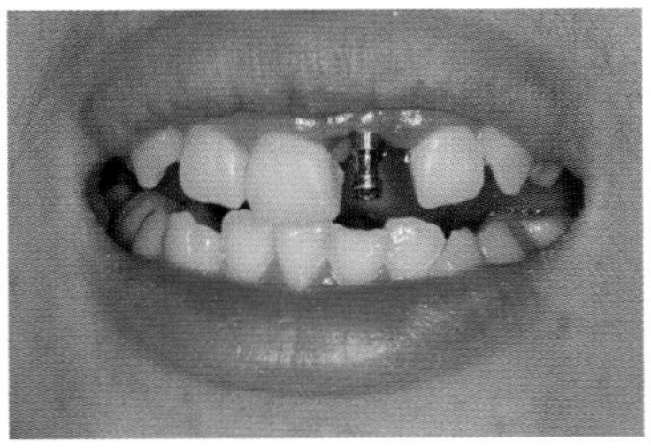
图17 转移杆取模

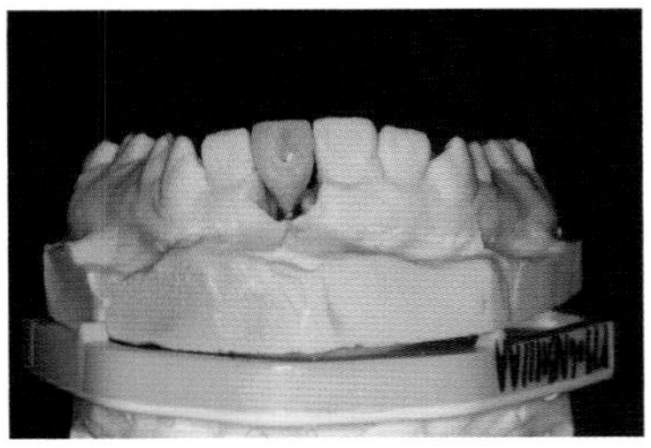
图18 制作临时牙

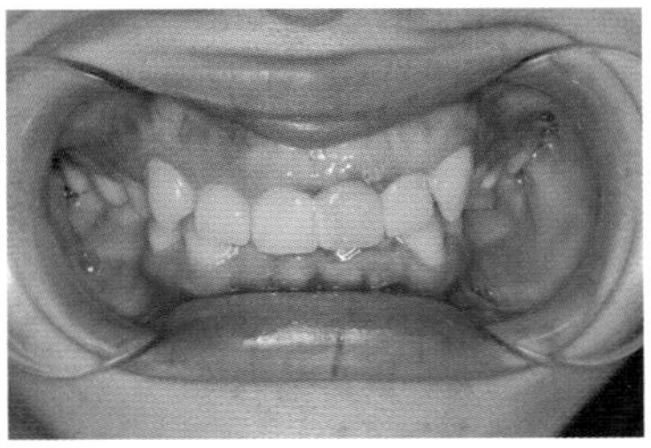
图19 戴入临时牙

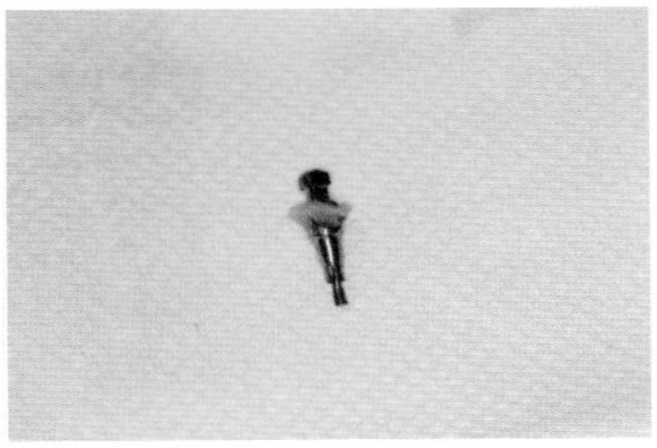
图20 制作个性化转移杆

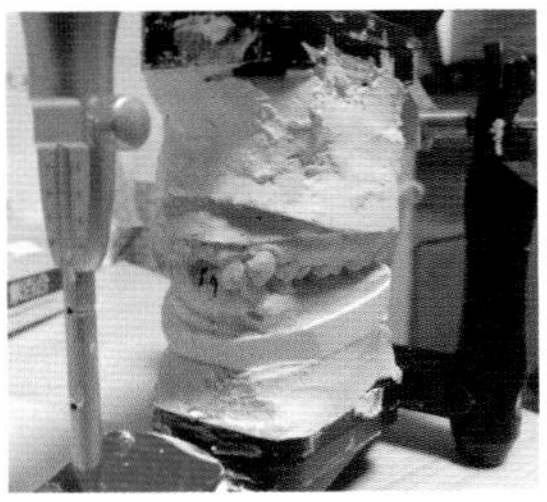
图21 转移颌位关系，上殆架

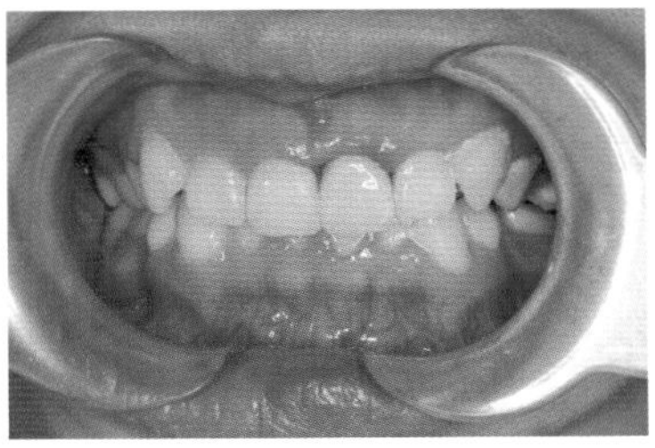
图22 戴牙当天照片

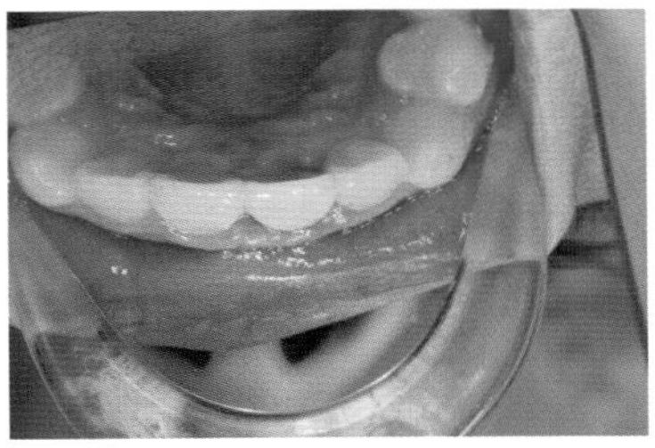
图23 戴牙后殆面像

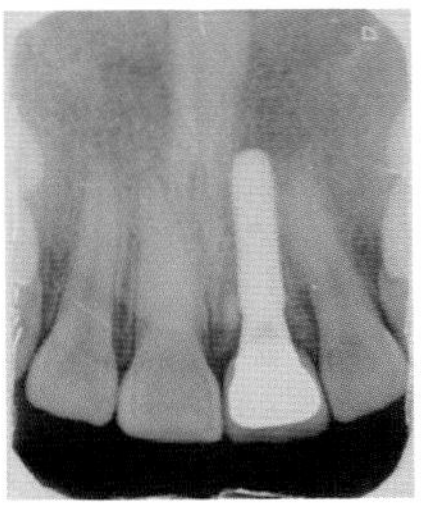
图24 戴牙后根尖片

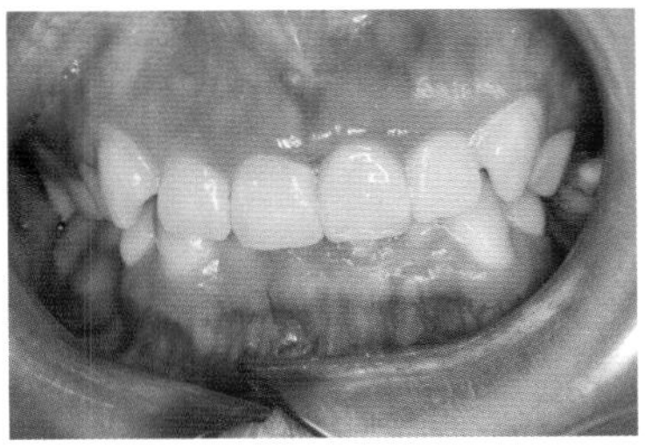
图25 戴牙后2周复查

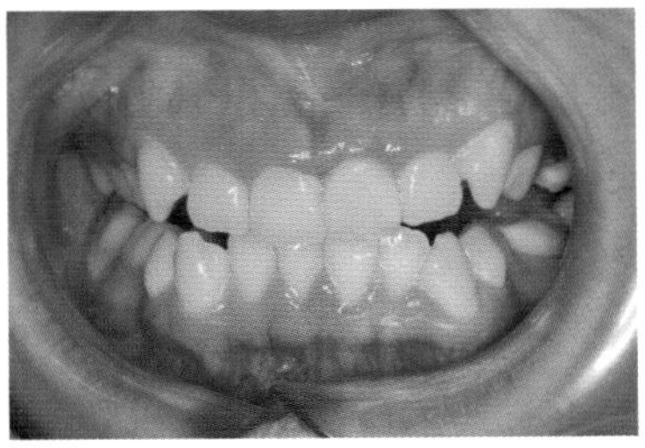
图26 戴牙后前伸殆状态

三、讨论

1. 即刻种植即刻修复方法的选择 种植成功的标准也不仅是骨结合，而且包括功能与美学效果的多方位评价系统。上颌前牙区直接影响患者面容和外观，对患者的生活、社交产生重要影响。因此，上颌前牙区也被称为“美学区”，其种植修复应尽量缩短缺牙时间，且美学要求较高。种植术后即刻美学修复在植体初期稳定性良好时可用临时基台即刻修复，初期稳定性欠佳时可用活动持或者马里兰桥等粘接修复。在此病例中因咬合因素原因，为避免不当船力导致骨结合失败，采用邻牙粘接固位方式恢复过渡美学，起到良好效果。

2. 前牙区临时冠牙龈塑形 种植修复体的美学效果，除了牙冠要近似于天然牙的解剖学特征之外，还要具备类似于天然牙从颌骨内自然长出的感觉，简言之，具备接近自然的穿龈轮廓。临时修复体在形态良好，高度抛光情况下，可引导牙龈组织以类似天然牙颈部的形态生长，有助于充分保证牙龈乳头的丰满度。本病例通过每2周调整一次临时修复体外形，以达到类似天然牙穿龈形态。为最终修复恢复红色美学起到了关键作用。

3. 前牙区美学评判 在牙齿修复学角度，理想的美学效果应是其在天然牙中协调自然。PES及WES是目前较常用的种植体红白美学的评价方法，除近远中龈乳头参数，其余如唇侧龈缘水平、软组织色形质、牙槽突缺损、牙冠的色形质等参数均为与同名牙来对照分析。本病例获得了较为满意的软组织美学及白色美学，主要原因为软硬组织的控制及比色的准确性。

本病例属于深覆殆病例，在咬合方面始终存在分享因素，理想方案应该行正畸后再酌情种植修复，因此本病例远期效果仍需进一步观察。

四、结论

前牙区即刻种植临时粘接，在恢复美学、防止愈合期种植体微动以及术后达到良好的美学预期是一种可行的办法。

参考文献

[1] Daniel Buser, Urs Belser, Daniel Wismeijer. ITI Treatment Guide: Implant Therapy in the Esthetic Zone-Single-tooth Replacements [M]. Berlin, Germany, Quintessenz Verlags-GmbH, 2006:11.

[2] Buser D, Martin W, Belser UC. Optimizing esthetics for implant restorations in the anterior maxilla: anatomic and surgical considerations [J]. Int J Oral Maxillofac Implants, 2004,19 Suppl:43-61.

[3] Ahmad M, Dhanasekar B, Aparna I N, et al. Replacement of missing anterior tooth using screw retained implant prosthesis in the esthetic zone: a case report with 3 years of follow up.[J]. Journal of Indian Prosthodontic Society, 2014, 14(3):297-300.

[4] Tarnow D, Elian N, Fletcher P, et al. Vertical distance from the crest of bone to the height of the interproximal papilla between adjacent implants [J]. J Periodontol, 2003 Dec, 74(12):1785-1788.

[5] Belser U, Buser D, Higginbottom F. Consensus statements and recommended clinical procedures regarding esthetics in implant dentistry [J]. Int J Oral Maxillofac Implants, 2004; 19 Suppl:73-74.

[6] Daniel Wisemeijer, Stephen Chen, Daniel Buser. ITI Treatment Guide: Extended Edentulous Spaces in the Esthetic Zone [M]. Berlin, Germany, Quintessenz Verlags-GmbH, 2012:12.

[7] Fürhauser R, Florescu D, Benesch T, et al. Evaluation of soft tissue around single-tooth implant crowns: the pink esthetic score [J]. Clin Oral ImplantsRes, 2005, 16:639 - 644.

[8] Belser UC, Grütter L, Vailati F, et al. Outcome evaluation of early placed maxillary anterior single-tooth implants using objective esthetic criteria: across-sectional, retrospective study in 45 patients with a 2- to 4-year follow-up using pink and white esthetic scores [J]. J Periodontol, 2009, 80:140-151.

[9] 宿玉成. 现代口腔种植学[M]. 北京：人民卫生出版社, 2004.

[10] 宿玉成. 美学区种植修复的评价和临床程序 [J]. 口腔医学研究, 2008, 24 (3) :241-244.

[11] 陈卓凡. 上颌前牙区的即刻种植即刻修复治疗[J]. 中华口腔医学杂志, 2010, 45 (12) :730-733.

前牙美学区即刻拔牙即刻种植即刻修复1例

王玉玮[1] 李磊磊[2] 刘建彰[3] 李欣欣[3]

摘要

目的：针对1例美学区前牙烤瓷冠修复后牙折的患者进行治疗，探讨口腔美学分析，咬合调整，种植修复的方法及效果。**材料与方法**：患者为34岁女性，21因咬硬物折断后，采用口腔美学分析后，确定最终修复方案，以修复为导向，牙周为基础，充分考虑粉白美学的指导思想，微创拔牙，即刻种植，利用临时修复体进行龈组织成形，最终修复阶段，利用个性化取模杆，完成植体袖口转移，最终螺丝固位，烤瓷冠完成最终修复。**结果**：口腔美学分析很好的确定了最终的修复方案，形成以修复为导向的种植，利用暂时性修复体的非手术方式很好地完成软组织成形，修复阶段形成以螺丝固位的修复体，最终修复体有美学因素充分考量。牙龈修复后形态，颜色，健康，自然。患者对修复效果满意。**结论**：针对美学区单颗牙齿根折患者，在充分美学分析下形成以修复为导向的种植，综合牙周、口腔美学、种植外科、修复、殆学等因素，制订治疗计划，有计划、有目的地实施相应的治疗手段，达到相对理想的治疗效果。

关键词：美学区；美学分析；即刻拔牙；即刻种植；即刻修复

美学区的种植是种植领域的热点，美学分析是指导前牙区修复，确定最终修复方案的标准，也是美学修复的前提。微创技术的逐渐普及为微创拔牙创造了条件。临时修复体技术的成熟，为种植后即刻修复缺失牙提供了基础。临时修复体很好地塑造了种植体周围软组织形态，为最终修复提供借鉴。

一、材料与方法

1. 病例简介 34岁女性患者。主诉：左上前牙折断一个多月。现病史：患者述，10年前在外地门诊行左右上前牙烤瓷冠修复，今左上前牙折断，要求种植修复。既往史：健康，无传染病病史。手术外伤史：无。检查：口内专科检查：口腔卫生可。21金属烤瓷冠修复，唇侧丰满度可。叩（－），略松动，牙龈无红肿。11烤瓷冠修复，叩（－），牙龈无红肿。22牙体完整，叩（－），牙龈无红肿。与31、32咬合关系正常。21与11、22接触点位于中下1/3，邻接关系可（图1～图5）。处置：告知患者治疗计划，方案，风险，费用，签知情同意书。模型检查：患者左上前牙与左下前牙咬合较紧（图6）。实验室检查：患者血液检查结果正常。凝血功能正常。无传染病（图7）。影像学检查：21牙折，断端位于唇侧骨伤2mm，腭侧位于骨下0.3mm，近中骨下0.5mm，远中骨下2mm。根断可见约1mm×1mm×1mm低密度影。可用骨宽度5.7mm，可用骨高度19mm（图8）。

作者单位：1. 唐山协和医院 2. 东营市人民医院 3. 北京大学口腔医院
通讯作者：李磊磊；Email: rmyylll@163.com

2. 诊断 21牙折。

3. 治疗计划 拔除21，即刻植入Straumann 4.0mm×14mm种植体，即刻修复。

4. 治疗过程

（1）第一阶段美学分析：①面部分析：患者双侧眉弓最高点连线、瞳孔连线、口角连线平行。左右面部对称（图9、图10）。②唇齿分析：中位笑线。切缘曲线与下唇连线基本平行；微笑时露8颗牙；患者口内阴性空隙对称，连续；中线对正（图11）。③牙齿、牙龈分析：双侧侧切牙切缘距离各自所在侧中切牙与尖牙连线距离均为1mm，符合美学比例。患者牙齿宽长比，龈缘最高点的位置不符合美学比例（图12）。

通过以上分析，综合考虑，患者为中位笑线，说话、微笑时均不暴露牙龈及牙齿未符合美学标准的元素，故最终修复方案考虑与原修复体尽量相似，制作时参照右侧同名牙。

（2）第二阶段即刻拔牙：常规口、内外消毒，铺巾。盐酸阿替卡因局麻下，采用微创器械拔除患牙，可见患牙根尖约有1mm×1mm×1mm肉芽组织（图13、图14）。

（3）第三阶段即刻种植：逐级备洞后，植入Straumann 4mm×14mm种植体，植入Bio-Oss骨胶原，上愈合基台，利用取模杆转移种植体位置（图15～图19）。

（4）第四阶段临时修复体制作：在模型上去除21牙，掏空模型，预留替代体位置，利用取模杆定位替代体位置，蜡包埋替代体，上临时基台，利用术前翻制的透明硅橡胶导板翻制临时义齿。修整临时义齿外形（图20～图24）。

（5）第五阶段即刻修复：高压蒸汽清洁临时修复体，去除愈合基台，将临时修复体就位，检查咬合关系（图25～图31）。

（6）第六阶段术后复查：软组织保留较好。进行最终修复，检查咬合状况（图32～图38）。

二、结果

种植体植入后愈合良好，软组织保留好，牙龈乳头等得到很好的保留。种植体与周围骨组织结合好。患者对修复结果满意。

三、讨论

1. **按照美学AACD（American Academy of Cosmetic Dentistry）标准与舒适美学CCD（Comfortable Cosmetic Dentistry）的比较** 均衡考虑生物、机械、美学三大要素同时结合患者心理、社会、人文因素，确定治疗目标是以美学基础目标为基础，患者满意为导向的。在日常我们所遇到的病例当中相当大一部分是按照CCD来进行的。

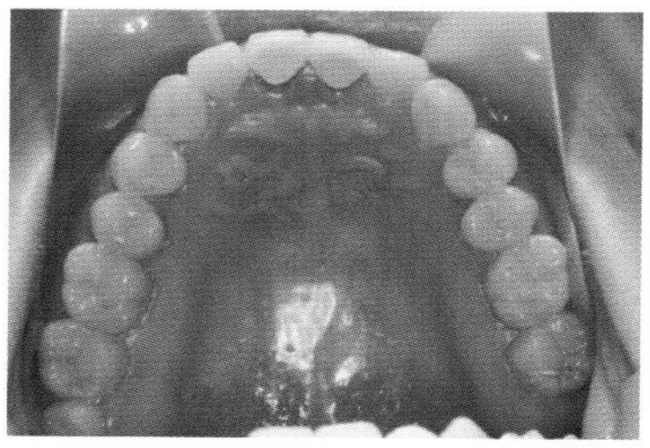
图1 术前信息采集口内片，上颌像

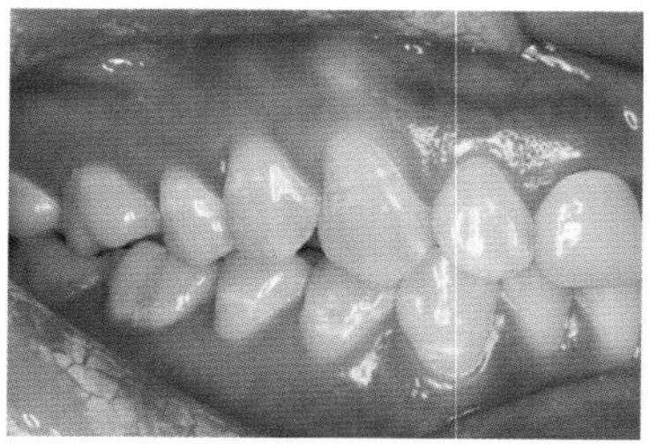
图2 术前信息采集口内片，右侧像

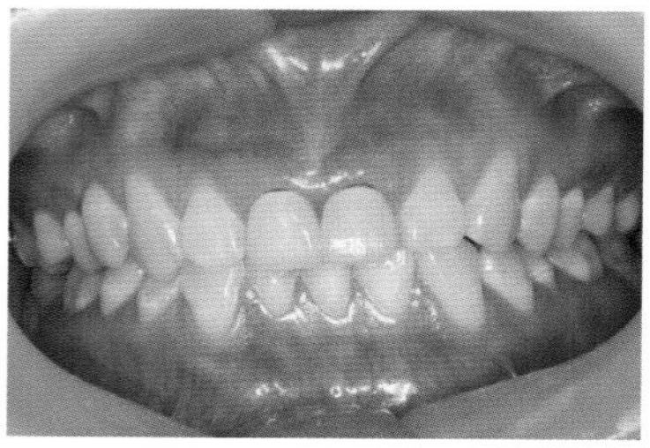
图3 术前信息采集口内片，正面像

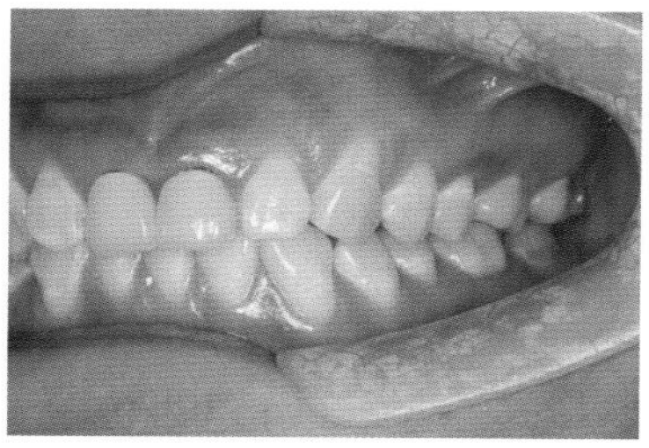
图4 术前信息采集口内片，左侧像

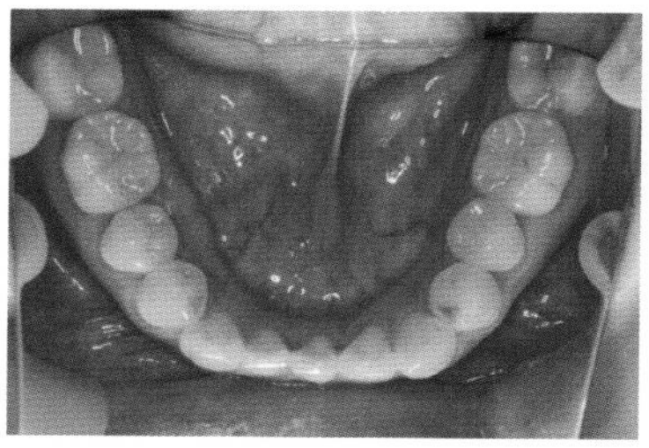
图5 术前信息采集口内片，下颌像

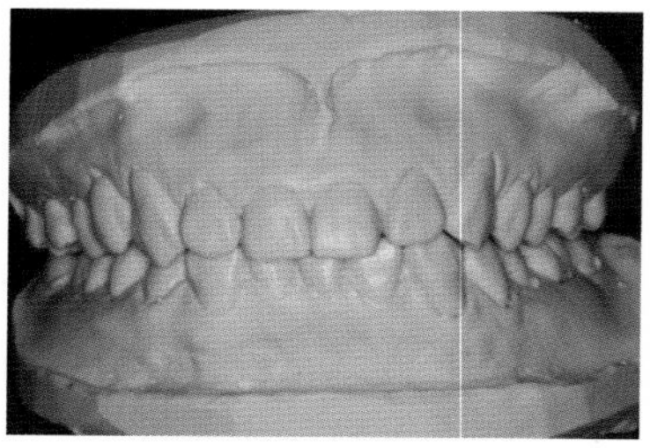
图6 术前信息采集：模型检查

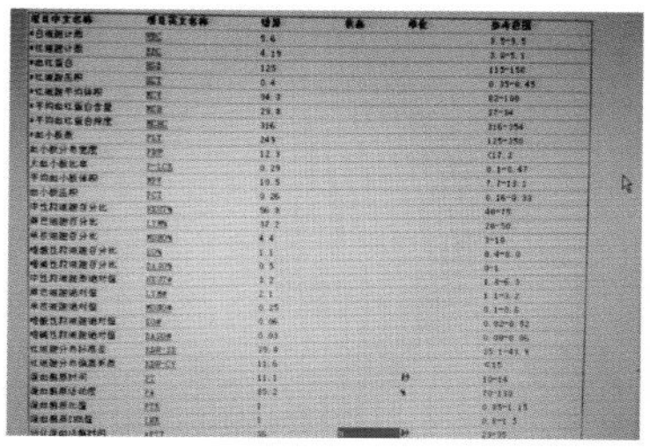
图7 术前信息采集：实验室检查

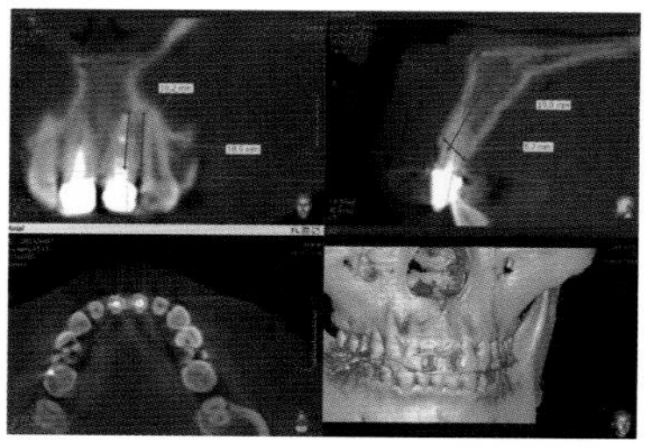
图8 影像学检查及分析

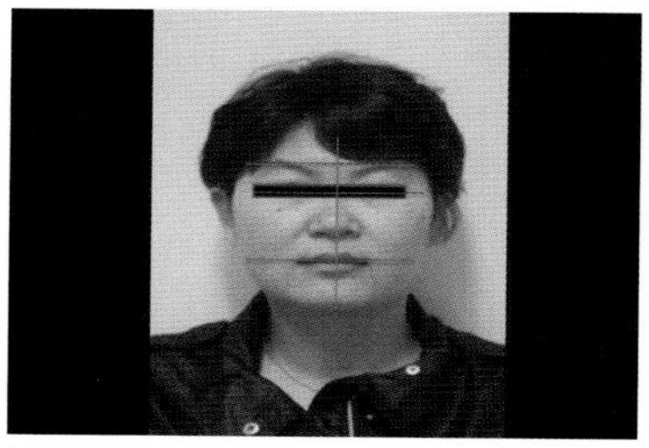
图9 术前信息采集面部分析，正面像

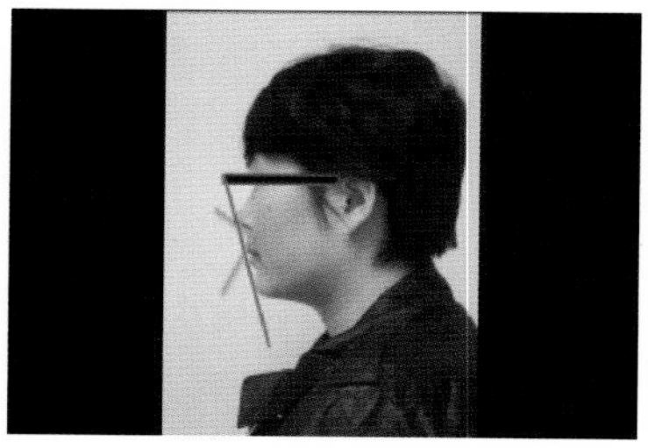
图10 术前信息采集面部分析，侧面像

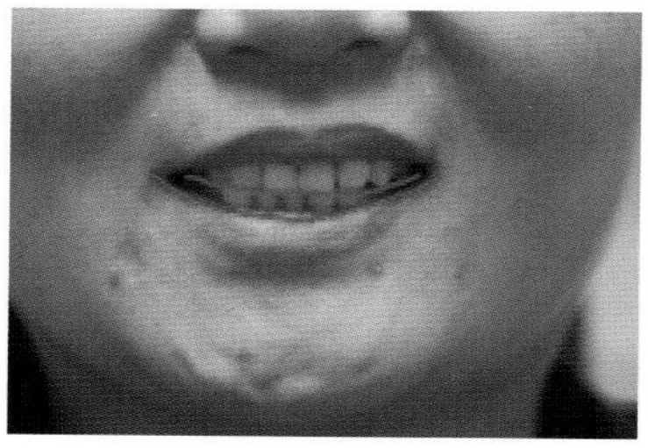
图11 术前信息采集：唇齿分析

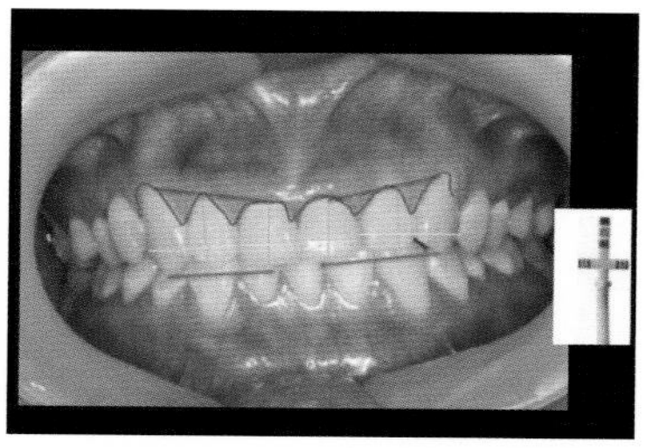
图12 术前信息采集：牙齿分析、牙龈分析

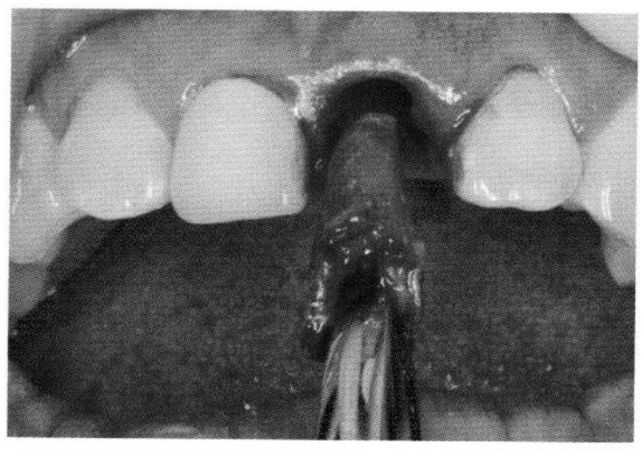
图13 微创拔牙之：拔除患牙

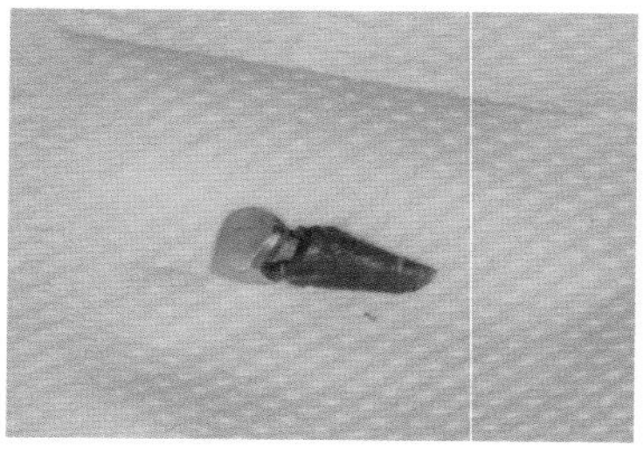
图14 微创拔牙之：拔除患牙检查

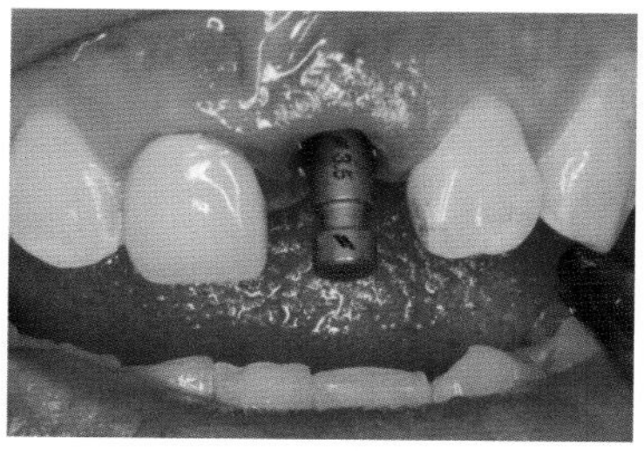
图15 即刻种植之逐级备洞与检查植体位置

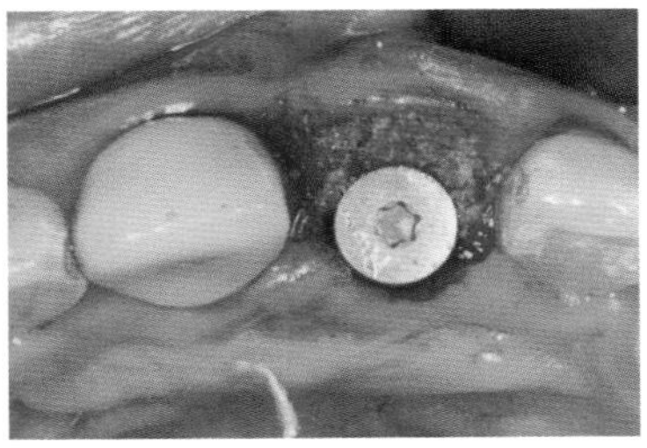

图16　即刻种植：上愈合基台，植骨

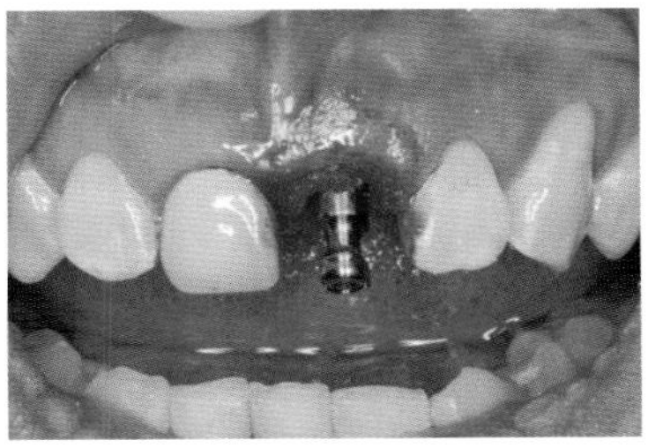

图17　即刻种植：连接取模杆

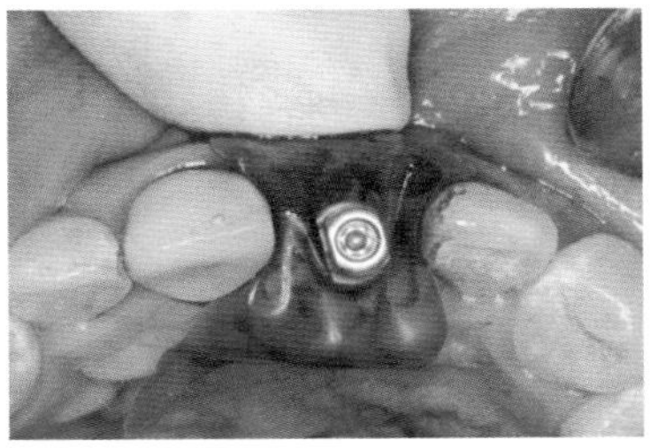

图18　即刻种植：上橡皮障

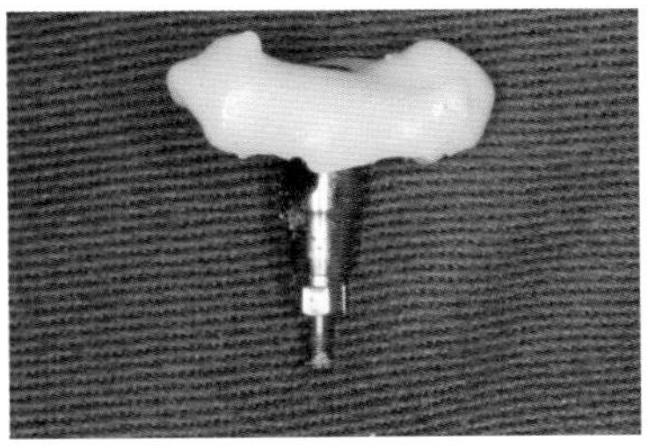

图19　即刻种植：转移植体位置

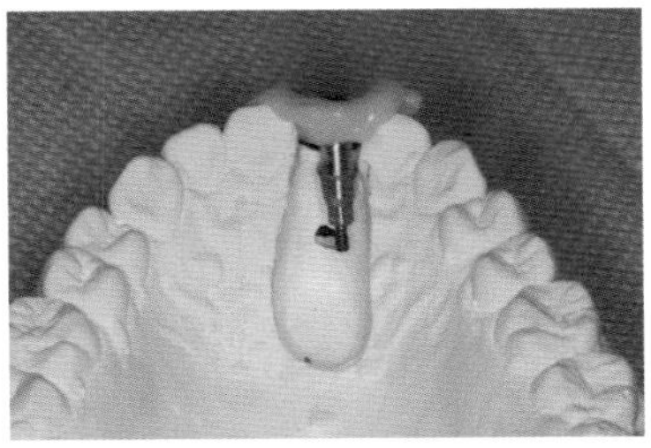

图20　即刻修复：转移植体位置

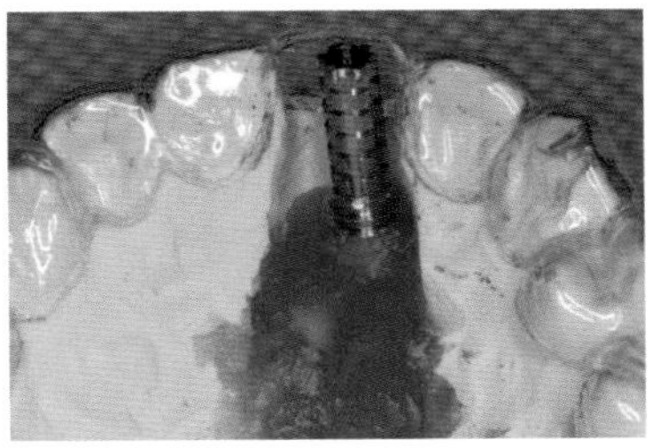

图21　即刻修复：连接临时基台

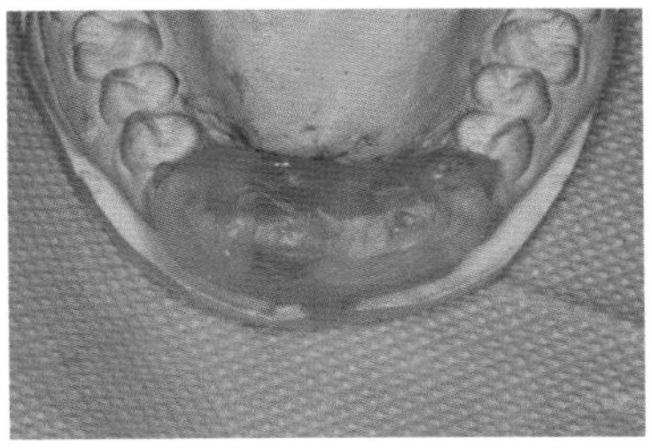

图22　即刻修复：根据术前导板翻制临时义齿

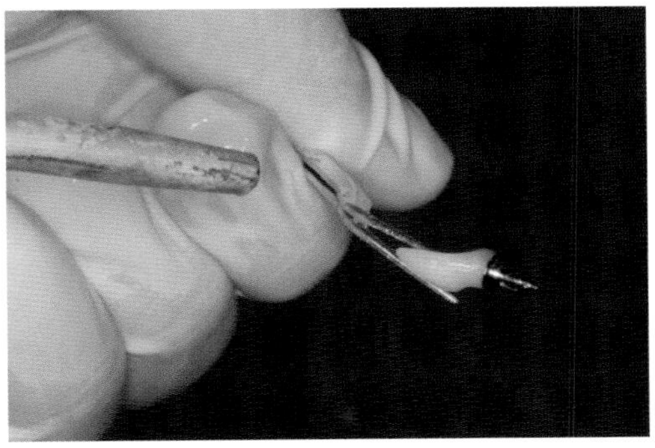

图23　即刻修复：高压蒸汽清洁临时义齿

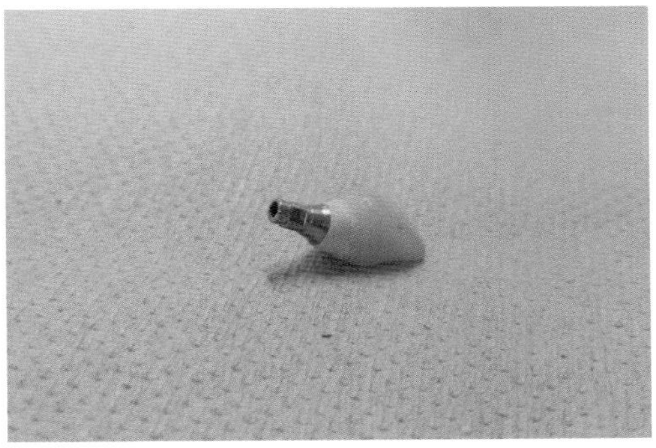

图24　即刻修复：制作完成的临时修复体

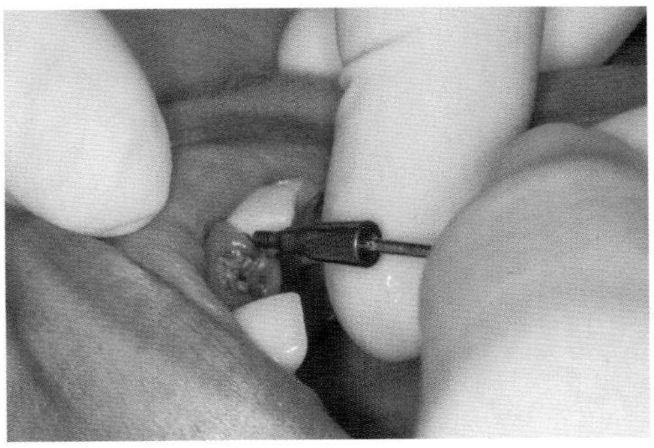

图25　即刻修复：取出愈合基台

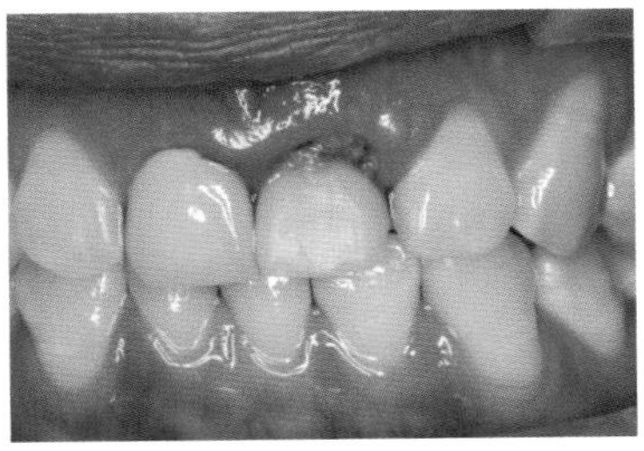

图26　即刻修复：临时修复体就位

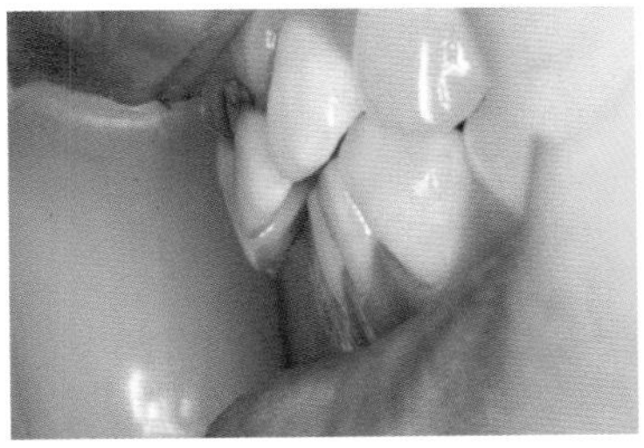

图27　即刻修复：无咬合接触

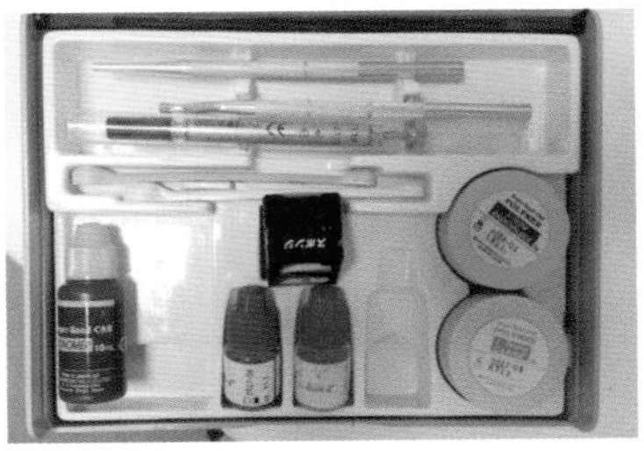

图28　即刻修复：超级粘接剂

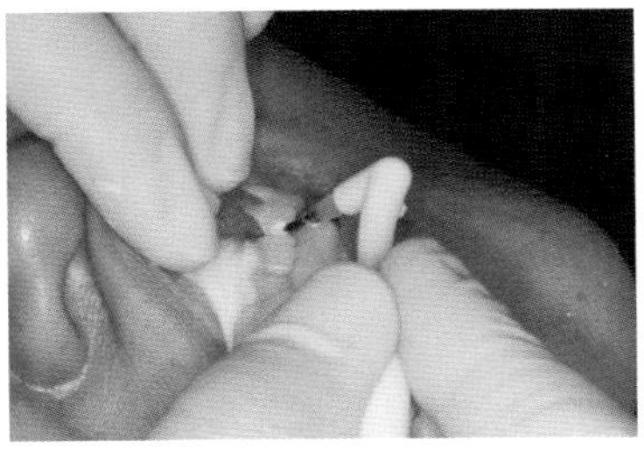

图29　即刻修复：超级粘接剂蘸笔法使临时修复体与邻牙粘接

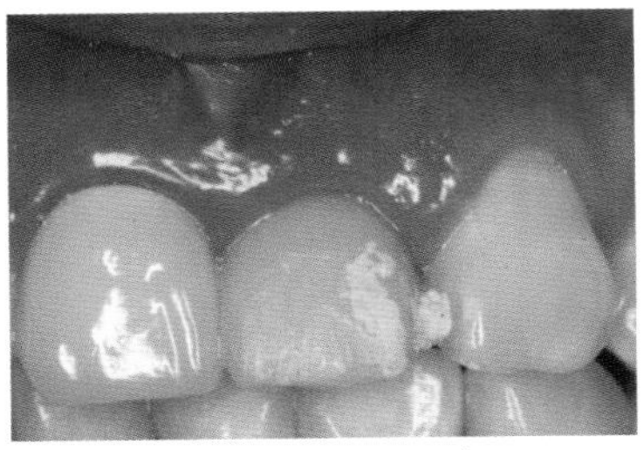

图30　即刻修复后唇面像

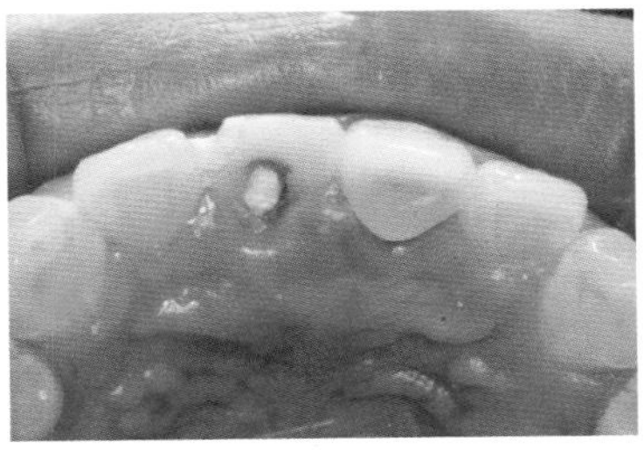

图31　即刻修复后腭面像

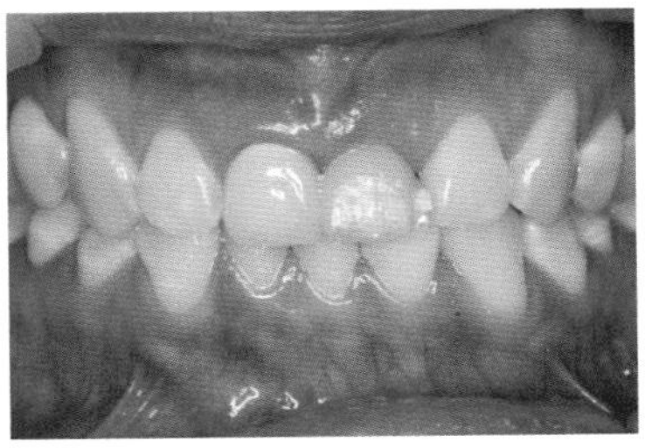

图32　临时修复1个月后复查

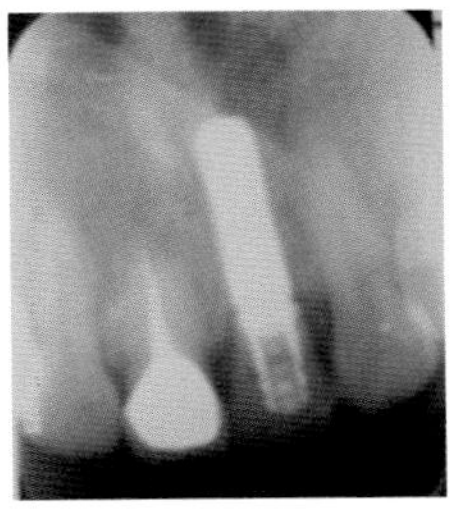

图33　1个月后影像学检查

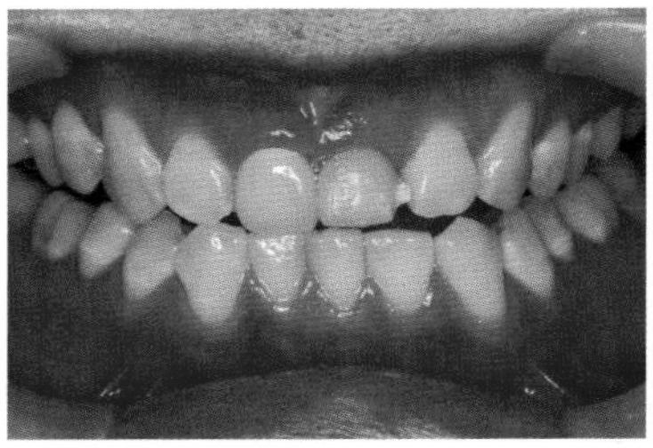
图34　临时修复5个月后复查

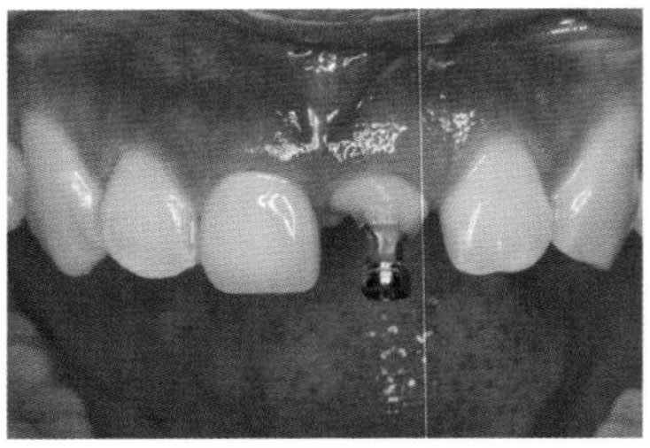
图35　最终修复：个性化取模

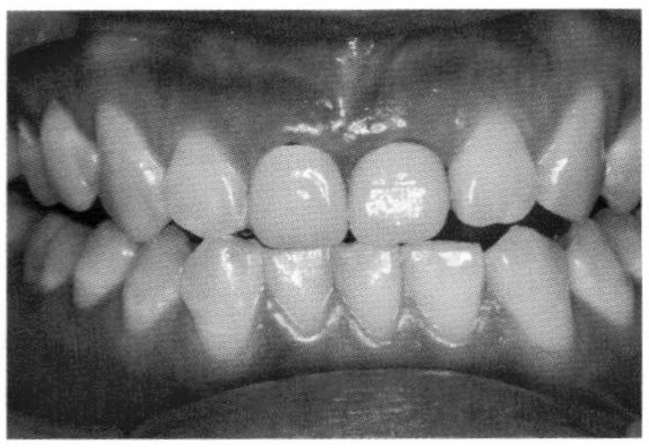
图36　最终修复之前伸殆检查

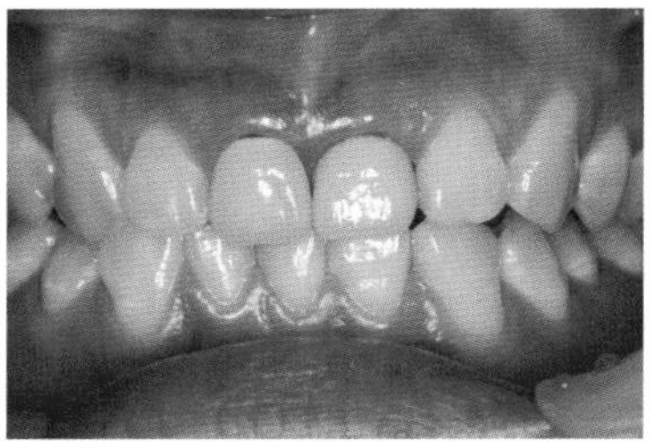
图37　最终修复之右侧方殆

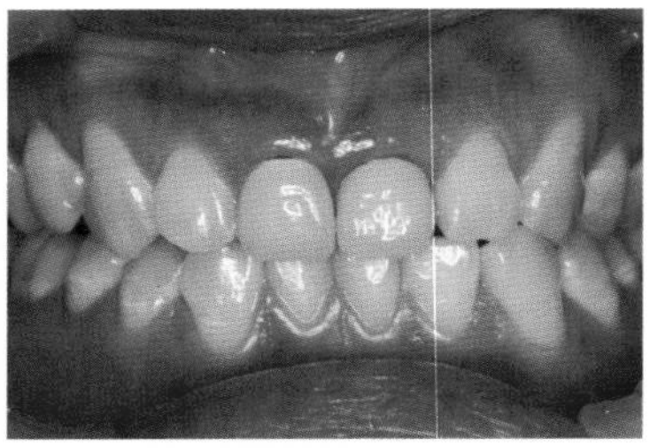
图38　最终修复左侧方殆

2. 微创拔牙　随着微创技术的发展和微创器械的进步，利用微创器械切断牙周韧带，拔除患牙，减少了对牙槽骨的损伤，为即刻种植提供了便利。微创拔牙后，彻底清楚拔牙窝内残留感染物质。

3. 美学区修复微创及暂时修复体设计原则　采用不翻瓣技术，减少术中出血及手术时间；减少感染风险。即刻修复对种植体的初期稳定性，咬关系，都有严格的要求。选择好适应证是成功的关键。前牙的修复体无论牙冠形态、质感、颜色、排列位置上都应与临牙相似。种植美学区的临时复体还具有诱导牙龈成形的作用。

参考文献

[1] 王海洋, 于彦领. 比较分析即刻种植与延期种植修复牙齿缺失的临床效果[J]. 世界最新医学信息文摘, 2016, 16(19).
[2] 中华口腔医学会口腔种植专业委员会. 即刻种植还是延迟即刻种植专题研讨会会议纪要[J]. 中华口腔医学杂志, 2013, 48(4):233.
[3] 张艳靖, 王柏翔, 刘小利,等. 即刻种植和延期种植对种植体周围软组织影响的对比研究[J]. 实用口腔医学杂志, 2013, 29(4):500-503.
[4] Augat P, Bühren V. Modern implant design for the osteosynthesis of osteoporotic bone fractures[J]. Der Orthopde, 2010, 39(4):397-406.
[5] Chen N C, Jupiter J B. Management of distal radial fractures[J]. Journal of Bone & Joint Surgery American Volume, 2007, 89(9):2051-2062.
[6] Vasenius J. Operative treatment of distal radius fractures[J]. Scandinavian Journal of Surgery Sjs Official Organ for the Finnish Surgical Society & the Scandinavian Surgical Society, 2008, 97(4):296-297.
[7] Henry MH. Distal Radius Fractures: Current Concepts[J]. J Hand Surg Am, 2008, 33(7):1215-1227.
[8] Preston JD. The Golden Proportion Revisited[J]. Journal of Esthetic & Restorative Dentistry, 2010, 5(6):247-251.
[9] 孙少宣.口腔审美学[M]. 北京：北京出版社, 2004.

下前牙即刻种植即刻修复1例

秀华　雷建亮

摘要

牙周炎患者下前牙松动无保留价值，通过对拔除患牙的种植体植入位点分析，评估术后修复的美学及功能恢复风险。在牙周炎控制在无活动性炎症的情况下，采用拔除后即刻种植即刻修复的方式，植入3颗种植体，当天即行临时冠修复，并于种植体骨结合后进行常规二期修复过程，最终获得了预期的美学及功能要求，并继续进行跟踪随访，观察远期疗效。

关键词：下颌前牙；种植；即刻修复；美学

、材料与方法

1. **病例简介**　54岁男性患者。主诉下前牙缺失1年，要求修复。口内检：31缺失。牙龈红肿退缩，牙根暴露，龈上牙石II度，软垢（++），色素++），探及龈下牙石。32、41、42松动III度。11伸长，唇面牙龈瘘管，压有脓，唇侧PD8mm，松动I度（图1）。X线检查：32、41、42四壁牙骨垂直骨吸收至根尖1/3，可用骨高度其余区域牙槽骨不同程度萎缩，可骨高度12～14mm（图2）。

2. **诊断**　牙列缺损；慢性牙周炎。

3. **治疗计划**　牙周基础治疗；拔除无保留价值患牙；32、32 42即刻种植修复。

4. **治疗过程**　牙周基础治疗（图3），种植一期手术，植入ITI瑞锆种植系统（图4～图6）术后即刻修复（图7、图8）、术后2个月修整临时牙、3个月修复（图9～图11）。

二、结果

最终修复体获得很好的美学及功能要求。

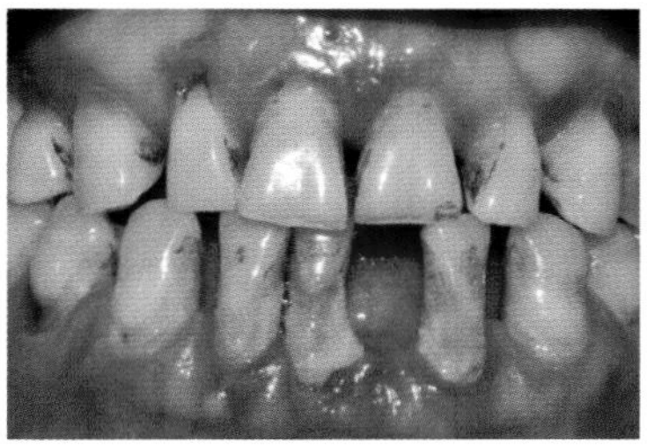

图1　口内检查

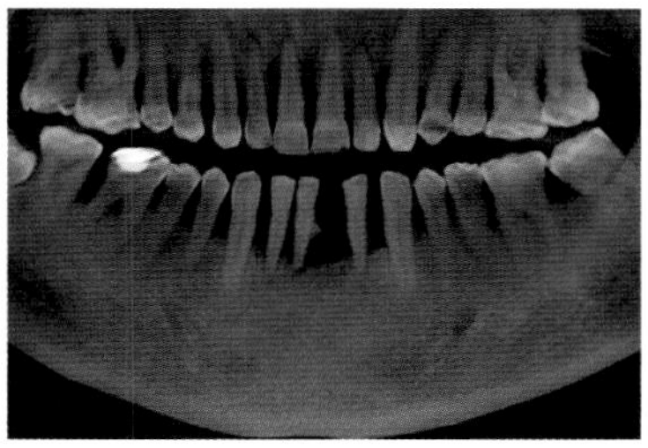

图2　X线检查1

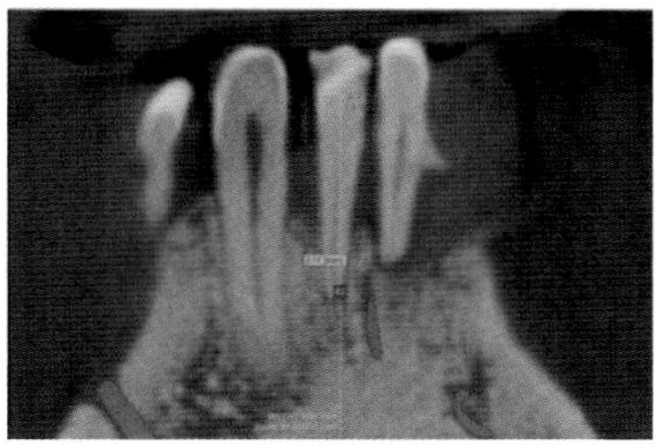

图3　X线检查2

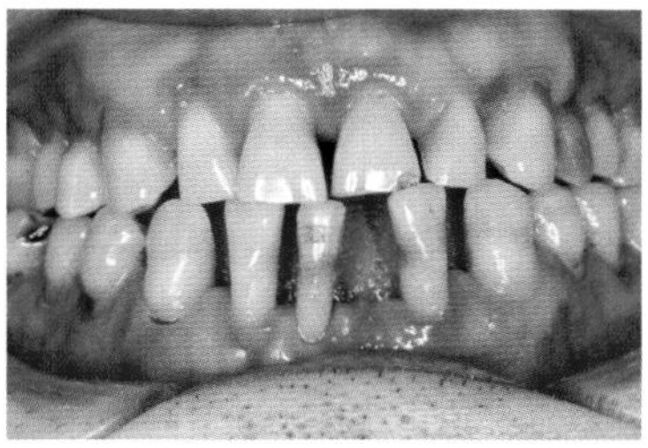

图4　牙周基础治疗后

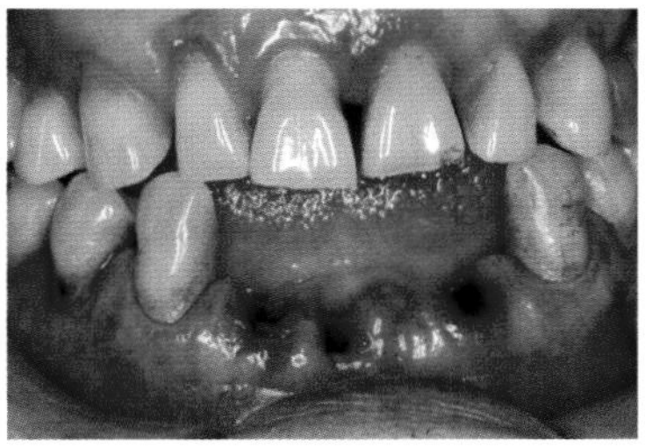

图5　拔牙术后

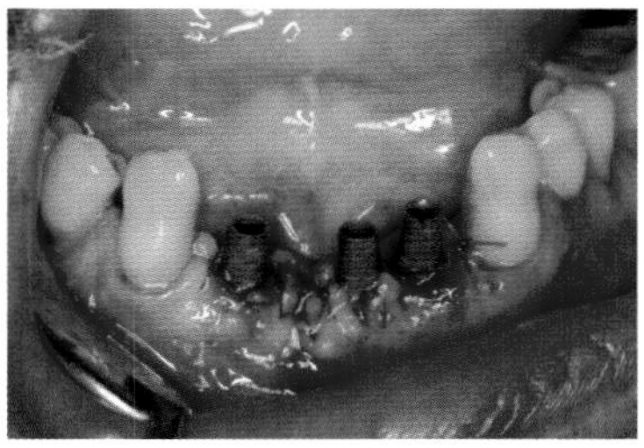

图6　植入种植体

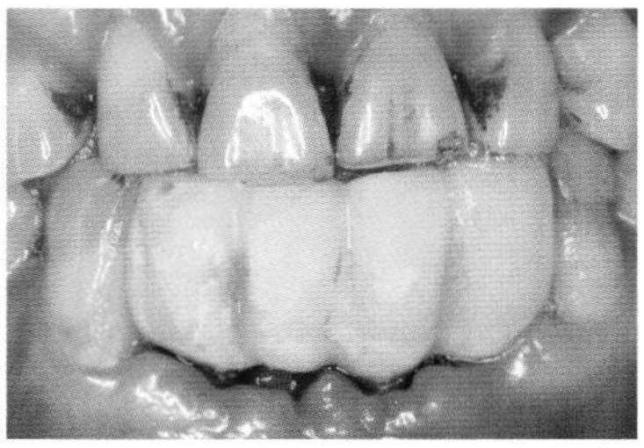

图7　即刻修复

者单位：福州晶特尔齿科会所
讯作者：肖秀华；Email: 913327917@qq.com

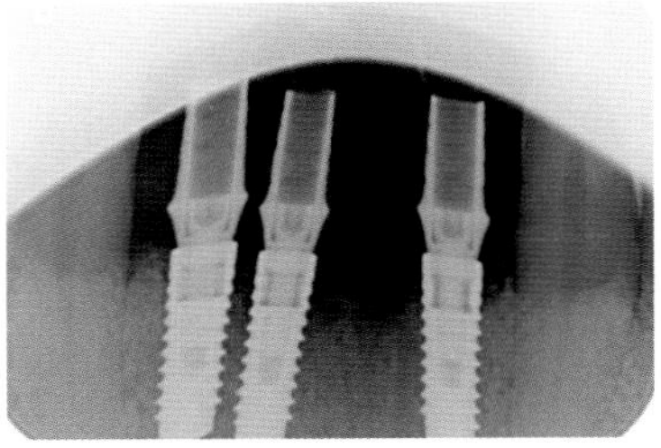
图8 术后X线片

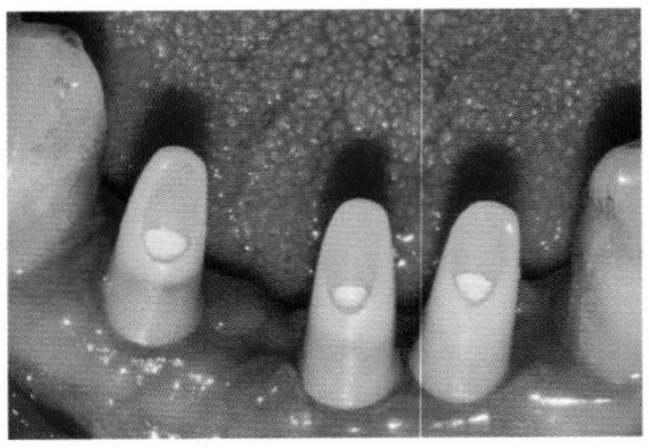
图9 3个月修复，锆基台

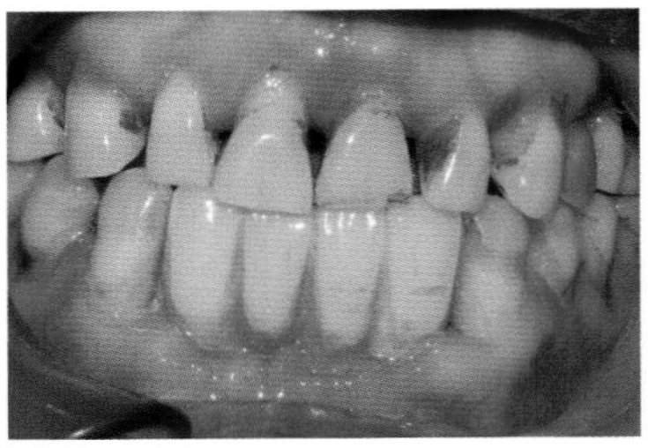
图10 3个月修复戴牙

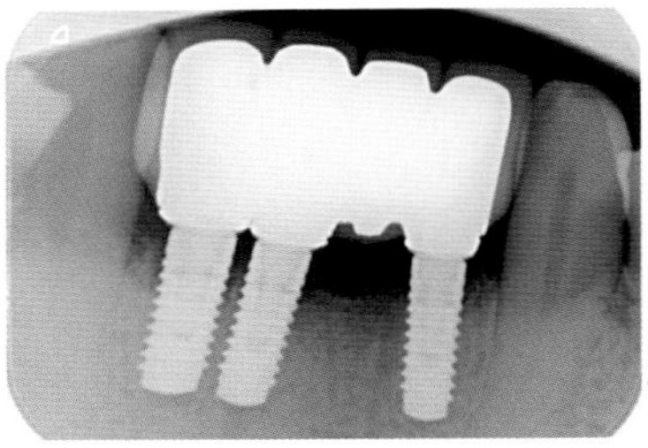
图11 3个月戴牙X线照

参考文献

[1] Grunder U, Gracis S, Capelli M. Influence of the 3-D bone-to-implant relationship on esthetics[J]. International Journal of Periodontics & Restorative Dentistry, 2005, 25(2):113.
[2] 郭留云, 岳二丽, 陆珂. 慢性牙周炎与种植体周围炎相关性的临床研究[J]. 口腔医学研究, 2010, 26(4):544-546.
[3] 王宇婷, 邱憬. 牙周病患者种植治疗的相关风险因素[J]. 口腔医学, 2015, 35(4):310-313.
[4] 马毅慧, 石咏梅, 郭家平,等. 即刻种植与延期种植的回顾性临床研究[J]. 临床口腔医学杂志, 2012, 28(10):628-629.
[5] 宿玉成. 种植外科中的软组织处理及其美学效果[J]. 中华口腔医学杂志, 2006, 41(3):148-150.

单侧上颌窦前外侧壁开双窗提升同期种植病例报道1例

沈意涵　吴轶群　黄伟

摘要

目的：探讨上颌后牙缺牙区骨量不足，且存在上颌窦骨性分隔病例的种植手术方案，提高此类病例种植成功率。**材料与方法**：23岁女性患者，既往身体健康，否认系统性疾病史，14～16缺失半年，口腔卫生状况尚可，附着龈宽度理想，殆龈距略小。全景片示：右侧上颌后牙区牙槽嵴顶至上颌窦底的距离最低处约2.1mm，15和16之间有一骨性分隔，上颌窦内无炎症迹象。拟行右侧上颌窦前外侧壁开双窗同期种植Straumann SLA SP 4.1mm×10mmRN种植体2颗，同期植入Bio-Oos骨粉1g，填塞充分后将取下的骨板原位覆上，并在上颌窦侧壁开窗位置处覆盖Bio-Gide 25mm×25mm屏障膜1张，减张缝合。5个月后行种植体水平取模，2周后行冠桥修复。**结果**：3年后随访根尖片示，种植体周围未见明显牙槽骨吸收病变，患者对修复效果满意。**结论**：对于上颌窦存在骨性分隔的病例，上颌窦侧壁开双窗提升同期种植具有一定的局限性和适应证，但其可以避开分隔减小手术创伤，提高种植成功率，是一种可供借鉴用于解决此类病例的好方法。

关键词：上颌窦侧壁开窗；上颌窦分隔；同期种植

目前，上颌窦侧壁开窗提升术作为一种较为成熟的技术，已基本解决上颌后牙区因解剖及上颌窦气化等因素导致的上颌后牙种植区骨量不足的问题。然而，据文献报道，上颌窦骨性分隔的发生率为9.55%～50%，且该分隔可以存在于上颌窦的任何位置，并且把上颌窦分成2个或多个窦腔，给种植修复带来了困难和挑战。对于这些特殊病例，目前主要有几种解决方案，其一是选择上颌窦双开窗提升术以避开骨性分隔，其二是选择倾斜植入上颌结节区域，并在上颌窦前壁剩余骨高度尚可的位置植入植体，并连接成种植固定桥，从而避开上颌窦区域。

本文通过介绍1例单侧上颌窦开双窗提升同期种植的病例，讨论上颌窦分隔种植病例及其处理方法。

一、材料与方法

1. 病例简介　23岁女性患者，右上后牙多牙缺失半年，不愿意接受活动义齿修复，遂至我院口腔种植科就诊，要求种植修复。患者无系统性疾病史，无夜磨牙及吸烟等不良习惯。口外检查：颌面部无畸形，张口无歪斜，无弹响，张口度4.2mm。口内检查：14～16缺失，口腔卫生状况尚可，附着龈宽度理想，殆龈距略小。全景片示：右侧上颌后牙区牙槽嵴顶至上颌窦底的距离最低处约2.1mm，14、15之间有一骨性分隔，上颌窦内无炎症迹象。

2. 诊断　上颌牙列缺损。

3. 治疗计划　建议患者行右上颌窦侧壁开双窗提升同期种植。

4. 治疗过程（图1～图10）

（1）患者术前准备：告知患者手术风险及并发症，患者知情同意并签署知情同意书。患者术前1周经行全口龈上洁治，手术当天无身体不适。

（2）外科过程：患者取仰卧位，常规消毒铺巾，阿替卡因浸润麻醉下，于14、15、16牙槽嵴顶做水平切口，并于14近中做附加切口，使之形成L形。翻全厚瓣，显露右侧牙槽嵴顶及右上颌窦前外侧壁。用超声骨刀开引导点并磨除骨壁至完全显露上颌窦黏膜。轻轻敲开窗区骨板后，用专用器械提升双窗的上颌窦黏膜，并进行种植窝洞的预备。同期植入Bio-Oos骨粉1g，常规种植窝洞制备后植入Straumann SLA SP 4.1mm×10mm RN种植体2颗，填塞充分后将取下的骨板原位覆上，并在上颌窦侧壁开窗位置处覆盖Bio-Gide 25mm×25mm屏障膜1张，减张缝合。

（3）修复过程：术后5个月全景片示，右侧上颌窦内种植体稳定，无明显骨吸收。行种植体水平硅橡胶取模，2周后14、15、16钴铬合金烤瓷桥修复。

（4）随访：术后3年随访根尖片示，种植体周围未见明显牙槽骨吸收病变，患者对修复效果满意。

（5）材料与器械：种植体（Straumann，Balse，瑞士）、人工骨粉（Bio-Oss，Geistlich，瑞士）、屏障生物膜（Bio-Gide，Geistlich，瑞士）、可吸收缝线、常规种植手术器械以及上颌窦侧壁开窗术常规器械等。

作者单位：上海交通大学医学院附属第九人民医院
通讯作者：吴轶群；Email: 1413313536@qq.com

二、结果

本病例是上颌后牙区连续多牙缺失伴缺牙区垂直骨量不足且存在上颌窦骨性分隔的病例，通过单侧上颌窦开双窗同期植入2颗常规种植体，患者在5个月后完成种植修复，整个过程无上颌窦感染及鼻腔出血发生，3年后随访根尖片也显示，种植体周围未见明显牙槽骨吸收病变，患者对修复效果满意。

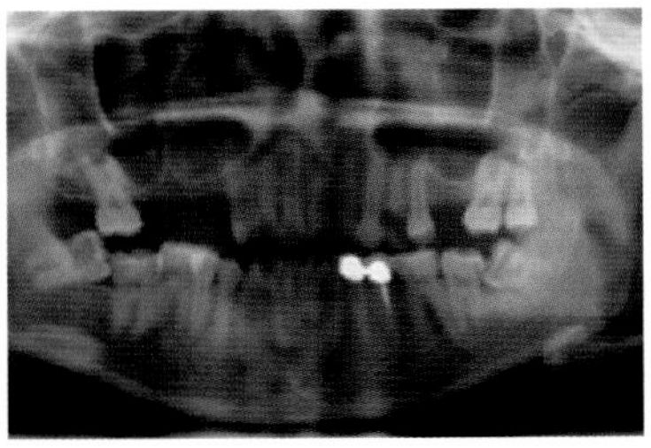
图1　患者术前全景片

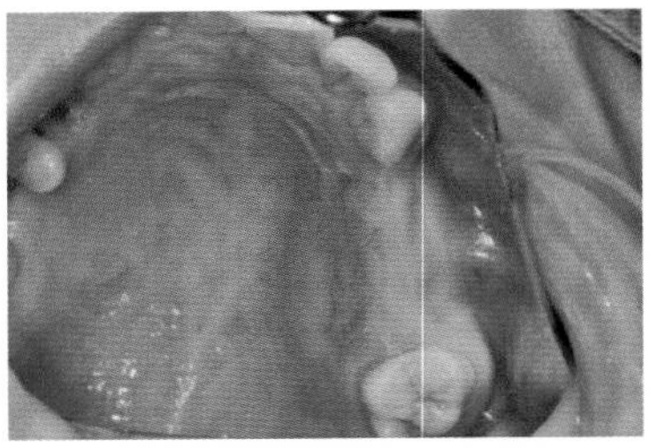
图2　患者术前口内像

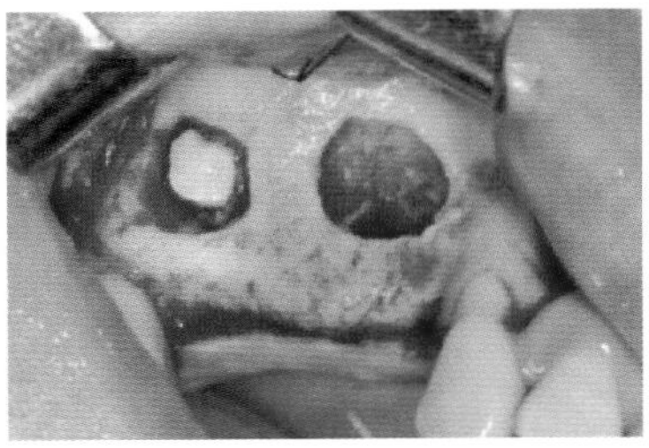
图3　患者术中右侧上颌窦开双窗

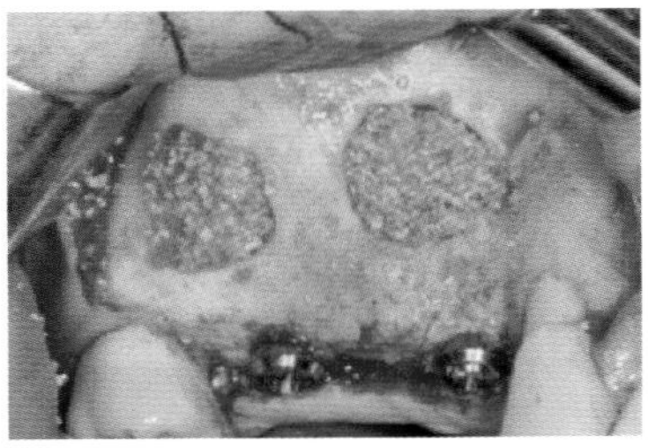
图4　术中右侧上颌窦开双窗后植入Bio-Oss骨粉并同期植入2颗种植体

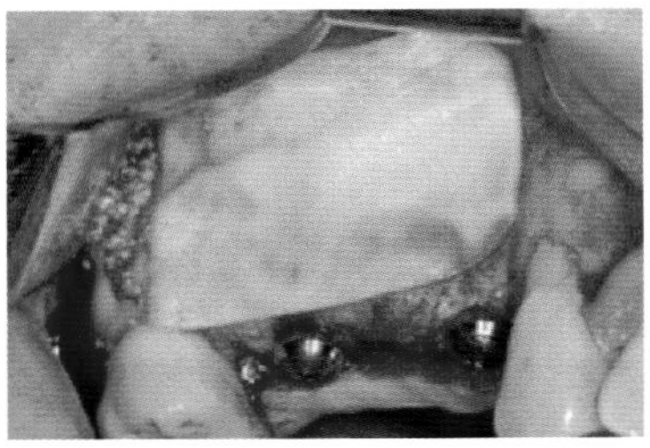
图5　术中右侧上颌窦完成双开窗及同期种植后前外侧壁盖Bio-Gide屏障膜

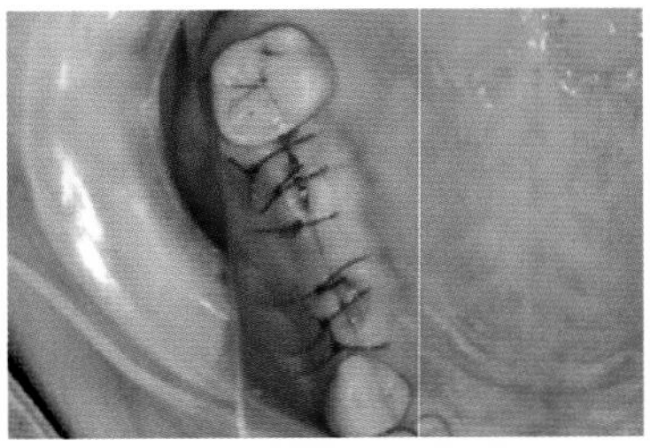
图6　完成手术后的口内像

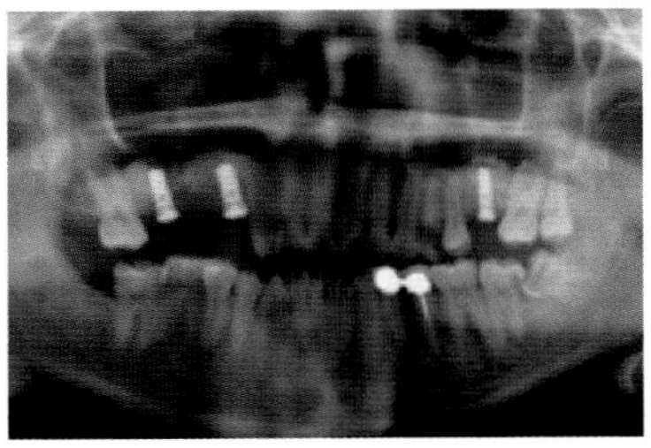
图7　右侧上颌窦开双窗术后5个月全景片

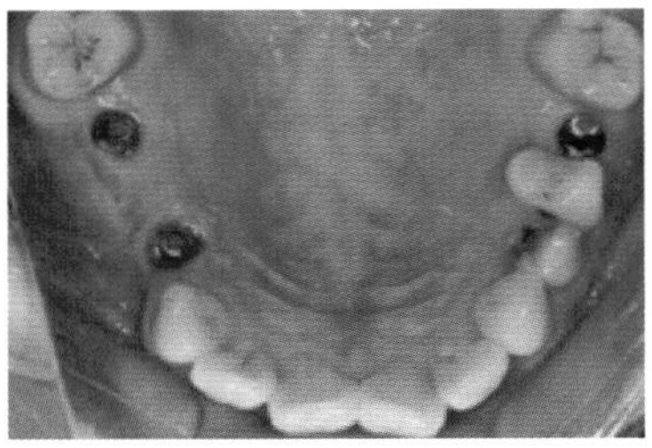
图8　上颌后牙区戴入基台后的口内像

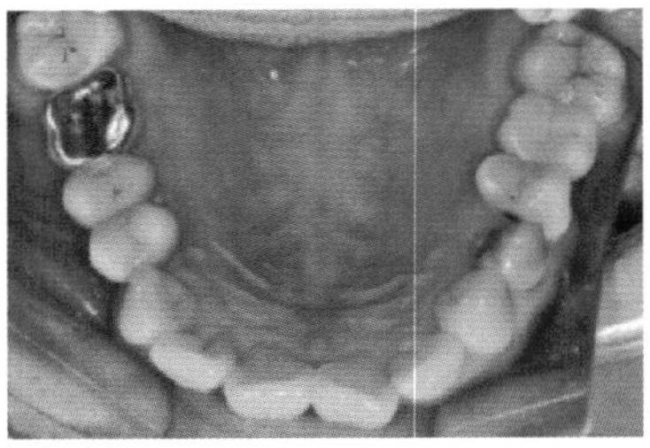
图9　完成修复后的上颌口内像

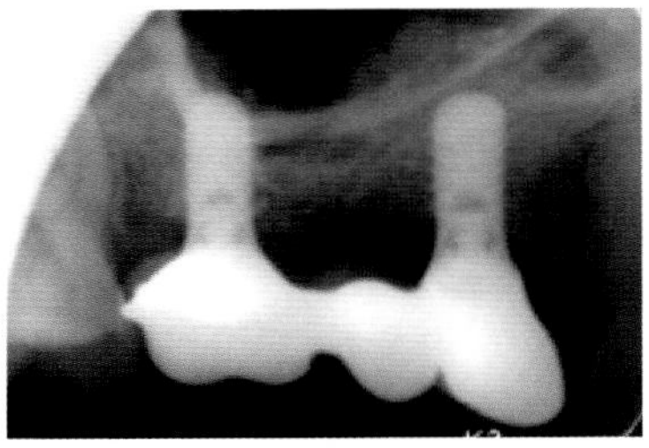
图10　修复后3年的随访根尖片

三、讨论

目前已经有多名学者研究了上颌窦分隔的普遍性。Underwood的研究发现上颌窦分隔的发生率约为33%，Ulm发现上颌窦分隔的发生频率为18.3%，Krenmmair等的研究得出上颌窦分隔发生率为16%，Kim通过CT研究200个上颌窦后发现上颌窦间隔总发生率约26.5%。虽然不同研究的数据不同，但都反映出上颌窦分隔的常见性和普遍性。鉴于该结构在种植牙上颌窦提升术中的重要意义，所以上颌后牙种植术前应常规进行CBCT检查，全面了解该部位的相关解剖结构，以及该结构对手术的可能影响和相关的应对措施，提高种植成功率。

此外，研究还发现上颌窦分隔发生在上颌窦中部最为多见，约为50%，前部次之，后部最少。笔者认为这可能是由于在临床上第一和第二磨牙缺失最为常见，牙缺失后产生了继发性分隔。而这些部位往往处于种植的关键部位，增加了上颌窦黏膜穿孔的风险，给上颌窦开窗植骨带来了困难和挑战。

对于这些存在上颌窦分隔的病例，有些学者主张将骨性分隔凿断后取出，以便于在其内填充支架材料进行上颌窦底提升，也有人提出根据分隔的位置，进行合理的选择开窗的部位，以避免破坏分隔，但对于哪一种做法更好目前尚无定论。主流的ITI Treatment Guide提出，根据骨性间隔的长度进行划分，对于间隔高于拟植入的种植体的病例，建议每个隔室开一个骨窗；当间隔低于拟植入种植体时，建议可将间隔去除，并视为上颌窦单腔经行植骨提升。另外，上颌窦间隔还要根据颊舌向的不同维度进行选择。

对于此类病例，目前另外一种解决方案是在上颌前磨牙区或第一磨牙区骨量尚可的位点进行常规种植体植入，并且在上颌结节区域行倾斜种植体植入，通过角度基台进行搭桥修复，避开可用骨高度较低的区域，具有创伤小、疗程短、费用少的特点，但其缺点是术者在上颌结节区域行种植体植入术时，角度不易控制。第二，此类方法还需要依赖上颌前磨牙区域或第一磨牙区域植入1～2颗常规种植体，具有局限性。另外，对于上颌结节区域骨质疏松的患者而言，可能因种植体稳定性不够影响后期的疗效，术前应综合评估，谨慎选择手术方案。

由于上颌后牙区单侧上颌窦开双窗提升同期种植的可行性取决于上颌窦分隔的位置和形态，因此该方法的应用有一定局限性。但通过对于此病例研究，我们可以看到，这种方法既巧妙地避开了上颌窦骨性分隔的问题，又保证了上颌后牙区垂直骨量不足种植体的长期稳定性，因此不失为是一种可供借鉴的方法。

参考文献

[1] 刘天涛, 黄建生, 王险峰, 等. 基于CBCT对汉族人群上颌窦骨分隔的影像学分析[J]. 实用医学杂志, 2012, 28(10)：1682-1684.
[2] Shen EC, Fu E, Chiu TJ, et al. Prevalence and location of maxillary sinus septa in the Taiwanese popu-lation and relationship to the absence of molars[J]. Clin Oral Implants Res, 2012, 23(6)：741-745.
[3] Krennmair G, Ulm CW, Lugmayr H, et al. The incidence, location, and height of maxillary sinus septa in theedentulous and dentate maxilla[J]. J Oral Maxillofac Surg, 1999, 57:667-671.
[4] Kim MJ, Jung UW, Kim CS, et al. Maxillary sinus septa: prevalence, height, location, andmorphology. A reformatted computed tomography scananalysis[J]. J Periodontol, 2006, 77:903-908.
[5] Ulm CW, Solar P, Krennmair G, et al. Incidence and suggested surgical management of septa in sinus-lift procedures[J]. Int J Oral Maxillofac Implants, 1995, 10:462-465.
[6] S.Chen, D.Buser, D.Wismeijer.ITI Treatment Guide Volume 5[M]. Quintessence Publishing Co, 2011.
[7] 刘凤玲, 陈键. CBCT在侧壁开窗上颌窦底提升中的临床应用[J]. 中国医学计算机成像杂志, 2014, 20(6):495-497.
[8] Won-Jin Lee, Seung-Jae Lee, Hyoung-Seop Kim. Analysis of location and prevalence of maxillarysinus septa[J]. Journal of Periodontal& Implant Science, 2010, 40:56-60.
[9] 张卉卉. 上颌后牙区严重骨萎缩的种植修复设计[J]. 中国口腔种植学杂志, 2009,14(2):136-137.

上颌前牙即刻种植1例

姜涛 张盼盼 李肇元

摘要

患者，年轻女性，无吸烟史，上前牙外伤折断，要求修复，微创下拔除上颌右侧中切牙断根，植入Straumann钛锆植体，唇侧填入Bio-Oss骨粉，4个月后，牙龈引导塑形，最终全瓷冠修复。

关键词：即刻种植；牙龈塑形

即刻种植是目前临床上被广泛接受的一种种植治疗方案，其临床效果也得到肯定。即刻种植的优点在于减少手术次数，减轻患者痛苦，减少患者的就诊次数缩短治疗时间。在前牙美学区可以通过局部的骨增量手术，维持和保持牙槽骨的外形，获得很好的美学效果。但是，有学者报道，即刻种植与延期种植相比更易出现唇侧牙龈退缩。常见的风险因素是薄龈型患者，种植体植入过度靠向唇侧，唇侧骨板过薄或骨缺损。因此，其适应证的选择非常重要。

一、材料与方法

1. 病例简介 28岁女性患者，因上前牙外伤折断，影响美观，要求修复，不接受固定义齿、活动义齿方案，全身情况良好。检查：11冠根折，唇侧折裂线平龈，腭侧龈下大约5mm（图1～图3）。

2. 诊断 11冠根折。

3. 治疗过程

（1）微创拔除折断牙根，检查颊侧骨壁完整（图3、图4）。

（2）球钻紧贴腭侧骨壁定位（图5、图6）。

（3）植入Straumann SLA钛锆3.3mm×12mm植体，颊侧空隙填入Bio-Oss骨粉Bio-Gide覆盖，严密缝合（图7、图8）。

（4）采用粘接桥临时恢复美观（图9）。

（5）4个月后复诊（图10、图11）。

（6）二期切开，临时基台，暂时冠进行牙龈塑形3个月（图12）。

（7）个性化基台复制暂时冠穿龈轮廓（图13～图19）

（8）1个月后复查：修复体完好，牙龈健康（图20～图22）。

二、结果

在选择好适应证的情况下，即刻种植可以获得满意的临床效果。

三、讨论

在2013年第5次ITI共识提出了即刻种植美学成功的基本条件：①拔牙窝骨壁完整。②颊侧骨壁至少有1mm厚度。③厚软组织生物学类型。④拔牙位点/种植位点无急性感染。⑤拔牙窝腭侧及根方的骨量能够为种植体提供足够的初期稳定性。⑥种植体植入在理想的三维位置。⑦当种植完全植入拔牙窝内时，其颈部平台需要与颊侧骨壁的内壁间至少有2mm的间距，代偿拔牙后颊侧骨吸收所造成的不利影响，此间隙中需植入低骨代谢率的骨替代材料。本病例微创拔牙后骨壁完整，属于厚龈生物型，三维位置复合标准，间隙填入骨替代材料。

作者单位：济南市口腔医院

通讯作者：李肇元；Email: sylzy1961@163.com

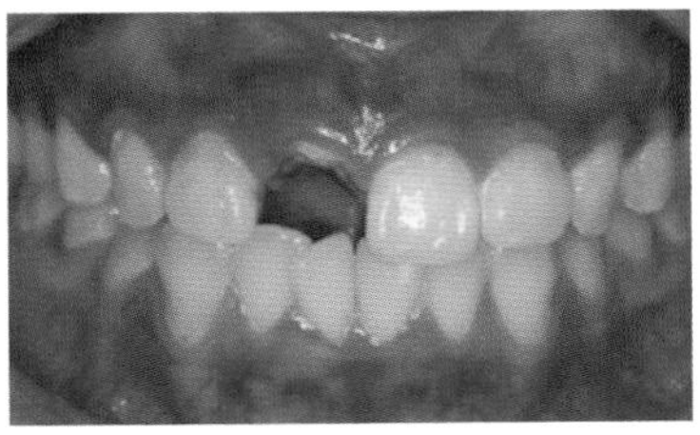
图1　术前像

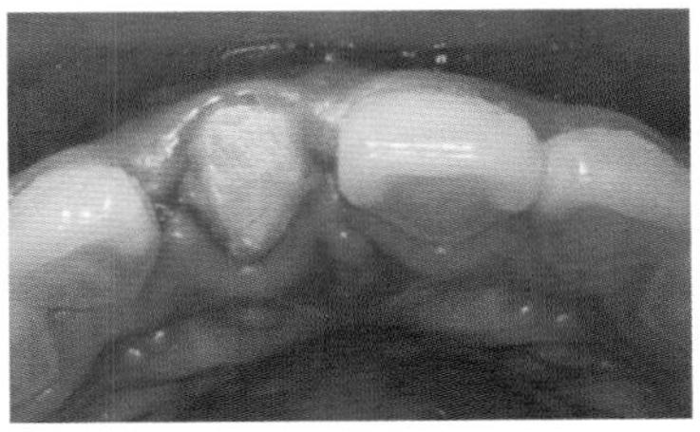
图2　殆面像

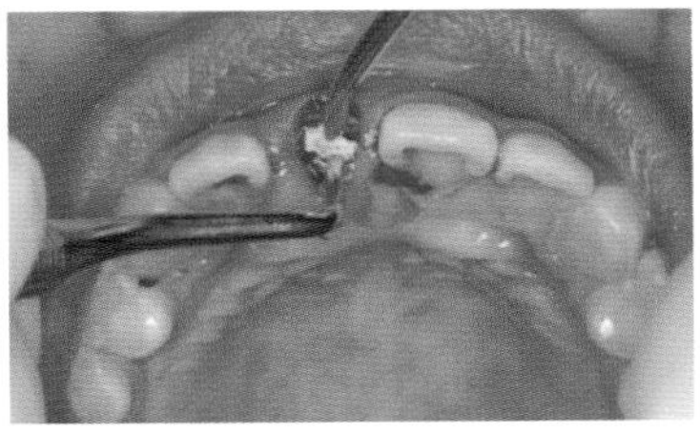
图3　微创拔除残根

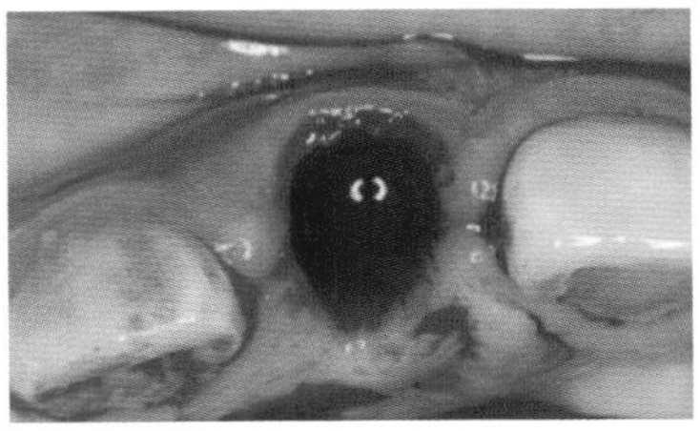
图4　检查颊侧骨壁完整

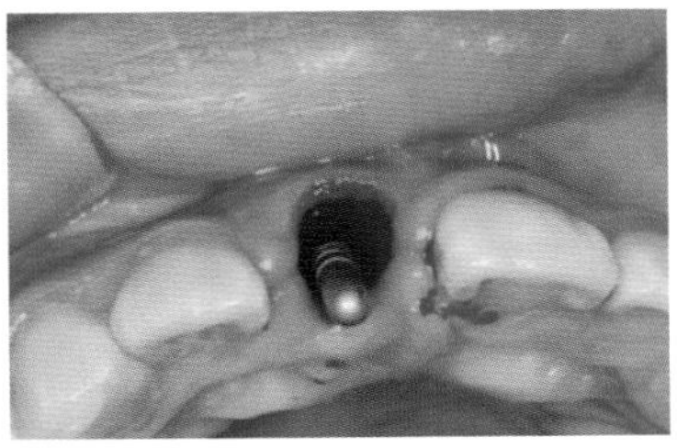
图5　球钻定位1

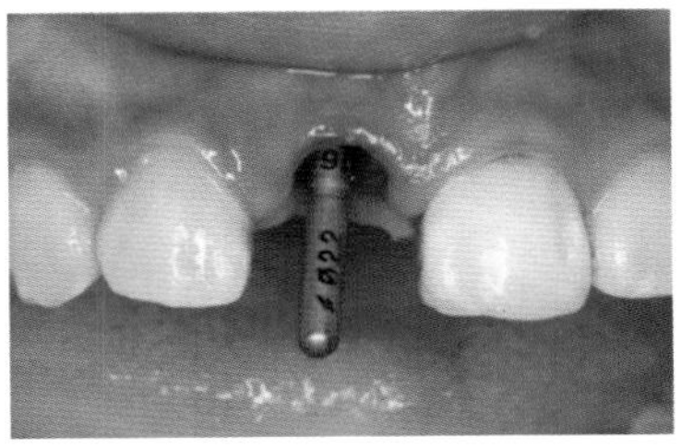
图6　球钻定位2

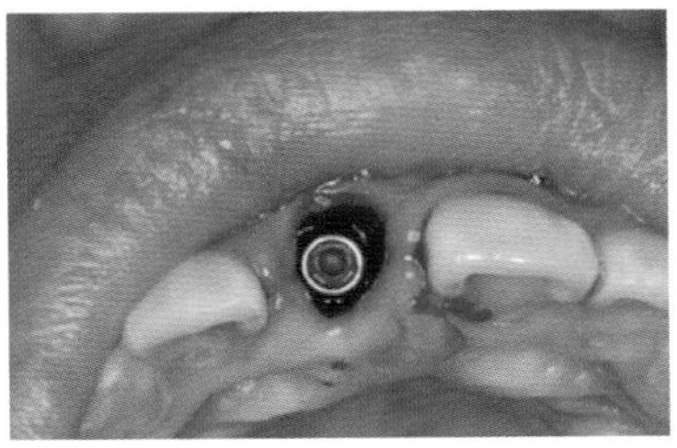
图7　植体植入

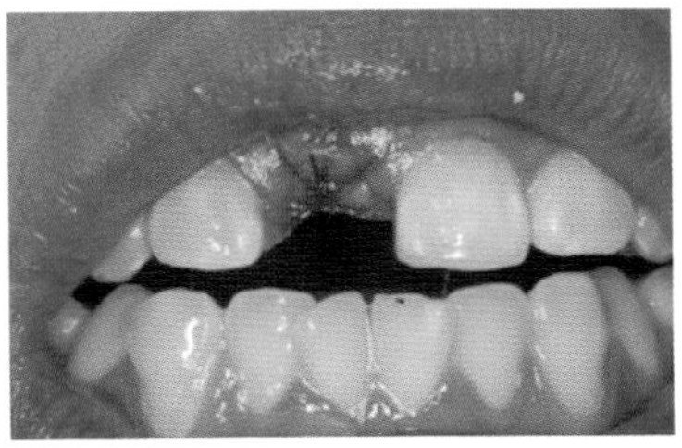
图8　颊侧空隙填入Bio-Oss骨粉Bio-Gide覆盖

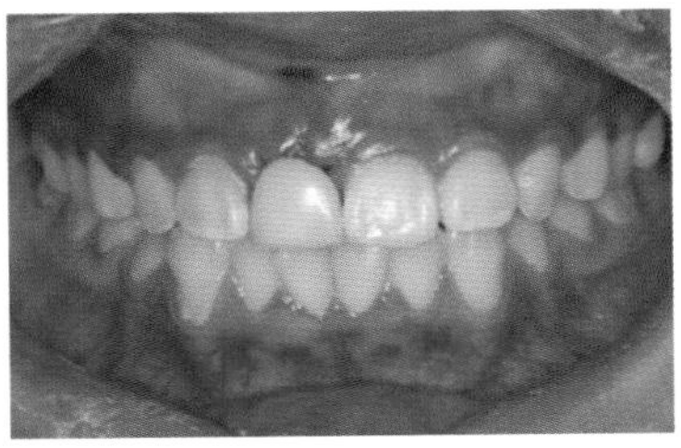
图9　临时修复

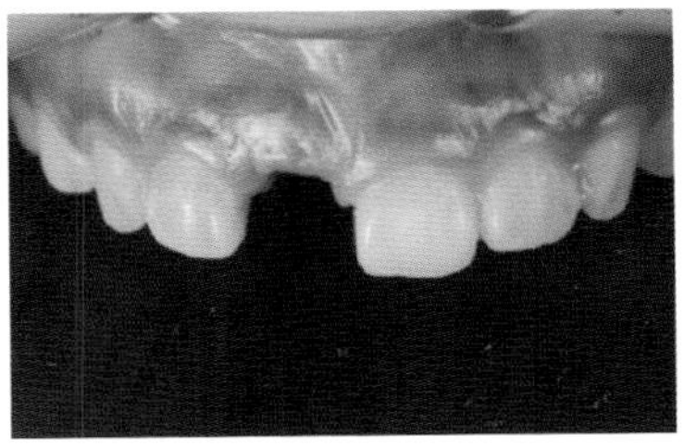
图10　4个月后复查，牙龈愈合良好

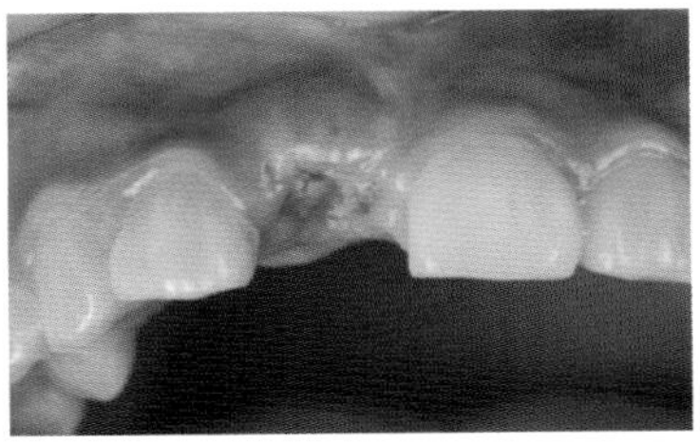
图11　4个月复查

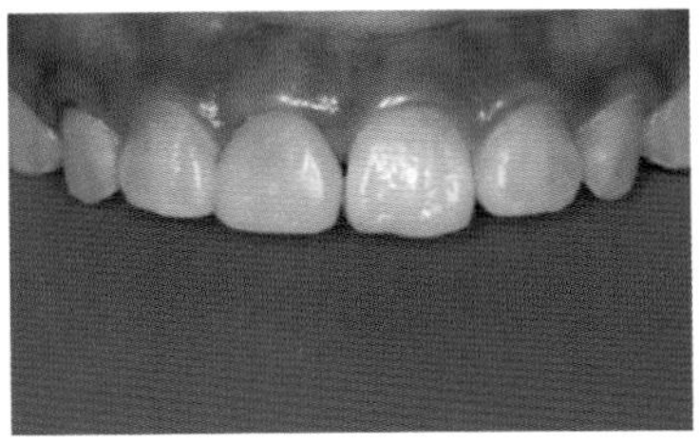
图12　暂时冠牙龈塑形

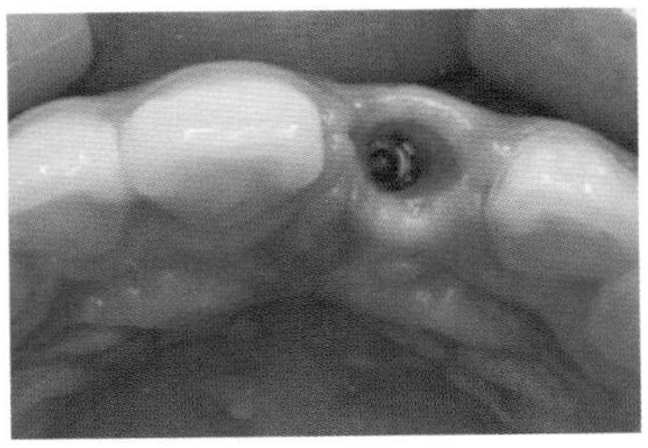
图13　牙龈塑形3个月后

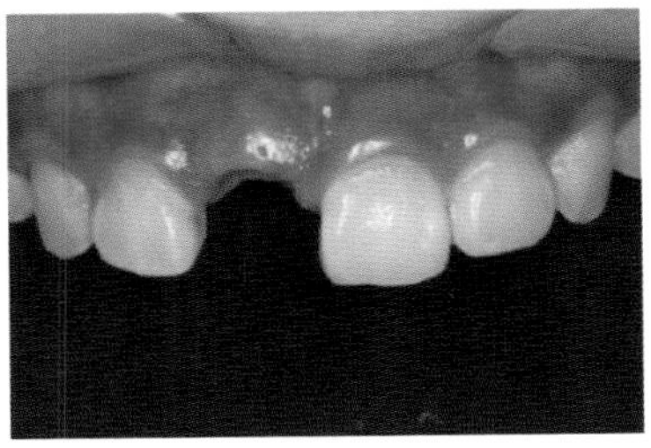
图14　牙龈塑形结束

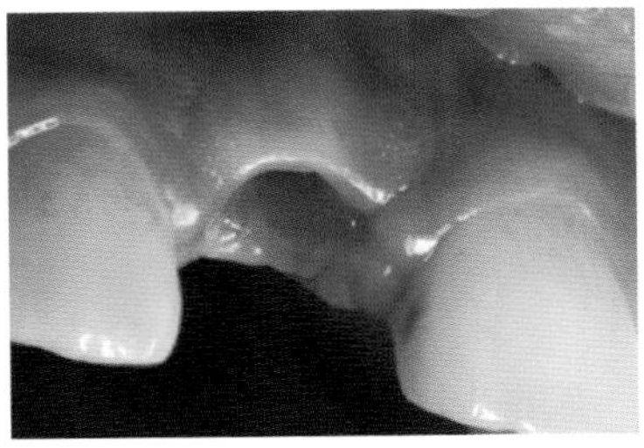
图15　穿龈轮廓

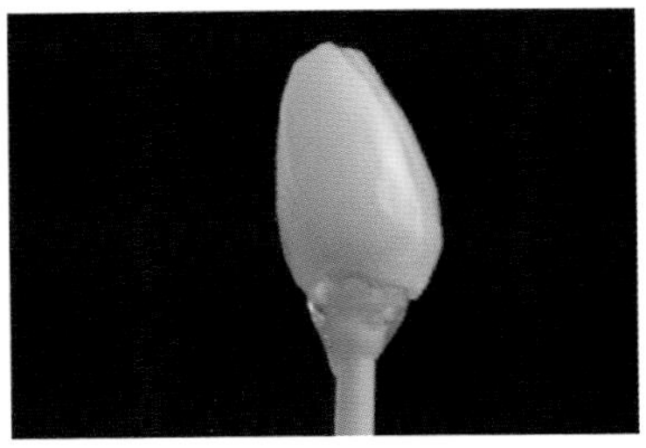
图16　全瓷冠复制暂时冠穿龈轮廓

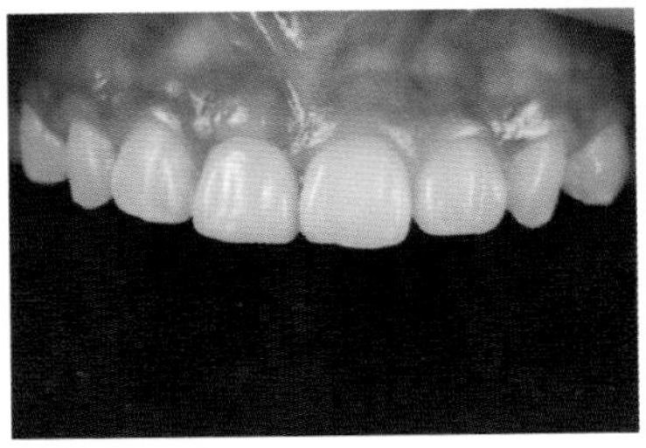
图17　全瓷冠即刻戴入患者口内

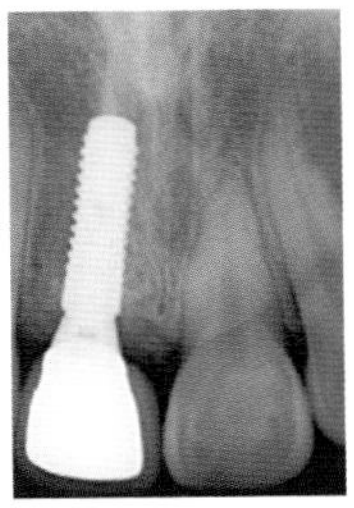
图18　修复后X线片

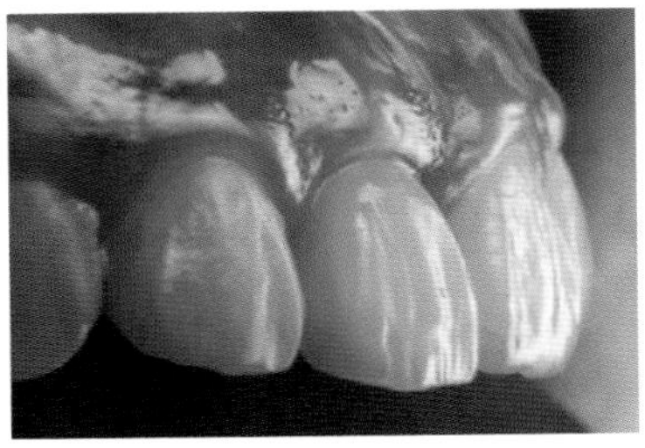
图19　牙龈健康，冠表面纹理

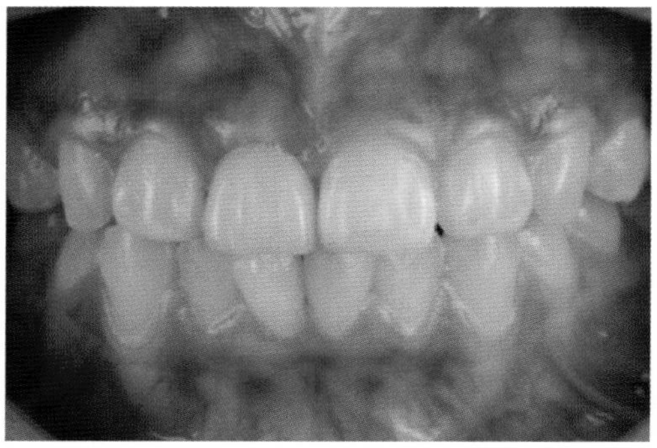

图20　1个月后复查1

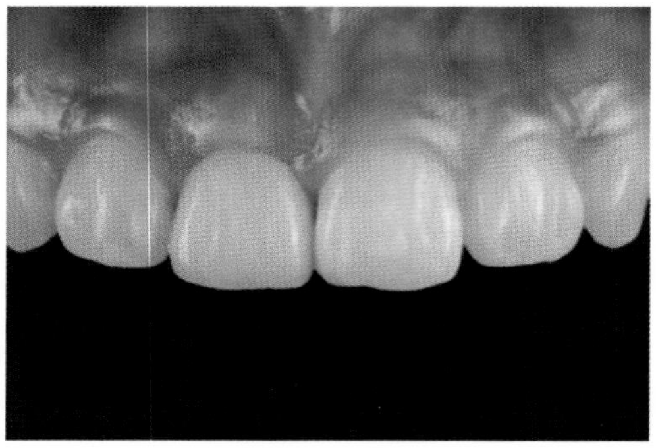

图21　1个月后复查2

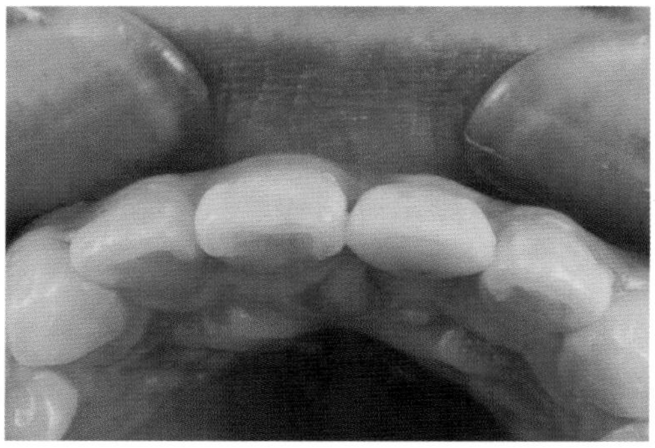

图22　1个月复查，唇侧牙槽骨基本稳定

参考文献

[1] De Rouck, T K Collys, J Cosyn. Single-tooth replacement in the anterior maxilla by means of immediate implantation and provisionalization: a review[J]. Int J Oral Maxillofac Implants, 2008, 23(5): 897-904.
[2] 施斌, 赖红昌. 关于即刻种植的思考[J]. 国际口腔医学杂志, 2014(3): 255-261.

局部黏膜瓣行附着龈及前庭沟重建1例

陆超[1] 潘巨利[2]

摘要

目的：探索一种简单有效的手术方法，用于临床中增加种植体周围角化龈宽度。**材料与方法**：患者左下后牙拔除后6年要求种植。种植位点角化龈宽度约为0.8mm。利用局部黏膜瓣行附着龈及前庭沟重建。术后2周拆线，术后1个月行种植手术，常规负荷。**结果**：患者在角化龈重建术后均获得了2.8mm的附着龈宽度。随访观察6个月未见明显角化龈退缩。**结论**：利用局部黏膜瓣行附着龈重建术创伤小，术后恢复快，不适感小，效果稳定。可以作为临床增加种植体周围角化龈宽度的有效方法。

关键词：附着龈重建；角化龈；种植

角化龈宽度是维持种植修复长期稳定的关键因素，大量研究证实种植体周围的角化龈宽度应≥2mm。

目前附着龈重建方法主要为自体腭黏膜游离移植。但存在需要开辟第二术区，手术操作相对复杂，术后不适感较明显以及黏膜瓣坏死风险等不足。因此，找到一种操作简单、创伤小、术后恢复快、远期效果稳定的方法，一直是种植医生普遍关注的问题。

本病例需要行种植修复，但种植区角化龈宽度0.8mm，采用局部黏膜瓣行附着龈重建术，术后获得了2.8mm宽度的角化龈。重建后的角化龈颜色，形态与天然牙附着龈一致。术后恢复快，无明显不适感。随访观察6个月，角化龈重建效果稳定。

一、材料与方法

1. 病例简介 42岁女性患者。主诉：左下后牙拔除6年。现病史：患者6年前于外院拔除左下后牙残根，期间未行修复治疗，现要求种植修复。既往史：否认全身系统病史，否认传染病史及家族遗传病史，否认过敏史，否认吸烟史，否认双膦酸盐类药物服用史。检查：颌面部左右基本对称，开口度及开口型正常，双侧颞下颌关节未见异常。36、37缺失，近远中距约18.5mm，殆龈距为7.5～8mm。牙槽嵴形态尚可，颊舌侧附着龈宽度约0.8mm。34、35、38全瓷冠修复，边缘密合，未见龋坏，不松动，无叩痛，牙龈无红肿（图1、图2）。CBCT示：36、37处可用牙槽骨宽度约?mm，高度为10.5～11mm，Ⅲ类骨质（图3～图5）。

2. 诊断 下牙列缺损。

3. 治疗计划 附着龈重建；36、37种植修复。

4. 治疗过程 完善术前各项检查，排除手术禁忌证，签手术知情同意书。缺牙区利用局部黏膜瓣行附着龈及前庭沟重建（图6～图8）。术后2周复诊拆线（图9），患者无不适主诉，可见术区愈合良好。术后4周复诊，见术区角化龈颜色，形态与天然牙颊侧附着龈一致，宽度约4.5mm（图10）。常规行种植手术，36植入Straumann SLA SP 4.1mm×8mm RN种植体，37植入Straumann SLA SP 4.8mm×8mm RN种植体，扭力均>35N，安放愈合基台（图11），修整龈缘形态，术区严密缝合，拍摄术后即刻曲面断层（图12），将修剪下的牙龈组织送病理。病理结果：标本符合角化复层扁平上皮。种植术后3个月复诊，见愈合基台颊侧角化龈宽度约2.8mm（图13）。常规采印，全瓷冠最终修复（图14～图17）。

作者单位：1. 北京市崇文口腔医院 2. 北京劲松口腔方庄医院
通讯作者：陆超；Email: luminous913@sina.com

二、结果

半年后复诊，颊侧角化龈颜色，形态正常，角化龈宽度约2.5mm，牙龈无红肿，无探诊出血（图18）。X线片示：36、37植体方向位置良好，牙冠及基台边缘密合，未见牙槽骨吸收（图19）。

三、讨论

角化龈通过富含纤维结缔组织的固有层直接紧附于牙槽骨表面的骨膜上，坚韧且不能移动，被覆角化上皮，相较非角化的牙槽黏膜，抵抗机械刺激的能力更强。因此，有必要保存和增加种植位点周围的角化龈组织，这基于两个原因：在骨结合期间，保持手术区域免受外周肌肉的牵拉；戴入修复体后，有利于重建种植牙周围软组织的自然形态。

从前种植医生在临床可能更重视牙槽骨的条件或口腔修复条件，而口腔软组织的情况往往被忽视。种植牙的远期效果不仅取决于种植体及修复体的质量，而且取决于种植牙所呈现的外形轮廓以及周围支持组织的形态。目前，种植体骨结合方面的研究已较为成熟。在此基础上，如何对植体周围软组织进行处理，形成良好的红色美学，日益成为研究的热点。

种植体周围软组织的健康是以生物学为导向的种植理念所考量的关键

因素。通常认为，如果存在足够的角化黏膜区域，则可以维持软组织与种植体之间更为理想的功能状态。为了实现这个目的，通过外科手术的方式增加角化黏膜面积并重新建立正常的角化龈形态，被认为是种植成功的必要条件之一。

近年来的研究结果认为，最终修复体颊侧最好有至少2mm的角化龈。角化龈不足或缺失对种植体菌斑控制以及口腔卫生维持是不利的，可能会导致一系列生物学并发症的发生。对动物和人的实验研究已经表明菌斑生物膜的形成和发展是种植体生物学并发症的重要因素。因此对于角化龈不足的患者，应考虑角化龈的增量手术。

本病例利用牙槽嵴顶余留角化龈上皮组织的爬行能力以及骨膜上结缔组织的诱导分化作用来增加植体颊侧角化龈的宽度。并获得成功，恢复了正常的角化龈宽度，形态及颜色。随访观察6个月，颊侧角化龈宽度2.5mm，但较术后即刻有少量退缩。

利用局部黏膜瓣行附着龈重建可以作为增加种植体周围角化龈的方式之一。同传统自体腭黏膜游离移植相比，其优点在于：术前牙槽嵴顶仅需存在少量的角化牙龈即可在术后得到大量的角化龈组织；手术简便，术后恢复快；无须开辟第二术区，减小创伤；增加角化龈宽度的同时完成前庭沟的加深；新形成的角化龈稳定，且与天然牙周围附着龈颜色相一致。

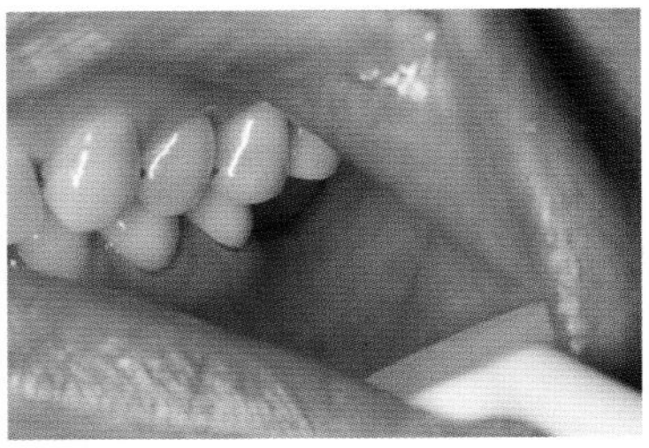
图1 临床检查侧面像

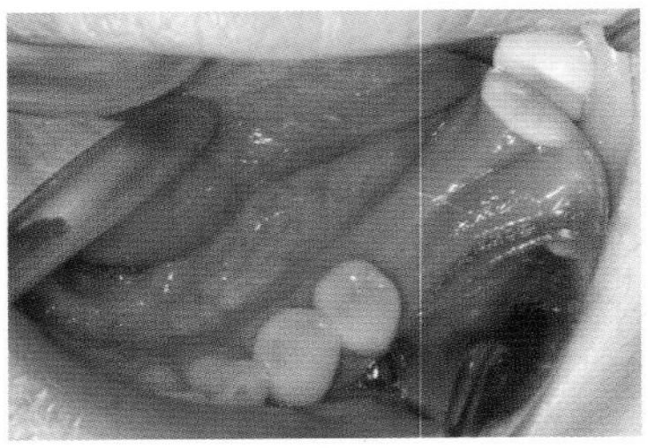
图2 临床检查殆面像

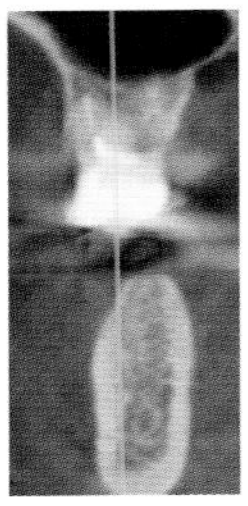
图3 CBCT检查1

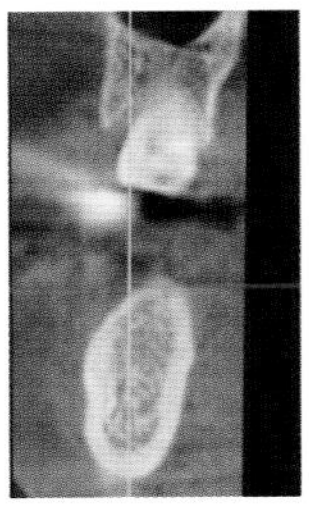
图4 CBCT检查2

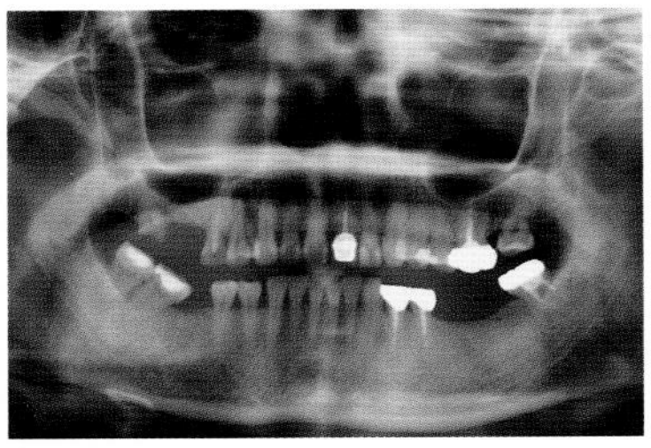
图5 全景片

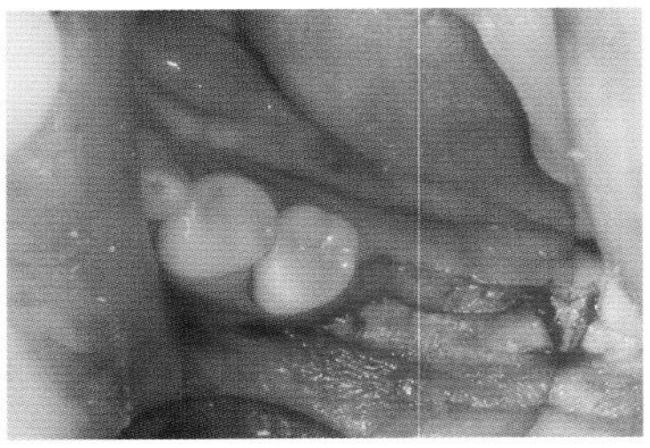
图6 缺牙区行附着龈及前庭沟重建术1

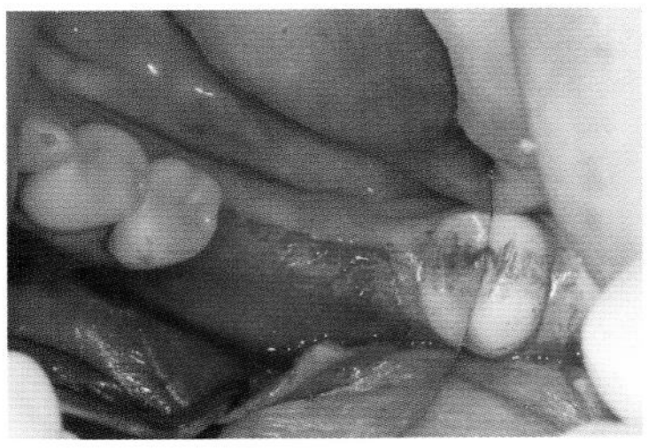
图7 缺牙区行附着龈及前庭沟重建术2

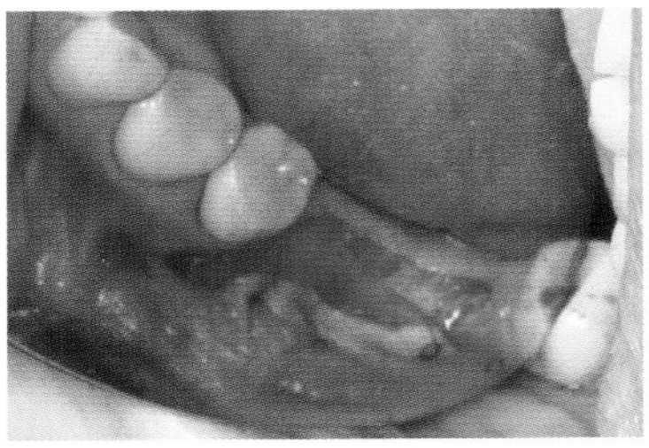
图8 缺牙区行附着龈及前庭沟重建术3

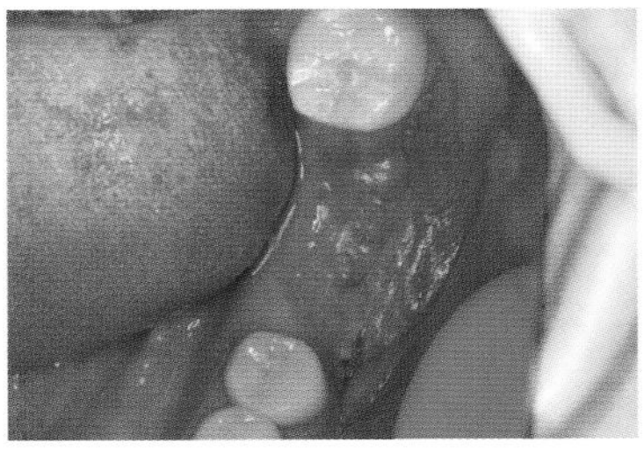
图9 术后2周复诊拆线

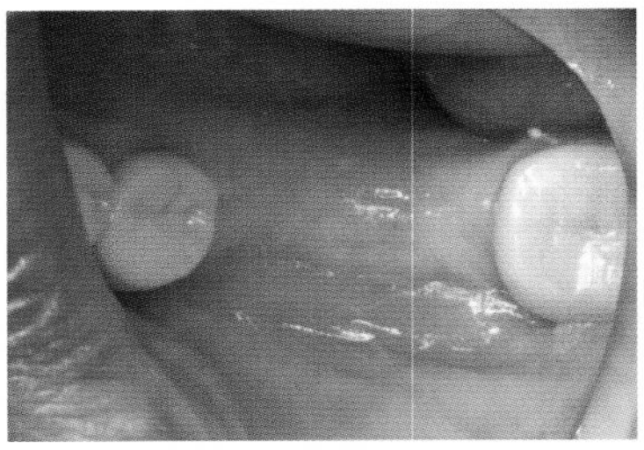
图10 术后4周复诊，见术区角化龈颜色，形态与天然牙颊侧附着龈一致，宽度约4.5mm

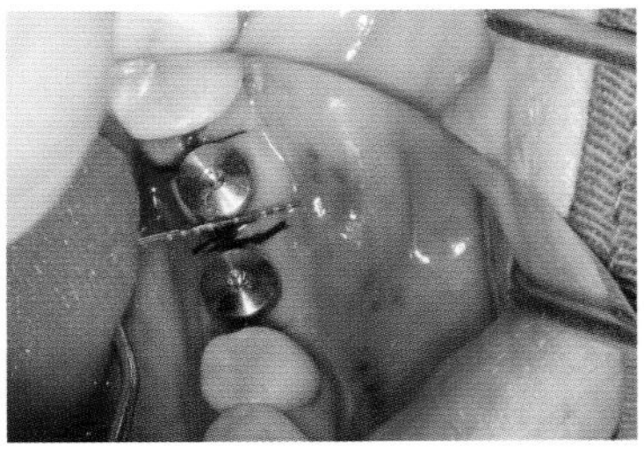
图11 常规行种植手术，安放愈合基台

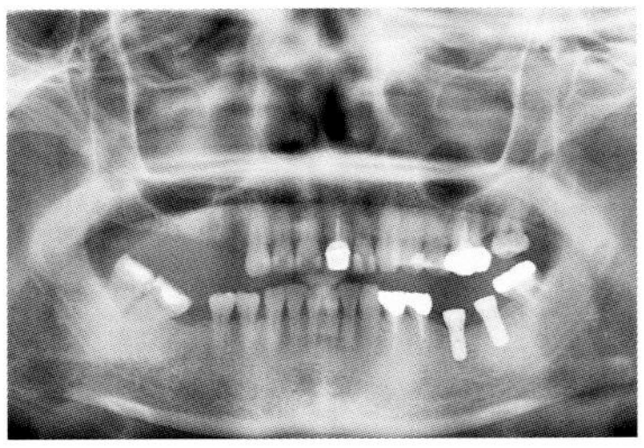
图12 术后即刻曲面断层片

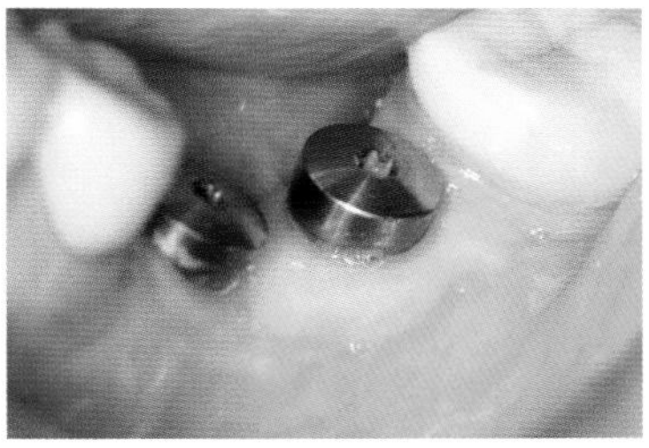

图13　种植术后3个月复诊，见愈合基台颊侧角化龈宽度约2.8mm

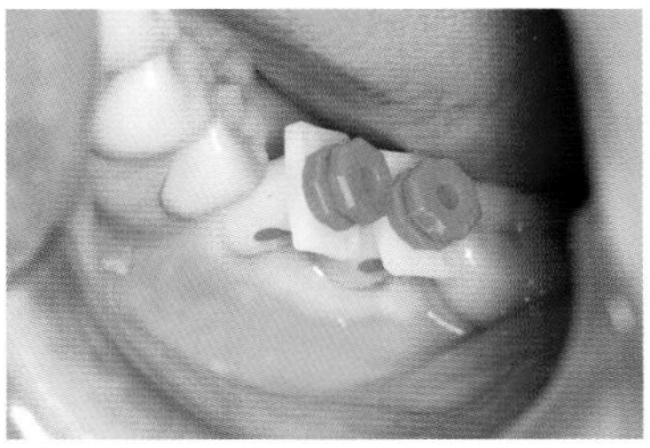

图14　常规采印，全瓷冠最终修复1

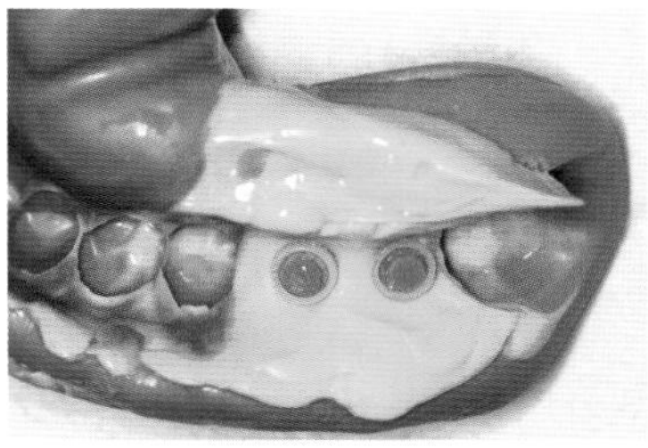

图15　常规采印，全瓷冠最终修复2

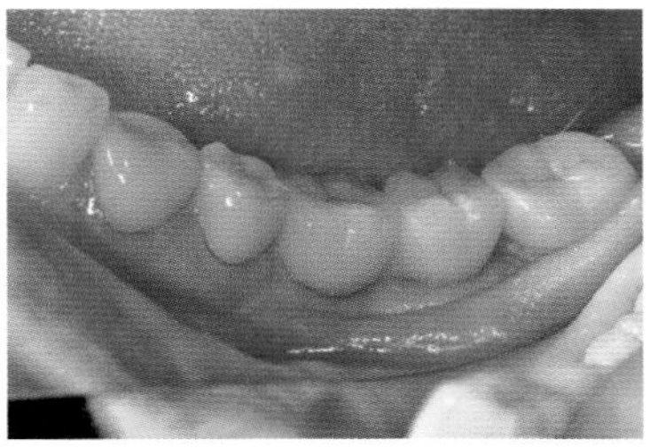

图16　常规采印，全瓷冠最终修复3

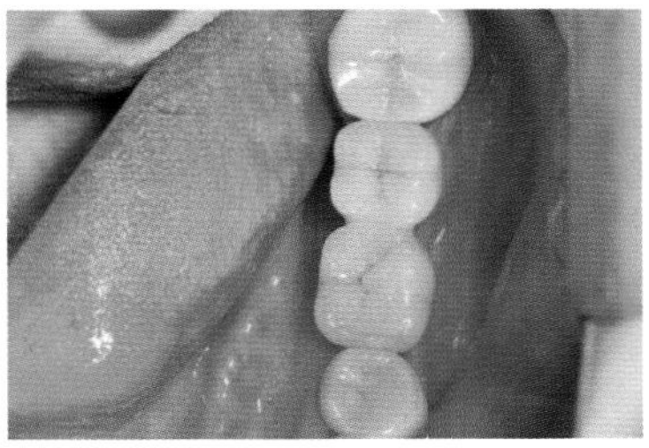

图17　常规采印，全瓷冠最终修复4

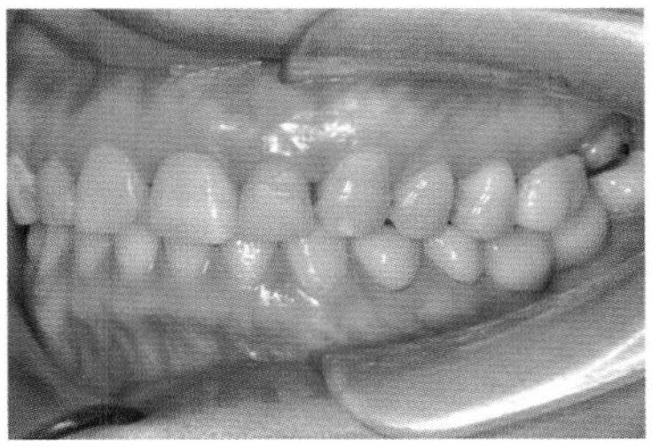

图18　半年后复诊，颊侧角化龈颜色，形态正常，角化龈宽度约2.5mm，牙龈无红肿，无探诊出血

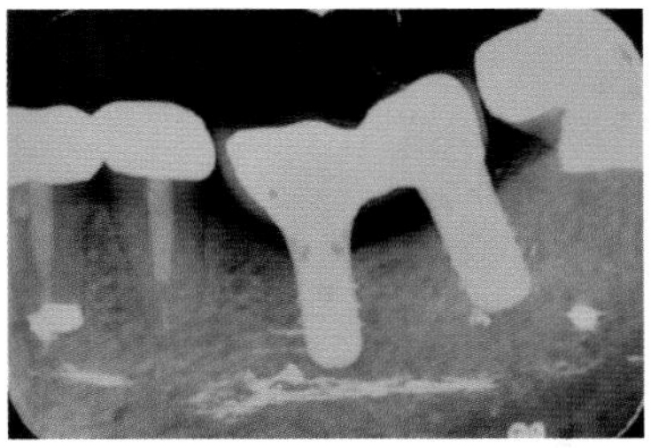

图19　X线片示：36、37植体方向位置良好，牙冠及基台边缘密合，未见牙槽骨吸收

参考文献

[1] Renvert Stefan, Polyzois Ioannis.Risk indicators for peri-implant mucositis: a systematic literature review[J]. Journal of clinical periodontology, 2015,42(16):172-186.

[2] Canullo Luigi, Penarrocha-Oltra David,Covani Ugo,et al.Clinical and microbiological findings in patients with peri-implantitis: a cross-sectional study[J]. Clinical oral implants research, 2015,27(3):376-382.

[3] Pranskunas Mindaugas, Poskevicius Lukas, Juodzbalys Gintaras, et al. Influence of Peri-Implant Soft Tissue Condition and Plaque Accumulation on Peri-Implantitis: a Systematic Review[J]. Journal of oral & maxillofacial research, 2016,7(3):2.

[4] Monje Alberto, Galindo-Moreno Pablo, Tozum Tolga Fikret, et al. Into the Paradigm of Local Factors as Contributors for Peri-implant Disease: Short Communication[J]. The International journal of oral & maxillofacial implants, 2016,31(2):288-292.

[5] 林野, 邱立新, 胡秀莲, 等. 硬腭游离黏膜移植在种植体周围软组织结构重建中的应用[J]. 北京大学学报(医学版), 2007,39(1):21-25.

[6] Agarwal Chitra,Tarun Kumar AB, Mehta Dhoom Singh.Comparative evaluation of free gingival graft and AlloDerm in enhancing the width of attached gingival: A clinical study[J]. Contemporary clinical dentistry, 2015,6(4):483-488.

[7] Mallikarjun Savita, Babu Harsha Mysore, Das Sreedevi, et al. Comparative evaluation of soft and hard tissue dimensions in the anterior maxilla using radiovisiography and cone beam computed tomography: A pilot study[J]. Journal of Indian Society of Periodontology, 2016,20(2):174-177.

[8] Lee Chun-Teh, Tao Chih-Yun, Stoupel Janet.The Effect of Subepithelial Connective Tissue Graft Placement on Esthetic Outcomes After Immediate Implant Placement: Systematic Review[J]. Journal of periodontology, 2016,87(2):156-167.

[9] Carnio Joao, Camargo Paulo M, Pirih Paulo Q. Surgical Techniques to Increase the Apicocoronal Dimension of the Attached Gingiva: A 1-Year Comparison Between the Free Gingival Graft and the Modified Apically Repositioned Flap[J]. The International journal of periodontics & restorative dentistry, 2015, 35(4):571-578.

[10] Buser D, Weber HP, Lang NP. Tissue integration of non- submerged implants: 1-year results of a prospective study with 100 ITI hollow-cylinder and hollow-screw implants[J]. Clin Oral Implants Res, 1990;1(1):33-40.

[11] Lang NP, Mombelli, A Tonetti, et al. Clinical trials on therapies for peri-implant infections[J]. Annals of periodontology, 1997,2(1):343-356.

[12] Rusu Darian, Calenic Bogdan, Greabu Maria, et al. Evaluation of oral keratinocyte progenitor and T-lymphocite cells response during early healing after augmentation of keratinized gingiva with a 3D collagen matrix - a pilot study[J]. BMC oral health, 2016,17(1):9.

上颌窦提升&MIA联合治疗病例汇报

陈红亮

摘 要

为了解决过度伸长的对颌牙齿对种植修复的影响，获得最佳的垂直向修复空间，以最终达到满意的种植修复效果，使用MIA（Micro-Implant Anchorage）微种植支抗技术，配合局部的正畸治疗，对过度伸长的对颌牙齿进行压低，可以获得良好的垂直向咬合空间，避免食物嵌塞和临床牙冠高度不足等问题，有利于种植后期修复和治疗效果的远期稳定性。

关键词：上颌窦提升；微种植支抗；过长牙局部正畸压低

在种植修复的临床工作中，经常会遇到牙齿长时间缺失以后，对颌牙齿过度伸长的情况。对颌牙齿的过度伸长，不仅会与邻牙形成台阶，造成食物嵌塞和咬合干扰，同时也侵占了缺失牙的垂直向修复空间，破坏了正常的纵殆曲线，造成缺失牙直接修复后临床牙冠的高度不足、与邻牙的殆平面不协调等问题，使种植体周围软、硬组织的健康难以维系，修复的远期效果难以保障。因此，我们需要对过度伸长的对颌牙齿进行适当的处理以后，再进行种植修复。调磨显然只能解决轻微的个别牙尖的伸长，对于过度伸长的对颌牙齿，最佳的解决方案应该是进行局部的正畸治疗，把伸长的牙齿重新压低，还原被其侵占的垂直向咬合空间，为种植修复创造良好的基础条件，以确保获得最佳的治疗效果和远期稳定性。

一、材料与方法

1. 病例简介 60岁女性患者，主诉：要求镶牙。既往体健，无拔牙和种植禁忌证。口内检查情况：17因纵折拔除后缺失10年，16纵折，47过度伸长。口内卫生状况差，多处牙结石和菌斑附着。CBCT显示：16根尖区骨质已经严重破坏吸收，腭根根尖处已经与上颌窦底部穿通，造成牙源性上颌窦底黏膜增厚。

2. 诊断 17缺失；16纵折、根尖周病、牙源性上颌窦炎；47过度伸长。

3. 治疗计划

（1）牙周洁、刮治，改善口腔卫生状况。

（2）拔除16病灶牙并彻底清创。

（3）47进行局部正畸压低。

（4）16、17进行上颌窦提升并同期植入种植体，择期完成种植上部修复。

4. 治疗过程（图1～图30）

2016年4月4日，首先进行全口牙周洁治和龈下刮治，同时在局部浸润麻醉下拔除16，并彻底刮净拔牙窝内肉芽组织，以大量生理盐水反复冲洗拔牙窝后缝合牙龈。1周后在局部浸润麻醉下，于47颊、舌侧各植入1颗Dentos微种植支抗，用弹力线150g力量进行压低。每2周更换一次弹力线，3个月后压低完成，拆除微种植支抗并在下颌使用压膜保持器维持47的压低效果。拔牙4个月后，在局部浸润麻醉下，在16、17位置切开翻瓣，见16拔牙窝愈合良好。先于16位置使用Dentium DASK工具，经牙槽嵴顶入路，行上颌窦内提升；再用金刚砂球钻对17牙槽嵴顶进行修整，适度降低牙槽嵴高度，为后期修复提供足够的临床牙冠高度，逐级扩孔至ϕ5.0mm×8mm后，使用Dentium DASK工具剥离上颌窦底黏膜。经种植窝入路，在16、17位置上颌窦内植入OSTEON Ⅱ人工骨粉1mL。然后于17位置植入Dentium superline ϕ5.0mm×10mm种植体1颗，植入扭矩30N·cm，连接65US愈合基台；16位置植入Dentium superline ϕ6.0mm×8mm种植体1颗，植入扭矩25N·cm，连接65US愈合基台。鉴于17位置垂直向高度不足，且牙槽嵴顶部软组织厚度约为5 mm，所以在17牙槽嵴顶切口的颊侧和腭侧牙龈分别切下一块了厚度为2mm的结缔组织瓣，保留角化牙龈，并将游离的结缔组织瓣移植到16的颊侧牙龈骨膜下，严密缝合术区牙龈。术后1周拆线。术后6个月16更换为65S愈合基台，对牙龈袖口进行塑形。术后7个月X线确认骨整合完成后，闭口式印模帽进行种植体水平取模，用非六角可铸造基台，制作烤瓷联冠修复，考虑到患者咬合紧、咬合力量大的因素，17冠设计为金属殆面。完成试戴和调殆后，将联冠与基台行口外粘接后整体就位于口内，分别将中央螺丝锁紧至35N·cm，封闭螺丝孔。戴牙3个月后复诊随访，经过正畸压低后的47无松动，无不适，牙周健康；16、17植体及周围软、硬组织稳定，咬合功能良好，颞下颌关节无不适。

作者单位：四川省成都国光医院

Email: 27519891@qq.com

二、结果

该病例同时使用上颌窦内提升和对颌过度伸长牙齿的局部正畸压低，尽可能地还原了缺牙区的垂直向高度，最终与对颌牙建立了正常的咬合接触关系，协调了上下颌的纵颌曲线，较好地恢复了右侧的咀嚼功能，并为获得稳定的远期效果奠定了基础。

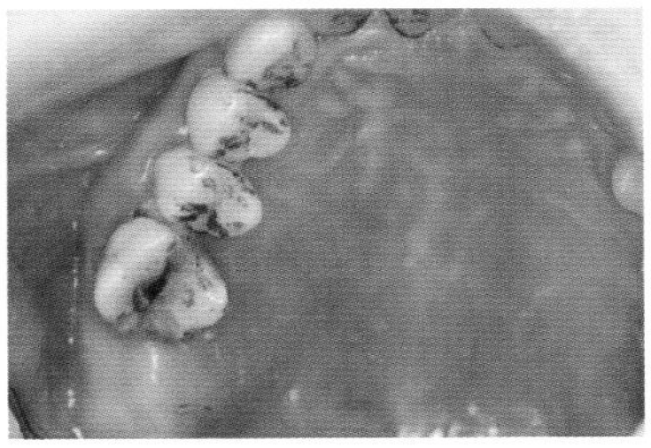
图1　16殆面观

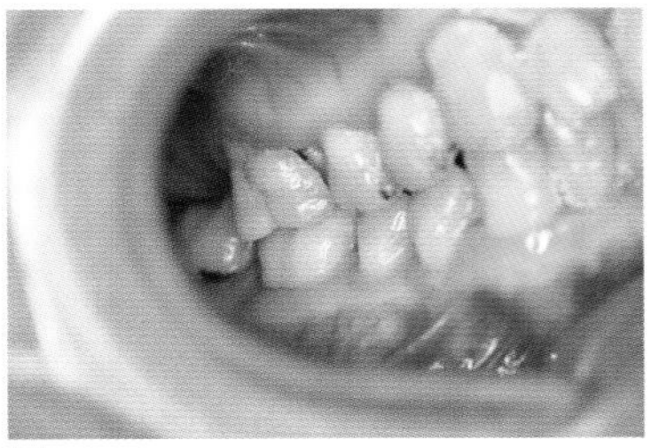
图2　术前右侧咬合关系

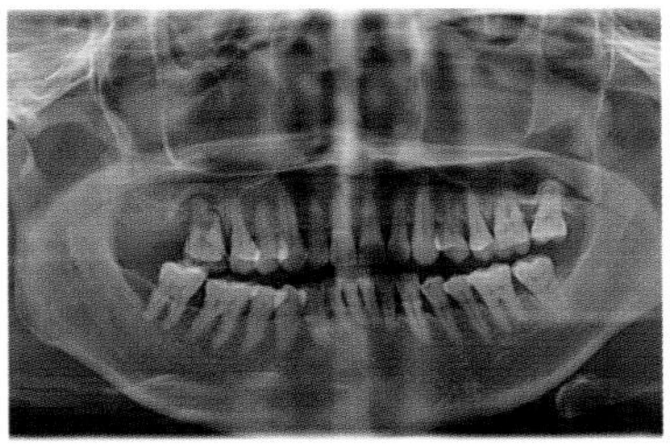
图3　拔牙前曲断

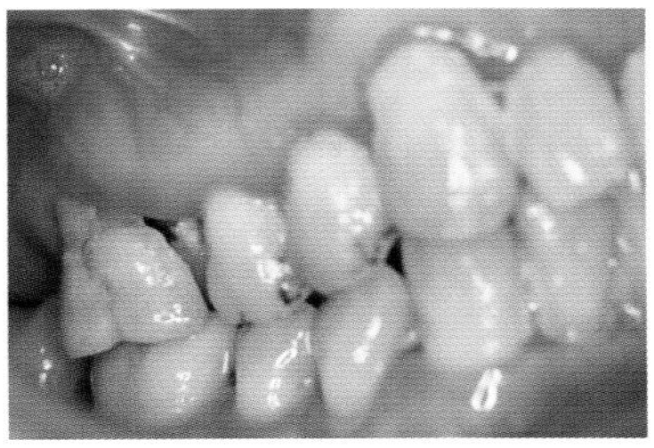
图4　16纵折

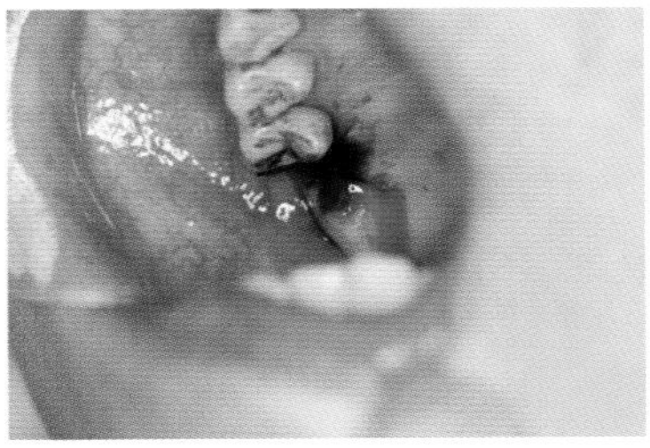
图5　16拔除后

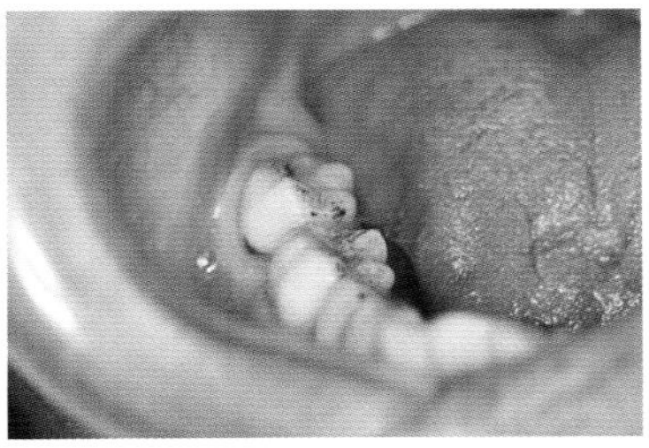
图6　47过度伸长

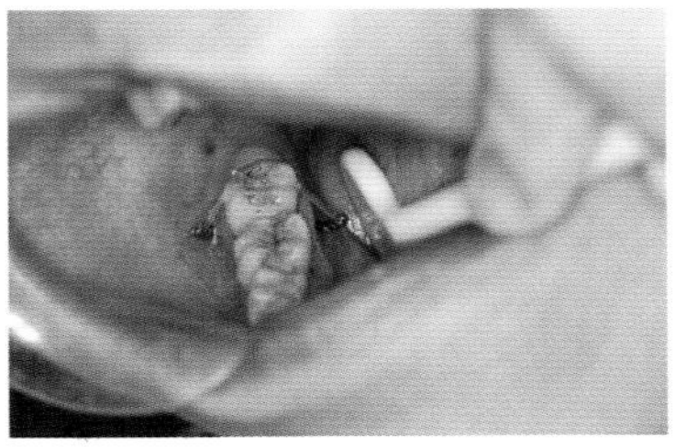
图7　47MIA压低

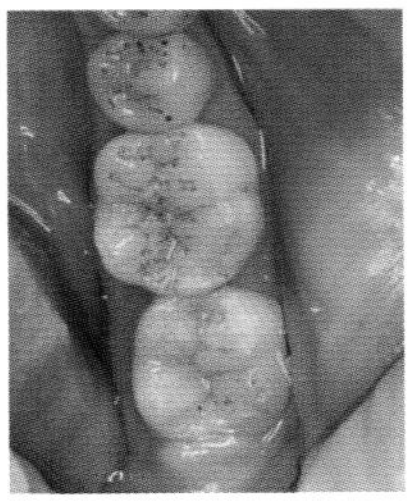
图8　47MIA压低完成

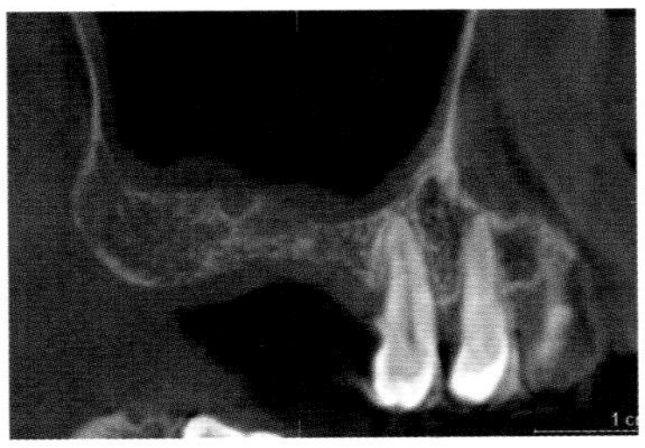
图9　16种植术前CT横断面

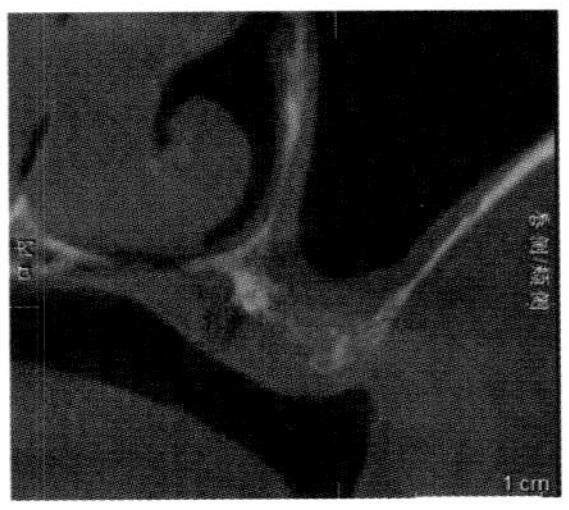
图10　16种植术前CT纵切面

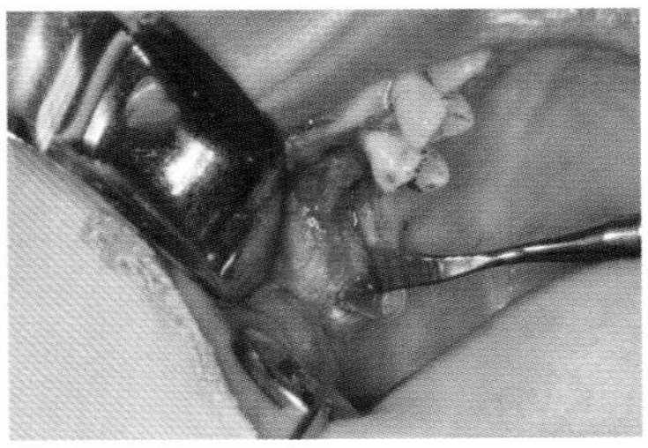
图11　切开翻瓣

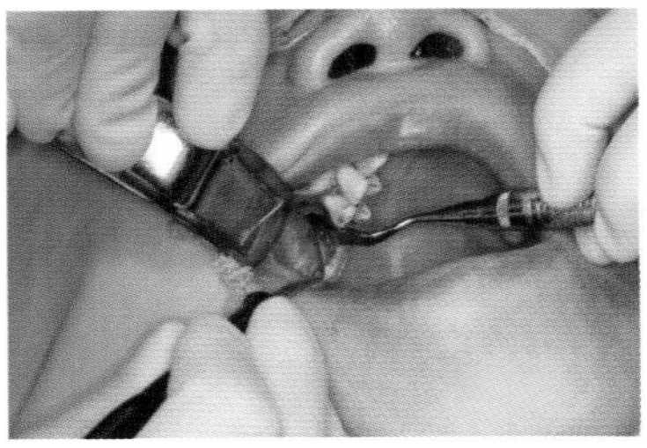
图12　16上颌窦提升

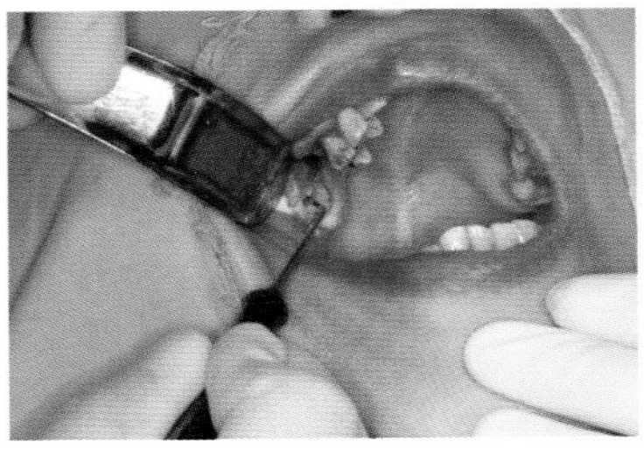
图13　17上颌窦提升

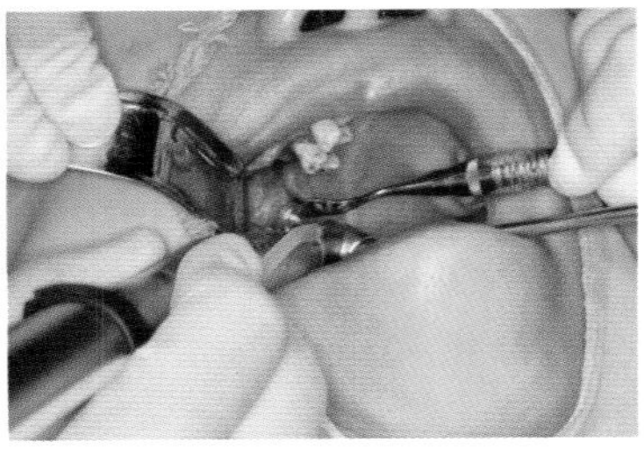
图14　17牙槽嵴顶修整

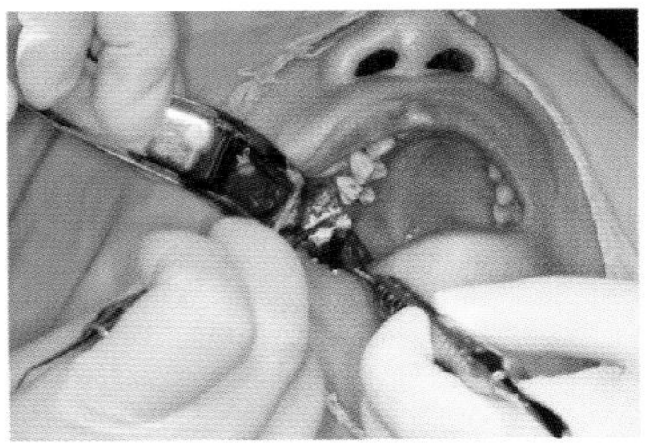
图15　上颌窦内植骨

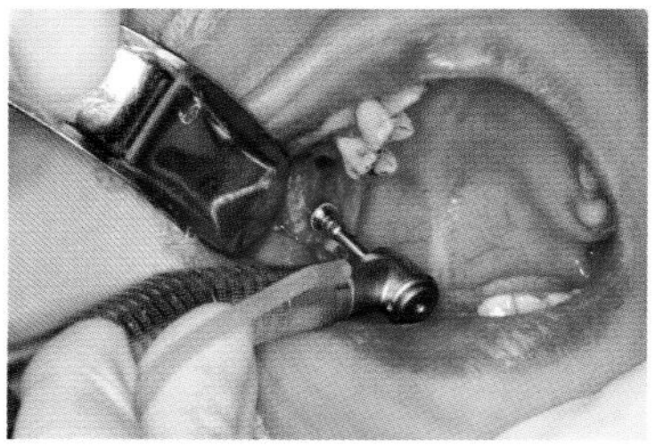
图16 17植入植体

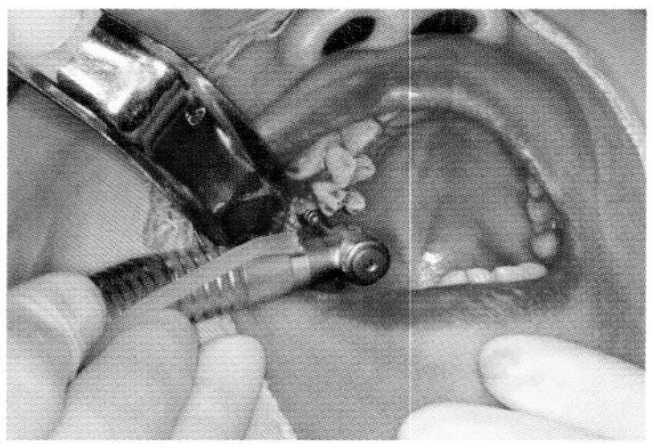
图17 16植入植体

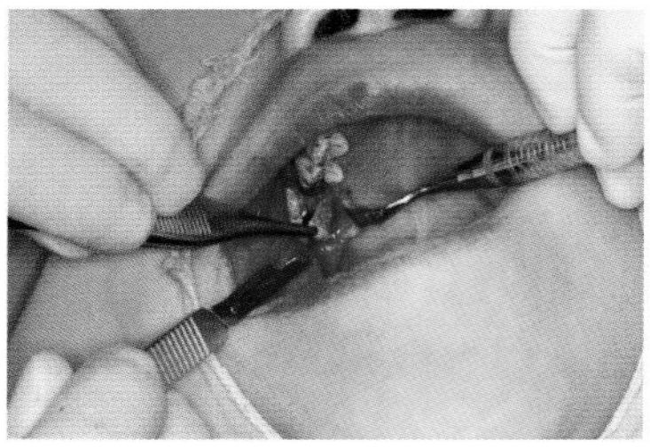
图18 17牙龈修整

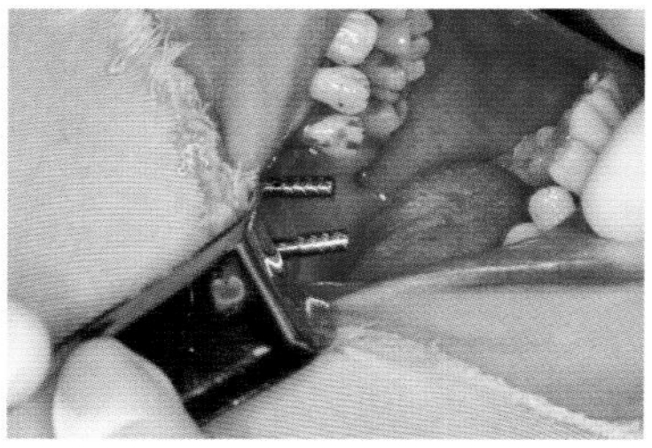
图19 17、16植体平行度

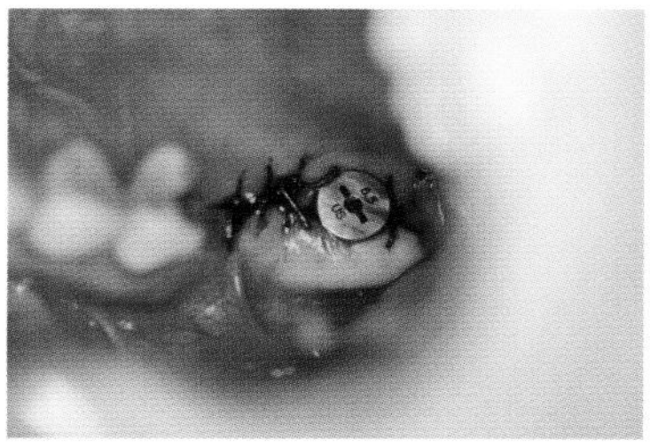
图20 术后口内照片

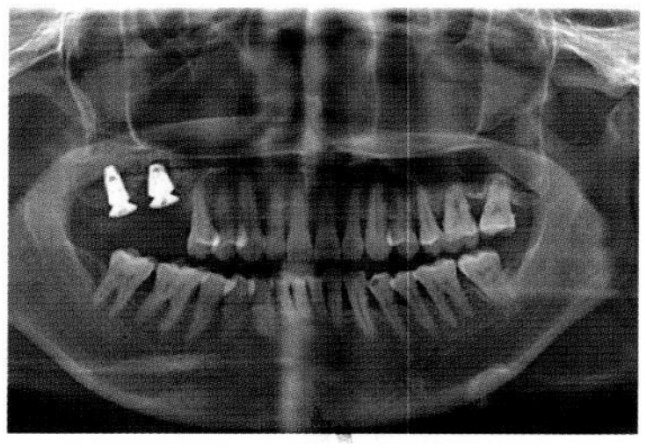
图21 术后曲断

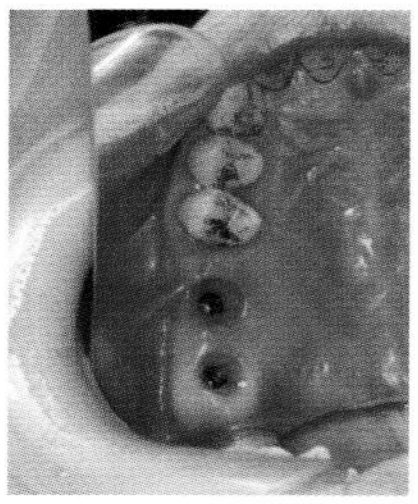
图22 牙龈袖口

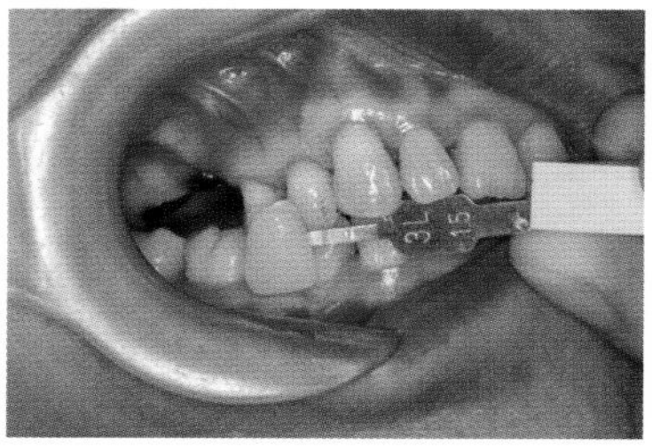
图23 比色

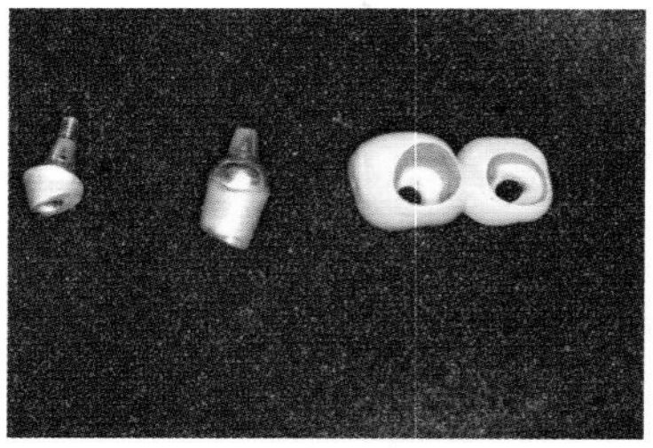
图24 非六角基台+烤瓷联冠

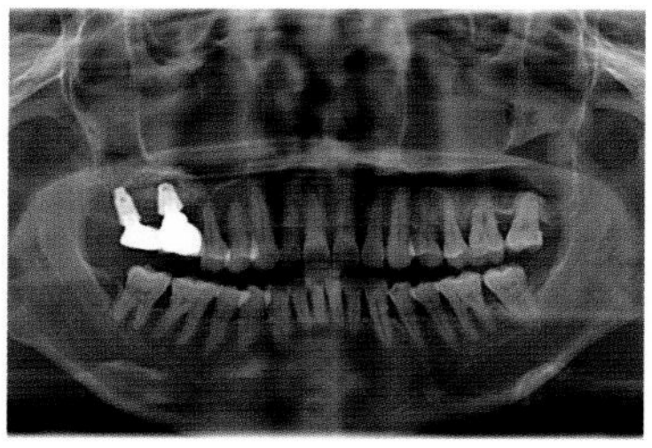
图25 戴牙后曲断

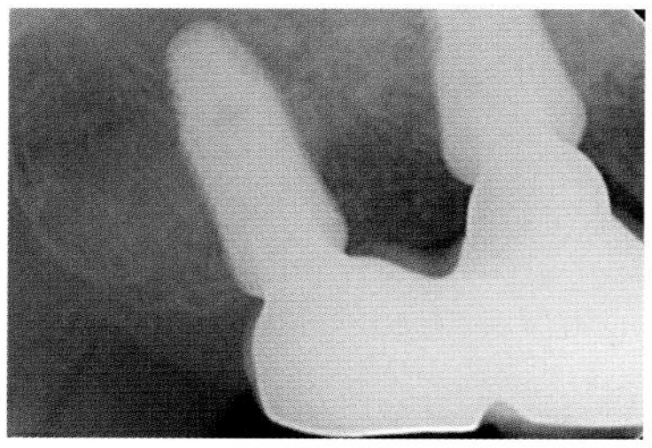
图26 17戴牙后根尖片

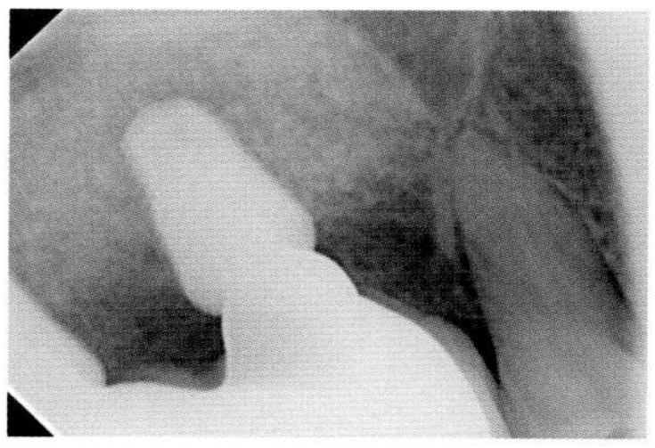
图27 16戴牙后根尖片

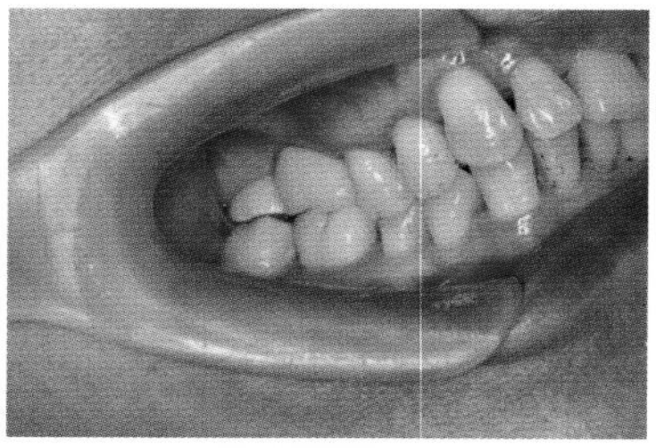
图28 戴牙后咬合关系

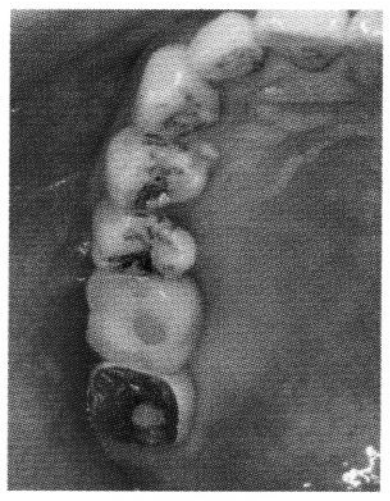
图29 戴牙后船面观

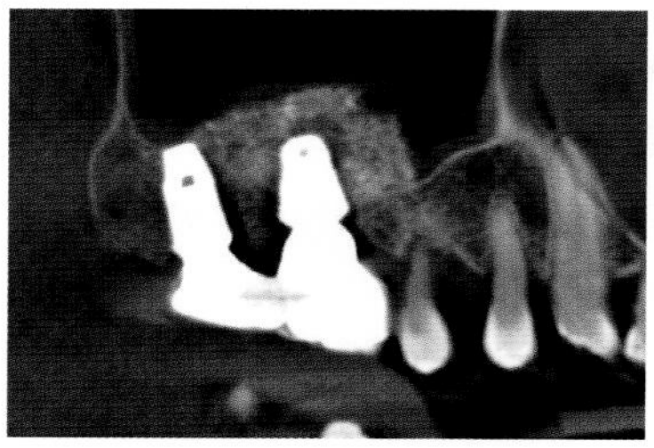
图30 永久修复3个月后CT截图

三、讨论

长时间缺牙后，对颌牙常发生过度伸长，往往与邻牙形成台阶，并由此造成食物嵌塞和咬合创伤。

过长的对颌牙会侵占咬合空间，造成缺牙修复困难，局部的正畸压入对保证修复的远期效果是必要的。

参考文献

[1] 李石, 段银钟, 马兆峰, 等. 正畸与种植联合治疗牙列缺损的临床研究[J]. 口腔医学, 2006 (3):200-202.
[2] 魏彤, 缪耀强, 邹剑曾. 应用微螺钉种植体支抗压低伸长磨牙辅助修复治疗[J]. 广东牙病防治, 2012 (7):382-386.

美学区连续多牙缺失的种植及软硬组织重建的序列治疗

佳露 郭兵兵 朱宇婕 沈宇清 廖望 王庆

摘要

目的：本文介绍了上颌多颗前牙外伤拔除后即刻种植和修复的序列治疗，并获得良好的美学效果。**材料与方法：**中年女性患者，13、11、21外伤拔除后5天，12烤瓷冠脱落，残余金属桩。22、23烤瓷冠修复。CBCT显示：13、11和21缺失、颊侧骨壁部分缺如；12残根；12、22和23根尖周密度减低影。患者全身状况良好，要求种植修复缺失牙。患者术前CBCT检查显示：11、13、21缺牙区骨质满足即刻种植要求，11、21、13即刻种植同期进行GBR骨增量，12待种植二期时拔除，11、13种植固定桥修复。11、21植入Straumann骨水平种植体4.1mm×10mm，13植入Straumann骨水平种植体4.1mm×12mm。12行根尖切除及囊肿摘除术。术后1个月，12出现牙周脓肿，同时22、23烤瓷冠脱落伴叩痛，与患者沟通后，调整治疗方案为12、22、23拔除，21、23种植桥修复。23即刻植入Straumann骨水平种植体4.1mm×12mm，种植体支持临时冠桥即刻修复缺失牙位13～23。即刻修复5个月后再次进行牙龈诱导成形，5个月后进行永久修复。**结果：**在观察期内，种植修复获得了良好的功能和美学效果，牙龈轮廓外形良好，曲线协调。**结论：**上颌前牙美学区种植修复中，完善的术前评估，治疗方案的设计和及时调整，即刻种植和即刻修复的序列治疗可获得良好的软硬组织稳定性和美学效果。

关键词：美学区；多牙缺失；组织重建

随着口腔种植技术的不断进步，口腔种植已成为牙列缺损的常规治疗方法之一。在上前牙美学区，牙体缺失不仅影响患者的美观，同时长期缺牙会导致牙槽嵴吸收，增加种植手术的难度和美学风险。以修复为导向的即刻种植和即刻修复联合GBR骨增量技术，可保留拔牙区域的软硬组织形态，取得良好的功能和美学效果，越来越受到临床口腔医生和患者的青睐。本病例通过即刻种植和骨增量技术修复缺失的上前牙，制订个性化的治疗方案，取得了良好的临床效果。

一、材料与方法

1. 病例简介 中年女性患者。主诉：上前牙外伤后拔除5天，要求种植修复。现病史：10余年前患者上前牙烤瓷冠修复，5天前因外伤拔除上前牙，现影响美观和言语，就诊要求固定修复缺失牙。既往史：否认全身系统性疾病史，否认药物及食物过敏史。临床检查：13、11、21缺失，拔牙创未愈，牙槽嵴中度水平吸收，21唇侧牙槽骨凹陷，丰满度差，牙龈略红肿；12烤瓷冠脱落，金属桩在位，叩（+），松动Ⅰ度，牙龈略红肿；22、23烤瓷冠修复；中位笑线；厚龈生物型（图1～图3）。CBCT显示：11、13、21缺失，唇侧骨壁大部缺如，剩余部分骨板厚度约1mm；骨密度D3类。12、22及23根尖低密度影（图4）。

2. 诊断 13、11、21缺失；12残根、慢性根尖周炎；22、23慢性根尖周炎、不良修复体。

3. 治疗计划

（1）11、13、21早期种植。

（2）12行根尖囊肿摘除术后暂时保留以维持邻近龈乳头形态和高度。

（3）种植二期修复时，拔除12，种植临时冠桥修复，进行软组织引导和塑形。

（4）5个月后永久固定修复。

4. 治疗过程

（1）11、13、21即刻种植。行13、11、21牙槽嵴顶切口，14、22远中颊侧附加切口，达骨膜下，翻瓣（图5），彻底刮除13、11、21拔牙窝内残余肉芽组织，0.9%生理盐水反复冲洗，定点，逐级备洞，11、21各植入1颗Straumann骨水平4.1mm×10mm的种植体，初期稳定性30N·cm（图6），13植入Straumann骨水平4.1mm×12mm的种植体，初期稳定性25N·cm（图7）。牙槽窝与种植体之间间隙及唇侧骨缺失区植入Bio-Oss小颗粒骨粉，Bio-Gide 25mm×25mm可吸收生物膜覆盖，膜边缘嵌入骨膜下，缝合固定（图8）。12行根尖切除及囊肿摘除术，骨创内植入Bio-Oss骨粉，覆盖Bio-Gide可吸收生物膜（图6）。减张缝合，同时行唇系带修整术（图9）。术后CBCT显示：种植体三维位置良好，种植体唇侧GBR影像明显，骨厚度均大于2mm（图10）。

（2）术后1周，种植区创面愈合可（图11）。

（3）种植术后1月余，12根尖瘘道形成，22、23烤瓷冠脱落伴叩痛，抗感染治疗2周无效（图12）；与患者沟通后，调整治疗方案为拔除12、22和23，23位点即刻种植；13、11、21、23种植体临时冠桥即刻修复。

（4）22、23行牙槽嵴顶切口，21远中唇侧附加切口，24沟内切口。

作者单位：复旦大学附属中山医院
通讯作者：王庆；Email: wang.qing@zs-hospital.sh.cn

拔除12、22、23（图13），拔牙创反复搔刮冲洗。23拔牙窝偏腭侧定点，逐级预备种植窝洞，植入Straumann骨水平种植体4.1mm×12mm的种植体（图14），初期稳定性35N·cm。23牙槽窝与种植体之间间隙及唇侧骨板缺失区和12、22拔牙窝内植入Bio-Oss骨粉，Bio-Gide可吸收生物膜覆盖，缝合固定，无张力缝合（图15、图16）。

（5）13～23种植临时冠桥即刻修复（图17～图19）。13、11、21、23临时钛基台固定在位，利用术前模型压膜片制作临时冠桥。临时修复体调整正中、前伸、侧方无接触。

（6）术后5个月更换临时修复体，进一步软组织诱导成形（图20）。

（7）随访5个月后，种植区牙龈形态协调，轮廓丰满，患者满意，种植永久固定修复上颌缺失牙（图21～图24）。

二、结果

在观察期内，种植修复获得了良好的功能和美学效果，牙龈轮廓外良好，曲线协调，患者对修复效果和外形满意。

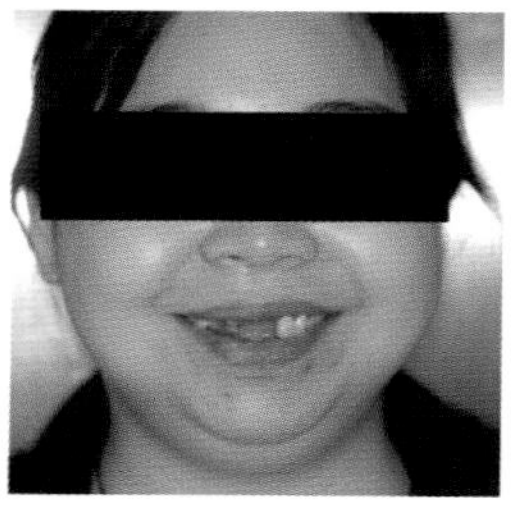

图1 治疗前正面像

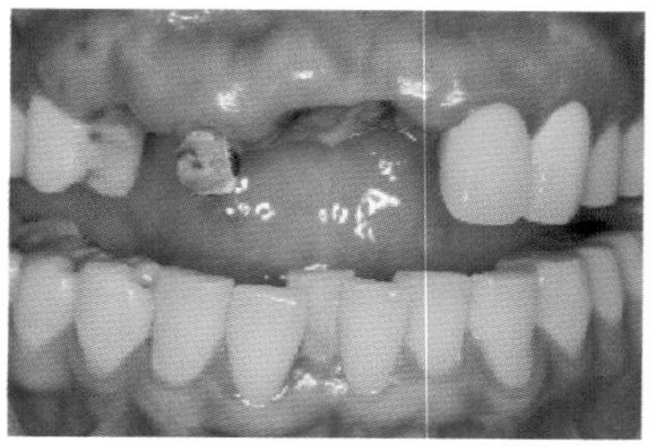

图2 治疗前口内正面像

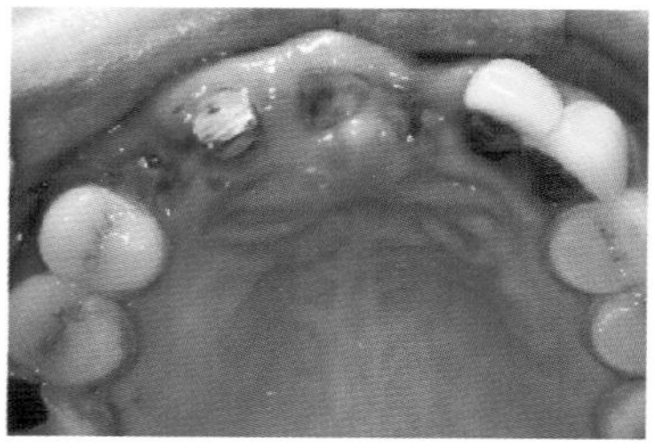

图3 治疗前口内𬌗面像

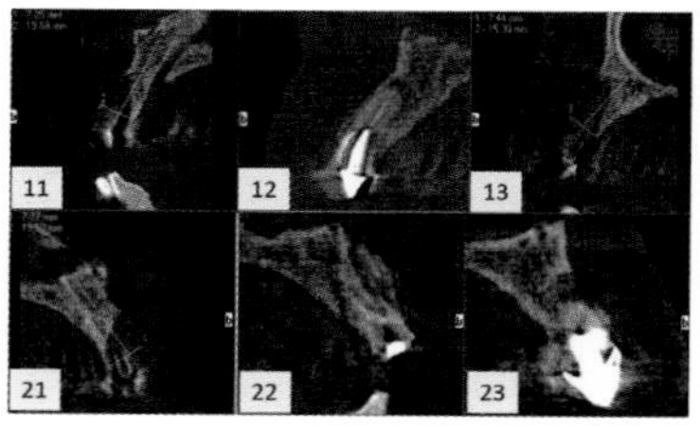

图4 CBCT 11、13、21唇侧骨板吸收、12根尖区低密度影

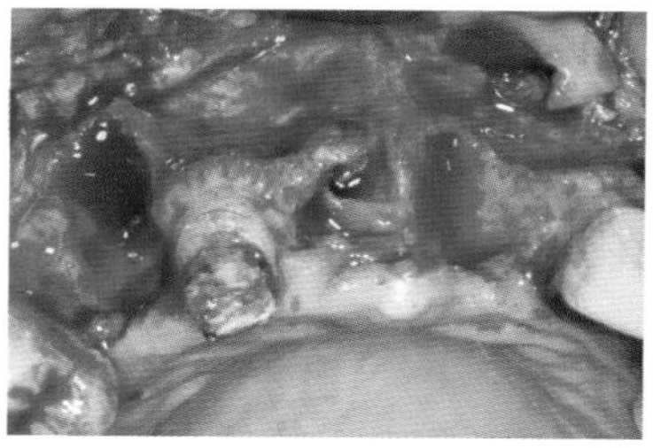

图5 术中翻瓣

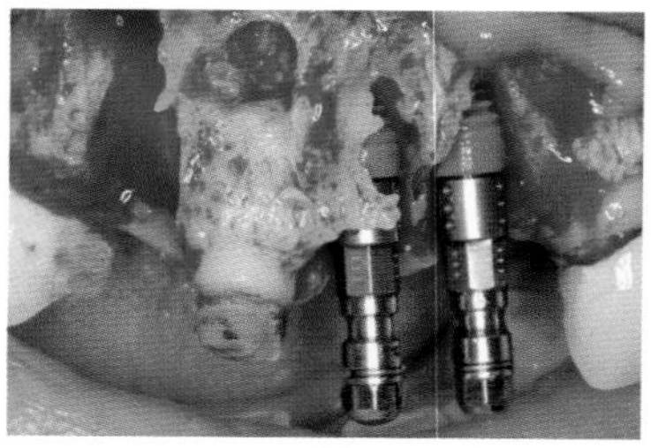

图6 12行根尖囊肿摘除术，11、21植入Straumann骨水平种植体

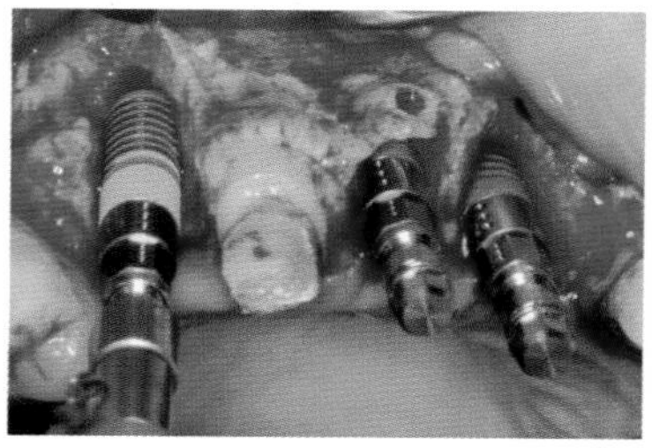

图7 13植入Straumann骨水平种植体

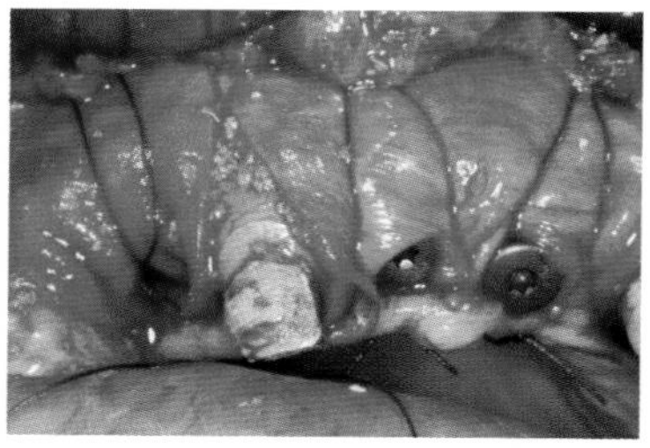

图8 术区唇侧骨缺失区填塞Bio-Oss骨粉，Bio-Gide胶原膜覆盖，缝线固定

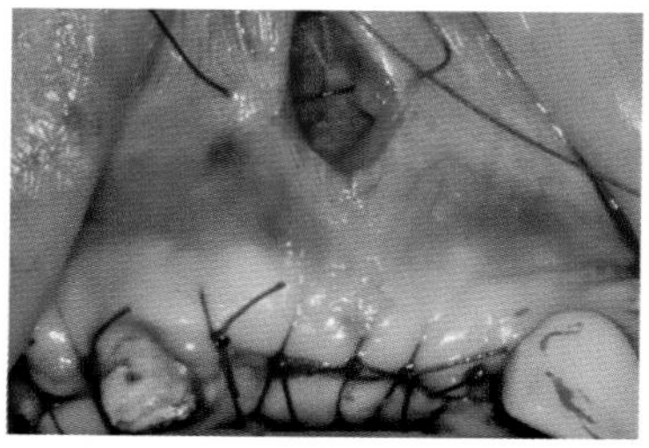

图9 术区严密缝合，唇系带修整

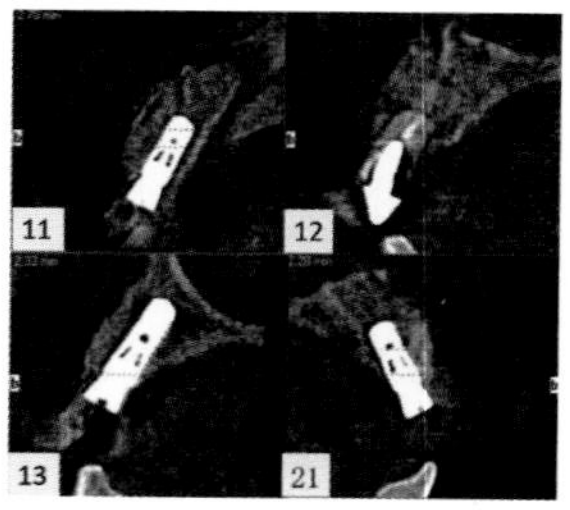

图10 术后CBCT种植体三维位置理想，唇侧GBR影像明显

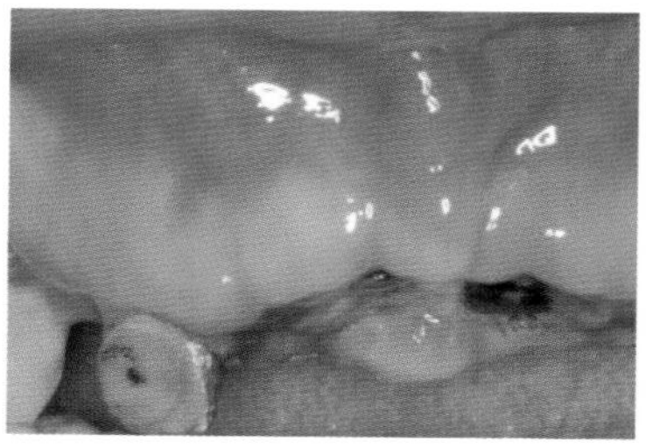

图11 术后1周

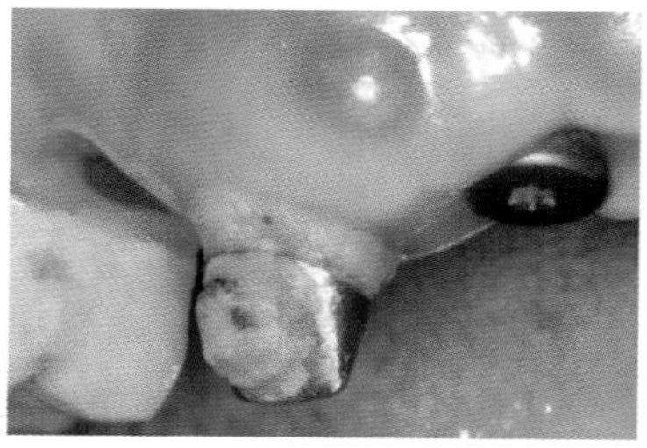

图12 术后1个月，12根尖区出现瘘管

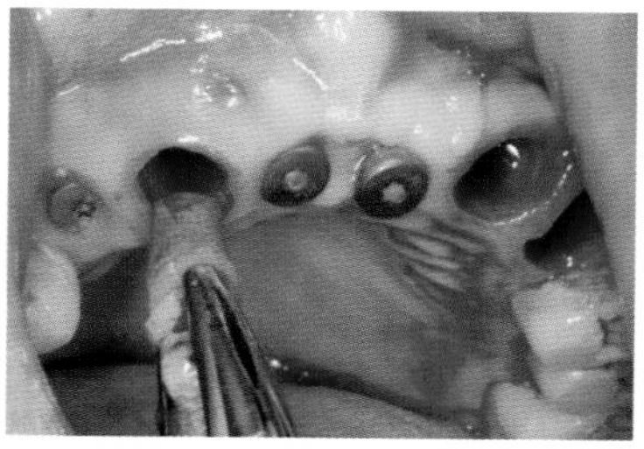

图13 术中微创拔除12、22、23

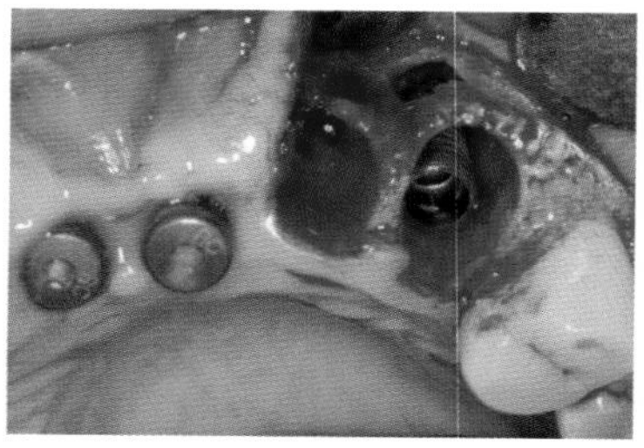

图14 23植入Straumann骨水平种植体

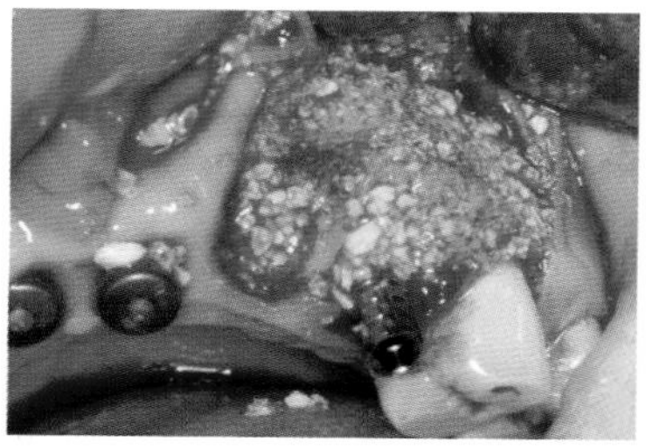

图15 种植区植入Bio-Oss骨粉

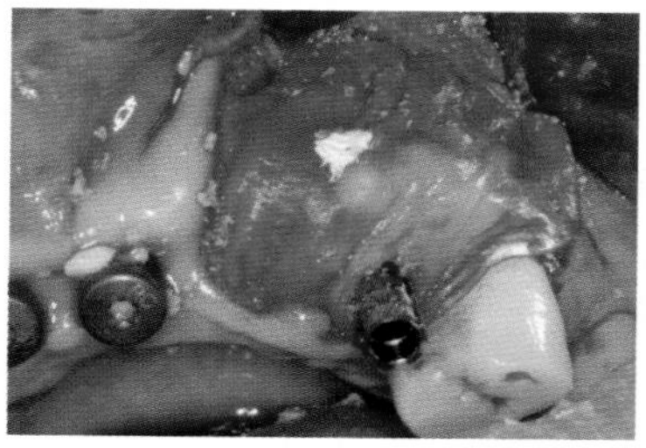

图16 Bio-Gide胶原膜覆盖植骨区

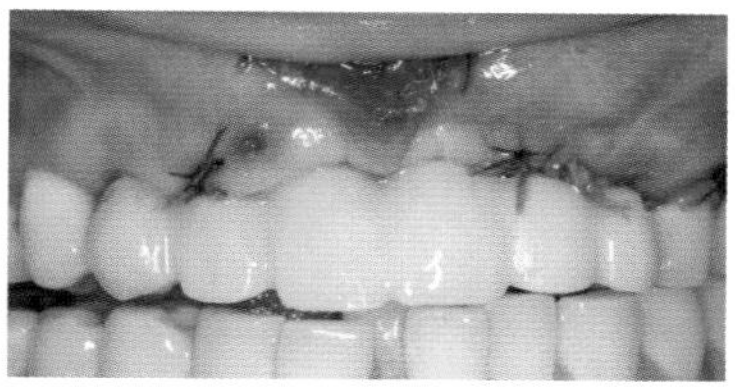
图17 术后种植体支持式临时牙正面像

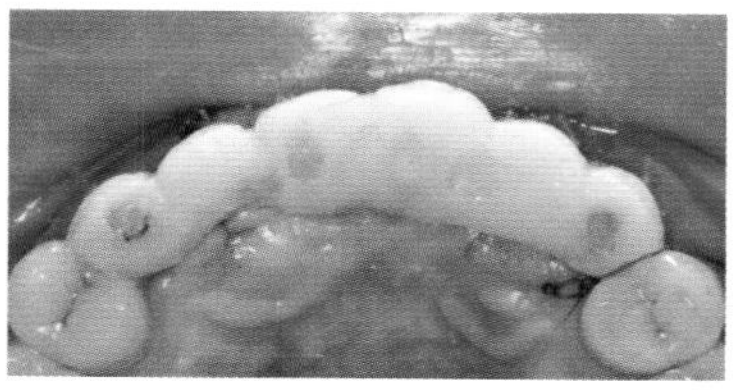
图18 术后种植体支持式临时牙殆面像

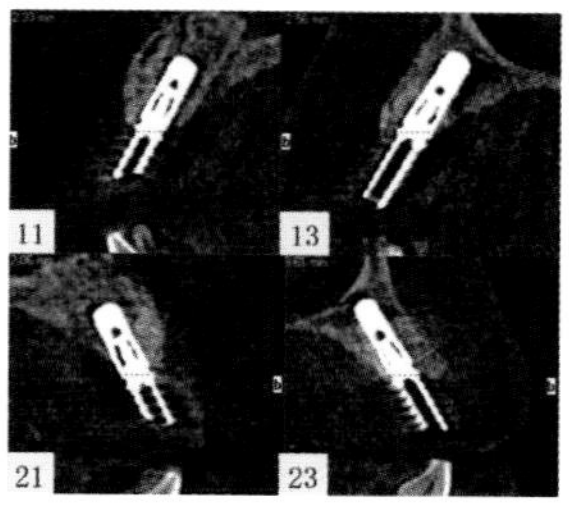

图19 术后CBCT

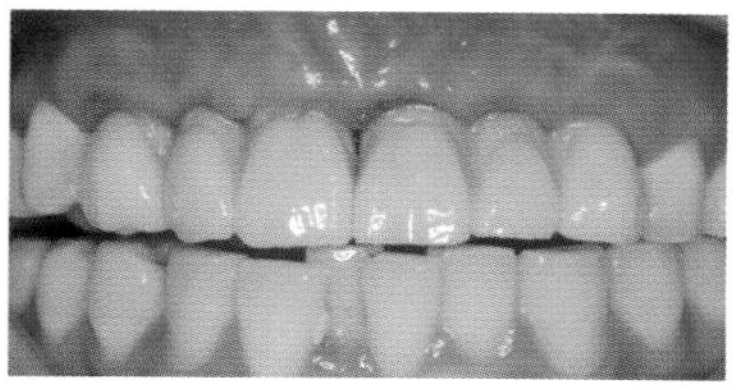
图20 术后5个月临时修复体口内像

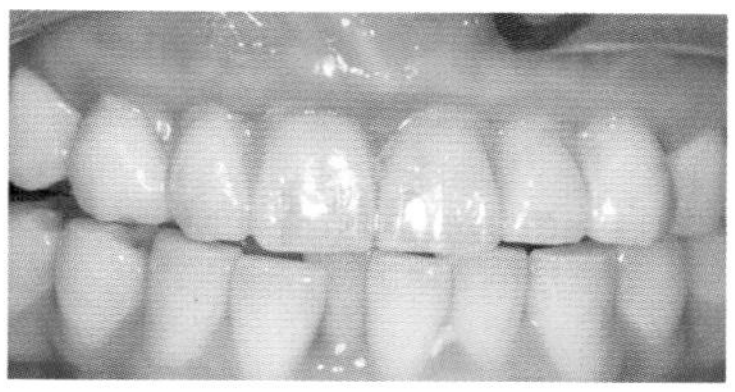
图21 临时修复5个月后口内正面像

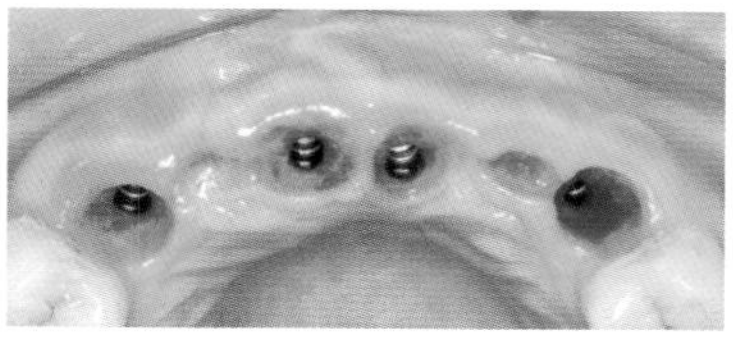
图22 临时修复5个月后口内殆面像

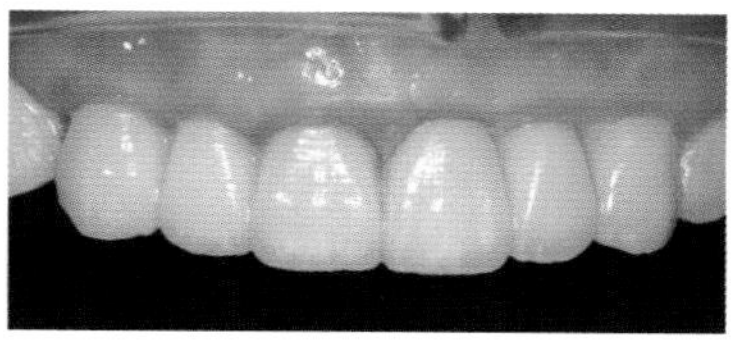
图23 最终修复口内像

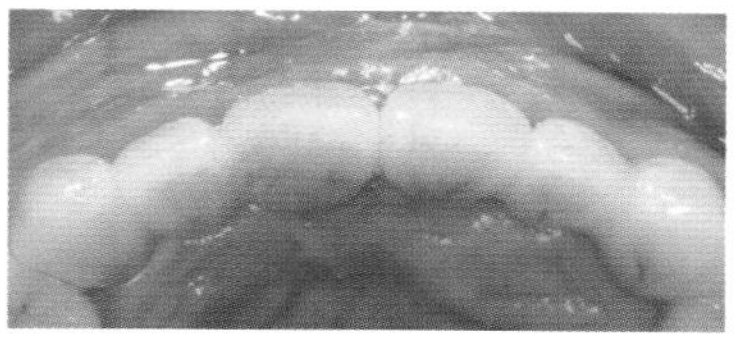
图24 最终修复口内殆面像

、讨论

上颌前牙处于牙槽骨的突出部位，常易受到外伤导致残根合并根尖周肿或拔除，而上前牙唇侧骨板通常非薄甚至部分缺失，牙缺失后1年内唇骨板会显著吸收，导致延期种植手术骨量不足。即刻种植联合GBR技术加种植区骨量的疗效已被大量学者证实及肯定，即刻种植即刻修复不仅可效地保持牙槽骨的高度和宽度，还可有效地保留天然的龈缘曲线和龈乳，达到较好的美学效果，但即刻种植要严格把握适应证。最新的研究表，唇侧骨板>1mm的患者，即刻种植较易取得良好的美学预期。

术前对本病例美学风险评估，患者中位笑线、厚龈生物型，拔牙术后1，软组织轮廓形态保存尚可。影像学评估剩余的颊侧骨板厚度>1mm，部区域骨板缺失，因此采取即刻种植联合GBR技术进行修复。由于多牙连缺失可能会导致牙龈乳头的外形和高度的丧失，因此在本病例中，我们最初设计保留12天然牙根以维持牙槽嵴高度、保留牙龈乳头的方案。虽然术中切除12根尖并摘除根尖囊肿，但种植术后1月，还是出现了12根尖瘘道，经2周全身和局部抗感染治疗无效，同时患者22、23冠折、烤瓷冠脱落。为避免12炎症影响种植体的骨整合，同时考虑前牙缺失美观问题，经与患者讨论，调整治疗方案为拔除12、22和23；23即刻种植并与13、11、22种植体共同支持临时修复体。临时修复体既解决缺失牙的美观问题，也维持种植区牙龈乳头和轮廓形态，保证了永久修复体的美学效果。

如何保证前牙区牙种植的美学效果，是种植医生追求的核心热点问题。不少学者提出保留天然牙根、序列修复治疗、即刻种植即刻修复等方案，取得了良好的治疗效果，都是值得尝试的探索。根据患者的个体情况变化，及时调整治疗计划，是种植医生需要具备的能力。通过完善的术前检查和治疗计划的设计和及时调整，美学区连续多牙缺失能获得预期的美学修复效果。

参考文献

[1] Keith JD Jr, Salama MA. Ridge preservation and augmentation using regenerative materials to enhance implant predictability and esthetics[J]. Compend Contin Educ Dent, 2007, 28（11）:614–624.
[2] 刘瑜宇, 前牙美学区即刻种植即刻非功能修复的美学效果评价[J]. 现代口腔医学杂志, 2016, 30(2): 109–111.
[3] 夏婷, 施斌. 上颌单前牙即刻种植修复和延期种植修复的美学效果比较[J]. 口腔医学研究, 2016, 32 (1): 50–54.
[4] Chappuis V, Engel O, Rideg alterations Post–extration in the Esthetic Zone: A 3D Analysis with CBCT[J]. J Dent Res, 2013, 02: 195S–201S.
[5] Pour RS, Zuhr O. Clinical Benefits of the Immediate Implant Socket Shield Technique[J]. J Esthet Restor Dent, 2017 Apr; 29(2):93–101.
[6] Hurzeler MB,Zuhr O. The socket shield technique a proof of principle report[J]. J Clin Periodontol, 2010 Sep, 337(9):855–862.

前牙骨劈开伴唇侧骨板游离同期种植美学修复病例1例

陈莉　欧国敏

摘要

目的：前牙缺失常伴有水平方向骨宽度不足。骨劈开是增加水平骨宽度的有效方式。本文通过1例骨宽度严重不足的前牙种植美学修复病例，探讨骨劈开联合GBR技术的骨增量效果及骨劈开唇侧骨板游离的处理和最终修复效果。**材料与方法：**选取上颌侧切牙缺失伴牙槽嵴水平方向宽度严重不足的病例1例。采用超声骨刀联合骨劈开器行牙槽嵴骨劈开术以增加牙槽嵴水平骨宽度，术中唇侧骨板游离，同期植入种植体，复位游离骨板，联合GBR骨增量技术完成手术。5个月后复查，影像学及口内检查示骨增量效果良好。常规行二期手术，利用种植支持式临时冠塑形牙龈。戴临时冠3个月后行个性化瓷基台及氧化锆全瓷冠修复。此期间观察牙槽骨骨量、骨质及游离骨板的改变。**结果：**经骨劈开联合GBR骨增量手术后，牙槽嵴宽度由之前约3.5mm增加至约8.5mm，5个月后维持在7.5mm左右。种植体与游离骨板及其他周围骨组织形成良好的骨结合，最终取得较为满意的美学修复效果。**结论：**在前牙牙槽嵴水平向骨宽度不足的情况下，骨劈开术联合GBR技术可有效诱导骨组织再生，并可同期植入种植体。关于游离的唇侧骨板，在综合评估术区条件后可考虑复位游离骨板，进行GBR骨增量，最终可取得较为满意的美学修复效果。

关键词：骨量不足；骨劈开；前牙美学；种植修复

牙齿缺失后牙槽骨持续性的吸收不可避免，尤其在牙缺失的早期，表现为牙槽嵴高度和宽度吸收、相互重叠的过程。而牙槽嵴吸收多少与骨质致密程度相关，上颌骨外侧骨板较内侧骨板疏松，因此外侧骨板较内侧骨板吸收多。从总趋势看，前牙的吸收速率快，后牙区的改变相对较少。统计数据表明，约90%左右的前牙唇侧骨板＜1mm。而前牙远期美学效果与唇侧骨板厚度关系密切。因此，前牙缺失后，缺牙区易形成唇腭（舌）水平方向上的骨量不足，这会对前牙种植美学修复造成困难。骨劈开是增加水平骨宽度的有效方式。此技术可有效增加吸收为刃状或唇（颊）侧骨凹陷明显的牙槽嵴宽度且可以同期植入种植体，此方法克服了一期植骨二期种植的缺点，大大减少了患者的就诊次数、缩短了治疗周期，并减轻了患者的术后反应。上下颌切牙区单颗牙缺失，由于其近远中距离相对有限，在进行牙槽嵴骨劈开术过程中，相较其他牙位更易发生唇侧骨板游离的情况。虽然近年来，有大量改良的骨劈开技术及骨劈开器械应用于临床，但近远中距离有限的单颗缺牙区受本身牙槽嵴宽度、皮质骨厚度及邻牙牙根位置等诸多因素影响，其唇侧骨板游离的发生并不能完全避免。有诸多骨劈开同期种植体植入的病例报道，但对于骨劈开过程中若出现唇侧骨板游离的处理及其修复效果的内容未见报道。

随着患者美学意识的增强，对美学区种植修复效果的要求也逐渐提高，越来越多的个性化种植修复产品也应运而生。个性化氧化锆全瓷基台以其良好的半透光性和美学性能得到患者的接受和临床医生的肯定。氧化锆瓷基台在细菌附着、软组织反应等生物相容性方面均优于传统成品钛基台。随着CAD/CAM技术的进步和各大种植系统原厂基底的出现，个性化瓷基台加工精度、机械强度、颈部连接应力等方面均有极大的提升。个性化氧化锆全瓷基台在中等强度的前牙美学种植修复的应用及远期效果较为肯定。

本病例中，针对上前牙区水平方向严重骨宽度不足，采用骨劈开术联合GBR“三明治”式骨增量技术增加其骨宽度，术中发现唇侧骨板游离同期植入种植体，二期手术后种植支持式临时冠进行牙龈整塑，最终获得满意的修复效果。

一、材料与方法

1. 病例简介　20岁男性患者。2015年10月以“右上前牙缺失8年”于我院就诊。现病史：患者8年前因前牙区囊肿（具体不详）行囊肿刮治并拔除右上前牙，未行活动或固定义齿修复，现因影响美观于我科就诊要求种植固定修复。既往史：自诉身体状况可。无传染病史，无手术史，无药物过敏史，无吸烟、酗酒等不良生活习惯。口内检查示：12缺失，缺牙间隙可，近远中距离5mm，唇侧骨凹陷明显，牙龈及黏膜未见明显红肿，中厚龈型；11唇面颈部、22唇面切缘可见黄褐色横纹与小凹点，质硬，探诊平。咬合关系尚可，开口约3横指，中笑线。全口腔卫生状况尚可，牙龈未见明显退缩，菌斑、软垢（±），BOP（－），未探及深牙周袋。影像学检查（CBCT）：12缺失，缺牙区垂直骨高度尚可，约17mm，水平骨宽度严重不足，约3.5mm，唇侧骨缺损明显。骨质II类。

2. 诊断　牙列缺损；11、22釉质发育不全。

作者单位：四川大学华西口腔医院

通讯作者：欧国敏；Email: 1281231409@qq.com

3. 治疗计划

（1）术前全口行牙周基础治疗。

（2）12区行牙槽嵴骨劈开术联合GBR技术，同期植入种植体。

（3）12二期手术后行临时冠修复，最终行个性化基台及氧化锆全瓷冠修复。

4. 治疗过程（图1～图40）

（1）初诊：完成口内检查，与患者详细介绍病情并反复沟通治疗计划，完成相关术前检查，排除手术禁忌。

（2）骨增量及种植体植入手术：常规消毒铺巾，术区阿替卡因局部浸润麻醉，于术区牙槽嵴顶正中稍偏腭侧做近远中向切口及前庭沟向附加切口，向颊侧剥离全厚黏骨膜瓣至黏膜转折处，可见牙槽嵴垂直高度尚可，种植区牙槽嵴宽度不足，唇侧凹陷明显。大球钻修整骨尖及刃状骨嵴，利用超声骨刀做近远中向水平切口，深度约9mm，之后用超声骨刀于牙槽嵴颊侧做龈向垂直切口，切透骨皮质全层，达骨松质。使用骨劈开器沿水平切口方向劈开牙槽嵴，并挤压劈开的唇侧骨板。扩孔钻逐级备洞，见唇侧骨板游离，取下唇侧骨板。改备长度12mm种植窝洞，植入Straumann骨水平种植体（3.3mm×12mm，NC）1颗，初期稳定性约25N·cm。术中收集自体骨屑与自体血，种植体植入完成后，小心复位唇侧骨板，将收集的自体骨屑、骨替代材料0.25g同自体血混合后填入唇腭侧骨板之间的间隙及唇侧骨板凹陷处，覆盖胶原膜，使用缝线固定，减张缝合。术后常规医嘱。

（3）二期手术：种植体植入5个月后CBCT复查，骨增量情况和种植体稳定性良好，唇侧游离骨板结合良好。于12牙槽嵴顶做水平切口，翻开黏膜骨瓣，取出覆盖螺丝，更换为基台，严密缝合，嘱1周后拆除缝线并取模，制作临时冠。

（4）戴用临时冠：二期手术1周后，12行种植临时基台式临时冠修复，进行牙龈塑形。

（5）戴用临时冠复查：戴临时冠后2周、1个月、2个月、3个月复查，逐次调改临时冠形态，期间观察牙龈色、形、质改变。患者诉临时冠适应良好，最终牙龈形态满意。

（6）个性化取模：戴临时冠后，患者对牙龈形态满意。在临时冠上制作固位沟槽，将临时冠作为个性化取模柱行个性化取模，设计Straumann Variobase个性化瓷基台联合氧化锆全瓷冠修复。

（7）最终修复：Variobase个性化瓷基台试戴，拍片确定基台到位，加力至35N。氧化锆全瓷冠粘接，拍片确认牙冠被动就位，边缘密合，未见多余粘接剂。

（8）使用材料：种植体：瑞士Straumann公司SLA种植体骨水平（3.3mm×12mm，NC）；超声骨刀：意大利Silfradent超声骨刀；骨劈开器：美国Bicon骨劈开器；骨替代材料：瑞士Geistlich Bio-oss骨粉（0.25～1mm）；生物膜：烟台正海生物技术公司，海奥胶原膜1.5cm×2cm。

二、结果

12术区经骨劈开及GBR骨增量手术后，牙槽嵴宽度由之前约3.5mm增加至约8.5mm，5个月后维持在7.5mm左右。手术中游离唇侧骨板与周围骨结合良好，种植体稳定性良好。最终于戴临时冠3个月后戴最终修复体，临床检查种植体稳定，修复体被动就位，边缘密合，咬合关系良好。患者对全瓷冠形态、色泽及咀嚼功能满意。

影像学显示：骨替代材料植入区域密度增强，骨量维持良好。种植体与周围骨结合良好，唇侧骨板厚度维持在2mm以上，修复体边缘密合。

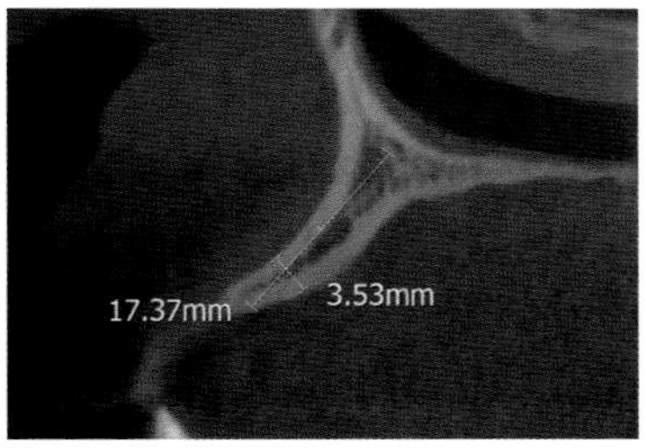

图1　术前CBCT示缺牙区牙槽嵴高度尚可，骨宽度严重不足1

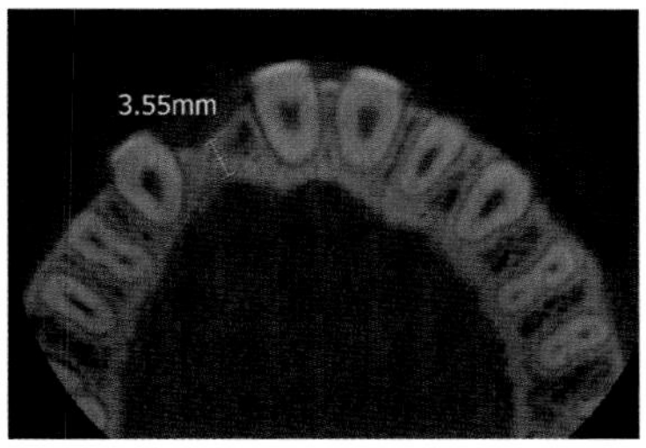

图2　术前CBCT示缺牙区牙槽嵴高度尚可，骨宽度严重不足2

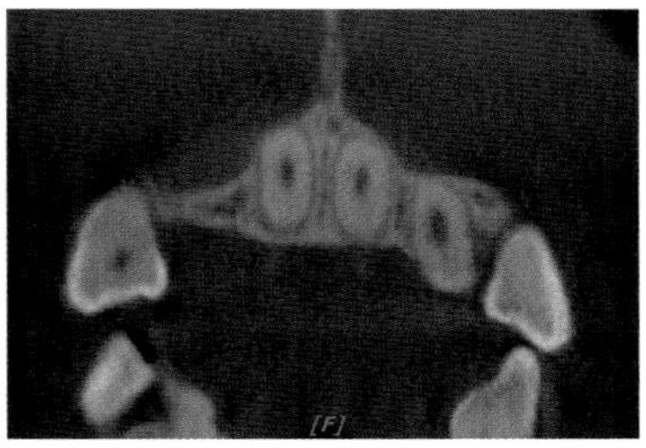
图3　术前CBCT示缺牙区牙槽嵴高度尚可，骨宽度严重不足3

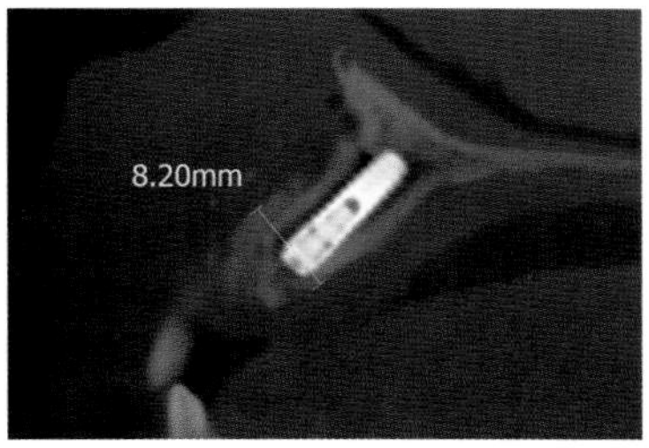

图4　术后CBCT矢状面可见种植体轴向良好及唇侧骨板游离影像

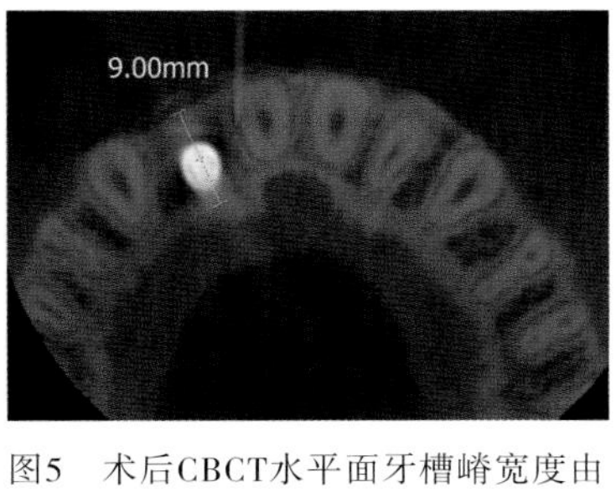

图5　术后CBCT水平面牙槽嵴宽度由3.5mm增至约8.5mm

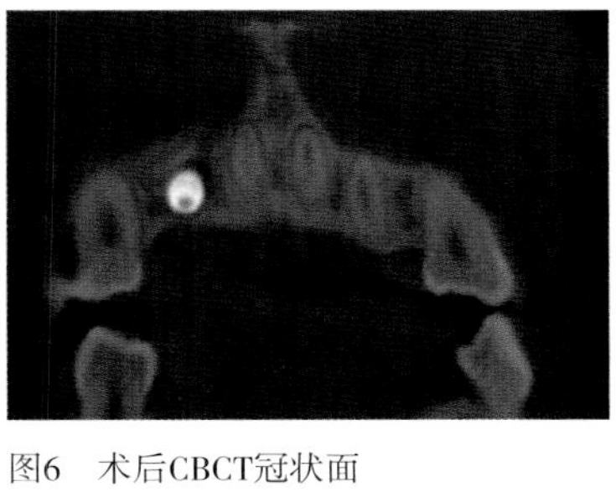
图6　术后CBCT冠状面

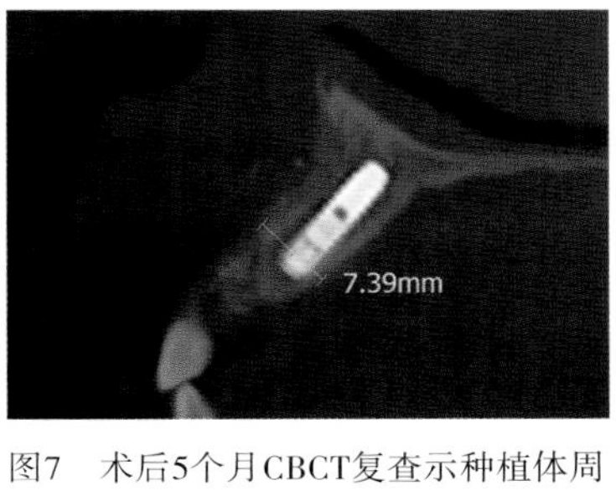

图7　术后5个月CBCT复查示种植体周围骨结合良好，唇侧游离骨板与周围骨结合，唇侧骨板厚度维持良好1

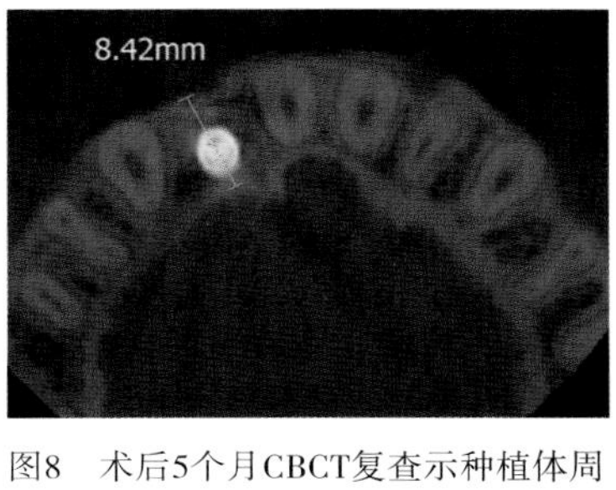

图8　术后5个月CBCT复查示种植体周围骨结合良好，唇侧游离骨板与周围骨结合，唇侧骨板厚度维持良好2

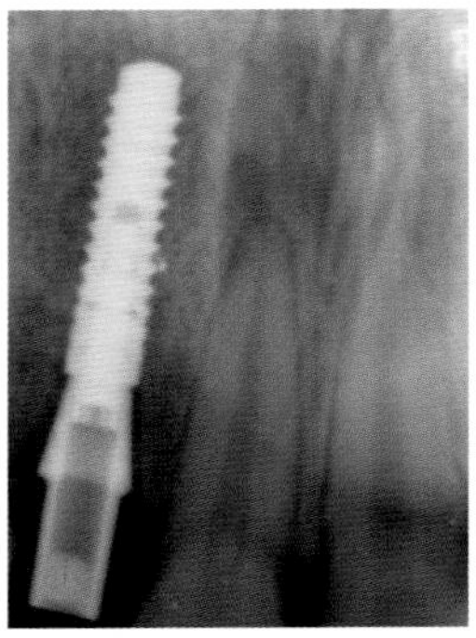

图9 戴牙中基台就位X线片

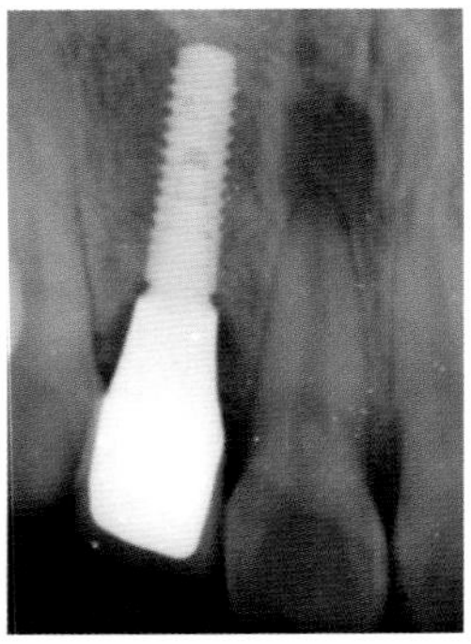

图10 戴牙中修复体就位X线片

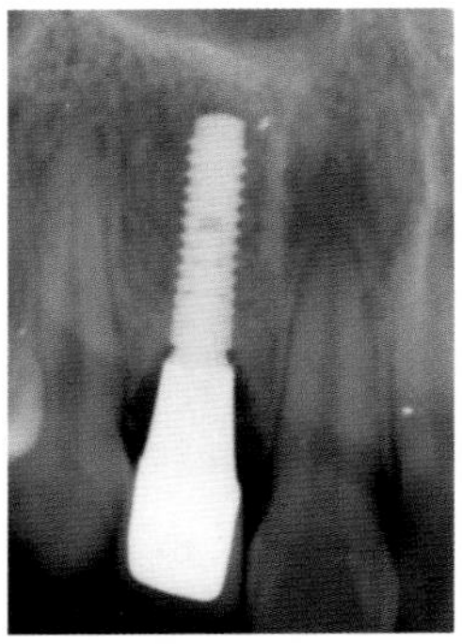

图11 戴牙后9个月复查X线片，种植体颈部骨组织维持良好

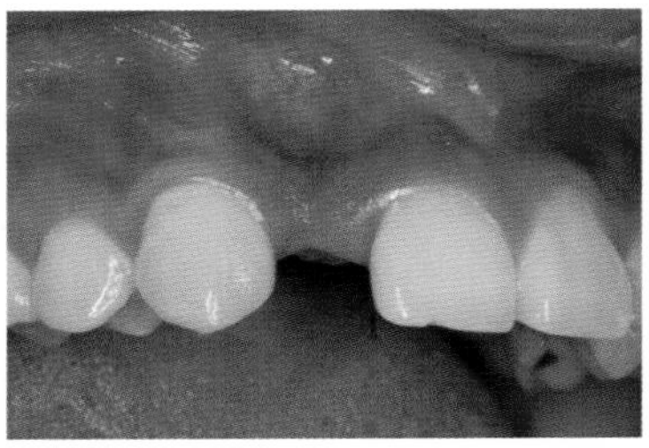

图12 术前照片示12缺失，唇侧凹陷明显1

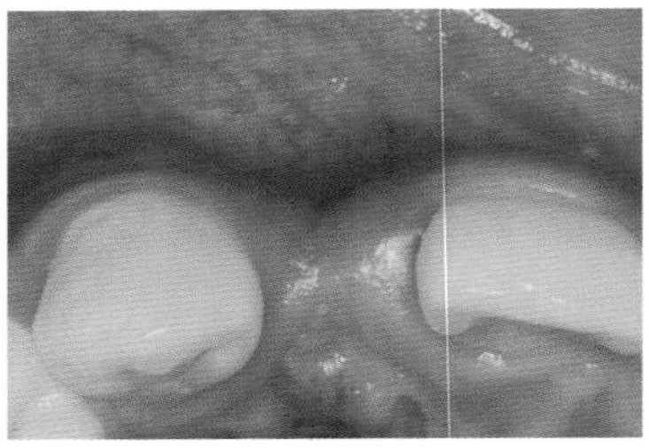

图13 术前照片示12缺失，唇侧凹陷明显2

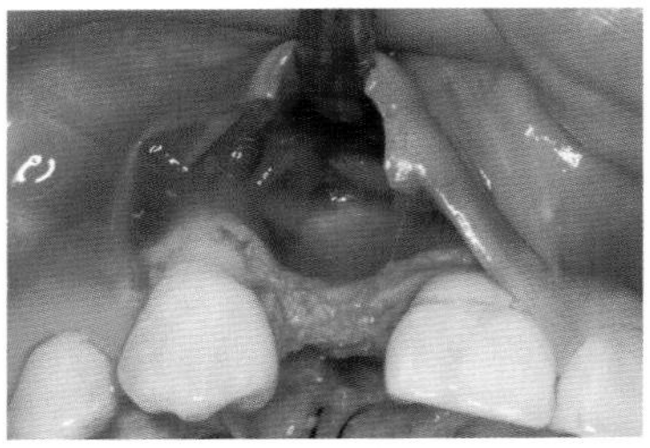

图14 翻瓣可见种植区唇侧骨板凹陷

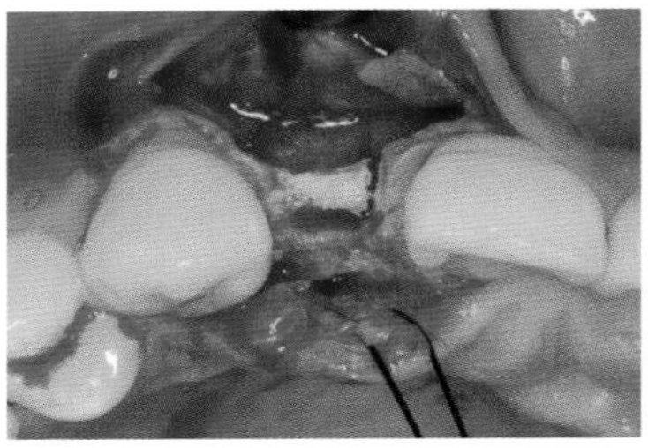

图15 超声骨刀做近远中向水平切口

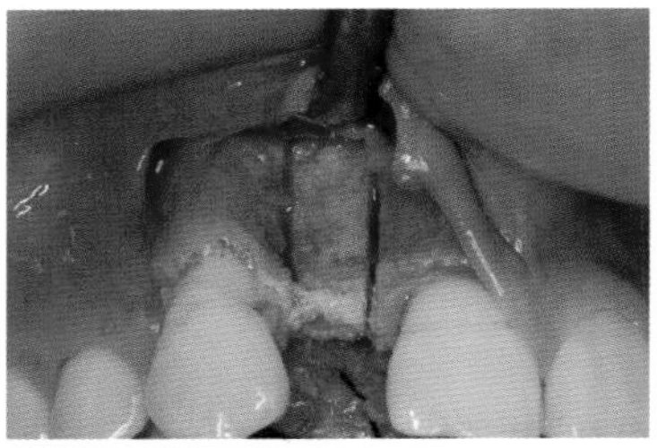

图16 超声骨刀于牙槽嵴颊侧做垂直切口

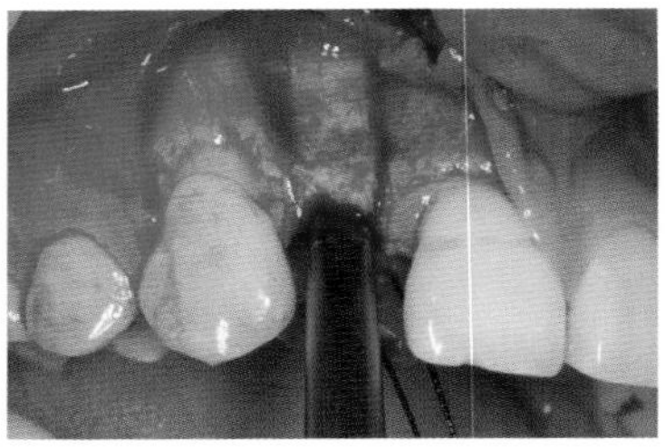

图17 骨劈开器劈开牙槽嵴

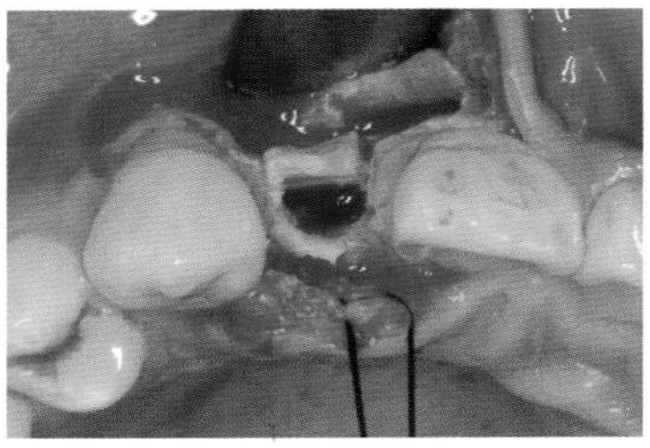

图18 骨劈开后牙槽嵴殆面像

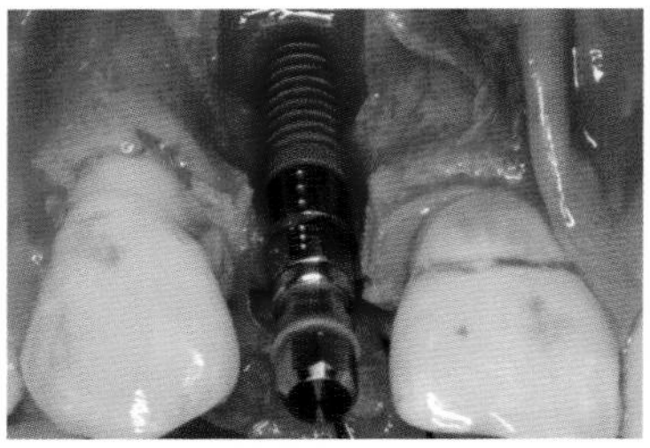

图19 种植体植入发现唇侧骨板游离

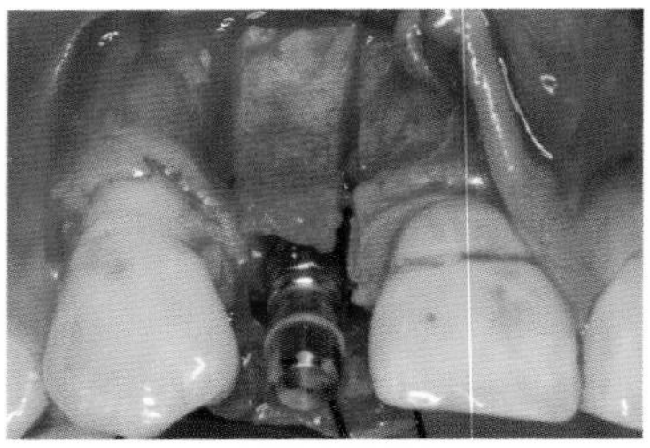

图20 植入种植体，复位唇侧骨板

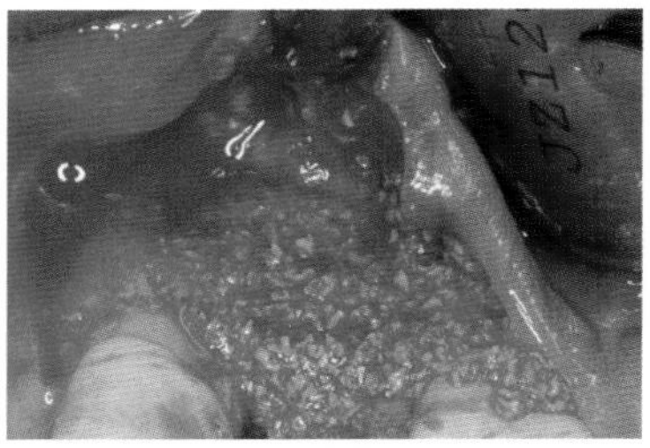

图21 骨板间及凹陷处填入混合骨替代材料

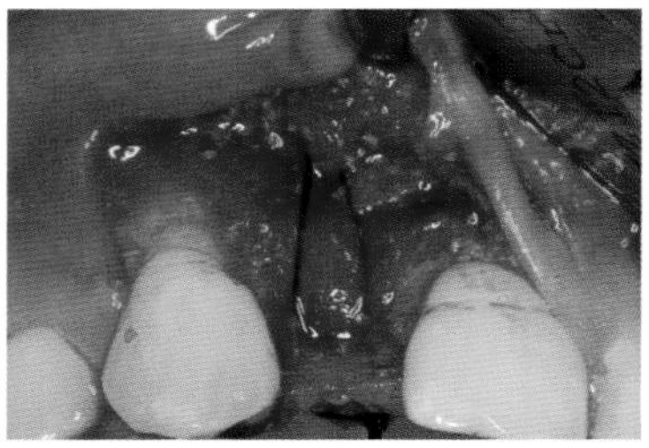

图22 覆盖胶原膜，减张缝合

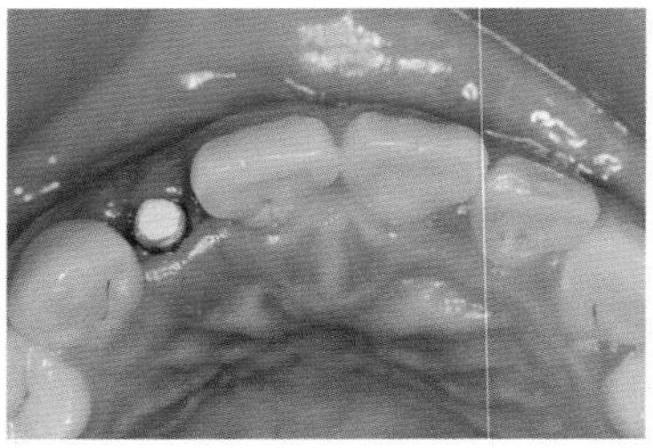

图23 二期手术口内像1

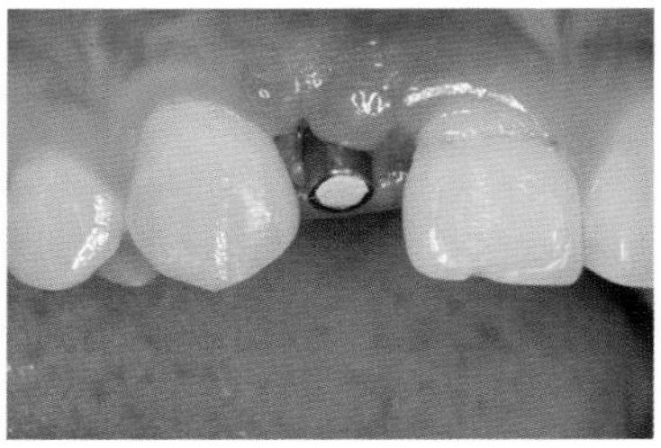

图24 二期手术口内像2

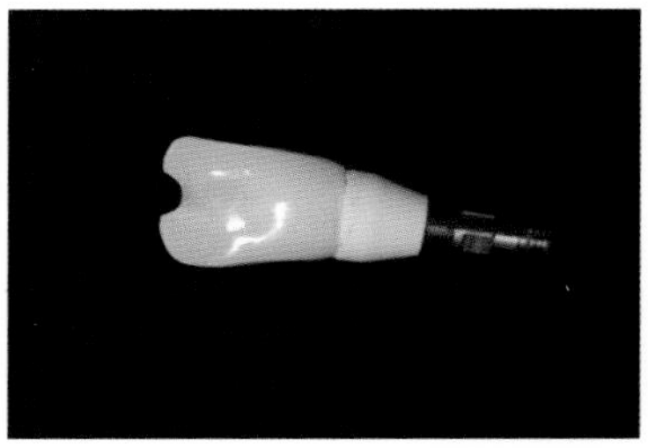

图25 种植临时基台式临时冠

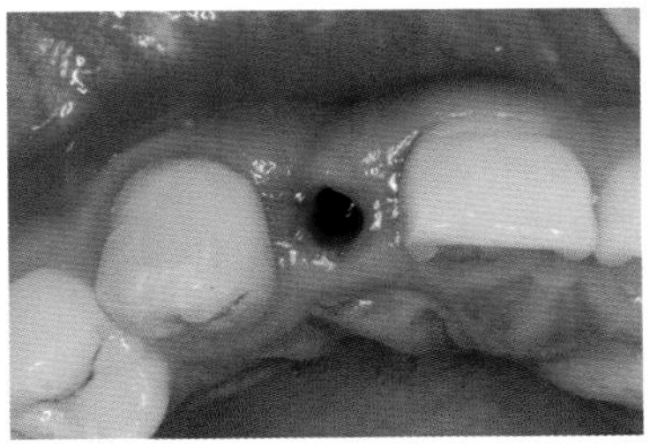

图26　临时冠修复口内像1

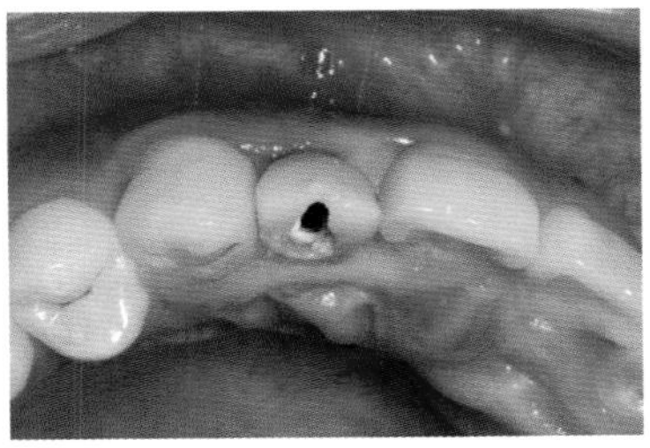

图27　临时冠修复口内像2

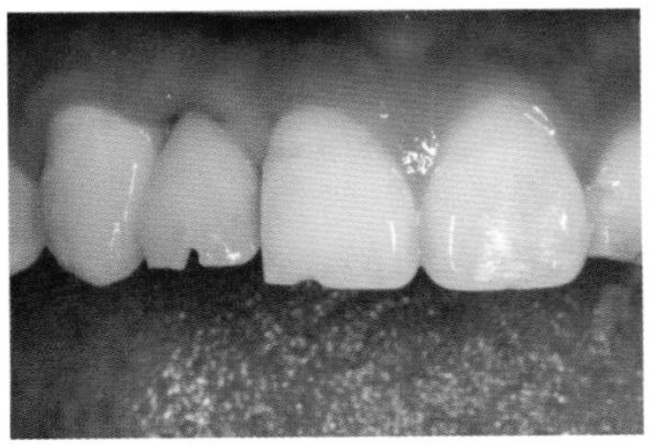

图28　临时冠修复口内像3

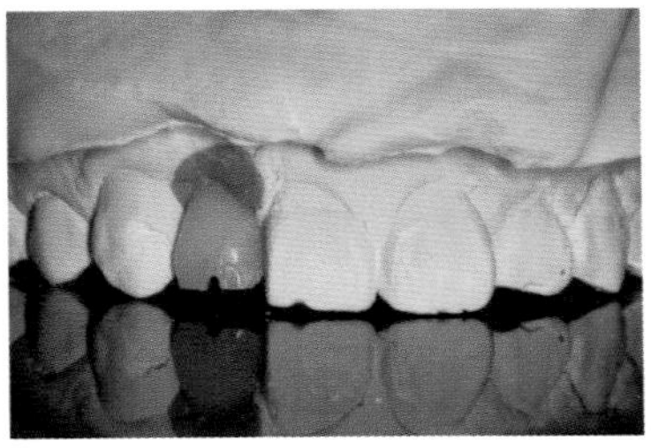

图29　种植体水平个性化取模

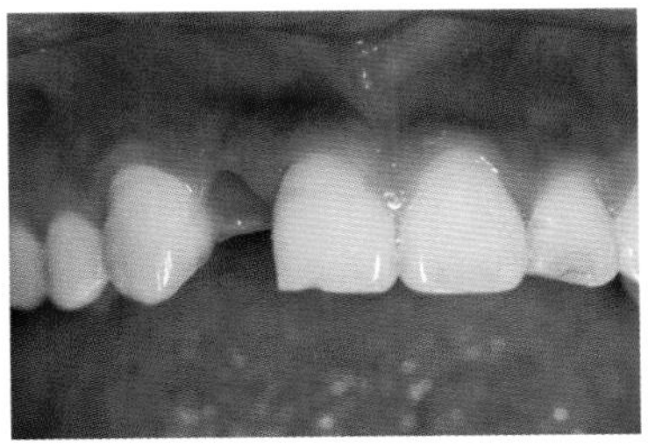

图30　临时冠塑形完成袖口形态1

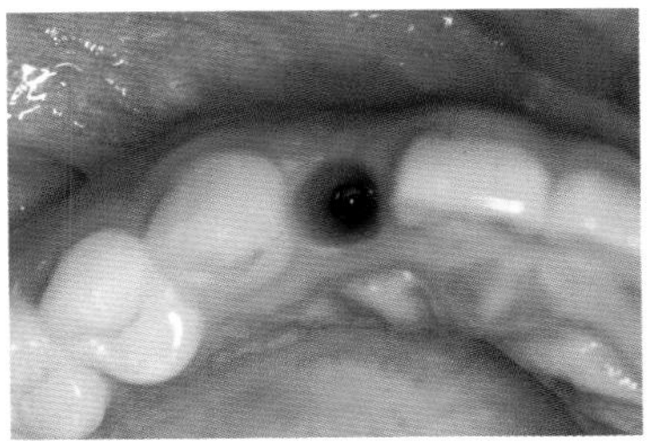

图31　临时冠塑形完成袖口形态2

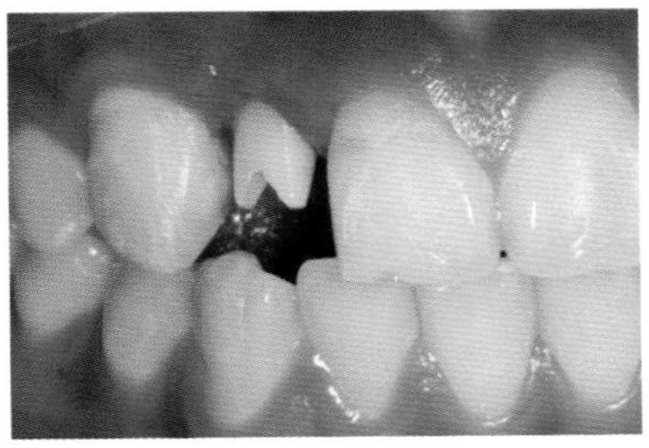

图32　个性化瓷基台试戴口内像1

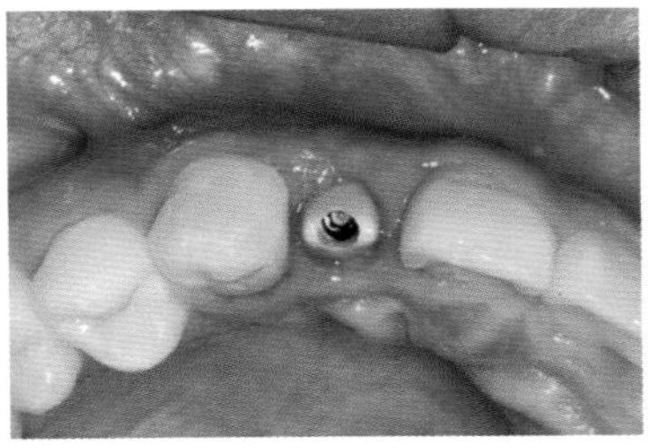

图33　个性化瓷基台试戴口内像2

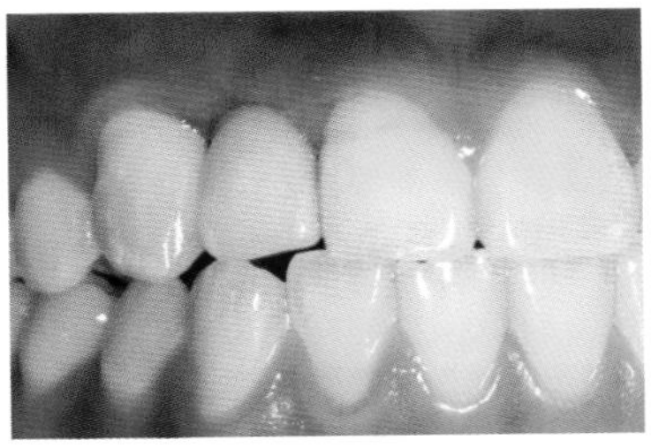

图34　全瓷冠试戴口内像1

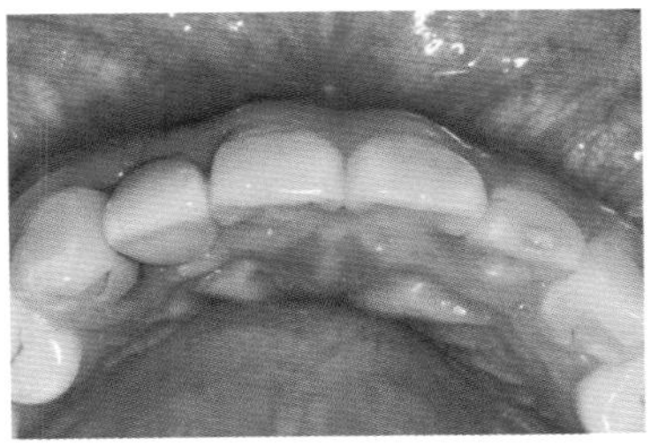

图35　全瓷冠试戴口内像2

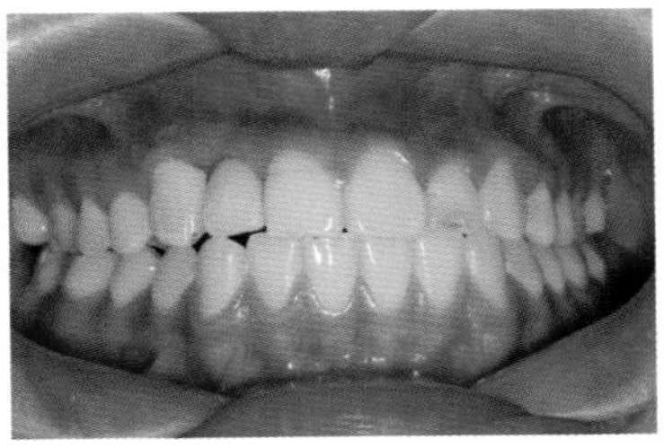

图36　最终修复后口内像

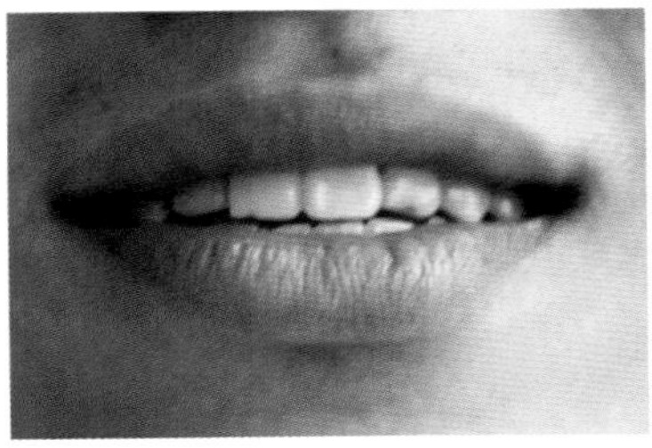

图37　最终修复后微笑唇齿像

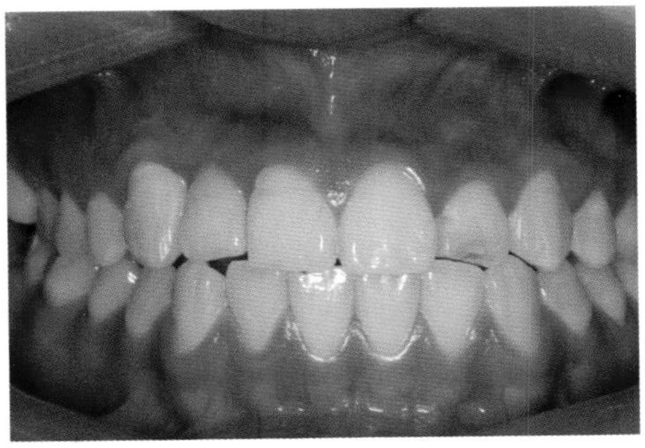

图38　戴牙后9个月复查口内像1

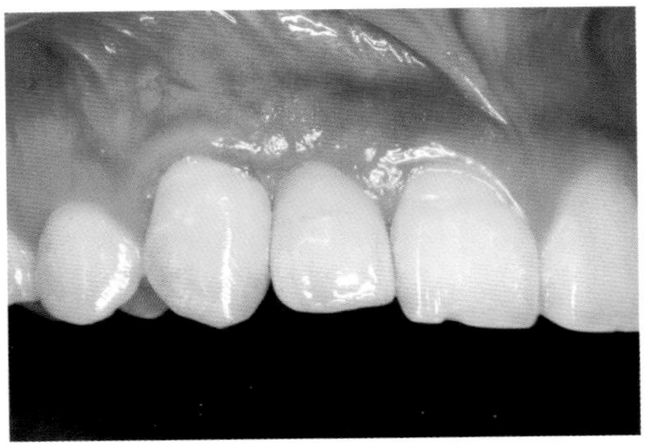

图39　戴牙后9个月复查口内像2

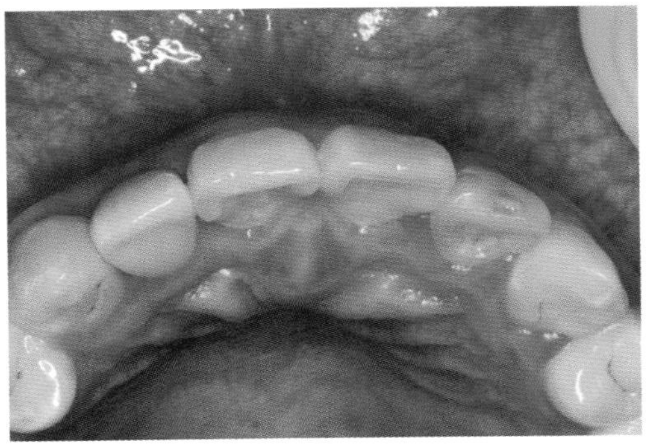

图40　戴牙后9个月复查口内像3

三、讨论

1. 骨劈开术中唇侧骨板游离处理 骨劈开作为增加水平方向骨量的有效手段，具有成骨效果可靠，术式创伤小的特点。单颗前牙缺失后，一方面缺牙区本身近远中距离相对有限；另一方面为达到更好的远期美学效果，保证种植体唇侧骨板厚度，前牙种植体多为小直径的长种植体，加之前牙区多为皮质骨较厚且牙槽嵴底部宽度不足的缺牙区，骨劈开在这种情况下要求所切骨板为长度较长、宽度极窄的形状。因此，单颗前牙应用骨劈开术与磨牙或多颗牙连续缺失相比，更易发生唇侧骨板游离的情况。在此病例中，所游离的骨板细长，但复位后，其底部与牙槽嵴密合性较好。且患者为年轻男性，全身健康状况佳，厚龈型。考虑术区血供条件可，游离骨板坏死可能性小。我们采用同期植入较长种植体后，利用种植体根部2～3mm的牙槽骨固位种植体，初期稳定性达到25N·cm，复位游离骨板，联合GBR技术最终完成手术。在此类病例中，综合考虑游离骨板大小、术区血供情况、患者全身身体状况及骨替代材料与生物膜成骨效果，复位唇侧骨板可以最大限度地保证后期种植体唇侧骨板的厚度，最终保证远期美学修复效果。

2. 个性化全瓷基台在前牙美学修复中的应用 前牙美学修复以红白美学参数为参考。个性化瓷基台的美学性能主要表现在其良好的半透光性，其较传统钛金属基台修复颈缘不透黑。这一点对薄龈型及高笑线患者至关重要。近年来，除了瓷基台的美学优点，氧化锆瓷基台被认为在减少细菌附着、促进种植区卫生维持、促进牙龈成纤维细胞黏附、维持软组织稳定性等生物学相容性方面均具有更好的优势。同时，对于经临时冠塑形牙龈的患者，采用个性化基台修复，基台可最大限度地匹配袖口部分，减少最终戴牙后软组织的改建，维持牙龈形态。因此，个性化修复在前牙美学区有着更为出色的临床效果。

参考文献

[1] Araújo MG, Lindhe J. Dimensional ridge alterations following tooth extraction. An experimental study in the dog[J]. Journal of Clinical Periodontology, 2005, 32(2):212.
[2] Ou G, Teng F, Zhang Q, et al. Clinical use of ridge-splitting combined with ridge expansion osteotomy, sandwich bone augmentation, and simultaneous implantation.[J]. British Journal of Oral & Maxillofacial Surgery, 2014, 52(8):703.
[3] Merli M, Moscatelli M, Mazzoni A, et al. Fence technique: guided bone regeneration for extensive three-dimensional augmentation.[J]. International Journal of Periodontics & Restorative Dentistry, 2013, 33(2):129-136.
[4] Wang HL, Misch C, Neiva R F. "Sandwich" bone augmentation technique: rationale and report of pilot cases.[J]. International Journal of Periodontics & Restorative Dentistry, 2004, 24(3):232-245.
[5] Bindl A, Mörmann WH. Survival rate of mono-ceramic and ceramic-core CAD/CAM-generated anterior crowns over 2 - 5years[J]. European Journal of Oral Sciences, 2004, 112(2):197-204.

上颌前牙不翻瓣技术即刻种植修复病例

周伟光

摘要

在拔牙位点植入种植体，拔牙后即刻种植，拔牙位点常见骨缺损，需要进行骨增量以保证种植体完全被活骨包绕，并改善牙槽嵴轮廓以获得美学效果。本病例不翻瓣拔除不能保留的牙根后，牙槽窝相对完整，骨高度未下降，可以通过拔牙后即刻种植，同期GBR，较好地维持牙槽骨的高度，避免牙龈萎缩，日后修复可以得到较好的美学效果。

关键词：种植牙；即刻种植；GBR；不翻瓣微创拔牙；初期稳定性

即刻种植手术优点，牙拔除后牙槽骨未出现吸收，及时种植手术可以减少种植难度。但拔牙窝与种植体外形不一致，在即刻种植体周围常存在影响种植体骨整合的骨缺损区，根据目前国内外相关研究结果，临床上在骨缺损区较多应用骨替代品充填这一间隙，比如：Bio-Oss胶原骨粉这类吸收缓慢的骨代用品，这样能有效地保存骨量，保证种植牙的功能及美学效果。

一、材料与方法

1. 病例简介　35岁女性患者，上前牙假牙折断就诊。口内检查：11、21烤瓷冠修复体，21修复体折断脱落，21牙根纵裂。CBCT检查示：21根尖暗影，可用根长约6mm，21纵裂。

2. 诊断　21残根纵裂。

3. 治疗计划　21位点拔除后即刻种植，塑料临时冠非功能负重即刻修复。

4. 治疗过程（图1~图30）

（1）21拔除，即刻种植手术，同期GBR。

（2）术后21临时冠暂时修复。

（3）4~6个月后，21全瓷冠修复。

（4）使用材料：NSK种植机、Ankylos C/X种植体、Ankylos专用种植工具盒、Bio-Oss胶原骨粉。

二、结果

患者戴牙后，显示获得良好的功能和美学修复。

三、讨论

拔牙后何时植入种植体，可以是即刻（Ⅰ型）种植，软组织愈合的早期（Ⅱ型）种植，或部分骨愈合的早期（Ⅲ型）种植，在某些情况，还可以在牙槽窝完全愈合后进行延期（Ⅳ型）种植。在美学区，厚龈生物型、唇侧骨壁较厚（≥1mm）的单颗牙位点，可以考虑即刻种植，并且可以获得种植体的初期稳定性。本病例的患者条件符合，所以选择即刻（Ⅰ型）种植。拔牙后来自唇颊侧肌肉的压力会促进唇侧骨板的过度吸收，在种植体与唇侧骨壁之间植入骨替代品，形成一个骨引导生长进入的支架作用，在唇侧骨板吸收前就有新骨形成，并且人工骨替代品不易吸收，其可与附着于其上的新骨一起维持唇侧的骨量。

四、结论

1. 合理的种植位点保证了种植体的初期稳定性；在唇侧骨板与种植体之间以及骨板外侧植入骨替代品，起到支架作用，维持种植体唇侧骨的稳定，同时即刻修复，恢复美观和语言功能，减轻了患者缺牙的痛苦。

2. 中厚龈生物型牙龈，拔除患牙后完整的唇侧骨壁，以及单根无急性感染位点，这些是即刻种植的有利临床条件，也是考虑即刻种植的参考因素。种植体植入之后，即刻戴种植体支持的修复体，使骨组织和牙龈组织的愈合同期完成。

3. 引导和成形种植体周围软组织，逐渐建立和调整修复体的穿龈轮廓，最终获得理想的美学修复效果。

作者单位：广西南宁市完氏口腔诊所

E-mail: 1024796917@qq.com

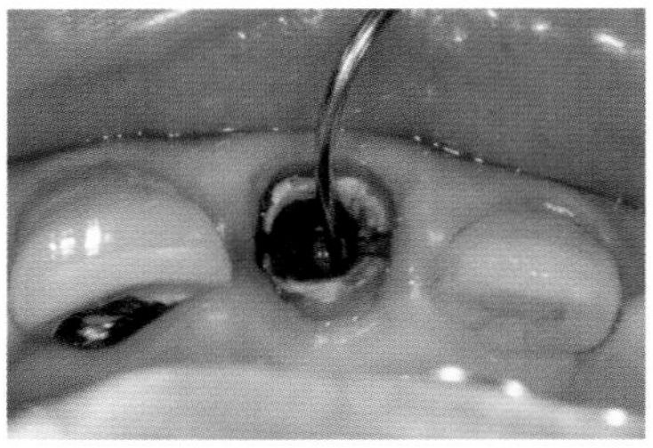
图1 术前口内检查，21探查残根纵裂

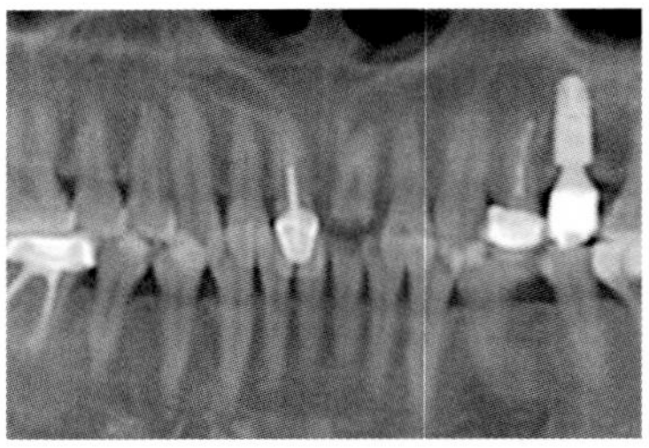
图2 术前CBCT显示21牙根状态

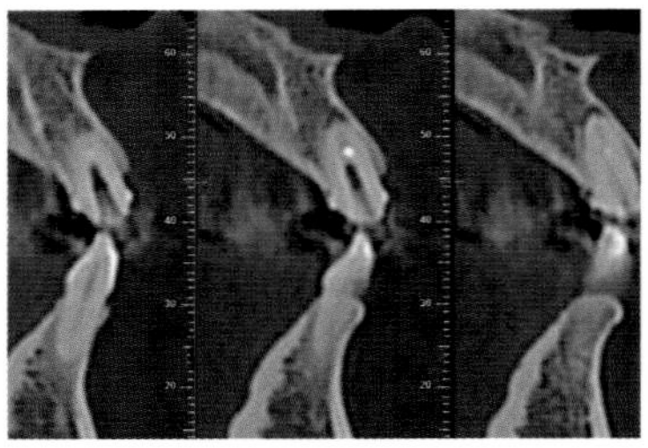
图3 术前CBCT显示21残根矢状面

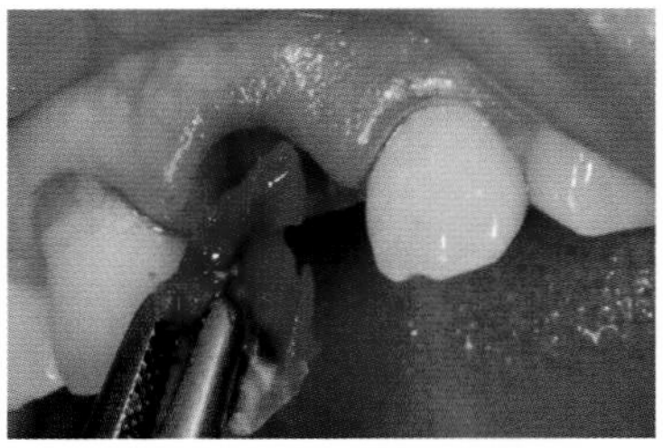
图4 不翻瓣下微创拔除21残根

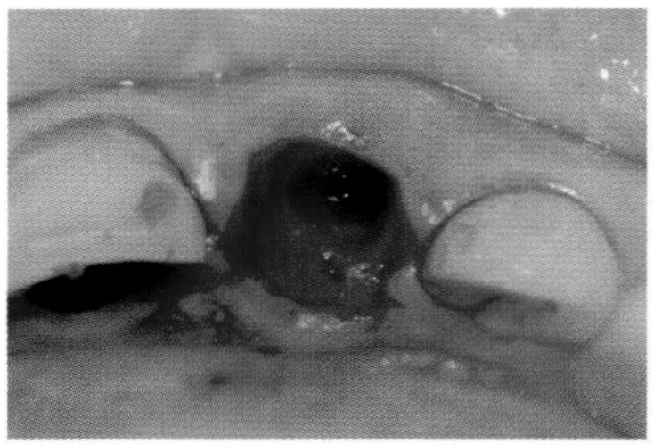
图5 仔细检查确认唇侧骨板完整

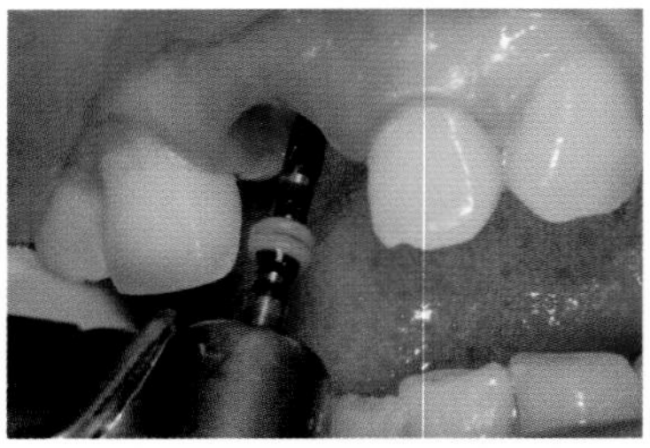
图6 在拔牙窝的腭侧骨壁以正确的轴向预备种植窝

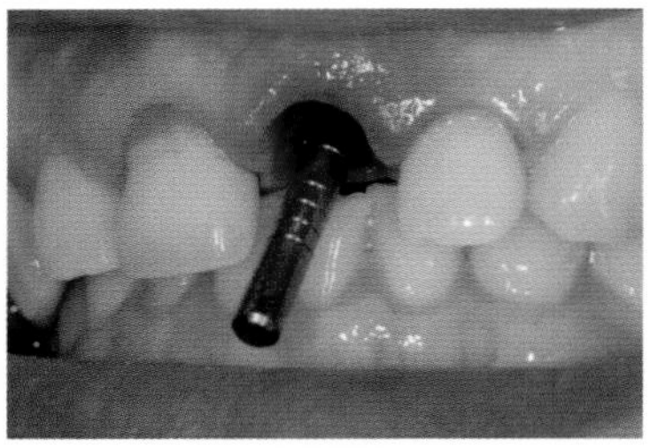
图7 指示器观察预备方向是否正确

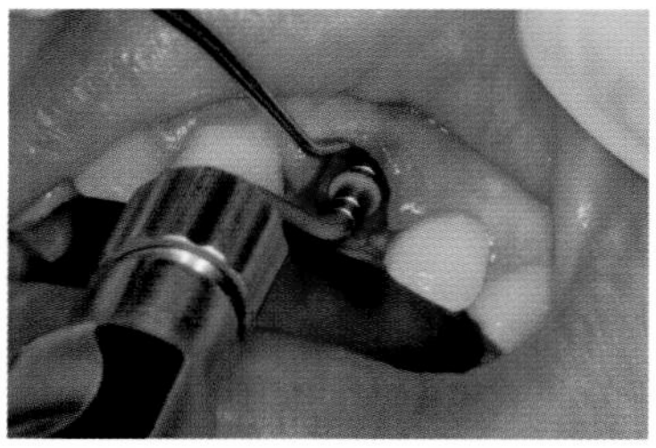
图8 采用骨挤压技术利于增加种植体的初期稳定性

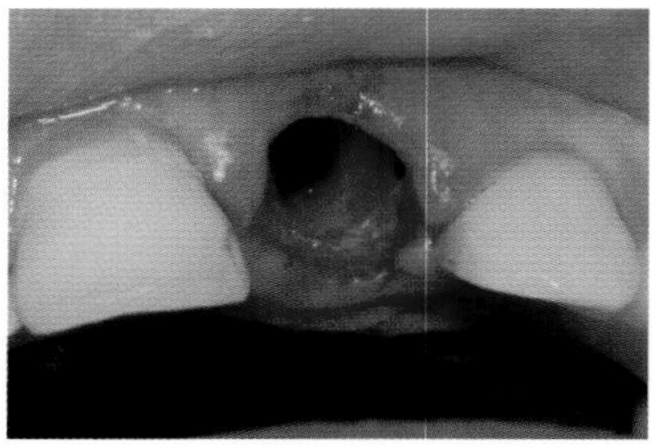
图9 预备好植牙窝

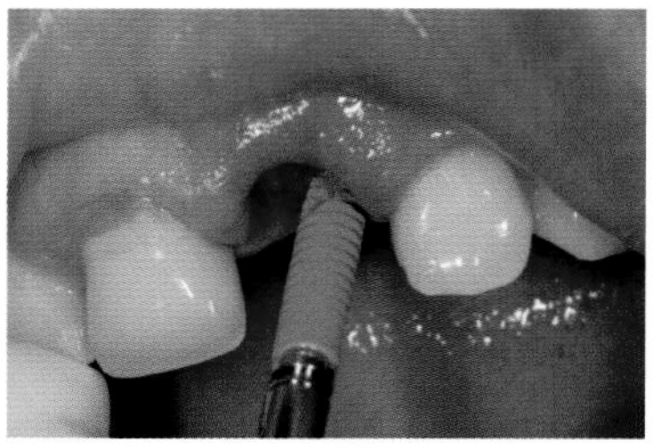
图10 植入Ankylos C/X A14 种植体

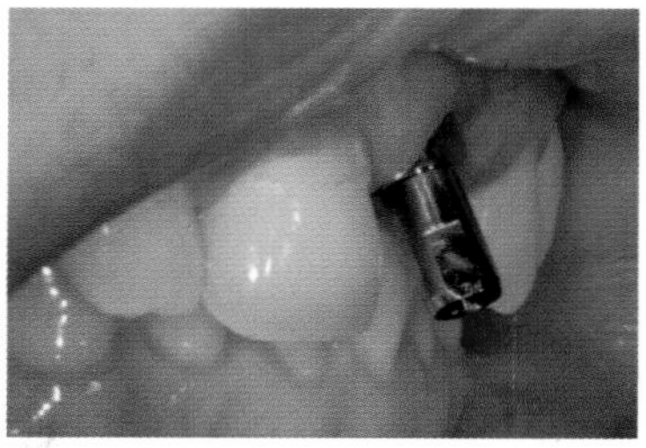
图11 携带器侧面像

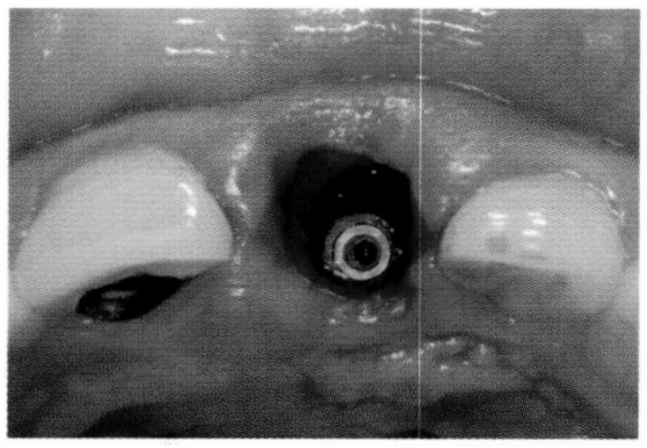
图12 种植体植入之后，在种植体和唇侧骨壁之间有2mm的间隙

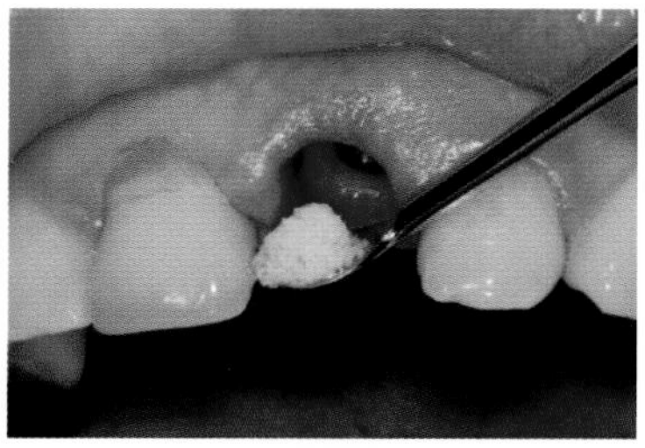
图13 在种植体唇侧骨缺损中松散植入Bio-Oss 骨粉

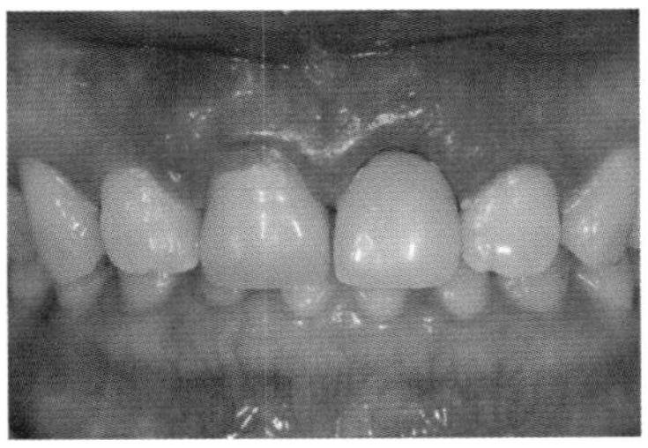

图14 21即刻戴临时冠唇面像

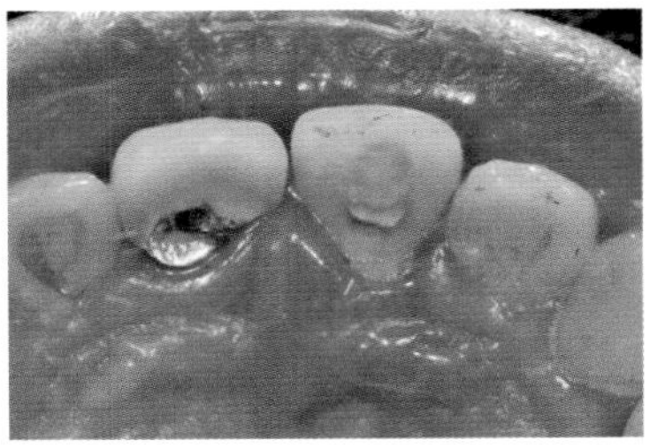

图15 21即刻戴临时冠腭面像

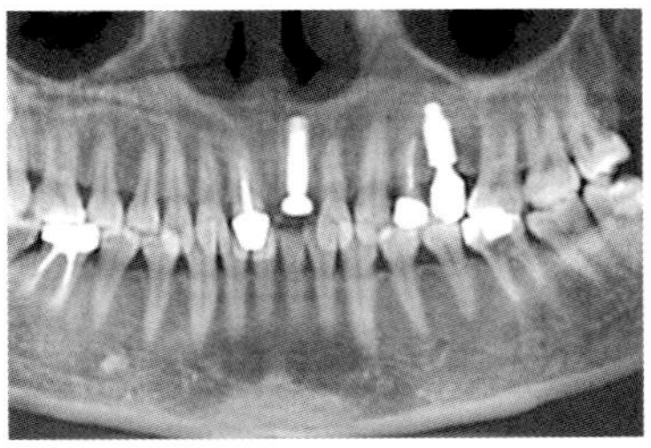

图16 术后CBCT显示21种植体状态

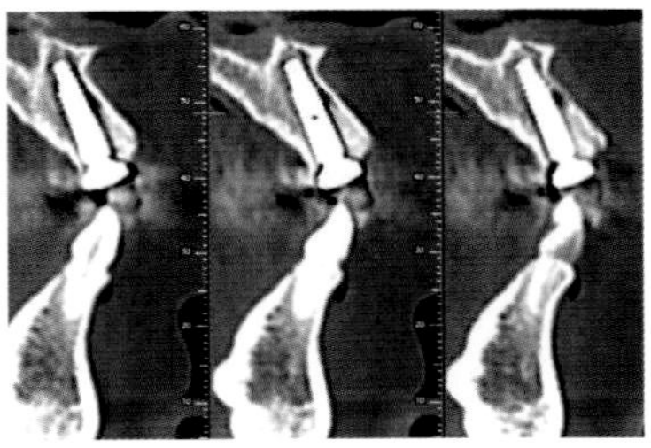

图17 术后CBCT显示21种植体矢状面像

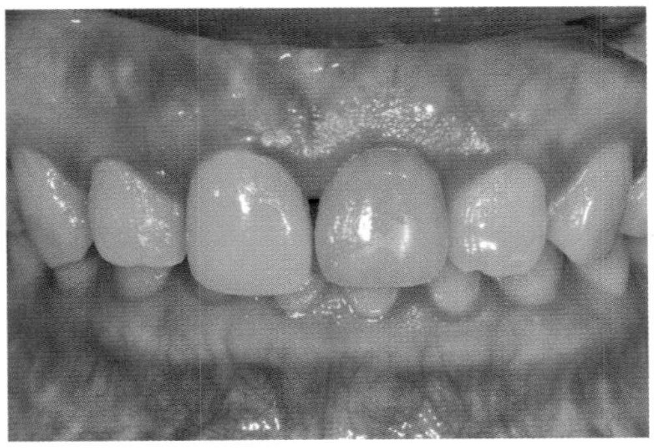

图18 愈合6个月后，21种植牙唇面像

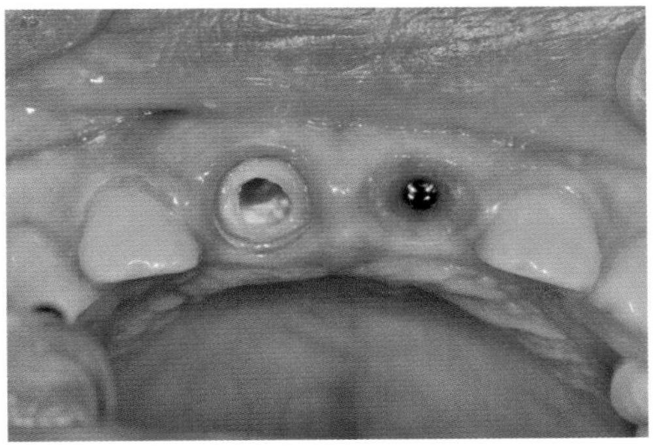

图19 良好的牙龈袖口

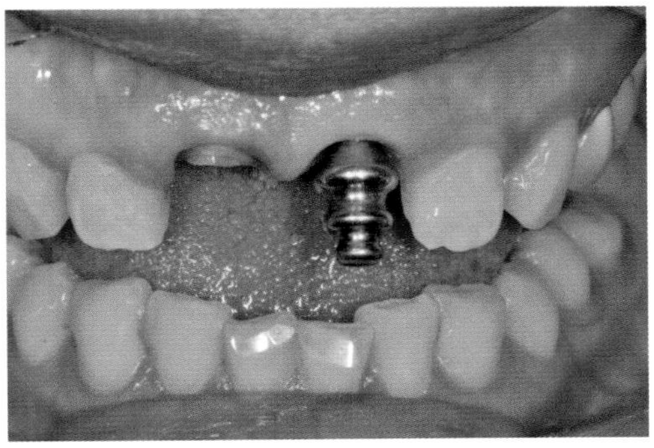

图20 安装转移杆，硅胶取模

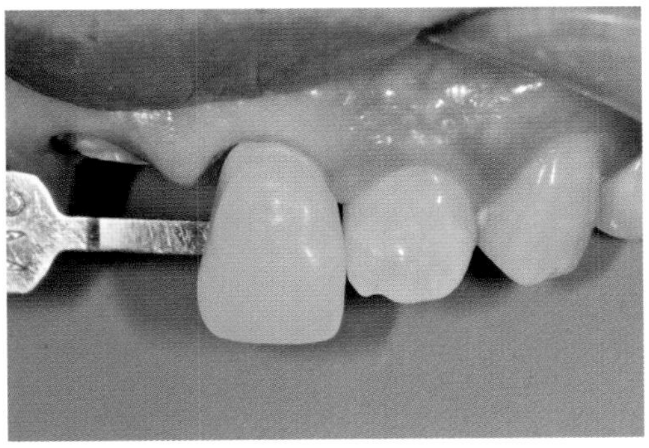

图21 比色

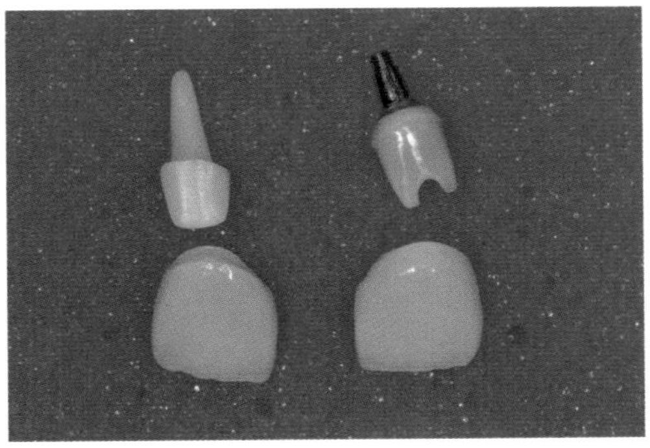

图22 11、21 修复体完成

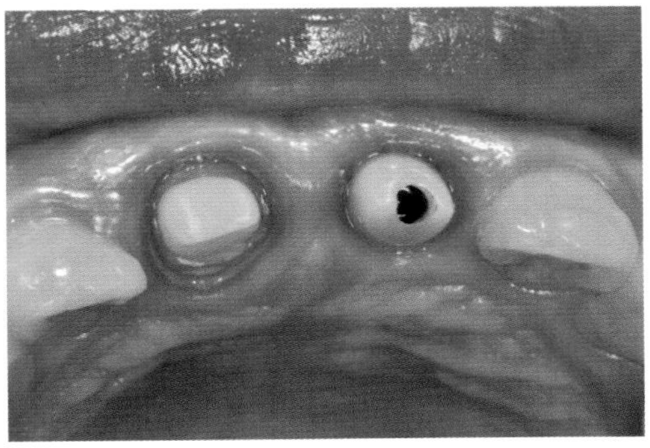

图23 21个性化锆基台

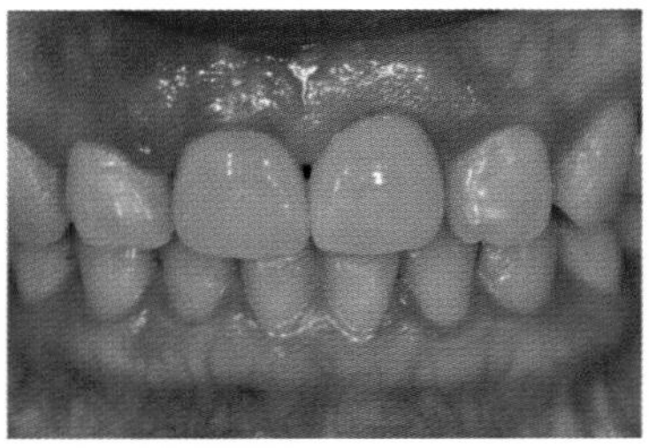

图24 戴牙即刻唇面像

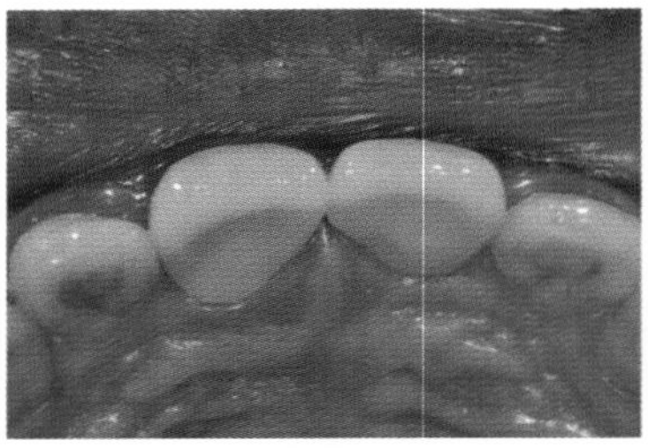

图25 戴牙即刻腭面像

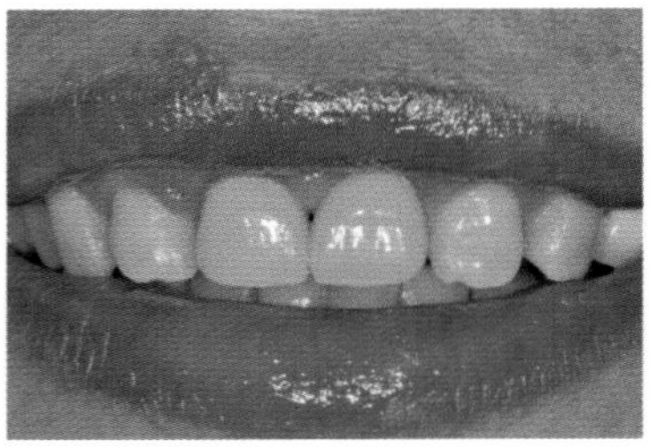

图26 患者戴牙后微笑像，显示获得功能和美学修复

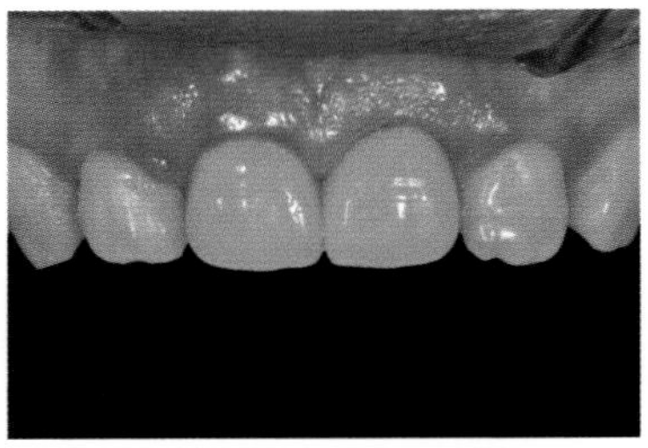

图27 良好的美学效果

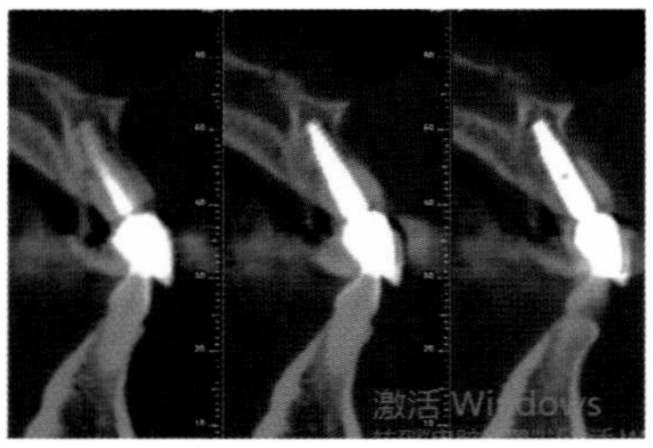

图28 CBCT显示21种植戴牙后矢状面

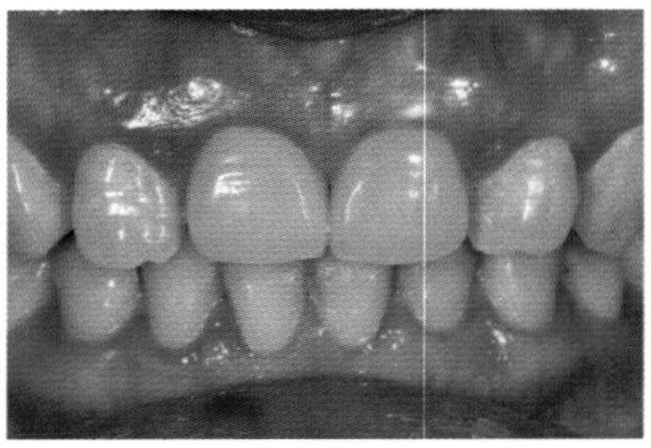

图29 戴牙后1年随访，功能和美学效果稳定

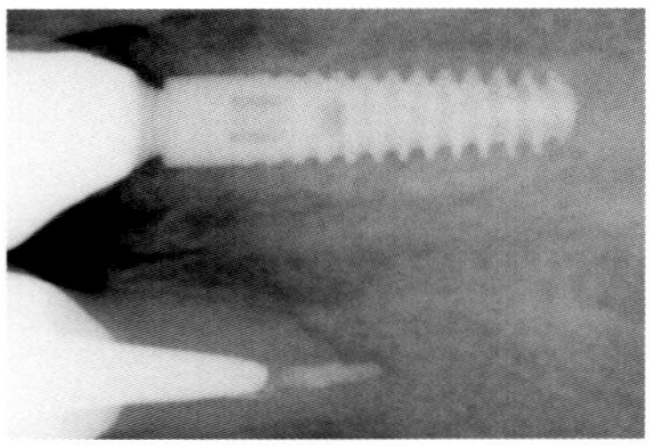

图30 戴牙1年后21根尖X线片显示种植体周围骨组织稳定

参考文献

[1] 宿玉成. 牙种植学的引导骨再生——20年的进展[M]. 北京；人民军医出版社, 2011.

[2] Ogunsalu C,Ezeokoli C. Comparative study of osteoblastic activity of same implants(Endopore)in the immediate extraction site utilizing single photon emission computerized tomography: peri-immplant autogeneous bone grafting with GTR versus no peri-immplant bone grafting-experimental study in pigmodel[J]. 2011, 60(3)：336-339.

[3] S.Chen, D Buser. Implant Placement in Post-Extraction Sites[M]. 2009, 11:29-38.

[4] 周磊. 即刻种植术中引导骨增量技术的应用[J]. 中国实用口腔科杂志, 2012, 5(3): 197-202.

上前牙美学区即刻种植即刻桥体修复1例

周益 何福明 程志鹏

摘 要

本文报道1例上颌前牙残根拔除后即刻种植即刻桥体修复，通过对软组织的引导成形，最后获得较好的美学效果。患者为49岁女性，12和21均为残根，曾行根管治疗和烤瓷桥修复后折断，严重影响美观。术中残根拔除后即刻种植，术中取模转移种植体位置，制作即刻临时桥体。通过对临时桥体的调改和塑形，完成对软组织的诱导成形，最终获得稳定的牙龈龈缘水平。个性化的取模，个性化的全瓷基台，全瓷冠桥修复体，获得了较好的美学效果及患者的满意。

关键词：即刻种植；美学修复

目前前牙区美学是种植临床的热点和研究的前沿。评价前牙美学，一般我们会依据“红白美学”。所谓“白色美学”是指修复体的形态、质地、色泽、表面特征和其光学特性是否和天然牙协调一致；“红色美学”是指修复体周围软组织的形态、颜色、质地以及龈缘弧度是否和天然牙协调一致。“红白美学”是口腔修复的理想境界，而即刻种植即刻修复在美学区尤其是桥体的修复，难度更大。临床上，多颗相邻种植体修复后，易出现龈乳头丧失、“黑三角”、牙龈高度、边缘、牙冠形态与天然牙不协调等问题。本病例采用即拔即种的手术方式，术中取模，利用替代体转移种植体的位置，完成即刻临时桥体的制作，对软组织的引导成形获得了良好的效果。

一、材料与方法

1. 病例简介 49岁女性患者，因上颌前牙折断1周来我院就诊。患者数年前上颌前牙经治疗后行烤瓷桥修复，1周前受外伤折断，严重影响美观，要求种植修复。临床检查：12、21冠根折，断缘低于龈缘约1mm，根管内见充填物，探痛（－），叩痛（－），松动I度，牙龈未见明显的红肿和出血。根尖片示：12、21残根，根管内有高密度影，根尖周牙周膜增宽。

2. 诊断 12、21冠根折。

3. 治疗计划

（1）拔除12、21残根。

（2）植入Ankylos种植体A 3.5mm×11mm2颗。

（3）术中取模，利用替代体转移种植体的位置。

（4）Bio-Oss骨粉+Bio-Gide可吸收胶原膜行GBR术。

（5）减张严密缝合。

（6）完成即刻临时桥体的制作，引导牙龈成形。

（7）完成最终修复体。

4. 治疗过程（图1～图23）

（1）初诊：完成口内检查及影像学检查，完成相关的术前检查，常规洁治。

（2）术前准备：取研究模型；模型上雕牙，硅橡胶取临时牙阴模备用；另一模型上拟12、21种植处备洞待用，窝洞适当大，以确定“未来种植体”位置。

（3）种植手术：常规消毒铺巾后，局部浸润麻醉，拔除12、21残根，于22中部和13中部切开翻瓣，唇侧剥离全厚黏骨膜瓣至黏膜转折处。大球钻修整骨面，去掉骨尖和刃状骨嵴，定位，逐级扩孔，植入Ankylos A 3.5mm×11mm2颗，初期稳定性好，达35N·cm扭矩以上。采用Voco速凝将种植体上部的携带体和邻牙（13、22）连接在一起，以获取种植体位置，为“备用钥匙”。Bio-Oss骨粉严密充填种植体与唇侧骨板的间隙和唇侧，盖Bio-Gide可吸收胶原膜，减张严密缝合。

（4）制作临时冠及试戴：用“备用钥匙”在模型上12、21种植体的窝洞中确定种植体的位置。采用预备好的硅橡胶阴模，制作临时牙，试戴并调改。

（5）复查临时冠：每隔2周，临时牙调改或堆塑，引导软组织成形。

（6）个性化取模：制作个性化转移杆取模，比色，拟个性化全瓷基台+全瓷冠桥修复。

（7）戴全瓷冠。

（8）使用材料：Ankylos种植体A 3.5mm×11mm，Bio-Oss骨粉0.25g，Bio-Gide可吸收胶原膜25mm×25mm，Voco固美临时冠桥树脂（枪混型）。

作者单位：浙江大学医学院附属口腔医院

通讯作者：周益；Email: zhouyizyzyzy@163.com

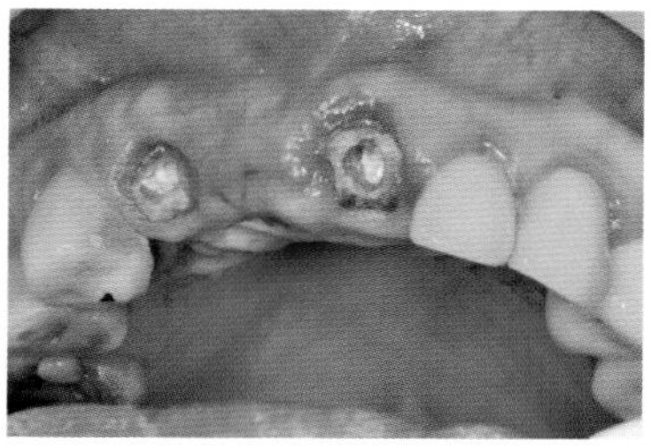
图1 术前口内像

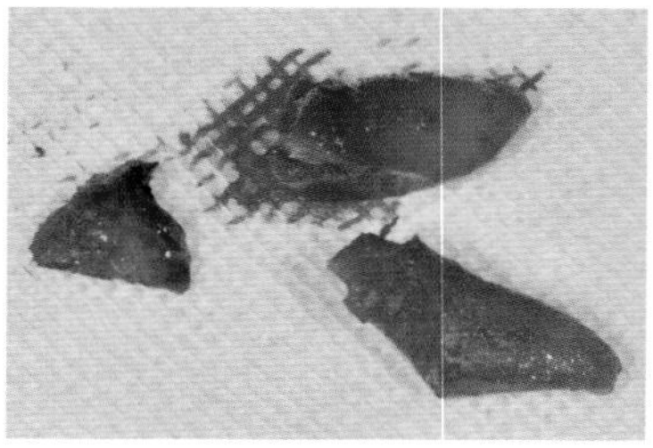
图2 拔除的12、21残根

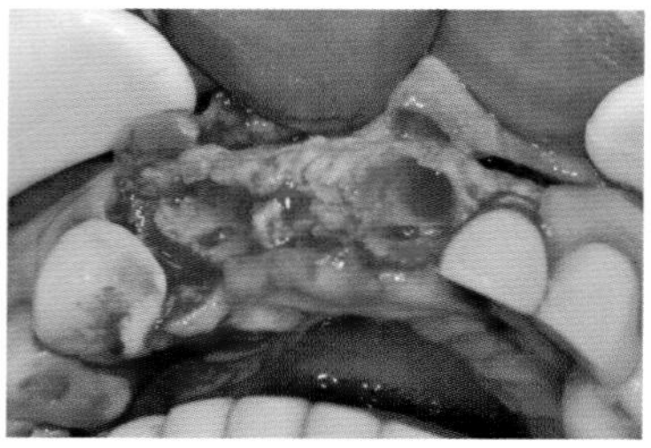
图3 拔除12、21后口内像

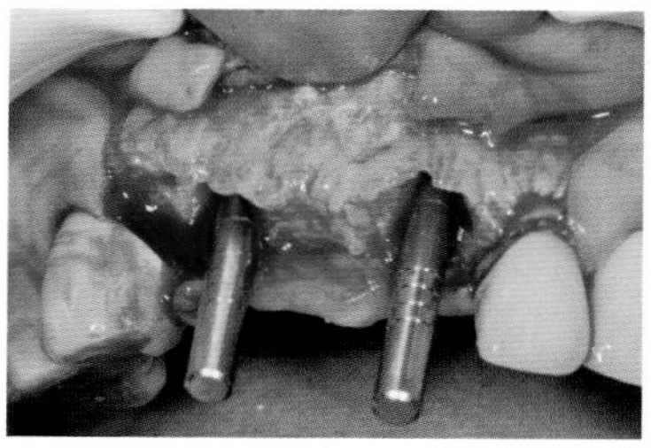
图4 观察逐级扩孔后2个窝洞的方向

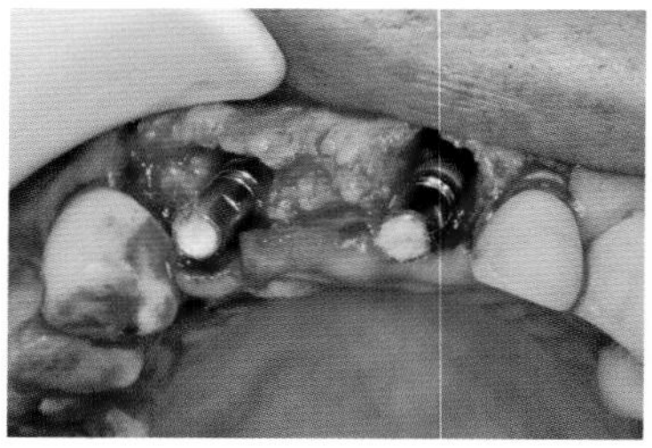
图5 植入种植体，携带体内塞棉捻

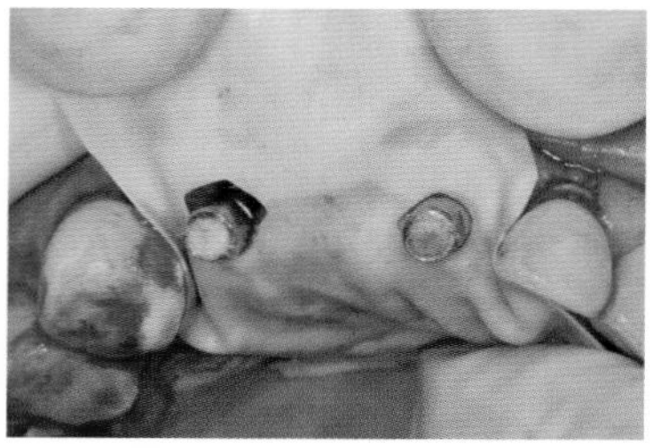
图6 手术创面上盖薄膜隔离

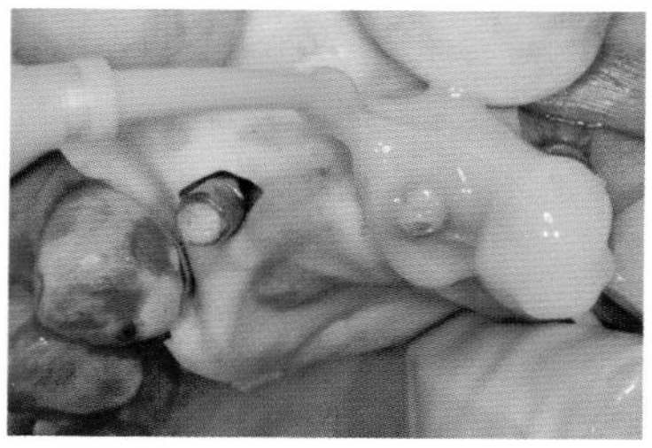
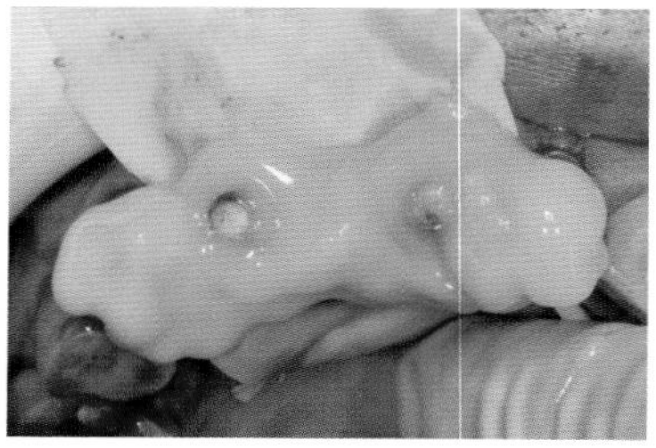
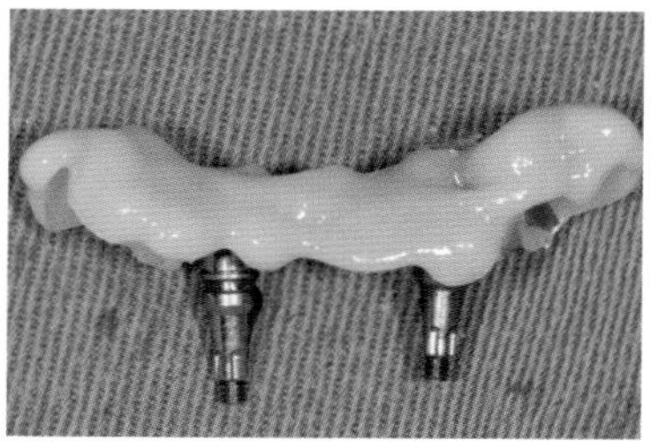
图7~图9 采用voco速凝将种植体上部的携带体和邻牙（13、22）连接在一起，以获取种植体位置，为“备用钥匙”

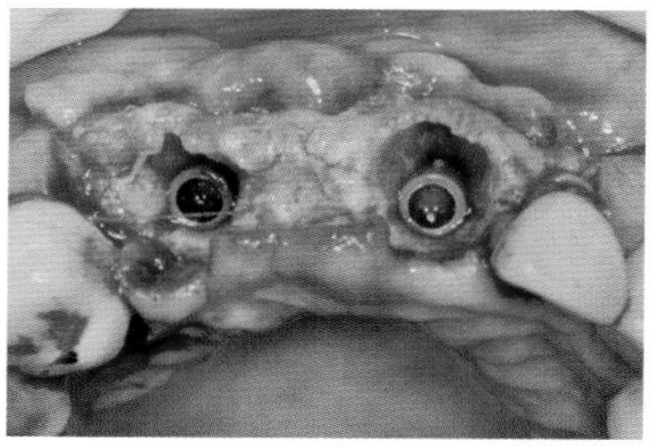
图10 去除携带体

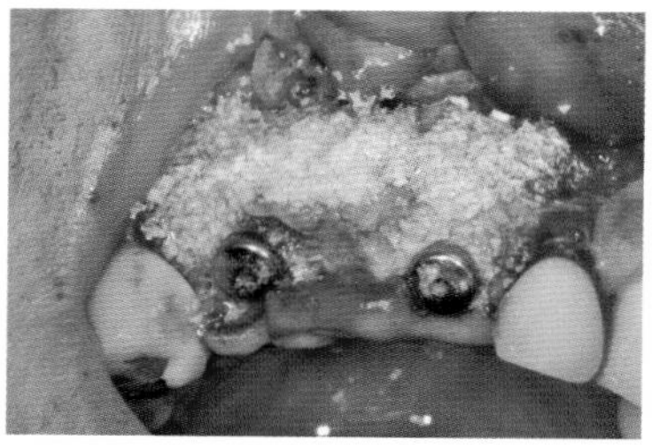
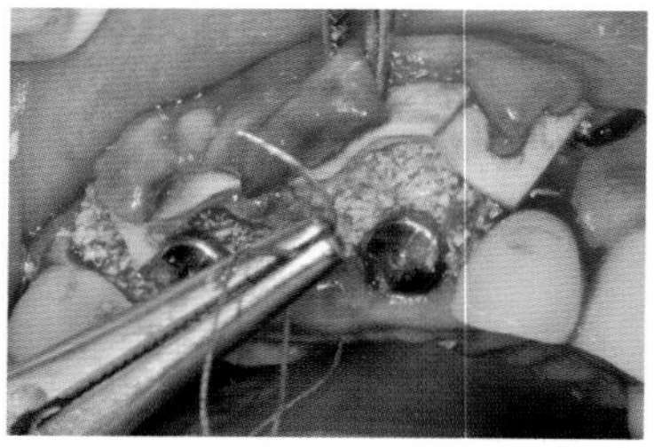
图11、图12 Bio-Oss骨粉严密充填种植体与唇侧骨板的间隙和唇侧，盖Bio-Gide可吸收胶原膜

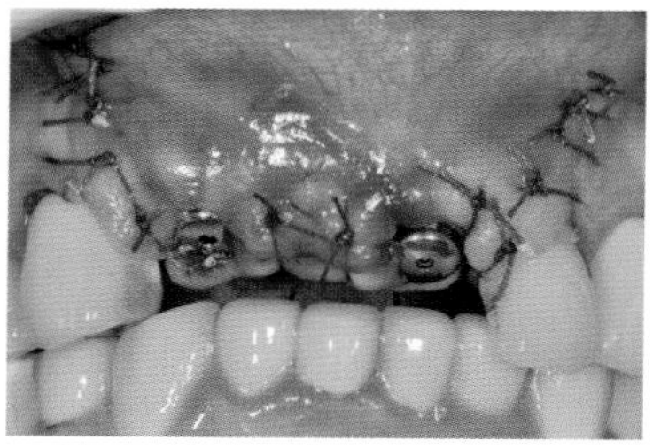
图13 减张严密缝合

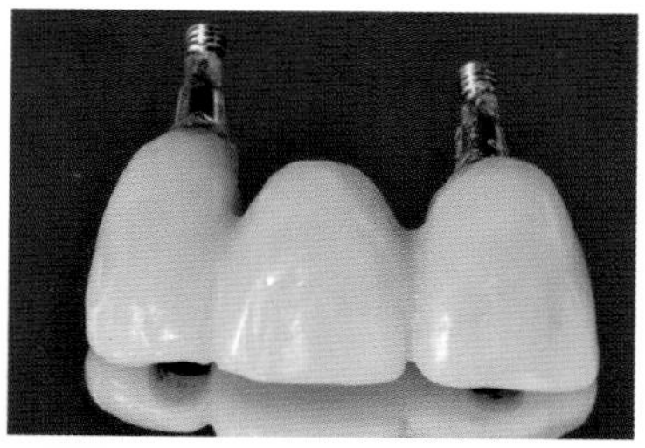
图14 临时牙

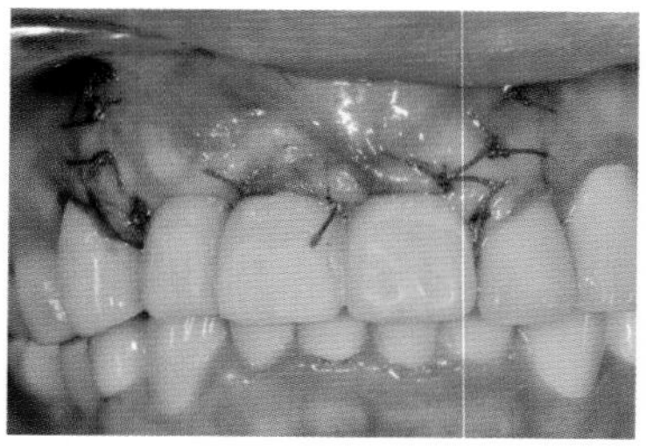
图15 试戴临时牙

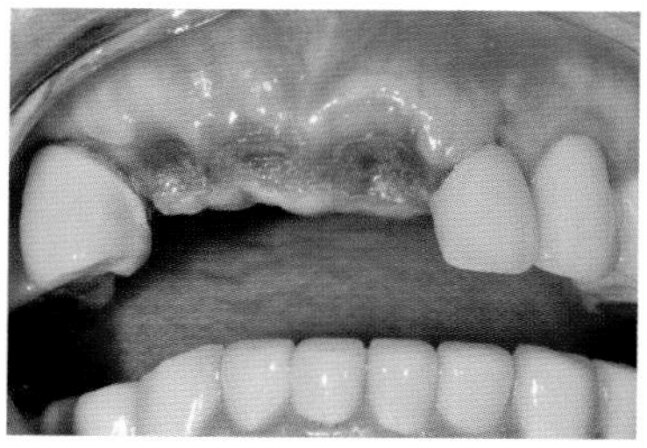
图16 戴临时牙2个月后软组织形态

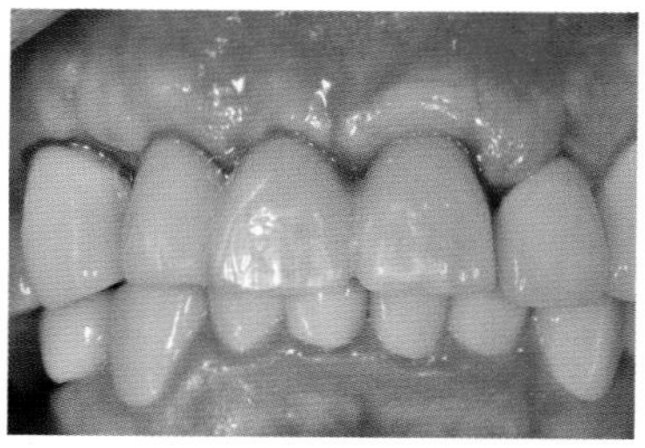
图17 戴临时牙2个月后

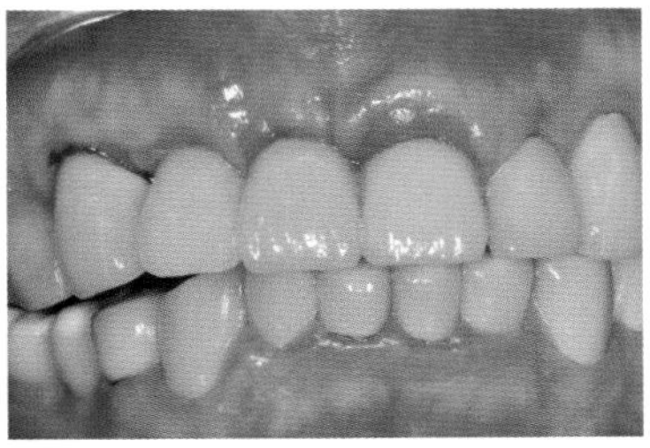

图18 戴全瓷冠

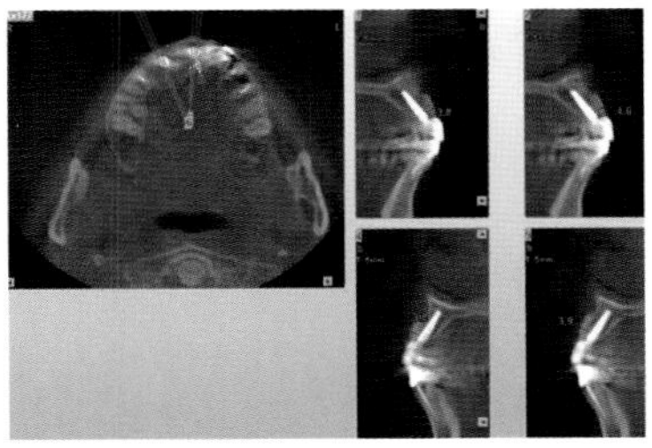

图19 术后当天CBCT

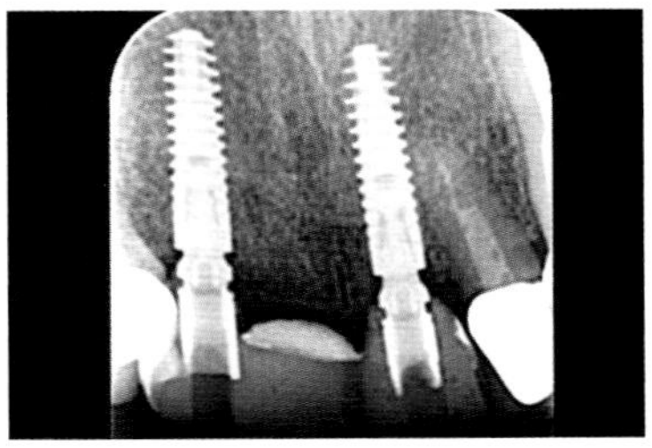

图20 术后当天根尖片

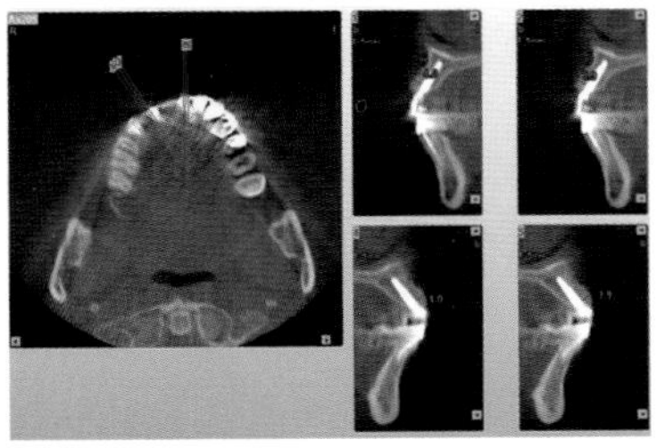

图21 术后6个月CBCT

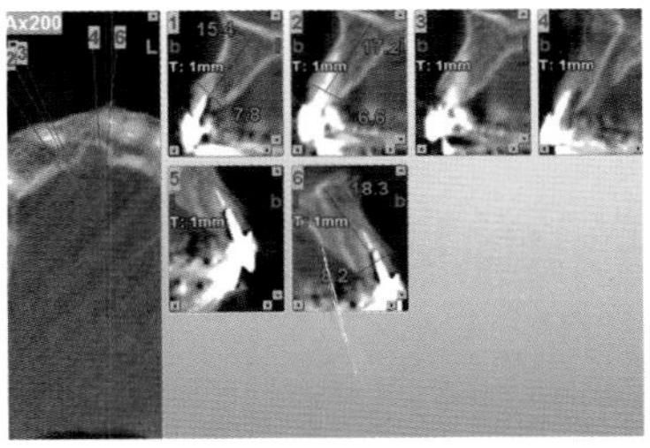

图22 术前CBCT

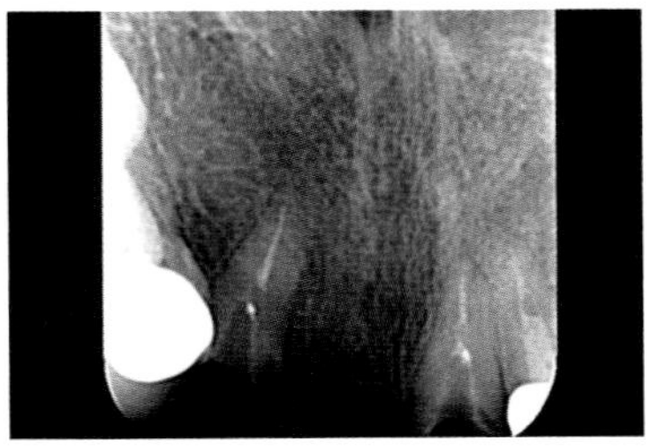

图23 术前根尖片

二、结果

12、21种植体稳定，修复体无松动，牙龈无红肿，软组织形态良好，种植修复体咀嚼功能良好，患者满意。CBCT及根尖片示：种植体颈部未见明显吸收。

三、讨论

临时冠修复对牙龈的塑形和个性化印模的制取是前牙美学修复的重要步骤。采用临时冠修复对牙龈的引导和塑形，缩短患者的缺牙时间，并能提前适应最终的修复体。而个性化取模，更好地将穿龈轮廓转移到模型上，更利于技工精确地设计基台的肩台形态和位置。且本病例则选用桥体修复，获得了较好的软组织形态，即刻封闭了拔牙窝，为拔牙后的牙槽骨吸收或少量吸收降低了可能性。本病例在随访期内牙龈乳头充盈度增加，但随访时间有限，长期效果有待进一步观察。

参考文献

[1] Chen ST, Buser D. Esthetic outcomes following immediate and early implant placement in the anterior maxilla--a systematic review[J]. Int J Oral Maxillofac Implants,2014,29 Suppl:186-215.
[2] Evans CD, Chen ST. Esthetic outcomes of immediate implant placements[J]. Clin Oral Implants Res,2008,19(1):73-80.
[3] Chen ST, Buser D. Clinical and esthetic outcomes of implants placed in postextraction sites[J]. Int J Oral Maxillofac Implants,2009,24 Suppl:186-217.
[4] Yong LT. Single stage immediate implant placements in the esthetic zone[J]. J Oral Implantol,2012,38(6):738-746.
[5] Cooper LF, Raes F, Reside GJ, et al. Comparison of radiographic and clinical outcomes following immediate provisionalization of single-tooth dental implants placed in healed alveolar ridges and extraction sockets[J]. Int J Oral Maxillofac Implants,2010,25(6):1222-1232.
[6] Atieh MA, Payne AG, Duncan WJ, et al. Immediate restoration/loading of immediately placed single implants: is it an effective bimodal approach?[J]. Clin Oral Implants Res,2009,20(7):645-659.

1例前牙不翻瓣即刻种植即刻自体冠粘接修复的过程及思考

郑峰 应彬彬 翁珊珊

摘要

目的： 观察上颌前牙区不翻瓣即刻种植即刻自体冠粘接修复缺失牙的临床效果。**材料与方法：** 患者11根折无法保留，临床牙冠完整，采用微创拔除11同期即刻种植即刻自体冠粘接修复缺失牙，术后5个月戴入种植临时冠进行牙龈塑形，术后6个月行永久修复，对其临床疗效进行评价，术前留取口内照片及放射线资料，在术后、修复完成时及复查时，观察牙槽骨吸收及牙龈情况。**结果：** 截止种植临时冠修复日，种植体无松动，牙龈缘位置基本与术前一致，邻间隙牙龈基本饱满。**结论：** 在前牙区应用不翻瓣即刻种植即刻自体冠粘接修复缺失牙的方法可以取得满意的美学效果。

关键词： 前牙；即刻种植；即刻修复

对于前牙区种植修复而言，最大限度地恢复近似天然牙软组织的美学形态已成为近年来口腔种植学的研究热点之一。目前常采用即刻种植、即刻种植即刻修复、即刻种植即刻自体冠修复种植牙、即刻种植即刻自体冠粘接修复等方法，其中即刻种植可缩短治疗周期、有利于组织保存等，即刻修复体可引导牙龈组织以类似天然牙颈部的形态生长，有助于充分保存牙龈乳头的丰满度，取得最终修复的美学效果。自体牙冠具有较即刻修复体更自然的牙颈部生理形态、更符合口腔微环境的生物相容性，更逼真的牙冠部自然外形，因此在条件允许时，可在即刻种植后利用自体冠修复缺失牙。本病例采用即刻种植即刻自体冠粘接修复缺失牙，初步得到了良好的美学效果，现将临床结果报告如下。

一、材料与方法

1. 病例简介 44岁男性患者，既往体健，无系统性疾病。外伤致右上前牙松动4小时，要求检查。临床检查：上唇较长，无露龈笑，前牙覆殆覆盖正常，安氏Ⅰ类。11松动Ⅲ度，叩诊疼痛（+），牙龈无撕裂，龈缘无渗血，牙冠部未见折裂纹。11~22牙颈部楔缺，冷测无敏感不适，余牙未见折裂松动异常。CBCT示：11颈1/3折断，断根长约10mm，唇侧骨板较薄，余牙未见折裂。

2. 诊断 11根折；21、22楔缺。

3. 治疗计划 主观要求：条件允许的情况下，尽快恢复美观。客观条件及治疗方案：11折裂位置位于颈1/3处（腭侧基本同牙槽嵴顶），若考虑冠延长术或者正畸牵引术，根据生物学宽度基本原则，余留牙根位于骨内高度将不足7mm，修复后冠根比例失调，不具备保牙根条件；若考虑延期种植，牙槽骨的改建将造成骨高度下降，牙龈退缩，缺失牙时间延长，不符合患者尽快恢复美观的要求。因患者临床牙冠完整，根据以上病情，与患者商讨治疗方案，拟11拔除后即刻植入种植体，同期利用自体牙冠行临时过渡修复。

治疗前对患者进行SAC分类评估，详见表1~表3，表内彩色标注为患者评估指标。由表1~表3分析评估可知，该病例为中度美学风险、高复杂外科及修复类，由此对应的计划如下：

（1）第一疗程：微创拔除11，即刻微创种植11，因余量骨量不足，种植体初期稳定性较差，无法提供足够可靠的初期稳定性，不考虑即刻修复。因离体牙冠完整，按原计划采用自体牙冠纤维带粘接固定临时过渡修复，同时诱导牙龈轮廓的形成及牙龈高度的维持。

（2）第二疗程（初诊后5个月）：11种植义齿过渡修复，恢复美观及牙龈塑形。

（3）第三疗程（初诊后6个月）：11全瓷永久修复。控制基台边缘位于龈下1mm范围内。

4. 治疗过程（图1～图28）

（1）术前准备：拍摄CBCT、常规化验检查。

（2）外科手术过程：常规消毒铺巾，局部麻醉下微创拔除患牙，探查唇侧骨壁高度，仔细搔刮拔牙窝，彻底刮除牙周膜、生理盐水冲洗拔牙窝。使用合适的扩孔钻逐级制备种植窝，植入种植体。对种植体与牙槽骨间的间隙或骨组织菲薄处，植入Bio-Oss骨粉并加盖可吸收Bio-Gide修复膜，缝合创口。术后对离体牙冠进行根管处理，髓室内填入3M光固化复合树脂，龈面调磨抛光，牙周纤维带固定。医嘱：口服抗生素4天，并以漱口水保持局部卫生。术后1周拆线。

该阶段要点：①牙槽窝处理：拔牙后，要仔细搔刮牙槽窝，彻底刮除牙周膜并于冲洗，使其不影响即刻种植时的拔牙窝环境。②种植体的位置：种植体应略偏于腭侧，颊侧骨应至少保留2mm骨厚度，深度应不损伤邻近结构，并且位于根尖方向3～4mm确保初期稳定性。③骨粉的充填：拔牙窝

作者单位：宁波市第一医院

通讯作者：应彬彬；Email: nbnbnbnb2008@163.com

和种植体之间的剩余空隙内，少量多次逐步严密充填骨粉，尽可能少的留有死腔。④离体牙冠的处理和粘接：去除釉牙本质界根方多余的牙体组织，离体冠的龈面与牙龈轻接触，邻间隙要便于食物清洁，与对颌牙在正中殆、前伸殆、侧方殆时均无咬合接触。

（3）过渡修复：种植体植入4个月后，进行种植二期修复，并准备取模行临时冠过渡义齿修复。该阶段的目的是牙龈塑形、尽快恢复美观和渐进负重。

（4）永久修复(未完成)：种植6个月后，进行种植永久冠修复。该阶段的修复要点：①选择个性化氧化锆基台：全瓷材料具有较好的生物相容性，有利于远期效果的稳定；同时因其较好的光线通透性，能保证较好的前牙美学性能。②基台边缘控制在龈下1mm，有利于除尽粘接剂。

（5）使用材料：种植机、Straumann骨水平种植体（3.3mm×10mm）、Bio-Oss骨粉、Bio-Gide骨膜，派力奥（盐酸米诺环素），RTD石英纤维夹板、牙钳、K锉、微创挺。

二、结果

1. 术后20天，离体牙冠脱落　原因分析：①患者进食时未有效保护。②纤维带未紧密固定于牙冠唇面及邻间隙，纤维带粘接固定作用未有效发挥。改进措施：①纤维带重新粘接固定，固定位置从唇侧改只腭侧，增加邻间隙内的接触面，纤维带避开咬合，11无咬合接触。②医嘱：勿用前牙咬硬物；保持口腔卫生。

2. 根据过渡义齿修复的牙龈情况　①牙龈缘水平基本与同名牙一致。②牙龈乳头充盈指数：11近中为Ⅱ度：牙间乳头≥高度的1/2，但没有到达邻牙的接触点；11远中为Ⅲ度：邻间隙被牙间乳头完全所占据。③牙槽骨水平：根据X线片，牙槽嵴顶水平在术后5个月内未发现明显变化。

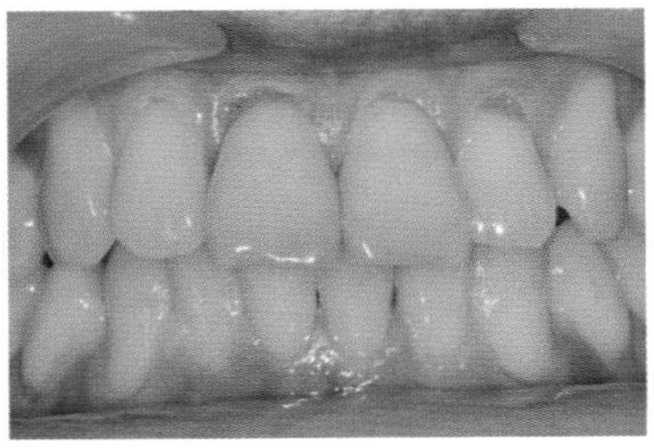
图1　术前正面像，显示冠部无折裂痕迹

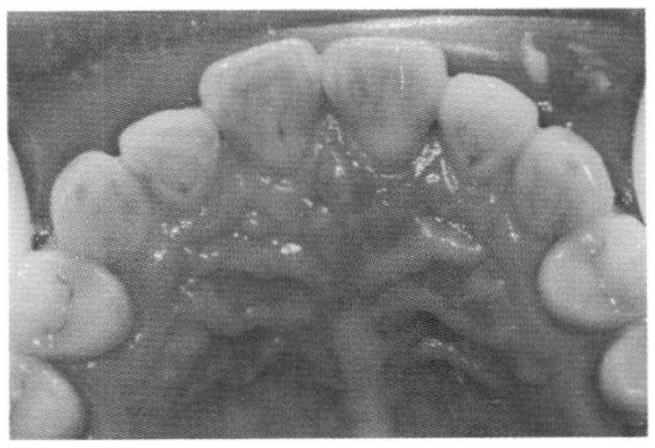
图2　术前腭侧像，显示冠部无折裂痕迹

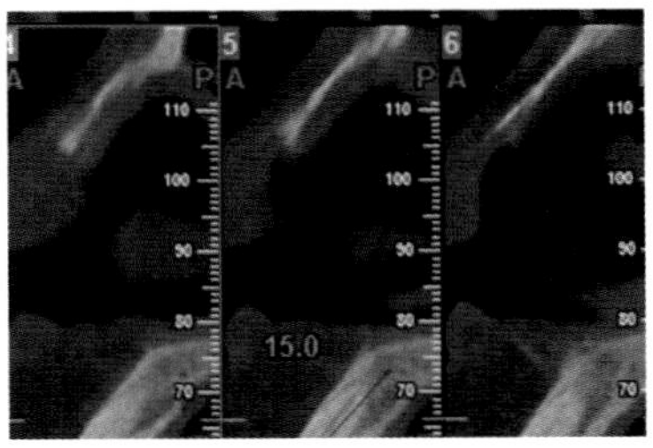

图3　术前CBCT示11牙颈部折裂1

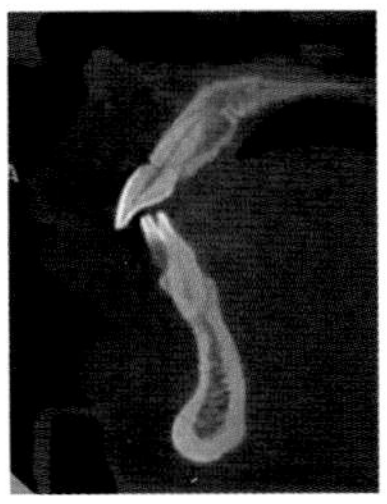
图4　术前CBCT示11牙颈部折裂2

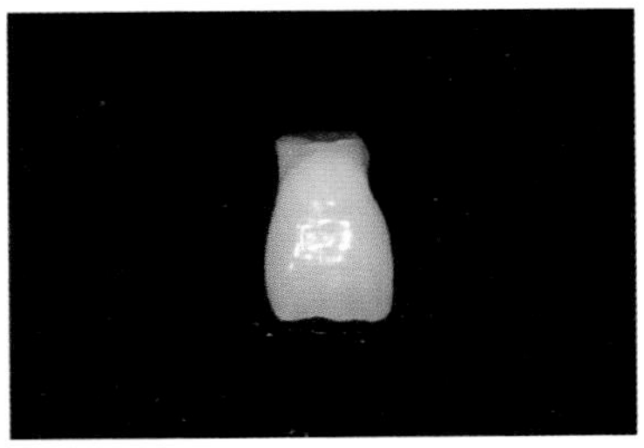
图5　牙冠拔除后，与术前CBCT显示一致

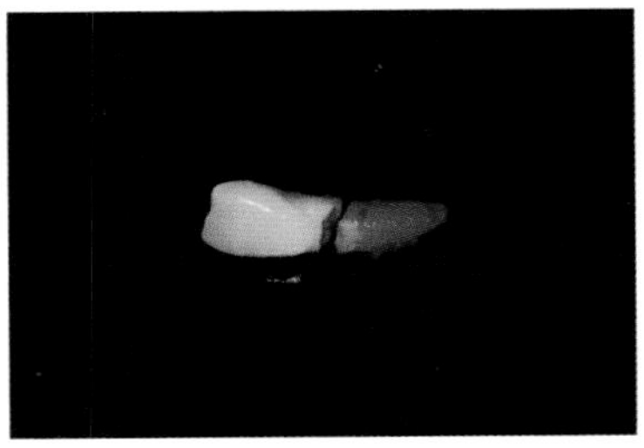
图6　断根完整拔除，表面无骨性组织粘连

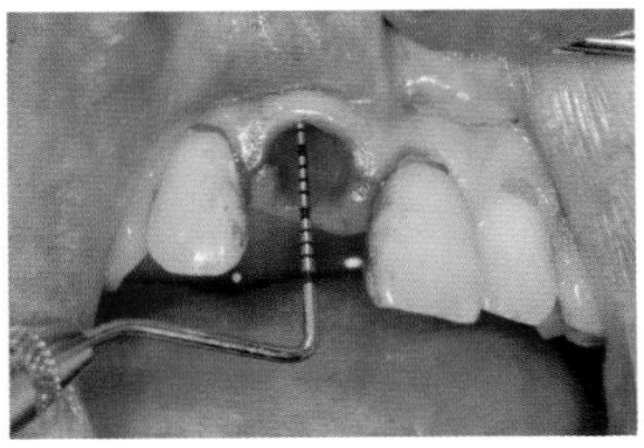
图7　牙周探针探查牙槽嵴顶水平同时观察牙龈厚度

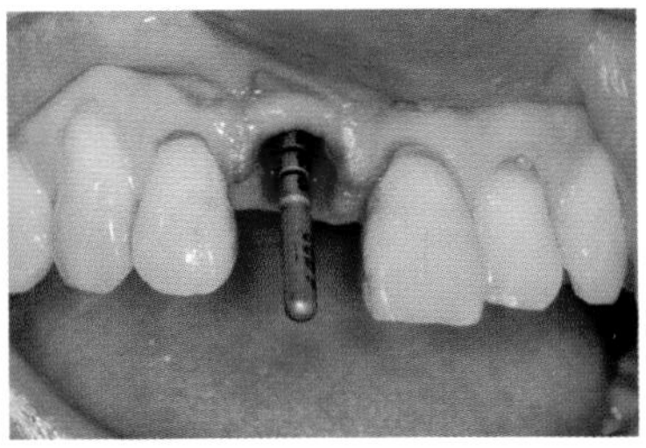
图8　指示杆观察备洞方向

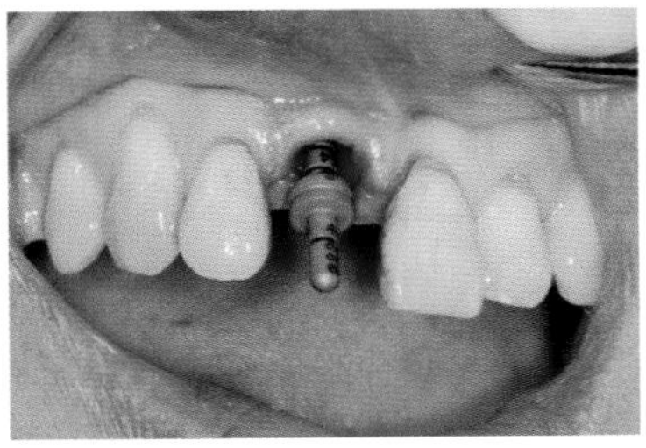
图9　定位杆

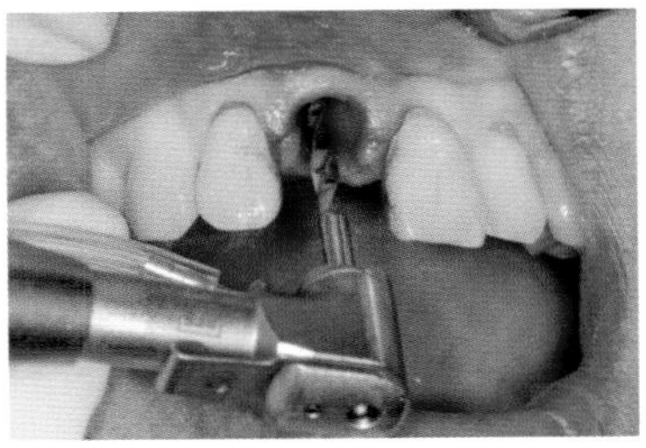
图10　逐级扩孔

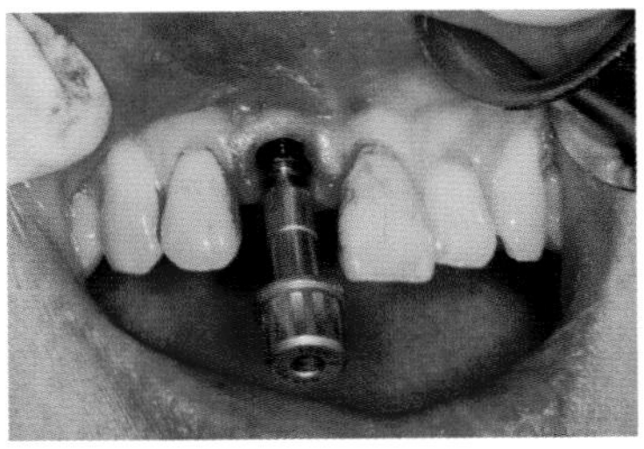
图11　种植体旋入

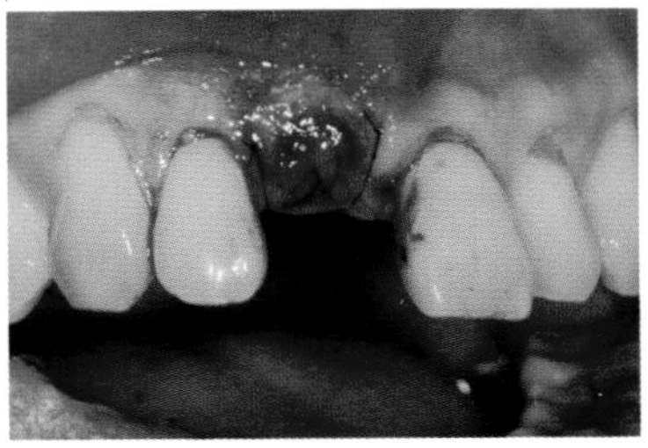
图12　术后缝合像（人工骨膜放置于牙槽窝表面）

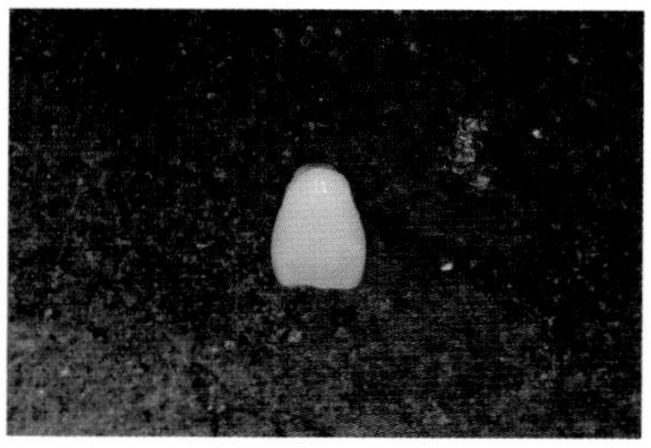

图13　牙冠处理后

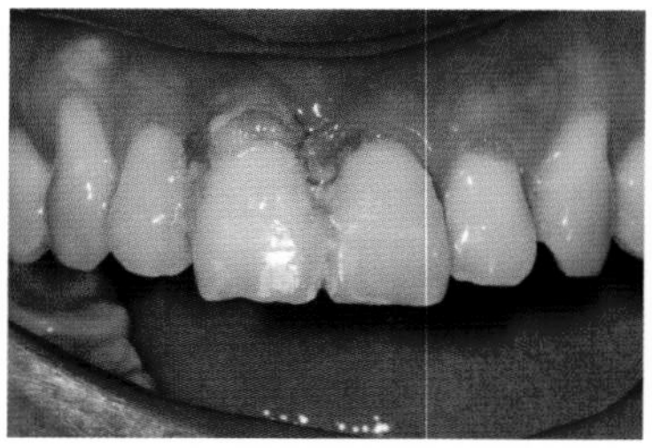

图14　纤维带固定后

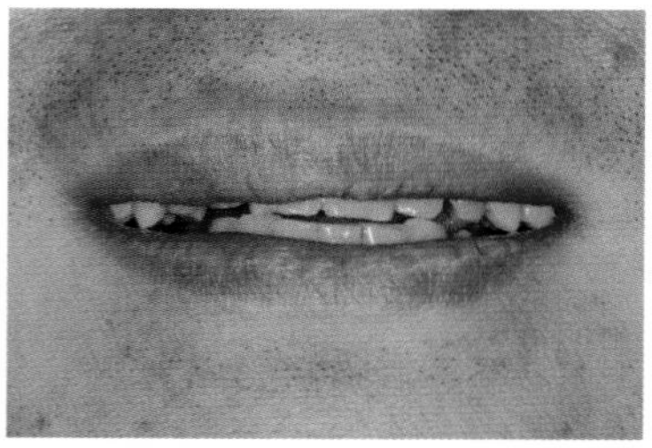

图15　口外微笑像

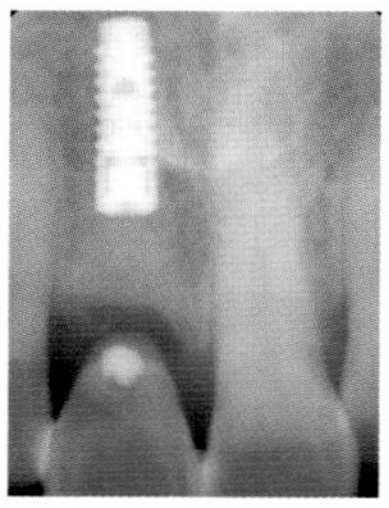

图16　术后第2天根尖片，显示种植体位置、方向

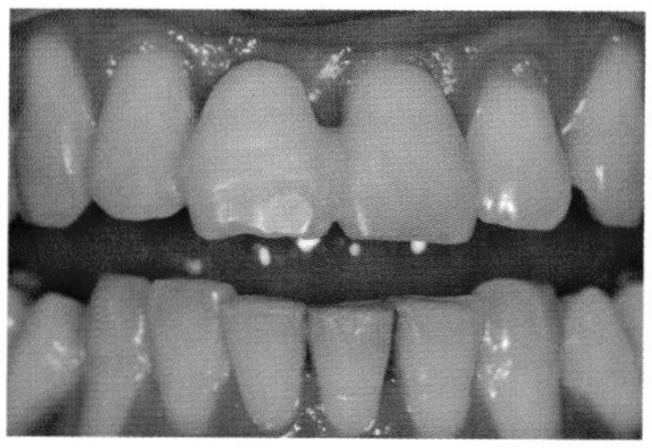

图17　术后4个月正面像，离体牙冠固位良好

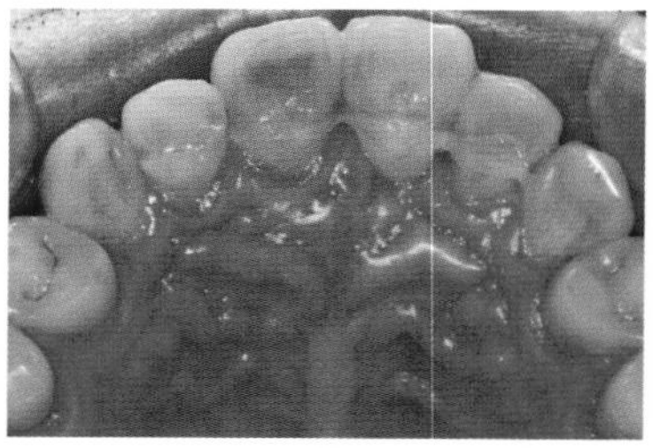

图18　术后4个月腭侧像，可看到此时纤维条固定于腭侧

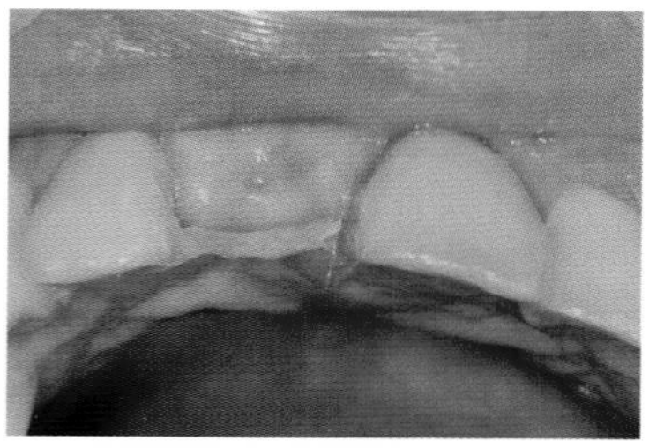

图19　术后4个月拆除离体牙冠后

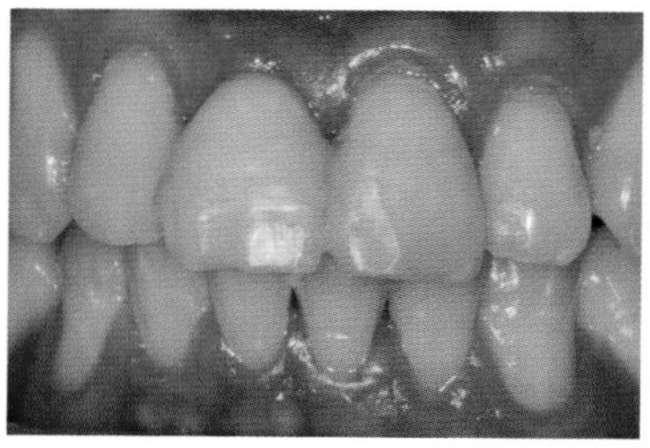

图20　种植术后5个月正面像

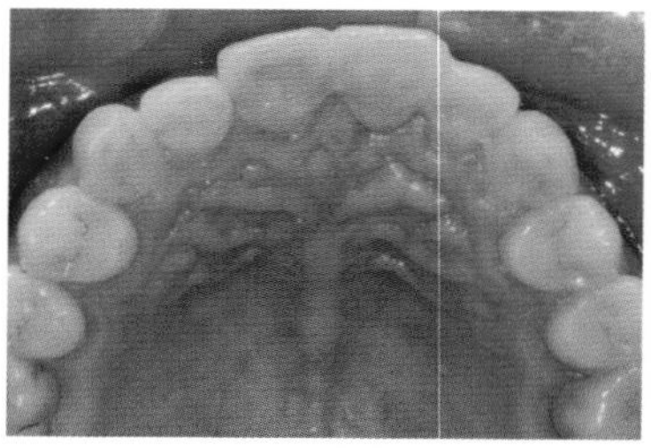

图21　种植术后5个月腭侧像

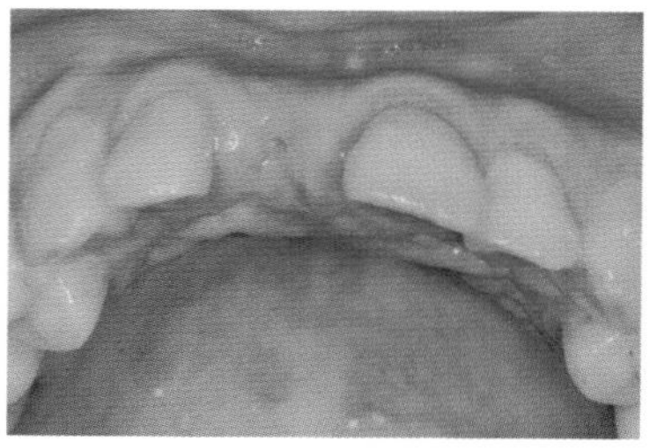

图22　拆冠后殆面像，愈合基台位于龈下

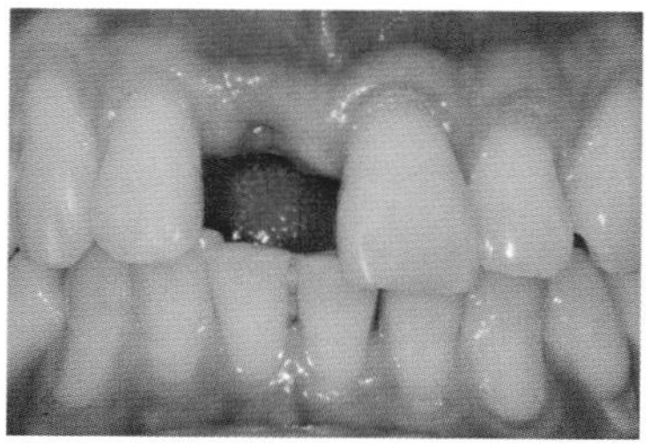

图23　拆冠后正面像，牙龈乳头形态清晰可见

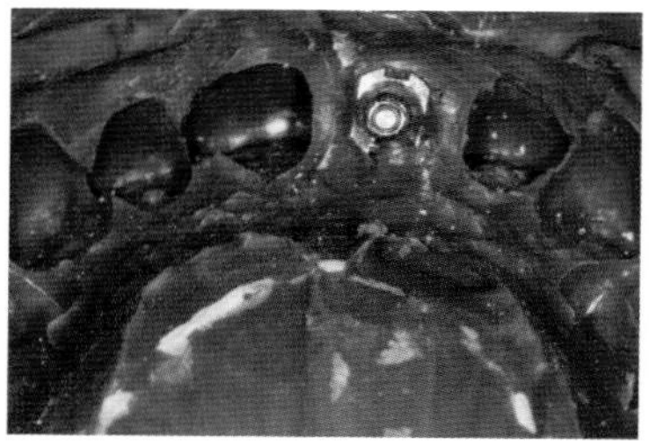

图24　开口式聚醚硅橡胶印模

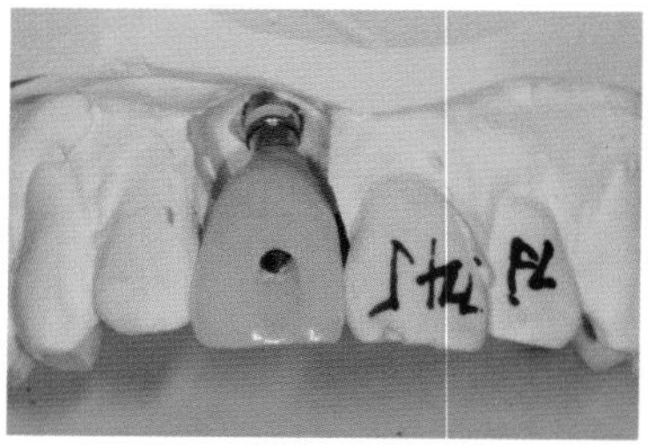

图25　临时一体冠完成，模型上照片

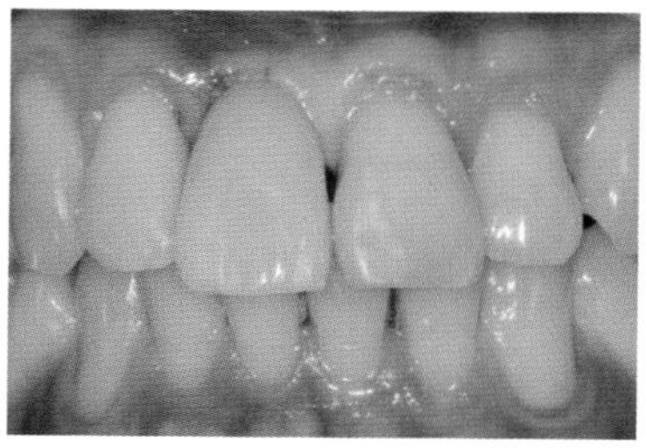

图26　临时一体冠戴入后正面像

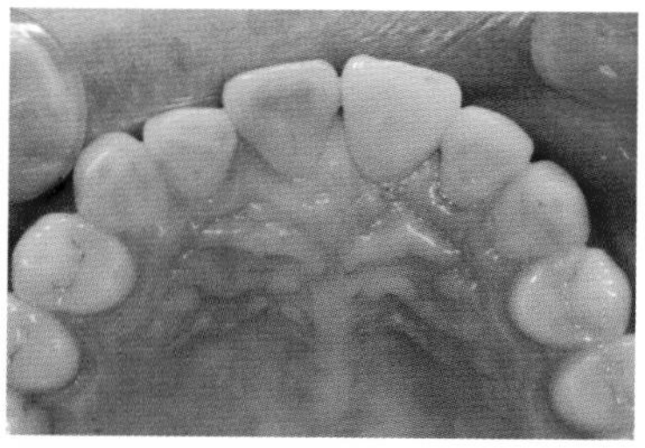

图27　临时一体冠戴入后腭侧像

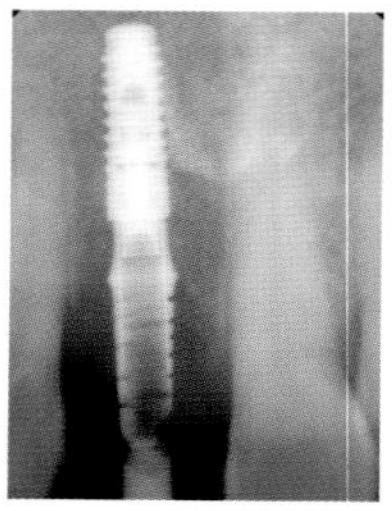

图28　临时一体冠戴入后X线片：与5个月前相比，牙槽嵴顶位置与术前基本一致

表1　美学风险评估

美学风险因素	风险水平		
	低	中	高
健康状态	健康		免疫功能低下
吸烟习惯	不	少（<10支/天）	多（>10支/天）
患者美学期望值	低	中	高
唇线	低位	中位	高位
牙龈生物型	低弧线形、厚龈生物型	中弧线形、中厚龈生物型	高弧线形、薄龈生物型
牙冠形态	方圆形	卵圆形	尖圆形
位点感染情况	无	慢性	急性
邻面牙槽嵴高度	到接触点≤5mm	到接触点5.5～6.5mm	到接触点≥7mm
邻牙修复状态	无修复体		有修复体
缺牙间隙宽度	单颗牙（≥7mm）	单颗牙（<7mm）	≥2颗牙
软组织解剖	软组织完整		软组织缺损
牙槽嵴解剖	无骨缺损	水平向骨缺损	垂直向骨缺损

表2　外科SAC分类评估

因素		评估	备注
全身因素	全身因素	无	
	吸烟	无	
	发育因素	无	
位点因素	骨量	少	拔牙窝四壁完整，但原牙根粗大，牙槽窝深度约10mm，唇侧骨板薄，全程仅根尖处大于1mm，余均小于1mm，特别是牙槽嵴顶处非薄
	解剖风险	中	邻近鼻腭管影响种植体理想的三维位置
	美学风险	中	低笑线，美学期望值高
	复杂程度	高	不翻瓣，即刻种植，同期植骨
	并发症风险	高	
	负荷方案	无负荷	
	SAC分类	高度复杂	

表3　修复SAC分类评估

单颗前牙	简单	复杂	高度复杂
咬合关系	安氏Ⅰ类和Ⅲ类	安氏Ⅱ类1分类和2分类	有严重的错𬌗，没有辅助性治疗就不能修复
近远中向距离		对应对侧同名牙±1mm	对应对侧同名牙>1mm
负荷方案	常规	早期	即刻
美学风险	低	中	高
磨牙症	无		有
临时种植修复体		修复体边缘位于龈缘根方<3mm	修复体边缘位于龈缘根方>3mm

三、讨论

1. 上前牙即刻种植即刻修复的病例选择　即刻种植即刻修复对于局部牙槽条件、口腔卫生情况、全身健康状况的要求相对较高，并且患者本身要有种植修复的意愿。本病例具有较多条件满足即刻种植即刻修复条件：①局部牙槽条件：患牙为外伤牙，患者就诊及时，患牙根尖区无炎症、牙龈无撕裂；CBCT提示：患牙唇腭侧均有骨壁，腭侧较厚，根尖上方有天然骨量和骨密度，患牙近远中、唇腭向种植空间足够。②口腔卫生情况良好，牙龈色形质健康，无炎症表现。③全身健康状况良好，无不利于伤口愈合及生长的全身疾病，无不良习惯（吸烟、磨牙）。④患者有主观意愿，并且具有较好的依从性。

2. 微创拔牙及牙槽窝的处理　微创拔牙是获得足够牙槽骨高度和宽度的关键时刻，同时是即刻种植牙成功的重要因素。微创主要体现在拔牙和不翻瓣技术上。微创拔牙过程中严禁对牙周骨组织进行破坏或挤压，防止术后牙槽骨嵴的萎缩吸收。对于部分牙根与牙槽骨发生粘连或冠根较短无法直接钳夹拔除时，一定要选用专用的微创拔牙器械。患牙拔除后，要仔细探查牙槽窝内结构，充分搔刮牙槽窝内壁及牙龈袖口，将牙周韧带及其他残留物清理干净，形成一个新鲜的创面，有利于种植体的骨性愈合及软组织的健康愈合。

3. 不翻瓣技术　不翻瓣技术由于创面小、视野差，一定程度增加了种植手术的难度和风险，对临床医生的要求较高，但不翻瓣保存了唇侧牙龈组织的完整性和天然形态，保留了唇侧黏骨膜上的完整血液供应及组织结构，避免了翻瓣手术导致的唇侧膜龈外形与天然牙的膜龈外形的不匹配，有利于形成更好的种植体-上皮结合。Somanathan等认为就软组织美学而言，不翻瓣即刻种植即刻修复技术是行上颌前牙区种植治疗的最佳方案。因此，为获得最佳的前牙美学效果，笔者主张推崇不翻瓣即刻种植。

4. 自体牙临时冠的处理及粘接 自体牙冠作为临时牙行即刻修复，有助于保存牙龈组织的丰满度。同时患者心理更容易接受自体牙，满意度较高。在自体牙磨改的过程中不可调磨过大，防止剩余牙体组织量过少导致牙体与龈面无接触，应根据邻牙的临床牙冠高度尽量少调磨；自体牙与牙龈接触的面应高度抛光，邻间隙需建立排溢通道，防止菌斑聚集导致软组织愈合不良。①自体牙临时冠的制备：自体牙临时冠的长度要略长于同名邻牙临床冠的长度。根据缺失牙牙位软组织面的外形磨改自体牙，同时根管预备，髓室内充填光固化3M树脂，整塑牙冠颈部外形，抛光。腭侧舌隆突制备凹槽，用于放置纤维条。②自体牙临时冠的粘接：酸蚀相邻牙两个单位范围内的腭侧舌隆突及邻间隙，均匀涂布粘接剂，利用邻间隙借牙线将RTD纤维条紧密固定于牙体表面，充填适量配套流动透明树脂于纤维条表面，光照固化。自体牙邻面充填适量流动树脂用以辅助固位。磨改塑形抛光，避免咬合接触，医嘱：避免种植牙咀嚼硬物。术后1周、1个月、3个月复查，检查周围软组织的愈合情况及口腔卫生情况。

5. 个性化瓷基台及全瓷冠 全瓷材料具有较好的生物相容性，对牙龈及牙周骨组织无刺激无过敏，个性化瓷基台为订制加工而成，在形态角度上可以做到类似天然预备后的形态，有效控制基台边缘位于龈下1mm。再配上全瓷冠，可以在色泽、质感等方面与自然牙相媲美。

四、结论

综上所述，我们认为即刻种植即刻自体冠粘接修复适用于前牙美学区域的种植修复，是一种理想的治疗手段与方法、临时义齿修复有利于牙龈轮廓的二次成形与稳定；Straumann种植体是一种可靠的种植体；个性化瓷基台并全瓷冠修复是前牙种植修复的首选。

参考文献

[1] 常晓峰, 胡娜, 李大旭. 即刻种植的临床应用及美学研究[J]. 中国美容医学, 2011, 20(5): 817-820.
[2] Santosa RE. Provisional restoration options in implant dentistry[J]. Aust Dent J, 2007, 52(3): 234-242, 254.
[3] 王文君. CBCT研究即刻种植愈合期牙槽骨的改变[J]. 国口腔种植学杂志, 2015, 20(2): 74-77.
[4] 黄建生. 口腔种植学临床技术图谱[M]. 广州：广东科技出版社, 2009.
[5] Barros RRM, Novaes AB Jr，Papalexiou V．BuceM.Bone remodeling after immediate implantation with a flap or flapless approach：a pilot study in dogs[J]. Int J DentImplants Biomater, 2009, 1(1)：45-51.
[6] 吴少伟, 邓飞龙, 张丽婧. 不翻瓣即刻牙种植临床研究[J]. 中国口腔种植学杂志, 2010, 15(4): 190-203.
[7] Somanathan R V, Simunek A, Bukac J, et a1. Soft tissue esthetics in implant dentistry[J]. Acta Medica, 2007, 50(3): 183-186.

下颌后牙区骨劈开同期种植体植入的种植修复

兆理 常晓峰 杜良智 贺龙龙

摘 要

目的：通过1例下颌后牙区骨劈开同期种植体植入病例探讨骨劈开技术在下颌后牙区骨宽度不足中的临床应用。**材料与方法**：患者46、47缺失，CBCT检查示：46区牙槽骨宽度4.1mm，47区牙槽骨宽度5.7mm，高度充足，骨皮质较薄，骨松质及牙槽骨连续形态良好。局部浸润麻醉切开翻瓣后采用ESSET Kit 劈开牙槽骨，并同期植入Bego种植体2颗（46：ϕ3.75mm×L11.5mm，47：ϕ4.1mm×L11.5mm），植入扭矩25N·cm，植入后见46、47种植体颊侧骨板完整，Bio-Gide胶原膜覆盖术区，严密缝合伤口，6个月后行上部结构修复。**结果**：半年后复诊拍片，X线显示种植体骨结合良好，给予正常行上部结构修复，恢复右侧咀嚼功能。**结论**：本病例采用骨劈开技术增加下颌后牙区骨宽度，同期植入常规直径种植体，术中使用生物屏障膜减少种植体颊侧骨板吸收，为种植体长期稳定奠定生物学基础。

关键词：骨劈开；下后牙；骨宽度不足

下颌后牙区骨宽度不足是种植临床中的常见问题，目前解决下颌后牙种植时骨宽度不足的方法主要有Onlay植骨、GBR及植入较细种植体，但些方法均有局限性及严格适应证。在严格控制适应证及规范的手术操作前下，本病例采用骨劈开技术增加下颌后牙区骨宽度，同期植入常规直径种体，术中使用生物屏障膜及骨替代材料，减少种植体颊侧骨板吸收，为种体长期稳定奠定生物学基础。骨劈开技术相对于自体骨植骨，可避免开辟二术区，减少患者痛苦并降低手术难度；与单纯的GBR相比，提高了成的成功率。同时，同期植入种植体能减少手术次数，降低手术费用，容易患者所接受。

、材料与方法

1. 病例简介 45岁女性患者，全身情况良好，右下后牙拔除伴活动齿修复20年余，要求种植修复。口内检查：患者口腔卫生稍差，牙龈轻红肿，46、47缺失，牙槽嵴较薄，软组织良好，附着龈宽度约3mm，龈距约8mm；13～16烤瓷联冠修复，边缘不密合，龈缘红肿；44～47密附着体修复。CBCT检查示：46区牙槽骨宽度4.1mm，47区牙槽骨宽5.7mm，高度充足，骨皮质较薄，骨松质及牙槽骨连续形态良好；14、、16根尖低密度暗影。

2. 诊断 牙列缺损；13～16、44～47不良修复体。

3. 治疗计划 46、47区骨劈开+同期种植体植入+联冠修复；13～16不修复体拆除+根管治疗+烤瓷冠桥修复。

4. 治疗过程（图1～图11）

（1）患者要求暂留13～16、44、45烤瓷冠，术前给予磨除45远中附着体固位装置。

（2）手术过程：术前患者复方氯己定溶液含漱消毒口腔，面颈部常规消毒铺巾，必兰行44～47区局部浸润麻醉，设计沿缺牙区牙槽嵴顶“一”字形切口，辅以邻牙龈沟切口及47远中颊侧垂直切口，切开后翻起黏骨膜瓣，充分暴露术区，牙龈厚度约2mm，嵴顶骨质较锐，去骨钻修整牙槽嵴顶尖锐骨质，距15位点5mm、15mm处先锋钻定位，ESSET Kit 劈开牙槽骨后依次使用骨挤压钻撑开牙槽骨，术中未见颊侧骨板基底部骨折，于46、47处分别机动植入Bego种植体（46：ϕ3.75mm×L11.5mm，47：ϕ4.1mm×L11.5mm），植入扭矩25N·cm，植入后见46、47种植体颊侧骨板完整，Bio-Gide胶原膜覆盖术区，严密缝合伤口。术后CBCT检查显示：46、47种植体三维位置良好，颊舌侧骨板完整。

（3）种植体植入后6个月复诊，口内检查未见异常，X线片示：46、47种植体骨结合良好，给予局麻下行二期手术，接入愈合基台。2周后取模，行46、47泽康全瓷联冠修复。

二、结果

种植修复后1个月复诊，患者自述种植牙使用良好，无明显食物嵌塞症状，对修复效果满意。检查：46、47修复体完整，牙龈无见红肿，清洁及咬合良好。

者单位：西安交通大学口腔医院
讯作者：常晓峰；Email: 635754310@qq.com

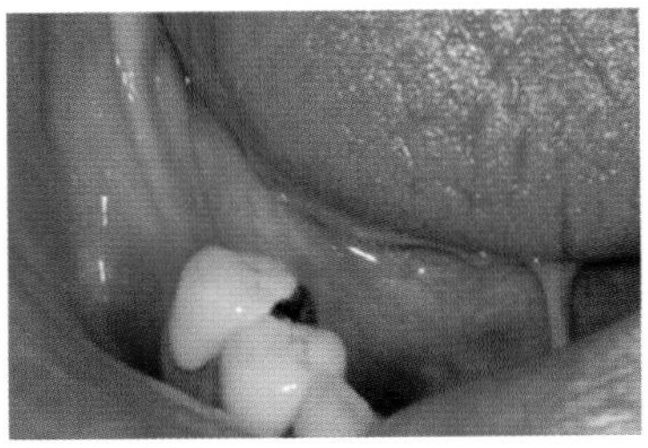
图1 术前口内像1

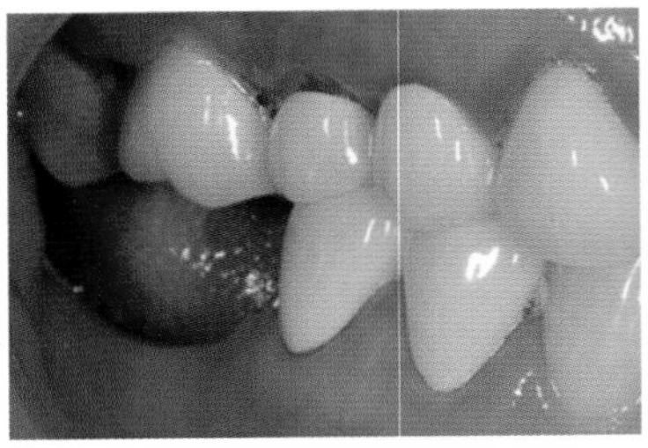
图2 术前口内像2

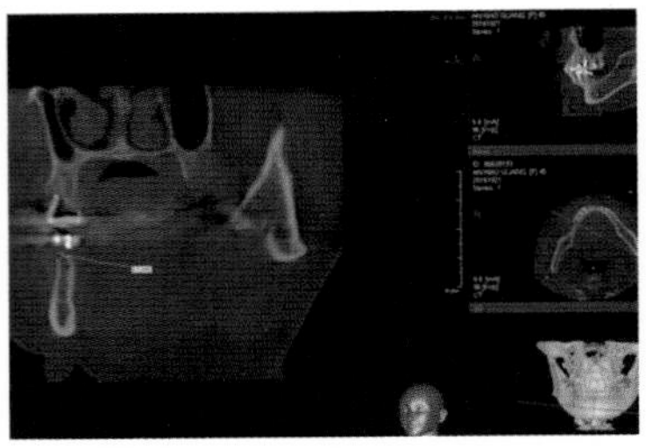
图3 46冠状面，牙槽骨宽度4.1mm

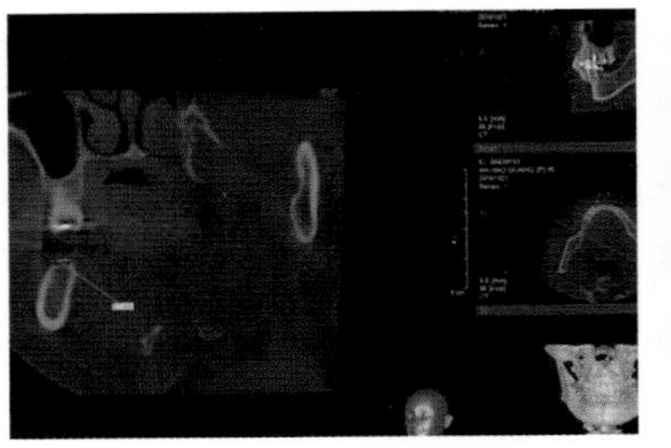
图4 47冠状面，牙槽骨宽度5.7mm

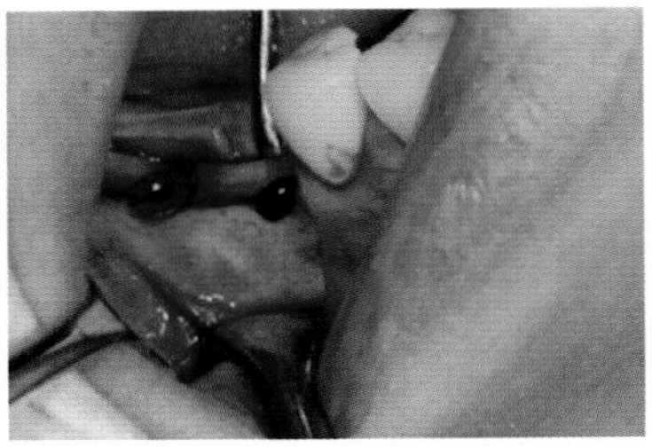
图5 术中劈开牙槽骨并植入种植体

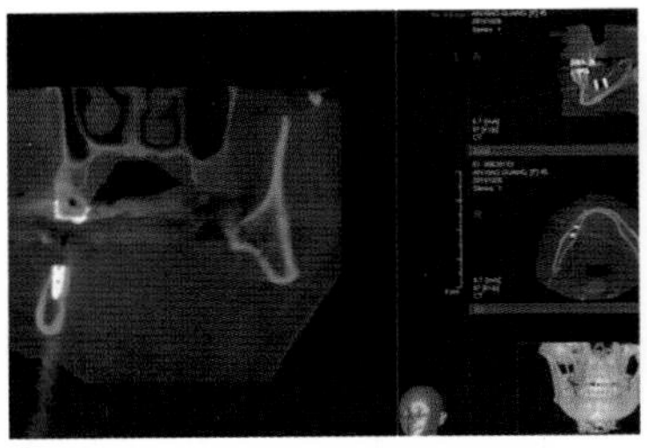
图6 术后当天CBCT，46冠状面

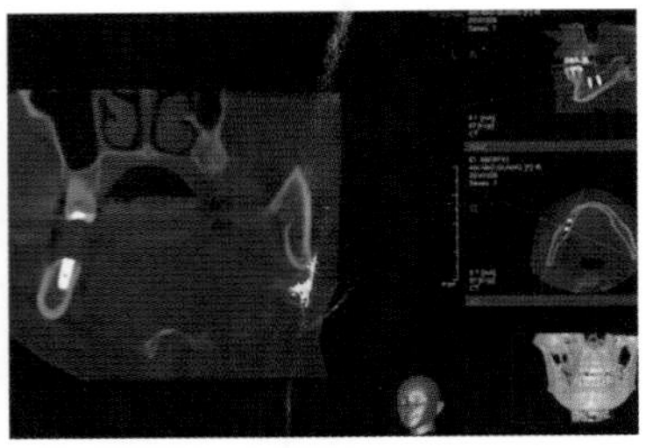
图7 术后当天CBCT，47冠状面

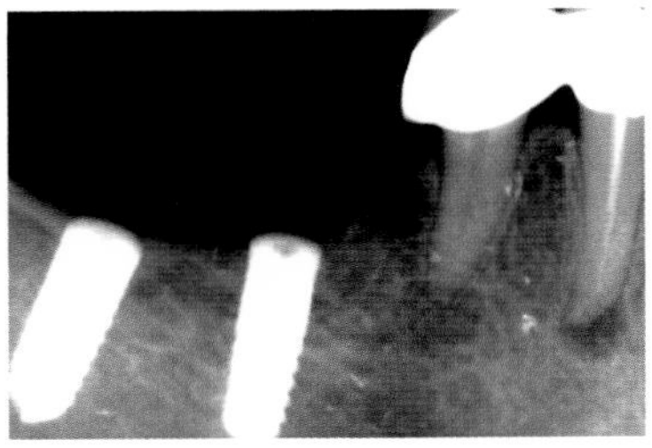
图8 半年后复诊X线片

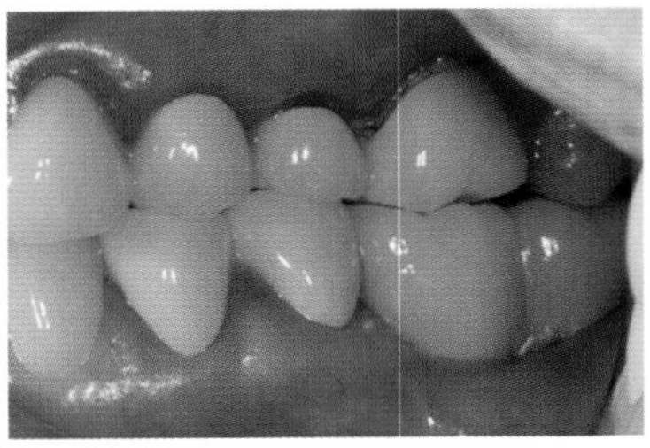
图9 修复完成1

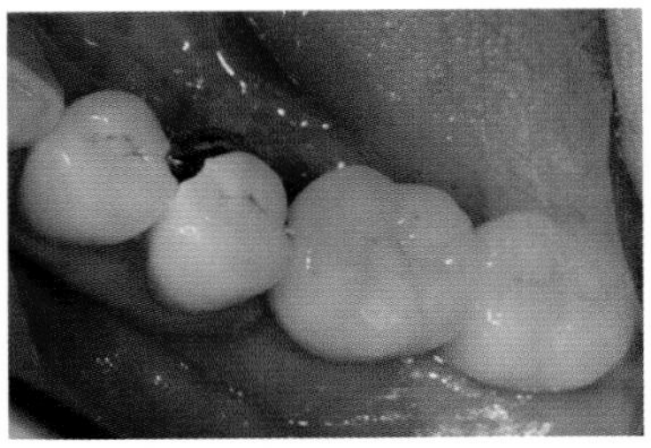
图10 修复完成2

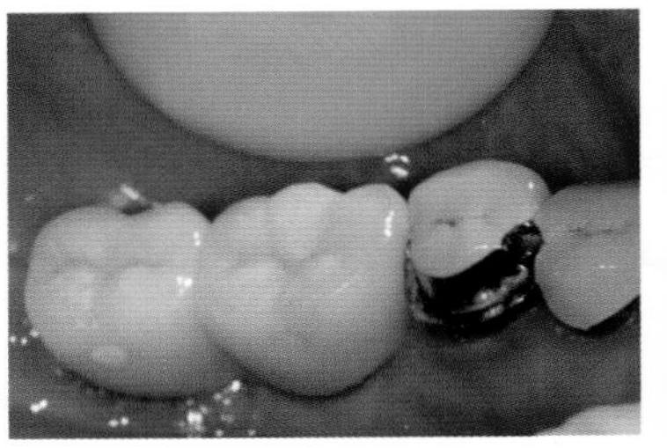
图11 修复完成3

三、讨论

受缺牙方式、发育因素、缺牙时间长及长期佩戴活动义齿影响，下颌后牙区骨宽度不足是我们在种植外科中经常碰到的问题，目前针对下颌后牙区骨宽度不足种植主要有以下几种处理方法。

1. Onlay植骨 Onlay植骨是对于牙槽嵴宽度不足、采用颊侧贴附骨移植的治疗方法。自体骨为骨移植的金标准，Onlay植骨增加骨厚度的效果是可以肯定的，但是Onlay植骨技术用于增加牙槽嵴厚度时往往需要先行植骨术，待骨愈合后再行种植手术，增加愈合时间；且会出现供血不足，加大骨块坏死的风险。下颌后牙区受软组织少及颊肌牵拉影响，在进行Onlay植时软组织封闭困难，手术难度大且伤口容易裂开，影响植骨效果。

2. GBR 根据GBR适应证，下颌特别是下颌后牙区单纯采用GBR效不理想，很难获得稳定的植骨效果，且增加手术次数延长治疗时间，骨缺较多时黏膜量不够，而植入骨移植材料过多时，会出现组织裂开膜暴露等况。

3. 植入较细种植体 下颌后牙区咀嚼负重较大，较细种植体受机械度影响，长期使用会出现中央螺丝松动、断裂及种植体颈部爆裂等机械并症。

骨劈开技术作为一种骨增量手术方式，被大多数种植医生所采用。受上下颌颌骨解剖因素影响，上颌骨血供丰富，骨质以松质骨为主，有利于变形扩张，容易进行骨劈开且获得较好的手术效果。下颌骨骨皮质较厚，缺乏弹性，骨松质较少，血供差，进行骨劈开难度大，不易获得满意的手术效果。但随着手术器械发展及手术方法的改良，在严格把握适应证的基础上，在下颌后牙区进行骨劈开也能获得满意的手术效果。

本病例选择牙槽骨高度足够、宽度不足，但有骨松质的狭窄下颌后牙牙槽嵴的情况，且后牙为连续缺失，增加了骨劈开的范围，劈开牙槽骨的弹性增大，降低了颊侧骨板发生骨折的概率，根据劈开间隙的大小选择是否需要植入骨替代材料，使用生物屏障膜，减少颊侧骨板的吸收。相对于自体骨植骨，避免开辟第二术区，减少患者痛苦并降低手术难度；与单纯的GBR相比，提高了成骨的成功率。且能最大限度保留颊侧骨板的厚度，为种植牙的长期稳定提供基础。同时，同期植入种植体能减少手术次数，降低手术费用，容易被患者所接受。

参考文献

[1] 刘入梦. 骨劈开术在口腔种植中的应用[J]. 西南军医, 2014（5）:288-290.
[2] 熊航. 骨劈开术在牙种植中的应用进展[J]. 临床口腔医学杂志, 2015（1）:51-52.
[3] 束明阳, 朱晓琴, 杨波. 骨增量技术在口腔种植中的应用进展[J]. 中华口腔医学研究杂志, 2014（12）:509-511.
[4] 曹国庆, 王博, 孙蕾. 下颌后牙区二次骨劈开后种植修复一例病例报道[J]. 中国口腔种植学杂志, 2015,20（3）:133-135.

改良骨劈开技术运用于种植–正畸联合治疗1例

柳叶语 迟豪军 周楠 刘钧 伍颖颖 满毅

摘 要

目的：运用正畸技术调整覆殆覆盖，上下牙去代偿，根据基骨大小调整缺隙位置，为种植修复提供需要空间。根据术区根方牙槽嵴宽度不足的特点，采用改良的骨劈开技术，保证种植体周围根方有一定自体牙槽骨支持和相对良好的初期稳定性，降低骨吸收和牙龈退缩风险。**材料与方法：**术前口内检查上下前牙散在间隙，12、22、33缺失，修复间隙不足。正畸医生会诊，诊断为安氏Ⅱ类，骨性Ⅰ类，深覆殆Ⅰ度，下颌舌倾，Bolton指数不调，12、22、33先天性缺失。通过正畸治疗开辟间隙，拟植入4颗种植体。根据CBCT测量，12、22根方骨量不足，采用根方骨劈开术配合引导性骨再生，同期分别植入1颗种植体（3.5mm×11.5mm）；下颌33、43常规植入种植体（3.5mm×8.5mm，3.5mm×11.5mm），待种植体达到骨整合后进行修复，利用聚醚制取精确印模，同时进行软组织增量，上颌利用临时冠塑形牙龈至理想形态后，制取最终修复体。3个月后复诊，软组织健康，修复效果良好。**结果：**通过正畸医生集中间隙、调整咬合关系，为种植修复提供了所需要的三维植入位点；针对术区根方骨量不足的情况，通过改良创新的骨劈开技术，最终达到良好的种植修复效果。**结论：**正畸、种植联合治疗为修复间隙不足患者的一种治疗选择，通过术前正畸治疗开辟种植间隙，恢复牙弓正常形态和咬合关系，为后期种植修复奠定良好基础，利于种植体的长期健康和稳定。改良的骨劈开技术——根方骨劈开可以有效支撑骨移植材料，提高成骨效果，减小术后骨吸收和牙龈退缩风险，达到良好的临床效果。

关键词：多学科联合治疗；正畸；根方骨劈开；引导性骨再生；先天性缺牙

个别先天牙缺失为口腔常见疾病，若不及时修复，则容易出现缺牙间隙变小、咬合异常、邻牙倾斜等并发症，且对患者功能、美观、心理等造成不同程度的影响。此外，错殆畸形的存在常常影响种植修复方案的设计，因此需先进行正畸治疗，直立或复位、伸长或压低牙齿；解除牙列拥挤，调整覆殆覆盖；集中间隙，重建垂直距离，为种植体的植入提供条件。

对于前牙区垂直骨量充足但水平骨量不足病例，当骨宽度＞2mm且颊舌侧骨壁之间有一定骨松质时，应用骨劈开技术不仅可实现同期种植，还可最大限度利用患者现有骨量，减少骨替代材料的使用。根方骨劈开是基于骨劈开原理，针对根方牙槽嵴宽度不足进行改良的技术，以期提高成骨效果，减小术后骨吸收风险。

本病例为正畸、种植联合治疗，综合分析患者情况，制订了最恰当的治疗方案。针对根方骨量不足，采用根方骨劈开，提供有利的空间支持，减小了骨吸收和牙龈退缩的风险。

一、材料与方法

1. 病例简介 21岁女性患者，因前牙有缝来我科就诊。口内检查：上下前牙散在间隙，12、22、33缺失，43远中缝隙，缺牙间隙不足（图1～图3）。侧貌为直面型（图4），颞下颌关节检查以及肌肉扪诊未见明显异常。曲面体层片示12、22、33无牙胚（图5）。请正畸医生会诊，制订治疗方案。

2. 诊断 安氏Ⅱ类，骨性Ⅰ类，深覆殆Ⅰ度，下颌舌倾，Bolton指数不调，12、22、33先天性缺失。

3. 治疗过程

（1）正畸治疗：为期15个月，集中散在间隙，排齐牙弓，调整覆殆覆盖，为后期种植创造条件。在未缺牙的右下颌区，也调整出1颗牙的间隙，以协调Bolton指数，利于后期牙弓稳定（图6～图8）。

正畸治疗后CBCT示：33、43区植入位点骨量尚可（图9、图10），12、22区植入位点牙槽嵴顶骨宽度约为4mm，唇侧根方存在倒凹（图11、图12）。

（2）外科过程：下颌种植体植入：根据CBCT测量，局麻下在33、43区切开翻瓣，扩孔钻逐级备孔，分别植入3.5mm×8.5mm和3.5mm×11.5mm Osstem种植体，均达到良好的初期稳定性。2颗种植体各连接愈合帽，缝合（图13）。

上颌种植体植入：根据术前CBCT，在双侧侧切牙位置切开翻瓣，可见根方唇侧明显倒凹（图14），使用超声骨刀在术区唇侧骨板做倒U形切口（图15），用骨凿轻轻撬动骨板，使之形成单侧部分游离的皮质骨板，随后行骨挤压（图16），扩孔钻逐级备孔，于12、22位置分别植入3.5mm×11.5mm Osstem种植体（图17），放置覆盖螺丝，周围牙槽嵴填入骨粉（RTR），覆盖胶原膜（图18），缝合。骨挤压、备孔、种植体植入

作者单位：四川大学华西口腔医院
通讯作者：满毅；Email: manyi780203@126.com

过程中均可观察到根方骨块的矩形撬动。

术后CBCT显示种植体植入位置、方向均合适（图19、图20）。

（3）修复程序：种植体植入后4个月，患者复诊，CBCT显示种植体达到骨整合（图21、图22），临床检查种植体稳定、周围黏膜健康，患者未诉不适，进入修复阶段：①制取印模，软组织增量：局麻下翻瓣，聚醚取模，上愈合基台，同期行软组织增量恢复前牙唇侧丰满度（图23），缝合。上颌制作临时冠，下颌制作最终修复冠。②临时冠戴入：12、22临时冠戴入，引导牙龈形态成形（图24）。③最终冠戴入：33、43戴入。2个月后，12、22根据牙龈形态调整修复临时冠外形边缘，引导软组织生长，直至牙龈再生形态合适，个性化取模，12、22最终冠修复（图25～图27）。

二、结果

通过正畸医生集中间隙、调整咬合关系，为种植修复开辟间隙；针对术区根方骨量不足的情况，应用改良骨劈开技术，最终达到良好的种植修复效果。患者戴牙后3个月复诊，行使功能良好、稳定；前牙美学区牙龈组织健康，探诊无出血，探诊深度无明显异常（图28～图30）。

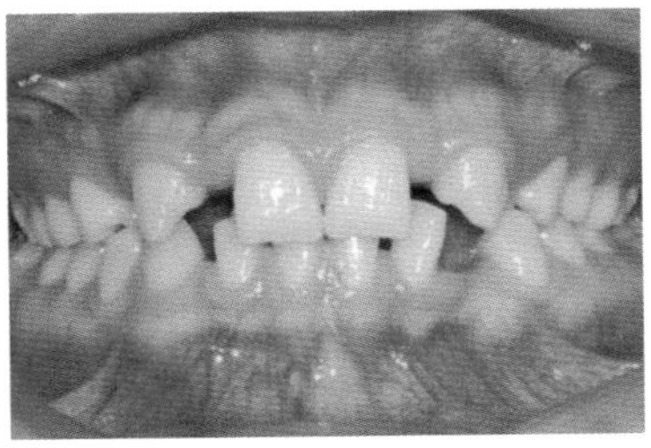
图1 初诊口内正面像

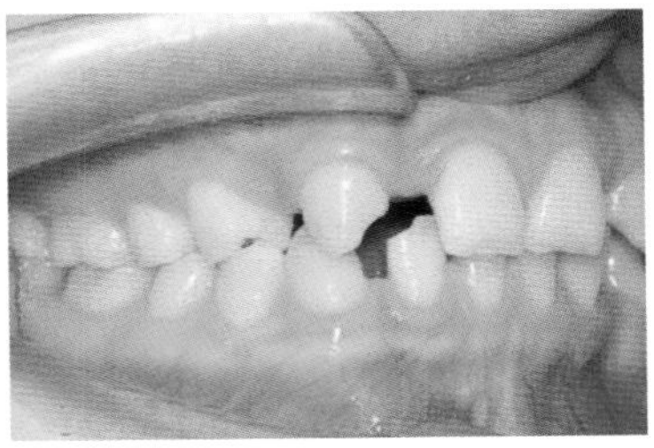
图2 初诊口内侧面像

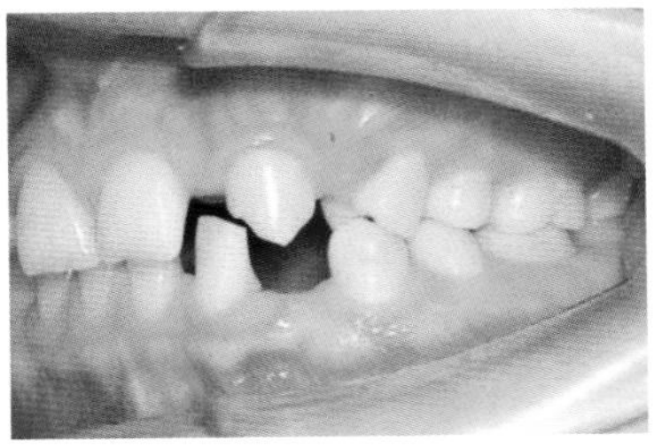
图3 初诊口内侧面像

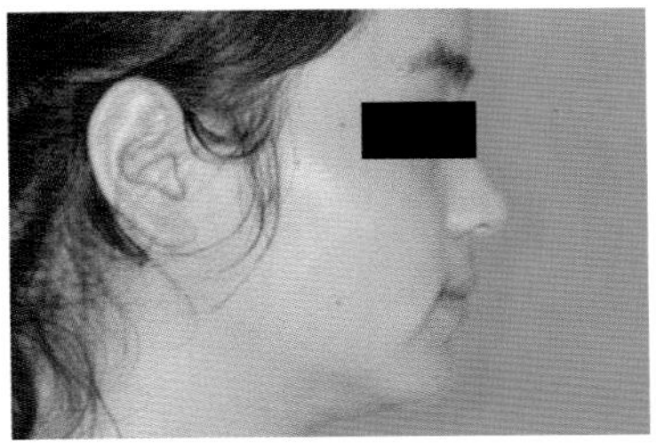
图4 患者侧面像

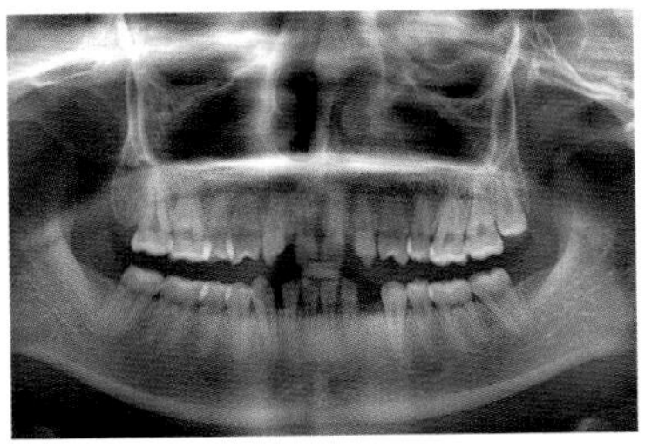
图5 曲面断层片

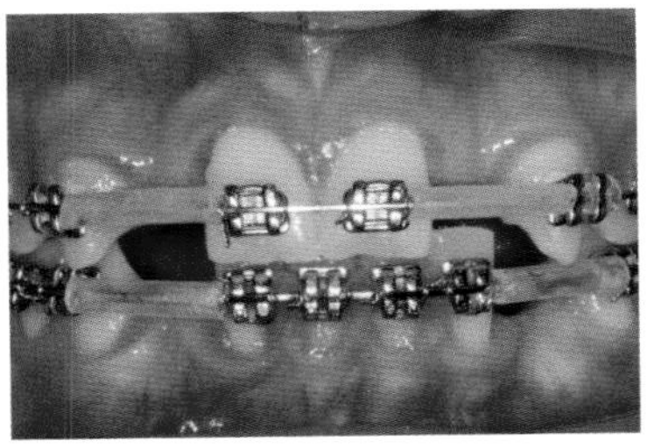
图6 正畸15个月后口内正面像

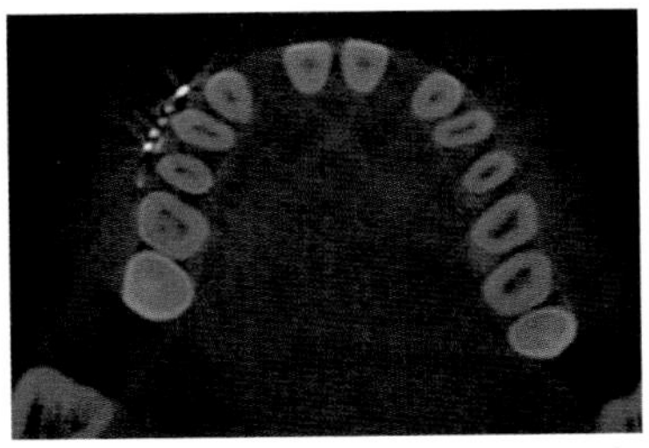
图7 正畸调整后上颌CBCT

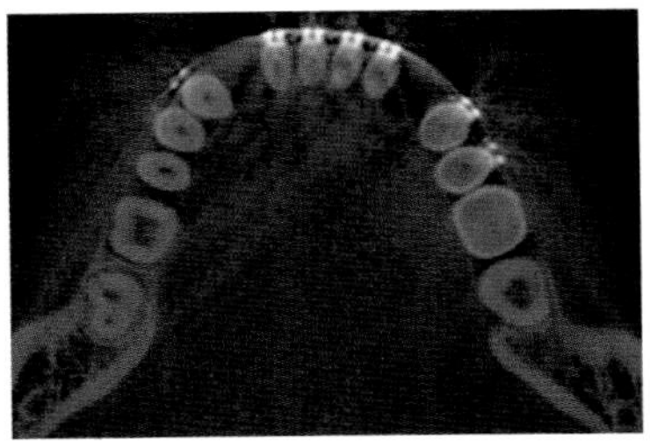
图8 正畸调整后下颌CBCT

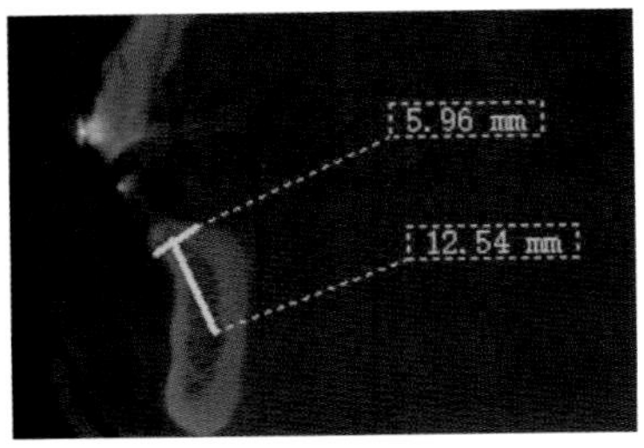

图9 33区术前CBCT分析

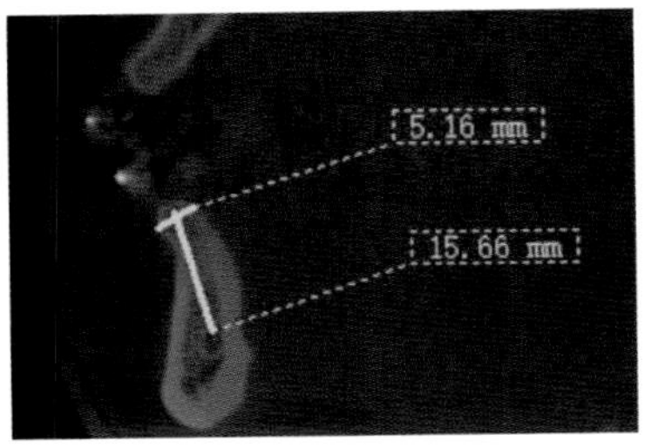

图10 43区术前CBCT分析

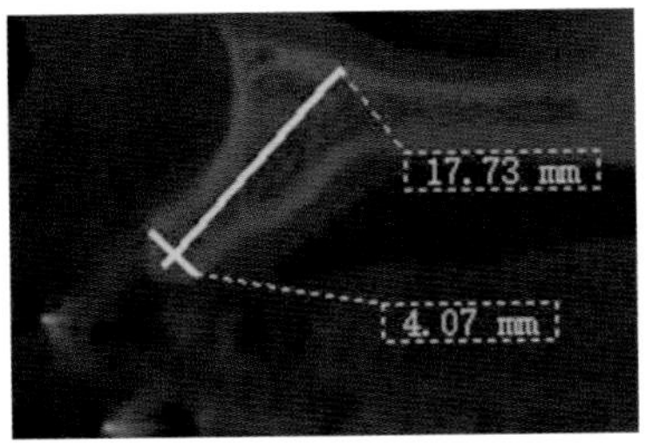

图11 12区术前CBCT分析，唇侧根方存在倒凹

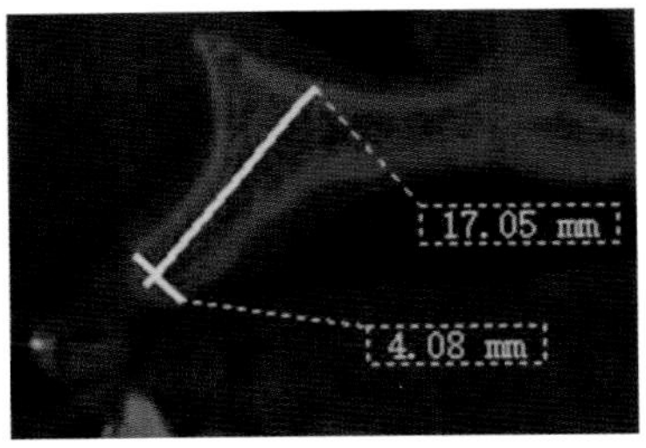

图12 22区术前CBCT分析，唇侧根方存在倒凹

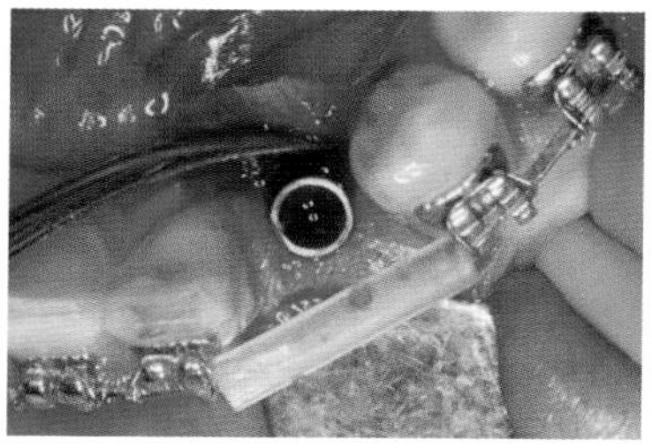
图13　33/43区植入种植体

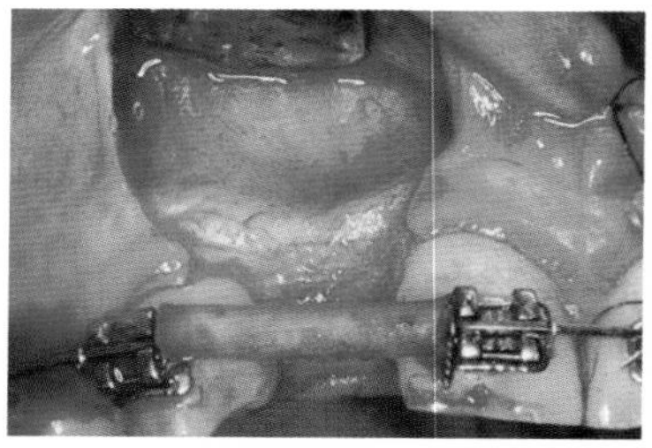
图14　12位点切开翻瓣，可见唇侧根方存在倒凹

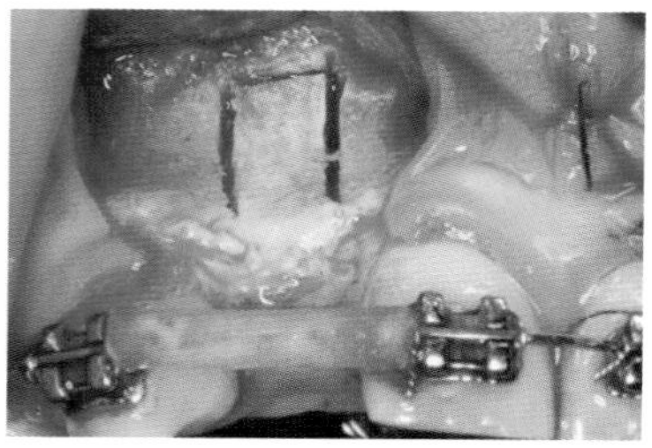
图15　12位点超声骨刀根方骨劈开

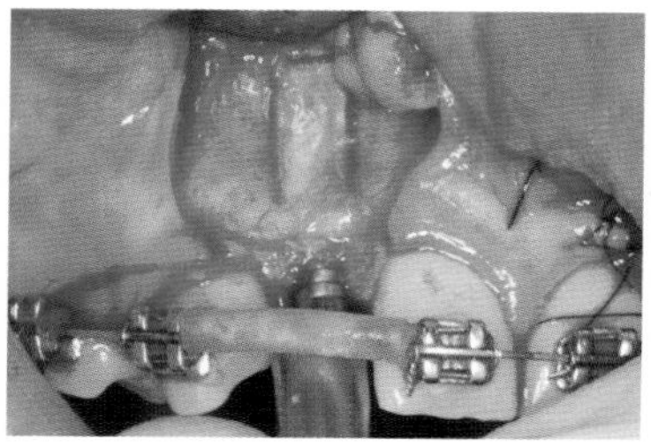
图16　12位点骨挤压

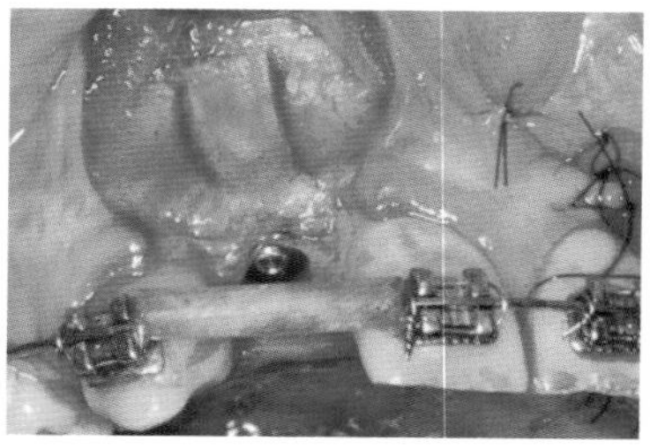
图17　12位点植入种植体

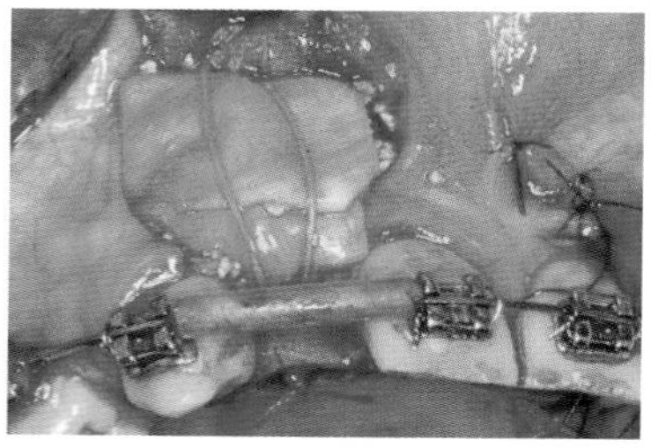
图18　12位点植入骨粉，覆盖胶原膜

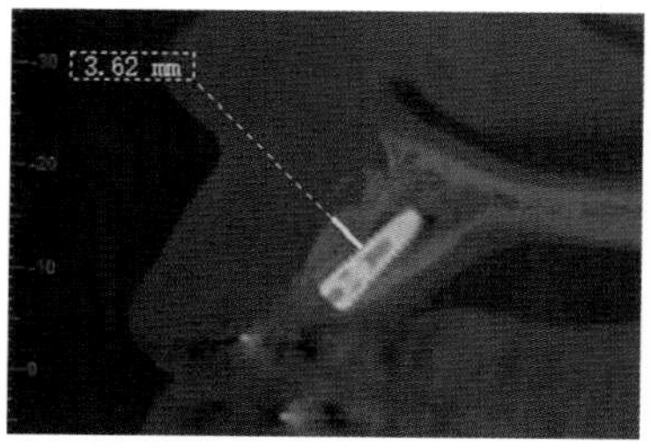

图19　12位点术后即刻CBCT

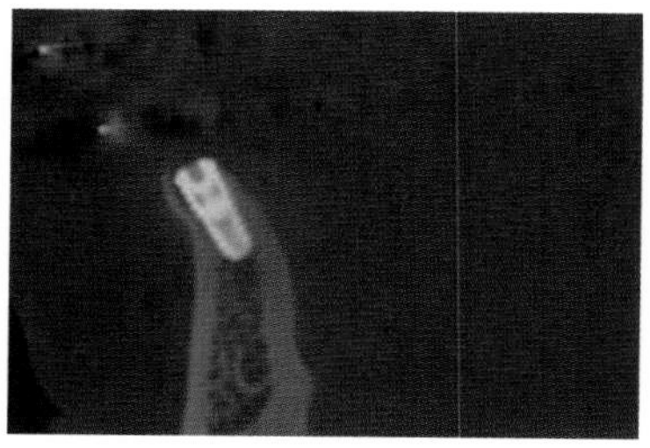
图20　33位点术后即刻CBCT

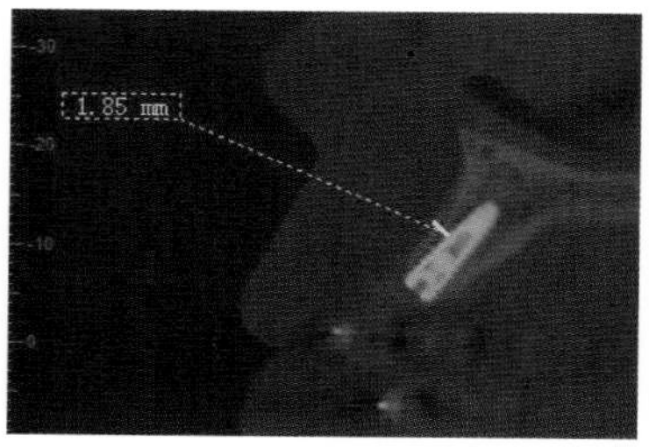

图21　12位点术后5个月CBCT

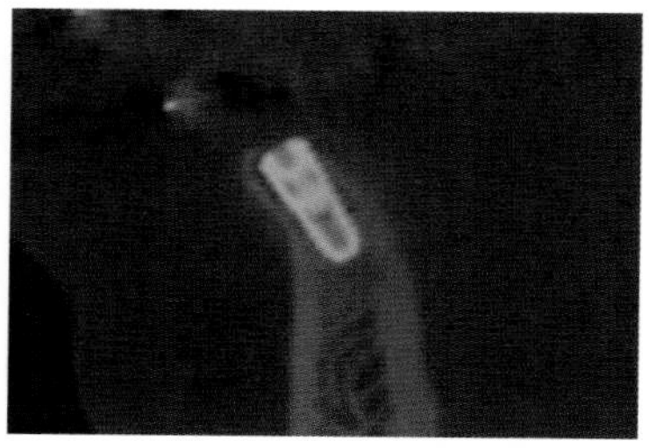
图22　33位点术后5个月CBCT

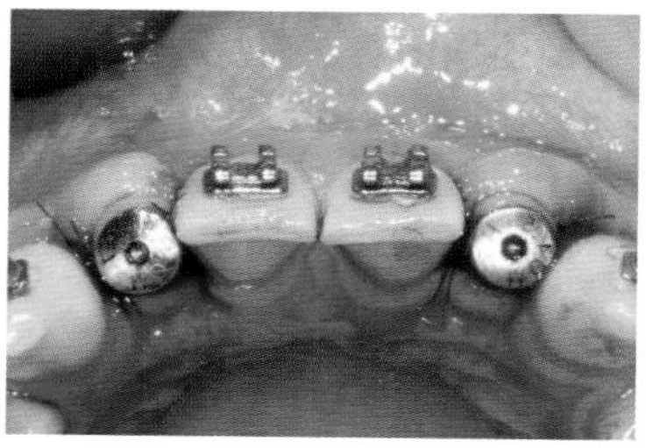
图23　12、22二期软组织增量

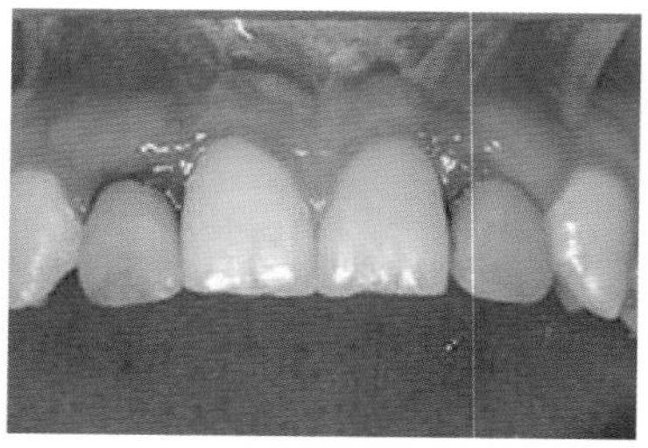
图24　12、22制作临时冠，成形软组织

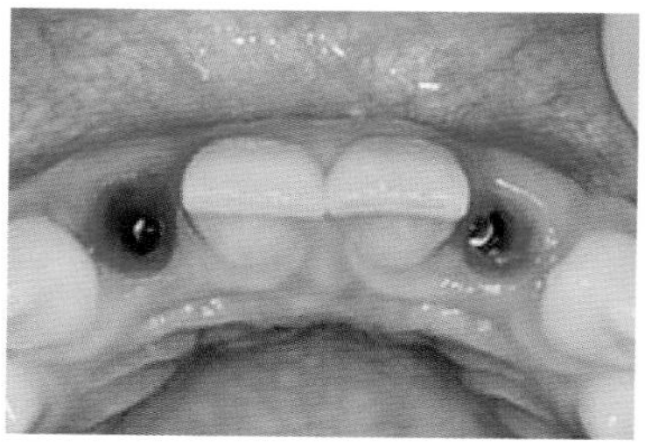
图25　软组织形态良好

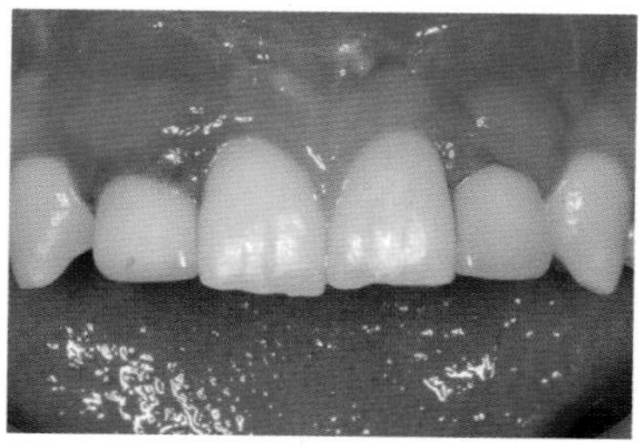
图26　最终修复体戴入

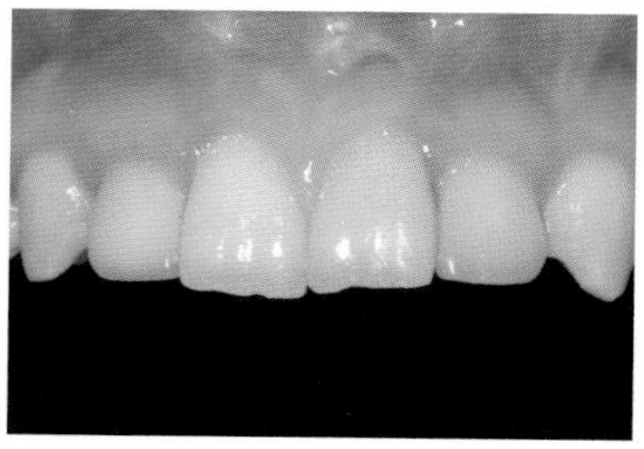
图27　3个月后复诊，上前牙口内像

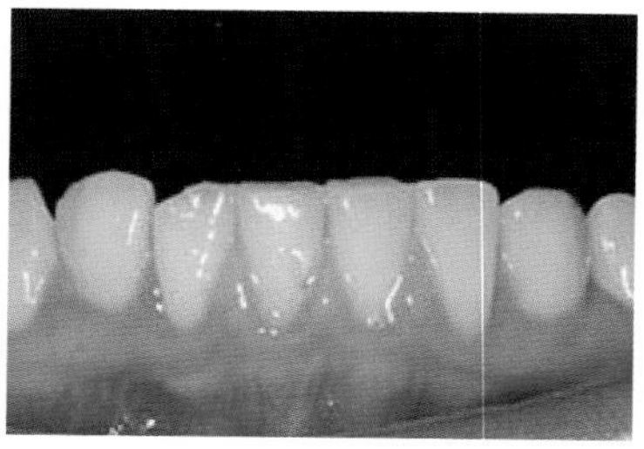
图28　3个月后复诊，下前牙口内像

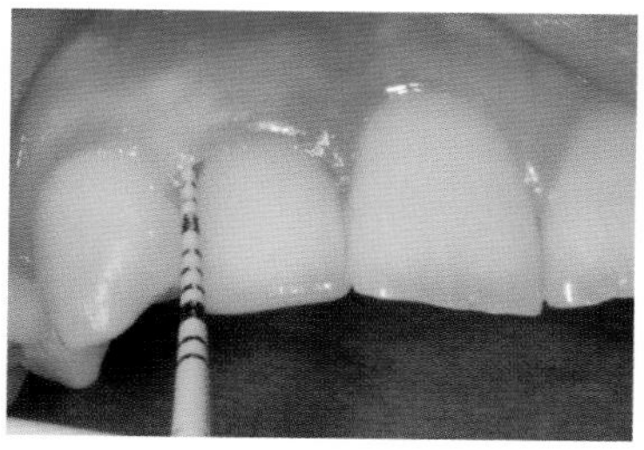
图29　上颌位点探诊深度正常

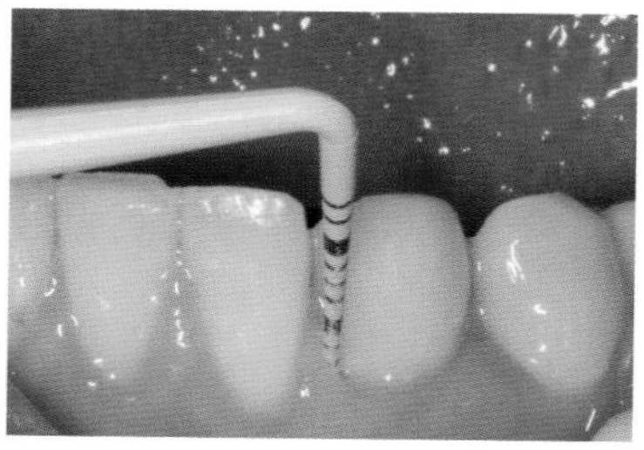
图30　下颌位点探诊深度正常

三、讨论

该患者为先天性侧切牙缺失伴错殆畸形，若单纯正畸治疗关闭间隙，可致患者唇部塌陷，难以维持现有面型；且后期需要修复改形，才能达到前牙美观效果。若进行传统修复，则无法获得足够的修复间隙。因此我们选择采用正畸、种植联合治疗，首先进行以种植为导向的正畸治疗，纠正咬合关系，确保种植体在正确的牙弓形态和咬合关系上行驶功能；同时根据修复计划调整余留牙的位置和轴向，为种植开辟足够间隙。

前牙区种植常选用以下两种方式：一为外科指导修复，即沿牙槽骨方向植入种植体，则后期需要采用角度基台进行修复，此时种植体所受应力增大，不利于种植体的后期稳定。二为修复指导外科，即采用直基台，根据邻牙方向确定种植体轴向植入植体，从而避免使用角度基台，但是在根方牙槽嵴宽度不足，且唇侧根方形成倒凹的情况下，若按该方向植入种植体，则可导致唇侧骨板裂开或穿孔，增加后期骨吸收风险。因此我们创新改良了骨劈开技术——根方骨劈开，即在根方形成部分游离的矩形骨块，具有以下优势：①主动打开骨髓腔，利于有效细胞与因子渗入，利于颊侧引导性骨再生效果。②根方翘起的牙槽骨可对上方的胶原膜和骨移植材料起到支撑作用，提高成骨效果。③根方有足够自体骨包绕，提供充足血运。④避免唇侧骨板的游离骨折或穿孔，最大限度保留骨，减小骨吸收。

参考文献

[1] 喻爱霞, 顾超, 徐霞娟. 单个牙缺失患者经正畸联合种植义齿治疗的临床效果研究[J]. 中国口腔种植学杂志, 2016, 21(2): 81–84.
[2] Ong MA, Wang HL, Smith FN. Interrelationship between periodontics and adult orthodontics[J]. J Clin Periodontol, 1998, 25(4): 271–277.
[3] Kao HC, Gung YW, Chung TF, et al. The influence of abutment angulation on micromotion level for immediately loaded dental implants: a 3–D finite element analysis.[J]. International Journal of Oral & Maxillofacial Implants, 2008, 23(4):623.

右上颌后牙种植后即刻修复

高琛 曲哲 张翔

摘要

目的：主要介绍上颌后牙缺失种植手术后，即刻制作临时义齿及后期永久修复。**材料与方法**：右上颌后牙缺失的女性患者，要求种植修复。排除系统性疾病及磨牙症。临床检查患者口腔卫生良好，牙周健康，14缺失，缺牙区牙槽嵴轻度吸收，表面黏膜平整无异常，邻牙牙体略有倾斜，牙龈未见明显肿胀。外科植入种植体后即刻制作临时修复体，6个月后永久修复。**结果**：在观察期间，种植体获得了良好的稳定性，最终修复体获得了理想的外形轮廓，牙龈乳头充满邻牙间隙，无明显"黑三角"，患者对美观效果和咀嚼功能满意。**结论**：在严格掌握适应证的前提下，种植后即刻修复可以维持牙龈轮廓与骨组织的稳定，从而获得较为理想的临床美学疗效。

关键词：上颌后牙；即刻修复

近年来，随着口腔种植技术的不断发展，种植牙的美观舒适，无须磨除健康牙体组织，咀嚼功能恢复良好等特点逐渐为人们所认识和熟知，种植后的即刻修复也在临床上取得了成功的应用。即刻修复可以在保证种植体成功率的基础上，最大限度地缩短了患者的缺牙时间，通过临时修复体对种植体周围软组织提供支持及塑形，使患者获得满意的治疗效果。很多文献报道，临时修复体能够较好地维持种植体周围牙龈组织的形态，使之与天然牙相协调。

一、材料与方法

1. 病例简介 39岁女性患者，于2015年4月就诊。主诉上颌后牙缺失，影响咀嚼和美观，要求种植修复。临床检查患者口腔卫生良好，牙周健康，全身状况良好，无不良嗜好及磨牙症。口内检查见14缺失，缺牙区牙槽嵴轻度吸收，表面黏膜平整无异常，邻牙牙体略有倾斜，牙龈未见明显肿胀。CBCT显示：可用骨高度约19mm，可用骨宽度约6mm，骨密度良好。

2. 诊断 右上颌牙列缺损。

3. 治疗计划 根据患者诉求和患者的局部与全身条件，拟采用种植后立即制作临时牙冠进行即刻临时修复，6个月后永久修复。

4. 治疗过程（图1～图44）

（1）术前常规种植检查，通过CBCT对骨质量进行测量及评估，确定拟植入种植体的规格。

（2）局麻下，按照Straumann种植系统的操作规范，于14位点植入1颗3.3mm×14mm NC BL的种植体，种植体共振频率测定仪测得ISQ数值为75，上开窗取模转移杆，初期稳定性达30N·cm，严密缝合切口。

作者单位：大连市口腔医院

通讯作者：高琛；Email: 470233380@qq.com

（3）安装开窗取模转移杆，取模，选择合适的临时基台，调磨后在其上制作聚合瓷冠，打磨、抛光、消毒。

（4）旋下愈合基台，将聚合瓷树脂冠戴入口内，检查邻接点及咬合，在正中颌位及前伸颌位均无咬合接触，树脂封闭螺丝孔。

（5）术后常规使用抗生素并进食软质非刺激食物以预防感染。术后1个月、3个月、4个月复诊观察组织愈合情况，根据牙龈乳头的形态随时调整牙冠颈部外形。

（6）术后6个月复查，种植体获得良好的稳定性，牙龈健康，龈缘形态满意，位置稳定，开始永久修复。开窗取模法制取印模，制作并戴入全瓷基台及全瓷冠。

（7）材料：种植系统（Straumann，瑞士）。

二、结果

在观察期间，种植体获得了良好的稳定性，最终修复体获得了理想的外形轮廓，牙龈乳头充满邻牙间隙，无明显"黑三角"，患者对美观效果和咀嚼功能满意。即刻修复后6个月复诊牙龈软组织稳定。

三、讨论

越来越多的临床研究表明，种植体在暴露的情况下可以正常愈合，也有学者在实验中发现微小的动度对骨整合的影响不大。种植修复后的美学效果由种植体三维位置与修复体共同决定。正确的三维位置可以建立足够高度和厚度的骨壁，为软组织的稳定提供支持。同时在严格把握适应证的前提下，即刻修复可以将早期骨改建与软组织成形二者加以协调。临床上常使用愈合基台进行牙龈袖口成形，但因其成形的龈缘袖口与天然牙颈部不一致，当边缘设计在龈下的全冠戴入后，龈缘常受挤压而退缩，使全冠唇侧的边缘过浅或齐龈缘甚至在龈上，就可能造成龈缘处透金属色或微露基桩而影响种植义齿的美观。而即刻修复使用的临时修复体可以缩短甚至避免患者牙齿缺失的时间，更重要的是可引导牙龈组织以类似天然牙颈部的形态生长，有助于充分保存牙龈乳头的丰满度，获得良好的穿龈轮廓的过渡带形态，最大限度地获得美学治疗效果。本病例患者身体健康，依从性好，口腔卫生状况较好，邻牙健康，种植牙区无炎症及其他病灶，有良好而稳定的咬合关系，因此符合即刻修复的适应证。同时选取聚合瓷制作螺丝固位的临时修复体，并在复诊中对其形状进行调改，从而诱导牙龈形态，但在修复过程中应注意临时修复体与临时基台的肩台平滑延续并高度抛光，以免刺激种植体周围软组织引起炎症。

四、结论

在严格把握适应证的前提下，种植后即刻修复可以维持牙龈轮廓与骨组织的稳定，从而获得较为理想的临床美学效果。

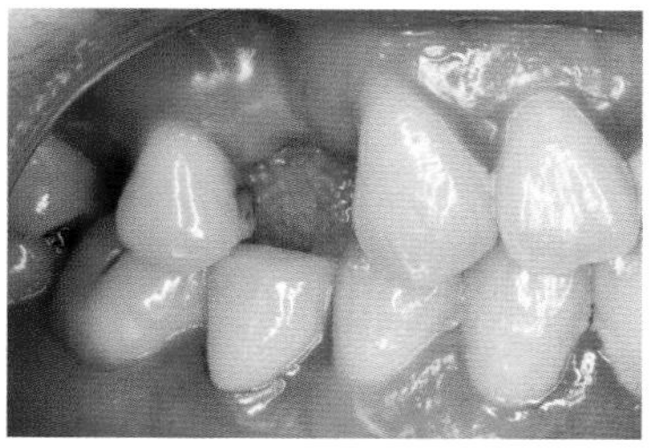
图1 术前口内正面像

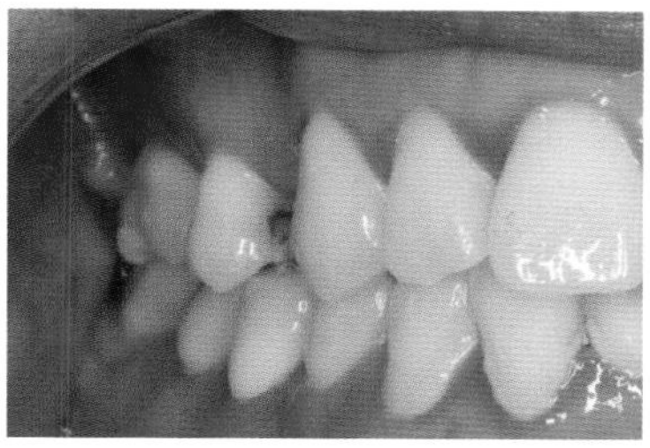
图2 术前口内侧面像

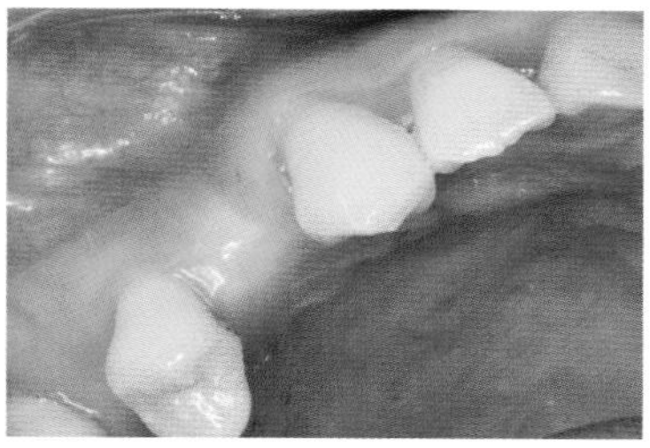
图3 术前口内殆面像

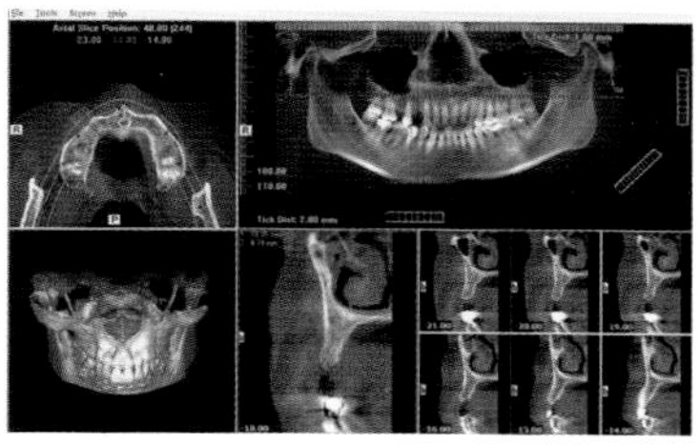
图4 术前CBCT

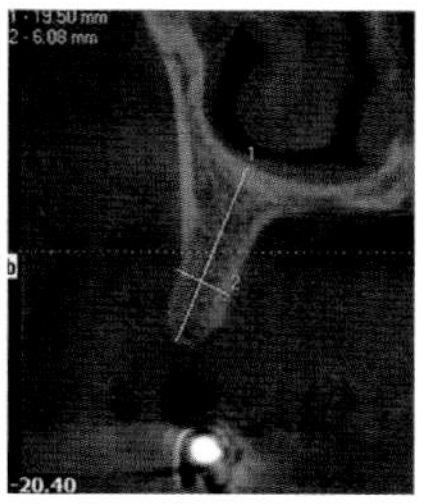
图5 术前CBCT测量可用高度及宽度

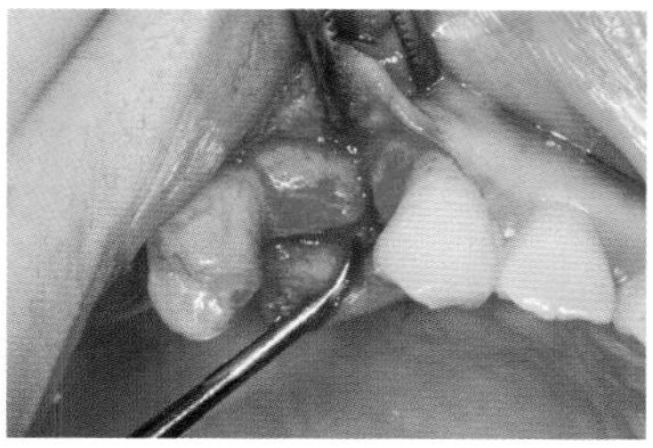
图6 手术切口

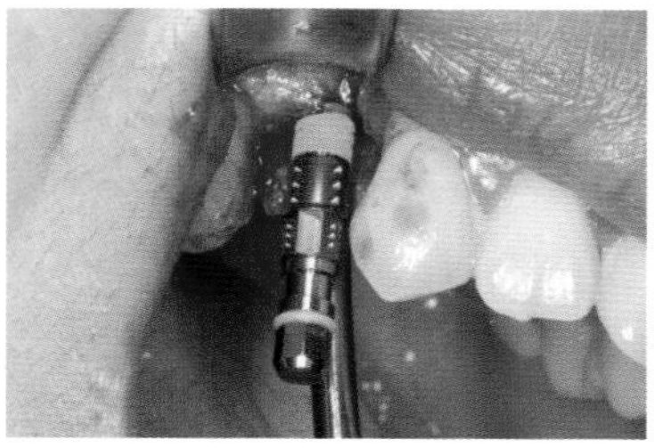
图7 植入种植体1

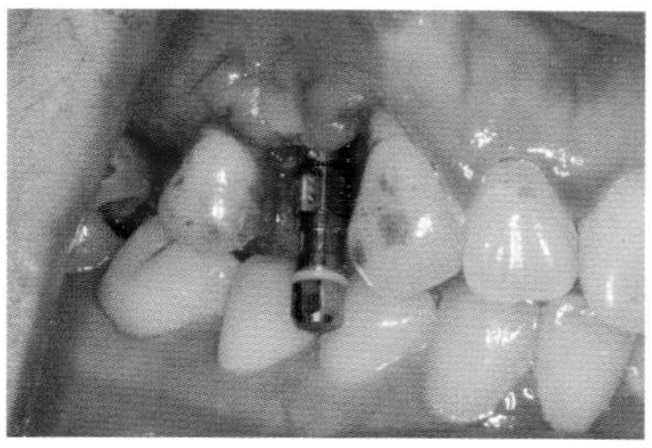
图8 植入种植体2

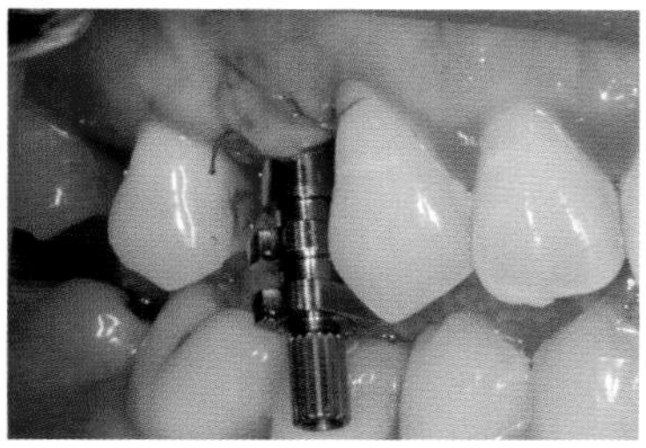
图9 缝合创口，安装开窗取模转移杆

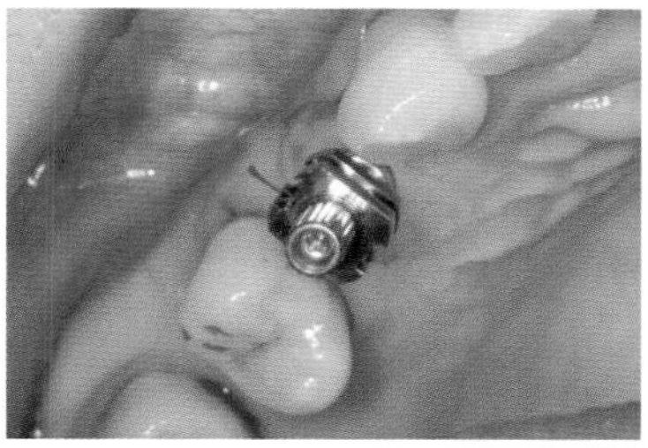
图10 安装开窗取模转移杆殆面像

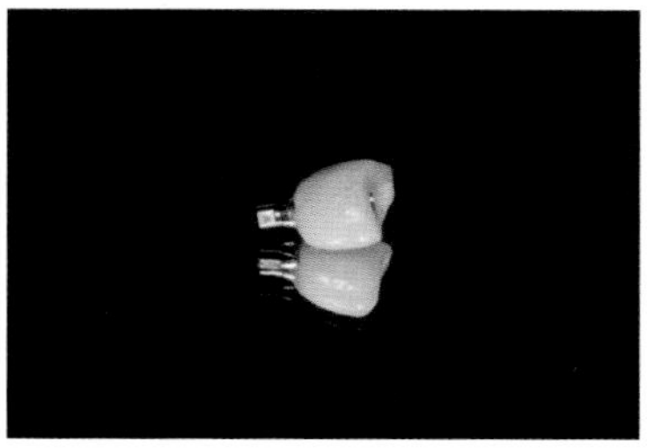
图11 临时修复体

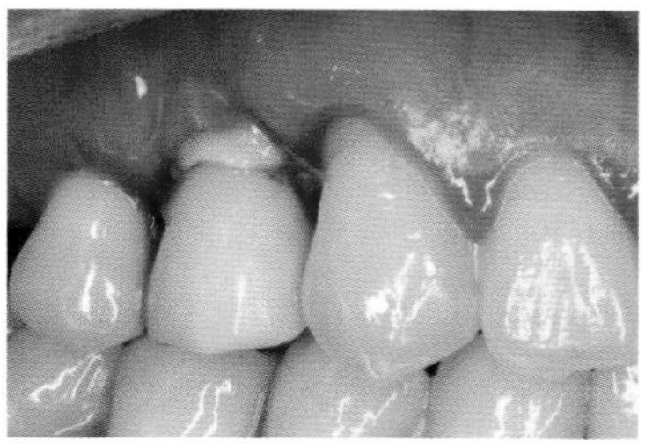
图12 戴入临时修复体

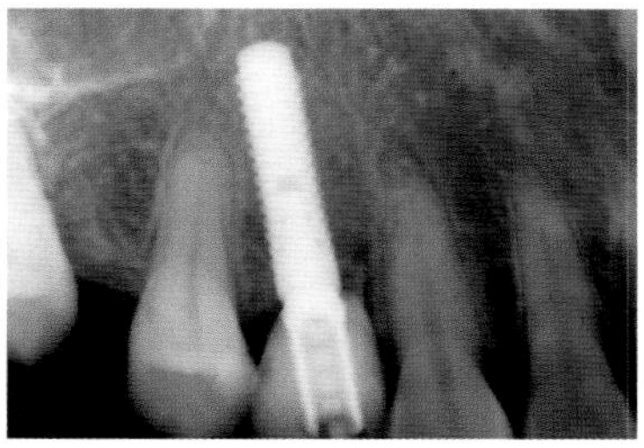
图13 根尖片显示临时修复体完全就位

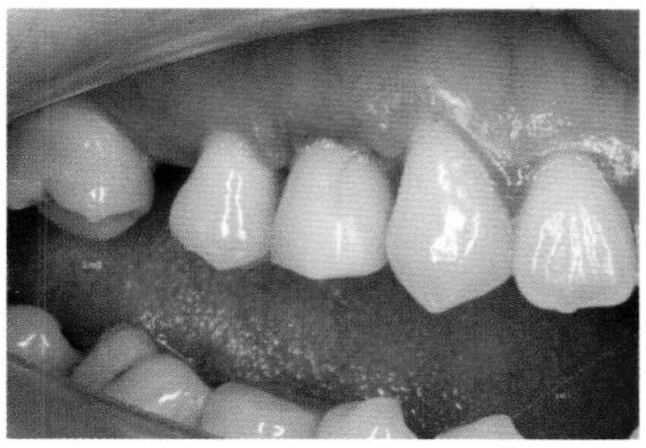
图14 术后10天愈合情况

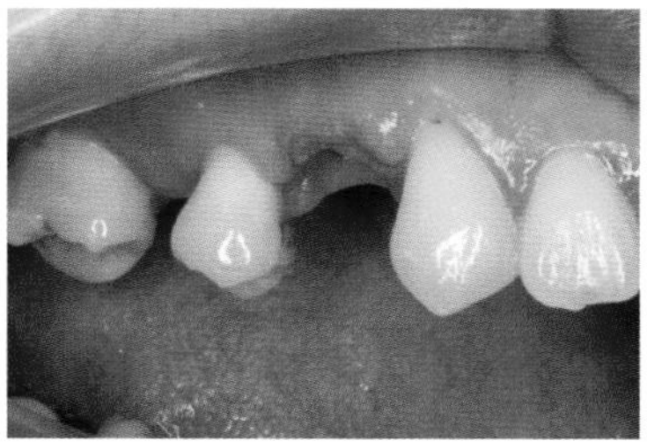
图15 拆线后牙龈形态

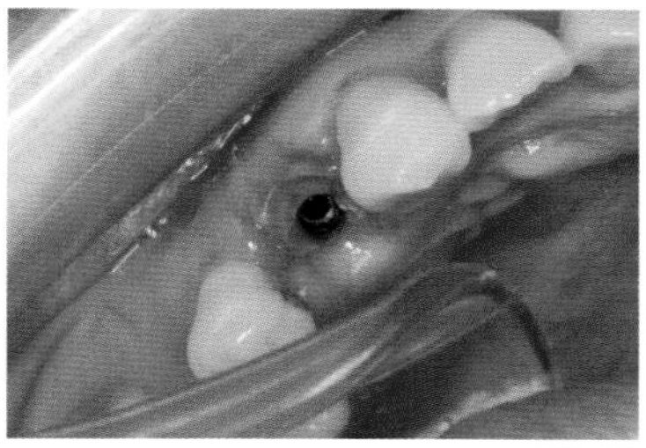
图16 袖口形态

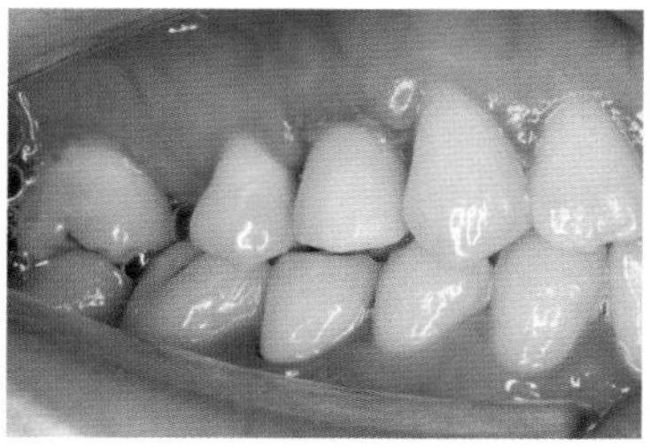

图17 拆线后戴入临时修复体

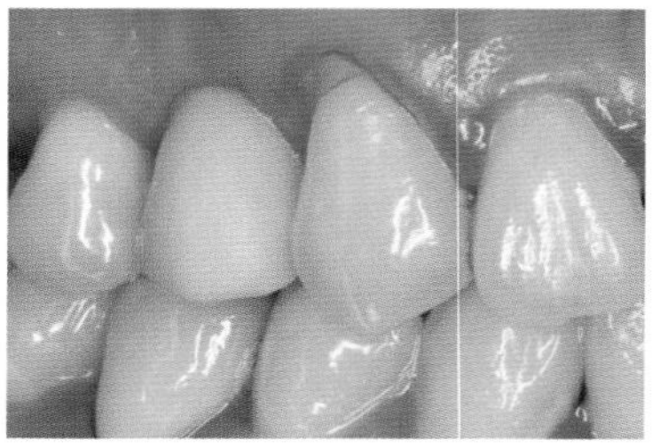

图18 术后2个月复诊

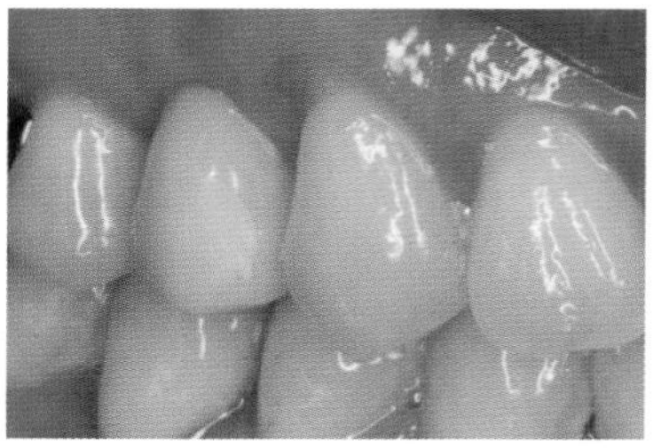

图19 术后3个月复诊

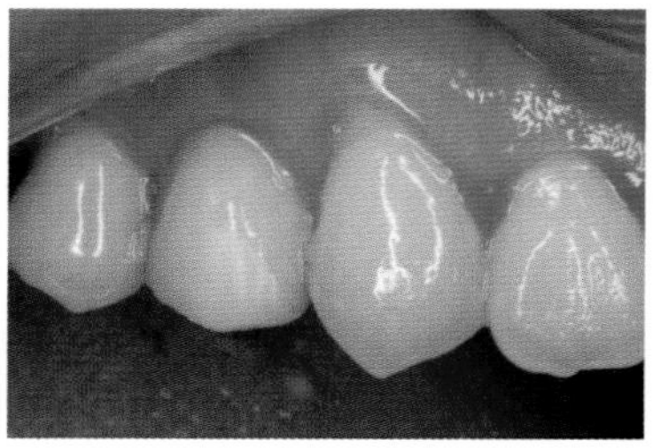

图20 术后4个月复诊

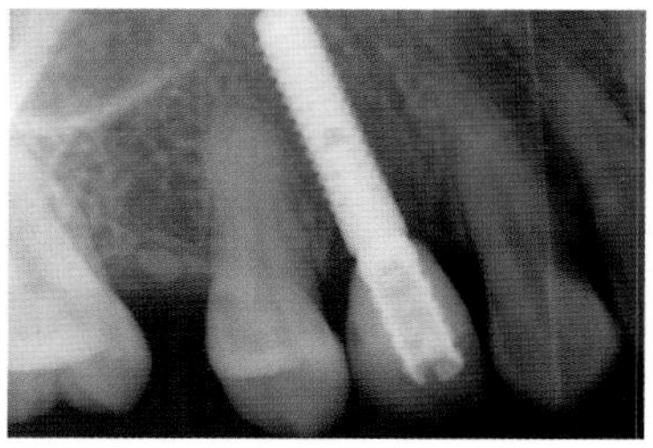

图21 永久取模前根尖片

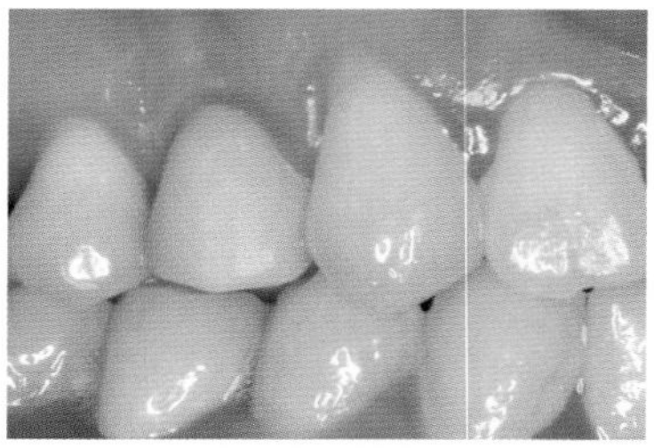

图22 永久取模前口内情况

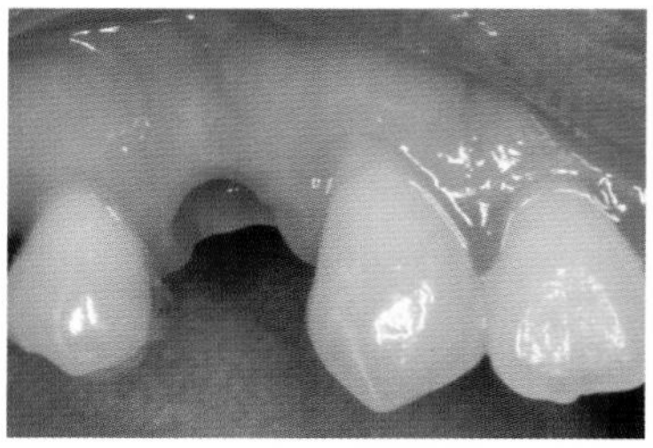

图23 袖口形态正面像

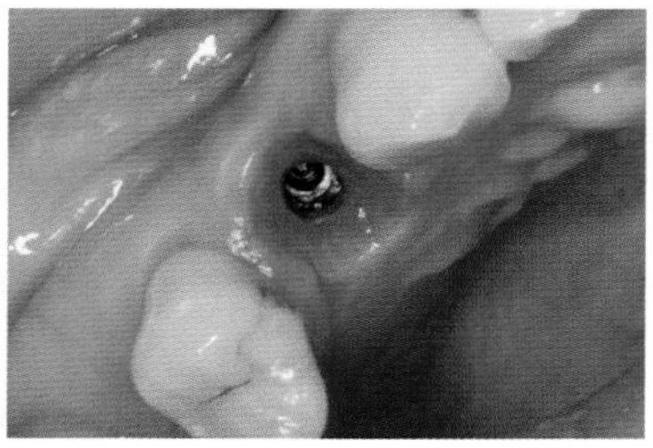

图24 袖口形态𬌗面像

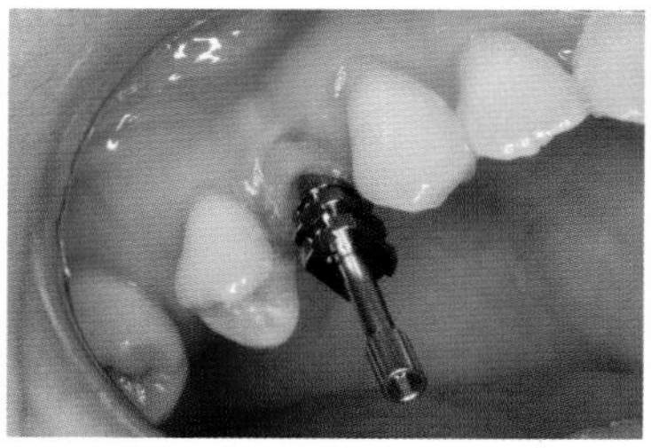

图25 安装个性化开窗取模转移杆

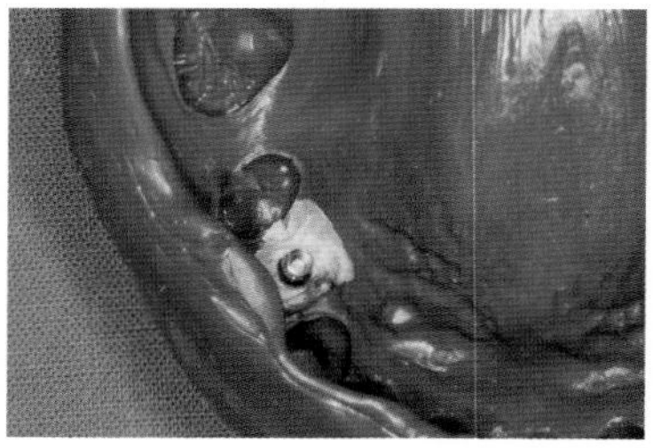

图26 印模

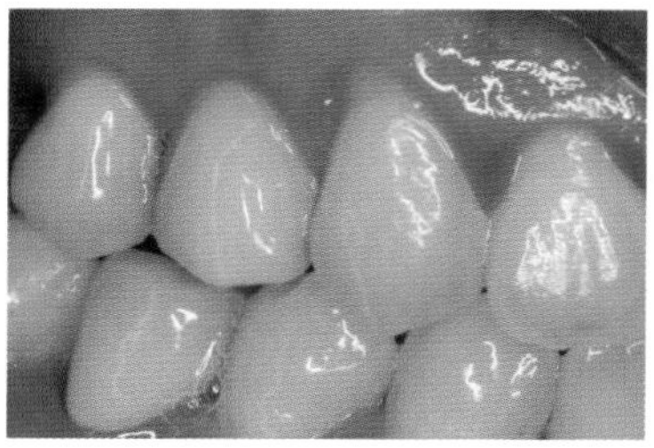

图27 戴入永久修复体前口内情况

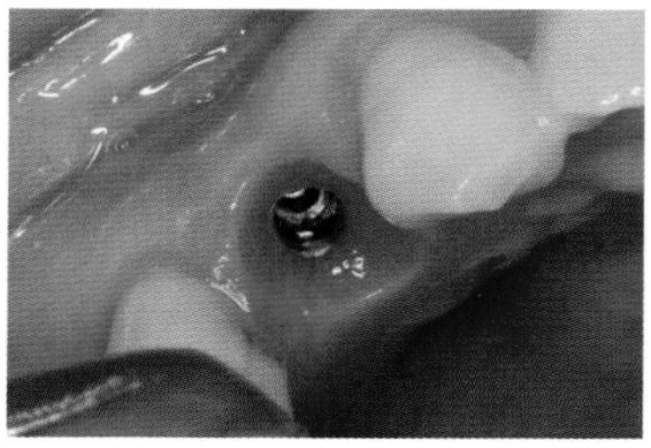

图28 袖口形态

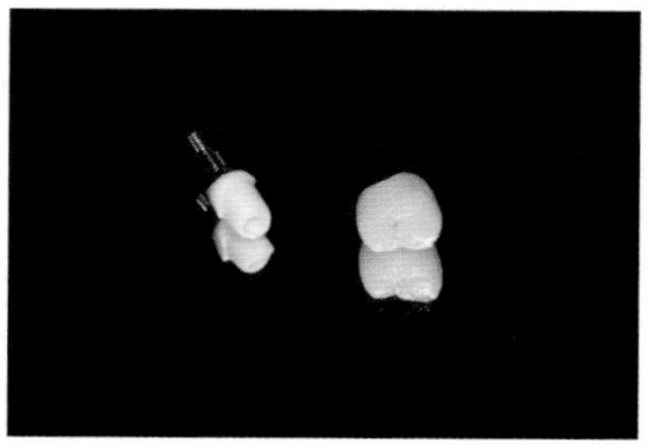

图29 永久修复体

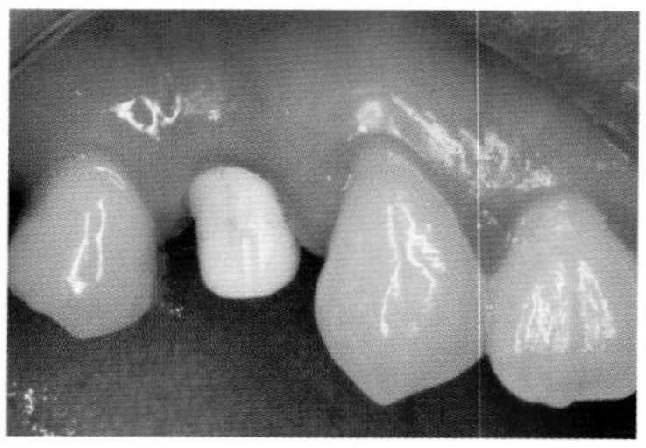

图30 个性化氧化锆全瓷基台就位

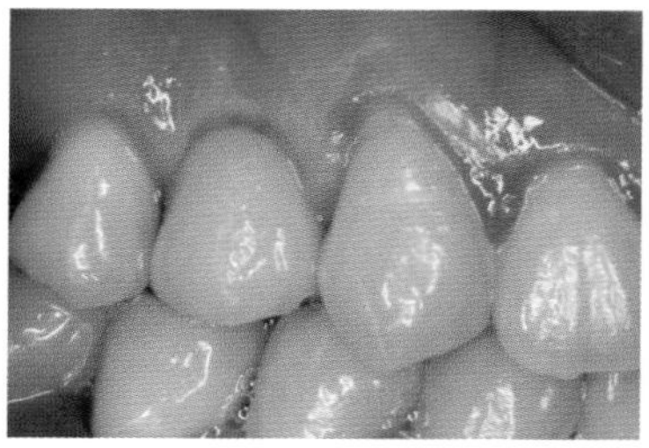

图31 戴入永久修复体

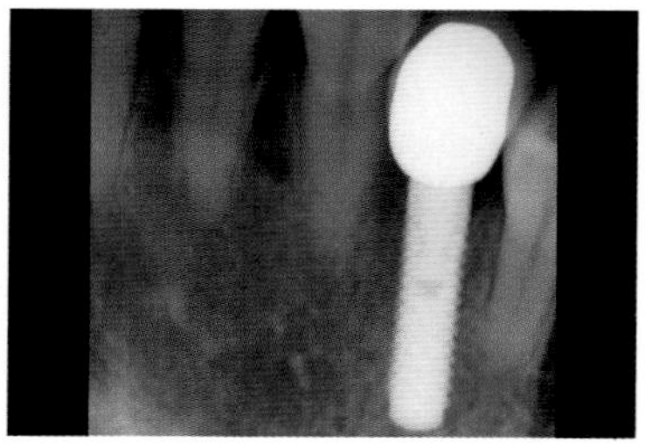

图32 根尖片显示永久修复体完全就位

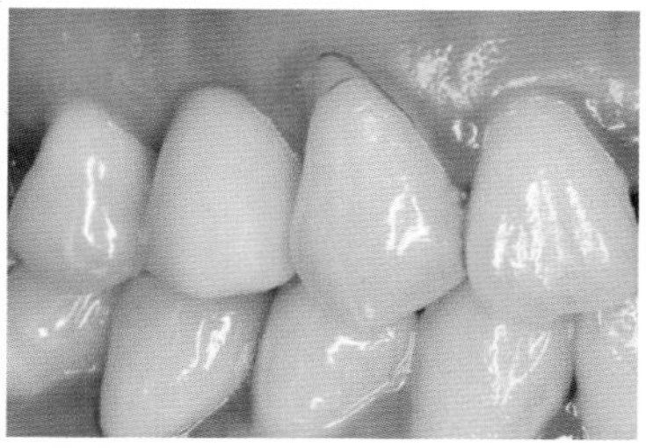

图33 术后2个月

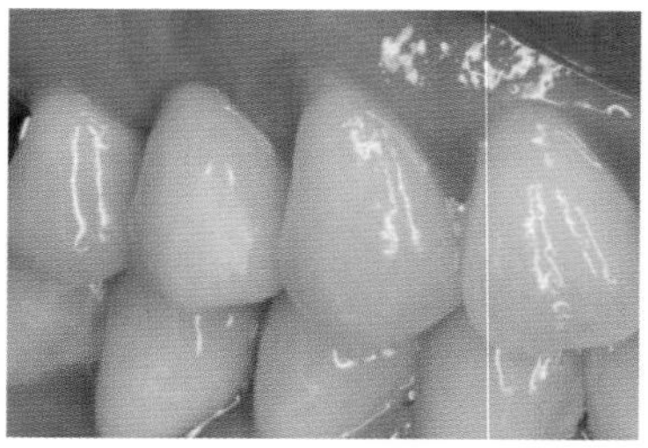

图34 术后4个月

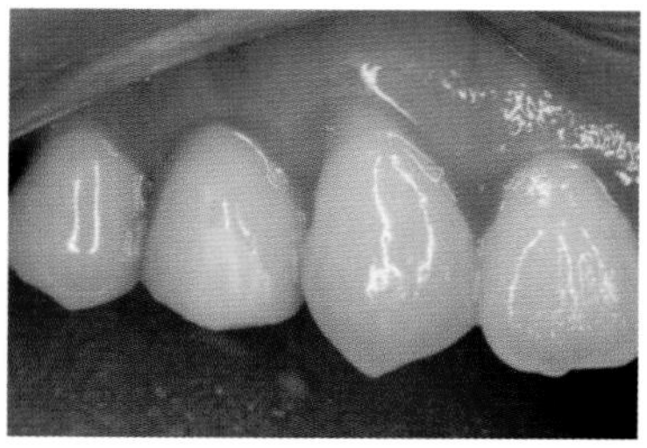

图35 术后6个月

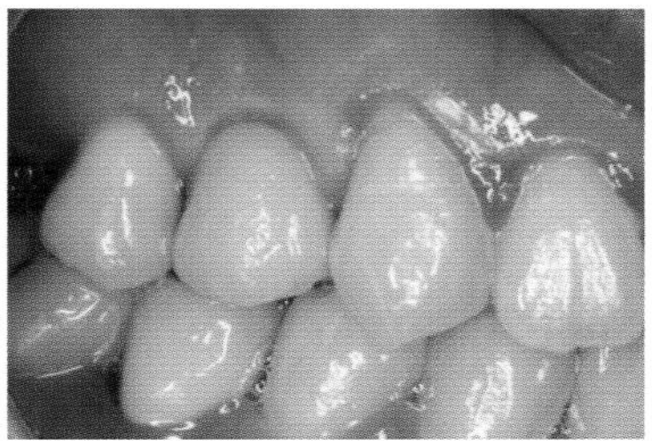
图36 永久修复后

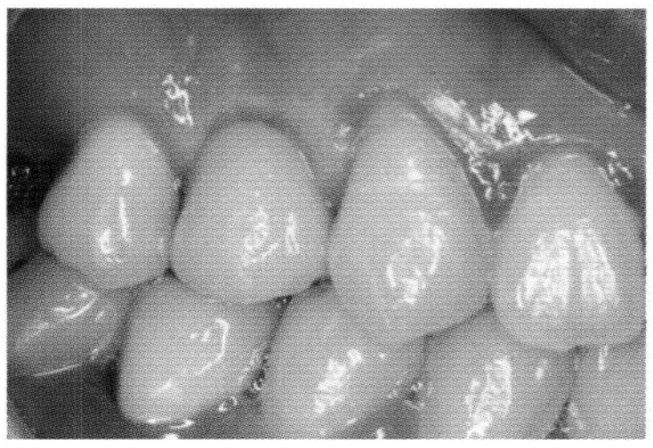
图37 永久修复后牙龈乳头形态

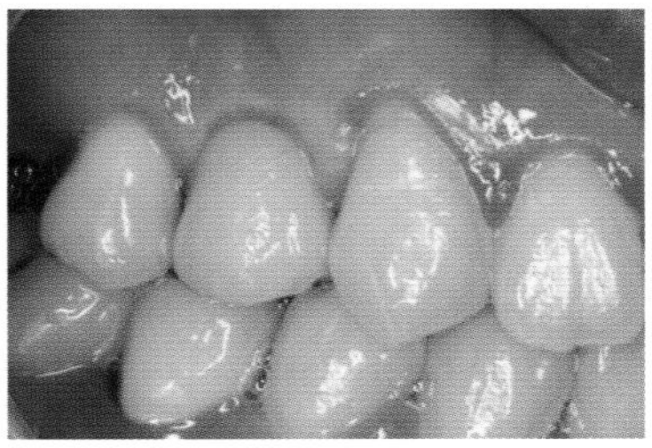
图38 永久修复后牙龈乳头局部形态

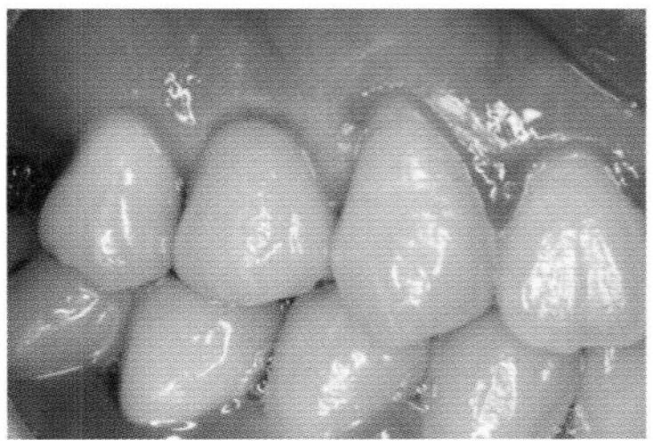
图39 永久修复后牙冠形态1

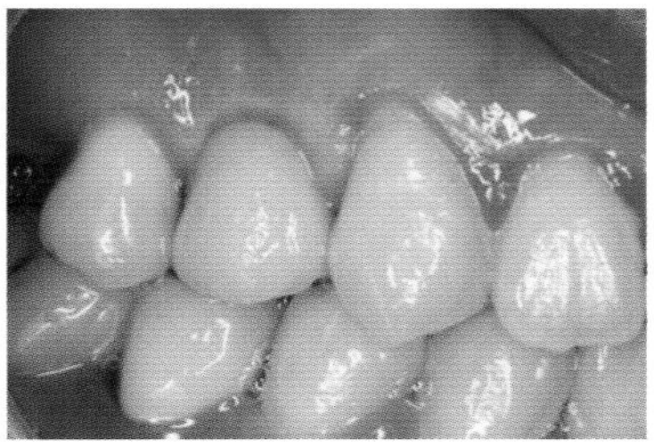
图40 永久修复后牙冠形态2

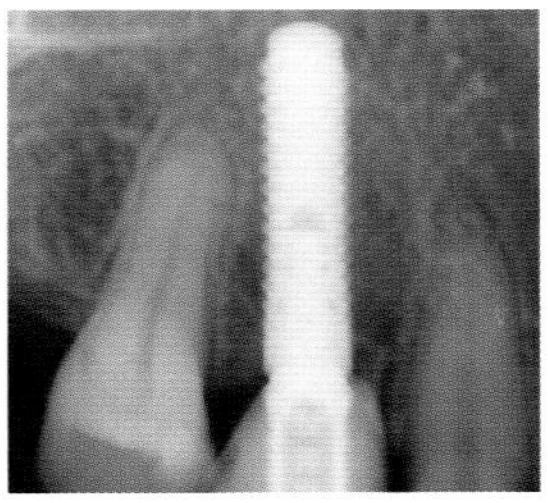
图41 种植体近远中向位置

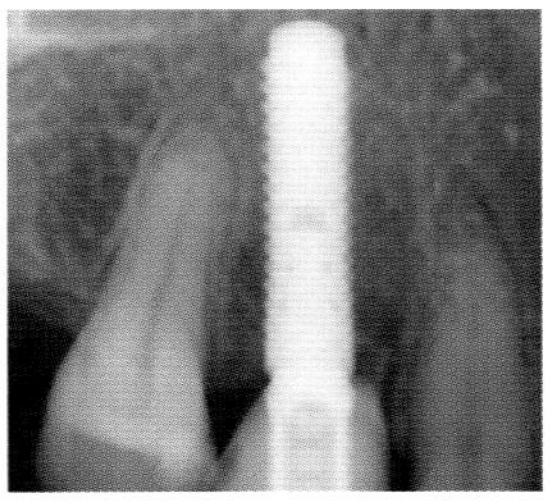
图42 即刻修复后牙槽骨高度

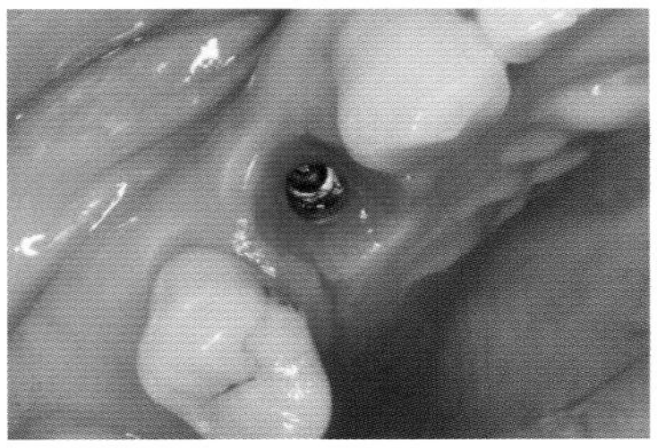
图43 种植体颊舌向位置

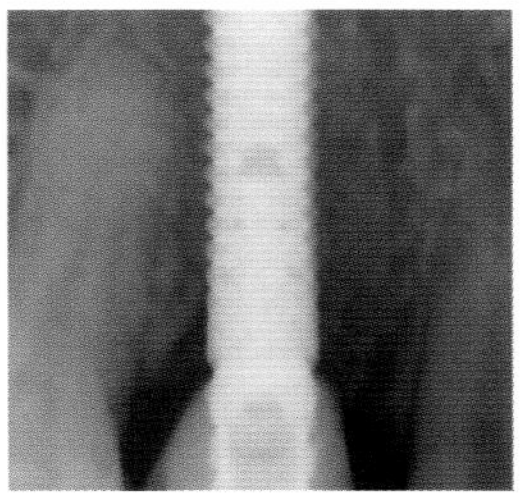
图44 6个月后复查牙槽骨高度

参考文献

[1] Atieth MA, Payne AG, Duncan WJ, et al. Immediate placement or immediate restoration/loading of single implant for molar tooth replacement:A systematic review and meta-analysis[J]. Int J Oral Maxillofac Implanta, 2010, 25(1): 401-415.

[2] Grunder U.Stability of the mucosal topography around single-tooth implants and adjacent teeth:1-year results[J]. Int J Periodontics Restorative Dent, 2000, 20(1):11-17.

[3] Chen ST, D Buser. Clinical and esthetic outcomes of implants placed in postextraction sites[J]. Int J Oral Maxillofac Implants, 2009, 24(Suppl):186-217.

[4] 邸萍, 林野, 罗佳, 等. 上颌前牙单牙种植修复中过渡义齿对软组织成型作用的临床研究[J]. 北京大学学报, 2012, 44(1):59-64.

前牙缺失早期种植修复

梁杰

摘要

此病例为50岁男性患者，因上前牙外伤根折来诊，自述戴用不适，要求种植修复。为患者行CT检查判断患者根折情况，患牙无法保留。拔除1个月后，行早期种植。局麻下，定点后切开翻瓣，植入士卓曼骨水平种植体1颗，同期前牙区行引导骨再生术，植入Bio-Oss骨粉，盖Bio-Gide膜并以钛钉固定。术后6个月二期手术，测量动度（ISQ）值，稳定性良好。行CAD/CAM树脂冠临时修复。临时修复后2个月、4个月、6个月分别复查，调整牙龈形态。个性化取模，氧化锆个性化基台+氧化锆全瓷冠永久修复。术后1个月、1年复查，修复效果良好。口内义齿戴用无明显不适，种植体周围牙龈未见明显红肿，X线片示：种植体周围骨结合良好，未见明显骨吸收影响。修复效果满意。

关键词：早期种植；引导骨再生

近年来，随着种植技术的日臻成熟，临床上前牙外伤患者越来越多地选择种植义齿来修复缺失牙。拔牙时机、种植修复过程也逐渐得到规范。这次我们选择的是早期种植修复，也就是拔牙后4～8周时进行种植外科手术。这段时间软组织已经完全愈合，同时也能减少骨组织的缺损，利于植体的稳定性及美学效果的获得。同时进行临时修复，完成软组织的整塑，获得最佳的美学效果。

一、材料与方法

1. 病例简介 50岁男性患者。主诉：上颌前牙外伤根折，要求种植修复治疗。现病史：患者上颌前牙外伤后根折数日，来诊要求种植修复治疗。既往史：平素体健，无过敏史和重大手术病史，无吸烟、酗酒等不良生活习惯。检查：21牙冠完整，松动约Ⅱ度，全口卫生状况一般，牙龈未见明显红肿。CT示：21根尖1/3折断，根尖未见明显低密度影，根管内未见明显根充影像。

2. 诊断 21根折。

3. 治疗计划 21拔除后早期种植，临时修复恢复穿龈形态后择期永久修复。

4. 治疗过程（图1～图28）

（1）拍摄CT确定21根折位置，手术前风险评估为复杂患者。

（2）手术及修复过程：21阿替卡因肾上腺素局麻，切开翻瓣后于21处植入士卓曼骨水平3.3mm×10mm种植体1颗，偏腭侧种植。因植体周围骨量不足，行引导骨再生手术（GBR），骨缺损处植入Bio-Oss骨粉，覆盖Bio-Gide膜，唇侧以2颗钛钉固定。术后6个月二期手术，CAD/CAM树脂切削冠临时修复。戴入临时冠后，分别于2个月、4个月复查，调整临时冠形态。对临时冠形态调整满意后，术后6个月个性化取模，氧化锆个性化基台+氧化锆全瓷冠永久修复。

（3）修复后1个月复查，口内义齿戴用无明显不适，种植体周围牙龈未见明显红肿，修复效果满意。

（4）修复后1年患者来诊复查，口内义齿戴用无明显不适，种植体周围牙龈未见明显红肿，修复效果满意。X线片示：种植体周围骨结合良好，未见明显骨吸收影响。

二、结果与结论

前牙外伤患者拔牙后早期种植，同期行GBR，可以满足种植体固位和稳定的需要。在进行永久修复前先行临时修复，能够保证最终美学效果的获得。

作者单位：烟台市口腔医院
Email: 303340362@qq.com

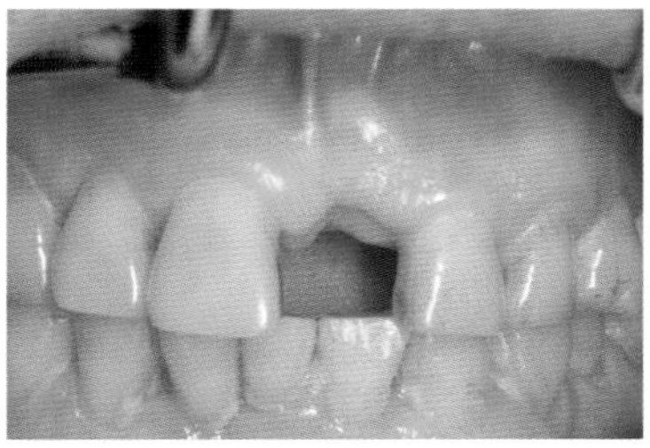
图1　术前口内正面像

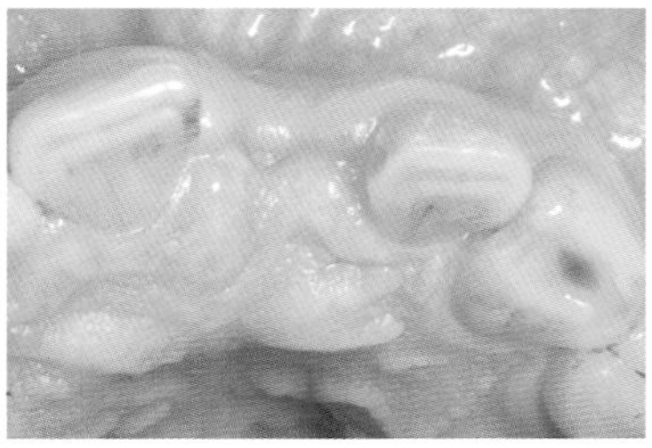
图1　术前口内殆面像

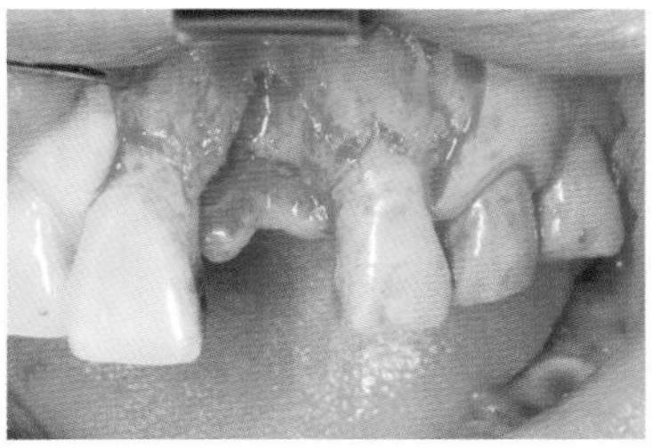
图3　手术过程1

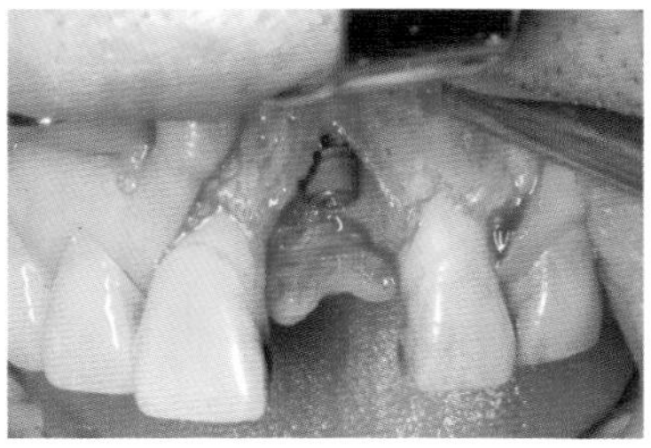
图4　手术过程2

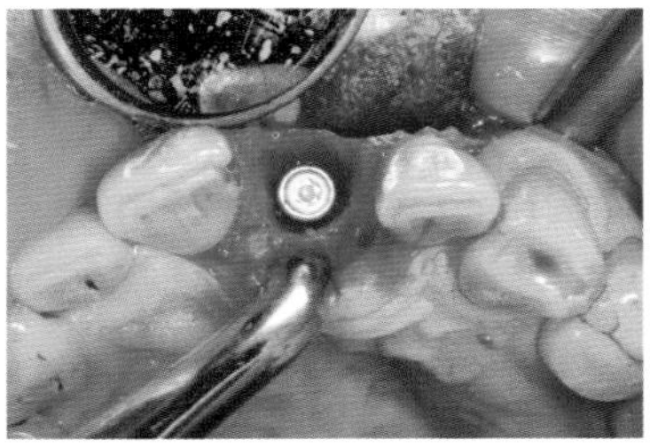
图5　手术过程3

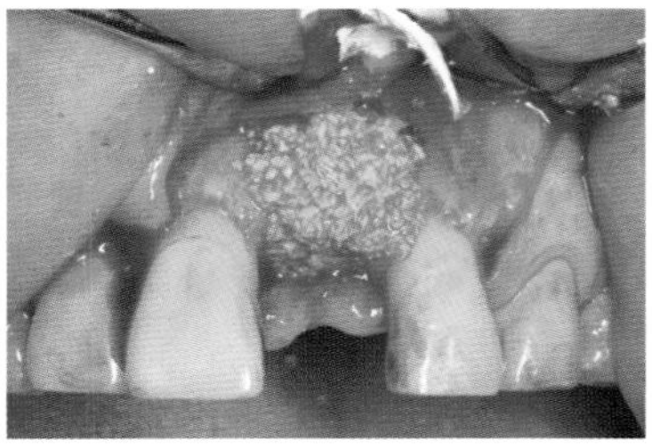
图6　手术过程4

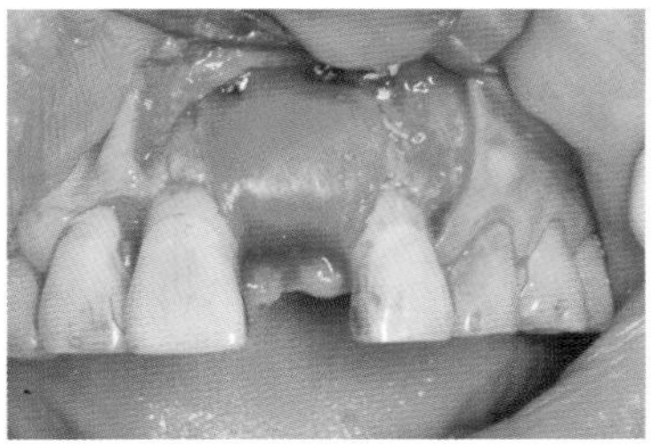
图7　手术过程5

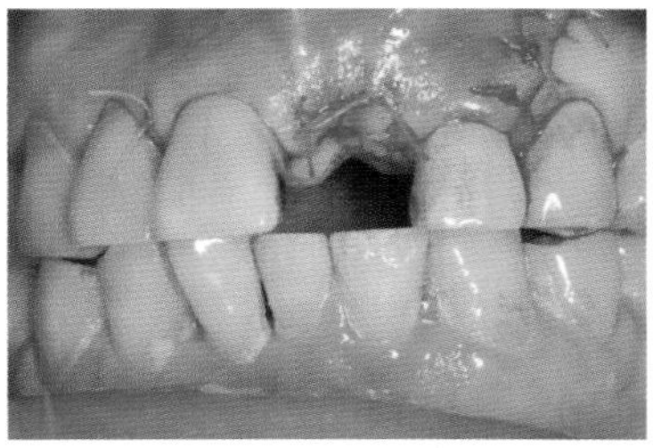
图8　手术过程6

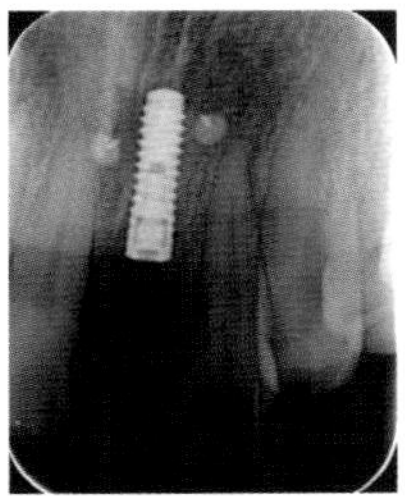
图9　术后X线片

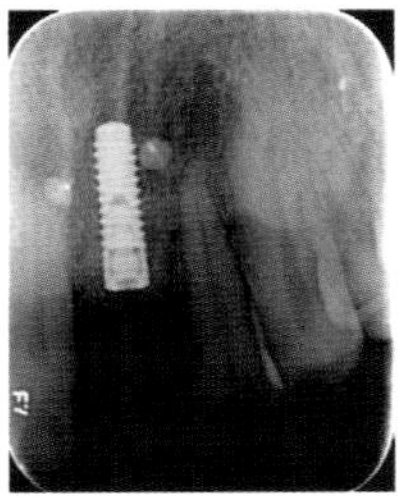
图10　愈合6个月后X线片

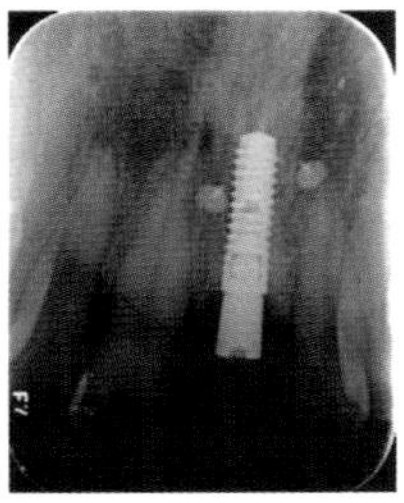
图11　二期手术后X线片

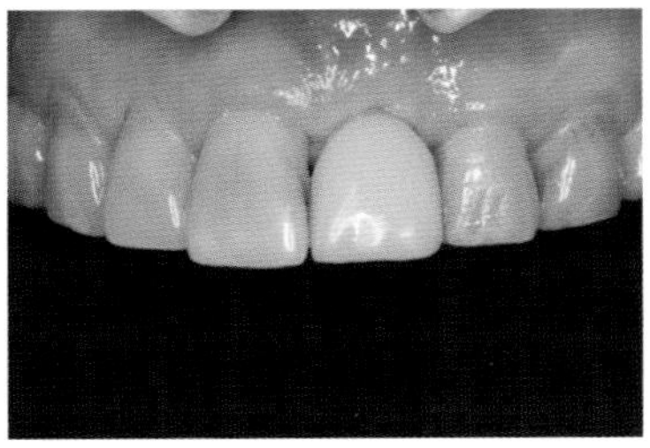
图12　临时修复口内像

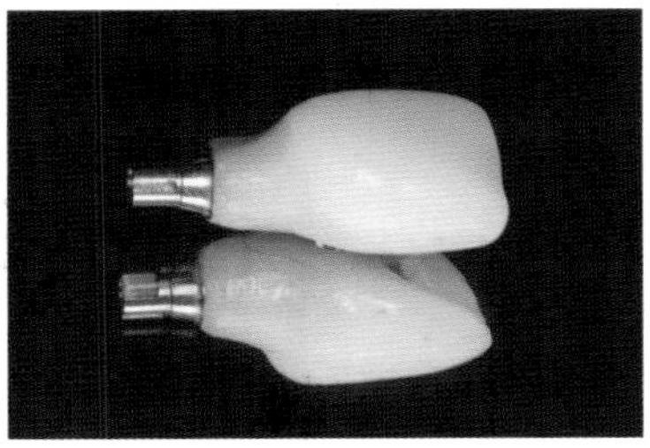
图13　临时冠

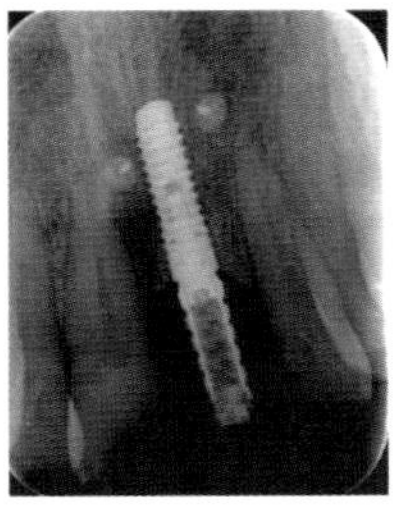
图14　临时修复X线片

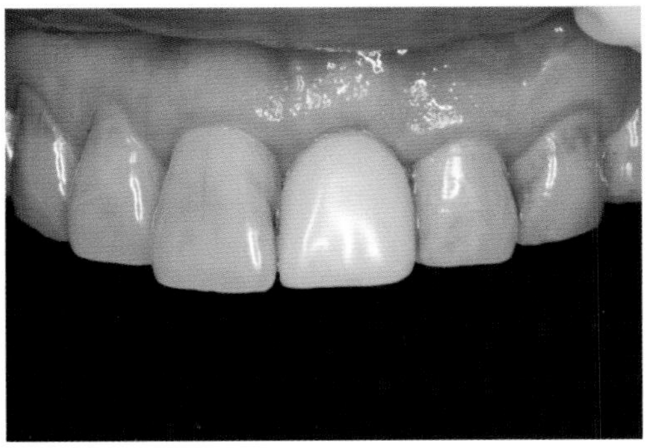
图15　临时修复后2个月复查口内像

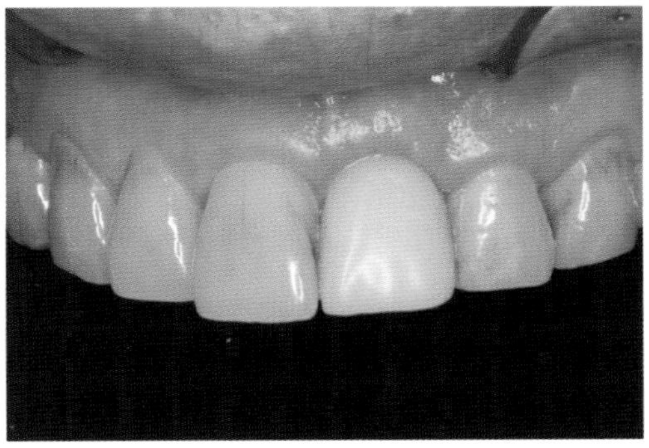
图16　临时修复后4个月复查口内像

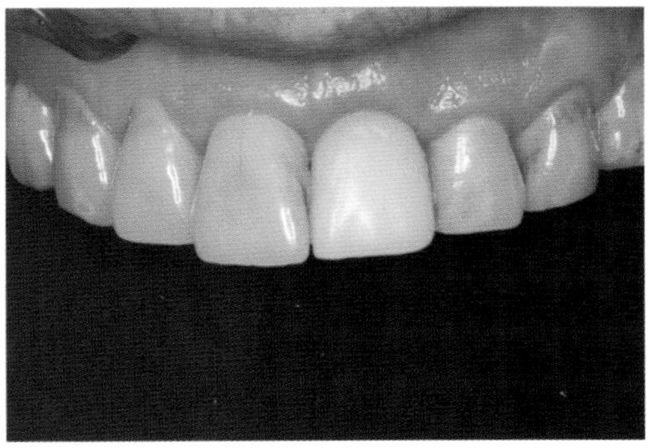
图17　临时修复后6个月复查口内像

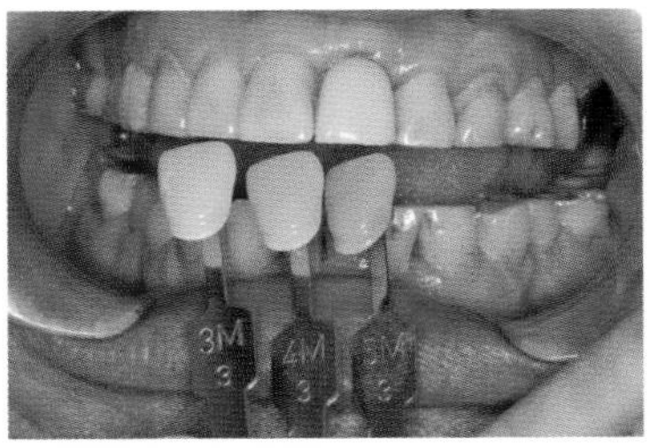
图18 比色

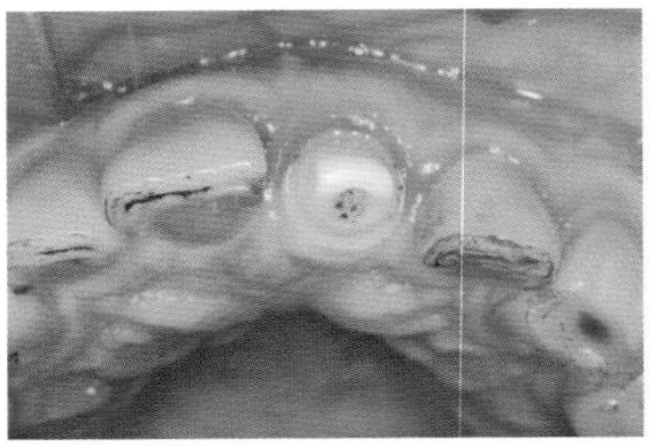
图19 试戴全瓷个性化基台𬌗面像

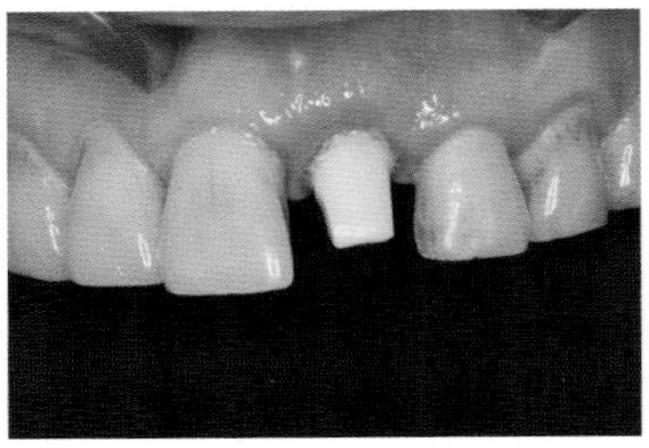
图20 试戴全瓷个性化基台正面像

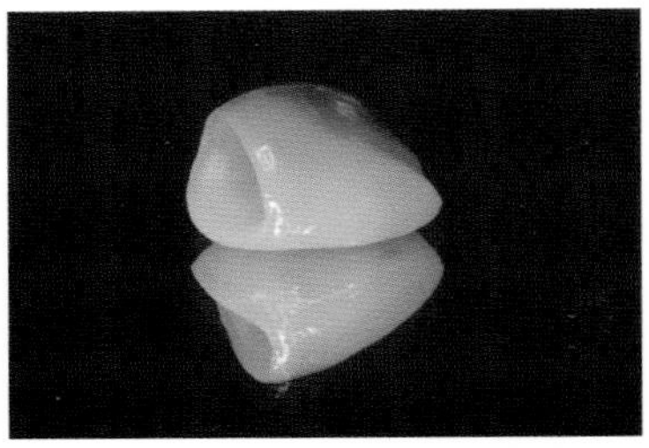
图21 氧化锆全瓷冠

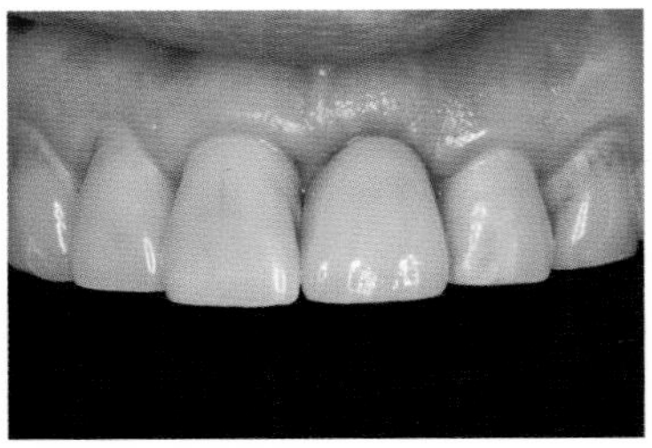
图22 戴牙口内正面像

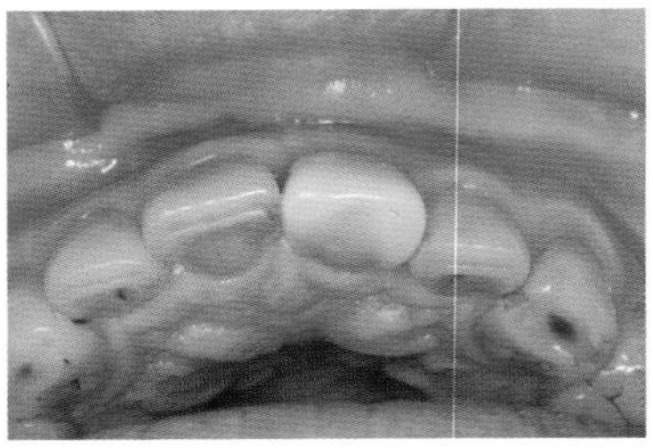
图23 戴牙口内𬌗面像

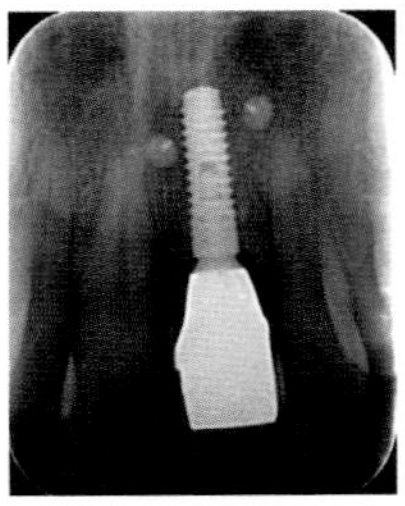
图24 戴牙后X线片

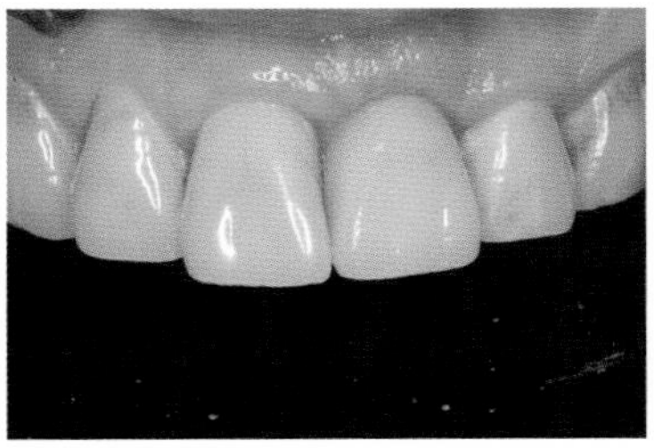
图25 戴牙1个月后复查口内像1

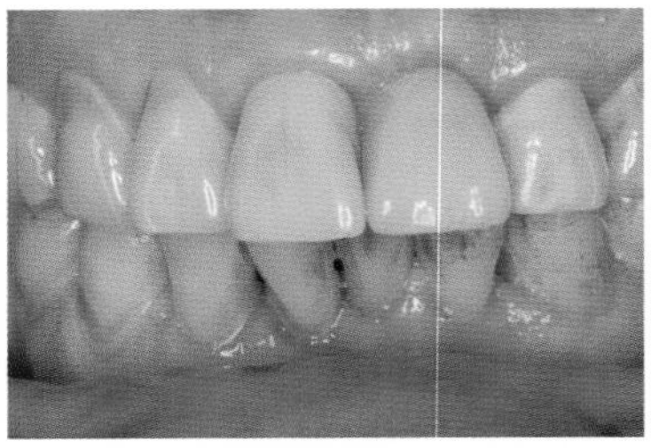
图26 戴牙1个月后复查口内像2

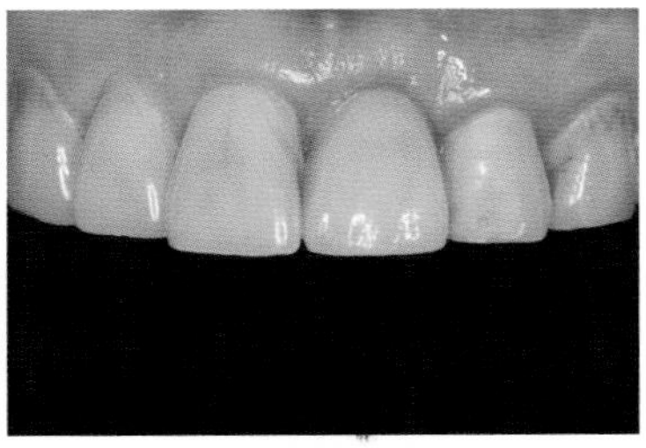
图27 戴牙1年后复查口内像

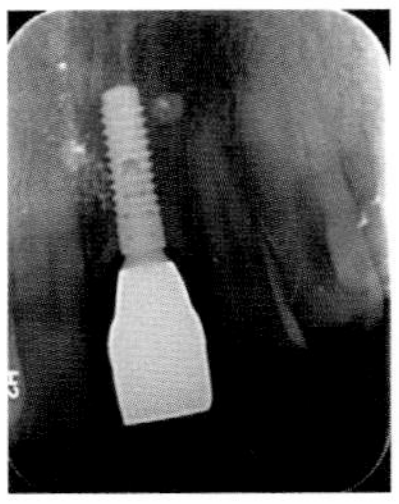
图28 戴牙1年后复查X线片

上前牙微创即刻种植1例

曾小法

摘 要

目的：观察上颌前牙拔除即刻种植的临床效果。**材料与方法**：对患者进行临床检查，分析CBCT影像，不翻瓣微创拔除上颌中切牙，即刻种植，获得良好的初期稳定性，使用自体牙冠树脂邻牙粘接即刻完成修复，2.5个月后行种植体支持的临时义齿修复，诱导牙龈成形，每个月复诊1次，调整临时冠穿龈及邻接面，6个月后重新取模，个性化制作，全瓷基台，全瓷冠修复。**结果**：不翻瓣即拔即种后种植体骨整合良好，周围骨未见吸收，牙龈乳头形态良好，修复效果理想，患者满意。**结论**：适应证良好的即刻种植可以最大限度地保存牙槽骨和牙龈形态，取得满意的临床效果。

关键词：微创即刻种植；牙龈诱导；美学

随着即刻种植应用逐渐广泛，更多的文献支持，逐渐被临床医生接受，可以最大限度地保存牙槽嵴和周围软组织的形态，拔除牙齿，即刻植入值体，有效减少创伤，缩短修复时间，降低了治疗费用，更多是当天就有临时牙可用，不会缺牙数月，对患者的工作和生活没有影响，尤其是教师等对外观有较高要求的职业，本文就1例上颌中切牙拔除即刻种植即刻修复，探讨临床效果。

一、材料与方法

1. 病例简介　44岁女性患者，于2016年11月17日就诊，上前牙松动6个月，经常发炎疼痛，影响美观和进食，外院建议拔除3个月后种植，4个月后修复，中间没有临时牙，患者不能接受，来我院求治。检查：21松动Ⅲ度，牙龈形态良好，为中厚生物型，牙周袋4～5mm，邻牙正常，咬合紧，前伸早接触，CBCT显示21牙根明显吸收，根周阴影，牙槽骨可用骨高度18mm、宽度8mm。

2. 诊断　21慢性牙周炎，咬合创伤，牙根吸收。

3. 治疗计划　①微创拔除左上颌中切牙。②即刻种植。③植体周围空隙Bio-Oss骨粉充填。④术后即刻自体牙冠临时修复。⑤2.5个月后种植体支持临时义齿牙龈诱导成形。⑥每个月复诊1次修改临时冠，诱导牙龈成形。⑦6个月后最终全瓷冠修复。⑧定期复诊，长期随访观察。

4. 治疗过程（图1～图39）

（1）上颌前牙局部浸润麻醉，微创拔除21，探查牙槽窝骨壁完整，清除炎性肉芽组织，严格按照种植原则和流程，依次备孔，检查方向角度无误后植入ICX植体3.75mm×12.5mm种植体，植入扭矩大于30N·cm，上4.5mm×6mm愈合基台，植体与牙槽窝间隙植入骨粉，医用胶原蛋白海绵固定封闭、缝合，术后即刻调整拔除中切牙形态，树脂固定邻牙修复，因咬合比较紧，故临时冠腭侧调薄，正中咬合无接触，前伸殆无干扰，并常规拍摄CBCT 。

（2）术后2半个月行种植体支持的临时冠修复，每个月复诊1次，调整临时冠穿龈及邻接面，进行牙龈塑形，6个月后牙龈稳定，骨结合良好重新取模最终冠修复，定期复诊，长期观察。

（3）使用材料：种植体ICX 3.75mm×12.5mm；愈合基台ICX 4.5mm×6mm；氧化锆个性化基台，氧化锆全瓷冠；骨粉Bio-Oss胶原蛋白（可即邦）。

二、结果

即刻种植即刻修复，术后伤口愈合良好，2.5个月后牙龈塑形，6个月后永久修复，术后观察：牙龈及牙龈乳头形态，色泽均满意，牙冠形态色泽良好，X线片显示种植体骨结合良好，牙槽骨无明显吸收，患者满意。选择合适的病例做即刻种植可以最大限度地保存牙槽骨和牙龈形态，取得满意的临床效果。

三、讨论

本例患者上前牙松动半年，拔牙后牙槽窝完整，牙龈为中厚生物型，剩余骨量适合即刻种植，严格按照植入流程，准确三维方向植入，初期稳定性良好，植骨，即刻修复，后期牙龈塑形，永久修复，效果良好，患者满意。

作者单位：昆山城北牙博士口腔门诊部
Email: 532254223@qq.com

研究表明：拔牙后牙槽骨出现快速吸收，6个月垂直吸收40%，颊舌向吸收可达60%。拔牙即刻植入种植体可以维持牙槽窝骨壁形态，减少牙槽骨的吸收，种植体作为新骨生长结合点还能够促进周围骨组织的形成。牙槽窝唇侧骨板是前牙美学的重要基础，不翻瓣微创拔牙的方法可以较好地保护牙龈血供，减少唇侧骨板的吸收。从而最大限度地避免了牙龈组织的萎缩和塌陷。

虽然即刻种植在前牙区种植一直以来尚存争议，但国际牙种植协会（ITI）2013年针对即刻种植提出的较为统一的共识标准，CBCT检查在术前与术后评估必不可少，且即刻种植有着严格的纳入标准和植入位置要求：拔牙窝保存至少1mm的唇侧骨壁；厚牙龈生物型；植入位点无急性炎症；植体满足以下标准：①植体的三维位置方向满足美学区种植体平台位置要求。②种植体与拔牙窝唇侧内壁之间至少距离2mm。③间隙内应填入吸收率低的骨充填材。④若进行即刻修复，种植体初始稳定性应该达到35N·cm以上。

本例遗憾的是由于笔者经验不足，种植后没有早期用种植体支持的临时冠塑形，后期没有用自体牙做临时冠牙面，患者职业为教师，对外形颜色要求较高，3个月后的树脂冠透基台金属色，对外观有一定影响，6个月后不愿意再等待了，直接要求全瓷冠修复，而且牙龈乳头没有完全充盈近远中间隙，虽然患者已经很满意了，但笔者还是感觉比较欠缺。

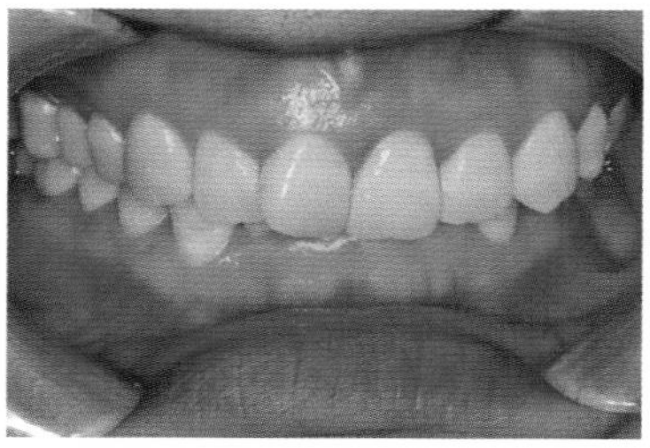
图1 术前常规拍照

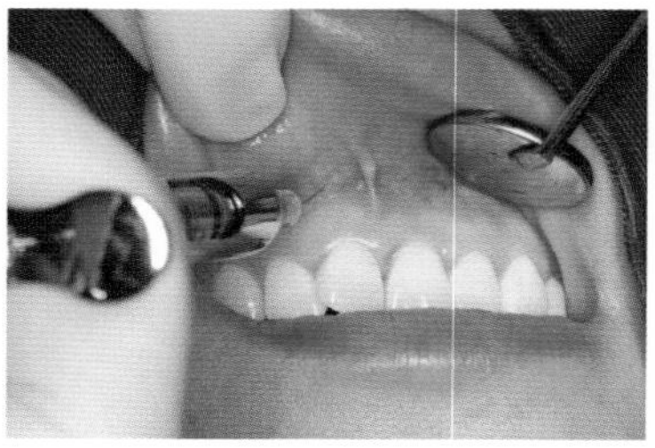
图2 局部浸润麻醉

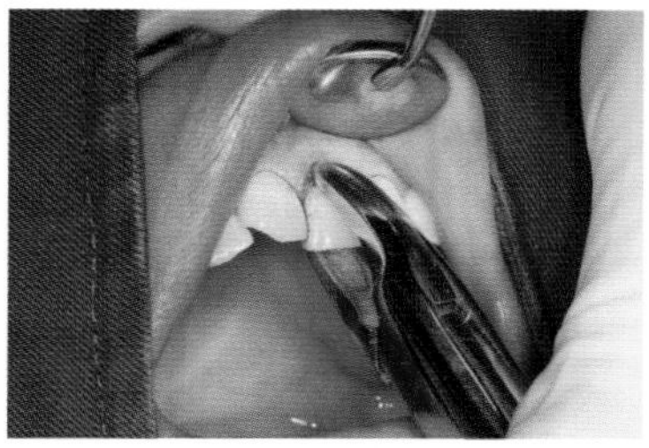
图3 微创拔除21

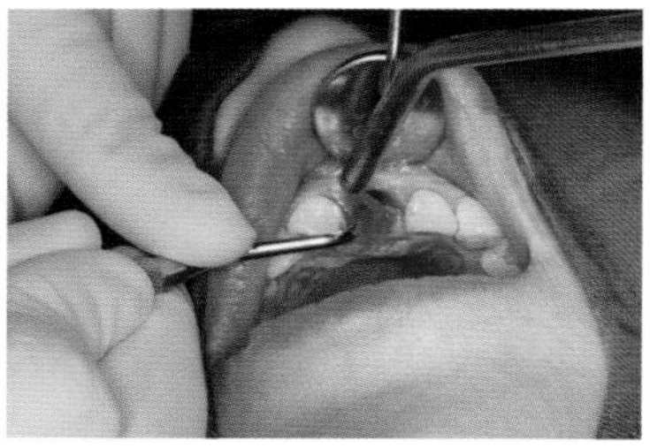
图4 清理牙槽窝内肉芽组织

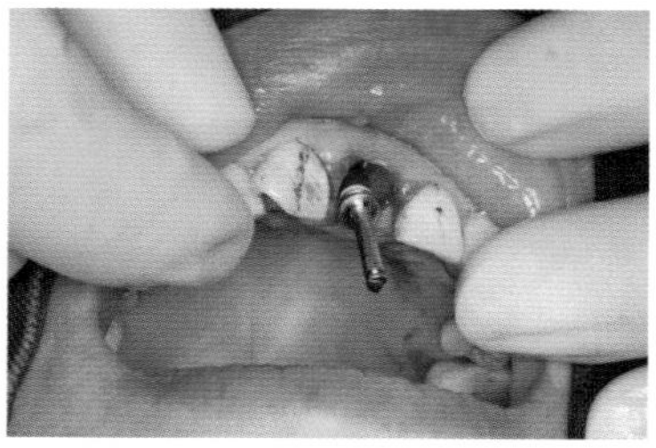
图5 定位，逐级备孔，检查植入深度和方向

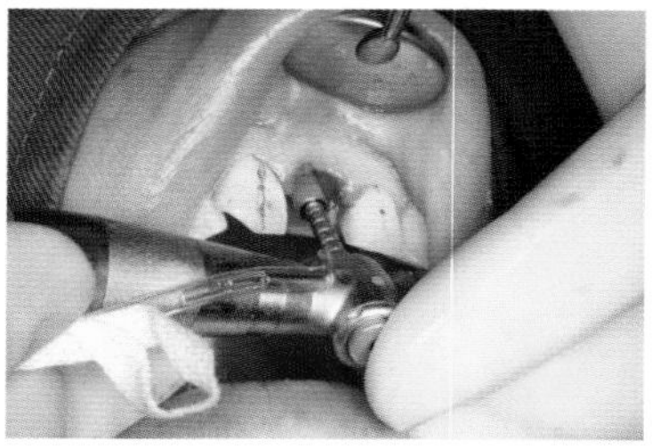
图6 植入ICX 3.75mm × 12.5mm种植体

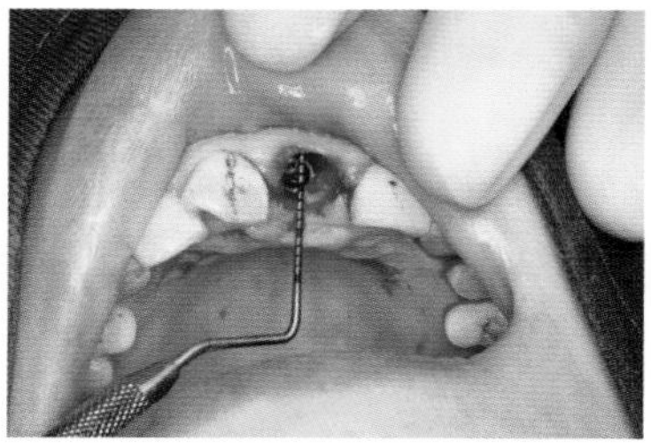
图7 检查备孔深度和颊侧间隙

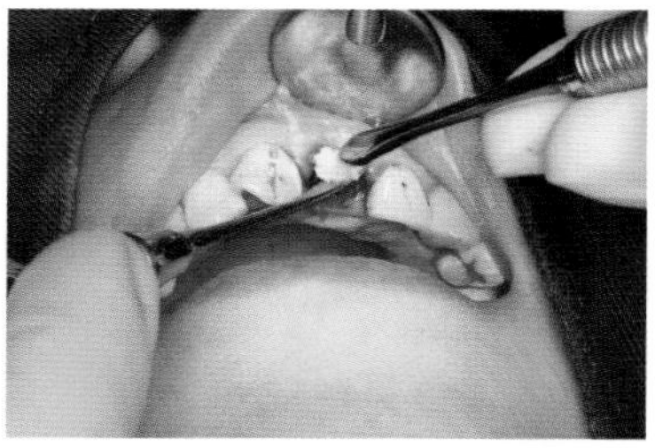
图8 牙槽骨和植体空隙填入骨粉

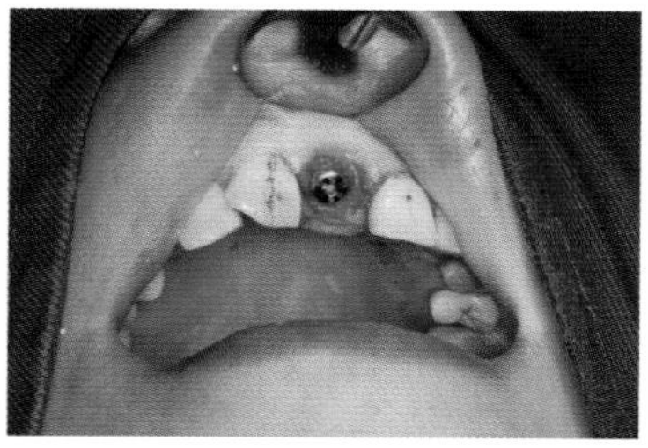
图9 安放愈合基台，胶原蛋白海绵封闭

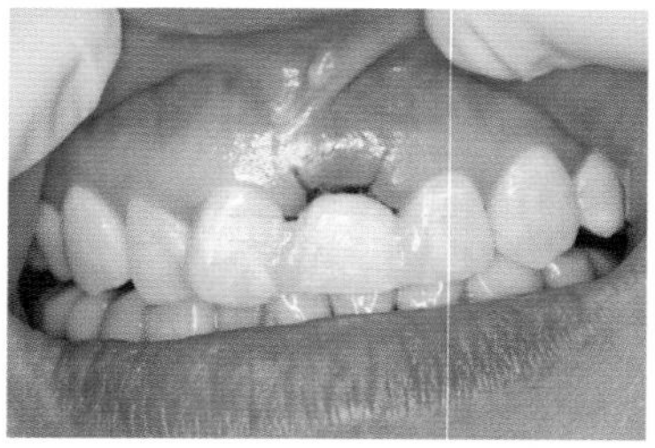
图10 缝合，自体牙冠修改后与邻牙粘接

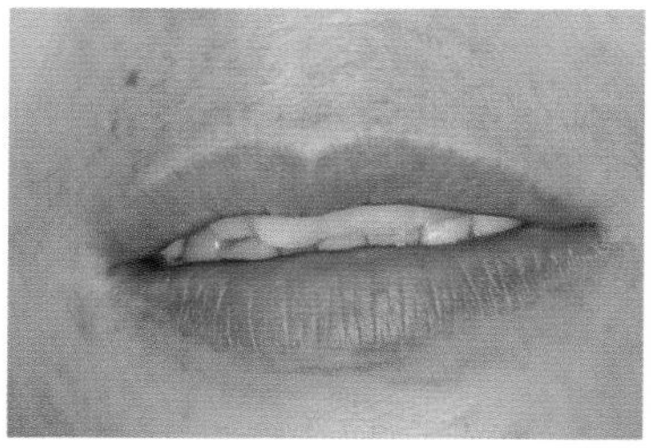
图11 术后外观

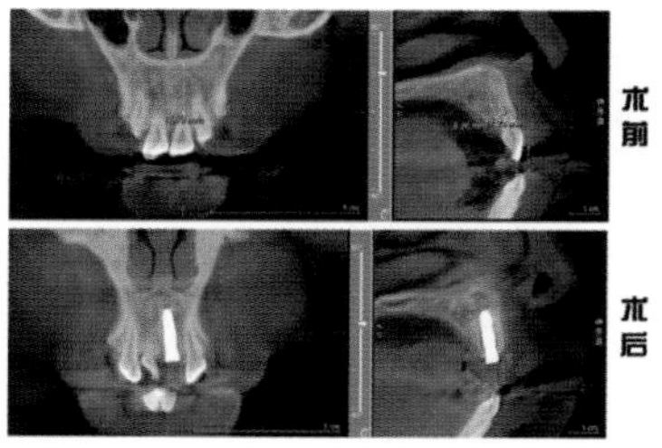

图12 术前术后CBCT对比

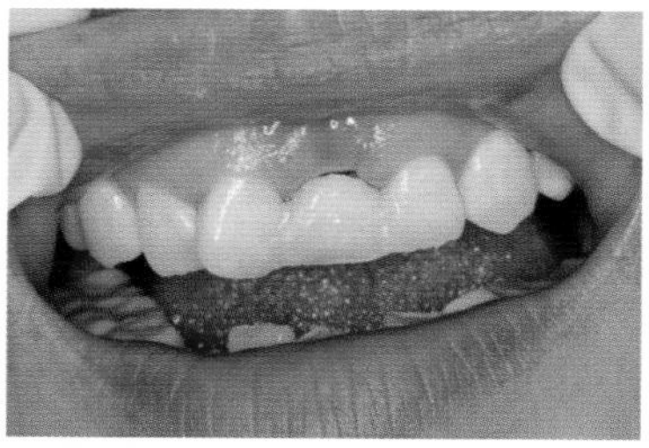
图13 拆线（14天）

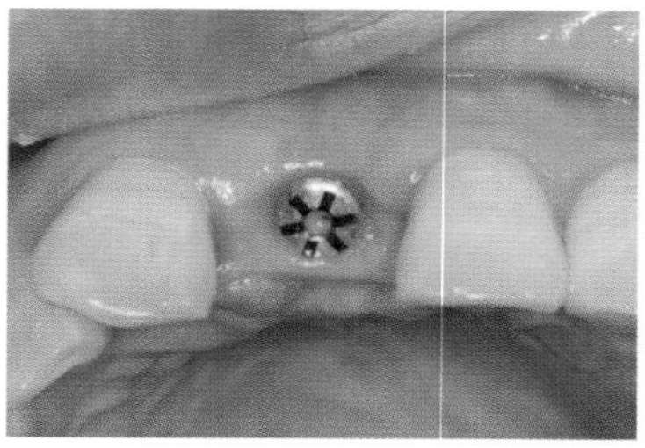
图14 2.5个月后牙龈愈合情况

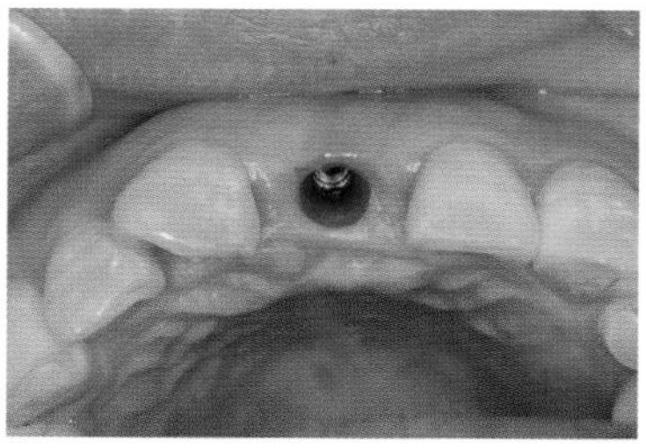
图15 牙龈袖口

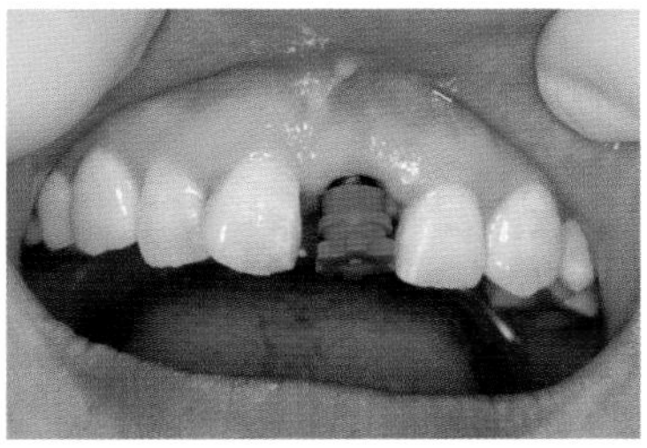
图16 闭口印模杆取模

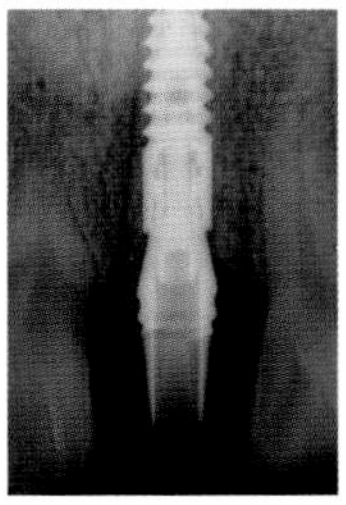
图17 拍片检查印模杆已经到位

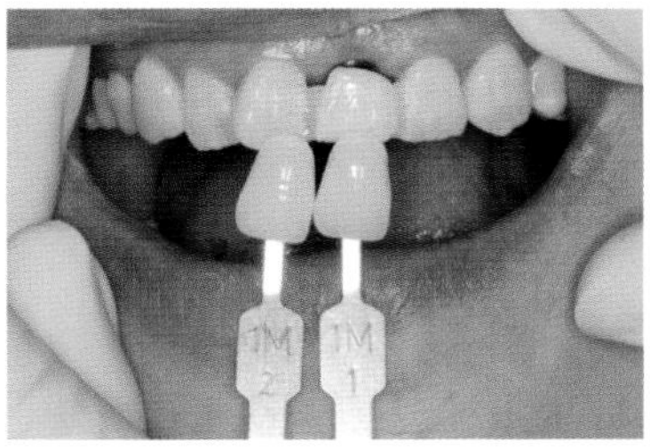
图18 比色

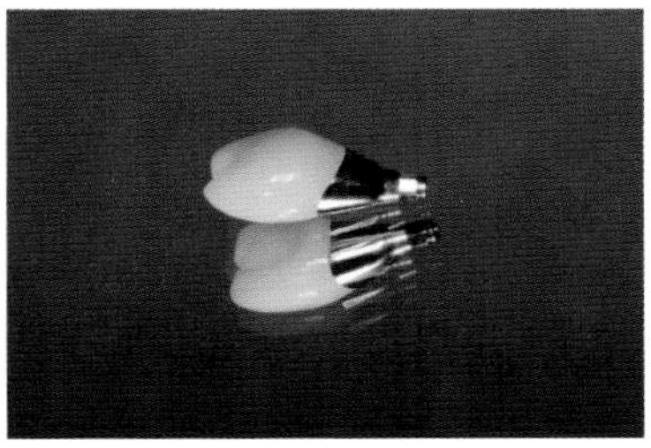
图19 3个月戴入临时牙

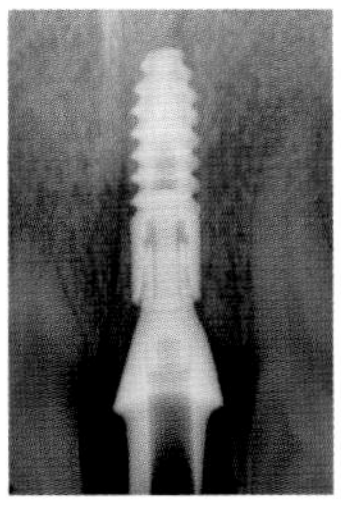
图20 拍片检查临时牙到位

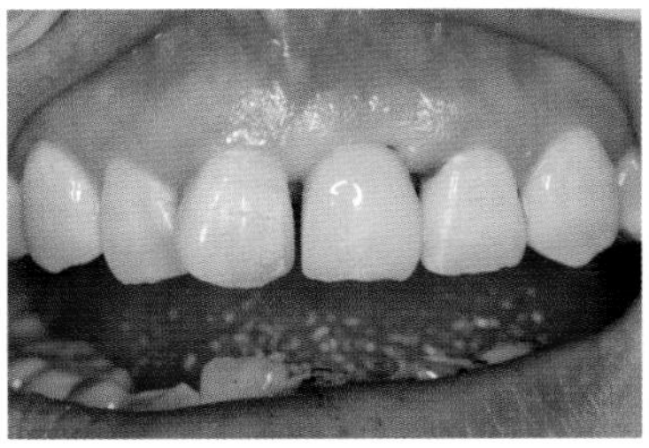
图21 临时牙牙龈塑形

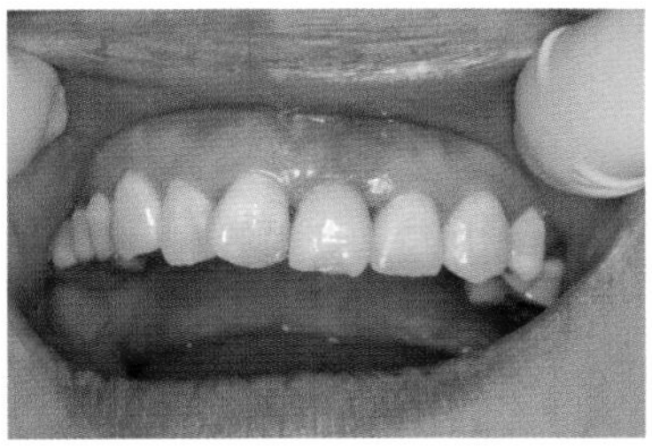
图22 4个月后复诊查看牙龈塑形情况

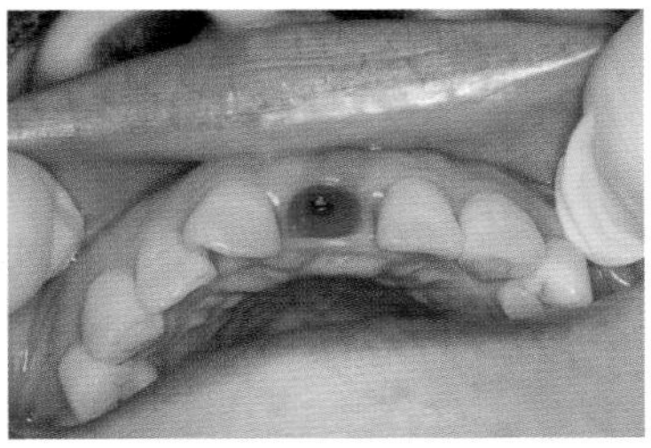
图23 检查袖口

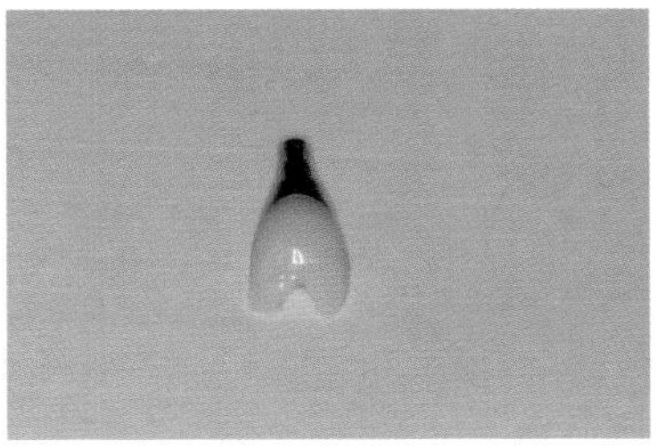
图24 修整临时牙外形

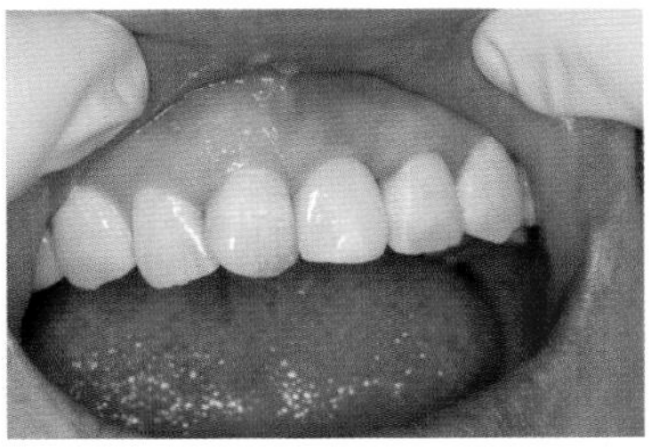
图25 重新戴入临时牙

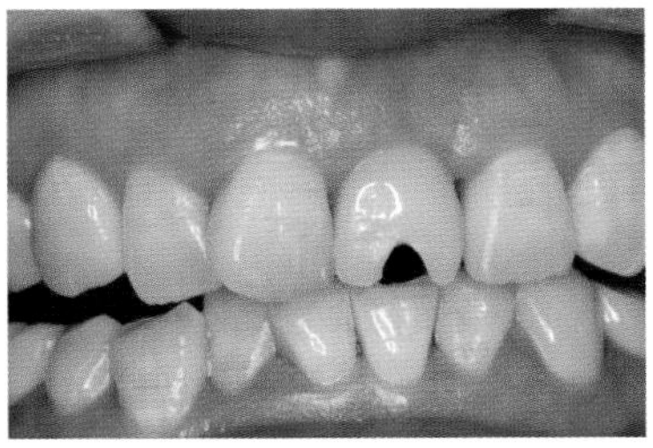
图26 5个月后牙龈情况

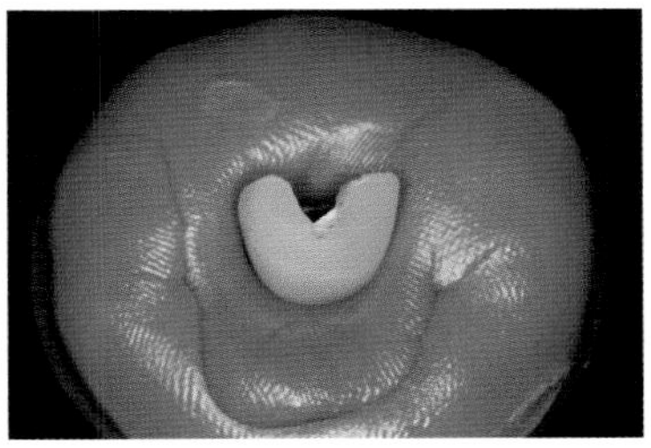
图27 用临时牙复制袖口

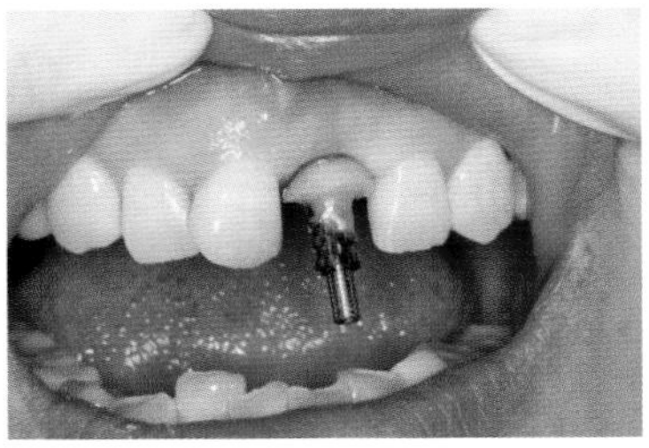
图28 个性化印模杆取模

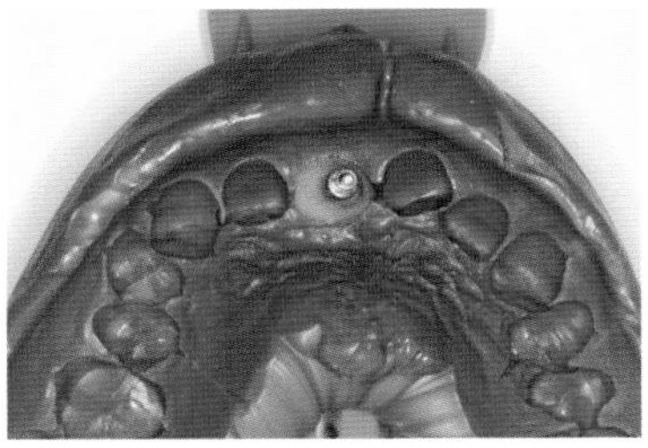
图29 聚醚取模，口内袖口复制到托盘

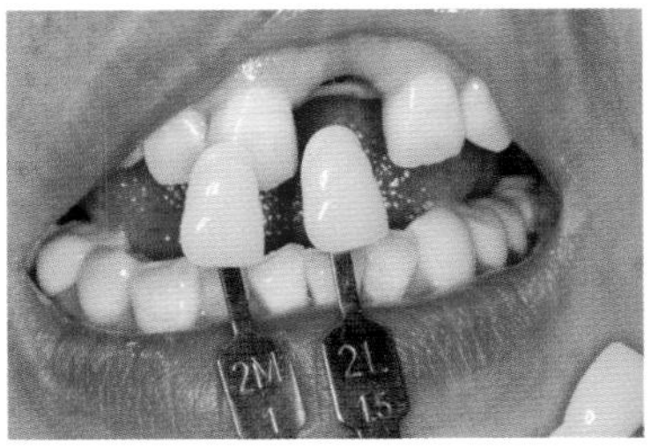
图30 重新比色

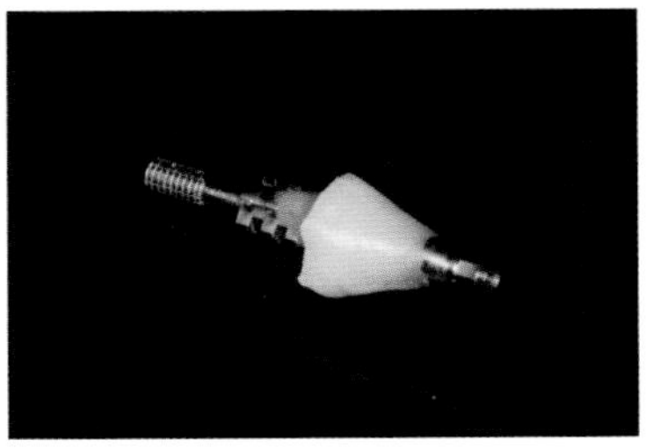
图31 加工厂要求重新取模，再次制作个性化印模杆

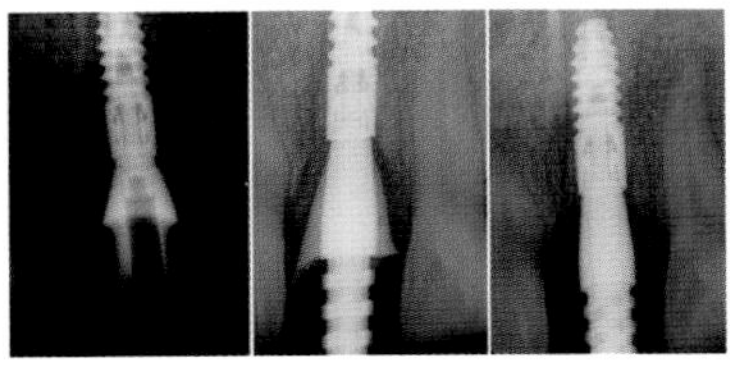
图32 拍片检查基台和印模杆到位情况

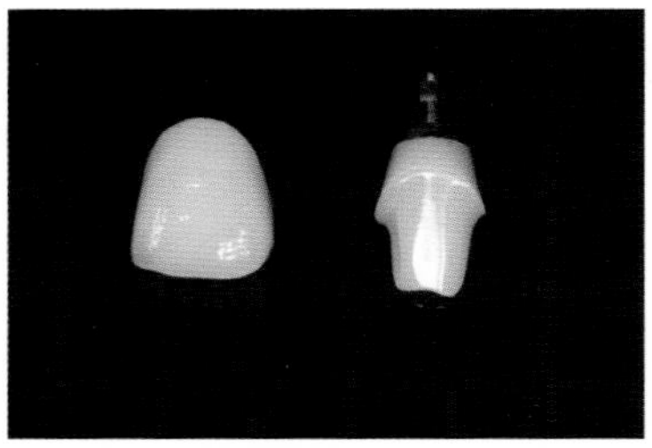
图33　全瓷基台和全瓷冠

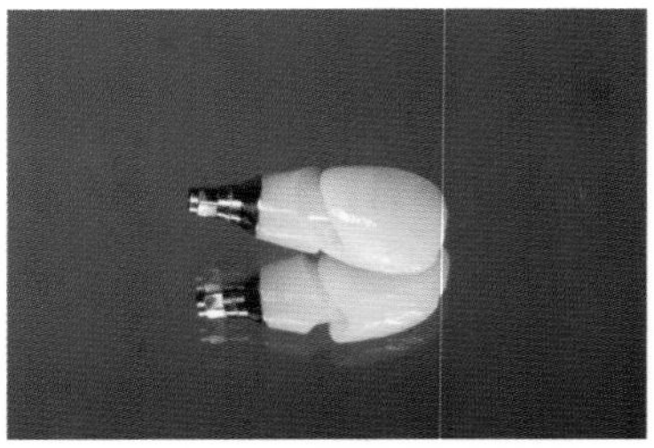
图34　口外检查外观颜色和密合度

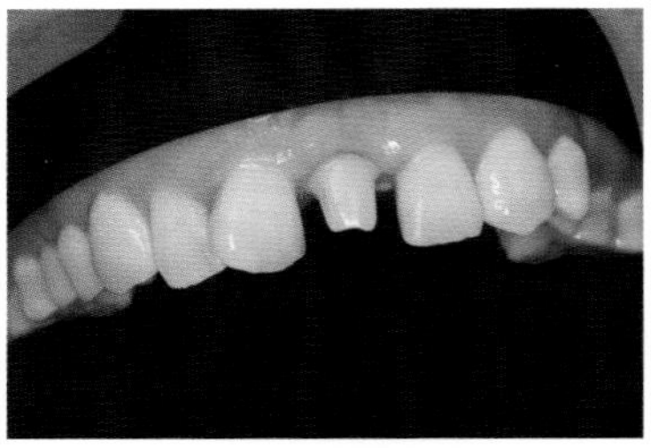
图35　口内戴入全瓷基台，拧紧中央螺丝

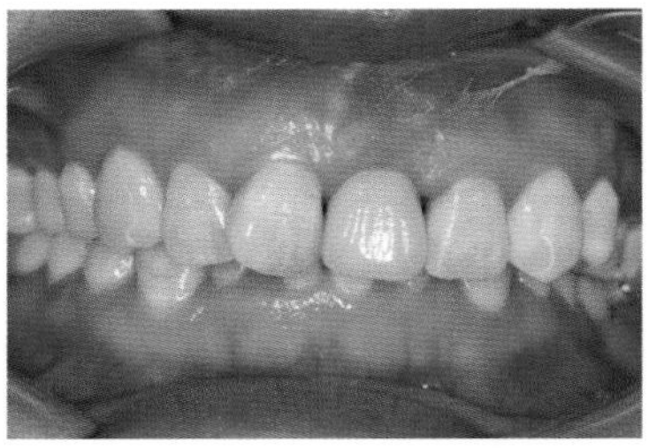
图36　戴入全瓷冠，粘接

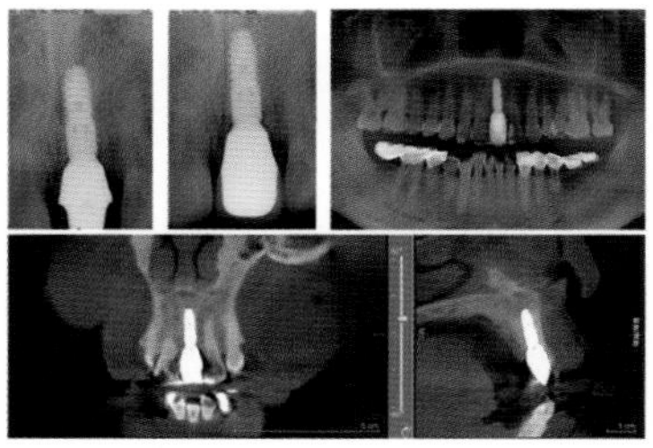
图37　拍X线片检查

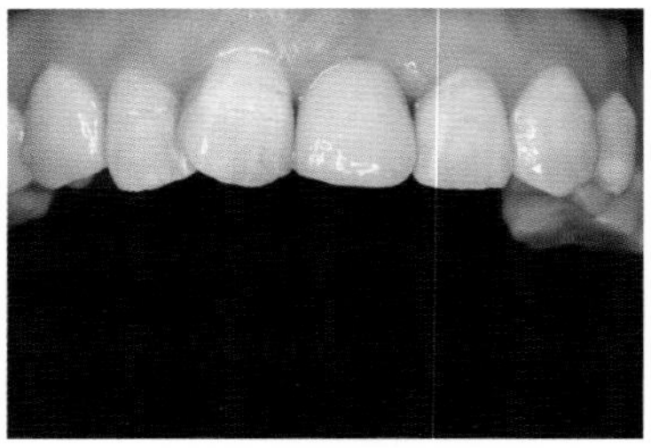
图38　去尽粘接剂，检查牙冠及牙龈

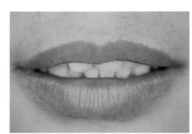
图39　微笑像

参考文献

[1] 宿玉成.美学区种植修复的评价和临床程序[J].口腔医学研究杂志, 2008, 24(3):241–244.

[2] 欧国敏, 宫苹, 陈文川, 等.即刻种植与即刻修复的临床应用[J]. 中华口腔医学杂志, 2006,41(3):144–147.

[3] Heitzmayfield L J, Needleman I, Salvi G E, et al. Consensus Statements and Clinical Recommendations for Prevention and Management of Biologic and Technical Implant Complications.[J]. International Journal of Oral & Maxillofacial Implants, 2014, 29(Supplement):346–350.

[4] DenHartog L ,Slaet JJ, Vissink A, et al. Treatment outcome of immediate, early and conventional single –tooth implants the aesthetic zone: a sytematic review to survival, bone level ,soft –tissue aesthetics and patient satifaction[J]. J Periodontol, 2008, 35(12):1073–1086.

[5] Buser D, Halbritter S, Hart C, et al. Early implant placenentwirh simultaneous guided bone regeneration following singie –tooth extection in the esthetic zone:12–month results of a prospective study with 20 consrcutivepatients[J]. JPeriodontol, 2009, 80(1):152–162.

[6] Buser D, Wittneben J ,Bornstein MM, et al. Stability of contour augmentation and estheic outcomes of impant–supported singie crowns in the esthetic zone: 3–year results of a prospective study with early implant placement postextracion[J]. J Perodontol, 2011, 82(3):342–349.

[7] Schneider D, Grunder U, Ender A, et al.Volume gain and stability of peri–implant tissue following bone and soft tissue augmentation :1–year results from a prospective cohort study[J]. Clin Oral Implants Res, 2011, 22:28–37.

[8] Clementini M, Morlupi A ,Canullo L, et al. Success rate of dental implants inserted in horizontal and vertical guided bone regenerated areas: a sytenatic review[J].Int J Oral Maxllofac Surg, 2012, 41:847–852.

[9] FoundKhoury, Arndt Hoppe.Soft Tissue Management in Oral Inplantology; A Review of Surgical Techniques for Shaping an Esthetic and Functional Peri –impant Soft Tissues[J].Quintessence Int, 2000, 31:483–499.

上前牙早期种植

裴仲秋

摘 要

目的：通过该病例，评价早期种植即刻修复在上前牙缺失的作用及效果。**材料与方法**：23岁女性患者，1个月前因外伤导致11缺失。CBCT检查发现11厚度5mm，高度15mm，11唇侧牙槽嵴顶根方3mm有3mm×3mm骨缺损。唇侧牙槽嵴高度未发生明显降低。必兰局麻下，切开牙槽嵴顶，在邻牙远中做T形切口至黏膜转折，翻瓣，暴露术区。使用DENTIS种植工具盒先锋钻和扩孔钻依次备洞，植入DENTIS种植体3.7mm×12mm 1颗，初期稳定性达到35N。术中使用热凝树脂取模。取模完成后在种植体唇侧和颈部植入Bio-Oss人工骨粉，表面覆盖Bio-Gide胶原膜，薇乔4-0缝线缝合。术后3天戴入临时切削树脂冠。愈合6个月后，X线检查愈合良好，修正牙龈形态，个性化取模，完成最终修复。**结论**：早期种植，即刻修复技术，在上前牙缺失区域可以获得满意的修复效果。

关键词：上前牙区；早期种植；即刻修复

上颌前牙区是牙种植中美学必须充分考虑的区域。得到前牙区牙种植美学的效果，除了医生的正确手术操作外，缺牙区需要有足够的骨高度、厚度。临床上选择手术时间和修复时间也是必须考虑的问题。临床上前牙区缺失1个月时黏膜已经初步愈合，术区黏膜容易关闭，获得良好的植骨效果。如果初期稳定性达到35N，就可以即刻修复，既能满足愈合期间患者美学要求，同时对于引导牙龈塑性也有关键性作用，从而获得良好的红白美学修复效果。

一、材料与方法

1. 病例简介 23岁女性患者，主诉：要求回复因外伤导致的上前牙缺失。现病史：1个月前外伤，右上前牙缺失。既往史：全身体健，无高血压、心脏病、糖尿病等疾病，无药物过敏。检查：11缺失，牙槽嵴丰满度未见明显降低，浅覆殆浅覆盖，低位笑线。CBCT示：11厚度5mm，高度15mm，11唇侧牙槽嵴顶根方3mm有3mm×3mm骨缺损。

2. 诊断 11缺失伴唇侧骨缺损。

3. 治疗计划 11拔牙后1个月早期种植，如果初期稳定性达到35N则选择即刻修复。二期个性化修正牙龈后，个性化取模，完成最终修复。

4. 治疗过程

（1）术前口内正位照和切线位照，术前CBCT显示：11唇舌向骨厚度5mm，鼻嵴距>14mm，11唇侧进步根方3mm有3mm×3mm缺损（图1~图3）。

（2）必兰局麻下，在11牙槽嵴顶做“一”字形切口，分离12、21唇侧龈沟，分别在12、21远中做垂直切口至前庭沟，形成一个梯形切口。剥离牙龈，暴露骨面。11唇侧进步根方3mm有3mm×3mm缺损（图4、图5）。

（3）使用DENTIS扩孔钻，在生理盐水冷确下，800r/min的速度，调整种植窝唇舌向，近远中方向，并且深度达到12mm，植入DENTIS3.7mm×12mm种植体1颗，种植体颈部位于唇侧骨面下1mm，种植体颈部与唇侧骨壁有约2mm间隙（图6~图9）。

（4）扭力扳手确定种植体初期稳定性>35N，计划即刻修复（图10）。

（5）利用DMG公司的热凝树脂片完成术中取模，避免常规使用硅橡胶造成术区污染（图11、图12）。

（6）使用15号刀片，近远中向切断根方黏膜瓣骨膜，充分松弛黏膜瓣，为植骨后无张力缝合做准备，可以看到切开软组织瓣根方骨膜以后，黏膜可以朝牙冠切缘方向无张力延伸3mm左右（图13~图16）。

（7）唇侧植入Bio-Oss骨粉0.25g1瓶，骨粉表面覆盖Bio-Gide 1张，种植体连接愈合基台（图17、图18）。

（8）薇桥4-0缝线无张力缝合切口，缝合以后，对位良好，黏膜瓣位置无改变，切口无发白，愈合无张力（图19、图20）。

（9）修正术前制取的石膏模型，将包含转移体替代体的热凝树脂与石膏模型重合，并且用石膏固定，在此基础上制作切削树脂冠（图21~图25）。

（10）戴用临时树脂冠6个月后，牙龈形态正常，X线片显示11种植体骨结合良好，可以完成最终修复体（图26~图28）。

作者单位：重庆医科大学附属口腔医院
Email:1051028909@qq.com

（11）使用光固化树脂修整树脂冠牙龈边缘，达到理想效果，消除“黑三角”（图29、图30）。

（12）连接临时树脂冠与基台，替代体，插入硅橡胶硬体，去除牙冠和基台后，连接转移体和替代体，在硅橡胶和替代体间隙内注射光固化流动树脂，制作个性化转移体（图31~图34）。

（13）个性化取模，分别灌制含有人工牙龈和不含人工牙龈的石膏模型（图35~图37）。

（14）比色，制作全瓷冠（图38、图39）。

二、结果

完成最终修复体，戴入后呈现完美形态与色泽，患者露出满意的笑容（图40~图45）。

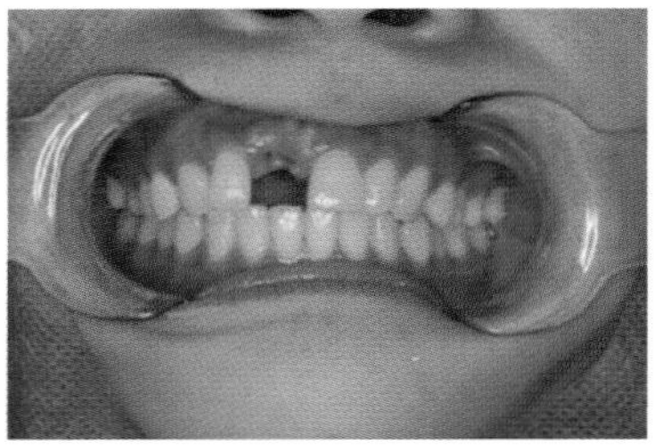
图1　拔牙后1个月正面像

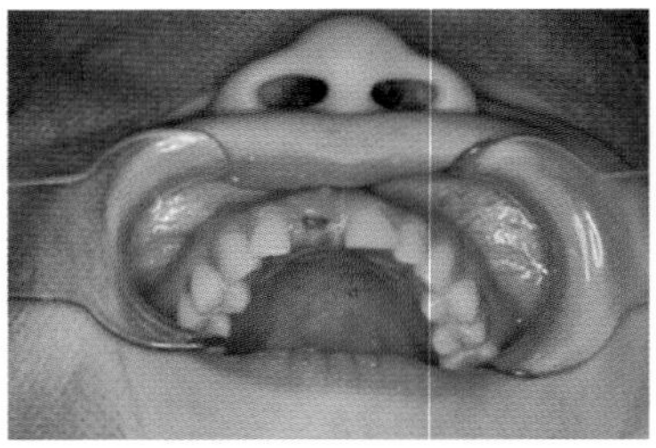
图2　拔牙后1个月殆面像

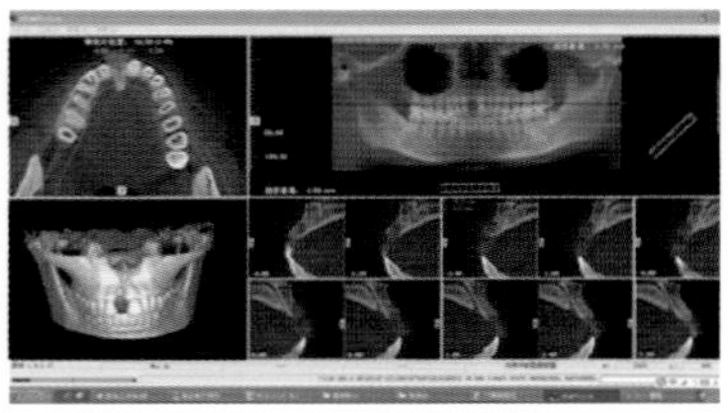
图3　CBCT显示11唇侧中分有骨缺损

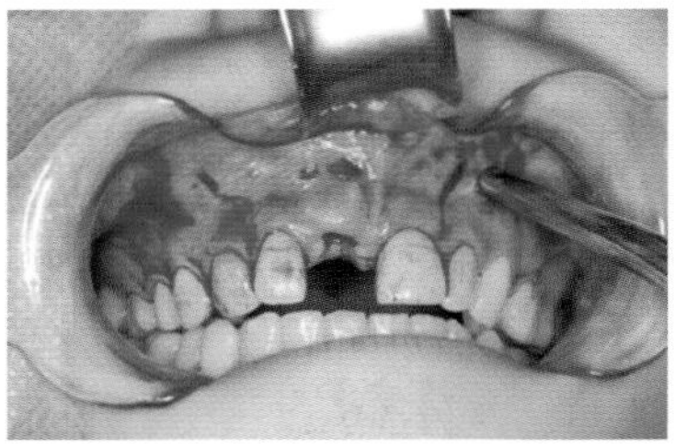
图4　11牙槽嵴顶切开，12、21远中切开至黏膜转折

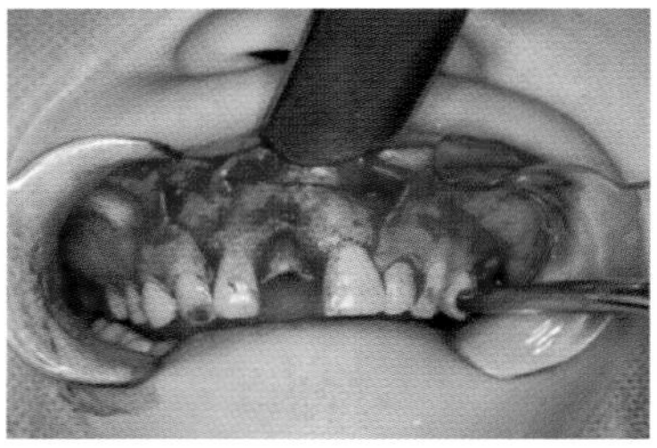
图5　剥离牙龈，暴露术区，11唇侧骨壁穿孔约3mm×3mm

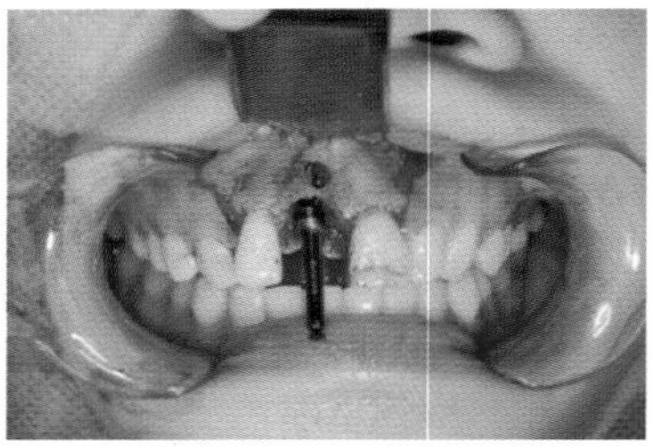
图6　按种植体三维位置要求备洞1

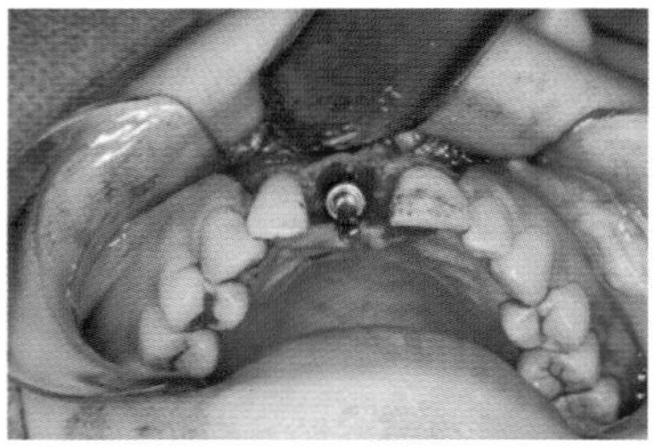
图7　按种植体三维位置要求备洞2

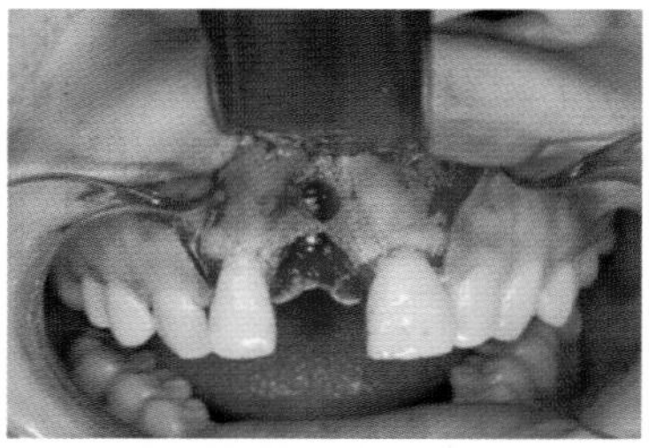
图8　种植体植入后颈部在邻牙牙槽嵴连线下1mm

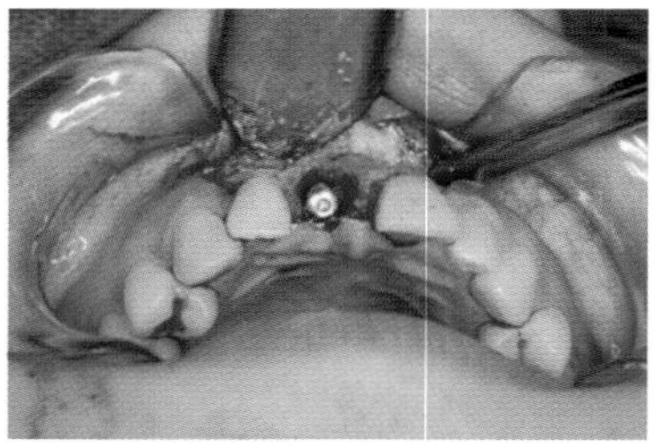
图9　种植体颈部唇侧骨板的间隙约2mm

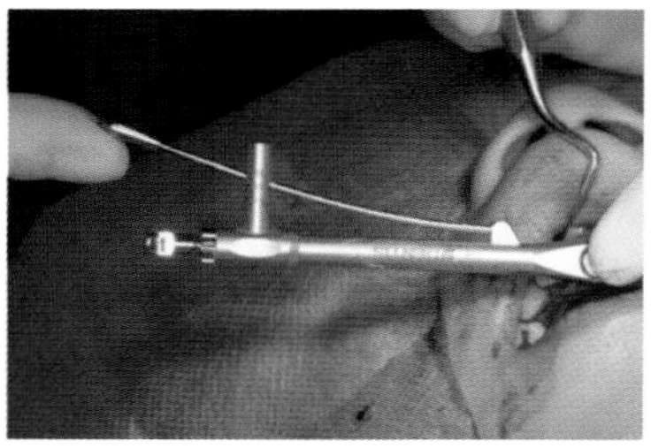
图10　植入后种植体初期稳定性大于35N

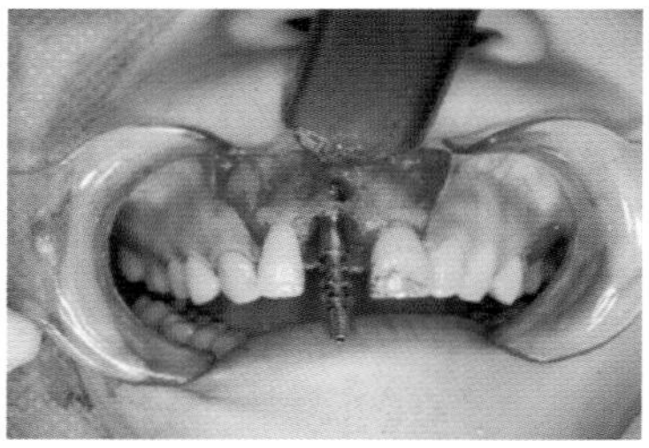
图11　术中取模，连接转移体

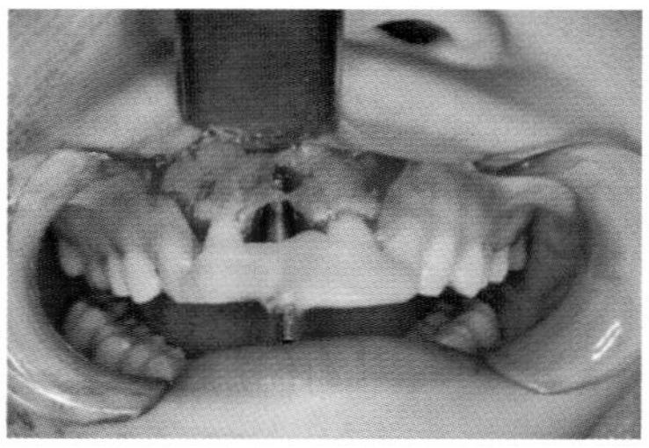
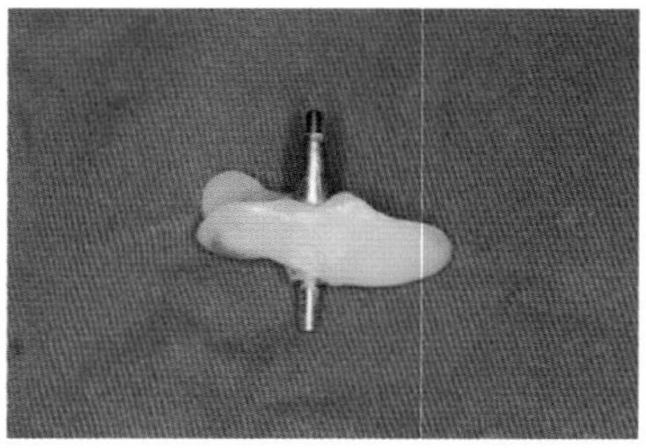
图12、图13　热熔树脂片固定转移体并确定邻牙位置

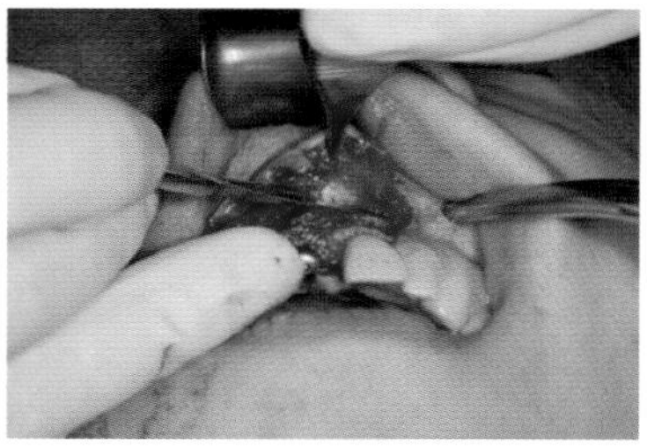
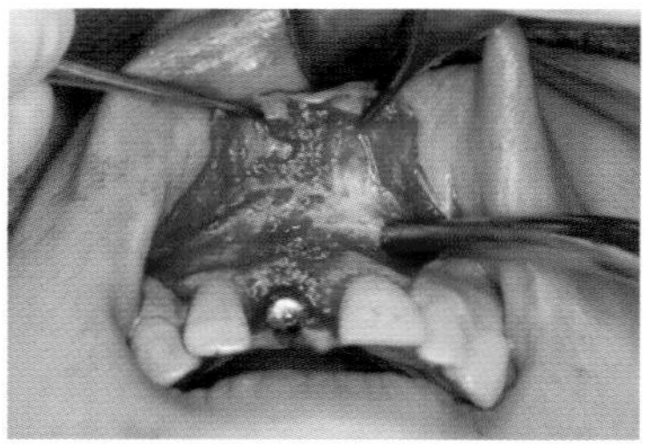
图14、图15　切开软组织瓣基底骨膜，松弛黏骨膜瓣

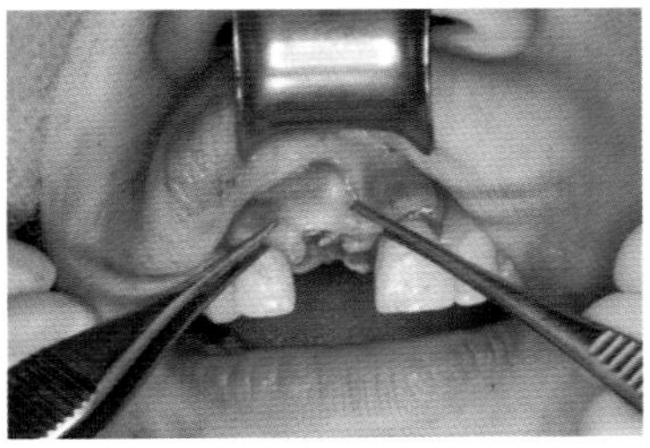

图16　骨膜松弛前后对比1

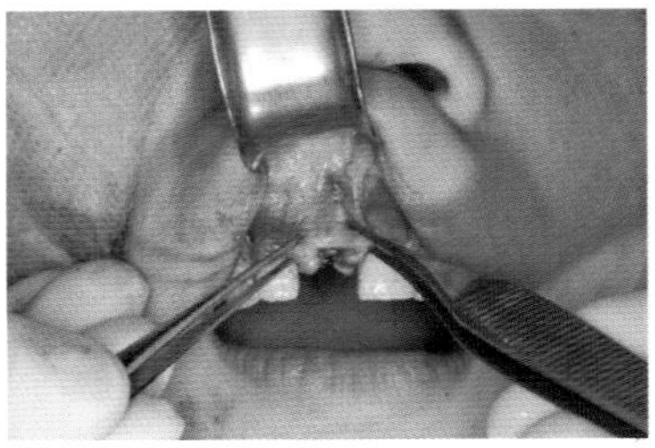

图17　骨膜松弛前后对比2

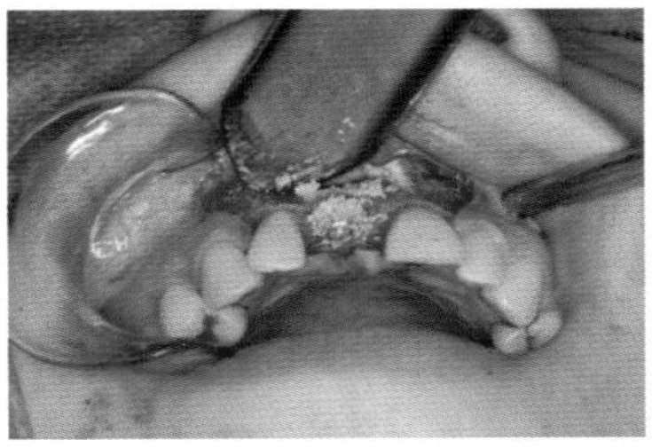

图18　唇侧植入Bio-Oss骨粉

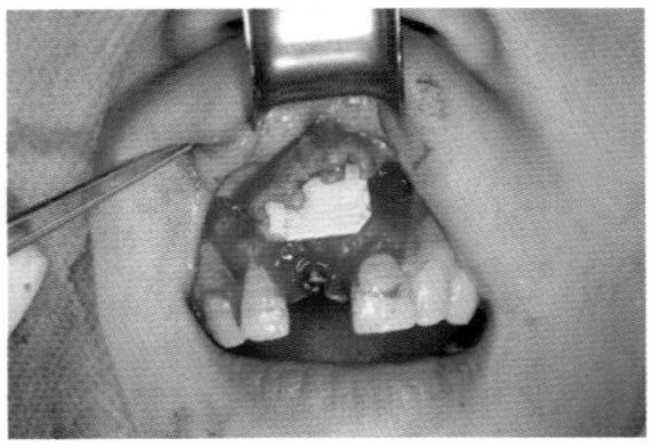

图19　骨粉表面覆盖Bio-Gide生物膜

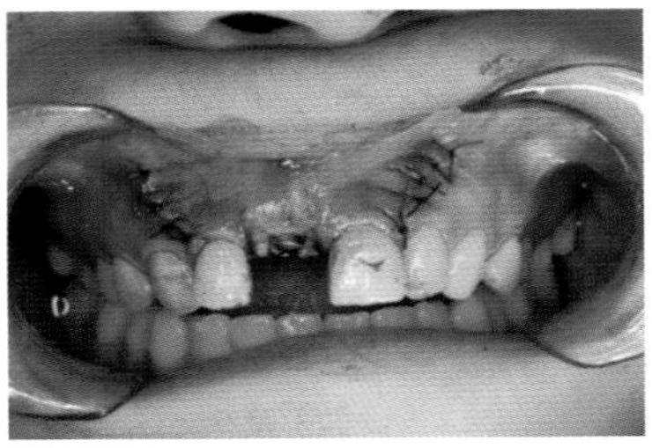

图20　术后黏膜无张力对位缝合

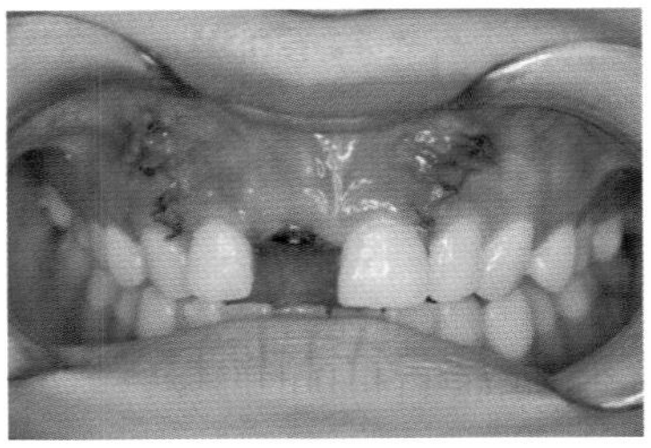

图21　10天拆线，黏膜颜色正常，一级愈合

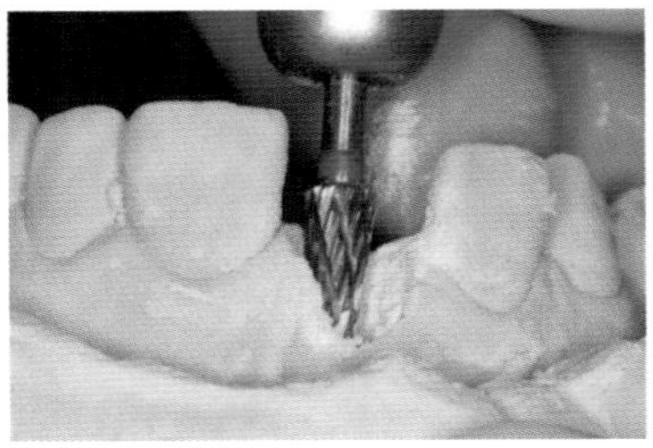

图22　修整模型图

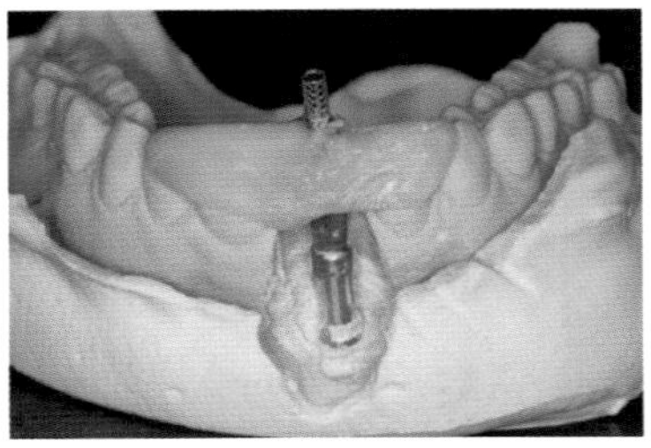

图23　放入转移体替代体

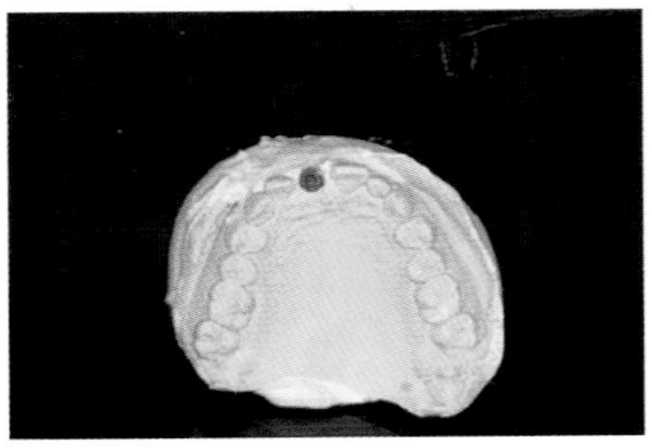

图24　石膏固定替代体，完成临时模型

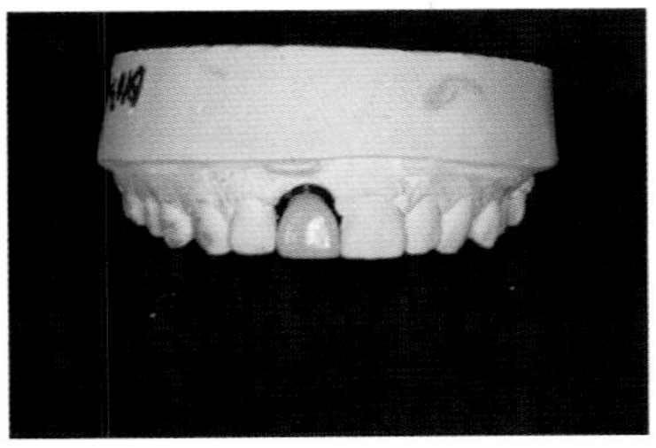

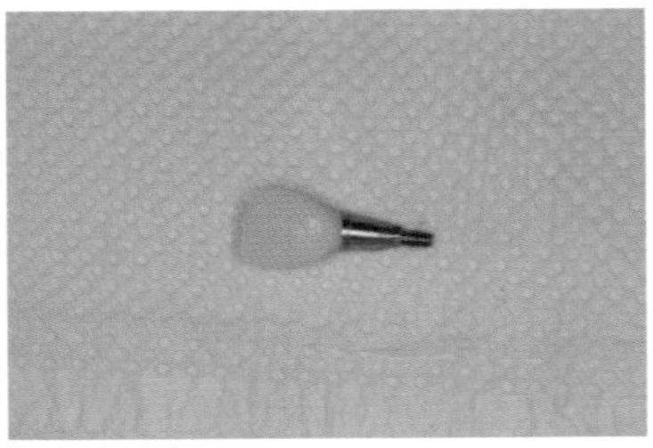

图25、图26　制作好的切削树脂冠，口外与基台预粘接

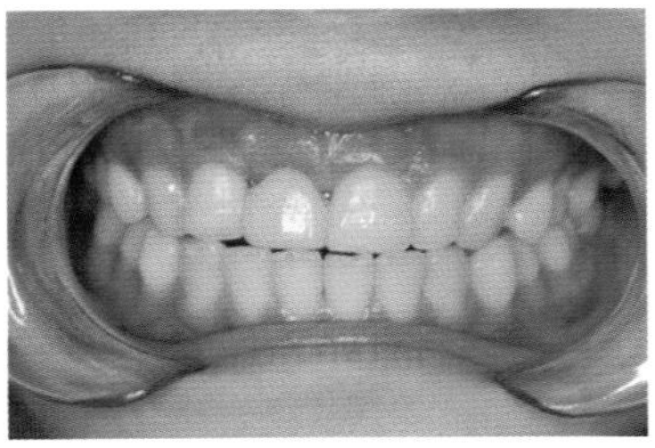

图27　拆线时戴入临时冠

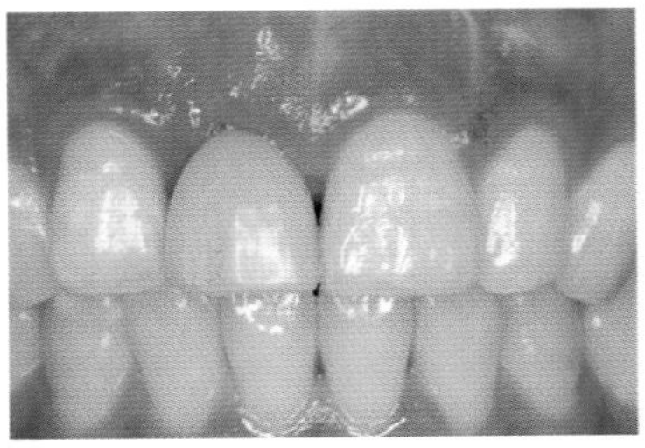

图28　临时冠戴用6个月，龈乳头有小“黑三角”

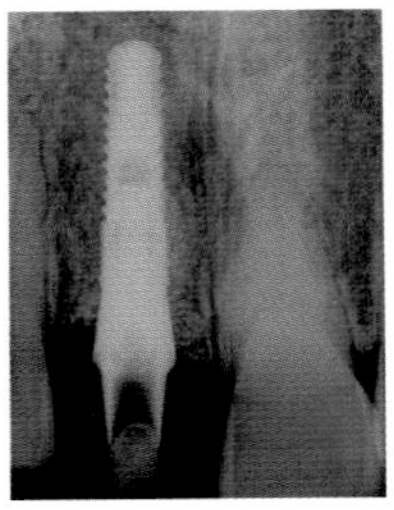

图29　临时牙戴用6个月牙片，种植体周骨结合良好

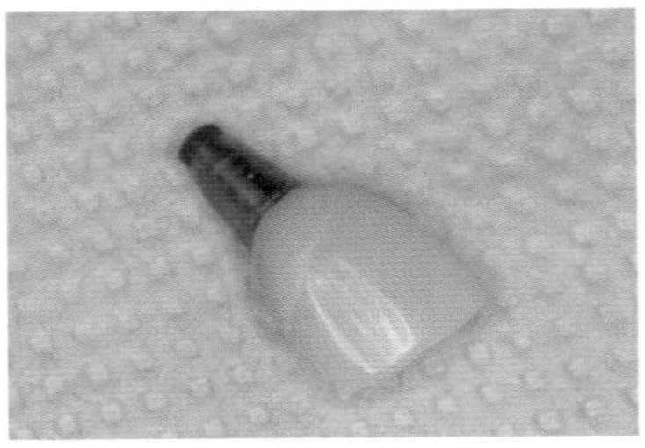

图30　使用光固化树脂修整牙冠边缘

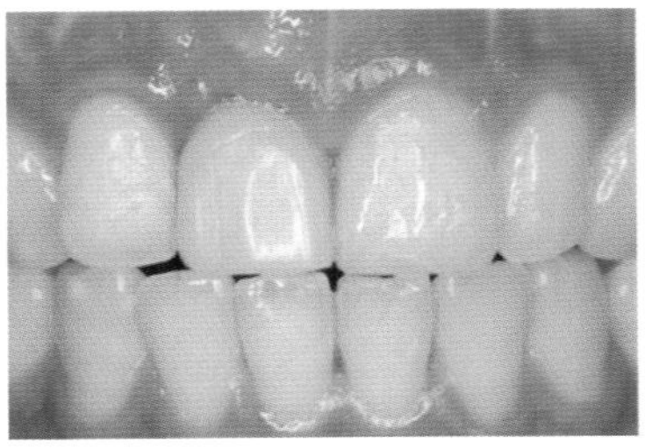

图31　树脂修整塑形后1个月牙龈形态更好，“黑三角”消失

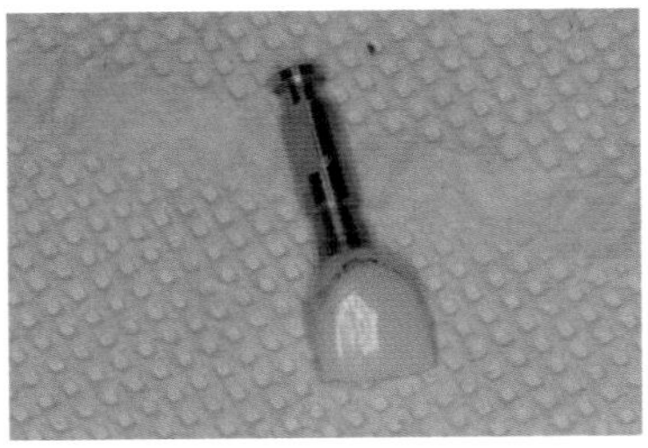

图32　制作个性化转移体1

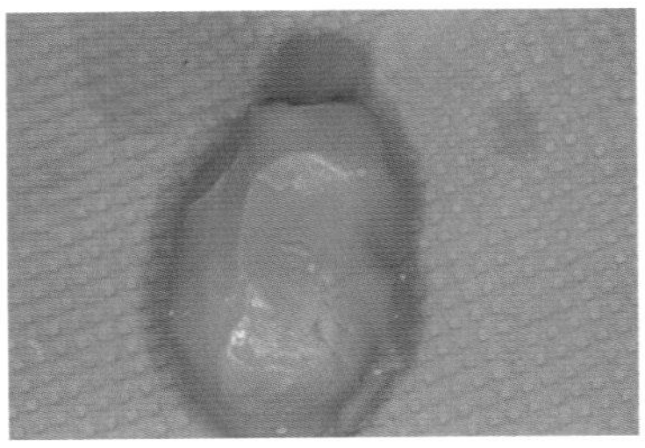

图33　制作个性化转移体2

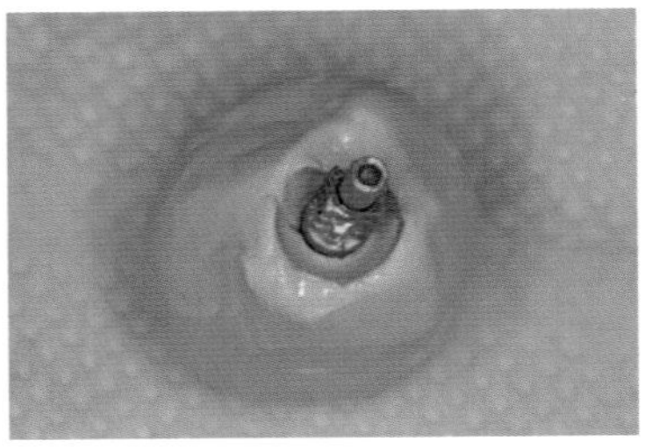

图34　制作个性化转移体3

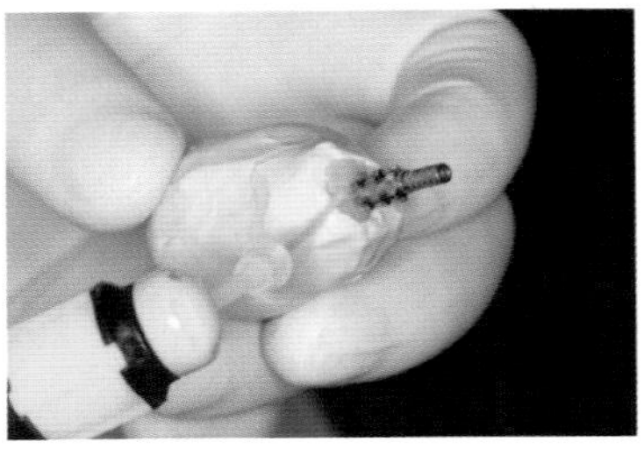

图35　制作个性化转移体4

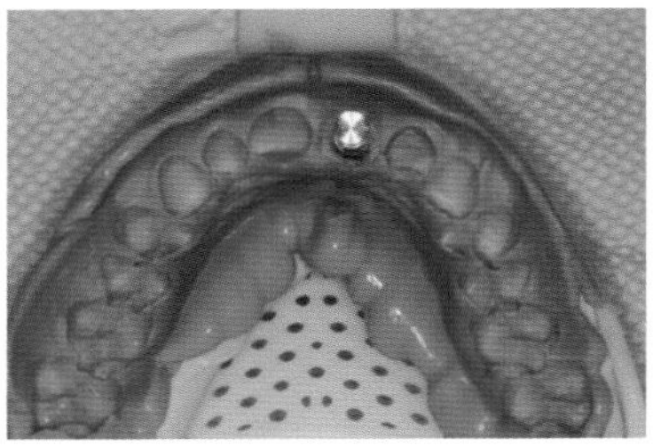
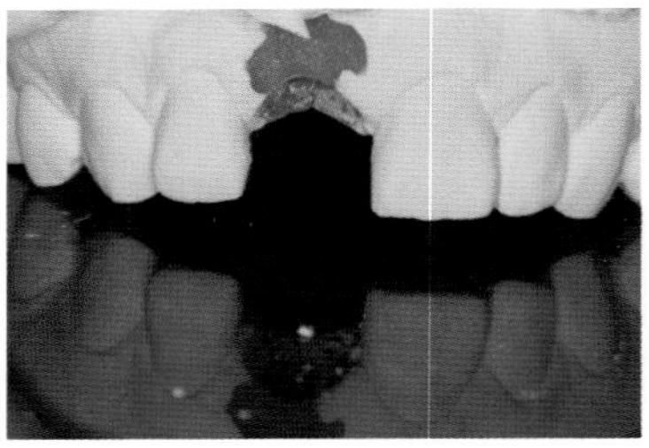
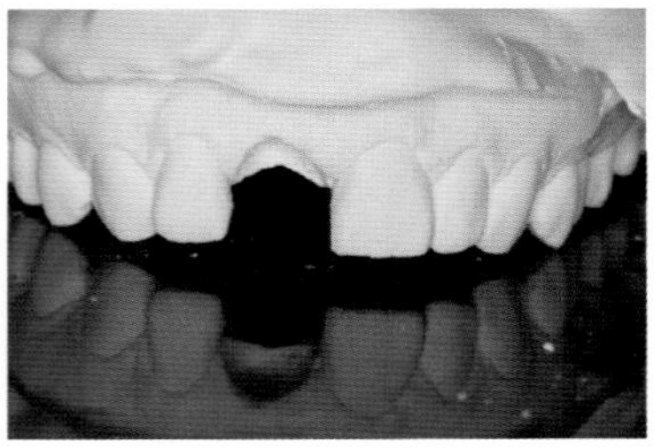

图36～图38 利用个性化转移体取模，分别灌制含人工牙龈和不含人工牙龈模型

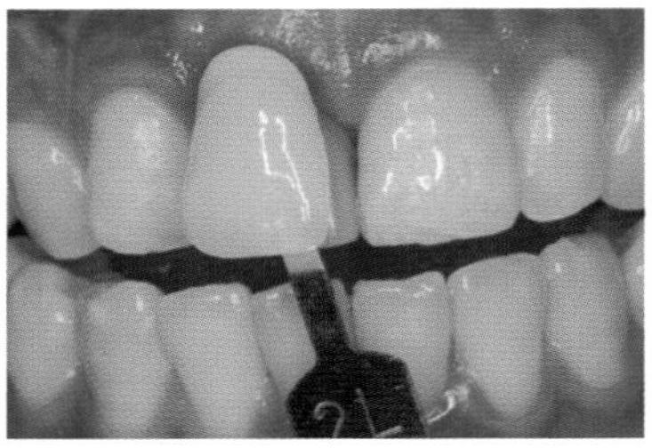

图39 比色

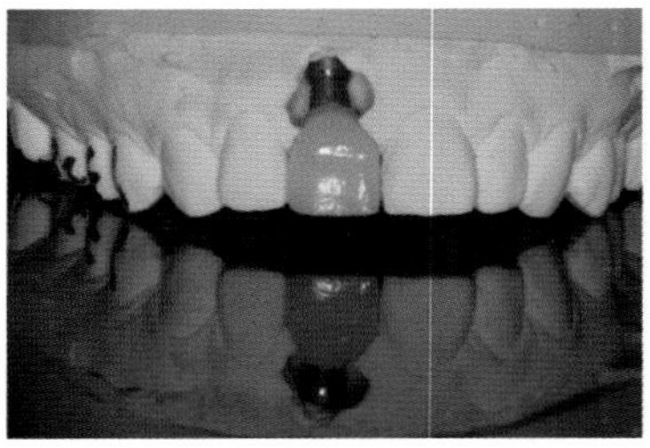

图40 模型上的全瓷冠

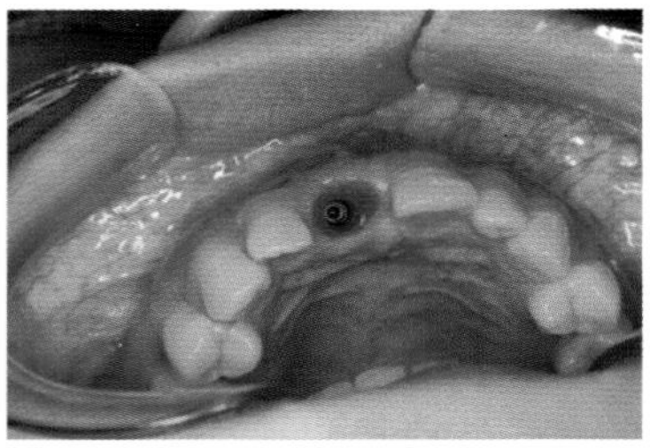

图41 戴牙前获得的稳定的牙龈袖口

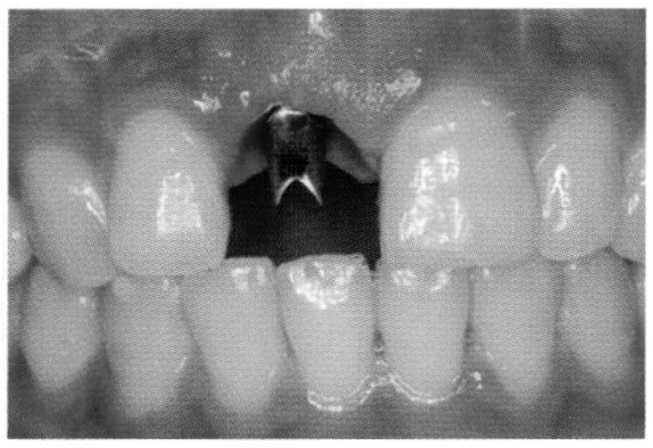

图42 连接基台

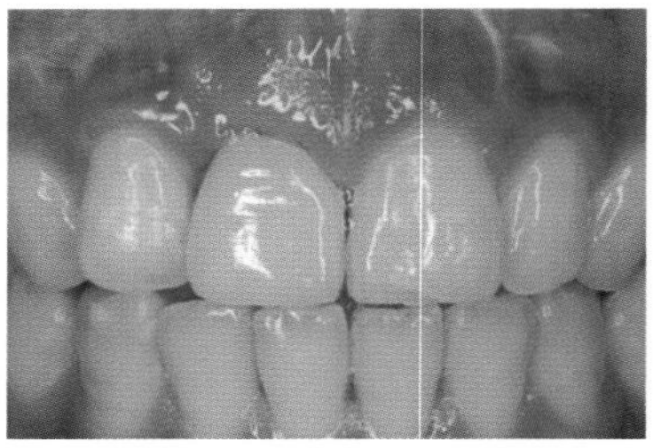

图43 戴入牙冠

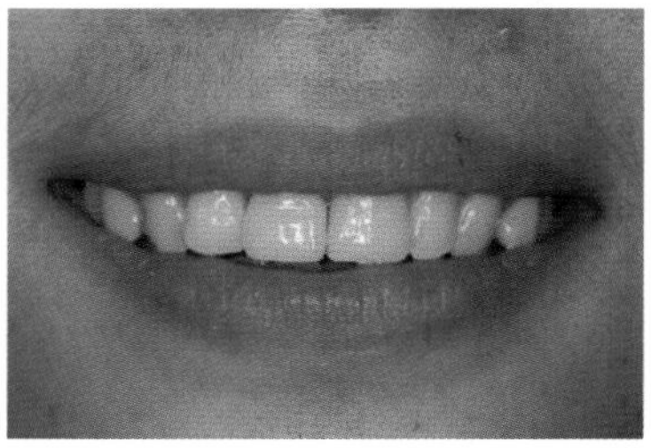

图44 逼真的形态

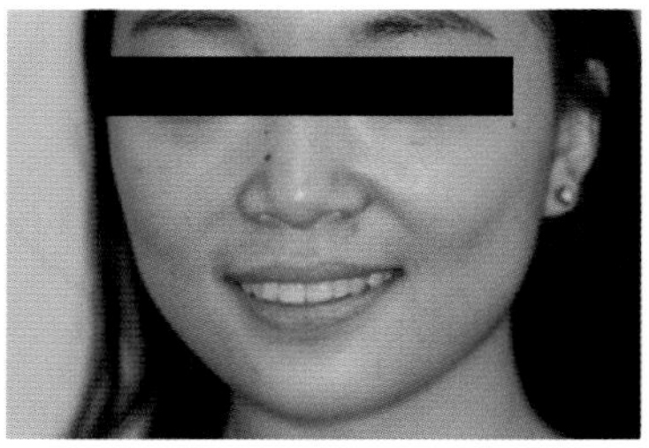

图45 满意的笑容

三、讨论

1. 种植体植入时间可以拔牙同期即刻种植，也可以拔牙后1个月左右早期种植，也可以拔牙后3个月延期种植。上前牙由于唇侧骨壁较薄，拔牙后3个月延期种植通常唇侧骨壁吸收会加重，特别是拔牙后唇侧骨壁已经有缺损的患者，这时会丧失前牙GBR有利性骨袋。即刻种植对医生技术要求更高，特别是植入以后软组织封闭不容易获得，同时，如果植入位点拔牙前有感染，通常即刻种植风险会显著增加。拔牙后1个月进行早期种植，这时软组织已经初步愈合，术后牙槽嵴顶软组织封闭比较容易获得，而且拔牙窝内的炎性组织已经清除，或术中也很容易清除，种植感染风险较即刻种植显著降低。

2. 种植即刻修复的前提是种植体植入后初期稳定性需要大于35N即刻修复不仅可以满足患者美观要求，更重要的是临时义齿可以维持牙龈的形态，并且为以后最终修复前牙龈塑形提供便利，是获得牙龈美学修复的基础。

参考文献

[1] Weber H P, Morton D, Gallucci G O, et al. Consensus statements and recommended clinical procedures regarding loading protocols[J]. Int J Oral Maxillofac Implants, 2009, 24 Suppl(Suppl):180–183.

[2] Kan J Y, Rungcharassaeng K, Lozada J L, et al. Facial gingival tissue stability following immediate placement and provisionalization of maxillary anterior single implants: a 2- to 8-year follow-up[J]. International Journal of Oral & Maxillofacial Implants, 2011, 26(1):179.

[3] 胡秀莲, 林野, 于海燕,等. 种植暂时修复体在上颌前牙种植美学修复中软组织处理技术[J]. 中国口腔种植学杂志, 2012, 17(1):18–19.

[4] Belser U. Implant therapy in the esthetic zone : single-tooth replacements[J]. Iti Treatment Guide, 2007, 1.

[5] Chen CL, Chang CL, Lin S J. Immediate implant placement and provisionalization with simultaneous guided bone regeneration in the esthetic zone[J]. Journal of Dental Sciences, 2011, 6(1):53–60.

左上前牙改良即刻种植联合隧道法CTG增量1例

李少冰 张雪洋 黄雁红 容明灯 苏媛 卢海宾 陈沛 姜盼 王雅蓉

摘要

目的：评估改良即刻种植联合隧道法CTG治疗左上前牙冠根折的临床效果。**材料与方法：**21冠根折裂而不能保留，唇侧骨板菲薄，移除活动冠部，拔髓后行根管治疗，待软组织愈合6周后，切开翻瓣并微创拔牙，唇侧骨板保留完整，在正确的三维位置即刻植入Ankylos种植体1颗，获得良好初期稳定性，并入唇侧骨板内侧及外侧置入Bio-Oss及胶原膜，经过6个月骨结合，在二期手术中实施隧道法CTG完成软组织量增量，术后行牙龈塑形，通过个性化取膜转移，制备并完成最终修复。**结果：**种植修复固位良好，龈缘水平稳定及牙龈乳头充盈良好。**结论：**牙根的保留可以保存唇侧骨板，以增加间隙成骨的可预期性，改良隧道法CTG可以有效增加种植位点的软组织量，有助于在上前牙区获得较佳的美学种植修复效果。

关键词：即刻种植；轮廓扩增；软组织增量；牙龈塑形；美学区

即刻种植是指在患牙拔除的同时植入种植体，如能在术后1周内进行临时修复，则为实施即刻修复。与延期种植和早期种植相比，即刻种植联合即刻修复不仅可以有效地减少治疗周期及手术次数，而且可以尽早恢复患者的美观。因此，即刻种植联合即刻修复得到了广泛的临床开展。但是，在一个骨质结构不稳定的拔牙窝内植入种植体，拔牙窝在愈合过程中发生的组织变化将对种植修复的最终效果带来很多的不稳定因素，包括唇侧骨板的吸收、间隙成骨不良、薄牙龈生物型等。因此，本病例将尝试通过把握微创拔牙、正确三维位置、间隙植骨、轮廓扩增、隧道法CTG软组织增量、牙龈塑形、个性化取模以及个性化修复等技术来促进上前牙区单牙种植修复的美学效果。

一、材料与方法

1. 病例简介 28岁男性患者。于2015年10月13日就诊，主诉：左上前牙外伤伴松动不适数小时求治。现病史：数小时前左上前牙因“打球外伤”伴牙冠松动不适，自觉影响咀嚼及美观，现来我院要求进一步诊治。外伤时无晕厥，来时意识清醒合作，无外耳道及鼻道渗血、渗液。既往史：否认高血压、心脏病等重大疾病，否认结核、肝炎等传染病史，否认手术、输血史等，未发现药物过敏。无吸烟习惯。临床检查：口外检查未见异常，中位笑线；双侧颞下颌关节未及弹响、压痛及开闭口偏斜；口腔卫生可，BOP（-），PD=2mm；未扪及活动骨折端或台阶感，软组织无撕裂（图1）；21冠部完整，呈尖圆形，冠根折断至龈下3mm，叩不适，松动II度；牙龈稍红，龈缘水平高度可，龈乳头高耸，薄龈生物型，附着龈宽度约5mm，唇系带附着可。11与21冠部宽度对称，>7mm；X线片示（图2）：21冠根折断至骨下，根尖未见明显阴影。牙槽窝根方可用骨量可，唇侧骨壁完整，但冠方骨壁厚度菲薄，约0.2mm。

2. 诊断 21冠根折。

3. 治疗计划 21改良位点保存（软硬组织保存）；21改良即刻种植+轮廓扩增；21视情况软组织增量。术前的美学风险评估倾向为中度风险水平（表1）。

4. 治疗过程

（1）移除牙冠：术前拍摄口内照及实施牙周基础治疗。常规消毒铺巾阿替卡因局麻下微创拔除21折断冠部，拔髓完整，剩余根部行根管治疗，暂封（图3）。

（2）微创拔牙及即刻种植：6周后复诊，软组织愈合完成，根面被覆盖（图4）。常规消毒铺巾阿替卡因局麻下切开翻瓣，微创拔除21牙根，搔刮拔牙窝（图5）。探测拔牙窝完整，唇侧骨板菲薄约0.2mm，但完整保存，唇颊舌侧宽度约7mm（图6）。21缺隙近远中中点的腭侧牙槽骨及根方定位，按照逐级预备的原则，紧贴牙槽窝腭侧骨壁制备种植窝洞，植入Ankylos 3.5mm×9.5mm种植体1颗（图7），植入扭矩约25N·cm（图5）。种植体平台位于预期唇侧龈缘中点下3mm，与唇侧骨壁内侧面形成的跳跃间隙约3mm，置入Bio-Oss细颗粒骨粉，同时在唇侧骨壁的外侧面也植入Bio-Oss颗粒及胶原膜，对位拉拢缝合关闭创口（图8）。术后予以抗炎止痛对症处理，10天后复诊拆线。术后CBCT检查显示（图9）：种植体利用牙槽窝根方骨质固位，紧贴牙槽窝腭侧骨壁，其唇侧面与牙槽窝唇侧骨壁的内侧面所形成的跳跃间隙（>3mm）可见颗粒状显影物充填。牙槽窝的唇侧骨壁及唇侧倒凹无缺损穿孔（图7）。

作者单位：南方医科大学口腔医院
通讯作者：张雪洋；Email: zhangxueyang666@126.com

（3）隧道法CTG软组织增量：一期手术6个月后复诊，软硬组织愈合良好，唇侧轮廓部分塌陷。局麻下21位点嵴顶制备U形瓣，于11和22近中及唇侧制备沟内切口，完成唇侧及邻面嵴顶的隧道（图10），同时取下覆盖螺丝，接上愈合基台，再于24和25腭侧以单切口法制取CTG，游离移植至21唇侧及邻面隧道中，悬吊固位，增厚唇侧软组织及邻面龈组织（图11、图12）。

（4）牙龈塑形：软组织增量术后10天取模转移，送工厂以临时基台制备临时修复，将其就位于口内种植体之上，加力矩10~15N·cm，良好地支持龈缘及牙龈乳头结构，后续逐步调整临时冠并塑形牙龈形态，控制21近远中牙龈乳头的充盈量和龈缘水平，使得21牙龈形态与11尽量相对称（图13）。

表1 美学风险评估

美学风险因素	风险水平		
	低	中	高
健康状态	健康，免疫功能正常		免疫功能低下
吸烟习惯	不	少（<10支/天）	多（>10支/天）
患者美学期望值	低	中	高
唇线	低位	中位	高位
牙龈生物型	低弧线形，厚龈生物型	中弧线形，中厚龈生物型	高弧线形，薄龈生物型
牙冠形态	方圆形	卵圆形	尖圆形
位点感染情况	无	慢性	急性
邻面牙槽嵴高度	到接触点<5mm	到接触点5.5~6.5mm	到接触点≥7mm
邻牙修复状态	无修复体		有修复体
缺牙间隙宽度	单颗牙（<7mm）	单颗牙（≥7mm）	≥2颗牙
软组织解剖	软组织完整		软组织缺损
牙槽嵴解剖	无骨缺损	水平向骨缺损	垂直向骨缺损

（5）最终修复与随访：经过3个月左右的塑形，21临时修复固位良好，菌斑控制良好，近远中龈乳头充盈良好，龈缘水平及形态与邻牙相对称（图14）。牙龈塑形稳定后，以临时修复体制作个性化转移杆并取模转移，并以原厂基台制备全瓷冠。修复体就位口内，再次确定咬合无干扰（图15）。最终修复完成后随访6个月，21种植修复固位稳定，近远中龈乳头充盈良好，唇侧龈缘水平稳定（图16）。

二、结果

21修复体固位良好，牙龈乳头充盈良好，龈缘水平对称修复体与对侧同名牙协调一致。外观笑容美观协调。患者满意（图16）。X线检查示21种植体周稳定骨质包绕，唇侧骨板嵴顶处约1.28mm，嵴顶以下的厚度>2mm，相邻牙槽骨高度稳定，基台及修复体就位良好（图17）。分别根据Furhauser的PES和Bulser的WES进行美学评分，总分值为21，美学效果良好（表2）。

表2 PES及WES结果

PES	评分	WES	评分
近中龈乳头	2	牙冠形态	1
远中龈乳头	2	牙冠体积	2
唇侧龈缘形态	2	修复体色调	2
软组织形态	2	修复体表面纹理	2
牙槽嵴缺损	1	透明度	1
软组织颜色	2		
软组织质地	2		
合计	13	合计	8

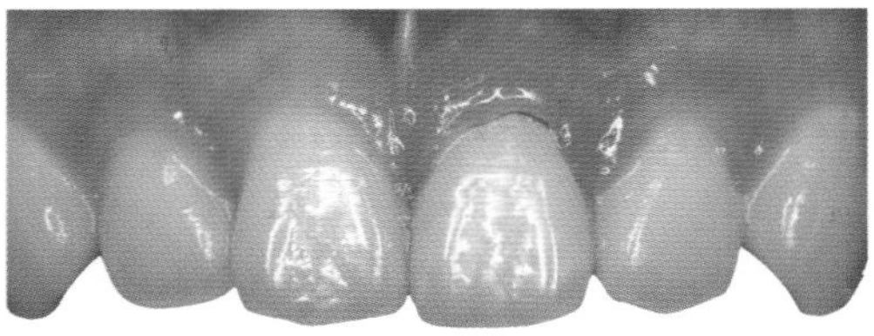

图1 术前口内像

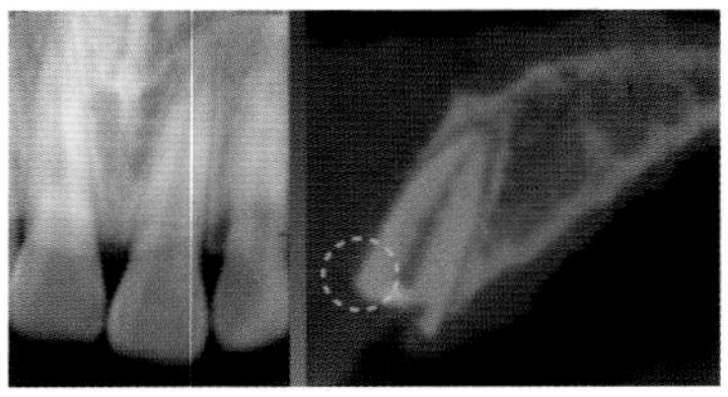

图2 术前X线片

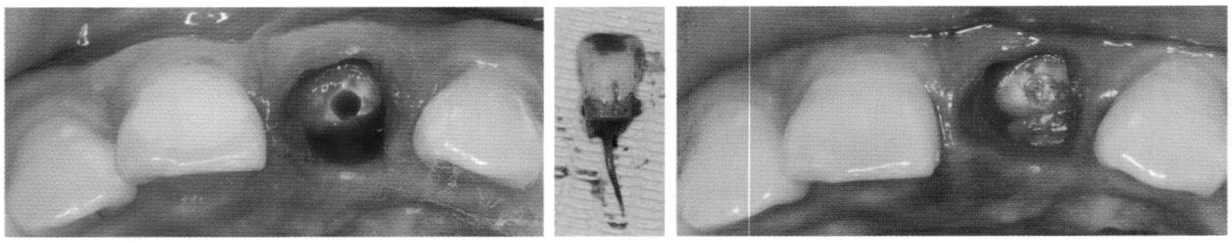

图3 移除牙冠及根管治疗

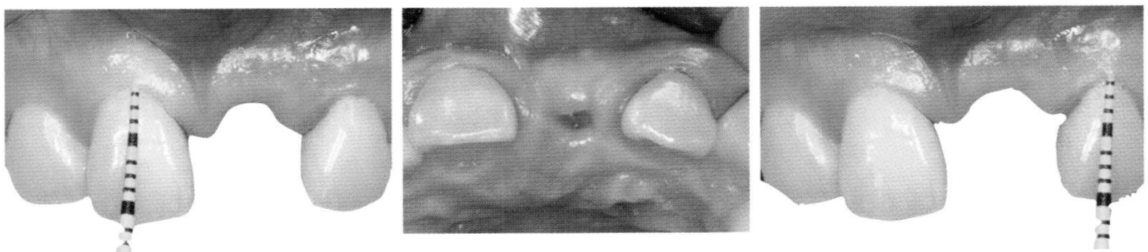
图4　牙冠移除后6周复诊

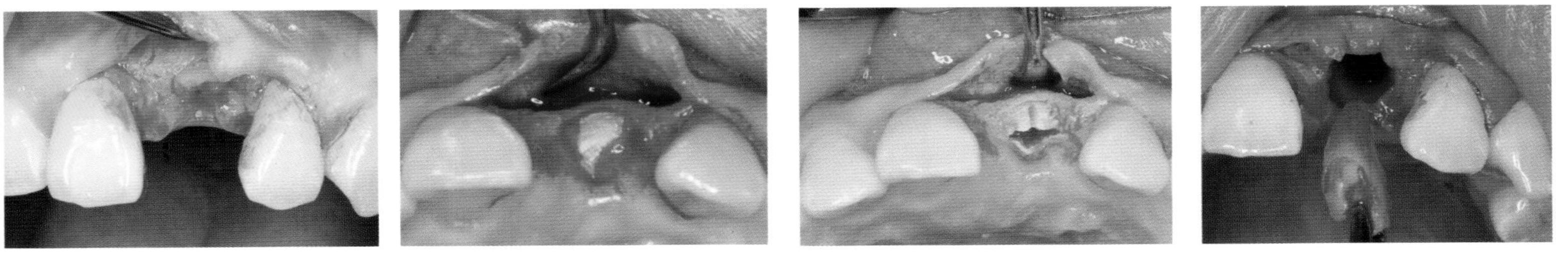
图5　切开翻瓣微创拔除牙根

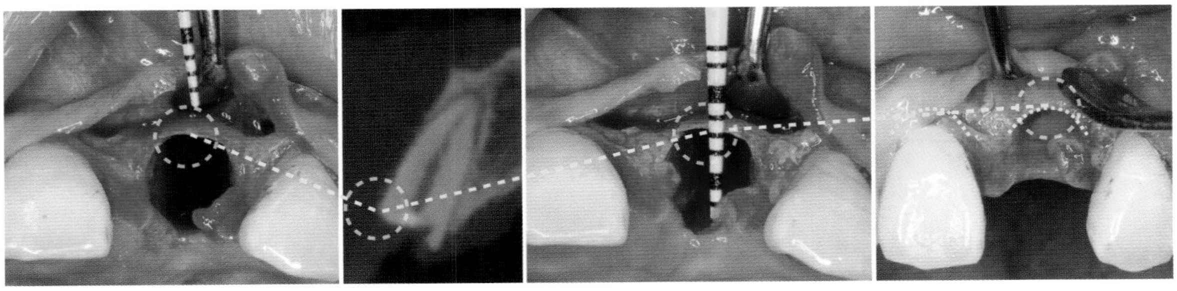
图6　唇侧骨板得以完整保留

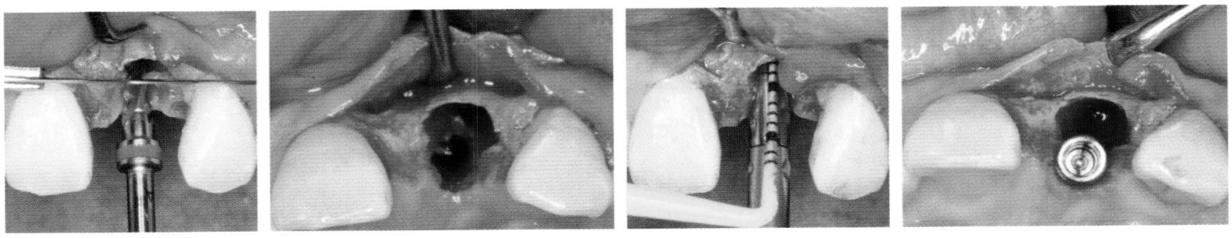
图7　在正确三维位置植入种植体

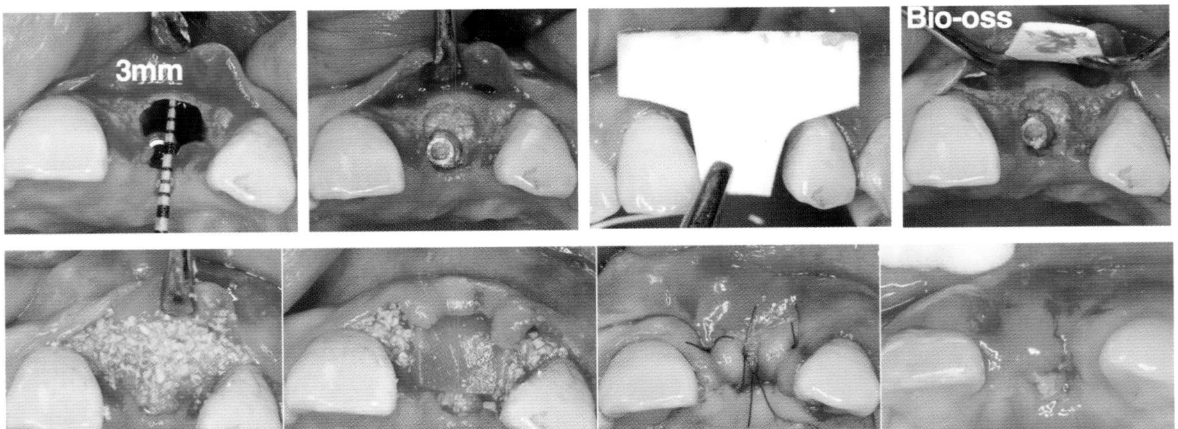

图8　间隙植骨及轮廓扩增

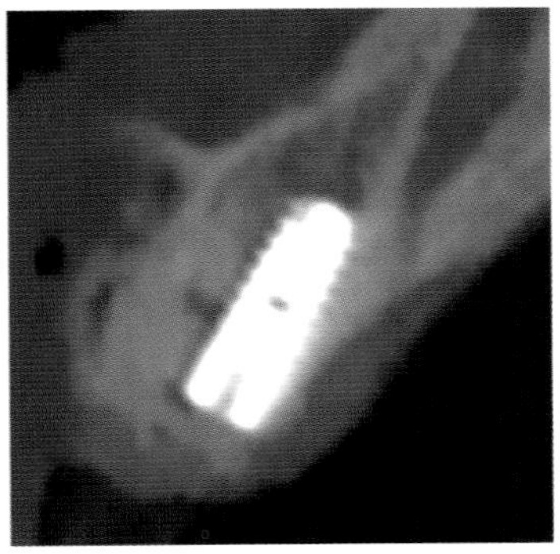
图9　术后X线片

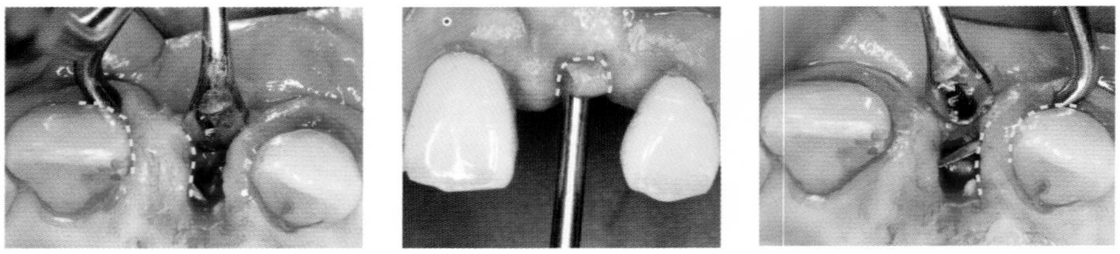

图10 制备21隧道

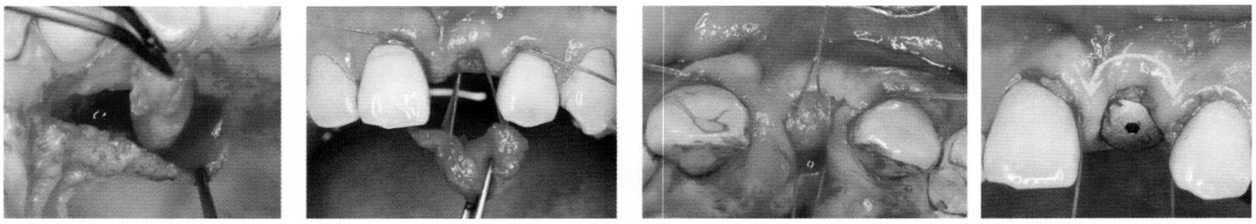

图11 制备CTG游离移植至21唇侧及邻面

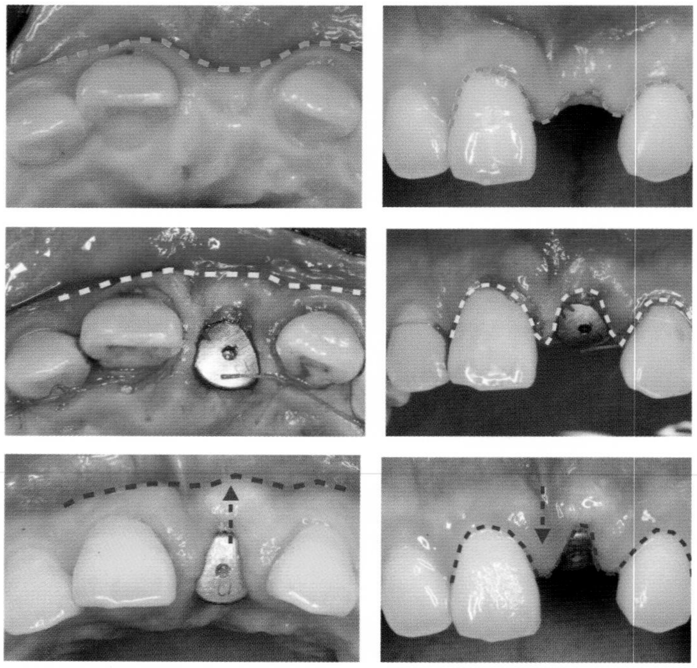

图12 软组织增量术后的效果

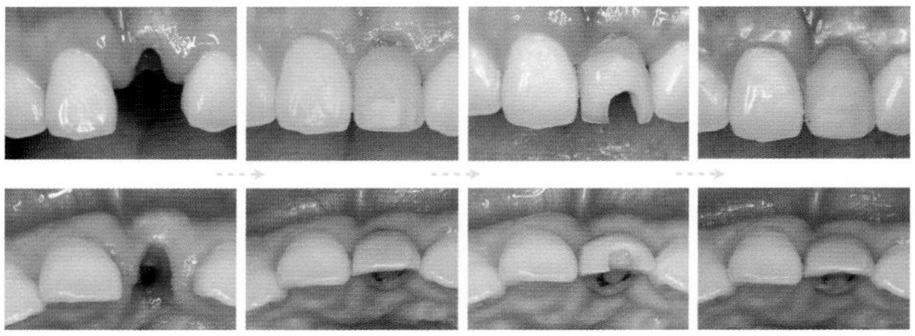

图13 临时修复行牙龈塑形

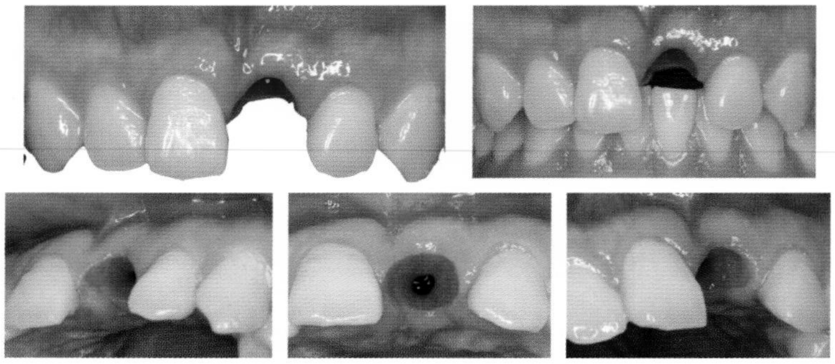

图14 最终修复前袖口情况

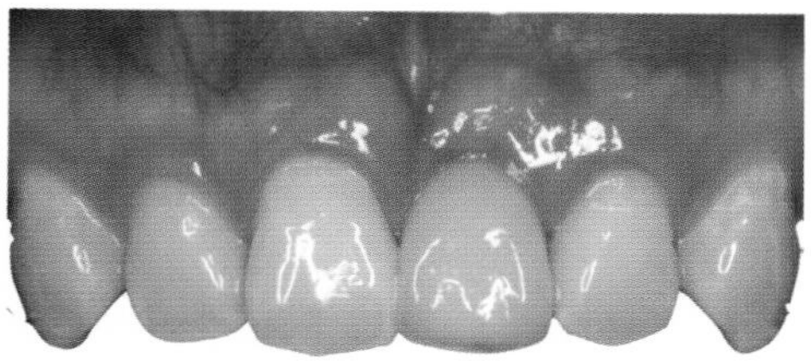

图15 最终修复体就位的情况

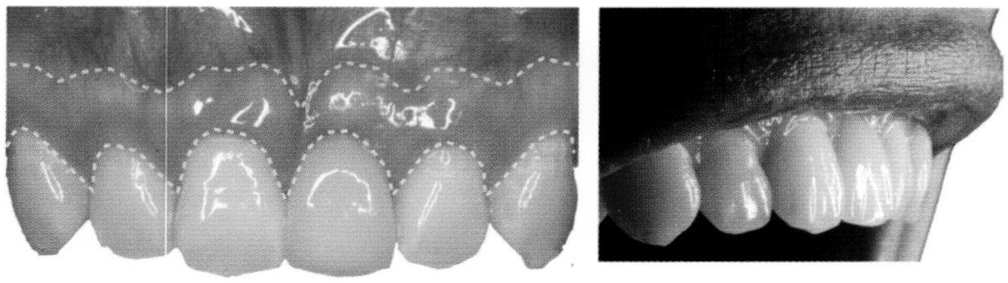

图16 负重6个月后的随访情况

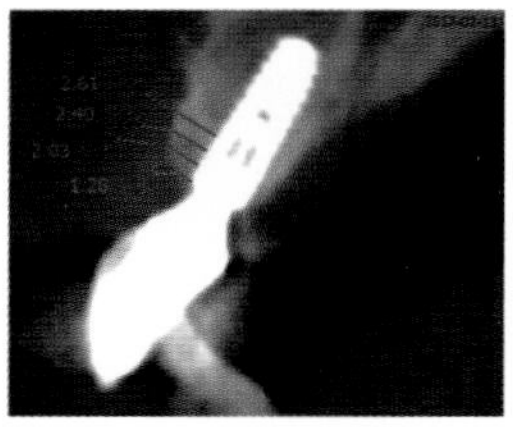

图17 负重6个月后的X线片

三、讨论

即刻种植有着缩短治疗周期和减少手术次数的优点。但是拔牙窝软硬组织的生理变化往往是难以精确估计的，这将给即刻种植修复的长期稳定带来难以预期的结果，尤其是在美学要求较高的上前牙区。因此，美学区的即刻种植具有更高的风险及技术要求。选择合适的适应证以及结合软硬组织增量技术有助于获得更有预期性的临床效果。

首先，本病例患牙冠根折而不能保留。考虑到拔除后植入种植体的时机，由于唇侧骨板菲薄且薄龈生物型，不满足即刻种植的适应证。因为唇侧骨板主要由束状骨组成，束状骨的主要功能是通过牙周膜中的牙周纤维来悬吊牙根，其血供主要来源于牙周膜及和骨髓腔。当牙齿拔除后，牙周膜随之丢失，在缺少牙周膜的营养供应以及咬合力的功能刺激后，束状骨在拔牙后的1~2周将吸收。当唇侧骨板越薄，那么束状骨吸收所引起的唇侧骨板高度的降低将越明显，从而导致即刻种植龈缘退缩的美学并发症。ITI共识研讨会中关于即刻种植适应证的讨论中认为，唇侧骨板少于1mm是不建议进行即刻种植的。因此，该案例不适合即刻种植。那排除即刻种植的时机后，则可以考虑早期种植。

早期种植一般是在拔牙后的6~8周进行。其优点是拔牙创的软组织已经愈合，有利于骨增量程序的实施。但是此时唇侧骨板已经发生明显的吸收，拔牙窝内跳跃间隙（三壁骨袋）植骨的优势将受到影响。考虑到这些因素，本案例在拔除折断的牙冠后，评估剩余牙根的情况，通过完善根管治疗来暂时保存牙根，待6周后软组织愈合再进行种植体植入。此时，通过翻瓣和微创拔牙，唇侧骨板得以完整保留，形成的跳跃间隙更有利于间隙成骨。

种植体的正确三维位置是种植修复成功的重要因素。种植位点应该位于缺牙间隙的近远中中点，种植体近远中面要距离邻牙>1.5mm，且整体靠腭侧植入，以使得种植体唇侧面位于牙弓外形连线内侧>2mm，并保留唇侧骨板内侧面与种植体唇侧面之间约3mm的跳跃间隙。在冠根向上，种植体平台应该位于未来修复体预期唇侧龈缘中点下3~4mm。同时通过跳跃间隙植骨，以低替代率骨移植材料充填并促进间隙骨生成，最终获得种植体周的稳定骨质，为软组织的稳定提供支撑。本案例在进行间隙成骨的同时，还在唇侧骨板的外侧实施植骨和盖膜，完成轮廓扩增的操作，希望可以代偿唇侧骨质吸收造成的轮廓塌陷。

软组织增量技术是调整美学区生物型结构的良好方法。对于容易产生牙龈退缩的薄龈生物型，增厚软组织量有助于减少龈缘退缩的风险。本案例在#21嵴顶处制备U形瓣，唇侧制备半厚信封瓣，同时于11~22制备唇侧及邻面隧道，形成三向隧道，并保留牙龈乳头的完整性，再通过上颌前磨牙区腭侧制取CTG游离移植至受区的隧道中，冠向悬吊，在增厚21种植位点唇侧软组织厚度的同时提拉邻面牙龈乳头高度。而嵴顶的U形瓣也内卷进入唇侧隧道中进一步增厚软组织。这样的处理一方面把11位点的薄龈生物型改善为厚龈生物型，另一方面还可以提升邻面牙龈乳头的高度，为软组织塑形以及稳定奠定了良好的基础。

临时修复体可以帮助塑形牙龈，同时可以为最终修复提供足够的参考信息。本病例选用的是螺丝固位的临时修复，因为牙龈塑形需要反复拆卸和调改修复体，螺丝固位可以避免粘接固位反复粘接操作所带来粘接剂残留的潜在风险。序列化的牙龈塑形是实现红色美学的重要步骤。要获得跟同名牙一致的软组织形态，必须通过少量多次的临时冠调整来完成，在获得良好的软组织形态后，通过制备个性化转移体来实现软组织形态的精确复制，以为技师制备精确的修复体提供精确的模型，最终完成白色美学。

综上所述，上前牙区种植修复具有较大的美学风险。在选择正确的适应证的前提下， 通过把握微创拔牙、正确三维位置、间隙植骨、轮廓扩增、隧道法CTG软组织增量、牙龈塑形、个性化取模以及个性化修复，将有望于实现良好的红色及白色美学效果。

第2章

无牙颌种植修复

Implant Restoration for the Edentulous Patients

重度牙周炎患者下颌早期种植即刻负重1例

王菁　吴高义

摘要

目的：本文介绍牙周病患者早期种植即刻负重的手术及修复程序，着重讨论牙龈整塑的理论及方法。**材料与方法**：老年男性患者，因下颌牙齿普遍松动咀嚼功能低下，要求种植固定修复。口内检查：21、41缺失，11、22松I度；34、35、44、45松II度；31、32、33、36、37、42、43、47松III度。全口卫生较差。中性咬合关系，颌间距离为8～12mm。影像学检查示患者牙槽骨水平吸收，下颌牙吸收至根尖1/3。治疗方案：全口牙行牙周序列治疗，待牙周炎症控制后，12～23行全瓷固定桥修复。下颌牙列通过数字化模拟导航，根据CT对下颌骨质骨量进行数据分析，确定于36、34、32、42、44、46位点植入6颗Straumann骨水平种植体。采取分步微创拔牙，首先拔除36、35、34、32、31、42、44、45，剩余37、33、43、47定位种植导板；而后拔除33、43，剩余37、47牙复制患者原始咬合关系。种植术中即刻取模制作临时义齿，戴用3个月，种植体骨结合良好，初期种植体稳定性良好，未见有骨吸收状态。而后行临时修复的引导的多次个性化牙龈整塑，种植术后6个月行永久修复，采用个性化基台上Bio-hpp支架固定桥修复。**结果**：通过完善的牙周治疗，保证了牙周炎患者即刻拔除下颌余留牙同期植入种植体同期修复的成功。采用数字化方案术前模拟导航，在种植导板引导下种植6颗植体，植体植入的方向准确、平行度良好，减低了外科植入的误差。术中采用分步拔牙，保证了导板的精度同时准确复制患者原始咬合关系。术后即刻修复，采用多次牙龈整塑取得良好的牙龈形态。

关键词：无牙颌；种植固定修复；数字化技术；牙龈整塑

牙周炎是口腔发病率最高的慢性疾病，是导致成年人牙齿缺失的重要因素，严重影响患者的咀嚼功能、容貌美观和心理健康。近年来，种植义齿修复牙周炎患者牙齿缺失乃至牙列缺损越来越受到广大医生和患者的认同。然而，牙周炎患者常伴有牙龈退缩、牙槽骨吸收导致的软硬组织缺失，同时口内感染因素更容易导致种植体周围炎的发生，这使得此类患者的种植修复治疗充满风险和挑战。本文介绍1例牙周炎患者下颌早期种植即刻修复的病例，讨论此类患者的种植注意事项，以及数字化技术在其中的应用。

一、材料与方法

1. 病例简介　61岁男性患者（图1），因下颌牙齿普遍松动咀嚼功能低下，要求种植固定修复。现病史：患者5年前出现牙齿松动、咀嚼无力，上前牙脱落半年，下前牙脱落1年。既往史：患者5年前行冠状动脉支架植入术，近期无胸痛、胸闷等不适症状，无吸烟史，无糖尿病等其他系统性疾患。每日服用拜阿司匹林10mg。口内检查：21、41缺失；11、22松I度，叩（－）；34、35、44、45牙叩（±），松II度；31、32、33、36、37、42、43、47牙松III度。全口卫生较差。上下颌中性咬合关系，颌间距离为8～12mm。影像学检查示患者牙槽骨水平吸收，上颌牙吸收至根中1/2，下颌牙吸收至根尖1/3；47、33、36、37根尖周阴影，16、26已行RCT治疗，远中牙槽骨垂直吸收（图2）。

2. 诊断　重度牙周炎。

3. 治疗计划　全口行完善的牙周序列治疗，达到牙周炎患者种植标准后进行手术。上颌治疗方案：16、26牙冠保护；12～23行全瓷固定桥修复。下颌治疗方案：6颗植体支持的种植固定修复（表1）。

表1

种植体编号	型号	直径（mm）	长度（mm）	备注
32	Straumann	3.3	12	
34	Straumann	4.1	12	
36	Straumann	4.8	10	
42	Straumann	3.3	12	
44	Straumann	4.1	12	
46	Straumann	4.8	10	

4. 治疗过程　全口行完善的牙周序列治疗，16、26牙冠保护；12~23行全瓷固定桥修复（图3、图4）。对CT数据和模拟诊断蜡型进行拟合，进行术前设计（图5～图7）。术前1个月拔除36、35、34、32、31、42、44、45。与患者沟通，于术前监测血压1周，控制血压在120/80mmHg；停用拜阿司匹林2天。术前检查：血常规，凝血5项，传染病5项，心电图，结果均正常，约定1周内行种植手术治疗。手术当日术前1小时服用镇静类药物，术中心电监护。常规面部消毒，铺手术单。采取左右两侧下牙槽神经阻滞麻醉及局部浸润麻醉，待麻醉起效后，利用剩余37、33、43、47定

作者单位：中国人民解放军济南军区总医院

通讯作者：吴高义；Email: fmmugaoyi@163.com

位种植导板（图8），完成种植窝预备（图9），而后拔除33、43，在导板引导下植入6颗Straumann骨水平种植体（图10）；剩余37、47复制患者原始咬合关系。植体方向良好，初期稳定性较好（图11、图12），于22位点行GBR手术（图13），种植术中即刻取模制作临时义齿（图14～图16），术后即刻拍摄曲面断层片（图17、图18），观察植体方向及位置均准确。临时修复体戴用3个月，观察6颗植体骨结合程度良好，无骨吸收现象，牙龈形态为厚龈生物型。而后行临时修复的引导的多次牙龈整塑（图19、图20）。种植术后6个月行永久修复，硅橡胶复制龈底形态（图21），口内连接转移杆（图22、图23），转移颌位关系（图24），采用个性化基台上Bio-hpp支架固定桥修复（图25、图26）。

二、结果

通过上下颌完善的牙周治疗，很好地控制了牙周炎症，术中完善地冲洗，有效避免了种植体早期炎症的发生，利于骨结合形成。通过数字化技术结合CBCT数据，术前对患者的修复后状态予以重现，有效地提高了医患沟通效果，数字化下颌种植导板引导下种植6颗植体，植入方向准确，螺丝孔穿出位置理想，减低了人为的误差，缩短手术时间，有效减轻患者痛苦。采用分步拔牙，保证了导板的精度同时准确复制患者原始咬合关系。术后即刻修复，采用多次牙龈整塑取得良好的牙龈形态，形成扇贝样牙龈形态，种植体袖口形态良好。永久修复采用种植固定义齿设计，义齿戴用舒适，稳定，咀嚼效率明显增加（图27～图29），卫生清洁效果良好，患者满意度较高。患者修复后1个月、3个月、6个月、1年、2年复诊，全口卫生情况良好，牙周状态控制良好。拍摄曲面断层片情况可见，下颌6颗植体稳定性较好，未见骨吸收状态（图30），植体周围牙龈正常、无红肿。上下颌牙齿咀嚼效率较高。

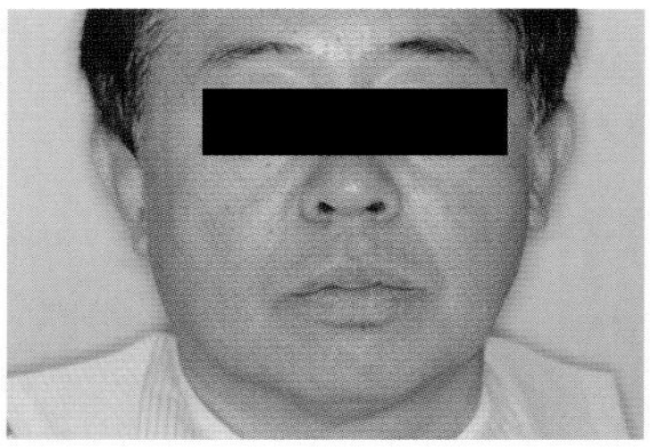
图1 术前患者正面像

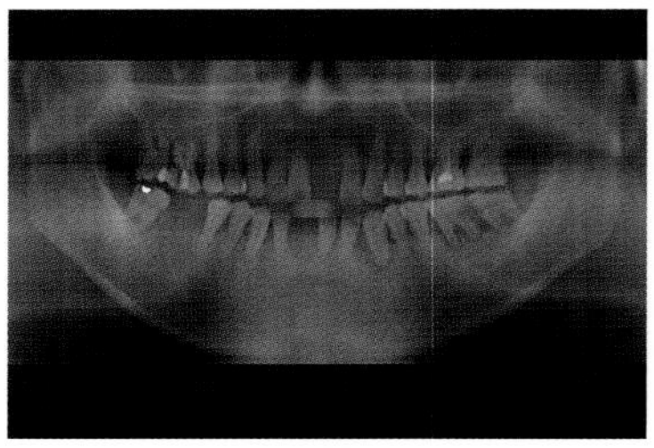
图2 术前曲面断层片

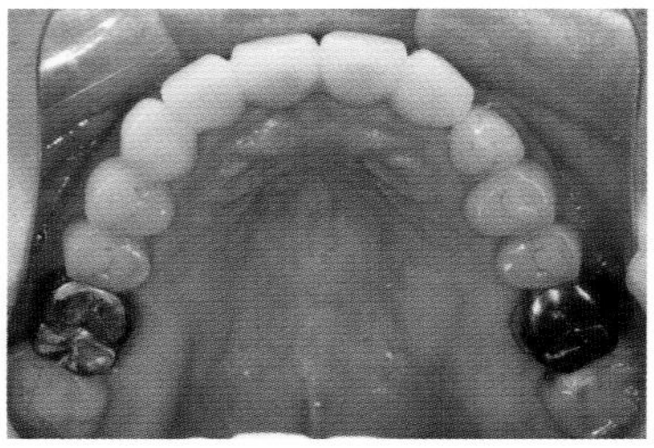
图3 上颌完成固定修复后殆面像

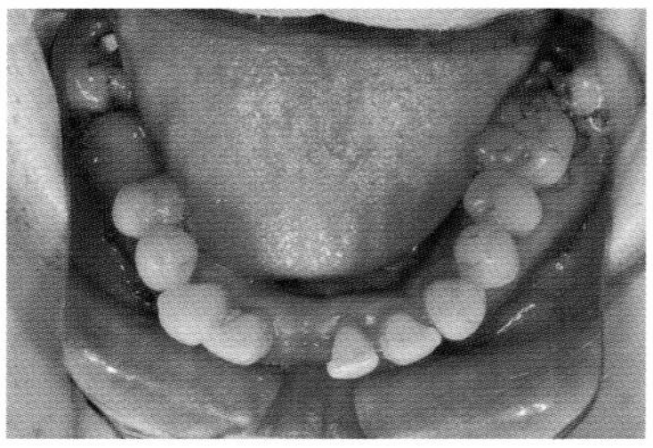
图4 下颌术前殆面像

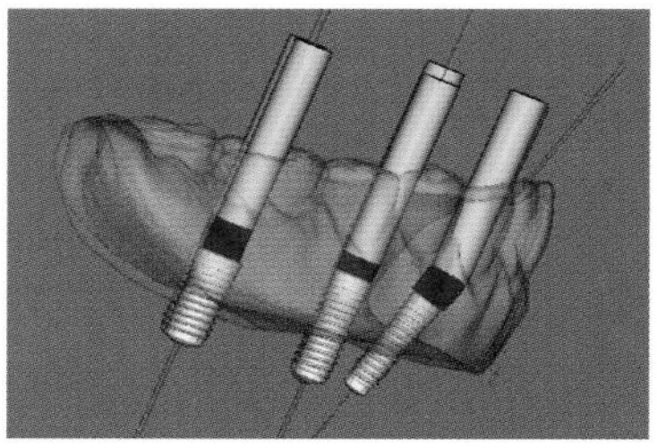
图5 计算机辅助设计模拟植入

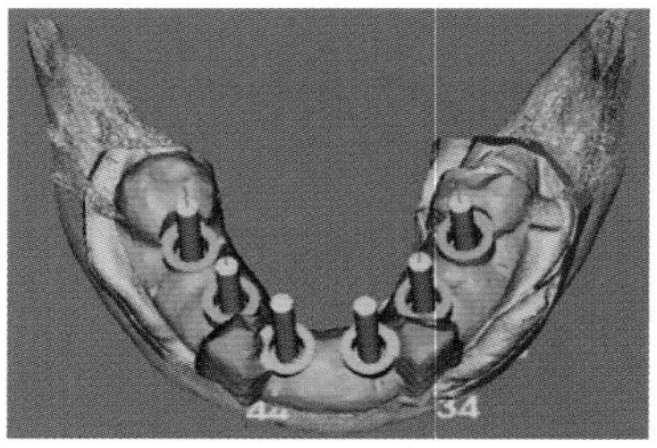
图6 计算机辅助设计导板

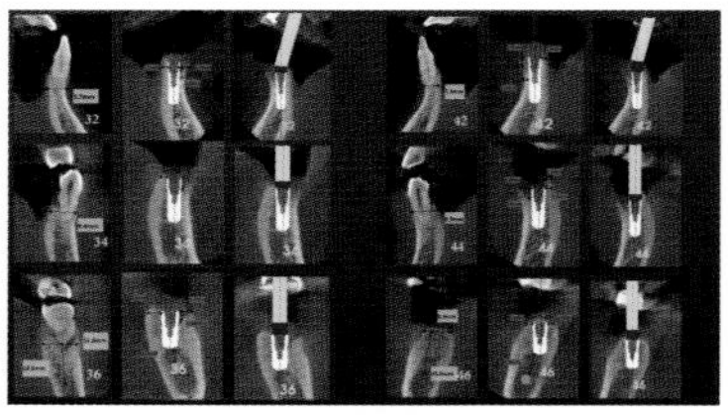
图7 术前CT、模拟植入CT

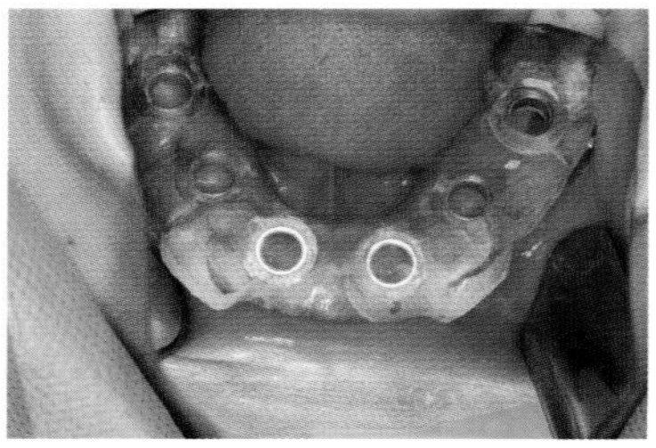
图8 导板就位

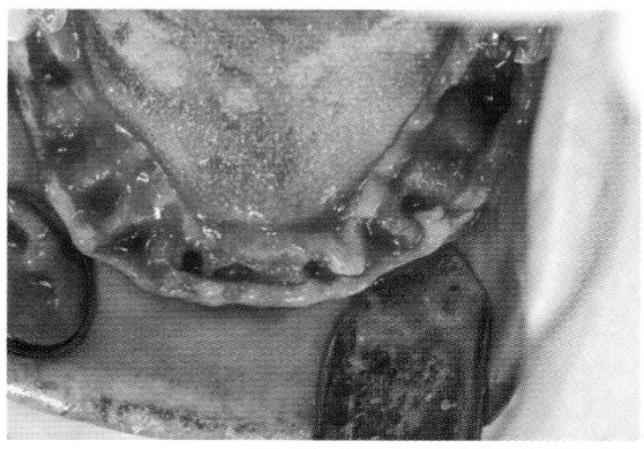
图9 种植窝预备完成、拔除余留牙后清创

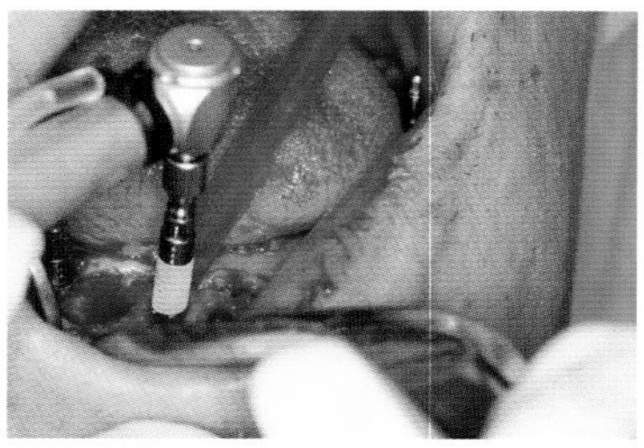
图10 旋入种植体

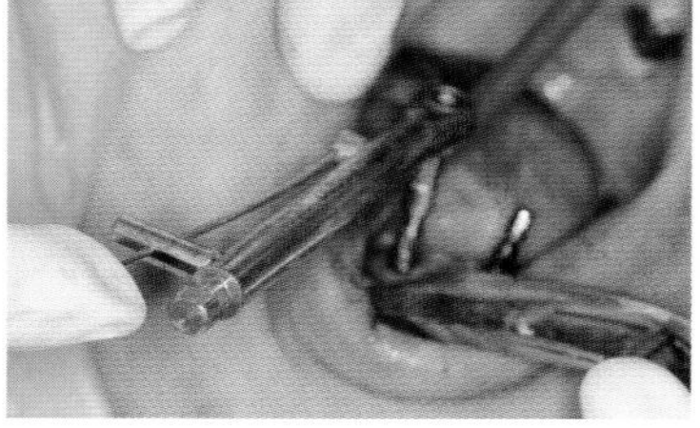
图11 测试扭矩

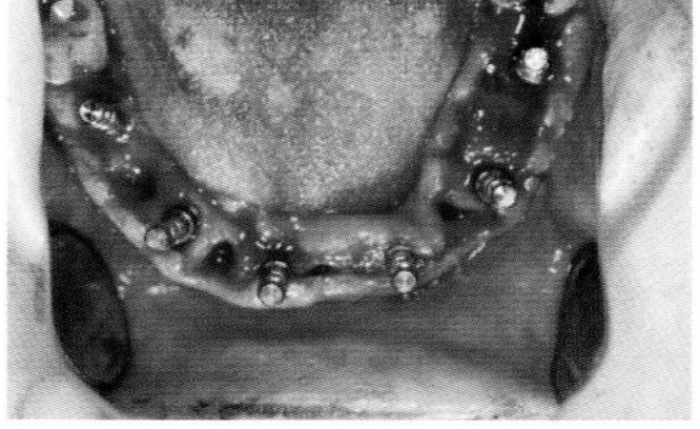
图12 种植体方向和位置

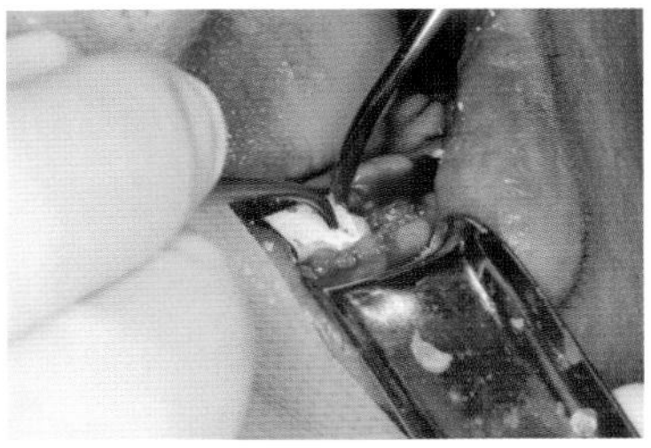
图13　22位点GBR手术

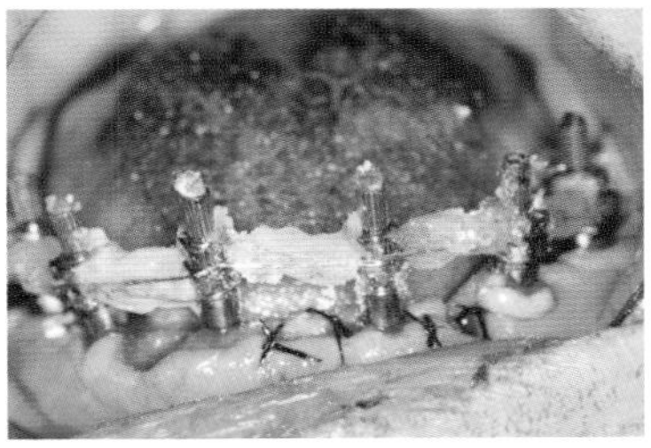
图14　口内连接转移杆

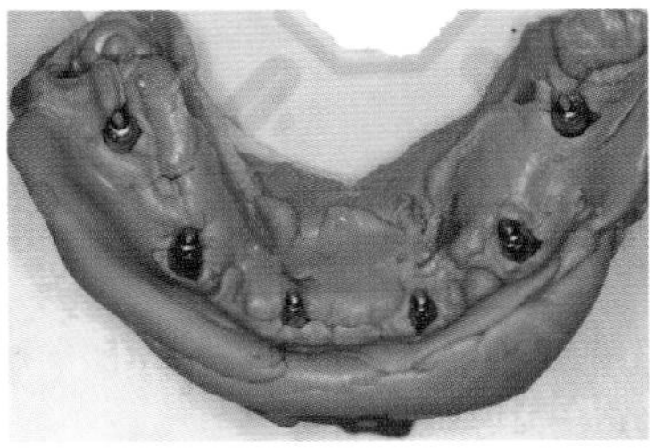
图15　手术当前制取印模

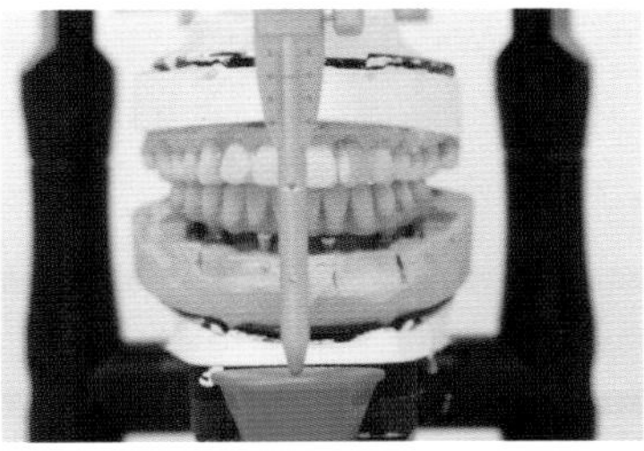
图16　制作临时义齿

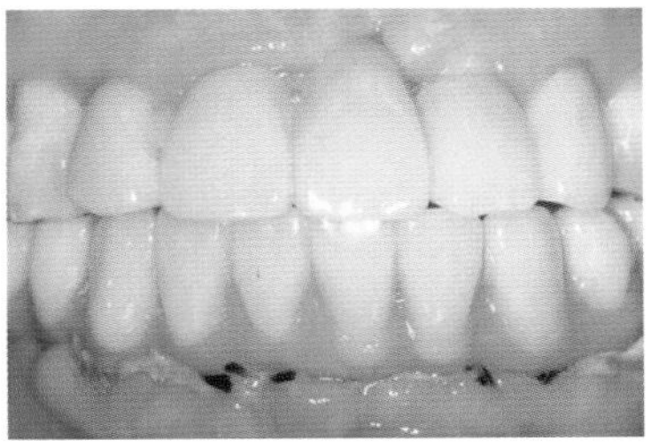
图17　临时义齿戴入口内像

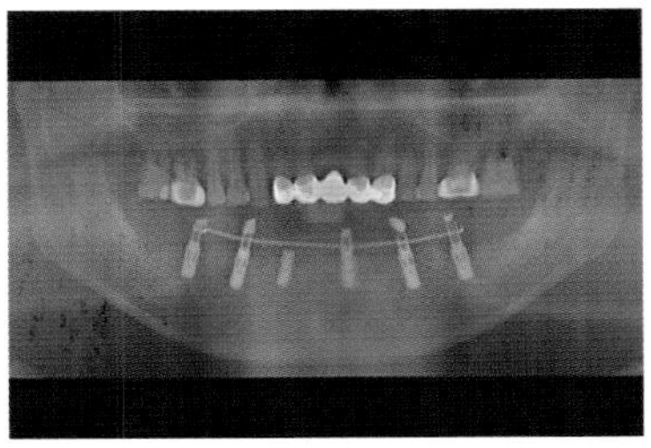
图18　临时义齿戴入口内曲面断层片

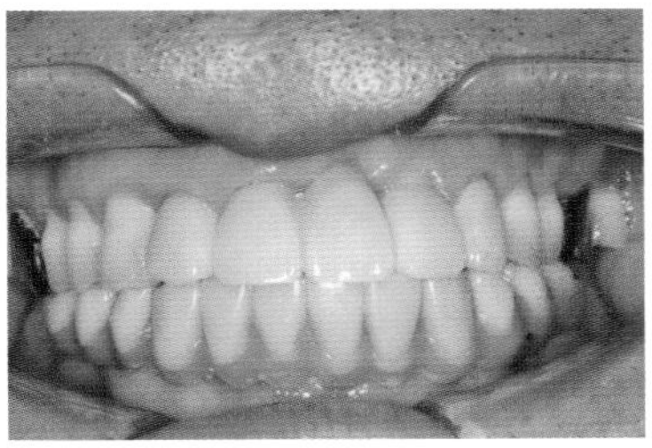
图19　牙龈整塑

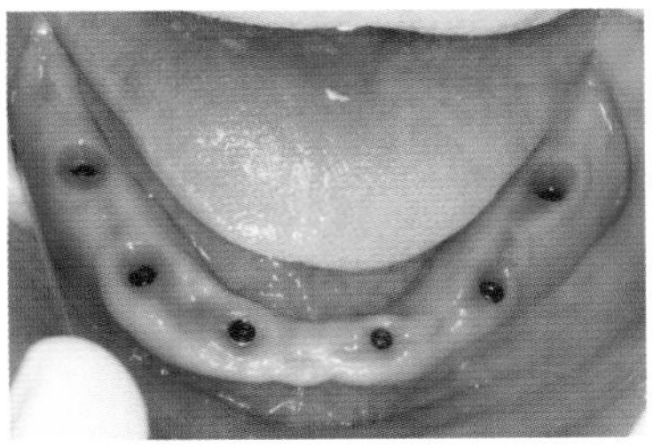
图20　牙龈整塑后形态

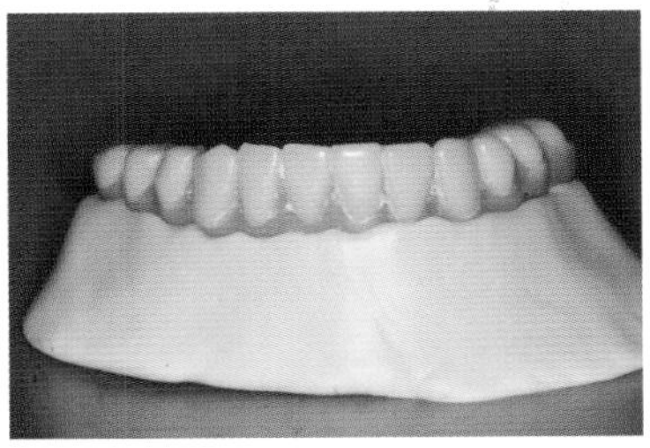
图21　复制龈底形态

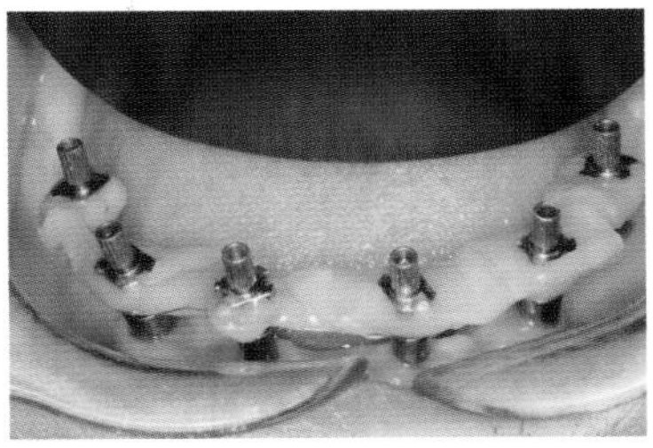
图22　连接转移杆

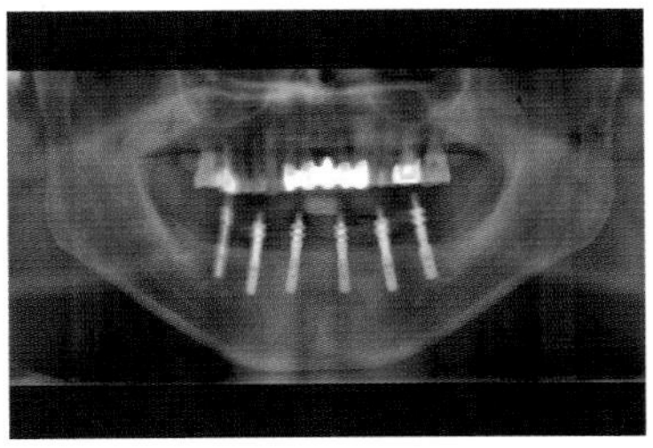
图23　连接转移杆后曲面断层片

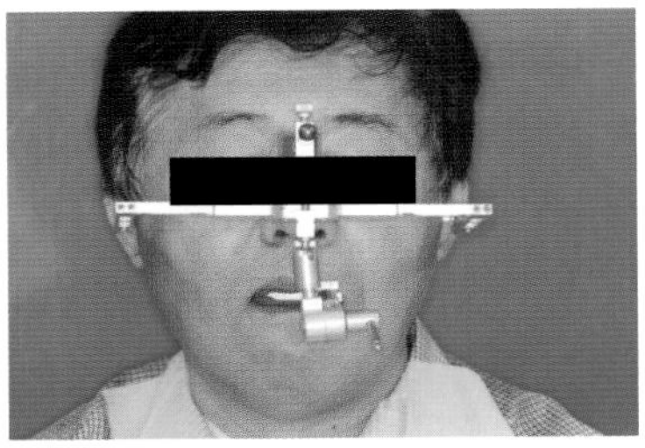
图24　面弓转移

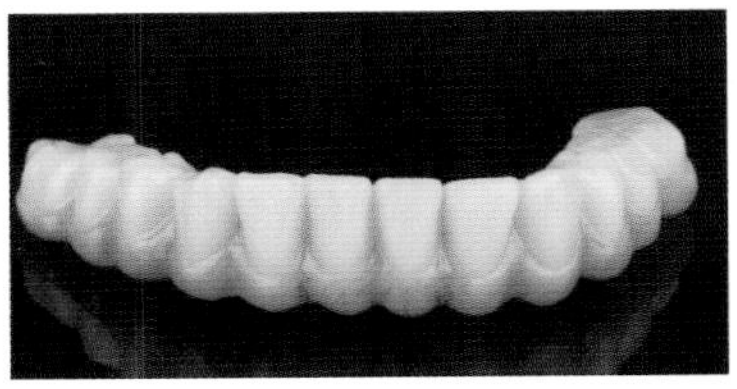
图25　PEEK支架上Nesco牙龈及牙片

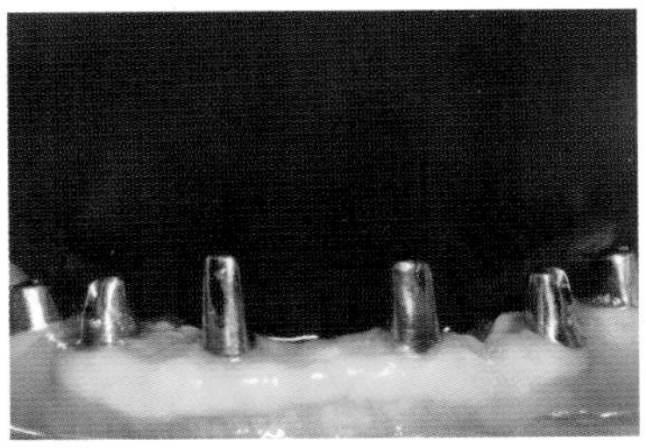
图26　口内个性化基台就位

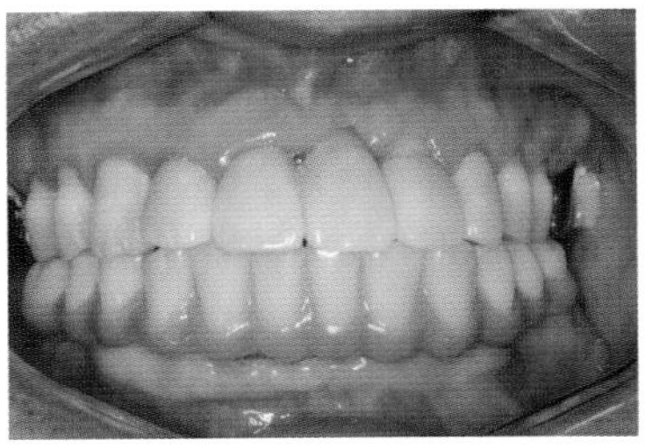
图27　永久义齿口内就位

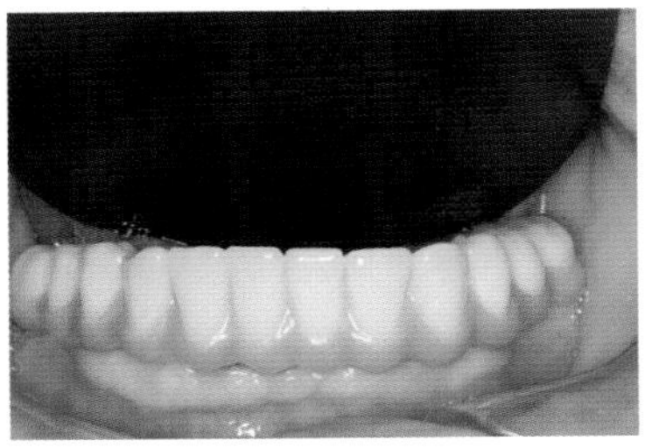
图28　永久义齿戴入后牙龈形态

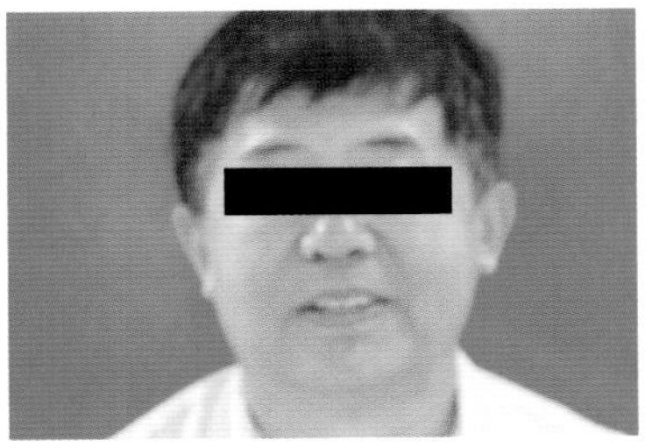
图29　术后患者正面像

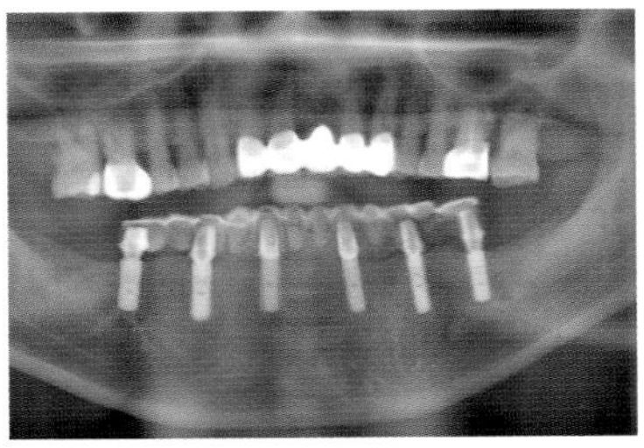
图30　2年后复诊曲面断层片

三、讨论

牙周病会导致患者口腔软硬组织进行性不足。进行种植修复以中断牙周病进行性发展及牙槽骨吸收，种植体负重后对牙槽骨的生理刺激，可减少牙齿缺失后牙槽骨废用性萎缩吸收，早拔牙、早种植，可维持软硬组织的外形轮廓以获得较理想的美学修复效果，避免失去种植修复最佳时机，同时缩短种植修复疗程，即刻种植或早期种植已成为医生和患者的首选方案，但牙周病同时也给种植修复增加了一定的风险与难度。目前文献对于控制良好的牙周炎患者的种植体长期存留率与无牙周炎患者的种植体长期存留率报道不一。但是此类患者进行种植体植入，需要注意以下问题：术前完善的牙周综合治疗，控制牙周活动性炎症，口服抗生素；术中加强清创冲洗，术中局部使用抗生素冲洗；术后保持口腔卫生，口服抗生素。其次注意咬合分布均匀、减少应力集中点，尽量按牙齿长轴方向植入促进殆力传导。

牙龈整塑可以有效地获得良好的软组织形态，健康的龈袖口利于患
口腔健康的维护。但是目前临床上的牙龈整塑主要使用在前牙区种植修复
病例中，对于无牙颌病例使用相对较少。Pozzi指出，良好的软组织形态，
需要其下方良好的骨支持和足够的角化龈，其平均距离大约是2.26mm。
过临时修复体的多次调改及修整可以获得相对健康、美观的软组织轮廓。

影响无牙颌修复最终效果的因素很多，包括颌位关系不佳、牙槽骨
重吸收萎缩、上颌窦气腔化、双侧或上下颌骨骨质状况严重不均衡等，导
无牙颌种植修复的难度非常高。无牙颌的种植修复方式可分为种植固定义
修复和种植覆盖义齿修复。修复方式的选择需要根据患者的解剖条件、经
条件、对最终修复效果的要求等最终确定。种植体的位置和数量对于修复
成功至关重要，必须充分考虑骨量、骨密度、咬合力、修复方式以及是否
副功能咬合等。

参考文献

[1] Tan WC, Ong MM,Lang NP. Influence of maintenance care in periodontally susceptible and non-susceptible subjects following implant therapy[J]. Clin Oral Implants Res, 2017, 28: 491-494.

[2] De Boever AL, Quirynen M, Coucke W, et al. Clinical and radiographic study of implant treatment outcome in periodontally susceptible and non-susceptible patients: a prospective long-term study[J]. Clin Oral Implants Res, 2009, 20: 1341-1350.

[3] Catinari M, Scimeca M, Amorosino M, et al. Mandibular regeneration after immediate load dental implant in a periodontitis patient: A clinical and ultrastructural case report[J]. Medicine (Baltimore), 2017, 96: e6600.

[4] Geng W, Su YC, Zhang XJ, et al. Clinical analysis of immediate implant and implant-supported complete denture for 12 patients with severe periodontitis[J]. Zhonghua Kou Qiang Yi Xue Za Zhi, 2007, 42: 231-234.

[5] Li S, Di P, Zhang Y et al. Immediate implant and rehabilitation based on All-on-4 concept in patients with generalized aggressive periodontitis: A medium-term prospective study[J]. Clin Implant Dent Relat Res, 2017, 19: 559-571.

[6] Walker P, Enkling N, Mericske-Stern R, et al. Immediate implant placement in mandible and prosthetic rehabilitation by means of all-zirconium oxide restorations: case report of a woman with a history of periodontitis[J]. Quintessence Int, 2014, 45: 397-404.

[7] Lanza A, Scognamiglio F, Femiano F et al. Immediate, early, and conventional implant placement in a patient with history of periodontitis[J]. Case Rep Dent, 2015, 2015: 217895.

[8] Zhang Q, Jin X, Yu M, et al. Economic Evaluation of Implant-Supported Overdentures in Edentulous Patients: A Systematic Review[J]. Int J Prosthodont, 2017, 30: 321-326.

[9] von der Gracht I, Derks A, Haselhuhn K, et al. EMG correlations of edentulous patients with implant overdentures and fixed dental prostheses compared to conventional complete dentures and dentates: a systematic review and meta-analysis[J]. Clin Oral Implants Res, 2017, 28: 765-773.

[10] Lopez CS, Saka CH, Rada G, et al. Impact of fixed implant supported prostheses in edentulous patients: protocol for a systematic review[J]. BMJ Open, 2016, 6: e009288.

双侧双穿颧种植修复上颌牙列缺损及All-on-4修复下颌牙列缺损1例

明 丁晓晨 张文 童昕 秦海燕

摘要

目的：Accunavi-A外科导航系统的指引下，对1例上颌骨骨量严重不足的患者行双侧双穿颧手术，半年后对下颌骨量不足的该患者行All-on-4手术，完成上下颌咬合重建。探讨数字化导航技术应用于穿颧手术的设计和引导及穿颧手术和All-on-4手术对骨量严重不足患者的临床效果及意义。**材料与方法：**患者女，65岁，上下颌多颗牙缺失数年，行活动义齿修复易脱落，现来我院要求种植修复。检查：面型可见双颊深陷，鼻唇沟下垂，患者面下1/3垂直距离变小，侧面形凹陷，14、15、33、43叩诊不适，松动II～III度，余牙缺失。口内查见患者牙槽嵴低平接近系带黏膜。否认高血压、糖尿病等系统疾病史，否认服用抗凝血药物。患者行术前CBCT检查示：上颌11、21位点骨宽度1.8mm；22位点骨高度3.3mm，骨宽度1.8mm；23位点几乎无骨；12、13位点骨高度和骨宽度在5mm左右。我们采用了上海优益公司的Accunavi-A外科导航系统，导入患者的CBCT数据，进行手术方案的多种仿真，最后选择了一个最佳的手术方案。常规术前消毒铺巾，上颌全麻下行双侧双穿颧手术。在Accunavi-A外科导航系统术中探针的指引下定位，系列钻孔，按照既定手术方案于13、23、15、25位点植入 Nobel Brånemark Zygoma 4颗种植体，放置愈合螺丝，严密缝合伤口。术后半年行二期手术，连接复合基台，安置复合基台保护帽。上颌二期手术后2周后行下颌All-on-4手术。术后CBCT示植体植入良好，基台与植体和内冠之间无缝隙。下颌术后当日患者行上下颌过渡义齿修复。**结果：**患者永久修复6个月后复诊，各植体均稳定，骨结合良好，未见明显异常，咬合关系良好，咀嚼效能明显增加。**结论：**双侧双穿颧种植修复是对上颌骨前牙区骨量均严重不足时的可靠治疗方案，下颌后牙区骨量不足时，All-on-4术式避免了大量的植骨手术，缩短了治疗周期，术后当日行即刻修复。

关键词：穿颧种植；All-on-4；骨量不足

上颌骨骨量严重不足的患者，是临床上非常棘手的种植病例。有时即使通过上颌窦开窗或大块自体骨移植等方法进行植骨，都难以获得良好的临床疗效。Brånemark教授在1989年提出颧种植体治疗方案。对于严重吸收的无牙颌、先天性无牙颌及因外伤和肿瘤等原因上颌骨缺损重建患者，利用颧骨来植入种植体，获得颧骨和上颌骨的双重固位，其主要优点是避免了大量植骨手术，缩短了治疗周期。传统穿颧种植方法是颧种植体从后牙区牙槽嵴顶或偏腭侧植入，穿上颌窦进入颧骨，获得颧骨与上颌骨双重固位；同时在前牙区植入2～4颗常规种植体，可完成上颌无牙颌的固定修复。对于前牙区和后牙区骨量均明显不足的患者，我们采用双侧双穿颧手术来完成上颌固定修复。该患者同样面临下颌后牙区骨量不足情况，采用的All-on-4术式避免了大量的植骨手术，缩短了治疗周期，术后当日行即刻修复，提高了患者的生存质量。

作者单位：南京市口腔医院
通讯作者：童昕；Email: 419311196@qq.com

一、材料与方法

1. 病例简介 65岁女性患者。10多年来因牙周病陆续拔除患牙，行活动义齿修复易脱落，现来我院要求种植修复。否认高血压、糖尿病等系统疾病史，否认服用抗凝血药物。临床检查：患者面下1/3垂直距离变小，鼻唇沟下垂，侧面形凹陷（图1～图4），14、15、33、43叩诊不适，余牙缺失。松动II～III度。口内检查见患者牙槽嵴低平接近系带黏膜（图5～图7）。CBCT检查示：上颌11、21位点骨宽度仅1.8mm；22位点骨高度3.3mm，骨宽度1.8mm；23位点几乎无骨；12、13位点骨高度和骨宽度在5mm左右。下颌后牙区骨高度在5～6mm（图8～图10）。

2. 诊断 上、下颌牙列缺损；重度牙周炎。

3. 治疗计划

（1）拟于双侧上颌植入4颗Nobel Brånemark Zygoma穿颧种植体。

（2）上颌种植术后半年于下颌行All-on-4治疗，并即刻义齿修复。

（3）下颌种植术后半年永久修复上下颌牙列缺失。

4. 治疗过程

（1）上颌外科部分。①术前导入患者CBCT，行多重手术方案仿真，最终确定一个最适合患者的手术方案（图11）。全麻下前额放置颅骨参考架，便于术中手术探针的可视化（图12）。②术区牙龈切开翻瓣（图13），暴露双侧上颌窦前壁、颧牙槽嵴及少部分颧骨。行双侧上颌窦外提升术（图14），小心钝性分离上颌窦底黏膜（图15），推上颌窦黏膜向内上方，术中上颌窦黏膜完整无破损。③在Accunavi-A外科导航系统探针的指引下定位，系列钻孔（图16），按照既定手术方案于13、23、15、25区植入Nobel Brånemark Zygoma 4.0mm×50mm，4.0mm×45mm 2颗，4.0mm×40mm，共4颗种植体（图17）。④检查术创，去除适配器（图18），放置愈合螺丝（图19）。⑤检查伤口（图20），严密缝合伤口（图21），常规抗感染消肿治疗。⑥术后当天影像检查纸条就位良好（图22），术后10天黏膜恢复良好（图23）。

（2）上颌二期手术部分。上颌种植术后半年行二期手术：局麻下牙槽嵴顶切开，暴露覆盖螺丝，移除，连接复合基台（图24），安置复合基台保护帽（图25）。

（3）下颌外科部分。①局麻下拔除33、43，搔刮拔牙窝，刮除肉芽组织，冲洗牙槽窝。②切开36～46区牙龈，翻瓣（图26），修整牙槽嵴（图27）。③定中线，上定位导板（图28），32、42、35、45区系列钻孔，骨挤压，分别植入 Nobel Speedy 4mm×13mm种植体4颗，35、45区放置30° 角度基台，32、42区放置直基台（图29）。④制备自体骨骨粉（图30），35、45唇侧放置自体骨粉（图31）及Bio-Gide胶原膜（图32）。⑤创口严密缝合，常规抗感染消肿治疗，行下颌术后当天影像学检查，各植体就位良好（图33）。

（4）修复部分。①上颌二期术后2周后，利用开窗式托盘技术用聚醚硅橡胶取模。制作蜡堤转移咬合关系，制作临时牙并评估唇支持和面部轮廓是否合适（图34）。②下颌手术当日行过渡义齿修复，设计修复体至第一磨牙区，修复体的悬臂小于第一磨牙的近远中径。调整咬合关系，义齿组织面高度抛光（图35）。③下颌术后半年，聚醚硅橡胶取模，根据咬合关系，上殆架，制作纯钛支架，临床上试戴钛支架和蜡牙，检查被动就位、垂直距离，咬合关系，面部轮廓及发音情况（图36～图39）。④试戴烤瓷最终修复体（图40、图41）。影像片检查植体和各修复部件就位情况（图42～图44）。

通过T-Scan Ⅲ咬合力测试仪对正中及侧方进行了测试及精细调殆，正中殆咬合力分布均匀，侧方运动时为组牙功能殆（图45）。

二、结果

通过薛式位片对术前术后的关节进行了检查对比，髁状突术前闭口位为后位，术后恢复为正常位（图46、图47）。通过术前术后照片对比，患者面下1/3垂直距离恢复，侧面型凹陷得到明显改善（图48）。

半年后患者复查，种植体稳，修复体使用良好，体重增加了15kg，满意度相当高，患者露出了满意的笑容（图49）。

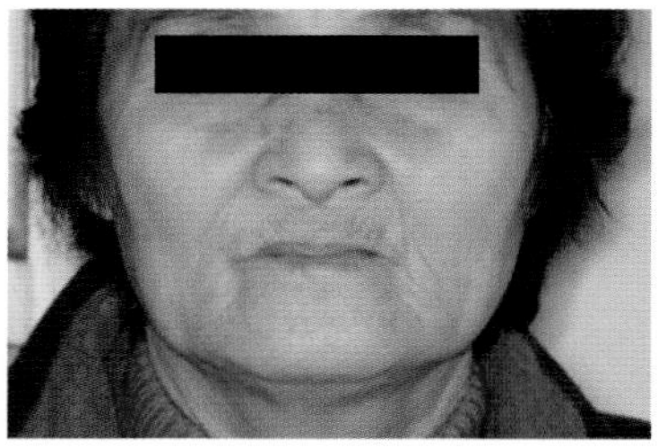
图1 患者术前正面像

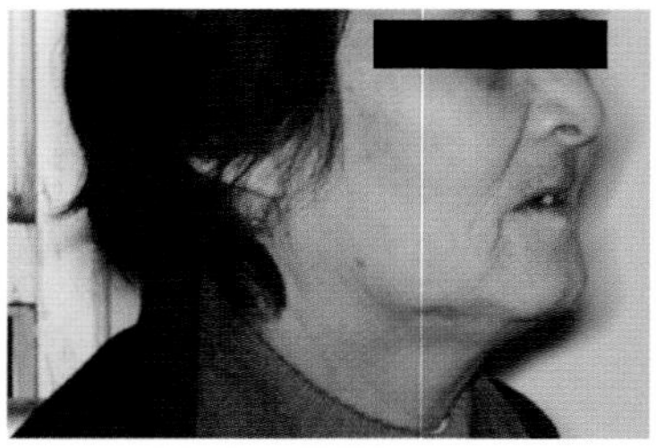
图2 患者术前侧面像

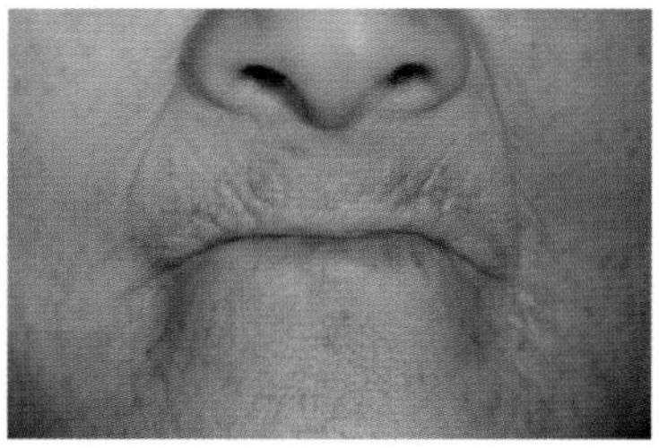
图3 患者术前正面面下1/3像

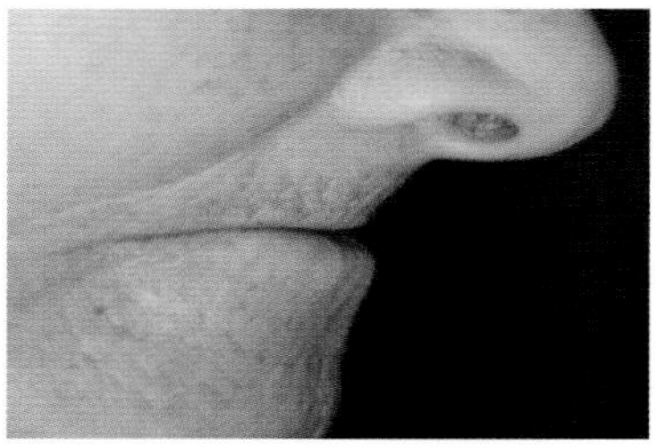
图4 患者术前侧面面下1/3像

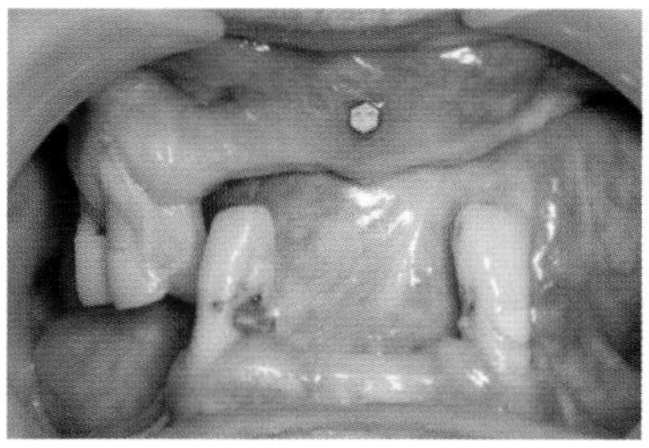
图5 患者术前口内像

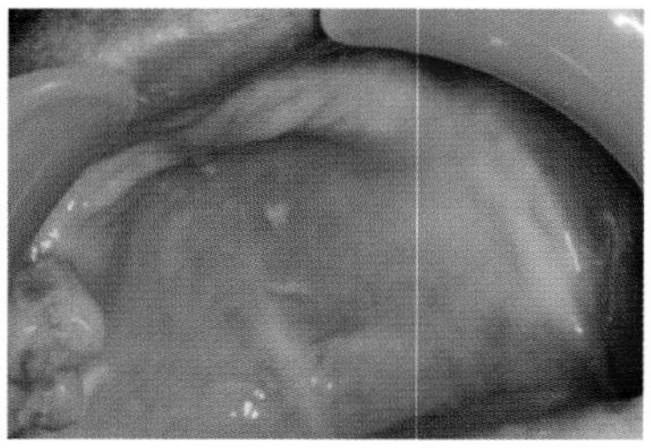
图6 患者术前口内上颌像

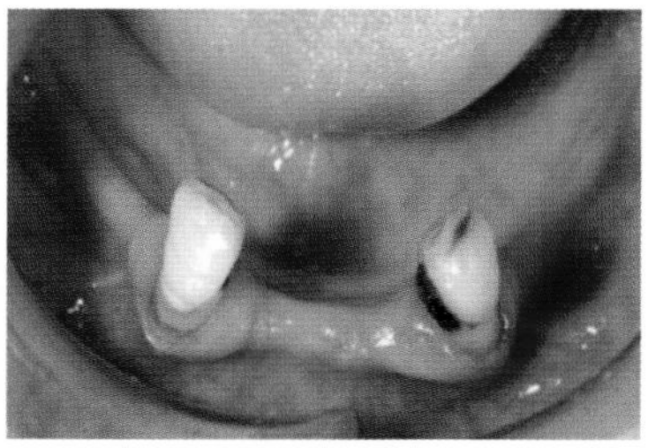
图7 患者术前口内下颌像

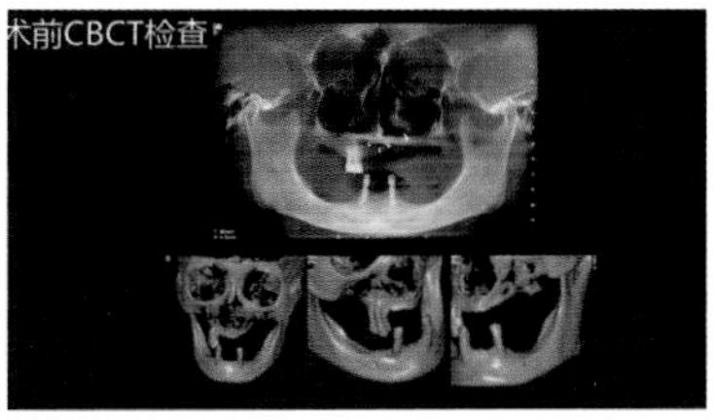

图8　患者术前戴定位钉CBCT检查

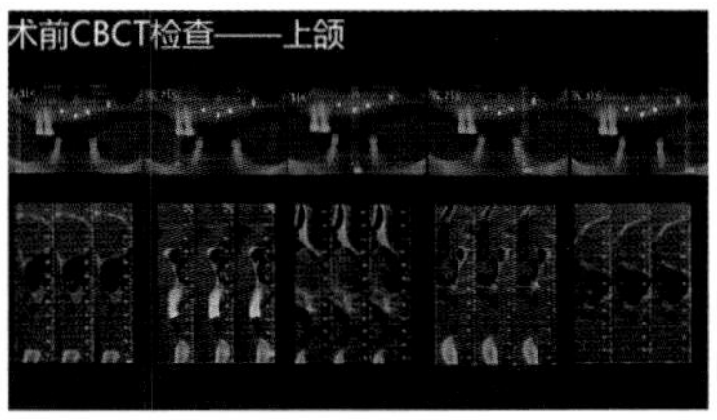

图9　患者术前上颌CBCT分段测量

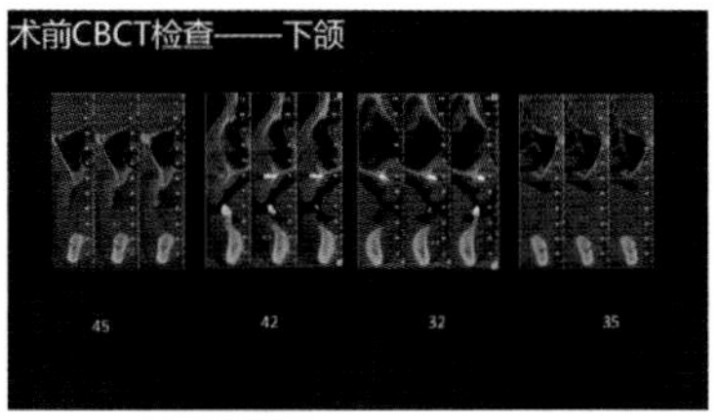

图10　患者术前下颌CBCT分段测量

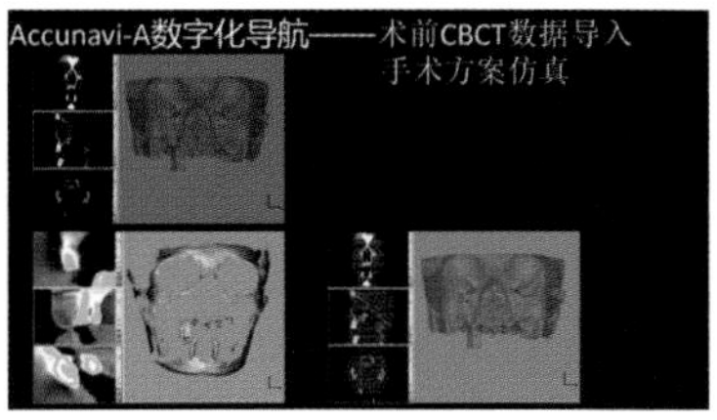

图11　Accunavi-A数字化导航术前模拟

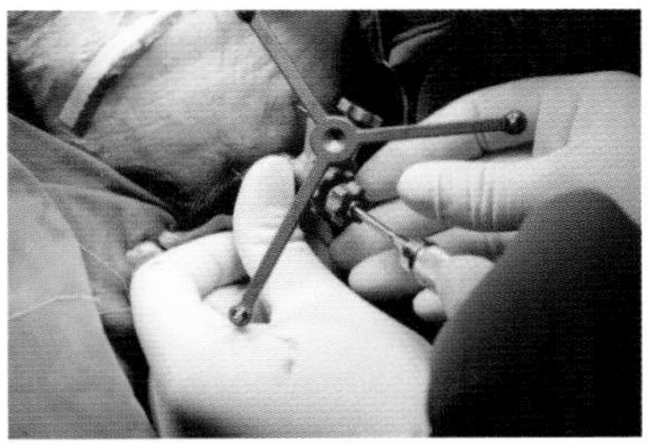

图12　全麻下放置颅骨参考架

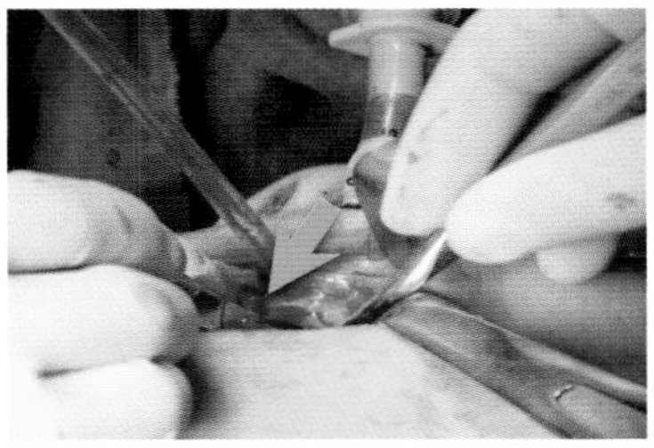

图13　切开13～17、23～27区牙龈，翻瓣

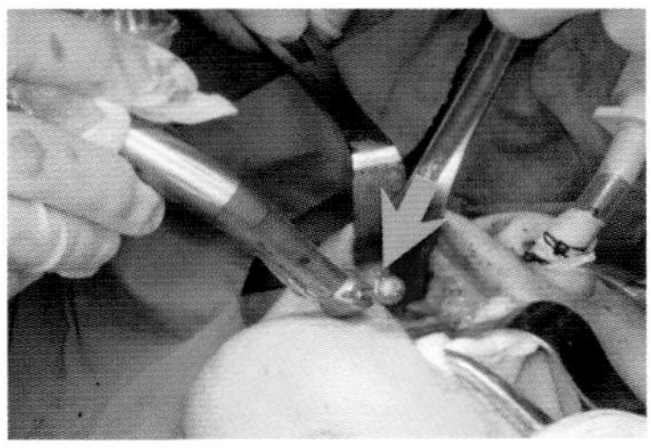

图14　行双侧上颌窦外提

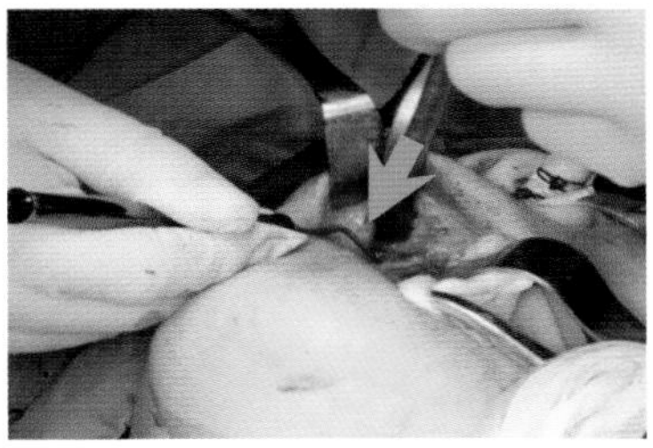

图15　分离上颌窦底黏膜

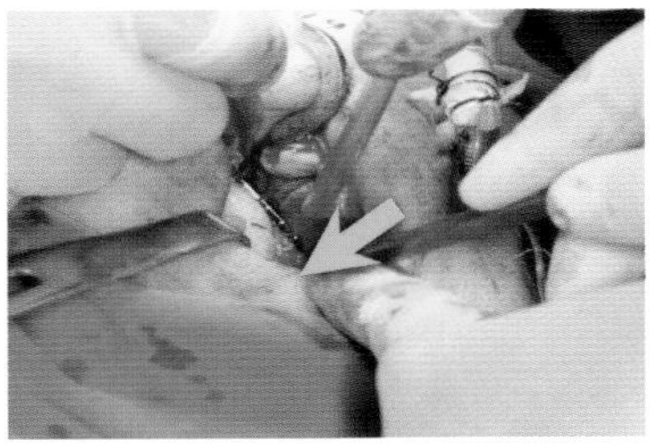

图16　术区系列钻孔

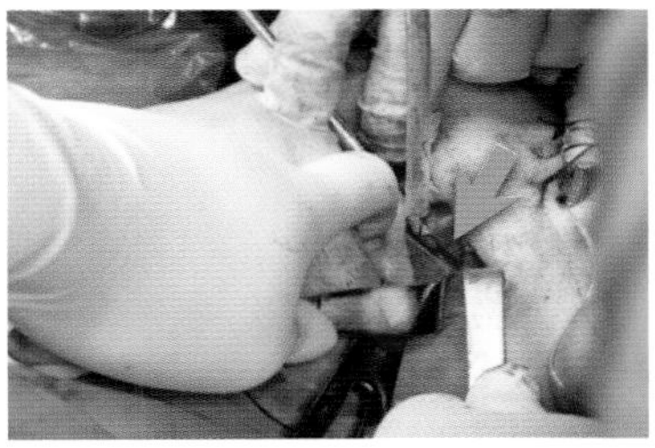

图17　术区植入Nobel Brånemark Zygoma植体

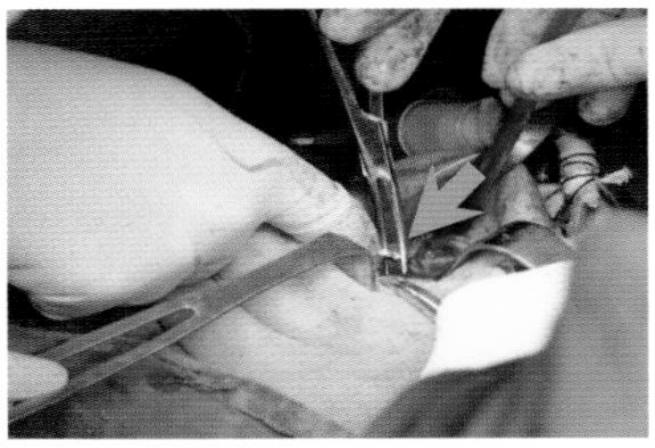

图18　去除适配器

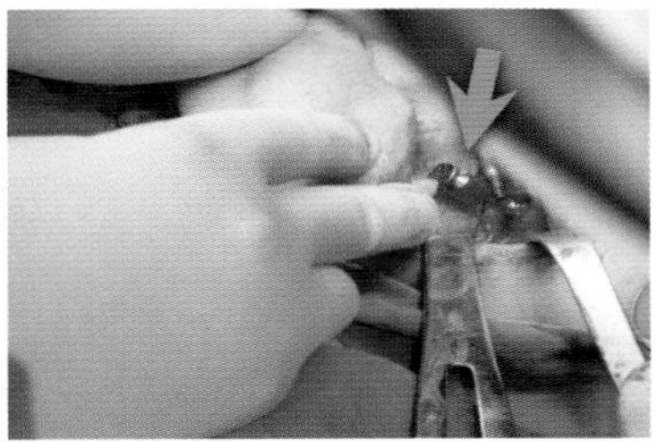

图19　放置愈合螺丝

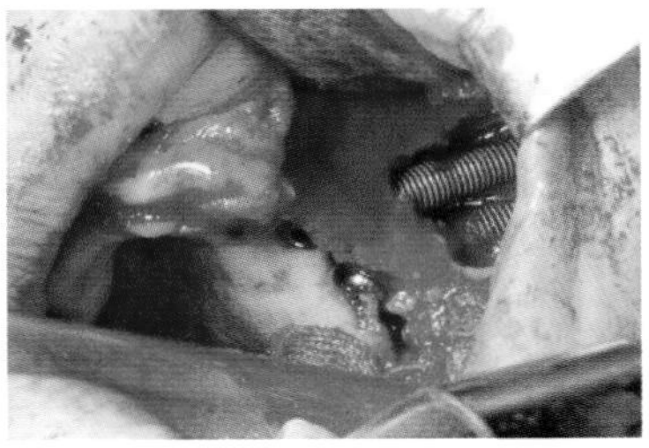

图20　单侧双穿颧植体

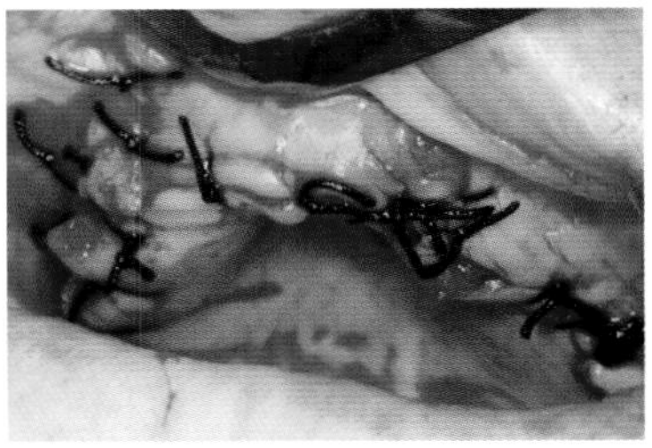

图21　缝合伤口

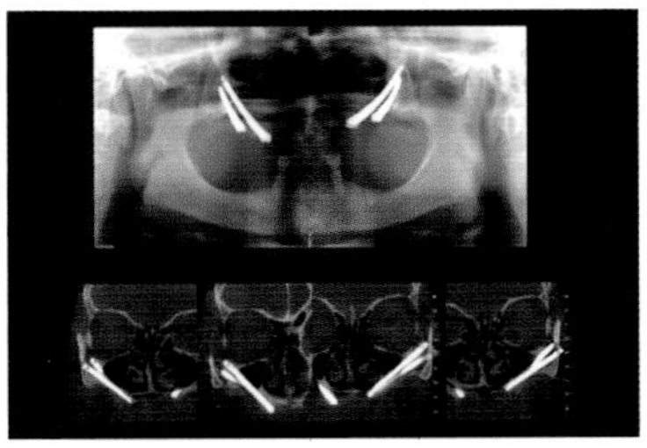

图22　上颌术后当日影像学检查

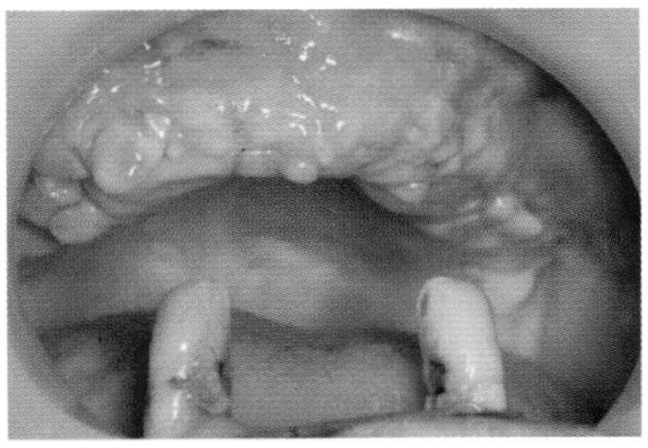

图23　术后10天拆线牙龈黏膜恢复情况

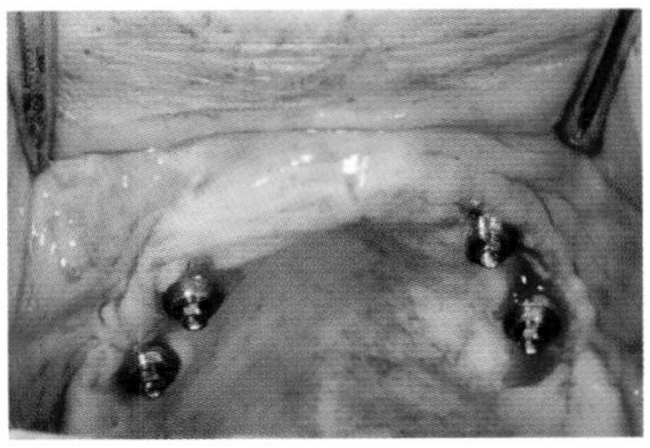

图24　上颌二期手术，连接复合基台

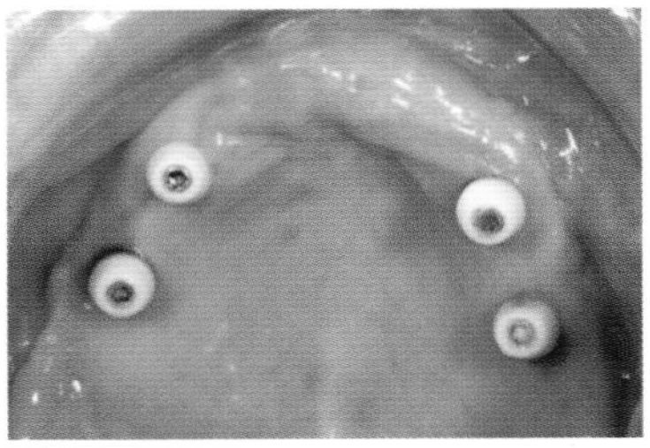

图25　戴基台保护帽

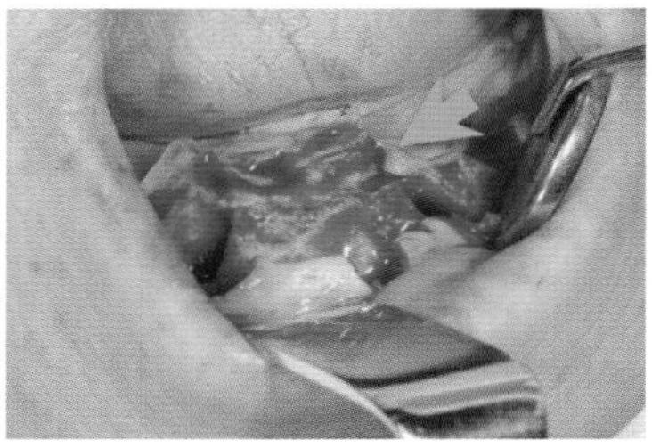
图26 下颌36～46牙区切开，翻瓣

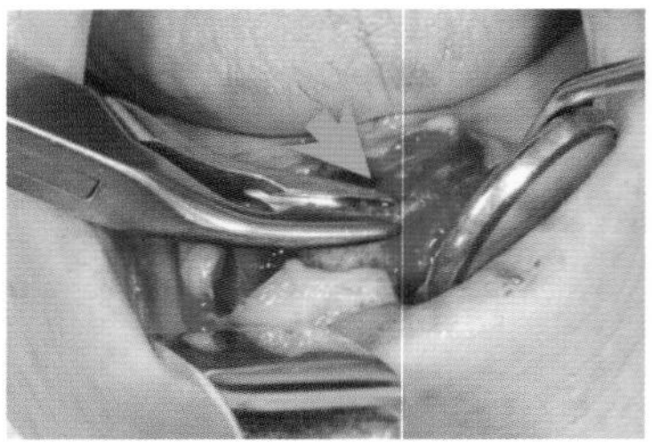
图27 修整下颌牙槽嵴

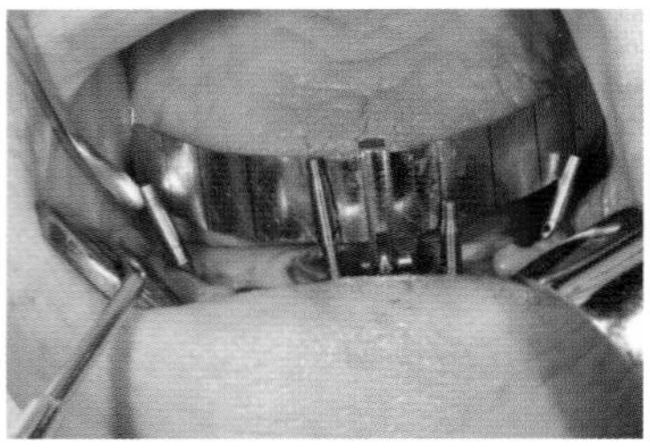
图28 定中线，上定位导板

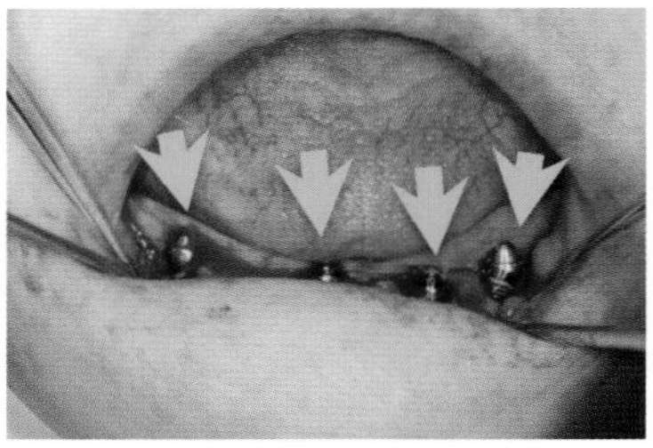
图29 植入4颗 Nobel Speedy 4mm×13mm种植体

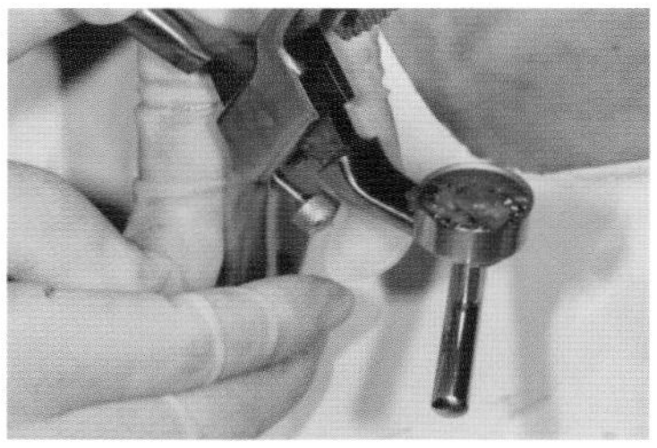
图30 制备自体骨骨粉

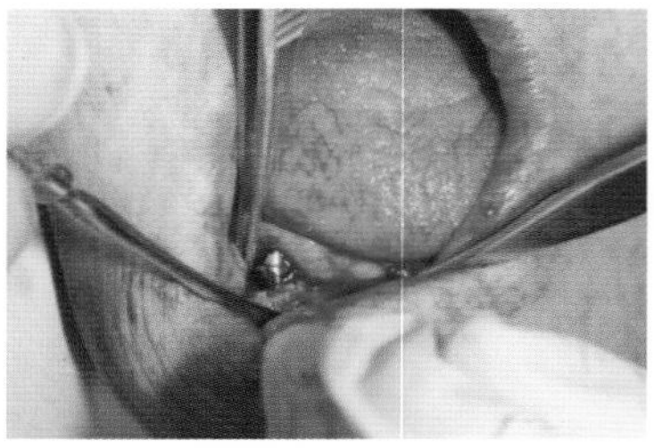
图31 35、45唇侧放置自体骨粉

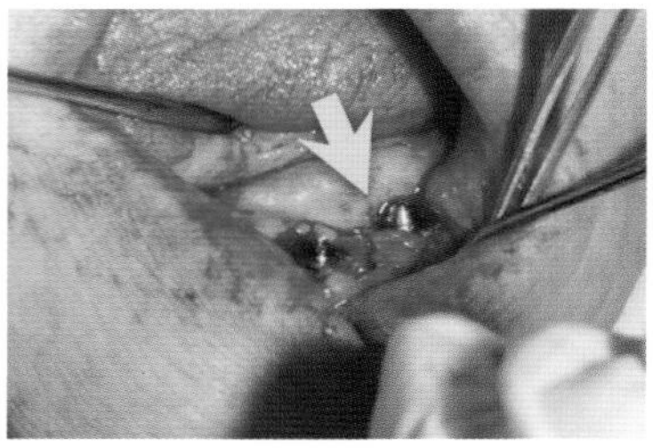
图32 覆盖胶原膜

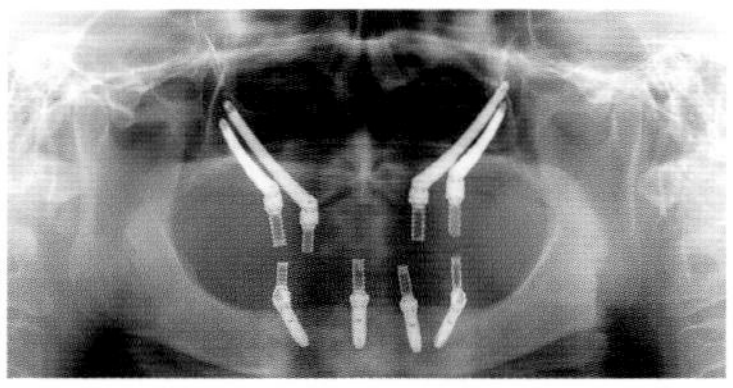
图33 下颌术后当日影像学检查

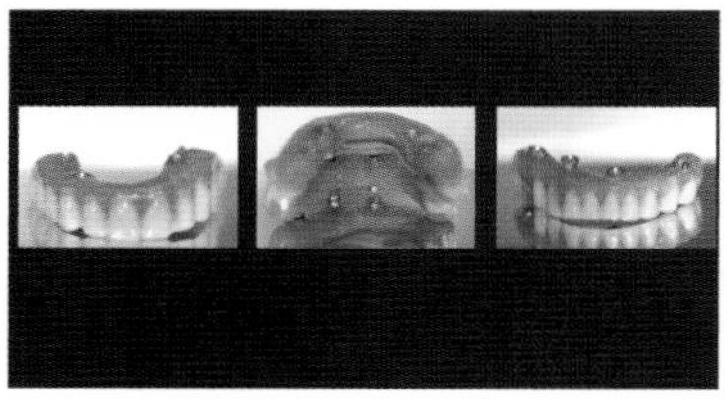
图34 临时义齿口外像

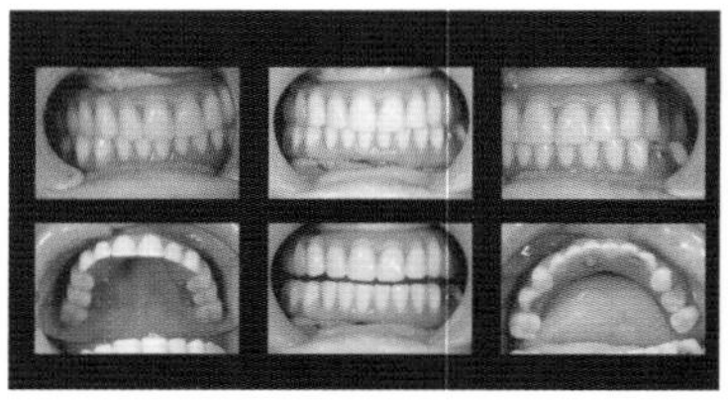
图35 临时义齿口内像

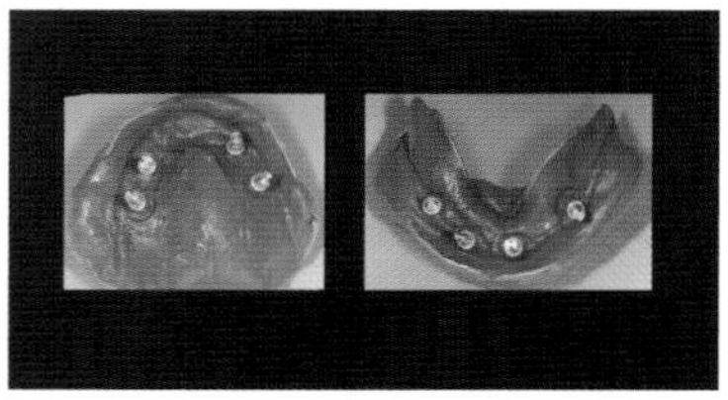
图36 印模制取

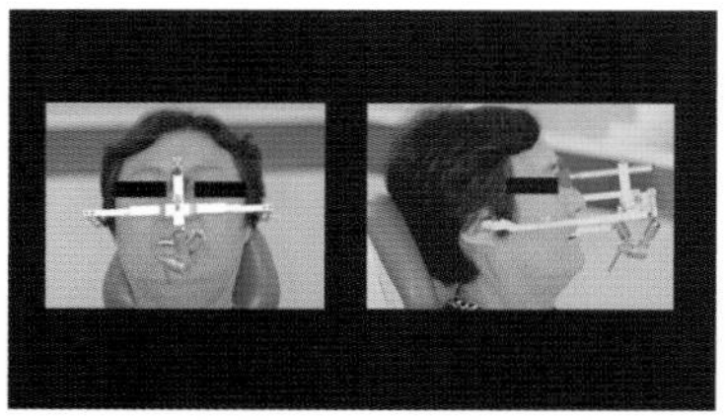
图37 面弓转移

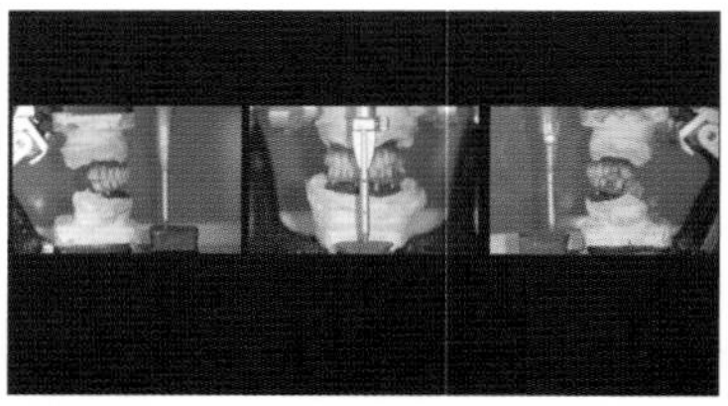
图38 利用临时牙转移咬合关系

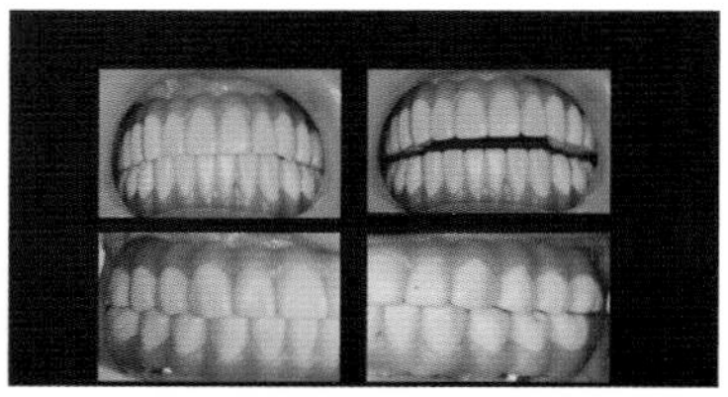
图39 口内试戴蜡牙

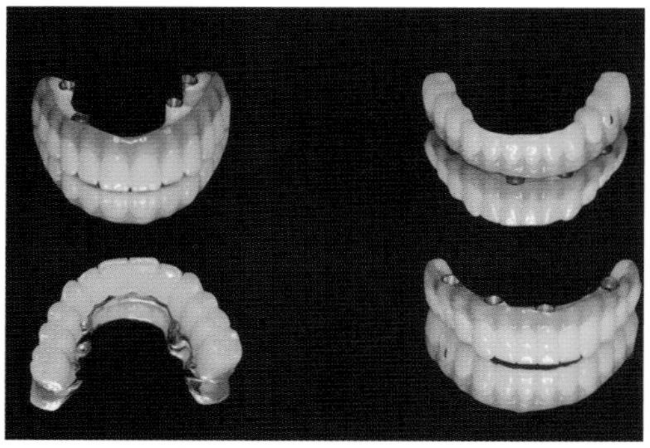
图40 烤塑修复体口外像

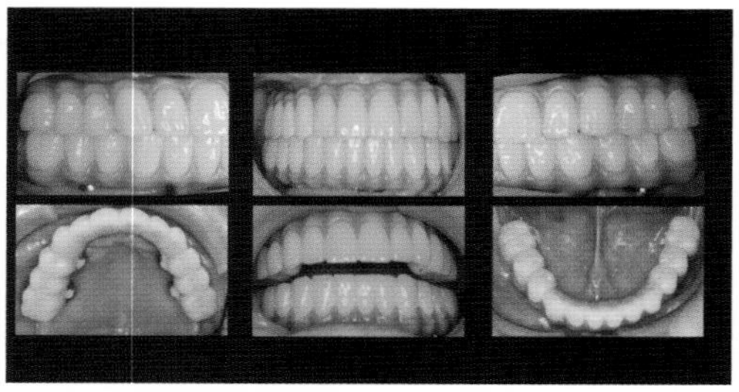
图41 烤塑修复体口内像

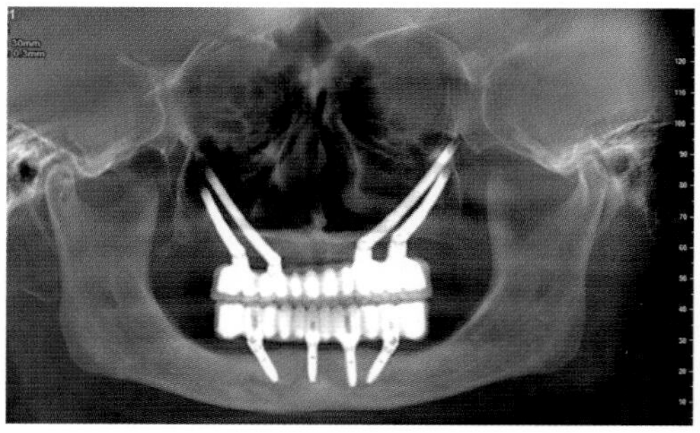
图42 佩戴烤塑修复体影像

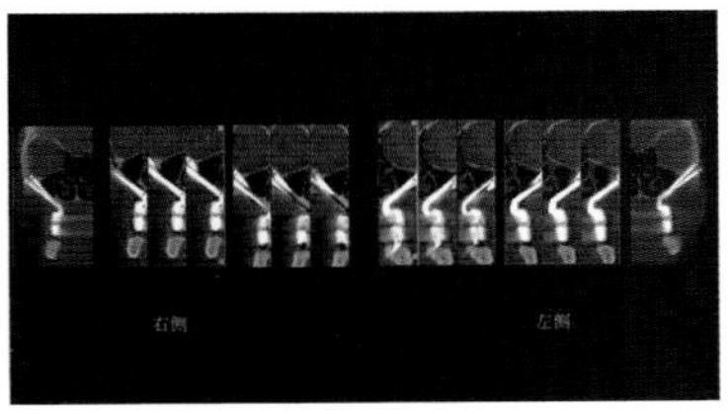

图43　上颌佩戴烤塑修复体CBCT分段截图

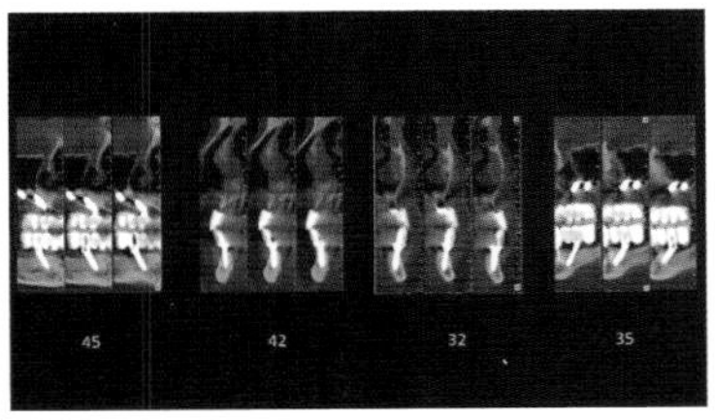

图44　下颌佩戴烤塑修复体CBCT分段截图

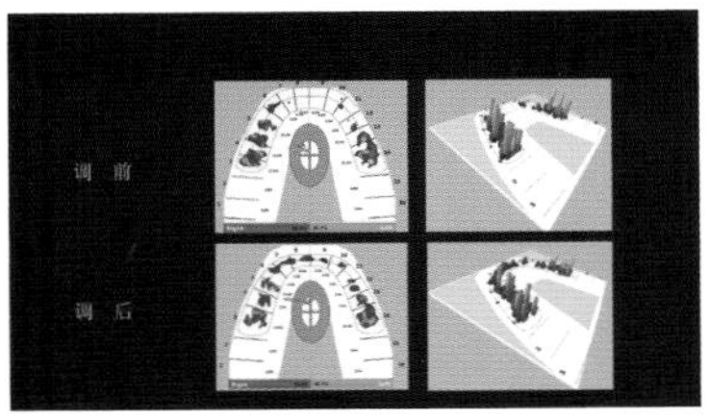

图45　T-Scan Ⅲ咬合力测试系统精确调颌

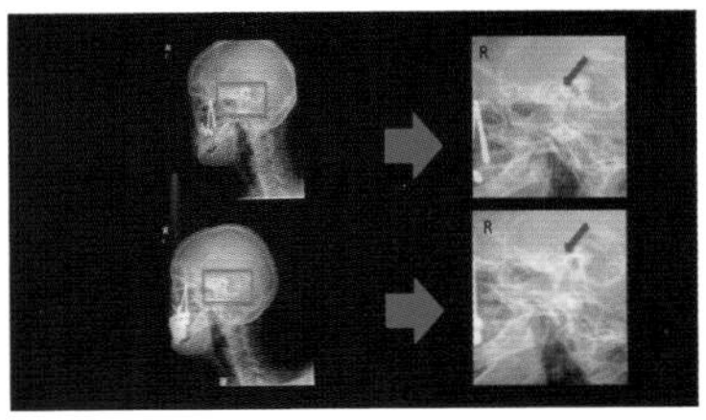

图46　右侧术前术后薛式位闭口像对比

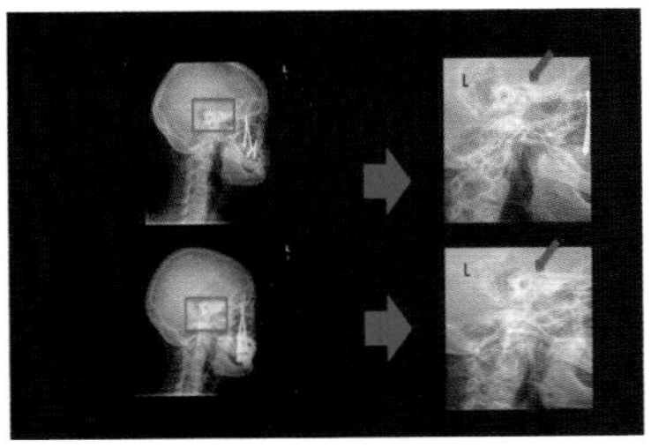

图47　左侧术前术后薛式位闭口像对比

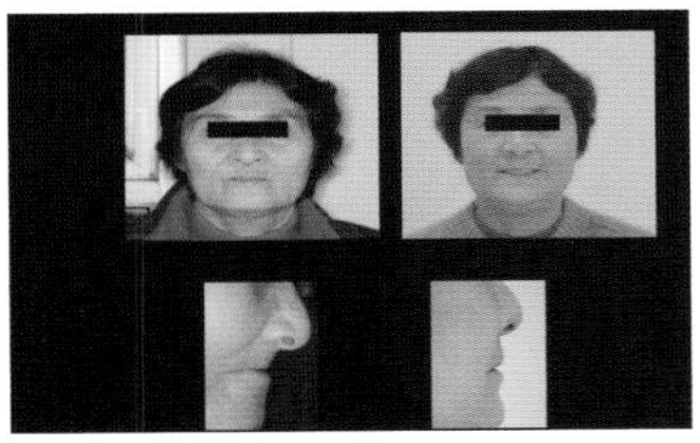

图48　术前术后患者面型对比像

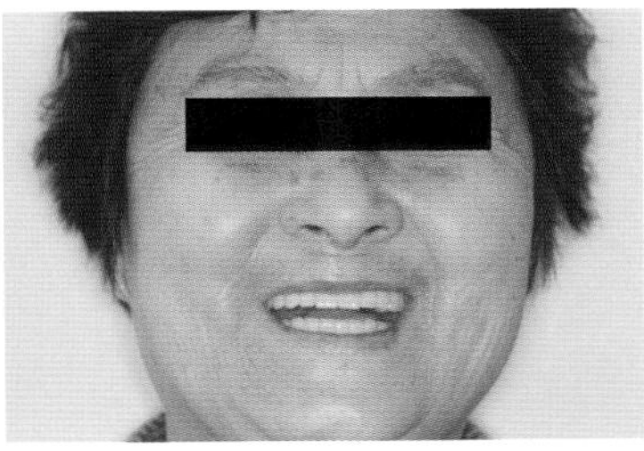

图49　患者修复后大笑像

参考文献

[1] Chrcanovic BR, Albrektsson T, Wennerberg A. Survival and Complications of Zygomatic Implants: An Updated Systematic Review[J]. Journal of Oral & Maxillofacial Surgery Official Journal of the American Association of Oral & Maxillofacial Surgeons, 2016, 74(10):1949–1964.

[2] Ujigawa K, Kato Y, Kizu Y, et al. Three–dimensional finite elemental analysis of zygomatic implants in craniofacial structures[J]. International Journal of Oral & Maxillofacial Surgery, 2007, 36(7):620–625.

[3] Rilo B, Da Silva JL, Mora MJ, et al. Guidelines for occlusion in implant–borne prostheses: A review[J]. IntDent J, 2008, 58(3):139–145.

[4] 秦甜, 吴国锋. 种植义齿–天然牙混合牙列的后牙咬合[J]. 实用口腔医学杂志, 2015, 31(5):733–737.

应用数字化技术行全口种植后即刻修复1例

刘玉洁 于艳春 林海燕

摘 要

对1例全口多数牙缺失、残留少量重度牙周炎患牙的患者拔除全口余牙，在数字化外科导板引导下上下颌分别植入6颗Straumann SLActive种植体，11颗种植体初期扭矩大于35 N·cm，这11颗种植体即刻接入多角基台，行CAD/CAM复合树脂临时固定桥修复，3个月左右种植体形成骨整合后完成永久性修复。无1颗种植体失败。

关键词：全口无牙颌；即刻修复；数字化技术

我国已进入老龄社会， 老年人口已超过10%。由于龋病、牙周病、老年退行性改变导致的牙龈萎缩以及因外伤、后天畸形和肿瘤等引起的牙槽骨缺失等，我国老年人的牙列缺失的比例也较高。因此全口无牙颌是口腔治疗中最常遇到的情形之一。如何保证老年人口腔健康提高老年人生活质量，是现代口腔医学关注的焦点。

修复此类病例的方法除传统全口义齿外，种植修复治疗可以说是当前治疗手段更先进，远期效果更乐观的方法。种植支持固定义齿按上部结构类型可分为传统固定桥修复方式及固定可摘修复方式。全口牙齿缺失采用种植修复时，治疗期间提供合适的临时义齿修复以保持患者正常的工作和社交活动也是种植医生在制订种植治疗计划时必须考虑的一个重要问题。 即刻负重（immediate loading）种植是指植入种植体后即刻以临时义齿修复上部结构， 愈合期间患者可使用义齿渐进性负重，待种植体获得骨性愈合后，更换永久性上部结构完成种植义齿修复。

一、材料与方法

1. 病例简介 56岁男性患者。要求固定义齿修复下颌缺失牙。同时要求治疗期短，治疗期间尽量不影响饮食。现病史：患者曾戴用固定义齿，感明显不适，且固定义齿松动。临床检查：下颌牙槽骨低平，11、12、14、15、17、21～27、31、32、36、37、41、42、35～37缺失（图1～图4），34～44固定桥修复体，松动（+），边缘不密贴。X 线片示13、16、34、35、44根周牙槽骨吸收 1/2～2/3 （ 图 4 ）。

2. 诊断 牙列缺损；重度牙周炎。

3. 治疗过程 首先对患者的健康状况进行评估，内容包括： 主诉、现病史、既往史以及牙殆状况。并做辅助的实验室检查，包括：血细胞分析以及生化系列分析。健康状况评估结果认为患者可以承受种植手术。由此制订综合治疗计划。

（1）术前硅橡胶取模以制作放射导板。拔除患者余留牙（图5），入放射导板拍摄CBCT，根据牙槽骨质量、高度及厚度制作手术导板（6）。预计在各区2、4、6牙位处植入种植体（图7），即上下颌各植入6种植体。

（2）手术当天提前2小时将手术导板浸入聚维酮碘液内消毒备用。

（3）术前1天给予口服抗生素、消肿药及止痛药。

（4）种植体植入：常规口内外消毒。术区骨膜下必兰局部浸润麻醉戴入手术导板并固定（图8、图9），按照设计方案逐级备洞（图10、11），备洞过程由手术医生、助手及导板设计者三方确认，以免发生误。取下放射导板后，切开种植体植入处黏膜，探查备洞位置、角度及是有穿孔，完成最后一钻备洞，植入种植体（图12、图13），在骨量不足植入少量骨粉以促进成骨。手术时先下颌后上颌。术中戴入多角基台，软织水平褥式缝合。

（5）取模：口内连接开窗式取模杆（图14、图15），拍摄数字化全片确认取模杆完全就位（图16），硅橡胶取模。

（6）临时修复体：打人工牙龈，灌制石膏模型，送至制作室，口数字化扫描，CAD/CAM技术制作临时修复体。术后当天完成临时修复制作并戴入患者口内（图17、图18），拍摄全景片确认义齿完全就位（19）。嘱患者术后1周进流食，注意口腔清洁，术后口服消炎、消肿药，要时服用止痛药，1周后复诊。

（7）拆线：患者伤口恢复良好，口腔卫生良好，患者无疼痛、出血情况。拆线。嘱患者术后1个月内进软食，后正常饮食，不可咬过硬食物注意口腔清洁，不适随诊。

（8）取模：术后3个月复诊，拍摄全景片（图20），可见种植体骨合良好。取下临时修复体，可见黏膜质地、轮廓、牙龈袖口均恢复良好（21～图23）。二次法取模（图24、图25），并拍摄全景片确认取模杆完就位（图26），硅橡胶取模。

作者单位：杭州口腔医院

通讯作者：林海燕；Email: lhaiyanlily@163.com

（9）最终修复体：上下颌各制作12颗纯钛烤塑义齿，恢复至第一磨牙。患者缺牙时间较长，牙槽骨及牙龈萎缩较严重，制作牙龈瓷以恢复美观（图27～图30）。戴入患者口内，被动就位，美观度及面下1/3丰满度均较好（图31～图34）。

（10）戴牙1个月后复查：患者口腔卫生良好，咬合无不适。义齿无松动、崩瓷等（图35）。

（11）使用材料：Straumann SLActive骨组织水平种植体。

二、结果

本病例共植入12颗种植体，12、22、32、42牙位植入3.3mm×12mm种植体，14、24、34、44牙位植入4.1mm×10mm种植体，16、36、46牙位植入4.8mm×10mm种植体，26牙位植入4.8mm×8mm种植体。除26牙位外，初期稳定性均良好，种植体植入时扭矩大于35N·cm。即刻负重3个月后，取出临时修复体，所有种植体临床骨结合良好。上下颌各以12颗纯钛支架烤塑桥完成修复，采用螺栓固位。患者对临时义齿及终义齿的咀嚼效能及美学效果均非常满意。

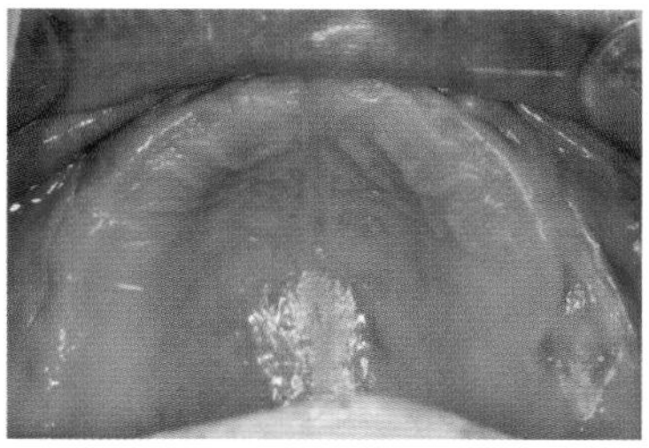
图1　患者术前情况1

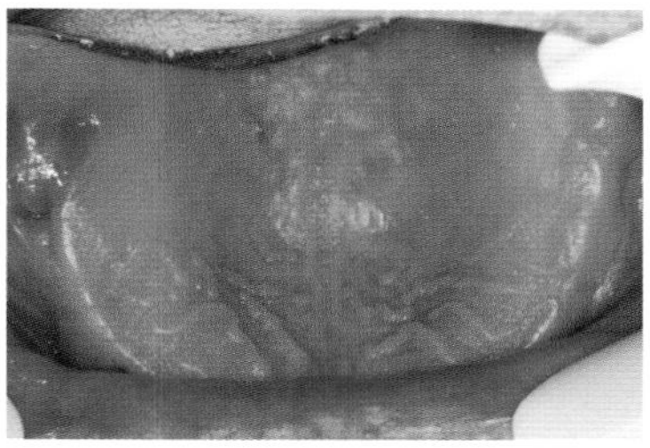
图2　患者术前情况2

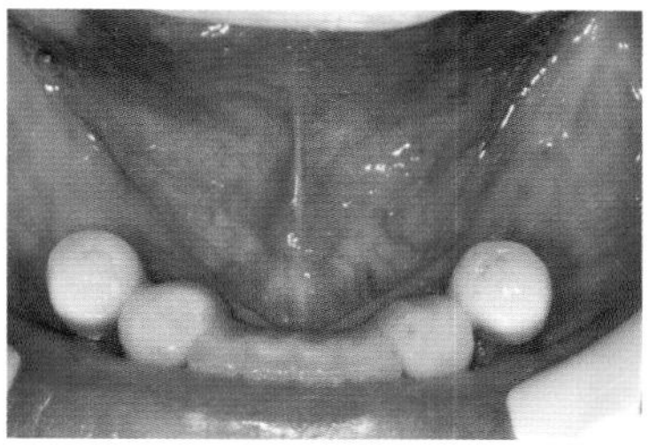
图3　患者术前情况3

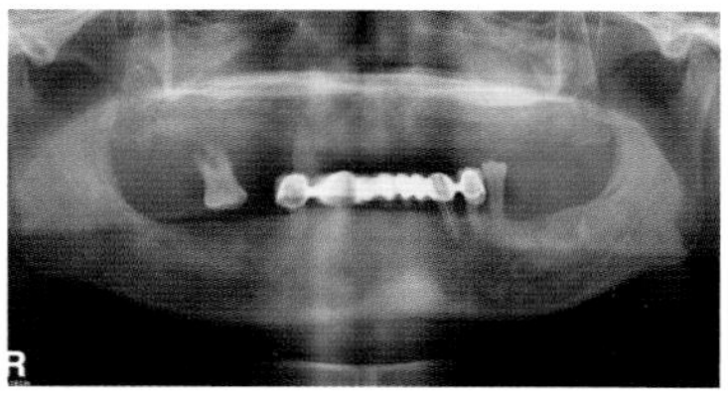

图4　患者术前全景片

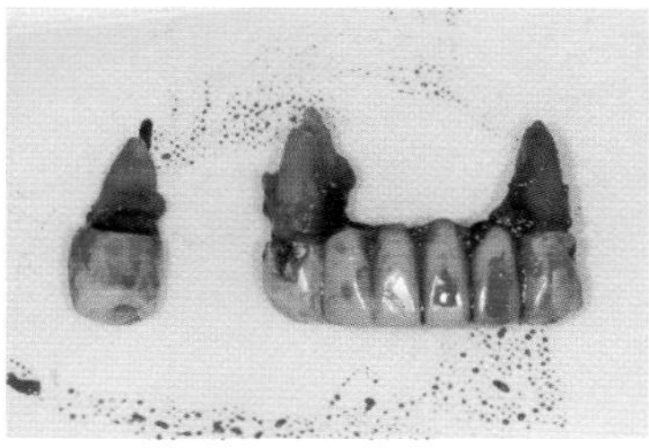
图5　拔除下颌余留牙

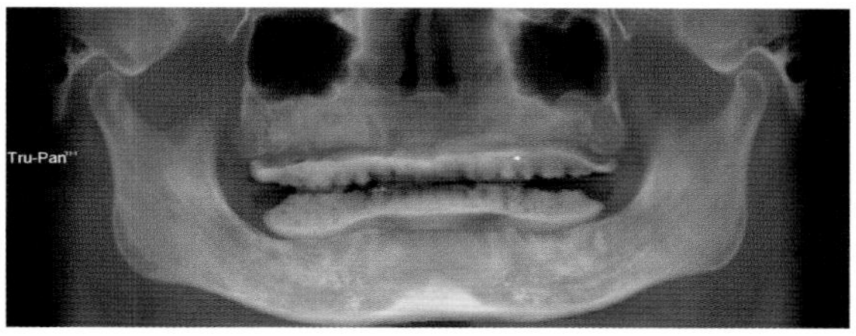

图6　患者戴放射导板拍摄CBCT

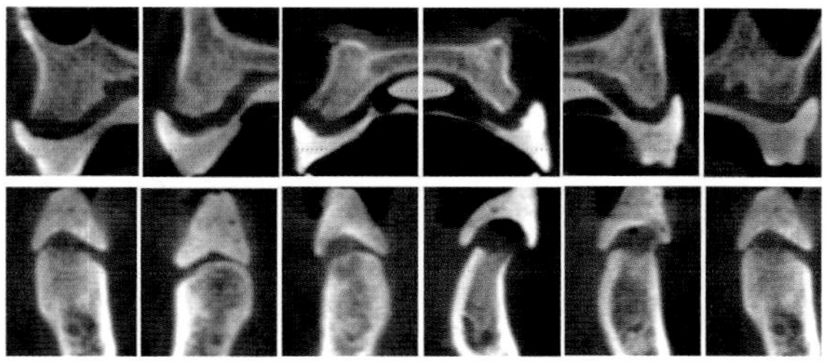
图7　患者颌骨情况

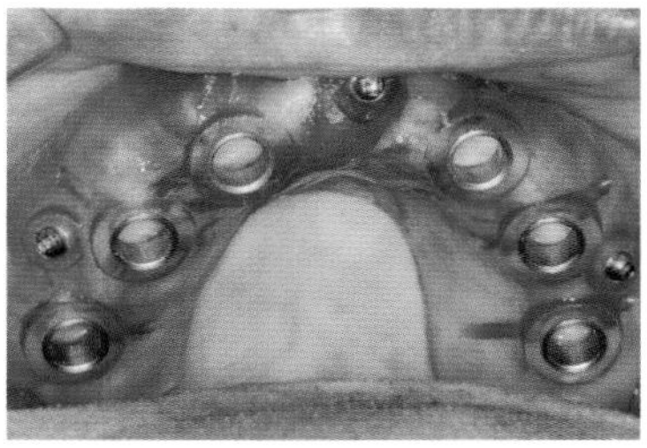
图8　患者戴入手术导板1

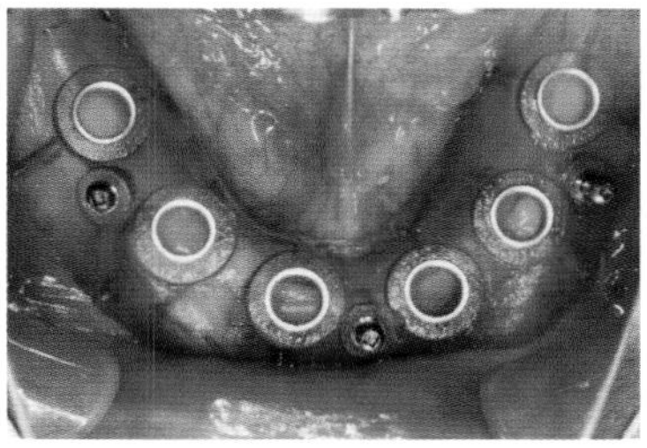
图9　患者戴入手术导板2

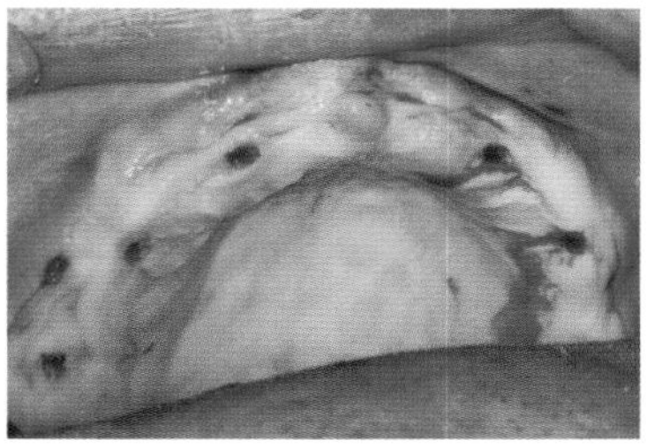
图10　逐级备洞后情况1

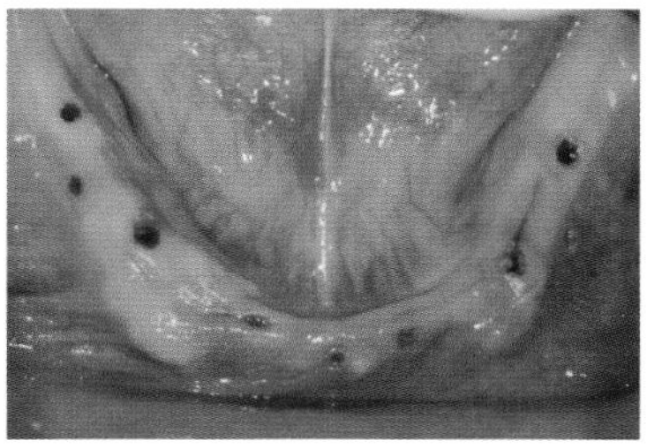
图11　逐级备洞后情况2

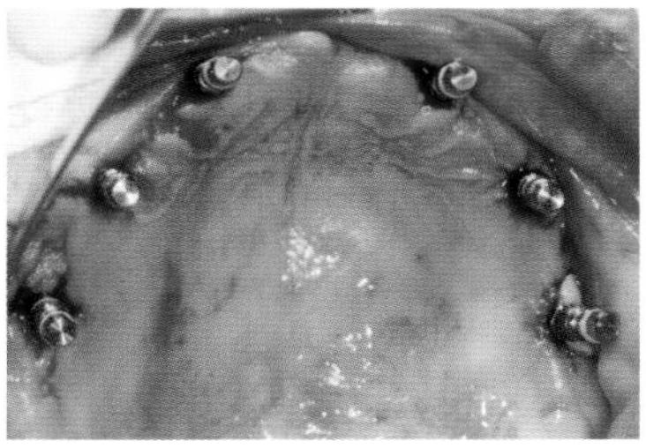
图12　植入种植体1

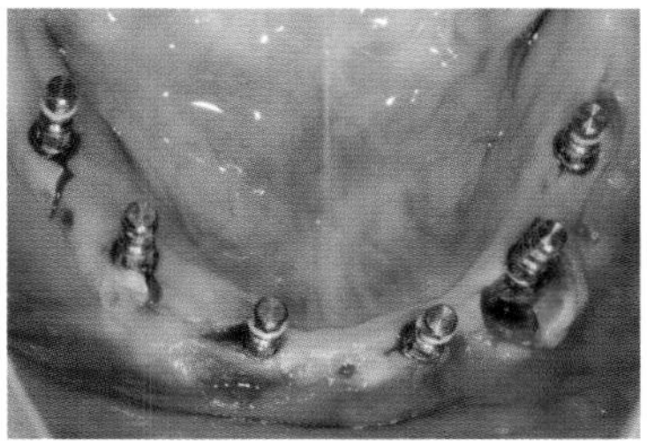
图13　植入种植体2

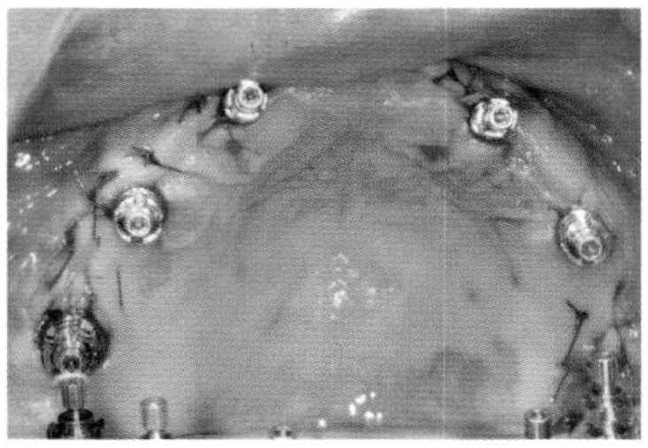
图14　连接取模杆1

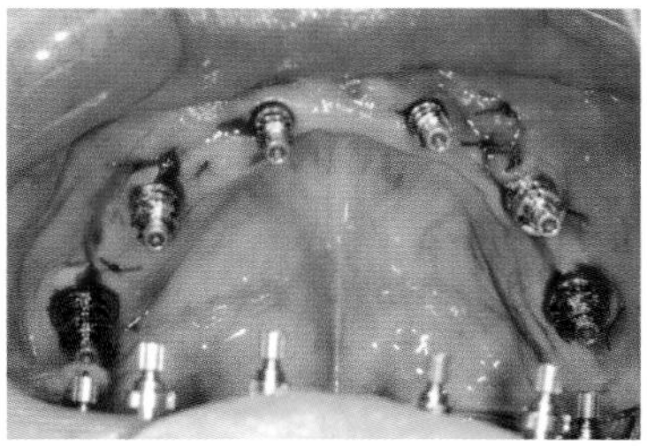
图15　连接取模杆2

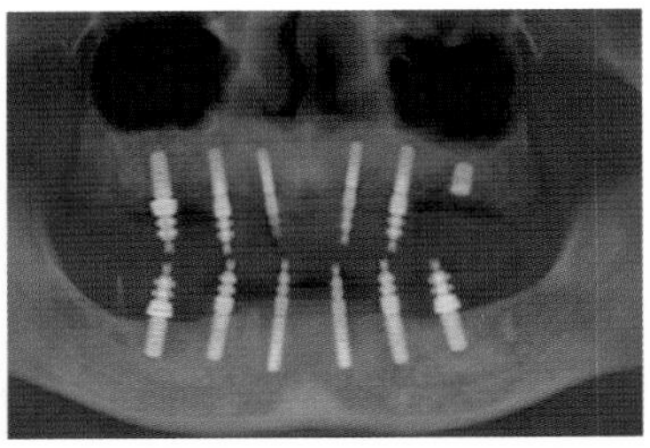

图16 术后全景片

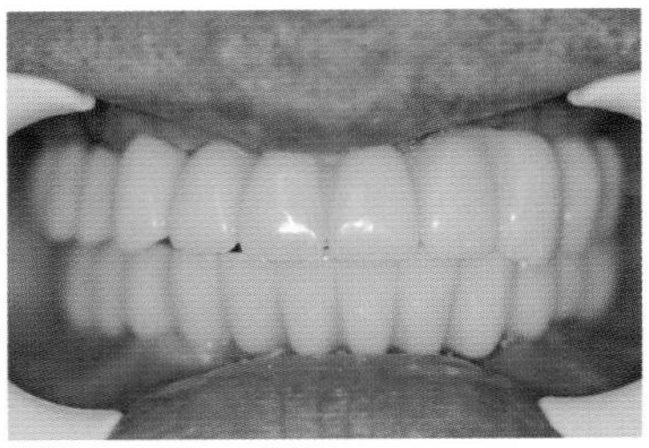

图17 患者戴入临时修复体1

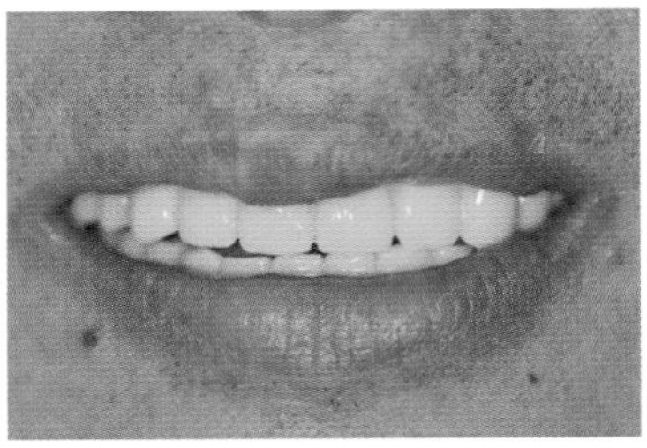

图18 患者戴入临时修复体2

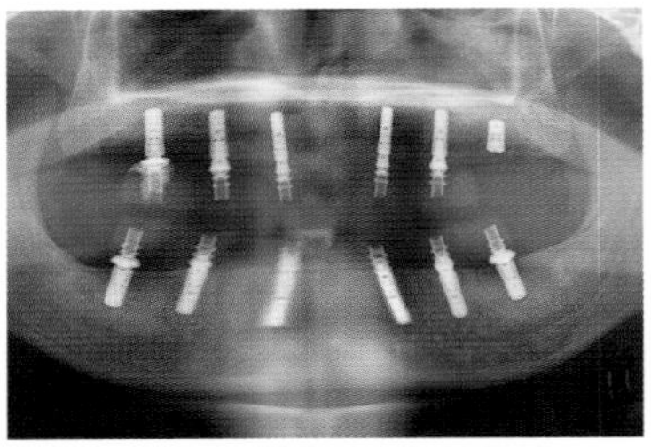

图19 戴入临时修复体后拍摄全景片

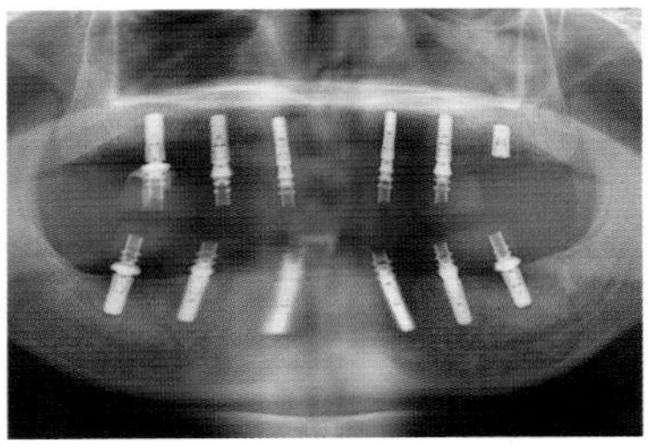

图20 术后1个月复查时拍摄全景片

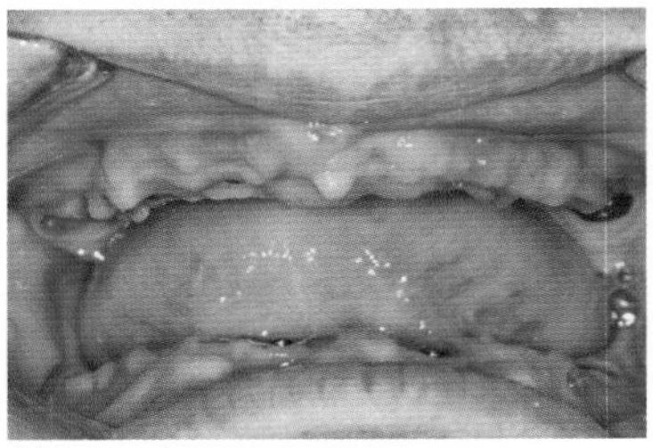

图21 取模时牙龈轮廓

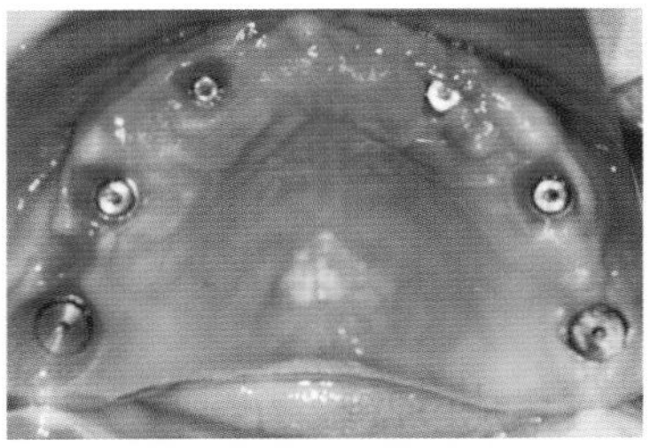

图22 取模时牙龈袖口情况1

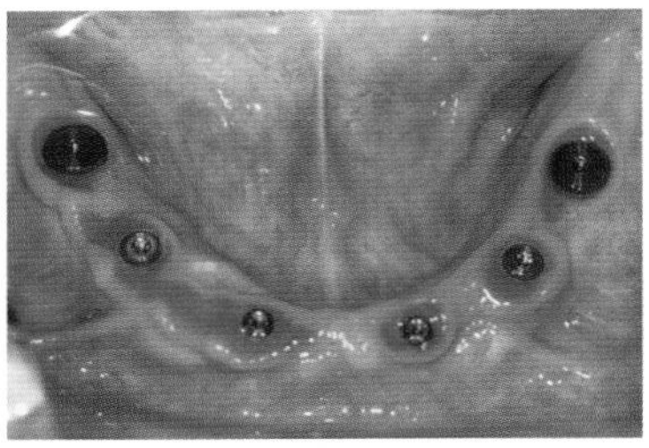

图23 取模时牙龈袖口情况2

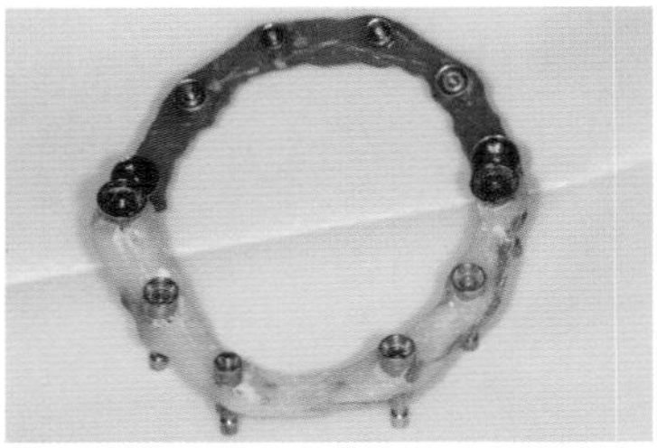

图24 二次取模法1

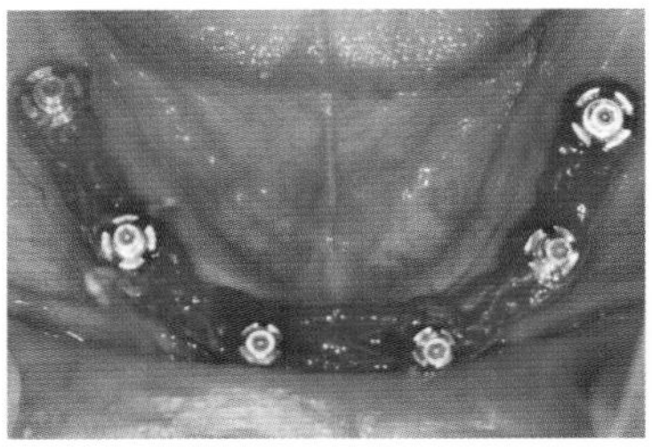

图25 二次取模法2

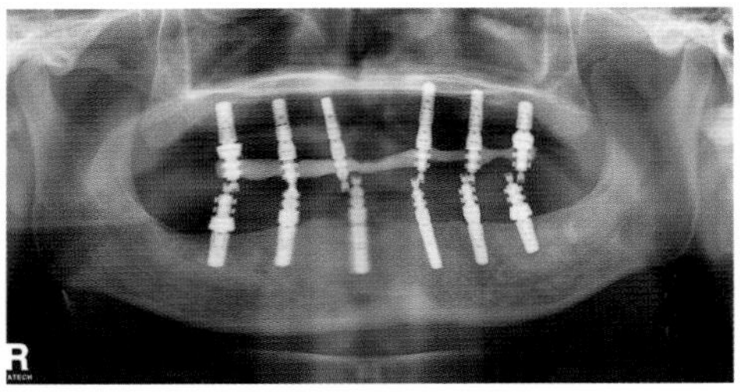

图26 全景片示取模杆完全就位

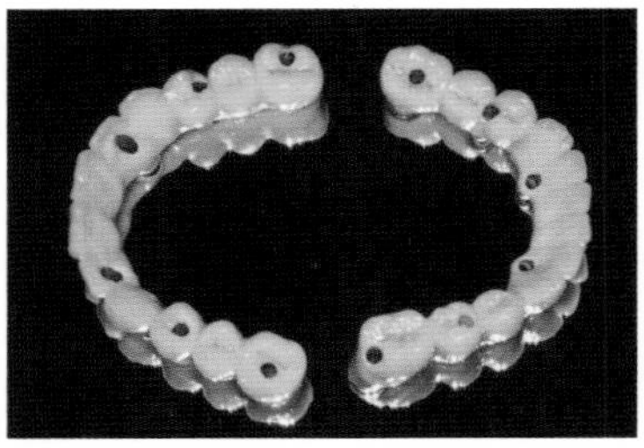

图27 最终修复体1

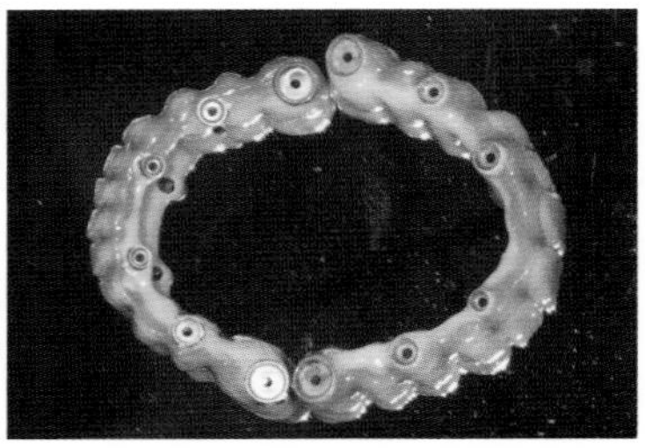

图28 最终修复体2

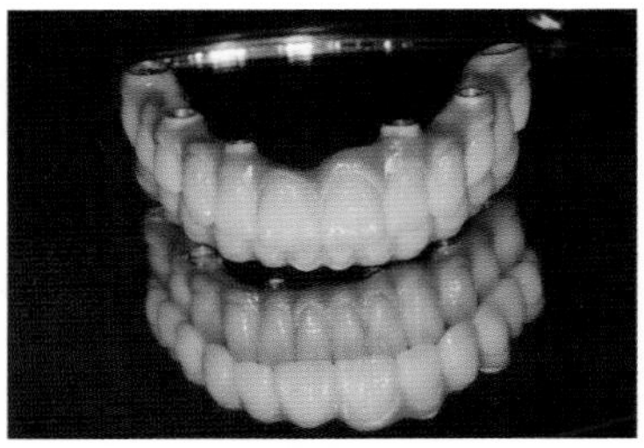

图29 最终修复体3

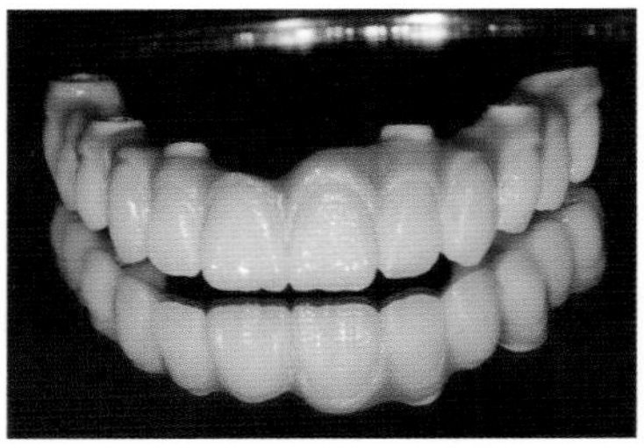

图30 最终修复体4

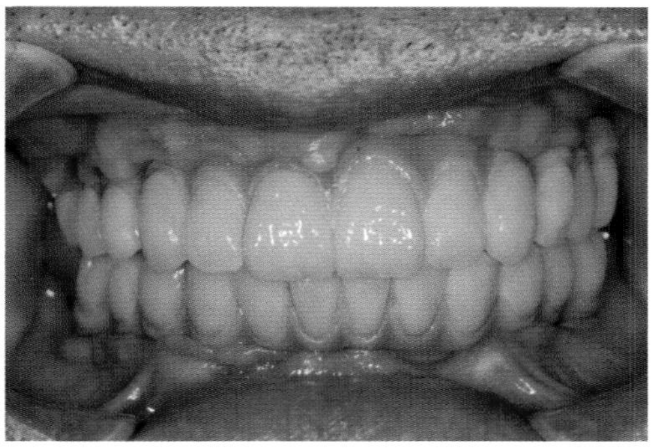
图31 患者戴入最终修复体1

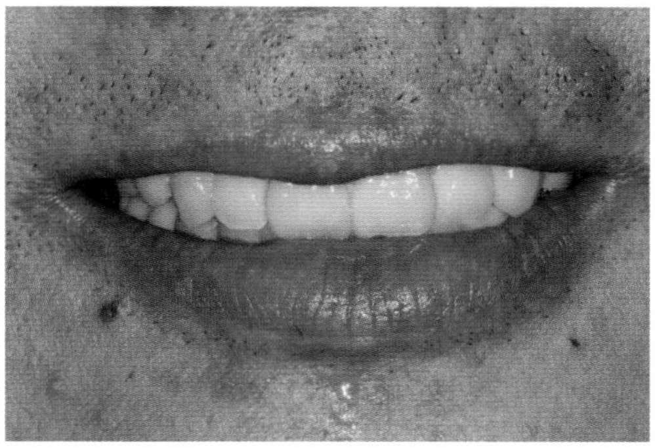
图32 患者戴入最终修复体2

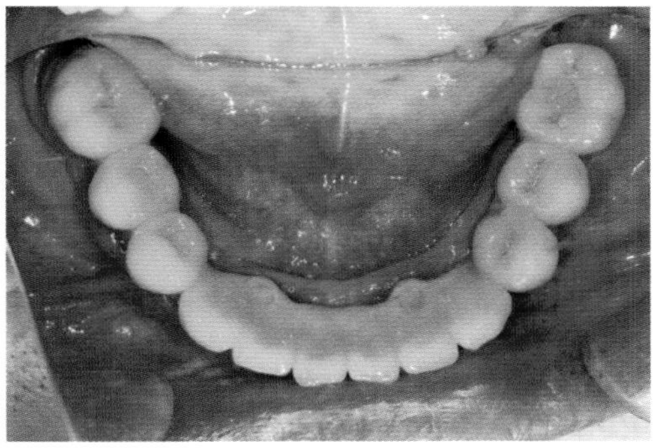
图33 患者戴入最终修复体3

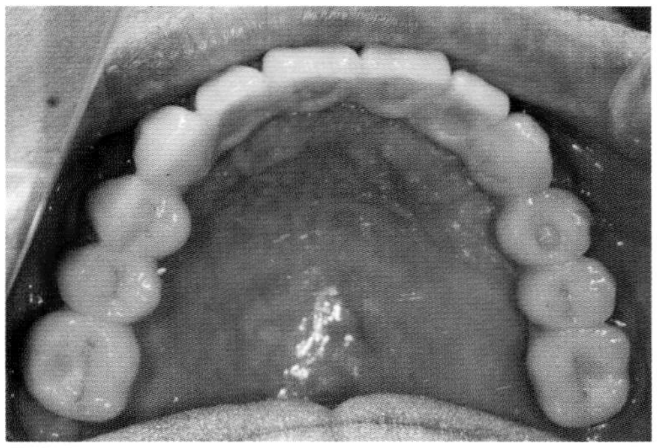
图34 患者戴入最终修复体4

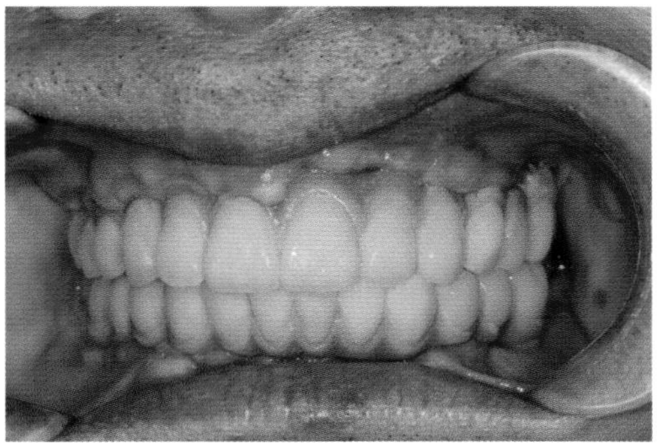
图35 患者戴入最终修复体后1个月复诊

三、讨论

无牙颌患者采取种植修复时，应既考虑局部软组织和骨组织条件、上下颌骨颌位关系等因素，又应结合患者的年龄、全身状况、要求等系统性条件。本病例患者为56岁男性，要求种植固定修复且尽量缩短缺牙时间。很多研究认为下颌无牙颌即刻修复4~6颗种植体即可取得良好的临床效果；颌所需种植体数量比下颌多，一般认为需要6~8颗种植体。患者Ⅱ类骨，不同牙位骨量情况不一。从分散应力及骨量等方面综合考虑，最终决定各区2、4、6牙位植入种植体，并采用计算机辅助设计和计算机辅助制作术进行手术设计，可辅助避开相关重要解剖结构、预测植入位置及倾斜角、缩短手术时间。本病例选择骨结合效果佳的SLActive种植系统，种植体面亲水处理提高了种植体表面活性，增强了黏附细胞的能力，促进成骨，一定程度降低种植体失败风险。

为缩短患者缺牙时间，此病例选取即刻负重方式。即刻负重在临床运用时，需满足一定适应证，否则会增大种植体失败风险。研究表明，种植体愈合期一定范围的微动（50μm左右）不会影响种植体与骨发生整合，甚至有助于加快种植体的愈合，早期负重对种植体获得骨整合没有负面影响，甚至可能获得更高的骨接触率（bone-implant contact，BIC）。但是种植体植入初期并没有骨结合，所以在生物力学上即刻负重种植体必须具有足够的初期稳定性。种植体即刻负重修复前，评估种植体动度非常重要。目前普遍认为即刻负重种植体植入时，扭矩至少应＞35N·cm或采用共振频率分析仪器测量出的初期稳定性＞70，对于机械稳定性差的种植体应该采用非负重愈合方式。种植体的初期稳定性取决于牙槽骨的密度、数量和质量，术者的手术技巧，种植窝的预备及种植体的形状及其宏观、微观结构等。Aimeida等认为Lekholm和Zarb分类中提出的Ⅰ、Ⅱ、Ⅲ级骨质者才适宜进行即刻负重。全口无牙颌的即刻负重不仅取决于个种植体的初期稳定性，还与种植体数量及分布、悬臂长度等因素有关。Elian等研究种植体位置与种植成功率的关系后认为：用于即刻负重的种植体在牙弓上应呈弧形分布。Hasan等运用三维有限元分析法证明，至少植入4颗种植体，覆盖义齿才能进行即刻负重。术前设计外科导板，对上下颌骨骨质骨量均已进行评估，在前牙、前磨牙及磨牙区选取骨量较好的位置。术中，除26种植体外，所有种植体初期稳定性均达到35N·cm，因此，上颌参与负重的种植体有5颗，下颌参与负重的种植体为6颗。上下颌种植体均呈弧形分布，有利于应力散。基于以上条件，选择为患者进行即刻修复，并且只修复到第一磨牙，缩短悬臂长度。嘱患者注意口腔清洁及逐步加强咬合负重。经过术后恢期，无种植体失败，可见在适应证恰当时，全口无牙颌即刻负重可获得良效果。

参考文献

[1] Hee-Kyun OH, Gwang J. Selection of bone augmentation for implant placement[J]. Symposm, 2007, 3(6): 19.

[2] PiatteIIi A, PaoIantonio M, CorigIiano M, et al. Immediate Ioading of titanium pIasma-sprayed screw-shaped impIants in man: A cIinicaI and histoIogicaI report of two cases[J]. J Periodontol, 1997, 6(86): 591-597.

[3] Roccuzzo M, Bonino F, Gaudioso L, et al. What is the optimal number of implants for removable reconstructions? A systematic review on implant-supported overdentures[J]. Clin Oral Implants Res, 2012, 23 Suppl 6: 229-237.

[4] Heydecke G, Zwahlen M, Nicol A, et a1. What is the optimal number of implants for fixed reconstructions: a systematic review[J]. Clin Oral Implants Res, 2012, 23 Suppl 6: 217-228.

[5] Payne AG, Tawse-Smith A, Thompson WM, et a1. Early functional loading of unsplinted roughened surface implants with mandibular overdentures 2 weeks after surgery[J]. Clin Implant Dent Relat Res, 2003, 5(3): 143-153.

[6] Branemark PI, Engstrand P, Ohrnell LO, et al. A new treatment concept for rehabilitation of the edentulous mandible. Preliminary results from a prospective clinical follow-up study[J]. Clin Implant Dent Relat Res, 1999, 1(1):2-16.

[7] Turkyilmaz I, Tumer C, Ozbek EN, et al. Relations between the bone density values from computerized tomography, and implant stability parameters: a clinical study of 230 regular platform implants[J]J Clin Periodontol, 2007, 34(8): 716-722

[8] de Almeida EO, Rocha EP, Freitas AC Jr. Finite element stress analysis of edentulous mandibles with different bone types supporting multiple-implant superstructures[J]. Int J Oral Maxillofac Implants, 2010, 25(6): 1108-1114.

[9] Elian N, Ehrlich B, Jalbout Z, et al. A restoratively driven ridge categorization, as determined by incorporating ideal restorative positions on radiographic templates utilizing computed tomography scan analysis[J]. Clin Implant Dent Relat Res, 2009, 11(4): 272-278.

[10] Hasan I, Bourauel C, Keilig L, et al. The influence of implant number and abutment design on the biomechanical behaviour of bone for an implant-supported fixed prosthesis: a finite element study in the upper anterior region[J]. Comput Methods Biomech Biomed Engin, 2011, 14(12): 1113-1116.

双侧穿颧种植修复上颌牙列缺失伴骨量严重缺损1例

马文杰　童昕　秦海燕

摘要

目的：上颌骨后牙区骨量严重不足的患者，是临床上非常棘手的种植病例。**材料与方法：**48岁男性患者。15年前外伤史，上颌牙因松动相继拔除。否认系统病史及药敏史。已戒烟戒酒。临床检查：上颌牙槽突萎缩明显，侧貌呈反殆。17～27、37、42～31缺失。32、47叩诊不适，松动II～III度，45、46叩诊不适，松动I～II度。CT：上颌骨前牙区及后牙区均骨质菲薄。采用双侧各1颗颧种植体，配合前牙区2颗斜种植体进行种植固定义齿修复。**结果：**该患者于种植手术6个月后复查，各个植体均稳定，骨结合良好，二期手术后进行了后续修复治疗，现已完成最终修复，咀嚼功能恢复良好。**结论：**上颌后牙区骨量严重缺损时采用颧种植体是可靠的治疗方案。

关键词：颧种植体；上颌骨；骨量不足

上颌骨后牙区骨量严重不足的患者，是临床上非常棘手的种植病例。有时即使通过上颌窦开窗或大块自体骨移植等方法进行植骨，都难以获得良好的临床疗效。颧种植体是由Brånemark教授在1989年提出的治疗方案。对于严重吸收的无牙颌、先天性无牙颌及上颌骨缺损重建患者，利用颧骨来植入种植体，其主要优点是避免了大量植骨手术，缩短了治疗周期。颧种植体从后牙区牙槽嵴顶或偏腭侧植入，穿上颌窦进入颧骨，获得颧骨与上颌骨双重固位；同时在前牙区植入2～4颗常规种植体，可完成上颌无牙颌的固定修复。

一、材料与方法

1. 病例简介　48岁男性患者。15年前外伤史，上颌牙因松动相继拔除。否认系统病史及药敏史。已戒烟戒酒。临床检查：上颌牙槽突萎缩明显，侧貌呈反殆。17～27、37、42～31缺失。32、47叩诊不适，松动II～III度，45、46叩诊不适，松动I～II度。颞下颌关节正常。CT：上颌骨前牙区及后牙区均骨质菲薄。前牙区骨高度仅2～3mm，后牙均不足1mm，局部区域不足1mm。

2. 诊断　上颌牙列缺失；下颌牙列缺损；重度牙周炎。

3. 治疗计划　拟于双侧上颌后牙区各植入1颗穿颧种植体，上颌前牙区植入2颗种植体，总共4颗种植体行上颌无牙颌的种植支持式固定义齿修复。种植术后6个月进行修复上颌牙列缺失。

4. 治疗过程（图1～图16）

（1）外科部分：①经鼻气管插管，吸入及静脉复合麻醉，于全麻下切开翻瓣，显露双侧上颌窦前壁、颧牙槽嵴及部分颧骨。以超声骨刀于双侧上颌窦前壁开窗，暴露上颌窦黏膜，钝性分离上颌窦黏膜，将上颌窦黏膜推向内上方，尽量保持黏膜完整无破损。此窗口预留出颧种植体通过的空间，从后牙区牙槽嵴顶偏腭侧备孔，穿过开窗口进入颧骨备洞，方向由导航仪进行调整。②种植机以1000r/min于16、26牙槽嵴处钻孔，逐级备洞，分别植入1颗长度为42.5mm颧种植体，手动将45°头部旋转至合适修复的适当位置。③于13、23牙槽嵴斜行植入种植体（NobelActive）2颗，3.5mm×11.5mm（13）、4.3mm×10mm（23）。④双侧上颌窦前壁骨缺损处放置胶原膜（Bio-Gide）。⑤创口严密缝合。术后给予常规抗感染消肿治疗。

（2）修复部分：①种植术后6个月进行二期手术：局麻下牙槽嵴顶做切口，暴露覆盖螺丝，将之移除后，连接复合基台，安置复合基台保护帽。②软组织愈合2周后，利用开窗式托盘技术用聚醚硅橡胶取模。制作蜡堤转移咬合关系，并评估唇支持和面部轮廓是否合适。③根据咬合关系，上殆架，制作纯钛支架，临床上试戴钛支架，检查被动就位情况。钛支架上排蜡牙，口内试戴，评估垂直距离，咬合关系，面部轮廓及发音情况。④佩戴烤塑最终修复体，调殆。

（3）颧种植体：本病例采用的是Zygoma颧种植体（Nobel Biocare公司），这是一种具有自攻螺纹的长种植体，长度为30.0～52.5mm，螺距为0.6mm。该颧种植体的直径分为3段，近牙槽嵴段（长12.2mm）的直径为4.4mm，剩余区域直径为3.9mm，尖端直径为2.5mm，表面处理为TiUnite。该种植体头部与植体间成45°角，以补偿颧骨植入方向的倾斜角度。

二、结果

该患者于种植手术6个月后复查，各个植体均稳定，骨结合良好，二期

作者单位：南京大学医学院附属口腔医院
通讯作者：童昕；Email: 419311196@qq.com

手术后进行了后续修复治疗，现已完成最终修复，咀嚼功能恢复良好。

三、讨论

颧种植体对于上颌无牙颌的后牙区牙槽骨严重缺损的患者来说是一种可靠的种植固定义齿修复方式。有文献报道：颧种植体10年存留率为95.12%。根据生物力学分析，如果在上颌中两侧各使用1颗颧种植体进行全颌的固定义齿修复，应在上颌骨前部至少使用2颗种植体进行辅助。本病例的难点在于：该患者上颌骨不但后牙区骨高度严重不足，前牙区骨高度也十分不足，故在前牙区进行了种植体的倾斜植入，最大限度地利用了剩余骨量，利用带角度的复合基台来补偿植入的角度，以便进行后期修复。但植的4颗种植体均无较好的初期稳定性，故未进行即刻负载。

由于颧种植体的大部分病例中种植体平台处即牙槽骨段的剩余骨高往往不足1mm，因此，颧种植体的咬合力主要由颧骨支持。许多有限元学分析均表明，导致弯矩的力（横向载荷）是最不利的，这将会损害该种修复的长期稳定性，尤其是弯矩会导致颧种植体的中段承受过大的负载。了抵消弯矩的不良影响，需要通过以下方法对力的分布进行管理：①颧种体和上颌前部的补充2颗种植体间的桥体稳定。②最大限度地缩短种植体臂。③平衡两侧的咬合力。④减小牙齿修复体的牙尖斜度。

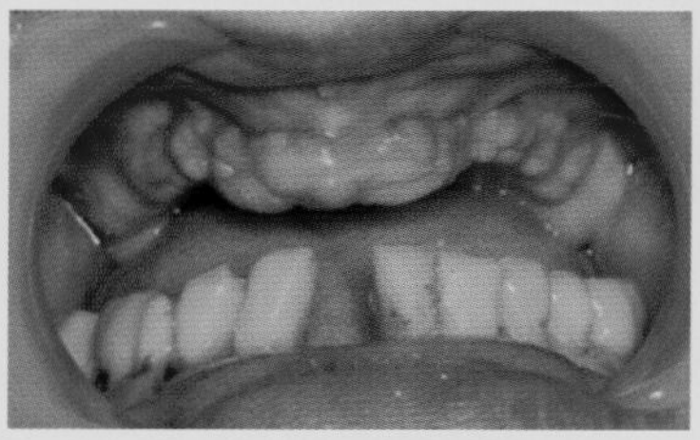
图1 术前口内像（正面）

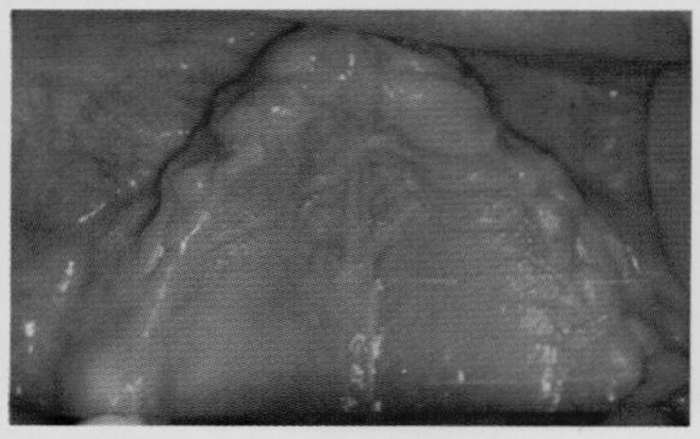
图2 术前口内像（咬合面）

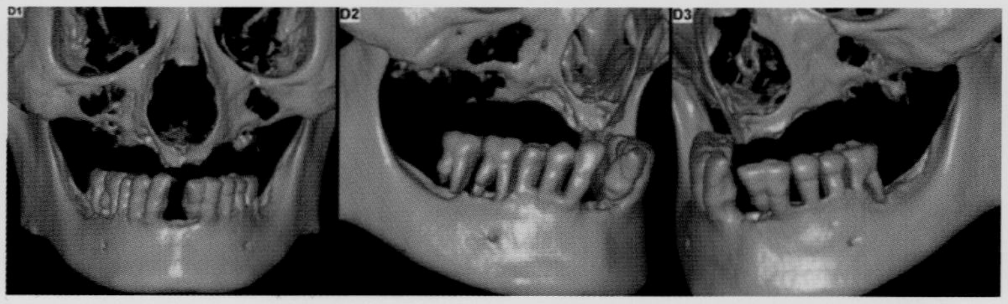

图3 术前CT

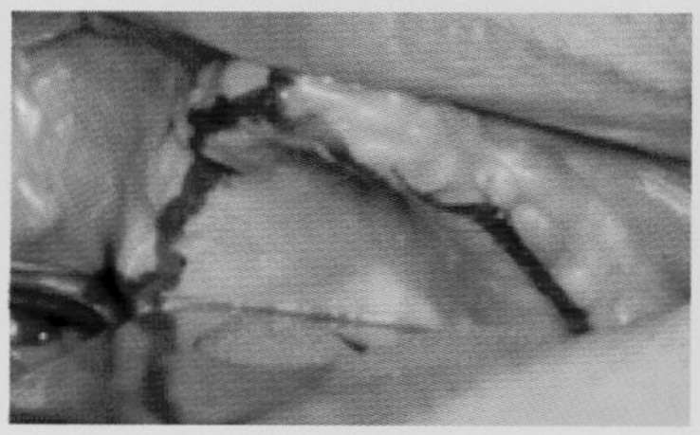
图4 手术过程1

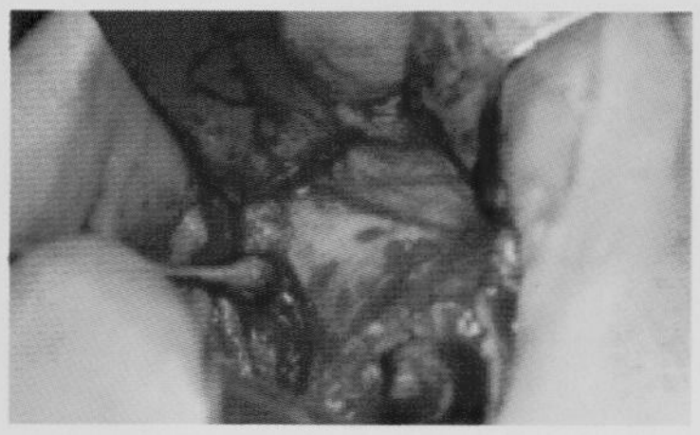
图5 手术过程2

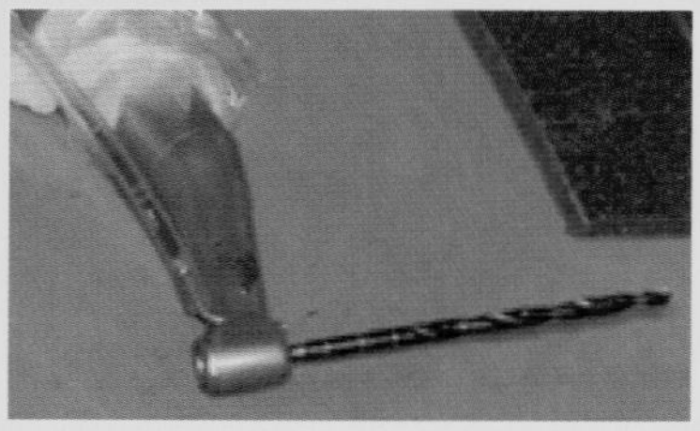
图6 手术过程3

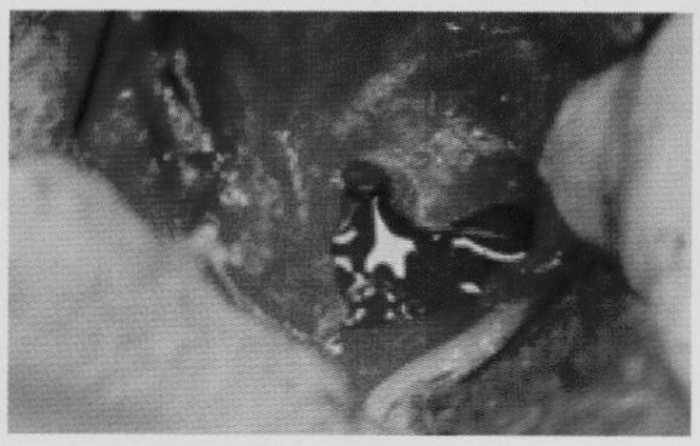
图7 手术过程4

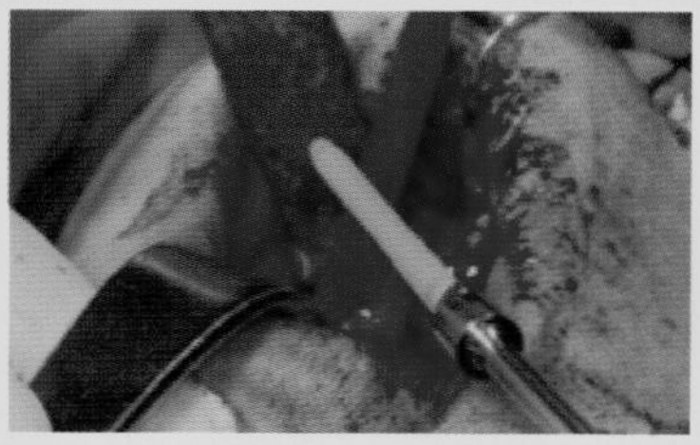
图8 手术过程5

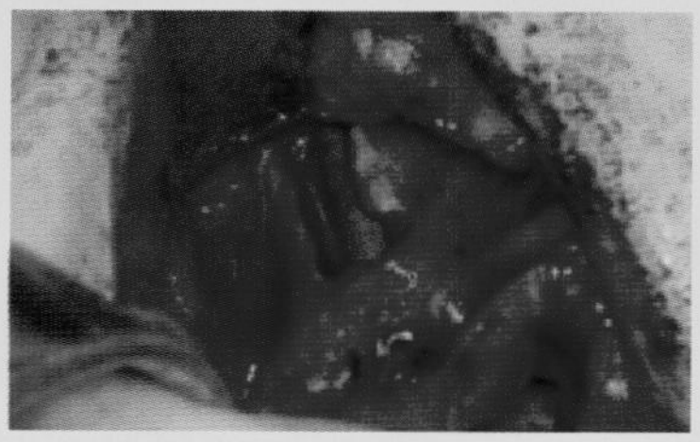
图9 手术过程6

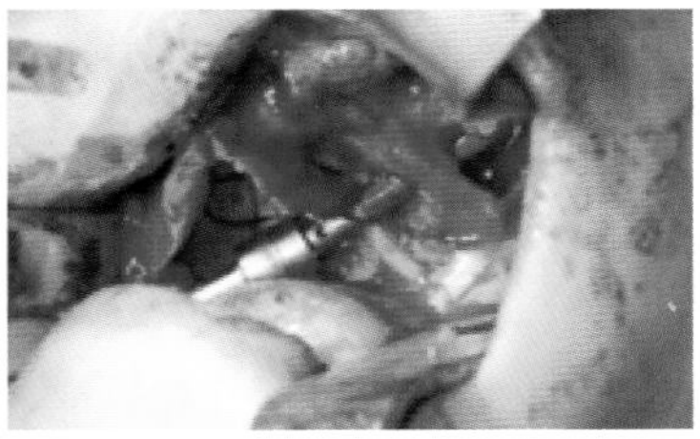
图10　手术过程7

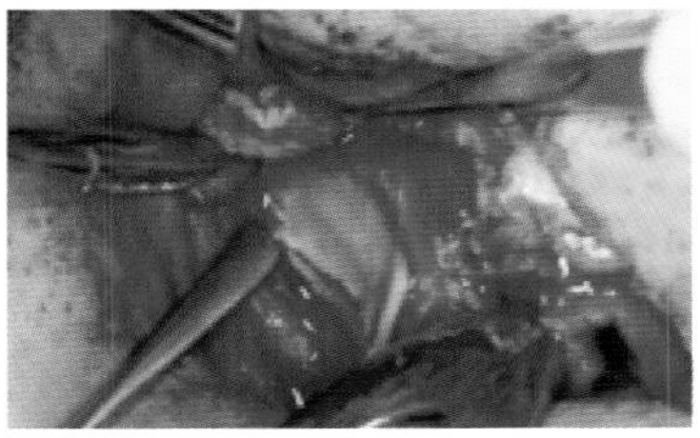
图11　手术过程8

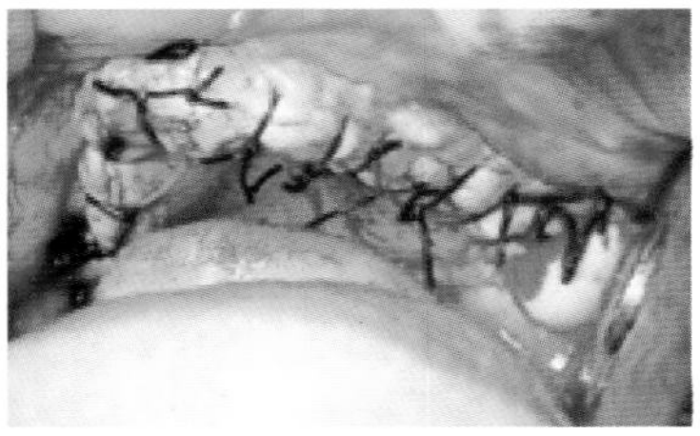
图12　手术过程9

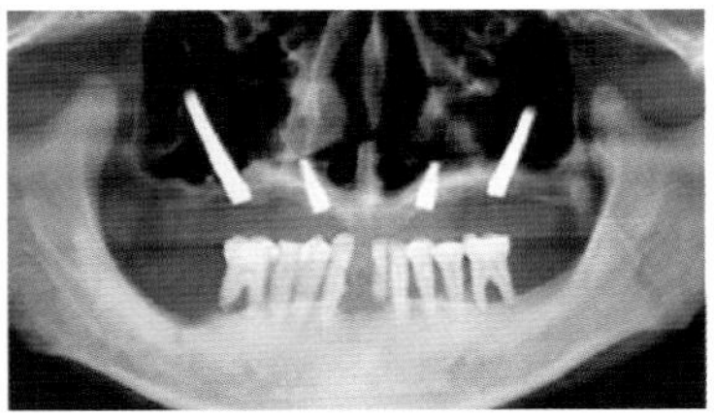
图13　术后CT 1

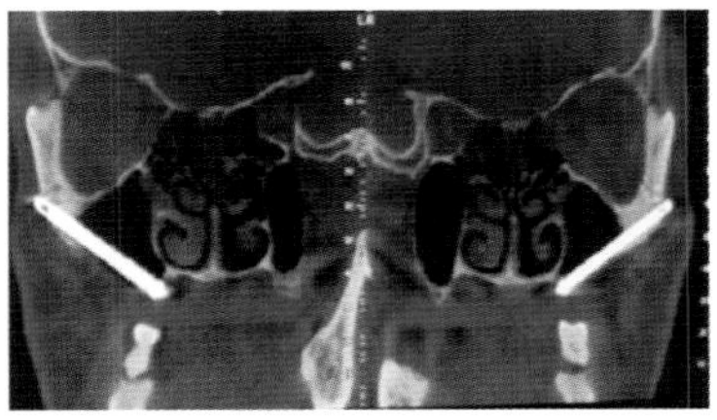
图14　术后CT 2

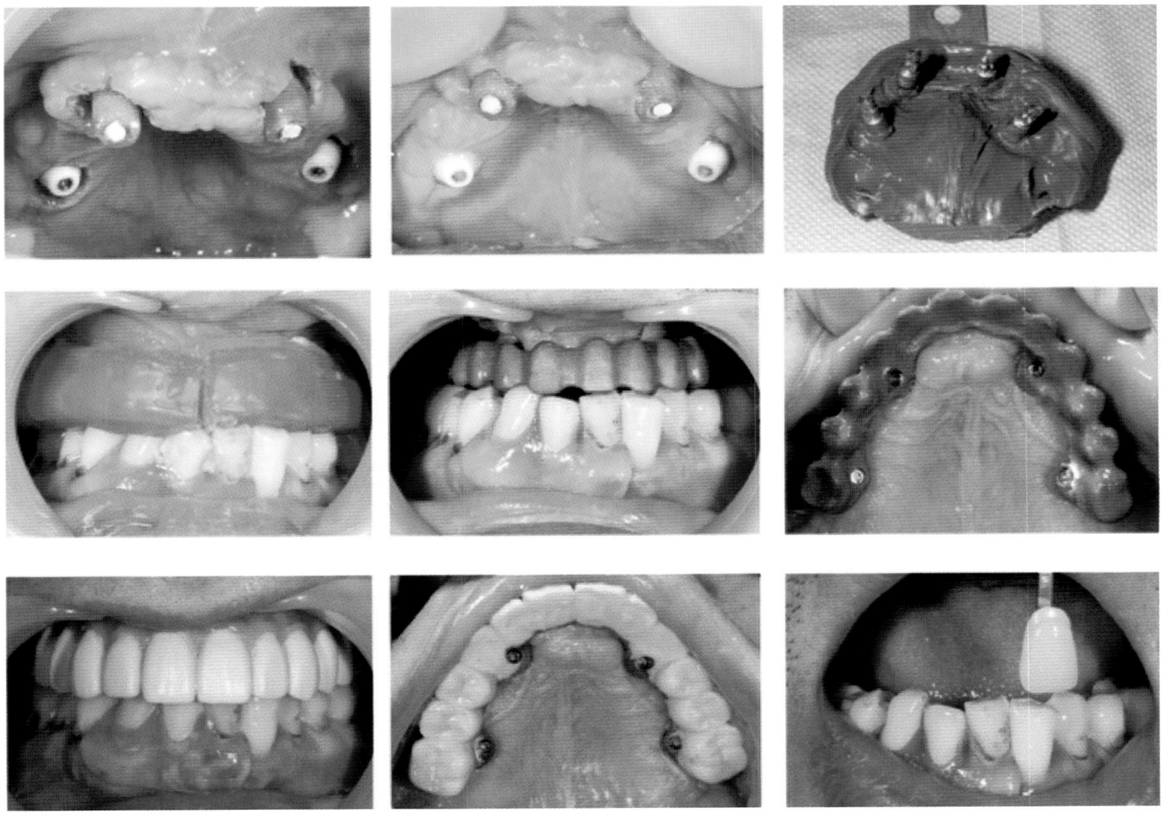
图15　修复过程1

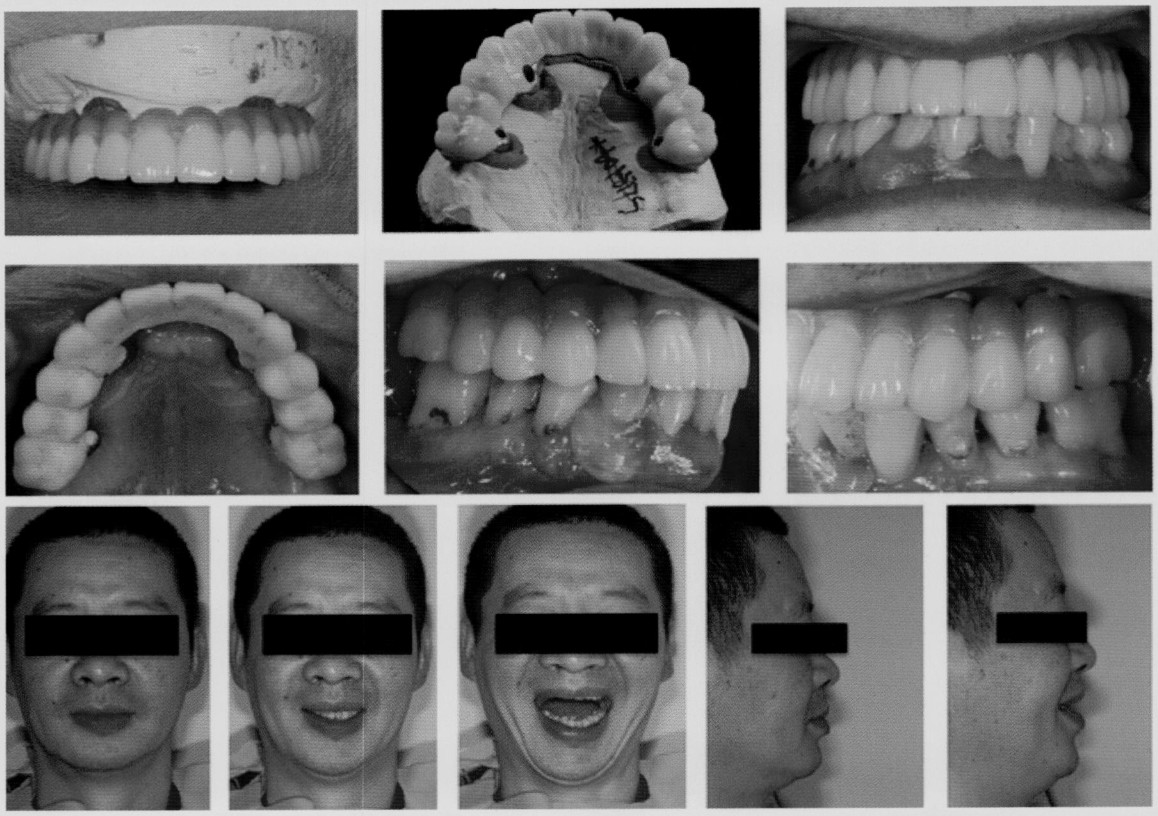

图16 修复过程2

参考文献

[1] Aparicio C, Manresa C, Francisco K, et al. The Long-Term Use of ZygomaticImplants:A 10-Year Clinical and Radiographic Report[J]. Clin Implant Dent Relat Res, 2014,16(3):447-459.

[2] Bedrossian E, Rangert B, Stumpel L, et al. Immediate function with the zygomatic implant: a graftless solution for the patient with mild to advanced atrophy of the maxilla[J]. International Journal of Oral & Maxillofacial Implants, 2006, 21(6):937.

[3] Chrcanovic B R, Albrektsson T, Wennerberg A. Survival and Complications of Zygomatic Implants: An Updated Systematic Review[J]. Journal of Oral & Maxillofacial Surgery Official Journal of the American Association of Oral & Maxillofacial Surgeons, 2016, 74(10):1949-1964.

[4] Ujigawa K, Kato Y, Kizu Y, et al. Three-dimensional finite elemental analysis of zygomatic implants in craniofacial structures[J]. International Journal of Oral & Maxillofacial Surgery, 2007, 36(7):620-625.

全口重度牙周炎即刻种植即刻修复1例

昊昕

摘 要

本研究通过1例全口重度牙周炎患者拔除松动患牙即刻植入植体即刻进行修复，在较短周期内恢复患者的美观要求和咀嚼功能的可行性，同时研究对于重度牙周炎患者的种植治疗的远期临床疗效。

关键词： 牙周病；即刻种植；即刻负重

、材料与方法

1. 病例简介　56岁女性患者。主诉：全口牙齿松动不能进硬食3年。现史：患者5年前开始出现牙齿松动，一直未治疗，逐渐出现自行脱落，近年加重，反复疼痛，进食困难，前来就诊。既往史：无特殊。辅助检查：线检查可见余留牙不同程度牙槽骨吸收，上颌后牙区垂直骨量不足。

2. 诊断　广泛性牙周炎。

3. 治疗计划

（1）全口洁治，控制炎症，2周后手术。

（2）拔除全口松动患牙患牙，上下颌分期种植，即刻修复。

（3）5个月后上下颌同期进行修复。

4. 治疗过程（图1～图39）

上下颌余留牙洁治2周后复查，手术分两阶段进行，先拔除下颌残留松患牙，清理感染组织，整平骨面，即刻植入6颗Osstem植体，植入位点为3、34、36、43、44、46，植体均为标准直径，长度不低于10mm，植入扭矩均大于40N·cm。术后即刻取模制作临时修复体，当日完成修复。

2周后下颌拆线复查，上颌同样拔除患牙，修整牙槽骨，因上颌后牙区骨量不足，为实现即刻负重，采取倾斜植入（All-on-4），植入4颗Dentium植体，位点为12、15、22、25，倾斜角度为30°，植入扭矩均大于45N·cm，术后即刻取模制作临时修复体当日完成上颌修复。

术后5个月复查，常规取模，试被动位，实现CAD/CAM切削纯钛桥架，烤塑分层堆塑，完成永久修复。

二、结果

3个月后回诊复查，咬合功能及美观状况良好，口腔卫生维持良好。

三、结论

重度牙周炎在拔除患牙后彻底清创，采用螺丝固位一体桥的临时和永久修复方式，减少种植体周围发生感染的概率。可以很好地恢复重度牙周炎患者的美观和功能，并能长时间维持口颌系统健康。

者单位：苏州牙博士口腔门诊部

mail: 10187278@qq.com

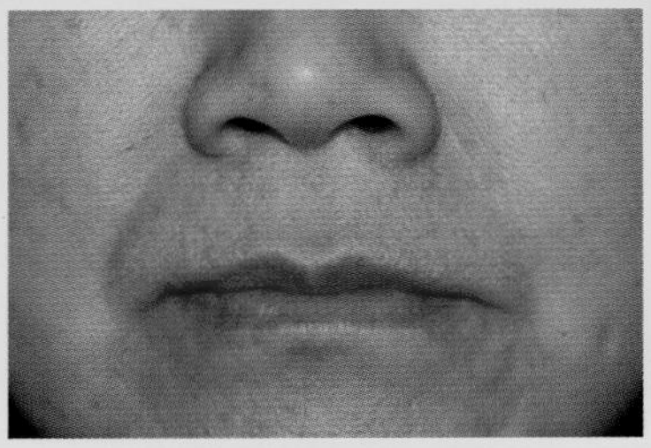
图1　术前正面像

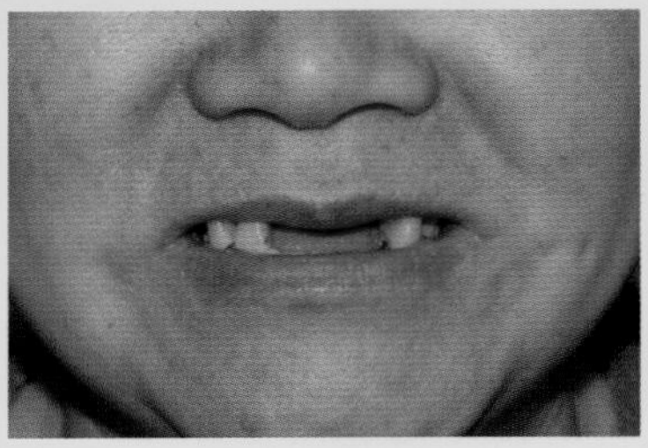
图2　术前正面微笑像

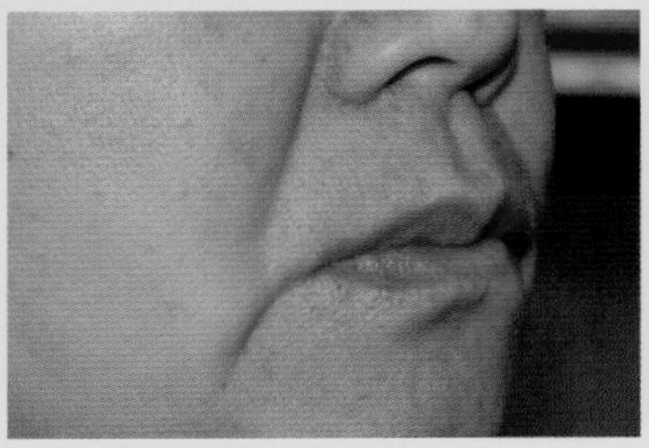
图3　术前侧位像

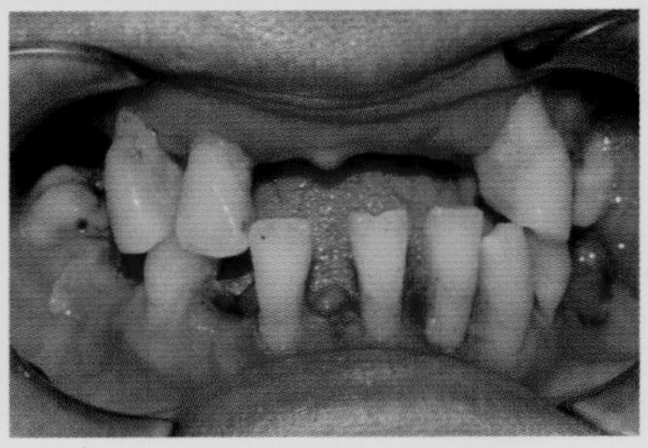
图4　术前口内正面像

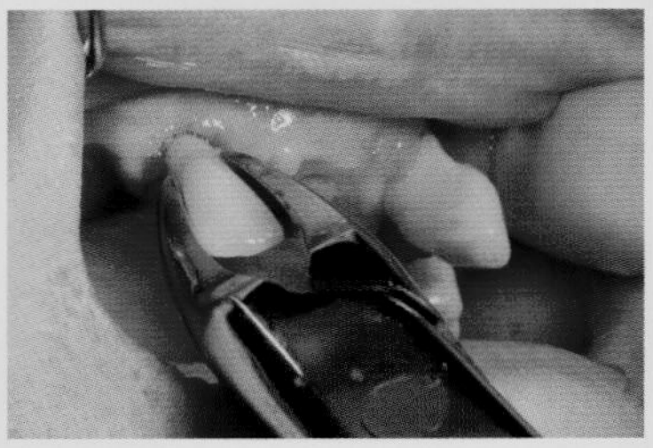
图5　手术中微创拔牙

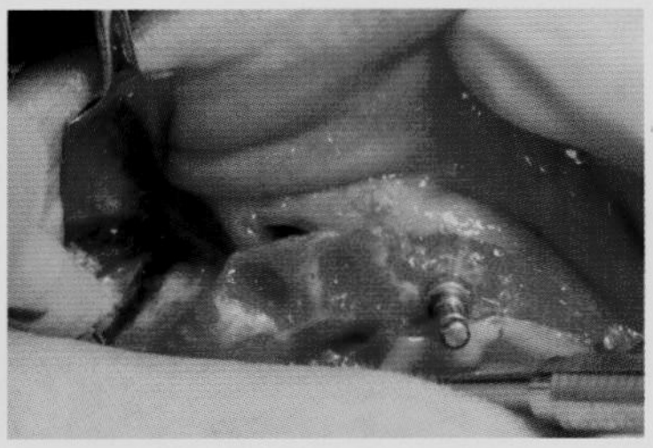
图6　术中暴露上颌窦侧壁并标记

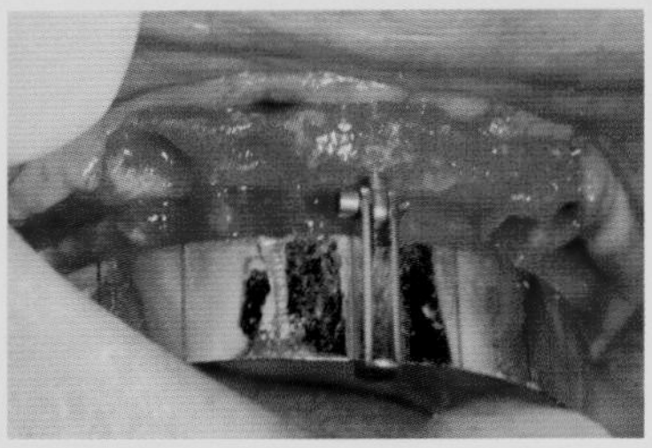
图7　确定中线，定位，放置All-on-4简易导板

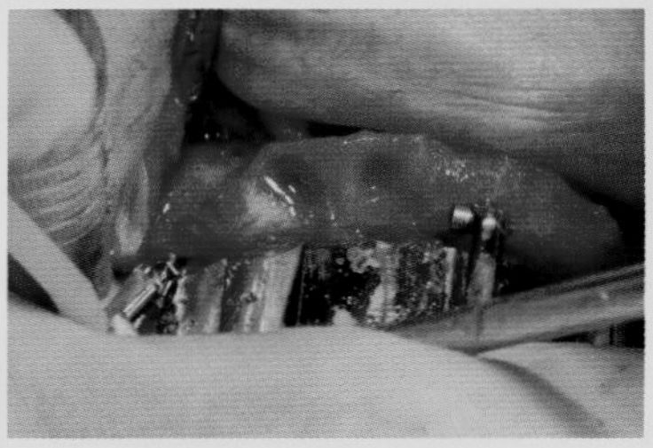
图8　右侧倾斜植体定位并预备窝洞

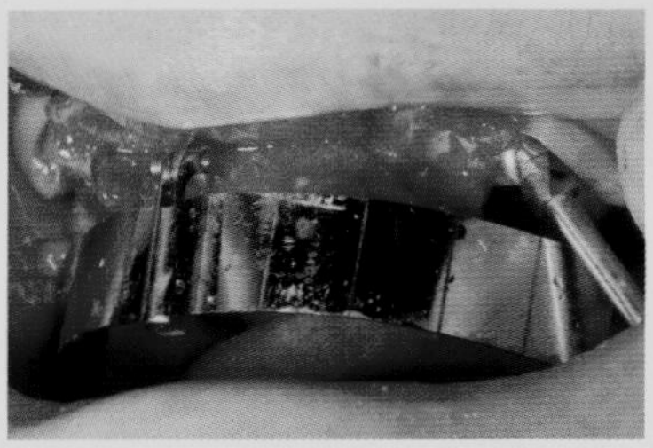
图9　左侧倾斜植体预备种植窝洞

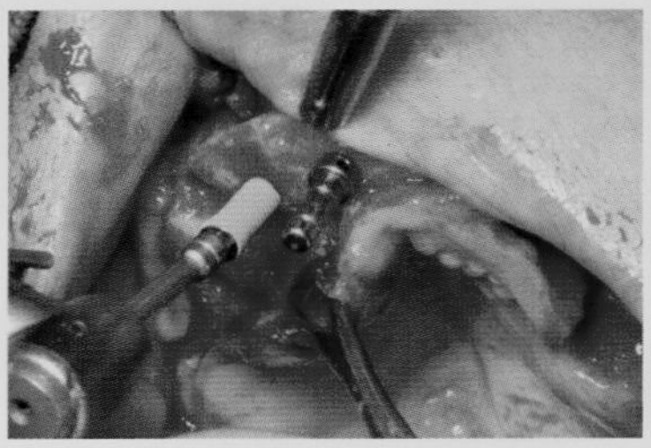
图10　分别植入4颗植体

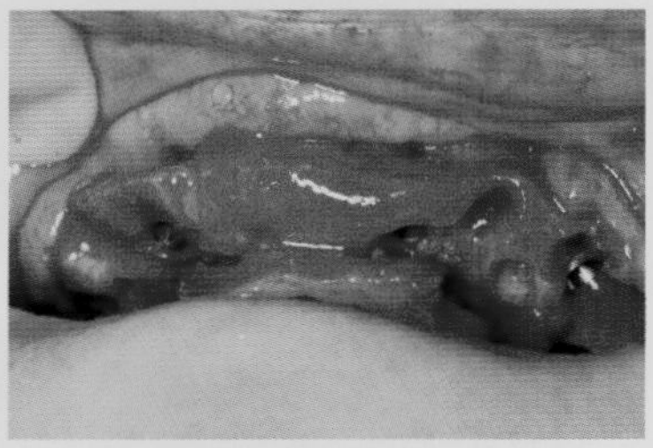
图11　完成4颗植体的植入

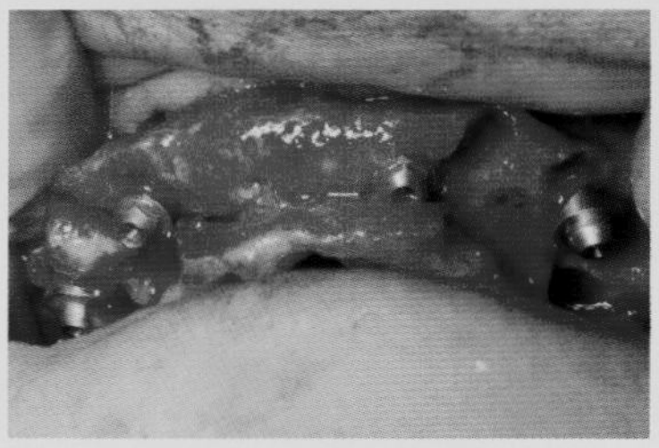
图12　分别安装4颗螺栓固位基台（倾斜角度30°）

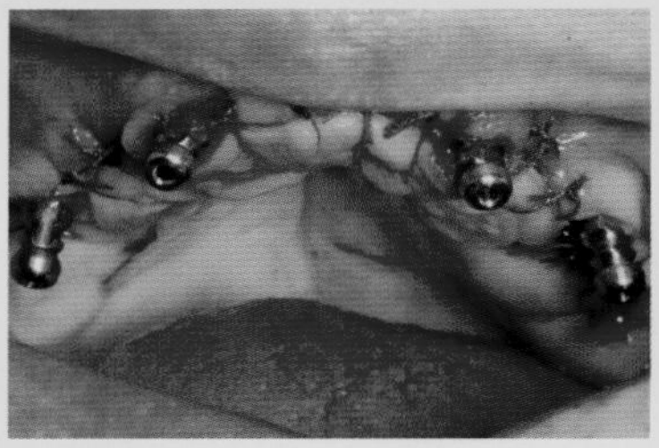
图13　安装闭口式印模杆并关闭创口，严密缝合

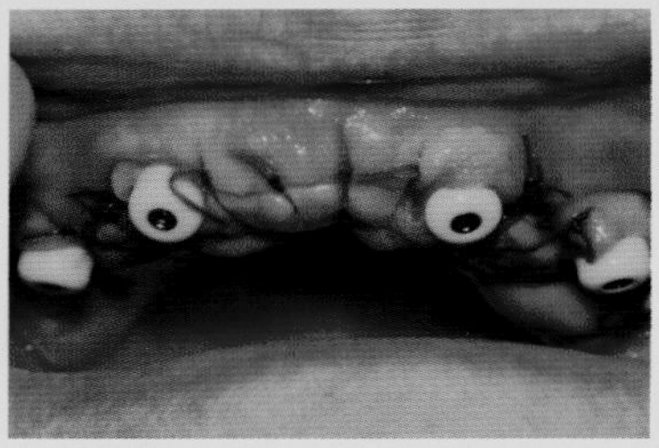
图14　术后即刻取硅橡胶印模，取下印模杆，安装基台保护帽

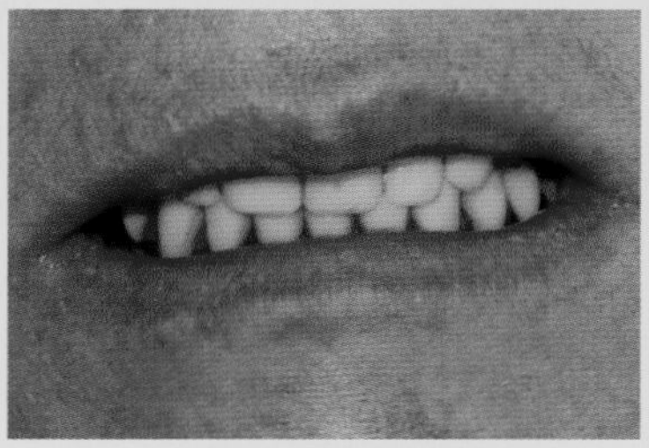
图15　制作临时牙，口内试戴，确定中线和切缘长度，并转移咬合关系

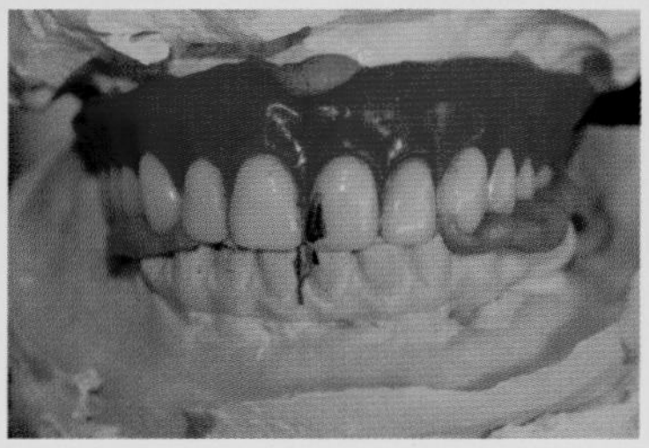
图16　转移咬合关系后上殆架

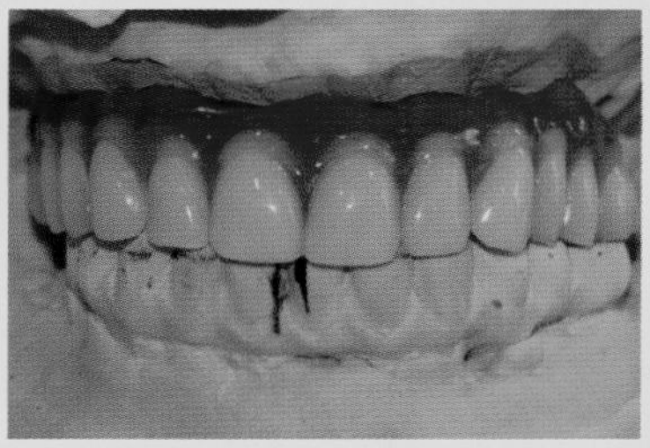
图17　制作临时修复义齿

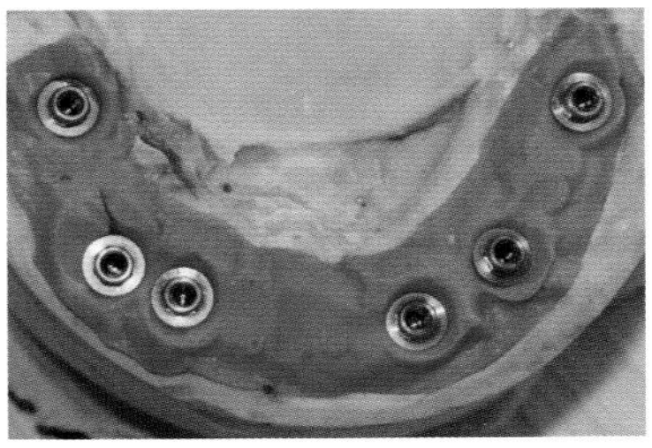

图18 下颌手术并即刻取模，同期制作临时义齿

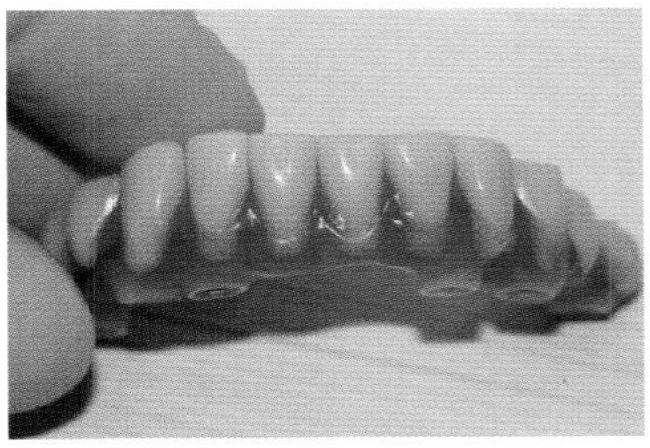

图19 下颌临时义齿制作完成

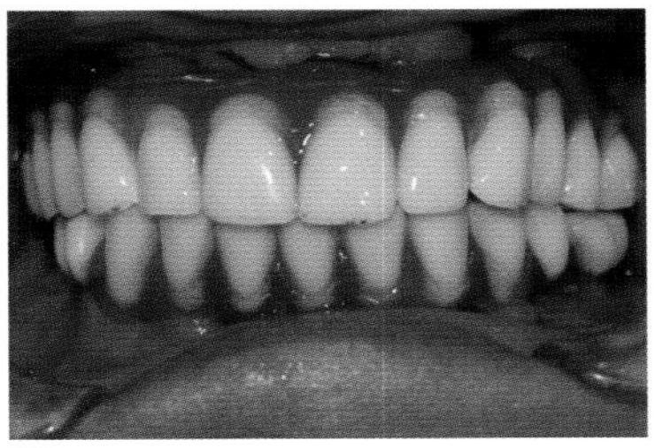

图20 上下颌即刻种植即刻修复完成当日像

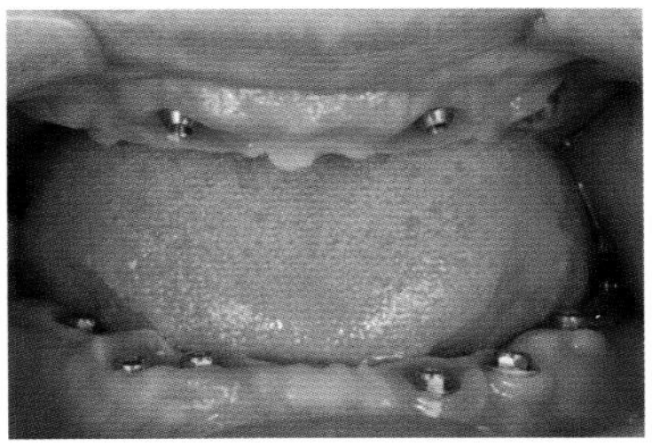

图21 4个月后种植体骨结合良好，软组织正常

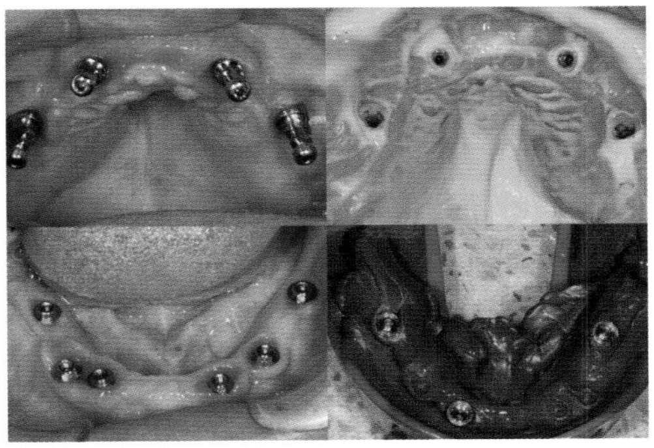

图22 上下颌取初步印模

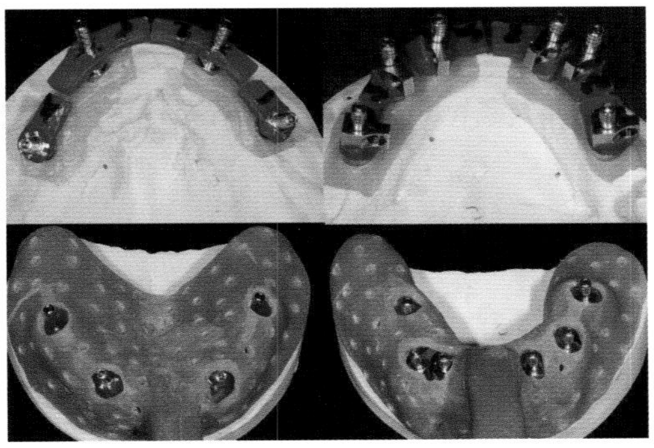

图23 加工中心上下颌制作个性化托盘和试被动位树脂桥

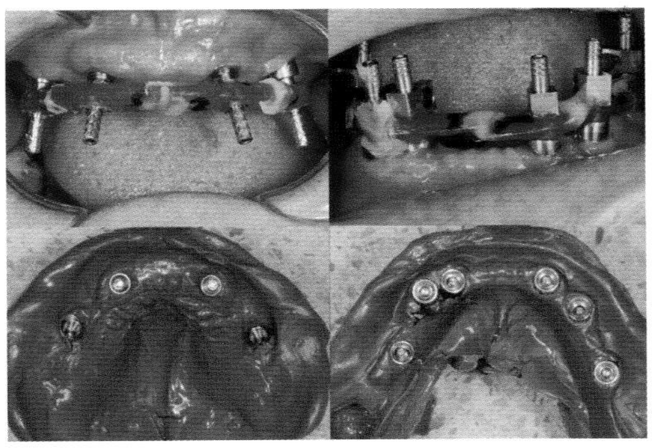

图24 树脂桥口内就位后获得被动性，并在口内连接，取开口式印模

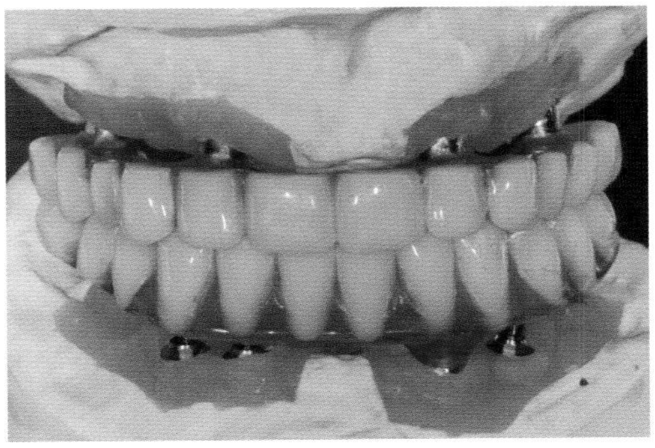

图25 加工中心同期制作临时义齿，在口内试被动就位，检查切端长度，垂直距离，咬合状况

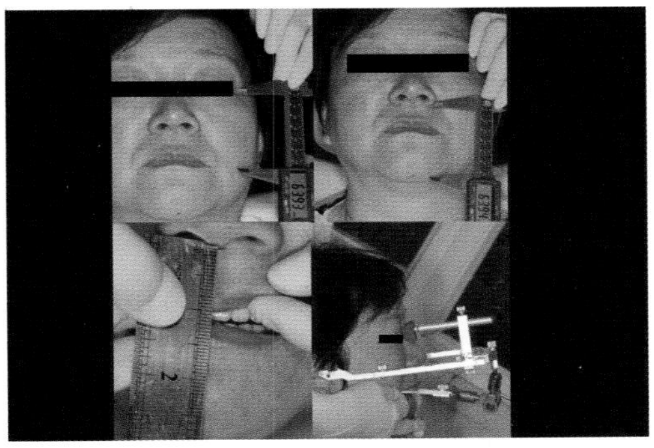

图26 临时义齿在口内试戴获得理想垂直距离、中线、切缘长度，并通过面弓转移咬合关系

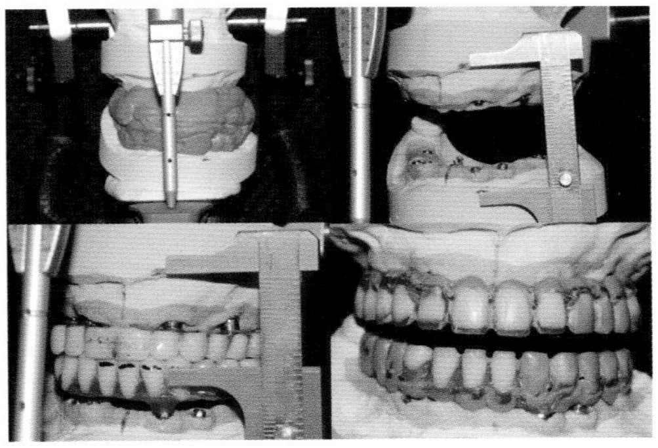

图27 转移咬合关系并通过临时义齿获得的垂直距离，设定上下牙长度，最终制作诊断性模型

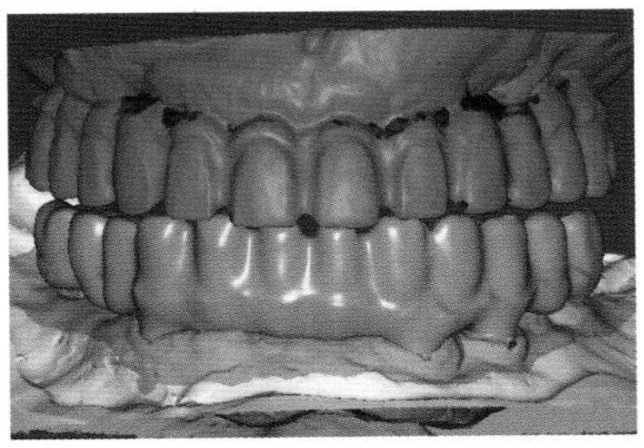

图28 扫描诊断蜡型并计算机设计（CAD）

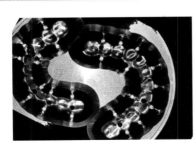

图29 纯钛支架CAM

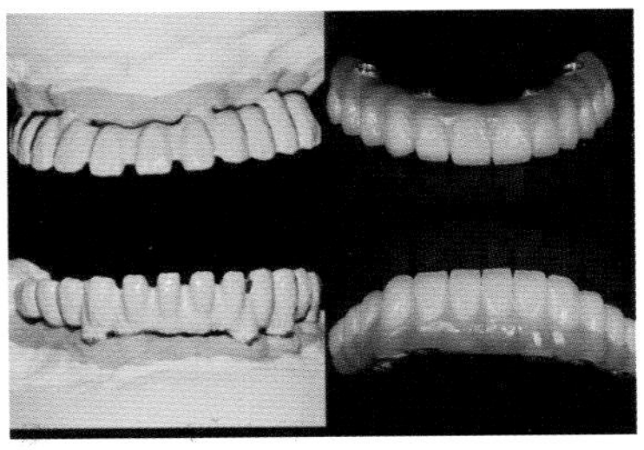

图30 纯钛支架遮色后烤塑分层堆筑并修整牙齿形态，完成抛光上釉

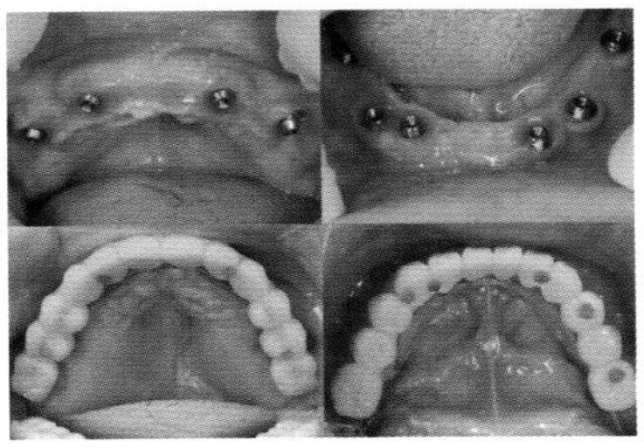

图31 患者复诊检查软组织健康，纯钛烤塑桥口内试戴完成

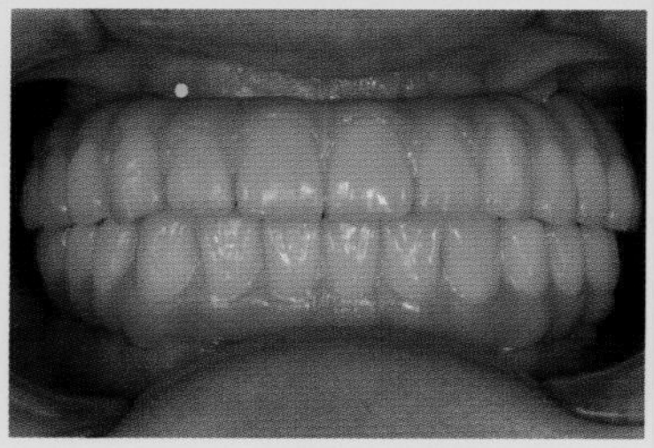
图32　口内安装就位后正面口内像

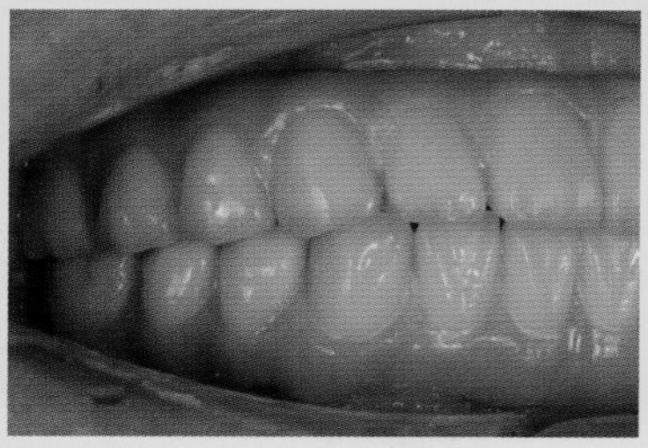
图33　右侧咬合像

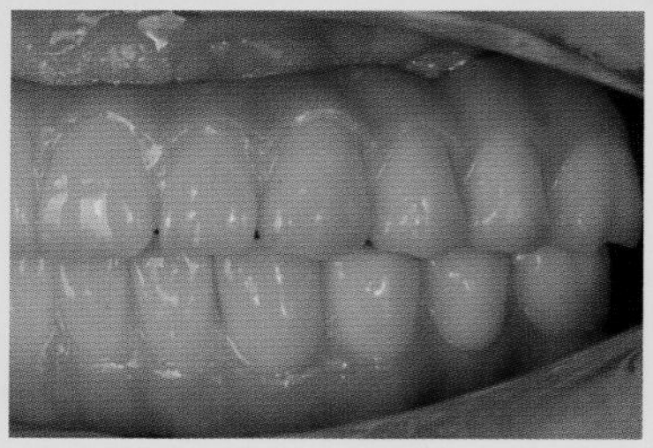
图34　左侧咬合像

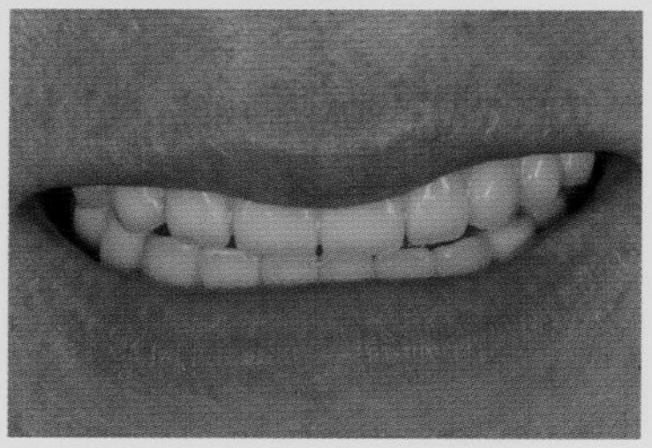
图35　正面口外微笑像

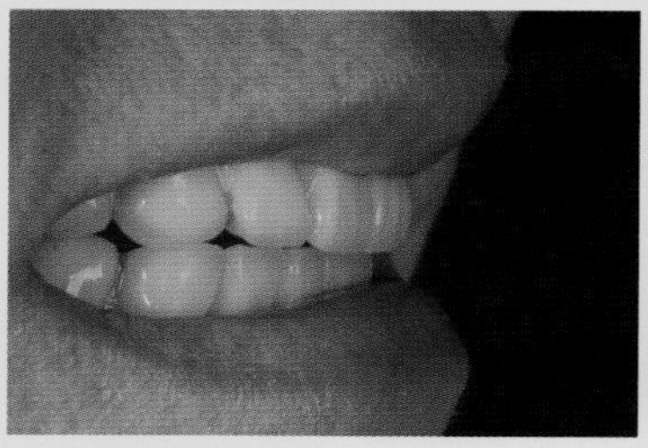
图36　口外侧面微笑像

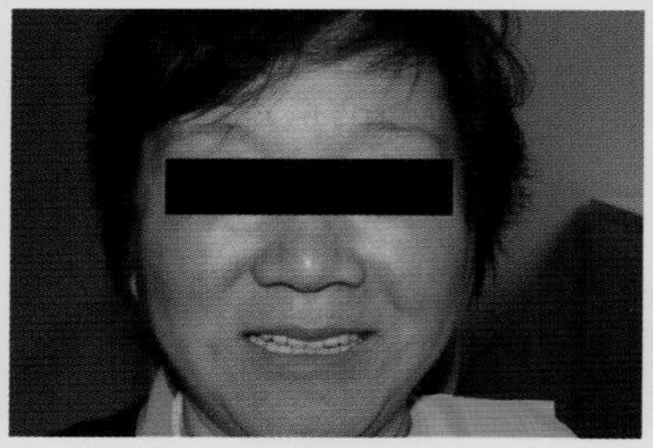
图37　正面微笑面部像

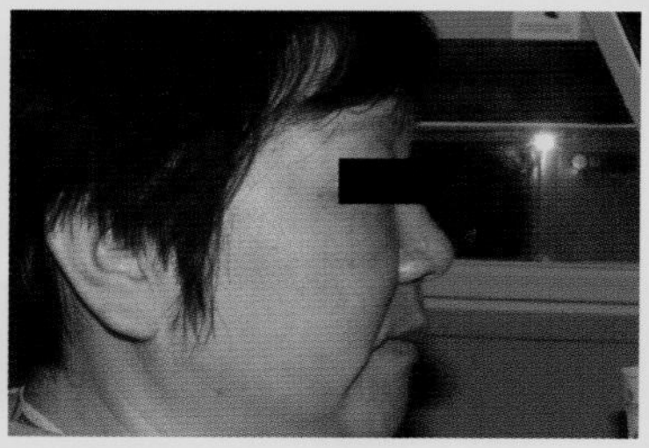
图38　侧面唇部丰满度检查

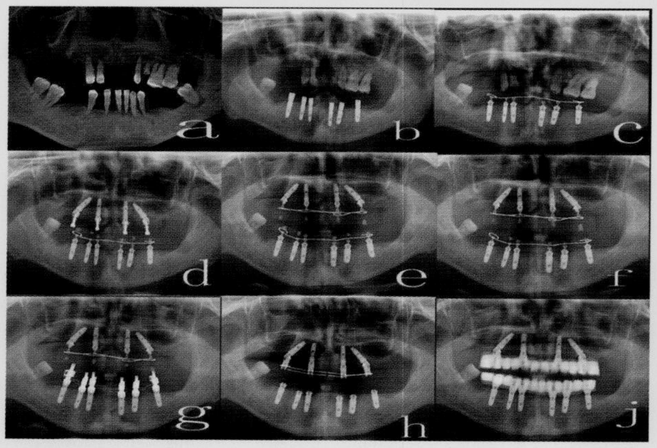

图39　a. 术前全景片；b. 下颌种植完成X线片；c. 下颌即刻修复X线片；d. 上颌种植完成X线片；e. 上颌即刻修复X线片；f. 4个月后复查X线片；g. 下颌试被动位X线片；h. 上颌试被动位X线片；j. 修复体完成后X线片检查

参考文献

[1] 刘明. 重度慢性牙周炎患者全颌种植义齿修复的临床观察[J]. 全科口腔医学电子杂志, 2015, 2(11):38.
[2] 耿威, 宿玉成, 张雪净,等. 12例重度慢性牙周炎患者全颌种植义齿修复的临床观察[J]. 中华口腔医学杂志, 2007, 42(4):231-234.
[3] 丁熙, 陈树华. 全颌种植义齿应力分布研究进展[J]. 中国口腔种植学杂志, 2001, 6(4):182-185.
[4] 刘惠莉, 陈卓, 赵曼. 套筒冠义齿修复中重度慢性牙周炎伴牙列缺损的临床应用[J]. 中外健康文摘, 2012, 09(11):280-281.
[5] 钱文慧, 徐艳, 孙颖,等. 富血小板血浆修复牙周骨缺损的临床疗效[J]. 牙体牙髓牙周病学杂志, 2014(7):415-418.
[6] Albrektsson T, Zarb G A, Worthington P, et al. The long-term efficacy of currently used dental implants. A review of proposed criteria of success[J]. International Journal of Oral & Maxillofacial Implants, 1986, 1(1):11-25.
[7] 滕立钊, 杨小东, 吴大怡. 牙周病患者前牙即刻种植的临床研究:成功因素和风险分析[J]. 中国口腔种植学杂志, 2014(2):62-65.
[8] 李琼. 口腔即刻种植的研究进展[J]. 口腔颌面外科杂志, 2011,21(1):55-58.
[9] 周磊. 上颌前牙区即刻种植的临床体会[J]. 中华口腔医学杂志, 2013,48(4):207-210.
[10] 陈岭, 柳忠豪. 牙周病患者的种植治疗时机[J]. 中国口腔种植学杂志, 2011, 16(4):235-238.

基于数字化导板的上颌无牙颌即刻种植即刻负重病例1例

天涛

摘要

目的：本报道通过1例临床病例观察在上颌牙列缺损病患拔除末期，患牙后通过数字化导板精确植入6颗植体即刻种植即刻负重的可行性，并探讨数字华导板的精确度，以及上颌无牙颌即刻负重成功的相关因素。**材料与方法：**对患者进行详尽的术前诊断，包括取诊断模型及制作放射导板，完成了数字化导板后在术中应用不翻瓣技术，环形切龈钻切除少量附着龈，随之利用格莱美导板工具2.0先锋钻进行种植床的预备，拆除导板后自由手采用Anyklos系统外科工具继续预备种植床，植入植体扭矩均达到35N・cm以上，即刻接入SmartFix基台后锁紧扭力，基台水平接入临时钛筒后，利用Pick-up技术对预成过渡义齿进行重衬，扭松临时基台中央螺丝后取出过渡义齿修正后重新戴入口内调咬合。定期随访和影像学检查，观察过渡义齿松动度情况，咬合接触及口腔卫生情况。**结果：**患者在即刻种植负重4个月后完成永久修复，种植体骨结合良好，永久修复体采用螺丝固位一体式纯钛切削支架联合树脂牙桥的修复方式很好地恢复咀嚼功能及美学区美学效果。**结论：**通过数字化导板指导下可使外科手术更加精细化、微创化，减少手术并发症及患者术后不适，即刻负重在控制风险的情况下能让患者在种植围手术期获得一定的咀嚼能力。

关键词：即刻种植；即刻负重；数字化导板；种植牙；CBCT

上颌大范围的牙列缺损或牙列缺失，除了导致咀嚼功能的低下甚至丧外，还会导致面部容貌上的改变，种植修复是恢复牙列的有效治疗手段，需要等待较长时间方能恢复咀嚼。现阶段的种植修复技术不再仅能获得良的骨结合，恢复咀嚼功能，而且在负重时机的选择上也大大改进，可以实在患者围手术期恢复一定咀嚼效能的诉求，同时恢复面容因牙列缺失后的撑效果。为了使无牙颌种植手术做得更加精确、更加微创，配合使用数字导板是一种更好的手段。

、材料与方法

1. 病例简介 64岁女性患者，无不良嗜好。上颌多颗牙缺失，曾在外行局部可摘义齿修复，但修复效果不甚理想，咀嚼无力，摘戴不便，近自觉口内天然牙松动，遂来求治。既往体健，否认系统疾病史，否认药过敏史及传染病史。检查：口腔卫生良，上颌预留14、15、16、26，松Ⅰ~Ⅱ度，牙槽嵴丰满度可，牙龈角化龈宽度5~8mm（图1）。Ⅲ类颌，反覆盖Ⅱ度，单颌颌间距离为11mm（图2），面下1/3未见缩短，开口39mm，开口型正常，未扪及颞下颌关节异常弹响。唇部丰满度可，可见唇沟，上唇部长度23mm，中位笑线（图3、图4）。CBCT检查得上颌骨槽骨高度中度萎缩，宽度为5~8mm，双侧上颌后牙区垂直骨高度不足nm，上颌结节区骨量未见明显萎缩，上颌前牙区骨量高度约14mm，宽度~6mm，双侧上颌窦底见低密度阻射影像。骨密度良（图5~图7）。下颌31~42、45~47缺失，牙槽嵴宽度可，CBCT示可用骨高度超10mm。

2. 诊断 牙列缺损；慢性牙周炎；双侧慢性上颌窦炎。

3. 治疗计划

上颌拔除预留牙，数字化导板指导下不翻瓣即刻种植，避免上颌窦底提升术。利用Pick-up技术制作过渡修复体实现即刻负荷。择期完成最终上部修复、下颌右下后牙区种植修复。下前牙区固定桥修复。

4. 治疗过程

（1）第一阶段术前诊断设计与美学评估：由于是上颌，需要拔除剩余患牙进行殆重建种植手术，涉及美学设计（图8），患者在接受了种植修复方案后，进行口内外多项参数进行检查，包括颌间距离，牙槽嵴顶位于笑线位置，唇部丰满度，上唇长度，开口度及开口型，上下颌骨位置关系，骨质骨量，上颌窦底壁的位置及其炎症，种植位点选择。各项数据整合得出以下思路：利用上前区及上颌结节区骨量进行种植体植入，可以避免因慢性炎症感染的双侧上颌窦的进行提升骨增量手术，减少术后并发症，基于使用数字化导板进行精确位点的植入，可避开上颌窦底壁位置，而在上颌结节区选择种植位点的骨质为Lekholm和Zarb分类中的Ⅲ类及Ⅳ类骨质，较难获得较高的初期稳定性，需要充分利用骨量，植入较长植体来获得较佳初期稳定性，固可使用倾斜种植技术来达到目的，同时，由于上颌前牙区的剩余牙槽嵴宽度所限，要求精确植入种植体避免骨壁侧穿引起并发症，所以数字化导板的利用在本病例中可以期望优秀的临床效果。在设计种植位置的时候，需要考虑到患者的殆型为Ⅲ类错殆，需要纠正颌位关系。由于患者为中位笑线，牙槽嵴顶在大笑时位于笑线根方，未暴露修复体/软组织结合部，固不必对牙槽嵴进行切除手术，数字化导板的精确度能保证不翻瓣手术也可以实施。最

者单位：广州医科大学附属口腔医院
nail: 32221774@qq.com

终修复体既要代偿较大的软组缺失的空间，也要兼顾美学效果、经济、发音、口腔卫生护理等因素考虑，因此术前制订了选择螺丝固位一体式纯钛切削支架联合树脂牙桥的修复方式。在围手术期佩戴螺丝固定过渡义齿来恢复一定的咀嚼能力。

（2）第二阶段制作数字化导板及预成过渡义齿：采印模，灌注石膏后制作放射导板，再次进行CBCT扫描，把Dicom数据、原始模型及放射导板一同交至数字化导板设计工程人员，采用格莱美数字化导板设计系统进行术前模拟植入（图9～图12），经医技充分沟通交流后，敲定最终方案，分为两个导板，牙支持式导板（图13、图14）和黏膜支持式先锋钻导板（图15），分别在术中拔牙前及拔牙后使用。导板完成的同时也进行了预成过渡义齿的制作。

（3）第三阶段外科植入手术：患者术前含漱氯己定3分钟x3次，常规消毒铺巾，必兰局麻下戴入牙支持式导板，确保完全就位后预备定位杆的孔，戴入定位杆后确保导板稳定无动度后（图16），拆除牙支持式导板，拔除口内预留牙，仔细搔刮拔牙窝，清理残余肉芽组织，庆大霉素及甲硝唑反复冲洗拔牙窝。戴入黏膜支持式先锋钻导板（图17），确保完全就位后插入定位杆，定位杆方向深度与导板完全一致，利用3.0mm牙龈环切钻切除设定的6个位点的角化牙龈，利用格莱美种植导板金属套管及2.0mm直径、25mm长的先锋钻进行种植床的预备（图18），接着换成2.5mm直径、25mm长扩孔钻继续预备6个种植床，此时拆除导板，自由手使用Ankylos种植系统按照外科植入程序完成种植体植入（Ankylos C/X 3.5mm × 11mm，3.5mm × 14mm），植入扭矩35N·cm（图19），同时接入SmartFix基台（16、26位点使用穿龈3.0mm 30° 基台，14、12、22、24位点使用穿1.5mm直基台）6颗（图20），20N·cm扭矩锁紧基台，接入固位套筒。用Pick-up技术，在预成过渡义齿中掏空基托材料，使其能顺利戴入口内并暴露出固位套筒位置，在义齿与套筒中注入DMG临时冠桥树脂，固化取除义齿修整抛光，再次戴入口内调整咬合（图21）。嘱咐患者术后1.5月进行半流质饮食，每隔1周复诊进行咬合调整。

（4）第四阶段最终修复：4个月后利用过渡义齿作为个性化托盘直制取印模（图22、图23），面弓殆架转移颌位关系（图24），试戴简易架后及试戴排牙（图25），检测发音及评估美学效果后（图26），进行钛支架的切割，纯钛支架再次试戴确保被动就位，最后排牙充胶完成。螺孔洞用聚四氟乙烯胶带颗粒与光固化复合树脂密封，口内咬合调整，抛光交代术后清洁护理方法（图27、图28）。

（5）第五阶段术后随访：患者戴牙后6个月复查，咬合稳定，修复除封口材料脱落外未见异常，患者满意咀嚼效果及美观效果。口内清洁生好。影像学检查显示种植体周围骨整合良好，未见明显边缘骨吸收（29）。

二、结果

患者在即刻种植负重4个月后完成永久修复，种植体骨结合良好，螺固位一体式纯钛切削支架联合树脂牙桥的修复方式很好地恢复咀嚼功能及学效果。

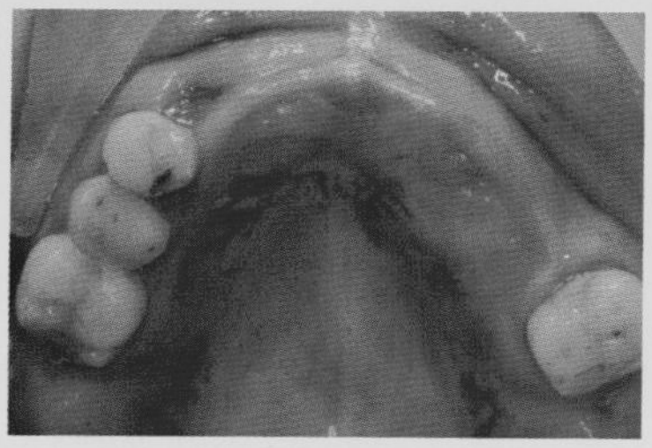

图1　口内检查殆面像

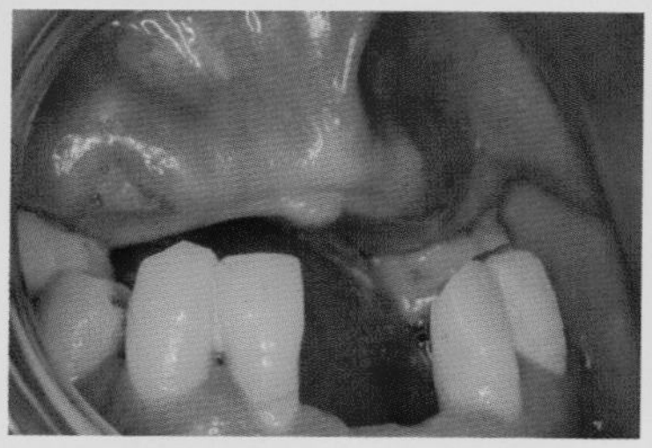

图2　口内检查咬合像

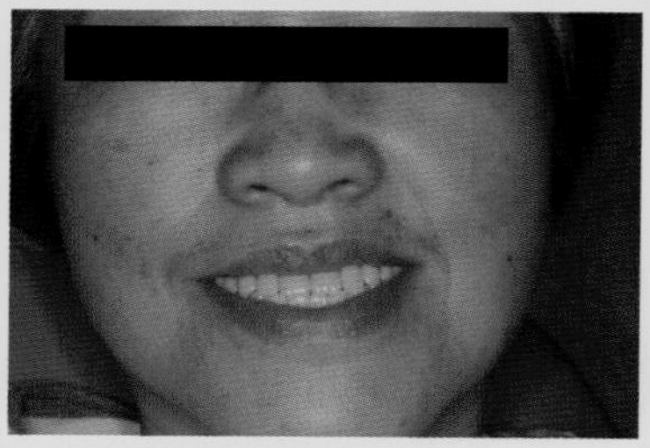

图3　口外检查正面像

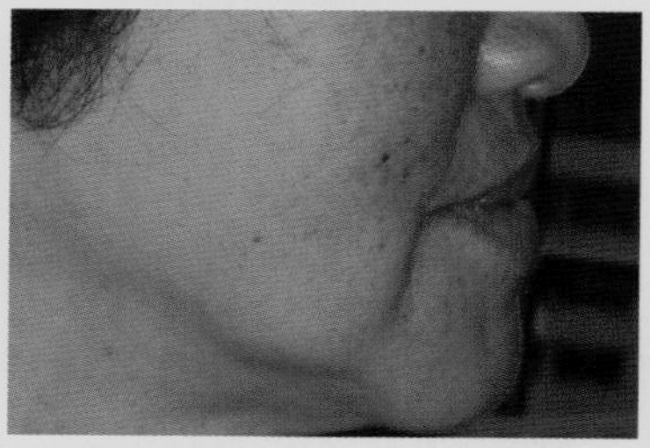

图4　口外检查侧面像

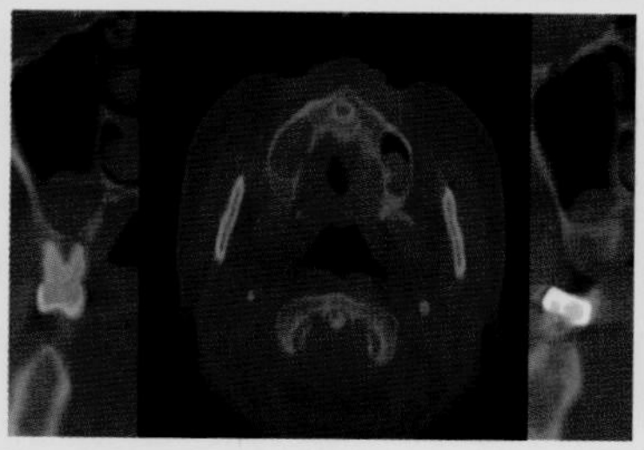

图5　口内影像学检查（16、26）

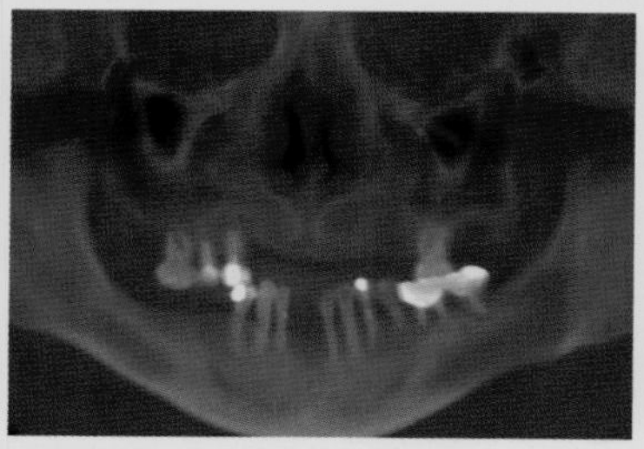

图6　术前全景片

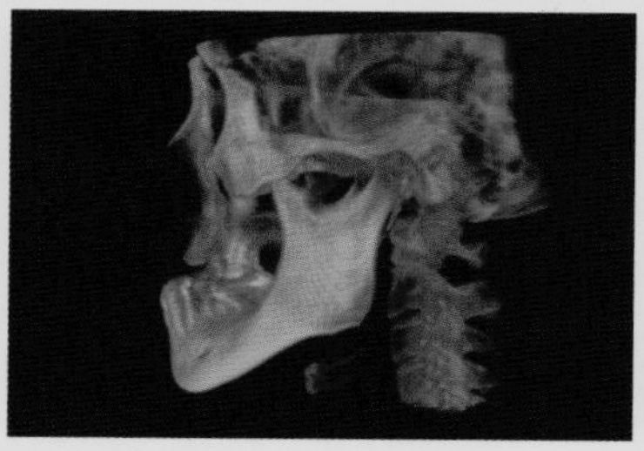

图7　三维重建头部侧位

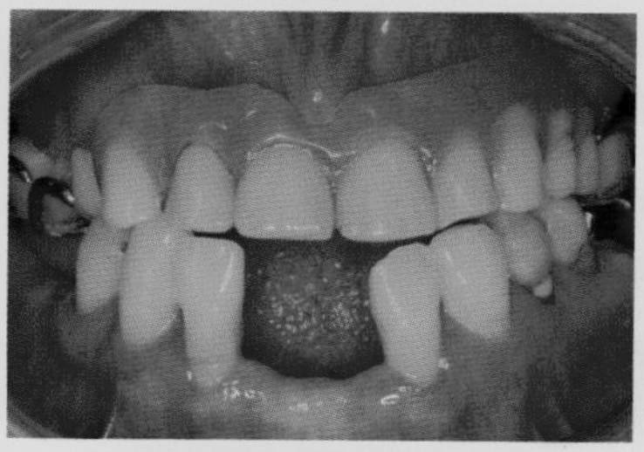

图8　术前诊断排牙

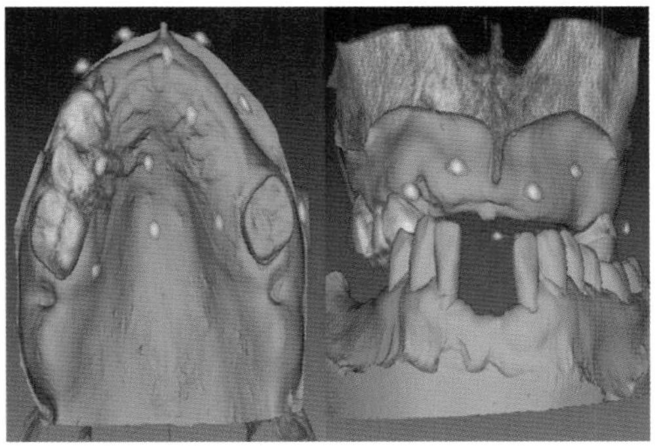

图9　术前石膏模型导板

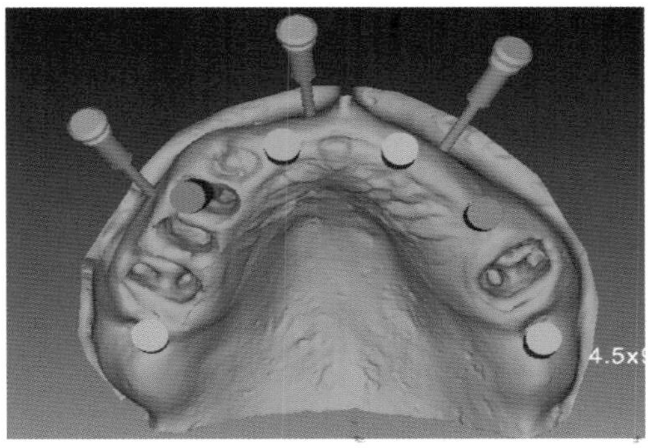

图10　格莱美导板位点设计1

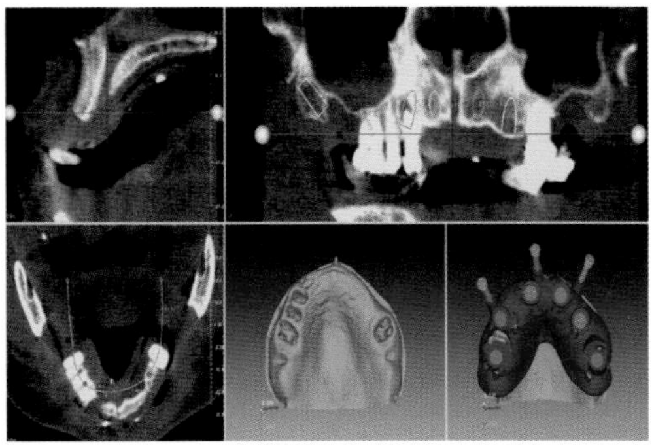

图11　格莱美导板位点设计2

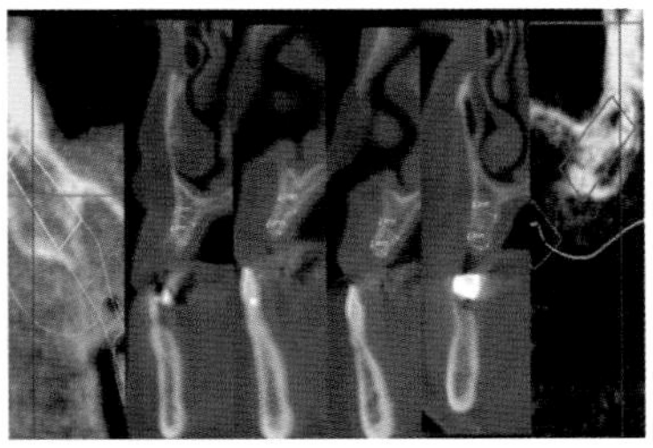

图12　格莱美导板位点设计3

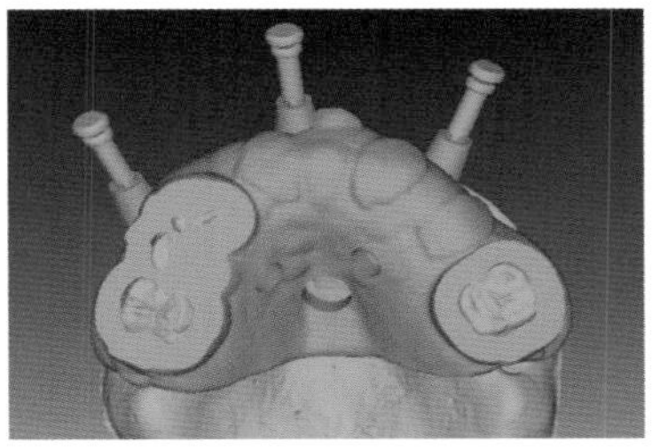

图13　固位钉导板1

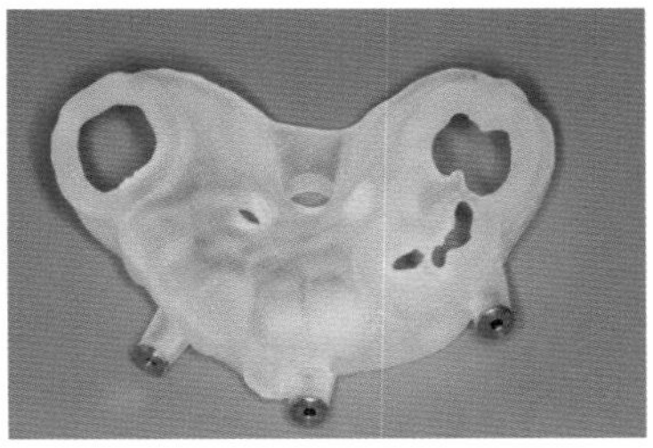

图14　固位钉导板2

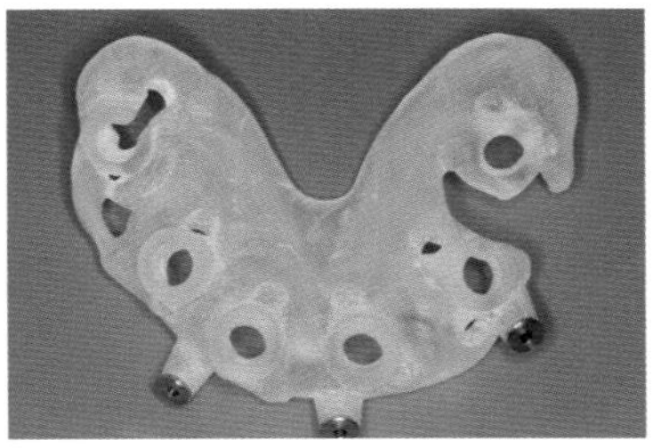

图15　黏膜支持式先锋钻导板

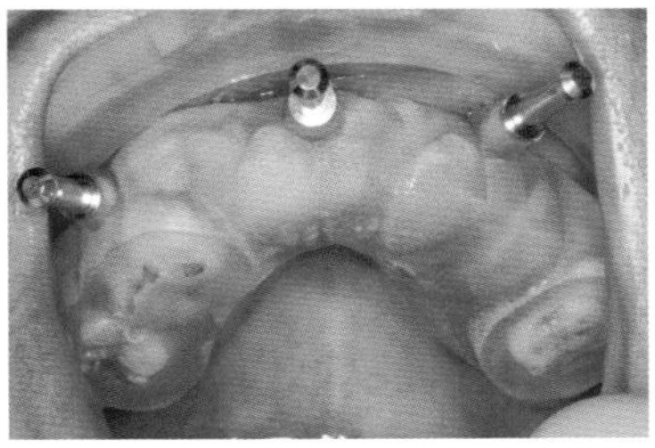

图16　固位钉导板戴入

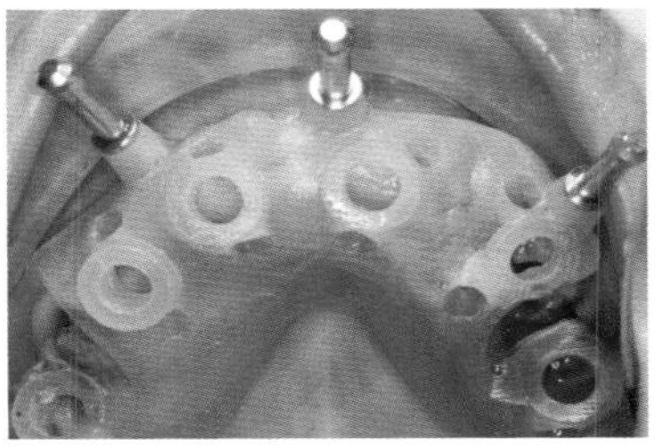

图17　先锋钻导板戴入

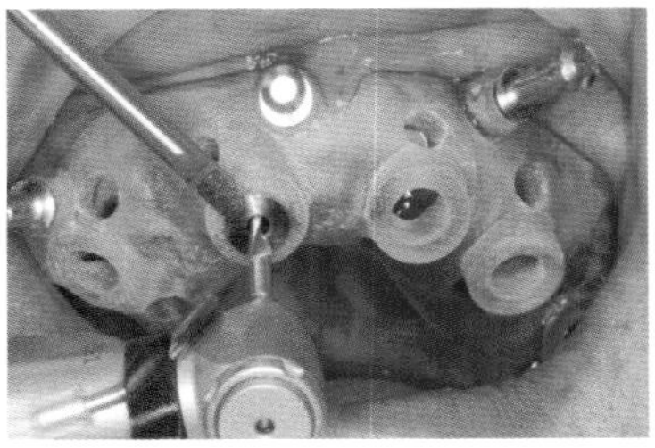

图18　先锋钻预备

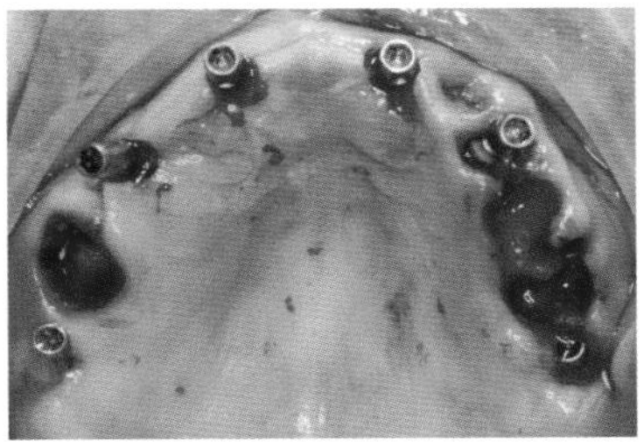

图19　植入种植体

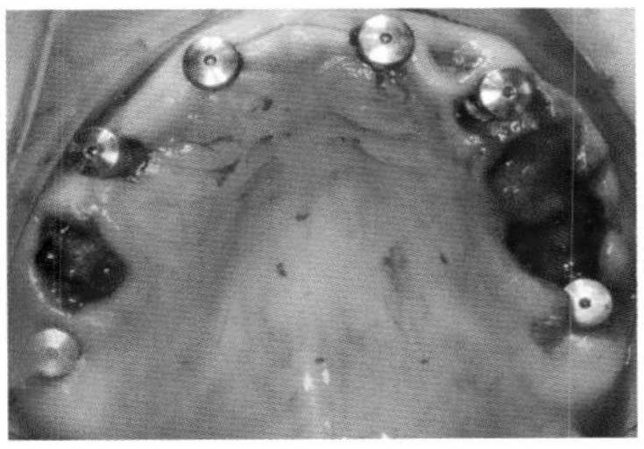

图20　植入SmartFix基台

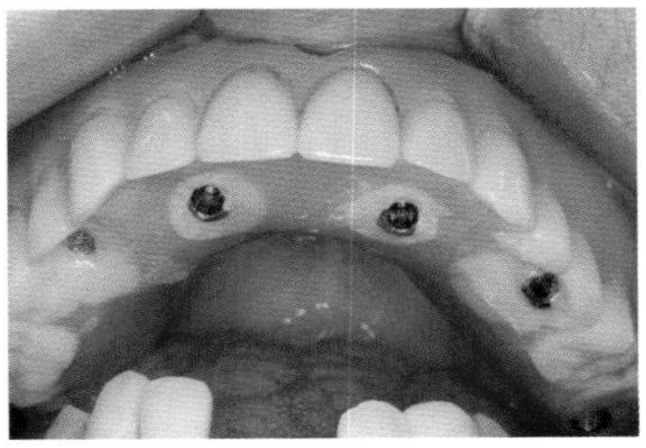

图21　Pick-up技术制作过渡义齿

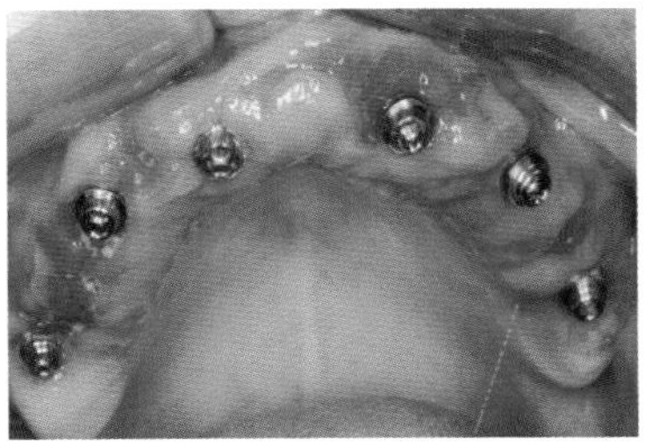

图22　种植体转移

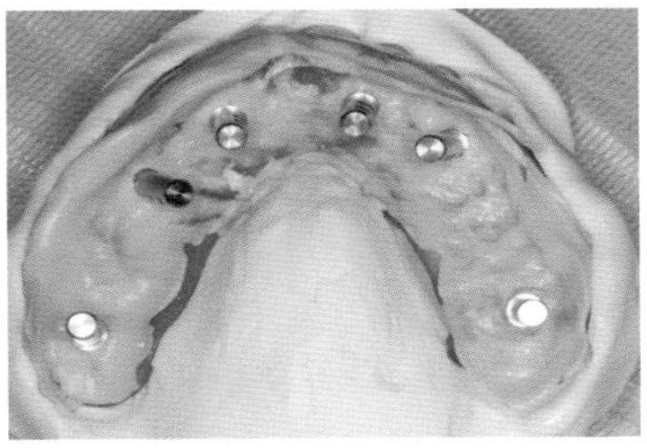

图23　基台水平转移

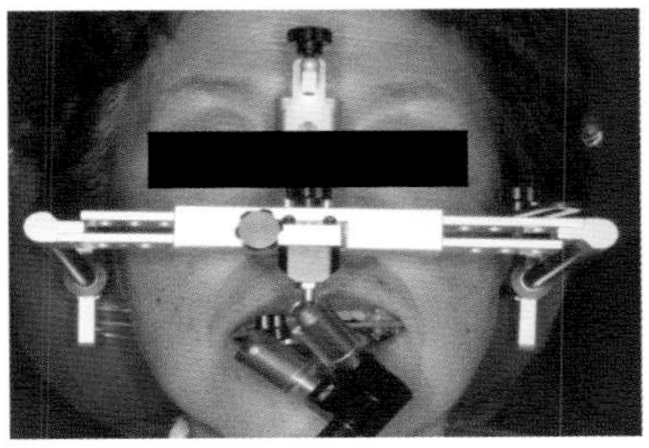

图24　面弓转移

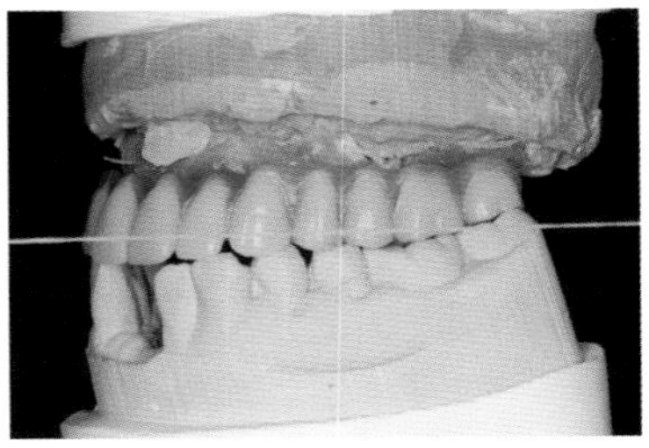

图25　纯钛支架排牙

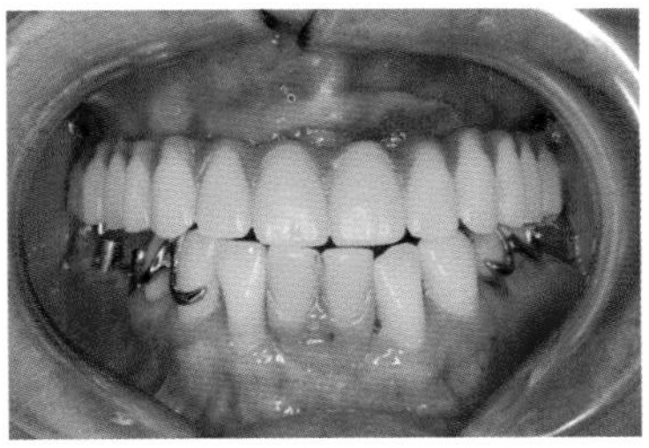

图26　口内蜡牙试戴及发音测试

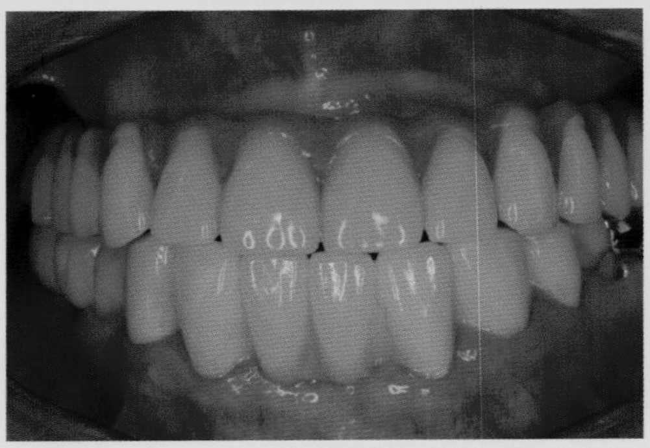
图27 最终修复体戴入

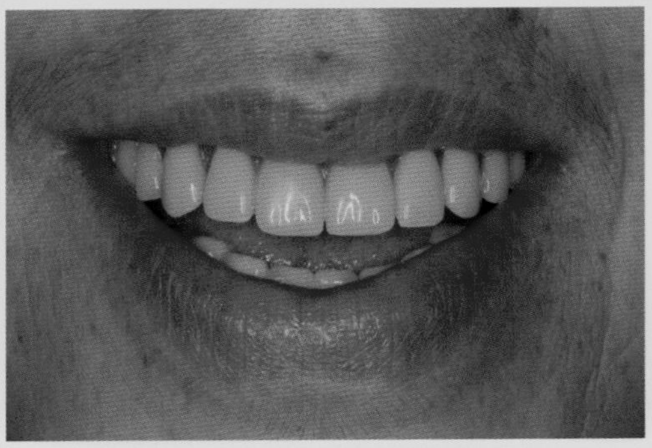
图28 术后口外像

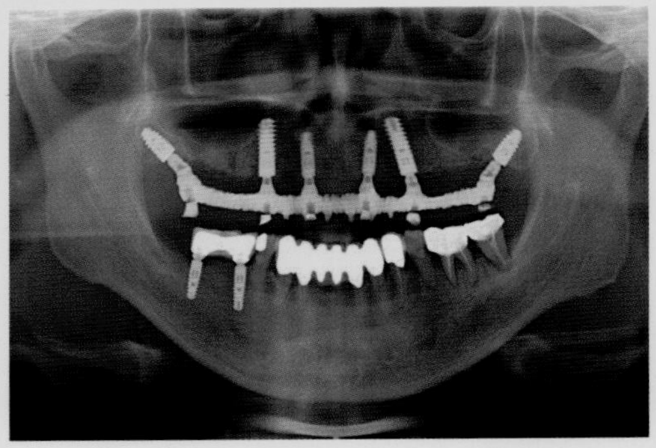
图29 术后6个月全景片复查

三、结论

通过数字化导板指导下可使外科手术更加精细化、微创化，减少手术并发症及患者术后不适，即刻负重在控制风险的情况下能让患者在种植围手术期获得一定的咀嚼能力。

四、讨论

计算机导航技术是通过计算机图像处理技术与CBCT、激光扫描等数字化影像结合，设计数字化导航外科导板，充分利用剩余骨量，根据修复设计方案选择理想种植位点，使整个种植修复过程可以预先得到模拟。应用数字化种植外科导板的优势是很明显的，但临床应用中还是会产生一定的偏差，包括术前CBCT的扫描，数据的获取及加工处理、转换过程，模型的描、切割及图像匹配，以及外科导板的加工制作，甚至是机器的精确度所使用材料的特性、导向柱及金属套筒等，其中的每一步出现误差都有能引起术后植入的位点与计划植入的位点间产生偏差。大多数研究的测主要为角度偏差和距离偏差（包括颈部偏移和根尖偏移）。普遍认为实植入点与计划植入的位置差异＜1mm，角度差异＜5°。也有文献报道目种植外科导板引导手术的种植体颈部偏移位置为0.2~1.45mm，根尖偏移于0.95~2.15mm，角度偏移为0.46°~7.25°。在文献中评估外科导板精确时，所讨论的影响因素包括：模板的支持方式（牙、黏膜、骨）、是否应固位钉、颌骨状况、导板制作方式、所选择的导航系统等。

参考文献

[1] D'haese J, Van De Velde T, Komiyama A, et al. Accuracy and complications using computer-designed stereolithographic surgical guides for oral rehabilitation by means of dental implants: a review of the literature[J]. Clin Implant Dent Relat Res, 2012,14(3):321-335.

[2] Cassetta M, Di Mambro A, Giansanti M, et al. The intrinsicerror of a stereolithographic surgical template in implant guided surgery[J]. Int J Oral Maxillofac Surg, 2013, 42(2):264-275.

[3] Cassetta M, Giansanti M, Di Mambro A, et al. Accuracy of Two Stereolithographic Surgical Templates: A Retrospective Study[J]. Clin Implant Dent Res, 2013, 15(3): 448 - 459.

[4] Ochi M, Kanazawa M, Sato D, et al. Factors affecting accuracy of implant placement with mucosa-supported stereolithographic surgical guides in edentulous mandibles[J]. Comput Biol Med, 2013 Nov, 43(11):1653-1660.

[5] Ozan O, Turkyilmaz I, Ersoy AE, et al. Clinical Accuracy of 3 Different Types of Computed Tomography-Derived Stereolithographic Surgical Guides in Implant Placement[J]. J Oral Maxillofac Surg, 2009, 67(2):394-401.

[6] Mandelaris GA, Rosenfeld AL, King SD, et al. Computer-guided implant dentistry for precise implant placement: combining specialized stereolithographically generated drilling guides and surgical implant instrumentation[J]. Int J Periodontics Restorative Dent, 2010, 30(3):275-281.

数字化全口种植修复

董豫　王丽萍　李军　曾妃菲

摘 要

目的：观察慢性牙周炎致全口牙松动患者采用即刻种植、Malo Bridge修复的临床效果，并探讨取模精确的重要性和Malo Bridge的优势。**材料与方法：**术前通过数字化模拟出种植位点，并在术前制作总义齿。术中拔除口内余留牙，上颌植入7颗MIS种植体，下颌植入6颗MIS种植体，拔牙窝内植入自体骨屑和Bio-Oss的混合物，覆盖Bio-Gide膜。术后以总义齿调改软衬后作为临时义齿使用。5个月后进行二期手术，接上复合基台，取初印模，口外连接转移杆后锯断，待伤口完全愈合后，取二次印模。通过试戴简易支架+塑料牙，试戴Malo Bridge支架+蜡型牙，试戴Malo Bridge的步骤戴上最终修复体，覆盖螺丝孔的牙冠使用临时粘接剂粘冠。定期随访和影像学检查，观察牙槽骨的稳定性，龈缘是否退缩，口腔卫生的维护。**结论：**慢性牙周炎致全口牙松动无法保留的患者可采用全口种植义齿修复。通过术前设计，术前数字化模拟种植体植入，术中即刻种植，最终修复采用二次取模，试戴简易支架及排蜡牙确定种植取模的精确及颌位关系记录的准确，试戴Malo Bridge支架及蜡牙确定最终修复体的外形，口外树脂永久粘接无螺丝孔的单冠避免单冠脱落的风险，口内临时粘接有螺丝孔的单冠便于后期维护。此种种植修复方式，既能保证咬合功能的舒适，也能保证外形的美观，是全口或半口种植修复的很好选择。

关键词：全口种植；数字化；Malo Bridge

无牙颌的种植修复已经成为今年的热点和难点，不仅在手术方式上不断创新，在修复方式上也有更多的选择。从早期的“一个萝卜一个坑”到现在的All-on-4技术，再到穿颧种植体，从早期的混合桥到现在的BIO-HPP Malo Bridge，让饱受摧残的无牙颌患者再次感受到了咀嚼的快乐。上颌窦底内外提升术及穿颧种植让牙槽骨严重萎缩的患者感受到了种植牙带来的便利，Malo Bridge的使用让无牙颌种植再现天然牙的神韵。

一、材料与方法

1. 病例简介　65岁男性患者，全口牙逐渐松动多年余，要求治疗。口内多颗牙因陆续松动而拔除，现余留牙均松动，咬合无力，希望采用种植修复方法对口内缺牙进行修复，对美观和功能均有要求。既往体健，无烟酒嗜好，全身情况良好，否认系统疾病史，否认药物过敏史及传染病史，无手术禁忌证。检查：患者面型基本对称，开口型正常，开口度约3横指，中位笑线，嘴唇稍突，开唇露齿。口内检查发现（图1～图3），14、15、36、37、42、46、47缺失，余留牙松II～III度，叩（±），12～23颈部楔形缺损，探（－），上前牙明显唇倾，咬合创伤，全口牙龈红肿，龈缘退缩至根中1/3至根尖1/3。CBCT检查（图4）：上颌窦黏膜增厚，未见液平，上颌磨牙区牙槽骨高度为2～9mm，上颌前牙区及下颌骨量尚可，余留牙根尖未见明显炎症，牙槽骨较疏松。

作者单位：广州医科大学附属口腔医院
通讯作者：王丽萍；Email: wanglipl j@126.com

2. 诊断　慢性牙周炎；上颌牙列缺损；下颌牙列缺损。

3. 治疗计划

（1）方案一：上下颌All-on-4种植修复，行一段式固定修复。

（2）方案二：右侧上颌后牙区行外提升术，左侧上颌后牙区行内提升术植入8颗种植体；下颌植入6颗种植体，行分段固定修复。

（3）方案三：双侧上颌结节处各植入1颗种植体，前牙区植入4～5颗种植体；下颌植入6颗种植体，行一段式固定修复。

为减小手术创伤、植入尽量多的种植体以增加远期成功率，患者选择“方案三”。

术前，通过在软件上进行模拟（图5～图9），于上颌窦前壁植入5颗种植体，右侧上颌结节由于存在埋伏第三磨牙，拔除后即刻植入种植体较难获得初期稳定性，考虑15远中倾斜植入1颗种植体，下颌仍旧采用植入6颗种植体的一段式修复。

4. 治疗过程

（1）第一阶段（图10～图16）：术前藻酸盐取模灌注石膏模型，行颌位关系记录，上𬌗架后在石膏模型上掰掉余留牙，制作总义齿。患者术前含漱氯己定漱口水1分钟。口内外消毒后常规铺巾。拔除口内余留牙，彻底搔刮拔牙窝，清楚肉芽组织，过氧化氢+生理盐水交替冲洗。上颌前牙区牙槽骨较高，咬骨钳修整牙槽嵴顶，收集碎骨屑。因拔牙窝可用于种植体植入位点的定位，球钻于15、37、47牙槽嵴顶定位，定位钻沿13、11、21、23、24、26远中根，33、35、43、45舌侧骨壁钻孔，逐级备洞。上颌从1区至2区分别植入Mis Seven 4.2mm×8mm，4.2mm×13mm，

3.75mm×10mm，3.75mm×10mm，4.2mm×13mm，4.2mm×8mm，4.2mm×8mm种植体，下颌从3区至4区分别植入4.2mm×10mm，4.2mm×10mm，4.2mm×10mm，4.2mm×10mm，4.2mm×10mm，4.2mm×8mm。初期稳定性15~20N·cm，由于初期稳定性较差，不考虑行即刻修复。拔牙窝用Bio-Oss与自体骨碎屑混合后填充，覆盖Bio-Gide膜，可吸收缝线间断缝合。术后予口服地塞米松，甲硝唑及头孢唑林钠。打磨总义齿组织面并在口内用软衬材料衬组织面，行临时活动义齿修复。

（2）第二阶段（图17~图21）：二期手术。术后5个月检查，牙龈形态色泽均正常，未见红肿溢脓，附着龈量充足。CBCT示，种植体与骨结合良好，未见异常低密影。二期手术时根据种植体方向及穿龈深度，选择合适的多牙基台接入种植体。术后多牙基台边缘齐龈或位于龈下1mm。用重体制取硅橡胶开窗初印模，灌注石膏模型。临时活动义齿调改后继续使用。

（3）第三阶段（图22~图27）：最终修复。术后3周，牙龈愈合良好。用模型树脂在初印模上将转移杆连接起来，锯断。口内复位转移杆，用模型树脂在口内重新连接转移杆，制取终印模。制作光固化树脂基托行颌位关系记录，标出中线及口角线的位置，面弓转移上基尔巴赫𬌗架。

复诊行简易支架+塑料牙试戴（图28~图34），确认取模的精确性及颌位关系记录的准确性。螺丝拧入时无阻力。试戴塑料牙时，患者自觉丰满度良好。前牙浅覆𬌗覆盖，后牙无明显咬颊咬舌，螺丝开孔均位于前牙舌侧及后牙𬌗面。检查咬合：双侧后牙区尖窝交错良好，未见明显咬合高点。拍全景片示：修复体与复合基台连接密合。

复诊试戴Malo Bridge支架+蜡型牙（图35~图37），患者对Malo Bridge修复满意。但是因患者赶时间，Malo Bridge支架未上牙龈瓷，且蜡型做得较粗糙，患者对此稍有怨言，与患者沟通后，告知其原因，并保证最终修复将模拟天然牙形态后，患者释然。

1周后戴最终义齿（图38~图52）。试戴前，口外检查最终修复体，单冠就位顺利，邻接良好，未见裂纹及瓷层缺损。试戴支架，就位良好，拧紧螺丝时无阻力。拍全景片示：修复体与基台连接密合。卸下Malo Bridge支架，口外3M ESPE树脂粘接剂（RelyX Unicem）粘接无螺丝通道的单冠，粘冠时为了避免粘接剂溢至邻牙龈沟内影响邻牙就位，将有螺丝通道的单冠先就位于Malo Bridge上，这样就可以很好地避免树脂粘接剂溢至龈沟内影响相邻的烤瓷冠就位。口内戴牙，15N·cm锁紧修复螺丝，水管胶+弹性树脂封口，口内用种植冠临时粘接剂（premier implant cement）粘接有螺丝开孔的单冠。检查咬合，前伸𬌗为前牙接触，侧方𬌗为组牙功能𬌗。调𬌗至正中𬌗时前牙无接触，后牙均匀接触，因为上颌双侧最末牙位是悬臂，调𬌗使得最末牙位轻接触，前伸𬌗时前牙多颗牙均匀接触，侧方𬌗为后牙均匀接触。

在对患者进行充分的口腔卫生宣教以后，指导其餐后使用冲牙器清洁修复体与组织面交界处，并嘱其戴牙后1周复诊检查咬合，戴牙1个月、3个月、半年复诊，以后每年复诊1次，并拍全景片观察种植体周围骨质情况。

（4）第四阶段：术后回访。患者最终戴牙后1周及1个月、3个月复查。1周复诊检查发现侧方𬌗时，部分工作侧后牙未完全接触，根据其咬合习惯再次调𬌗，使得侧方𬌗为工作侧后牙均匀接触，非工作侧后牙轻接触，避免𬌗干扰。戴牙3个月复诊未诉任何不适，检查：下颌舌侧基托少量牙石。遂予EMS超声洁牙机修复体工作尖清洁后抛光。

二、结果

术中种植体初始稳定性可，未见明显松动。愈合过程中患者未觉明显疼痛，种植体未出现周围炎，牙龈无瘘管，种植体无松动、脱落。术后5个月，种植体形成良好的骨整合。种植体与骨结合的5个月中，患者多次复诊并重衬临时活动牙，使得患者无缺牙期，患者对此较满意。影像片检查显示牙槽骨维持在稳定的水平。Malo Bridge不仅恢复了患者软硬组织的缺损，更比患者的天然牙美观。

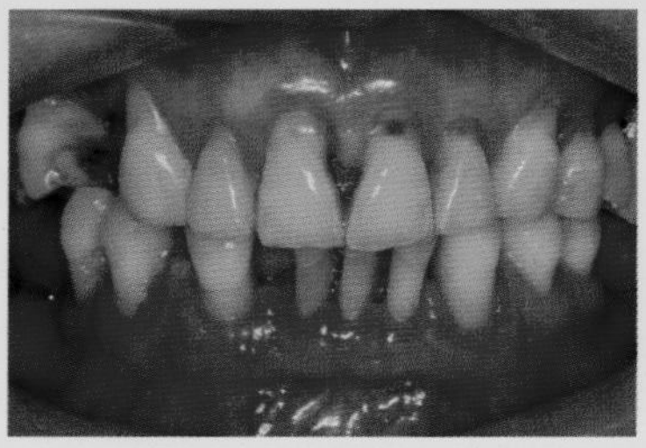
图1 术前口内咬合像

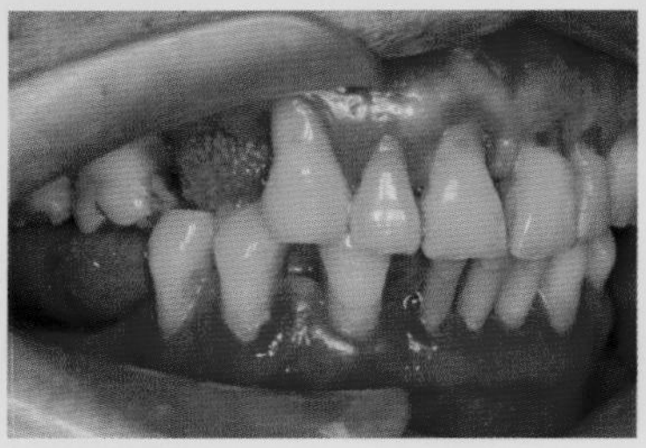
图2 术前口内咬合右侧像

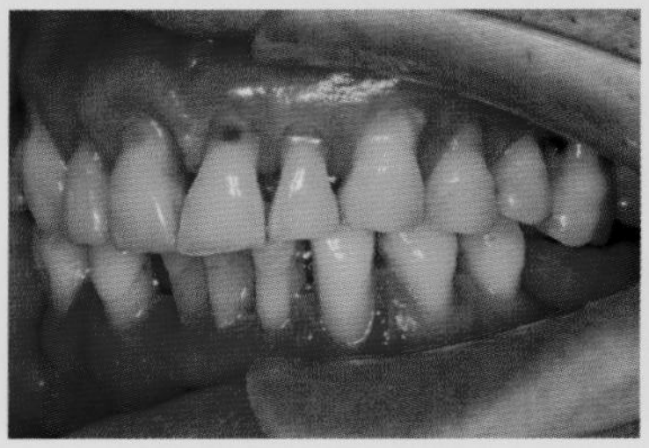
图3 术前口内咬合左侧像

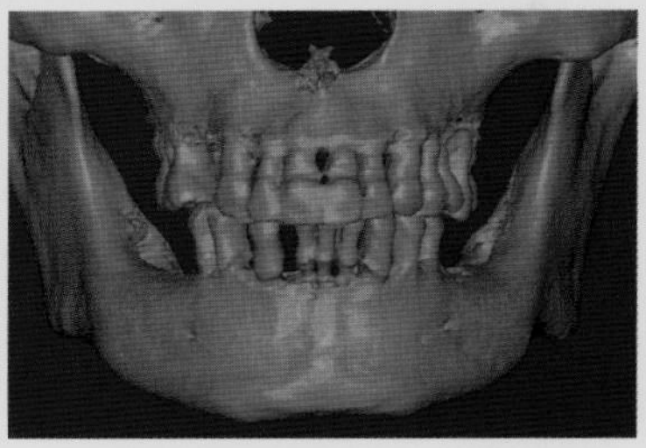
图4 CBCT三维重建术前口内

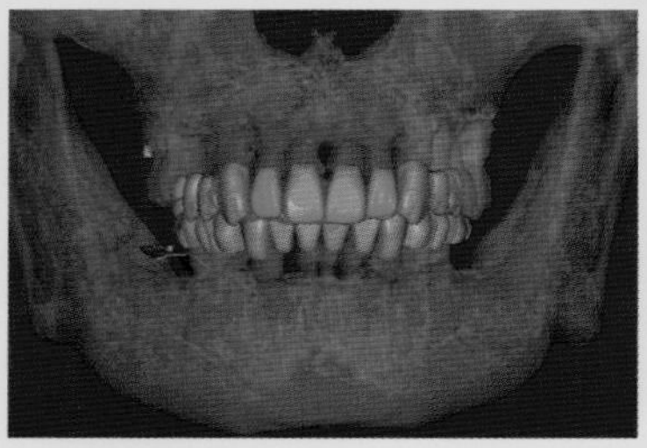
图5 口内模拟排牙

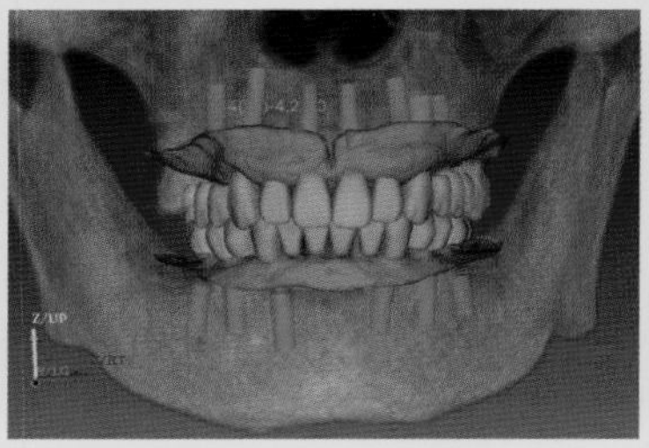
图6 口内模拟种植体植入

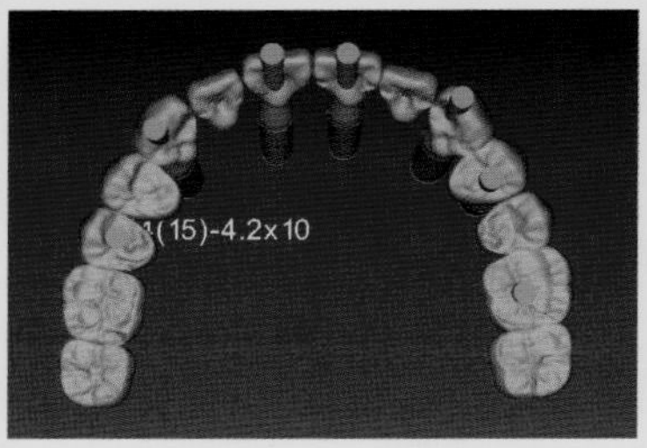

图7 上颌种植体模拟植入位点𬌗面像

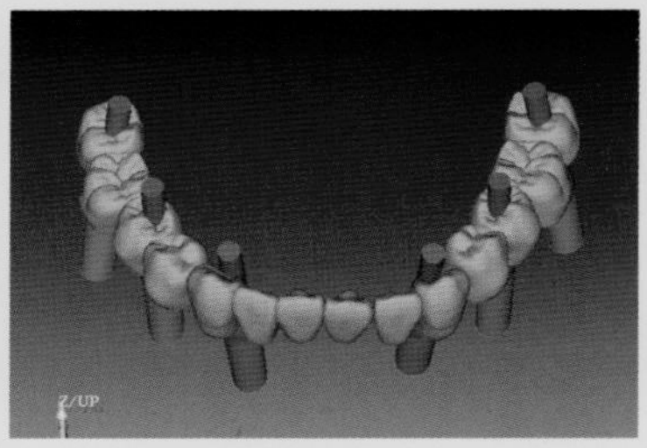
图8 下颌种植体模拟植入位点𬌗面像

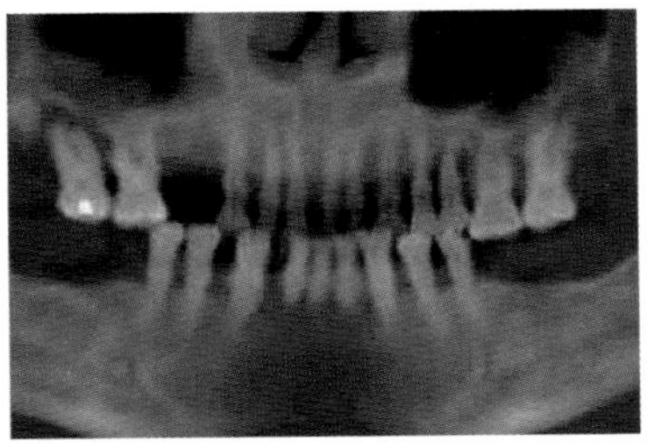
图9　术前全景片

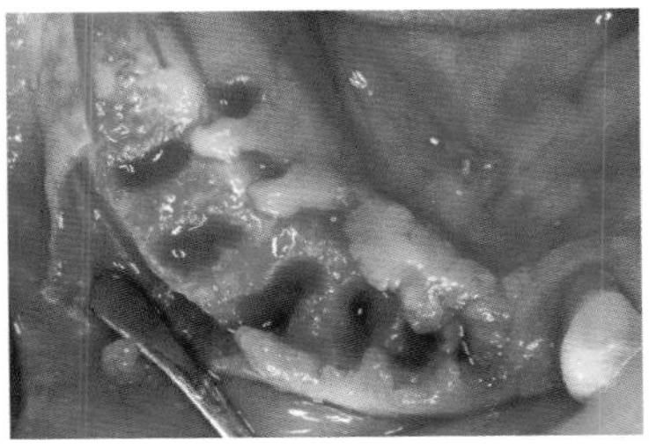
图10　下颌右侧拔牙窝

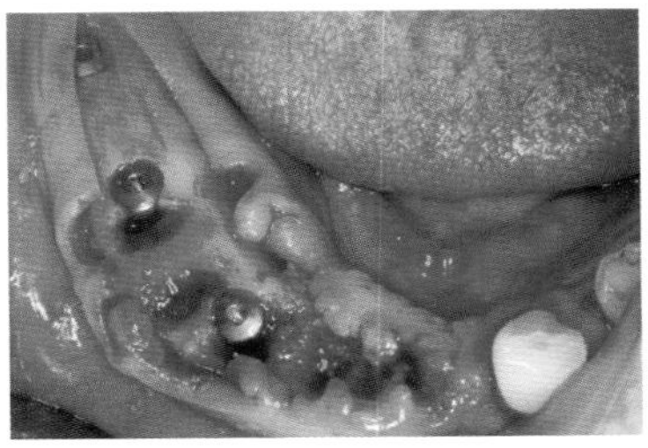
图11　下颌右侧植入种植体

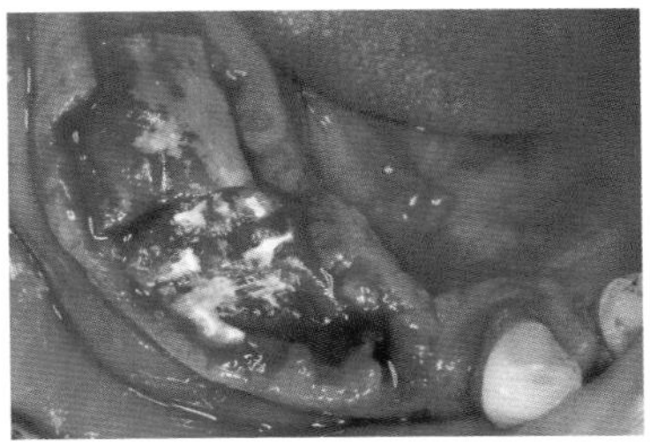
图12　下颌右侧植骨盖膜

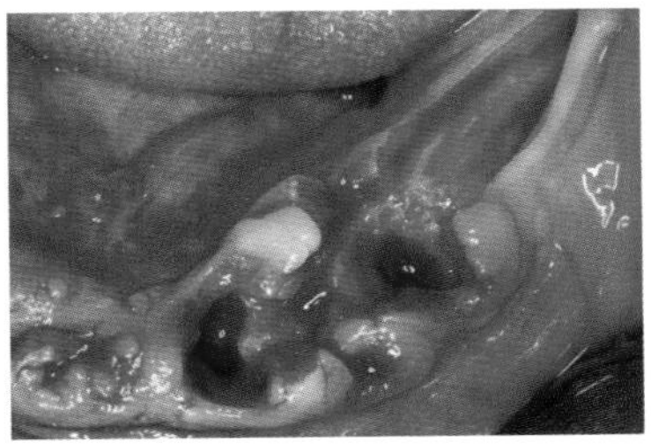
图13　下颌左侧拔牙窝

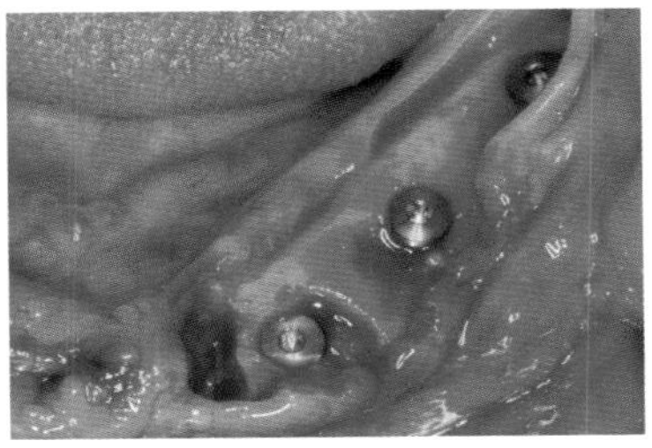
图14　下颌左侧植入种植体

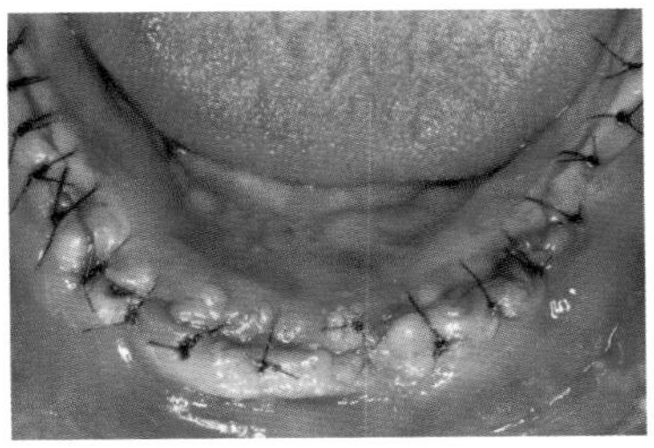
图15　术后缝合

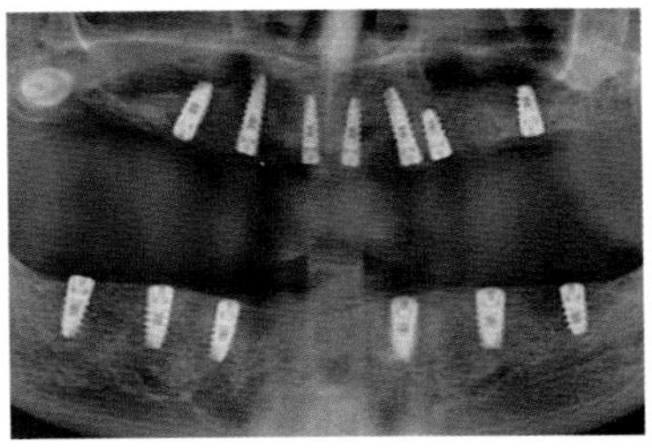
图16　术后全景片

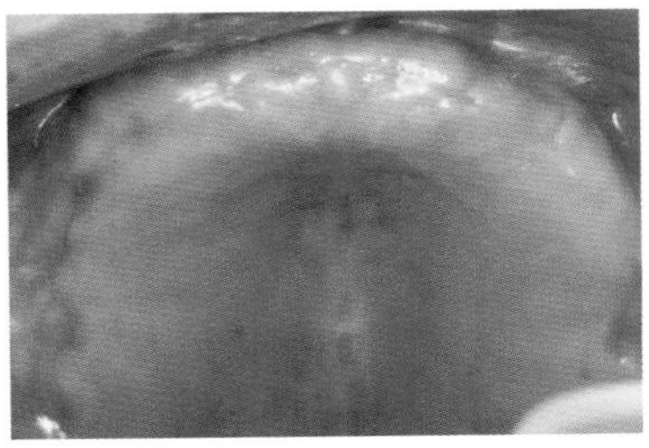
图17　一期上颌伤口愈合

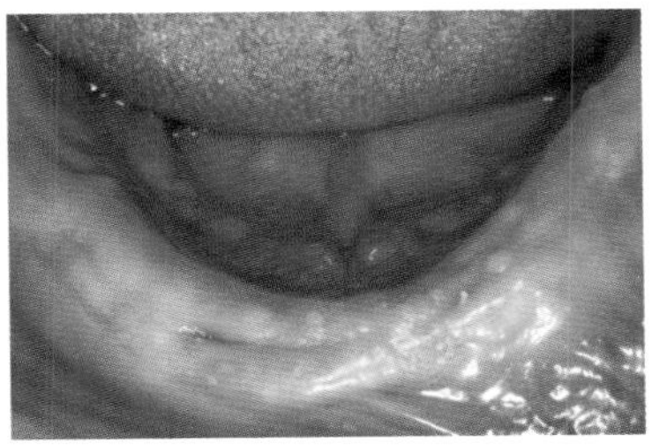
图18　一期下颌伤口愈合

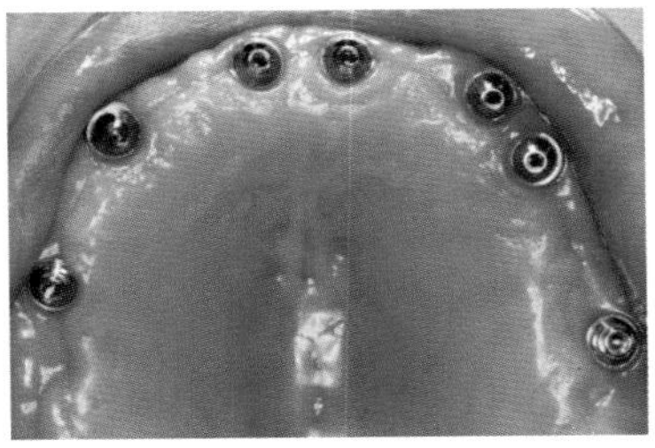
图19　上颌二期术后

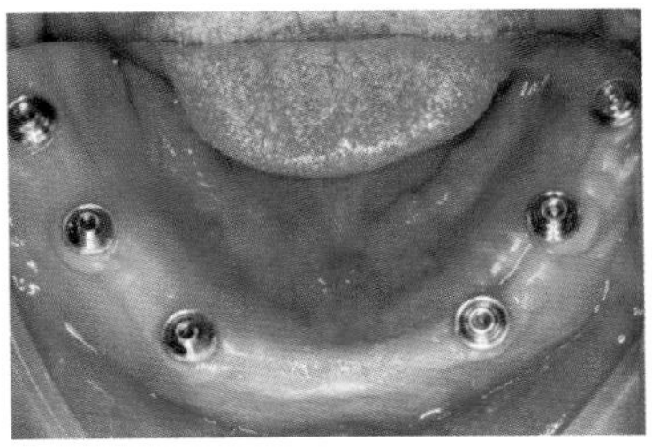
图20　下颌二期术后

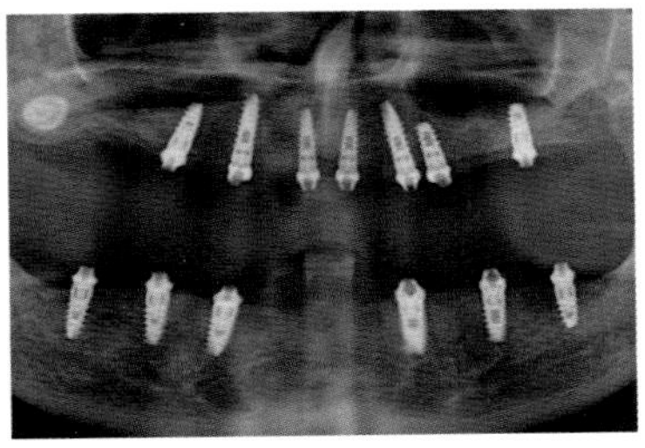
图21　二期术后全景片

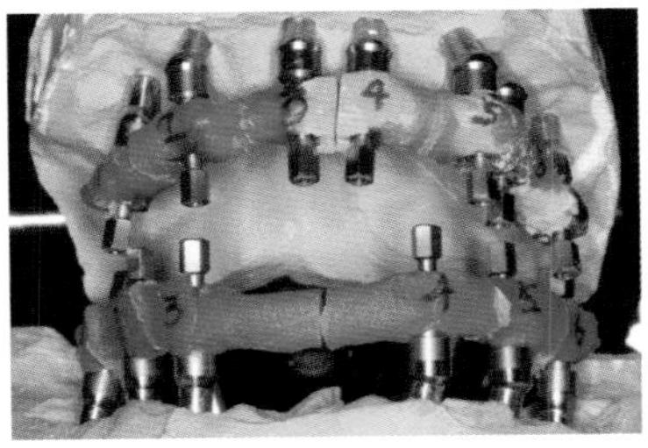
图22　初印模上连接转移杆

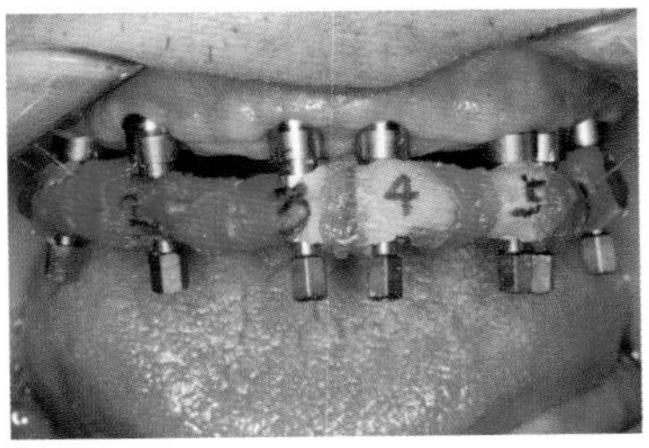
图23　上颌二次取模

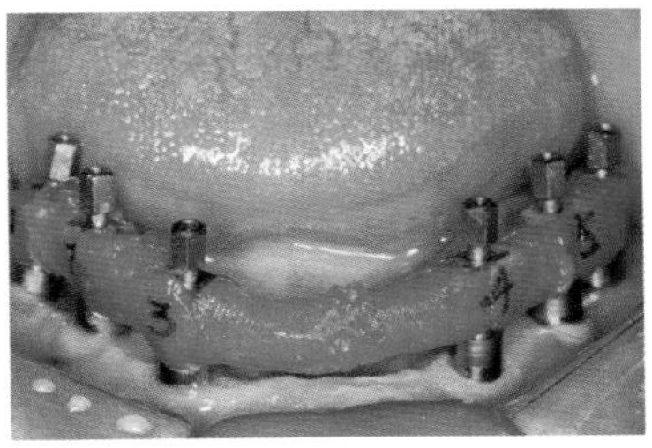
图24　下颌二次取模

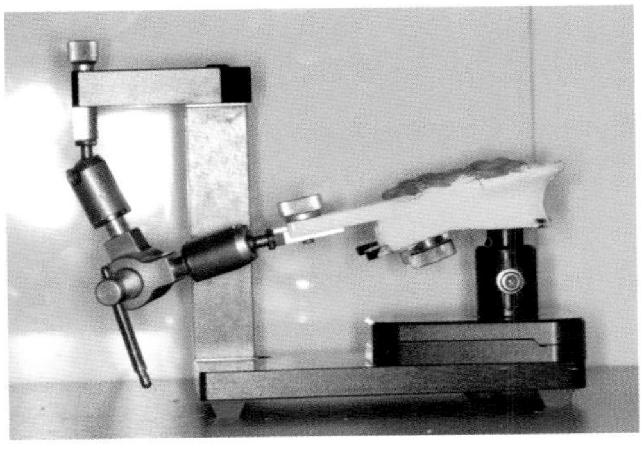
图25　面弓转移

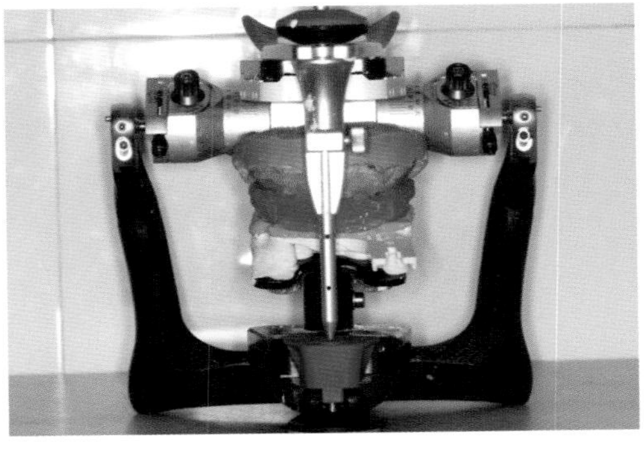
图26　上殆架

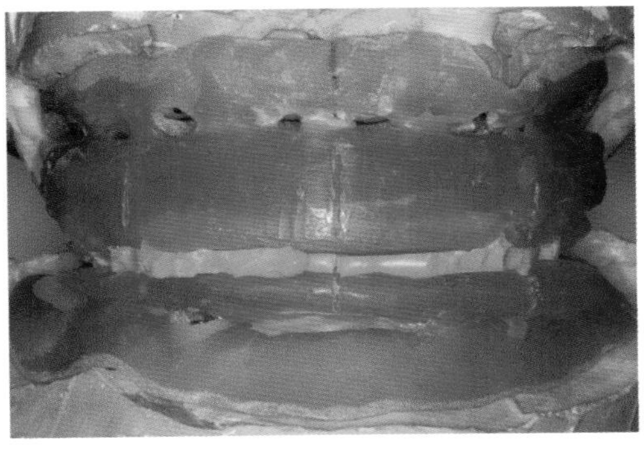
图27　颌位关系记录

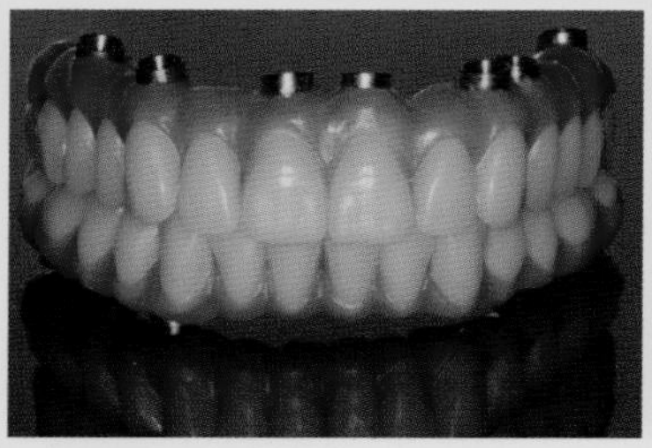
图28　简易支架

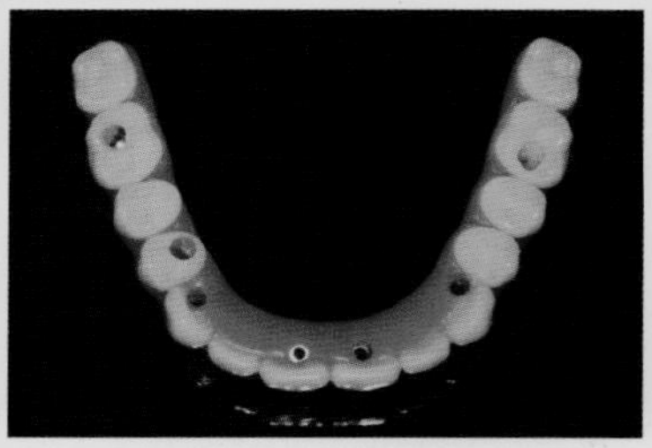
图29　上颌简易支架

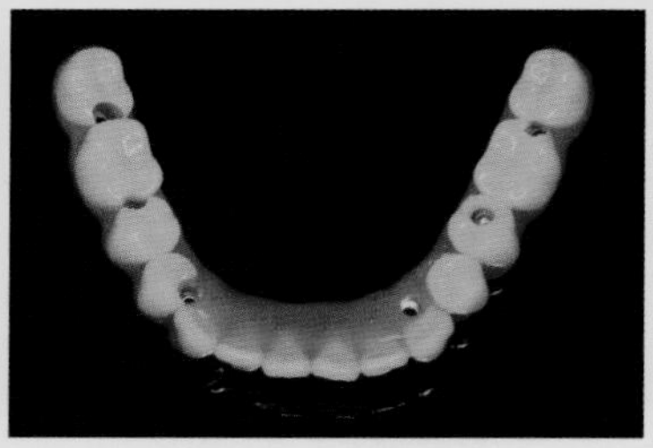
图30　下颌简易支架

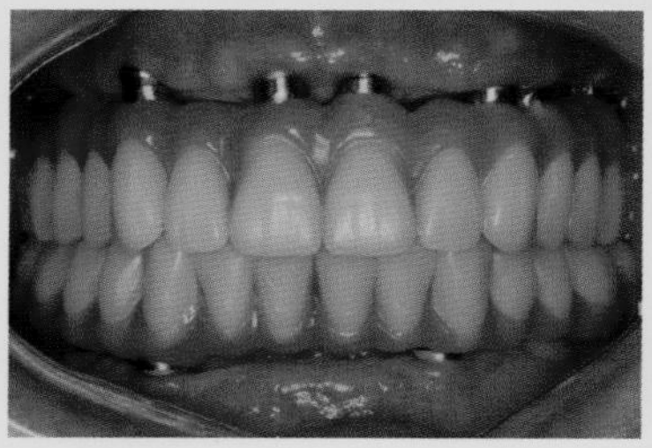
图31　试戴简易支架

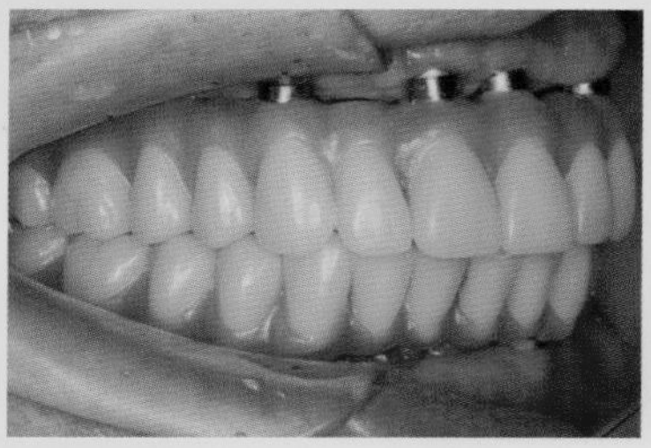
图32　简易支架右侧咬合像

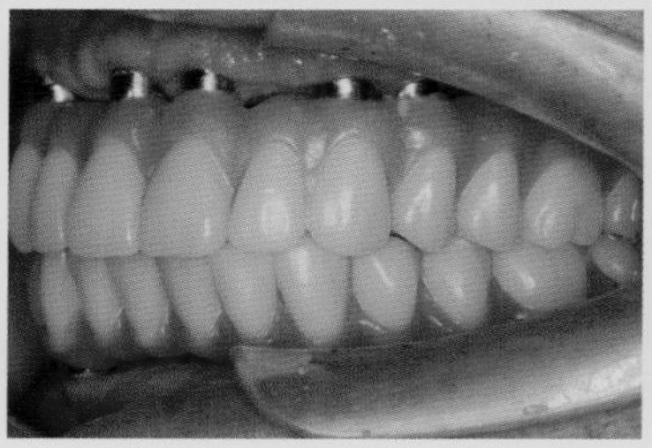
图33　简易支架左侧咬合像

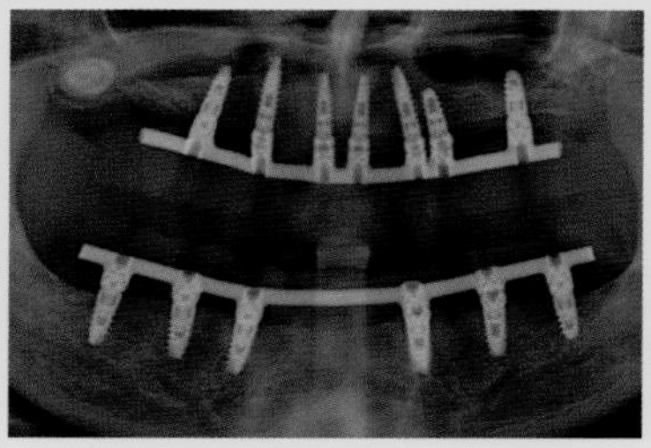
图34　简易支架全景片

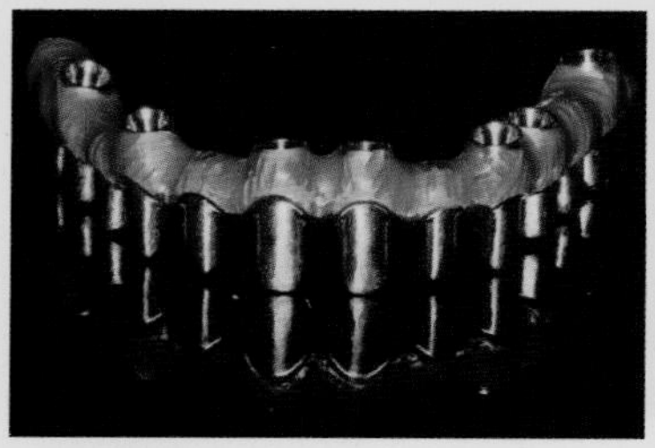
图35　上颌Malo Bridge支架1

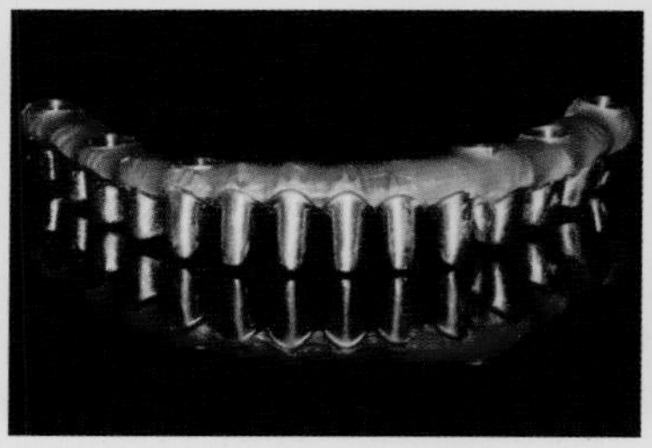
图36　下颌Malo Bridge支架1

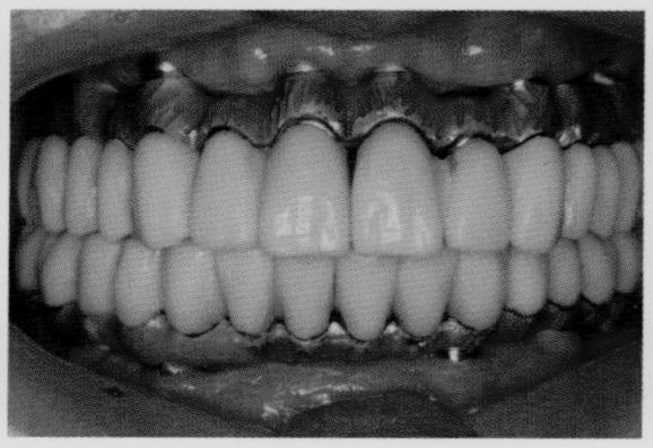
图37　试戴Malo Bridge

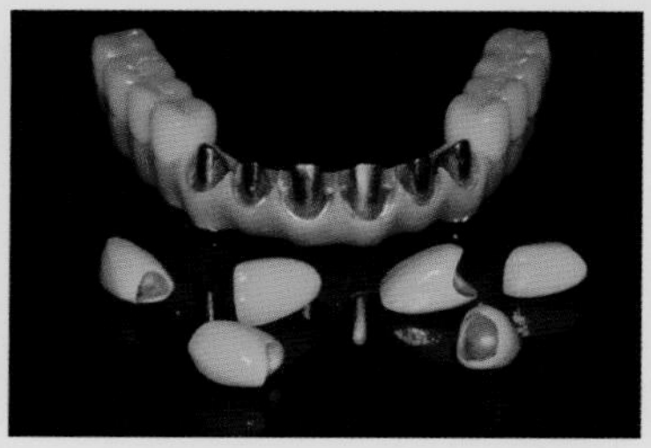
图38　上颌Malo Bridge支架2

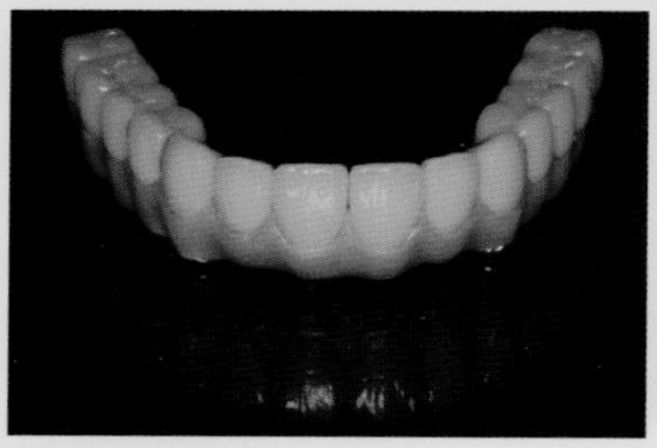
图39　上颌Malo Bridge1

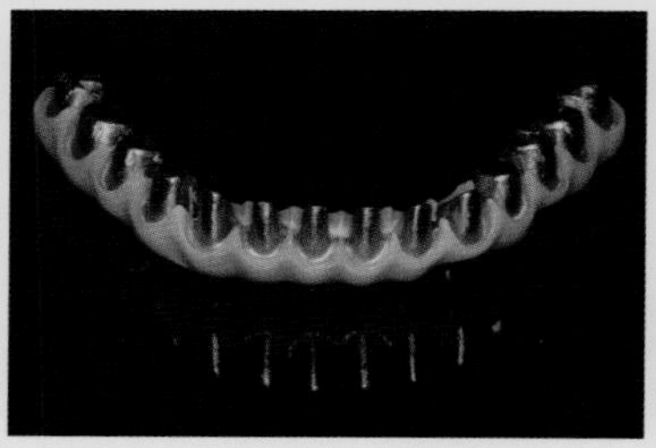
图40　下颌Malo Bridge支架2

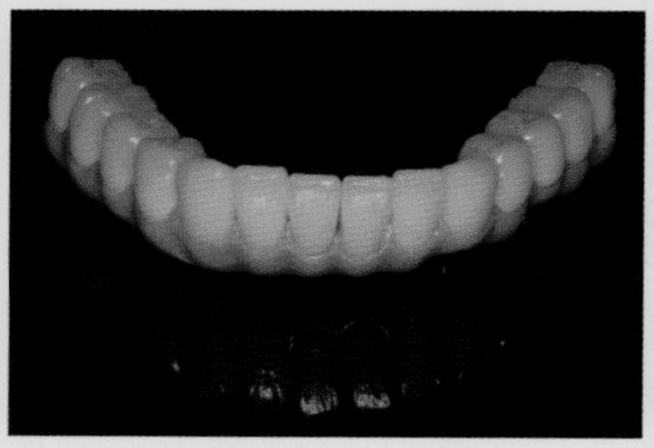
图41　下颌Malo Bridge1

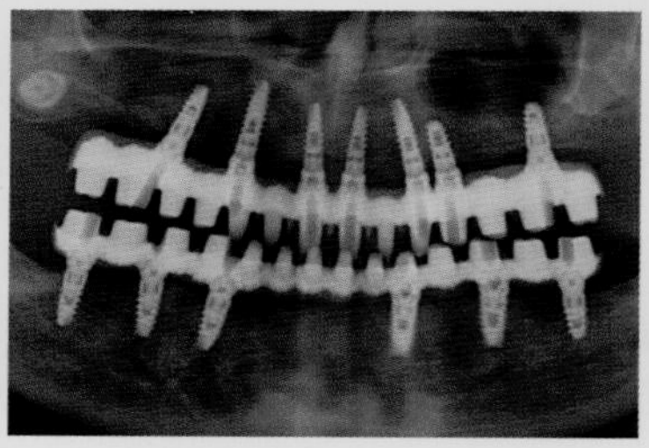
图42　试戴Malo Bridge支架全景片

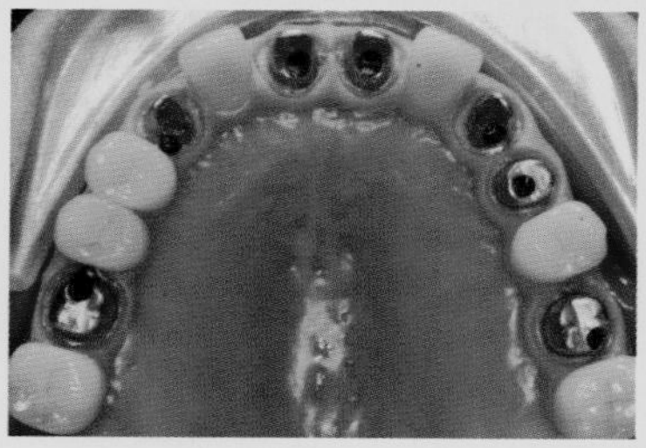
图43　试戴上颌Malo Bridge

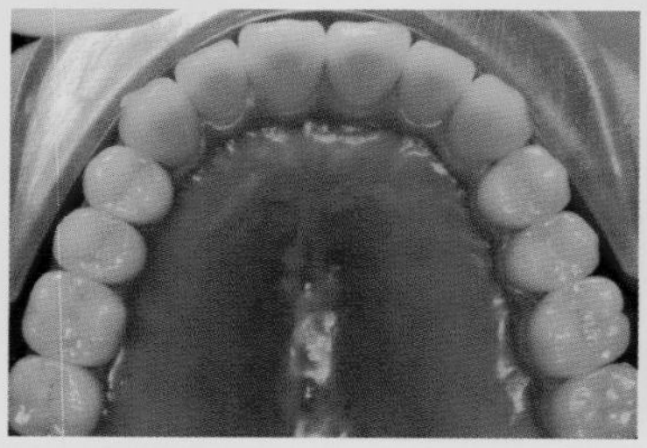
图44　上颌Malo Bridge2

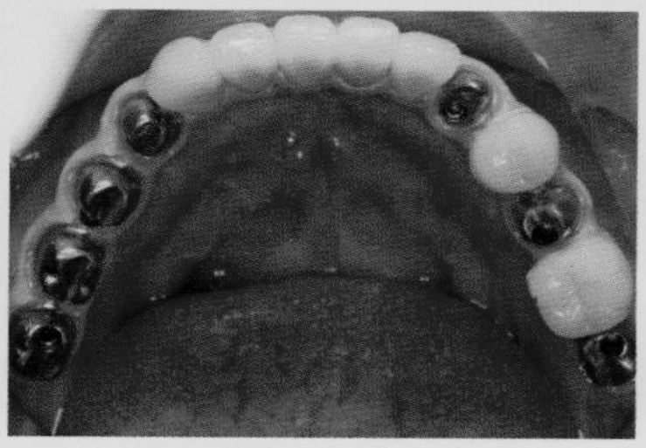
图45　试戴下颌Malo Bridge

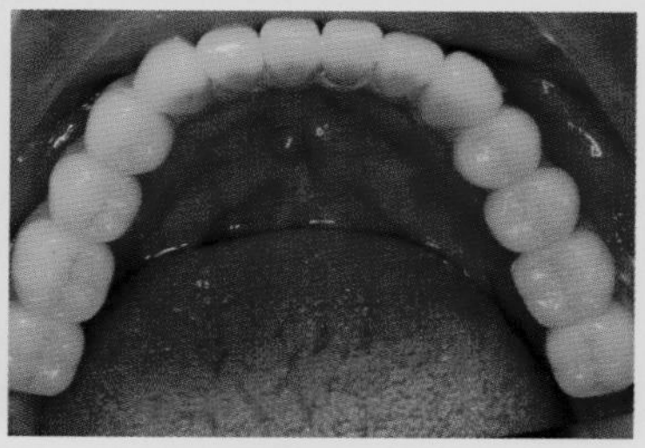
图46　下颌Malo Bridge2

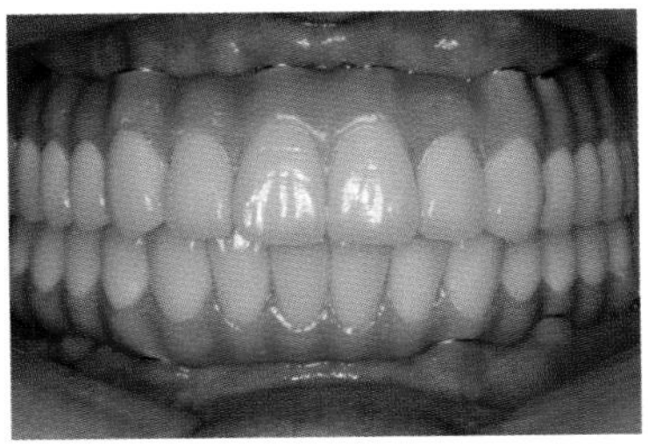
图47 戴牙后咬合像

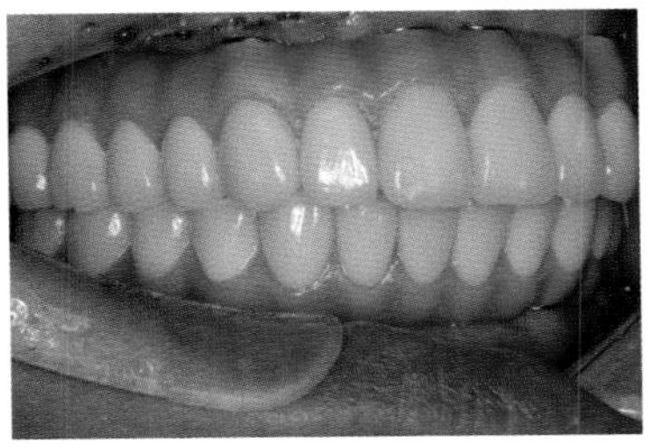
图48 右侧咬合像

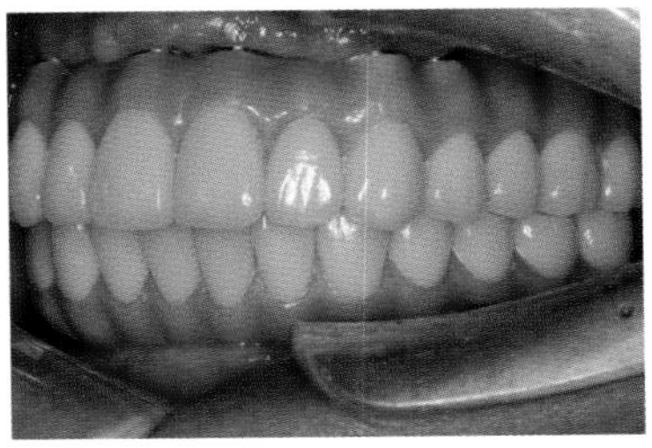
图49 左侧咬合像

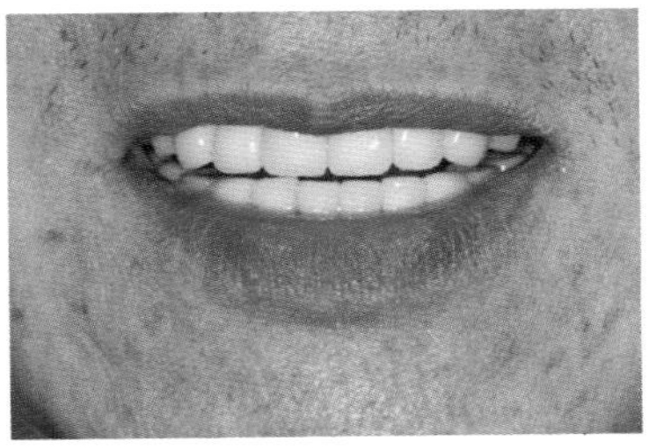
图50 微笑像

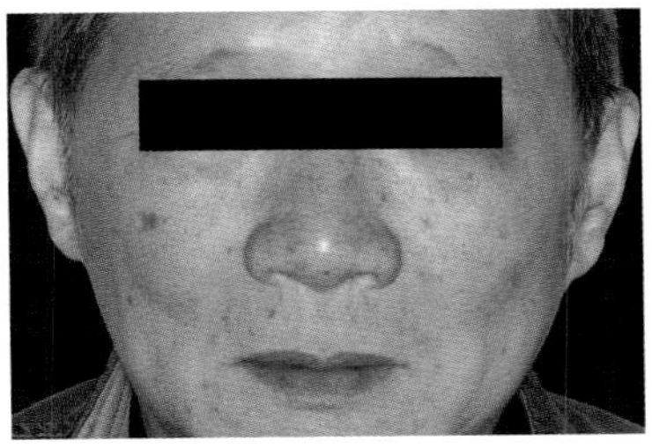
图51 戴牙后正面像

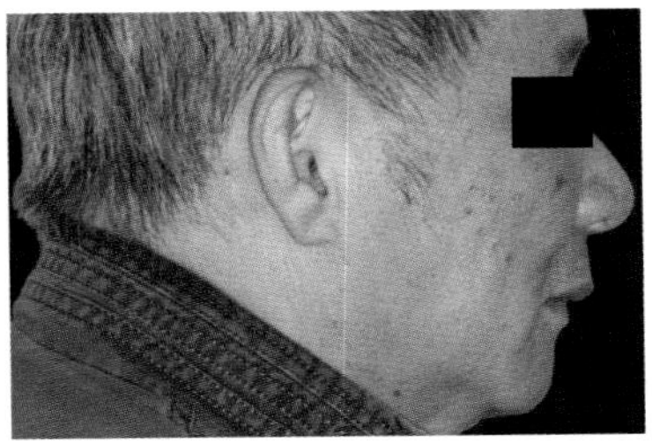
图52 戴牙后侧面像

三、讨论

被动就位是保证种植修复长期成功率的前提，非被动就位将导致修复体的机械并发症和种植体的生物学并发症。Brånemark教授强调被动就位的要求是修复体的偏差不超过10μm。由于铸造工艺及材料本身的特性，铸造的整体支架很难达到这一要求，随着扫描技术的提高和CAD/CAM工艺的精进，纯钛切削的支架可以保证制作过程中无形变，更能达到我们对一段式桥体的要求。尽管数字化技术的突飞猛进，以数字化行于无牙颌种植取模的技术仍然达不到临床的要求，这就要求我们临床医生在取模中一丝不苟，步步到位。通过将转移杆用模型树脂连在一起达到硬性连接的二次取模法，既避免了由于医生失误导致的硅橡胶变形，也避免了树脂大量收缩导致的转移杆被拉扯变形。通过最终支架前试戴简易支架，从简易支架是否被动就位判断二次取模是否准确。通过每一步精细的操作能更好地确定最终修复被动就位。

Malo Bridge综合了螺丝固位和粘接固位修复体的优势。螺丝固位修复体易戴牙、易拆卸；粘接固位修复体能最大限度地还原天然牙的美观。Malo Bridge拥有与天然牙一致的穿龈形态；通过术前修整前牙区牙槽嵴顶增加修复空间，即使高位笑线的患者也看不到修复体与软组织的交界。Malo Bridge的另一大优势是能大幅度地扭转存在植入位点偏差的种植体，无须过多考虑种植体的植入方向和螺丝孔的穿出方向，螺丝孔可以从前后牙唇、舌侧穿出而不会影响美观。单冠粘接的方式也确保了修复体瓷层的完整性，不易出现崩瓷等并发症。

Malo Bridge的粘接方式是口外树脂粘接剂永久粘接无螺丝通道的单冠，口内临时粘接剂粘接有螺丝通道的单冠。临时粘接剂使得带有螺丝孔的修复体更易拆卸，不至于破冠拆除。通过树脂粘接剂永久粘接无螺丝孔的单冠，可以减少单冠脱落的风险。一旦修复体出现崩瓷，无须拆除整个修复体，可像单冠一样拆除、取模、制作临时修复体，患者不会出现缺牙期。

四、结论

慢性牙周炎致全口牙松动无法保留的患者可采用全口种植义齿修复。通过术前设计，术前数字化模拟种植体植入，术中即刻种植，最终修复采用二次取模，试戴简易支架及排蜡牙确定种植取模的精确及颌位关系记录的准确，试戴Malo Bridge支架及蜡牙确定最终修复体的外形，口外树脂永久粘接无螺丝孔的单冠避免单冠脱落的风险，口内临时粘接有螺丝孔的单冠便于后期维护。此种种植修复方式，既能保证咬合功能的舒适，也能保证外形的美观，是全口或半口种植修复的很好选择。

参考文献

[1] Malo P, Araujo M. Retrievable Metal Ceramic Implant-Supported Fixed Prostheses with Milled Titanium Frameworks and All-Ceramic Crowns: Retrospective Clinical Study with up to 10 Years of Follow-Up[J]. J Prosthodont, 2012, 21(4):256-264.

[2] Kodama T. Implant-supported full-mouth reconstruction Malo Implant Bridge[J]. J Calif Dent Assoc, 2012 Jun, 40(6):497-508.

[3] Lin WS, Metz MJ. Digital data acquisition for a CAD/CAM fabricated titanium framework and zirconium oxide restorations for an implant supported fixed complete dental prosthesis[J]. J Prosthet Dent, 2014 Dec, 112(6):1324-1329.

[4] Baig MR1, Rajan G, Rajan M. Edentulous arch treatment with a CAD/CAM screw-retained framework and cemented crowns: a clinical case report[J]. J Oral Implantol, 2009, 35(6):295-299.

种植体支持式全口固定义齿修复5年长期随访并殆学检查1例

马晓妮　李晓茜　徐欣

摘要

目的：口内多颗牙缺失的患者，拔除口内无保留价值的剩余牙，上下颌分别植入8颗和6颗种植体。最终种植体支持式全口固定义齿修复进行咬合重建。经过5年临床追踪，观察其功能和美观的临床效果。**材料与方法：**男性患者，52岁，初诊时上颌12～14、21～23、27和下颌42、44余留。其中12和22作为基牙已行固定桥修复。患者牙周状况不佳，剩余牙齿皆有Ⅱ～Ⅲ度松动，无保留价值。第一次手术在种植导板引导下上颌植入4颗种植体（14、24、15、26处），下颌植入6颗种植体（33、34、36、43、44、46处）。第二次手术在上颌植入4颗种植体（11、13、21、23处）。骨结合期间用全口过渡义齿恢复咀嚼、美观和发音。4个月后行二期手术。2周后，种植体水平取模，个性化基台分段式固定修复。恢复美观及咀嚼效果良好。修复后保持平均一年一次的随访观察，评估种植体周围牙龈形态、骨组织状态以及殆力分布情况。**结果：**经过5年临床追踪，通过种植体周软组织评估以及殆学检查，患者建立了稳定的静态咬合关系和协调的动态咬合关系，使得咬合力在牙列中均匀分布，取得了良好以及稳定的临床效果。患者表示满意。**讨论：**种植体支持的固定义齿修复并行咬合重建是目前修复无牙颌患者的最佳选择之一。

关键词：全口无牙颌种植；固定修复；咬合力

全口无牙颌是口腔治疗中最常遇到的情形之一，它由许多因素引起，最常见的病因有龋病、牙周病、老年退行性改变导致的牙龈萎缩以及因外伤、后天畸形和肿瘤等引起的牙槽骨缺失。相对于传统全口义齿修复来说，种植修复治疗的出现可以说是当前治疗手段更先进、远期效果更乐观的方法，进而达到更好的美学效果。

一、材料与方法

1. 病例简介　52岁男性患者，因牙列缺损来我院就诊。自述美观以及咀嚼功能欠佳。要求种植修复缺失牙。临床检查：上颌12～14、21～23、27和下颌43、45余留。其中12和22作为基牙已行固定桥修复。患者牙周状况不佳，剩余牙齿皆有Ⅱ～Ⅲ度松动，无保留价值。患者牙槽骨丰满度可，附着龈色、形、质正常。由于患者有偏侧咀嚼的习惯，故面型稍显不对称。

2. 诊断　上下颌牙列缺损。

3. 治疗计划　CBCT进行术前放射检查。制订治疗计划。分两次进行种植手术。第一次手术在种植导板引导下上颌植入4颗种植体（14、24、15、26处），下颌植入6颗种植体（33、34、36、43、44、46处）。第二次手术在上颌植入4颗种植体（11、13、21、23处）。骨结合期间用全口过渡义齿恢复咀嚼、美观和发音。4个月后行二期手术。2周后，种植体水平取模，个性化基台分段式固定修复。

4. 治疗过程（图1～图51）

（1）术前CBCT检查，制取研究模型和外科导板，确定上颌和下颌种植体植入的数目、位置和方向。第一次手术时，必兰行局部浸润麻醉。上颌微创植入4颗Dentium种植体（14微创拔牙挺拔除，即刻植入Dentium ϕ 4.0mm × 10mm；15：上颌窦内提升术+植入Dentium ϕ 4.0mm × 10mm；24：植入Dentium ϕ 4.0mm × 10mm；26上颌窦内提升术+植入Dentium ϕ 4.5mm × 10mm；23：微创拔牙铤拔除后牙槽窝内有脓性分泌物，清理拔牙窝后择期种植）。下颌微创植入6颗Dentium种植体（33植入Dentium ϕ 4.0mm × 12mm；34植入Dentium ϕ 4.0mm × 10mm；36植入Dentium ϕ 4.5mm × 10mm；43微创拔牙铤拔除，即刻植入Dentium ϕ 4.5mm × 12mm+GBR；44植入Dentium ϕ 4.0mm × 10mm；46植入Dentium ϕ 4.5mm × 10mm）。初期稳定性佳。

（2）第一次手术后3周，患者复诊。口内检查见种植体稳定性良好，没有种植体周围炎症状以及其他并发症表征。黏膜愈合可。行第二次手术上颌植入4颗种植体（微创拔牙挺拔除12和22，21植入Dentium ϕ 3.1mm × 12mm；11植入Dentium ϕ 3.1mm × 12mm；23植入Dentium ϕ 3.1mm × 12mm；微创拔牙挺拔除13，即刻植入Ankloys ϕ 3.5mm × 14mm）。术后CBCT拍摄确定种植体位置和方向。10天后制作可摘全口过渡义齿恢复咀嚼、美观和发音。4个月后行二期手术。2周后，种植体水平取模，个性化基台分段式固定修复。在完成金属内冠后在口内试戴，检查就位情况以及密合度。完成所有修复后在口内试戴，要求前伸殆和侧方殆时无咬合干扰。复诊时行咬合力计测试，经调殆去除殆干扰后，恢复正常的生理功能，加强殆的稳定性。由于患者有偏侧咀嚼的习惯，医嘱双侧均匀咬合，改善义齿一侧受力较大的情况。

（3）材料：种植体：Dentium种植体（韩国）和Ankylos种植体（德国）。骨代替品：Bio-Oss骨粉（Geistlich公司，瑞士），胶原膜：海奥

作者单位：山东省口腔医院

通讯作者：徐欣；Email: xinxu@sdu.edu.cn

口腔生物膜（正海，中国），上颌窦提升工具：Bicon上颌窦提升套装（美国）。

（4）后续随访：患者修复结束后，每年于我科室行定期随访。随访评价方法为口轻摄影照片、X线片以及口腔牙周大表记录。摄影照片显示种植体周软组织质地、颜色、轮廓是否协调，软组织丰满度是否稳定。X线片显示种植体周骨水平的稳定情况，种植体周是否有清晰的骨小梁改建。牙周科牙周大表的借鉴记录能够评估患者口腔卫生维护状况，评估患者是否罹患种植体周围黏膜炎以及种植体周围炎，以便于更早地开展预防以及治疗的相关工作。种植修复5年后，行电子髁突描记，能够更好地评估患者咬合及关节状况。

二、结果

种植体植入后4个月后复查，CBCT显示种植体稳定性佳。患者美观及咀嚼效能均得到很大改善和提高。咬合力计测试调𬌗后，患者建立了稳定的静态咬合关系和协调的动态咬合关系，使得咬合力在牙列中均匀分布。患者对手术及修复成果满意。

经过5年的随访观察，患者种植体周软组织质地、颜色、轮廓协调，软组织丰满度稳定。通过牙周大表的记录评估，患者口腔卫生维护状况良好，无种植体周围黏膜炎以及种植体周围炎发生，软组织状态稳定。X线片显示种植体周骨水平的稳定情况，无明显种植体边缘骨吸收影像。通过电子髁突描记，患者咬合状态以及关节状况稳定。

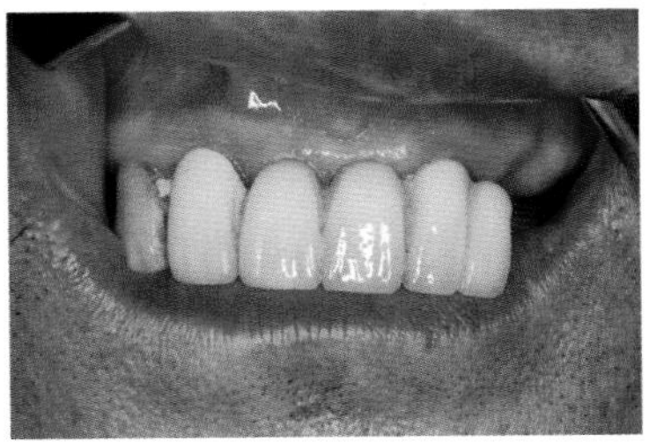

图1　初诊口内正面像

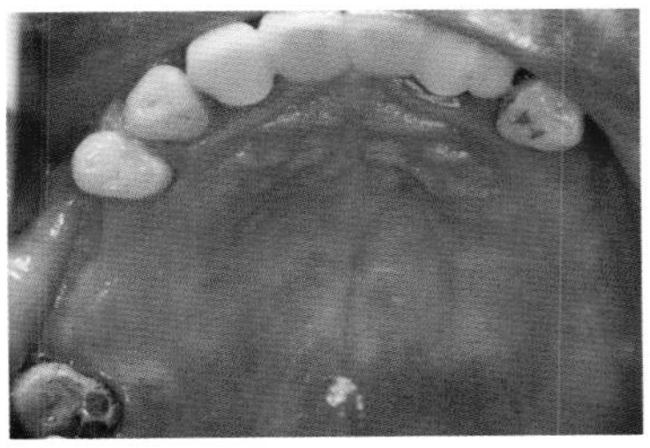

图2　初诊口内上颌像

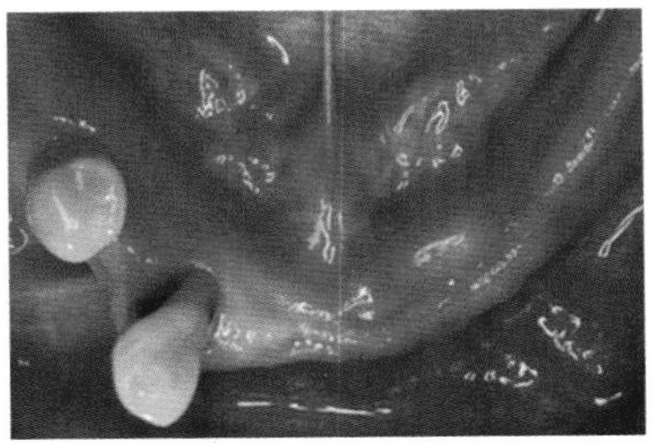

图3　初诊口内下颌像

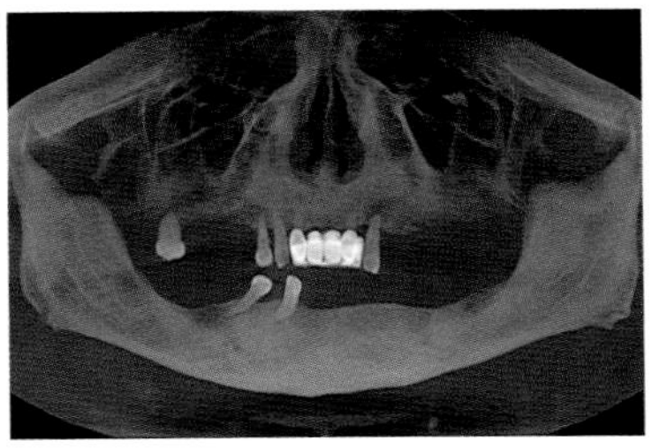

图4　影像学检查（CBCT）显示剩余牙齿数量及颌骨骨量

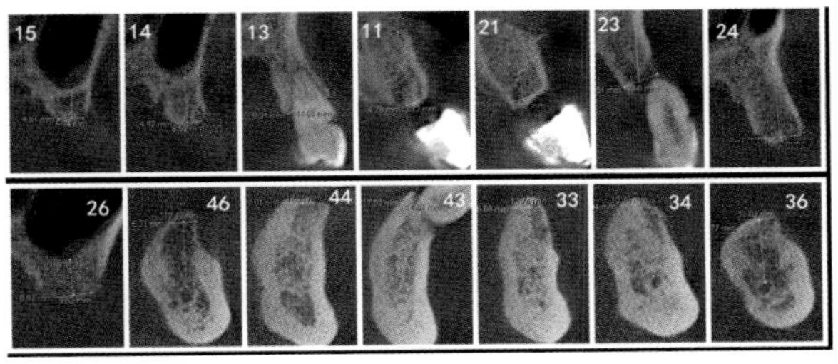

图5　术前CBCT截图显示术区颌骨骨量（宽度和长度）

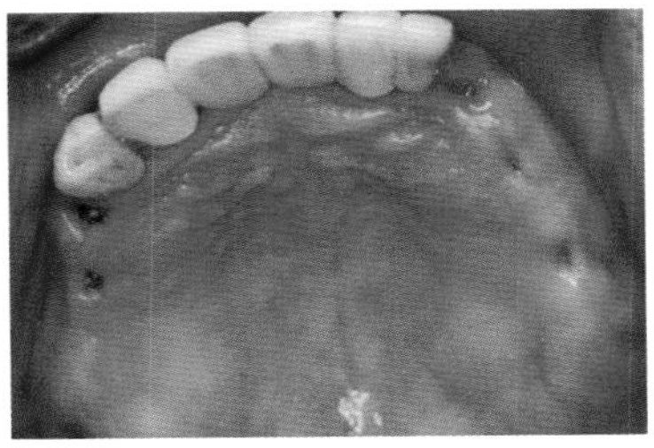

图6　第一次复诊时口内检查见种植体稳定性良好，没有种植体周围炎症状以及其他并发症表征。黏膜愈合可

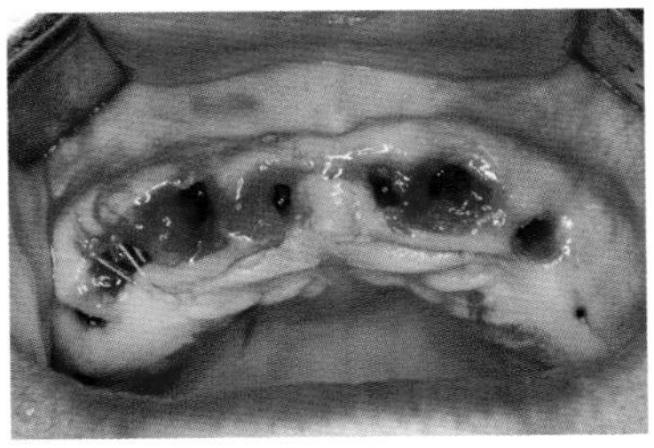

图7　第二次手术上颌拔除2颗侧切牙，植入4颗种植体。初期稳定性佳

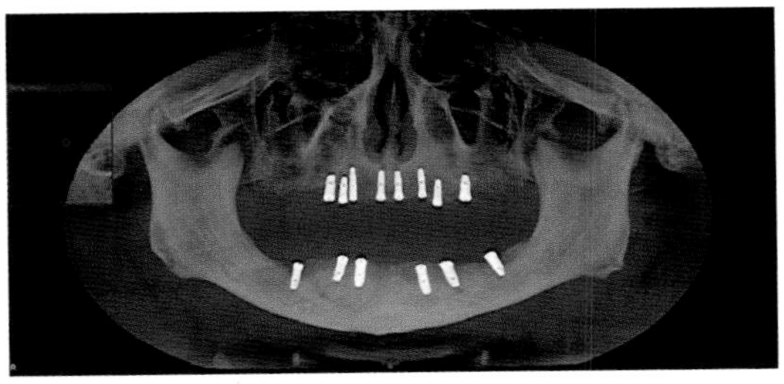

图8　CBCT放射片检查种植体植入情况

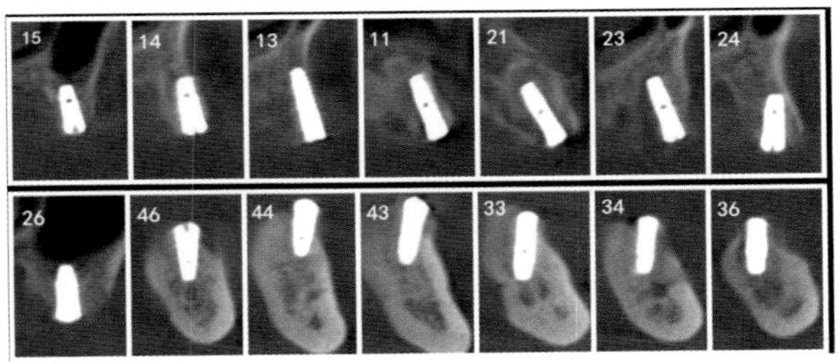

图9　术后CBCT截图示种植体植入的位置、角度、方向等

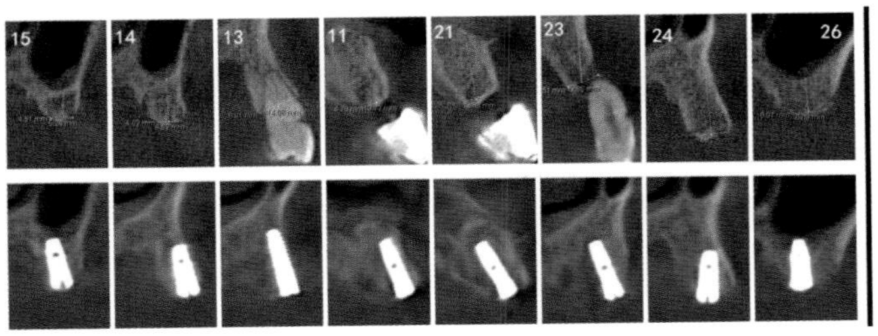

图10　术前术后上颌CBCT对比截图

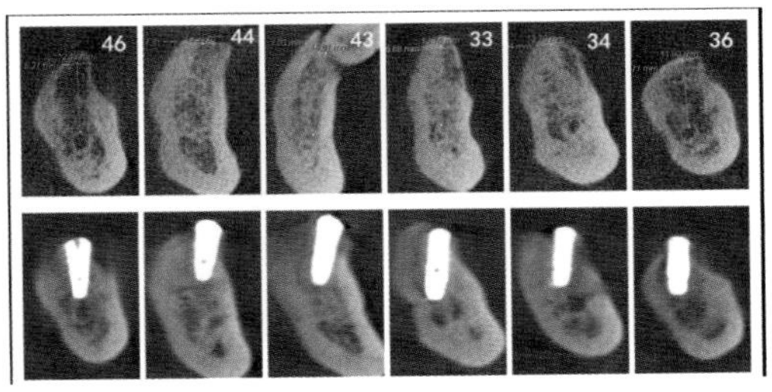

图11　术前术后下颌CBCT对比截图

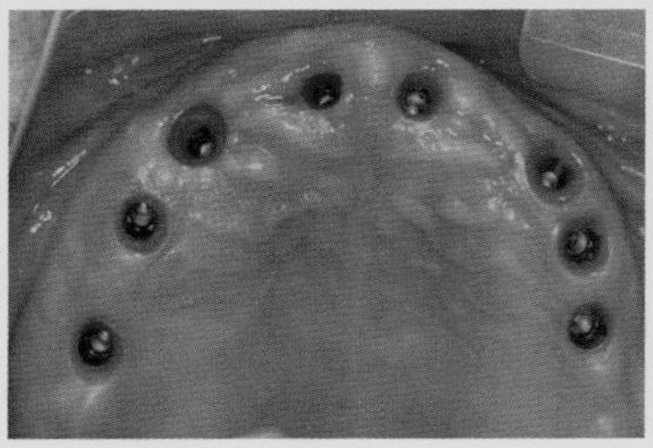
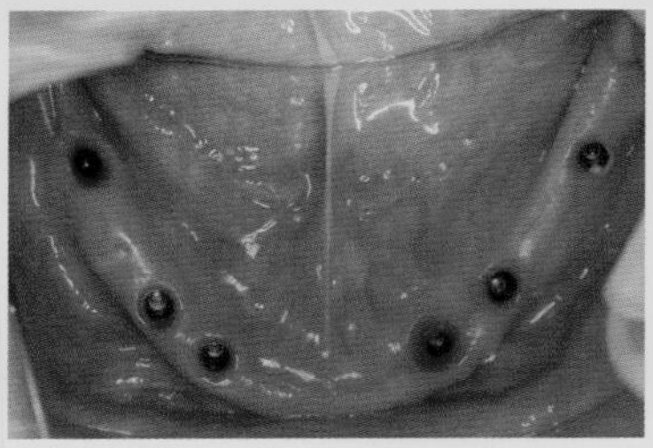

图12、图13 4个月后二期手术后复诊时，去除愈合基台，上下颌种植体牙龈袖口形态较好

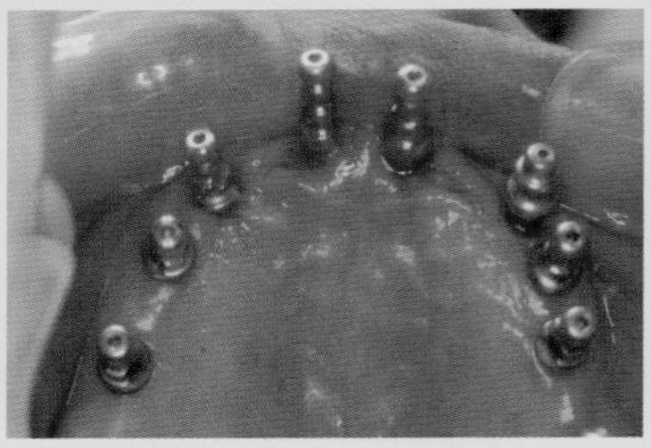

图14 转移体在口内情况（上颌）

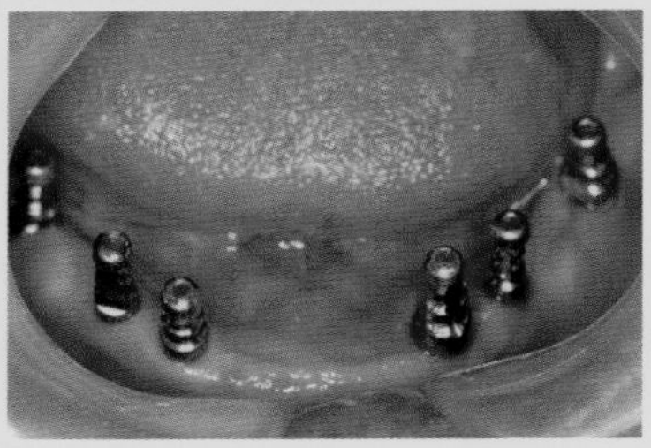

图15 转移体在口内情况（下颌）

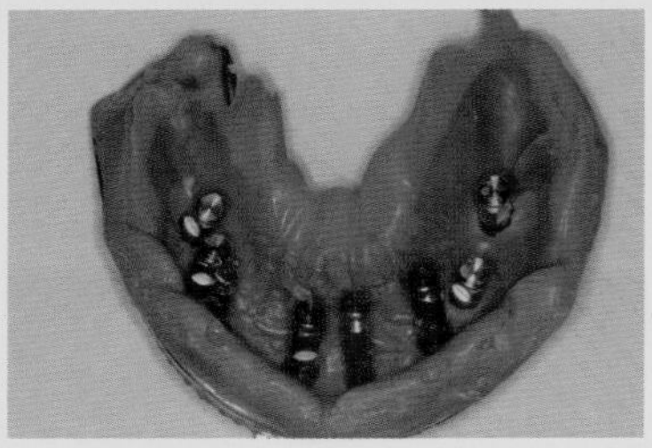

图16 替代体插入硅橡胶阴模中（上颌）

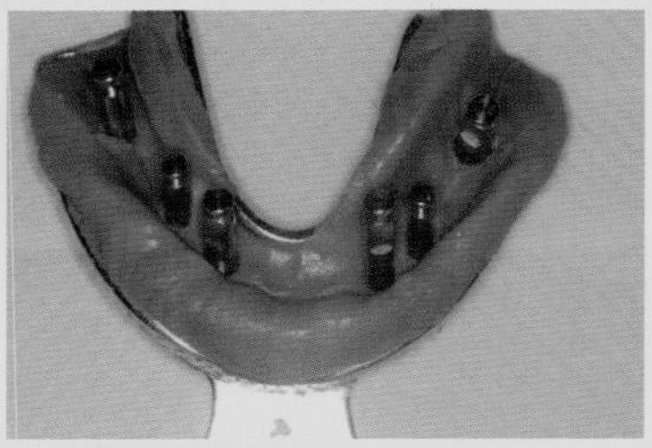

图17 替代体插入硅橡胶阴模中（下颌）

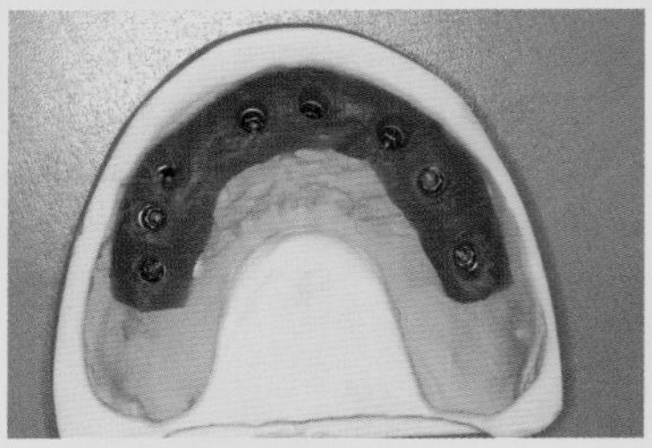
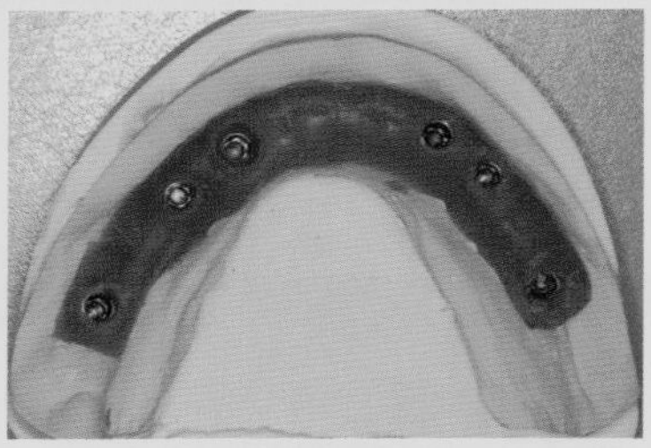

图18、图19 阴模中打入人工牙龈翻制阳模。图示为翻制出的石膏阳模

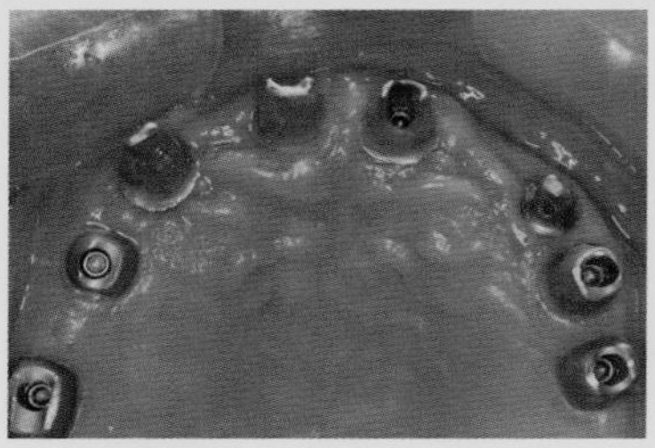

图20 个性化基台口内的试戴1

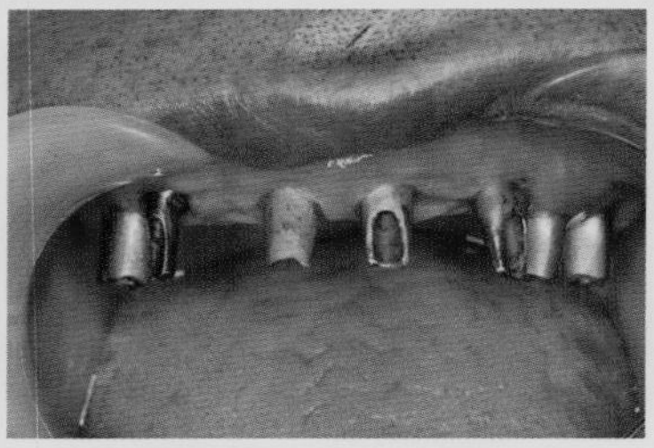

图21 个性化基台口内的试戴2

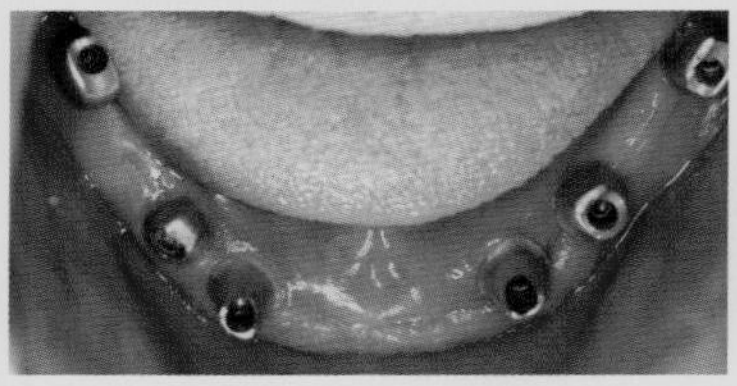

图22 个性化基台口内的试戴3

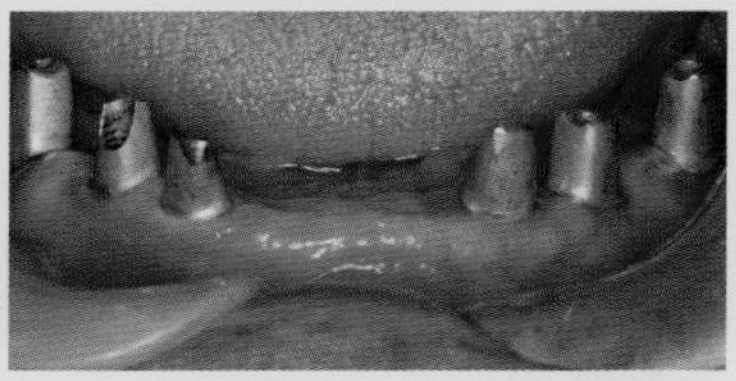

图23 个性化基台口内的试戴4

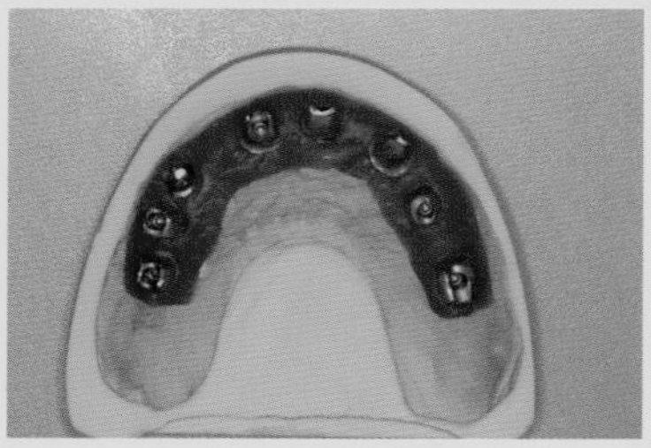

图24 个性化基台在模型上的情况1

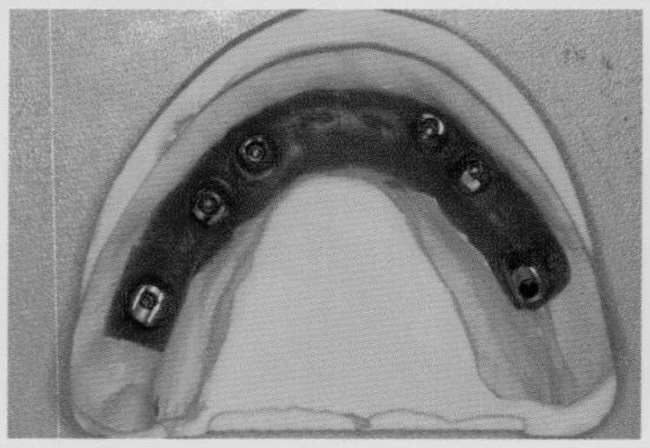

图25 个性化基台在模型上的情况2

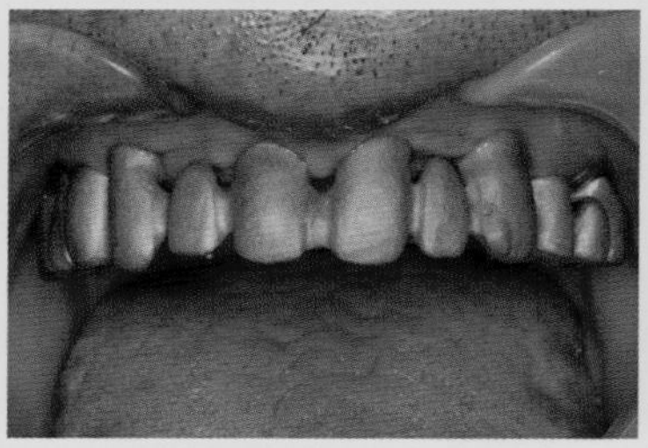
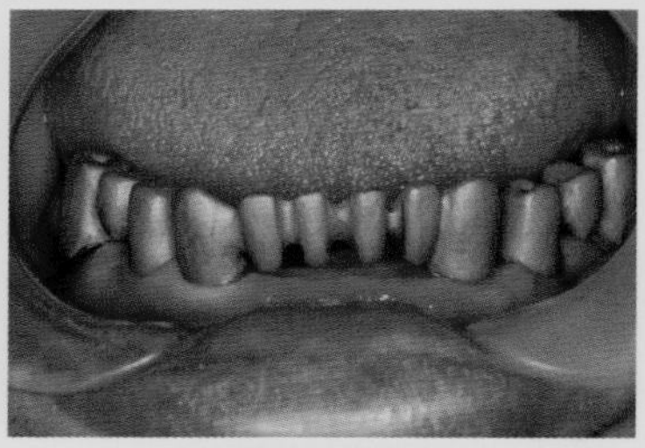

图26、图27 金属内冠在口内的试戴。检查其密合性以及就位情况

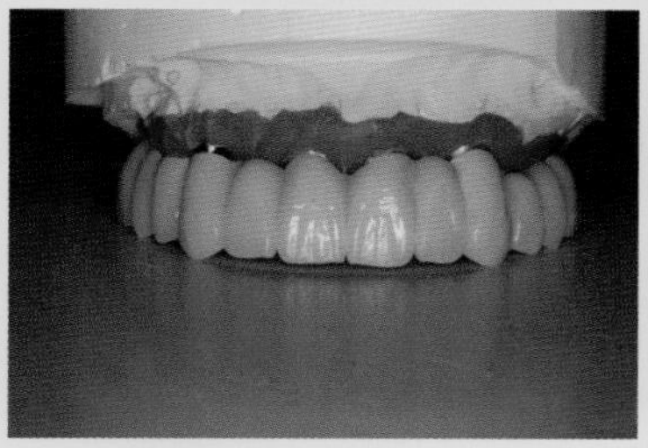

图28 上颌烤瓷冠在石膏模型上的情况

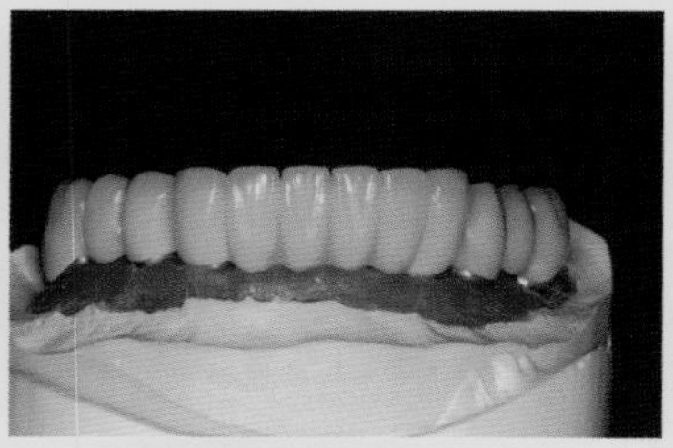

图29 下颌烤瓷冠在石膏模型上的情况

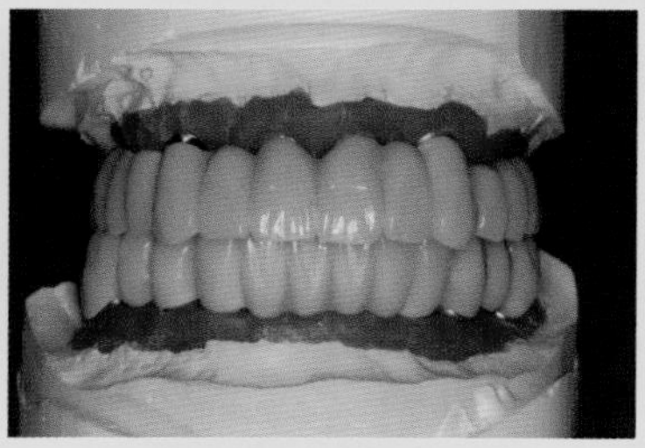

图30 全口烤瓷冠在石膏模型上的情况

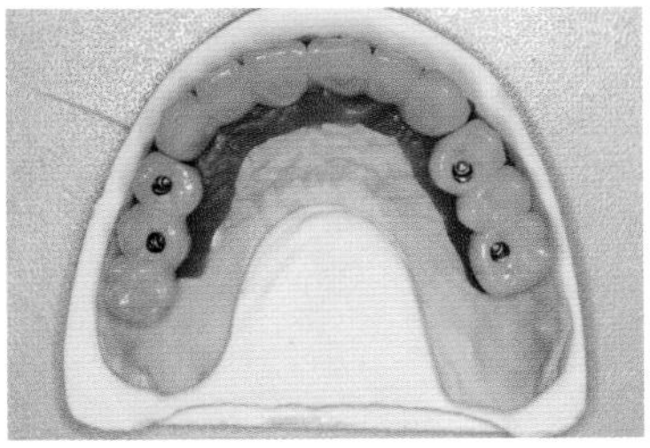

图31 上颌烤瓷冠殆面像

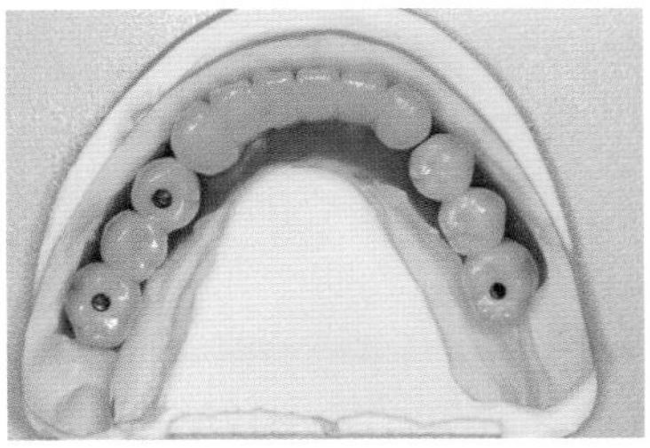

图32 下颌烤瓷冠殆面像

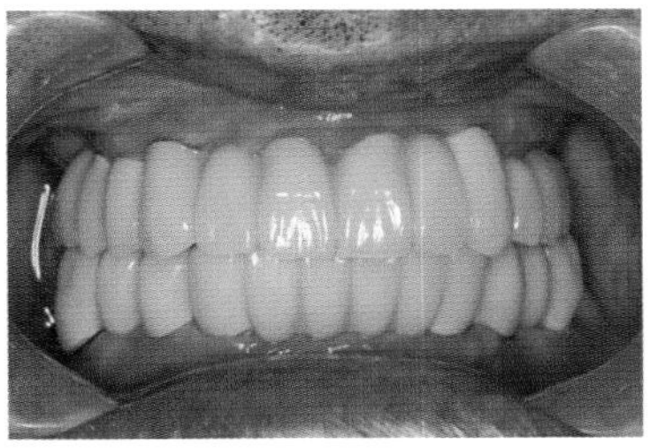

图33 烤瓷冠在口内的试戴唇面像

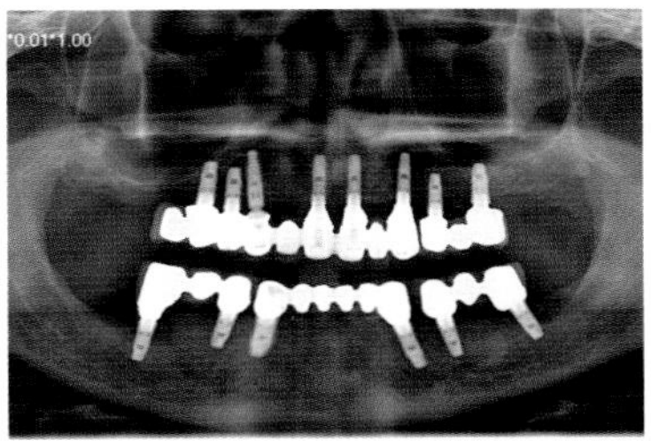

图34 全口曲面断层放射片检查戴冠后基台与烤瓷冠密合程度、有无粘接剂残留以及种植体稳定性情况

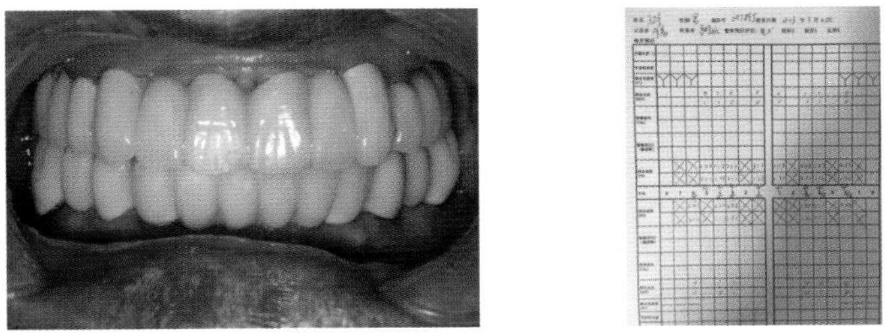

图35、图36 随访第1年口内正面像以及牙周大表记录情况

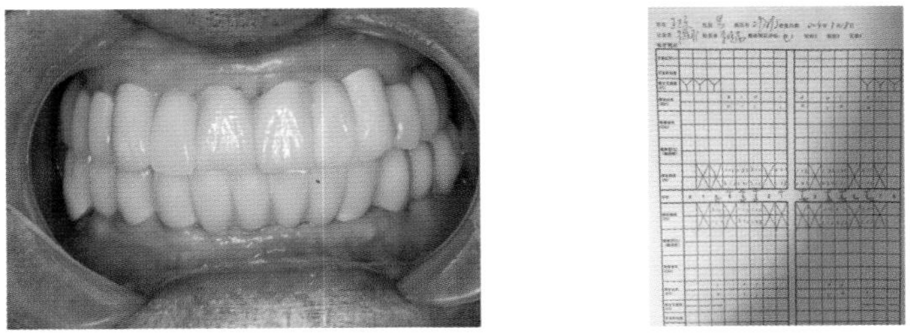

图37、图38 随访第2年口内正面像以及牙周大表记录情况

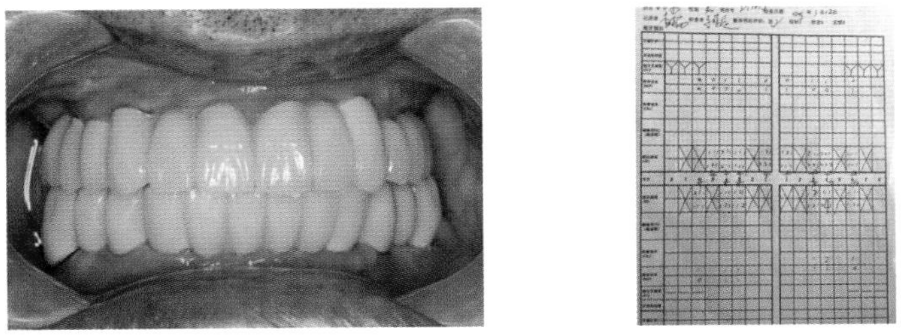

图39、图40 随访第3年口内正面像以及牙周大表记录情况

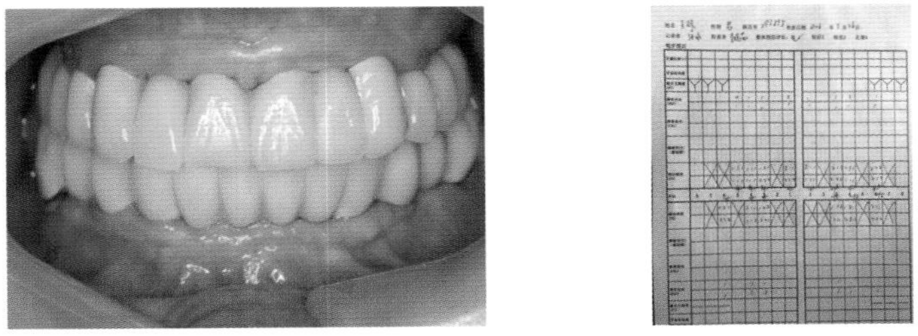

图41、图42 随访第4年口内正面像以及牙周大表记录情况

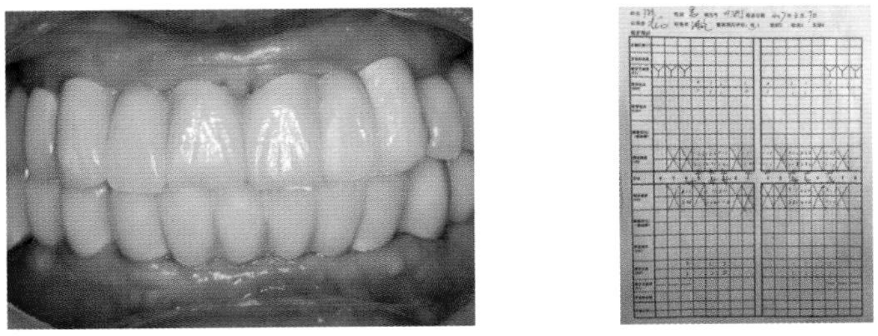

图43、图44 随访第5年口内正面像以及牙周大表记录情况

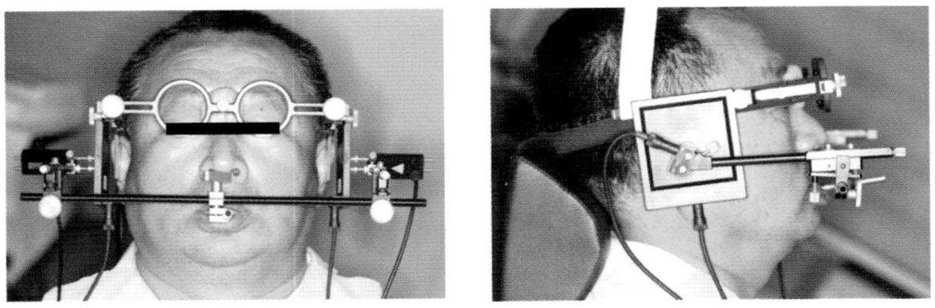

图45、图46 修复后5年，电子髁突描记评估患者咬合及关节状况

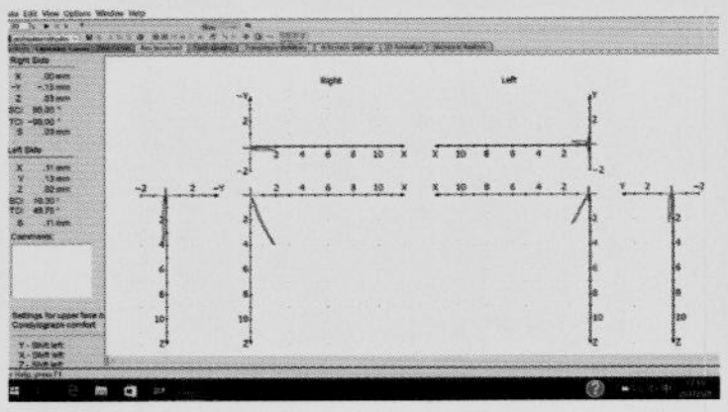

图47 患者电子髁突描记检查情况1

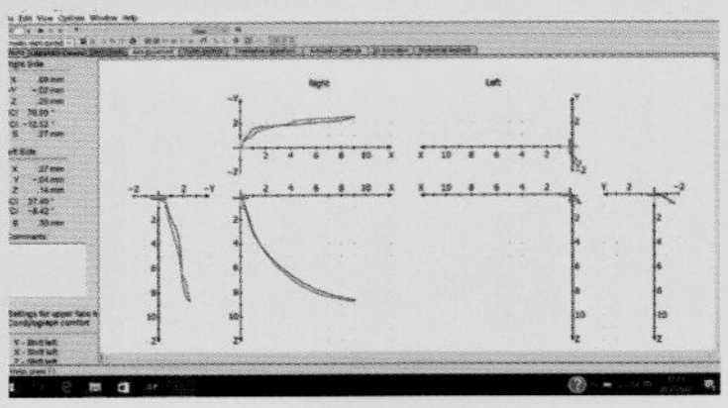

图48 患者电子髁突描记检查情况2

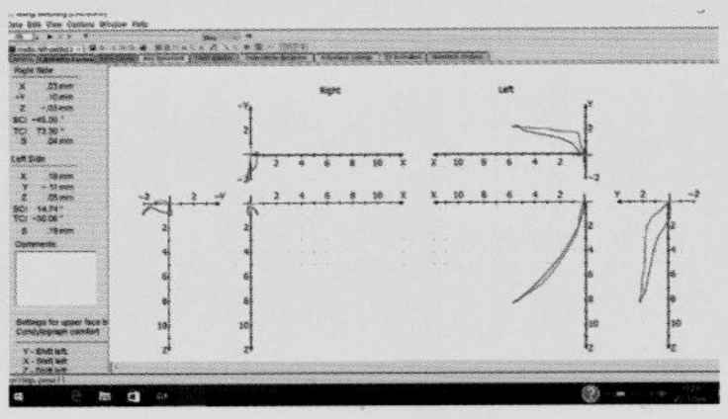

图49 患者电子髁突描记检查情况3

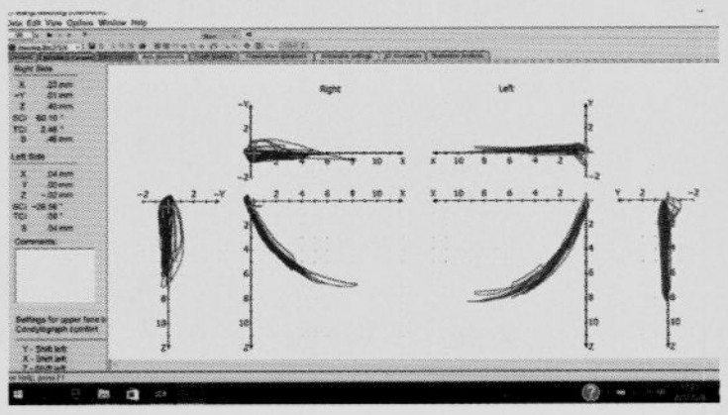

图50 患者电子髁突描记检查情况4

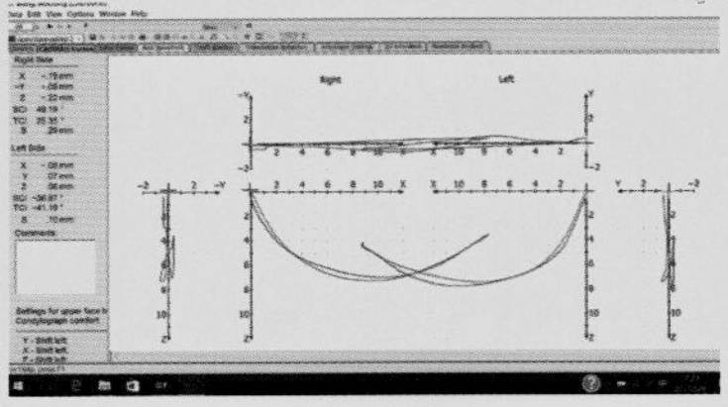

图51 患者电子髁突描记检查情况5

三、讨论

近些年来，种植修复已成为治疗无牙颌的最佳选择。种植覆盖义齿、种植固定义齿修复均可改善义齿的固位与稳定，从而改善患者的生活质量。无牙颌种植固定义齿修复是种植义齿修复中难度较高的类型。种植固定修复对于患者自身颌骨条件要求较高。首先是患者必须具备较好的骨质、骨量，以保证充足的种植位点以及种植成功率；其次，患者的经济条件也是重要的考虑因素。对于骨量条件较好的无牙颌患者，采用种植固定修复，可以在一定程度上减小手术创伤并保证种植修复效果。但同样，无牙颌固定种植修复也会因为各种原因在外科以及修复操作中面临挑战与困难。种植固定修复相较覆盖义齿来说往往需要植入数目较多的种植体，这对患者的自身条件以及经济条件均有着相对较高的要求。上颌的种植固定修复一般情况下至少需要6~8颗种植体，位置尽量分散，下颌的种植固定修复往往至少需要4～6颗种植体。在合理范围内，植入种植体的数量越多对远期修复效果越有益。种植固定修复是一种高质量、高复杂度的修复方式。术前应严格地把握适应证，合理制订种植计划，以保证种植固定修复的成功。

无牙颌口腔种植修复15年成功率高达90%~95%，但事实上仍然存在许多方面的并发症，如外科、边缘骨丧失、种植体周围软硬组织、机械、发音、美观等。常见的无牙颌种植并发症有：①边缘骨丧失：可能与义齿下沉，种植过程中应力过大分散到边缘骨，或修复后咬合过载有关。②种植体周围软、硬组织并发症：包括种植体周围黏膜炎、瘘管、软组织增生、种植体骨结合失败、种植体周围炎、种植体周围黏膜炎、种植体进行性骨吸收。③修复体机械性并发症，包括：固位力下降或丧失、固位体折裂或折断、崩瓷、固定螺丝松动或折断、固定螺丝滑丝、磁性附着体消磁。④其他并发症：发音、美观并发症等。临床医生应该通过定期的随访，密切观察相关问题的发生，对症预防以及治疗。

下颌运动研究是口腔功能检查的重要手段之一。检查下颌运动的实质是为发现在髁突引导下时，下颌骨的运动情况。髁突作为下颌骨的一部分，其运动更能真实地反映下颌的运动形式。故描记仪描记作为下颌运动研究中一重要部分，可分别记录患者左右侧髁道，并作定性及定量分析，使下颌运动的研究更具体、更准确，尤其是对于全口咬合重建的患者，患者咬合状态以及关节状况十分重要，需要引起临床医生的重视。

参考文献

[1] 张亨国.无牙颌患者种植修复的研究进展[J].口腔颌面外科杂志, 2014, 24(1):77–80.
[2] Gargari M, Prete V, Pujia A, et al. Full-arch maxillary rehabilitation fixed on 6 implants[J]. Oral Implantol, 2013, 6(1):1–4.
[3] Kaptein M L, De P C, De Lange G L, et al. A clinical evaluation of 76 implant–supported superstructures in the composite grafted maxilla[J]. Journal of Oral Rehabilitation, 1999, 26(8):619 – 623.
[4] Peñarrocha–Diago MA, Maestre–Ferrín L.Immediate versus nonimmediate placement of implants for fullarch fixed restorations: a preliminary study[J]. J Oral Maxillofac Surg, 2011 Jan, 69(1):154–9.
[5] Lemmerman KJ, Lemmerman NE. Osseointegrated dental implants in private practice: A long–term case series study[J]. J Periodontol, 2005, 76:310.
[6] Lindquist LW, Carlsson GE, Jemt T. A prospective 15 year follow–up study of mandibular fixed prostheses supported by osseointegrated implants: Clinical results and marginal bone loss[J]. Clin Oral Implants Res, 1996, 7:329.
[7] 林野.口腔种植学 [M].北京:北京大学医学出版社, 2014.
[8] Neff A, Kolk A, Neff F, et al. Operative vs. konservative Therapie diakapitulärer und hoher Kollumluxationsfrakturen[J]. Mund–, Kiefer– und Gesichtschirurgie, 2002, 6(2):66–73.
[9] Bauer W, Hoven F V D, Diedrich P. Abrasionen oberer und unterer frontzähne in relation zur inzisalen und kondylären führung[J]. Journal of Orofacial Orthopedics, 1997, 58(6):306–319.

上颌M-4种植即刻修复

王菲 王方

摘 要

目的：针对上颌无牙颌重度骨缺损，采用M-4术式以避免植骨，减小创伤，并完成即刻修复。**材料与方法：**面下1/3距离变短，上下颌牙列缺损，口腔卫生差，牙结石III度，余留牙松动II~III度。影像学检查：余留牙牙槽骨重度吸收至根尖1/3处。上颌严重骨缺损，牙槽嵴顶至鼻底可用骨高度6~7mm，鼻腭管粗大。上颌前磨牙区可用骨高度1~2mm，上颌磨牙区可用骨高度＜1mm，上颌窦严重气化，上颌窦黏膜广泛增厚至2~9mm。上颌行M-4种植术式，早期种植，即刻修复。下颌拟行All-on-4种植术式，早期种植，即刻修复。**结果：**该病例采用M-4术式，恢复了上颌重度骨缺损患者的上颌牙列功能，并完成即刻修复。患者尚未完成上颌最终修复及下颌种植手术。**结论：**M-4术式为上颌重度骨缺损患者提供了一种新的治疗手段，有效减小手术创伤并缩短了治疗时间。该病例的长期效果仍需随访观察。

关键词：M-4；无牙颌；重度骨缺损

近年来，All-on-4术式已成为无牙颌伴骨量不足的患者常用的种植修复方式之一。All-on-4的理念最早可追溯到1977年，Brånemark教授在无牙颌植入4～6颗直立种植体，种植体上部行固定义齿修复。2003年，Malo和他的团队在下颌无牙颌患者颏孔之间的区域内，前方垂直植入2颗种植体，后方植入2颗向远中倾斜的种植体。经过10多年的临床验证，采用All-on-4术式修复重度骨缺损无牙颌的方法已经得到广泛认可。All-on-4术式中，通过远中斜行种植体可以有效利用骨量，简化手术操作，缩短修复体悬臂，并增加A-P距（anterior-posterior spreads），有效利用最大骨量，同时可以避开重要解剖结构，且负荷效果与传统轴向种植体相同。

接着，陆续有人在All-on-4的基础上做出了新的尝试。2009年，Jenson教授首次报道了上颌无牙颌M-4术式。在传统All-on-4基础上，将上颌前牙区的植体冠方向近中倾斜，利用梨状窝侧方骨使得前牙区骨量严重不足的患者获得最大可利用骨高度。从曲面断层片上看，4颗植体形成了M形。传统All-on-4术式需要患者的前颌骨区骨高度＞10mm，M-4术式一定程度上扩大了传统All-on-4的适用范围，也可通过M-4术式避免骨增量手术从而达到全口种植修复目的，为重度骨缺损同时不接受骨增量的患者提供了另一种选择。随后，Jenson教授陆续发表了关于M-4术式的总结和临床观察，在长达5年的随访中，31位患者，共127颗植体的存留率达到了94.4%。利用鼻下、梨状窝侧壁骨以及鼻嵴骨种植，都可以获得较可观的成功率。

作者单位：同济大学附属口腔医院

通讯作者：王方；Email: w_fang168@163.com

一、材料与方法

1. 病例简介 39岁男性患者，主诉：牙齿松动10年要求修复。现病史：患者重度牙周病病史10余年，上下颌牙列缺损，余留牙松动明显，严重影响患者咀嚼、美观及发音功能。既往史：曾在多家医院就诊，均给予自体骨移植种植治疗方案，患者均已拒绝。无系统性疾病史。临床检查：患者口腔卫生差，全口牙结石Ⅲ度，牙龈红肿；17~15、12~22、24、32、41、42、44、45缺失，余留牙倾斜移位，松动Ⅱ－Ⅲ度，咬合关系紊乱（图1~图5）。患者唇侧丰满度下降，面下1/3距离变短（图6）。牙周情况评估结果显示，患者的平均附着丧失为9.6mm，平均探诊深度可达4.5mm，平均菌斑指数为76%，牙龈出血指数为51%。影像学检查：全口牙槽骨吸收至根尖1/3处，上颌13～23区剩余骨高度为5~7mm，骨宽度为7~9mm，鼻腭管粗大，上颌后牙区牙槽骨几乎完全吸收，上颌窦前壁位置前移，上颌窦底骨壁部分不连续，上颌窦黏膜广泛增厚至2～9mm（图7、图8）。

2. 诊断 重度牙周炎；上下颌牙列缺损。

3. 治疗计划 对于典型的上颌无牙颌，Jenson教授根据牙槽骨吸收程度的不同，将其治疗的术式分为A、B、C、D 4类，其中，B分类的牙槽骨满足上颌窦前壁位置前移，窦底骨壁高度低；20mm>A-P距≥15mm；55mm≥种植体间牙弓跨度≥45mm。术前对于该患者进行分析：①从CBCT看到，患者的上颌窦前壁位置前移，窦底骨壁很薄（图9）；②预期植入植体间的A-P距约为15mm，种植体之间的牙弓跨度约为45mm，符合B分类条件（图10）；③通过研究模型和过渡义齿修复，确定患者颌间距离约22mm，满足M-4要求的修复空间（图11）。基于以上分析，我们为患者制订了如下治疗计划：拔除上下颌全口余留牙，拔除余留患牙后，上颌拟行M-4术式早期种植、即刻修复。下颌拟行All-on-4常规术式早期种植、即刻修复。

患者拔牙4周后，双颊凹陷明显，口角下垂，唇红变薄，面下1/3距离明显减小（图12、图13）。口内可见软组织基本愈合，炎症消退（图14、图15）。

4. 治疗过程

（1）确定颌位关系：术前确定颌位关系，前牙区丰满度，并通过微笑时下唇位置确定上颌切缘位置。面弓转移上殆架，试排牙，制作放射导板（图16~图19）。患者试戴放射导板后，面型丰满度增加，面下1/3距离恢复正常（图20）。

（2）制作手术导板：利用3Diagnosys软件，将患者戴放射导板（图21）拍摄CBCT的数据和放射导板的扫描数据进行配准，根据M-4术式特点，以修复为导向设计种植方案（图22、图23）。根据种植体信息设计，打印生成种植导板，并安装金属引导环（图24）。术前口内试戴数字化导板，确认导板就位良好，上下颌关系稳定（图25）。

（3）手术过程：上颌导板戴入，定点。在数字化导板指导下行种植窝洞预备。术中注意钻针冷却，避免种植窝内残存碎骨屑影响种植体骨结合。上颌植体植入后，初始稳定性良好，扭矩均>35N·cm，术中拍摄曲面断层片，确认种植体位置良好（图26）。在植体上方连接角度基台，加力至15N·cm（图27）。结果显示连接角度基台后，平行度良好（图28）。

（4）即刻修复：术后2小时，制作个别托盘，口内戴入转移杆（图29），拍摄曲面断层片确认转移杆就位（图30），取开窗印模（图31）。利用原有颌位关系，制作临时修复体（图32~图34）。修复体最终戴入后的曲面断层片显示修复就位良好（图35）。

（5）评估即刻修复效果：术后1个月复查，软硬组织稳定，口内黏膜愈合良好，修复体无松动，叩声清脆。患者无明显不适主诉（图36、图37）。

二、结果

患者暂未完成下颌All-on-4种植以及上颌最终修复。本病例在观察期内，种植修复获得了良好的软硬组织美学效果和稳定性。患者对治疗效果满意。

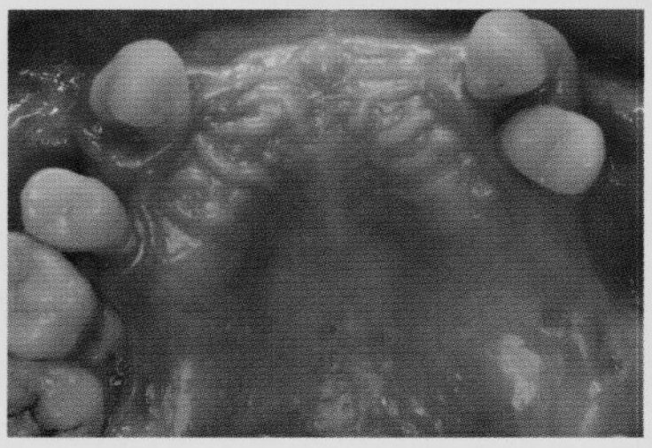
图1 拔牙前患者口内上颌像

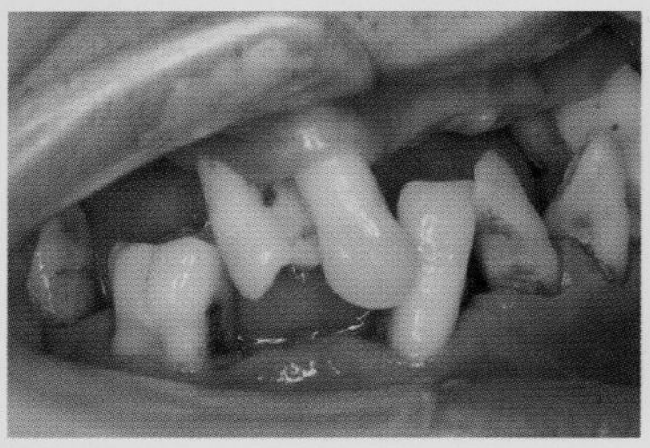
图2 拔牙前患者口内右侧像

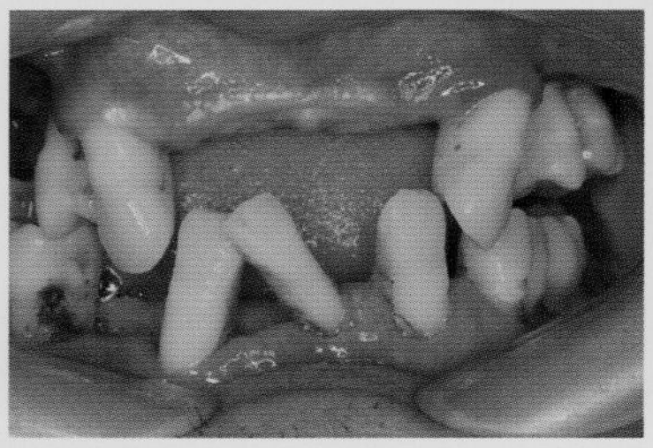
图3 拔牙前患者口内正面像

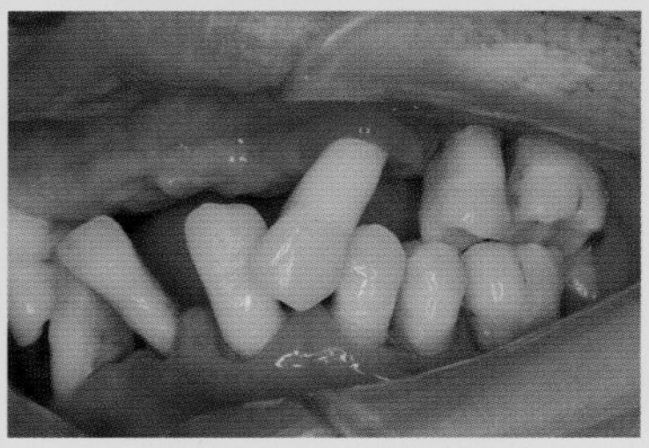
图4 拔牙前患者口内左侧像

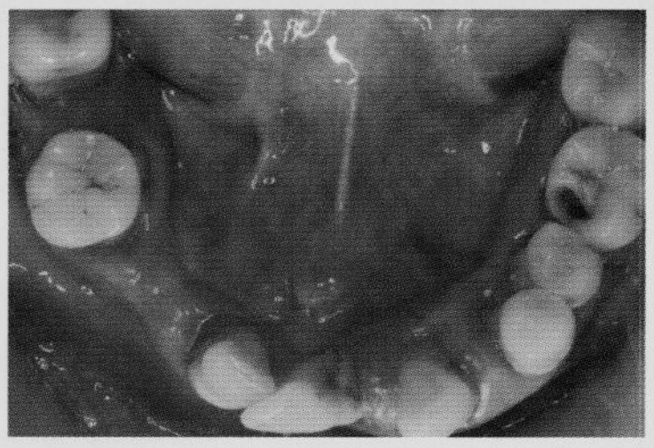
图5 拔牙前患者口内下颌像

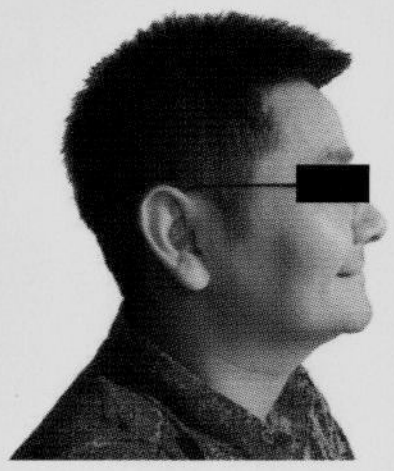
图6 拔牙前患者侧面像

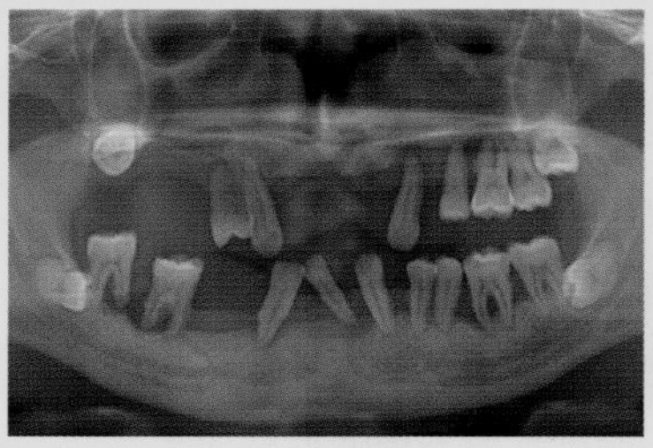
图7 患者拔牙前曲面断层片

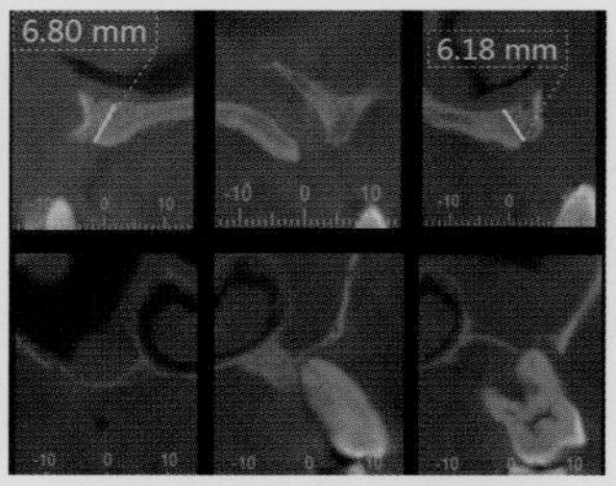

图8 患者拔牙前CBCT评估骨量及相关重要解剖结构情况

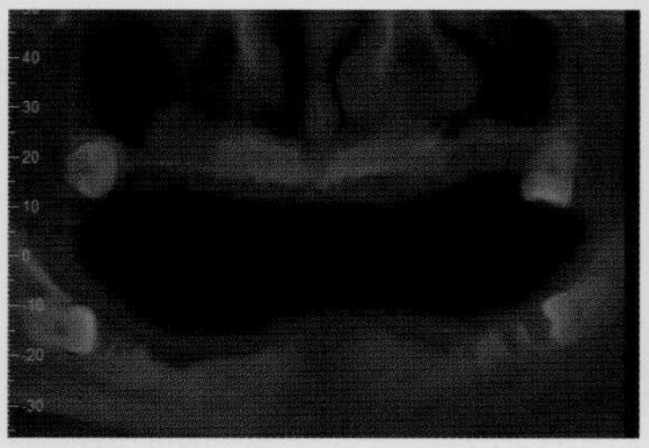
图9 患者拔牙后CBCT

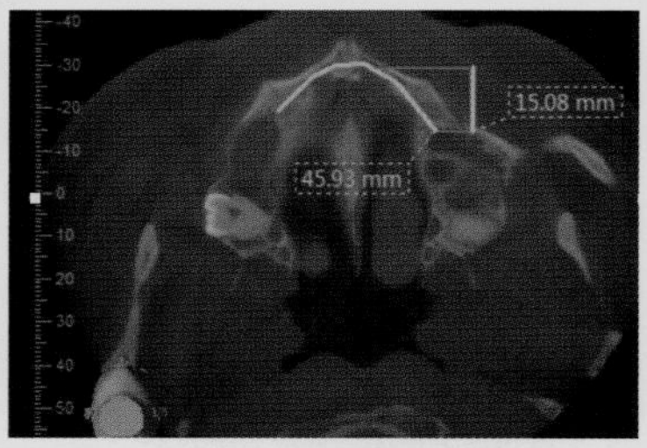

图10 CBCT术前分析种植体间牙弓跨度及A-P距

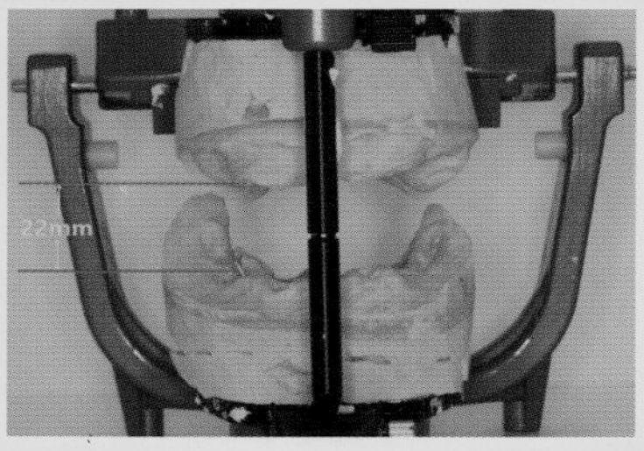

图11 评估患者颌间距离

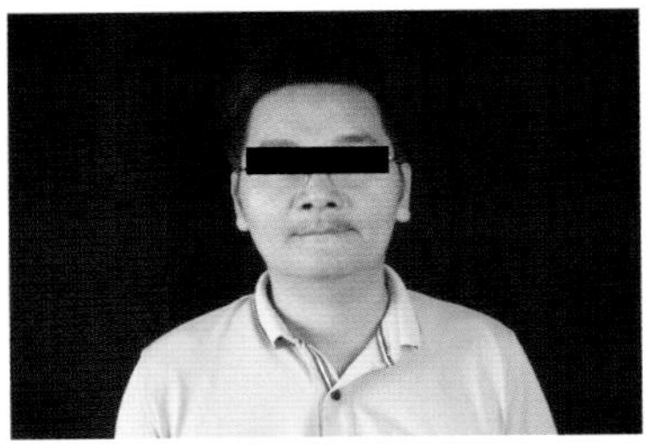

图12　患者拔牙后正面像

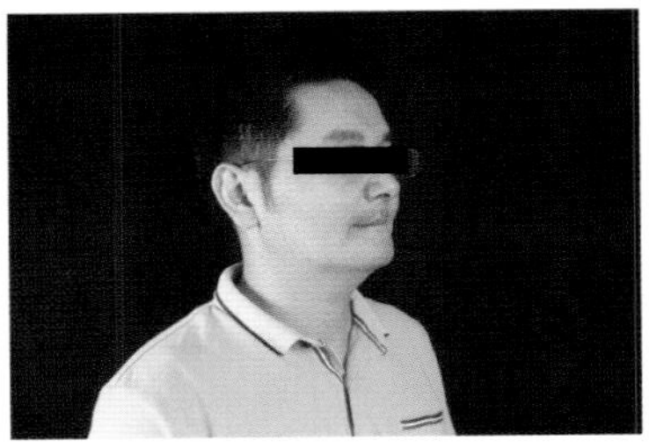

图13　患者拔牙后侧面像

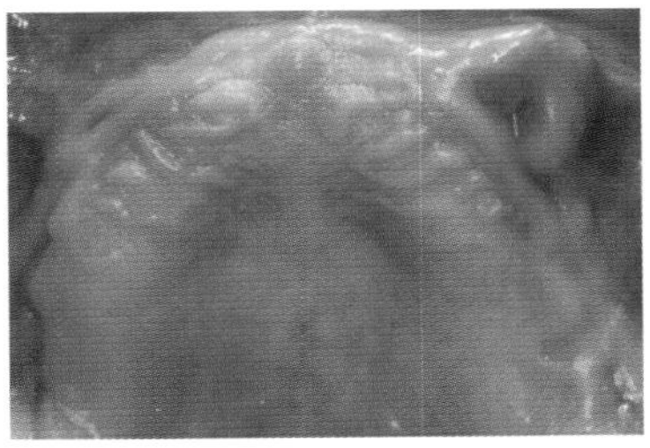

图14　患者拔牙后口内上颌像

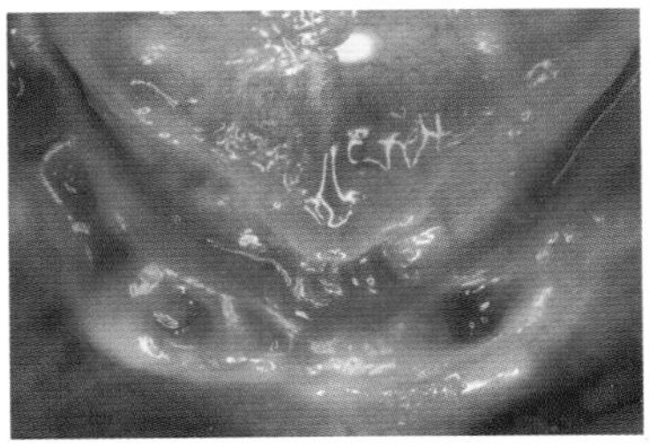

图15　患者拔牙后口内下颌像

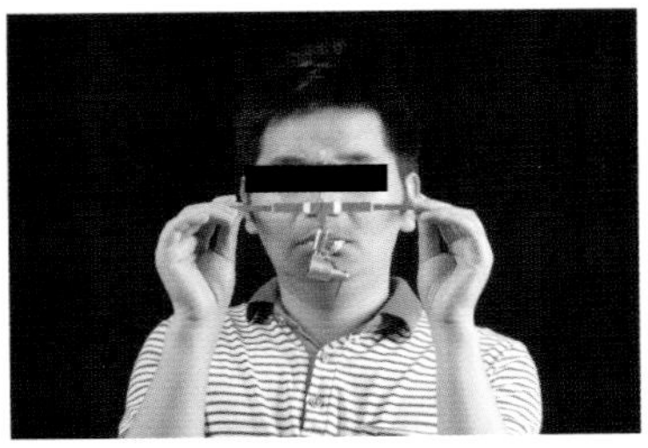

图16　面弓转移

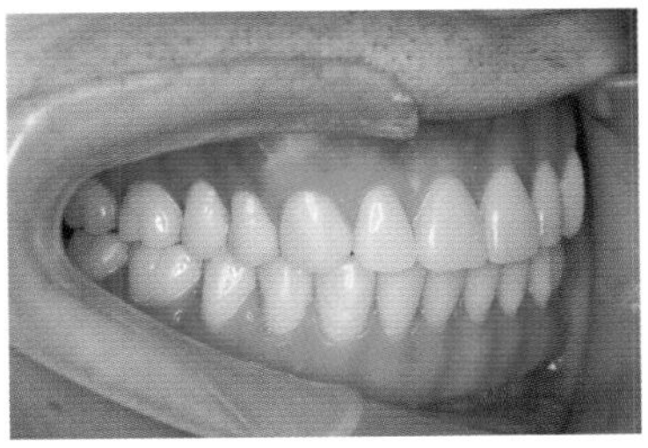

图17　试排牙口内右侧像

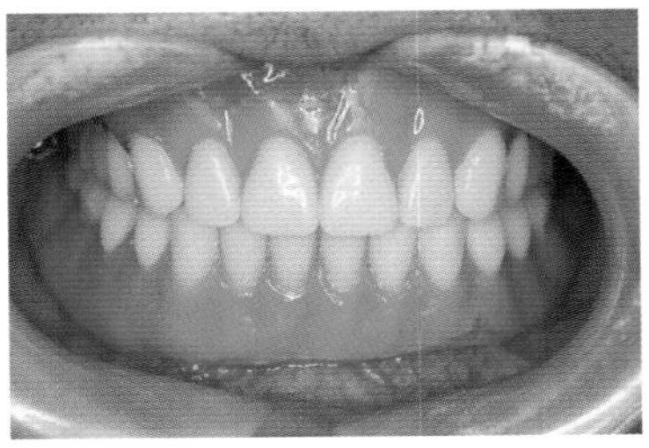

图18　试排牙口内正面像

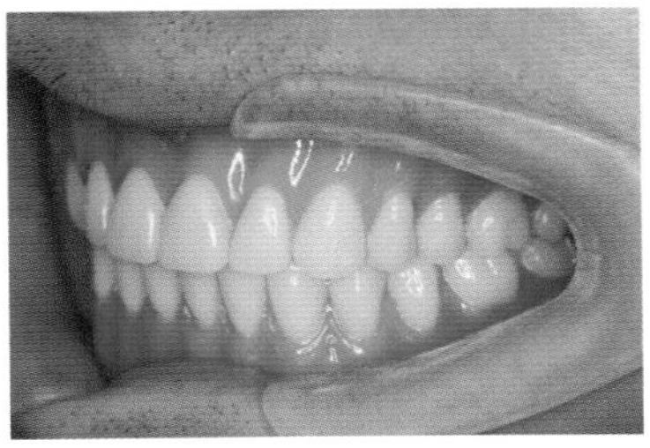

图19　试排牙口内左侧像

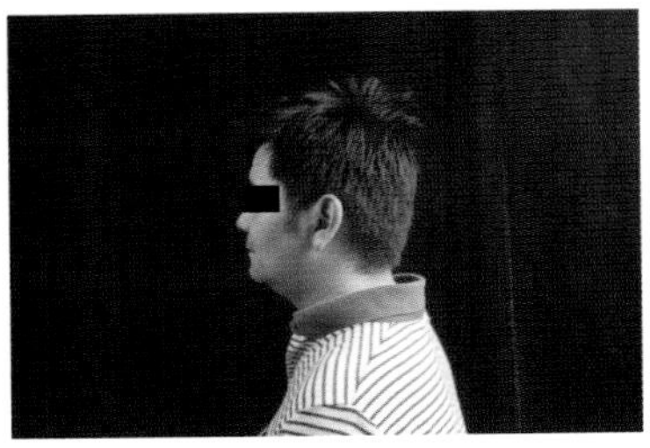

图20　患者试戴放射导板后侧面像

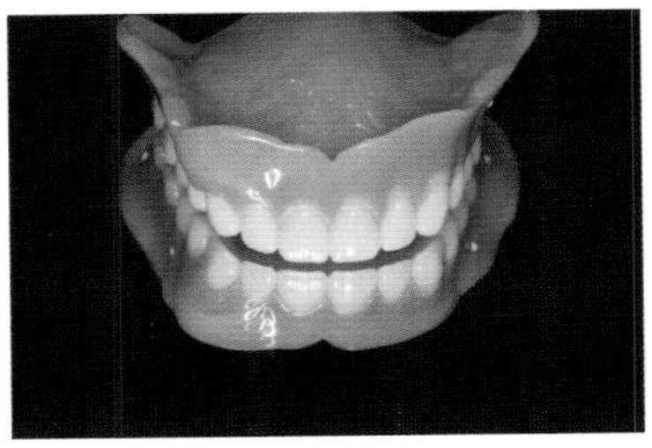

图21　附锆珠的放射导板

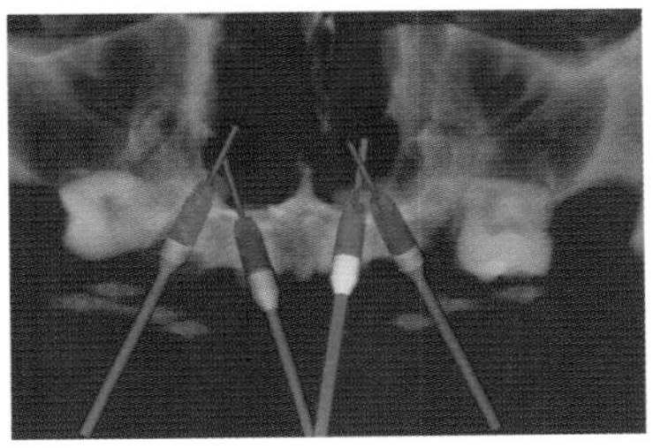

图22　模拟种植体三维位置

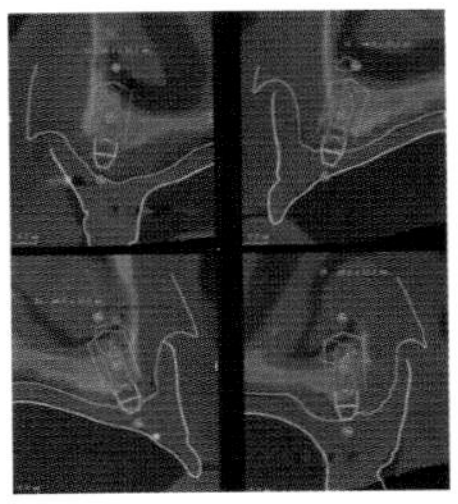

图23　种植体位点设计图（横向从左到右依次为15、12、22、25）

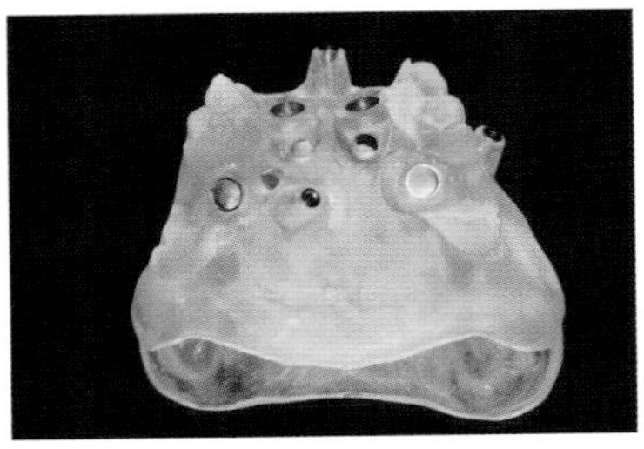

图24　种植数字化导板

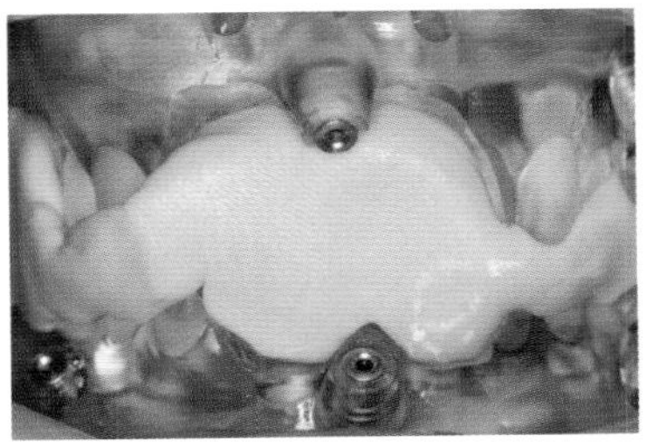

图25　数字化导板试戴后口内像

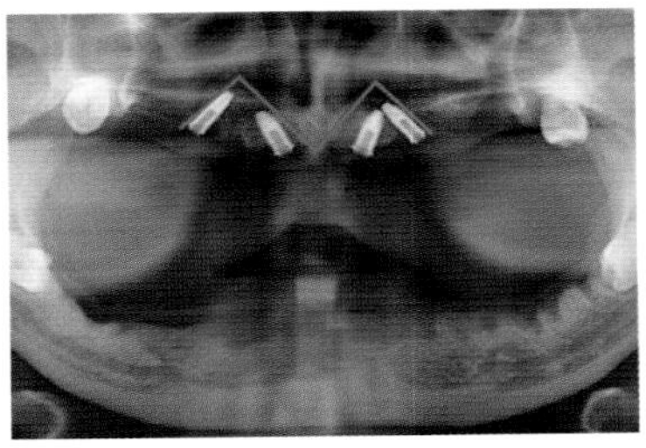

图26　种植术中拍摄曲面断层片

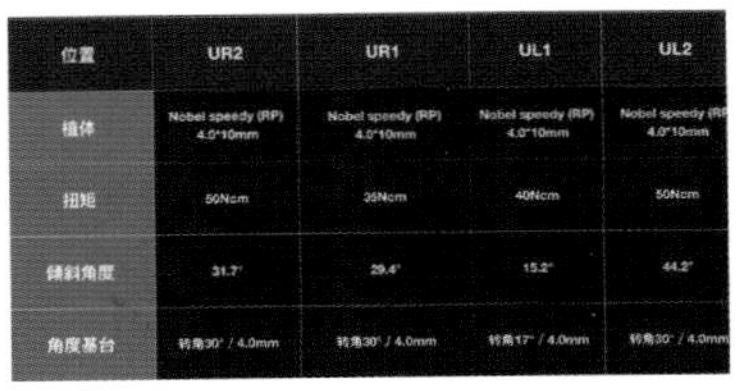

位置	UR2	UR1	UL1	UL2
植体	Nobel speedy (RP) 4.0*10mm	Nobel speedy (RP) 4.0*10mm	Nobel speedy (RP) 4.0*10mm	Nobel speedy (RP) 4.0*10mm
扭矩	50Ncm	35Ncm	40Ncm	50Ncm
倾斜角度	31.7°	29.4°	15.2°	44.2°
角度基台	转角30° / 4.0mm	转角30° / 4.0mm	转角17° / 4.0mm	转角30° / 4.0mm

图27　植入种植体及所用基台情况

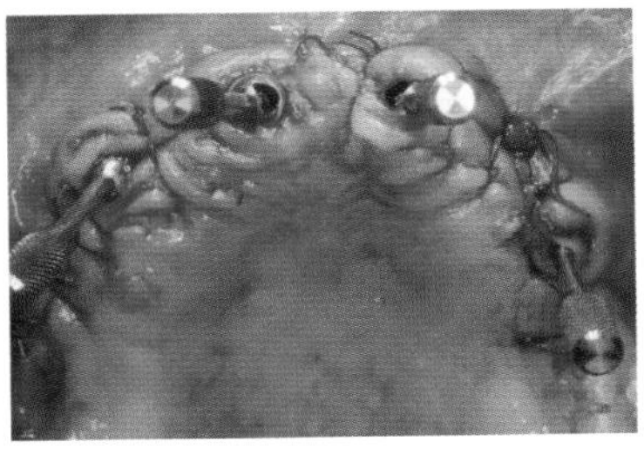

图28　连接角度基台

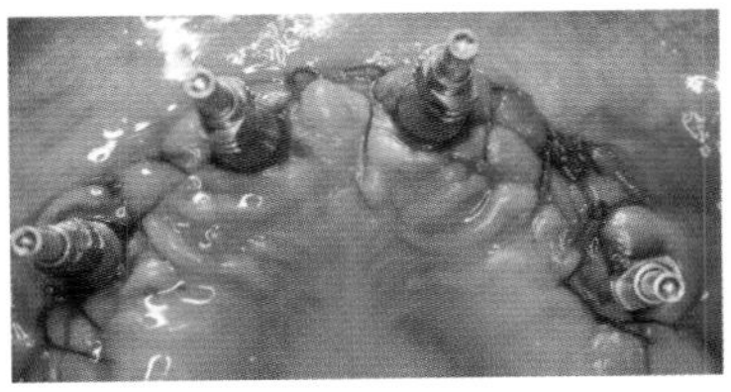

图29　连接转移杆

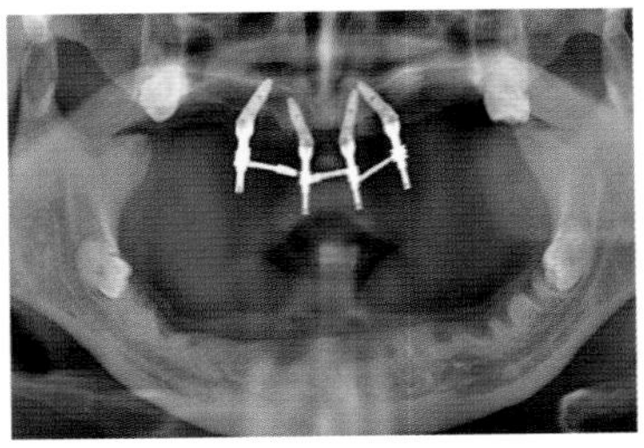

图30　拍摄曲面断层片确认转移杆就位

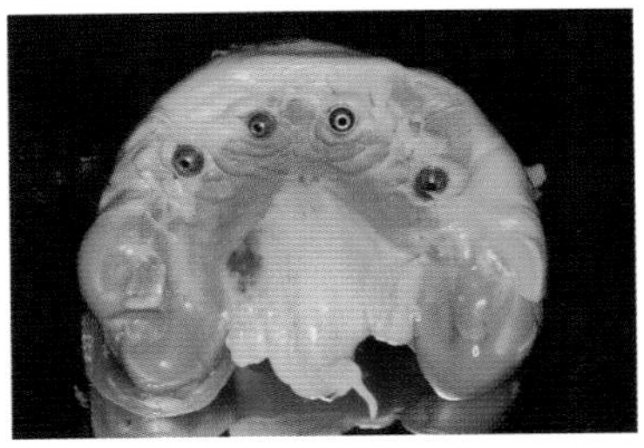

图31　开窗硅橡胶印模

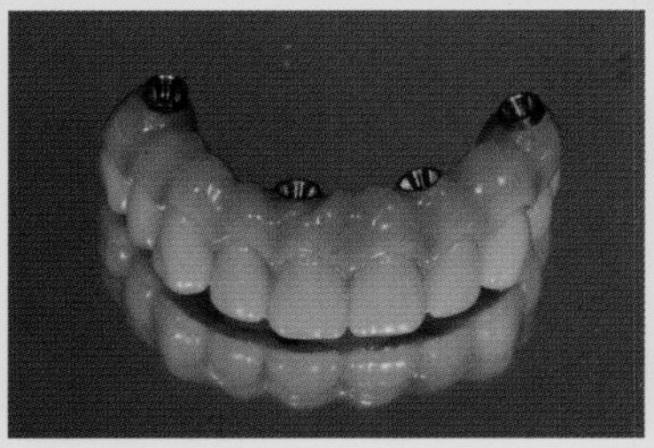

图32 临时修复体

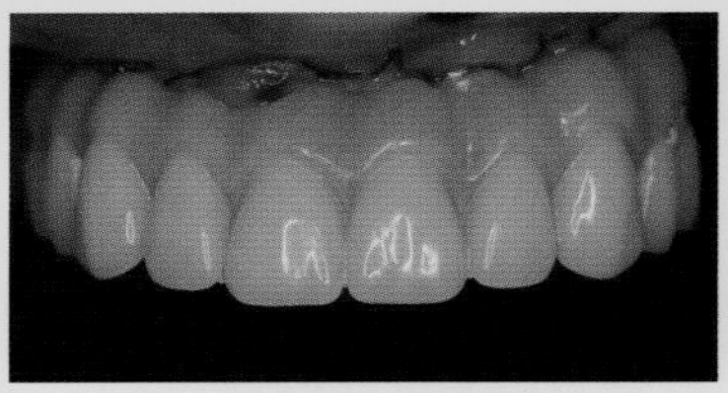

图33 临时修复体试戴后口内像（唇面）

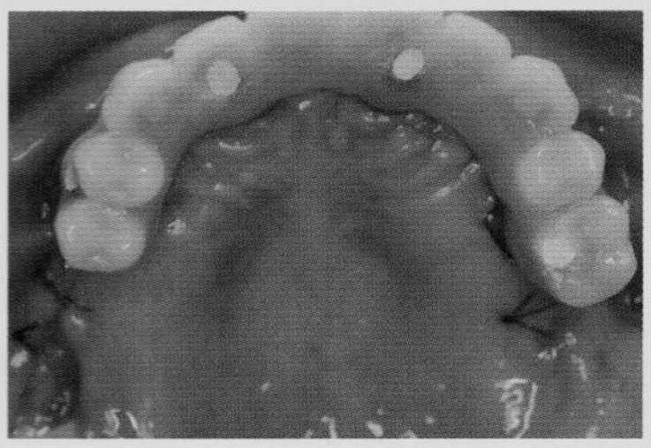

图34 临时修复体试戴后口内像（𬌗面）

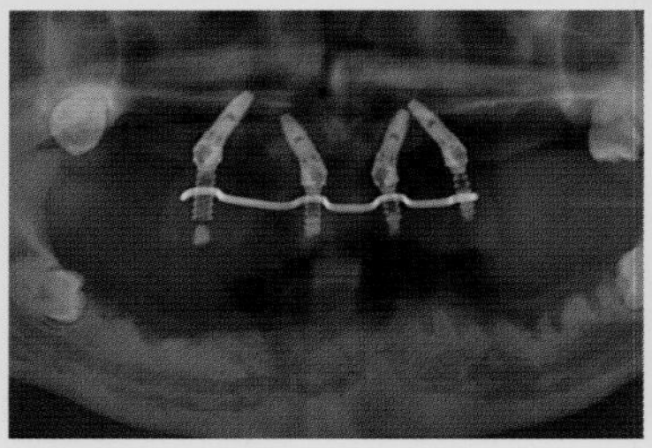

图35 临时修复体戴入后曲面断层片，临时修复体完全就位

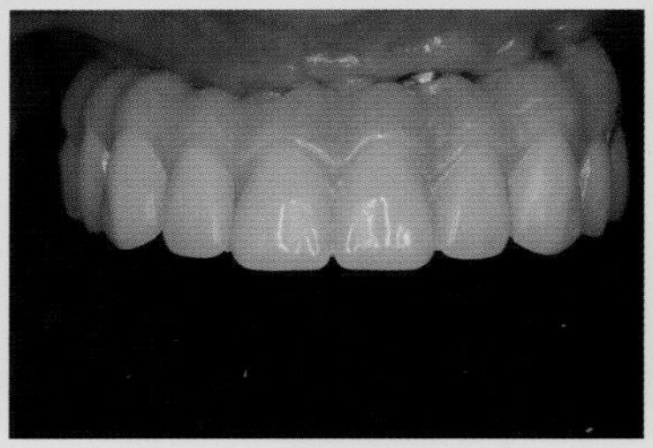

图36 患者1个月后复查口内像（唇面）

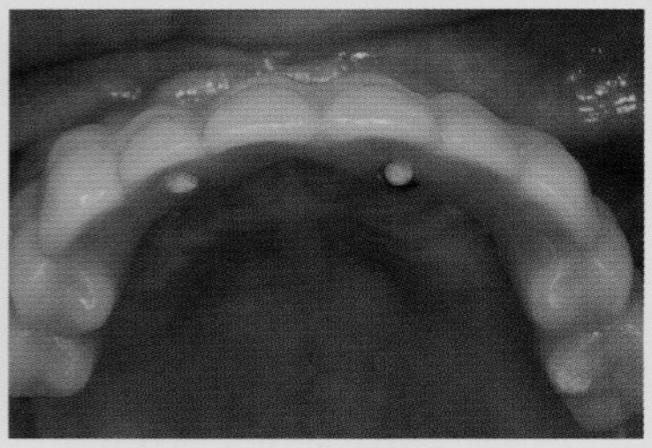

图37 患者1个月后复查口内像（𬌗面）

三、讨论

随着我国人口老龄化趋势增加，上下颌牙列缺失或缺损的患者数目不断增加。牙列缺失，极大影响了患者容貌、咀嚼、吞咽、语音等功能，给患者的生活和工作带来极大不便，并产生心理及社交障碍。随着数字化影像、数字化导板、口腔种植等技术的发展，以及患者对生活质量的更高要求，种植体支持式固定义齿修复已逐渐取代传统全口义齿修复。

All-on-4术式由于具有避免植骨，简化操作并可实现即刻修复等优点，已成为严重骨缺损无牙颌的一种常见种植修复方式。All-on-4的适应证包括：适用于无牙颌ASA分类为I-II级；Cawood和 Howell IV级、V级和VI级；上颌窦近中壁及双侧颏孔间可容纳4颗种植体；由于主观或客观因素患者无法行自体骨移植或上颌窦底提升术。针对该患者，由于其完全拒绝自体骨移植，并且满足上述其余条件，因此我们选择了All-on-4术式以及M-4术式。

该病例中，患者15、22、25位点的植体为尽量保证种植体长度而穿通鼻底。术后患者自述有鼻腔部异物感症状，1周后症状缓解，1个月复查时，无异物感，无鼻腔通气障碍或瘙痒感等不适主诉，患者鼻音未发生改变，鼻前庭无不适反应。

数字化导板的应用有助于提高种植治疗的精确性。本病例中，应用数字化导板有利于优化种植体植入位置与角度，实现以修复为导向种植的同时，最大限度利用剩余骨量。但是，相关文献也报道了数字化导板存在一定的误差。我们对最终植入植体的位置进行了偏差分析，发现种植体植入角度平均偏差为2.35°，冠方平均偏差为1.31mm，根方平均偏差为1.62mm。分析影响数字化导板精确度的原因，主要有以下几点：模型的制取是否准确、清晰，CBCT的精确度，拟合时匹配的精确性，以及导板在口内的就位及稳定程度。数字化导板的误差，会对最终种植体植入位置及远期修复效果产生影响，因此，我们必须在数字化导板的制作环节中，尽量减少误差。

本病例通过数字化导板辅助下的M-4术式，为上颌重度骨缺损无牙颌进行了即刻修复，恢复其咬合与美观功能。然而，该患者的远期修复效果有待长期随访观察。

参考文献

[1] Michael H Chan, Curtis Holmes, Michael H Chan. Contemporary "All-on-4" Concept[J]. Dent Clin North Am, 2015, 59(2):421-470.

[2] Malo P, Rangert B, Nobre M. "All-on-4" immediate function concept with Brane- mark System Implants for completely edentulous mandibles: a retrospective clinical study[J]. Clin Implant Dent Relat Res, 2003, 5(Suppl 1):2 - 9.

[3] Maló P, De ANM, Lopes A, et al. "All-on-4" immediate-function concept for completely edentulous maxillae: a clinical report on the medium (3 years) and long-term (5 years) outcomes[J]. Clinical Implant Dentistry & Related Research, 2012, 14 Suppl 1(s1):139-150.

[4] Malo P, Nobre MDA, Lopes A, et al. A longitudinal study of the survival of All-on-4 implants in the mandible with up to 10 years of follow-up[J]. Journal of the American Dental Association, 2011, 142(3):310-320.

[5] Tada S, Strengolu R, Kitamura E, et al. Influence of implant design and bone quality on stress/strain distribution in bone around implants: a 3-dimensional finite element analysis[J]. Int J Oral Maxillofac Implants, 2003, 18:357-368.

[6] Rangert B, Sullivan RM, Jemt T. load factor control for implants in the posterior partially edentulous segment[J]. Int J Oral Maxillofac Implants, 1987, 12:360-370.

[7] Jensen OT, Adams MW. The maxillary M-4: a technical and biomechanical note for all-on-4 management of severe maxillary atrophy--report of 3 cases[J]. J Oral MaxillofacSurg, 67(8): 1739-1744.

[8] Jensen O T, Ringeman J L, Adams M W, et al. Reduced arch length as a factor for four implant immediate function in the maxilla: A technical note and report of 39 patients followed for 5 years[J]. Journal of Oral & Maxillofacial Surgery, 2016, 74(12):2379-2384.

[9] Jensen O T. Complete arch site classification for all-on-4 immediate function[J]. Journal of Prosthetic Dentistry, 2014, 112(4):741-751.

[10] Jensen O T, Adams M W, Cottam J R, et al. The All-on-4 shelf: maxilla[J]. Journal of Oral & Maxillofacial Surgery Official Journal of the American Association of Oral & Maxillofacial Surgeons, 2010, 68(10):2520-2527.

[11] Penarrochadiago M, Penarrochadiago M, Zaragozíalonso R, et al. Consensus statements and clinical recommendations on treatment indications, surgical procedures, prosthetic protocols and complications following All-On-4 standard treatment. 9th Mozo-GrauTicare Conference in Quintanilla, Spain[J]. Journal of Clinical & Experimental Dentistry, 2017, 9(5):e712-e715.

[12] Van A N, Vercruyssen M, Coucke W, et al. Accuracy of computer-aided implant placement[J]. Clinical Oral Implants Research, 2012, 23(s6):112-123.

种植固定义齿在上半口牙列缺失中的应用

竞 王丽萍 方颖 李军 曾妃菲

摘 要

43岁女性患者。牙齿松动脱落进食困难6个月。患者近年来口内牙齿陆续被拔除，活动义齿修复，自觉异物感强烈，咀嚼无力。不吸烟，目前情况稳定。患者上半口余留牙、37、45～47烤瓷桥Ⅲ度松动。患者评估，以患者原活动义齿作为简易放射导板行CT检查，决定拔除上颌全部松动牙，植入6颗Bego种植体行种植一体化支架固定修复，下颌拔除37、45～47烤瓷桥，植入3颗Bego种植体行种植固定修复。二期暴露种植体并于取模时安装多牙基台，术后4个月行永久固定修复。

关键词：种植固定修复

牙列缺失的种植治疗一直是种植界关注的焦点，因为对于牙列缺失的者，从术前设计、手术操作、修复设计、负荷时机到并发症的处理，对患和医生来讲都是一个很大的挑战。

牙列缺失患者的种植治疗，可以选择覆盖义齿或固定义齿修复，必须合患者的要求、全身条件、经济条件、局部软硬组织的条件共同决定。种体的数目和位点，也是在制订治疗计划时必须考虑的因素，这取决于骨量件、修复方案、经济条件等综合因素。

本例患者全身无系统性疾病，经济条件尚可，排斥活动假牙，经与患沟通，选择种植固定修复，修复效果患者表示满意。

、材料与方法

1. 病例简介 43岁女性患者。牙齿松动脱落进食困难6个月。患者近年口内牙齿陆续被拔除，活动义齿修复，自觉异物感强烈，咀嚼无力，来我就诊，要求重新镶牙。口腔检查：患者12、16、17、23、24、25、26、缺失；11、13、14、15、21、22、37Ⅲ度松动；45～47烤瓷桥修复，度松动。患者中位笑线。

2. 诊断 牙列缺损，重度牙周炎。

3. 治疗过程（图1～图41）

（1）利用患者原活动义齿制作放射导板，全口CBCT扫描。

（2）分析CBCT骨量，确定种植位点。

（3）上颌拔除所有松动牙，简易放射导板引导下，局部翻瓣手术。

（4）下颌37、47植入Bego种植体4.5mm×7mm2颗；46植入Bego植体4.1mm×8.5mm1颗；上颌26植入Bego种植体4.5mm×7mm1颗；、13、11、22、24植入Bego种植体4.5mm×7mm 5颗。

（5）上颌临时全口活动义齿，种植位点调空。

（6）术后4个月行二期手术。

（7）二期手术后1个月取模，放置复合基台。

（8）术后4个月行最终固定修复。

（9）材料：种植体：Bego（Bego，德国）；愈合基台（Bego，德国）；多牙基台（Bego，德国）；种植支架（纯钛，深圳康泰健）。

二、结果

患者对义齿的固位功能，咀嚼功能和舒适及戴用义齿后的面部形态、语言功能均较满意。

三、讨论

（1）活动牙作为术前导板的作用：①术前与CT结合作植入位点的骨量检查：全口种植修复需要在术前设计好种植位点，并对拟植入的位点进行精确测量。②术中作为植入位点的参考：以修复指导手术，以义齿作为模板，确保手术的精确。

手术中的骨修整：一期手术时应对拔牙窝进行修整，然后再植入种植体，避免后期修复过程中牙龈曲线的不平整，这样不利于后期义齿的美观。

（2）全口义齿作为临时义齿的弊端：使用全口义齿作为无牙颌患者临时修复的方式，是一种常规做法，但是却存在弊端。首先全口种植手术后会出现明显的术后肿胀，在术后当天调膜缓冲义齿是一个烦琐的过程，在麻醉过后许多患者表示即便是使用缓冲过的义齿也会出现压痛，在进行GBR的位点进行压迫也为增加骨移植材料的移位，缝线松脱，伤口裂开的风险，再者，许多重度牙周炎的患者从来未佩戴过全口义齿，对义齿的适应性很差，手术导致的黏膜前后不一致使得义齿的固位力更差。

固定临时义齿的利弊：使用种植体支持的临时固定义齿作为早期修复义齿

者单位：广州医科大学附属口腔医院
讯作者：史竞；Email: 1367927703@qq.com

咬合稳定，体积较小，发音咀嚼效率好，满意度高，但是即刻负重过程烦琐，存在种植体脱落的风险，修复成本增加，这些必须与患者做好沟通。

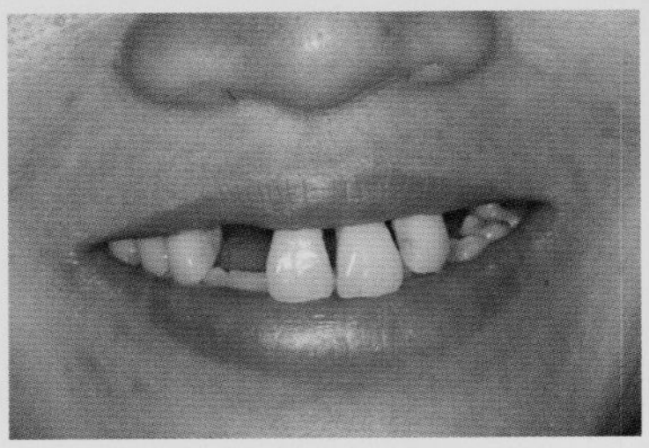

图1　口内检查1

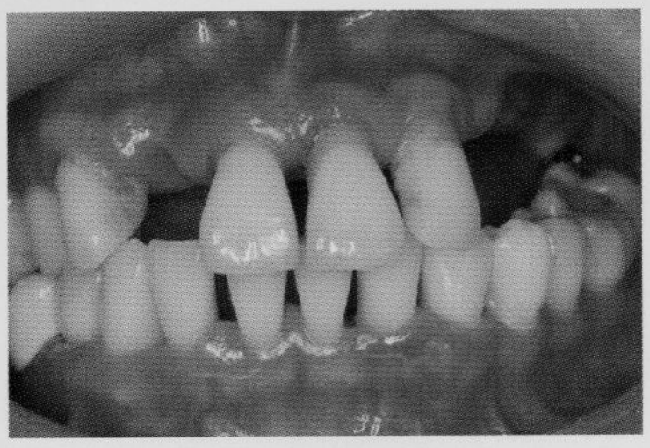

图2　口内检查2

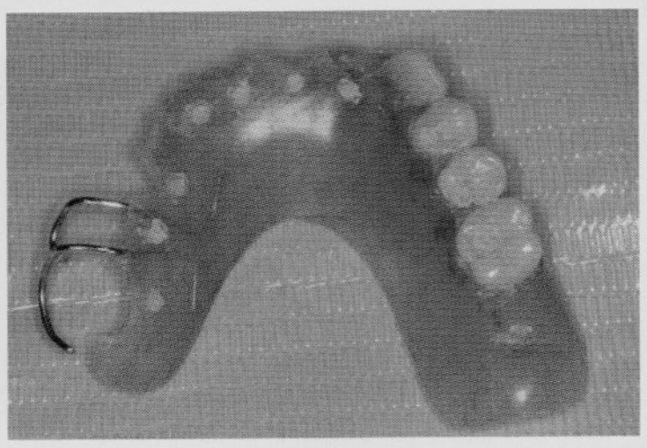

图3　简易放射导板

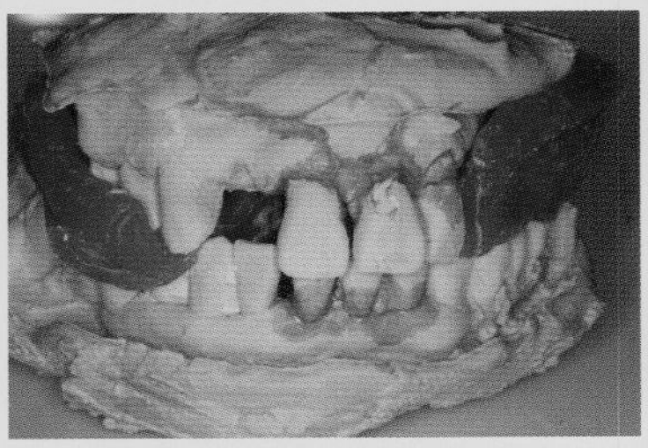

图4　术前确定咬合关系1

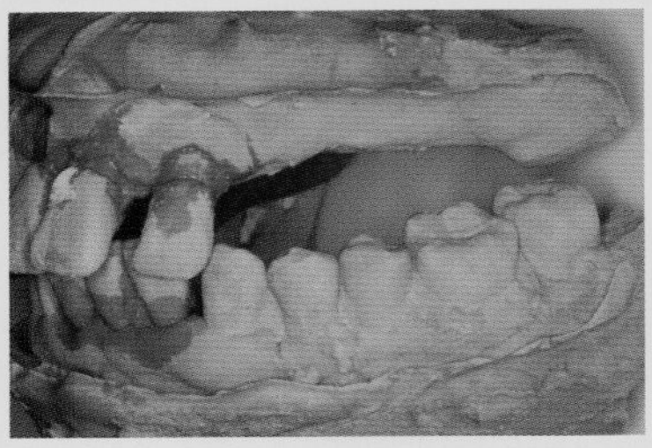

图5　术前确定咬合关系2

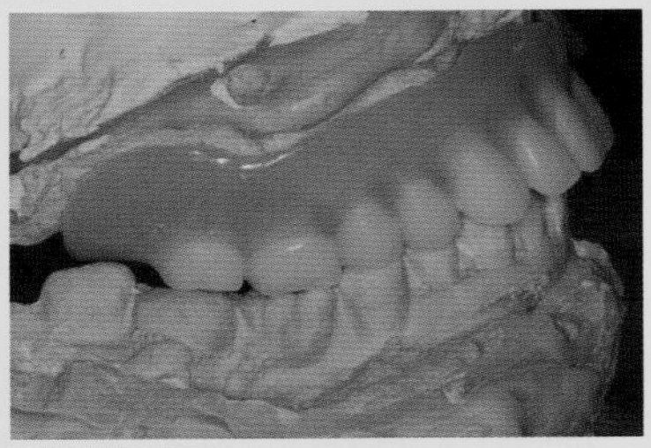

图6　术前模拟拔牙，制作全口义齿

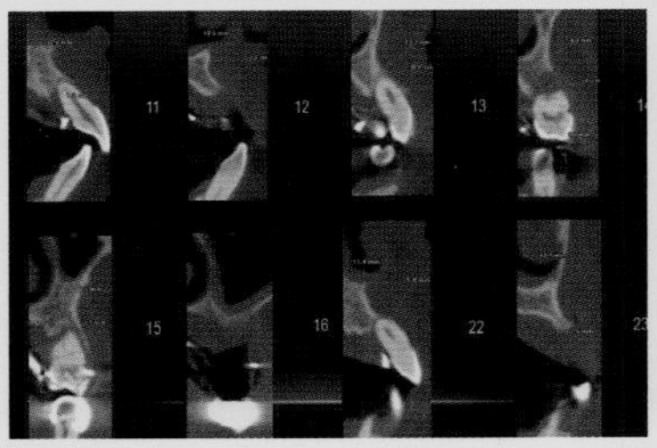

图7　术前CBCT 1

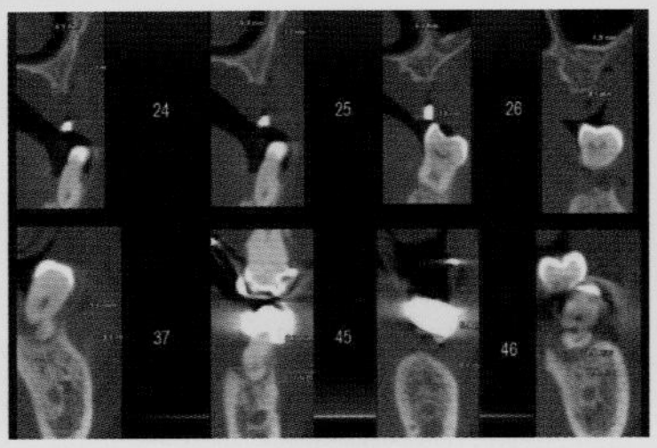

图8　术前CBCT 2

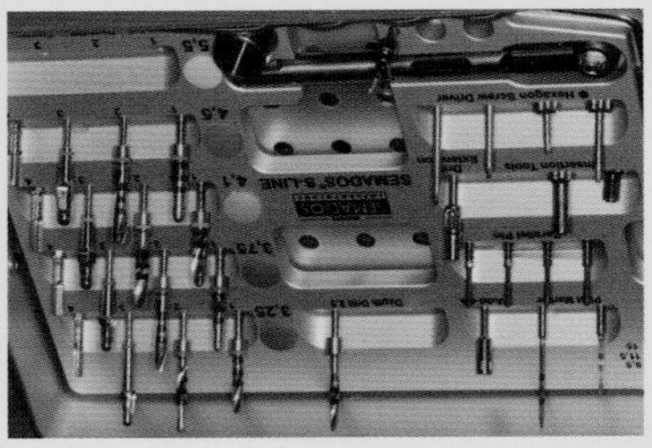

图9　Bego手术工具盒

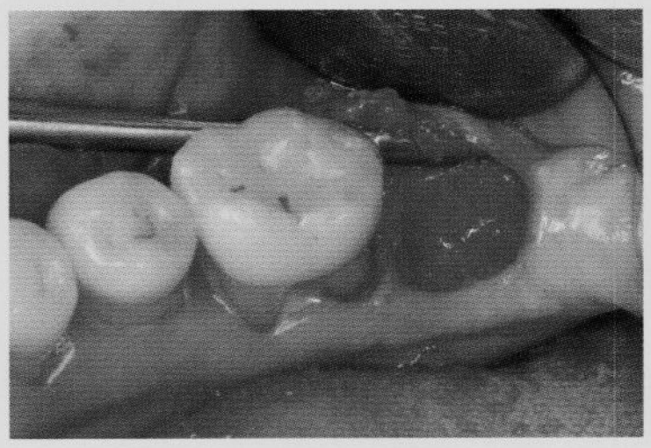

图10　下颌手术过程1

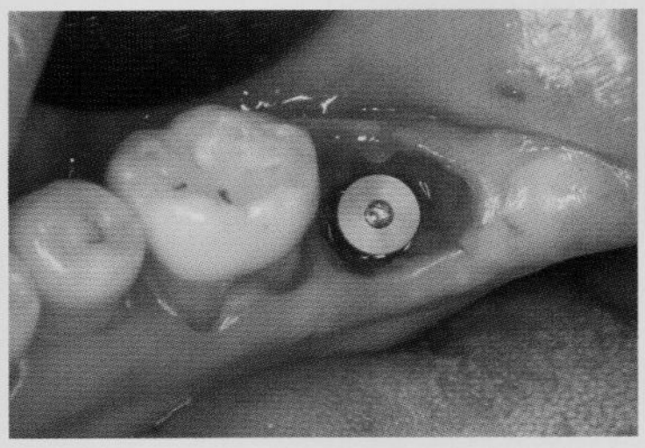

图11　下颌手术过程2

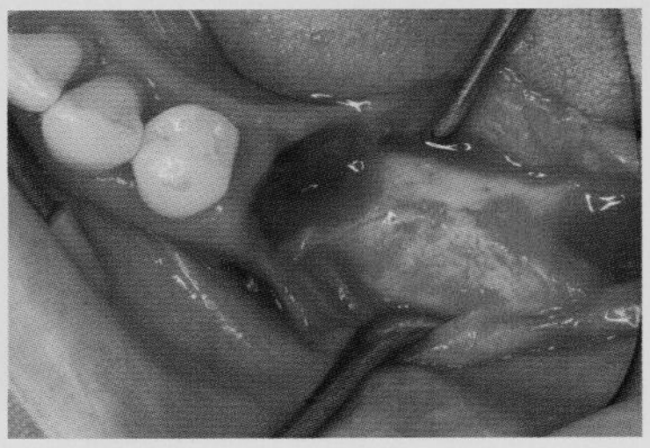

图12　下颌手术过程3

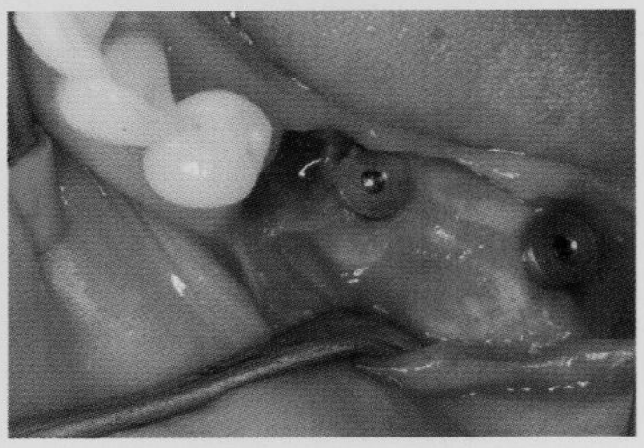

图13　下颌手术过程4

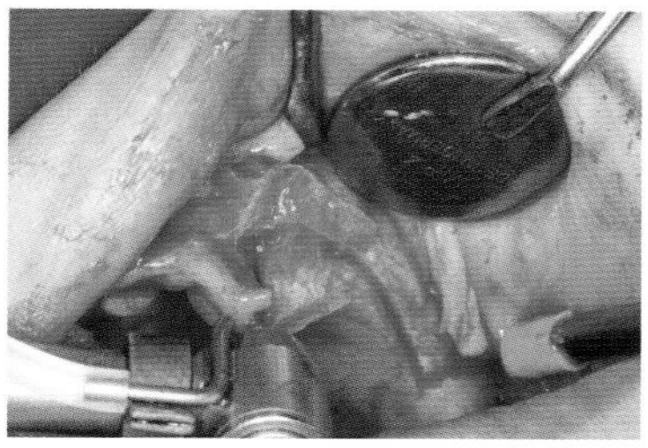
图14 上颌手术过程1

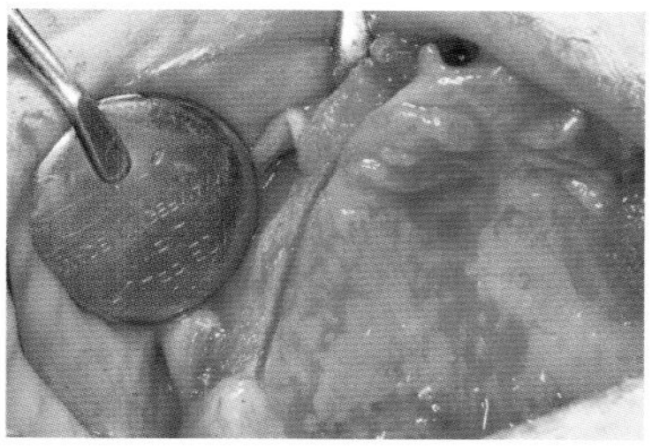
图15 上颌手术过程2

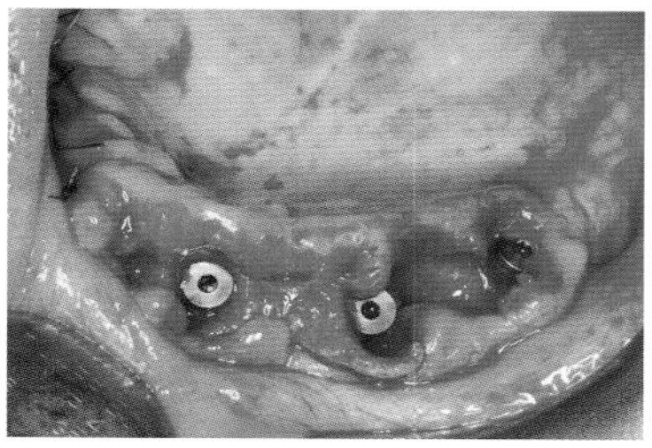
图16 上颌手术过程3

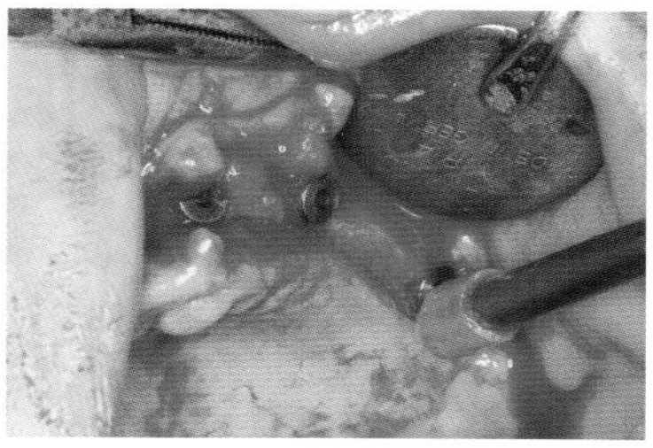
图17 上颌手术过程4

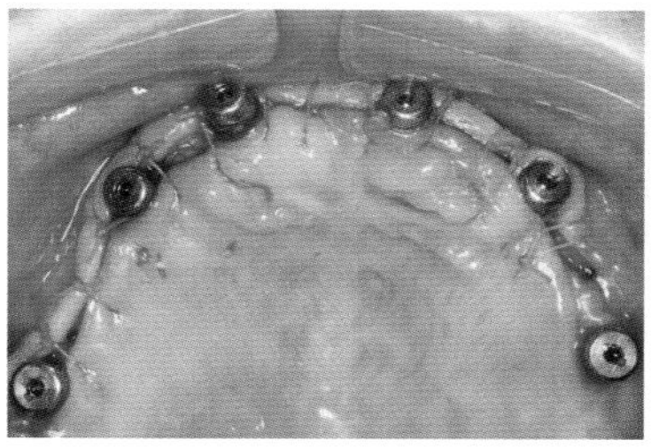
图18 二期手术1

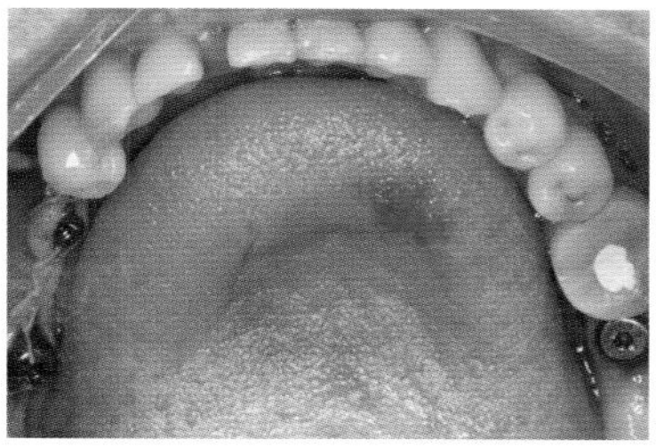
图19 二期手术2

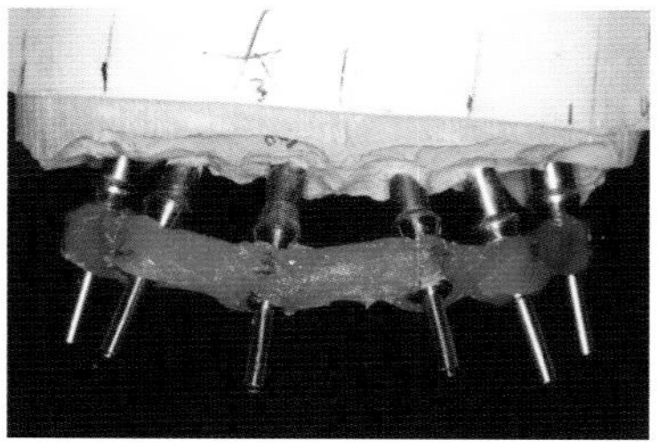
图20 取模过程1

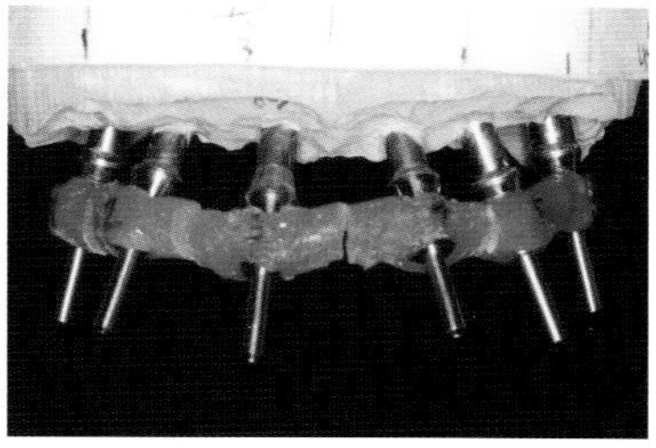
图21 取模过程2

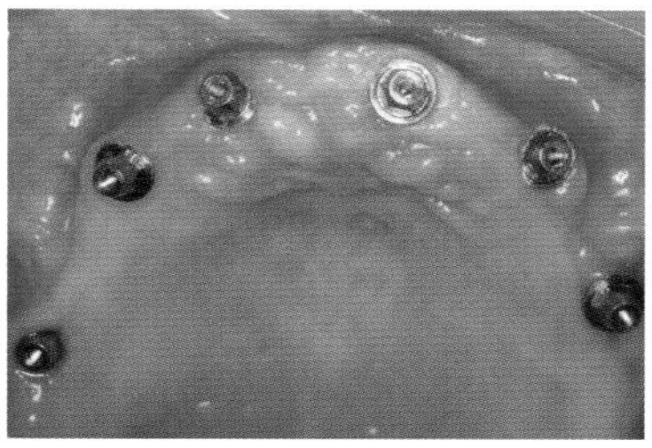
图22 取模过程3

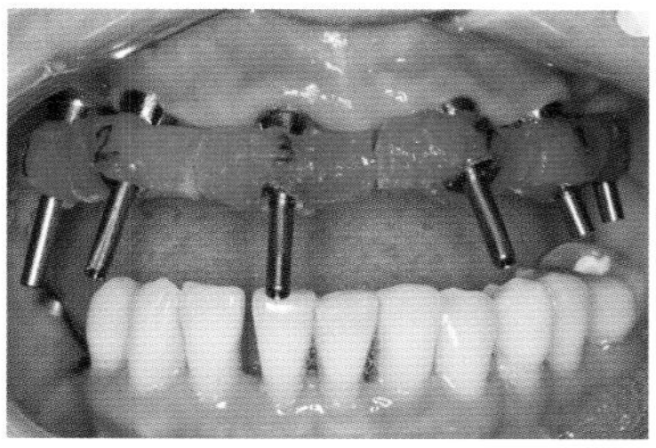
图23 取模过程4

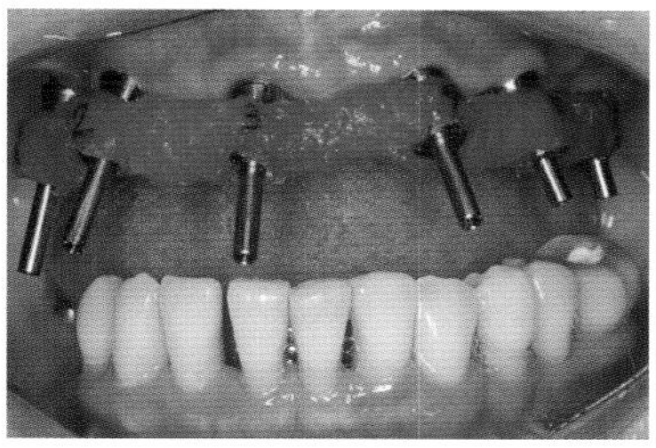
图24 取模过程5

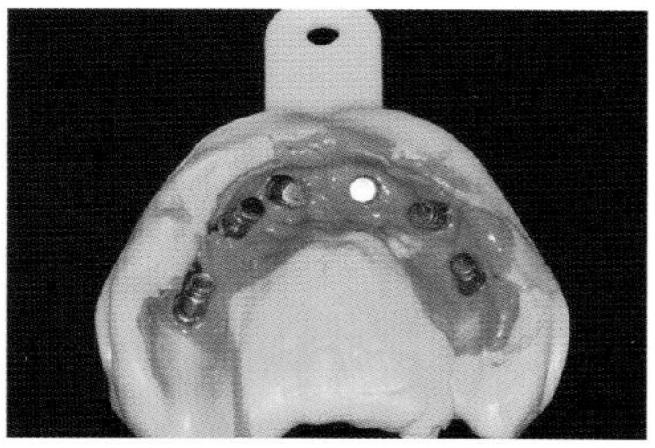
图25 取模过程6

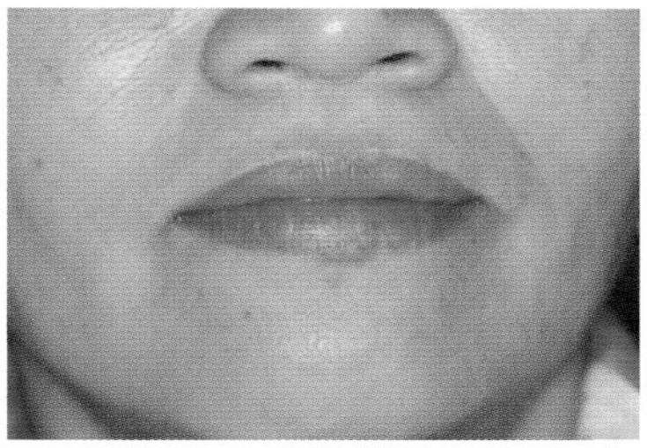
图26 确定咬合关系1

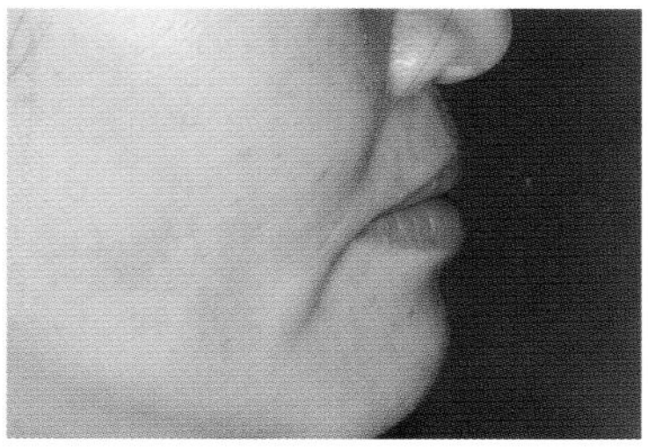
图27 确定咬合关系2

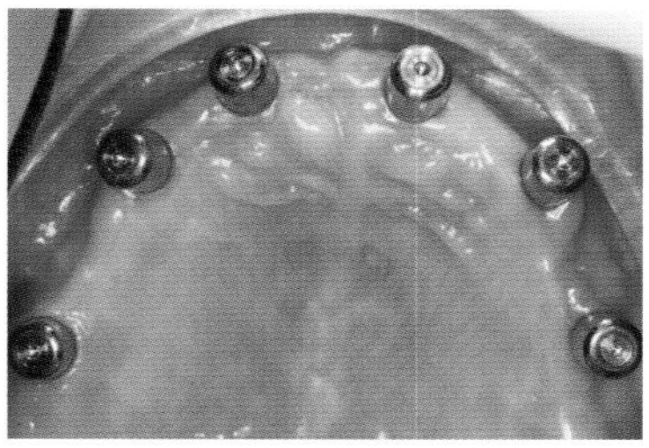
图28 试咬合关系1

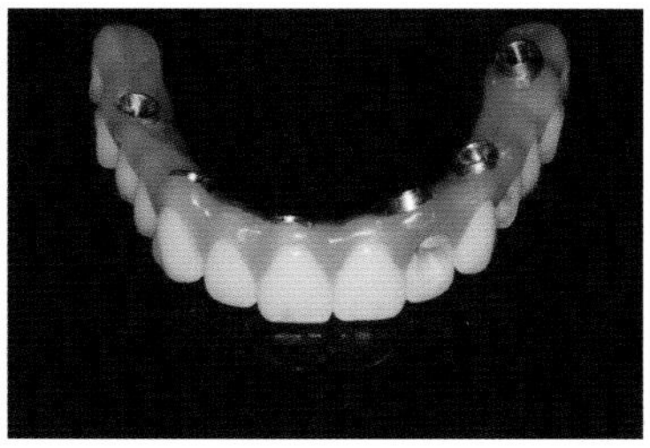
图29 试咬合关系2

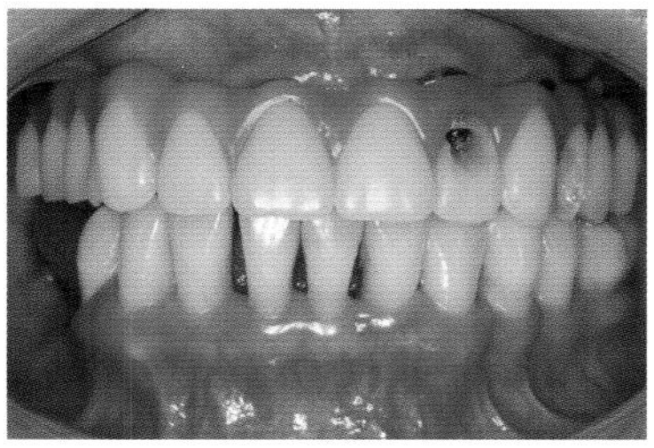
图30 试咬合关系3

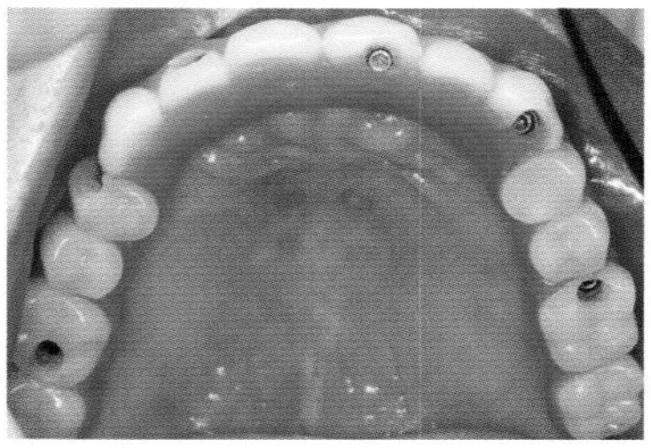
图31 试咬合关系4

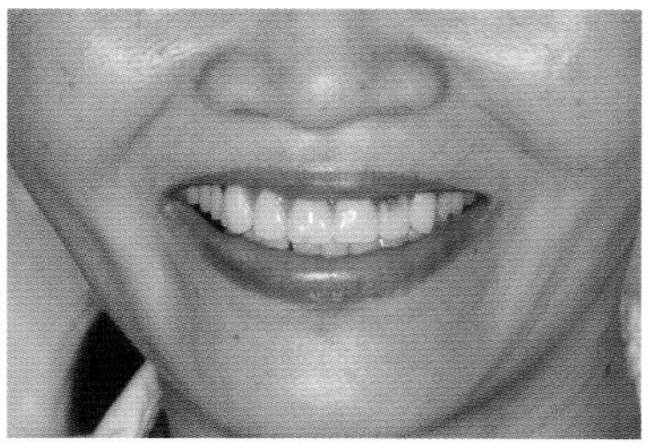
图32 试咬合关系5

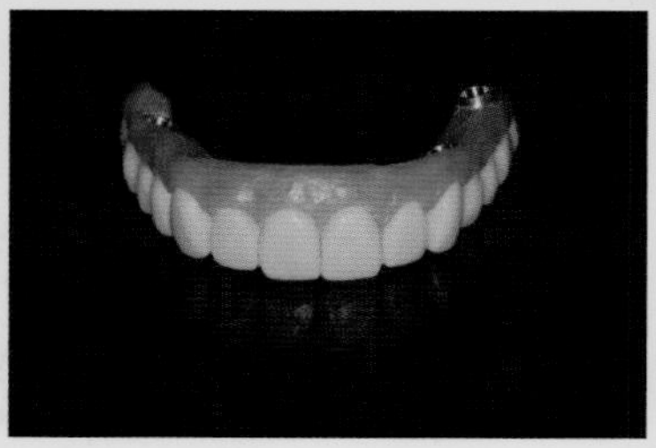
图33 试蜡牙1

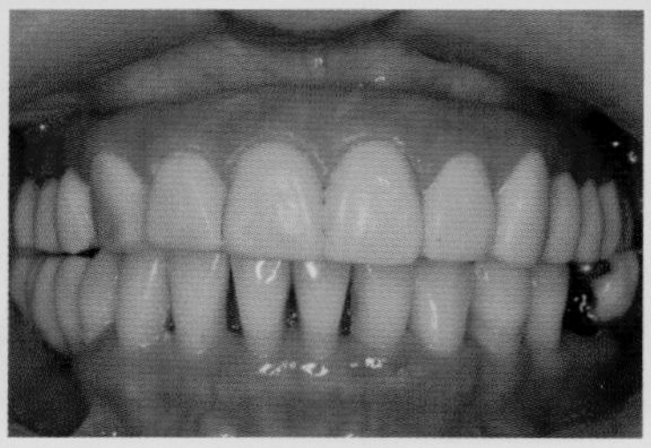
图34 试蜡牙2

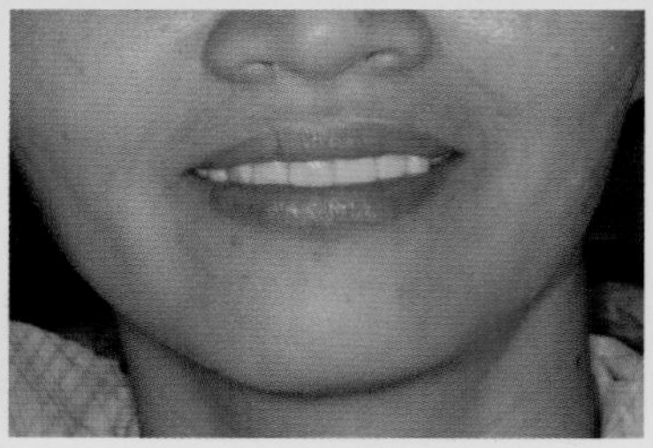
图35 试蜡牙3

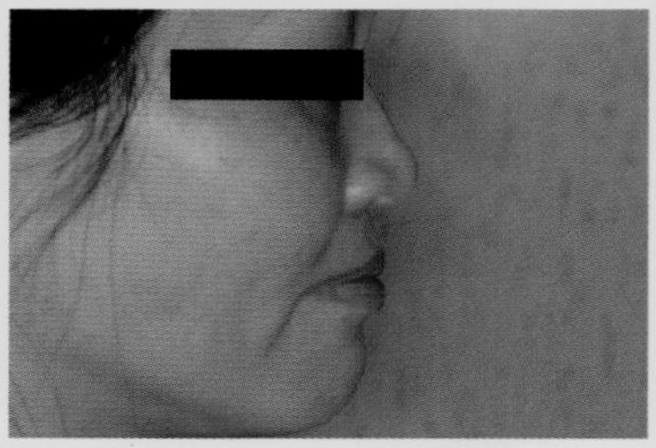
图36 试蜡牙4

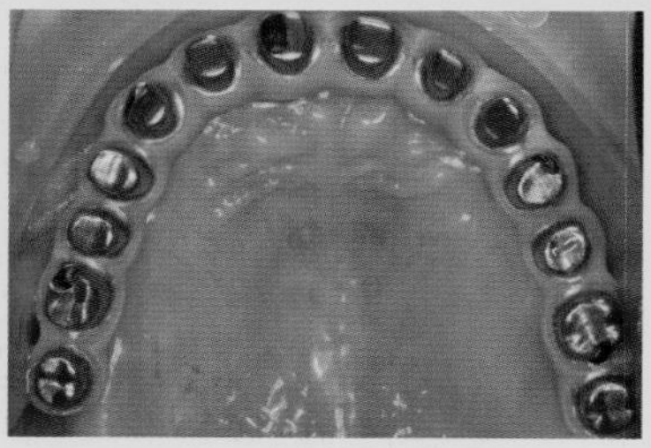
图37 戴牙1

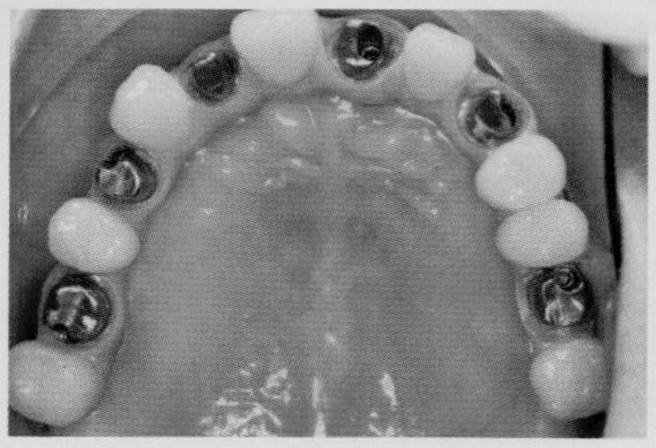
图38 戴牙2

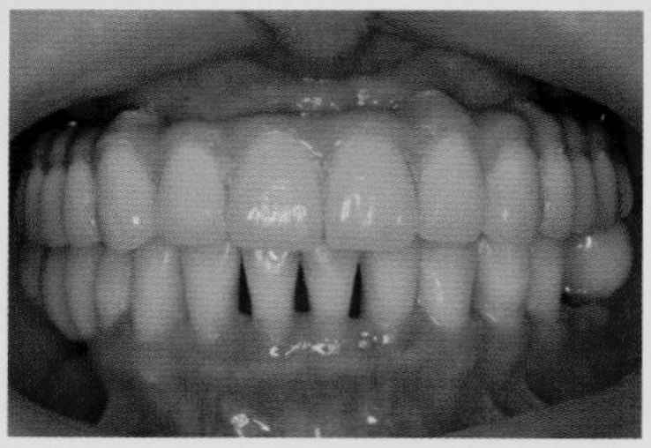
图39 戴牙3

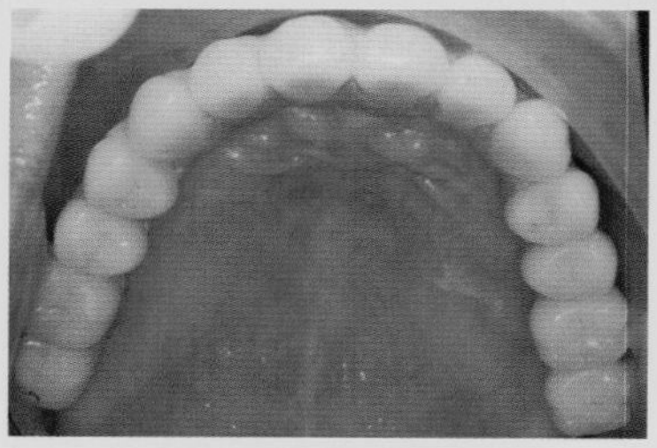
图40 戴牙4

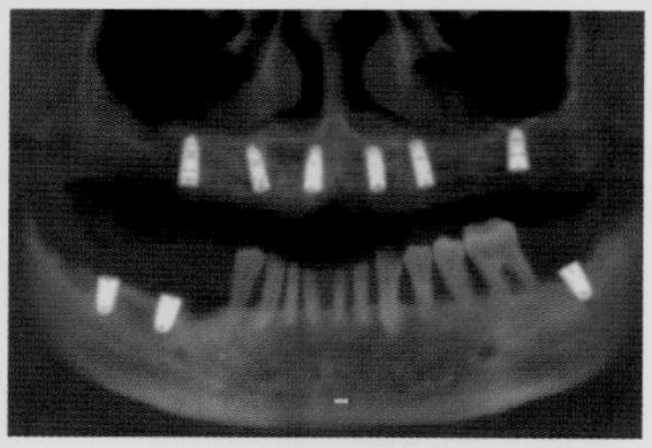
图41 术后全景片

个性化基台联合套筒冠覆盖义齿修复1例

刘楠馨　马全诠　田陶然　张琦　周蜜　蔡潇潇

摘要

目的： 种植覆盖义齿应用于全口牙列缺失患者，可改善传统活动义齿佩戴不稳、无法进行咀嚼的问题，同时可达到增加唇侧丰满度，改善患者义齿面容的目的。**材料与方法：** 64岁女性患者，以“旧义齿佩戴不稳，要求重新修复”为主诉来我科就诊，口内及CBCT检查评估后，诊断为牙列缺损，制订治疗方案，方案一：拔除松动牙及残根后，行上下颌全颌固定义齿修复；方案二：拔除松动牙及残根后，行全口覆盖义齿修复。综合多种因素。最终患者选择方案二。术前精确测量种植位点的骨量，利用旧义齿制作简易手术导板，术中拔除残根及松动牙后，逐级预备种植体窝洞，于14、16、24、26、31、34、44位点植入种植体。14、24位点拟骨劈开同期植入种植体，选择套筒冠附着体解决种植体轴向之间差异较大的问题。由于下颌Locator附着体修复后并发症发生率低，临床操作简便，下颌使用Locator覆盖义齿修复。**结果：** 患者对覆盖义齿戴入后的美观效果和咀嚼效果非常满意，修复半个月后复诊，进行咬合检查及调整。修复1年后复查，上下颌修复部件均完好无明显磨损，固位力尚可，基台无松动，检查咬合无异常，黏膜健康，患者自诉无不适，CBCT复查种植体周围未见明显骨吸收，双侧颞下颌关节无异常。**结论：** 对于经济条件无法负担种植固定义齿费用、对修复后咀嚼要求不高、骨量不佳的中老年无牙颌患者，种植覆盖义齿也不失为一种很好的修复方式。相比于传统的活动义齿修复，种植覆盖义齿能在牙槽骨条件不佳的情况下获得更好的固位力，有助于患者咀嚼功能的恢复。在骨量较差的上颌，可以考虑使用套筒冠覆盖义齿的修复方式，以解决选择相对骨增量方式所带来的种植体轴向不佳的问题。从修复方式的选择上，达到减小手术创伤的目的。

关键词： 全口修复；种植覆盖义齿；套筒冠附着体

近年来，种植技术应用于口腔无牙颌修复，全口覆盖义齿的使用使固位及咀嚼功能得到明显提高。目前，种植体与义齿常用的固位方式有球帽、杆卡、套筒冠、磁性附着体以及Locator附着体。其中，杆卡式附着体有较好的固位力和稳定性，常用于牙槽嵴吸收严重、颌间距离较大的患者；磁性附着体固位力费用较高，反复使用后磁性下降，导致固位力和咀嚼力不足；球帽附着体要求种植体长轴应尽量平行，差别不要超过15°；套筒冠设计灵活，对种植体位点及种植体轴向要求不高，易清洁，有利于降低种植体周围炎的发生率；Locator附着体并发症发生率低，操作简便，但对种植体的轴向之间的角度差异有一定的要求。不同附着体各有优缺点，需根据患者具体情况进行选择。

一、材料与方法

1. 病例简介　64岁女性患者，以“旧义齿佩戴不稳，要求重新修复”为主诉来我科就诊。现病史：患者3年前于外院行局部可摘活动义齿修复，现出现义齿佩戴不稳的情况，到我科要求种植修复治疗。既往史：否认高血压等系统病史，否认夜磨牙等不良习惯。口内检查23牙为残根，37牙Ⅱ度松动（图1、图2）。

作者单位：四川大学华西口腔医院

通讯作者：蔡潇潇；Email: xcai@scu.edu.cn

2. 诊断　上下颌牙列缺损；23牙残根，37牙Ⅱ度松动。

3. 治疗计划　考虑23、37牙均无保留价值且影响种植后修复效果，拟拔除；上颌15～25区骨量菲薄（图3），采用种植固定义齿修复需行复杂骨增量手术，结合患者的经济情况以及功能恢复需求，拟行种植覆盖义齿修复。

4. 治疗过程

（1）种植手术：首先行下颌种植手术，根据旧义齿制作的简易手术导板定点，逐级预备种植窝，最终于31、34、44位点偏腭侧植入3颗ITI种植体（直径4.1mm，高度10mm）（图6）。行GBR术，严密缝合，关闭创口（图4～图9）。

（2）2周后行上颌手术，微创拔除23残根，根据旧义齿制作的手术导板定点，逐级预备种植体窝洞，最终在16、26位点植入2颗ITI种植体（直径4.8mm，高度10mm），在14、24位点骨劈开植入2颗种植体（14位点：直径3.3mm，高度10mm；24位点：直径4.1mm，高度10mm），如图8～图11。行GBR术，无张力紧密关闭创口（图10～图14）。

上颌术后CBCT显示，4颗种植体位置及方向满足种植体植入三维方向的要求。

（3）二期手术：患者半年后复查，口内检查可见牙龈愈合良好，CBCT显示种植体周围骨整合良好。行二期手术，更换高愈合基台，穿龈缝合（图15、图16）。

（4）修复阶段：2周后，硬性连接开口取模柱（图17、图18），取模。在上颌模型上制作4颗相互平行的个性化钛基台（图19）。制作蜡堤，求得口内咬合关系后，面弓转移至殆架上（图20、图21），排蜡牙。口内试戴蜡牙，调整美观及咬合均合适后，制作最终义齿（图22）。个性化钛基台在Key引导下就位，口内粘接钛内冠，戴入上颌修复体（图23~图25）。在下颌，Locator基台就位，合适后口内Pick-up戴入下颌覆盖义齿（图26）。调整咬合（图27）。

（5）复查：戴牙半月、3个月、6个月后复查，检查并调整咬合。

戴牙1年后复查，修复部件无明显磨损，基台周围黏膜健康，咬合稳定（图28、图29）。拍摄颞下颌关节CBCT及全景片，CBCT示颞下颌关节无明显器质性改变，全景片示种植体周围骨整合良好，未见明显骨吸收（图30）。

（6）使用材料：Straumann种植器械，Straumann种植体7颗（4颗4.1mm×10mm，2颗4.8mm×10mm，1颗3.3mm×10mm），Straumann愈合基台7颗，Bio-Oss骨粉，Bio-Gide生物膜，个性化钛基台4颗，Locator基台4颗。

二、结果

种植覆盖义齿固位力及咀嚼功能相比于旧义齿有了很大改善，上颌采用套筒冠覆盖义齿进行修复，解决了骨量不足导致的种植体轴向不佳问题。

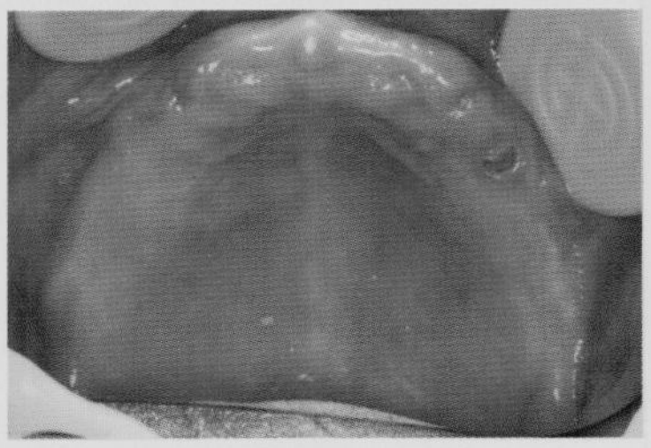
图1 原可摘局部义齿基牙23为残根

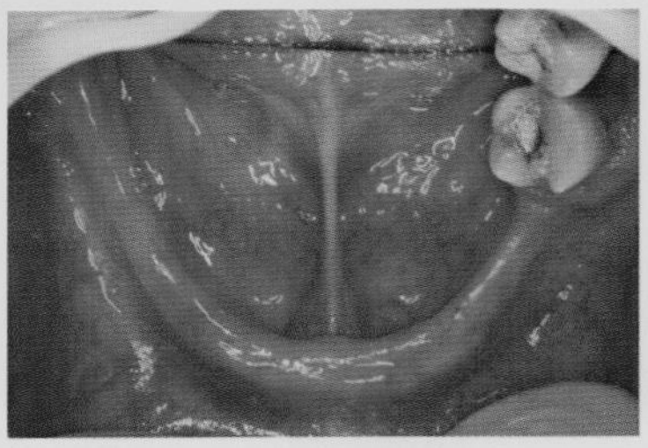
图2 原可摘局部义齿基牙37 Ⅱ 度松动

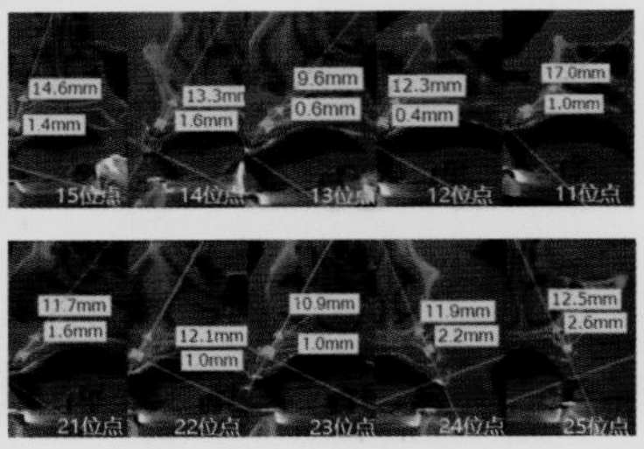

图3 术前CBCT检查，上颌15~25区水平骨量不足，尤其是前牙区，水平骨量约1mm

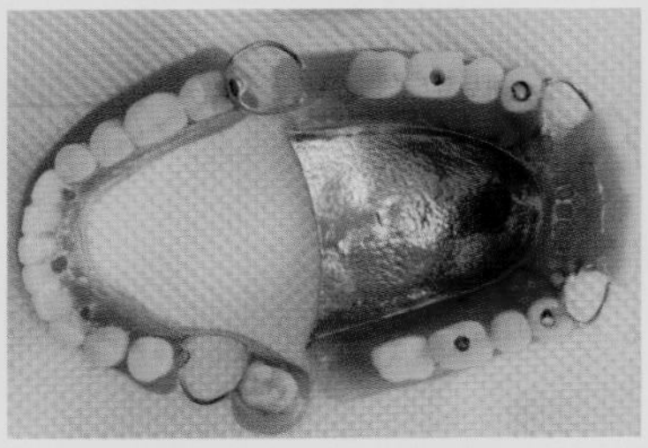
图4 利用原可摘局部义齿制作简易导板，指导术中定点

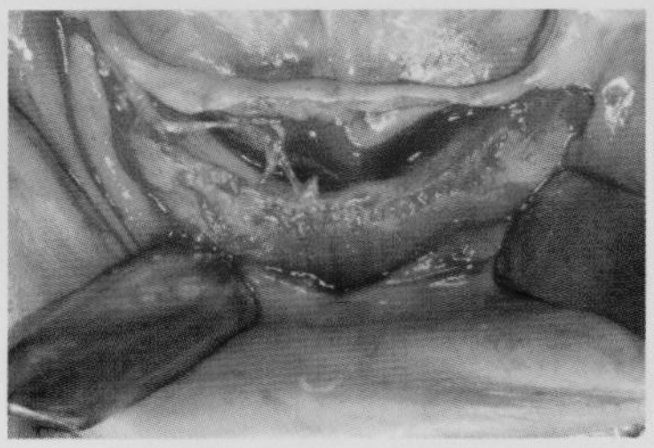
图5 常规消毒麻醉后，切开翻瓣，充分暴露术区视野

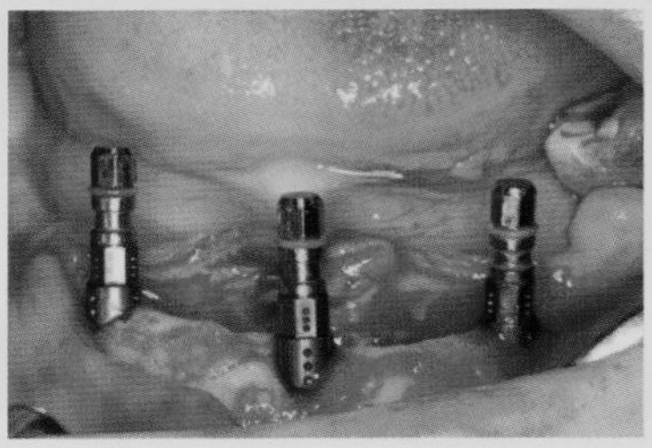
图6 根据简易导板小球钻定点后，逐级预备种植体窝洞，最终植入3颗ITI 4.1mm×10mm种植体

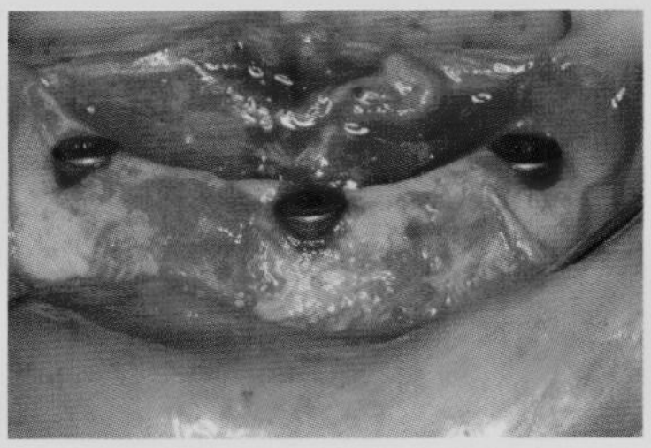
图7 旋入3颗小高度愈合帽

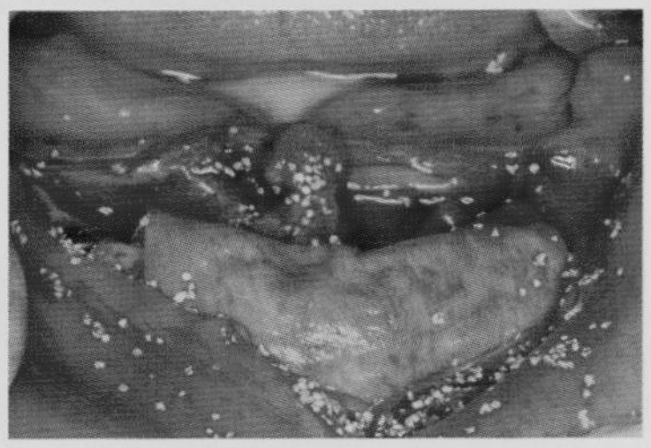
图8 植入Bio-Oss骨粉，覆盖Bio-Gide膜，行骨引导再生术（GBR）

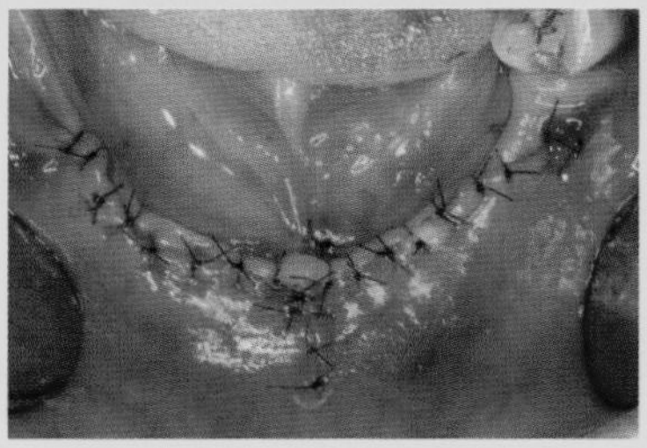
图9 严密缝合，关闭伤口

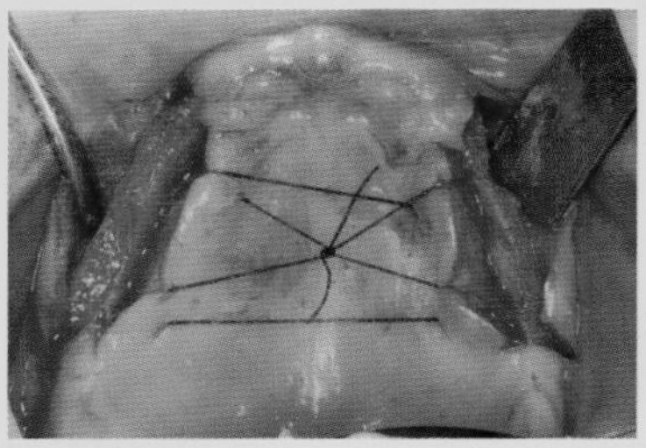
图10 2周后行上颌手术，翻瓣充分暴露术区视野

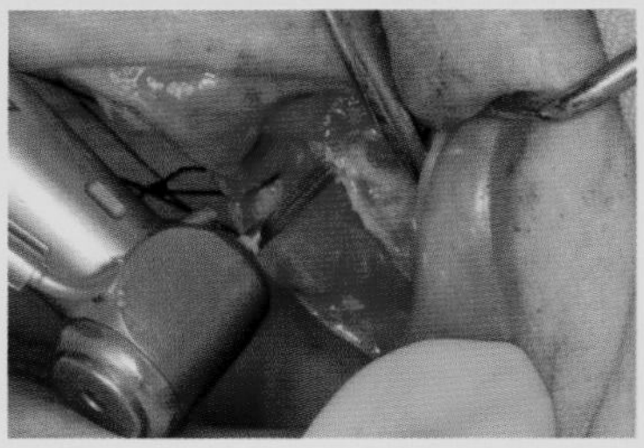
图11 使用盘钻进行骨劈开1

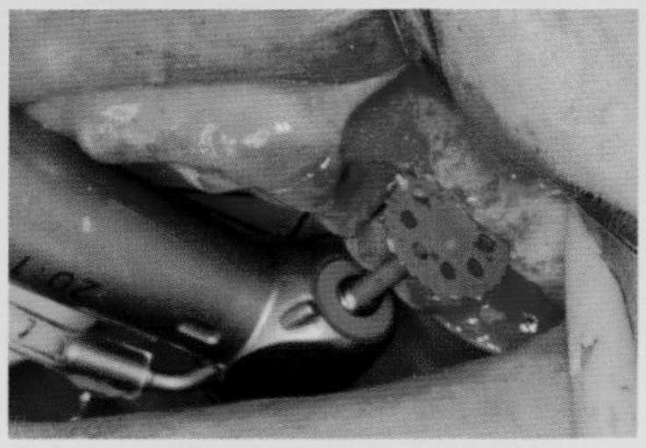
图12 使用盘钻进行骨劈开2

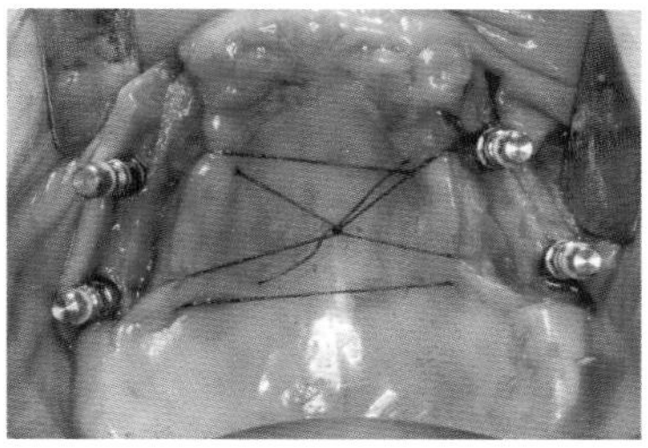

图13　逐级预备种植体窝洞，植入4颗ITI种植体

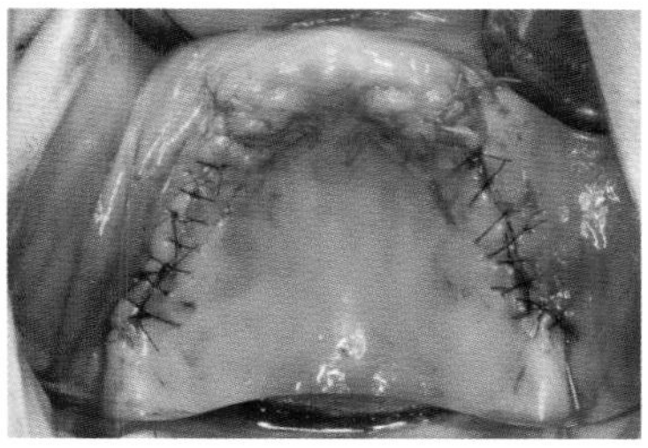

图14　严密缝合，关闭伤口

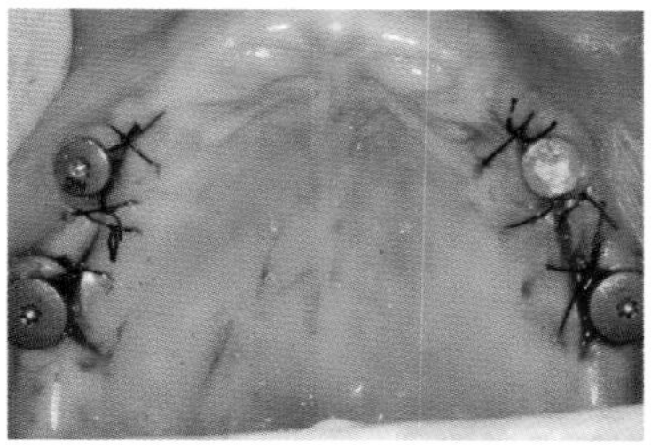

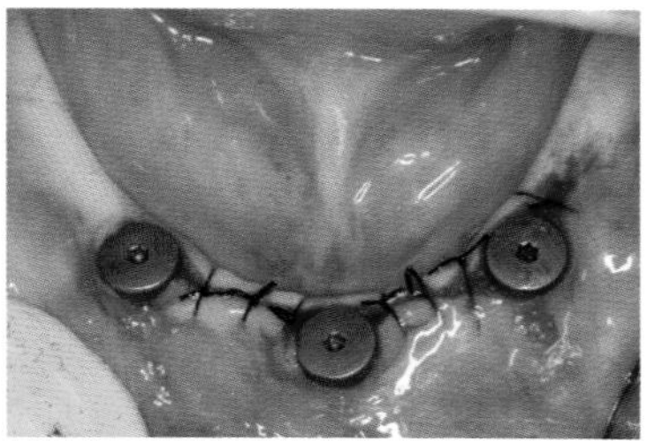

图15、图16　6个月后行二期手术，更换高愈合帽，穿龈缝合

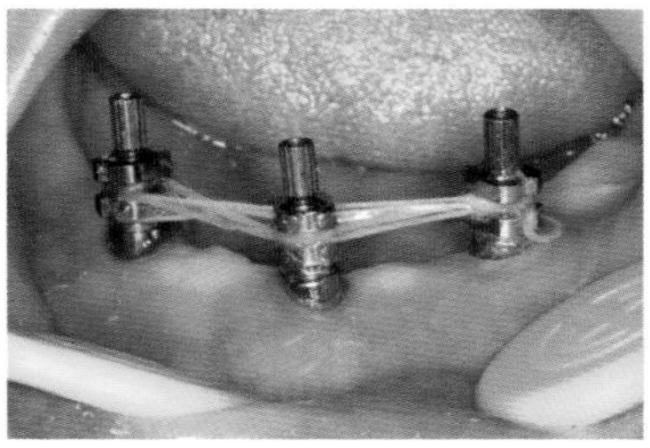

图17　开口印模柱硬性连接取模1

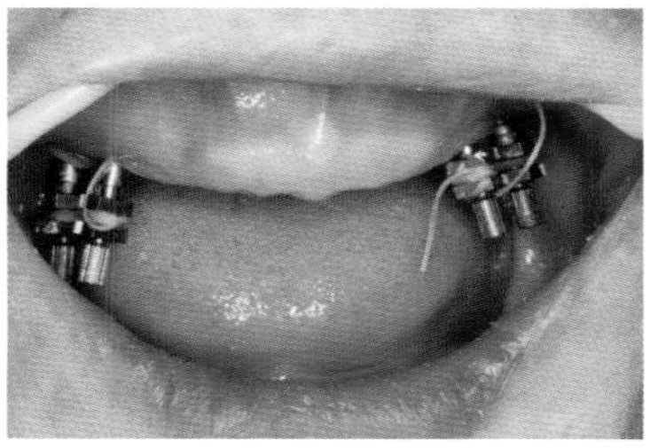

图18　开口印模柱硬性连接取模2

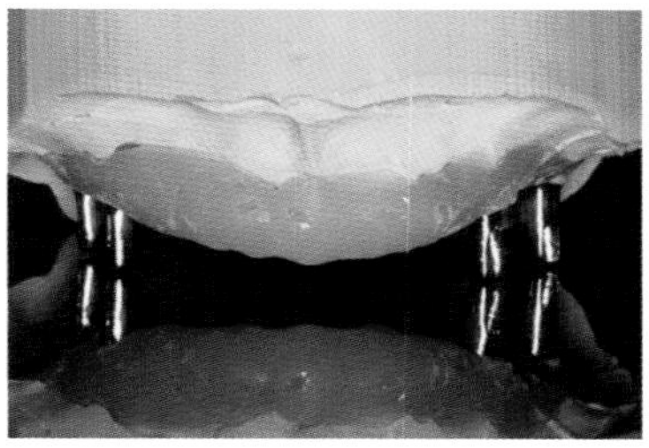

图19　在上颌模型上制作4颗相互平行的个性化基台

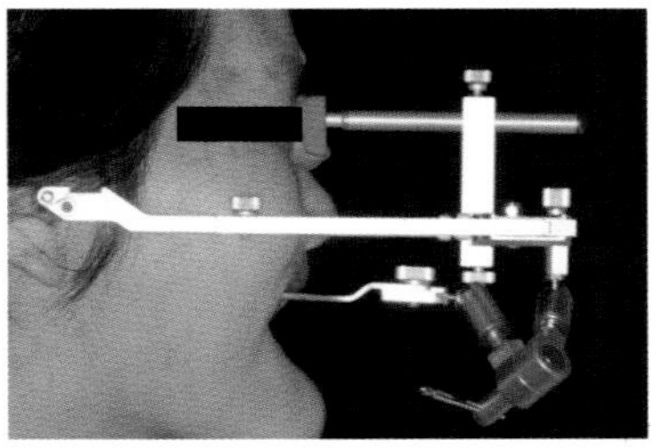

图20　使用面弓转移上颌相对于颞下颌关节的关系

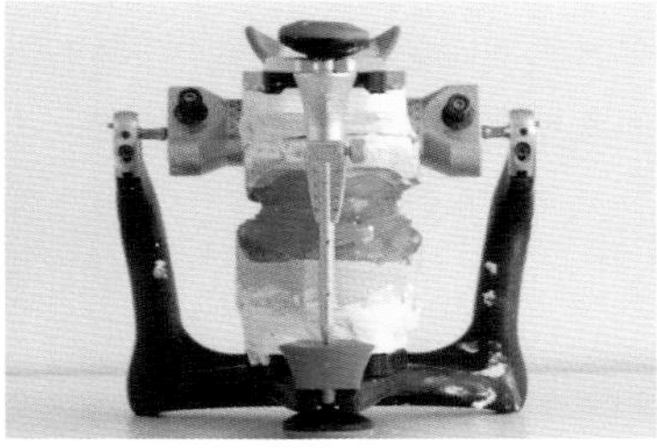

图21　将咬合关系转移到了殆架上

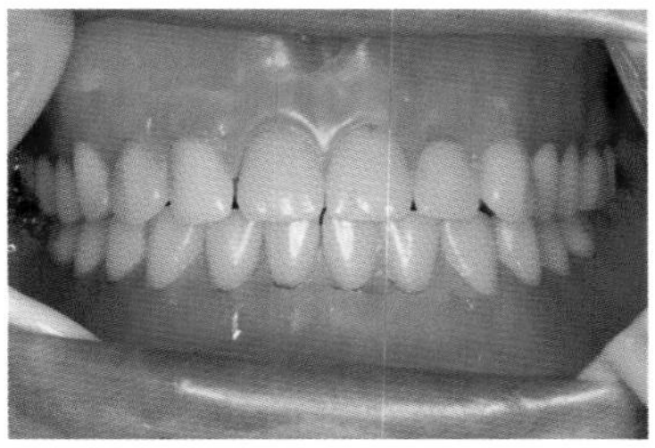

图22　口内试戴蜡牙，评估其美观及咬合

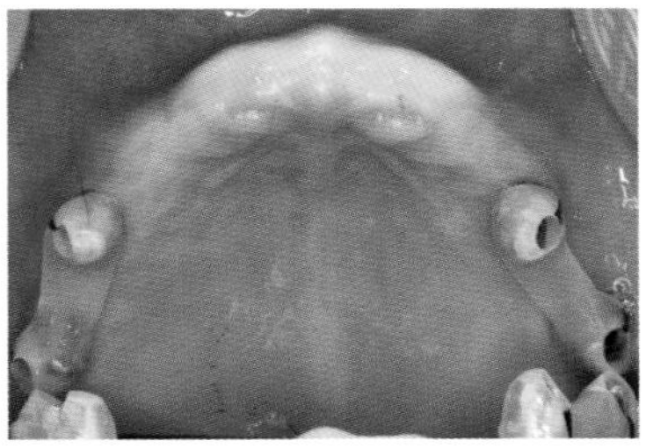

图23　个性化钛基台在key的引导下口内就位

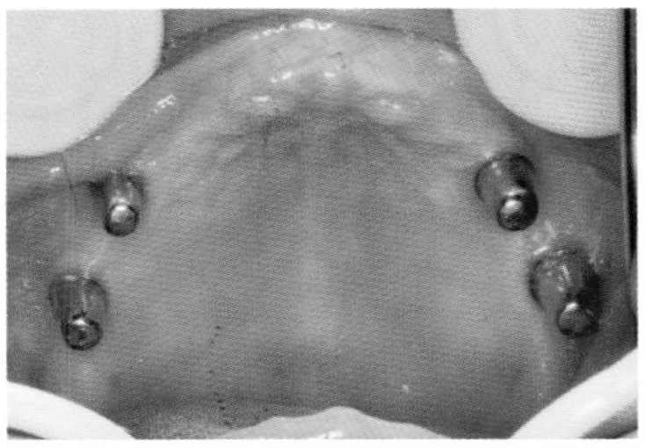

图24　口内粘接钛内冠，密合度良好

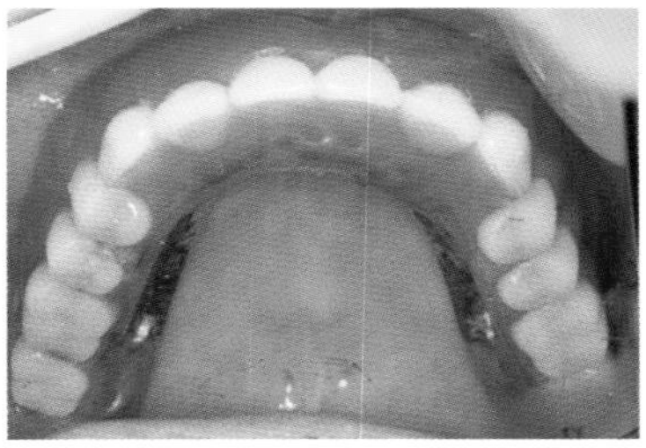

图25　将上颌修复体戴入患者口内

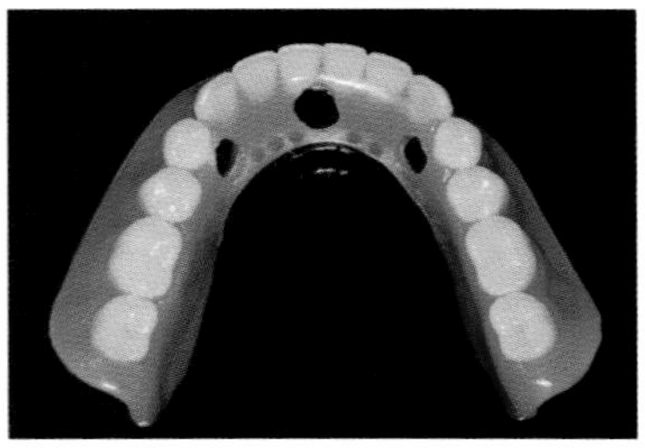

图26　下颌Locator覆盖义齿，口内试戴合适后，在义齿腭侧打孔，通过Pick-up戴入

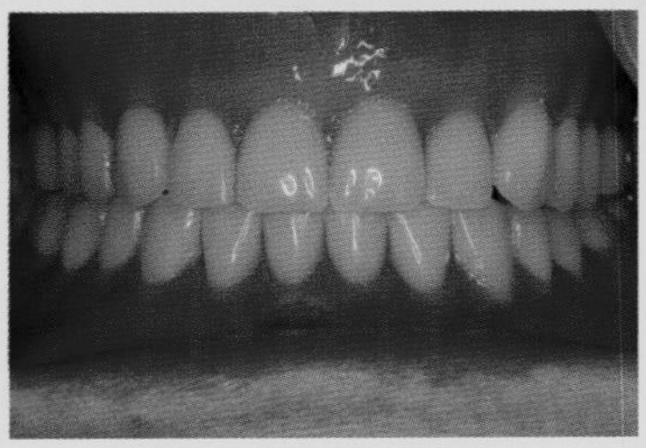

图27 调整咬合至平衡𬌗，双侧均匀接触

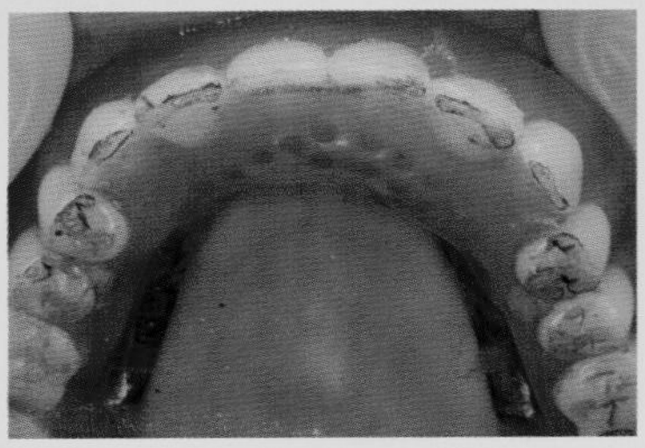

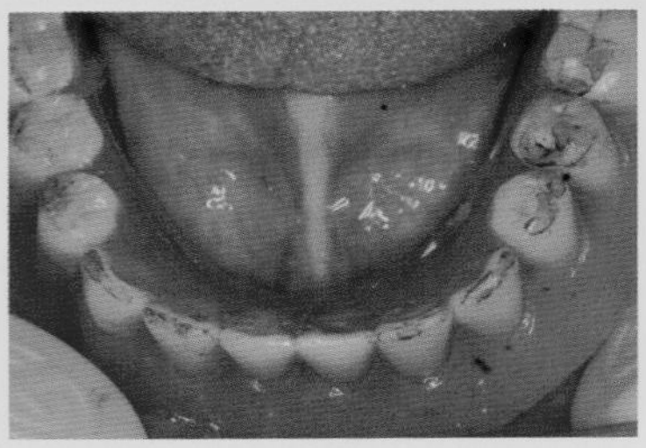

图28、图29 戴牙1年后复查，咬合稳定，𬌗面无明显磨耗，上下颌修复体部件固位力无明显下降

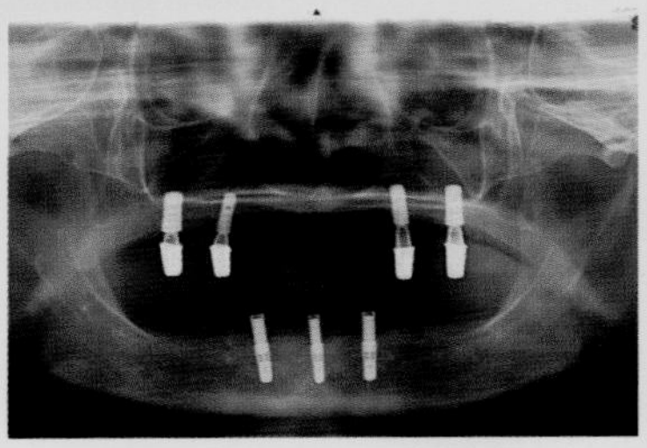

图30 全景片显示，种植体周围无明显骨吸收

三、讨论

1. 种植覆盖义齿相较于种植支持固定义齿具有以下优势 ①治疗成本较低。②适应证较为广泛。③利用基托可有效为唇颊侧软组织提供支撑，达到一定的美学修复效果。而相比于传统活动义齿，牙种植体支持的覆盖义齿具有较强的固位力，完全可以满足一般患者的要求。在本病例中，由于患者上颌牙区骨量菲薄，行种植固定义齿修复需要Onlay等复杂骨增量手术，而患者是一名老年女性，对修复后咀嚼要求不高，且经济水平无法负担种植固定义齿费用，综合考虑后最终决定采用种植体覆盖义齿的修复方案。

2. 种植体支持的覆盖义齿的固位方式 种植体支持的覆盖义齿的固位方式有很多，但目前国内外缺乏对其如何应用的完整而全面的系统性文献道。本病例中，由于患者上颌牙槽骨宽度不足，在14、24位点我们倾向为患者选择创伤更小、无须二次手术的骨劈开同期植入种植体的手术方式因此种植体的轴向较难控制。在这些附着体中，套筒冠附着体有纠正种植轴向、允许种植体轴向差异较大的特点，因此在上颌我们选用了套筒冠覆义齿。

3. 种植体支持式套筒冠义齿材料 金沉积加工的套筒冠外冠可避免统铸造方法引起的误差，内外冠高度吻合，这样可保证义齿精确被动就位尽可能地避免套筒冠内外观间的机械磨损，长久维持固位力。因此我们采的是金沉积加工的套筒冠外冠。

参考文献

[1] BolouriA ,Zartman RR. Fabrication of custom clips for bar-and-clip attachments for implant-supported overdentures[J].J Prosthet Dent,2006,96(5):379-380.
[2] Mericske-Stern RD,TaylorTD,BelserU.Management of the edentulous patient[J].Clin Oral Implant Res,2000,11(Suppl):108-125.
[3] LachmannS,Kimmerle-Muller E ,GehringK,et al.A comparison ofimplant-supported,bar-or ball-retained mandibularoverdentures:A retrospective clinical ,microbiologi,andimmunologicstudy of 10 edentulous patients attending a recall visit [J].IntJProthodont ,2007,20(1):37-42.
[4] Wichmann MG, Kuntze W. Wear behacior of precision attachments[J].Int J Prosthodont,1999,12(5):409-414.
[5] Petteno D ,SchieranoG,BassiF,et al.Comparison of marginal fit of 3 different metal-ceramic systems:an in vitro study[J].Int J Prosthodont,2000,13(5):405-408.
[6] 刘宝林, 林野, 李德华, 等.口腔种植学[M].北京:人民卫生出版社, 2011.
[7] 刘长虹. 套筒冠义齿固位体修复的设计和选择[J].国际口腔医学杂志, 2011,38(6):621-626.

下颌无牙颌在种植导板辅助下行即刻种植即刻负重

军 王丽萍 曾妃菲 董豫 史进

摘 要

目的：通过临床病例观察下颌无牙颌在导板辅助下行即刻种植即刻负重的临床效果以及注意事项。**材料与方法：**对患者进行口腔检查，初步评估缺牙区软硬组织及咬合情况，拍摄CBCT，完善常规检查，制取患者口腔模型，同时记录咬合关系，上䶪架。对患者口腔模型进行分析、将数据传输至义齿加工中心进行种植导板的设计，在种植导板的辅助下在下颌植入6颗骨水平种植体，术中取模，制作过渡义齿。种植术后5个月后制取终印模，转移咬合关系，佩戴最终修复体。**结果：**患者在即刻种植术后6个月完成永久修复，种植体与骨组织整合良好，牙槽骨维持在正常水平，上部结构修复后，患者咀嚼功能恢复良好，对外形满意。**结论：**在种植导板辅助下行即刻种植即刻负重，能缩短治疗流程，减少患者术后不适，能获得良好的修复效果。

关键词：无牙颌；导板；即刻负重

个性化、数字化外科手术可以使种植治疗计划从修复开始，根据理想术后修复结果来设置种植体的放置数量及位置。在没有实际进行手术的情下预先模拟手术的过程，预见到一些在实际手术中可能会遇到的问题，从事先考虑好补救方法，采取预防措施。此外，临床医生制订完成术前规划案后，还可以通过计算机联合设计、制作手术引导模板而使该规划方案精、完整地转移到实际手术中去。因此，展开个性化、数字化口腔种植领域应用研究不仅使整个治疗过程在施治前期就可被医生和患者清晰了解，也种植诊断、设计、治疗和各学科间的交流产生变化。

、材料与方法

1. 病例简介 59岁女性患者，无不良嗜好。主诉：下颌牙齿缺失、松要求修复。现病史：患者自诉近年来牙齿逐渐松脱，下颌牙齿脱落后未做何处理，为求诊治今日来我科就诊。既往史：既往体健，否认系统疾病，否认药物过敏史及传染病史。口腔检查：口腔卫生较差，牙石Ⅲ度，龈红肿，17、13、23大面积龋坏。35～38为金属桥，整体松动度Ⅱ度；Ⅲ度松动，探诊深牙周袋。45～48金属烤瓷桥，整体Ⅲ度松动。开口度指，咬合关系正常（图1～图3）。CBCT检查：32、35、38、41、42、、48牙槽骨吸收至根尖1/3以上，45根尖低密度影响。骨密度Ⅱ度（图。

2. 诊断 下颌牙列缺损；慢性牙周炎。

者单位：广州医科大学附属口腔医院
讯作者：李军；Email: 510183264@qq.com

3. 治疗计划

（1）拍摄CBCT，取口内石膏模型，将扫描后的Dicom数据传输至义齿设计中心进行导板制作。

（2）利用剩余的牙齿及黏膜固位导板后进行种植定点，然后拔除剩余的下颌牙齿，同时修整牙槽嵴。

（3）术后进行印模，制作过渡义齿。

4. 治疗过程

（1）第一阶段：导板设计制作。进行牙周基础治疗后制取患者口腔模型，同时记录咬合关系。制作放射导板，在口内获得稳定的咬合关系后，佩戴放射导板拍摄CBCT，配合仓扫石膏模型，文件将石膏模型扫描成stl文件，CT数据通过使用NNT Viewer软件转换为Dicom数据进行匹配，从而进行导板设计，设计方案制订后返回医生进行确认，最后进行导板打印（图5～图12）。

（2）第二阶段：种植过程及过渡义齿制作。患者术前氯己定含漱3分钟 ×3次，常规消毒铺巾，必兰局麻下使用微创牙周膜刀将32、35、38牙龈及牙周膜分离微创拔除后，暂时保留33、34、43、44用于辅助导板固位，口内放置种植导板，就位后锁紧固位螺钉，在33、35、37、43、46、47位点用打孔器去除软组织后进行逐级扩孔，到达指定位置后移除种植导板，翻开37～47黏骨膜瓣，修整牙槽嵴，并在上述位点植入Zimmer骨水平植体，35、37、43、46、47初期稳定性均大于35N·cm，33小于35N·cm，安装复合基台，口内取模，制作过渡义齿，抛光，口内调䶮（图13～图23）。

（3）第三阶段：最终修复。①印模及转移颌位关系：进行二次印模，使用GC模型树脂将印模杆与光敏树脂支架连接成一个整体，避免取模过程造成位置的变动，从而影响精度。采用面弓转移及全可调殆架复制口内咬合关系（图24～图31）。②试戴支架：试戴CAD/CAM切削纯钛支架替代品，在口内达到了被动就位，同时在全景片下再次确认达到了被动就位。在口内试戴蜡牙，咬合关系正常，让患者再一次确认丰满度（图32～图34）。③戴牙：拆除过渡义齿，将最终修复体在口内就位后，进行调殆，抛光，中央螺丝加力15N·cm（图35～图38）。

（4）第四阶段：术后随访。患者最终戴牙后1个月后进行复查（图39、图40）。

二、结果

种植体植入方向良好，除33外其他位点均达到了良好的初期稳定（大于35N·cm），过渡义齿在使用过程中未发生折裂、破碎，软组织炎症。最终修复1个月后，放射线可见边缘骨高度稳定，未见明显骨吸收患者对修复体形态满意。

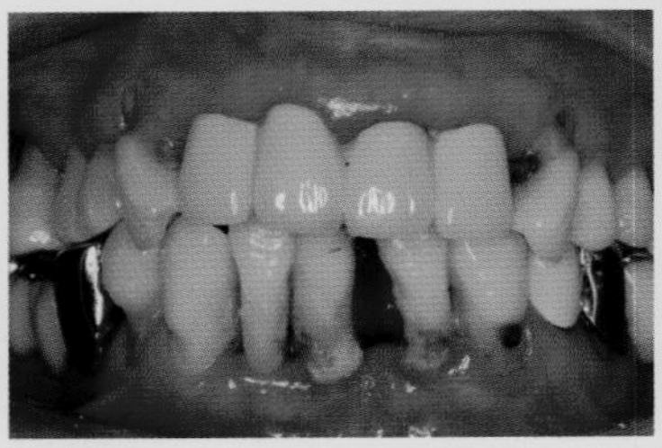
图1　术前口内咬合像

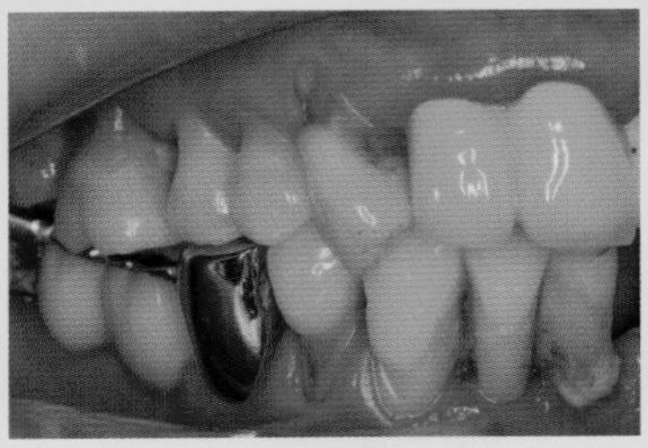
图2　口内右侧咬合像

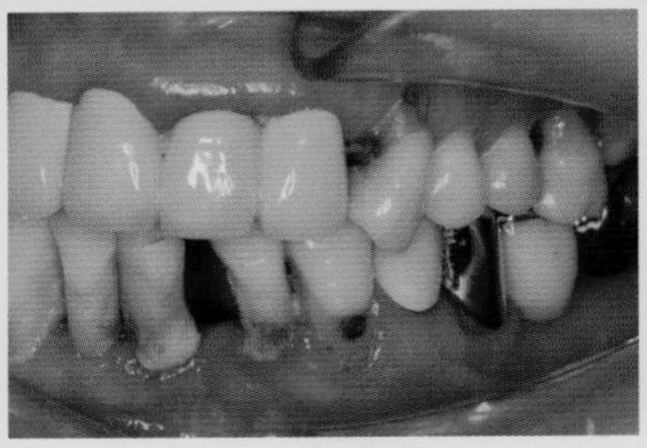
图3　口内左侧咬合像

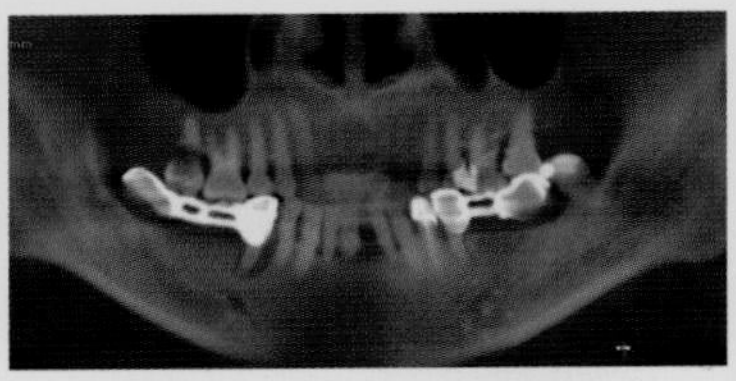
图4　CBCT全景观

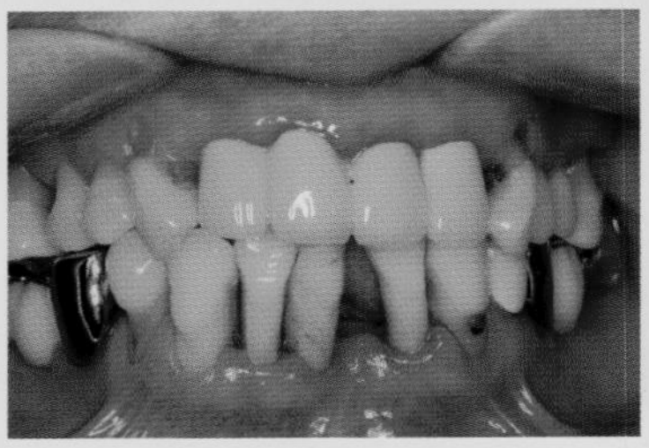
图5　进行牙周基础治疗后口内像

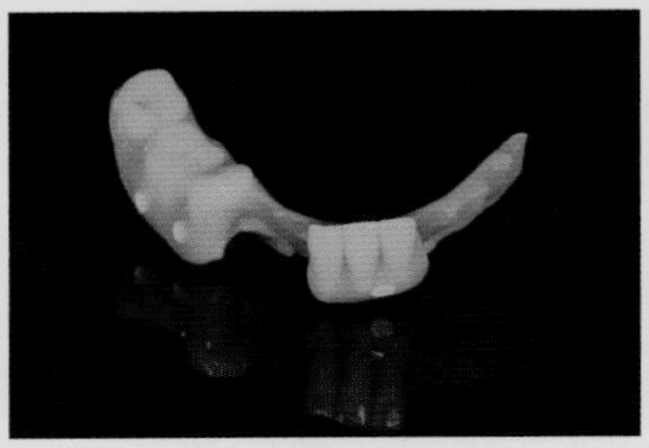
图6　放射导板

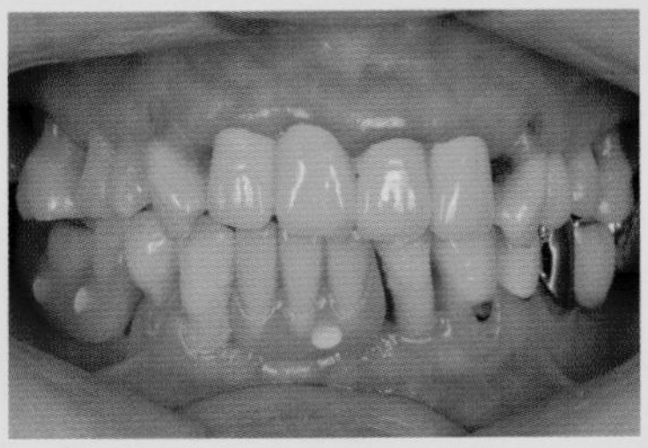
图7　佩戴放射导板口内像

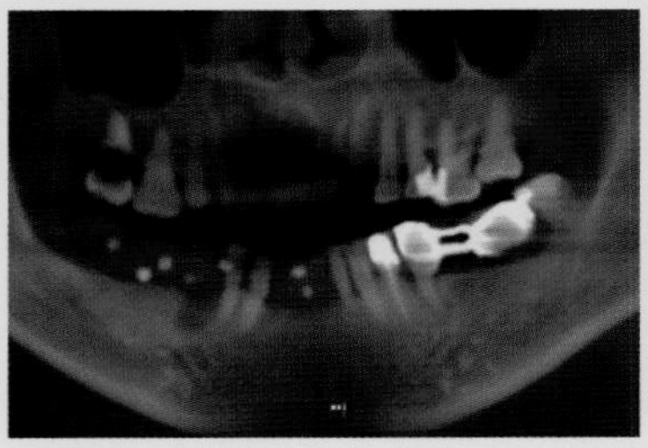
图8　佩戴放射导板所拍摄的CBCT影像

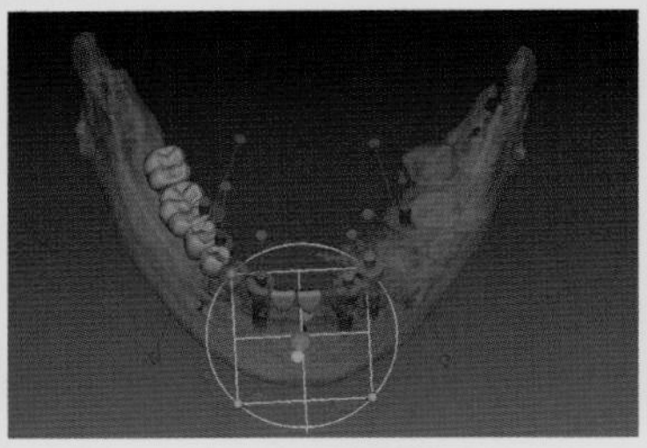
图9　三维模式下设计种植体位置

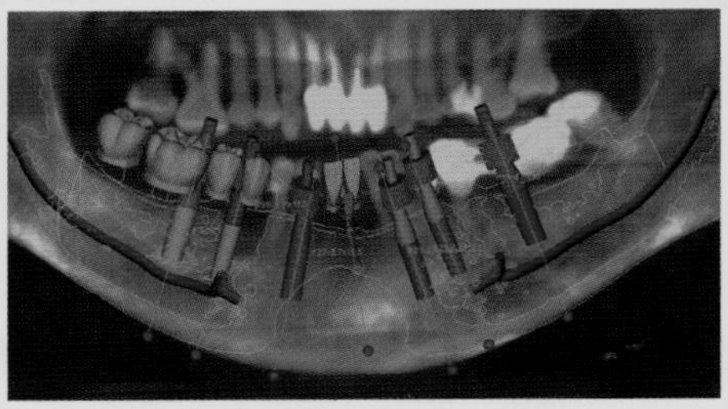
图10　设置种植体位置

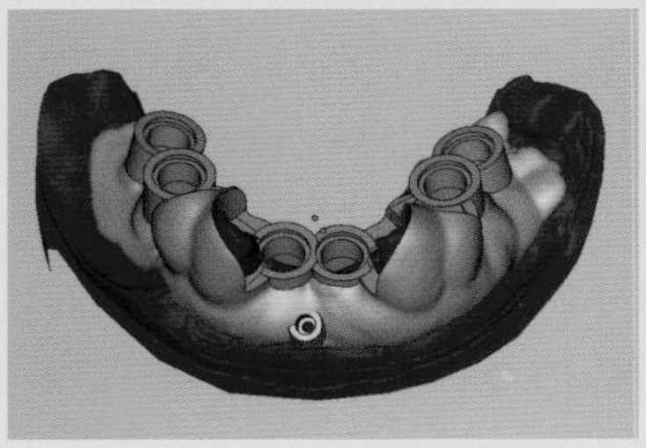
图11　导板设计

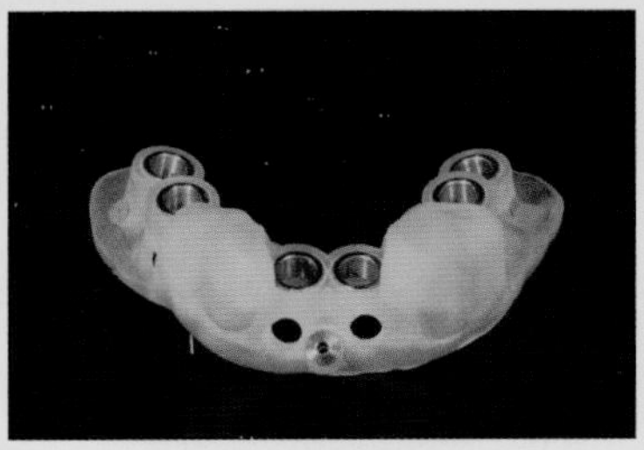
图12　打印出的外科手术导板

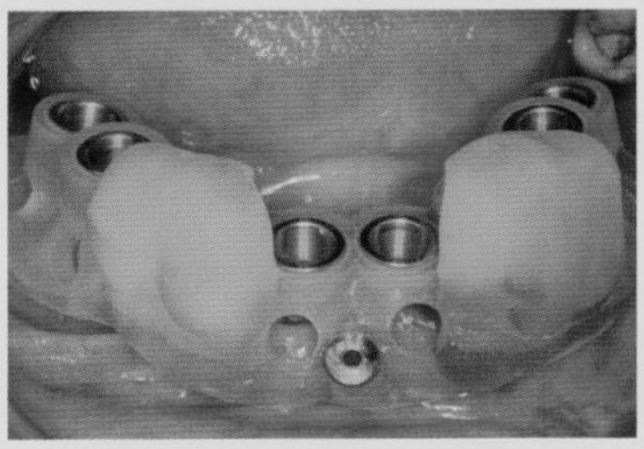
图13　导板口内就位，保持稳定

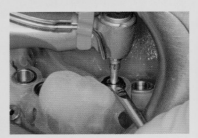
图14　在导板辅助下进行种植位点定点

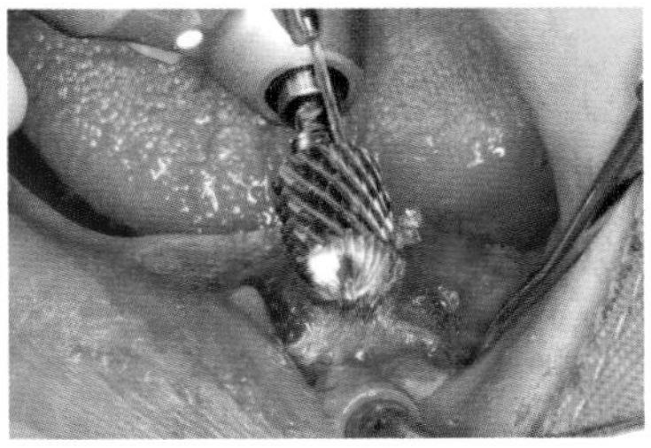
图15　进行骨面平整

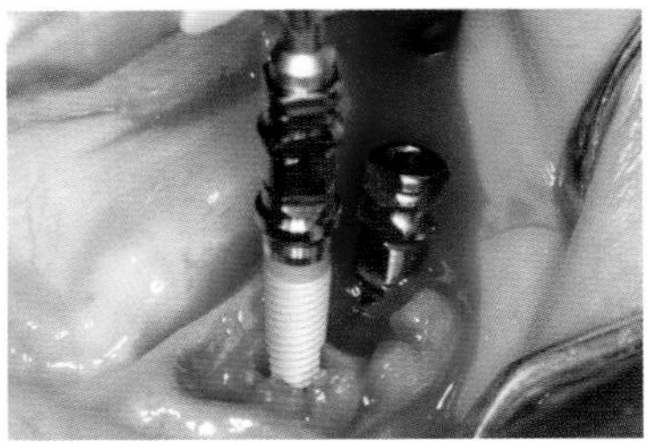
图16　植入骨水平种植体

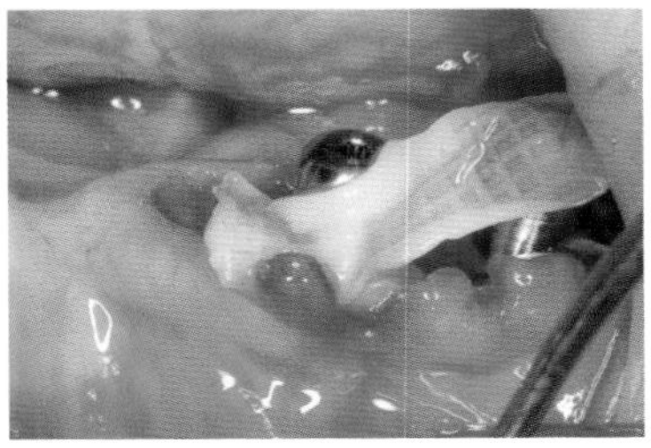
图17　在伤口处填入CGF，促进软组织愈合

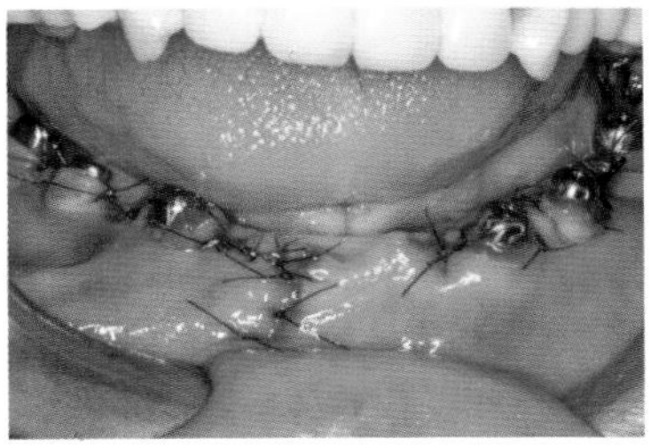
图18　缝合后口内像

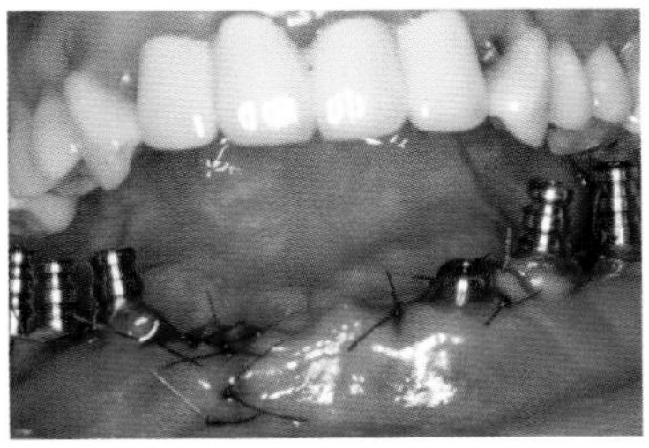
图19　在口内安放闭口式印模帽

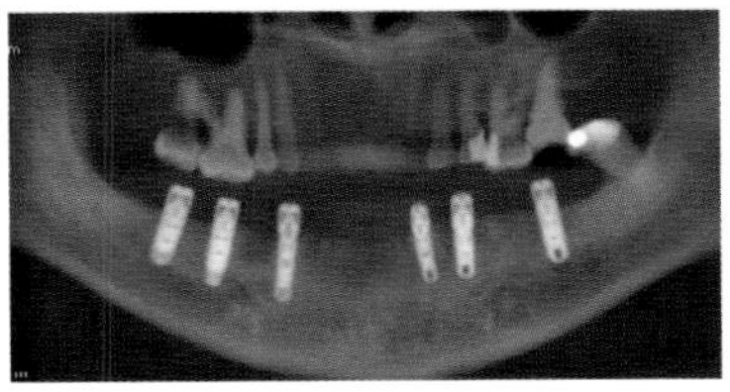
图20　术后CBCT全景观

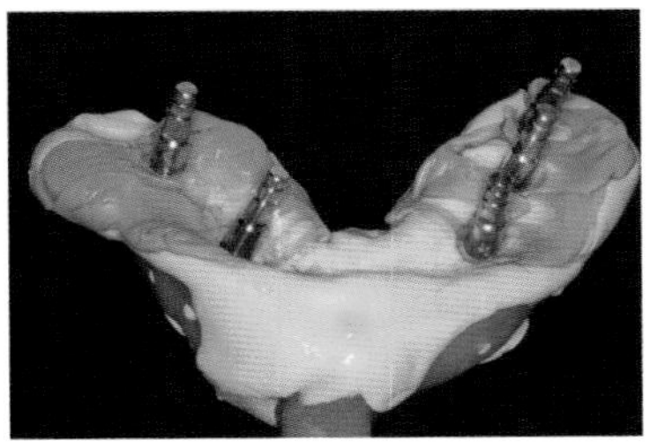
图21　进行闭口式印模

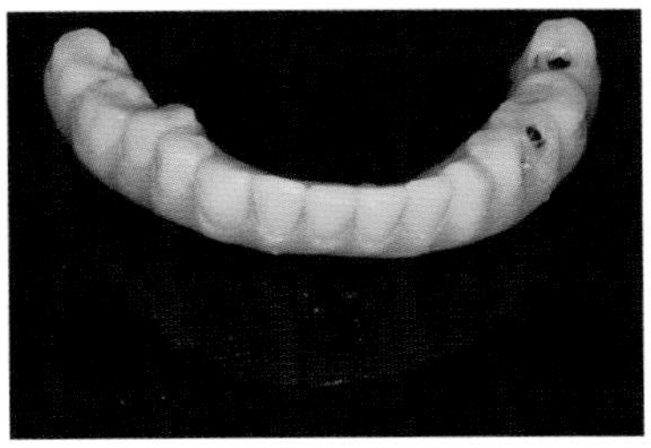
图22　制作的过渡义齿

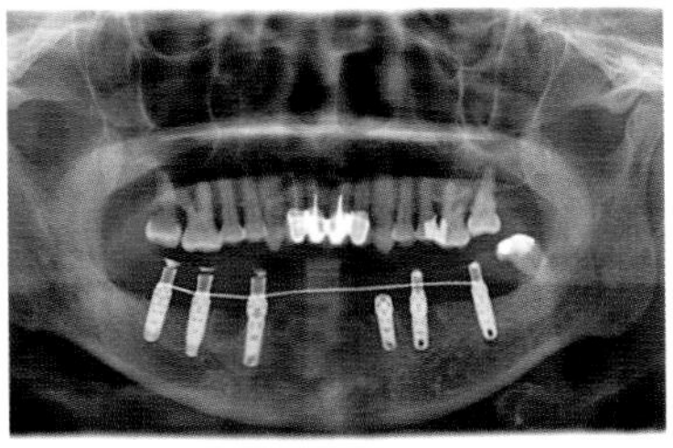
图23　拍摄全景片确认临时基台就位良好

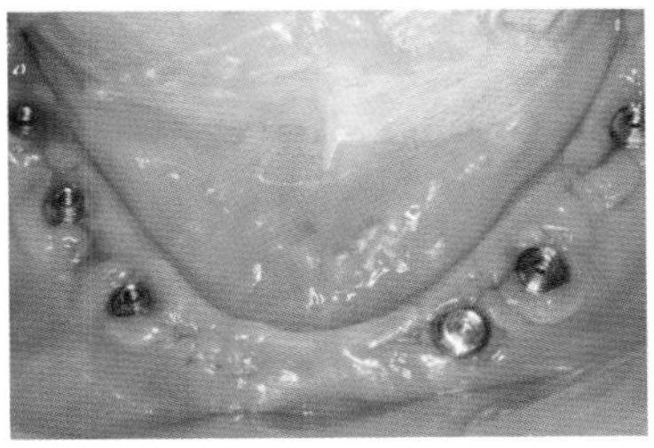
图24　1周后拆线，伤口愈合良好

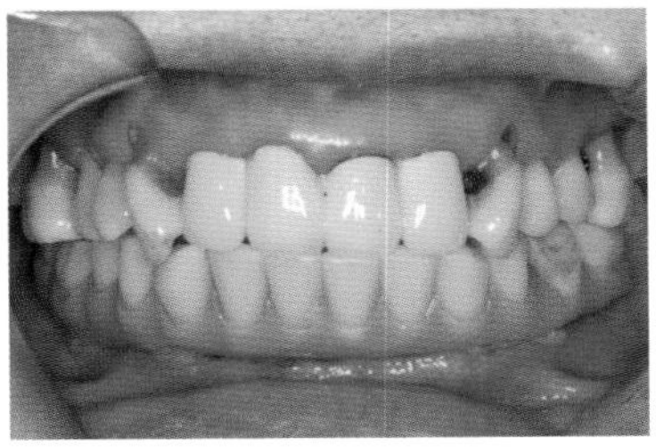
图25　术后1个月复查情况

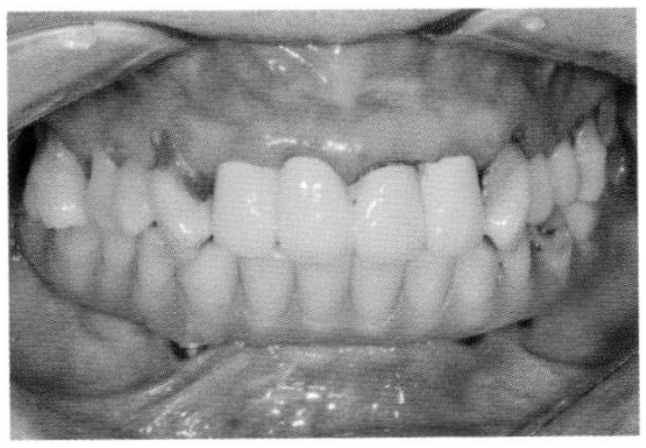
图26　术后4个月复查情况

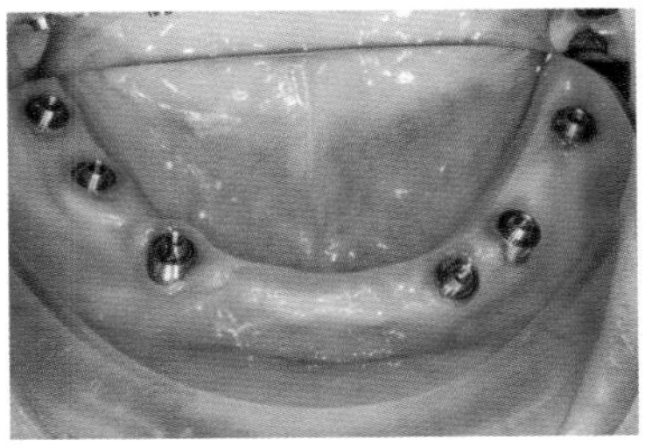
图27　拆除过渡义齿后殆面像

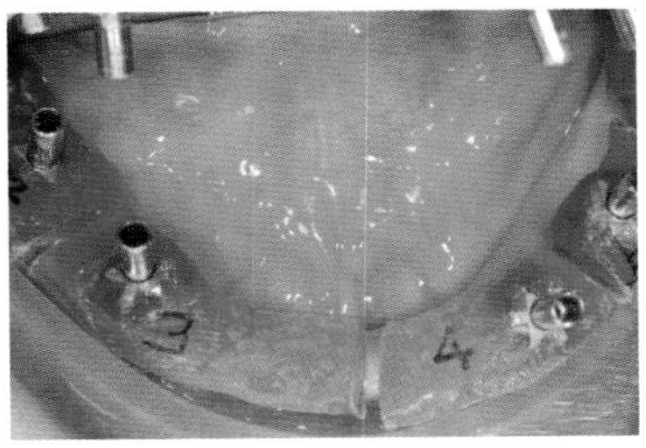
图28　在口外截断再在口内就位

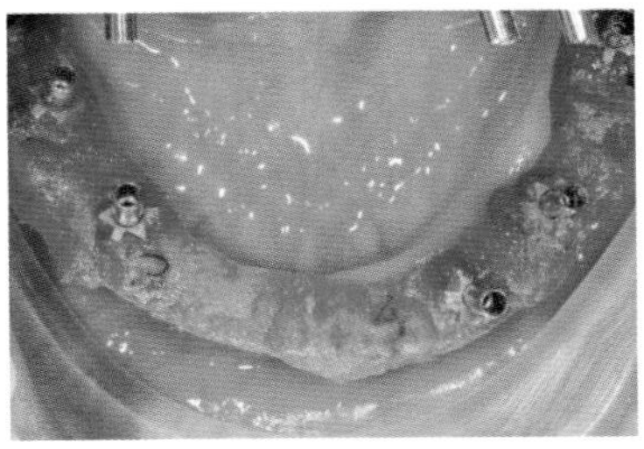
图29　在口内重新使用GC模型树脂连接

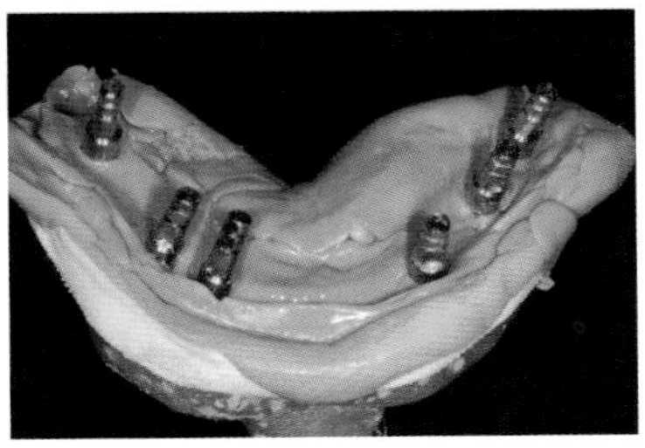
图30　取开窗式印模

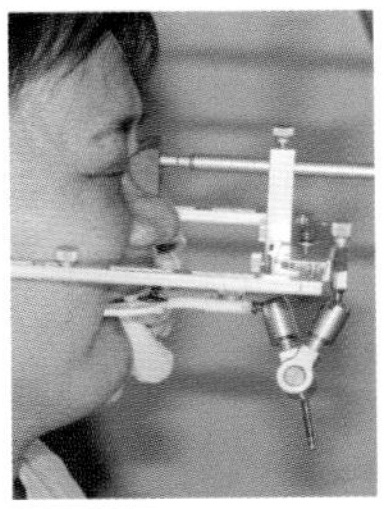
图31　面弓转移

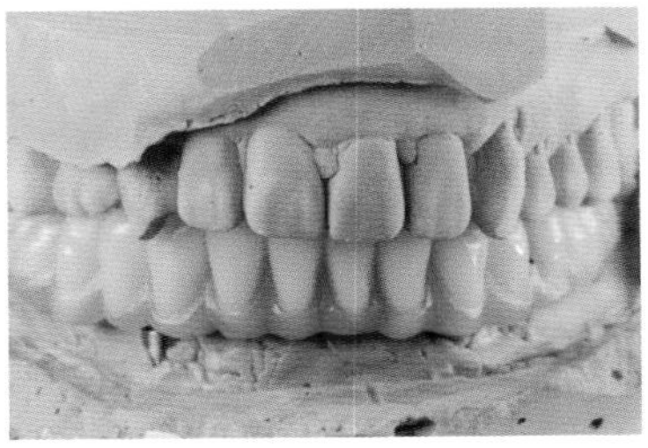
图32　试戴蜡型及支架

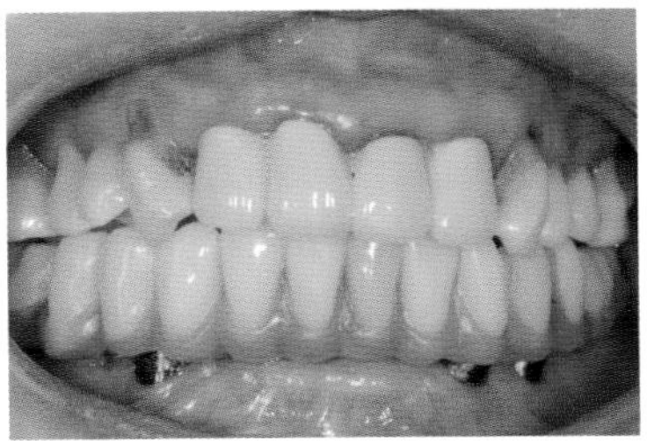
图33　口内试戴

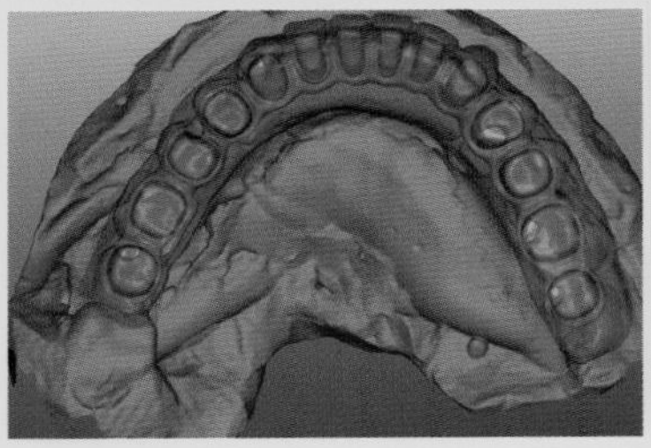

图34 CAD/CAM支架设计

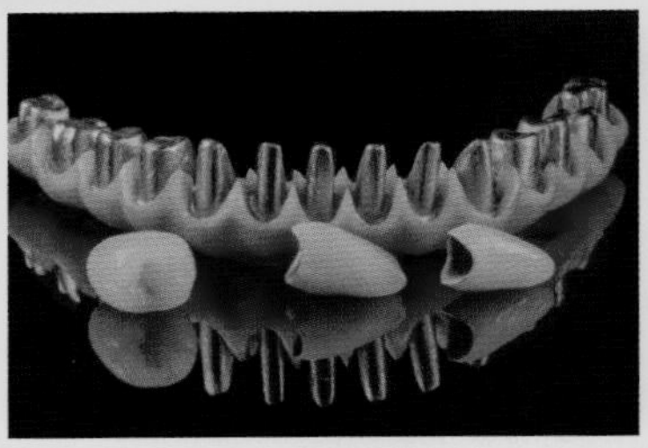

图35 制作的最终修复体

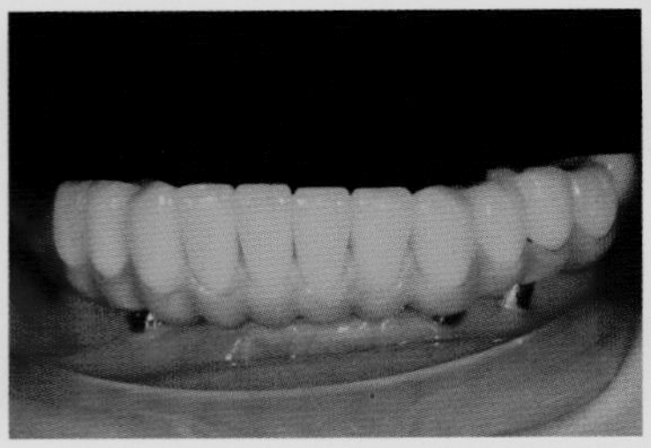

图36 口内佩戴最终修复体

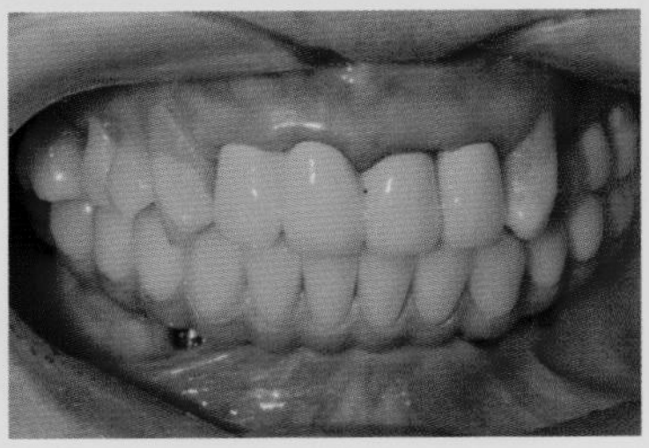

图37 口内咬合像

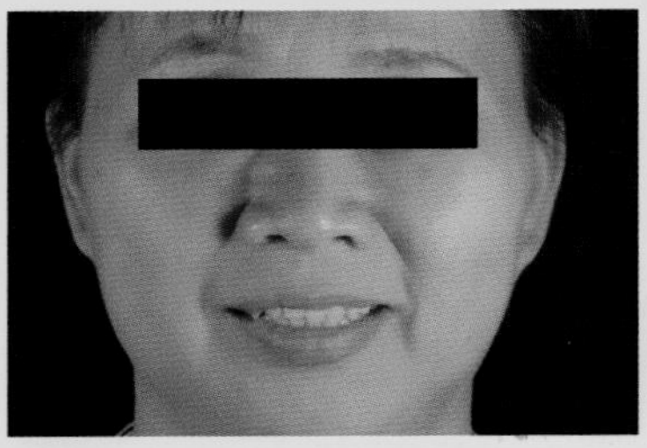

图38 微笑像

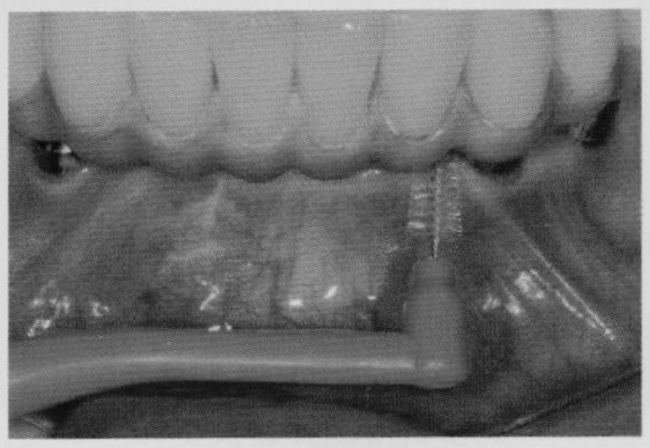

图39 牙间隙刷清理食物残渣

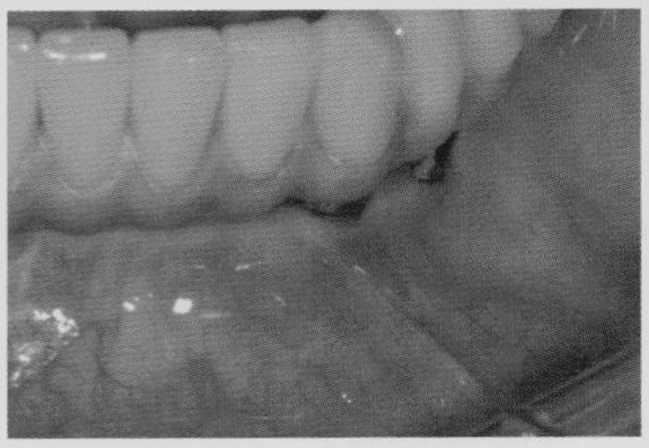

图40 冲牙器能维护良好的口腔卫生

三、讨论

牙列缺失为口腔临床常见疾病之一，其传统修复方法为全口覆盖义齿修复，然而许多牙列缺失患者常由于牙槽嵴低平、颌位关系紊乱、黏膜组织萎缩等因素致全口覆盖义齿佩戴不适、咀嚼效果欠佳、固位力不足，从而影响患者的生活质量。近年来，种植体支持式义齿修复在无牙颌患者中取得了令人满意的效果。种植体支持式固定义齿固位、稳定性好，咀嚼效率及美观性更佳，更减少了患者佩戴覆盖义齿的不适感，其使用感更接近于天然牙。但是其对患者牙槽骨要求较高，费用也较为昂贵。因此对于无牙颌患者，应严格把握种植体支持式固定义齿修复的适应证，种植术者、种植修复医生及患者间良好的沟通和严谨细致的种植、修复诊断治疗计划是治疗成功的关键。

CT扫描、3D图像处理技术及术前诊断设计软件技术的发展，为种植术者、种植修复医生及患者间架起了良好的沟通桥梁。采用CAD/CAM的手术导板技术实现精确种植的理念现今已被临床医生广泛接受。种植设计软件可以让临床医生依据最终修复位置及颌骨情况进行模拟种植。在软件中，术者可以从三维方向上评估种植区域的牙槽骨形态及与重要解剖结构如下牙槽神经管、上颌窦、切牙孔等的距离。此外，还可以依据放射导板显示的术前排牙信息来决定所需种植体的数量及分布，使修复医生参与到种植设计中，加强各个环节的交流与协作。以修复为导向设计的种植手术模板，使种植体的植入更为符合修复的要求，因此在修复时可简化修复程序，缩短治疗时间。采用计算机引导种植手术导板来进行种植手术需要许多步骤，包括术前排牙、放射导板制作、术前CT扫描、制订治疗计划、模拟种植、设计制作手术导板等。每一步骤都可能导致实际种植结果的偏差，并且其偏差可逐渐累积。因此，为了保护重要组织结构及确保种植体位于颌骨内，导板制取及手术操作的每一步都至关重要。快速成形生成的手术导板其材料可能在成形过程中产生一定的收缩或膨胀，因此术前必须在患者口内模型上试戴，合适后才可用于手术。若以75%酒精浸泡消毒，则会造成手术导板软化变形，临床上可采用碘伏消毒手术导板。Vasak等的研究显示，在使用黏膜支持式手术导板时，种植体植入后的偏差水平与患者黏膜厚度有关。较薄的黏膜厚度可能会干扰手术导板与组织的贴合，并在使用过程中产生轻微的位移而影响手术精度。为避免此种情况，应在种植备洞前使用定位钉固定导板，使之稳固。在该病例中我们预先保留了2颗相对坚固的牙齿，利用它来辅助导板固位，从而增加精度。有研究报道，使用种植手术导板的情况下钻孔时产生的热量比常规种植术中更多。因此，术中还应注意避免钻孔时产热过大，充分的水冷却及逐级备洞是十分必要的。

即刻负载是指种植体植入后，1周以内戴入种植修复体，修复体与对颌牙存在功能性咬合接触。牙列缺失患者，植入4颗以上种植体时，做种植体支持的固定义齿进行即刻负重，可预期并已获得充分证实的负重方案。Horiuchi等指出，小于100μm的种植体微动可刺激成骨细胞活跃，有助于形成骨结合，Esposito等研究证实低频微动可刺激骨愈合，这些成为种植体即刻负重的理论基础。研究表明种植体的初始稳定性是即刻负载获得成功的关键，对于无牙颌患者即刻负重修复方案，需合理地控制微动使其限制在生理范围内，以牙弓夹板形式将种植体连成一体的上部结构的设计，可有效地限制种植体的微动，因而获得理想的效果。

参考文献

[1] Emami E, Heydecke G, Rompré P H. Impact of implant support for mandibular dentures on satisfaction, oral and general health-related quality of life: a meta-analysis of randomized-controlled trials [J]. Clin Oral Implants Res, 2009,20(6):533-544.

[2] Sadig W. A comparativein vitrostudy on the retention and stability of implant-supported overdentures [J]. Quintessence Int, 2009,40(4):313-319.

[3] Botticelli D, Berglundh T&Lindhe. Hard tissue alteration following immediate implant placement in extraction sites[J]. Clinical Periodontology, 2004, 31: 820-828.

[4] Theodoros Kapos, Linah M. Ashy, German O. Gallucci, et al. Computer- Aided Design and Computer- Assisted Manufacturing in Prosthetic Implant Dentistry [J]. The International Journal of Oral & Maxillofacial Implants, 2009 (24): 111-117.

[5] Sherry JS, Sines LO, Balshi SF. A simple technique for immediate placement of definitive engaging custom abutments using computerized tomography and flapless guided surgery [J]. British Dental Journal, 2008, 204(7):377-381.

[6] Van Assche N, Vercruyssen M, Coucke W, et al. Accuracy of computer-aided implant placement [J]. Clin Oral Implants Res, 2012, Oct, 23 Suppl 6:112-123.

[7] Vasak C, Watzak G, Gahleitner A, et al. Computed tomographybased avaluation of template (Nobel Guide TM)-guided implant positions: a prospective radiological study [J]. Clin Oral Impl Res, 2011, 22: 1157- 1163.

[8] Misir AF, Sumer M, Yenisey M, et al. Effect of surgical drill guide on heat generated from implant drilling [J]. J Oral Maxillofac Surg, 2009, 67:2663-2668.

[9] Esposito M,Hirsch JM, Lekholm U, et al. Biological factors contributing to failures of osseointegrated oral implants(II).Etiopathogenesis [J]. European journal of oral sciences, 1998,106(3):721-764.

[10] Horiuchi K, Uchida H, Yamamoto K, et al. Immediate loading of Brankemark system implants following placement in edentulous patients: a clinical report[J]. The International journal of oral & maxillofacialimplants,1999, 15(6):824-830.

[11] Penarrocha M,Boronat A,Garcia B. Immediate loading of immediate mandibular implants with a full-arch fixed prosthesis: a preliminary study[J].J Oral Maxillofac Surg,2009,67(6):1286-1293.

[12] Ghoulw E,Chidiac JJ. Prosthetic requirements for immediate implant loading: a review[J].J Prosthodont, 2012,21(2):141-154.

短种植体和角化龈移植术在中年下颌牙列缺失患者中的应用

张琦 马全诠 田陶然 蔡潇潇

摘要

目的：评价短种植体和角化龈移植术应用在下颌牙列缺失固定修复病例中的效果。**材料与方法**：通过精确的CBCT术前测量，为患者制订个体化的下半口分段式固定修复治疗方案。于双侧后牙区植入4颗短种植体，以解决患者管嵴距不足的问题。术中4颗短种植体全程慢速备洞，多次探测颊侧及洞底骨壁情况，以确保安全植入。术后6个月行双侧角化龈移植术以增加缺牙区角化龈。历经3.5个月的过渡义齿观察期，最终进行了下半口分段式固定桥修复。**结果**：短种植体成功植入，且骨结合良好，最大限度地利用了患者的骨量且避免了创伤较大的骨增量手术。角化龈移植后，移植物成活良好，宽度稳定。整个治疗流程未发生任何软硬组织并发症，永久修复后获得了良好的美学、功能效果。**结论**：短种植体和角化龈移植应用于下颌牙列缺失固定修复的病例中，可以获得良好的效果，远期效果有待于进一步观察。

关键词：短种植体；下颌牙列缺失；分段式；固定修复；角化龈移植术

随着种植技术的不断发展，牙列缺损和牙列缺失患者的种植治疗，早已成为现实。充足的骨量是种植成功的基础。对于牙槽骨高度不足的患者，常使用上颌窦提升，下牙槽神经解剖移位术，Onlay植骨术等骨增量技术。这些手术在很大程度上缓解了患者牙槽骨量的不足，但是也同样存在着创伤大、时间长、费用高等缺点，无形中提高了患者的经济和精神压力。随着种植体的不断改进、表面处理技术的不断优化，短种植体成为骨量不足患者的另一选择。在本病例中，通过后牙区植入多颗短种植体，避免了下牙槽神经移位术等创伤性较大的手术。分段式的修复方式，有效地分散了殆力，使种植体受力更加符合生物力学要求，并且降低了后期修复体的维护成本，很好地恢复了患者的美观和咀嚼功能。

一、材料与方法

1. 病例简介 49岁男性患者。1年前因牙周病拔除下颌牙，未行固定、活动义齿修复。前来我科就诊，期望进行种植固定修复。一般检查：患者口腔卫生差，上颌牙石Ⅰ度，色素（++），菌斑软垢（++）。牙龈退缩，边缘轻度充血水肿，未见溃疡。探诊出血（+），龈下牙石（+），附着丧失（+），探诊深度4～8mm。下颌牙列缺失，16、17缺失。11、12、21松动度Ⅰ度，且明显伸长。专科检查：缺牙区牙龈状况尚可，无红肿溃疡，双侧后牙角化龈宽度＜2mm。颌龈高度约6mm。开口型正常。影像学检查：全颌CBCT显示，双侧管嵴距约8mm。牙槽骨丰满度尚可，颊舌向宽度约7mm。骨质：Ⅰ～Ⅱ类骨。既往史：既往体健，自诉无系统性疾病，无吸烟史，无药物过敏史，无放射治疗史，无高度近视。与患者沟通交流过程中，未发现患者有精神或心理疾病，对于种植修复的效果有恰当的心理预期。

作者单位：四川大学华西口腔医学院

通讯作者：蔡潇潇；Email: xcai@scu.edu.cn

2. 诊断 下颌牙列缺失。

3. 治疗计划 患者下颌牙列缺失，颌间距离正常，拟行下半口分段式固定修复。种植位点为31、33、34、36、41、43、44、46。

因患者有较严重的牙周炎，11、12、21明显伸长，牙周袋4～8mm，松动度Ⅰ～Ⅱ度。为改善殆曲线，我们提出了3种治疗方案，并制作诊断蜡型与患者进行沟通交流。方案一：11、12、21行一次性根充后，联冠修复。方案二：少量多次调改上颌牙，调整殆曲线。结合牙周科，修复科的会诊和患者的意愿，患者最终选择方案二，并承诺能够遵从医嘱并及时复诊。

4. 治疗过程（图1～图54）

（1）术前准备：初步取得正确的上下颌间关系，制作下颌单颌全口义齿作为简易导板。于种植位点31、33、34、36、41、43、44、46打孔。于孔内及义齿基托组织面涂布阻射材料，佩戴该单颌全口义齿，进行颅面部CBCT扫描，进行术前测量。完善相关术前检查。术前1周行全口牙周洁刮治。下颌单颌全口义齿彻底消毒，术中作为手术导板使用。

（2）种植手术：常规手术消毒后铺巾，使用STA无痛麻醉仪进行局部麻醉。麻醉显效后，使用下颌单颌全口义齿作为简易导板，进行种植位点定位。于牙槽嵴顶做横行切口，正中颊侧做松弛切口。翻开黏骨膜瓣，清除骨面软组织，于标记处进行定点，逐级进行种植窝预备。在双侧后牙区，为避免种植体进入下颌神经管，偏舌侧定点，慢速备洞。每次扩孔后，探查颊侧和洞底骨壁的完整性。最终在直视下，精确控制种植深度、位置，于31、33、41、43位点分别植入3.3mm×10mm，4.1mm×8mm，3.3mm×10mm，4.1mm×8mm Straumann Bone Level种植体各1颗，初始稳定性达到35N・cm以上，旋入愈合帽，对软组织成形。于34、36、44、46位点分别植入4.5mm×6mm，5mm×6mm，4.5mm×6mm，5mm×6mm Bicon种植体各1颗，埋置愈合。常规拉拢缝合后，生理盐水冲洗，纱布压迫止血。术后CBCT示种植体三维位置良好。

（3）双侧后牙区附着龈移植术：患者角化龈不足2mm，术后6个月，为预防修复后发生咀嚼痛，更好地维持种植体周围口腔卫生，拟行附着龈移植术以增加角化龈宽度和厚度。术前制作腭护板，常规手术消毒后铺巾，使用STA无痛麻醉仪进行局部麻醉。麻醉显效后，于双侧腭部尖牙至磨牙区取长度约22mm、宽度约8mm、厚度约2.5mm覆盖上皮的游离龈移植组织。供区组织面覆盖明胶海绵纱布压迫，水平褥式悬吊缝合，悬吊于邻牙颊侧。于双侧下颌第一前磨牙至第一磨牙区牙槽嵴顶偏颊侧1mm行水平切口，近远中颊侧行垂直松弛切口进行受植床预备。修整移植组织，去除组织面的脂肪和肉芽组织，间断缝合固定在受区骨膜。佩戴腭护板，嘱患者保持口腔卫生，禁刷术区，通过氯己定漱口水进行菌斑控制。术后7天复查，移植组织表面呈白色上皮层，未见组织糜烂、坏死。术后14天复查，移植组织颜色粉红，质地坚韧。术后1个月、2.5个月、6个月复查，角化龈健康，宽度稳定。

（4）二期手术，取模：角化龈瓣移植术后1.5个月，组织瓣生长良好，供区及受区未见异常，CBCT示种植体骨结合良好。34、36、44、46位点在局麻下小切口行二期手术，连接愈合帽，止血，缝合。使用ITI开口印模柱，Bicon取模柱进行取模，将ITI印模柱用速凝树脂在口内相连，聚醚橡胶取模，灌注超硬石膏模型。

（5）过渡义齿修复：结合息止颌间隙法、发音法、面部解剖标准等方法求得合适的垂直距离。利用Dawson手法建立水平颌位。转移颌位关系，上𬌗架，制作CAD/CAM树脂下半口过渡义齿。分为31～33螺丝固位固定桥，41～43螺丝固位固定桥，34～36粘接固位固定桥，44～46粘接固位固定桥修复。于过渡义齿修复后1周、1个月、3个半月进行复查，调𬌗。过渡义齿修复前后分别拍摄双侧颞下颌关节CT。患者自觉过渡义齿使用正常，舒适，无关节肌肉症状。

（6）取模验证：过渡义齿修复后3.5个月，从语音分析、咬合、生物学、美学等方面对过渡修复体进行评估。患者对目前的颌位关系适应良好，关节CT未见骨质破坏及器质性改变影像。患者发音、咬合、牙周生物学情况均良好，于是考虑进行最终修复。过渡修复体美学效果稍欠，最终修复体将制作根形以改善美观。采用两步法取模。首先制取上下颌初印模，灌制超硬石膏初模型。在初模型上，利用GC树脂分别将ITI闭口取模柱，Bicon印模帽硬性连接。分为31～33、41～43、34～36、44～46共4段。将硬性连接的取模柱就位于患者口内后拍摄X线片，示取模柱及印模帽均已完全就位。利用聚醚橡胶制取终印模，灌注超硬石膏模型。

（7）最终修复：利用面弓转移患者佩戴过渡义齿下的颌位关系，制取前伸𬌗记录。利用过渡义齿指导模型上吉尔巴赫半可调𬌗架，设置前伸髁导斜度，侧方髁导斜度及下颌迅即侧移数值，指导最终修复体的制作。最终修复体采取与过渡修复体同样的分段式修复，31～41采用全瓷修复，34～36、44～46采用臻瓷修复。在后牙区修复体制作根形并深染，以获得与上颌牙列协调的外形。最终戴入，基台及修复体就位良好，调整咬合为均匀接触，前身及侧方𬌗无𬌗干扰，前牙区预留相互保护间隙。完成粘接后对患者进行口腔卫生宣教，嘱定期复诊。

（8）材料：种植机器 Straumann骨水平种植体；Bicon种植体；STA麻醉仪。

二、结果与结论

修复体戴入后，患者面型得到恢复，咬合均匀稳定，关节咀嚼肌未见异常，分段式修复便于后期维护。口内软组织颜色质地正常，种植体骨整合良好，未见明显骨吸收。患者自诉咀嚼功能良好，对最终治疗效果十分满意。

三、讨论

1. 角化龈移植术改善术区角化龈 角化龈移植术指从供区获取覆盖上皮的结缔组织，将其移植到口腔中的其他部位。移植物通常从腭部获取，是含上皮层的结缔组织。角化龈移植术可以用于根面覆盖，增加角化龈宽度及厚度等。由于解剖因素，种植体周围软组织抵抗力较天然牙低，一旦发生炎症反应，其进展会非常迅速。而种植体周围的角化黏膜，提供的袖口样的屏障结构，是确保牙周健康的重要因素之一。Lang教授早在1972年即提出，为了保持牙周健康，需要有2mm的角化黏膜，其中包括1mm的附着龈。虽然角化龈在促进牙周健康中的确切作用仍存在争议，但是越来越多的学者倾向于认为，角化龈在种植体周围菌斑控制及预防牙龈退缩方面具有积极作用。另外，充足的角化黏膜，避免了种植体周围软组织牵拉疼痛，对牙龈乳头重建也具有积极意义。角化牙龈虽不影响种植治疗的成功率，但是却可以大大提高患者修复后的舒适度。本病例中，使用了角化龈移植术增宽双侧下颌后牙区角化龈，移植瓣成活良好，术后7天复查，移植组织表面呈白色上皮层，未见组织糜烂、坏死。术后14天复查，移植组织颜色粉红，质地坚韧。术后1个月、2.5个月、6个月复查，角化龈健康，宽度稳定。修复后患者诉修复体戴用良好，未见术区软组织牵拉痛。由此可见，我们的角化龈移植术有效地促进了种植体周的菌斑控制与清洁，提高了患者修复后的舒适度。

2. 短种植体的使用 对于短种植体的效果，国内外褒贬不一。近年来，随着种植体表面处理的优化，种植体平台转移，自锁锥度连接等概念的出现，短种植体也能够获得同样稳定的修复效果。多项研究表明，短种植体的成功率与常规种植体相比无显著差异。Draenert等学者对下颌短种植体进行1～3年的回顾性研究，发现其平均周围骨吸收与常规种植体的骨吸收量无显著差异。在本病例中，患者双侧第一前磨牙及第一磨牙位点管嵴距6～8mm，骨质条件较好为Ⅰ～Ⅱ类骨，可以为短种植体提供良好的稳定性。长度为6mm的短种植体的使用，有效避免了下牙槽移位等创伤性较大的手术，在观察期内使用良好，未见生物学及机械并发症的出现。短种植体为患者提供了一个更加经济、舒适的选择。

3. 个体化种植方案选择 对于无牙颌患者的种植修复，可以使用固定修复或者覆盖义齿修复。无牙颌固定修复在义齿的使用、维护和提高咀嚼功能方面均显著优于覆盖义齿修复，但是对患者的颌骨有着较高的要求。无牙

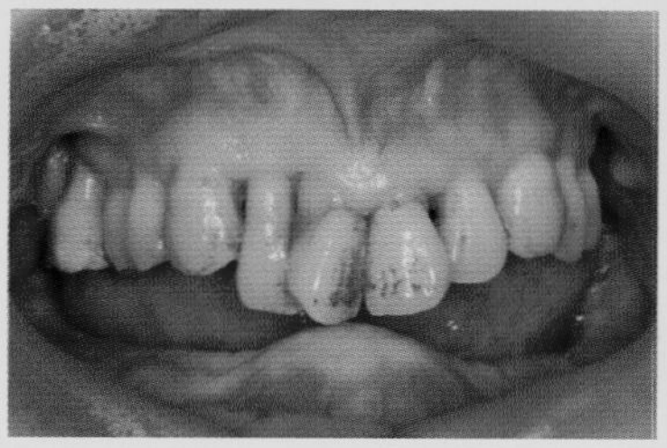
图1　术前口内正面像

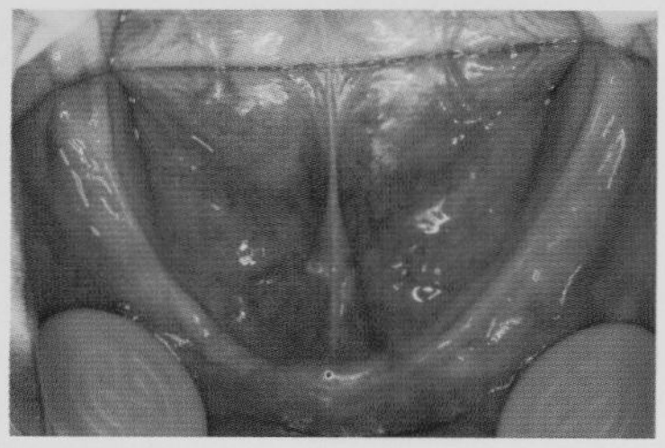
图2　术前下颌殆面像

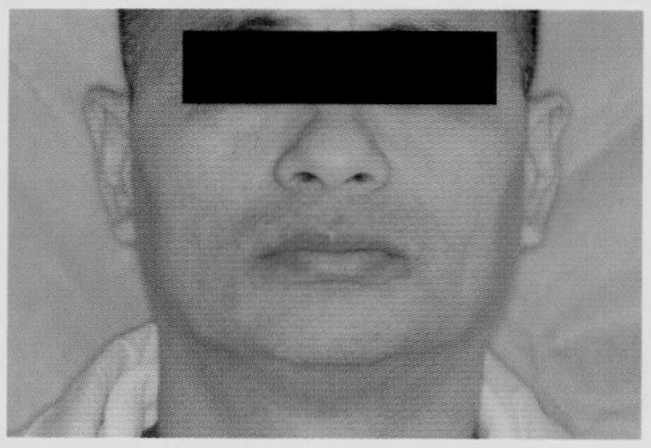
图3　术前肖像

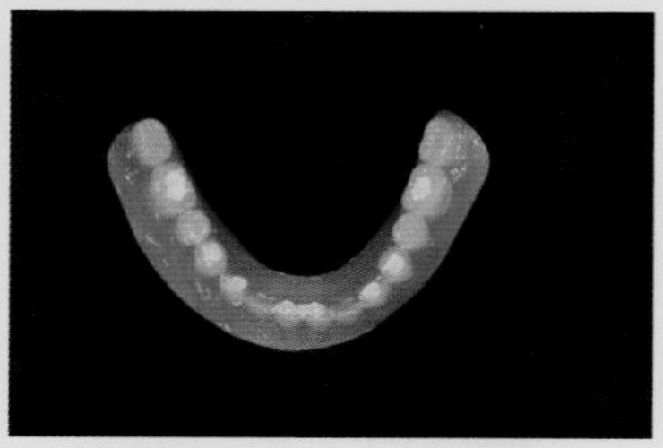
图4　放射导板

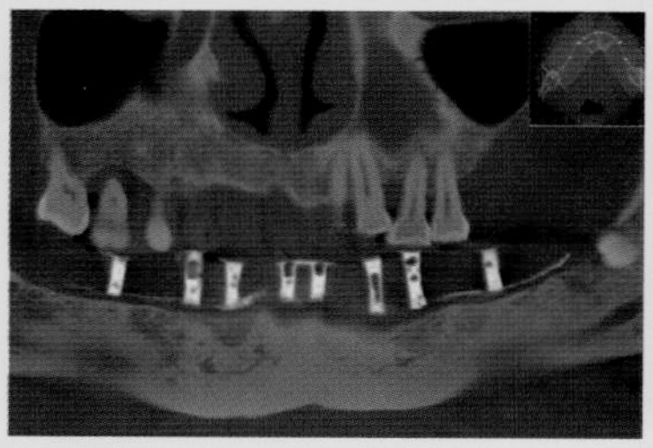
图5　术前CBCT

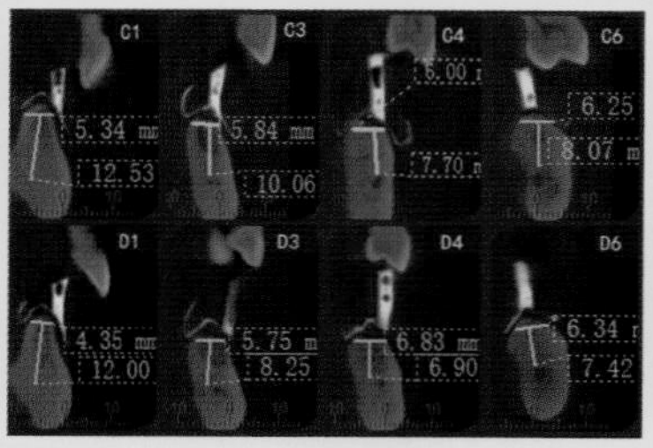

图6　术前测量

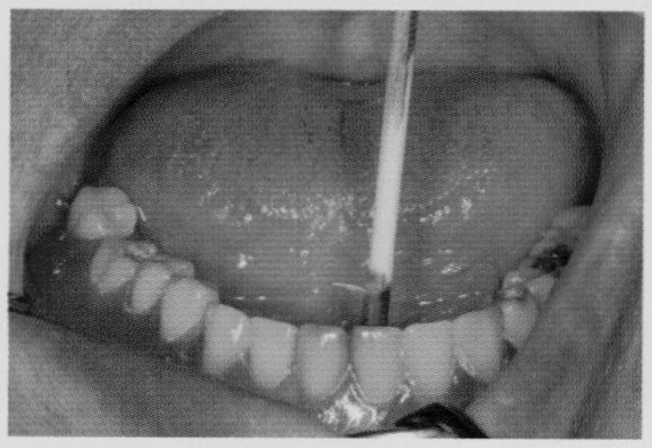
图7　简易导板就位

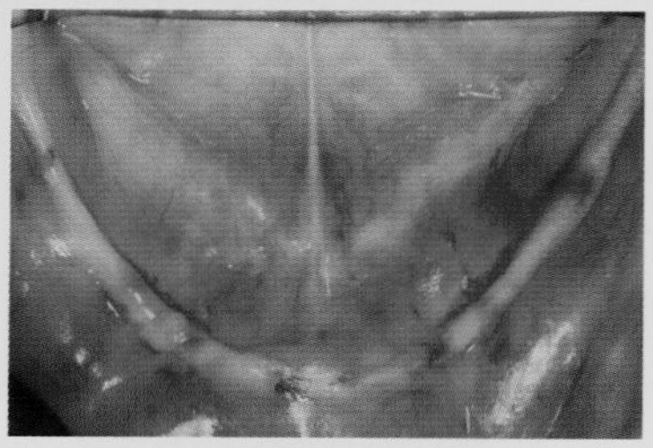
图8　定点

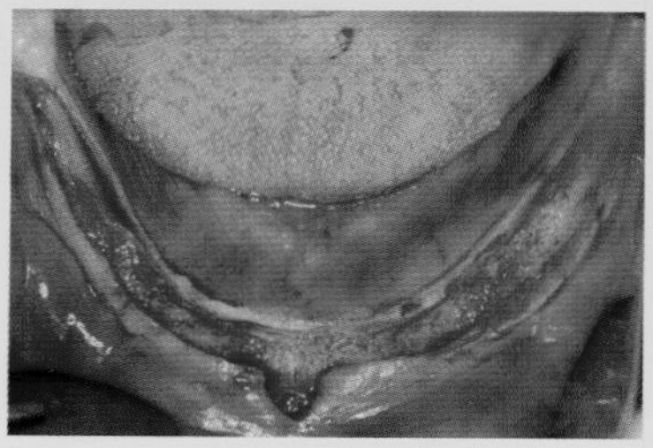
图9　切开翻瓣

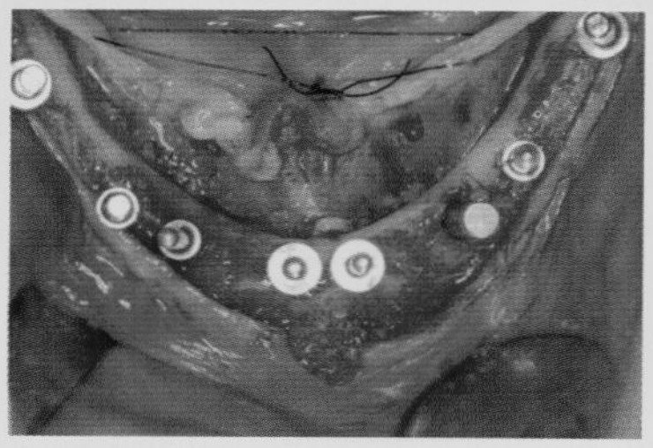
图10　定位柱平行度良好

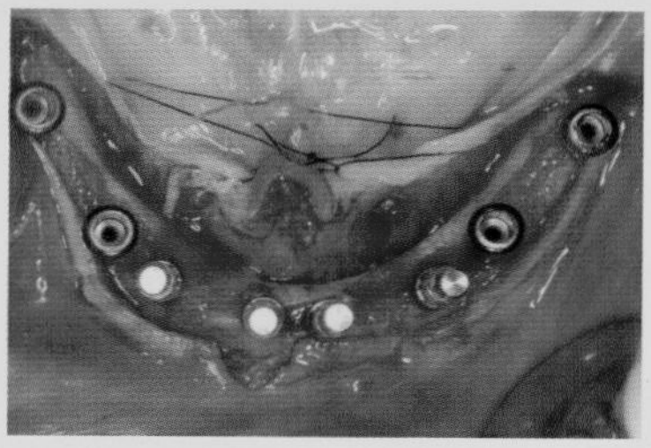
图11　完成种植体植入

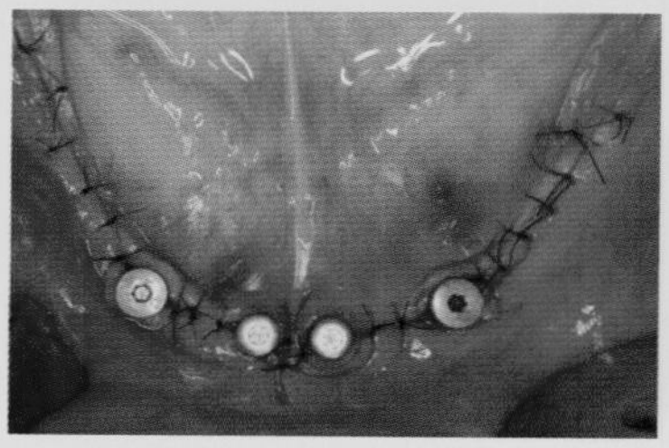
图12　缝合

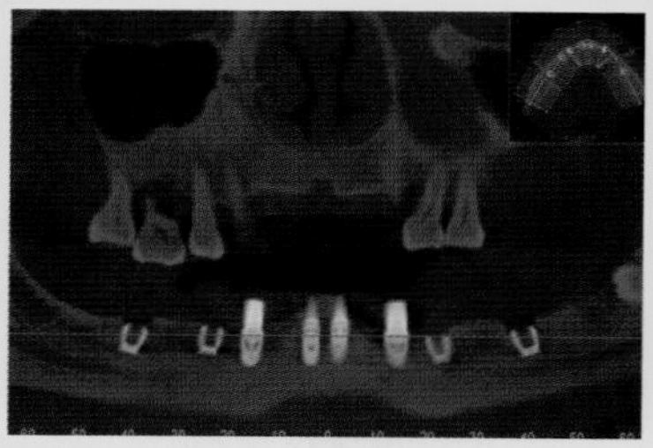
图13　术后CBCT

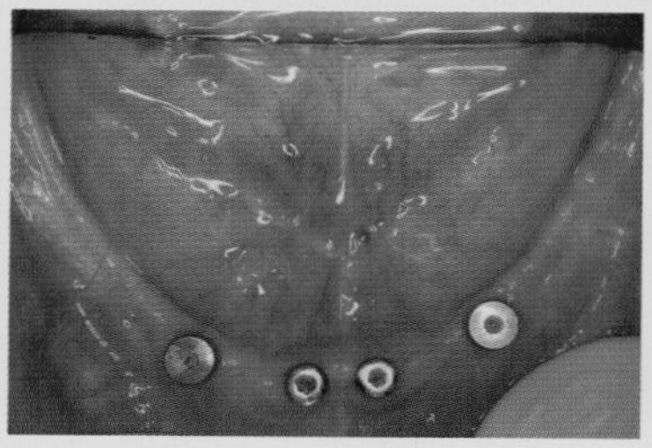
图14　角化龈移植术前

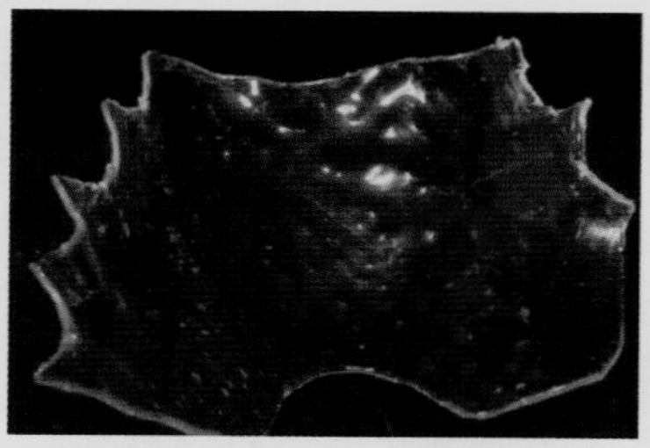
图15　腭护板

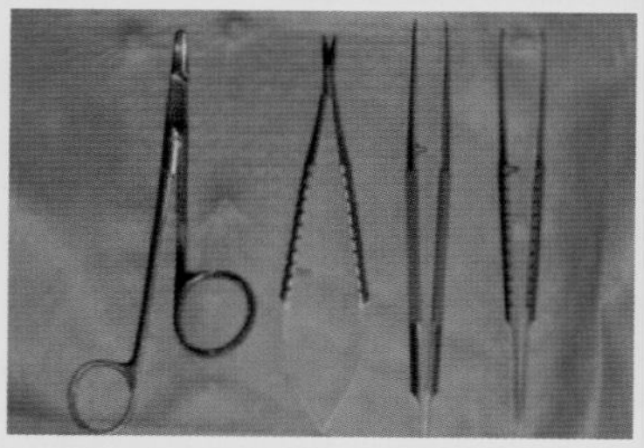
图16　软组织精细手术套装

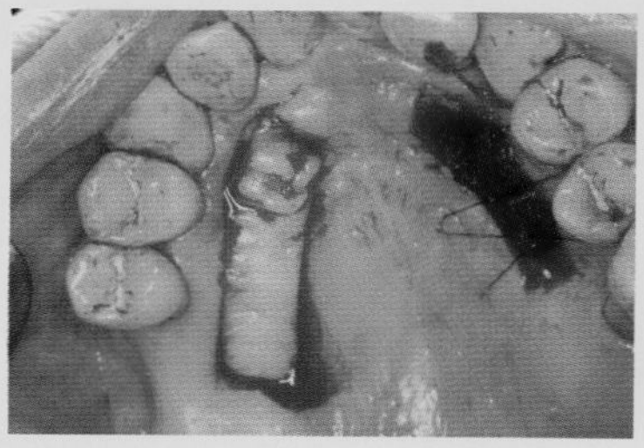
图17　腭部取软组织瓣

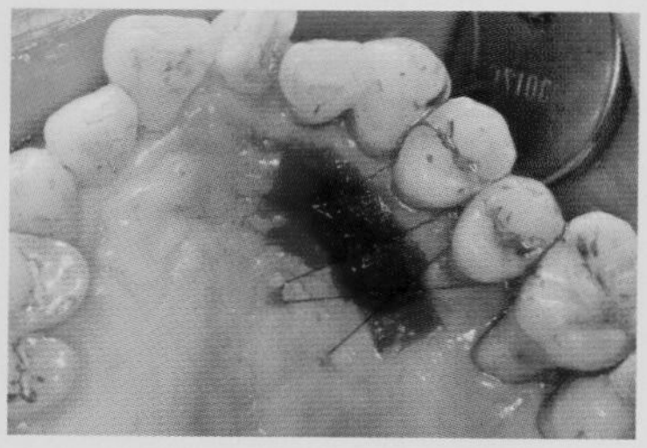
图18　水平褥式悬吊缝合

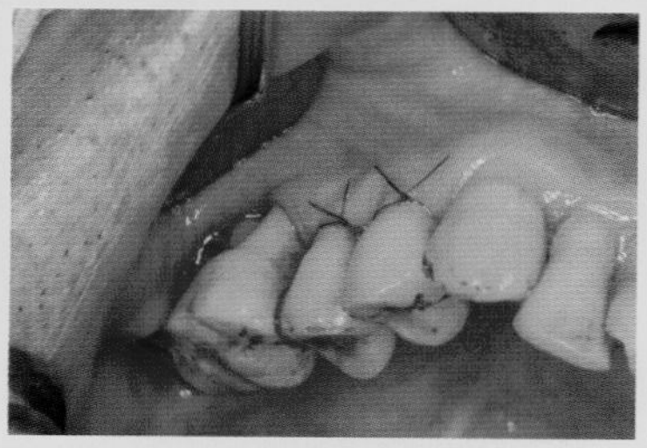
图19　水平褥式悬吊缝合颊面像

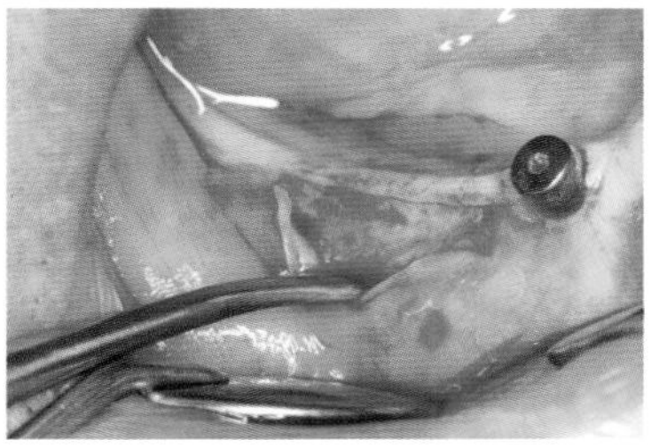
图20 受区预备

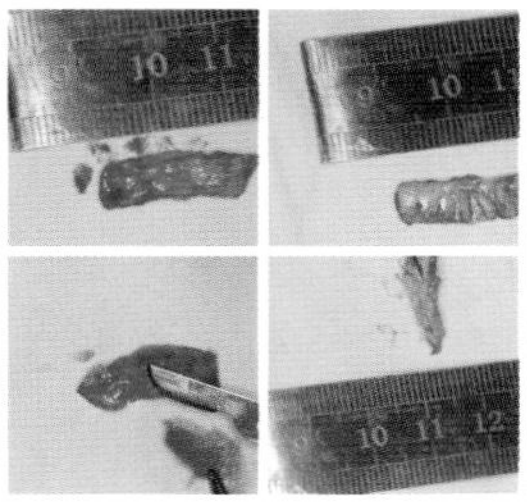
图21 组织瓣处理

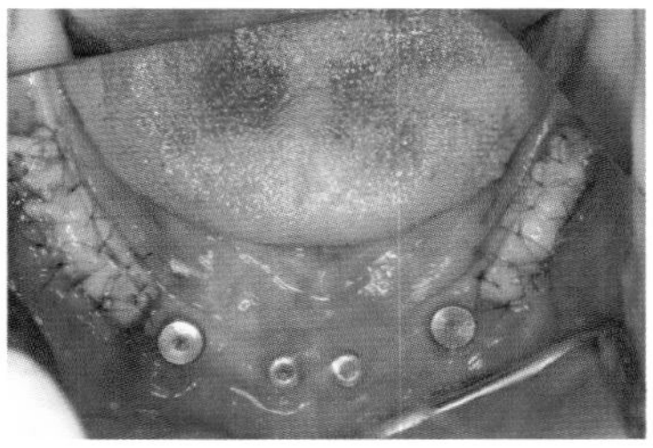
图22 缝合

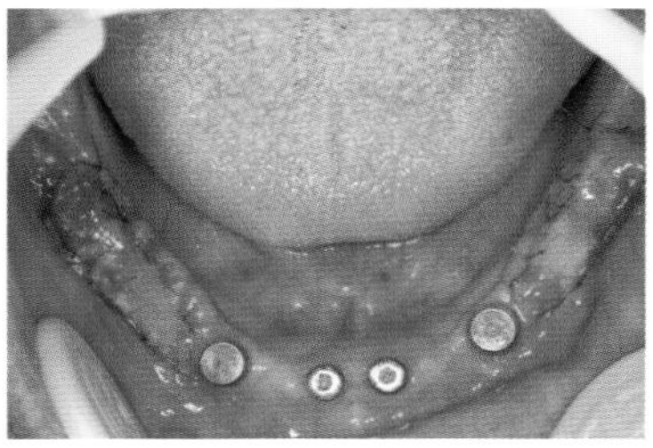
图23 角化龈移植术后1周

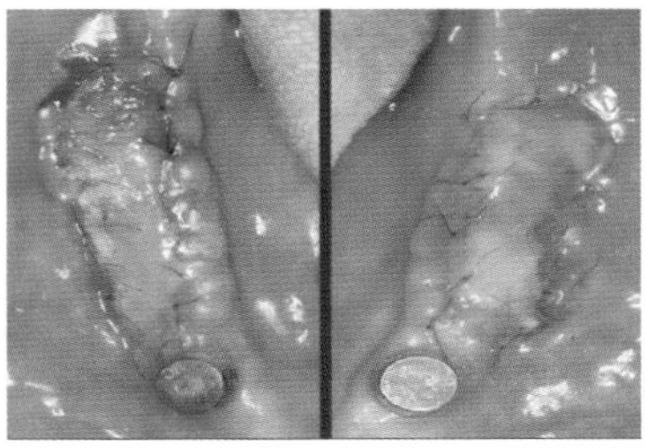
图24 角化龈移植术后1周局部特写

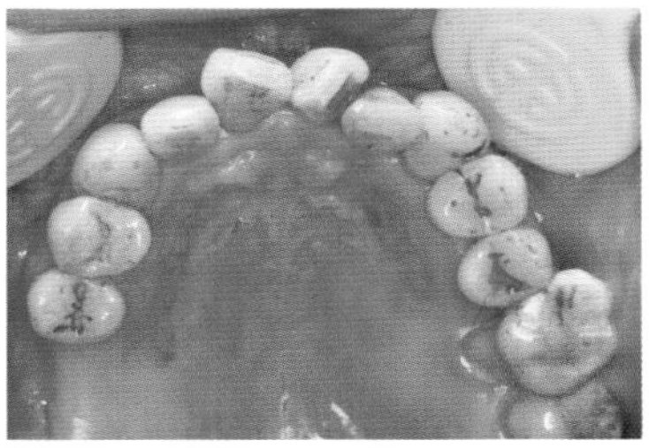
图25 角化龈移植术后2周供区

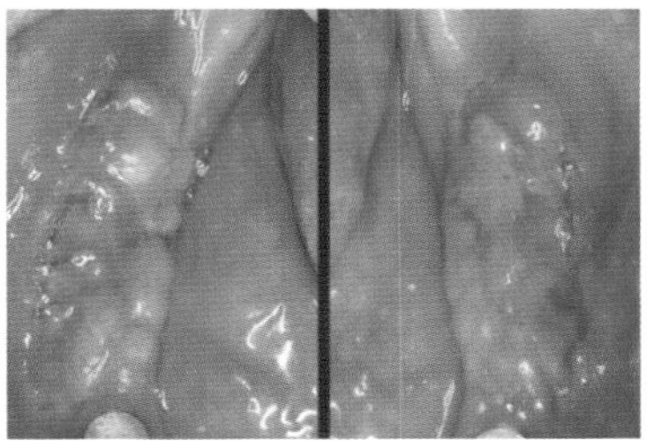
图26 角化龈移植术后2周特写

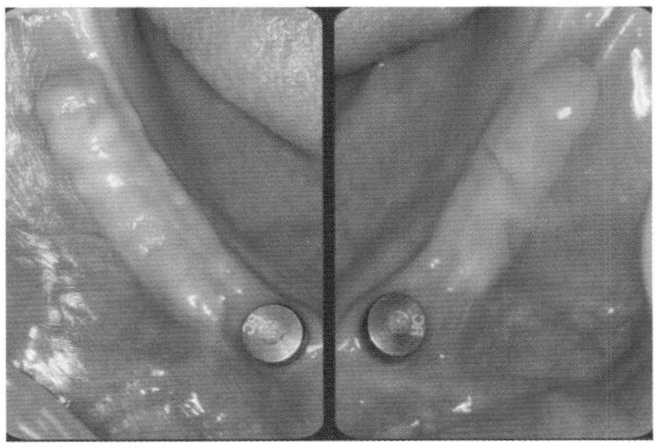
图27 角化龈移植术后1个月复查

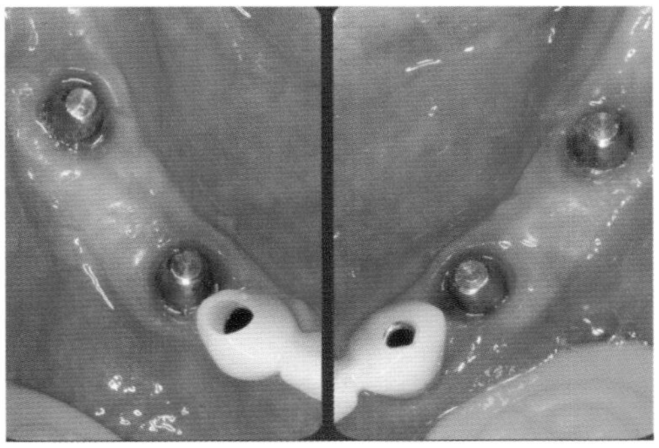
图28 角化龈移植术后2.5个月复查

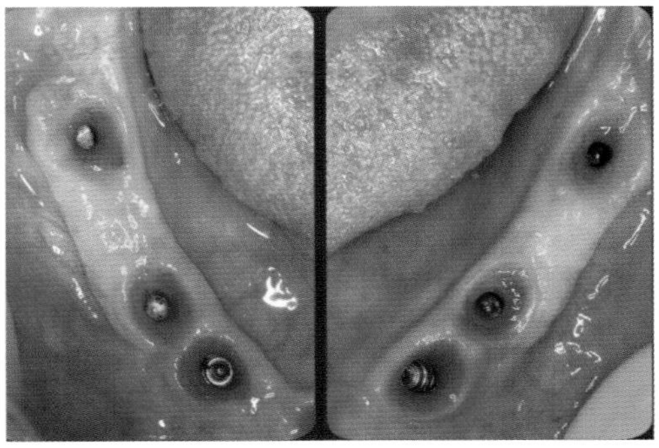
图29 角化龈移植术后6个月复查

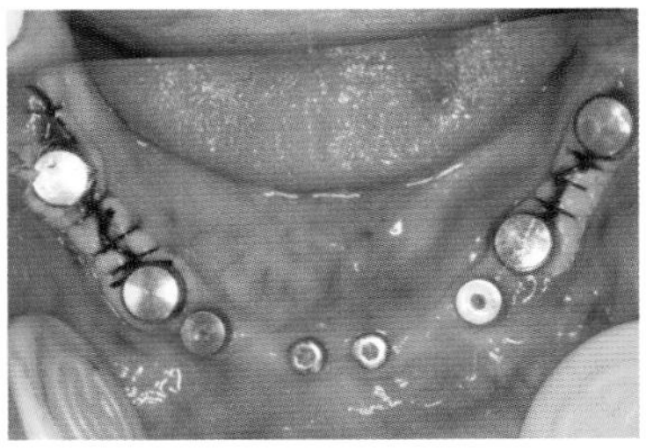
图30 二期手术

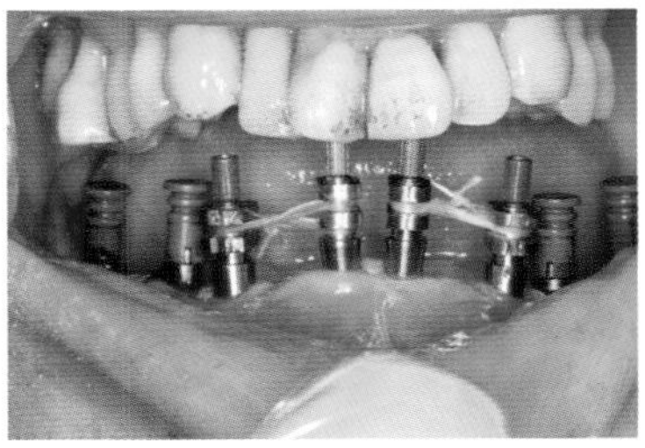
图31 二期手术术后取模

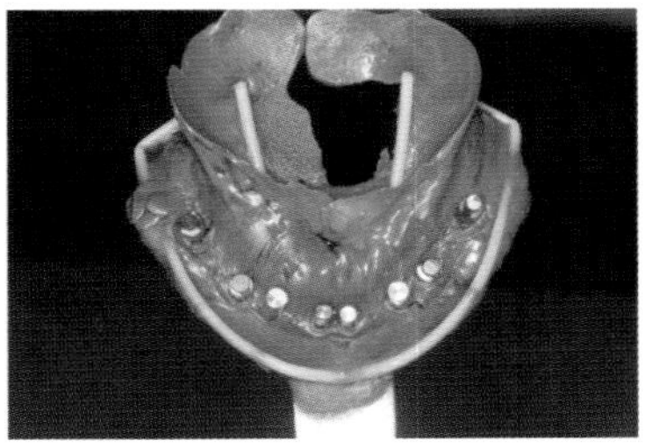
图32 聚醚橡胶印模

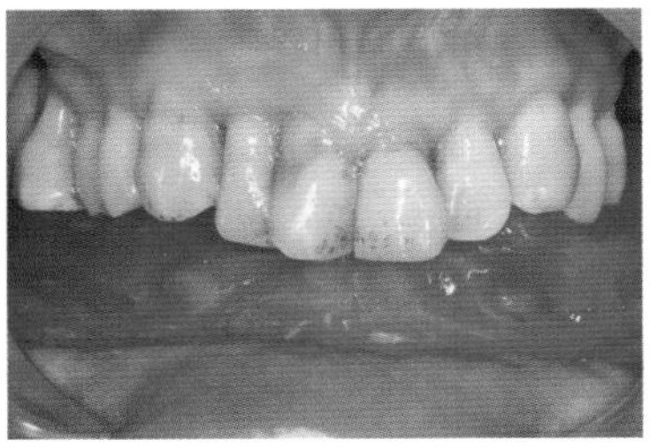
图33 确定颌位关系

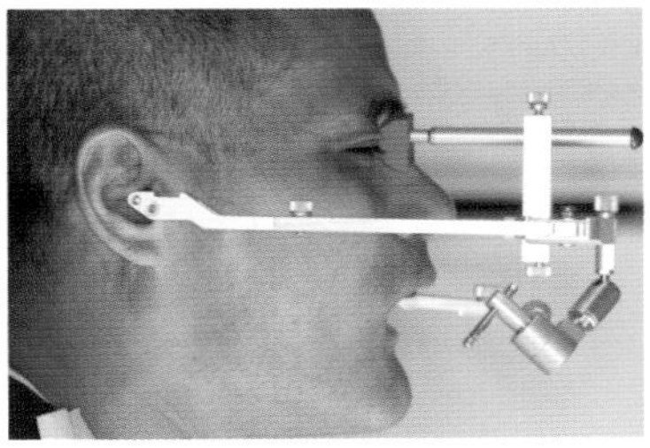
图34 面弓转移

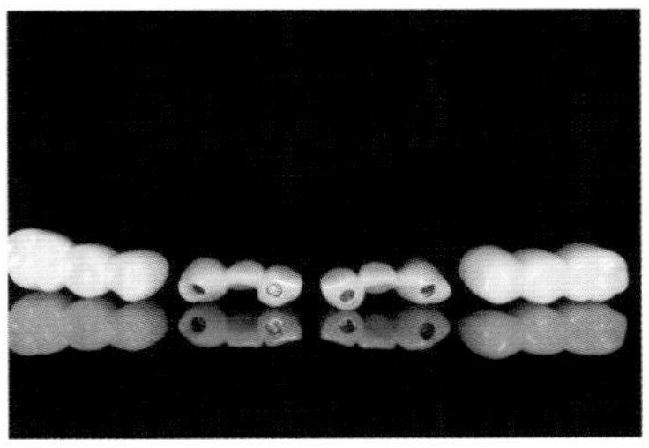
图35 过渡义齿

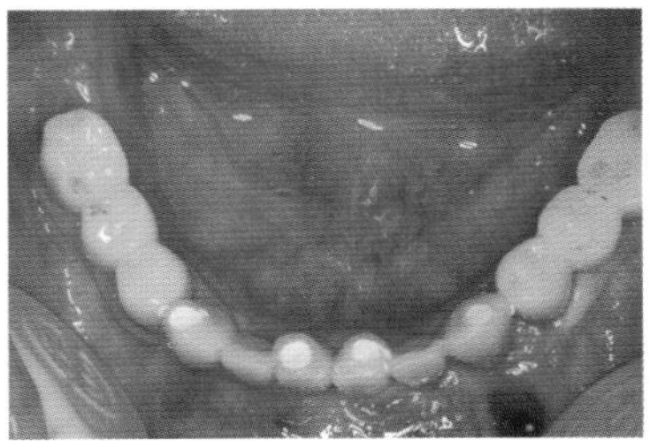
图36 过渡义齿戴牙后

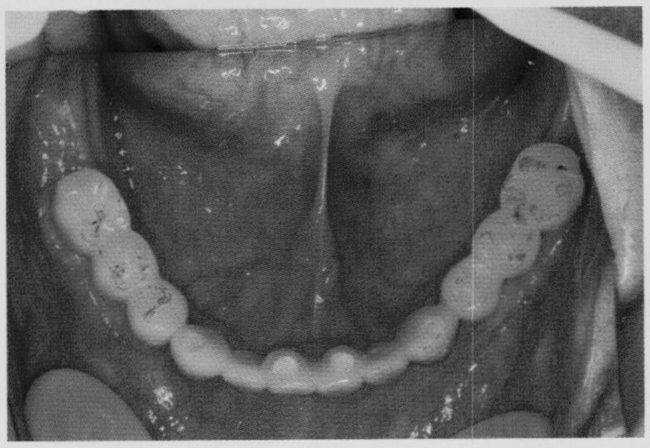
图37　过渡义齿戴牙后1周复查

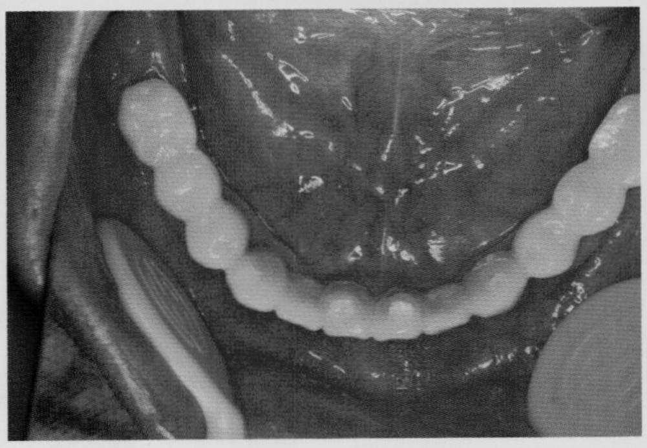
图38　过渡义齿戴牙后1个月复查

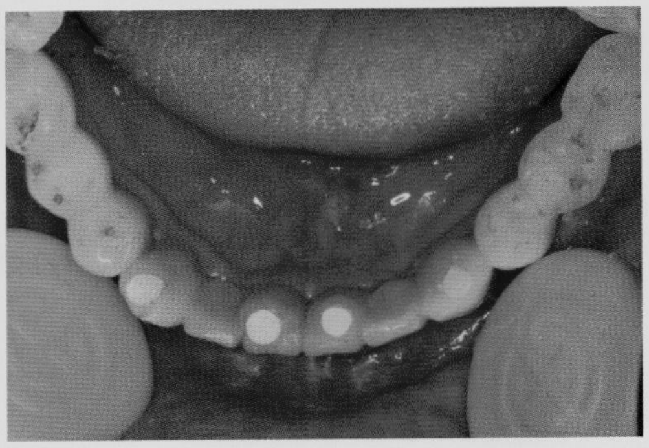
图39　过渡义齿戴牙后3.5个月复查

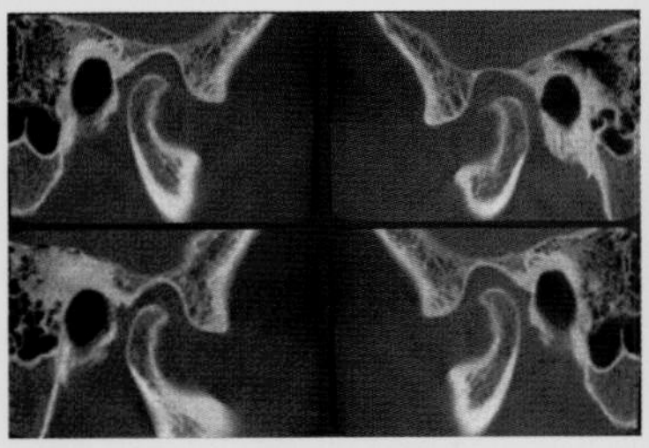
图40　过渡义齿修复前后双关节CBCT

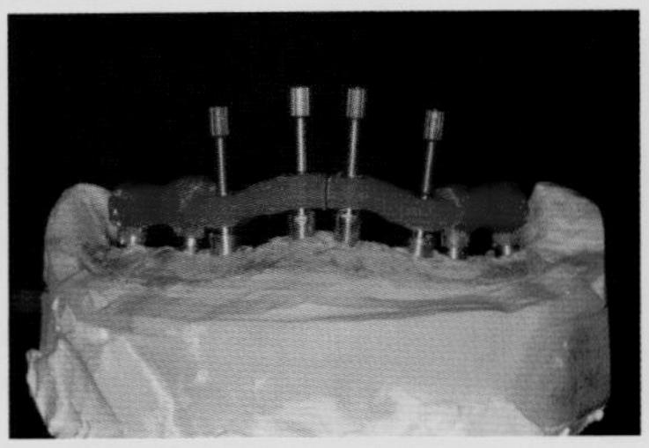
图41　个性化取模柱1

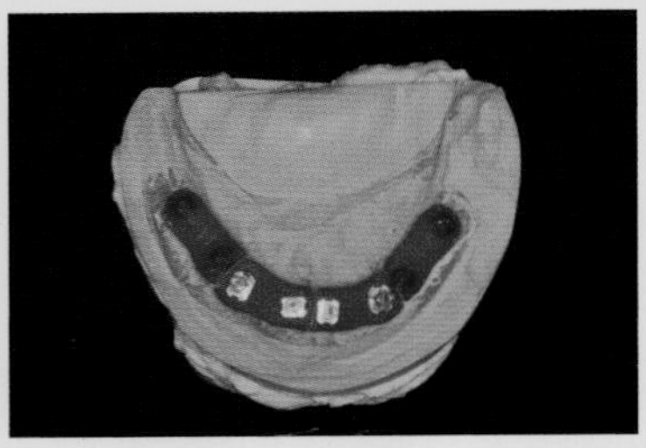
图42　个性化取模柱2

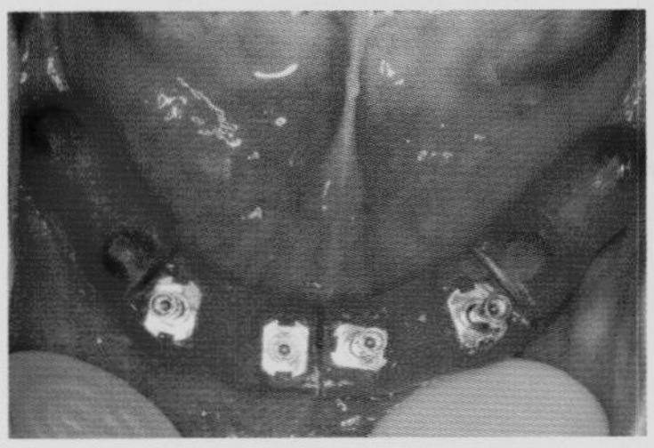
图43　个性化取模柱口内像

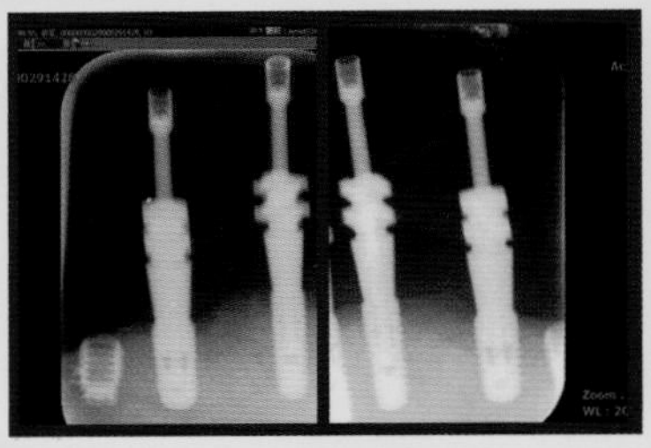
图44　个性化取模柱就位

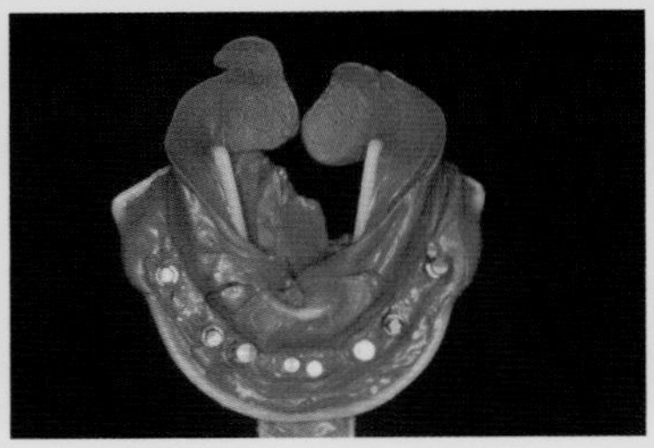
图45　终印模

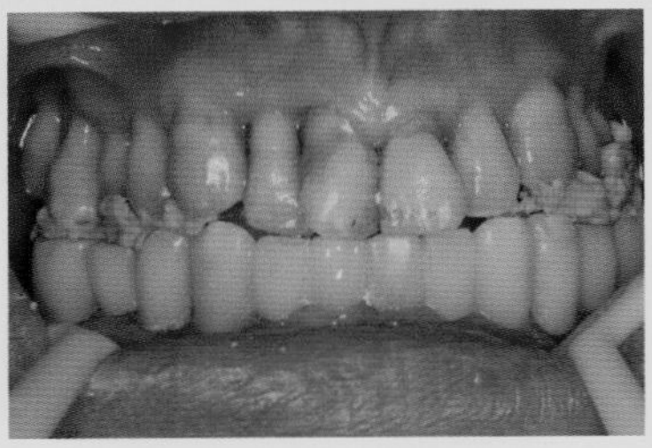
图46　取前伸关系

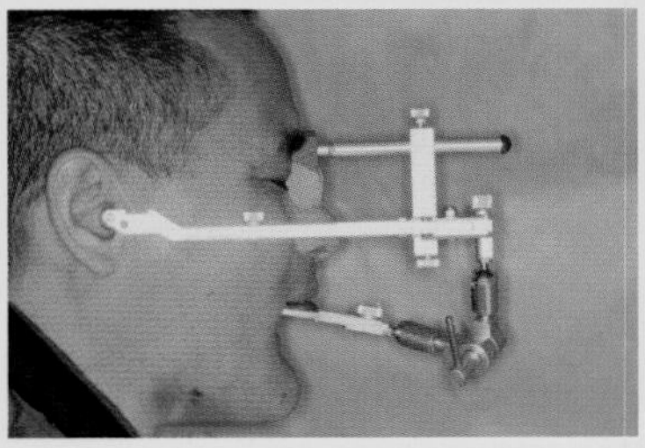
图47　面弓转移最终颌位关系

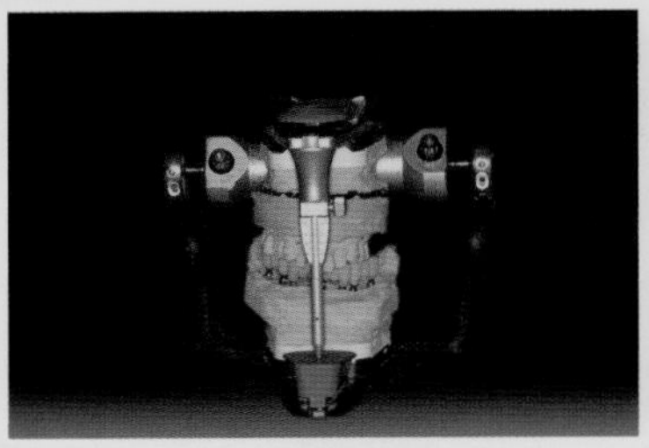
图48　过渡义齿指导终模型上𬌗架

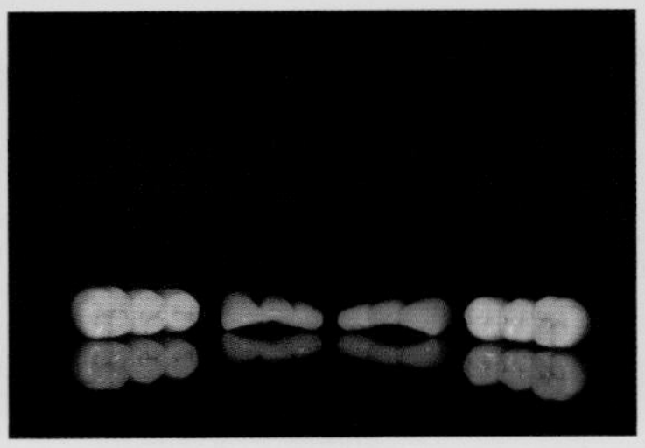
图49　最终牙冠

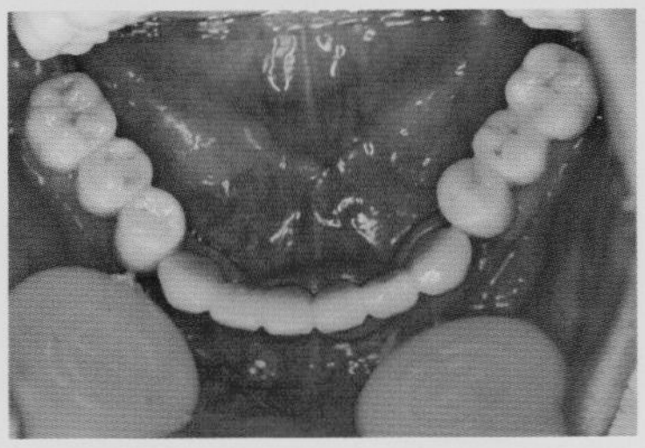
图50　全瓷桥

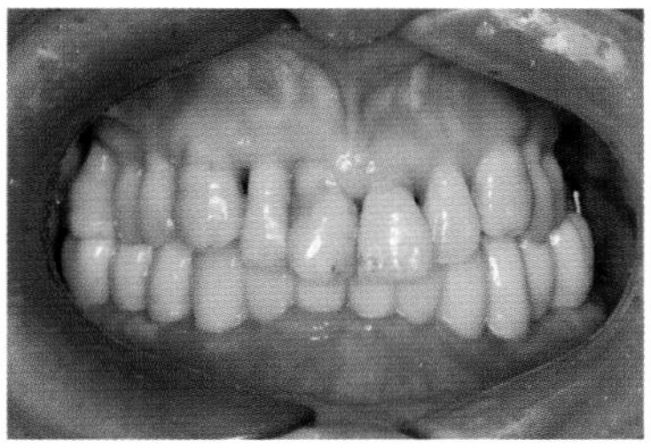
图51 戴牙后咬合像

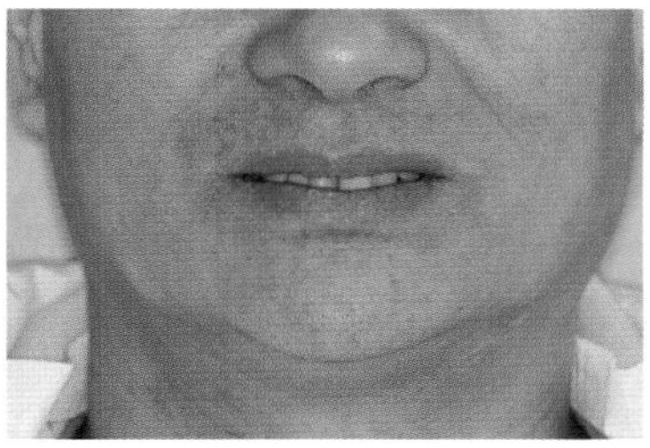
图52 戴牙后肖像

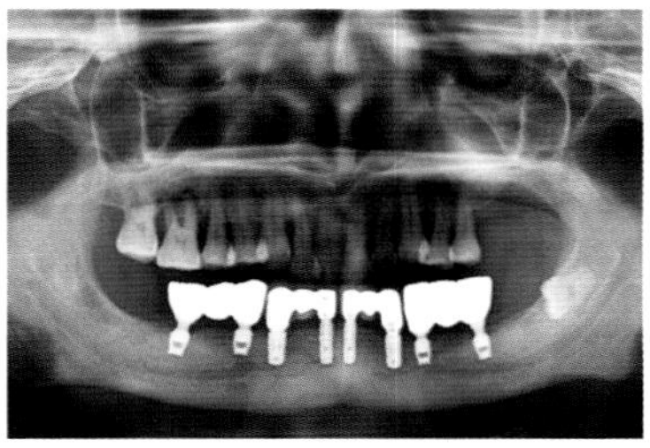
图53 戴牙后全景片

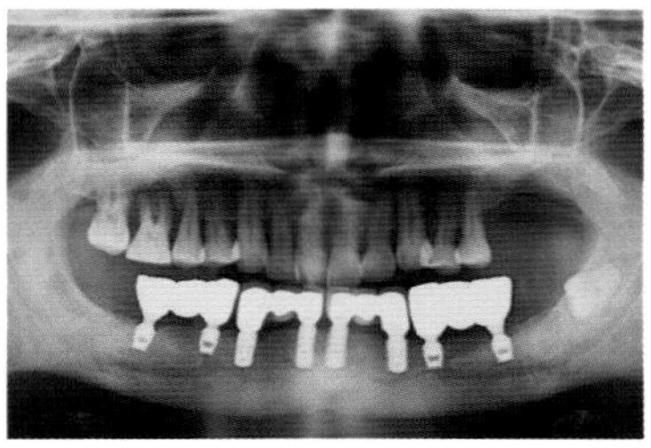
图54 术后16个月后复查

颌固定修复的适应证是：①协调的上下颌弓之间的关系。②比较丰满的牙槽嵴。③适当的颌间距离。④较为理想的种植体位置。在本病例中，患者下颌骨未见明显的水平及垂直向骨吸收，骨质为Ⅰ～Ⅱ类骨，且有强烈的愿望要求进行固定修复。因此，该名患者采用固定修复是可行的。

在固定修复方案中，分段式或是All-on-4全牙弓修复各有特点。但All-on-4是一个中短期治疗效果良好的方案，种植体一旦出现失败，修复体则可能会因为受力不均衡而出现各种并发症。虽然有学者报道，在All-on-4病例中，1颗种植体失败后，修复体仍可以行使功能，但最终均需要补种种植体。因此，All-on-4较分段式固定修复来说，是一个高收益但也同样伴随着高风险的方案。考虑到本患者较为年轻，分段式的修复方案在获得良好的美观及功能的前提下，远期风险更加可控。

另外，此患者存在过长的颏神经袢，使得All-on-4斜行种植体植入位置偏向近中，导致过长的悬臂，有可能会引起种植体骨结合界面破坏、螺丝松动或悬臂梁断裂等并发症的产生。

综合以上两点，我们选择了分段式固定修复的方案。通过植入8颗种植体，使种植体受力更加符合生物力学要求，有效地分散了 力，降低了后期修复体的维护成本，在提高患者的长期满意度方面具有积极意义。

4. 𬌗曲线的调整 患者11、12、21明显伸长，上颌𬌗曲线基本正常。我们提供了两种方案对𬌗曲线进行局部调整，第一种方案是对伸长牙进行调磨，第二种方案是对伸长牙进行联冠修复，以达到改善𬌗曲线的目的。通过会诊，患者的基牙已出现松动及明显的牙龈退缩，牙根暴露。其中，11、12松动度Ⅰ度，牙槽骨吸收至根中1/3，12牙龈退缩至根中1/3。对11、12、21行联冠修复后，无法保证自洁空间，远期寿命及美学效果也无法保证。经过权衡利弊后，对患者伸长的11、12、21进行少量多次调磨，尽量改善𬌗曲线。对最终修复体前牙区设置相互保护间隙，以达到保护对颌天然牙、延长修复体的使用寿命的目的。

参考文献

[1] Zucchelli G. Mucogingival Esthetic Surgery[M]. Germany: Quintessence, 2015.
[2] Lang NP, Löe H. The relationship between the width of keratinized gingiva and gingival health[J]. Journal of Periodontology, 1972, 43:623–627.
[3] 张运昕, 束蓉, 谢玉峰. 角化龈宽度对种植体周围组织健康状况的影响[J]. 上海交通大学学报(医学版), 2014, 34:173–176.
[4] Griffin TJ, Cheung WS. The use of short, wide implants in posterior areas with reduced bone height: a retrospective investigation[J]. Journal of Prosthetic Dentistry, 2004, 92:139–144.
[5] Starke K. Retrospective analysis of survival rates and marginal bone loss on short implants in the mandible[J]. Clinical Oral Implants Research, 2012, 23:1063–1069.
[6] 刘明兰, 胡晓文. "All-on-4" 即刻种植修复并发症8年追踪分析[J]. 中国口腔种植学杂志, 2015:128–132.
[7] Crespi R, Vinci R, Capparé P, et al. A clinical study of edentulous patients rehabilitated according to the "all on four" immediate function protocol[J]. International Journal of Oral & Maxillofacial Implants, 2012, 27:428–434.
[8] Apostolakis D, Brown JE. The anterior loop of the inferior alveolar nerve: prevalence, measurement of its length and a recommendation for interforaminal implant installation based on cone beam CT imaging[J]. Clinical Oral Implants Research, 2012, 23:1022–1030.
[9] 宿玉成. 现代口腔种植学[M]. 北京: 人民卫生出版社, 2009.

无牙颌种植即刻负重及数字化功能咬合重建1例

陈沛 卢海宾 苏媛 张雪洋

摘要

目的：本文报道1例运用数字化修复技术，以殆学为导向进行全口种植固定修复功能重建的病例。**材料与方法**：上颌共植入8颗植体，行双侧上颌窦提升术，下颌共植入6颗植体。术后1周内戴入即刻负重临时义齿。种植外科术后6个月，双侧上颌后牙4颗植体行二期手术。按照殆学理念，使用CAD/CAM设计制作功能蜡型、树脂甲冠，进行试戴。使用计算机切削制作氧化锆全口固定义齿。**结果**：种植体骨结合良好。上部结构修复后，患者咀嚼发音等功能恢复良好，并对外形美观满意。**结论**：无牙颌患者的种植修复重建应以殆学为导向，提供全面的、多学科合作的治疗方案，利用计算机设计制作等新技术，最大限度恢复患者咀嚼发音等各项功能，达到功能美学双赢的咬合重建。

关键词：无牙颌；种植；咬合重建；数字化

目前，社会人口老龄化发展，无牙颌患者越来越多，常规全口义齿修复无法满足患者需求，而种植固定义齿是患者更加愿意接受的一种修复方式。近些年来，随着数字化修复技术、口腔种植外科技术、殆学等的发展，对全口咬合重建的理念和方法都有了更高的要求。为无牙颌患者提供功能、美观、近似于天然牙列的种植修复，是种植医生一直追求的目标。

一、材料与方法

1. 病例简介 63岁女性患者，全身情况良好，无手术禁忌，口内多数牙缺失，曾行活动义齿修复多年。现剩余牙齿因牙周病无法保留，希望采用种植修复方法对全口缺牙进行固定修复，对美观和功能有较高的要求。初诊检查发现，由于患者口内缺牙较多，仅余留11、21、22、34、43、45，患者上唇部丰满度不足，垂直距离下降，面容苍老。无稳定的ICP。双侧颞下颌关节及面部肌肉无阳性体征。口内检查发现，余留牙松动严重，无保留价值。全景片+CT检查显示，上颌磨牙区骨量不足，上颌前牙区及下颌骨量尚可。

2. 诊断 慢性牙周炎；牙列缺损。

3. 治疗计划 针对上颌磨牙区骨量不足情况，提供方案为：通过经侧壁开窗上颌窦提升术增加骨量，植入上颌8颗植体，下颌6颗植体，即刻负重，行固定修复。

4. 治疗过程（图1~图44）

（1）种植手术：全麻下手术。术中拔除口内所有无法保留的患牙，修整牙槽嵴顶，降低余留牙位置牙槽嵴高度。上颌4颗植体植入扭矩≥35N·cm，下颌6颗植体均植入扭矩≥35N·cm。术中连接桥基台，加力至30N。结果显示连接桥基台后，平行度良好。术毕，严密缝合关闭创面。术后曲面体层显示植体位置及方向良好。

（2）种植修复——即刻负重：术后即刻取开窗印模。确定颌位关系。送工厂制作临时义齿。1周内戴入含钴铬支架的螺丝固位式临时义齿。

（3）种植二期手术：种植一期术后6个月，16、17、26、27切开黏骨膜，就位愈合基台。

（4）种植最终修复——功能咬合重建：①再次验证颌位关系，取模，上殆架。取开窗印模。评估临时义齿戴用后上唇丰满度、发音、垂直距离、正中殆咬合稳定性，与患者沟通美观要求。检查双侧颞下颌关节及肌肉体征。拍摄头影侧位片，验证垂直距离是否合适。经验证，原临时义齿正中咬合稳定，垂直距离合适。转面弓，上殆架。②功能蜡型：患者自觉上唇丰满度仍不足。根据患者要求及临时义齿在口内评估情况，使用计算机软件设计，计算机辅助制作功能蜡型。在殆架上修改确认殆平面，Spee曲线，确定上、下颌每颗牙功能尖的位置，按平均值调整正中殆、侧方殆，调改至正中殆后牙均匀接触、前牙轻接触，侧方殆尖牙引导，前伸殆前牙引导、后牙分离，后退控制。③试树脂甲冠：将调改后的蜡型扫描，获取三维数据，计算机切削制作树脂甲冠，将树脂甲冠与钛管相连，进行口内试戴。与患者沟通确认上唇丰满度，正侧面面型，调改后牙区唇侧凸度（唇廊），验证殆平面，验证发音"F""S""E""M"等。确认微笑、大笑时的前牙暴露程度，确认正中殆、侧方殆、前伸殆咬合。按美学要求绘制红瓷曲线位置。④试内冠：在原CAD/CAM甲冠唇侧制作硅橡胶导板，在每个基台上部制作钯基合金内冠，调整共同就位道，戴入硅橡胶导板以确认唇侧上瓷空间是否足够。为试各内冠之间能否"被动就位"，制作金属支架将各内冠临时相连。口内就位，拍全景片确认内冠密合性。⑤戴牙：扫描之前试戴过的CAD/CAM树脂甲冠，按树脂甲冠形态进行计算机设计制作氧化锆义齿，为保证咬合面精确复制原树脂冠形态，设计为咬合面及引导面咬错，唇侧面在软件上回切留出上饰瓷的空间。利用原CAD/CAM甲冠唇侧制作的硅橡胶导板，

作者单位：南方医科大学口腔医院

通讯作者：张雪洋；Email: zhangxueyang666@126.com

唇侧上饰瓷，并上釉染色。按照甲冠上所绘制的红瓷曲线位置上红瓷。制作完成氧化锆义齿后，使用树脂粘接剂粘接氧化锆义齿及钯基合金内冠，粘接前使用氧化锆预处理剂对粘接面进行预处理。最终完成螺丝固位式修复体的制作。口内戴入修复体，正中殆为后牙均匀接触、前牙轻接触，前伸殆为前牙接触、后牙分离，侧方为尖牙保护殆，后退控制。对患者进行充分的口腔卫生宣教，卵圆形桥体和龈乳头位置镂空保证牙间隙刷和冲牙器能顺利清洁，教会患者如何进行口腔卫生维护。修复体最终戴入后的全景片显示义齿就位良好。

二、结果

功能和美观得到了良好恢复。患者对最终的修复效果十分满意。长期效果有待于后期的临床随访。

三、结论

将氧化锆义齿与钯基合金内冠粘接，可制作螺丝固位的义齿，日后如需取下义齿将十分简单。咬合面和引导面加锆，保证了使用时的强度。殆学理念引导下的咬合设计，保证了患者的咬合功能长期稳定。

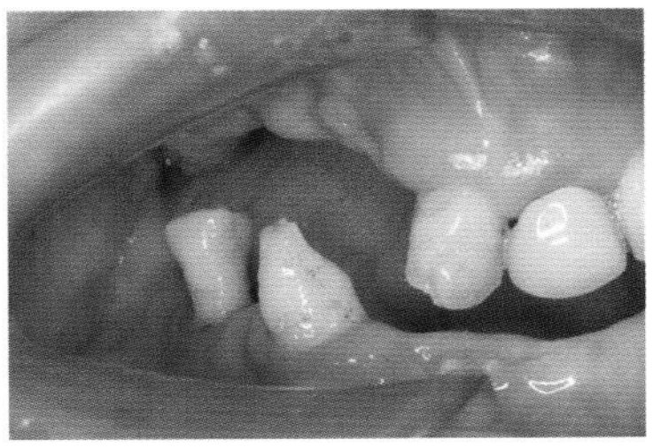
图1 术前口内像（右侧）

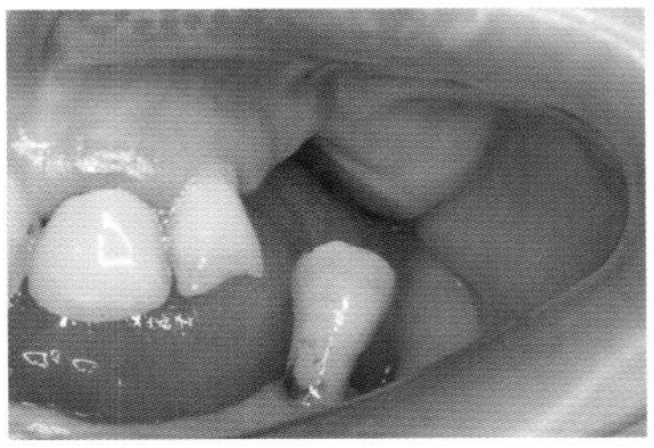
图2 术前口内像（左侧）

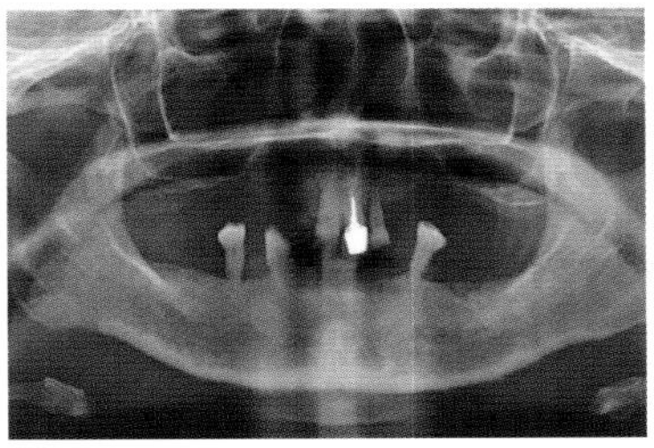
图3 术前X线片

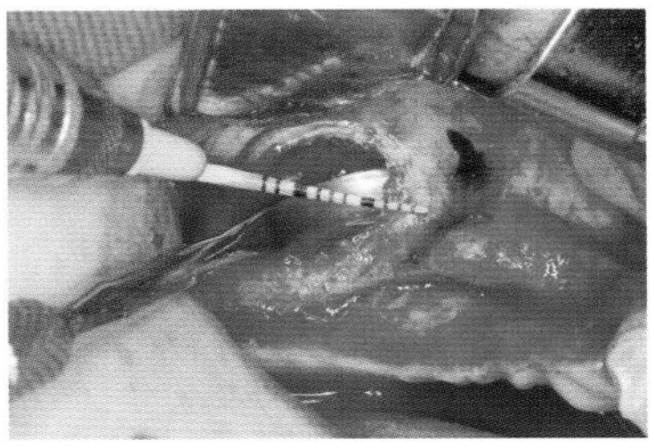
图4 种植手术（上颌窦提升）

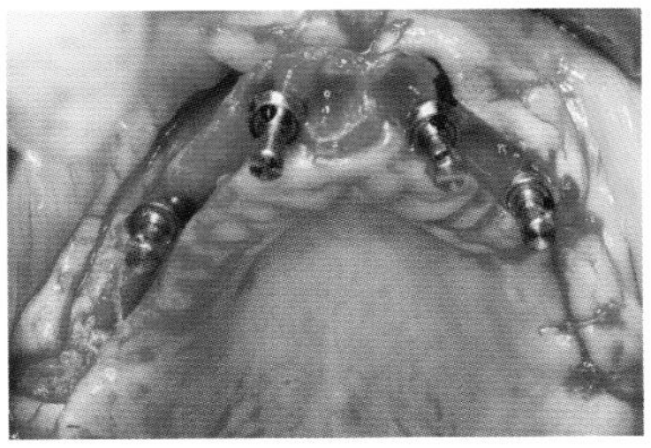
图5 种植手术（上颌植入植体后），双侧后牙区为埋入式愈合

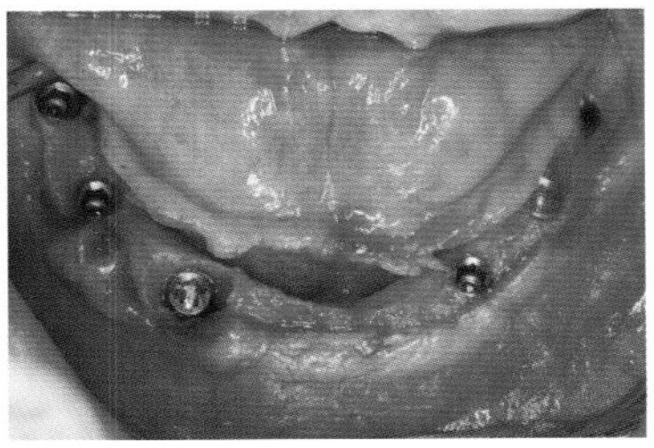
图6 种植手术（下颌植入植体后）

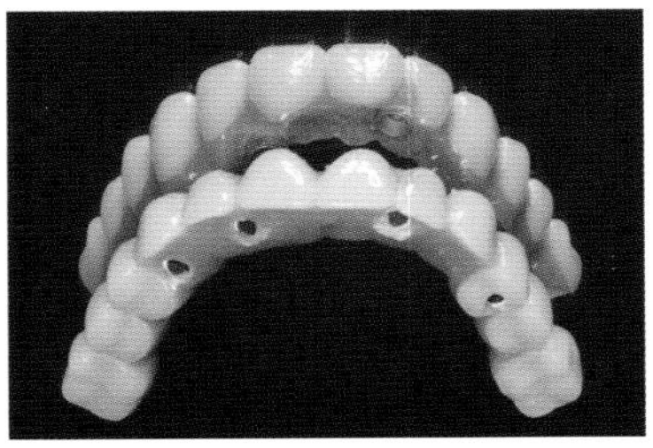
图7 临时义齿（上颌）

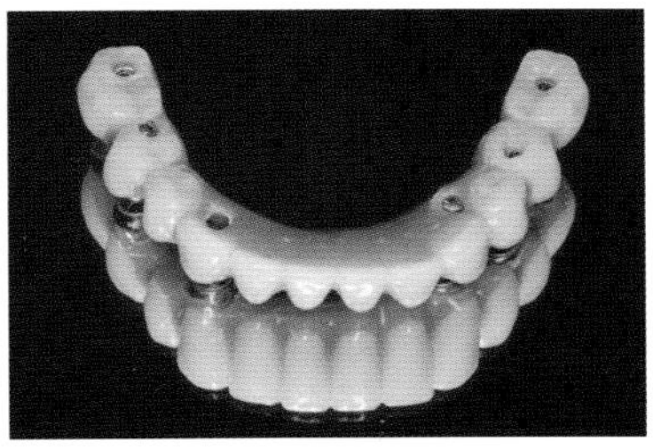
图8 临时义齿（下颌）

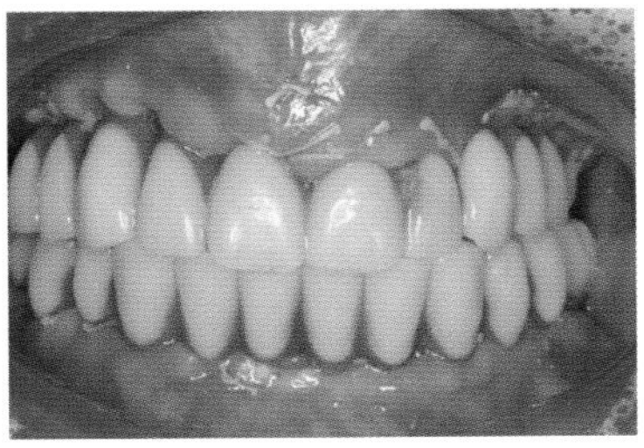
图9 即刻负重口内像（正面）

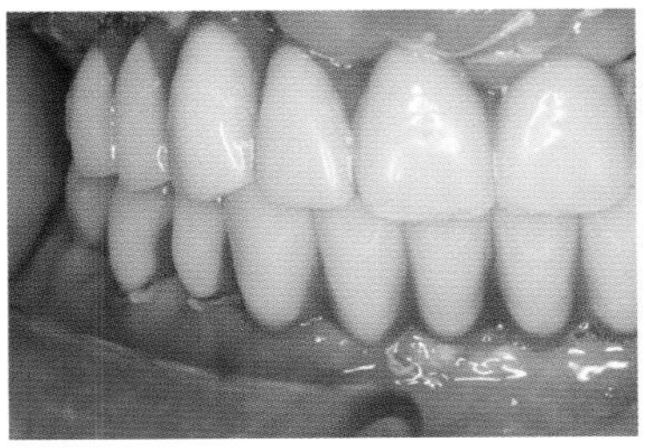
图10 即刻负重口内像（右侧）

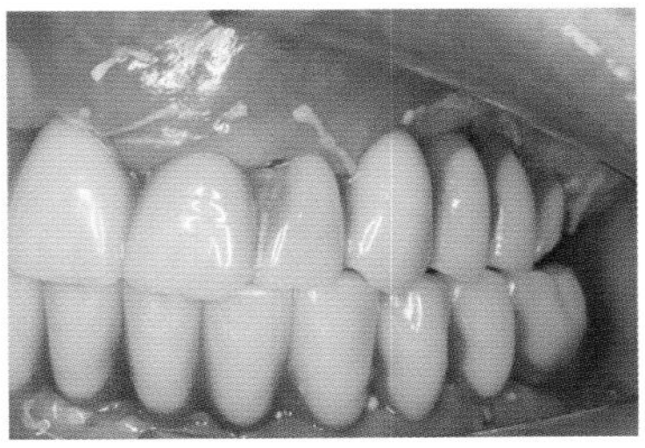
图11 即刻负重口内像（左侧）

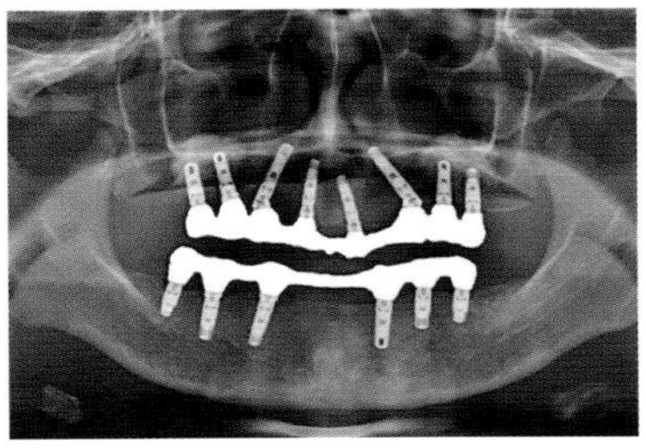
图12 戴入临时义齿后X线片

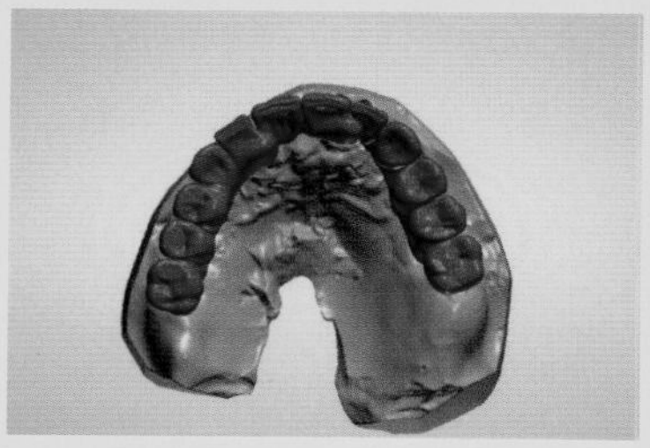

图13 计算机设计蜡型（上颌）

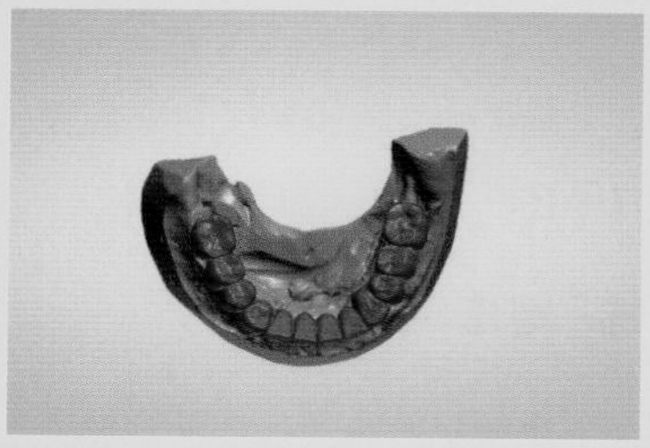

图14 计算机设计蜡型（下颌）

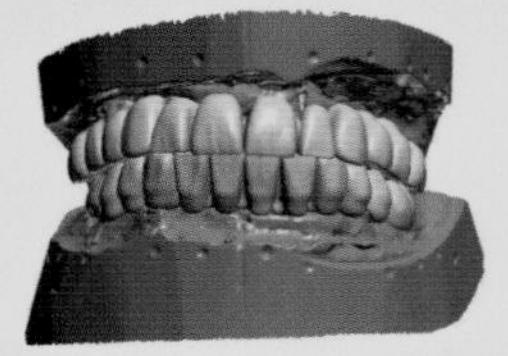

图15 计算机设计蜡型（正中𬌗）

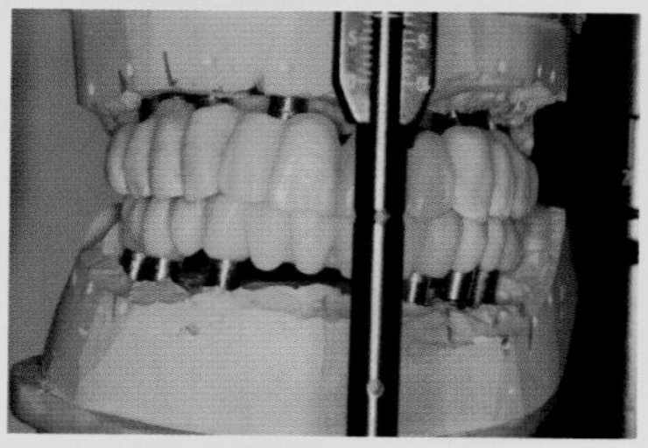

图16 功能蜡型（正中𬌗）

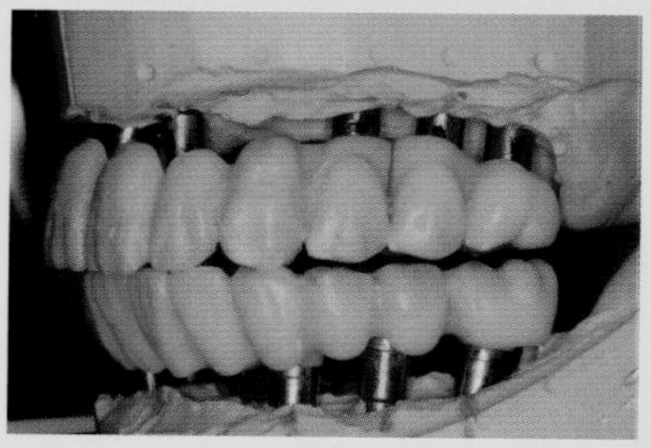

图17 功能蜡型（左侧侧方运动，尖牙引导）

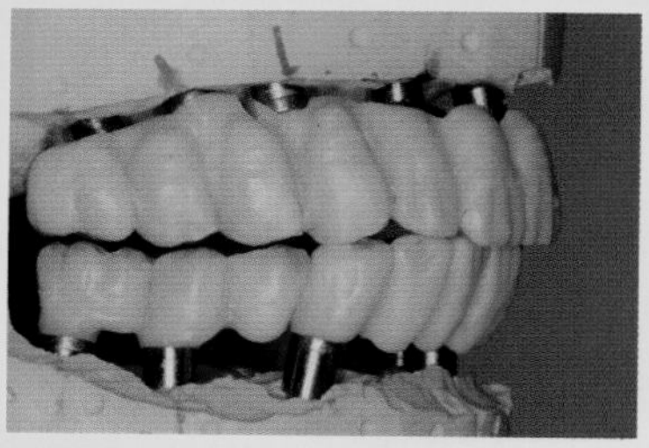

图18 功能蜡型（右侧侧方运动，尖牙引导）

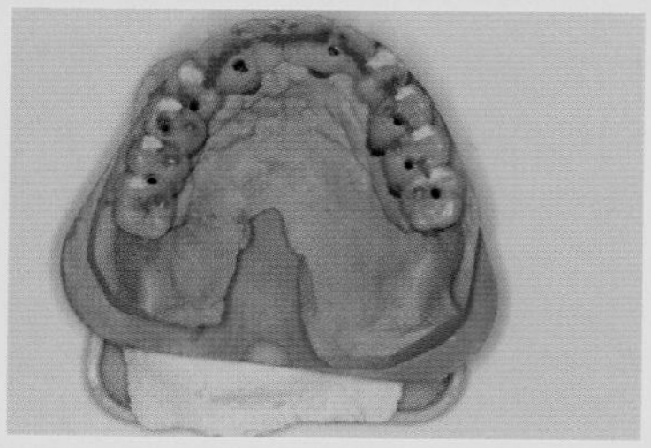

图19 功能蜡型（上颌）

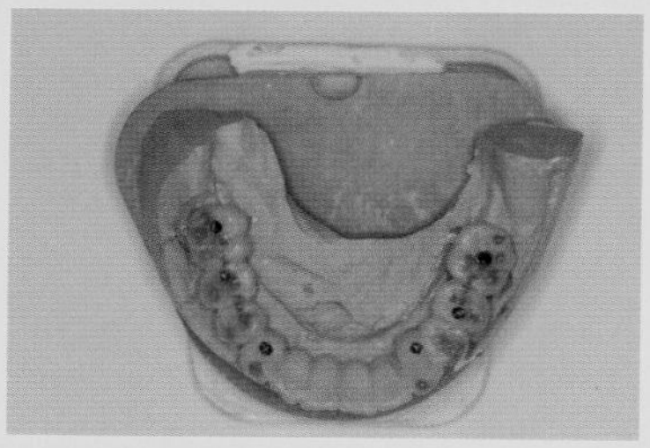

图20 功能蜡型（下颌）

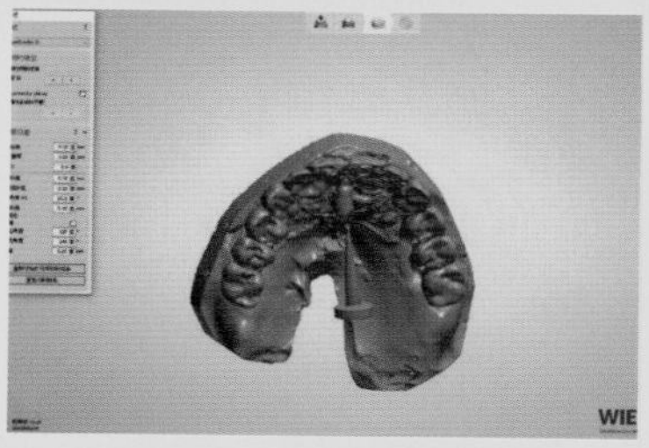

图21 计算机扫描蜡型，设计树脂甲冠（上颌）

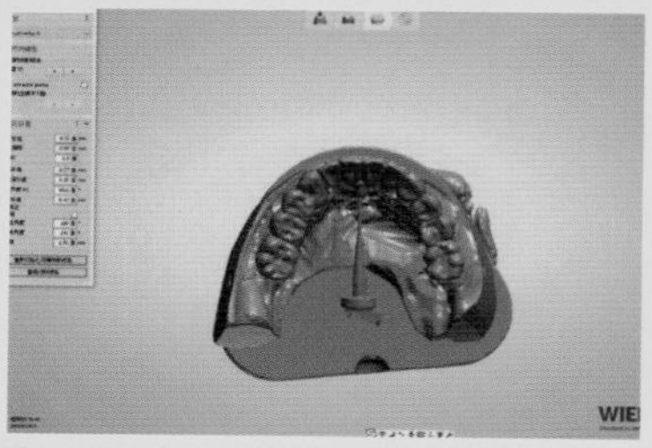

图22 计算机扫描蜡型，设计树脂甲冠（下颌）

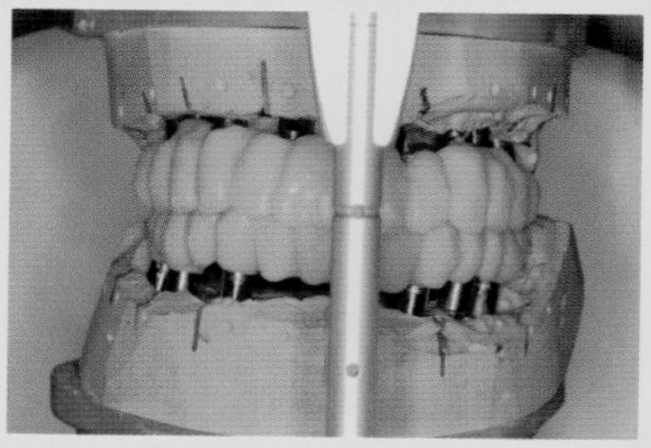

图23 CAD/CAM树脂甲冠（正中𬌗）

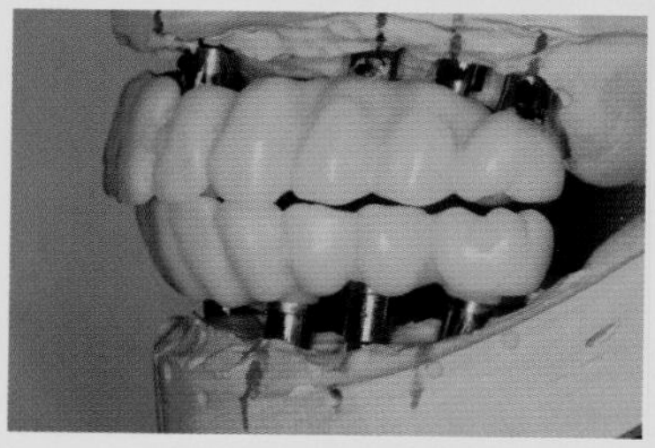

图24 CAD/CAM树脂甲冠（左侧侧方运动，尖牙引导）

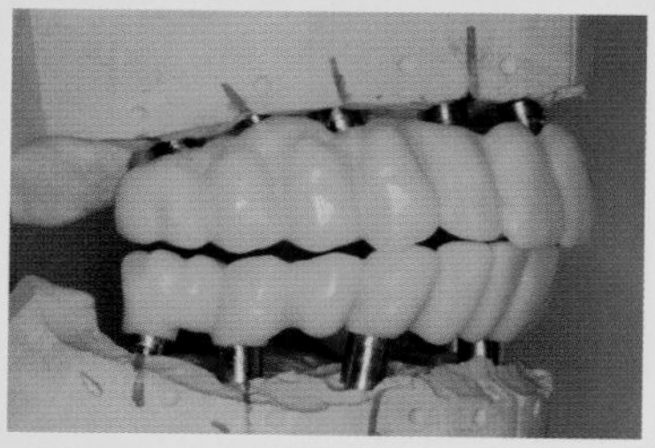

图25 CAD/CAM树脂甲冠（右侧侧方运动，尖牙引导）

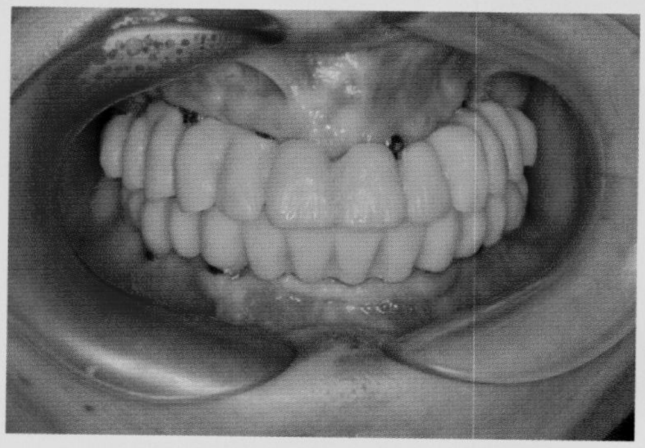

图26 戴入树脂甲冠后的口内像（正中𬌗）

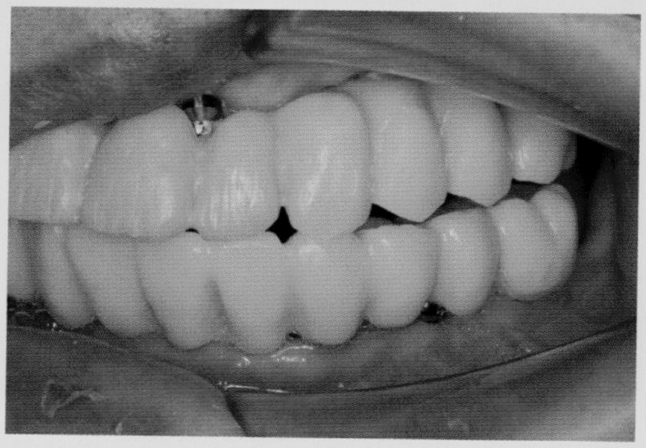

图27 戴入树脂甲冠后的口内像（左侧侧方运动）

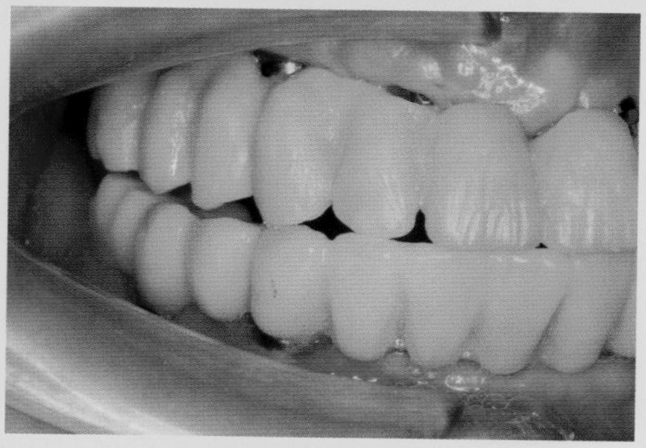

图28 戴入树脂甲冠后的口内像（右侧侧方运动）

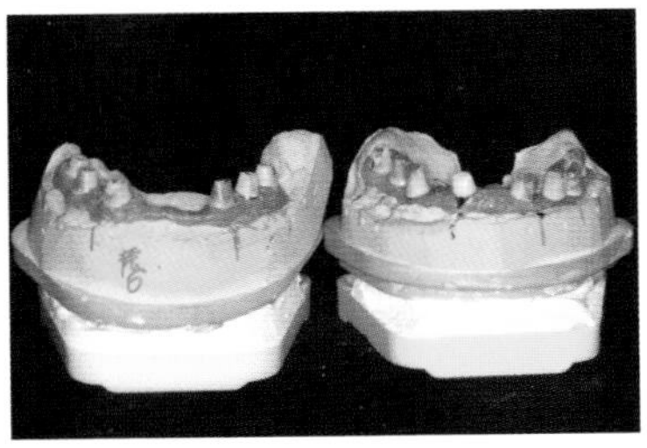

图29 内冠（蜡型）

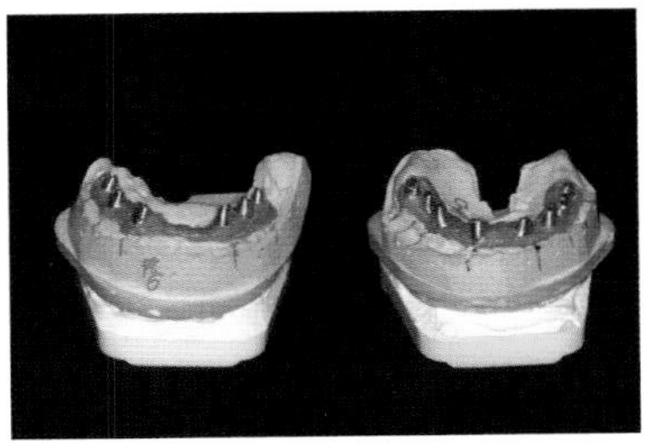

图30 内冠（金属）

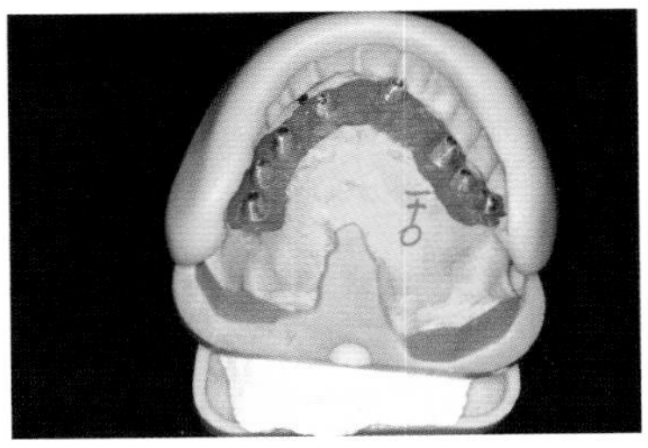

图31 硅橡胶导板（上颌）

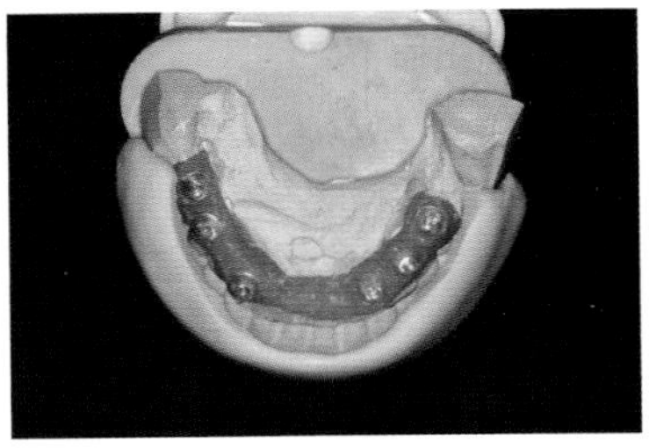

图32 硅橡胶导板（下颌）

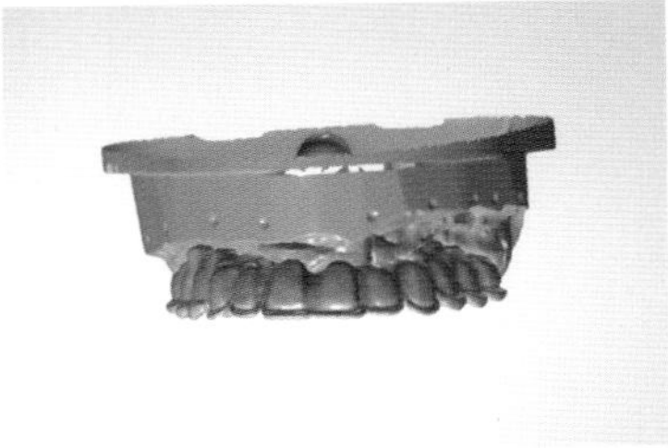

图33 计算机扫描树脂甲冠，设计氧化锆义齿（上颌）

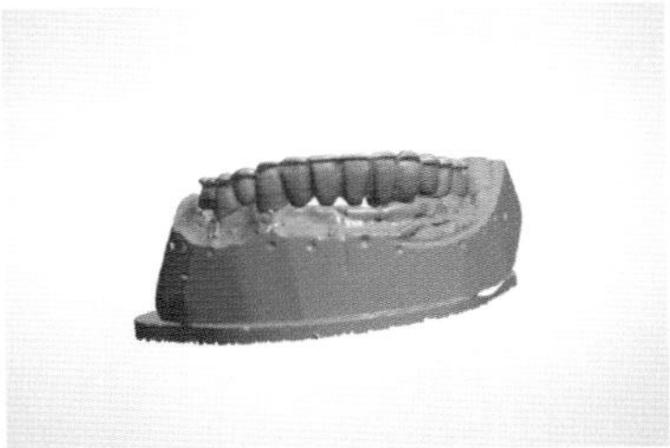

图34 计算机扫描树脂甲冠，设计氧化锆义齿（下颌）

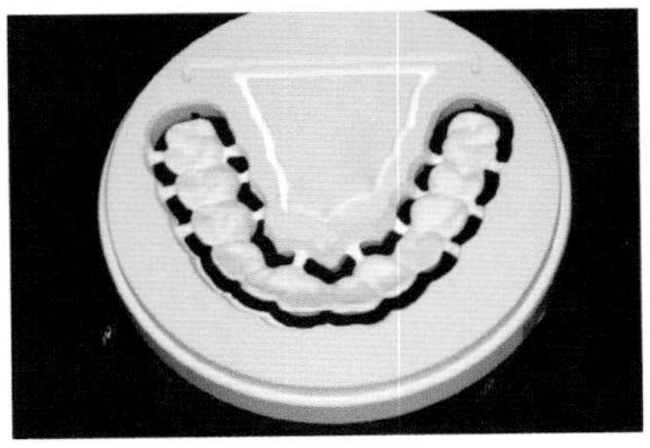

图35 计算机切削制作氧化锆义齿（上颌）

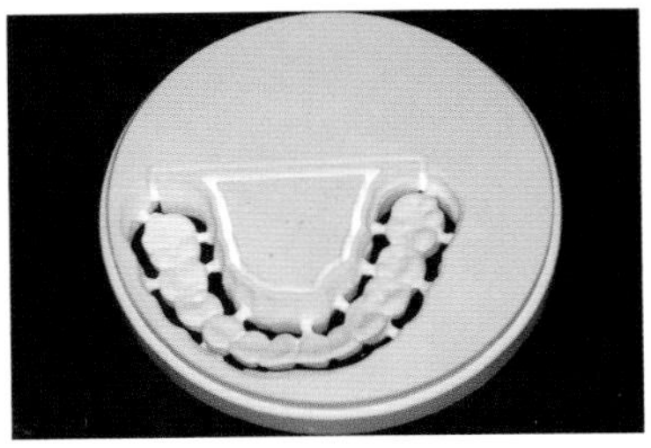

图36 计算机切削制作氧化锆义齿（下颌）

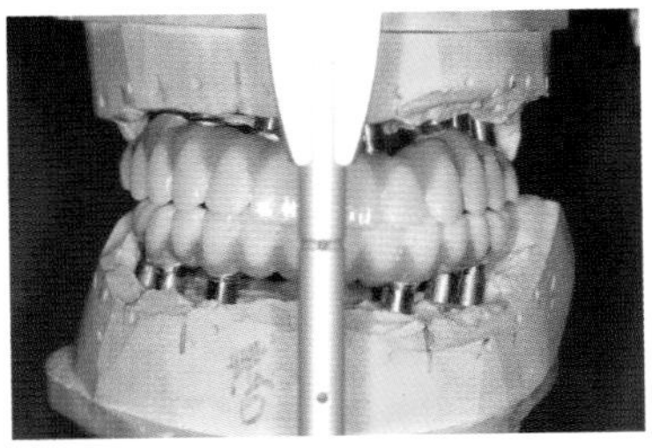

图37 氧化锆义齿（正中𬌗）

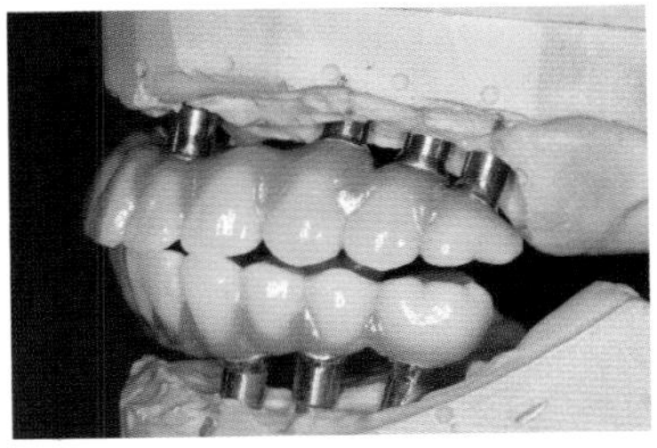

图38 氧化锆义齿（左侧侧方运动，尖牙引导）

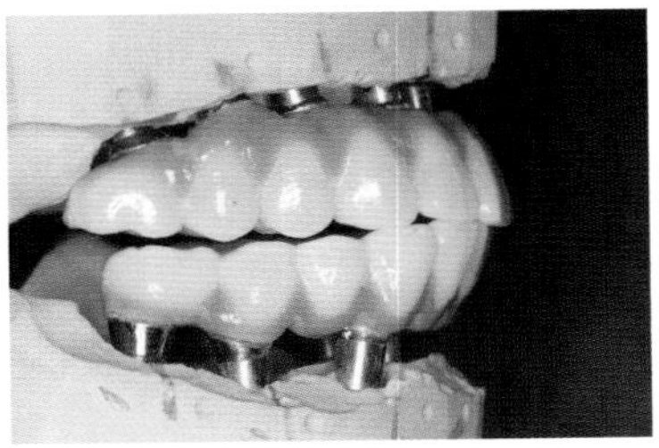

图39 氧化锆义齿（右侧侧方运动，尖牙引导）

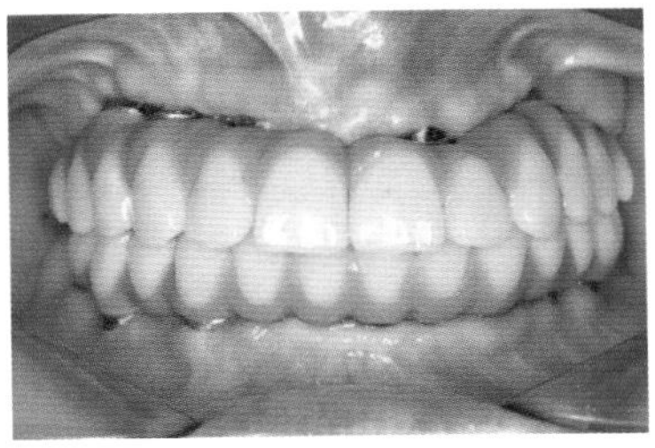

图40 戴入氧化锆义齿后的口内像（正中𬌗）

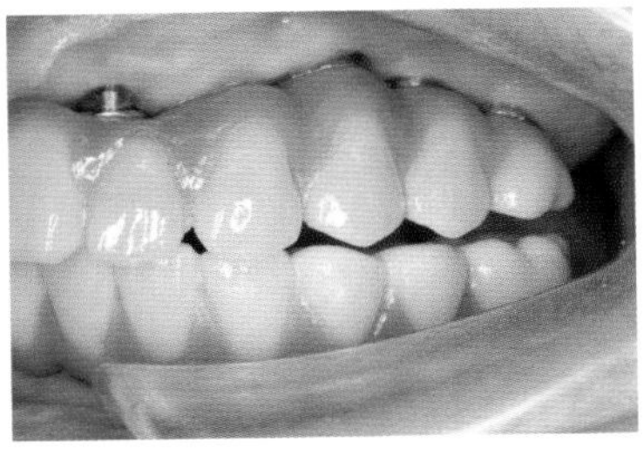

图41 戴入氧化锆义齿后的口内像（左侧侧方运动）

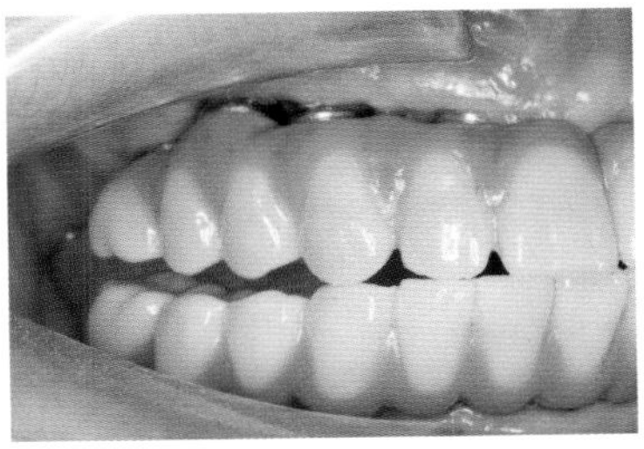

图42 戴入氧化锆义齿后的口内像（右侧侧方运动）

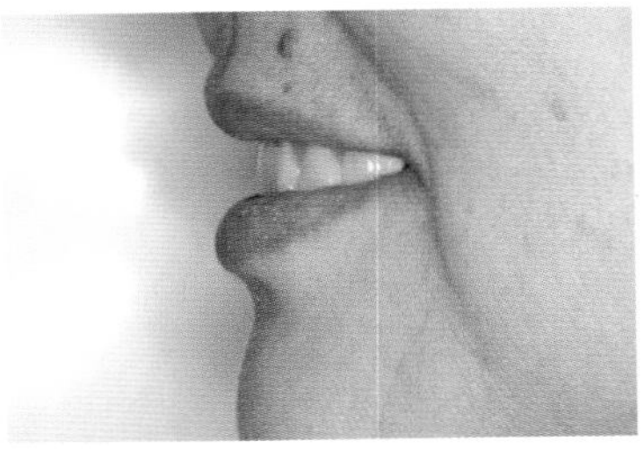

图43 侧面微笑像

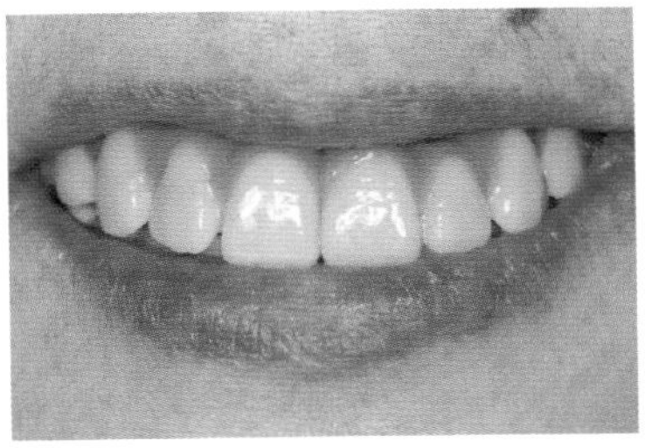

图44 正面微笑像

动态导航辅助无牙颌种植修复1例

邵雯 吴轶群 张志勇 洪国锋 黄伟 王凤

摘要

目的：本文旨在探索实时动态导航在无牙颌患者种植修复领域的应用，并与传统静态引导方式进行对比和讨论。**材料与方法：**48岁男性患者，因重度牙周炎分次微创拔除口内余留牙。对患者口内软硬组织信息进行影像学采集。种植术前准备包括：数据导入、手术路径预设、导航标志物配准。实时导航系统辅助下于患者上、下颌各植入种植体6颗，并在术后3天内进行即刻负重。术后3个月行CAD/CAM一体式纯钛切削支架+二氧化锆单冠修复（600MPa）。**结果：**最终修复6个月后复查显示种植体骨结合稳定、牙龈无红肿，种植修复体行使咀嚼及美观功能良好。患者对牙列和颌面形态恢复程度满意。**结论：**动态导航辅助种植外科的特点在于术者可以实时观测手术器械位置，实时调整、控制种植体预备路径，既可精准按照术前手术规划植入种植体，也可术中更改植入方案，优化手术流程。

关键词：动态导航；无牙颌；即刻负载

无牙颌种植修复是目前临床热点之一，随着种植外科及修复的日益发展，利用种植牙完成无牙颌固定义齿修复技术已趋于完善。数字化技术的应用也使得种植修复引导外科这一基本临床原则更具可操作性，种植体三维位点植入的准确性也得以提高。传统种植修复理论认为种植体植入体内需经3~6个月的骨愈合期才可以进行上部结构印模制取及功能行使。经过对文献及临床病例回顾，认为只要遵循一定可控的原则，种植术后即刻负载可以达到与延期种植接近的成功率。本病例采用计算机辅助实时动态导航下完成上颌6颗、下颌6颗种植体植入术，并制作临时固定修复体进行功能性即刻负载。种植体骨结合稳定后应用CAD/CAM技术制作纯钛切削支架二氧化锆修复体完成最终修复。

一、材料与方法

1. 病例简介 48岁男性患者，全身健康状况良好，无手术禁忌证。4年前外院行上颌牙列及下颌前牙区烤瓷桥修复术，近1年口内冠边缘牙龈反复肿胀、部分余留牙松动、脱落来我院就诊。临床检查：患者颜面部对称，双侧颞下颌关节区无压痛无弹响，张口度、张口型正常。26、27、35、44、45、47缺失，17~25、33~43烤瓷固定桥，余留牙均Ⅲ度松动，探及大量菌斑及牙结石。上下颌弓形态较为协调、牙槽嵴形态较为丰满、颌间距离可。曲面断层片示：余留牙牙槽骨均吸收至根尖1/3。

2. 诊断 慢性牙周炎；上下颌牙列缺损。

3. 治疗计划 拍曲面断层片、制取初始参考模型。微创拔牙、去除无保留价值的修复体及余留牙。制作过渡义齿。完善放射线检查。实时导航前配准。实时导航下植入12颗种植体。功能性即刻负载。CAD/CAM技术制作一体式纯钛切削支架二氧化锆修复体，行上下颌种植体支持式螺丝固位的一段式固定桥永久修复。

4. 治疗过程（图1~图41）

（1）拍摄曲面断层片，制取藻酸盐石膏模型，对比患者口内情况进行颌位记录，初步方案制订。

（2）分次局麻下微创拔除口内余留牙，刮除牙槽窝内肉芽组织，压迫止血。

（3）微创拔牙术后第4周：口内黏膜愈合良好。进行临时全口义齿制作与佩戴。

（4）微创拔牙术后第8周：完善CBCT检查，数据导入种植设计软件，进行计算机辅助手术方案规划。进行对上下颌软硬组织三维重建与模拟早期种植，并制作备用数字化种植外科定位导向模板。

（5）局麻下口内分别于上颌硬腭区、上下颌牙槽骨颊舌侧植入导航配准钉。术前固定配准装置，校对拟合数据。

（6）计算机辅助实时导航下进行种植外科手术：消毒铺巾、沿牙槽嵴顶切开牙龈、翻瓣、暴露牙槽嵴骨面、骨面平整，校对配准数据；在Noble Brånemark专用工具盒指导下、逐级备洞，分别于16、12、11、21、23、26、37、34、32、42、44、46部位植入12颗Noble Brånemark系统种植体，植入扭力均＞35N。其中16、46位点为倾斜植入。种植体规格分别为3.75mm×18mm，3.75mm×15mm，3.75mm×15mm，3.75mm×15mm，3.75mm×15mm，3.75mm×18mm，3.75mm×13mm，3.75mm×13mm，3.75mm×13mm，3.75mm×13mm，3.75mm×18mm。

（7）即刻修复：术后第3天，取非开窗式初印模，灌注初模型。丙烯

作者单位：上海交通大学医学院附属第九人民医院
通讯作者：吴轶群；Email: yiqunwu@hotmail.com

酸树脂将种植体水平转移杆连接固定，断开连接杆之间的连接形成个性化转移体。制作开窗式个别托盘，将转移杆连接固定，开窗式硅橡胶取模，灌注石膏模型，颌位记录、面弓转移、制作蜡堤、预排牙，患者口内检查咬合关系丰满度。制作树脂临时修复体并与修复基台粘接，形成一段式螺丝固位的临时修复体。

（8）术后3个月复诊，拍摄平行投照根尖片，种植体骨稳定度，修复体无松动，软组织无异常，根尖片及全景片显示种植体骨结合良好，未见明显骨吸收变化。经过取模、颌位记录，设计并制作永久修复体。口内试戴修复体支架，确认修复体实现被动就位。完成CAD/CAM一体式纯钛切削支架+二氧化锆修复体，行种植体支持式螺丝固位的一段式固定桥永久修复。

二、结果

上颌常规植入4颗种植体、倾斜植入2颗种植体，下颌常规植入6颗种植体，临时固定义齿即刻负载。术后3个月，12颗种植体均形成骨结合。最终修复6个月后复查显示种植体骨结合稳定、牙龈无红肿，修复体咀嚼及美观功能良好。患者对牙列和颌面形态恢复程度满意。

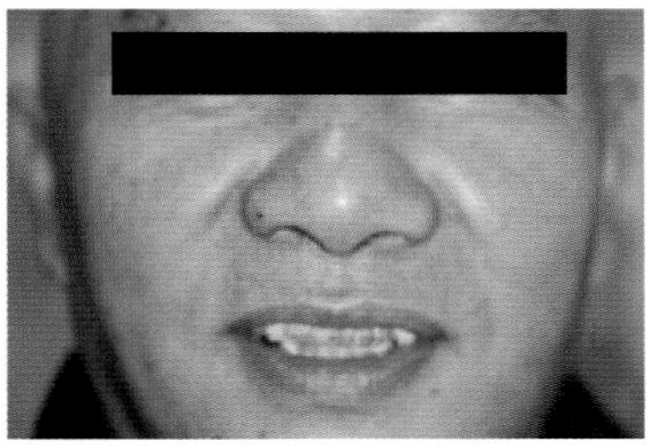
图1 术前口外像

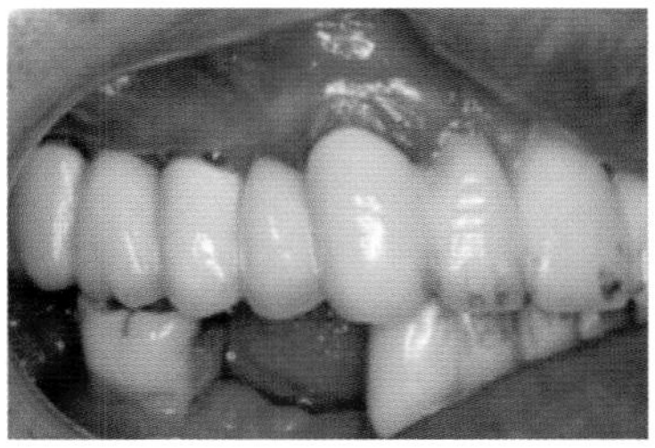
图2 术前口内右侧像

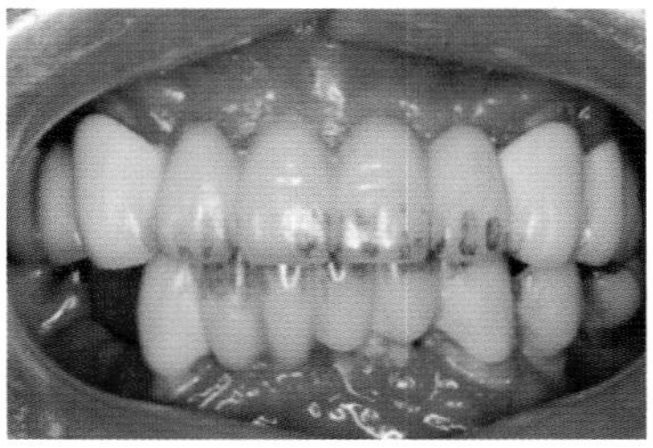
图3 术前口内正面像

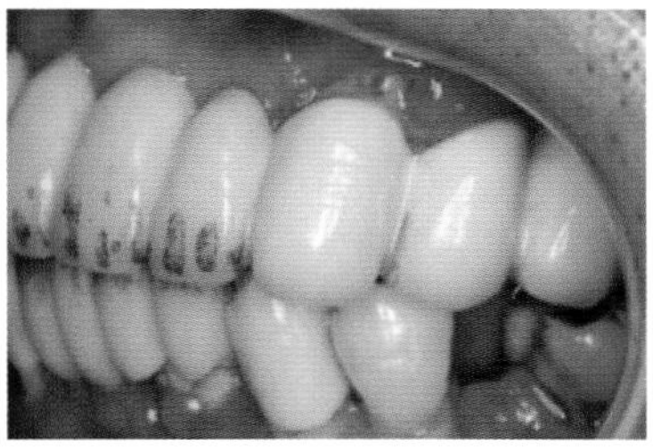
图4 术前口内左侧像

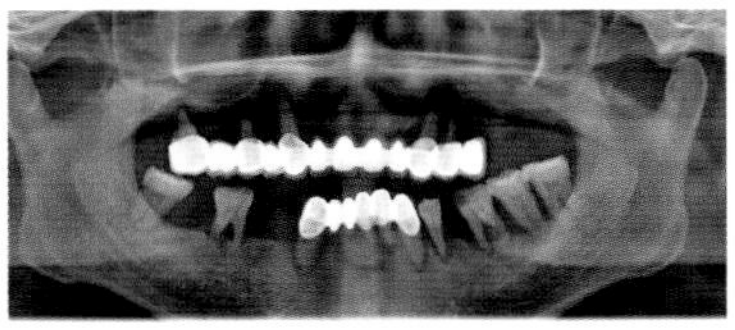
图5 术前曲面断层片

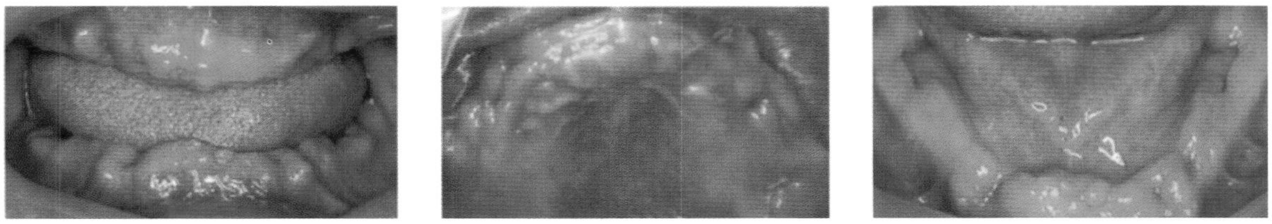
图6～图8 上下颌弓形态较为协调，颌间距离可，上下颌缺牙区牙槽嵴形态较为丰满

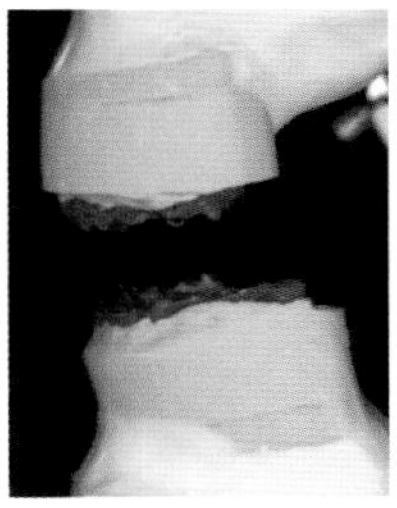
图9 转移颌位关系

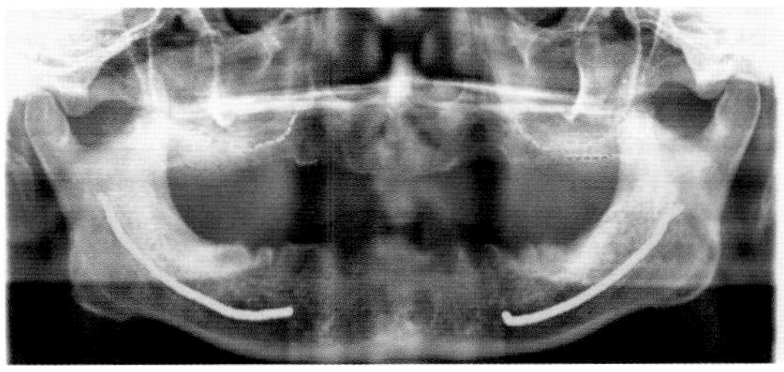
图10 术前CBCT

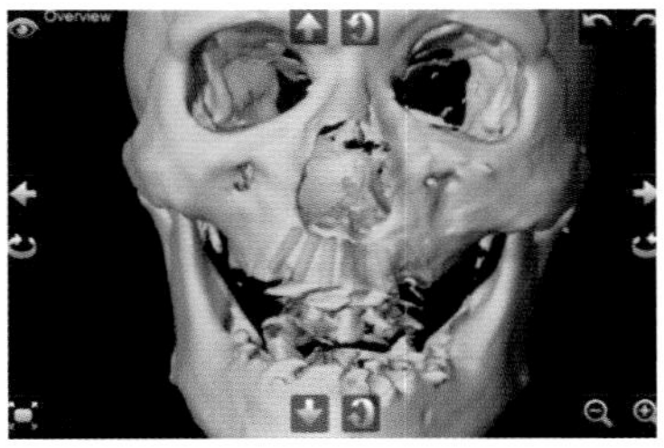

图11 术前设计1

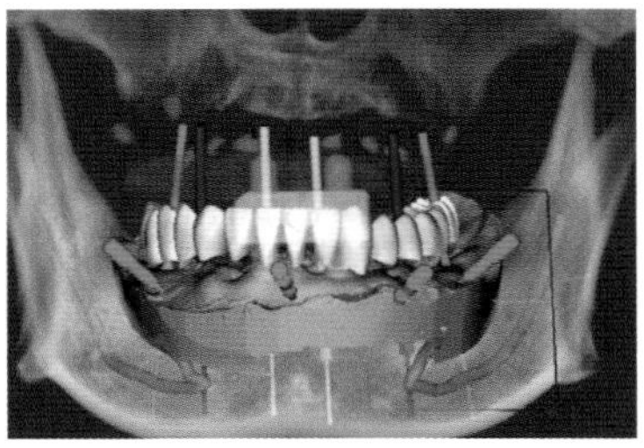
图12 术前设计2

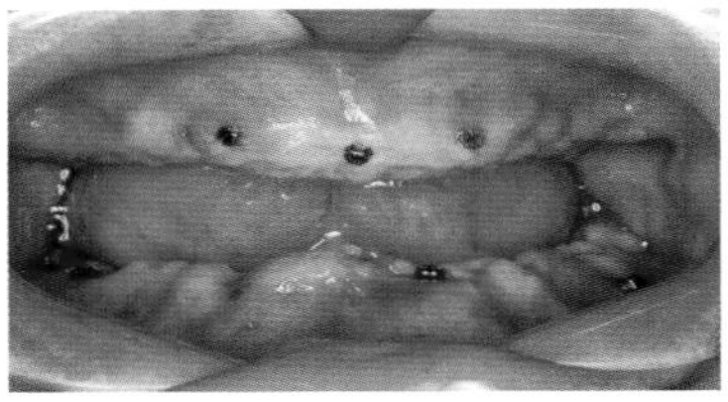
图13 固定标志物

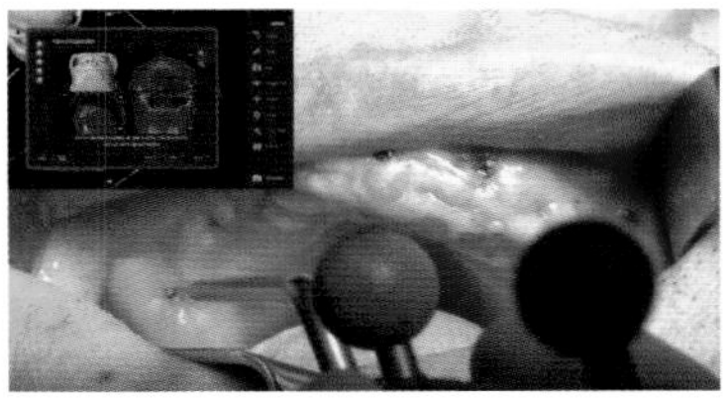
图14 三维空间配准

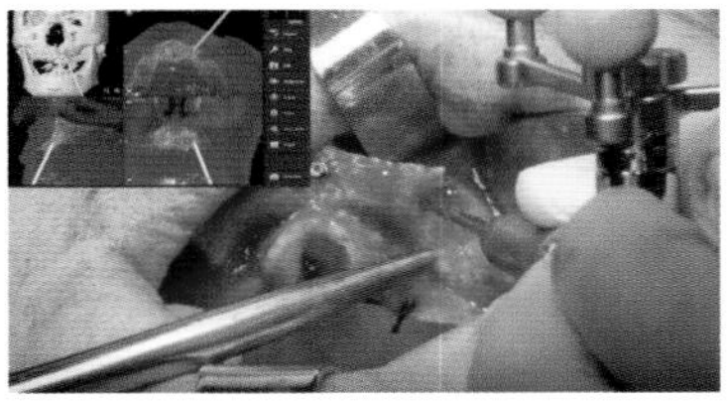
图15 导航下预备种植物

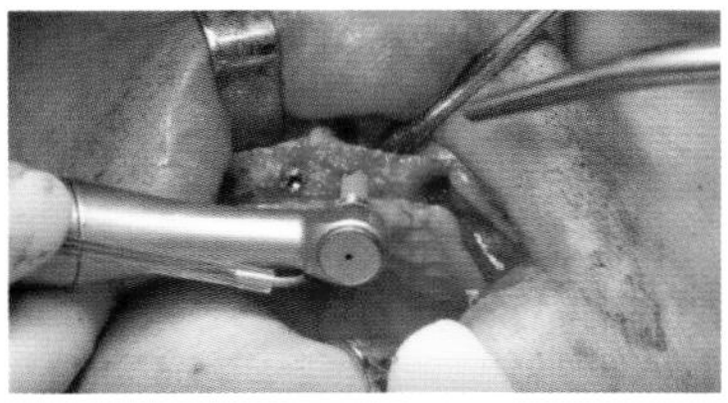
图16 植入种植体

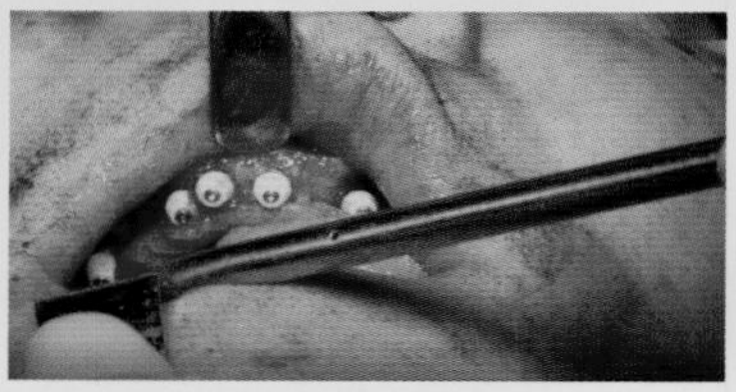
图17　安装复合基台保护帽

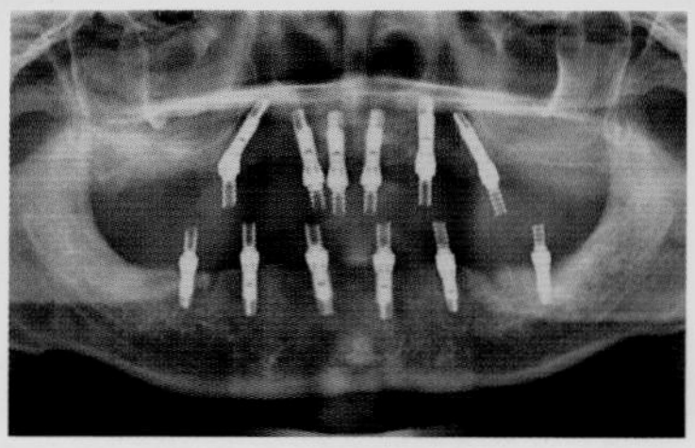
图18　种植后曲面断层片

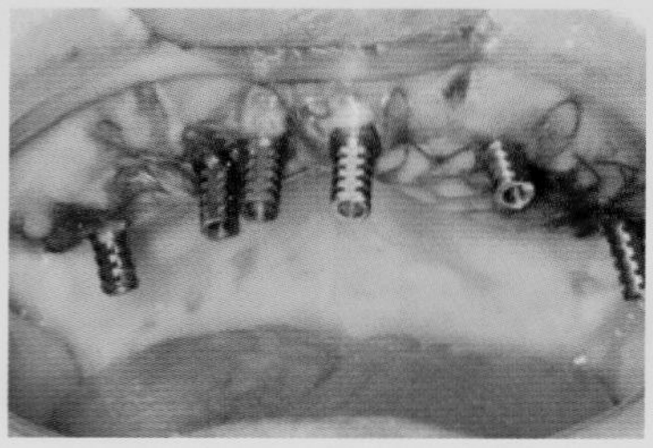
图19　即刻修复1

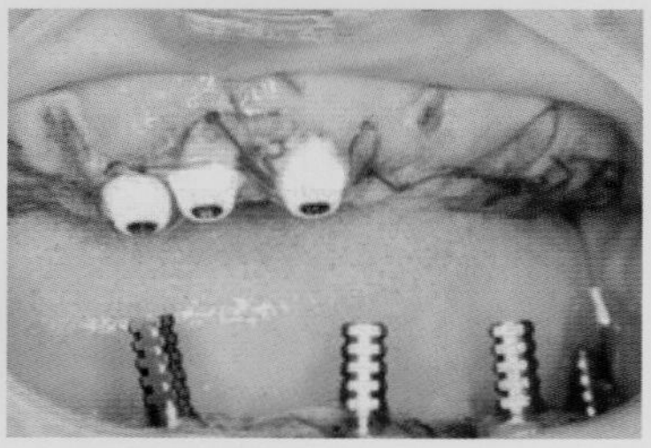
图20　即刻修复2

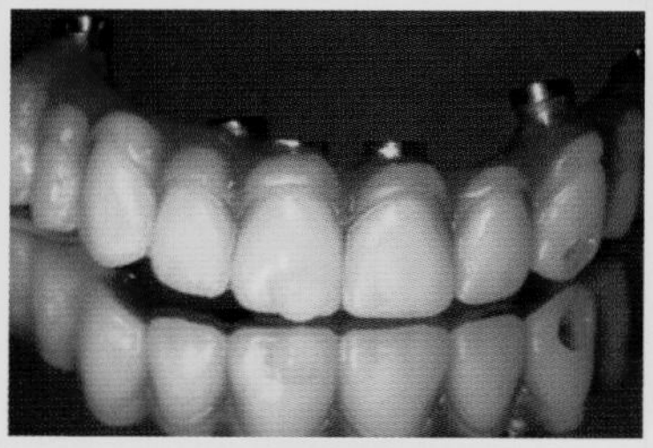
图21　即刻修复3

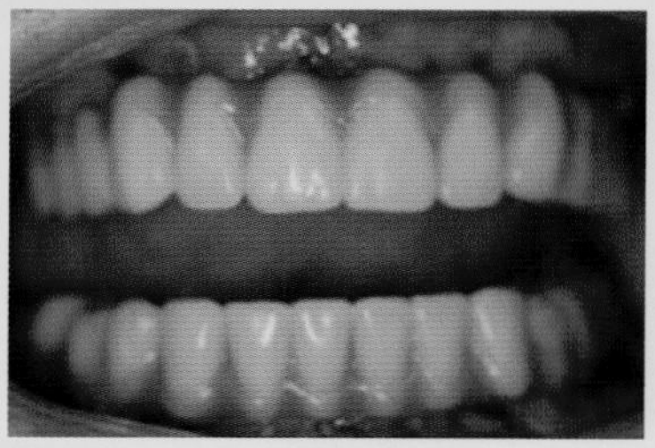
图22　即刻修复4

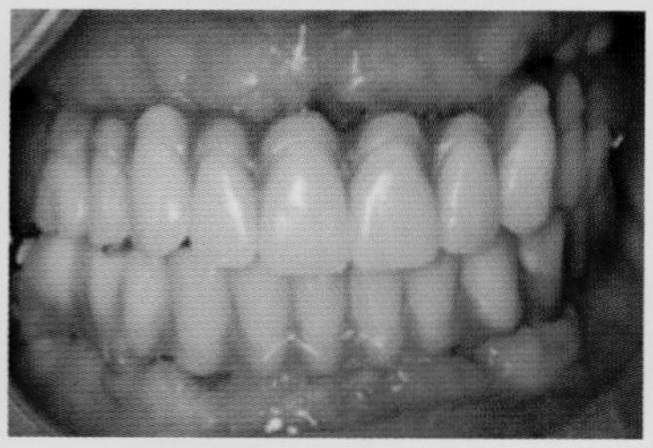
图23　即刻修复5

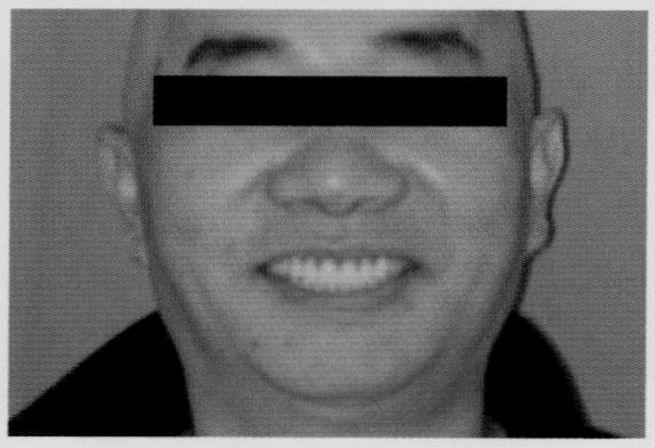
图24　即刻修复6

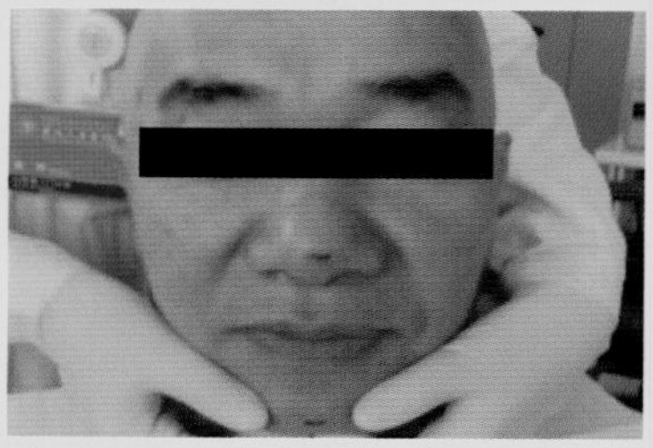
图25　确认患者CR位

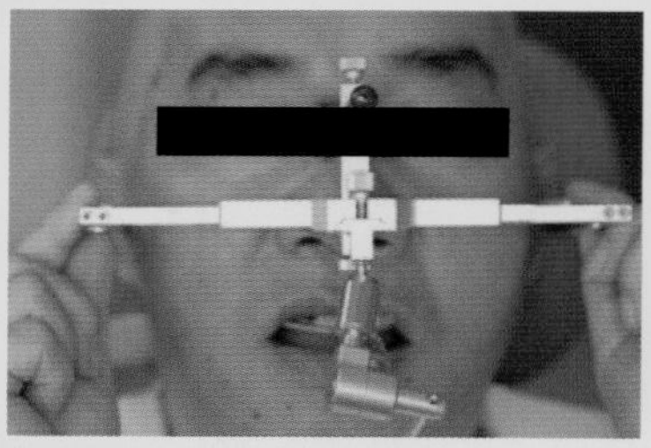
图26　面弓转移

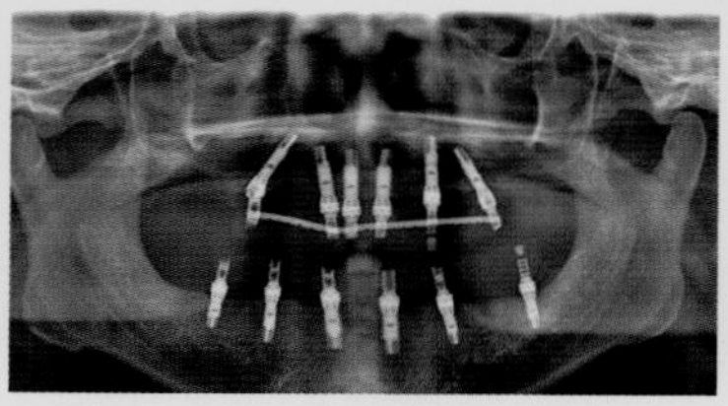
图27　种植术后3个月曲面断层片

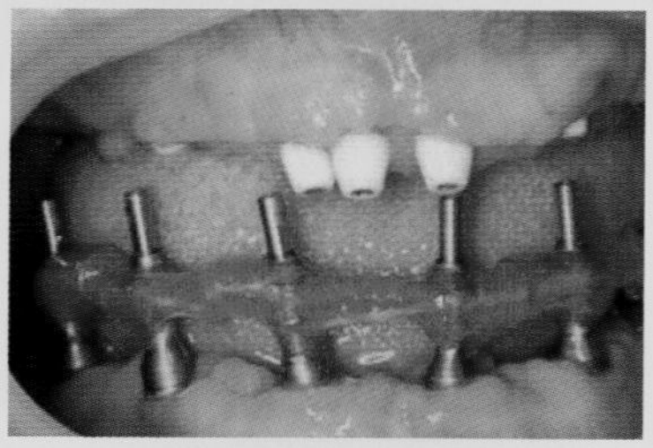
图28　最终义齿的制作与佩戴1

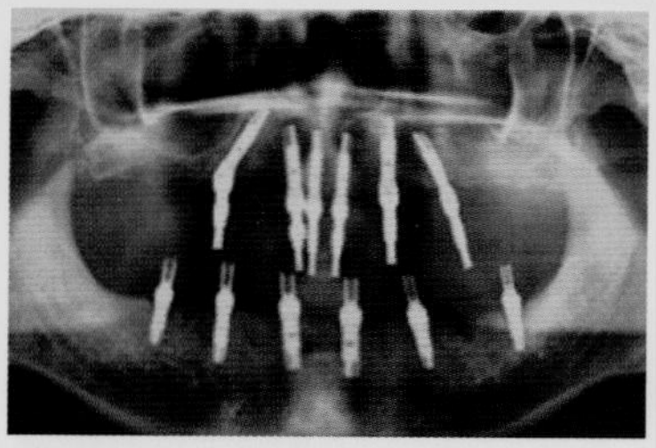
图29　最终义齿的制作与佩戴2

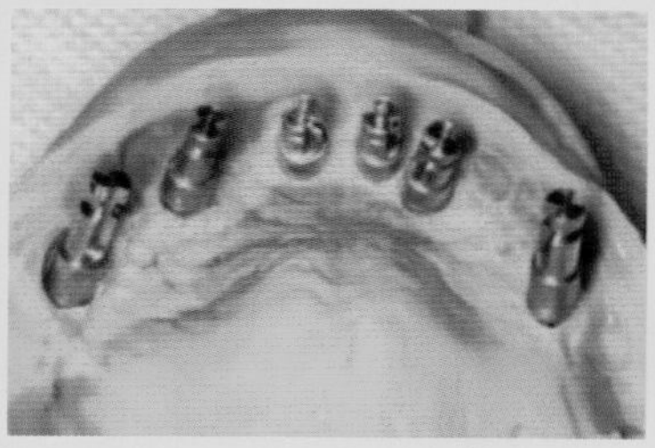
图30　最终义齿的制作与佩戴3

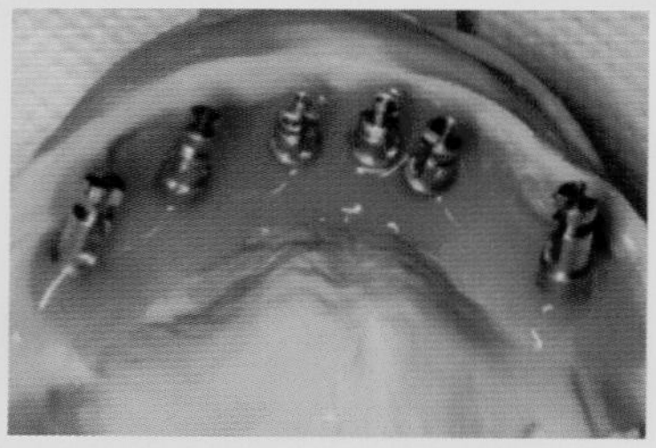
图31　最终义齿的制作与佩戴4

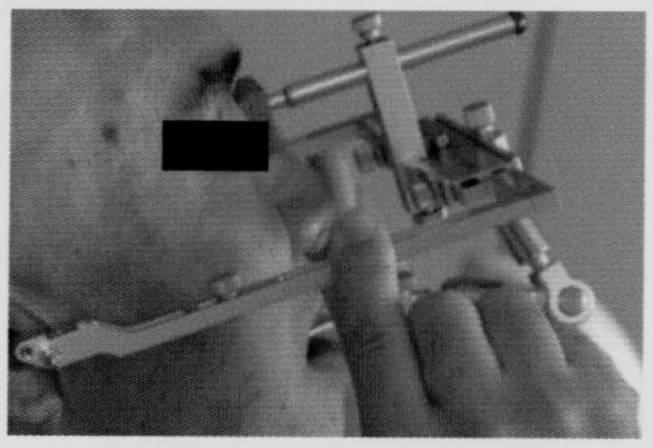
图32　最终义齿的制作与佩戴5

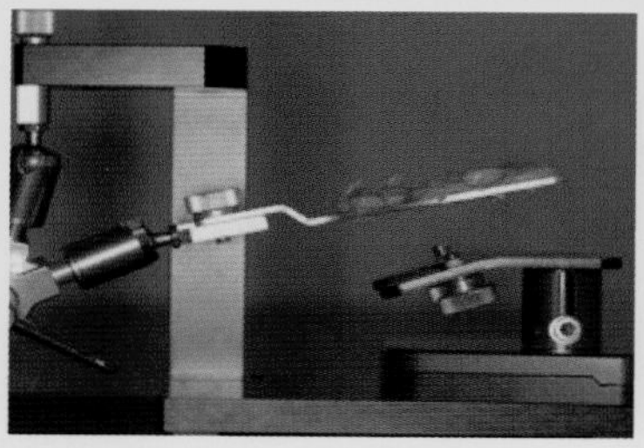
图33　最终义齿的制作与佩戴6

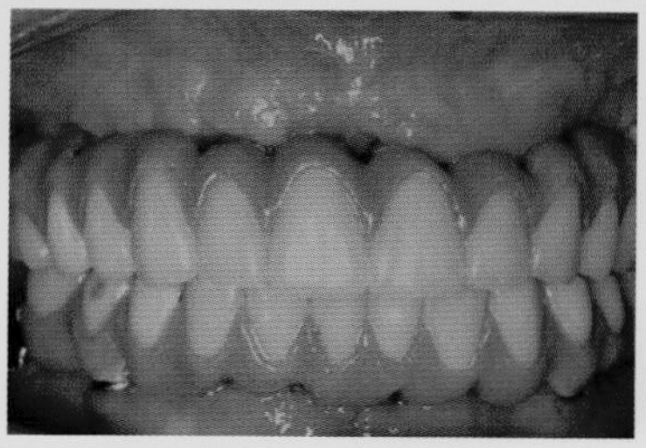
图34　最终义齿的制作与佩戴7

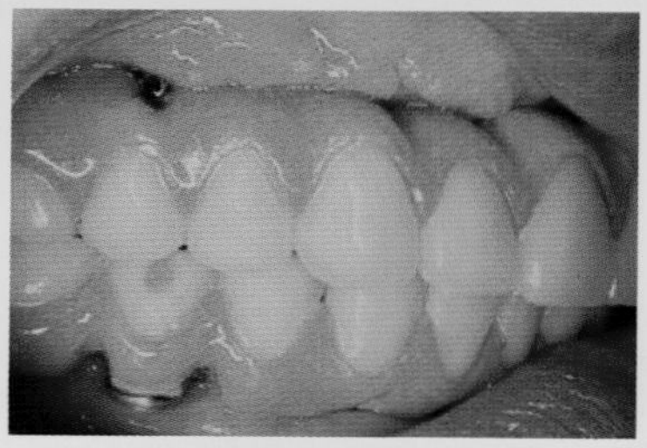
图35　最终义齿的制作与佩戴8

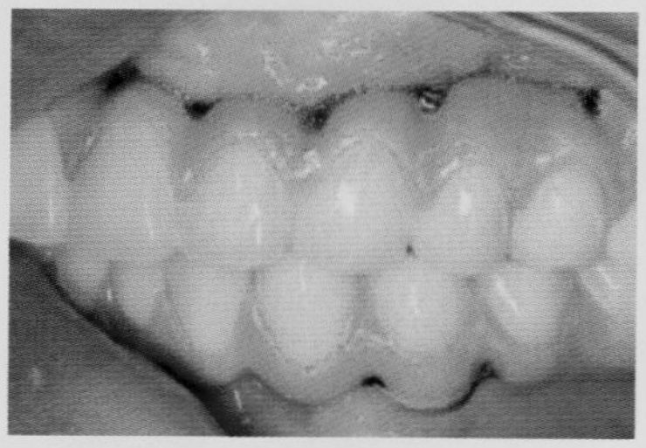
图36　最终义齿的制作与佩戴9

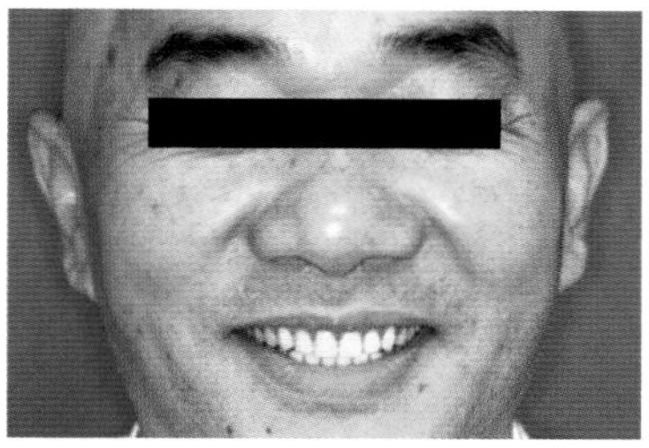

图37　最终修复后口外像

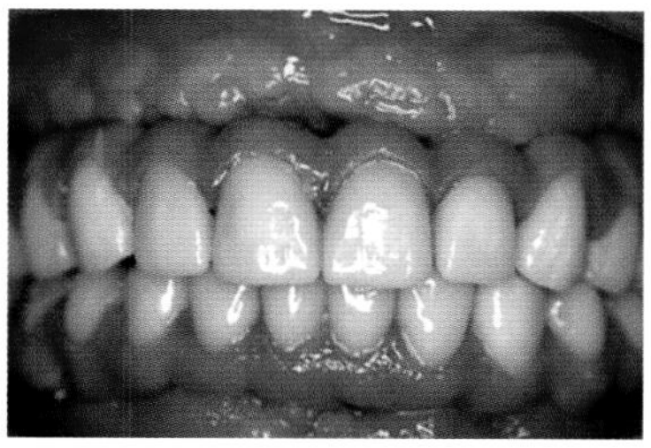

图38　术后9个月口内正面像

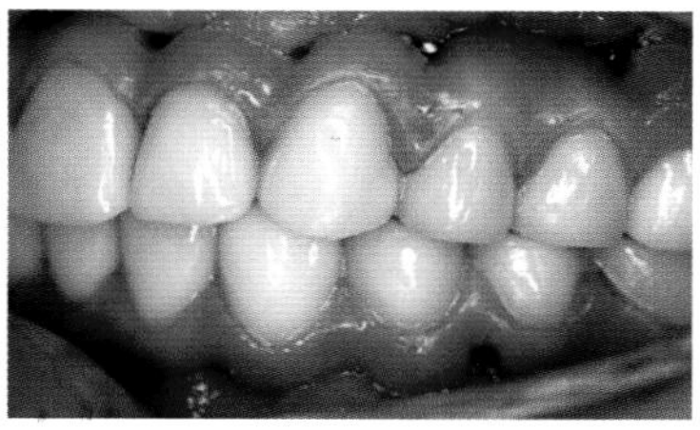

图39　术后9个月口内左侧像

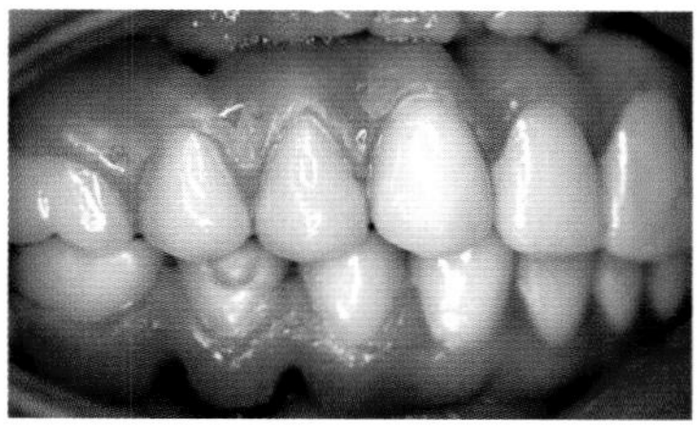

图40　术后9个月口内右侧像

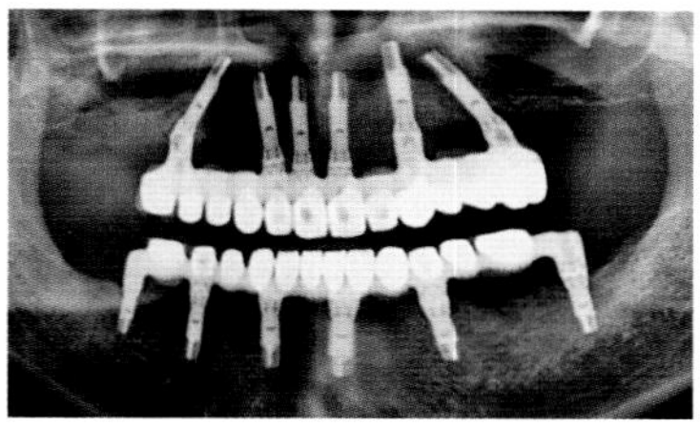

图41　术后9个月曲面断层片

、讨论

1. 即刻负载　种植体良好的初期稳定性是即刻负载获得成功的关键因。需要严格限制其适应证：种植区有足够的骨量，骨的类型要求Ⅰ~Ⅲ类；种植体植入扭力＞35N；种植体长度＞10mm，直径＞3.5mm；即刻负的种植体在牙弓上的理想分布形态应为弧形，此分布可以限制即刻负重时植体产生的微小动度，而这种微小动度被认为是种植体骨结合失败的高风因素。

2. 术中实时导航技术（动态导航）　实时导航技术是另一种数字化方法。手术导航通过配准虚拟手术模型与实际手术对象的三维空间坐标，实现手术规划与手术对象的点对点映射。借助动态导航系统，术者可以实现手术器械的实时定位，以调整、控制预备路径，既可以精准按照术前规划植入种植体，也可以在术中调整种植方案，优化手术流程。

本病例在实时导航的帮助下，顺利于上下颌共计植入12颗种植体，避开了上颌窦、下颌神经管等重要解剖结构，节省了临床时间，术后又进行了种植义齿的即刻负载，缩短了患者的缺牙时间、提高患者的舒适度。

参考文献

[1] Lorezoni M, Pertl C, Zhang K, et al. In patient comparison of immediately loaded and nonleaded implants within 6 months[J]. Clin Oral implants Res, 2003, 14(3):273–279.
[2] Gapski R, Wang HL, Mascarenhas P,et al. Critical review of im–mediate implant loading[J]. Clin Oral Implants Res, 2003, 14: 515–527.
[3] Horiuchi K, Uohida H, Yamamoto K,et al. Immediate loading of Brånemark system implants following placement in edentulous patients: a clinical report [J]. Int J Oral Maxillofac implants, 2000, 15(6):824– 830.
[4] 于德栋，黄伟，张志勇，等. 数字化技术在种植外科中的应用[J]. 中国实用口腔科杂志，2016, 9(1):10–14.

重度牙周炎即刻种植即刻负载病例1例

聂鹤鹏 汤春波 吴煜农 刘堃 刘琳

摘要

目的：本文是1例重度牙周炎患者采用即刻种植即刻负载的病例，详细介绍具体治疗过程，探讨牙周炎患者种植修复方案，为临床提供参考。**材料与方法：**以2014年来我院就诊的1例重度牙周炎患者为研究对象，对患者进行病史询问及口腔检查，拍摄CBCT，最终制订种植方案。上下颌多颗松动患牙拔除后应用Bio-Oss、Bio-Gide进行骨增量，同期种植，术后即刻临时修复。软硬组织完全愈合后，通过两步法印模技术精确复制种植位点及穿龈轮廓外形，面弓、殆架精确转移咬合关系，CAD/CAM切削制作一体化纯钛支架，氧化锆全瓷冠完成最终修复。**结果：**17颗种植体植入并修复后均无感染、松动，骨结合良好，未见明显病理性骨吸收，无种植体周围炎，软组织健康，修复后美学效果良好，功能恢复佳，患者对最终修复效果非常满意。**结论：**重度牙周炎患者在拔牙后即刻种植、临时修复体即刻负载、CAD/CAM技术制作切削纯钛支架，该治疗方案明显缩短治疗疗程，无缺牙期，最大限度减轻了患者的不适。运用正确的种植方式、修复方法，可减少重度牙周炎患者的牙槽骨吸收，并获得理想的修复效果。

关键词：牙周炎；即刻种植；即刻负载；CAD/CAM切削支架

牙周病是导致我国成年人牙齿缺失的首要原因，牙周炎引起牙槽骨吸收、牙龈萎缩、余留牙状况差，给传统修复带来困难，种植义齿成为首选修复方案。而牙周病患者种植条件的特殊性及种植术后风险增高，都增加了牙周病患者种植的难度。按照传统的种植修复理念，松动牙拔除2～3个月后才能进行种植手术，种植手术后再经过3～6个月的无负载愈合期，才能进行永久修复。对于重度牙周病患者，如此长的治疗周期无疑会严重影响生活质量。但只要牙周病患者种植术前的牙周状况得到良好控制，手术操作中严格要求并通过相应的骨增量技术，术后得到良好的牙周维护，也能达到令人满意的近、远期临床效果。

一、材料与方法

1. 病例简介 65岁男性患者。因全口牙齿松动，无法咀嚼，影响正常发音及美观，于2014年3月来我科就诊，希望采用种植固定修复方法恢复美观和功能。患者上颌前牙松动曾在牙周基础治疗后行树脂牙周夹板固定，现松动加剧。有数十年吸烟史，平均每日吸烟20支。无全身系统性疾病，无药物、材料过敏史，无夜磨牙。口外检查口腔颌面部对称，张口度正常。口内检查12、11、21、22树脂夹板固定，牙龈退缩红肿，牙根暴露，13、14、15固定桥修复，33、34、35固定桥修复。16、17、27、31、32、37、47缺失，全口卫生条件差，牙龈不同程度退缩。23～26牙周情况尚可，余牙松动Ⅲ度，无保留价值。CBCT检查显示，上下颌牙槽骨重度水平性吸收，15及33根尖区大面积低密度影，左上后牙区牙槽骨轻度吸收。

作者单位：南京医科大学附属口腔医院
通讯作者：聂鹤鹏；Email: arthur1487511@sina.com

2. 诊断 上下颌牙列缺损；慢性牙周炎；15、33根尖周炎。

3. 治疗计划 患者对美观和功能要求较高，无缺牙期，拟行上下颌动牙拔除后即刻种植即刻负载。上颌：保留左上颌23、24、25、26，拔余留松动牙。下颌：拔除全部松动牙。拔除患牙后上颌植入7颗，下颌植10颗种植体，同期放置复合桥基合，骨缺损处植骨，覆盖胶原膜。术后刻取模制作临时修复体，即刻负载。最终CAD/CAM制作螺丝固位一体化削纯钛支架，二氧化锆全瓷单套冠粘接固定修复。

4. 治疗过程（图1～图54） 术前上下颌取模，拍摄CBCT，制作术导板。局麻下拔除患者口内所有无保留价值的患牙，梯形切口全厚黏膜翻瓣，彻底搔刮牙槽窝，清除肉芽组织及牙周膜。15根尖周炎骨破坏重，根尖区骨壁穿通。上颌在17、16、14、13、11、21、22处植入7NobelActive种植体，采用Bio-Oss进行水平骨增量，可吸收胶原膜BioGide覆盖骨移植物，修复骨缺损，使牙槽嵴顶平整。植体上放置多牙桥台及保护帽，严密缝合。拔除下颌牙后，利用未拔除的36固定下颌导板定点，种植窝洞逐级预备，植入10颗NobelActive种植体，骨粉+胶原膜复牙槽骨缺损。术后软组织缝合，聚醚开窗取模，利用模型树脂+钢丝将植体转移杆连接成一个整体，一是防止种植体松动移位，二是增加取模准性。利用手术导板确定颌间距离制作临时修复体。1周后拆线，见创口愈良好，同时佩戴临时义齿。

术后5个月，种植体骨结合良好，牙龈无明显红肿，植体无松动。患自觉临时义齿使用舒适，美观恢复良好，咀嚼无肌肉酸痛。O-bite硅橡记录临时义齿咬合关系，面弓转移。采用谢菲尔德二次印模法，制取初印并灌注石膏模型，上下颌制作个别托盘，口外石膏模型上安装转移杆，技室制作钢丝强化树脂夹板，成形后分段截开夹板，释放内部应力，口内转就位，模型树脂重新连接，全景片显示转移杆完全就位，个别托盘聚醚开式制取终印模。利用之前制取的咬合关系将终模型准确转移至可调𬌗架，用石膏固定。

术后6个月，技工室制作一体化支架树脂义齿试戴，口内检查修复体被就位，咬合关系正常。以该义齿为模板，计算机扫描设计，制作一体化切纯钛支架作为最终修复体。

术后8个月，种植体获得良好稳定性，牙龈无红肿。经过多次取模，确颌位记录，试戴树脂牙等多个步骤，CAD/CAM技术制作种植体支持一体支架口内试戴能被动就位，35N·cm拧紧中央螺丝。因牙周炎导致牙槽骨收严重，颌间距离大，支架龈方利用粉红色龈瓷恢复牙龈美观。二氧化锆瓷冠预留针眼，记录支架中央螺丝孔位置，便于日后拆卸。单套冠粘接就位后检查咬合，同期制作咬合垫。最终修复体红白美学恢复良好，咀嚼功能强。

二、结果

种植外科导板的使用能提高外科手术的精确度，减少手术并发症。通过对拔牙窝内肉芽组织清理及Bio-Oss、Bio-Gide等引导骨组织增量技术和材料的应用，为牙周病患者种植治疗提供良好的骨组织基础。多次精准印模、面弓、可调式𬌗架的应用以及技工的及时配合，使患者美观和功能得到及时恢复，有力保障修复体一次性准确被动就位，获得成功。术后1年，患者使用良好，无明显不适，曲面全景片显示无明显牙槽骨吸收。

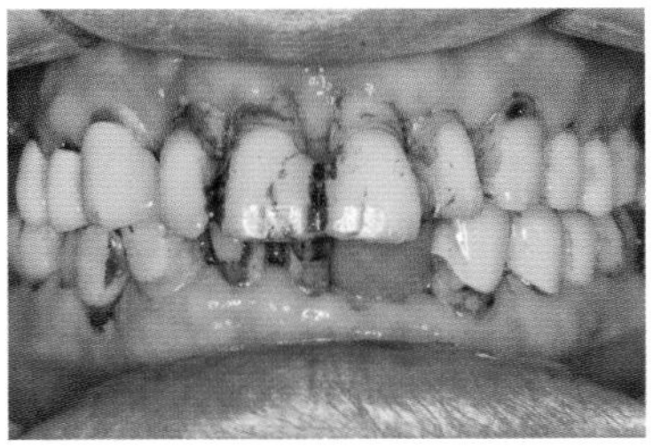

图1　口内正面像

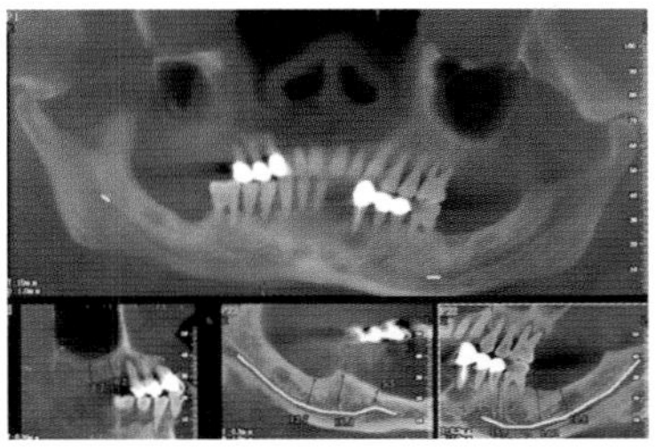

图2　术前CT

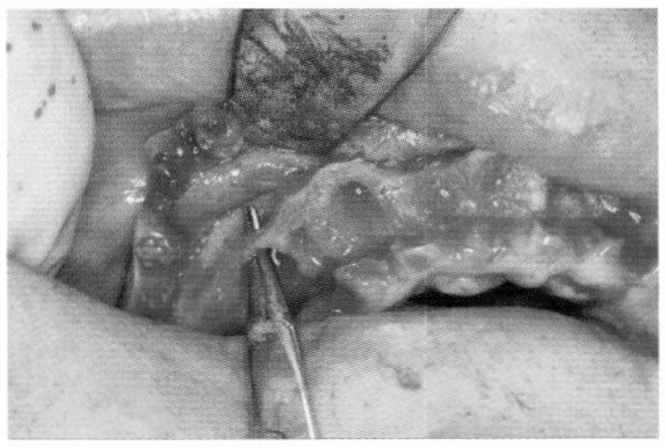

图3　上颌翻瓣后拔除松动牙，搔刮牙槽窝，15颊侧根尖区骨壁穿通

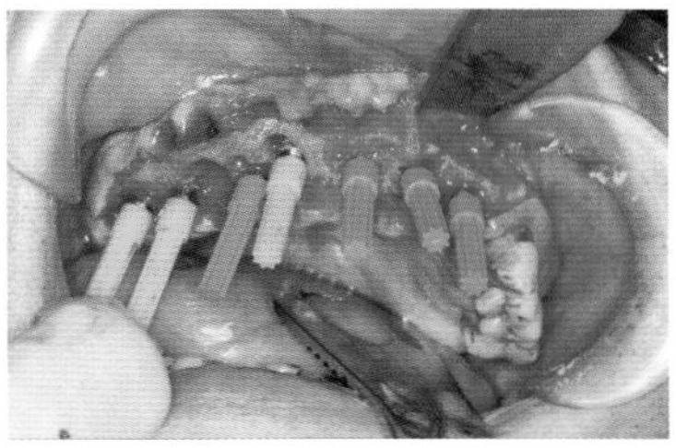

图4　上颌种植体植入后导向杆显示方向

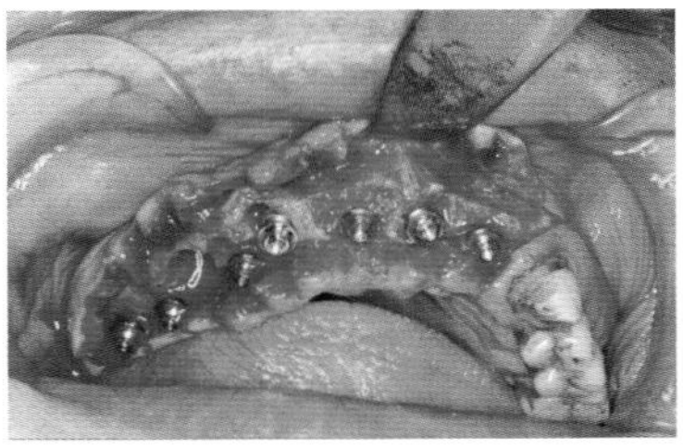

图5　放置多牙桥基台

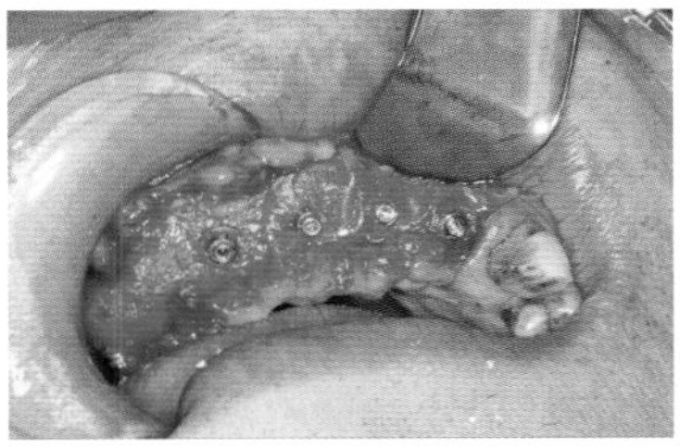

图6　骨粉+胶原膜骨增量

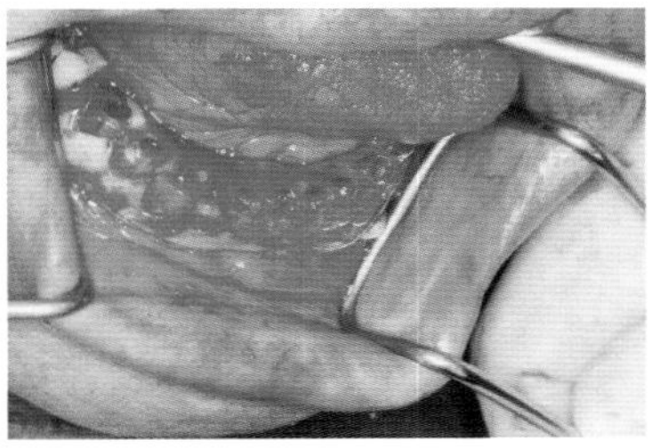

图7　下颌手术导板就位

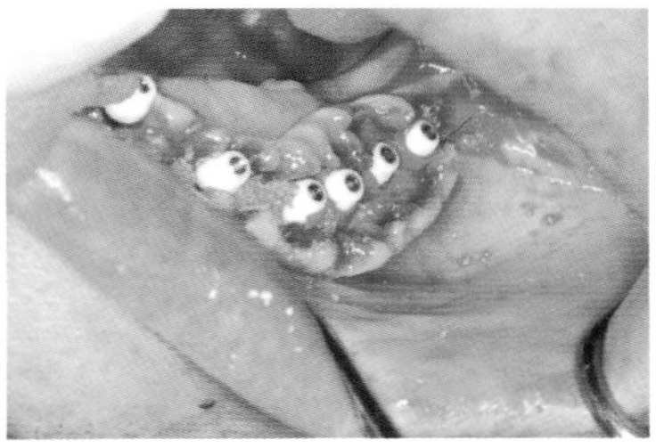

图8　下颌种植体植入，连接多牙桥基台后上保护帽

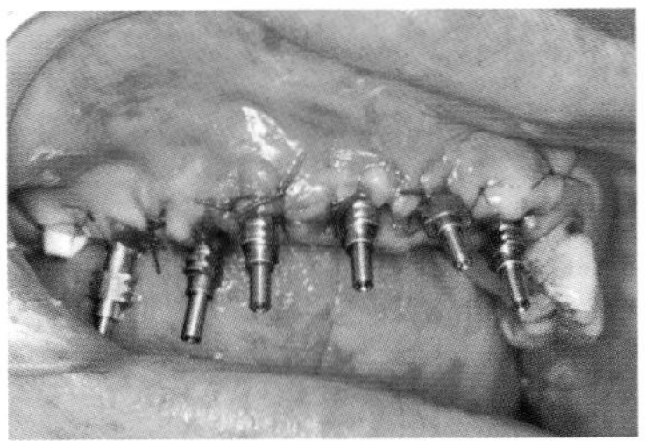

图9　转移杆就位，基台水平取模

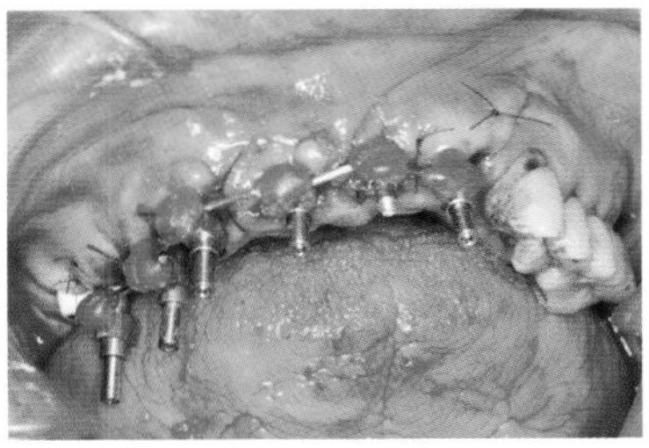

图10　钢丝、模型树脂连接转移杆

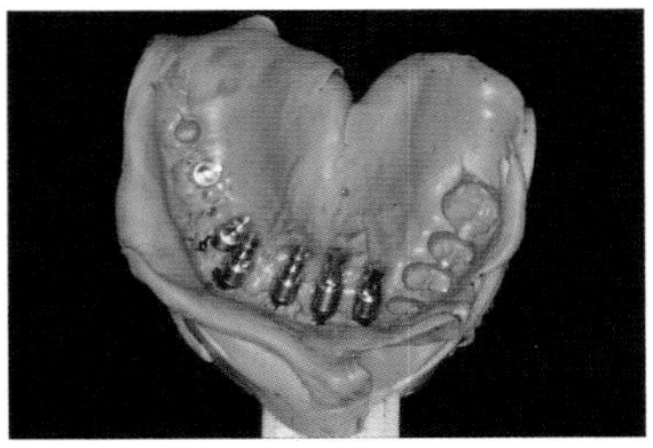

图11　上颌印模

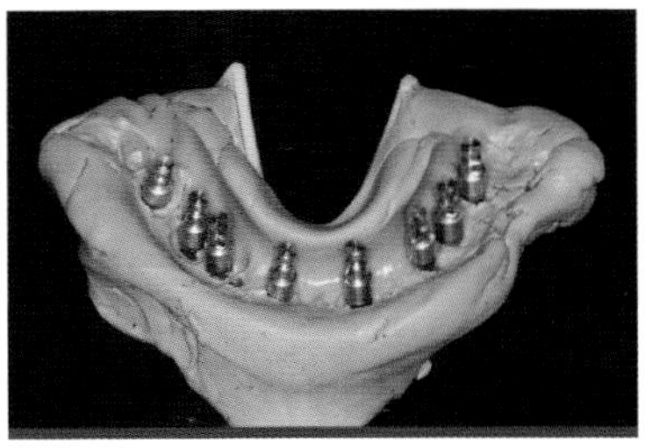

图12　下颌印模

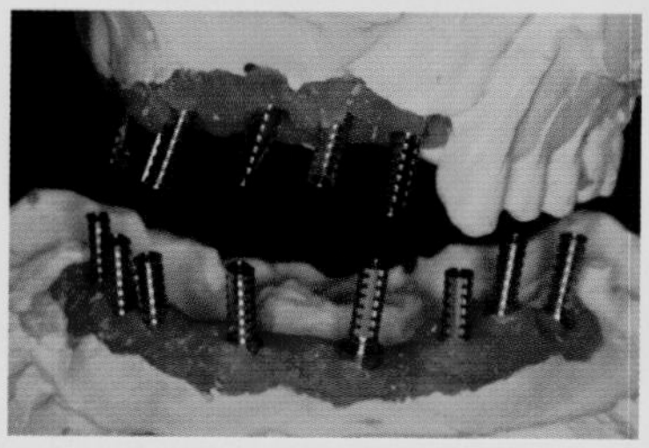
图13　安放临时基台，制作临时修复体

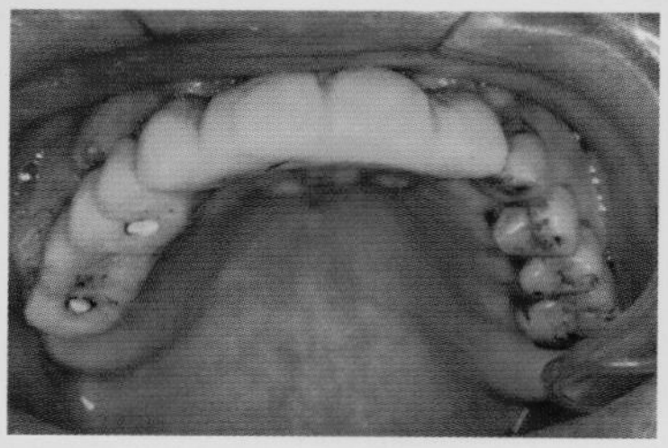
图14　上颌临时修复体口内像

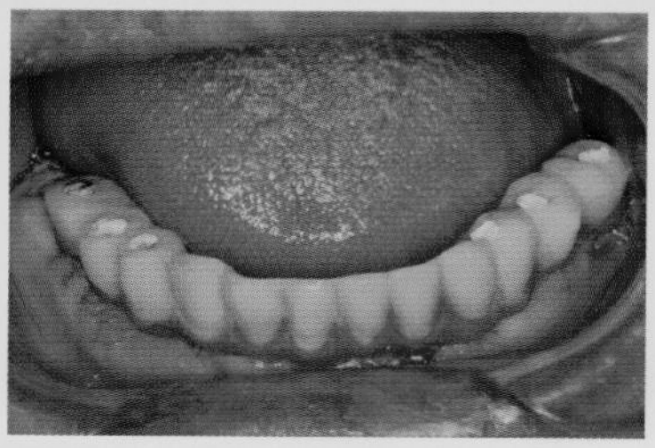
图15　下颌临时修复体口内像

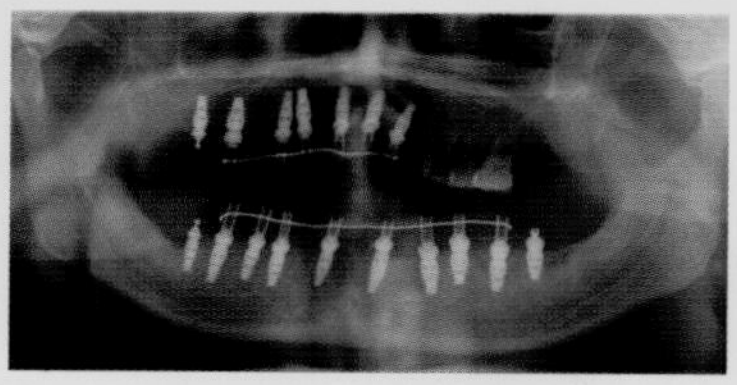
图16　曲面断层片显示临时修复体完全就位

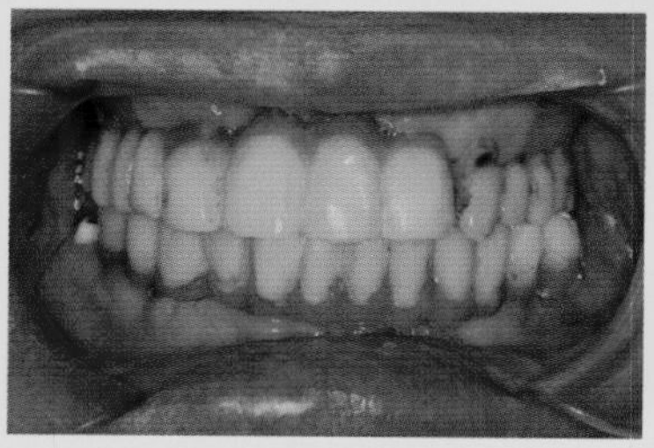
图17　术后5个月复查，临时修复体口内像

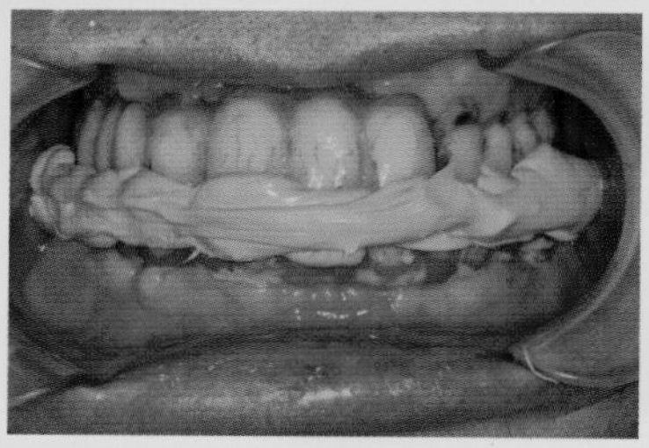
图18　O-bite记录临时牙咬合关系

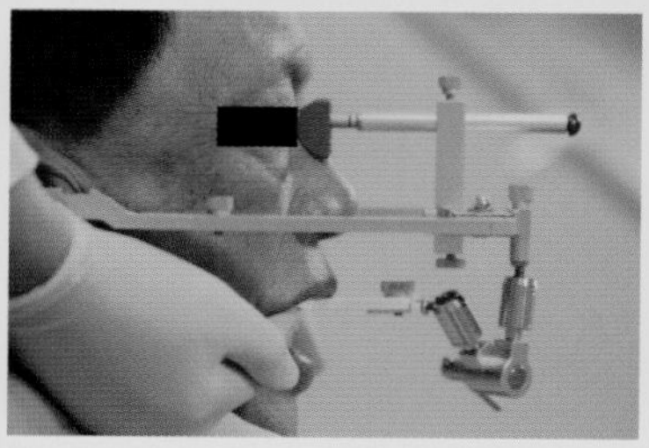
图19　面弓转移

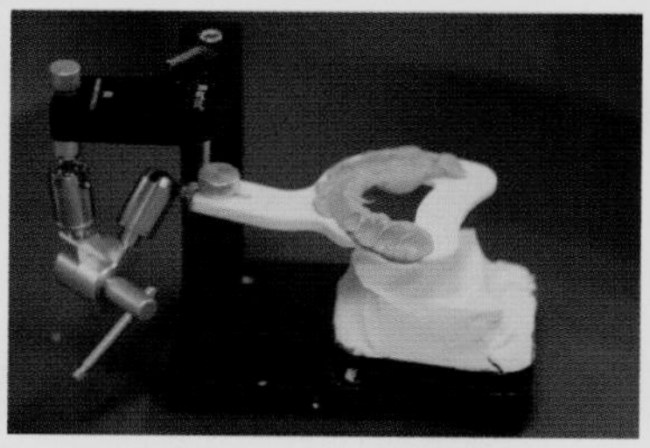
图20　咬合关系固定至𬌗架

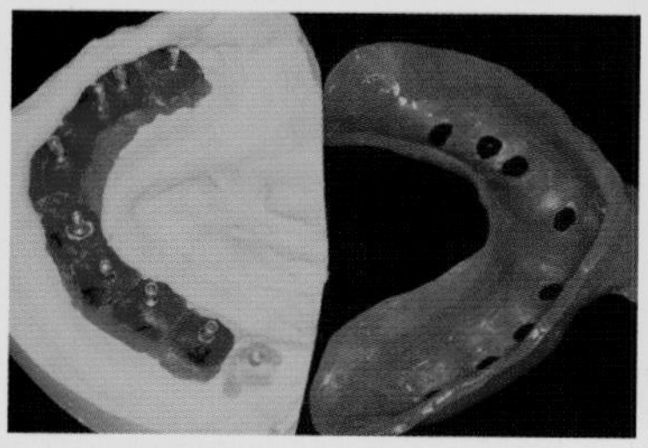
图21　制作个性化托盘和个性化转移杆

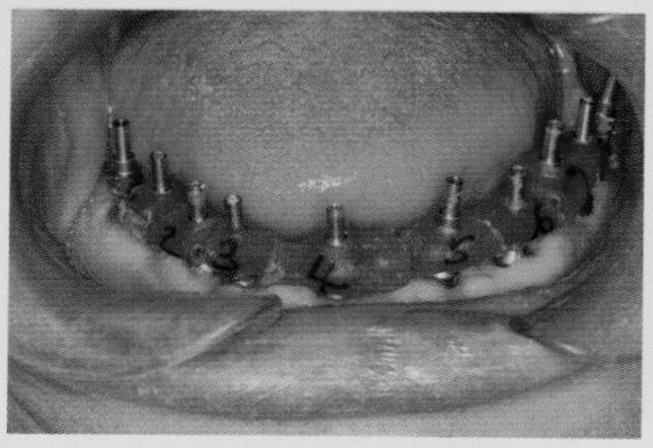
图22　下颌个性化转移杆就位

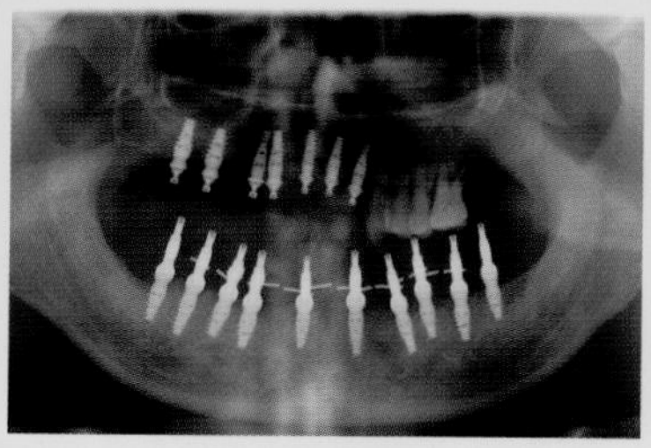
图23　曲面断层片显示下颌转移杆完全就位

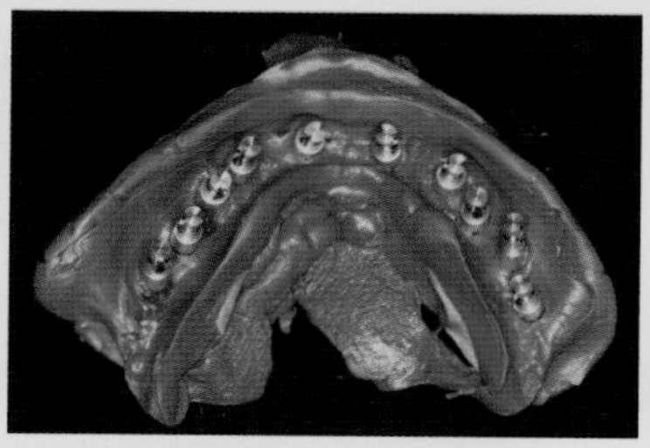
图24　下颌终印模

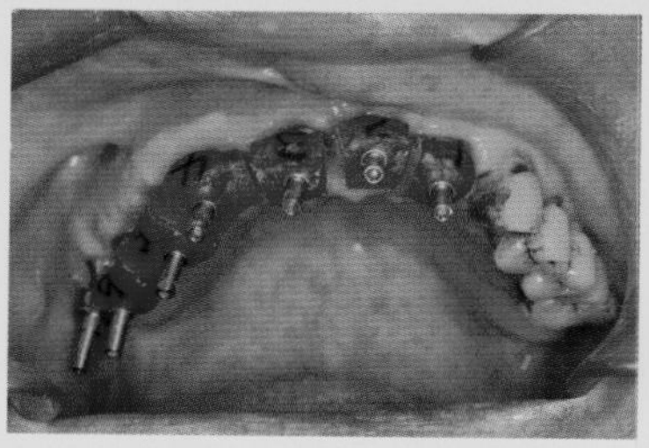
图25　上颌个性化转移杆就位

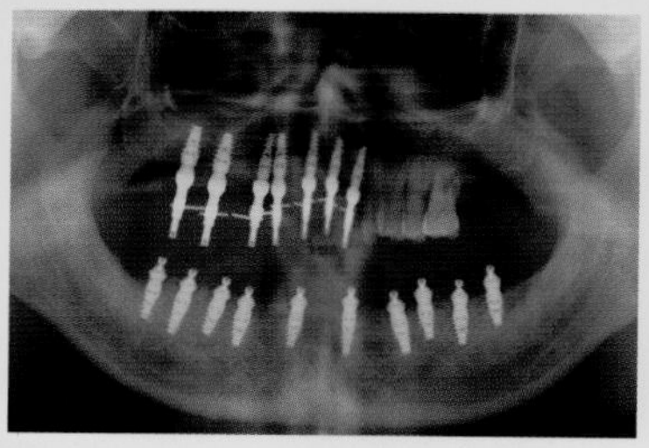
图26　曲面断层片显示上颌转移杆完全就位

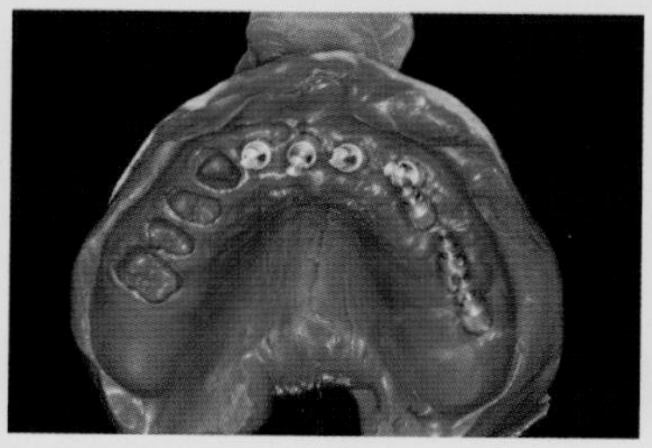
图27　上颌终印模

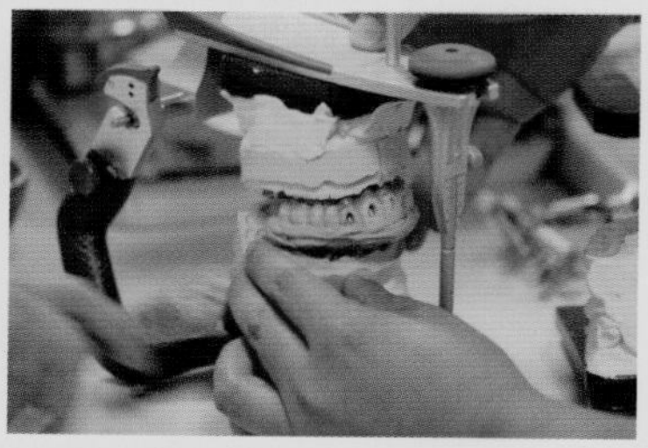
图28　灌注终印模模型，上𬌗架

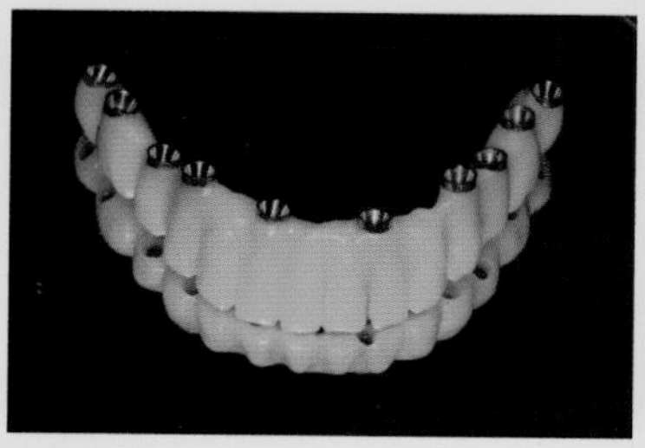
图29　下颌美学模型

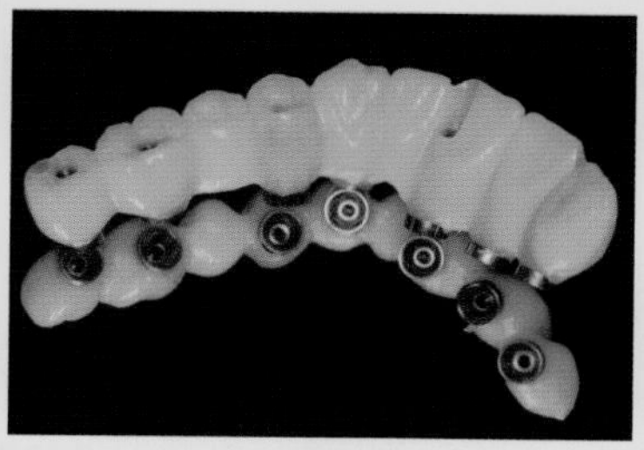
图30　上颌美学模型

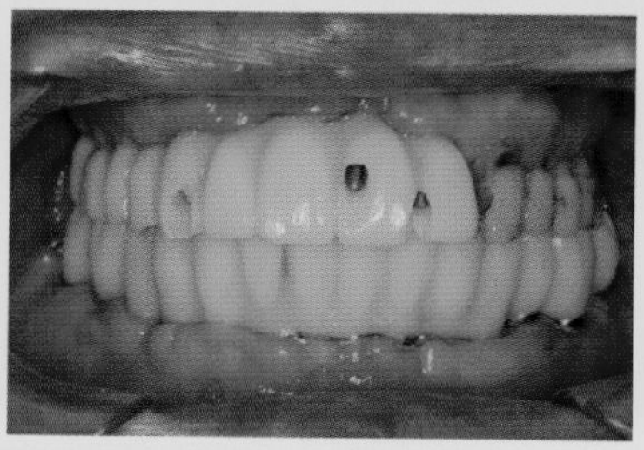
图31　美学模型咬合正面像

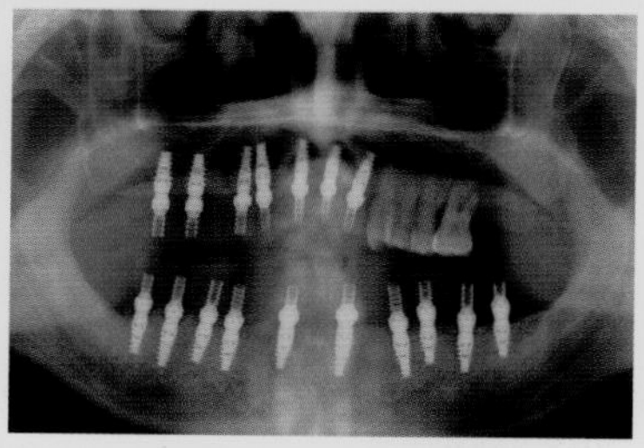
图32　曲面断层片显示美学模型完全被动就位

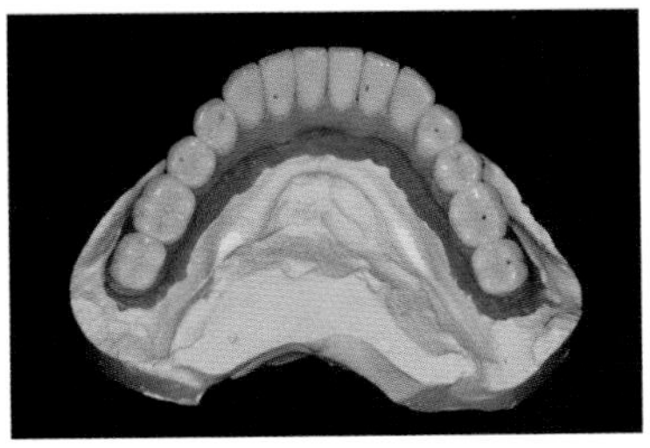
图33　下颌最终修复体

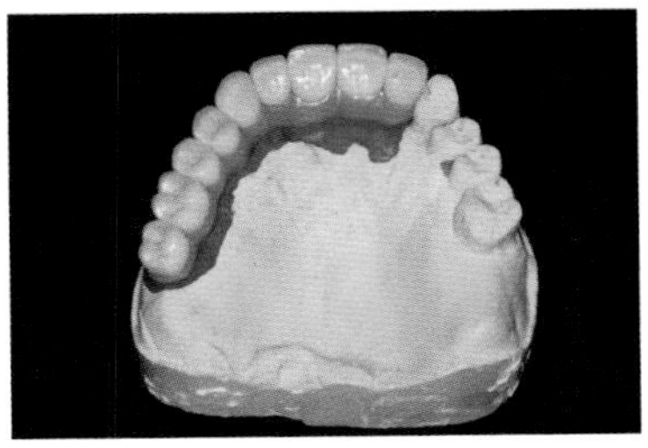
图34　上颌最终修复体

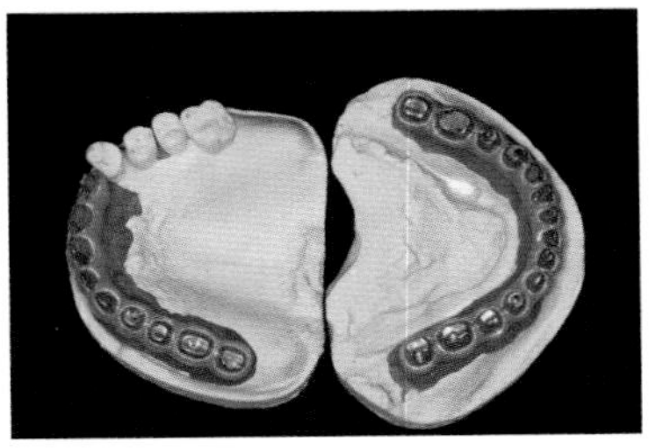
图35　CAD/CAM切削钛支架

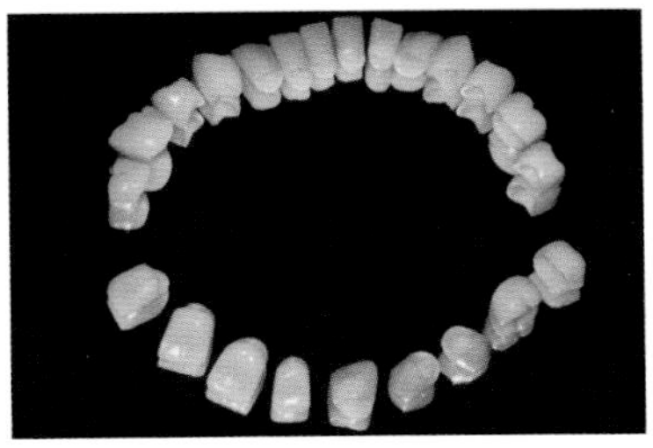
图36　上下颌二氧化锆全瓷冠

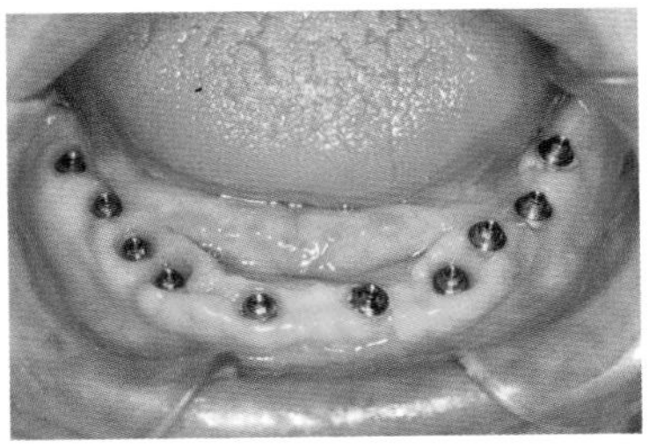
图37　术后8个月下颌口内像

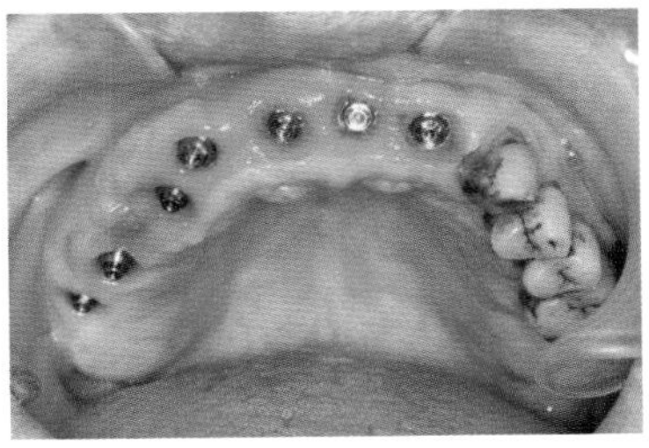
图38　术后8个月上颌口内像

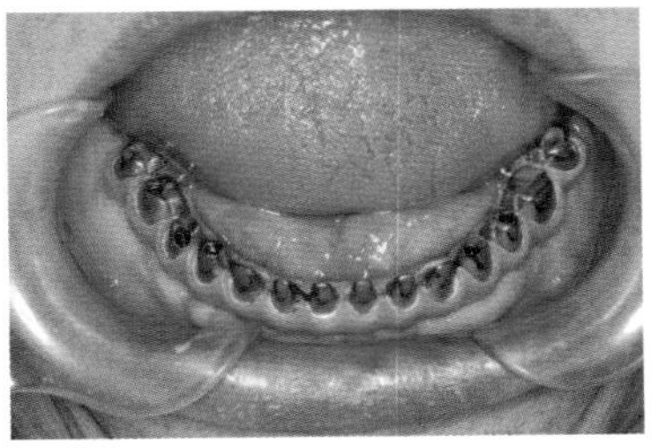
图39　下颌钛支架口内就位

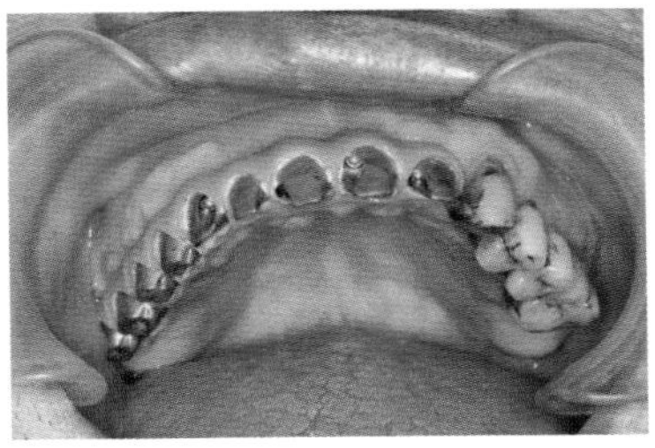
图40　上颌钛支架口内就位

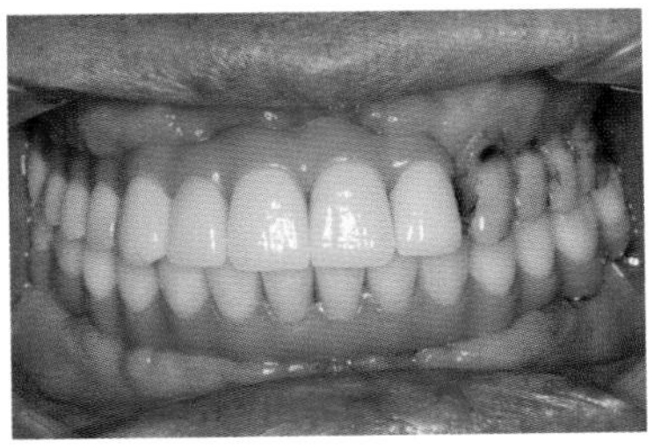
图41　最终修复口内正面像

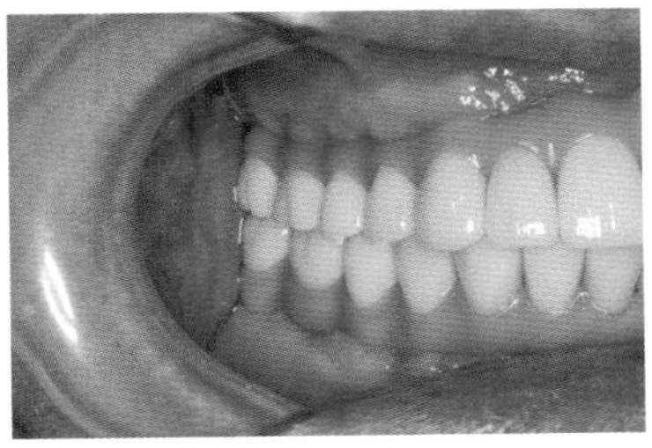
图42　右侧咬合像

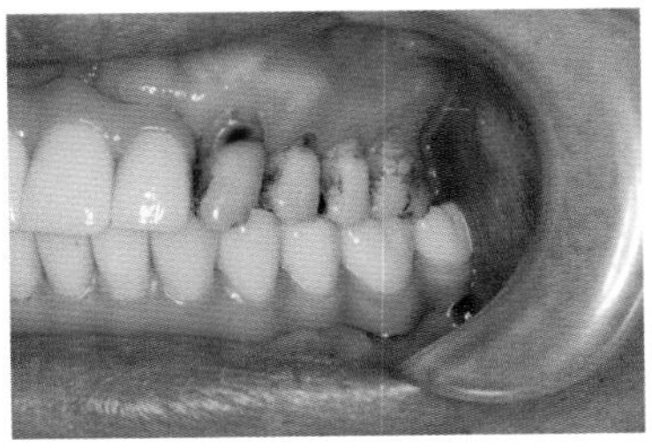
图43　左侧咬合像

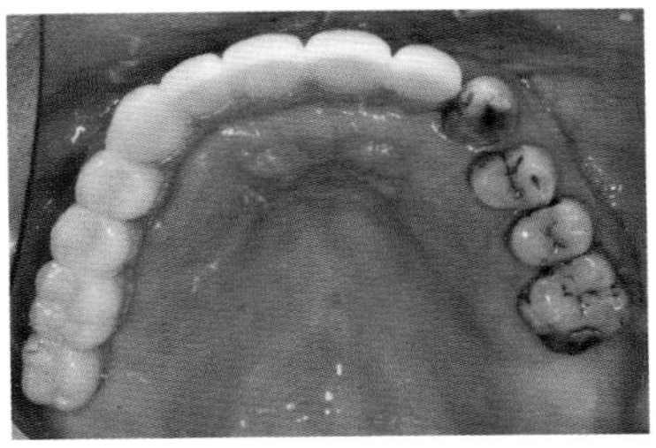
图44　上颌𬌗面像

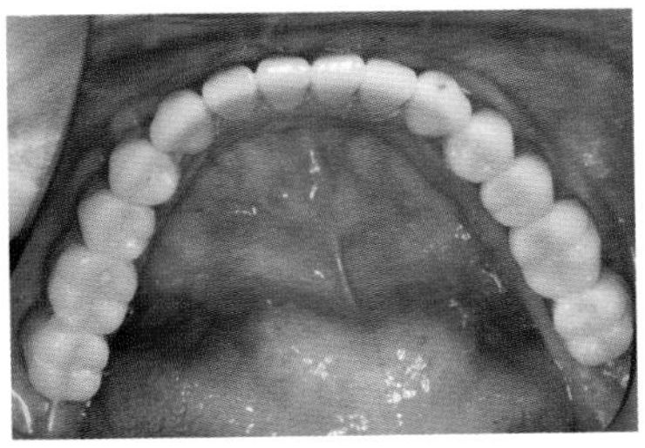
图45　下颌𬌗面像

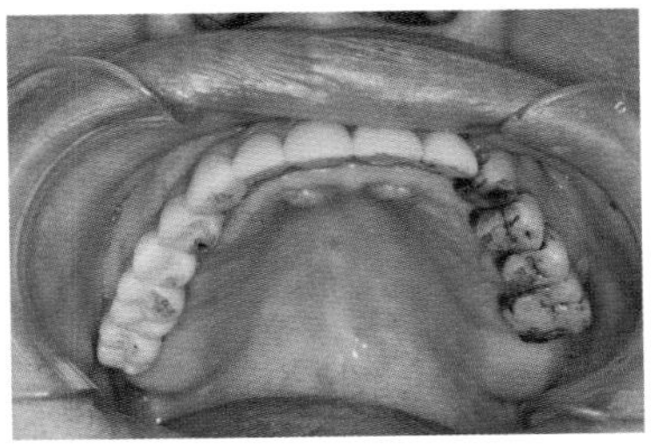
图46　上颌咬合检查

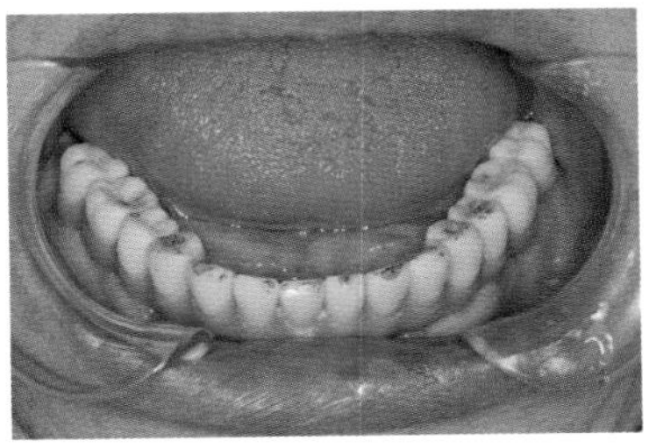
图47　下颌咬合检查

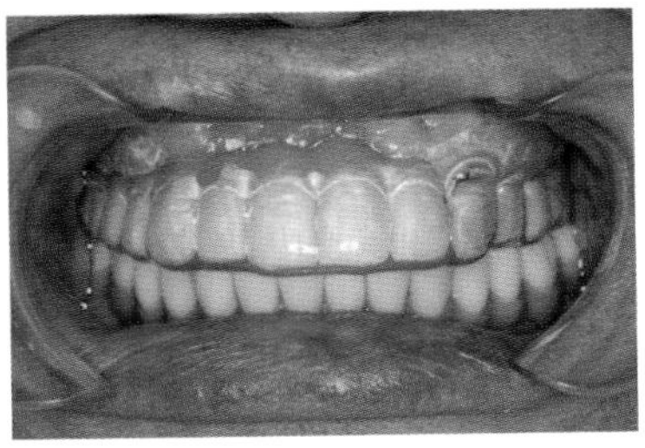
图48　制作𬌗垫

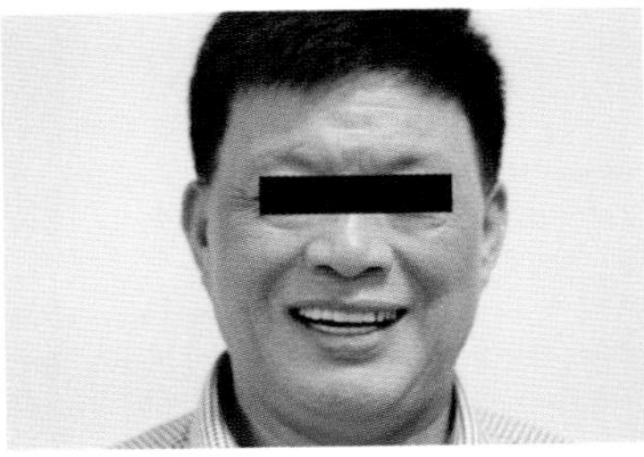
图49　治疗完成后患者大笑像

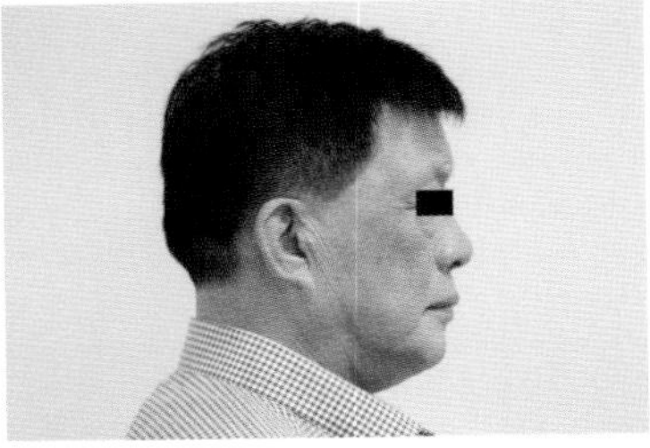
图50　治疗完成后侧面像

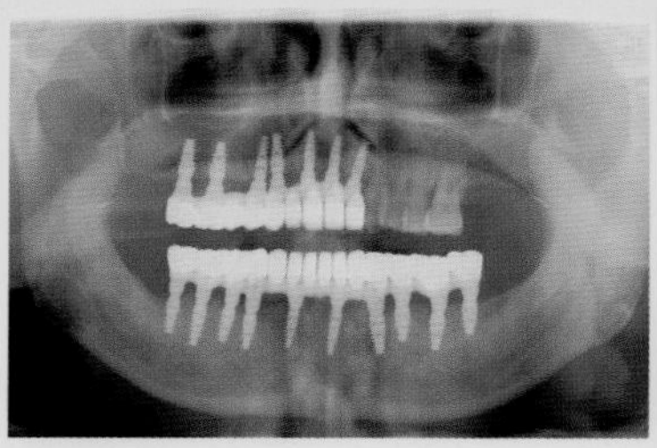

图51　最终修复后1年复查，曲面断层片显示修复体就位良好，种植体周围无骨吸收

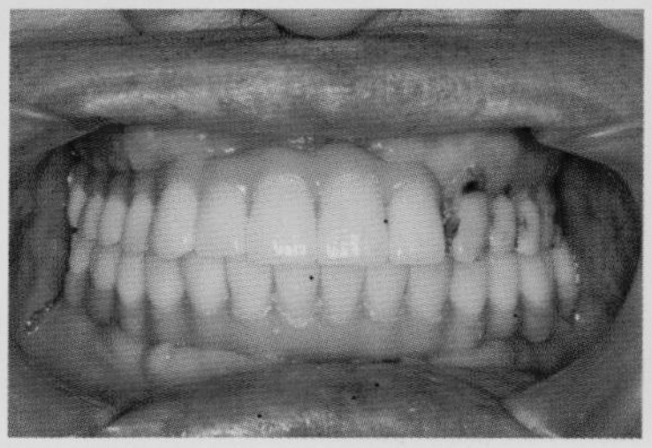

图52　修复1年后口内正面像

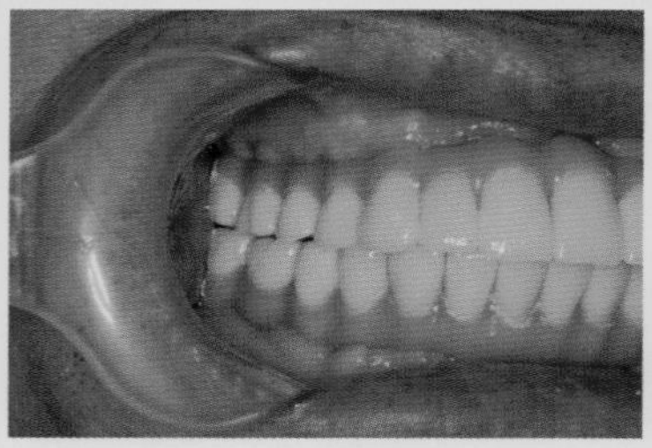

图53　修复1年后右侧咬合像

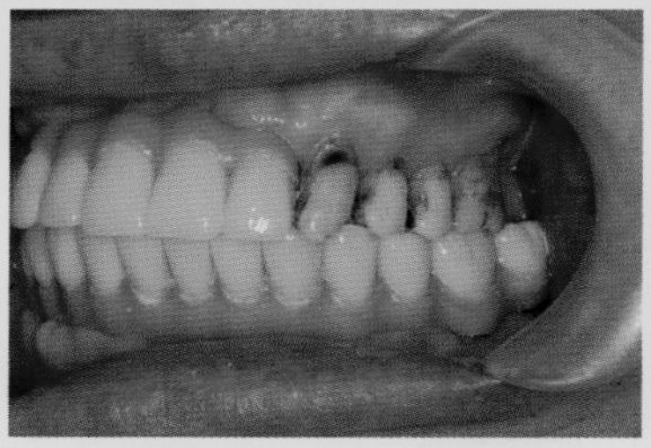

图54　修复1年后左侧咬合像

三、讨论

随着种植体制作工艺不断改进和牙种植临床技术日益成熟，重度牙周炎已不再种植修复的绝对禁忌证，种植义齿在牙周病患者中已经获得较高的成功率并成为首选修复方案。大部分学者认为，牙周炎与种植体周围炎在微生物学、临床表现及治疗方案有很大相似性，对牙周病患者进行种植治疗可能影响种植体成功率，同时牙槽骨的丧失导致种植体植入不能获得理想的位置和方向，从而增加种植修复的难度及并发症。但也有学者认为，牙周炎病原菌的存在与种植体失败没有必然联系，对种植修复影响轻微。重度牙周炎患者因长期慢性炎症多有牙槽骨吸收、结缔组织增生，拔除病灶牙后应立即将牙槽窝内感染的根尖组织、牙周袋壁清除干净，如有瘘孔应将其穿通、搔刮。本病例由于牙周炎患病时间长，牙周组织破坏严重，累及全口多颗患牙，故采用梯形切口并翻瓣，有效清除局部感染组织，同期行引导骨组织增量技术，植入Bio-Oss、Bio-Gide等骨修复材料，创造一个相对封闭的“无菌环境”，有利于骨组织生长。牙周炎患者即刻种植后即刻负载，多数学者对此持谨慎态度，认为此种方式将加大手术难度，无法保证种植体的初期稳定性，导致风险的增加。新的研究认为，只要即刻植入的种植体获得足够的初期稳定性，并将𬌗力控制在适当的范围内，并不会造成并发症发生概率的增加，骨壁缺损的牙周炎患者同期即刻种植即刻负载也可获得成功。本病例初印模制取时，用模型树脂将转移杆连接成一个整体，制作出来的修复体被动就位良好，同时形成夹板将多颗种植体连接固定，可有效地限制种植体微动，临床结果显示预后良好。

一体式的种植修复是指将种植体上部结构连接为一个整体支架进行的无牙颌修复。数颗种植体上部结构连为一个整体，其制作对加工精度的要求更高，以避免对种植体产生不良的应力。因此，只有制取了准确的印模，保证种植体之间相对的位置关系精确，最终的修复体才能够达到被动就位。谢菲尔德二次印模法在制取印模时将转移杆用模型树脂进行坚固连接，待模型树脂硬化后截断以释放其中应力，口内再次连接并取模，以保证种植位点转移的准确性。与传统合金铸造法相比，采用CAD/CAM方法制作整体支架提高了种植体上部结构加工精度，有利于支架和种植体之间的被动就位，使戴牙后的义齿并发症减少， 避免金属支架断裂、种植体和基台折断等严重并发症。

参考文献

[1] Papaioannou W, Quirynen M, Van Steenberghe D. The influence of periodontitis on the subgingival flora around implants in partially edentulous patients[J]. Clin Oral Implants Res,1996,7(4):405–409.
[2] Al–Zahrani MS. Implant therapy in aggressive periodontitis patients: a systematic review and clinical implications[J].Quintessence Int, 2008,39(3): 211–215.
[3] Hardt CR, Grondahl K, Lekholm U, et al., Outcome of implant therapy in relation to experienced loss of periodontal bone support: a retrospective 5– year study[J]. Clin Oral Implants Res, 2002, 13(5):488–494.
[4] Nevins M. Will implants survive well in patients with a history of inflammatory periodontal disease[J]. Clin Periodontol,2001,72(1):113–117.
[5] Horwitz J, Zuabi O, Peled M, et al. Immediate and delayed restoration of dental implants in periodontally susceptible patients： 1–year results[J]. Int J Oral Maxillofac Implants, 2007, 22(3):423–429.
[6] Horwitz J, Zuabi O, Machtei E. Radiographic changes around immediately restored dental implants in periodontally susceptible patients： 1 –year results [J]. Int J Oral Maxillofac Implants, 2008, 23(3):531–538.
[7] Crespi R, Cappar è P, Gherlone E. Immediate loading of dental implants placed in periodontally infected and noninfected sites： A 4 –year follow –up clinical study [J]. J Periodontol, 2010, 81(8):1140–1146.
[8] Shibly O, Patel N, Albandar JM, et al. Bone regeneration around implants in periodontally compromised patients： A randomized clinical trial of the effect of immediate implant with immediate loading [J]. J Periodontol,2010,81(12): 1743–1751.
[9] Drago C, Saldarriaga RL, Domagala D, et al. Volumetric determination of the amount of misfit in CAD/CAM and cast implant frameworks: a multicenter laboratory study[J]. Int J Oral Maxillofac Implants, 2010, 25:920–929.
[10] Chang PP, Henegbarth EA, Lang LA. Maxillary zirconia implant fixed partial dentures opposing an acrylic resin implant fixed complete denture: a two–year clinical report[J]. J Prosthet Dent, 2007, 97:321–330.

上颌Onlay植骨后全口All-on-4种植修复的病例1例

樊彦品 何福明

摘要

目的：本文介绍上颌Onlay植骨后全口All-on-4种植修复的病例1例。**材料与方法：**本例患者为中老年妇女，上下颌牙列缺损，大多数牙因龋坏致牙体缺损陆续拔除，否认系统性病史，无骨质疏松病史，不吸烟，有胆结石病史，行胆囊切除后治愈。经过患者术前评估、全景片、CBCT检查等发现上下颌骨骨量不足，上颌前牙区骨宽度为3.6～4.6mm，下颌后牙区骨高度为6.2～8.7mm，拟订采用上颌Onlay植骨后种植6颗种植体，在简易外科导板引导下，于16、14、12、22、24、26处竖直植入骨水平种植体；下颌采用All-on-4的种植治疗方案，于32、42竖直植入种植体BL 4.1mm×12mm RC；于35、45处斜向前植入种植体BL 4.1mm×12mm RC。手术过程简要为以下过程，全麻下从髂嵴取骨，将所取的髂骨分成4块，约15mm×10mm大小，分别固定在15～13，13～11，21～23，23～25颊侧，用内固定钉分别固定骨块，将Bio-Oss骨粉（大颗粒）与髂骨松质骨混合，植入骨块间隙，覆盖Bio-Gide生物膜，减张缝合黏膜，同期下颌植入4颗种植体行All-on-4手术，同期拔除27、43。术后1个月，上颌行活动义齿修复，下颌行临时种植义齿修复。Onlay植骨手术半年后，上颌在手术导板的指导下，翻瓣植入5颗种植体（BL 4.1mm×10mm RC）。上颌种植术后6个月，上下颌同时行临时种植义齿修复，临时种植义齿修复后3个月，上下颌同时行最终种植义齿修复。**结果：**患者上颌Onlay植骨及下颌种植术后，常规消炎消肿以及相关补液治疗，一般情况可，生命体征平稳，无明显不适。查体见上唇术区加压包扎，极轻微肿胀，口内创口清洁，口内切口无明显渗血，缝线在，下颌种植体稳固。左髂部取骨处加压包扎，髂部切口置橡皮引流片。上下颌临时、最终种植义齿修复后，修复体固位良好，患者咀嚼功能恢复良好，患者对美观的外形和良好的咀嚼功能满意。**讨论：**对于严重骨缺损的患者， All-on-4种植技术中倾斜种植体表现出良好的生物机械性能，缩短了悬臂梁的长度，减少了种植体周围皮质骨的应力；倾斜种植体可以植入较长的种植体，固位良好，有较高的成功率。此外，Onlay骨增量技术在严重骨缺损的应用很广泛，自体骨是移植材料的金标准，髂骨取骨是较安全且取骨量较多的取骨部位。因此，自体髂嵴取骨Onlay植骨后全口All-on-4种植修复可用于严重骨缺损的患者，可获得良好的咀嚼功能和美学效果，远期效果有待进一步观察。

关键词：Onlay植骨；All-on-4；种植修复

随着种植技术的发展，常规种植修复技术已经日趋成熟和完善，针对严重骨缺损的病例给临床医生提出了新的挑战，成为口腔科医生们关注的方向和热点。

一、材料与方法

1. 病例简介 62岁女性患者。上颌牙列缺损，下颌牙列缺失，多数牙缺失，咀嚼不良，影响进食，现来我院就诊要求种植修复恢复咀嚼和美观。检查：口内见17、26松（－），叩（－），27残根，43松（－），叩（－），周围牙龈无明显红肿、无压痛，余牙缺失，下颌前牙区牙槽嵴顶较窄，后牙区较低平。全景片示：17、26牙根吸收，27残根，43残根。CBCT示：上颌17、26牙槽骨可，27骨量不足，余牙缺失，骨量少。下颌43牙槽骨低平，骨量较少，余牙缺失。上颌前牙区牙槽骨嵴顶菲薄，中部骨宽度3.6～4.6mm，高度为6.1～10.6mm，上颌后牙区牙槽嵴顶距上颌窦底骨高度为8.5～11.7mm，骨宽度为5.5～7.8mm。下颌后牙区牙槽嵴顶距下牙槽神经上缘为6.2～8.7mm，骨宽度为7.3～8.5mm。下颌前牙区骨高度为13.1～14.8mm，骨宽度为6.7～8.7mm。既往史：近10年来大多数牙因龋坏致牙体缺损陆续在当地医院拔除。否认心脏病、高血压、糖尿病等系统性病史。否认肝炎、结核等传染病史。否认药物过敏史。否认食物过敏史否认输血史，否认中毒史。

2. 诊断 上、下颌牙列缺损。

3. 治疗计划

（1）术前拍摄全景片和CBCT，制订整体种植修复方案；告知患者治疗费用、治疗程序、风险等；完善术前常规化验检查。

（2）建议口腔颌面外科住院治疗，同期进行27、43拔除术、左髂部取骨术、上颌Onlay植骨术、下颌All-on-4种植术（下颌骨种植4颗种植体）。

（3）上颌Onlay植骨术、下颌种植手术后1个月，上颌行常规活动义齿修复，下颌行All-on-4临时种植义齿修复。

（4）上颌Onlay植骨手术后半年，上颌骨种植5～6颗种植体。

作者单位：浙江大学医学院附属口腔医院

通讯作者：何福明；Email: hfm@zju.edu.cn

（5）上颌种植手术后3个月，17、26拔除同时上下颌行临时种植义齿修复。

（6）临时种植义齿修复后3～6个月，上下颌再行最终种植义齿修复。

4. 治疗过程（图1～图39）

（1）术前拍摄全景片和CBCT，制订手术方案；告知患者治疗费用、治疗程序、风险等；完善术前化验检查，包括术前三大血常规、生化五类、心电图、胸片、血型、凝血全套、乙肝三系+HIV+HCV+TPPA、空腹血糖等。

（2）髂部取骨、上颌Onlay植骨及下颌骨All-on-4种植术。

左髂部取骨术：取1∶10万肾上腺素1%利多卡因注射液行左侧髂骨取骨区局部浸润麻醉，沿左髂嵴处皮肤做左髂嵴切口，长约4cm，切开皮肤、皮下组织，直至骨面，沿髂骨内侧面分层剥离，暴露髂骨内侧皮质骨，磨头磨开皮质骨，用来复锯将约30mm×20mm大小的骨块离断取出，以挖匙取骨松质，分层缝合，创口处置橡皮引流片，加压包扎。

上颌Onlay植骨术：27拔除后，沿上颌16近中至26近中牙槽嵴顶切开，翻开黏骨膜瓣，暴露水平向宽度不足的上颌牙槽骨，将所取的髂骨分成4块，约15mm×10mm大小，分别固定在15～13、13～11、21～23、23～25颊侧，用内固定钉分别固定骨块（10mm钛钉7颗，8mm钛钉1颗）。将Bio-Oss骨粉（0.5g大颗粒1瓶）与髂骨松质骨混合，植入骨块间隙，覆盖Bio-Gide生物膜（25mm×25mm 3张）。切断骨膜，将颊侧黏膜减张，无张力下缝合上颌黏膜。

下颌骨All-on-4种植术：43拔除。沿下颌35～45牙槽嵴顶切开，翻开黏骨膜瓣，暴露下颌牙槽骨，找到颏孔，松弛周围颊侧黏膜。于35、45处定点，扩孔制备种植窝，斜向前植入种植体BL 4.1mm×12mm RC 2颗，旋入斜角式复合基台，旋入愈合帽。于32、42处定点，扩孔制备种植窝，竖直植入种植体BL 4.1mm×12mm RC 2颗，旋入直式复合基台，旋入愈合帽。龈瓣复位，严密缝合。

术后拍摄全景片和CBCT。

（3）术后1个月行临时修复：上颌在17、26上放置殆支托，采用活动义齿修复。下颌行All-on-4种植临时义齿修复。

（4）上颌骨种植术：Onlay植骨半年后，沿上颌16～26牙槽嵴顶切开，翻开黏骨膜瓣，暴露钛钉和上颌牙槽骨，取出钛钉，在简易导板指引下，于16、14、12、22、24处定点，扩孔制备种植窝，竖直植入种植体BL 4.1mm×10mm RC 5颗，旋入愈合帽。龈瓣复位，严密缝合。

术后拍摄全景片和CBCT。

（5）上颌种植手术6个月后，上下颌均行临时种植义齿修复（初始治疗方案为术后3个月行临时种植义齿修复，患者由于个人原因未及时就诊，遂术后6个月行临时种植义齿修复）。

制取印模：采用二次法开窗式印模技术制取印模。上下颌分别用硅橡胶材料初次取模，灌制石膏模型，在模型上使用丙烯酸树脂（模型用）和牙线固定各个转移杆，树脂固化24小时后用快速手机金刚砂车针磨开中间部分的树脂和牙线，分开各个转移杆，将上述带有丙烯酸树脂的转移杆放入口内后，使用丙烯酸树脂（模型用）重新连接各个转移杆，形成稳固的支架结构，再次用硅橡胶材料取二次模型，以准确地获取口内种植体的相互位置情况。

面弓转移、上殆架：口外用面弓将颌位关系转移至殆架。

试排牙：口内试蜡牙，检查咬合情况、殆平面、中线及树脂支架与植体的就位情况。

临时种植义齿试戴：适当调改和缓冲组织面形态；调改咬合高点等，形成广泛的咬合接触。

（6）临时种植义齿修复后3个月，上下颌均行最终种植义齿修复。

制取印模：方法同临时种植义齿修复。制取研究模型，上下颌临时种植义齿戴入情况下，取模型，后期交叉上殆架备用。

面弓转移：方法同临时种植义齿修复。

上殆架：最终种植修复义齿的制作采用交叉上殆架技术，即将上颌工作模型和下颌研究模型上殆架，然后用上颌研究模型和下颌工作模型上殆架，交叉检验所上殆架是否准确。研究模型：戴入临时种植义齿情况下制取的模型；工作模型：未戴临时种植义齿情况下制取的模型。

具体步骤如下：将带有万向节的殆叉固定在转移台上，将转移台放置在下颌体上并通过下颌体上的磁性架环底座固定。将上颌工作模型放入固定在下颌体转移台上的殆叉的殆记录中，在上颌工作模型的基底上和殆架上颌体的架环上添加非膨胀石膏，上颌工作模型固定在殆架上，移走转移台。将髁导斜度调至30°，侧方斜度调至15°，切导斜度调至10°。按照殆间记录定位，翻转殆架（带着上颌模型），将下颌研究模型在上颌工作模型上放置正中殆记录，在下颌研究模型的基底上和殆架下颌体的架环上添加非膨胀石膏，下颌研究模型固定在殆架上。同种方法，将上颌研究模型和下颌工作模型上到殆架上。交叉检验所上殆架是否准确。这样可以较准确地复制临时种植义齿的情况。

试排牙：排列树脂牙复模充塑后，口内试戴，检查咬合情况、殆平面、中线及树脂支架与植体的就位情况。

最终种植义齿试戴：方法同临时种植义齿修复。

（7）使用材料：Straumann Bone Level；Bio-Oss骨粉（0.5g大颗粒）；Bio-Gide可吸收胶原膜（25mm×25mm）。

二、结果

患者左髂部取骨术+上颌骨Onlay植骨术+下颌All-on-4种植术以及上颌种植术后，常规消炎消肿以及相关补液治疗，一般情况可，精神好，生命体征平稳，无明显不适。查体见上唇术区加压包扎，极轻微肿胀，口内创口清洁，口内切口无明显渗血，缝线在，上下颌种植体固定佳。影像学检查确认种植体位置及植入方向良好，骨结合正常，未损伤到重要的解剖结构。左髂部取骨处加压包扎，髂部切口置橡皮引流片，切口敷料已全部渗透，陈旧性血性液留置导管固定妥。

患者一共使用了2副临时义齿，1副最终义齿。左髂部取骨术+上颌骨Onlay植骨术+下颌All-on-4种植术后1个月，下颌行临时种植义齿修复，上颌行活动义齿修复（在17、26上分别放置殆支托），可见修复体固位良好，患者咀嚼功能恢复良好。上颌骨种植术后6个月，上下颌同时行临时种植义齿修复，可见修复体固位良好，患者咀嚼功能恢复良好，患者对外形满意。临时种植义齿修复后3个月，上下颌同时行最终种植义齿修复，可见修复体固位良好，患者咀嚼功能恢复良好，患者对外形满意。

、讨论

随着口腔种植技术的发展，种植修复的成功率有了极大的提高，然而床工作中患者的骨缺损情况各异，对于严重骨缺损的患者，单纯种植体可不能满足所有患者的需求，往往需要采取额外的措施来增加种植体的初期定性和长期成功率。All-on-4种植技术包括2颗前部直的种植体和2颗后部倾斜种植体，可即刻负重，倾斜种植体表现出更好的生物机械性能，缩短了悬臂梁的长度，减少了种植体周围皮质骨的应力；倾斜种植体可以植入较长的种植体，固位良好，并且可以避免特殊的解剖部位，有很高的短期成功率和长期成功率。此外，骨增量技术在严重骨缺损的应用很广泛，自体骨是移植材料的金标准，相比于异种骨及合成材料，它没有免疫排斥，有成骨相关的细胞和蛋白等，髂骨取骨是较安全且取骨量较多的取骨部位。有研究结

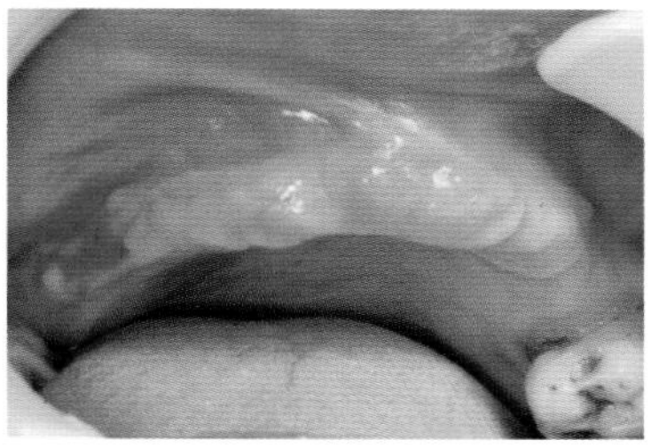
图1 上颌术前口内像

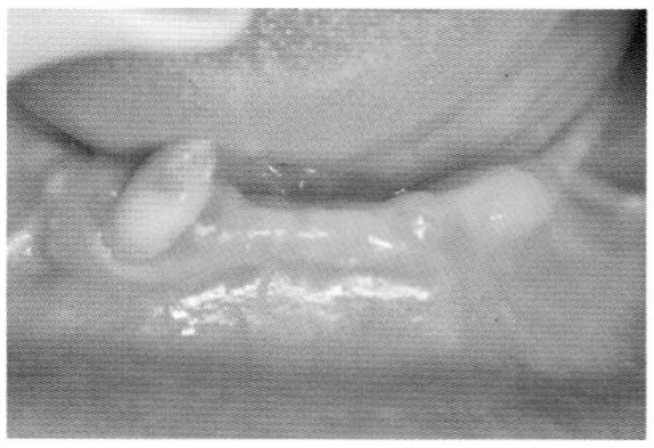
图2 下颌术前口内像

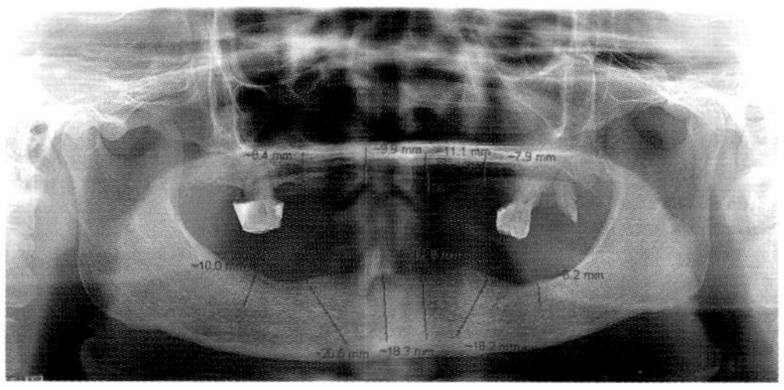
图3 术前全景片，上下颌骨高度不足

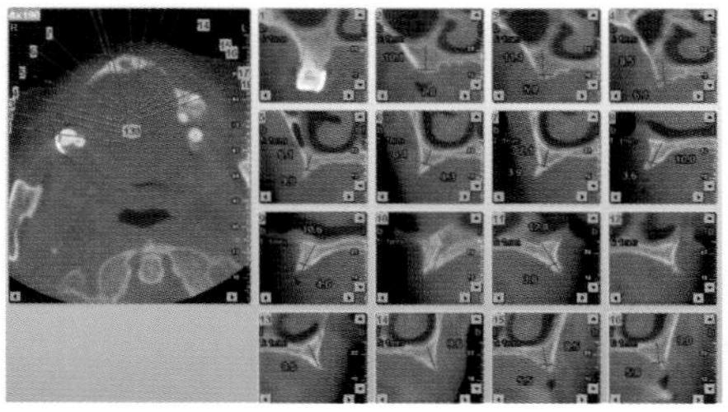
图4 上颌术前CBCT片，上颌骨高度、骨宽度均不足，牙槽骨吸收严重

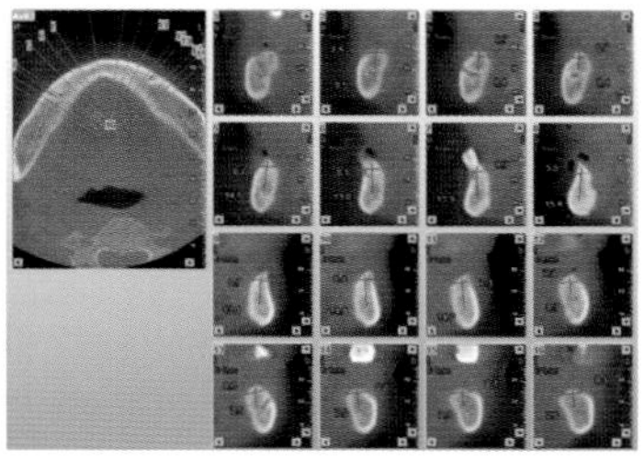
图5 下颌术前CBCT片，下颌骨高度、骨宽度均不足，牙槽骨吸收严重

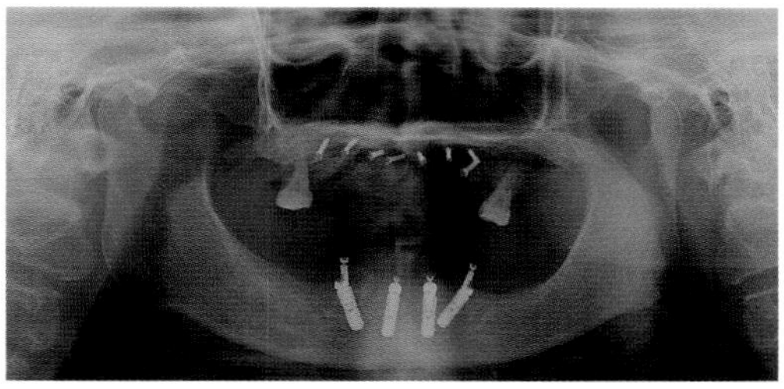
图6 术后全景片，下颌All-on-4种植体位置尚可，上颌可见8颗钛钉

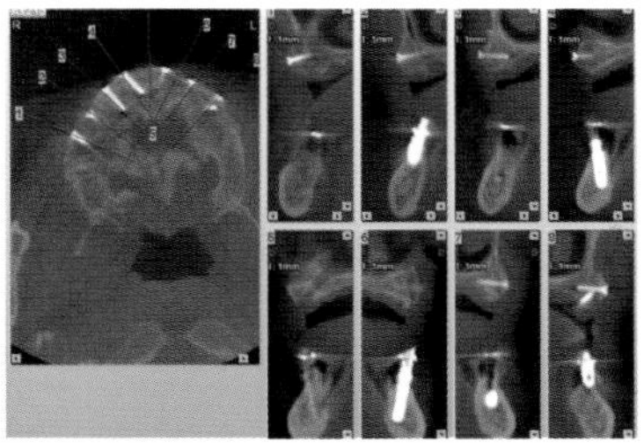
图7 上颌Onlay植骨术和下颌种植术后CBCT片，可见Onlay植骨后，上颌骨高度、骨宽度可，适宜种植手术；下颌种植体位置尚可

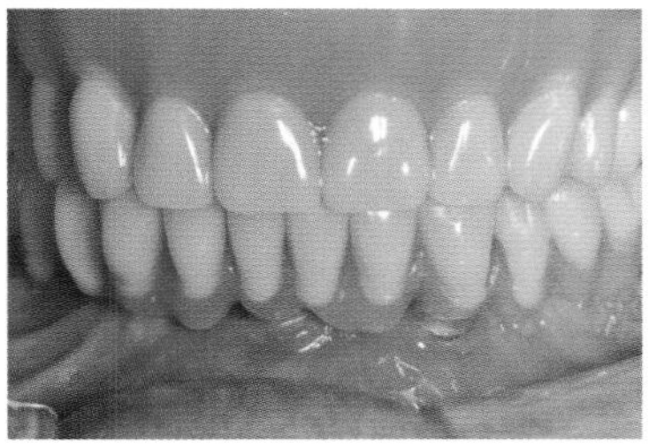
图8 上颌活动义齿，下颌临时种植义齿

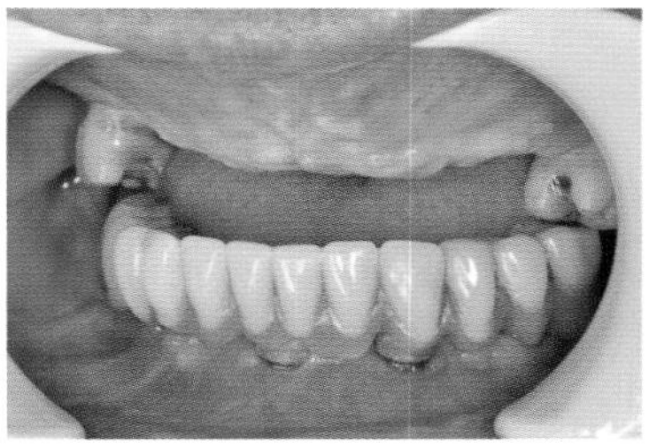
图9 Onlay植骨术后口内像，可见牙槽嵴较丰满

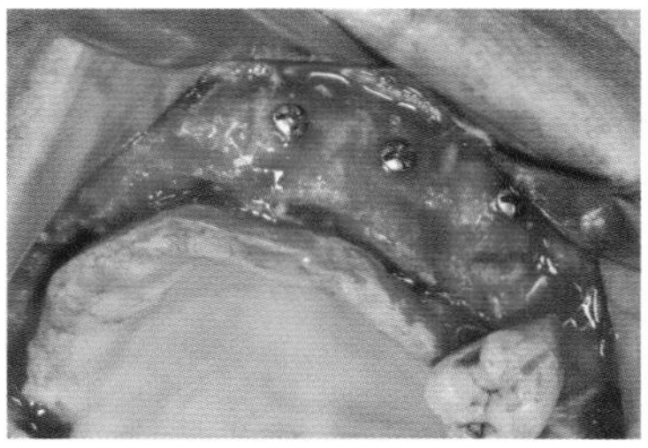
图10 上颌手术术中片，暴露钛钉

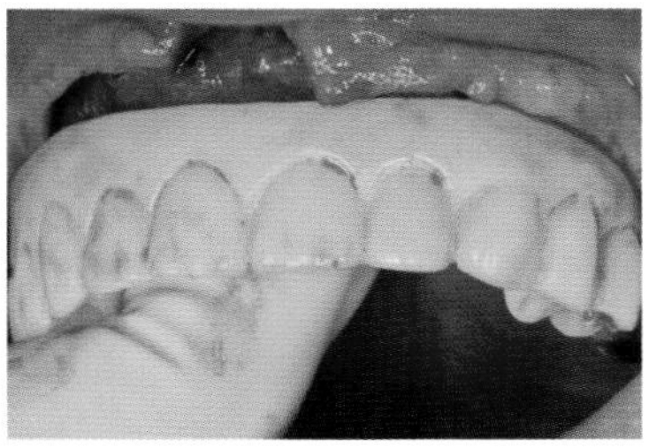
图11 上颌手术导板，在16、14、12、22、24牙位上种植5颗种植体

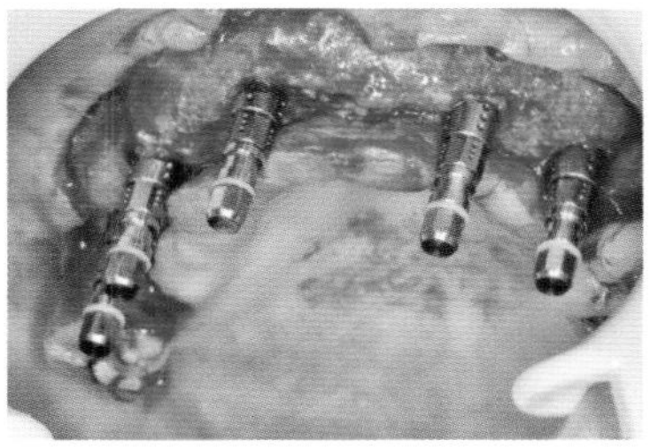
图12 上颌种植手术后，方向杆指示种植体植入位置，可见指示杆较平行

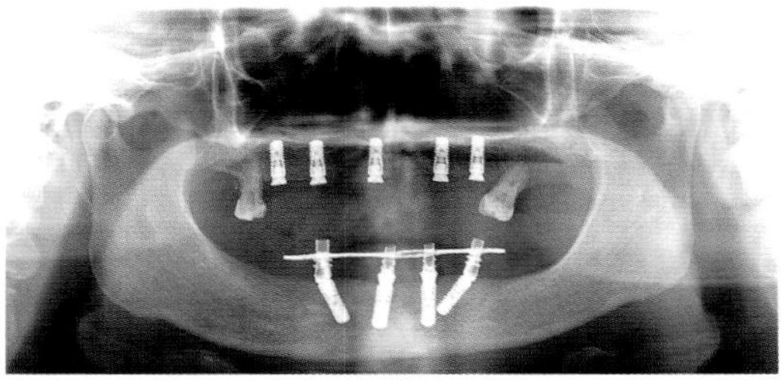
图13 术后全景片，可见种植体植入位置和方向可

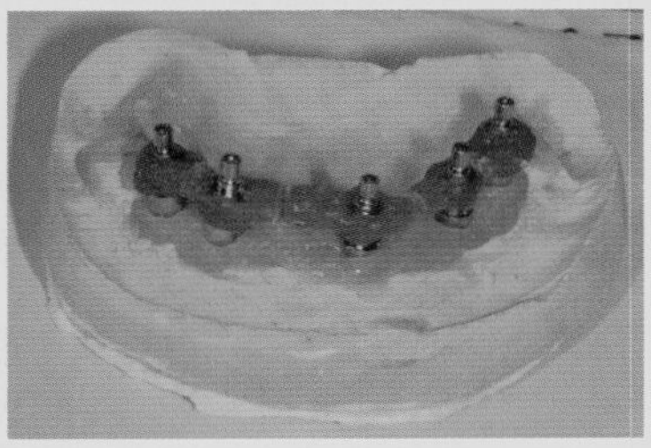
图14　上颌初次取模的模型

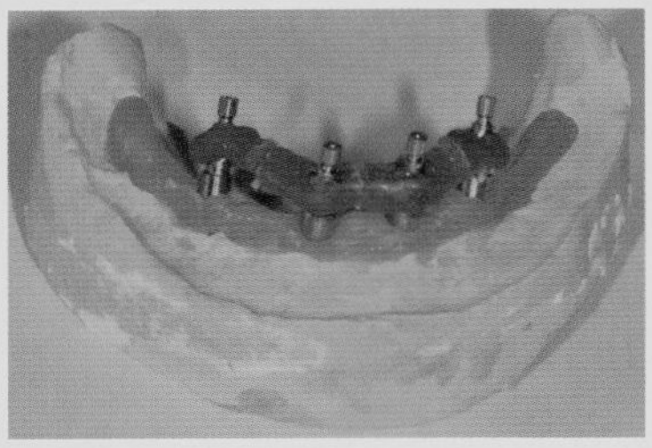
图15　下颌初次取模的模型

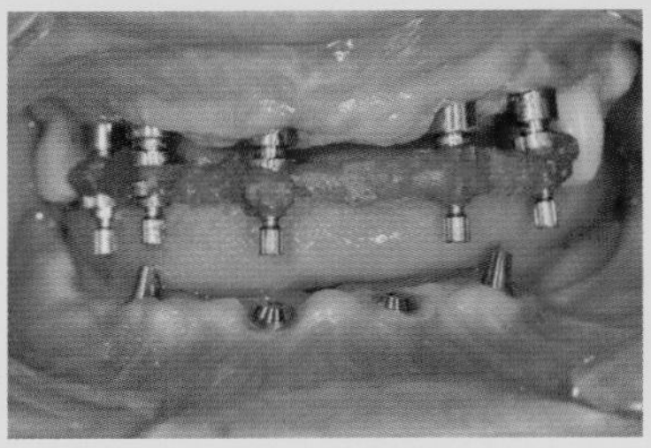
图16　上颌二次取模过程

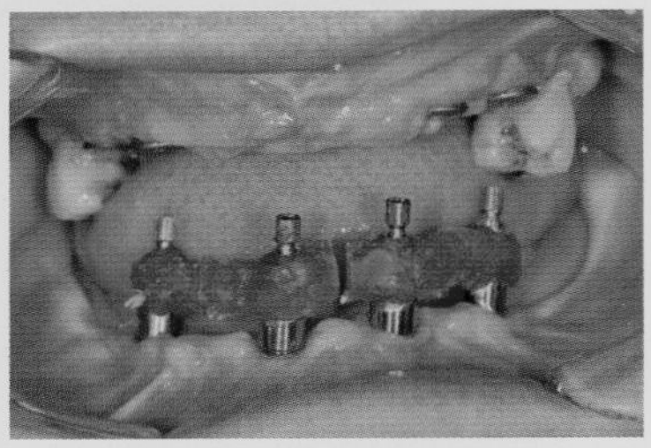
图17　下颌二次取模过程

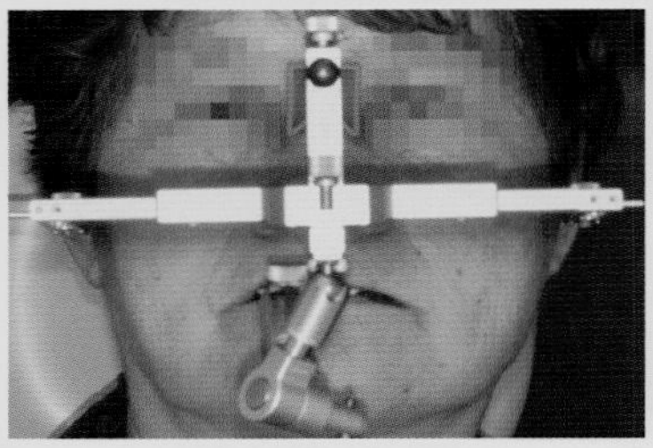
图18　面弓取颌位关系

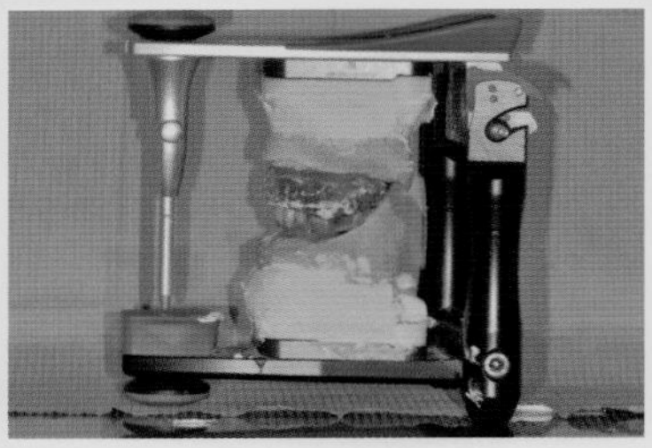
图19　转移颌位关系至殆架

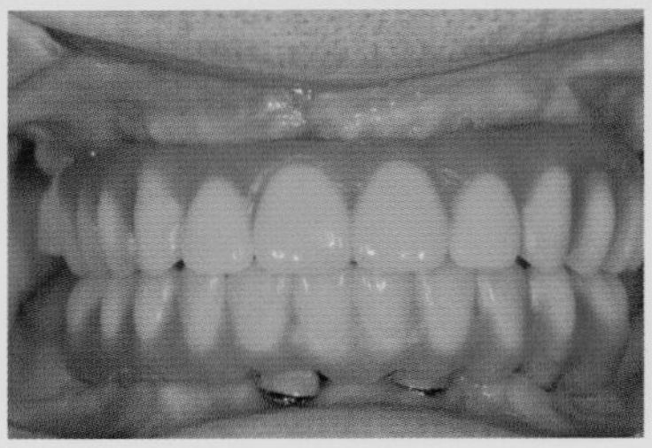
图20　口内试排牙（临时种植义齿）

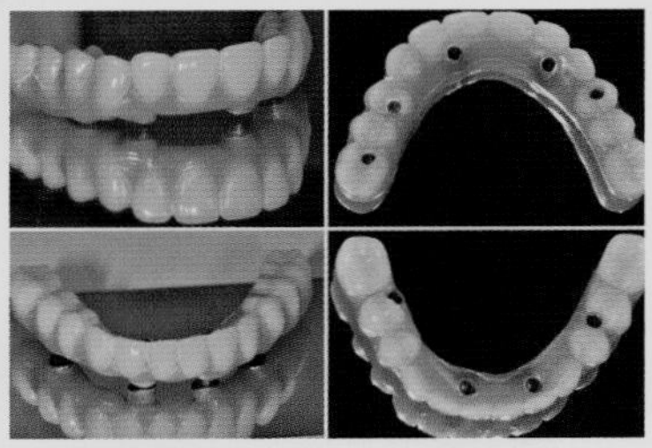
图21　临时种植义齿口外像

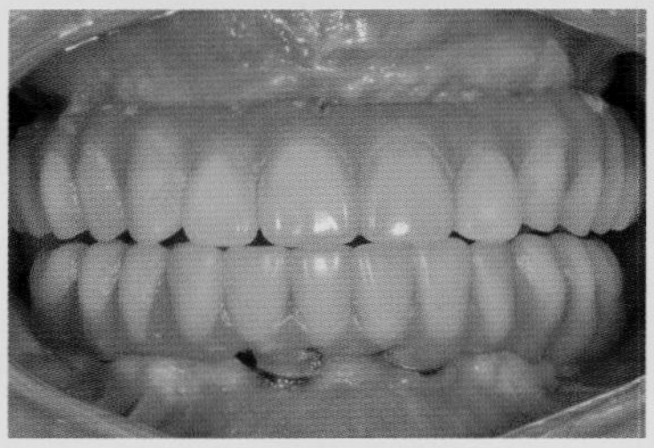
图22　临时种植义齿戴入口内正面像

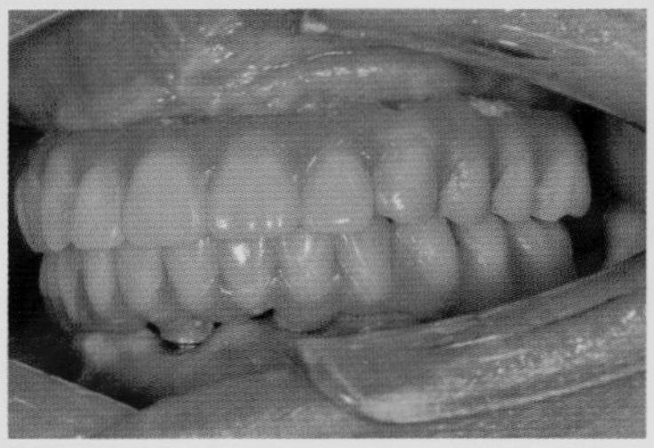
图23　临时种植义齿戴入口内左侧侧面像

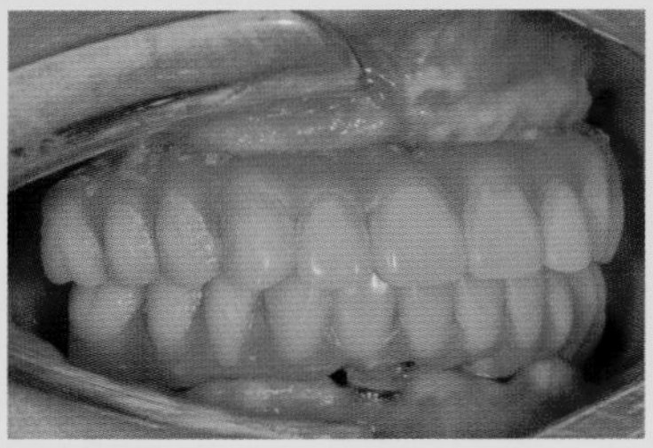
图24　临时种植义齿戴入口内右侧侧面像

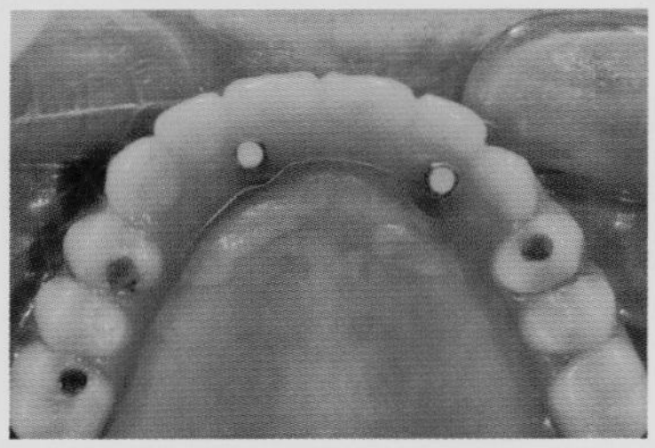
图25　临时种植义齿戴入上颌殆面像

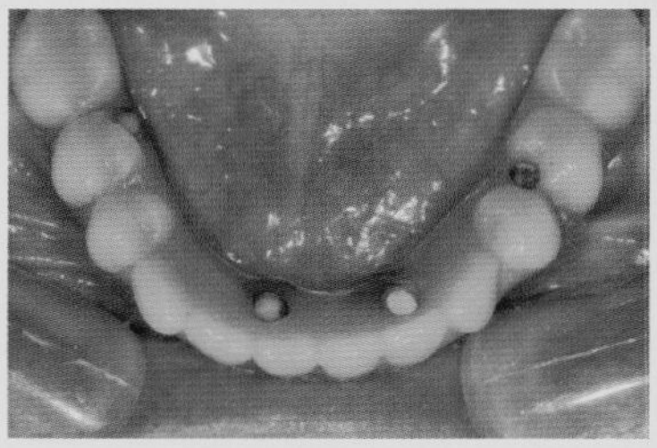
图26　临时种植义齿戴入下颌殆面像

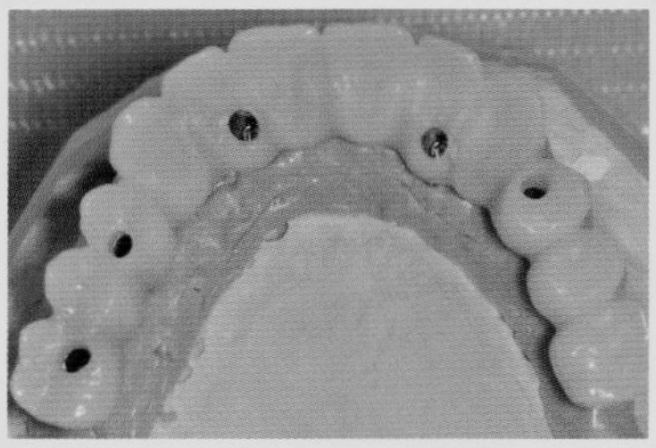
图27　最终义齿排列树脂牙复模充塑后上颌殆面像

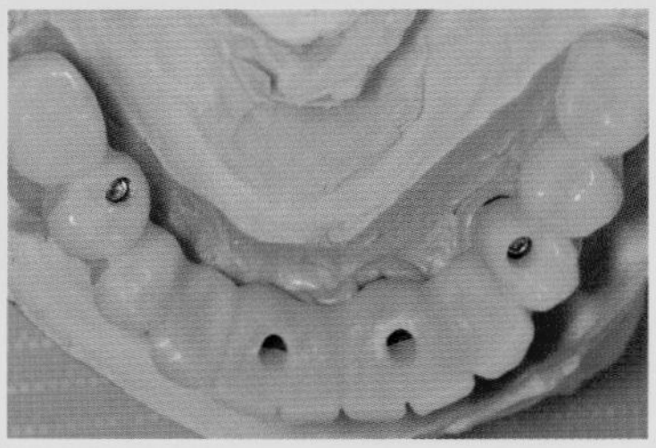
图28　最终义齿排列树脂牙复模充塑后下颌殆面像

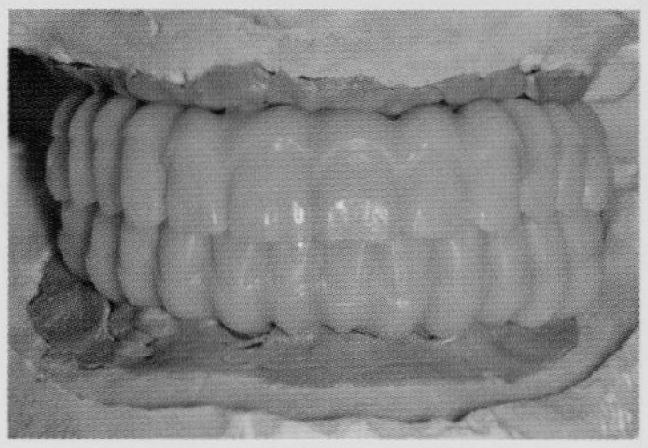
图29　最终义齿排列树脂牙复模充塑后正面像

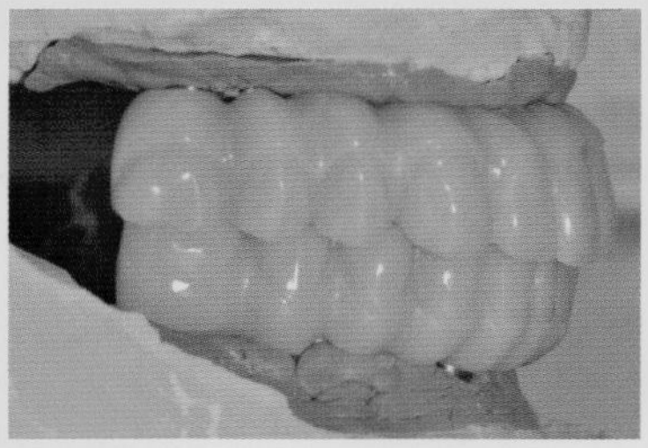
图30　最终义齿排列树脂牙复模充塑后侧面像

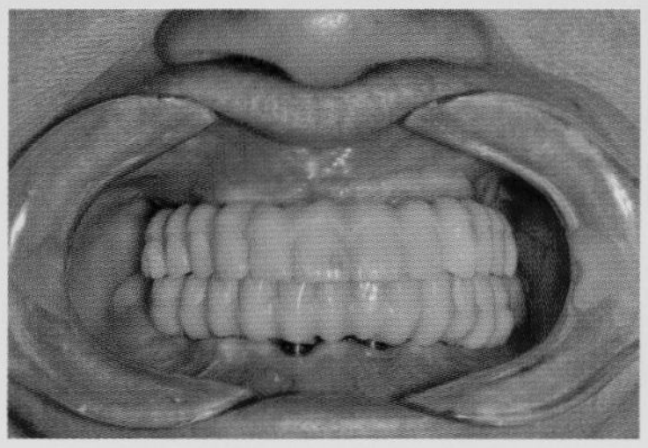
图31　口内试戴最终义齿的树脂牙，发现中线不齐，后期制作最终修复体时修正中线

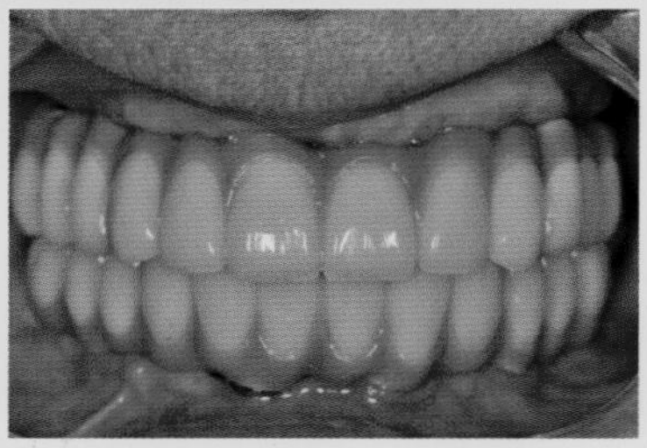
图32　最终种植义齿戴入后口内正位像，材料是纯钛大支架+烤塑牙

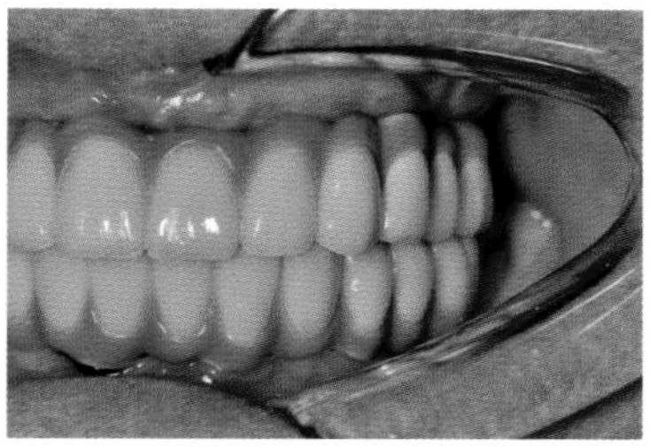
图33　最终种植义齿戴入后口内左侧侧面像

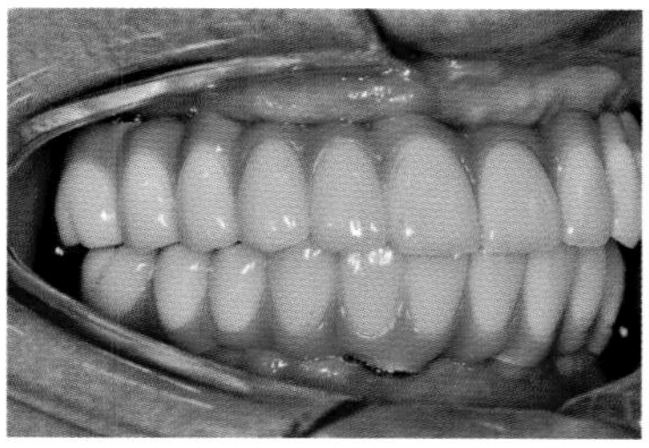
图34　最终种植义齿戴入后口内右侧侧面像

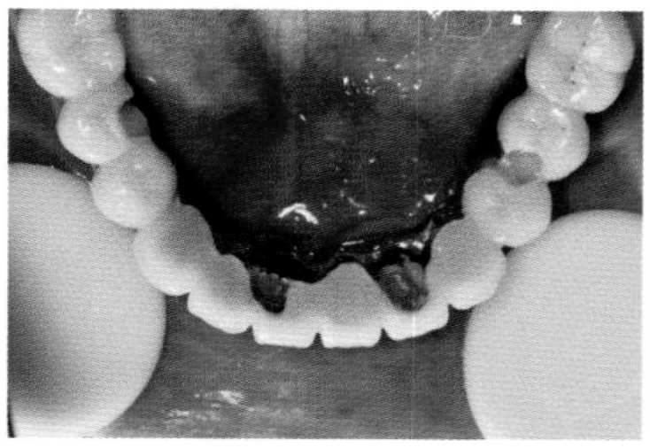
图35　最终种植义齿戴入后口内下颌殆面像

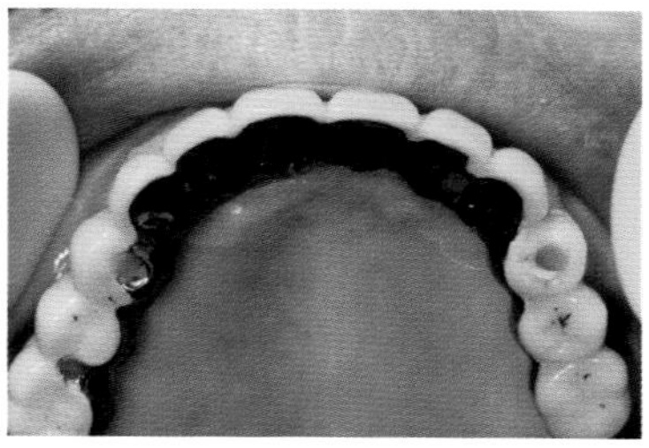
图36　最终种植义齿戴入后口内上颌殆面像

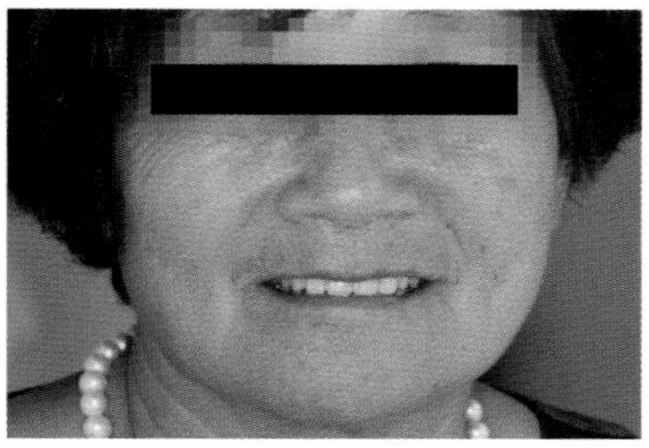
图37　修复效果正面像

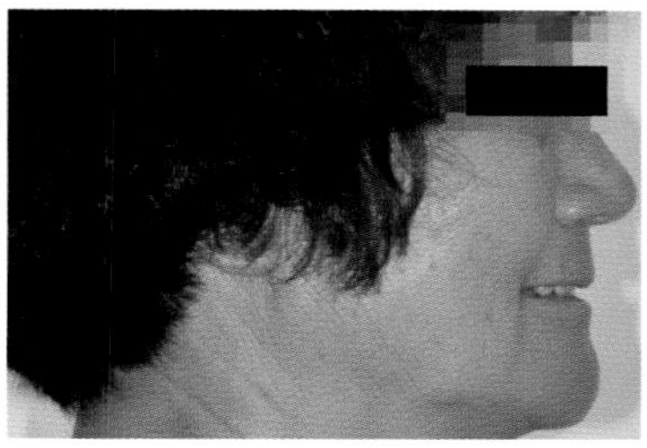
图38　修复效果侧面像

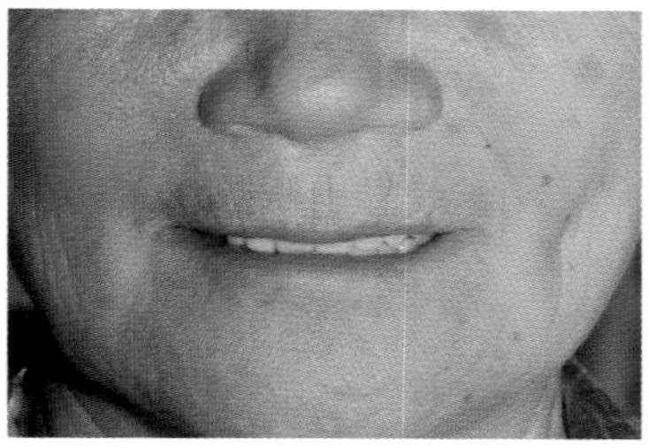
图39　面下1/3正面像

显示，冻干同种异体髂骨与新鲜髂骨植入体内对比成骨效果，发现冻干髂效果不如自体髂骨植骨效果。因此，自体髂嵴取骨Onlay植骨后种植术可于严重骨缺损的患者，可获得良好的咀嚼功能和美学效果，远期效果有待一步观察。

在本病例中，上颌采用5颗种植体，12、14、16分别植入3颗种植体，、24分别植入2颗种植体，而非常规的4颗或者6颗。相比于常规的4颗种体，本例中上颌骨为Onlay植骨后，骨质较疏松，增加1颗种植体可较均地分散殆力。本病例没有选择种植6颗，主要原因是保留了近中倾斜移位26，上颌完成Onlay植骨后，需要等待4～6个月才能进行后期种植手术，后可能还需要再等3个月左右才能做种植上部修复，因此，在这期间保留、26，在其近中放置殆支托，可增强临时活动义齿的支持作用，并减轻压迫而引起的对Onlay植骨术区及后期植入种植体后种植体周围的骨吸。24种植体在种植过程中尽量偏向远中，尽量减轻悬臂梁长度，且在义齿试戴过程中，将26的咬合调稍低，尽量减轻26的负载。

在本病例中，上颌行整体长桥修复，而非常规的分段修复，主要原因：一是植骨区骨质比较疏松，同时骨量还存在一定的垂直骨缺损，如采用整体长桥修复可以使修复体更加美观，同时减少术中种植体定位、角度等方面的难度；二是由于上颌左侧象限内只植入2颗种植体，若分段修复负载力量不均匀且种植体支撑力不足，易造成局部种植体过负荷。

本病例的初始修复设计方案为上颌种植术后3个月行临时种植义齿修复，由于患者个人原因未能及时就诊，遂术后6个月就诊行临时种植义齿修复。患者上颌种植术后6个月进行临时种植义齿修复治疗，而非常规即刻修复或1周后修复，主要原因有以下几点：①植骨区髂骨骨质较疏松。②种植体初期稳定性不高。③种植体可以达到较好的骨结合能力。④避免在即刻修复操作过程中对创口的污染破坏，以及即刻负载引起的种植体过负荷等，从而减低种植体早期失败的可能性。

参考文献

[1] Maló P, Araújo Nobre MD, Lopes A. An overview of the All-on-4™ implant philosophy[J]. Faculty Dental Journal, 2012, 3: 20-27.

[2] Maló P, Rangert B, Nobre M. All-on-4 immediate-function concept with Brånemark System implants for completely edentulous maxillae: a 1-year retrospective clinical study[J]. Clinical Implant Dentistry & Related Research, 2010, 7: s88-s94.

[3] Malo P, Nobre MDA, Lopes A, et al. A longitudinal study of the survival of All-on-4 implants in the mandible with up to 10 years of follow-up[J]. Journal of the American Dental Association, 2011, 142: 310.

[4] Vasconcelos KDF, Corpas LDS, Silveira BMD, et al. MicroCT assessment of bone microarchitecture in implant sites reconstructed with autogenous and xenogenous grafts: a pilot study[J]. Clinical Oral Implants Research, 2016: n/a-n/a.

[5] Dellavia C, Giammattei M, Carmagnola D, et al. Iliac Crest Fresh-Frozen Allografts Versus Autografts in Oral Pre-Prosthetic Bone Reconstructive Surgery: Histologic and Histomorphometric Study[J]. Implant Dentistry, 2016: 25.

数字化导板引导下下颌无牙颌固定种植即刻修复

李晓健 张翔 曲哲

摘要

目的：本病例探讨1例数字化导板引导下的下颌无牙颌固定种植即刻修复。**材料与方法**：男性患者，诉下颌牙齿松动，咬物不适，要求固定种植修复。排除系统性疾病及磨牙症。拔除下颌全部牙齿，待4个月后在数字化导板引导下植入6颗种植体，即刻修复。术后6个月后待种植体全部形成骨结合后，更换为永久修复体。**结果**：下颌在数字化导板引导下植入6颗种植体，临时固定义齿即刻修复，6个月后，种植体全部形成骨结合，完成最终修复后，患者获得了理想的外形轮廓，重建了咬合关系，对美观效果和咀嚼功能满意。**结论**：数字化导板引导下的无牙颌固定种植，可以明显简化手术步骤，减轻患者术后反应，临床效果满意。

关键词：数字化；无牙颌；固定种植；即刻修复

种植义齿因其对余留牙无损伤、咀嚼及美观效果恢复良好等优点而受到青睐，种植技术的日臻完善使种植修复已逐渐成为牙颌系统重建的主要方式。对于无牙颌患者或口内余留牙无法保留需全部拔除的患者，种植体支持式固定义齿因其恢复预后好，咀嚼效率高被越来越多患者接受。随着数字化技术的不断发展，CBCT结合计算机种植辅助设计软件的运用使得种植体植入方案的设计更加直观及准确，数字化种植外科导板实现了以修复为导向的种植方案的设计，帮助临床医生在手术中精确地控制种植体的植入，使最终的种植修复与术前的理想设计方案实现统一，达到满意的临床效果。

一、材料与方法

1. 病例简介 男性患者，于2016年4月就诊。诉下颌牙齿松动，咬物不适，要求固定种植修复。排除系统性疾病及磨牙症，无吸烟史及药物和材料过敏史。口外检查：面部对称，开口度及开口型正常，颞下颌关节无异常感觉。专科检查：43～38烤瓷桥修复，松动Ⅱ度，44、45松动Ⅱ度，46松动Ⅲ度，18残根，17～33烤瓷桥修复，边缘不密合，松动Ⅰ度，口腔卫生一般，咬合关系尚可。影像学检查：43～38、17～33冠部高密度影像，46牙槽骨角形吸收至根尖，12、44、43、42、33、35根尖低密度影像，余留牙根周膜增宽，牙槽骨吸收至根长的1/2～2/3。

2. 诊断 上下颌不良修复体；上下颌牙列缺损；12、46、44、43、42、33、35慢性根尖周炎。

3. 治疗计划

（1）微创拔除下颌牙齿。

作者单位：大连市口腔医院

通讯作者：李晓健；Email: 18636837528@163.com

（2）4个月后数字化导板引导下行种植体支持的固定种植，待初始定性良好的情况下即刻修复。

（3）6个月后，采用切削钛支架和烤塑固定桥螺丝固位永久修复。

（4）患者要求上颌牙齿暂时不处理。

4. 治疗过程（图1～图49）

（1）微创拔除下颌牙齿，刮除肉芽组织，缝合。

（2）术前检查：术后4个月，常规种植检查，通过CBCT对骨量进行量及评估。

（3）制作数字化导板：下颌制作胶联式全口义齿，在基托上用球磨出窝洞，在窝洞内填塞牙胶，制作放射性诊断导板，下颌佩戴放射板拍摄CBCT，分析骨量，经CAD/CAM设计制作种植手术导板，拟于（4.3mm×13mm）、34（4.3mm×13mm）、36（4.3mm×8.5mm）42（4.3mm×13mm）、44（4.3mm×13mm）和46（4.3mm×8.5mm位置分别植入种植体，3D打印导板。

（4）种植外科手术：术前试戴导板，用颌位记录硅橡胶稳定导板，用固位针固定导板，按照NobelActive种植系统和外科导板的操作规范，级备洞，于46、44、42、32、34、36位点分别植入预定的种植体，避开孔，各位点牙槽嵴顶做“一”字形切口检查种植体周围骨量，于46远中置植入骨胶原。种植体植入扭矩均大于35N·cm，ISQ值均大于75，安装合基台，将6颗种植体用复合基台角度调整为基本平行，使6颗种植体取共同就位道。缝合创口。

（5）即刻修复：种植术后用弹性重衬材料对普通下颌义齿组织面衬，于种植体位点打孔，口内戴入临时基台，使基台与义齿孔相匹配，戴颌位记录稳定义齿，注入聚醚橡胶，取下义齿及基台并翻制模型，将义齿位于模型上调整，完成临时修复体制作，戴入临时修复体。

（6）永久修复：术后6个月，种植体获得良好的稳定性，牙龈无红，开始永久修复程序。经过取印模、确定颌位记录、试排牙、试支架等多步骤，完成CAD/CAM技术制作的种植体支持螺丝固位一体化纯钛支架烤桥，作为永久固定修复体。

（7）使用材料：种植系统（NobelActive，瑞典）；MultiPlus多牙基；Sub-Tec临时钛基台；丙烯酸树脂（PATTERN RESIN，日本）；聚合瓷Ceramage，SHOFU，日本）；Bio-Oss Collagen（Geistlich Pharma，瑞士）；弹性软衬材料（Sofreliner touch，日本）。

二、结果

下颌在数字化导板引导下植入6颗种植体，临时固定义齿即刻修复，6个月后，种植体全部形成骨结合，完成最终修复后，患者获得了理想的外形轮廓，重建了咬合关系，对美观效果和咀嚼功能满意。

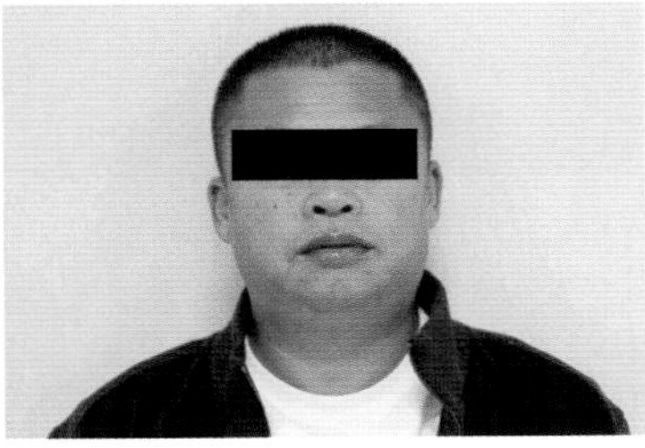
图1　拔牙前正面像

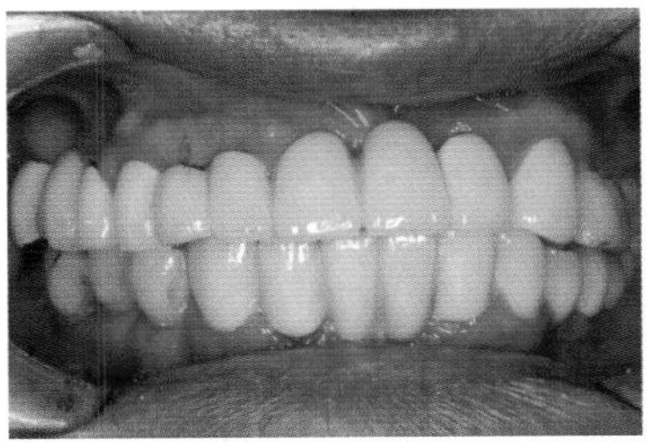
图2　拔牙前口内正面像

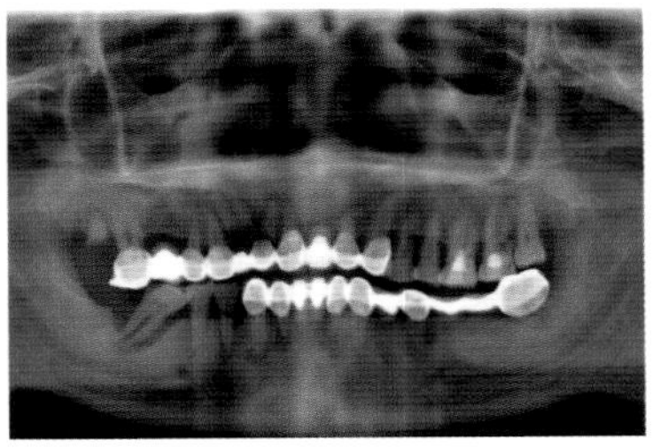
图3　拔牙前曲面断层片

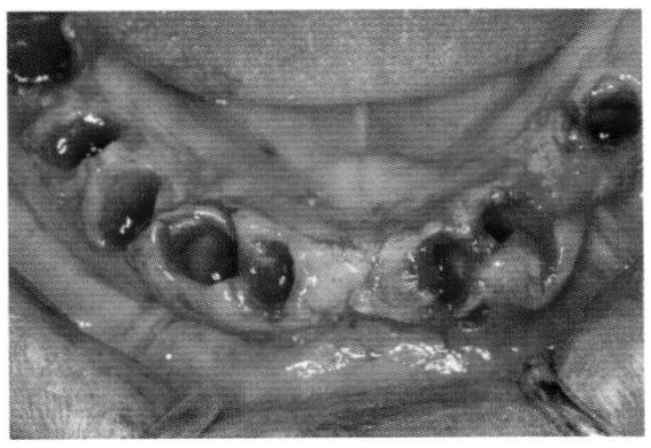
图4　拔除下颌牙齿

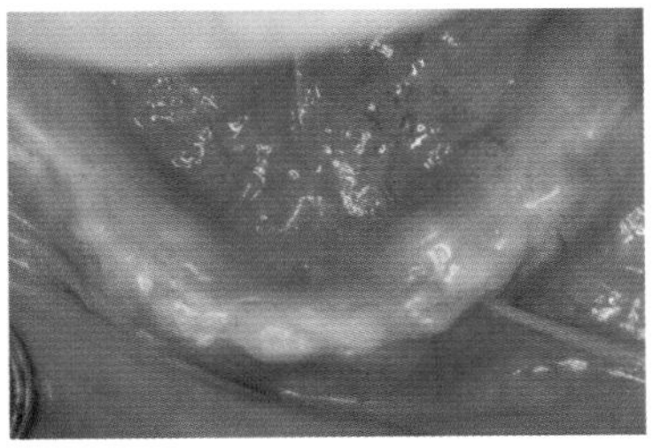
图5　拔牙4个月后下颌殆面像

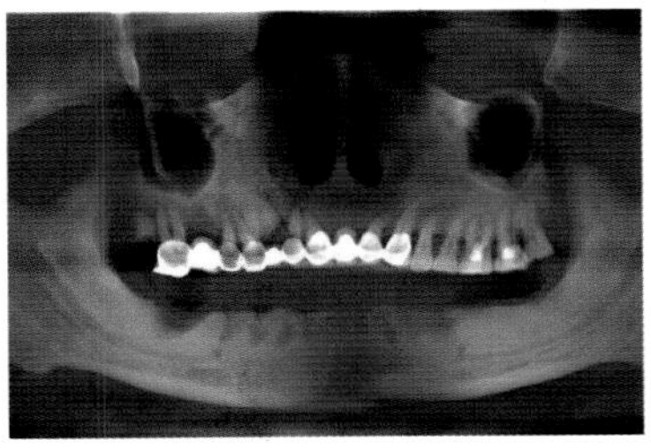
图6　拔牙4个月后CBCT

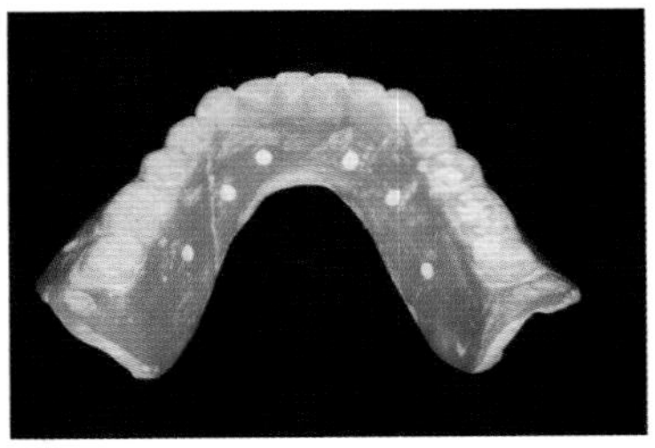
图7　放射导板

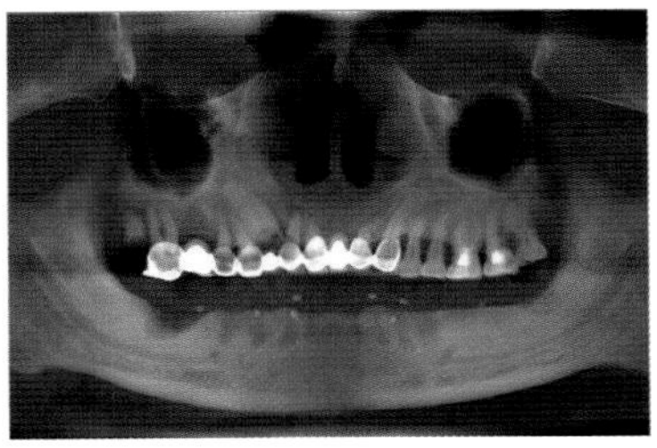
图8　戴放射导板后CBCT

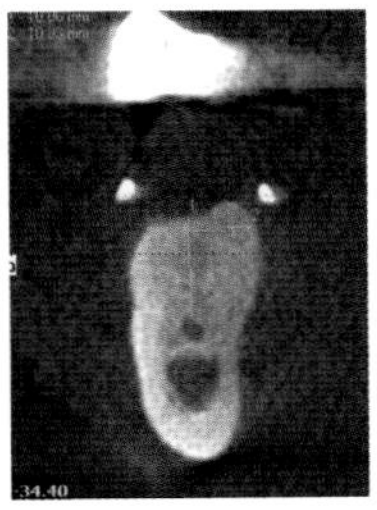
图9　戴放射导板后46骨量

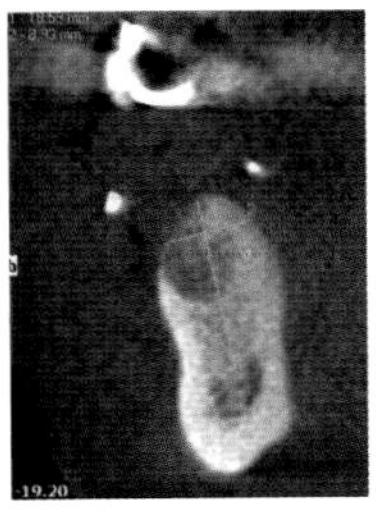
图10　戴放射导板后44骨量

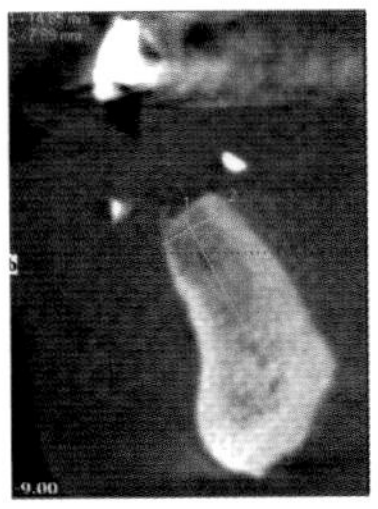
图11　戴放射导板后42骨量

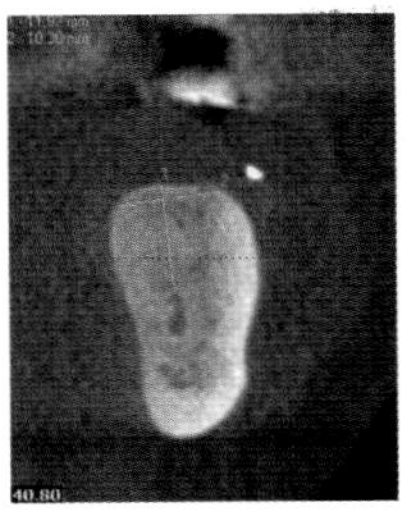
图12　戴放射导板后32骨量

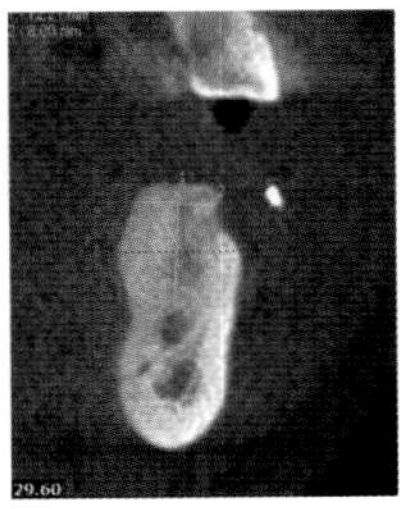
图13　戴放射导板后34骨量

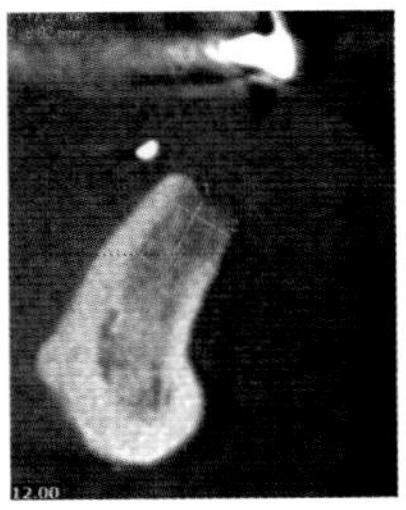
图14　戴放射导板后36骨量

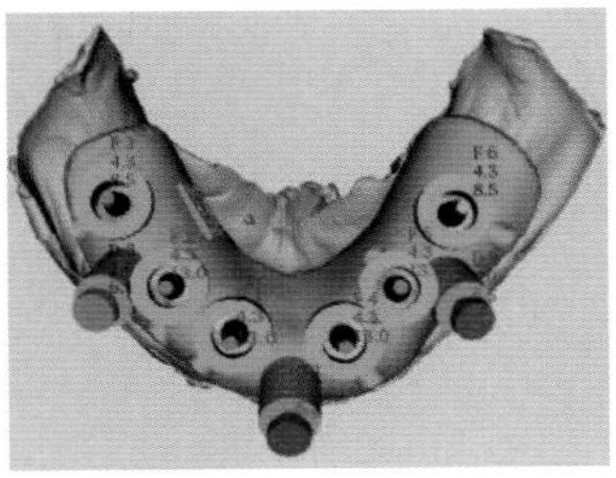
图15　设计数字化导板1

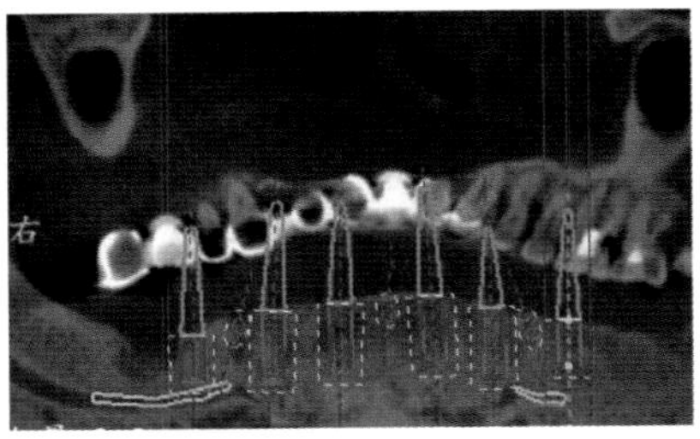
图16　设计数字化导板2

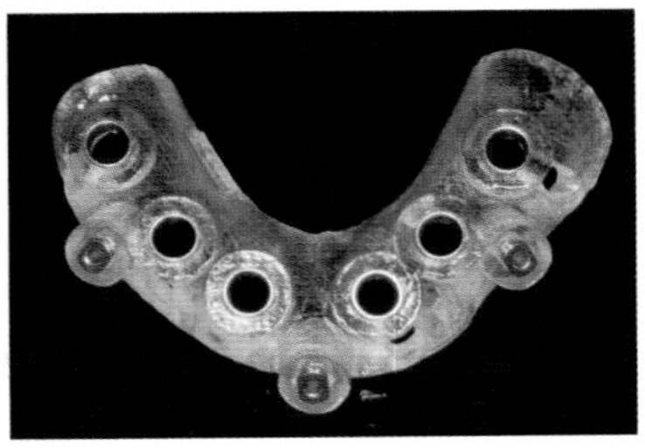
图17　数字化导板

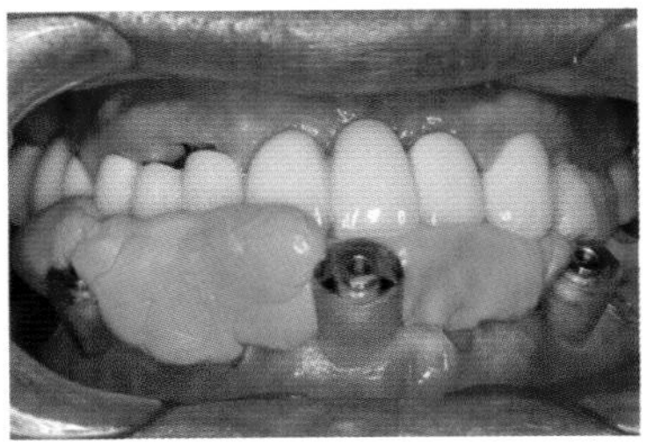
图18　颌位记录稳定导板

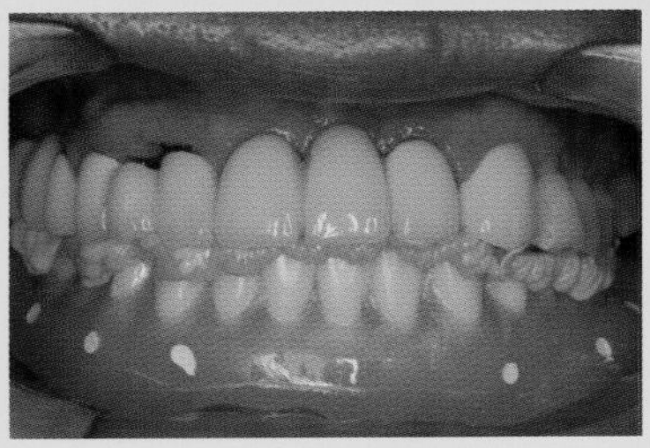
图19　戴放射导板取颌位记录

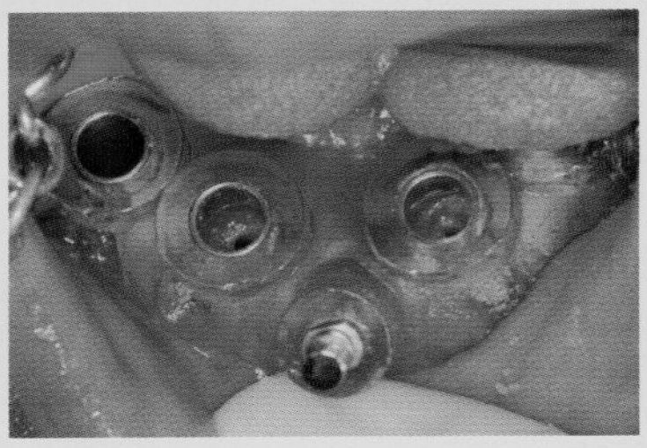
图20　逐级备洞

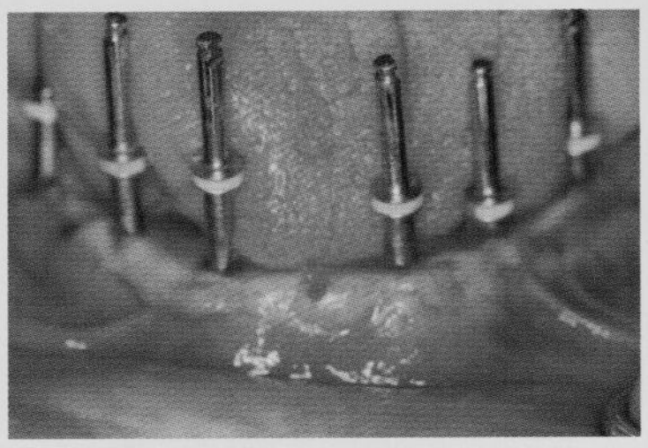
图21　指示杆确定种植体方向

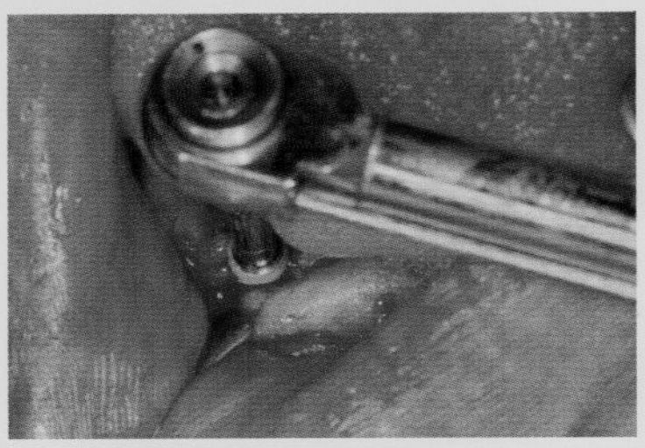
图22　棘轮扳手扭入种植体

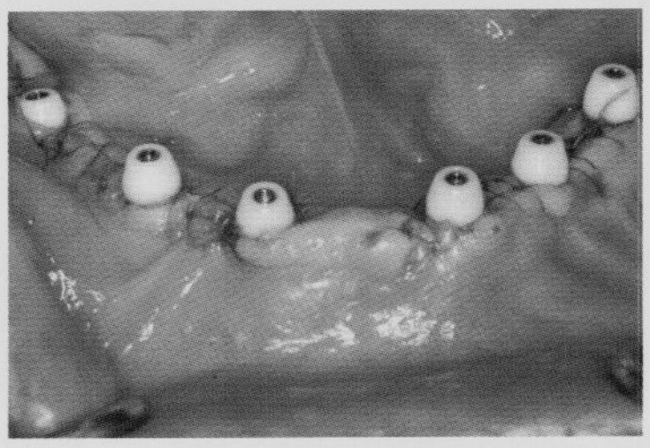
图23　安装愈合帽

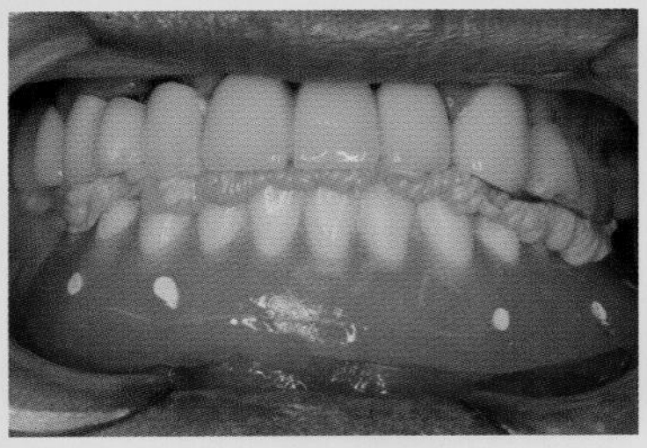
图24　放射导板组织面重衬

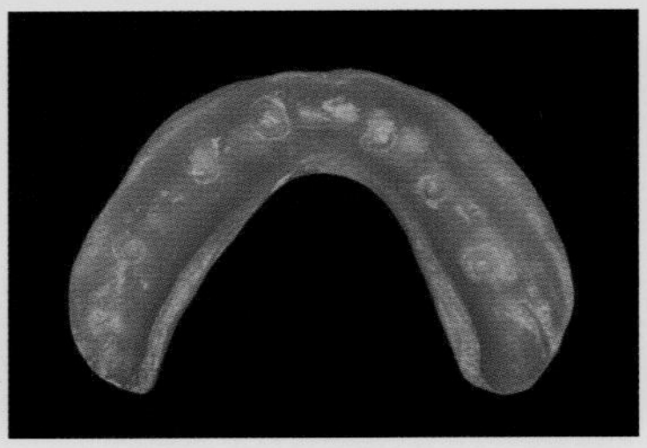
图25　打磨组织面

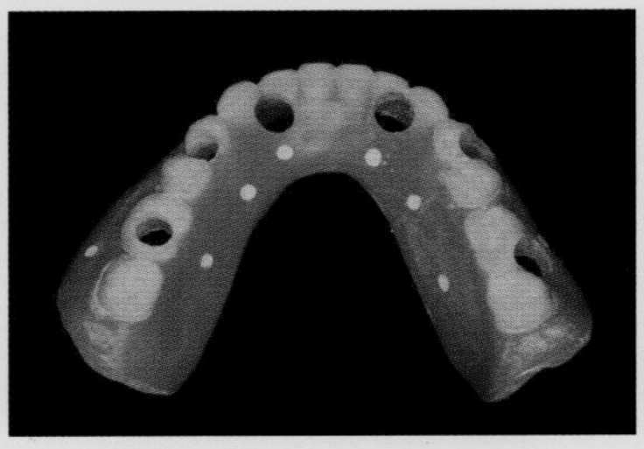
图26　打开种植体位置殆面像

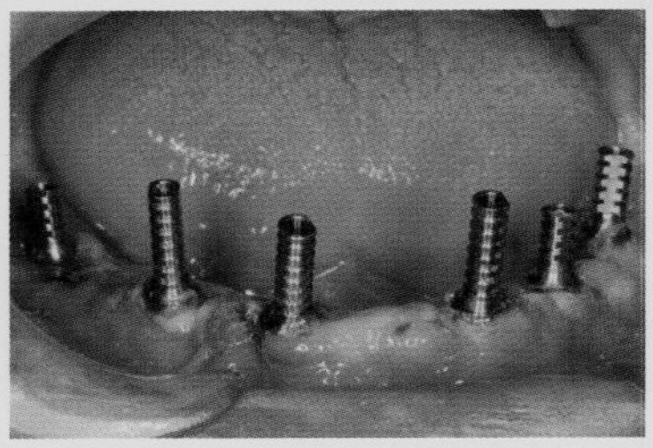
图27　安装桥用临时基台

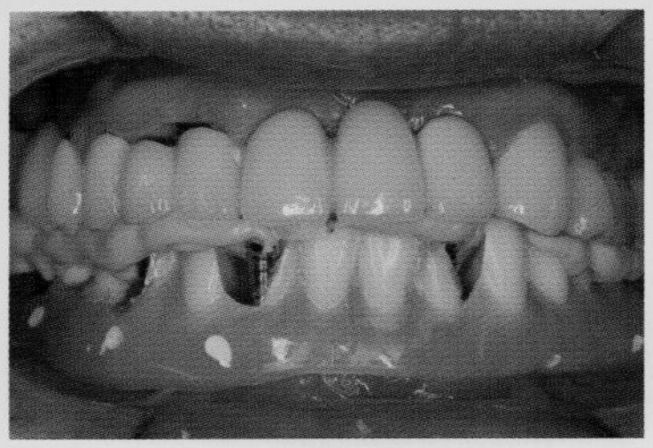
图28　戴入颌位记录稳定义齿

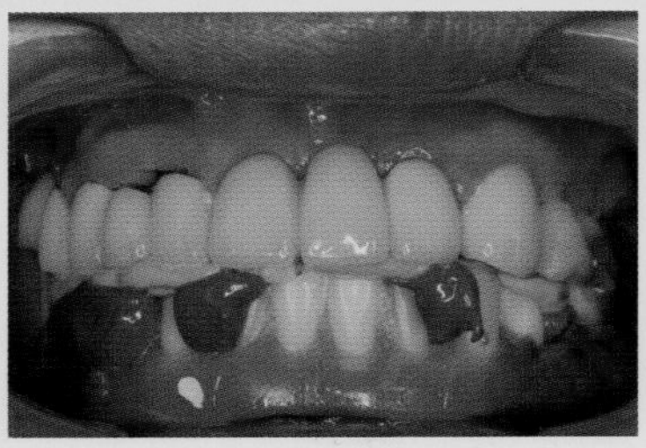
图29　注入聚醚橡胶

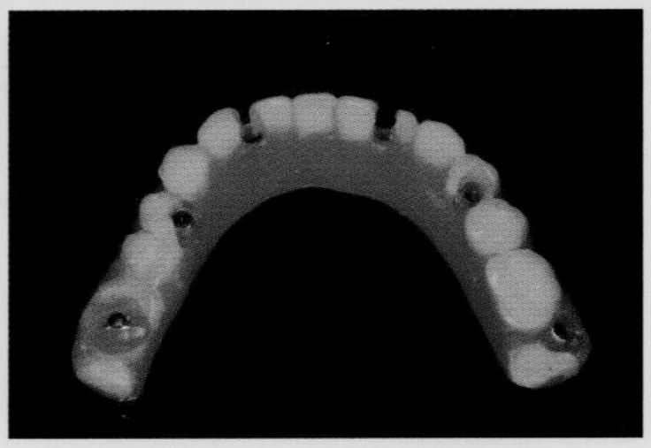
图30　临时修复体

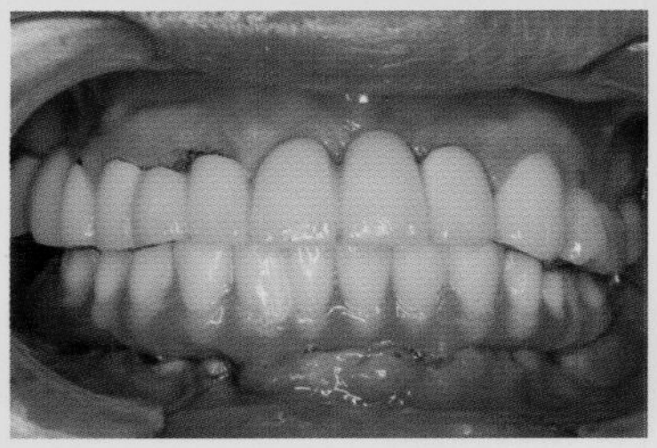
图31　戴入临时修复体

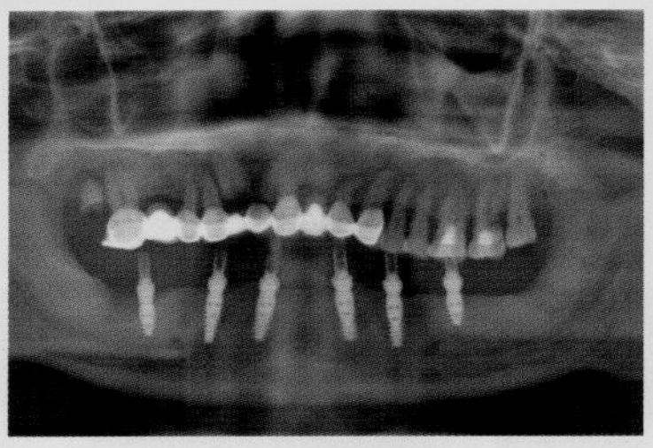
图32　戴入临时修复体后曲面断层片

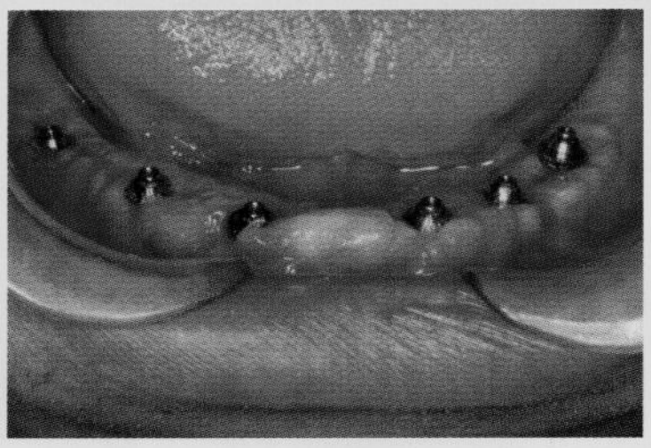
图33　拆线后下颌组织面

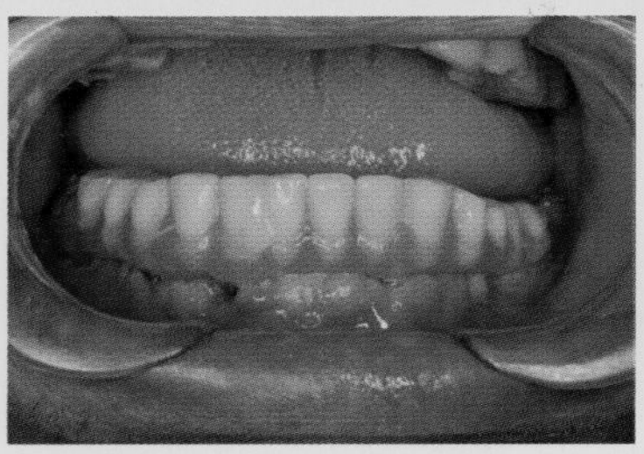
图34　拆线后下颌局部像

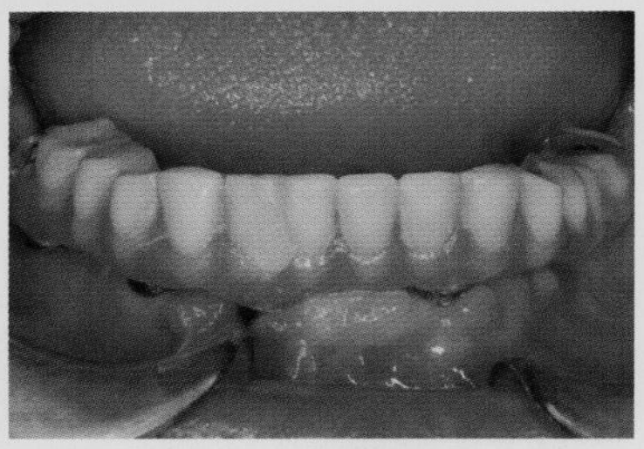
图35　种植术后1个月复查

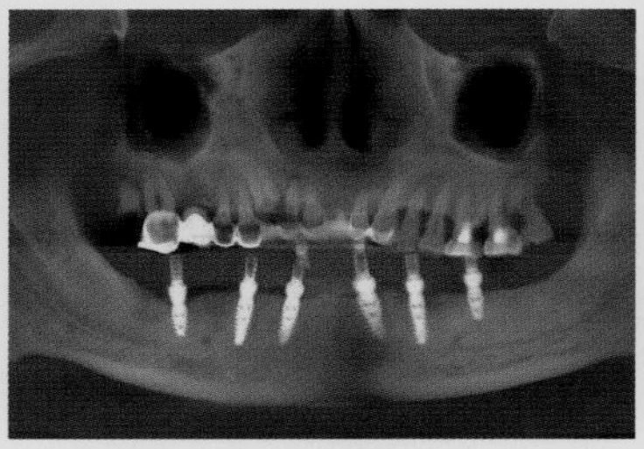
图36　种植术后6个月CBCT

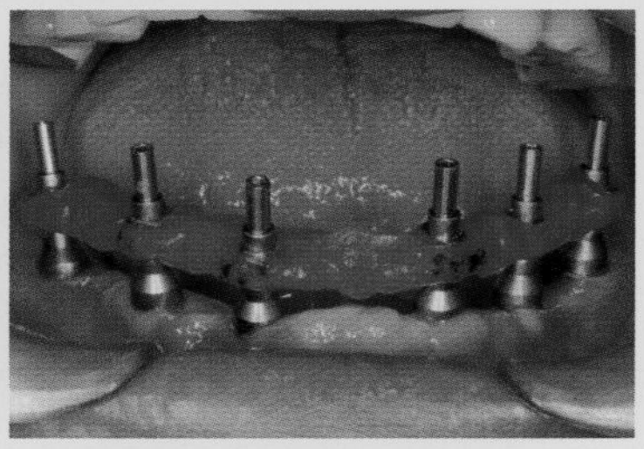
图37　种植术后6个月开窗取模

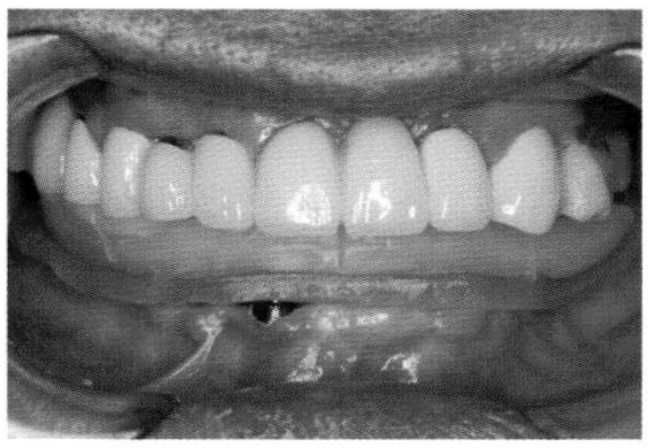
图38　取颌位记录

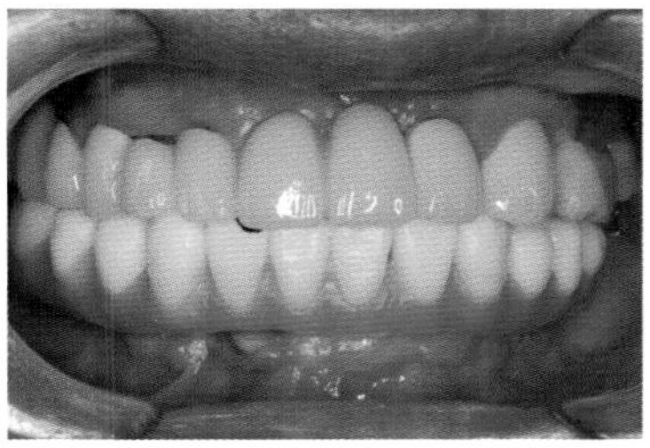
图39　试戴蜡型

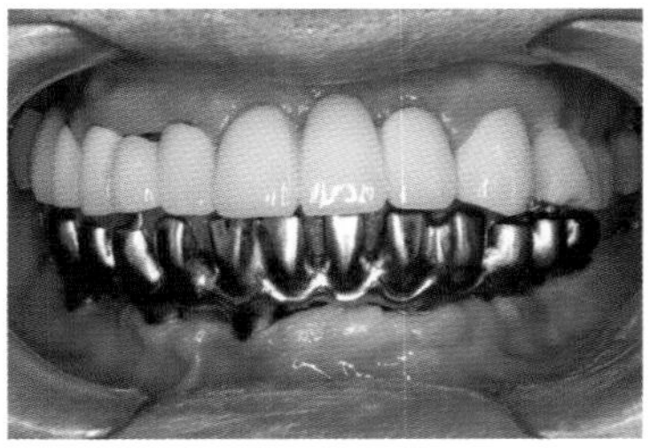
图40　钛支架于口内被动就位

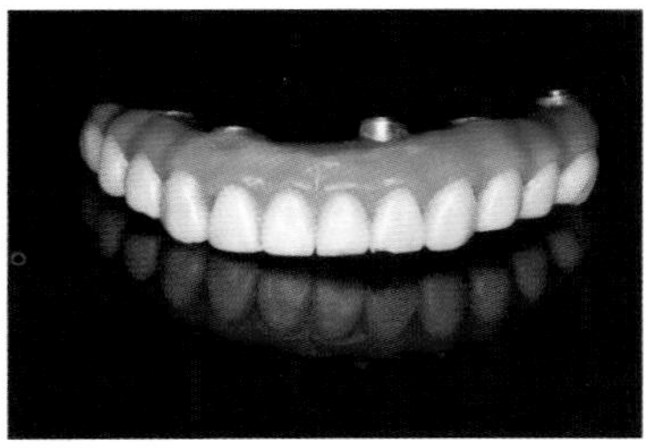
图41　蜡型正面像

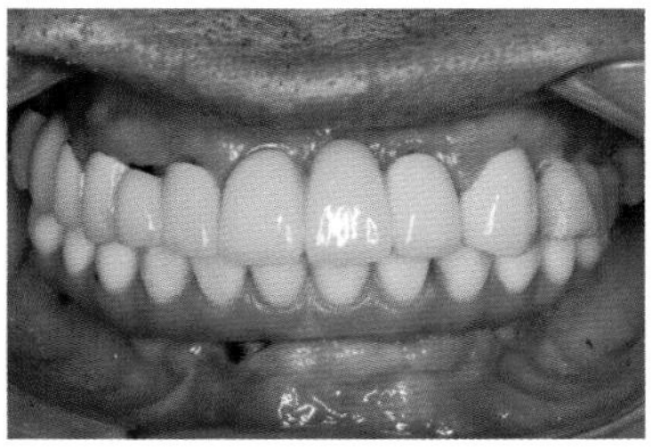
图42　戴入蜡型

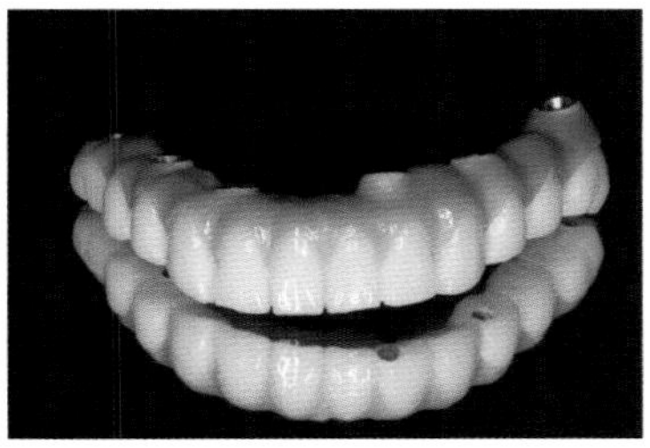
图43　永久修复体

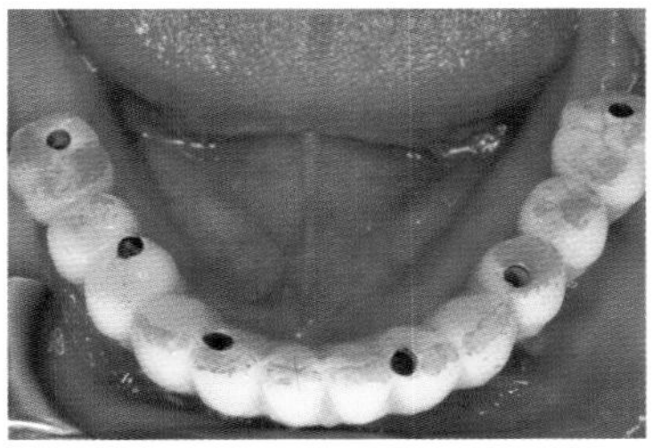
图44　调整咬合为组牙功能殆

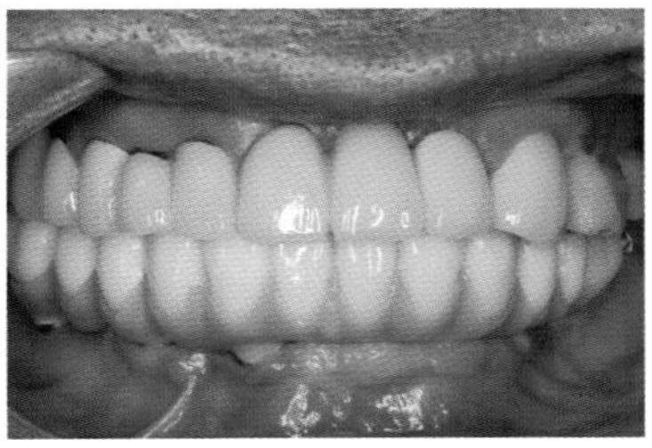
图45　戴入永久修复体正面像

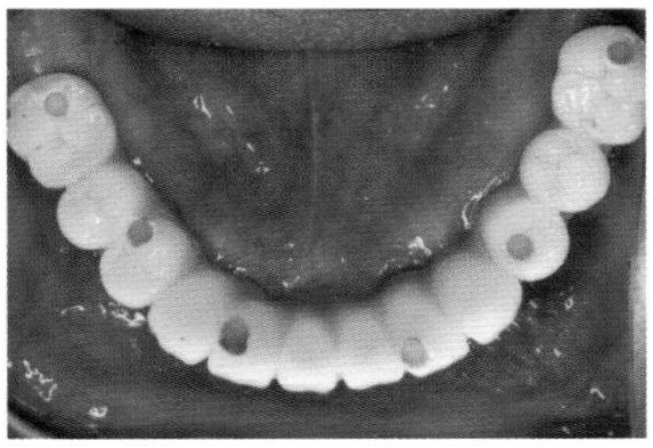
图46　戴入永久修复体殆面像

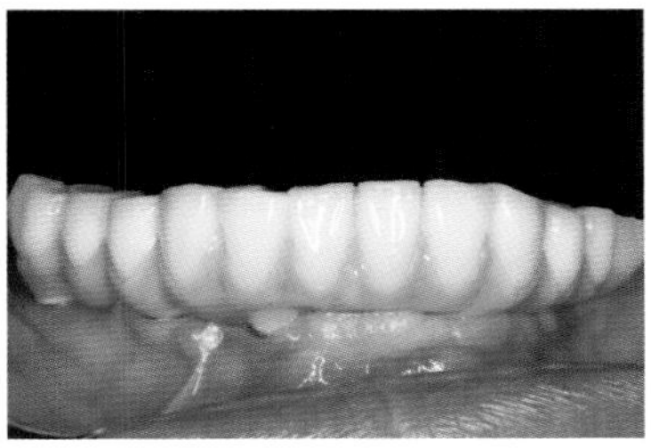
图47　戴入永久修复体下颌局部像

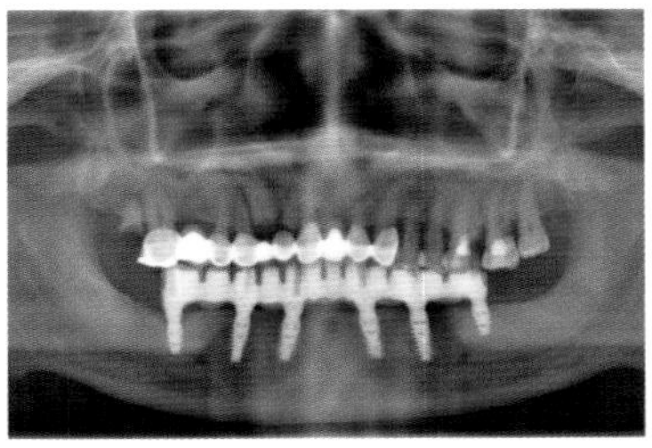
图48　戴入永久修复体后曲面断层片

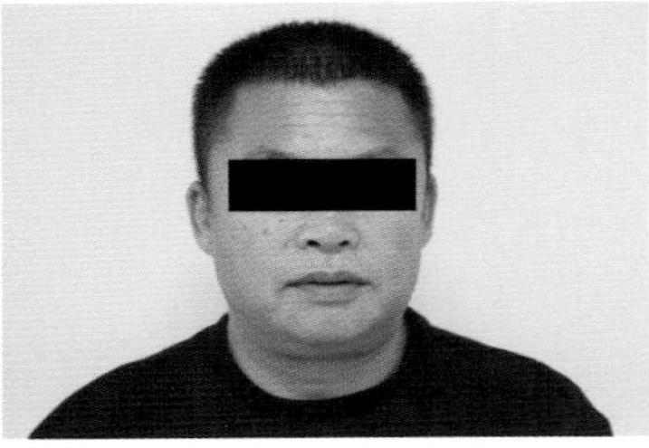
图49　永久修复后正面像

、讨论

1. **数字化种植外科及外科导板**　传统手术中，医生往往需要凭经验对颗种植体进行定位，手术难度大，时间长，创伤大。近年来随着数字化种技术的发展，实现了以修复为导向的种植体设计，种植体位置更加精确合，大大缩短了手术时间，并按照术前的修复设计获得理想的修复效果。同，数字化导板的运用成为了实现种植手术方案所设计制造的个性化手术辅工具。通过术前CBCT拍摄与口内模型采集，导入匹配的导板设计软件进三维重建与配准，确定种植手术及修复方案，生成数字化导板。数字化导结合CT数据及修复体的位置对种植体的数目、位置、角度、深度进行设计，可避免复杂的骨增量手术，简化手术步骤，减少手术时间，减轻术后反应。术前可利用导板设计制作临时修复体，易于种植术后即刻修复，达到以修复为导向的种植手术，缩短就诊时间。

2. **固定义齿即刻修复**　即刻修复是种植体植入后48小时内完成临时修复上部结构，待种植体获得骨整合后更换上部结构，完成永久性修复。即刻负载中种植体的骨性愈合，主要取决于种植体植入后的初期稳定性。该本例中，应用种植体共振频率测定仪测得ISQ数值均大于75，说明初始稳定性好，能承受一定的力，大小适宜的力量，对种植体周围的牙槽骨是一种生理性刺激。固定义齿即刻修复能明显缩短治疗时程，最大限度减轻患者的不适，即刻恢复功能和美观，保证患者的正常生活。

3. CAD/CAM 技术制作永久修复体 CAD/CAM技术制作种植体支持的螺丝固位一体化纯钛支架烤塑桥，作为永久修复体。纯钛具有极佳的生物相容性和优良的物理、机械性能，没有致敏、致炎、致癌、致畸变的问题。烤塑专用瓷聚合体复合树脂（也称聚合瓷），耐磨损，颜色复现性好，具有较好的耐磨性，减少与对颌牙的磨耗，有利于保护余留牙的健康，其与钛材料种植体联合使用，还可以避免异种金属接触产生电偶腐蚀。螺丝固位的修复体出现问题时可以取下，处理简单，费用低。

四、结论

数字化导板引导下的固定种植即刻负重，可以明显简化手术步骤，轻患者术后反应，临床效果满意。

参考文献

[1] Babbush C,Kutsko G,Brokloff J.The all–on–four immediate function treatment concept with NobleActive implants:A retrosepective study[J].J Oral Implantol, 2011, 37:431–445.

[2] Weinstein R , Agliardi E, Fabbro MD, et al. Immediate rehabilitation of the extremely atrophic mandible with fixed full–prosthesis supported by four implants [J]. Clin Implant Dent Relat Res, 2012, 14(3): 434–441.

[3] Fürhauser R, Mailath–Pokorny G, Haas R, et al. Esthetics of flapless single–tooth implants in the anterior maxilla using guided surgery: association of three–dimensional accuracy and pink esthetic score[J]. Clin Implant Dent Relat Res, 2015, 17(Suppl 2):e427–e433.

[4] Beretta M, Poli PP, Maiorana C. Accuracy of computer–aided template–guided oral implant placement: a prospec–tive clinical study[J]. J Periodontal Implant Sci, 2014, 44(4): 184–193.

[5] Nickenig HJ, Wichmann M, Hamel J, et al. Evaluation of the difference in accuracy between implant placement by virtual planning data and surgical guide templates versus the conventional free–hand method–a combined in vivo–invitro technique using cone–beam CT (Part Ⅱ)[J]. J Cranio–maxillofac Surg, 2010, 38(7):488–493.

以修复为导向的上颌All-on-5数字化种植修复

吴世超 李雪松 周志强 于德鹏 王颖姝

摘 要

目的：报道1例上颌缺失，即刻种植、即刻修复和永久固定修复病例。**材料与方法**：由于患者上颌牙列缺失5年，旧义齿恶心呕吐，要求通过种植的方法解决这一困扰他的难题。种植前分析CBCT，为患者设计了上颌5颗种植体的设计方案，在制订区域选择了5颗Bego种植体，在两侧上颌窦前壁斜行植入2颗种植体，放入Bego多牙基台，用原义齿即刻负重。术后3个月，种植体骨结合良好，无松动脱落，制作中间过渡义齿，调整咬合状况。最终以患者的最后义齿为模板制作最终义齿。最终修复半年复查，种植体无明显骨吸收现象，修复体良好。**结果**：通过患者的最终修复方式为导向进行设计种植体的位置和方向，远期效果肯定，效果良好。

关键词：数字化种植；All-on-5；以修复为导向

随着我国老龄化严重，老年人牙列缺失问题越来越明显，种植固定修复能够很大限度地满足老年人的需求，为老年人解决困扰他们的难题。以修复为导向的数字化种植渐渐成了种植的一种方法，本文以最后的修复体为导向制作了数字化种植导板进行精确种植，制作一体式纯钛支架进行固定桥修复，起到了结实美观的效果，汇报如下。

一、材料与方法

1. 病例简介 65岁男性患者，上颌牙齿缺失5年，旧义齿松动固位力差，并且患者异物感明显，要求种植修复去掉上颌基托。既往史：无高血压、心脏病病史，无过敏史及重大手术史。口腔检查：患者上颌牙列缺失，上颌弓隆低平，上牙槽嵴较突出。36为金属铸造冠，31、41牙体变色，无松动，X线示根尖暗影，31、32、41、42之间有约1mm间隙，46缺失，45～47为金属铸造桥。

2. 诊断 上牙列缺失，31、41根尖炎，36、45～47不良修复体。

3. 治疗计划

（1）上颌固定种植修复。

（2）31、41根管治疗后冠修复。

（3）更换36、45～47不良修复体。患者要求先制作上颌固定种植修复，其他治疗之后再做修复。

4. 治疗过程（图1～图22）

（1）根据CBCT显示患者16、17、26、27位置上颌窦气化，牙槽骨低平，做垂直向种植无空间，我们根据患者下颌的情况以及上颌旧义齿的排列，为患者选择了在14、15、24、25位置斜行植入2颗Bego植体，在13、11、23的位置进行了3颗Bego种植体植入并放置多牙基台。

（2）种植手术后修改患者原义齿为患者即刻负重。

（3）患者戴临时义齿3个月后，通过DSD软件设计一副更加美观的义齿，为患者制作一副过渡义齿为最终义齿提供参考。

（4）在患者戴过渡义齿时的丰满度，咬合高度，以及上下颌的吻合度都满意时，制取最后印模，把过渡义齿寄给加工厂，让加工厂以过渡义齿的丰满度和咬合状态为依据进行复制，制作最终义齿。

二、 结果

上颌植入5颗Bego种植体，种植后同期进行用原义齿进行即刻修复，种植后4个月对患者进行了永久修复，达到美观和功能的效果。单本病例修复时间尚短，长期稳定性需要观察。

三、讨论

本病例采用数字化导板精确定位种植体的方向和位点，种植后同期为患者制作即刻修复体，解决患者过渡期的吃饭和美观问题。采用二次印模法精确转移种植体的位置和方向，为患者制作了3副修复体，为最终的修复体提供了参考和借鉴，利用DSD数字化软件设计最终的修复体牙冠的形态比例，达到美的和谐，最终修复体支架采用CAD/CAM一体式切削纯钛支架，更加牢固，牙齿选择的材料为SHOFU烤塑，以及同品牌的牙龈颜色，兼顾了前牙的粉白美学。但是病例制作时间尚短，还有待进一步观察。

作者单位：天津市滨海新区塘沽口腔医院

通讯作者：吴世超；Email: 13512008818@163.com

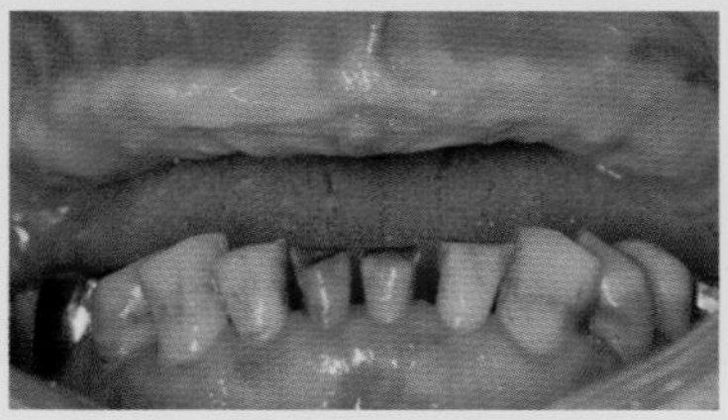
图1 修复前口内像

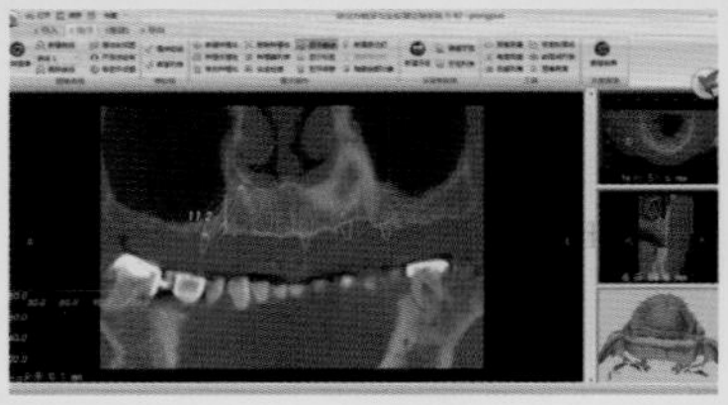
图2 CT设计5颗种植体

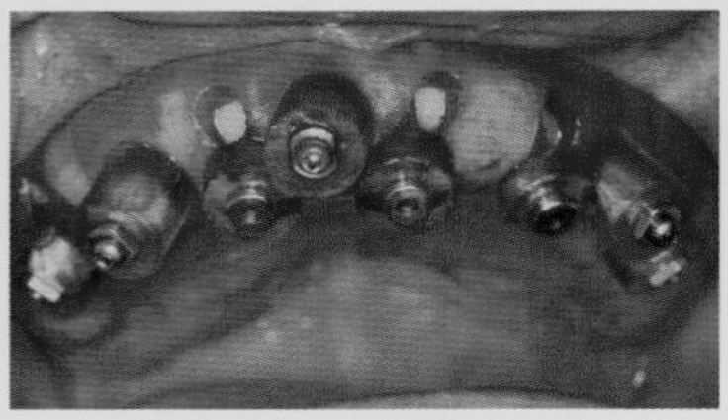
图3 种植导板就位后

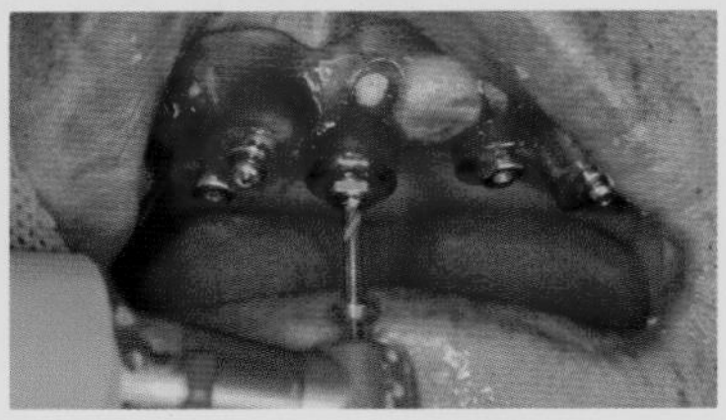
图4 导板指引下数字化种植

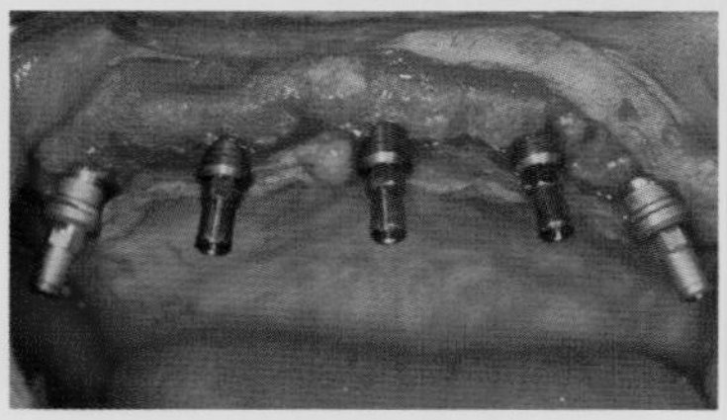
图5 种植后角度方向

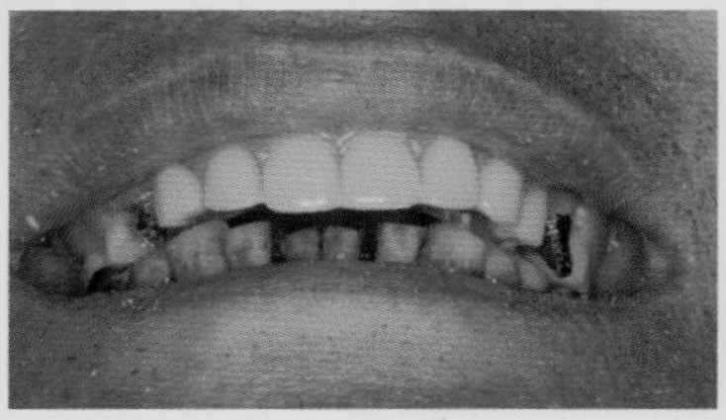
图6 即刻修复后

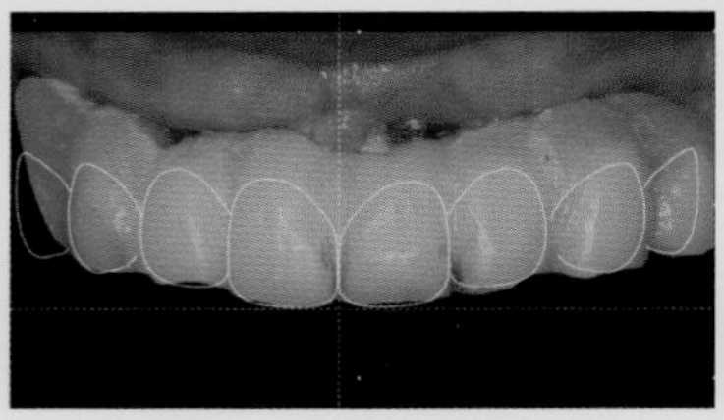
图7 DSD设计最后修复形态1

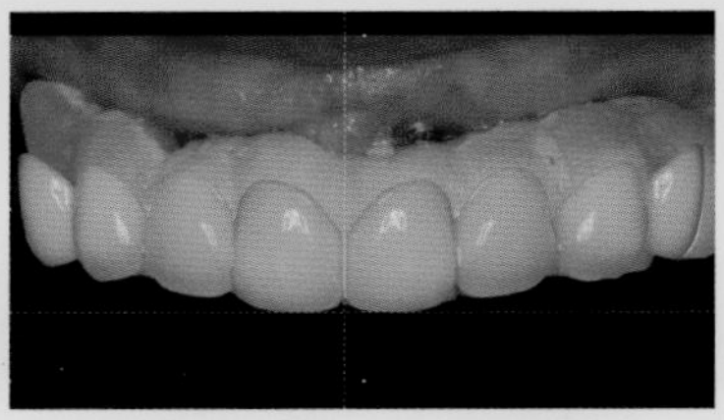
图8 DSD设计最后修复形态2

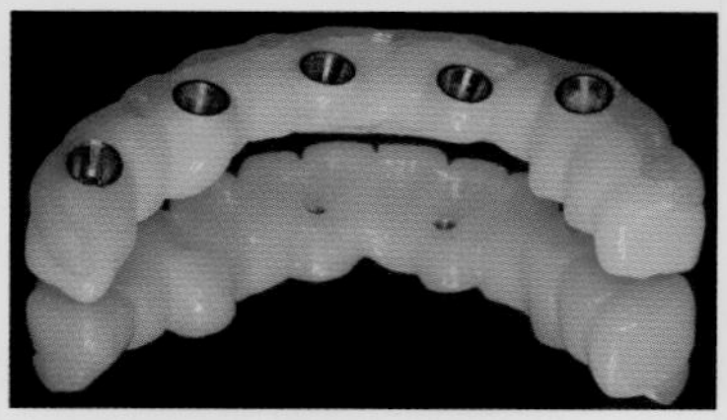
图9 过渡义齿组织面观

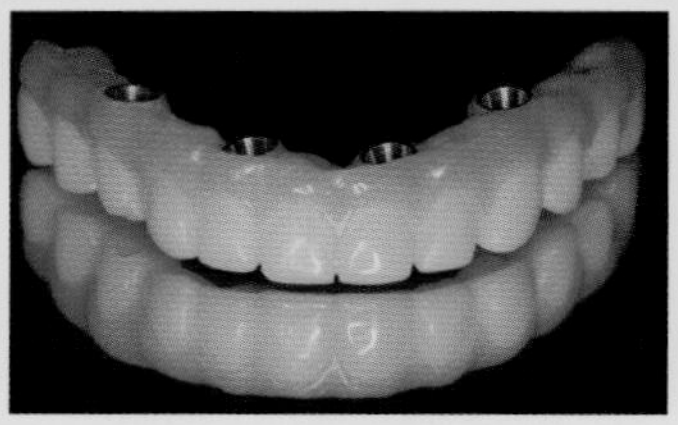
图10 过渡义齿正面像

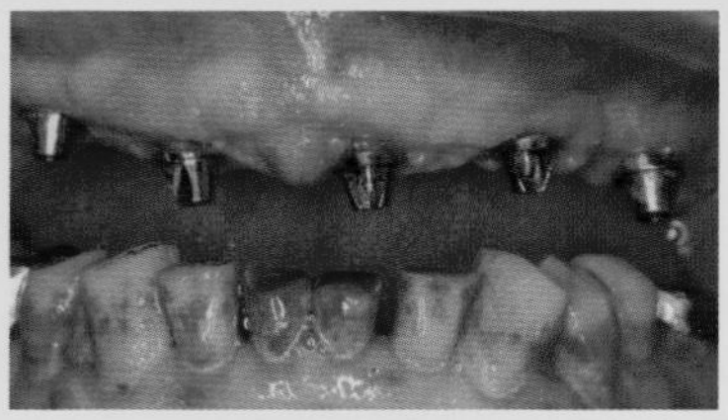
图11 多基基台就位后

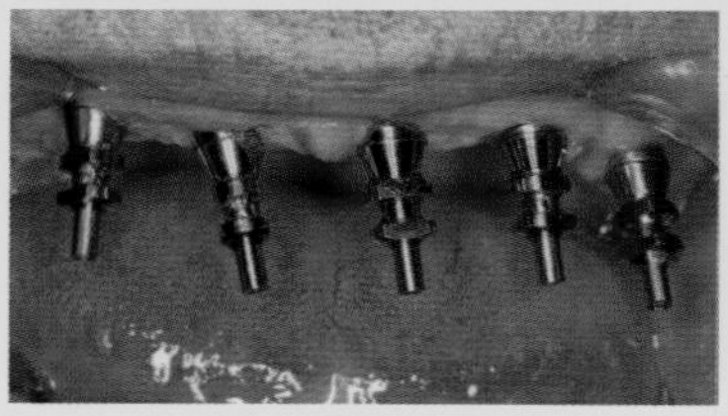
图12 转移体就位后

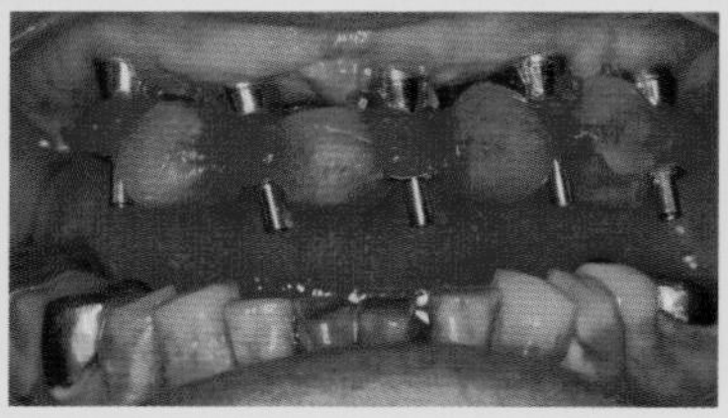
图13 口内链接种植体转移杆

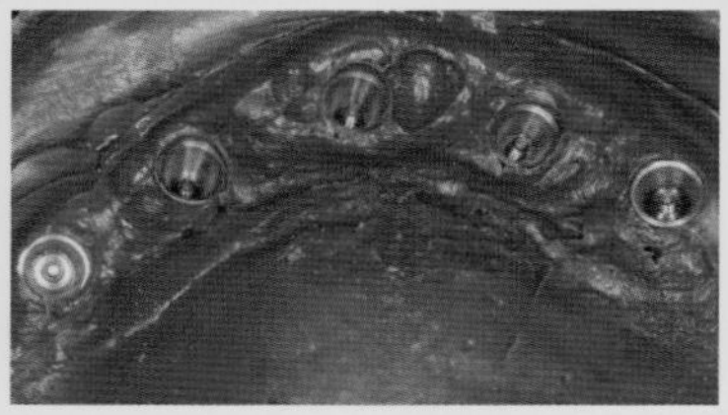
图14 开窗取印模

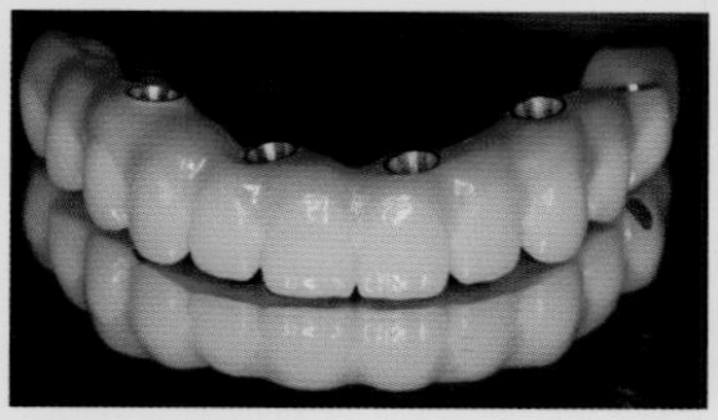
图15 最终修复后正面像

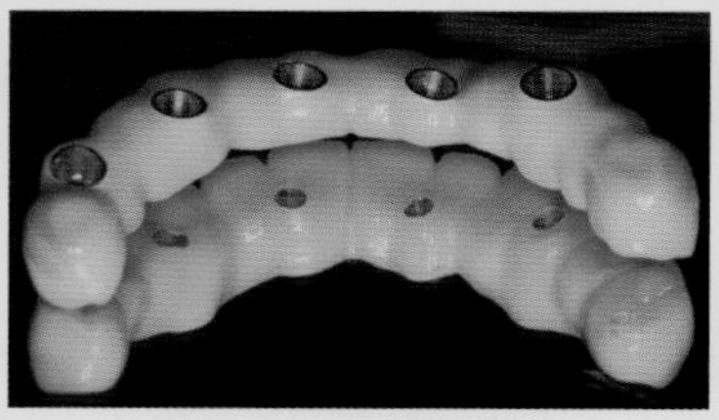
图16 最终修复后组织面观

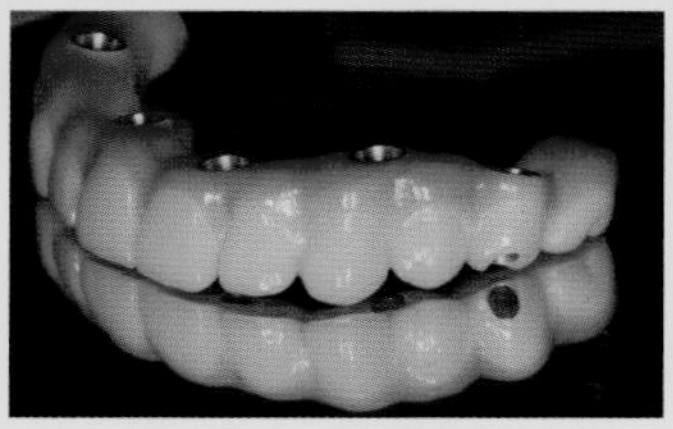
图17 最终修复后左侧像

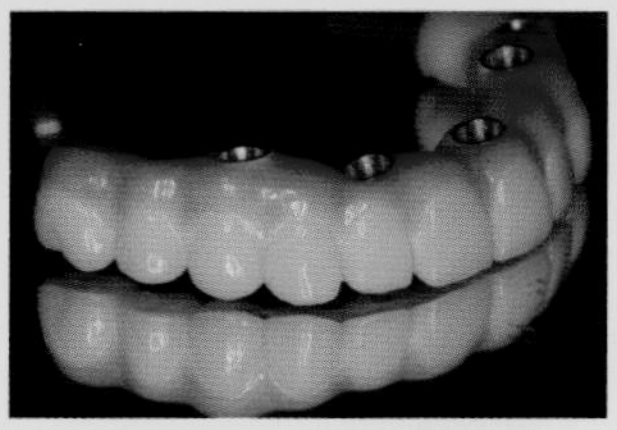
图18 最终修复后右侧像

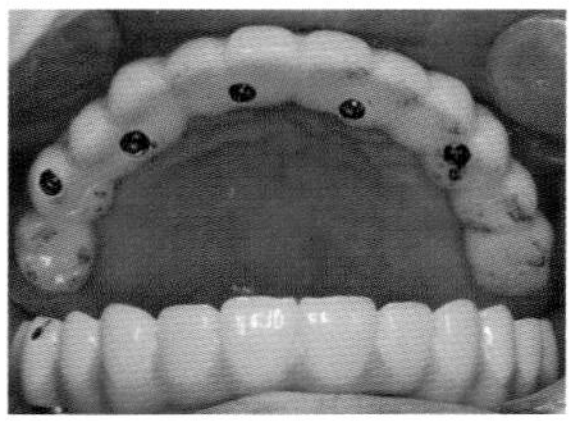

图19　最终修复后咬合像

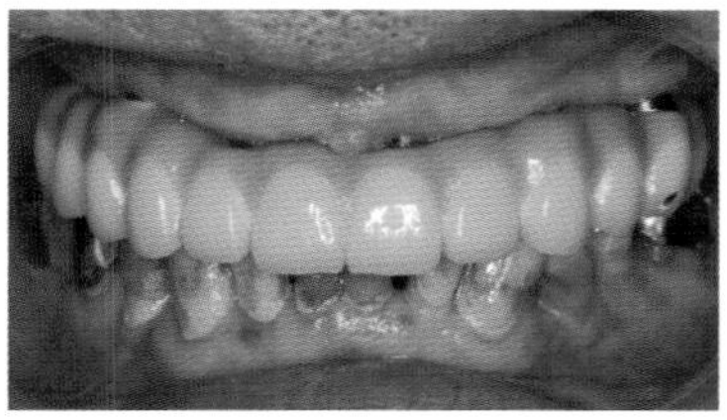

图20　最终修复后正面咬合像

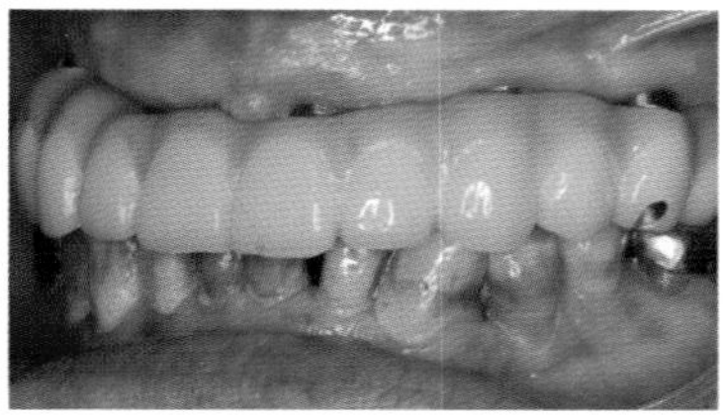

图21　最终修复后左侧像

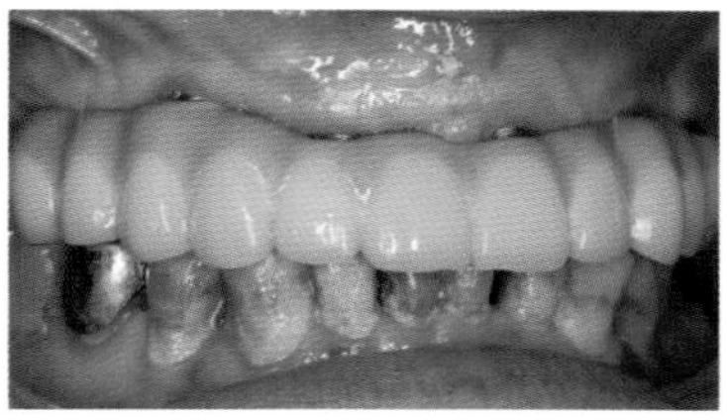

图22　最终修复后右侧像

无应力杆卡应用于牙列缺失患者的临床观察

李欣瑶 张富森 刘胜伟

摘要

66岁男性患者。因牙周炎及龋齿导致下颌牙列缺失，活动义齿修复约7年，义齿稳定性差，影响进食前来就诊。否认全身性系统性疾病史，有吸烟史，戒烟3年。

关键词：种植体支持式覆盖义齿；无应力杆卡；无牙颌；覆盖义齿

牙列缺失是指各种原因导致的上颌或/和下颌牙列全部缺失，是口腔常见的一种临床常见病，多见于老年人。牙列缺失会严重影响牙齿原有的咀嚼、美观、辅助发音、生理刺激等功能，对患者身心带来很大影响。全口义齿有多种方式，但杆卡式种植体覆盖义齿是其中理想的种植覆盖义齿设计方式。无应力杆卡系统可以为患者提供足够固位力以大幅度提高生活质量，它涵盖了传统的CAD/CAM制作的杆，为患者、医生及口腔科技工室提供了独特的临床操作便利和成本上的优势。无应力杆卡系统可以为患者提供足够固位力及稳定性，来提高其咀嚼效率。建议患者植入6颗种植体行固定修复，来更好地恢复咀嚼功能和良好的舒适度，患者拒绝。

一、材料与方法

1. 病例简介 66岁男性患者。因牙周炎及龋坏导致下颌牙列缺失，活动义齿修复约7年，活动义齿固位稳定性差，影响进食前来就诊，建议种植义齿固定修复或覆盖义齿修复。否认全身性系统性疾病史，有吸烟史，戒烟3年。检查：下颌无牙颌，牙槽骨低平，唇颊沟变浅，以下前牙为重，45残根拔除1个月后。软组织健康，角化黏膜中厚型。上颌余牙牙槽骨呈水平吸收，牙根暴露，牙齿不同程度松动。颌间距离充足。颞颌关节未见明显异常。凝血三项、血常规、空腹血糖、血压、心电图均正常。

2. 诊断 下颌牙列缺失。

3. 治疗计划 下颌无应力杆卡种植覆盖义齿修复，于下颌植入4颗种植体，杆卡连接。

4. 治疗过程（图1～图37） 牙周治疗，拟行32、34、42、44牙位种植，杆卡修复。考虑平台的水平，植体拟定为Straumann sp 4.1mm×10mm 2颗；s4.1mm×10mm 2颗（重复建议：种植固定修复，患者要求覆盖义齿修复方式）。

种植术后3个月取口内标准模型，做金属支架。口内安装转移杆取模。分析模型，在水平板上选择合适的基台，使它们基本在一个水平面上，高度分别为3mm、1mm、1mm、2mm。基台转入口内调整球帽杆相应的长度，使之在接触区无应力点（要求2颗植体边缘距离至少为8cm）。利用辅助器械截取管形杆。安装管形杆后，30N的力量分别锁紧管形杆的4个球头。使用硅橡胶消除倒凹。自凝树脂充填后抛光戴入口内，检查就位情况及咬合关系。

1年后口内像显示牙龈红肿，触之出血，局部冲洗上药后恢复。3年后口内像显示牙龈无红肿等不良情况。

二、结果

（1）义齿稳固性良好，提高了患者的咀嚼效率，获得了良好的功能。

（2）无应力杆卡缩短了临床操作时间，提高了精确度，种植体周围骨组织良好，基台无松动，无生锈变形，临床效果满意。

（3）牙龈红肿增生，临床冲洗局部上碘甘油观察后无不良情况。

三、讨论

1. 无应力杆卡与传统杆卡的优缺点

（1）传统杆卡的制作：①成品金属杆卡通过焊接与种植基台连接。优点：成品金属杆与成品固位卡两者更匹配，固位更好，基台与种植体适合性良好。缺点：焊接点容易受力折断，焊接时必须确保焊接牢固。需要技工所来制作，制作工艺要求高，工艺复杂度高。②使用树脂成品杆通过包埋、熔模、铸造、抛光、试戴（确保就位达到要求）、完成。优点：铸造杆强度高，不易出现折断。缺点：铸造抛光对其表面形态会有改变，与固位卡匹配不如成品杆固位好，铸造时容易变形，影响杆卡的适合性。

（2）传统杆卡的并发症：①杆卡折断率34.1%。②螺丝折断及松动率29.5%。③义齿基板折断27.3%。④牙龈黏膜增生17.5%。⑤修理困难。

2. 无应力杆卡与传统杆卡的区别

（1）无应力杆卡：①即刻负荷（$P<0.05$，power>80%），种植体在即刻负荷的骨量丧失平均减少0.37mm，95%CI:-0.59；-0.16。延期负荷

作者单位：烟台仁爱口腔门诊

通讯作者：张富森；Email: zhang_fusen@126.com

（3个月）平均减少0.78mm，95%CI:–1.07；–0.49。根据公认成功标准第年内吸收在1.5mm以内，两种方式都是100%的成功。②被动就位：无应力及侧向压力，高精密预制部件容易个性化处理，完美就位，降低种植体失败的风险。③椅旁操作：节约工作时间，操作简单化，快速方便不受印模焊接的误差影响。杆管长度可在8～26mm自由切割，允许植体间有15°的角度。

（2）传统杆卡：①即刻负荷未查到相关即刻负荷文献。②被动就位因取模铸造焊接造成误差较大，并发症较多。③游离端可做悬臂，可为种植体支持方式承担更大殆力。④工作程序繁多，操作时间长。⑤维修困难。

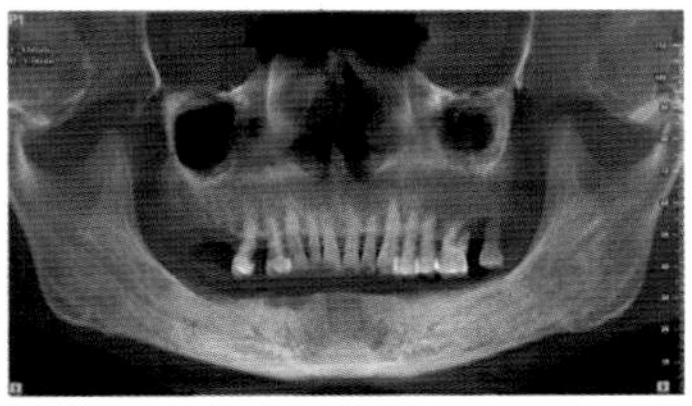
图1　术前曲面断层片

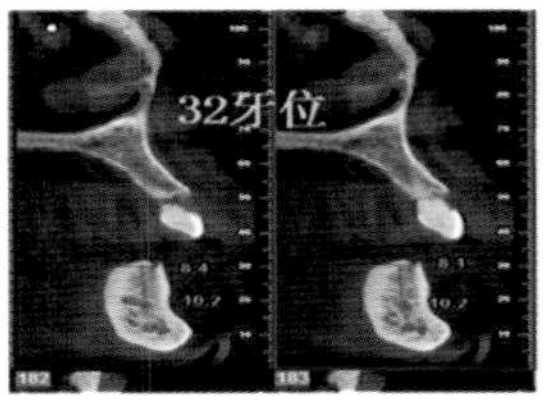

图2　术前CBCT 1

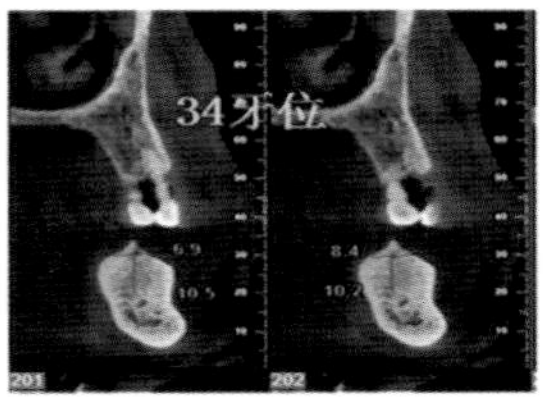

图3　术前CBCT 2

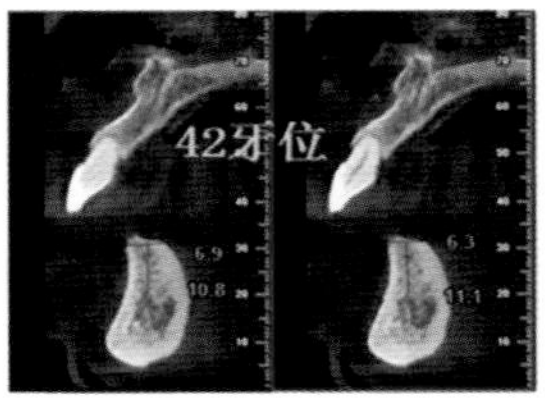

图4　术前CBCT 3

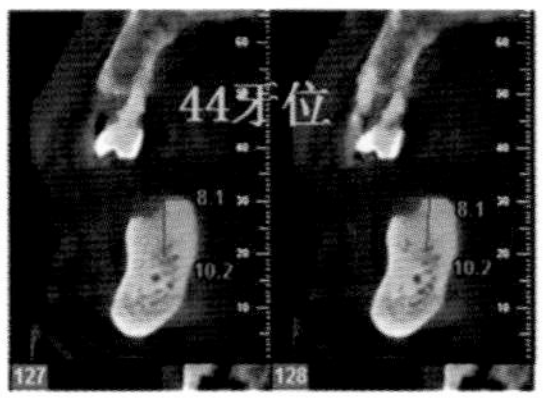

图5　术前CBCT 4

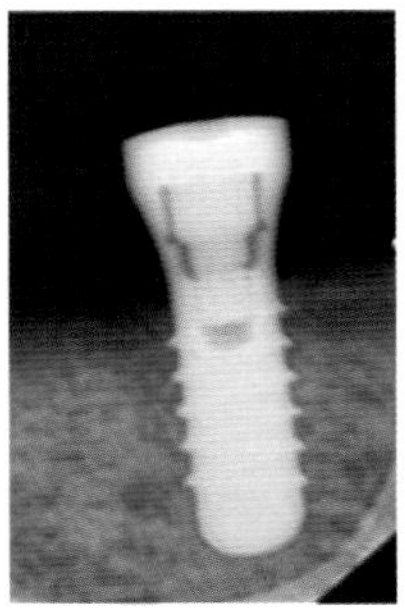
图6　种植术后3个月的X线片1

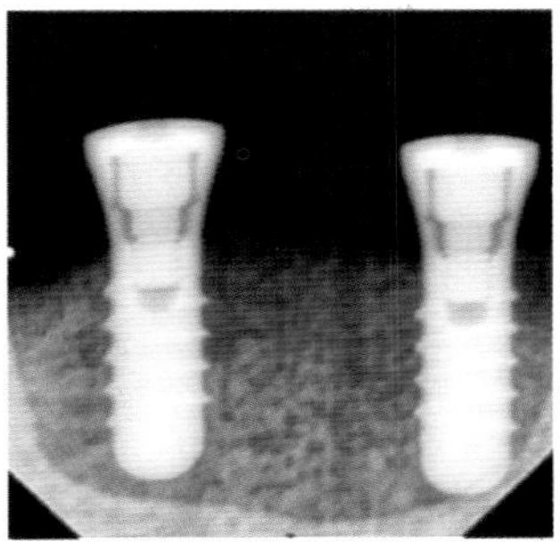
图7　种植术后3个月的X线片2

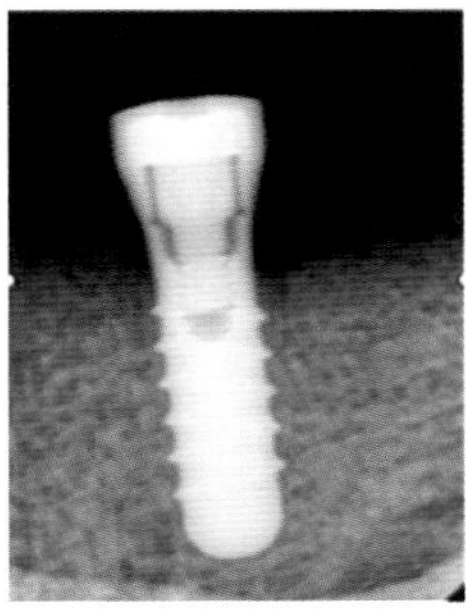
图8　种植术后3个月的X线片3

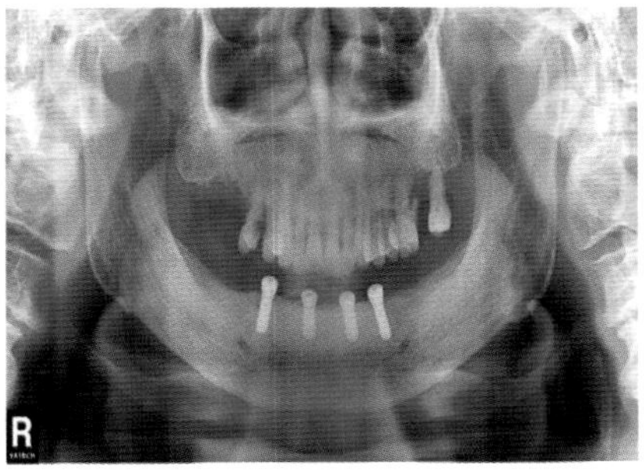

图9　种植术后曲面断层片

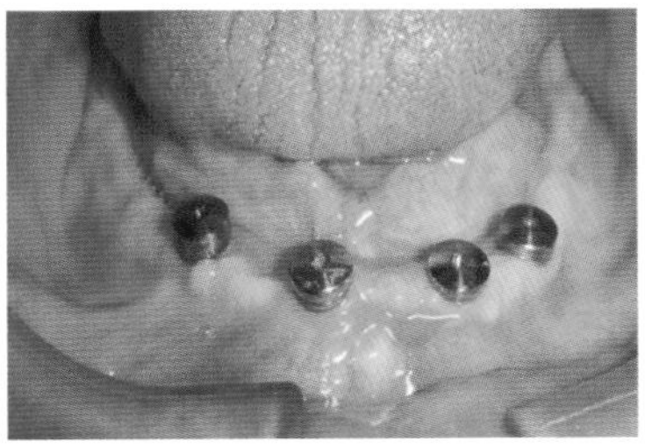
图10　种植术后3个月的口内像

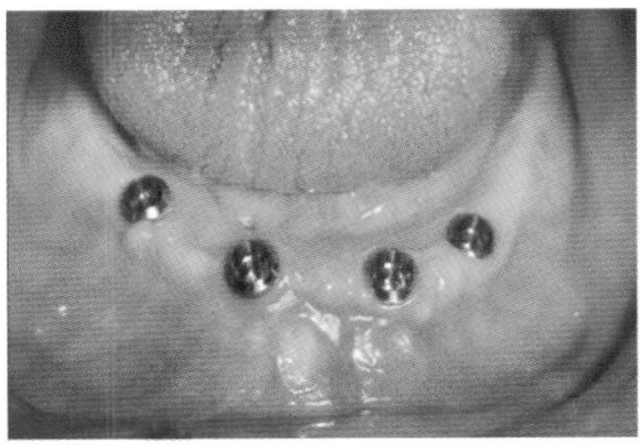
图11　去除愈合基台的口内像

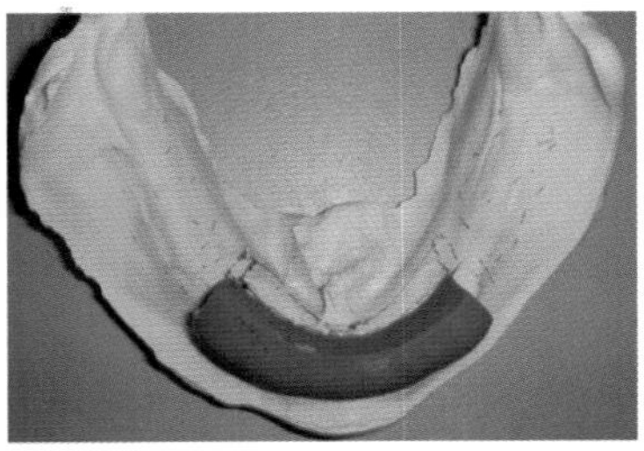
图12　取口内标准模型，做金属支架

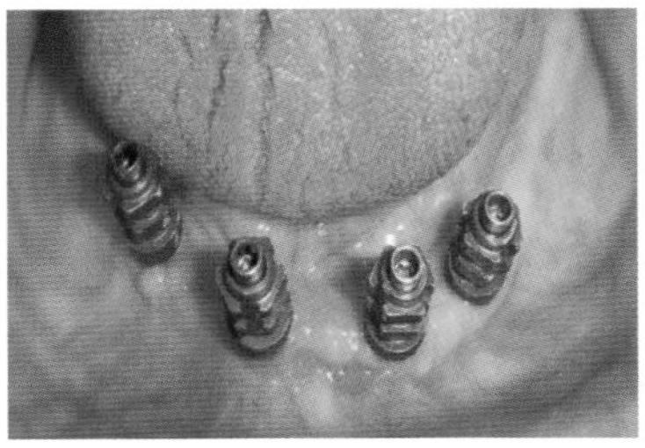
图13　口内安装转移杆取模1

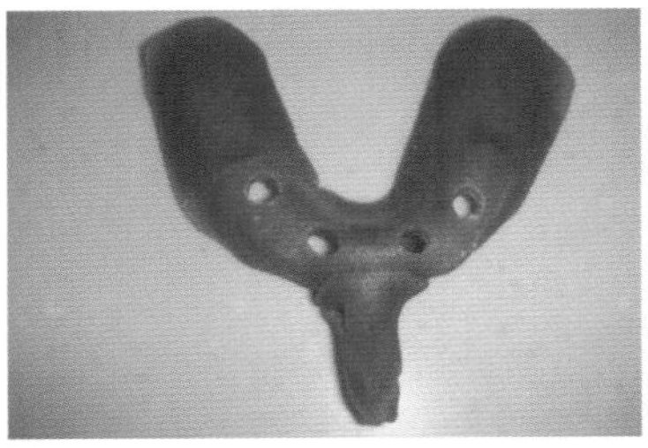
图14　口内安装转移杆取模2

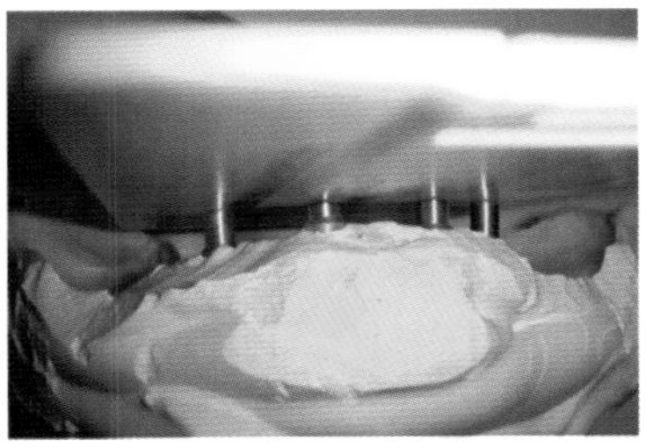
图15　在水平板上选择合适的基台

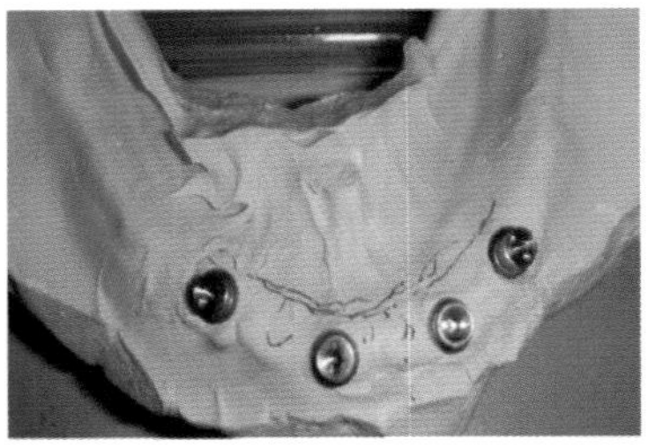
图16　模型上选择基台的殆面像

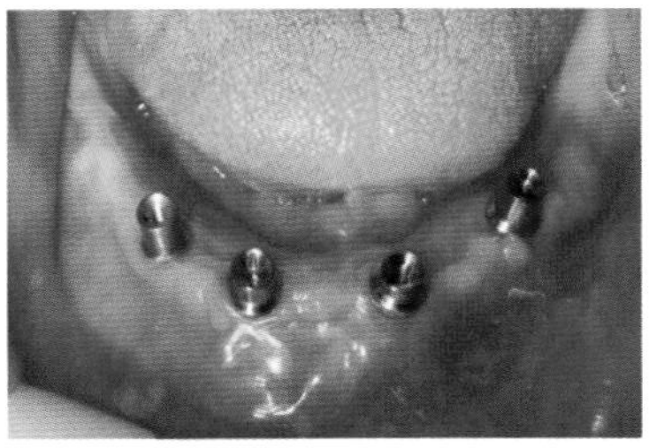
图17　选择好合适基台的口内像

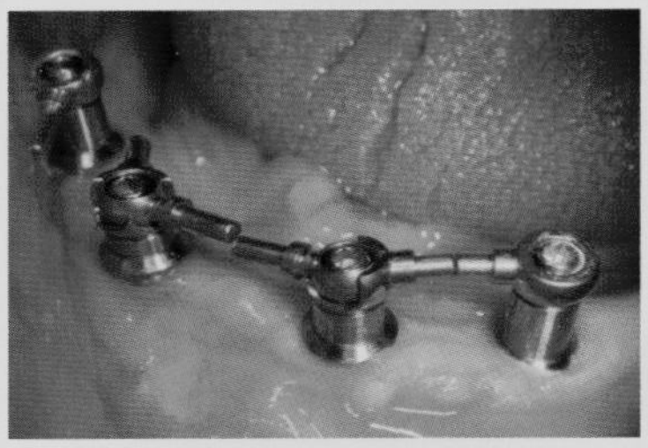
图18　基台转入口内像

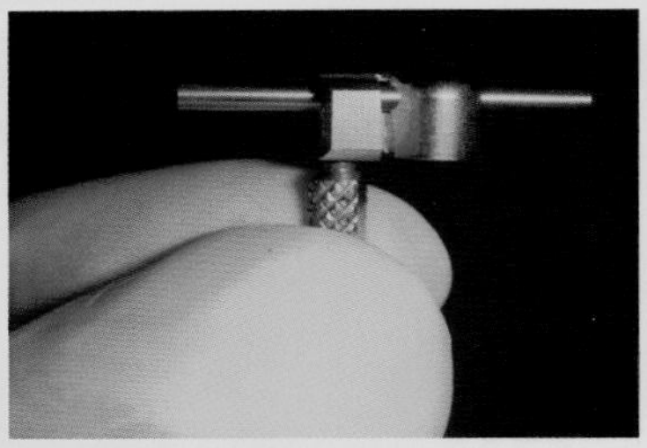
图19　利用辅助器械锁紧管形杆

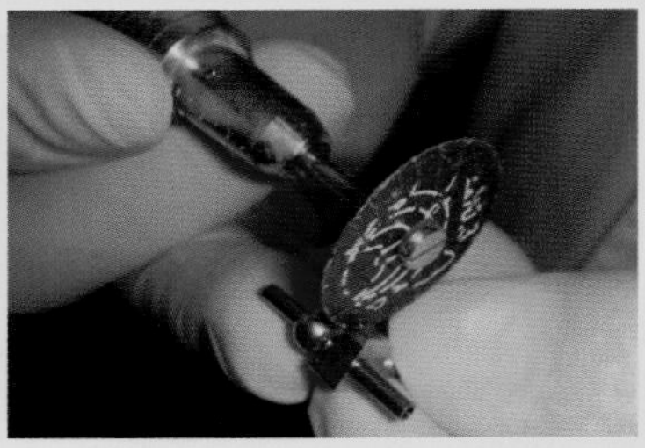
图20　利用辅助器械截取管形杆

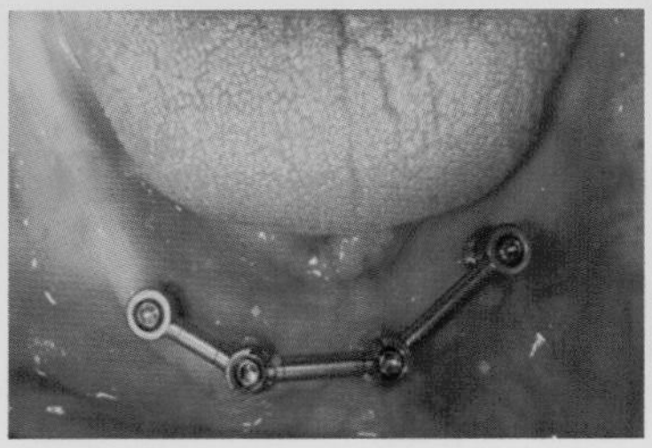
图21　安装管形杆后口内像

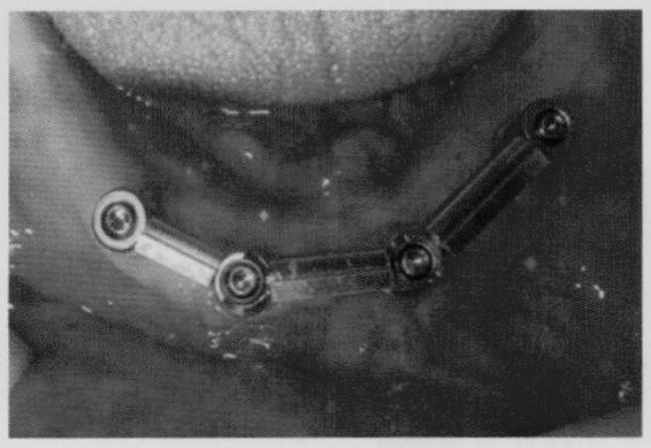
图22　截取金卡试戴后的口内像

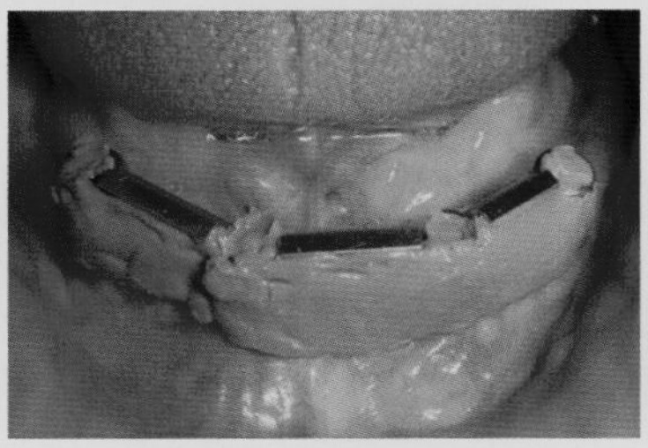
图23　使用硅橡胶消除倒凹

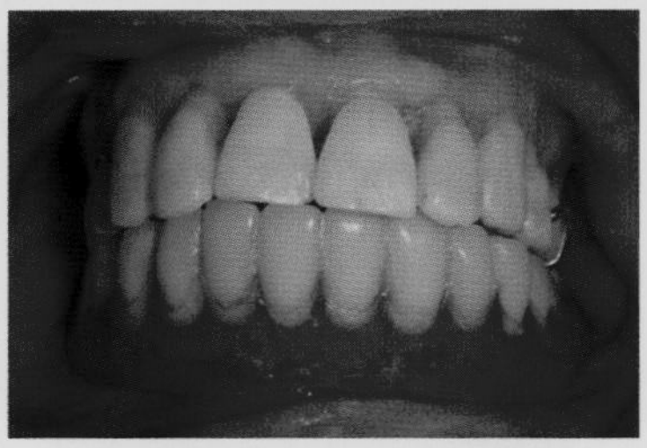
图24　加入自凝树脂后咬合像

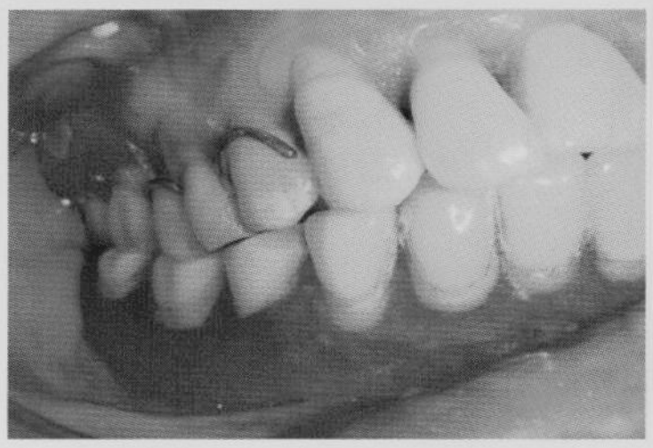
图25　义齿戴入口内的右侧咬合像

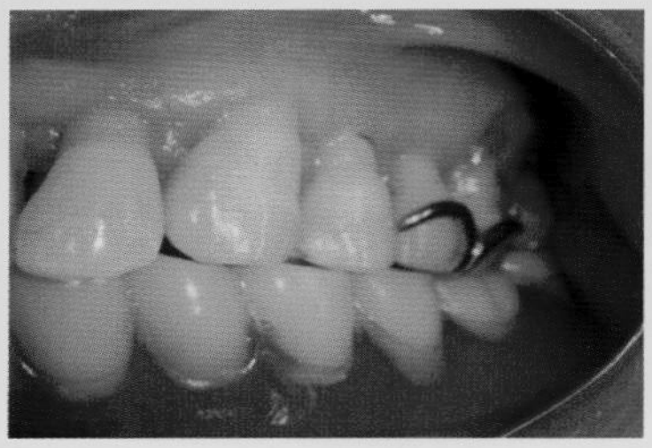
图26　义齿戴入口内的左侧咬合像

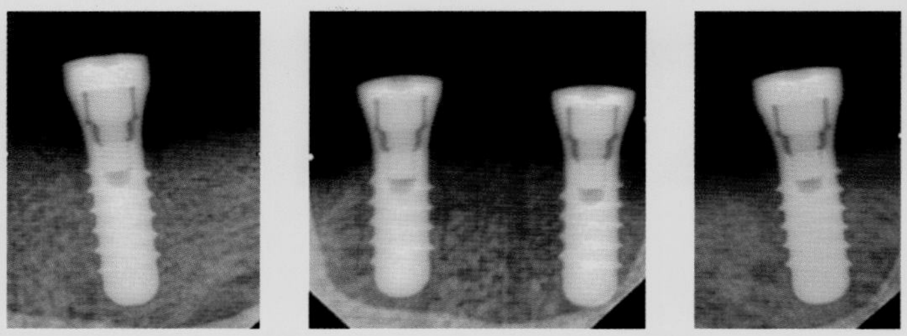
图27 ~ 图29　种植3个月后的X线片

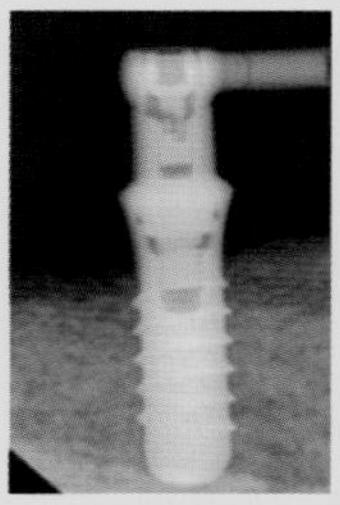
图30　1年后的X线片1

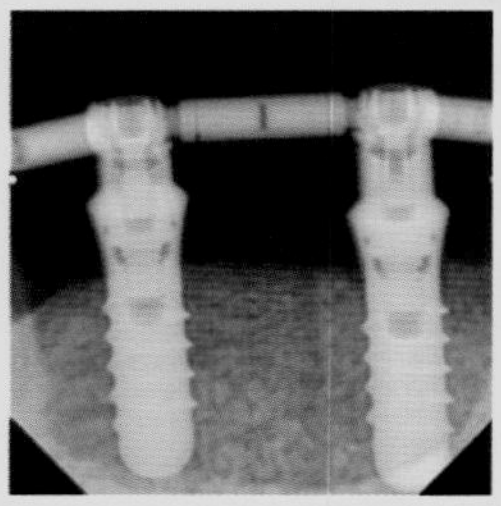
图31　1年后的X线片2

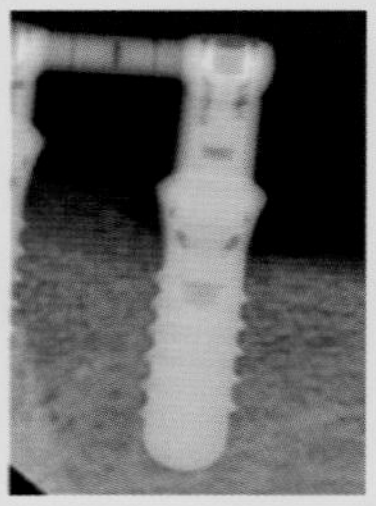
图32　1年后的X线片3

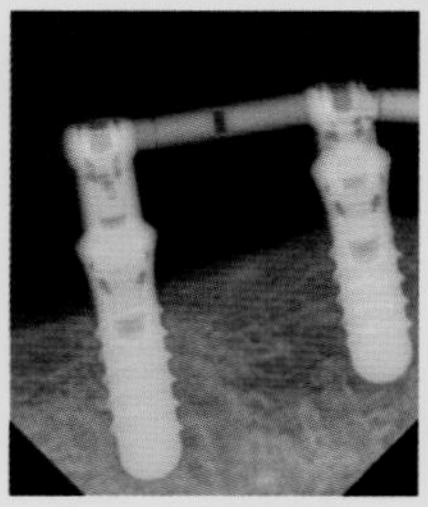
图33　3年后的X线片

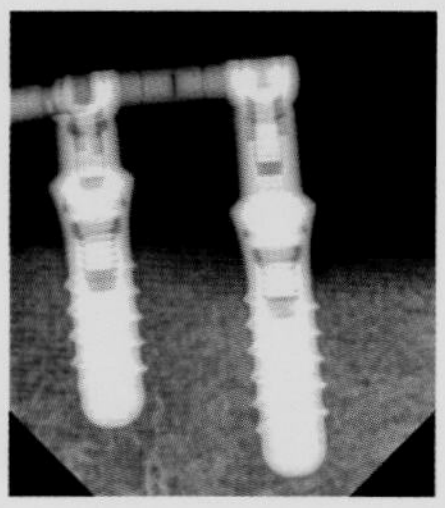
图34　4年后的X线片

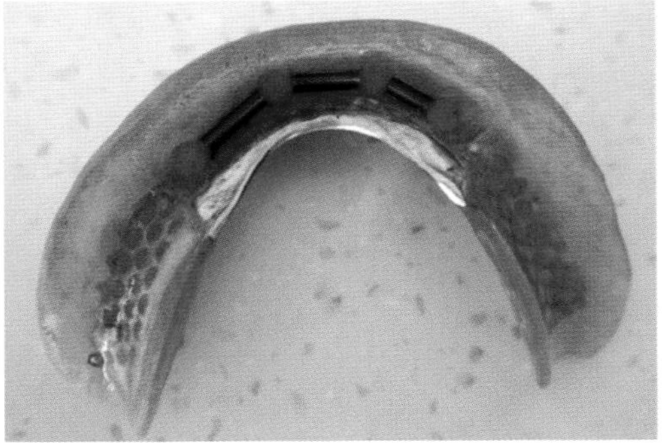

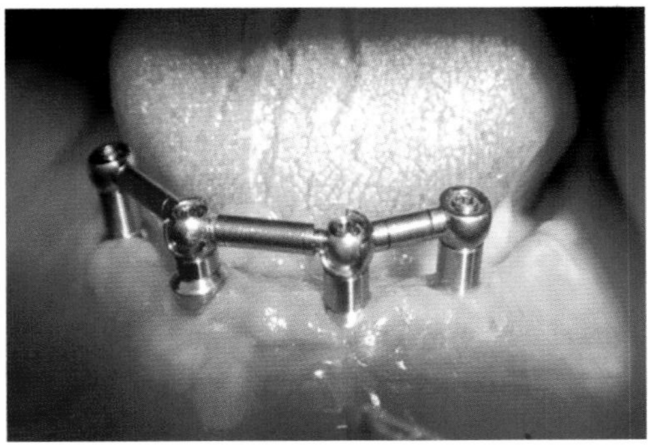

图35、图36　1年后义齿及口内像，牙龈红肿，触之出血，局部冲洗上药后恢复

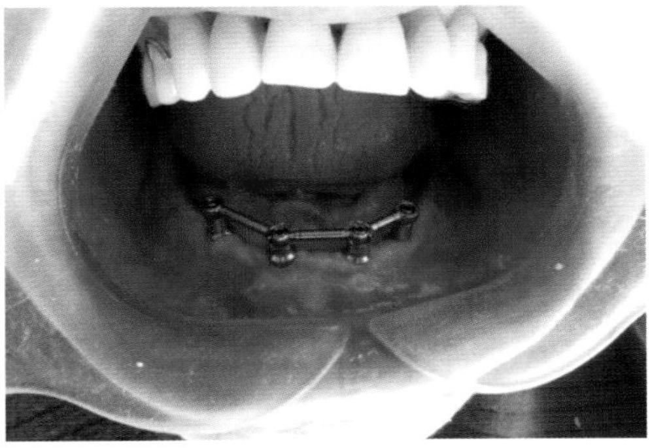

图37　3年后口内像，牙龈无红肿等不良情况

参考文献

[1] 维斯梅耶, 布瑟, 贝尔塞,等. 国际口腔种植学会(ITI)口腔种植临床指南:牙列缺失的负荷方案:牙种植学的负荷方案[M]. 北京：人民军医出版社, 2011.

[2] 黄建生, 周磊, 宋光保,等. 杆卡和球帽附着体下颌种植覆盖总义齿的并发症对比研究[J]. 口腔颌面修复学杂志, 2004, 5(1):31-33.

[3] 赵铱民, 刘宝林. 种植体—杆卡式附着体固位的覆盖全口义齿设计[J]. 实用口腔医学杂志, 1999, 17(2):123-125.

[4] lchikawa T,Horiuch M,Wigianto R,et al. In vitro study ofmandibular implant—retained overdentm∞s:the influence of studattachments on load transfer to the implant and soft tissue[J]. Int J Prosthodont, 1996, 9(4):394-399.

[5] Zitzmann NU,MarineIIo CP. Treatment outcome of fixed or removabIeimpIant-supported prostheses in edentuIousmaxiIIa. Part I:Patients' assessments[J].JProsthet Dent, 2000, 83(4):424-433.

[6] Zitzmann NU,MarineIIo CP. Treatment pIan for restoring the edentuIousmaxiIIa with impIant-supported restorations:RemovabIe overdenture versus fixed partiaIdenture design[J]. J Prosthet Dent, 1999, 82(2):188-196.

[7] CuneMS,DePutterC ,HoogstratennJ.Characteristics of 5410 edntulous implant candidates and the treatment they receive[J].J.Communi Dent Oral Epidemiol, 1995, 23(2):110-113.

重度牙周炎患者全口即刻种植固定义齿修复

梁成文　贾洪宇

摘要

目的：通过数字化导航完成1例伴有重度牙周炎的牙列缺损全口即刻种植固定义齿修复。**材料与方法**：通过对患者主诉和完善的术前检查，采用CBCT数据辅助设计手术方案，手术导板指导下即刻种植上下颌各4颗种植体，其中远端均为倾斜种植，即刻修复。术后6个月后完成上部CAD/CAM纯钛支架、钴铬烤瓷冠的全颌种植固定义齿修复咬合重建。术后影像学检查和临床检查评估治疗效果。**结果**：8颗种植体均获得良好的骨结合，临时义齿在术后6个月内固位良好无松动。永久修复体获得良好被动就位，恢复了患者咀嚼功能和美观。**结论**：全口重度牙周炎患者在完善基础治疗控制感染的情况下可行即刻种植，上下颌各4颗种植体在精确植入获得骨结合后可实现全口固定种植修复，这类病例远期效果仍需长时间的观察。

关键词：全口种植；咬合修复；数字化种植

牙周病是造成牙齿松动丧失的主要原因之一。患有多年牙周病的患者口内常伴有牙齿松动，牙列缺失，给咬合功能和美观上带来诸多不便。同时因为长期牙周病病损伴随的牙列缺损、余留牙齿伸长、倾斜移位，传统的固定修复方式难以实现。因此这类病例的固定修复仍是目前临床中的难题。

随着口腔种植技术的快速发展给口腔修复开辟了新的途径，逐渐受到广大医生和患者的认同，成为牙颌修复重建的主要方法。重度牙周炎患者存在的牙槽骨垂直向及唇舌的骨吸收，以及口内余留患牙对手术带来的感染风险，患者对缩短无牙期的诉求，是目前诸多口腔医疗团队面临的挑战。

本文介绍了1例患有严重牙周病的患者，在完善基础治疗后，采用种植导板指导下进行即刻全牙弓种植即刻修复，恢复了患者牙颌功能和美观，取得了良好的临床效果，现汇报如下。

一、材料与方法

1. 病例简介　68岁男性患者。多年前因牙齿松动相继拔除上下颌多颗牙齿，现呈多颗牙齿缺失状态，期间未行修复治疗，现因自觉咬合无力、牙齿松动来我院就诊要求种植固定修复。患者既往体健，否认药物过敏史，否认系统病史，有吸烟史，10支/天。无口服双膦酸盐药敏史。专科检查：上下牙列缺损，多颗牙缺失，咬合紊乱。口腔卫生条件差，余留牙龈退缩、红肿，探针出血，牙周袋探诊深度5～10mm，附着丧失6～9mm。CBCT上颌后牙槽骨垂直吸收严重，前牙区骨量尚可；下颌颏孔前骨量充足，后牙区垂直骨高度降低。

2. 诊断　牙列缺损；重度牙周炎。

作者单位：杭州口腔医院

通讯作者：梁成文；Email: lcw918_@126.com

3. 治疗计划　牙周治疗+即刻种植即刻修复+全口种植固定义齿修复。

4. 治疗过程（图1～图61）

（1）制取模型，确定正中颌位，CBCT检查，测量分析后进行种植修复方案设计，确定种植体数目及位置。制备手术导板和临床修复义齿。

（2）牙周基础治疗。

（3）术前常规消毒，口服消炎（地红霉素肠溶片）、消肿（醋酸地塞米松片），并用西吡氯铵含漱液口腔含漱3～5分钟，2次。常规消毒、局部麻醉、拔除患牙，切龈、翻瓣，导板就位固定。根据种植导板指引先锋钻定位，去除导板预备种植窝后，行12、15、22、25、32、35、42、45植入（Bego 3.75mm×13mm），种植体周围骨缺损处植入骨胶原并覆盖胶原膜，缝合伤口。

术后即刻X线片示：种植体植入位置可，多牙基台与种植体密合。术后临时义齿即刻负重，调殆、抛光、固定。

术后常规护理及医嘱，予以消炎地红霉素肠溶片16片，口服1片/次，bid；消肿醋酸地塞米松片9片，口服1片/次，tid；必要时予以止疼片复方对乙酰氨基酚片，口服；西吡氯铵含漱液200mL，含漱10mL/次，tid。约日复诊，不适随诊。

（4）术后3个月，全口过渡义齿组织面软衬，咬合调整。

（5）术后6个月，去多牙临时冠，拟行纯钛烤塑上部修复。制作个性化托盘。制取终印模，灌注石膏，技师根据颌架的颌位关系试排蜡牙，试戴，咬合关系良好。制作最终上部修复体，螺丝固位，X线检查。

（6）永久修复后半年复诊，种植体周围无明显骨吸收，义齿无松动。定期复诊，健康教育。

二、结果

种植手术术后6个月进行永久修复，患者牙龈健康无红肿，牙龈袖口形态良好，X线片示种植体得到良好的骨结合。根据原有临时义齿进行咬合关系确定，制作CAD/CAM纯钛螺丝固位支架获得良好的被动就位，上部烤瓷冠及牙龈瓷获得了良好的美学效果，同时患者获得了良好的咀嚼功能。

永久修复完成后1个月、3个月、6个月复查均显示得到预期临床效果。本病例的完成可作为同类患者治疗方案的借鉴，对于严重牙周病患者，经过详尽的术前检查分析，制订合理的治疗方案，在患者和医生及修复技师团队的合作下能取得良好的临床效果。同时本病例上下颌4颗种植体的种植固定修复方案还需长期观察。

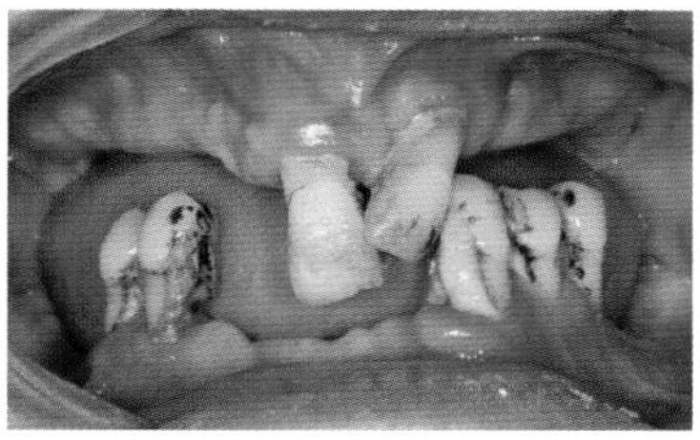
图1　术前咬合像

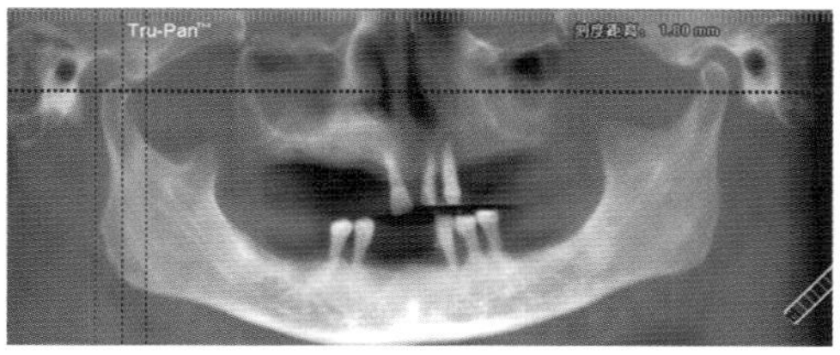

图2　术前全景片

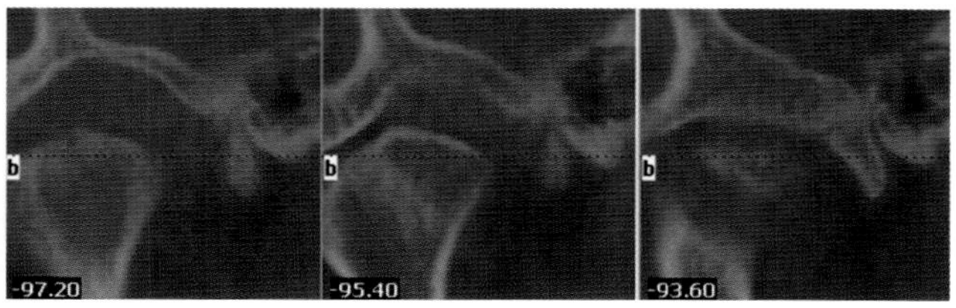

图3　术前右侧关节断层片

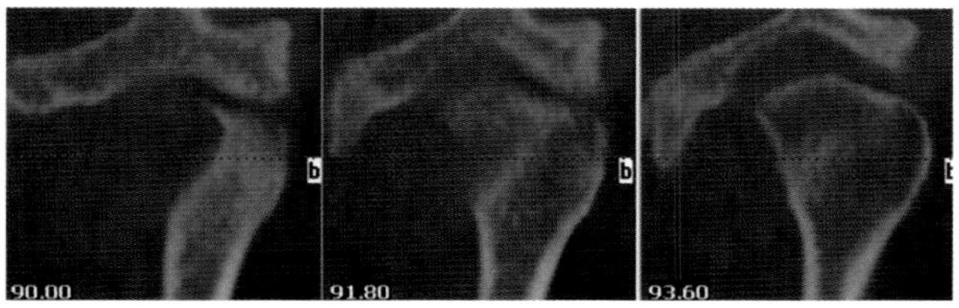

图4　术前左侧关节断层片

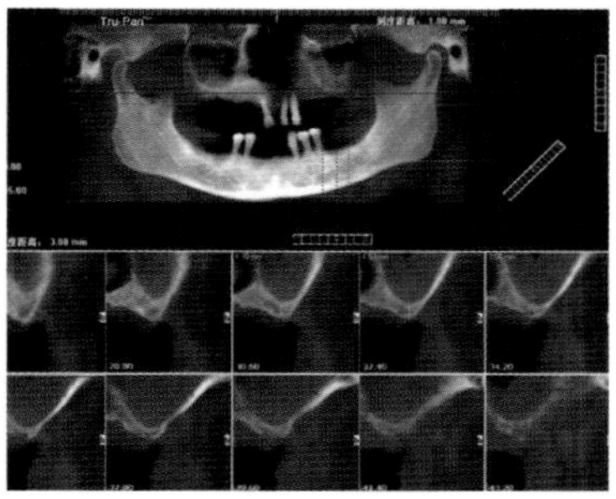
图5　上颌双侧后牙区牙槽骨1

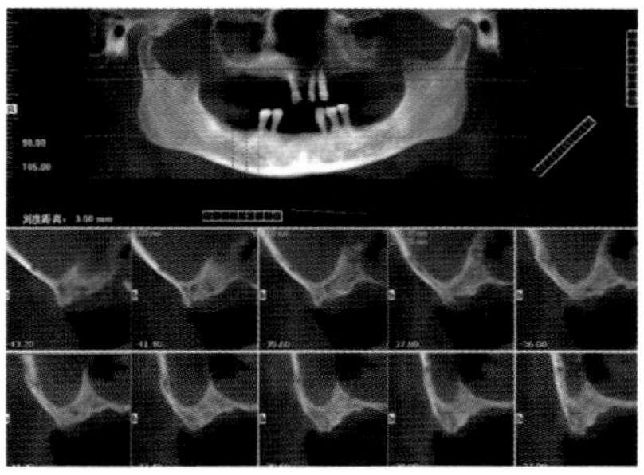
图6　上颌双侧后牙区牙槽骨2

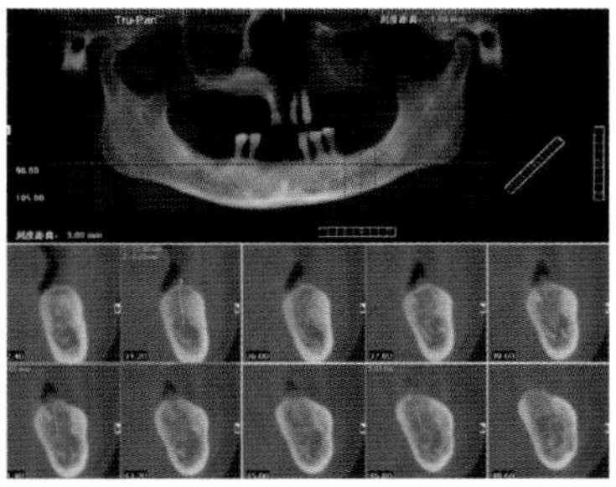
图7　下颌双侧后牙区牙槽骨1

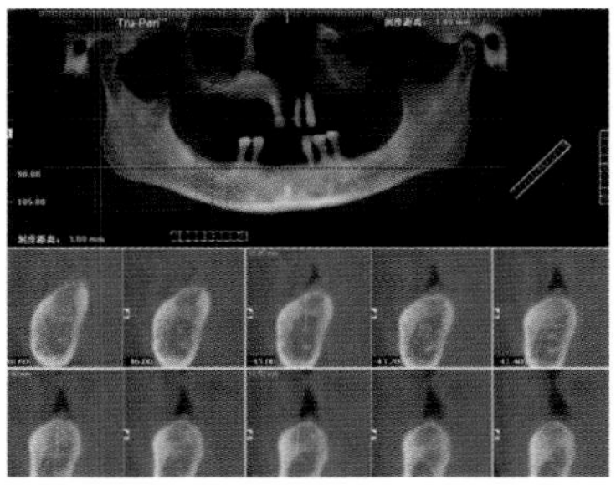
图8　下颌双侧后牙区牙槽骨2

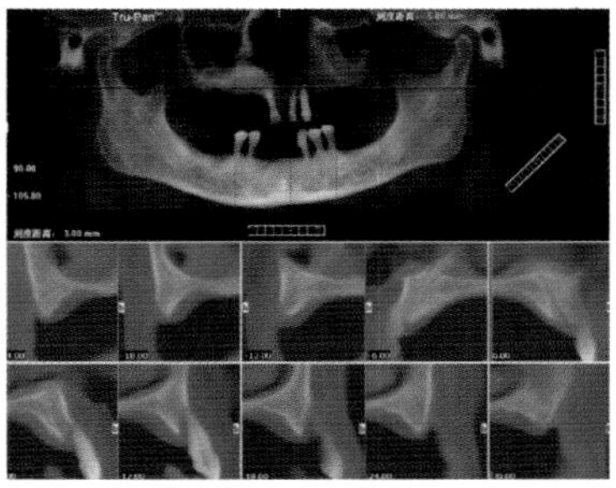
图9　上下颌前牙区牙槽骨1

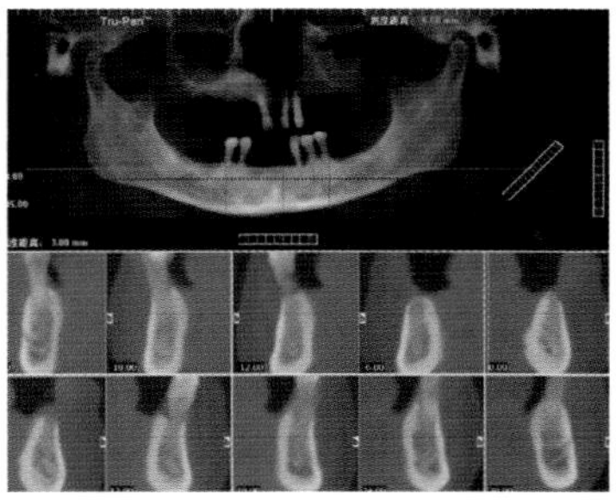
图10　上下颌前牙区牙槽骨2

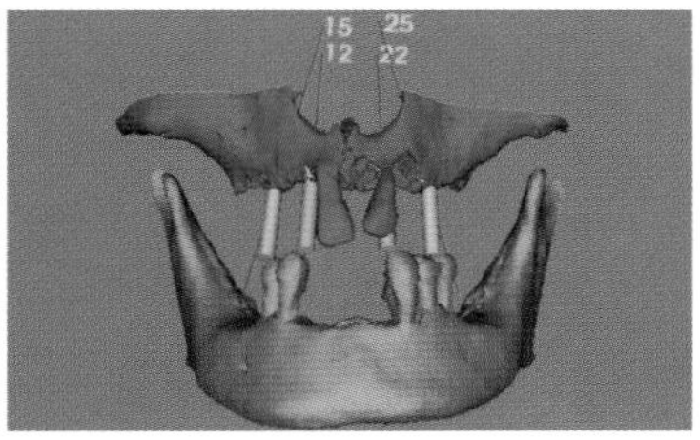

图11　上颌种植方案术前设计1

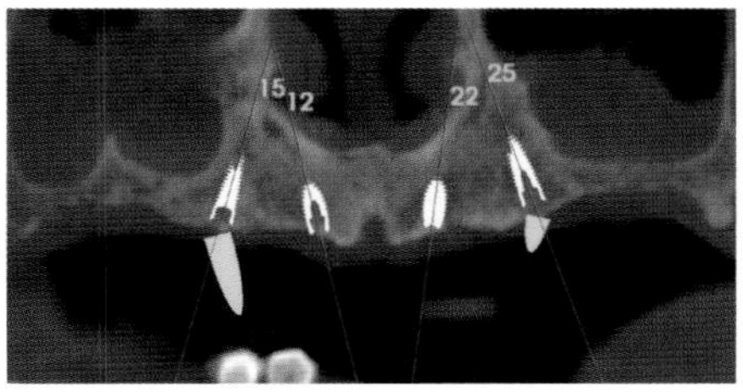

图12　上颌种植方案术前设计2

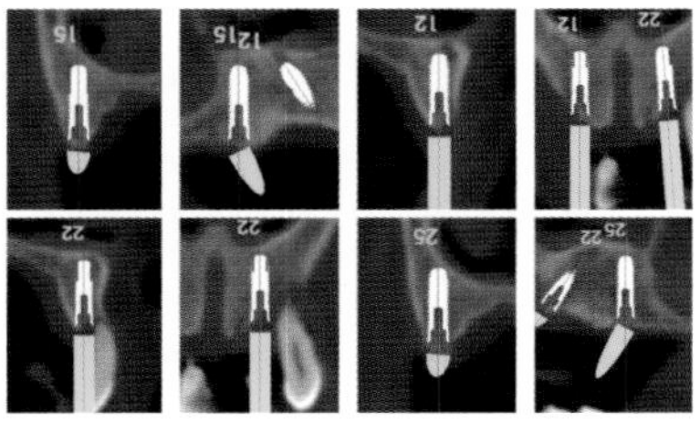
图13　上颌种植方案术前设计3

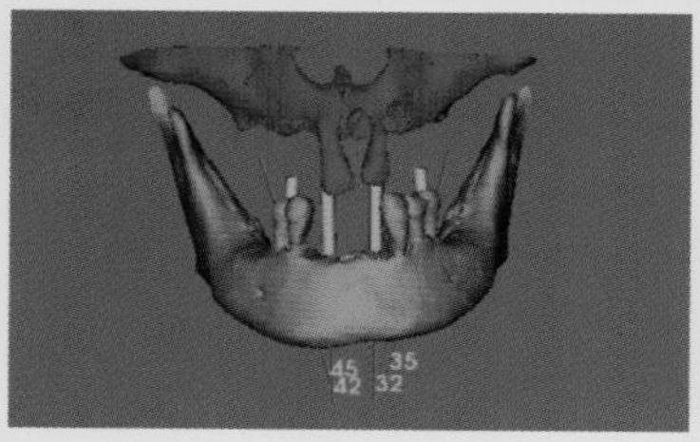
图14 下颌术前种植方案设计1

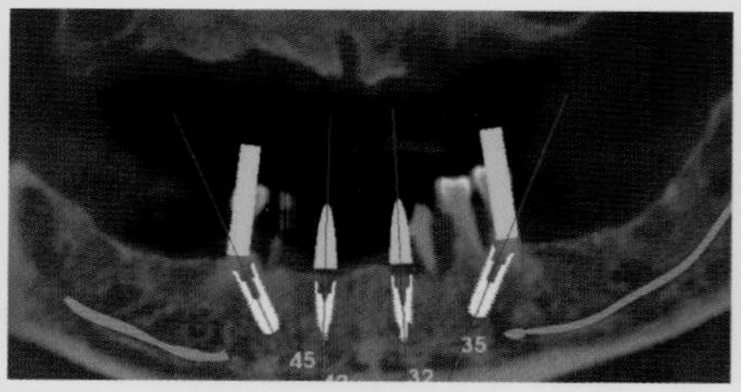
图15 下颌术前种植方案设计2

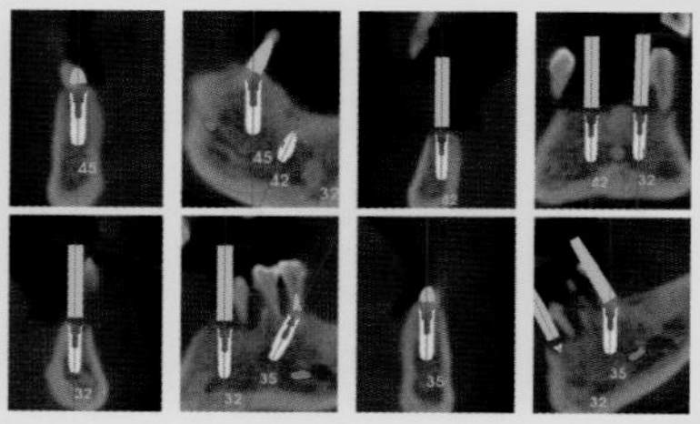
图16 下颌术前种植方案设计3

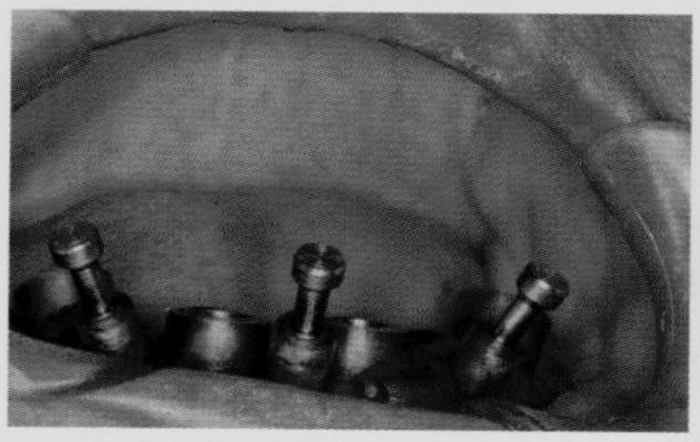
图17 患牙拔除后种植手术导板就位1

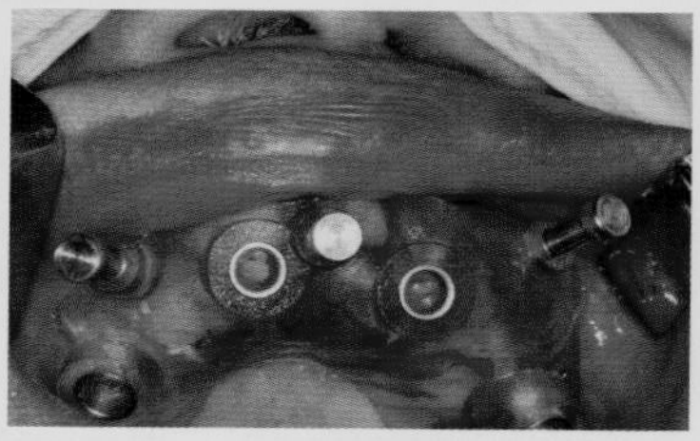
图18 患牙拔除后种植手术导板就位2

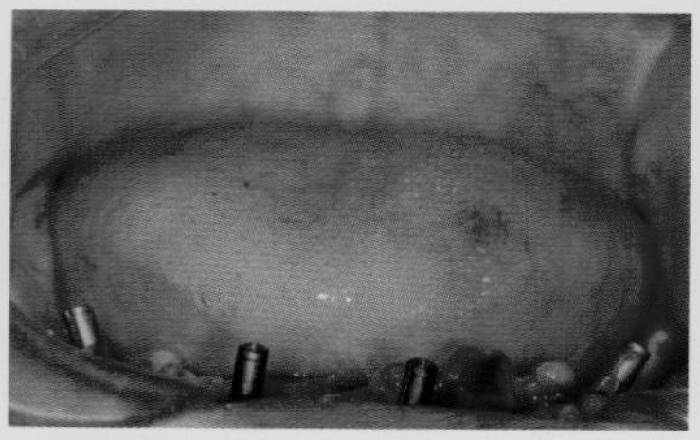
图19 种植体植入后安装多牙基台1

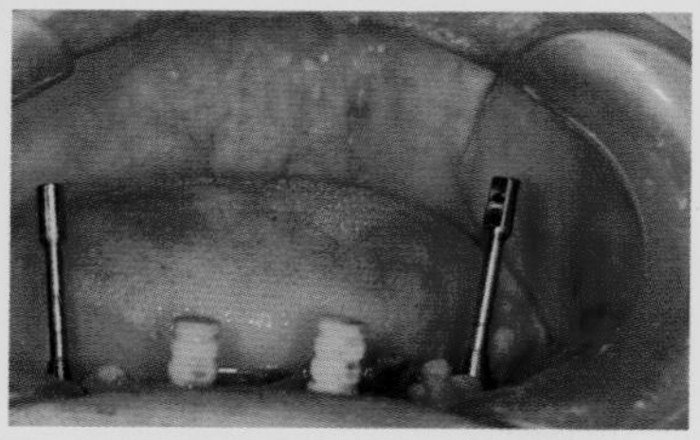
图20 种植体植入后安装多牙基台2

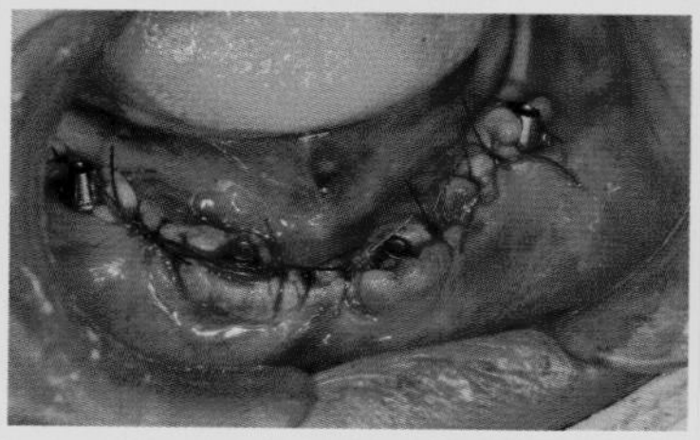
图21 种植体植入后安装多牙基台3

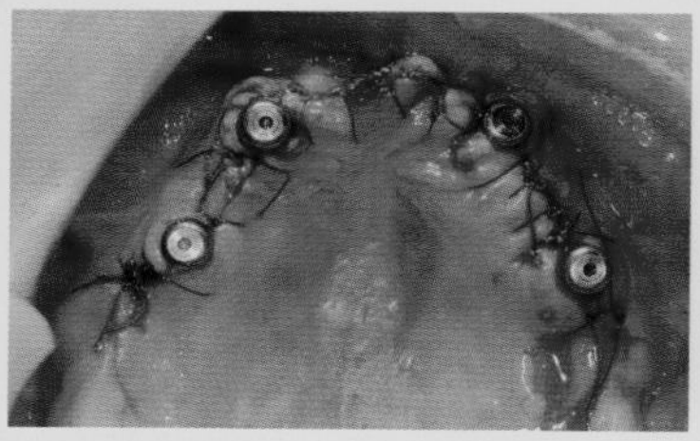
图22 种植体植入后安装多牙基台4

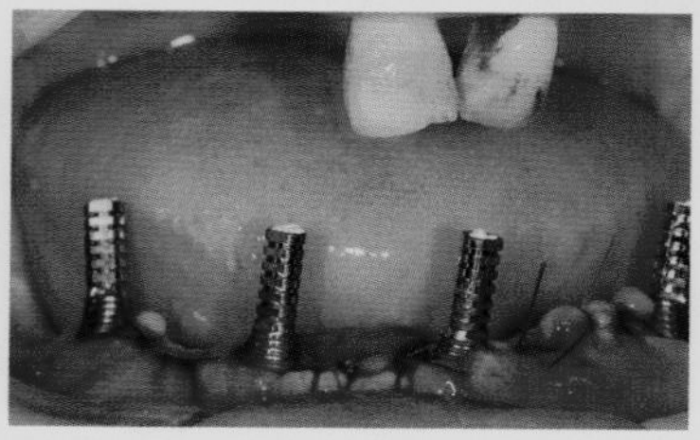
图23 种植体植入后安装多牙基台5

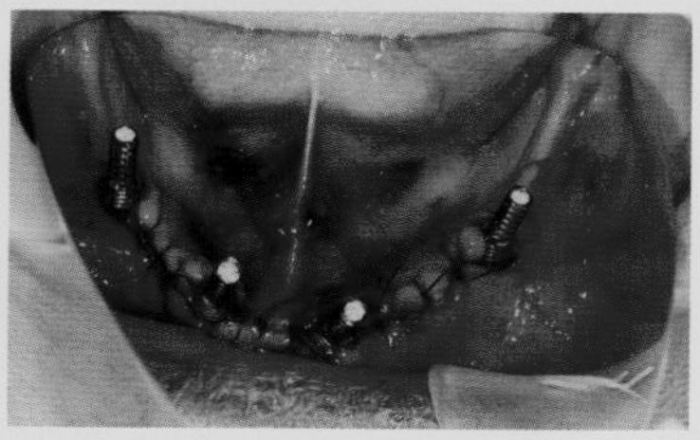
图24 种植体植入后安装多牙基台6

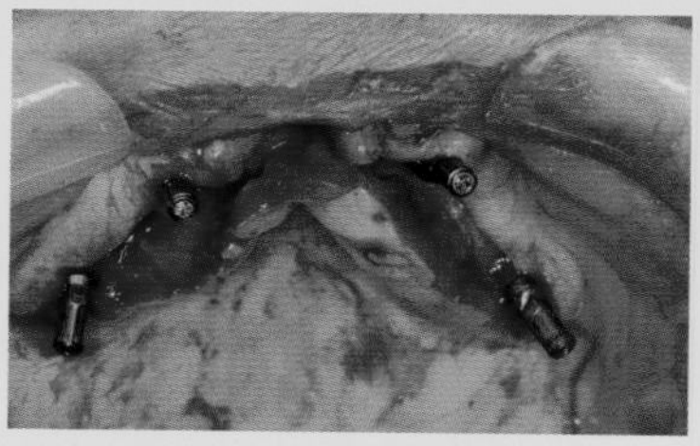
图25 种植体植入后安装多牙基台7

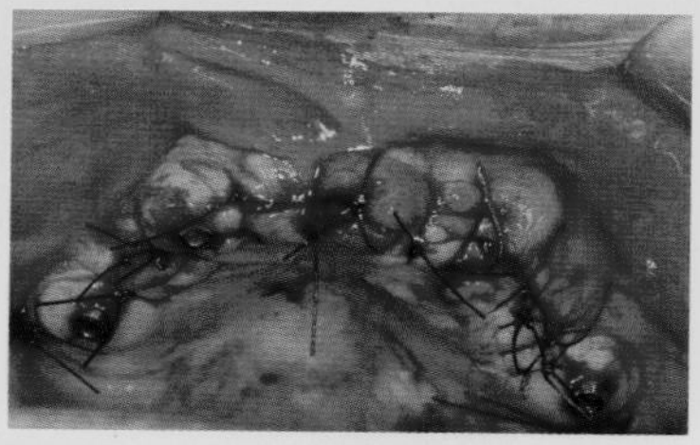
图26 种植体植入后安装多牙基台8

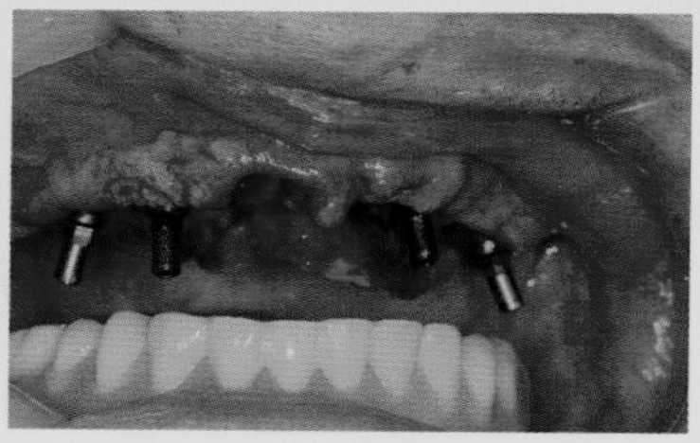
图27 种植体植入后安装多牙基台9

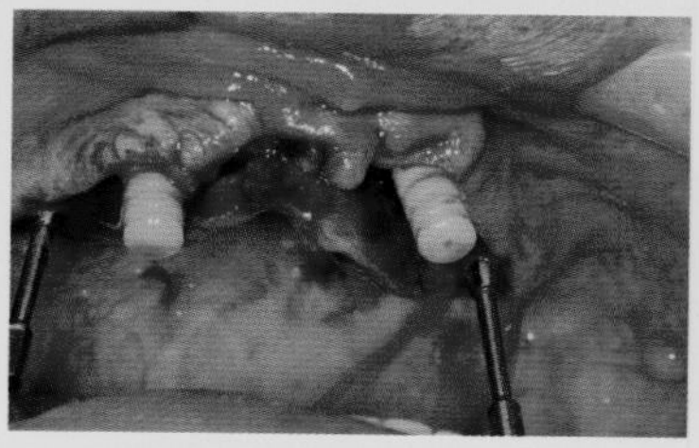
图28 种植体植入后安装多牙基台10

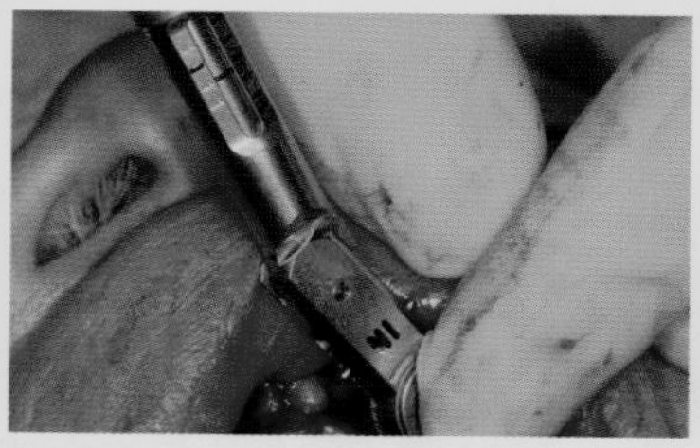
图29 种植体植入后安装多牙基台11

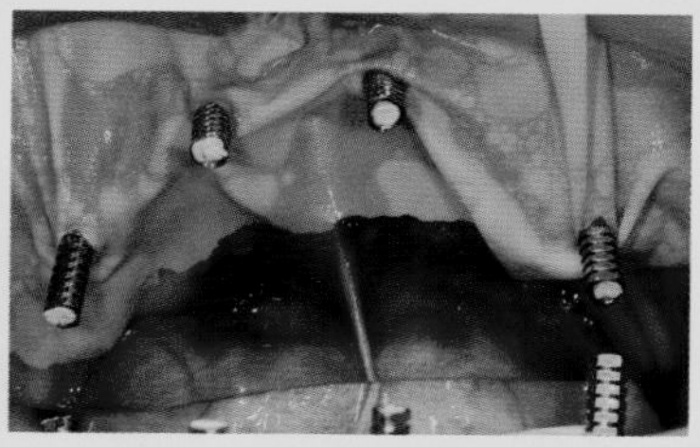
图30 种植体植入后安装多牙基台12

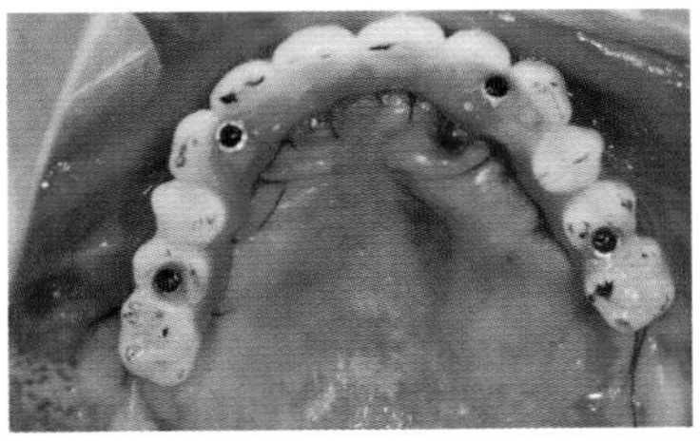
图31 临时修复体口内戴入并调整咬合1

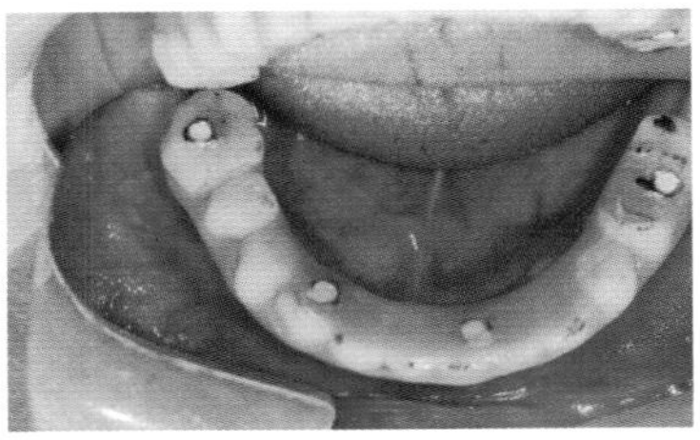
图32 临时修复体口内戴入并调整咬合2

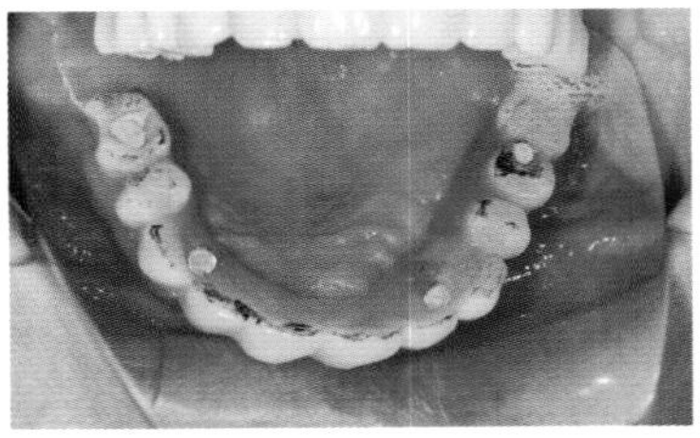
图33 临时修复体口内戴入并调整咬合3

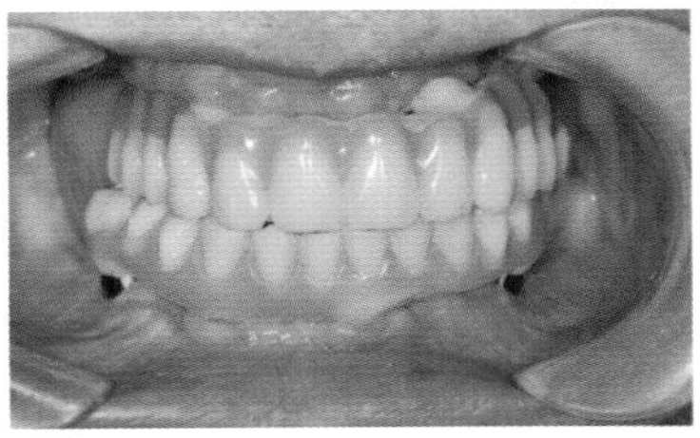
图34 临时修复体口内戴入并调整咬合4

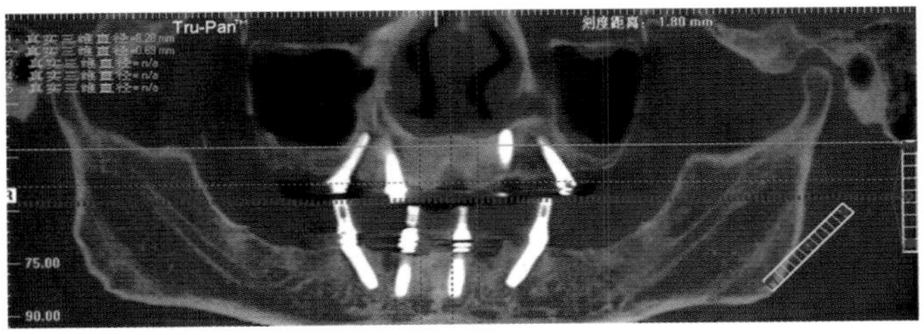

图35 种植术后示种植体位置良好1

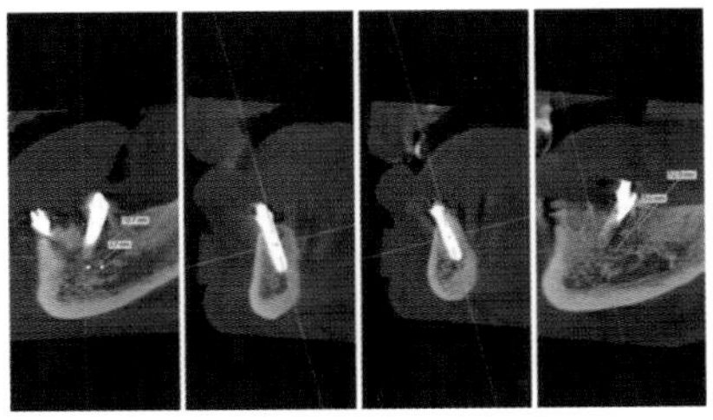
图36 种植术后示种植体位置良好2

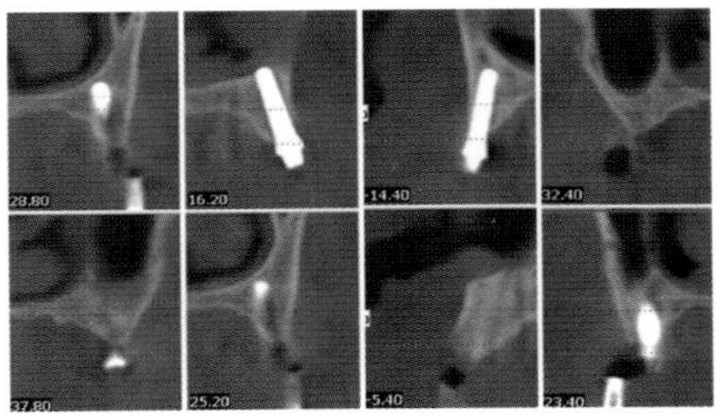
图37 种植术后示种植体位置良好3

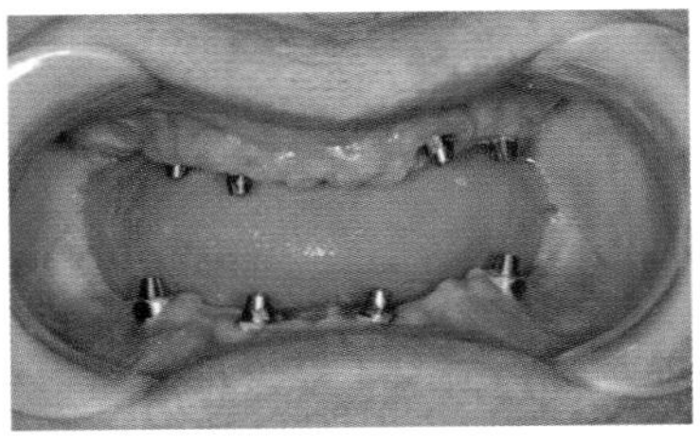
图38 术后6个月复查，软组织健康无红肿1

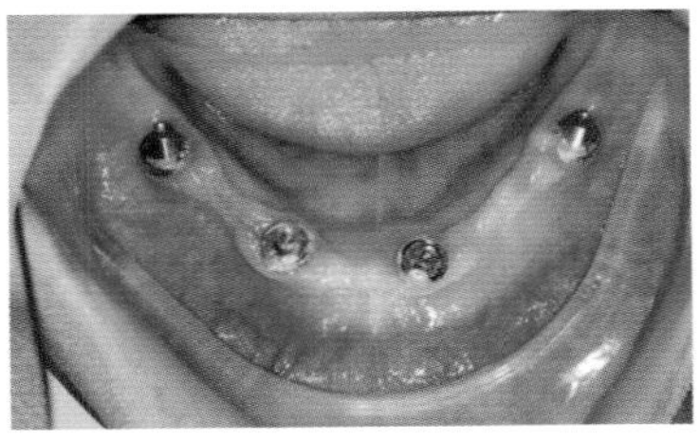
图39 术后6个月复查，软组织健康无红肿2

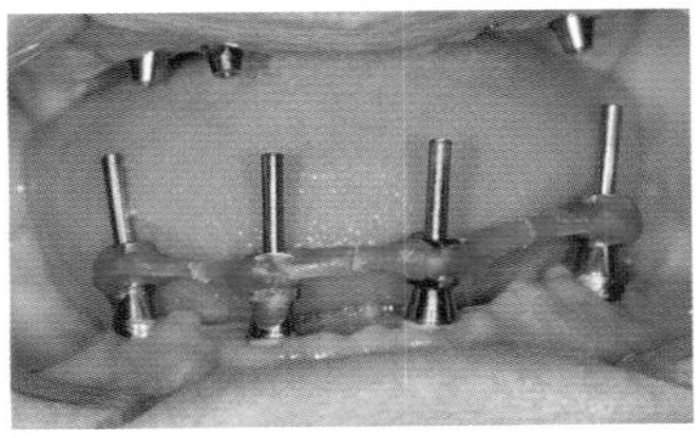
图40 上下颌模型制取1

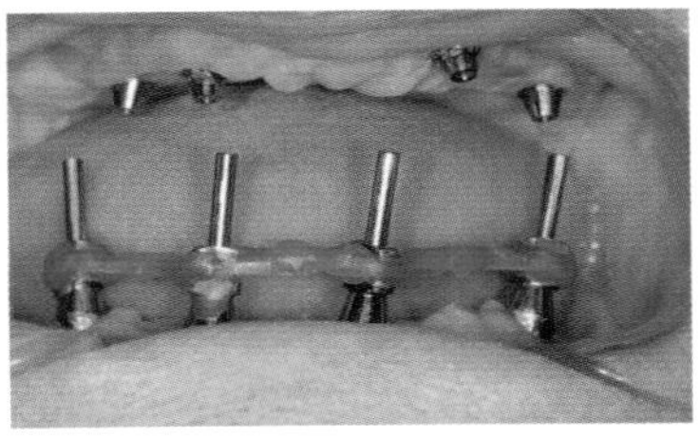
图41 上下颌模型制取2

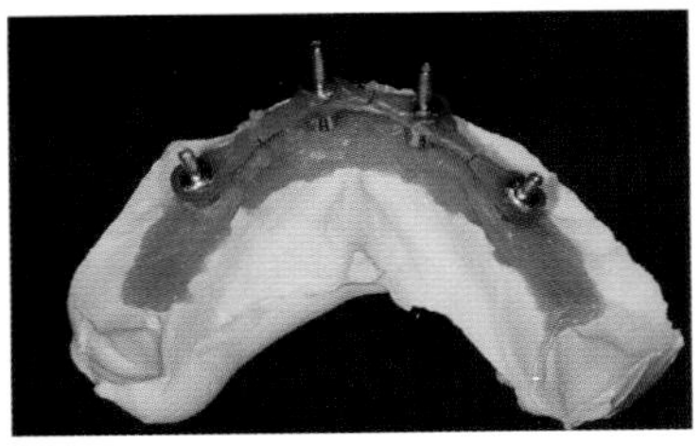
图42 上下颌模型制取3

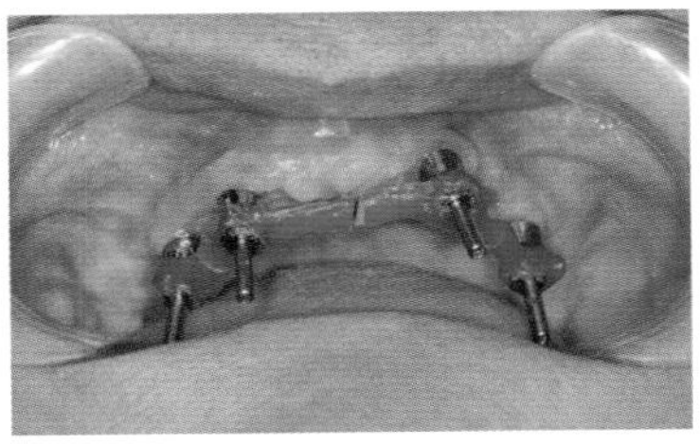
图43 上下颌模型制取4

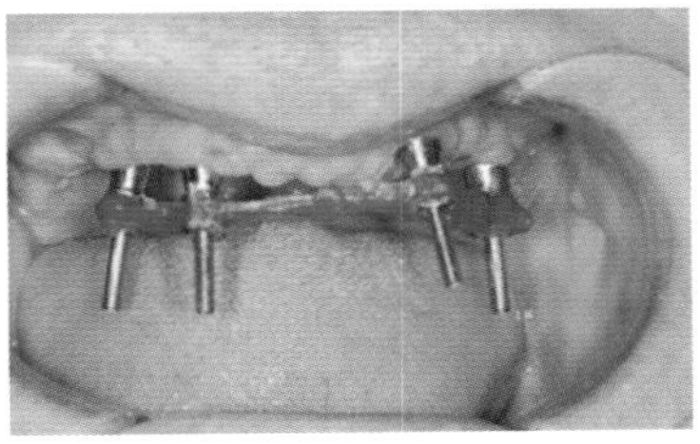
图44 上下颌模型制取5

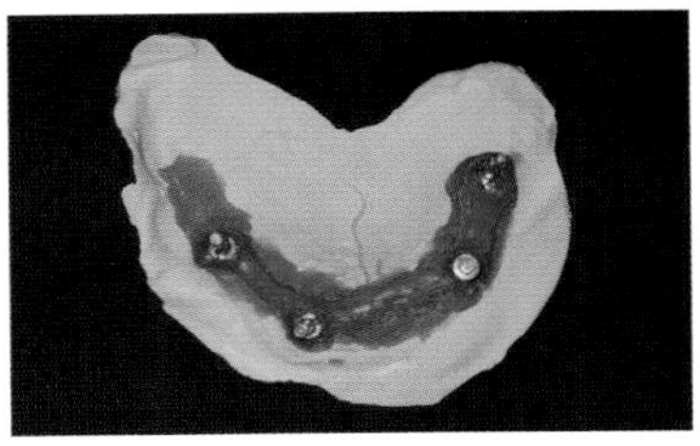
图45 上下颌模型制取6

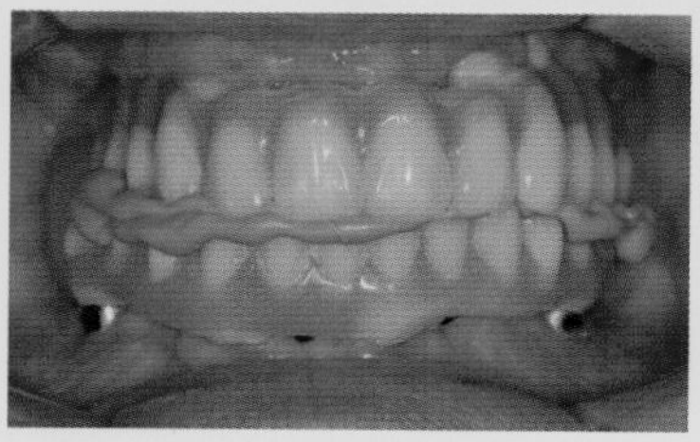
图46 以临时义齿确定咬合关系1

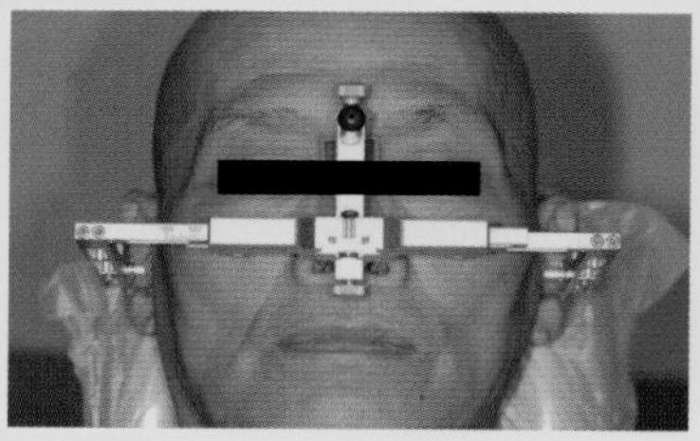
图47 以临时义齿确定咬合关系2

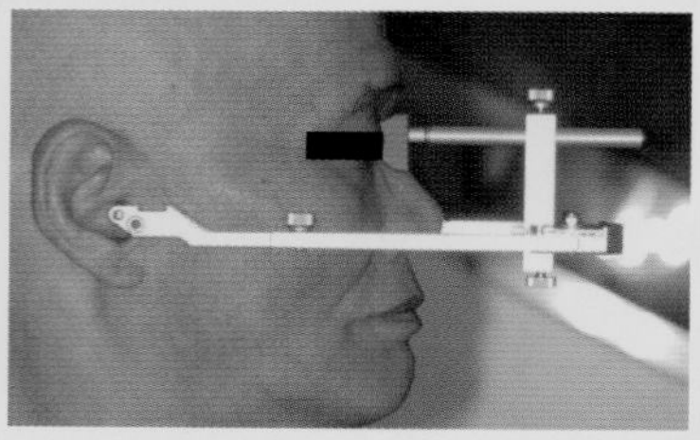
图48 以临时义齿确定咬合关系3

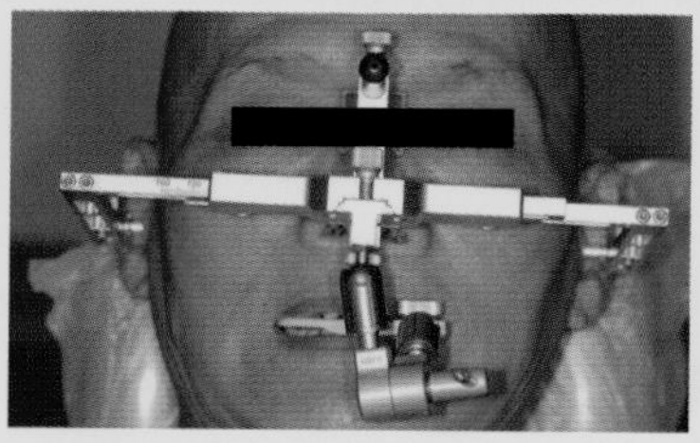
图49 以临时义齿确定咬合关系4

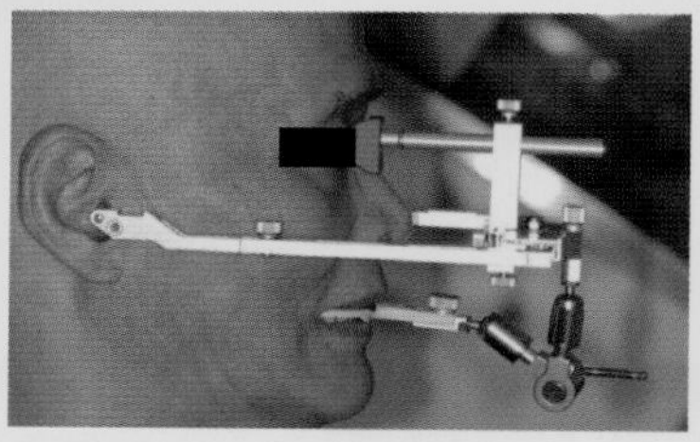
图50 以临时义齿确定咬合关系5

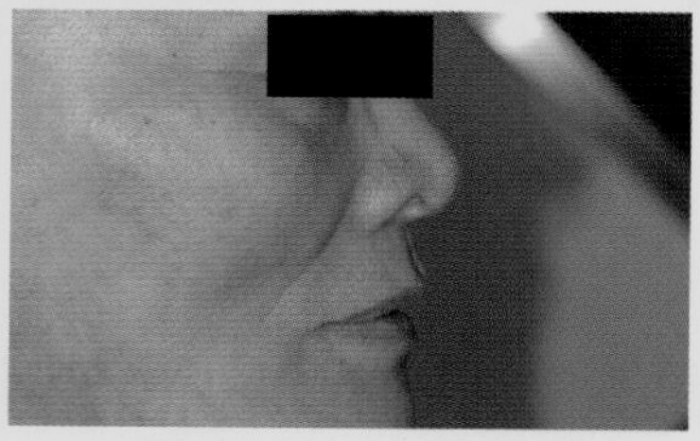
图51 以临时义齿确定咬合关系6

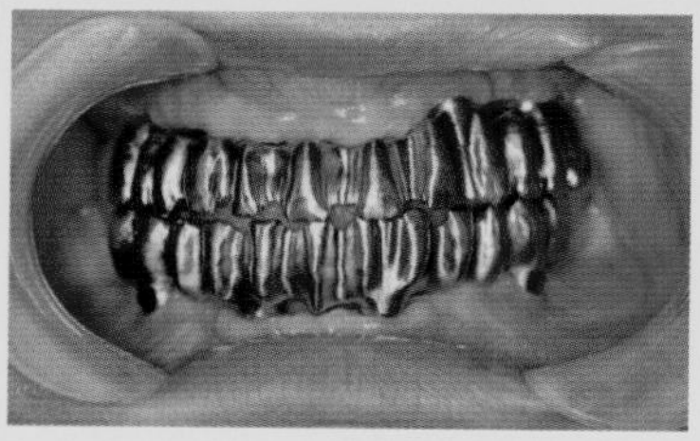
图52 最终修复体就位1

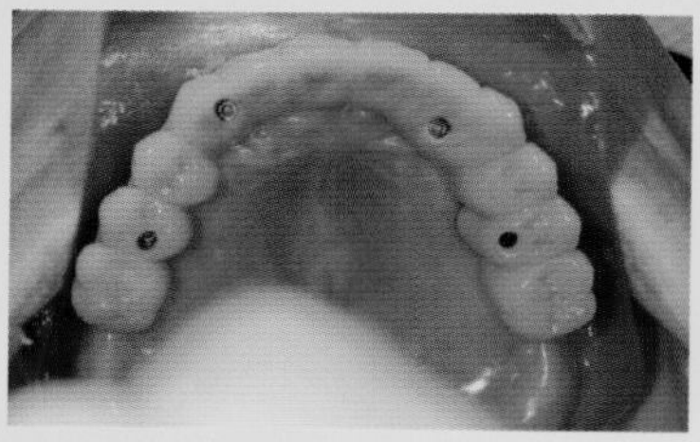
图53 最终修复体就位2

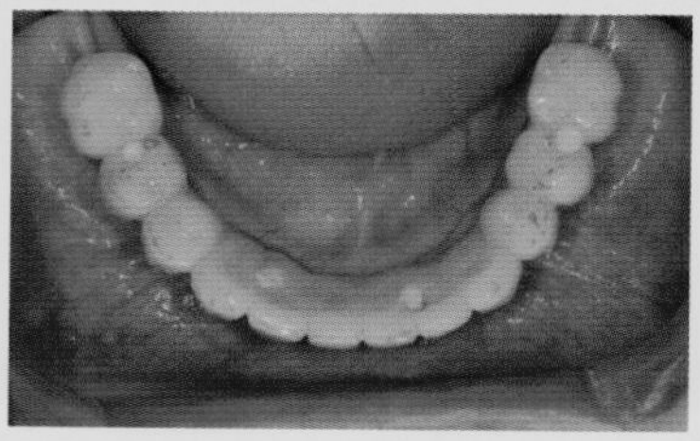
图54 最终修复体就位3

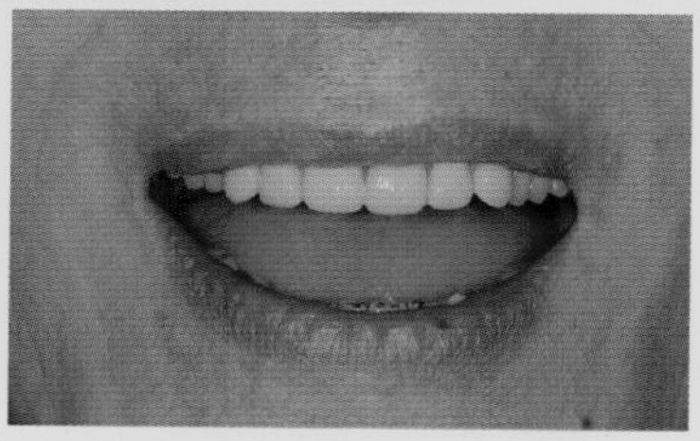
图55 最终修复体就位4

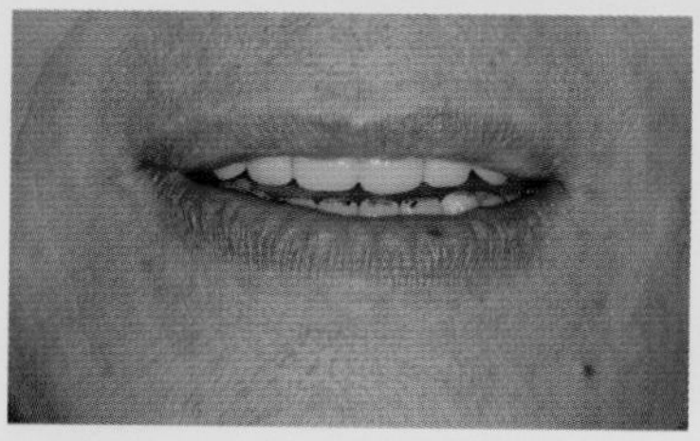
图56 最终修复体就位5

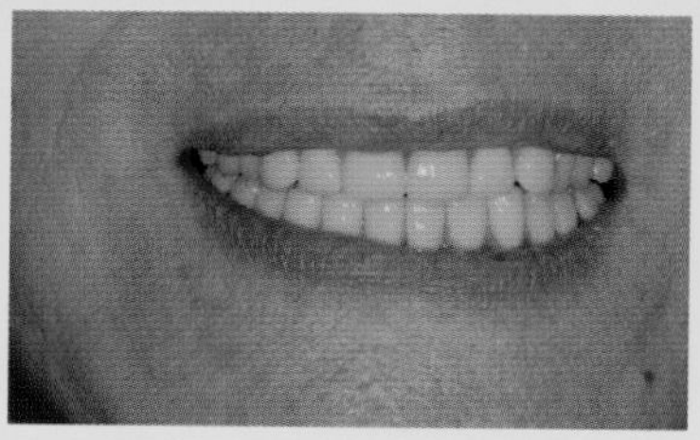
图57 最终修复体就位6

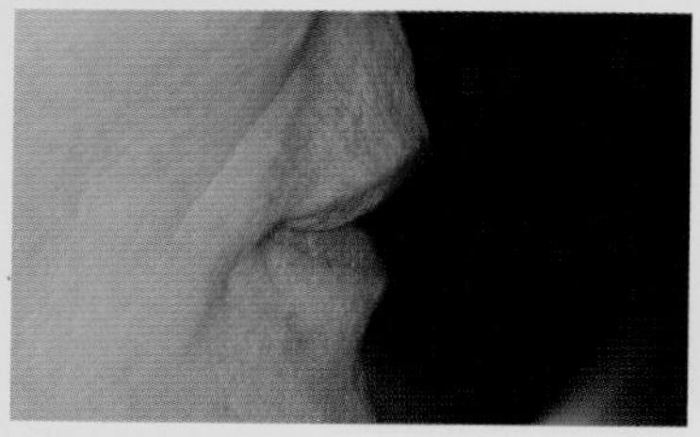
图58 最终修复体就位7

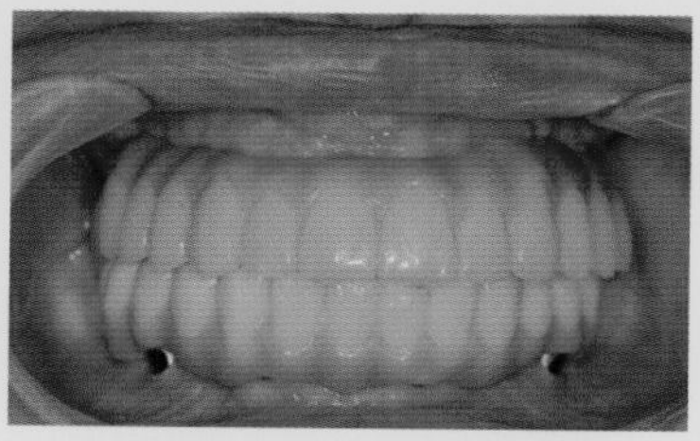
图59 最终修复体就位8

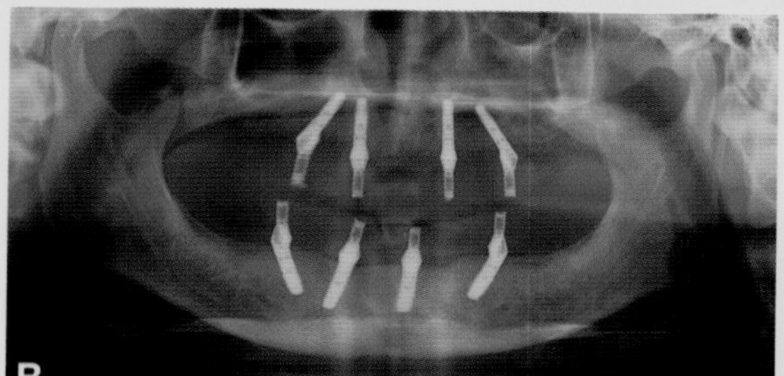

图60 多牙基台及支架就位后全景片1

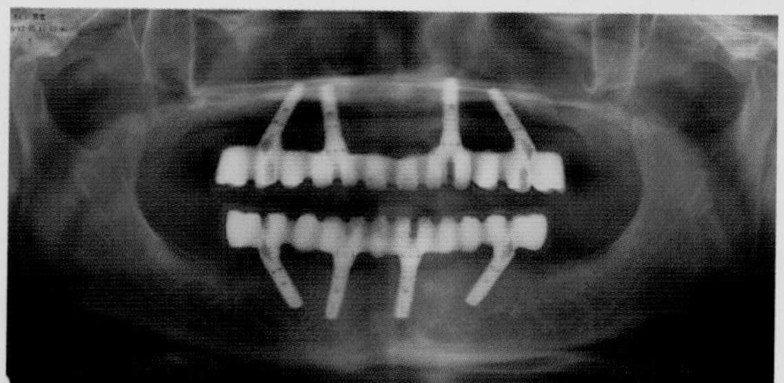
图61 多牙基台及支架就位后全景片2

三、讨论

牙周炎是我国成人失牙的最主要原因。大量的研究表明，完善系统治疗的牙周炎并非种植治疗的绝对禁忌证。重度牙周炎患者往往存在种植部位牙周感染，牙槽骨吸收，软组织炎症，咬合紊乱等诸多不利因素。对于这类病例种植手术术后并发症的风险增高。

治疗前对患者全身状况、牙周病病情、全口牙槽骨现存的状况进行评估，并结合患者的主观诉求，制订治疗计划。患者余留患牙牙槽骨吸收达根尖部位，保留效果不佳，同时上颌后牙区域牙槽骨吸收明显，前牙区骨质较好是良好的种植位点，患者希望能痛苦较少地固定修复，本团队制订上颌植入12、22、25、15共4颗种植体，其中25、15倾斜种植避开上颌窦。下颌后牙区牙槽骨条件是可选用的种植位点，患者本人有强烈减少种植体数量的诉求，团队考量患者为中老年患者咬合力量不强，同时上颌制订4颗植体负重方案，相应下颌部位也采用4颗植体植入，其中45、35倾斜种植避开颏孔。

数字化的手术设计为手术方案的制订提供科学直观的依据，以此为基础加工制作手术导板用于种植手术，既保证了种植体精确地植入又缩短了手术时间。在全口即刻种植中，部分种植位点位于拔牙窝内，植体植入后存在骨缺损，若缺损范围较大，会影响种植体初始稳定性，因此位点的选择和种植体型号非常重要，以确保能获得较好的初始稳定性以行使即刻修复功能。在本病例中22位点采用了鼻底皮质骨的双皮质固位，所有种植体均获得>30N·cm的初始稳定性，可以采用即刻修复。

临时义齿及最终义齿的制作，均应严格遵循咬合重建的要求，本病例在临时义齿和最终修复体制作时均多次确定颌位关系，恢复患者面部垂直高度，消除因牙列缺损导致的口颌系统紊乱，建立正常的生理性关系，恢复正常的功能。

上部修复采用的CAD/CAM纯钛支架加工精度高，确保被动就位无应力。牙龈瓷弥补了由于患者原有牙槽骨吸收导致的殆龈距离过大而存在的美学问题，配合上部烤瓷冠恢复了患者的美观。术者已完成1个月、3个月、6个月修复后复查，影像学和临床评价均显示本例患者的种植修复取得成功。团队制订复查及维护计划，以对患者进行远期观察。

参考文献

[1] De B H, Raes S, Ostman P O, et al. Immediate loading in partially and completely edentulous jaws: a review of the literature with clinical guidelines[J]. Periodontology, 2014, 66(1):153 - 187.

[2] Li S, Di P, Zhang Y, et al. Immediate implant and rehabilitation based on All-on-4 concept in patients with generalized aggressive periodontitis: A medium-term prospective study[J]. Clinical Implant Dentistry & Related Research, 2017(6).

[3] Malo P, Nobre M A, Lopes A. Immediate rehabilitation of completely edentulous arches with a four-implant prosthesis concept in difficult conditions: an open cohort study with a mean follow-up of 2 years[J]. International Journal of Oral & Maxillofacial Implants, 2012, 27(5):1177-1190.

[4] Niedermaier R, Stelzle F, Riemann M, et al. Implant-Supported Immediately Loaded Fixed Fullâ Arch Dentures: Evaluation of Implant Survival Rates in a Case Cohort of up to 7 Years[J]. Clinical Implant Dentistry & Related Research, 2016, 19(1):4-19.

[5] Smith MM, Knight ET, Alharthi L, et al. Chronic periodontitis and implant dentistry[J]. Periodontology, 2017, 74(1):63-73.

全口即刻种植延期修复的Locator种植覆盖义齿

施斌 梁亮 曾浩

摘要

目的：本病例报告为口内绝大多数缺失，经过即刻种植延期修复的Locator种植覆盖义齿，改善了患者原有活动义齿固位差的问题。**材料与方法**：患者，男性，79岁，全口大多数牙缺失，戴活动义齿数年。因活动义齿无法获得足够的固位，来我院种植科就诊，希望种植修复。口内检查：11～13、15～17、21、22、24～27、32、34～37、42、45～47缺失，缺牙区牙龈无红肿，无明显的骨尖骨嵴。13、24、43活动义齿基牙存，可见支托凹及颈部楔缺，牙根暴露至根中-根尖1/3，叩（±），松动II～III度。31、41牙根暴露至根尖1/3，牙石III度，叩（-），松动II度。33、44残根齐龈，表面大量腐质。张口度4指，关节未见异常。CBCT显示余留牙牙槽骨均吸收至根尖1/3，无保留必要。术中在局部麻醉下拔除预留牙及残根，修整牙槽突，将种植体Nobel 3.5mm×11.5mm 2颗用50N植入12、22窝洞中，将种植体Nobel 4.3mm×10mm 2颗用50N植入15、25窝洞中，将种植体Nobe 3.5mm×13mm 2颗用50N植入下颌前牙区，上覆盖螺丝，于23、24、25颊侧及拔牙窝洞中植入骨粉Bio-Oss 0.5g，上覆 25mm×25mm Bio-Gide膜，于13、14、15颊侧及拔牙窝洞中植入骨粉Bio-Oss 0.25g，上覆13mm×25mm Bio-Gide膜，于43、44拔牙窝及种植窝颊侧植入Bio-Oss骨粉0.25g，上覆1mm×25mm Bio-Gide膜，严密缝合切口。 术后6个月行二期手术，拆线后1周后个性化取模，1个月后颌位关系记录及转移，6周后试排牙，8周后戴入最终修复体及Locator附着体。**结果**：通过Locator附着体的辅助固位，我们解决了患者活动义齿尤其是下颌固位差的问题，患者对美观、功能均很满意。**结论**：全口无牙颌的患者，如果骨质骨量条件差，无法进行种植固定修复，则可以考虑种植覆盖义齿。近年来Locator附着体的出现简化了种植覆盖义齿的修复程序，出色的临床修复效果得到越来越多医生与患者的青睐。

关键词：种植覆盖义齿；GBR；Locator；无牙颌

随着种植技术近年来的快速发展以及人们生活水平的提高，无牙颌的患者越来越倾向于选择种植修复。如果无牙颌患者本身剩余牙槽嵴骨质骨量条件较差，患者又无法接受复杂的骨增量手术，种植覆盖义齿修复则成为了患者较好的一个选择。同传统的全口义齿修复相比，种植覆盖义齿避免了稳定性差、固位力不足这些麻烦的问题。如今，双种植体支持的下颌种植覆盖义齿理论被公认为是下无牙颌患者的最佳治疗方式。但在实际临床应用中，双种植体支持的覆盖义齿由于数目严重受限，一旦任何1颗种植体出现不可预期的问题，都有可能导致整个覆盖义齿修复失败。基于临床的现实需求，医生及患者往往选择4颗种植体支持的覆盖义齿，其中1颗种植体失败，并不影响覆盖义齿的功能与长期使用。种植体数量的增加，可以使种植体周围皮质骨及种植体颈部的应力明显低于双种植体支持的下颌覆盖义齿，进一步有效降低种植修复后期并发症的发生风险。

作为近年来出现的新型附着体，Locator附着体修复后出现并发症的概率低，患者易保持清洁，与球帽附着体和磁性附着体相比在口腔功能满意度和减少修复体并发症方面更具有优势。同时Locator附着体对种植体可允许两个种植体之间有40° 的差异，这不仅降低了对义齿基托厚度的要求，阴阳极之间的连接方式也更符合种植体和黏膜共同支持覆盖义齿的原则，因而更有利于保持种植体和周围骨组织的健康。

作者单位：武汉大学口腔医院

通讯作者：施斌；Email: shibin_dentist@126.com

一、材料与方法

1. 病例简介 79岁男性患者，全口大多数牙缺失，戴活动义齿数年。因活动义齿无法获得足够的固位，来我院种植科就诊，希望种植修复。口内检查：11～13、15～17、21、22、24～27、32、34～37、42、45～47缺失，缺牙区牙龈无红肿，无明显的骨尖骨嵴。13、24、43活动义齿基牙存，可见支托凹及颈部楔缺，牙根暴露至根中-根尖1/3，叩（±），松动Ⅱ～Ⅲ度。31、41牙根暴露至根尖1/3，牙石Ⅲ度，叩（-），松动Ⅱ度。33、44残根齐龈，表面大量腐质。张口度4横指，关节未见异常。CBCT示12可用牙槽骨高度约15mm，宽度约4mm；15可用牙槽骨高度约18mm，宽度约4mm；22可用牙槽骨高度约17mm，宽度约4mm；25可用牙槽骨高度约17mm，宽度约5mm；43、44间可用牙槽骨高度约20mm，宽度约5mm；33、34间可用牙槽骨高度约16mm，宽度约5mm；骨质正常，13、24根尖周见暗影，33根尖处见暗影。

2. 诊断 上下颌牙列缺损。

3. 治疗计划 向患者介绍了种植固定修复及种植覆盖义齿修复两种治疗方案，因患者双侧上颌窦区骨量较差，患者及家属又难以接受复杂的骨增量手术，因此患者选择种植覆盖义齿修复。基于临床和放射线检查，评估患者的总体治疗计划，选择下颌植入2颗植体，上颌植入4颗植体。

我们最终提供给患者的种植治疗方案：在局部麻醉下拔除预留牙及残根，修整牙槽突，拟在12、22、15、25、33、34、43、44之间植入共6颗种植体，局部骨缺损处行GBR骨增量。术后6个月行二期手术，拆线后1周后个性化取模，1个月后颌位关系记录及转移，6周后试排牙，8周后戴入最终修复体及Locator附着体。

4. 治疗过程（图1～图41）

（1）术前准备：术前2周全口洁治，血常规等血液检查。

（2）一期手术：常规消毒铺巾，局部麻醉下缺牙区于牙槽嵴顶行横行切口，用牙钳先后拔出下颌及上颌余留牙。翻开黏骨膜瓣，可见双侧上颌后牙区及右下尖牙区唇侧凹陷形骨缺损，搔刮拔牙窝，清理软硬组织。在拟植入位点，先用小球钻为种植体植入位置定位，先锋钻定深，放置指示杆确定种植体的方向，方向无误后，用扩孔钻逐级预备种植窝洞，将种植体Nobel 3.5mm×11.5mm 2颗用50N植入12、22窝洞中，将种植体Nobel 4.3mm×10mm 2颗用50N植入15、25窝洞中，将种植体Nobel .5mm×13mm 2颗用50N植入下颌前牙区，上覆盖螺丝，于23、24、25颊侧及拔牙窝洞中植入骨粉Bio-Oss 0.5g，上覆25mm×25mm Bio-Gide膜，于13、14、15颊侧及拔牙窝洞中植入骨粉Bio-Oss 0.25g，上覆13mm×25mm Bio-Gide膜，于43、44拔牙窝及种植窝颊侧植入Bio-Oss骨粉0.25g，上覆13mm×25mm Bio-Gide膜，严密缝合切口。嘱患者青霉素静脉滴注消炎治疗3~5天。

（3）二期手术：6个月后复查，行二期手术，CBCT显示骨整合良好，种植体位置及轴向理想。修整黏膜形态，旋入愈合基台，严密缝合。

（4）个性化取模：因为我们种植覆盖义齿的设计方案“上4下2”且植入在颌骨的前端，其受力方式是黏膜支持式，我们取模的要求则应按照全口总义齿的要求来取模，各个重要的解剖标志点都应取到，所以我们选择了二次法来给患者取功能印模。我们首先用印模膏+藻酸盐给患者取了第一个模型，灌注石膏模型后，在模型上画线填蜡，用光固化树脂制作了个性化托盘。制备印膜材溢出孔、托盘扶手后，将边缘打磨圆钝。放入患者口内确认合适后，制取最终印模。

（5）颌位关系记录与转移：根据最终印模翻制的石膏模型，加工厂制作了稳定性较好的树脂暂基托。愈合螺丝的位置已余留出孔，戴入患者口内确认能完全就位，愈合螺丝处无接触干扰。根据患者颌间距离制作合适的蜡堤高度，采用息止颌法记录颌位关系。确认正中殆双侧颞肌前分收缩有力。为了将上颌对颞下颌关节的关系也转移到殆架上，我们使用面弓转移了颌位关系。

（6）试排牙：6周后试排牙，可以很好就位，正中颌时双侧颞肌前分收缩有力，双侧后牙有均匀的咬合接触点，面部饱满，患者对面型满意。但是上下颌均排牙6-6，跟技师反馈此问题，最终修复体制作7-7。

（7）戴最终修复体：①选择合适的Locator基台，拆除患者口内的所有愈合基台，根据其不同的穿龈高度选择Locator基台，要求基台上部高出黏膜至少1mm，加扭矩至35N·cm。②将白色垫片放置到Locator基台龈端，将Locator附着体阴件扣到Locator基台上，确认完全就位。③将修复体带入口内，确认Locator附着体与溢出孔周围无阻挡，有阻挡的位置应完全调开，以使修复体完全就位。④调自凝树脂，在拉丝期涂在Locator附着体阴件及溢出孔周围，将修复体戴入，如有对颌，就位后应使对颌与其咬合。⑤待自凝树脂固化后，将其从口内取出，调磨抛光多余的自凝材料。⑥用专用的取芯工具将黑色垫片替换成其他垫片，从固位力最小的垫片开始调试，直至选择到合适固位力的垫片。⑦调殆，戴牙医嘱，教患者取戴义齿等。

（8）复查：1个月后复查，患者无不适主诉，固位及稳定性好，调殆。口腔卫生良好，需继续观察。

二、结果

患者对Locator种植覆盖义齿修复的整体效果满意，相较于以前的活动义齿，种植覆盖义齿修复在咀嚼效率、说话的适应性、固位稳定、舒适能力方面均有明显提升。

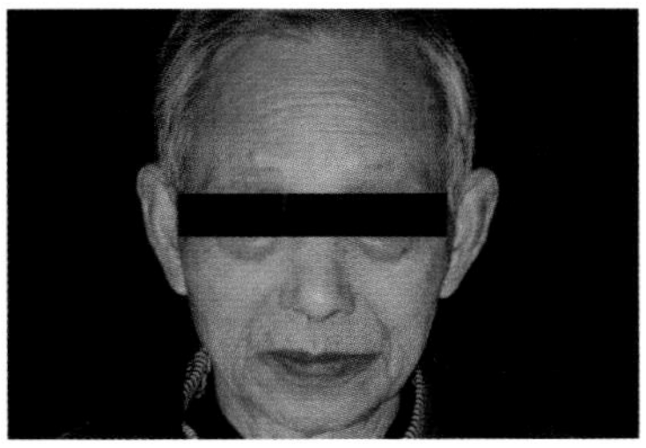

图1　术前正面静态像

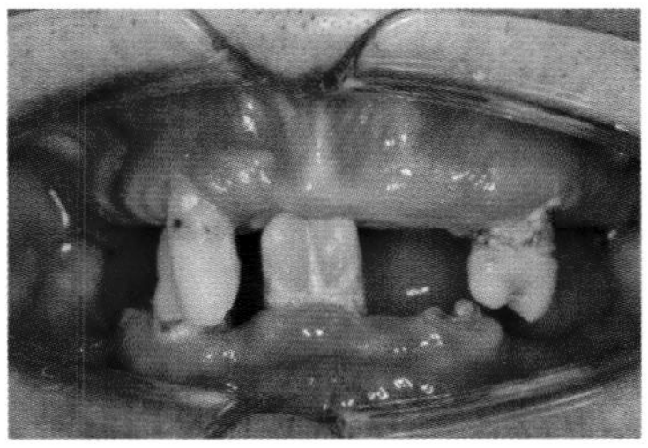

图2　术前口内正面咬合像

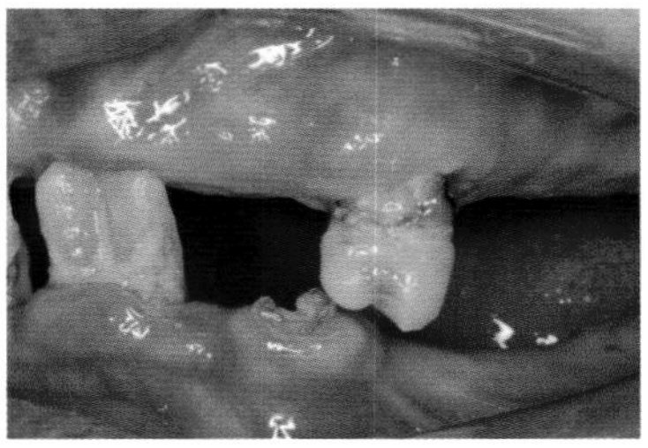

图3　术前口内左侧方咬合像

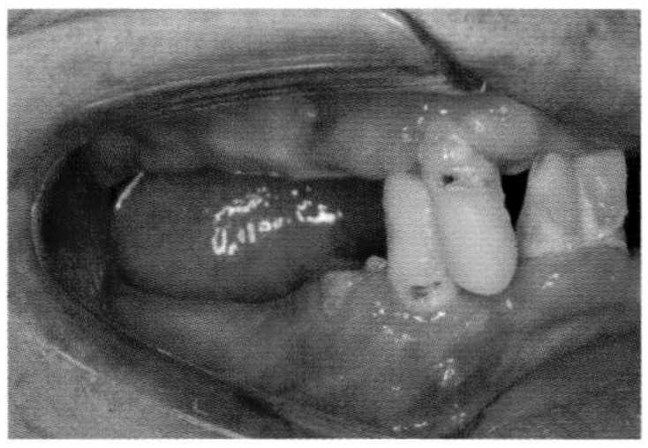

图4　术前口内右侧方咬合像

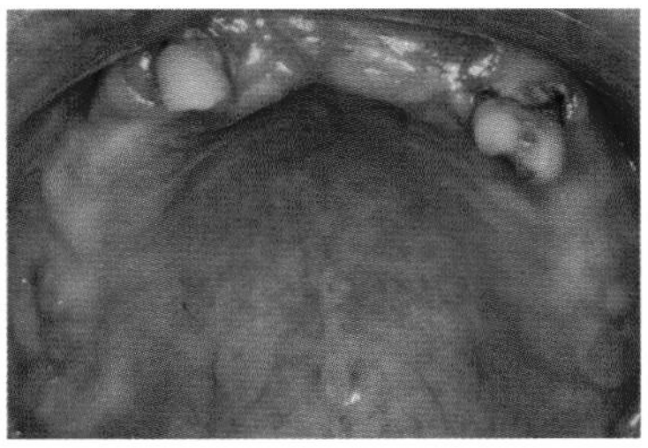

图5　术前口内上颌殆面像

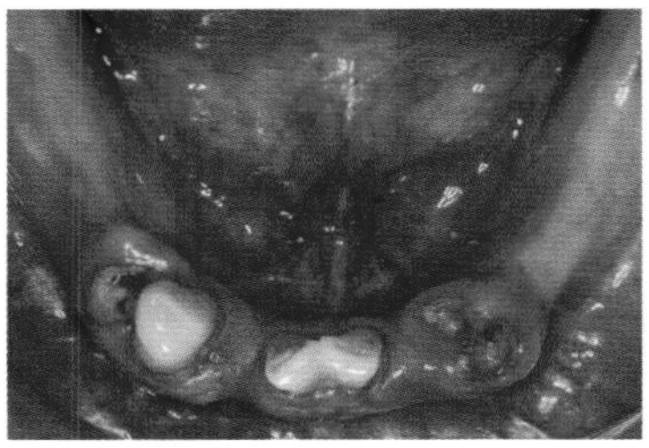

图6　术前口内下颌殆面像

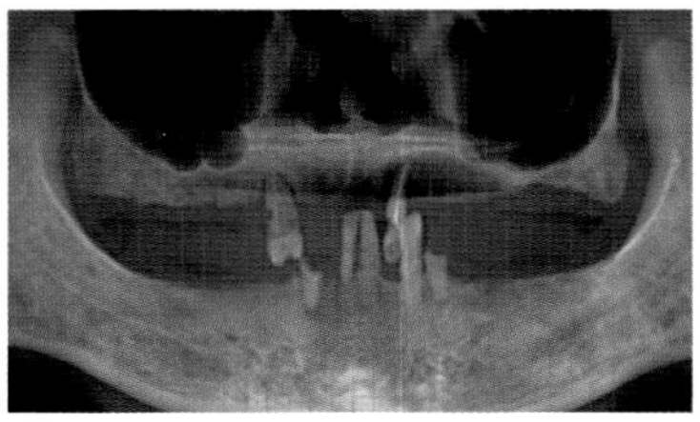

图7　一期术前CBCT1

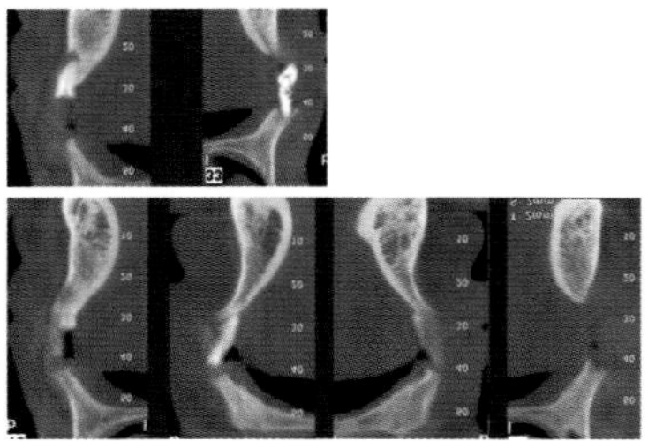

图8　一期术前CBCT2

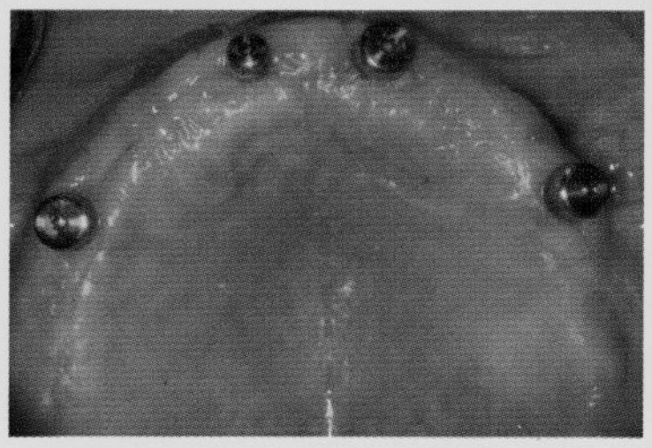
图9　二期术后2周上颌䢀面像

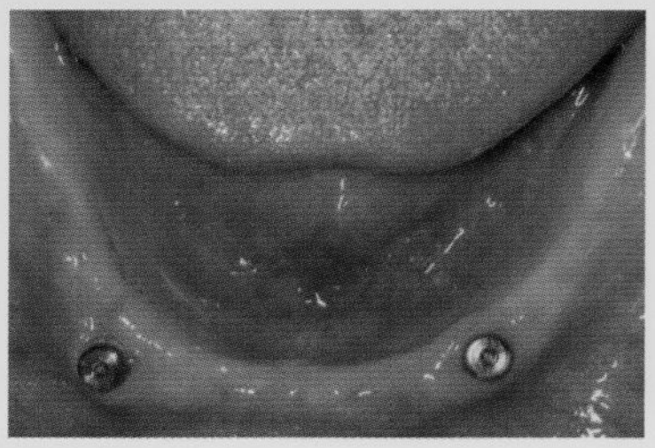
图10　二期术后2周下颌䢀面像

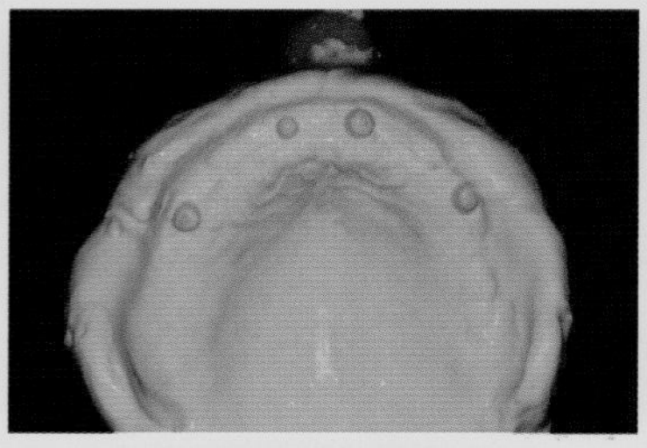
图11　个性化托盘上颌

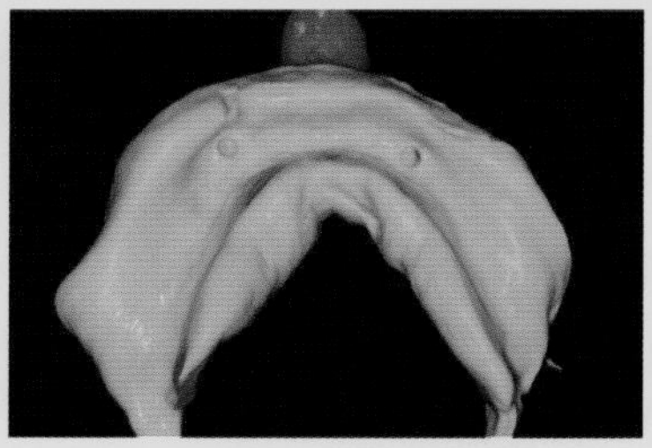
图12　个性化托盘下颌

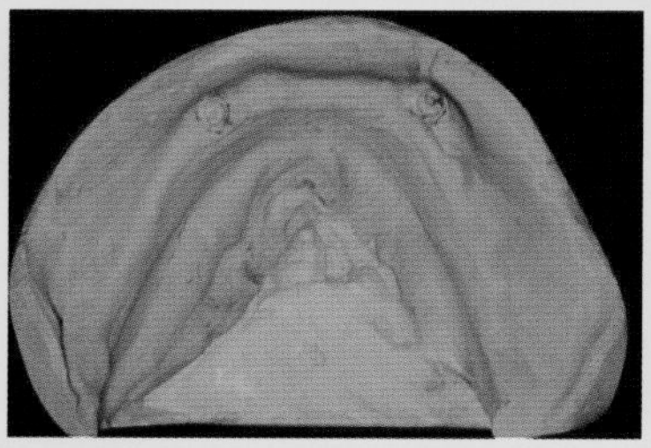
图13　石膏模型上颌

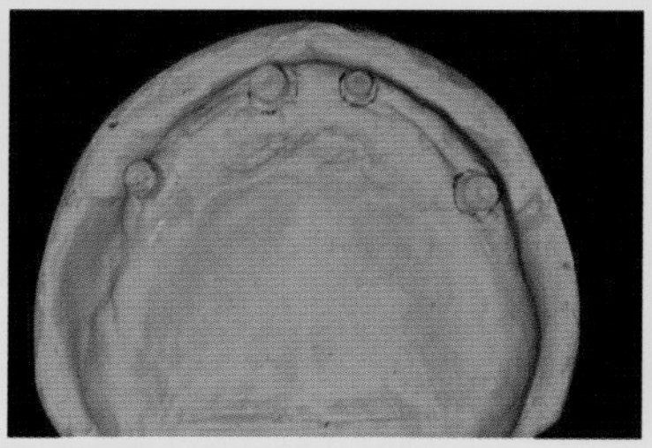
图14　石膏模型下颌

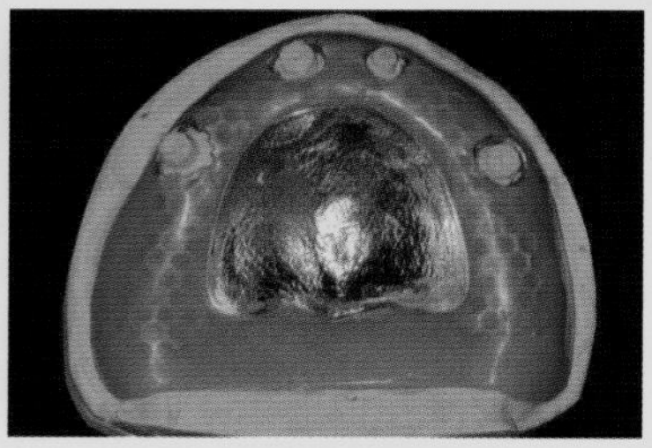
图15　暂基托上颌

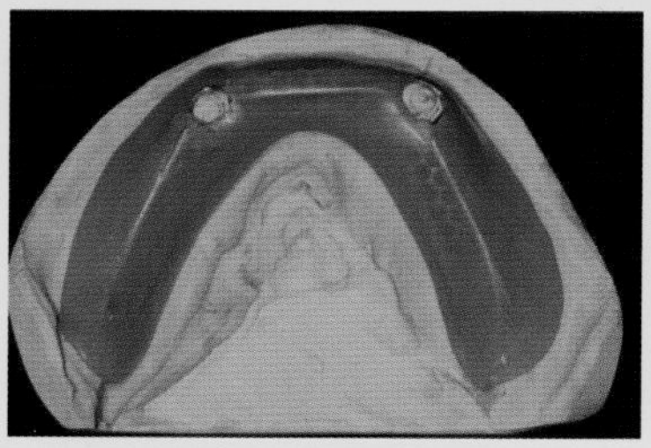
图16　暂基托下颌

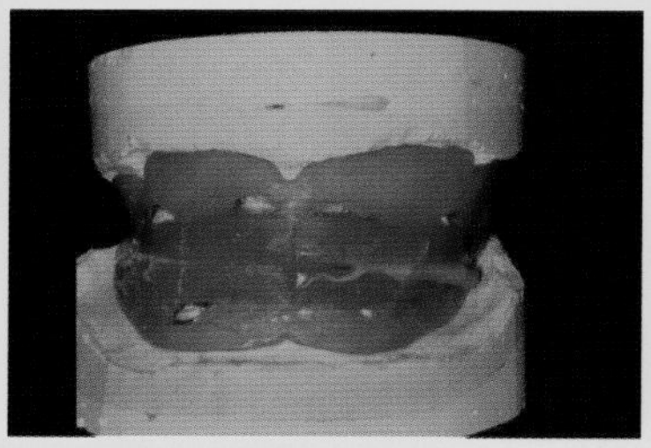
图17　颌位关系记录正面

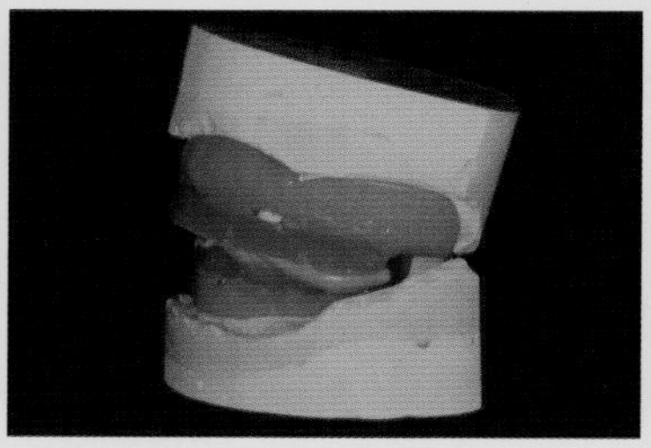
图18　颌位关系记录左侧

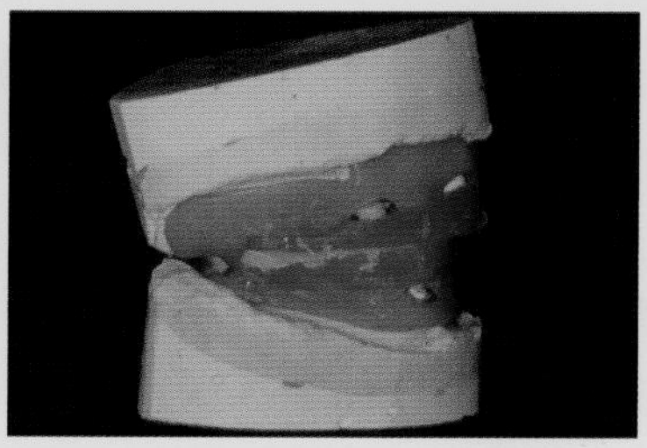
图19　颌位关系记录右侧

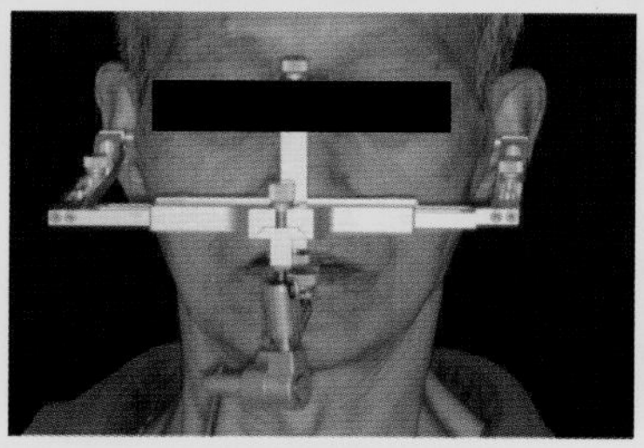
图20　上面弓正面

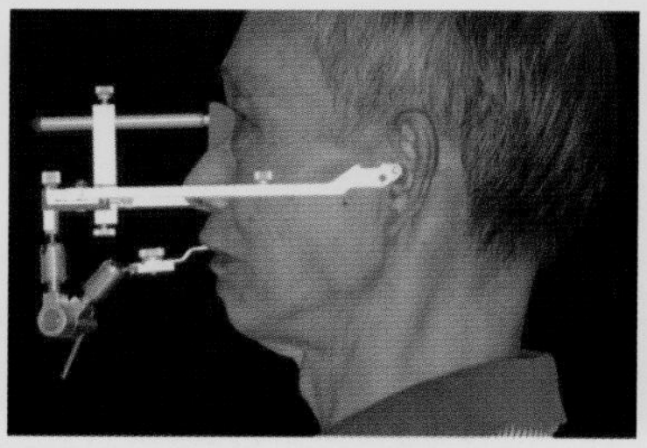
图21　上面弓左侧

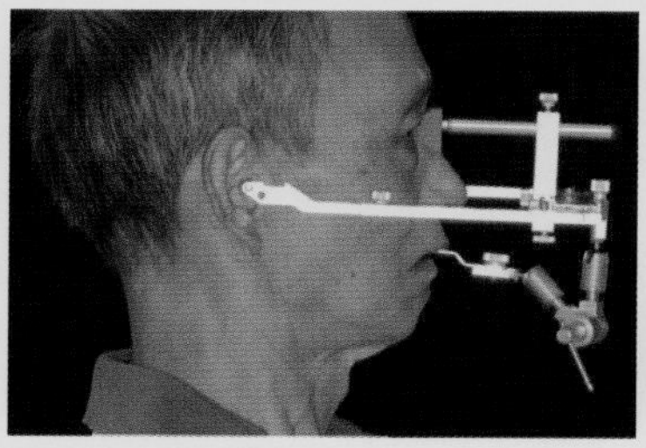
图22　上面弓右侧

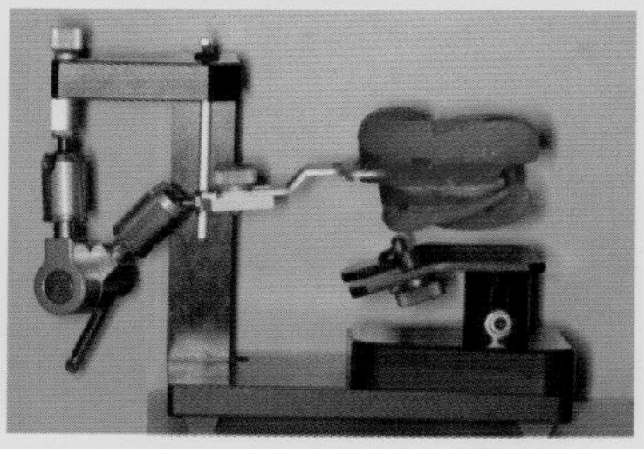
图23　颌位关系转移

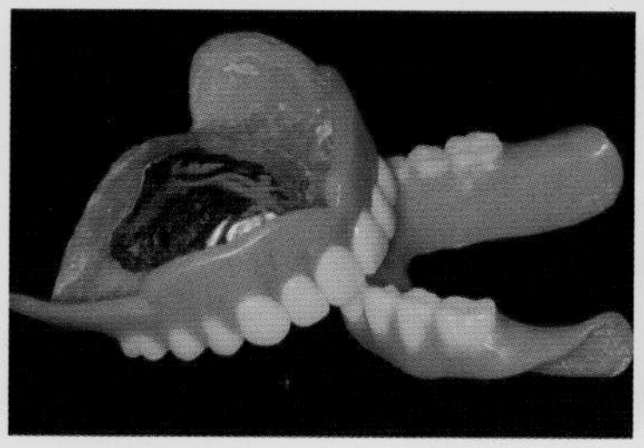
图24　试排牙

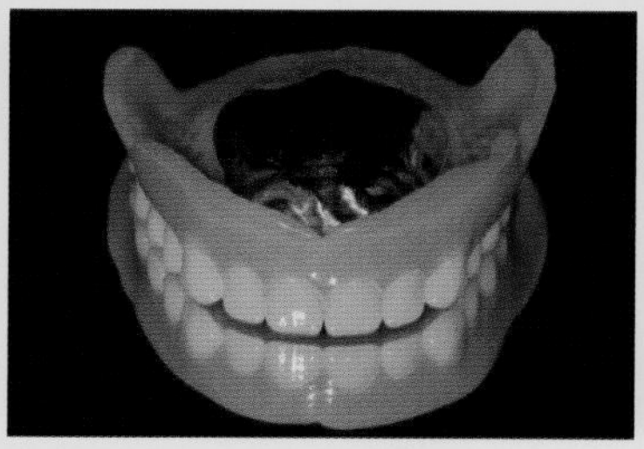
图25　最终修复体上颌

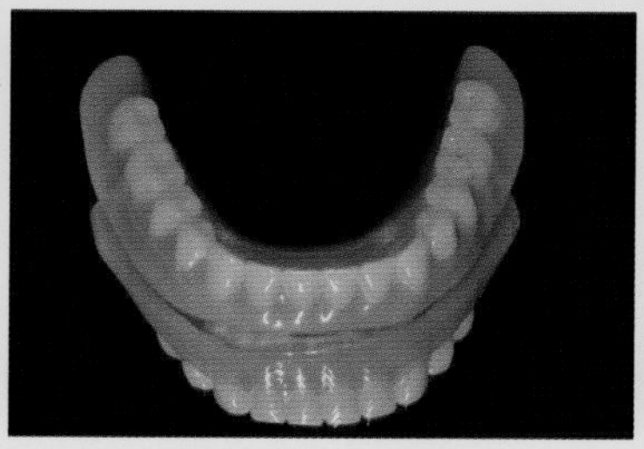
图26　最终修复体下颌

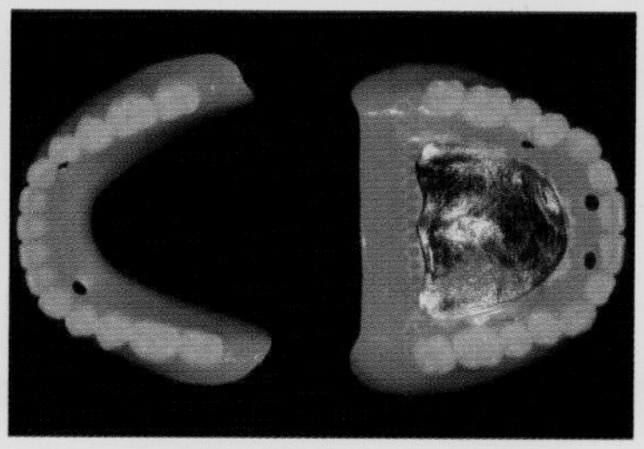
图27　最终修复体䢀面

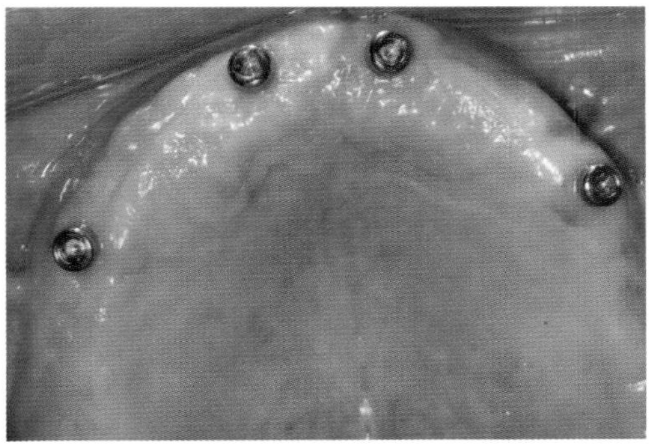
图28　上Locator基台上颌

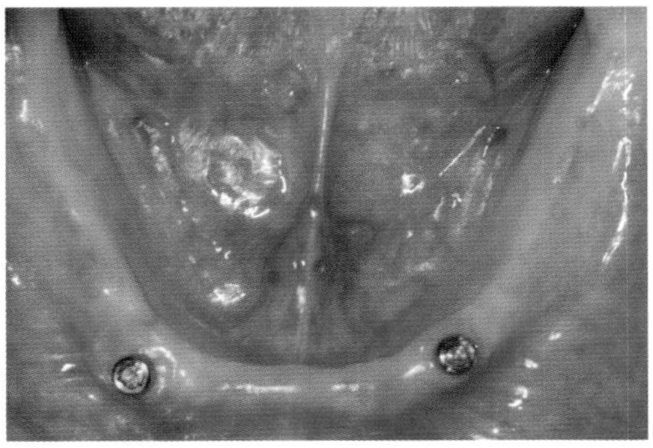
图29　上Locator基台下颌

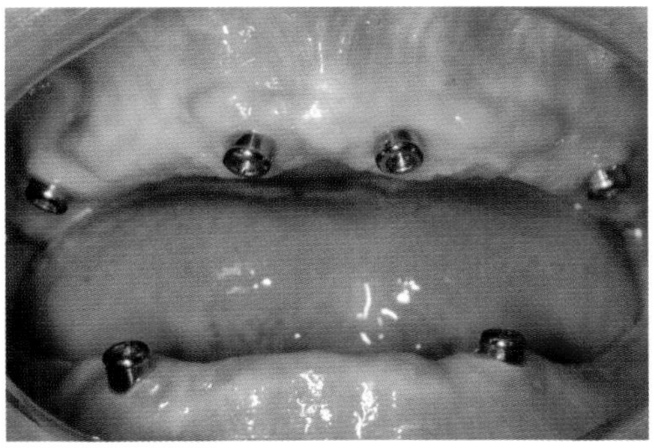
图30　上Locator基台正面

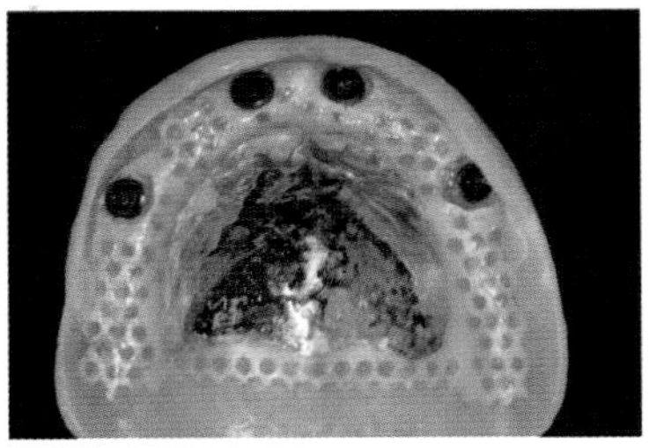
图31　上Locator 附着体阴件的修复体上颌

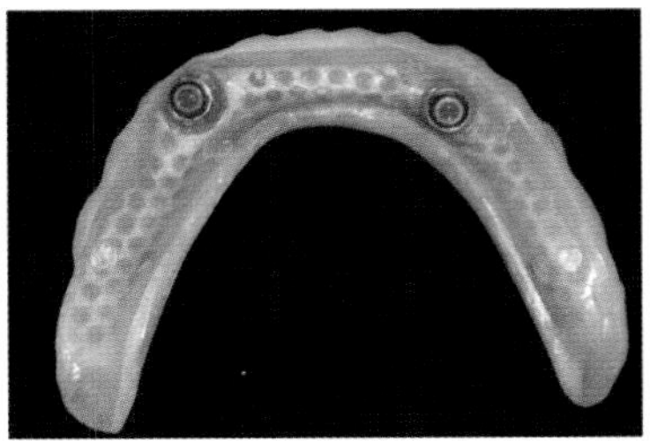
图32　上Locator 附着体阴件的修复体下颌

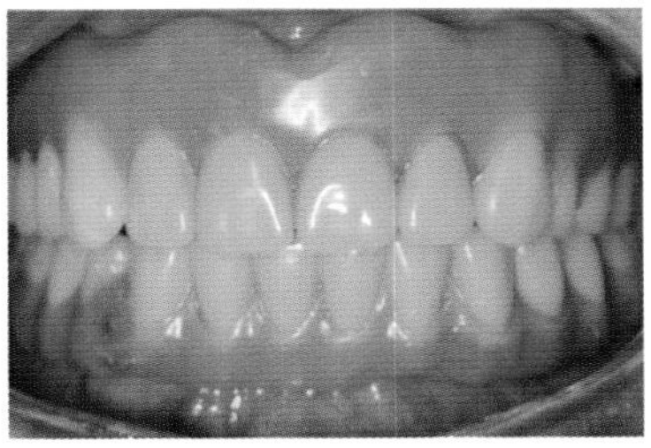
图33　戴牙后口内正面咬合像

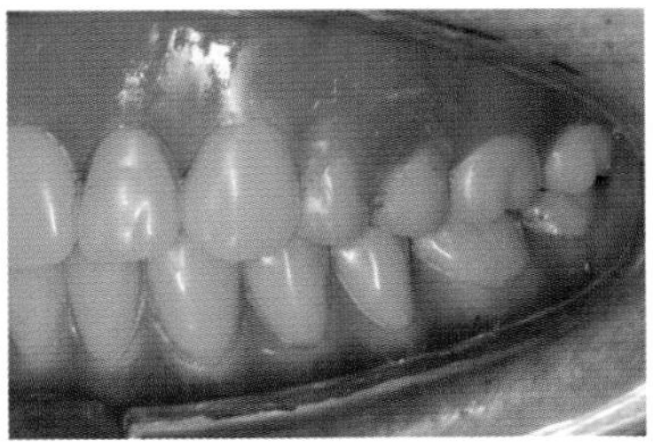
图34　戴牙后口内左侧咬合像

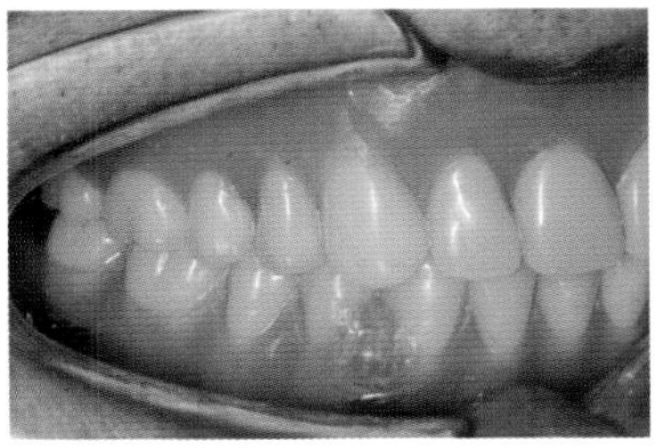
图35　戴牙后口内右侧咬合像

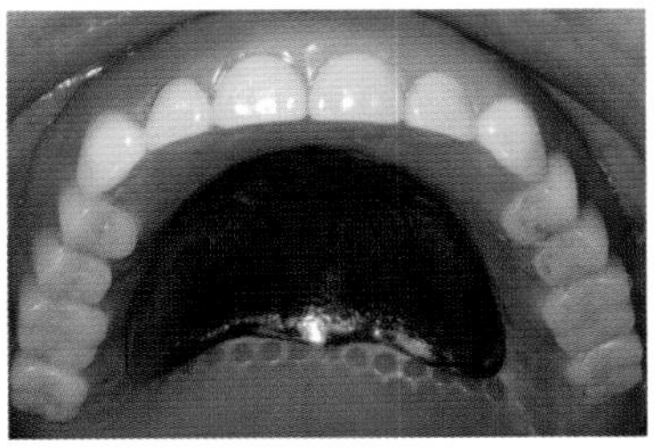
图36　戴牙后口内上颌殆面像

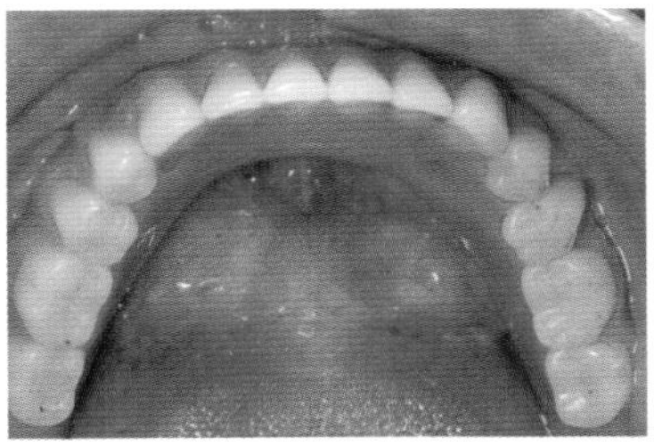
图37　戴牙后口内下颌殆面像

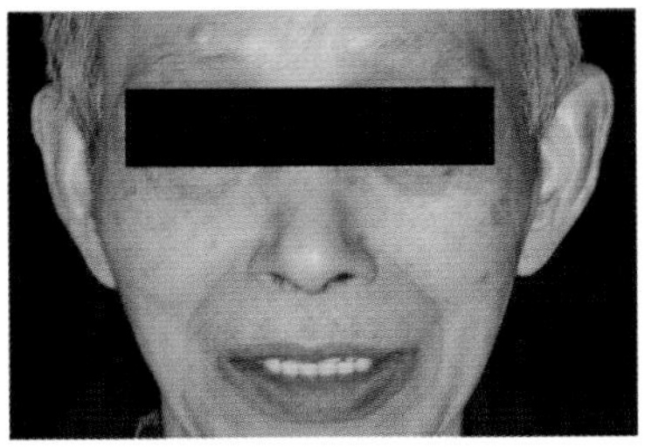
图38　戴牙后口外正面微笑像（远）

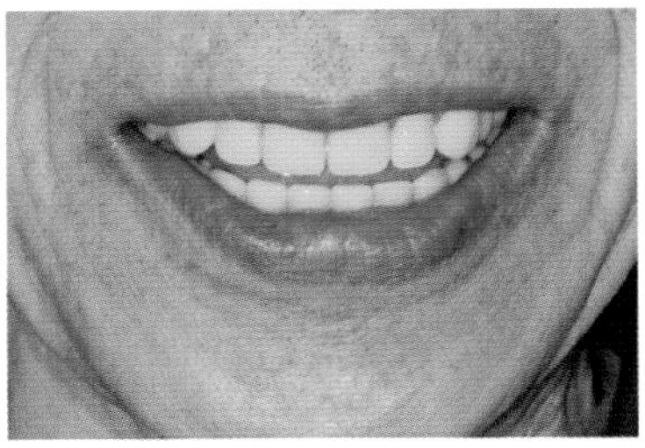
图39　戴牙后口外正面微笑像（近）

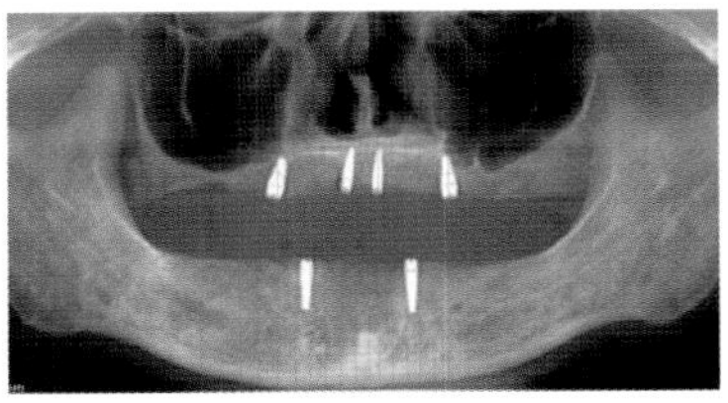
图40　二期术前CBCT1

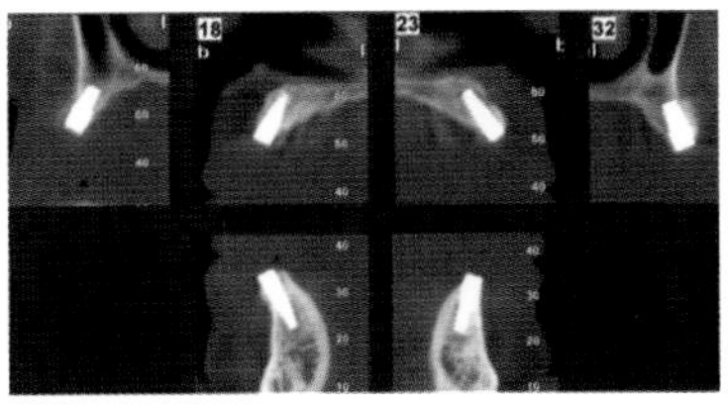
图41　二期术前CBCT2

三、讨论

种植覆盖义齿可供选择的附着体系统有球帽式附着体、杆卡式附着体、套筒冠附着体和磁性附着体。而Locator附着体是一种新型的固位系统。杆式附着体由于抗疲劳强度和合金质量问题容易发生杆附着体焊接处的失败，而且杆卡附着体操作复杂。费用高、维护频繁，且容易出现黏膜反应，而且当义齿取下后金属杆卡暴露于口内，患者异物感强烈。而套筒冠附着体因制作费用昂贵，并且要求有极高的配合精度，因此技工制作难度大，临床佩戴时常出现义齿无法就位而返工重新制作。

有研究结果表明，同种受力方式下，Locator连接的覆盖义齿中皮质骨、种植体及基台的最大Von-Mises应力均小于球帽连接，这可能是由于Locator连接中的阳性垫片具有一定的弹性，从而起到了一定的应力缓冲作用；还可能是Locator附着体的直径较球帽附着体大，这样的外形设计在加载咬合力时，应力会更加分散，因此Locator连接的覆盖义齿中皮质骨、种植体及基台的应力值要小。该结果也证明不同连接方式对种植体、基台种植体及其周围骨组织的应力分布存在差异，说明Locator连接的覆盖义齿比球帽连接的覆盖义齿应力分布好，在延缓种植体周皮质骨的吸收效果方面优于球帽连接，更有利于种植体周围皮质骨的保存；且与球帽连接相比，Locator连接的覆盖义齿能降低种植体及基台折断的风险，更有利于种植体的长期存留。

在不同受力方式下，球帽附连接与Locator连接中皮质骨、种植体及基台的应力明显增大，说明受力方式也会影响种植体、基台及种植体周围骨组织的应力分布，垂直加载时种植体、基台等主要承受的是轴向力，剪切力比较小，轴向力通过种植体传导至周围的松质骨，应力得到释放，因此产生应力较小；而斜向加载时产生的剪切力较大，较大的剪切力通过种植体主要传导至种植体颈部皮质骨，产生的应力较大。因此，建议临床上排牙时可排成半解剖式或非解剖式以减小种植体、基台及支持组织的应力，提高种植覆盖义齿的长期成功率。

Locator附着体支持的种植覆盖义齿是一种长期有效的无牙颌修复方式，对于下颌修复有着较高的成功率，但对于上颌尤其是后牙区的病例存在较高的失败率。基于以上的原因，我们选择了在上颌前部植入4颗植体，下颌前部植入2颗植体的Locator覆盖义齿。

参考文献

[1] Wang F，Monje A，Huang W，et al. Maxillary four implant-retained overdentures via Locator attachment ： intermediate-term results from a retrospective study[J]. Clin Implant Dent Relat Res,2016,18(3)：571- 579.

[2] Koyuncuoglu CZ,Metin S,Saylan I,et al. Full-mouth rehabilita-tion of a patient with ectodermal dysplasia with dental implants[J]. J oral Implantol,2014,40(6) ：714-721.

[3] Feine JS,Carlsson GE,Awad MA,et al. The McGill consensus statement on overdentures. Mandibular two-implant overdentures as first choice standard of care for edentulous patients[J]. Gerodontology, 2002,19(l)：3-4.

[4] Krennmair G, Stito D, Seemann R, et al. Removable four implant-supported mandibular overdentures rigidly re-tained with telescopic crowns or milled bars: a 3-year prospective study[J]. Clin Oral Implants Res, 2012, 23(4): 481-488.

[5] Meijer HJ, Raghoebar GM，Batenburg RH，et al. Mandibular overdentures supported by two or four en-dosseous implants: a 10-year clinical trial [J]. Clin Oral Implants Res, 2009, 20(7):722-728.

[6] Waddell JN, Payne AG, Swain MV. Physical and metallur-gical considerations of failures of soldered bars in bar attach-ment systems for implant overdentures： a review of the liter- ature[J]. J Prosthet Dent, 2006, 96(4): 283.

[7] 蒋义德, 韦启升, 蒋梅英. Locator附着体种植覆盖义齿在牙槽骨萎缩的无牙颌中的应用效果[J]. 中国医药指南, 2012, 10(23): 501.

[8] 沈丹, 付小明, 王超，等. 球帽与Locator式下无牙颌四种植体覆盖义齿的三维有限元分析[J]. 重庆医科大学学报, 2016, 12(15): 101.

上颌无牙颌种植固定修复5年临床效果观察

雷建亮

摘 要

目的：观察上颌无牙颌种植固定修复5年后的临床效果。**材料与方法：**上颌无牙颌植入8颗种植体，2周软组织愈合后，制作上颌半口过渡义齿。植体埋入式愈合3个月后行种植二期手术，制取最终修复印模，并制作分段式“组牙功能殆”最终修复体，戴入最终修复体。修复后6个月、1年、2年、3年及5年复查。**结果：**上颌无牙颌种植固定修复5年后，种植体骨结合良好，种植体留存率100%，植体周围软硬组织未见明显异常，修复体未见破损，患者对美观及咀嚼功能满意。**结论：**上颌无牙颌采取多颗植体植入并行分段式“组牙功能殆”固定修复能够获得良好的临床疗效。

关键词： 牙列缺失；种植固定修复；分段式种植修复

与传统全口义齿和种植覆盖义齿相比，种植体支持的固定义齿具有固位及稳定效果好、咀嚼效率高、美观效果好及舒适度高的优点，修复后患者满意度更高。有文献报道牙列缺失种植固定义齿修复5年种植体的成功率87%～100%，种植后修复体成功率为93%～100%，均高于种植覆盖义齿。本病例中，患者上颌多颗牙缺失后曾行可摘局部义齿修复，后对于可摘局部义齿的固位、咀嚼效率、舒适度均不满意，因此要求尝试行种植固定修复。

一、材料与方法

1. **病例简介** 63岁女性患者。自诉近年来全口多颗牙陆续松动脱落，影响进食及发音。曾于外院多次行可摘局部义齿修复，但对于可摘局部义齿的固位、咀嚼效率以及舒适度均不满意，因此要求行种植固定修复。既往体健，否认全身系统病史。临床检查见：11、14~17、21、22、24~27缺失。13松动III度，12、23牙根暴露，松动II度。PD5～7mm，BI2～4。下颌牙列尚完整，43～33烤瓷冠桥修复，牙龈红肿，探诊PD3～5mm，BI3。上颌缺牙区角化龈尚可，殆平面至嵴顶的距离尚可。影像学检查13牙槽骨吸收至根尖1/3，根尖区阴影。12、23牙槽骨吸收至根中1/2。上颌缺牙区余留牙槽骨高度尚可，上颌窦内未见明显高密度影像。

2. **诊断** 12、13、23 重度牙周炎；上颌牙列缺损；慢性牙周炎。

3. **治疗计划**

（1）牙周基础治疗。

（2）拔除12、13、23。

（3）拔牙同期导板制导上颌植入8颗种植体，行种植固定修复。

作者单位：福州晶特尔齿科

Email: a365412@163.com

4. **治疗过程**（图1～图26）

（1）**术前准备：**术前1周行全口洁治。利用原活动假牙制取上下颌藻酸盐模型，记录颌位关系，制作塑胶局部义齿，利用该义齿制作放射导板，戴入放射导板后拍摄CBCT。拍摄CT后，将该义齿改造成手术定位导板，消毒备用。

（2）**一期手术：**常规消毒铺巾，行局部浸润麻醉。戴入手术定位导板，标记种植体植入位点。拔除13、12、23，清理拔牙窝。于牙槽嵴中央行至骨面的水平切口，在原17 27的颊侧制备垂直切口，翻开黏骨膜瓣，根据导板定位的种植位点，逐步完成种植备洞。于16、26位点植入2颗Nobel R5.0mm×10mm种植体，11、14、21、23、24位点植入5颗Nobel R4.3mm×13mm种植体，13位点植入1颗Nobel R4.3mm×16mm种植体，严密缝合切口。

（3）**过渡性修复：**一期术后1周拆线，影像片显示种植体位置分布良好。制取上下颌藻酸盐印模，根据原义齿颌位关系，制作上颌传统全口义齿。

（4）**二期手术：**一期手术后3个月，影像片显示种植体骨结合良好，行种植二期手术，接入愈合基台。

（5）**制作最终修复体：**二期术后2周，制取最终修复印模，记录颌位关系，试支架，行分段式种植固定修复，试排牙，调殆形成“组牙功能殆”，戴入最终修复体。

（6）**复查：**戴牙后6个月，1年、2年、3年及5年复查。修复后5年随访结果显示，口内软硬组织及咬合情况良好，修复体未见破损，影像学检查见种植体周围骨结合良好，骨组织水平稳定。

二、结果

上颌牙列缺失后，植入8颗种植体，行分段式“组牙功能殆”种植固定修复，随访5年后临床检查见种植修复体稳定，牙龈无红肿，咬合关系良好，口腔卫生状况良好；患者对种植修复后的面型、咀嚼功能满意。X线检查见种植体周围骨结合良好，边缘骨无明显吸收。

三、讨论

1977年Brånemark等最早报道了无牙颌种植修复10年长期修复效果的可靠性为无牙颌患者提供了一种新的修复方法。无牙颌的种植修复可分为固定修复和覆盖义齿修复。种植覆盖义齿对牙槽嵴条件要求不高，对种植体位置分布要求不严格，摘戴方便且易于清洁，能够恢复面部丰满度且费用较低。但覆盖义齿仍有较大面积基托，患者舒适度不高。种植固定义齿在固位稳定、咀嚼效率和舒适度方面均优于种植覆盖义齿，但是其对牙槽骨的质、量以及医生操作技术的要求更高，且费用昂贵。本病例中，患者上颌多颗
缺失，余留牙预后不佳。牙槽嵴丰满程度尚可，且前后牙区都有充足的骨
植入常规种植体。采取拔牙并在导板指引下按常规方法植入8颗种植体，
体的分布能够保证咬合力分散更均匀，且利于后期修复。8颗植体的分布
为合理，即便后期单颗种植体出现松动或脱落，患者仍能进行跨牙弓种植
定修复。最终修复时，采取了分段式固定修复，并调整咬合形成“组牙
能殆”修复方式利于患者进行口腔卫生维护，也利于后期修复体的受力均
和维护保养。修复后连续5年随访，口内咬合情况、卫生情况及美观维持
好，植体周围软硬组织未见明显异常，修复体完整无破损，并定期对种植
周冲洗维护。患者对修复效果满意。影像学检查可见种植体周骨水平稳定，
未见进行性骨吸收表现。

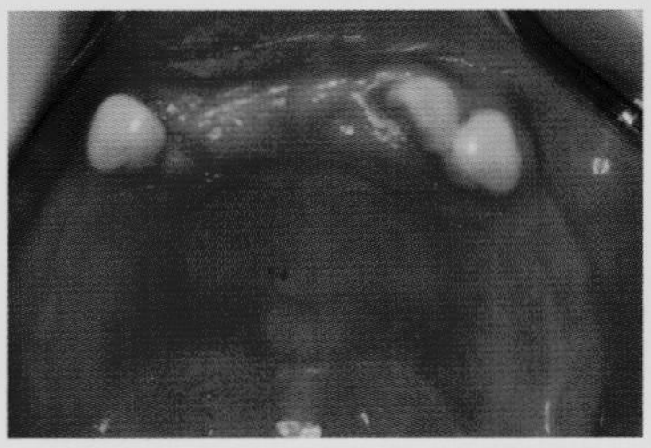
图1 术前口内像

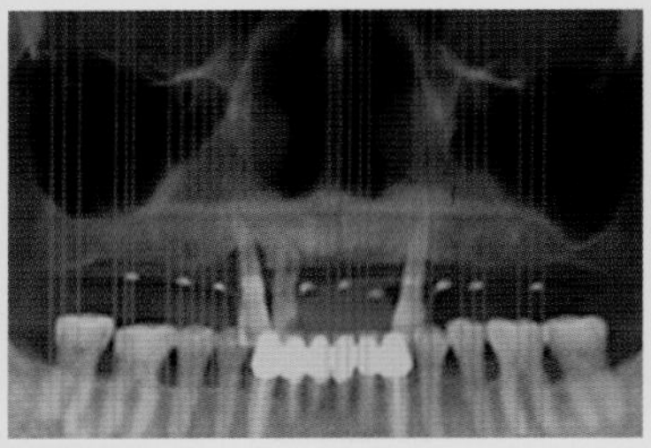
图2 术前影像

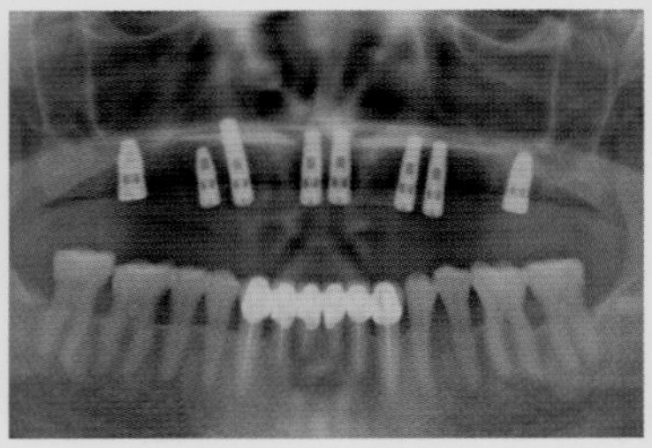
图3 一期术后曲面断层片

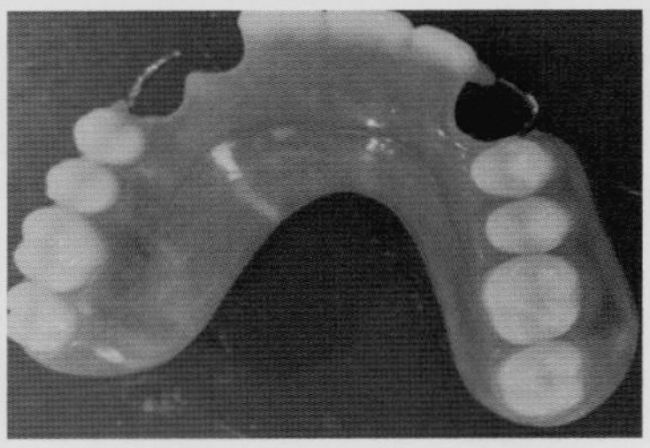
图4 原可摘义齿

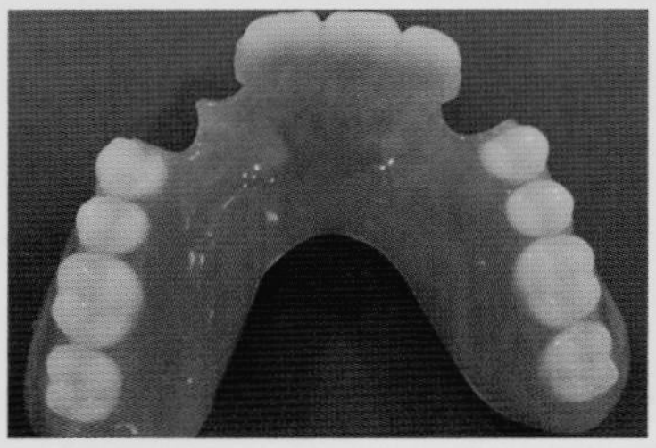
图5 翻制导板模型

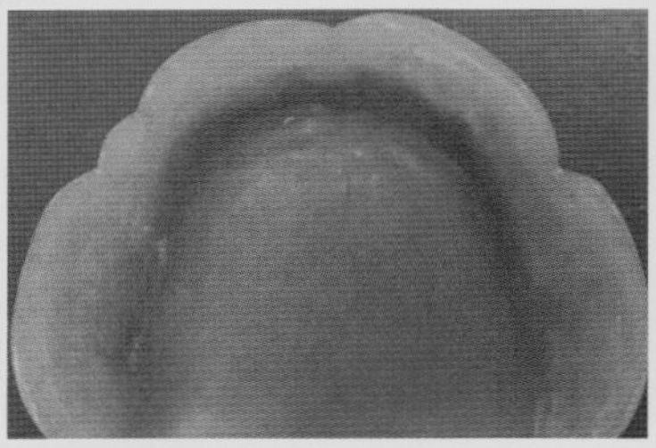
图6 临时过渡义齿

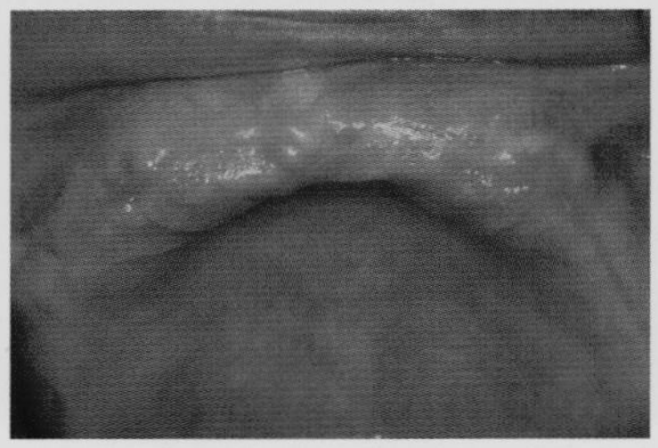
图7 二期术前口内像

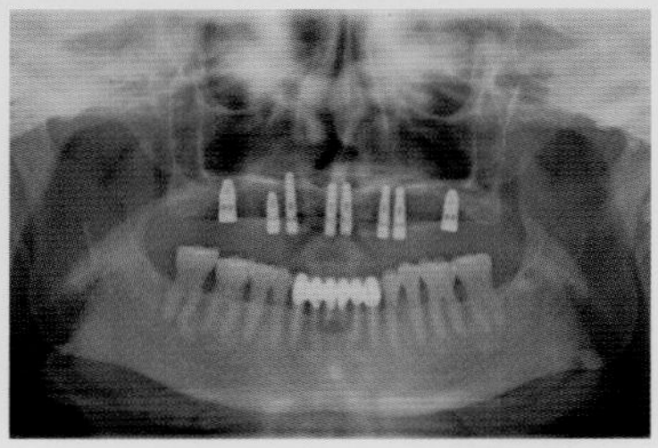
图8 二期术前影像

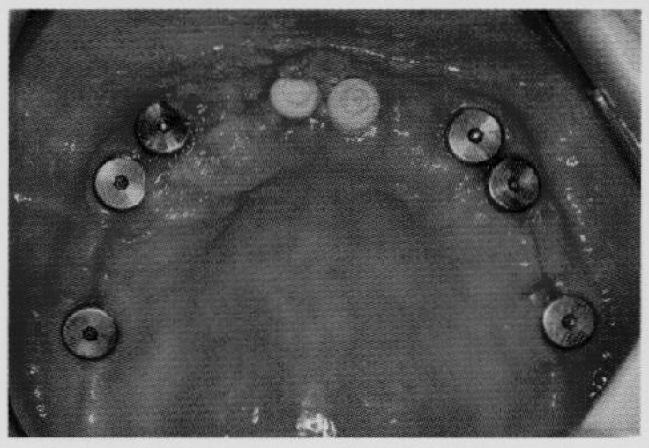
图9 二期术后2周口内像

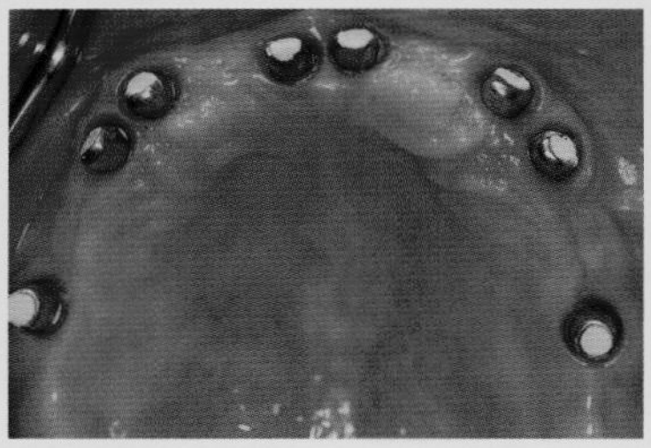
图10 基台就位于口内

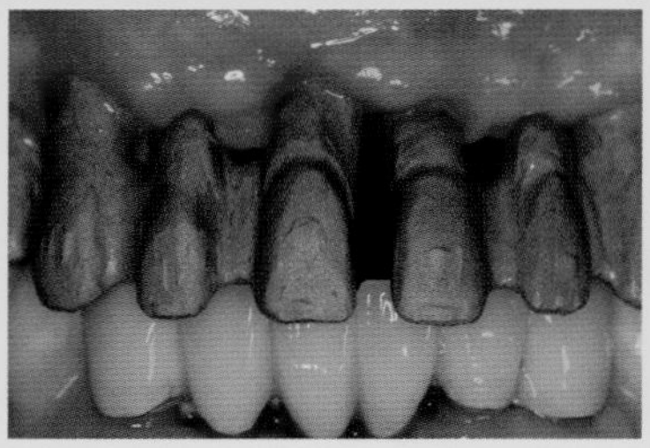
图11 试支架

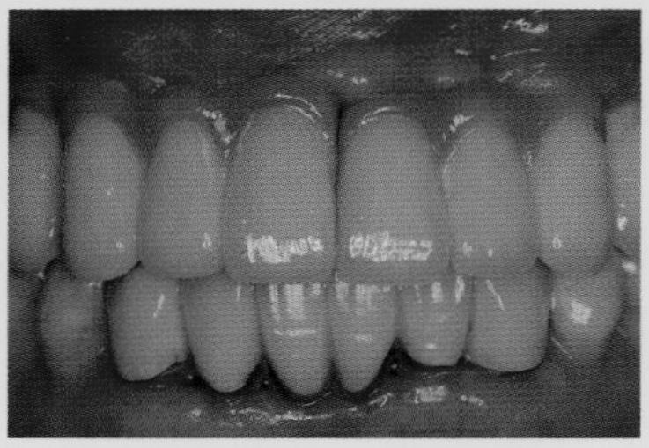
图12 戴牙当天咬合

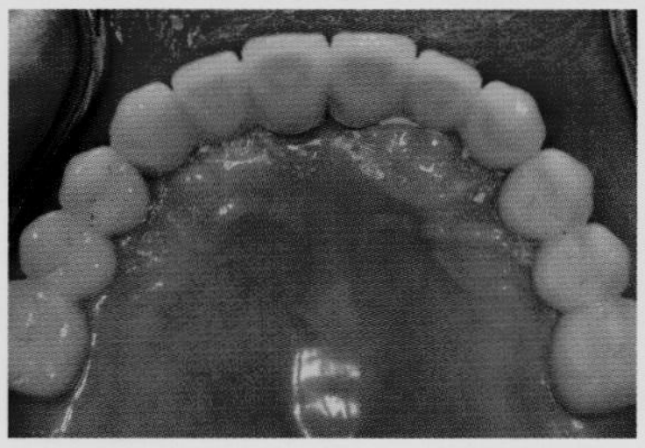
图13 戴牙当天殆面像

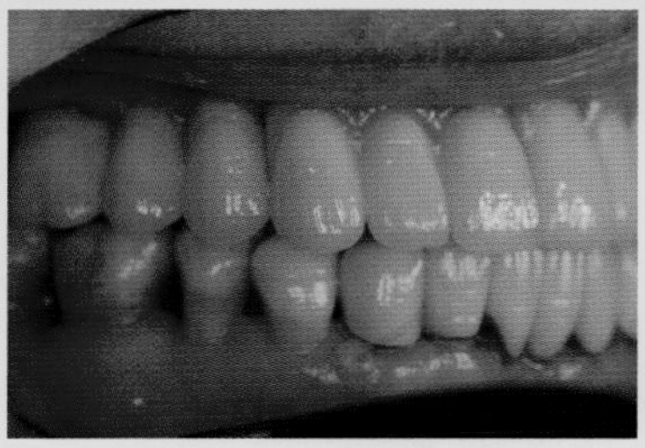
图14 戴牙当天右侧咬合

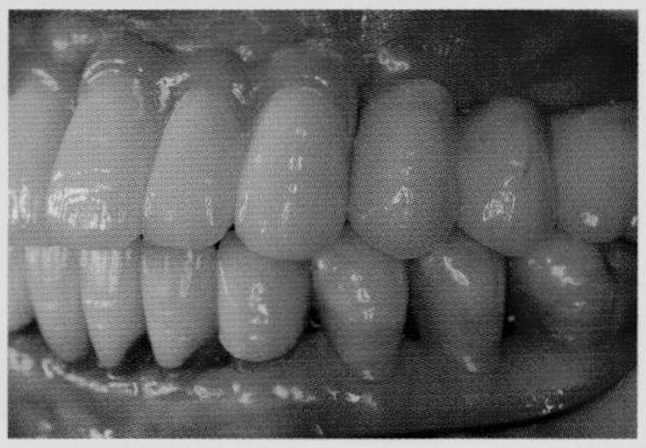
图15 戴牙当天左侧咬合

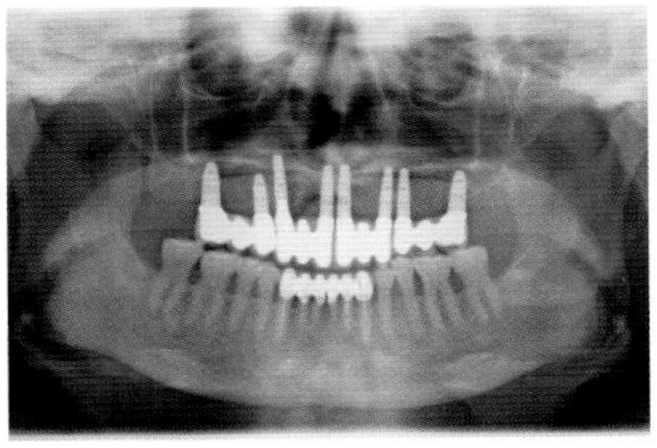
图16　戴牙当天曲面断层片

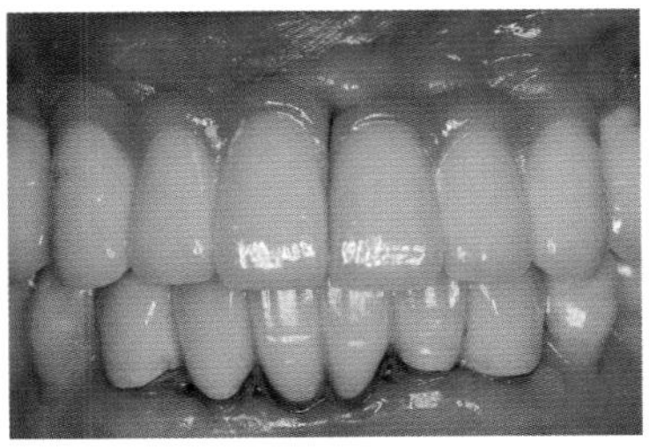
图17　戴牙1年后咬合像

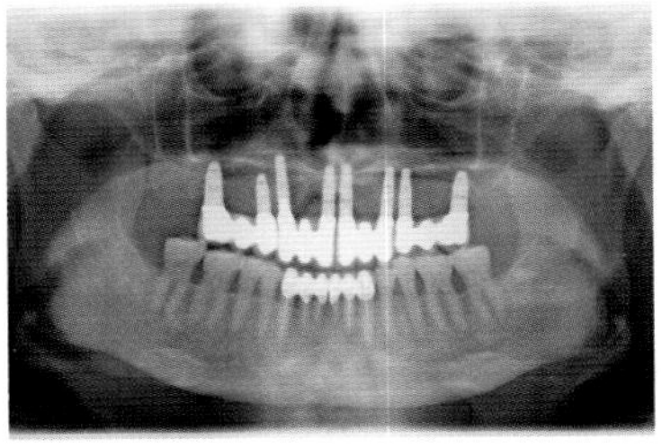
图18　戴牙1年后曲面断层片

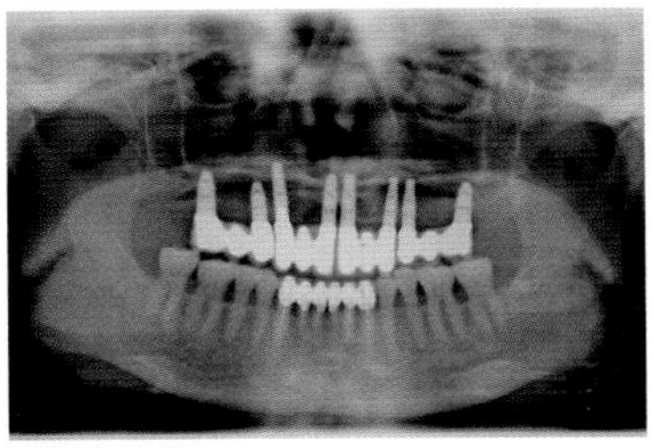
图19　戴牙2年后曲面断层片

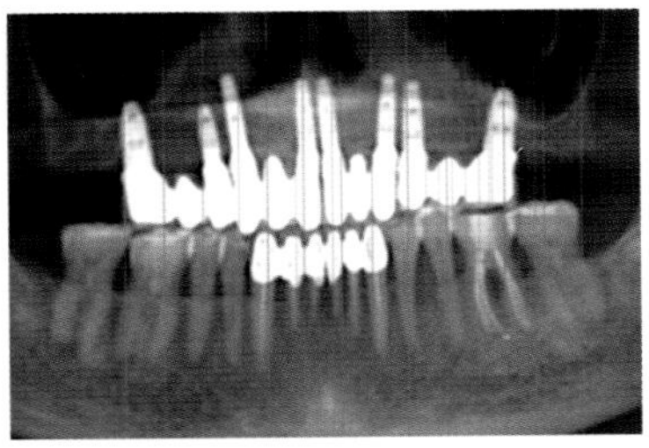
图20　戴牙3年后曲面断层片

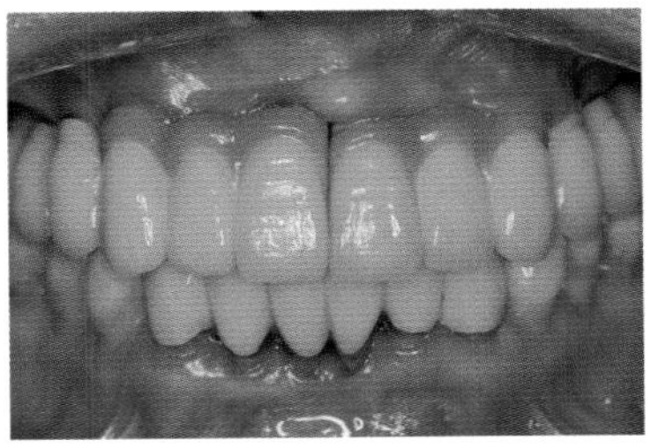
图21　戴牙5年后口内咬合

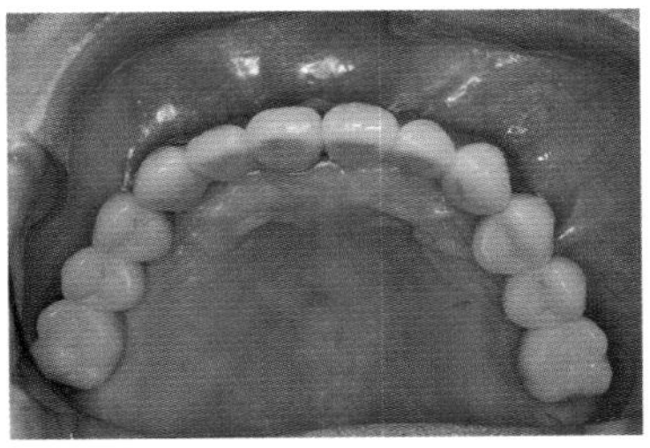
图22　戴牙5年后上颌殆面像

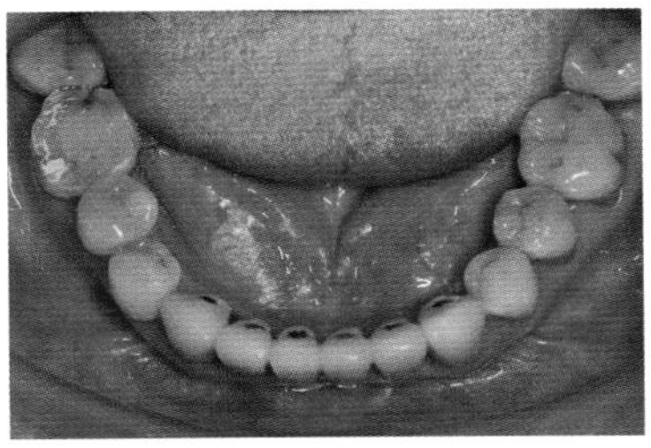
图23　戴牙5年后下颌殆面像

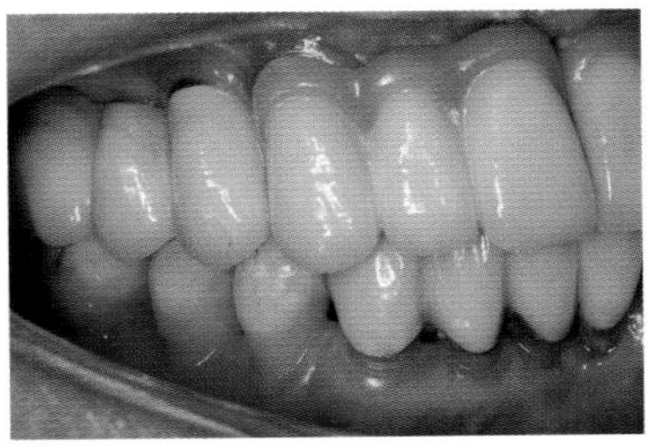
图24　戴牙5年后右侧咬合

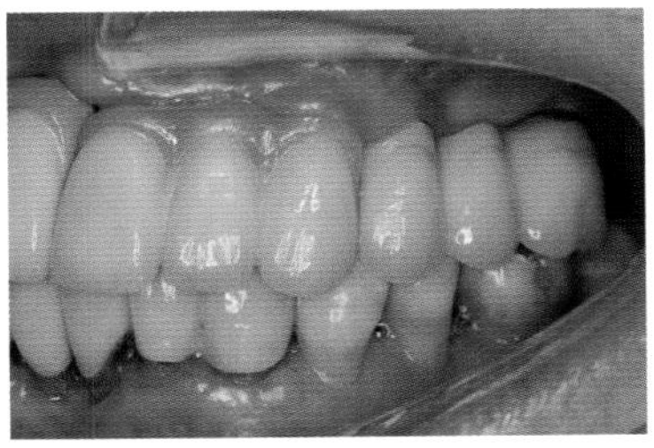
图25　戴牙5年后左侧咬合

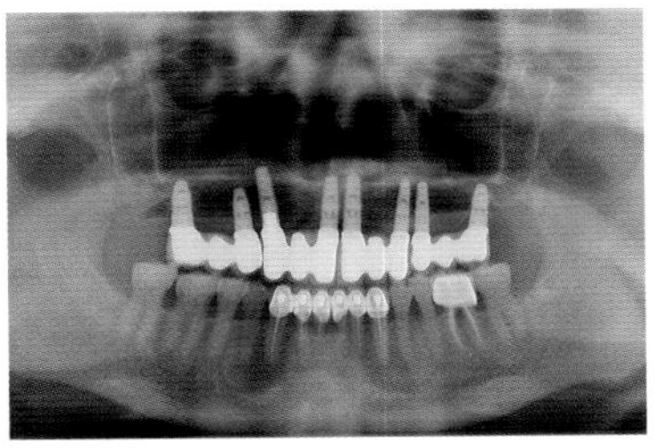
图26　戴牙5年后曲面断层片

参考文献

[1] Branemark P I, Hansson B O, Adell R, et al. Osseointegrated implants in the treatment of the edentulous jaw. Experience from a 10-year period[J]. Scand J Plast Reconstr Surg Suppl, 1977, 16:1-132.
[2] Emami E, Heydecke G, Rompre P H, et al. Impact of implant support for mandibular dentures on satisfaction, oral and general health-related quality of life: a meta-analysis of randomized-controlled trials[J]. Clin Oral Implants Res, 2009, 20:533-544.
[3] Gong p. Occlusion reconstruction of dental implant therapy[J]. Journal of oraland maxillofacial surgery, 2016,26(6):381-384.
[4] Sadig W. A comparative in vitro study on the retention and stability of implant-supported overdentures[J]. Quintessence Int, 2009, 40:313-319.
[5] Zhang YH, Du ZB, Yan FH. Etiology, diagnosis and treatment of peri-implantitis and peri-implant maintenance[J]. Chinese Journal of Practical Stomatology, 2016, 9(2):75-79.

下颌牙列缺失All-on-4种植即刻负重

邱憬 虞颖娟 朱志军 张金芬

摘要

目的：本文报道下颌牙列缺失All-on-4种植即刻负重1例。**材料与方法**：患者由于牙周病陆续拔除口内多数牙齿，致上颌牙列缺损，下颌牙列缺失，下颌牙槽嵴低平，骨量严重不足。上颌行活动义齿修复，下颌前牙区植入2颗轴向种植体，两侧前磨牙区倾斜植入2颗种植体，术后行即刻修复，恢复咀嚼功能。术后3个月，种植体骨结合良好，牙龈健康，完成最终修复，功能和美学恢复良好。修复完成后半年复查，种植体颈部无明显骨吸收，修复体状态良好。**结果**：All-on-4种植修复技术即刻重建下颌牙列，恢复咀嚼功能和美学。**结论**：All-on-4种植修复技术成功运用于下颌牙列缺失患者，该方法创伤小，能即刻恢复功能和美学，显著缩短无牙期，患者满意程度高。

关键词：All-on-4；牙列缺失；即刻负荷

无牙颌种植固定修复技术可以有效满足牙列缺失患者对咀嚼、美观和发音的要求，但是修复周期长，手术创伤较大，让一些患者望而却步，All-on-4即刻负荷技术由此逐渐进入临床，越来越受到医生和患者的青睐。本文报道1例下颌牙列缺失患者采用All-on-4种植修复技术，在无牙颌前牙区植入2颗轴向种植体，在远中倾斜植入2颗种植体，并即刻修复，迅速恢复咀嚼功能，在术后4个月完成最终修复，取得良好的临床效果。

一、材料与方法

1. 病例简介 65岁女性患者，无不良嗜好，全身情况良好。口内牙齿因牙周炎松动后陆续拔除，下颌曾行总义齿修复，但因活动义齿固位力较差，无法适应，遂来我院就诊，希望采用种植固定修复，恢复咀嚼功能。由于患者张口度较小，耐受性差，希望以较小的创伤，恢复咀嚼功能。初诊口外检查，鼻唇沟较深，面下1/3距离缩短，呈苦笑面容。低位笑线，微笑时仅露出上前牙切1/3，美学风险较低。口内检查：17、16、22、26、27缺失，上颌前牙明显唇倾移位，余牙牙龈退缩，根面暴露，Ⅱ度松动，龈缘红肿。下颌牙列缺失，牙槽骨重度吸收，牙槽嵴低平呈刀刃状。CBCT示下颌后牙区可用骨宽度为4.0～8.2mm，可用骨高度为8.3～10.1mm。上颌余牙牙槽骨吸收至根中1/3。

2. 诊断 上颌牙列缺损；下颌牙列缺失；牙周炎。

3. 治疗计划

（1）采用All-on-4种植修复技术，在下颌前牙区植入2颗轴向相互平行的Nobel种植体，游离端植入2颗向远中倾斜的种植体后即刻修复。

（2）术后1个月，牙龈完全愈合后上颌牙齿转牙周科行牙周基础治疗。

（3）术后3个月，上颌行活动义齿修复，下颌行永久固定修复。

4. 治疗过程（图1～图44）

（1）术前准备：术前系统检查口内情况，拍摄CBCT及术前片，经NNT软件分析可用骨量，模拟种植体植入位点。取模，制作下颌诊断蜡型和上颌临时义齿。

（2）外科手术：必兰局部浸润麻醉后，下颌牙槽嵴顶做“一”字形切口，翻瓣，暴露两侧颏孔，修整尖锐的牙槽嵴顶。于下颌正中使用先锋钻备洞，安装All-on-4简易定位导板，根据导板的引导和暴露的颏孔，在两侧侧切牙区域定位，逐级备洞，轴向植入2颗NobelReplace Conical Connection RP种植体，右侧ϕ4.3mm×11.5mm，左侧ϕ4.3mm×13mm；在前磨牙区远中向倾斜植入2颗NobelReplace Conical Connection RP，ϕ4.3mm×13mm，种植体植入扭矩加力至45N·cm。安装Nobel复合基台（multi-unit abutment）和基台保护帽，近中种植体使用直式复合基台，远中种植体使用30°角度基台使其与轴向植入的种植体取得共同就位道，缝合创口。拍摄术后CBCT，显示种植体方向位置良好，避开下颌神经管，基台完全就位。

（3）即刻修复：术后1小时，旋下基台保护帽，旋上Nobel基台水平开窗转移杆，利用模型塑料和ϕ0.9mm钢丝口内刚性连接转移杆，使用聚醚橡胶开窗取模，灌制模型，利用术前诊断蜡型，采用注塑技术制作即刻义齿。术后7天复诊，拆线，戴上临时修复体。嘱患者进软食，逐步负重，术后每月复查1次，不适随诊。

（4）牙周基础治疗：下颌戴入固定临时修复体后，转牙周科，逐步拔除口内松动牙齿，余牙行牙周基础治疗，行口腔卫生宣教。

（5）永久修复：术后3个月，无牙龈红肿、萎缩，口腔卫生良好，X线片示种植体与周围骨组织紧密结合。上颌取模制作纯钛支架活动义齿。下颌利用即刻修复时保留的石膏模型，将开窗转移杆重新安装至石膏模型上，

作者单位：南京医科大学附属口腔医院

通讯作者：邱憬；Email: shear.qiu@163.com

使用模型塑料和钢丝连接转移杆后制作光固化个别托盘，24小时完全固化后切断模型塑料杆。二次取模，口内重新连接模型塑料杆，3M聚醚开窗取模，替代体就位，灌注人工牙龈，根据旧义齿记录正中颌位关系。将取得的终模型交技师制作纯钛支架及树脂冠，在患者口内试戴支架，拍摄全景片确认纯钛支架完全就位。试戴树脂冠，调𬌗，抛光，交技师制作全瓷冠，非螺丝开口部位选择预粘接。最终戴入患者口内时，获得完全被动就位，发音正常，无压痛和其他不适。微调咬合，悬臂轻接触。拍摄术后片证实永久修复体准确就位。

（6）复诊：修复完成后半年复查，患者咀嚼功能良好，颞下颌关节无不适，口腔卫生状况稳定，全景片示种植体颈部牙槽骨稳定无吸收，无其他明显不适。

（7）医嘱：勿咬硬物，正常使用，定期复查，不适随诊。

（8）材料：种植体（NobelReplace Conical Connection，瑞典）；种植器械盒；复合基台（Multi-unit Abutment）；基台保护帽，3M聚醚橡胶，模型塑料。

二、结果

上颌行活动义齿修复，下颌植入4颗种植体后即刻修复，术后3个月，所有种植体骨结合良好。最终修复完成后，获得理想外形轮廓，重建正常咬合关系，患者对义齿的咀嚼功能和外形满意度很高。

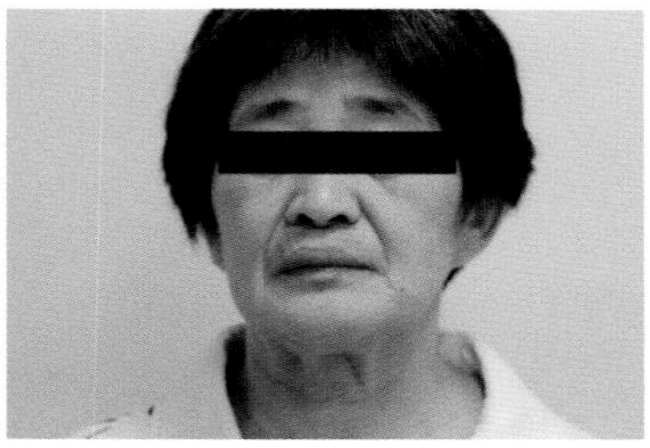
图1　术前正面像

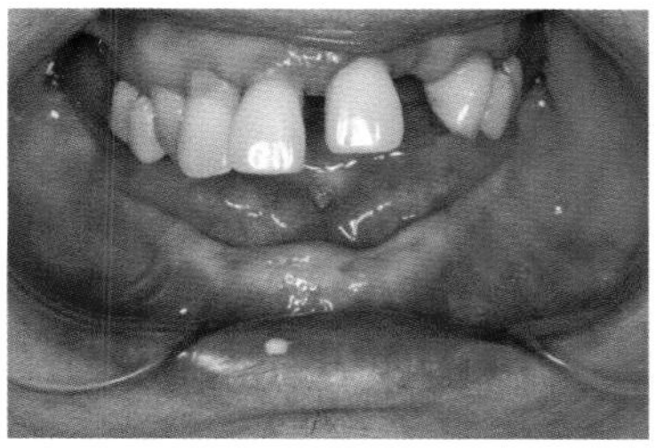
图2　术前口内像

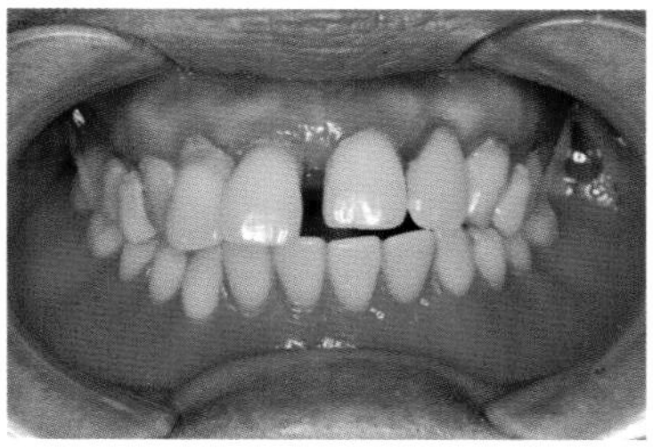
图3　口内试戴蜡型

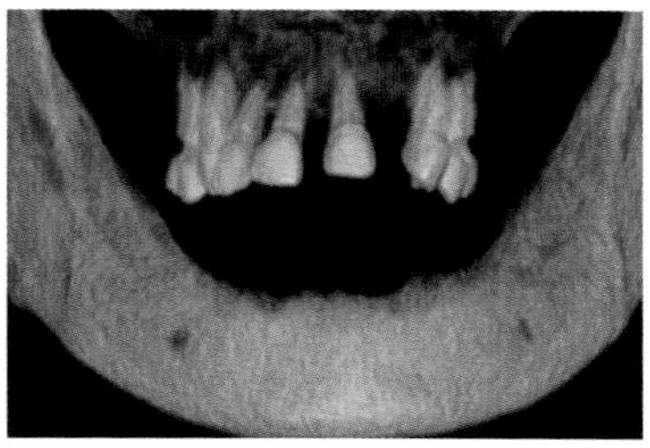
图4　术前CT重建图

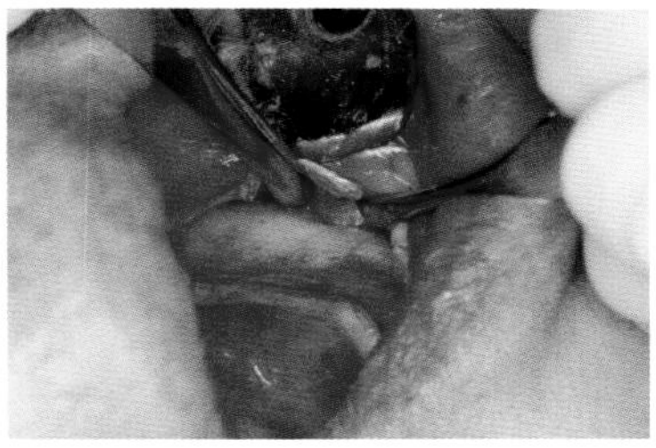
图5　外科手术——暴露颏孔

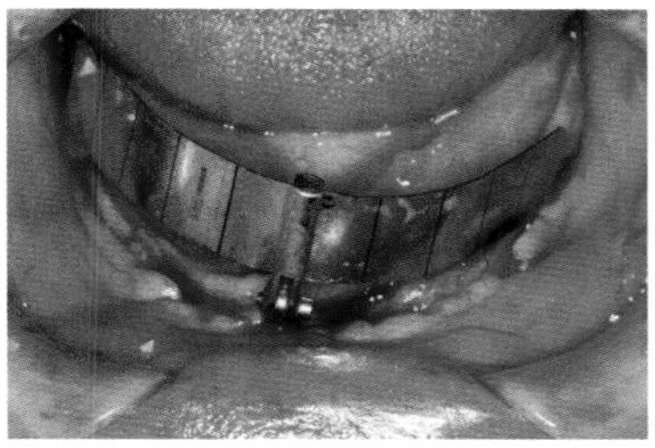
图6　外科手术——All-on-4简易定位导板

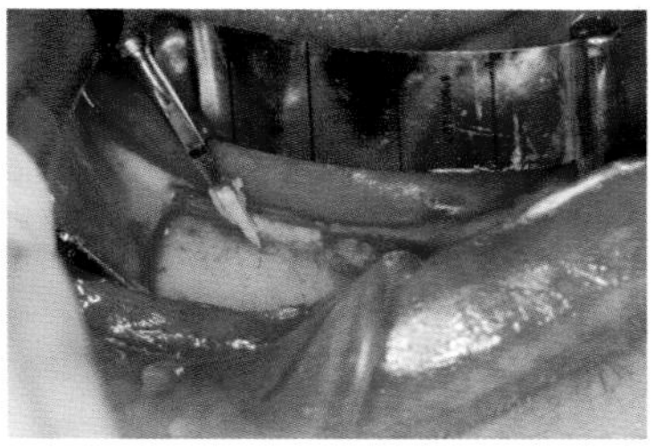
图7　All-on-4简易导板指导下定位

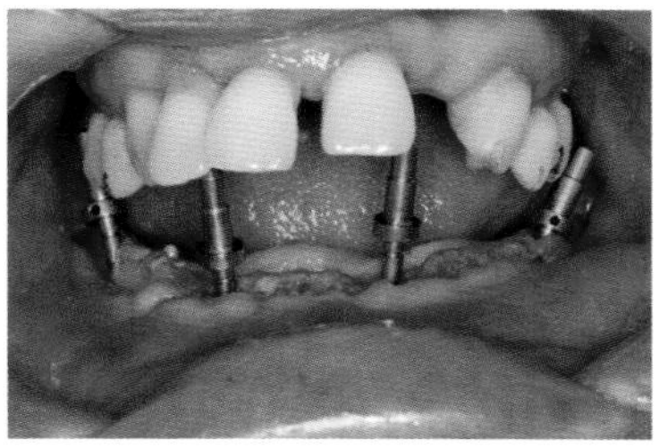
图8　外科手术——平行杆定位

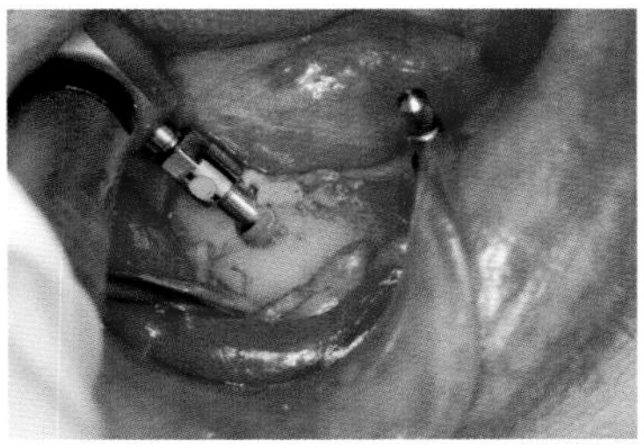
图9　外科手术——倾斜植入远中种植体

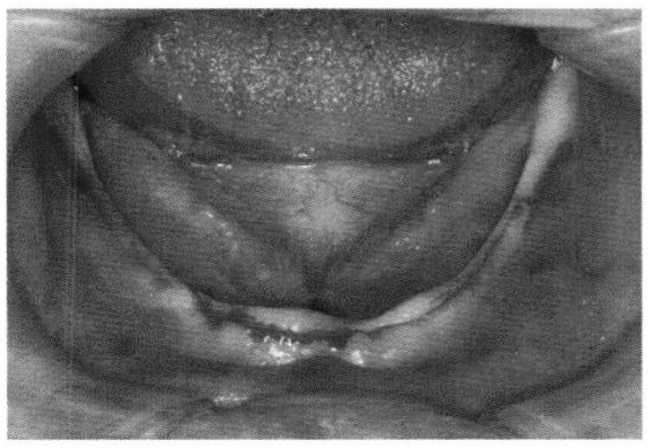
图10　外科手术——“一”字形切口

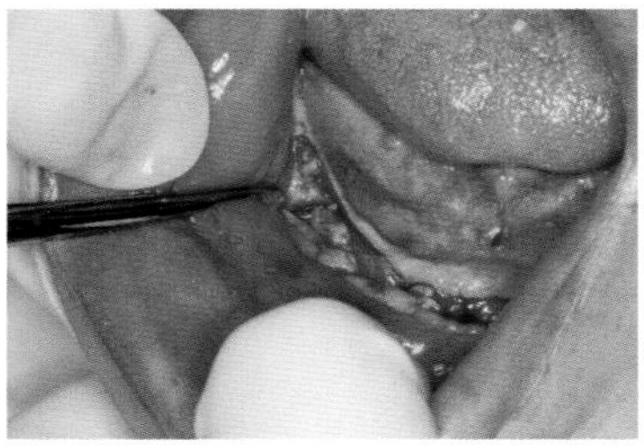
图11　外科手术——凿去妨碍基台就位的远中骨壁

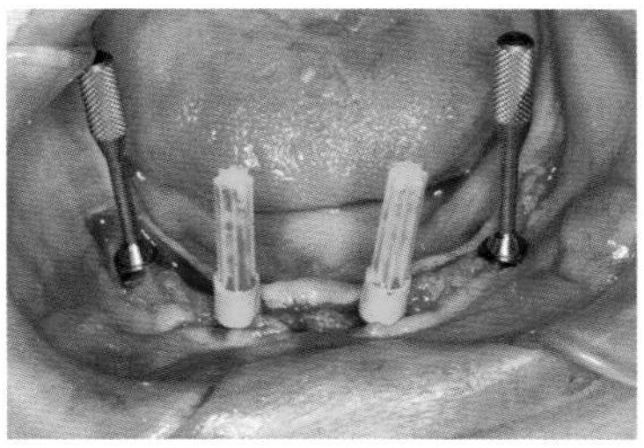
图12　外科手术——基台就位

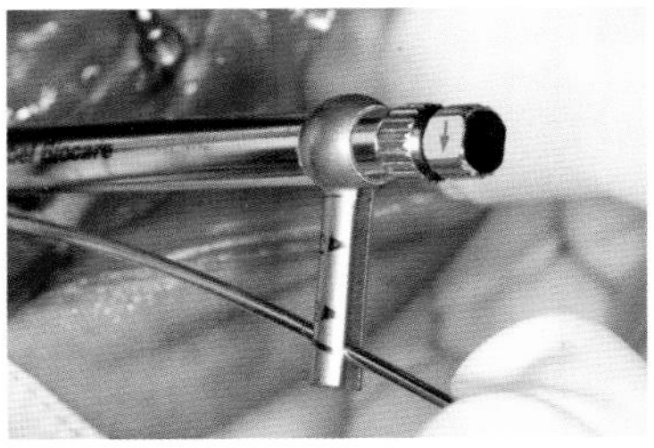
图13 植入种植体后加力至45N

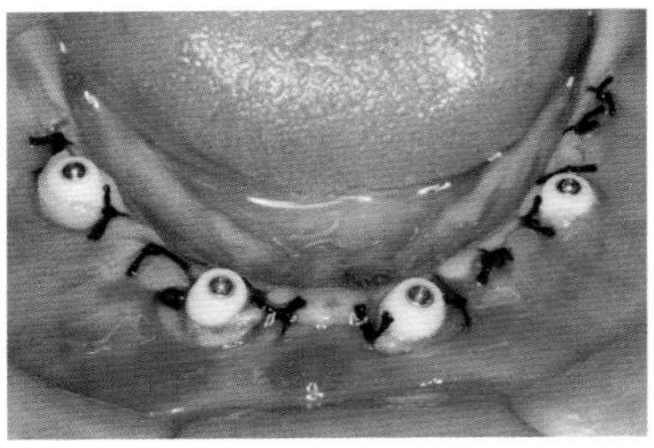
图14 种植术后像

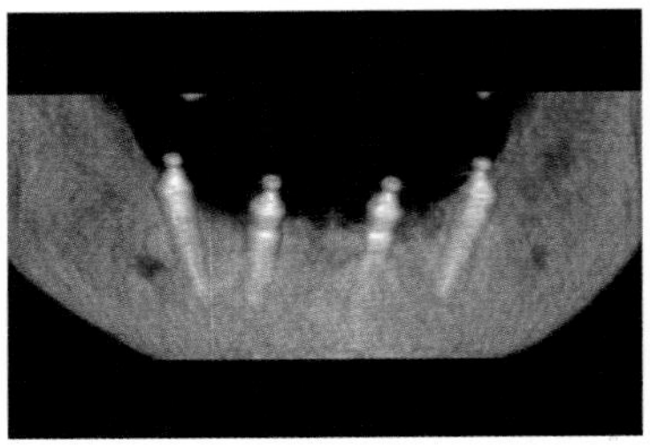
图15 术后CT重建图

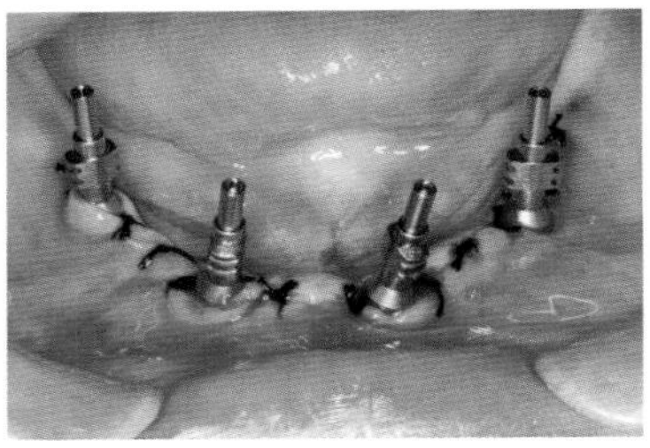
图16 即刻修复——安装转移杆

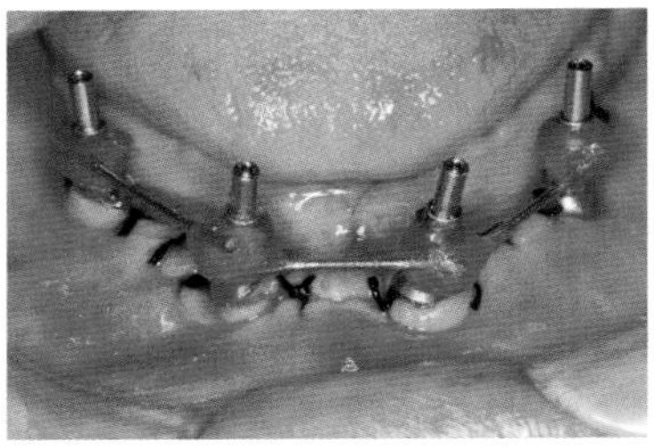
图17 即刻修复——口内连接转移杆

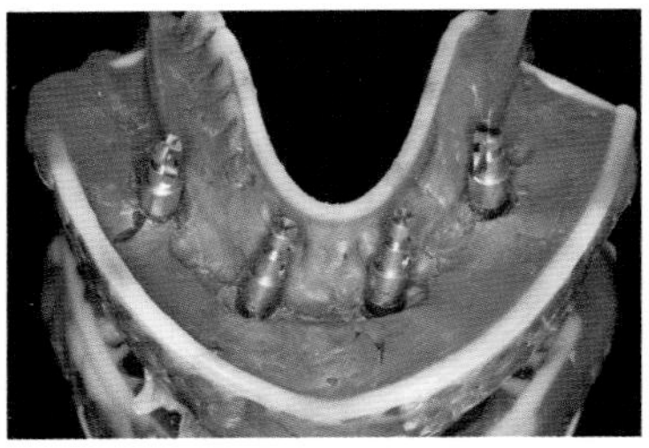
图18 即刻修复3M聚醚印模

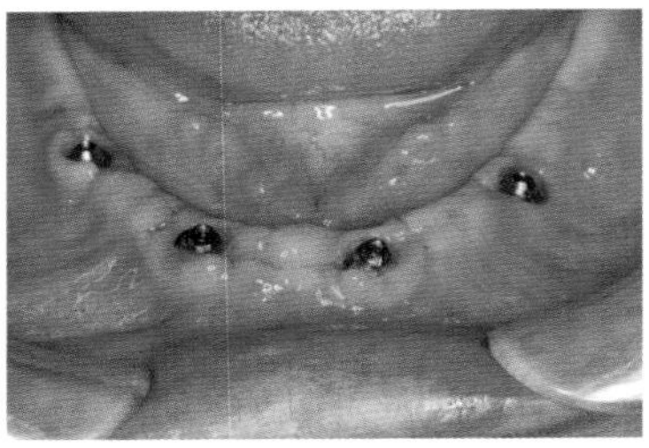
图19 术后1周牙龈愈合

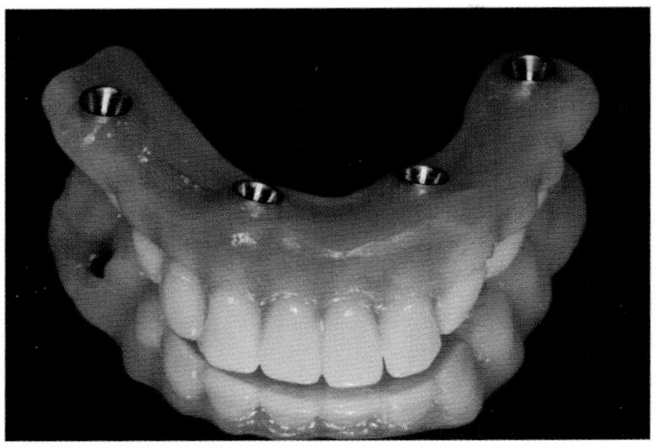
图20 临时义齿

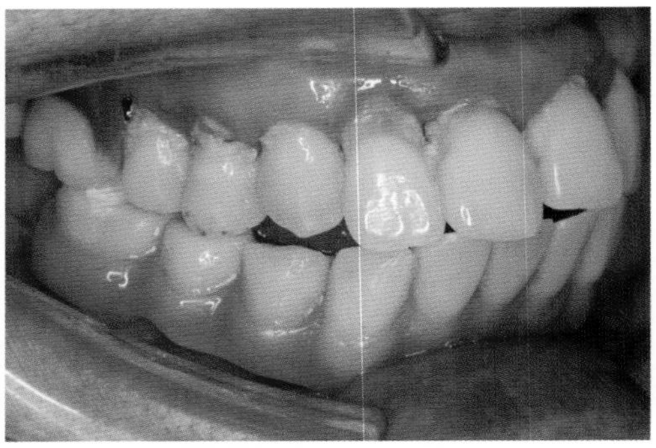
图21 临时义齿口内右侧面像

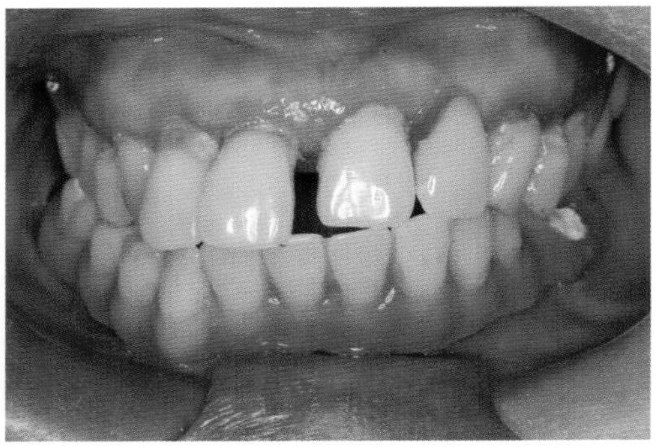
图22 临时义齿口内正面像

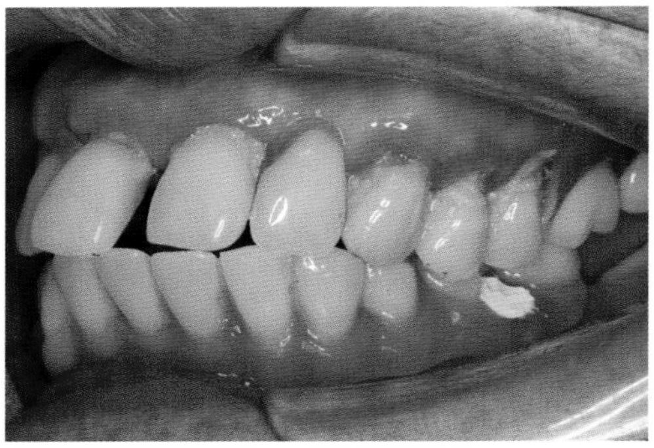
图23 临时义齿口内左侧面像

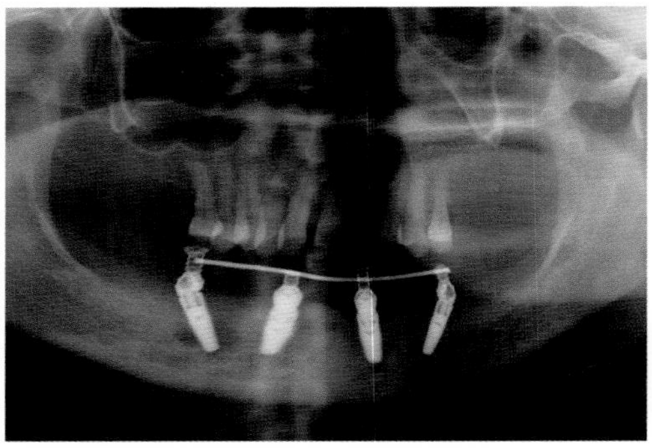
图24 全景片——戴临时修复体

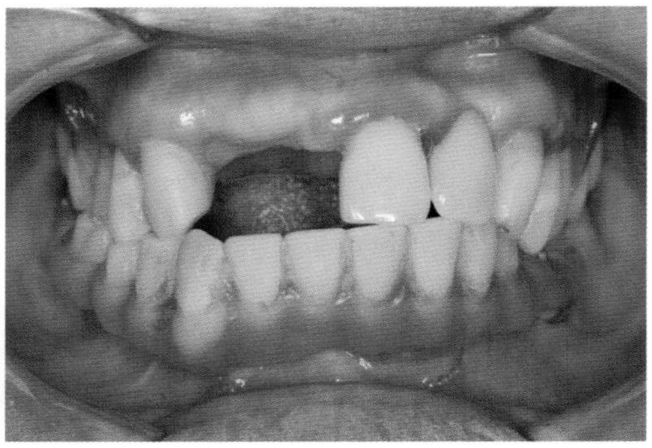
图25 临时义齿复查口内正面像

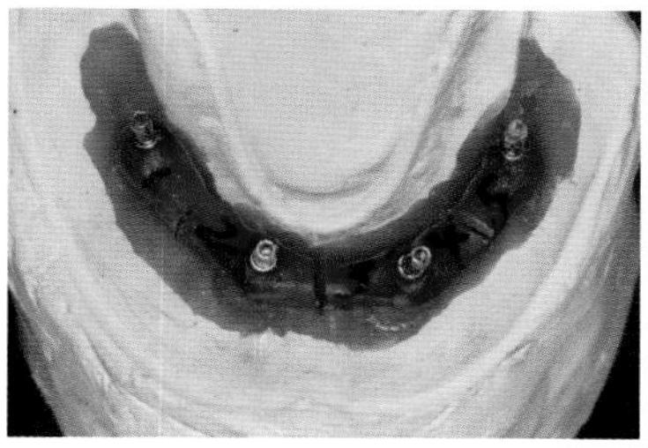
图26　口外使用模型塑料连接转移杆

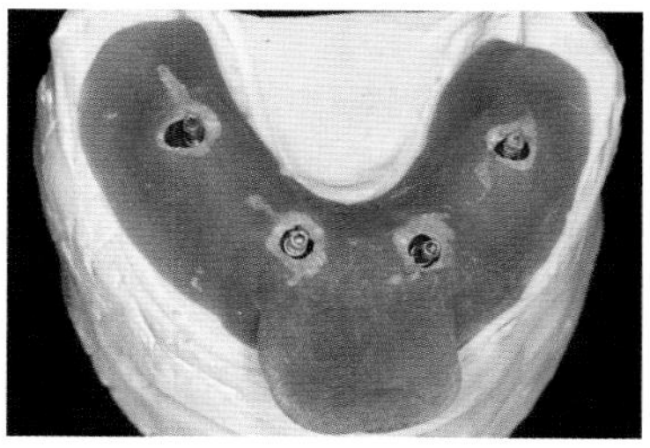
图27　利用初印模制作光固化个性化托盘

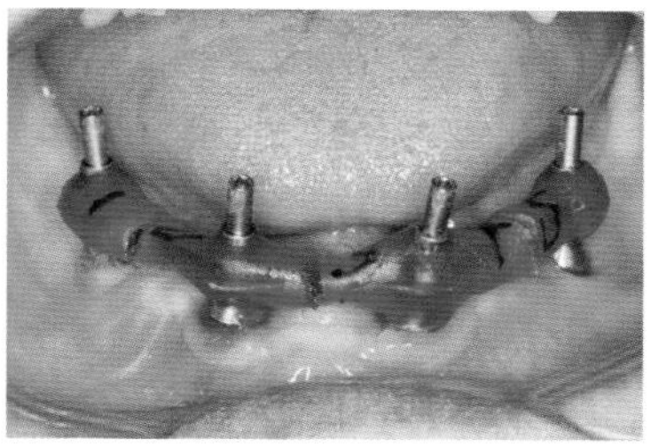
图28　口内安装转移杆

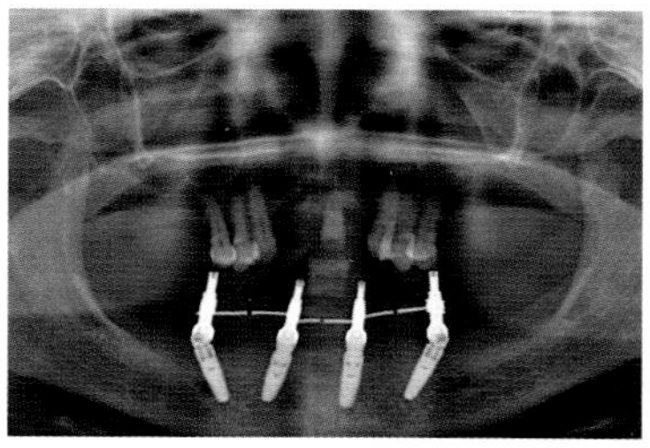
图29　全景片——确认转移杆完全就位

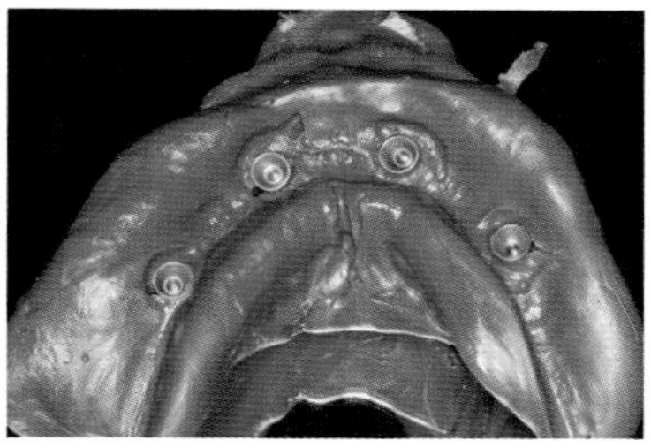
图30　永久修复终印模

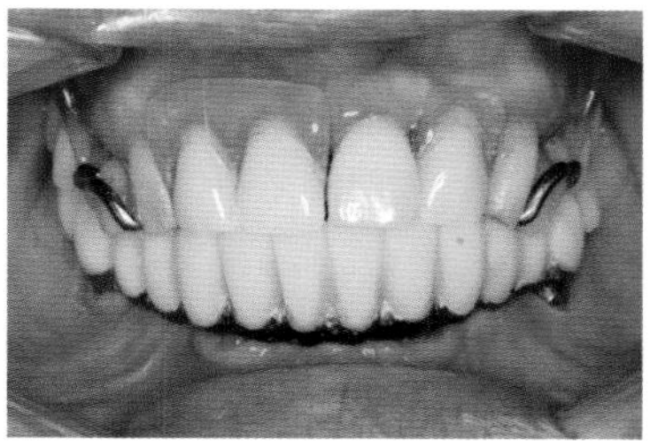
图31　永久修复试戴纯钛支架&树脂冠

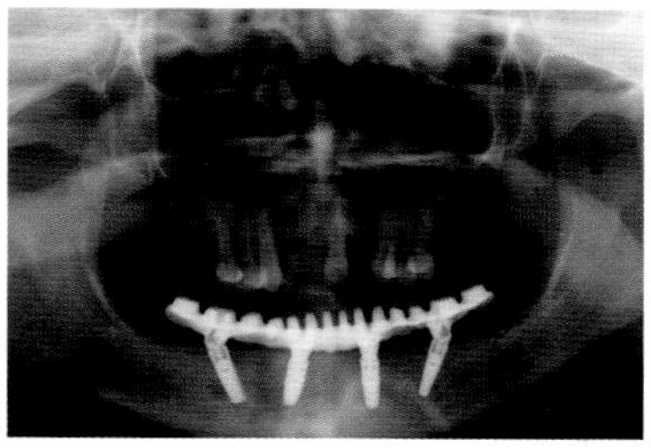
图32　全景片——试戴支架

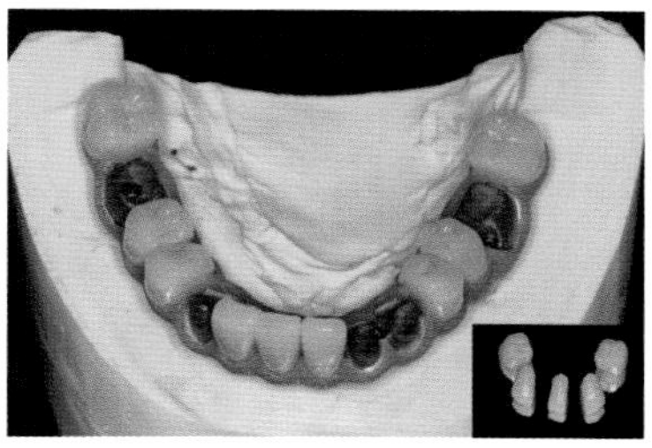
图33　纯钛支架单套冠

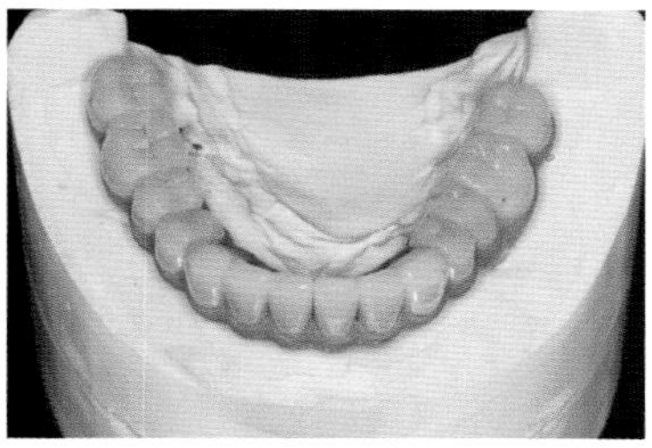
图34　永久修复体殆面像

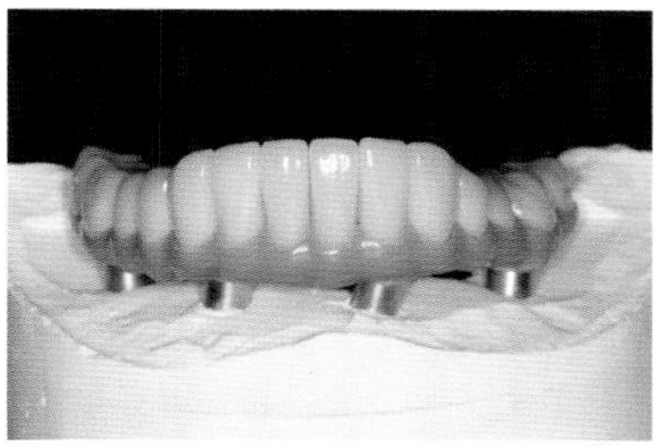
图35　永久修复体唇面像

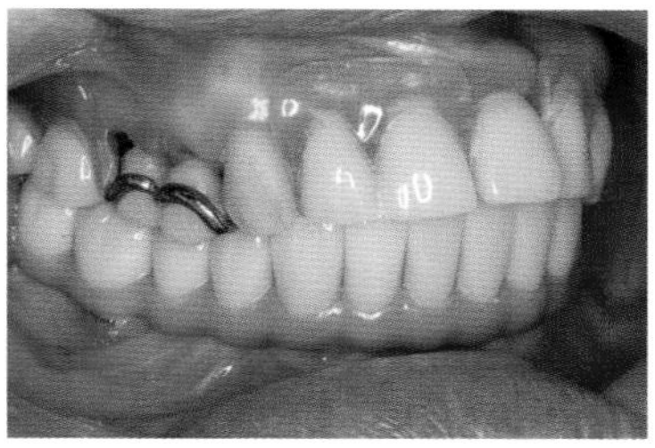
图36　最终修复完成后口内右侧面像

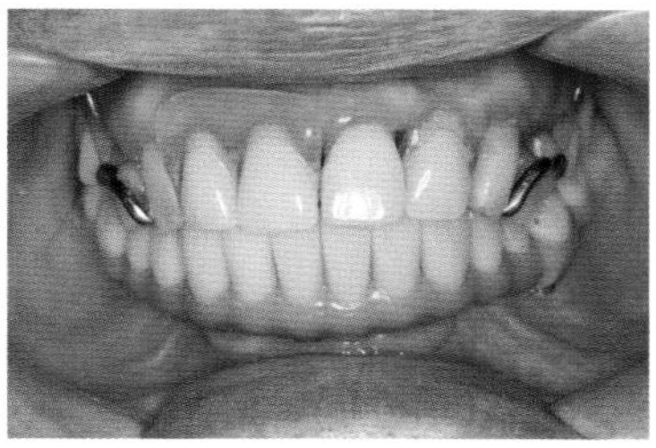
图37　最终修复完成后口内正面像

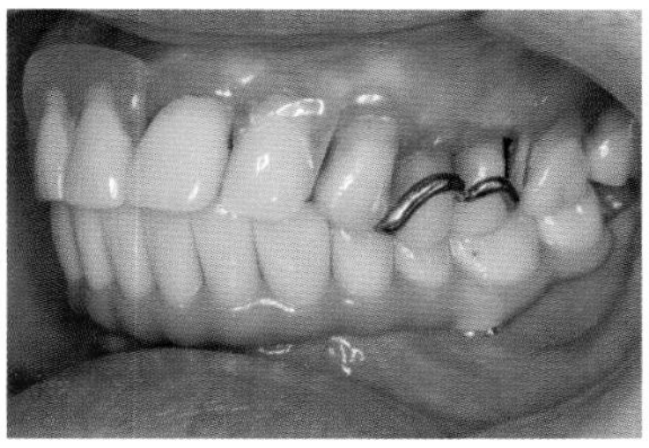
图38　最终修复完成后口内左侧面像

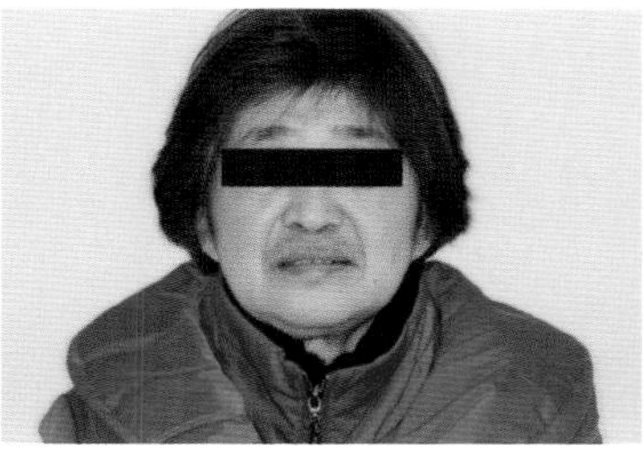
图39　最终修复完成后正面像

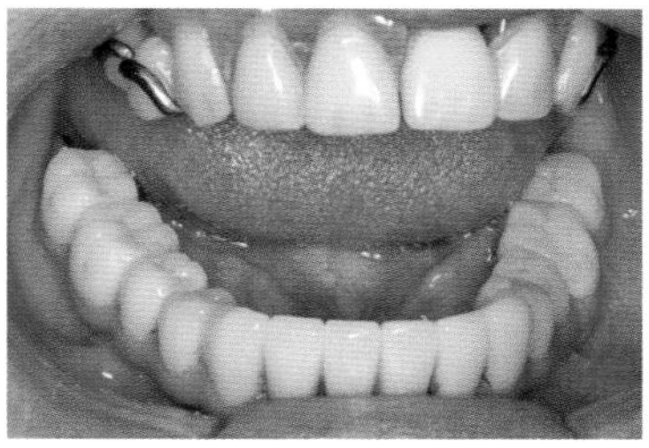
图40　1年后复查——口内咬合面像

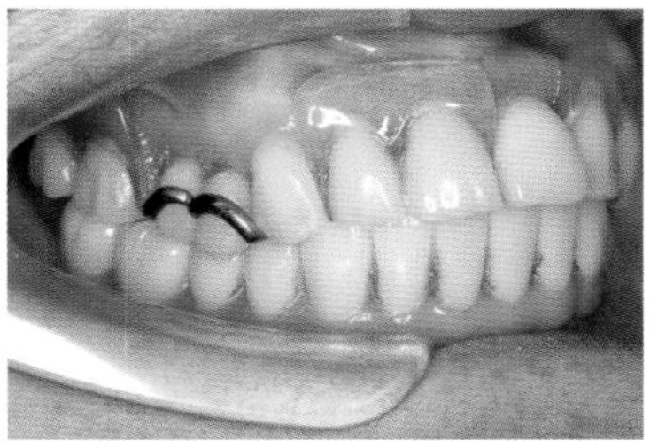
图41　1年后复查——口内右侧面像

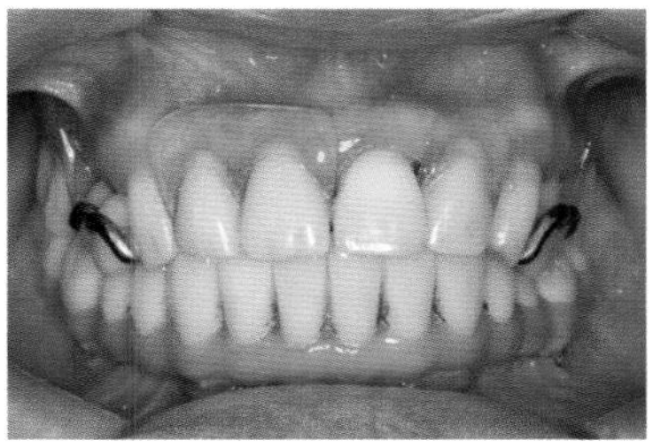
图42　1年后复查——口内正面像

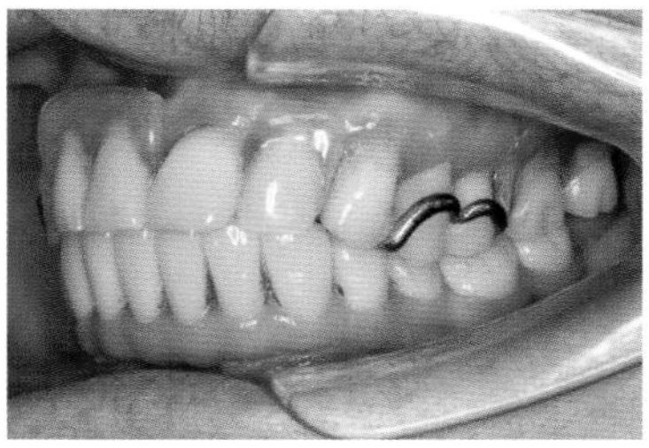
图43　1年后复查——口内左侧面像

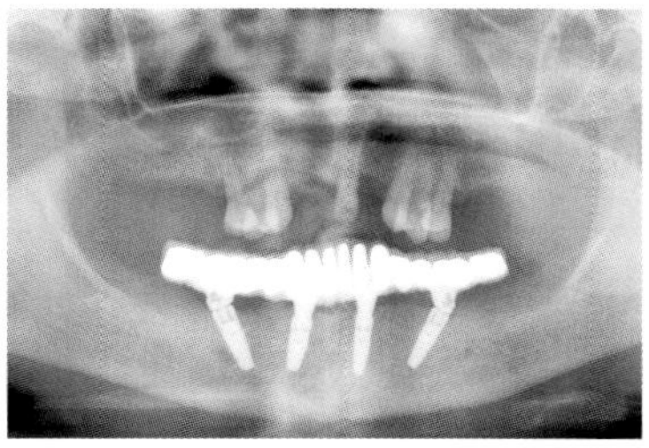
图44　1年后复查——全景片

三、讨论

患者主诉下颌牙列缺失，曾行总义齿修复，但固位不良，咀嚼功能不佳，遂来我院就诊。口内检查，下颌牙列缺失，牙槽嵴低平，CT示后牙区骨高度为6～9mm，骨宽度为4～6mm，前牙区可用骨高度为16～17mm，张口受限，耐受性较差。若选择常规种植固定修复，至少需植入6～8颗种植体。综合患者的口腔状况和经济预算，我们修复设计时，下颌选择All-on-4种植固定修复，以较小的创伤和代价恢复患者的咬合关系。患者上颌多牙缺失，拔除Ⅲ度松动牙齿后，余牙经牙周基础治疗后约Ⅱ度松动，牙槽骨吸收至根中1/3，上颌骨质骨量较差，患者主动要求尽量保守治疗，综合考虑，上颌牙选择活动义齿修复，作为All-on-4的对颌牙，咬合力适中，有利于下颌All-on-4固定义齿的长期稳定。

下颌植入远中种植体时扭力加至45N，术后使用NNT分析CT数据，远中种植体倾斜角小于45°，距离下牙槽神经有一定距离，充分保障了初期稳定性和远期安全性的基础上，取模制作塑料临时固定修复体。戴入临时修复体后，调整咬合关系，确保正中𬌗时广泛接触，侧方𬌗和前伸𬌗时多点接触，远中游离端无接触。

患者𬌗龈距离大，垂直向的骨缺损较大，有充足的修复空间，为了避免修复时下颌牙齿过长影响美观，我们选择使用纯钛支架单套冠，纯钛支架上镀龈瓷，不仅形成多颗修复体之间自然的龈乳头炎外形，而且牙冠更美观逼真。螺丝孔处牙冠选择口内粘接，其余牙冠选择工厂粘接，有效减少了医的椅旁操作时间。

All-on-4常规技术，在前牙区植入2颗轴向且相互平行的种植体，在磨牙区植入2颗向远中倾斜的植体，采用全牙弓一段式修复，修复至第一牙。在本病例中，患者颏孔偏后，外科医生在植入远中种植体时根据暴露颏孔位置，将远中种植体颈部位置放在了第一磨牙区，不仅充分利用了下骨骨量，还有效缩短了最终修复体的游离端距离。考虑到在骨质骨量相对好的下颌骨，且对颌牙为活动义齿，最终修复体恢复至第二磨牙，有一个位的游离端。Fabbro等在研究种植体支持的游离端固定义齿的7年留存率指出，1颗牙左右的游离端，无论是位于种植体的近中还是远中，对种植的留存率都没有直接影响。Lindquist等对无牙颌患者5年观察结果显示，离端长度与骨吸收无明显关联。

综上所述，All-on-4种植修复技术通过远中倾斜植入种植体，避开颌窦和下牙槽神经管，延长种植体长度，增加骨结合面积，且有效缩小了齿悬臂梁的长度，并通过角度基台，获得与轴向种植的共同就位道，使4颗种植体可以支持单颌固定义齿。该方法手术创伤小，仅需植入4颗种体，无须植骨或上颌窦手术，有效减轻了术后肿胀疼痛反应。患者在3个的空窗期无须使用调磨后的活动义齿，直接使用临时固定义齿，患者满意度高。

参考文献

[1] Del F M, Testori T, Francetti L, et al. Systematic review of survival rates for implants placed in the grafted maxillary sinus[J]. Int J Periodontics Restorative Dent, 2005, 94(3):565-577.

[2] Lindquist L W, Carlsson G E, Jemt T. Association between marginal bone loss around osseointegrated mandibular implants and smoking habits: a 10-year follow-up study[J]. J Dent Res, 1997, 76(10):1667-1674.

[3] Maló P, Rangert B, Nobre M. "All-on-Four" immediate-function concept with Brånemark System implants for completely edentulous mandibles: a retrospective clinical study[J]. Clin Implant Dent Relat Res, 2003, 1(5):2-9.

[4] Pomares C. A retrospective study of edentulous patients rehabilitated according to the 'all-on-four' or the 'all-on-six' immediate function concept using flapless computer-guided implant surgery[J]. Eur J Oral Implantol, 2010, 3(2):155-163.

数字化导航下上颌All-on-4种植即刻修复

[川云

摘要

目的：观察数字化导航下上颌无牙颌All-on-4即刻种植修复的临床效果。**材料与方法**：选取上颌无牙颌患者的病例，采用斜拉桥的原理进行All-on-4即刻种植，即刻负重。术前采用数字化技术辅助准备，包括设计修复体形态和中央螺丝穿出位点、制作全程数字化导板；术中在数字化导板辅助下制备种植窝，按照术前设计上颌植入4颗植体同期GBR，术后即刻临时修复；待软硬组织愈合完成后，用二次印模的方法制取硅橡胶印模，根据临时修复体记录的咬合信息，制作CAD/CAM纯钛支架+氧化锆全冠最终完成修复。**结果**：在观察期内，数字化导航下的All-on-4即刻修复恢复了患者良好的稳定的咬合关系和美学效果。**结论**：本病例针对数字化导航下上颌无牙颌进行All-on-4即刻修复，其临床流程可行，临床效果满意。

关键词：数字化导航；All-on-4；即刻修复

一、材料与方法

1. 病例简介　48岁男性患者，上颌牙松动约10年。检查：颞下颌关节左右对称，面部未见明显肿块，全口牙龈出血，菌斑Ⅱ度。16～27Ⅲ度松动，14～22为烤瓷桥修复。影像学检查：全口牙槽骨水平性吸收，上颌双侧磨牙区上颌窦气化明显，余留骨量垂直高度较少。

2. 诊断　上颌牙列缺损；牙周病；不良修复体。

3. 治疗计划　拔除上颌余留牙以后进行上颌All-on-4即刻修复。

4. 治疗过程（图1～图37）

（1）术前准备：拍摄临床照片、拍摄轻开口位CBCT（KaVo）、制取藻酸盐印模灌制超硬石膏模型，制取咬合关系记录，拔除余留牙并排牙制作临时义齿。

制作放射导板：复制临时修复体，并在修复体唇侧和腭侧，用阻射材料各制备4个放射标记点。要求直径＞2mm，深度＞1mm，突出于修复体表面。

构建数字化模型：患者佩戴放射导板拍摄轻开口位CBCT，体外扫描超硬石膏模型和修复体以获得软组织表面形态数据和修复体数据。

（2）设计数字化种植方案并制作全程导板：利用彩立方数字化导板设计软件，将CBCT数据、软组织表面形态信息数据和修复体信息数据进行拟合比对，以修复为导向设计种植方案，从CBCT数据观察，患者上后牙区双侧上颌窦气化明显，骨高度不足，前牙区骨高度较好，且上颌窦的前壁位于第二前磨牙的根方，对颌牙为可摘局部义齿，有利于设计“斜拉桥”，根据其设计原理将其中前面2颗种植体直立设计，中央螺丝开孔为侧切牙腭侧；后面2颗种植体为种植体颈部向远中倾斜35°，用设计软件模拟基台角度，中央螺丝穿出孔分别位于第一前磨牙的殆面和第二前磨牙的殆面。临时固定义齿不制作远中悬臂，永久修复远中制作悬臂，且悬臂长度＜7mm。设计中提示左侧直立植体唇侧骨缺失，需要进行GBR手术。根据种植体信息设计全程导板，确定固位钉位置，3D打印生成全程种植导板，并安装金属套环。

制作导板辅助定位硅橡胶：将制作完成的数字化导板放置于石膏模型上确定导板顺利就位，用DMG硅橡胶在上颌导板与下颌牙之间根据原咬合关系制作导板定位硅橡胶。

（3）上颌种植手术即刻修复：术中在全程导板的引导下，完成种植窝制备，植入NobelActive种植体，型号分别为：右侧倾斜植体4.3mm×15mm、右侧直立植体4.3mm×13mm、左侧直立植体4.3mm×13mm、左侧倾斜植体4.3mm×15mm，植入扭矩均为70N·cm；直立植体放置0° Nobel Biocare Multi-unit基台，扭矩为35N·cm；倾斜植体放置Nobel Biocare Multi-unit 35° 基台，扭矩为15N·cm。左侧直立植体唇侧植入Bio-Oss骨粉和Bio-Gide生物膜，术后严密缝合创口，并用开窗印模杆制取硅橡胶被动位印模，参照临时义齿咬合关系用吉尔巴赫面弓和殆架转移颌位关系，用注塑工艺制作固定临时义齿，临时义齿试戴顺利，中央螺丝扭矩15N·cm调整咬合至前牙保护殆、尖牙保护殆。术后全景显示种植体位置方向良好，基台就位，临时修复体与基台密合无缝隙。

（4）最终修复：种植体周围软硬组织改建成熟后，进行最终修复。本病例采用两步法印模技术精确记录种植体的三维位置和种植体周围软组织形态。

首先，根据上颌固定临时义齿，用DMG硅橡胶记录咬合关系。上颌制作被动位夹具及个性化托盘，在患者口内将被动位夹具重新粘接以后，用DMG硅橡胶采取二次印模法制取精细化印模，灌注含人工牙龈的超硬石膏

作者单位：天津美奥口腔医院

Email: 81927108@qq.com

模型。最后去除模型上的人工牙龈，将临时修复体安装在石膏模型上，将咬合硅橡胶记录的咬合关系转移至吉尔巴赫殆架。

制作螺丝固位CAD/CAM纯钛支架，表面烤塑修复，其中为了更好的美学效果，上颌尖牙、侧切牙、中切牙采用氧化锆单冠修复。

术后5个月完成最终修复，咬合关系稳定，红白美学效果满意。

（5）复查：种植体周围软硬组织稳定，咬合关系良好，修复效果符合预期。

二、结果

本病例在观察期内，种植修复获得了稳定的咬合关系和良好的美学效果，患者对治疗满意。

三、讨论

本病例为上颌无牙颌All-on-4即刻修复的病例，进行了数字化导航

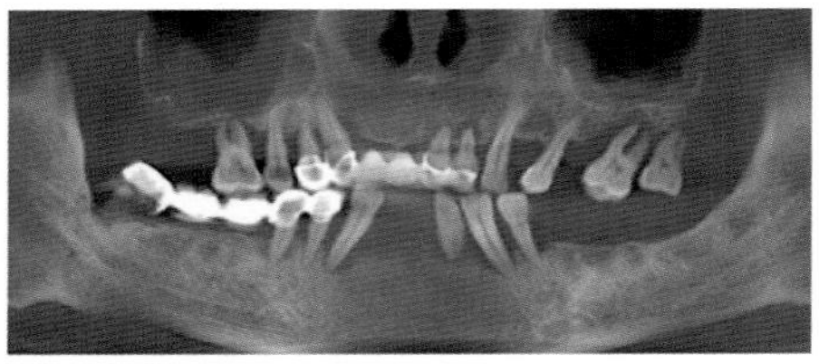

图1　术前曲面断层片

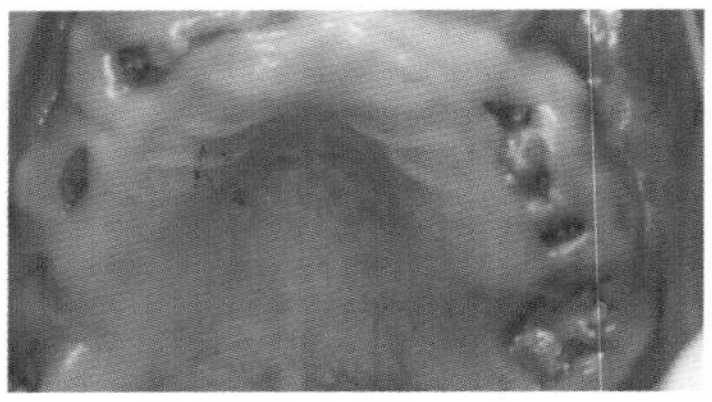

图2　拔牙后口内像

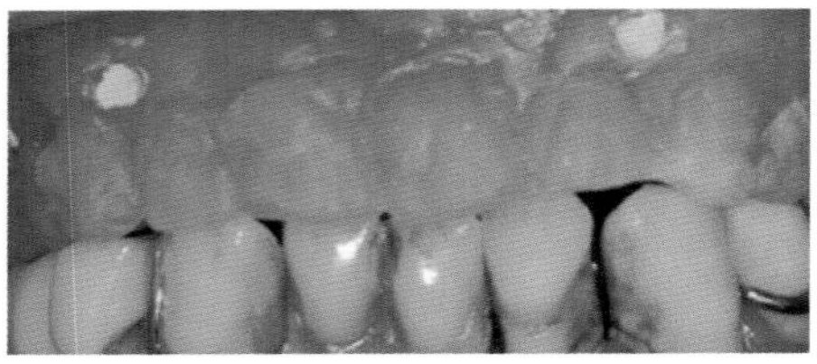

图3　复制临时义齿制作放射导板

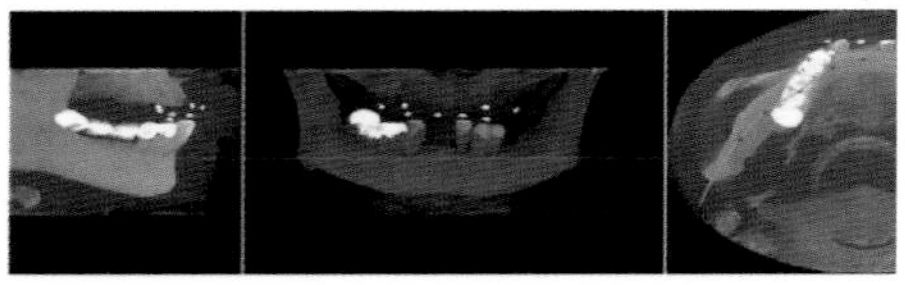

图4　佩戴放射导板拍摄CBCT

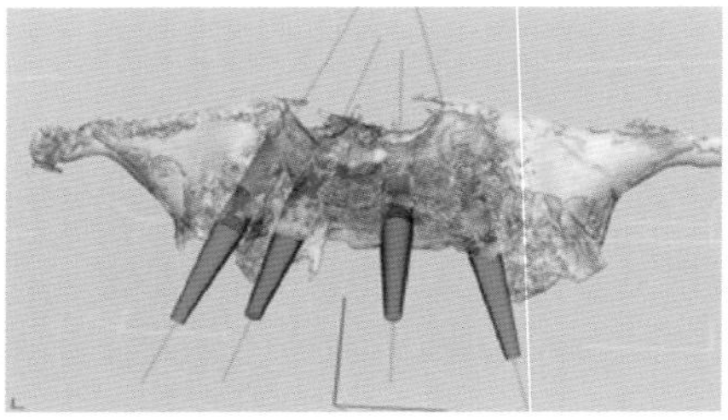

图5　构建数字化模型并设计种植体位置

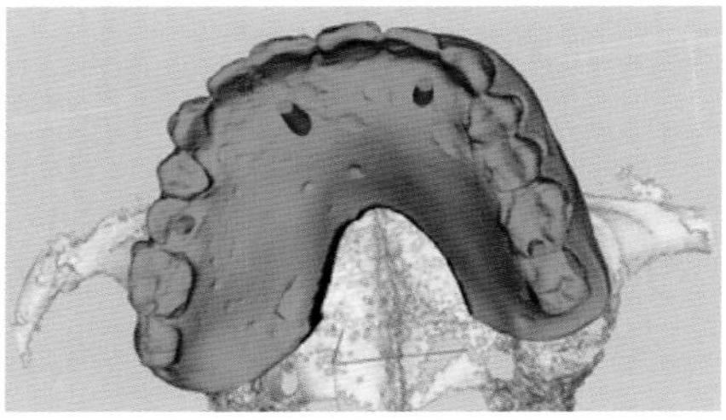

图6　设计中央螺丝穿出位置

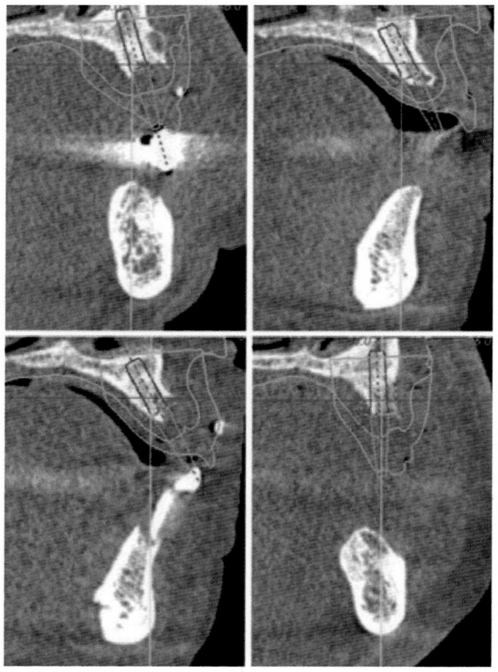

图7　种植体位置设计图

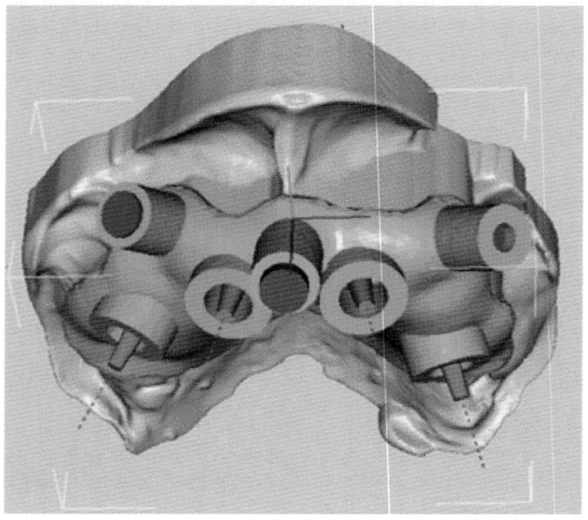

图8　生成数字化导板模型

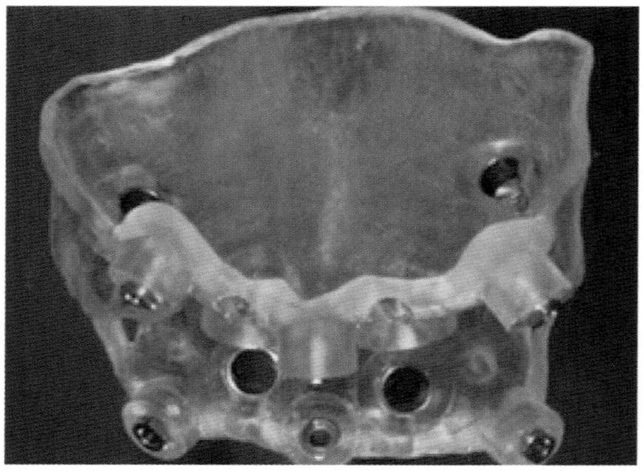

图9　3D打印数字化导板

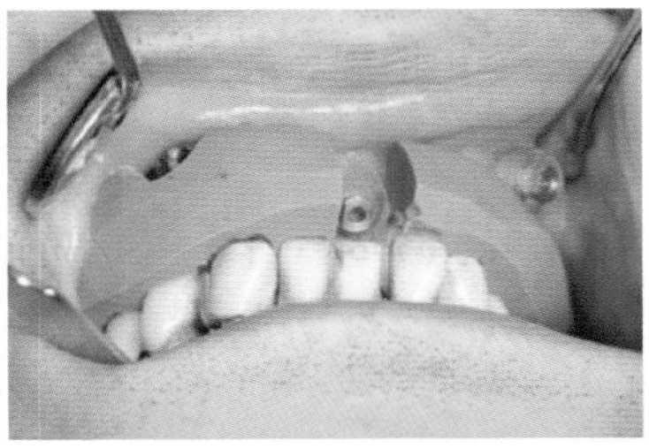
图10　用导板定位硅橡胶辅助导板定位

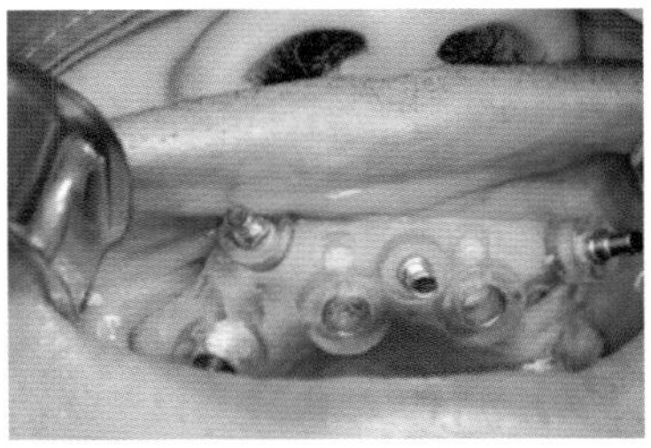
图11　放置导板定位钉

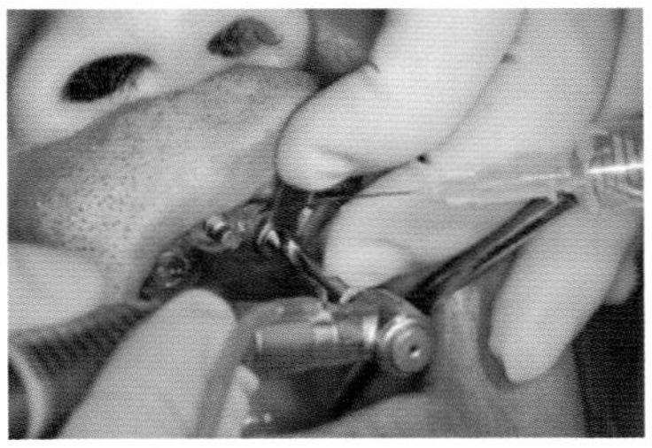
图12　逐级扩孔

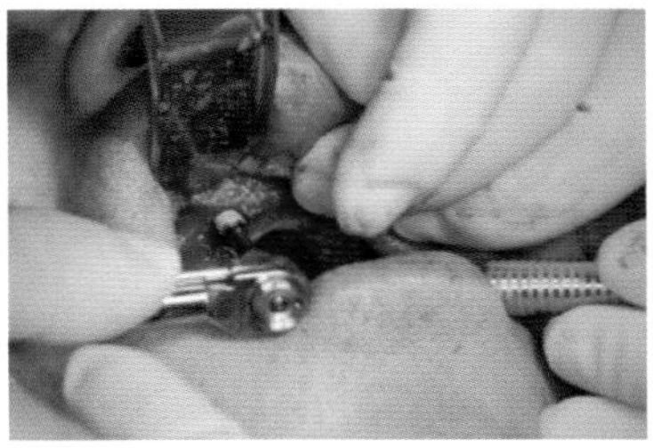
图13　植入种植体

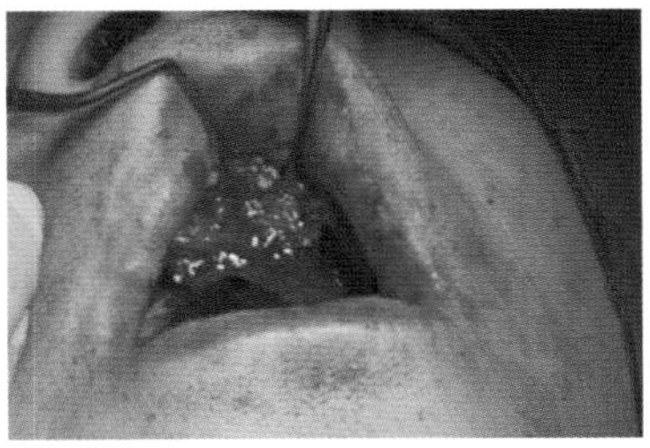
图14　GBR手术

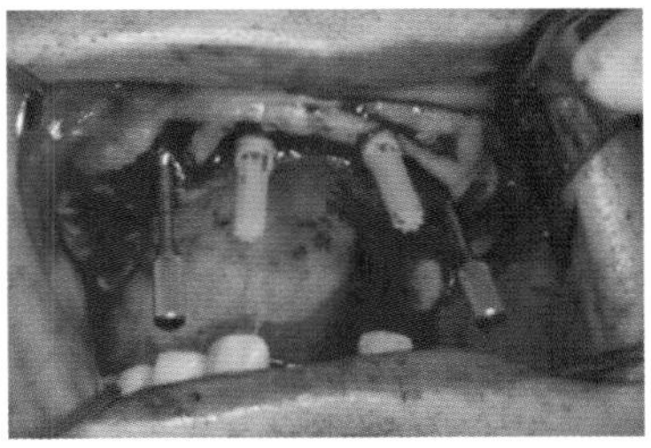
图15　安装NobelBiocare Multi-unit基台

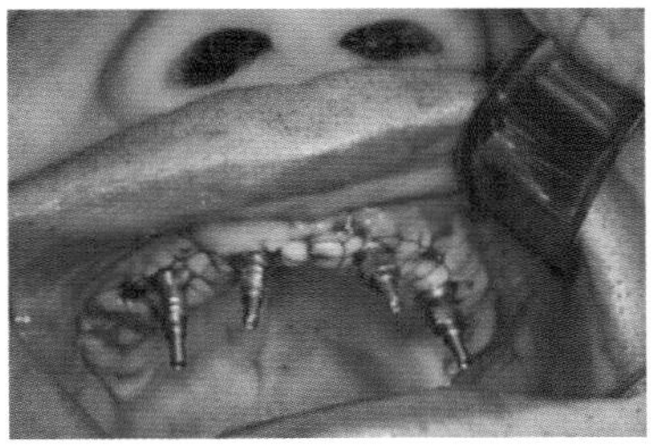
图16　制取被动位印模

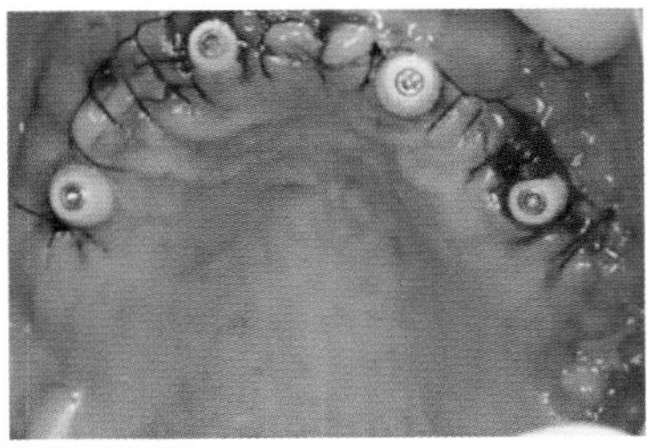
图17　拧紧基台保护帽

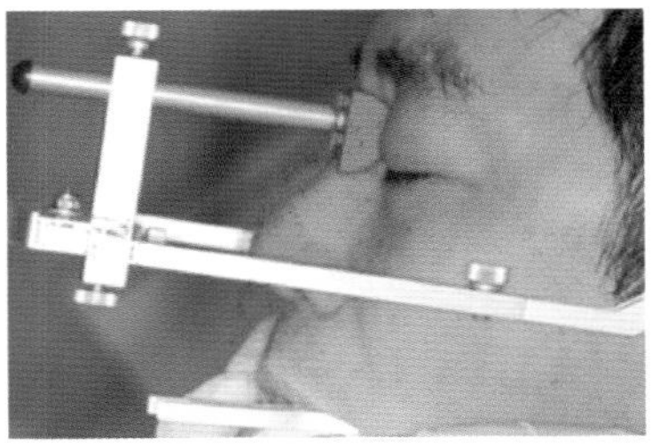
图18　吉尔巴赫面弓转移咬合关系

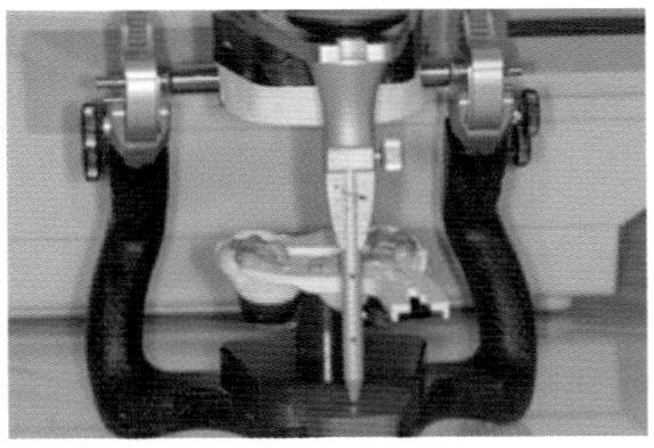
图19　转移咬合记录

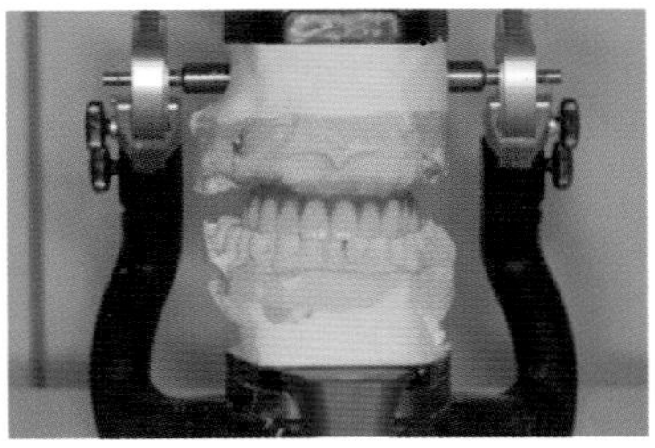
图20　固定临时义齿调殆

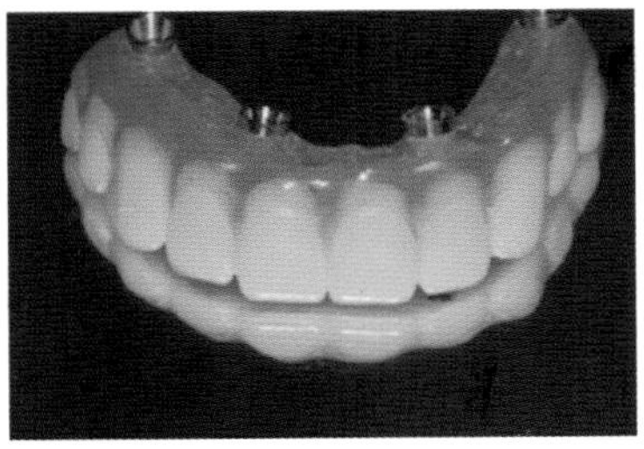
图21　固定临时义齿完成

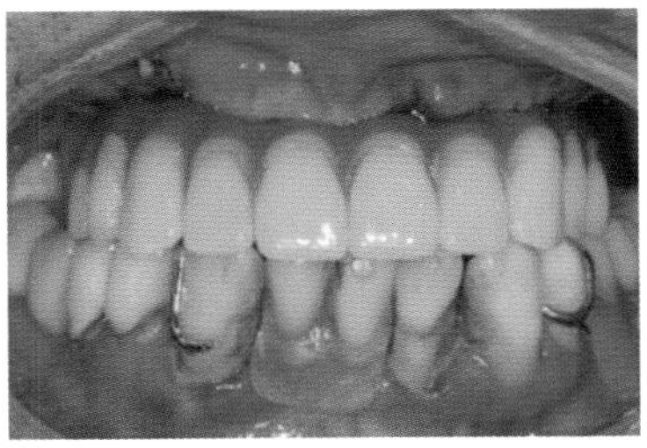
图22　固定临时义齿佩戴

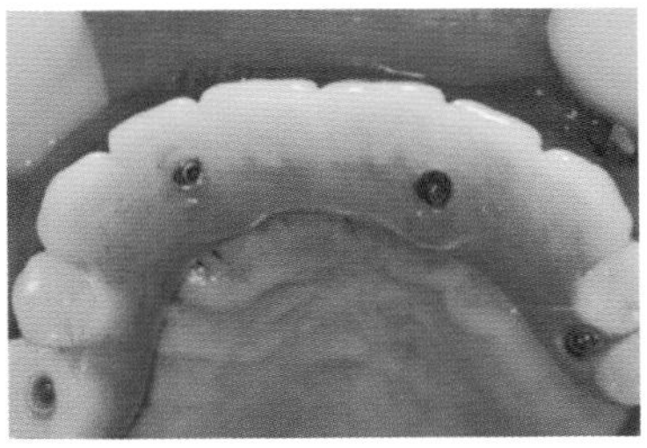
图23　固定临时义齿穿出位点

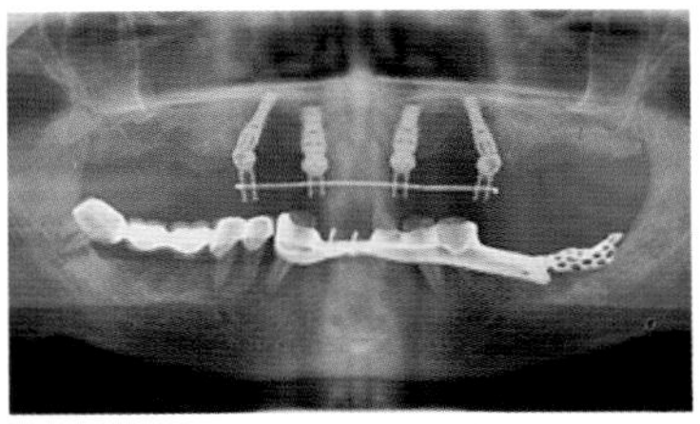
图24　佩戴固定临时义齿术后全景

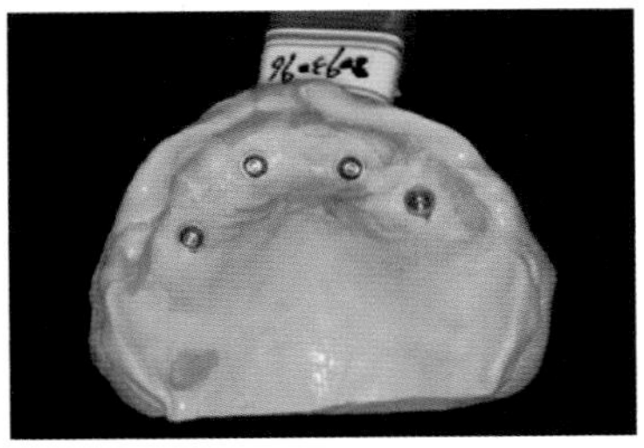
图25　永久修复硅橡胶被动位印模

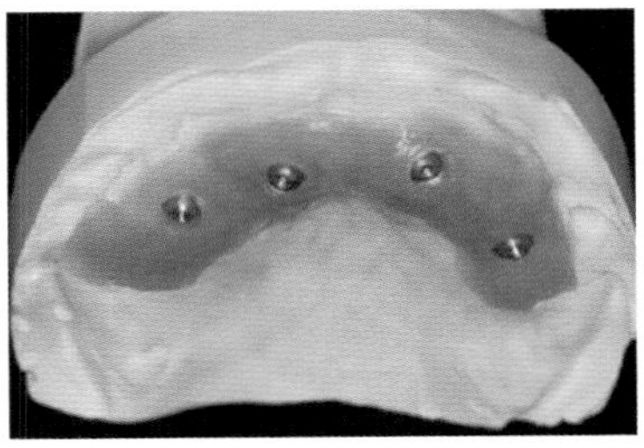
图26　灌注石膏模型

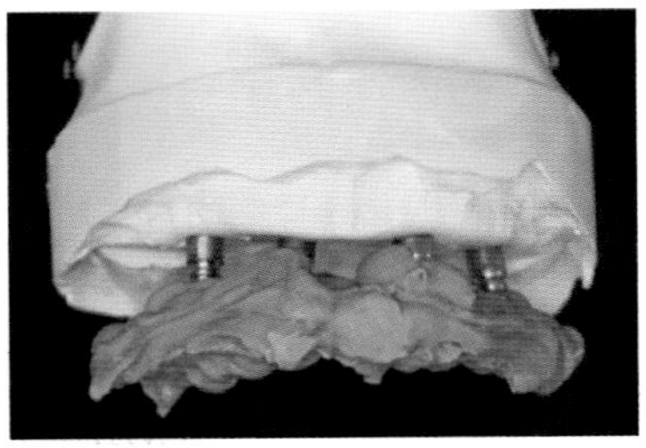
图27　转移咬合关系

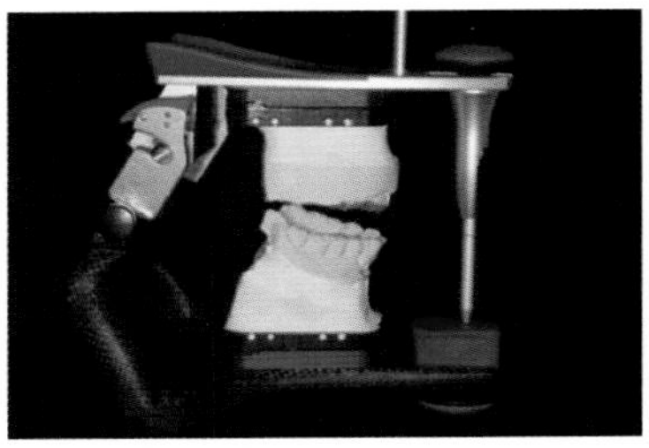

图28 上 架

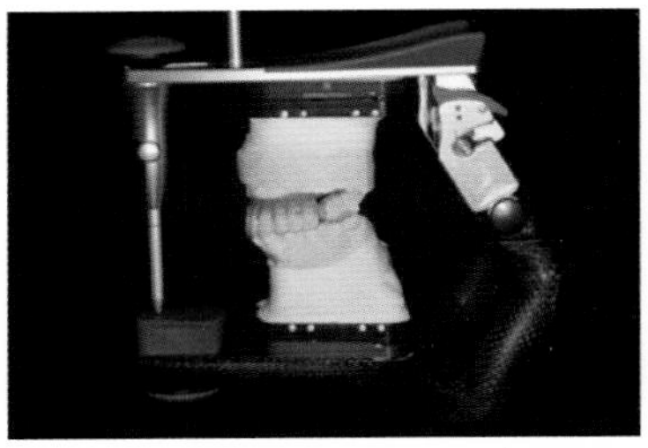

图29 永久修复体调

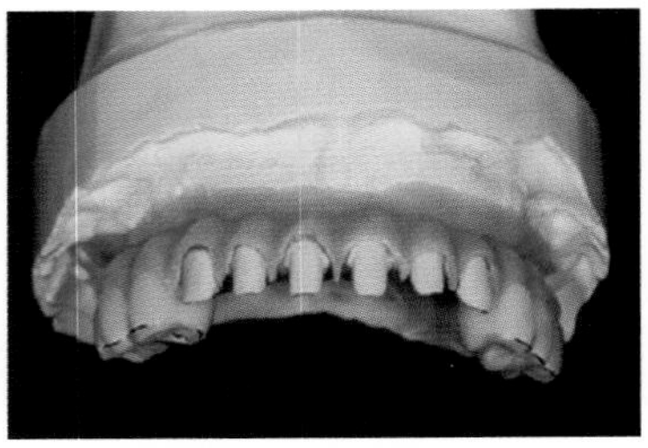

图30 CAD/CAM纯钛支架+烤塑

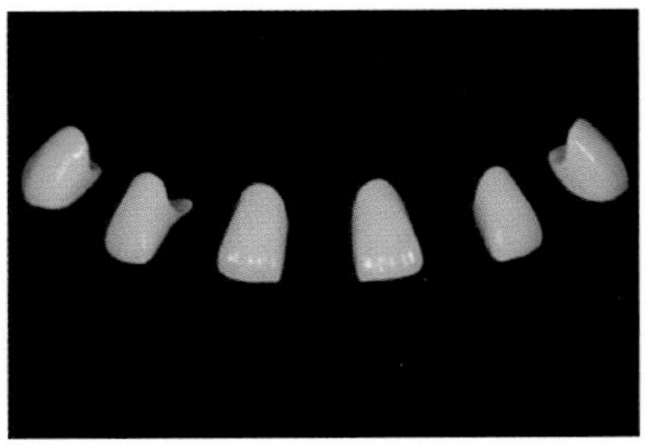

图31 前牙氧化锆单冠修复

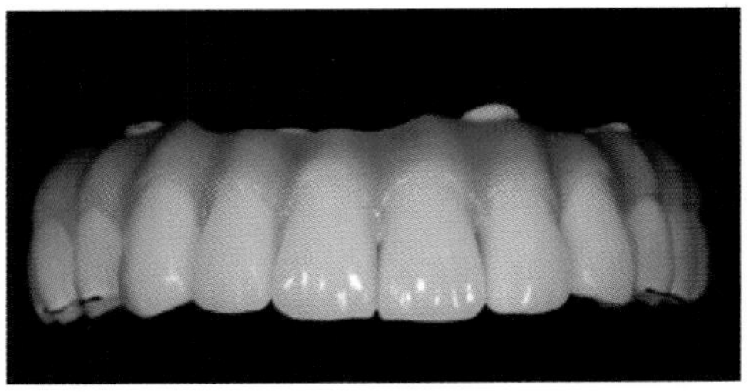

图32 CAD/CAM纯钛支架+氧化锆单冠修复体

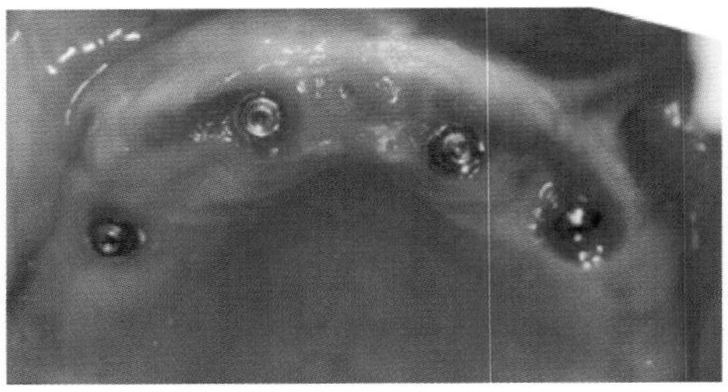

图33 术后5个月口内像

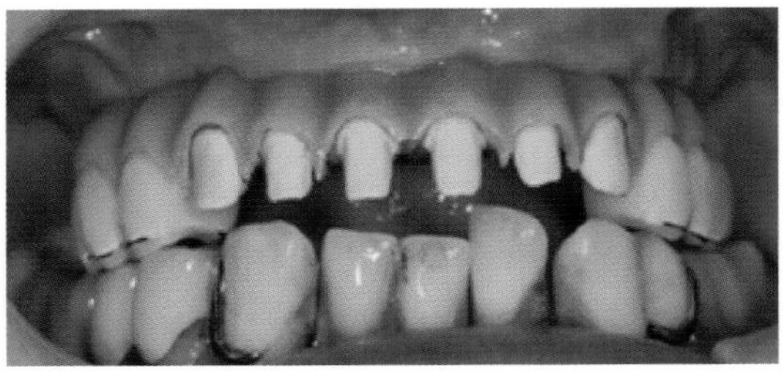

图34 佩戴CAD/CAM纯钛支架

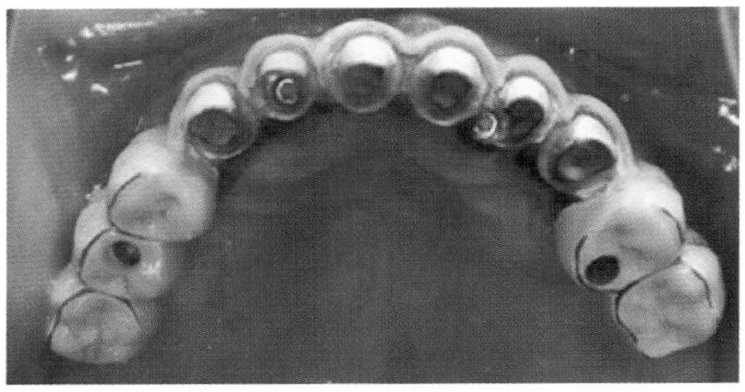

图35 永久修复中央螺丝穿出位点及远中悬臂

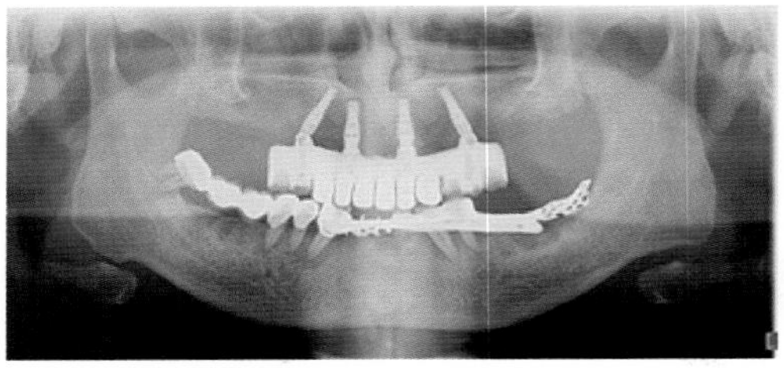

图36 最终修复体佩戴完成全景片

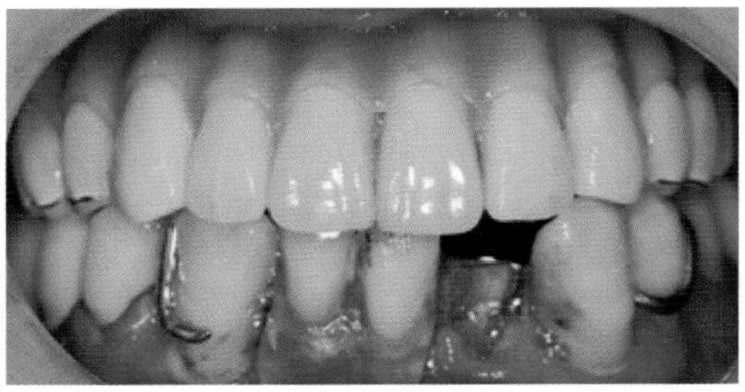

图37 最终修复体佩戴完成口内效果

植和即刻修复。术前依据CBCT数据，拟合比对软组织数据和修复体数据，以修复为导向，设计种植体的三维位置，并模拟角度基台控制中央螺丝穿出位点，制作全程导板，提高种植植入精度。同时即刻修复维持了咬合关系，并通过固定临时义齿转移了稳定的咬合关系，为最终修复体制作提供有利的咬合参考，最终用被动位夹具制作最终印模，采用CAD/CAM切削工艺保证了永久修复体顺利佩戴及4颗植体之间的刚性连接，避免植体受力不均衡。

即刻修复，数字化导板是关键，通过数字化导板设计软件整合患者CBCT数据信息、患者口内黏膜信息和修复体信息，精确设计植体位置、角度和方向，还可以模拟角度基台设计中央螺丝开孔的位置，最终用3D打印技术制作手术导板。在手术导板的引导下，提高手术的准确性，缩短手术时间，更可控的治疗效果，为最终修复体顺利佩戴提供有利条件。

无牙颌种植最大的难点在于，如何恢复稳定咬合关系并转移颌位关系，降低在使用过程中的不适感，本病例里，最开始依托口内余留牙的咬合关系已经制作了活动临时义齿恢复咬合关系，在临时固定修复过程中，采取了硬衬和咬合记录的办法转移颌位关系，最终修复时使用并参考临时固定修复的咬合关系制作，极大地降低了颌位关系转移过程中的误差，稳定的转移颌位关系，该方法具有很好的临床适应性。

最终修复体佩戴后，植体的清洁维护必须来院处理，患者无法自己清理，今后需进一步改进修复体设计，在基台周围增加自洁通道，使患者在家可以使用日常清洁手段就能对种植体和修复体进行维护。

参考文献

[1] Maló P, Rangert B, Nobre M. “All-on-Four” Immediate-Function Conceptwith Brånemark System Implants for Completely Edentulous Mandibles: ARetrospective Clinical Study[J]. Clin Implant Dent Relat Res, 2003, 5 Suppl 1:2-9.
[2] Chan MH, Holmes C. Contemporary “All-on-4” concept[J]. Dent Clin North Am, 2015 Apr, 59(2):421-470.
[3] Patzelt SB, Bahat O, Reynolds MA, et al. The All-on-Four Treatment Concept: A Systematic Review[J]. Clin Implant DentRelat Res, 2014, 16(6):836-855.

全口即刻种植即刻修复序列治疗1例

戴小锋 黄昕 汪良 李成

摘要

目的：本病例介绍全口序列即刻种植即刻修复1例。**材料与方法：**55岁女性患者，5年前起自觉双侧后牙松动，陆续拔除数颗，下颌行活动义齿修复，近日假牙过松，进食时易脱落，要求种植固定修复。一期选择下颌即刻植入8颗Bego植体，下颌即刻修复，同期上颌双侧上颌窦外侧壁开窗提升加植骨并植入植体，潜入式缝合。6个月后二期上颌松动前牙拔除，并借用一期植入植体完成即刻种植即刻上颌修复。10个月后完成最终修复。**结果：**种植10个月后，种植体全部形成骨结合，最终修复体获得理想的修复效果，患者对美观效果及咀嚼功能满意。**结论：**即刻种植即刻负重技术成功运用于牙列缺损患者，没有缺牙期，最大限度地解决了患者的问题，修复效果满意。

关键词：全口；即刻种植；即刻修复；序列治疗

对于无牙颌患者或者全口余留牙条件很差的患者，常规全口义齿很难达到理想的修复效果。固位、稳定性不良，基托面积大，异物感明显，并且随着时间的推移，牙槽骨进一步吸收，导致义齿的固位、稳定更加不好，更容易刺激牙槽骨的吸收，形成恶性循环。而口腔种植技术地应用极大地解决了常规全口义齿存在的问题，全颌种植义齿的固位、稳定很好，可以没有基托或者减小基托面积，明显减少牙槽骨的吸收，并为患者提供各种种植修复设计的选择机会。按照义齿的固位方式可以分为固定式全颌义齿和覆盖式全颌种植义齿。本病例将探讨1例固定式全颌种植义齿。

一、材料与方法

1. 病例简介 55岁女性患者。初诊日期：2016年5月30日。主诉：双侧后牙松动数年，要求种植修复。现病史：5年前起患者自觉双侧后牙松动，陆续拔除数颗，下颌行活动义齿修复，近日假牙过松，进食时易脱落，要求种植修复。既往史：10年前上前牙曾行固定烤瓷牙修复。否认高血压、心脏病、糖尿病等系统性疾病史。否认药物过敏史。检查：17~14、24~27、36~34、32~47缺失，12~22、37~33固定烤瓷桥修复，13、23松动Ⅱ度，37~33松动Ⅲ度，下颌缺失牙活动胶托修复，固位差。上前牙唇展，Ⅲ度深覆盖。上下缺牙区不同程度牙槽嵴萎缩，黏膜无红肿。开口度、开口型正常。颞下颌关节区无弹响。CBCT示：13~23、37、33牙槽骨不同程度吸收及根中1/3，37、33根尖周大片阴影。

2. 诊断 上下牙列缺损；13~23、33、37中重度牙周炎；上前牙深覆盖。

作者单位：上海市静安区牙病防治所

通讯作者：戴小锋；Email: xiaofengdai2008@163.com

3. 治疗计划

（1）一期拔除下半口即刻种植即刻修复，双侧上颌窦外提升+后牙种植。

（2）二期下半口正式修复，拔除上前牙上半口即刻种植即刻修复。

（3）5个月后拔除上前牙，上半口即刻修复。

4. 治疗过程（图1~图68）

（1）医患沟通，签知情同意书。

（2）2016年7月10日：前面弓转移，精确记录颌位关系。

（3）2016年7月15日：下颌即刻种植。定位并植入种植体，戴入基台，因33处大量骨缺损，暂不行即刻修复，戴入愈合帽，缝合。上颌双侧上颌窦提升术。

（4）2016年7月16日：下颌即刻修复。术后4个月复查CBCT。

（5）2017年1月7日至2月24日：下颌永久修复。再次面弓转移，颌位记录，正式取模。下半口正式完成。

（6）2017年3月4日：上颌即刻种植+即刻修复。

（7）2017年7月22日：4个月后上颌正式取模+DSD数字化设计。正式完成上半口最终修复体。

（8）材料：麻醉：必兰针剂；植体：德国Bego种植钉、Bio-Oss骨粉、Bio-Gide骨膜；外提升工具：韩国DARSK工具盒；其他：5mL注射器一支、生理盐水等。

二、结果

患者对治疗效果表示满意。

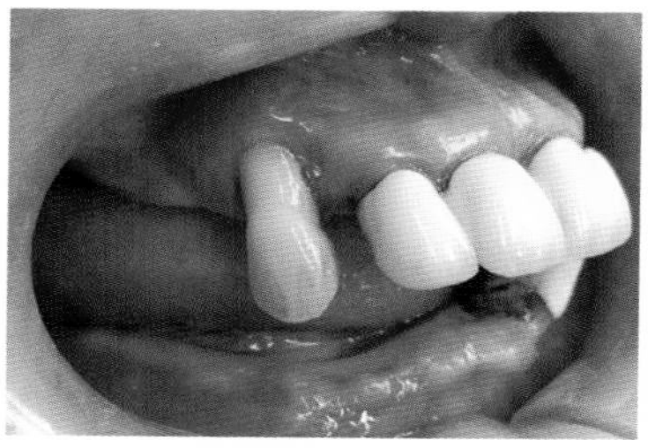

图1　术前口内右侧像

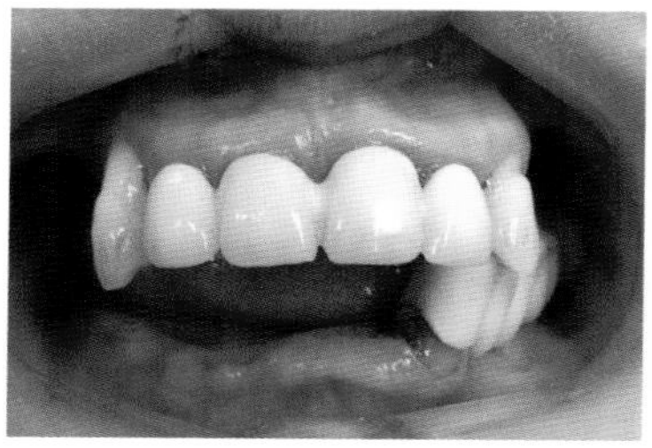

图2　术前口内正面像

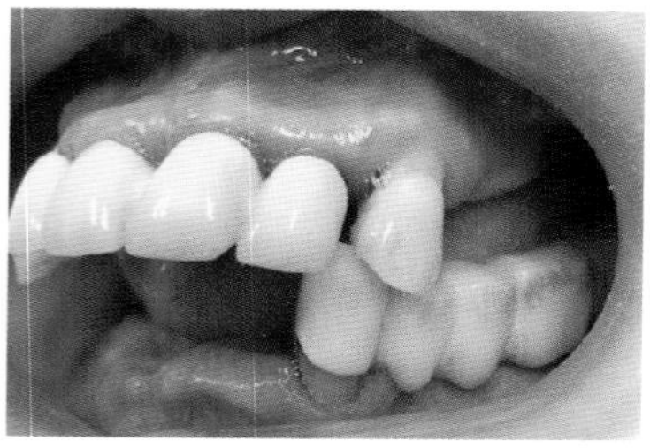

图3　术前口内左侧像

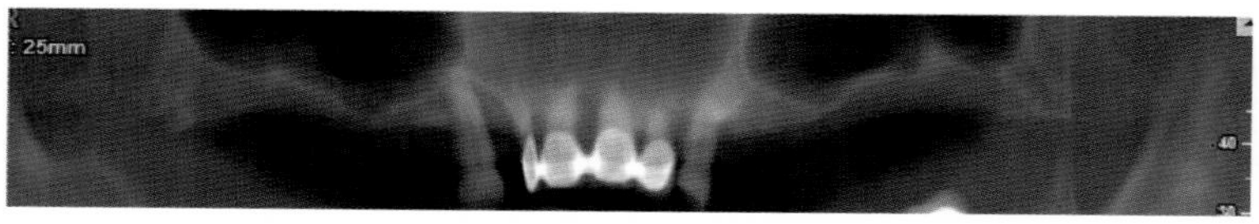

图4　术前CBCT1

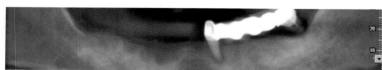

图5　术前CBCT2

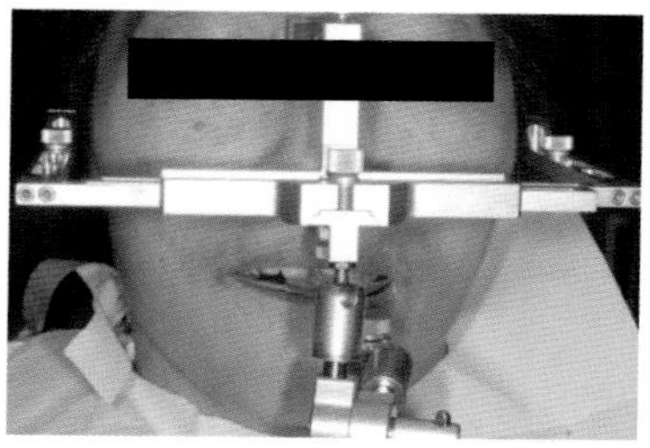

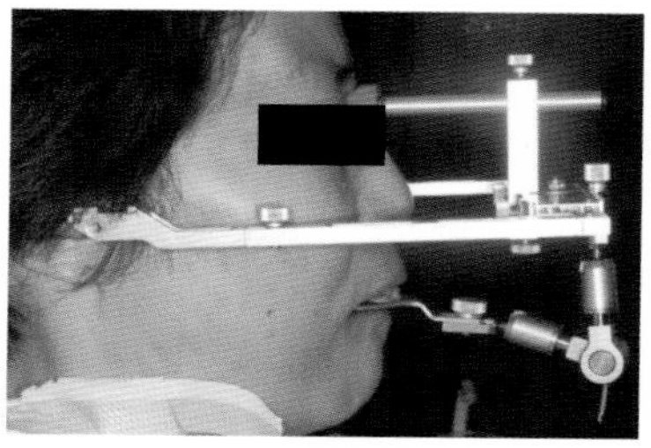

图6、图7　前面弓转移，精确记录颌位关系

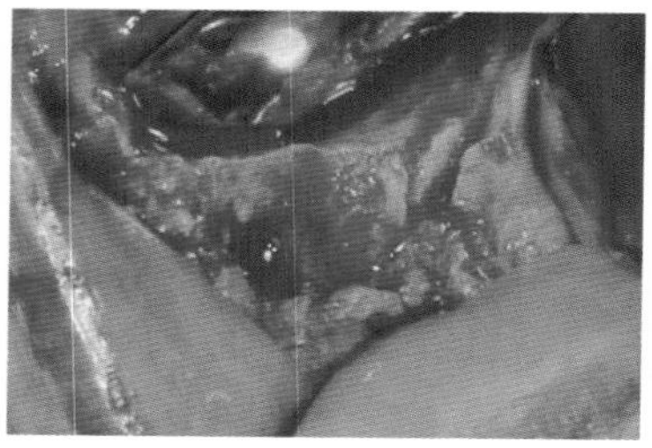

图8　拔牙

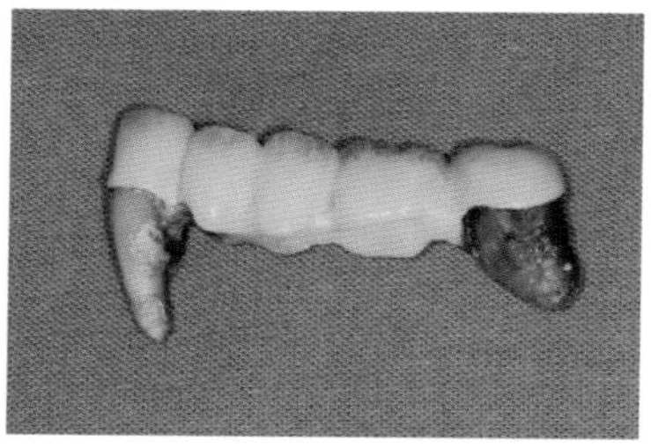

图9　拔除的牙齿

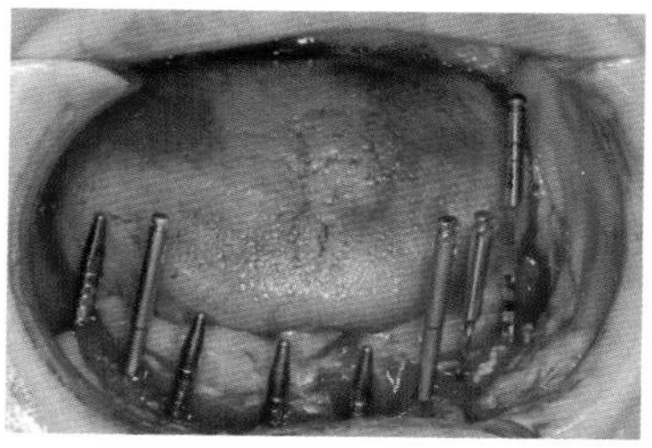

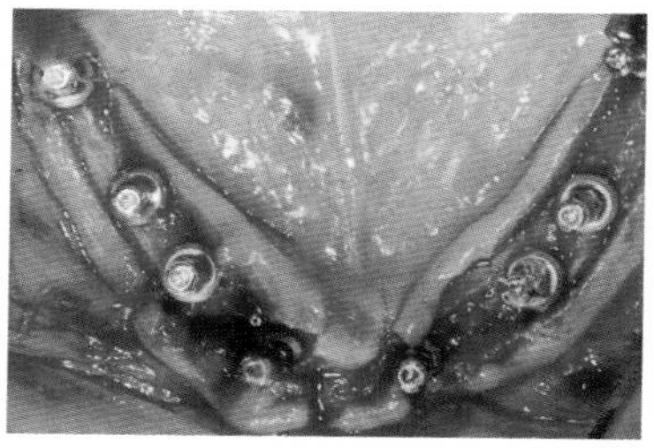

图10、图11　戴入基台，因33处大量骨缺损，暂不行即刻修复

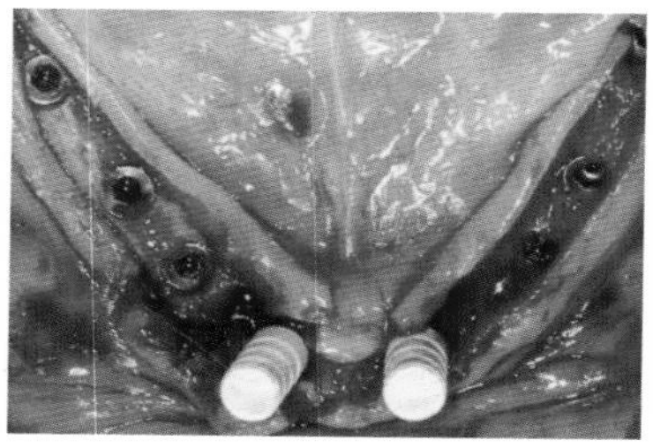

图12　戴入愈合帽1

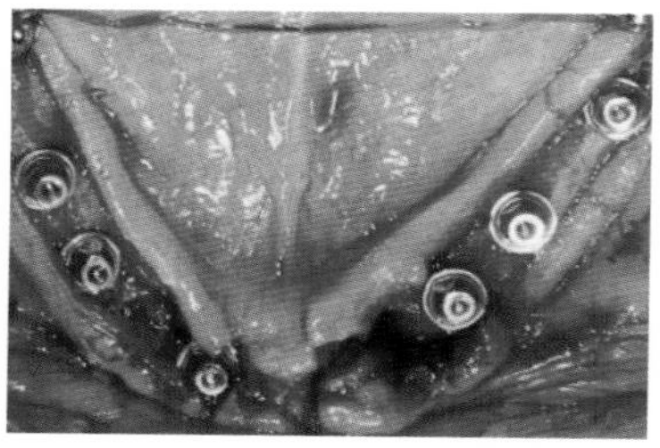

图13　戴入愈合帽2

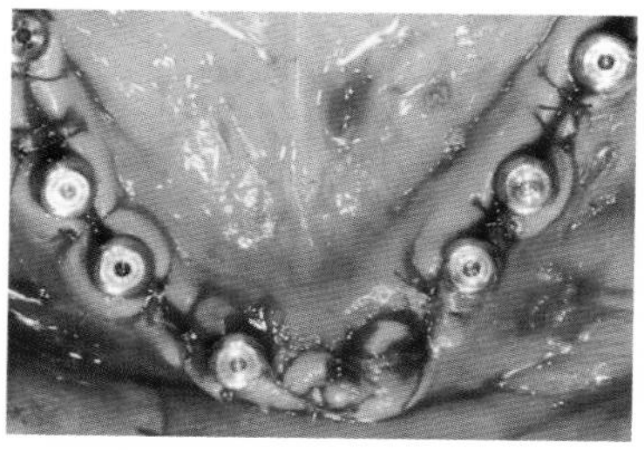

图14　缝合

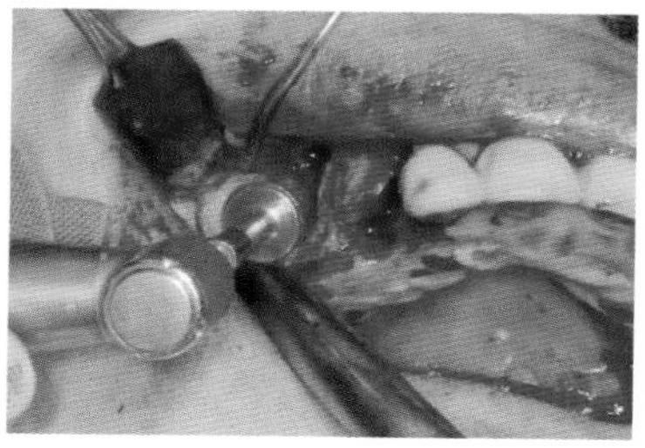

图15　上颌双侧上颌窦提升术1

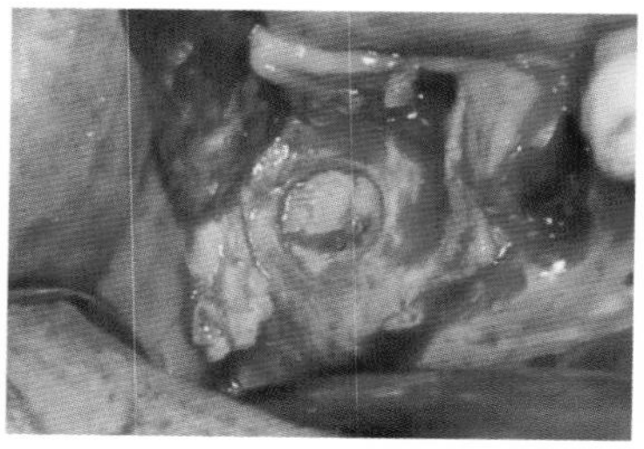

图16　上颌双侧上颌窦提升术2

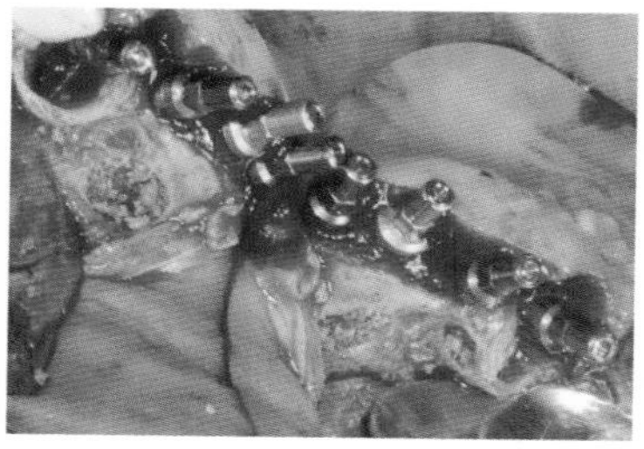

图17　上颌双侧上颌窦提升术3

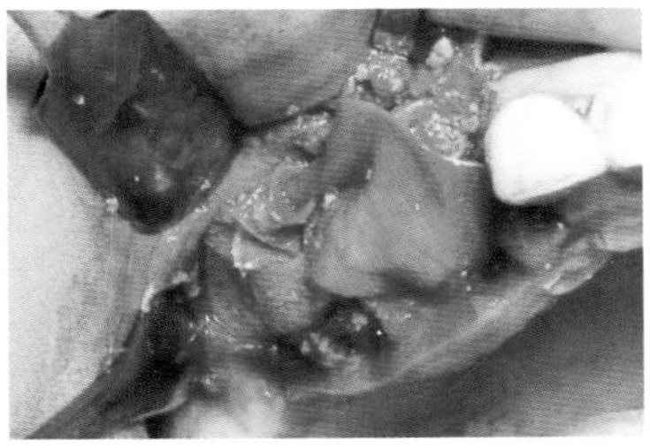
图18 上颌双侧上颌窦提升术4

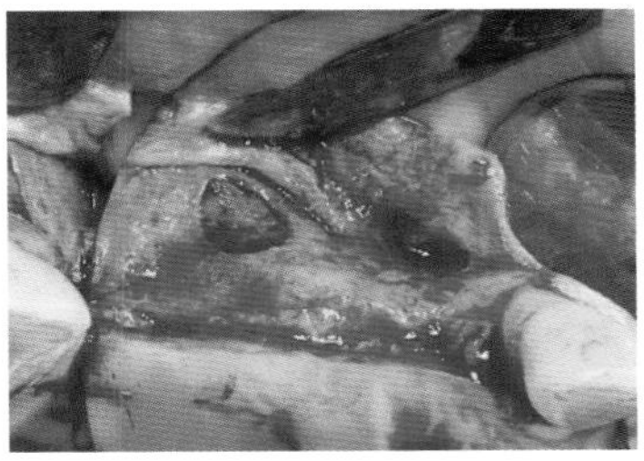
图19 上颌双侧上颌窦提升术5

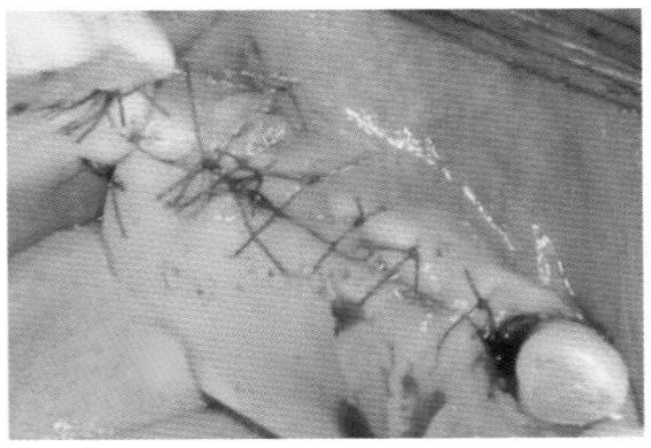
图20 上颌双侧上颌窦提升术6

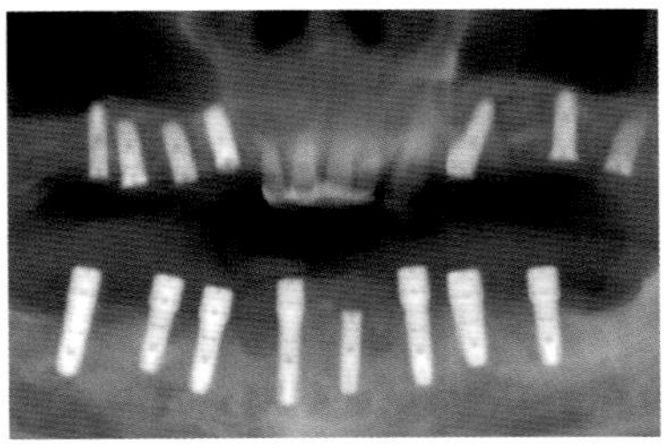
图21 术后即刻CBCT

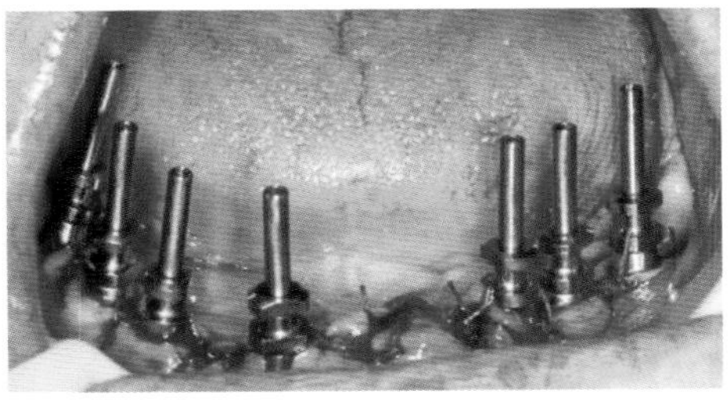
图22 置入转移杆并稳定转移杆1

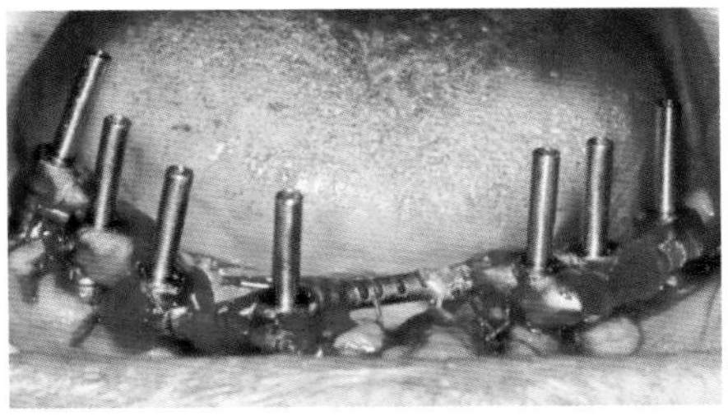
图23 置入转移杆并稳定转移杆2

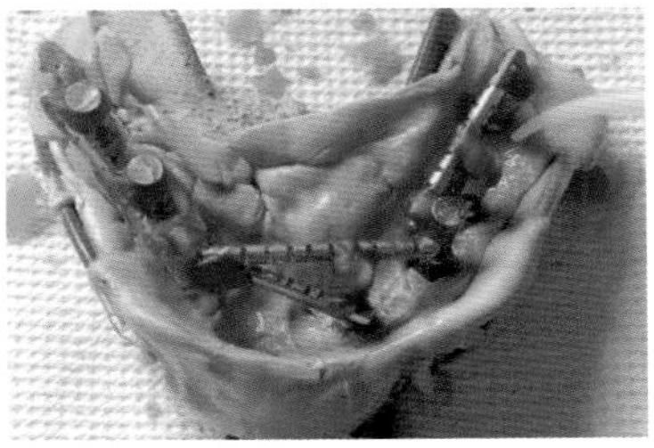
图24 置入转移杆并稳定转移杆3

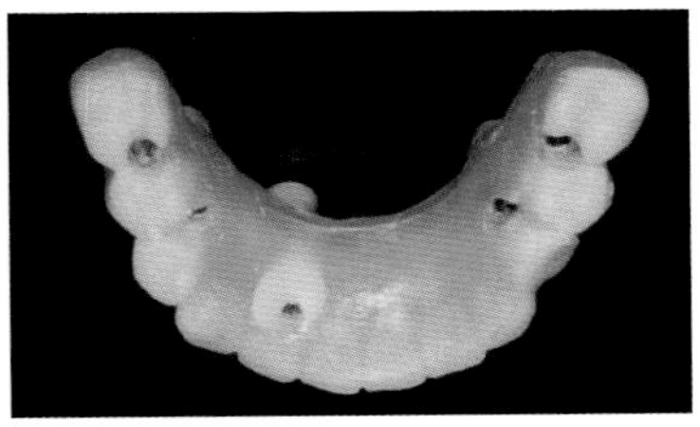
图25 置入转移杆并稳定转移杆4

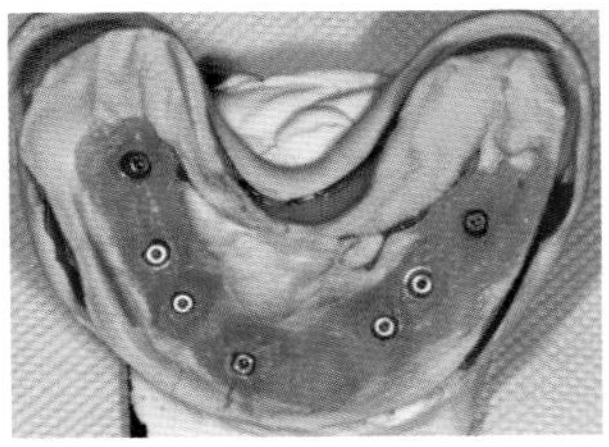
图26 置入转移杆并稳定转移杆5

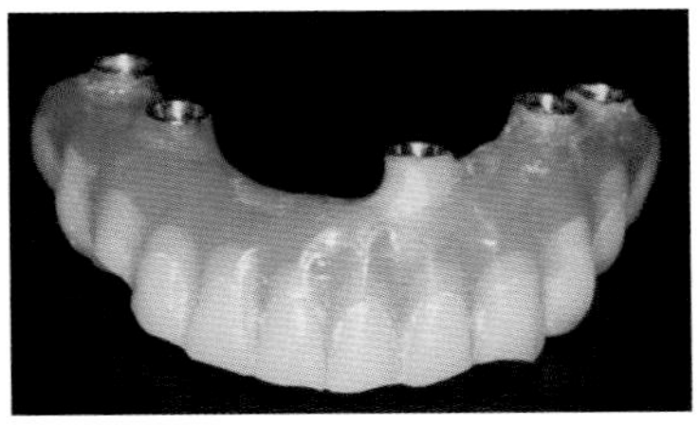
图27 置入转移杆并稳定转移杆6

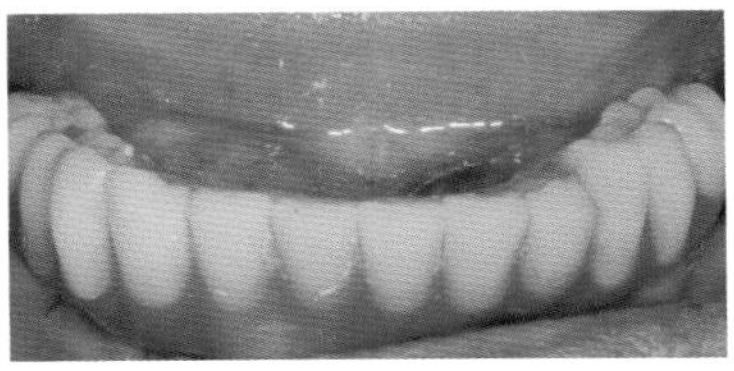
图28 置入转移杆并稳定转移杆7

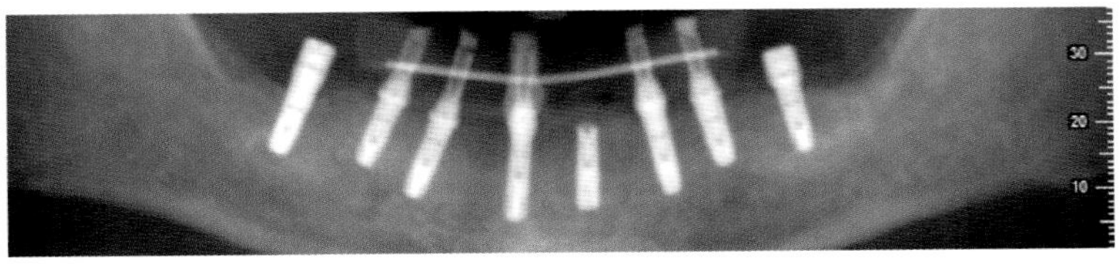

图29 下颌临时牙试戴后X线片检查

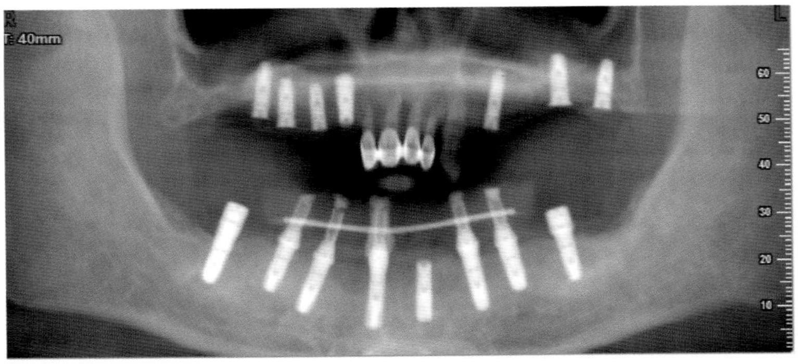

图30 2016年11月5日复诊，CT检查

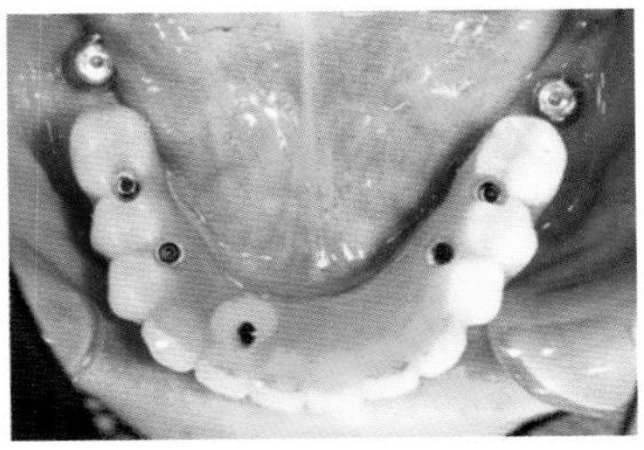
图31 下颌永久修复1

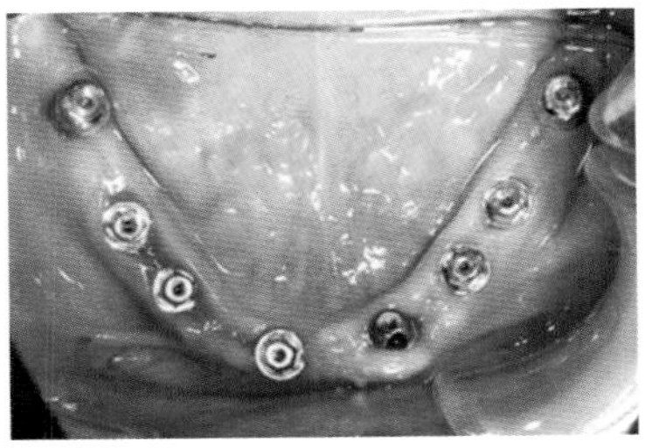
图32 下颌永久修复2

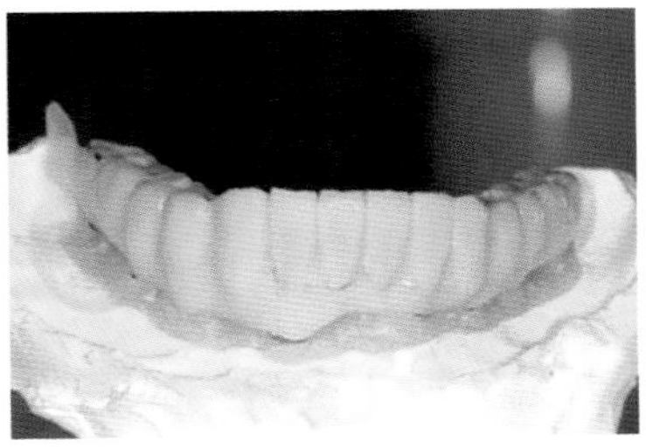
图33 下颌永久修复3

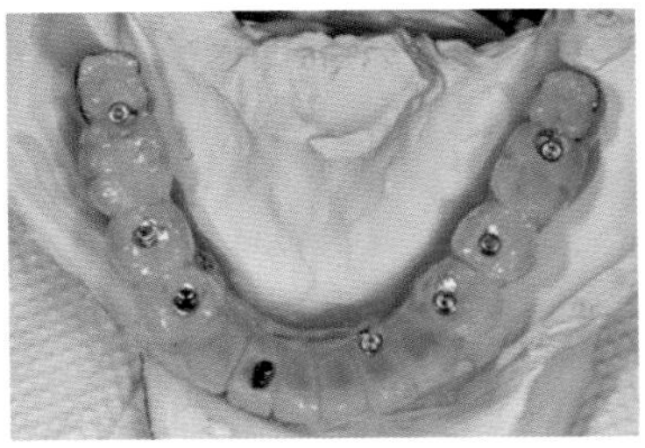
图34 下颌永久修复4

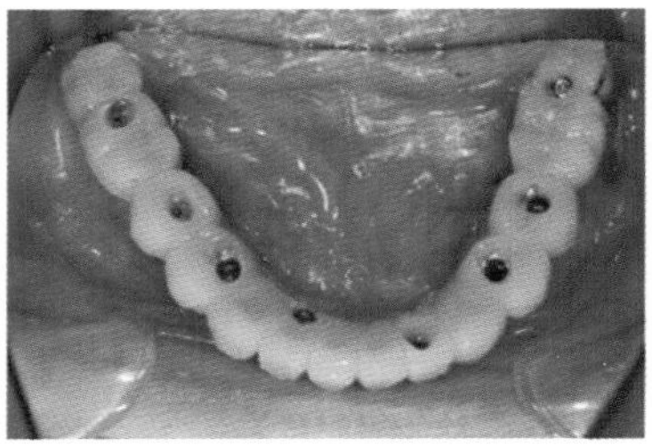
图35 下颌永久修复5

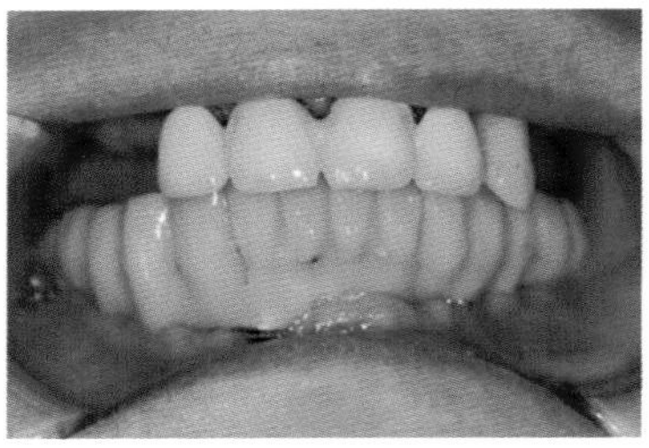
图36 下颌永久修复6

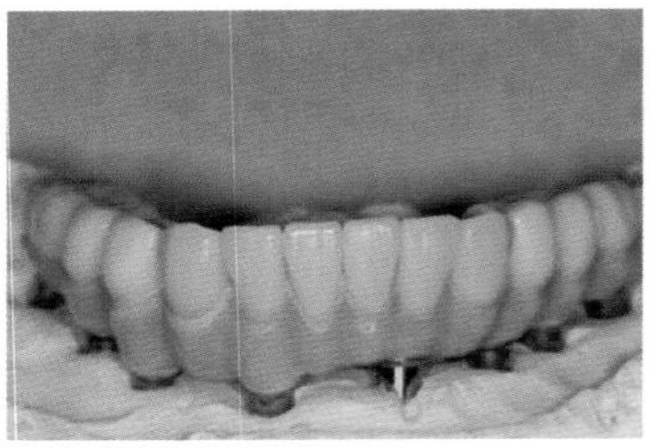
图37 下半口正式完成1

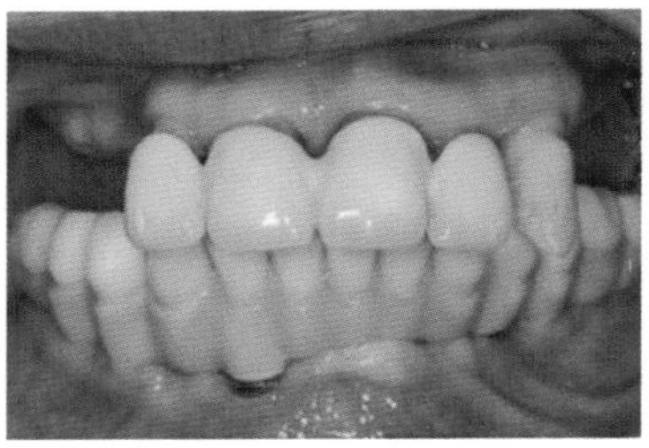
图38 下半口正式完成2

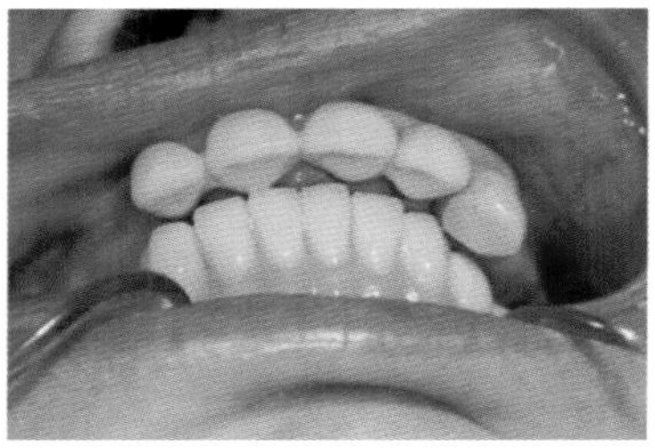
图39 下半口正式完成3

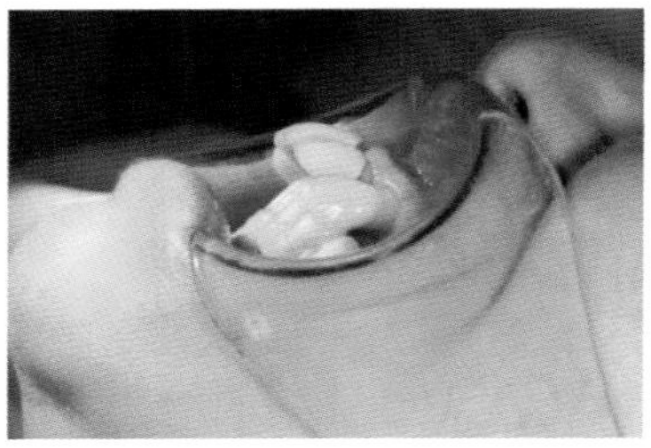
图40 下半口正式完成4

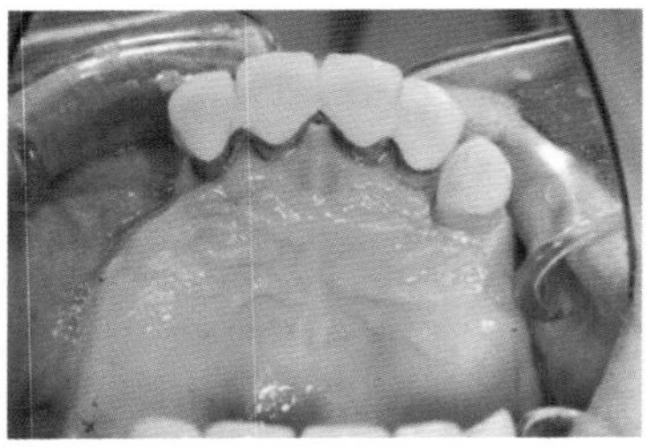
图41 拔除前口内像

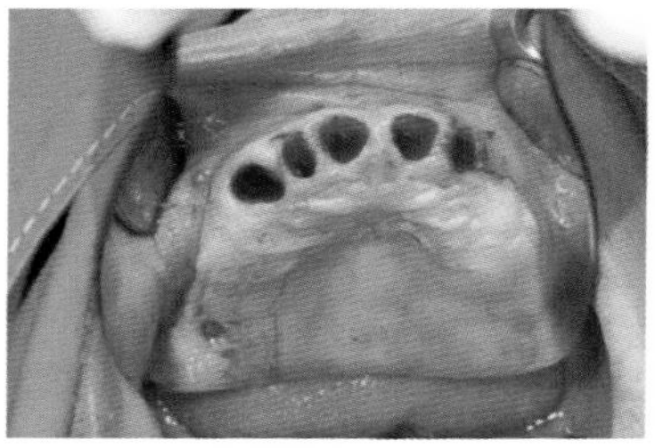
图42 拔除上前牙、清创

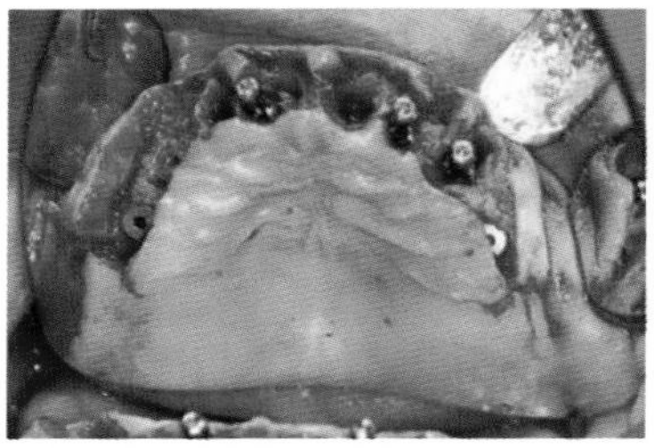
图43 即刻种植1

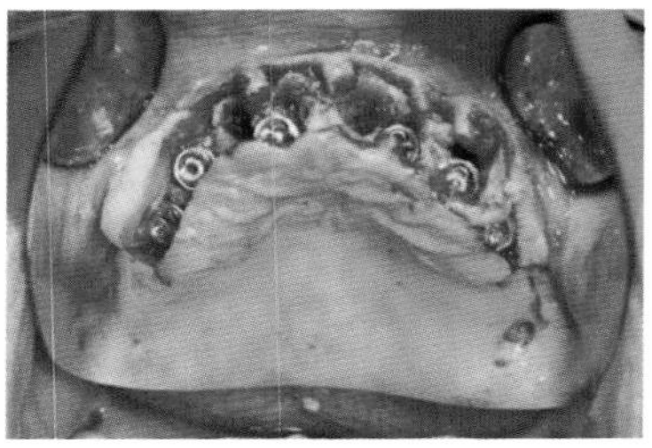
图44 即刻种植2

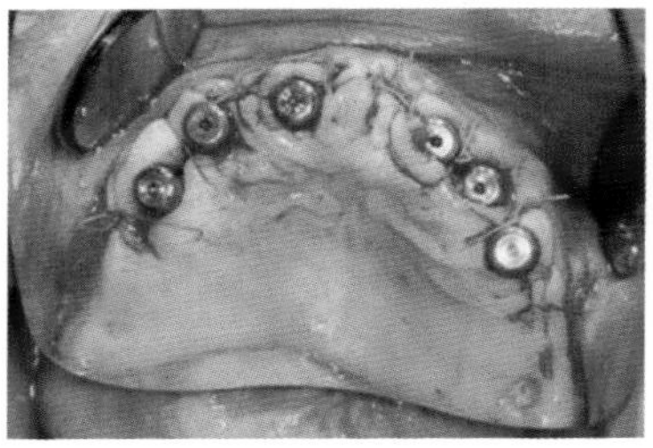
图45 即刻种植3

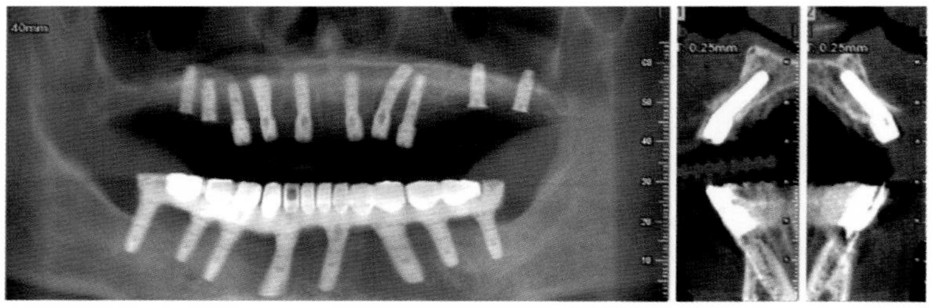
图46 上前牙术后即刻CBCT

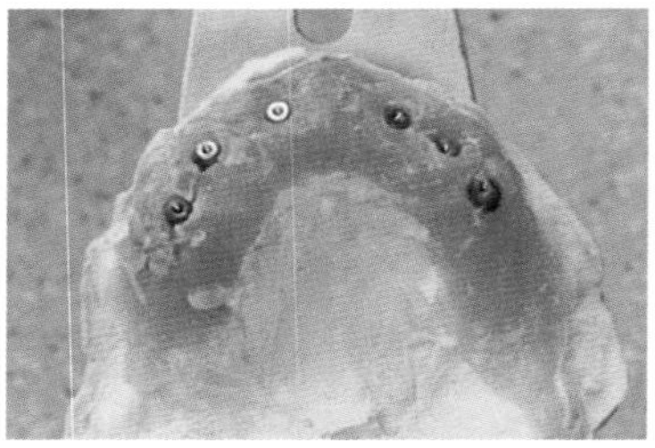
图47 取模

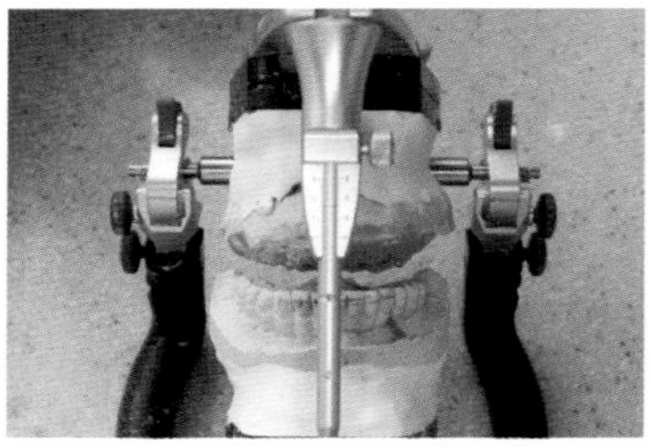
图48 颌位转移

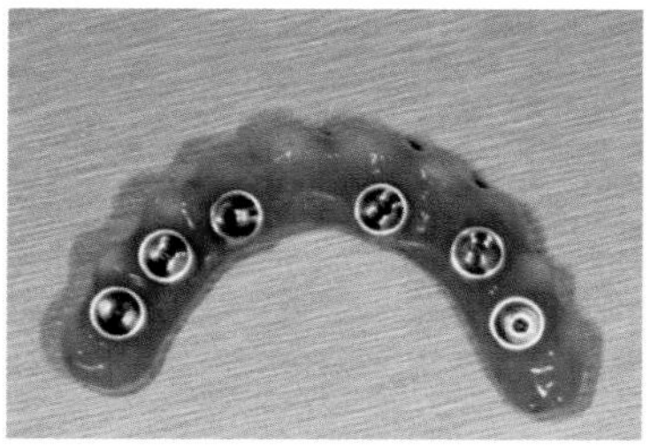
图49 制作上半口临时牙1

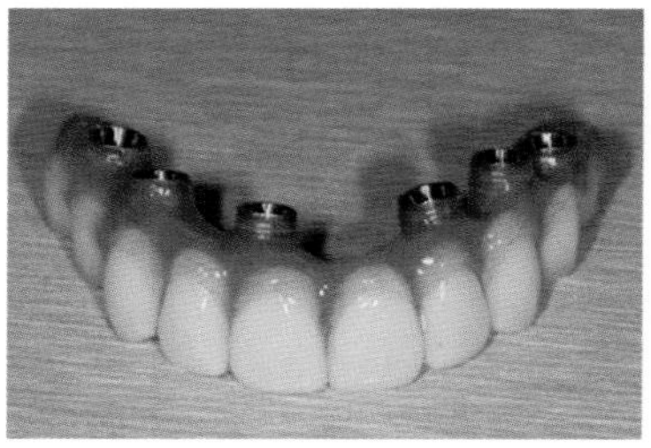
图50 制作上半口临时牙2

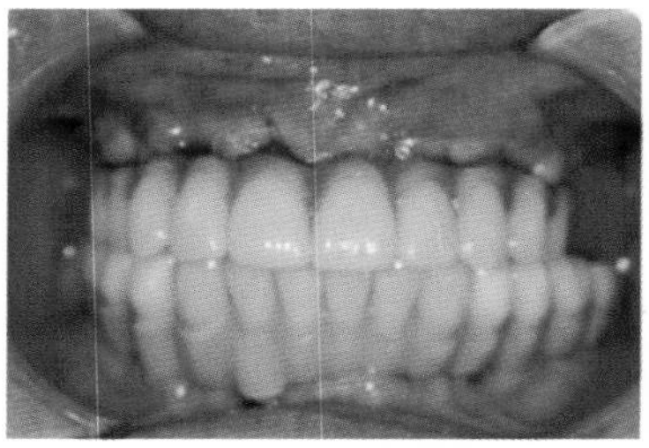
图51 近期上半口正式修复1

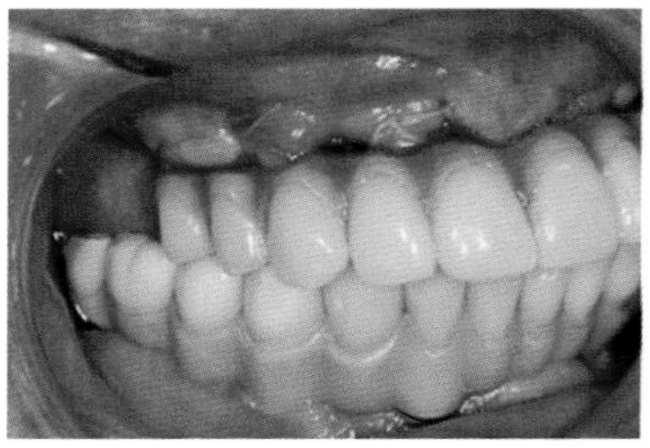
图52 近期上半口正式修复2

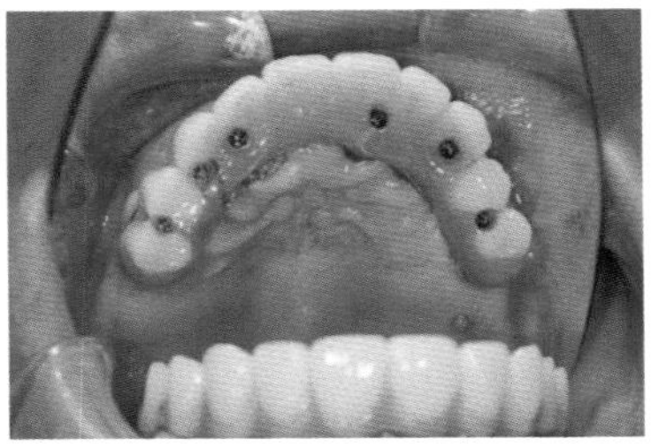

图53　近期上半口正式修复3

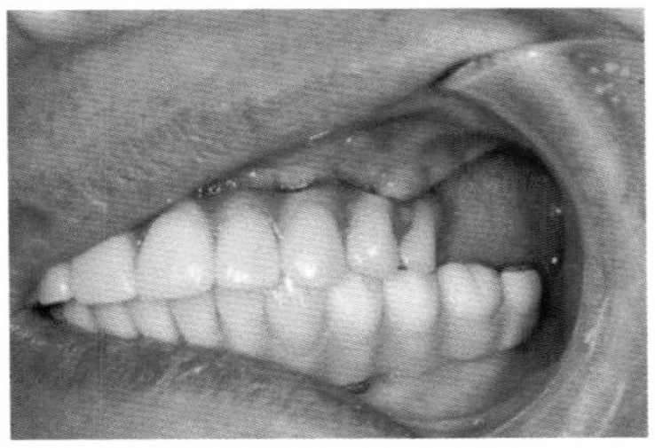

图54　近期上半口正式修复4

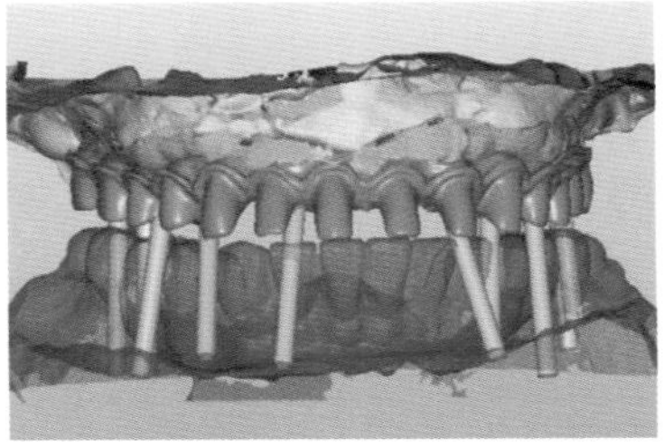

图55　DSD数字化设计1

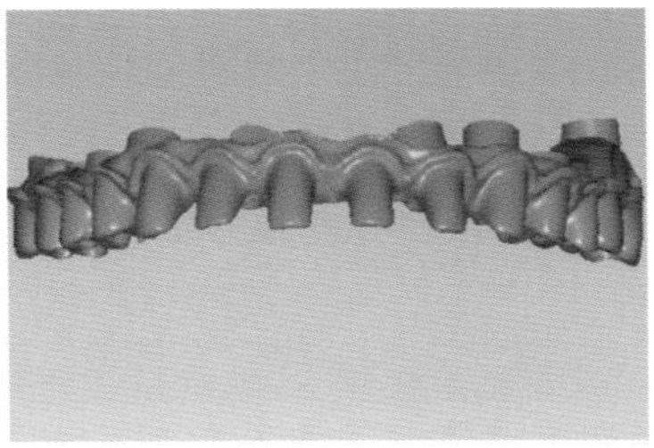

图56　DSD数字化设计2

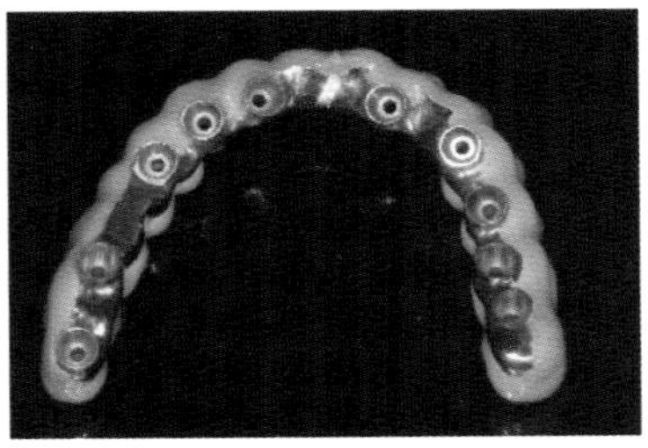

图57　正式完成上半口最终修复体1

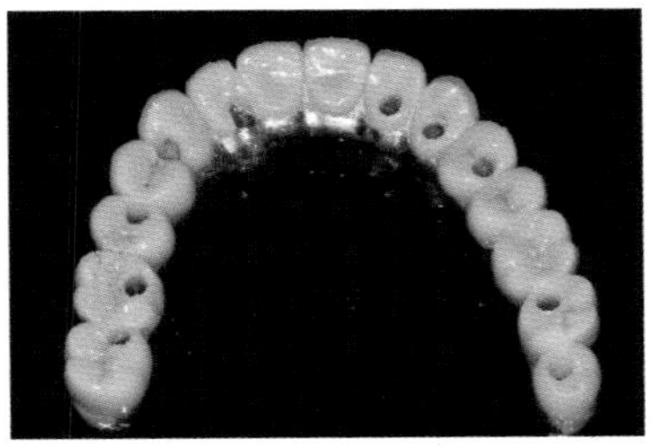

图58　正式完成上半口最终修复体2

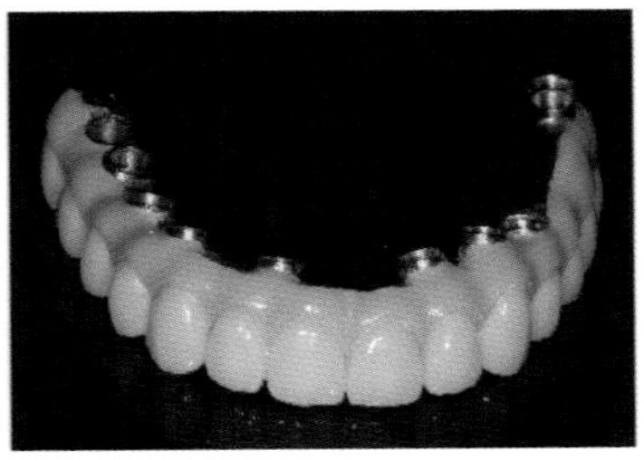

图59　正式完成上半口最终修复体3

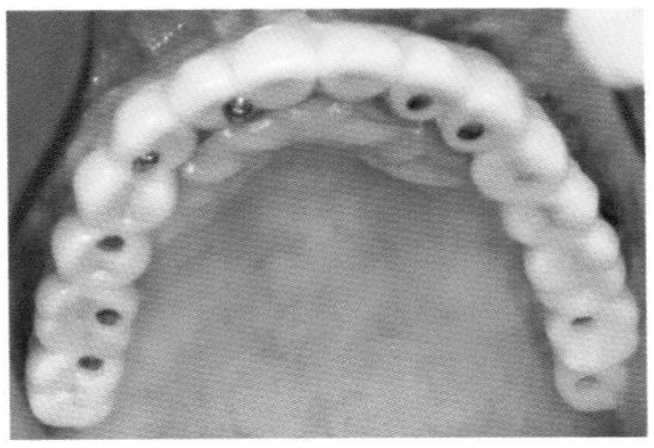

图60　正式完成上半口最终修复体4

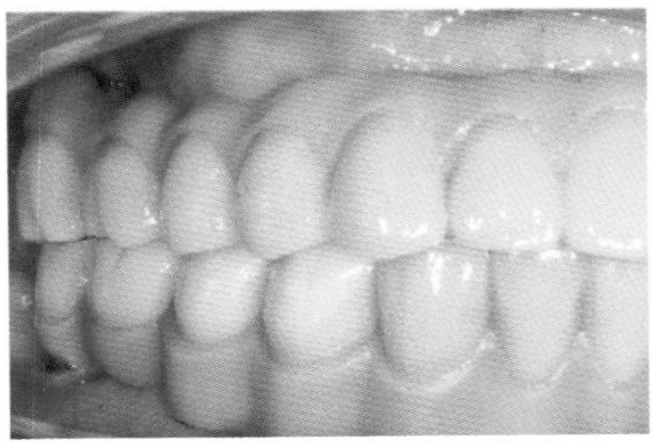

图61　正式完成上半口最终修复体5

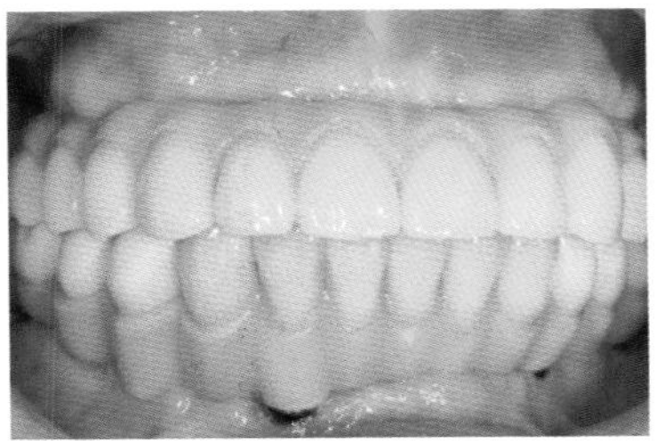

图62　正式完成上半口最终修复体6

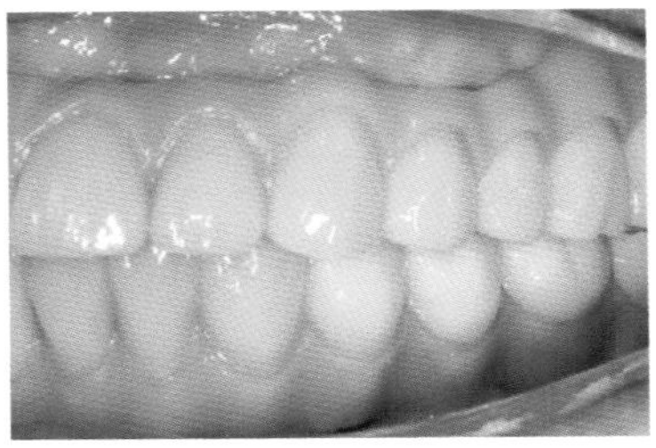

图63　正式完成上半口最终修复体7

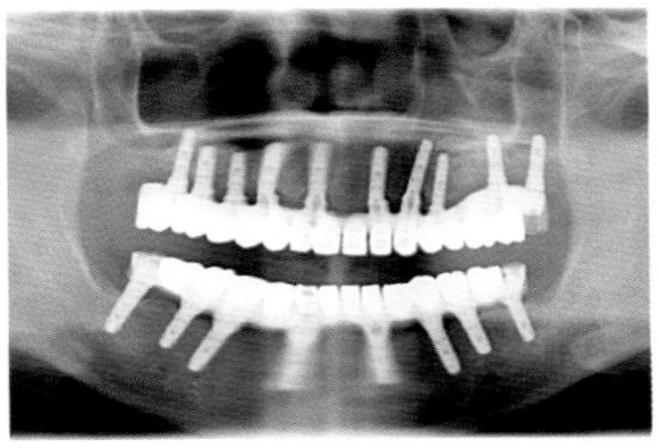

图64　全口正式戴牙后全景片

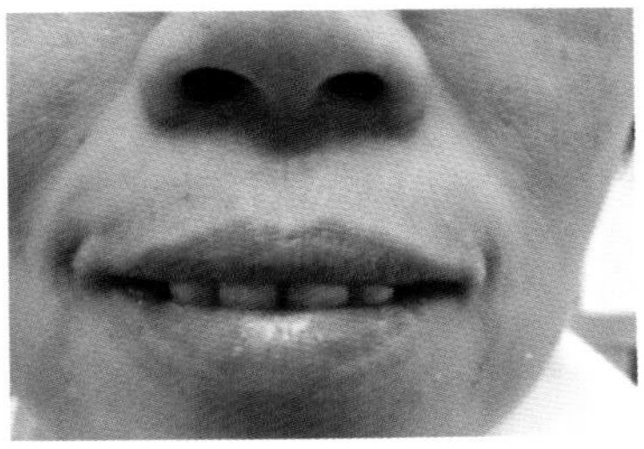

图65　修复前正面像

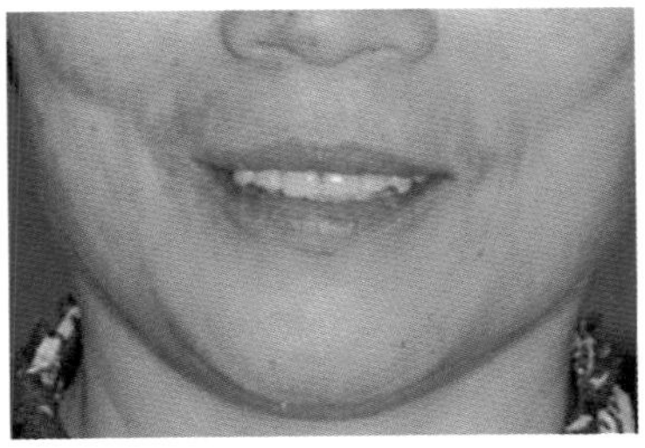

图66　修复后正面像

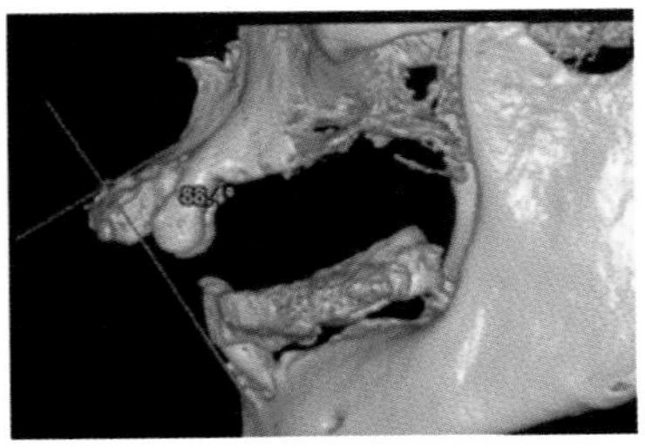

图67　术前侧面3D影像

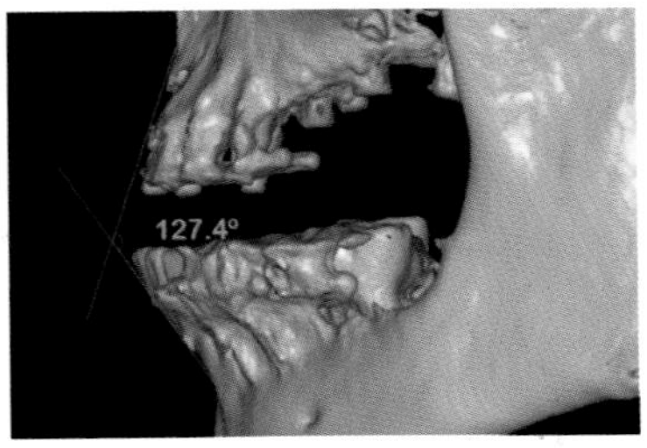

图68　术后侧面3D影像

三、讨论

1. 固定式全颌种植义齿适用的范围 除了考虑种植区骨质、骨量等常规问题外，还必须在正确地确定颌位关系后，全面分析以下因素：

（1）上下颌弓的形状。①颌弓的形状影响种植体的植入方向、位置和分布，尤其上下颌弓形状不一致时，应特别注意。所以术前准确地确定颌位关系、面弓转移、上殆架、排牙，制作放射导板，以免达不到满意的效果。②在相同的缺牙区域种植体分布越广泛，抵抗殆力的能力越好。③尖形牙弓比方形牙弓更易取得理想的力学支持。

（2）上下颌弓的位置关系。①垂直位置关系。②水平位置关系。

2. 修复设计的要点

（1）种植体数目、位置分布的设计：至少6颗以上种植体，且应分布广泛，有利于减少种植体骨界面的应力，减缓骨吸收，延长种植体寿命。

（2）种植体长度、直径设计：在条件允许的前提下，尽可能选择长的、粗的种植体，但周围至少应有1.0～1.5mm骨量包绕。

（3）基台高度的设计：①穿龈高度：上颌：平齐或低于龈边缘，以保证美观和发音。下颌：龈上2mm，以保证口腔卫生和清洁，如果美学要求高的患者，也可以设计在龈下。②基台高度：基台高度应根据殆龈距而定，粘接型最短不小于4mm，螺丝固位型可以短一些。

（4）固位的设计：有整体支架式、粘接固定式、分段式、混合式等多种形式，灵活设计。

（5）有无悬臂的设计：①需要考虑的问题：骨质情况；植体的角度和数目；殆力的大小；悬臂的长度：上颌不能超过10mm，下颌不能超过15mm。②尽量不使用悬臂：易产生机械并发症，末端植体应力大。

（6）咬合设计：遵循普通全口义齿的排牙原则；采用尖牙保护殆或组牙保护功能殆；适当减小修复体所受殆力及侧向力，通过减数、减径、增加排溢沟深度等方法。

3. 一些需要注意的小细节 外科基础要好；植体要有良好的自攻性；种植体要有足够的强度；上颌尽量达到双层皮质骨固位；建议配置ISQ，种植后ISQ＞60可以即刻修复；修复配件要齐全；临时修复的调殆标准，前伸殆一定不能有干扰；一定要知道做一副即刻修复的半口的成本；即刻修复的成功关键时间是手术后2个月，患者的饮食标准为可以吃手能捏烂的食物；上颌即刻修复建议3个月后再做一副临时修复和获得美学信息；要有稳定和安全的技师团队配合。

参考文献

[1] 宿玉成. 现代口腔种植学[M]. 北京：人民卫生出版社, 2004.
[2] 周磊. 口腔种植学临床实践[M]. 北京：世界图书出版公司, 2003.
[3] 宫平. 种植义齿修复设计[M]. 成都：四川大学出版社, 2004.
[4] 姜宝歧. 口腔种植修复的基础与临床[M]. 山东：山东大学出版社, 2009.

第3章
骨增量
Bone Augmentation

下颌升支外斜线取骨贝壳技术应用于上前牙骨增量1例

五颖颖

摘 要

目的：探讨对上前牙美学区严重骨缺损的病例，自下颌骨外斜线区域取自体块状骨，进行骨增量手术的成骨效果及对种植美学修复的意义。**材料与方法：**对1例21缺失的患者进行临床检查，缺牙区牙槽嵴唇侧明显凹陷，CBCT示牙槽嵴高度和宽度不足，使用超声骨刀进行左侧下颌升支外斜线取骨，2片植骨块修整后在唇腭侧与预备后的受植床紧密贴合，采用骨膜钉固定，植骨区域中间和周围采用骨粉颗粒填充，覆盖胶原膜，减张缝合创口。术后运用抗生素，植骨术后5个月于21位点植入1颗种植体，植体骨结合后行二期手术，恢复采用暂冠成形牙龈，形成满意的龈袖口后进行上部结构修复，修复后定期复查。**结果：**通过贝壳技术进行水平和垂直骨增量，成功植入1颗种植体，暂冠塑形牙龈可形成良好牙龈袖口，并有助于成形牙龈乳头，最终修复显示美学效果良好，牙槽骨唇侧丰满度满意。**结论：**对严重牙槽嵴缺损的病例，外斜线取骨能提供充足的骨量，由于外斜线骨质主要为皮质骨，吸收少，能实现效果稳定的骨增量，可以取得满意的牙龈美学修复效果。

关键词：贝壳技术植骨；骨移植；牙种植；激光去瘢痕；种植美学

牙种植需要充足的骨量使种植体完全整合于骨组织中，牙槽嵴骨量不足会直接影响种植效果。针对牙种植的骨增量方法有多种，如引导骨再生、骨劈开、骨挤压技术及上颌窦底提升、Onlay植骨等。但对于牙槽骨重度缺损，贝壳技术植骨则以其可以使牙槽嵴在水平向、垂直向双向同时增加骨量的特点，成为行之有效的解决方法。自体骨因其同时具备骨诱导性、骨传导性和骨生成性被认为是最佳的骨移植材料，是骨移植的金标准。供骨区可采用口腔外身体其他部位如髂骨、颅骨、腓骨等，这常需住院全麻手术治疗，并可能会引起供区的并发症，口腔内供骨区最常用部位为下颌骨颏部及外斜线部位，下颌升支外斜线相比颏部取骨，由于并发症少、术后创伤小，因而成为本例选择的供骨区。口唇部作为面部关注的中心，对患者的自信心与社会认可度有着显著影响。牙齿美学修复是上颌美学区域牙齿缺失患者主要关注焦点，由于植骨手术对美学区软组织创伤较大，易形成瘢痕，影响美观，本病例采用铒激光去瘢痕，并采用暂冠塑形牙龈，达到良好的修复效果。

一、材料与方法

1. 病例简介 28岁女性患者，1年前21种植失败取出，现到我科要求种植修复。口内检查见21缺失（图1），牙槽嵴丰满度欠佳（图2），高度无明显缺失，缺牙区黏膜未见明显异常。22牙龈向根方退缩。无全身及局部禁忌证。CBCT示上颌21牙槽嵴高度不足，约为6mm，宽度约为6mm（图3）。37位置下颌神经管距下颌骨皮质表面约5mm，牙根距离骨皮质约4mm（图4），一侧可取长度约20mm，高度约14mm。患者口腔卫生与牙周健康状况良好。

2. 诊断 21缺牙。

3. 治疗过程

（1）外科手术：使用超声骨刀进行左侧下颌升支外斜线取骨，恢复缺牙区牙槽嵴宽度及高度。首先于下颌升支外斜线处做前庭沟切口，由于外斜线通常止于下颌第一磨牙远中，因此近中切口止于下颌第一磨牙远中，远中切口止于𬌗平面下，防止损伤颊动脉、颊脂垫。暴露外斜线后，使用超声骨刀做近中远中和上下切口（图5），切透骨皮质即可，防止损伤牙根和下颌神经管，取下骨块后使用金刚砂车针修整骨块锐利边缘，圆盘锯将取下的骨块分为2片（图6）。缺牙区做嵴顶和附加切口，铒激光对22行根面平整（图7），以利于22牙周恢复。骨膜钉分别固定骨块于唇腭侧（图8）。骨粉与自体血混合填塞于移植骨块之间（图9、图10），冠向复位瓣减张缝合（图11）。术后CBCT示牙槽嵴宽度约为7mm，高度约为14mm（图12），术后1周拆线，伤口愈合良好，患者疼痛肿胀反应较轻。

贝壳技术植骨术后5个月行种植手术，拟于21位点植入种植体（图13、图14）。术前CBCT示拟植入位点骨宽度约为7mm，骨高度约14mm（图15），取出骨膜钉，植入Straumann种植体1颗4.1mm×12mm，填骨粉，盖胶原膜，缝合，术后拍CBCT，种植位置、深度满意（图16～图21）。

（2）修复治疗：种植体植入后6个月复查，牙龈愈合良好，种植体形成骨结合。二期手术术后1周拆线取模型做暂冠（图22、图23）。铒激光去瘢痕（图24），半导体激光促进伤口恢复（图25）。暂冠塑形1个月后个性化取模，行最终修复（图26～图28）。

作者单位：四川大学华西口腔医学院

Email: yywdentist@163.com

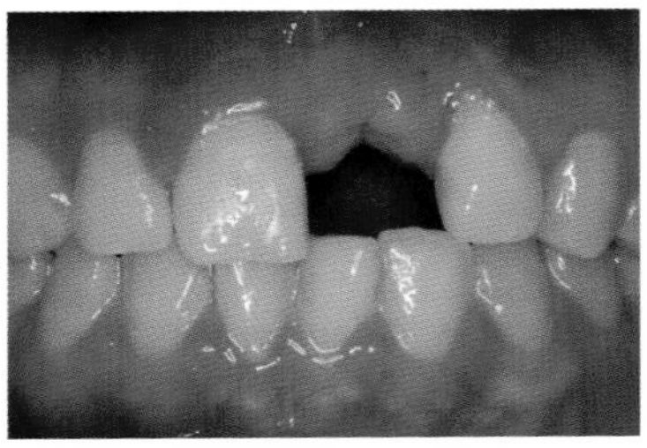

图1 缺失牙区正面像

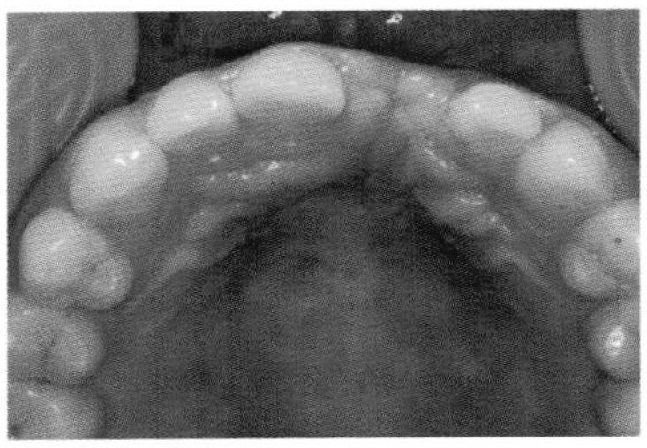

图2 缺失牙区殆面像

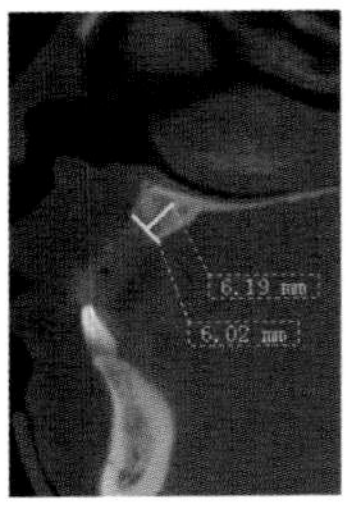

图3 缺失牙区影像学分析

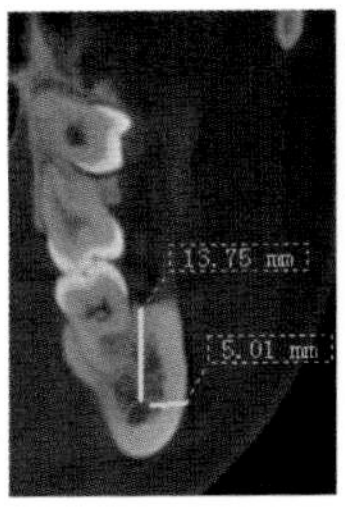

图4 下颌骨外斜线处影像学分析

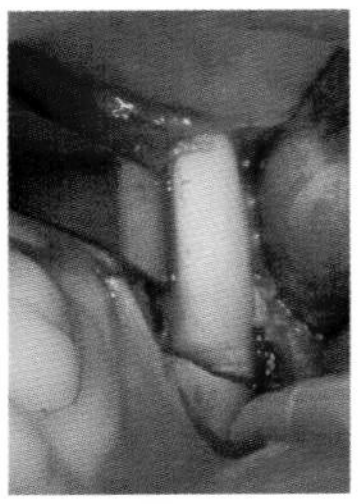

图5 超声骨刀行左侧下颌升支外斜线取骨，做近远中和上下切口

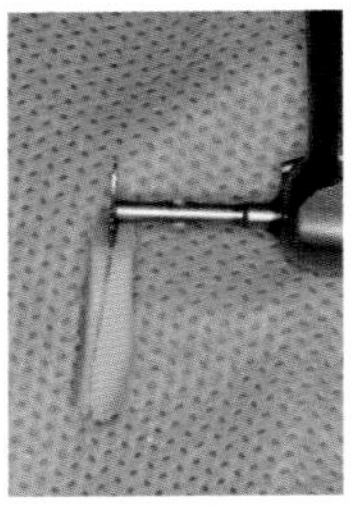

图6 圆盘锯将取下的骨块分为2片

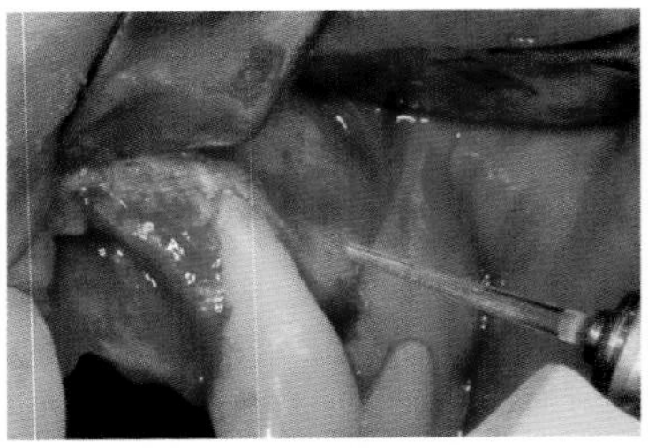

图7 铒激光对22行根面平整，以利于22牙周恢复

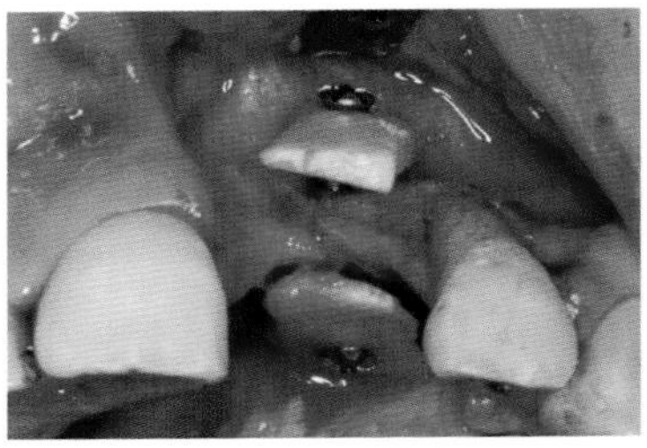

图8 骨膜钉将骨块分别固定在唇侧和腭侧

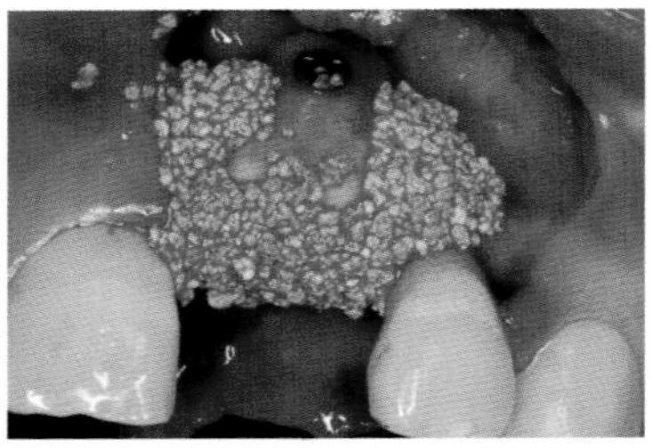

图9 将制备好的混合骨粉填入移植骨块之间

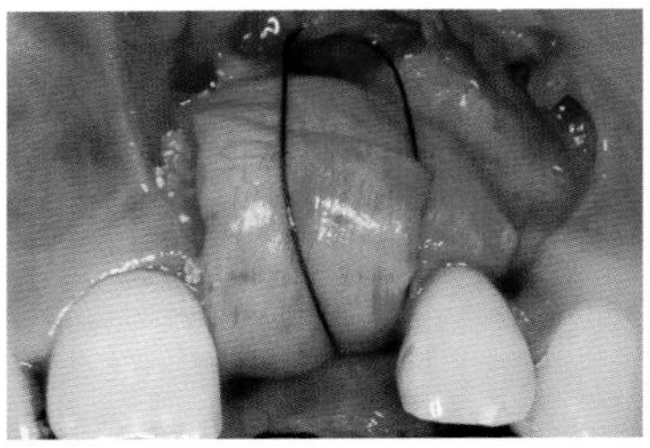

图10 盖胶原膜

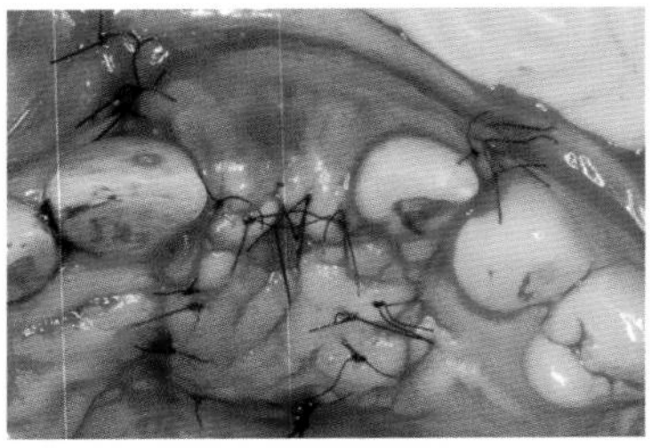

图11 冠向复位瓣，减张后缝合

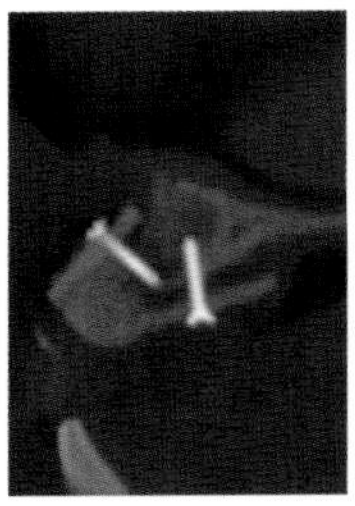

图12 术后CBCT显示较好地恢复了骨宽度

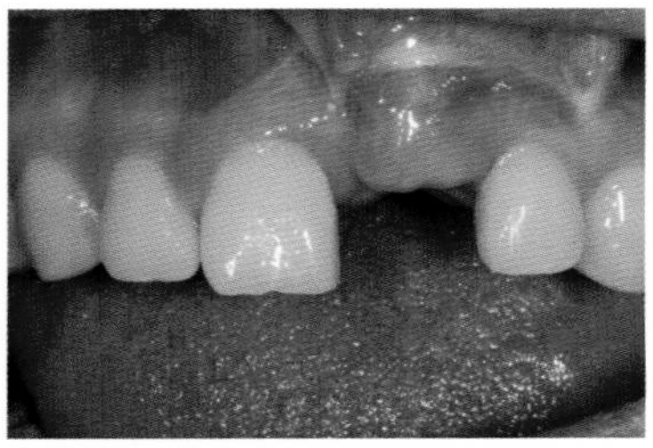

图13 21区种植术前正面像

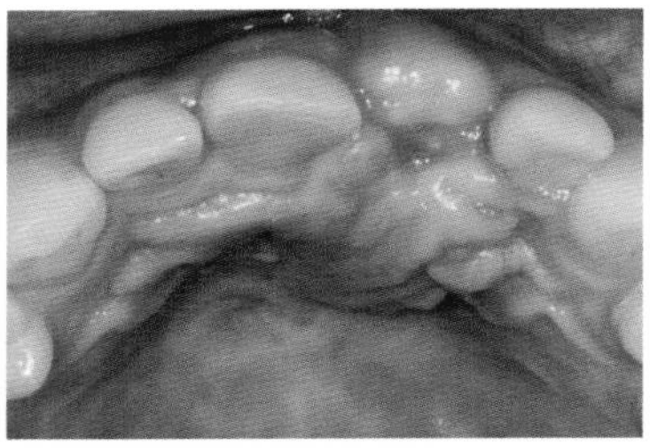

图14 21区种植术前殆面像

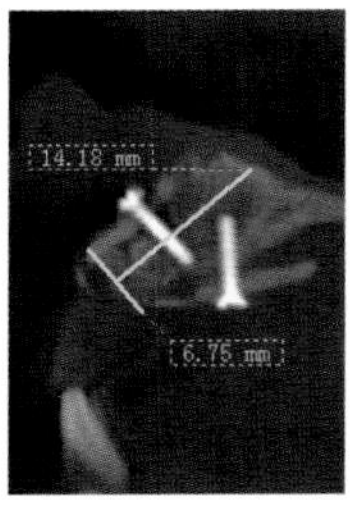

图15 21区种植术前影像学分析

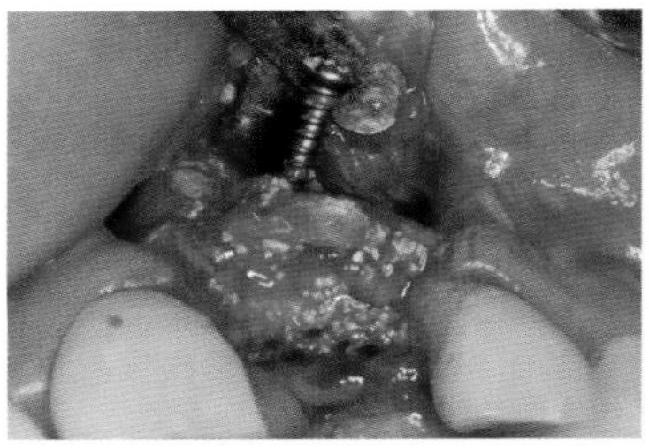

图16 翻瓣暴露术区，取出唇侧骨膜钉

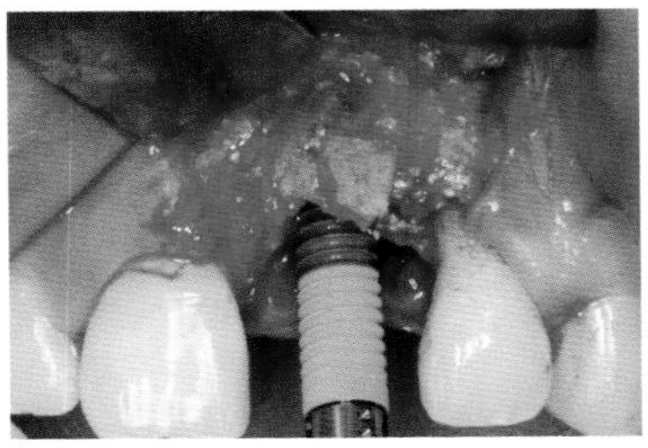

图17　逐级备孔后，于21位点植入4.1mm×12mm的种植体

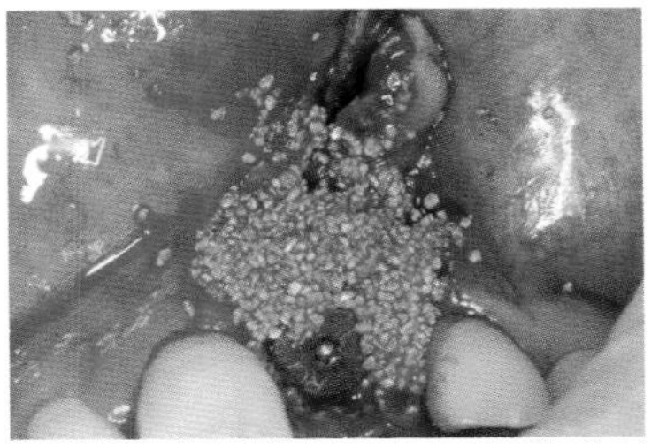

图18　旋入较大直径愈合帽，并在愈合帽唇腭侧填入骨粉

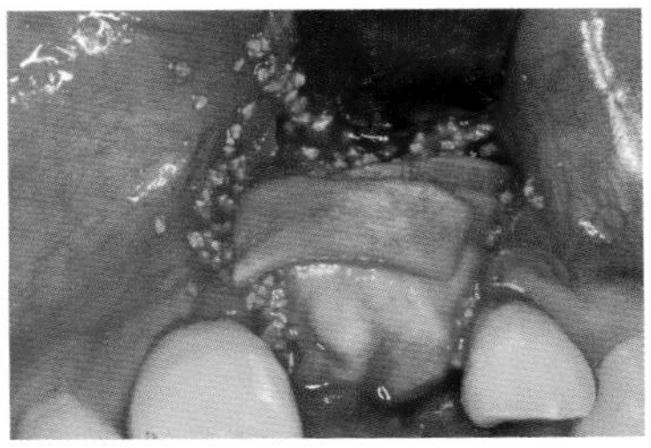

图19　覆盖胶原膜

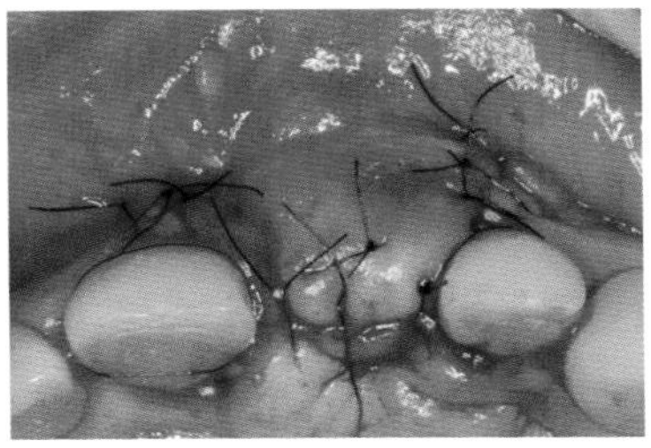

图20　唇侧减张，缝合

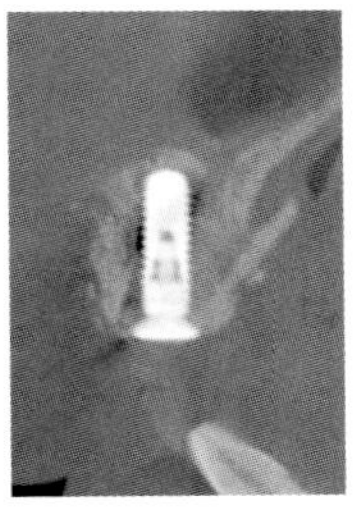

图21　术后CBCT示21位点种植体植入位置

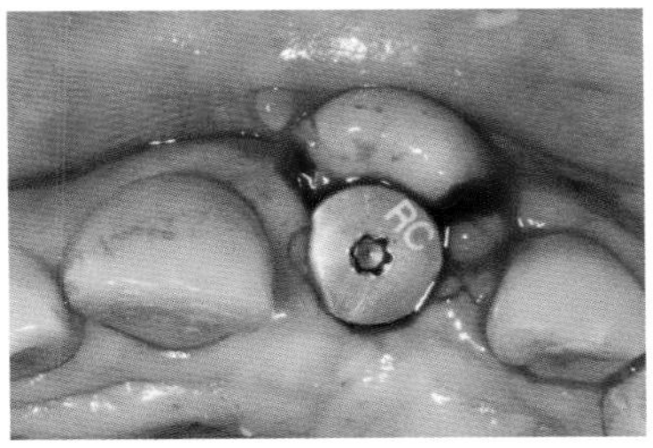

图22　切开牙龈，更换较高穿龈高度的愈合帽

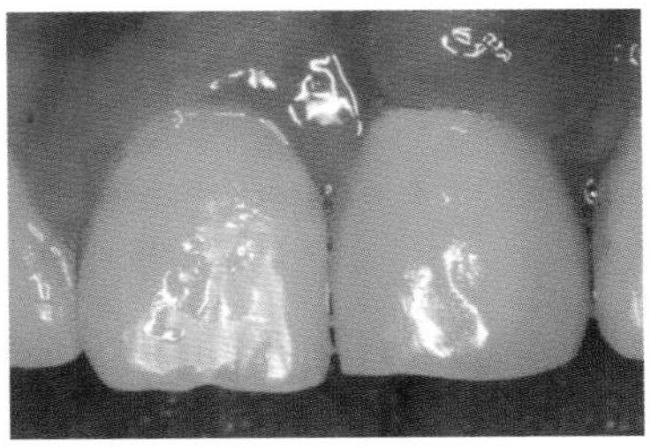

图23　二期手术2周后，戴入临时冠

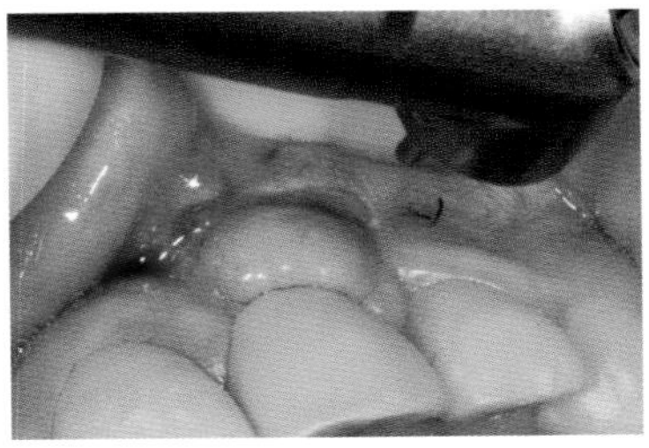

图24　铒激光去除唇侧软组织瘢痕

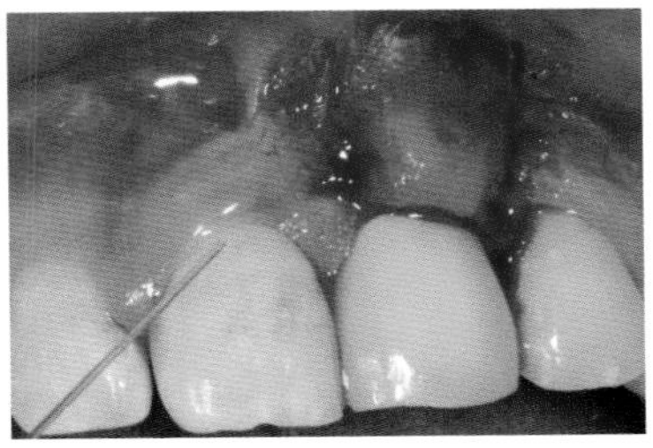

图25　半导体激光促进软组织愈合

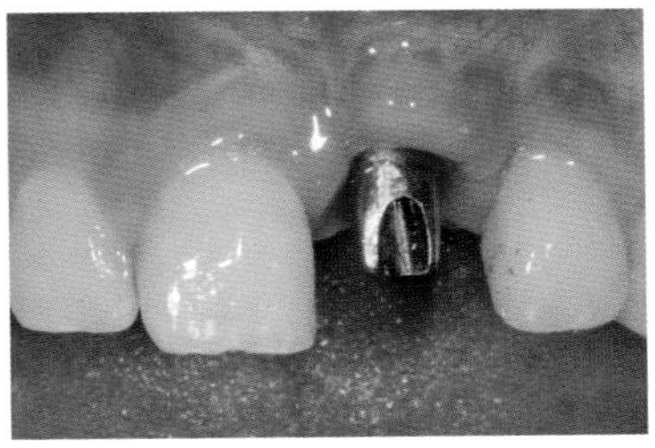

图26　个性化基台就位

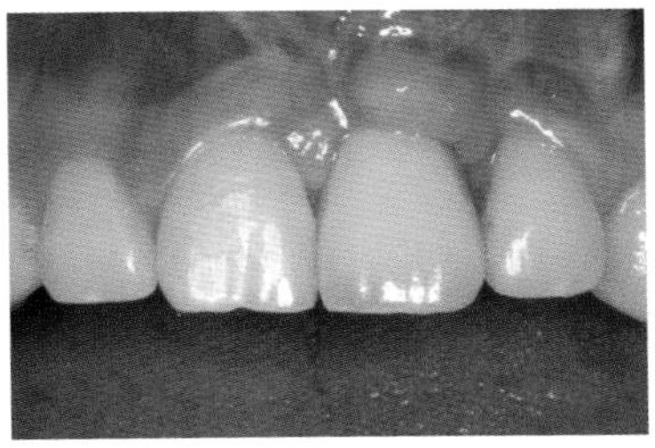

图27　21戴牙后正面像

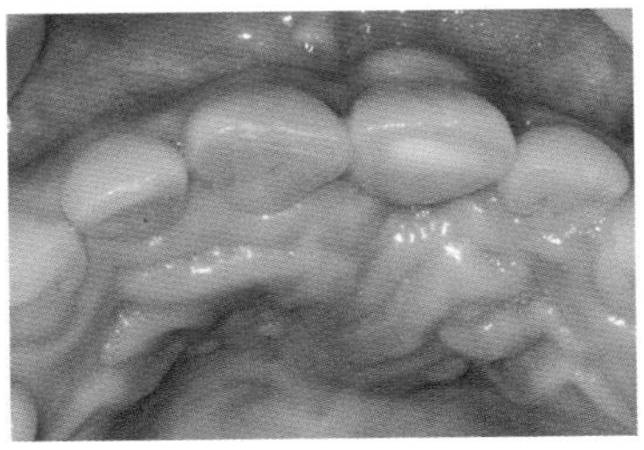

图28　21戴牙后殆面像

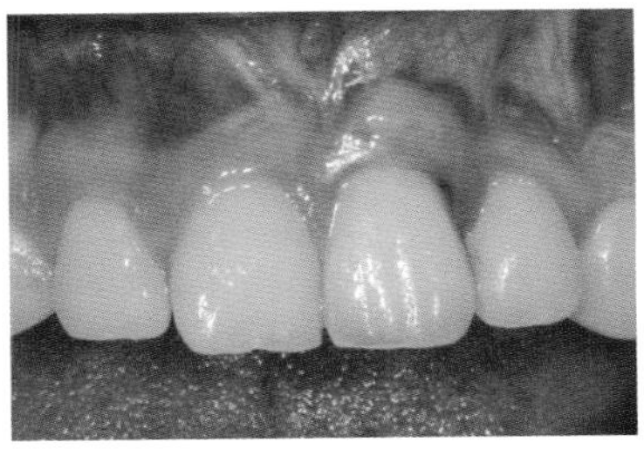

图29　修复1年后复查正面像

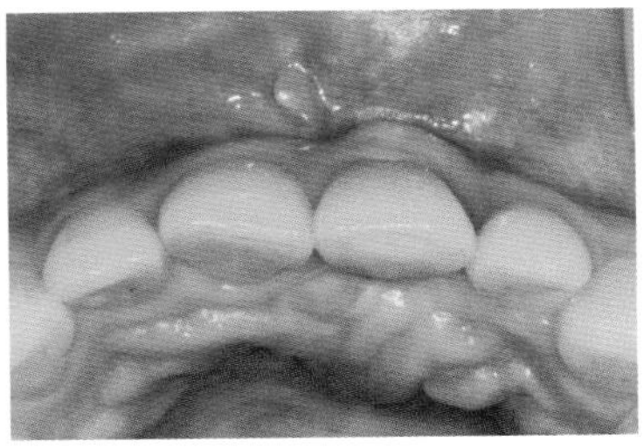

图30　修复1年后复查殆面像

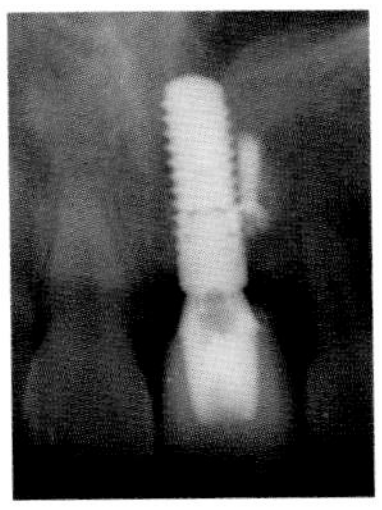

图31　修复1年后影像学检查

二、结果

修复1年后复查，唇侧瘢痕有所减轻（图29），唇侧丰满度更接近邻牙（图30），影像学检查见种植体近远中骨高度维持在可接受范围（图31）。

三、讨论

外斜线所取自体骨，主要为皮质骨，能有效减少吸收。在本病例，为水平骨增量，相比垂直骨增量病例，吸收少，骨块暴露概率小。采用超声骨刀进行分离骨块，达到微创出血少以减少患者不适感的目的。

激光在牙周炎治疗中的应用越来越广泛，在种植手术中也得到应用。本病例在骨增量手术对缺牙区进行翻瓣后，采用铒激光对22牙周进行根面平整，可烧灼肉芽组织，控制炎症反应过程，减少牙周组织破坏，促进组织修复愈合。在二期手术后，采用铒激光烧灼瘢痕组织可起到去瘢痕的效果，半导体激光可促进烧灼后的软组织愈合。最终修复结果显示有一定的去瘢痕效果。

暂冠塑形牙龈时，采用树脂制作螺丝固位的种植体支持的暂时修复体，与牙龈生物相容性好，穿龈部分形态可直接做成类似缺失牙牙根直径大小，并具有相应解剖形态，在塑形期间并以每4周1次的频率，通过添加树脂使其龈袖口处形态接近原缺失天然牙牙根大小，桥体组织面一般做成卵圆形，唇侧轮廓外形与周围邻牙及其他修复体牙龈外形协调。

四、结论

本病例为垂直骨增量病例，对严重牙槽嵴缺损的病例，外斜线取骨能提供充足的骨量，由于外斜线骨质主要为皮质骨，吸收少，能实现效果稳定的骨增量，辅以软组织处理技术，可以取得满意持久的牙龈美学修复效果。

参考文献

[1] Aghaloo TL, Moy PK. Which hard tissue augmentation tchniques are the most successful in furnishing bony support for implant placement? [J]. Int J Oral Maxillofac Implants, 2007, 22 :49–70.

[2] Stimmelmayr M, Güth JF, Schlee M, et al. Use of a modified shell technique for three–dimensional bone grafting: Description of a technique[J]. Aust Dent J, 2012, 57: 93–97.

[3] Giannoudis PV, Dinopoulos H, Tsiridis E. Bone substitutes: an update[J]. Injury, 2005, 36: 20–27.

[4] Cordaro L, Torsello F, Miuccio MT, et al. Mandibular bone harvesting for alveolar reconstruction and implant placement: subjective and objective cross–sectional evaluation of donor and recipient site up to 4 years[J]. Clin Oral Impl Res, 2011: 1320–1326.

[5] JT Jeong, JH Park, YC Kye. Resurfacing of pitted facial acne scars using Er:YAG laser with ablation and coagulation mode[J]. Aesthetic Plast Surg, 2003, 27:130–134.

[6] 王汝丽, 张成飞.各种激光在牙周治疗中的应用[J]. 牙体牙髓牙周病学杂志, 2004, 14: 50–52.

[7] 胡秀莲, 林野, 于海燕, 等. 种植暂时修复体在上颌前牙种植美学修复中软组织处理技术[J]. 中国口腔种植学杂志, 2012, 14: 18–20.

上前牙唇侧骨壁缺损行即刻种植同期夹层骨增量疗效观察1例

黄宝鑫 李志鹏 陈卓凡

摘要

上颌前牙区即刻种植是目前临床上被广泛接受且疗效确切的一种种植治疗方案；与其他种植方案相比，其潜在的风险是更容易出现唇侧牙龈退缩。本病例报告1例左上前牙唇侧骨壁缺损行即刻种植同期唇侧骨壁内外侧植骨的种植修复效果。45岁女性患者，因左上前牙假牙松动伸长数月就诊我科。术前进行常规临床检查、CBCT及根尖片检查骨量情况并进行美学风险评估制订治疗方案。局麻下拔除21后即刻植入Astra种植体1颗，同期采用低替代率的骨充填材料（Bio-Oss，Geistlich）进行唇侧骨壁内侧和外侧水平骨增量，覆盖生物可吸收性胶原膜（Bio-Gide，Geistlich）进行引导骨再生，术后即刻接入愈合基台。于术后6个月采用个性化印模转移杆制取硅橡胶印模，采用金属基台连接CAD/CAM全瓷基台制作个性化基台，Lava全瓷单冠修复。修复后结果显示种植体周围软组织轮廓稳定，龈缘位置与龈乳头位置理想；根尖片显示种植体边缘骨水平稳定，患者满意修复效果。

关键词：即刻种植；美学区；引导骨再生；骨增量

即刻种植可在拔牙同期植入种植体，减少了手术次数，缩短治疗周期，是目前临床上被广泛接受且疗效确切的一种种植治疗方案，其潜在的风险是更容易出现唇侧牙龈退缩。2013年第5次ITI共识提出了即刻种植美学成功的7个基本条件。其中两条就是拔牙窝骨壁完整和唇颊侧骨壁至少有1mm厚度。但有研究显示，上颌前牙区拔牙窝中高达87%的唇侧骨壁厚度≤1mm。这意味着临床接诊的多数患者如果选择上前牙区即刻种植需要面临较高的美学风险。

近年来，陆续有研究报告伴唇侧骨壁缺损位点进行即刻种植可获得可预测的美学效果。笔者在近年来采用即刻种植同期在拔牙窝唇侧骨壁的内侧和外侧植入骨替代材料进行夹层植骨，种植修复疗效确切。本病例报道1例左上前牙唇侧骨壁缺损行即刻种植同期唇侧骨壁内外侧植骨的种植修复效果。

一、材料与方法

1. 病例简介 45岁女性患者。患者左上前牙数年前行牙根治疗后冠修复，数月前咬物时固定假牙松动伴唇侧牙龈肿痛，现牙冠伸长影响美观，咨询种植修复。患者全身健康状况良好，否认全身系统病史及传染病史，否认药物过敏史，否认吸烟。临床检查：颜面对称，中位笑线显露双侧中切牙唇侧龈缘（图1），口腔卫生良好，PLI 0～1，PD 1～3mm。咬合关系为浅覆殆浅覆盖。21冠伸长约2mm，叩诊不适，松动II度，探诊深度4mm，探诊出血BOP（+），探及唇侧龈缘下牙体缺损，中厚龈生物型，21近远中间隙与11冠部宽度对称，21唇侧骨轮廓丰满（图2、图3）。41近中唇侧扭转，下颌中线与上颌不齐。根尖片（图4）及CBCT检查（图5）结果：21根管内见充填物，根尖周未见明显低密度影，颈部区牙根横断面不连续；21位置骨宽度约8mm，高度约16mm；21唇侧骨壁冠方约3mm骨壁缺损。

2. 诊断 21根折。

3. 治疗计划

（1）美学风险评估：本患者有1项属于高风险类别：高美学期望值。有4项属于中风险类别：①中笑线；②中厚型牙龈生物型；③唇侧骨壁缺损；④唇侧牙龈慢性感染。

（2）制订治疗方案：修复方案包括活动义齿修复；固定义齿修复；种植修复。患者选择种植修复。采用金属基底+个性化全瓷基台+全瓷冠修复方案。与患者沟通及讨论后选择即刻种植方案。

4. 治疗过程

（1）种植手术：术前1小时口服阿莫西林500mg。盐酸甲哌卡因（斯康杜尼）局部浸润麻醉，行12、11、21、22牙周沟内切口，翻开黏骨膜瓣后牙周膜刀拔除患牙（图6），搔刮去除肉芽组织、过氧化氢+生理盐水反复冲洗，清创后可见唇侧骨壁V形骨缺损（图7）。逐级备洞在理想三维位置植入Astra 3.5mm×13mm植体1颗（图8、图9），植入扭矩15N·cm。接入愈合基台（直径5.5mm），在唇侧骨壁内侧和外侧植入低替代率的骨充填材料（Bio-Oss, Geistlich）（图10），覆盖生物可吸收性胶原膜（Bio-Gide, Geistlich）（图11），松弛唇侧龈瓣后4-0可吸收缝线间断缝合术口穿龈愈合（图12）。术后根尖片显示种植体位置理想（图13）。术后戴入经调改的胶托局部可摘义齿，避免压迫愈合基台（图14）。术后3天常规口服阿莫西林（每次500mg，每日3次），使用西吡氯铵含漱液含漱2周。

作者单位：中山大学光华口腔医学院

通讯作者：黄宝鑫；Email: dentisthbx@163.com

术后10天拆线。

（2）个性化印模：愈合5个半月后可以看到愈合基台周围牙龈健康（图15）。唇侧骨轮廓丰满，基台穿龈轮廓较理想（图16），种植体边缘骨水平稳定（图17）。直接采用速凝制作个性化印模转移杆后使用硅橡胶印模材料进行印模（图18～图21）。为了避免成品基台的穿龈位置不理想导致粘接剂滞留，配送1.5mm穿龈高度的成品金属基台至义齿制作中心，金属基底连接CAD/CAM氧化锆全瓷基台制作个性化基台（图22），保证了基台边缘位于龈下约0.5mm（图23、图24）；在此基础上制作Lava全瓷冠。

（3）修复体的试戴及粘接：印模后2周进行修复体戴入。调改牙冠后，锁紧基台螺丝，封口，多功能粘接树脂粘接牙冠（图25、图26）。去多余粘接剂。戴牙后根尖片显示种植体边缘骨水平稳定，未见粘接剂滞留（图27）。

二、结果

种植修复体周围软组织轮廓稳定，龈缘位置与龈乳头位置理想，患者满意修复效果（图28）。

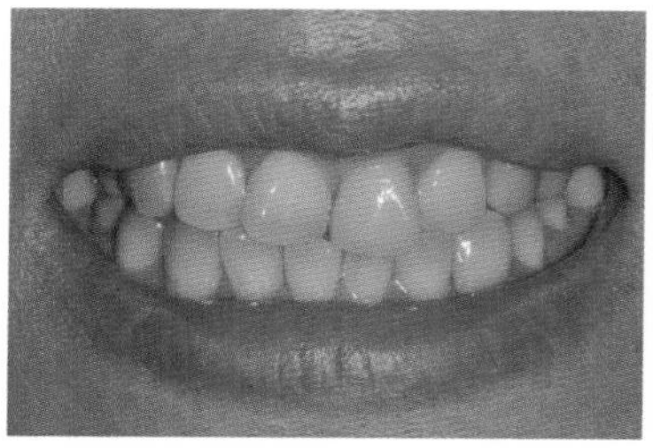

图1 治疗前微笑像

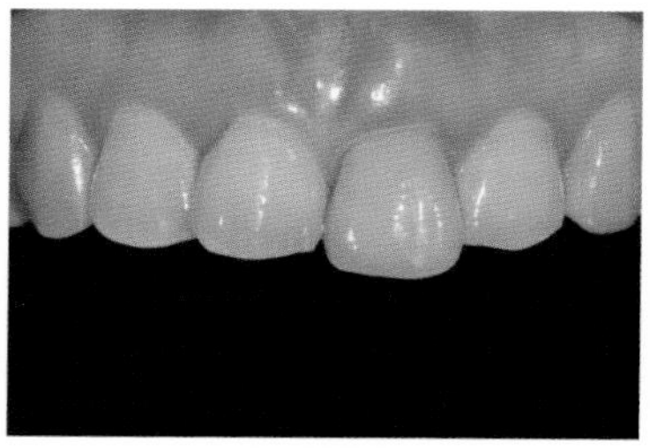

图2 21局部正面像

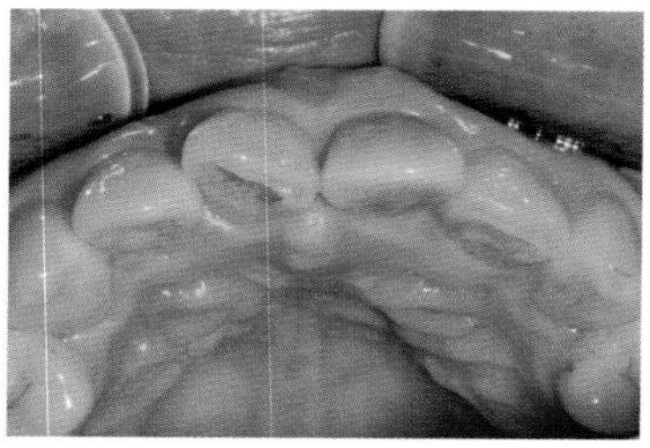

图3 21殆面像

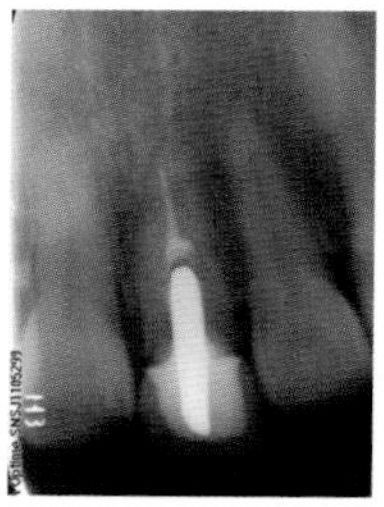

图4 根尖片显示，21根管内见充填物，根尖周未见明显低密度影

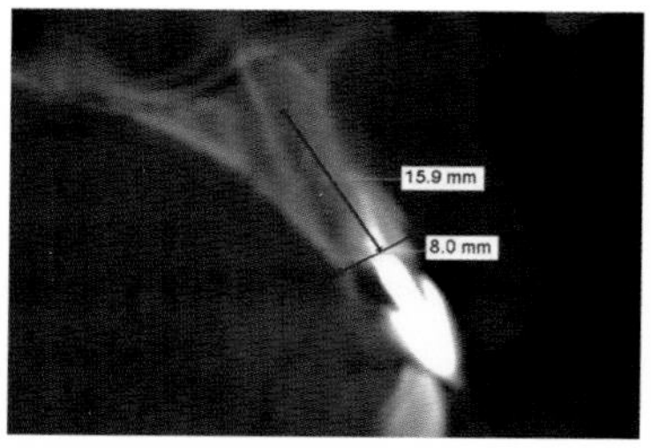

图5 CBCT测量显示，骨宽度约8mm，高度约16mm，唇侧骨壁冠方约3mm骨壁缺损

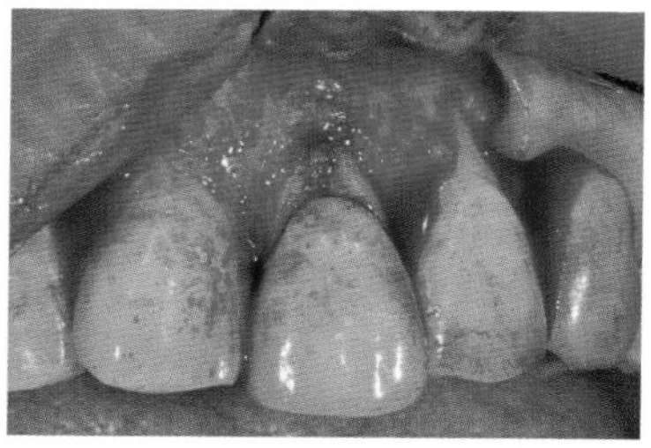

图6 翻瓣后情况，可见牙根唇侧纵裂纹伴牙体缺损

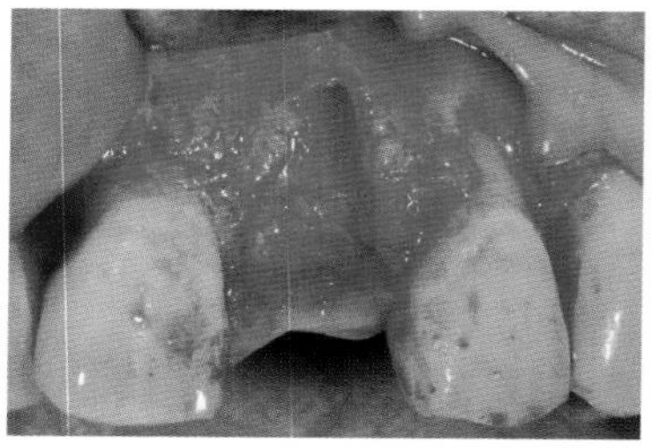

图7 拔牙清创后可见唇侧V形骨缺损

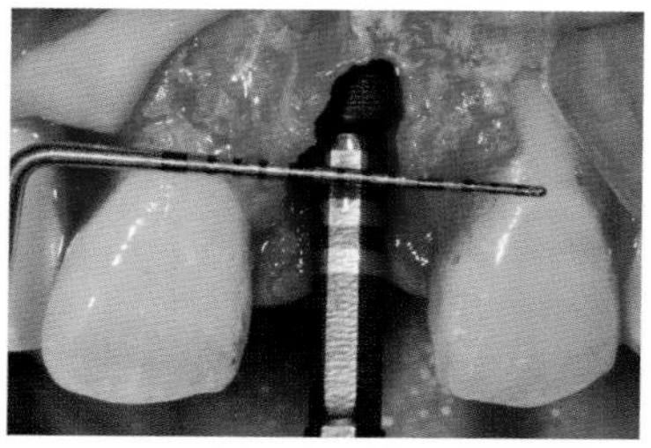

图8 种植体植入的三维位置（正面像）

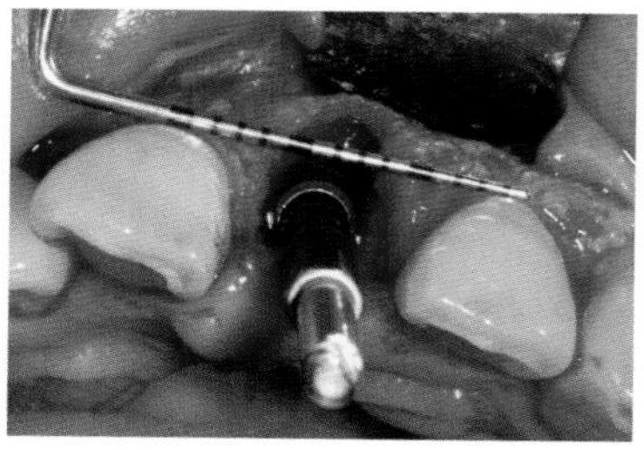

图9 种植体植入的三维位置（殆面像）

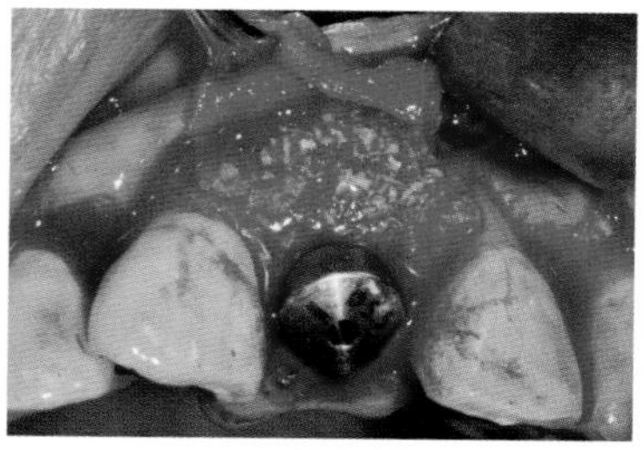

图10 缺损唇侧骨壁内侧和外侧植入低替代率的骨充填材料（Bio-Oss, Geistlich）

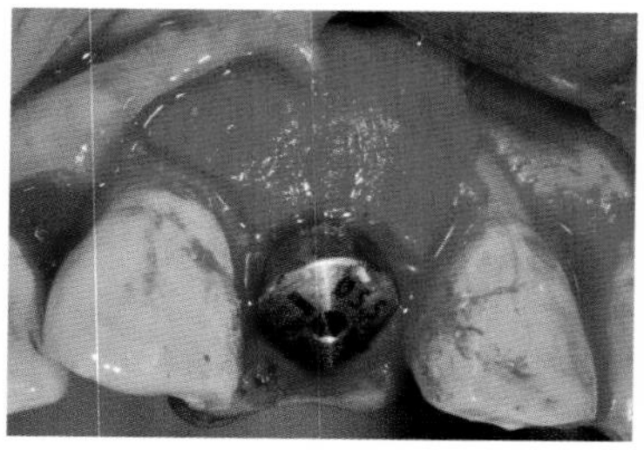

图11 覆盖生物可吸收性胶原膜（Bio-Gide, Geistlich）进行引导骨再生

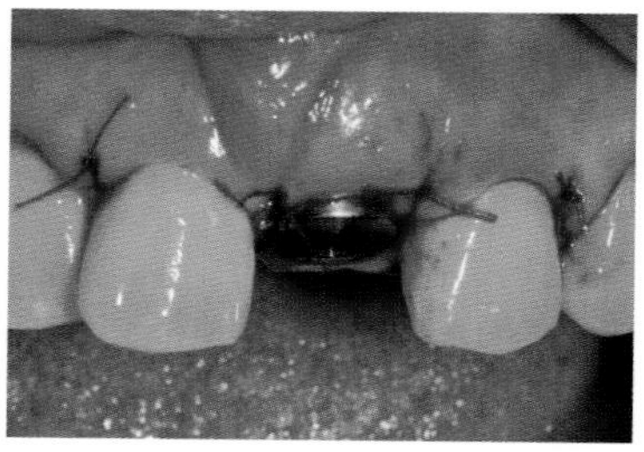

图12 严密缝合术口

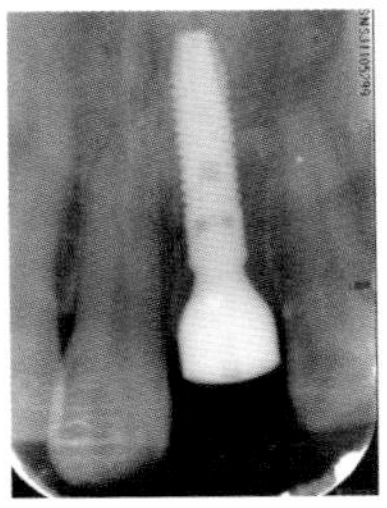

图13　种植体植入后根尖片检查情况

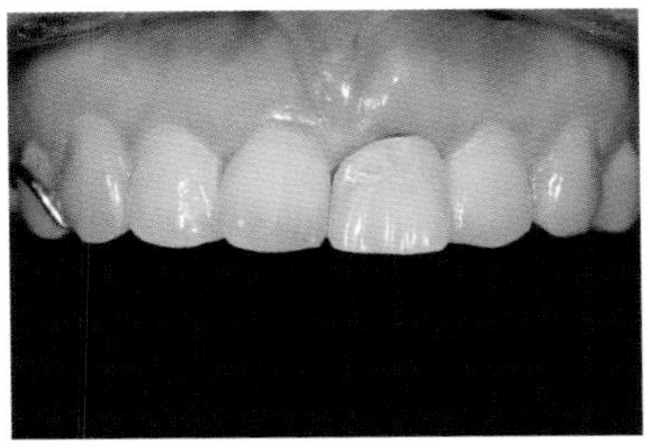

图14　可摘局部义齿进行过渡修复

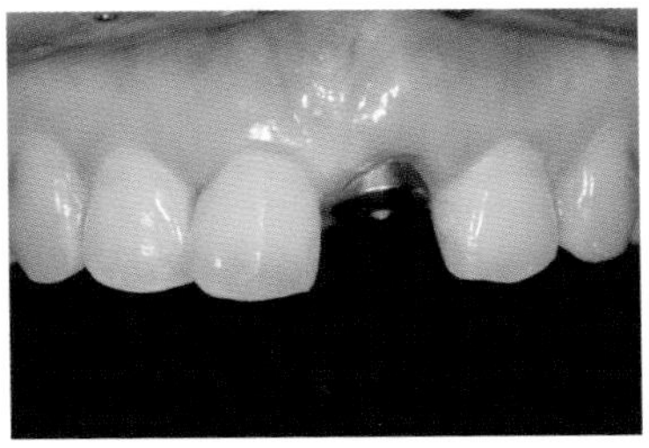

图15　种植术后5个半月愈合情况，愈合基台周围牙龈健康，基台穿龈轮廓较理想

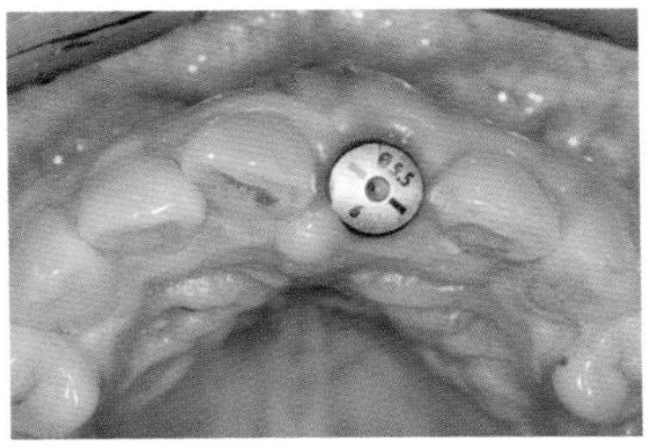

图16　种植术后5个半月愈合情况，唇侧骨轮廓丰满

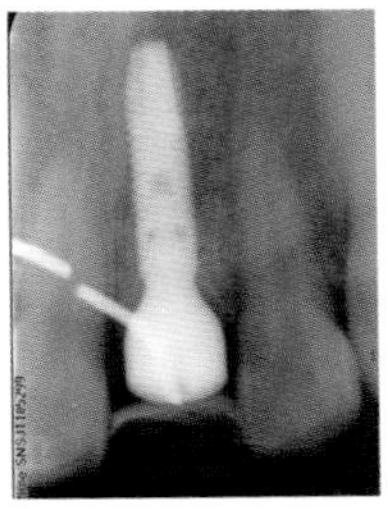

图17　种植术后5个半月根尖片检查情况

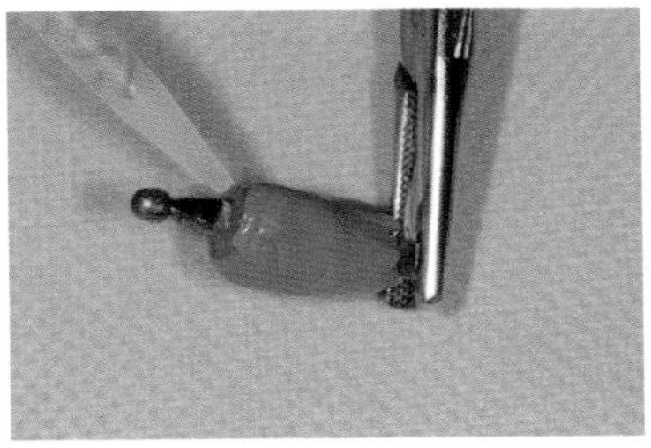

图18　使用速凝树脂制作个性化印模转移杆

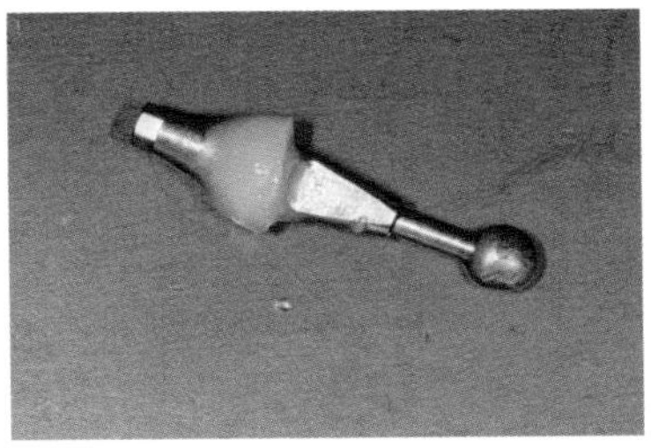

图19　修整后转移杆形态

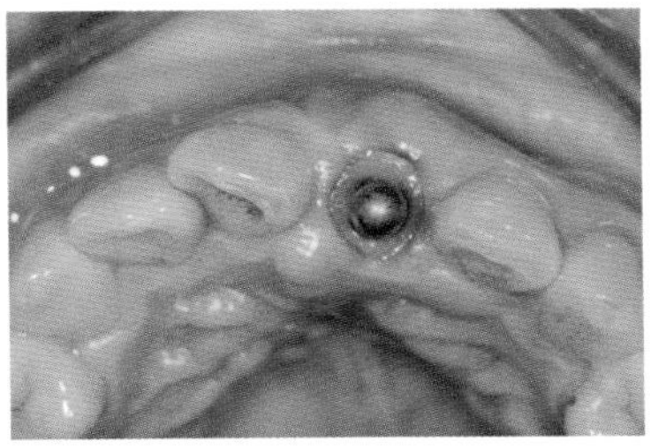

图20　个性化印模转移杆连接到口内情况

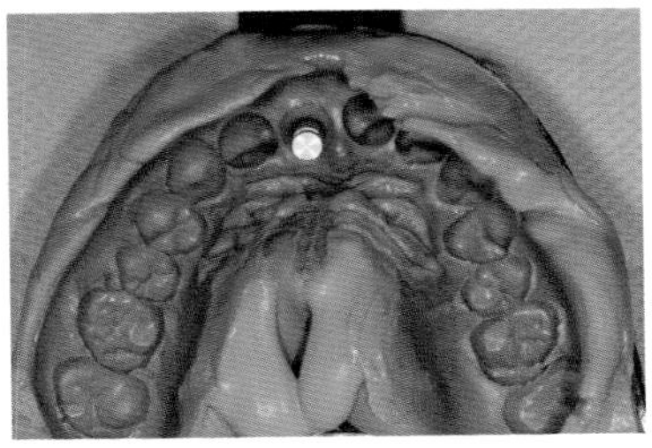

图21　转移杆就位于硅橡胶印模中情况

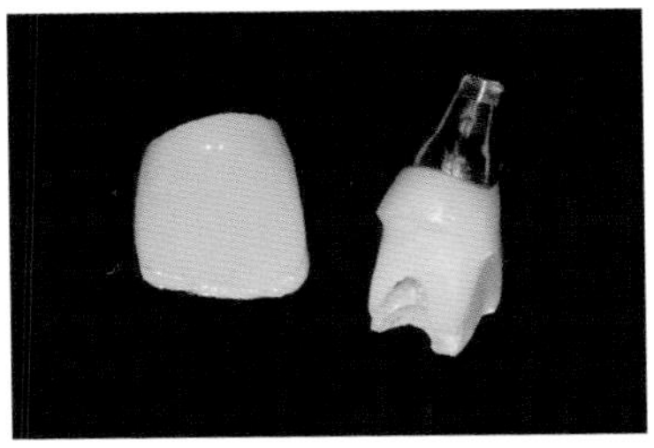

图22　采用金属基台结合CAD/CAM氧化锆全瓷基台制作个性化瓷基台及Lava全瓷冠

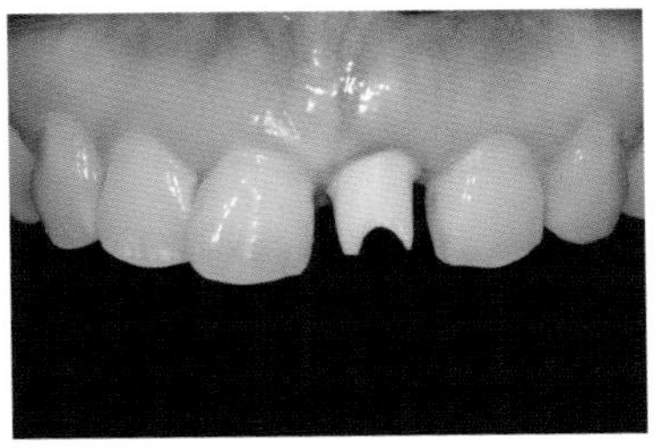

图23　个性化基台就位后穿龈位置位于龈下0.5mm

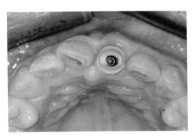

图24　基台开口位于切缘位置

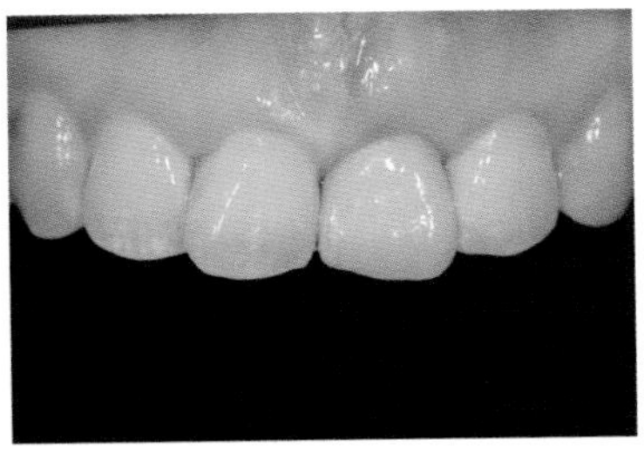

图25　全瓷冠戴入后修复体红白美学较理想

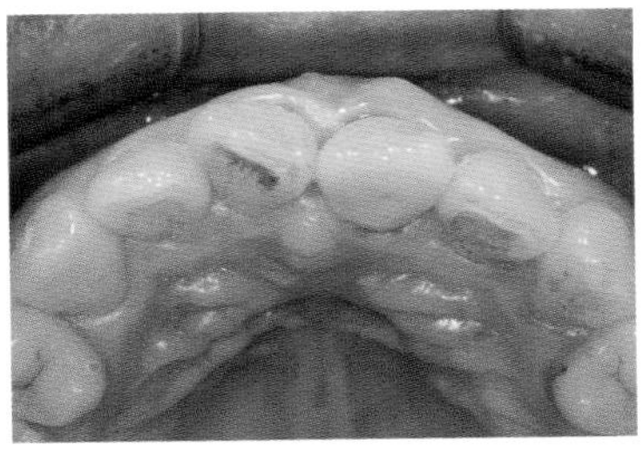

图26　种植修复体唇侧骨轮廓丰满

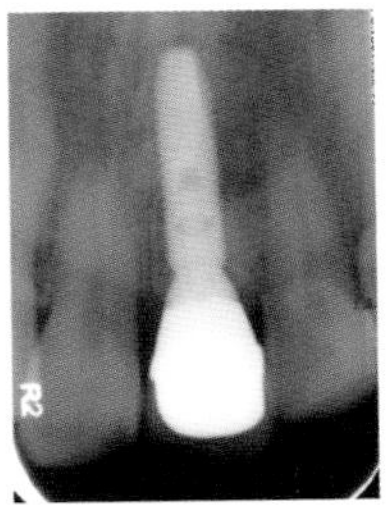

图27　种植术后6个月修复体戴入后根尖片检查情况

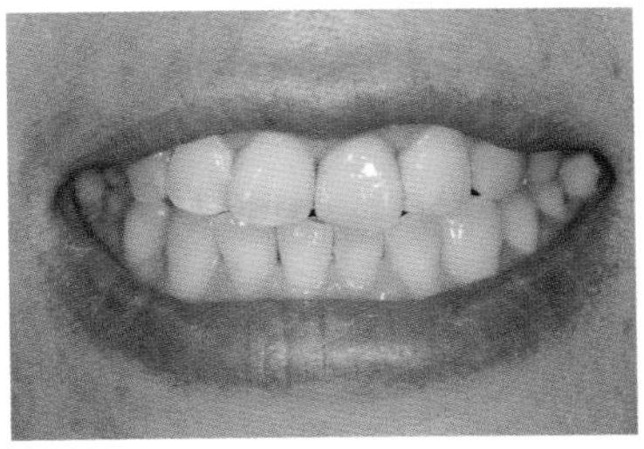

图28　治疗后微笑像

三、讨论

本病例采用的方式是在拔牙窝唇侧骨壁的内侧和外侧植入骨替代材料进行夹层植骨。这种夹层植骨补偿骨吸收和部分生物材料的降解，起到支撑软组织轮廓的作用。回顾文献显示有学者推荐在种植体距离唇侧骨板距离<4mm时进行夹层植骨。此病例采用了低替代率的骨充填材料（Bio-Oss，Geistlich）结合生物可吸收性胶原膜（Bio-Gide，Geistlich）进行水平骨增量；已有大量的文献证实即刻种植时联合应用Bio-Oss和Bio-Gide可显著减少骨吸收。此外，在修复上采用了个性化印模可以避免印模时软组织塌陷。在基台选择上，本研究没有选择成品全瓷基台，是由于成品金属基台与种植体连接处（IAJ）精度优于整体CAD/CAM全瓷基台，而且钛基台抗折性能明显高于氧化锆基台。为了避免成品基台穿龈轮廓不足、粘接剂存留风险和整体CAD/CAM全瓷基台在精度和强度上的不足，本病例采用成品金属基台结合CAD/CAM全瓷基台制作个性化基台，兼顾了基台的精度、强度和美观。

参考文献

[1] Shi JY, Wang R, Zhuang LF, et al. Esthetic outcome of single implant crowns following type 1 and type 3 implant placement: a systematic review[J]. Clin Oral Implants Res, 2015,26(7):768-774.
[2] Huynh-Ba G, Pjetursson BE, Sanz M, et al. Analysis of the socket bone wall dimensions in the upper maxilla in relation to immediate implant placement[J]. Clin Oral Implants Res, 2010,21(1):37-42.
[3] Sarnachiaro GO, Chu SJ, Sarnachiaro E,et al. Immediate Implant Placement into Extraction Sockets with Labial Plate Dehiscence Defects: A Clinical Case Series[J]. Clin Implant Dent Relat Res, 2016,18(4):821-829.
[4] Capelli M, Testori T, Galli F, et al. Implant-buccal plate distance as diagnostic parameter: a prospective cohort study on implant placement in fresh extraction sockets[J]. J Periodontol, 2013,84(12):1768-1774.
[5] Jensen SS, Terheyden H. Bone augmentation procedures in localized defects in the alveolar ridge: clinical results with different bone grafts and bone-substitute materials[J]. Int J Oral Maxillofac Implants, 2009,24 Suppl:218-236.
[6] Baldassarri M, Hjerppe J, Romeo D, et al. Marginal accuracy of three implant-ceramic abutment configurations[J]. Int J Oral Maxillofac Implants, 2012,27(3):537-543.
[7] Yilmaz B, Salaita LG, Seidt JD, et al. Load to failure of different zirconia abutments for an internal hexagon implant[J]. J Prosthet Dent, 2015,114(3):373-377.

前牙区连续多颗牙缺失种植修复1例

王黎

摘 要

目的：将术前诊断蜡型、数字化微笑设计、即刻种植、早期种植及暂时冠牙龈塑形等技术应用于前牙美学区连续多颗牙缺失的种植修复。**材料与方法：**本病例中患者上颌前牙因外伤松动或缺失，角化龈局部凹陷，患者要求种植修复，拟行上颌12、22、32～42即刻种植，21早期种植同期行引导骨再生术，延期修复。**结果：**种植术后15个月，患者种植修复体稳定，获得了良好的红白美学修复效果，软硬组织稳定。**结论：**选择合理的适应证，采用术前诊断蜡型、数字化微笑设计、即刻种植、早期种植及暂时冠牙龈塑形等技术，应用于前牙区连续多颗牙缺失，可获得理想的种植美学修复效果，且效果稳定。

关键词：早期种植；即刻种植；引导骨再生术

前牙区种植中如何能达到美学修复效果，实现红白美学的最大限度的恢复是现今种植中的热点，在前牙区缺失中，连续多颗牙缺失病例又是种植修复中的难点。面对高难度病例，我们选择合理的临床治疗程序是一切治疗成功的关键，同时选择合理的适应证，联合采用术前诊断蜡型、数字化微笑设计、即刻种植、早期种植及引导骨再生术（GBR），结合暂时冠牙龈塑形可不同程度地维持或恢复软硬组织轮廓。

一、材料与方法

1. 病例简介 48岁男性患者，以“上前牙外伤缺失”为主诉就诊，现病史：患者数日前上颌前牙因外伤折断或拔除，现要求种植修复。既往体健，否认系统病史。口内检查：患者颌面部对称，开口度正常，开口型正常，无关节弹响，无黏膜病损。11、21缺失，角化龈凹陷，牙槽嵴唇侧部分吸收，12冠根折，腭侧折线至龈下，可见牙龈少量退缩，22松动Ⅱ度，近中及唇侧移位，32～42唇侧倾斜，排列拥挤，松动Ⅰ～Ⅱ度，牙根部分暴露，邻牙牙龈乳头高度有所降低，余未见明显异常。咬合关系：前牙区深覆𬌗，深覆盖，下颌Spee曲线切牙段陡峭，中位笑线。口腔卫生情况可，牙周治疗术后。CBCT：12～22，32～42处可用骨高度>15mm，嵴顶牙槽骨宽4.5mm～7mm，12～22骨高度少量降低，11唇侧骨壁骨折，32～42牙槽嵴垂直吸收至根中-根尖1/3。全口牙不同程度骨吸收（图1～图6）。

2. 诊断 12冠根折；11、21缺失；22牙脱位；慢性牙周炎。

3. 治疗计划 牙周维护治疗+口腔卫生宣教。

（1）方案一：12、22 即刻种植+21早期种植+联合正畸治疗调整前牙覆𬌗覆盖关系+12～22延期修复，评估此方案SAC外科分类属高度复杂病例，修复部分属Complex病例。

（2）方案二：12、22、32、42即刻+21早期种植+12～22、32～42延期修复，评估此方案SAC外科分类属高度复杂病例，修复部分属Advanced病例。

对比两种方案的SAC分类，评估下颌31～41预后及正畸治疗可行性差，最终选择方案二，确定最终方案为：牙周维护治疗+口腔卫生宣教；12、22，32、42即刻+21早期种植+12～22、32～42延期修复。

（3）使用的种植系统及材料：NobelActive 3.5mm×13mm种植体；Bio-Oss骨粉；Bio-Gide生物膜。

4. 治疗过程

（1）术前设计：术前诊断蜡型，进行数字化微笑设计（DSD），医患沟通，确认治疗方案，使用计算机软件设计种植体位置，模拟植入，制作压膜导板（图7～图10）。

（2）种植手术过程：术中微创拔除12、22、32、31、41、42，采用梯形切口翻瓣，按术前设计的三维位置导板引导下植入种植体，骨缺损处植入人工骨粉，覆盖生物膜，减张缝合，行术后CBCT检查，佩戴过渡期活动义齿（图11～图17）。

（3）二期手术及印模制取：因患者时间原因，将6个月的预约时间推迟到8个月后复查，影像学检查，评估种植体骨整合情况良好；行二期手术，安放愈合帽，软组织愈合后取模制作暂时冠（图18～图22）。

（4）确认无颞下颌关节病变症状，个性化取模：调改暂时冠塑形，影像学检查无颞下颌关节病变，确认无颞下颌关节病变症状，塑形结束后制作个性化转移体，个性化取模、比色（图23～图25）。

（5）制作完成最终修复体（图26）。

作者单位：重庆医科大学附属口腔医院

Email: 16012877@qq.com

二、结果

最终修复体戴入，红白美学得以恢复，最终效果患者满意。复查CBCT可见种植体植入位置与术后软件设计基本重合，骨整合良好，唇侧有2mm以上骨厚度，为长期的美学修复效果提供基础保障（图17，图27～图30）。

随访显示修复效果稳定，修复体美观，功能良好，软硬组织稳定，影像学检查稳定（图31、图32）。

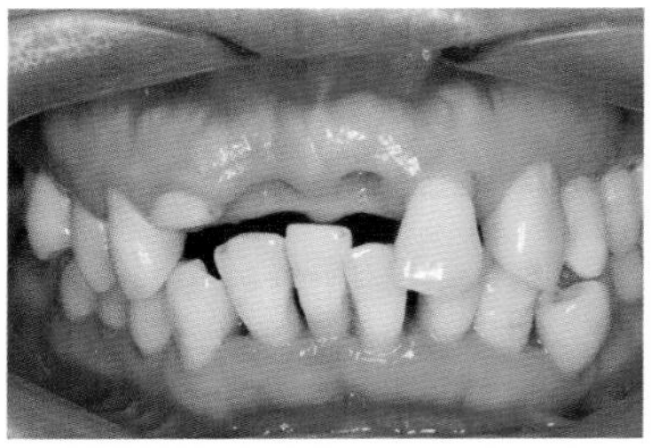

图1 初诊口内正面像

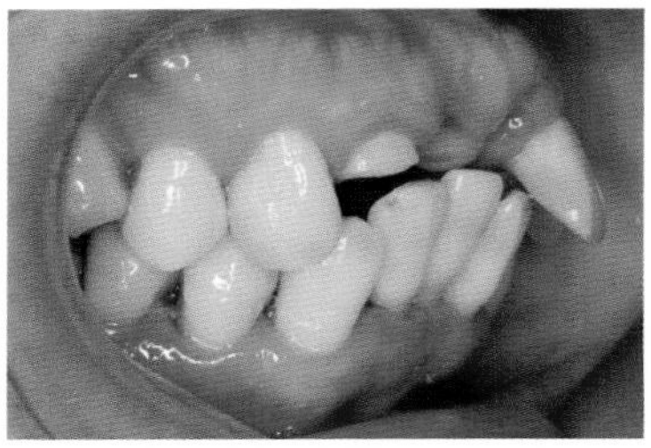

图2 初诊口内侧面像

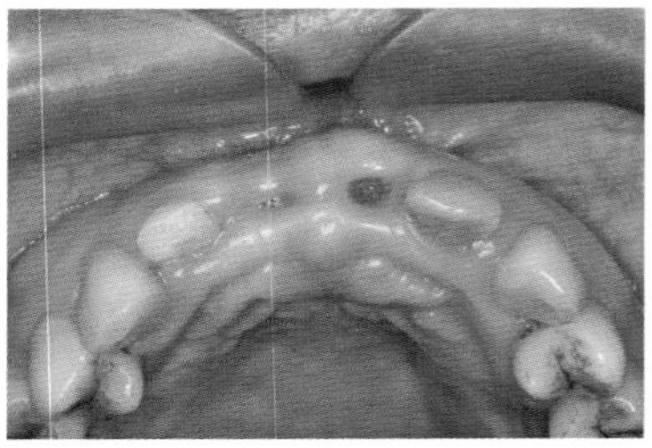

图3 初诊口内上颌前牙区殆面像

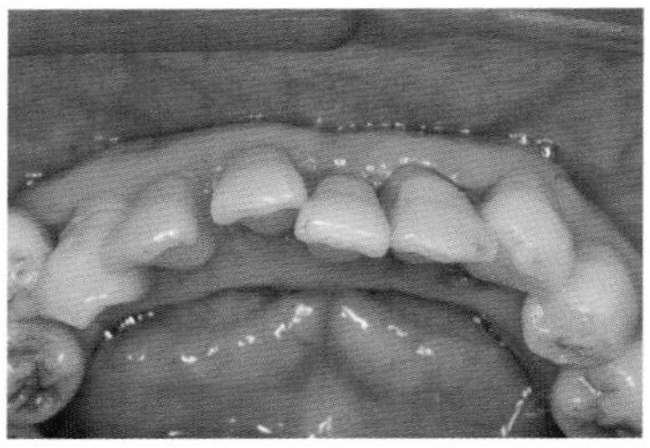

图4 初诊口内下颌前牙区殆面像

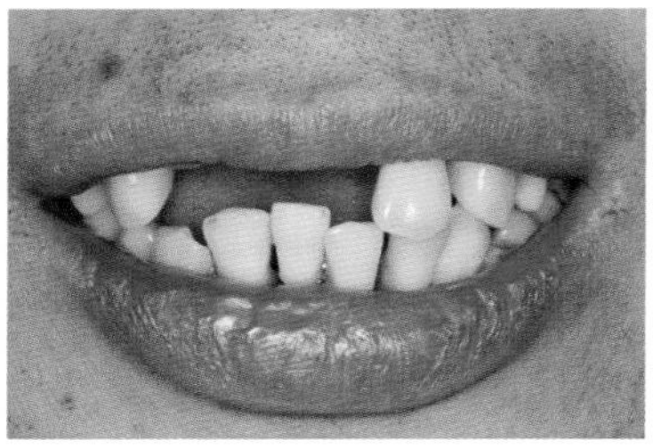

图5 初诊微笑像

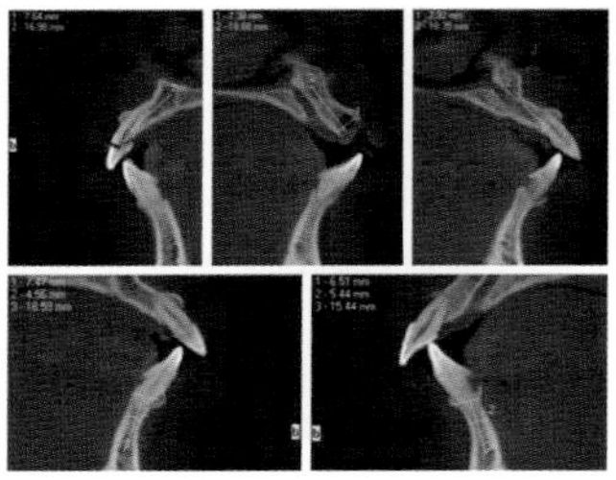

图6 初诊CBCT

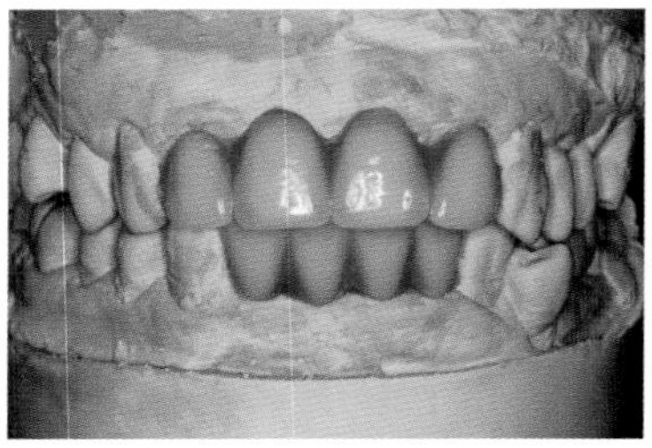

图7 术前设计排牙

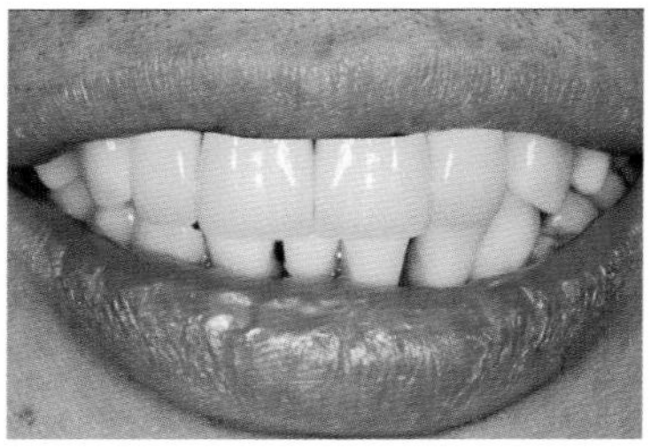

图8 术前DSD设计

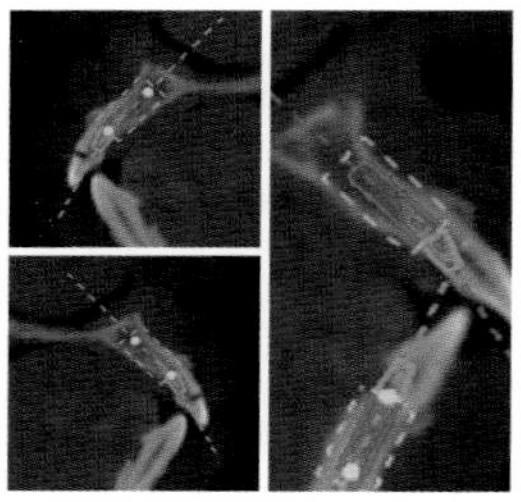

图9 术前计算机模拟植入

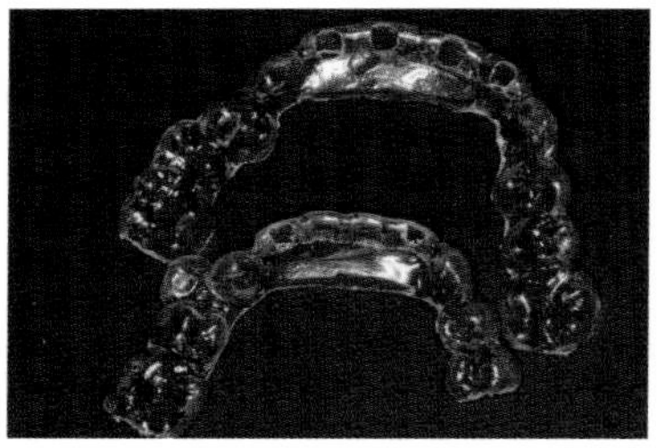

图10 术前制作外科简易导板

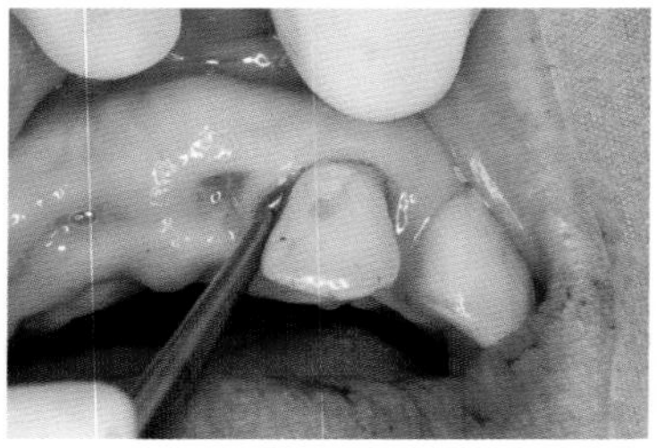

图11 术中微创拔牙

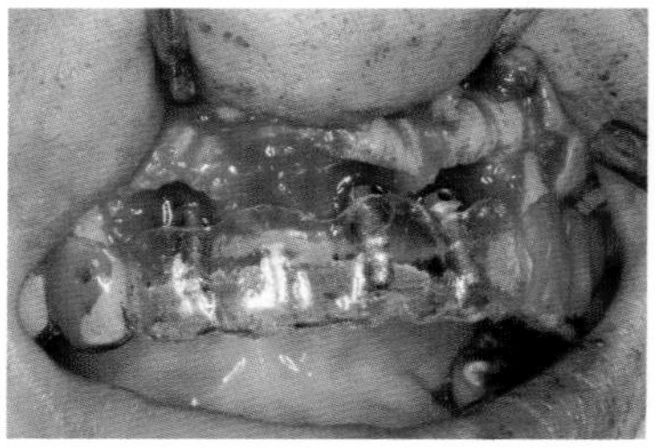

图12 导板引导下制备种植体窝洞

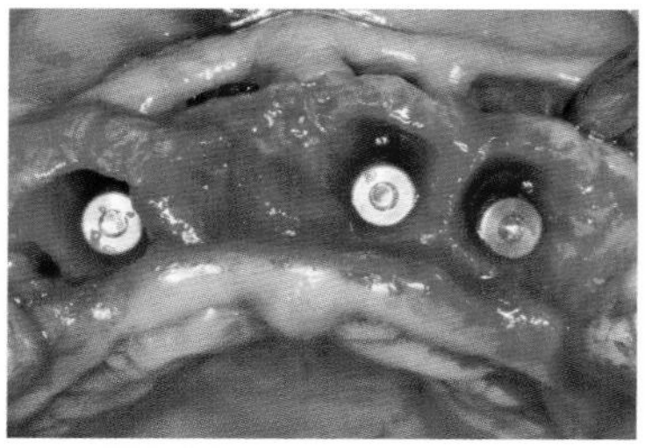

图13 上颌种植体植入

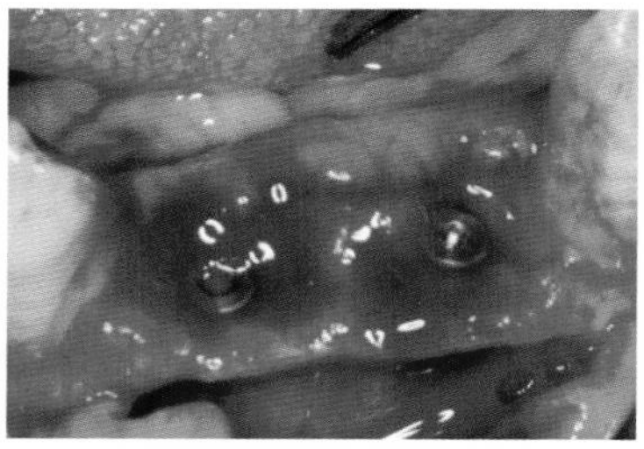

图14 下颌种植体植入

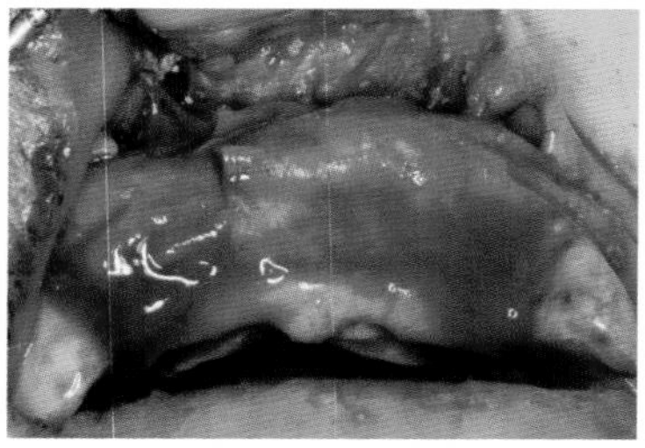

图15 骨缺损植入人工骨粉，覆盖生物膜

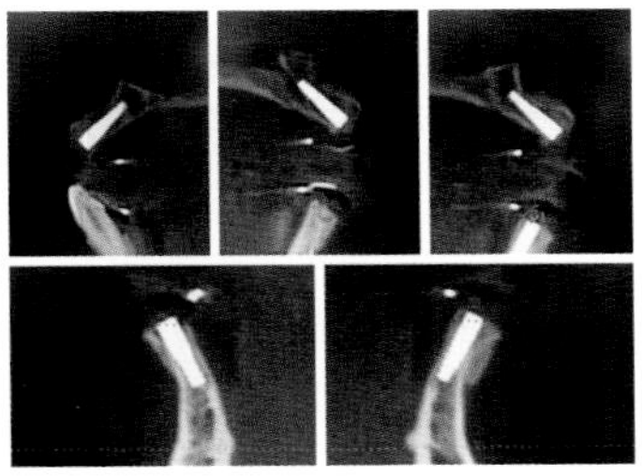

图16　术后当日CBCT

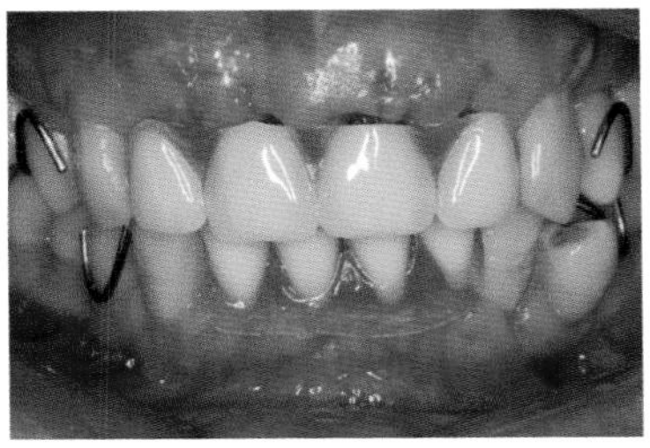

图17　试戴临时义齿

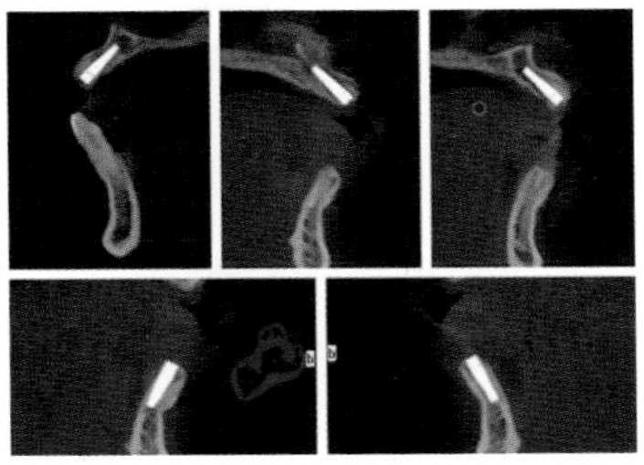

图18　术后8个月CBCT

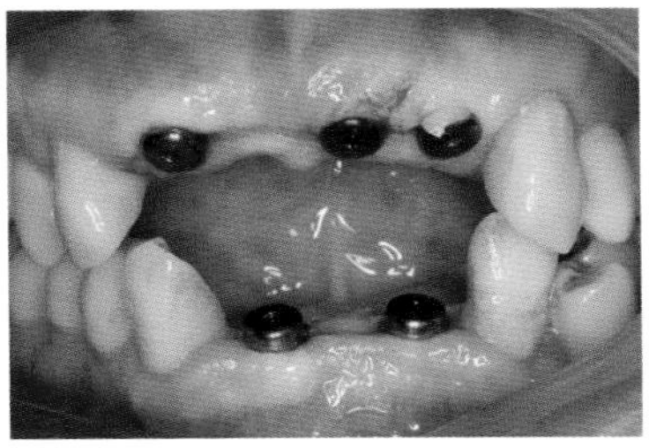

图19　8个月后行二期手术，安放愈合帽

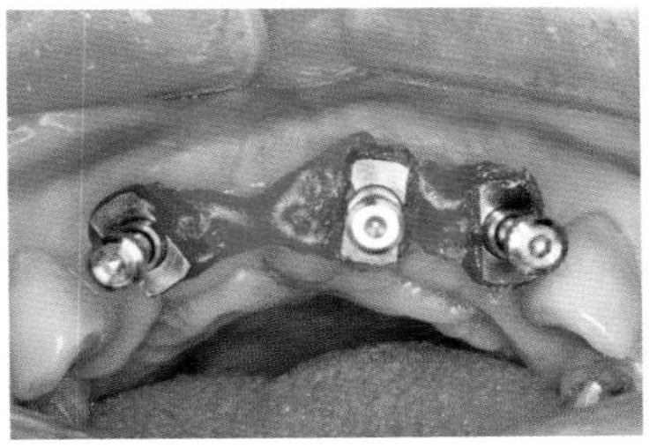

图20　软组织愈合后夹板取模

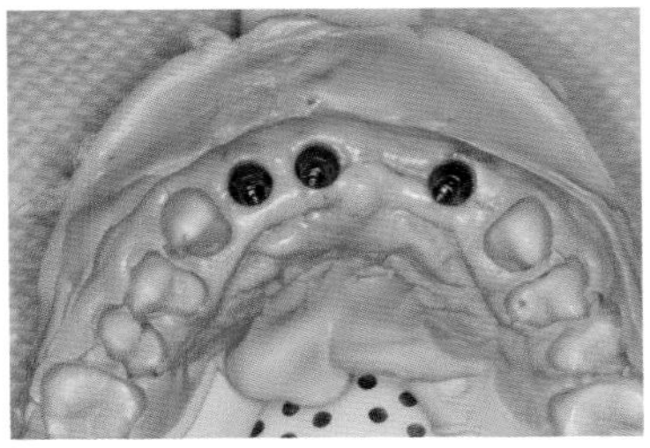

图21　硅橡胶印模

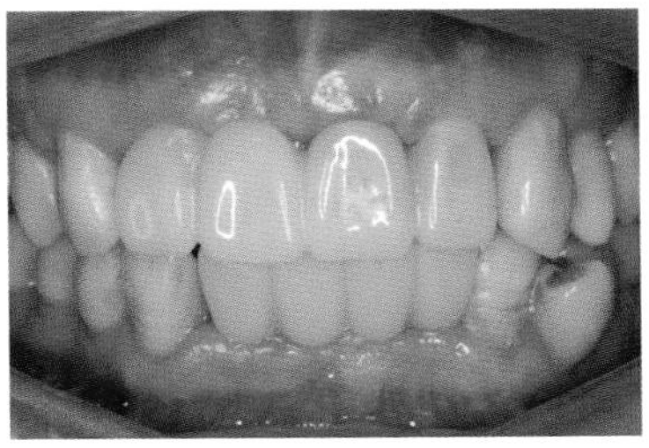

图22　暂时冠戴入正面像

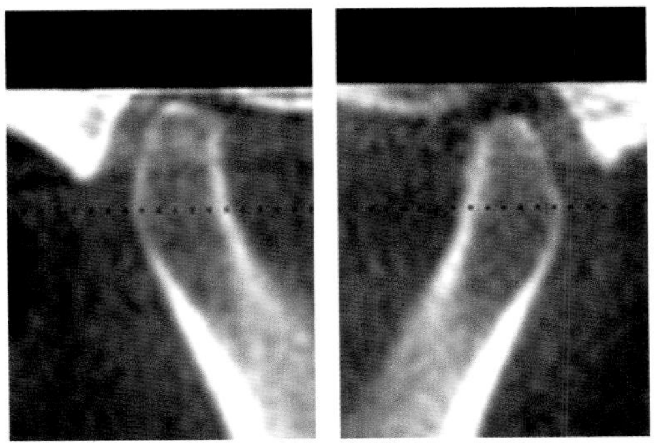

图23　未出现颞下颌关节症状或副功能运动

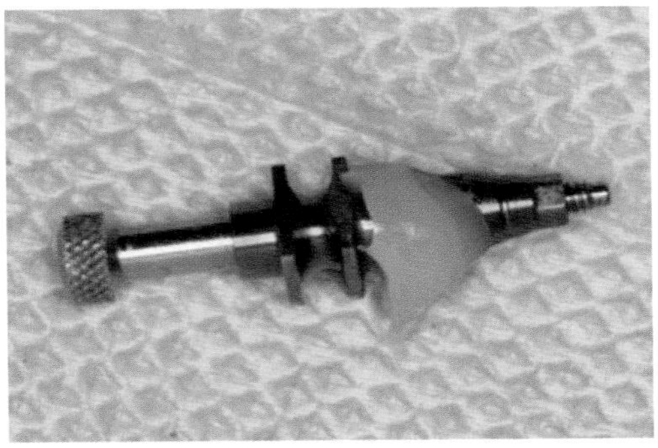

图24　暂时冠塑形后制作个性化转移杆取模

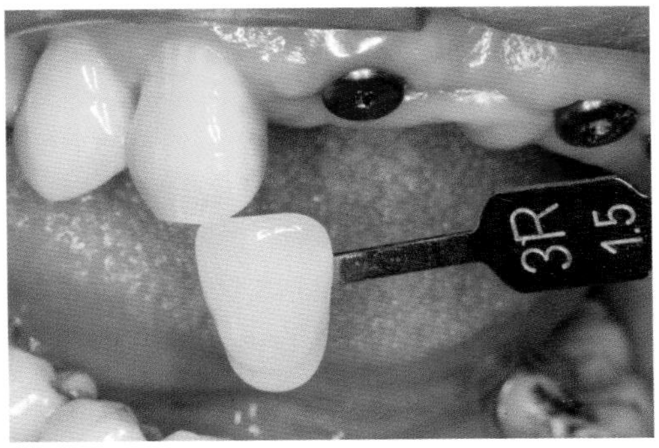

图25　比色

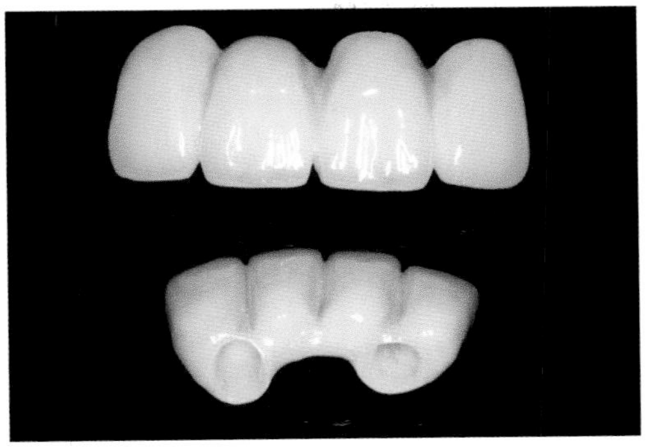

图26　最终修复体

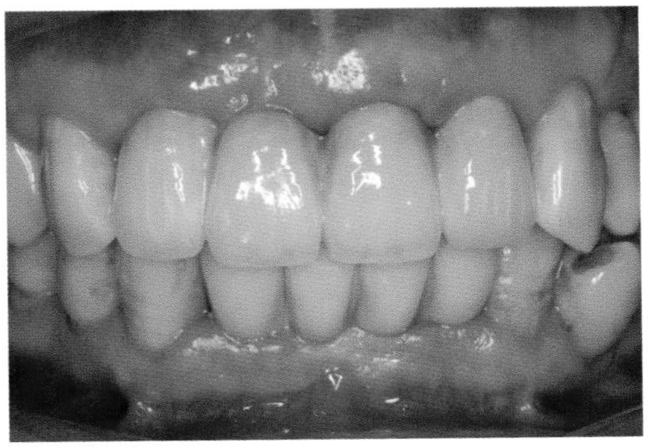

图27　最终修复体戴入正面像

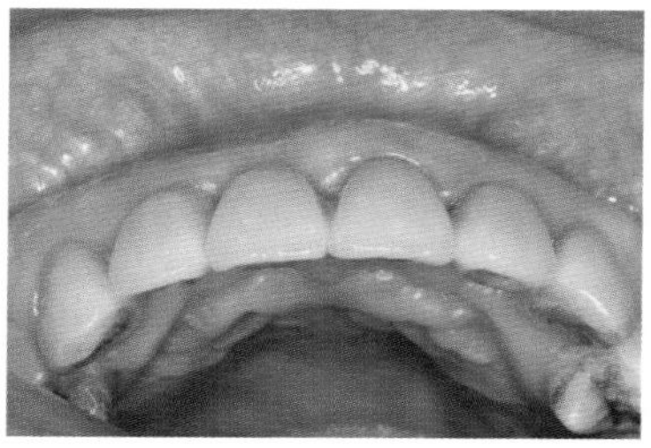
图28 最终修复体戴入上颌殆面像

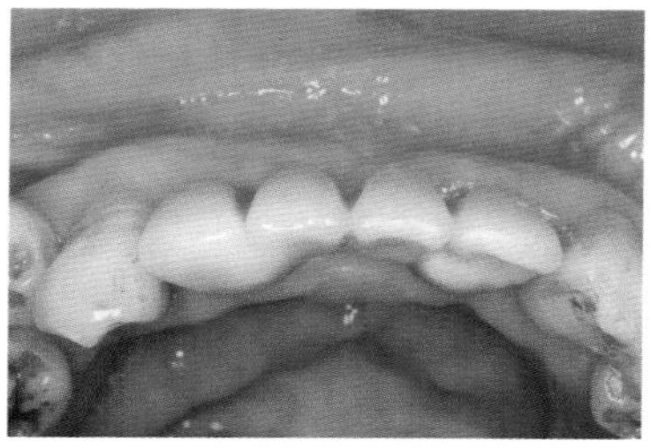
图29 最终修复体戴入下颌殆面像

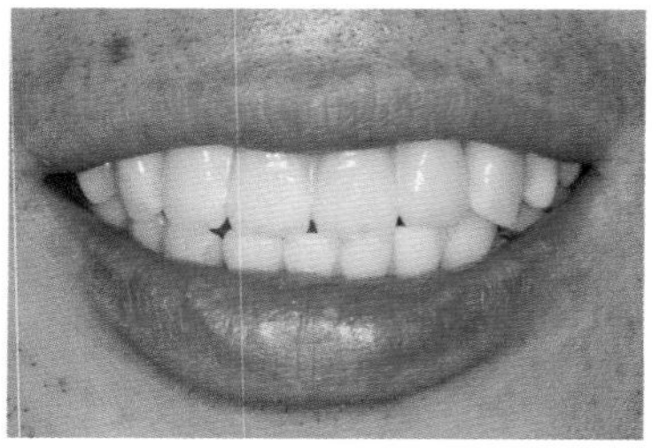
图30 最终修复后微笑像

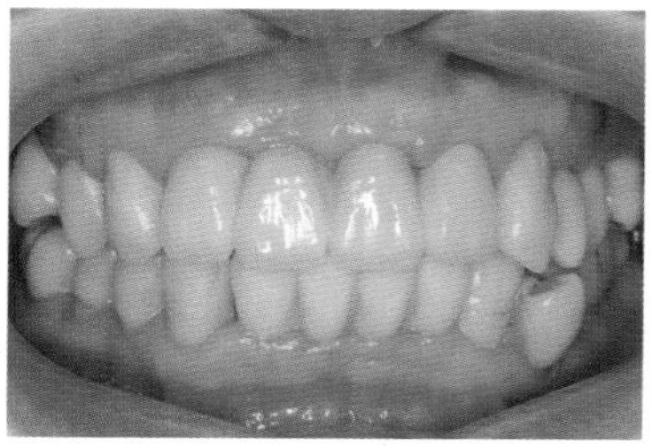
图31 最终修复半年后复诊口内正面像

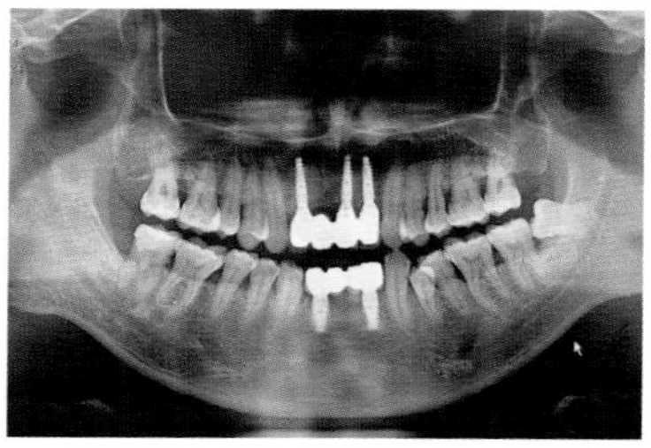
图32 最终修复半年后复诊影像学检查

三、讨论

前牙区种植中如何能达到美学修复效果，实现红白美学的最大限度的恢复是现今种植中的热点。其中连续多颗牙缺失病例又是种植修复中的难点。

面对高度复杂病例，采用SAC评估分析，本病例属种植高度复杂病例，术前方案的合理制订是种植修复成功的基础。对于前牙连续多颗牙缺失的病例，须考虑到患者前牙咬合引导的作用，设计合理的前伸轨迹，否则会增大患者颞下颌关节病变风险。方案涉及多牙拔除，需要充分地医患沟通，术前诊断蜡型，进行数字化微笑设计（DSD），获得患者知情同意后，术前进行计算机模拟植入，制作种植导板，提高种植的精确性，种植外科包含了早期种植、即刻种植及GBR技术，规范化地使用各种植外科技术，合理地选择适应证，可有效维持或恢复硬组织缺损，支撑软组织外形轮廓。外科一期手术完成种植修复的硬组织基础，但此时软组织龈缘外形丧失，需要结合暂时冠牙龈诱导成形，经过数次调改暂时冠外形，同时确认无颞下颌关节病变症状后，个性化取模，完成最终修复，达到满意且稳定的修复美学效果。

任何一个种植修复病例的成功，从病例的评估、方案的设计到精细的外科及修复操作均非常重要，缺一不可，其中对病例的正确评估是基础，合理的方案设计是前提。

参考文献

[1] 戈怡, 陈德平. 口腔种植的软组织美学[M].北京:人民军医出版社,2009.
[2] 宿玉成.现代口腔种植学[M]. 北京: 人民卫生出版社, 2004.
[3] 宿玉成译 . 国际口腔种植学会（ITI）口腔种植临床指南第一卷: 美学区种植治疗[M]. 北京: 人民军医出版社, 2008.
[4] 宿玉成译. 国际口腔种植学会（ITI）口腔种植临床指南第三卷: 拔牙位点种植: 各种治疗方案[M]. 北京: 人民军医出版社, 2008.
[5] 闫峻译. 即刻牙槽嵴修复技术——受损牙槽嵴即刻种植[M]. 北京:人民军医出版社,2015.
[6] 姜婷, 张海.全口咬合重建[M].北京: 人民卫生出版社, 2015.

创伤导致面中份复合组织缺损的修复：1例病例报道

司家文　史俊　李青峰　沈国芳

摘要

目的：本病例报道介绍1例因创伤导致面中份复合组织缺损的女性患者，并对该患者基于多学科个性化修复重建的临床治疗过程和结果进行报道和讨论。**材料与方法：**查体见患者鼻尖、右侧鼻翼、右侧鼻底及部分上唇缺失，上颌前牙区牙槽骨部分缺失并伴有口鼻瘘，13～22缺失。利用计算机辅助外科技术对患者进行虚拟手术设计，并先后通过上颌前牙区牙槽骨水平向牵引成骨、额部扩张皮瓣、附着龈移植、上颌前牙区髂骨移植及肋软骨移植等临床手术修复鼻-唇-牙槽骨缺损并关闭口鼻瘘，最终植入骨结合种植体并装入种植固定义齿重建患者的咀嚼和发音功能。**结果：**患者多阶段手术均成功，术后随访12个月未见明显骨组织吸收及软组织移位变形，种植体植入后骨结合良好，修复体无松动、断裂，患者外形、发音及咀嚼功能恢复良好。**结论：**在本病例的治疗中，我们遵循面中份正常的形态结构和美容美学特征，利用计算机辅助设计技术及多种高级软、硬组织再生修复技术分阶段、个性化修复患者面中份复合组织缺损，并达到面部功能与美学兼顾的理想结果。

关键词：面中份缺损；牙种植修复；引导骨再生；牵引成骨；额部扩张皮瓣

随着人们生活工作模式及交通方式的快速变革，口腔颌面部创伤的发生频率逐年增加，伤损程度日趋严重，交通事故、工伤、运动损伤和手术切除所致的口颌复合创伤可累及面部软组织、颌骨、牙齿等多种组织。特别是颅颌面创伤导致的面中份软硬组织复合组织缺损，涉及鼻、上唇、上颌骨、牙、腭等多种结构，使患者出现不同程度的牙颌功能障碍和面部畸形，极大地影响了患者的生活质量和面容美观。如何在面中份复合组织缺损修复中恢复口颌组织的外形和功能，是目前口腔颌面外科及整复外科领域的研究热点之一。

近年来，计算机辅助设计技术、扩张皮瓣技术、骨组织再生技术及种植牙修复技术等多学科临床治疗技术快速发展，使创伤导致口颌多种组织缺损的功能与美学修复成为可能。特别是在面中份复合组织缺损病例的治疗过程中，通过临床多学科合作，提供个体化的治疗方案，有望得到令患者满意的疗效。本文即介绍一例因创伤导致面中份复合组织缺损患者的多学科个性化修复重建过程和治疗结果分析，并就其中存在的经验和问题进行初步的探讨。

一、材料与方法

1. 病例简介　35岁女性患者，以“车祸致面中部多组织缺损畸形两年要求修复”为主诉于我科就诊。该患者既往体健，否认慢性系统性疾病病史及药物、食物过敏史。因车祸伤致面中部多组织不同程度裂伤、缺损，于当地医院急诊行清创缝合术，术后创口愈合尚可，但鼻、上唇、上颌骨前部及上颌前牙区仍存在较为复杂的软硬组织复合缺损畸形，现为修复面中份鼻-唇-上颌骨-牙缺损，特来我院就诊。临床检查：患者面部畸形，鼻尖、右侧鼻翼、鼻底、上唇基底部缺失，鼻底及上颌前部前庭沟区域见一约2mm×2.5mm口鼻瘘，口内外创口愈合良好，周围软组织无明显脓肿及慢性炎症表现。主动张口度大于3横指，开口型无偏斜，颞下颌关节无弹响。口腔卫生尚可，牙齿无明显磨耗，上颌13～22及相应牙槽骨缺失，上颌前部缺损区龈缘不整，部分附着龈缺失，局部见手术瘢痕，余牙无松动，牙龈无红肿，探诊深度为2～3mm（图1）。影像学检查：颌面部CT示上颌13～22牙列缺损，缺牙区固有牙槽骨及牙槽突缺失，骨缺失区域宽约23.6mm（图2）。实验室检查：血常规及凝血功能各项指标均无异常。

2. 诊断　创伤后鼻-唇-牙槽骨缺损畸形；上颌牙列缺损。

3. 治疗计划　多学科联合整复方案：应用计算机辅助设计，分期行额部扩张皮瓣鼻缺损修复术、上颌前部牙槽骨扩张成骨术、上颌前牙区植骨术、附着龈移植术、牙种植术，本方案手术创伤大、风险高、花费昂贵、治疗周期长，而术后口颌功能及面部美观能得到较好恢复。赝复体修复方案：使用传统可摘局部义齿修复口内牙列缺损并封闭口鼻瘘，使用种植体支持式或外置式鼻唇赝复体修复鼻唇缺损，本方案手术创伤小，可在较短时间内完成修复，但术后口颌功能及面部美观恢复效果一般。

4. 治疗过程

与患者充分沟通各治疗方案及风险利弊，患者选择多学科联合整复方案，并于各项治疗开展前签署知情同意书。

（1）颌面部软硬组织增量一期手术：术前对患者颌骨进行层厚为0.625mm的薄层CT扫描，获取病灶部位的二维和三维图像资料，用多普勒彩超检测额部的血管直径和血流情况，排除血管变异。应用Simplant软件在

作者单位：上海交通大学医学院附属第九人民医院

通讯作者：司家文；Email: sjwlyl@163.com

上颌骨前部进行虚拟分块截骨术，参照临床和影像学检查结果制订上颌前部骨块截骨及扩张前移方案（图3），完成术前正畸，为Hyrax扩弓器安装及外科辅助上颌骨前部扩弓提供良好条件。采用全麻鼻插管，植入200mL容积额部扩张水囊，根据术前设计行上颌前部截骨术及Hyrax牙-骨支持式上颌骨扩弓器置入术。

（2）颌面部软硬组织增量及鼻唇整复手术：患者一期手术后第5天开始激活上颌骨快速扩弓器使前上颌骨以每天1mm的速度扩张前移10天至计划位置，而后锁定Hyrax扩弓器并使新生上颌骨组织在相对固定的位置愈合重建3个月。每周于患者额部皮下水囊内注射20mL生理盐水至术后3个月，随水囊内容积增加，额部软组织逐渐扩张，期间未见明显感染及排异反应。待颌面部软硬组织增量准备充分后，采用全麻口插管，对患者进行额部扩张皮瓣鼻重建术+肋软骨移植术+口鼻瘘修补术，手术成功，患者面部凸度得到修复，术后2周额部皮瓣断蒂后软组织瓣愈合良好，未见明显感染表现（图4）。

（3）牙槽突软硬组织增量手术：二期手术后半年患者软硬组织稳定状态下重新评估前上颌牙槽骨骨量，见患者上颌缺牙区牙槽突缺如，仍不足以进行牙种植体植入术，遂采用全麻口插管，对患者进行面部术后瘢痕修整术+牙槽突髂骨植骨术（图5），术后患者愈合尚可，未见明显感染及排异表现。术后3个月头面部CT及曲面体层片示患者上颌前牙区植骨愈合良好，垂直及水平骨量可满足牙种植术要求（图6）。临床检查见上颌缺牙区前庭沟缺如，局部软组织量不足伴大量瘢痕粘连，遂采用全麻口插管，对患者进行上颌前庭沟加深术+腭部游离龈移植术（图7），术后患者愈合尚可，未见明显感染及软组织瓣坏死表现。

牙种植体植入及牙列缺损修复：应用Simplant软件进行种植设计，于局麻下缺牙区牙槽嵴顶偏腭侧做切口翻瓣，分别于13（ϕ4.1mm×12mm）、11（ϕ3.3mm×10mm）、22（ϕ3.3mm×10mm）处各植入Straumann骨水平种植体1颗。由于术前对该患者的CT进行亨氏单位值计算并结合考虑患者大范围植骨手术既往史，认为种植体植入后的初期稳定性可能不适宜进行即刻修复，故最终治疗选择常规埋入式愈合。种植术后2周检查术区创面愈合情况并拆除缝线，此后每个月复诊进行常规检查。待3个月后进行二期手术，检查植体愈合及稳定性良好后戴入愈合基台。待软组织稳定后，选用种植体支持式粘接固位固定桥修复（图8）。

二、结果

在本病例的治疗中，我们遵循面中份正常的形态结构和美容美学特征，利用计算机辅助设计技术，额部扩张皮瓣结合肋软骨移植技术，外科辅助上颌前部快速扩弓技术，牙槽突髂骨植骨术、牙槽突游离龈移植术和种植牙修复技术等手段，分期联合修复患者面中份软、硬组织缺损。1年的临床随访显示，患者面部外形恢复稳定，咬合关系良好，牙龈无红肿，种植体无松动，患者对治疗效果十分满意，值得注意的是，患者上唇及上颌前牙区前庭沟瘢痕收缩还较为严重，必要时可行唇畸形整复术及前庭沟成形术塑造局部结构形态（图9）。

三、讨论

外伤、肿瘤切除或感染导致的复杂面中部复合组织缺损常常涉及颌骨、鼻、唇和牙齿等多种结构，由于缺损的大小、深度和病变区域组织构成各不相同，包括局部带蒂皮瓣、血管化游离皮瓣及骨移植在内的多种手术技术均可被应用于该区域的重建修复。根据目前最为广泛接受的面中部缺陷Brown分类，本病例面中部缺损属于VI级C分类，即鼻上颌骨中部缺损伴有上颌前部牙槽骨缺损及口鼻瘘。文献回顾显示，这类缺陷是非常复杂的，迄今为止，尚没有最佳的功能和美学重建方案，由于鼻和牙齿元素的缺失，多阶段的复合重建策略通常是必需的。在本病例的治疗中，我们遵循面中份正常的形态结构和美容美学特征，利用计算机辅助设计技术，额部扩张皮瓣结合肋软骨移植技术，外科辅助上颌前部快速扩弓技术，牙槽突髂骨植骨术、牙槽突游离龈移植术和种植牙修复技术等手段，成功分阶段修复了患者广泛的创伤性面中份软硬组织缺损，并取得了良好的美学和功能重建效果。

作为面部的中心部分，鼻重建最重要的原则是避免结构变形，并提供准确的皮肤匹配。虽然包括鼻唇皮瓣、额部皮瓣、带血管蒂的前臂皮瓣等局

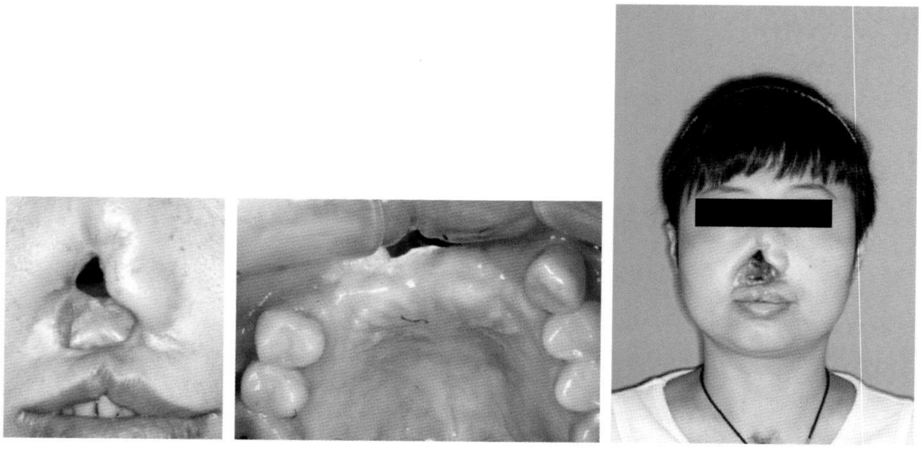

图1　创伤致面中份组织缺损1年，鼻尖，右侧鼻翼、鼻底、上唇及上颌前牙区牙槽骨部分缺失伴口鼻瘘，13~22缺失

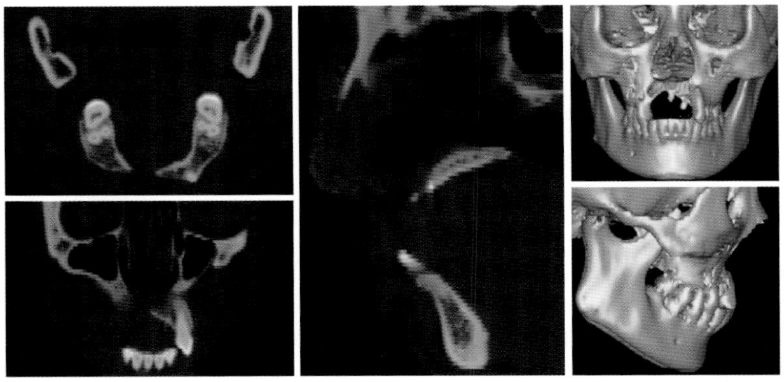

图2　影像学检查

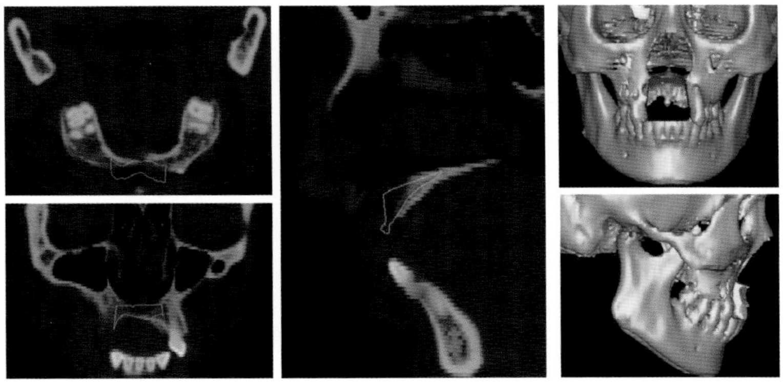

图3　计算机辅助设计：上颌缺牙区牙槽骨前移10mm

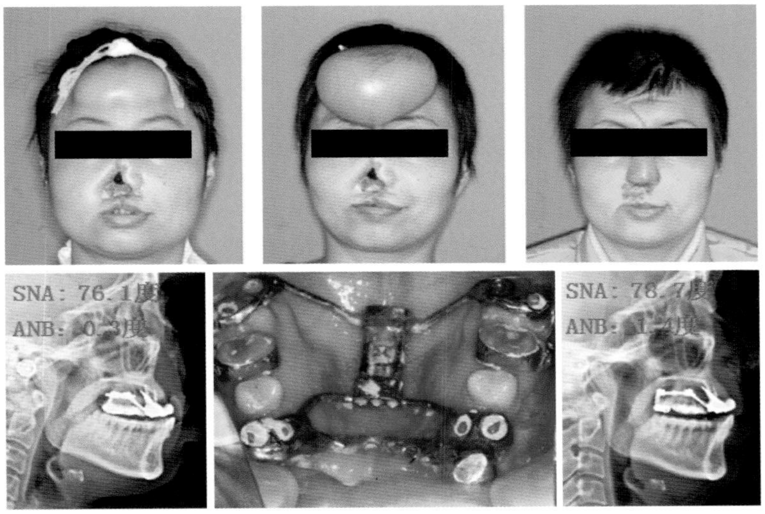

图4　颌面部软硬组织增量及鼻唇整复手术过程

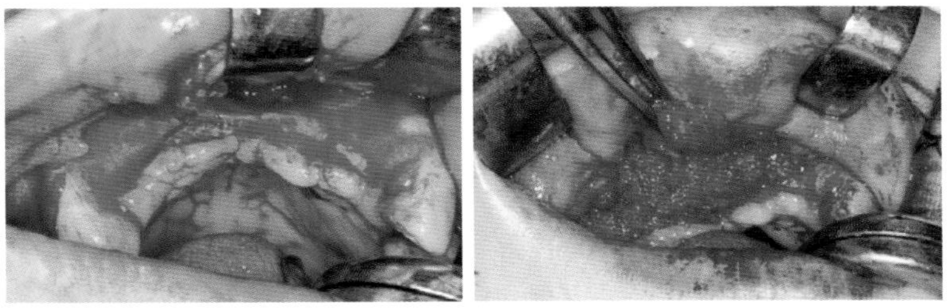

图5　牙槽突软硬组织增量手术过程1

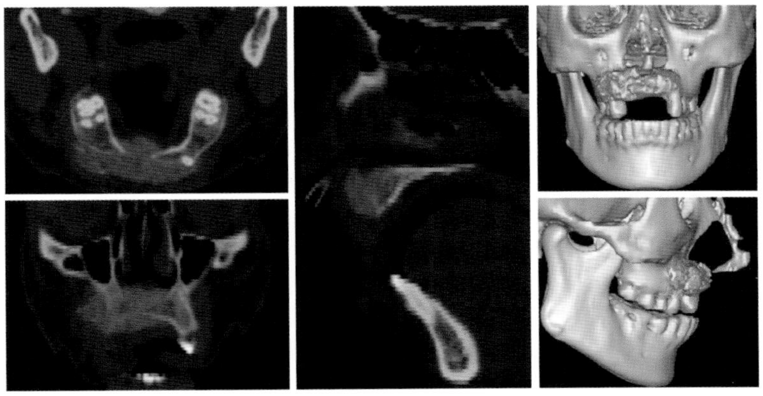

图6　牙槽突软硬组织增量手术过程2

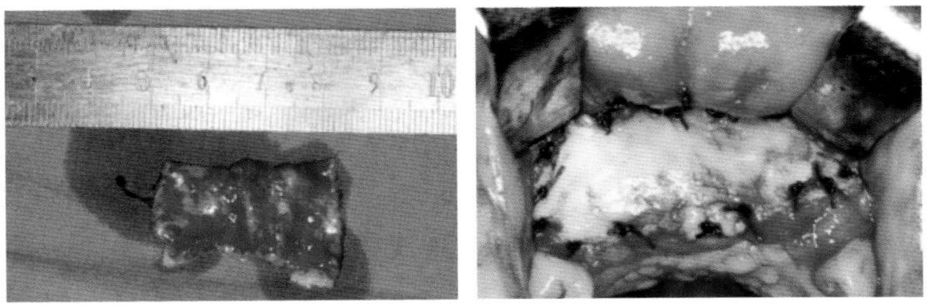

图7　牙槽突软硬组织增量手术过程3

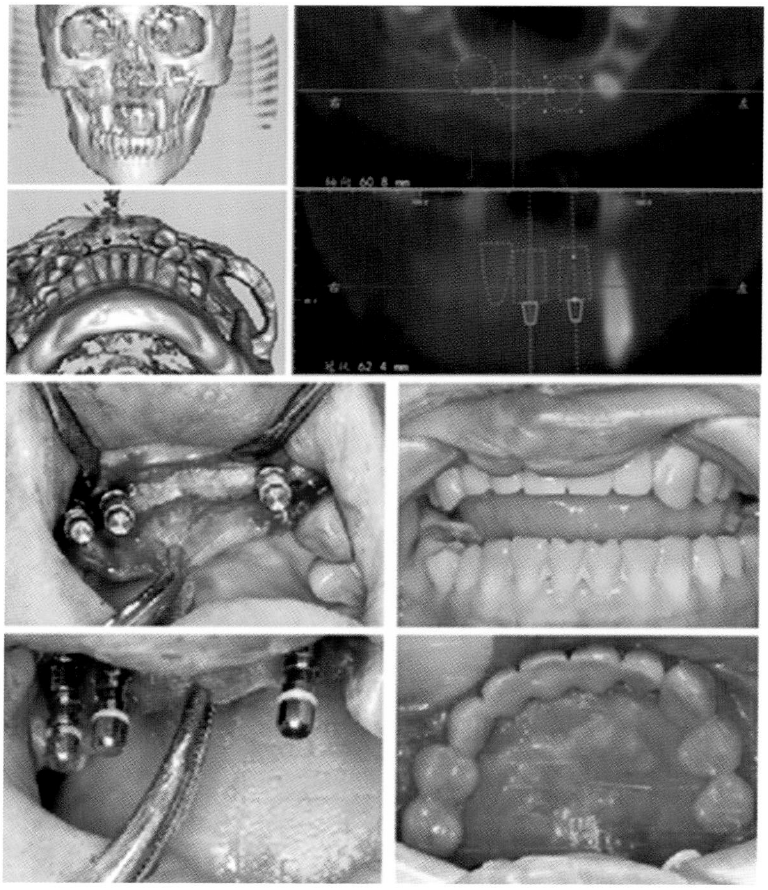

图8 牙种植体植入及牙列缺损修复过程

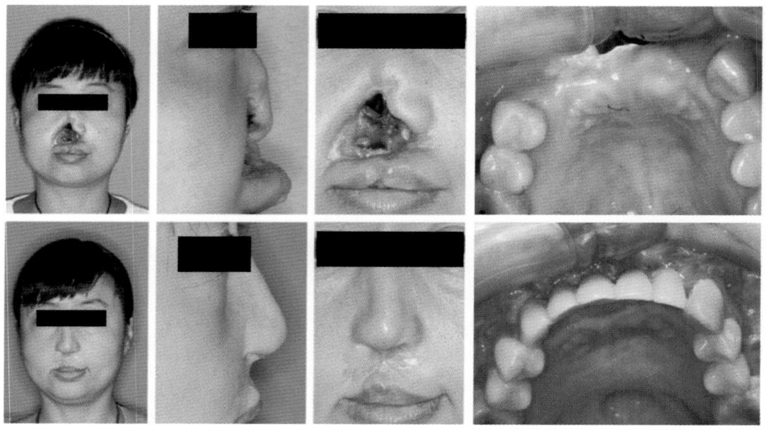

图9 治疗最终效果

部及游离皮瓣已被广泛用于不同程度的鼻缺损修复手术，额部扩张皮瓣往往是大型或全鼻缺损修复的首选，它不仅可以为受植区提供大量颜色和厚度适宜的皮肤覆盖创面，其供区并发症也可得到有效的控制。值得注意的是，Ramanathan等最近报道了应用额部扩张皮瓣修复重建先天性鼻裂畸形的系列病例报道，由于先天性鼻裂常与唇-腭-牙槽骨裂同时发生，笔者指出额部扩张皮瓣特别适用于修复伴有唇-牙槽突裂及口鼻瘘的鼻裂畸形患者，额部扩张皮瓣结合鼻旁皮肤和附属结构的邻位转瓣可完全修复鼻部皮肤及内部黏膜缺损，且可同时对鼻缺陷边缘进行调整并隐藏缝合创面。在本病例治疗中，我们同样使用了额部扩张皮瓣和自体肋软骨移植来恢复右鼻翼，右鼻、鼻尖、鼻小柱和部分上唇缺失。这一方法的应用有效地重建了鼻形态和内在骨软骨框架，从而保证了有效的鼻外形结构。

本病例的另一个挑战在于多维重建前上颌骨、牙槽突及牙列缺损，既往研究显示，上颌前牙及牙槽骨缺失伴有口鼻瘘的病变常常导致咬合空间的不利变化，颌位关系的错乱和上唇支撑不足，应用牵张成骨及带血管蒂游离腓骨瓣修复大面积上颌骨缺损可有效重建缺损的骨和口内软组织。然而，考虑到腓骨瓣移植的巨大创伤及口内皮瓣存在对进一步种植体修复的不良影响，我们通过上颌骨前部截骨术与基于牙-骨支持式Hyrax上颌扩弓装置的上颌扩弓前移，使患者前上颌骨牙槽骨得到有效再生和前移，这种微创技术的使用保证了新骨的形成和上颌凸度的恢复。该技术的另一个优点是，周围软组织也得到了可控的再生，结合额部扩张皮瓣有效地关闭了口鼻瘘。然，由于牙槽骨扩张成骨本身不能重建复杂的牙槽突解剖结构和外形，因此们在本病例的治疗中还使用了牙槽突髂骨移植和游离龈移植以恢复可用于入牙种植体的牙槽突宽度和高度，并获得稳定而良好的效果。然而，对于度牙槽骨缺损的病例，单纯的非血管化骨移植技术应用很难保证骨吸收速，且随着需要移植骨量的增加，软组织裂开、膜暴露、移植骨感染吸收的险也相应大大增加了，因此本病例微创的治疗方法尚有其独特性和不可预性。

咬合功能重建是颌骨重建的最高目标之一，多种颌骨重建技术在恢复骨连续性及面部外形上均取得了满意的效果，但只有牙列缺损得到修复，才使恢复患者的咀嚼、发音功能成为可能。目前对于牙列缺损的修复方主要包括可摘局部义齿、固定义齿和种植义齿修复3种方式，一般采用传统的可摘局部义齿或固定义齿对该类患者的咬合重建的修复效果较差，因此基于牙种植体的功能性咬合重建成为本病例的最终修复方案。值得注意的是，Trevisiol等最近报道了应用颧种植体支持的一体式可摘局部义齿和鼻假体修复复杂面中部缺损的病例报道，由4颗颧种植体支持的鼻赝复体和可摘局部义齿连接在同一金属框架上，从而同时实现了鼻再造、口鼻瘘封闭和咬合修复3个目的。然而，赝复体的应用明显阻碍了言语、咀嚼、吞咽等功能及面部美观，同时材料使用寿命及局部真菌感染风险也限制了这一方法的广泛应用，因此，多阶段面中部复合组织缺损重建手术仍是对具有良好的全身状况及预后的患者的首选。当然，本文所述治疗方法还有待通过更长期的临床观察来验证其可行性和持久性。

参考文献

[1] Ramanathan M, Sneha P, Parameswaran A, et al. Reconstruction of Nasal Cleft Deformities Using Expanded Forehead Flaps: A Case Series[J]. J Maxillofac Oral Surg, 2014, 13:568–574.
[2] Trevisiol L, Procacci P, D'Agostino A, et al. Rehabilitation of a complex midfacial defect by means of a zygoma-implant-supported prosthesis and nasal epithesis: a novel technique[J]. Int J Implant Dent, 2016, 2:7.
[3] Kawase-Koga Y, Mori Y, Saijo H, et al. Reconstruction of a complex midface defect from excision of a squamous cell carcinoma, according to regional aesthetic units[J]. Oral Surg Oral Med Oral Pathol Oral Radiol, 2014, 117:e97–e101.
[4] Brown JS, Shaw RJ. Reconstruction of the maxilla and midface: introducing a new classification[J]. Lancet Oncol, 2010, 11:1001–1008.
[5] Behnia H, Homayoun S, Qaranizade K, et al. Multidisciplinary reconstruction of a palatomaxillary defect with nonvascularized fibula bone graft and distraction osteogenesis[J]. J Craniofac Surg, 2013, 24:e186–190.
[6] Rohrich RJ, Griffin JR, Ansari M, et al. Nasal reconstruction--beyond aesthetic subunits: a 15-year review of 1334 cases[J]. Plast Reconstr Surg, 2004, 114(6):1405–1416.
[7] Paddack AC, Frank RW, Spencer HJ, et al. Outcomes of paramedian forehead and nasolabial interpolation flaps in nasal reconstruction[J]. Arch Otolaryngol Head Neck Surg, 2012, 138:367–371.
[8] Chang JS, Becker SS, Park SS. Nasal reconstruction: the state of the art[J]. Curr Opin Otolaryngol Head Neck Surg, 2004, 12:336–343.
[9] Pribaz JJ, Singh M, Stephens W, et al. Osteocutaneous Second-Toe Free Flap as Alternative Option for Repair of Anterior Oronasal Fistula: Long-Term Results in Selected Patients[J]. J Craniofac Surg, 2016, 27:1486–1488.
[10] Colletti G, Allevi F, Valassina D, et al. Repair of cocaine-related oronasal fistula with forearm radial free flap[J]. J Craniofac Surg, 2013, 24:1734–1738.
[11] Kim HJ, Lee KH, Park SY, et al. One-stage reconstruction for midfacial defect after radical tumor resection[J]. Clin Exp Otorhinolaryngol, 2012, 5:53–56.
[12] Mattos BS, Sousa AA, Magalhaes MH, et al. Candida albicans in patients with oronasal communication and obturator prostheses[J]. Braz Dent J, 2009, 20:336–340.

多学科联合治疗先天性多恒牙缺失患者1例

孙媛元 黄伟 王凤 江凌勇 吴轶群

摘要

目的：通过正畸、种植、口腔颌面外科多学科联合治疗先天性多恒牙缺失，水平向大范围牙槽骨缺损患者，从而获得良好咀嚼功能和美观要求。**材料与方法：**本病例通过6个月正畸治疗后上前牙区髂骨取骨行自体骨移植骨增量术，术后3个月种植植体5颗，取模，制作过渡义齿进行软组织引导和塑形，3个月后行全瓷冠终修复；下颌32~42区单纯使用Bio-Oss骨粉+双层膜进行骨增量术，6个月后32、42分别植入2颗植体，取模、全瓷修复体终修复。3年随访患者牙龈形态稳定，X线片显示所有植体没有明显边缘性骨吸收。**结果：**经过多学科联合治疗患者获得良好的咀嚼功能以及美观要求。**结论：**正畸、种植、口腔颌面外科联合治疗先天性多牙缺失达到满意的临床效果。

关键词：骨增量；块状骨；非埋入式；过渡义齿

口腔种植临床工作中严重水平向及垂直向骨量不足给种植医生带来严峻挑战，需要经过复杂的骨增量手术恢复患者骨缺损，以便为种植体植入提供良好的骨量条件。更有一些患者因先天发育或者后天因素造成严重的错𬌗畸形往往需在种植术前行正畸正颌治疗，以恢复良好咬合功能后再行复杂的种植手术，因此多学科联合治疗成为此类治疗的新型模式。在种植修复领域中，种植支持式修复体因其良好的功能及美学效果已成为牙缺失患者的首选治疗方法。常用的骨增量方法包括：引导骨再生手术（GBR）、块状骨移植、钛网引导骨再生、牵张成骨等。GBR是常用且有效的骨增量方法，大量文献报道了GBR的良好临床效果。块状骨移植因具有良好的骨诱导形成能力，被认为是目前骨增量手术的金标准。块状骨移植可用于相对大范围骨缺损的骨增量手术，其良好的临床效果也有诸多文献支持。本病例存在严重水平向大范围牙槽骨缺损，上颌选择口外来源的块状骨移植手术进行骨增量，下颌选用GBR进行骨增量术。

同时，本例患者因存在严重骨性错𬌗畸形及牙列不齐，因而我们在种植术前选择正畸治疗恢复患者正常咬合状态，再通过种植修复恢复患者口腔功能及美观。

一、材料与方法

1. 病例简介 20岁男性患者，主诉全口多牙缺失，要求种植修复。患者自诉口内多颗恒牙先天未萌出，曾于外院就诊，诊断为“先天性牙缺失”，并完成上颌局部隐形义齿修复。患者对上颌局部隐形义齿咀嚼及美观效果不满意，遂就诊于我院，寻求种植固定修复。患者无吸烟及酗酒史，无糖尿病、心脏病、高血压病史，无其他系统性疾病史。无药物过敏史。家族史不详。口外及口内检查：患者颌面部对称，无肿块，头颈部未触及淋巴结肿大；颞下颌关节区无压痛、无弹响，开口度及开口型正常，大笑时呈中低笑线（图1）。15、13、12、21~23、25、31、32、35、41、42、45缺失，53、55、65、75、85滞留（图2），佩戴原隐形义齿显示面下1/3高度基本正常，咬合像前牙对刃状，侧面观显示上颌骨发育不足（图3），口腔内无可疑癌性病变，舌部、口底等软组织检查正常，牙周检查示：全口牙齿探诊深度范围均在2~3mm之间。影像学检查：曲面体层片可见15、13、12、21~23、25、31、32、35、41、42、45缺失，53、55、65、75、85滞留。余留牙排列不齐，缺牙区种植间隙不足。全口牙槽骨未见明显吸收（图4）。头颅侧位片示：上颌骨发育不足（图5）。CBCT示：上下颌前牙区呈刀刃状，水平向骨缺损较多，垂直向骨缺损不明显（图6）。

2. 诊断 上下颌牙列缺损。

3. 治疗计划

（1）由正畸科、口腔颌面外科、口腔种植科多学科联合治疗。

（2）上颌前牙区髂骨块状骨移植，二期种植修复。

（3）下颌前牙区一期GBR，二期种植修复。

4. 治疗过程

（1）6个月正畸治疗，排齐口内余留牙齿，调整缺牙间隙以及咬合状况（图7）。

（2）上颌前牙区一期植骨：备皮，患者全身麻醉后，常规消毒铺巾，将口外来源髂骨含有部分皮质骨的自体骨块根据受区形态修整，钛钉固位，不足地方人工骨Bio-Oss（Geistlich，Wolhusen，瑞士）充填。双层

作者单位：上海交通大学医学院附属第九人民医院

通讯作者：吴轶群；Email: yiqunwu@outlook.com

膜（Bio-Gide，Geistlich，Wolhusen，瑞士）覆盖，离断颊侧黏骨膜充分减张，无张力下缝合伤口。术后嘱患者服用抗生素及0.12%氯己定含漱1周（图8～图13）。

（3）3个月后拍CBCT确认骨增量效果满意。局麻下，分别于13～23区域牙槽嵴顶做正中切口，取出固位钛钉。球钻定位，逐级扩孔，备洞，分别于13、12、21、22、23位点植入Straumann软组织水平植体5颗（Institut Straumann AG，Basel，瑞士），上愈合帽，缝合（图14～图17）。

（4）3个月后制作过渡义齿进行软组织引导和塑形（图18）。

（5）牙龈塑形3个月后终修复（图19）。

（6）下颌前牙区一期植骨：Bio-Oss骨粉（Bio-Oss，Geistlich，Wolhusen，瑞士）+双层Bio-Gide膜（Bio-Gide，Geistlich，Wolhusen，瑞士）（图20～图25）。

（7）6个月后拍CBCT确认骨增量效果满意（图26）。局麻下，分别于32～42区域牙槽嵴顶做正中切口，球钻定位，逐级扩孔，备洞，分别于32、42位点植入Straumann软组织水平植体2颗（Institut Straumann AG，Basel，瑞士），上愈合帽，缝合（图27、图28）。

（8）3个月后取模全瓷修复体终修复（图29）。

（9）3年随访患者牙龈形态稳定（图30），X线片显示所有植体没有明显边缘性骨吸收。

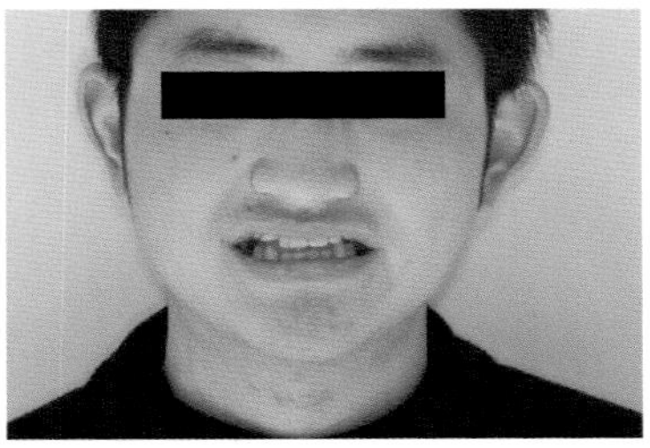

图1 患者微笑时为中低笑线

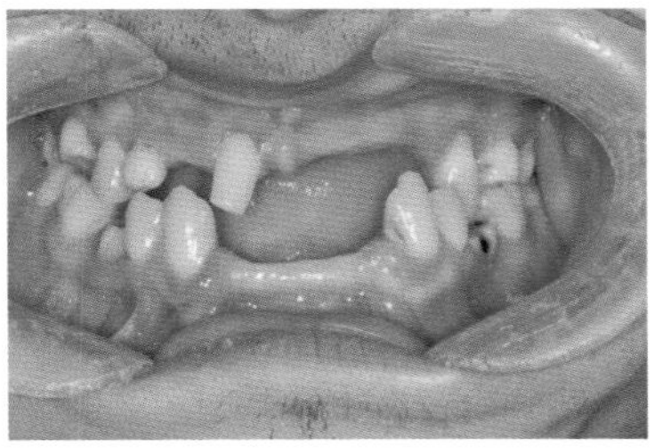

图2 口内像

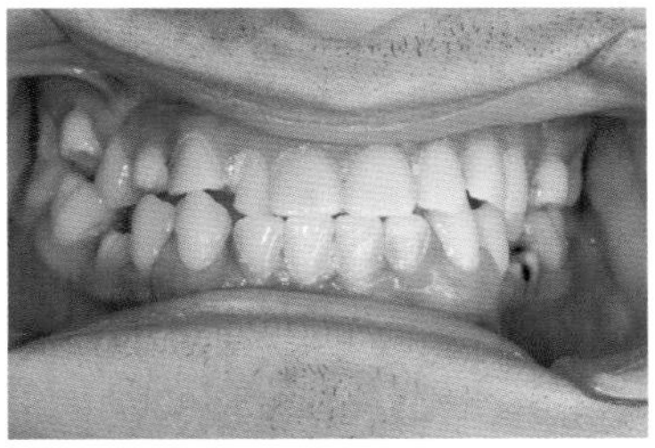

图3 佩戴义齿像

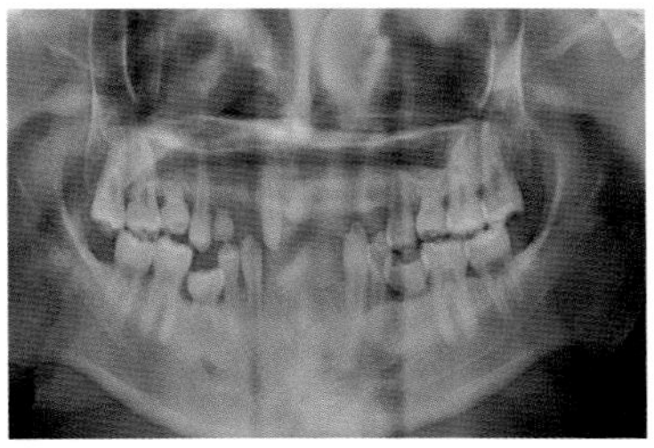

图4 曲面断层片

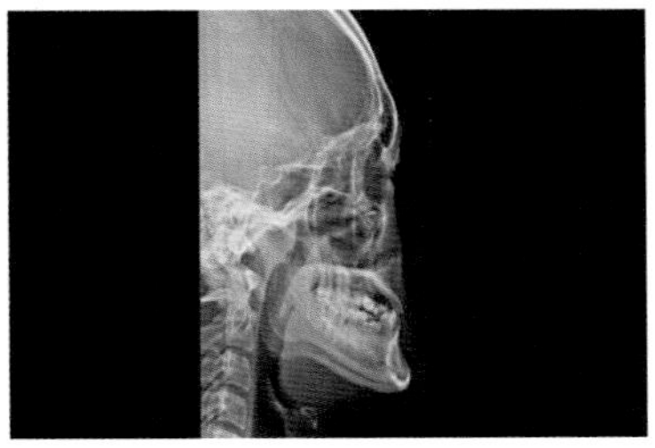

图5 头颅侧位片

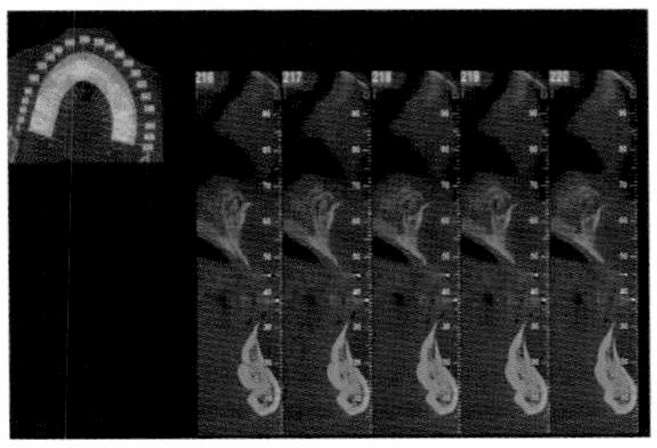

图6 CBCT显示严重骨缺损

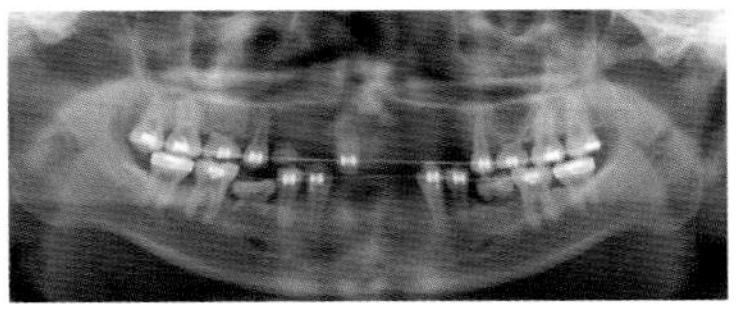

图7 正畸治疗6个月后全景片

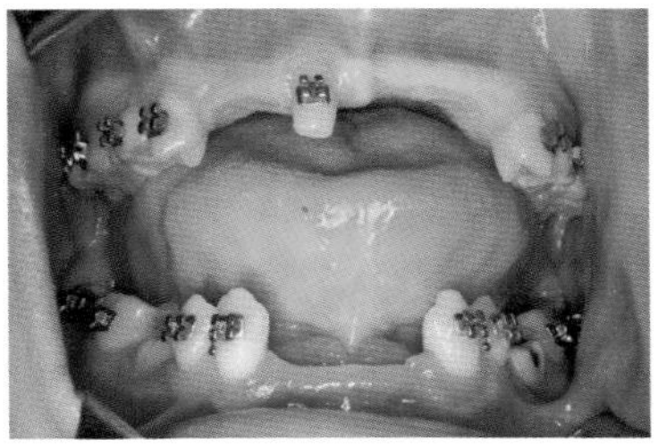

图8 正畸治疗后口内像

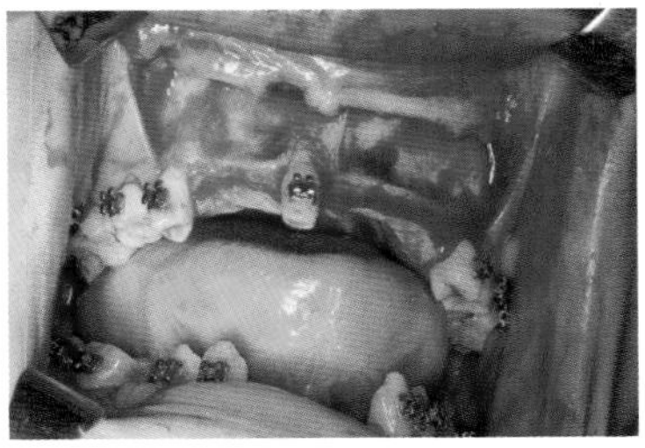

图9 上前牙区切开、翻瓣

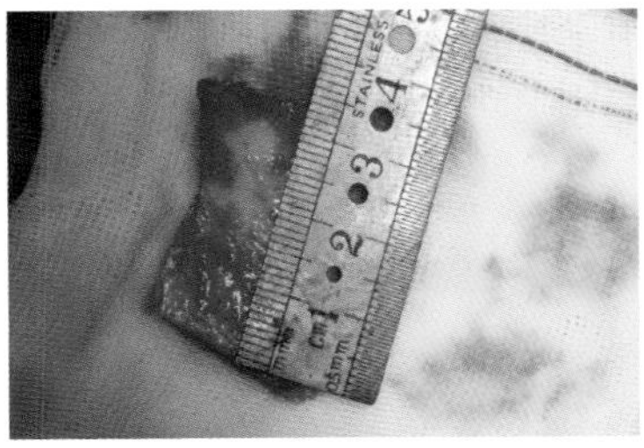

图10 取髂骨自体骨块

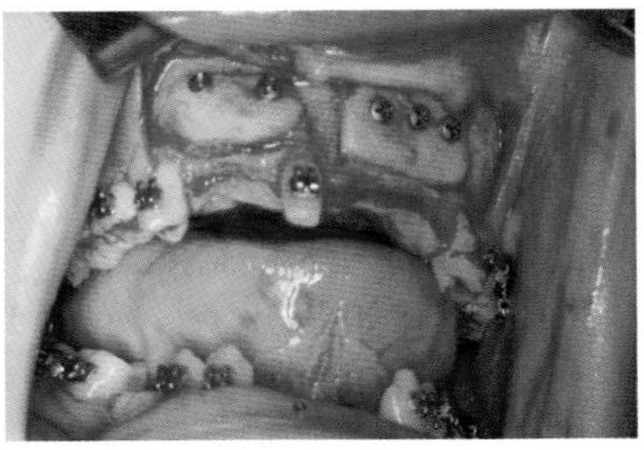

图11 固定自体骨块

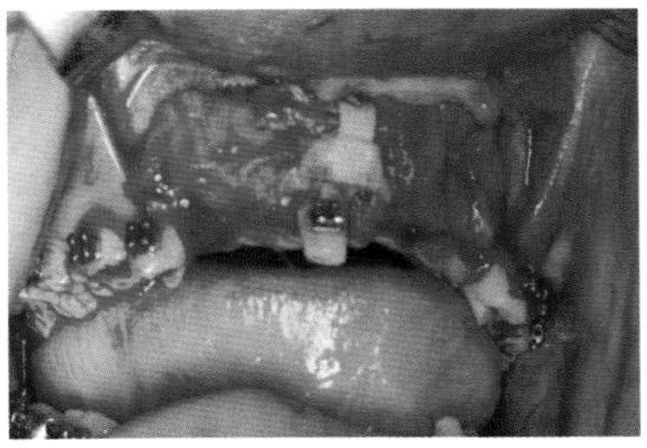

图12 植骨粉后双层膜覆盖

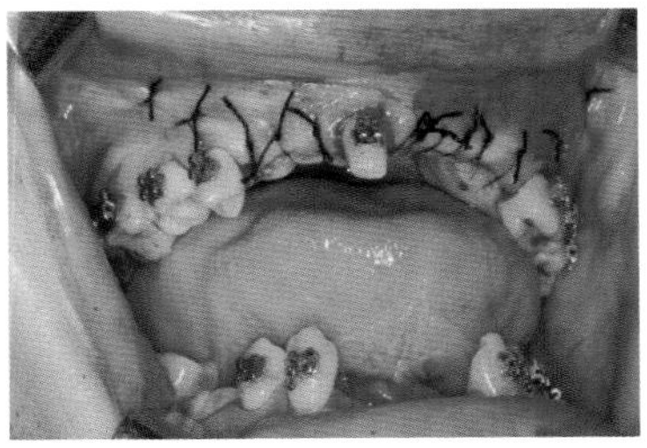

图13 无张力关闭窗口

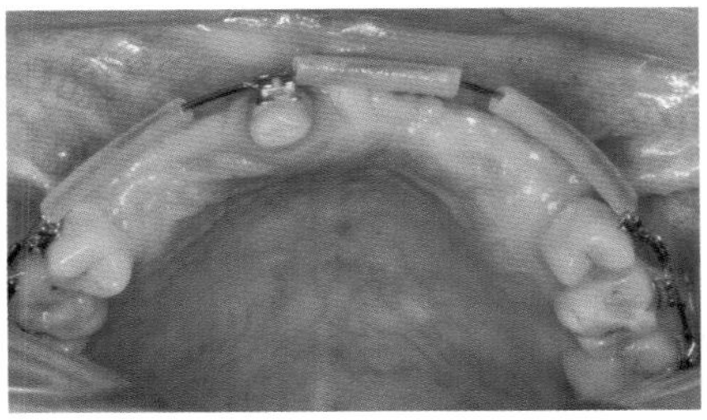

图14 植骨3个月后口内像

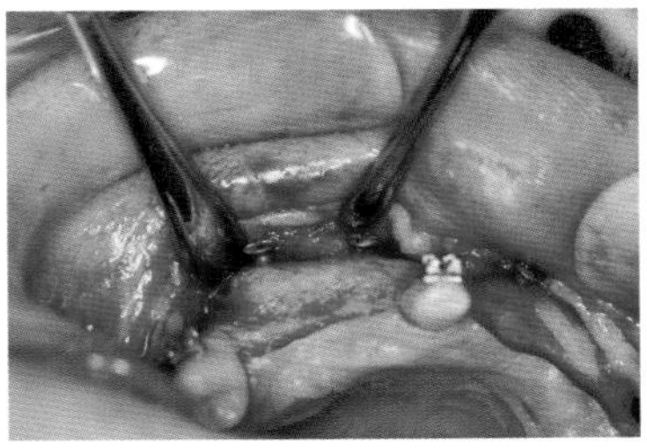

图15 切开取出钛钉

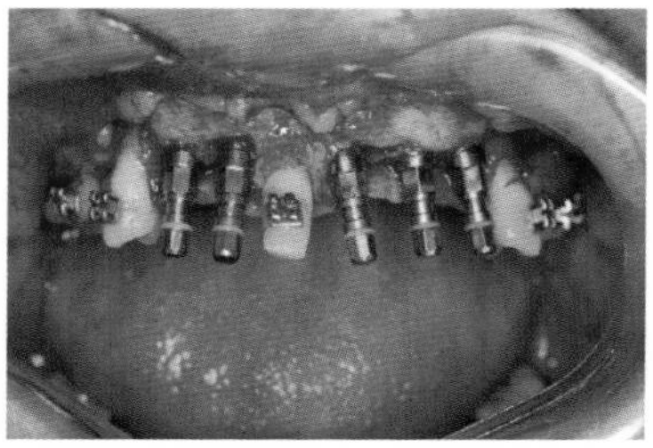
图16 种植5颗植体

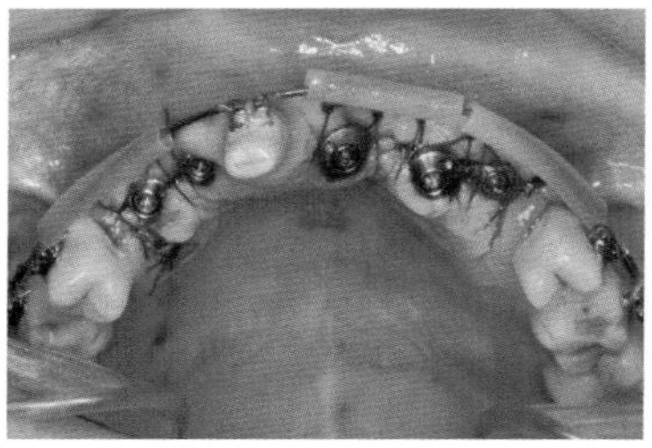
图17 缝合

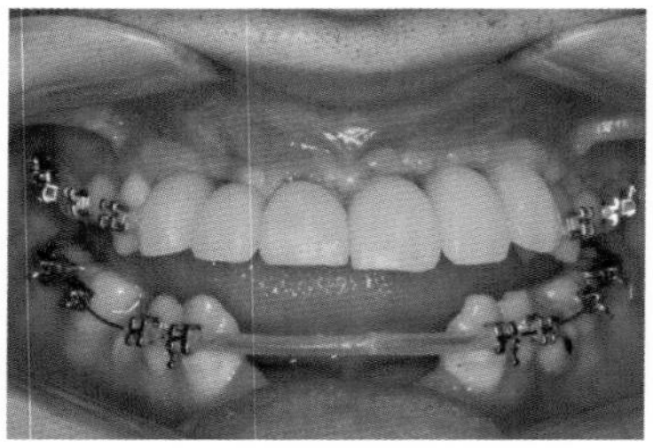
图18 3个月后过渡义齿修复

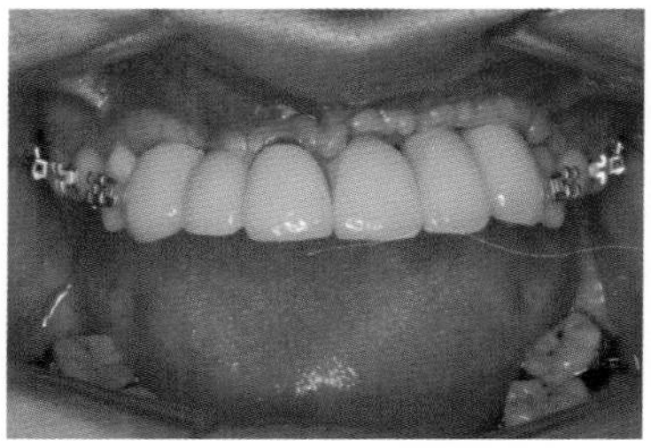
图19 6个月后终修复

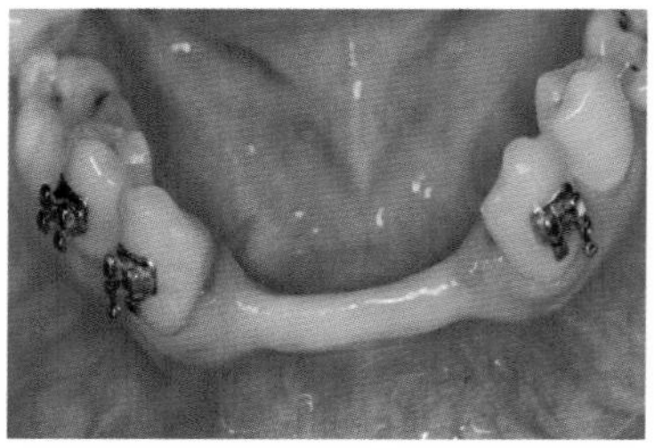
图20 下颌前牙术前区口内像

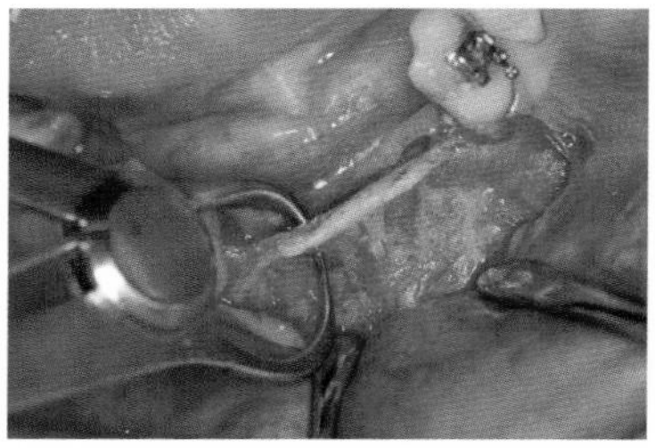
图21 切开，翻瓣，菲薄的牙槽骨

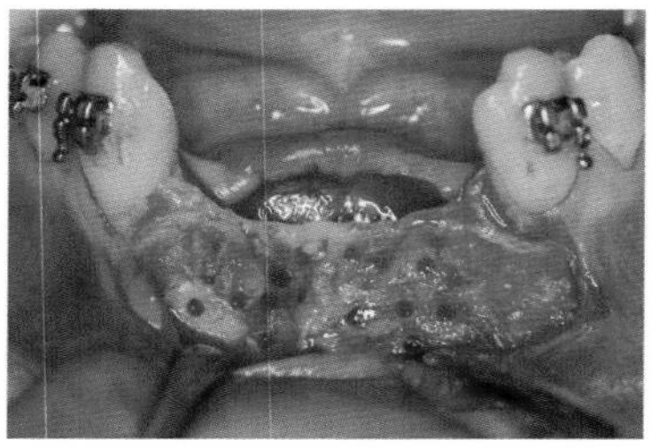
图22 预备植骨床

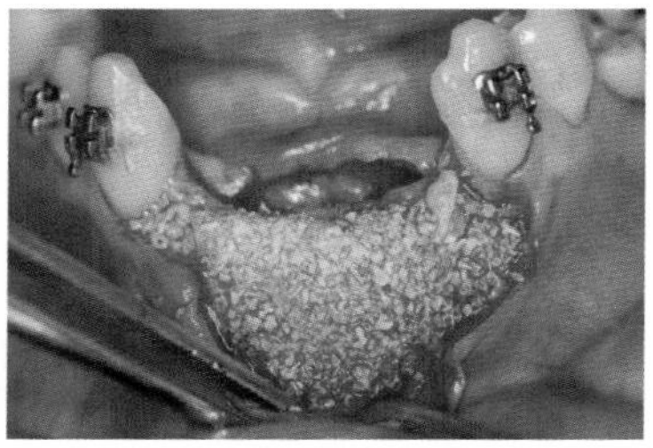
图23 植骨粉

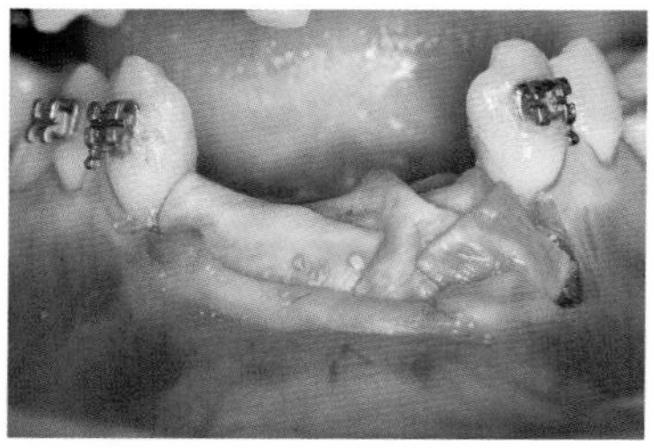
图24 双层膜覆盖

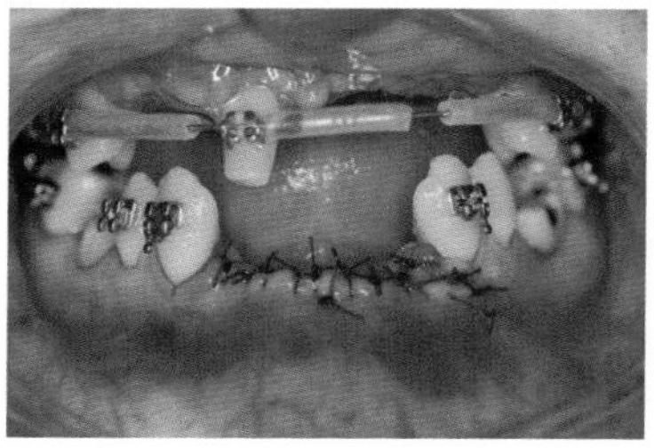
图25 无张力缝合

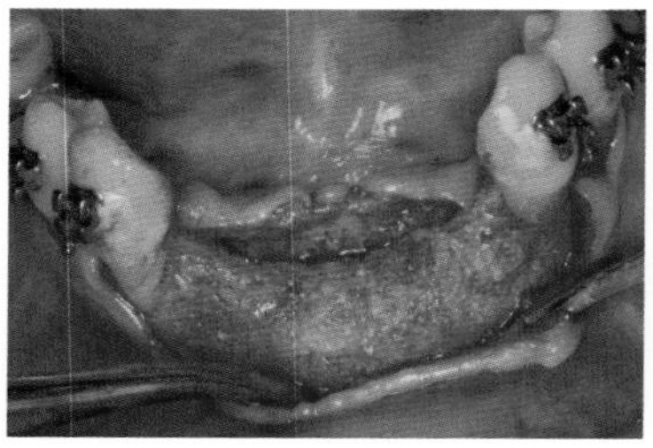
图27 切开，翻瓣

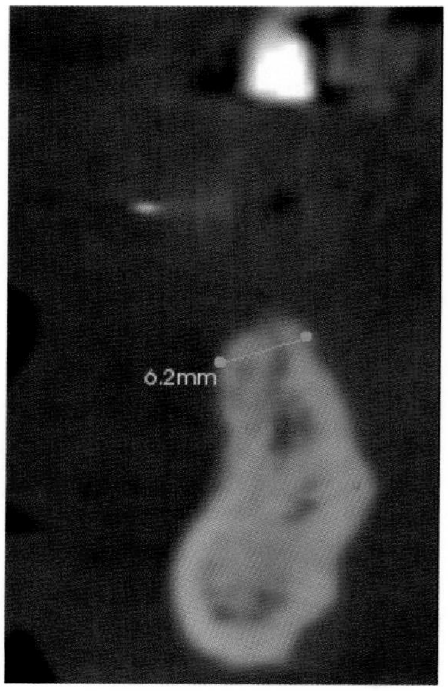

图26 术后6个月CT片

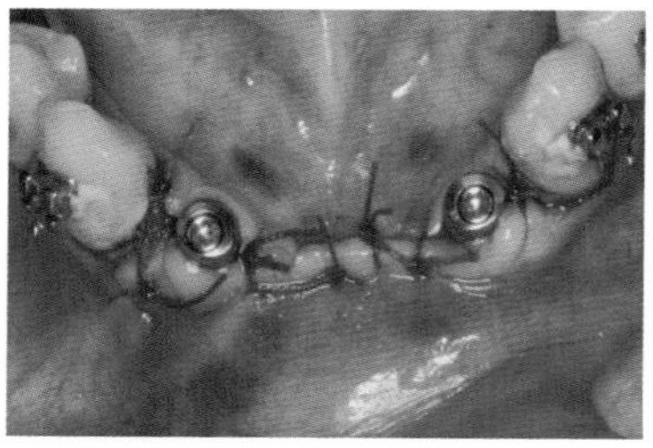
图28 32、42分别植入植体

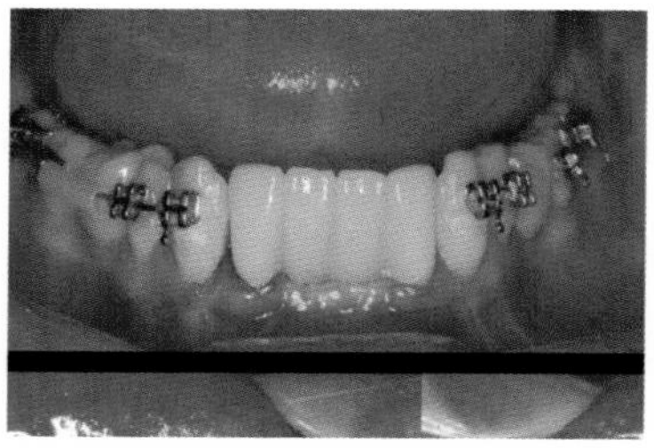
图29 32~42终修复

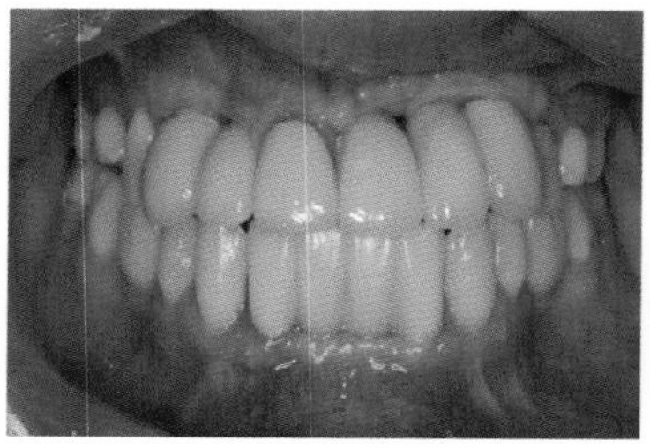
图30 3年后复诊口内像

二、结果

患者经正畸、种植、口腔颌面外科多学科联合治疗后，完成最终固定修复上下颌牙弓弧度恢复较好，获得美学与功能的重建。患者满意。3年随访，牙龈健康，附丽位置稳定，探诊无出血。X线片显示：种植体周围没有明显边缘性骨吸收。

三、讨论

大范围骨缺损一直是缺牙种植修复的一大难题。目前临床上骨增量方法首选块状骨移植，其次是GBR同期种植体植入术，临床上两者都能取得较好的种植体成功率。除此以外还有牵张成骨、钛网引导骨再生等。自体块状骨移植被认为是骨增量方法的“金标准”。自体块状骨依据来源可分为口内来源自体骨及口外来源自体骨。其中口内来源自体骨较为常用，主要包括下颌骨外斜线及颏部。口内来源自体骨取材较为方便，临床效果较为稳定，但由于提供骨量有限，仅适用于缺损较小的情况。对于范围较大水平或垂直向骨缺损通常采用口外来源自体骨，主要包括：髂骨、腓骨及颅骨等。Fretwurst等研究发现髂骨作为自体骨移植材料也能有良好的长期成功率。临床上髂骨是较为常用的口外来源自体骨，因可提供骨量较多，常用于较大范围骨缺损。但髂骨移植可能存在移植后骨吸收问题，文献报道髂骨移植后第一年吸收可达1.49～2.2mm。颅骨具有双侧皮质骨板结构，是良好的口外来源自体骨，颅骨皮质较厚，抗感染能力及抗吸收能力均较强。Matteo等研究发现颅骨的自体骨移植能够减少软组织开裂的风险，但是在减少骨吸收方面没有明显的影响并且由于患者接受局限，鲜少使用。

本例患者因存在大范围水平向牙槽嵴骨缺损，因而采用口外来源髂骨移植以恢复患者骨缺损，同时因患者余留牙排列不齐，种植间隙不佳，故种植术前首先通过正畸治疗排齐预留牙。3年随访结果显示：种植体稳定，无松动，根尖片见种植体周围无明显骨吸收，患者无疼痛等自觉症状。提示多学科联合治疗可成为严重骨缺损伴错殆畸形患者首选治疗方式，且取得良好治疗效果。

参考文献

[1] Cucchi A, Ghensi P. Vertical Guided Bone Regeneration using Titanium-reinforced d-PTFE Membrane and Prehydrated Corticocancellous Bone Graft[J]. Open Dent J, 2014,8:194-200.
[2] Merli M, Moscatelli M, Mariotti G, et al. Bone level variation after vertical ridge augmentation: resorbable barriers versus titanium-reinforced barriers. A 6-year double-blind randomized clinical trial[J]. Int J Oral Maxillofac Implants, 2014,29:905-913.
[3] de Moraes PH, Olate S, Lauria A, et al. 8-10 year follow-up survival of dental implants in maxillae with or without autogenous bone graft reconstruction[J]. Int J Clin Exp Med, 2015,8:19282-19289.
[4] Quiles JC, Souza FA, Bassi AP, et al. Survival rate of osseointegrated implants in atrophic maxillae grafted with calvarial bone: a retrospective study[J]. Int J Oral Maxillofac Surg, 2015,44:239-244.
[5] Schmitt C, Karasholi T, Lutz R. Long-term changes in graft height after maxillary sinus augmentation, onlay bone grafting, and combination of both techniques: a long-term retrospective cohort study[J]. Clin Oral Implants Res, 2014,25:38-46.
[6] Iizuka T, Smolka W, Hallermann W, et al. Extensive augmentation of the alveolar ridge using autogenous calvarial split bone grafts for dental rehabilitation[J]. Clin Oral Implants Res, 2004,15:607 - 615.
[7] Fretwurst T, Nack C, Alghrairi M, et al. Long-term retrospective evaluation of the peri-implant bone level in onlay grafted patients with iliac bone from the anterior superior iliac crest[J]. Journal of cranio-maxillo-facial surgery : official publication of the European Association for Cranio-Maxillo-Facial Surgery, 2015, 43(6):956-960.
[8] Iizuka T, Smolka W, Hallermann W, et al. Extensive augmentation of the alveolar ridge using autogenous calvarial split bone grafts for dental rehabilitation[J]. Clinical Oral Implants Research, 2004, 15(5):607.
[9] Chiapasco M, Autelitano L, Rabbiosi D, et al. The role of pericranium grafts in the reduction of postoperative dehiscences and bone resorption after reconstruction of severely deficient edentulous ridges with autogenous onlay bone grafts[J]. Clin Oral Implants Res, 2013, 24(6):679-687.

美学区连续牙缺失种植及个性化基台联合瓷贴面修复

李姣

摘要

目的：观察深覆𬌗情况下，美学区中切牙连续缺失行牙种植术后采用个性化基台联合瓷贴面的修复效果。**材料与方法：**54岁男性患者，因“双侧上前牙缺失数月”至我院就诊，拟行11和21延期种植修复。局麻下于牙槽嵴顶行“一”字形切口，翻唇侧全厚黏骨膜瓣，3D打印半程导板引导下定点、逐级备洞后，唇侧骨板去皮质化，植入DENTIS骨水平种植体（3.7mm×10mm）2颗，唇侧骨缺损处植入Bio-Oss骨粉，覆盖Bio-Gide胶原膜，减张缝合。6个月后二期手术行牙龈成形，然后取初印模制作树脂冠对穿龈袖口塑形，2个月后采用Bio-HPP个性化基台联合玻璃铸瓷贴面的设计完成最终修复。**结果：**采用引导骨再生术实现了理想的骨增量效果，唇侧牙龈轮廓得到恢复避免了二期软组织增量；通过临时冠塑形成功诱导缺牙区牙龈乳头重建；采用Bio-HPP个性化基台+玻璃铸瓷贴面设计，有效解决了唇舌向修复空间不足、修复体唇面较凸、修复体舌侧过薄等此类病例容易出现的问题，患者对修复效果非常满意。

关键词：深覆𬌗；美学区；连续牙缺失；个性化基台；瓷贴面

引导骨再生术作为前牙美学区最常用的骨增量方式，在把握好适应证和规范临床操作的情况下，常能获得十分理想的骨增量效果。3D打印导板的应用，可以通过术前分析和设计使复杂病例变得更简单，使种植体的三维植入位置更准确。在前牙种植最终修复前，戴入良好穿龈轮廓的临时修复体，引导和成形种植体周围软组织，可以最大限度地获得美学效果。

一、材料与方法

1. 病例简介 54岁男性患者，因“双侧上前牙缺失数月”至我院就诊。现病史：患者数月前双侧上前牙相继缺失，曾行活动义齿修复，现至我科就诊要求种植修复。既往史：吸烟史，现已戒烟，否认系统性疾病。口腔专科检查：前牙美学情况为低位笑线，牙龈生物型为薄龈型；前牙咬合关系为Ⅱ度深覆𬌗；11、15、17、21缺失，角化龈正常；11、21唇侧牙槽嵴明显吸收，缺牙间隙宽度15mm，缺牙间隙高度5mm；24、26可见邻𬌗面银汞，叩（-），松（-）；26、27、35、36烤瓷冠修复，叩（-），松（-）；口腔卫生情况一般，牙石Ⅰ度，菌斑软垢+，部分龈缘轻度红肿，BOP（+），未探及牙周袋（图1～图3）。CBCT检查：11的牙槽嵴宽度约4.6mm，鼻嵴距约14mm；21的牙槽嵴宽度约4.8mm，鼻嵴距约13.8mm；邻牙12、22未见异常（图4、图5）。

2. 诊断 牙列部分缺失；慢性龈炎。

3. 治疗计划 结合CBCT影像学检查、临床检查及患者对美观的较高诉求，患者为中年男性，薄型牙龈生物型，低位笑线，属上前牙连续缺失，缺牙区唇侧骨板缺损明显，拟行延期种植修复结合引导骨再生术，为解决后期修复时唇舌向修复空间不足、修复体唇面较凸、修复体舌侧过薄等问题，计划采用Bio-HPP个性化基台+玻璃铸瓷贴面的修复体设计。

（1）11、21种植体植入术+引导骨再生术。

（2）全口洁治。

（3）15、17择期种植修复。

4. 治疗过程

（1）术前准备：设计制作3D打印半程导板。

（2）种植手术：常规消毒铺巾，必兰局部浸润麻醉术区，于牙槽嵴顶行“一”字形切口，邻牙唇侧行沟内切口，翻瓣暴露嵴顶和唇侧骨组织，导板完全就位，3D打印导板引导下逐级备洞，备洞完成后见11唇侧骨板凹陷，21唇侧骨板缺损，球钻去皮质化，植入DENTIS 3.7mm×10mm骨水平种植体各1颗，植入Bio-Oss骨粉，覆盖Bio-Gide胶原膜，5-0微乔缝线减张缝合（图6～图12）。术后CBCT示：11、21种植体位置理想，和术前设计位置基本一致，唇侧植骨厚度>2mm（图13～图15）。术后10天拆线，牙龈愈合良好。

（3）二期手术：种植手术6个月后复诊，行二期牙龈成形术（图16、图17）。复查CBCT示：11、21唇侧骨板厚度≥2mm（图18、图19）。

（4）修复程序：二期手术2周后复诊行开窗法取模，准备制作临时冠进行牙龈塑形（图20～图22）。

取模1周后戴临时基台和临时冠，调整好临时冠外形后，基台中央螺丝加力至15N，临时粘接牙冠（图23、图24）。

临时修复1个月后复诊，可以看到11、21唇侧龈缘线理想，近远中龈乳头被诱导至理想高度。采用个性化取模法取终印模，准备制作最终修复体。

作者单位：重庆医科大学附属口腔医院

Email: 654637139@qq.com

2周后戴最终修复体，取下临时修复体后可见塑形后的牙龈曲线和袖口分接近天然中切牙的穿龈轮廓。首先戴入Bio-HPP个性化基合；然后橡皮障隔湿下，处理瓷贴面和基合粘接面，树脂粘接剂粘接；最后清理粘接剂和抛光（图25～图30）。

（5）使用材料：3D打印半程导板，Bio-Oss骨粉，Bio-Gide胶原膜，ENTIS骨水平种植体2颗（3.7mm×10mm），愈合基合，15C刀片，5-0微乔缝线，开窗式转移杆，流体树脂，CAD/CAM树脂冠2个，临时基合2个，Bio-HPP个性化基合2个，玻璃铸瓷贴面2个，义获嘉树脂粘接套装。

二、结果

连续牙缺失种植修复的难点在于2颗种植体间牙龈乳头的重塑，本病例在手术中对11唇侧骨边缘进行修整同时充分保留了11、21间牙槽骨的高度，作为牙龈乳头稳定的基础。

在最终修复前，戴入良好穿龈轮廓的临时修复体，引导和成形种植体周围软组织，可以最大限度地获得美学效果。临时冠在本病例的穿龈袖口塑形中起到非常重要的作用，成功诱导缺牙区牙龈乳头重建。

三、讨论

对于前牙深覆殆种植修复病例，采用Bio-HPP个性化基合+玻璃铸瓷贴面的种植修复设计，与全瓷冠修复设计比较，可以有效解决修复空间不足、修复体唇面较凸、修复体舌侧过薄等此类病例容易出现的问题，从而达到理想的种植美学修复效果。

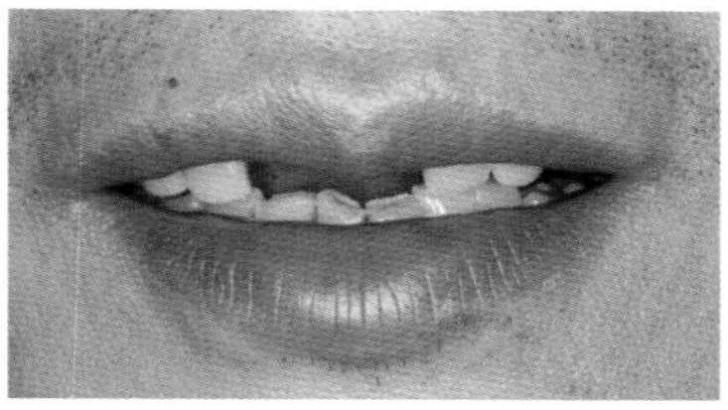
图1　术前微笑像

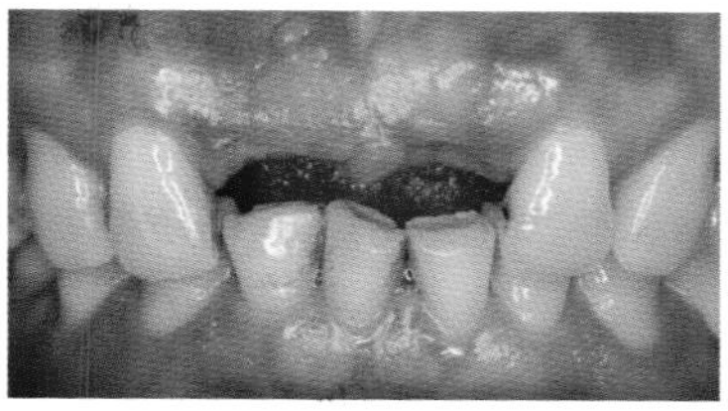
图2　11、21正面局部像

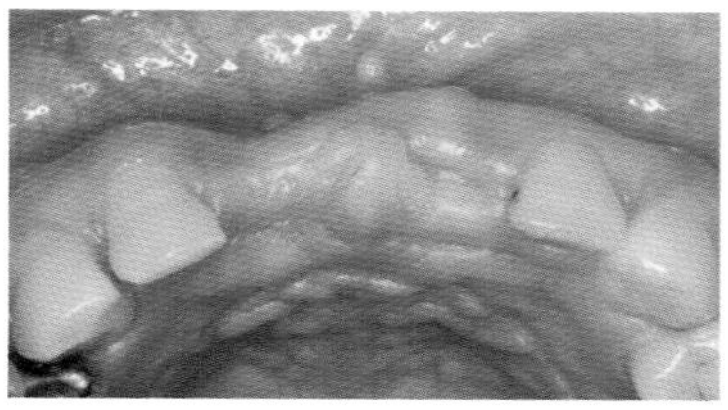
图3　11、21殆面像

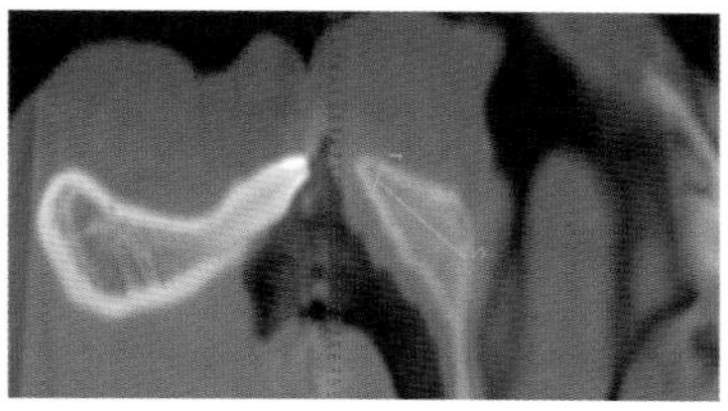
图4　11术前CT（牙槽嵴矢状面）

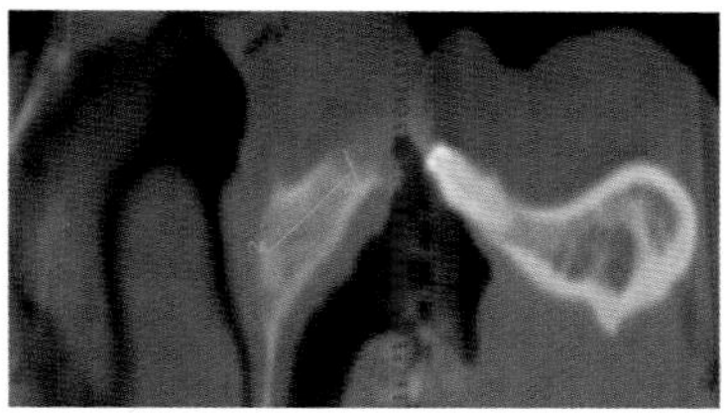
图5　21术前CT（牙槽嵴矢状面）

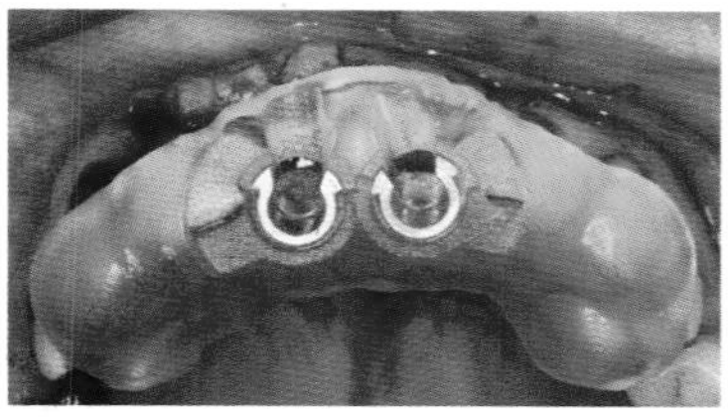
图6　术中戴入3D打印导板

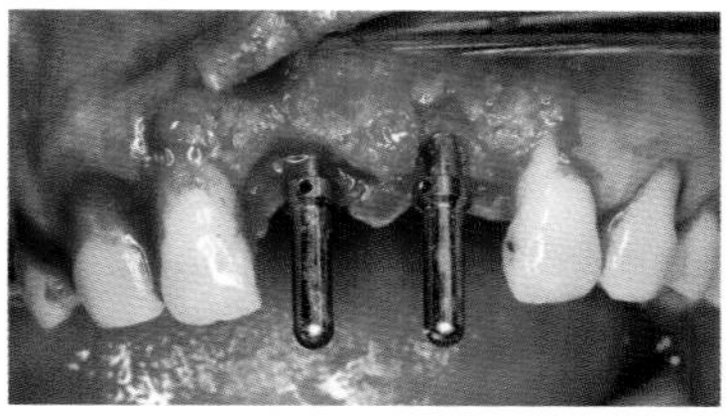
图7　平行杆检测位点和方向（正面像）

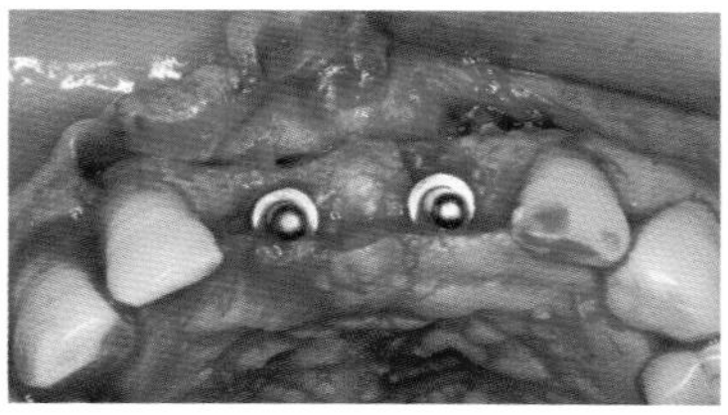
图8　平行杆检测位点和方向（殆面像）

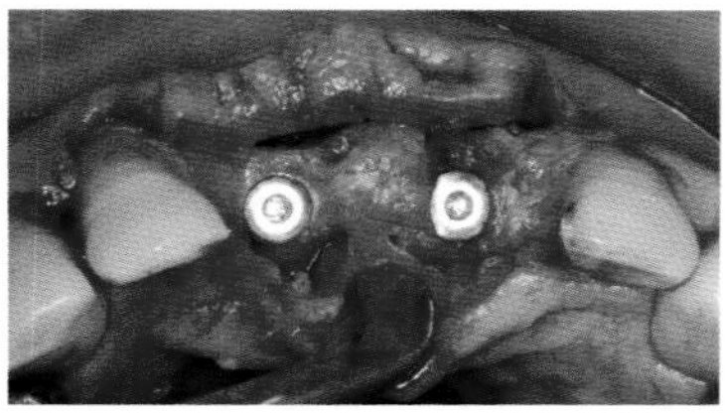
图9　植入种植体

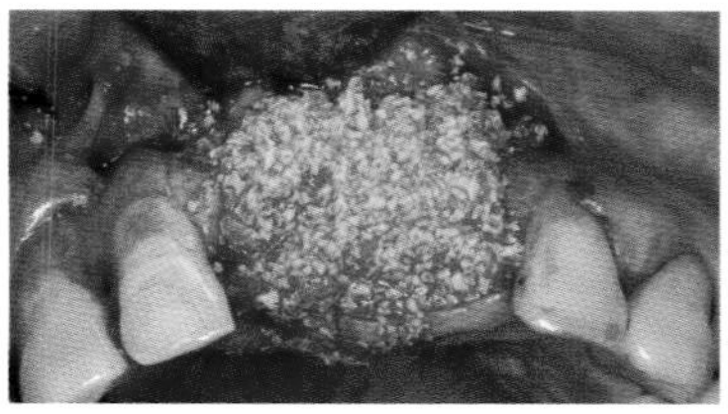
图10　植入Bio-Oss骨粉

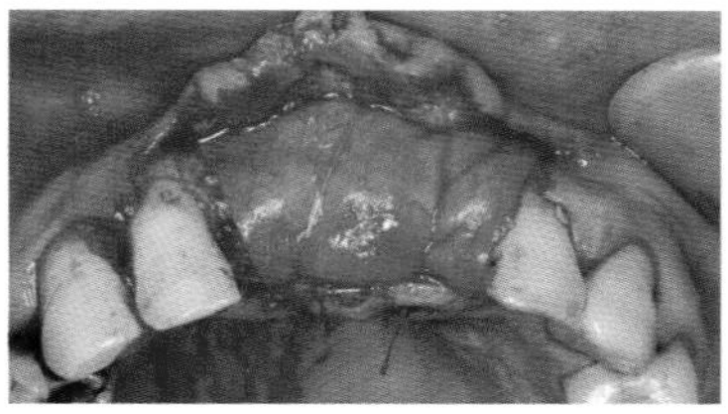
图11　覆盖Bio-Gide胶原膜

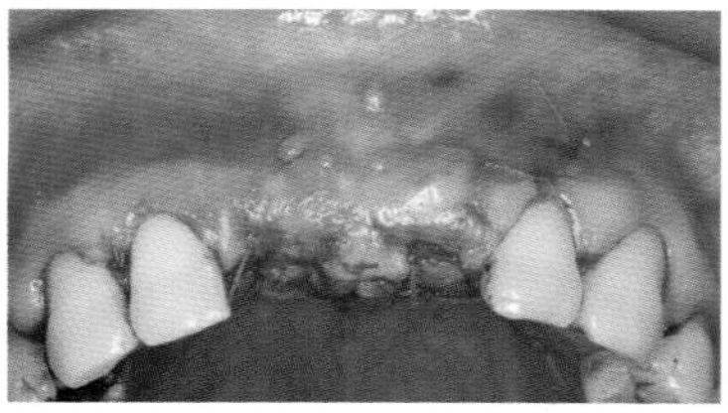
图12　减张缝合黏膜

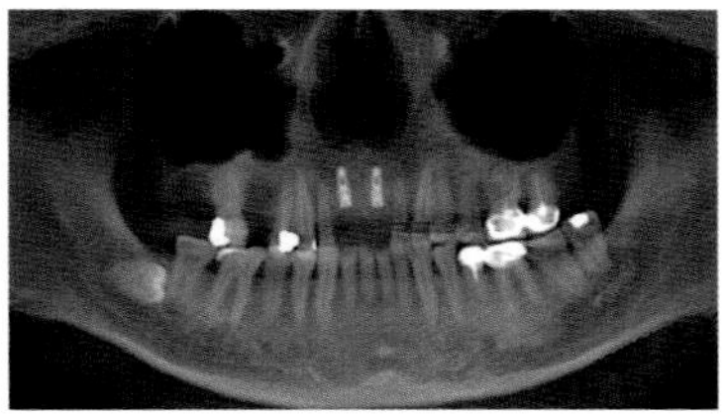
图13　术后全景片

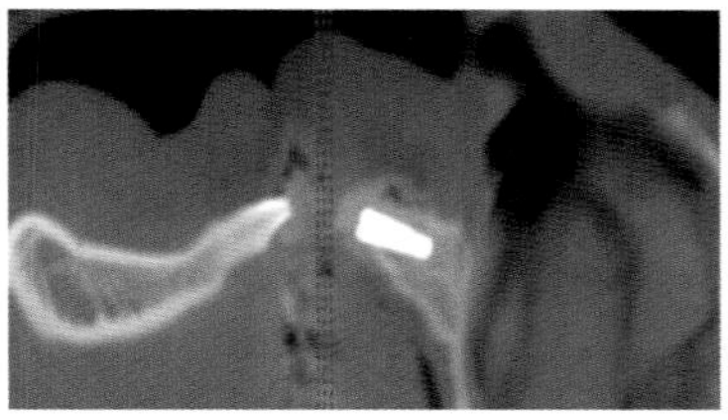
图14　11术后CT（牙槽嵴矢状面）

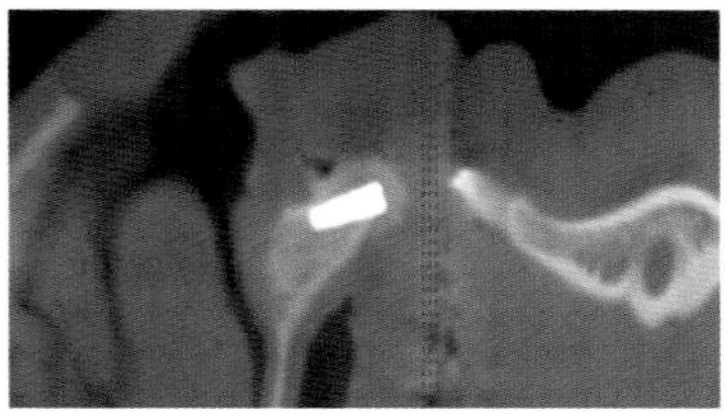
图15　21术前CT（牙槽嵴矢状面）

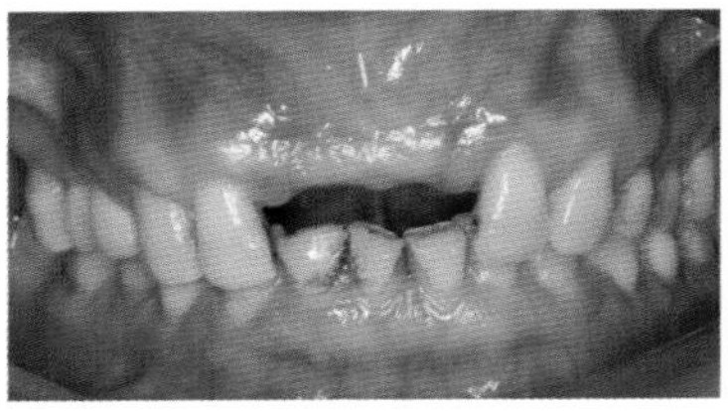
图16　术后6个月复诊正面像

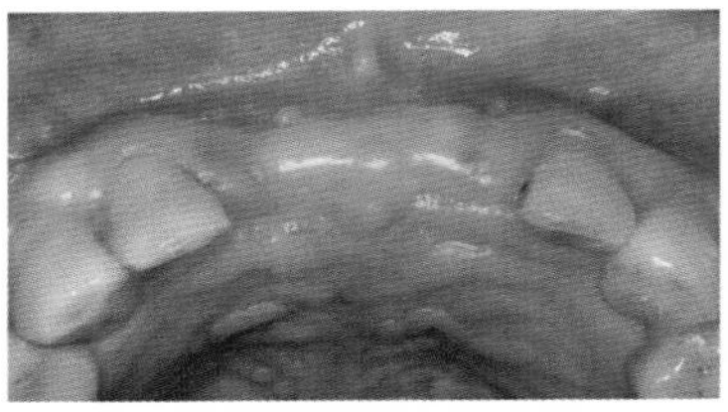
图17　术后6个月复诊𬌗面像

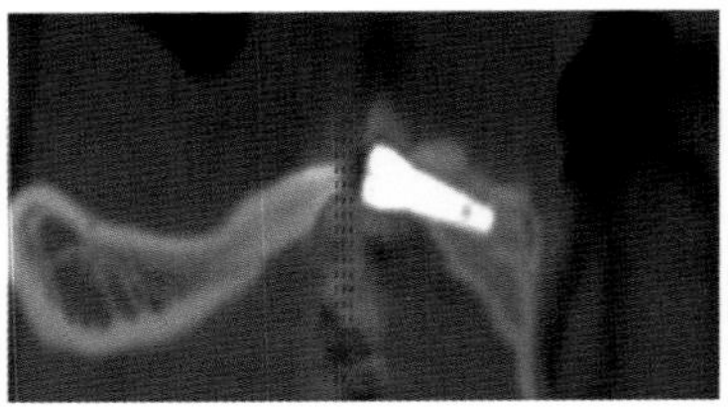
图18　11术后6个月CT（牙槽嵴矢状面）

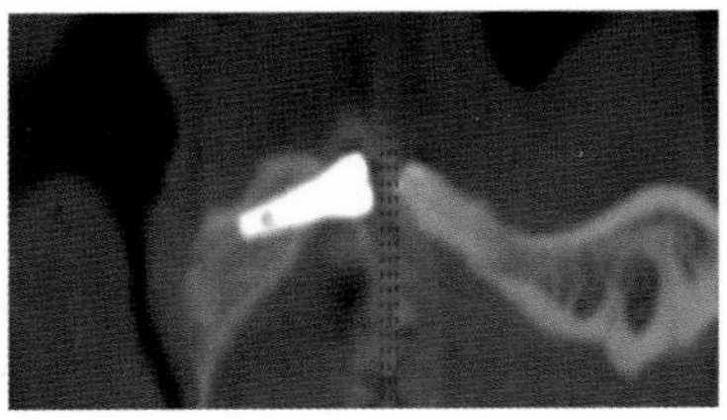
图19　21术后6个月CT（牙槽嵴矢状面）

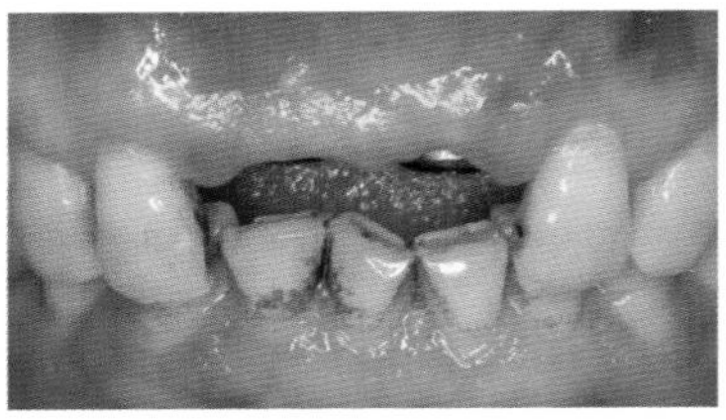
图20　牙龈成形后2周正面像

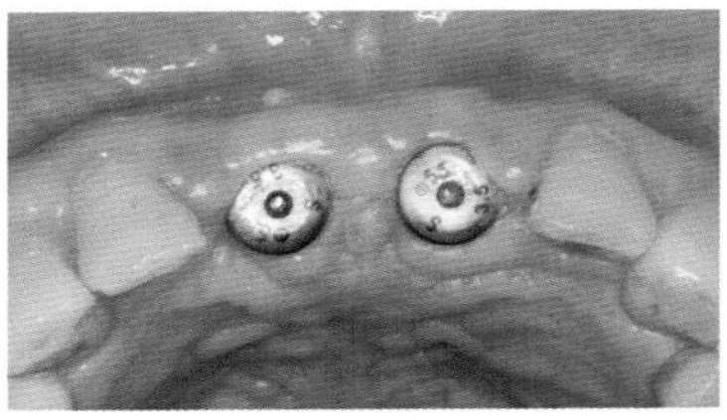
图21　牙龈成形后2周𬌗面像

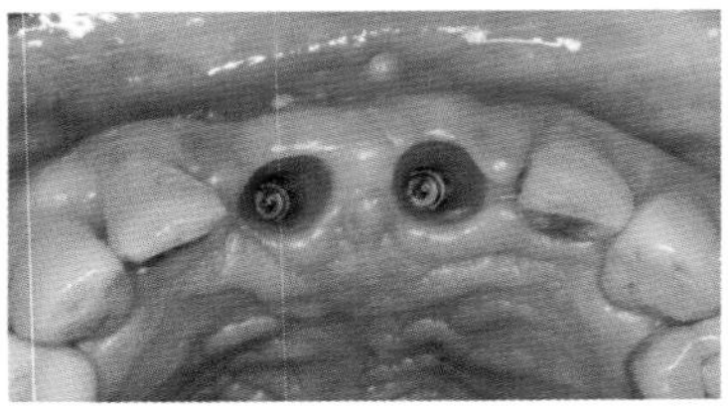
图22　11、21牙龈袖口

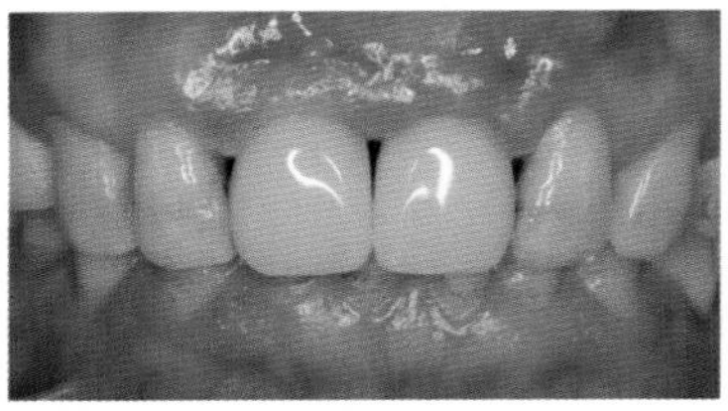
图23　戴入临时冠正面像

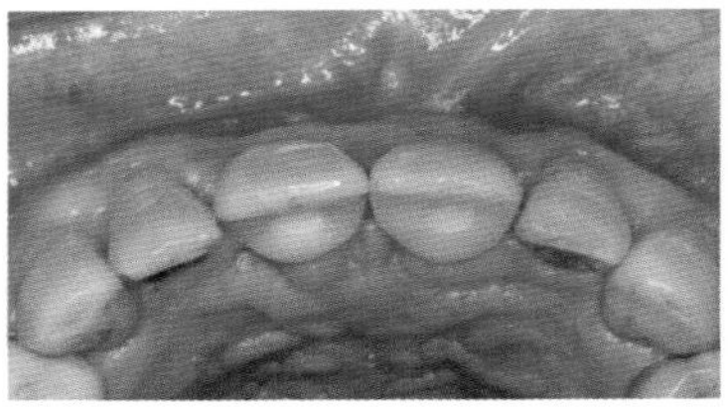
图24　戴入临时冠𬌗面像

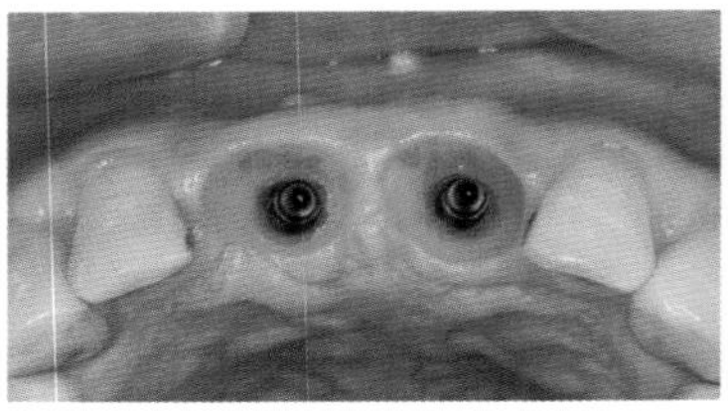
图25　临时修复1个月后11、21牙龈袖口

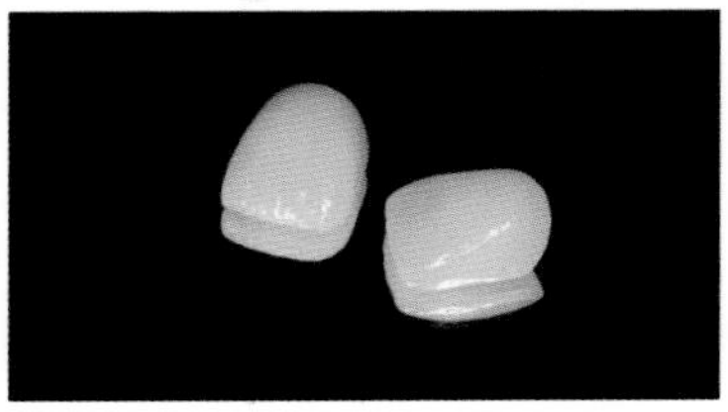
图26　玻璃铸瓷贴面

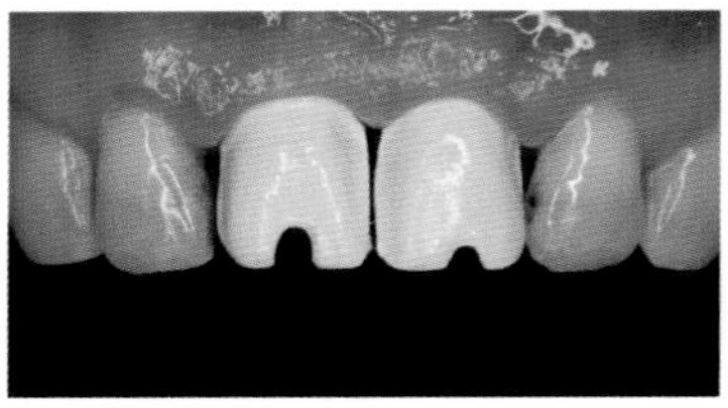
图27　戴入Bio-HPP个性化基台

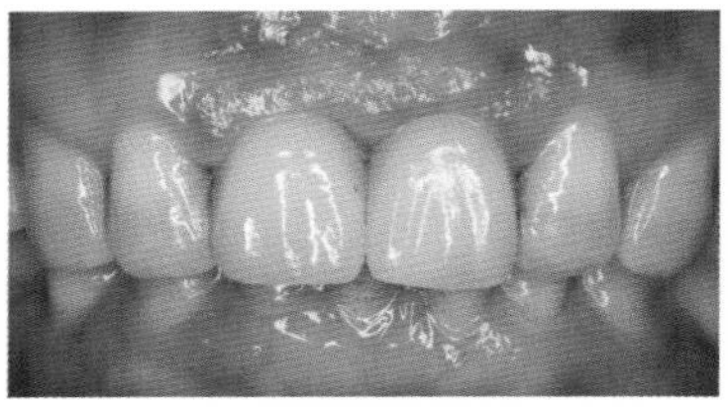
图28　最终修复效果正面像

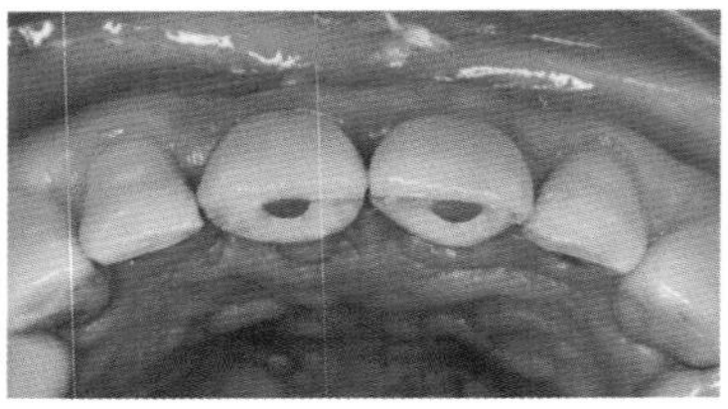
图29　最终修复效果𬌗面像

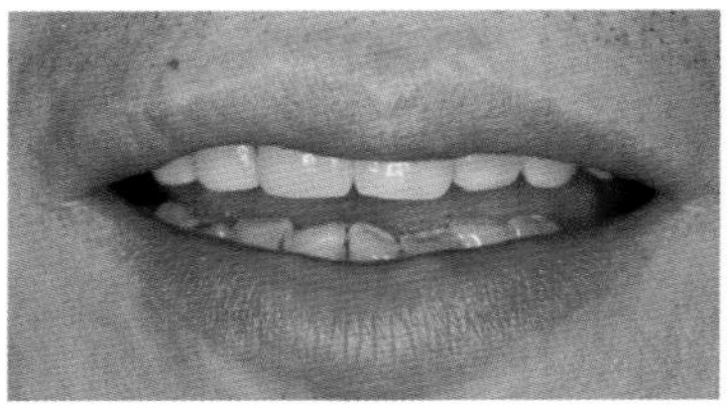
图30　最终修复完成后微笑像

参考文献

[1] 宿玉成译. 国际口腔种植学会（ITI）口腔种植临床指南第一卷：美学区种植治疗[M]. 北京: 人民军医出版社, 2008.
[2] 宿玉成译. 国际口腔种植学会（ITI）口腔种植临床指南：牙种植学的SAC分类[M]. 北京: 人民军医出版社, 2009.
[3] 宿玉成译. 国际口腔种植学会（ITI）口腔种植临床指南第六卷：美学区连续多颗牙缺失间隙的种植修复[M]. 北京: 人民军医出版社, 2014.
[4] 宿玉成译. 国际口腔种植学会（ITI）口腔种植临床指南第七卷：口腔种植的牙槽嵴骨增量程序: 分阶段方案[M]. 沈阳: 辽宁科学技术出版社, 2016.

复合GBR技术修复上前牙唇侧重度骨缺损1例

张维丹 林海燕 于艳春

摘 要

目的：应用钛网联合CGF实行复合GBR技术，在上颌前牙唇侧重度骨质缺损区，观察种植牙槽嵴骨增量的临床效果。**材料与方法**：选取上颌前牙唇侧重度骨质缺损病例1例，常规翻瓣，逐级备洞后，植入Bego种植体，置入Bio-Oss骨颗粒，并用钛网固定，覆以Bio-Gide骨膜和自体CGF膜。待种植体骨结合形成后，行临时冠牙龈成形，后完成永久修复。**结果**：在钛网联合CGF复合GBR骨增量技术后，缺牙区唇侧牙槽骨得到了有效增加并维持稳定，种植体获得了良好的稳定性，种植上部永久修复获得了理想的功能和美学效果。**结论**：钛网联合CGF的复合GBR技术能有效增加上颌前牙重度骨质缺损区的牙槽骨骨量，并维持新生骨组织的稳定，可有效保障种植修复软硬组织的功能与美学效果。

关键词：钛网；CGF；GBR；前牙；骨缺损

上颌前牙区由于在功能和美学上的特殊性，在种植修复中占据着重要位。而上颌前牙区牙槽骨骨量严重不足的情况在临床上并不少见，种植修后很难取得令人满意的效果。应用钛网联合CGF的复合GBR技术，能有增加缺牙区牙槽骨骨量并使新生骨维持稳定，对重度牙槽骨骨质缺损有很的临床实用价值。

、材料与方法

1. **病例简介** 43岁男性患者，1年前因外伤拔除右侧上颌前牙，左侧上前牙反复肿痛不适。检查：11缺失，缺牙区唇侧骨质明显凹陷；21松Ⅲ，唇侧牙周袋深约7mm。CBCT示：11缺牙区唇侧骨板缺损，可用骨宽度高度均严重不足；21唇侧骨质缺损，根尖可见阴影。

2. **诊断** 上颌牙列缺损；21根尖周炎。

3. **治疗计划** 拔除21，应用钛网联合CGF的复合GBR技术进行11及21点骨增量术并同期行种植体植入术。

4. **治疗过程（图1～图42）**

取患者自体静脉血制备CGF。缺牙区常规翻瓣，可见11拔牙创内大肉芽组织，21唇侧牙根暴露，根尖可见肉芽组织。拔除21并去净肉芽组后，可见11、21唇侧骨板大面积缺损。大量生理盐水冲洗后，分别在、21位点常规备洞，并分别植入Bego 3.25mm×15mm种植体，扭矩N·cm。去除11、21种植体携带体，安放覆盖螺丝。植入Bio-Oss与GF混合后的骨颗粒0.5g，安放Osstem钛网并分别按照11及21位点唇侧骨外形塑形，用覆盖螺丝固定。植入Bio-Gide人工骨膜25mm×25mm，表覆以CGF膜。常规缝合。术后即刻X线片显示种植体位置良好。

术后10天拆线，伤口愈合良好。

术后1个月复查，牙龈封闭好。

术后6个月复查，牙龈健康，唇侧丰满，未见钛网暴露，CBCT示11及21种植体唇侧成骨良好，骨厚度增加约4mm，行二期手术。常规局麻翻瓣，可见钛网稳固，去除覆盖螺丝及钛网，见唇侧成骨良好，并且钛网表面有骨组织形成。分别安放愈合基台5mm×5mm，缝合。

二期术后1周拆线，伤口愈合良好。

二期术后13天开窗硅橡胶取模，7天后去愈合基台，代之以Bego临时基台，并CAD/CAM临时树脂冠修复。龈缘位置尚可，唇侧骨质丰满，龈乳头处稍有“黑三角”。

临时修复后1周、2周复查，临时修复体完好，牙龈未见明显红肿，龈缘位置尚可，形态逐渐圆润。2周时用流动树脂调整修复体颈部外形，并充分抛光。

临时修复后5个月复查，临时修复体完好，牙龈健康，龈缘位置稳定，龈乳头丰满，形态圆润。制作个性化取模杆，X线片示完全就位后，以开窗硅橡胶取模。

10天后，去临时树脂冠及基台，代之以CAD/CAM国产氧化锆基台一体冠，就位邻接尚可，调𬌗抛光，X线片示基台完全就位。永久修复体形态及色泽佳，患者满意。

二、结果

在观察期内，缺牙区牙槽骨骨量得到了有效增加并维持稳定，种植体稳定性佳，骨结合良好，上部修复获得了良好的软硬组织稳定性和美学效果。患者对治疗效果满意。

者单位：杭州口腔医院
讯作者：林海燕；Email: lhaiyanlily@163.com

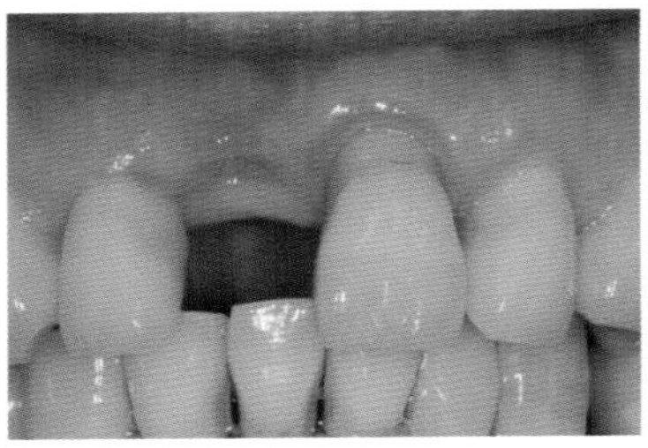
图1　术前口内咬合像

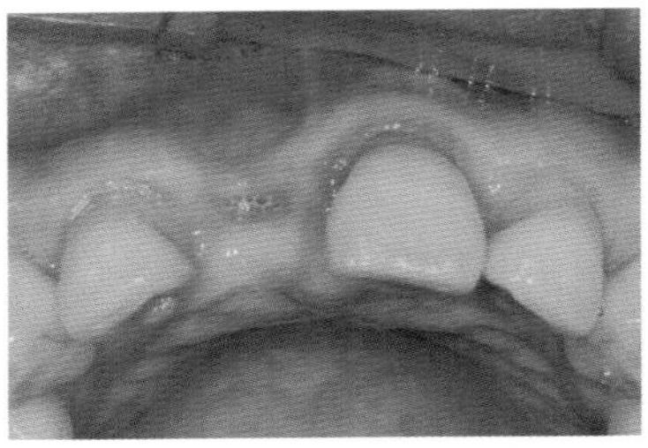
图2　术前口内殆面像

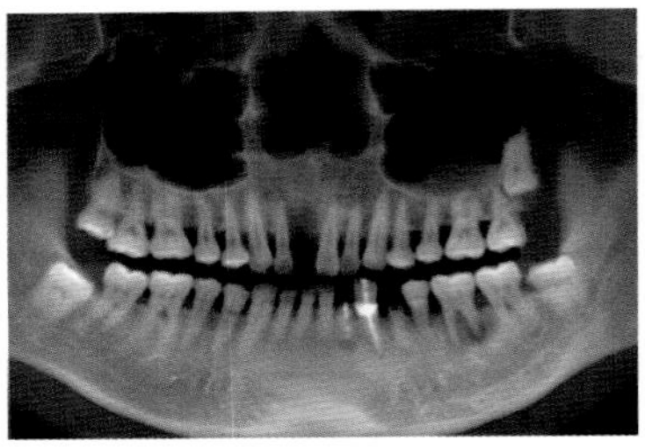
图3　术前口内全景片

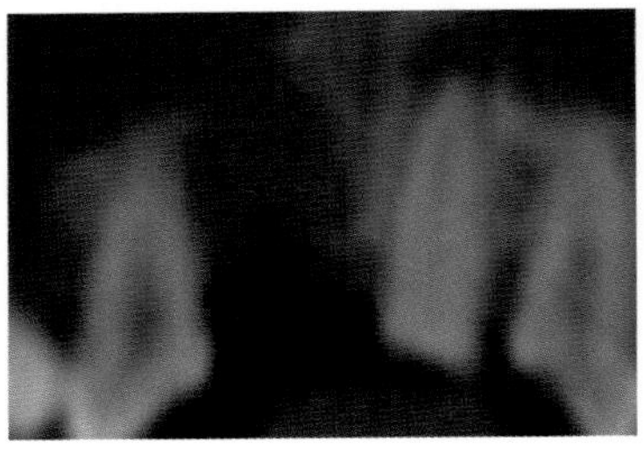
图4　术前CBCT冠状面像

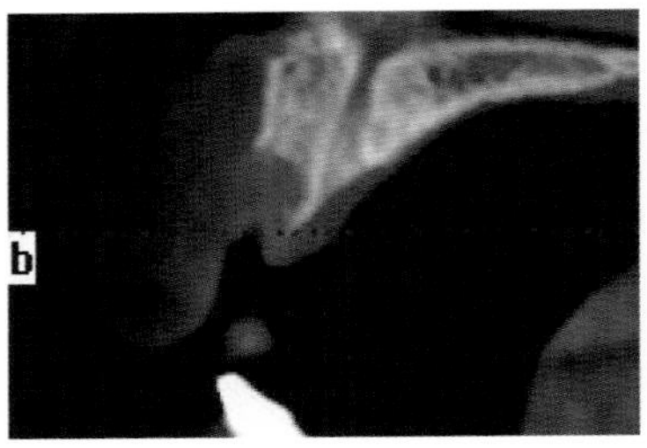

图5　术前CBCT矢状面像11位点

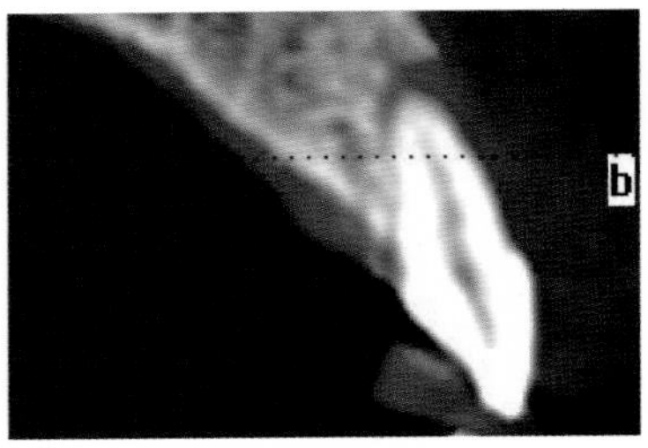

图6　术前CBCT矢状面像21位点

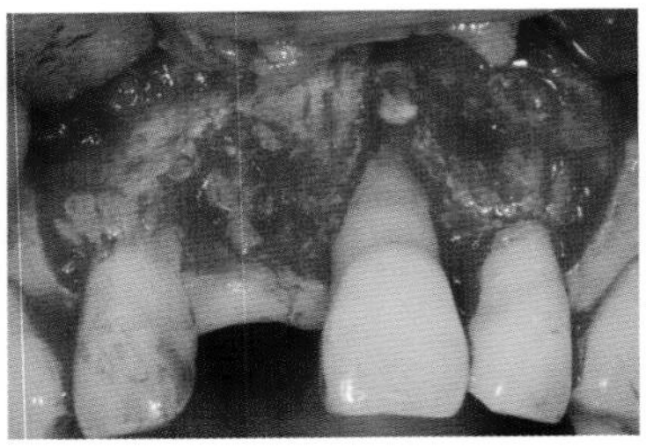
图7　翻瓣后口内像

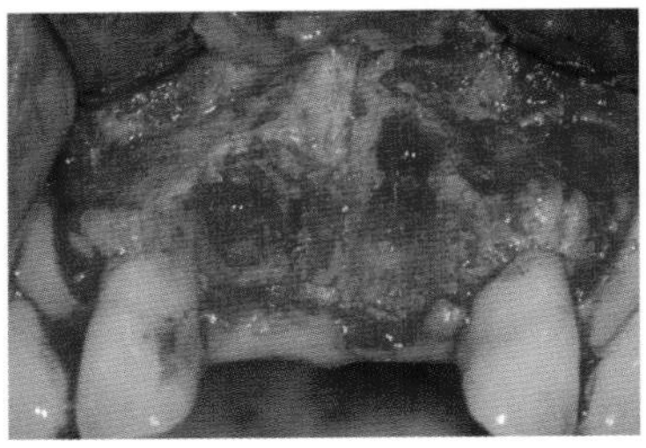
图8　拔牙搔刮后口内像

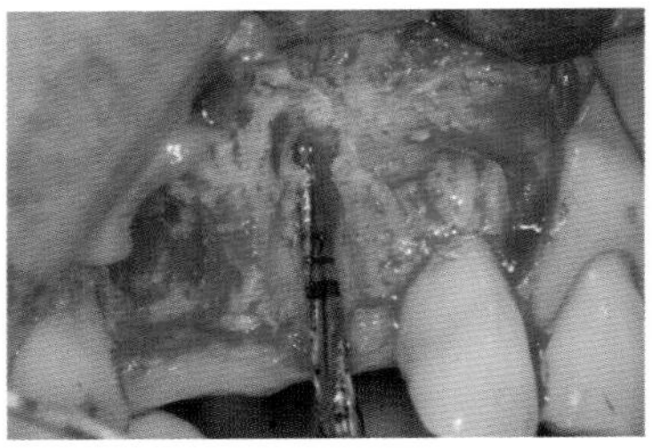
图9　骨缺损高度

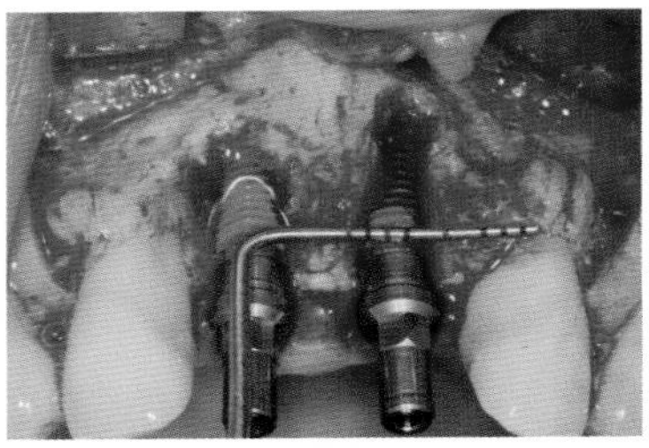
图10　种植体植入后

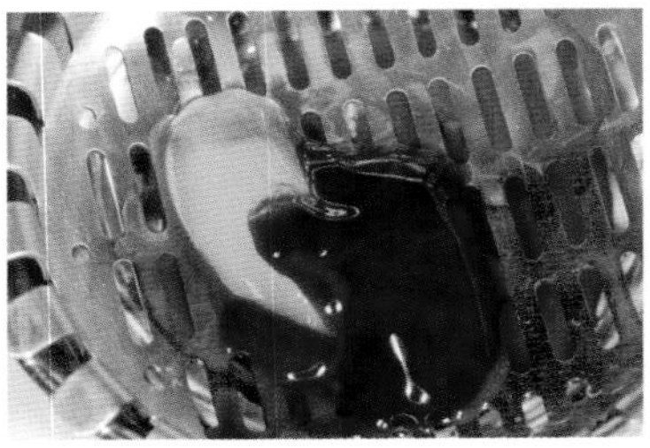
图11　CGF

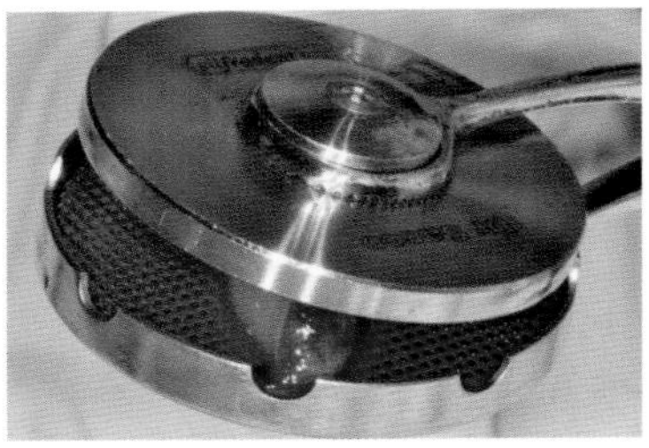
图12　制备CGF膜

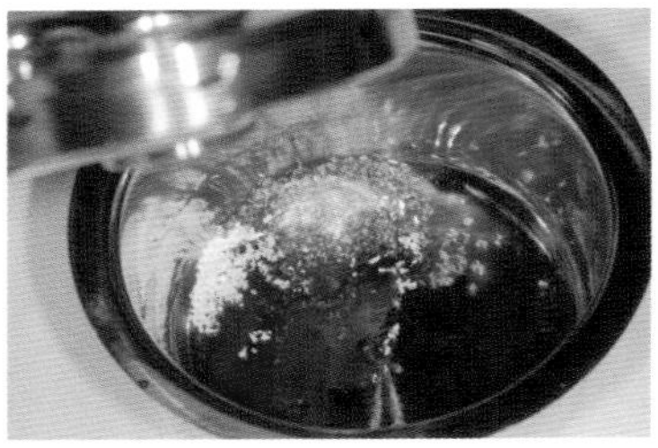
图13　人工骨粉与CGF

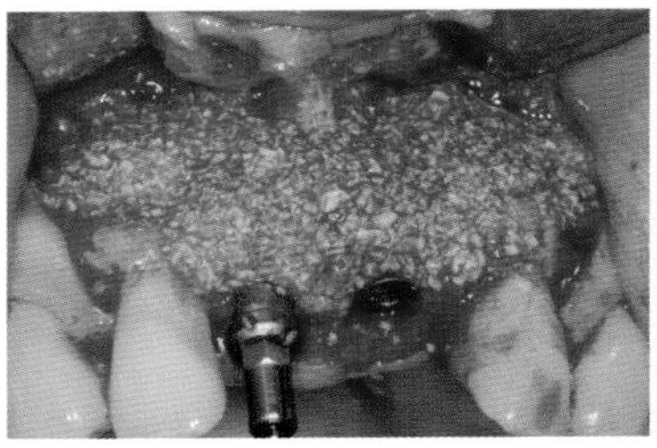
图14　骨粉植入后口内像

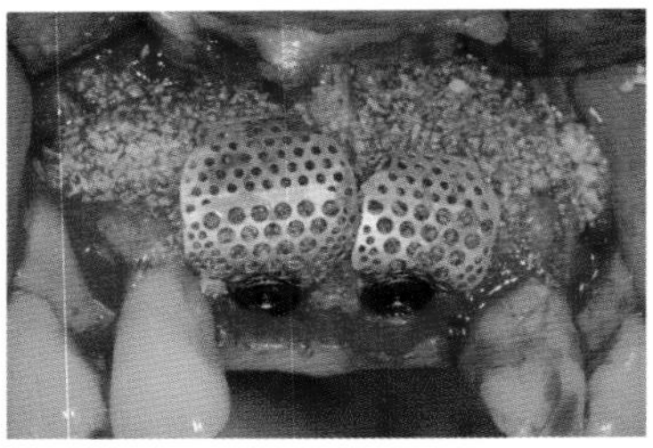
图15　安放钛网后口内像

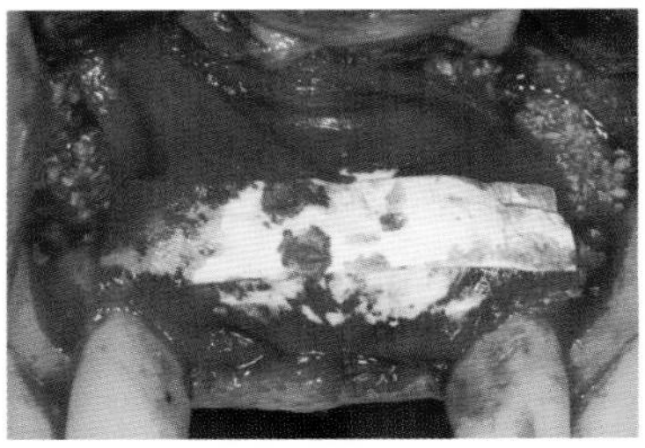
图16　安放人工骨膜后口内像

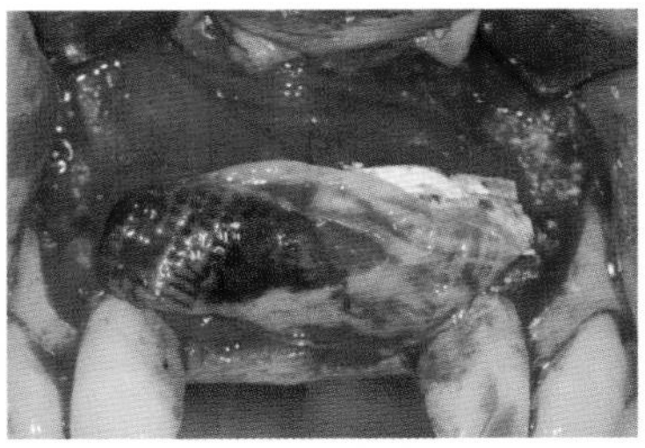
图17　安放CGF后口内像

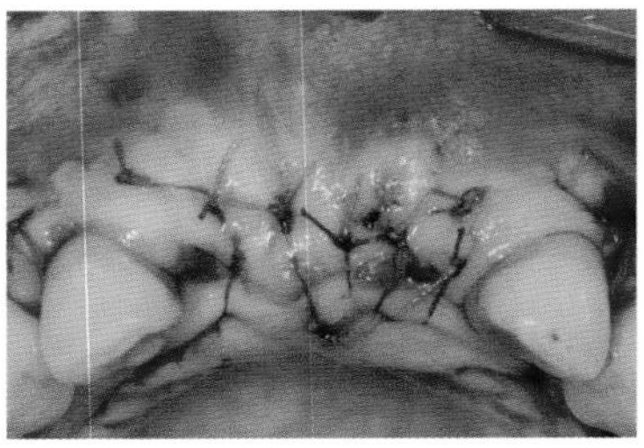
图18　缝合后殆面像

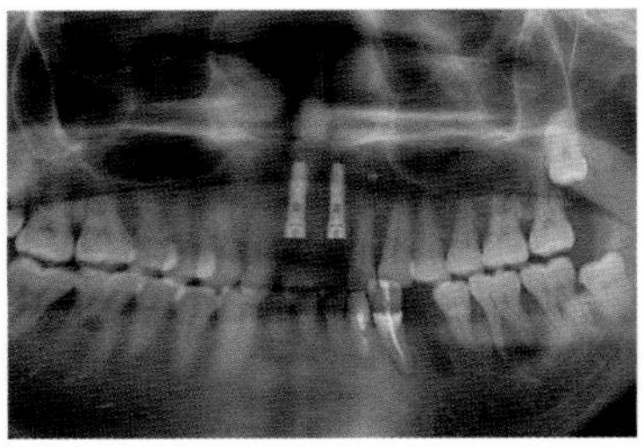
图19　术后即刻X线片

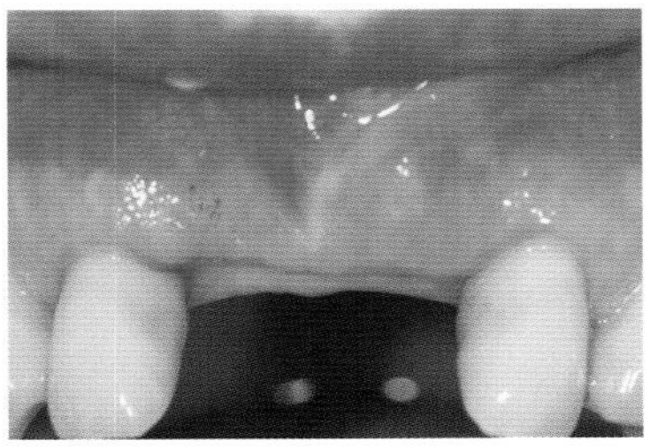
图20 6个月复查口内咬合像

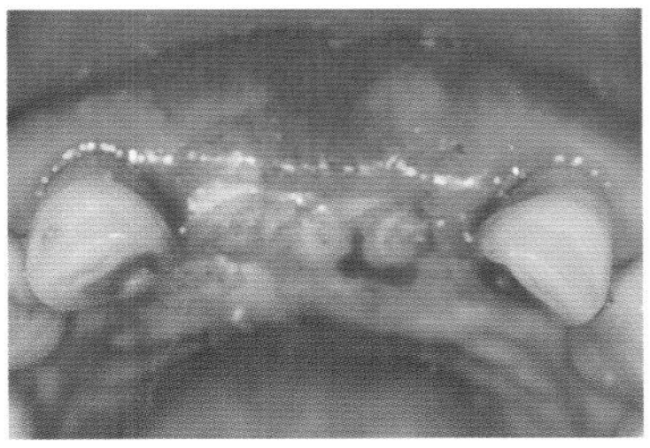
图21 6个月复查口内𬌗面像

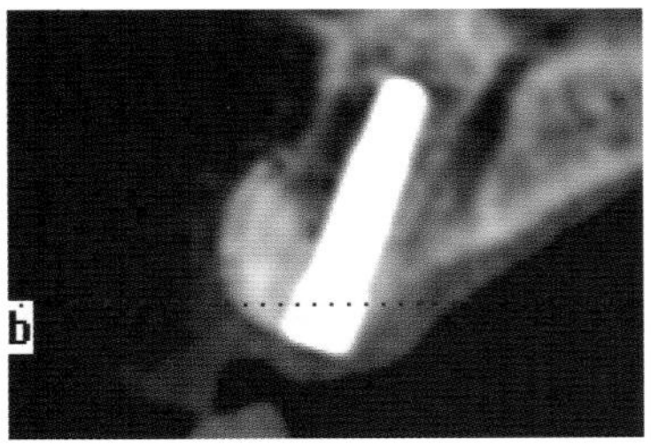

图22 6个月后CBCT矢状面像11位点

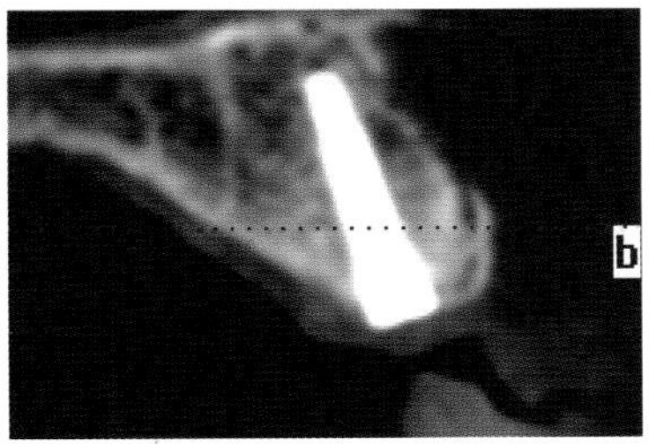

图23 6个月后CBCT矢状面像21位点

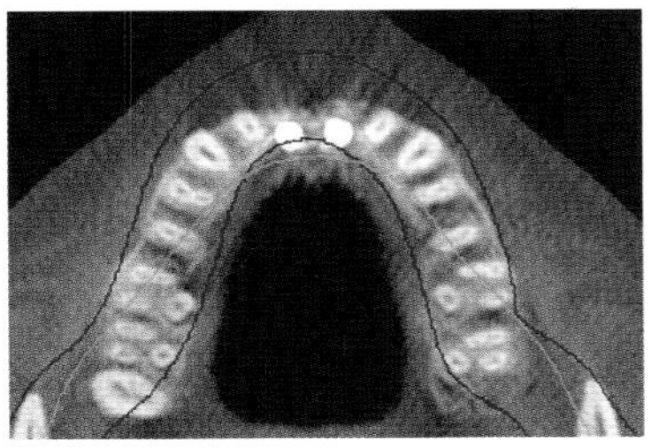
图24 6个月后CBCT横断面像

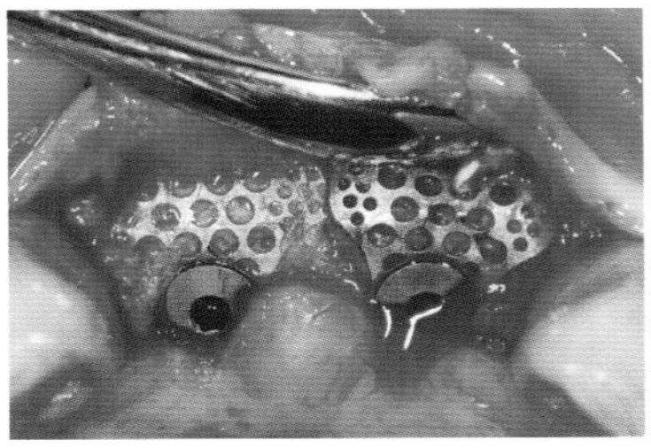
图25 拆除钛网前翻瓣后口内像

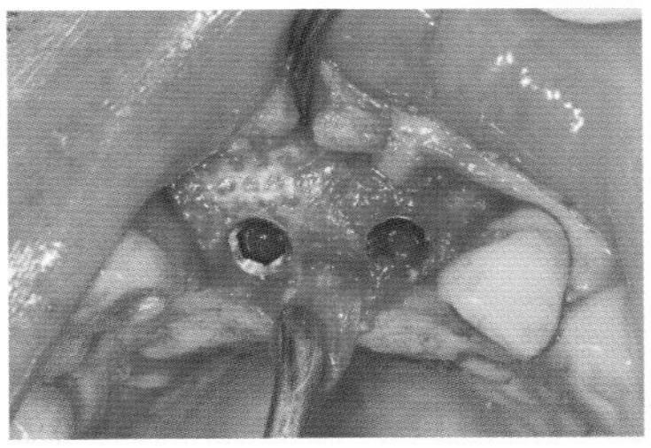
图26 拆除钛网后口内像

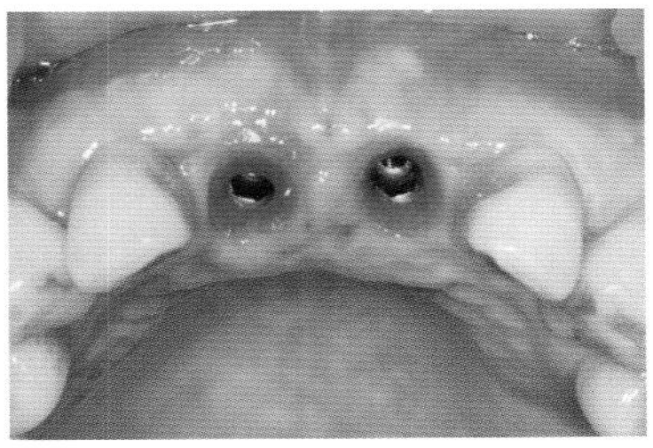
图27 临时修复前口内像

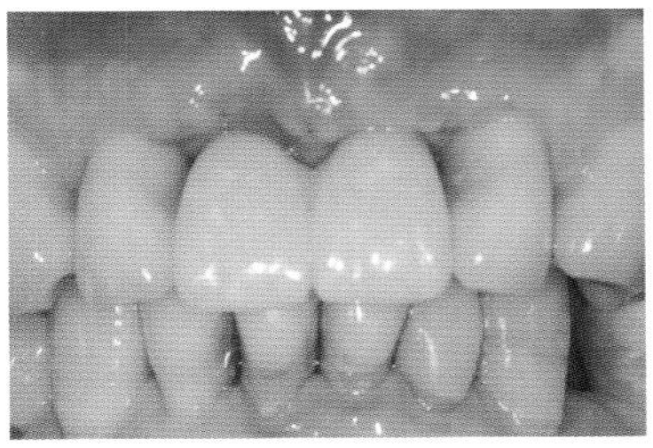
图28 临时修复后口内咬合像

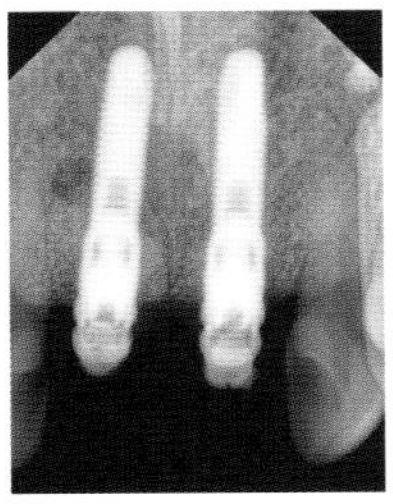
图29 临时修复时X线片

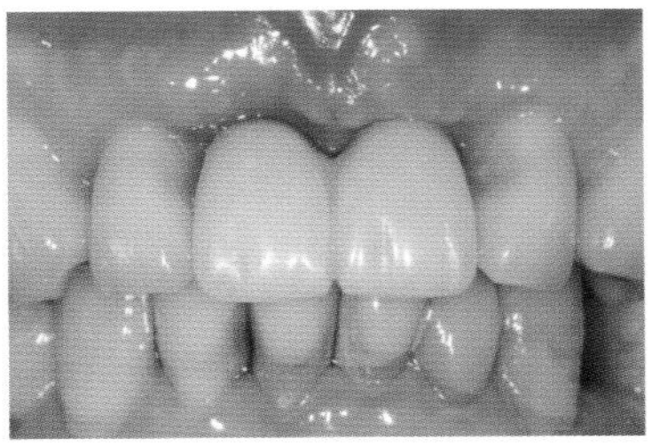
图30 临时修复后2周复查咬合像

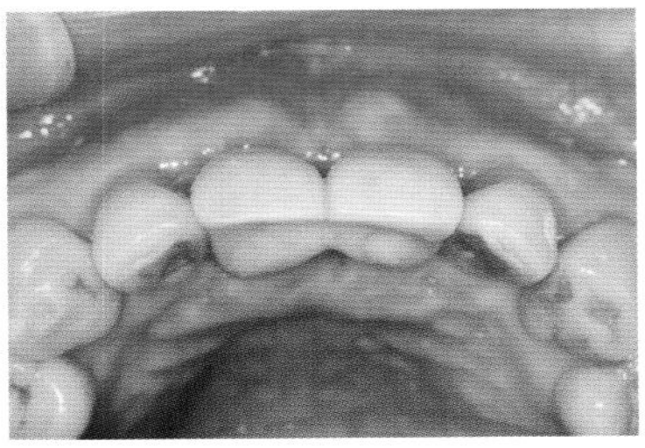
图31 临时修复后2周复查𬌗面像

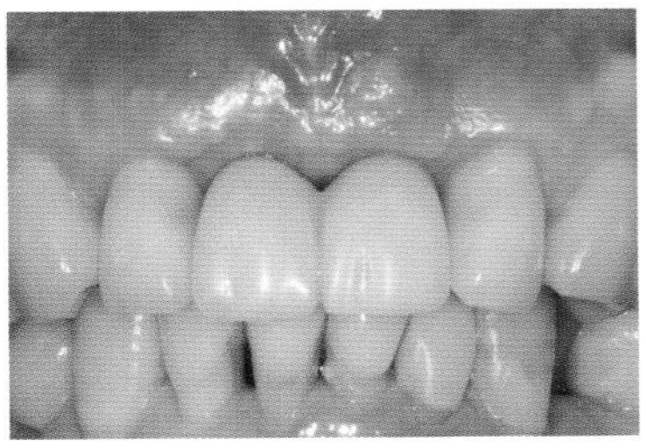
图32 临时修复后5个月复查咬合像

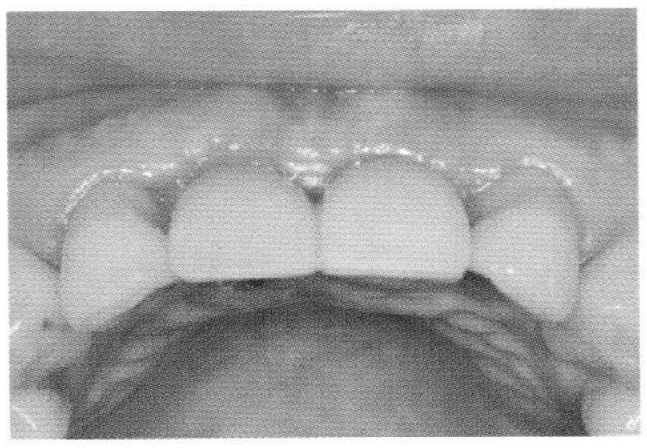
图33 临时修复后5个月复查𬌗面像

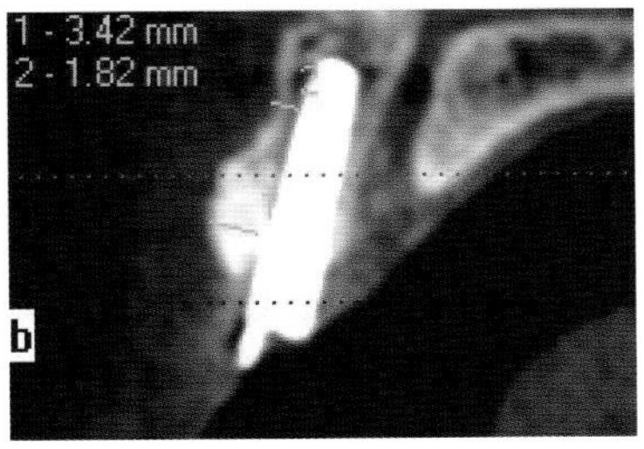

图34 种植体植入术后1年CBCT矢状面像11位点

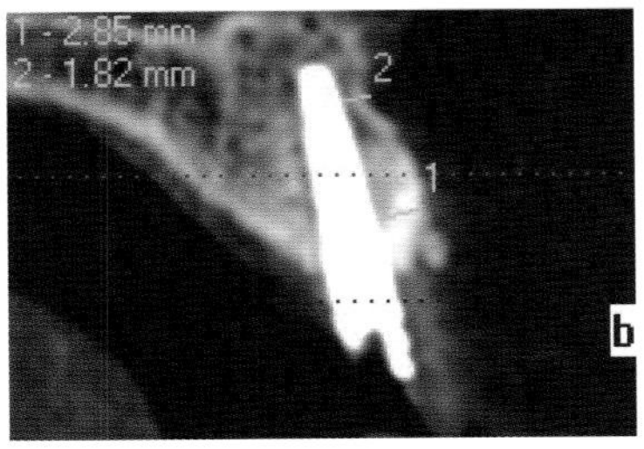

图35 种植体植入术后1年CBCT矢状面像21位点

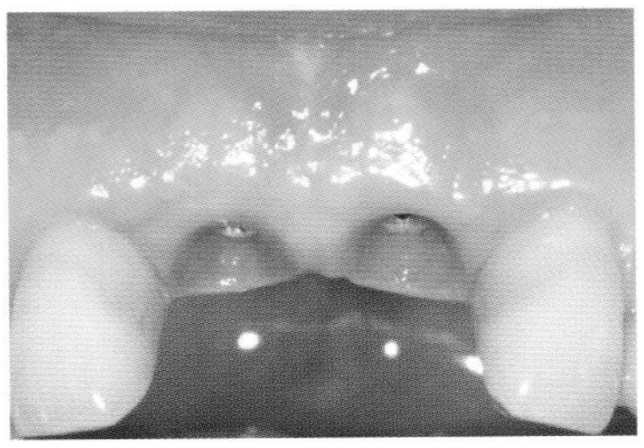
图36 取模前唇面像

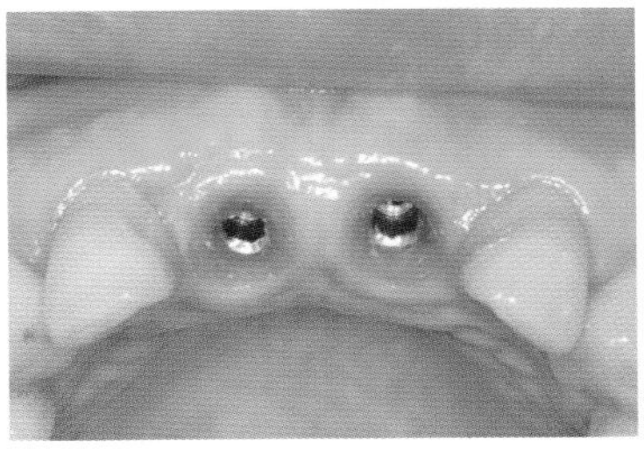
图37 取模前𬌗面像

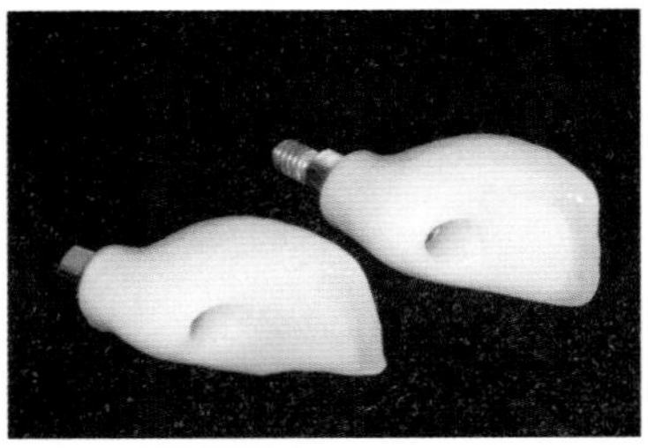

图38　上部永久修复体

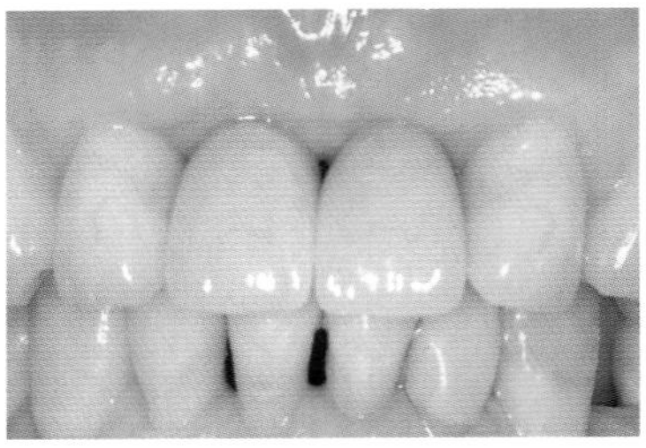

图39　永久修复后咬合像

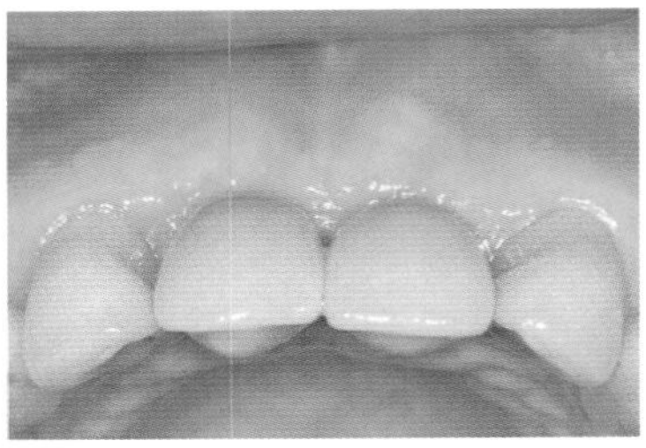

图40　永久修复后殆面像

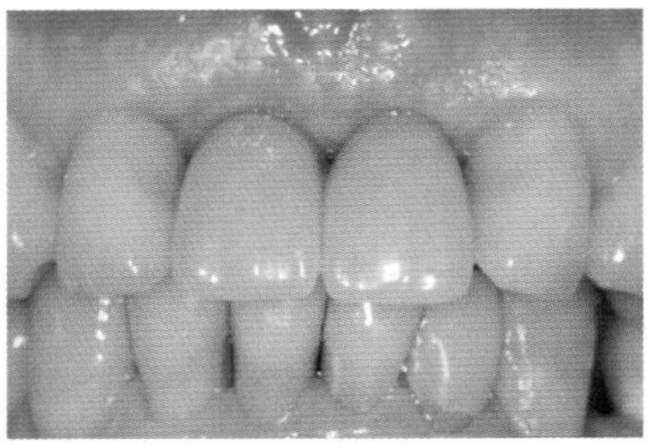

图41　永久修复后3个月复查咬合像

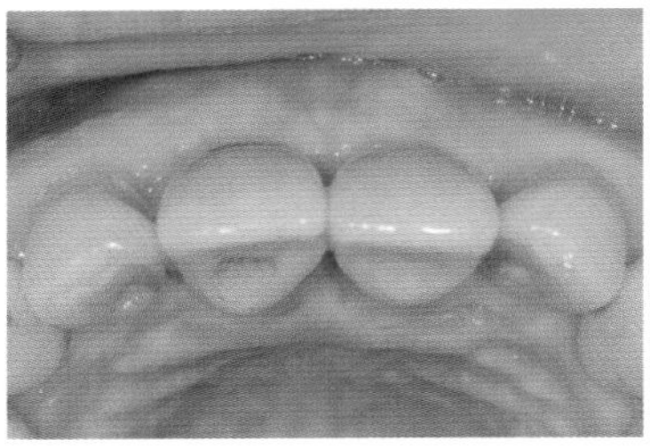

图42　永久修复后3个月复查殆面像

三、讨论

该患者上前牙有外伤史，拔牙后1年前来就诊，且邻牙肿痛反复发作，根尖周炎及牙周炎症迁延不愈，患牙唇侧骨板缺损，可用骨量严重不足，这在临床并不少见。常规的骨增量手术如单纯的颗粒骨移植GBR由于成形困难，同时对于颗粒骨移植后的成骨状况和转归尚不明了，并不能有效保证种植修复的美学效果。Onlay植骨由于需要开辟第二术区，且需二次手术进行种植体的植入，无疑将增加患者的创伤与痛苦，患者表示难以接受。

故本研究采用了钛网联合CGF复合GBR技术的方法，实际是在引导骨再生术的基础上联合了人自体浓缩生长因子的应用，并且借助钛网的有力支撑达到理想塑形效果。

本病例所采用的骨移植材料Bio-Oss为异种异体骨移植材料，它是从牛骨中提取的一种碳酸盐磷灰石结晶体，不含有任何有机成分，具有多孔性和与天然骨类似的化学成分和物理结构，因此成骨细胞能识别其生物磷灰石表面，并利用这些表面沉积新骨。Bio-Oss的这些理化特点为引导新骨组织的再生提供了理想的框架结构，从而促进骨缺损的修复过程。在此病例中，我们采用异种异体骨移植（Bio-Oss）和人骨形成蛋白（CGF）相结合的方法，与单纯使用自体骨相比，由于不用通过第二术区来获得骨，有效减少了手术时间和创伤的范围，同时自体骨形成蛋白的使用，也加速了骨细胞的攀附，保证了成骨的效果。

钛网作为一种不可吸收膜，具备其他膜所没有的优势，包括有延展性、能够获得理想的形态、比较坚硬以及能够为移植材料提供足够的空间等。本例患者由于种植体唇侧大量骨质缺损，Bio-Oss骨颗粒并不能稳定在骨质缺损区，钛网的使用不仅稳定了移植材料，为骨增量创造了足够的空间并且起到屏障膜的作用引导骨再生，同时它具有抗弹性形变的能力，在被塑形后，钛网就稳定在这个形态，能有效维持骨组织新生所需要的空间。

Bio-Gide膜是一种可吸收的、无细胞毒性的双层胶原膜，属于生物膜，具有良好的血凝块稳定功能及细胞隔离功能。它可有效促使缺损区骨细胞的生长，与此同时，还可促使新生成骨组织黏附到生物膜上，促进骨生长，同时加强自体骨和新生骨的结合，且不会导致宿主发生免疫排斥反应。本病例中，在钛网与软组织瓣之间放置一层Bio-Gide生物胶原膜，旨在缓冲早期软组织愈合期唇肌及唇系带的牵拉，避免出现因瓣与钛网间的摩擦而导致的软组织裂开或钛网暴露等问题。

CGF技术是以患者自身静脉血为原料，通过特殊的离心方法分离制备，再单独或联合其他生物材料注入硬组织缺损或软组织创伤处，从而修补缺损，诱导生长，加速局部创伤的愈合并提高愈合质量。它的作用的发挥有赖于其高浓度的各类生长因子及纤维蛋白原所形成的纤维网状支架。制备CGF过程中特殊的变速离心使得血小板被激活，使其释放出各种生长因子，它们能促进细胞增殖、基质合成和血管生成，而纤维网状支架又能支持生长因子所诱导生成的新生组织。其中的浓缩生长因子包括血小板衍生生长因子（PDGF）、转移生长因子-β（TGF-β）、类胰岛素生长因子（IGF）、血管内皮生长因子（VEGF）、表皮生长因子（EGF）以及成纤维细胞生长因子（FGF）、骨形成蛋白（BMPs）等。CGF不需任何凝血制剂的添加，其纤维蛋白凝块较大且致密，含有丰富的生长因子，稳定性也有所增加。本病例中，在颗粒骨植入前先混入含大量生长因子的过滤液，可加强成骨，保证骨量稳定增加，同时将上层的CGF纤维蛋白凝块压制成膜，覆盖在Bio-Gide胶原膜表面，能加快软组织的愈合。

常规，我们认为，成功的GBR技术需要4个条件：①排除不需要的纤维结缔组织细胞和上皮细胞，防止其进入骨缺损区并优势生长。②创造和维持成骨空间。③保护血凝块。④稳定伤口。本病例中，患者由于外伤拔除11，而21反复炎症刺激，导致唇侧骨板大量吸收，拔除后可见缺牙区骨高度及厚度均严重不足。如果采用常规的Bio-Oss骨颗粒，并覆以可吸收的Bio-Gide胶原膜进行GBR，由于唇肌及唇系带随咀嚼、言语等的牵拉作用，可使得胶原膜移位，Bio-Oss骨颗粒也不能维持在骨缺损部位，纤维结缔组织细胞和上皮细胞易长入，伤口也不能稳定，最终极易导致GBR手术失败，植体脱落。

因此，本病例应用钛网联合CGF的复合GBR技术进行骨增量，钛网作为放置于牙龈软组织与骨缺损之间的生物屏障，可阻止迁移速度较快的结缔组织细胞和上皮细胞等长入骨缺损区域及形成帐篷效应。同时由于钛网具有抗弹性形变的能力，其可为骨组织的再生提供更大的空间。Bio-Gide膜作为缓冲膜，可有效避免软组织瓣的开裂及钛网暴露。而CGF可以加速移植的生物材料的融合与重整，几乎不会引起任何感染，使骨增量实现完美的预期，并为种植上部永久修复体获得良好的功能和美学效果打下坚实基础。

四、结论

应用钛网联合CGF的复合GBR技术，可有效增加上颌前牙缺牙区牙槽骨骨量，并维持新生骨的稳定，可有效保障种植修复软硬组织的功能与美学效果。

参考文献

[1] Y am aguchi A. Application of BMP to bone repair [J].Clin Calcium,2007,17(2):263–369.

[2] Urban IA, Jovanovic SA, Lozada JL. Vertical ridge augmentation using guided bone regeneration(GBR)in three clinical scenarios prior to implant placement: a retrospective study of 35 patients 12 to 72 months after loading[J]. Int J Oral maxillofac implants, 2009, 24(3):502–510.

[3] Kay SA, Wisner Lynch L, Marxer M, et al. Integration of a resorbable membrane and a bone graft material [J]. Practical Periodontics and Aesthetic Dentistry, 1997, 9: 185–194.

[4] Topolnitskiy EB, Dambaev GT, Hodorenko VN, et al. Tissue Reaction to a Titanium–Nickelide Mesh Implant after Plasty of Postresection Defects of Anatomic Structures of the Chest[J]. Bulletin of Experimental Biology & Medicine, 2012, 153(3):385–388.

[5] Landesberg R, Burke A, Pinsky D, et al. Activation of platelet–rich plasma using thrombin receptor agonist peptide[J]. Oral Maxillofac Surg, 2005, 63(4):529–535.

[6] Tadic A, Puskar T, Petronijevic B. Application of fibrin rich blocks with concentrated growth factors in pre–implant augmentation procedures [J]. Med Pregl, 2014, 67(5–6): 177–180.

[7] Jian S, Yi S, Jun L, et al. Reconstruction of High Maxillectomy Defects with the Fibula Osteomyocutaneous Flap in Combination with Titanium Mesh or a Zygomatic Implant[J]. Plastic & Reconstructive Surgery, 2011, 127(1):150–160.

正畸-种植位点转移技术结合引导骨再生技术应用于下前牙患者1例

陈娅倩　胡琛　向琳　伍颖颖

摘要

目的：探讨将正畸-种植位点转移技术结合引导骨再生技术应用于下颌前牙区的临床效果。**材料与方法**：对1例正畸科转诊的患者进行临床检查，患者要求在31、41位点植入种植体。患者口内卫生状况尚可，CBCT检查发现患者31和41牙位骨量不足2mm。因此需要进行复杂的骨增量技术才能进行种植手术。在回顾文献以及经过跟患者的知情同意之后，将治疗方案改为进行正畸治疗将32和42移动至中切牙的位置，从而在下颌侧切牙的位置植入种植体。将连续缺失的牙种植转移为单颗缺失的牙种植。**结果**：在整个治疗过程中，患者定期进行口腔牙周护理。患者经过6个月的正畸治疗后，将下颌侧切牙移动至中切牙的位置，从正畸完成的CBCT检查看，侧切牙位点的骨量较好地留存。在侧切牙位点植入种植体，避免了复杂的骨增量技术，修复完成后整体软组织的美观程度也得到了提升。**讨论**：本病例讨论了将正畸-种植位点转移技术结合引导骨再生技术应用于下前牙，避免了复杂的骨增量技术的同时将连续缺失的种植转换为单颗牙缺失的种植，实现了稳定的美学效果。

关键词：正畸-种植位点转移；引导骨再生；多学科治疗

“先天缺牙”在恒牙发生率中为1.6%~9.6%。并且其中多数患者通常缺1~2颗牙齿，常见于前磨牙区和上颌侧切牙区。近来，对于先天缺牙的患者，植入骨内种植体进行修复已经成为一种可靠的治疗方案。然而，先天缺牙的患者往往缺牙区骨量不足，尤其是水平向的牙槽骨往往有较多的吸收。近年来，多学科的联合治疗成为口腔治疗中的重点，有文献报道将正畸、种植治疗联合应用于增加角化龈及牙槽骨骨量。另外，将这两种学科相结合的治疗目的是正畸-种植位点转移，这是一种将缺牙区的邻牙通过正畸移动的方法移至缺牙区，从而创造出一个骨量更好的种植位点的方法。目前，已有相关文献报道，取得了良好的效果。

一、材料与方法

1. 病例简介　23岁女性患者，正畸科转诊要求修复缺失牙。口内31、41缺失，口内检查缺牙区牙槽嵴唇侧丰满度欠佳，口内卫生良好。

2. 诊断　下颌牙列缺损。

3. 治疗计划　第一阶段治疗：正畸治疗移动32和43至31和41位置；第二阶段治疗行种植手术；第三阶段治疗行修复治疗。

作者单位：四川大学华西口腔医院

通讯作者：伍颖颖；Email: yywdentist@163.com

4. 治疗过程（图1~图17）

（1）正畸牙移动：患者于四川大学华西口腔医院正畸科行正畸治疗，移动32和42至31和41位置，历时6个月。

（2）种植手术：正畸牙移动后行种植手术。局麻下行牙槽嵴顶、垂直切口和龈沟内切口，用球钻与先锋钻在32和42进行备洞后，植入种植体（直径3.3mm；长度10mm），旋入大直径（NC 4.8mm；高度2mm）愈合帽，该愈合帽边缘可支撑种植体颈部成骨空间，行引导骨再生术；术后CBCT示种植体颊侧及肩台处骨量良好。

（3）二期手术：患者种植术后6个月复查，X线片显示种植体成骨良好。行二期手术，取模制备暂冠。

（4）二期术后2周戴暂冠。

（5）个性化取模、最终修复：戴暂冠3个月后，对患者进行个性化取模和最终修复。患者缺牙区的牙龈缘弧度美观且唇侧丰满度良好。

（6）修复后6个月随访，唇侧丰满度维持良好。

二、结论

本病例通过正畸种植位点转移结合引导骨再生技术，实现了理想的修复效果。

三、讨论

牙槽嵴在拔除牙齿后的第1年内可以吸收至原有骨量的50%。对于萎缩的牙槽嵴进行骨增量的方法国内外有许多文献都有报道。然而，像块状植骨或者是骨劈开这样的方法目前并没有确定会有一个可预期的效果。尤其是当它使用在前牙区时。此外，患者常常会担心需要提供另一供骨区。

正畸种植位点转移技术具有创伤小，可控制的优点。并且随着牙齿的移动可以刺激牙槽骨成骨。在本病例中，成功地增加了种植区的骨量，避免了行块状植骨的手术。同时，另一优点是将难以达到较好的美学优点的多颗牙连续缺失转化为了单颗牙的种植，在一定程度上提升了美学效果。但在使用此方法时仍需注意应与经验丰富的正畸医师相配合，及时沟通，调整，才能获得稳定的治疗效果。

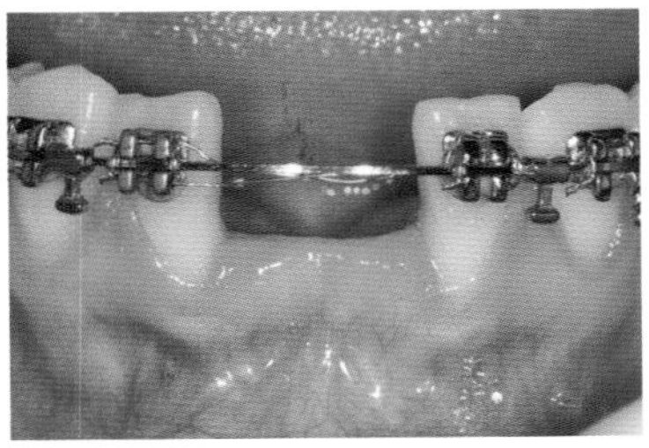
图1　正畸移动前

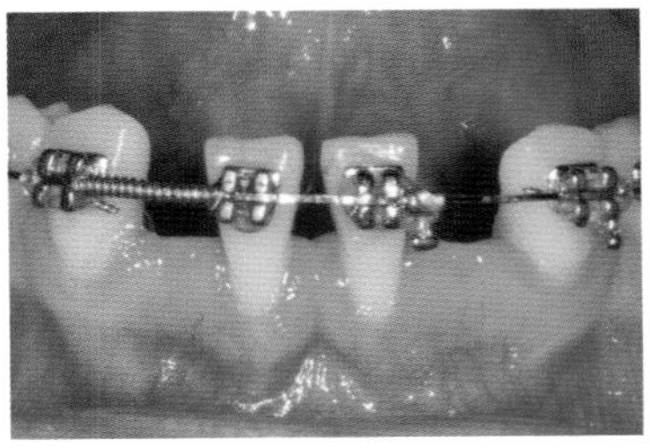
图2　正畸移动5个月后

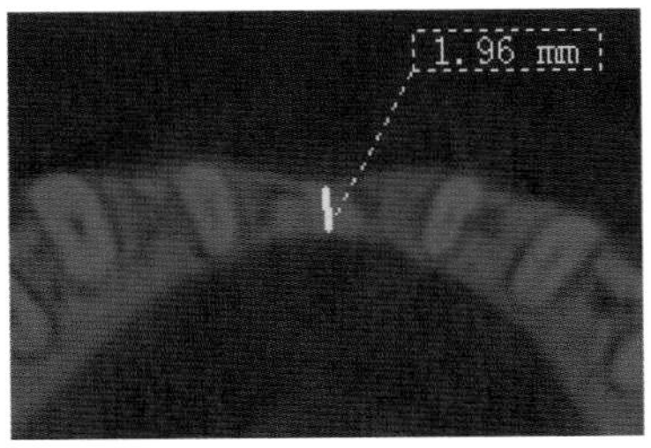

图3　正畸移动前CBCT

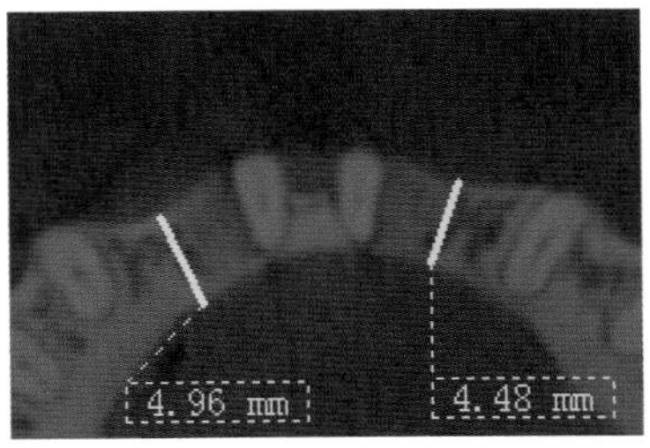

图4　正畸移动后CBCT

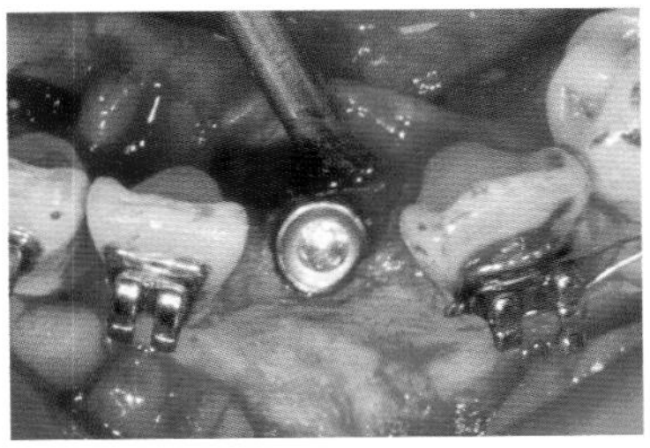
图5　32位点植入种植体

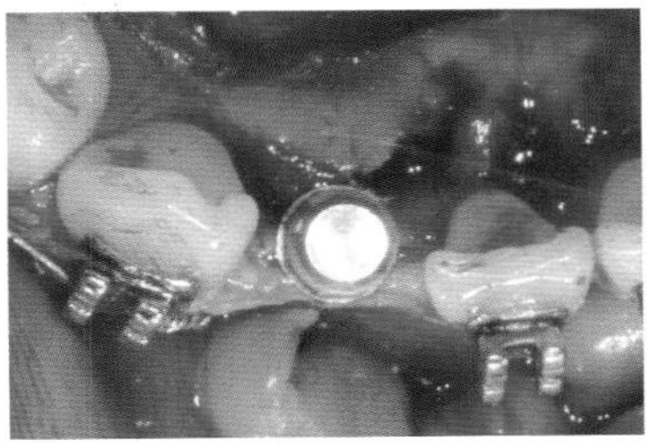
图6　42位点植入种植体

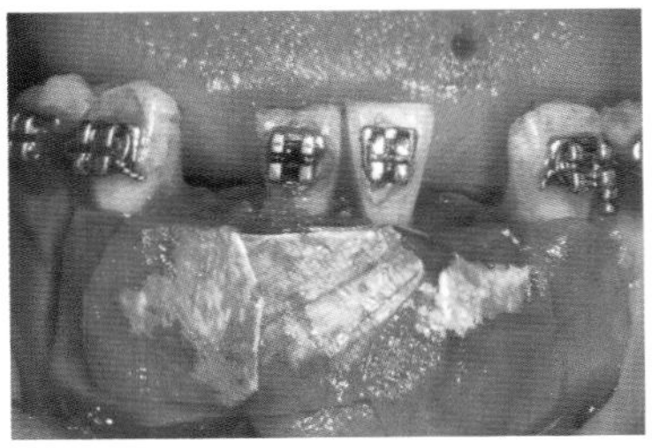
图7　行引导骨再生术

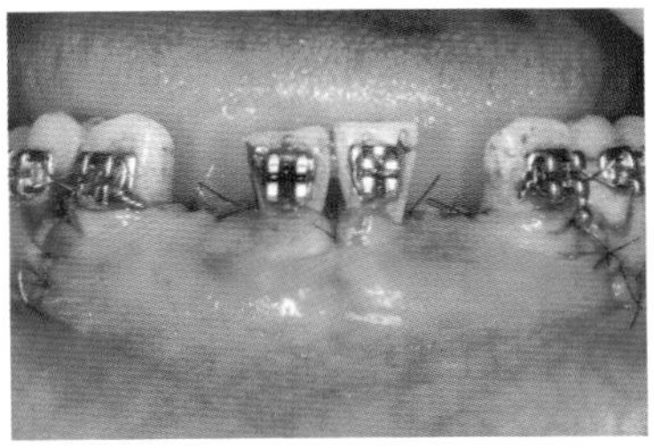
图8　完成缝合

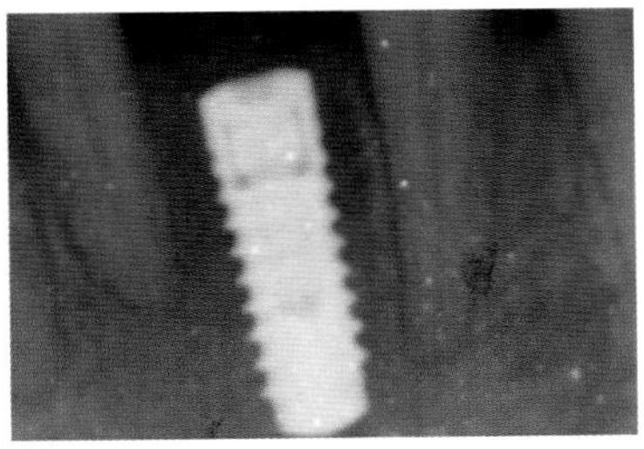
图9　32术后6个月X线片

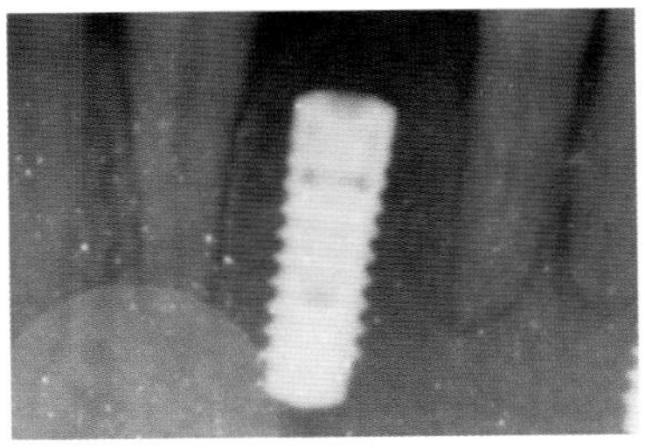
图10　42术后6个月X线片

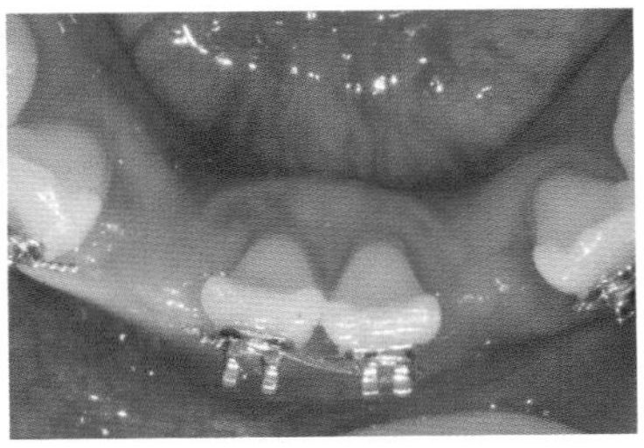
图11　二期手术前

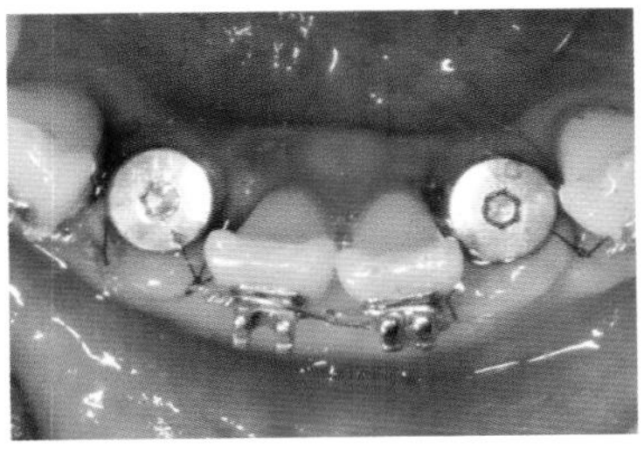
图12　二期手术后

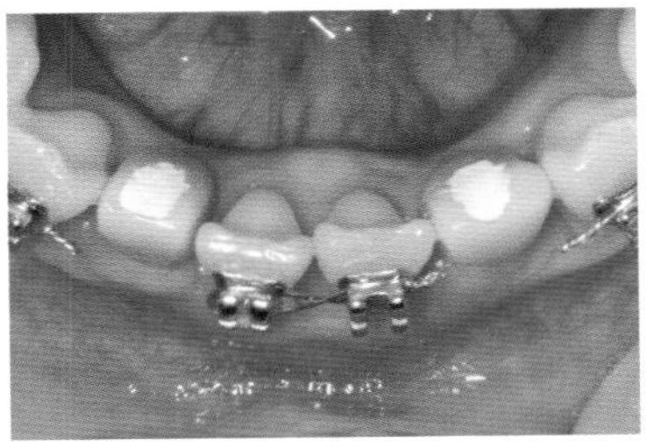
图13　暂冠试戴

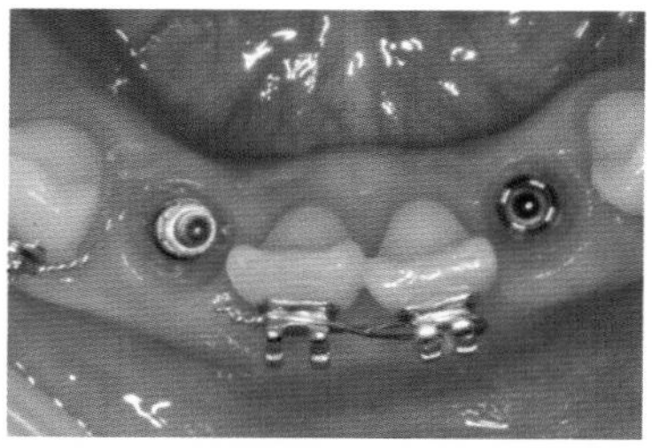

图14 牙龈袖口角化良好

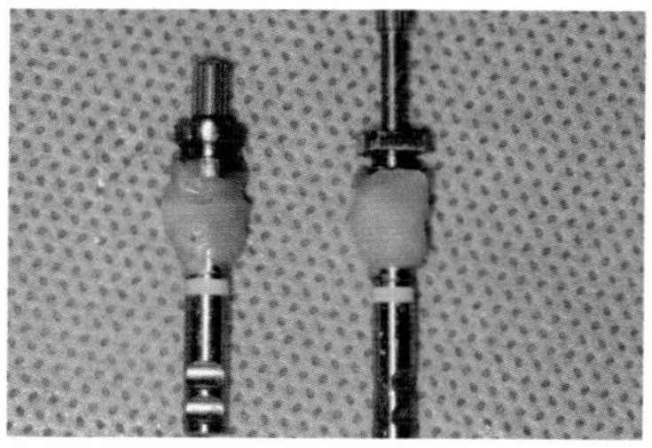

图15 制作个性化开口转移柱

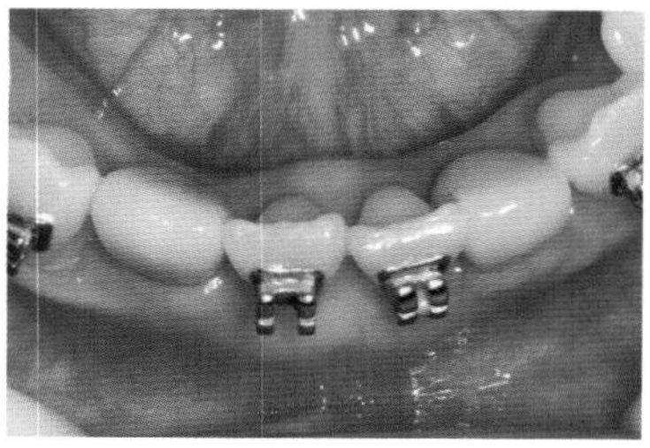

图16 最终修复1

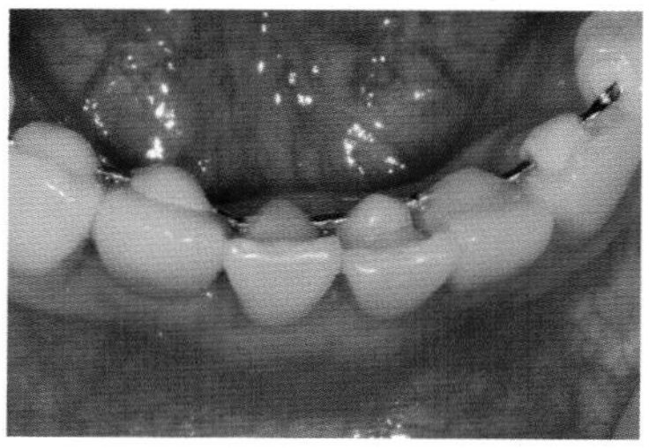

图17 最终修复2

参考文献

[1] Vahid–Dastjerdi E, Borzabadi–Farahani A, Mahdian M, et al. Non–syndromic hypodontia in an Iranian orthodontic population[J]. J Oral Sci, 2010,52:455–461.
[2] Lidral AC, Reising BC. The role of MSX1 in human tooth agenesis[J]. J Dent Res, 2002,81:274–278.
[3] Holst AI, Nkenke E, Blatz MB, et al. Prosthetic considerations for orthodontic implant site development in the adult patient[J]. J Oral Maxillo Sur, 2009,67: 82–88.
[4] Le B, Nielsen B. Esthetic implant site development[J]. J Oral Maxillo Sur Clinics of North America, 2015, 27:283–311.
[5] Kim SH. Orthodontic extrusion and implant site development using an interocclusal appliance for a severe mucogingival deformity: A clinical report[J]. J Prosthet Dent, 2011,105:72–77.
[6] Gündüz E, Rodríguez–Torres C, Gahleitner A, et al. Bone regeneration by bodily tooth movement: dental computed tomography examination of a patient[J].Am J Orthod Dentofacial Orthop, 2004,125:100–106.
[7] Kokich VG, Kokich VO. Congenitally missing mandibular second premolars: clinical options[J].Am J Orthod Dentofacial Orthop, 2006,130:437–444.
[8] Diedrich PR , Fuhrmann RA , Wehrbein H, et al. Distal movement of premolars to provide posterior abutments for missing molars[J]. Am J Orthod Dentofacial Orthop, 1996,109:355–360.
[9] Lindskog–Stokland B, Hansen K, Ekestubbe A, et al. Orthodontic tooth movement into edentulous ridge areas – a case series[J]. Eur J Orthod, 2013,35: 277–285.

原位Onlay植骨联合钛网应用于上前牙三维骨增量1例

柳叶语　满毅

摘要

目的：联合运用原位Onlay植骨、钛网技术，重建上前牙三维骨量缺损，为种植手术获得初期稳定性、后期恢复软组织轮廓奠定基础。**材料与方法：**术前口内检查11、21、22缺失，深覆殆，唇侧丰满度不足。根据CBCT测量，缺牙区牙槽骨缺损呈凹坑状，嵴顶骨宽度较窄，约4mm，基底骨宽度充足。采用原位Onlay块状骨移植、钛网、异种骨、浓缩生长因子联合进行缺牙区三维骨增量。6个月后CBCT显示骨增量效果良好，术中取出钛网，分别于11、22牙位植入2颗种植体。二期手术行软组织增量，配合临时冠塑形牙龈至理想形态后，制取个性化印模，面弓转移，制作最终修复体。4年后复诊，种植体周软硬组织健康，修复效果良好。**结果：**本病例联合Onlay植骨、钛网技术，恢复缺牙区三维骨量；配合浓缩生长因子，促进软组织愈合，降低钛网和骨块暴露风险；二期采用腭侧半厚瓣唇侧插入技术进行软组织增量，最终达到良好修复效果。4年复诊，种植体行驶功能良好、稳定，种植体周软硬组织水平维持效果良好。**结论：**原位Onlay块状骨移植、钛网、异种骨、浓缩生长因子联合应用，可有效支撑维持成骨空间，获得充分血供，可作为大面积三维骨缺损骨增量方法的参考。

关键词：骨增量术；Onlay植骨；钛网；浓缩生长因子

牙槽骨质和骨量是保证种植体初期稳定性、恢复术区软组织外形的前提，是种植手术成功与否的关键。局部大面积牙槽嵴骨缺损，尤其是水平伴垂直向骨缺损的重建尤为困难。

目前常用的骨增量技术有骨劈开术、牵张成骨术、块状植骨术、引导性骨再生技术（GBR）等。其中，引导性骨再生技术、Onlay块状植骨术可以同时实现水平、垂直骨增量，应用较为广泛。

Onlay块状骨移植是指将来自口内（颏部或下颌升支）或口外（髂骨或胫骨）获取骨块移植到受区，同时配合引导性骨再生技术处理骨块与基骨之间的间隙、弥补骨块吸收。

引导性骨再生技术是利用膜材料的物理屏障作用，选择性隔绝上皮及结缔组织，促进成骨细胞增生，最大限度地发挥骨组织的再生能力的一种技术。常用的屏障膜由于缺乏自成形能力，难以维持稳定空间，术后可能发生折叠塌陷，干扰骨再生。

钛网具有一定强度，可以引导控制骨再生轮廓，保证空间相对稳定，其骨增量效果良好，且长期骨吸收量较低。有文献报道钛网暴露率较高，其预防方法主要是促进软组织生长，如通过添加生长因子、富血小板血浆膜促进软组织增长，或进行软组织移植进行软组织增量，从而降低钛网暴露风险。

浓缩生长因子（CGF）是自身静脉血经Medifuge机器通过特定速度离心后获得的纤维蛋白凝胶，富含浓度更高的生长因子、免疫细胞及纤维蛋白，具有强大的再生能力，可促进组织修复再生和愈合。

作者单位：四川大学华西口腔医院
通讯作者：满毅；Email: manyi780203@126.com

本病例联合Onlay植骨、钛网技术，恢复缺牙区三维骨量；配合浓缩生长因子，促进软组织愈合，降低钛网和骨块暴露风险，配合二期软组织增量塑形，最终达到种植修复效果。

一、材料与方法

1. 病例简介　34岁女性患者，因上前牙缺失来我科就诊。口内检查：11、21、22缺失，深覆殆（图1、图2），殆面观唇侧丰满度欠佳，颞下颌关节检查以及肌肉扪诊未见明显异常。CBCT示上前牙牙槽骨缺损呈凹坑状，缺牙区牙槽嵴顶骨宽度较窄，约4mm，基底骨宽度充足（图3~图5）。

2. 诊断　上颌牙列缺损；深覆殆Ⅲ度。

3. 治疗过程

（1）外科程序：①骨增量手术：在缺牙区切开翻瓣，根据术前CBCT测量，使用超声骨刀在基底部制备大小分别为12mm×8mm×4mm、8mm×5mm×4mm的骨块（图6），修整锐利边缘。用骨膜钉将大小两个分别固定于牙槽嵴顶及唇侧（图7）。术中抽取患者静脉血10mL离心制备浓缩生长因子（图8）。弯曲成形钛网，将其放置于缺牙区唇侧，下方填塞骨粉（Bio-Oss），将浓缩生长因子膜覆盖于钛网上方。可吸收缝线固定钛网（图9）。充分骨膜减张后，进行严密缝合。术后CBCT显示缺牙区骨增量效果良好（图10～图12）。②种植体植入：6个月后，CBCT显示垂直、水平骨量维持较好，切开翻瓣后，可见三维骨量明显增加，骨表面无软组织长入（图13），取出钛网及钛钉，于11、22位置分别植入4.1mm×10mm、3.3mm×10mm种植体（Straumann）（图14），埋入式愈合。术后CBCT

显示种植体植入位置、方向均合适（图15～图17）。

（2）修复程序：种植体植入后4个月，患者复诊，临床检查种植体稳定、周围黏膜健康，患者未诉不适，进入修复阶段：①软组织增量：口内殆面可见缺牙区唇侧略凹陷，拟行腭侧半厚瓣唇侧插入技术，翻起腭侧半厚瓣，将下方的深部结缔组织瓣卷入唇侧，进一步恢复种植位点的唇侧丰满度（图18、图19）。②制取印模，临时冠戴入：11～22临时冠戴入，根据牙龈形态调整修复临时冠外形边缘，引导牙龈形态成形。③最终冠戴入：3个月后，牙龈再生形态基本合适，唇侧丰满度恢复（图20、图21），个性化取模，面弓转移上颌关系，完成11～22最终修复（图22～图24）。

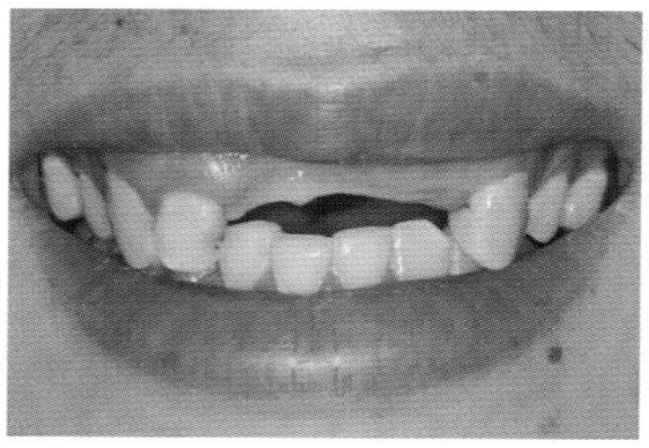

图1　初诊口外正面像

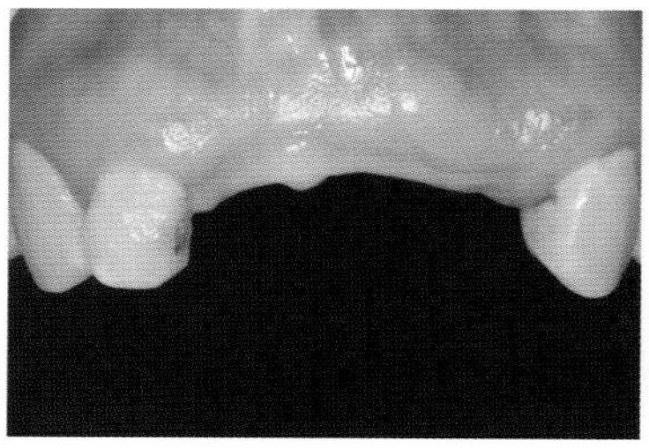

图2　初诊口内侧面像

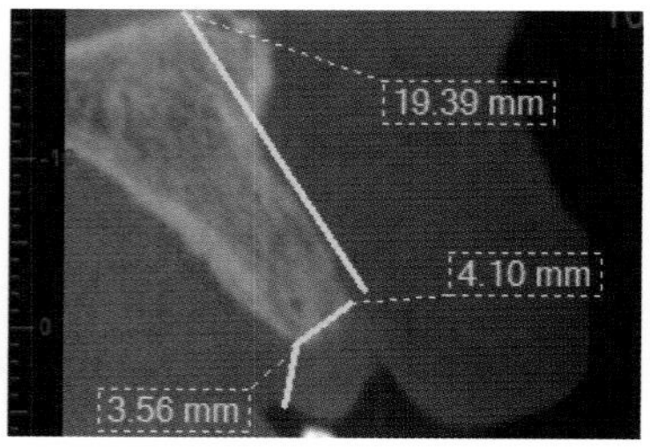

图3　11区术前CBCT分析

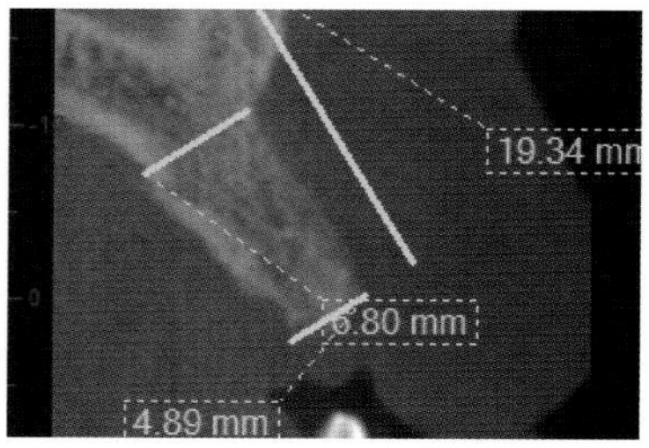

图4　21区术前CBCT分析

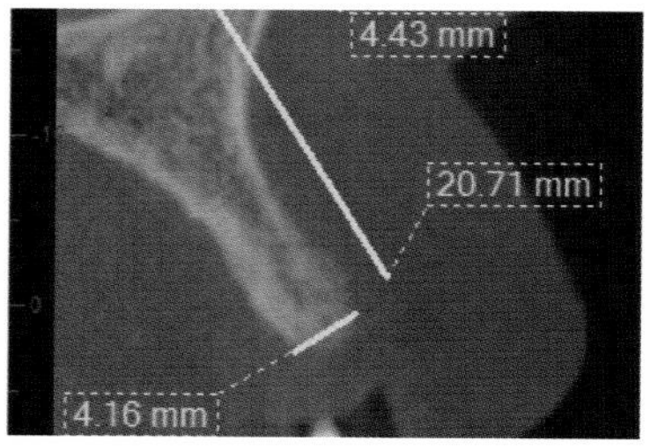

图5　22区术前CBCT分析

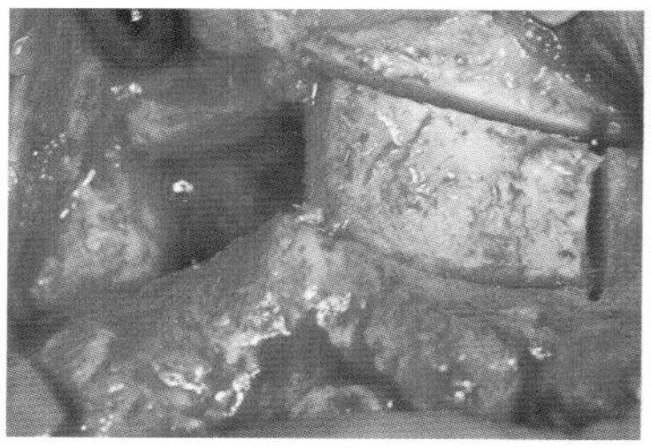

图6　超声骨刀基底部取骨

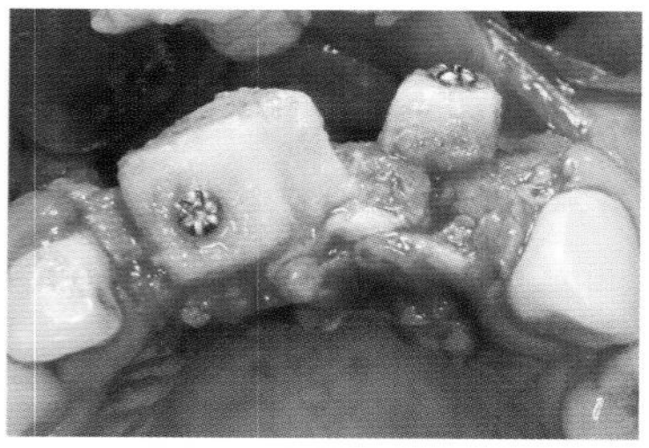

图7　Onlay块状骨移植

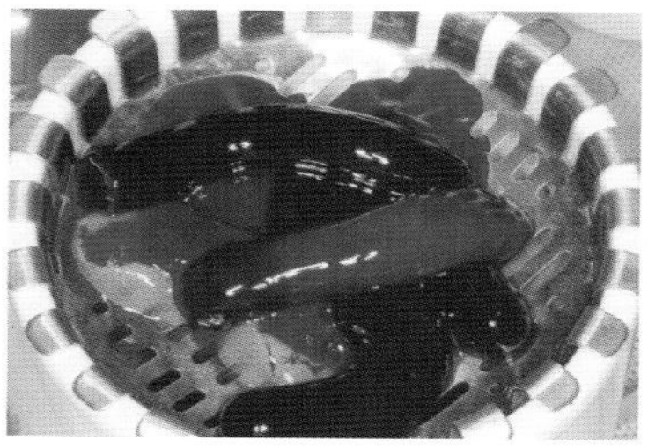

图8　浓缩生长因子制备

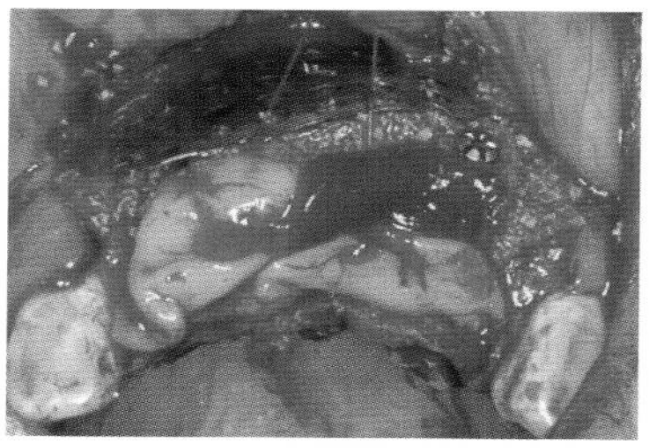

图9　放置钛网、生长因子膜

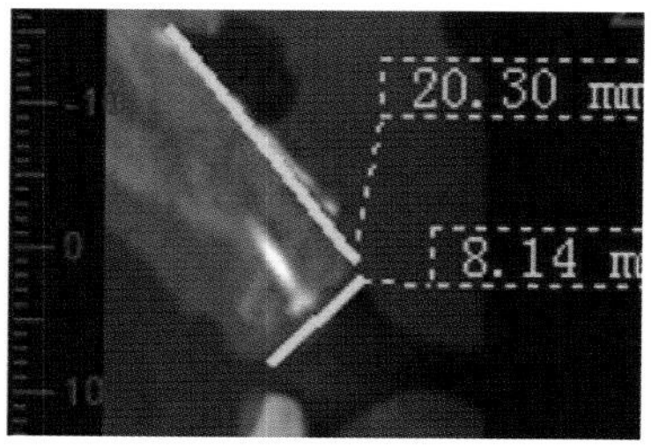

图10　11区骨增量后CBCT

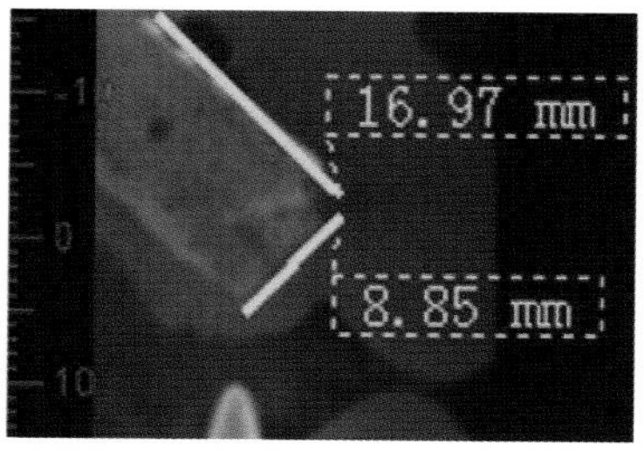

图11　21区骨增量后CBCT

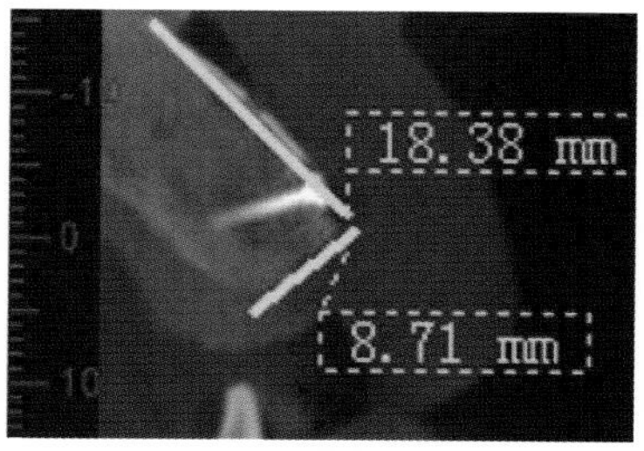

图12　22区骨增量后CBCT

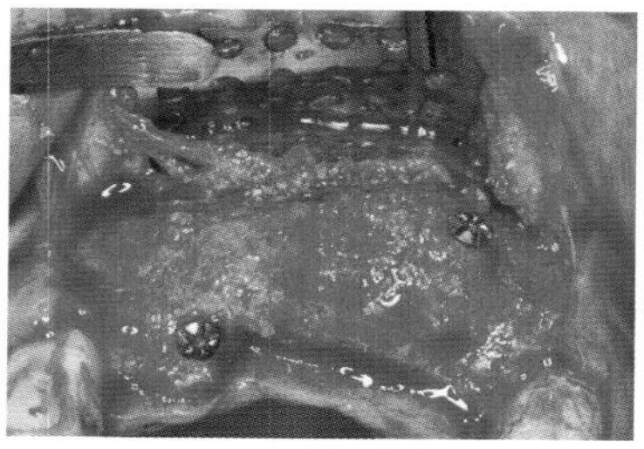

图13　三维骨量增加显著

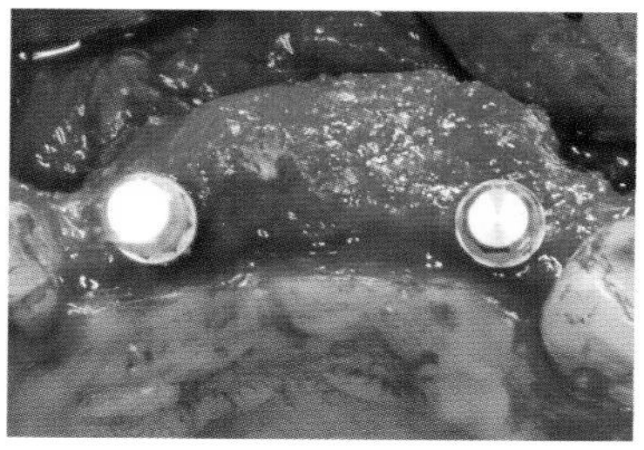

图14　植入种植体

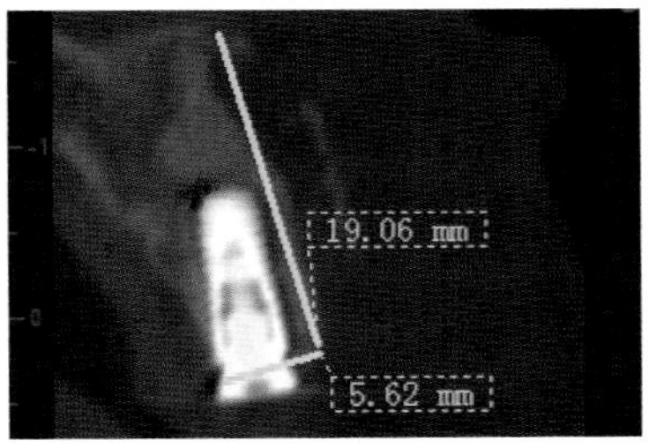

图15　11区种植术后CBCT

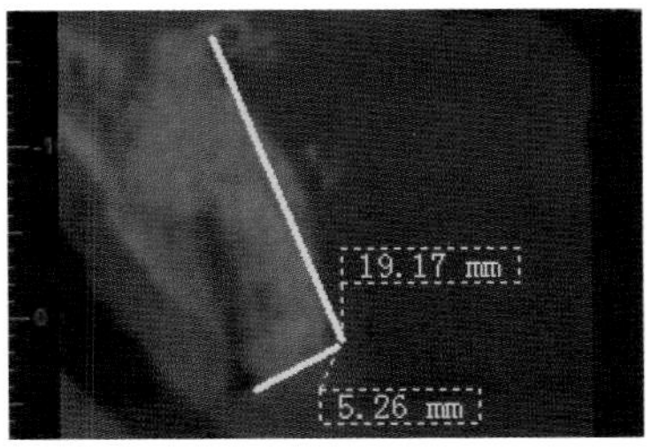

图16　21区种植术后CBCT

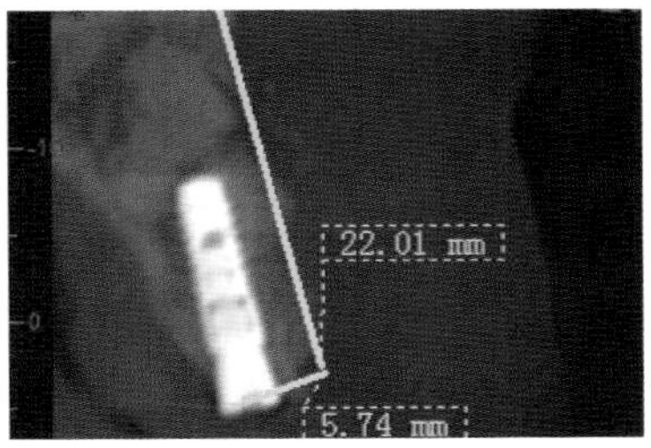

图17　22区种植术后CBCT

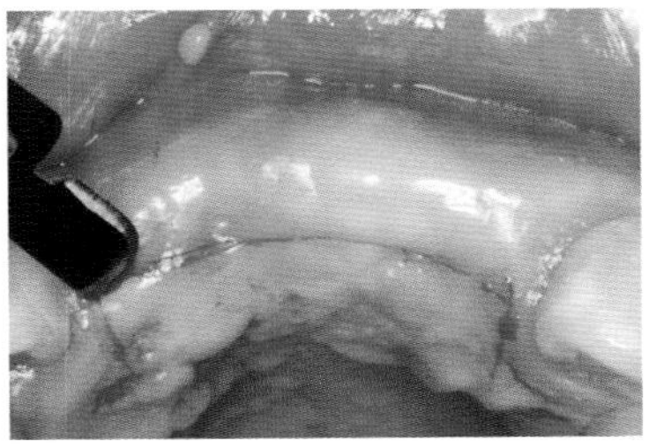
图18　切开腭侧半厚瓣

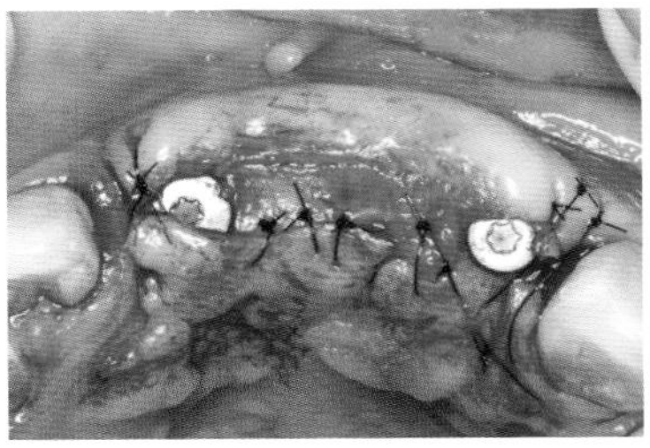
图19　深部结缔组织卷入唇侧

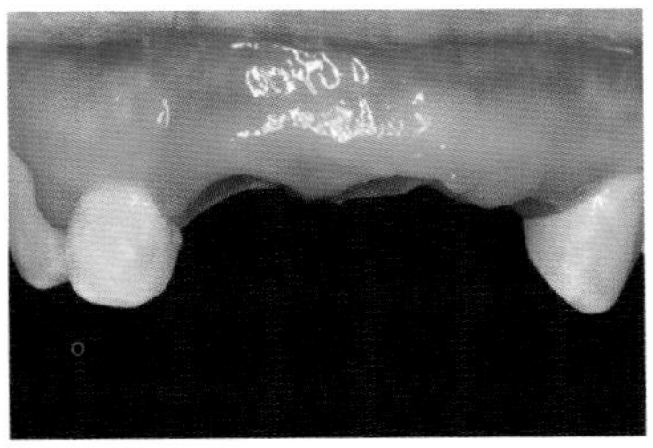
图20　软组织形态良好

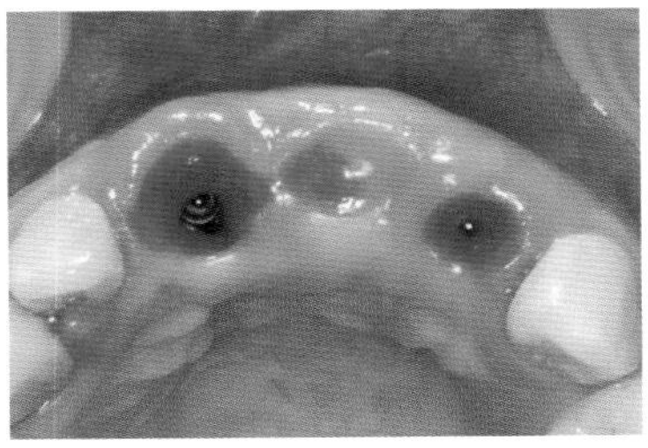
图21　唇侧丰满度恢复

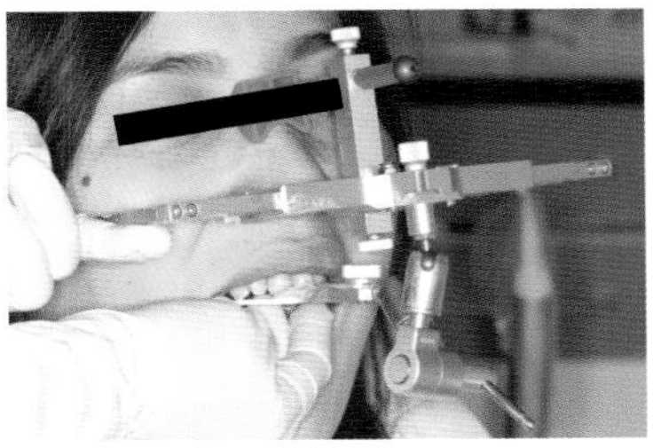
图22　面弓转移

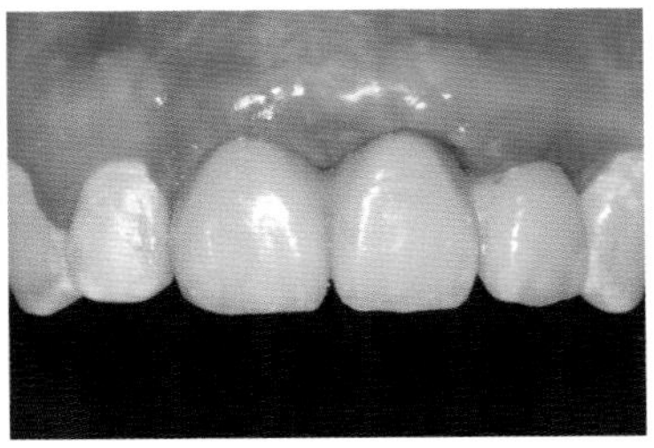
图23　最终修复体正面像

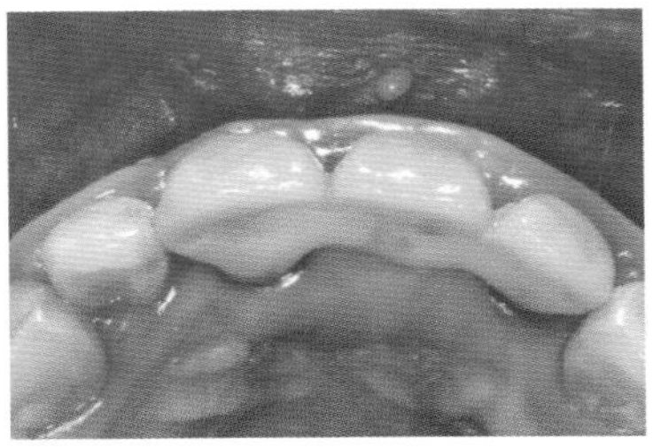
图24　最终修复体殆面像

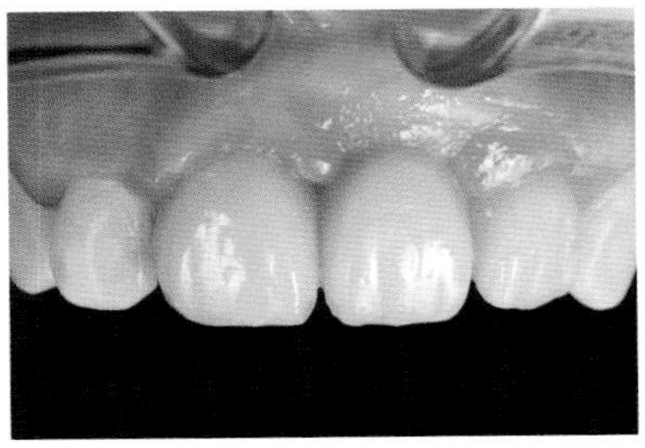
图25　4年后复诊口内正面像

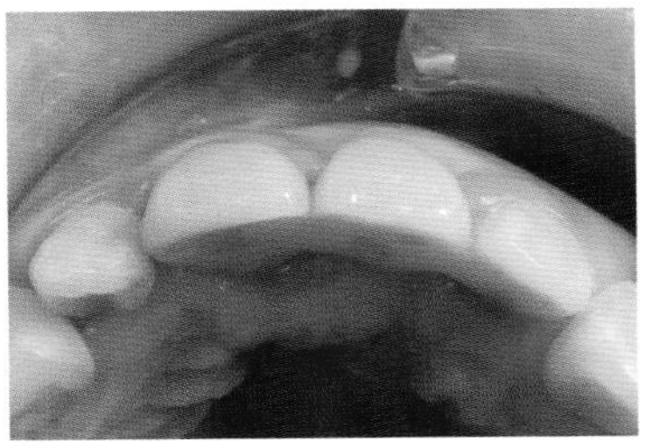
图26　4年后复诊口内殆面像

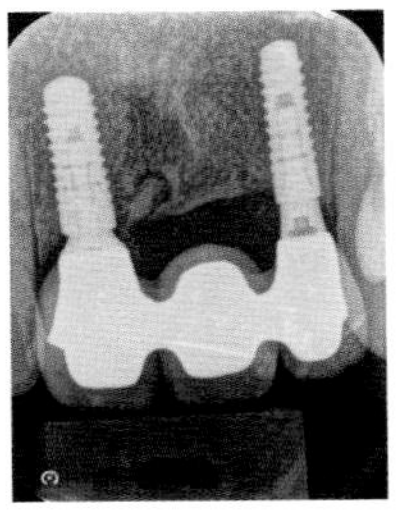
图27　4年后复诊根尖片

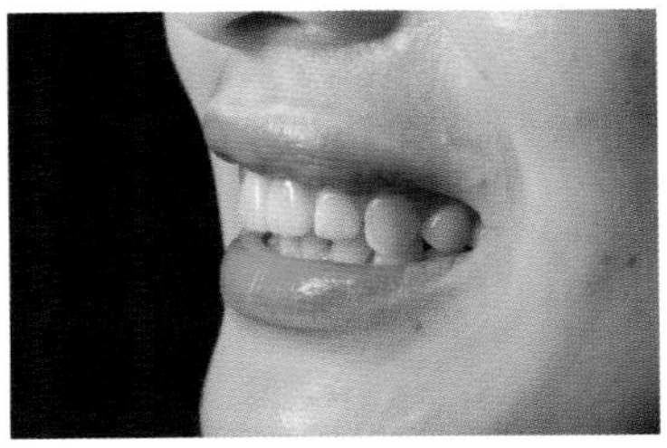
图28　4年后复诊口外微笑像

二、结果

通过联合Onlay植骨、钛网技术以及浓缩生长因子，实现了上前牙垂直、水平骨量重建，最终达到良好的种植修复效果。患者戴牙后4年复诊，种植体行驶功能良好、稳定，牙龈高度、唇侧丰满度、种植体周骨水平维持效果良好（图25～图28）。

三、讨论

此病例采用具有一定机械强度的钛网替代传统胶原膜，下方采用块状骨作为钛网外形的桥基支撑，通过钛网维持成骨空间、保护自体骨及骨替代材料的代偿性吸收。

基于患者基底部骨量充足，选择术区根方基底骨作为Onlay植骨的骨块供区，相较于传统供区（下颌升支及颏部）有以下优势：首先，在同一翻瓣范围内即可完成供区骨块制备及受区移植，避免开辟第二术区，减小手术创伤和并发症；另外，鼻底骨富含松质骨，血供较传统供区（皮质骨为主）更为丰富，移植后骨吸收率较低。

此外，考虑到大面积骨增量后表面软组织张力过大，术后可能发生钛网及骨暴露，因此术中进行充分减张，扩大翻瓣范围，并进行连续的骨膜下切口，以达到创口初期封闭；最后采用可吸收缝线替代传统骨膜钉固定钛网，增加钛网稳定性，降低操作技术敏感性。

然而，大范围骨膜减张切口必然大大离断表层黏膜血供，加上其下方充填的大量骨替代材料及自体骨，使得表面软组织进一步缺血，可能造成后期钛网或骨暴露，进一步加速骨的吸收。因此，术区局部采用浓缩生长因子膜覆盖于钛网上方，促进软组织的修复愈合，降低伤口裂开和移植物暴露风险。

参考文献

[1] Rakhmatia Y D, Ayukawa Y, Furuhashi A, et al. Current barrier membranes: titanium mesh and other membranes for guided bone regeneration in dental applications[J]. J Prosthodont Res, 2013, 57(1):3–14.
[2] Torres J, Tamimi F, Alkhraisat M H, et al. Platelet-rich plasma may prevent titanium-mesh exposure in alveolar ridge augmentation with anorganic bovine bone[J]. Journal of Clinical Periodontology, 2010, 37(10):943–951.
[3] Wang HL, Boyapati L. "PASS" principles for predictable bone regeneration[J]. Implant dentistry, 2006, 15(1):8.

上颌前牙美学区Onlay植骨后种植修复

郭文锦　潘巨利

摘 要

目的：本文报道1例上颌前牙区严重骨缺损的病例，采用从下颌骨升支及颊板区取自体块状骨，进行水平骨增量，完成种植修复。**材料与方法：**对1例12缺失的患者，进行临床检查，缺牙区颊侧牙槽嵴凹陷明显，CBCT示缺牙区牙槽嵴水平骨量不足1mm，严重缺损。从下颌骨升支及颊板区取自体骨块，修整骨块，将其坚固固定于受植区，人工骨替代材料填塞自体骨与受植区剩余间隙，覆盖胶原屏障膜，减张缝合创口。Onlay植骨术后6个月，CBCT示缺牙区水平骨量增加至9mm，缺牙区植入种植体。种植体植入4个月后，开始临时冠塑形牙龈形态，6周后，制取个性化印模，制作永久修复体，完成最终修复。**结果：**该例上颌前牙区严重骨缺损的患者，通过采用Onlay植骨，成功实现了水平骨增量，完成了种植修复，患者对外形满意。**结论：**对于严重牙槽嵴缺损的病例，采用从下颌骨升支及颊板区取自体骨进行Onlay植骨，在严格遵循外科原则的情况下，可以实现效果稳定的骨增量，取得持久的种植修复效果。

关键词：Onlay植骨；骨增量手术；前牙美学

种植体在三维方向上位于理想的位置与轴向，是保证种植修复成功的前提，也是保证长期成功与稳定的重要因素。因此，健康充足的骨组织与软组织是成功的基础。然而，临床上因为各种原因导致的骨量不足较为常见，据统计，有40%～80%的患者在种植时需要骨增量。目前，骨增量的方法有多种，如引导骨组织再生、骨劈开、骨挤压、Onlay植骨、上颌窦提升等。临床上，多数骨缺损病例可以通过引导骨组织再生实现骨量扩增。但对于严重的骨缺损，则必须进行自体骨移植。Onlay植骨因其自体骨移植具有骨引导及骨诱导的优势，可以有效地扩增水平向与垂直向的骨量，从而使种植区骨量达到种植要求。供骨区可以来自口外髂骨、腓骨、颅骨等。口内供骨区可以来自下颌骨颏部、下颌骨升支及颊板区等。由于下颌骨升支及颊板区取骨，创伤小、并发症少，移植后吸收率低，因此本例选择从下颌骨升支及颊板区取骨。

一、材料与方法

1. 病例简介　52岁男性患者，约10年前因外伤右上前牙出现松动，近年来松动逐渐加重，约2个月前自行脱落，未行修复，现来我院要求种植修复。既往体健，否认系统病史、传染病史、药物过敏史，否认吸烟史及口服双膦酸盐药物史。专科检查：12缺失，颊侧牙槽嵴明显塌陷，缺牙区间隙及黏膜未见明显异常。CBCT示12缺牙区牙槽嵴水平骨量不足1mm，垂直骨量约20mm（图1～图5）。咬合关系正常。口腔卫生状况欠佳，存在附着丧失，邻牙PD不大于3mm。

作者单位：北京市崇文口腔医院

通讯作者：郭文锦；Email: guowjkq@163.com

2. 诊断　上牙列缺损；慢性牙周炎。

3. 治疗计划

（1）牙周基础治疗。

（2）种植前骨增量术：Onlay植骨。

（3）种植体植入。

（4）二期手术。

（5）上部结构修复：临时冠塑形牙龈后，进行最终修复。

（6）牙周定期维护。

4. 治疗过程

（1）牙周基础治疗后2周，开始种植前骨增量手术。首先拔除38，在37颊侧中央偏远中做垂直切口，38远中做垂直切口，翻起黏骨膜瓣，使用超声骨刀于颊侧骨板处，做近中、远中及下水平切口，切透骨皮质即可，防止损伤邻牙牙根和下颌神经管，取下骨块，修整骨块锐利边缘。受植区做嵴顶偏腭侧切口及垂直附加切口，翻瓣后可见牙槽嵴水平骨量严重不足，不足1mm，受植区皮质骨钻孔，开放血供。修整自体骨块与受植区骨床，使两者尽量紧密接触，用钛钉将自体骨块坚固固定于受植区，Bio-Oss骨粉填塞间隙，覆盖Bio-Gide膜，减张复位缝合。术后即刻CBCT示牙槽嵴水平骨量约12mm。术后2周拆线，供骨区及受植区均愈合良好（图6～图15）。

（2）Onlay植骨术后6个月行种植手术，术前CBCT示缺牙区牙槽嵴水平骨量充足为9～10mm。术中翻瓣后见牙槽嵴水平骨量充足，取出钛钉，定点，逐级备洞，植入种植体（4.1mm×10mm，BL，Straumann SLActive），扭力35N，植入位置方向理想，Bio-Oss骨粉填塞钛钉遗留的间隙，覆盖Bio-Gide膜，减张复位缝合（图16～图30）。

（3）种植术后4个月复查，牙龈愈合良好，附着龈充足，X线示种植体骨结合稳定。二期手术，取下封闭螺丝，安放愈合基台（图31、图32）。

（4）二期手术后2周，取模，制作临时冠，塑形牙龈形态。6周后，CBCT示种植体方向理想，骨结合稳定，颊侧骨量约3.8mm。开始进行个性化取模，制作最终修复体（图33～图38）。

二、结果

通过采用Onlay植骨，成功实现了水平骨增量，完成了种植修复，患者对外形满意。

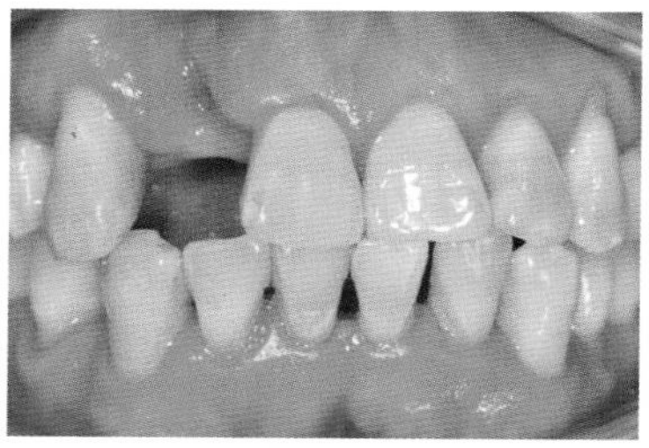

图1 术前口内颊侧像

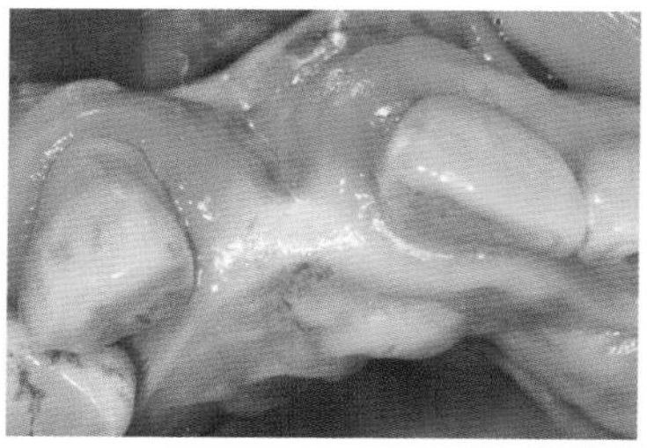

图2 术前口内上颌殆面像

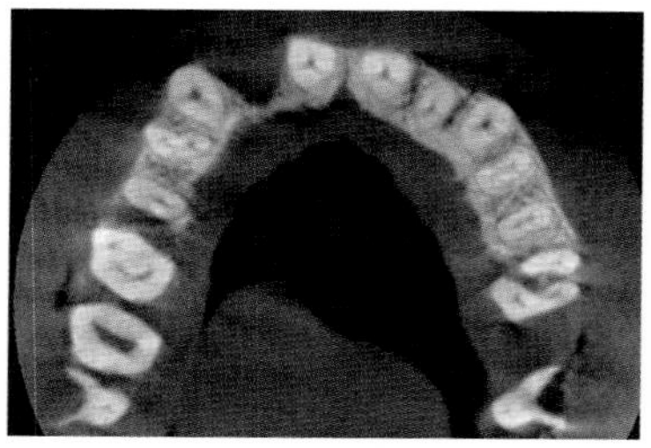

图3 术前CBCT上颌水平面，显示12牙槽嵴水平骨量严重缺损

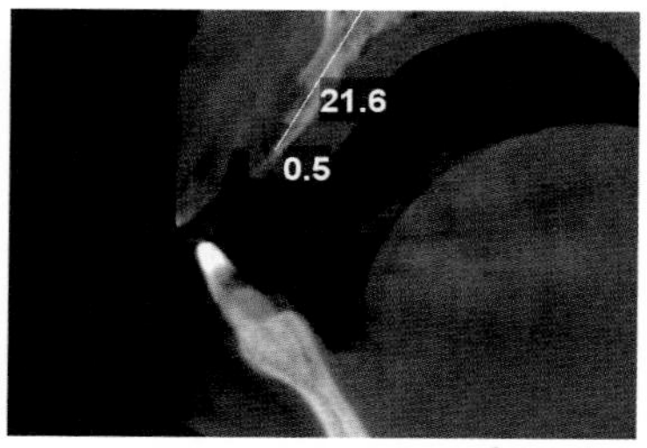

图4 术前CBCT示12位点矢状面情况

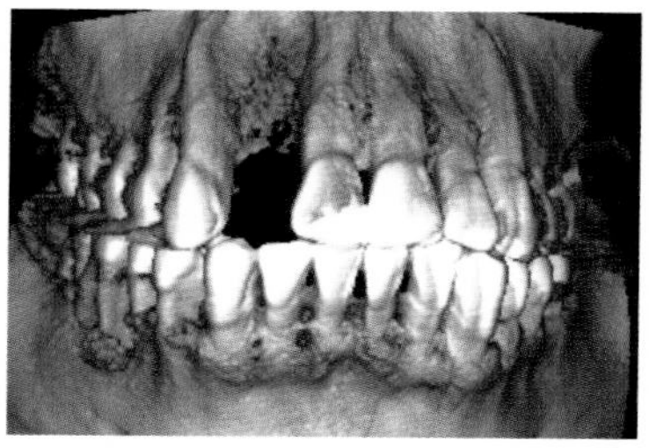

图5 术前CBCT三维重建情况

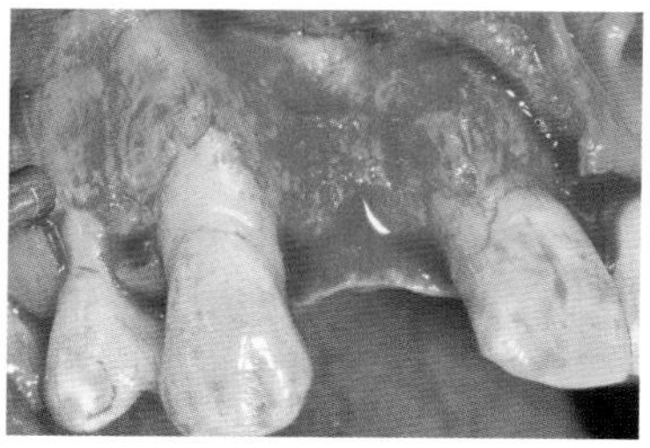

图6 植骨手术翻瓣后，12颊侧牙槽嵴缺损严重

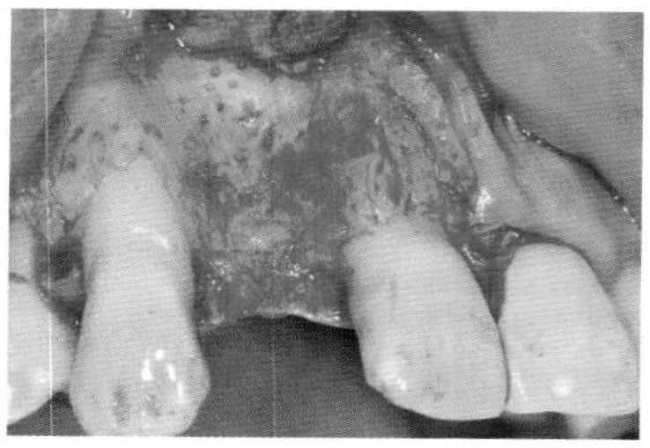

图7 植骨手术受植区骨皮质钻孔，开放血运

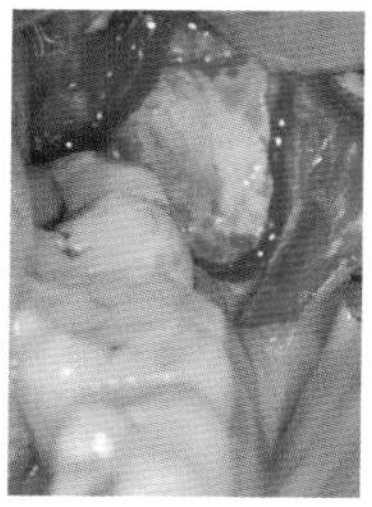

图8 拔除38后，左下颌骨升支及颊板区取骨

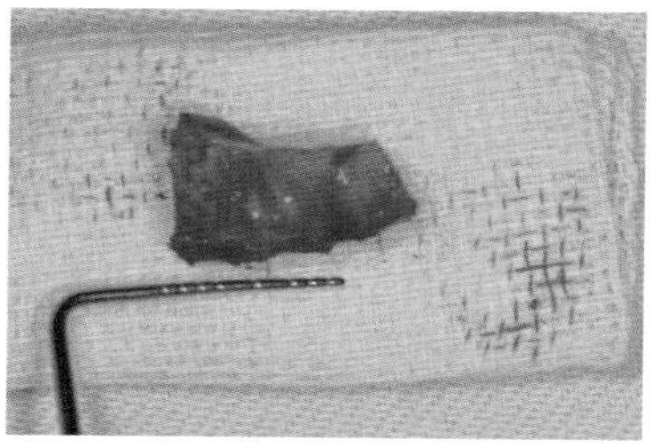

图9 自体移植骨块

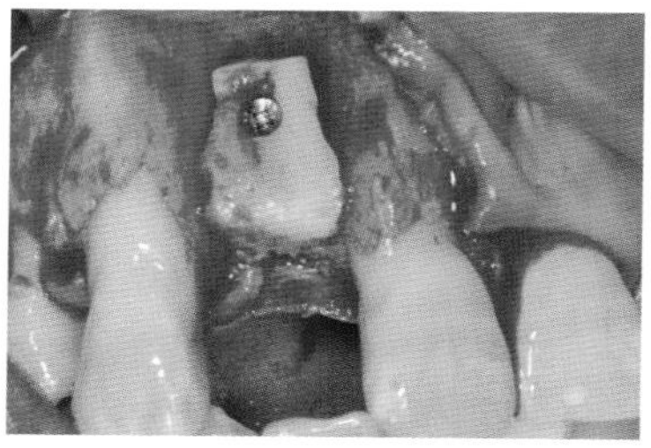

图10 受植区钛钉坚固固定自体骨块

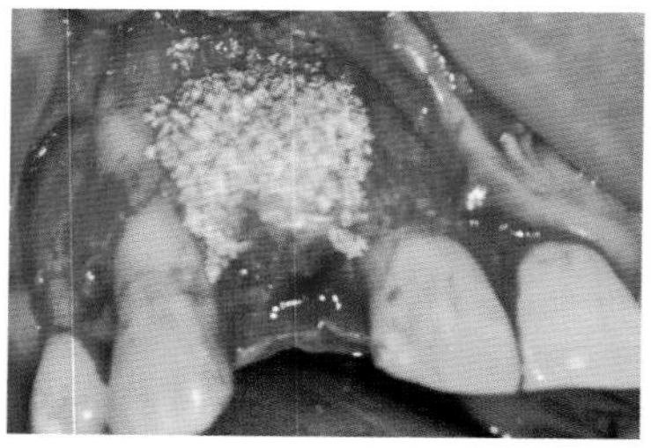

图11 植骨手术，Bio-Oss骨粉填塞受植区与移植骨块间的间隙

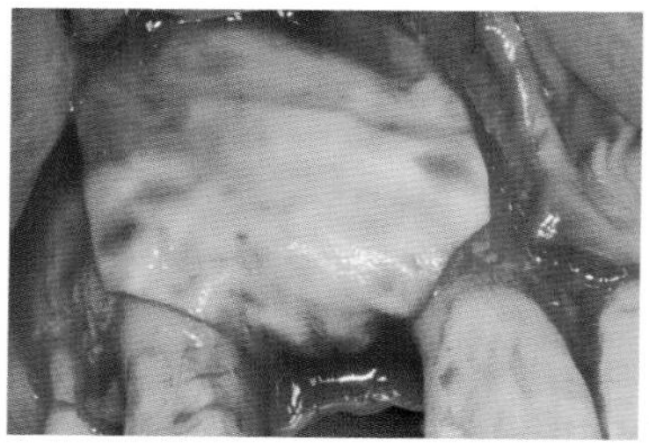

图12 植骨手术，覆盖Bio-Gide屏障膜

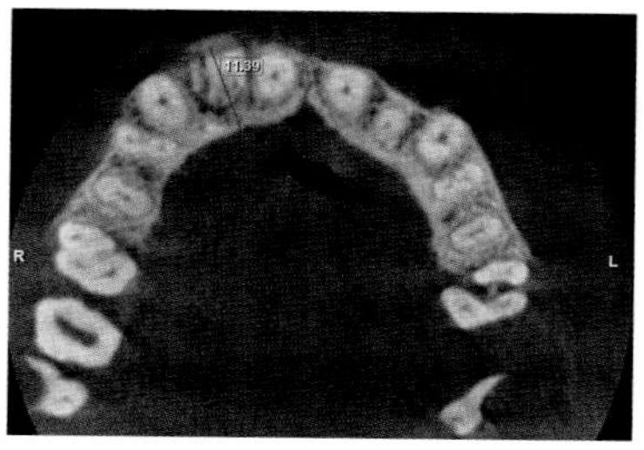

图13 植骨术后即刻CBCT，示12牙槽嵴水平面，水平骨量明显扩增

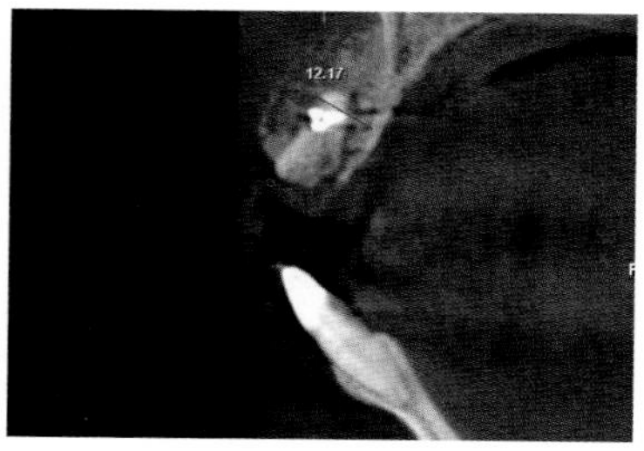

图14 植骨术后即刻CBCT，示12牙槽嵴矢状面，水平骨量明显扩增

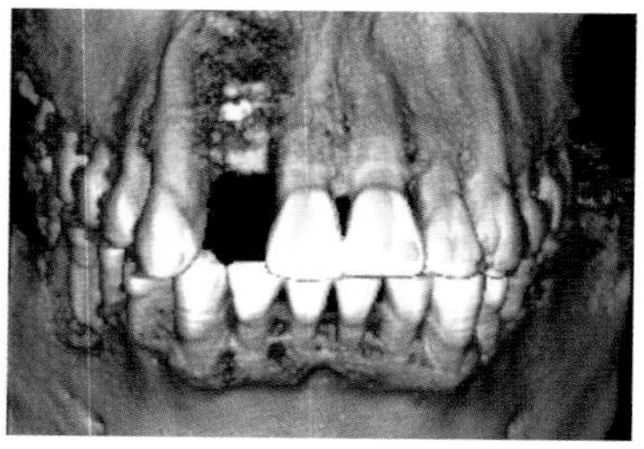

图15 植骨术后即刻CBCT三维重建情况

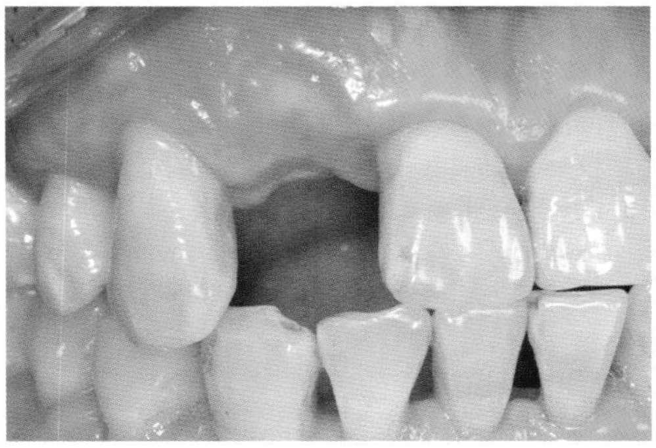
图16 植骨术后6个月口内颊侧像

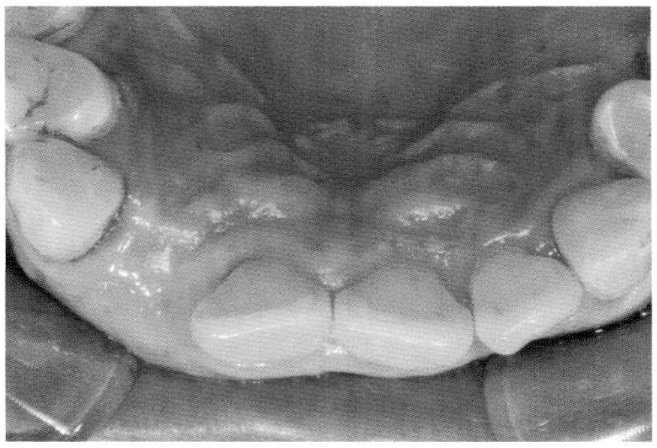
图17 植骨术后6个月口内上颌殆面像

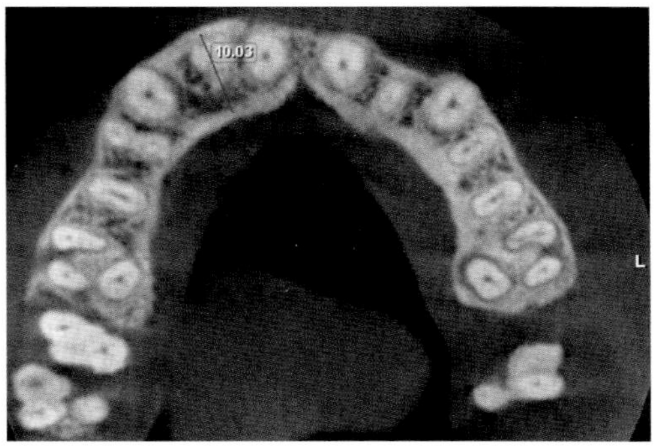

图18 植骨术后6个月CBCT，示12牙槽嵴水平面，水平骨量明显扩增

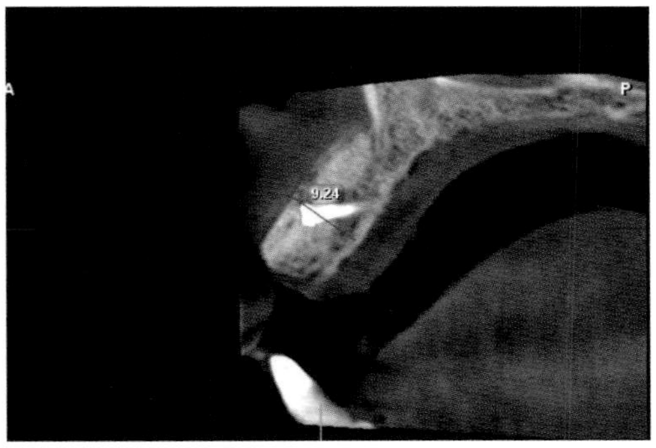

图19 植骨术后6个月CBCT，示12牙槽嵴矢状面，水平骨量明显扩增

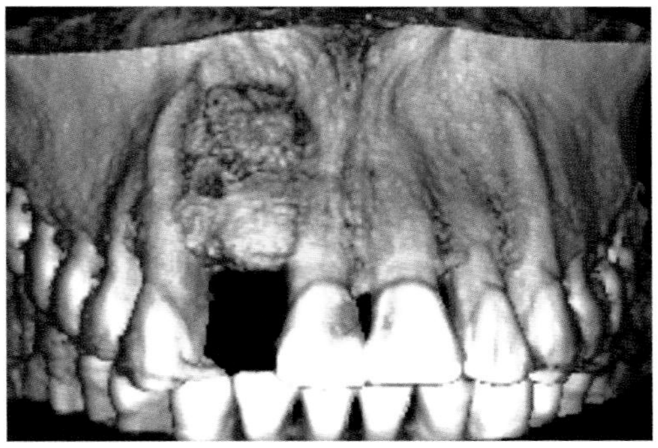
图20 植骨术后6个月CBCT三维重建情况

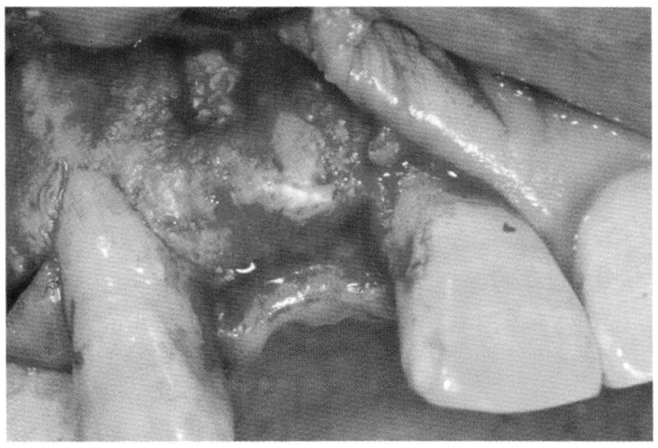
图21 种植手术翻瓣后，12牙槽嵴骨增量明显

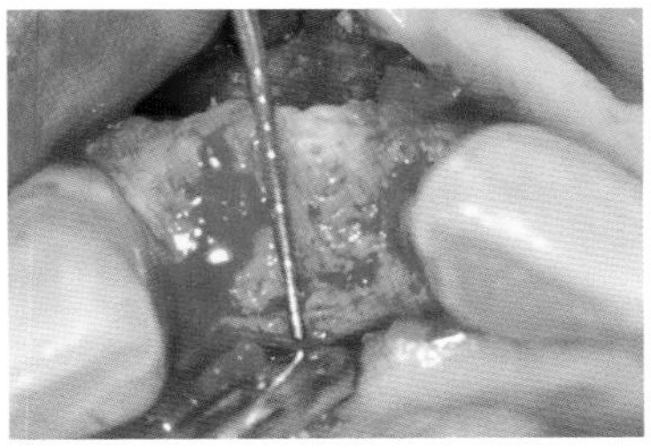
图22 种植手术翻瓣后，12牙槽嵴水平骨量达9mm

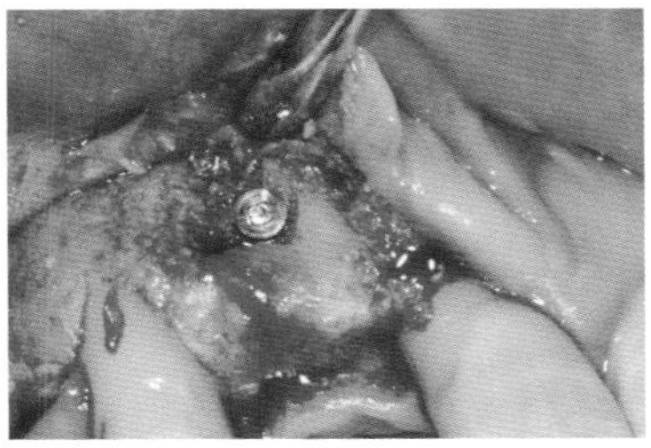
图23 种植手术植体植入前，去除少量骨，暴露固位钛钉

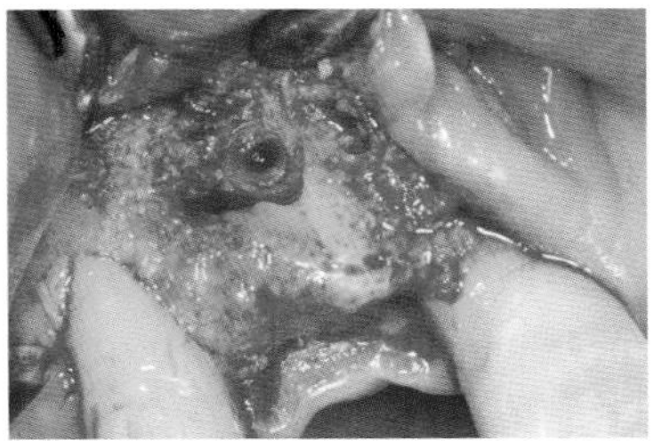
图24 种植手术植体植入前，取出固位钛钉

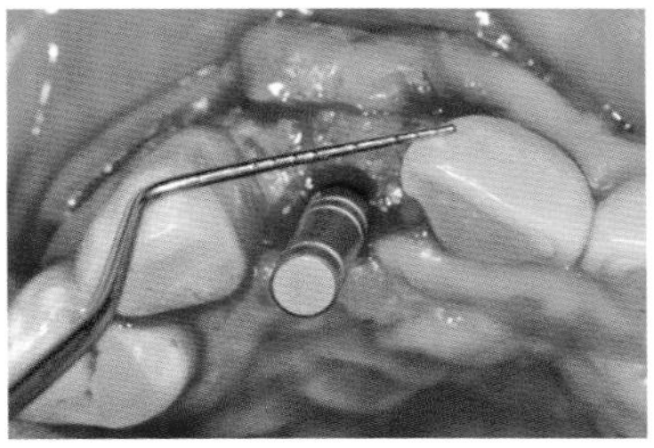
图25 种植体指示杆显示植入方向理想

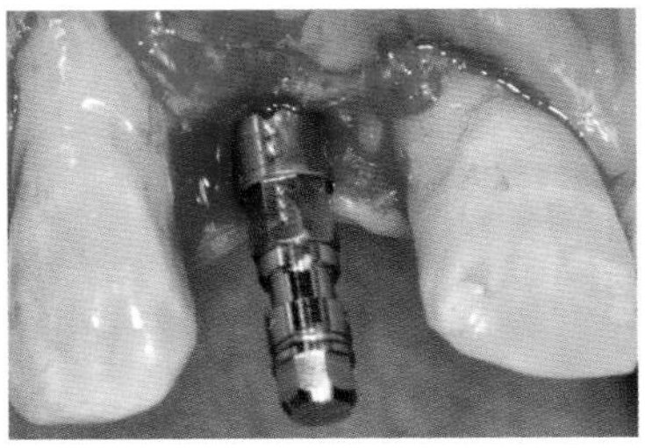
图26 植入种植体

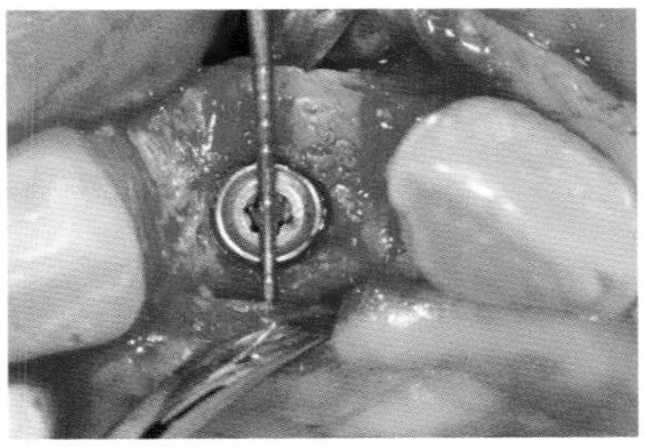
图27 种植手术植体植入后，颊侧仍有近3mm骨量

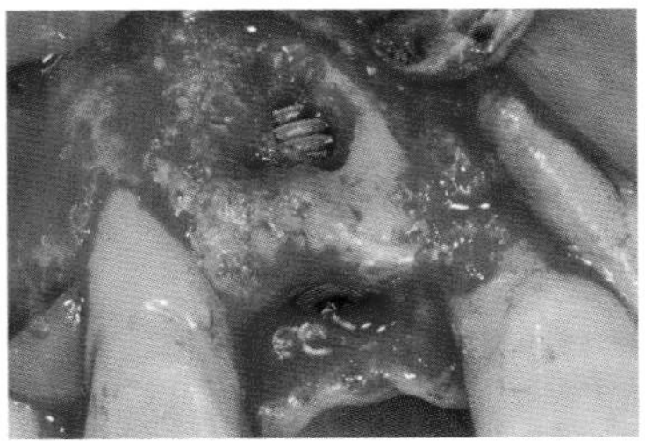
图28 固位钛钉取出后，植体颊侧有骨缺损

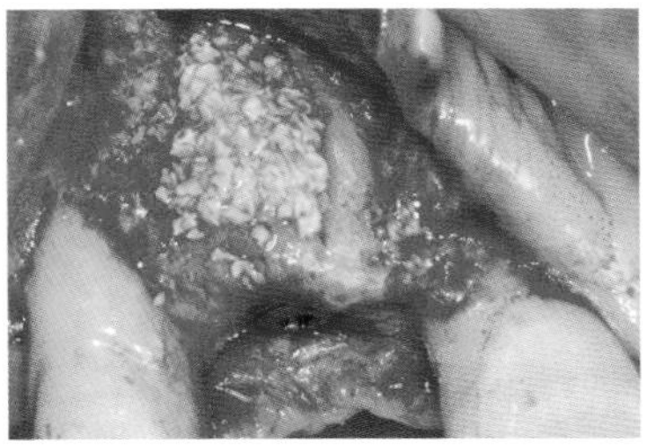
图29 Bio-Oss骨粉填塞植体颊侧骨缺损

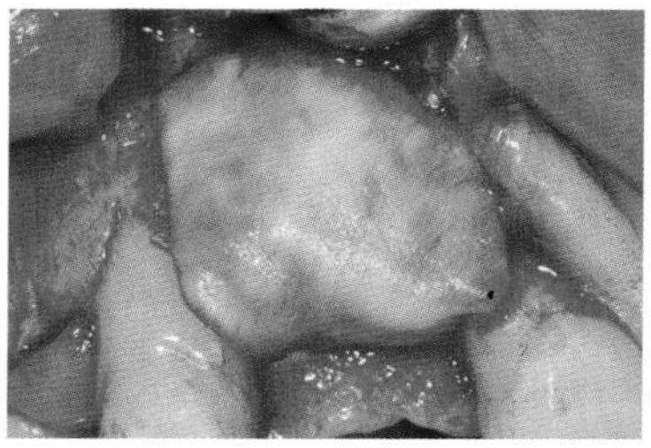

图30　骨粉表面覆盖Bio-Gide屏障膜

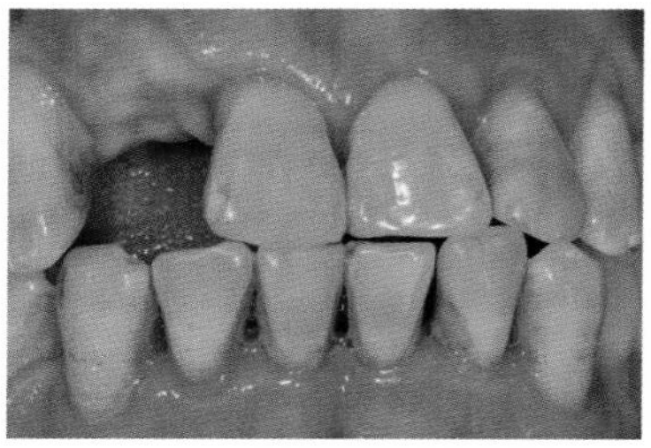

图31　种植手术后4个月，口内颊侧像

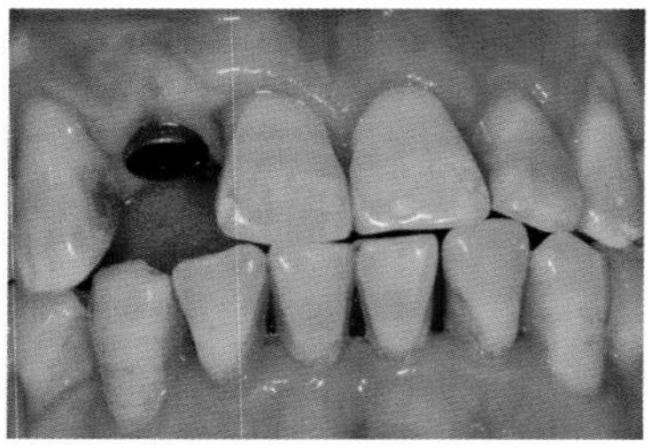

图32　种植手术后4个月，二期手术，取封闭螺丝，安放愈合基台

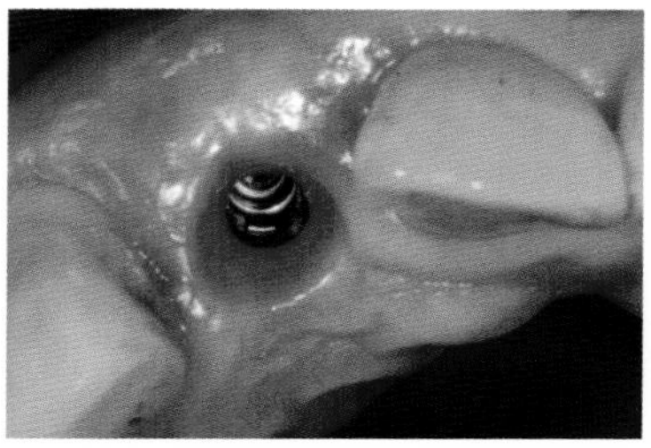

图33　种植二期手术后2周，牙龈袖口

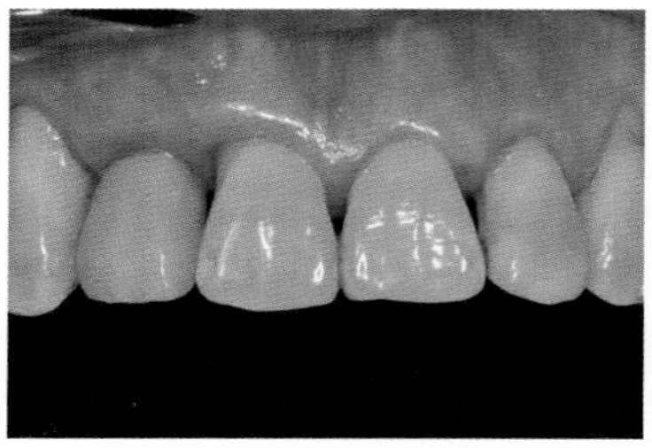

图34　种植二期手术后2周，戴临时冠

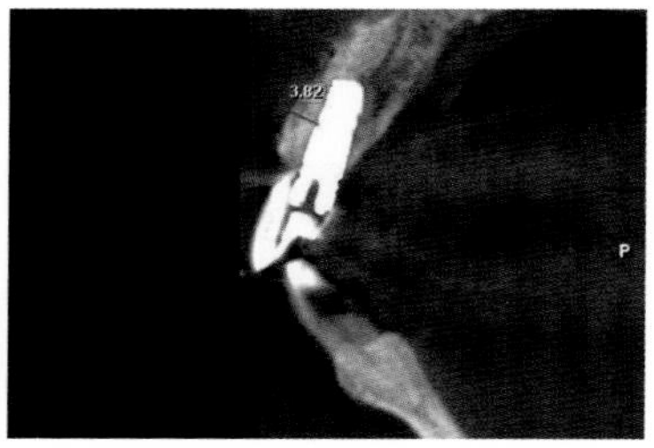

图35　种植临时冠修复后6周，CBCT示植体颊侧骨量3mm以上

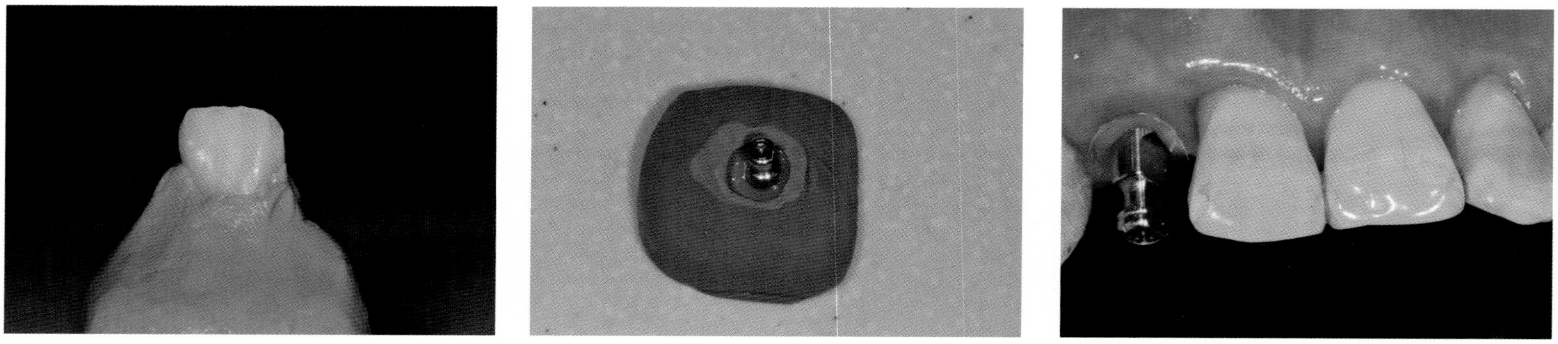

图36～图38　临时冠塑形牙龈形态后硅橡胶制取个性化印模

三、结论

对于前牙区骨量严重不足的病例，采用Onlay植骨可以实现稳定的骨增量，获得满意的种植修复效果。

四、讨论

下颌骨升支及颊板区供骨，具有创伤小、术后并发症少、不影响患者外形功能、植骨后吸收少等优点。下颌骨颊板区，指的是颊侧从牙槽嵴到外斜线的部位，主要结构是下颌体颊侧骨皮质。颊板区以第一磨牙颊侧中线为界，从该牙的远中根开始向下颌升支方向，逐渐向颊侧隆起，在牙根与外斜线间形成一个平台，越向后越宽，整个颊侧骨板与牙根的距离越大；颊板区向前牙区方向与牙根关系密切，硬骨板与牙根间几乎没有松质骨。因此本病例，选择拔除无保留价值的38，在原有拔牙创口取颊侧骨块。既避免损伤第一磨牙牙根，又可以在尽量小的创伤下取得足够厚度的骨块。

Onlay植骨成功需要注意以下方面：①良好的血供，受植区骨皮质钻孔，开放受植区骨床血供，骨块与受植区紧密接触，加速植骨块的再血管化进程。Widmark报道临床中未进行受植区骨皮质钻孔的病例，其颊舌向的骨吸收量4个月后达到25%，10个月后达到60%。②骨块的坚固固定，修整骨块与受植区，使两者尽量紧密接触，并用钛钉坚固固定。③保护骨块，手术中先预备受植区，再取骨，缩短骨块的离体时间，间隙填塞骨替代材料，覆盖屏障膜保护骨块，降低愈合期的骨吸收。使用屏障膜可以有效避免周围结缔组织的长入，起到保存骨量与减小移植骨吸收的作用。近年来有报道称，Onlay植骨中放置人工骨替代材料与覆盖屏障膜，4~6个月后的骨吸收量仅为7.2%和9.3%。④无张力关闭创口，受植区创口减张缝合，避免愈合期创口裂开，一旦裂开很容易发生骨块感染、坏死吸收等。移植骨块上方不适当的软组织张力也是导致移植骨吸收的重要因素。

复杂的种植病例，需完善的治疗程序。对该病例首先通过牙周基础治疗，控制口内牙周疾病，减少菌斑。然后再开始骨增量及种植外科程序。在上部修复程序上，首先通过临时冠塑形牙龈袖口，使其与邻牙牙龈形态相协调，再通过个性化取印模，实现最终修复。最后，为了达到长期稳定效果，患者需口腔卫生自我维护和定期的专业随访维护。

参考文献

[1] 林野.口腔种植学[M].北京：北京大学医学出版社, 2014.

[2] 邱立新.种植美学修复的现状与问题[J].实用口腔医学杂志,2008,1(6):337-339.

[3] Woo VV, Chuang SK, Daher S, et al. Dentoalveolar reconstructive procedures as a risk facter for implant failure[J]. J oral Maxillofac Surg,2004,62(7):773-780.

[4] Dahlin C, Linde A, Cottlow J, et al. Healing of bone defects by guided regeneration[J]. Plast Reconstr Surg,1988,81(5):672-676.

[5] Ito K, Minegishi T, Takayama T, et al. Effects of ipriflavone on augmented bone using a guided bone regeneration procedure[J]. Clin Oral Implants Res,2007,18(1):60-68.

[6] Barone A, Covani U. Maxillary alveolar ridge reconstruction with nonvascularized autogenous block bone: clinical results[J]. J Oral Maxillofac Surg,2007,65(10):2039-2046.

[7] Misch CM. Comparison of intraoral donor site for onlay grafting prior to implant placement[J]. Int J Oral Maxillofac Implants,1997,12(6):767-776.

[8] Buser D, Dula K, Lang NP, et al. Long-term stability of osseointegrated implants in bone regenerated with the membrane technique. 5-year results of a prospective study with 12 implants[J]. Clin Oral Implants Res,1996,7(2):175-183

[9] Cordaro L, Sarzi Amade DS, Cordaro M. Clinical results of alveolar ridge augmentation with mandibular block bone grafts in partially edentulous patients prior to implant placement[J]. Clin Oral Implants Res,2002,13(1):103-111.

[10] 宿玉成.口腔种植学 [M].2版. 北京：人民卫生出版社, 2014.

[11] Widmark G, Andersson B, Ivanoff CJ. Mandibular bone graft in the anterior maxilla for single-tooth implants. Presentation of surgical method[J]. Int J Oral Maxillofac Surg,1997,26(2):106-109.

[12] Von Arx T, Buser D. Horizontal ridge augmentation using autogenous block grafts and the guided bone regeneration technique with collagen membranes: a clinical study with 42 patients[J]. Clin Oral Implants Res,2006,17(4):359-366.

[13] Maiorana C, Beretta M, Salina S, et al. Reduction of autogenous bone graft resorption by means of bio-oss coverage: a prospective study[J]. Int J Periodontics Restorative Dent,2005,25(1):19-25.

多牙连续缺失的种植——帐篷钉技术应用于上前牙骨增量1例

海燕

摘 要

在临床工作中，上颌前牙缺失的患者往往伴随着牙槽骨的吸收，局部解剖结构不理想，拟种植区骨量不足，同时前牙区美观要求又高，还要兼顾功能。用于牙槽嵴增量的帐篷技术，是用自攻钉结合引导骨再生技术的骨增量方法，是一种水平/垂直牙槽嵴缺损的骨再生技术。本病例为上前牙连续缺失，中位笑线，唇侧丰满度不足，龈乳头消失伴水平骨缺损，利用自攻钉结合引导性骨再生技术，GBR后7个月，牙槽嵴水平扩宽了3～4mm，恢复了唇侧丰满度，后期临时冠塑形3个月，恢复龈乳头。修复20个月后复查牙槽嵴骨增量稳定。引导性骨再生技术中重点关注维持成骨空间，维持住能够机化成骨的血凝块，不仅要软组织瓣减张以减压，还要用帐篷钉等辅助装置来抗压，在自攻钉辅助下类似帐篷一样形成和保持空间，这对于愈合后的牙槽嵴通过引导骨再生进行骨增量是十分有效的，可以在大多数病例中作为首选。

关键词：骨增量；帐篷钉；引导性骨再生；软组织塑形

在临床工作中，上颌前牙缺失的患者往往伴随着牙槽骨的吸收，局部解剖结构不理想，拟种植区骨量不足，同时前牙区美观要求又高，还要兼顾功能。用于牙槽嵴增量的帐篷技术，是用自攻钉结合引导骨再生技术的骨增量方法，是一种水平/垂直牙槽嵴缺损的骨再生技术。

一、材料与方法

1. 病例简介 57岁男性患者。主诉：上前牙冠桥松动。既往史：2年前上后牙区于我院种植修复。检查（图1～图3）：13、12、21、22残根，22、23间隙4mm，原冠桥中为单端桥体，11缺失。

2. 诊断 13、12、21、22残根；11缺失。

3. 治疗计划

（1）12、21、22拔除。

（2）13桩冠修复。

（3）12、11、21 、22种植修复。

4. 治疗过程

（1）12、 21、22拔除后4个月，术前检查（图4）21、22、11、12缺失，唇侧丰满度不够，龈乳头消失。12、21、22拔除后4个月术前检查（图5）骨嵴宽：12：3.3mm（图6），11：3.3mm（图7），21：5mm（图8），22：5mm（图9）。水平骨缺损，需行骨增量手术。

（2）手术方案制订一：植入位点（图10）。

（3）手术方案制订二：骨增量方案（表1），使用不可吸收膜，帐篷钉技术，块状骨移植，骨劈开。

（4）手术方案制订三：美学风险评估（表2）。

（5）12、21、22种植（图11），骨增量（图12、图13）。术后片（图14）。

（6）二期（图15～图17），戴入临时冠软组织塑形（图18），临时冠戴入3个月后永久修复（图19～图21）。

二、结果

最终修复（图22～图24）。修复后20个月，牙槽嵴骨增量稳定（图25～图27）。

三、结论

1. 帐篷技术在自攻钉辅助下类似帐篷一样形成和保持空间，维持住能够机化成骨的血凝块，对于愈合后的牙槽嵴通过引导骨再生进行骨增量是十分有效的。

2. 相当于牙槽嵴水平扩宽了3～4mm。

3. 用自攻钉结合引导骨再生作为增量技术可以在较多病例中作为首选。

作者单位：瑞尔齿科

Email: hellen-hai@163.com

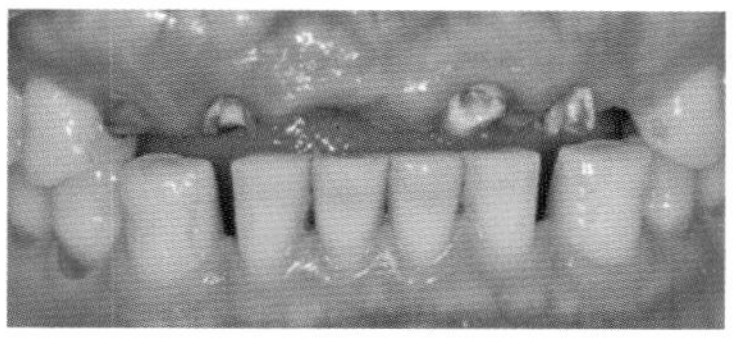
图1　术前检查1

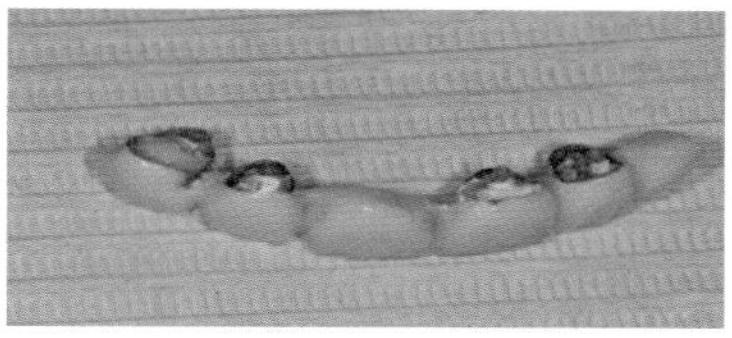
图2　术前检查2

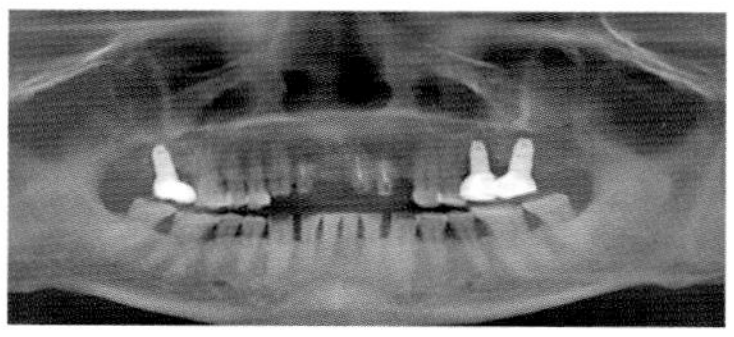
图3　术前检查3

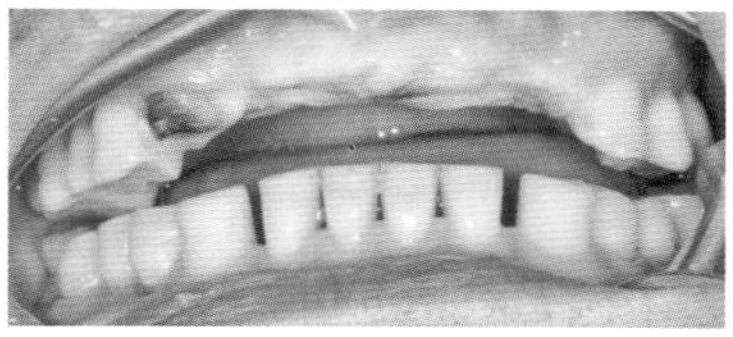
图4　术前检查4

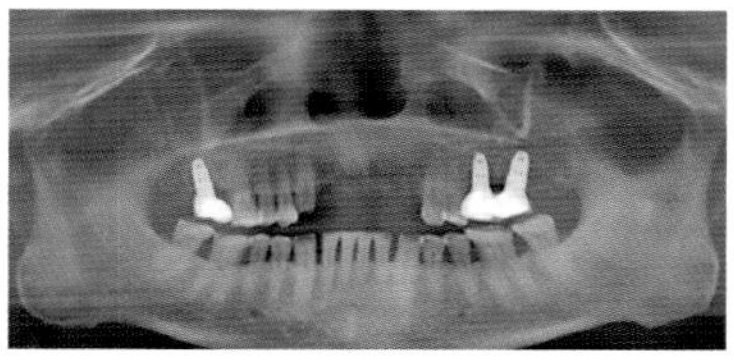
图5　12、21、22拔除后4个月全景片

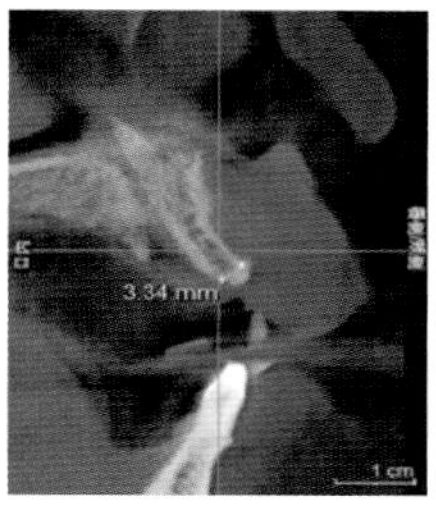

图6　12骨嵴宽

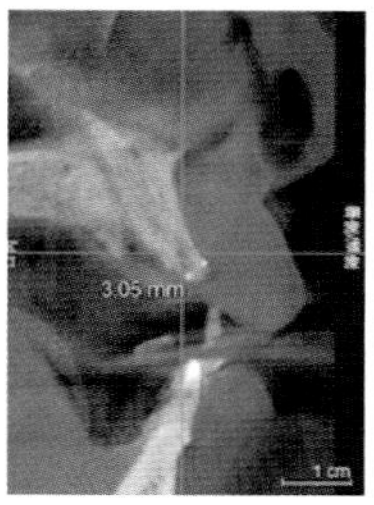

图7　11骨嵴宽

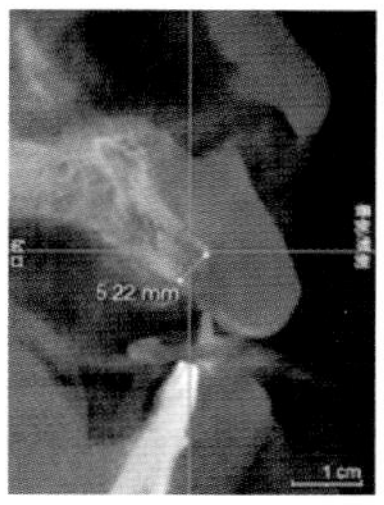

图8　21骨嵴宽

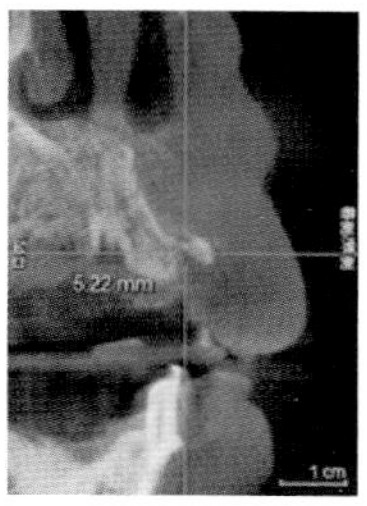

图9　22骨嵴宽

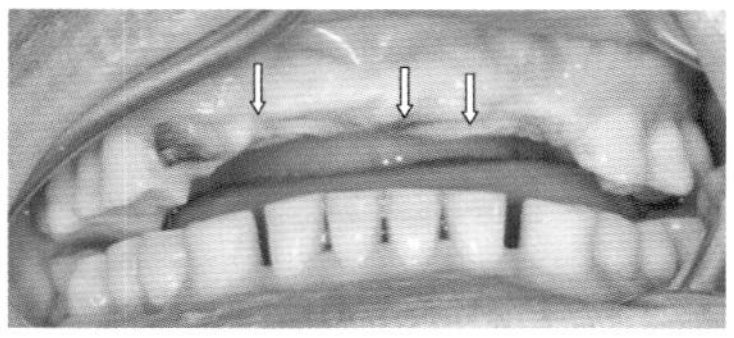
图10　植入位点

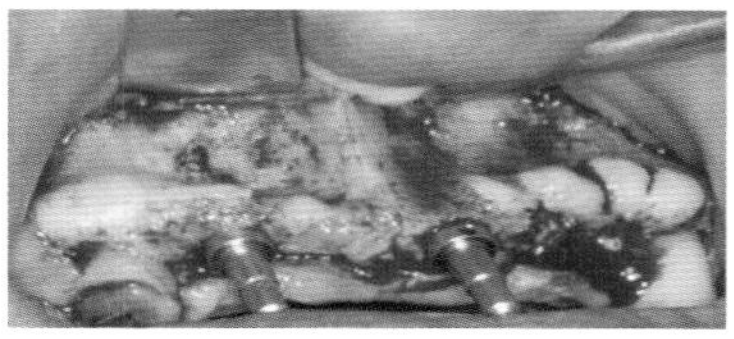
图11　12、21、22种植

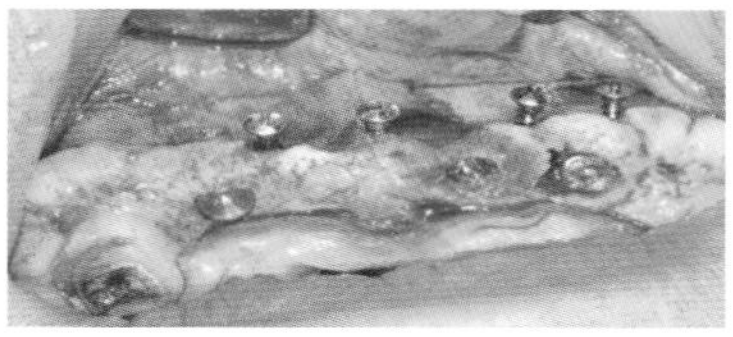
图12　骨增量1

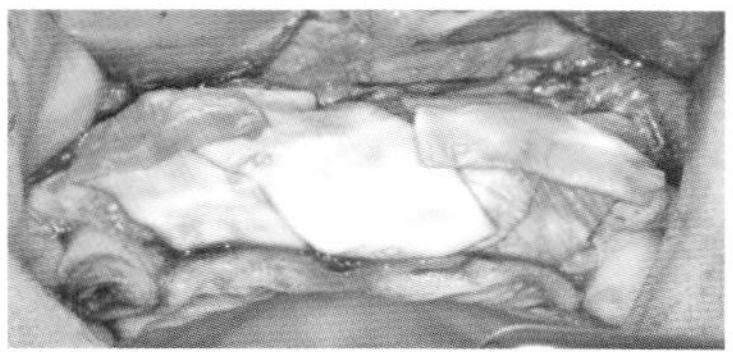
图13　骨增量2

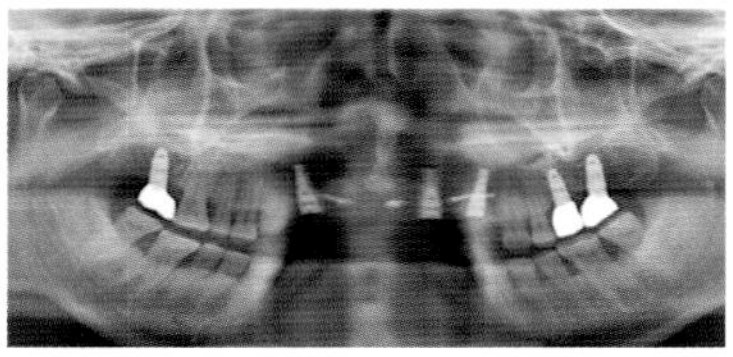
图14　术后片

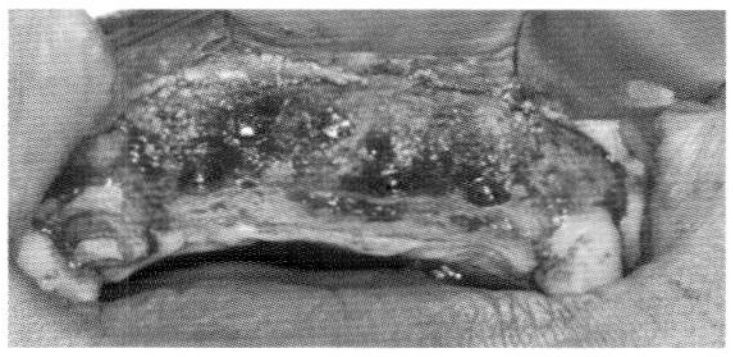
图15　二期手术1

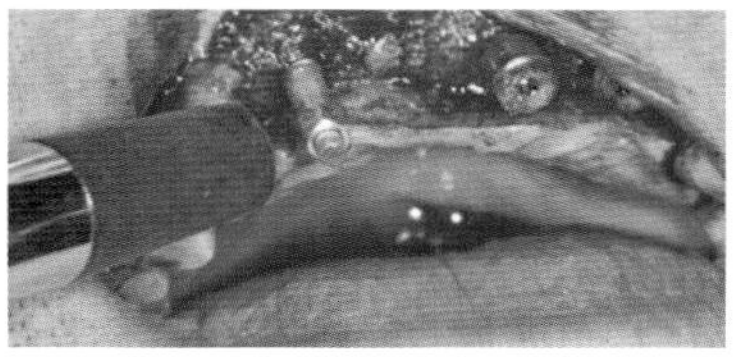
图16　二期手术2

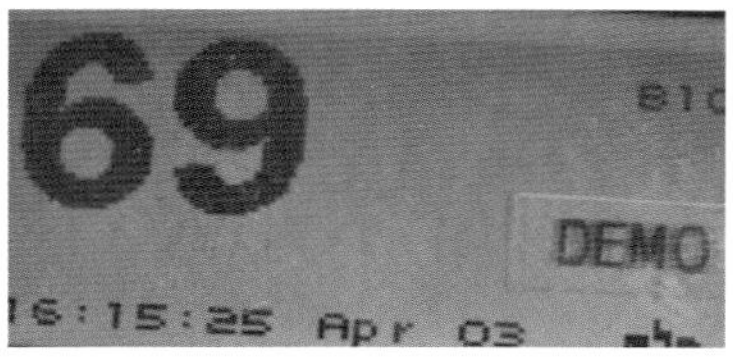

图17　二期手术3

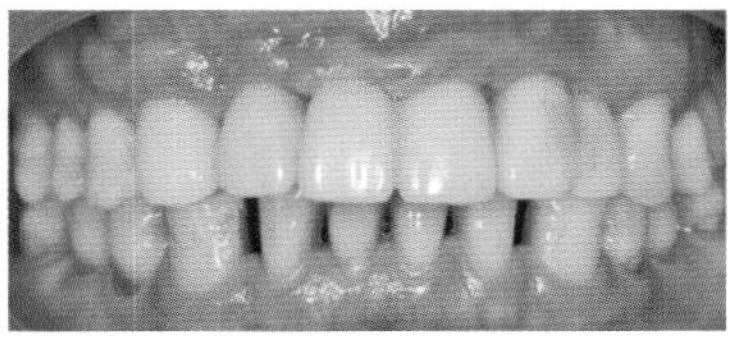
图18　戴入临时冠软组织塑形

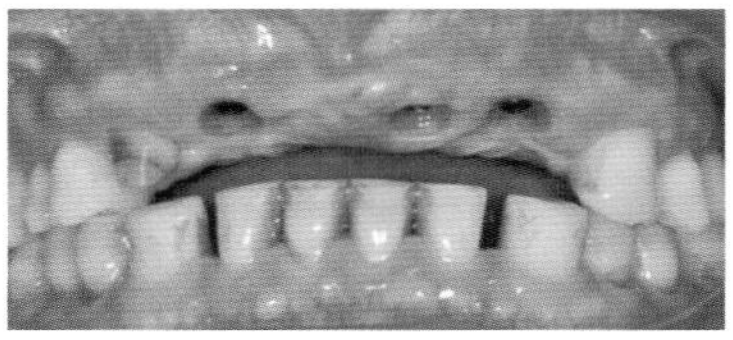
图19　3个月后取下临时冠正面像

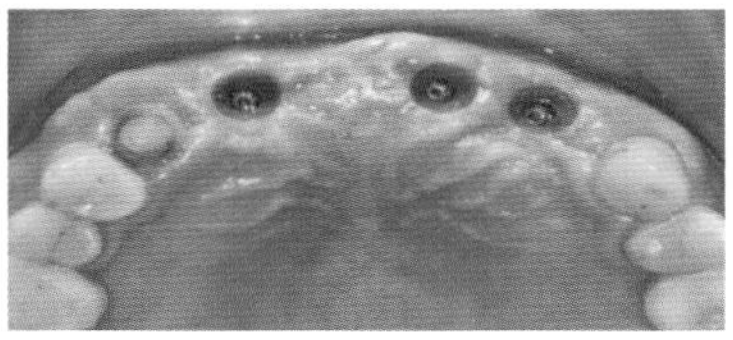
图20　3个月后取下临时冠殆面像

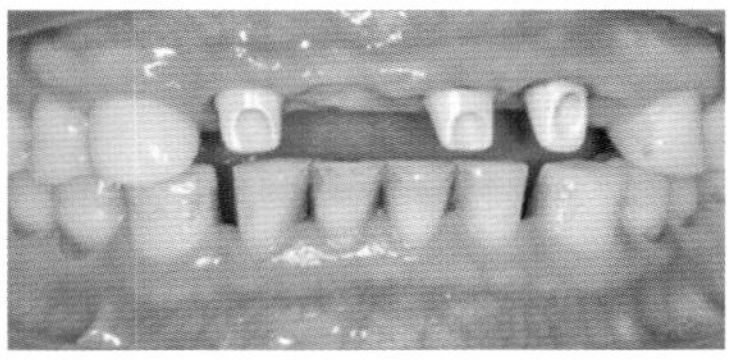
图21　3个月后永久修复

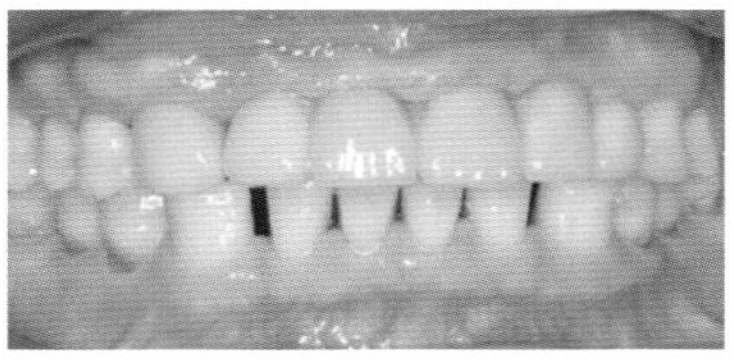
图22　最终修复正面像

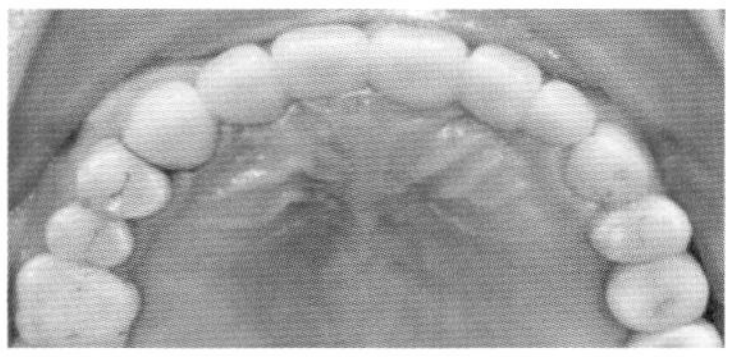
图23　最终修复殆面像

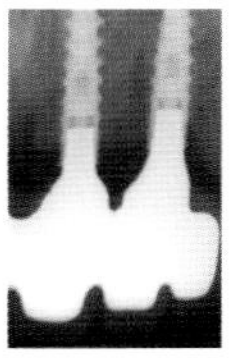
图24　最终修复X线片

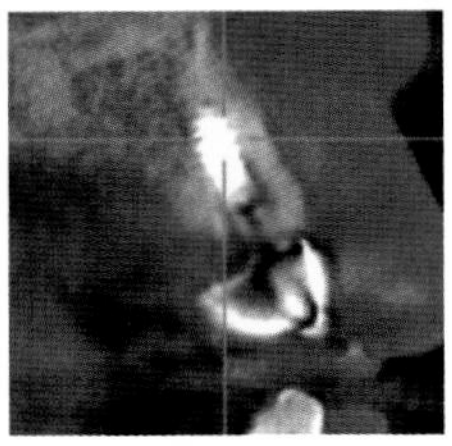
图25 牙槽嵴骨增量稳定1

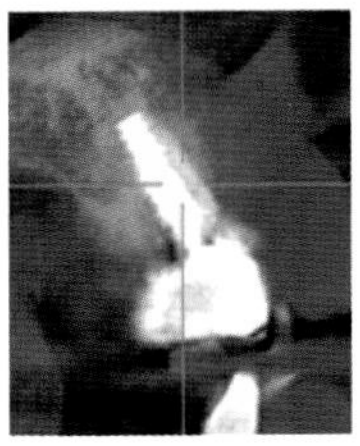
图26 牙槽嵴骨增量稳定2

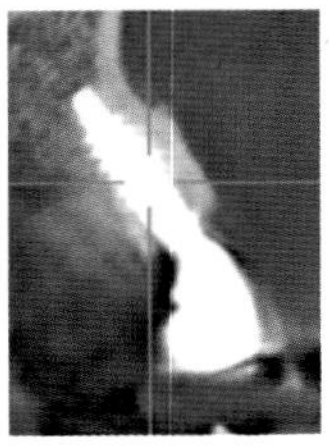
图27 牙槽嵴骨增量稳定3

表1 骨增量方案

术前宽度	增量方案	增加距离（mm）	并发症率
3mm	GBR	3.3	移植物暴露率13.3%
	块状骨移植	4.3	移植物暴露率2.5%～10.7%
	骨劈开	2.9	骨板折断0.9%～21.7%

表2 美学风险评估

唇线	牙周生物型	原牙冠形态	邻牙牙位感染	邻牙骨水平	缺失牙间隙	软组织解剖	牙槽嵴骨解剖
中位笑线	中等厚度	方圆形	无	距接触点5.5～6.5mm	>2颗牙缺失	软组织完整	水平骨缺损
M	M	L	L	M	H	L	M

参考文献

[1] Milinkovic I, Cordaro L. Are there specific indications for the different alveolar bone augmentation procedures for implant placement? A systematic review[J]. International Journal of Oral & Maxillofacial Surgery, 2014, 43(5):606-625.

钛网植骨技术联合软组织增量技术在种植美学中的应用

谢超　韩颖

摘要

目的： 针对1例美学区单牙缺失伴有软硬组织严重缺损的病例，联合应用钛网植骨技术（Titanium Mesh）和游离上皮下结缔组织移植的软组织增量技术，种植修复美学区单牙缺失的病例报告。**材料与方法：** 患者为40岁男性。因为21松动多年，牙根感染导致缺牙区牙槽骨和软组织重度缺损，剩余牙槽骨存在垂直向和水平向骨吸收，牙槽突唇侧软组织严重塌陷。切取患者上腭游离上皮下结缔组织，移植到缺牙区上皮下，达到软组织增量的目的；5个月后，利用钛网塑形牙槽突并加强植骨区，联合人工骨（Bio-Oss）和胶原膜（Bio-Gide）行GBR骨增量术，重建缺牙区牙槽骨的高度和宽度；8个月后，以最终修复体为导向，在理想的三维位置上植入种植体，同期切取上腭部游离上皮下结缔组织，对种植区进行二次软组织增量；9个月后，二期手术，U形瓣小切口，利用愈合基台，牙龈初步塑形。随后，利用种植体支持式复合树脂暂时冠，进行软组织压迫塑形；12个月后，利用个性化印模技术制取终印模，制作个性化全瓷基台一体冠（螺丝固位），完成最终修复；戴牙1年后复查，种植体骨结合良好，种植体周围软硬组织稳定。**结果：** 最终的全瓷冠修复体外形自然，色泽逼真，牙龈形态自然、健康。患者对于最终的修复效果十分满意。**结论：** 针对美学区单牙缺失伴软硬组织重度缺损的种植修复，采用可靠的种植外科骨增量技术、成熟的种植修复和牙周显微外科技术，术前制订缜密的治疗计划，有计划、有目的地实施相应的治疗手段，那么利用种植修复技术恢复这类缺牙是可以获得功能和美观的统一与成功。

关键词： 钛网植骨；软组织增量；牙龈塑形；种植修复；红色美学；白色美学；轮廓美学

美学区的种植修复一直是种植领域最具挑战性的工作。充足的骨量是美学区种植成功的基础，充足并且健康的软组织确是能否完成红色美学成功的关键。然而，拔牙后的牙槽骨萎缩、外伤、囊肿、根尖周病变和牙周疾病通常会导致牙槽骨骨量不足和软组织缺陷。本病例存在缺牙区严重软硬组织缺损，因其特殊性，采取了先软后硬的治疗方案，首先利用游离上皮下结缔组织移植术修复缺牙区软组织的缺陷，随后，联合钛网植骨技术和GBR人工骨植骨术，增加了萎缩牙槽骨在垂直向和水平向的骨量，延期种植体植入，最终完成种植美学修复，并进行了1年期的术后追踪随访。

一、材料与方法

1. 病例简介　40岁男性患者。长期吸烟史（20支/天），全身情况良好。主诉：左上颌前牙缺失1年。现病史：患者自述左侧上颌1颗前牙松动多年，于1年前自动脱落，未行活动义齿修复。因前牙缺失，影响美观、社交和发音，来我院就诊治疗。既往史：患者平素体健，否认其他疾病史，否认药物过敏史和传染病史。口腔检查：21牙齿缺失，缺牙区近远中间距约8mm，牙槽嵴顶颊舌向宽度<3mm，唇侧可见牙根状重度凹陷，牙槽突唇侧软组织严重塌陷，仅剩薄薄的上皮附着在牙槽骨上，固有层和黏膜下层严重不足，角化牙龈量不足。前牙覆𬌗覆盖关系正常，全口牙齿磨耗明显，双侧尖牙保护𬌗缺失，侧方边缘运动轻微𬌗干扰。全口卫生差，牙石及色素（++）（图1～图3）。影像学检查：CBCT检查显示：21缺牙区牙槽骨萎缩，牙槽嵴顶消失，唇侧牙槽骨吸收至基骨水平，最低点至鼻底距离约9mm，腭侧剩余牙槽突呈尖锐三角形，顶部唇舌向厚度仅剩约1mm，11牙根近中面牙槽骨高度未见降低，22近中面牙槽骨吸收至近根尖（图4～图6）。患者种植治疗的美学风险评估见表1。

2. 诊断　21牙齿缺失伴软硬组织重度缺损。

3. 治疗计划　术前软组织增量，恢复软组织量和质地，后期骨增量创造软组织基础。缺牙区骨增量（钛网植骨联合GBR植骨），增加牙槽骨高度和宽度。骨增量和软组织增量完成后，择期种植义齿修复21。

4. 治疗过程

（1）利用游离上皮下结缔组织移植术进行软组织增量：常规消毒铺巾，局麻下21缺牙区牙槽嵴顶偏腭侧行水平切口，切至骨膜上，小心分离黏膜下层与骨膜组织，唇侧翻瓣，可见缺牙区牙槽骨高度和宽度均不足，剩余牙槽突及牙槽基骨区唇侧倒凹明显（图7）。在患者左上颌前磨牙区腭侧切取一块约7mm×15mm大小的游离上皮下结缔组织，关闭上腭供区伤口，术后使用塑料腭板压迫止血并保护伤口（图8～图10）；在21牙位唇侧软组织瓣充分减张的基础上，将游离的上皮下结缔组织缝合固定于唇侧软组织瓣，严密关闭伤口（图11、图12）。术后1周拆线，缺牙区软组织初步愈

作者单位：空军军医大学口腔医院

通讯作者：谢超；Email: 112800088@qq.com

合，表面少量伪膜，并减去少量的缺血坏死组织。并分别在术后2周、1个月和3个月复查缺牙区和上腭供区的软组织状态（图13～图18）。

（2）联合钛网植骨和GBR技术对缺牙区进行骨组织增量：软组织增量3个月后复诊，21缺牙区牙槽突唇侧凹陷显著缩小，软组织水平向增厚明显，获得较好质量的附着龈（图17、图18）。常规消毒铺巾，局麻下21缺牙区牙槽嵴顶偏腭侧行水平切口，22唇侧远颊转角处附加垂直切口，切口深达骨面，沿骨面全层翻瓣，可见缺牙区剩余牙槽骨高度和宽度均不足，剩余牙槽突呈尖锐三角形，牙根窝明显，唇侧牙槽骨吸收至基骨水平，腭侧骨壁最高点低于对侧同名牙釉牙骨质界线下5mm（图19、图20）。去除牙槽骨表面的软组织，口外将消毒好的一薄层钛网（20mm×10mm×0.2mm）依据缺牙区剩余牙槽突的形态进行修剪、弯制，重塑理想的牙槽突形态，在剩余牙槽骨基部利用2颗纯钛植骨钉（ϕ1.5mm×7mm）将修剪好的钛网固定，与剩余牙槽骨腭侧骨壁最高点相接（图21、图22）。剩余牙槽骨骨面钻若干滋养孔，将骨粉（Bio-Oss）、术中收集的自体骨屑与自体血混合后充填在剩余牙槽骨与钛网之间的空隙内并压实，钛网加强植骨区，随后，骨粉（Bio-Oss）与自体血充分混合，覆盖钛网外表面以及所有的植骨区域，植骨区覆盖双层可吸收生物膜（Bio-Gide）（图23～图25）。唇侧软组织瓣充分减张，严密缝合伤口。术后CBCT影像显示，21缺牙区牙槽突形态恢复良好，钛网完整地包裹了内层植骨材料，植骨材料充填致密，与剩余牙槽嵴紧密接触（图26～图28）。分别在术后2周和术后3个月对患者进行复查，记录伤口区的软组织变化。

（3）修复导向的种植体植入同期软组织增量：钛网植骨术后8个月，缺牙区牙槽突轮廓恢复，牙龈健康，唇侧角化龈与相邻两侧牙位角化牙龈形态与大小相当，移形自然，牙槽嵴顶远中钛网暴露（5mm×5mm大小），网眼下依然可见健康的角化牙龈，22近中龈乳头退缩，牙根暴露（图29、图30）。CBCT影像显示，21缺牙区钛网形态未见明显改变，其下植骨区成骨良好，基底部植骨区与剩余牙槽嵴完全融合，未见明显分界线。牙槽嵴顶颊舌向宽约6mm，鼻嵴距约16mm，植骨区嵴顶部与顶部钛网间可见平均不到1mm的低密度影像（图31～图33）。进入手术室前，利用高速车针切断21缺牙区嵴顶暴露的钛网，勿伤及其下的角化龈，以便于后期的手术操作（图34）。常规消毒铺巾，局麻下21缺牙区牙槽嵴顶行水平切口，仔细分离软组织与其下钛网，22唇侧远颊转角处附加垂直切口，切口深达骨面，沿骨面全层翻瓣，可见钛网稳定，基底部钛网被新生骨质完全包裹，2颗植骨钉也被完全覆盖。嵴顶区的钛网孔隙内少量软组织长入，去除薄层软组织后，可见完整新生的骨质。精确定位2颗植骨钉，去除表层覆盖骨质，旋除植骨钉。利用骨凿将基底部的新生骨与钛网松解，底部不切断。逐渐将钛网与底部的新生骨分离，最终完整取出钛网（图35～图39）。按照螺丝固位修复体的导向，在21缺牙区腭向植入1颗种植体（Straumann，Bone Level，ϕ4.1mm×12mm），保证种植体的颈部深度在理想中切牙釉牙骨质界下3mm（图40～图43）。随后将骨粉（Bio-Oss和Bio-Oss Collagen）与自体血充分混合，覆盖唇侧固位螺丝钉取出后骨凹陷区以及缺牙区新生牙槽骨表面，植骨区覆盖双层可吸收生物膜（Bio-Gide）（图44、图45）。再次进行软组织增量术，于患者右上颌腭侧牙龈，切取约8mm×15mm大小游离上皮下结缔组织。将游离结缔组织瓣缝合固定到21牙位唇侧软组织瓣，并缝合固定于牙槽嵴顶，严密缝合伤口：21牙位（水平交叉褥式缝合＋间断缝合）；22远中附加切口（间断缝合）（图46～图49）。CBCT影像示，种植体植入三维位置合适，植体被植骨材料完全包裹（图50、图51）。分别在术后1周、2周和1个月对患者进行复查，处理右上缺牙种植区和左侧上腭部伤口，去除表面坏死软组织，拍照记录伤口的软组织变化。

表1 美学风险评估表

美学风险因素	风险水平		
	低	中	高
健康状态	健康，免疫功能正常		免疫功能低下
吸烟	不	少（<10支/天）	多（>10支/天）
患者美学期望	低	中	高
唇线	低位	中位	高位
牙龈生物型	低弧线形、厚龈生物型	中弧线形、中厚龈生物型	高弧线形、薄龈生物型
牙冠形态	方圆形	卵圆形	尖圆形
位点感染情况	无	慢性	急性
邻面牙槽嵴高度	到接触点≤5mm	到接触点5.5～6.5mm	到接触点≥7mm
邻牙修复状态	无修复体		有修复体
缺牙间隙宽度	单颗牙（≥7mm）	单颗牙（<7mm）	≥2颗牙
软组织解剖	软组织完整		软组织缺损
牙槽嵴解剖	无骨缺损	水平向骨缺损	垂直向骨缺损

（4）二期手术和软组织塑形：9个月后患者复诊，缺牙区唇侧凹陷消失，牙龈健康，角化牙龈量显著增加，色泽、质地良好（图52、图53）。CBCT影像显示种植体骨结合完成，种植体周围骨质包裹，唇侧骨板厚度约2mm（图54、图55）。缺牙区牙槽嵴顶，U形瓣切口，暴露种植体螺丝帽，更换愈合基台，进行牙龈初步塑形（图56）。愈合基台塑形2周后，常规取模，在工作模型上修整硅橡胶牙龈外形与对侧邻牙龈缘曲线相一致，安装钛合金临时基台，调磨，制作21蜡型，利用硅橡胶复制蜡型外形后，去除蜡型，复合树脂材料充填到硅橡胶模版与石膏模型之间空隙内，制作种植体支持的复合树脂暂时冠，修整穿龈形态，口内进行牙龈的压迫塑形，咬合调整（图57～图59）。

（5）最终修复阶段：12个月后患者复诊，种植体支持暂时冠完好，牙龈塑形良好，色泽健康，种植暂时冠龈缘外形与邻牙接近一致，种植牙冠近龈乳头充盈良好，远中龈乳头缺如，种植穿龈袖口区软组织健康（图60～图62）。口外复制种植体支持暂时冠的穿龈部分形态，制作个性化取模柱，通过个性化印模技术，准确转移种植体位置关系和穿龈袖口区牙龈形态到工作模型上（图63），根据个性化印模制取的工作模型，制作个性化全瓷基台一体冠，准确地戴入口内（图64～图66），咬合调整，种植保护殆，消除种植体系统所受侧向力（图67）。戴牙后根尖片显示，种植基台和牙冠完全就位，种植体骨结合完好（图68、图69）。

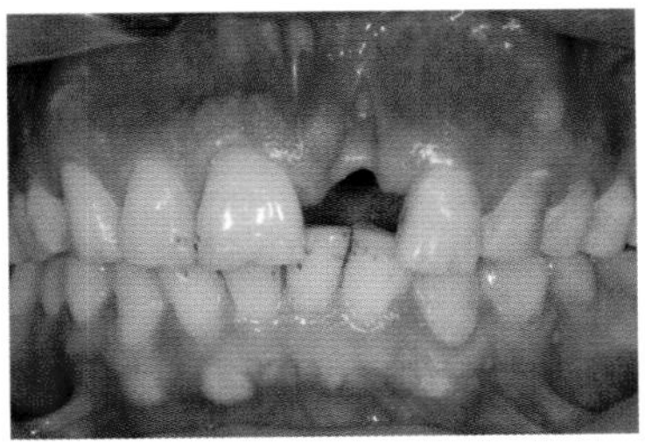
图1　术前缺牙区正面像

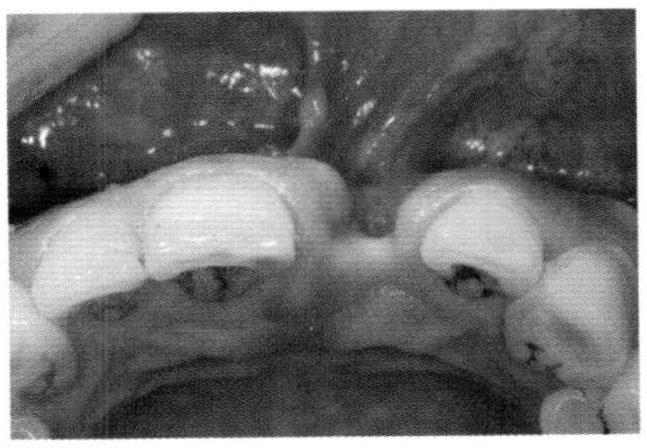
图2　术前缺牙区殆面像

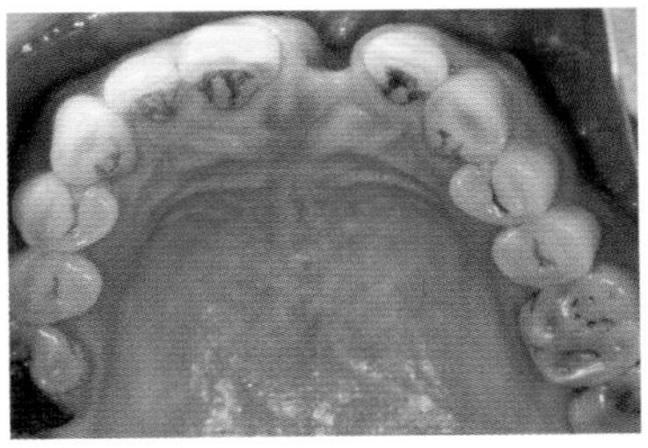
图3　术前上颌殆面像

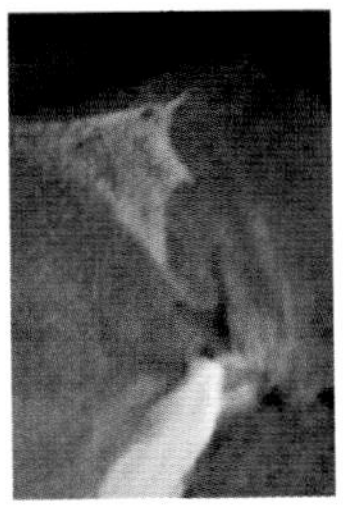
图4　术前CBCT检查矢状面

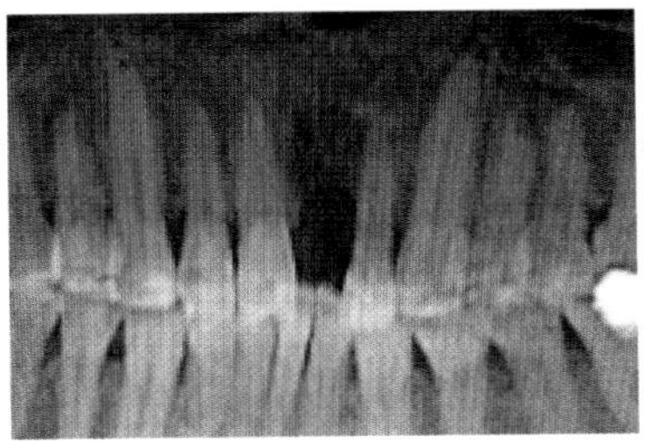
图5　术前CBCT检查曲面断层片

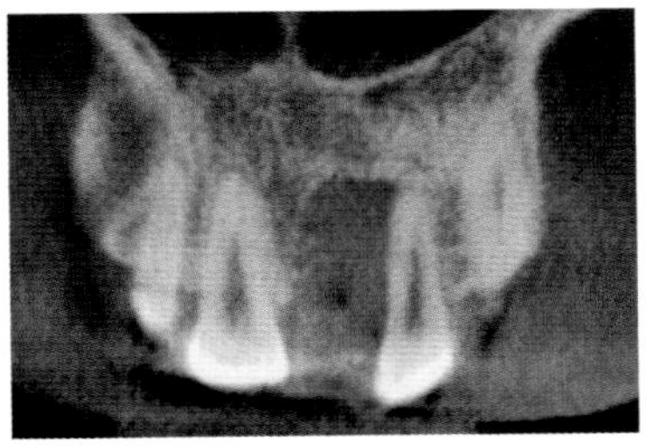
图6　术前CBCT检查冠状面

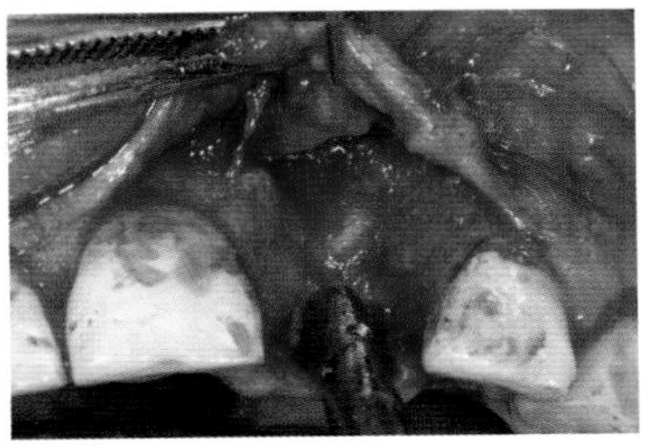
图7　缺牙区翻半厚瓣

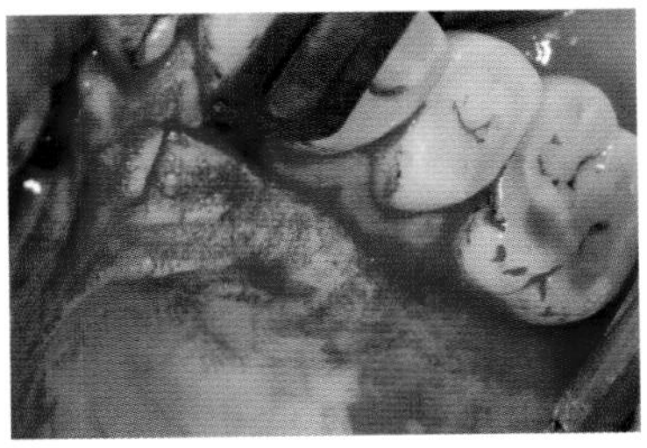
图8　沿23～25牙位腭侧龈缘2mm做平行牙龈缘的单切口

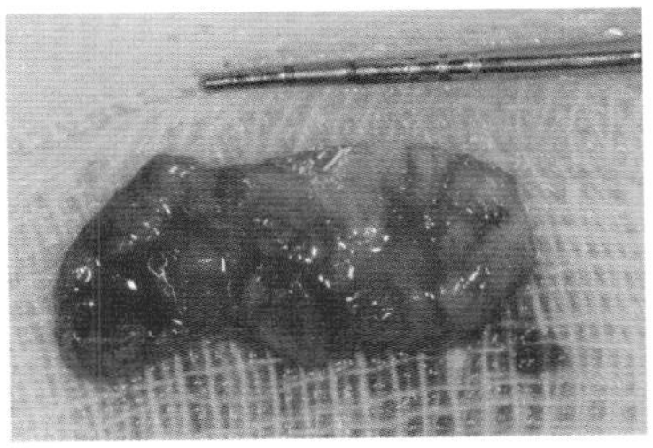
图9　7mm×5mm大小的游离上皮下结缔组织瓣

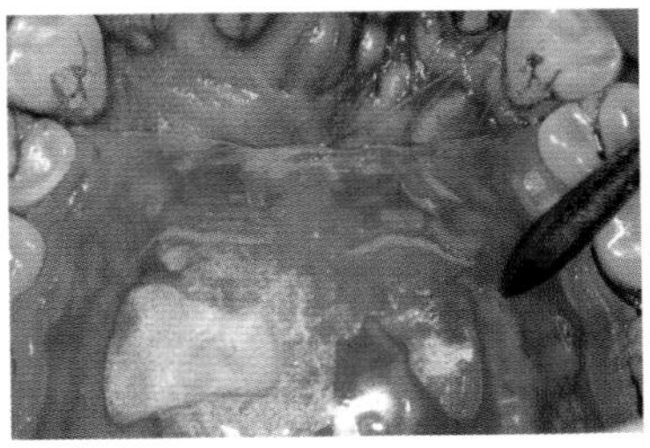
图10　术后利用塑料腭板压迫上颌术区

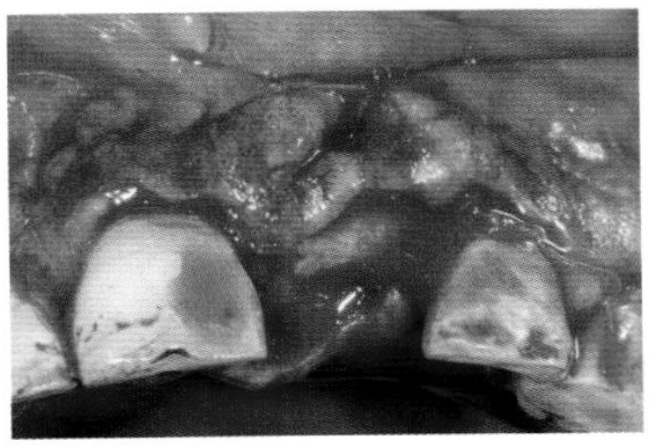
图11　将游离上皮下结缔组织瓣缝合固定于21缺牙区唇侧软组织瓣内

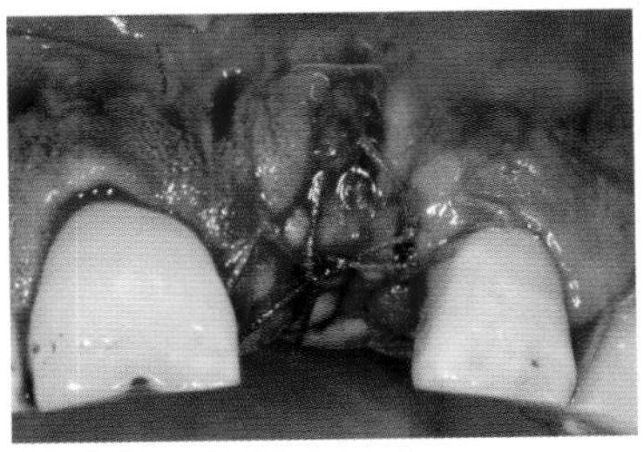
图12　严密缝合伤口

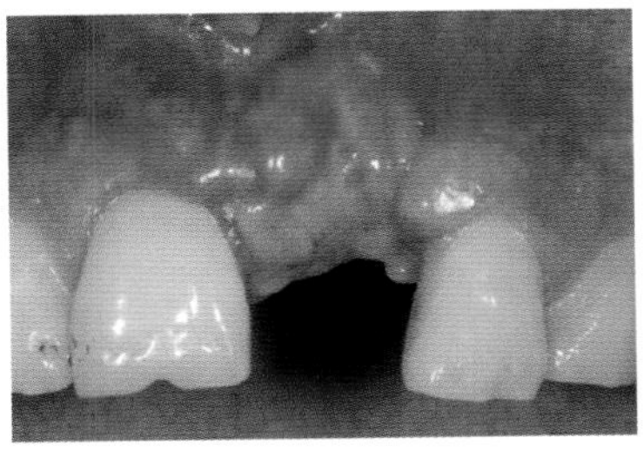
图13　术后2周缺牙区正面像

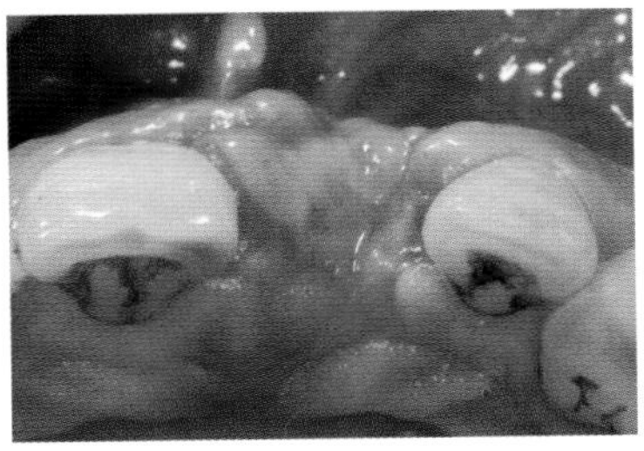
图14　术后2周缺牙区殆面像

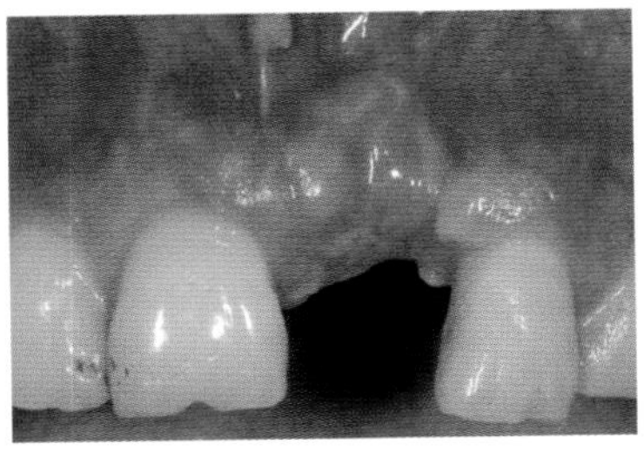
图15　术后1个月缺牙区正面像

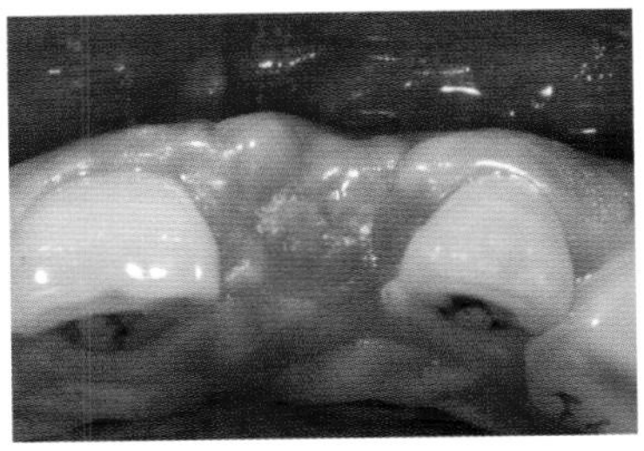
图16　术后1个月缺牙区殆面像

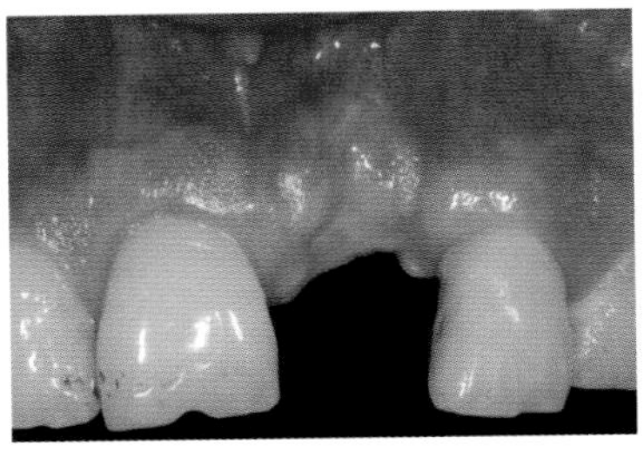
图17　术后3个月缺牙区正面像

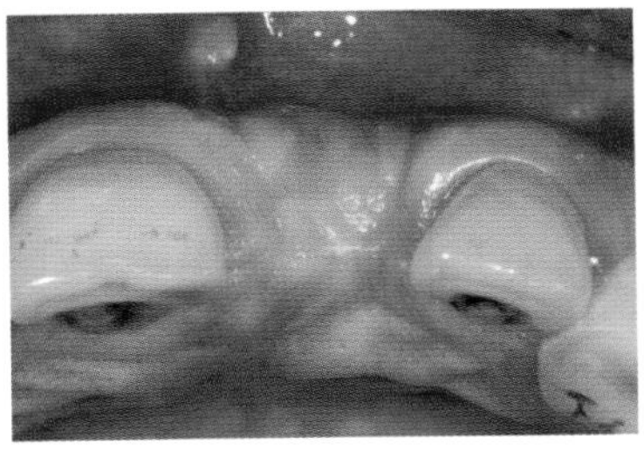
图18　术后3个月缺牙区殆面像

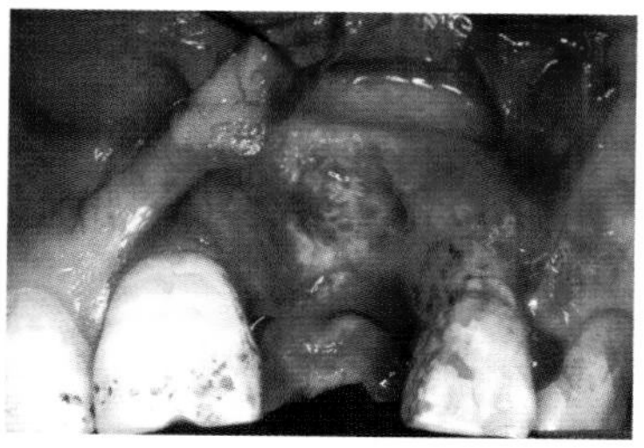
图19　缺牙区全层翻瓣1

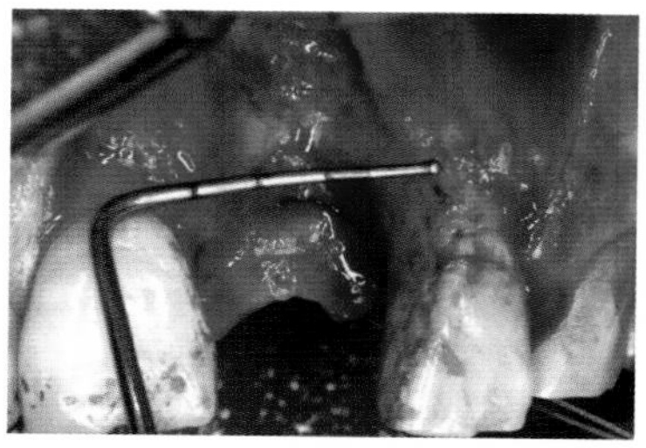
图20　缺牙区全层翻瓣2

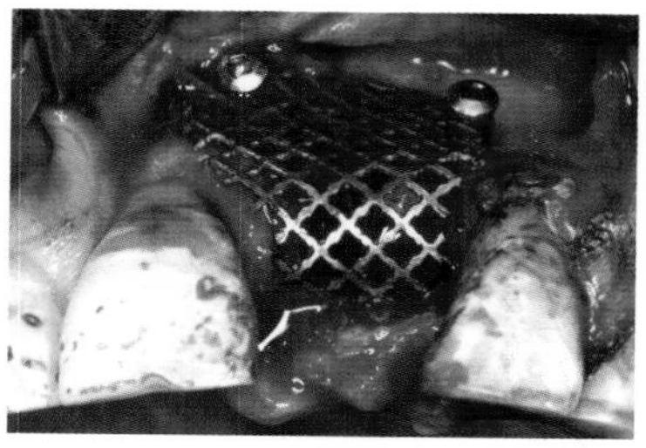
图21　植骨钉将钛网固定到牙槽基骨上

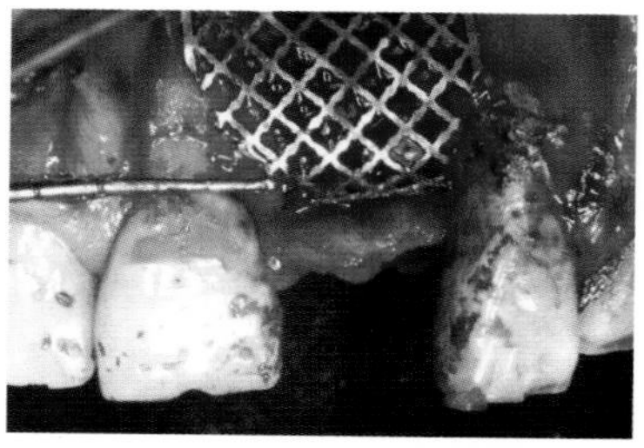
图22　钛网顶部弯制成牙槽嵴顶形态

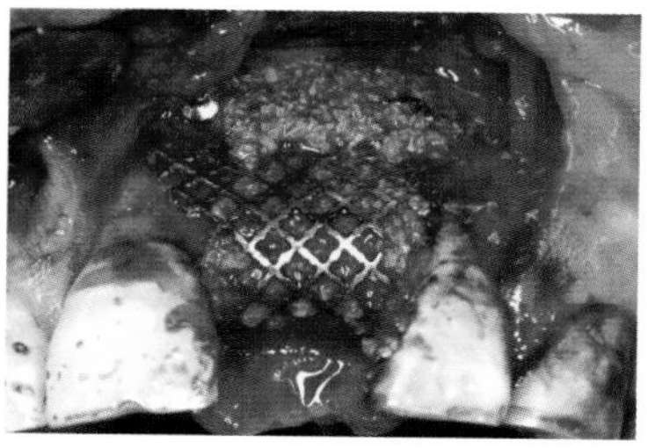
图23　缺牙区GBR植骨1

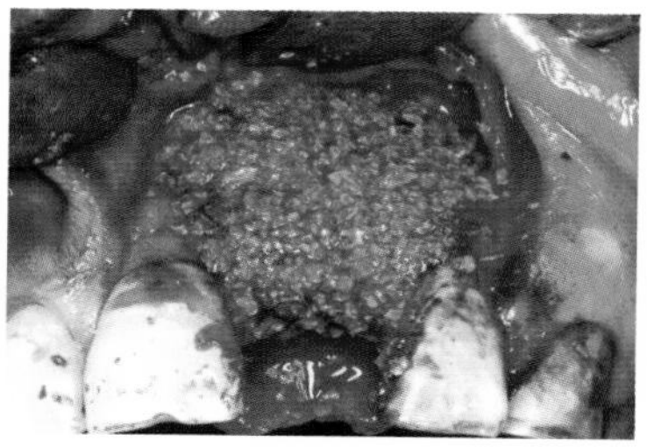
图24　缺牙区GBR植骨2

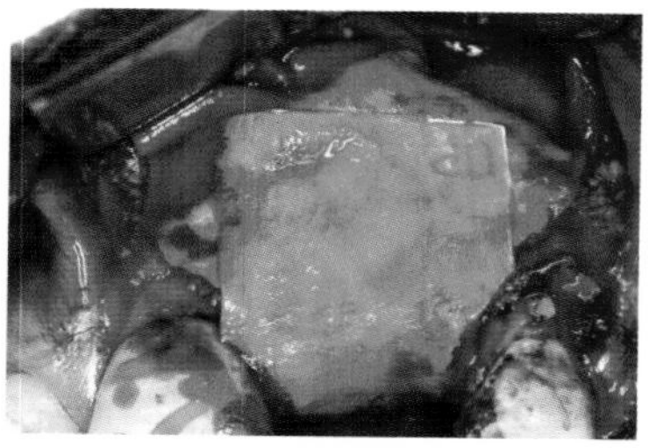
图25　缺牙区GBR植骨3

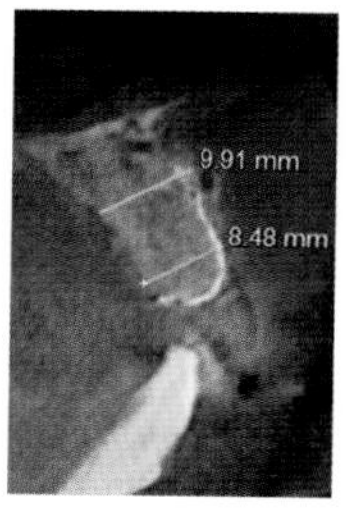

图26　种植体植入后CBCT矢状面

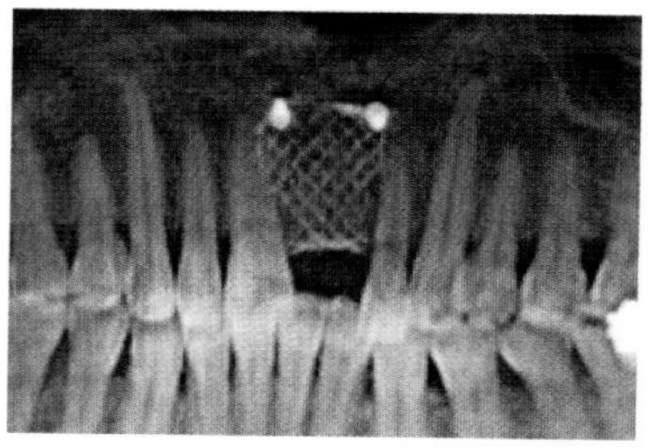
图27　种植体植入后CBCT曲面断层片

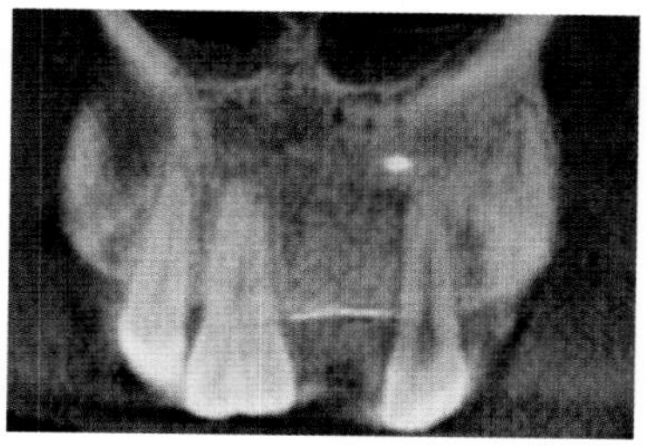
图28　种植体植入后CBCT冠状面

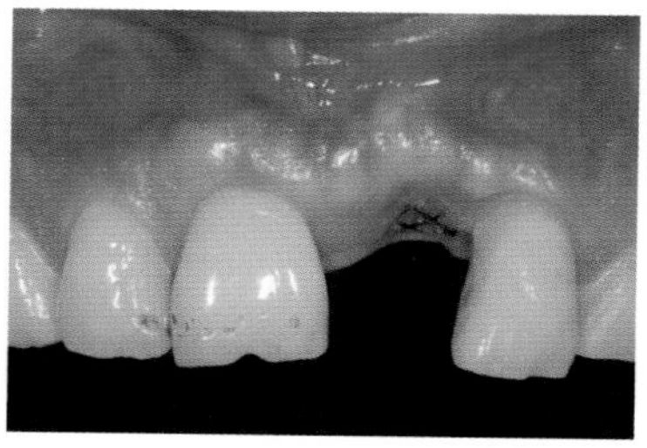
图29　钛网植骨术后8个月口内正面像

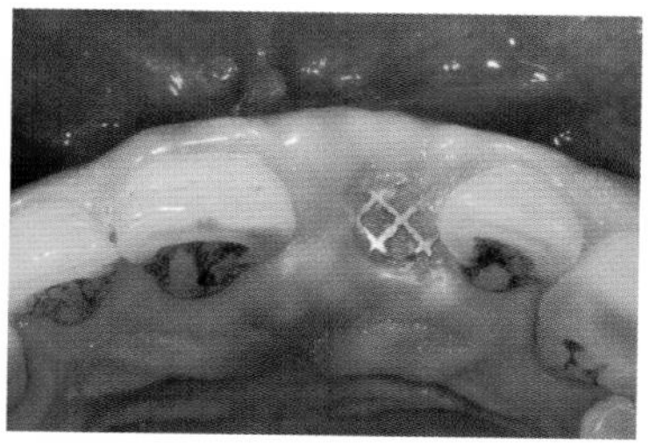
图30　钛网植骨术后8个月口内殆面像

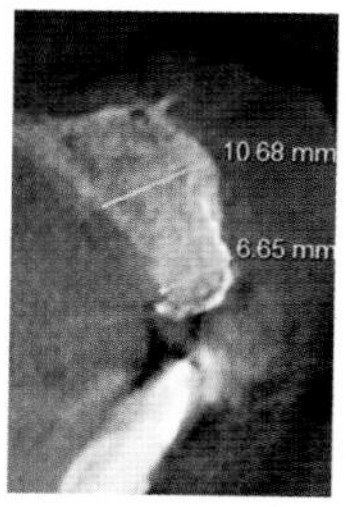

图31　钛网植骨术后8个月CBCT矢状面

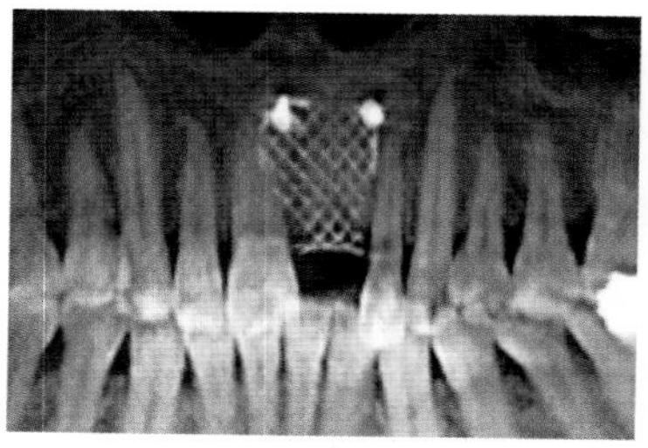
图32　钛网植骨术后8个月CBCT曲面断层片

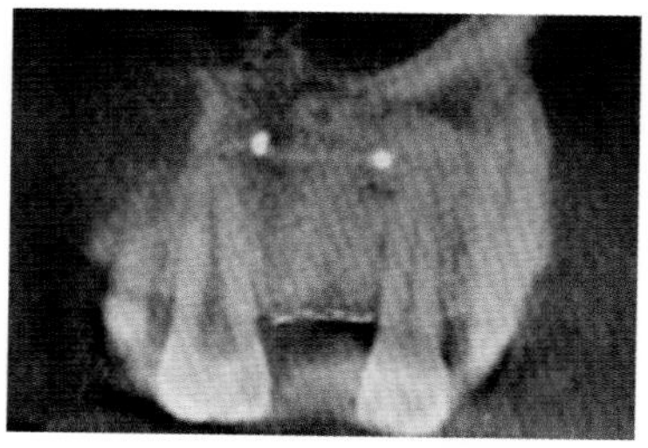
图33　钛网植骨术后8个月CBCT冠状面

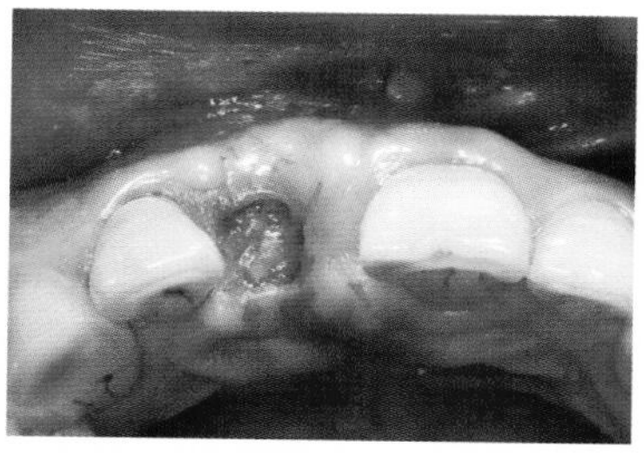
图34　切断21缺牙区嵴顶暴露的钛网

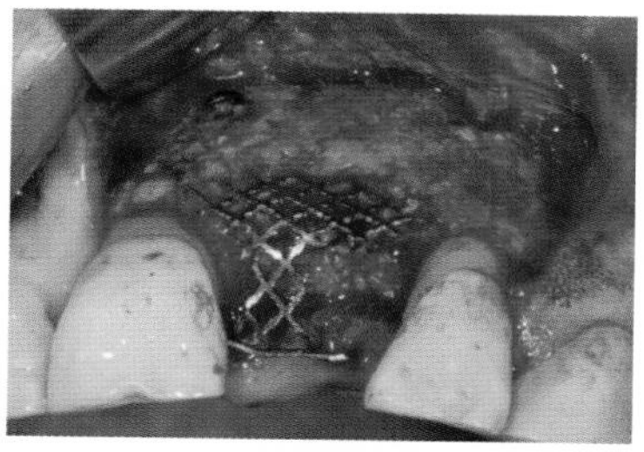
图35　全层翻瓣，暴露钛网

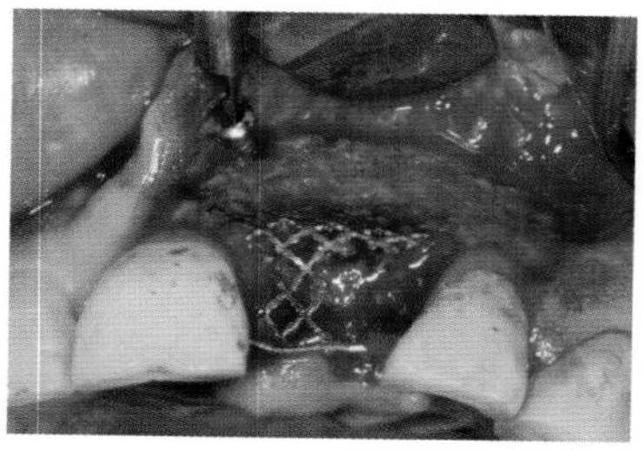
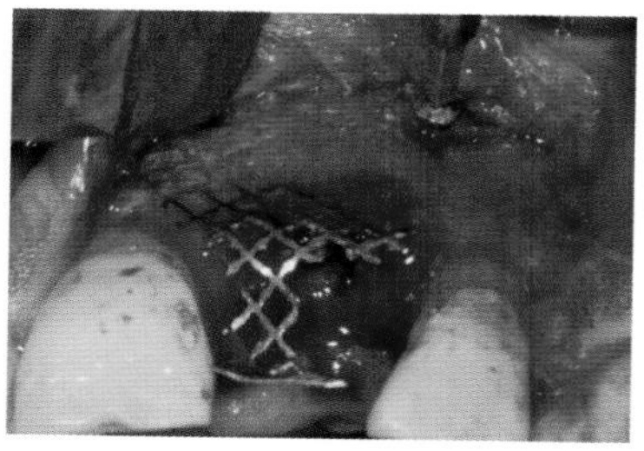
图36、图37　分离表面软组织，取出植骨钉

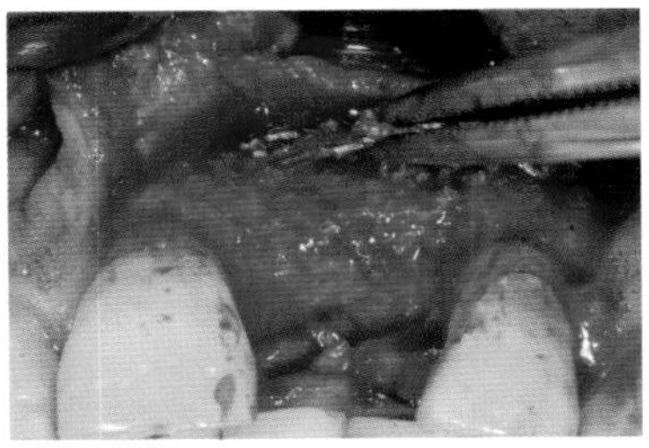

图38　利用骨凿将基底部的新生骨与钛网松解

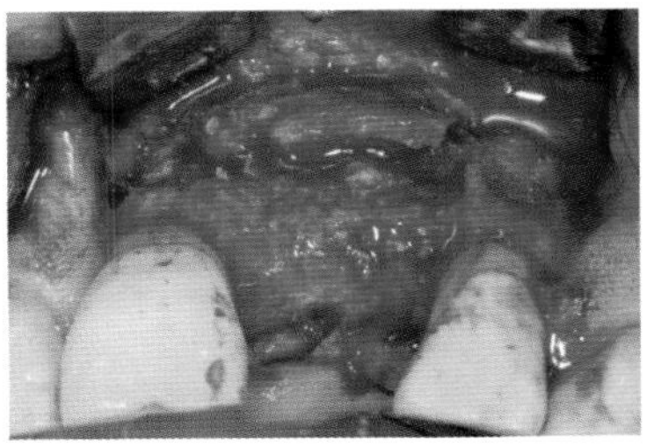

图39　底部不切断，逐渐将钛网与底部的新生骨分离，最终完整取出钛网

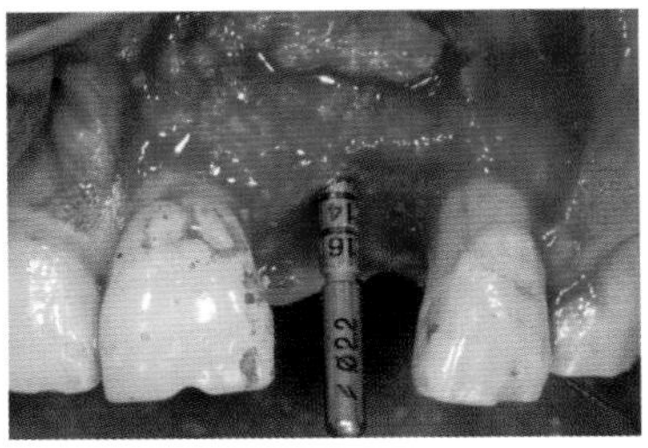

图40　方向测量杆术中检查植入方向

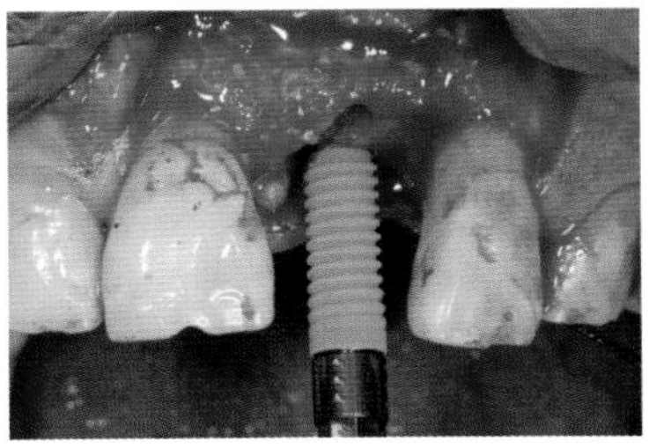

图41　种植体植入

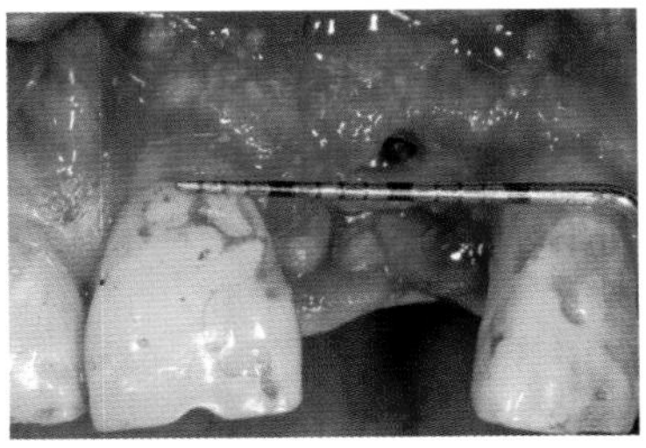

图42　保证种植体的颈部深度在理想中切牙釉牙骨质界下3mm

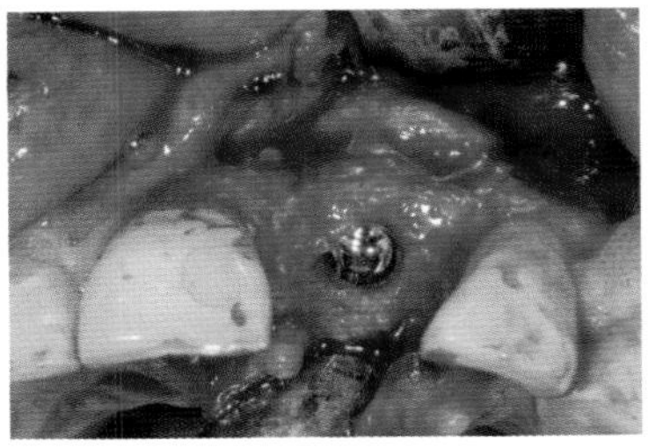

图43　植入后殆面像

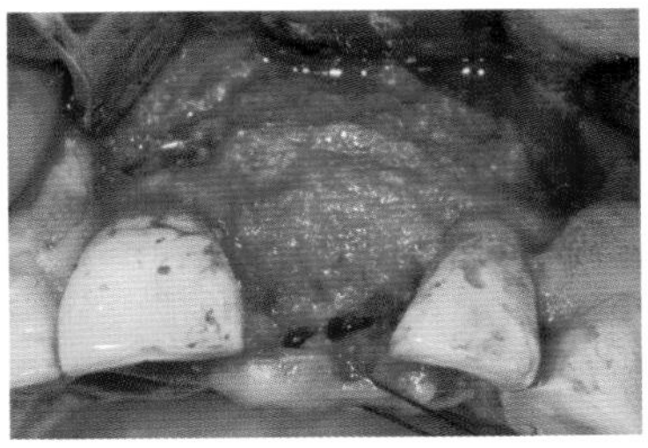

图44　覆盖骨粉（Bio-Oss和Bio-Oss Collagen）

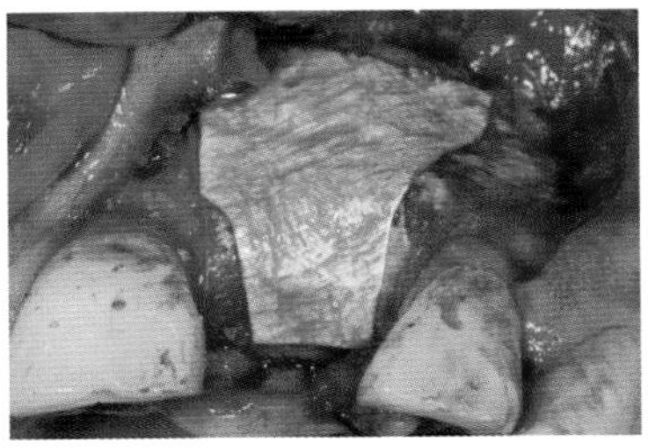

图45　覆盖双层胶原膜（Bio-Gide）

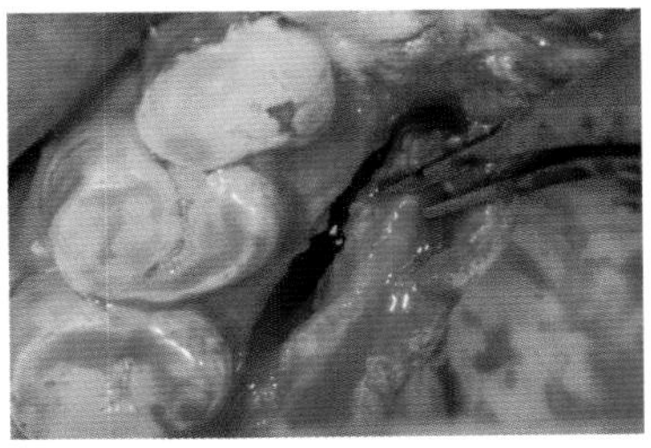

图46　右上颌腭侧牙龈切口

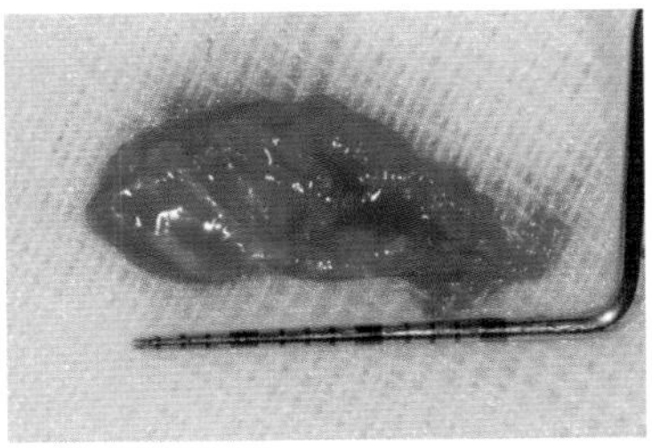

图47　约8mm×15mm大小游离上皮下结缔组织

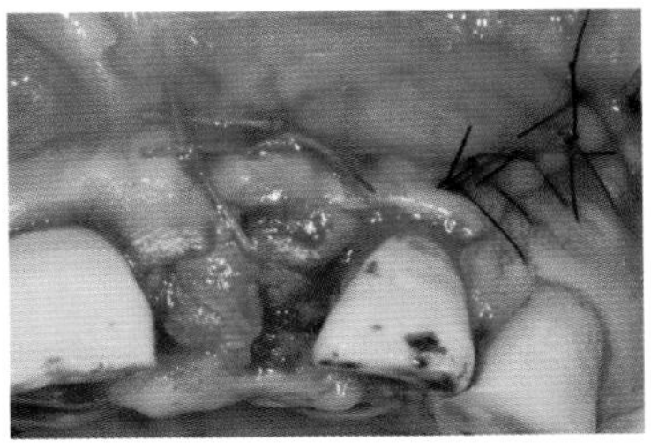

图48　结缔组织瓣缝合固定于唇侧软组织瓣内

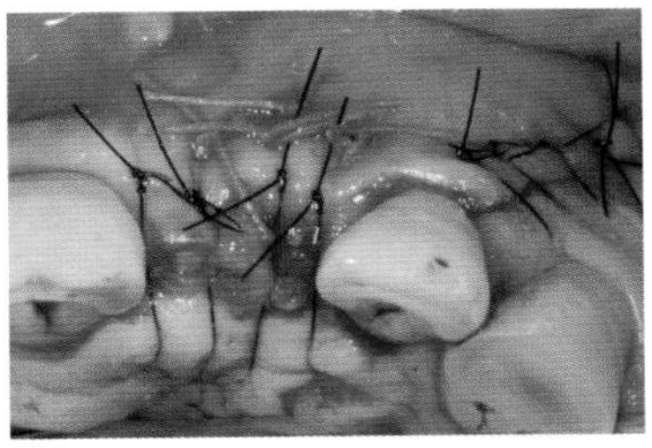

图49　严密缝合伤口

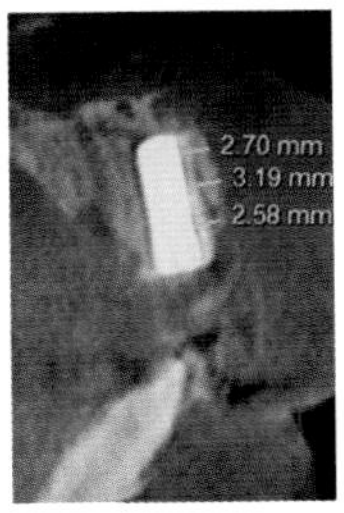

图50　种植体植入后CBCT矢状面

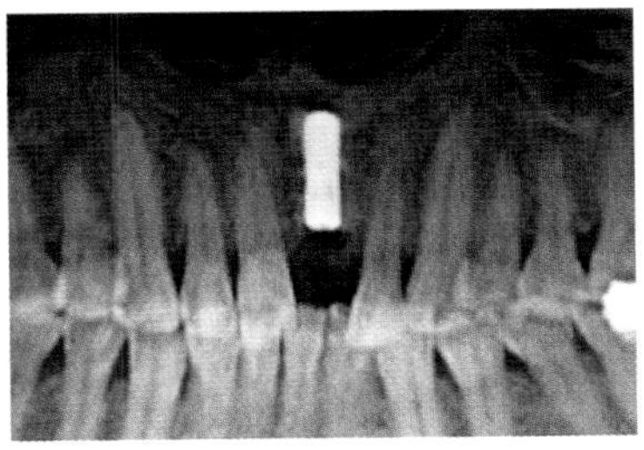

图51　种植体植入后CBCT曲面断层片

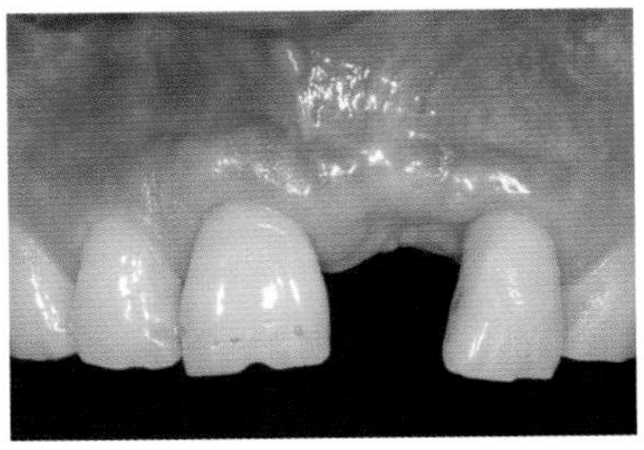

图52　种植体植入术后9个月缺牙区正面像

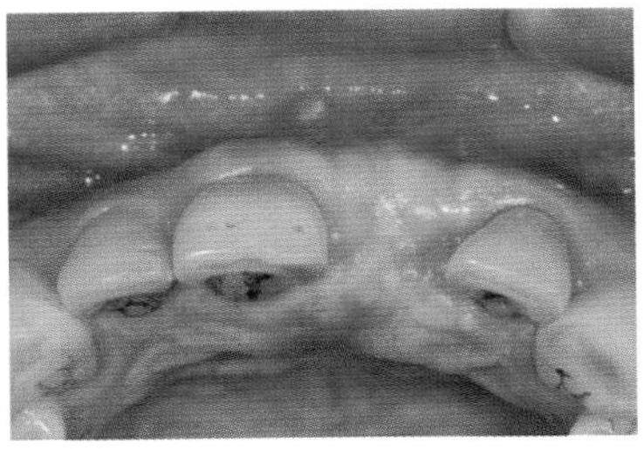

图53　种植体植入术后9个月缺牙区殆面像

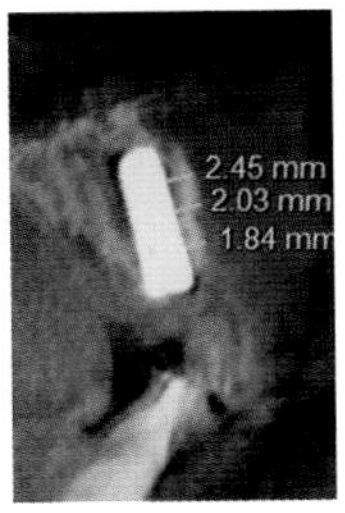

图54　种植体骨结合后CBCT矢状面

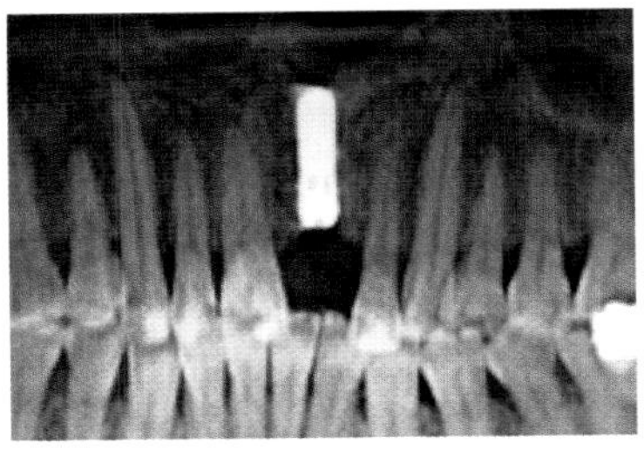

图55　种植体骨结合后CBCT曲面断层片

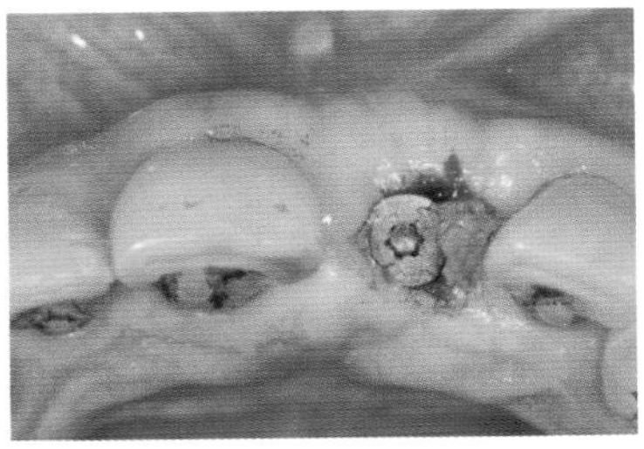

图56　种植二期手术

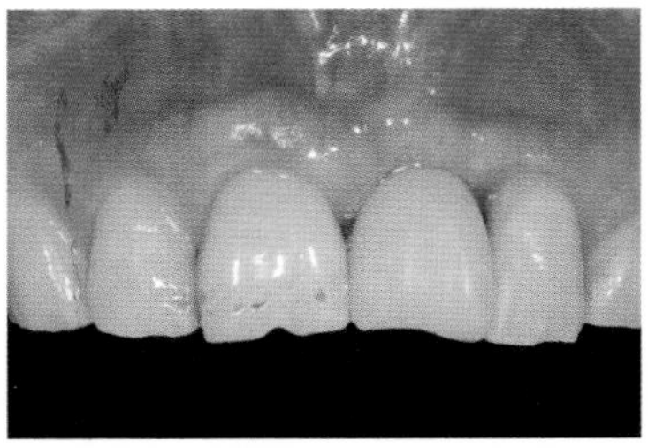
图57 暂时冠戴入口内正面像

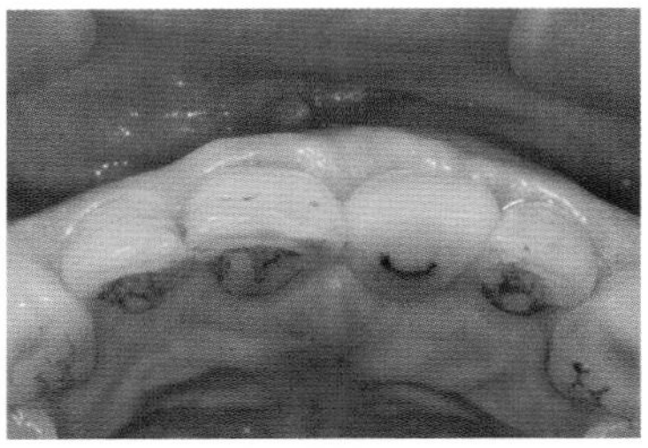
图58 暂时冠戴入口内殆面像

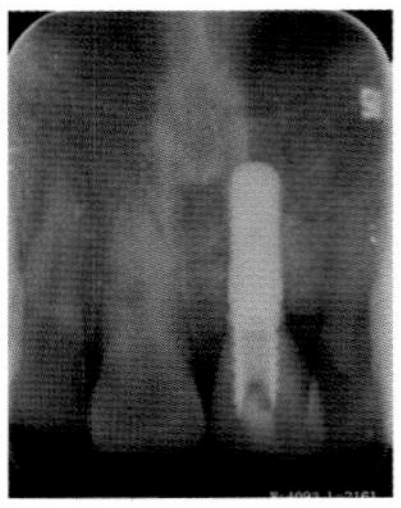
图59 暂时冠戴入根尖片

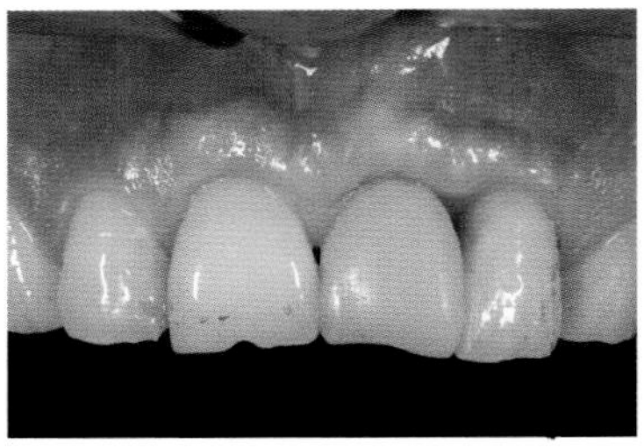
图60 暂时冠牙龈塑形12个月后口内正面像

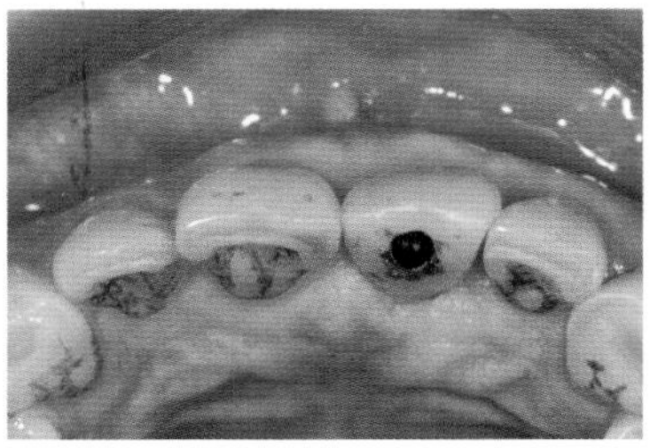
图61 暂时冠牙龈塑形12个月后口内殆面像

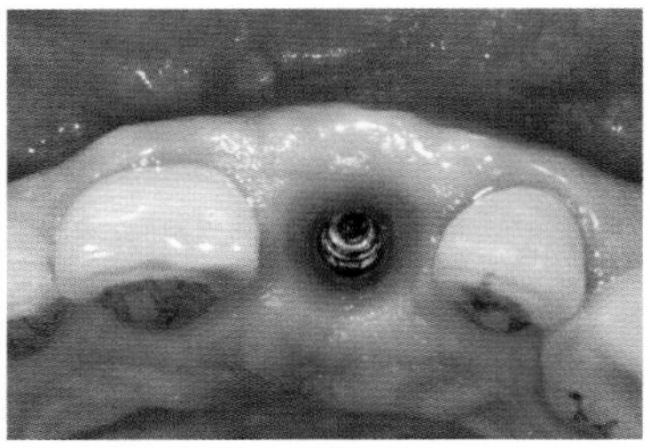
图62 穿龈袖口区软组织健康

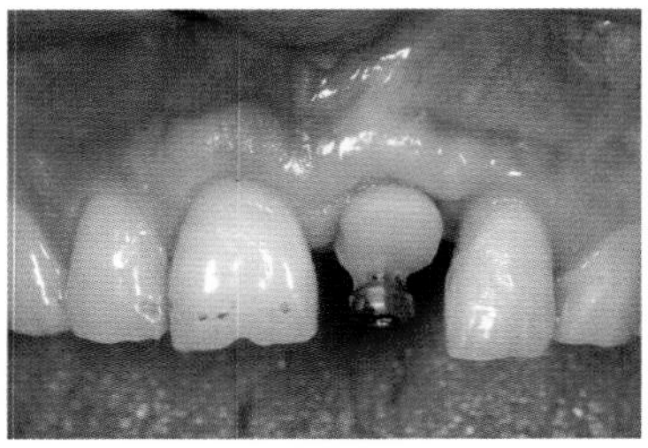
图63 制作个性化取模柱制取种植区工作模型

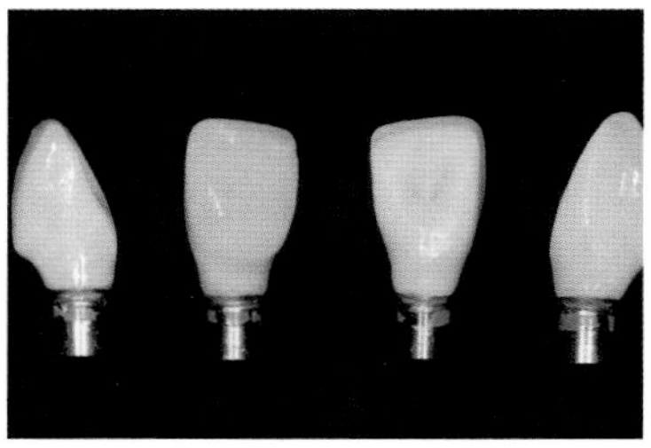
图64 个性化全瓷基台一体冠

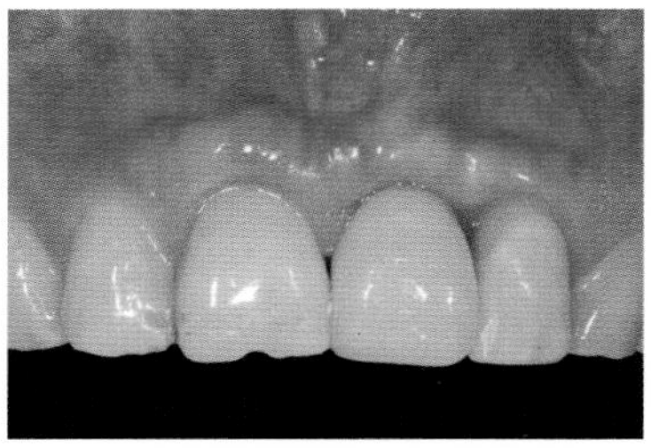
图65 个性化全瓷基台一体冠戴入口内正面像

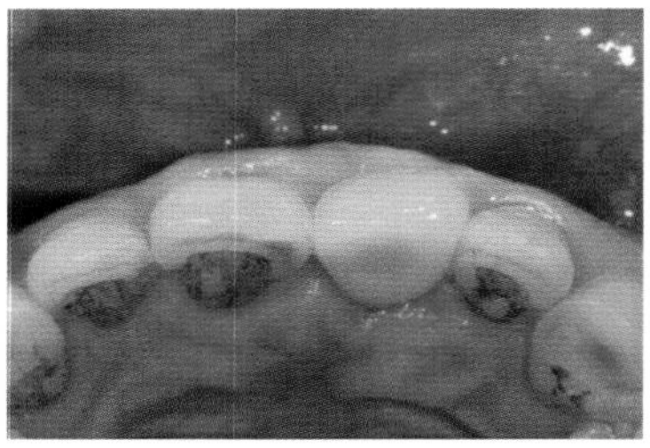
图66 个性化全瓷基台一体冠戴入口内殆面像

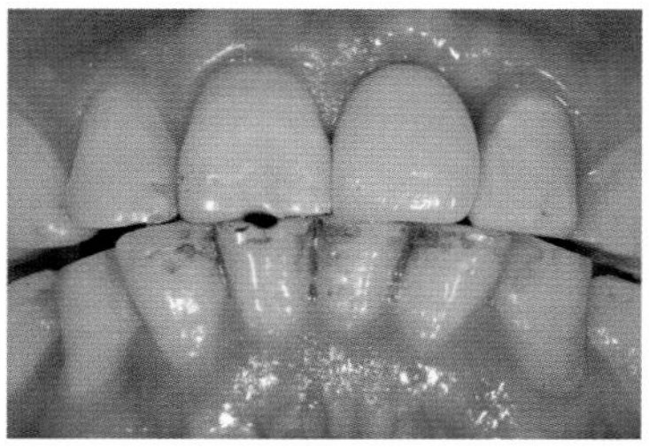
图67 正面咬合像

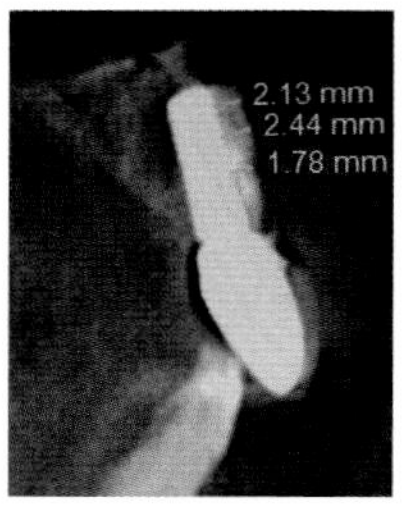

图68 戴牙后CBCT矢状面

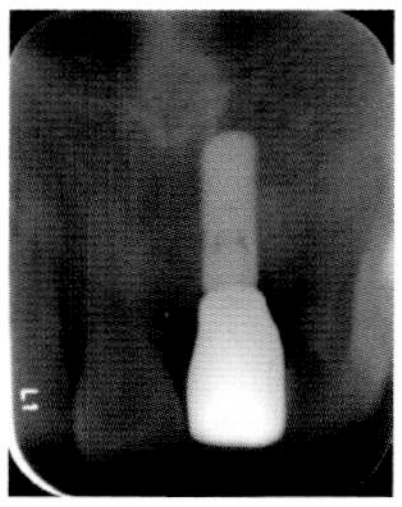
图69 戴牙后根尖片

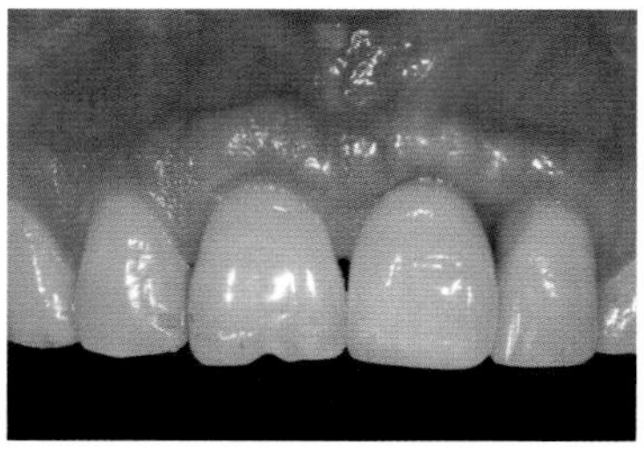
图70 最终戴牙后1年口内正面像

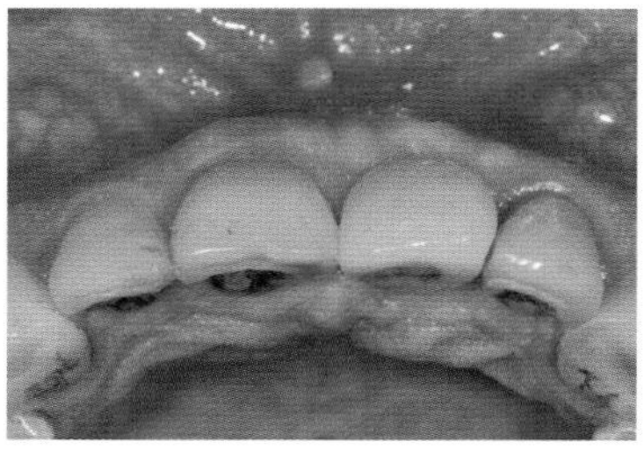
图71 最终戴牙后1年口内殆面像

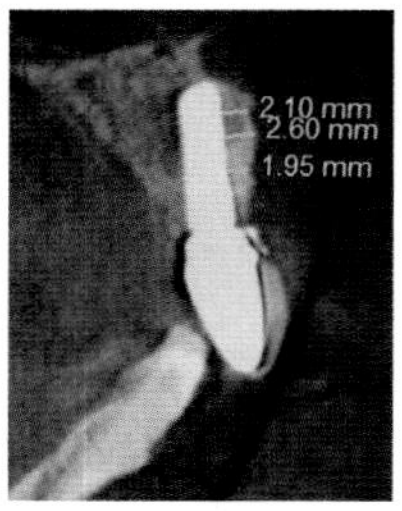

图72 戴牙1年后CBCT矢状面

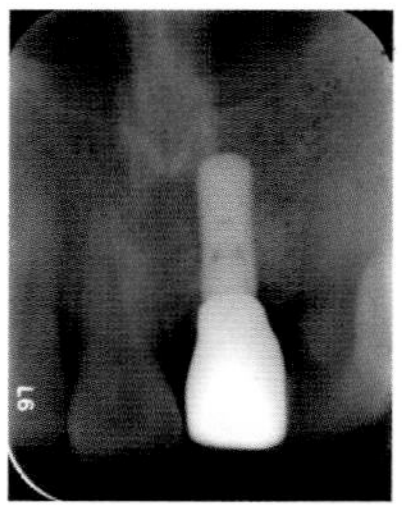
图73 戴牙1年后根尖片

二、结果

最终戴牙1年后复查，牙冠外形协调，色泽逼真，牙龈形态自然、健康，种植体骨结合良好，种植体周围软硬组织稳定（图70、图71）。CBCT影像显示，种植体周围牙槽骨在种植体负荷后骨高度变化不明显，呈现正常的骨改建过程，种植体唇侧骨板厚度稳定在2mm左右（图72、图73）。患者对于最终的修复效果十分满意。

三、讨论

对于该病例，由于牙根长期的慢性感染，导致牙槽骨不可逆的骨吸收，造成骨高度和骨宽度的不足。更为严重的是，缺牙区软组织严重缺损，固有层和黏膜下层严重不足。如果在此基础上，直接进行骨增量处理，或者骨增量和软组织增量同期进行，失败的风险都是很高的。为了降低治疗风险，增加成功率，术者选择先软后硬的治疗策略，即先对缺牙区进行软组织增量，恢复软组织的质和量，尤其是交换牙龈的量。在此基础再进行后续的骨增量处理。文献回顾也证实术前软组织移植能够有效地增加种植区软组织的厚度。

钛网植骨具有多种优势，首先，钛网具有一定的机械强度，可引导控制再生骨的轮廓外形；其次，对于骨缺损较大的病例，钛网可以有效地维持骨再生空间；再者，钛网的孔对于植骨区的血供维持起到重要作用，有利植骨区的血管化。研究表明，应用钛网的种植治疗术后骨增量高于单纯使用可吸收胶原膜进行的种植治疗，前者的长期骨吸收量也低于后者。在最近的一项临床随机对照试验中，钛网植骨可获得与不可吸收膜GBR植骨同样的垂直骨增量。另一篇系统性回顾中，对利用钛网作为屏障，进行骨增量处理，可以获得平均4.91mm的垂直骨增量和4.36mm的水平骨增量。本病例利用钛网植骨，唇侧获得了约8mm，腭侧获得了约垂直向3mm的垂直骨增量，牙槽嵴顶获得了约6mm的水平骨增量。

钛网植骨技术具有较高的风险，术后最常见的并发症是钛网的暴露，平均发生率为16.1%。很不幸的是，本病例同样发生了植骨术后晚期的钛网暴露，牙槽嵴顶远中约5mm×5mm大小的暴露区，值得庆幸的是，网眼下已经有健康的角化牙龈。钛网暴露如果发生在术后4周内，定义为早期暴露，这时可造成植骨的部分失败或完全失败，暴露得越早，植骨失败得越彻底。如果暴露发生此阶段之后，为晚期暴露，这时对骨再生过程的影响并不大，往往植骨不会失败，这是由于钛网网眼的存在，保证了其下组织正常的血供，所以即使发生了局部的钛网暴露，也不一定需要立即取出。本病例中患者在术后2周拆线时，伤口初步愈合，尚没有出现暴露的迹象，直到3个月后患者复诊才发现牙槽嵴顶的钛网暴露，可以推断，很有可能发生了晚期的钛网暴露。由于暴露区的网眼下，已经形成健康的角化牙龈，对植骨区完成了封闭，因此，并没有取出暴露的钛网，仅仅叮嘱患者加强口腔局部卫生。术后8个月复诊进行种植体植入时，也证实了钛网植骨是成功的。

综上分析，对于这位存在牙槽骨垂直向和水平向骨量不足的患者进行种植治疗，必须要做的，也是最重要的工作，就是进行骨增量处理，尤其是骨高度的恢复。只有恢复了骨量，才有可能完成以修复为导向的种植体植入。然而，患者初诊时的软组织状态又成为后期骨增量处理的“拦路虎”。在第一阶段治疗中，我们在患者上腭部利用平行牙龈缘的单切口技术，获取游离的上皮下结缔组织（FCCG），移植到缺牙区唇侧软组织瓣下。这种牙周显微外科技术，不仅能够获得最大量的软组织，而且供区创伤小，患者术后反应轻、恢复快。通过这样的处理，我们增厚了缺牙区的软组织量，进而改变了缺牙区的牙龈生物型，更为重要的是，我们重建了种植系统所需的牙周软组织，尤其是维护种植系统长期健康稳定的角化牙龈。同时，也为红色美学修复的成功打下坚实的基础。正是由于软硬组织增量手术的成功，后期种植体才能够在最佳的修复位置植入，为最终制作螺丝固位修复体，奠定了基础。最终实现了白色美学和红色美学，以及往往容易被忽视却较难实现的轮廓美学。

口腔治疗，一旦涉及美学的概念，难度陡增，任何小的失误或考虑不周带来的都将是各种美学缺陷与遗憾，对于种植修复来讲更是如此。正因为医患双方对于种植修复的投入是巨大的，期望值也往往是最高的，所以，在美学区进行种植修复我们一直强调要谨小慎微，要有全局观，要保守，任何病例都应当也必须是坚持“以修复为导向的种植修复”这一理念。针对这个病例，我们联合应用钛网植骨技术和软组织增量技术，最终完成了种植美学修复，获得了令人满意的短期美学效果。当然，任何治疗都要经得住时间的考验，所以对于复杂病例我们需要长期的跟踪随访，反过来说，我们从治疗初期给患者选择的治疗方案应当都是经过循证医学验证过的长期且可靠的手段。

参考文献

[1] Studer SP, Allen EP, Rees TC, et al. The thickness of masticatory mucosa in the human hard palate and tuberosity as potential donor sites for ridge augmentation procedures[J]. J Periodontol, 1997, 68(2): 145-151.

[2] Cucchi A, Vignudelli E, Napolitano A, et al. Evaluation of complication rates and vertical bone gain after guided bone regeneration with non-resorbable membranes versus titanium meshes and resorbable membranes. A randomized clinical trial[J]. Clin Implant Dent Relat Res, 2017.

[3] Rasia-dal PM, Poli PP, Rancitelli D, et al. Alveolar ridge reconstruction with titanium meshes: a systematic review of the literature[J]. Med Oral Patol Oral Cir Bucal, 2014, 19(6): e639-646.

[4] Her S, Kang T, Fien MJ. Titanium mesh as an alternative to a membrane for ridge augmentation[J]. J Oral Maxillofac Surg, 2012, 70(4): 803-810.

[5] Hürzeler MB, Weng D. A single-incision technique to harvest subepithelial connective tissue grafts from the palate[J]. Int J Periodontics Restorative Dent, 1999, 19(3): 279-287.

[6] Zuhr O, Bäumer D, Hürzeler M. The addition of soft tissue replacement grafts in plastic periodontal and implant surgery: critical elements in design and execution[J]. J ClinPeriodontol, 2014, 41 Suppl 15: S123-142.

钛网骨增量全口种植修复

魏谋达　王明

摘要

在种植修复中，水平向并伴垂直向骨缺损是口腔种植医生在手术中的难题，尤其是大面积的骨缺损的恢复更显得困难。目前，传统骨增量技术在实现三维骨壁重建的应用尚存在不足，难以获得理想的效果。钛网的应用为此类骨缺损患者提供了一种可能，相对于传统屏障膜，钛网具有良好的机械性能，能根据患者的骨缺损情况进行塑形，不仅能够为骨再生提供支持性保护，还能减少自体骨移植所需的供骨量，因此钛网具有广泛的适应证。本案例患者因重度牙周炎导致上颌大面积的三维向的骨缺损，应用钛网对患者的上颌进行骨增量手术，术后获得了较好的成骨效果，并在5个月后完成植入手术，9个月后完成种植修复，获得了较好的治疗效果，为钛网在水平向伴垂直向骨缺损骨增量提供了临床依据。

关键词：钛网骨增量；全口种植

现阶段，针对牙槽骨重建有多种临床方法，包括引导性骨再生（guided bone regeneration，GBR）、Onlay块状骨移植、牵张成骨和骨劈开技术等。其中引导性骨再生和Onlay骨块移植，由于操作相对便利并能够同时引导多个方向成骨，应用最为广泛。GBR技术是通过使用骨支架材料及屏障膜，选择性地排除组织上皮及结缔组织植入而使成骨细胞增生，从而扩增牙槽嵴骨量，为后期种植体植入做准备。成功实现骨再生需要实现4个基本要素，即创口一期愈合、种植体初期稳定、维持空间、隔离细胞以及充足的血供。然而常规作为屏障膜的材料（如可吸收的胶原膜、不可吸收的PTFE膜）缺乏自成形能力，难以维持稳定的空间，在术后可能发生折叠塌陷，干扰术区骨再生，甚至由于屏障膜暴露造成感染导致手术失败。传统Onlay骨块移植方法即是从患者自身口腔内或口腔外（髂骨或胫骨）获取骨块移植到术区，术后反应大，对于手术技术和条件要求高。

相较于传统屏障膜，钛网具有一定的强度，可引导控制再生骨的轮廓外形，并保持空间相对稳定。研究显示，应用钛网作为屏障膜，骨增量可以达到垂直向和水平向10mm，且长期骨吸收量小于未使用钛网的病例。钛网表面光滑，细菌不易附着，可降低感染风险。即使发生意外暴露，临床及组织学水平观察也少见感染。

因此钛网可以单独应用于水平骨缺损、垂直骨缺损的骨扩增手术，且在水平-垂直联合骨缺损时也能够获得良好的修复治疗效果。

一、材料与方法

1. 病例简介　57岁男性患者。患者数年前于外院行固定烤瓷牙修复，近两年来，牙冠慢慢松动，严重影响咀嚼，要求种植修复。有吸烟史，无糖尿病史，否认系统性疾病及药物过敏史。口内检查：患者口腔卫生不良，多颗牙缺失，余留牙Ⅲ度松动，牙周有溢脓。CT显示：上颌部分牙位牙槽骨水平伴垂直向缺损，双侧上颌窦区骨高度严重不足（图1~图3）。

2. 诊断　牙列缺损；牙周炎。

3. 治疗计划

（1）上下颌全口种植固定修复，上颌8颗种植体，位点：1、3、4、6，下颌6颗种植体，位点3、4、6（图3）。

（2）下颌即刻种植。

（3）上颌钛网骨增量同时双侧上颌窦外提升，延期种植。

4. 治疗过程

（1）拔除下颌余留牙，清理拔牙窝肉芽组织，于3、4、6位点植入6颗种植体，于43、44位点骨缺损区行GBR，严密连续缝合。

（2）2周后拆除下颌缝线，采集20mL患者的静脉血制备CGF，拔除上颌余留牙，翻瓣可见上颌前牙区骨缺损严重，充分剥离黏骨膜瓣并减张，植入Bio-Oss骨粉，修整小孔钛网覆盖骨粉，唇腭侧钛钉固定，覆盖胶原膜，前牙区骨缺损骨增量手术完成；同期双侧上颌窦外提升，填充CGF与骨粉混合物，严密缝合伤口（图4~图10）。

（3）5个月后，取出钛网，可见骨增量区域成骨良好，于双侧1、3、4、6位点植入8颗Osstem种植体，埋入式愈合（图11~图15）。

（4）4个月后行二期手术可见23植体种植体周围炎，清理肉芽，重新植入行GBR，其余植体愈合良好，上愈合基台，4周后取模制作树脂临时修复体（图16~图19）。

（5）3个月后取模，切割桥架、试戴就位并确定面型及咬合高度，制作烤塑修复桥架，螺丝固位，效果良好（图20~图29）。

（6）6个月后复查，CT片示：植体愈合良好，骨水平稳定，11有崩瓷，拆下桥架，清理修复体，重新螺丝固位（图30~图34）。

作者单位：苏州牙博士口腔连锁集团

通讯作者：魏谋达；Email: 529483740@qq.com

二、结果

该病例为重度牙周炎患者，拔牙后同期应用钛网进行垂直及水平向骨增量获得了良好的效果，从钛网骨增量到植体植入到修复完成，历时12个月，采用全口切割桥架，烤塑修复，螺丝固位，不但获得满意的美学效果还利于以后远期维护。

三、讨论

水平-垂直向骨缺损的恢复是种植外科面临的一大难题。传统GBR及Onlay骨移植技术尚不能够完美实现三维骨壁的重建。钛网相对于传统屏障膜在引导骨再生应用中有其独特的优势。其良好的机械性能够为骨再生提供支持性保护，并减少自体骨移植所需的供骨量，因此，钛网具有广泛的适应证。钛网独立应用或与Onlay植骨、骨劈开等技术的联合应用，可用于单颗或多颗缺失牙区、上下颌骨的三维重建治疗。钛网应用仍然存在钛网暴露的风险，特别是早期暴露对局部成骨影响显著。临床上可以通过减张、缝合、切口设计、促进软组织生长、改良钛网固定方式、联合多种骨扩增技术等多种方法来预防钛网暴露。总之，应用钛网在谨慎操作的前提下，能够实现骨壁重建，从而利于水平-垂直向骨缺损的修复。

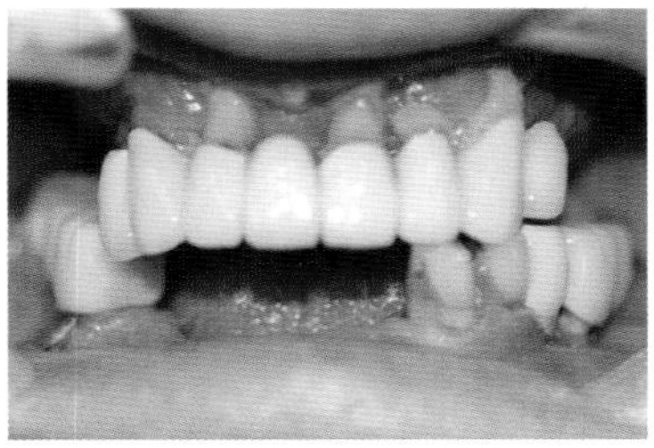
图1 术前口内像

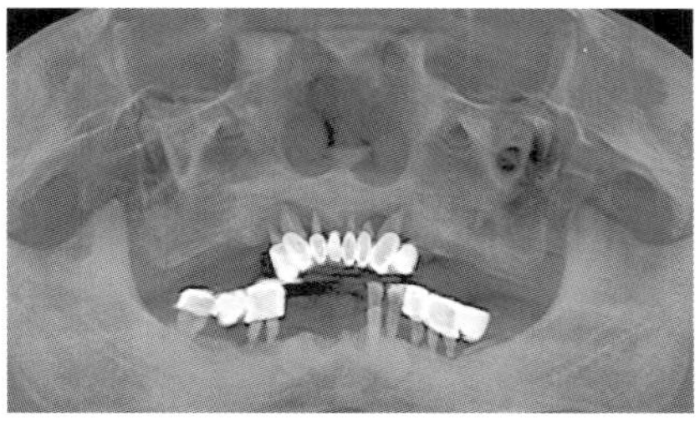
图2 术前全景片

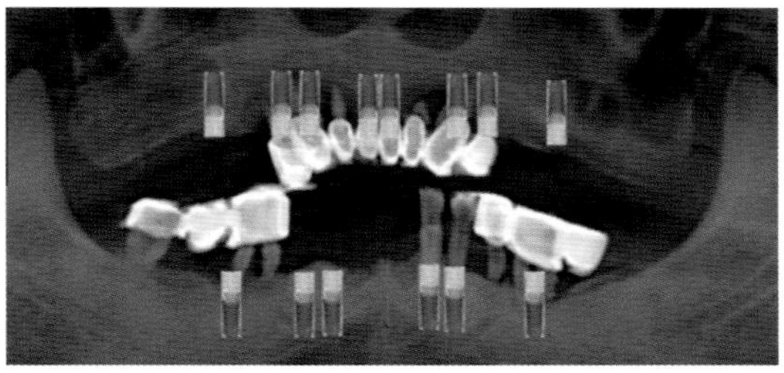
图3 计划种植位点

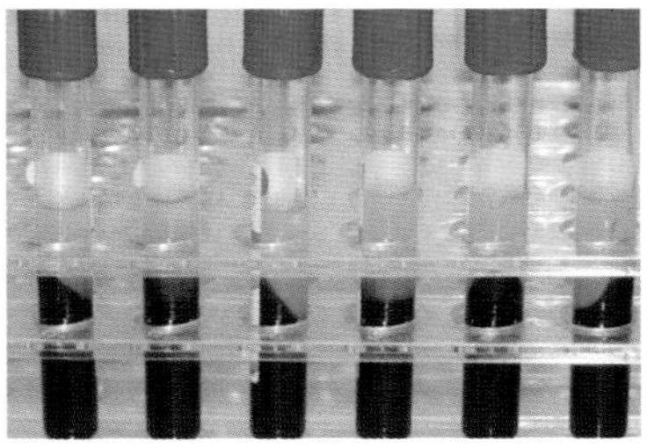
图4 术前备CGF

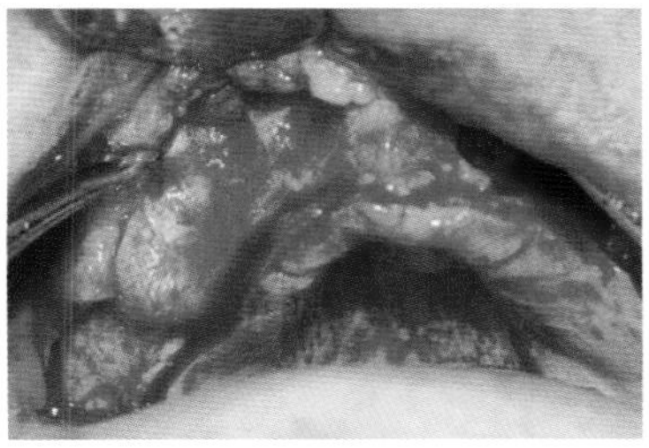
图5 翻瓣、清理肉芽

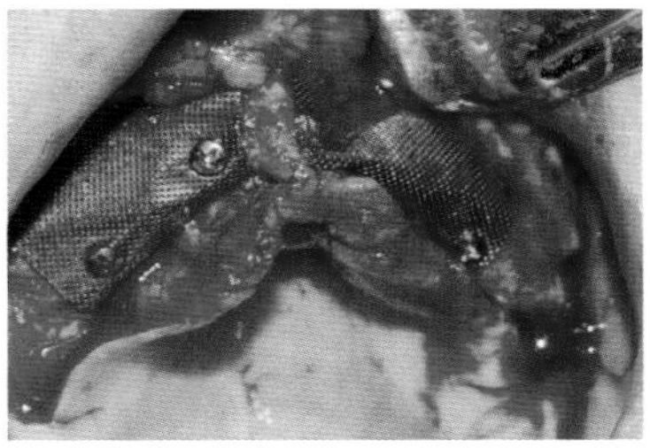
图6 钛网骨增量

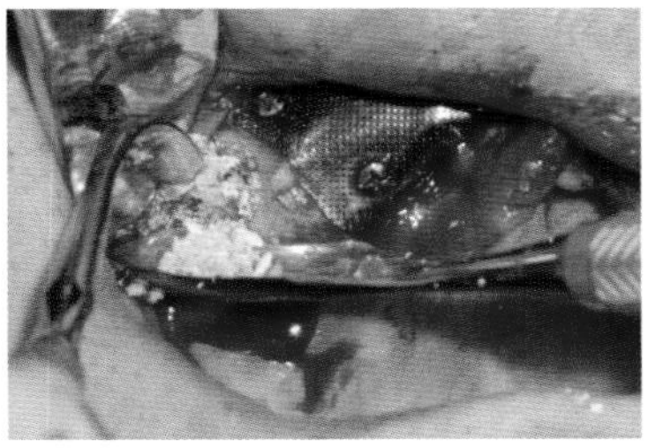
图7 双侧外提升1

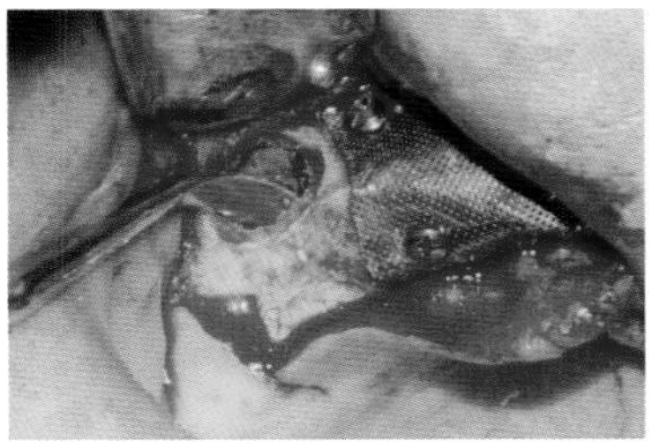
图8 双侧外提升2

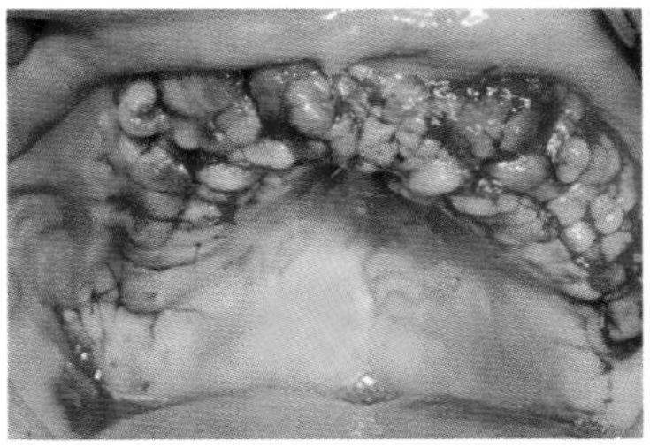
图9 缝合后

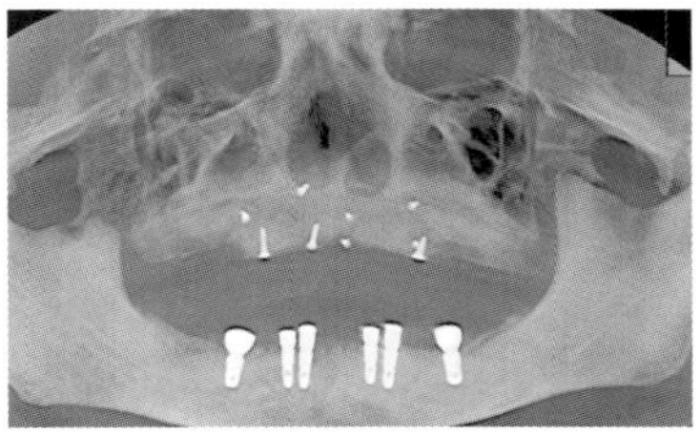
图10 钛网骨增量后全景片

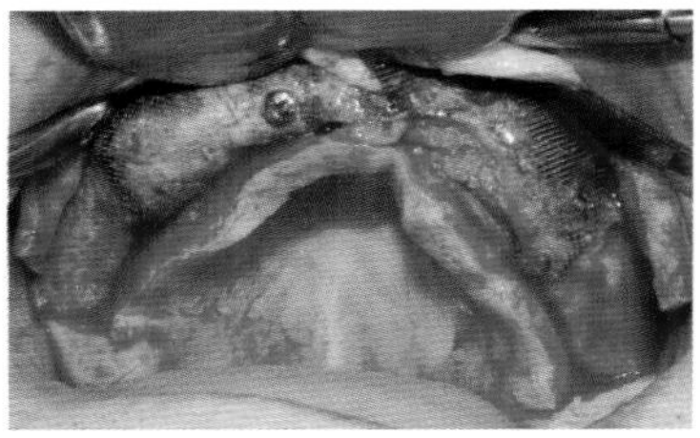
图11 暴露钛网

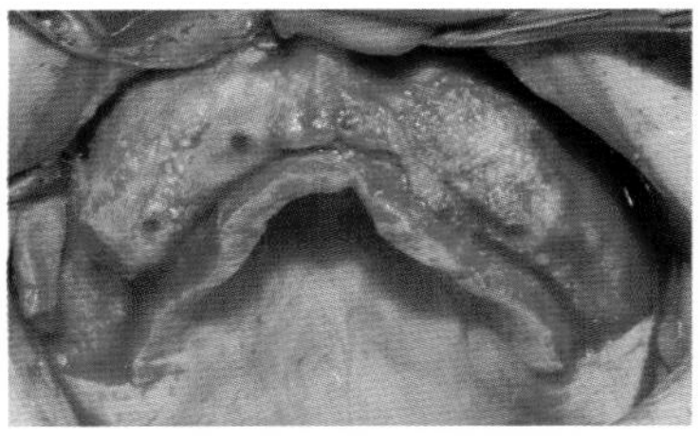
图12 去除钛网

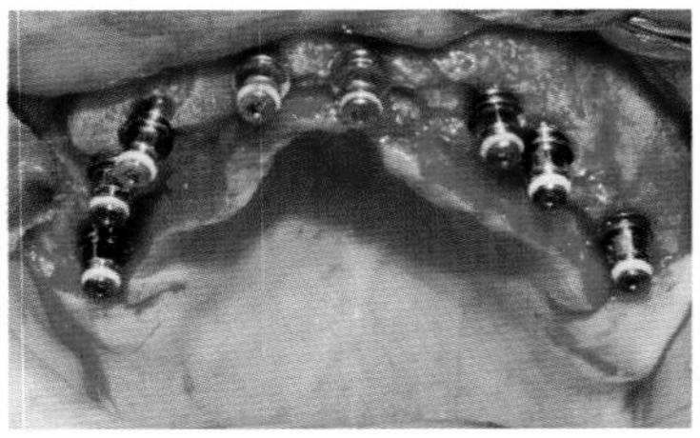
图13 上颌种植后

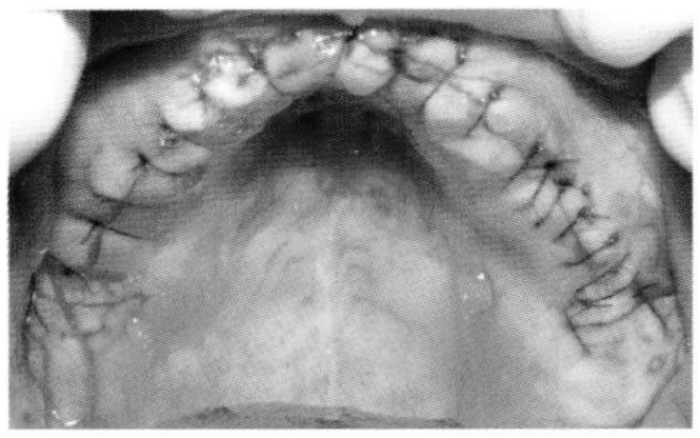
图14 缝合后

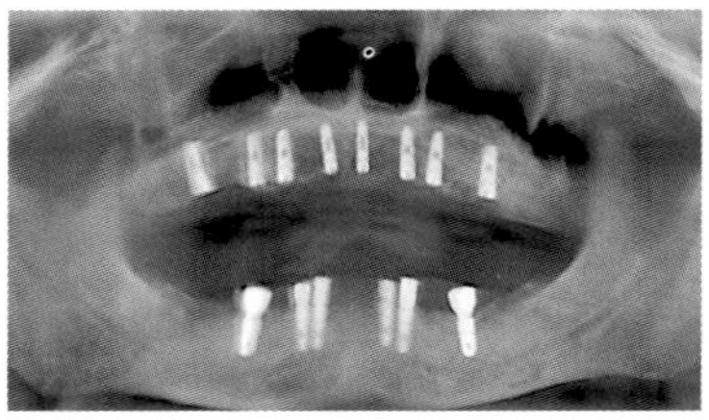
图15 术后全景片

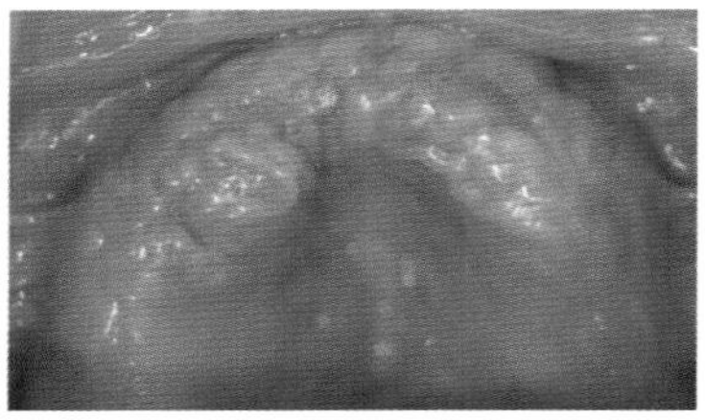
图16 二期前上颌口内像

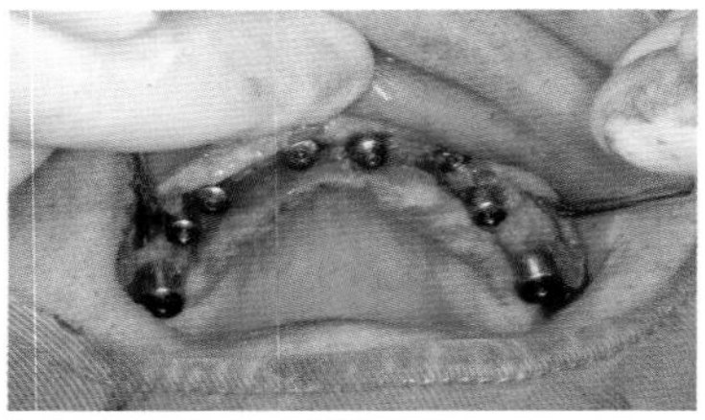
图17 二期术中

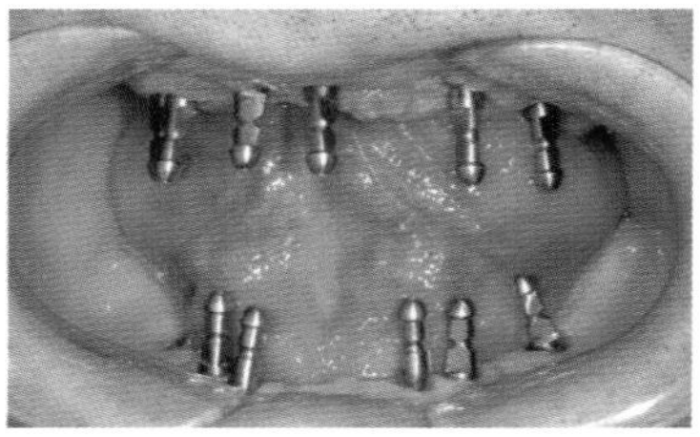
图18 闭口印模

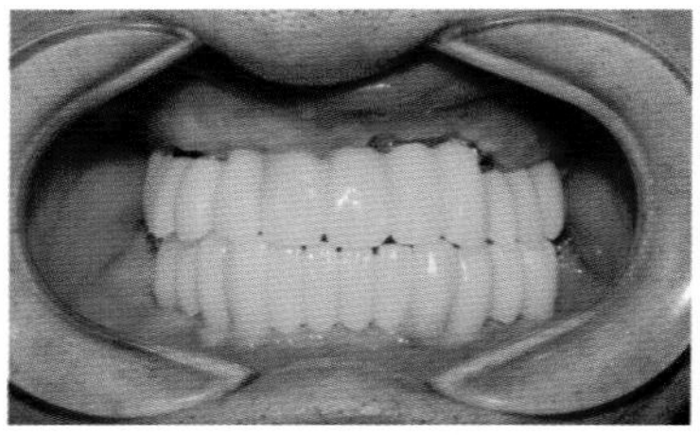
图19 临时树脂桥修复

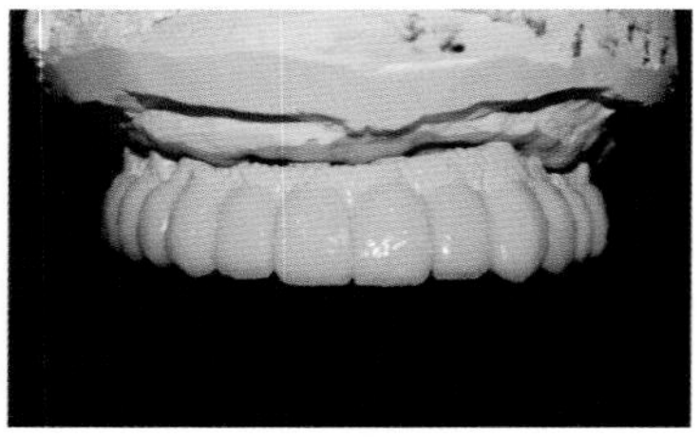
图20 修复体技工像1

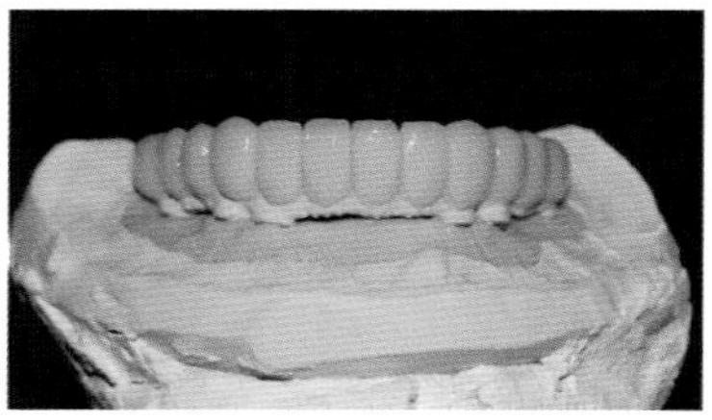
图21 修复体技工像2

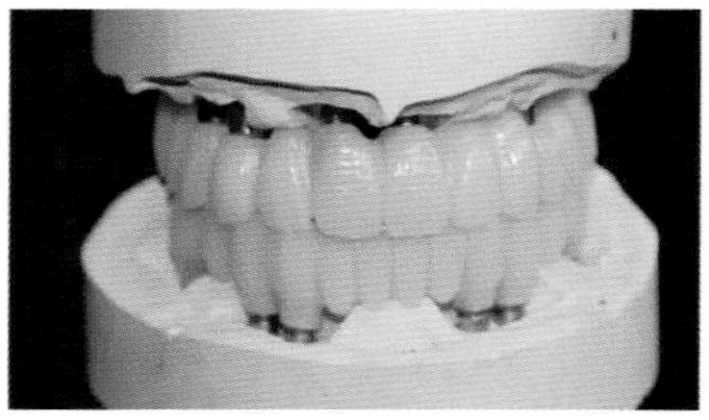
图22 修复体技工像3

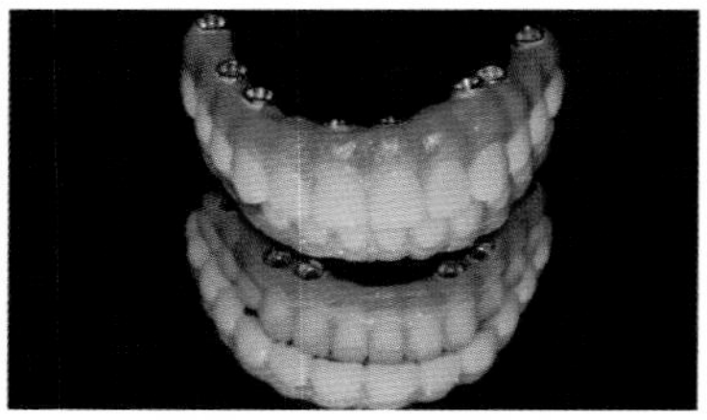
图23 修复体技工像4

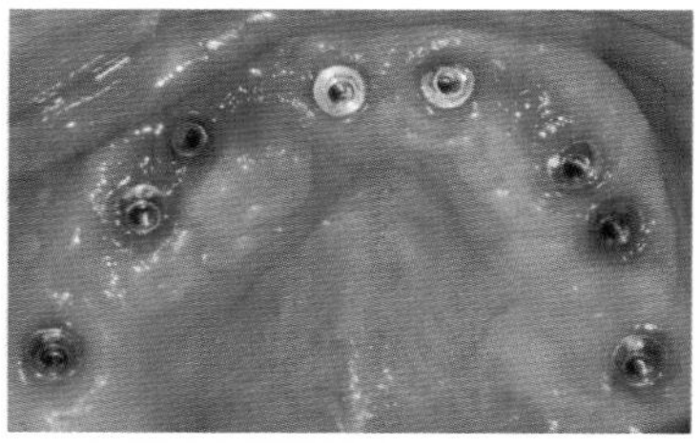
图24 修复完成口内像1

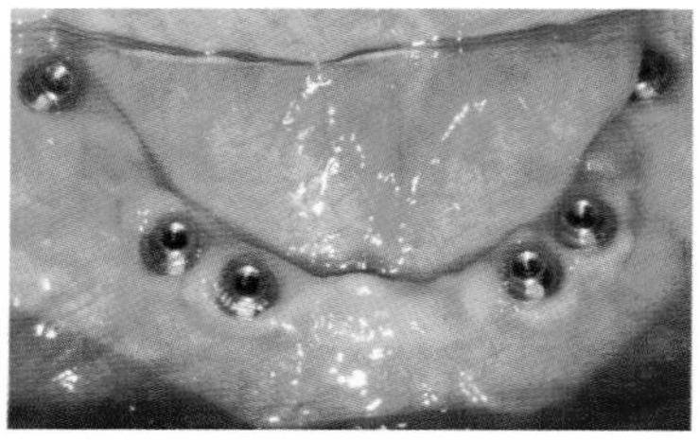
图25 修复完成口内像2

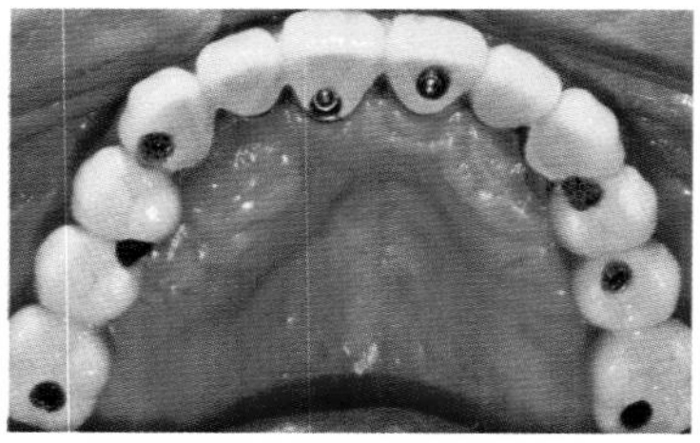
图26 修复完成口内像3

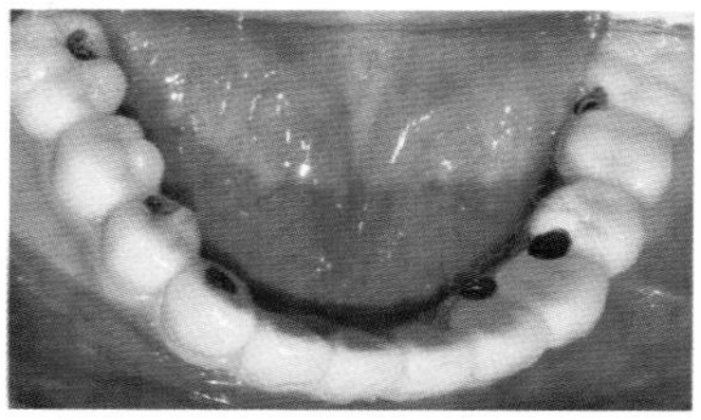
图27 修复完成口内像4

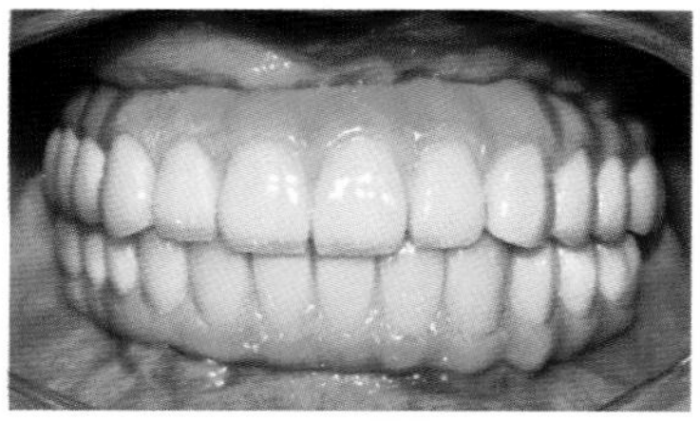
图28 修复完成口内像5

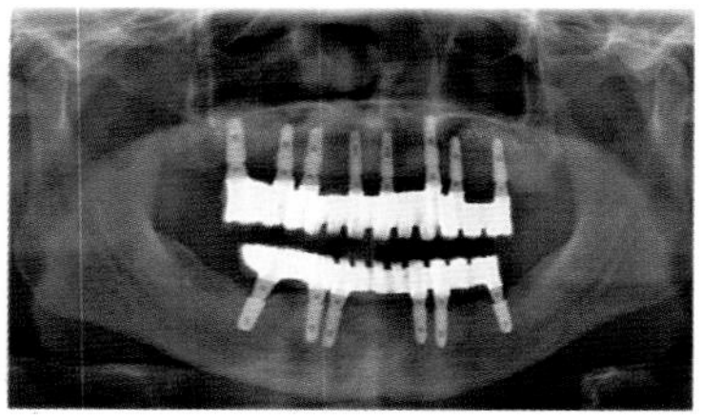
图29 修复完成后全景片

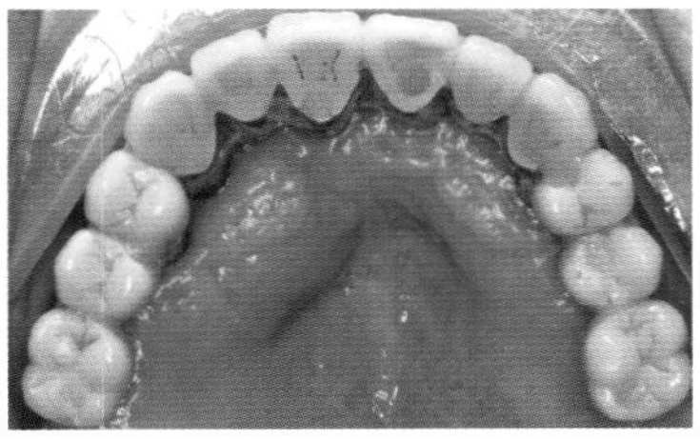

图30　半年复查清理后口内像1

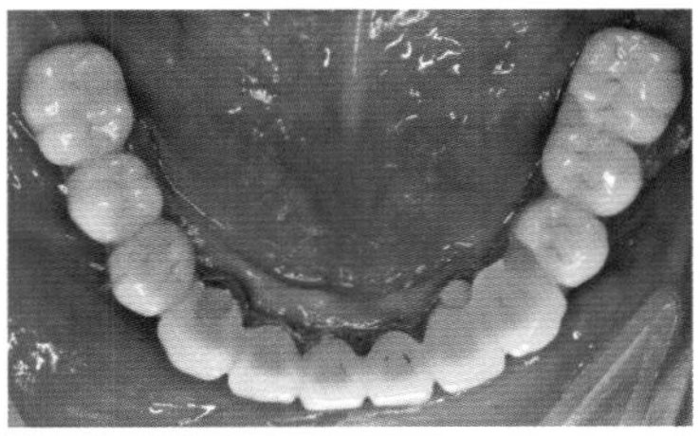

图31　半年复查清理后口内像2

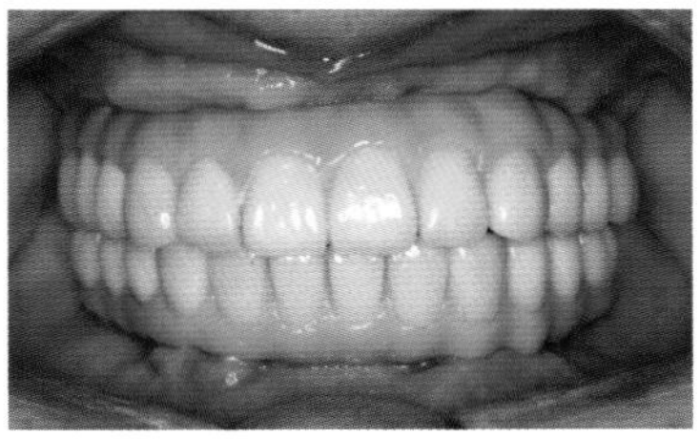

图32　半年复查清理后口内像3

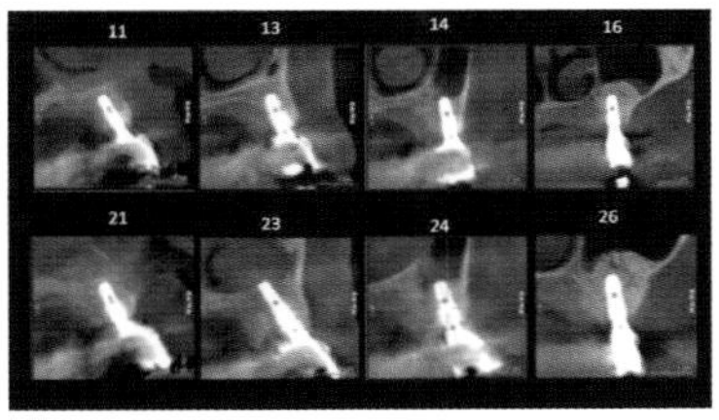

图33　复查CT截图1

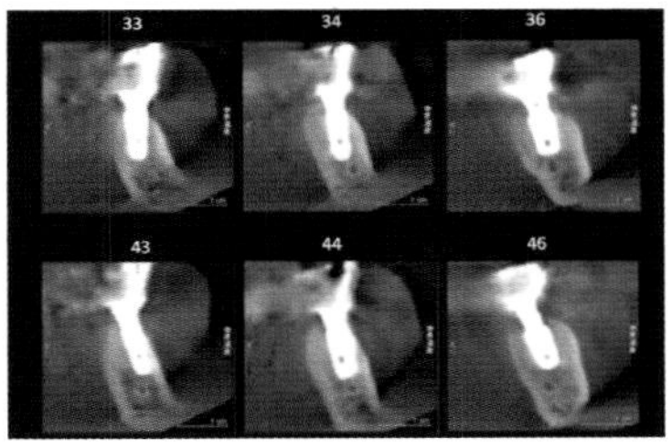

图34　复查CT截图2

参考文献

[1] Esposito M, Grusovin MG, Felice P, et al. Interventions for replacing missing teeth: horizontal and vertical bone augmentation techniques for dental implant treatment [J].Cochrane Database Syst Rev, 2009, 54(4):CD003607.
[2] Becker W, Becker B, Handlesman M, et al. Guided boneregeneration for implants placed into extraction sockets. Astudy in dogs[J]. J Periodontol, 1991, 62(11):703–709.
[3] Wang HL, Boyapati L. "PASS" principles for predictablebone regeneration[J]. Implant dent, 2006, 15(1):8–17.
[4] Rakhmatia YD, Ayukawa Y, Furuhashi A, et al. Currentbarrier membranes: titanium mesh and other membranesfor guided bone regeneration in dental applications [J]. JProstho Research, 2013, 57(1):3–14.
[5] Hutmacher D, Hurzeler MB, Schliephake H. A review ofmaterial properties of biodegradable and bioresorbablepolymers and devices for GTR and GBR applications [J].Int J Oral Maxillofac Implants, 1996, 11(5):667–678.

双侧上中切牙分别Onlay植骨与牙槽嵴保存术及延期种植

丁宇翔 刘平 张林林 胡开进

摘要

骨内牙种植需要充足的骨量使种植体完全容纳于骨组织中，牙槽嵴骨量不足会直接影响种植效果。拔牙的手术创伤、长期的无牙状态或者外伤致牙槽骨缺损，都可能导致牙槽骨的高度或/和宽度不足，限制了种植体的植入。对于牙槽骨重度缺损，剩余骨量无法保证种植体在正确轴向及位点植入并获得良好的初期稳定性时，Onlay植骨术可以使牙槽嵴在水平向、垂直向中任一方向或双向同时增加骨量的特点，成为行之有效的解决方法。牙齿拔除后，由于生理性刺激的丧失，牙槽嵴骨质会发生进行性、不可逆性的吸收造成牙槽嵴的低平及其原有形态的改变，不利于种植体的植入，也会进一步影响种植修复后的美观效果。拔牙后种植前的牙槽嵴保存术，是为了预防及减少牙槽嵴的废用性萎缩吸收，使牙槽嵴骨量的高度、宽度满足后期种植的需要。本病例报道21缺失行烤瓷桥修复10余年，11桩冠折断致固定桥松动脱落，要求种植固定修复1例。21水平向骨吸收严重，行颏部块状骨Onlay植骨，11牙根无创拔除后行牙槽嵴保存术，植骨术后6个月行延期种植术。结果显示11、21均顺利完成种植修复，但Onlay植骨骨增量的效果明显优于牙槽嵴保存术。

关键词： Onlay植骨；牙槽嵴保存术；延期种植

种植体的成功存活需要三维空间中足够的骨组织覆盖，但临床上经常遇到由于多种原因导致的植入区骨量不足，给种植修复带来困难，需要进行骨增量手术。目前常采用的方法有骨劈开与骨挤压、引导骨再生、骨移植和牙槽骨牵张成骨术等。其中上置法Onlay植骨术是将移植材料固定于牙槽骨表面来增加骨高度或/和骨宽度，从而增加了牙槽骨的三维骨量，成为解决骨缺损的重要方法之一。

牙齿拔除后拔牙窝内、外部都会发生形态变化，内部表现为拔牙窝深度变化，外部表现为骨吸收。高度降低、宽度变窄，这种牙槽骨吸收是缓慢的、持续的、不可逆的。导致牙槽嵴的高度和宽度降低，直接影响种植体的选择和种植修复的效果。据报道：拔牙后初始2年内牙槽骨吸收总量的70%～80%是在拔牙后3个月内发生的。拔牙6个月后，牙槽嵴水平吸收平均为4.4mm，垂直吸收为1.2mm。因此，如何有效保留拔牙前原有牙槽嵴三维方向上的骨量，对种植体的长期成功率和美观性有着重要的意义。牙槽嵴保存术是指在拔牙术后立即进行的一类既能最小化减少牙槽嵴的骨吸收，又能重建骨缺损的干预技术。

本病例报道1例21缺失行烤瓷桥修复10余年，11桩冠折断致固定桥松动脱落，要求种植固定修复患者治疗过程。21水平向骨吸收严重，取自体颏部块状骨Onlay植骨增量，11牙根无创拔除后行Bio-Oss植骨材料混合自体静脉血提取物高度浓缩生长因子的血纤维蛋白（concentrate growth factors，CGF）牙槽嵴保存术，并观察两种方法的骨增量效果及对延期种植的影响。

作者单位：空军军医大学口腔医院

通讯作者：丁宇翔；Email: 415833410@qq.com

一、材料与方法

1. 病例简介 36岁女性患者，21缺失行烤瓷桥修复10余年，11桩冠折断致固定桥松动脱落，要求种植固定修复。临床检查发现21缺失，唇侧凹陷明显，11残根，22基牙预备。CBCT显示21可用牙槽骨高度为17.53mm，可用骨宽度为3.00mm，唇侧骨板凹陷；11可用牙槽骨高度为16.06mm，可用骨宽度为7.88mm，根尖区洞穿性骨缺损（图1～图3）。

2. 诊断 21缺失伴牙槽骨缺损；11残根；22牙残冠。

3. 治疗计划 21Onlay植骨，11残根拔除牙槽嵴保存术，11、21延期种植术，22牙烤瓷冠修复。

4. 治疗过程

（1）2016年3月15日：局麻下做梯形手术切口，翻瓣，显示21牙槽骨唇侧凹陷明显。颏部做前庭沟切口，翻瓣，在根尖下方切取块状骨。21区唇侧Onlay植骨，钛钉固定，骨块周围钻孔出血。无创拔除11残根，保证拔牙窝骨壁完整，清理肉芽组织，可见11根尖区洞穿骨缺损，Bio-Oss骨粉与CGF颗粒1:1混合后植入11牙槽窝及21区骨块周围；11颊侧及21植骨块表面覆盖Bio-Oss骨粉，21覆盖Bio-Gide屏障膜，11及21根尖部覆盖CGF膜，无张力状态下缝合组织瓣，11牙槽窝殆面暴露创口覆盖明胶海绵。制作邻牙粘接支持的树脂临时桥（图4～图13）。2周后拆线，切口愈合良好。

（2）2016年4月11日，复诊：拍摄CBCT，硬软组织愈合良好，殆面对显示21水平向骨增量效果显著（图14～图16）。

（3）2016年9月5日：延期种植一期手术，采用L形切口，翻瓣，1区植骨块成活，Onlay植骨增量效果明显优于11牙槽嵴保存术效果。取出固定钛钉，11及21常规预备种植窝，偏腭侧分别植入1颗韩国Dentis（3.7mm×12mm）种植体，11、21唇侧及种植体表面覆盖CGF膜，缝合切口，种植体潜入式愈合（图17～图22）。

（4）2016年9月14日：拆线，仍然使用邻牙粘接支持的树脂临时桥（图23）。

（5）2016年12月12日：种植二期手术，CBCT检查示种植体唇侧骨量充足。牙槽嵴顶设计2个U形瓣，金刚砂车针磨除上皮组织，安装愈合基台，将U形瓣翻转塞入唇侧黏膜瓣下方，适当缝合固定U形瓣（图24～图29）。

（6）2017年1月19日：二期术后1个月，种植体唇侧软组织丰满，种植体袖口形成，上皮组织健康，安装临时基台，制作种植体支持的树脂过渡义齿，塑造牙冠周围软组织形态（图30～图33）。

（7）2017年5月25日：经过2次过渡义齿塑形后，牙冠穿龈形态良好，22基牙烤瓷冠，取研究模，送技工室（图34）。

（8）2017年6月16日：11、21安装氧化锆基台，粘接11、21、22烤瓷冠，完成最终修复（图35、图36）。

（9）2017年9月15日：戴牙后3个月复诊，牙龈形态、色泽良好，种植修复达到良好的红白美学效果，CBCT检查示种植体颊侧骨量充足、稳定，没有骨吸收（图37～图40）。

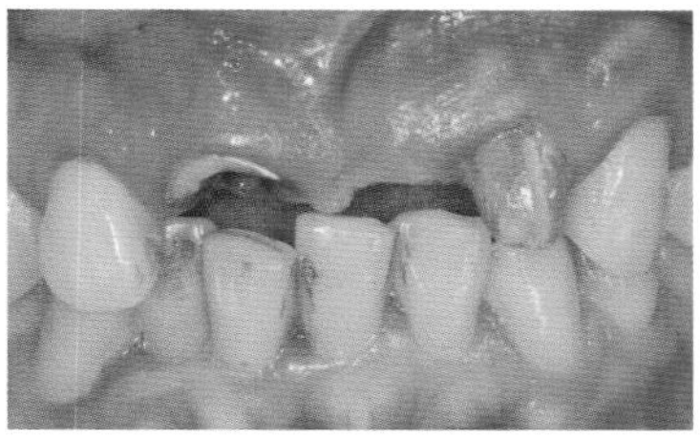
图1 患者口内情况正面像

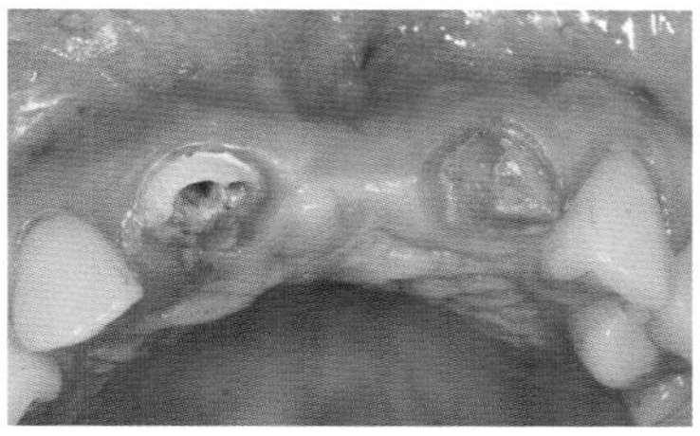
图2 患者口内情况殆面像

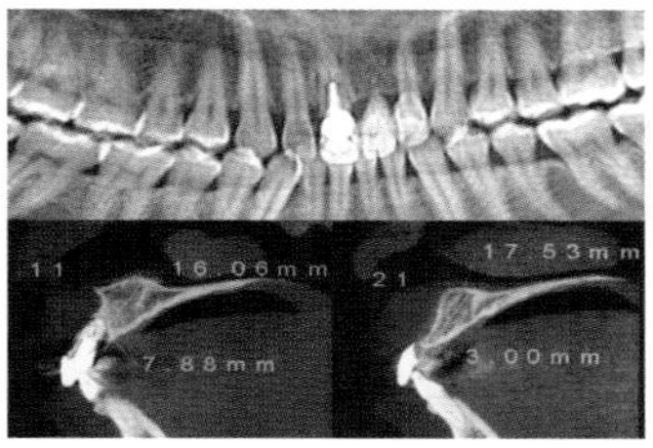

图3 患者术前CBCT

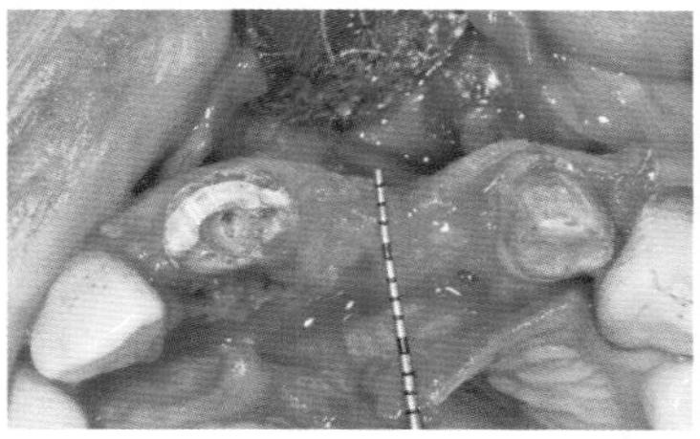
图4 梯形手术切口，翻瓣

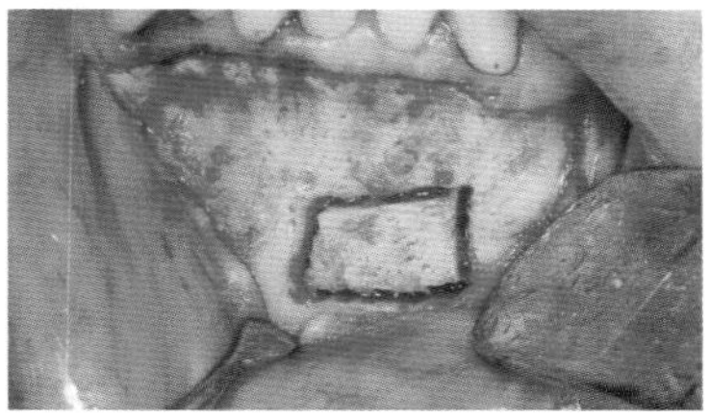
图5 颏部切取块状骨

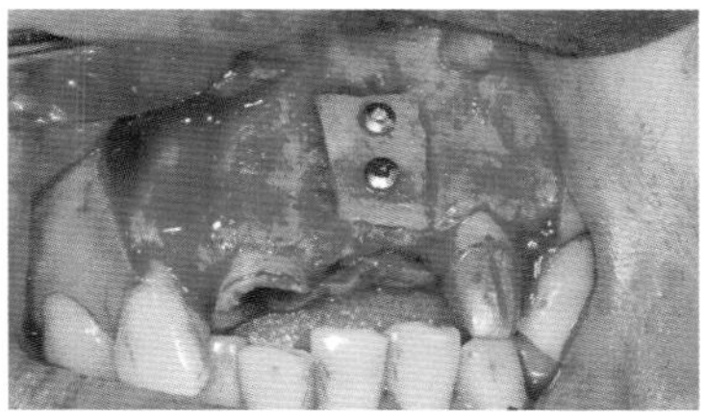
图6 21区唇侧Onlay植骨

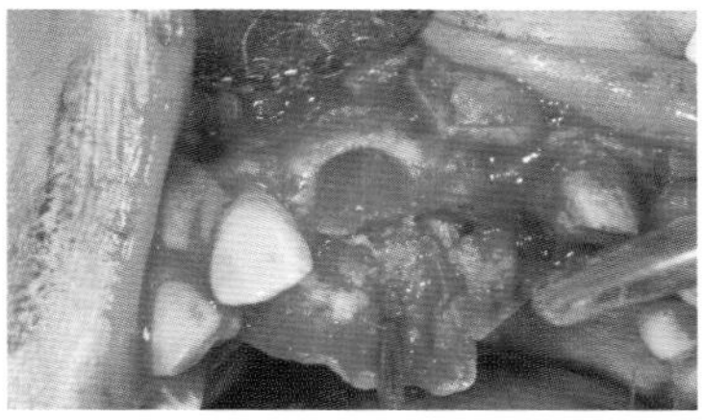
图7 无创拔除11残根

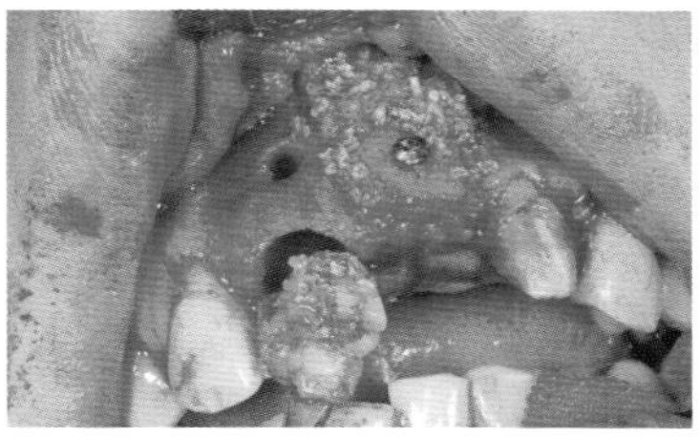
图8 11、21区填入骨粉

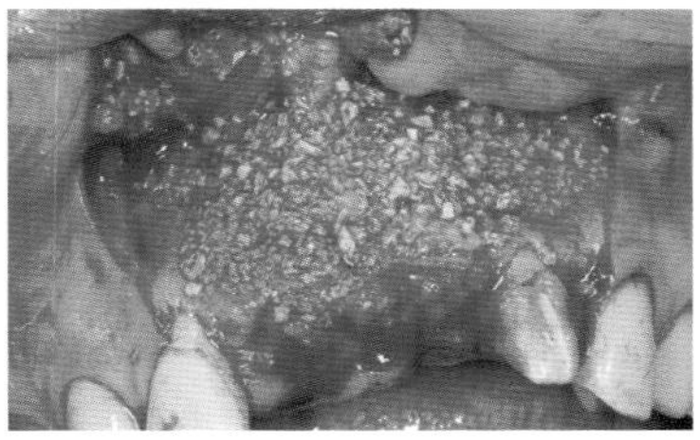
图9 11颊侧及21植骨块表面覆盖Bio-Oss骨粉

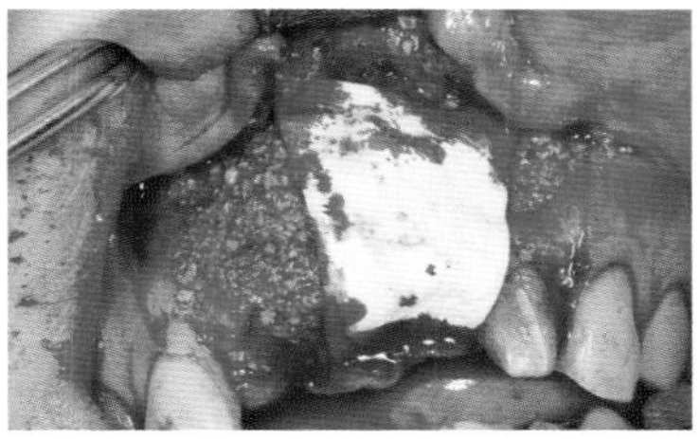
图10 21覆盖Bio-Gide屏障膜

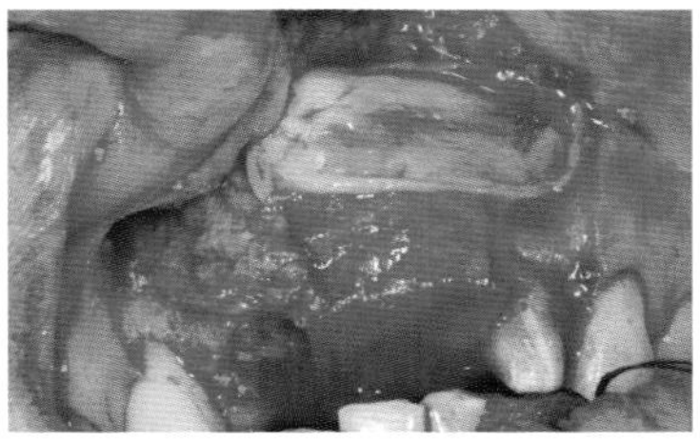
图11 11及21根尖部覆盖CGF膜

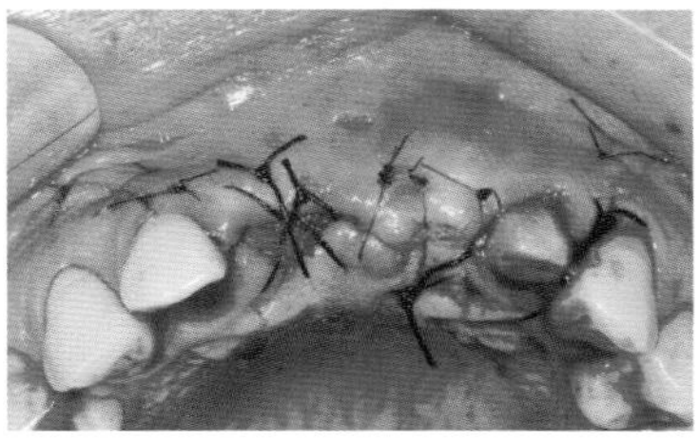
图12 无张力状态下缝合组织瓣，11牙槽窝殆面创口覆盖明胶海绵

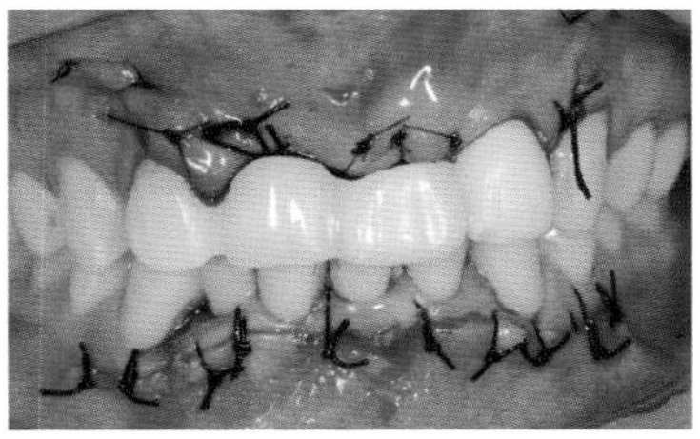
图13 制作邻牙粘接支持的树脂临时桥

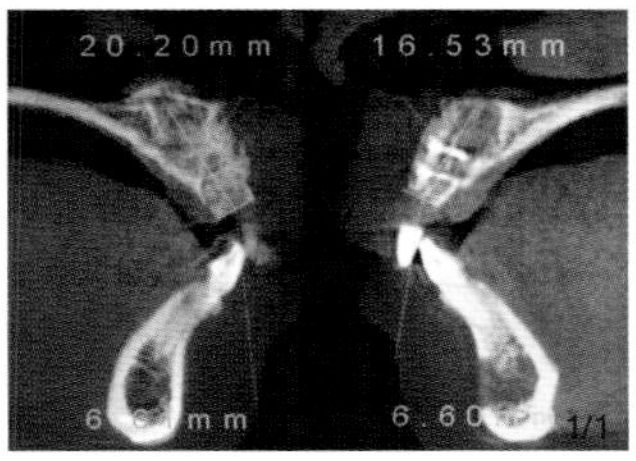

图14 术后拍摄CBCT

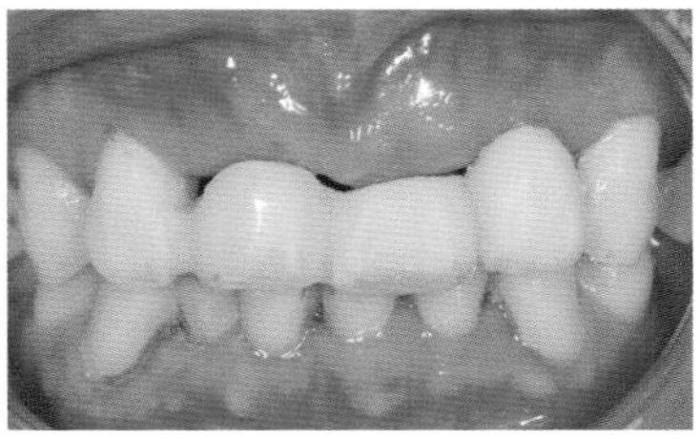
图15 术后1个月复诊，硬软组织愈合良好（正面像）

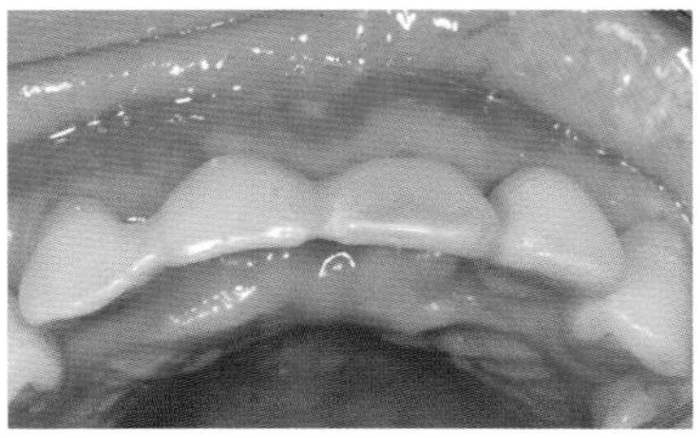
图16 殆面观显示21水平向骨增量效果显著

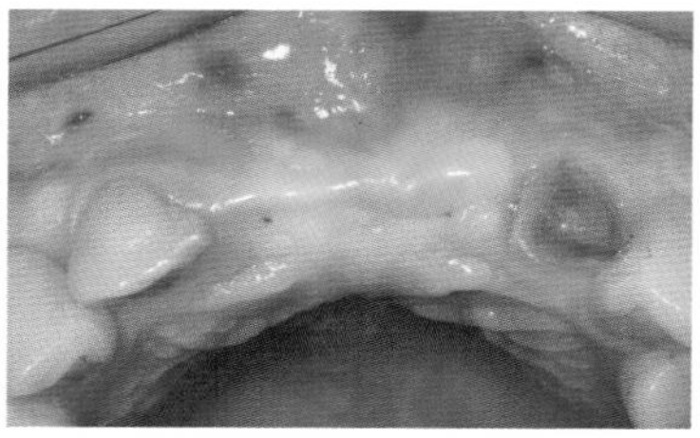
图17 植骨术后6个月行延期种植术，术前口内情况

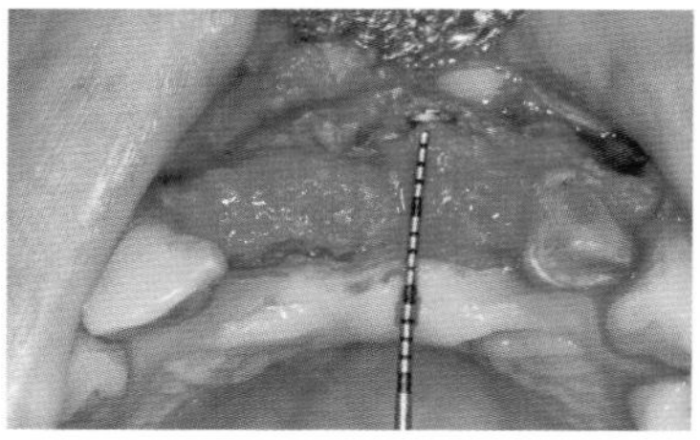
图18 Onlay植骨增量效果明显优于牙槽嵴保存术

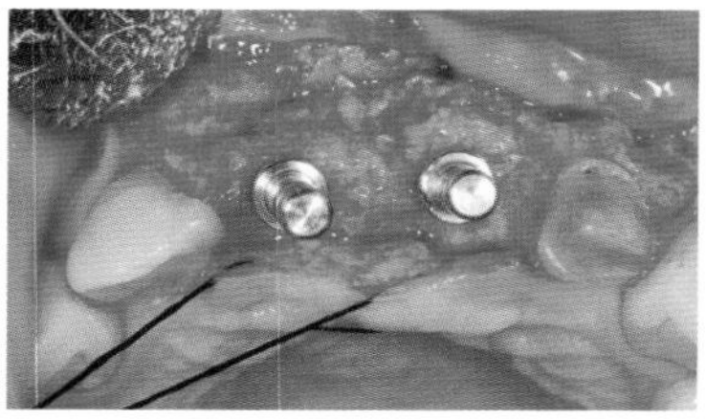
图19 取出钛钉，常规预备种植窝

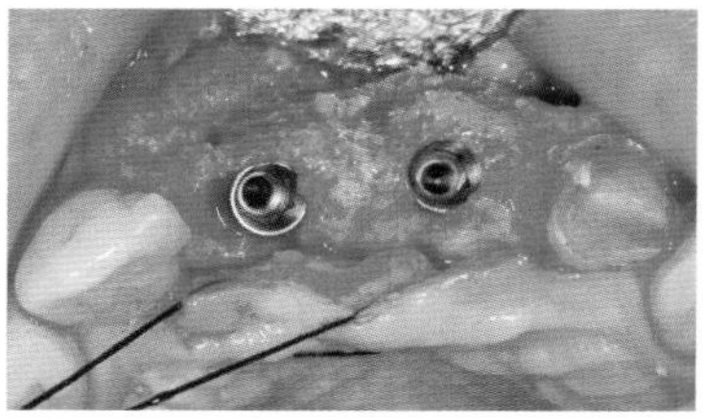
图20 11及21偏腭侧分别植入种植体

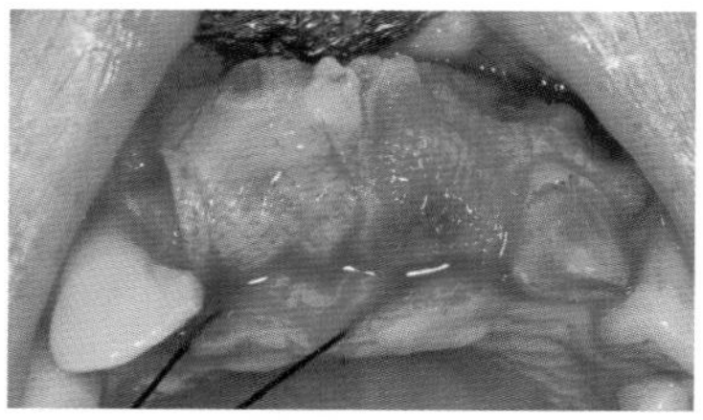
图21 11、21唇侧及种植体表面覆盖CGF膜

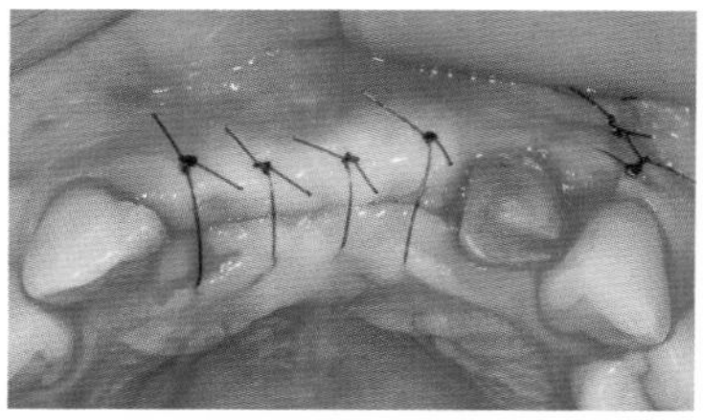
图22 缝合切口，种植体潜入式愈合

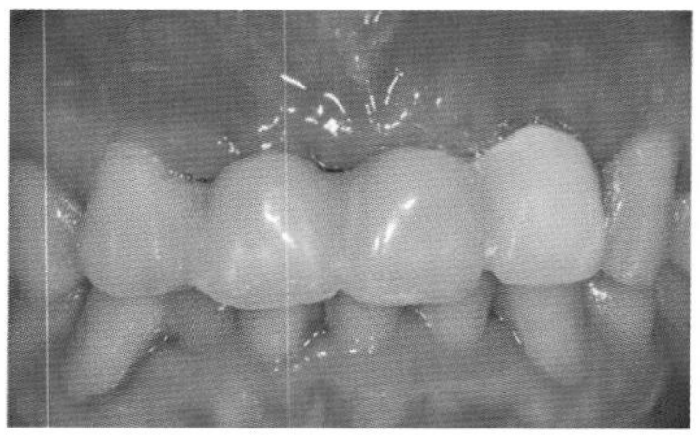
图23 2周后拆线，仍然使用邻牙粘接支持的树脂临时桥

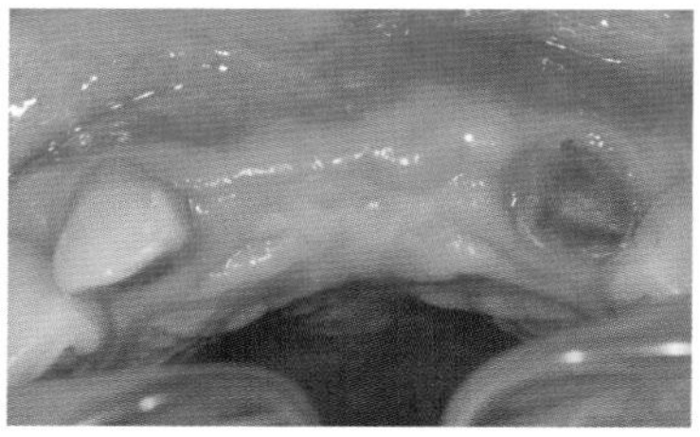
图24 4个月后行二期手术，口内情况

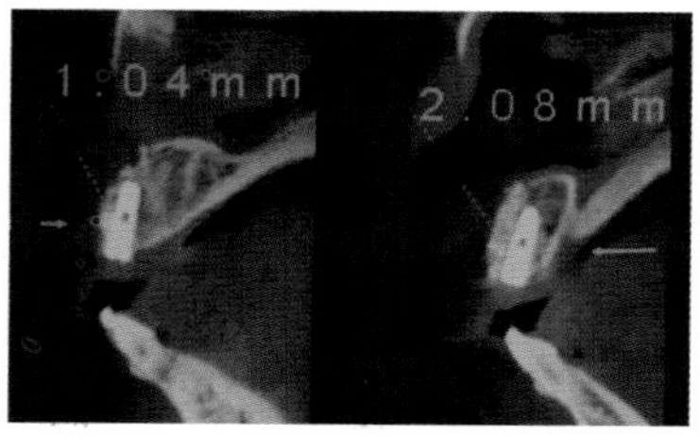

图25 二期手术前CBCT检查，示21唇侧骨量充足

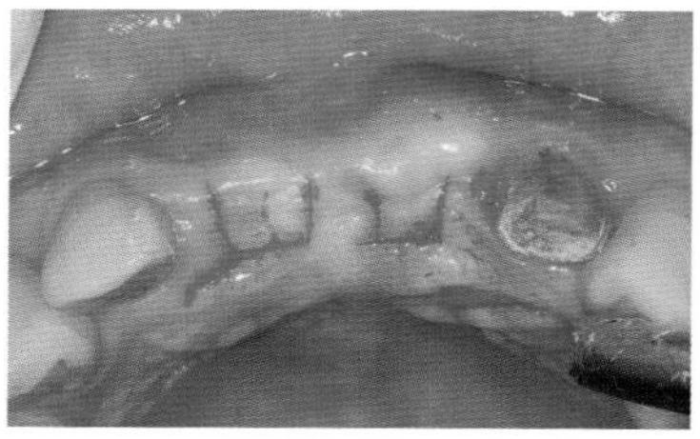
图26 种植体表面设计U形瓣

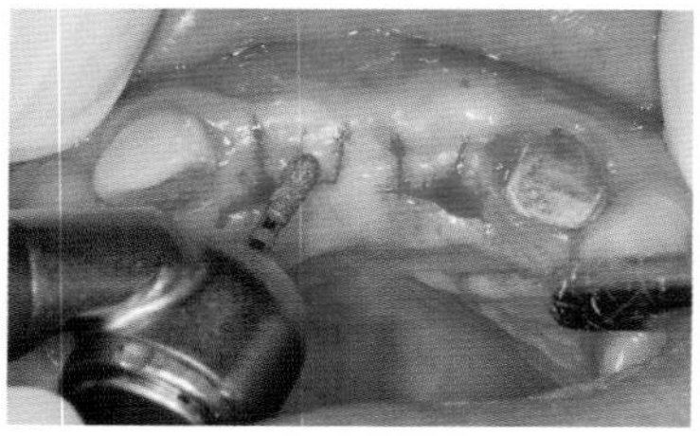
图27 金刚砂车针磨除上皮组织

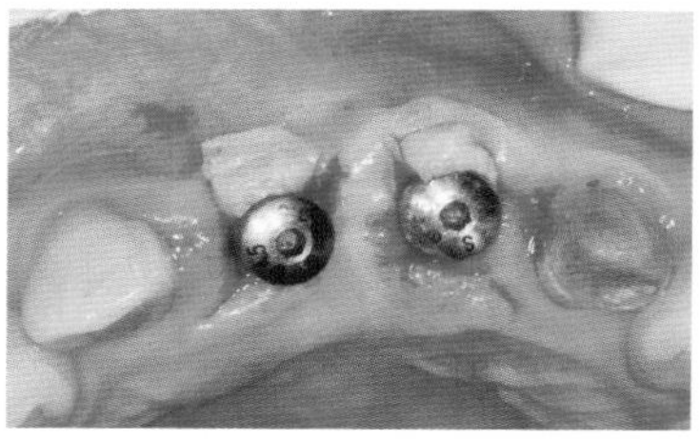
图28 安装愈合基台，将U形瓣翻转塞入唇侧黏膜瓣下方

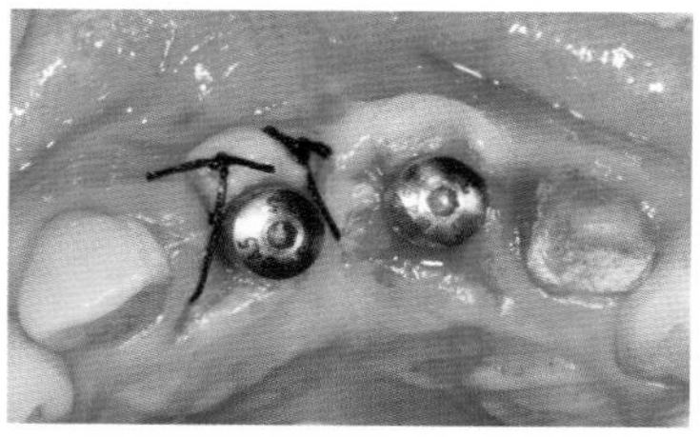
图29 适当缝合固定U形瓣

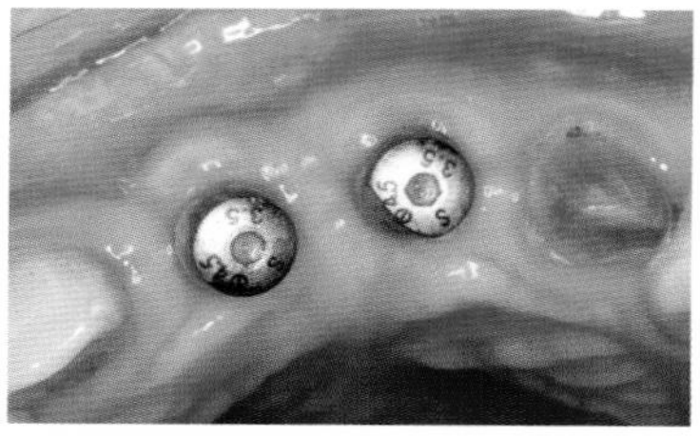
图30 二期术后1个月，种植体唇侧软组织丰满

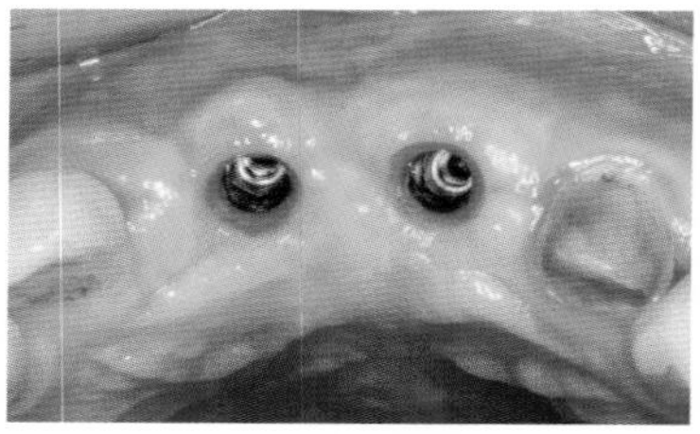
图31 种植体袖口形成，上皮组织健康

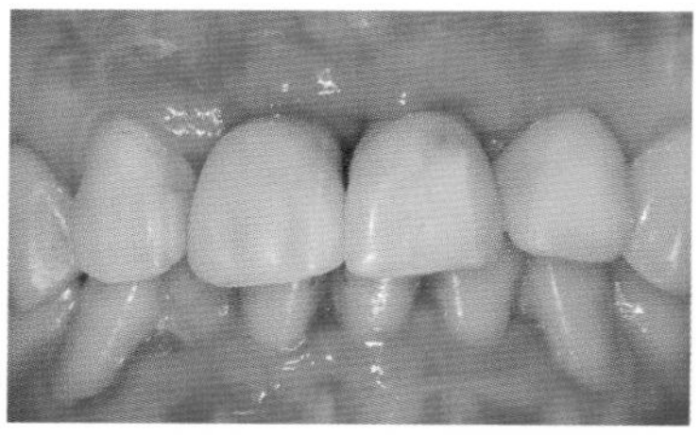
图32 安装临时基台，制作种植体支持的树脂过渡义齿

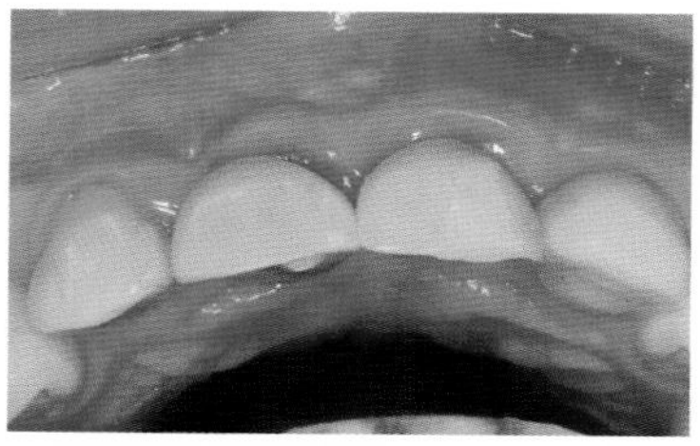
图33 过渡义齿船面像

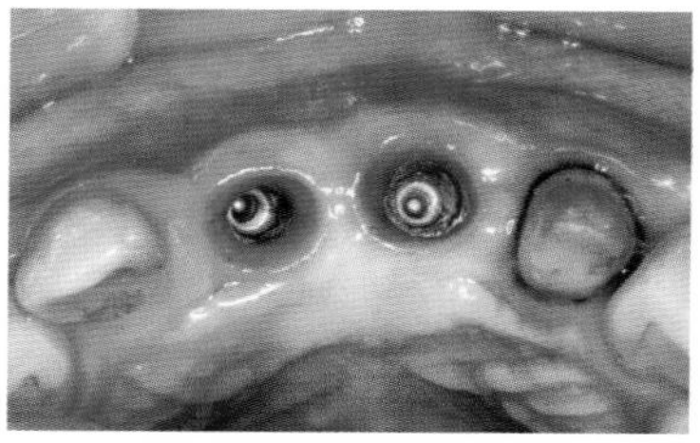
图34 过渡义齿塑形3个月后，22基牙重新预备后准备取模

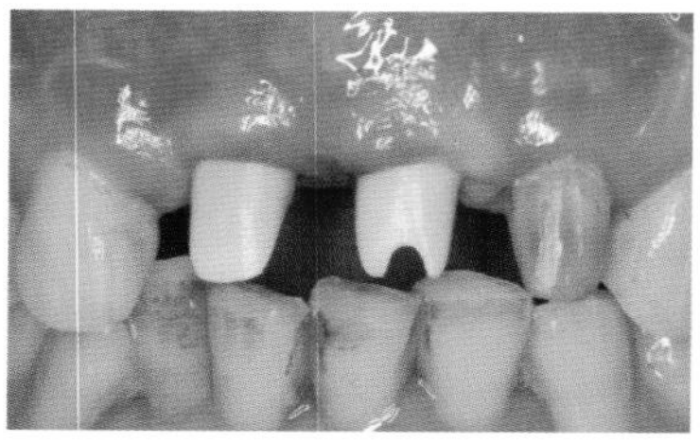
图35 安装氧化锆基台

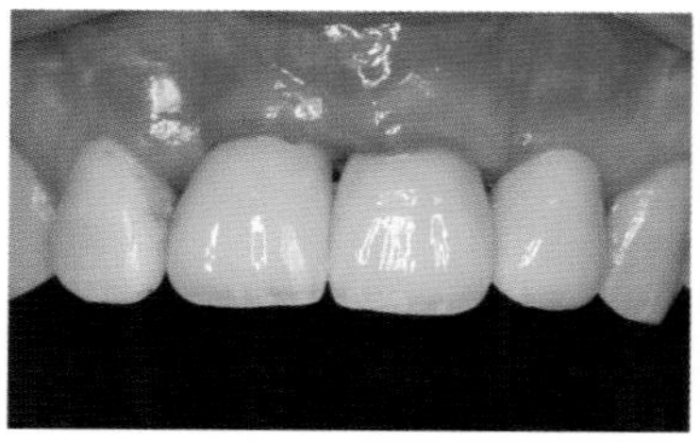
图36 粘接全瓷冠（正面像），显示唇侧黏膜稍红肿，龈乳头欠丰满

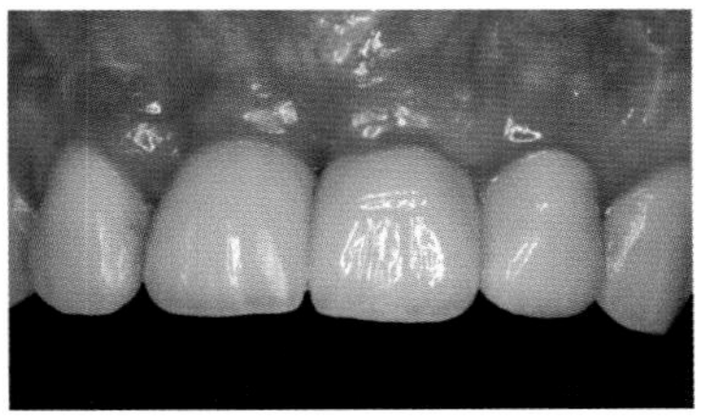

图37 戴牙3个月后复诊正面像

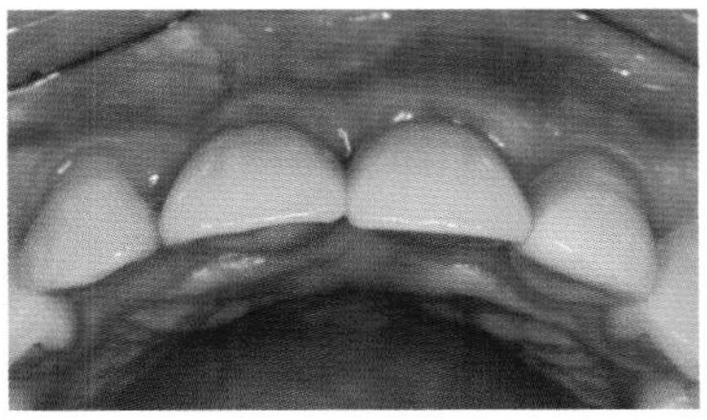

图38 戴牙3个月后复诊殆面像

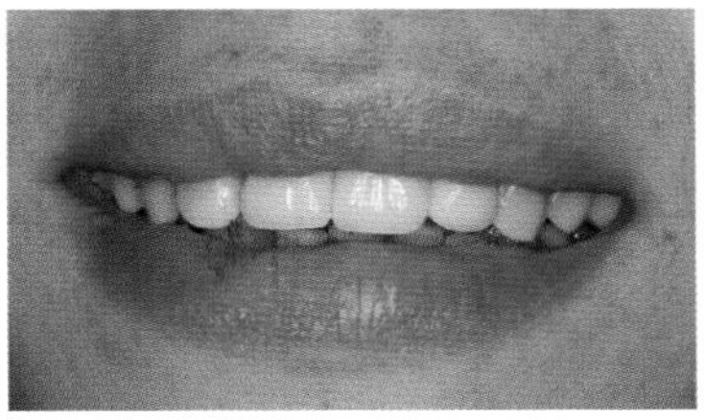

图39 患者的微笑像

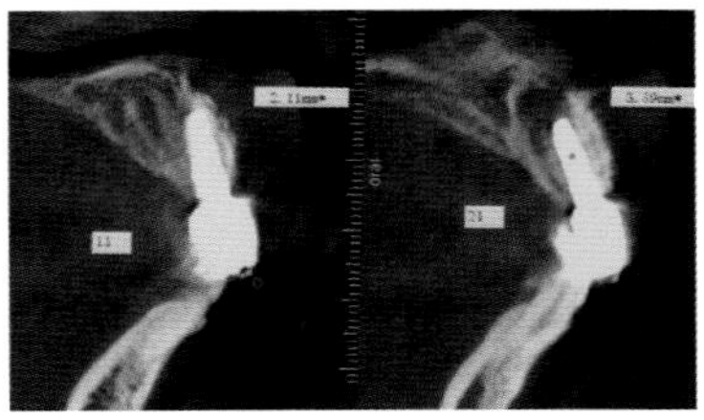

图40 CBCT检查示11、21种植体唇侧骨量充足，稳定，没有骨吸收

二、结果

11、21分别行Onlay植骨增量与拔牙后牙槽嵴保存术，有效地为延期种植创造了解剖条件，Onlay植骨骨增量的效果明显优于牙槽嵴保存术，2颗种植体均获得了良好的三维位置，经过二期手术转瓣种植体唇侧软组织增量及过渡义齿塑形，最终修复体获得理想的红白美学效果。

三、讨论

针对牙种植的骨增量方法有多种，如引导骨再生、骨劈开、骨挤压技术及上颌窦底提升等。但对于牙槽骨重度缺损，剩余骨量无法保证种植体在正确轴向及位点植入并获得良好的初期稳定性时，Onlay植骨术以其可以使牙槽嵴在水平向、垂直向中任一方向或双向同时增加骨量的特点，成为行之有效的解决方法。种植外科经常选用的供骨区为下颌骨外斜线部、下颌骨颏部及髂嵴部等，其中颏部骨胚层来源与受区相同，可取到较多的骨量，既可获得一定厚度的骨密质，又可以获得较厚的骨松质，抗感染能力强，能与颌面部骨组织形成良好的骨愈合，植骨后骨吸收少。国内学者研究结果证实，自体骨移植辅助GBR技术骨增量效果明显优于单纯的自体骨移植。植骨块与颌骨间的间隙应用人工骨填满可以防止纤维组织生长，可吸收生物膜覆盖能够有效避免周围结缔组织的长入从而达到保存骨量减小移植骨块吸收的作用。本病例采用自体下颌颏部块状骨作为Onlay植骨骨源，术中在植骨区皮质骨上打孔使之渗出新鲜血液，并利用钛螺钉坚强内固定的方法维持其愈合期的稳定性，植骨块间缝隙填塞人工骨粉，可吸收生物膜覆盖，无张力严密缝合。结果观察硬组织量和软组织形态均非常理想。

牙齿拔除后，由于生理性刺激的丧失，牙槽嵴骨质会发生吸收，这种进行性、不可逆性的吸收常会造成牙槽嵴的低平及其原有形态的改变，不利于种植体的植入，也会进一步影响种植修复后的美观效果。应用自体骨或骨替代材料填充拔牙窝来减少牙槽骨吸收是牙槽嵴保存技术的最常用方法。本病例使用Bio-Oss植骨粉与CGF颗粒混合作为充填材料，Bio-Oss为牛骨脱蛋白无机物，其优点为操作快捷简单，缺点为成骨效果较自体骨移植物差。Skoglund等曾对6例植入Bio-Oss骨粉患者进行了为期9～44个月的随访，6例患者的组织学检查结果均显示在植骨区域仍存在Bio-Oss颗粒。目前临床多以1：1比例将Bio-Oss骨粉与自体骨混合应用。

1984年，Assoion等发现了人血浆中提取的富血小板血浆（platelet-rich plasma，PRP）中含有多种生长因子，可以促进血管有效增长，加速移植的生物材料的融合与重整。高度浓缩生长因子的血纤维蛋白（concentrate growth factors，CGF）是Sacco首先研发的，与PRF一样，CGF由静脉血分离制备而成，不过，两项技术的离心速度有所不同。CGF中富含纤维蛋白凝块比PRF中的大得多，而且更黏稠，纤维蛋白的含量也更多。CGF比PRF具有更高的抗张强度、更多的生长因子、更好的黏性和更高的黏合强度，因此，可以将CGF作为生物膜来加速软组织愈合或与骨移植物混合，以加快新骨重建。

本病例以CGF颗粒代替自体骨，将Bio-Oss植骨粉与CGF颗粒1：1比例混合作为充填材料，并拟观察CGF膜作为生物屏障膜GBR牙槽嵴保存术效果，结果显示牙槽窝新生骨质地好，软组织愈合良好，但唇侧骨吸收量依然显著，明显较对侧牙Onlay植骨+植骨块间缝隙填塞Bio-Oss+Bio-Gide生物膜GBR骨增量效果差。究其原因可能如下：①Onlay植骨块较好地维持了牙槽骨缺损植骨区的立体空间，可产生更多的新生骨；②CGF膜的屏障作用不如传统的生物膜如Bio-Gide生物膜、CGF膜的降解速度过快，导致其GBR效果不佳。

参考文献

[1] Rocchietta I, Fontana F, Simion M. Clinical outcomes of vertical bone augmentation to enable dental implant placement: a systematic review[J]. J Clin Periodontol, 2008,35(8):203–215.
[2] Lekovic V, Kenney EB, Weinlaender M, et al. A boneregenerative approach to alveolar ridge maintenance followingtooth extraction. Report of 10 cases[J]. J Periodontol,1997, 68(6):563–570.
[3] Lekovic V, Camargo PM, Klokkevold PR, et al. Preservationof alveolar bone in extraction sockets using bioabsorbablemembranes[J].J Periodon tol, 1998, 69(9):1044–1049.
[4] Wang RE, Lang NP. Ridge preservation after tooth extraction[J]. Clin Oral Implants Res, 2012,23 Suppl 6:147–156.
[5] 周磊, 徐淑兰, 黄建生, 等.嵌贴式植骨术在牙槽嵴严重吸收患者牙种植术中的应用[J].中国口腔颌面外科杂志, 2004(2):70–73.
[6] Donos N, Kostopoulos L, Karring T.Augmentation ofthe ratjaw with autogeneic cortico–cancellous bone grafts and guided tissue regeneration[J]. CIin Oral Implants Res, 2002(2):192–202.
[7] Skoglund A, Hising P, Young C. A clinical and histologic examination in humans of the osseous response to implanted naturalbone mineral[J]. Int J Oral Maxillofac Implants, 199(2):194–199.
[8] Marx RE, Carlson ER, Eichstaedt RM, et al.Platelet–rich plasma:growth factor enhancement for bone grafts[J].Oral Surg Oral Med Oral Pathol Oral Radiol Endod, 1998,85(6):638–646.
[9] SaccolL.Lecture,International academy of implant prosthesis and osteoconnection,2006,12:4.

上颌前牙美学区单颗牙种植同期骨增量病例研究

方菊　吴涛　施斌

摘要

目的：本病例为12缺失1年后植入骨水平种植体，同期行骨增量种植修复病例研究。**材料与方法**：患者女性，53岁，12于1年前拔除，唇侧软组织可见明显凹陷，CBCT示12牙槽骨唇腭向宽度为4.1mm，垂直向高度为16mm，缺牙区未见低密度阴影。局麻下翻瓣，植入Straumann骨水平3.3mm×12mm植体1颗，同期植入Bio-Oss骨粉，上覆盖Bio-Gide胶原膜。种植一期术后6个月后行种植二期手术。二期术后1个月后临时修复体修复，临时冠诱导牙龈成形共4个月，期间分别在戴临时牙后1个月、2个月调整临时牙龈缘形态2次，戴临时牙4个月后，种植区牙龈颈部形态成形良好且稳定。个性化印模方式取模，后行氧化锆基台全瓷冠粘接修复。**结果**：最终修复后红色美学评分为8分，白色美学评分为7分，种植牙唇侧丰满度良好，牙龈乳头形态自然，患者对修复效果满意。

关键词：上前牙美学区种植；牙龈成形；骨增量

上颌前牙区因其特殊的美学区位置和解剖结构，一直以来都是种植修复极具难度的区域。唇侧骨壁菲薄，拔牙后牙槽骨的吸收常常导致软硬组织的不足，为后期修复取得良好的美学效果带来许多不利的因素。如何在软硬组织缺失的情况下进行增量，对于高笑线且美学要求高的患者，如何获得良好的红白美学修复效果，这都是上颌前牙美学种植修复面临的一大难题。本病例采用植入种植体同期进行GBR骨增量，临时牙诱导种植区牙龈乳头成形后个性化取模，以期获得满意的临床治疗效果。

一、材料与方法

1. 病例简介　53岁女性患者，12于1年前拔除，口腔卫生状况良好。12缺牙区近远中和殆龈距离正常，11、13及对颌牙牙体无明显异常和倾斜，叩（-），松（-），唇侧软组织可见明显凹陷，CBCT上示12缺牙区唇腭向宽度为4.1mm，可用牙槽骨垂直高度为16mm，骨质密度可。患者口腔卫生状况良好，否认系统疾病病史，无抽烟喝酒习惯，血常规，凝血指标未见异常。

2. 诊断　上牙列肯氏Ⅲ类缺损。

3. 治疗计划　选择Straumann骨水平3.3mm×12mm植体植入12缺牙区同期GBR骨增量，临时牙诱导牙龈成形后永久修复。

4. 治疗过程（图1～图35）

（1）术前准备：术前CBCT显示唇侧软组织可见明显凹陷，CBCT示12牙槽骨唇腭向宽度为4.1mm，垂直向高度为16mm，缺牙区未见低密度阴影。

（2）一期手术：术中缺牙区牙槽嵴顶正中切口，于13、11龈沟内切口，两侧垂直松弛切口，翻开颊侧梯形黏骨膜瓣。牙槽嵴顶偏腭侧植入3.3mm×12mm NC（Straumann SLA Bone Level）种植体，覆盖封闭螺丝，唇侧植入去蛋白牛骨基质（DBBM）颗粒（Bio-Oss，Geistlich）及覆盖可吸收胶原膜（Bio-Gide，Geistlich）引导骨再生，减张组织瓣严密缝合。6个月咬合无干扰期。

（3）二期手术：种植体植入6个月后，位点改建稳定，12唇侧牙槽骨凹陷情况改善，局麻下牙槽嵴顶入路，暴露种植体，放置穿龈愈合帽。

（4）种植修复：种植一期术后8个月，戴种植体支持的螺丝固位的临时冠，诱导软组织成形。间隔1个月，对临时牙颈部唇面和邻面形态调改，直至软组织外形良好和稳定 。种植术后11个月，制取个性化印模，聚醚制取印模，比色，设计氧化锆基台，粘接固位全瓷冠。1个月后戴全瓷冠，永久修复。

（5）使用材料：Straumann SLA Bone Level种植体，Straumann专用工具盒，Bio-Oss，Geistlich骨粉及Bio-Gide，Geistlich胶原膜。

二、结果

种植体周围骨水平及骨量改建趋稳定，骨密度较周围骨组织略低，种植体位置合适，牙槽骨位于种植体颈部根方1mm，基台与全瓷冠就位。术后CT显示种植体位置良好，唇侧骨壁厚度>2mm。口内观12唇侧牙龈组织近中龈稍微充血，质韧，11、12之间龈乳头高度低于21、22之间龈乳头高度，可见较小的“黑三角”。

三、讨论

1. 骨引导再生技术（GBR技术）在美学区种植的重要性　拔牙后牙槽

作者单位：武汉大学口腔医院

通讯作者：施斌；Email: shibin_dentist@whu.edu.cn

骨改建致冠根向和唇腭向牙槽骨吸收，上前牙缺失后常常骨量不足，随着拔牙时间越长，唇侧骨壁凹陷越明显，牙龈宽度减少。而要获得良好的美学效果，足够的软硬组织量是重要因素。1993年Buser等提出了引导骨再生技术（guided bone regeneration，GBR）的概念。GBR可应用于拔牙后牙槽嵴保存，种植术前牙槽骨局部缺损或骨量不足，种植术中种植体周围骨缺损，种植周围炎引起的种植体周围颈部缺损。相比于其他骨增量方式如骨劈开、Onlay植骨等方法，GBR具有创伤小、患者较容易接受的优点。本病例中种植同期GBR技术骨增量，其方法为用Bio-Gide膜的多孔疏松层覆盖骨缺损，稳定血凝块，Bio-Oss骨移植材料吸收缓慢，维持新骨生长空间，使血液中具有成骨能力的细胞生长修复骨缺损，致密层阻止软组织中的成纤维细胞及上皮细胞长入。当剩余牙槽骨量足以保证种植体初期稳定性良好时，潜入式种植与唇侧GBR可同期进行，有效减少患者就诊时间与次数。骨愈合后种植体的唇侧骨板厚度增加，利于改善后期修复美学效果。

2. 前牙美学区种植体三维位点的确定 种植体的唇舌、近远中、冠根

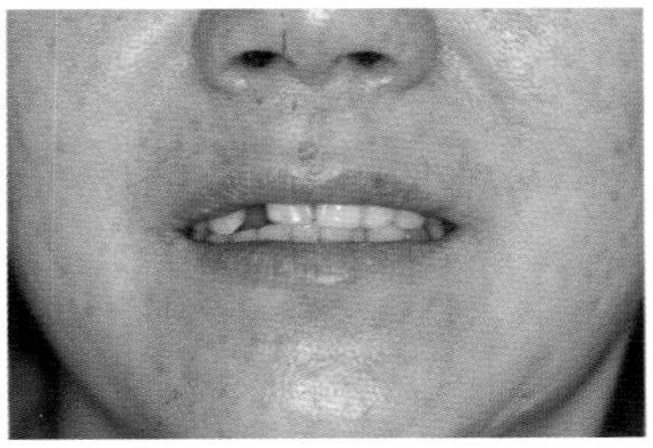
图1 术前口外正面像

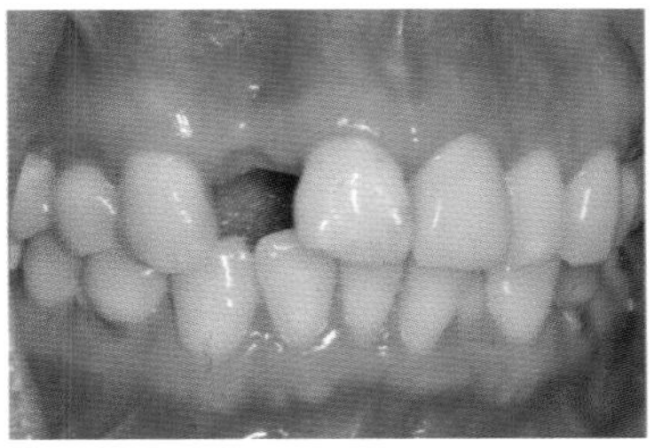
图2 术前咬合像

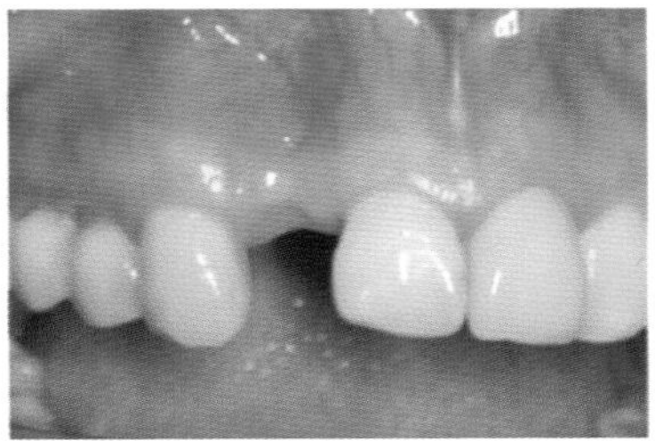
图3 术前上颌前牙唇面像

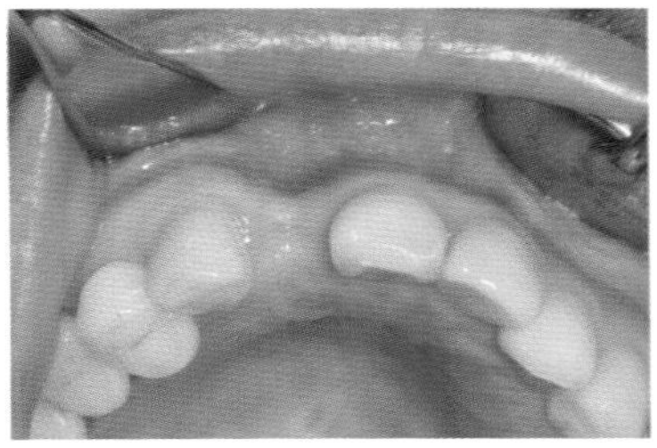
图4 术前上颌𬌗面像，唇侧骨板凹陷

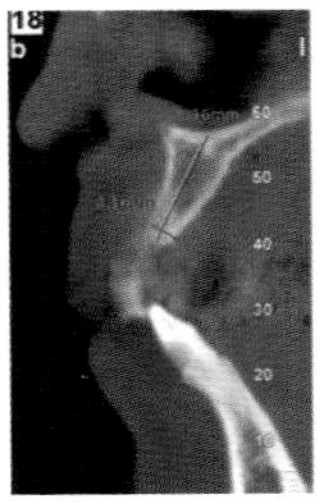
图5 CBCT示12缺牙区骨宽度4.1mm，高度16mm

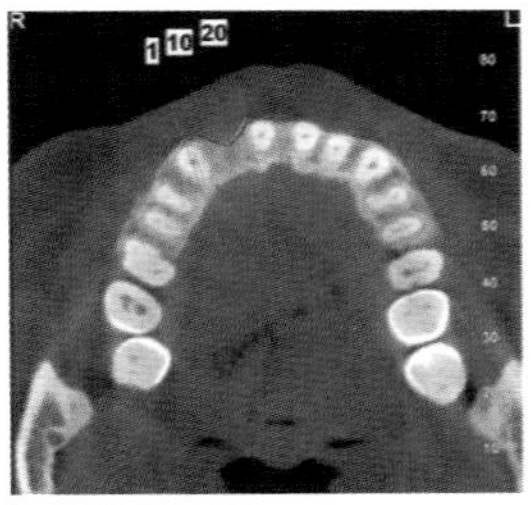
图6 CBCT上颌水平面，12牙槽骨最窄处4mm

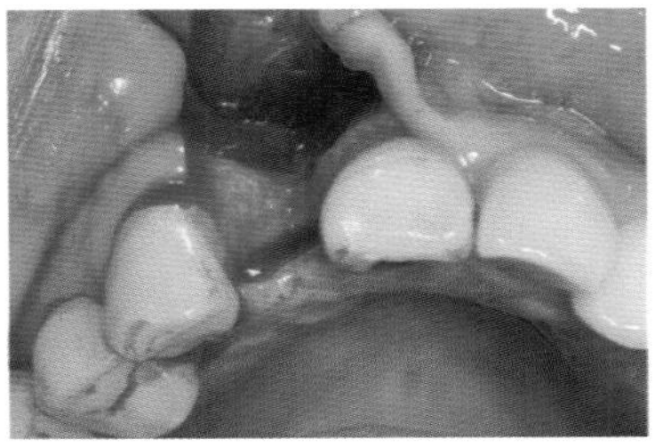
图7 12翻瓣。唇侧骨板明显凹陷。牙槽嵴呈弧线形

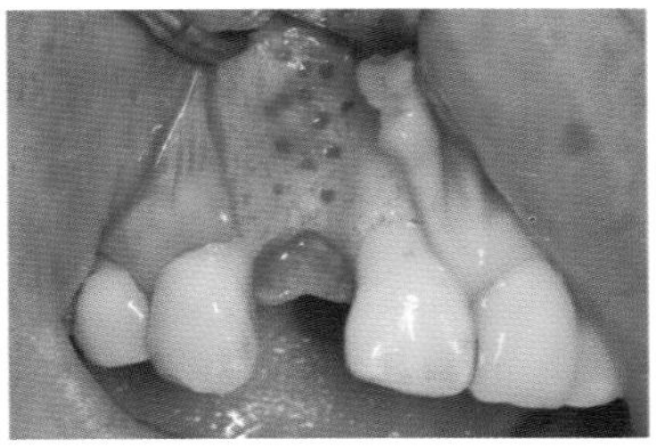
图8 12唇侧骨板滋养孔。用小球钻在皮质骨上钻孔，造成出血骨面，利于成骨

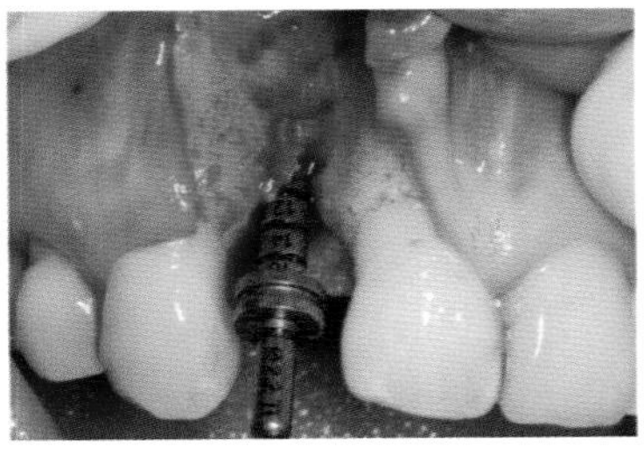
图9 定位杆测量预备的种植窝洞。定位杆显示预备种植窝角度合适，深度为12mm

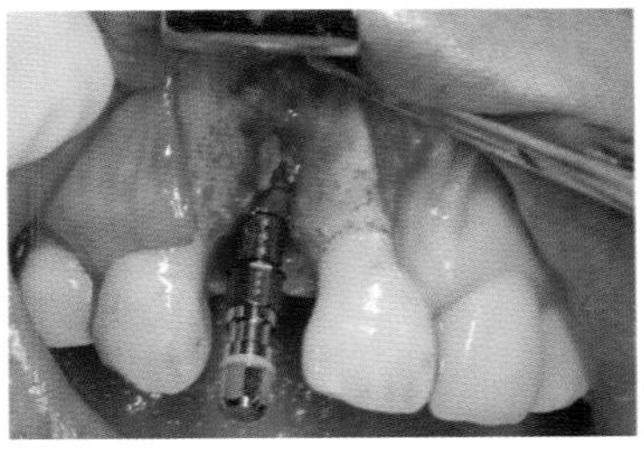
图10 植入3.3mm×12mm窄颈骨水平种植体。种植体平台位于骨下1mm

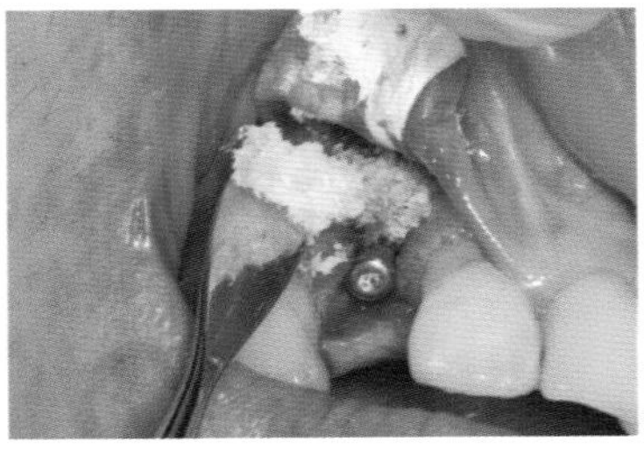
图11 唇侧植入Bio-Oss骨粉

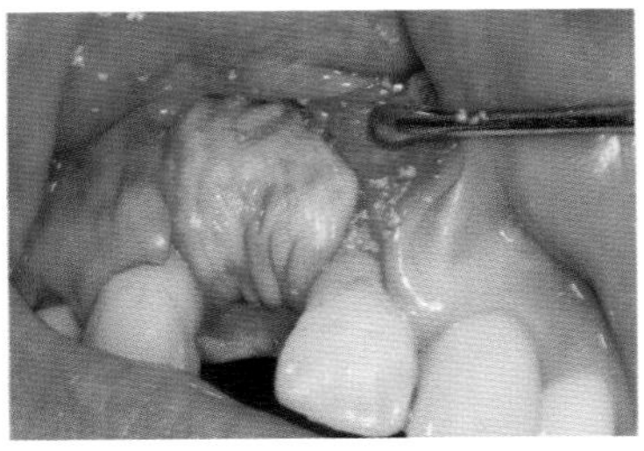
图12 覆盖Bio-Gide生物膜

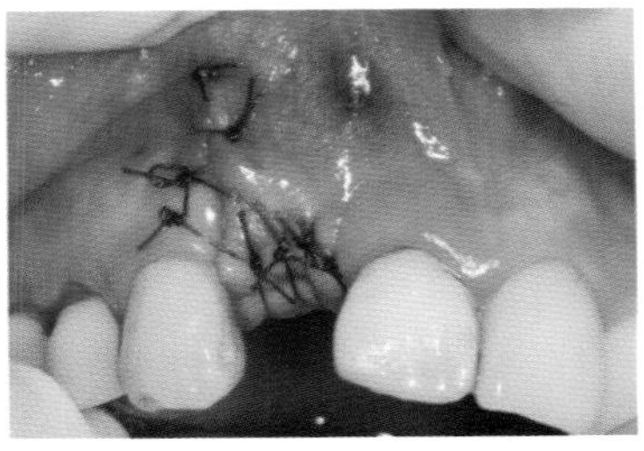
图13 无张力缝合创口

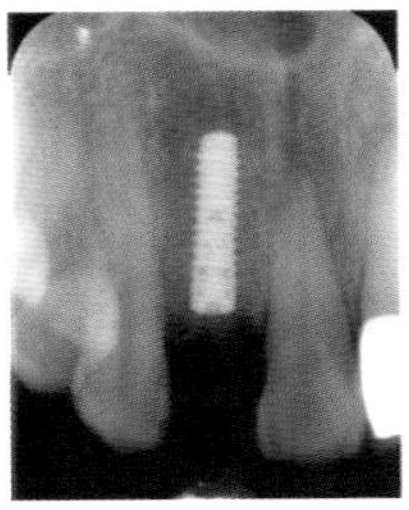
图14 种植术后X线片示种植体位置良好

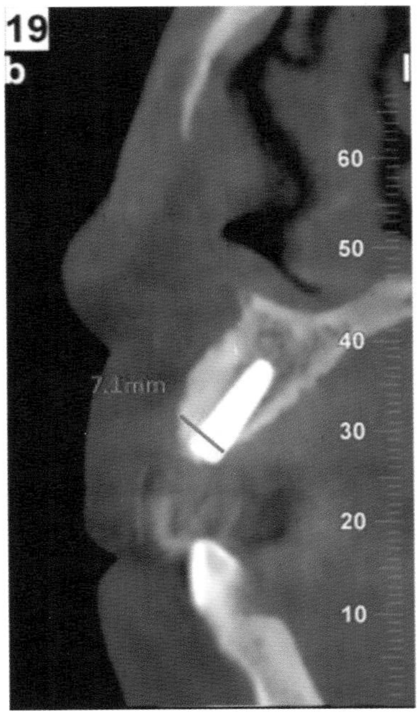

图15 术后6个月12CT三维重建测量骨宽度

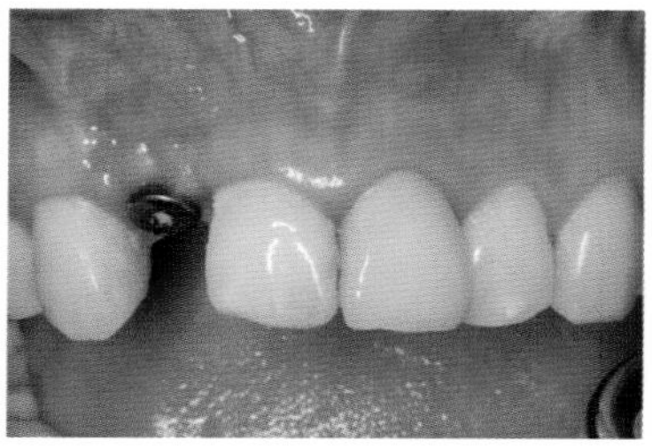
图16 二期手术后上愈合基台1个月。种植一期术后6个月行二期手术

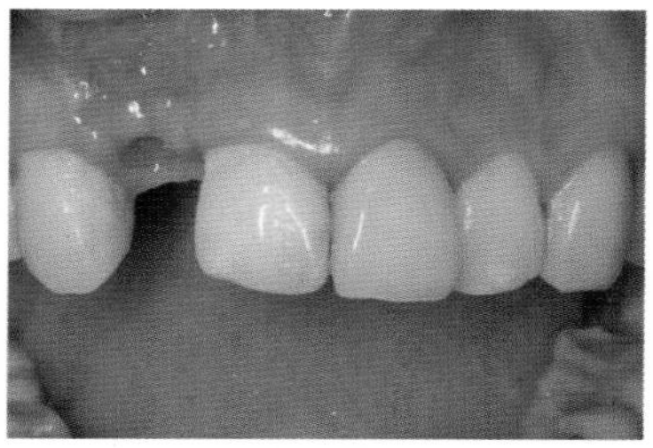
图17 二期术后1个月取下愈合基台，牙龈外形正面像

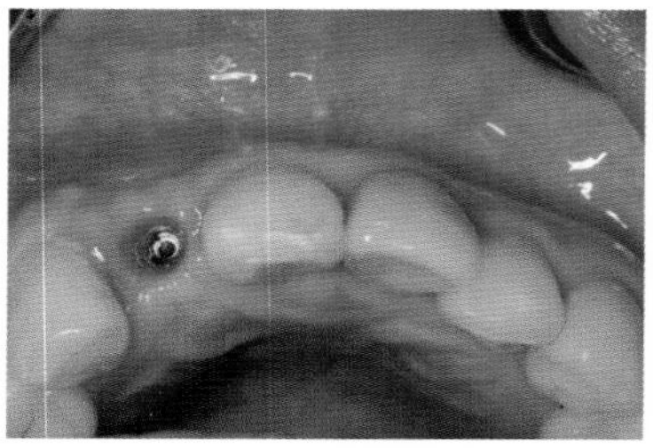
图18 二期术后1个月取下愈合基台，牙龈外形𬌗面像。种植区唇侧凹陷减轻

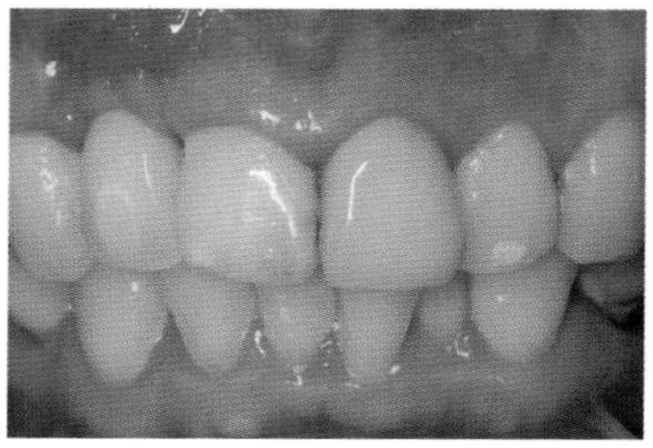
图19 临时冠修复咬合像

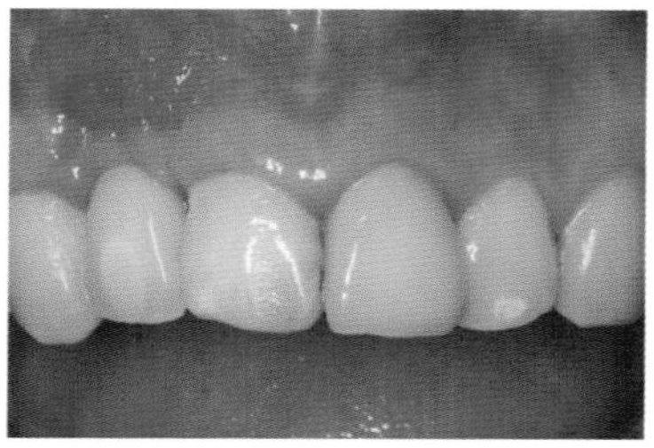
图20 临时冠修复唇面像

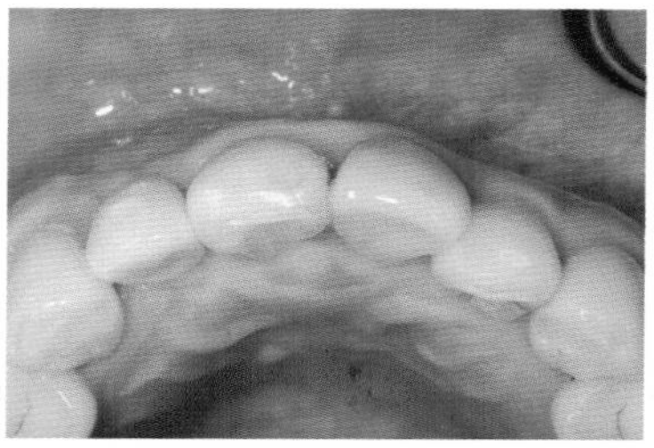
图21 临时冠修复𬌗面像

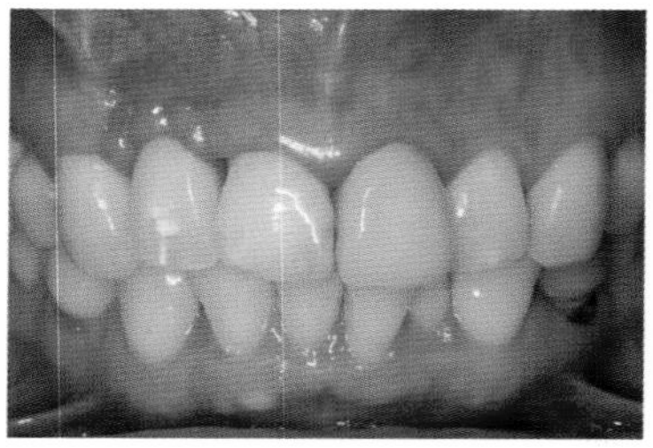
图22 调改临时冠邻面及唇面

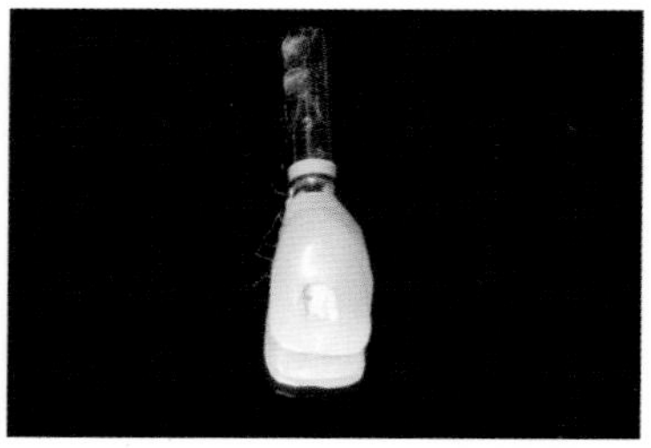
图23 临时冠

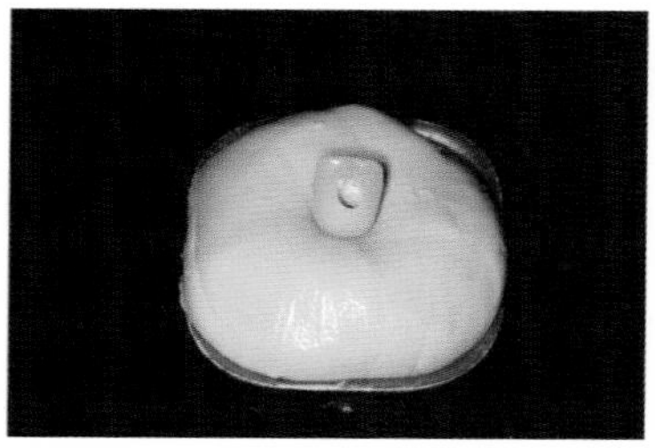
图24 硅橡胶包埋临时牙

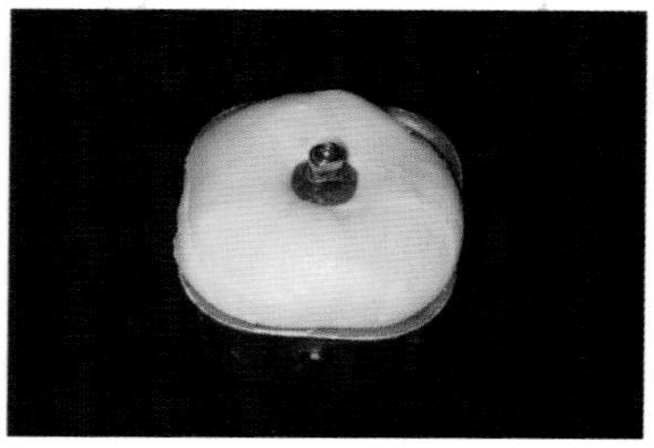
图25 转移杆替换临时牙，周围填入自凝树脂

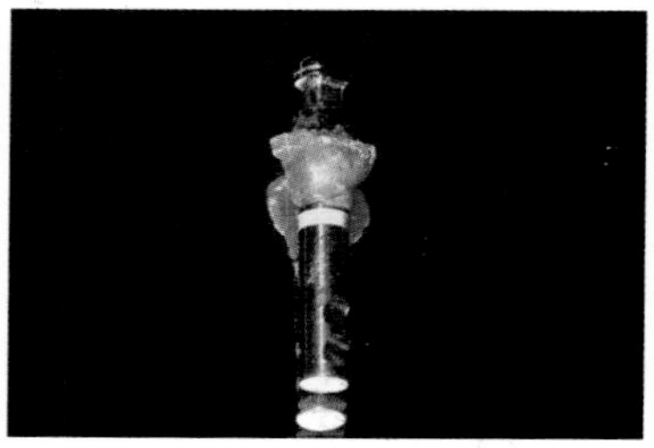
图26 个性化转移杆

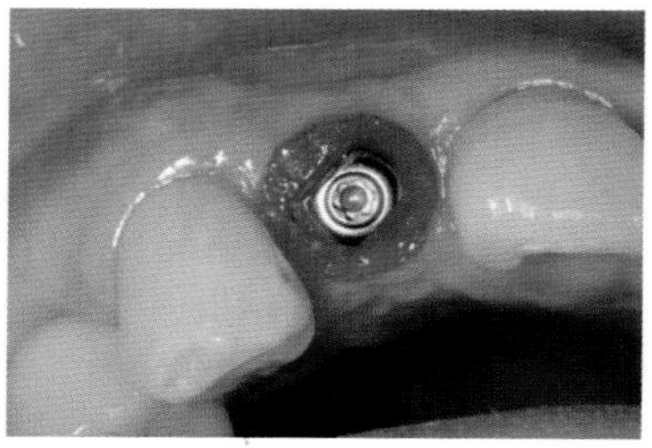
图27 12个性化取模𬌗面像

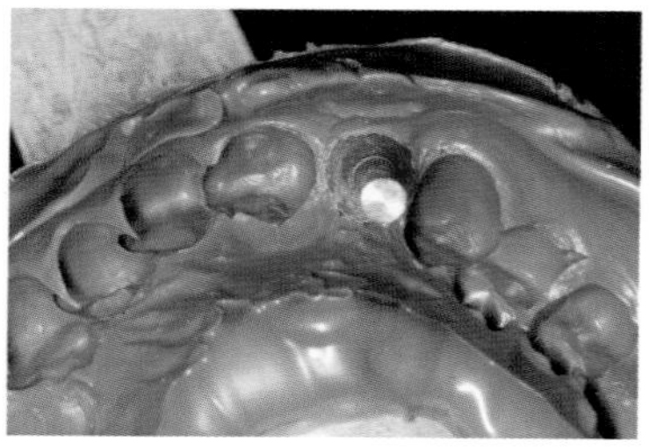
图28 闭口式个性化取模的阴模

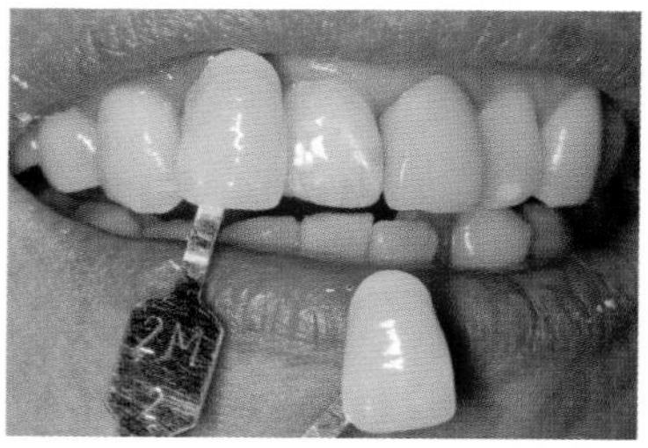

图29 比色

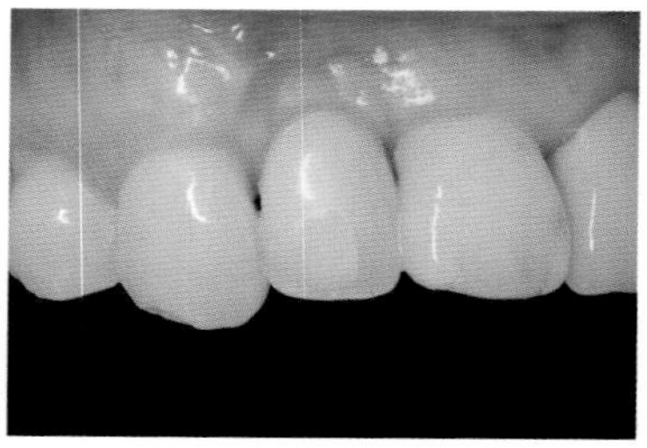
图30 术后11个月临时冠修复唇面像

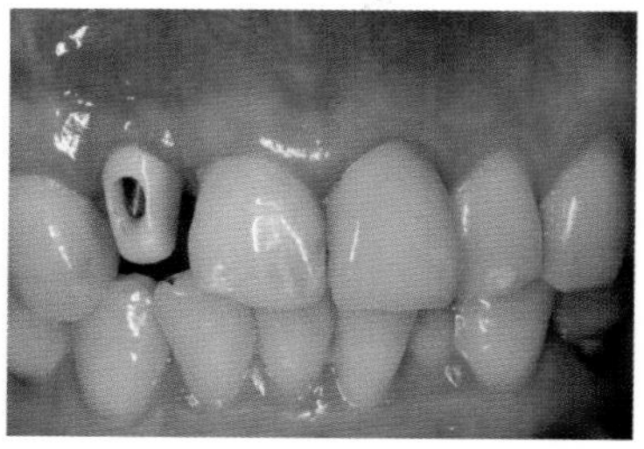
图31 12氧化锆基台

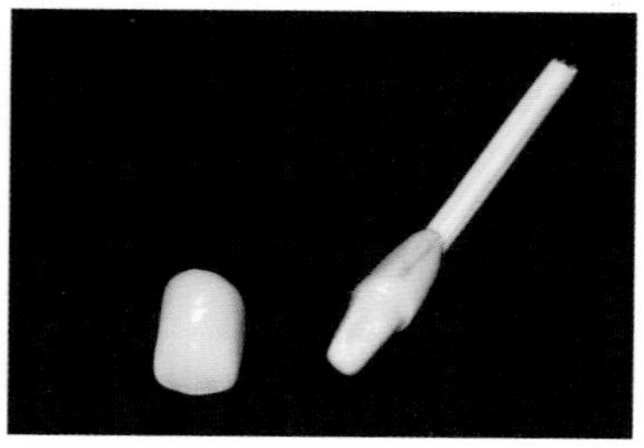
图32 最终修复体及代型

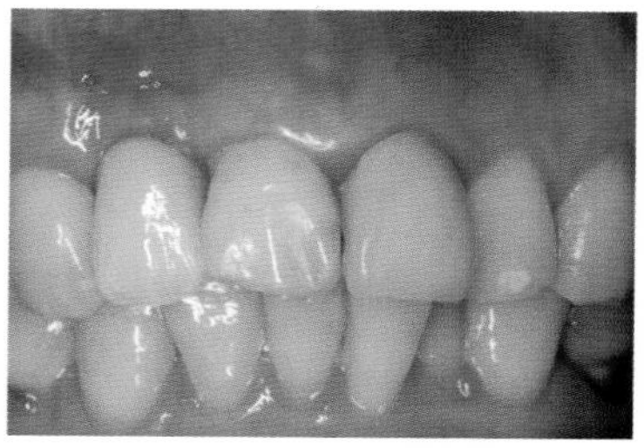
图33 最终修复前牙咬合像

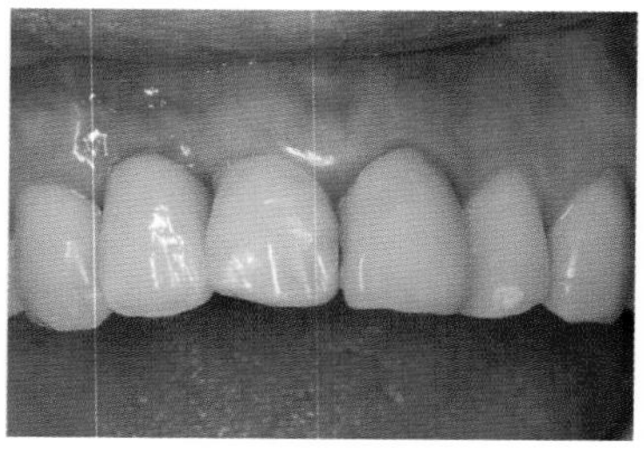
图34 最终修复口内上颌牙列正面像

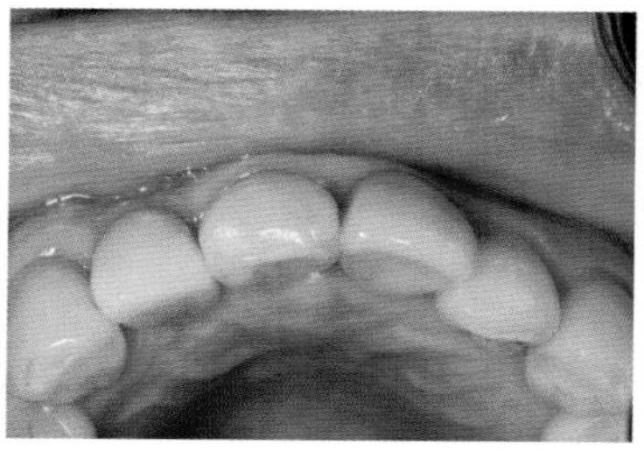
图35 最终修复上颌牙列𬌗面像

向三维位置及种植体的直径和种类选择对于前牙美学修复极为重要。种植体植入时唇侧保留>2mm的骨壁，则可减少牙槽嵴的萎缩，避免基台的暴露。种植体与天然牙牙根之间距离至少为1.5mm，有利于邻面骨嵴顶和软组织的高度稳定。种植体的深度应适当，BL种植体颈部平台的位置应位于邻牙或理想种植体龈缘线的根方2～3mm，这一深度可以给种植体穿出牙龈区足够的空间来塑形软组织形态和再造修复体自然的穿龈形态。种植体直径的根据近远中径来选择，在保证与天然牙牙根之间的安全距离的前提下，种植体穿出牙槽嵴顶的颈部平台的直径应接近同名天然牙相应部位的直径，上颌侧切牙的种植体直径一般为3.0～3.5mm。如果种植体植入不理想，过于偏唇侧，则随着时间的推移，前牙唇侧龈缘退缩，基台甚至种植体暴露；若种植体过于偏腭侧，一方面技工制作牙冠唇面过突，给后期修复增加难度，影响美学效果；另一方面修复体长轴与种植体长轴角度过大，不利于生物机械力传导，长时间会发生种植体折断。带有平台转换的种植体被认为可避免颈部骨组织应力过大，减少远期颈部骨组织的吸收，本病例远期效果有待观察。

3. 前牙美学种植修复的实现及评估 红色美学评分（PES）和白色美学评分（WES）评价最终修复效果。红色美学评价指标包括种植体近中龈乳头、远中龈乳头，唇侧龈缘曲度，唇侧龈缘高度，根部凸度/软组织颜色质地。龈乳头完整则为2分，不完整1分，缺失为0分，龈缘等与周围牙无差异为2分，较小差异为1分，较大差异为0分。满分10分。白色美学评价指标包括牙冠形态，牙冠外形轮廓，牙冠颜色，牙冠表面质地，透明度/个性化。与天然牙无差异为2分，较小差异1分，较大差异0分。本病例中戴牙后PES评分为8分，WES评分7分。本病例患者为中位笑线，牙龈生物型为厚龈型，牙龈退缩风险较低，采用氧化锆基台与全瓷冠粘接修复，个性化取模技术，Vita MK95比色板比色，模拟天然牙11的釉质斑纹，增加修复的白色美学效果。红色美学要求种植牙周围软组织形态、色泽、质地与邻近天然牙周围软组织形态相似，包括龈缘高度、牙龈乳头丰满程度、角化龈的量等。Tarnow等在对天然牙的研究中发现，当牙槽嵴顶到牙冠接触点的距离<5mm时，98%的龈乳头会再次成形，而当此距离>7mm时，只有27%的龈乳头形成。邻近天然牙邻面牙槽嵴顶到外冠接触点的垂直距离是龈乳头存在与否的决定性因素。Priest等表明绝大部分单牙种植体周近远中龈乳头在戴入种植修复牙冠后，可发生不同程度的增高。Jemt报道美学区单牙种植修复使用临时牙冠要比愈合基台能更好地诱导软组织形态。本病例中，临时冠诱导时间为4个月，2次调改临时冠颊舌向厚度，诱导龈缘正确形态的形成，适度侧向挤压近远中邻面的牙龈乳头，以获得牙龈乳头的正确形态。逐渐调改临时冠与邻牙接触点向切端移动。通过试戴临时冠，使修复体获得良好的穿龈形态，并使最终修复结果具有可预期性。暂时冠诱导牙龈成形后，取下暂时冠，连接开窗式印模转移杆，于印模间隙处填入硬质自凝树脂，凝固后调磨，完成个性化转移杆制作。林野等研究认为个性化印模，可以将种植体周围软组织形态精确复制，转移到模型上，为最终的美学修复提供精确的信息，避免了技工复杂的加工步骤，节约成本，缩短治疗时间。

参考文献

[1] 弗拉代亚尼, 王新知, 葛春玲. 口腔固定修复中的美学重建:进行口腔美学修复治疗的系统步骤[M]. 北京:人民军医出版社, 2009.
[2] 于旭红, 徐欣. 牙龈诱导在平台转换连接种植体中的应用观察[J]. 中国口腔种植学杂志, 2011, 16(2): 110-112.
[3] 张光涛, 施斌. 平台转换对种植体周围组织的影响[J]. 中国实用口腔科杂志, 2008, 1(6): 362-364.
[4] Jemt T. Restoring the gingival contour by means of provisional resin crowns after single-implant treatment[J]. Int J Periodontics Restorative Dent, 1999, 19 (1) : 20-29.
[5] Priest G. Predictability of soft tissue form around single-tooth implant restorations[J]. Int J Periodontics Restorative Dent, 2003, 23:19-27.
[6] Tarnow DP, Cho SC, Wallace SS. The effect of inter-implant distance on the height of inter-implant bone crest[J]. Journal of Periodontology, 2000, 71(4): 546-549.
[7] 冯琳琳, 王芳娟, 胡秀莲, 等. 种植个性化转移杆在上颌前牙种植美学修复中的应用[J]. 现代口腔医学杂志, 2012(2): 80-82.

上颌前牙唇侧牙槽嵴形态对骨增量的影响1例

毕庆伟 王君芳 李岩

摘要

目的：探讨上颌前牙水平骨缺损的牙槽嵴唇侧形态对骨增量的影响，分析治疗后的成骨效果、美学效果。**材料与方法：**选择1例上颌侧切牙延期种植患者，通过在种植位点植入1颗种植体并同期进行GBR技术，经过临时冠塑形后进行最终永久修复，随诊6个月；其中4个月复诊，利用InVivo 5软件测量手术前后骨增量情况，利用美学评分指数评价美学情况。**结果：**种植体骨结合良好，种植体周围组织愈合良好、无感染，牙龈塑形后形态良好，袖口健康，唇侧凹陷状水平骨缺损重建较好，种植体唇侧平台下3～9mm范围唇腭向骨宽度增加2.10～2.97mm，美学评分较高，修复后效果患者满意。**结论：**对于上前牙牙槽嵴唇侧凹陷状水平骨缺损所进行的骨增量，重建后的牙槽嵴形态恢复比较满意，骨重建效果较好，美学效果较好。

关键词：上颌前牙；水平骨缺损；骨重建；种植体

前牙区种植涉及种植体周围软组织美学的多个因素，包括种植体两侧龈乳头高度、边缘龈水平、软组织轮廓、软组织质地、软组织颜色、修复体的形态等，这些因素均受种植区骨组织和软组织条件以及临时义齿的影响。Fürhauser R、Meijer HJ、Belser UC等研究提出前牙区种植修复常见的美学问题及标准，比如牙龈乳头不足、唇侧丰满度不足、唇侧龈缘退缩、软组织瘢痕等情况并提出了一些对策以及美学评分指数，通过对修复美学的评价，可以指导我们在临床工作中避免一些问题，这些临床工作都是在为美学区种植创造良好的修复基础。骨缺损是严重影响美学效果的重要因素，在水平骨缺损的情况下，通常依据唇侧骨面的形态进行相应的骨重建手术，重建后的骨宽度也会有所不同。当然，骨重建也需要特殊的条件，比如Wang H L等提出创口的关闭、血液的供应、空间的密闭、环境的稳定的原则。在上颌前牙区水平骨缺损的重建研究中，有文献指出，上颌前牙唇侧骨缺损凹陷角度（CA角）越小，通过采用三明治骨增量技术（Sandwich Bone Augmentation，SBA）进行骨重建，其水平向骨缺损恢复效果越佳。本文选择1例上颌前牙水平状骨缺损病例，参照上述的研究通过对其进行骨增量手术、临时冠的牙龈塑形等，观察治疗后的骨增量效果和美学效果。

一、材料与方法

1. 病例简介 35岁男性患者，半年前外伤致上前牙脱落，未进行过活动义齿等修复，现要求种牙修复。检查（图1～图4）：患者中线对称，12缺失，缺失区唇侧明显软硬组织缺损，根尖区凹陷明显，无垂直向骨缺损，轻覆殆轻覆盖关系，11远中牙龈退缩至釉牙骨质界下约1.5mm，22类似尖牙形态并过小，龈缘曲线弧度较小。否认有系统性疾病等，手术前常规化验。CBCT（图5）显示骨质量尚可，12牙槽嵴可用骨宽度为4.5～6.1mm，可用骨长度约17mm，InVivo 5软件测量颊侧骨面凹角约130.7°，风险评估（中高度风险）：身体健康、不吸烟、中等期望值、低位笑线、牙龈中弧线形、牙冠方圆形、位点无感染、邻牙牙槽嵴高度到接触点5.5～6.5mm、邻牙无修复体、缺牙间隙宽度<5.5mm、软组织缺损、水平向骨组织缺损。

2. 诊断 12缺失。

3. 治疗计划 预排牙+唇侧骨重建同期种植+牙龈塑形+全瓷冠修复。

4. 治疗过程 与患者反复沟通无异议后进行临床治疗。手术前各项工作准备就绪；手术中按照消毒、铺无菌巾、局麻后参照三维位置进行常规种植体植入（S-Line系列种植体，S3.25mm、L11.5mm，德国 Bego公司），唇侧进行骨重建（Bio-Oss骨粉、Bio-Gide生物膜、PRF），种植体初期稳定性良好，安愈合基台（图6～图10）；手术后45天复诊（图11），手术后2个月复诊检查种植体骨结合良好，进行临时修复并进行相应的牙龈塑形（图12～图14），手术后6个月测量ISQ值（唇腭侧70，近远中75），个性化取模，永久修复（二氧化锆烤瓷）（图15～图20）；修复后45天（图21、图22）、4个月（图23、图24）、6个月（图25）复诊；其中修复后4个月拍CBCT测量手术前、后骨增加的量以及美学评分（图26、图27）。

二、结果

修复后4个月：牙龈乳头基本充满外展隙，骨稳定，CBCT显示水平骨重建效果良好。InVivo 5软件分析：本病例牙槽嵴唇侧夹角约130.7°，种植体平台下3～9mm之间骨增量重建良好，增加范围2.10～2.97mm（表1），牙槽嵴顶唇侧少量骨吸收，美学评分较高（粉红色美学评分：8分，白色美

作者单位：黑龙江省口腔病防治院
通讯作者：毕庆伟；Email: biqingwei2006@163.com

学评分：8分）。对于上前牙牙槽嵴唇侧凹陷状水平骨缺损所进行的骨增量，重建后的牙槽嵴形态恢复比较满意，美学效果较好。

三、讨论

美学区修复在参照美学风险评估表的基础上，结合植入位置、过渡义齿的选择等才能塑造出好的美学效果，如果面临骨缺损的情况，还要进行骨增量的手术，而骨增量的时期也要根据骨条件不同而不同。我们在临床中常常提到的美学种植修复的影响因素包括很多，比如缺失牙的位置与数目、缺失牙位点解剖条件、牙龈生物型、种植体的选择（直径、形态设计、数目）、 理想的种植体三维位置与轴向、微创的手术原则、必要的硬组织增量–GBR、软组织增量及塑形、修复体穿龈轮廓设计（唇侧凹、平，避免过突）、修复体材料选择、优良的技工制作和医技配合等。对于牙龈乳头的恢复，相邻牙间的骨嵴高度也是其基础，Tarnom等发现当接触点到牙槽骨的距离≤5mm时，98%的情况下都可以存在龈乳头充盈，若为6mm，则降为56%，7mm时只有27%，同时种植体周围要保持2mm的角化牙龈宽度和高度，才能尽量避免周围炎症的发生和骨质的吸收，软硬组织的相互维持才能获得满意的效果。

本病例在种植体植入的三维位置和轴向倾斜度、GBR的原则、临时冠的调改（颈部高度抛光）、个性化印模的制备等方面进行充分设计，获得满意的效果。虽然本病例观察时间仍有限，还需要继续观察长期软、硬组织的稳定性，但是在前牙区凹陷状水平骨缺损的骨增量种植手术中恢复的重建骨厚度还是比较理想，骨增量手术后13个月软硬组织健康、稳定，这也提示我们，按照骨增量的要求进行前牙区凹陷状水平骨缺损的重建可以得到预期效果。但是，本病例不足之处还是存在唇侧骨牙槽嵴顶区轻微的骨凹陷，CBCT显示嵴顶区成骨效果欠佳，考虑可能因素是嵴顶移植骨的不稳定和空间的不易维持及局部压力过大等所致，在这一方面我们还需要进一步研究。

表1 骨增量手术前后的变化

	测量位置	
	种植体平台下3mm	种植体平台下9mm
骨增量前	5.51mm	9.48mm
骨增量后13个月	8.48mm	11.58mm
骨增加量	2.97mm	2.10mm

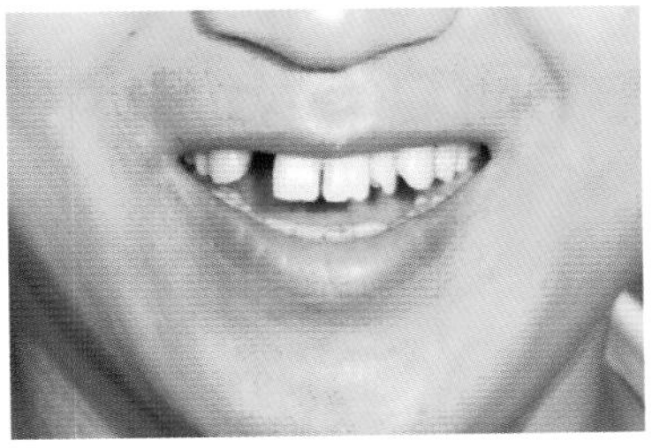
图1 术前微笑像

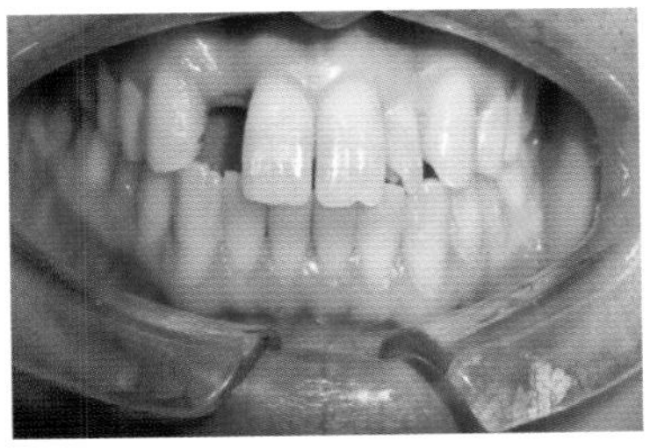
图2 术前口内正面像

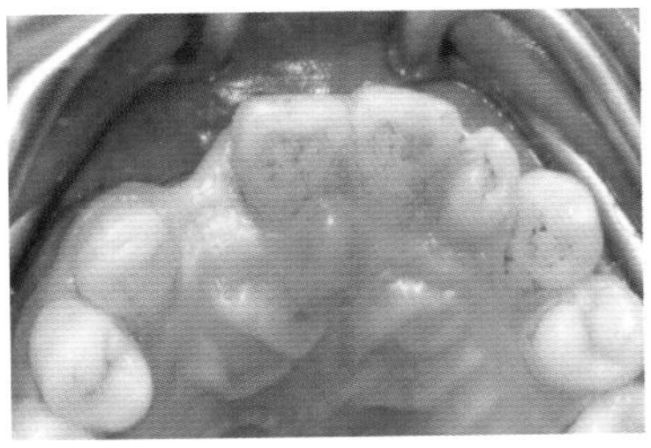
图3 术前口内𬌗面像

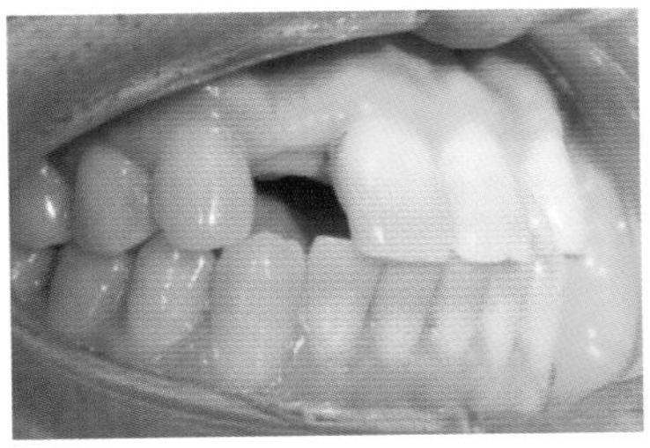
图4 术前口内右侧像

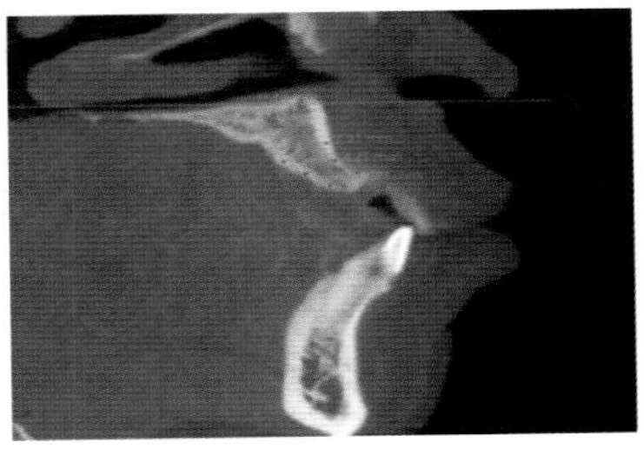
图5 术前CBCT

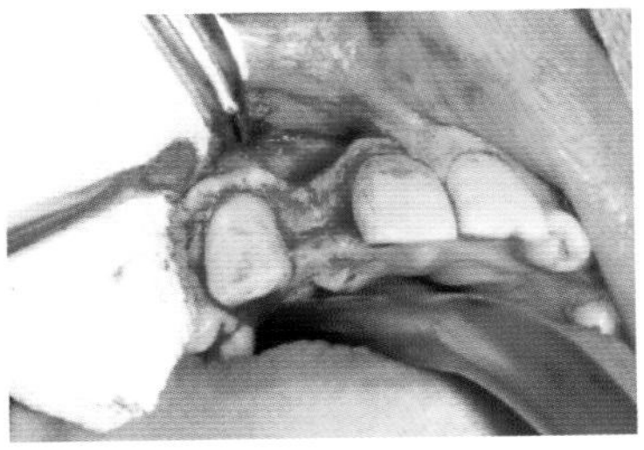
图6 术中可见唇侧缺损

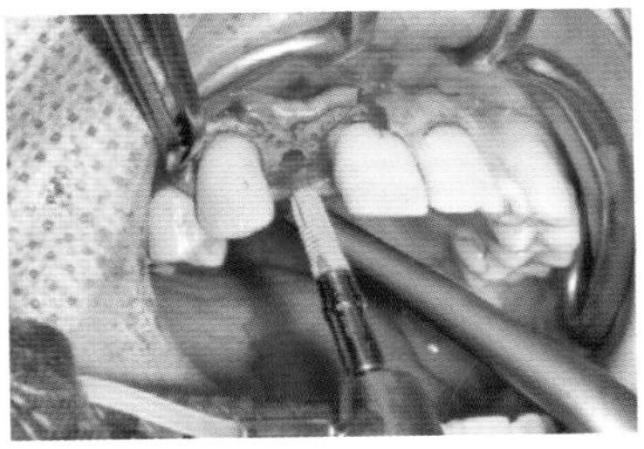
图7 植入种植体

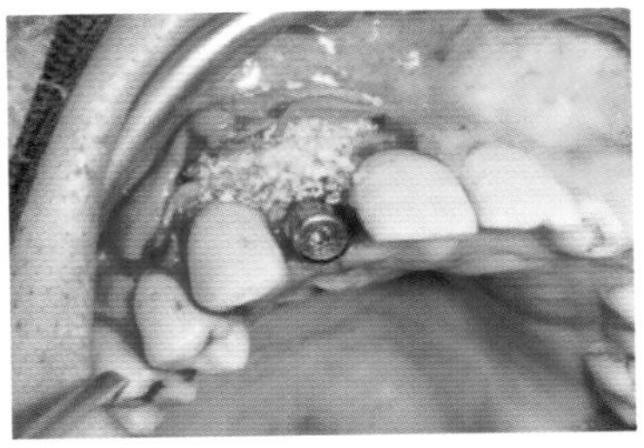
图8 植入骨粉

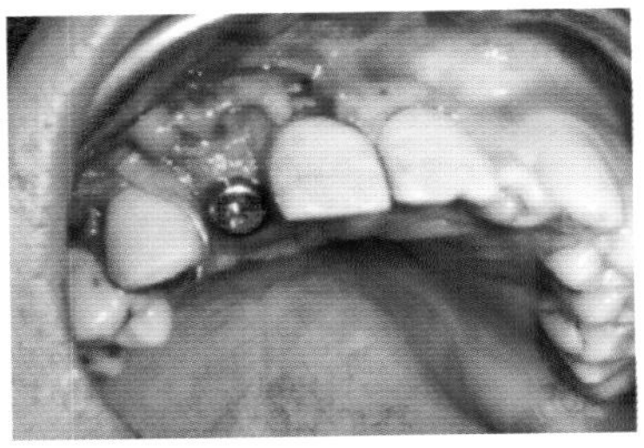
图9 外层覆盖可吸收胶原膜和PRF膜

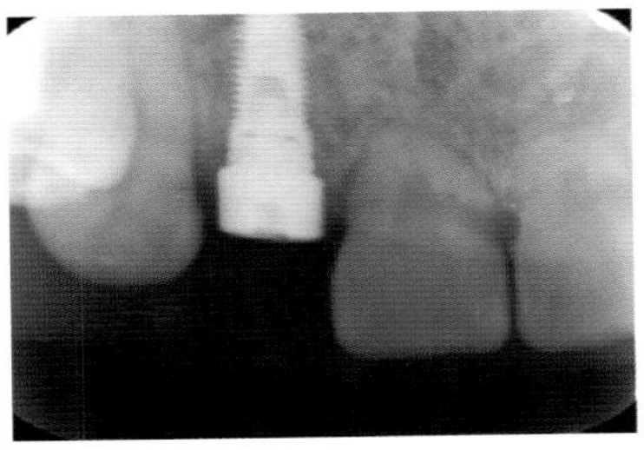
图10 术后X线片

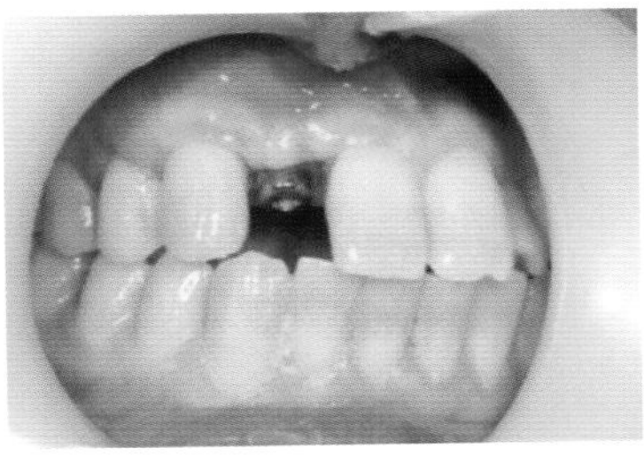
图11 术后45天口内正面像

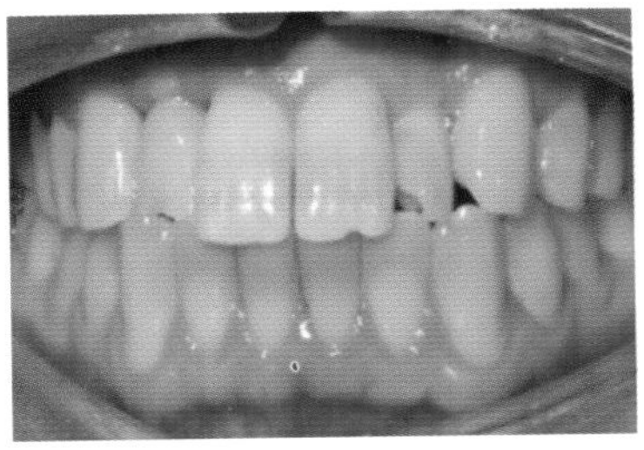
图12 术后2个月临时修复口内正面像

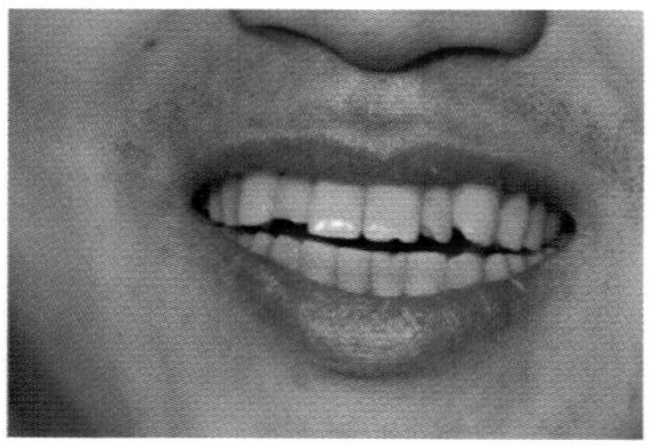
图13 术后2个月临时修复口外像

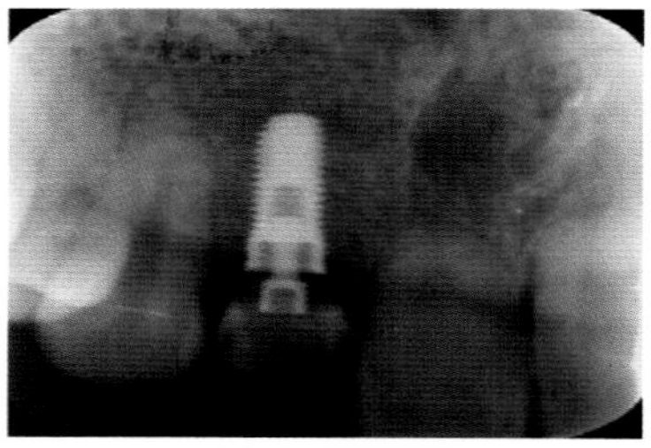
图14 术后2个月临时修复X线片

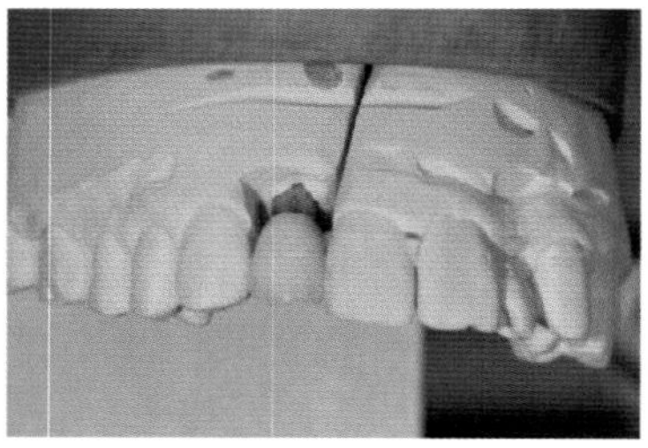
图15 永久修复体口外像

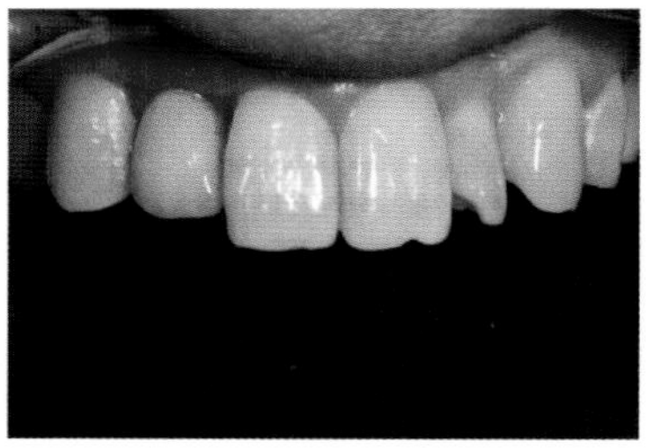
图16 永久修复体戴入后口内正面像

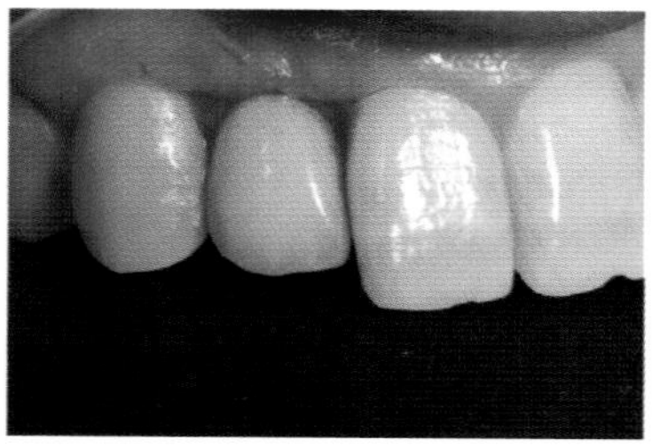
图17 永久修复体戴入后口内侧面像

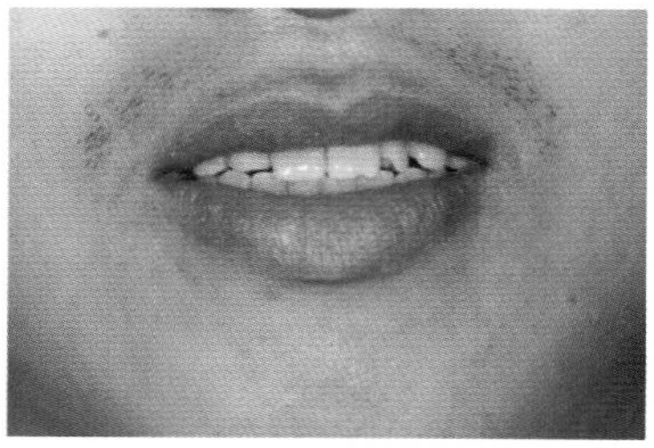
图18 永久修复体戴入后口外正面像

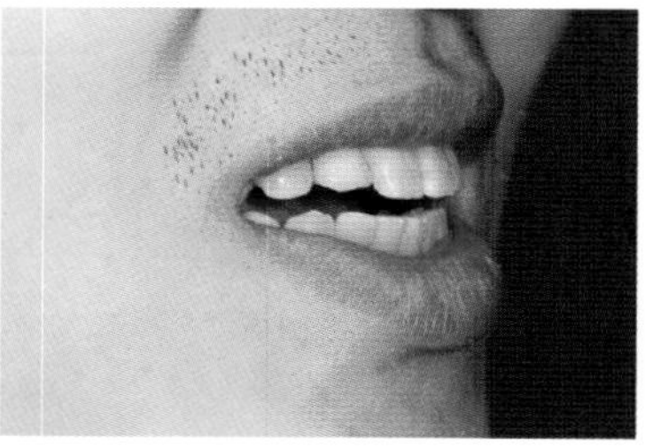
图19 永久修复体戴入后口外侧面像

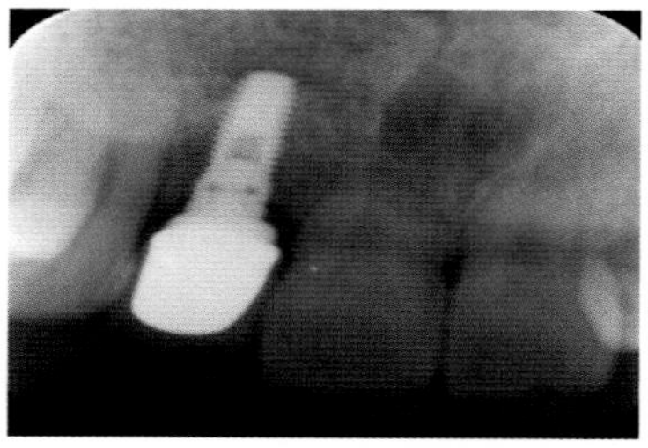
图20 永久修复体戴入后X线片

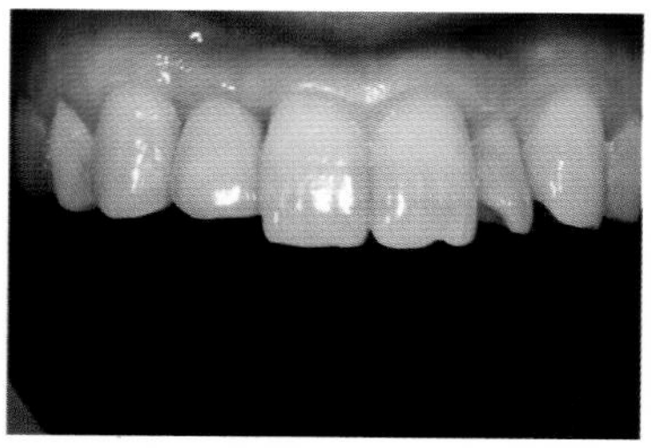
图21 修复后45天口内正面像

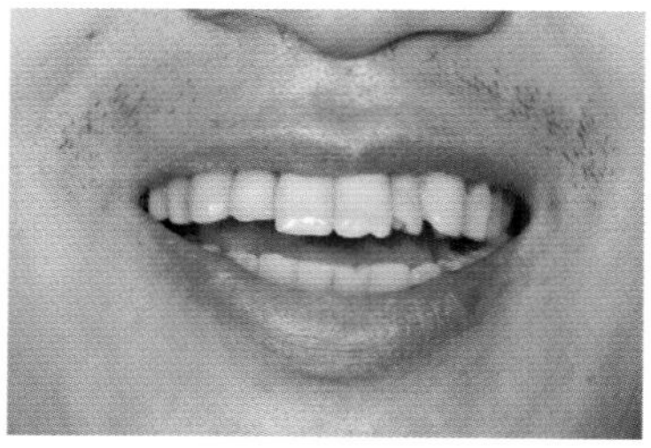
图22 修复后45天口外像

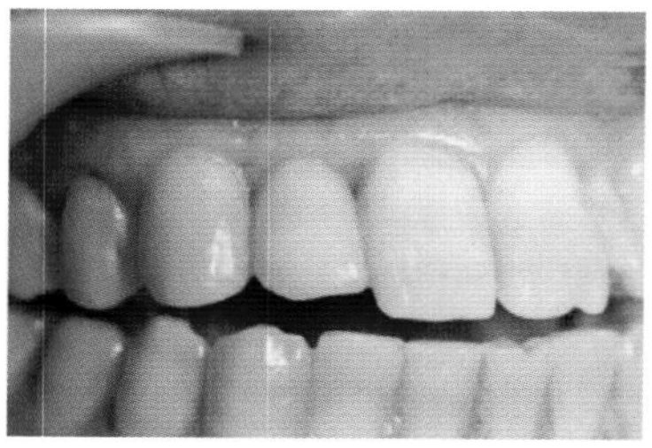
图23 修复后4个月口内侧面像

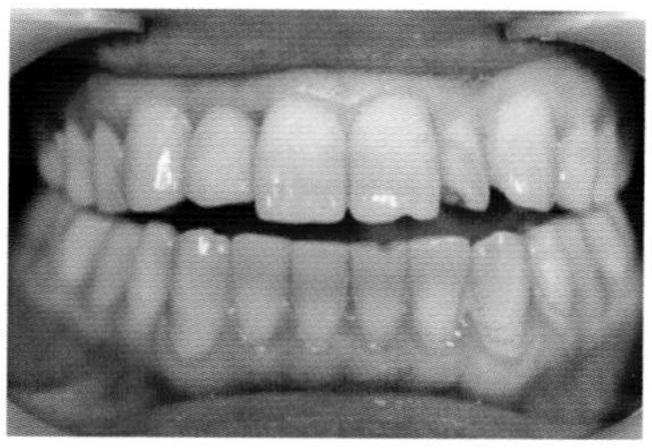
图24 修复后4个月口内正面像

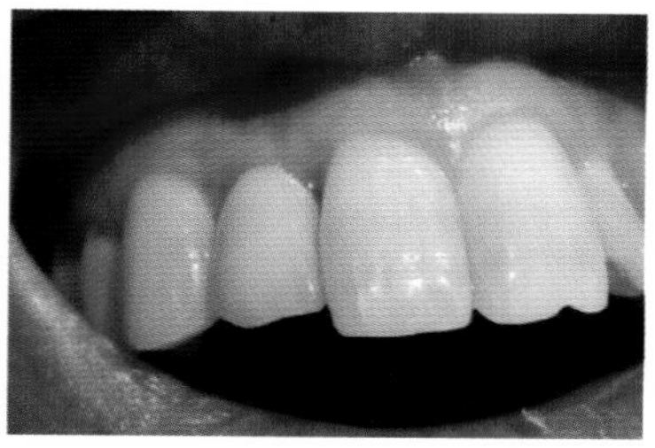
图25 修复后6个月口内像

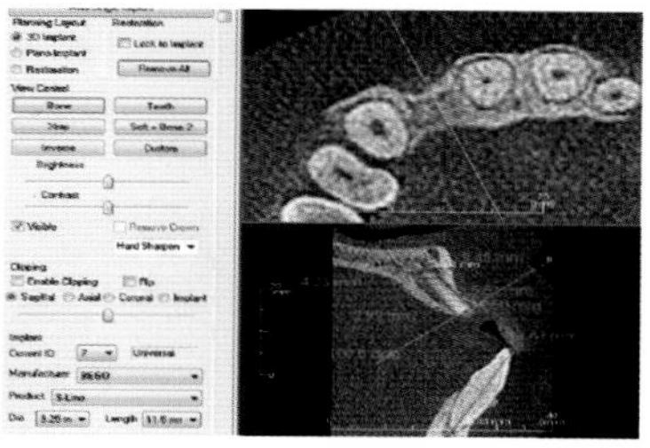
图26 修复后4个月CBCT 1

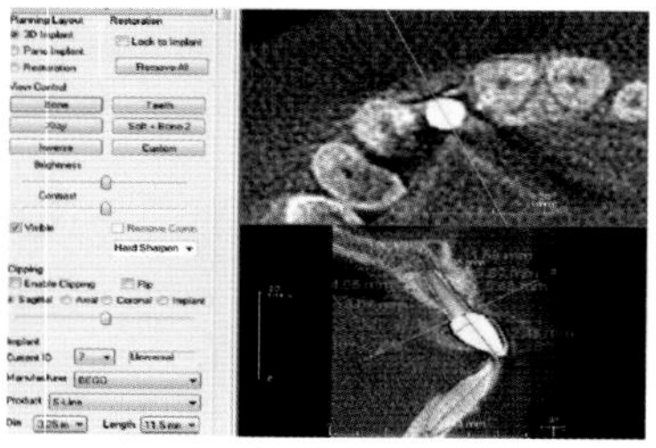
图27 修复后4个月CBCT 2

参考文献

[1] Fürhauser R, Florescu D, Benesch T, et al.Evaluation of soft tissue around single–tooth implant crowns: the pink esthetic score[J].Clin Oral Implants Res, 2005 Dec,16(6):639–644.

[2] Meijer HJ, Stellingsma K, Meijndert L, et al.A new index for rating aesthetics of implant–supported single crowns and adjacent soft tissues–the Implant Crown Aesthetic Index[J]. Clin Oral Implants Res, 2005 Dec,16(6):645–649.

[3] Belser UC, Gr ü tter L, Vailati F, et al, Buser D.Outcome evaluation of early placed maxillary anterior single–tooth implants using objective esthetic criteria: a cross–sectional, retrospective study in 45 patients with a 2– to 4–year follow–up using pink and white esthetic scores[J]. J Periodontol, 2009 Jan,80(1):140–151.

[4] Wang H L, Boyapati L. “PASS” principles for predictable bone regeneration.[J]. Implant Dentistry, 2006, 15(1):8.

[5] Garaicoa C, Suarez F, Fu JH,et al.Using Cone Beam Computed Tomography Angle for Predicting the Outcome of Horizontal Bone Augmentation[J]. Clin Implant Dent Relat Res,2015,17(4):717–723.

[6] Wittneben JG, Buser D, Belser UC, et al.Peri–implant soft tissue conditioning with provisional restorations in the esthetic zone: the dynamic compression technique[J]. Int J Periodontics Restorative Dent, 2013,33(4):447–55.

[7] ParpaiolaA,SbricoliL,GuazzoR,et al.Managing the peri–implant mucosa:a clinically reliable method for optimizing soft tissuecontours and emergence profile[J].J Esthet Restor Dent, 2013,25(5):317–323.

[8] Tarnow DP, Cho SC, Wallace SS.The effect of inter–implant distance on the height of inter–implant bone crest[J]. J Periodontol, 2000,71(4):546–549.

[9] Lee KH, Kim BO, Jang HS.Clinical evaluation of a collagen matrix to enhance the width of keratinized gingiva around dental implants[J].J Periodontal Implant Sci, 2010,40(2):96–101.

[10] Bouri A, Jr., Bissada N, Al–Zahrani MS, et al. Width of keratinized gingiva and the health status of the supporting tissues around dental implants[J]. Int J Oral Maxillofac Implants, 2008,23:323–326.

[11] Gobbato L, Avila–Ortiz G, Sohrabi K, et al. The effect of keratinized mucosa width on peri–implant health: a systematic review[J]. Int J Oral Maxillofac Implants, 2013,28:1536–1545.

[12] Puisys A, Linkevicius T. The influence of mucosal tissue thickening on crestal bone stability around bone–level implants. A prospective controlled clinical trial[J]. Clin Oral Implants Res, 2015,26:123–129.

下前牙区即刻种植同期GBR结合帐篷式植骨术种植修复1例

危伊萍　甄敏　胡文杰　刘云松

摘要

种植治疗因其舒适度高、不损伤邻牙等优势，已经成为缺失牙修复首要考虑的方案，良好的牙槽嵴和牙龈解剖形态的保存或重建是修复体获得满意美学效果和长期稳定性的先决条件。下前牙是牙周炎的好发牙位，下前牙松动脱落伴随下颌骨的吸收势必会造成软硬组织缺陷。本病例完整展示了1例罹患重度牙周病变下前牙即刻种植、同期GBR结合帐篷式植骨术创造良好软硬组织条件，获得最终较好种植修复效果的具体实施步骤，积累了针对此类问题的临床经验。

关键词：即刻种植；引导骨再生；帐篷式植骨

一、材料与方法

1. 病例简介　52岁男性患者，2014年9月以主诉“下前牙自动脱落2个月”就诊于北京口腔医院牙周科。患者以往未行牙周治疗。高血压病史3年，每日服“倍他洛克、施慧达”控制良好。吸烟20余年，平均20支/天。口腔检查：31缺失，舌侧近根尖处有一瘘管口，挤压有脓液。41、32牙龈退缩3mm，PD 7~8mm，松动Ⅲ度。42牙龈退缩2mm，PD 4~5mm，松动I度。X线片示41牙槽骨吸收至根尖，32牙槽骨吸收至根尖1/3区，牙周膜增宽。42牙槽骨吸收至根中1/3区。口腔卫生状况差，菌斑大量，牙石（+++），色素沉着。牙龈红肿肥大，BI 3~4。余牙PD 5~7mm，X线片示牙槽骨吸收至根上至根中1/3区。

2. 诊断　慢性牙周炎；药物性龈肥大；下颌牙列缺损。

3. 治疗计划

（1）控制炎症：针对口腔卫生状况差，去除病因，劝戒烟，关注患者全身状态，恢复全牙列牙周健康。

（2）功能重建：41、32建议拔除。方案一：41微创拔除后择期种植，32即刻种植，行种植体支持式冠桥修复。方案二：行活动义齿修复。方案三：行固定桥修复。患者选择方案一。

（3）美观体现：下前牙区种植修复后应达到牙槽嵴轮廓丰满、协调，易于自洁。

4. 治疗过程（图1~图36）

（1）41微创拔除：全口牙周基础治疗恢复牙周健康，创造手术条件。CBCT示41缺牙区牙槽骨宽度为3.26mm，高度约为12.10mm。32牙槽骨宽度为4.71mm，高度约为14.65mm。

（2）功能重建：32即刻拔除，并与41同期种植，结合唇侧GBR+帐篷式垂直向骨增量，形成未来32、41种植体支持冠桥修复条件。①32即刻种植，41种植：种植术前根据研究模型和CBCT结果进行分析。由修复科医生制作手术导板，选择在32、41位点植入Straumann系统（Basel，瑞士）3.3mm×10.0mm BL种植体2颗。32分龈，钳拔。行嵴顶上水平切口，于42远中及33近中轴角处附加纵切口。翻开黏骨膜瓣，彻底清除肉芽组织，暴露新鲜骨面。31缺牙处与41、32缺牙处存在2mm高度落差凹陷。戴入术前制作好的导板。先锋钻序列备洞，并收集自体骨屑备用。植体植入后，置覆盖螺丝，41舌侧暴露0.5mm，余平齐骨嵴顶，颊侧骨板薄约0.5mm。32植体平齐骨嵴顶，与颊侧骨板间隙约2mm。41扭矩>35N·cm，32扭矩约15N·cm。②31帐篷式植骨与32、31、41唇侧GBR：在31缺牙处拧入1.5mm×5mm钛钉。唇侧骨板打孔增加血供，唇侧龈瓣骨膜松弛切口。将自体骨屑置于41舌侧植体暴露区及32颊侧间隙。颊侧及嵴顶植入大量Bio-Oss（Geistlich，Wolhusen，瑞士），表面盖Bio-Gide膜（Geistlich，Wolhusen，瑞士，25mm×25mm）。复位龈瓣后对位缝合。拍摄平行投照根尖片。

（3）口服药物：术后口服布洛芬缓释胶囊（0.3g）和阿莫西林胶囊（0.5g，7天），0.12%醋酸氯己定溶液含漱4周（每次1分钟，每天2次），术后2周拆线。术后2个月临时义齿修复。

（4）32、41二期手术：因患者于外地工作及时间原因，种植术后1年行二期手术，术前拍摄平行投照根尖片。行嵴顶上切口，显露种植体及钛钉，取出钛钉，换直径3.6mm，高度5mm愈合基台2颗。

（5）32、41种植体支持冠桥临时修复：二期后3个月种植体支持冠桥临时修复，采用聚合瓷临时冠塑形软组织形态。根据具体软硬组织形态制作最终修复体。

作者单位：北京大学口腔医院

通讯作者：胡文杰；Email: huwenjie@pkuss.bjmu.edu.cn

每隔1～2个月定期复查，记录临床指标，检查咬合状态，半年时拍摄CBCT及平行投照根尖片，并行定期全口牙周检查与牙周维护治疗（包括口腔卫生指导、全口洁治、PD≥4mm位点刮治等）。

（6）32、41种植支持冠桥永久修复：因患者于外地工作及时间原因，种植支持冠桥临时修复9个月后行永久修复，采用氧化锆基台，全瓷冠粘接就位。

二、结果

下前牙区即刻种植，同期唇侧GBR结合帐篷植骨术，恢复了牙槽骨外形和软组织形态，达到满意的修复效果。

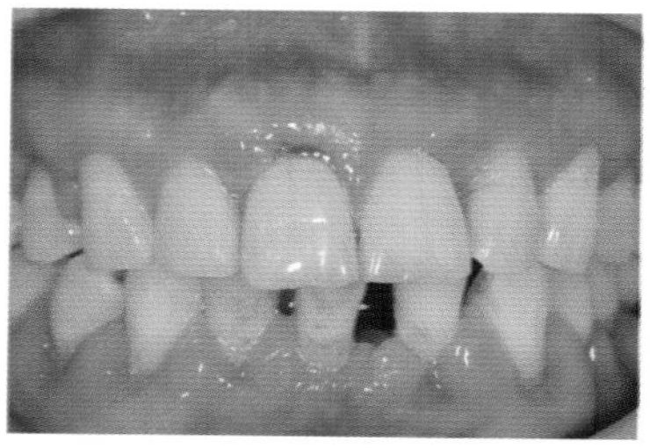
图1 正面咬合像

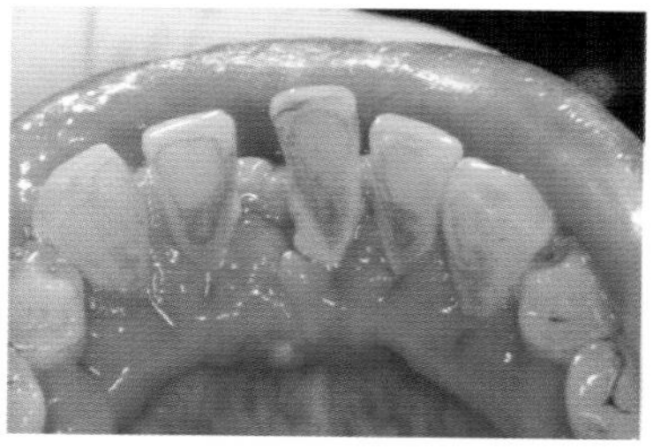
图2 腭侧像

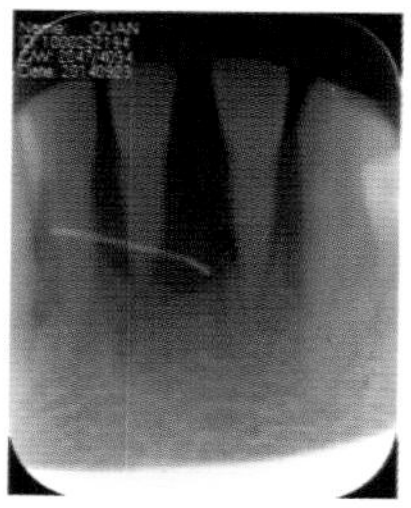
图3 根尖片

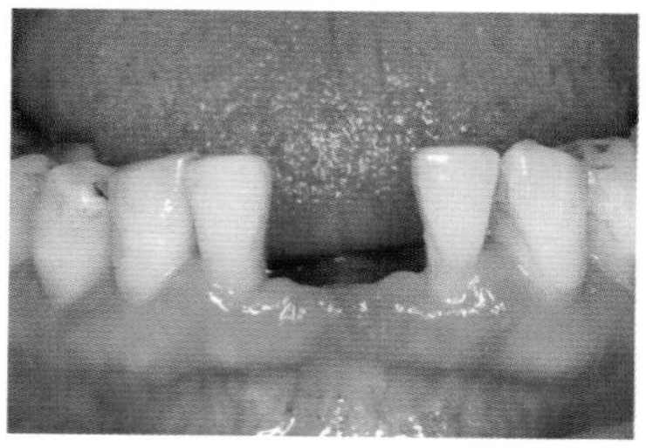
图4 术前下前牙唇侧像

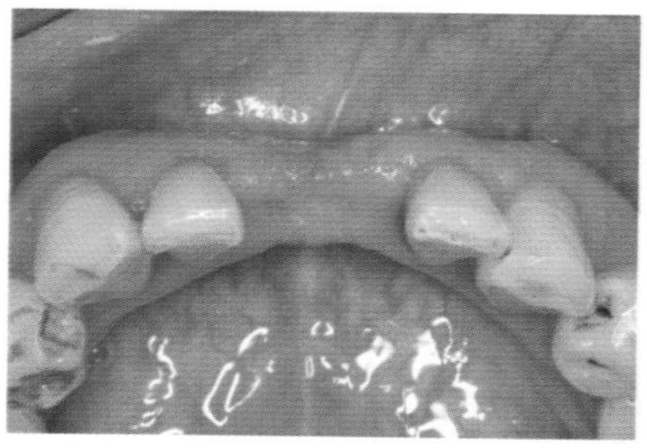
图5 种植术前下前牙殆面像

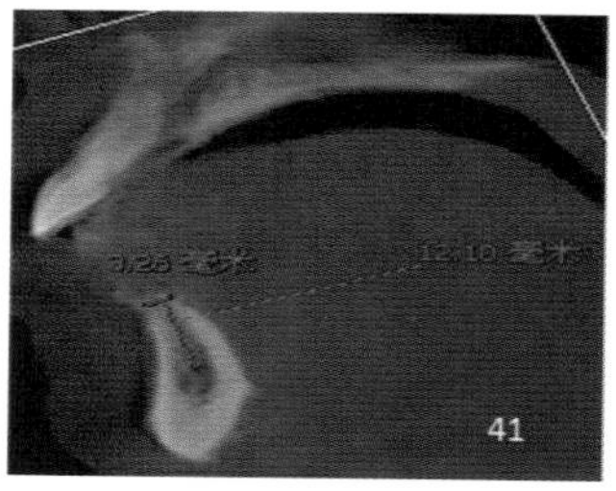

图6 41位点CBCT

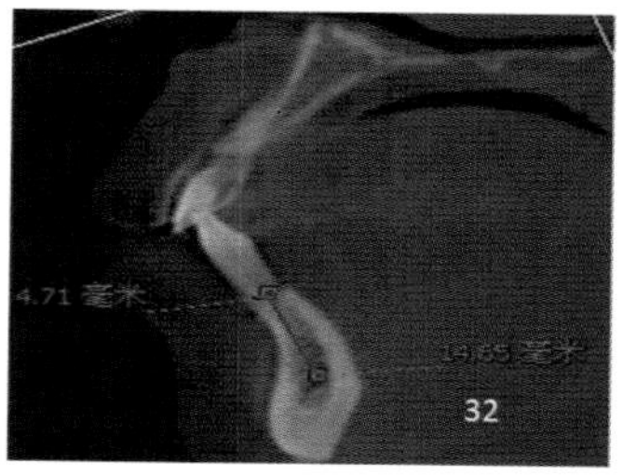

图7 32位点CBCT

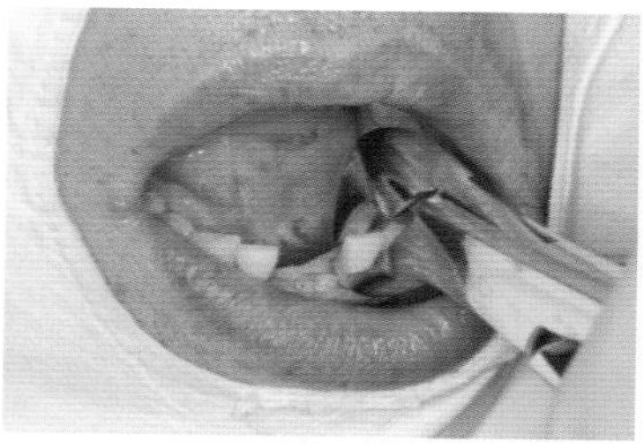
图8 拔除32

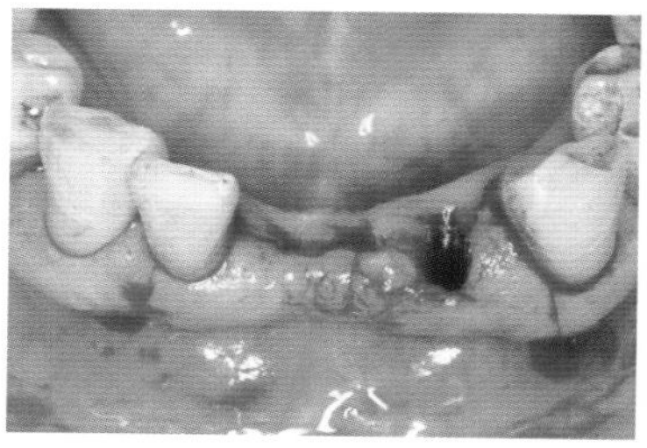
图9 手术切口

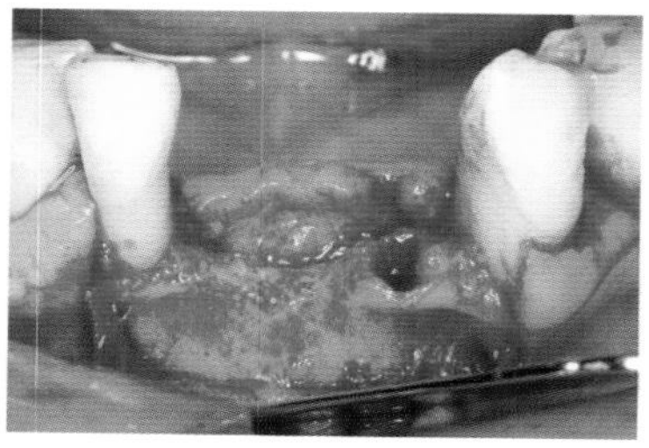
图10 翻瓣后骨情况

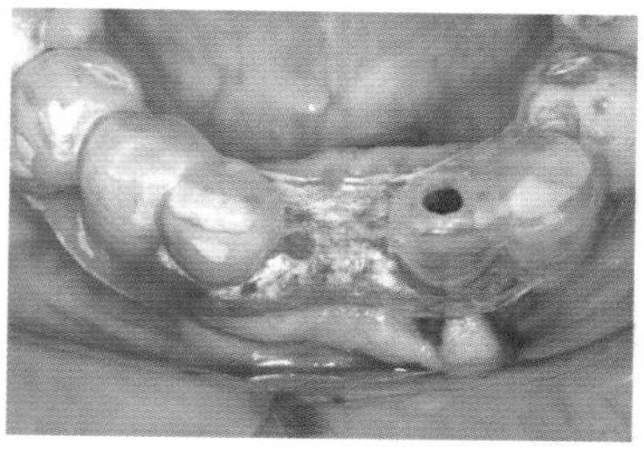
图11 种植手术导板

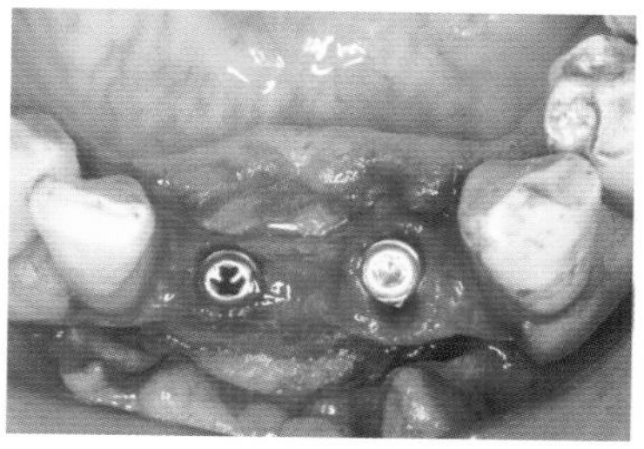
图12 种植体殆面像

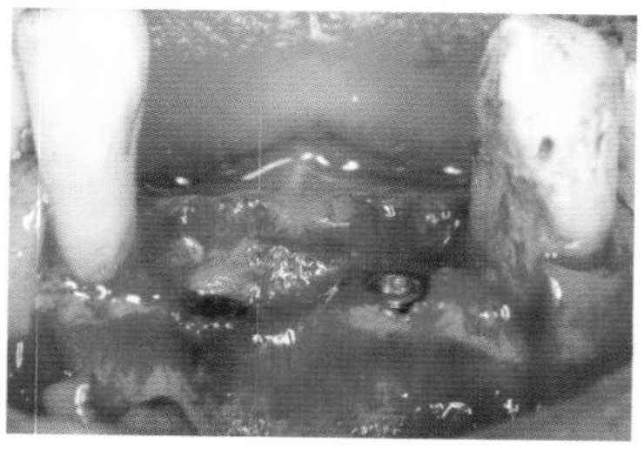
图13 种植体唇侧像

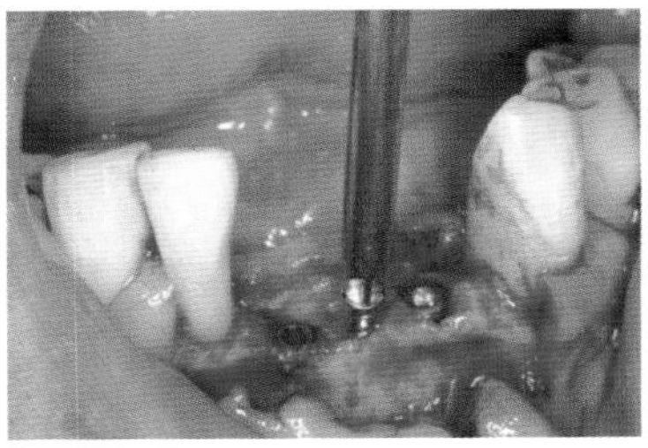
图14 钛钉植入

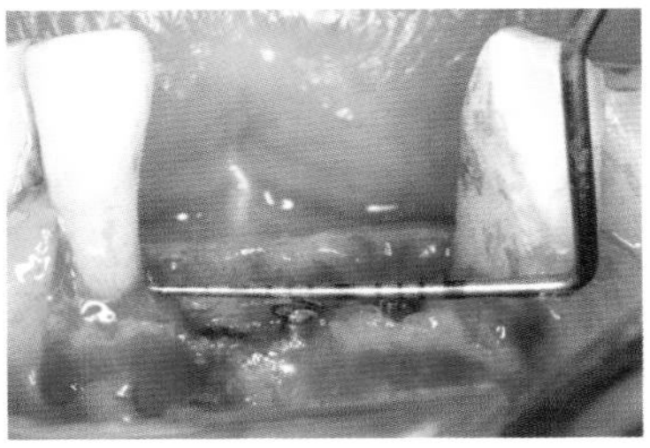
图15 钛钉的垂直向水平

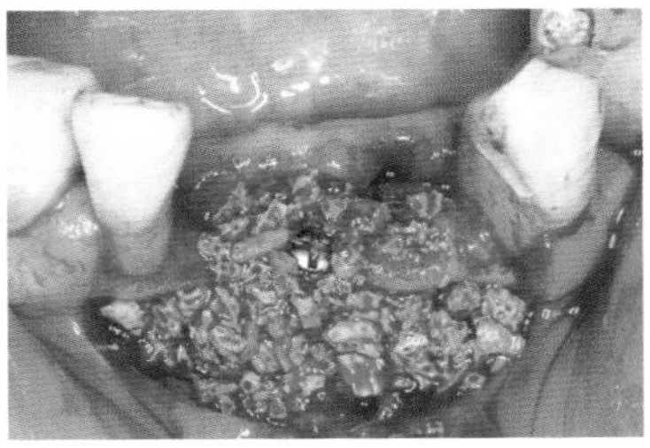
图16 植入Bio-Oss

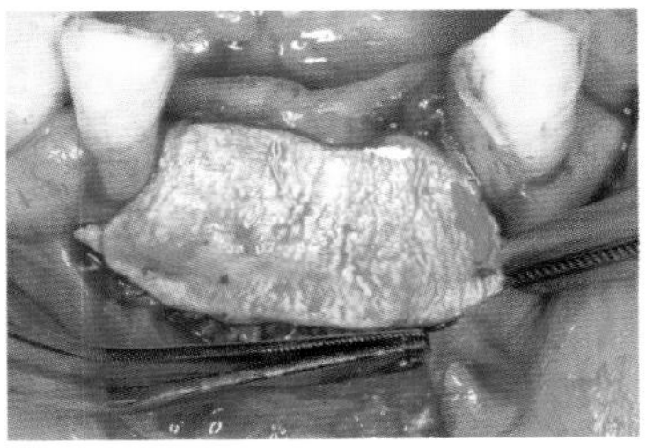
图17 覆盖Bio-Gide膜

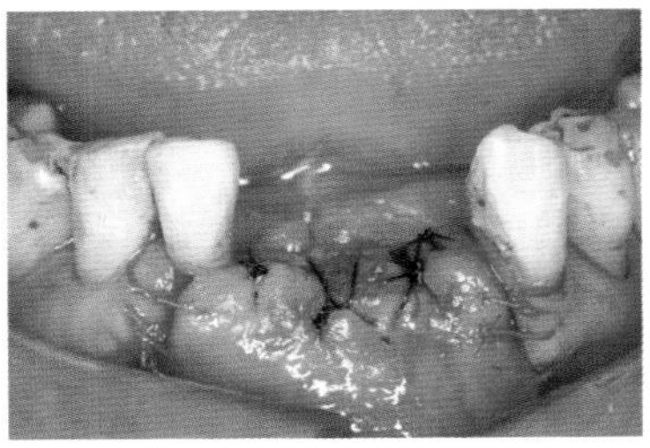
图18 缝合

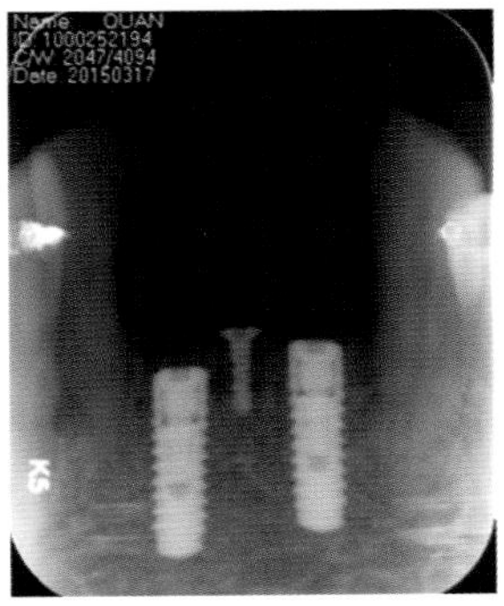

图19 32、41种植术后平行投照根尖片

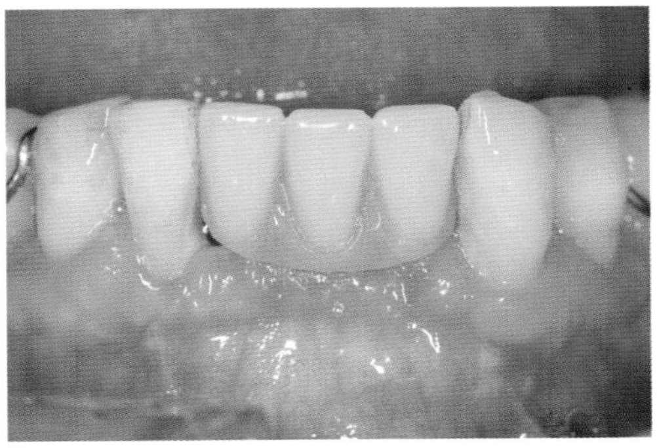
图20 下前牙区临时活动义齿唇侧像

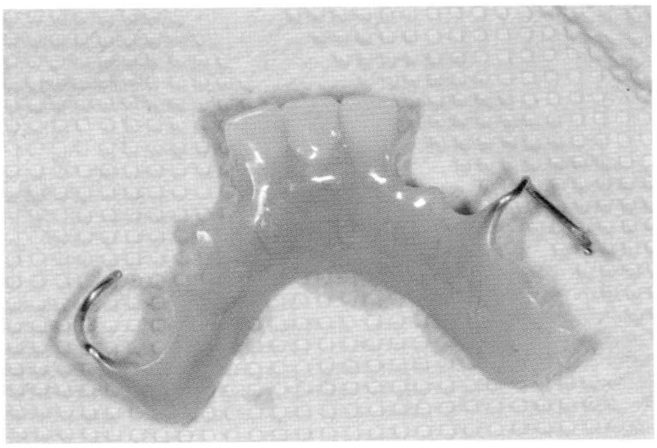
图21 临时活动义齿

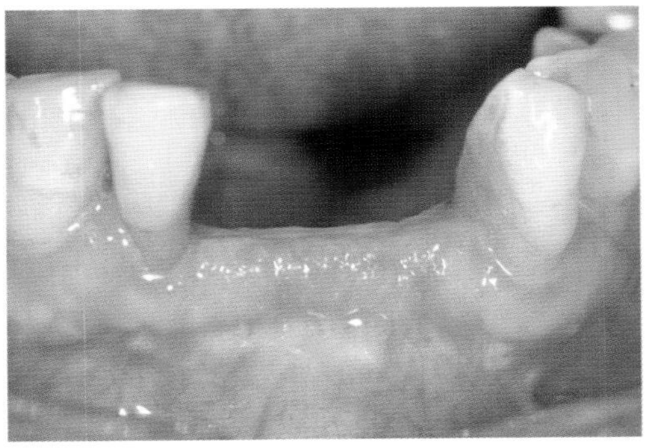
图22 二期术前下前牙唇侧像

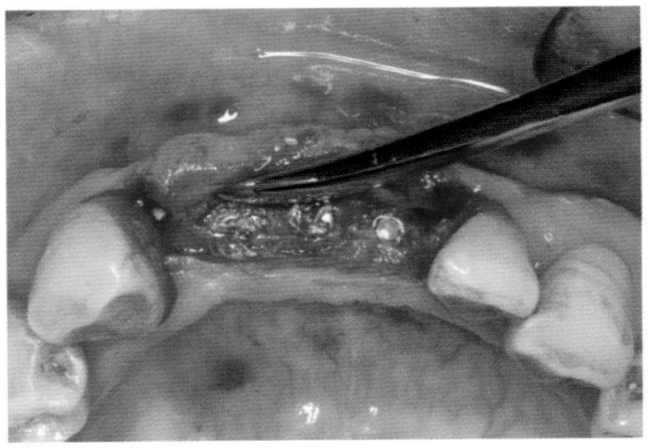
图23 翻瓣后

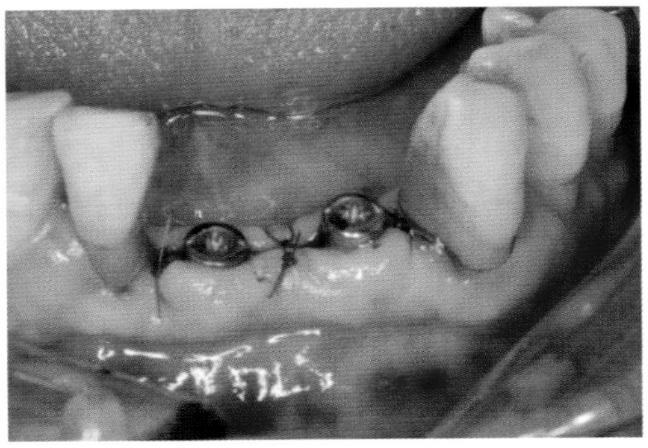
图24 缝合

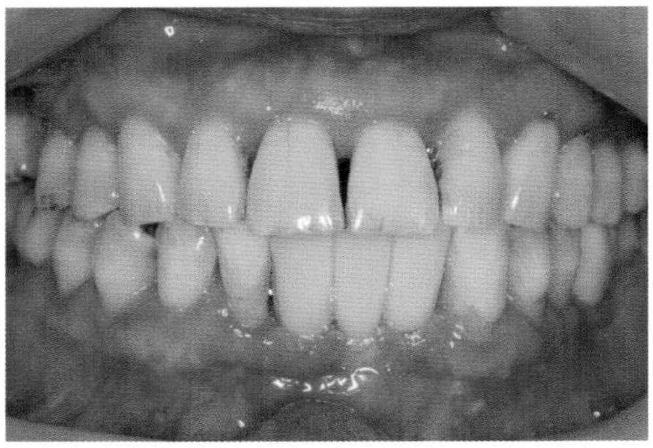

图25 临时冠桥修复正面咬合像

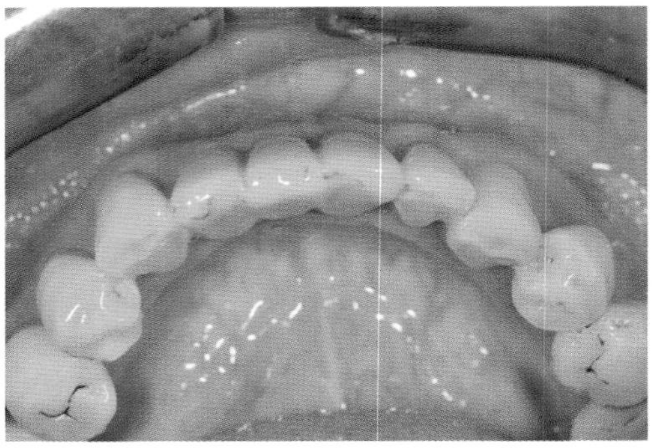

图26 临时冠桥殆面像

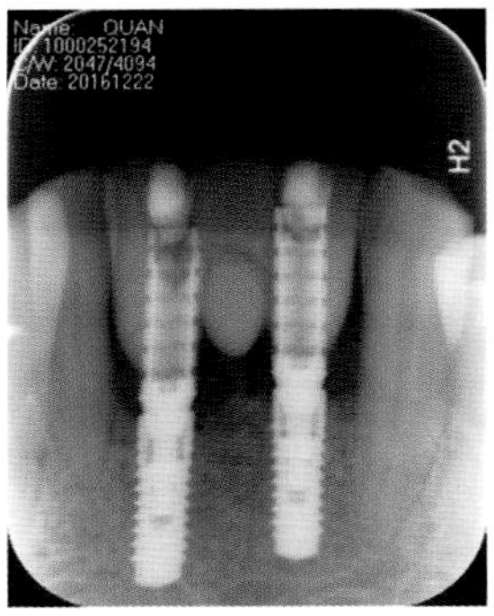

图27 即刻平行投照根尖片

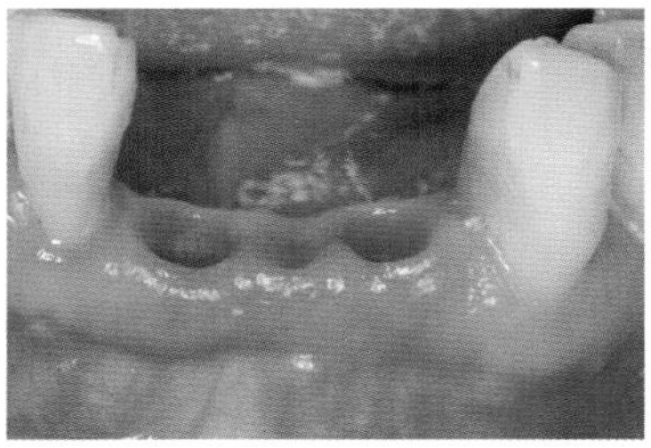

图28 种植体袖口唇面像

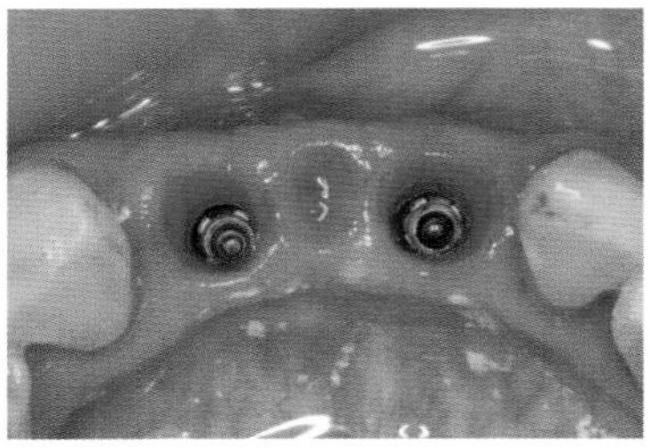

图29 种植体袖口殆面像

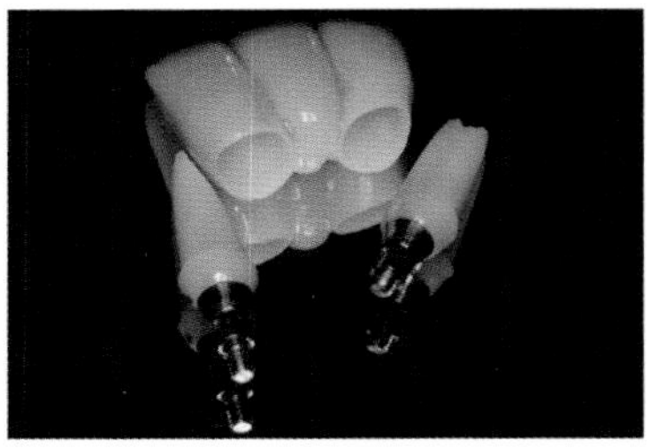

图30 氧化锆基台与全瓷冠

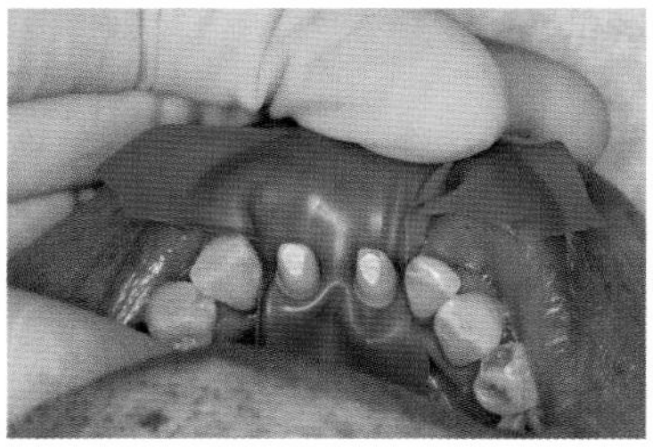

图31 橡皮障封闭下置氧化锆基台

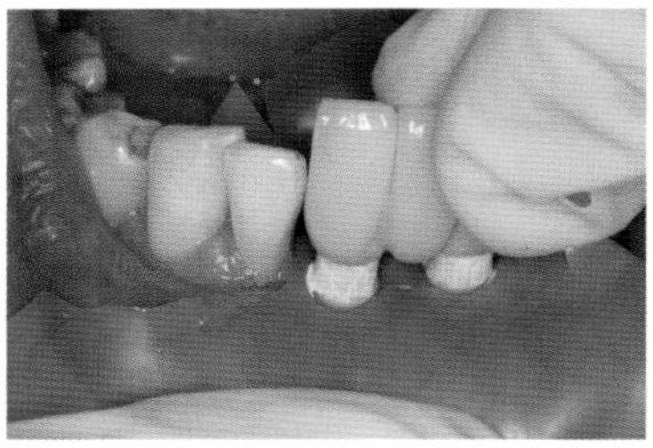

图32 全瓷冠粘接固位

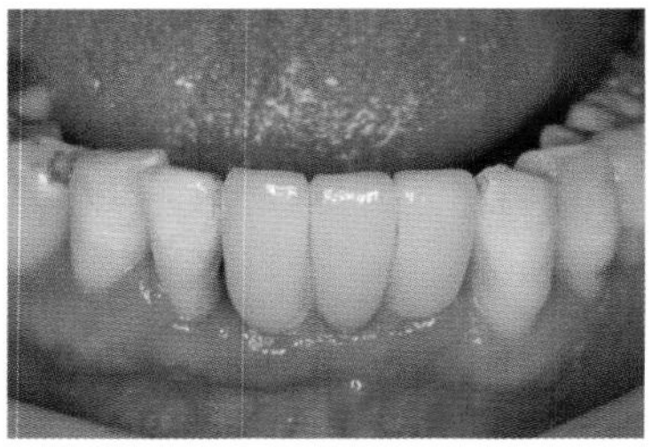

图33 戴冠后唇侧像

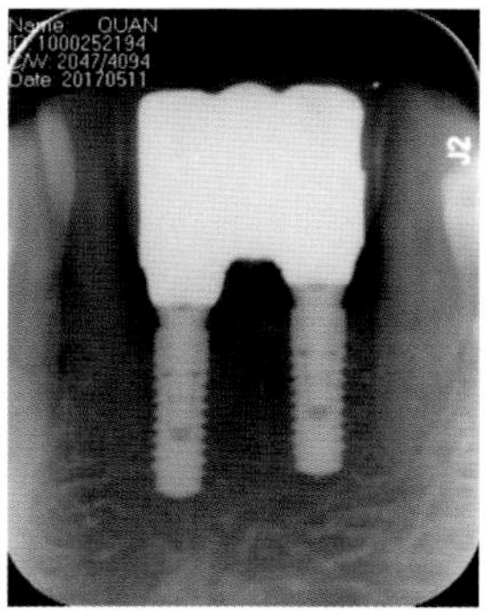

图34 修复后即刻平行投照根尖片

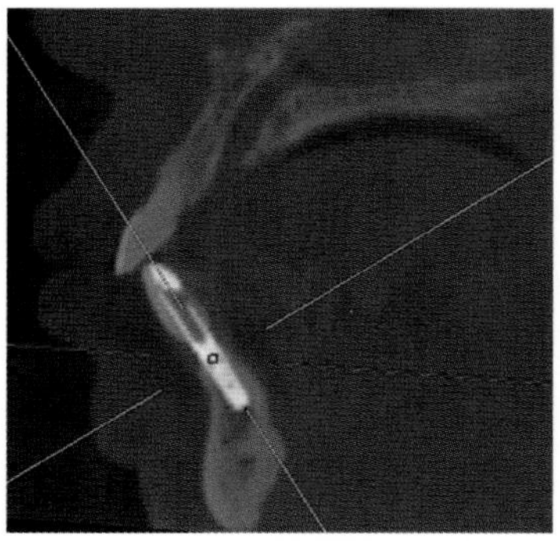

图35 种植术后1.5年，临时冠修复半年CBCT（41位点）

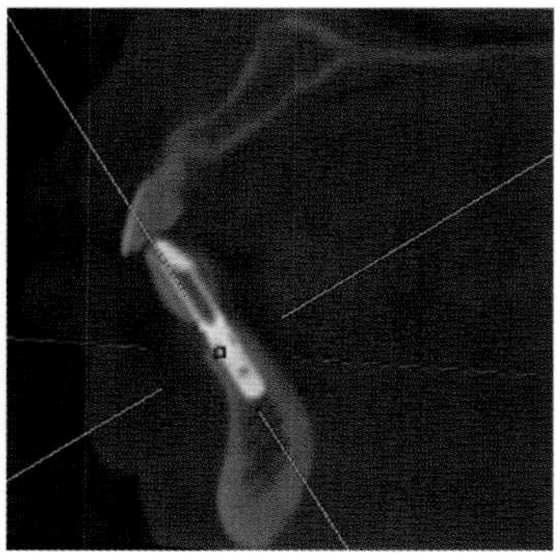

图36 种植术后1.5年，临时冠修复半年CBCT（32位点）

三、讨论

1. 下前牙即刻种植可能性 对于即刻种植而言，种植区域应满足以下条件：不应有急性炎症；完整的唇侧骨板且厚度>1mm；厚龈生物型。本病例32位点符合条件。下前牙Ⅲ度松动患者即刻拔出后牙槽窝较浅，种植体的植入点与植入方向至关重要。本病例采用修复为导向的手术导板，且植入点以拔牙窝为参照，大部分沿牙槽窝舌侧壁植入。

2. 下前牙区种植修复同期GBR的必要性 下前牙区牙槽突唇侧倒凹大，常造成种植手术唇侧骨壁穿孔的风险。引导骨再生技术（GBR）可以获得充足的垂直向与水平向骨增量，达到牙槽嵴轮廓丰满、协调。

3. 帐篷式植骨 本病例31位点缺失后，垂直向高度与41、32相比有2mm落差，故在该位点植入1颗钛钉，在Bio-Gide膜下行支撑作用引导骨再生，即帐篷式植骨。本病例种植即刻（植骨材料分界清晰）与种植体临时修复即刻平行投照根尖片牙槽嵴顶水平相比较，在31位点约有2mm垂直向骨增量。

帐篷技术引导骨再生有以下优点：①利于种植修复时牙槽嵴轮廓丰满、协调，易于自洁。②临床简单化操作即可达到垂直向骨增量。③引导骨再生成功的重要四因素（PASS原则）之一即为空间维持，帐篷式植骨即通过钛钉在生物膜下方进行支持。④本病例帐篷式植骨位点为31，即冠桥修复桥体区域。通过垂直向骨增量，能与32、41种植修复体协调情况下桥体与下方软组织接触，进行一定压力下的刺激，减少该位点骨组织的吸收。⑤利于桥体与种植修复体临床外形协调、美观。

综上所述，本病例为下前牙区即刻种植，同期唇侧GBR结合帐篷植骨术，恢复了牙槽骨外形和软组织形态，达到满意的修复效果。本病例对于此类型临床问题进行了探索，积累了针对下前牙种植修复的临床经验。

参考文献

[1] Hom-Lay Wang, Boyapati L. "PASS" Principles for Predictable Bone Regeneration[J]. Implant Dent, 2006, 15:8-17.

[2] Morton D, Chen ST, Martin WC, et al. Consensus statements and recommended clinical procedures regarding optimizing esthetic outcomes in implant dentistry[J]. Int J Oral Maxillofac Implants, 2014: 29 (Suppl): 216-220.

[3] Simon BI, Chiang TF, Drew HJ. Alternative to the gold standard for alveolar ridge augmentation: tenting screw technology[J]. Quintessence Int, 2010, 41:379-386.

[4] Chasioti E, Chiang TF, Drew HJ. Maintaining space in localized ridge augmentation using guided bone regeneration with tenting screw technology[J]. Quintessence Int, 2013, 44:763-771.

改良骨劈开联合上颌窦提升应用于乳牙滞留1例

何佳容　满毅

摘 要

目的：介绍改良骨劈开技术在牙槽骨根方骨量不足情况下的应用，以及即拔即种即刻经牙槽嵴顶上颌窦提升在窦嵴距不足情况下的应用。**材料与方法：**患者女性，19岁，53、63、64、65乳牙滞留，54牙位缺失，CBCT显示缺牙区及乳牙滞留区牙槽嵴顶骨量尚可，根方骨量不足，65牙位窦嵴距不足。术中拔除滞留乳牙，于53、54牙位行斜行骨劈开并植入2颗种植体，于63牙位行单个牙位的根方骨劈开，65牙位行经牙槽嵴顶上颌窦提升，分别植入2颗种植体，颊侧充填骨粉盖上骨膜。4个月后进行腭侧半厚瓣唇侧插入技术的软组织成形术，9个月后完成最终修复，修复后定期复查。**结果：**在种植术中，骨量不足区骨量恢复良好，种植体植入角度理想，通过CBCT测量发现骨量维持良好，美学效果稳定。**讨论：**对于牙槽嵴顶骨量尚可，根方骨量不足的病例，改良骨劈开可以恢复理想的骨量，降低游离骨折风险，在能保证种植体初期稳定性条件下，窦嵴距较小的病例也可以行即拔即种即刻经牙槽嵴顶的上颌窦提升。

关键词：改良骨劈开；水平骨增量；即刻种植；腭侧半厚瓣唇侧插入技术

一、材料与方法

1. **病例简介**　19岁女性患者，口内检查54牙位缺失，53、63、64、65乳牙滞留，滞留乳牙先天缺失恒牙胚，牙周状况不佳，松动度I度，无全身及局部禁忌证。CBCT显示缺牙区及乳牙滞留区牙槽嵴顶骨量尚可，根方骨量不足，65牙位窦嵴距不足。

2. **诊断**　牙列缺失；乳牙滞留，恒牙胚先天缺失。

3. **治疗计划**

（1）一期手术即拔即种，53、54、63牙位行改良骨劈开联合GBR技术，65牙位行经牙槽嵴顶上颌窦提升。

（2）二期手术腭侧半厚瓣唇侧插入技术软组织成形术。

（3）修复。

4. **治疗过程（图1～图25）**

（1）一期手术：2015年4月，常规术前准备，必兰于53、54牙位浸润麻醉后清洁术区邻牙牙周，微创分根患牙，根尖搔刮，拔除患牙，与牙槽嵴顶做横行切口，剥离术区黏骨膜，去除炎性软组织，暴露术野，行根方斜行骨劈开。生理盐水冲洗冷却下，先锋钻定位，扩孔钻逐级预备种植窝，骨挤压，导向杆反复查探种植体植入方向，最终于13、14牙位分别植入ITI 3.3mm×10mm骨水平植体2颗。查种植体方向和间隙良好，初期稳定性良好，旋入覆盖螺丝，回填自体骨屑、骨粉（骨诱导磷酸钙生物陶瓷），Bio-Gide 25mm×25mm生物膜覆盖，严密缝合组织瓣关闭创口。常规种植术后医嘱，预约复诊。

2015年5月，常规术前准备，必兰于63～65牙位浸润麻醉后清洁术区邻牙牙周，微创分根患牙，根尖搔刮，拔除患牙，与牙槽嵴顶做横行切口，附加颊侧垂直切口，剥离术区黏骨膜，去除炎性软组织，暴露视野，于63牙根方行U形切口劈开牙槽骨，65牙行经牙槽嵴顶上颌窦提升，随后扩孔钻逐级预备种植窝，导向杆反复查探种植体植入方向，最终于63、65牙位分别植入ITI 4.1mm×10mm和4.8mm×10mm种植体2颗。查种植体方向和间隙良好，初期稳定性良好，旋入愈合帽，回填移植自体骨屑以及RTR骨粉、Osteon骨粉、明胶海绵以重建牙槽骨外形，盖海奥膜引导骨再生，严密缝合组织瓣关闭窗口。常规种植术后医嘱，预约复诊。

（2）二期手术：2015年9月行二期手术。口内检查见13、14牙位唇侧丰满度欠佳，浸润麻醉下行腭侧半厚瓣唇侧插入技术软组织成形术：牙槽嵴顶腭侧1~2mm的横向半厚切口，两端距邻牙1～2mm，垂直向腭侧延伸5~10mm，翻起倒U形的半厚瓣，将下方的结缔组织瓣向唇侧卷入，拉拢缝合，恢复唇侧丰满度。同期取模、比色，患者选择全瓷冠修复。

（3）戴冠：2015年12月戴入最终修复体，患者表示满意。

（4）复诊：2016年3月及2017年12月分别进行复诊，骨量维持理想，唇侧丰满度良好。

二、结果

本例患者于牙槽骨根方骨量不足区行改良骨劈开进行骨增量，窦嵴距不足区行即拔即种即刻上颌窦提升，得到了满意的骨增量，且复诊骨量维持情况良好。

作者单位：四川大学华西口腔医院

通讯作者：满毅；Email: manyi780203@126.com

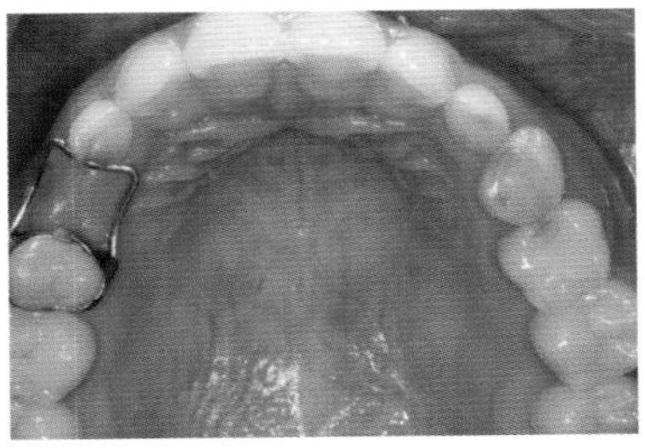
图1　上颌牙𬌗面像

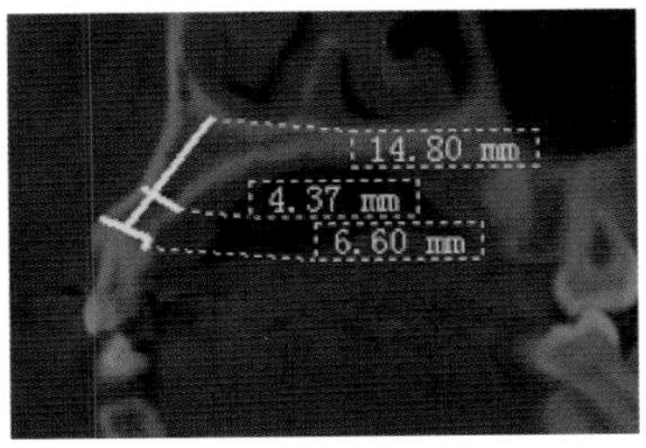

图2　种植术前53 CBCT

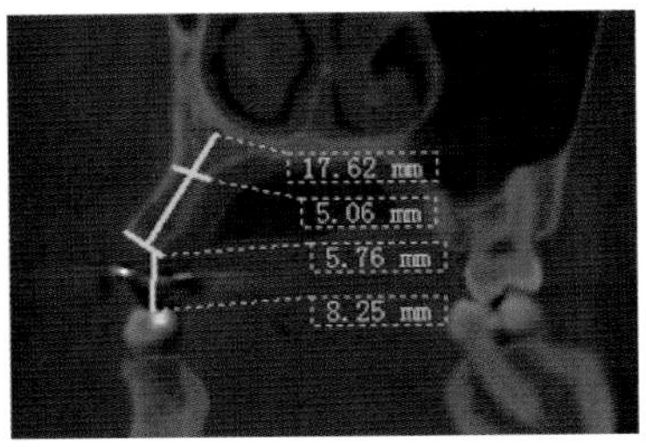

图3　种植术前54 CBCT

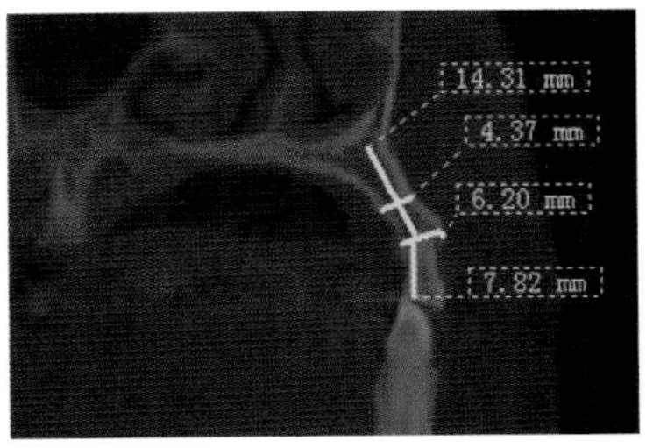

图4　种植术前63 CBCT

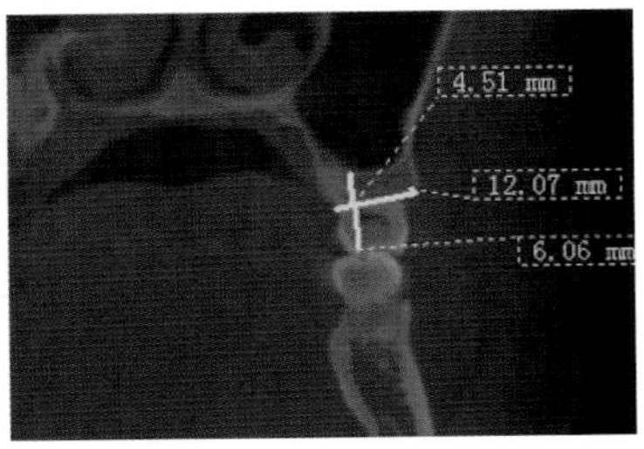

图5　种植术前65 CBCT

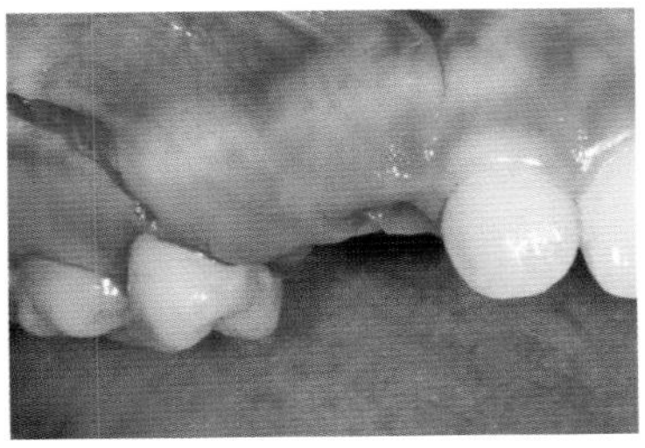
图6　13、14牙位切口

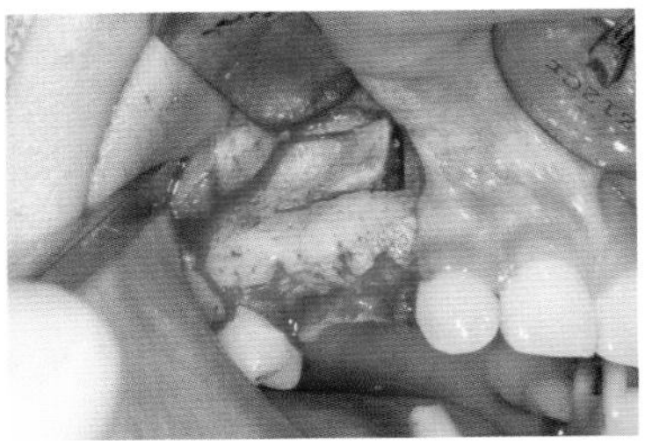
图7　14根方带蒂的斜行骨劈开

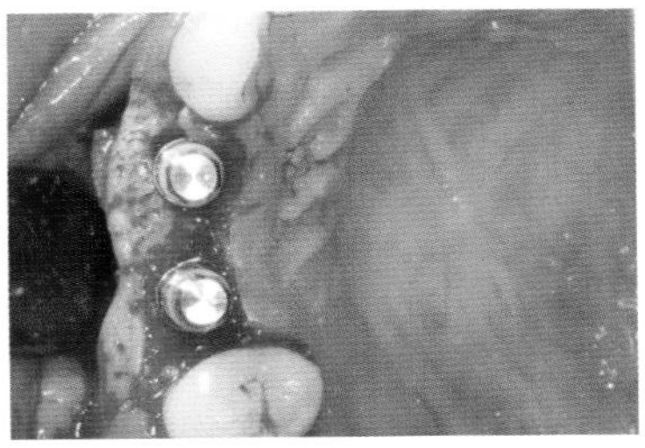
图8　植入种植体

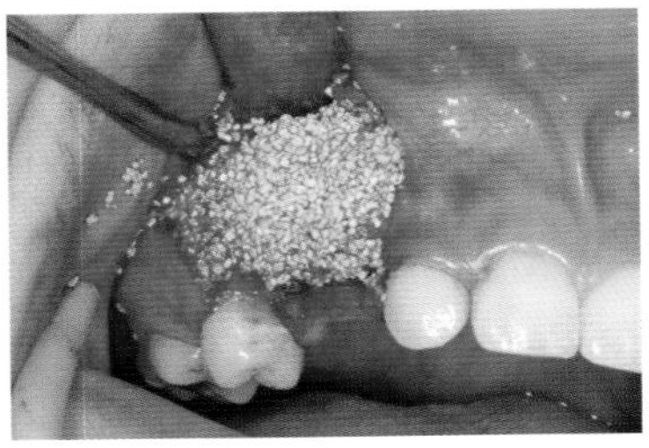
图9　颊侧盖以骨粉、骨膜

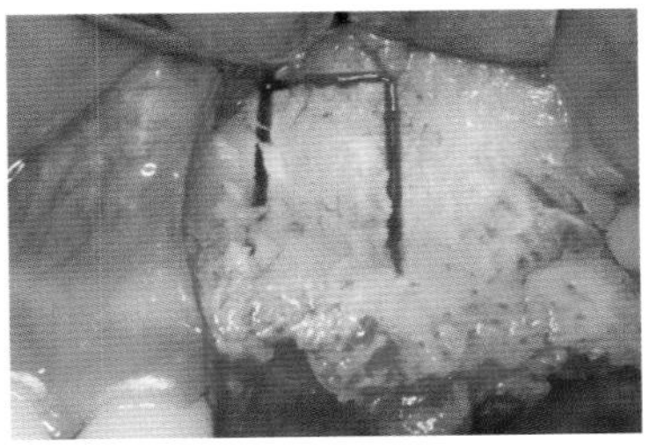
图10　23牙位行根方骨劈开

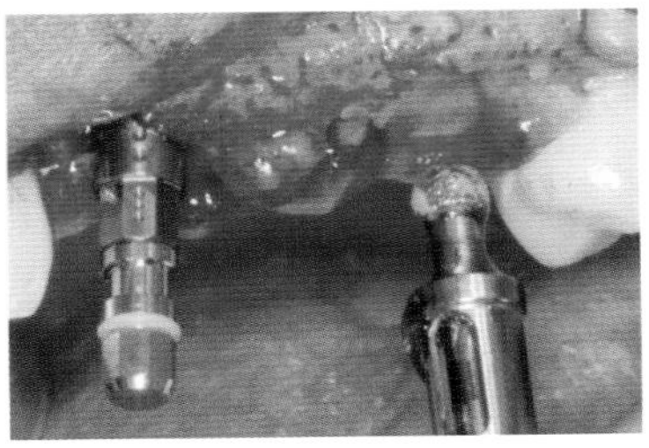
图11　25牙位行经牙槽嵴顶上颌窦提升

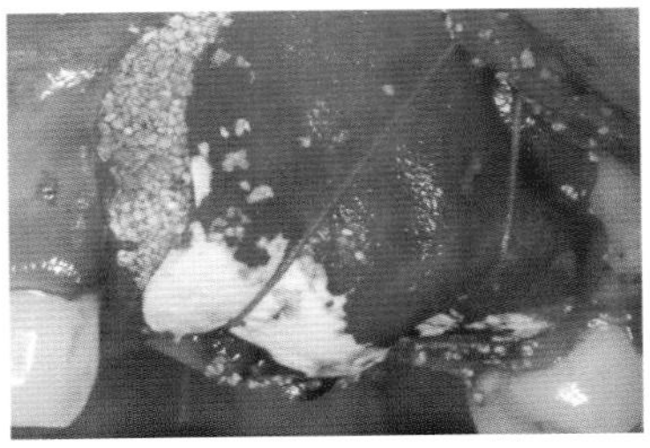
图12　颊侧盖以骨粉、骨膜

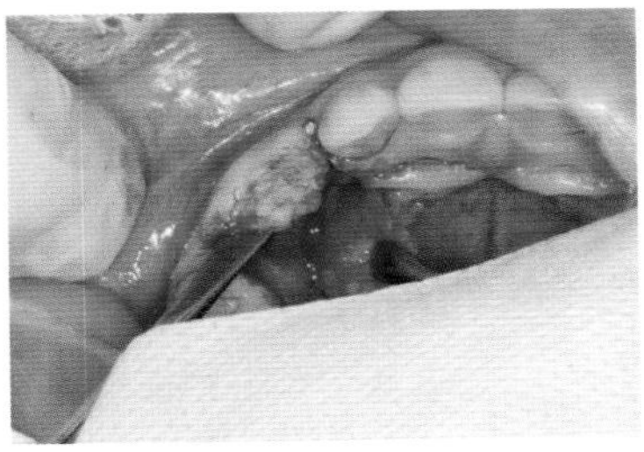
图13　掀起腭侧半厚瓣

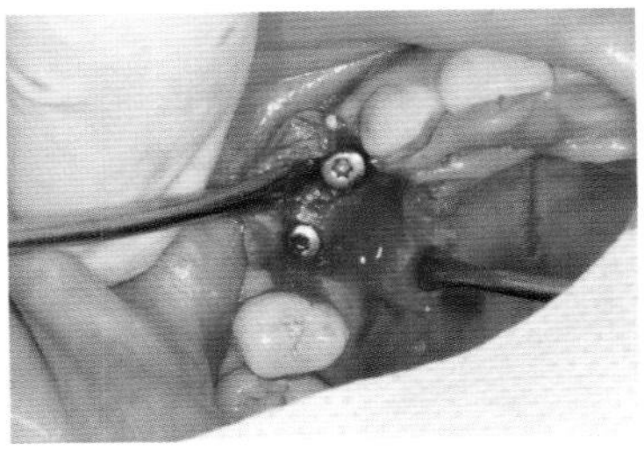
图14　插入唇侧

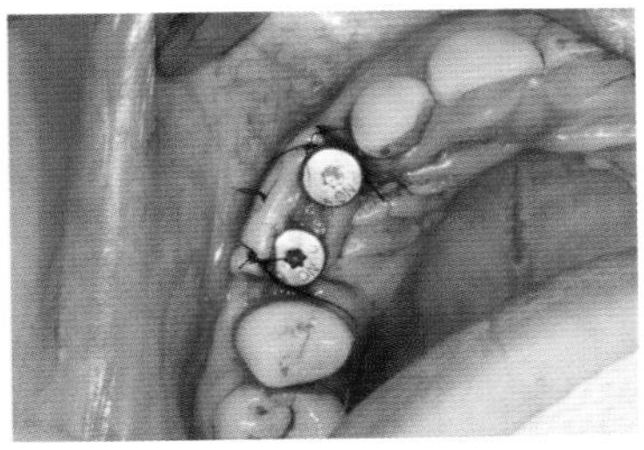
图15　唇侧丰满度恢复

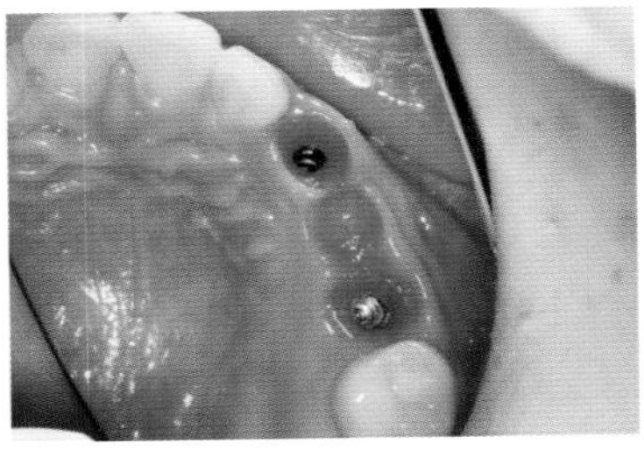
图16　牙龈袖口形态𬌗面像1

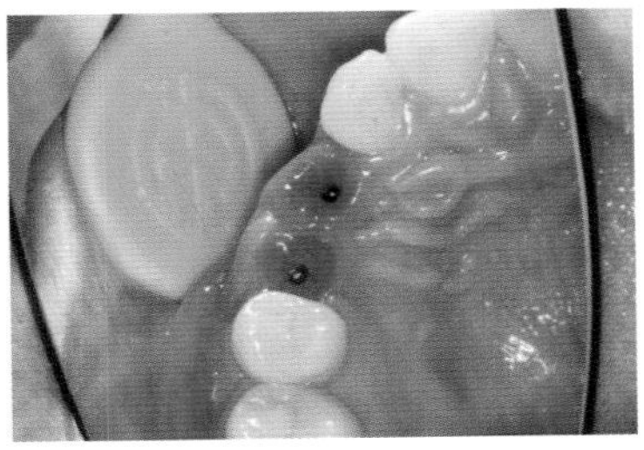
图17　牙龈袖口形态𬌗面像2

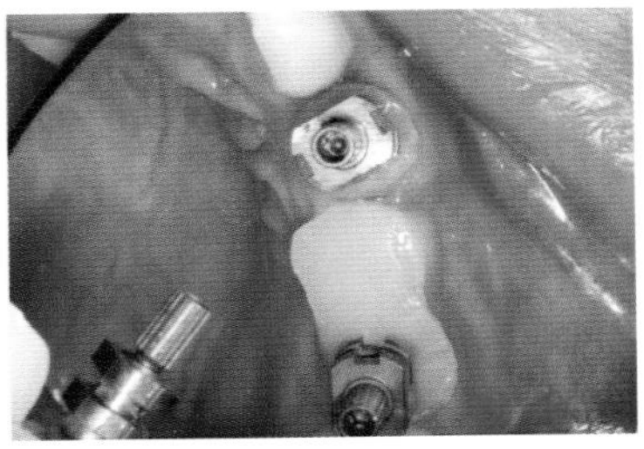
图18　个性化取模1

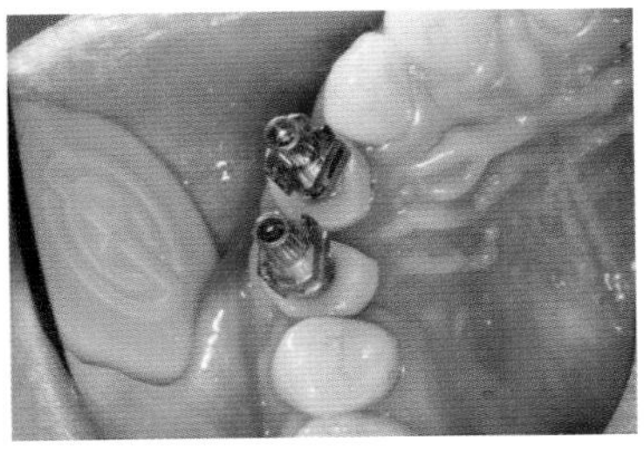
图19　个性化取模2

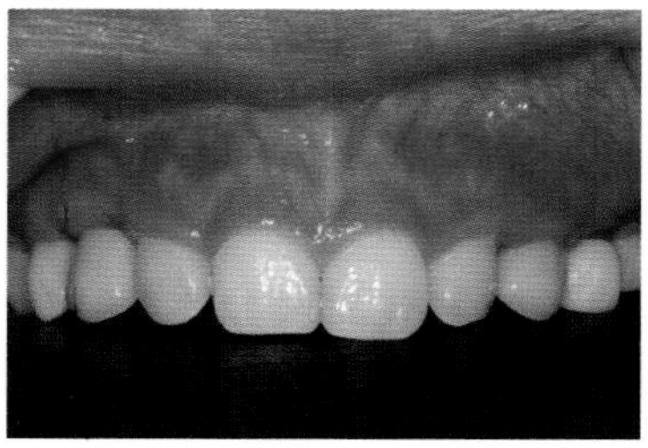

图20 最终修复体戴入后正面像

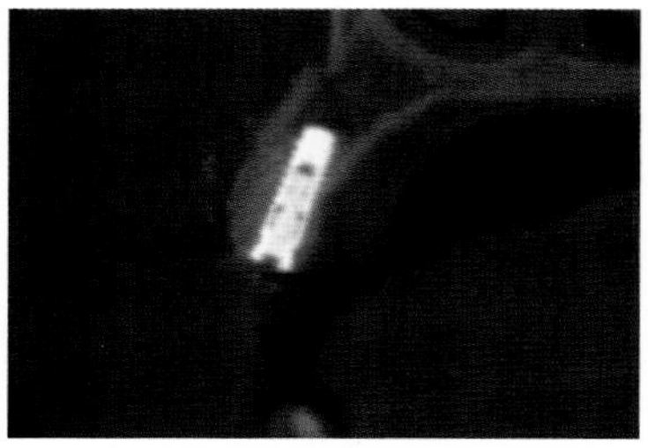

图21 种植术后53 CBCT

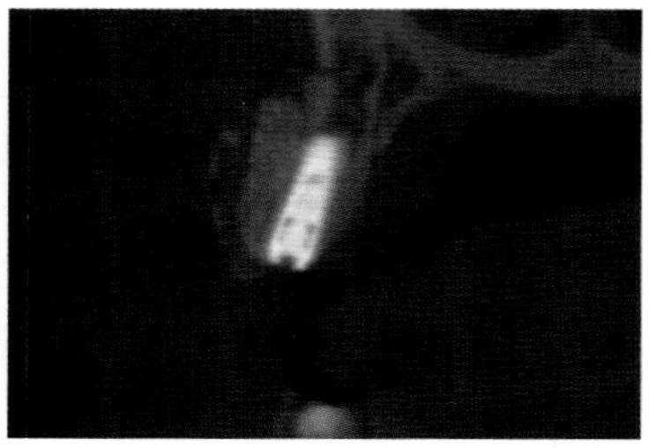

图22 种植术后54 CBCT

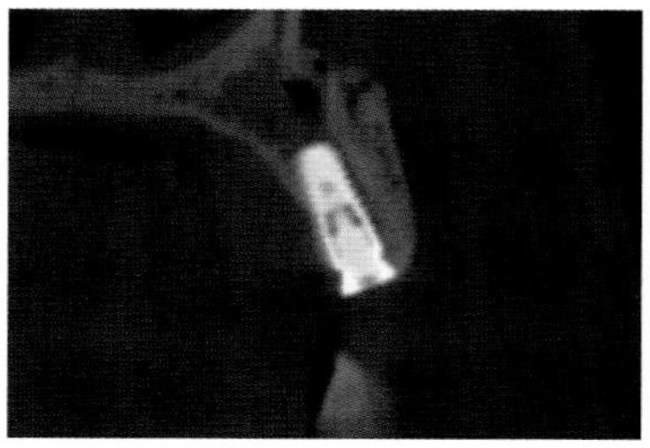

图23 种植术后63 CBCT

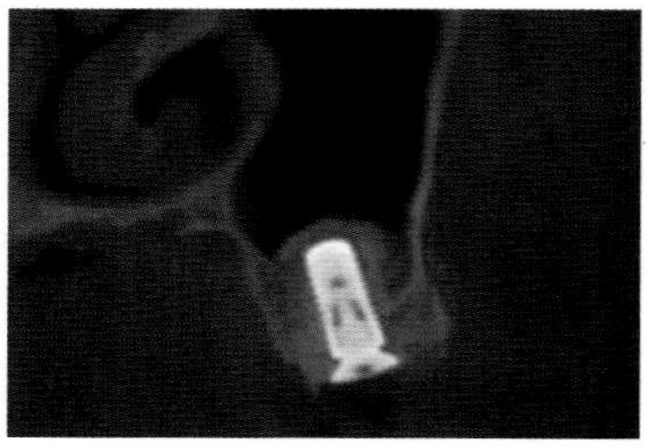

图24 种植术后65 CBCT

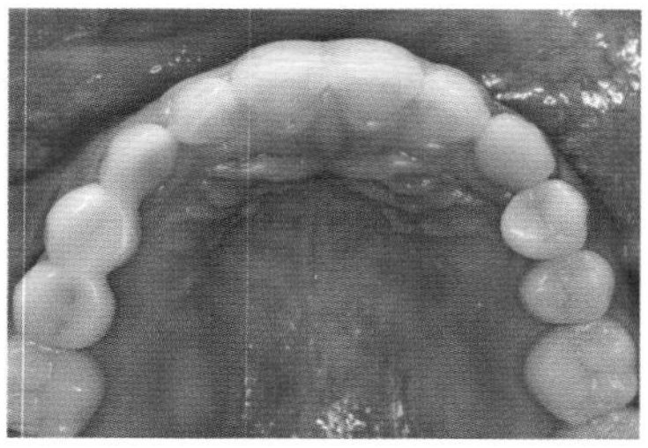

图25 2年后殆面像

三、讨论

目前临床上所使用的水平骨增量技术有块状植骨技术、水平牵张成骨技术、GBR技术、牙槽骨劈开技术等，相比于其他技术，牙槽嵴劈开技术创伤小，不需开辟第二术区，下牙槽神经损伤概率小，减少疼痛和水肿，适用于牙槽嵴高度合适但宽度稍显不足的病例，但该技术存在局部骨折的风险。改良的骨劈开仅在根方骨量不足处行一倒U形的骨劈开，其比较传统的牙槽骨劈开技术有以下几点优点：主动打开骨髓腔，利于有效细胞与因子渗入，有利于颊侧GBR效果；空间维持作用，最大限度覆盖种植体；降低游离骨折可能性；使种植体植入角度更为理想。对于如乳牙滞留等原因所引起的牙槽嵴顶骨量合适而根方骨量不足的病例更为合适。在本病例中，我们对根方骨量不足的13、14、23术区进行了根方骨劈开联合GBR技术，最终得到了良好的骨量恢复。

参考文献

[1] Simion M, Jovanovic S A, Trisi P, et al. Vertical ridge augmentation around dental implants using a membrane technique and autogenous bone or allografts in humans[J]. International Journal of Periodontics & Restorative Dentistry, 1998, 18(1):8–23.

[2] Mario R, Guglielmo R, Marco B, et al. Autogenous bone graft alone or associated with titanium mesh for vertical alveolar ridge augmentation: a controlled clinical trial[J]. Clinical Oral Implants Research, 2007, 18(3):286–294.

[3] Misch CM. Implant site development using ridge splitting techniques[J]. Oral & Maxillofacial Surgery Clinics of North America, 2004, 16(1):65.

[4] Gonzalez S, Tuan MC, Ahn KM, et al. Crestal Approach for Maxillary Sinus Augmentation in Patients with ≤4 mm of Residual Alveolar Bone[J]. Clinical Implant Dentistry & Related Research, 2014, 16(6):827–835.

[5] Man Y, Wang Y, Qu Y, et al. A palatal roll envelope technique for peri–implant mucosa reconstruction: a prospective case series study[J]. International Journal of Oral & Maxillofacial Surgery, 2013, 42(5):660–665.

[6] Chen Y, Yuan S, Zhou N, et al. Transcrestal sinus floor augmentation with immediate implant placement applied in three types of fresh extraction sockets: A clinical prospective study with 1–year follow–up[J]. Clinical Implant Dentistry & Related Research, 2017(Spec 2).

1例先天性单侧恒牙缺失患者的种植修复治疗及反思

辛娜 王天璐 袁影 光梦凯 宫苹 祝颂松

摘要

目的：本文报道了1例先天性单侧恒牙缺失、咬合异常患者的种植修复治疗。**材料与方法：**对该患者进行口腔临床检查，取研究模型，分析术前CBCT影像，制订治疗计划。于全麻下行44～46区Inlay植骨。骨增量术后8个月，于14、45、46区植入3颗种植体，种植体间隙和方向良好，初期稳定性30N·cm。种植术后8个月，行二期手术，1周后取模行种植体上部结构修复。**结果：**Inlay植骨术后复查，移植骨块未见明显吸收，下颌牙槽骨高度维持良好。种植体植入位置理想，骨结合良好。上部结构修复后，患者咀嚼功能恢复良好，患者对外形满意。**结论：**先天性单侧恒牙缺失的患者，牙槽嵴严重萎缩，咬合关系异常，结合正畸治疗改善咬合关系，采取Inlay植骨法可获得较好的垂直骨增量效果，通过多学科联合治疗，最大限度恢复患者的面型及功能，以达到满意的修复效果。

关键词：先天性牙缺失；咬合关系异常；Inlay植骨；牙种植；多学科联合治疗

先天性恒牙缺失常导致颌骨发育不足，剩余牙形态、大小出现异常，导致患者咬合关系紊乱、余留牙散在间隙，从而影响患者的容貌、咀嚼、发音和心理健康。由于此类患者的牙槽嵴严重萎缩，软硬组织量不足，常常给种植修复带来了很大困难。本文报道了1例先天性单侧恒牙缺失、咬合异常患者的种植修复病例。采用Inlay植骨法进行垂直骨增量，后进行种植修复，同时联合正畸治疗改善咬合关系，通过多学科联合治疗，最大限度恢复患者的面型及功能，以期达到满意的修复效果。

一、材料与方法

1. 病例简介 20岁女性患者。主诉：接正畸科转诊，患者先天性上下颌后牙多数缺失，应正畸医生要求前来我院同期行下颌植骨手术，种植修复右侧缺牙。现病史：患者先天右侧多颗后牙缺失、乳牙滞留、牙列不齐。长期左侧单侧咀嚼，未行义齿修复治疗。1个月前于外地开始正畸治疗，现应正畸医生要求前来我院同期行下颌植骨手术，种植修复右侧缺牙。既往史：既往体健，有口腔治疗史，无遗传性病史、外伤史、手术史、过敏史，否认系统性疾病、传染病史，无吸烟及酗酒史，否认放射治疗史。与患者沟通交流过程中，未发现患者有精神或心理疾病。对于种植的修复效果，有正确认识。口腔临床检查（图1～图6）：①14、15、17、24、27、32、44～47缺失，缺牙区牙槽嵴严重萎缩，牙槽嵴丰满度及高度差，角化龈不足，颌间间隙可，对颌牙无明显伸长。44与43之间牙槽嵴高度水平呈断崖式下降。②53乳牙滞留，探（－），叩（－），松（－），13未见。③16扭转，近中牙根暴露1/2，松Ⅰ～Ⅱ度，叩（－）。④上颌正畸治疗进行中，上下牙弓左右不对称，上下颌关系异常，𬌗曲线异常。31、33之间几无间隙，24、26牙间间隙已关，左侧磨牙远中关系、后牙内倾性反𬌗，前牙个别牙切𬌗，浅覆𬌗，浅覆盖。中线不对称，低位笑线，开口度略小于3横指，开口型正常。颞下颌关节张口弹响，患者无自觉症状。⑤全口卫生状况一般，牙石（＋），BOP（＋）。12颊侧黏膜充血、浅糜烂，其余牙龈无红肿、溃疡。X线检查：全景片（图7）和CBCT（图8）示：缺牙区牙槽骨高度、宽度不足，下颌缺牙区几乎仅余下颌骨基骨，14、15牙槽嵴近远中向最小距离为5.14mm，14颊舌侧宽6.33mm，窦嵴距11.62mm。17颊舌侧宽9.01mm，窦嵴距14.50mm。44为刃状牙槽嵴，管嵴距10.75mm；45牙槽嵴为斜坡状；颊舌侧骨宽度为7.46mm，管嵴距4.51mm；46牙牙槽骨低平，颊舌侧宽9.00mm，管嵴距3.75mm。47牙牙槽嵴低平，宽8.33mm，管嵴距4.81mm。缺牙区上颌为Ⅲ类骨，下颌为Ⅱ类骨。53乳牙牙槽骨吸收至根尖1/3，根尖周未见明显暗影。16近中牙根吸收至根尖1/3，腭侧骨壁缺失，根尖周未见暗影。

2. 诊断 13～15、17、25、27、32、44～47先天牙列缺损，牙槽骨发育不足；53乳牙滞留；咬合关系异常；颞下颌关节紊乱综合征。

3. 治疗计划

因患者此次要求仅修复右侧缺牙，重建咬合，因而下仅述右侧治疗计划。

（1）建议拔除16，14～16联合种植修复。但患者坚持要求保留16，故计划于14植入1颗种植体。

（2）44～46区行Inlay植骨进行垂直骨增量，骨增量6～10个月后于44～46行种植修复。植骨6个月复查，44未达到理想种植要求。计划于45、

作者单位：四川大学华西口腔医院
通讯作者：宫苹；Email: dentistgong@hotmail.com

46植入种植体，行44~46种植体支持的单端固定桥修复。

（3）建议拔除53，因患者要求，暂时保留53。

（4）同时继续正畸治疗。

（5）建议于关节科会诊颞下颌关节问题。

（6）建议于牙周科行全口洁治。

4. 治疗过程

（1）外科全麻下进行44~46区Inlay植骨（图9~图12）。患者取仰卧位，全麻下于44~47区前庭沟偏颊侧做横行切口，翻开44~47区黏骨膜瓣，暴露下颌骨，超声骨刀于44~46区嵴顶偏颊侧做横行切口和近远中切口，翻开皮质骨，小心不伤及神经，保留舌侧软组织附着，于下颌升支处取3~4mm厚的骨块，在骨块上钻孔以增加血供，将自体骨块插入下颌基骨和翻开的皮质骨之间，钛板、钛钉固定，减张缝合，无张力关闭创口。术后拍螺旋CT。图13、图14所示分别为植骨前后螺旋CT重建前后对比和植骨后全景。

（2）创口愈合约7个月后，行口腔临床检查（图15）和CBCT检查（图16）。植骨区域愈合良好，无明显骨吸收。垂直骨高度平均增加约4mm，45牙槽嵴宽5.7mm、管嵴距9.03mm，46牙槽嵴宽5.7mm、管嵴距7.78mm。44刃状牙槽嵴，与13牙形成较大斜坡，骨量不足，未达种植要求。常规手术消毒后进行局部浸润麻醉，麻药显效后，清洁术区邻牙牙周，44~46区做嵴顶横行切口，剥离术区黏骨膜，拆除钛钉钛板。先锋钻定位，扩孔钻逐级备洞，于45植入Straumann软组织水平3.3mm×8mm种植体（常规颈），46植入Bicon 4.5mm×6mm种植体。14、15区做嵴顶横行切口，剥离术区黏骨膜，先锋钻定位，扩孔钻逐级备洞，于14植入Straumann 3.3mm×10mm软组织水平种植体（窄颈）。查种植体间隙和方向良好，初期稳定性为30N·cm。图17、图18所示为种植手术中拆除钛板钛钉。图19所示为种植术后全景片。

（3）术后复查：术后第10天复查无明显异常，拆线。

（4）因患者外地工作，不能配合随诊，种植8个月后，方行二期手术。此时患者已停止正畸治疗，咬合关系尚未调整到预期，但患者拒绝继续正畸治疗。

（5）1周后取模，计划14行单冠修复，44~46行45、46种植体支持的单端固定桥修复。又1周戴牙。图20~图25所示为戴牙后口内照片。图26所示为修复后患者面型。

（6）戴牙3个月后复查。拍CBCT示（图27），种植体周软硬组织稳定。

二、结果

Inlay植骨术后复查，移植骨块未见明显吸收，下颌牙槽骨高度维持良好。14、45、46种植体植入位置理想，骨结合良好。上部结构修复后，患者咀嚼功能恢复良好，面型明显改善，患者对外形满意。由于患者中途停止正畸，咬合关系尚未调整至理想位置。

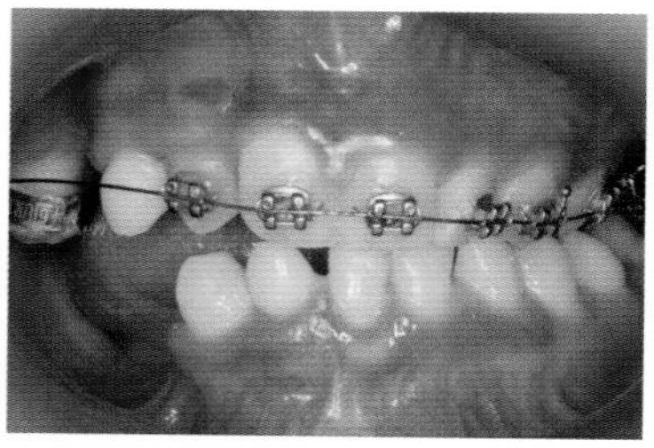
图1 口内正面咬合像

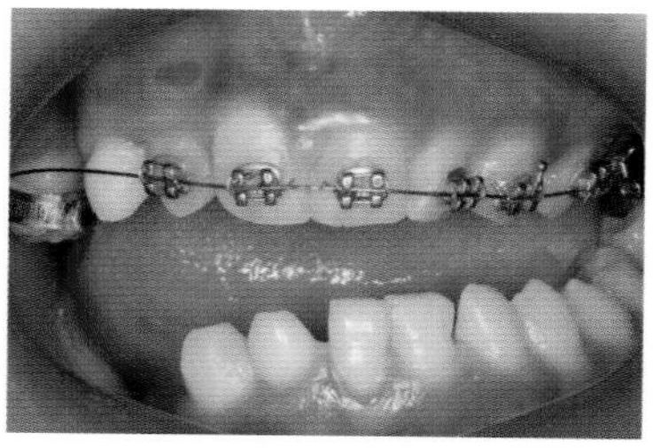
图2 小开口像示殆曲线异常

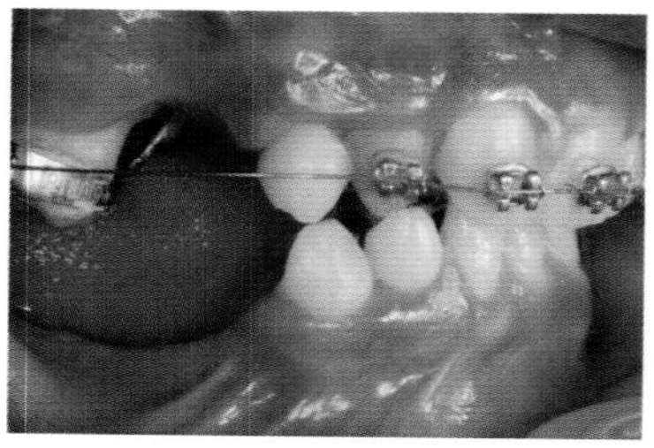
图3 右侧咬合像，缺牙区牙槽嵴发育不足，丰满度及高度差。44牙槽嵴大角度斜坡。16扭转，近中牙根暴露1/2

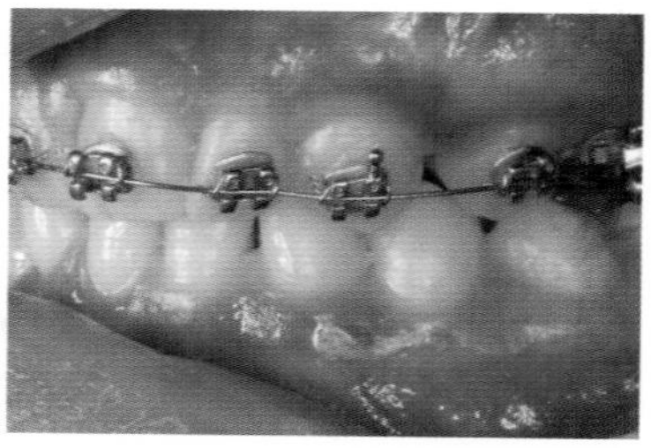
图4 左侧咬合像，磨牙远中关系

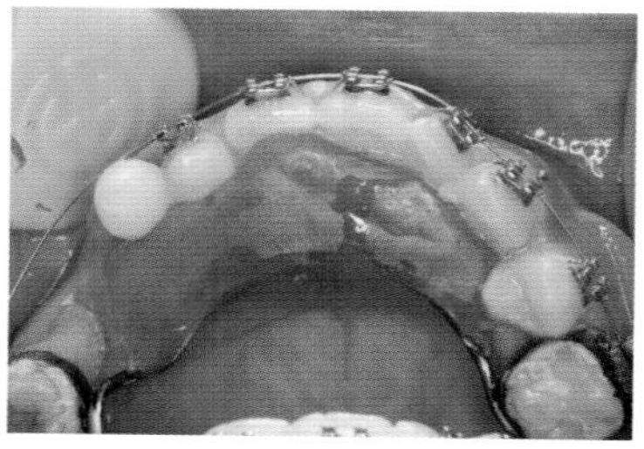
图5 上颌殆面像

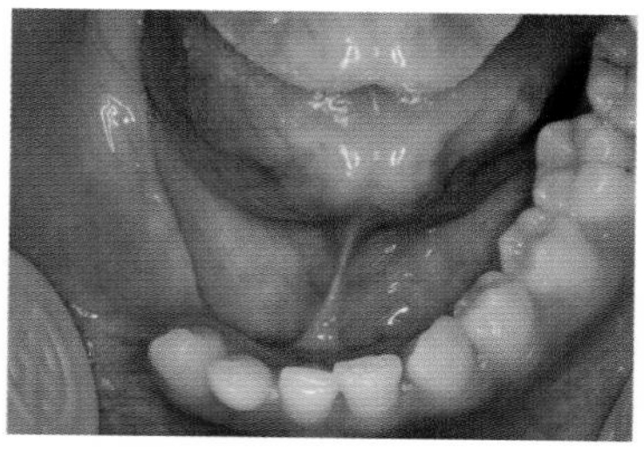
图6 下颌殆面像

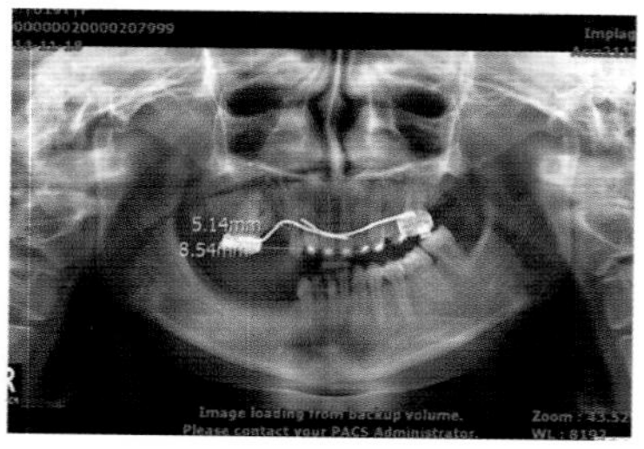
图7 全景片14、15近远中牙槽嵴为5.14mm

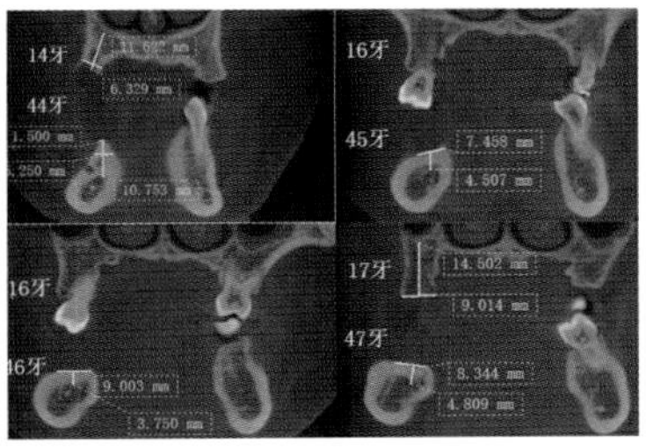

图8　CBCT显示14刃状牙槽嵴，45～47牙槽嵴高度不足

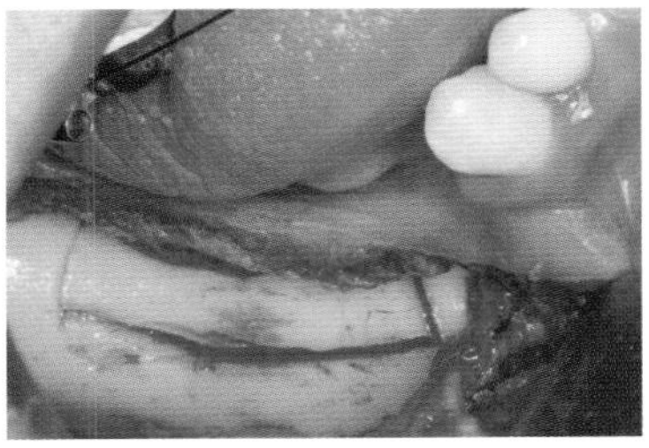
图9　切口设计45～47牙嵴顶偏颊侧切口，颊舌侧切口

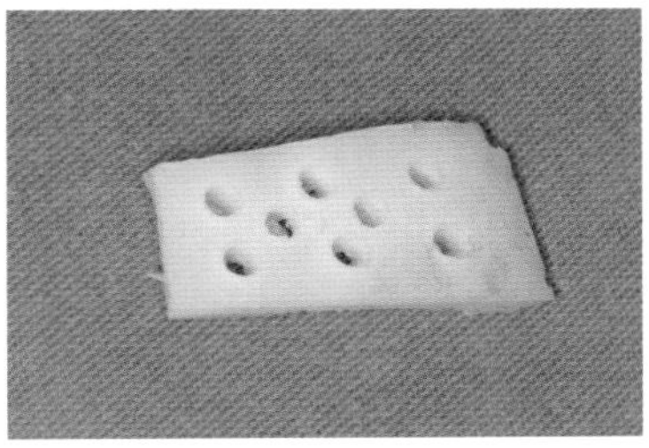
图10　上颌升支取自体骨块，骨块上打孔

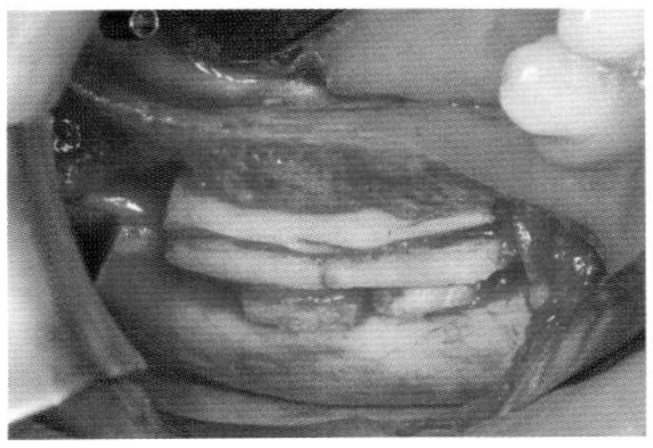
图11　将自体骨块插入45～47区

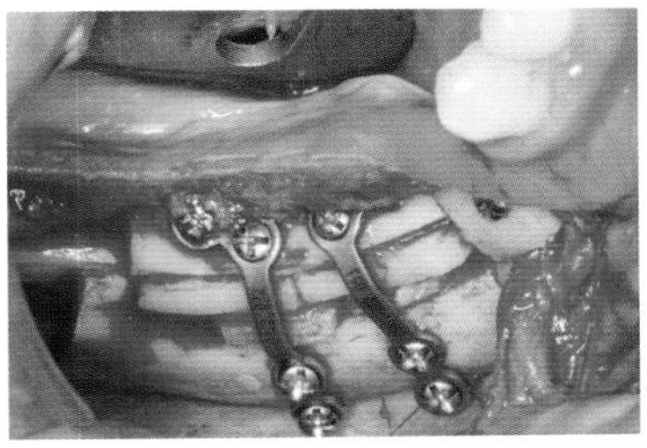
图12　钛板钛钉固定移植骨块

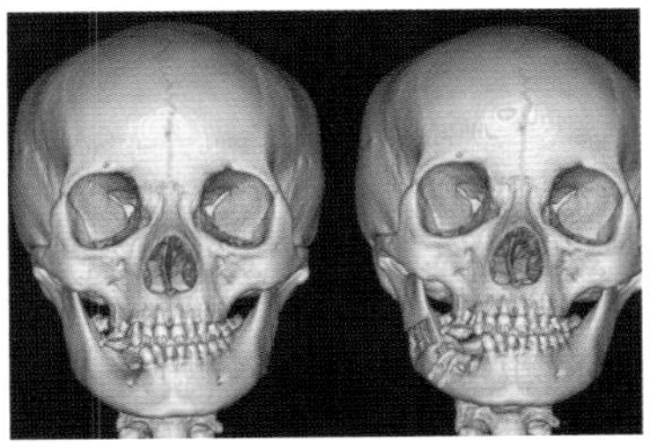
图13　Inlay植骨术前后螺旋CT重建对比

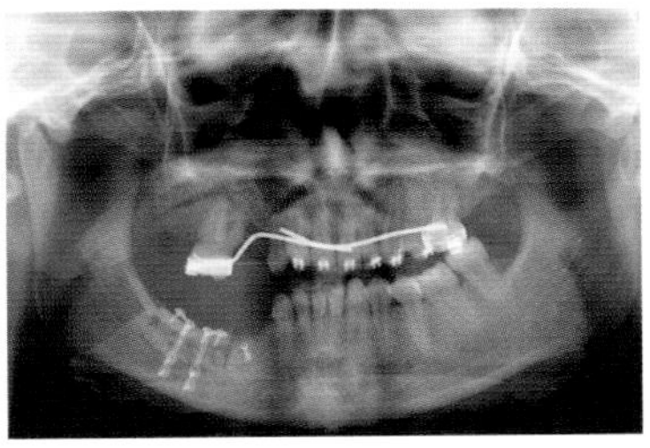
图14　植骨术后全景

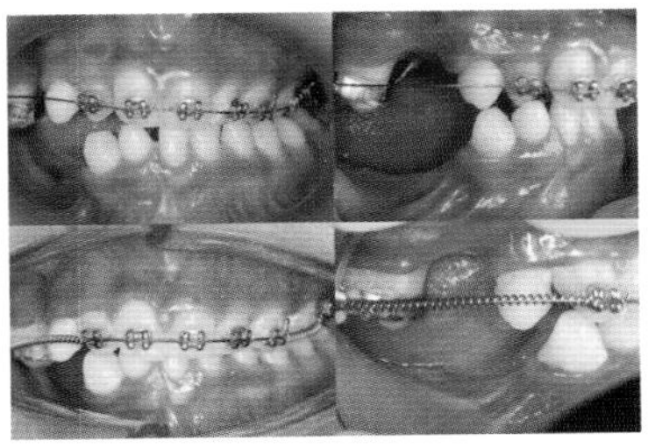
图15　植骨8个月后植骨前后对比

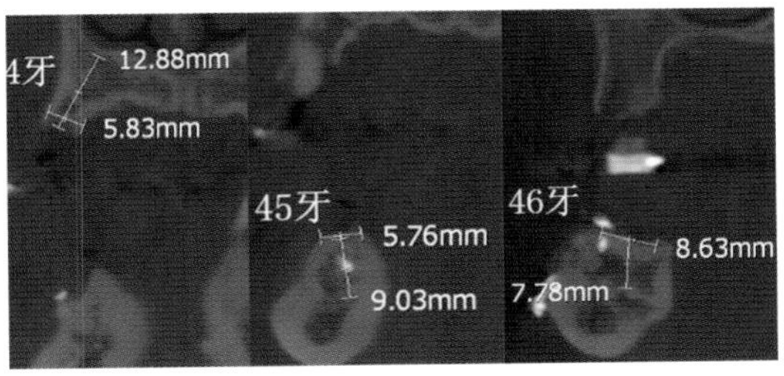

图16　植骨8个月后CBCT测量

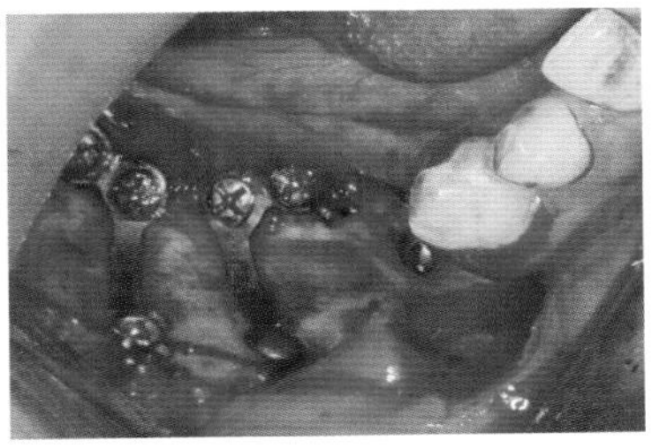
图17　种植手术翻瓣，见骨高度明显增加

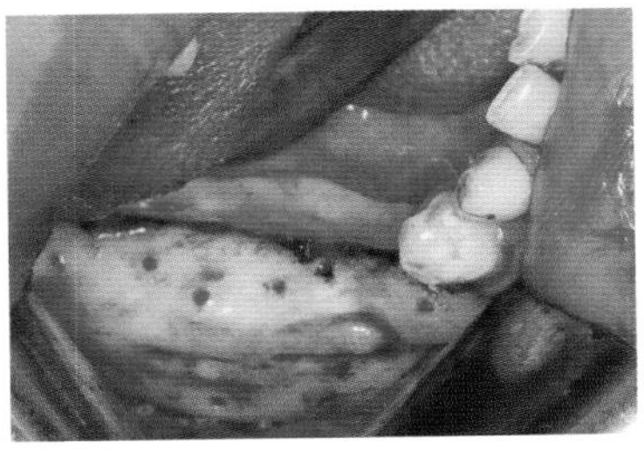
图18　拆除钛板

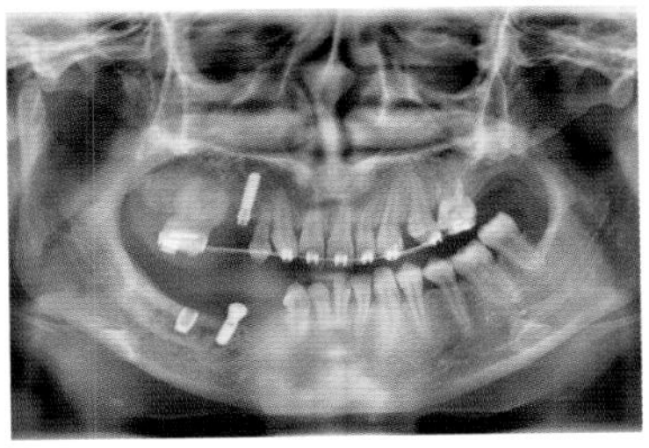
图19　种植植入后全景种植体植入位置、方向良好

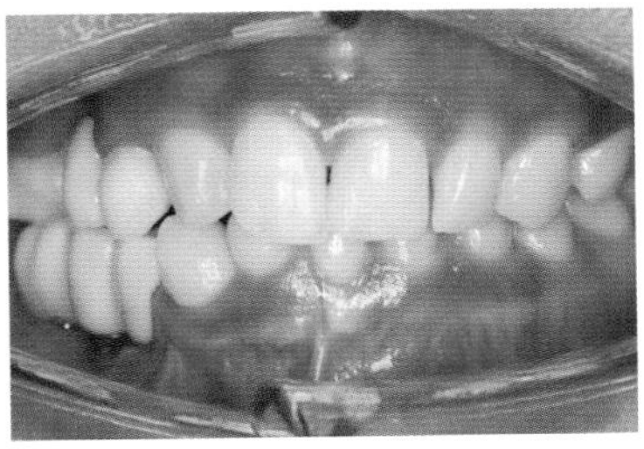
图20　修复后口内正面像

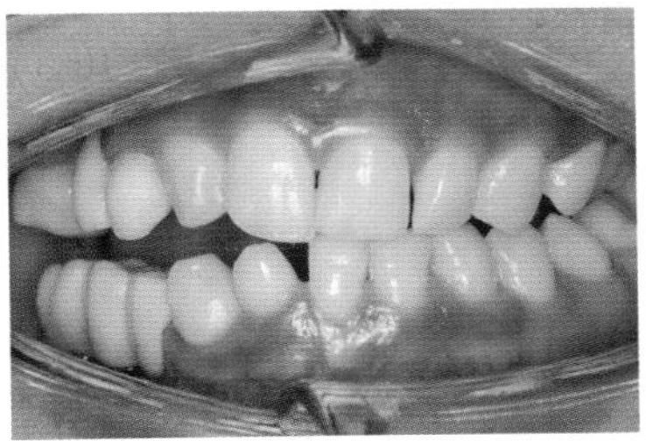
图21　修复后小开口像

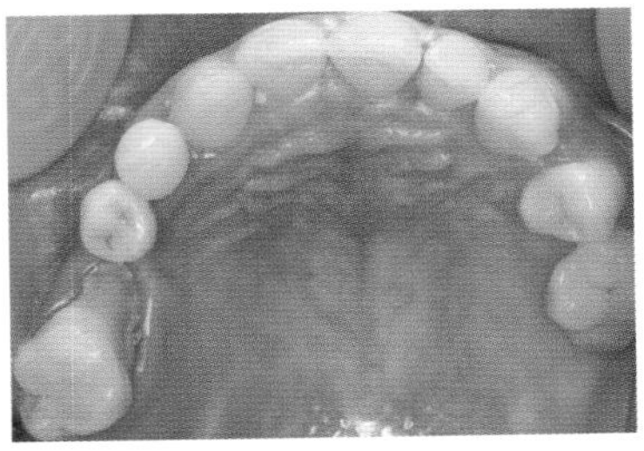
图22　上颌殆面像

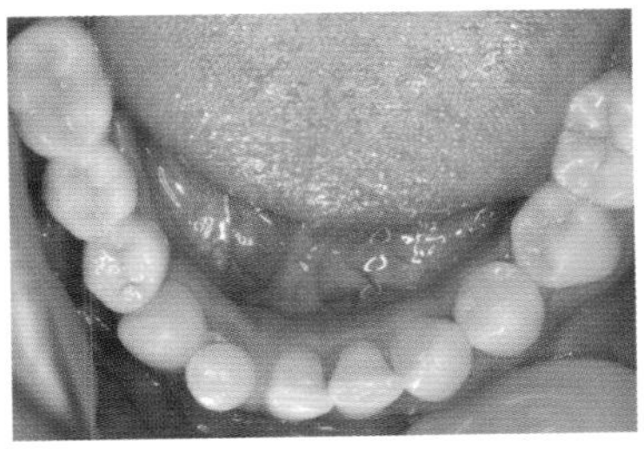
图23　下颌殆面像

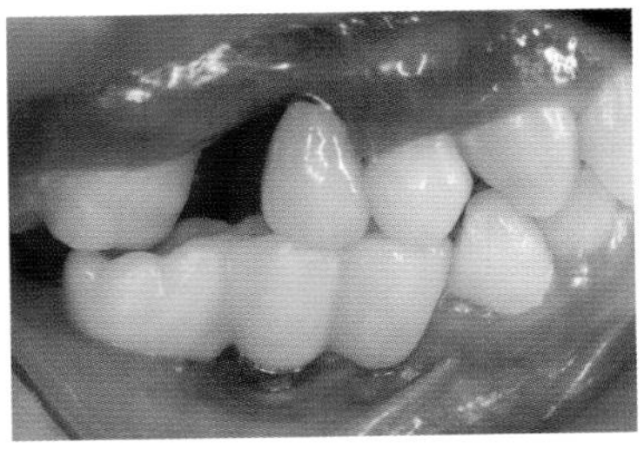
图24　右侧咬合像14与16间留有约3mm间隙

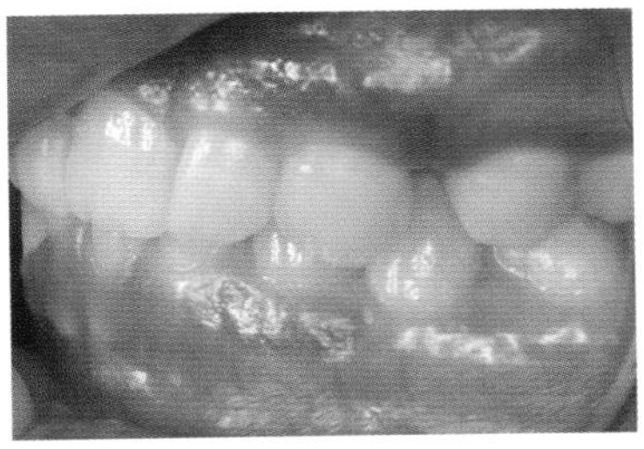
图25　左侧咬合像

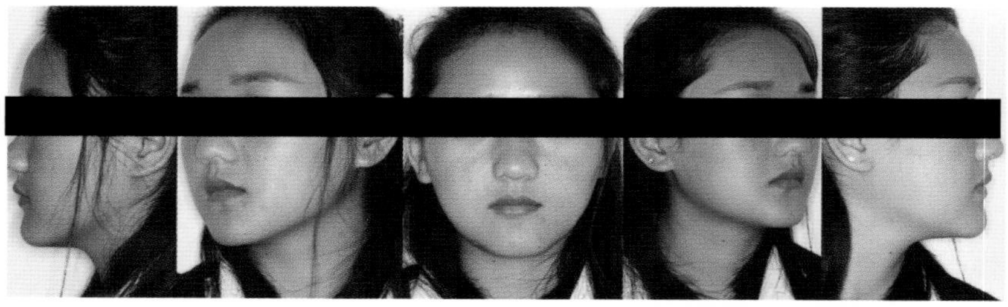

图26 修复后外貌

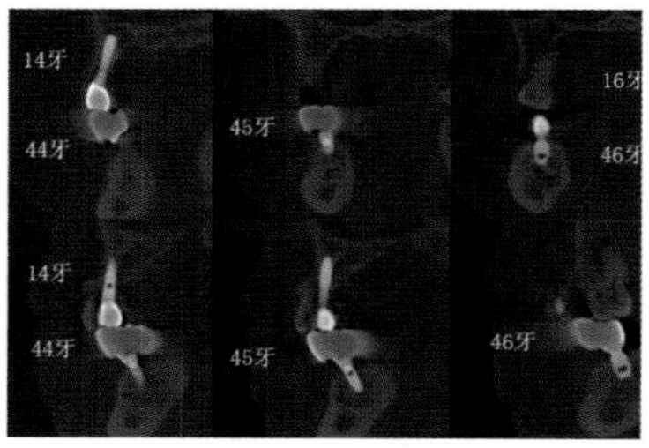

图27 修复后3个月CBCT

三、讨论

本病例为年轻女性，先天性上下颌多颗后牙缺失。由于下颌缺牙区牙槽骨发育严重不足，管嵴距仅4mm左右，须进行垂直性骨增量，我们选择了Inlay植骨，也称三明治植骨法。Inlay植骨首次报道于1976年。Bianchi等的研究表明，Inlay植骨法可使下颌骨后牙区平均骨垂直高度可增加4~15mm，植骨术后3个月平均吸收<1mm（14%），术后随访5年骨高度基本保持稳定。而对于Onlay植骨，一项队列研究表明，在Onlay植骨的第1年，移植骨的吸收量为19.41%，5年后的吸收量为23.28%，相较于Inlay吸收量较大。而本病例中Inlay植骨术后8个月拍片示移植骨无明显吸收，整体垂直骨量增加约4mm。

患者44缺牙区牙槽嵴与43牙槽嵴呈断崖式下降，且为刃状牙槽嵴。Inlay植骨同时在44颊侧行Onlay植骨移植自体骨块，但植骨后牙槽嵴顶处仍为刃状，且近远中向的斜坡没有改变，种植体植入难度很大，若术中磨除部分嵴顶骨，仍会面临后期修复上的困难。因此设计于45、46植入种植体，行44～46种植体支持的单端固定桥修复。此外，由于患者牙槽嵴严重萎缩，选择将肩台置于龈上，以便于患者牙冠-种植体边缘的清洁，有利于长期种植体周的稳定和维持。

患者为外地人，依从性不佳，因时间、费用问题，方案上尚有遗憾折中之处。患者14、15口内近远中间隙为8.5mm左右，而牙槽嵴近远中间隙最小仅5.14mm，对于2颗牙齿的种植修复严重不足，且16近中骨吸收至根尖1/3，建议患者拔除16一同修复。然而患者坚持保留16，为便于患者清洁及后期修复，避免16的不良影响，修复时14牙冠仍制作成正常形态，14与16之间留有约2.5mm间隙，为后期15、16一同修复留有余地。由于费用原因，右侧仅修复至第一磨牙，17、47未修复。

另外，患者外地正畸，为我们与正畸医生及时沟通治疗方案造成了不便，患者中途终止正畸治疗，尚未调整达到理想的咬合关系，美学效果尚不理想。由于外地工作原因，不能及时配合随诊，种植手术8个月后方行二期手术，治疗周期延长。

综上所述，复杂牙列缺损及咬合关系异常，在制订治疗方案时需综合考虑患者自身软硬组织条件、技术，甚至经济、时间因素。对于本病例而言，治疗和修复尚有遗憾之处，但通过多学科联合治疗，患者修复后极大地改善了咬合关系、面型及咀嚼功能，达到了较为满意的修复效果。

参考文献

[1] 冯海兰, 张晓霞, 吴华. 先天缺牙的研究进展[J]. 北京大学学报(医学版), 2007, 39(1):13-17.
[2] 胡秀莲, 李健慧, 邱立新,等. 先天缺牙患者种植修复[J]. 北京大学学报(医学版), 2011, 43(1):62-66.
[3] Schettler D. Sandwich technique with cartilage transplant for raising the alveolar process in the lower jaw[J]. Fortschr Kiefer Gesichtschir, 1976, 20:61-63.
[4] Bianchi A, Felice P, Lizio G, et al. Alveolar distraction osteogenesis versus inlay bone grafting in posterior mandibular atrophy: aprospective study[J]. Oral Surg Oral Med Oral Pathol Oral Radiol Endod, 2008, 105(3):282-292.
[5] Schmitt C, Karasholi T, Lutz R, et al. Long-term changes in graft height after maxillary sinus augmentation, onlay bone grafting, and combination of both techniques: a long-term restrospective cohort study[J]. Clin Oral Implants Res, 2014 , 25(2):e38-46.

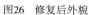

牙周病患者种植治疗1例

张灿　谭淑仪　刘畅　丁子凌　杨晓喻

摘要

目的：探讨牙周炎导致患牙软硬组织严重不足病例的种植治疗方案和效果。**材料与方法：**1名健康女性，因牙周病导致23牙周软硬组织严重吸收，唇侧牙根几乎完全暴露，松动Ⅱ～Ⅲ度，全景片示23牙槽骨吸收至根尖。牙周基础治疗后拔除仍无法保留的患牙，拔牙后行软组织预处理，2个半月后通过GBR技术修复23的软硬组织缺损，4个月后延期植入Astra系统（3.5mm×11mm）植体1颗，上愈合帽（4.5mm×4mm）。3个月后行永久修复。**结果：**通过GBR技术，在23位点获得了良好的骨增量效果，唇侧骨缺损和软组织缺损得以恢复。术后患者定期进行牙周维护。2年随访观察，种植修复体完好，咬合关系正常，牙龈健康，种植体骨水平稳定，美学效果进一步优化，获得良好的红白美学效果。**结论：**虽然牙周炎造成的大量软硬组织缺损可能导致种植体周围软组织轮廓缺乏可预期性，但完整且合理的种植过程，配合定期的牙周基础治疗，可以让最终修复效果更加"可控"。

关键词：牙周炎；引导组织再生术；前牙美学；牙周支持治疗；口腔种植

牙周炎是导致牙齿缺失的主要原因之一。重度牙周炎的患牙拔除前已存在骨吸收，即牙槽骨高度、宽度的减少，拔除后随着拔牙窝的愈合，剩余牙槽骨将进一步吸收，从而加剧牙槽骨高度、宽度的丧失，软硬组织量不足，且缺牙区与邻牙牙槽骨之间可能存在巨大落差，这些将影响后期的种植修复效果，尤其是前牙美学区的修复效果。本报告通过介绍1例左上尖牙重度牙周炎种植修复病例，探讨牙周炎导致美学区软硬组织严重不足病例的种植治疗方案和效果。

一、材料与方法

1. 病例简介　28岁女性患者，左上前牙2年前出现牙肉反复红肿溢脓，牙龈萎缩，牙根暴露，伴牙齿松动。半年前开始行牙周序列治疗，但患牙症状并未明显改善。检查：23颊侧黏膜退缩，牙根暴露明显，松动Ⅱ～Ⅲ度，颌间距离适当，与对颌咬合关系正常。口腔卫生一般，牙石指数（CI）1，菌斑指数（PLI）2，牙面色素较少，牙龈充血水肿中度，质地松软，边缘厚钝，BOP（+），牙周袋深（2～5mm），探之根面粗糙有牙石，22松动Ⅰ度，有咬合创伤。24扭转并近中倾斜，对颌牙未见明显伸长。曲面断层全景片示：23牙槽骨吸收至根尖以下。

2. 诊断　广泛型轻中度慢性牙周炎；23重度牙周炎。

3. 治疗计划　牙周基础治疗；拔除23；23修复（患者选择种植）。

作者单位：南方医科大学口腔医院

通讯作者：杨晓喻；Email: twindoctor@sina.com

4. 治疗过程（图1～图31）

（1）术前检查：术前行口内软硬组织检查；X线检查；制订治疗方案。

（2）牙周治疗：口腔卫生宣教；术前全口牙周基础治疗；调𬌗，消除咬合创伤，获取稳定健康咬合。

（3）外科治疗：拔除牙周治疗后仍无法保留的23。23局麻下拔除，刮除拔牙创内肉芽组织，重度软硬组织缺损，即刻行软组织整复，植入胶原塞，软组织分离缝合。

（4）骨增量手术：23拔除后2.5个月，软组织愈合，术前CT示：23缺牙区余留骨高度12mm，缺损处与邻牙牙槽嵴顶高度差约6mm，与釉牙本质界邻面高度相差8mm，嵴顶骨宽度2～3mm。术中：局麻下，常规消毒铺巾，23切开黏骨膜，翻瓣，暴露牙槽嵴，颊侧骨缺损区球钻去骨皮质化，于缺损区植入Bio-Oss骨粉0.5g，覆盖Bio-Gide生物膜（25mm×25mm）1张，行骨增量手术，牙龈软组织转瓣对位行牙龈成形术，可吸收线减张缝合。术后CBCT检查。

（5）种植一期手术植入植体：23区局部浸润麻醉，常规消毒铺巾，切开黏骨膜，翻瓣，暴露牙槽嵴，可见植骨区丰满度尚可，嵴顶4～5mm高度范围内人工骨尚未完全骨化，明显松软，球钻定位，逐级备洞，行骨挤压，植入Astra系统3.5mm×11mm植体1颗，同期二次植骨，上愈合帽（4.5mm×4mm），软组织转瓣对位成形，可吸收线减张缝合。术后拍CBCT检查。

（6）二期手术：种植一期术后3个月复诊，种植体周软组织健康，X线检查示种植体骨结合良好。局麻下切开23种植区黏骨膜，翻瓣，取出覆盖螺丝，就位愈合基台，可吸收线缝合，牙龈塑形，转移关系。

（7）戴牙：23试戴，调整邻接及咬合，患者对修复效果满意，23加力，基台螺丝加力20N·cm，3M树脂封洞，Unicem粘接剂粘接。

（8）术后定期牙周维护：每年定期行全口牙齿龈上下洁刮治，保持良好口腔卫生状况。

（9）复诊：术后2年复查，修复体完整，冠边缘密合，固位稳定好，牙龈未见明显异常，CT示：种植体周围骨量稳定。

二、结果

2年随访观察，种植修复体完好，咬合关系正常，牙龈健康，可见其进一步向冠方生长，种植体骨水平稳定，美学效果稳定，患者满意。

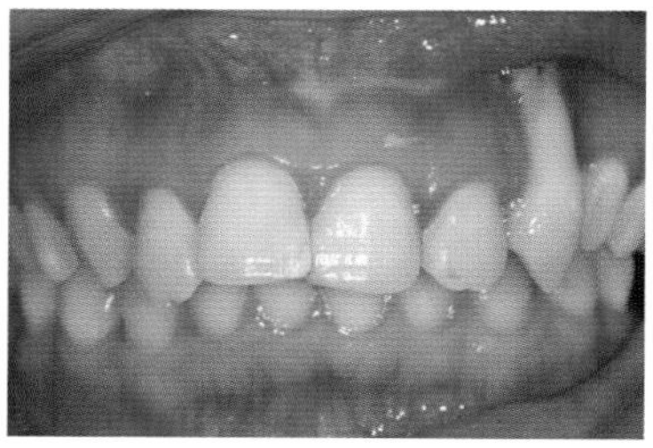
图1 术前正面像

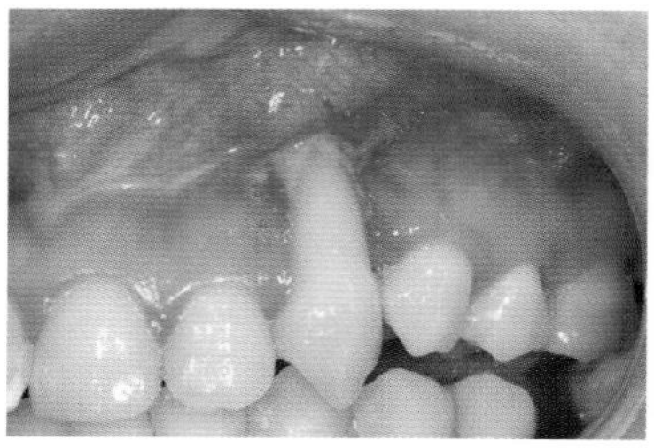
图2 23唇侧牙根几乎完全暴露

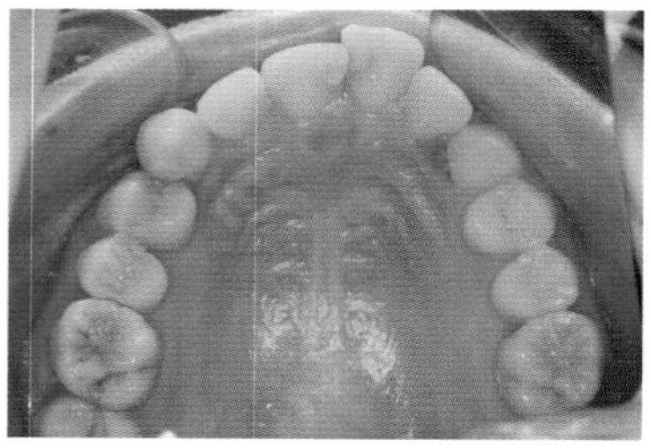
图3 术前咬合面观 23腭侧牙龈红肿

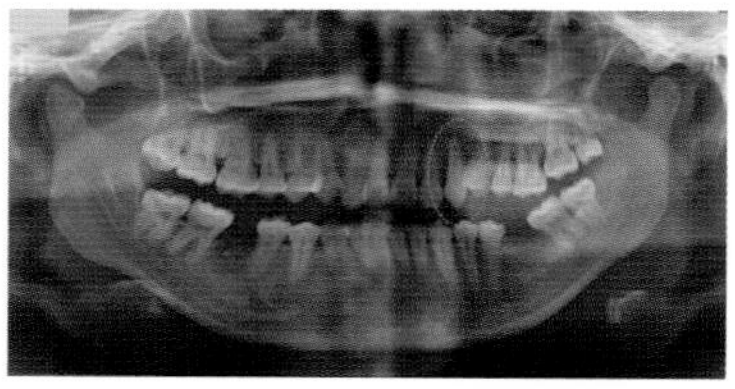
图4 X线片示23牙槽骨吸收至根尖

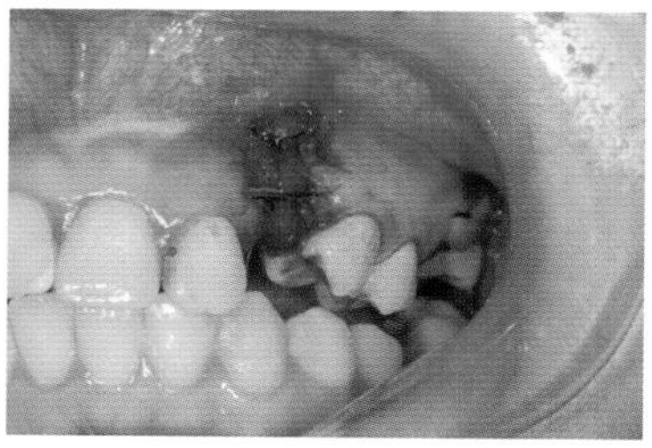
图5 23拔除后软组织预处理

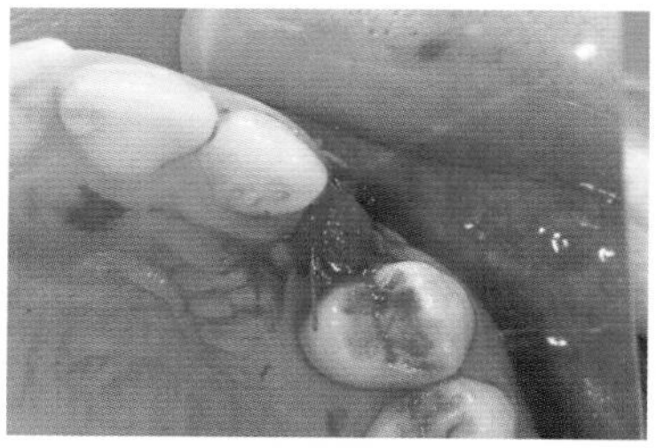
图6 咬合面观23拔牙创填塞胶原塞

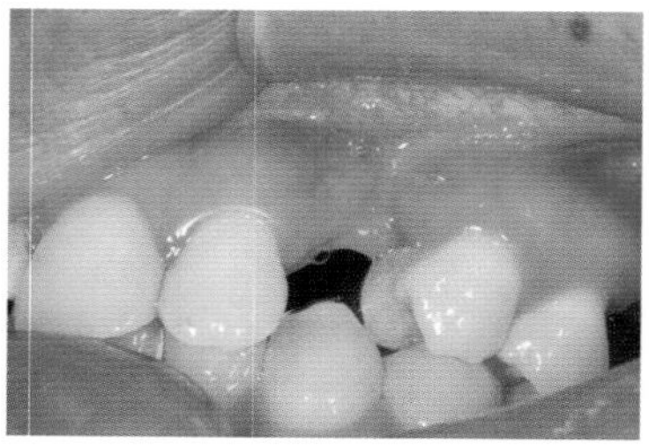
图7 23拔除术后2.5个月正面像

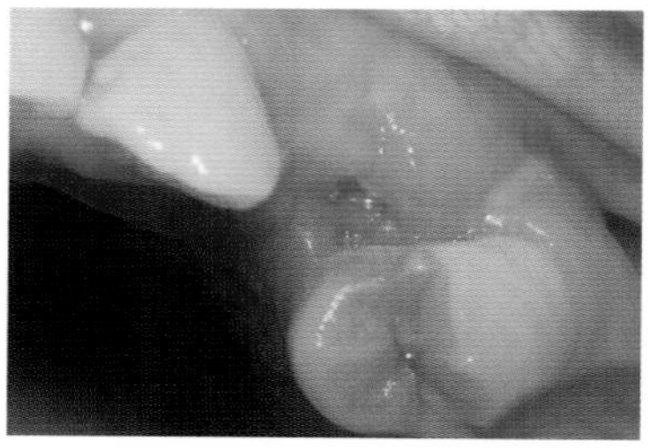
图8 23拔除术后2.5个月咬合面像

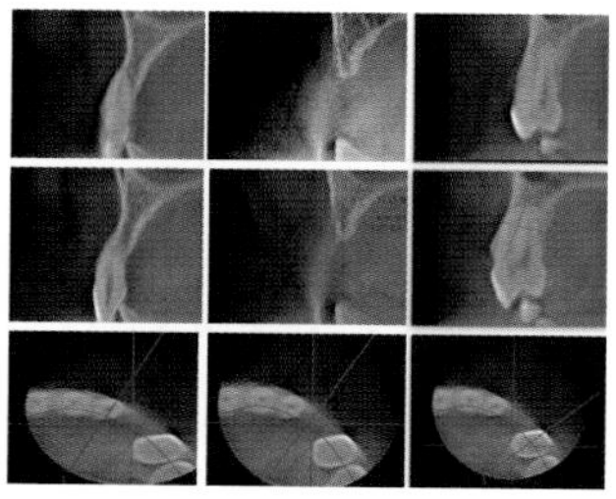
图9 23拔除术后2.5个月CBCT

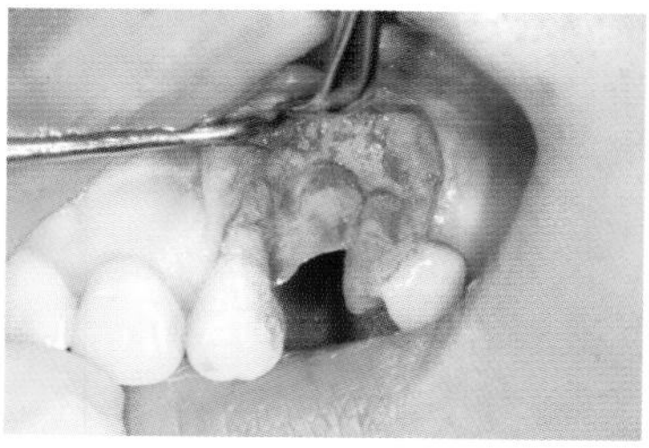
图10 23翻瓣后牙槽骨情况唇面像

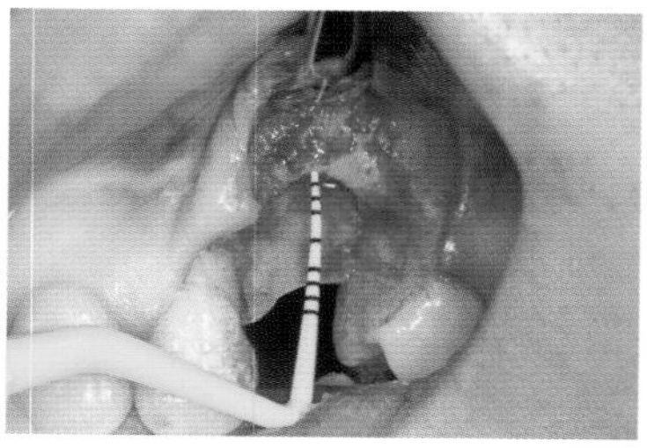
图11 23垂直骨高度丧失

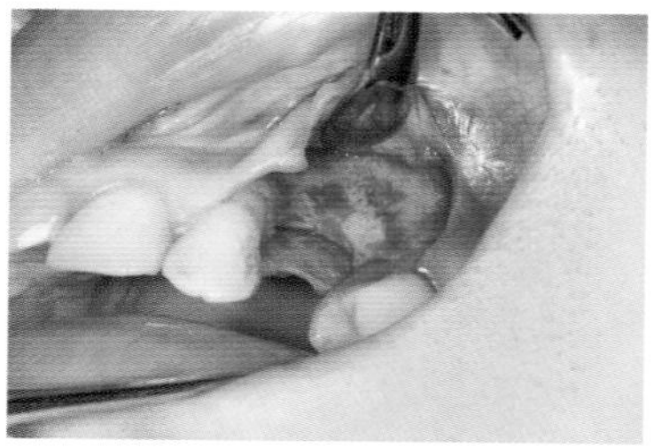
图12 23翻瓣后牙槽骨情况咬合面像

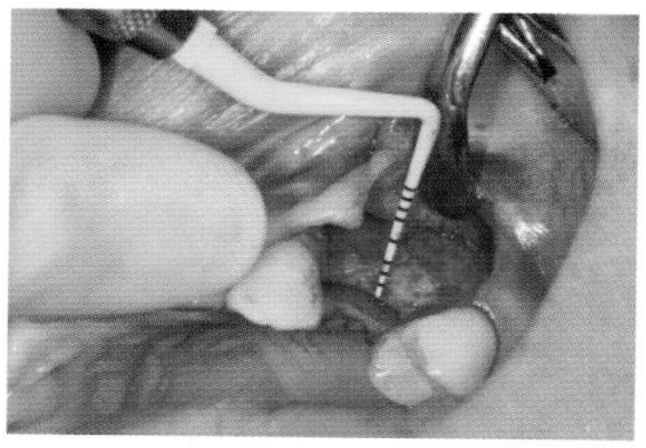
图13 23水平骨宽度不足

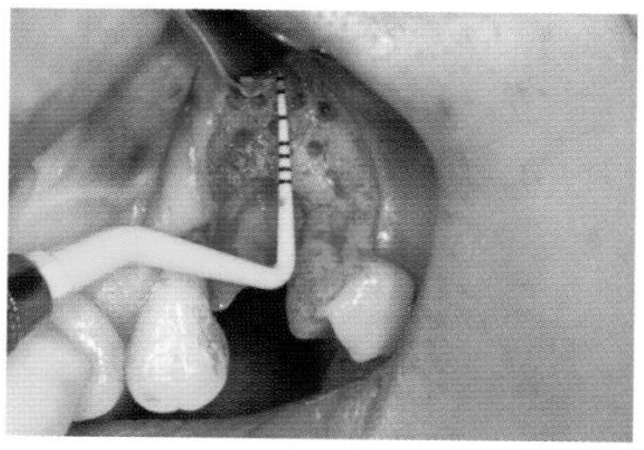
图14 23牙槽骨唇侧去骨皮质化

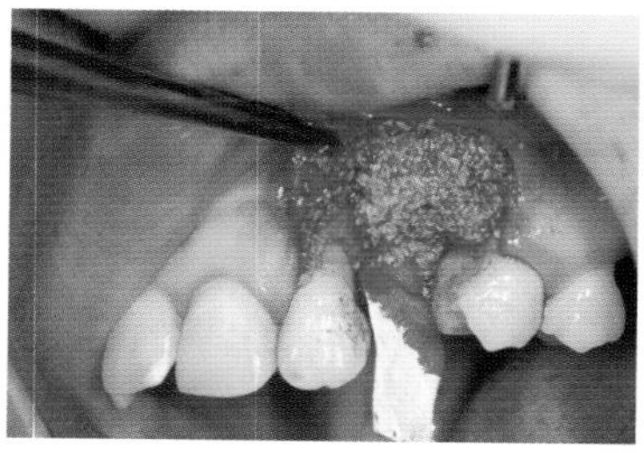
图15 23植入Bio-Oss骨粉唇面像

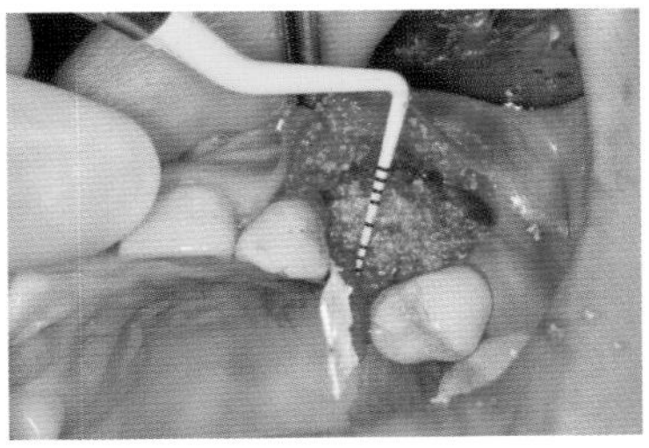

图16 23植入骨粉行水平骨增量

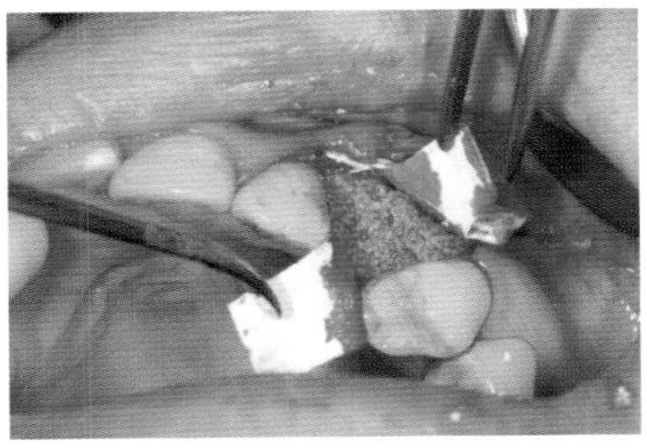

图17 双层膜技术保障屏障功能

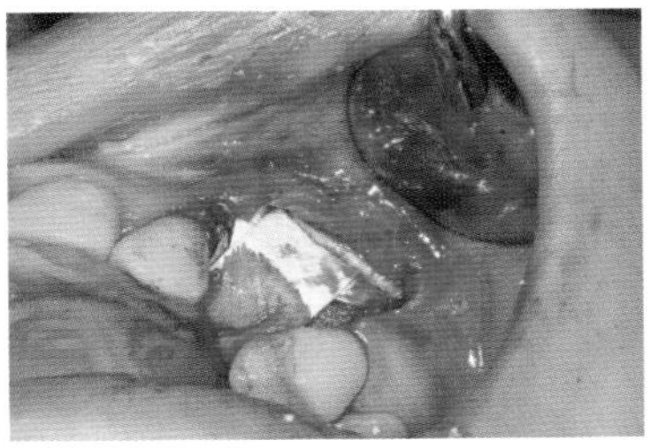

图18 覆盖Bio-Gide屏障膜咬合面像

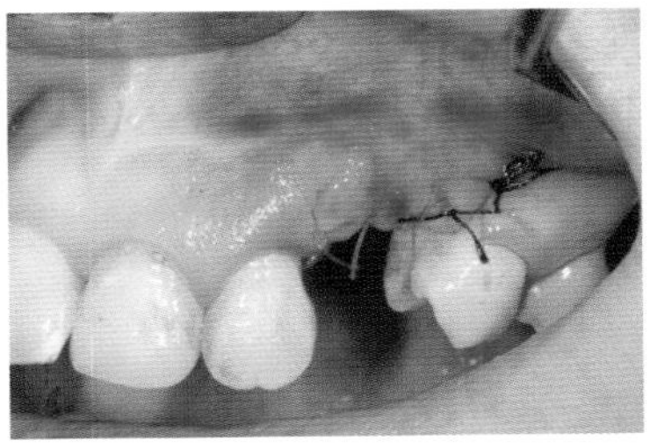

图19 减张对位缝合后唇面像

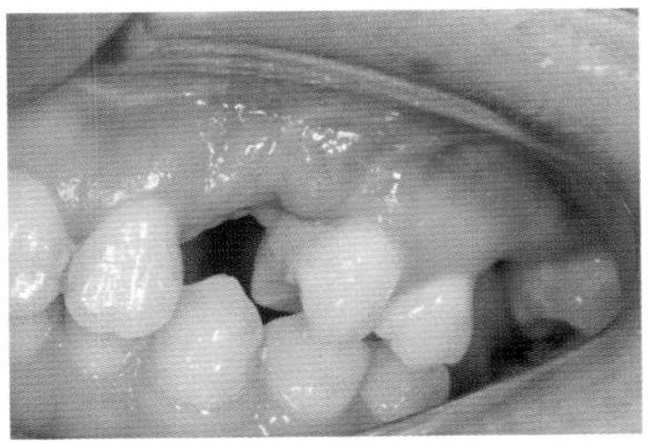

图20 GBR术后2个月23正面像

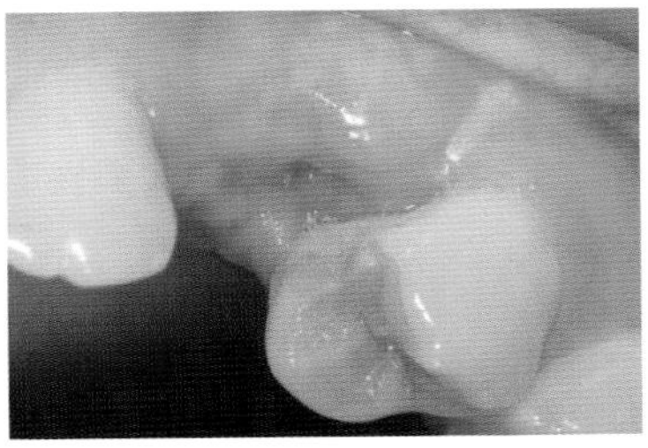

图21 GBR术后2个月23咬合面像

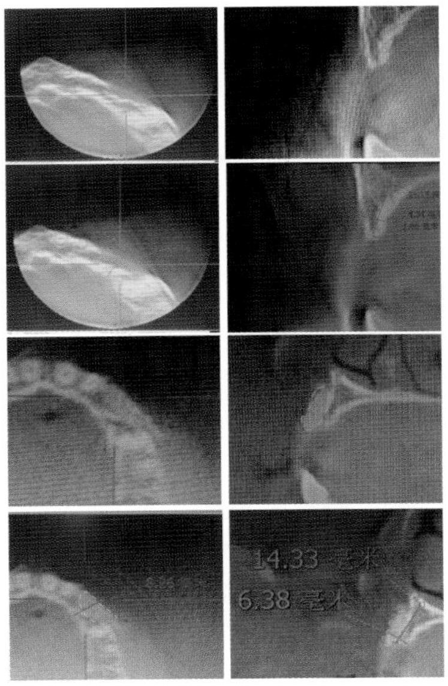

图22 GBR术后CBCT示23植骨情况

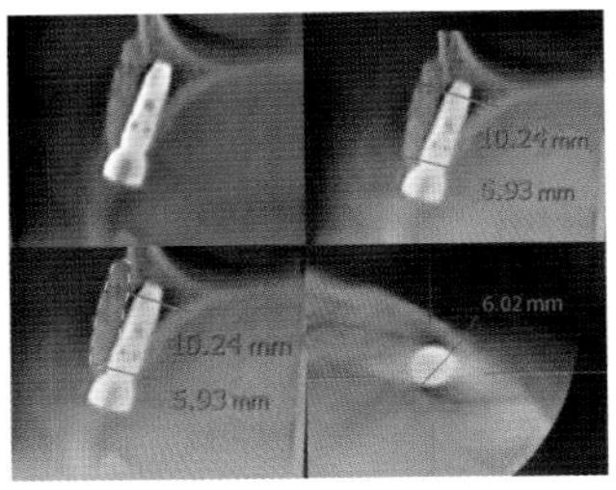

图23 GBR术后4个月CBCT示种植体植入三维位置及植骨情况

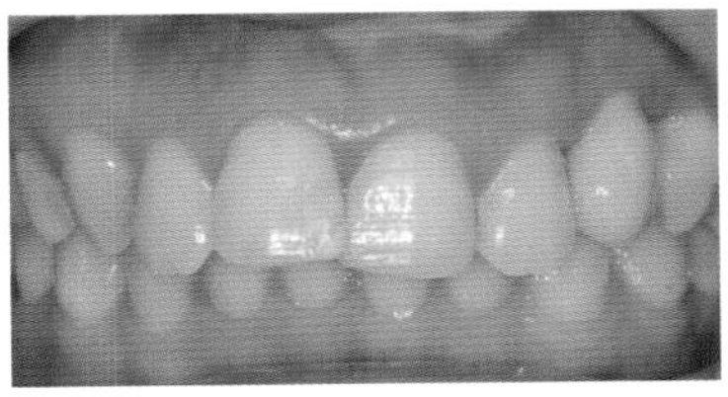

图24 种植体植入后半年23最终修复

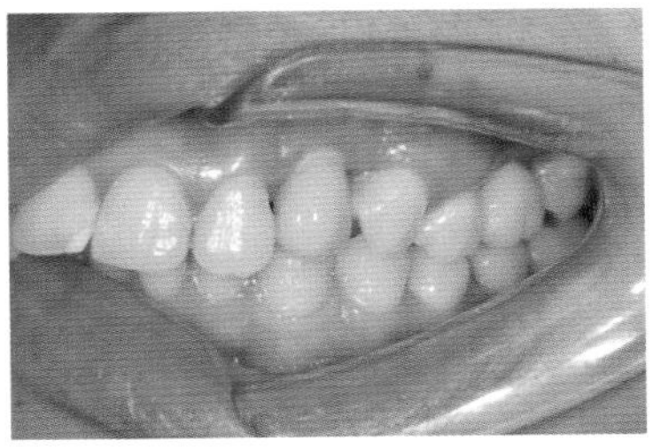

图25 23最终修复唇面像

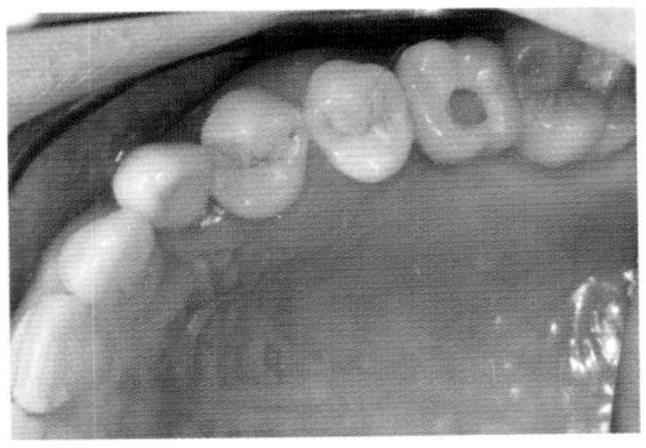

图26 23最终修复咬合面像

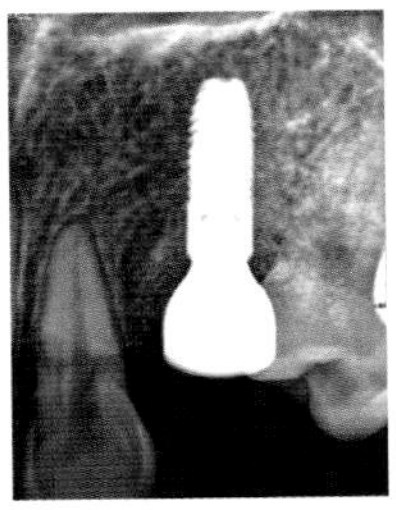

图27 23最终修复平行投照示冠就位密合，种植体周围无明显碟形骨吸收

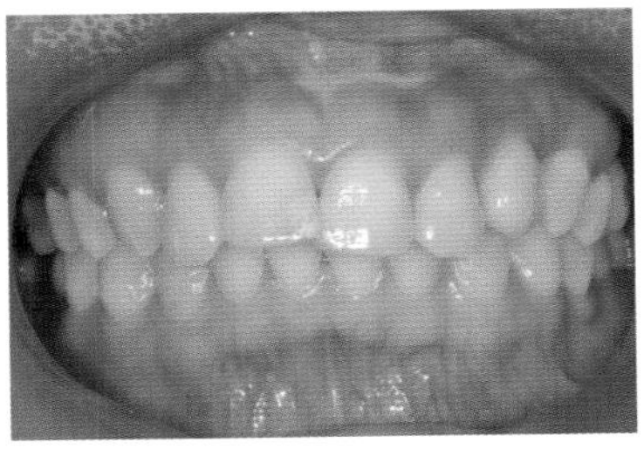

图28 23最终修复术后2年复诊

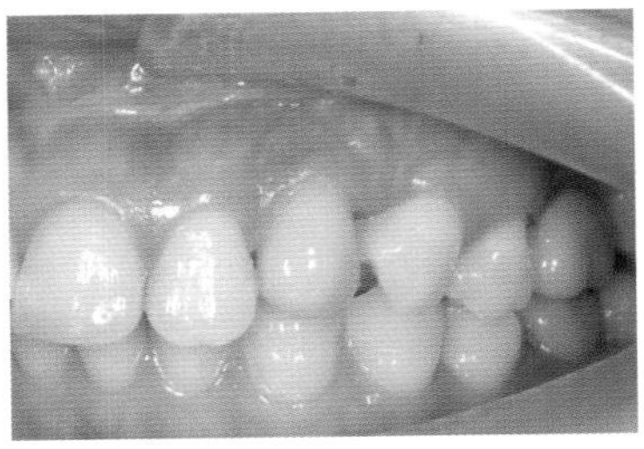

图29 2年后复诊23唇面像，牙龈美学效果进一步优化

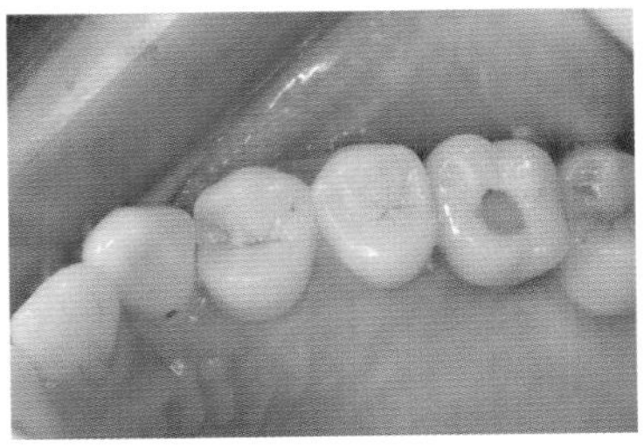

图30 2年后复诊23咬合面像，牙龈无红肿、溢脓，无退缩

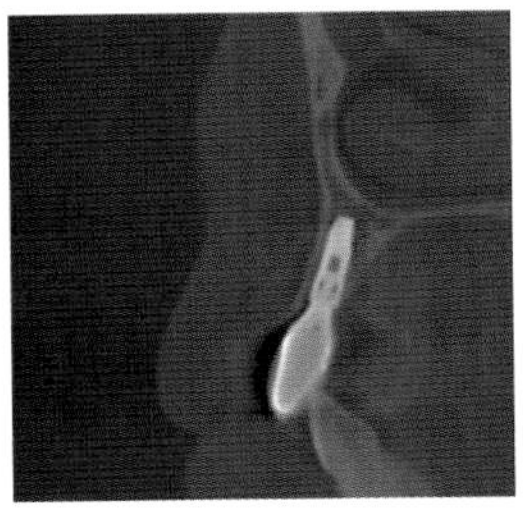

图31 2年复诊CBCT示：23周围骨组织稳定

三、讨论

1. 修复治疗对牙周的重要性 修复治疗是牙周系统化、规范化治疗的一个重要环节。合理的修复为最终的牙周维持提供了可靠的殆关系和咬合功能，实现牙周治疗的最终目标：功能，美学以及它们的长期稳定。本病例中拔除无法保留的牙周炎症病灶牙，而非待其自行脱落，阻止了进一步的软硬组织丧失。而后期合理设计的修复方式，有利于口腔卫生控制，防止炎症的发生。2年随访效果可见牙周组织健康稳定，牙周炎症得以控制，生理功能得以恢复。

2. 牙周治疗对种植修复治疗的重要性 种植修复治疗必须在确保牙周健康稳定的条件下进行，并且需要长期保持与维护。有研究发现：牙周炎是种植体周围炎发生的危险因素之一，可能导致牙槽骨吸收、种植体脱落，增加种植失败的风险。而通过持续的牙周支持治疗控制牙周炎症，牙周炎患者的种植体5年及10年存活率与健康牙周患者的无统计学差异，可高达97%和91%。因此，对于存在慢性牙周炎和侵袭性牙周炎病史的患者，在其修复计划中，种植术前及术后的牙周治疗是必不可少的重要环节。即：先行牙周基础治疗与维护，控制牙周炎症后再通过软硬组织增量技术使种植体获得理想的植入位点和修复效果。本病例中患者在炎症得到控制的情况下，通过GBR技术改善牙槽嵴唇颊侧骨弓形态及软组织的形态和质量，为后期美学修复创造条件后行种植修复，最终获得理想的牙周稳定效果。其中，患者良好的依从性和重新培养的口腔卫生习惯，术前术后定期牙周治疗是最终获得理想美学修复效果的重要因素。

3. 牙周炎导致软硬组织缺损的处理方法 充足的骨量、健康的软组织形态与颜色，是美学区种植成功的基础，也是获取最终美学效果的关键。重度牙周炎导致的牙齿缺失通常伴随严重的软硬组织缺损，不利于获取种植体理想的三维位置及初始稳定性，且导致种植体周围软组织轮廓的修复效果缺乏可预期性，因此，需要分步进行软硬组织重建。本病例采取的策略是：尽量维持原拔牙位点空间，由于患者自身天然牙唇侧骨板菲薄，因此，一期GBR术行水平骨增量中，植骨的骨量和唇侧外形需与天然牙骨弓外形相匹配，保持植骨术后长唇侧软组织保持长期稳定性，形成较好的软硬组织条件。种植体植入后再次进行二次骨增量以解决未来的种植体周骨弓轮廓形态。同时配合以长期随访和牙周维护，最终获得良好且稳定的修复效果。

分享此病例的治疗心得：①在保证效果的基础上，设计合理的治疗计划和术式，方法简单，可重复，复诊次数无特殊增加，能改善患者的就诊体验，并提高患者的依从性。与自体骨移植相比，GBR术减少了开辟第二术区潜在的并发症，减轻患者痛苦。②选择适当的拔牙时机非常重要。牙周炎症导致牙槽骨严重破坏而无法保留的患牙，若计划种植修复，则需尽早拔除防止牙槽骨的进一步丧失，并通过适当的植骨材料和手术方法以修复牙槽骨缺损，延期种植以恢复牙齿的生理功能。本病例中23唇侧根面暴露已接近根尖，牙龈红肿明显，牙周治疗后仍无缓解表现，若不及时拔除可能导致22远中和24近中根面骨丧失，继而造成23区位点骨高度恢复困难。在保持可靠的植骨空间前提下，尤其在近远中邻牙骨附着未丧失的情况下GBR是行之有效的骨增量方式。

综上所述，牙周炎的种植修复要点在于：①牙周炎症的控制和长期维护；②尽早拔除牙周治疗后仍无法保留的患牙；③通过简单而有效的骨增量方法恢复软硬组织缺损；④种植过程中准确的三维定位。本病例的长期随访结果说明：虽然牙周炎造成的大量软硬组织缺损导致种植体周围软组织轮廓缺乏可预期性，但完整且合理的种植过程可以让最终的修复效果更具有“可控性”。

参考文献

[1] 林野. 从种植医师的视角看牙周炎患牙拔除时机 [J]. 中华口腔医学杂志,2011,46(11): 641-645.

[2] Graetz C, Elsayed KF, Geiken A, et al. Effect of periodontitis history on implant success: a long-term evaluation during supportive periodontal therapy in a university setting[J]. Clinical Oral Investigations, 2017(Suppl 2):1-10.

[3] Chrcanovic BR, Albrektsson T, Wennerberg A. Periodontally compromised vs. periodontally healthy patients and dental implants: A systematic review and meta-analysis[J]. Journal of Dentistry, 2014, 42(12):1509-1527.

[4] 孟焕新. 牙周病学[M]. 4版. 北京: 人民卫生出版社, 2012.

[5] Kan J Y, Roe P, Rungcharassaeng K, et al. Classification of sagittal root position in relation to the anterior maxillary osseous housing for immediate implant placement: a cone beam computed tomography study.[J]. Int J Oral Maxillofac Implants, 2011, 26(4):873-876.

[6] Chappuis V, Rahman L, Buser R, et al. Effectiveness of Contour Augmentation with Guided Bone Regeneration: 10-Year Results[J]. Journal of Dental Research, 2017(5): 1-9.

[7] Grunder U, Gracis S, Capelli M. Influence of the 3-D bone-to- implant relationship on esthetics[J]. Int J Periodontics Restor- ative Dent ,2005,25(2):113-119.

前牙外伤的即刻种植和美学修复
——基于风险评估的计划和序列治疗的措施

陈佳露 朱羽婕 屠逸琳 郭兵兵 王庆

摘要

目的：基于风险评估的治疗计划和序列治疗的模式用于前牙外伤后的即刻种植与美学修复。**材料与方法**：本病例患者中年女性，21、22外伤后2周，不良牙周夹板固定中，患牙出现松动、疼痛伴牙龈肿胀。CBCT显示：21牙根唇向脱位，唇侧牙槽骨骨折；22颈1/3处冠根折，唇侧及根尖区牙周膜间隙增宽。患者全身状况良好，否认系统性疾病史及口服双膦酸盐药物史。治疗过程：治疗前进行SAC分类评估，结合患者的意愿，采取21、22拔除后行即刻种植同期骨增量术，21、22区分别植入Bego Semados S种植体；21植体φ3.25mm×13mm；22植体φ3.25mm×11.5mm；种植体愈合期间，21、22行邻牙支持式粘接义齿过渡修复，以维持美观；种植术后5个月，21、22行种植体支持式树脂冠修复，以渐进负荷和牙龈塑形；种植术后10个月，21、22种植体上部结构永久修复。**结果**：在观察期内，21、22种植体稳定性良好，骨增量成骨效果确切，牙龈形态协调，患者对治疗效果满意。**结论**：前牙外伤后伴炎症状态下即刻种植风险高，经充分收集患者信息和要求，完善相关检查，对种植的美学、外科和修复风险进行综合评估，制订完善的序列治疗方案，可在美学区取得满意的种植治疗效果。

关键词：牙外伤；即刻种植；美学修复

牙外伤是口腔科的常见病和多发病，多发生于上前牙美学区。当保留无望的外伤前牙被拔除后，种植修复是优选的治疗方法之一，但此时牙种植除了面临常规前牙区种植美学风险以外，还要处理种植时机选择、牙槽骨骨折或缺失等复杂情况。术前对病例难易程度的分析及美学、外科、修复风险评估至关重要，决定了医生选用何种术式，如何修复，都会直接影响到治疗的最终效果。本病例基于即刻种植风险评估制订治疗计划，实施序列治疗措施，针对外伤后上前牙的即刻种植修复治疗，取得了良好的疗效。

一、材料与方法

1. 病例简介 中年女性患者。主诉：左上前牙外伤后疼痛2周。现病史：患者自诉2周前，左上前牙外伤。曾于外院治疗，现牙齿松动疼痛，伴牙龈出血，遂来我科就诊。既往史：否认系统性疾病史、传染病史及家族遗传性疾病史；否认药物及食物过敏史；否认吸烟、饮酒史；否认口服双膦酸盐药物史。检查：13~23唇面牙周夹板粘接固定中，11、21牙颈部金属丝结扎，11、21、22牙龈红肿。21牙冠腭向倾斜，腭侧面早接触点，叩诊（+++）；22叩诊（++）（图1~图3）。CBCT：21牙根唇向脱位，唇侧牙槽骨骨折，牙槽嵴宽度约8mm，高度约16mm。22颈1/3处冠根折，唇侧及根尖区牙周膜间隙增宽，唇侧牙槽骨厚度约1.4mm（图4~图6）。

作者单位：复旦大学附属中山医院

通讯作者：王庆；Email: wang.qing@zs-hospital.sh.cn

2. 诊断 21牙脱位，牙槽骨骨折；22根折；11、21、22牙龈炎。

3. 治疗计划

（1）对21、22的种植治疗进行SAC分类风险评估：由表1~表3评估可知，该病例为高美学风险、高复杂外科及中高度修复类风险，需采取序列的治疗措施，因此我们制订相应的治疗计划。

（2）11、21拔除后即刻种植，同期骨增量。

（3）种植体愈合期间采取邻牙支持式粘接义齿过渡修复。

（4）种植术后5~6个月，21、22行种植体支持式树脂冠修复。

（5）种植支持临时冠修复>3个月后，21、22种植体上部结构永久修复。

4. 治疗过程

（1）术前准备：术前CBCT影像检查，拆除原牙周固定不良的金属丝和牙周夹板（图7），全口洁刮治，局部冲洗上药，以控制急性炎症。

（2）21、22拔除后即刻种植：12~23唇侧沟内切口，于24近中做附加切口，翻瓣后，见21唇侧游离骨折片约2.5mm×2mm大小。拔除21、22，去除炎性肉芽组织，取出骨折片待用（图8~图12）。

（3）21、22种植窝逐级预备：备孔完成后21、22区分别植入Bego Semados S种植体，21：3.25mm×13mm；22：3.25mm×11.5mm；植体初期稳定性均达到了30N·cm以上。在21、22唇腭侧及拔牙窝与种植体之间的间隙内放置0.5g Bio-Oss小颗粒骨替代材料和患者原骨折片，表面覆盖25mm×25mm Bio-Gide胶原膜。唇侧黏膜减张后拉拢缝合，行唇系带成

表1 美学风险评估

美学风险因素	风险水平		
	低	中	高
健康状态	健康，免疫功能正常		免疫功能低下
吸烟习惯	不吸烟	少量吸烟（<10支/天）	大量吸烟（>10支/天）
患者美学期望值	低	中	高
唇线	低位	中位	高位
牙龈生物型	低弧线形，厚龈生物型	中弧线形，中厚龈生物型	高弧线形，薄龈生物型
牙冠形态	方圆形	卵圆形	尖圆形
位点感染情况	无	慢性	急性
邻面牙槽嵴高度	到接触点≤5mm	到接触点5.5～6.5mm	到接触点≥7mm
邻牙修复状态	无修复体		有修复体
缺牙间隙宽度	单颗牙（≥7mm）	单颗牙（<7mm）	2颗或2颗以上
软组织解剖	软组织完整		软组织缺损
牙槽嵴解剖	无骨缺损	水平向骨缺损	垂直向骨缺损

表2 外科SAC分类评估

位点因素	风险和困难程度		
	低	中	高
骨量			
水平向	充足	不足，但允许同期骨增量	不足，需提前进行骨增量
垂直向	充足	牙槽嵴顶少量不足，需略深的冠根向种植体植入位置，邻近特殊解剖结构的根方少量不足	不足，需提前进行骨增量
解剖学风险			
靠近重要的解剖结构	低风险	中等风险	高风险
美学风险			
美学区	非美学区		美学区
生物型	厚龈生物型	中厚生物型	薄龈生物型
唇侧骨壁厚度	充足≥1mm		不足<1mm
复杂程度			
之前或同期治疗程序	种植体植入，无辅助性治疗	种植体植入，同期辅助性治疗	种植体植入，分阶段的辅助性增量程序
并发症			
手术并发症风险	低	中	高
并发症的后果	无不良影响	治疗效果欠佳	治疗效果严重受损

表3 修复SAC分类评估

因素	困难程度		
	低	中	高
口腔环境			
口腔健康状态	无活动期疾病		有活动期疾病
缺牙原因	龋病/创伤		牙周病或副功能咬合
颌位关系	安氏Ⅰ类和Ⅲ类	安氏Ⅱ类1分类和2分类	有严重的错骀，没有辅助性治疗不能恢复
磨牙症	无		有
修复空间			
修复范围	单颗牙	连续多颗牙	全牙列
骀龈距离	修复空间充足	修复空间受限，但不影响修复	需辅助性治疗，以获得充足的修复空间
临时修复体			
负荷方案	常规或早期		即刻
种植体愈合期间	不需要	可摘式	固定式
临时种植修复体	不需要	修复体边缘位于龈缘根方<3mm	修复体边缘位于龈缘根方≥3mm

形术（图13～图19）。

（4）邻牙支持式过渡义齿修复：术后1周，利用原有的牙周夹板，以及拔除的天然牙21和22，制作邻牙支持式粘接过渡义齿修复（图20、图21）；嘱患者定期随访，随访期间，粘接义齿无松动脱落，局创无肿胀疼痛。

（5）种植支持式临时义齿修复：术后5个月，去除粘接义齿后，常规取模杆取模，利用Bego临时钛基台制作种植体支持式树脂冠作为过渡修复义齿，调整穿龈轮廓，以渐进负荷和牙龈塑形（图22～图25）。

（6）种植体上部结构永久修复：种植支持临时义齿试戴5个月后，制作个性化取模杆取模；个性化氧化锆基台+全瓷冠粘接修复（图26～图33）。

（7）术后2个月随访：种植修复体稳固，软组织水平稳定，牙龈轮廓协调一致，患者口腔卫生维护良好（图34～图39）。

（8）治疗材料：种植体：Bego Semados S种植体（Bego，德国）；骨增量材料：Geistlich Bio-Oss、Bio-Gide（Geistlich，瑞士）；临时修复基台：Bego Sub-Tec临时钛基台（Bego，德国）。

二、结果

患者上前牙外伤后2周，在完善相关检查和风险评估，确定治疗方案后，对外伤牙行即刻种植及骨增量，经过渡义齿修复至最终永久修复，最终种植体稳定性良好，形态、颜色美观；骨增量成骨效果确切，牙龈轮廓形态良好，曲线协调，患者对治疗效果满意。

三、讨论

随着口腔医学技术的不断进步，即刻种植受到越来越多患者和口腔医生的关注。大量文献证实在上颌前牙区即刻种植可减少患者的缺牙时间，同时可减少拔牙后牙槽骨生理性吸收造成的种植区骨量不足，保持软组织的自然形态，获得良好的种植修复结果。但上前牙外伤多伴有牙槽骨壁的骨折或缺失，导致种植区常伴随骨缺损，增加手术失败和美学失败的风险。因此，当外伤后的上前牙无法保留时，详细的种植术前检查和风险评估，并制订完善的治疗计划至关重要。SAC分类为不同类型的修复和外科病例提供了指导原则，为制订种植治疗计划提供参考。

Daniel Buser认为，种植位点的骨条件、种植体的空间位置以及软组织的轮廓外形，是影响种植修复美学效果的重要因素，同时指出前牙美学区唇侧骨板>1mm，且厚龈生物型者可获得较好的美学预期。本病例患者在前牙外伤后2周伴炎症状态下，虽原唇侧骨板厚度约1mm，但唇侧骨板骨折，增

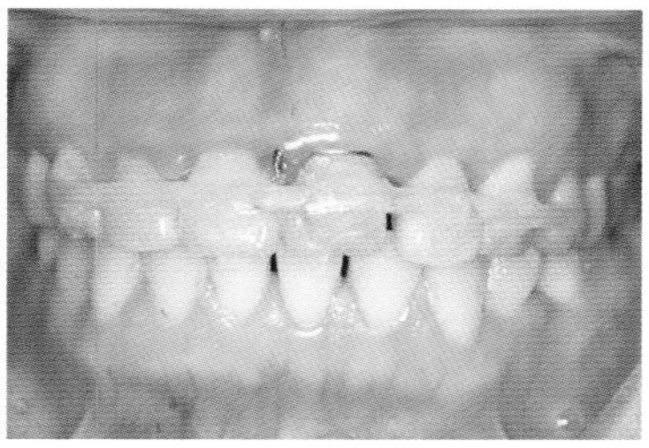
图1 治疗前口内像，13～23唇面牙周夹板粘接固定中。11、21、22牙龈红肿

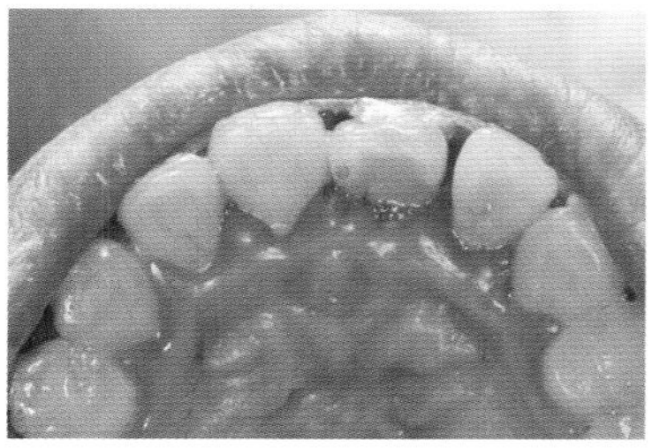
图2 治疗前上颌口内像，21牙冠腭向倾斜，腭侧面早接触点

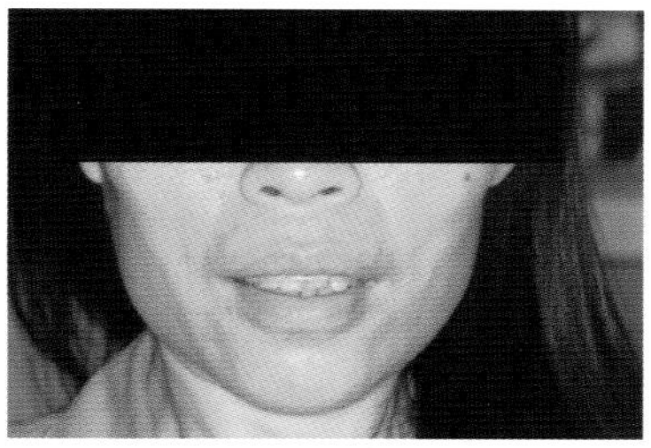
图3 术前患者正面像

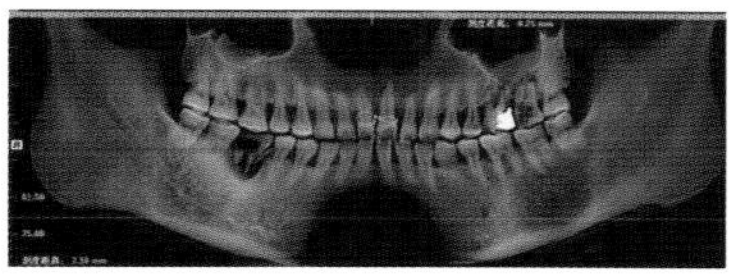
图4 治疗前CBCT

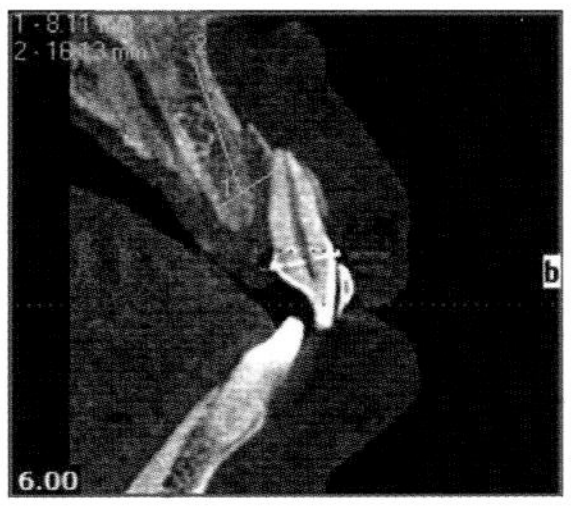

图5 治疗前CBCT显示21唇侧牙槽骨壁骨折，牙槽嵴的宽度约8mm

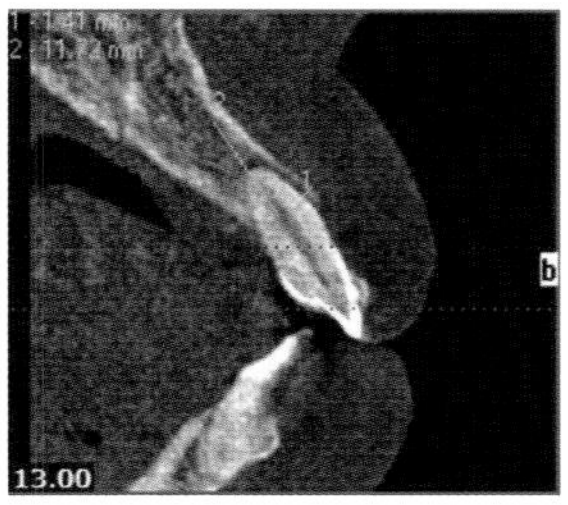

图6 治疗前CBCT：22根折，唇侧牙槽骨壁厚度约1.41mm

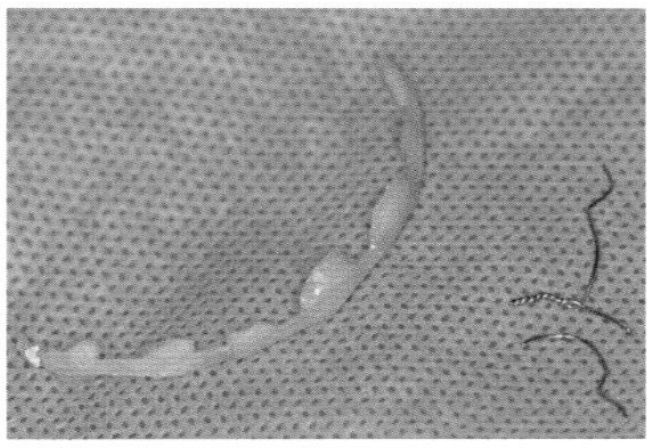
图7 拆除的原牙周固定不良的金属丝和牙周夹板

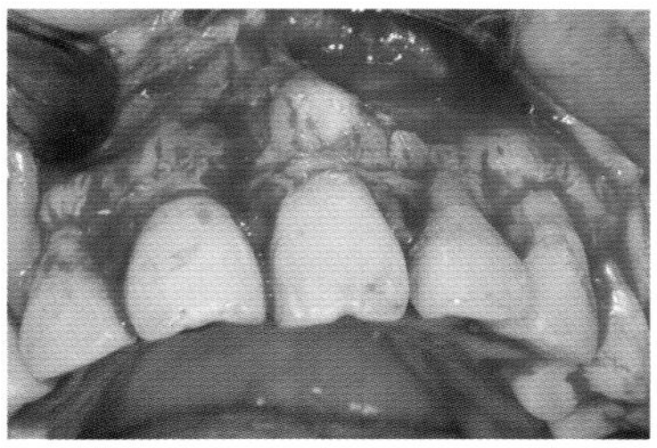
图8 术中12～23唇侧沟内切口，24近中附加切口

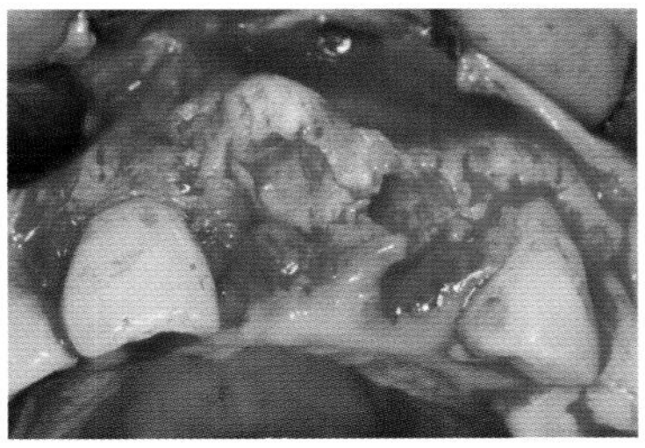
图9 全厚瓣翻开后，21唇侧牙槽骨壁骨折

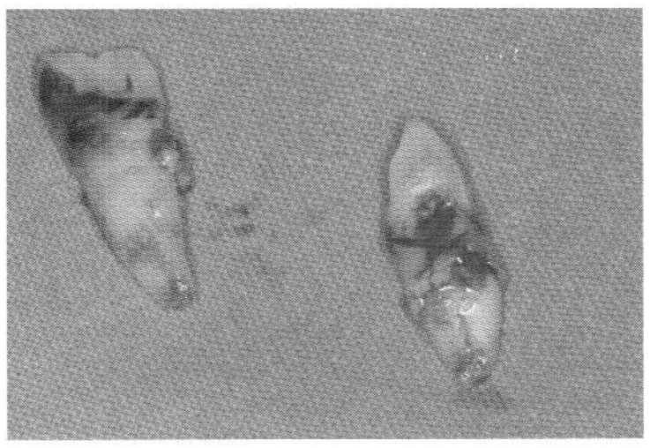
图10 拔除21、22后， 22根折

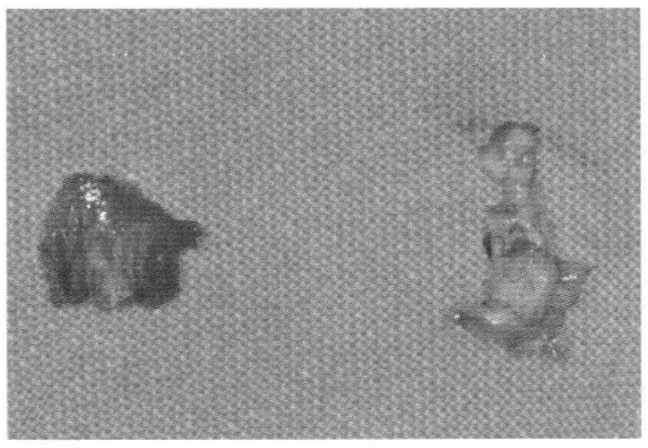
图11 21区游离骨折片约2.5mm×2mm大小，去除的炎性肉芽组织

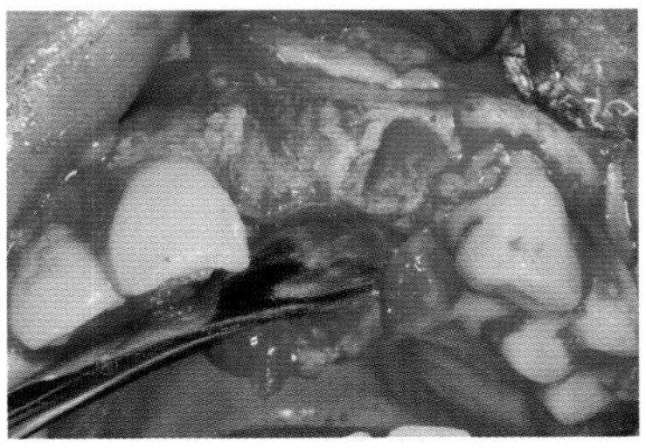
图12 21、22拔牙窝彻底清创

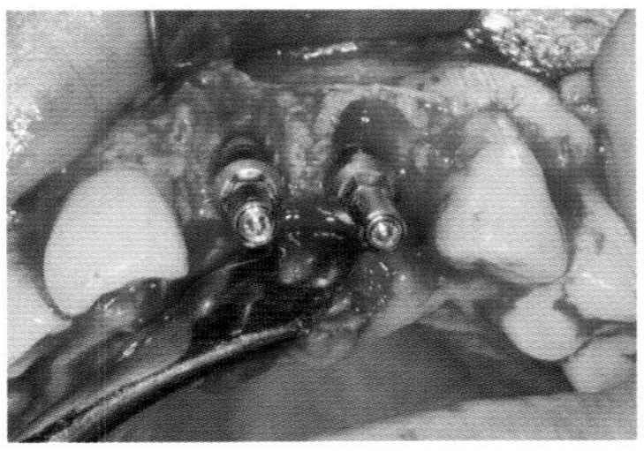
图13 21、22植入Bego Semados S种植体

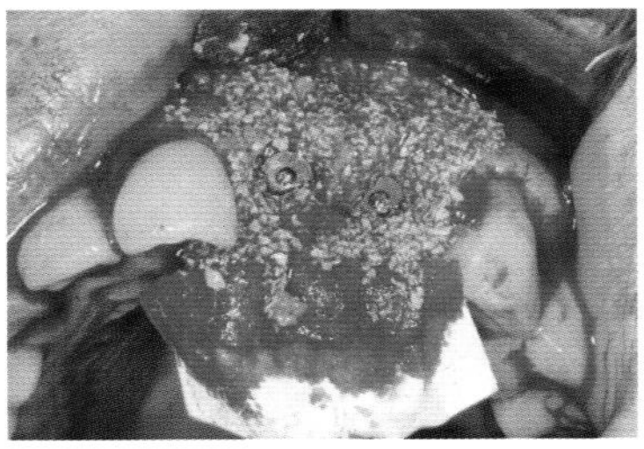
图14 21、22唇腭侧及拔牙窝与种植体之间的间隙内放置Bio-Oss小颗粒骨替代材料和患者原骨折片

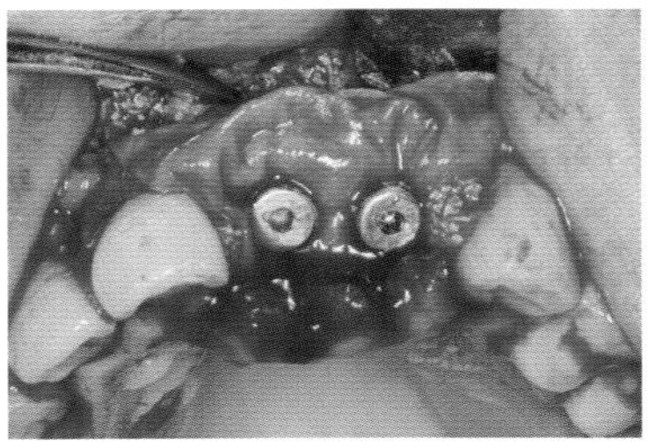
图15 Bio-Oss表面覆盖Bio-Gide胶原膜

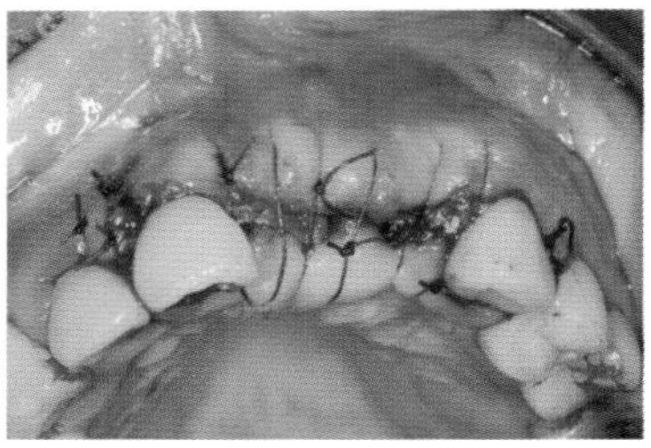

图16 唇侧黏膜减张后拉拢缝合，行唇系带成形术

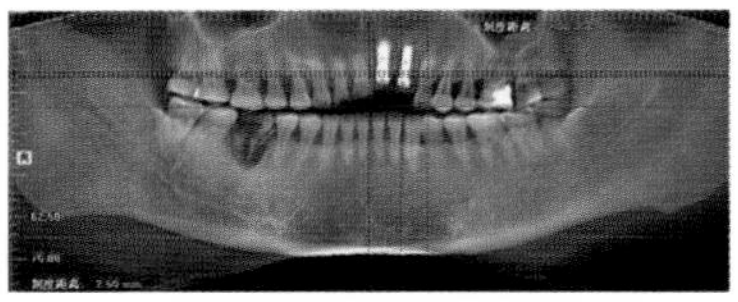

图17 术后CBCT

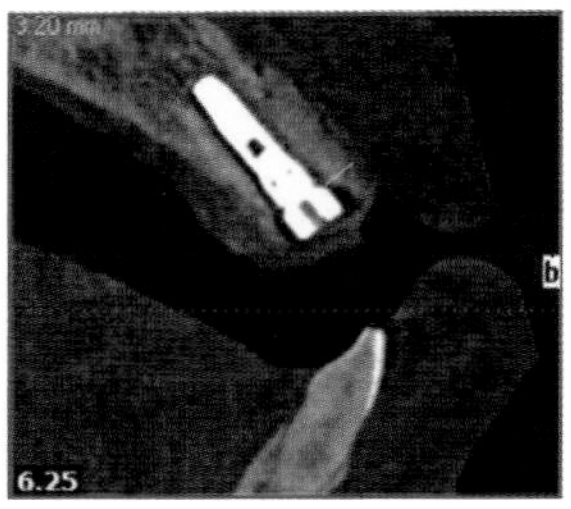

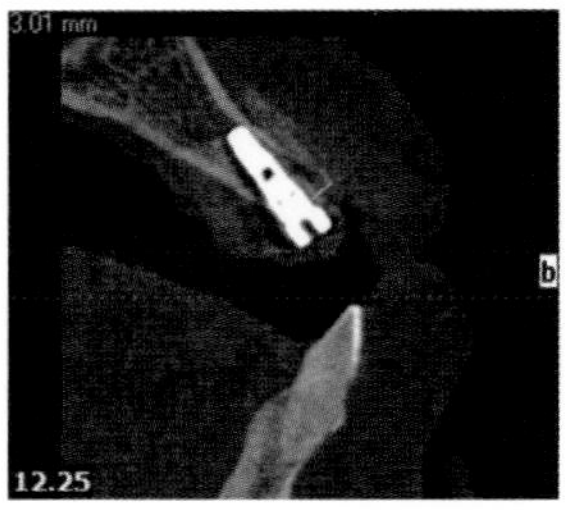

图18、图19 术后CBCT显示21、22植体植入的轴向和深度，唇侧骨增量影像明显

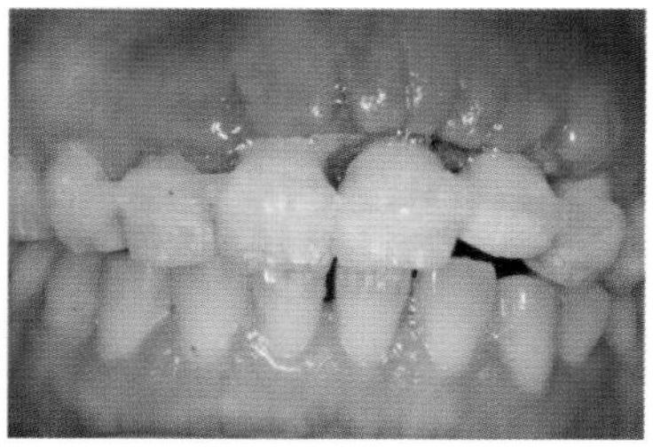

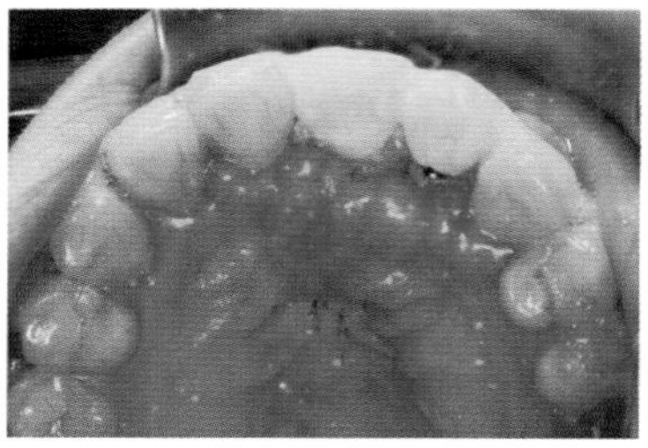

图20、图21 术后1周戴入邻牙粘接支持式固定义齿，以恢复美观和牙龈塑形

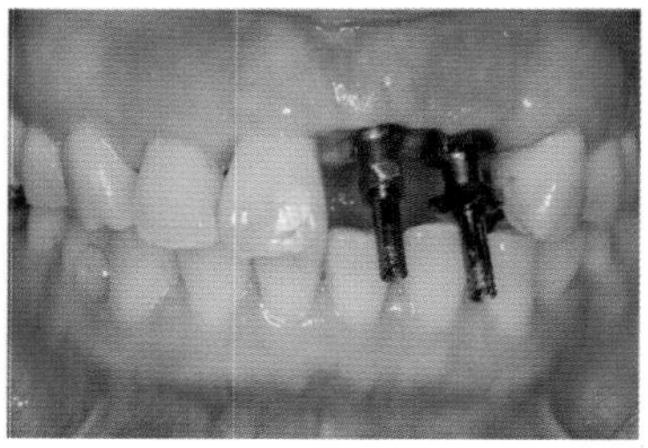

图22 种植术后5个月，21、22常规开窗取模杆取模

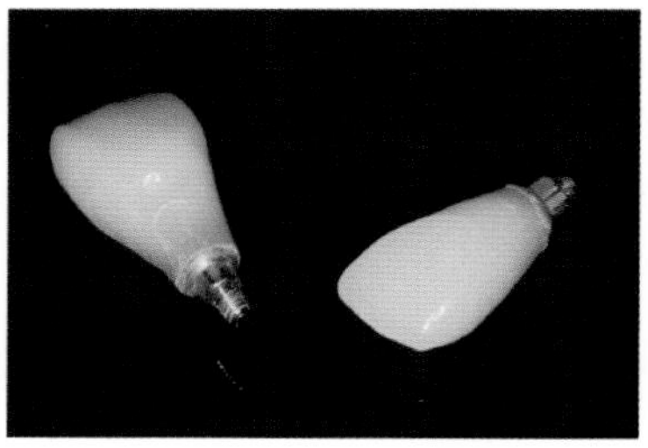

图23 21、22种植体支持式的树脂冠

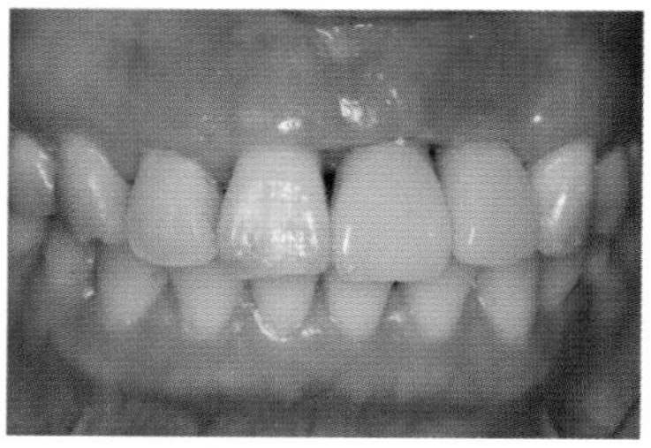

图24 21、22树脂冠口内就位后正面像，以渐进负荷和牙龈塑形

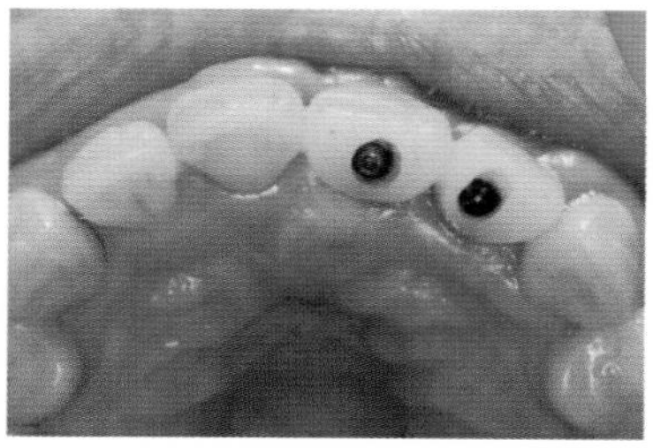

图25 种植体树脂冠就位后殆面像

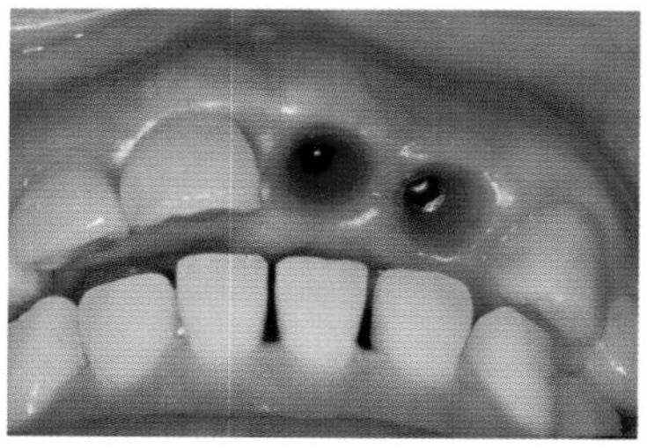

图26 21、22树脂冠戴入5个月后，牙龈袖口形成良好，牙龈形态丰满

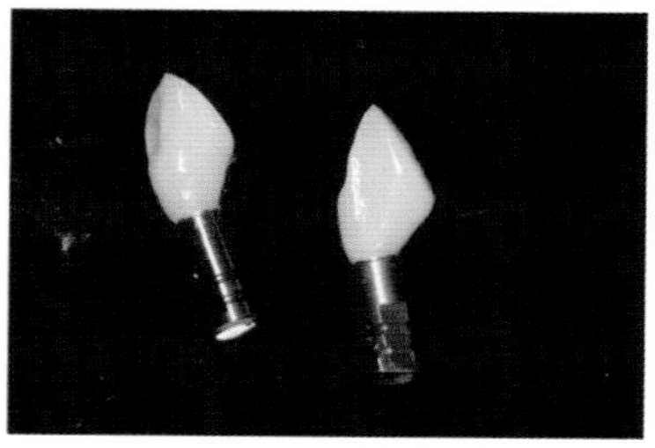

图27 制作个性化印模转移杆1

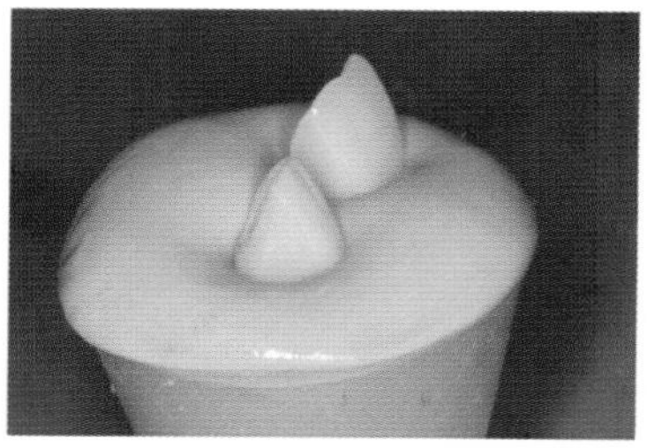

图28 制作个性化印模转移杆2

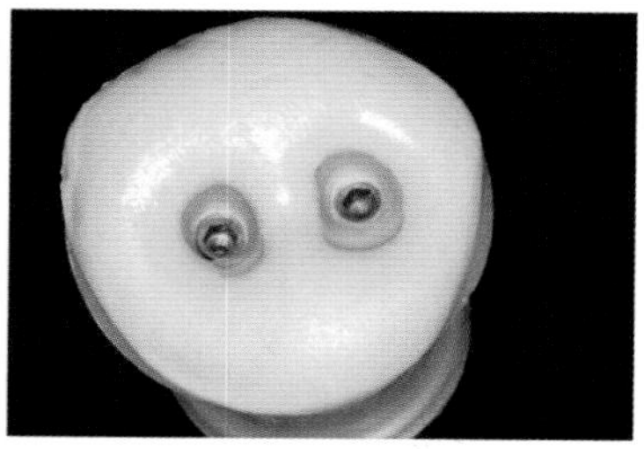

图29 制作个性化印模转移杆3

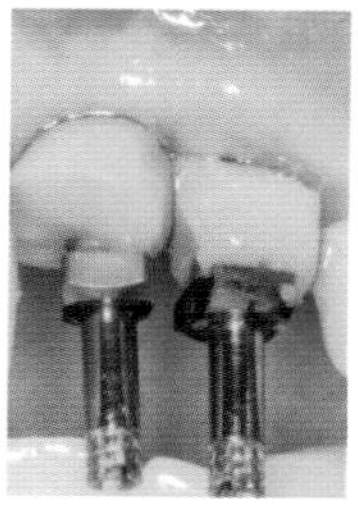

图30 个性化印模杆于口内就位，以复制软组织形态和制作个性化基台

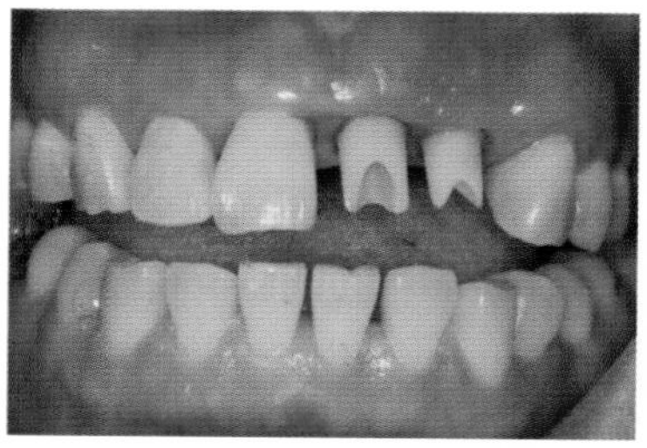

图31 制作的个性化氧化锆基台口内试戴，牙龈曲线协调

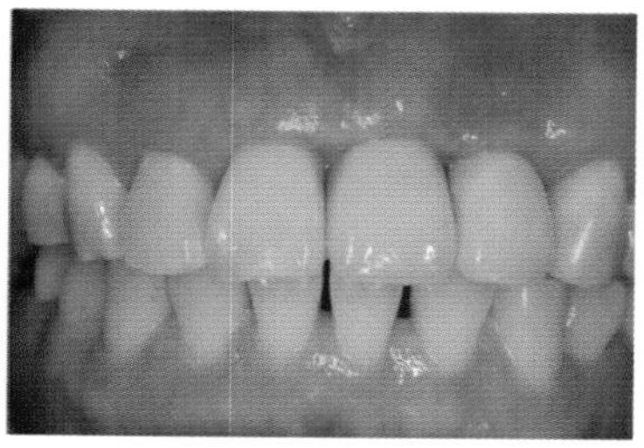

图32 氧化锆全瓷冠试戴后口内正面像，牙冠形态、色泽逼真

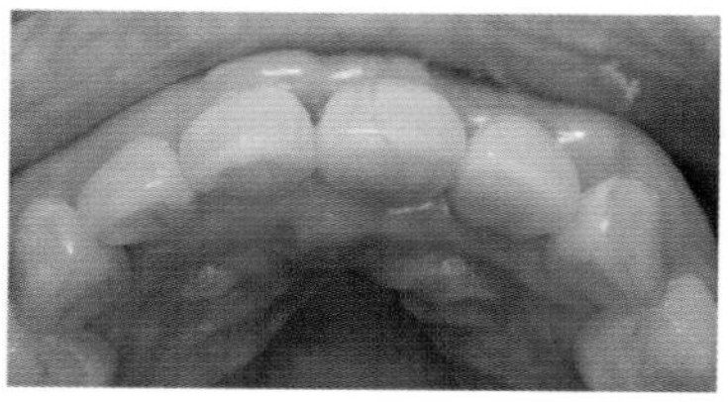

图33 修复体戴入后殆面像，牙龈形态丰满

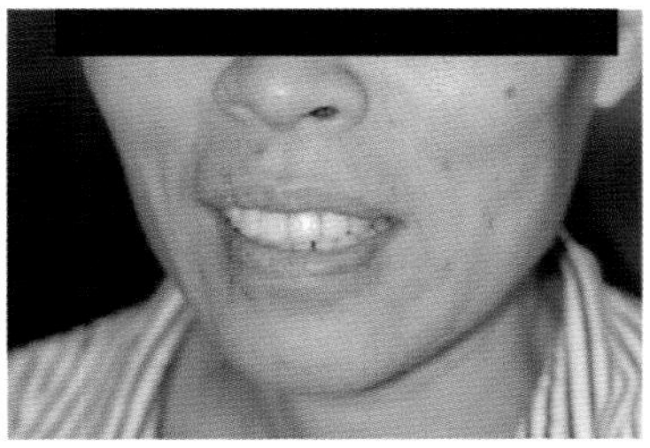

图34　修复完成2个月后复查，患者对修复的外形和功能满意

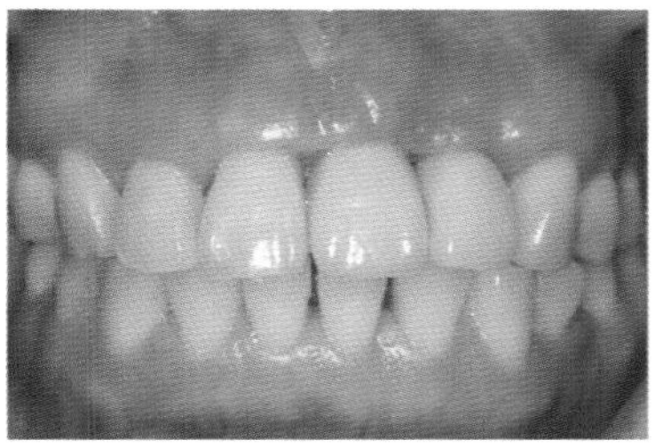

图35　修复完成2个月后，前牙区牙龈曲线协调

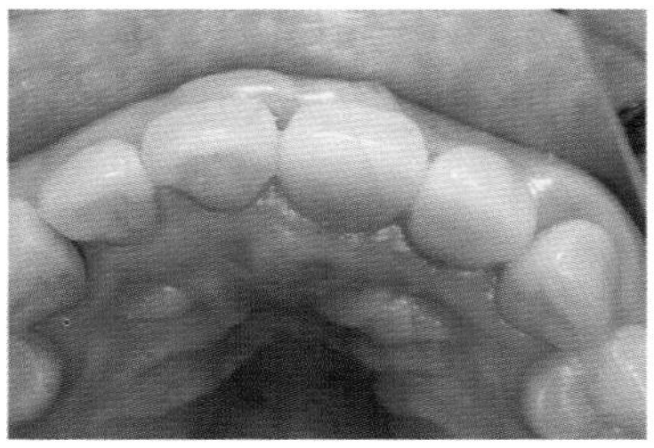

图36　修复完成2个月后，21、22唇侧丰满度良好

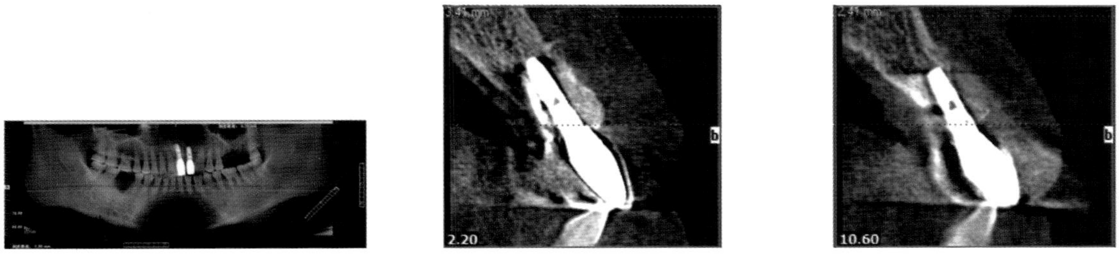

图37～图39　修复完成2个月后CBCT，21、22种植体骨整合良好，未见骨吸收影像

加了即刻种植的风险。且患者中厚龈生物型，高位笑线，美学期望值高，2颗牙连续缺失后，牙龈形态易消失，易导致美学修复失败。因此，在经术前的种植风险评估和治疗方案设计后，本病例采取了序列治疗的措施以达到治疗目标。

21、22即刻种植同期骨增量术，种植体植入的三维空间恰当，同期骨增量效果显著。结合患者美观需求，即刻种植术后应考虑临时修复，尤其是美学区连续多牙缺失后，随着拔牙创愈合进程，牙槽嵴变平，牙龈乳头和穿龈轮廓丧失成为必然，维持牙龈乳头和穿龈轮廓形态是美学区多牙缺失种植修复的难点。本病例中，即刻种植术后没有采取种植体支持的即刻修复方式，而是利用原牙周夹板及拔除的天然牙制作了邻牙粘接式的过渡临时义齿。这样既支撑了牙龈软组织形态，避免塌陷，也不影响种植体骨结合，同时避免植入的人工骨材料暴露感染，为后期的永久修复创造了稳定的骨结合空间和良好的软组织轮廓形态。在永久修复前，我们利用种植体支持的临时冠进一步调整穿龈轮廓和牙龈曲线，通过近5个月的试戴调整，患者的美学效果基本得以展现，治疗效果获得了患者的肯定。通过个性化取模，最终修复体的形态也很好地支撑了种植区的穿龈轮廓和牙龈曲线。

本病例前牙外伤后伴炎症状态下即刻种植风险高，经充分收集患者信息和要求，完善相关检查，对种植的美学、外科和修复风险进行综合评估，制订完善的序列治疗方案，在美学区取得了满意的种植治疗效果。

参考文献

[1] Bartee BK. Extraction site reconstruction for alveolar ridge preservation. Part 1: rationale and materials selection [J]. J Oral Implantol, 2001, 27(1):187–193.
[2] AC Freitas Junior, MC Goiato, EP Pellizzer. Aesthetic approach in single immediate implant–supported restoration [J]. J Craniofac Surg, 2010, 21(3):792–796.
[3] Enriquez–Sacristan C, Barona–Dorado C, Calvo– Guirado JL, et al. Immediate post–extraction implants subject to immediate loading: a meta–analytic study[J]. Med Oral Patol Oral Cir Bucal, 2011, 16(7): e919–924.
[4] Buser D, Chappuis V, Belser VC, et al. Implant placement post extraction in esthetic single tooth sites: when immediate, when early, when late?[J]. Periodontol, 2017, 73(1): 84–102.

颌面部畸形伴先天缺牙且种植间隙不足多学科联合治疗1例

尚将 许胜 杜平功 邢秀锦 柳忠豪

摘要

目的： 分析探讨骨性错殆畸形伴先天缺牙且种植间隙不足的患者通过正畸、正颌、种植等多学科联合治疗的临床体会。**材料与方法：** 对1例骨性错殆伴先天缺牙患者采取正畸方式去除代偿，2年后通过正颌方式解除骨性错殆，1年后于15、25位点处单独植骨，Bio-Oss骨粉进行骨增量手术，覆盖Bio-Gide膜及CGF。6个月后15、25区域植入Straumann种植体2颗。7个月后行上部结构修复，修复完成6个月后复查。**结论：** 对于错殆畸形情况下需种植修复的复杂病例，需结合患者实际情况，为患者提供一个综合合理的个性化多学科联合治疗方案，来保证种植修复的可行性，提高治疗效果。

关键词： 先天缺牙；间隙不足；正颌手术；口腔种植

种植义齿是近年来迅速发展起来的一种口腔修复方法。种植义齿修复设计和患者本身解剖条件密切相关，不良的殆关系和修复间隙的不足都会给种植义齿修复的设计和治疗带来特殊性。本文给大家带来的是1例颌面部畸形伴先天缺牙且种植间隙不足的病例，该病例患者接受了正畸、正颌外科及种植手术的多学科序列治疗，并且已完成种植修复，现汇报如下。

一、材料与方法

1. 病例简介 19岁男性患者，因面型不佳，影响咀嚼于我院就诊，曾于外院行临时义齿修复。既往体健，无不良嗜好。颌面部检查：颌面部基本对称，面上1/3：65mm，面中1/3：65mm，面下1/3：88mm。上唇长：20mm。眶平面与殆平面基本平行，鼻旁略凹陷。唇齿关系约3mm。侧面观：凹面型，鼻唇角约120°，上颌后缩，下颌位置前突（图1、图2）。口腔检查：上牙中线基本对正，下牙中线偏右约2mm，前牙反殆约7mm。双侧后牙近中关系。14、15、23、24缺失，13～16、22～25临时冠修复。缺牙区剩余牙槽嵴顶较窄，为3～4mm宽，附着龈高度不足，余牙未见明显异常（图3～图7）。模型测量：两侧缺牙区剩余牙槽嵴为3～4mm宽。14、15区近远中距离约4mm，22～25区近远中约5mm，咬合间距可。全景片检查见：22牙冠近中倾斜，牙根偏远中，14、15、23、24缺失，缺牙区骨高度可，近远中距离不足（图8）。X线头颅侧位片见：SNA:78°，SNB:83°，ANB:-5°（图9）。

2. 诊断 骨性Ⅲ类错殆畸形；上颌牙列缺损；13、16、22、25牙体缺损。

作者单位：烟台市口腔医院

通讯作者：柳忠豪；Email: dentlzh@163.com

3. 治疗计划 14、15、23、24缺牙区近远中及颊舌向宽度不足，无法直接行种植义齿修复。请修复、正畸、颌面外科多学科会诊，征求患者意见后制订如下治疗计划：

（1）正畸-正颌联合治疗骨性错殆畸形，同期增加缺牙区近远中距离。

（2）延期种植修复。

4. 治疗过程

（1）术前正畸阶段：2011年2月至2013年10月行正颌术前正畸去代偿治疗，直立22，将25近中移动至24位置，关闭13～25散在间隙，将缺牙间隙集中于15区和25区（图10）。

（2）正颌手术阶段：2013年11月全身麻醉下行双侧下颌升支矢状劈开截骨术+上颌前部切开前移术+自体骨移植术+钛板坚强内固定术，术后颌间牵引固定（图11～图14）。上颌骨切开位置位于15、25缺牙区，上颌前部前移约2mm，下降约2mm，下颌后退约5mm，通过自体骨移植术将下颌骨后退切除骨块约5mm×10mm×3mm置于上颌骨切开位置（图15、图16），以利于维持骨的连续性、高度及丰满度。

（3）种植修复阶段：正颌术后6个月，术后正畸结束，检查见创口区黏膜未见明显异常，骨组织愈合良好，双侧缺牙区牙槽嵴呈刃状，近远中宽度约7mm（图17～图21）。CBCT示：15区颊舌向骨宽度约3mm，垂直骨高度约16mm；25区颊舌向宽度约3mm，垂直骨高度约16mm（图22～图24）。双侧缺牙区颊舌向宽度不足，考虑单独植骨后两侧各植入1颗植体。2014年11月行15、25区单独植骨，Bio-Oss骨粉填塞骨缺损区域进行骨增量手术，覆盖Bio-Gide膜并行钛钉固定，表面覆盖CGF，严密缝合（图25～图32）。术后常规抗生素预防感染。

单独植骨术后1年，检查见缺牙区牙槽骨丰满，咬合间隙可，黏膜未见明显异常。CBCT示：15区颊舌向骨宽度约7mm，高度约14mm；25区颊舌向骨宽度约6mm，高度约16mm（图33～图35）。2015年11月于15、25区各植入Straumann 4.1mm×10mm RN种植体1颗（图36～图40），术后X线片及曲面断层片显示种植体位置良好（图41～图43）。种植术后7个月，15、25行钴铬烤瓷全冠修复，13、16、22、24（由原25正畸牵引至24位置）行氧化锆烤瓷全冠修复（图44～图50）。修复完成后6个月复查，见种植体周围骨组织愈合良好（图51～图57）。各时间点头颅侧位测量指标变化如表1。

表1 各时间点头颅侧位测量指标值

测量指标	正畸前	正颌术前	正颌术后
SNA	78°	79°	80°
SNB	83°	84°	78°
ANB	–5°	–5°	2°
SN/Gn	82.5°	83°	76.5°
SN/GoMe	36.5°	38°	39.5°
FMA	27°	28.5°	27°
FMIA	79°	70°	68.5°
IMPA	75°	82°	84°
1/NS	96°	103°	104°

二、讨论

1. 非常规的上颌前部切开前移 上颌前部骨切开术（anterior maxillary osteotomy, AMO）是通过上颌骨前份的骨切开，形成包括前鼻棘和前部骨性鼻底在内的13～23（或14～24）的牙–骨段，多采取后退或者上移此骨块来矫治上颌前牙及牙槽骨畸形。但是本病例采取的术式为非常规的上颌前部切开前移术，将14～24区域的牙–骨段切开后向前、向下移动，改善患者的III类骨面型，同时增加15、25缺牙区的近远中间隙。与经典的正颌手术Lefort I型骨切开术相比，上颌前部骨切开术手术创伤小、费用低，患者术后疼痛及肿胀反应轻，发生并发症的概率降低。尤其对本病例，上颌前部骨切开前移术能很大程度简化手术方式，同时增加缺牙区近远中距离，为种植修复提供足够空间，并取得较好的美学及功能效果。

本病例上颌前部切开采取唇侧前庭沟切口，术中游离的牙–骨块主要由腭侧黏骨膜提供血供，且腭侧黏骨膜较为致密，所以骨块前移幅度有限。此外，对切开区域对应牙根的损伤同样应引起注意。要求术者拥有扎实的解剖学知识和娴熟的临床操作技巧，术前对患者的影像资料进行全方位的评估，把握手术的适应证，术中仔细操作，尽量避免对重要解剖结构的损伤。本病例患者术后截骨块愈合良好，对应牙齿无疼痛、松动，术后有效地改善了患者骨面型、上下牙弓协调程度及中线的不协调，头颅侧位测量各项参数有较为明显地改善，基本达到正常（图58、图59）。随访观察3年效果稳定。

2. 自体骨块移植植骨术 现在常用的增加局部骨量的方法主要有：①引导骨组织再生术。②牵张成骨术。③骨劈开术。④Onlay植骨术。⑤Inlay植骨术等。自体块状骨移植技术是目前较为常用的解决严重骨缺损问题的方法。自体骨移植的特点在于有着良好的骨引导作用，无免疫排斥反应，能很好地诱导成骨细胞分化及新骨形成。但是，其缺点在于需要开辟二次手术区，容易引起取骨部位的继发损伤和并发症，且植骨后有时会出现骨吸收现象。

本病例采用了自体骨块移植植骨术，即将下颌升支矢状劈开截取的两块大小约5mm×10mm×3mm的皮质骨骨块，通过修整后分别放置在15、25骨切开区域内。为了增加局部骨组织的高度及丰满度，方便后期的种植

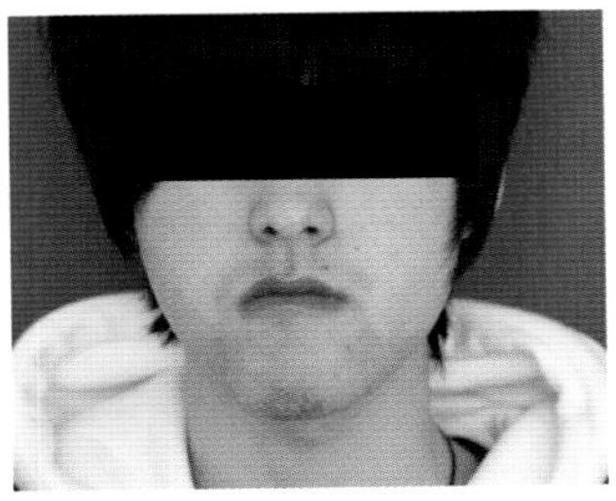
图1 初诊正面像

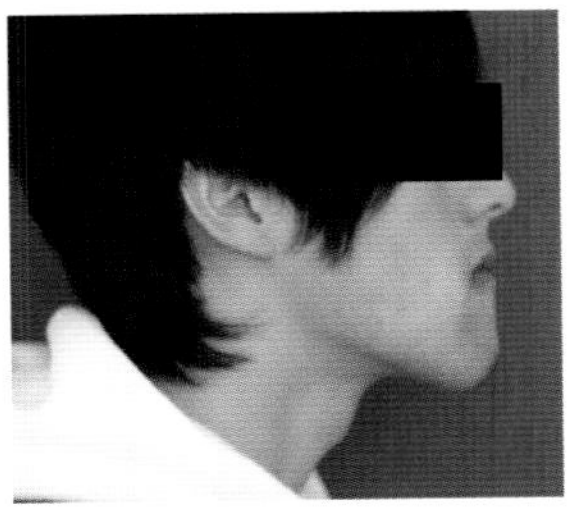
图2 初诊侧面像

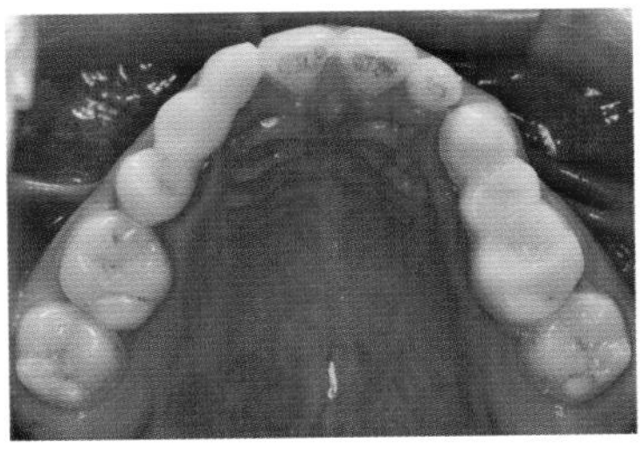
图3 初诊上颌口内像

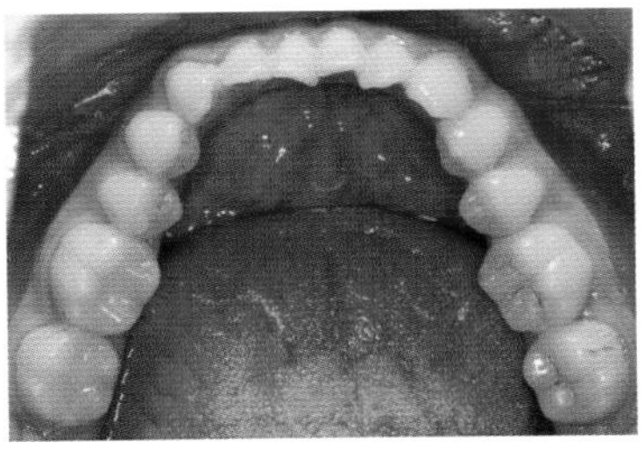
图4 初诊下颌口内像

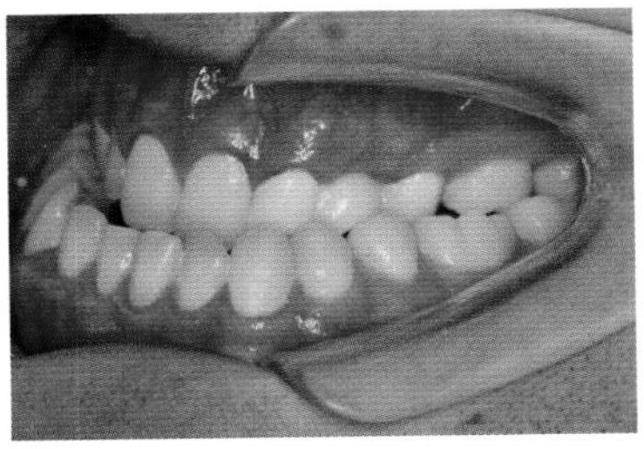
图5 初诊左侧咬合像

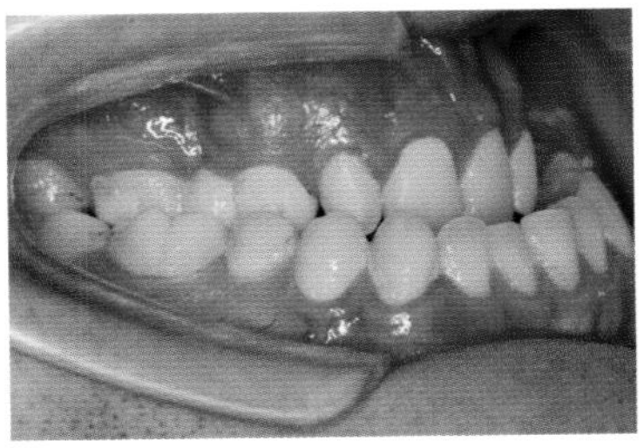
图6 初诊右侧咬合像

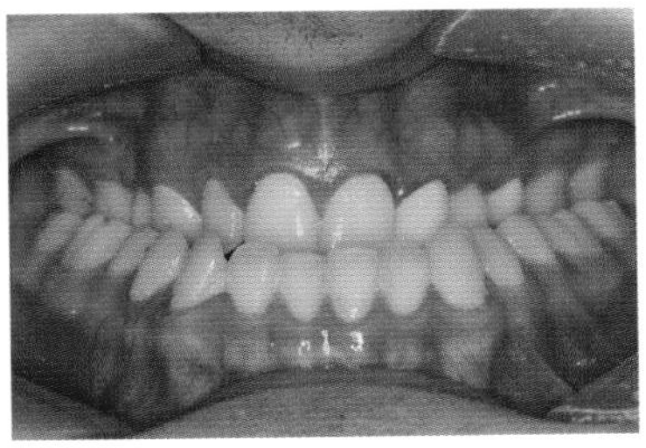
图7 初诊正面咬合像

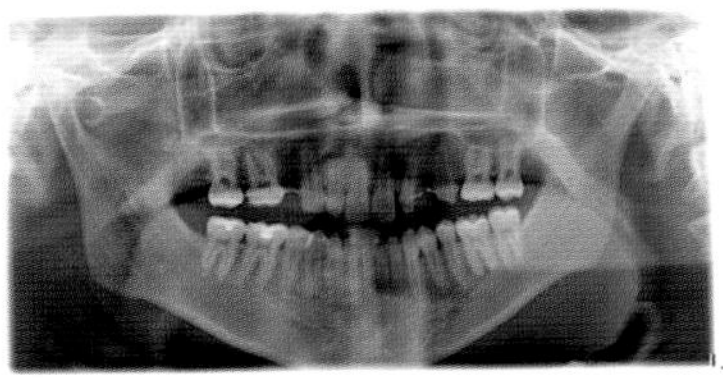
图8 初诊曲面断层片

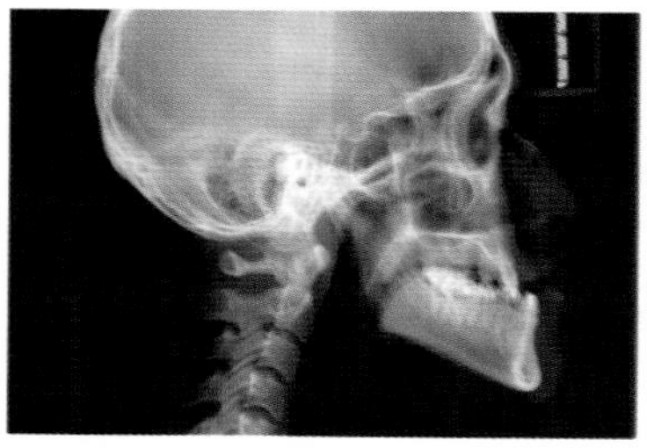
图9 初诊X线头颅侧位片

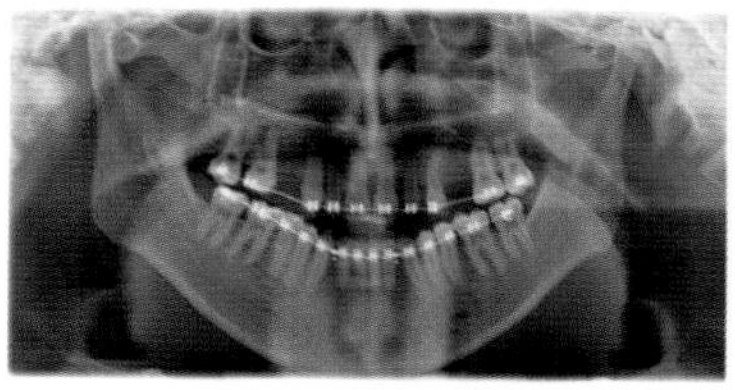
图10 正畸去代偿结束后全景片

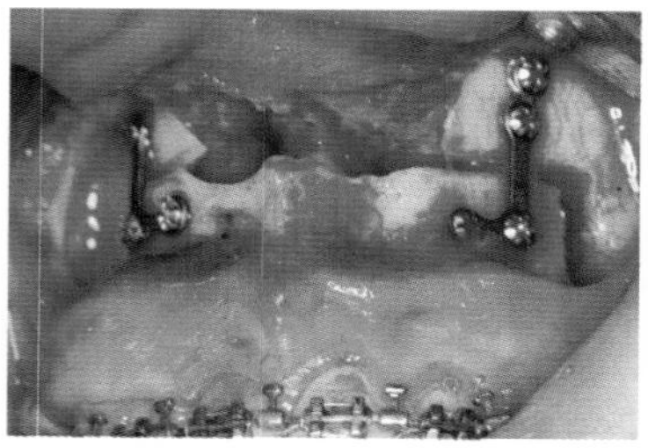
图11 正颌术中像（上颌）

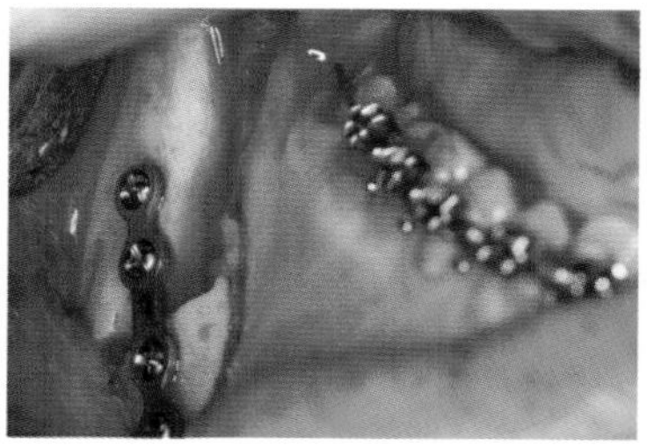
图12 正颌术中像（右下颌）

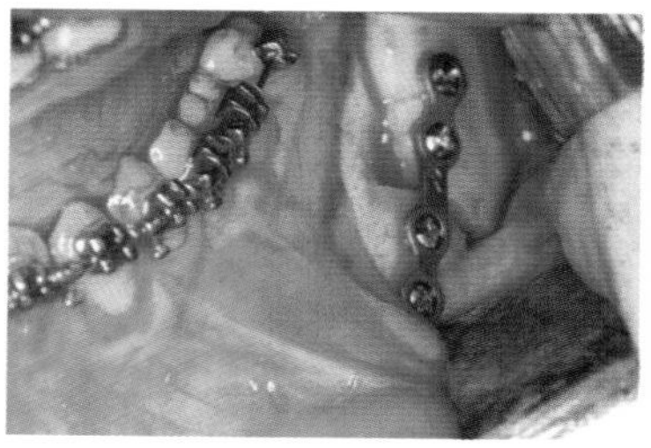
图13 正颌术中像（左下颌）

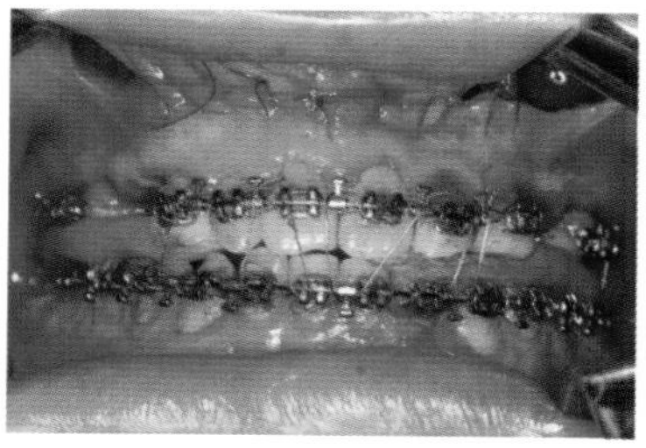
图14 正颌术中像（颌间结扎）

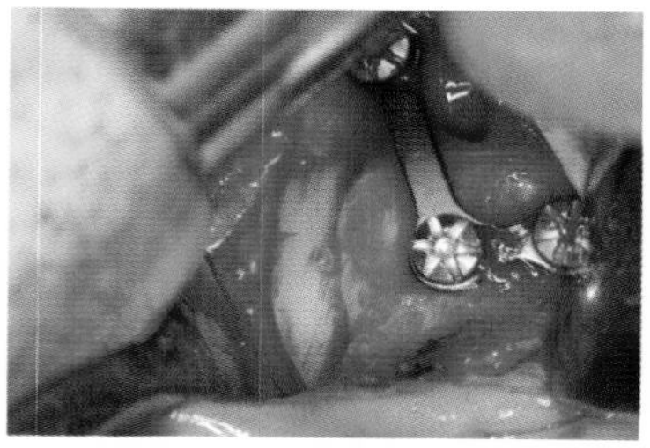
图15 右侧骨块移植

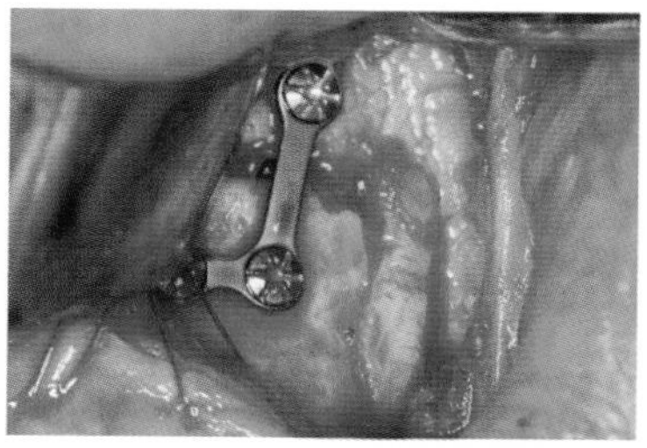
图16 左侧骨块移植

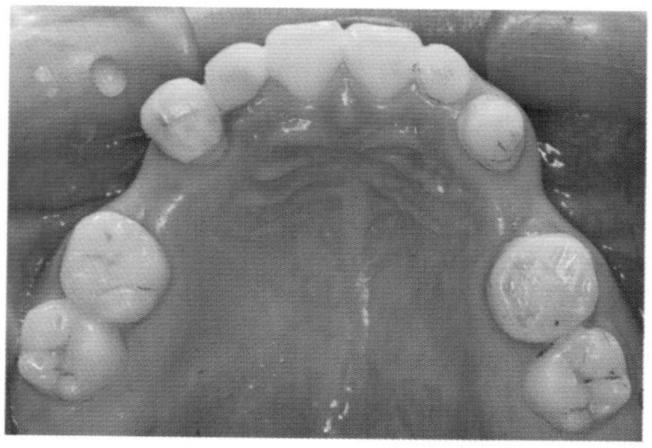
图17 单独植骨前上颌口内像

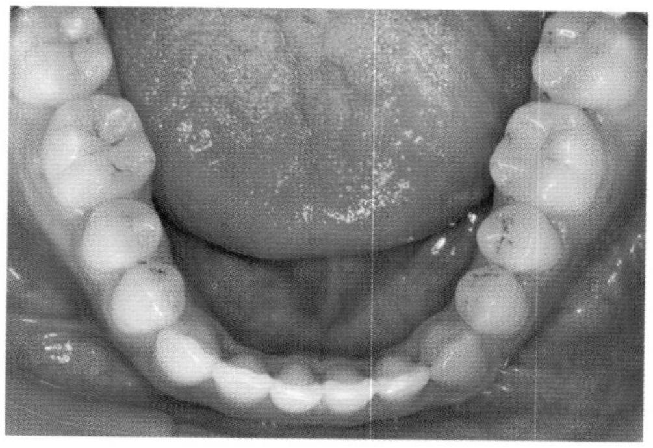
图18 单独植骨前下颌口内像

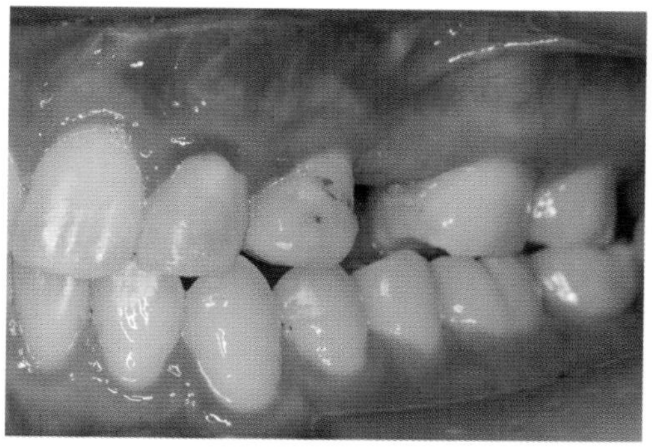
图19 单独植骨前左侧咬合像

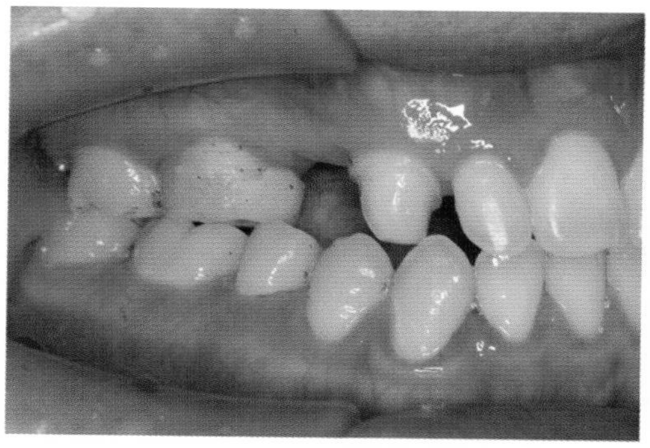
图20 单独植骨前右侧咬合像

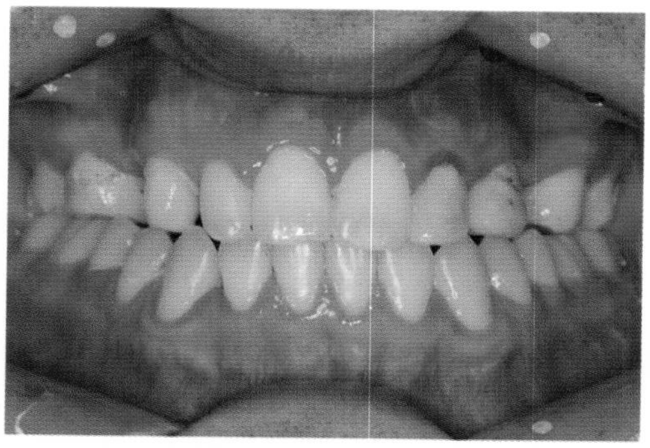
图21 单独植骨前正面咬合像

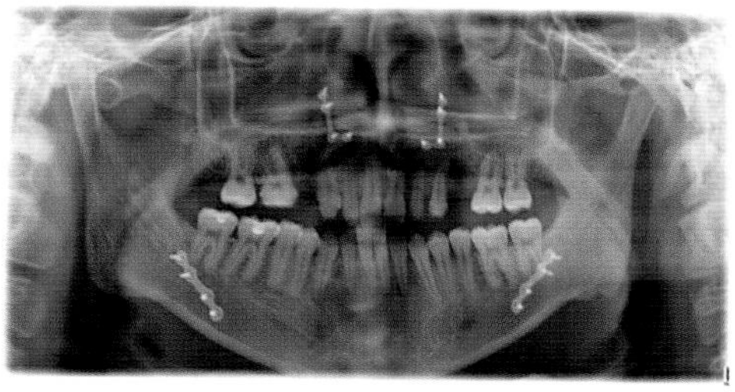
图22 单独植骨前曲面断层片

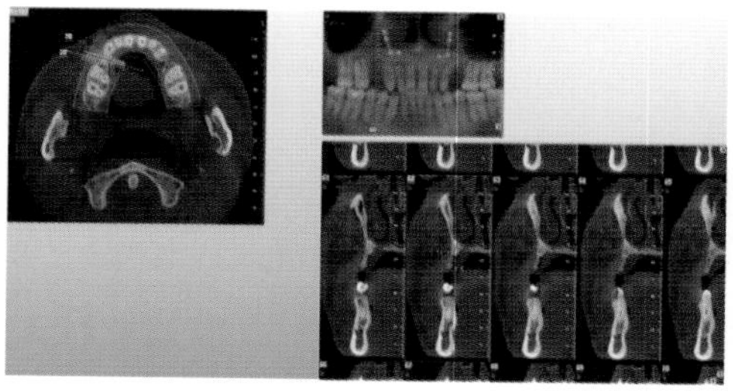
图23 单独植骨术前右侧缺牙区骨宽度

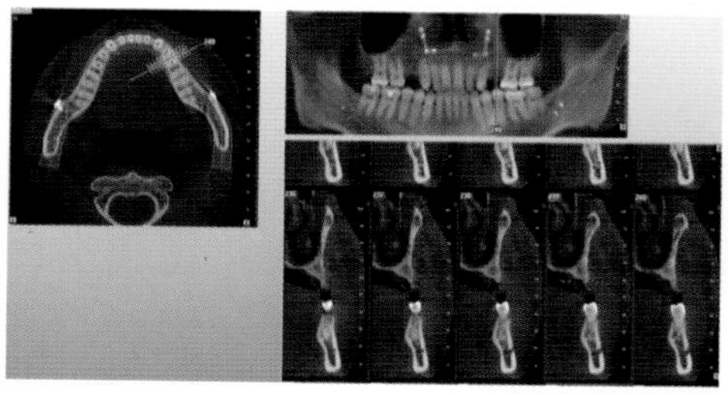
图24 单独植骨术前左侧缺牙区骨宽度

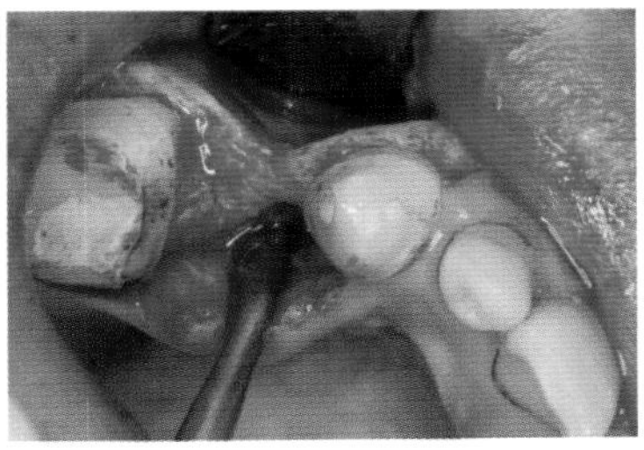
图25　右侧缺牙区单独植骨术中像1

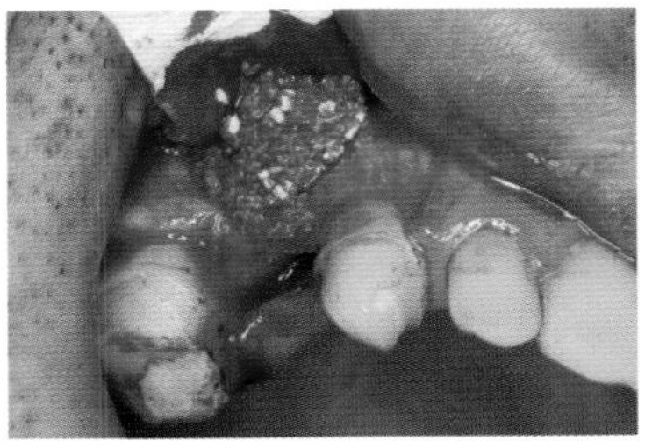
图26　右侧缺牙区单独植骨术中像2

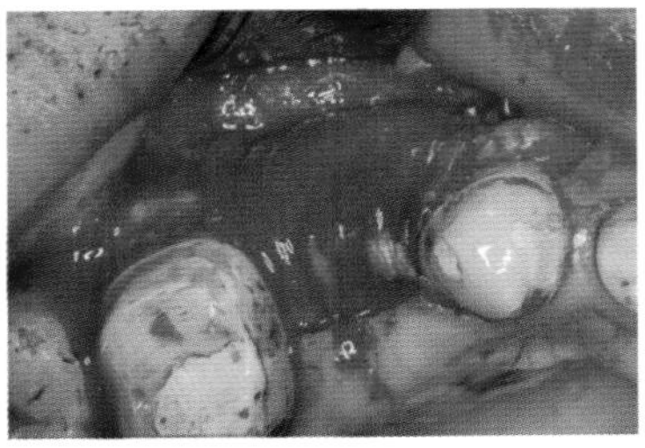
图27　右侧缺牙区单独植骨术中像3

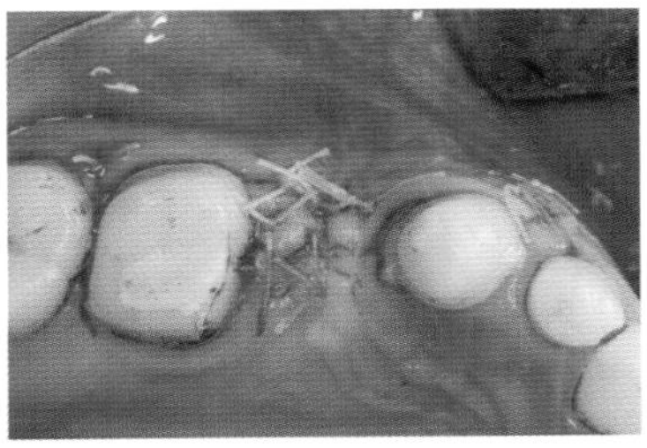
图28　右侧缺牙区单独植骨术中像4

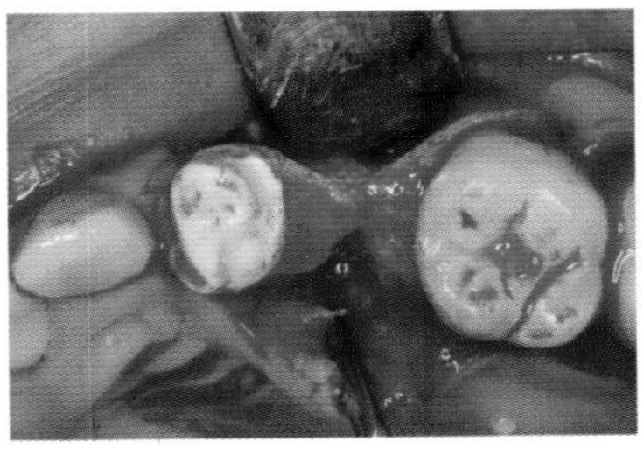
图29　左侧缺牙区单独植骨术中像1

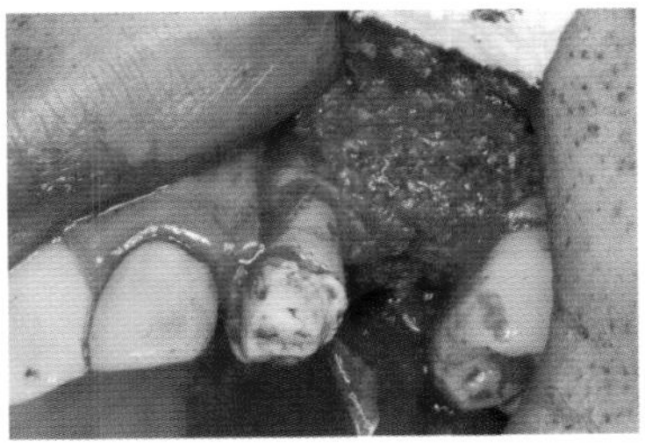
图30　左侧缺牙区单独植骨术中像2

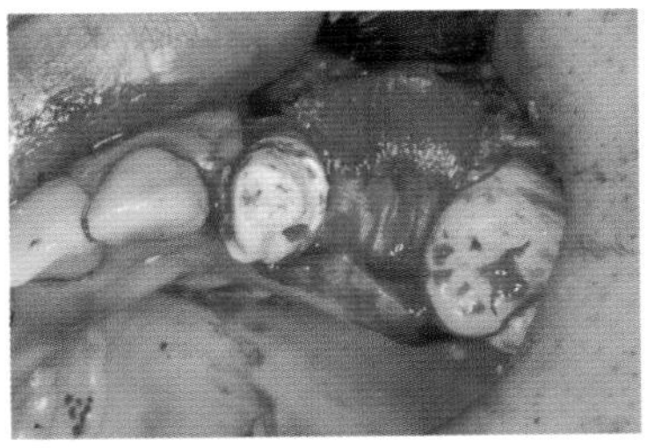
图31　左侧缺牙区单独植骨术中像3

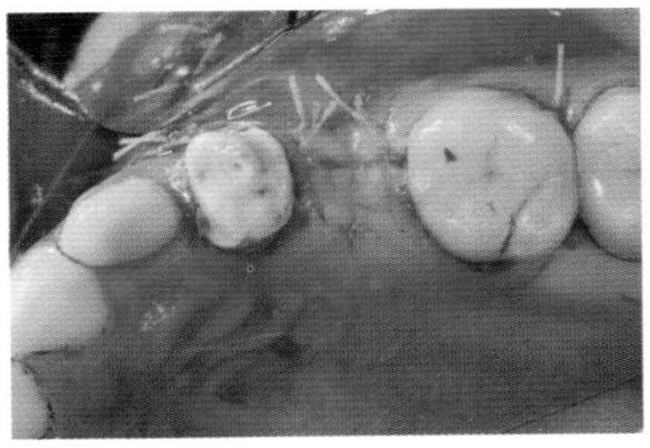
图32　左侧缺牙区单独植骨术中像4

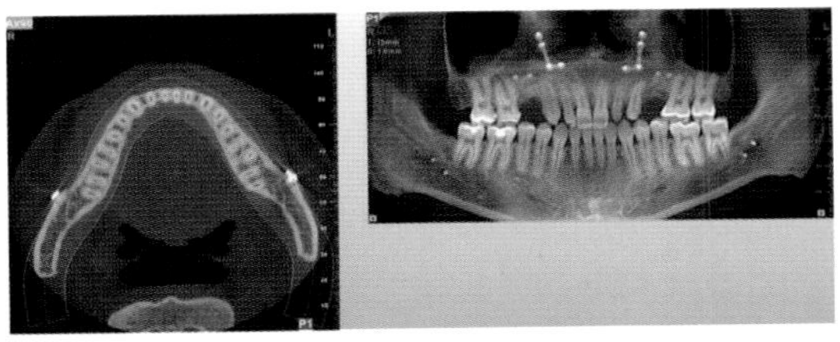
图33　种植术前曲面断层片

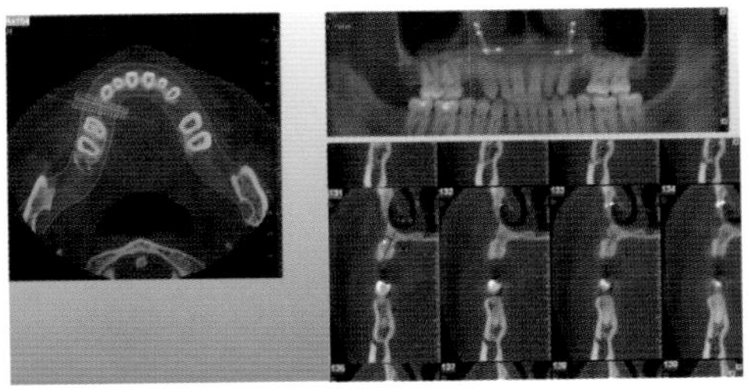
图34　种植术前右侧缺牙区骨宽度

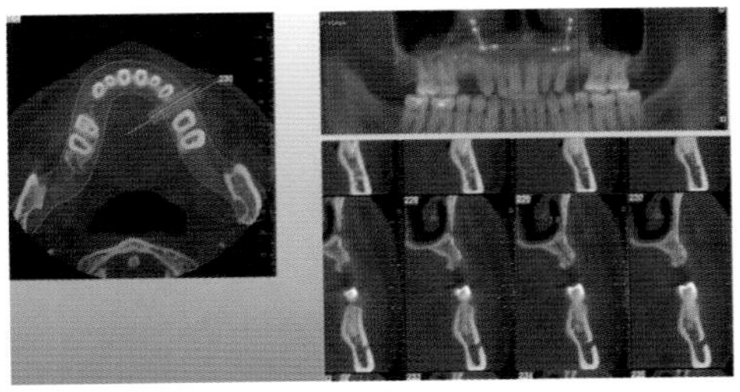
图35　种植术前左侧缺牙区骨宽度

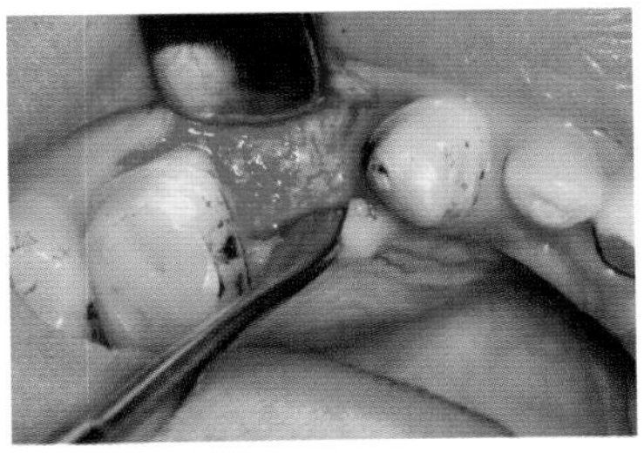
图36　双侧缺牙区种植术中像1

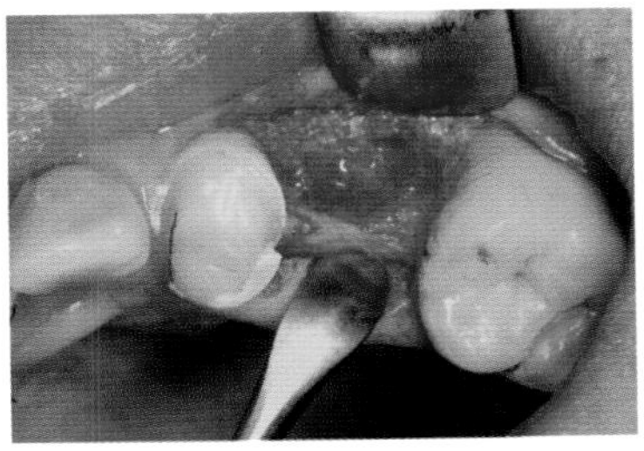
图37　双侧缺牙区种植术中像2

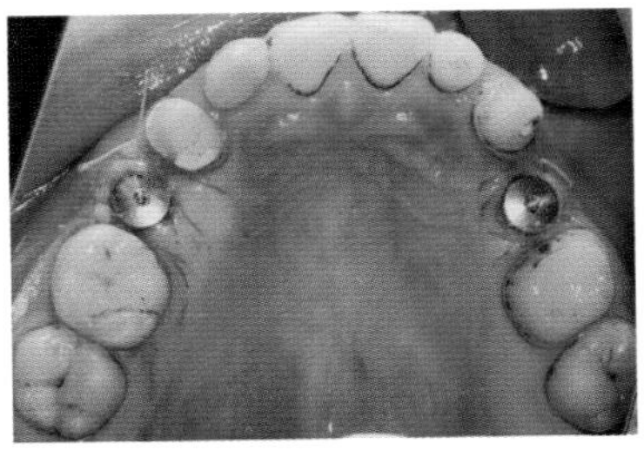
图38　双侧缺牙区种植术中像3

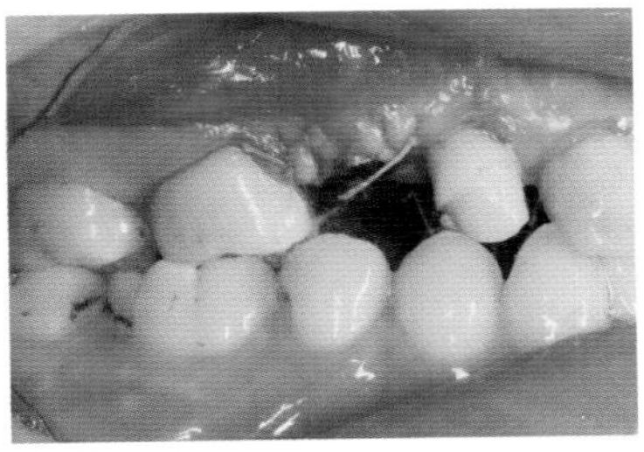
图39　双侧缺牙区种植术中像4

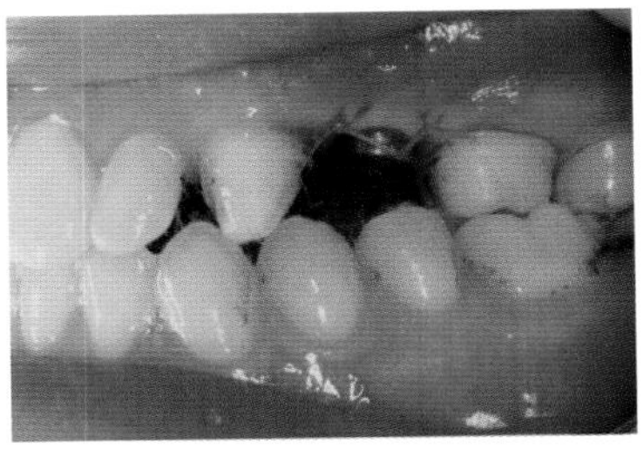
图40　双侧缺牙区种植术中像5

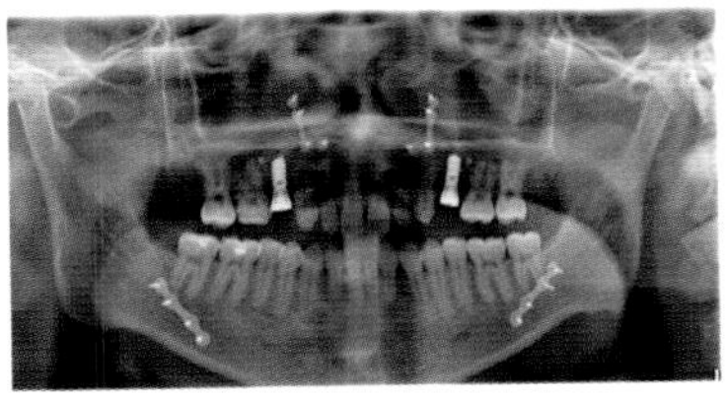
图41　种植术后曲面断层片

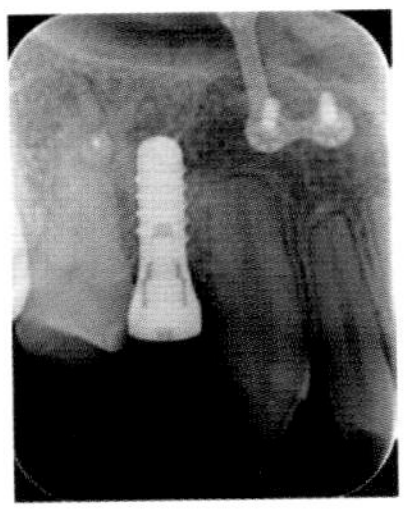
图42　右侧缺牙区种植术后即刻X线片

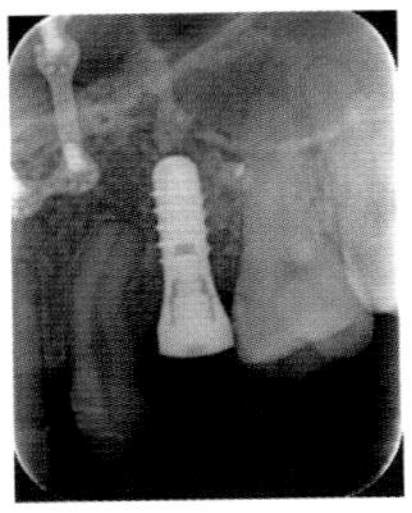
图43　左侧缺牙区种植术后即刻X线片

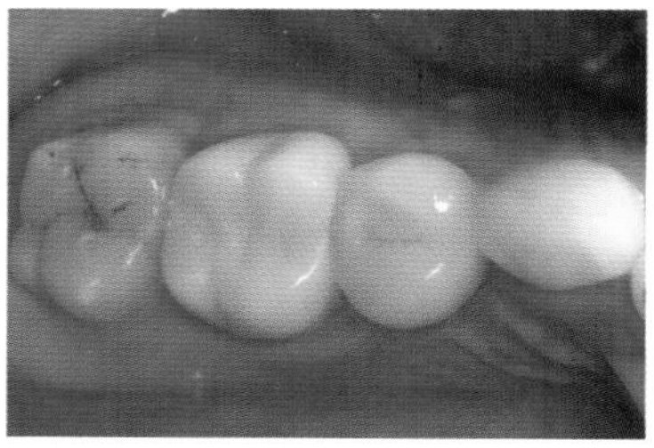
图44　修复完成后口内像1

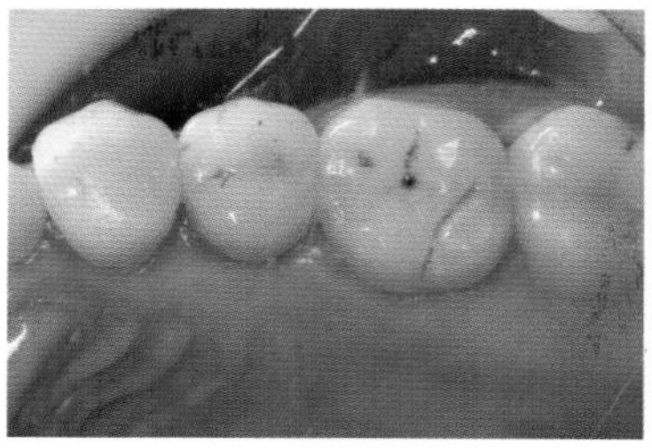
图45　修复完成后口内像2

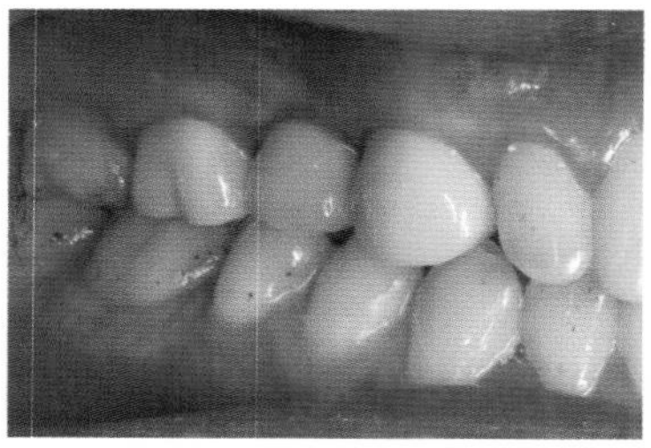
图46　修复完成后口内像3

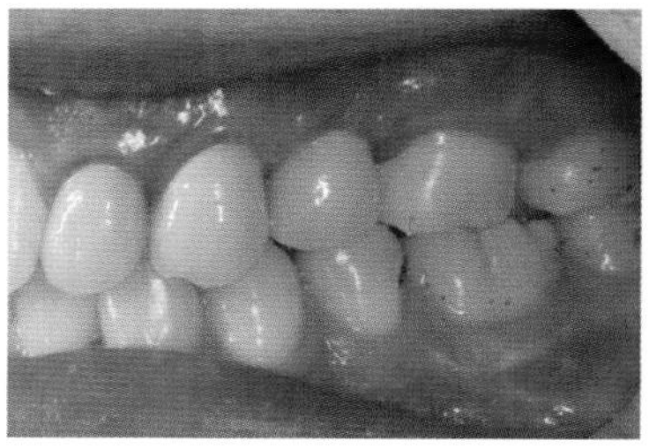
图47　修复完成后口内像4

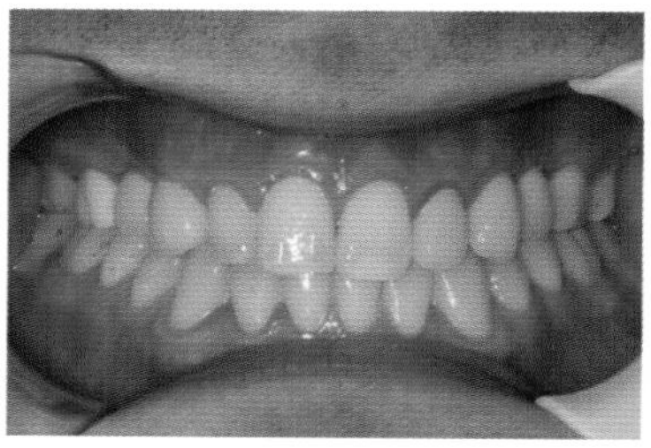
图48　修复完成后口内像5

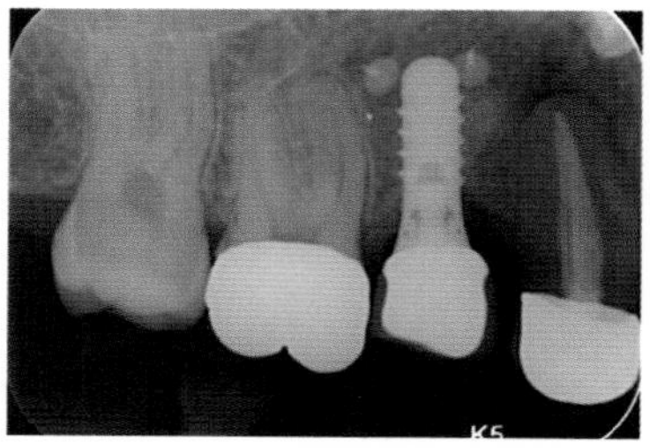
图49　右侧缺牙区修复完成后X线片

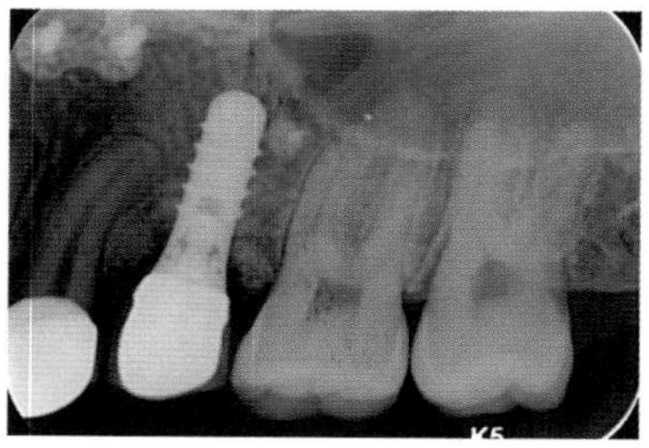
图50　左侧缺牙区修复完成后X线片

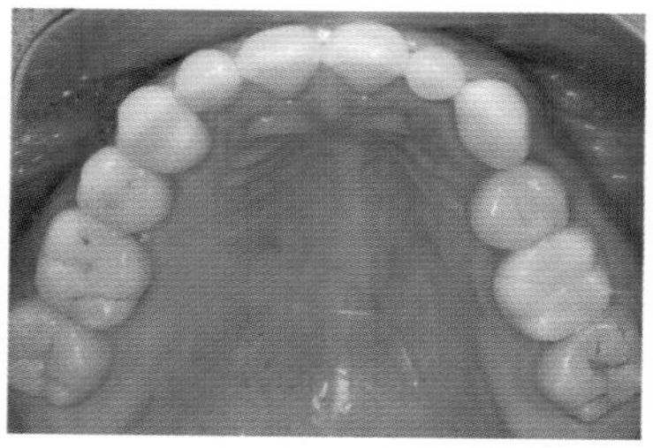
图51　修复后6个月口内像1

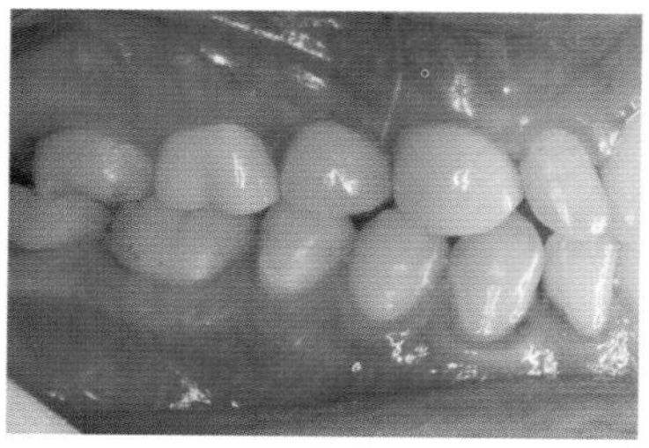
图52　修复后6个月口内像2

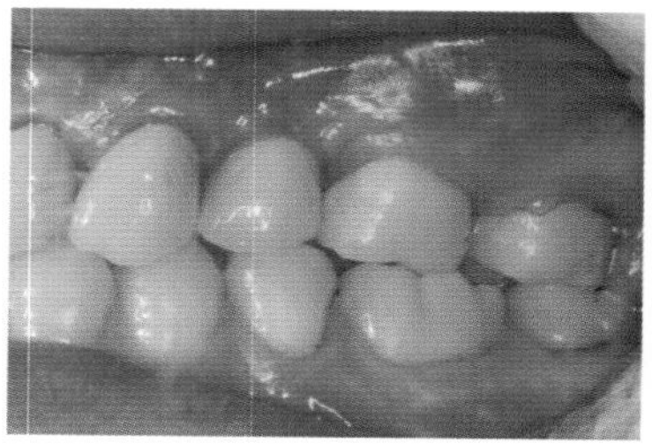
图53　修复后6个月口内像3

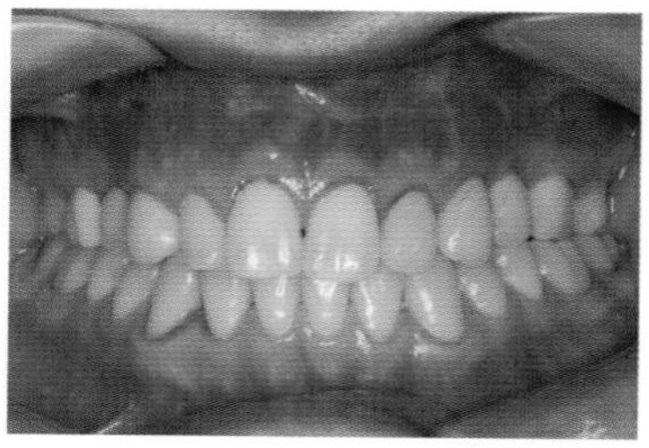
图54　修复后6个月口内像4

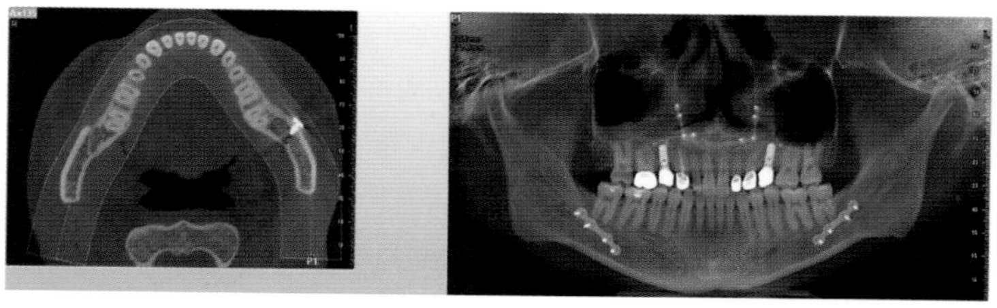
图55　修复后6个月CBCT影像1

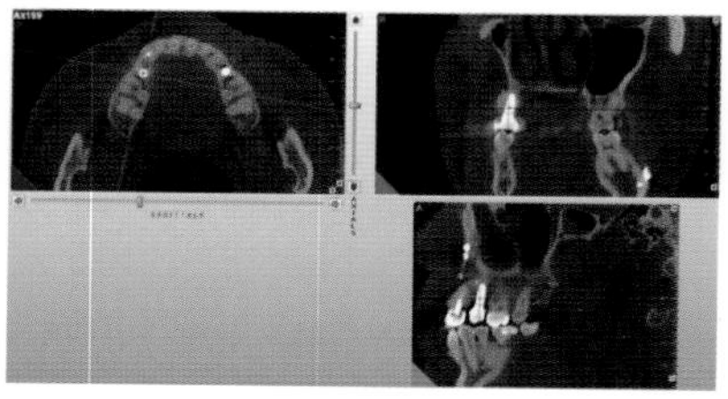
图56　修复后6个月CBCT影像2

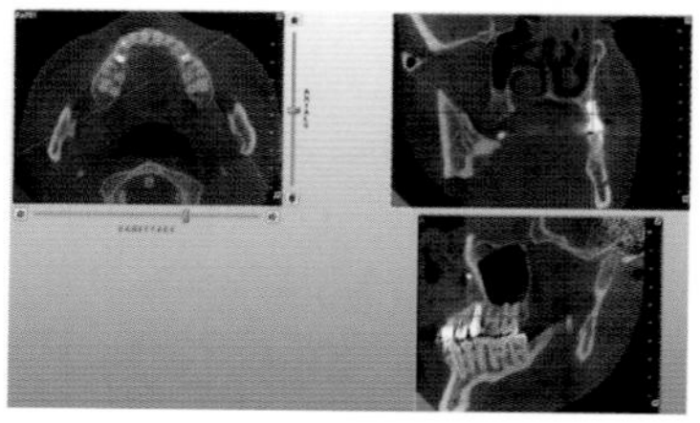
图57　修复后6个月CBCT影像3

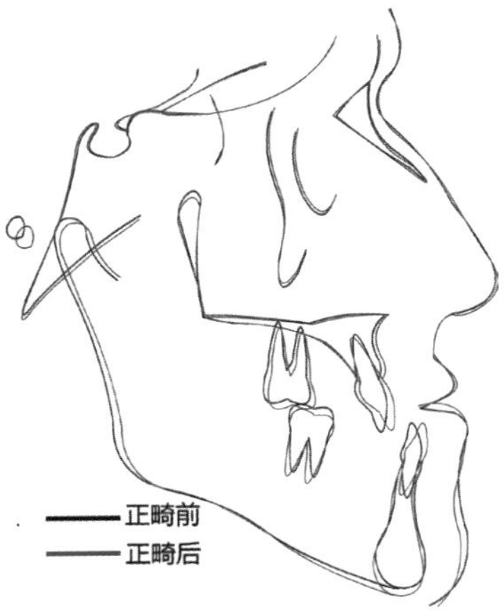

图58　正畸前后头颅侧位描记比较

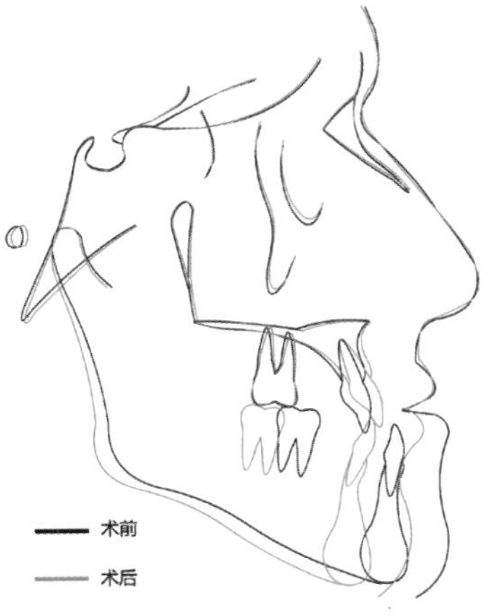

图59　正颌手术前后头颅侧位描记比较

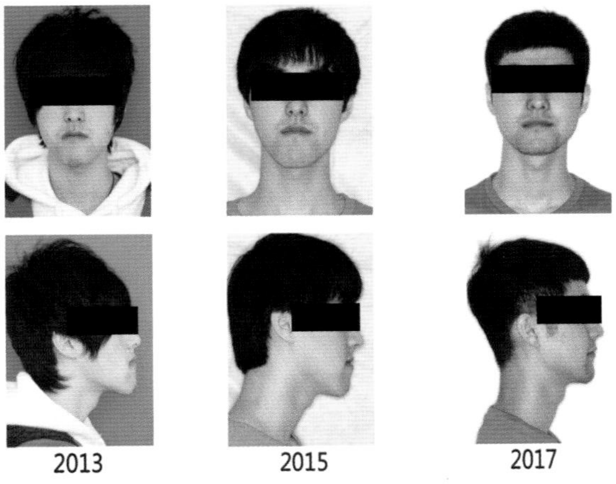

图60　各时间点患者面照及侧面照比较

义齿修复。术后1年回访观察，15、25区域保留了较为理想的垂直骨高度（15区16mm，25区16mm）和近远中宽度（双侧均约7mm）。但是，骨组织唇舌向吸收较为明显（15区3mm，25区3mm）。考虑与术中植骨区域仅使用有限的自体骨块移植，未行过度植骨，且未同期联合GBR覆盖屏障膜，与术后植骨区域唇颊部肌肉紧张度较大有关。

3. 个性化治疗方案的制订　本病例患者为颌面部骨性Ⅲ类错骀畸形伴先天缺牙且种植间隙不足的复杂病例，患者面部美观及咀嚼功能均受到影响，单纯的正畸治疗往往不能良好地改善患者Ⅲ类骨面型，且患者缺失牙齿较多，其美观及咬合功能很难得到改善。本例患者存在缺牙区近远中间隙不足及颊舌向骨量不足的情况，难以运用常规手段单纯缺牙区直接行种植修复，且患者后牙为近中关系，单纯的种植修复不可能良好地改善其咬合关系。正畸-正颌的联合应用可以解决患者Ⅲ类骨面型，同时改良后的正颌手术术式增加了缺牙区的近远中间隙，减小了种植修复的困难。本病例多学科诊疗前后比较，患者面型及咬合有了较为明显的改善（图60）。

通过本病例的开展，我们认为，对于此类错骀畸形情况下需种植修复的复杂病例，需要术前行多学科会诊，为患者制订个性化治疗方案，以期达到最好的修复效果。首先，将患者的需求和满足需求所存在的困难一一列举清楚；其次，通过正畸分析错骀畸形的复杂程度，决定是否需要外科的介入，制订相应的正畸方案；再次，通过对缺牙部位的三维骨量分析结合正畸需求，制订合理的外科手术方案；最后，在较为理想的咬合状态下于缺牙区行种植义齿修复。

三、结论

对于错骀畸形情况下需种植修复的复杂病例，需结合患者实际情况，实行多学科联合诊疗，为患者提供一个综合合理的个性化多学科联合治疗方案，来保证种植修复的可行性，提高治疗效果。

参考文献

[1] 胡静,沈国芳,李继华,等. 牙颌面畸形诊断与治疗指南[J]. 中国口腔颌面外科杂志,2011,05:415-419.
[2] 胡静,王大章. 正颌外科[M]. 北京: 人民卫生出版社, 2006.
[3] Chiapasco M,Casentini P,Zaniboni M. Bone augmentation procedures in implant dentistry [J]. Int J Oral Maxillofac Implants,2009,24:237-259.
[4] Barone A, Covani U. Maxillary alveolar ridge reconstruction with nonvascularized autogenous block bone: clinical results [J]. J Oral Maxillofac Surg, 2007,65:2039-2046.
[5] Roccuzzo M, Ramieri G, Bunino M, et al. Autogenous bone graft alone or associated with titanium mesh for vertical alveolar ridge augmentation: a controlled clinical trial[J]. Clin Oral Implants Res, 2007,18:286-294.

钛网、空间器及多种骨增量技术在后牙区游离端缺失种植治疗中的应用

周勇 吴东 陈江

摘要

目的： 观察利用钛网、空间器、自体牙骨替代材料及多种骨增量技术在后牙区游离端缺失种植治疗中的临床效果。**材料与方法：** 利用钛网、空间器、自体牙骨替代材料及多种骨增量技术对后牙区游离端及下前牙区的骨缺损区行骨增量，最终完成种植修复。**结果：** 利用钛网、空间器等多种骨增量技术在拟种植区的骨缺损处，行水平和垂直向的骨增量技术。种植位点新骨形成及种植体骨结合良好，获得了良好的软硬组织稳定性。**结论：** 钛网、空间器等多种骨增量技术有效增加骨缺损区的三维空间，自体牙骨替代材料成骨效果良好。

关键词： 钛网；空间器；自体牙；骨替代材料；骨增量

骨缺损是口腔种植中的难题，其中以水平伴垂直向骨缺损的恢复尤为困难。传统骨增量技术尚难以实现三维骨壁的重建。钛网相对于生物屏障膜具有良好的机械性能，钛网与空间器联合使用不仅能够为骨再生提供支持性保护，还能减少自体骨移植所需的供骨量，从而有效地重建骨壁，实现大面积骨缺损的修复。

一、材料与方法

1. 病例简介 54岁女性患者，无不良嗜好，全身情况良好。主诉：双侧后牙区修复体松动2年。现病史：患者多年前于外院行口内多牙烤瓷固定桥修复，近两年来修复“假牙”松动逐渐加重，影响咀嚼，遂就诊我科。既往史：患者平素体健，否认各类系统性疾病史，否认药物过敏史和传染病史。口腔检查：口腔卫生状况较差。15、14、12～22、24、25、38～33、43～47烤瓷固定桥，叩诊不适，松动Ⅰ～Ⅲ度，其中15、14、24、25、38～34、32～42松动Ⅲ度。17、16、11、26、27、36、37、46、47缺失，全口余留牙探及不同程度附着丧失，松动度Ⅰ～Ⅲ度，牙龈红肿，质脆，触之易出血。影像学检查：曲面断层片示：全口牙槽骨高度不同程度吸收，其中15、14、24、25、38、35、34、32、31、41、42牙槽骨吸收至根尖1/3，骨密度降低（图1～图7）。CBCT示：全口牙槽嵴不同程度缺损，其中15、14、24、25、38、35、34、32、31、41、42牙槽骨吸收至根尖1/3，牙槽骨水平伴垂直向骨缺损。

2. 诊断 上下颌牙列缺损；重度牙周炎。

作者单位：福建医科大学附属口腔医院

通讯作者：吴东；Email: wudong510_5@hotmail.com

3. 治疗计划

（1）拆除15、14、24、25、38～34、46、47修复体并拔除15、14、24、25、38、35、34、32、31、41、42基牙。

（2）拔除的自体牙椅旁制备为自体牙骨替代材料。

（3）钛网、空间器、自体牙骨替代材料重建缺损牙槽嵴。

（4）择期（即刻）种植，延期完成种植上部修复。

4. 治疗过程

（1）拆除15、14、24、25、38～34、46、47修复体并拔除15、14、24、25、38、35、34、32、31、41、42基牙。

（2）拔除38、35、34、32、31、41、42自体牙通过抽真空超声波加工设备和配套试剂椅旁制备为自体牙骨替代材料（图8、图9）。

（3）32、42、46、47种植术（32、42即刻种植术+GBR），34、35位点保存术（图10～图17）。局麻下常规消毒铺巾，46、47行牙槽嵴顶水平切口，远中角形切口减张，翻瓣，逐级备洞，分别于46、47位点植入2颗种植体（图10）。32、42即刻种植术：32、42行牙槽嵴顶水平切口，翻瓣，逐级备洞，分别于32、42位点植入2颗种植体同期利用自体牙骨等替代材料和屏障膜行引导骨再生技术（GBR）（图11）。34、35行牙槽嵴顶水平切口，远中角形切口减张，翻瓣，彻底清理牙槽窝，利用自体牙等骨替代材料和屏障膜于34、35行位点保存（图12～图17）。

（4）一期种植术后1个月：双侧后牙区行种植和引导骨再生技术。局麻下常规消毒铺巾，17～14、24～27行牙槽嵴顶水平切口，远中角形切口减张，翻瓣，见15、14、24、25区水平伴垂直向约4mm×5mm缺损，遂在14、15备洞植入2颗帐篷螺钉，利用帐篷螺钉、钛网和固位钉支撑起三维空间，运用自体牙等骨替代材料行GBR。同期在16、17植入2颗种植体（图

18～图24）。左侧上颌窦外侧壁开窗行上颌窦底提升术，24、26、27备洞植入3颗种植体，24利用配套空间器、钛网和固位钉支撑起三维空间，运用自体牙等骨替代材料行GBR（图25～图30）。

（5）一期种植术后4个月：行34、35、37种植术和引导骨再生术（图31～图34）。局麻下常规消毒铺巾，34、35、37行牙槽嵴顶水平切口，远中角形切口减张，翻瓣，逐级备洞，分别于34、35、37位点植入3颗种植体并于35位点行GBR。同期32、42、46、47行二期手术，上愈合基台。

（6）一期种植术后8个月：行14、15帐篷螺钉取出术、种植术和引导骨再生术，24～27二期手术（图35～图47）。局麻下常规消毒铺巾，14～17行牙槽嵴顶水平切口，远中角形切口减张，翻瓣，取出钛钉、钛网、帐篷螺钉，见原骨质缺损区现已获得牙槽嵴三维空间的重建，备洞，14、15植入2颗种植体并行GBR。同期24～27行牙槽嵴顶水平切口，远中角形切口减张，翻瓣，取出钛钉、钛网、空间器，见原骨质缺损区现已获得牙槽嵴三维空间的重建，上愈合基台。

（7）一期种植术后12个月：14～17行二期手术，2周后，上下颌取模，确定咬合关系，树脂冠修复（图48～图54）。

（8）一期种植术后16个月：树脂冠修复4个月，行双侧上下颌HPP支架烤塑联冠修复（图55～图58）。

（9）一期种植术后20个月：13～23、33～45烤瓷固定冠桥最终修复完成（图59～图64）。

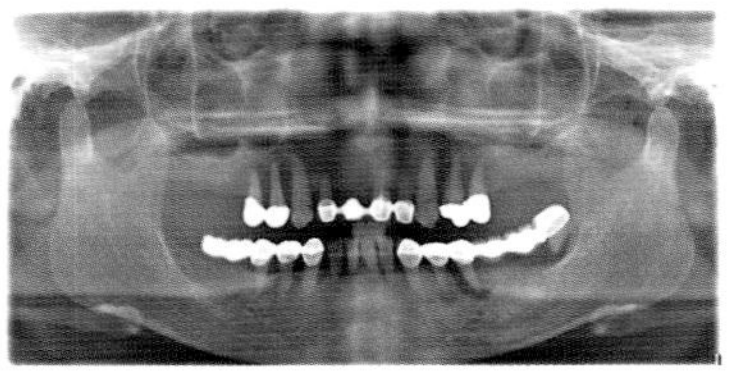
图1　术前曲面断层片

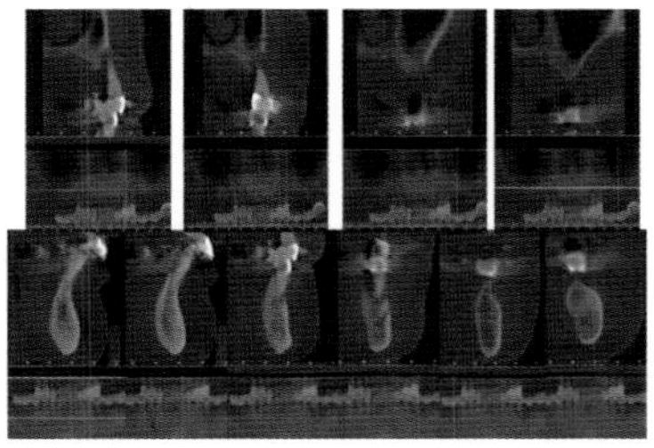
图2　左侧上下颌拟种植位点CBCT

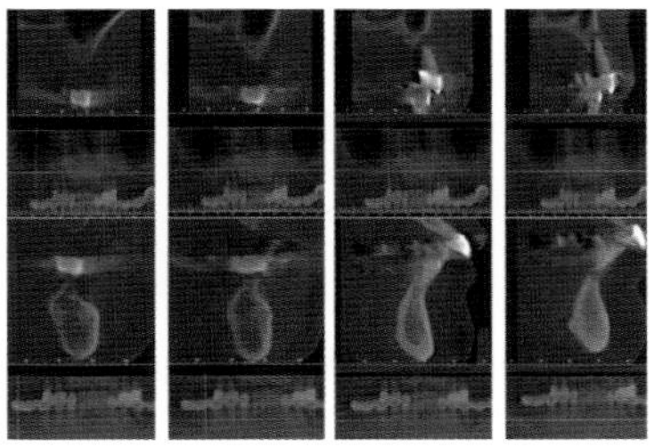
图3　右侧上下颌拟种植位点CBCT

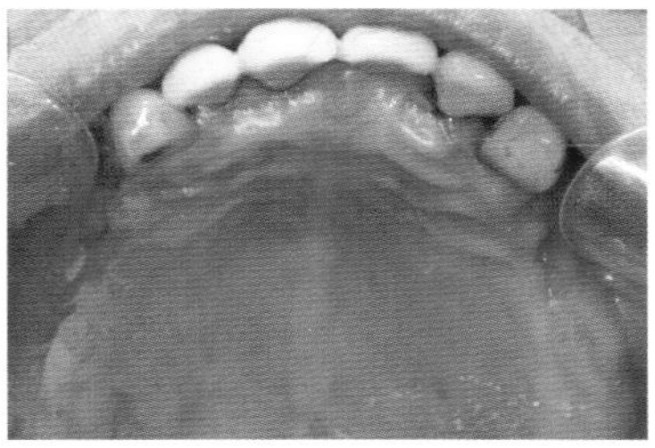
图4　上颌殆面像

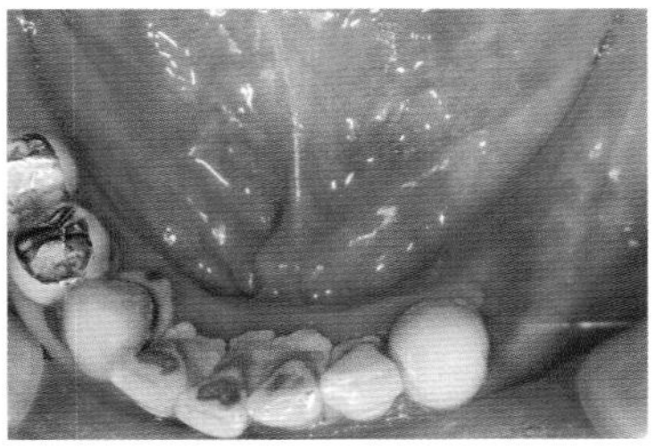
图5　下颌殆面像

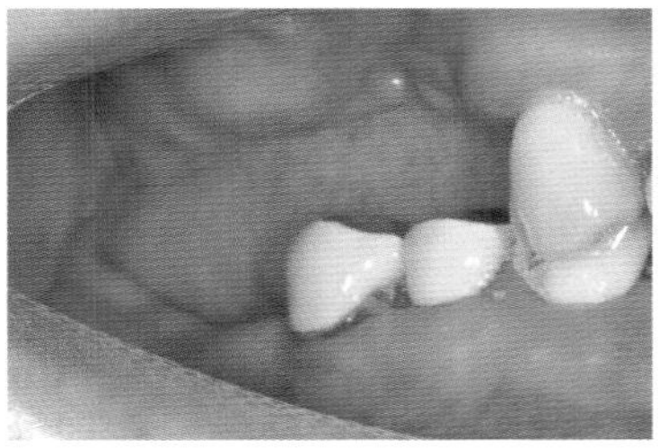
图6　右侧面像

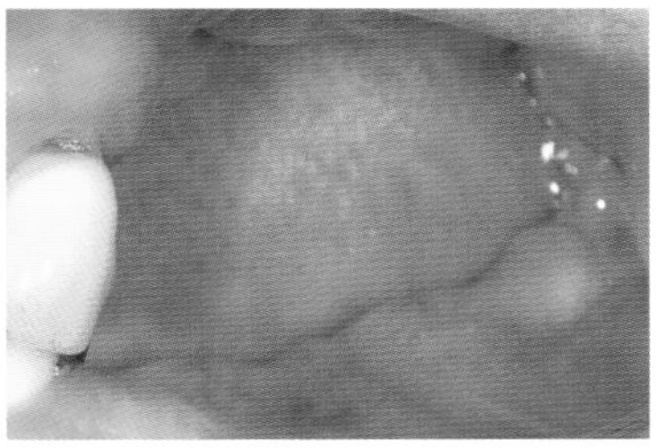
图7　左侧面像

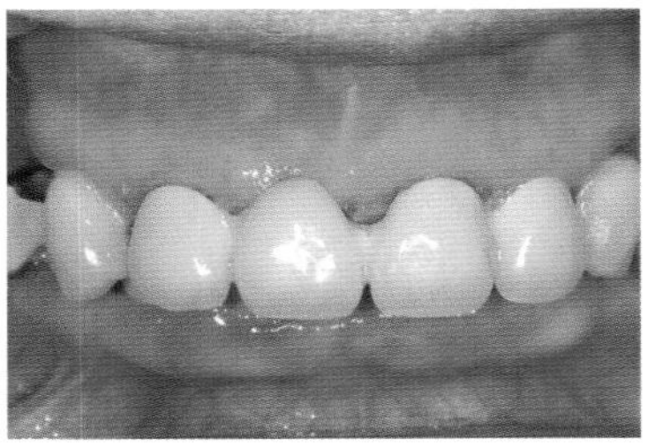
图8　拔除无法保留的基牙后

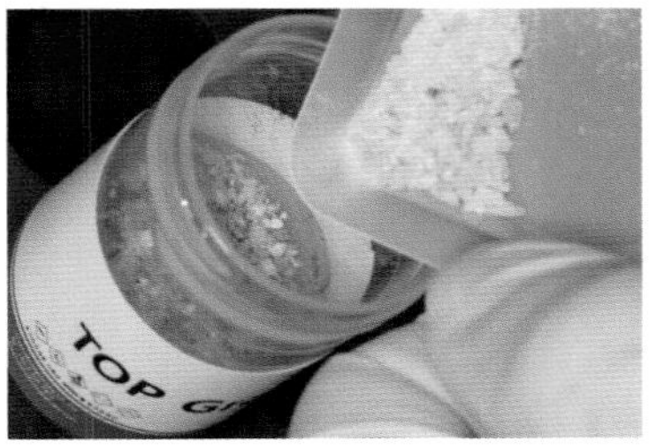
图9　制备自体牙骨替代材料

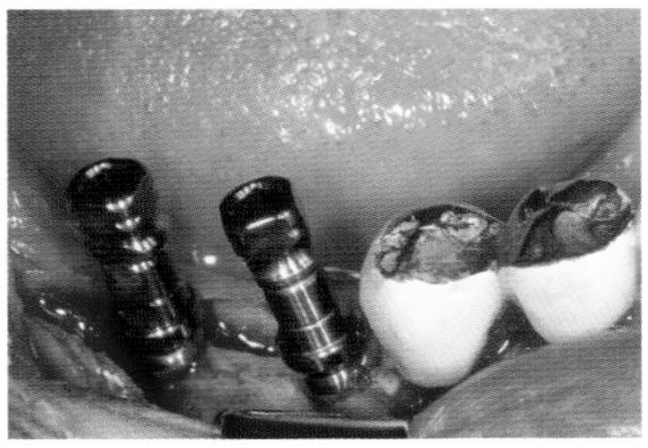
图10　46、47行常规种植术

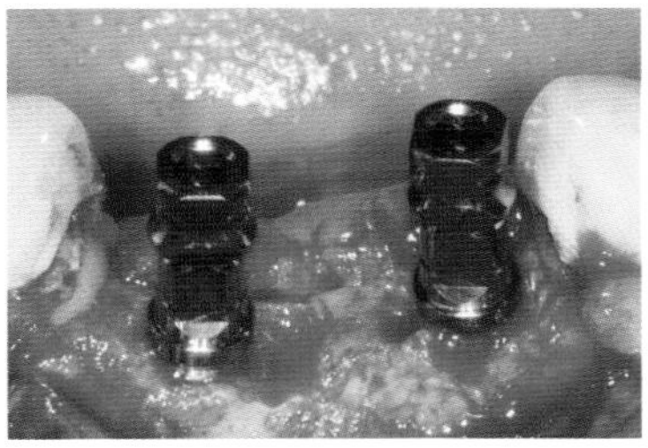
图11　32、42即刻种植术

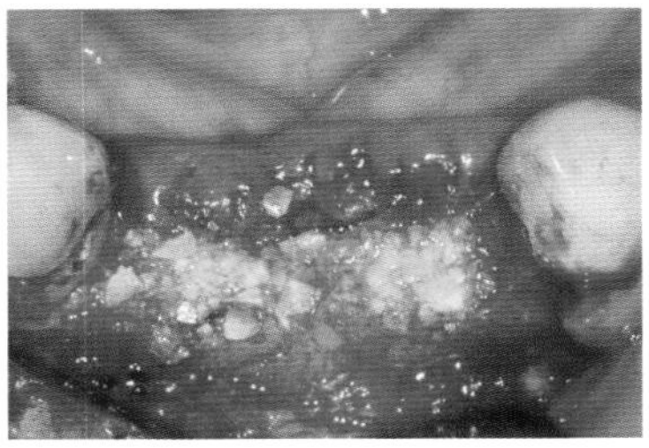
图12　32、42区填入自体牙骨替代材料

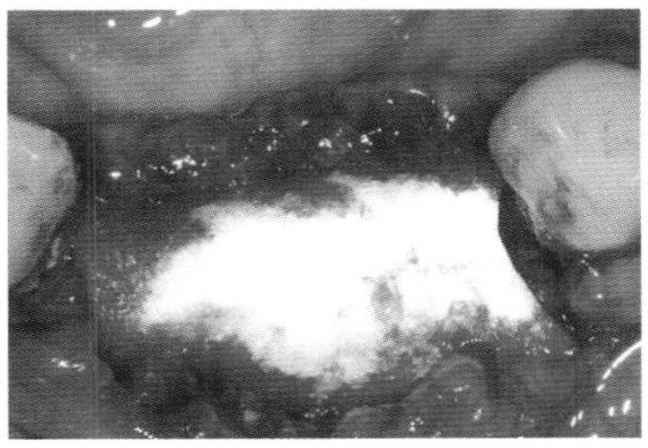
图13　32、42区覆盖生物屏障膜

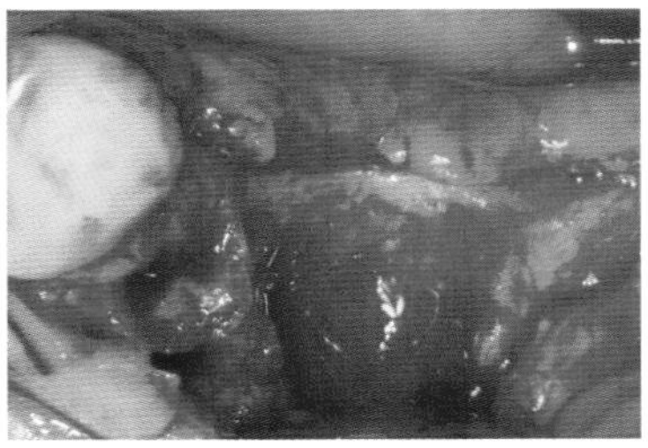
图14　34、35水平伴垂直向骨质缺损严重

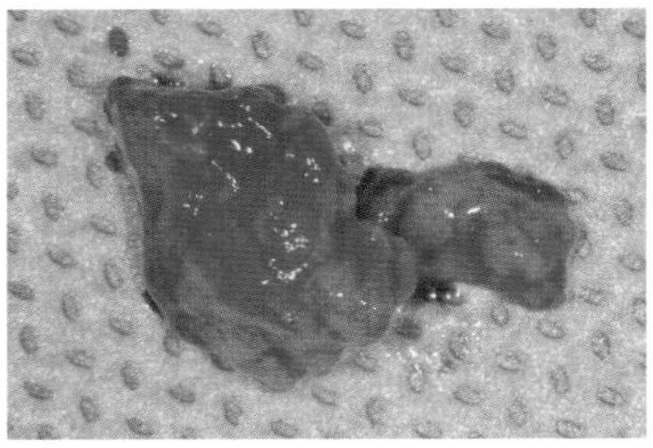
图15　34、35区刮出肉芽组织

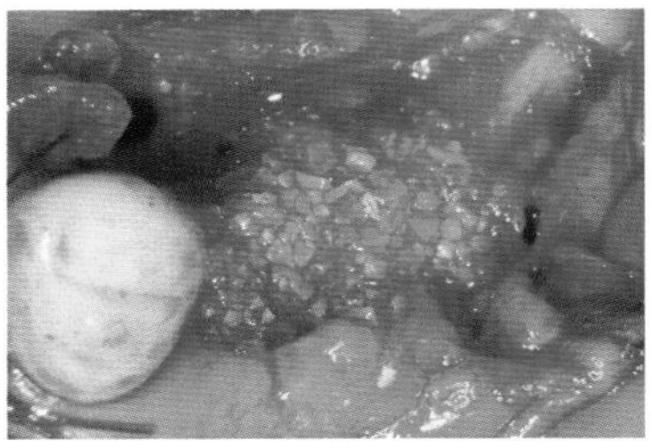
图16　34、35区植入自体牙骨替代材料

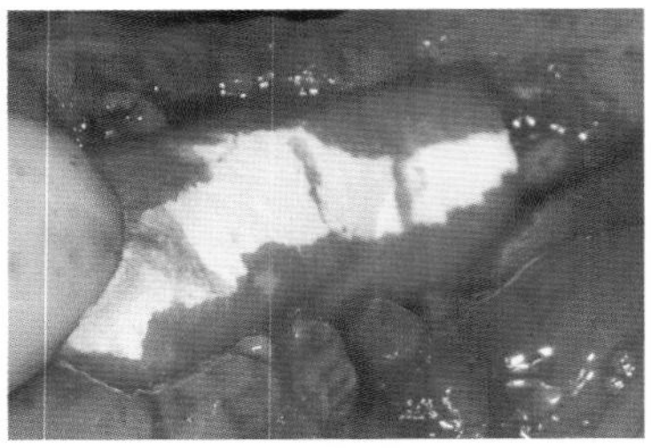
图17　34、35区覆盖生物屏障膜

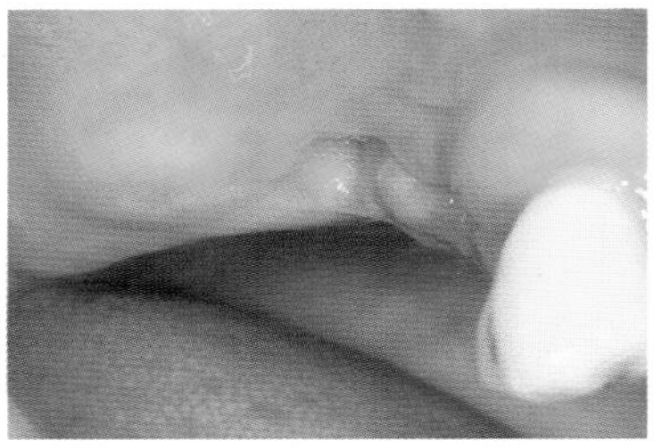
图18　右上后牙区术前像

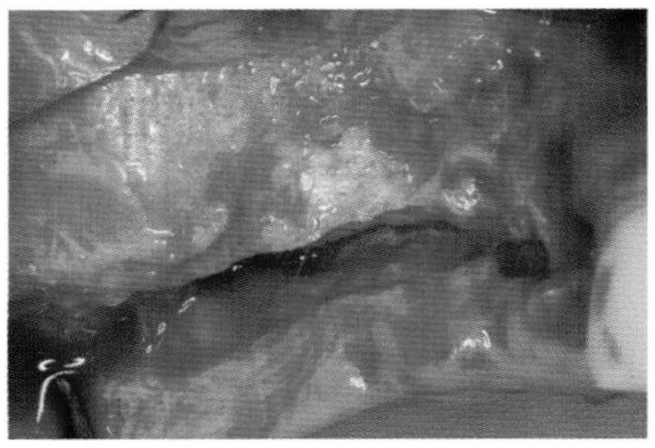
图19　水平伴垂直向骨质缺损严重

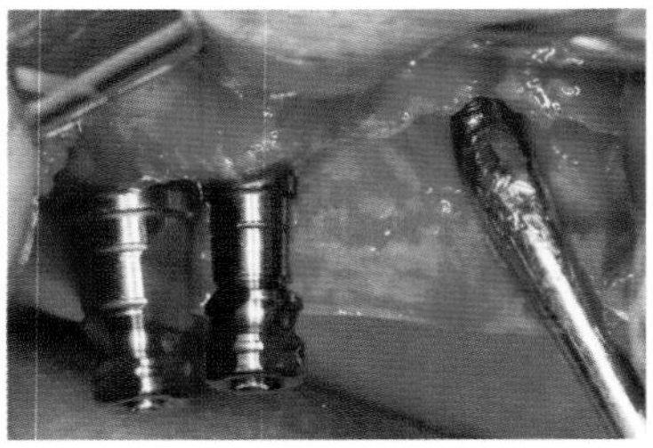
图20　16、17行种植术

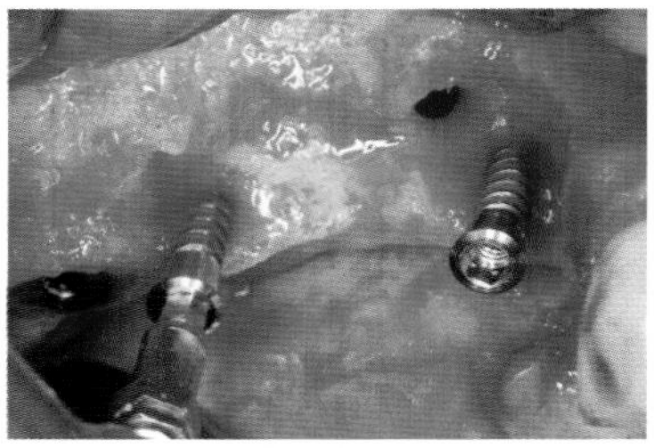
图21　14、15植入帐篷螺钉

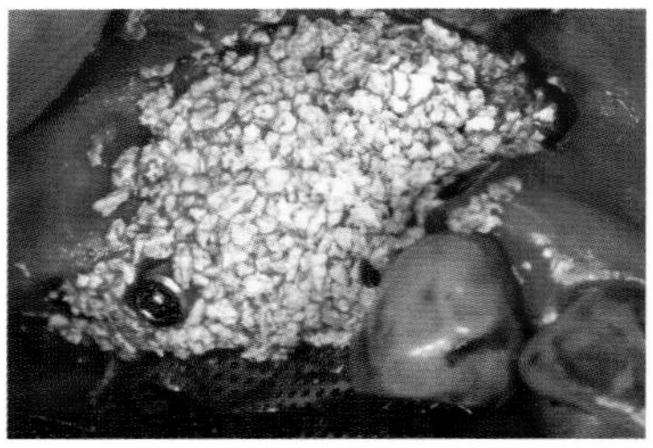
图22　14、15植入骨替代材料

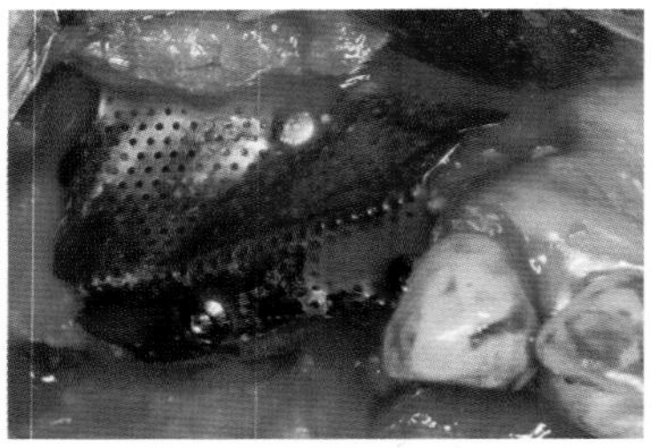
图23　14、15帐篷螺钉+钛网行骨增量技术

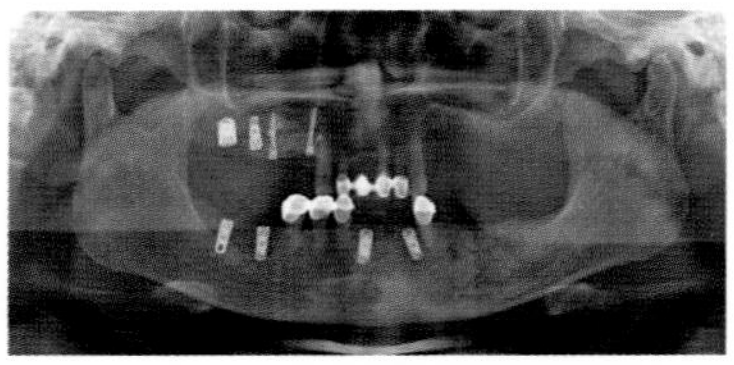
图24　一期种植术后曲面断层片

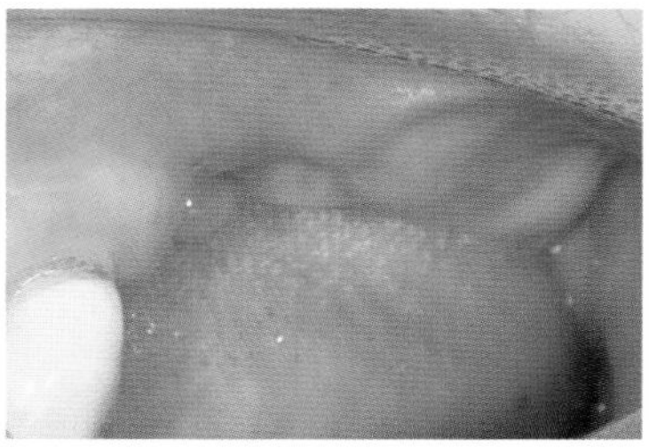
图25　左上颌区术前像

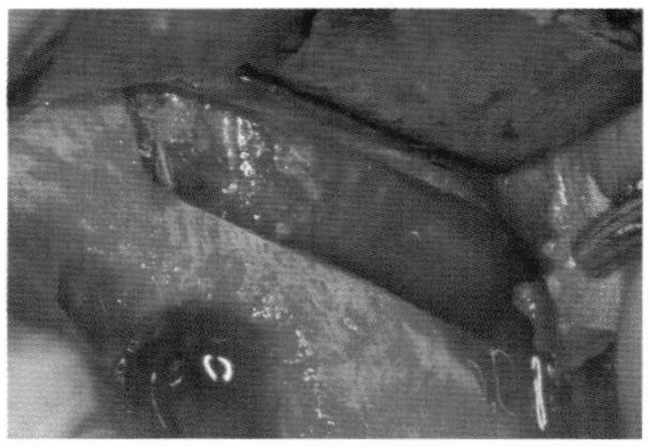
图26　左侧经外侧壁上颌窦底提升术

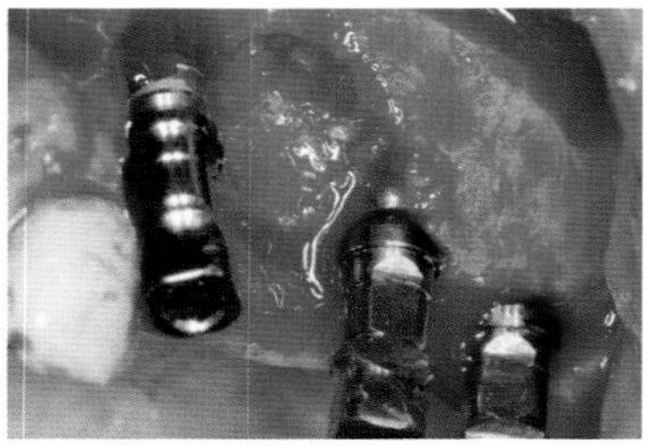
图27　24、26、27种植术

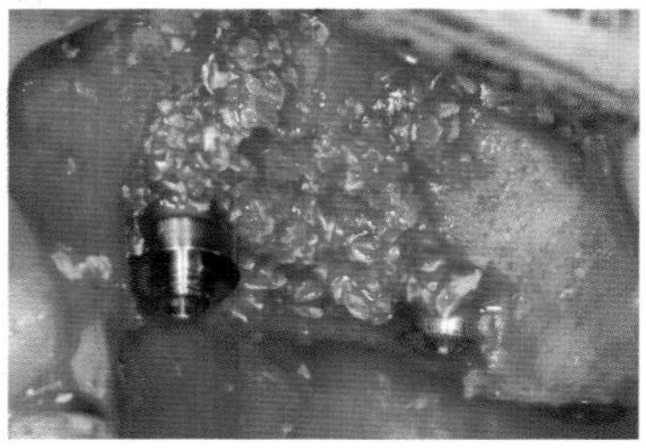
图28　24利用配套空间器、填入骨替代材料

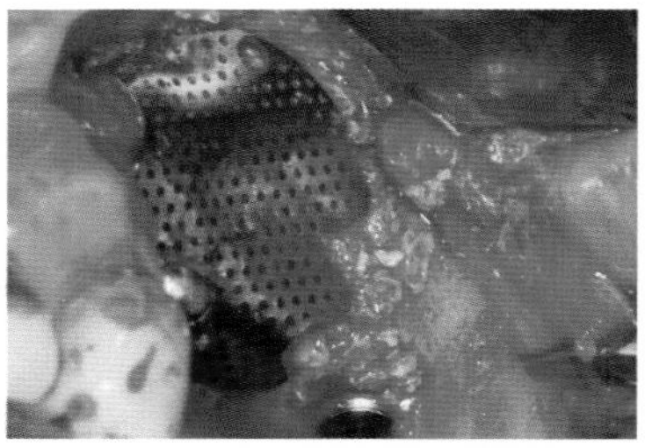
图29　24钛网固定行骨增量技术

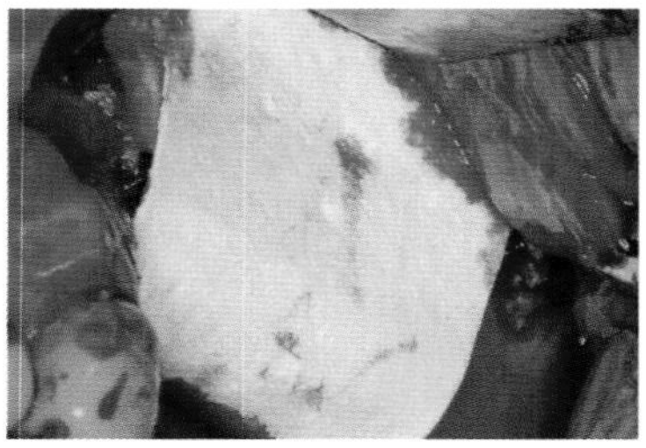
图30　24钛网上覆盖生物屏障膜

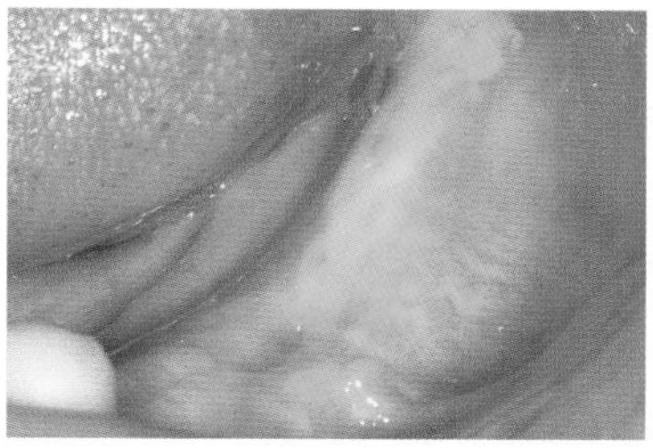

图31　一期种植术后4个月，左下区黏膜愈合良好

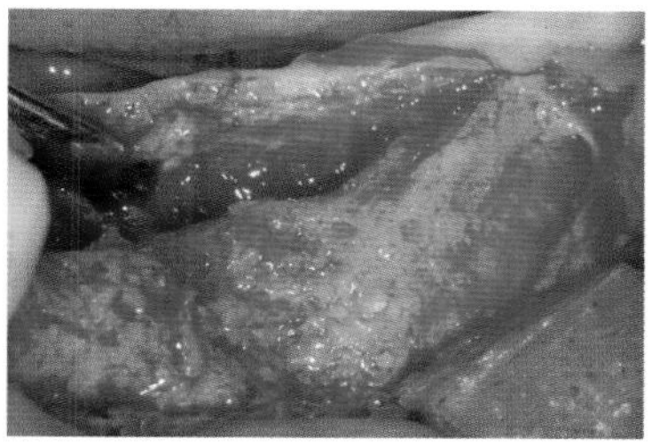

图32　左下区骨质重建良好

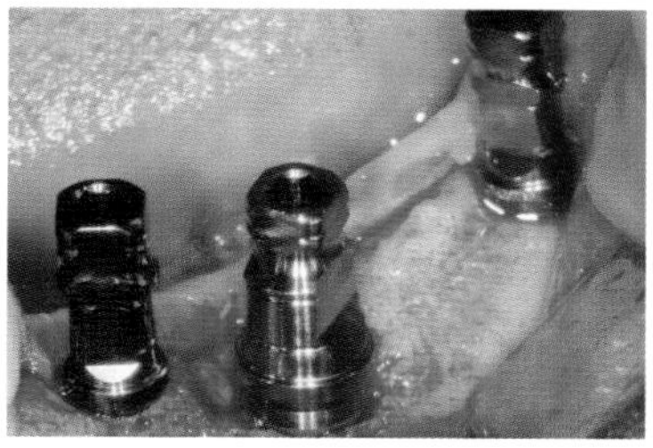

图33　34、35、37种植术

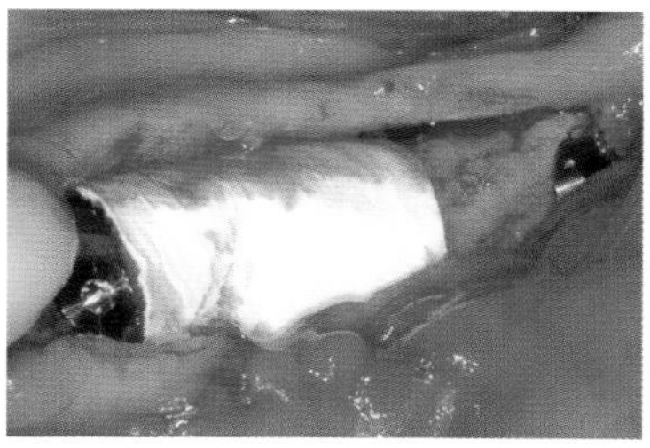

图34　34、35行引导骨再生技术

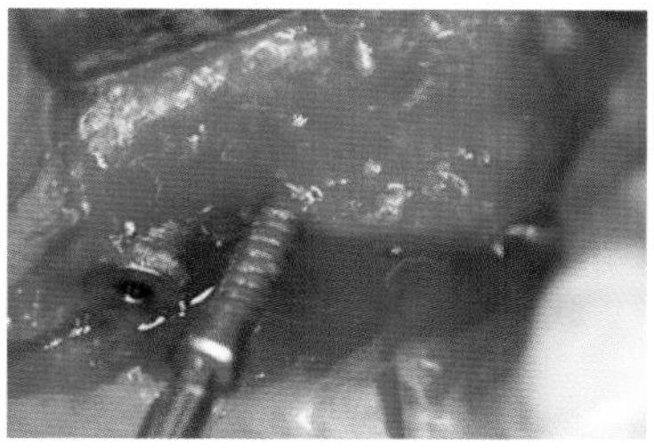

图35　一期种植术后8个月，右上后牙区帐篷螺钉取出

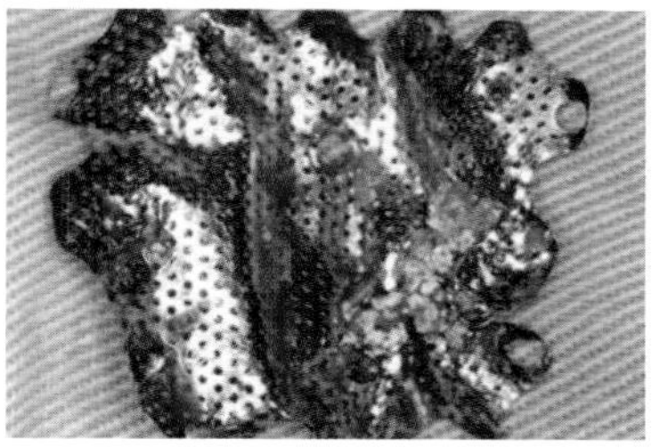

图36　取出的钛网

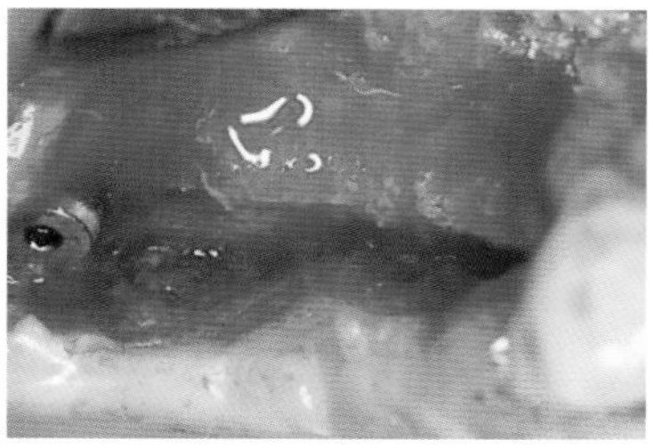

图37　右上后牙区骨质重建良好

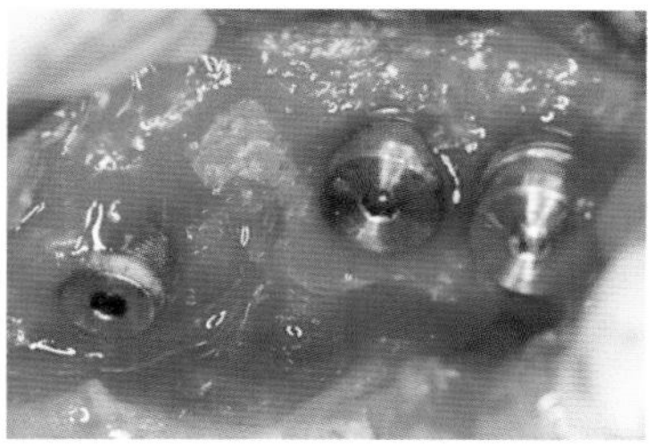

图38　14、15种植术

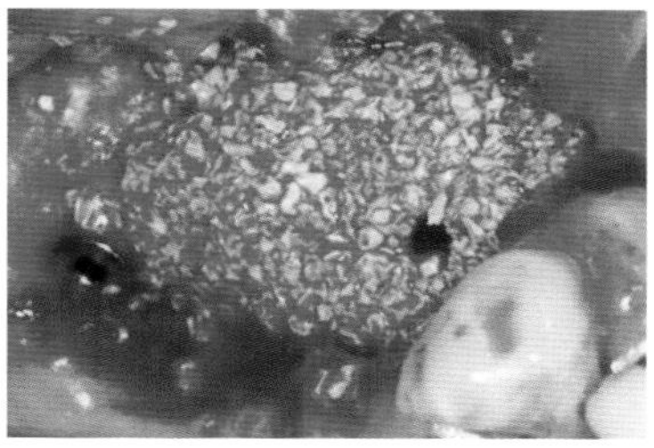

图39　14、15植入骨替代材料

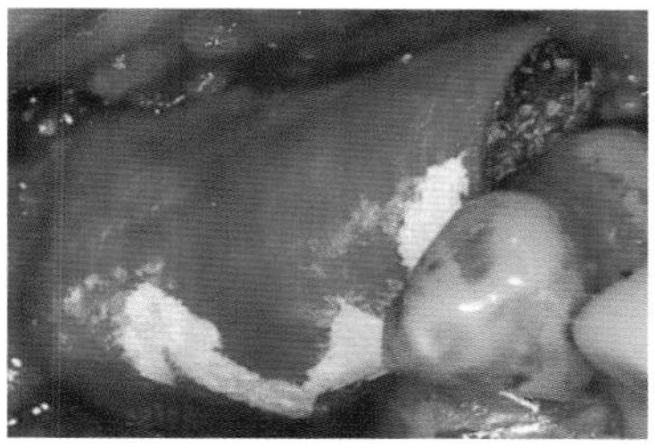

图40　14、15覆盖生物屏障膜

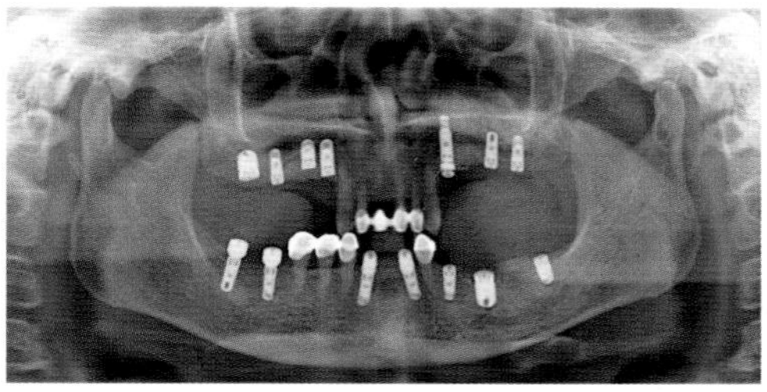

图41　曲面断层片

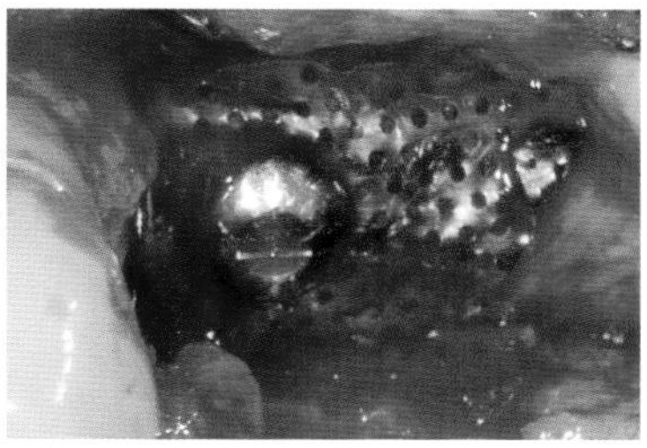

图42　左上后牙区切开翻瓣

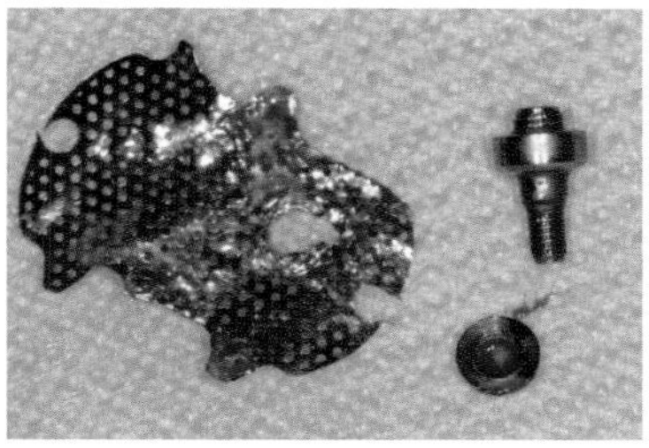

图43　取出的空间器和钛网

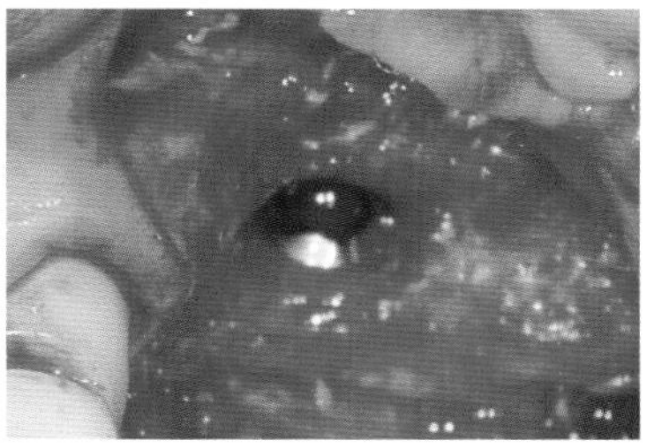

图44　左上后牙区骨质重建良好

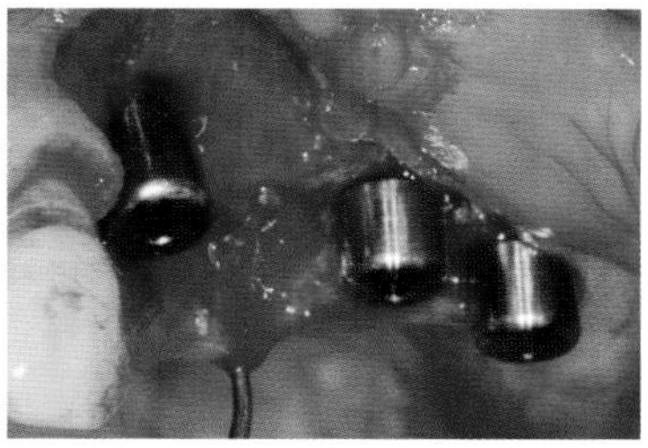

图45　左上后牙区二期手术

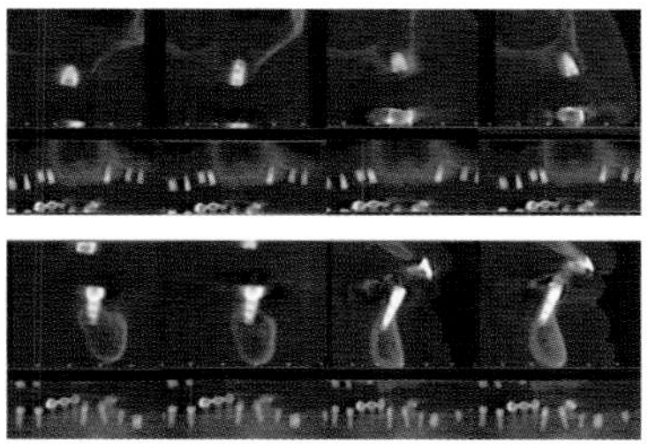

图46　右侧术后CBCT

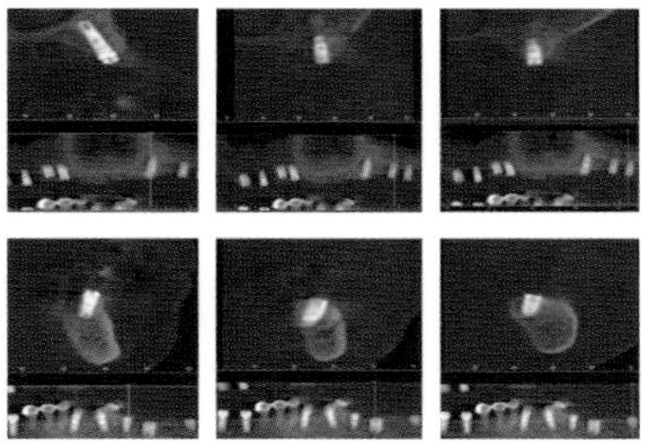

图47　左侧术后CBCT

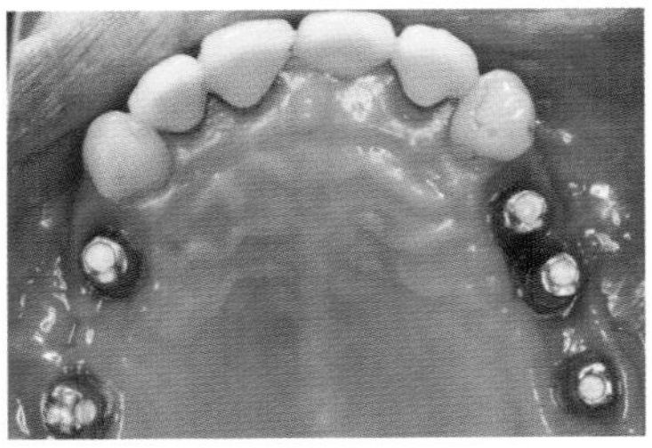
图48　上颌基台殆面像

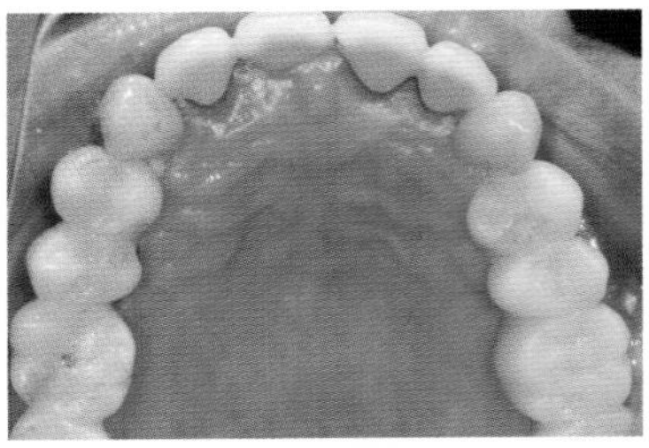
图49　上颌树脂冠殆面像

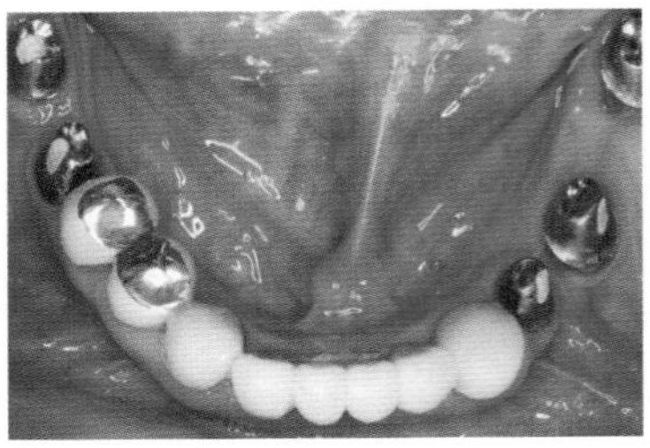
图50　下颌基台殆面像

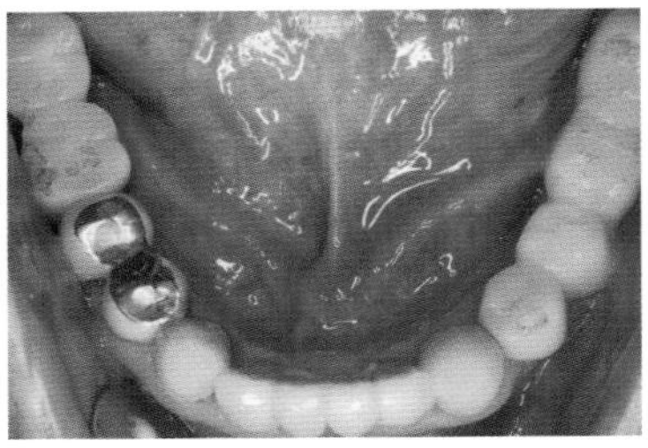
图51　下颌树脂冠殆面像

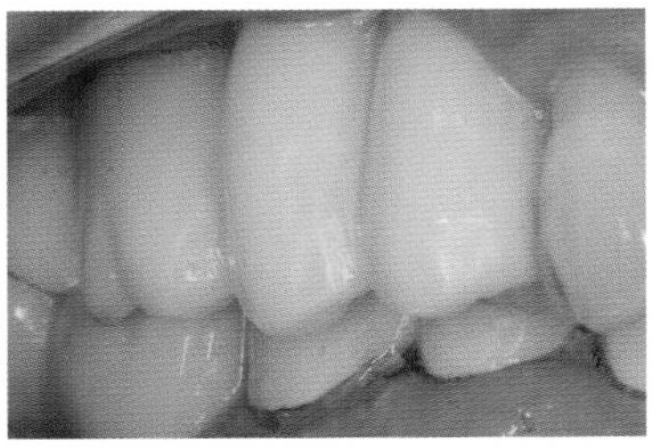
图52　右侧咬合侧面像

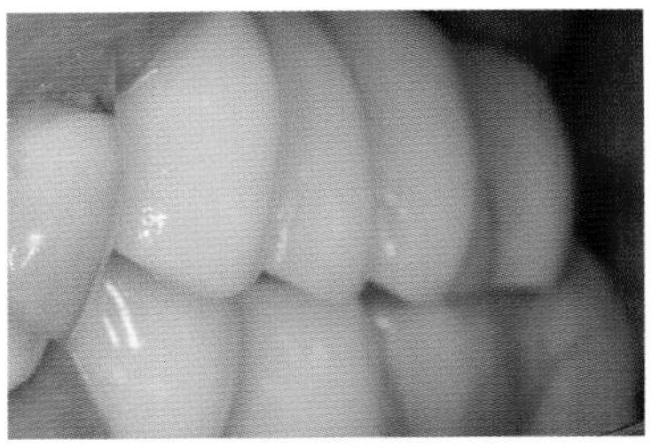
图53　左侧咬合侧面像

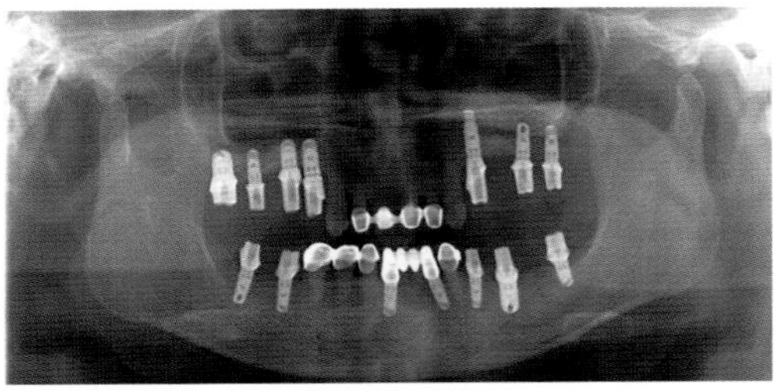
图54　过渡修复曲面断层片

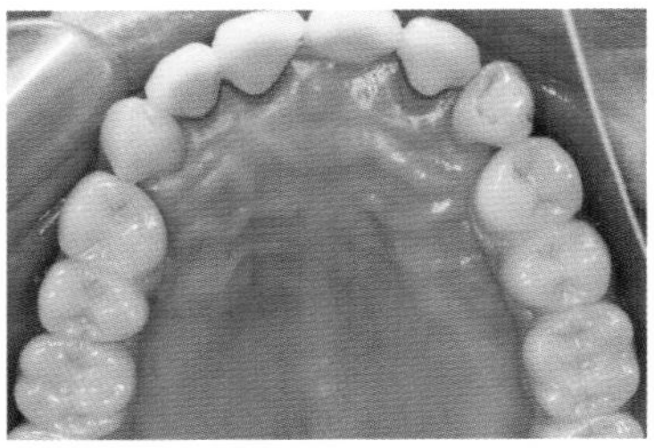
图55　上颌修复殆面像

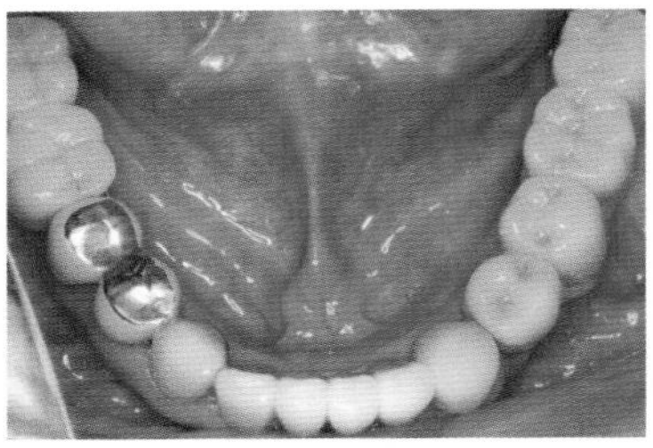
图56　下颌修复殆面像

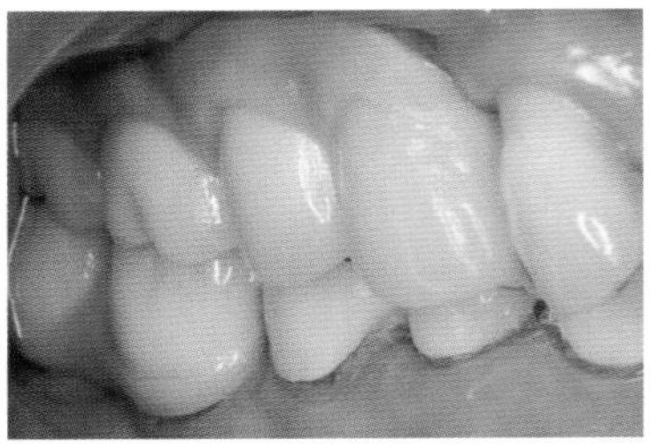
图57　右侧修复咬合侧面像

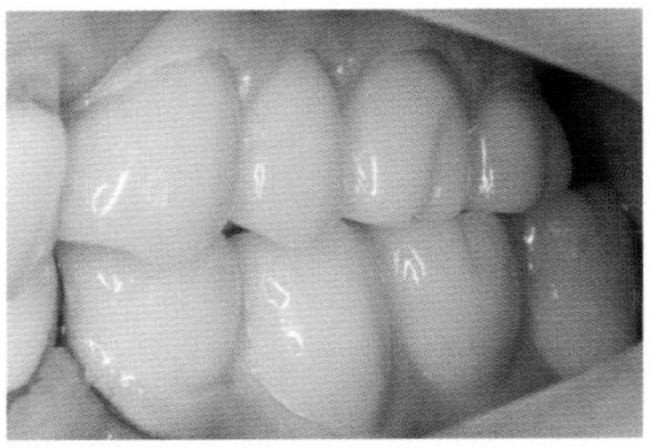
图58　左侧修复咬合侧面像

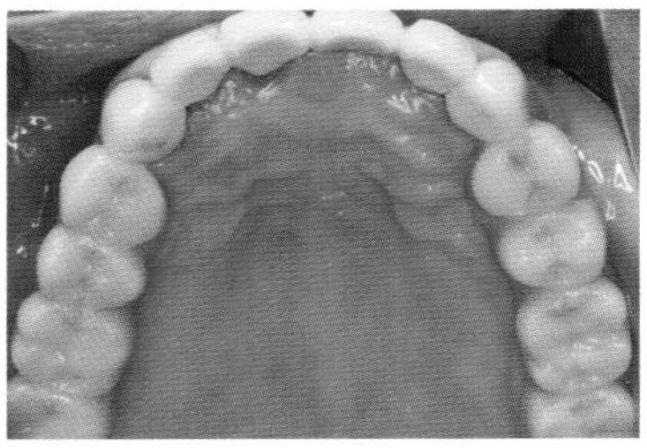
图59　最终上颌殆面像

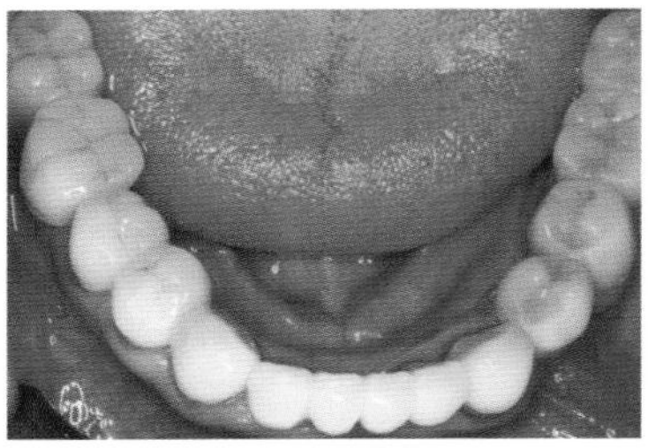
图60　最终下颌殆面像

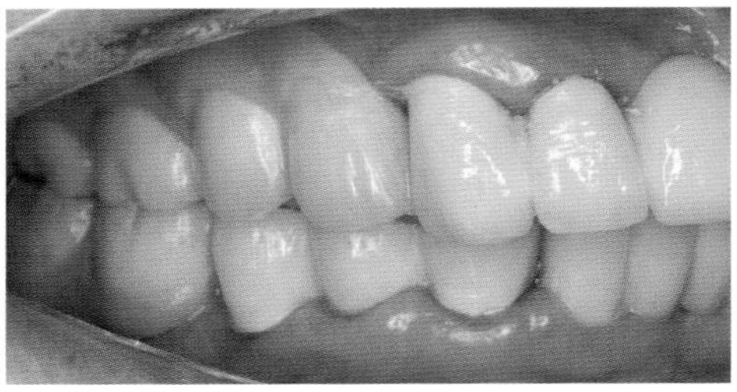
图61　最终右侧像

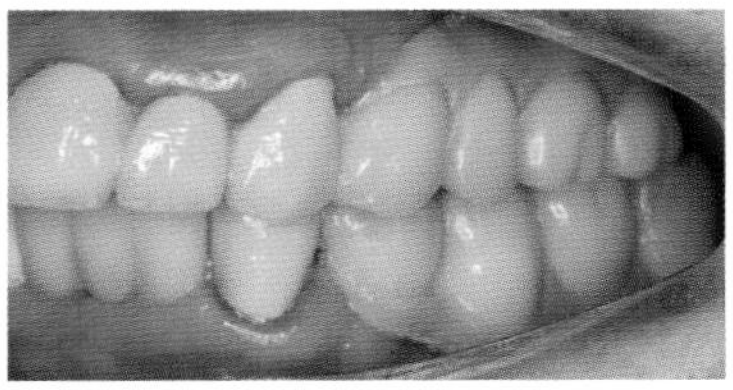
图62　最终左侧像

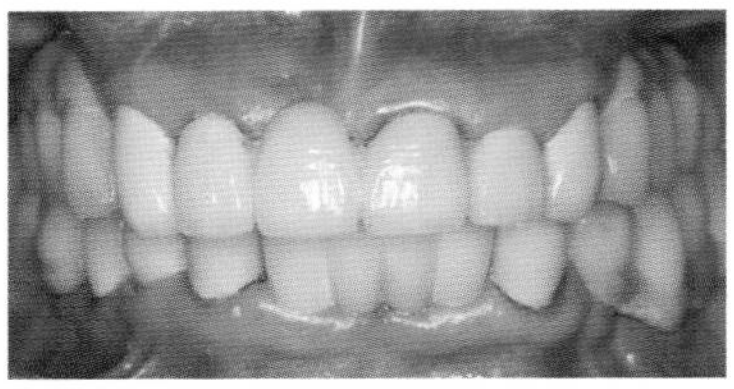
图63　最终修复口内正面像

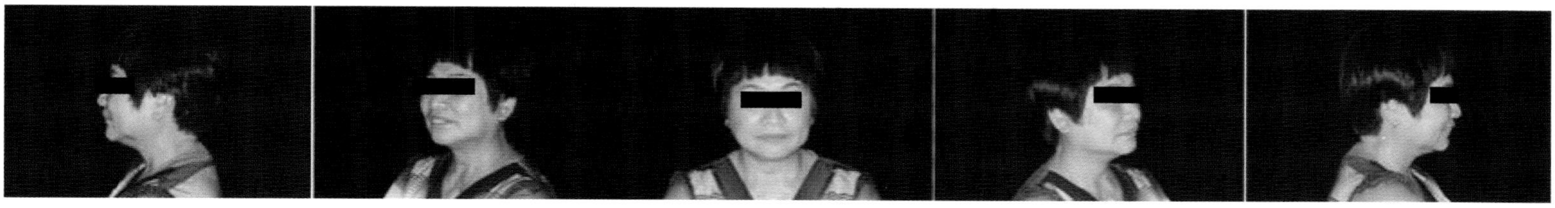

图64　最终面像

二、结果

治疗完成后，种植体稳固，树脂修复体外形自然，牙龈形态较为自然、健康，唇侧骨丰满度良好。种植体功能性负载6个月无松动脱落，曲面断层片显示种植体骨结合良好，无明显边缘骨吸收。患者对于治疗效果满意。

三、讨论

GBR技术是通过使用骨支架材料及屏障膜，选择性地排除组织上皮及结缔组织植入而使成骨细胞增生，从而扩增牙槽嵴骨量，为后期种植体植入做准备。常规作为屏障膜的材料（如可吸收的胶原膜、不可吸收的PTFE膜）缺乏自成形能力，难以维持稳定的空间，在术后可能发生塌陷，干扰术区骨再生。相较于传统屏障膜，钛网的作用是稳定移植材料、创造足够的空间并且能够起到屏障膜的作用引导骨再生，然而其最重要的优点是具有抗弹性形变的能力。一旦被塑形，就会稳定在这个形态，同时利用帐篷螺钉和空间器，使得钛网能够创造比其他屏障膜更大的空间，同时有效固定钛网，避免其移动。钛网不可吸收，因此它能够为移植物的长入提供足够的空间。研究显示，应用钛网作为屏障膜，骨增量可以达到垂直向和水平向10mm，且长期骨吸收量小于未使用钛网的病例。钛网表面存在孔隙，相较于钛膜，有利于膜两侧局部血流交通。

参考文献

[1] Rakhmatia YD, Ayukawa Y, Furuhashi A, et al. Current barrier membranes: titanium mesh and other membranes for guided bone regeneration in dental applications [J]. J Prostho Research, 2013, 57(1):3–14.
[2] 满毅, 王天璐. 钛网在口腔种植骨量扩增中的应用[J].口腔颌面外科杂志,2015,25(4):241–245.
[3] 陈江. 口腔种植的风险防范[M].1版. 北京:人民军医出版社,2015.
[4] 刘宝林. 口腔种植学[M].1版. 北京:人民卫生出版社,2011.

磨牙区骨膜袋内植骨联合游离牙龈移植种植病例1例

赵丹 王仁飞

摘要

对1例双侧磨牙缺失，牙槽嵴顶呈刃状吸收的患者，同期行种植术和改良GBR植骨术。植体选择为Thommen Medical SPI种植体，2颗植体初期扭矩大于35N·cm，植体置封闭螺丝。改良GBR技术（骨膜袋内植骨）要点为将颊侧全厚瓣从冠方分离为外侧的黏膜层与内测的骨膜袋，分离的骨膜将替代生物膜，覆盖Bio-Oss骨粉，形成骨膜袋内植骨术。3个月后对患者行二期手术的同时，由于患者36、46颊侧无附着龈附着，对其行游离牙龈移植术进行牙龈形态改善，术后使用个性化牙龈压板将游离牙龈组织与受植区紧密压贴，促进愈合。

关键词：骨膜袋内植骨；游离牙龈移植术；牙龈压板

随着口腔种植学的不断发展，学者们的研究核心已不仅局限在如何获得稳定长久的"骨结合"，修复的评价标准为更全面地评估种植体、上部修复体以及种植体周围组织是否能够达到患者的美观需求及功能要求。因此种植医生对修复骨及种植体周围的附着龈、软组织的恢复越来越重视。

由于种植体表面缺乏穿通纤维，种植体周软组织封闭尤为重要。软组织封闭的破坏可导致其下骨组织暴露，造成种植体周病变。角化龈能抵抗摩擦力和撕脱力，而牙槽黏膜较脆弱无法抵抗日常刷牙、咀嚼粗粮的摩擦力和邻近系带的牵拉运动。当种植体基台周围的黏膜是可移动的，则基台和黏膜之间的空隙易菌斑积聚，而往往该处的菌斑去除十分困难，修复体边缘的牙龈过度活动会加重细菌对龈沟的侵袭，炎症的破坏速度也比天然牙周严重。在附着龈<2mm时，牙龈炎症无法轻易消除。因此，确保种植体周围有充足的附着龈宽度和健康的牙龈结合具有非常重要的临床意义。

GBR（guided bone regeneration）技术在修复牙周破坏、牙槽骨缺损病例中的临床应用已日趋成熟，也得到了广泛的肯定，但对存在严重垂直骨吸收、"刀刃状"牙槽骨患者的治疗效果则不佳，成骨效果在不同的病例中都不同。在牙槽骨严重吸收或局部水平骨缺损的病例中，不足的软组织动度将往往很难完全关闭植骨手术后的创口，软组织的完全封闭是确保不干扰的骨再生的先决条件。而软组织开裂会造成覆盖膜的早期移位、暴露，使得植入骨材料的分解、脱落，影响骨结合的结果。而骨膜袋内植骨技术可以很好解决这一问题，通过将全厚瓣分离为内侧的骨膜袋与外侧的黏膜层，以骨膜替代生物膜覆盖于植骨材料表面，骨膜将为成骨提供良好血供及营养支持。充分松弛的骨膜袋促进了无张力的软组织闭合，并最大限度地降低人工骨粉的微动，提高初期骨充填物的稳定性。

作者单位：杭州口腔医院

通讯作者：赵丹；Email: hannahziu@163.com

一、材料与方法

1. 病例简介 35岁女性患者。要求修复左右下颌缺失磨牙，恢复正常咀嚼功能。现病史：患者左右下颌磨牙幼年严重龋损，未行根管治疗及固定修复，半年前于外院行拔除术。临床检查：36、46缺失（图1～图4），36、46颊侧及牙槽嵴顶存在骨吸收、凹陷，37殆面窝沟龋，缺失位点咬合空间佳。X线片：36、46牙槽嵴顶呈圆弧形吸收，根尖无明显低密度影（图5）。

2. 诊断 36、46缺失。

3. 治疗计划 首先对患者的健康状况进行评估，内容包括：主诉、现病史、既往史及殆状况，并行辅助实验室检查（凝血功能、乙肝及术前三项）。结合以上情况，为患者制订综合治疗计划。

4. 治疗过程

（1）制订计划：36、46行种植术，并同期行改良GBR植骨术（骨膜袋内植骨术）。拍摄CBCT，测量36、46区域骨量情况（图6、图7）。

（2）术前给予口服抗生素、消肿药及止痛药。

（3）种植体植入：常规口内外消毒，常规口内外消毒。术区骨膜下必兰局部浸润麻醉。于牙槽嵴顶形成与颊侧骨壁成45°的全厚层切口，翻离骨膜瓣，测量牙槽嵴顶宽度（图8、图9），36、46颊侧骨板预备滋养孔，按照设计方案逐级备洞，植体植入（图10、图11），36植入SPI 4.5mm×9.5mm种植体，46植入4.5mm×11mm种植体，初期稳定性佳，均置封闭螺丝。

（4）改良GBR技术：颊侧骨膜瓣从冠方将颊侧的黏膜与骨膜进行分离，从而将全厚瓣分离形成内侧的骨膜袋和外侧的黏膜层（图12、图13），分离深度可依据植入种植体的长度而定（10～13mm）；将外侧的黏膜层从内向外分别于近远中形成垂直切口，超过膜龈联合，注意分离过程不要破坏骨膜。而后于36、46颊侧骨壁与骨膜之间填入Bio-Oss骨粉，分离的骨膜将替代生物膜，覆盖Bio-Oss骨粉，形成骨膜袋内植骨术（图14、图15）。缝合分为两部分：首先将骨膜与全层舌侧牙龈瓣进行缝合固定，在舌侧面打结；第二部分将颊侧黏膜固定于舌侧的黏骨膜瓣，在颊侧打结，最终缝合（图16、图17）。术后全景片示植体方向良好（图18）。

（5）种植后拆线：患者伤口恢复良好，口腔卫生良好，患者无疼痛、出血等情况。拆线。嘱患者术后1个月内进软食，后正常饮食，不可咬过硬食物，注意口腔清洁，不适随诊。

（6）二期手术：术后3个半月复诊，拍摄CBCT，并对术前、术后、二期修复前的骨量进行对比（图19），可见种植体骨结合良好，颊侧骨壁轮廓饱满，增宽4～5mm，但36、46颊侧附着龈宽带不足（图20、图21）。常规二期手术，将封闭螺丝替换为愈合基台，1小时后取模，翻印石膏模型。石膏模型上制作牙龈压板（图22），锡箔纸剪裁，待取腭侧角化龈大小（图23）。

（7）自体游离牙龈移植术：①受植床（图24）：常规牙周手术准备，局部浸润麻醉下，牙槽嵴顶水平切口（不切至骨膜），锐性分离受植床骨膜上组织，半厚瓣预备，以形成一个不移动的骨膜受植床，用剪刀或刀片刮除弹性纤维或脂肪组织，预备的骨膜结缔组织床均匀、薄而稳定。将分离的牙槽黏膜半厚瓣向根方推移并用褥式缝合固定于骨膜。②供区（图25、图26）：一般选择上颌4～7腭侧黏膜，切口离开龈缘2mm，将与受体组织大小相当的锡箔纸放置于预供体部位，确定取瓣轮廓，以15#c刀片尖端边缘（厚约1mm）作为引导，获取均匀的带有1mm上皮和结缔组织移植瓣。将移植瓣放置在浸透无菌生物盐水的纱布上，用剪刀或手术刀去除不平整的组织和脂肪组织。腭部供体区伤口冲压模板保护。

用间断缝合将移植瓣冠方固定于植床的骨膜上，不缝合移植瓣的底部，为了使移植瓣与受体部位紧密贴附，在移植瓣的根方骨膜做水平褥式缝合（图27）。缝合线可以围绕牙颈部并悬吊。使用牙龈牙板压迫移植瓣，螺丝固位，螺丝孔常规封闭，调整咬合（图28）。

（8）牙龈手术后拆线与取模：术后2周拆除牙龈牙板、拆线，牙龈无明显红肿，可达一期愈合（图29～图31）。

（9）戴牙：牙龈颜色粉红，点彩恢复，取出愈合帽，牙龈袖口形态良好，袖口内壁软组织略红，无明显渗血（图32、图33）。测量36、46附着龈宽度：46为5.5mm，36为5mm（图34、图35）。戴最终修复体，调整邻接、咬合，并行X线全景片拍摄，基台到位后，最终修复体上扭力25N·cm，封闭螺丝孔（图36～图40）。

（10）材料：SPI Element implant RCinicell软组织水平种植体（Thommen Medical公司，瑞士）。

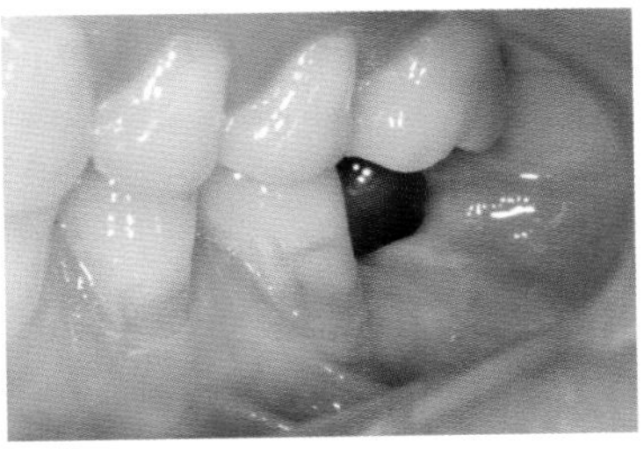
图1　36术前咬合情况

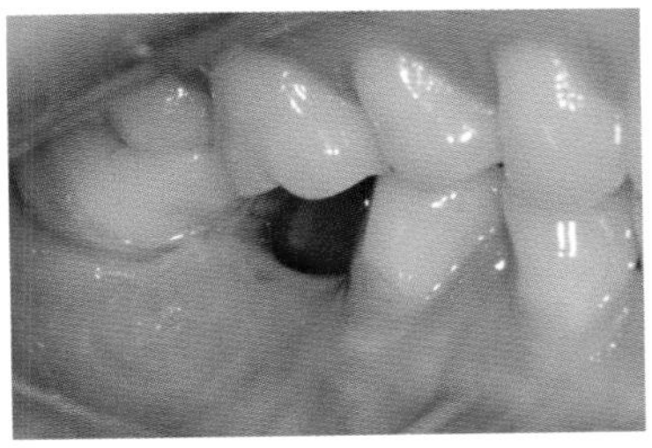
图2　46术前咬合情况

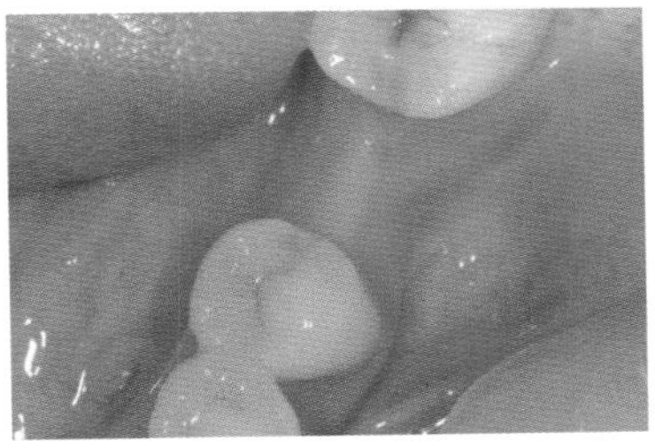
图3　36术前口内像

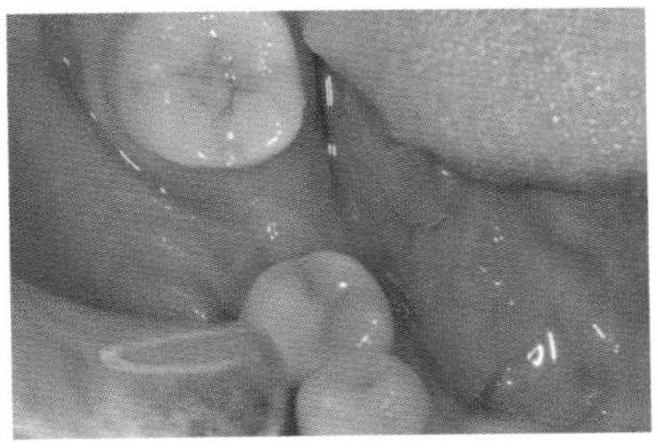
图4　46术前口内像

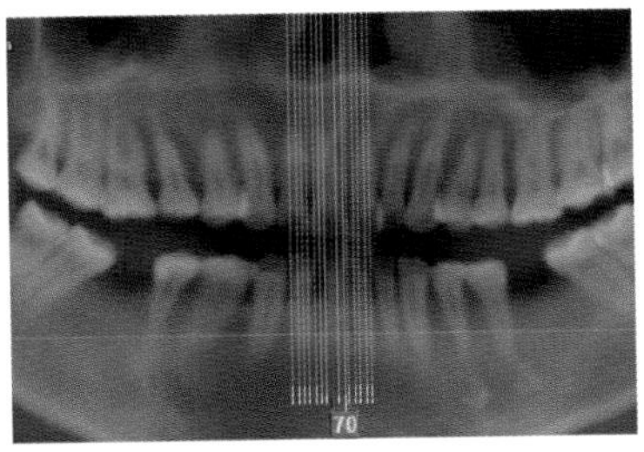
图5　术前全景片

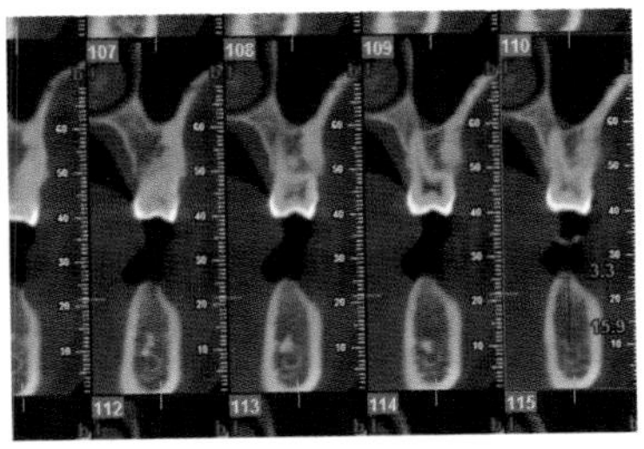
图6　36术前骨量

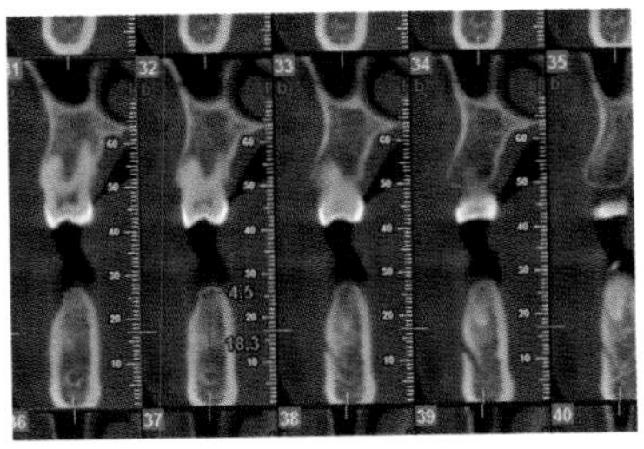
图7　46术前骨量

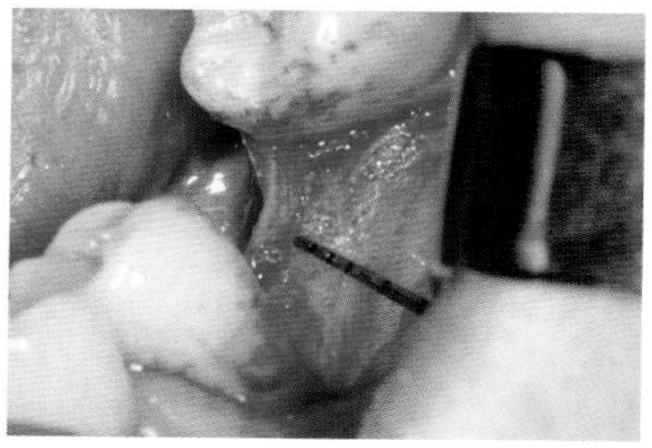
图8 36牙槽嵴顶骨宽度

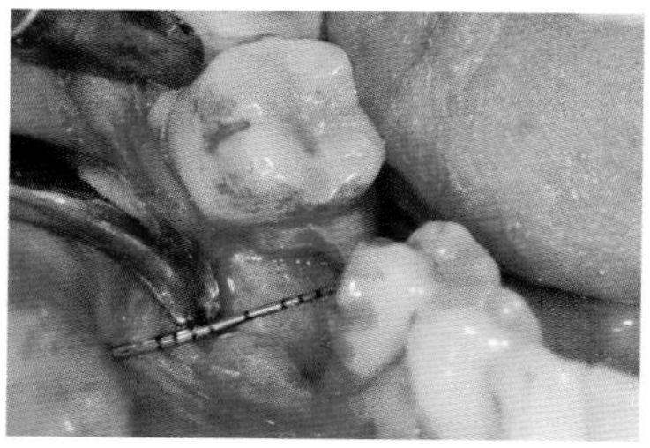
图9 46牙槽嵴顶骨宽度

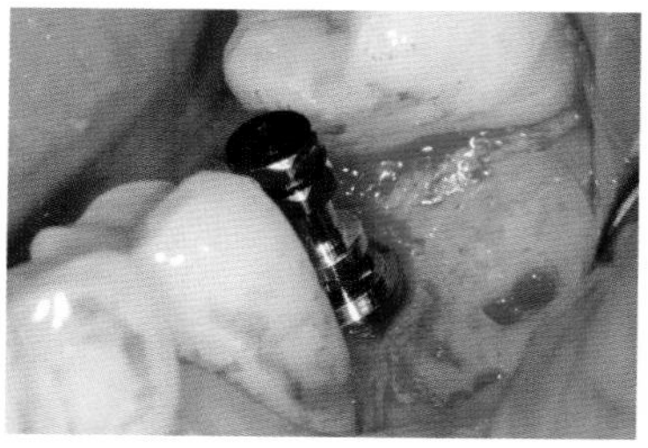
图10 36种植体植入

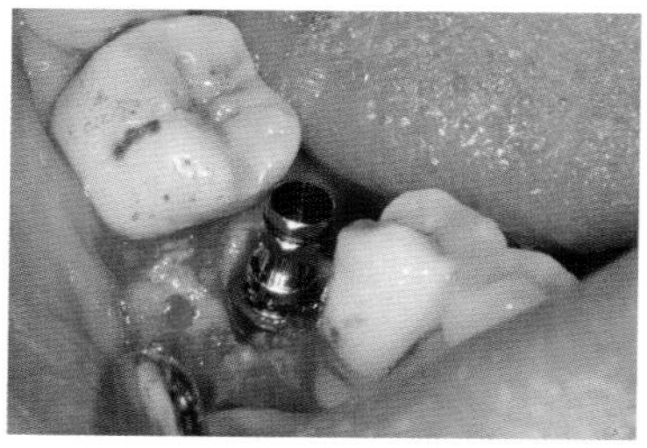
图11 46种植体植入

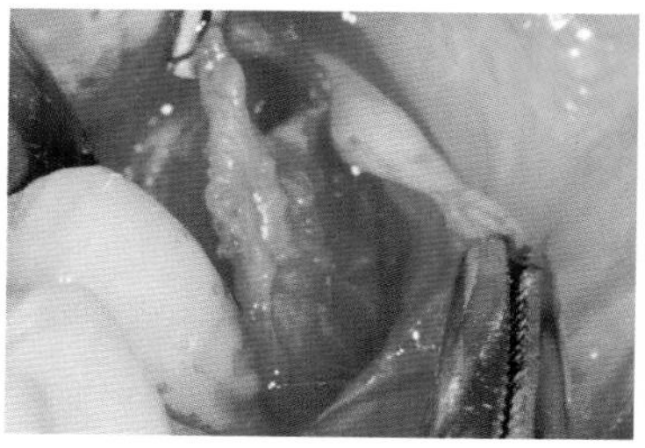
图12 36骨膜袋预备

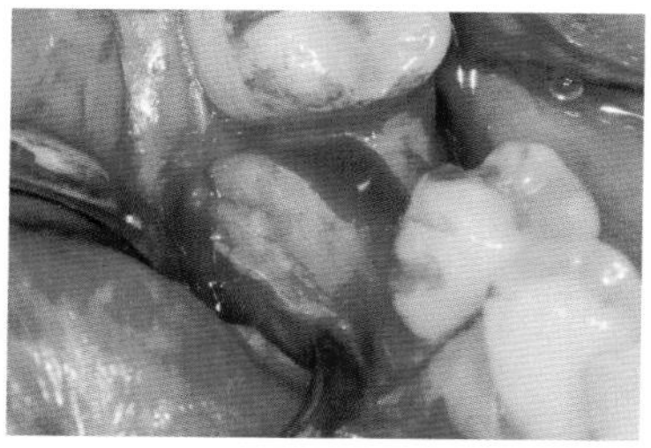
图13 46骨膜袋预备

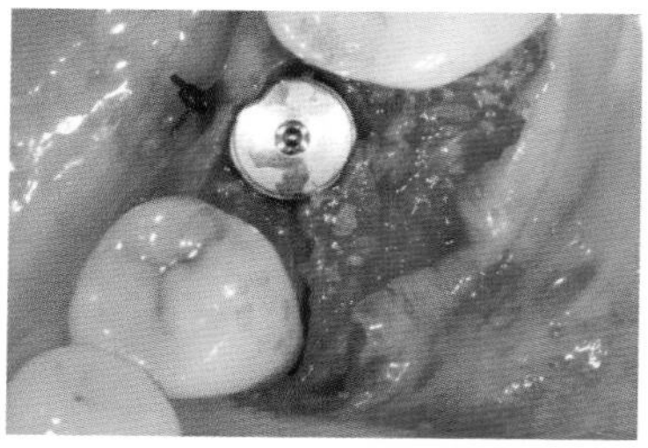
图14 36骨膜袋内植骨

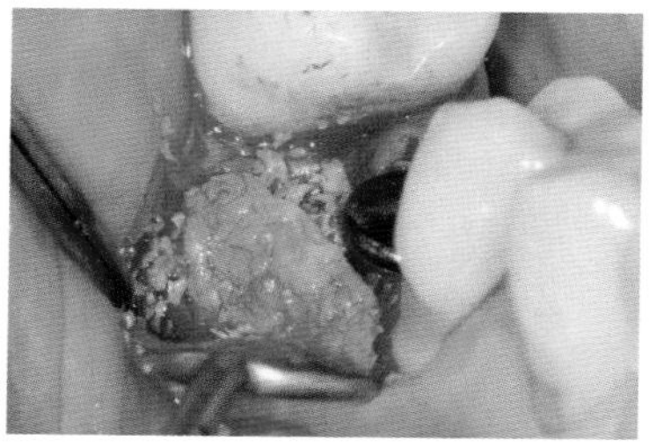
图15 46骨膜袋内植骨

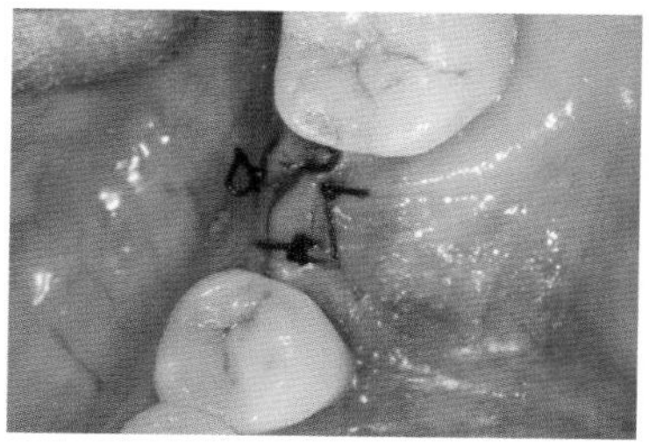
图16 36口内缝合像

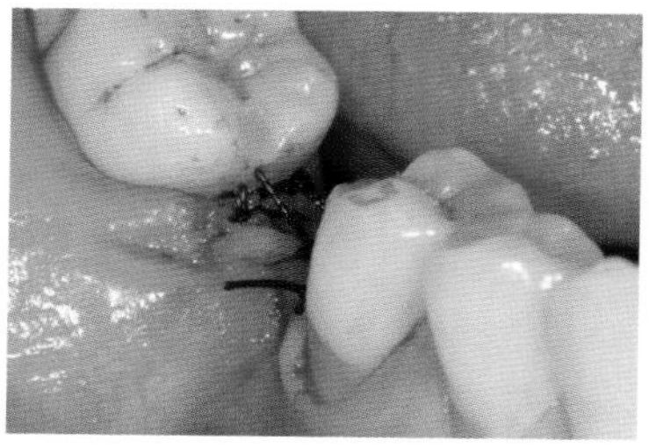
图17 46口内缝合像

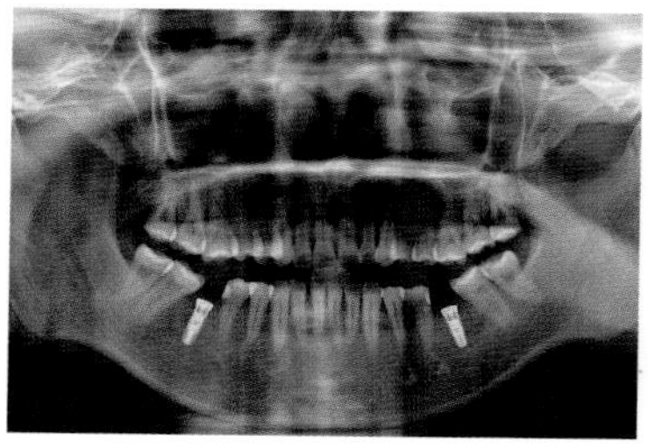
图18 种植术后全景片

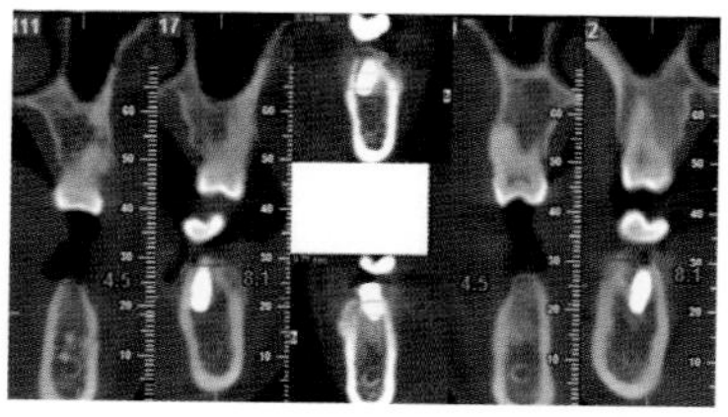
图19 术前术后骨量比较

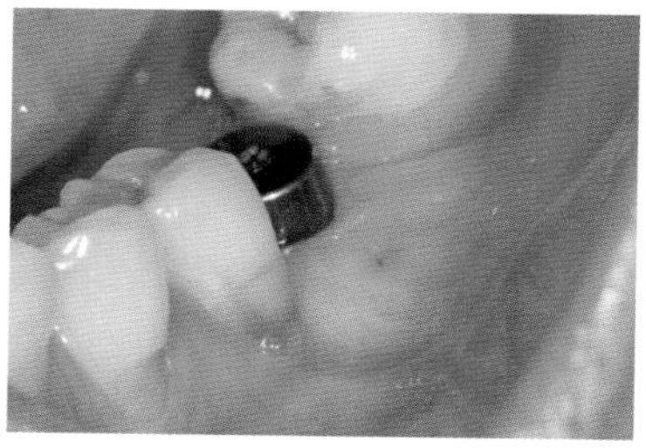
图20 36附着龈情况

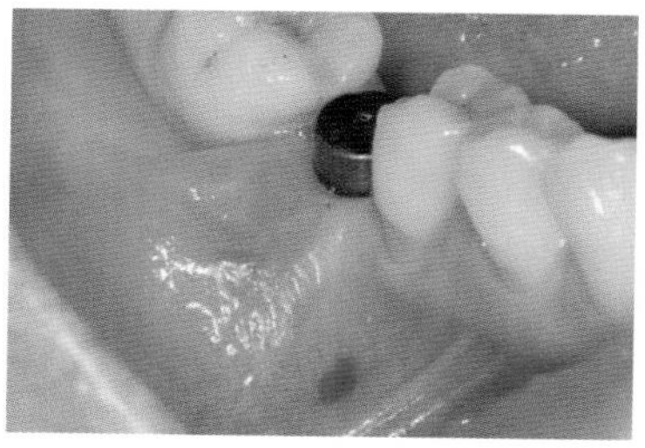
图21 46附着龈情况

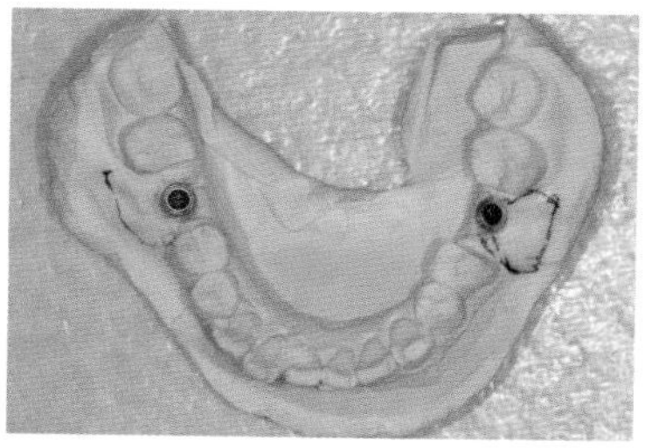
图22 石膏模型上制作压板

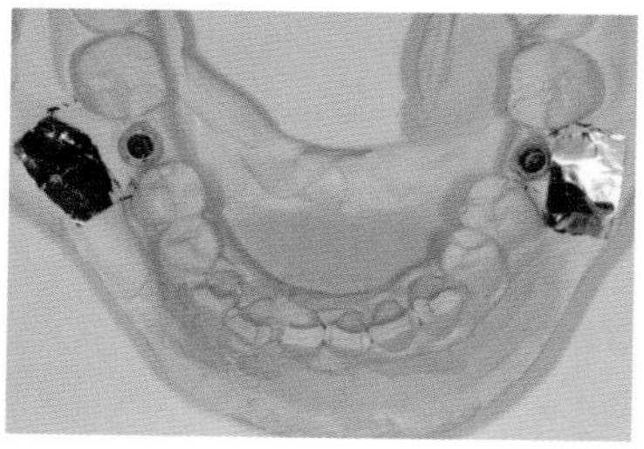
图23 石膏模型上使用锡箔纸框画供区所需瓣范围

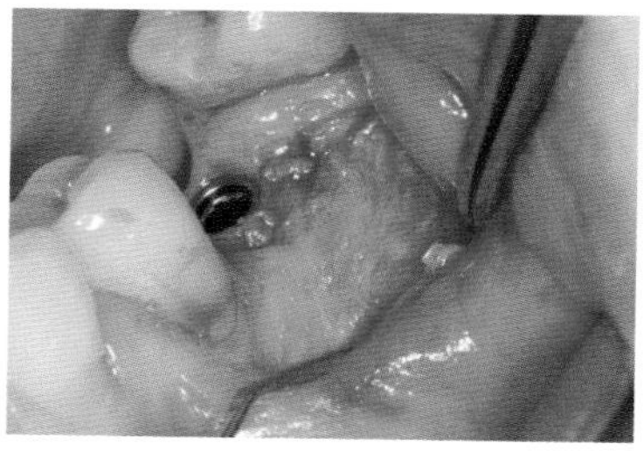
图24 36受植床预备

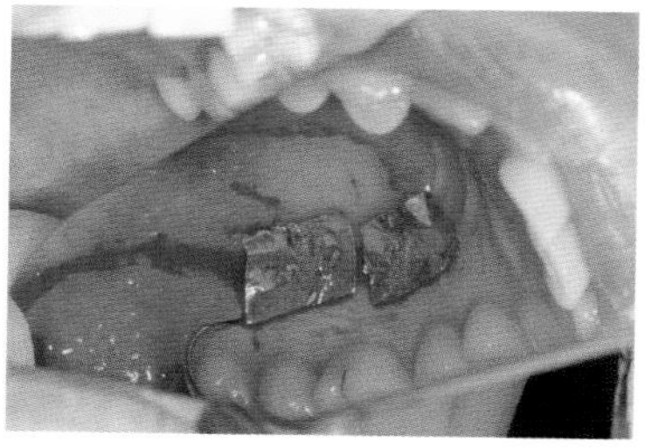
图25 腭部供区贴锡箔纸以取瓣轮廓

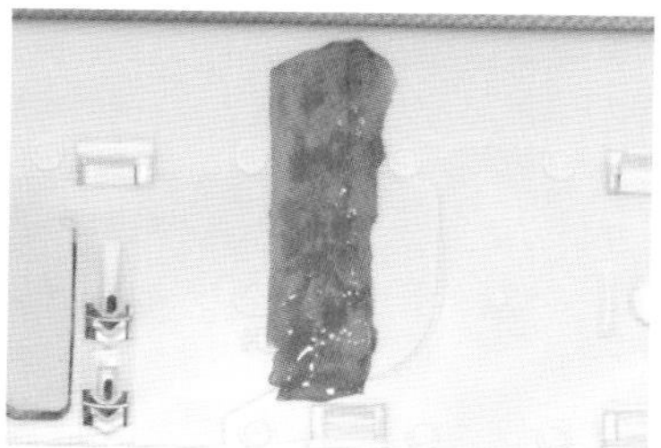
图26 取下的上皮瓣

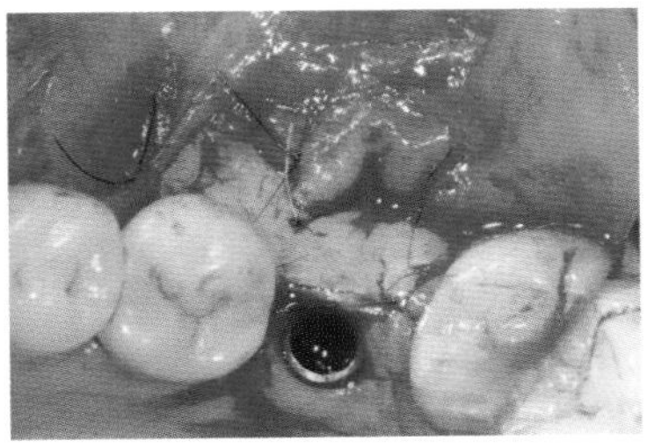

图27 36受植床上皮移植

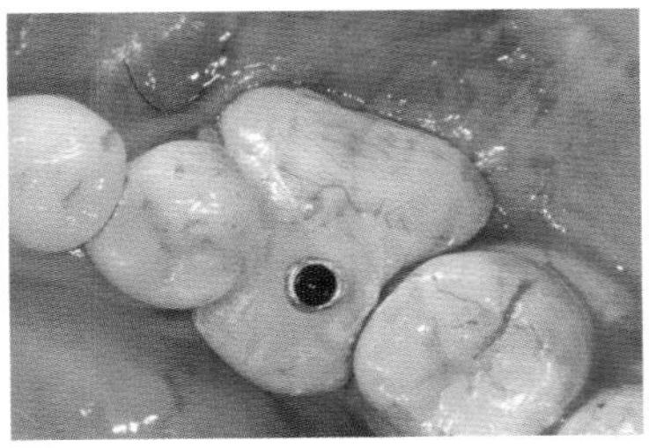

图28 36牙龈移植后使用压板压迫移植瓣

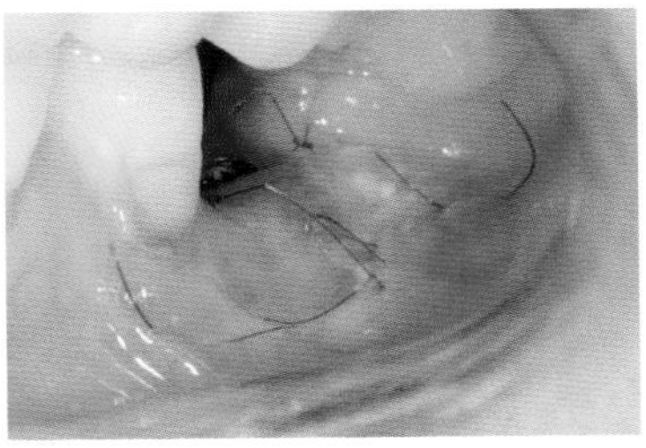

图29 36附着龈愈合

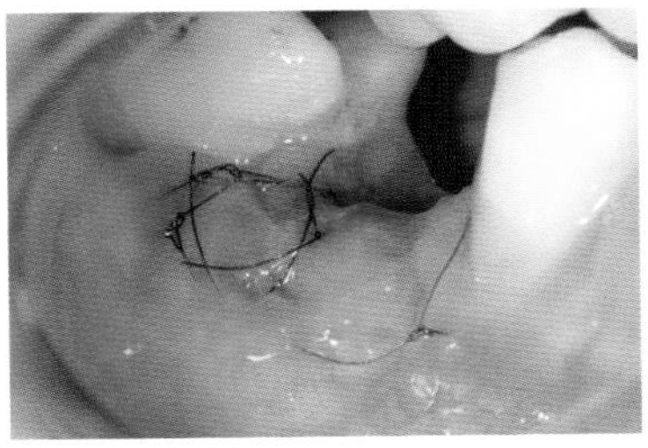

图30 46附着龈愈合

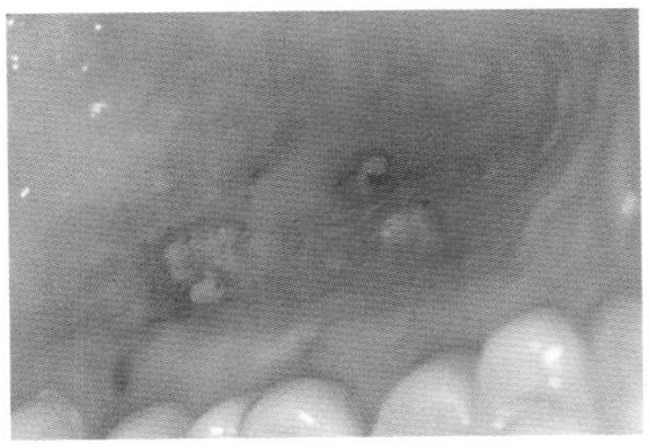

图31 腭部愈合

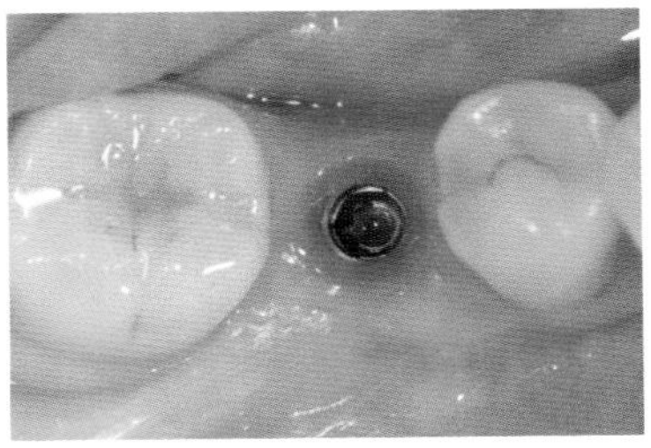

图32 36戴牙前牙龈袖口

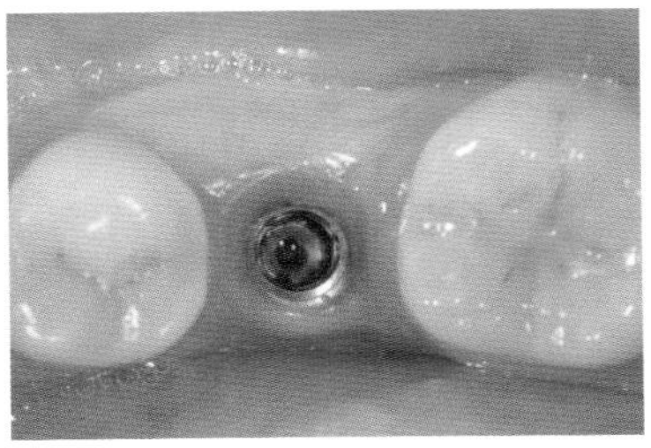

图33 46戴牙前牙龈袖口

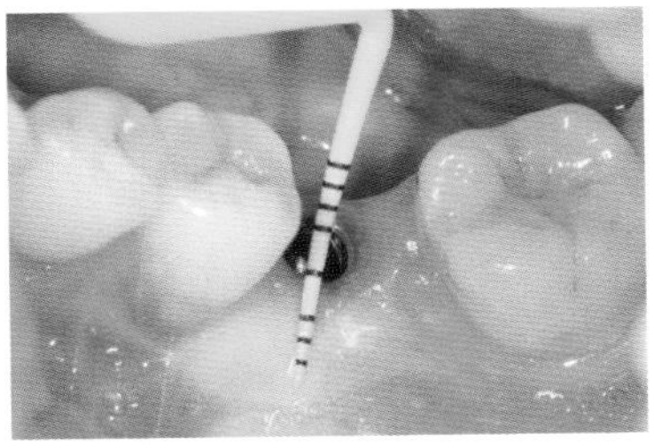

图34 36附着龈宽度

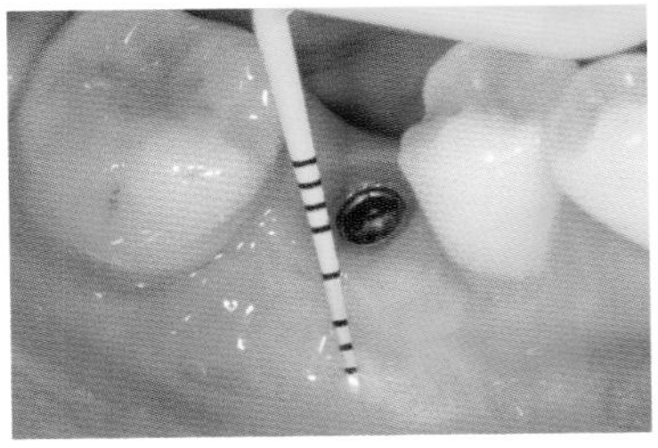

图35 46附着龈宽度

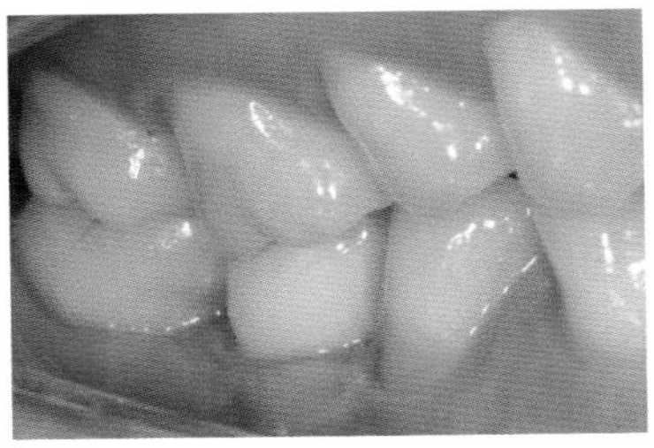

图36 46戴牙

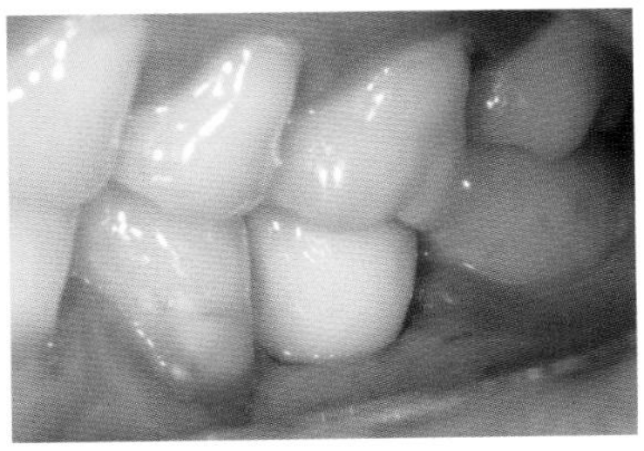

图37 36戴牙

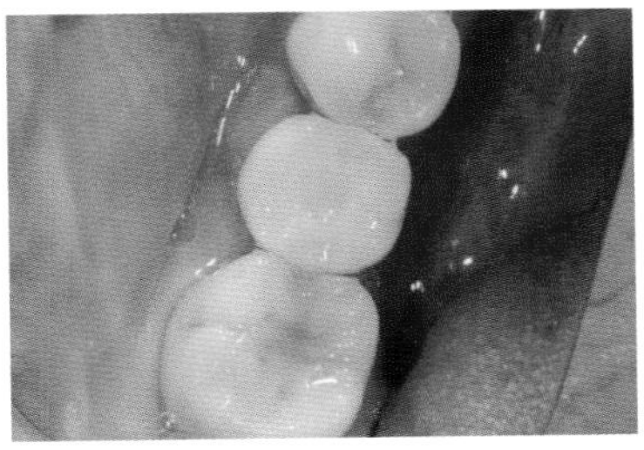

图38 46戴牙殆面像

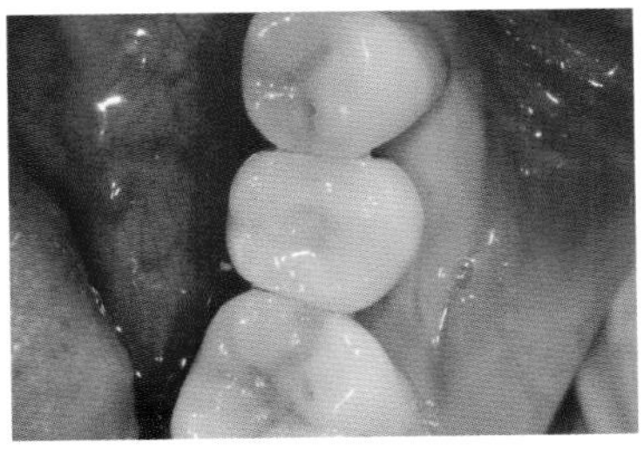

图39 36戴牙殆面像

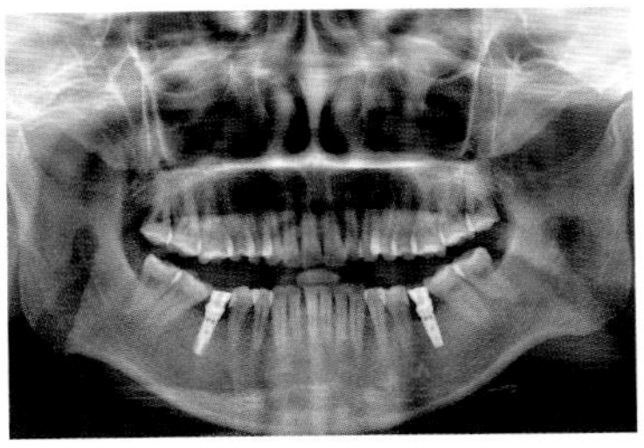

图40 戴牙后全景片

二、讨论

成功的GBR手术，需要满足PASS标准，即窗口的完整封闭；良好血供；充分的成骨空间；伤口稳定性。在牙槽骨严重吸收或局部水平骨缺损的病例中，不足的软组织动度将往往很难完全关闭植骨手术后的创口，软组织的完全封闭是确保不干扰的骨再生的先决条件。而软组织开裂会造成覆盖膜的早期移位、暴露，使得植入骨材料的分解、脱落，影响骨结合的结果。Zitzmann等学者报道，在软组织发生开裂的病例中，26%发生了骨膜的暴露，而暴露的病例中，2/3的成骨（组织切片）较差，且不可吸收膜发生组织开裂的情况多于可吸收膜。软组织开裂促发了胶原膜袋早期分解，黏膜开裂处可形成细菌菌群的堆积，从而妨碍伤口的完整愈合。Moses等的研究也同样表明，用传统GBR修复水平骨缺损的病例中，35%发生了软组织开裂，其后的成骨效果也相应较差。

而骨膜袋内植骨技术（periosteal pocket flap, PPF）将大大降低组织开裂的发生概率。通过将全厚瓣分离为内测的骨膜袋与外侧的黏膜层，以骨膜替代生物膜覆盖于植骨材料表面，骨膜将为成骨提供良好血供及营养支持。充分松弛的骨膜袋促进了无张力的软组织闭合，并最大限度地降低人工骨粉的微动，提高初期骨充填物的稳定性。骨膜由两层组织层构成，即外层的成纤维细胞层和内层的形成层。成纤维细胞层与软组织相附着，内层形成层包含未分化的间质细胞和促进骨形成的成骨祖细胞，成骨细胞和多能性间充质细胞从骨髓移植至骨移植材料间，因此具有促进骨形成的作用。该技术的第一大优点在于稳定性，为植骨区最初形成的血凝块提供了稳定的环境，减少微动，加速激活愈合过程，成骨细胞及生长因子将迁移至该处，从而开始骨改建、骨形成。第二大优点，该技术提供了植骨区黏膜充分地减张，一些缺骨严重，需要大量水平植骨的病例都可以运用该技术。

种植体周围充足的附着龈宽度和健康的牙龈结合具有非常重要的临床意义。由于种植体表面缺乏穿通纤维，种植体周软组织封闭尤为重要。软组织封闭的破坏可导致其下骨组织暴露，造成种植体周病变。附着龈为角化上皮，缺乏黏膜下层，由富含胶原纤维的固有层直接紧附于牙槽骨表面的骨膜上，血管较少。附着龈与骨面附着牢固，表面角化程度高，对局部刺激有较强的抵抗力。其宽度因人而异，范围为1～9mm。一般认为，较宽的附着龈有保护作用，并有利于口腔卫生措施和菌斑控制。而牙槽黏膜较脆弱无法抵抗日常刷牙、咀嚼粗粮的摩擦力和邻近系带的牵拉运动。当种植体基台周围的黏膜是可移动的，则基台和黏膜之间的空隙易菌斑积聚，而往往该处的菌斑去除十分困难，修复体边缘的牙龈过度活动会加重细菌对龈沟的侵袭，炎症的破坏速度也比天然牙周严重。一般认为，在附着龈<2mm时，牙龈炎症无法轻易消除。附着龈宽度过窄时，易受附近牙槽黏膜及肌肉的牵拉而使龈缘与牙面分离。

并且天然牙周围软组织的血液供应有两个来源：骨膜血管和牙周膜血管丛。由于种植体与骨直接结合了，周围没有牙周膜结构，因此供应种植体周围软组织的血管只有一个来源，即种植区牙槽嵴外侧较大的骨膜血管的终末分支，与天然牙相比，血供较差，一旦种植体周围软组织血供障碍，必将影响生物学宽度和种植体颈部周围骨皮质的稳定。

游离牙龈组织的成活取决于结缔组织能否短期内与受植区的组织愈合。在术后即刻游离牙龈组织靠受植床处的血浆渗出物来维持营养和水分。第2至第3天时开始有血管长入组织内与残留的部分毛细血管吻合，移植组织中心的血管最后生成约需10天。同时有结缔组织的纤维连接，约从术后14天开始，移植中心中的血管数目减少至正常，组织逐渐成熟，上皮角化层形成。

移植切取的牙龈组织厚度一般以1.0～1.5mm为宜，包括角化上皮及其下方少许结缔组织。薄的游离牙龈组织有利于与受植区密贴，并于移植后的最初期内靠受区的组织液提供营养，过厚不利于营养的提供，且造成供区过深的创面。当切取的游离牙龈组织过厚，应进行适当修剪，除去组织上带有的腺体和脂肪组织。缝合时，用细线细针尽快将游离组织的两角缝于受植区冠方端的骨膜上，用湿纱布轻压1～2分钟，排出组织下方的积血和空气，本病例利用牙龈压板固定于植体上部，将受植床与移植上皮紧紧压贴，以免移植组织移位而妨碍愈合。

参考文献

[1] 邱萍, 林野, 李健慧. 垂直骨量不足时种植修复体的牙龈补偿处理及其效果研究[J]. 中华口腔医学杂志,2011, 46(11):655-659.
[2] 佐藤直志, 段建民, 大井毅. 种植牙周围的组织重建[M]. 北京: 人民军医出版社, 2010.
[3] Mardas N, Kostopoulos L, Stavropoulos A, et al. Osteogenesis by guided tissue regeneration and demineralized bone matrix[J].Journal of Clinical Periodontology, 2003, 30:176-183.
[4] De Boever AL, De Boever JA. Guided bone regeneration around non-submerged implants in narrow alveolar ridges: A prospective long-term clinical study[J].Clinical Oral Implants Research, 2005, 16:549-556.
[5] Maiorana C, Beretta M, Salina S, et al. Reduction of autogenous bone graft resorption by means of Bio-Oss coverage: A prospective study[J]. International Journal of Periodontics and Restorative Dentistry, 2005, 25:19-25.
[6] Moses O, Pitaru S, Artzi Z, et al. Healing of dehiscence-type defects in implants placed together with different barrier membranes: A comparative clinical study[J]. Clinical Oral Implants Research, 2005, 16:210-219.
[7] Steigmann M, Salama M, Wang HL. Periosteal pocket flap for horizontal bone regeneration: a case series[J].International Journal of Periodontics and Restorative Dentistry, 2012, 32(3):311-320.
[8] Cortellini P, Tonetti MS, Lang NP, et al. The simplified papilla preservation flap in the regenerative treatment of deep intrabony defects: Clinical outcomes and postoperative morbidity[J]. Journal of Periodontology, 2001, 72:1702-1712.
[9] Zitzmann NU, Naef R, Schärer P. Resorbable versus nonresorbable membranes in combination with Bio-Oss for guided bone regeneration[J]. International Journal of Oral and Maxillofacial Implants, 1997, 12(844-852).
[10] Oh TJ, Meraw SJ, Lee EJ, et al. Comparative analysis of collagen membranes for the treatment of implant dehiscence defects[J]. Clinical Oral Implants Research, 2003, 14(80-90).
[11] Squier CA, Ghoneim S, Kremenak CR. Ultrastructure of the periosteum from membrane bone[J].Journal of Anatomy, 1990, 171:233-239.
[12] Haney JM, Nilvéus RE, Mcmillan PJ, et al. Periodontal repair in dogs: Expanded polytetrafluoroethylene barrier membranes support wound stabilization and enhance bone regeneration[J]. Journal of Periodontology, 1993, 64:883-890.

重度牙周炎拔除磨牙位点保存后进行种植修复及软组织增量：负重2年随访观察

赵丽萍 毕小成 詹雅琳 胡文杰 甄敏 徐涛 刘云松

摘要

本文完整展示了1例牙周-牙髓联合病变磨牙微创拔除位点保存和游离龈移植术创造良好软硬组织条件、完成种植修复负重2年后效果评价。位点保存后6个月患牙槽嵴宽度达9.5mm、骨高度为13mm，创造了种植体植入良好的骨量条件，避免了术中额外植骨，降低了种植手术的复杂性和不可预期性。为确保微创拔牙位点保存区域严密缝合导致的前庭沟变浅，进行前庭沟加深和角化龈增宽。完成种植修复后每半年进行效果评价，根尖片显示种植体近远中牙槽骨无明显吸收。本病例在积极控制牙周炎症的前提下，通过合理的治疗设计、微创拔牙、位点保存、正确的植体选择、手术导板确定植入位点、适当的三维植入方向、适时的软组织增量和前庭沟加深，完成了因牙周-牙髓联合病变需拔除的磨牙处置全过程，且治疗效果在修复负重后2年观察期间维持稳定，患者对最终效果满意。

关键词：微创拔牙；位点保存；种植；修复；软组织增量

临床上，常规拔牙后牙槽骨的自然愈合存在不同程度的牙槽骨吸收，影响未来种植体植入修复位置、角度及软硬组织处理。研究表明，采取微创拔牙和位点保存可以减少牙槽骨吸收，显著保留牙槽嵴宽度及高度，减少或避免种植治疗同期实施复杂的植骨手术。另有文献指出，种植体周围至少需要2mm的角化龈及1mm的附着龈，方能维护种植体周围组织健康，获得长期稳定疗效。本文完整展示了1例牙周-牙髓联合病变磨牙微创拔牙结合位点保存和游离龈移植术创造良好软硬组织条件、完成种植修复负重2年后效果评价。

一、材料与方法

1. 病例简介 57岁女性患者，2013年6月20日以“右下后牙牙龈肿包20天”为主诉于外院对症处理后就诊于北京大学口腔医院牙周科。患者全身状况良好，无过敏史及长期服用药物史。每天刷牙2次，每次1分钟，横竖交替；否认吸烟。检查可见46烤瓷冠修复，颊侧牙龈近根方可见一瘘管，红肿，溢脓，与牙周袋相通，颊侧中央探诊深度（PD）10mm，舌侧中央7mm，余位点3～5mm。松动Ⅱ度。X线片示：根管内高密度充填影，欠填，根分叉处大面积低密度影，根尖区有小范围低密度影（图1～图3）。口腔卫生状况差，牙石（++），色素沉着。前牙PD 2～3mm，BI 1～2；后牙PD散在3～5mm，BI 3～4，附着丧失可及。

2. 诊断 46牙周-牙髓联合病变；慢性牙周炎。

作者单位：北京大学口腔医院

通讯作者：胡文杰；Email: huwenjie@pkuss.bjmu.edu.cn

3. 治疗过程

（1）46局部冲洗上药，全口牙周基础治疗恢复牙周健康，创造手术条件。

（2）46微创拔牙同期进行位点保存术（图4～图8）。46采取沟内切口，离断嵴顶纤维；涡轮裂钻分根，微创拔除46，于47近中及45远中轴角处附加纵切口，翻开黏骨膜瓣，彻底清除肉芽组织，暴露新鲜骨面：见46颊侧骨板薄，中央及近中呈V形缺损，于拔牙窝内植入Bio-Oss（Geistlich，Wolhusen，瑞士，0.5g，0.25～1mm），使植骨材料与近远中骨嵴顶高度和宽度平齐，表面覆盖修剪好的Bio-Gide膜（Geistlich，Wolhusen，瑞士，25mm×25mm），颊侧采取骨膜减张切口松弛龈瓣，颊侧龈瓣冠向复位后严密缝合，完全关闭创口。

术后即刻进行平行投照根尖片和锥形束CT（CBCT）检查（图9、图10）。

（3）46种植治疗。46微创拔牙和位点保存6个月后进行种植修复。拍摄平行投照根尖片及CBCT，了解骨形成情况（图11、图12）。

种植术前根据研究模型和CBCT结果进行分析。由修复科医生制作手术导板，选择Straumann，软组织水平种植体系统（Straumann，瑞士）4.8mm×10.0mm WN种植体。46嵴顶位置从45远中向47近中做纵切口，翻开黏骨膜瓣。测得牙槽嵴顶中央处颊舌向宽度为9.5mm，通过导板定位，专用钻序列预备植入床，并收集自体骨屑备用。植体植入后，颊侧远中位于骨嵴顶冠方0.5～1.0mm，余位置与骨嵴顶平齐。安装愈合基台WN 3mm，将自体骨屑置于颊侧远中覆盖植体暴露区，复位龈瓣后对位缝合，即刻测量植体初期稳定性，测得种植体稳定性系数（implant stability quotient, ISQ）为49。术后X线片显示植体位置准确，近远中骨高度密度良好，植体根方约

2mm位于自体骨内（图13～图16）。

（4）46角化龈增宽和前庭沟加深术。术后6个月复查，口腔卫生情况一般，菌斑软垢中等。植体稳定，近远中骨高度良好，与前后邻牙相应牙槽骨协调，46角化龈缺如，前庭沟稍浅，45、47角化龈3.0～3.5mm。

切口自47近中颊侧沿龈乳头根方膜龈联合水平及46植体颊侧止于45远中轴角，分别在切口起止处做纵切口，小心分离半厚瓣，翻瓣形成冠根向达8mm的梯形受植区，受植区冠方宽约12mm、根方宽约18mm，将牙槽黏膜与骨膜缝合达到根向复位固定，使前庭沟加深。

自24～27距龈缘3mm处按受植区大小取带少量结缔组织游离龈瓣，修整后置于46颊侧受植区与受植区冠方及近远中角化龈边缘对位严密缝合，游离龈瓣根方与骨膜缝合固定。游离龈瓣近中、中央、远中3处自其根方骨膜分别围绕45、46、47牙冠或植体十字缝合，交叉固定龈瓣，充分贴合受植床，避免血肿。供瓣区佩戴殆垫压迫止血（图17～图22）。

（5）46种植修复。角化龈增宽术后5周（图23、图24），由修复科医生完成最终修复（图25、图26）。

二、结果

46种植修复后2年效果追踪。①临床检查：随访复查期间，患者全口口腔卫生情况良好，牙龈无红肿，牙周炎症控制稳定；植体存留且成功；46探诊深度2～3mm，颊侧角化龈宽度7mm（图27、图28）。②影像学检查：负重1年时近远中边缘骨丧失MBL分别为-0.01mm、0.04mm，负重1～2年期间近远中边缘骨吸收分别为-0.03mm、-0.02mm（图29）。治疗效果在修复负重后2年观察期间维持稳定，患者对最终效果满意。

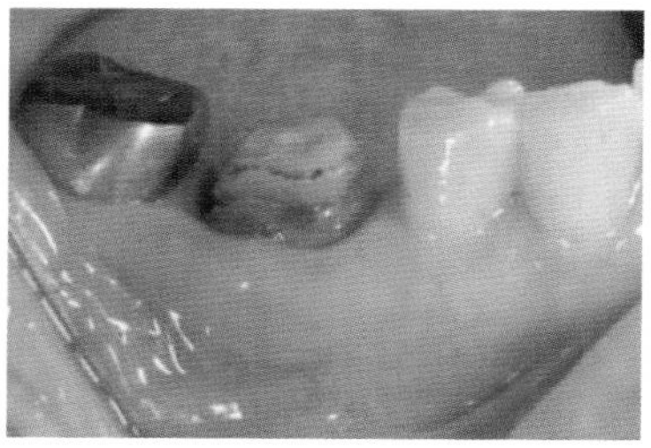
图1　术前临床颊侧像

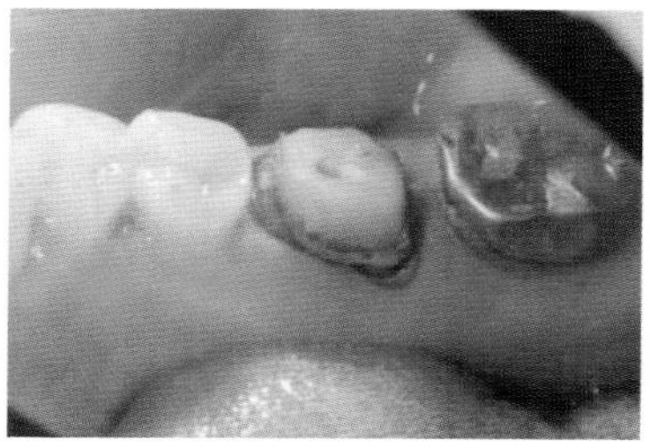
图2　术前临床舌侧像

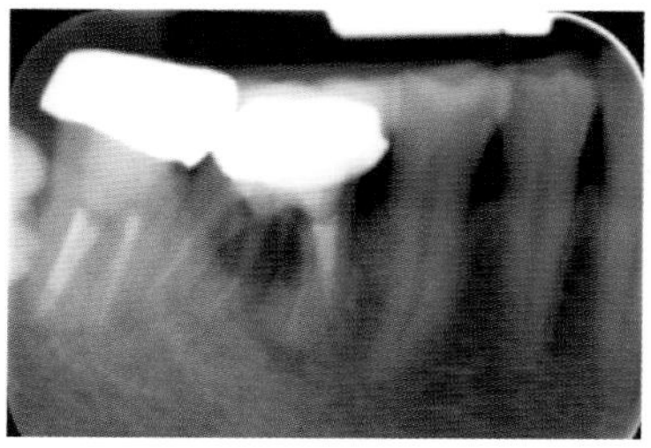
图3　术前影像学检查

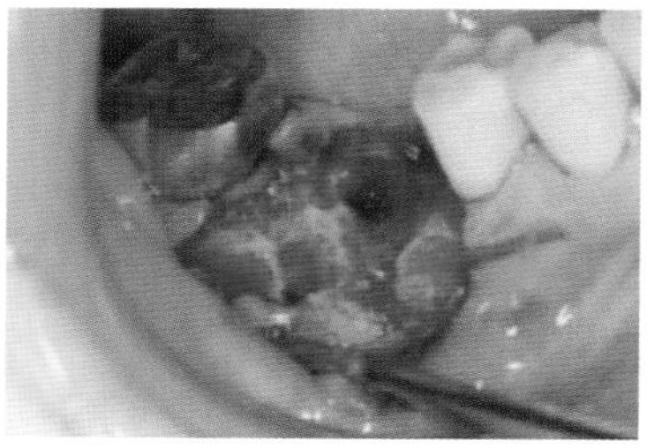
图4　46微创拔牙位点保存1

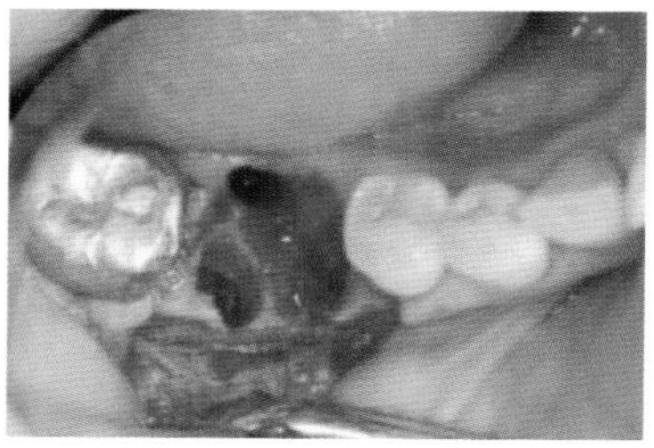
图5　46微创拔牙位点保存2

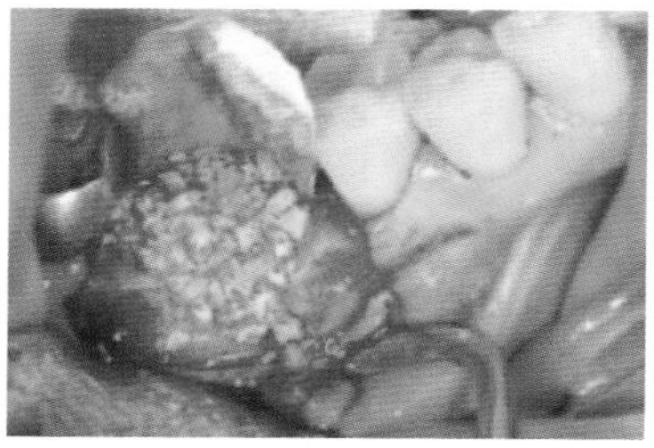
图6　46微创拔牙位点保存3

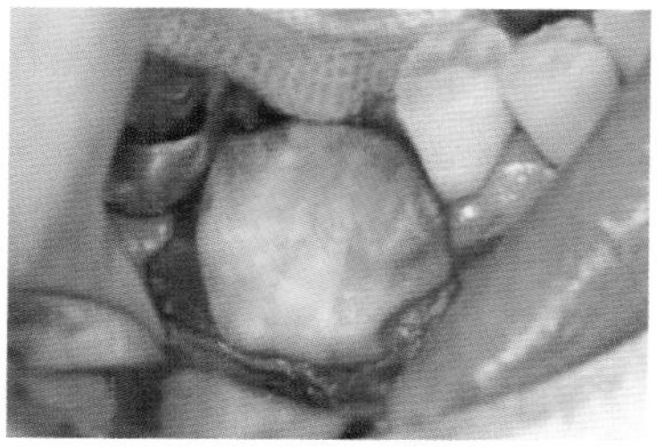
图7　46微创拔牙位点保存4

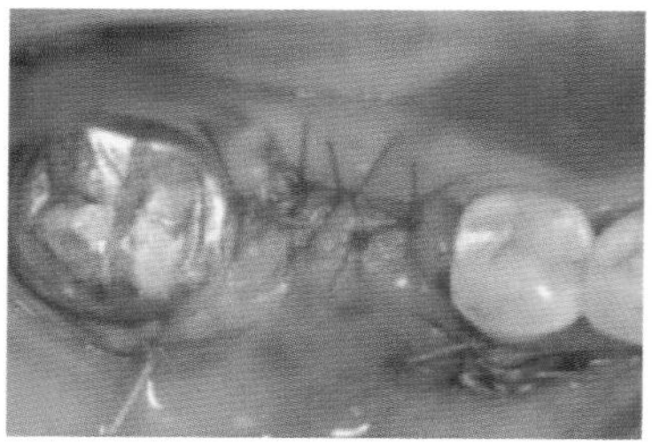
图8　46微创拔牙位点保存5

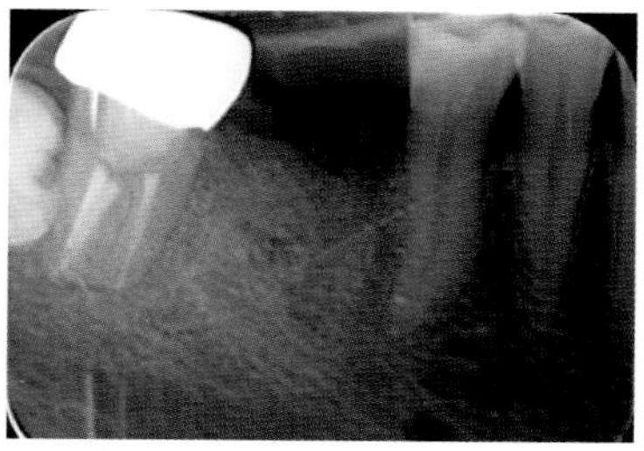
图9　术后即刻平行投照根尖片

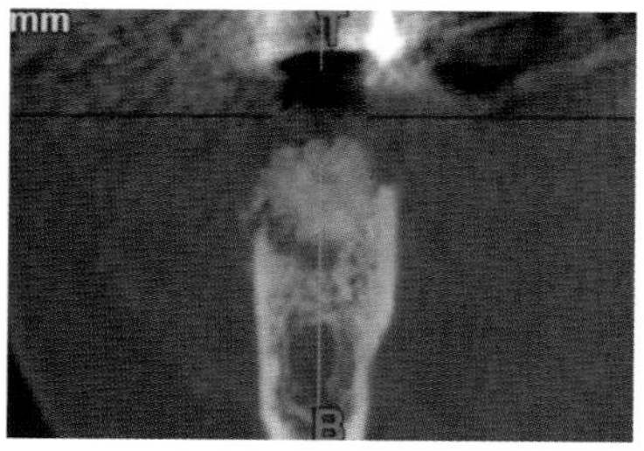
图10　术后即刻CBCT

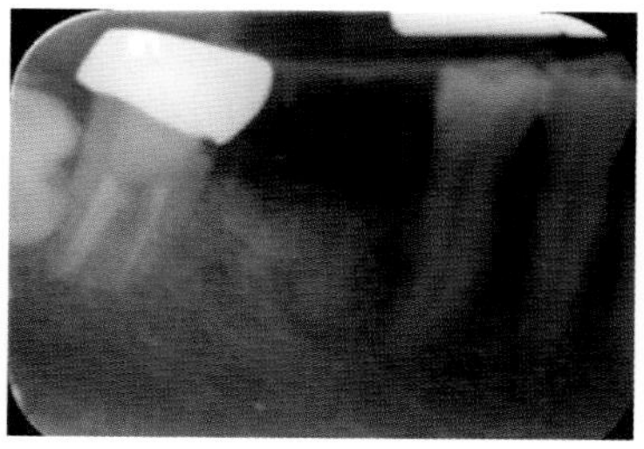
图11　术后半年平行投照根尖片

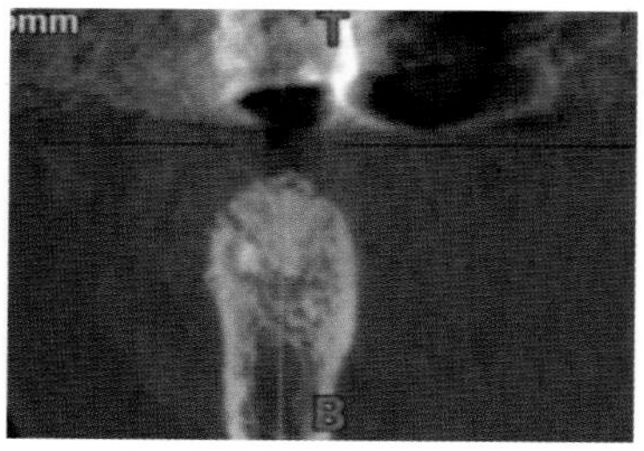
图12　术后半年CBCT

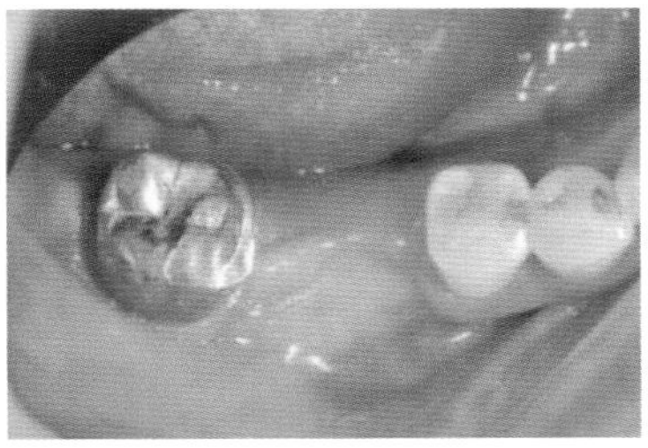
图13 46种植治疗过程1

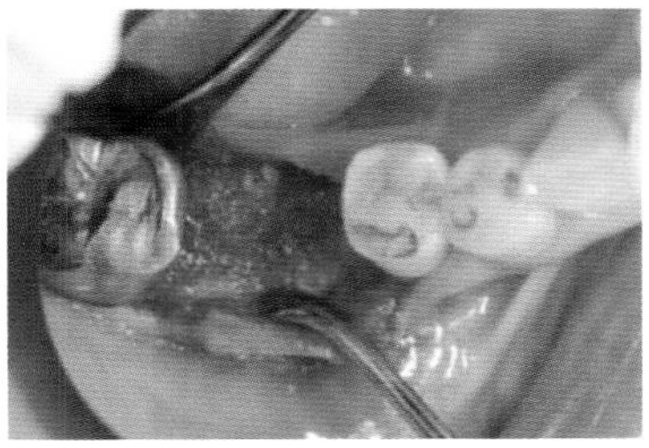
图14 46种植治疗过程2

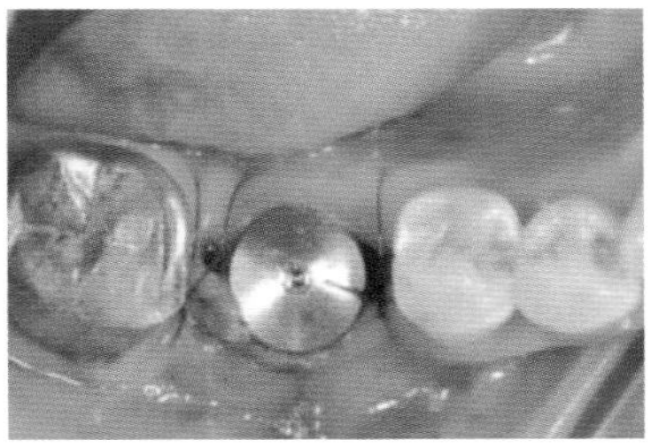
图15 46种植治疗过程3

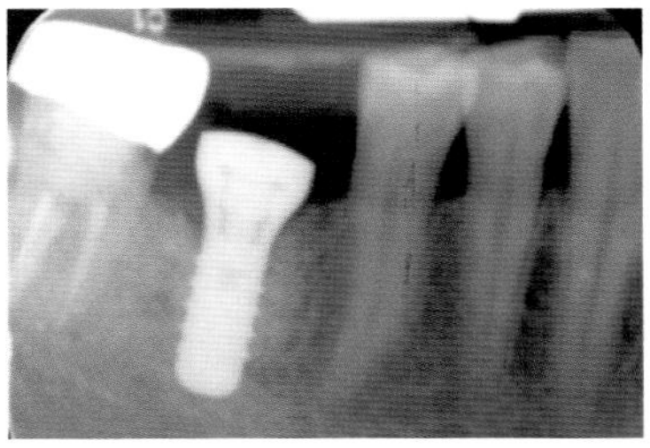
图16 46种植治疗过程4

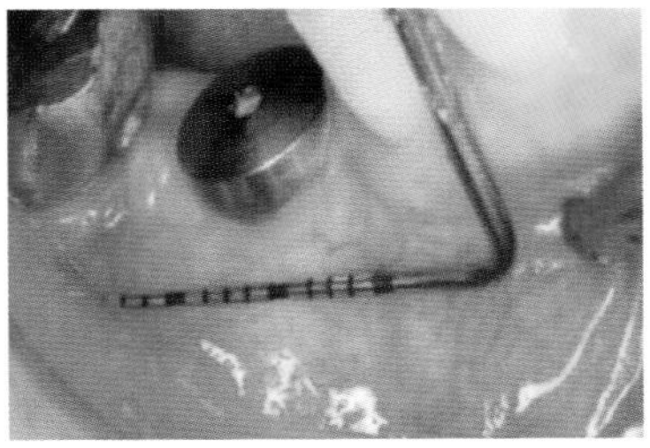
图17 46游离龈移植术1

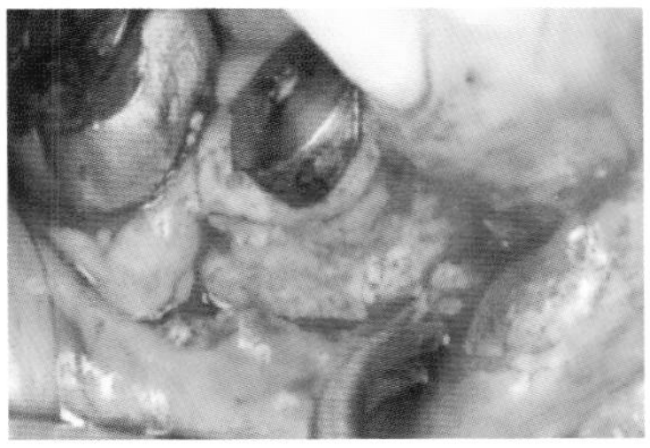
图18 46游离龈移植术2

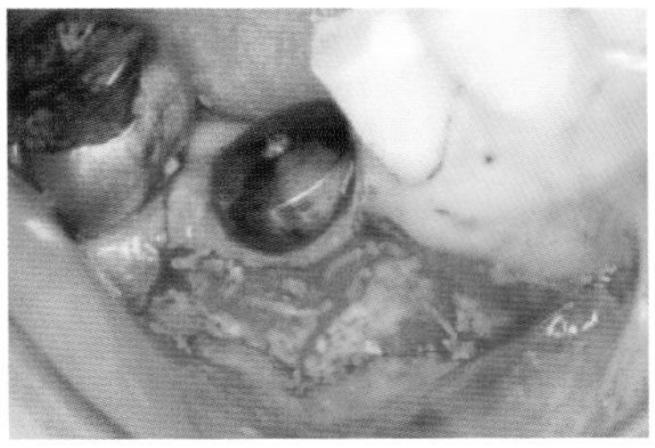
图19 46游离龈移植术3

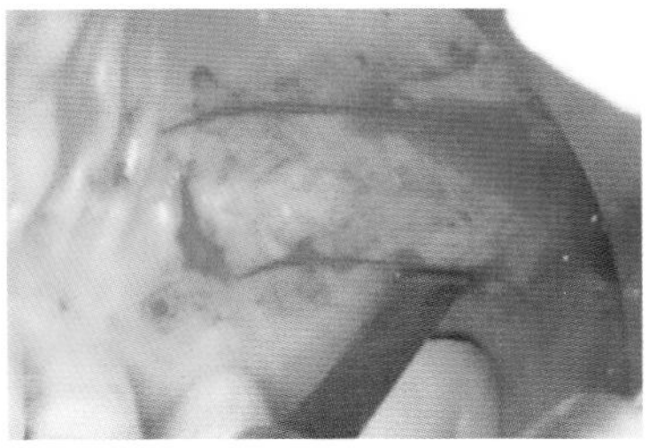
图20 46游离龈移植术4

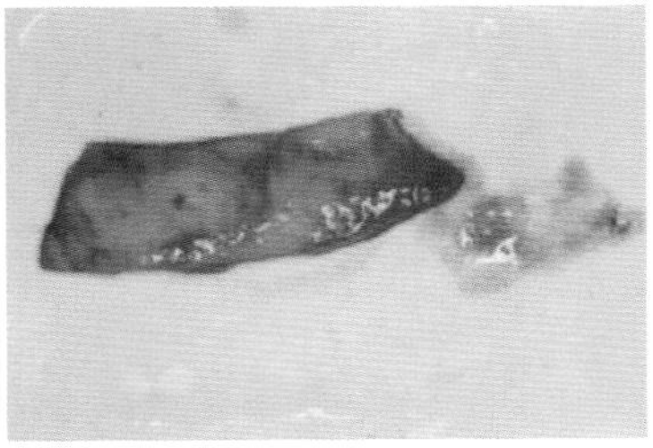
图21 46游离龈移植术5

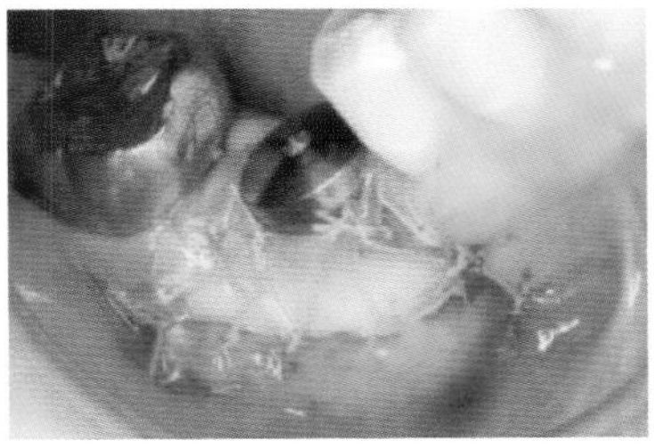
图22 46游离龈移植术6

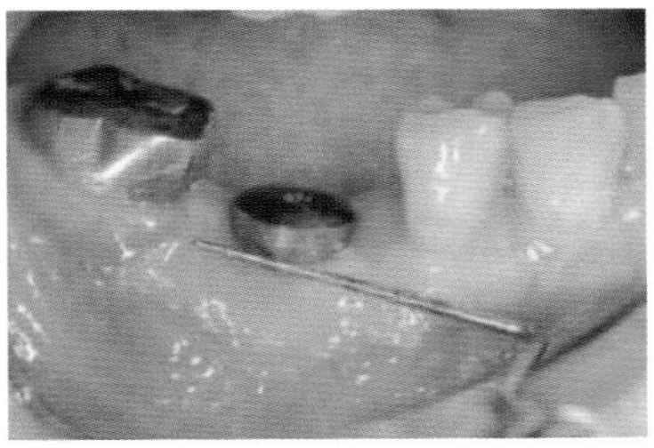
图23 46游离龈术后5周1

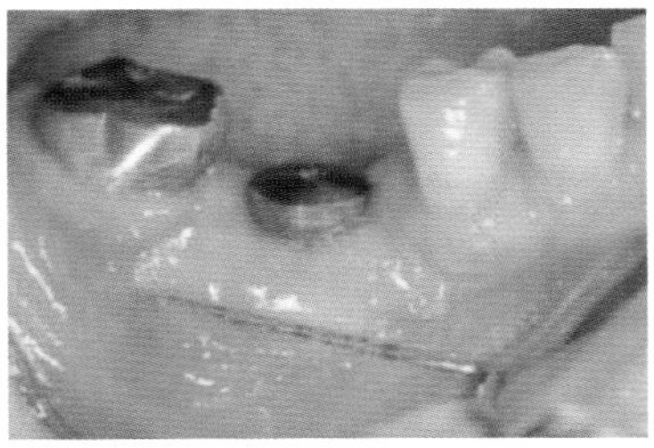
图24 46游离龈术后5周2

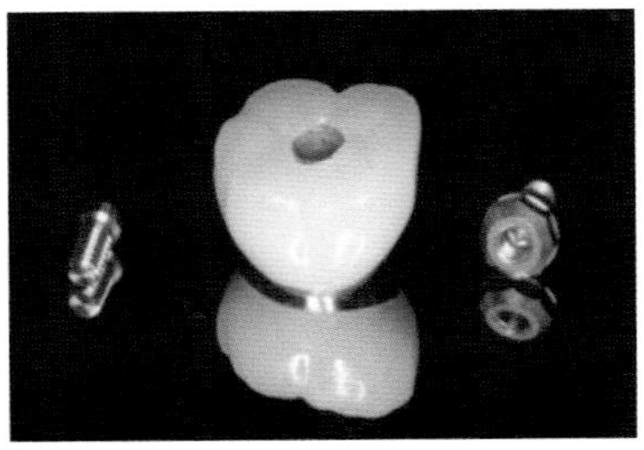
图25 46修复即刻1

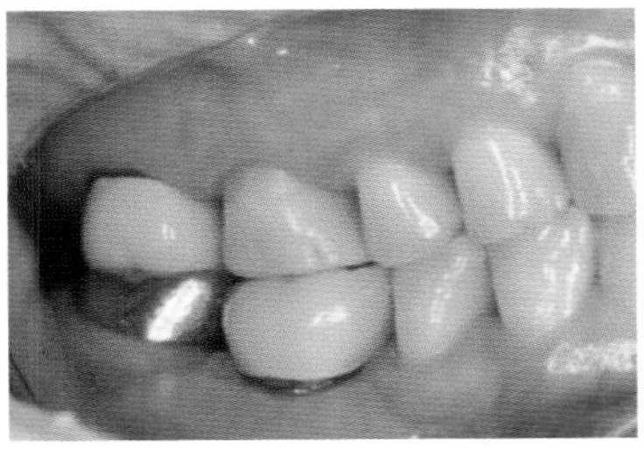
图26 46修复即刻2

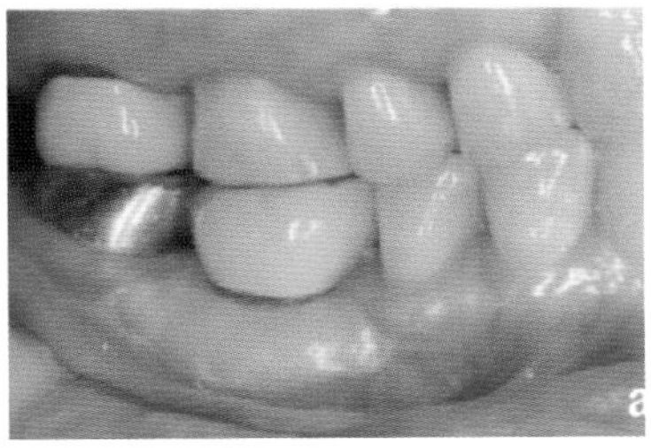
图27 46种植修复负重2年临床检查1

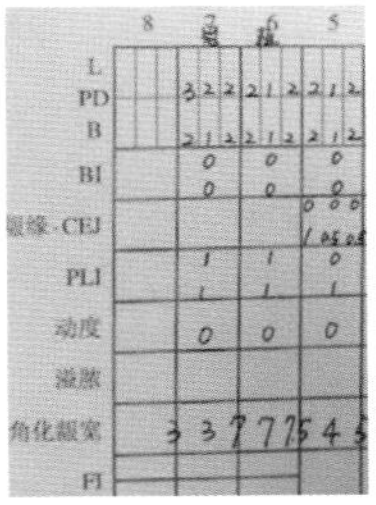

图28 46种植修复负重2年临床检查2

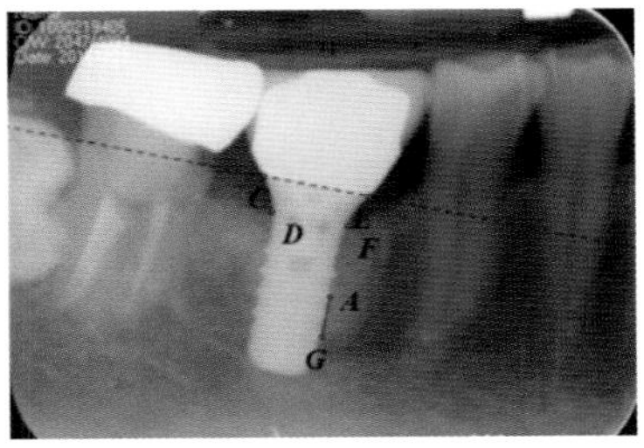

图29 46种植修复负重2年平行投照根尖片

三、讨论

与位点保存的大部分研究所关注的美学区单根牙位点不同，磨牙因解剖形态复杂，牙周病变不易控制且发展迅速，导致牙槽骨严重吸收，在种植治疗时因骨量不足通常需采用复杂的骨增量技术增加骨量。本课题组既往针对存在骨缺损的磨牙进行拔牙位点保存的临床效果分析表明，已经存在骨缺损的磨牙应用去蛋白牛骨基质（Bio-Oss）与可吸收胶原膜（Bio-Gide）进行拔牙位点保存，可明显增加颊侧牙槽骨高度和牙槽嵴顶根方1mm和4mm处牙槽骨宽度。本病例完整展示了1例下颌磨牙微创拔除，结合同期使用 Bio-Oss和Bio-Gide进行即刻移植并重建缺损牙槽嵴，6个月后牙槽嵴拥有足够的骨宽度（9.5mm）及高度（距离下牙槽神经管超过13mm），创造了种植体植入良好的骨组织条件，避免了术中额外植骨，降低种植手术的复杂性和不可预期性，正是遵循了上述思路。

本病例为达到拔牙位点保存术后的软组织一期愈合，采取松弛颊侧龈瓣，将龈瓣冠向复位后严密缝合，较好地保护了植骨材料，使得位点保存后的牙槽嵴的高度和宽度良好，解决了上述问题。需要指出的是，龈瓣冠向复位后严密缝合同时也导致颊侧膜龈联合位置冠向移位，术后前庭沟变浅、角化龈缺如，这对未来种植体长期健康和稳定可能存在潜在影响。因此针对植体颊侧角化龈缺如的情况，按照游离龈移植术的基本原理，采用半厚瓣翻瓣、牙槽黏膜根向复位，创造良好的受植区条件，同时从上腭部取带少量结缔组织游离龈片移植于受植区，达到了增宽角化龈、加深前庭沟的效果。经过半年多来的复查，患牙咀嚼功能良好、健康维护便利，患者十分满意。

涉及严重牙周破坏的磨牙拔除后牙槽嵴软硬组织的保留是临床难点，也是对种植治疗的挑战。本病例在积极控制牙周炎症的前提下，围绕牙周-牙髓联合病变导致的病变磨牙牙周支持组织破坏的临床处置设计，展示了微创拔牙、位点保存、种植外科、软组织增量和前庭沟加深，直至种植修复全过程，并负重随访2年以上，取得了最终良好疗效，为此类患牙的临床处置积累了经验。

参考文献

[1] Van der Weijden F, Dell' Acqua F, Slot DE. Alveolar bone dimensional changes of post-extraction sockets in humans: a systematic review[J]. J ClinPeriodontol, 2009, 36(12):1048-1058.

[2] Poulias E, Greenwell H, Hill M, et al. Ridge preservation comparing a socket allograft alone to a socket allograft plus a facial overlay xenograft: a clinical and Histologic study in humans[J]. J Periodontol, 2013, 84(11):1567-1575

[3] Schropp L, Wenzel A, Kostopoulos L, et al. Bone healing and soft tissue contour changes following single-tooth extraction: A clinical and radiographic 12-month prospective study[J]. Int J Periodontics Restorative Dent, 2003,23(4):313-323.

[4] Willenbacher M, Al-Nawas B, Berres M, et al. The Effects of Alveolar Ridge Preservation: A Meta-Analysis[J]. Clin Implant Dent Relat Res, 2015, 18(6).

[5] 詹雅琳, 胡文杰, 甄敏, 等. 去蛋白牛骨基质与可吸收胶原膜的磨牙拔牙位点保存效果影像学评价[J].北京大学学报 (医学版), 2015, 47(1):19-26.

[6] Evans BL, Vastardis S. Is keratinized tissue necessary around dental implants? [J]. J West SocPeriodontol Periodontal Abstr, 2003,51(2): 37-40.

[7] Lang NP, Loe H. The relationship between the width of keratinized gingiva and gingival health[J]. J Periodontol, 1972, 43(10):623-627.

[8] Adibrad M, Shahabuei M, Sahabi M. Significance of the width of keratinized mucosa on the health status of the supporting tissue around implants supporting overdentures[J]. J Oral Implantol, 2009, 35(5):232-237.

[9] Warrer K, Buser D, Lang NP, et al. Plaque-induced peri- implantitis in the presence or absence of keratinized mucosa: An experimental study in monkeys[J]. Clin Oral Implants Res,1995,6(3): 131-138.

[10] Langer B, Langer L. Overlapped flap: A surgical modification for implant fixture installation[J]. Int J Periodontics Restorative Dent, 1990,10(3):208-215.

[11] Landi L, Sabatucci D. Plastic surgery at the time of membrane removal around mandibular endosseous implants: A modified technique for implant uncovering[J]. Int J Periodontics Restorative Dent, 2001,21(3):280-287.

[12] Zigdon H, Machtei EE. The dimensions of keratinized mucosa around implants affect clinical and immunological parameters [J]. Clin Oral Implants Res, 2008,19(4):387-392.

联合应用软硬组织增量技术行上颌后牙缺失种植修复1例

楚德国 吕铁铭 杨雯琦 王琳丹 王东

摘 要

目的：报道一例25、26缺失伴垂直骨量、水平骨量不足种植二期种植体颊侧角化黏膜宽度不足病例，联合应用上颌窦底提升、GBR、游离龈瓣移植以及龈乳头重建进行多学科联合序列治疗种植修复的临床治疗效果。**材料与方法：**25、26缺失，27急性根尖周炎伴急性上颌窦炎患者1例。27根管治疗后1个月上颌窦炎消失。殆龈距离2～3mm。CBCT检查显示剩余牙槽骨高度（residual bone height, RBH）最小处为8.22mm，牙槽嵴顶宽度约2mm。术中于25、26位点行牙槽嵴顶截骨术，均匀去除约2mm厚牙槽嵴顶，26位点行上颌窦内提升植骨（Bio-Oss骨粉），同期植入4mm×11mm Astra种植体1颗，25位点常规植入4mm×11mm Astra种植体1颗。25、26位点颊、腭侧均行GBR。术后即刻CBCT评估手术效果。术后4个月复诊，两颗种植体颊侧角化黏膜宽度（width of keratinized mucosa，WKM）<2mm，行游离龈瓣移植术。**结果：**种植一期术中未发现上颌窦黏膜穿孔。术后即刻CBCT显示26位点处上颌窦底外形呈边界清晰的"帐篷状"隆起，上颌窦底内提升植骨高度为9.92mm。术后4个月游离龈瓣移植，术后龈瓣成活。种植一期术后5个月放置愈合基台并行牙龈乳头重建，术后6个月完成永久修复，25、26位点颊侧角化黏膜宽度分别为4mm和6mm。种植一期术后7个月复诊种植修复体稳定无松动。**结论：**上颌后牙缺失伴垂直向、水平向骨量不足以及种植二期种植体颊侧角化黏膜宽度不足患者，联合应用软硬组织增量术进行多学科联合序列治疗种植修复，可获得较满意的临床治疗效果。

关键词：剩余牙槽骨高度；上颌窦内提升；植骨；GBR；游离龈瓣移植

上颌后牙缺失后，由于牙槽骨吸收、上颌窦气化等原因经常导致剩余牙槽骨高度不足以及水平骨量宽度不足，种植二期时种植体颊侧角化黏膜宽度不足病例临床中也属常见。上述情况的发生均增加了种植修复难度。

本文的目的是报道1例25、26缺失伴垂直骨量、水平骨量不足种植二期植体颊侧角化黏膜宽度不足病例，联合应用牙槽嵴顶截骨、上颌窦内提升、GBR、游离龈瓣移植、龈乳头重建等技术，进行多学科联合序列种植修复的临床治疗效果。

一、材料与方法

1. 病例简介 40岁女性患者，2015年12月21日于清华大学附属垂杨柳医院口腔科就诊，以左上后牙区肿痛为主诉，要求系统治疗。临床检查：上颌左侧后牙区颊、腭侧黏膜红肿明显，25、26缺失，24～27烤瓷固定桥崩瓷松动（图1）。拆除固定桥检查，27牙周红肿、根管溢脓，叩痛（+++）（图2）。25、26位点处殆龈距离2～3mm（图3）。X线检查：拆除固定桥拍摄CBCT，27未行根管治疗，根尖周阴影，上颌窦黏膜明显增厚，上颌窦口阻塞（图4）。27行根管治疗（图5），1个月后复诊，CBCT检查27根尖周阴影不明显，上颌窦炎消失，上颌窦黏膜厚度基本恢复正常（图6）。剩余牙槽骨高度（residual bone height, RBH）最小处为8.22mm（图6）。两缺牙位点牙槽嵴顶宽度约2mm（图7）。

2. 诊断 25、26缺失；27急性根尖周炎；急性上颌窦炎。

3. 治疗计划 27根管治疗；待上颌窦炎消失后，种植一期行牙槽嵴顶截骨术增大殆龈距离，上颌窦内提升同期植入种植体，GBR；种植二期软组织增量；择期固定修复。

4. 治疗过程

（1）种植一期手术。①牙槽嵴截骨：局部浸润麻醉显效后，沿牙槽嵴顶略偏腭侧切开黏骨膜（图8），显露牙槽嵴顶（图9）；24以及27行冠延长术（图10）。用超声骨刀沿牙槽嵴顶均匀截除厚约2mm牙槽嵴顶（图11、图12）。②上颌窦内提升（26）：球钻定位后，按照种植体理想三维位置和轴向逐级备洞至距离上颌窦底1～2mm处（图13）。将骨凿A伸入种植窝洞底，向上敲击骨凿A，冲击上颌窦底，使窦底出现青枝骨折（图14），进而使上颌窦底骨折片连同窦底黏膜向上移位；将骨凿A向上颌窦远中向移位，使得骨凿A顶端突出部分深入到上颌窦窦底黏膜与窦底骨之间；将骨凿A向上提升上颌窦远中向180° 范围窦底黏膜至临床所需高度（图15）；撤出骨凿A。将骨凿B伸入种植窝洞底（图16）；将骨凿B向上颌窦近中移位，使得骨凿B顶端突出部分深入到上颌窦窦底黏膜与窦底骨之间；将骨凿B向上提升上颌窦近中向180° 范围窦底黏膜至临床所需高度（图17）；撤出骨凿B，完成上颌窦内提升。将Bio-Oss骨粉（Geistlich,

作者单位：清华大学附属垂杨柳医院
通讯作者：楚德国；Email: chudeguo@163.com

瑞士）经种植窝洞送入上颌窦内提升后形成的空间内（图18）。③种植体植入：按照种植体理想三维位置和轴向于26位点、25位点处植入4mm×11mm Astra种植体2颗（图19）。④GBR：用小直径球钻分别在牙槽嵴颊侧、腭侧钻孔，开放骨髓腔（图20）。自骨髓腔内抽取新鲜血液与Bio-Oss骨粉（Geistlich，瑞士）混合（图21）。利用腭侧黏骨膜瓣固定胶原膜（Bio-Gide，Geistlich）。牙槽嵴顶颊侧、腭侧分别植入足量Bio-Oss骨粉（Geistlich，瑞士）（图22）。覆盖屏障膜：将Bio-Gide膜（Bio-Gide，Geistlich）覆盖至Bio-Oss骨粉（Geistlich，瑞士）外侧2mm区域（图23）。间断缝合伤口（图24）。

（2）种植二期。①游离龈瓣移植：局部浸润麻醉后，动态下识别膜龈联合（图25）。15号刀片的前端2~3mm，沿膜龈联合做深度1mm水平切口，勿切透骨膜（图26）。锐性分离切口根方牙龈，保留骨面上的骨膜和部分结缔组织，将半厚瓣推向根方（图27）。部分厚瓣和根方骨膜做垂直褥式缝合（图27）。将锡箔剪成受区大小和形状（图28）。于上颌前磨牙至第一磨牙腭侧角化牙龈，距离龈缘2~3mm，用15号刀片按照锡箔片形状在锡箔片外1mm切口切取游离龈瓣（图29、图30）。修整游离龈瓣（图31）。将游离龈瓣缝合固定在受区（图32）。②龈乳头重建：种植二期复诊（图33），局部浸润麻醉后，25、26位点采用“工”形切口（图34），放置愈合基台，重建种植体－牙间龈乳头以及种植体间龈乳头（图35）。

（3）使用材料：上颌窦内提升骨凿（Chu Deguo Osteotome）1套；超声骨刀（Silfradent）1套；种植机：Nouvag MD20种植机（NOUVAG Co.，瑞士）；4mm×11mmAstra种植体2颗；Bio-Oss骨粉，Bio-Gide膜（Bio-Gide, Geistlich）。

二、结果

种植一期术中未发现上颌窦黏膜穿孔。术后即刻CBCT显示25颊侧骨增量明显（图36），26位点处上颌窦底外形呈边界清晰的“帐篷状”隆起，上颌窦底内提升植骨高度为9.92mm（图37）。术后4个月行游离龈瓣移植，术后龈瓣成活。种植一期术后5个月放愈合基台，6个月完成永久修复（图38~图40），25、26位点颊侧角化黏膜宽度分别为4mm和6mm（图40）。种植一期术后7个月复诊，种植修复体稳定、无松动。

三、讨论

1. 种植时机 上颌后牙区局部存在牙源性感染和上颌窦感染者为上颌窦植骨术禁忌证。本病例首诊27急性根尖周炎伴有急性上颌窦炎，非种植手术时机。因而，首先对患牙进行根管治疗，1个月后待炎症消失后行种植修复。

2. 牙槽嵴截骨 牙齿缺失后，很多患者没有及时佩戴义齿导致对颌牙过长，殆龈距离减小，导致不能满足种植修复体固位力的最低要求。通常种植上部修复体采用粘接固位时，固位力对殆龈距离最低要求为5mm；采用螺丝固位时，固位力对殆龈距离最低要求为3mm。本病例中缺牙间隙殆龈距离仅为2~3mm，无法满足螺丝固位对殆龈距离的最低要求。

当殆龈距离不足时，可采用调磨对颌牙方法增加殆龈距离，但是当调磨量较多时，需要行对颌牙牙髓治疗，患者可能拒绝该方案。也可以采用正颌技术增加殆龈距离，但该方法创伤大，患者难以接受。

由于本病例殆龈距离仅为2~3cm，且术前CBCT检查牙槽嵴顶骨宽度约2cm，同时考虑到24、27临床冠较短，需要行冠延长术，最终决定采用超声骨刀进行牙槽嵴截骨，均匀去除2cm牙槽嵴顶。既增加了殆龈距离，又增加了牙槽嵴顶骨宽度，同时截骨后牙槽嵴顶高度与24、27冠延长术后牙槽嵴顶高度协调一致。

3. 上颌窦内提升 本病例中26位点剩余牙槽骨高度8.82mm减去截除约2mm厚牙槽嵴顶后，最终剩余牙槽骨高度约为6.82cm>6cm，为上颌窦内

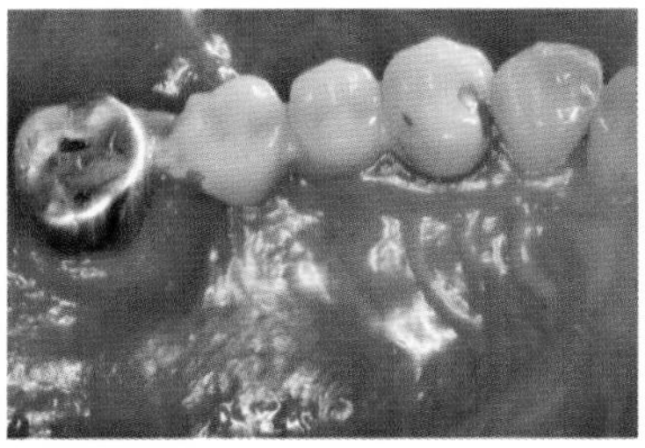
图1 黏膜红肿桥体崩瓷松动

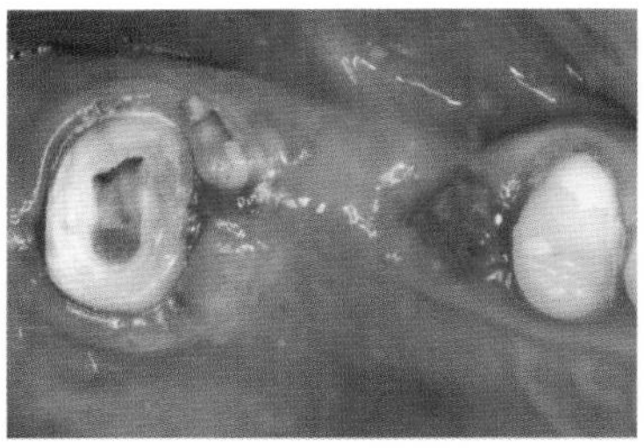
图2 根管内溢脓

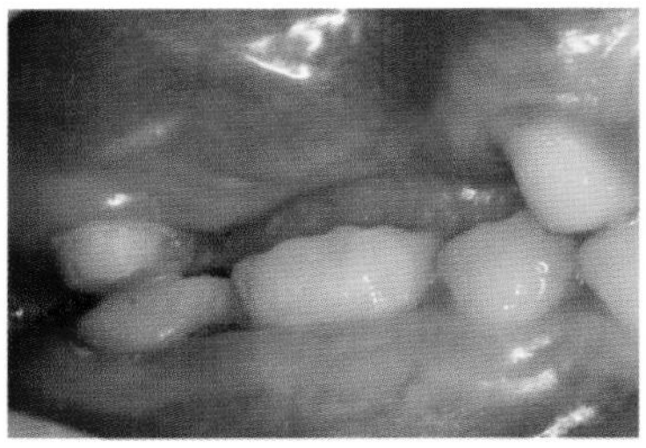
图3 殆龈距离2~3mm

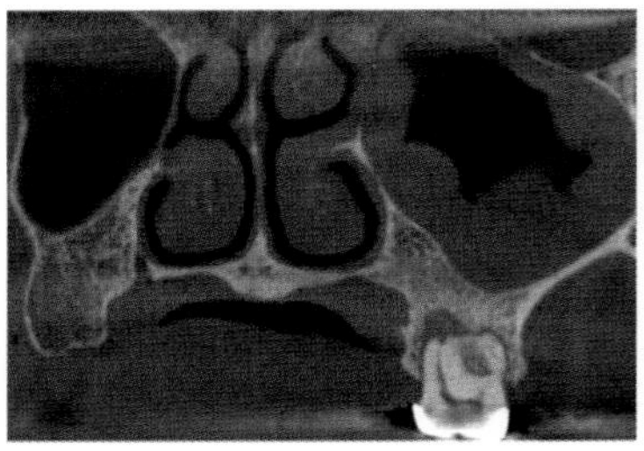
图4 根尖周阴影窦黏膜增厚

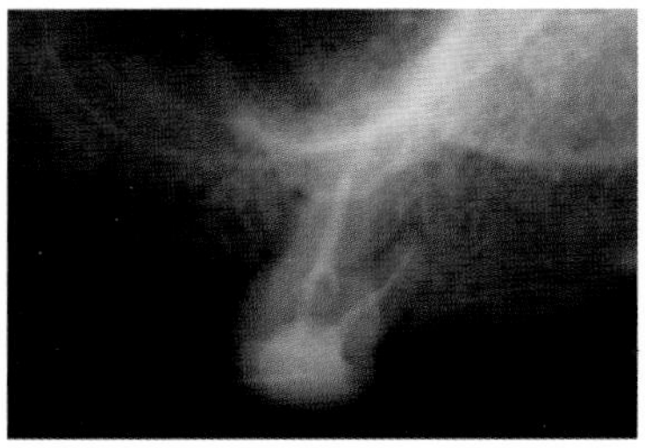
图5 根管治疗后根尖片

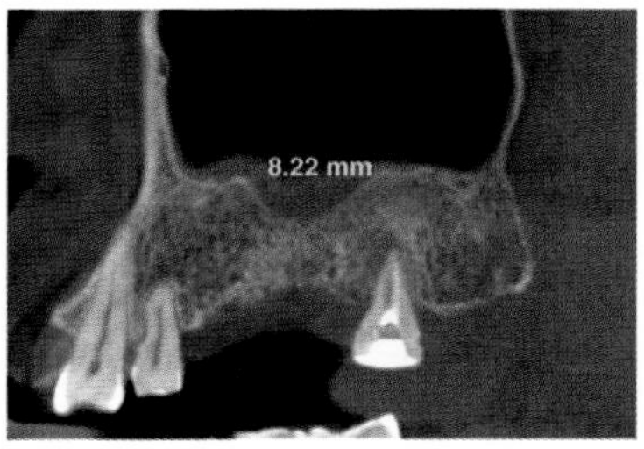

图6 上颌窦炎消失

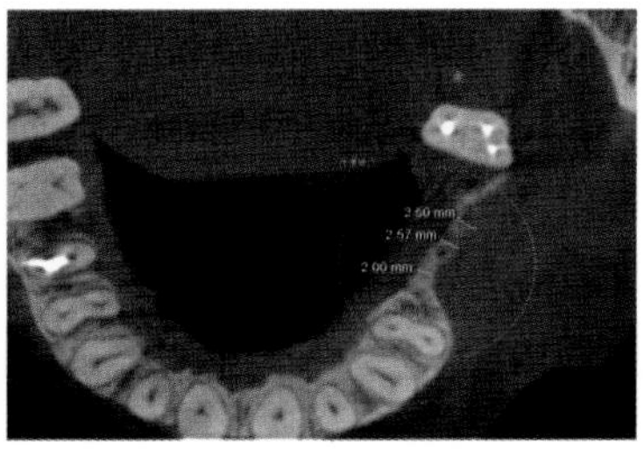
图7 牙槽嵴顶宽约2mm

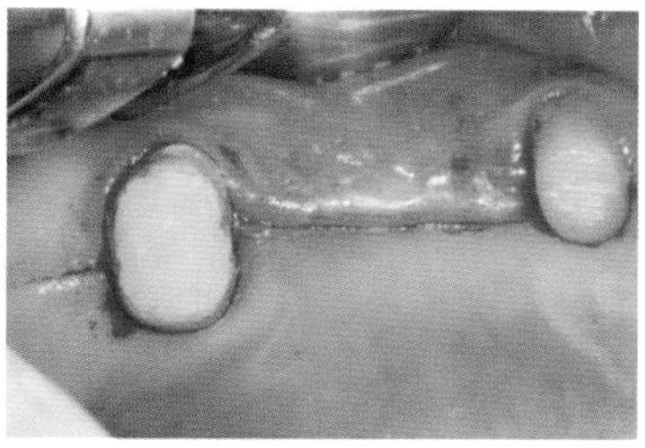
图8 牙槽嵴顶偏腭侧切口

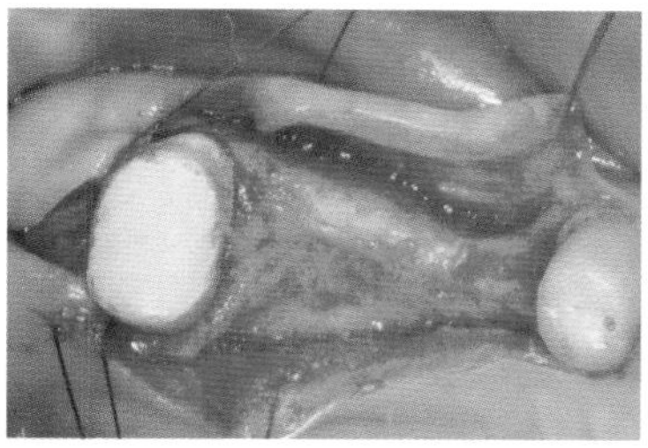
图9 显露牙槽嵴顶

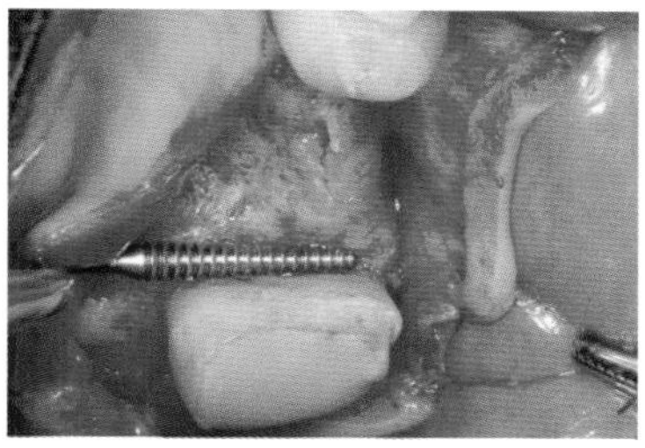
图10 冠延长

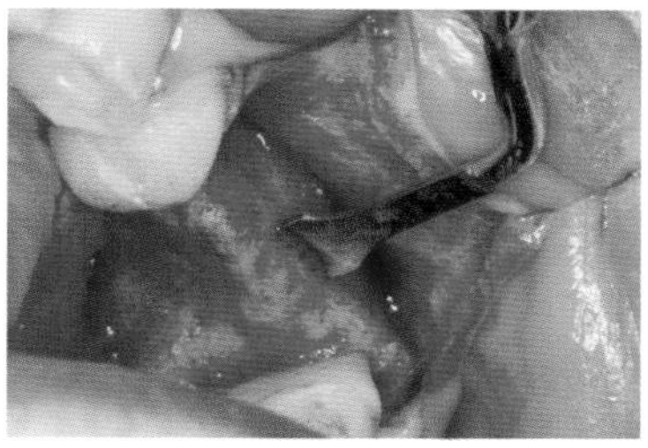
图11 超声骨刀截骨

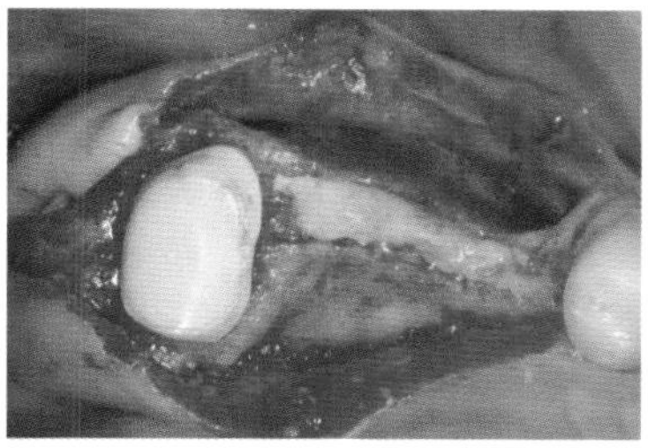
图12 截除2mm厚牙槽嵴顶

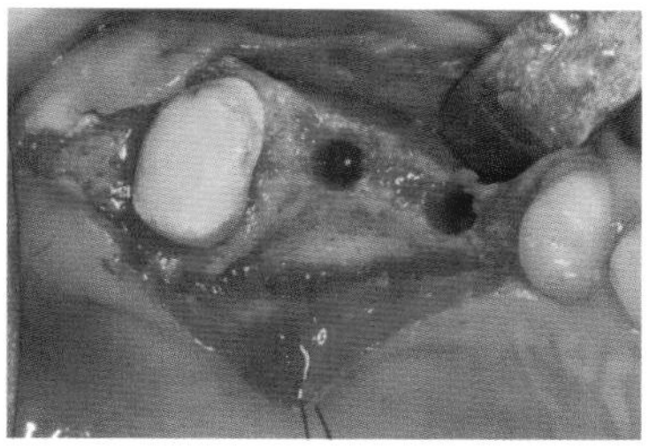
图13 逐级备洞

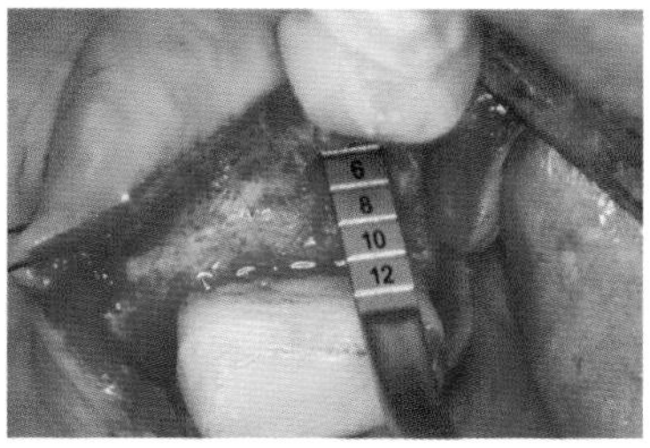

图14 A型骨凿伸入洞内

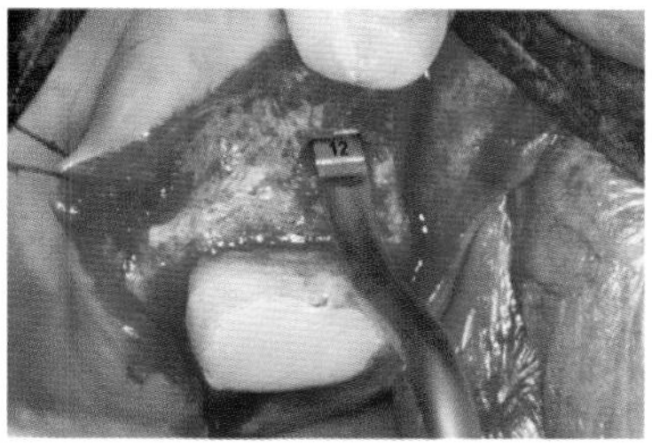

图15 A型骨凿提升上颌窦底

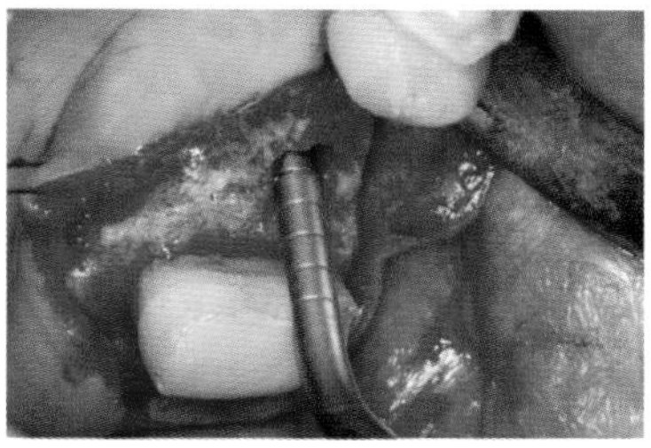
图16 B型骨凿伸入洞底

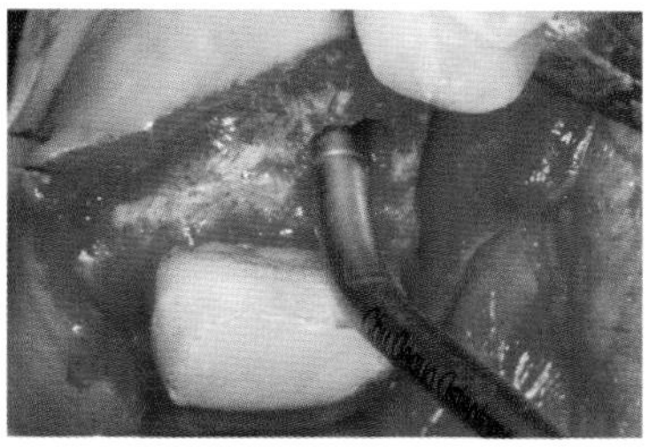
图17 B型骨凿提升上颌窦底

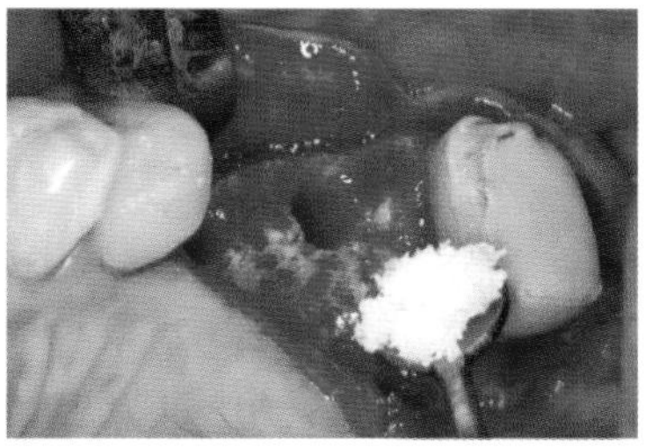
图18 植入骨粉

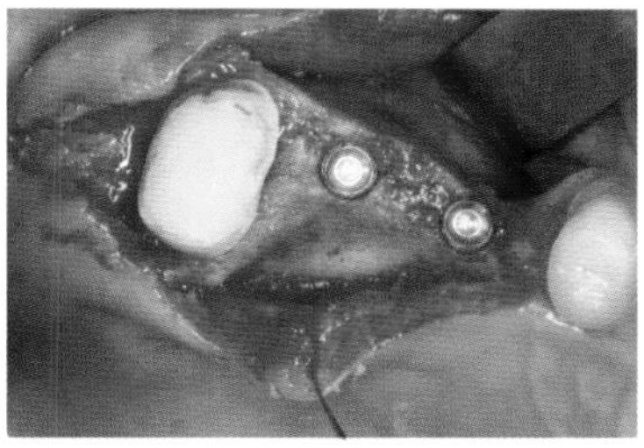
图19 植入种植体

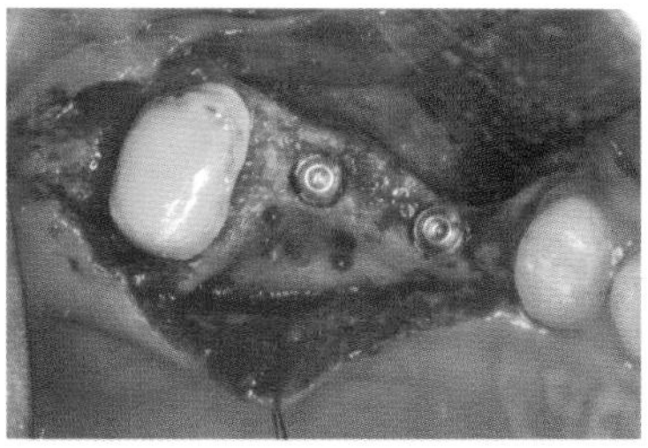
图20 植体颊腭侧开放骨髓腔

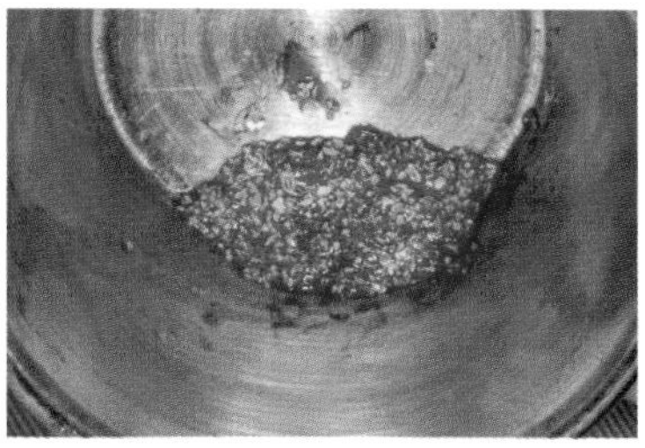
图21 骨粉与新鲜血混合

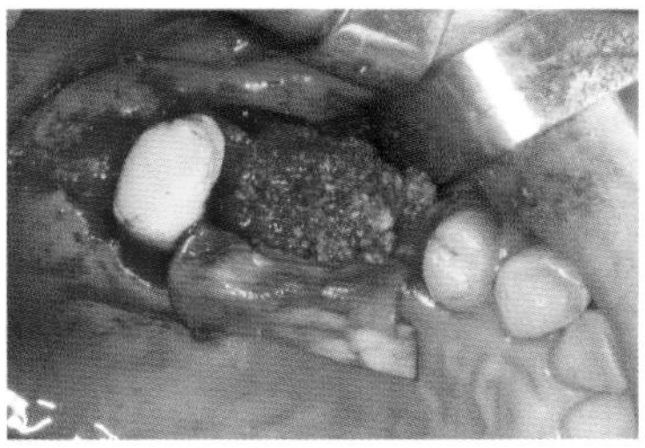
图22 植入屏障膜与骨粉

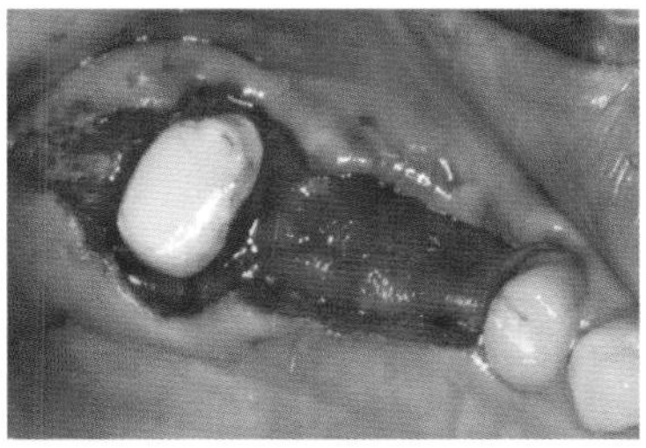
图23 覆盖屏障膜

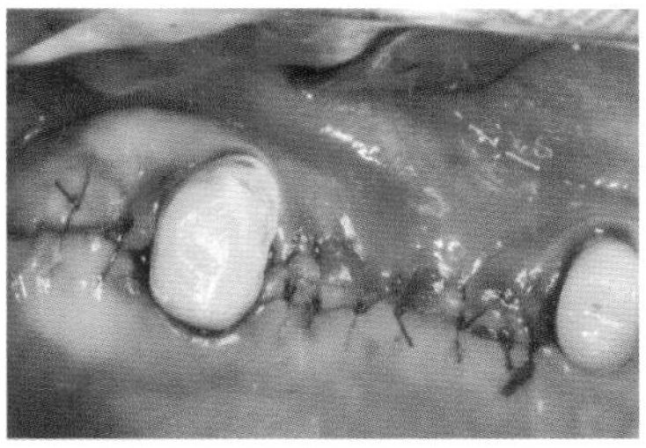
图24 间断缝合伤口

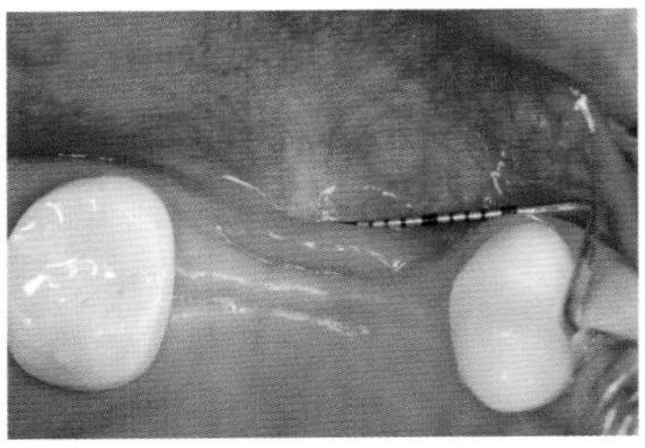

图25 动态识别膜龈联合

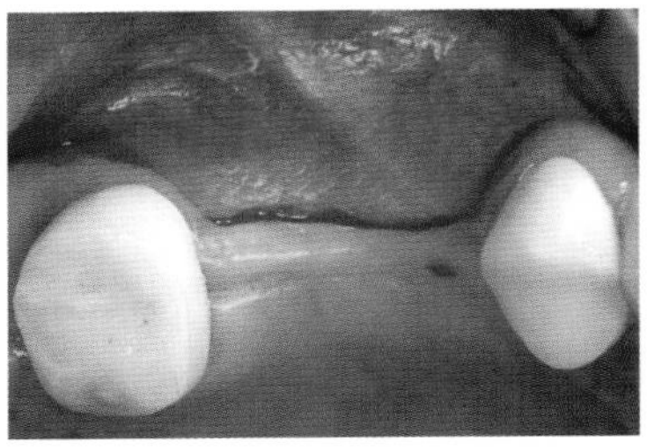

图26 沿膜龈联合切口

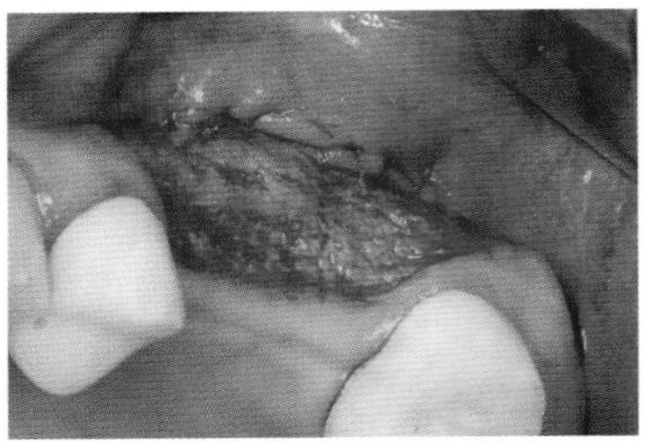

图27 半厚瓣推向根方垂直褥式缝合

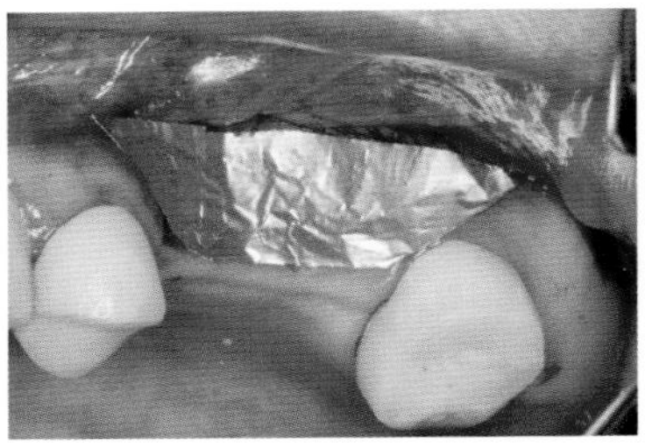

图28 锡箔片比照受区

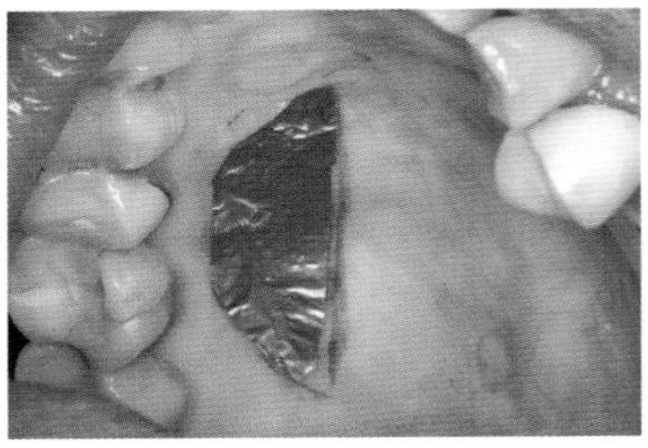

图29 硬腭切取龈瓣

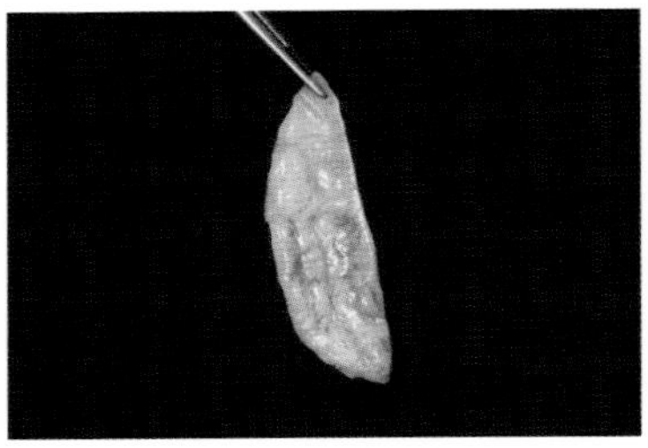

图30 游离龈瓣

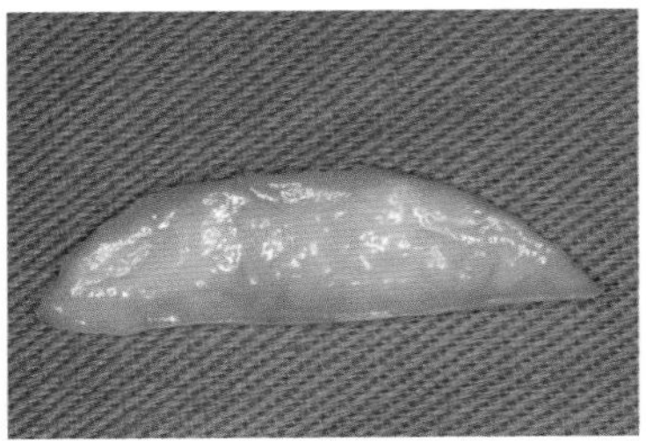

图31 修整游离龈瓣

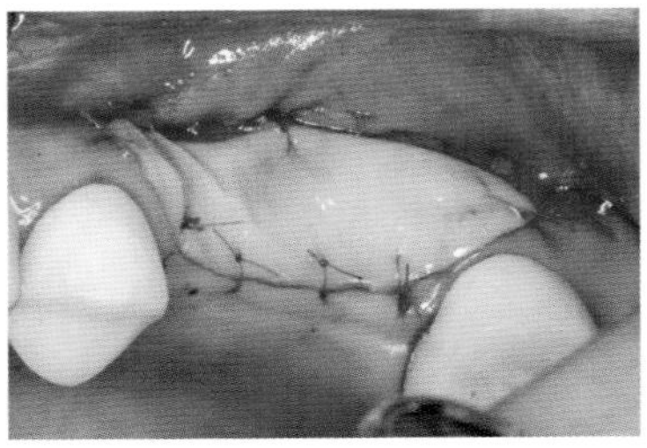

图32 固定游离龈瓣于受区

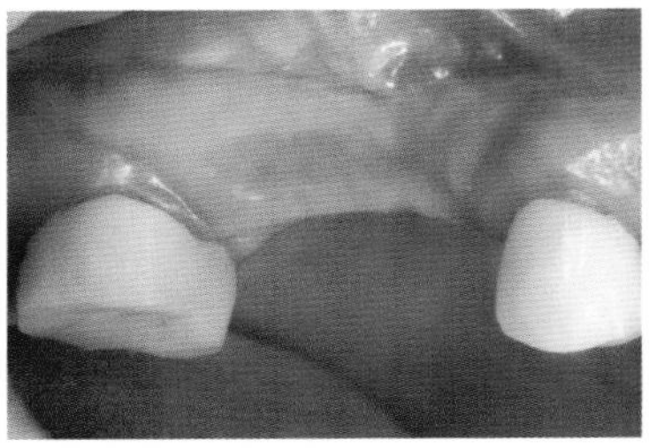

图33 种植二期口内像

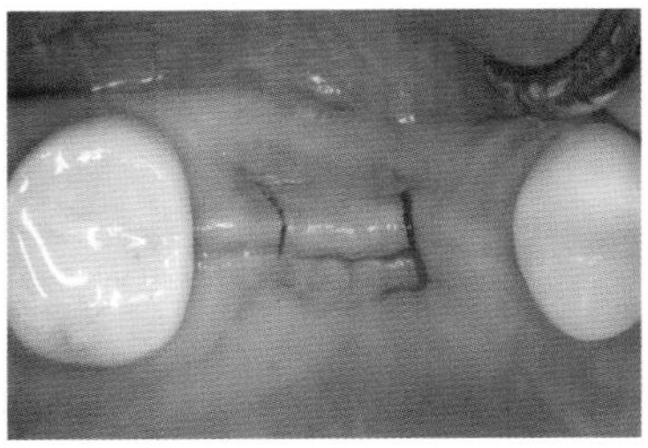

图34 “工”形切口

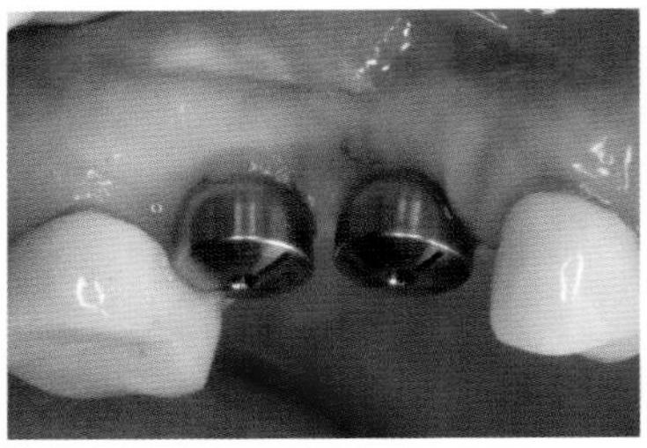

图35 放愈合基台

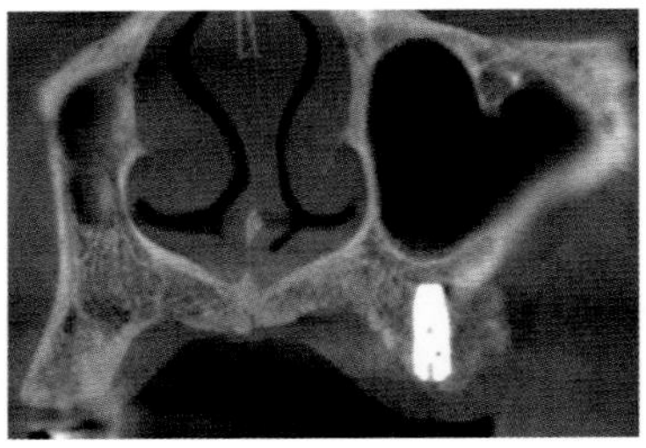

图36 术后25冠状面CBCT

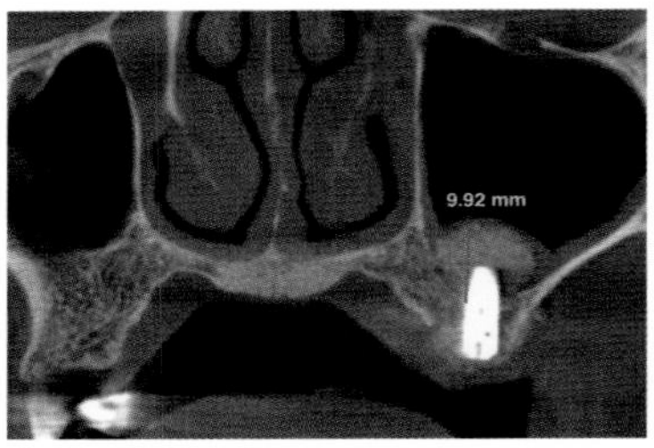

图37 术后26冠状面CBCT

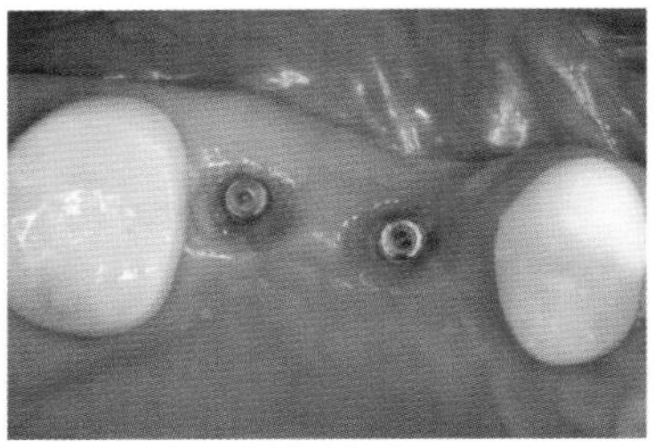

图38 牙龈袖口

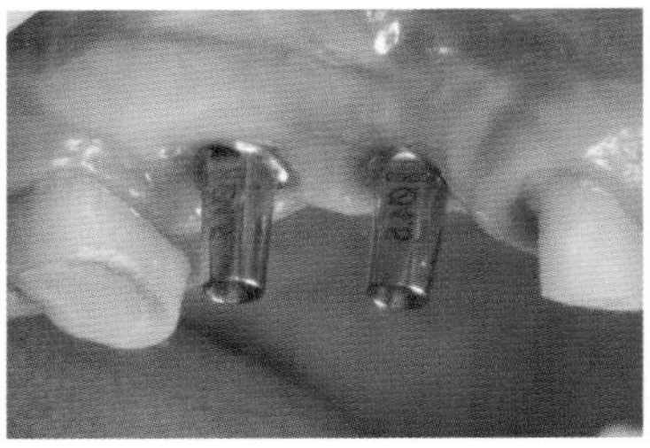

图39 放置修复基台

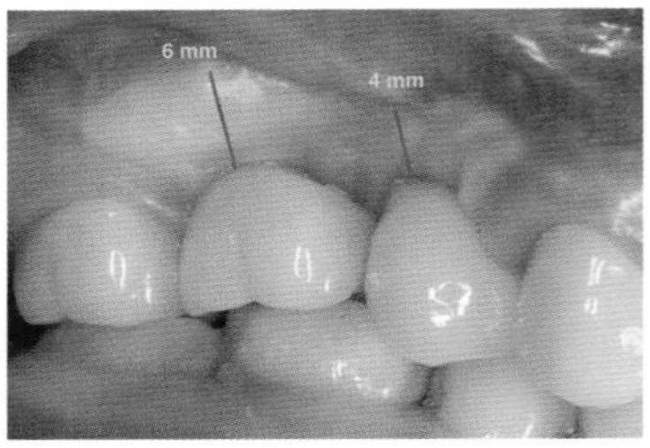

图40 永久修复体及角化黏膜宽度

提升术适应证。术中应用新型骨凿经牙槽嵴顶入路行穿牙槽嵴顶四周剥离上颌窦底提升术。该术式是一种改良上颌窦内提升术，与传统上颌窦内提升术相比，具有对上颌窦底黏膜提升面积大、提升幅度高、创伤小等优点。经术中临床检查及术后CBCT评估未发现上颌窦黏膜穿孔，上颌窦底提升高度为9.92mm，超过传统上颌窦内提升术5mm提升限度，为植入常规种植体提供了充足的骨高度，增加了远期种植修复效果可预期性。

4. GBR　目前，GBR被认为是种植患者牙槽嵴局部骨缺损再生的标准方法，尤其在水平骨量不足时应用更为广泛。但GBR更多应用于种植体颊侧骨量不足患者，种植体腭侧应用报道较少。本病例中25位点种植体颊侧、26位点种植体腭侧均存在明显骨凹陷，因此术中对2颗种植体颊侧、腭侧均行GBR。术后CBCT评估骨增量效果明显。

5. 游离龈瓣移植　足够宽度的角化黏膜可以保证种植体周围软组织具有良好的颜色和质地，是种植体周软组织重建的目的之一。颊侧角化黏膜宽度≥2mm有助于维持种植体周组织健康。当颊侧角化黏膜宽度<2mm时，游离龈瓣移植可有效加宽角化黏膜宽度。

本病例种植二期时，25、26位点种植体颊侧角化黏膜宽度均<2mm，

通过游离龈瓣移植后两位点种植体颊侧角化黏膜宽度分别增加至4mm和6mm，有效加宽了角化黏膜宽度。

6. **龈乳头重建** 种植体间龈乳头保存和重建方法主要分为手术方法和非手术方法两大类，前者包括硬组织处理和各种软组织瓣技术，后者是指修复、正畸等方法。本病例在种植二期时采用Lee介绍的“工”形切口重建龈乳头，属于软组织瓣技术的一种，该方法与传统牙槽嵴顶“一”字形切口相比，将切口两侧角化黏膜通过愈合基台推向种植体间以及种植体－天然牙间隙处，从而重建龈乳头。经过临床观察，最终种植体间以及种植体－天然牙间龈乳头均完全充满邻间隙，获得了较满意的重建效果。

7. **多学科联合序列治疗必要性** 本病例种植修复过程涉及诸多临床技术，种植一期采用牙槽嵴截骨、上颌窦内提升、GBR等技术，种植二期采用游离龈瓣移植、龈乳头重建等技术，此外还包括根管治疗、冠延长等技术，从学科分类角度涵盖牙体牙髓、牙周、种植外科、修复等学科。正是由于多学科联合序列治疗的成功实施，保证了本病例顺利完成种植修复，并获得较满意的临床效果。

四、结论

上颌后牙缺失伴垂直向、水平向骨量不足以及种植二期种植体颊侧角化黏膜宽度不足患者，联合应用软硬组织增量术进行多学科联合序列治疗种植修复，可获得较满意的临床治疗效果。

参考文献

[1] Shanbhag S,Karnik P,Shirke P,et al.Cone-beam computed tomographic analysis of sinus membrane thickness,ostium patency,and residual ridge heights in the posterior maxilla:implications for sinus floor elevation[J].Clin Oral Implants Res,2014,25(6):755-760.
[2] Wennström JL, Bengazi F, Lekholm U.The influence of the masticatory mucosa on the peri-implant soft tissue condition[J].Clinical Oral Implants Research, 1994, 5(1):1 - 8.
[3] 楚德国.新型穿牙槽嵴顶上颌窦底提升术骨凿及改良穿牙槽嵴顶上颌窦底提升术.中国口腔种植临床精粹[M].北京:人民军医出版社,2015:763-768.
[4] 楚德国.新型穿牙槽嵴顶上颌窦底提升骨凿临床应用研究[J].现代口腔医学杂志,2016,30(3):11-15.
[5] Sullivan HC,Atkins JH.Free autogenous gingival grafts. I. Principles of successful grafting[J].Periodontics, 1968,6(3):121-129.
[6] Lee EK, Herr Y, Kwon YH,et al. I-shaped incisions for papilla reconstruction in second stage implant surgery[J].J Periodontal Implant Sci, 2010,40(3):139-143.
[7] 林野.口腔种植学[M].北京:北京大学医学出版社,2014.
[8] 宿玉成.口腔种植学[M].2版. 北京:人民卫生出版社,2014.
[9] 林野,王兴,邱立新,等.矫治不良颌间关系与同期种植术[J].中华口腔医学杂志,2000,35(3):184-187.
[10] Mohan N,Wolf J,Dym H.Maxillary sinus augmentation[J].Dent Clin North Am,2015,59(2):375-388.
[11] 周磊.上颌窦底提升术的研究进展[J].国际口腔医学杂志,2011,38(1):1-6.
[12] 宿玉成,主译.牙种植学的引导骨再生——20年的进展[M].2版. 北京:人民军医出版社,2011.
[13] Benic GI, Hämmerle CH.Horizontal bone augmentation by means of guided bone regeneration[J].Periodontol, 2014,66(1):13-40.
[14] Khoury F, Happe A.Soft tissue management in oral implantology: a review of surgical techniques for shaping an esthetic and functional peri-implant soft tissue structure[J].Quintessence International, 2000, 31(7):483-499.
[15] Ladwein C,Schmelzeisen R,Nelson K.Is the presence of keratinized mucosa associated with periimplant tissue health? A clinical cross-sectional analysis[J].International Journal of Implant Dentistry, 2015, 1(1):1-5.
[16] Buyukozdemir Askin S, Berker E, Akincibay H,et al.Necessity of keratinized tissues for dental implants: a clinical, immunological, and radiographic study[J].Clin Implant Dent Relat Res, 2015,17(1):1-12.
[17] Roccuzzo M, Grasso G, Dalmasso P.Keratinized mucosa around implants in partially edentulous posterior mandible: 10-year results of a prospective comparative study[J].Clin Oral Implants Res, 2016,27(4):491-496.
[18] Souza AB, Tormena M, Matarazzo F, et al.The influence of peri-implant keratinized mucosa on brushing discomfort and peri-implant tissue health[J].Clin Oral Implants Res, 2016,27(6):650-655.
[19] Bassetti M, Kaufmann R, Salvi GE, et al.Soft tissue grafting to improve the attached mucosa at dental implants: A review of the literature and proposal of a decision tree[J].Quintessence Int, 2015,46(6):499-510.
[20] Chow YC, Wang HL.Factors and techniques influencing peri-implant papillae[J].Implant Dent, 2010,19(3):208-219.

1例牙周联合种植治疗重度牙周炎患者的复杂病例

王宪娥　孟焕新　潘韶霞　张海东

摘要

本文报告了1例重度牙周炎患者在经过完善牙周治疗后种植修复缺失牙的治疗经过。重度牙周炎的患者在拔除无望保留的患牙，经过不断强化口腔卫生、龈上洁治、龈下刮治及根面平整后进入牙周手术阶段，在控制余留天然牙的牙周炎症后共植入9颗种植体，为了维护种植体周的健康进行膜龈手术，定期复查维护。其中右上前牙区种植前骨量不足，采用"帐篷式" GBR，保证了前牙区满意的美学修复效果；考虑下颌缺牙区骨缺损的解剖条件以及利于患者进行良好的自我菌斑控制，采用种植体支持的双套冠覆盖义齿修复。经过4年的治疗和维护，天然牙牙周组织和种植体周组织均维持健康稳定。

关键词：重度牙周炎；牙周系统治疗；种植修复；引导性骨再生

重度牙周炎患者多伴有大量失牙，在考虑缺失牙修复方案前需严格控制牙周炎症，在牙周炎症控制稳定的情况下才能进行下一步治疗。重度牙周炎患者的牙槽骨吸收严重且多不规则，给修复及后续的维护带来了一定的困难，因此，应根据患者的具体情况采取特定的修复方案。本文报告了1例重度牙周炎患者在经过完善牙周治疗后种植修复缺失牙的治疗经过。

一、材料与方法

1. 病例简介　46岁男性患者，初诊日期：2013年3月27日。主诉为全口多颗牙松动约10年。20天前曾于我院外科拔除松动的左下后牙，现要求牙周治疗。未有过牙周治疗。刷牙1～2次/天，横竖刷，1～2分钟/次，不吸烟。既往史及家族史无特殊。全身情况为乙肝病毒携带者。检查：口腔卫生差，菌斑、牙石大量，全口牙龈色暗红，龈缘及龈乳头肿胀明显，质地松软，以下前牙为重；36、42、47缺失，未修复；上下前牙拥挤错位，42唇侧龈退缩7mm，34、33、32、41、43松动Ⅲ度（图1）。全口X线片显示全口重度牙槽骨吸收，下前牙、上后牙吸收达根尖（图2）。牙周洁治后的检查记录显示全口广泛深牙周袋、探诊出血及多牙松动（图3）。

2. 诊断　慢性牙周炎（重度）；牙列缺损；错殆畸形。

3. 治疗计划

（1）牙周基础治疗阶段：①口腔卫生指导。②拔除无望保留的牙齿，18、13、26、27、34、33、32、41、43，因12舌倾明显，不利于13的修复，且患者不考虑正畸治疗，故建议拔除12。③龈下刮治及根平，必要时牙周手术。④全身辅助使用抗生素。⑤牙周再复查。

（2）种植修复阶段：上颌缺失牙种植修复，下颌缺失牙种植体支持的套筒冠修复。

（3）牙周维护阶段。

4. 治疗过程

（1）基础治疗。2013年3月28日至4月25日：拔除无望保留的牙齿。

2013年6月13日：牙周基础治疗后复查，口腔卫生及牙龈状况均明显好转（图4）。PD≥5mm位点由治疗前的49%下降为治疗后的16%，改善明显（图5）。PD≥4mm位点继续进行牙周基础治疗，同时开始缺失牙种植手术。

（2）12、13种植修复过程。2013年8月9日：术前拍摄CBCT，显示12、13唇侧骨缺损明显，骨量不足，决定在12、13唇侧行"帐篷式"GBR。12、13嵴顶行水平切口，11唇侧远中行纵切口，翻全厚瓣，见拔牙窝未完全愈合，嵴顶骨宽度不足。颊侧骨板打孔穿透骨皮质，拧入钛钉，植入Bio-Oss骨粉，覆盖Bio-Gide膜，增加牙槽骨的宽度和高度（图6、图7）。

2014年2月21日：12、13"帐篷式"GBR术后半年，行种植一期手术。术前再次拍摄CBCT，显示12、13唇侧有明显的牙槽骨再生（图8）。术中见12、13颊侧骨量较术前明显增加，拧出钛钉，12植入Straumann 3.3mm×12mm骨水平种植体1颗，13植入Straumann 4.1mm×12mm骨水平种植体1颗。术后即刻X线片显示植体位置良好（图9）。

2014年9月5日：12、13种植一期术后半年行二期手术，术中见12、13种植体均位于骨内，无螺纹暴露（图10）。

2014年10月31日：12、13种植修复完成（修复科），修复的美学效果较好，患者非常满意（图11）。

（3）下颌种植体支持的套筒冠修复过程。2013年9月24日：牙周基础治疗后，31、35、44炎症已控制，松动Ⅱ度，与修复科共同制订治疗计划，建议拔除31、35、44，同期在32、36、41、44植入4颗植体，行种

作者单位：北京大学口腔医院

通讯作者：孟焕新；Email: kqhxmeng@126.com

植体支持的套筒冠覆盖义齿修复，有利于患者自我菌斑控制。在35、31、44拔除同时行36、32、41、44种植手术。术中见下颌缺牙区牙槽骨缺损严重，尤其36与邻牙骨高度落差较大，去除部分多余骨质，导板辅助下行36、32、41、44种植手术（36：Straumann Standard 4.8mm×8mm，32：Straumann Standard 4.1mm×12mm，41：Straumann Standard 4.1mm×12mm，44：Straumann Standard 4.1mm×12mm），可见41唇侧植体部分暴露，在植体暴露覆盖自体骨，植入Bio-Oss骨粉，覆盖Bio-Gide膜（图12～图14）。术后X线片显示植体位置良好（图15）。

2013年10月8日：术后2周拆线，伤口愈合良好，佩戴临时义齿（图16）。

2013年12月31日：下颌种植体支持的套筒冠修复完成（修复科）（图17）。

2015年12月4日：复查时发现41唇侧角化龈较窄，且患者自述刷牙时出现牙龈疼痛，故在41唇侧进行了游离龈移植术以增宽角化龈。术前检查见角化龈宽度为1～2mm，在腭侧取5mm×11mm大小角化龈缝合于41唇侧角化龈根方（图18）。术后半年显示41唇侧角化龈得到增宽（图19）。

2013年10月15日至2015年4月10日：完成26、27种植修复。

2016年7月22日：完成47种植手术。

二、结果

2016年6月28日：初诊后3年复查，口腔卫生较好，牙龈色粉质韧。曲面断层片显示植体状况良好（图20）。

2017年4月17日：初诊4年后复查，缺失牙均完成种植修复，种植体及牙周状况良好，与4年前相比，患者功能及美观恢复均较满意（图21、图22）。

三、讨论

该病例治疗过程比较复杂，初诊时牙周状况很差，多颗牙松动，应在治疗前全方面考虑，多学科共同制订治疗计划，本病例与修复科共同制订拔牙及修复计划，保证了患者获得满意的修复效果。

12、13在种植前牙槽骨宽度及高度均存在不足，我们创新性采用“帐篷式”GBR，获得了理想的骨增量，保证了前牙区域满意的美学修复效果，可在临床上推广应用。

最后要强调菌斑控制的重要性，尽管患者为乙肝病毒携带者，给治疗带来一定难度，我们一直在为患者进行手工维护，帮助患者控制菌斑，同时下颌采用覆盖义齿修复，也有利于自我菌斑控制。

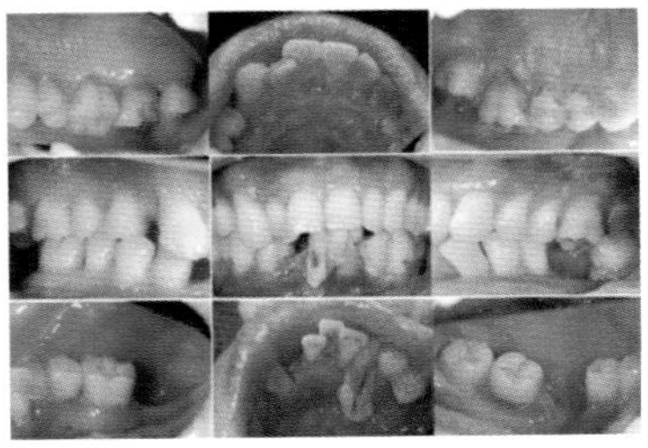

图1 患者初诊口内像（2013年3月27日）

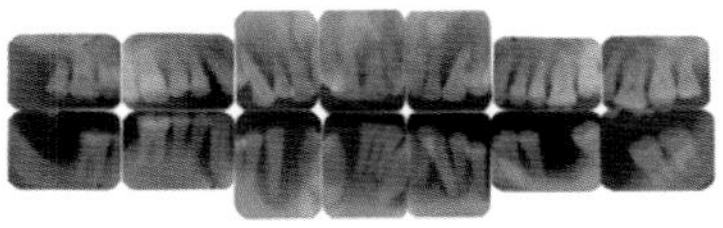

图2 患者初诊全口根尖片（2013年3月27日）

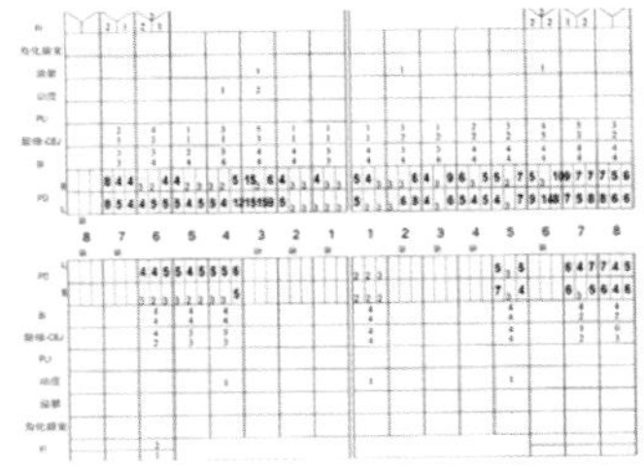

图3 患者洁治后牙周检查记录

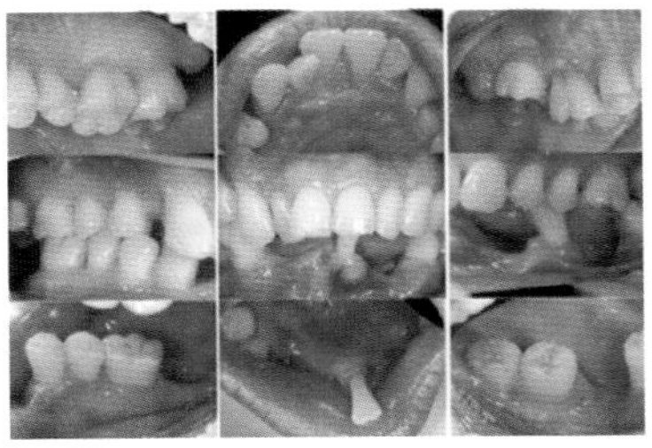

图4 患者基础治疗后口内像

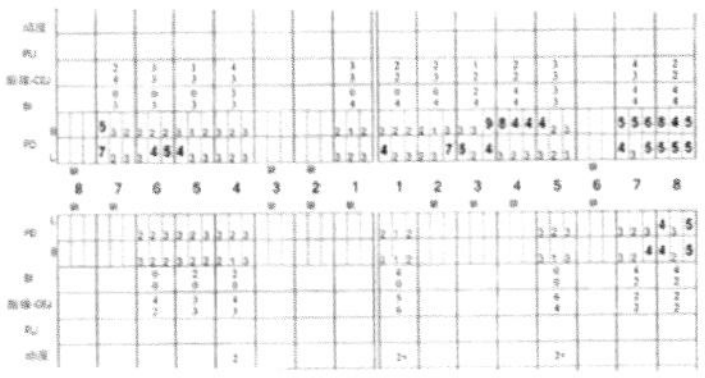

图5 患者基础治疗后牙周检查记录

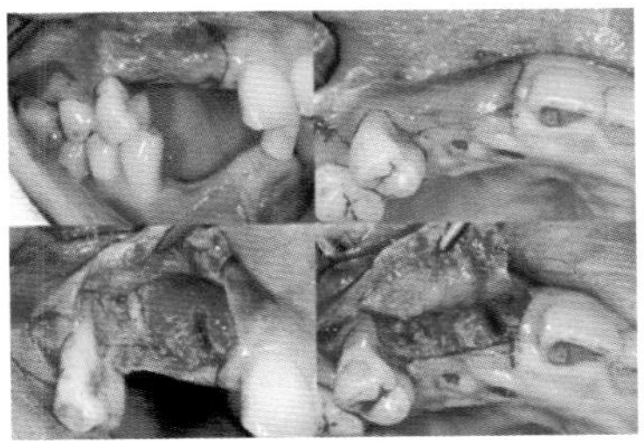

图6 12、13 GBR术中见唇侧骨缺损严重

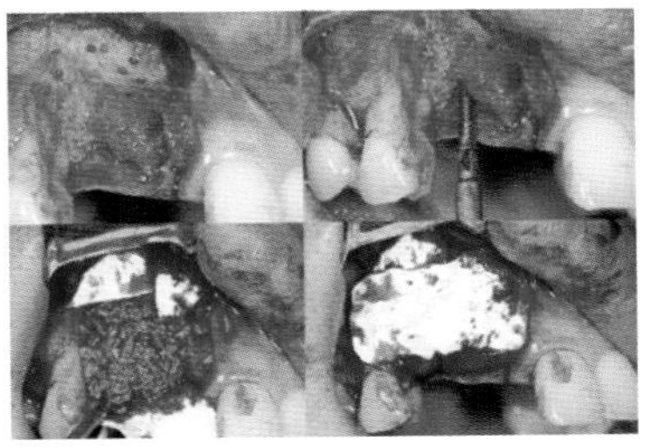

图7 12、13 GBR术中

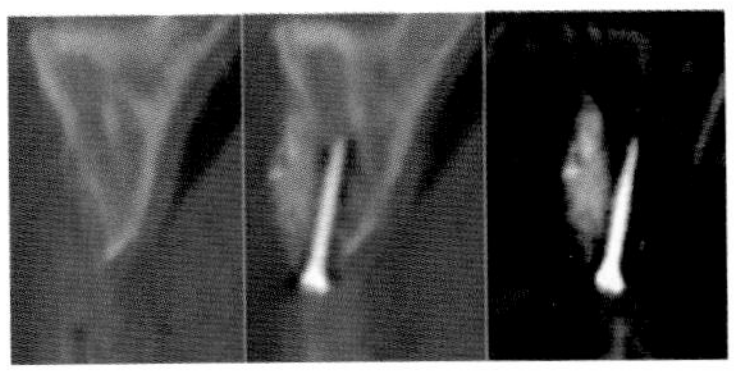

图8 12、13 GBR前后CT对比

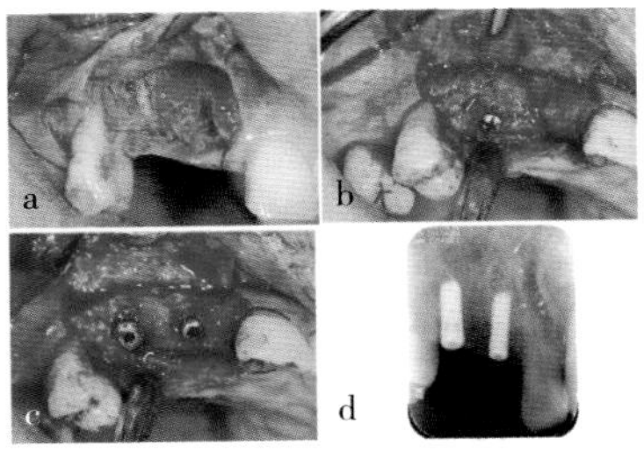

图9 12、13种植一期手术

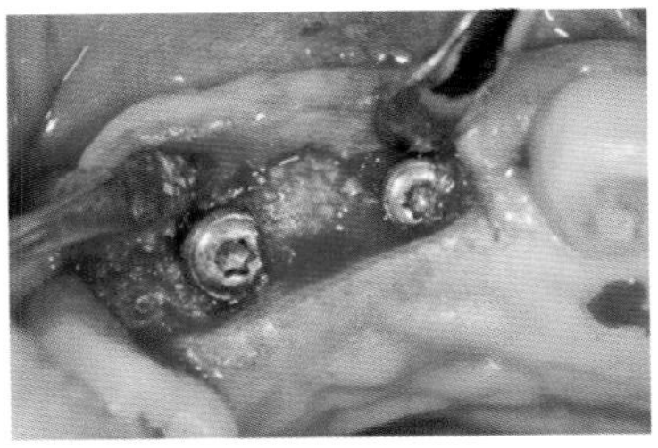

图10 12、13种植二期手术

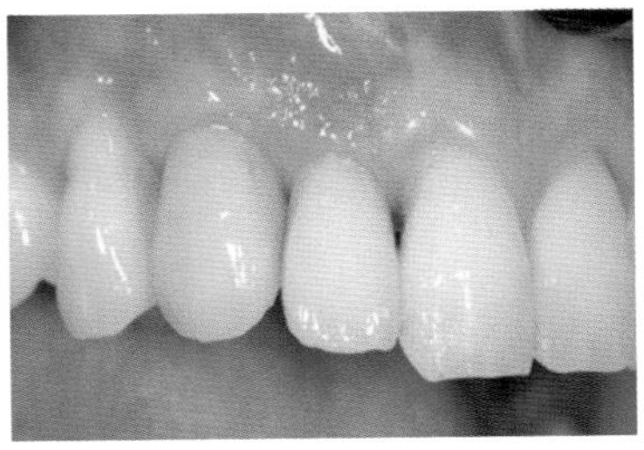

图11 12、13修复完成

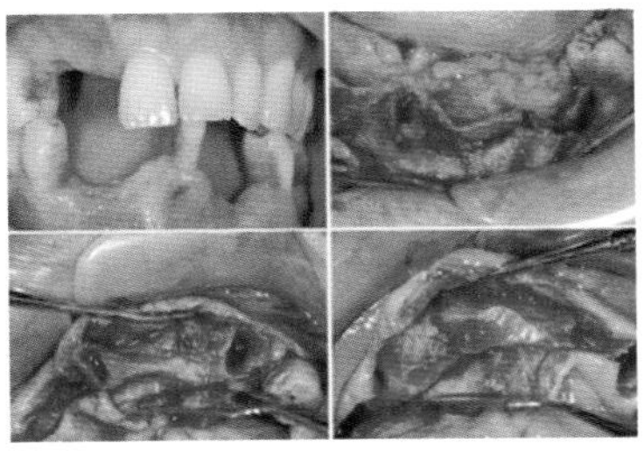

图12 下颌缺牙区种植术中见骨缺损严重

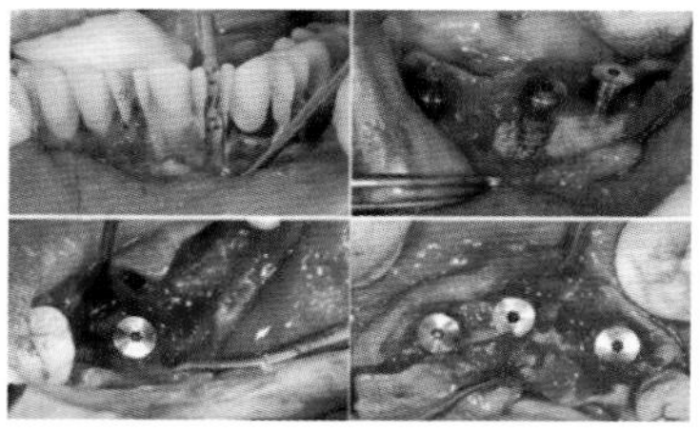

图13 下颌缺牙区种植一期手术，41唇侧部分螺纹暴露

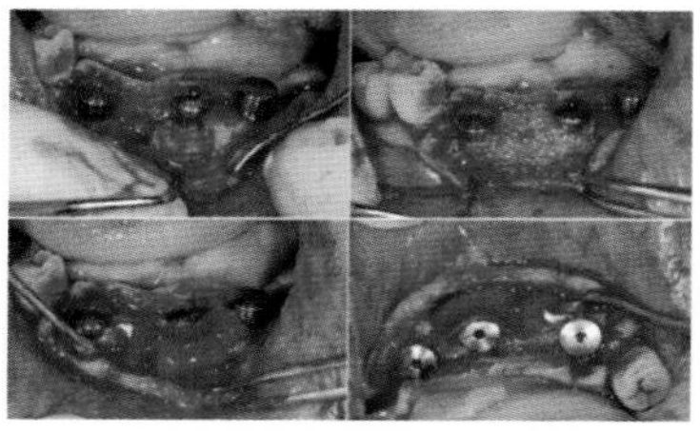

图14 下颌种植区域植骨+GTR

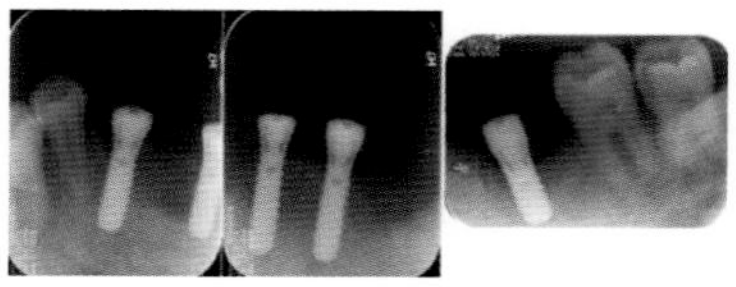

图15 下颌种植术后即刻X线片

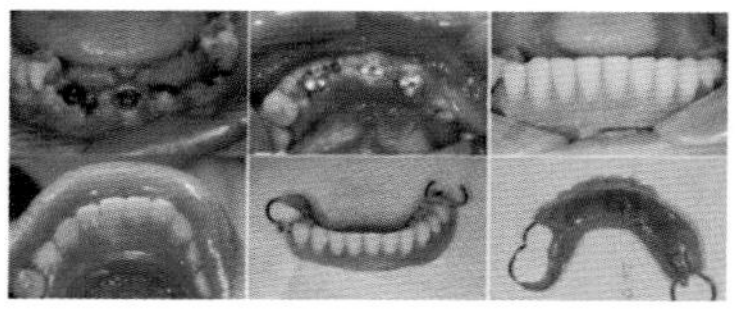

图16 术后2周拆线，佩戴临时义齿

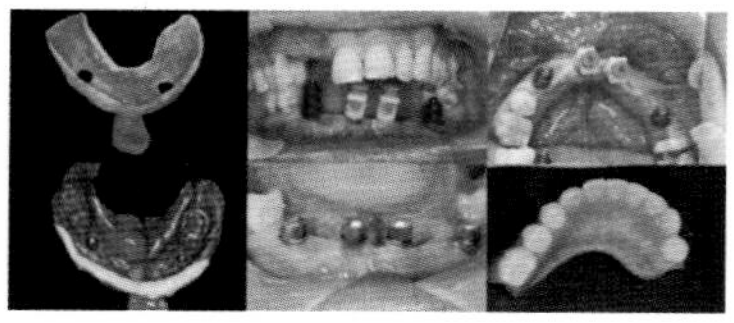

图17 下颌种植体支持的套筒冠修复完成

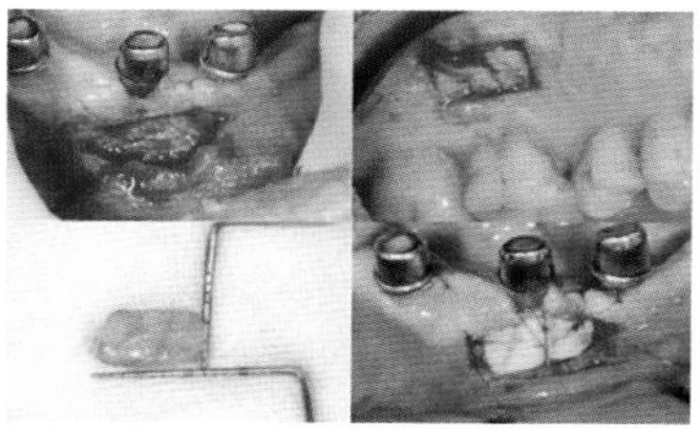

图18 41唇侧角化龈移植术

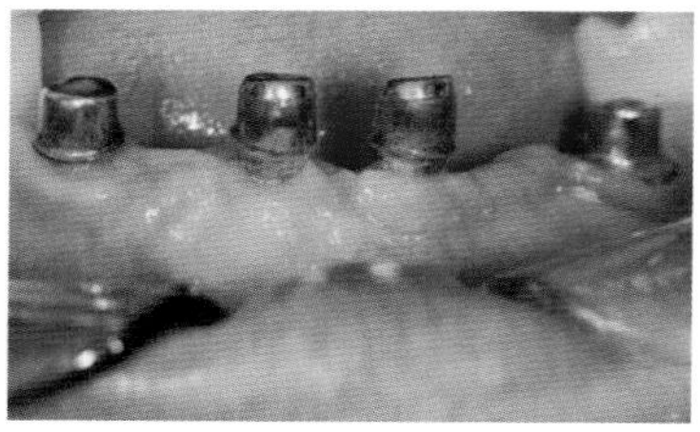

图19 术后半年显示41唇侧角化龈得到增宽

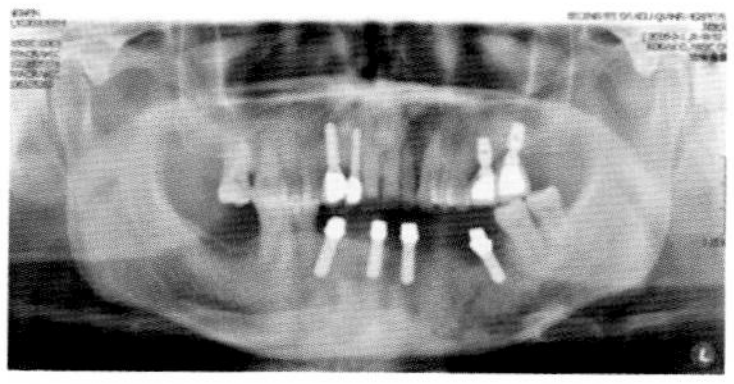

图20 3年后复查曲面断层片（2016年6月28日）

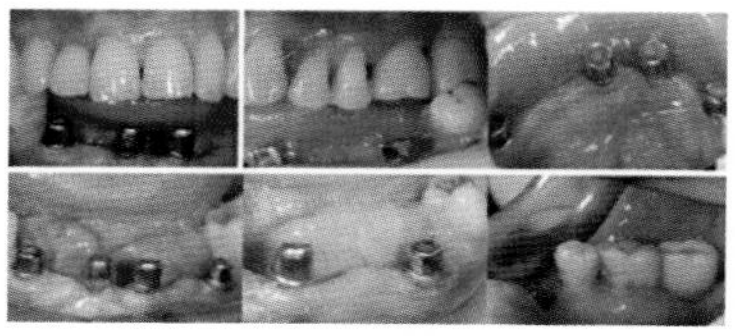

图21 4年后复查口内像（2017年4月17日）

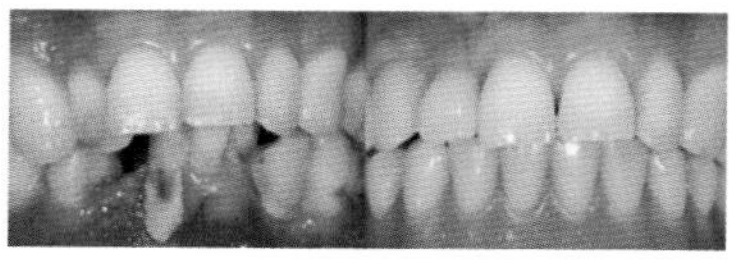

图22 治疗前后口内像对比

即刻种植联合GBR在前牙重度牙周病种植修复中的应用

王晓瑞

摘要

目的：本文是1例多颗前牙重度牙周病合并根折的患者采用种植修复的病例，详细介绍其具体治疗过程，探讨其中使用的相关种植外科及修复技术，总结能够在此类病例中获得良好骨再生及种植美学效果的临床经验，为今后的临床治疗提供参考。**材料与方法：**以2016年1月来西安市解放军第323医院口腔科就诊的多颗前牙重度牙周病合并根折的一位中年男性患者为研究对象，对患者进行病史询问及口腔检查，拍摄CBCT，测量拟种植区的可用骨量，对患者客观存在的美学风险进行评估，与患者充分交流沟通后，告知可能存在的美学风险，最终制订种植治疗方案。本病例应用了即刻种植、引导骨组织再生（GBR）、位点保存等技术，最终完成个性化的美学修复。**结果：**2颗种植体植入后的1年内，均无感染、松动，骨结合良好，未见明显病理性骨吸收，无种植体周围炎，软组织健康，美学效果良好，患者对最终修复效果非常满意。**结论：**美学区牙周病伴严重的牙槽骨缺损的种植修复常常伴有软硬组织的不足，而成为最具挑战的临床治疗程序之一。治疗前需对患者进行全面的风险评估，并制订谨慎的治疗计划；即刻种植可有效减少手术次数，使牙槽窝的骨改建和种植体的骨结合同期进行；GBR技术目前已成为局部骨缺损再生的标准措施，可有效保存或扩增硬组织量，最终通过个性化的美学修复技术，可达到理想的美学修复效果。

关键词：牙周病；骨缺损；GBR

一、材料与方法

1. 病例简介 67岁男性患者，上前牙牙周病数年，松动Ⅲ度，要求种植修复。患者于2天前因前牙松动不适我院口腔科就诊，建议种植修复。平素体健，无全身系统性疾病，无药物、材料等过敏史。患者数年前右下后牙行固定义齿修复治疗，无吸烟、夜磨牙等不良习惯。口腔颌面部对称，张口度正常，中位唇线，中位笑线。11、21Ⅲ松动，叩诊不适，可探及深牙周袋。咬合关系良好，深覆殆覆盖，口腔卫生状况不良。CBCT示：11周围骨丧失，21根折牙槽骨吸收中度，可用骨高度：11为15.5mm，21为18.5mm；可用骨宽度：11为8.5mm，21为9mm。

2. 诊断 11重度牙周病；21根折。

3. 治疗计划

（1）11、21拔牙后，于11、21位点进行即刻种植，同期进行GBR植骨。

（2）视种植体植入后稳定性情况及软组织形态良好且稳定后，拟行个性化基台和全瓷冠永久修复。

4. 治疗过程（图1～图22）

（1）2016年1月初，初诊：详细的口腔专科检查后确定治疗计划，并进行术前全口牙齿洁刮治。

作者单位：解放军第323医院

Email: ruibleach@163.com

（2）2016年1月21日：拔牙、即刻种植+GBR。术前常规准备。首先进行拔牙，使用微创拔牙器械将患牙完整拔出，尽量减少对骨的损伤。局部翻瓣，彻底清除右上前牙区肉芽组织及骨面上所有软组织，球钻清理感染骨组织，彻底搔刮左上前牙拔牙窝，清除肉芽组织，大量生理盐水冲洗，使用Bego骨水平种植体及其配套器械（Bego公司，德国），用定位钻（Pilot Marker）在11、21位点的牙槽窝内偏腭侧定点，根据拟植入种植体长度以及直径大小，逐级备洞，植入2颗种植体，均为Bego，S-Line植体，右侧为3.75mm×11.5mm，获得25N·cm以上植入扭矩，上覆盖螺丝，11种植体就位后存在唇侧骨缺损、21种植位点植入后在种植体与唇侧骨壁间存在1mm左右的跳跃间隙，用骨粉（Geistlich，Bio-Oss，瑞士）充填缺损并覆盖胶原膜（Geistlich，Bio-Gide，瑞士）。术后无张力缝合创口。

（3）2016年8月：种植体植入7个月后，种植基本稳定，骨结合良好，口内黏膜愈合良好，进行二期手术，小切口微创技术，安装愈合基台（Bego公司，德国）进行牙龈成形。二期手术2周后制取开窗印模，用DMG硅橡胶（DMG，德国）制取开窗式印模，比色，检查印模制取情况，确认准确无误后，连接替代体。修复工艺中心制作个性化的钛合金基台以及氧化锆全瓷修复体（Wieland公司，德国）。试戴个性化钛合金基台，X线检查基台就位情况，咬合状况，口内戴入基台后，扭矩扳手加力至30N·cm后，牙胶封闭螺丝通道，玻璃离子封孔，试戴氧化锆全瓷联冠，检查冠边缘与基台边缘紧密接触，与周围软硬组织相协调，确认邻接以及修复体颜色良好，咬合调整完毕后高度抛光，消毒后气枪吹干，使用聚羧酸水门汀于口外预粘接后戴入口内，牙线去除多余粘接剂。确认基台和牙冠完全就位。2016年12月复查，义齿良好。

二、结果

种植体植入后11个月内，2颗种植体均无感染、松动，骨结合良好，未见明显病理性骨吸收，无种植体周围炎，软组织健康，美学效果良好，患者对修复效果满意。远期效果还需进一步观察随访。

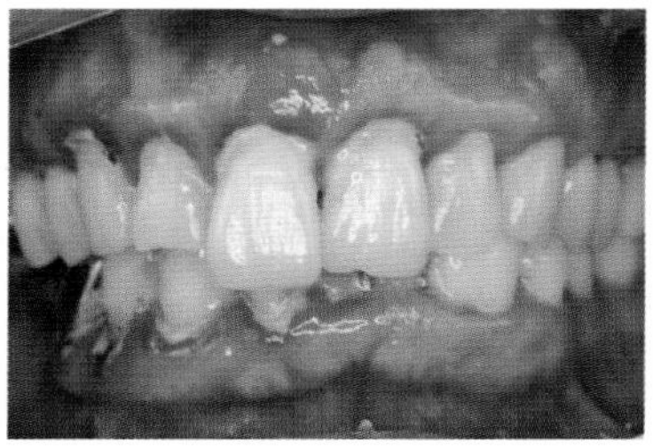
图1 口内像

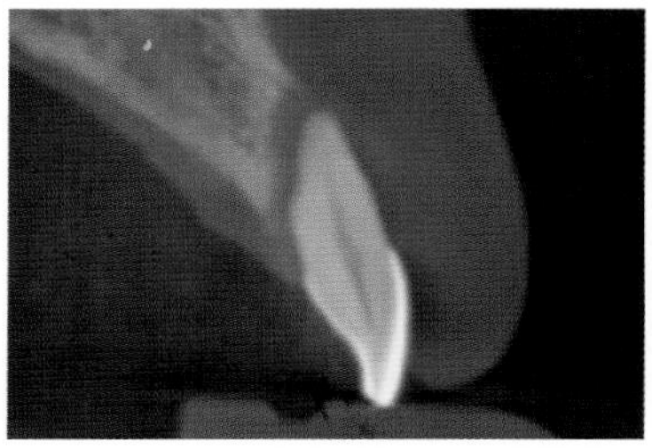
图2 11术前CBCT

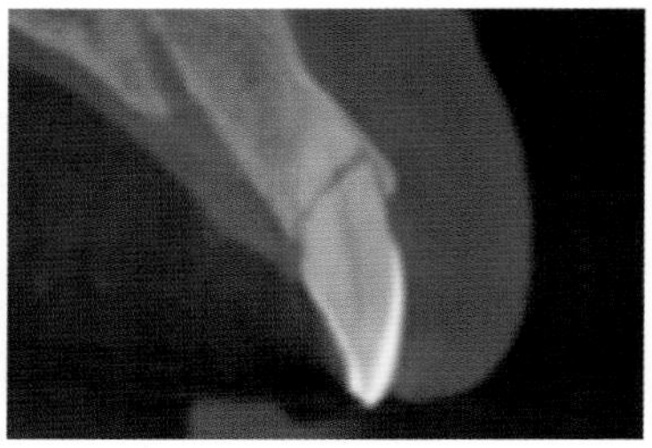
图3 21术前CBCT

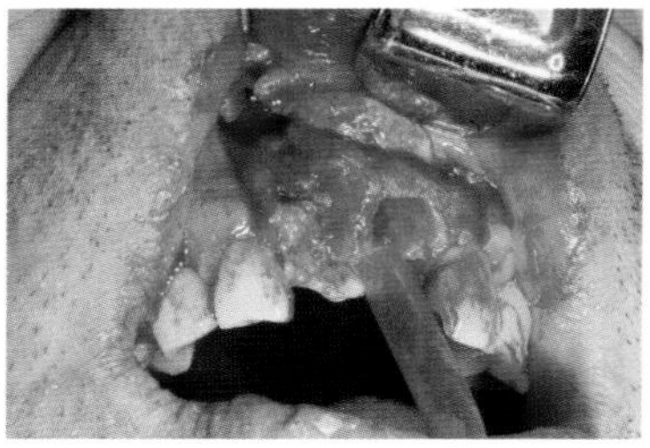
图4 微创拔牙后局部翻瓣

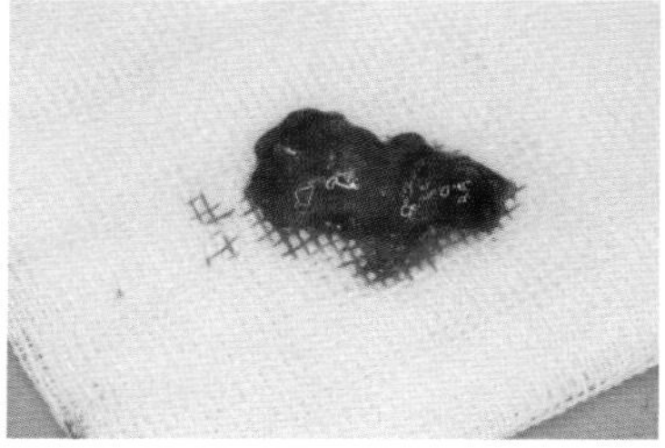
图5 11刮除的部分肉芽组织

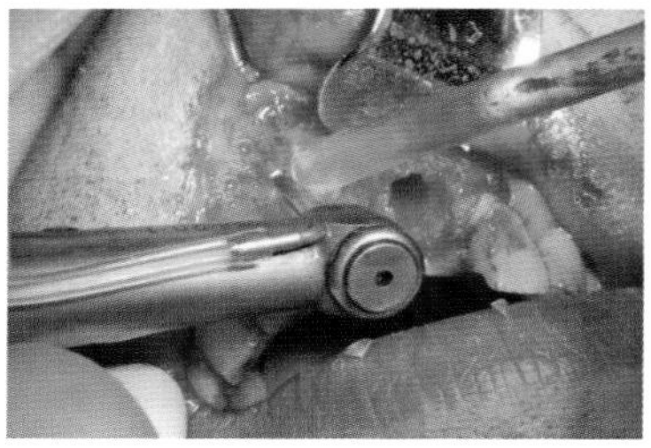
图6 球钻清理感染的骨组织

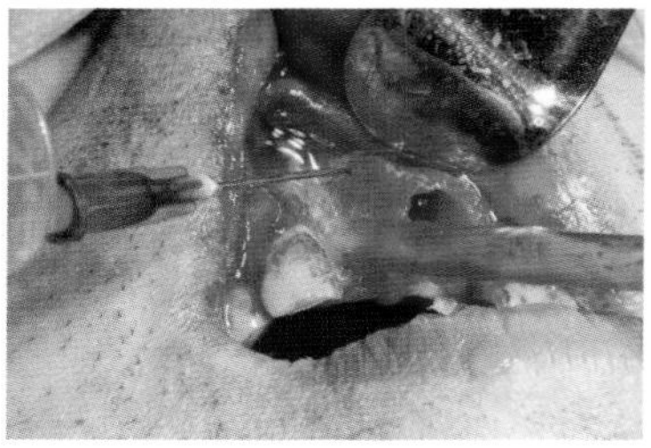
图7 大量盐水冲洗

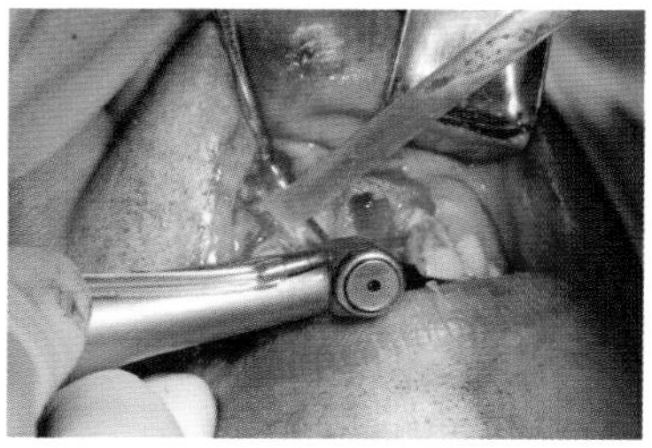
图8 Bego定位钻定位

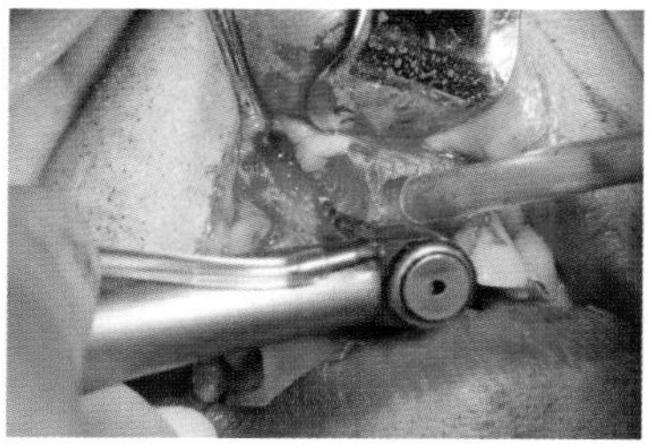
图9 顺序扩孔至3.75mm × 11.5mm

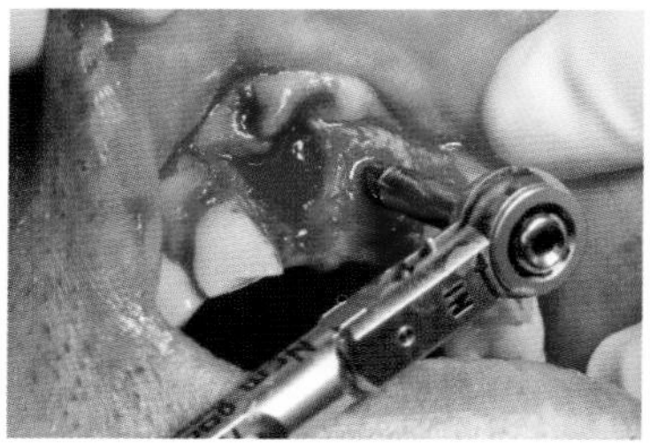
图10 植入Bego种植体

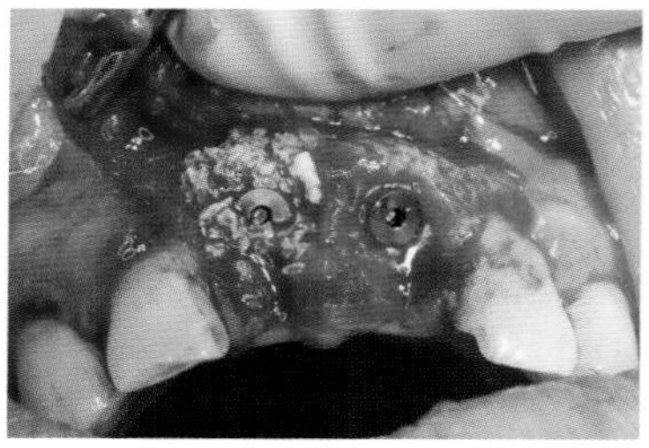
图11 11种植体颊侧及21唇侧骨壁间1mm左右的跳跃间隙充填Bio-Oss骨粉

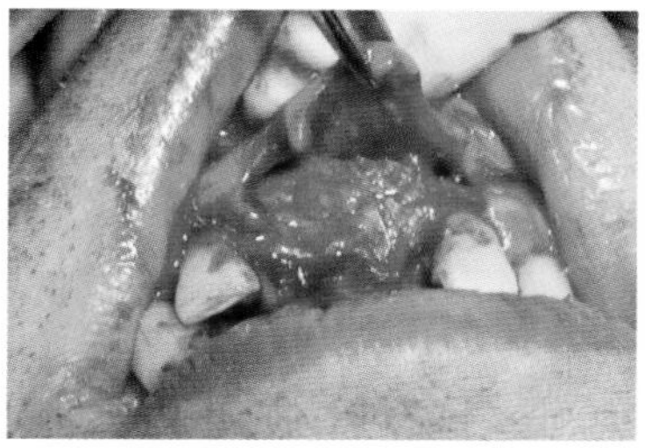
图12 覆盖Bio-Gide胶原膜

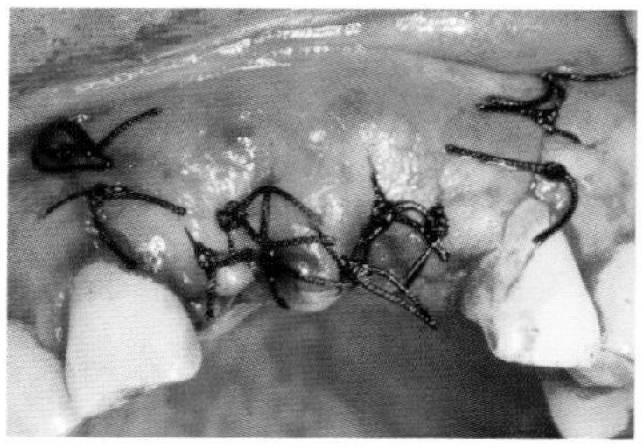
图13 严密无张力缝合

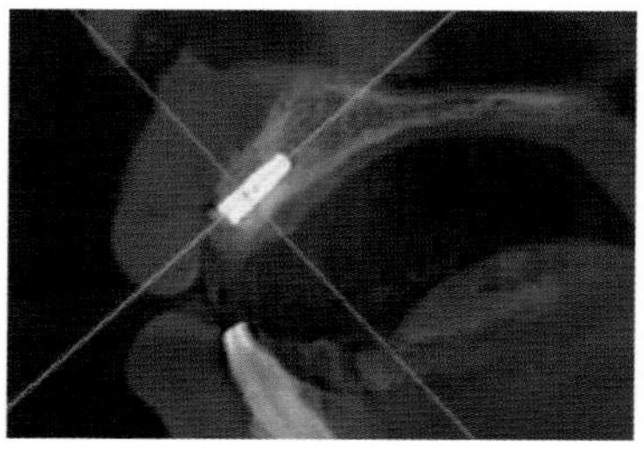
图14 11术后CBCT

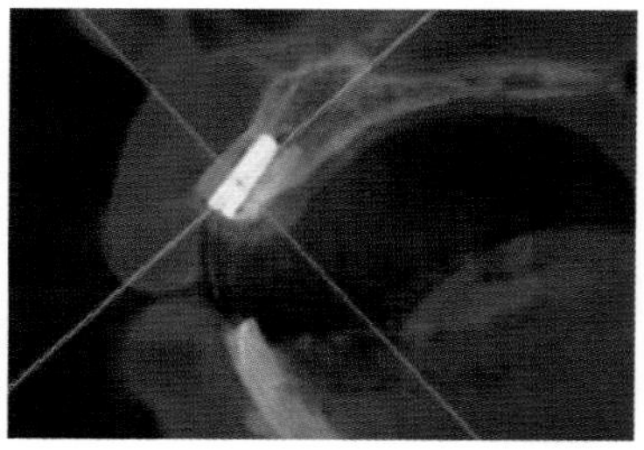
图15 21术后CBCT

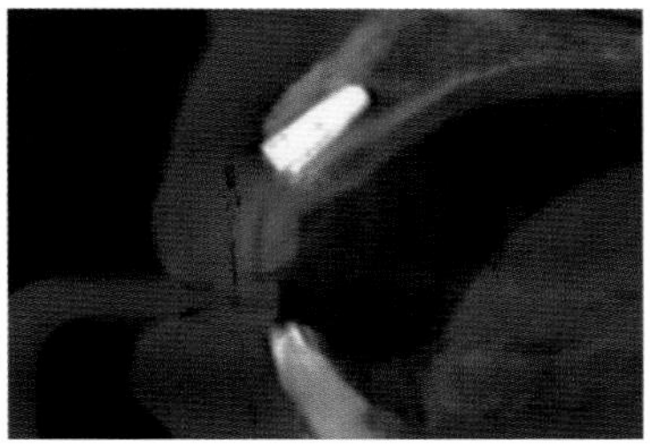

图16　11术后7个月CBCT

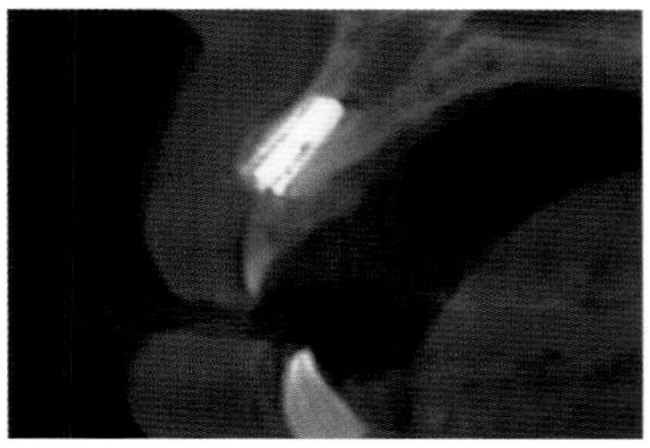

图17　21术后7个月CBCT

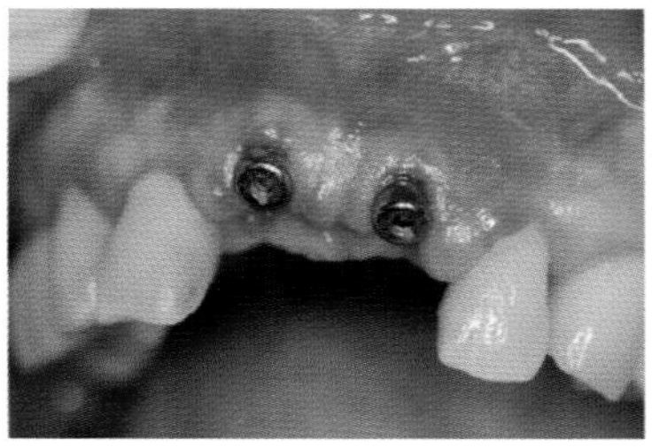

图18　二期手术，小切口微创技术，安装Bego愈合基台

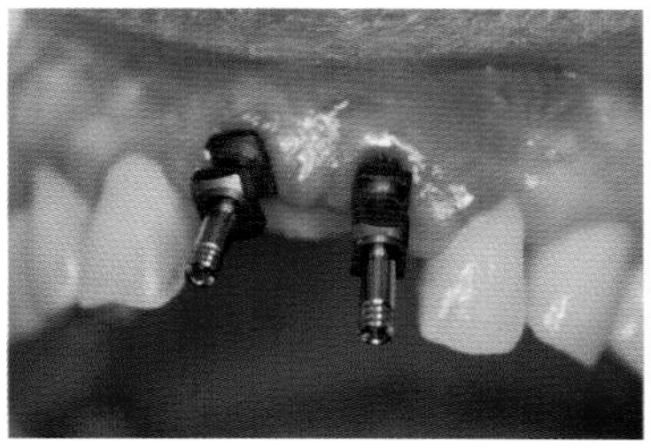

图19　戴入取模杆

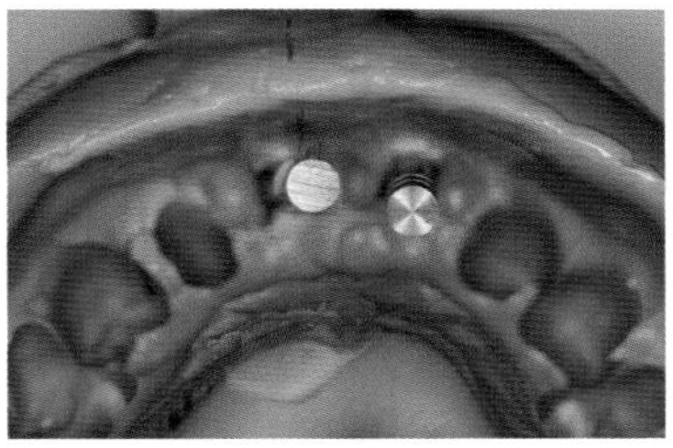

图20　制取开窗印模

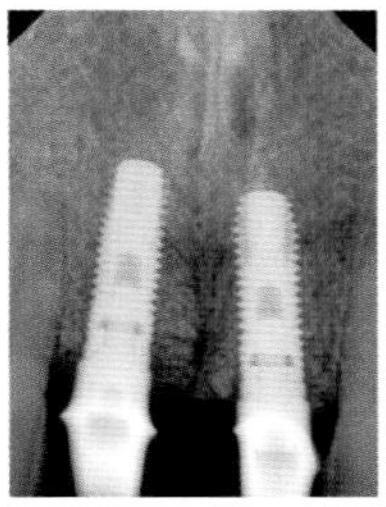

图21　个性化基台戴入X线片

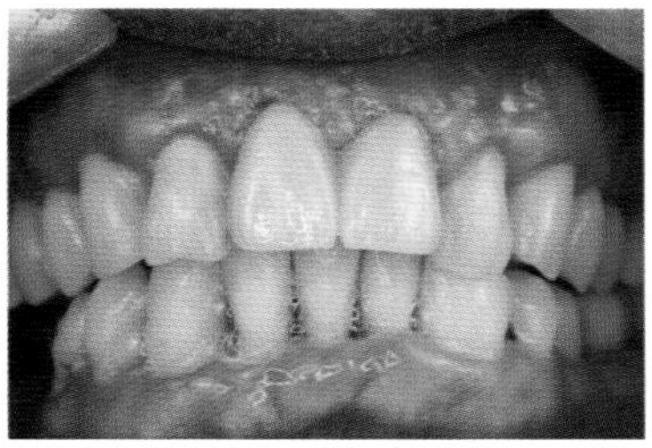

图22　全瓷冠戴入口内像

三、讨论

1. 即刻种植技术　有关即刻种植的病例报道最早可以追溯到1967年，从那时起大量的动物实验及病例报道验证了这个治疗技术的可靠性，并提示即刻种植和延期种植技术在能够获得良好的初期稳定性时，可以获得相同的治疗效果。对于多数病例，适宜选择早期即刻种植，减少了治疗次数和费用，简化了修复治疗流程，同时角化软组织的量会随着GBR技术的应用使软组织的充分愈合而增多，这对于良好的美学效果至关重要。本文病例采用了即刻种植，该技术减少了拔牙后骨组织重建的次数，使牙槽窝的骨改建和种植体的骨结合同期进行，也减少患者的复诊次数、减轻手术创伤等，应用GBR技术进行植骨要做到减张、贴合、稳定，防感染，才能获得良好的成骨效果，而对于拔牙窝与种植体之间的间隙<1.5mm时，一般不需要生物膜覆盖。另外，本病例2个拔牙位点均采用了微创拔牙技术，尽可能地保存软硬组织，保持种植骨床的连续性，并进行骨增量恢复唇侧的软组织丰满度。

2.引导骨再生（GBR）植骨技术　恰当地使用生物屏障膜引导骨再生术可以获得稳定的植骨效果，在软组织关闭之前，将屏障膜直接置于骨缺损区上方和软组织下方，为屏障膜下方颗粒状骨替代材料创造一个骨再生的理想环境。使用屏障膜技术通常能最多增加骨高度和宽度3～4mm，缺损区的严重程度和位置决定了所需要的植骨的成功率。骨再生治疗同期种植要满足3个条件：①可以获得初期稳定性；②可以满足修复要求的良好的植入位置；③牙槽嵴缺损范围位于骨包裹内。本病例中11牙位为轻度骨吸收（<3mm），水平向颊侧骨缺损，术中种植体骨内要达到原根尖下3～5mm，植入扭矩为25N·cm，具有良好的初期稳定性。

本病例中，我们对患者的牙根折断、严重的牙周病患牙进行早期即刻种植，应用GBR技术使骨缺损区和角化软组织的量充分愈合、增多，为二期修复提供一定的美学支持，减少了治疗次数和费用，简化了修复治疗流程。本病例目前获得了较好的修复重建效果，远期效果还有待进一步观察。

参考文献

[1] Barzilay I. Immediate implants: Their current status[J].Int JProsthodont,1993,6(2):169–175.
[2] Chen ST, Wilson TG Jr, Hämmerle CH.Immediate or early placement of implants following tooth extraction: Review of biologic basis, clinical procedures, and outcomes[J].Int J Oral Maxillofac Implants, 2004,19:12–25.
[3] Missika P, Abbou M, Rahal B.Osseous regeneration in immediate postextraction implant placement: a literature review and clinical evaluation[J].Pract Periodontics Aesthet Dent, 1997,9(2):165–175.
[4] M Leonard. Extraction of teeth: Some general observations[J].Dentistry Today, 2002, 87(21):38–41.
[5] Chen ST, Darby IB, Adams GG, et al. A prospective clinical study of bone augmentation techniques at immediate implants[J]. ClinOralImplantsRes, 2005,16(2):176–184.
[6] Allen EP, Gainza CS, Farthing GG, et al. Improved techniques for localized ridge augmentation.A report of 21 cases[J].JPeriodontol, 1985 Apr,56(4):195–199.
[7] Stetzer K, Cooper G, Gassner R, et al. Effects of fixation type and guided tissue regeneration on maxillary osteotomy healing in rabbits[J].J Oral Maxillofac Surg, 2002,60(4):427–436; discussion 436–437.
[8] Strietzel FP, Khongkhunthian P, Khattiya R, et al.Healing pattern of bone defects covered by different membrane types–a histologic study in the porcine mandible[J].J Biomed Mater Res B ApplBiomater, 2006,78(1):35–46.

采用同种异体骨骨块实现水平垂直骨增量前牙美学修复1例

白石　周乔

摘要

目的：探索同种异体骨骨块替代自体骨进行水平垂直骨增量的可能性。**材料与方法：**采用同种异体骨骨块（皮质骨和松质骨，拜欧金），在前牙区域进行水平和垂直骨增量，并延期植入种植体。**结论：**采用同种异体骨骨块进行前牙垂直种植修复，成骨效果良好。患者才进行种植体植入并即刻修复。

关键词：引导骨再生；同种异体骨；垂直骨增量

同种异体骨在骨科中是广泛使用的骨移植材料。由于来源广，具有良好的骨传导性，经过特定的处理还可以保存一定的骨诱导性，故是常用的骨移植材料。在口腔种植领域，同种异体骨正在展现出它的优势。

垂直骨增量是比较难的手术。目前可以采用自体骨骨块移植、钛网、不可吸收膜、三明治技术、帐篷技术等进行手术。自体骨骨块进行垂直骨增量相对于其他手术术式效果更稳定。垂直骨增量的常见并发症主要是取骨区域的继发感染和术区伤口的裂口并继发感染。

采用同种异体骨进行垂直骨增量，不用开辟第二术区，减少患者的痛苦，提高该技术的接受度，降低了并发症发生概率是非常有意义的。

一、材料与方法

1. 病例简介　26岁女性患者，因"上前牙松动拔出1.5个月，要求种植修复治疗"。既往史：无特殊，不吸烟。临床检查：患者对美观要求高。高位笑线，薄牙龈型。21缺失，骨明显水平和垂直向吸收。

2. 诊断　21缺失。

3. 治疗计划　和患者沟通后，计划先期行同种异体骨（皮质骨和松质骨，拜欧金）移植。然后半年后植入种植（NobelActive）再进行种植修复。

4. 治疗过程（图1～图42）　采用同种异体骨骨块（皮质骨和松质骨，拜欧金）在前牙区域进行水平和垂直骨增量，并进行延期植入种植体。

二、结果

采用同种异体骨骨块进行前牙种植修复，成骨效果良好。患者已植入种植体，并行即刻修复。

三、讨论

本研究采用的是既有皮质骨又有松质骨的骨块。同种异体骨植入宿主体内，是由 "爬行替代"的形式进行转化。它是指一个多孔结构植入骨内或骨邻近部位时所观察到的三维演进过程 ，在此过程中毛细血管、血管周围组织和骨原细胞由宿主组织长入多孔结构的空隙中，形成新骨。骨块含有皮质骨，能保证Onlay进行时骨块的强度。含有松质骨，能保证快速地血管化。但值得思考的是两者的比例。

作者单位：重庆医科大学附属口腔医院

通讯作者：周乔；Email: 467292102@qq.com

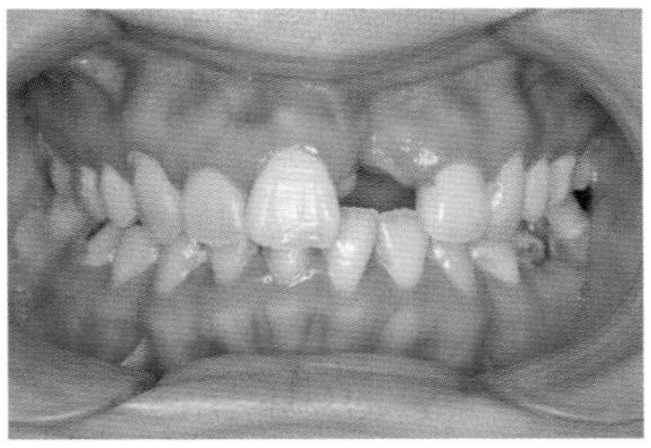
图1 术前正面像

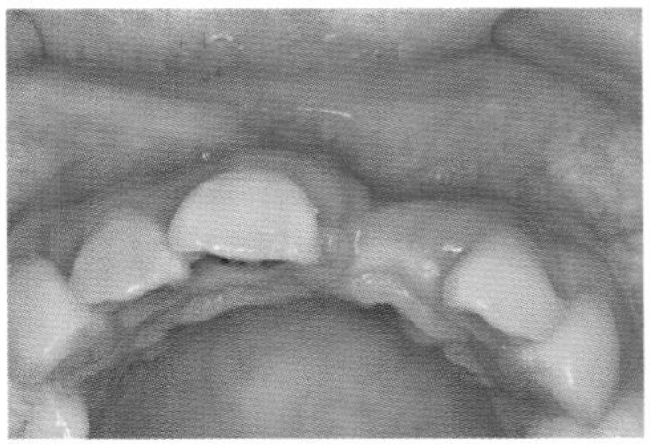
图2 术前牙槽嵴顶像

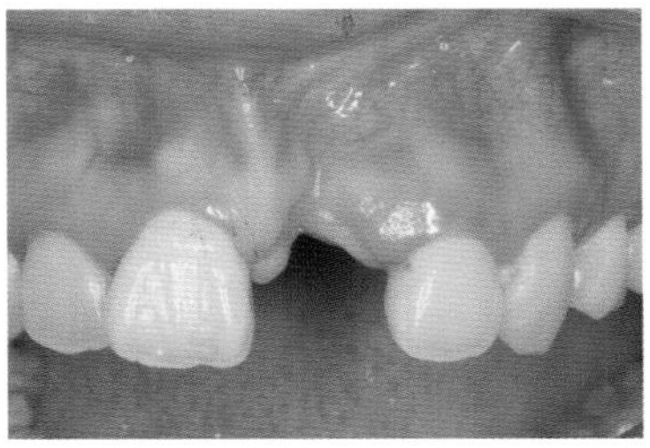
图3 术前局部正面像

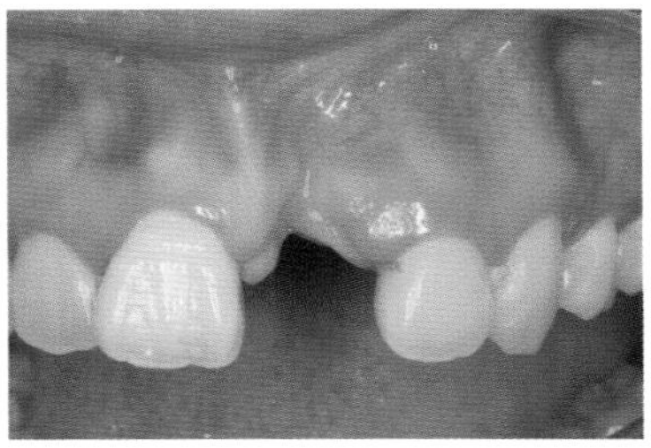
图4 术前微笑像

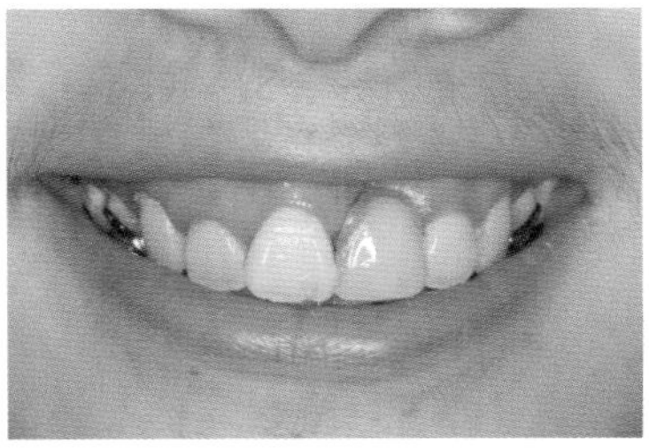
图5 术前佩戴活动义齿微笑像

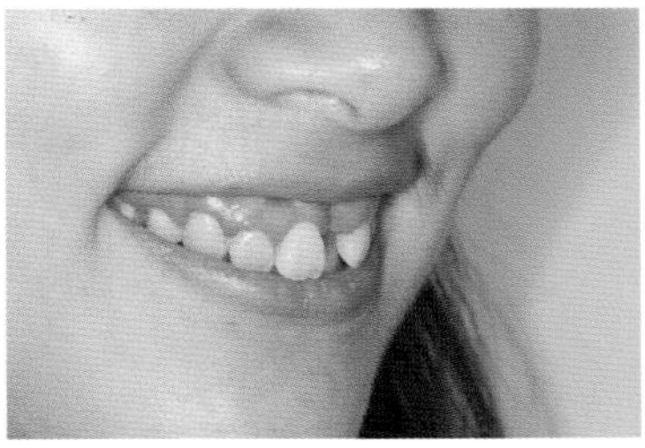
图6 术前侧面微笑像1

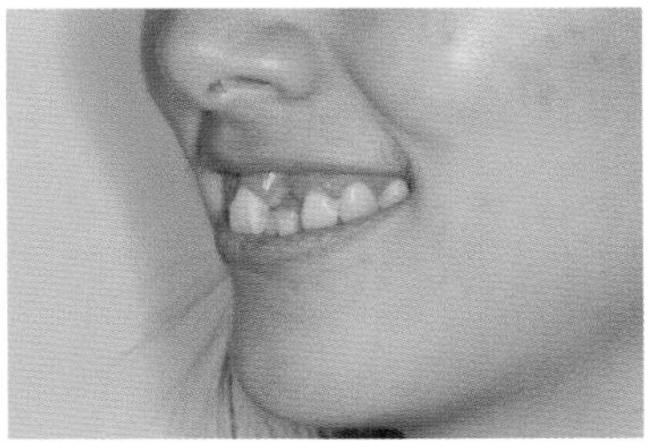
图7 术前侧面微笑像2

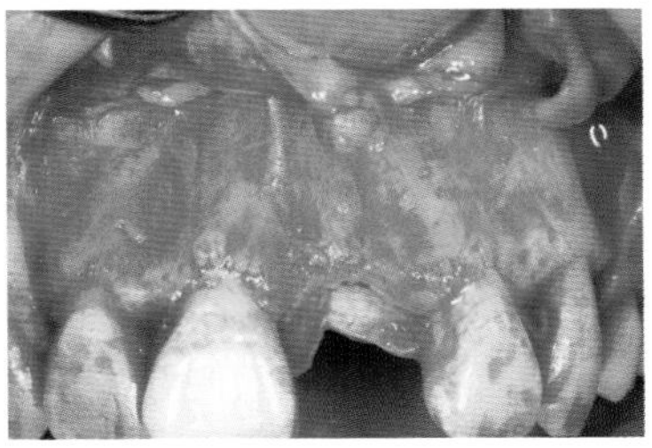
图8 术中正面像

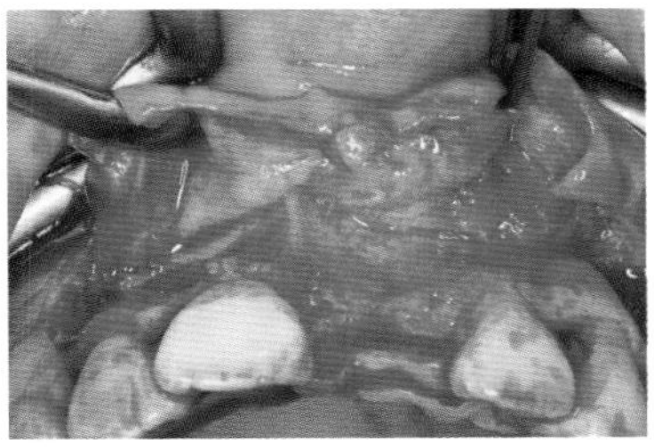
图9 术中牙槽嵴顶像

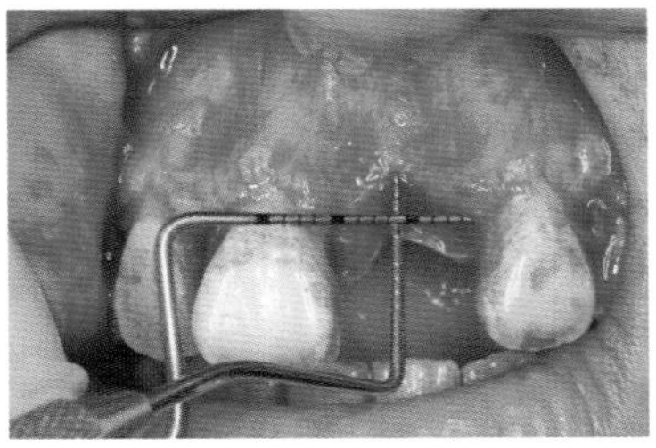
图10 术中测量像

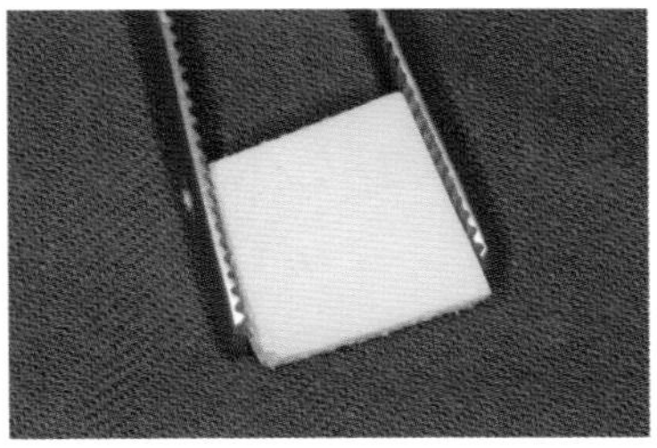
图11 同种异体骨块

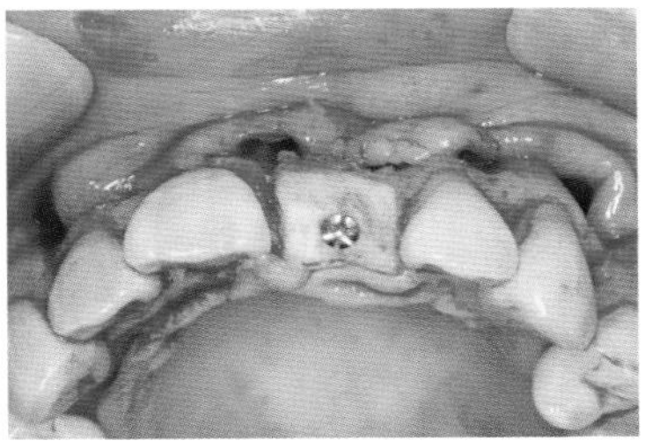
图12 牙槽嵴顶骨块固定像

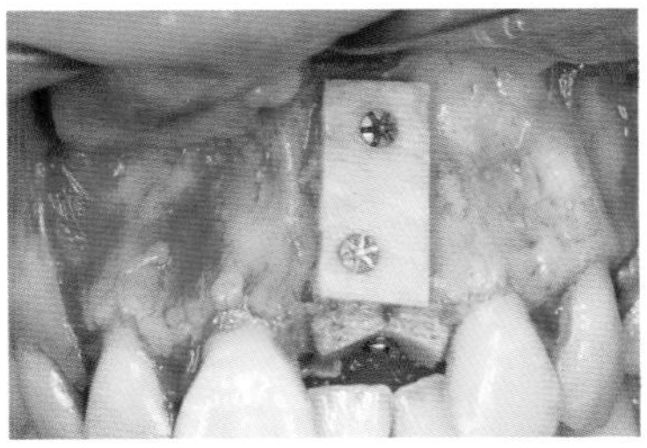
图13 牙槽嵴侧面骨块固定像

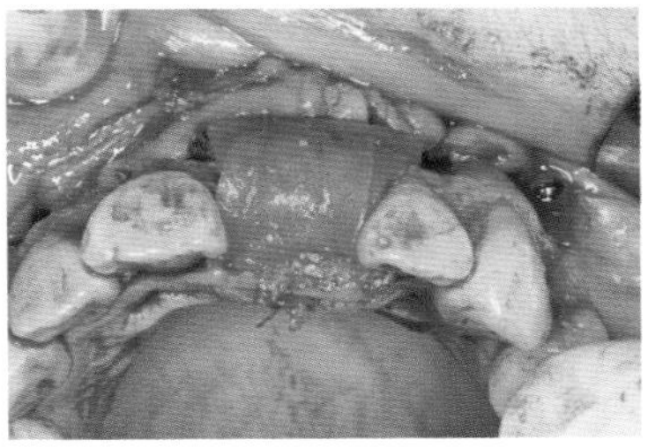
图14 胶原膜固定像

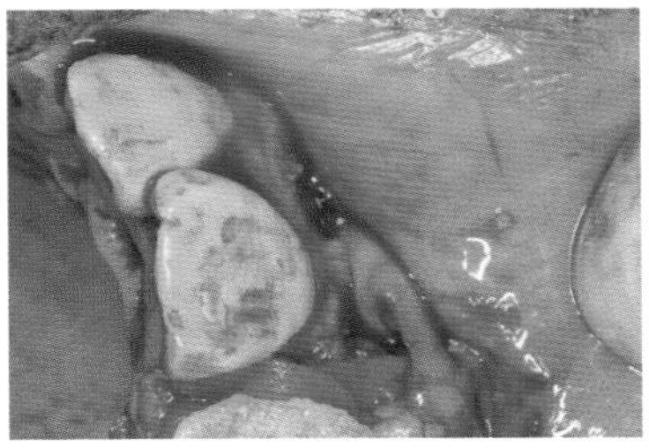
图15 CGF放置像

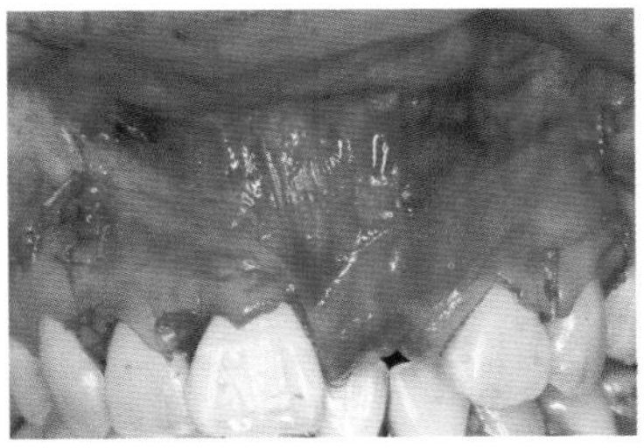
图16 缝合正面像

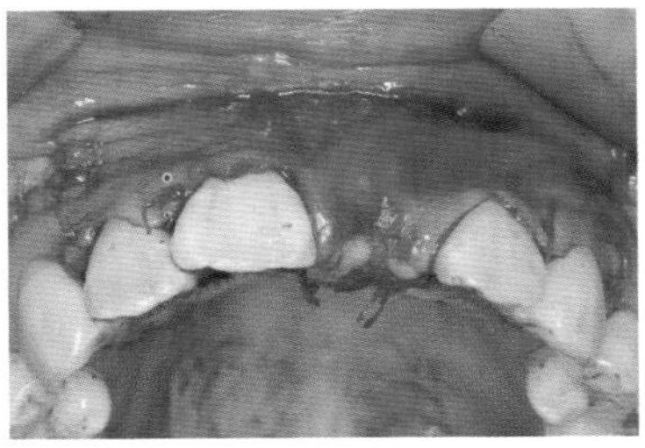
图17 缝合牙槽嵴顶像

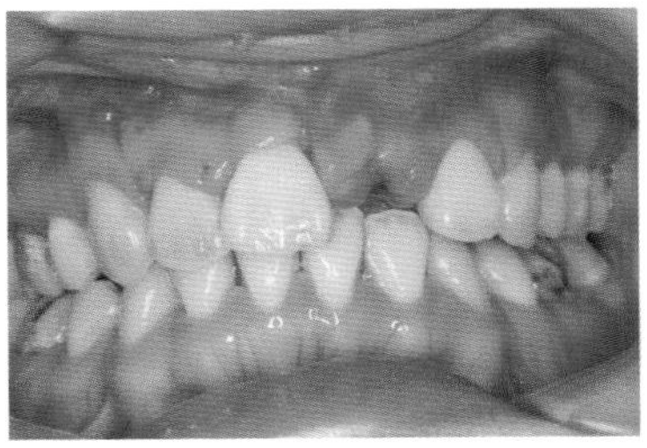
图18 2周拆线正面像

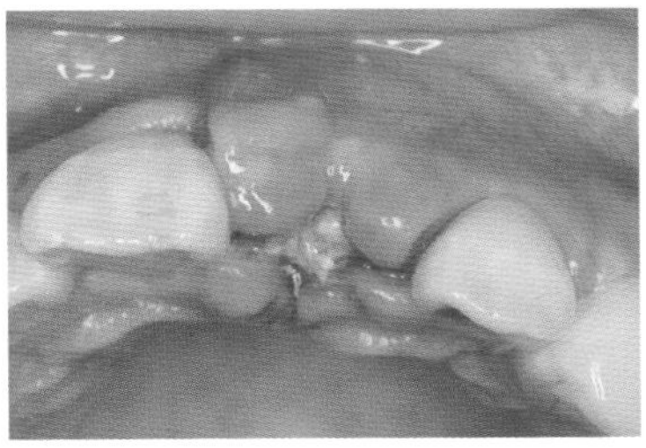
图19 牙槽嵴顶伤口裂开像

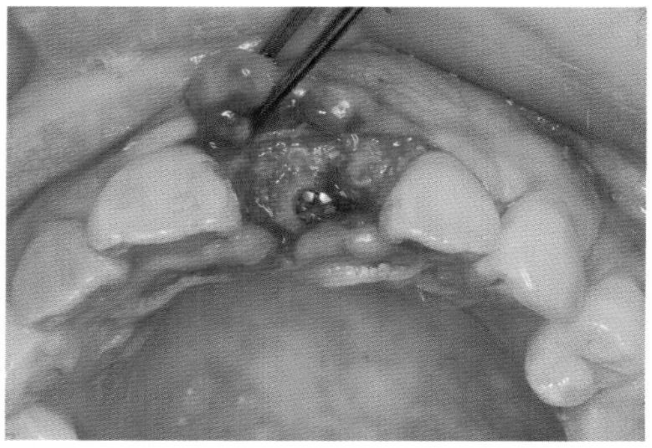
图20 二次小翻瓣像

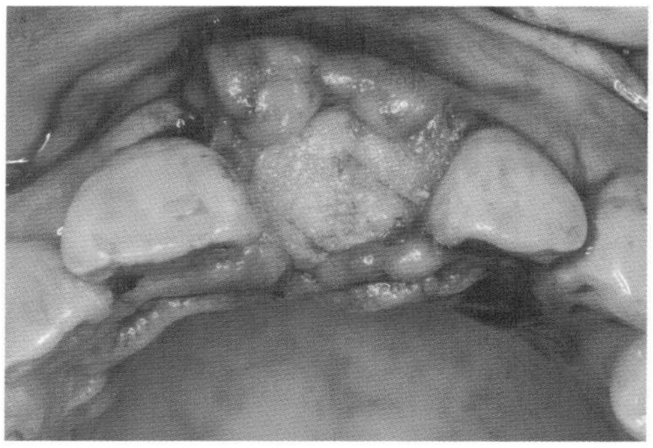
图21 放置CGF

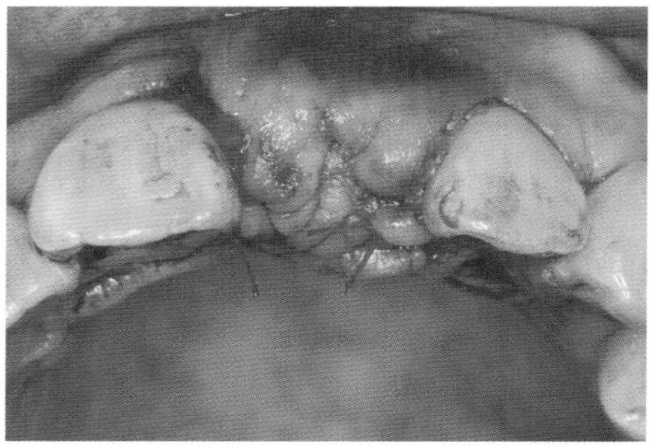
图22 缝合像

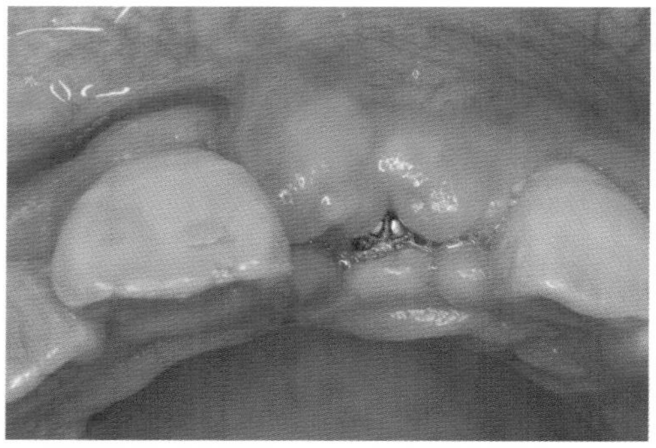
图23 2周后拆线

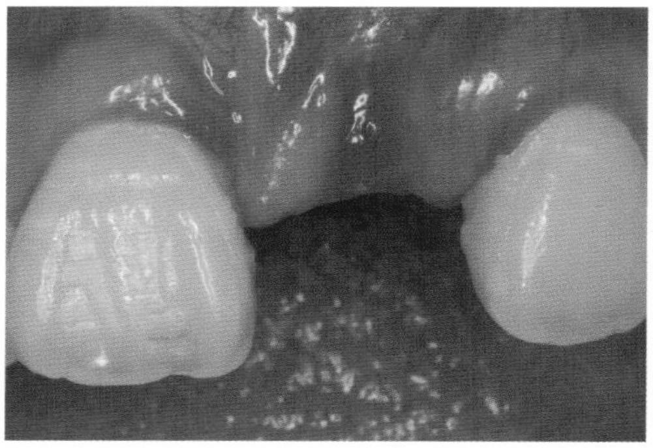
图24 半年后复诊正面像

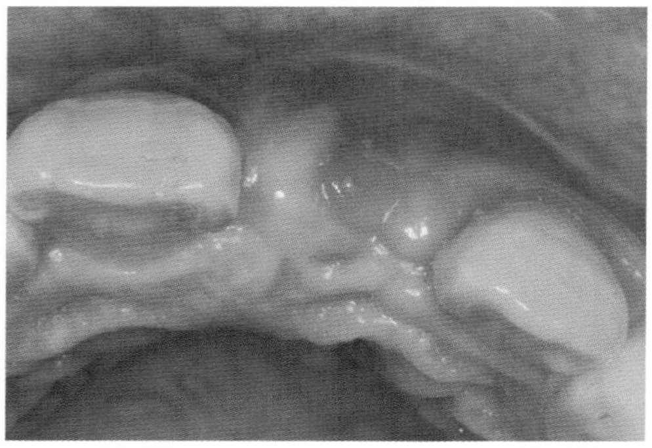
图25 半年后复诊殆面像

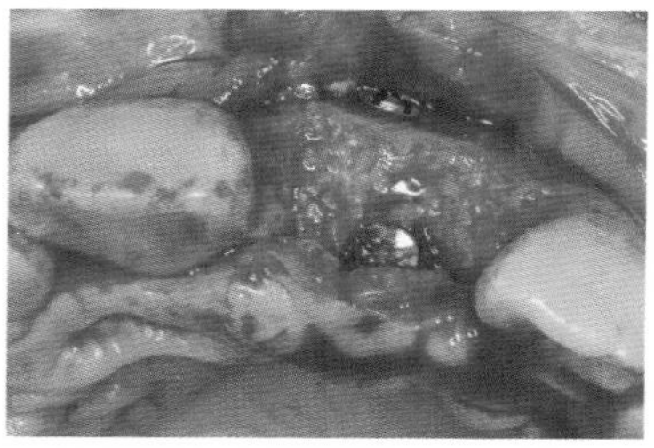
图26 术中殆面像

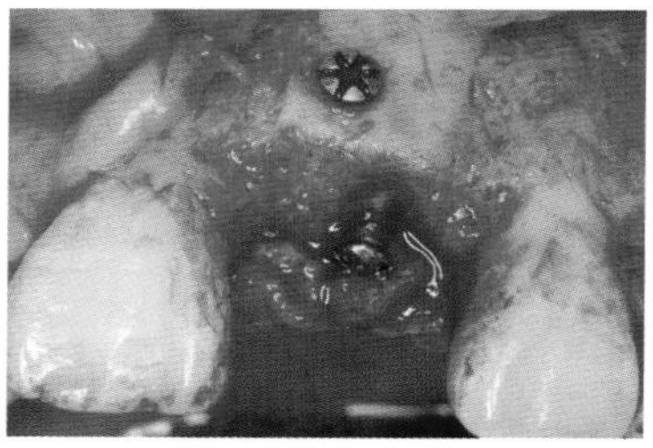
图27 术中正面像

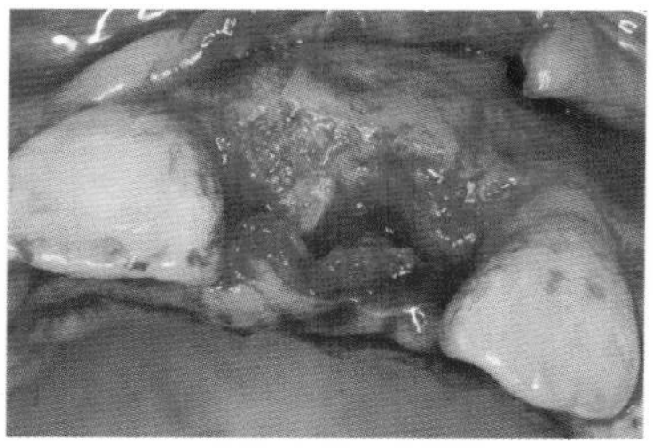
图28 去除钛钉后殆面像

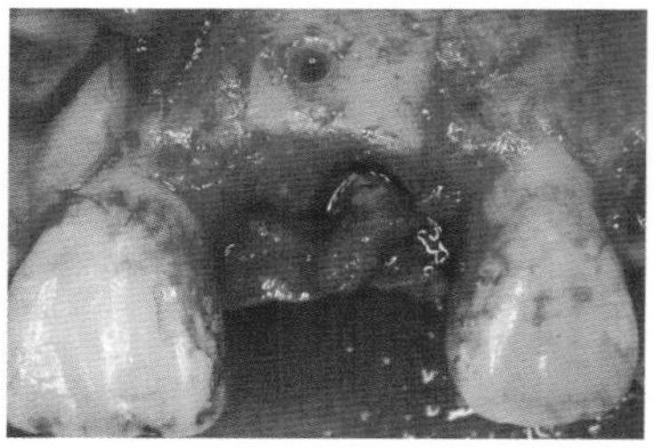
图29 去除钛钉后正面像

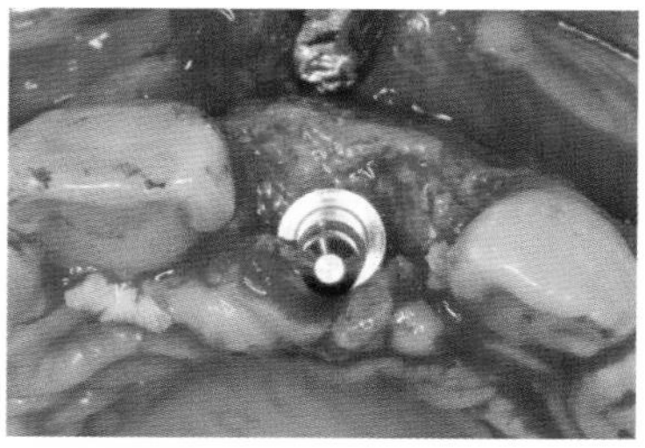
图30 种植导向杆殆面像

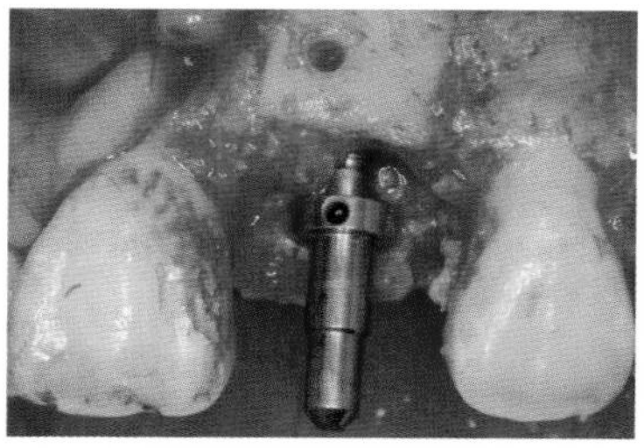
图31 种植导向杆正面像

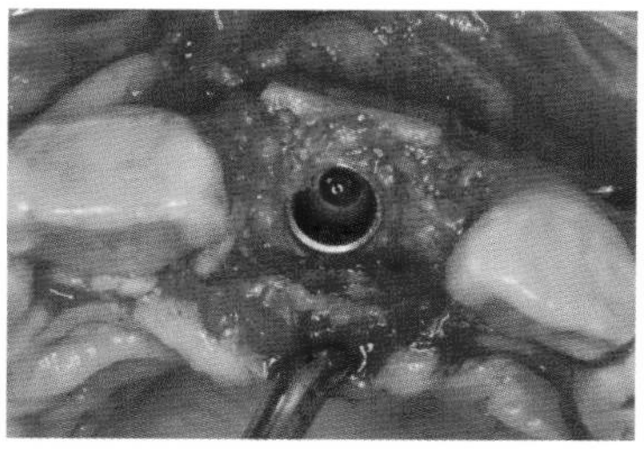
图32 种植体殆面像

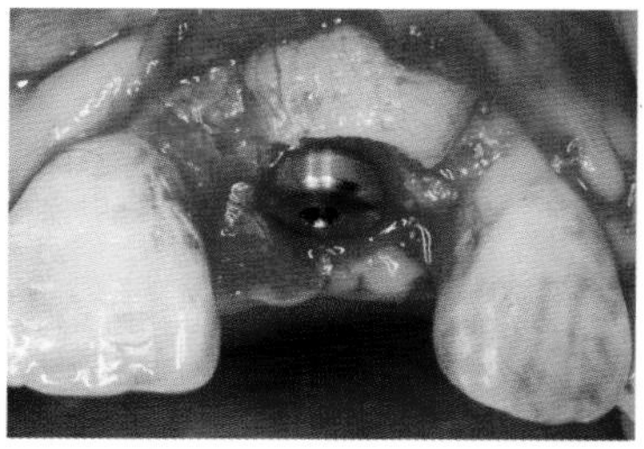
图33 种植体正面像

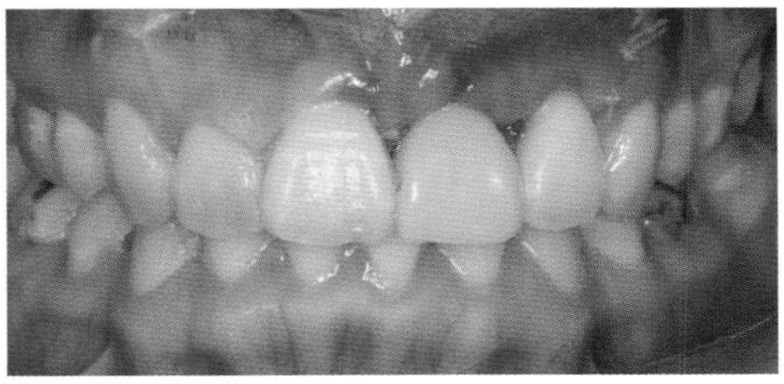
图34　临时冠正面像1

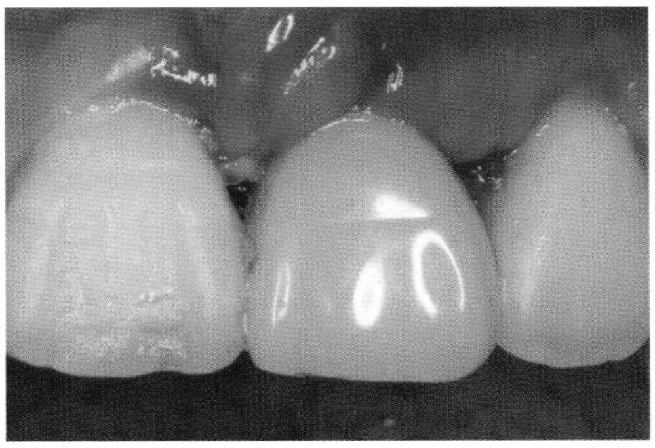
图35　临时冠正面像2

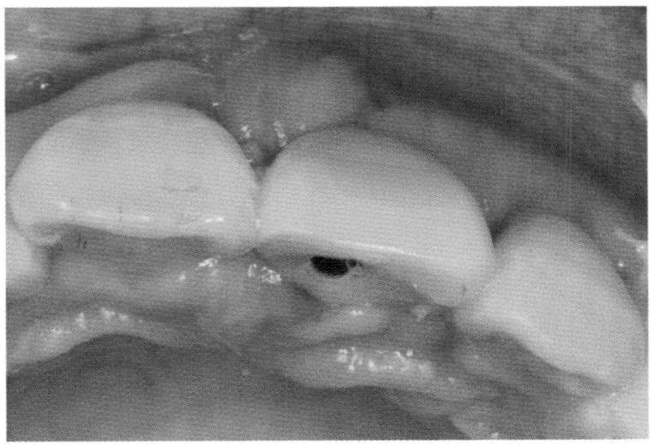
图36　临时冠殆面像

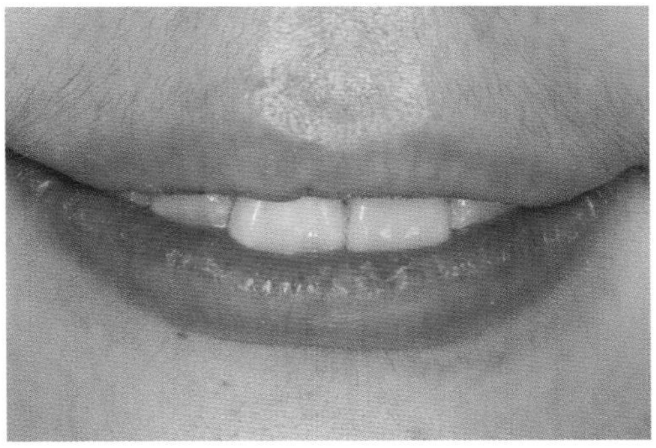
图37　临时冠微笑像

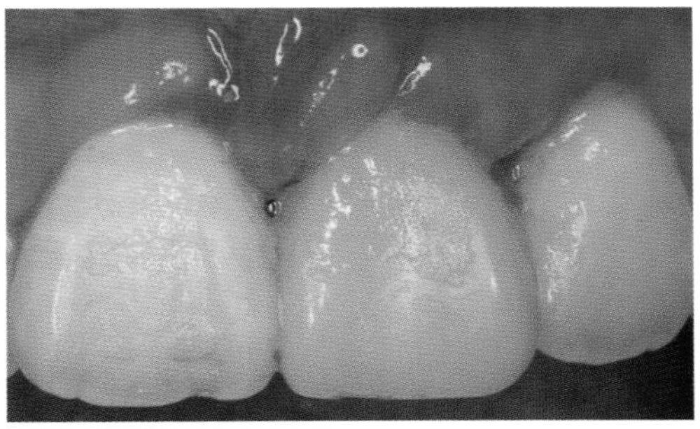
图38　拆线后临时冠像

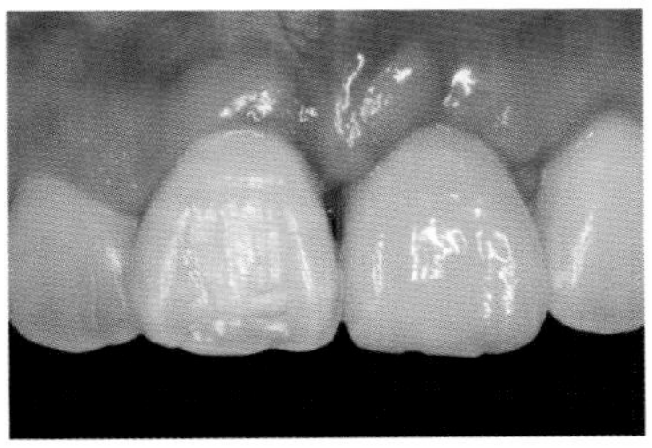
图39　永久修复后正面像1

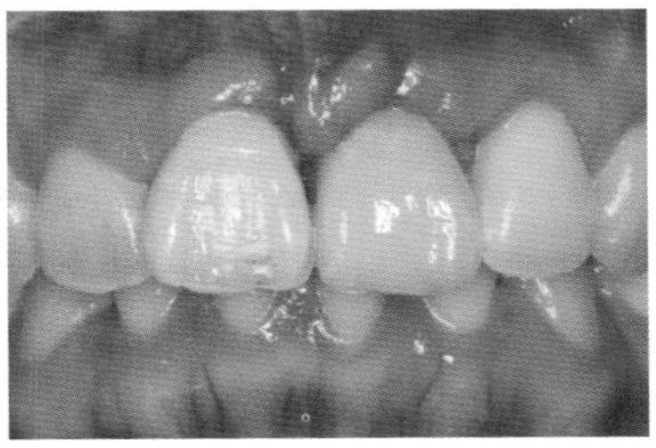
图40　永久修复后正面像2

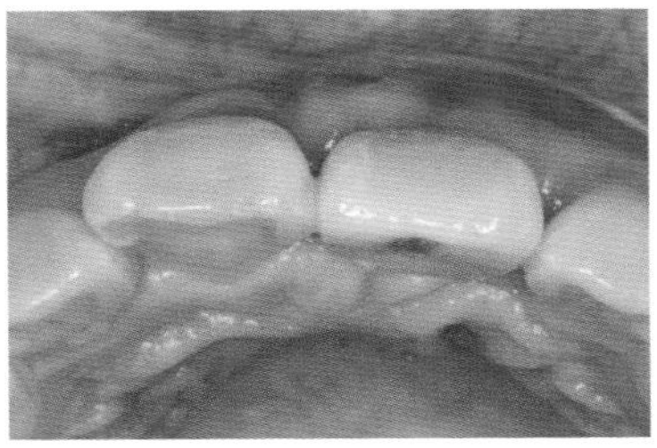
图41　永久修复后殆面像

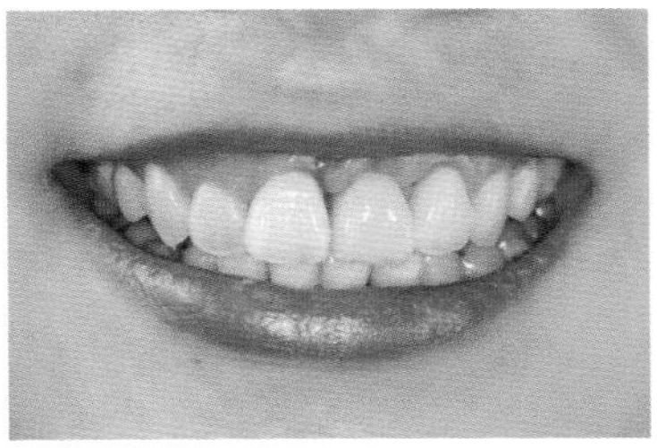
图42　永久修复后微笑像

参考文献

[1] Motamedian SR, Khojaste M, Khojasteh A. Success rate of implants placed in autogenous bone blocks versus allogenic bone blocks: A systematic literature review[J]. Ann Maxillofac Surg, 2016,6(1):78–90.

[2] Novell J, Novell-Costa F, Ivorra C, et al. Five-year results of implants inserted into freeze-dried block allografts[J].Implant Dent, 2012,21(2):129–135.

严重骨萎缩钛网植骨种植1例

吕昊昕

摘要

通过1例水平向骨缺损严重病例，使用钛网进行大面积水平骨增量，最终获得充足骨量进行种植并完成修复，在短期内获得良好结果，以验证钛网植骨的可靠性。

关键词： 无牙颌；钛网植骨；种植修复

一、材料与方法

1. 病例简介 57岁女性患者，未见系统性疾病。主诉：上颌活动义齿修复多年。现病史：患者上颌多年前因龋坏拔除多颗患牙，后行活动局部义齿修复，患者自觉咀嚼效率差，舒适度低，要求种植固定修复。既往史：无特殊。检查：上唇塌陷，侧面貌可见上唇部丰满度下降。16、26、27余留，16近中邻面龋，探酸，牙龈退缩，松动Ⅰ度，26残根，断面致龈下。黏膜颜色质地正常，牙槽嵴吸收明显。复查：X线检查：余留牙未见明显根尖吸收，缺失区垂直骨量尚可。CBCT检查可见缺失区牙槽嵴狭窄。

2. 诊断 上颌肯氏Ⅱ类缺损；16中龋；26慢性根尖炎。

3. 治疗计划

（1）上颌钛网植骨，通过钛网植骨增加缺失区骨宽度。

（2）植入植体，植骨后6个月进行种植，使用8颗韩国Osstem植体植入11、21、13、23、14、24、16、26位点。

（3）二期手术，植入后4个月完成骨整合，进行二期手术，安装愈合基台。

（4）取模和修复，二期后1个月进行取模并制作修复体。

4. 治疗过程（图1～图45） 上颌因多牙缺失时间久，一直佩戴活动义齿。导致牙槽骨吸收明显，16、26继发龋坏。上颌通过局部麻醉做颊侧全厚翻瓣，进行骨面预备和收集自体骨屑，获得足够血供条件下植入Bio-Oss小颗粒骨粉与自体骨混合物，并覆盖成品厚度为0.3mm的钛网。使用1.4mm×8mm固位钉6颗，固定钛网并覆盖Bio-Gide膜。减张关闭创口，严密缝合。

6个月后去除钛网及固位钉，确定种植位点11、21、13、23、14、24、16、26。逐级备洞植入8颗Osstem（韩国）植体，植入扭力均大于25N，安装覆盖螺丝，关闭创口严密缝合。

4个月后，二期安装愈合基台，手术切口偏腭侧制作滑行瓣确保基台唇侧有足够附着龈。关闭创口缝合。1个月后取模，试被动位，使用CAD/CAM个性化钛基台进行种植体袖口塑形，同时进行临时修复，使用树脂桥对软组织进行塑形。

2个月后，使用3Shape（丹麦）口内扫描设备获取口内数字印模，3D打印树脂模型，进行氧化锆（Rainbow，韩国）分段桥体制作。最终安装永久修复体。

二、结果

最终修复体在牙冠形态、牙龈形态以及相互协调上都有很好的美学效果。

三、结论

在水平向骨量缺损明显的病例中，使用钛网植骨的方式增加水平向骨宽度，程序中使用标准GBR流程，钛网表面覆盖可吸收胶原膜，通过足够的减张缝合方式，可以使植骨获得良好的预期效果并减少并发症发生的可能。

作者单位：苏州牙博士口腔门诊部

Email: 10187278@qq.com

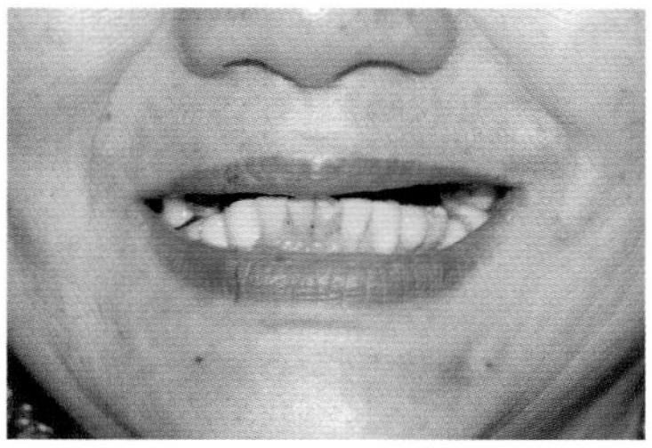
图1　术前正面微笑像

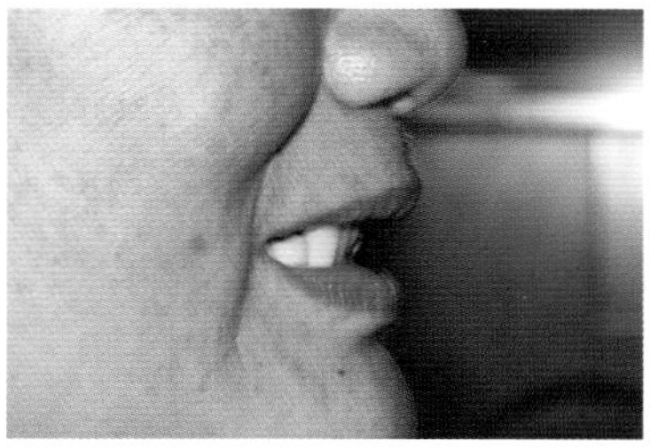
图2　术前侧面微笑像

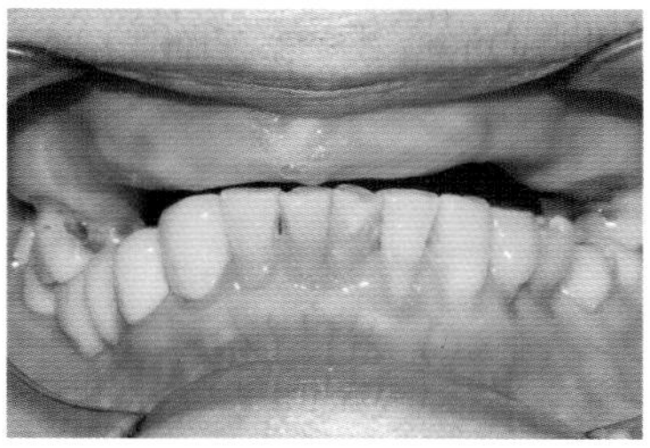
图3　术前口内正面像

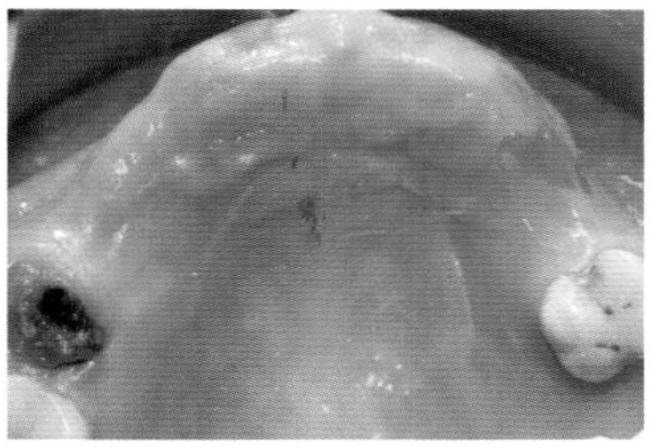
图4　术前口内殆面像

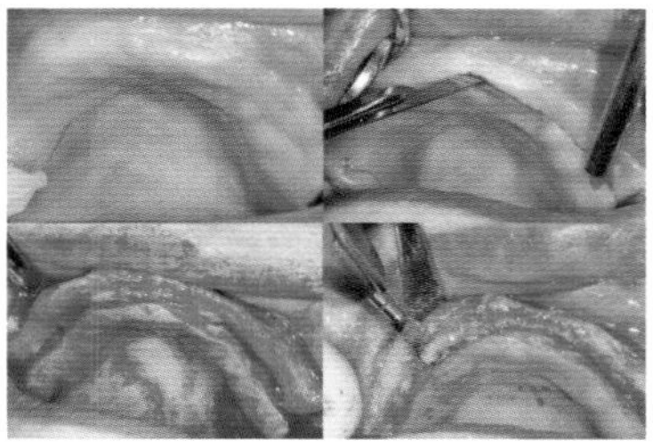
图5　外科手术，局麻下，沿牙槽嵴顶切开牙龈，翻瓣暴露牙槽骨，并进行骨修整

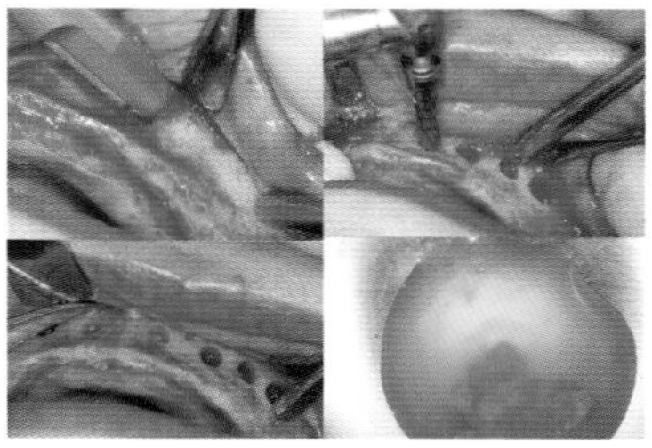
图6　在唇侧骨面获取自体骨，并预备营养孔

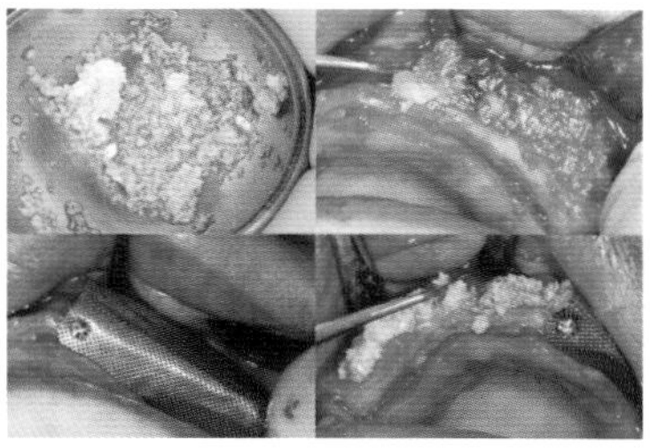
图7　使用自体骨混合Bio-Oss骨粉进行唇侧GBR

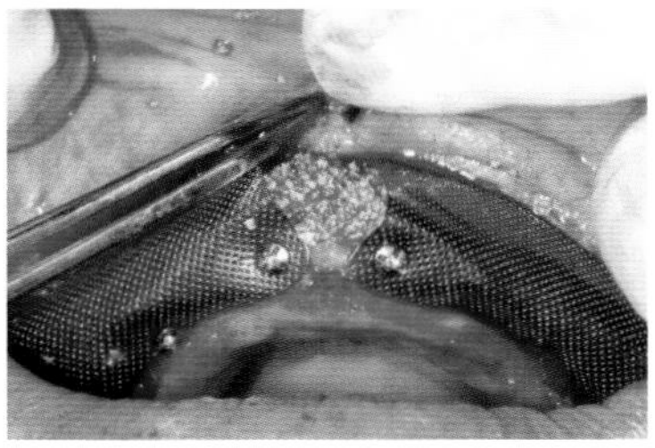
图8　使用钛网成形固定骨粉，固位钉固定钛网

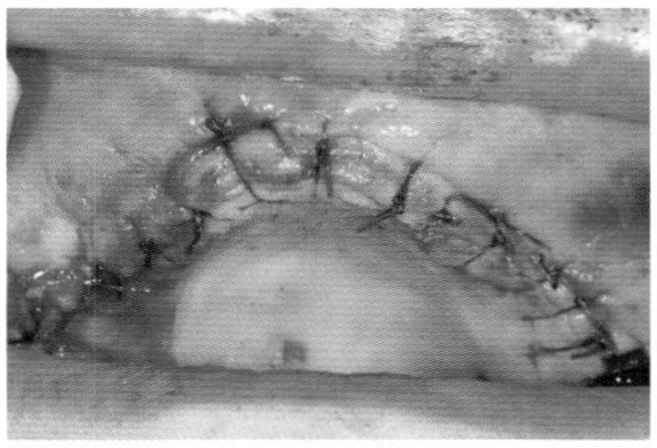
图9　关闭创口严密缝合

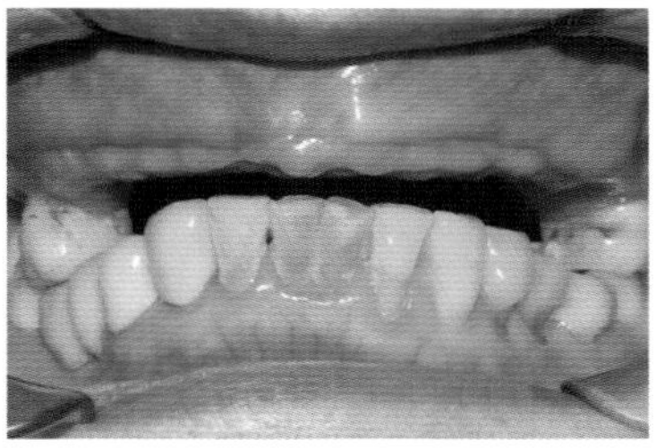
图10　2周后拆线复查，伤口愈合良好

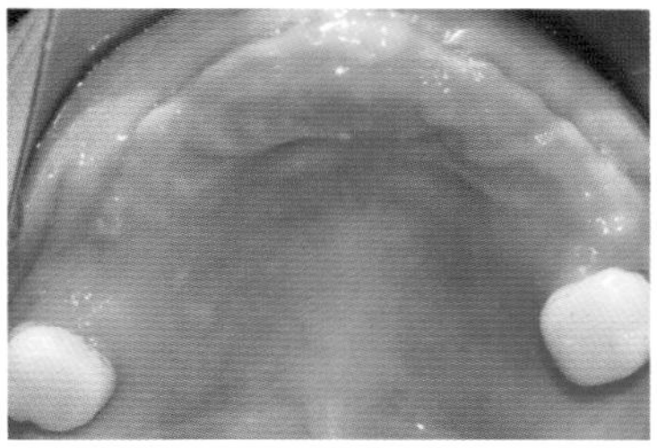
图11　术后半年复查，软组织愈合正常，未见钛网暴露

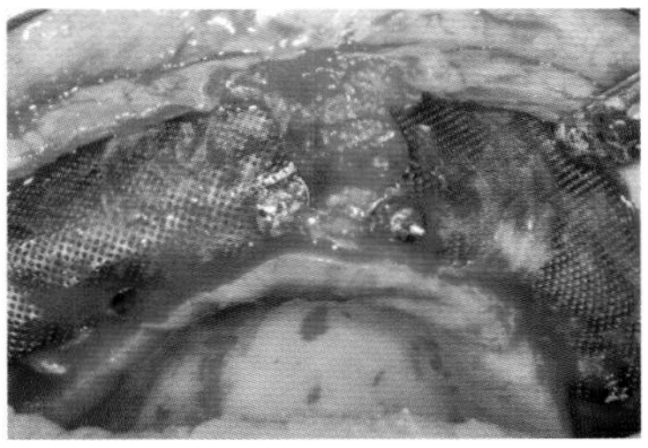
图12　二次手术暴露钛网，骨移植材料未见吸收

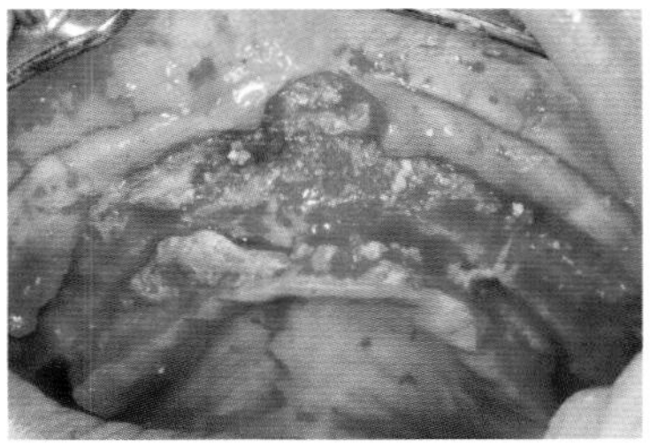
图13　去除钛网后可见成骨良好，进行骨修整

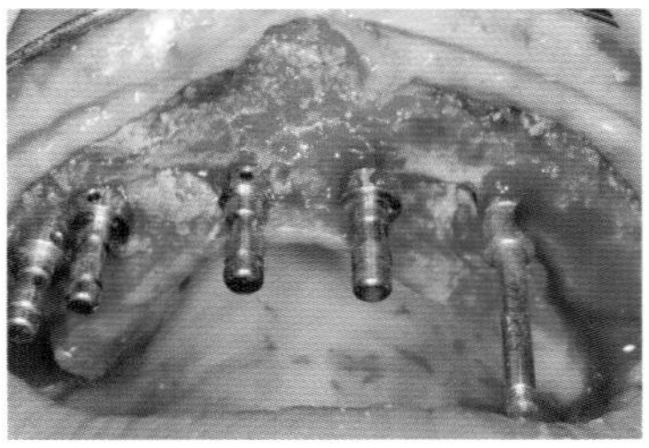
图14　种植位点定位，放置平行杆

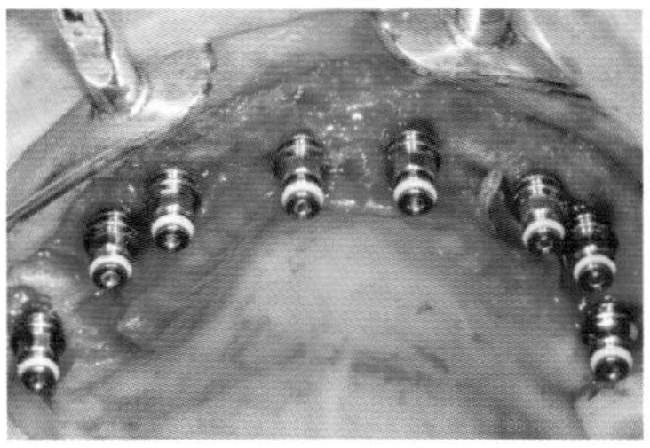
图15　植入8颗Osstem植体

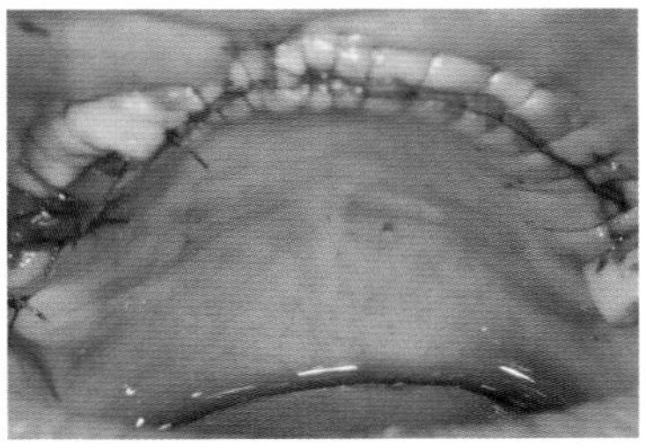
图16　关闭创口严密缝合

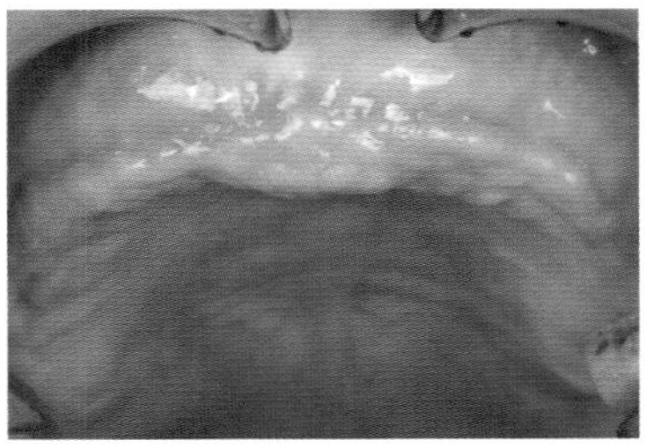
图17　4个月后软组织愈合良好

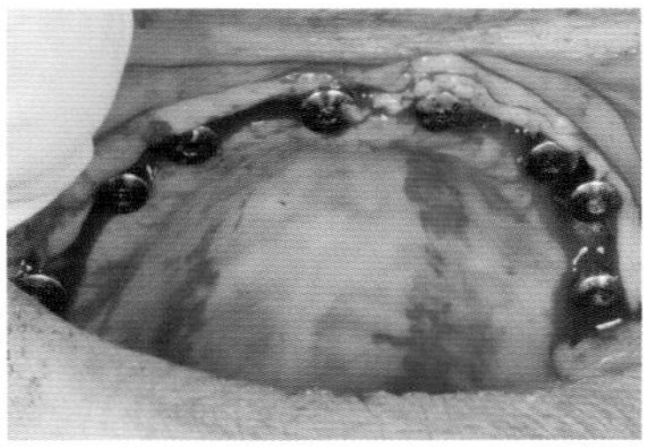
图18　二期手术安装愈合基台

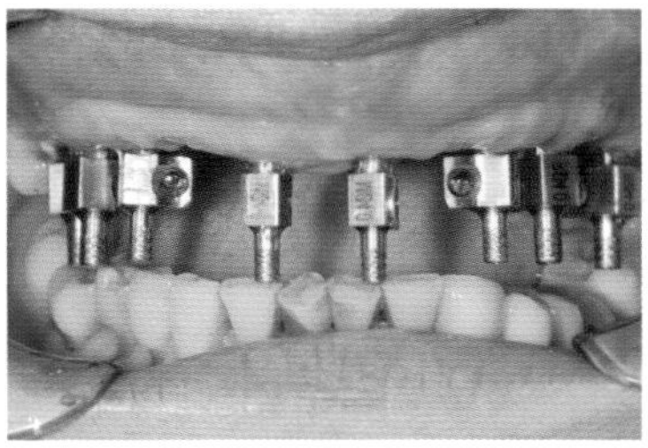
图19　1个月后安装开口印模杆进行取模

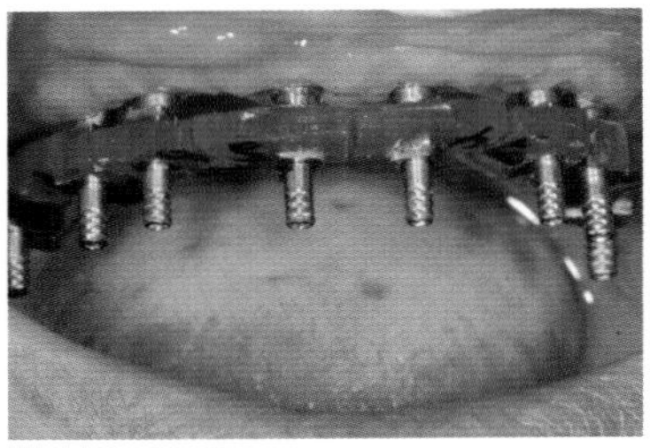
图20 开口印模杆试被动位

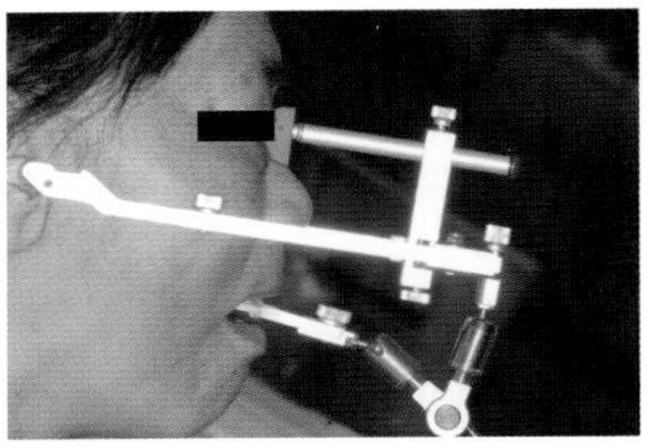
图21 面弓转移殆位关系

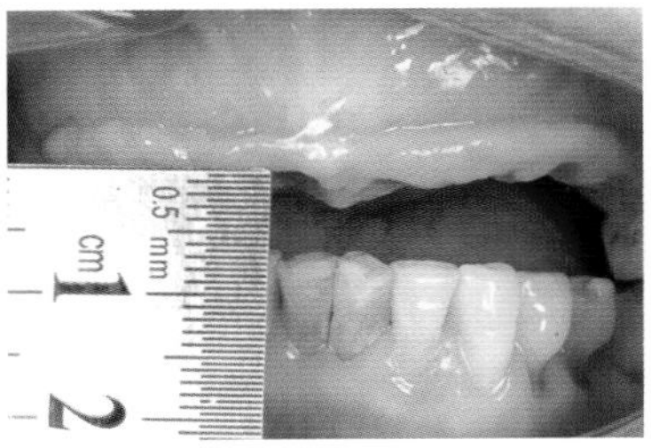

图22 确定颌间距

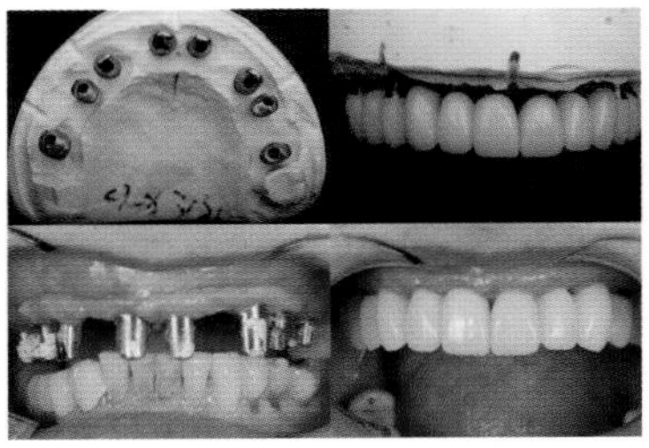
图23 制作临时修复体，对软组织进行塑形

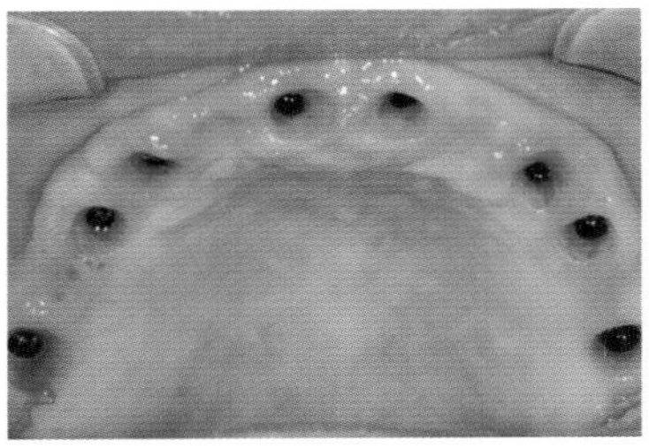
图24 临时修复体塑形1个月，袖口成形良好

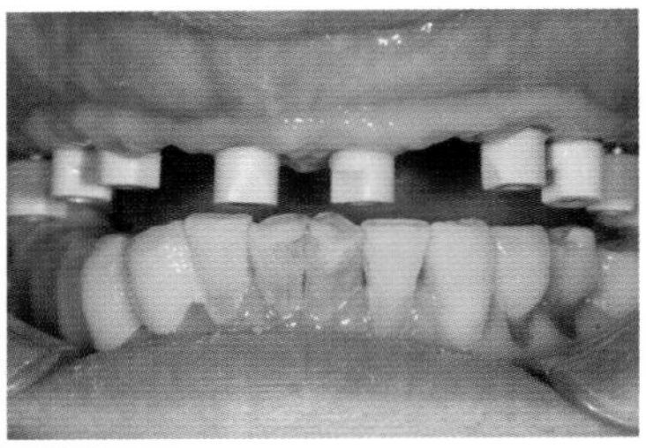
图25 口内安装扫描杆

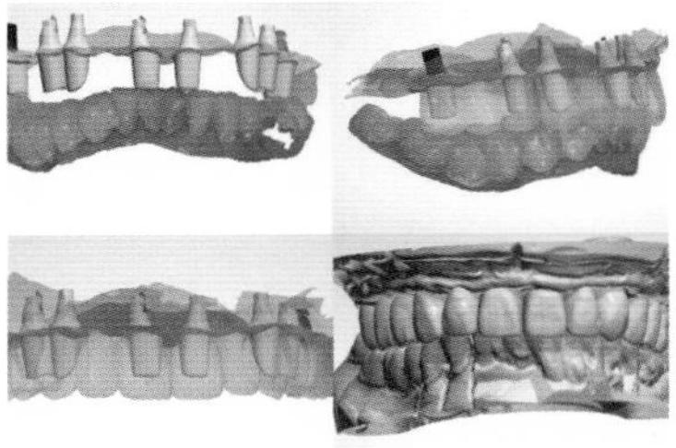
图26 口内扫描数据

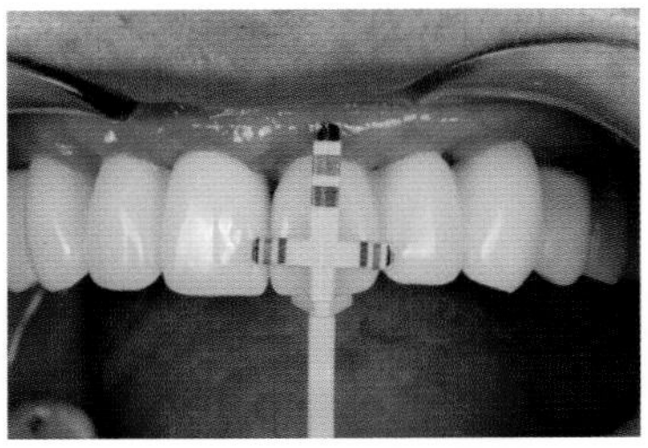
图27 评估临时修复体临床冠长宽比

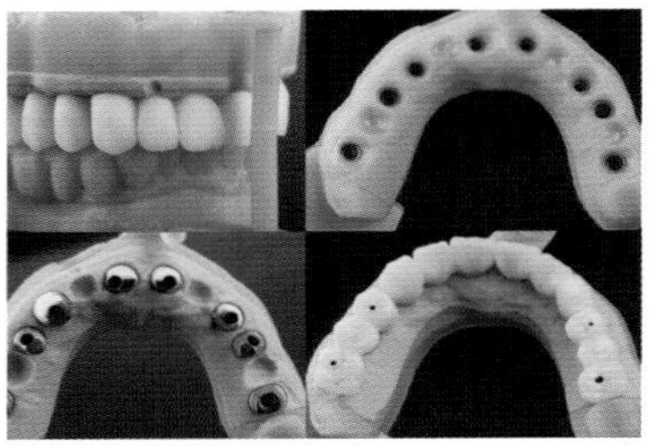
图28 使用3D打印技术打印模型并制作永久基台和修复体

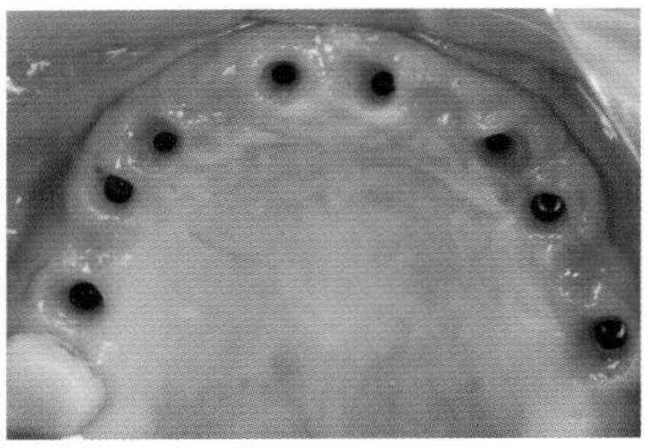
图29 安装修复体之前检查并清理袖口

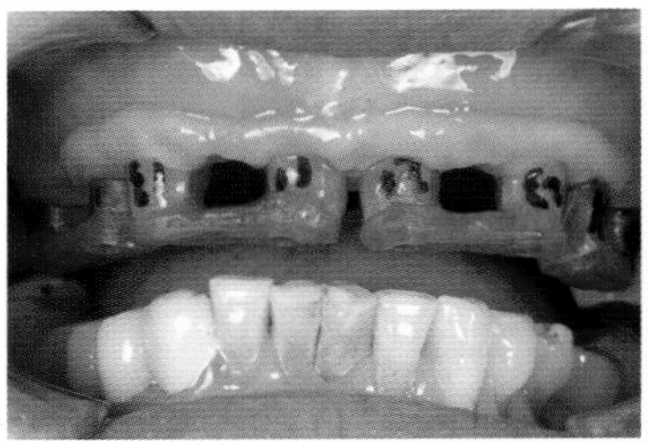
图30 使用树脂定位器口内安装个性化钛基台

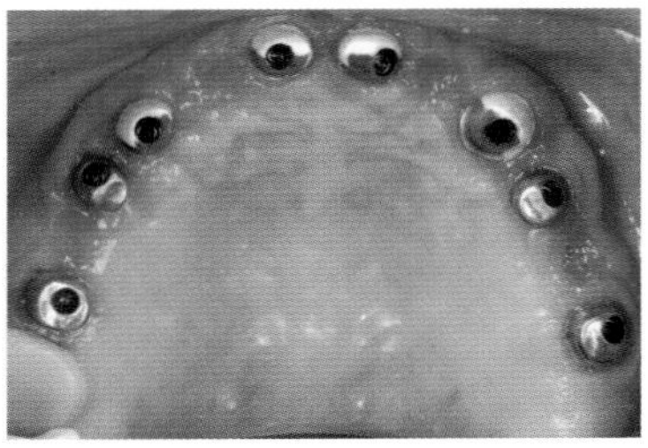
图31 基台口内就位完成

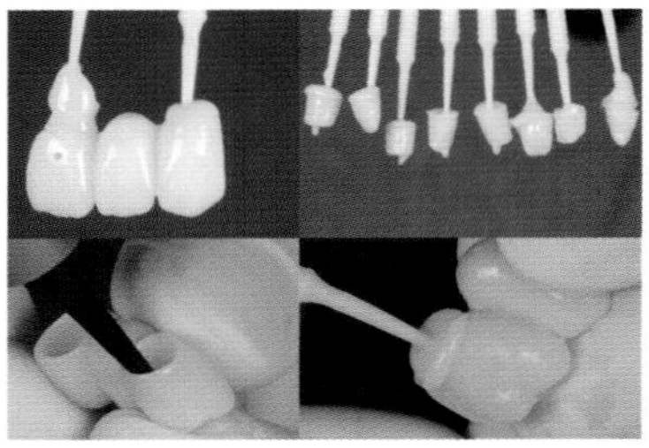
图32 制作粘接剂去除代型，粘接修复时避免粘接剂的残留

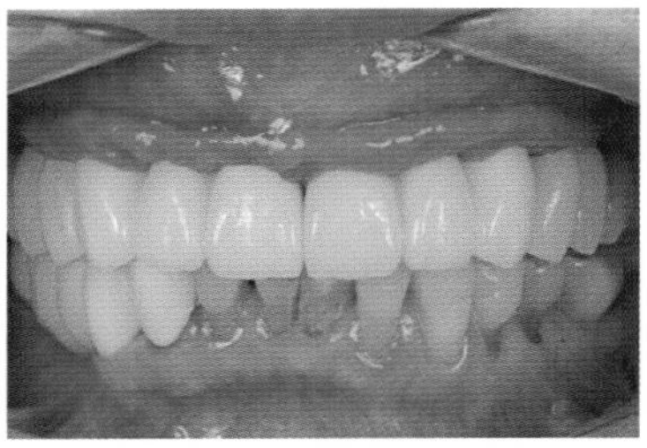
图33 安装修复体完成后口内像

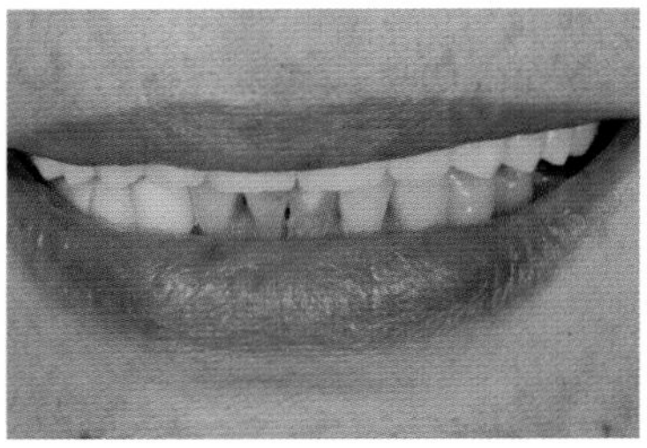
图34 完成修复后正面微笑像

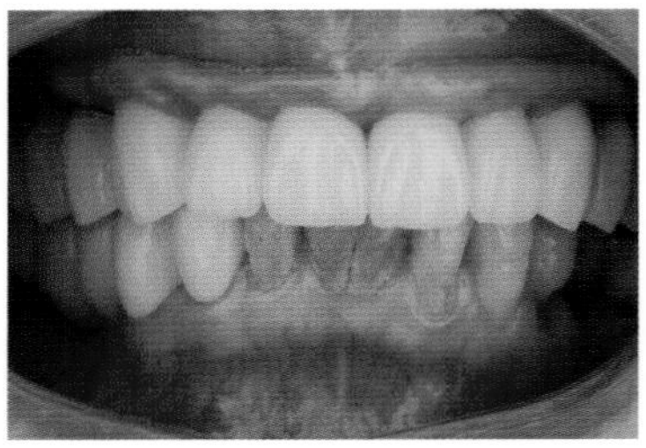
图35 完成修复后口内正面像

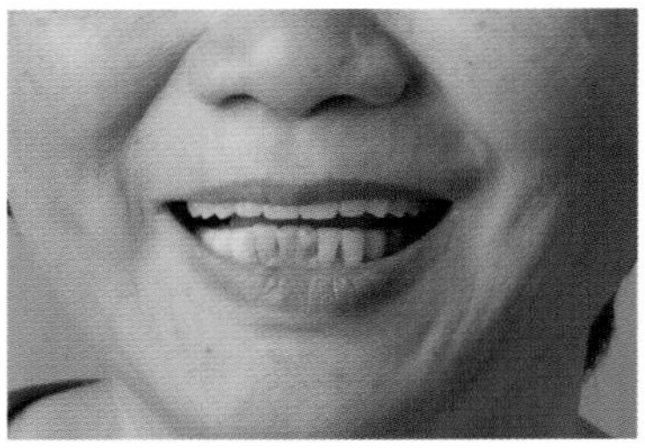
图36 1个月后复诊微笑像

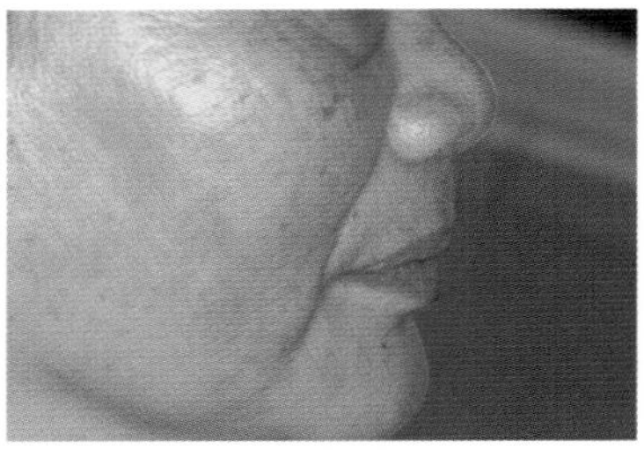
图37 1个月复诊侧面像

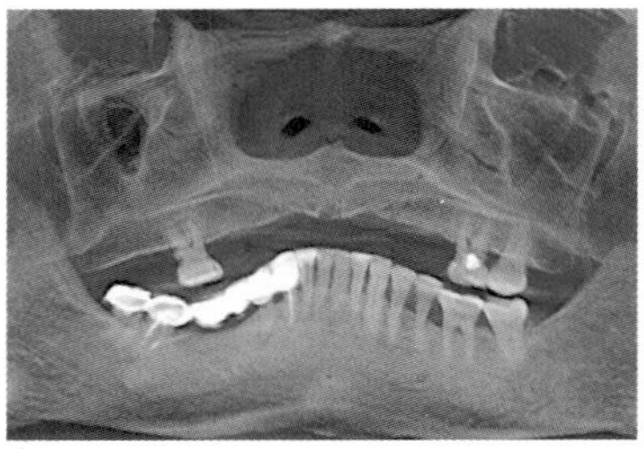
图38 术前全景片

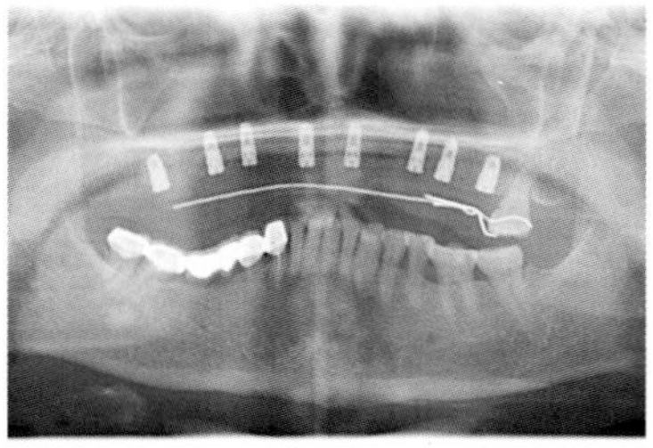
图39 植体植入后全景片

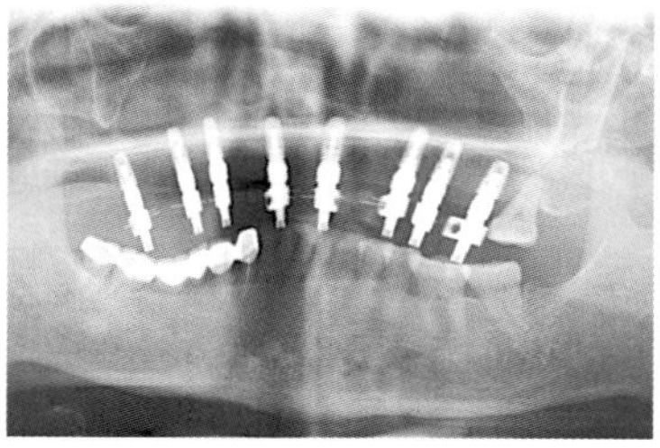

图40 取模时被动就位X线片

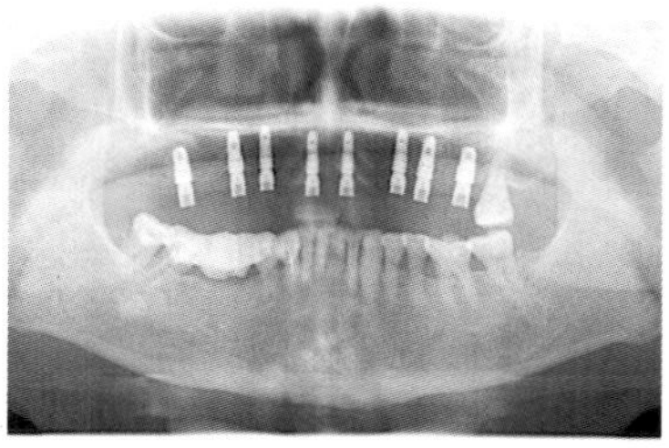

图41 扫描杆口内安装就位X线片检查

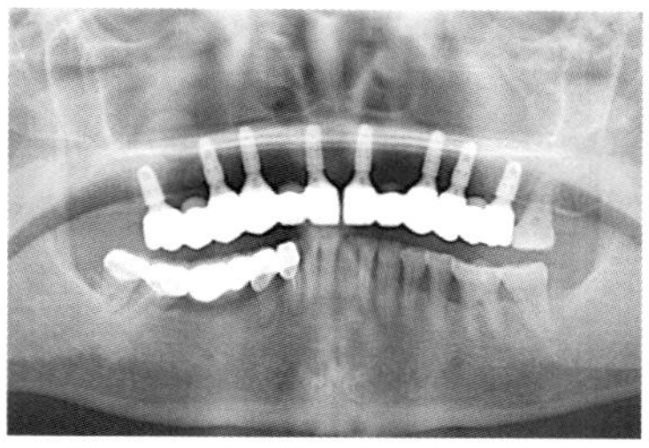

图42 修复体安装完成全景片

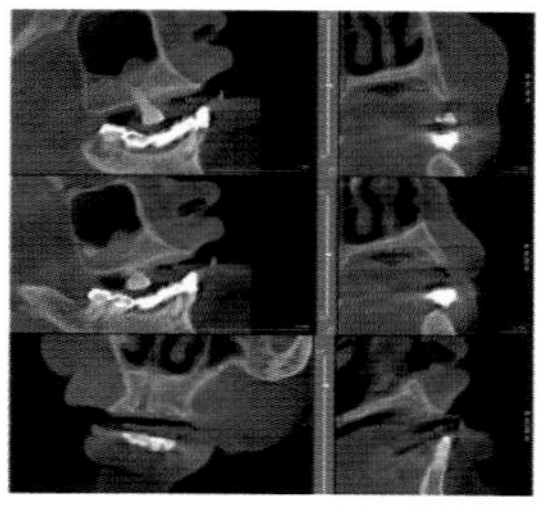

图43 术前CT截图

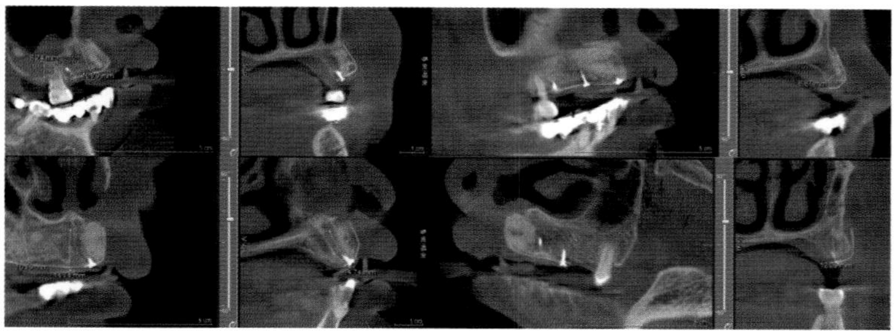

图44 植骨术后5个月CT截图

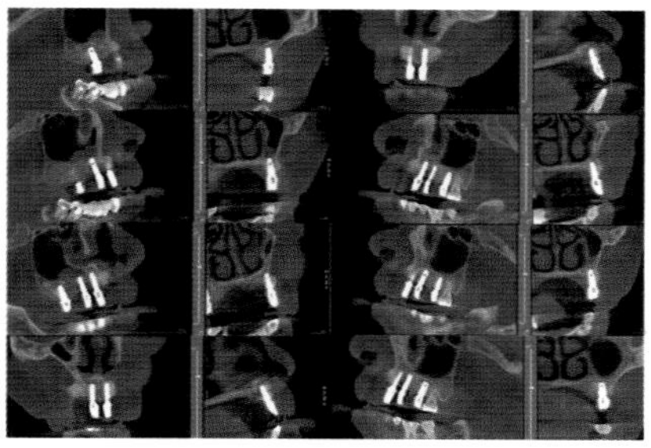

图45 修复体安装完成后CT截图

参考文献

[1] Wang HL, Boyapati L. "PASS" principles for predictable bone regeneration[J]. Implant dentistry, 2006, 15(1):8.

[2] Machtei EE. The effect of membrane exposure on the outcome of regenerative procedures in humans: a meta-analysis[J]. Journal of Periodontology, 2001, 72(4):512-516.

[3] Li L, Blake F, Heiland M, et al. Long-term evaluation after mandibular reconstruction with fibular grafts versus microsurgical fibular flaps[J]. Journal of Oral & Maxillofacial Surgery, 2007, 65(2):281-286.

[4] 周磊, 徐世同, 徐淑兰,等. 自体骨移植术中引导骨再生技术的应用研究[J]. 实用口腔医学杂志, 2008, 24(4):544-546.

[5] 耿威, 宿玉成, 徐刚,等. Bio-Oss结合Bio-Gide修复牙种植体周围骨缺损的组织学研究[J]. 口腔医学研究, 2005, 21(1):4-7.

[6] 林野, 邱立新, 李健慧,等. 上置法植骨技术与种植修复[J]. 中国口腔种植学杂志, 2000, 5(3):117-118.

[7] Hao J, Acharya A, Chen K, et al. Novel bioresorbable strontium hydroxyapatite membrane for guided bone regeneration.[J]. Clinical Oral Implants Research, 2015, 26(1):1.

伴有严重骨缺损的重度牙周病患者种植1例

朱榴宁 卜寿山 耿世秋

摘要

目的：本文将报道1例重度牙周炎患者伴有上颌前牙区严重骨缺损的患者，运用微创即刻种植、块状植骨结合GBR技术以及咬合重建技术进行个性化修复重建的病例。**材料与方法：**我们首先通过术前口腔全景片及CBCT获得患者全口骨量状态，然后对患者进行全口的龈上及龈下洁治，在牙周治疗完成后4周对患者的牙周状态进行再评估后拔除无法保留牙齿，并进行相应区域即刻种植，同期下颌升支处取块状骨移植于上颌前牙区，并植入骨粉行GBR术。6个月后，进行上颌前牙区延期种植术，术后4个月行种植二期手术。最后，于修复科使用殆架进行咬合重建后完成上部结构修复。**结果：**块状骨移植后6个月复查，骨质成活良好未见明显吸收，种植术后影像学确认种植体植入方向良好，骨结合良好。上部结构修复后，患者咀嚼功能恢复良好，患者对外形满意。**结论：**对于伴有骨缺损的重度牙周病患者的种植修复应以修复为导向，结合微创理念，为患者最大限度地恢复面型及咬合关系提供个性化的治疗方案。

关键词：牙周炎；骨增量；即刻种植

慢性牙周病在中老年人群中十分普遍。牙周病患者常伴有牙周骨质的缺损，尤其是重度牙周病患者。目前对于重度牙周病导致松动无法保留的牙齿，多数临床医生建议选择尽早拔除患牙后再进行种植修复的治疗方案。但是选择即刻种植还是延期种植，临床医生之间还存在争论。本病例中同时采用了即刻种植、延期种植以及骨缺损植骨后延期种植技术，都达到了满意的效果，我们认为，只要术前严格筛选，牙周病即刻种植及延期种植都可以达到一样的成功率。

一、材料与方法

1. 病例简介 50岁男性患者。主诉为“牙列缺损伴咀嚼无力2年余，要求种植修复”。2年前患者因上前牙松动于当地医院拔除，后未经修复治疗。2年来，患者自觉全口多数牙松动，咀嚼无力，现要求种植修复。既往体健，否认系统病史、传染病史、药物过敏史、无服用双膦酸盐类药物史。专科检查：患者面部左右基本对称，开口行开口度正常，左侧关节区轻度闭口末弹响。14、15、21、22、26、34、35缺失，21、22缺损处颊侧凹陷明显。12、13、33、32、31、41、42、43重度牙周炎，松动Ⅲ度。口腔黏膜未见明显异常。全景片及CBCT检查：原21、22所在处牙槽骨菲薄。

2. 诊断 牙列缺损；上颌骨缺损；重度牙周炎。

3. 治疗计划

（1）牙周基础治疗。

（2）拔除无法保留牙齿即刻种植，并同期行左侧上颌骨骨增量术：右侧下颌角块状骨切取移植术修复左上颌骨的腭侧缺损。

（3）骨增量术半年后延期种植手术。

（4）上部结构修复：使用殆架，并使用活动假牙逐渐抬高咬合进行咬合重建。最终修复体为可铸金基底个性化基台+螺丝固位金瓷桥。

4. 治疗过程（图1～图17）

（1）术前行口腔全景片及CBCT检查，结合牙周系统检查评估患者牙周情况后由专业牙周医师进行牙周系统治疗，包括龈上洁治和龈下刮治术，治疗4周后再次评估牙周状况。

（2）种植手术：拔除12、13、33、32、31、41、42、43，同期于下颌前牙区即刻植入种植体4颗，上颌前牙区即刻植入种植体1颗，后牙区翻瓣后植入种植体3颗。同时，取右下颌升支处块状骨置于左上颌前牙区，并植入骨粉行GBR术。

（3）骨增量后二次种植手术：骨增量术后6个月，拔除11，左上颌前牙区翻瓣后见植骨区骨质成活良好，未见明显骨质吸收。植入种植体2颗。

（4）上部结构修复：二次种植手术后4个月，复查全景片示种植体骨结合可，行二期种植术。因全口多数牙缺失，患者咬合过紧，遂使用活动假牙逐渐抬高咬合，并最终以殆架进行咬合重建。

二、结果

块状骨移植后6个月复查，骨质成活良好未见明显吸收，种植术后影像学确认种植体植入方向良好，骨结合良好。上部结构修复后，患者咀嚼功能恢复良好，患者对外形满意。

作者单位：江苏省人民医院

通讯作者：卜寿山；Email: bushsh@vip.sina.com

三、结论

对于伴有骨缺损的重度牙周病患者的种植修复应以修复为导向，结合微创理念，为患者最大限度地恢复面型及咬合关系提供个性化的治疗方案。

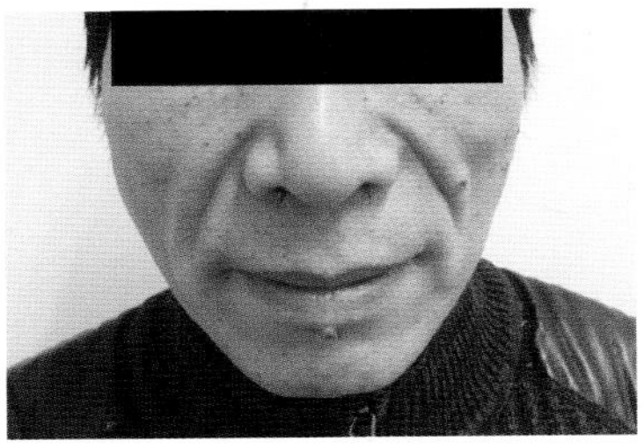
图1　治疗前面像

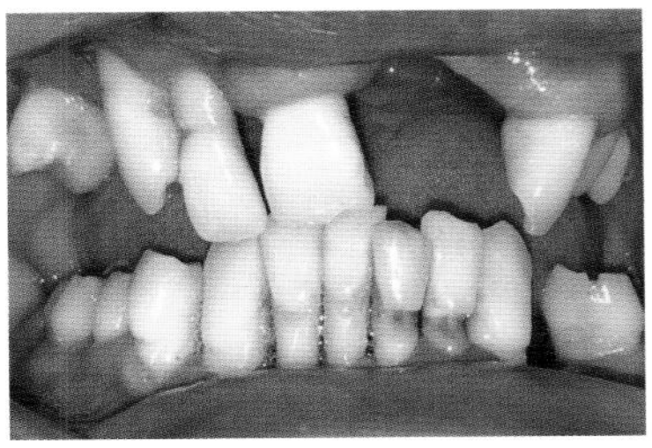
图2　治疗前口内像

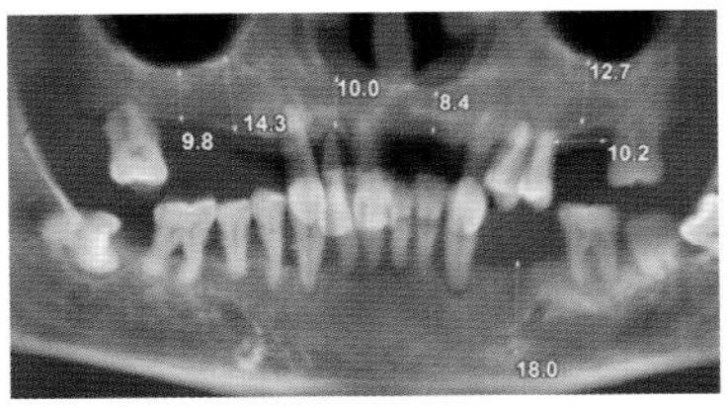

图3　治疗前CBCT 1

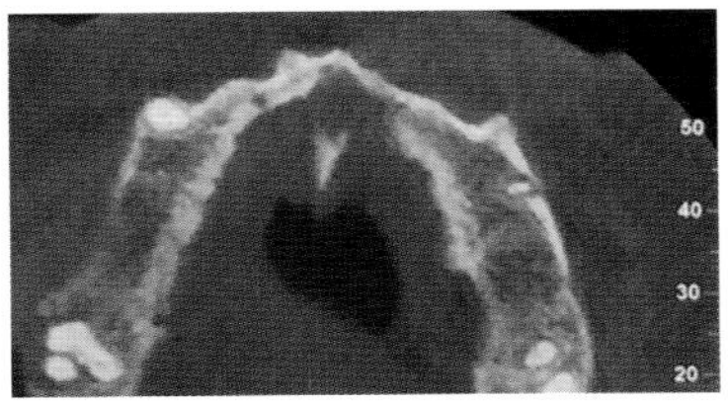

图4　治疗前CBCT 2

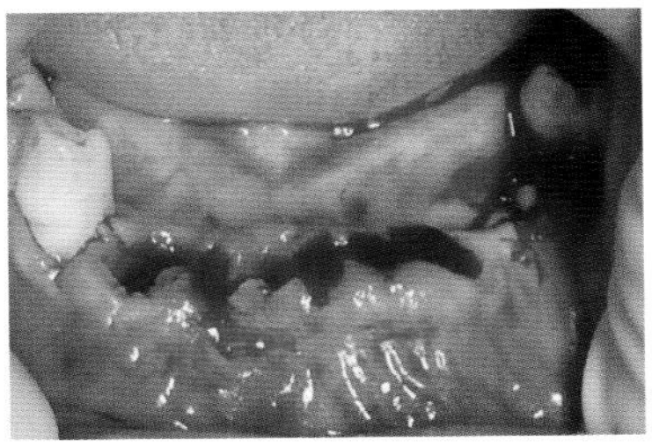
图5　拔牙

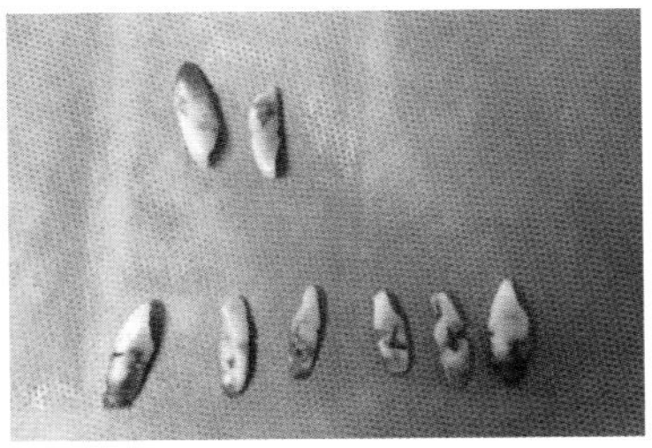
图6　拔除的牙齿

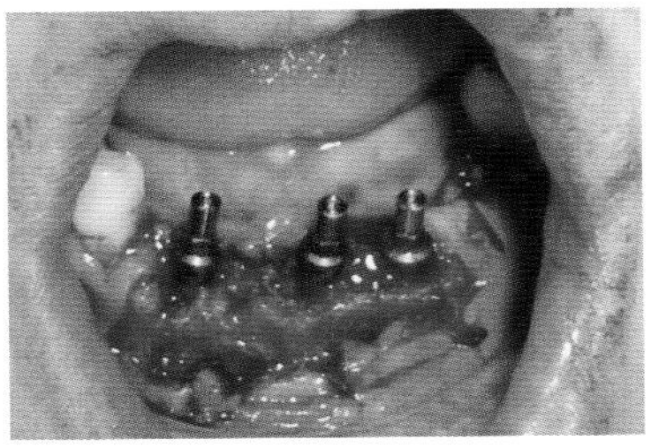
图7　即刻种植

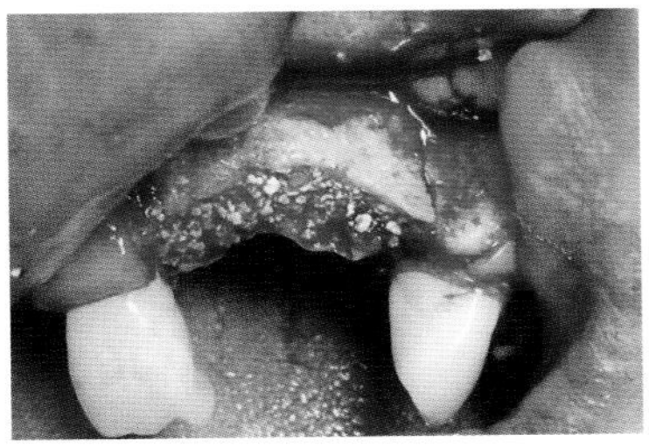
图8　上颌骨增量

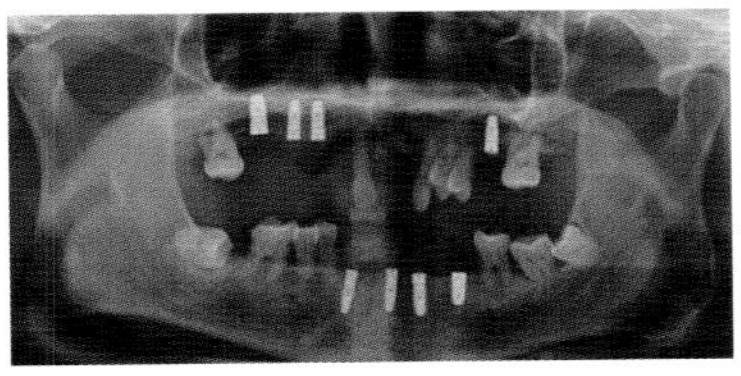
图9　种植后曲面断层片

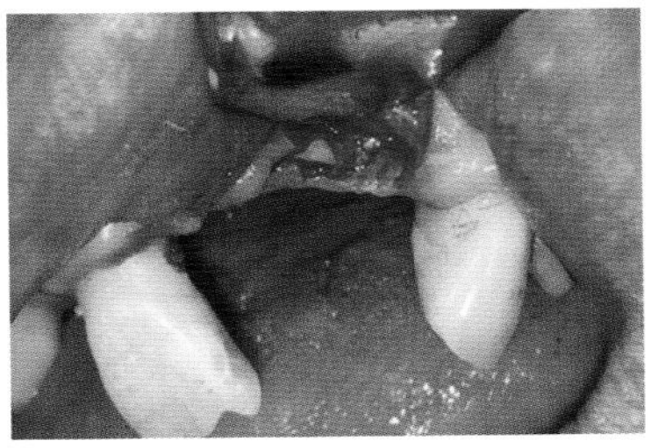
图10　8个月后延期种植1

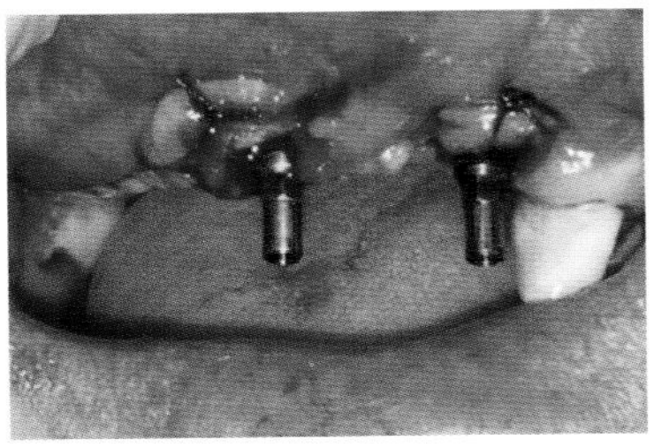
图11　8个月后延期种植2

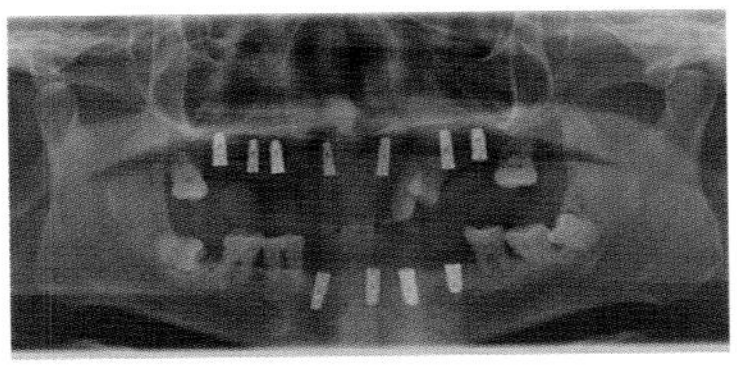
图12　延期种植后曲面断层片

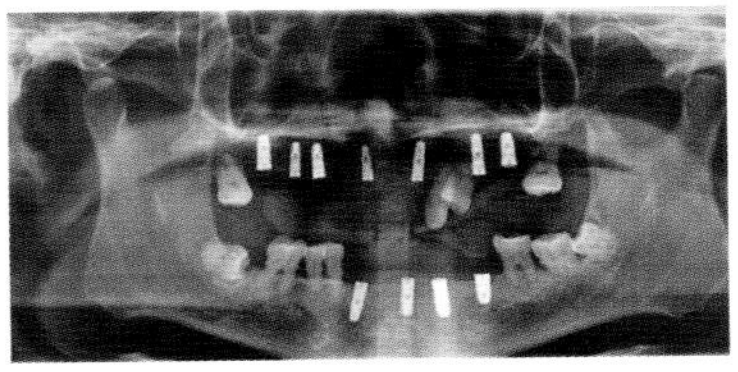
图13　种植术后6个月曲面断层片

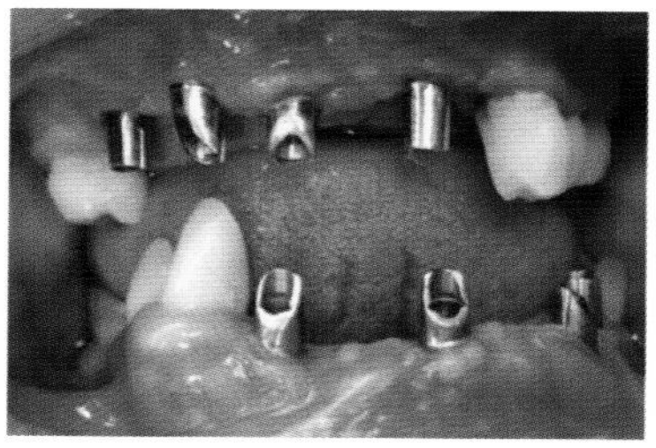

图14 6个月后咬合重建1

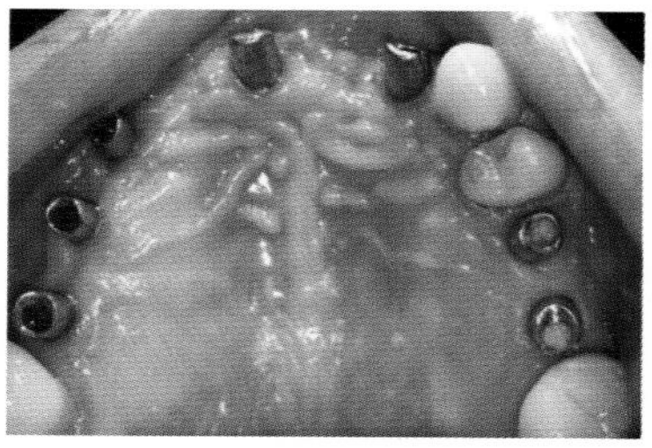

图15 6个月后咬合重建2

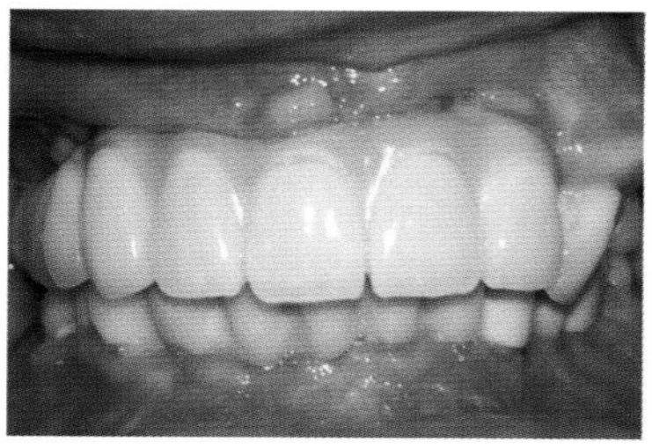

图16 戴牙后1年半口内像

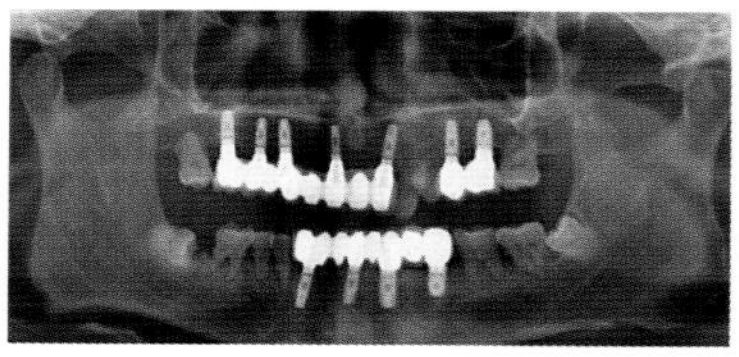

图17 戴牙后1年半曲面断层片

参考文献

[1] 叶平.牙周病区域的即刻种植[J].中国实用科学杂志,2011,04(3):138-139.

[2] Pjetursson B E, Helbling C, Weber H P, et al. Peri-implantitis susceptibility as it relates to periodontal therapy and supportive care[J]. Clinical Oral Implants Research, 2012, 23(7):888-894.

[3] 林野,李健慧.口腔种植修复临床效果十年回顾研究[J].中华口腔医学杂志,2006,41(3):131-135.

[4] Deng F, Zhang H, Zhang H, et al. A comparison of clinical outcomes for implants placed in fresh extraction sockets versus healed sites in periodontallycompromised patients: a 1-year follow-up report[J]. IntJ Oral Maxillofac Implants,2010, 25 (5) :1036 -1040.

[5] Alves CC, Correia AR, Neves M.Immediate implantsand immediate loading in periodontally compromised patients -a 3 -year prospective clinical study[J]. Int JPeriodontics Restorative Dent, 2010, 30 (5) :447-455.

环钻挤压式内提升术在上颌后牙严重骨量不足中的临床应用观察

乔佳云　陈峰

摘要

目的：在上颌后牙区严重骨量不足时采用环钻挤压式内提升术同期植入植体并修复完成。**材料与方法：**对1例上颌后牙区RBH 1.5mm的患者，采用环钻挤压式内提升术同期植入德国Ankylos B11种植体，提升高度高达10mm，术后1年进行种植固定桥修复。修复完成后1年、2年、3年随访，检查有无种植义齿的修复并发症。**结果：**上颌窦内提升术是可预期的增加上颌后部骨高度的方法，它依赖于骨壁的高度骨再生能力和骨移植材料。

关键词：骨挤压；内提升；上颌窦

RBH（剩余牙槽骨高度）：上颌后牙缺失区上颌窦底至牙槽嵴顶之间的距离。1998年的分类标准：①RBH>10mm常规种植。②6mm<RBH<10mm单纯内提后种植。③4mm<RBH<6mm内提并植骨同期。④RBH<4mm侧壁开创并植骨后延期。

大部分学者认为，如果采用内提升术并同期植入植体，RBH将无法保证种植体植入后的初期稳定性，故此采用延期种植，这种治疗方案由于需要此手术，增加了患者负担和复诊次数，需要较长的治疗疗程。缩短诊疗进程，尽快恢复患者的咀嚼功能和美学需求是牙种植学研究的一个重要课题。

一、材料与方法

1. **病例简介**　62岁女性患者。右侧上下后牙长期缺失，要求种植修复。检查：47区骨量充足，软组织量充足，治疗计划：简单种植，植入Ankylos B11植体（图1、图2）。15区骨宽度高度不足（高度6.26mm，宽度5.7mm）。17区1.5mm菲薄骨壁，RBH严重不足。患者全身健康状况良好、无吸烟史。术前给予牙周宣教和基础治疗。

2. **诊断**　牙列缺损。

3. **治疗计划**

（1）15区骨劈开，骨挤压，同期植入Ankylos A 9.5植体（图3～图5）。

（2）17区骨环技术同期植入Ankylos B11植体。骨环技术（环形截骨术）是一般在正中联合区域用环形钻取骨成环，先在所取骨正中预备种植窝，最后再整体取下所需骨块。骨环适当整塑成形，以适应拔牙窝，在这之后，把种植体拧入骨环，从准备好的基体骨上获得初期稳定性（图6、图7）。

4. **治疗过程**

（1）47区手术过程：47区翻瓣，颊侧用环钻取骨环，植入Ankylos B11植体1颗，达到良好初期稳定性，取骨位置植入Bio-Oss骨粉，Bio-Gide骨膜覆盖，上愈合帽，对位缝合（图8～图14）。

（2）15区手术过程：先锋钻初级备洞，根据植体直径和骨密度选择初级钻，根据初级钻选择内提升工具直径，逐级骨挤压达到对应的植体直径，植入生物材料，植入Ankylos A 9.5植体（图15、图16）。

（3）17区手术过程：在牙槽嵴顶用直径3mm的骨环做一个环形骨切口，切入深度为0.5～1.5mm，然后用内提升工具轻轻敲击使骨块游离，随后用骨挤压工具将骨块和黏膜一同提升并逐级挤压至需要的高度和宽度，随后植入人工骨材料，最后植入植体Ankylos B11植体。关键时刻意想不到骨环碎了，无奈之下只能放弃使用骨环，联合应用GBR＋Inlay技术获得垂直骨增量。骨环磨碎和骨粉混合进行内提升（图17～图21）。

（4）半年后：CT复查，15、17新骨形成，植体被骨组织包绕，稳定性良好（图22、图23）。进行种植取模，15、17个性化纯钛基台，纯钛烤瓷冠粘接固位，47纯钛基台一体冠螺丝固位（图24～图29）。

二、结果

最终修复体在牙冠形态、牙龈形态以及相互协调上都有很好的美学效果。

作者单位：尚善口腔医生集团
通讯作者：乔佳云；Email: 656282256@qq.com

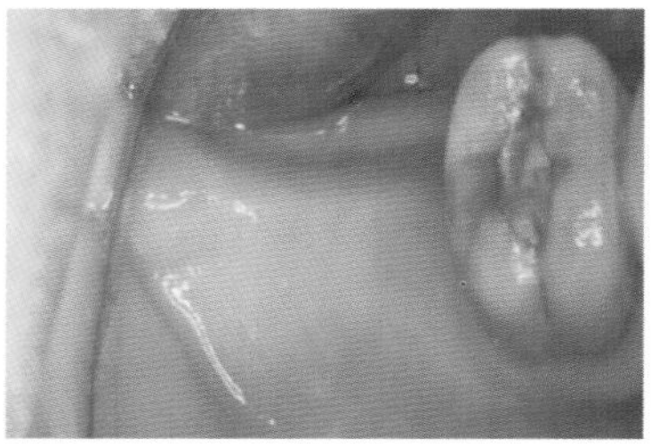
图1 47术前口内像

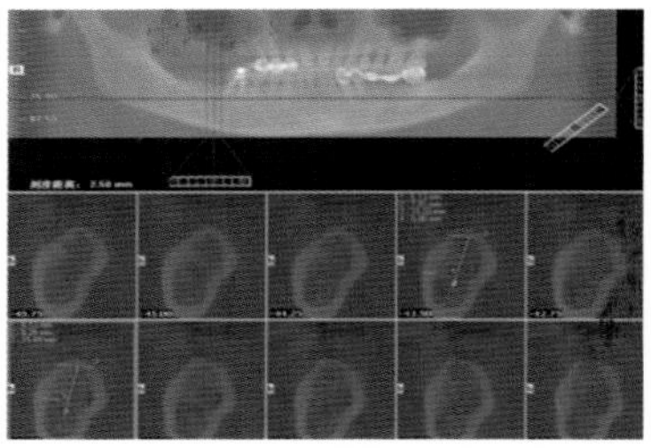
图2 47术前CBCT

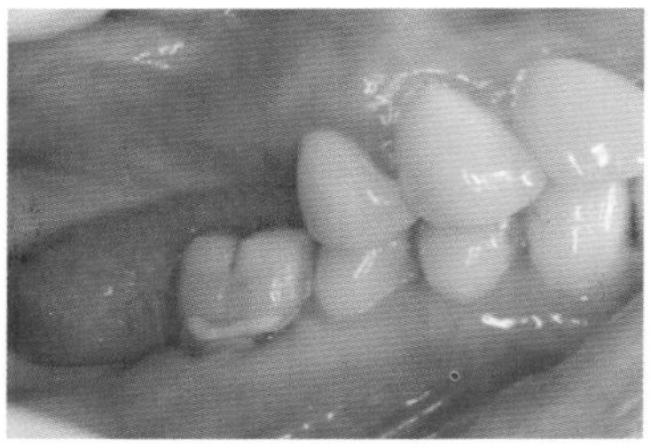
图3 15、17术前口内咬合像

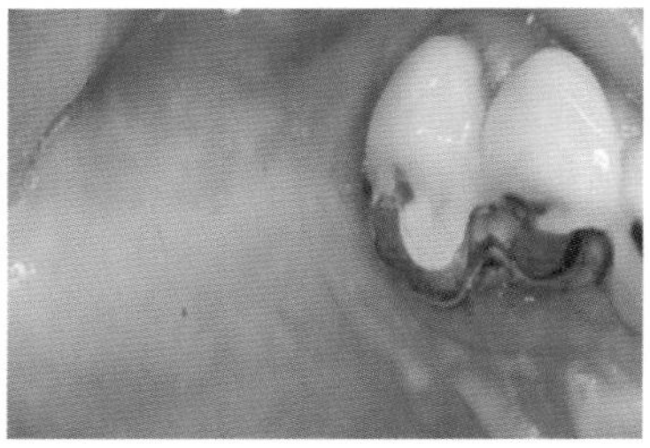
图4 15、17术前口内像

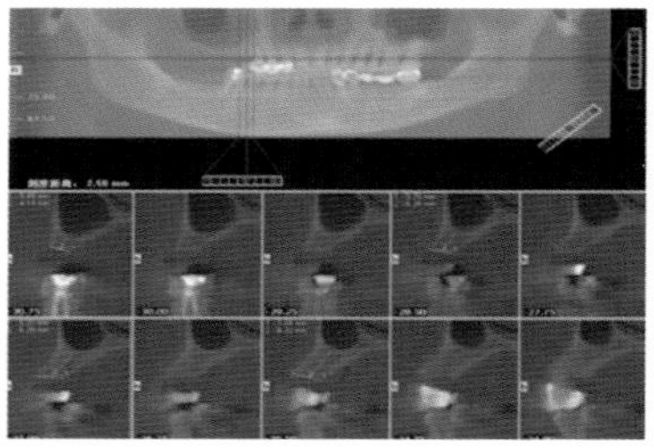
图5 15术前CBCT

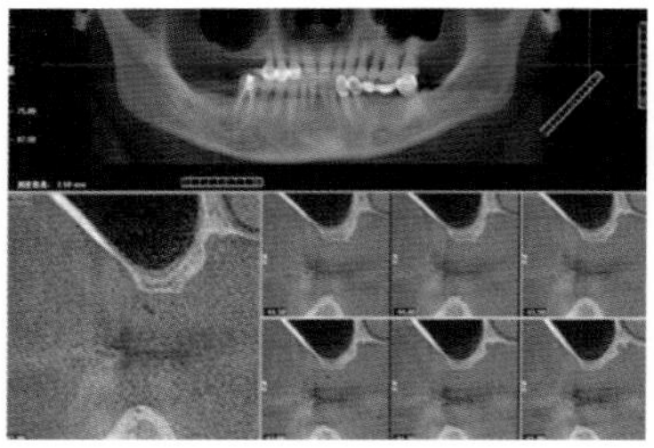
图6 17术前CBCT

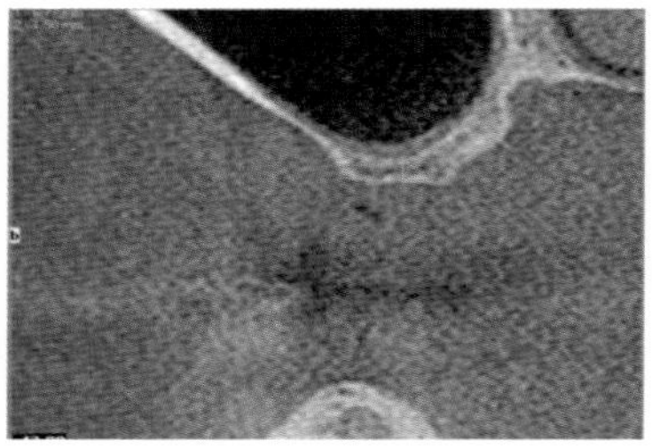
图7 17垂直骨量

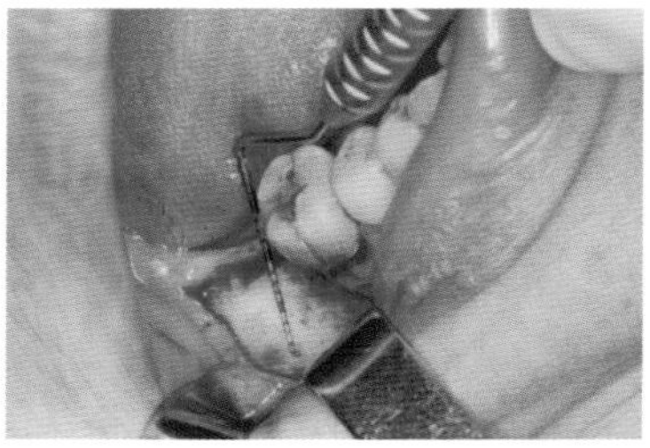
图8 47翻瓣

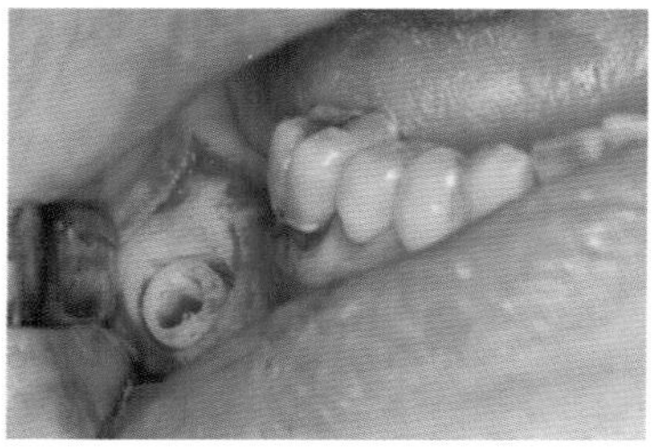
图9 47颊侧骨板骨环制备

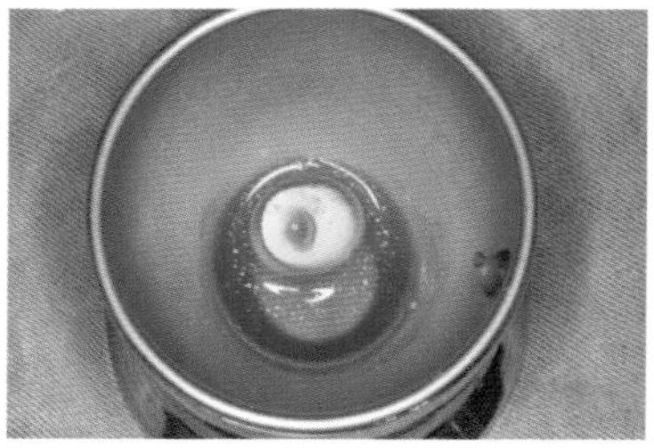
图10 取出的骨环

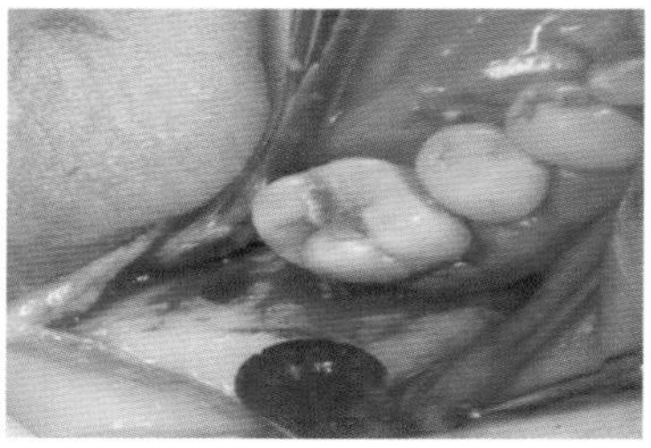
图11 47种植窝制备

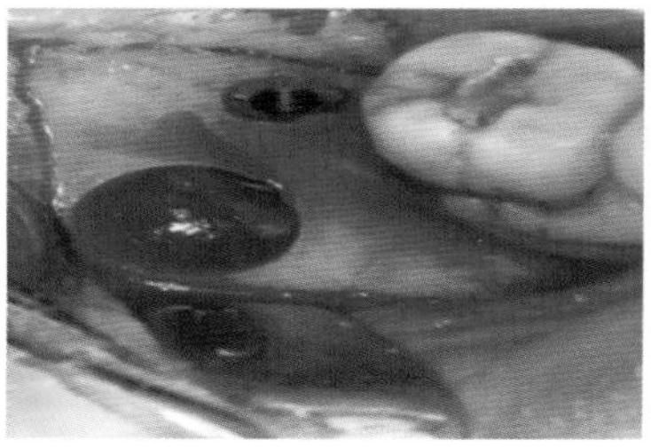
图12 47植入植体

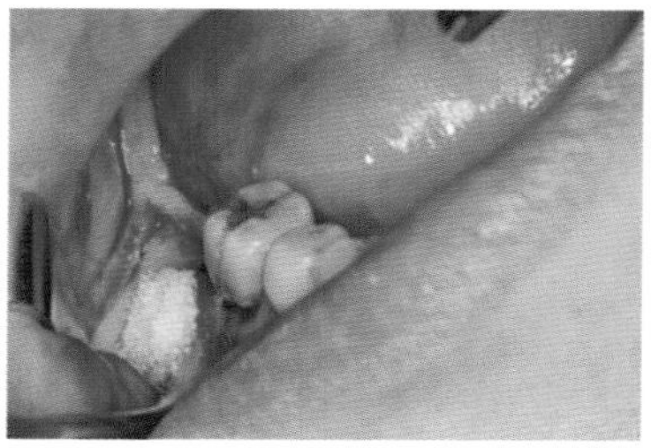
图13 取出的骨环窝内植入骨粉

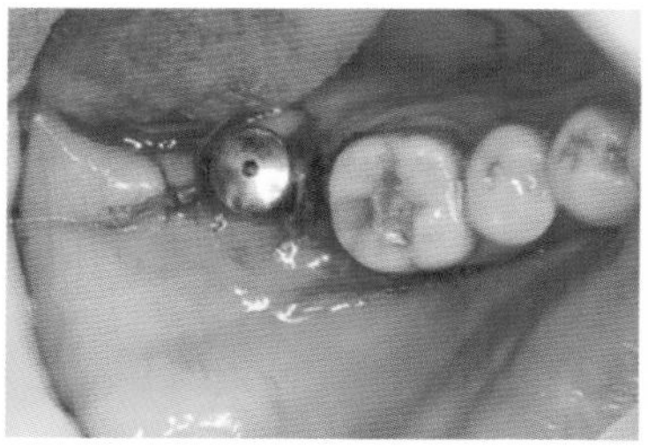
图14 47术后像

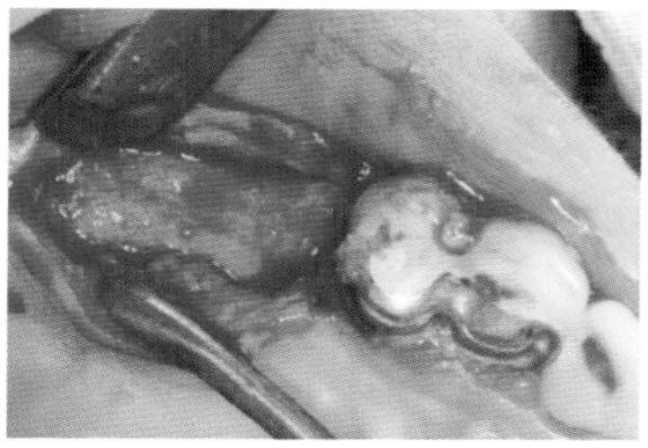
图15 15、17翻瓣

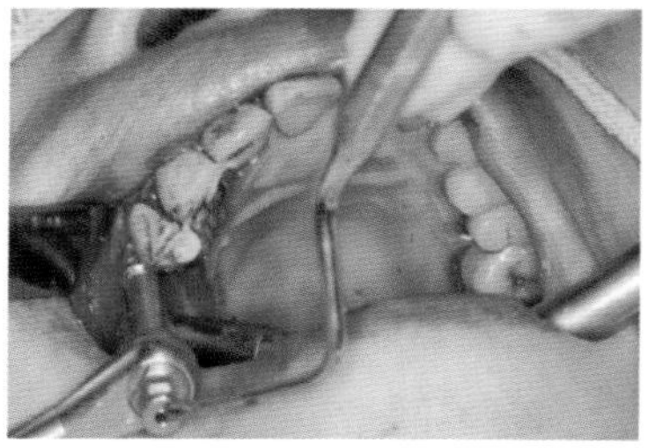
图16 15种植窝预备

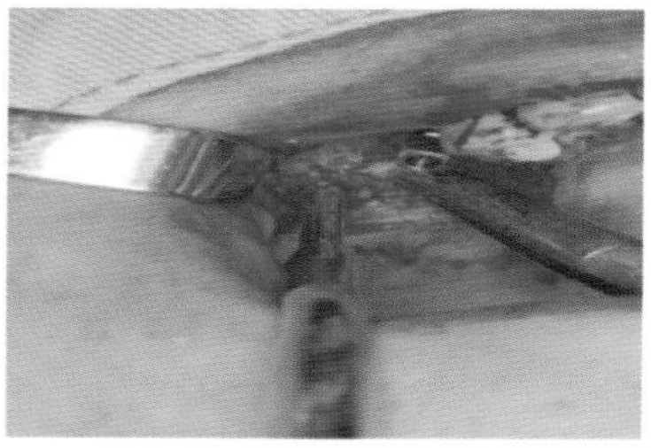
图17 15植入植体，17种植窝制备

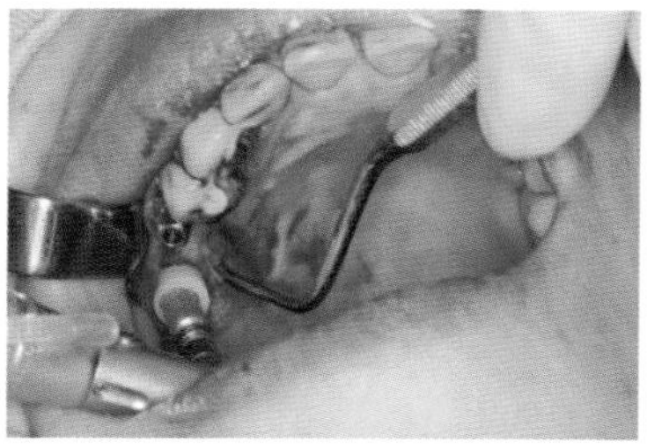
图18 17放入骨环

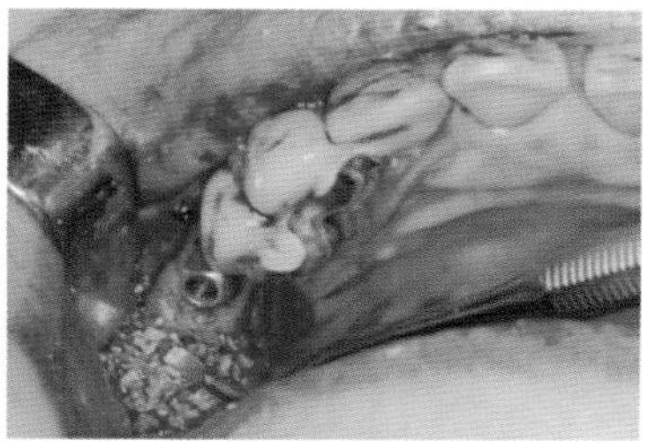
图19 17植入植体

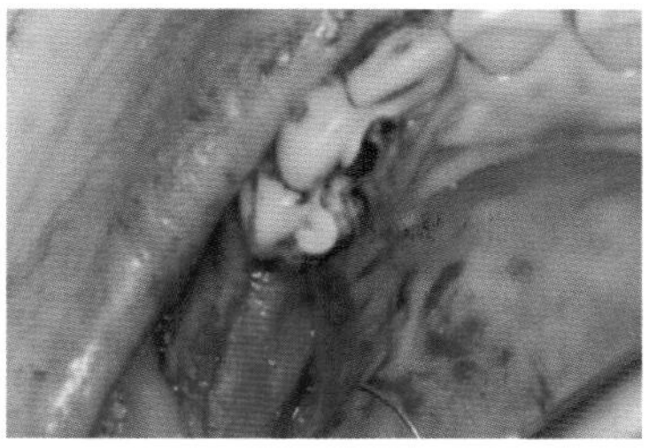
图20 15、17种植区植骨盖膜

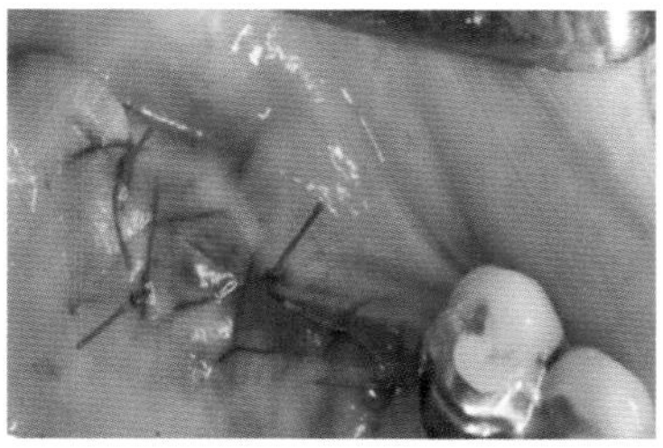
图21 15、17术后

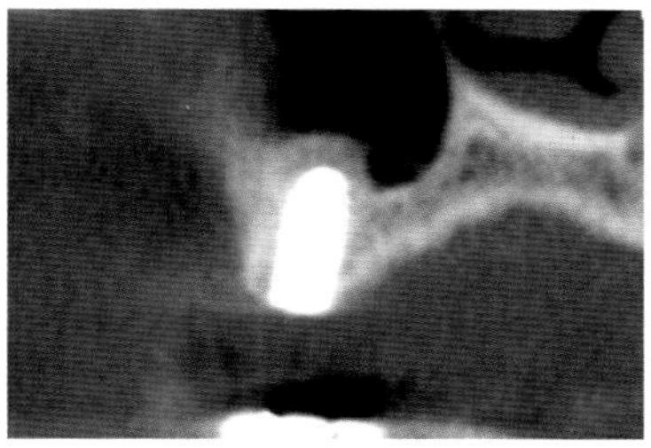
图22 15术后CBCT

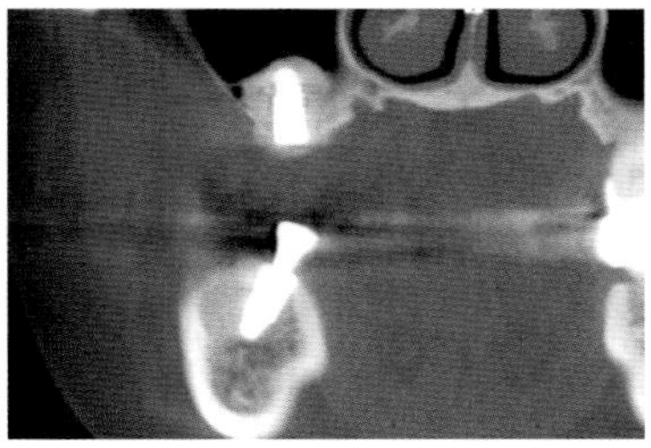
图23 17、47术后CBCT

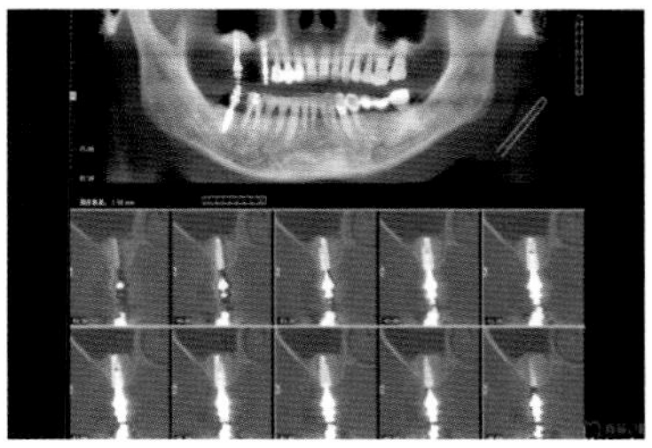
图24 修复前CBCT

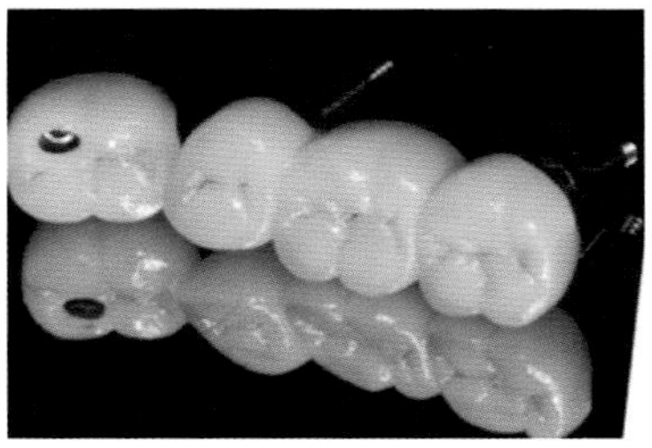
图25 修复体

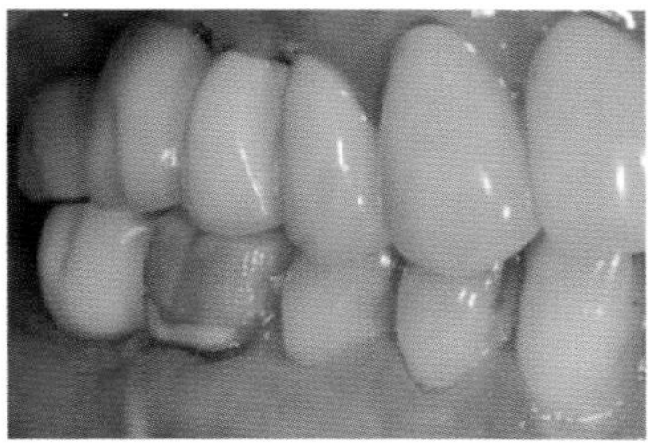
图26 修复后口内咬合像

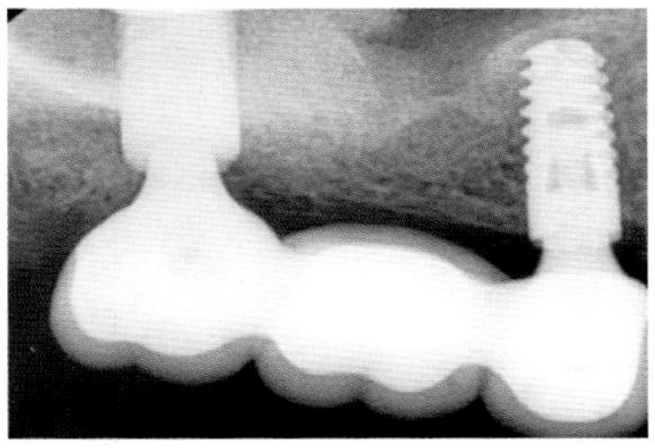
图27 修复后根尖片

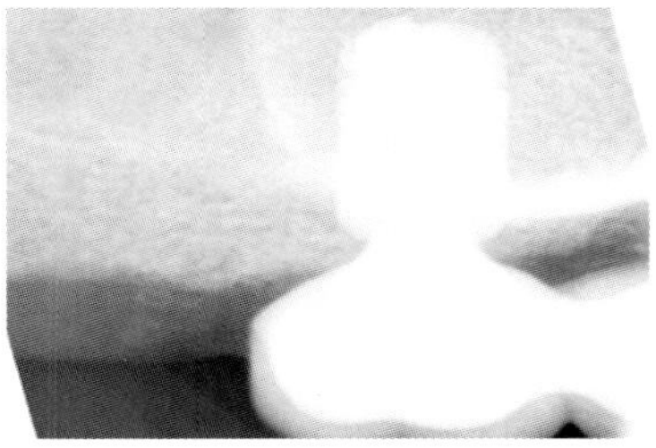
图28 17修复后3年根尖片

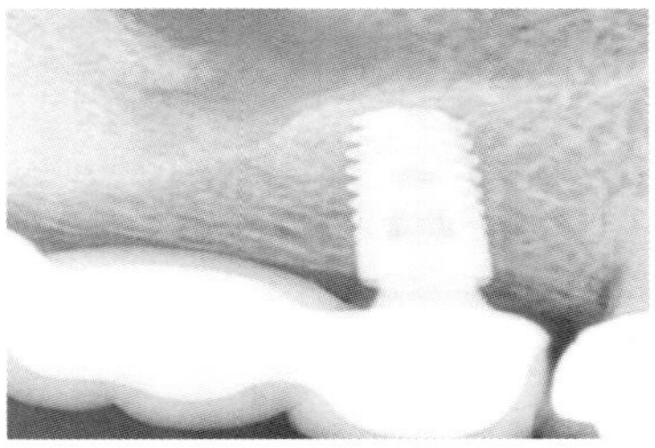
图29 15修复后3年根尖片

三、讨论

1. RBH并非是决定是否同期植入种植体的唯一标准，窦底或牙槽嵴的骨皮质的质量也与能否完成同期植入密切相关。

2. 采用颈部扩大设计的种植系统、植体表面粗化处理有助于增加种植体的初期稳定性。

3. 种植导板和计算机辅助设计、短种植体的应用可减少手术的风险和难度。

4. RBH<3mm，环钻挤压式内提植骨后同期种植的个人观点已得到理论和文献支持，并在临床实践中得到证实。

5. 由于RBH严重不足，上颌窦底提升并同期植入植体对医生的操作技巧和理论知识的掌握有更高的要求，如果操作不当可导致种植体的松动和脱落。

6. 手术结果的预测依赖于并发症的控制，某些并发症可以影响愈后；术前需精确地评价窦底内部的解剖结果、光滑度、窦腔内膜的类型。

7. 植入生物材料前，需去除所有病灶并恪守无菌操作原则。

参考文献

[1] Summers RB. A new concept in maxillary implant surgery: the osteotome technique[J]. Compendium, 1994, 15(2):152, 154–152, 156, 158 passim; quiz 162.

[2] JensenOT,ShulmanLB,BlockMS,et al.Report of the Sinus Consensus Conference of 1996[J]. Int J Oral MaxillofacImp;ants,1998,13 Suppl:11–45.

[3] SummersRB.Sinus floor elevation with osteotimes[J].J Esther Dent, 1998,10:164–171.

[4] WinterAA,PollackAS,OdrichRB.Sinus/alveolar crest tenting(SACT):a new technique for implant placement in atrophicmaxillary ridges without bone grafts or membrane[J].Int J Periodontics Restorative Den,2003,23(6):557–565.

[5] Leblebicioglu B, Ersanli S, Karabuda C, et al. Radiographic evaluation of dental implants placed using an osteotome technique[J]. Journal of Periodontology, 2005, 76(3):385–390.

[6] Gonzalez S, Tuan MC, Ahn KM, et al. Crestal Approach for Maxillary Sinus Augmentation in Patients with ≤4 mm of Residual Alveolar Bone[J]. Clinical Implant Dentistry & Related Research, 2013, 16(6):827–835.

[7] Stevens MR, Emam HA, Alaily ME, et al. Implant bone rings. One–stage three–dimensional bone transplant technique: a case report[J]. Journal of Oral Implantology, 2010, 36(1):69–74.

改良骨扩张技术在单颗前牙水平骨增量中的临床应用

庄晓东[1,2] 陈伟辉[1] 朱岩峰[1] 陈温霞[2]

摘要

目的：探讨种植区骨量不足的患者进行改良骨扩张技术进行骨增量效果比较。**材料与方法：**对8例种植患者采用改良劈开技术同期植入种植体，比较术前、术后即刻及术后4个月的不同位点的宽度变化。**结果：**种植体均形成良好的骨结合，无一种植体失败，牙槽骨宽度W1、W2术后即刻对术前有明显的差异（即刻增量）（$P<0.05$），术后4个月对术前（稳定增量）有明显的差异性（$P<0.05$），术后4个月对术后即刻（吸收）无明显的差异性（$P>0.05$）。W3、H均无明显的统计学意义。**结论：**本研究证实，采用改良的骨扩张技术并可同期植入种植体，能获得稳定的骨增量及满意的临床疗效。

关键词：口腔种植；骨扩张；骨增量

常规种植要求种植区有充足的基础骨量，种植体周围至少需要2mm的骨量才能保证种植体的稳定，为了减少种植后骨及牙龈的退缩，种植体唇舌侧骨板厚度在1mm以上，种植修复才能有良好的功能和美学效果。临床上因多种原因导致牙槽骨骨量不足，尤其在前牙区导致常规种植手术难以成功，需要采取骨增量技术如Onlay植骨、Inlay植骨、牵张成骨等才能保证种植成功。而骨劈开技术（bone splitting technique）是一种牙槽嵴水平扩增技术，利用骨组织的弹性，在压力下使唇侧骨板唇侧移位，进行即刻骨增量直至种植体完成植入。常规骨劈开后同期植入种植体也会出现许多风险，上颌骨骨松质厚而骨皮质薄，下颌狭窄的牙槽嵴，基骨密度大、弹性差，行骨劈开术时骨板难以完整地抬起。如果强行抬起，骨板容易破裂、折断。种植体难以在理想位置上就位和难以获得较好的初期稳定性。因此，本研究对骨劈开技术进行改良，可有效地避免唇颊侧骨板的折裂，进行有效骨增量，并可同期种植。

一、材料与方法

1. 患者的选择 本研究共选取2016年1—10月在福建医科大学附属协和医院种植科就诊的患者。6名患者中，男3例，女3例；对前牙区进行改良的骨劈开技术后植入8颗Straumann种植体，以支持美学区缺失牙修复。记录每位患者的健康状况，包括现病史、既往史、药物治疗史。所有患者CT扫描结果显示，唇腭侧骨宽度不足，剩余骨量不足，不能植入标准的种植体。

2. 病例简介 31岁男性患者。以“要求种植固定修复上颌缺牙”为主诉就诊。询问病史：3个月前因外伤致11、21牙冠折断，22、41牙缺失。11、21于外院行树脂修复，无全身系统疾病史，无吸烟史，无夜磨牙等副功能咬合史。面部外形基本对称，张口度良好。22、41缺失，缺牙区牙龈完全愈合（图1），22唇侧牙龈塌陷明显，牙龈生物型为薄龈型（图2）。术前CBCT影像可见牙槽嵴顶的宽度不足，且唇腭侧骨板间有充足的骨松质（图3）。

3. 诊断 牙列缺损；11、21牙外伤。

4. 治疗计划 对22进行种植修复，应用改良骨扩张技术对牙槽骨进行骨扩张，同期种植并行骨增量技术。对11、21进行完善的根管治疗后牙体预备行冠修复。

5. 治疗过程 向患者提出了将使用骨劈开器械进行牙槽骨的劈开以进行骨增量，并告知患者可能出现的某些术后并发症，在获得患者的同意后，用不含血管收缩剂的2%的甲哌卡因在局部麻醉下，在种植区牙槽嵴顶正中偏腭侧1~2mm，做近远中切口（图4），翻开黏骨膜瓣后暴露牙槽骨（图5）。测量牙槽嵴顶处的唇舌侧骨厚度，并确定牙槽骨唇侧无明显的倒凹骨缺陷。根据术前CBCT影像，进行种植位点设计，用Straumann系统小球钻进行种植定位（图6、图7），在种植方向的颊侧骨壁穿通骨皮质进行预备数个小洞（图8、图9），骨劈开器械进行逐级骨扩张（图10、图11），使牙槽嵴唇颊侧骨板扩张，注意挤压不能过度，以免唇腭侧骨板的折裂，必要时可用钻孔和挤压交替进行。扩张完成后（图12），利用指示杆对种植方向及深度进行评估后（图13、图14），选择Straumann BL 3.3mm×12mm种植体植入后（图15），修整锐利的骨尖和骨缘。在种植体唇颊侧和种植体周围填充Bio-Oss骨粉，覆盖Bio-Gide胶原膜（图16、图17）。最后，对唇侧软组织瓣进行松弛（图18），无张力下止血对位缝合创口（图

作者单位：1. 福建医科大学附属协和医院 2. 福建医科大学研究生院
通讯作者：陈伟辉；Email: dr_whchen@yahoo.com

19），术后即刻CBCT影像可见，有明显的骨增量且种植体唇侧骨厚度>2mm（图20）。术后给予抗生素1周，止痛药4～5天，术后10天拆线。术后5个月时行二期手术（图21、图22），翻开软组织瓣，检查骨增量状况和种植体稳定性，影像学检查可见，牙槽骨宽度稳定且种植体唇侧骨厚度>2mm（图23）。上愈合基台，待软组织愈合后（7～10天），取模并完成最终修复（图24、图25）。术后1年进行复查，可见牙龈形态理想稳定，没有出现明显牙龈塌陷或牙龈退缩（图26、图27）。

6. 数据收集和分析 所有的CBCT图像均由福建医科大学附属协和医院口腔影像放射室的专业人员，将数据输入CS 3D Imaging V3软件重建图像，通过预览界面，进入曲线裁切界面进行曲面重建，把横断面调至下前牙牙颈部，依次通过牙槽嵴中点描成一线，重建曲面，根据测量的牙位，调整数据图像的氏状位，数据测量先测量术后4个月的种植体顶端（W1），最宽处的宽度（W2）以及底部（W3），并确定相应位置；与术后即刻相比，可确定术后吸收量；与术前相比，可确定术后增量。牙槽骨高度的测量，以邻牙的根尖位置，沿牙轴确定根尖到种植体顶平均平面的距离即为术后牙槽嵴的高度。数据测量3次取平均值。采用SPSS 19.0软件进行统计分析。

二、结果

采用骨劈开技术植入的8颗种植体均获得初期稳定性。分别于术前、术后及术后4个月进行CBCT影像拍摄，精确测量后，分别得到W1（种植体顶部）、W2（牙槽嵴最宽处）、W3（种植体底部）、H（牙槽嵴高度）的变化（表1）。

表1　不同部位牙槽嵴宽度变化

临床指标	W1（mm）	W2（mm）	W3（mm）	H（mm）
术后–术前（即刻增量）	4.13±1.72	4.45±1.56	2.70±1.25	1.00±1.27
术后4个月–术前（稳定增量）	3.09±1.56	3.30±1.84	2.08±1.70	0.21±1.67
术后4个月–术后（吸收）	1.04±1.54	1.15±0.81	0.63±0.76	0.79±0.76

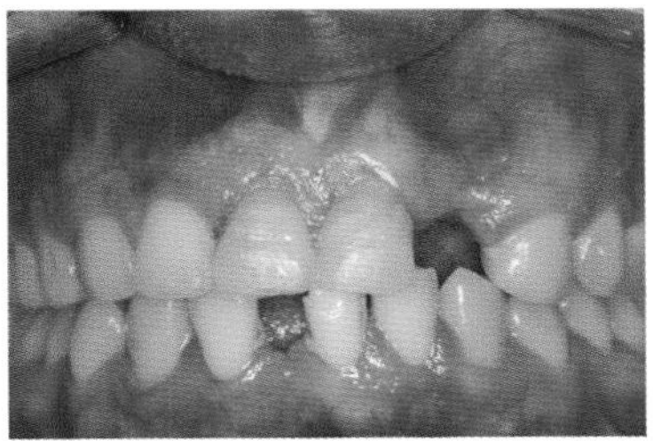
图1　术前口内像

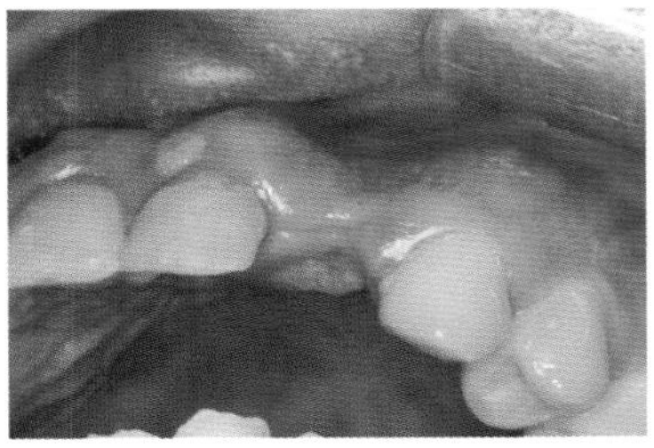
图2　唇侧塌陷且为薄龈生物型

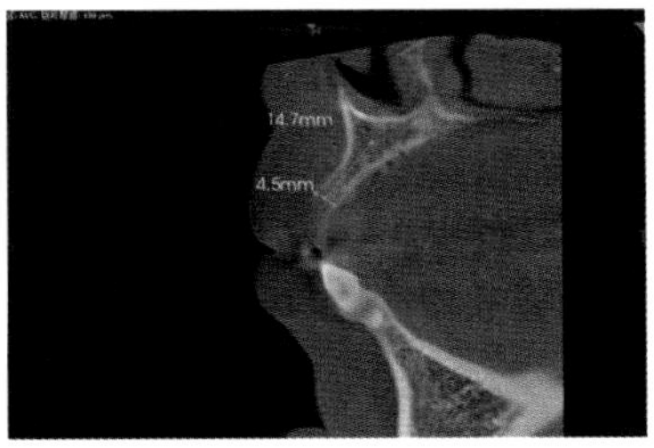

图3　术前CBCT显示骨量不足但有充足骨松质

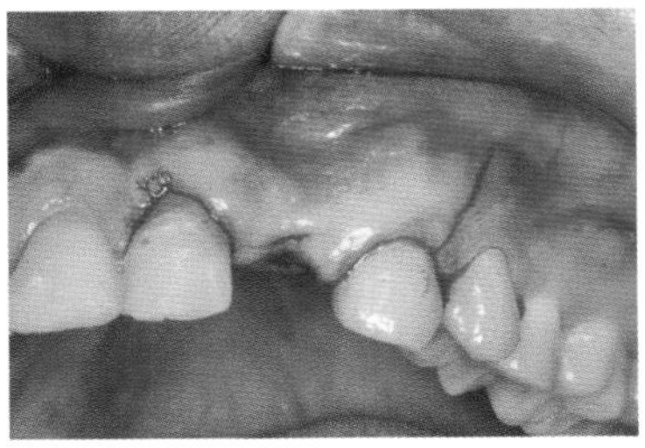
图4　嵴顶联合远中垂直附加切口1

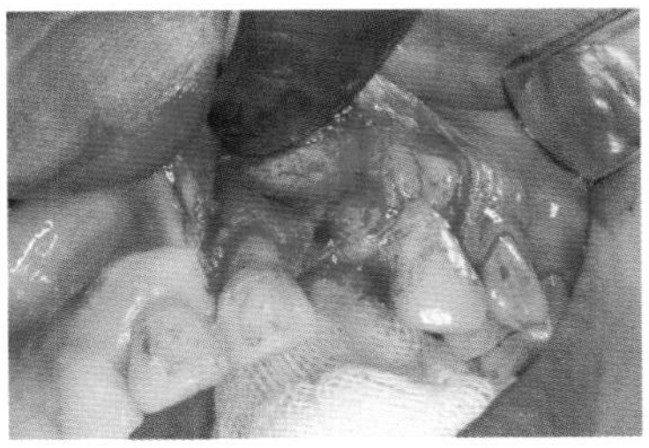
图5　嵴顶联合远中垂直附加切口2

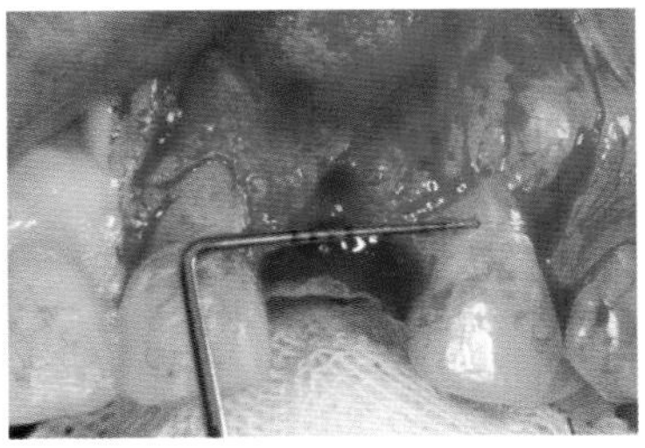
图6　牙槽骨高度充足，宽度不足

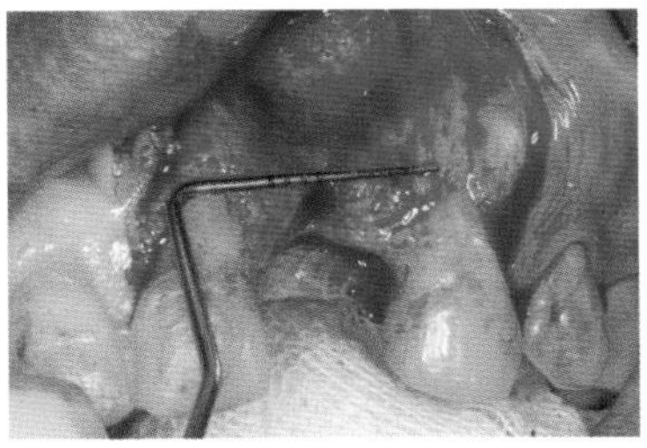
图7　确定种植位点

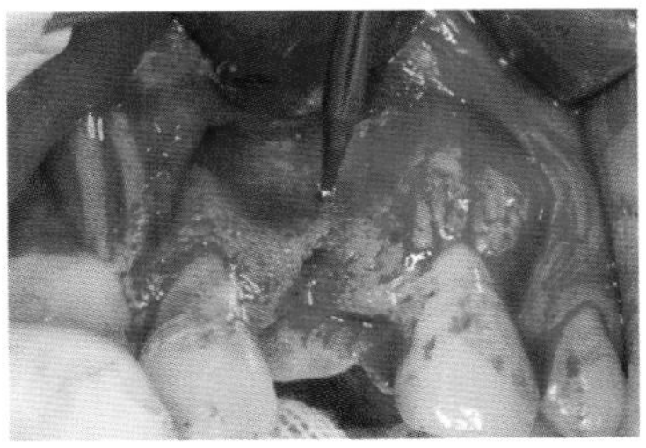
图8　在种植方向的颊侧骨壁穿通骨皮质进行预备数个小洞

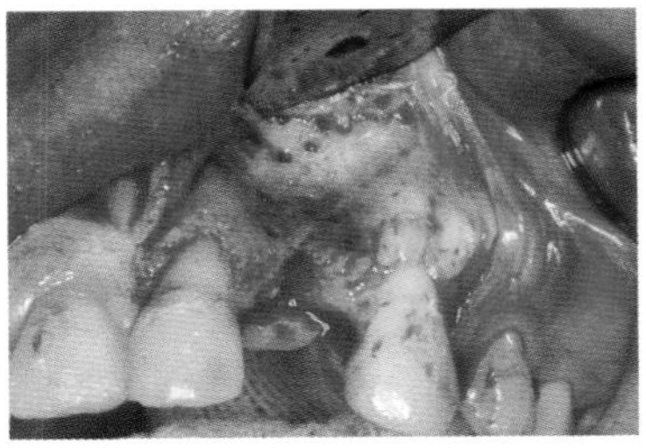
图9　预备完成后

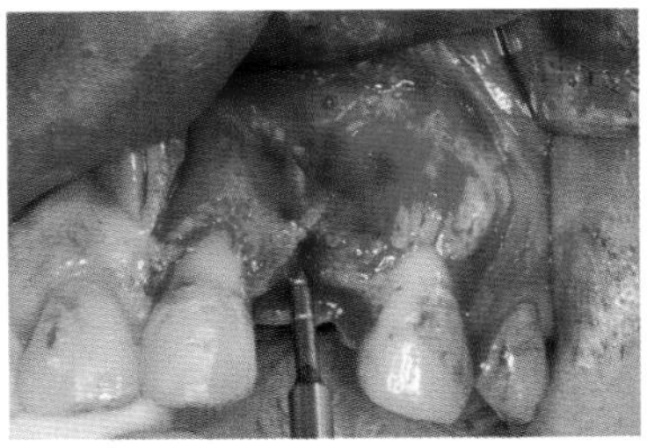
图10　对牙槽骨进行逐级扩张1

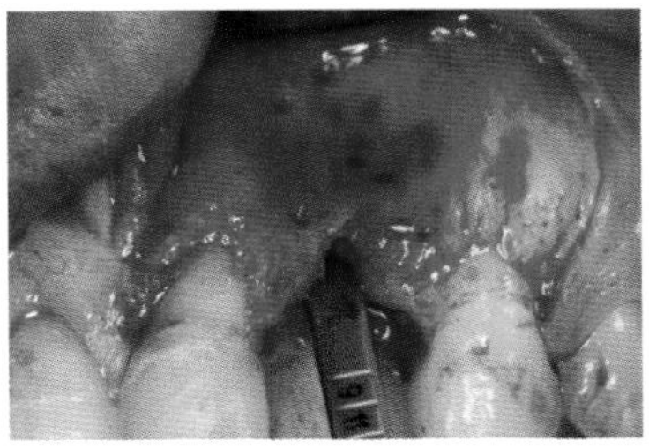
图11　对牙槽骨进行逐级扩张2

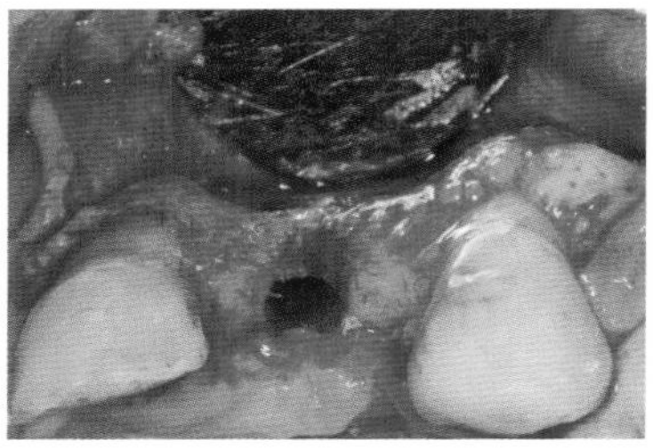

图12 牙槽骨扩张完成后，唇腭侧均有充足骨量

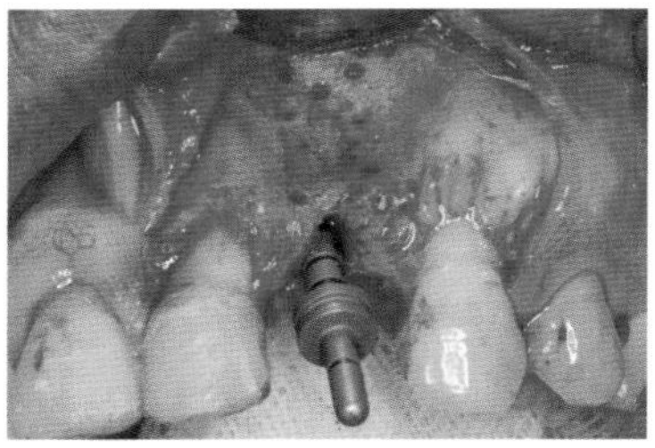

图13 确定种植方向及深度

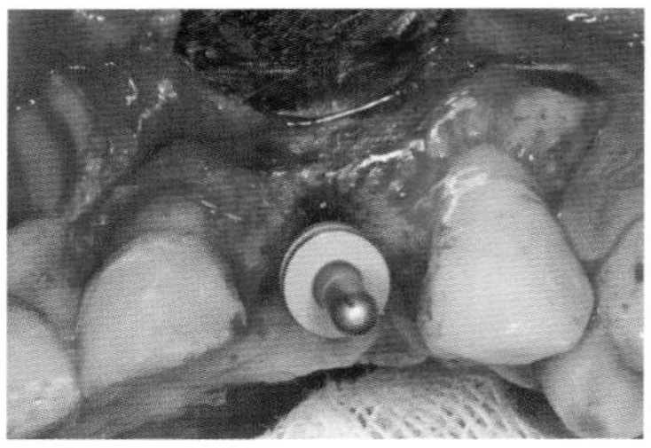

图14 确定种植唇腭侧位置

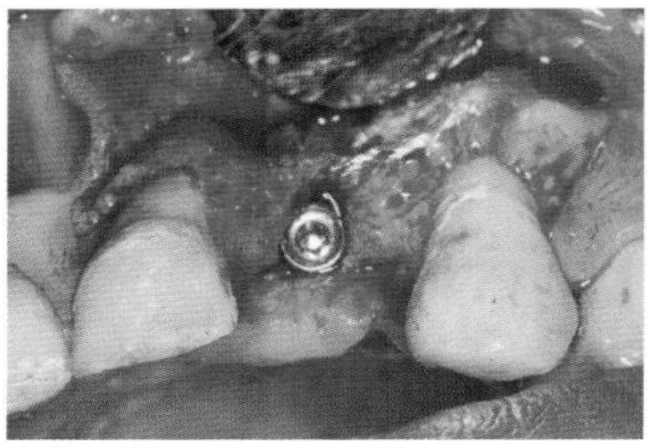

图15 种植体植入完成后

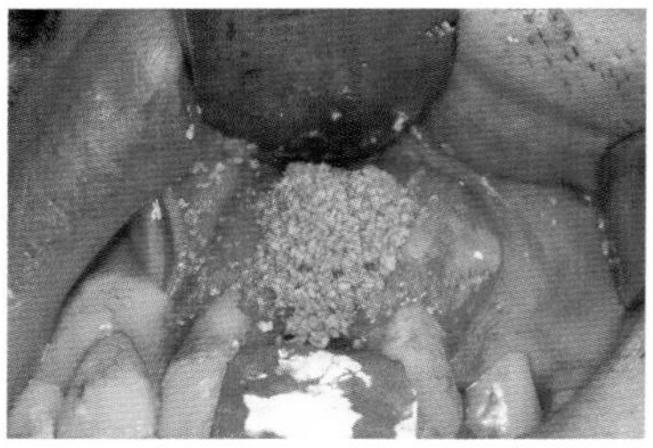

图16 种植体唇侧充填Bio-Oss骨粉

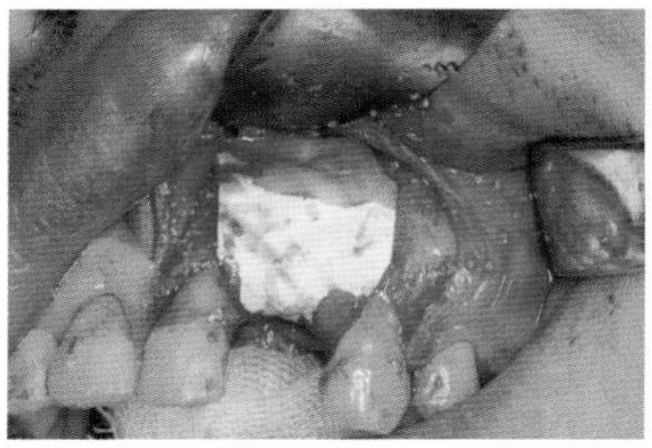

图17 种植体唇侧覆盖Bio-Gide胶原膜

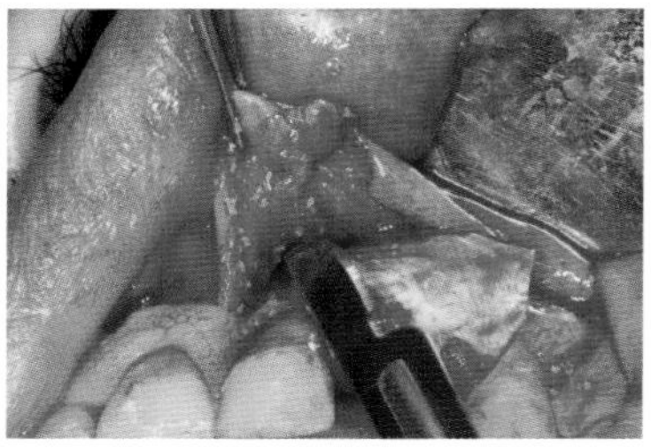

图18 对唇侧牙龈进行充分减张

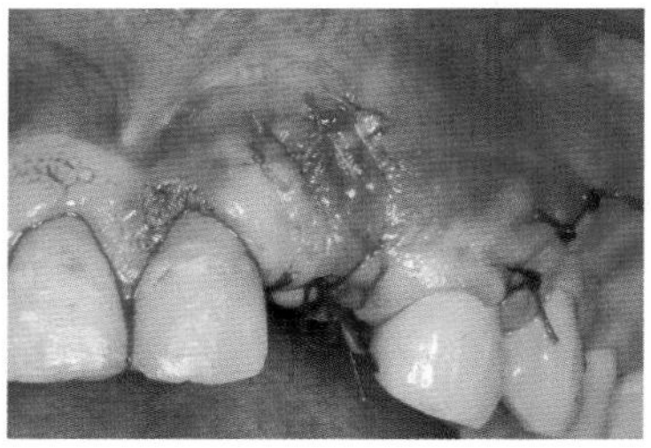

图19 无张力下对位缝合

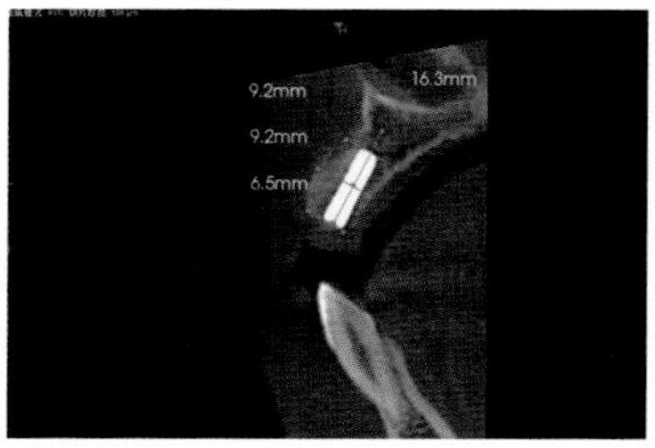

图20 术后即刻CBCT影像，骨增量明显，种植体唇侧骨宽度>2mm

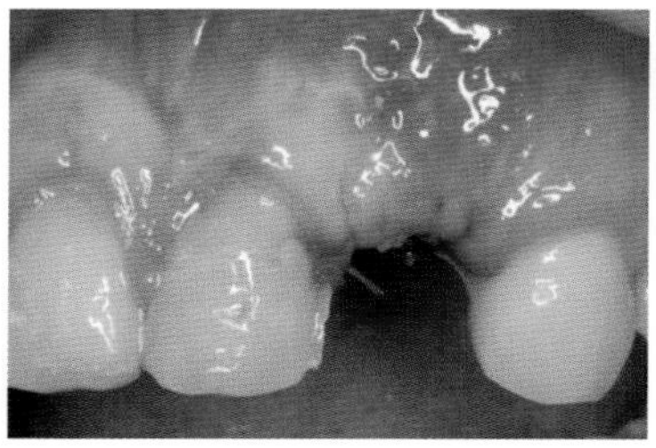

图21 术后5个月进行二期手术

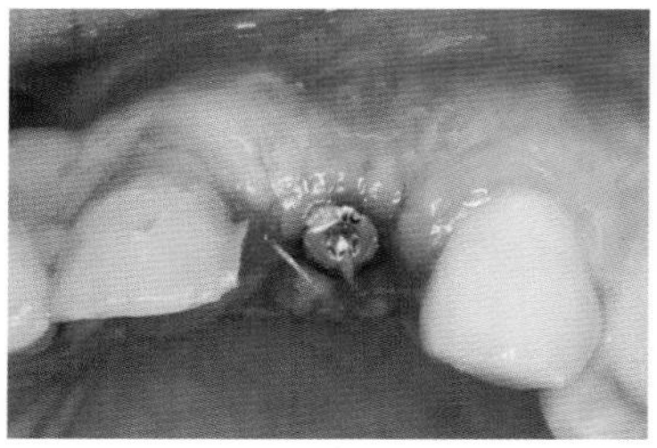

图22 修整牙龈

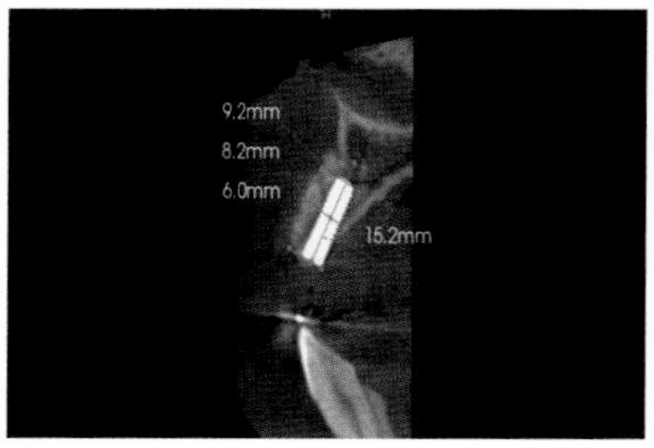

图23 术后5个月CBCT影像，骨增量稳定，种植体唇侧骨宽度仍大于2mm

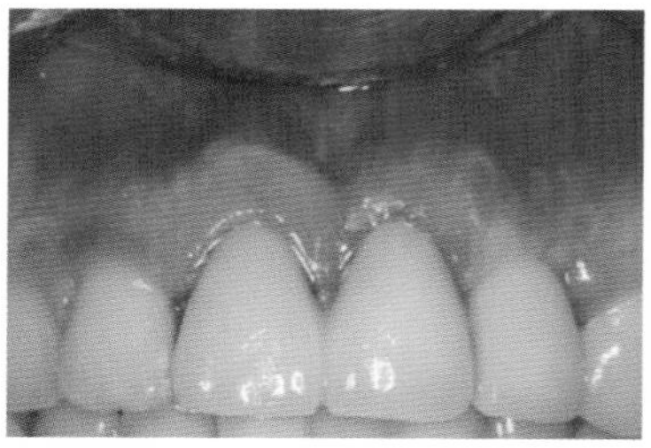

图24 最后完成修复，牙龈形态理想

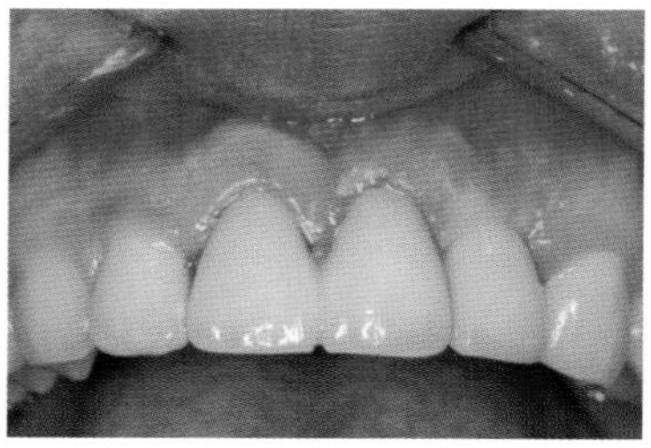

图25 最终完成修复，患者对修复效果感到十分满意

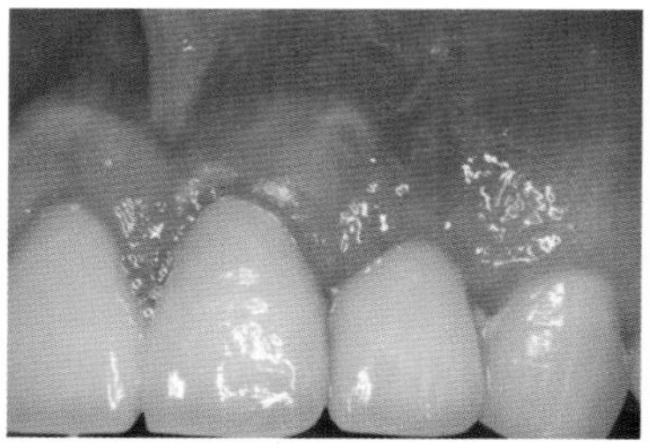

图26 1年以后进行复诊，牙龈形态稳定

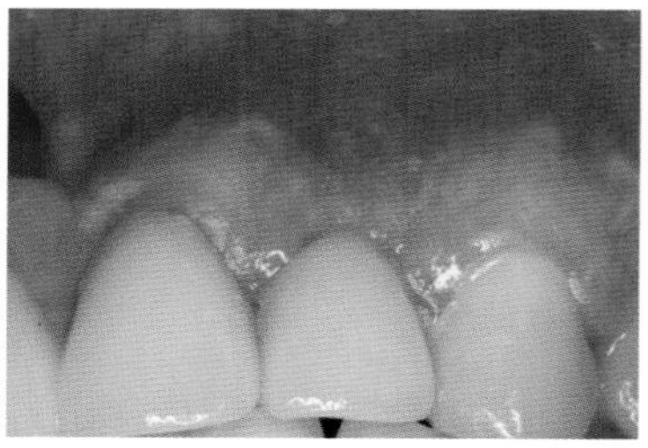

图27 1年随访，没有出现牙龈塌陷

对不同位置的牙槽骨的术前、术后即刻、术后4个月的CBCT影像宽度进行重复测量的方差分析，可以得到W1、W2术后即刻对术前有明显的差异（即刻增量）（$P<0.05$），术后4个月对术前（稳定增量）有明显的差异性（$P<0.05$），术后4个月对术后即刻（吸收）无明显的差异性（$P>0.05$）。W3、H术前术后宽度变化均无明显的统计学意义。

三、讨论

在前牙区，不同原因导致的牙齿缺失后牙槽骨进行改建，唇侧骨壁逐渐吸收，牙槽骨的体积减小。剩余骨量不足会影响常规的种植体植入，进而影响咬合功能和美观。因此对牙槽骨进行骨增量显得很有必要，常规技术如：块状骨移植、引导骨再生、牵张成骨、牙槽嵴骨劈开等。Coatoam等详细介绍了骨劈开手术步骤及注意事项，认为该方法术后骨愈合方式和拔牙窝愈合方式相同，避免了Onlay植骨对患者造成二次损伤。近年来，骨劈开技术逐渐广泛应用于牙槽嵴骨增量，该技术克服了一期植骨、二期种植的缺点，可有效缩短修复周期。

骨劈开的预后取决于术区血供、骨劈开骨块的稳定性、充足的骨移植及软组织保护。骨劈开过程应注意对劈开位点唇颊侧血管及软组织的保护，否则容易形成骨块坏死和骨吸收。另外，对骨劈开的精确把握和保留骨膜是种植体周围形成新骨的关键。有学者提出，不做引导骨再生相关的垂直骨内切口，可以减少颊侧骨板骨折的风险。Vercellotti等学者采用了超声骨刀技术，与传统锤压的方法相比，超声骨刀具有更好的可控性、精确性和生物相容性的骨切口。然而，常规的骨劈开技术需进行大翻瓣，同时唇颊侧骨壁应力集中形成骨折影响血供。本研究进行技术改良，通过骨扩张前在唇颊侧骨皮质钻小孔，以降低唇颊侧骨板受到的应力同时有较多的血供，有利于唇颊侧新骨的形成。选取的病例中牙槽嵴宽度平均为（3.34 ± 1.15）mm，骨劈开后牙槽嵴顶部宽度即刻增量为（4.13 ± 1.72）mm，种植体顺利植入，并获得良好的初期稳定性。近年来，为了降低手术风险及维持颊侧骨板血供，Enislidis G等和Elian N等提出了二次骨劈开术，第一次手术中进行骨皮质箱状切开术，但不进行骨劈开，二次手术再行骨劈开并植入种植体。因此增加了手术时间和患者痛苦，与之相比，本研究的技术改良有一定优势。

牙槽骨量不足Onlay植骨术后的系列病例报道显示，骨吸收率达到20%～50%。本研究观察到术后4个月相对术后即刻有少量的骨吸收，没有明显的统计学意义，主要为植入的人工骨粉的吸收。此外，手术过程中软组织瓣剥离不宜过大，采用半厚层与全厚层软组织瓣技术，使唇侧骨板有骨膜附着，以保证唇侧骨板的血供，并在种植体植入时注意保护唇侧骨板移位，避免骨板折断，防止形成锐利的骨边缘，避免牙龈退缩的发生。

总之，我们的研究结果表明，改良的骨扩张技术是一种增加美学区牙槽嵴骨量有效和可靠的方法，同时降低并发症和缩短疗程。然而，由于样本量小、随访时间短，需要进一步进行较大样本的长期随访，以评估这种方法的可靠性。

四、结论

综上所述，骨劈开技术能够增宽牙槽嵴宽度，拓展了种植的适应证。通过技术改良，降低唇颊侧骨板应力，从而降低手术风险，同期植入种植体可获得良好的初期稳定性和骨结合效果，提高种植成功率和骨增量效果，种植修复效果满意。

参考文献

[1] Grunder U, Gracis S, Capelli M. Influence of the 3-D bone-to-implant relationship on esthetics[J]. International Journal of Periodontics & Restorative Dentistry, 2005,25(2):113.

[2] Aghaloo TL, Moy PK. Which hard tissue augmentation techniques are the most successful in furnishing bony support for implant placement?[J]. International Journal of Oral & Maxillofacial Implants, 2007,22 Suppl(1):49.

[3] Scipioni A, Bruschi GB, Calesini G, et al. Bone regeneration in the edentulous ridge expansion technique: histologic and ultrastructural study of 20 clinical cases[J]. International Journal of Periodontics & Restorative Dentistry, 1999,19(3):269.

[4] Simion M, Baldoni M, Zaffe D. Jawbone enlargement using immediate implant placement associated with a split-crest technique and guided tissue regeneration[J]. International Journal of Periodontics & Restorative Dentistry, 1992,12(6):462-473.

[5] Mecall RA, Rosenfeld AL. The influence of residual ridge resorption patterns on fixture placement and tooth position. Part I[J]. International Journal of Periodontics & Restorative Dentistry, 1991,11(1):8-23.

[6] Fiorellini JP, Nevins ML. Localized ridge augmentation/preservation. A systematic review[J]. Annals of Periodontology, 2003,8(1):321.

[7] Hämmerle CH, Jung RE, Feloutzis A. A systematic review of the survival of implants in bone sites augmented with barrier membranes (guided bone regeneration) in partially edentulous patients[J]. Journal of Clinical Periodontology, 2002,29(3):226-231.

[8] Coatoam GW, Mariotti A. The segmental ridge-split procedure[J]. Journal of Periodontology, 2003,74(5):757-770.

[9] Koo S, Dibart S, Weber HP. Ridge-splitting technique with simultaneous implant placement[J]. Compendium of Continuing Education in Dentistry, 2008,29(2):106-110.

[10] Hollinger J, Wong ME. The integrated processes of hard tissue regeneration with special emphasis on fracture healing[J]. Oral Surgery Oral Medicine Oral Pathology Oral Radiology & Endodontics, 1996,82(6):594-606.

[11] Vercellotti T. Piezoelectric surgery in implantology: a case report--a new piezoelectric ridge expansion technique[J]. International Journal of Periodontics & Restorative Dentistry, 2000,20(4):358.

[12] Vercellotti T, Nevins ML, Kim DM, et al. Osseous response following resective therapy with piezosurgery[J]. International Journal of Periodontics & Restorative Dentistry, 2005,25(6):543.

[13] Enislidis G, Wittwer G, Ewers R. Preliminary report on a staged ridge splitting technique for implant placement in the mandible: a technical note[J]. The International journal of oral & maxillofacial implants, 2006,21(3):445-449.

[14] Elian N, Jalbout Z, Ehrlich B, et al. A two-stage full-arch ridge expansion technique: review of the literature and clinical guidelines[J]. Implant Dentistry, 2008,17(1):16-23.

[15] Cordaro L, Amadé DS, Cordaro M. Clinical results of alveolar ridge augmentation with mandibular block bone grafts in partially edentulous patients prior to implant placement[J]. Clinical oral implants research, 2002,13(1):103-111.

上前牙根端取骨Onlay植骨同期行种植体植入1例

孙晓迪 张健

摘要

目的：探讨上颌美学区根端就近取自体块状骨移植联合GBR技术同期植入种植体的美学修复效果。**材料与方法：**患者外伤导致21缺失同时伴有骨缺损，根据骨缺损的大小、患者预期及患者自身前牙区牙槽骨的解剖特点，于缺牙区根方骨量相对充足的区域取骨，避免开辟第二术区。在自体骨块移植同期植入种植体。6个月后行二期手术，3周后行上部结构修复。**结果：**种植体位置方向良好，唇侧骨增量明显，牙冠形态、色泽逼真，唇侧丰满度及牙龈外观良好。患者非常满意。**结论：**该病例根据患者的个性化要求及解剖条件，就近取骨块不仅获得了自体骨移植预期的最佳美学效果，同时避免了开辟第二术区将手术创伤降低到最小，获得医患双方的满意。

关键词：自体骨移植；GBR手术；Onlay植骨；根端取骨

外伤导致的上颌美学区牙齿的缺失，对患者的容貌、发音、心理、社交等影响较大，患者亟待解决这些问题。口腔种植修复是解决此类问题的有效方法。然而，美学区外伤导致的牙齿缺失常伴有软硬组织的缺损，加之该区的种植修复存在较高的美学风险，故该区的种植治疗常需要选择恰当的骨增量技术才能达到满意的美学效果。自体骨移植被认为是预期效果最佳的骨增量技术，本病例采用就近部位取骨，以最小的伤害达到最大的美观效果。

一、材料与方法

1. 病例简介 36岁男性患者。1年前由于外伤致11冠折，行树脂修复；21根折，于外院诊断无保留价值给予拔除。系统病史回顾及术前血液学检查排除手术禁忌证。临床检查见11近中切角树脂修复，21缺失，近远中间隙同对侧同名牙，缺牙区域龈缘凹陷，唇侧丰满度欠佳。患者中线略偏右，中位笑线，牙龈颜色、质地良好。全口卫生情况尚可，开口度、开口型正常。CBCT示缺牙区域牙槽嵴顶水平向骨缺损明显，仅存留腭侧骨板，厚度为1.7mm，牙槽嵴基底部分厚度尚可，高度尚可。

2. 诊断 上颌牙列缺损。

3. 治疗计划 根据临床和放射线检查，并结合患者尽量减小手术创伤并保证美学效果的期望，拟于21处植入NobelActive 3.5mm×13mm种植体1颗，同期取近根方区域块状自体骨置于种植体唇侧颈端1/2处进行骨增量，后期全瓷冠修复。

4. 治疗过程（图1~图31）

（1）手术过程：常规消毒铺巾，局部浸润麻醉下，做保留牙龈乳头的角形切口，翻起黏骨膜瓣，充分暴露术区，见牙槽嵴顶区域唇侧骨缺损明显，仅腭侧骨板存留，凹陷明显，软组织充填。去除软组织，平整骨面，于21根方区域取自体骨块，置于生理盐水中备用。于左侧上颌中切牙定点、扩孔钻逐级预备种植窝，植入NobelActive 3.5mm×13mm种植体1颗，见种植体唇侧颈端约1/2处暴露，初始稳定性良好，置覆盖螺丝。将取出的自体骨块用钛钉固定于种植体唇侧颈端1/2处，避免损伤植体，唇侧根方区域备溢出孔，于种植体唇侧区域置Bio-Oss Collagen +骨粉，覆盖Bio-Oss生物膜2张行GBR。减张拉拢缝合。术后加压，常规医嘱。

（2）术后6个月：CBCT示种植体骨结合良好，水平向骨增量明显，牙槽嵴顶骨厚度达7.6mm。行二期手术，取出钛钉，将覆盖螺丝更换愈合基台。

（3）上部结构修复：3周后复诊，牙龈袖口形成，取硅橡胶印模，全瓷冠修复。戴入修复体当天牙冠形态、色泽逼真，牙龈颈缘略欠自然。1个月后，牙龈形态更加自然美观，唇侧形态及丰满度左右同名牙对称。

（4）使用材料：NobelActive手术器械，NobelActive种植体1颗，Bio-Oss Collagen 1块，Bio-Oss骨粉 0.25g，Bio-Oss生物膜2张。

二、结果

术后，口内见牙冠形态、色泽逼真，唇侧丰满度及牙龈外观良好，种植体稳定性良好，无松动，咬合良好。CBCT示种植体位置方向良好，唇侧骨增量明显。患者非常满意。

作者单位：天津市口腔医院

通讯作者：张健；Email: zhangstoma@hotmail.com

三、讨论

外伤导致的上颌美学区牙齿缺失常伴有严重的骨缺损，在制订种植方案时常需要对牙槽嵴骨量不足的病例进行不同程度的骨增量手术。多种人工骨骨增量的手术方式在一定程度上可以避免开辟第二手术区，减小手术创伤。但是，在某些病例的骨缺损类型中人工骨移植不能达到预期的美学效果。而自体骨移植就成为不得不为之的手术方式，也被认为是预期效果最佳的选择。本病例患者种植体唇侧出现大面积骨缺损，根据缺损的类型以及以往的手术经验判断单纯的GBR手术很难恢复患者唇侧尤其是颈缘处的丰满度。所以，根据该患者的缺损类型，为了达到满意的美观效果，自体骨移植成为了最佳的治疗方案。

根据所需要的自体骨骨量，髂骨、胫骨近端、头颅骨、肋骨、下颌骨颏部、下颌骨升支、上颌结节成为主要的供骨区。口腔以外部位取骨，一般较难为患者所接受。因此，大多数医生和患者选择口腔内供骨。但对于更为保守的患者而言，口腔内不管是颏部取骨还是下颌升支取骨都需要开辟第二术区，增加了手术创伤和术后并发症的风险，也增加了接受的难度。

本例患者对长期美观效果有更高的期待，同时难以接受开辟第二术区的植骨方案。根据患者骨缺损的大小，需要移植骨块的大小及患者自身前牙区牙槽骨的解剖特点，我们选择于缺牙区根方骨量相对充足的区域取骨，同时不破坏患者的面部形态。因此，该病例不仅获得了自体骨移植预期的最佳美学效果，同时避免了开辟第二术区将手术创伤降低到最小，获得医患双方的满意。

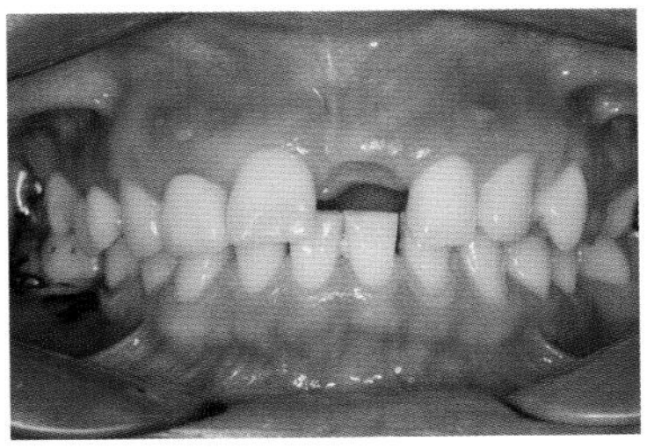
图1　术前口内咬合像

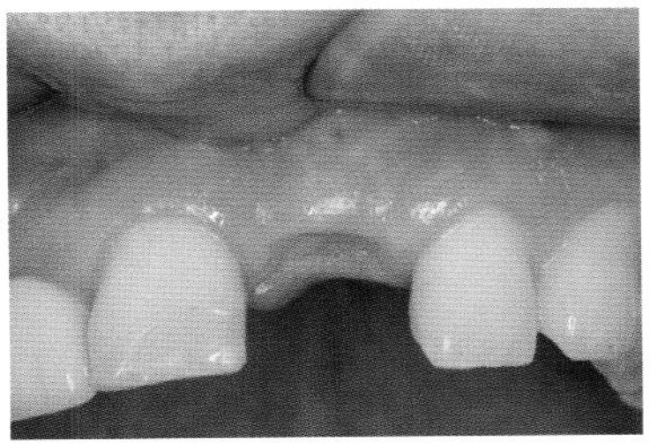
图2　术前口内局部正面像

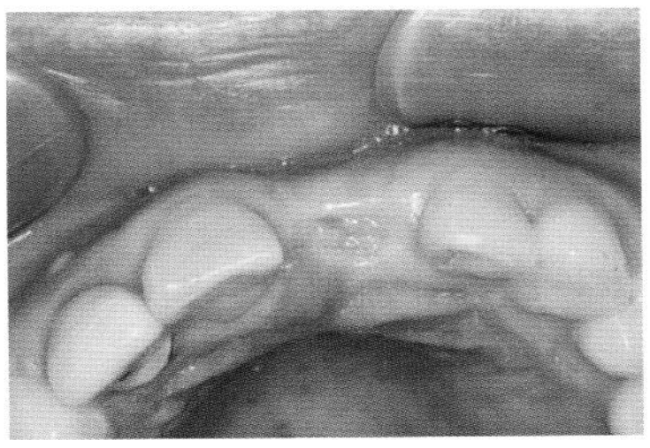
图3　术前口内局部殆面像

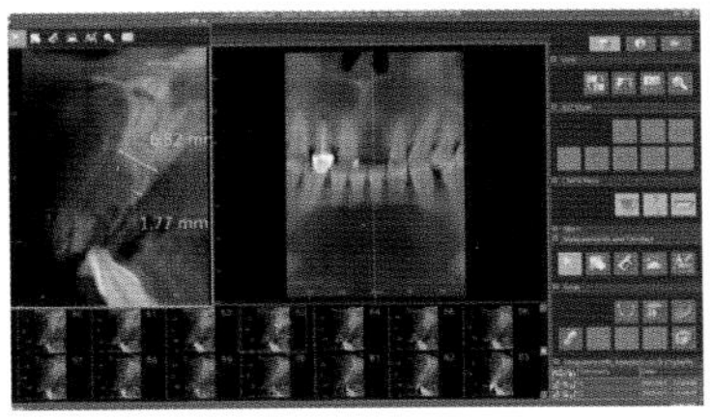
图4　术前CBCT显示缺牙区牙槽骨情况：唇侧牙槽嵴顶明显缺损，厚度仅1.7mm

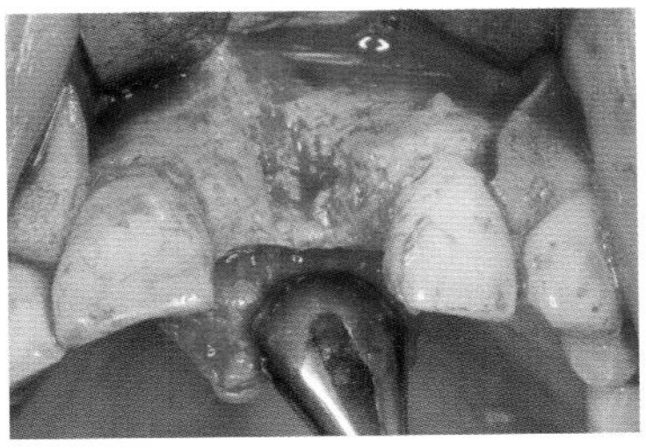
图5　切开翻瓣后可见唇侧牙槽嵴顶骨缺损明显（45°像）

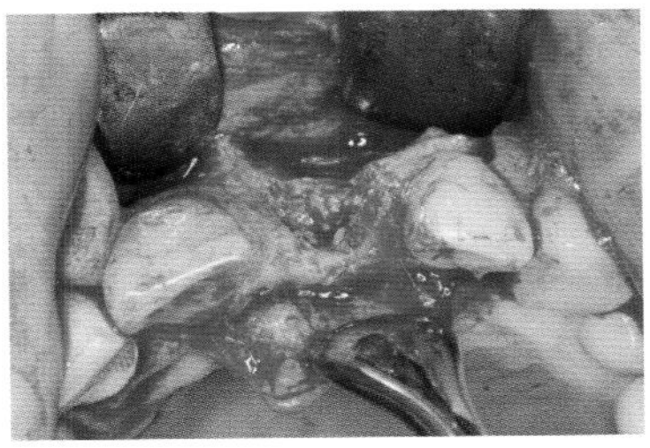
图6　切开翻瓣后可见牙槽嵴顶仅腭侧存留菲薄骨板（殆面像）

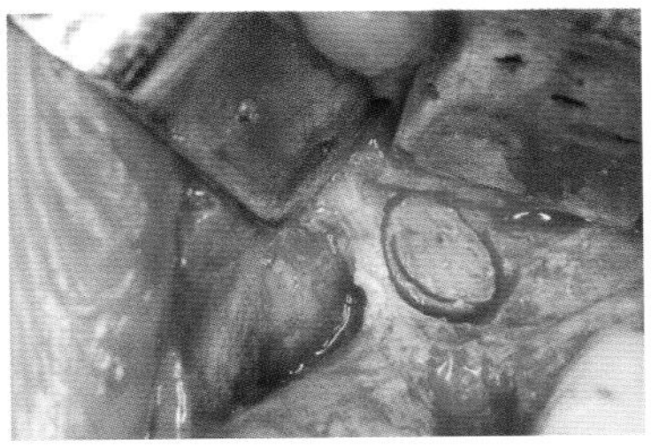
图7　近种植区域的根端取块状自体骨

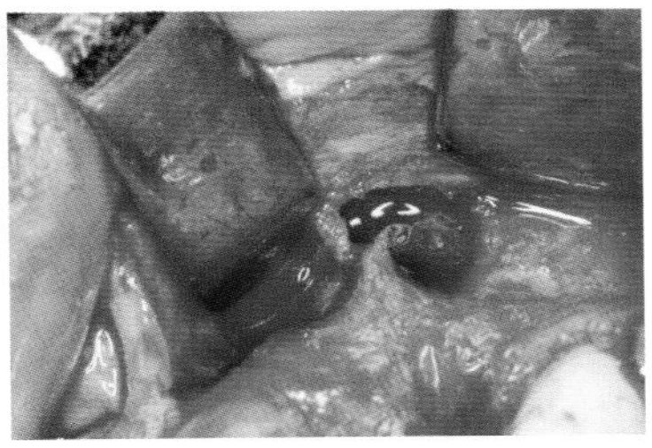
图8　取自体骨后供骨区情况

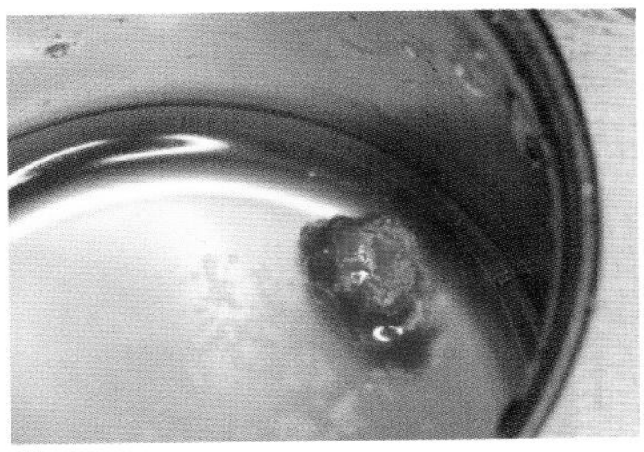
图9　取下的自体骨置于生理盐水中

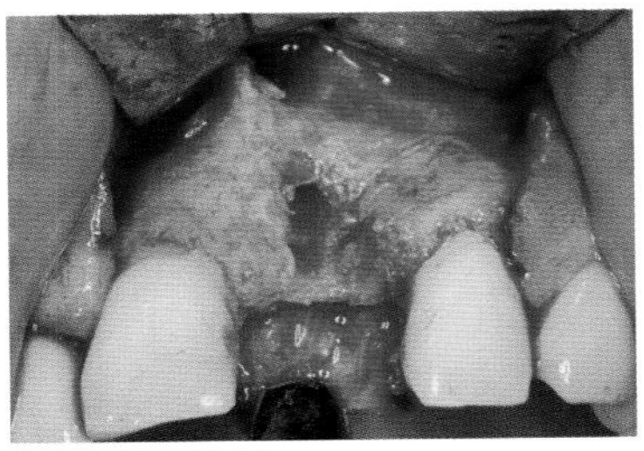
图10　预备种植窝

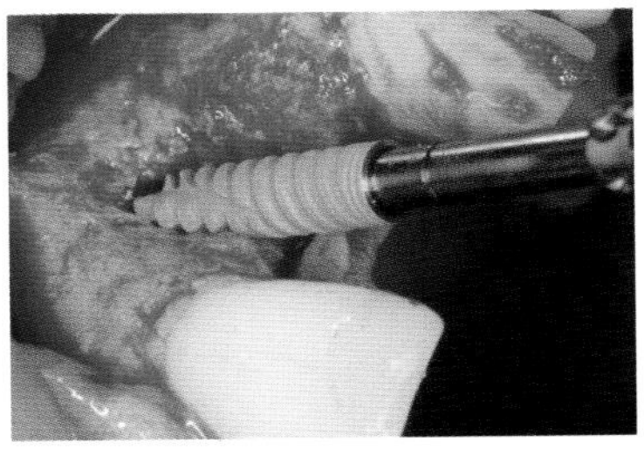
图11　植入种植体

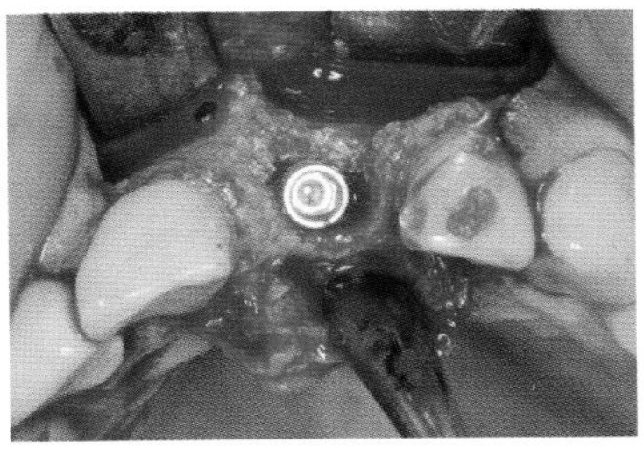
图12　植入种植体后的殆面像

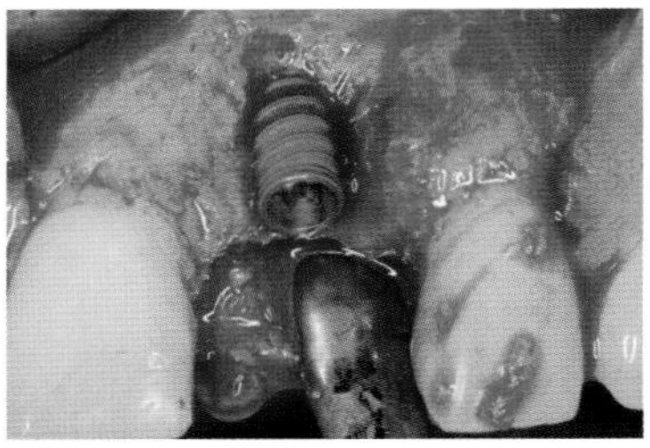

图13　植入种植体后见种植体颈端唇侧大面积骨缺损，且预期仅靠GBR丰满度恢复效果欠佳

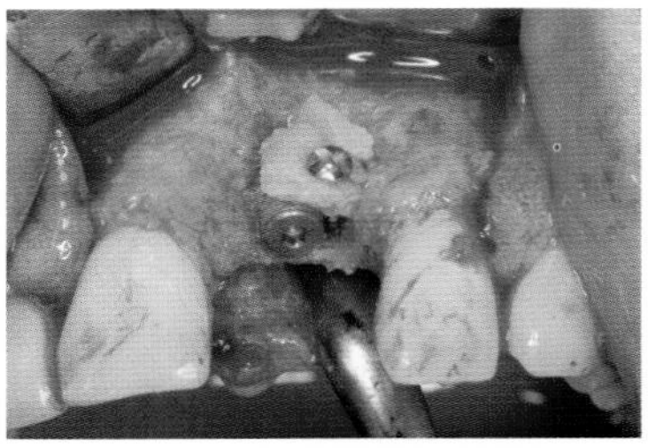

图14　钛钉固定自体骨块，覆盖种植体唇侧缺损（唇面像）

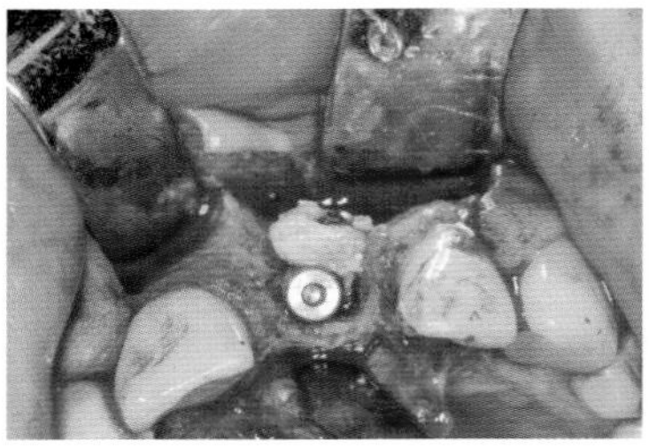

图15　钛钉固定的骨块恢复丰满度并为GBR起支撑作用（𬌗面像）

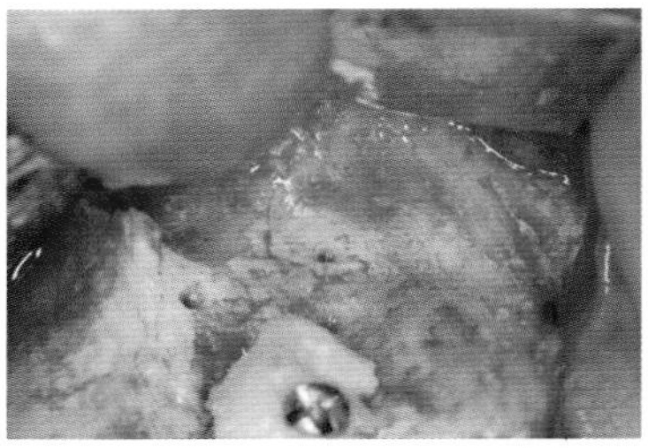

图16　于唇侧骨面备溢出孔，利于GBR引导骨形成

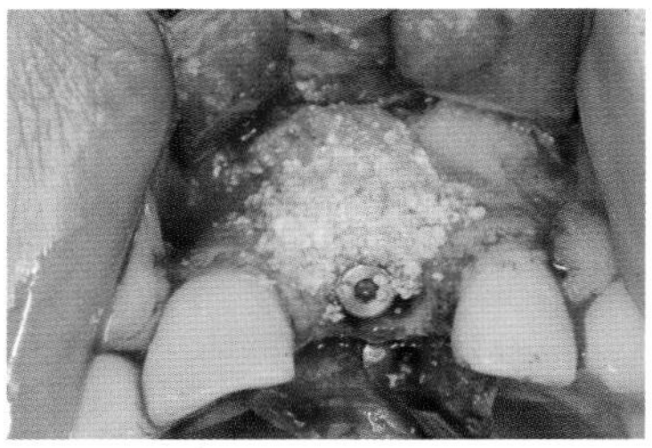

图17　Bio-Oss Collagen + Bio-Oss 骨粉联合应用于唇侧缺损区域（唇面像）

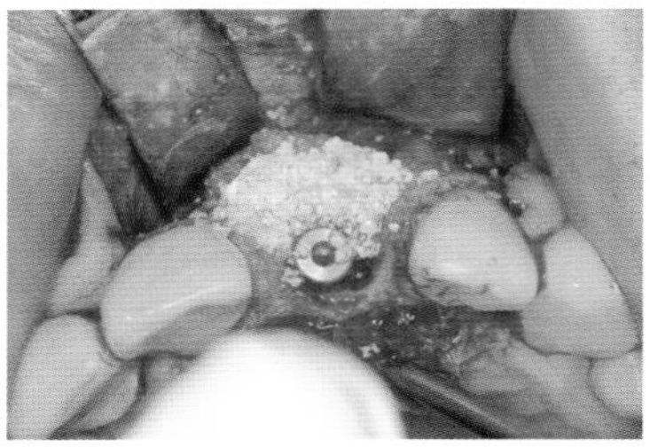

图18　Bio-Oss Collagen + Bio-Oss 骨粉联合应用轻微过量恢复唇侧丰满度（𬌗面像）

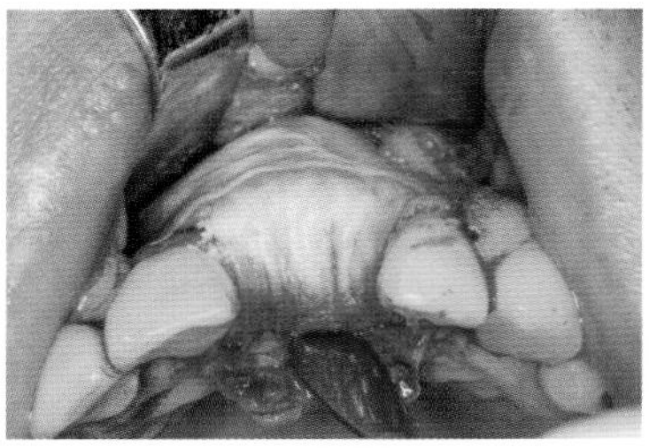

图19　植骨区覆盖双层Bio-Oss生物膜

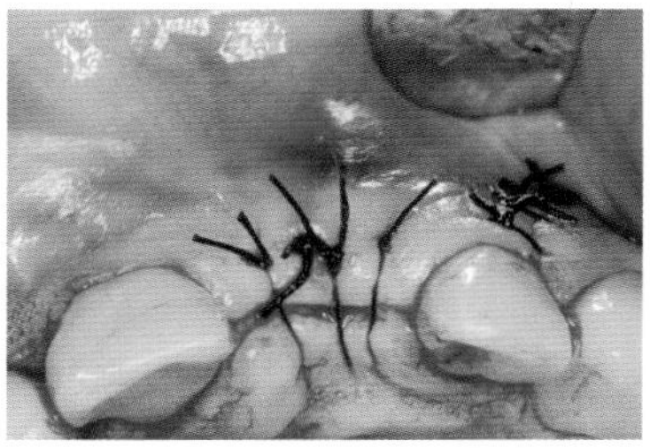

图20　减张拉拢缝合

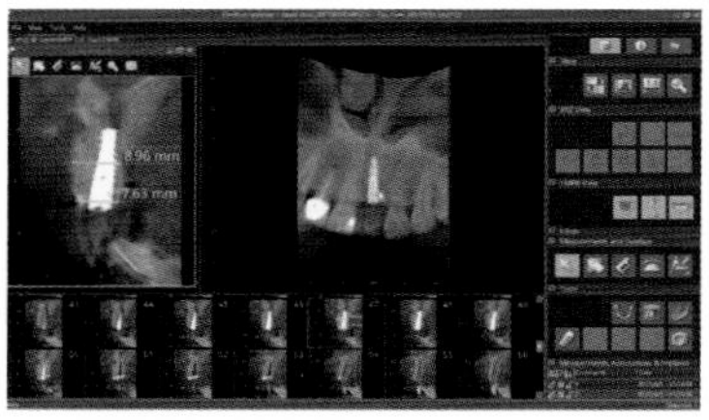

图21　种植术后6个月，CBCT显示种植体唇侧骨增量明显，牙槽嵴顶处厚度达7.6mm

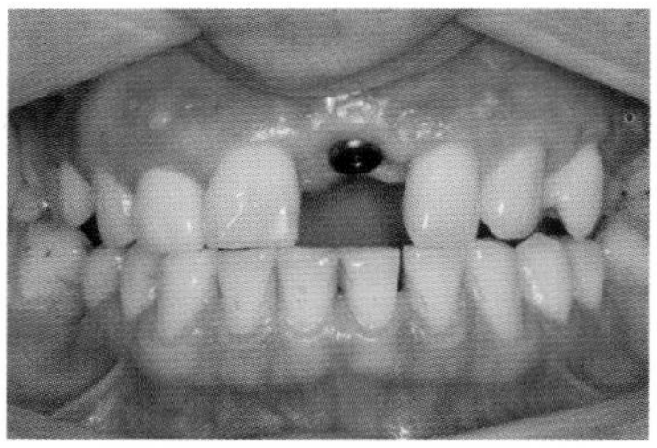

图22　二期手术后牙龈恢复情况

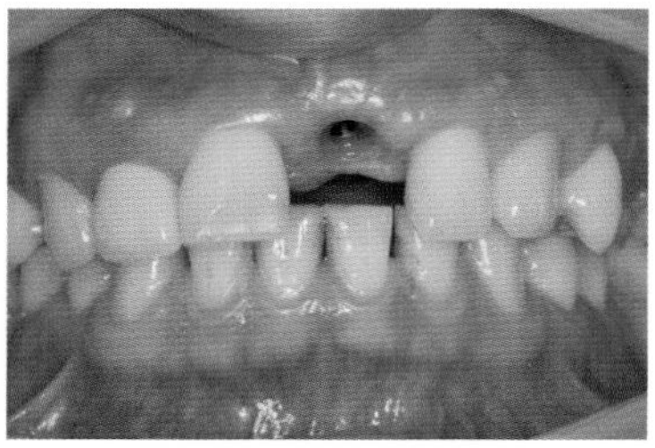

图23　牙龈袖口正面像

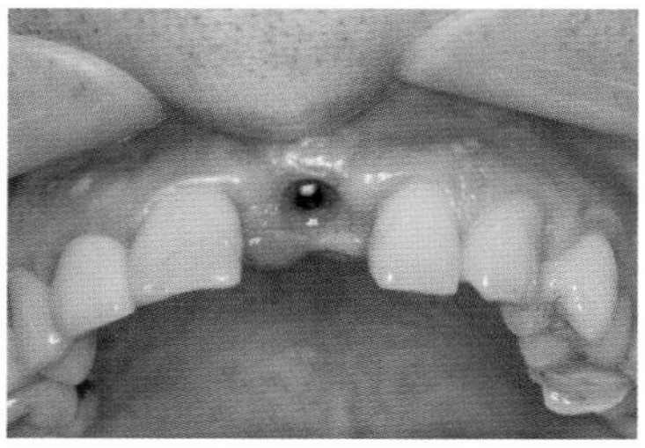

图24　牙龈袖口𬌗面像

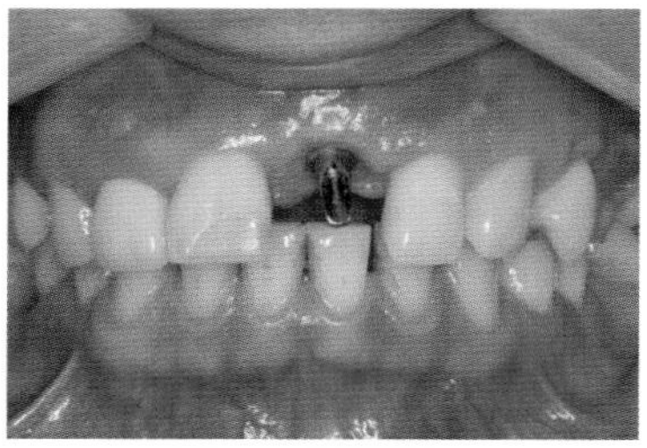

图25　戴入基台后正面咬合像

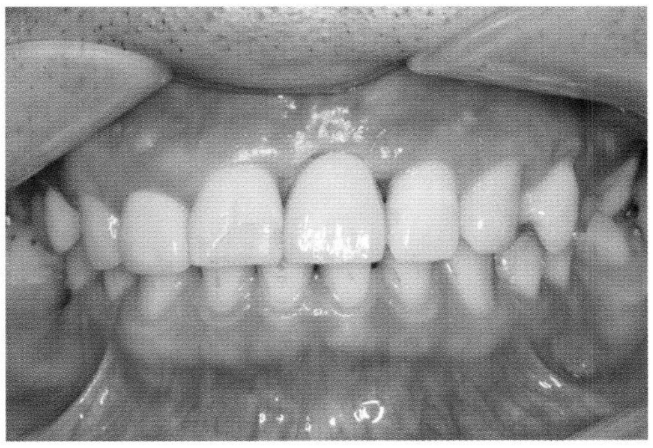

图26　戴入修复体当天正面咬合像

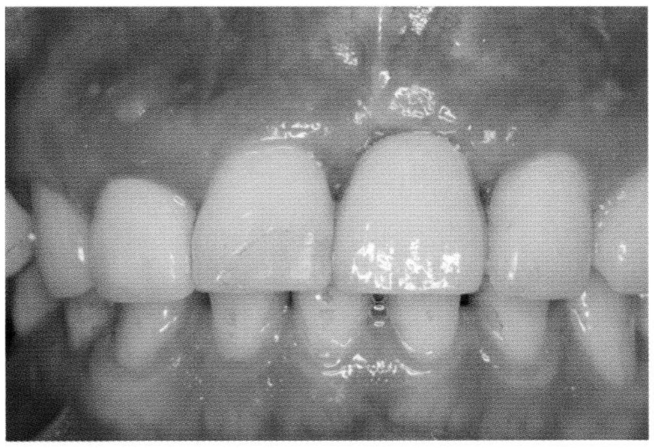

图27　戴入修复体当天正面局部像，可见牙冠形态、色泽逼真，牙龈颈缘略欠自然

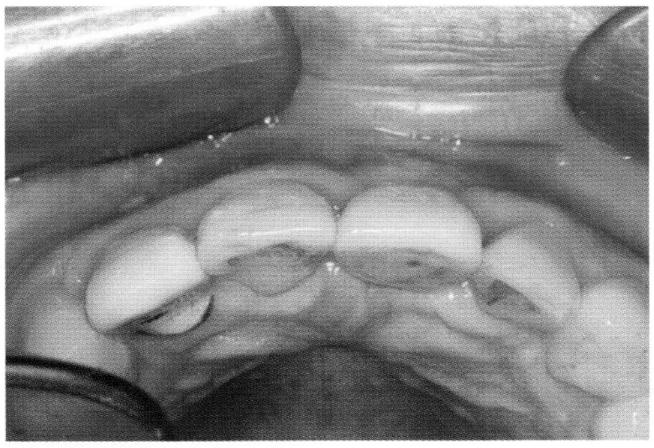

图28　戴入修复体当天𬌗面像，见11、21形态对称、唇侧丰满度基本一致

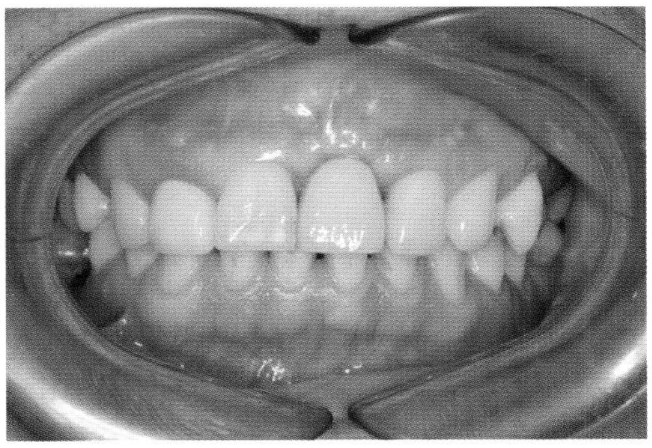

图29　戴入修复体1个月后正面咬合像

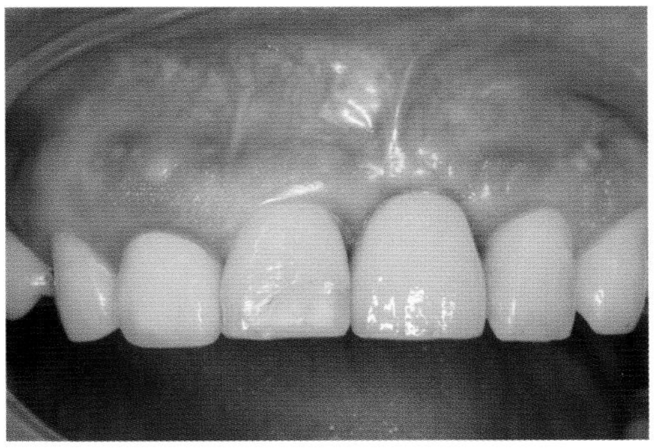

图30　戴入修复体1个月后正面局部像，可见牙冠形态、色泽逼真，牙龈自然

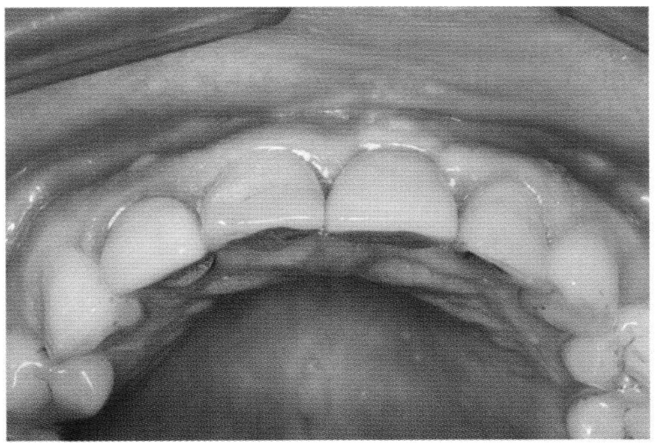

图31　戴入修复体1个月后𬌗面像，见11、21形态对称、唇侧丰满度更加接近

参考文献

[1] Friberg B. Bone augmentation for single tooth implants: A review of the literature[J]. Eur J Oral Implantol, 2016, 9 Suppl (2): S123-S134.

[2] Yun, KI, Choi H, Wright RF, et al. Efficacy of Alveolar Vertical Distraction Osteogenesis and Autogenous Bone Grafting for Dental Implants: Systematic Review and Meta-Analysis[J]. Int J Oral Maxillofac Implants, 2016, 31(1):26.

[3] Herford AS, Nguyen K. Complex bone augmentation in alveolar ridge defects[J]. Oral Maxillofac Surg Clin North Am, 2015, 27(2):227-244.

[4] Clementini M, Morlupi A, Agrestini C, et al. Immediate versus delayed positioning of dental implants in guided bone regeneration or onlay graft regenerated areas: a systematic review[J]. Int J Oral Maxillofac Surg, 2013, 42(5):643-650.

邻近位点骨环植骨并同期植入种植体1例

魏娜[1] 孙娟[2]

摘要

目的： 临床上，上前牙缺失后，牙槽骨的吸收十分复杂，各种原因造成牙槽骨高度和宽度的不足，据统计，60%～80%的上前牙缺失患者在种植时需要不同程度和方法的植骨。骨环植骨术是一种新型的自体骨移植方法，它将自体骨块预备成环形，同期植入种植体，依靠种植体固定骨环，重建种植体周三维骨量。本病例采用相邻牙牙根区域骨环移植同期植入种植体，骨环恢复了种植体需要的牙槽骨的高度和宽度，达到理想的骨高度，从而恢复软组织形态，达到理想的美学效果，治疗周期更短，避免开辟第二术区，减少了患者手术的创伤和心理压力。**材料与方法：** 男性患者，21缺失，吸烟史，21骨高度缺损较大，唇侧组织有凹陷，全身状况良好，CBCT显示缺牙位点骨高度严重不足，牙槽嵴高度缺损约5mm，缺损区近远中径约7mm，骨缺损区近远中骨壁高度尚可。无痛麻醉下常规翻瓣，使用环状取骨钻在12、11根下方牙槽嵴顶做一直径为7mm左右的圆形骨块，深度约4mm，然后再用环状取骨钻在圆形骨块上做一直径为5mm同心圆，骨块游离，取出骨环，再在21位置预备种植窝到所需的高度，将骨环放入骨缺损区，利用近远中牙槽骨支撑骨环，用测深杆检查最终的预备深度，植入ITI 3.3mm×10mm的种植体，安装较大的覆盖螺丝，使覆盖螺丝平骨环表面固定骨环，填入Bio-Oss骨粉，盖上Bio—Gide膜，最后无张力缝合创口。**结果：** 术后CBCT显示，种植体位置理想，唇舌侧骨量充分。术后6个月复诊CBCT显示种植体与周围骨组织结合良好，并有新生骨小梁的存在。行二期手术，局麻下行T形切口，检查种植体稳定，更换更高牙龈成形器，缝合1针。2周后取种植体水平印模，完成修复。

关键词： 上前牙缺失；上前牙骨不足；骨环；ITI种植体

上颌前牙区由于特殊的位置和解剖结构，种植修复会面临很多问题：①缺牙区骨量不足：由于生理和病理性的吸收，患者就诊时通常有缺牙区骨量的不足，大部分上前牙缺失患者在种植时需要不同程度和方法的植骨，解决方法主要有引导骨组织再生（guided bone regeneration,GBR）、骨劈开、自体块状骨移植（Onlay 植骨）等。②种植体植入位置要求高：上前牙区是美学区，对种植体的位置和轴向要求高，直接影响了美学效果。③与邻牙和对颌牙关系紧密：需要与邻牙形态大小协调，与对颌牙有正常的覆𬌗覆盖，以免造成咬合创伤，引起种植牙的松动。④美学要求高：大部分患者对上前牙区的美观要求高，如果是个高笑线患者，涉及的不光是修复体的大小、形态、颜色，还有修复体根方的牙龈美学效果，包括质地、颜色、膜龈连合线等，风险比较高。

上前牙种植需要种植体的初期及长期的稳定性，术前应做足够和必要的检查，做好术前评估，选择方式，达到理想的效果。缺牙区的本病例采用相邻牙牙根区域骨环移植同期植入种植体，骨环恢复了种植体需要的牙槽骨的高度和宽度，达到理想的软组织形态和理想的美学效果，同期植入种植体，并且避免开辟第二术区，减少了患者的手术创伤和心理压力。

理想的骨移植材料应当能够与新生骨组织完全融合，良好的生物相容性，植骨材料的吸收速率和新生骨的成骨速率相协调，有骨引导或骨诱导等功能。临床上常用的植骨材料大体可分为自体骨、同种异体骨、异种骨和异质骨四大类。自体骨被认为是骨移植的“金标准”，但需要在种植术区以外的供区进行单独的取骨手术。在上颌骨牙槽骨严重吸收患者牙种植前的骨增量技术中，自体骨移植被认为是预期效果最佳的选择。自体骨的供骨区可来自肋骨等颌面部以外的部位，但是患者通常难以接受，所以大量报道种植前取骨来自于颌面部，比如下颌骨颏部、升支及下颌骨颊板区。

如今随着生物技术的不断进步，骨代用品应用得越来越广泛，异种骨材料Bio-Oss的应用，可以引导骨组织再生。Bio-Oss是采用化学提纯及烧结方法从牛骨中去除有机成分，完整保留了原无机成分的纯无机骨质，因而不引起宿主的炎症反应、过敏反应等。有报道显示了其非常显著的新骨形成及Bio-Oss降解趋势。

种植修复以简单化、美学化为治疗理念。微创手术种植选择越来越被人们接受，并且希望得到微创种植手术，邻近骨环移植，减少了患者手术创伤和心理负担，联合应用Bio-Oss骨粉、骨膜，达到理想的种植体初期和长期的稳定性，达到理想的美学效果。

作者单位：1. 四川大学华西口腔医院　2. 成都市第六人民医院
通讯作者：孙娟；Email: 29229428@qq.com

一、材料与方法

1. **病例简介**　59岁男性患者。左上前牙因牙松动而至牙缺失，要求修复为主诉。检查见患者全口卫生欠佳，左上前牙缺牙区软组织凹陷，牙槽嵴低平，邻牙无倾斜扭转，对颌无伸长。术前CBTC显示可见，上颌左侧缺牙区牙槽骨垂直高度严重不足，缺牙区牙槽嵴宽度约 6mm，高度约9.5mm，比右侧同名牙高度少约5mm，缺损区近远中径约7mm，骨缺损区两侧骨壁高度尚可，缺牙缺牙间隙约尚可，邻牙检查CBCT11、12根部下方牙槽骨宽度位置足够。患者术前检查全身状况良好，无烟酒嗜好，无手术禁忌证。

2. **诊断**　牙周炎；牙列缺损。

3. **治疗计划**　拟在12、11区采用环状取骨钻取外径7mm、内径5mm的骨环，在21区植入骨环后同期植入ITI 3.3mm×10mm种植体1颗。

4. **治疗过程（图1~图25）**

（1）麻醉：取患者平卧体位，种植区局部浸润麻醉，麻药选用复方盐酸阿替卡因注射液。

（2）切开、骨面修整和翻瓣：避开牙龈乳头，在12、22做垂直切口，缺牙区做正中切口，全程切开黏骨膜，用黏骨膜分离器沿骨面向唇侧翻瓣，充分暴露牙槽嵴顶，彻底刮除炎性软组织。

（3）骨环制备：避开12、11牙根，使用环状取骨钻在12、11根下方牙槽嵴顶做一直径为7mm左右的圆形骨块，考虑植入植体直径为3.3mm，然后再用环状取骨钻在圆形骨块上做一直径为5mm同心圆，骨块游离，取出骨环。

（4）种植窝的定位：使用球钻在种植位置中心定位，仅钻穿骨皮质。

（5）种植窝的预备：计划植入ITI 3.3mm×10mm种植体，常规种植窝预备：使用先锋钻确定植入植体方向，钻孔深度比常规深度6mm略浅，将带有间距标示的测深杆短端插入先锋钻钻出的孔内，检查种植体的轴向，轴向正确，放入骨环，确定种植体预备深度，使用先锋钻将种植窝洞预备到最终所需深度，使用检测杆长端测定种植体的方向和深度。再使用2.8mm先锋钻预备窝洞至最终深度，放置骨环，放置种植体，使用直径>5mm的牙龈成形器固定骨环。放置Bio-Oss骨粉，覆盖胶原膜，对位严密缝合创口。术后CBCT检查种植体位置理想，唇舌侧骨量充分。术后抗感染治疗，嘱患者加强口腔护理，常规医嘱，10天拆线检查。

（6）二期手术：6个月复查，种植体稳定，CBCT检查种植体位置理想，唇舌侧骨量充分。上牙龈成形器，缝合1针。2周后取种植体水平印模，完成修复种植体与周围骨结合良好，获得足够稳定性，可接受二期穿龈基台连接术，术后7~10天即可拆线。

（7）取模、戴冠：2周后即可安置取模柱，制取印模、试戴，粘接完成种植义齿修复。

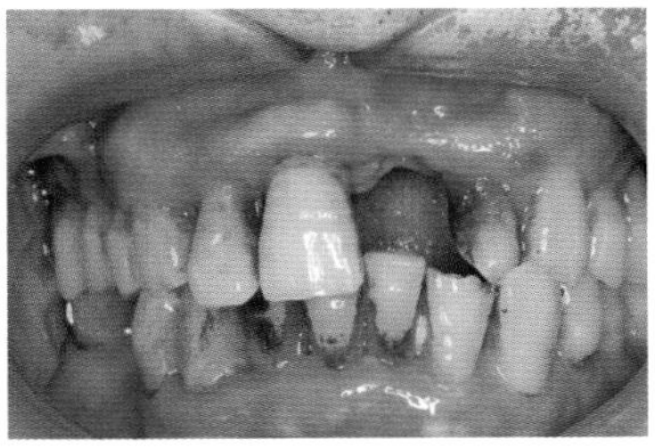
图1　术前正面像

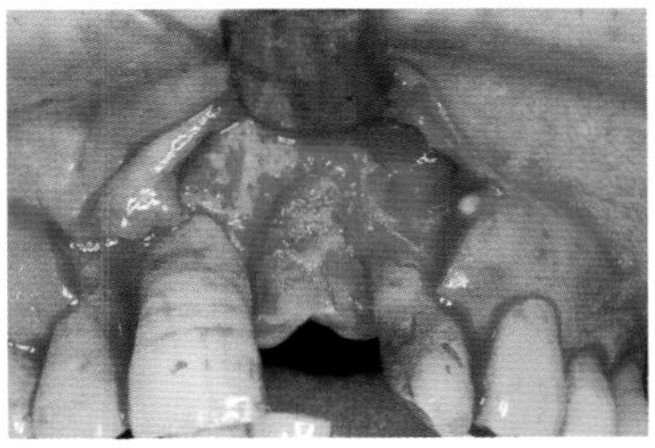
图2　翻瓣后见组织缺损

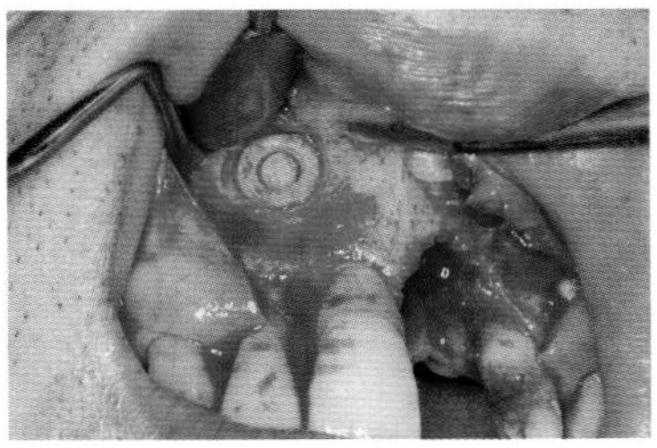
图3　骨环制备

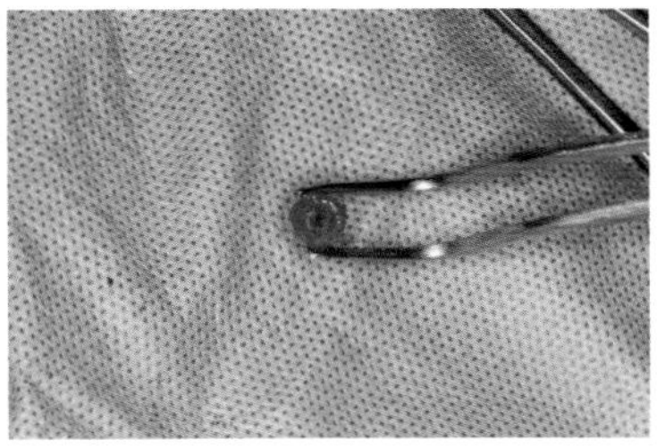
图4　骨环

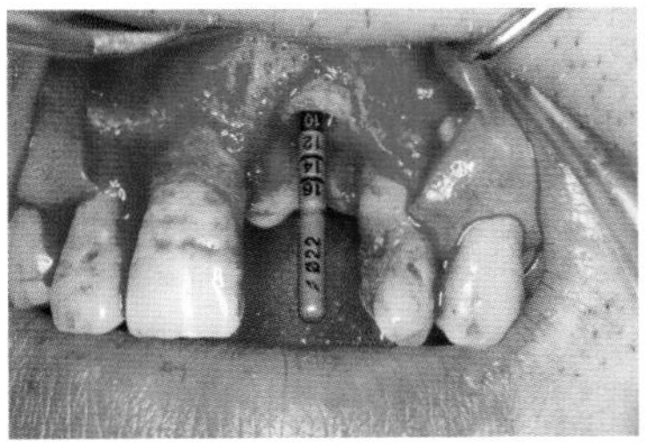
图5　测深杆测定深度

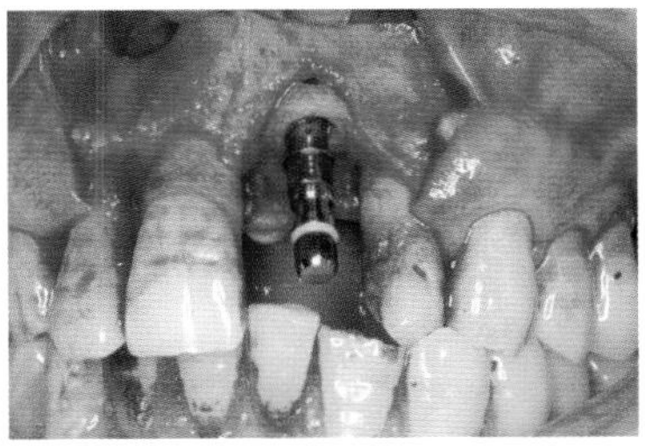
图6　种植体植入

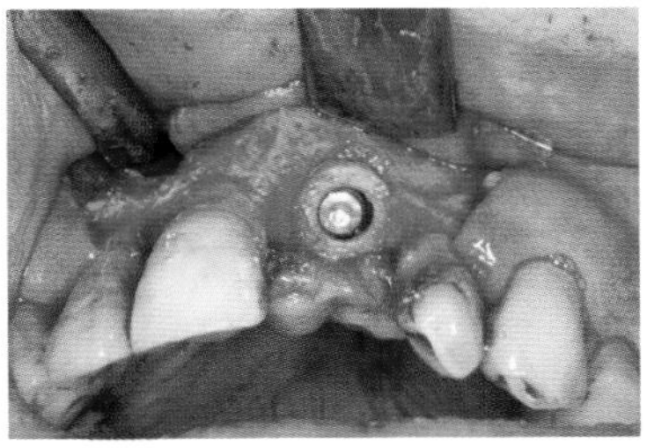
图7　上覆盖螺丝固定骨环

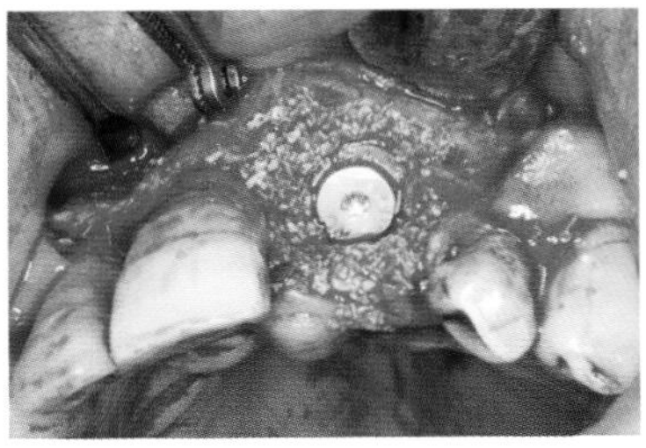
图8　充填骨粉1

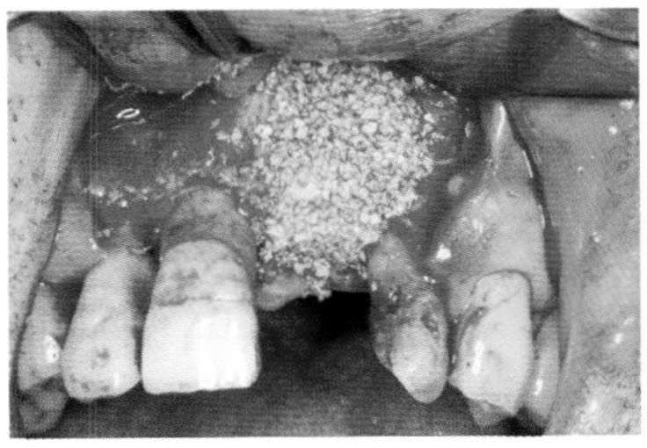
图9　充填骨粉2

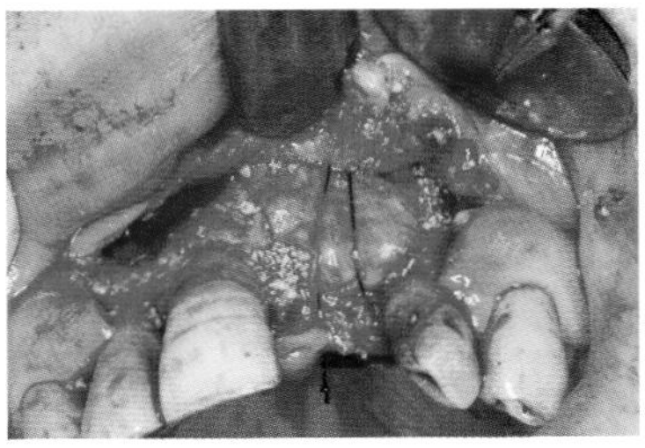
图10　胶原膜覆盖固定

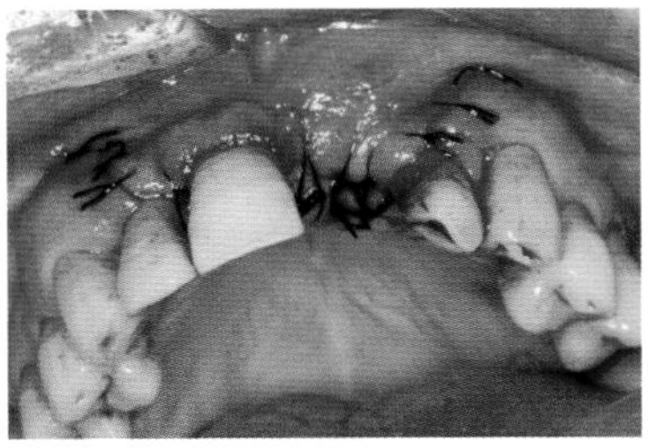
图11　减张缝合

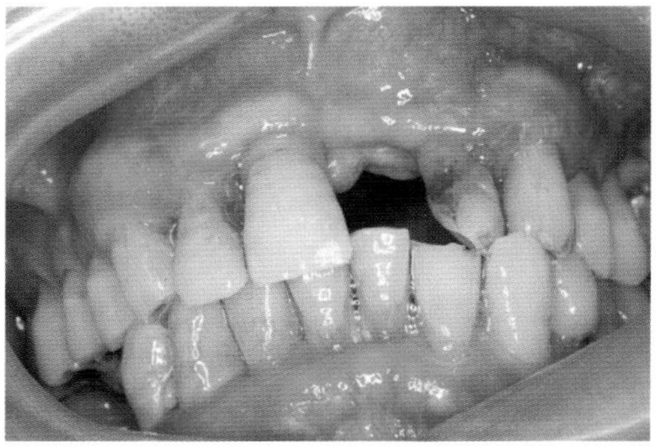
图12　术前正面观

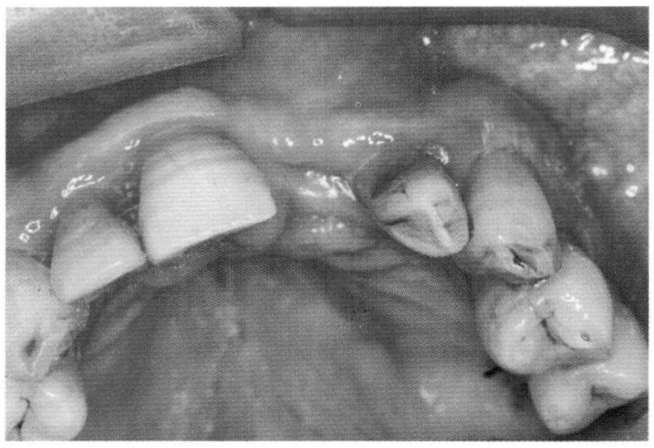
图13　术前颌面观

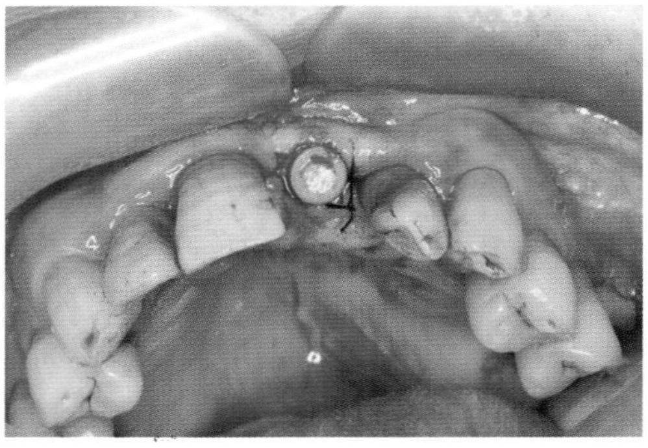
图14　放置牙龈成形器，缝合

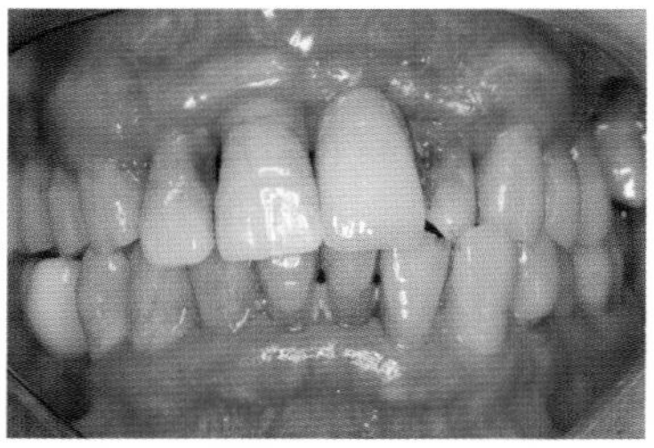
图15　戴牙

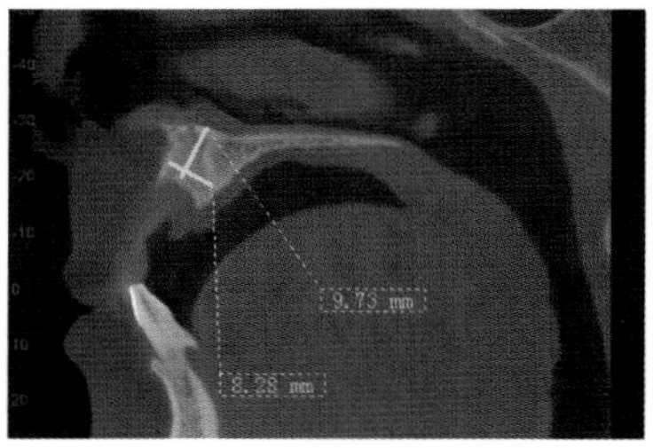
图16　21缺牙区CBCT显示骨缺损

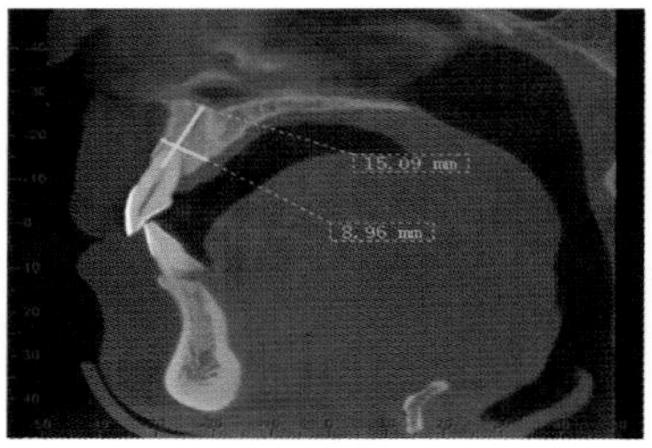
图17　11牙槽骨情况

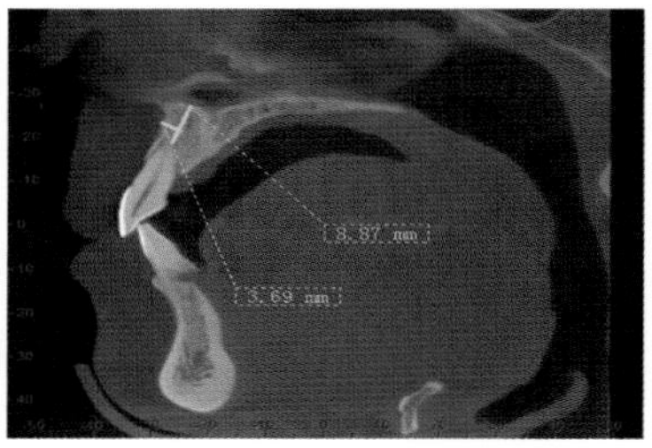
图18　拟11取骨区牙槽骨的情况

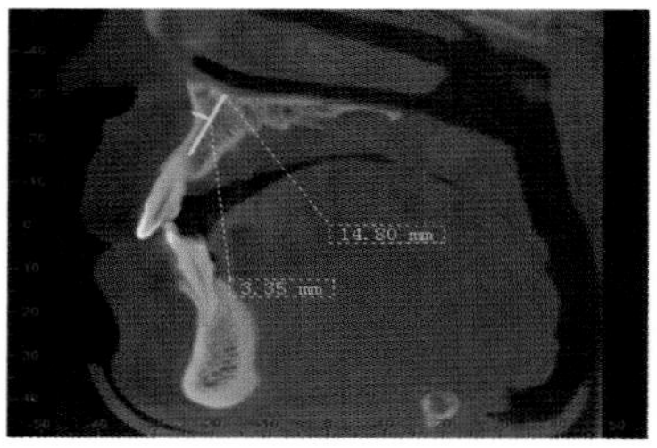
图19　拟12取骨区牙槽骨的情况

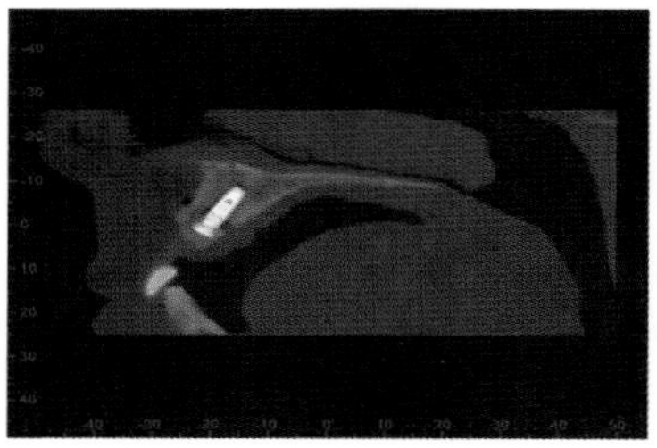
图20　种植体植入，种植体周围骨三维重建

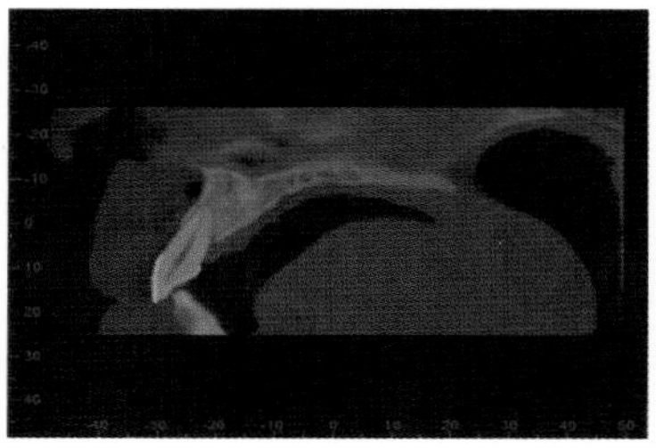
图21　术后11取骨区

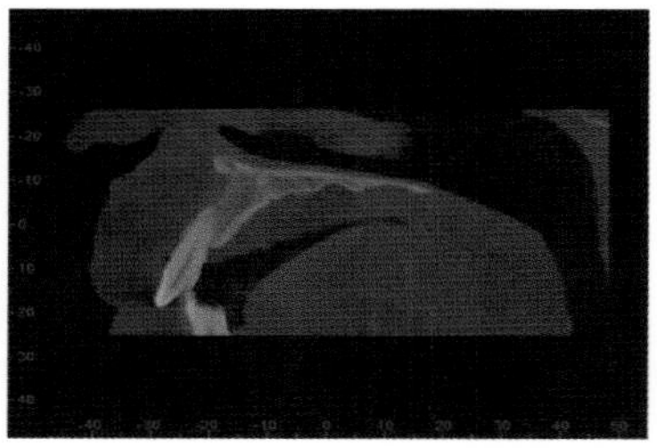
图22　术后12取骨区

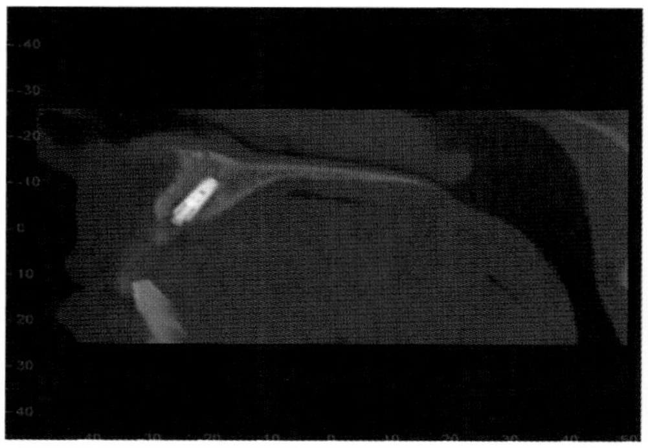
图23　术后半年种植体周围新生骨

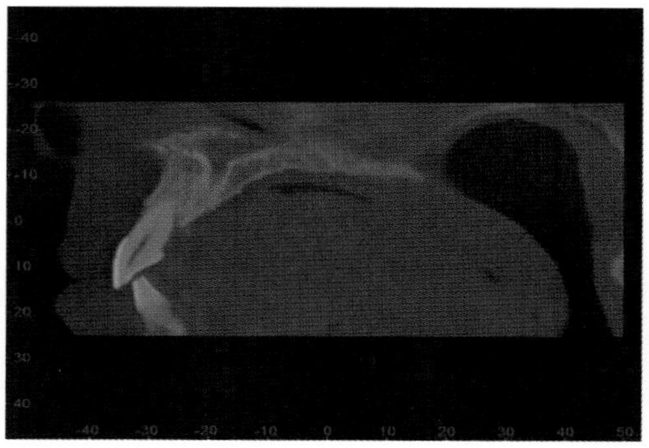
图24　术后半年11取骨区

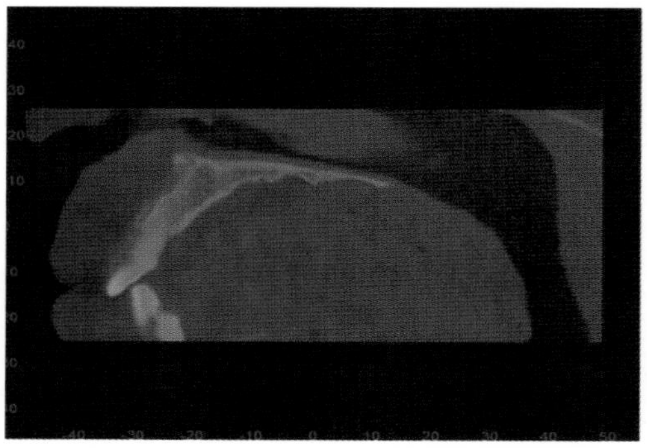
图25　术后半年12取骨区

术后嘱患者定期复查。

二、结果

术后即刻CBCT显示：种植体位置理想，唇舌侧骨量充分，骨增量效果明显。

术后半年CBCT显示：种植体与周围骨组织结合良好，并有新生骨小梁的存在。

三、讨论

传统延期种植方式，牙齿拔掉后要等3~6个月后才能进行修复，对于上前牙来说，骨的吸收是十分迅速的，所以现在一般建议做即刻种植和早期种植，由于大部分患者和医生对此认识的不足，临床上大部分上前牙缺失患者现在在种植时需要不同程度和方法的植骨，需要用到骨劈开、骨撑开、骨粉、骨膜、钛网、GBR、Onlay骨增量等技术。GBR技术常用于较小范围的水平和垂直骨量不足，需用生物膜且易发生膜塌陷而影响成骨空间，对于较大面积的骨缺损常需配合金属钛网而使手术难度增加。Belser等发现在上颌前牙区行种植体植入术时使用和不使用GBR者，其5年种植体存留率分别为93%及97%，使用GBR技术的种植体周围骨吸收量更显著。骨劈开适用于水平骨量不足，要求唇舌骨板间有一定量的骨松质，且骨劈开后唇侧骨板的吸收量常常较大。Onlay植骨可以解决大面积的水平、垂直以及三维骨量不足，但传统的Onlay植骨需要两次手术，总治疗时间较长，而且移植骨形态难以与受骨区完全吻合，移植骨吸收量也较大。临床上多使用骨膜加骨粉、钛网加骨粉进行骨增量，但是由于缺牙区缺损较大，近远中径约7mm，高度约5mm，骨膜和钛网的支撑力明显不足。如果采用，Onlay骨增量，创伤大，患者术后反应大，患者多不愿意进行大创伤手术，邻近区域骨环植骨是值得推广的微创种植方法，主要适用于骨高度和宽度不足，近远中有足够骨壁支撑，邻近区域骨量足够的病例。Stevens等和Omara M 等报道了多例骨环植骨并同期种植。术前三维影像在上颌前牙骨高度不足的种植治疗计划的制订有非常重要的指导意义，有助于分析术区条件和检查邻牙的健康状况。锥束CT（Cone Beam Computed Tomography，CBCT）对于手术操作具有非常重要的指导意义。

在本案例中，患者上颌左侧缺牙区牙槽骨垂直高度严重不足，缺牙区牙槽嵴宽度约6mm，高度约9.5mm，比右侧同名牙高度少约5mm，缺损区近远中径约7mm，骨缺损区两侧骨壁高度尚可，缺牙缺牙间隙约尚可，邻牙检查CBCT 11、12根部下方牙槽骨宽度位置足够。因此选择邻近位点骨环移植联合使用种植体，在操作过程中仔细轻柔，保证骨环的顺利取出，术中反复确定种植体的位置、轴向和深度。术后CBCT检查种植体位置理想，唇舌侧骨量充分，骨增量效果明显。术后半年CBCT显示：种植体与周围骨组织结合良好，并有新生骨小梁的存在。

参考文献

[1] Aghaloo TL,Moy PK. Which hard tissue augmentation techniques are the most successful in furnishing bony support for implant placement [J]. Int J Oral Maxillofac Implants, 2007, 22 (suppl): 49–70.

[2] Belser UC, Schmid B, Higginbottom F, et al. Outcome analysis of implant restorations loeated in the anterior maxilla: a review of the recent literature [J]. Int J Oral Maxillofac Implants, 2004, 19 (Suppl) : 30–42.

[3] 王文君, 马敏. CBCT技术研究前牙区骨劈开术种植修复的骨吸收特点 [J]. 口腔医学研究, 2015, 31(5): 497–499.

[4] 马昕,席兰兰,王昭领,等.颏部块状骨Onlay植骨在上颌前牙区种植修复的临床应用 [J]. 口腔医学研究，2014, 30(10): 986–992.

[5] Stevens MR,Emam HA,Alaily MEL,et al.Implant bone rings.one–Stage three–dimensional bone transplant technique:a case report[J].J Oral Implantol,2010,36(1):69–74.

[6] Omara M, Abdelwahed N, Ahmed M, et al. Simultaneous implant placement with ridge augmentation using bone ring transplant [J]. Int J Oral Max Surg, Conference, 2013, 42(10): 1265.

钛网骨量扩增的前牙美学区种植修复

李点典

摘要

目的：随着生活条件的提高，牙齿不仅满足于咀嚼功能，美观也逐渐被患者重视，随之而来的是越来越多的长期缺牙伴随牙槽骨较差的患者前来就诊。对于不同的牙齿情况、牙周状态和骨条件采用合适的术式，可以为患者带来更佳完美的修复效果。本文通过1例21严重骨量不足病例进行说明，包括了术前的诊断与评估、手术设计、种植手术及修复过程。**材料与方法：**21重度骨量不足病例1例，术中应用钛网、GBR，减张缝合。术后6个月行牙冠修复。**结果：**永久修复体效果及牙龈形态患者均表示满意，牙龈乳头基本充满三角间隙，获得了比较满意的美学修复效果。**结论：**合理选择术式有利于降低手术难度，避免感染风险，进一步提高种植的成功率并获得预期的美学修复效果。

关键词：美学区；骨增量；钛网

生活条件的改善与种植技术的成熟使种植牙已被广大患者所接受，种植修复给了患者新的选择并带来了理想的美观效果。但种植技术不仅包含了总体相关的医学知识，还包含了具体的软硬组织处理、美学知识、机械力学、与患者沟通的心理学等。在面对不同的病例要获得理想的美学效果就要不断地去学习、去实践，前牙的缺失常见的是骨量的不足和伴随的软组织退缩凹陷，这些都会影响修复效果，合理的手术操作、恰当的GBR和钛网的配合，可以更好地重建骨量。

一、材料与方法

1. 病例简介 35岁男性患者。21缺失，口腔卫生情况一般，牙石Ⅰ度，色素（+），牙龈色粉质韧中厚型牙龈，牙龈乳头外形不佳，牙齿方圆形状，牙槽嵴宽度窄，唇侧软组织萎缩，骨量明显不足，咬合关系对刃殆，CBCT示21唇侧骨板吸收。笑线位置中。

2. 诊断 牙列缺损。

3. 治疗计划 21种植同期行GBR，术中配合钛网，术后6个月行软组织成形，完成最终修复。

4. 治疗过程（图1～图30）

（1）在缺牙区行种植术偏腭侧预备种植窝，导向杆检测方向，最终于21位点植入Dentuim 3.6mm×12mm种植体1颗，植入扭矩为30N·cm，种植体唇侧骨缺损区植入Bio-Oss骨粉，并覆盖钛网+Bio-Gide膜减张缝合。术后根尖放射片显示种植方向，位置良好。术后常规抗生素预防感染。

（2）种植术后6个月行上部软组织成形，诱导种植体周围牙龈形成，2个月后，根据牙龈形态调整临时冠外形，最终完成永久修复，修复根尖片显示牙冠邻接关系良好，无残留粘接剂。

二、结果

前牙重度骨量不足的状态下，合理的手术操作、恰当的GBR和钛网的配合，术中控制风险，经后期定时复查，严格遵循治疗原则，最终获得较为理想的美学效果。

三、讨论

本患者21重度骨量不足，从初诊照片中可看出反复炎症病史。术前经充分分析病史，通过CBCT测量骨量和唇侧骨板情况，分析缺牙区情况。因牙槽嵴顶区低密度影，硬骨板不连续迹象，唇侧骨板大部分缺损，难以获得良好的初期植骨稳定性，无法通过常规的GBR术式获得较好的初期骨材料稳定性，最终确定该手术方案。整个术手过程严格按照清创和无菌要求，尽量应用美学切口设计，充分减张无张力缝合，后期应用软组织处理技术，获得较满意的临床效果。

在种植的同时，通过GBR+钛网的技术进行了过量植骨，达到轮廓扩增目的，重建种植体周围的软硬组织，以达到美观稳定的美学效果。后期的牙龈成形，不仅满足了患者的美观要求，而且很好地维持和诱导了龈缘和龈乳头外形。

四、结论

严格筛选病例，控制手术风险，选择合理的术式和修复过程可取得很好的美学修复效果。

作者单位：劲松口腔蓝港分院

Email: lidiandian@vip.163.com

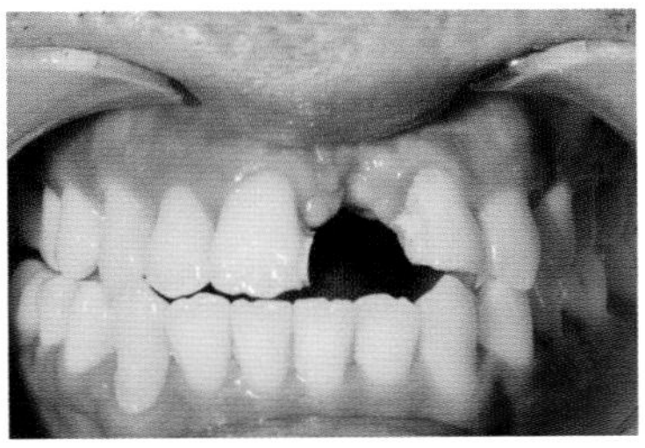
图1 初诊正面像

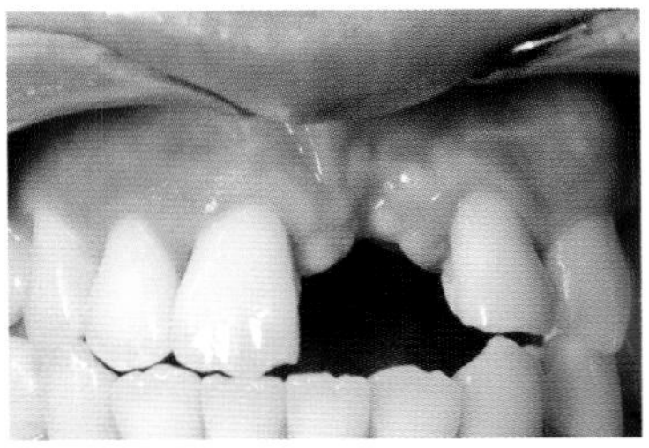
图2 初诊洁牙后

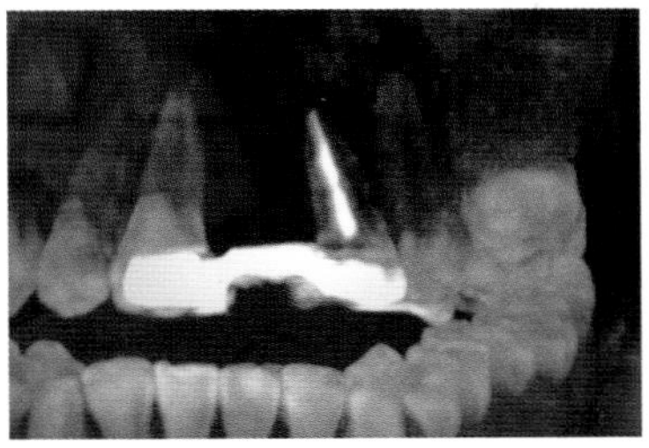
图3 术前CBCT影像

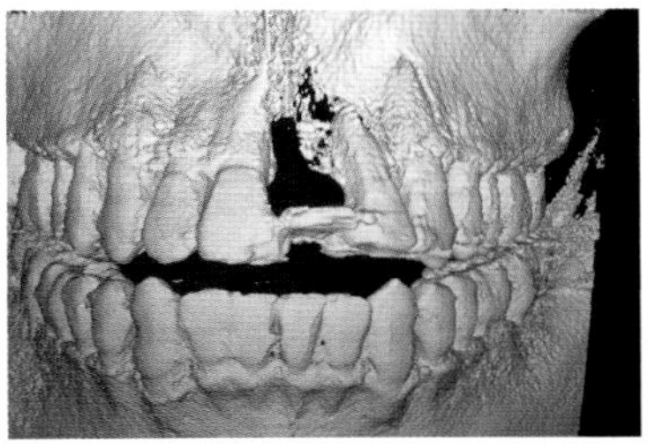
图4 CBCT三维重建影像

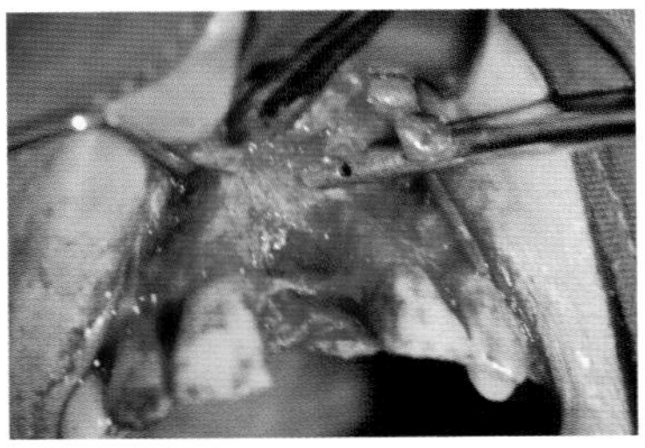
图5 术中切开显露术区

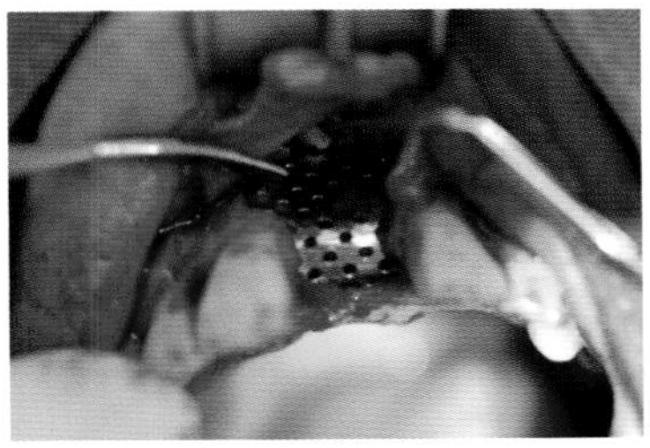
图6 术中核对钛网

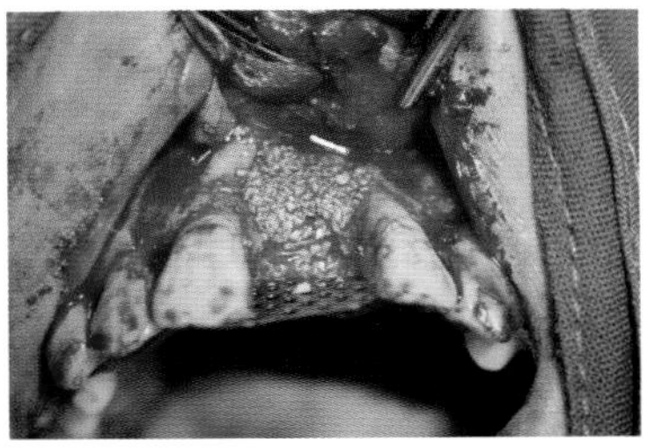
图7 植入种植体放入Bio-Oss

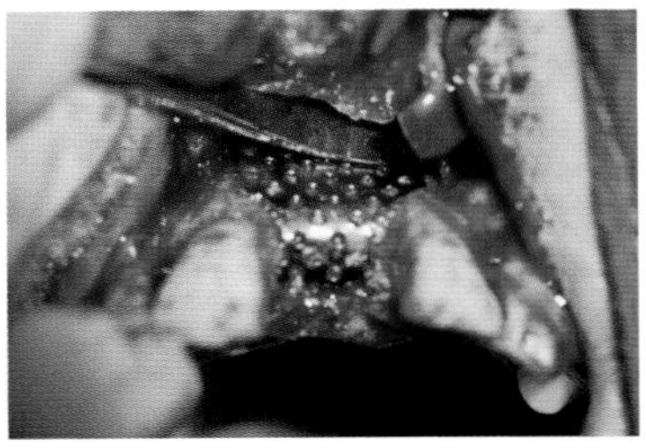
图8 盖钛网

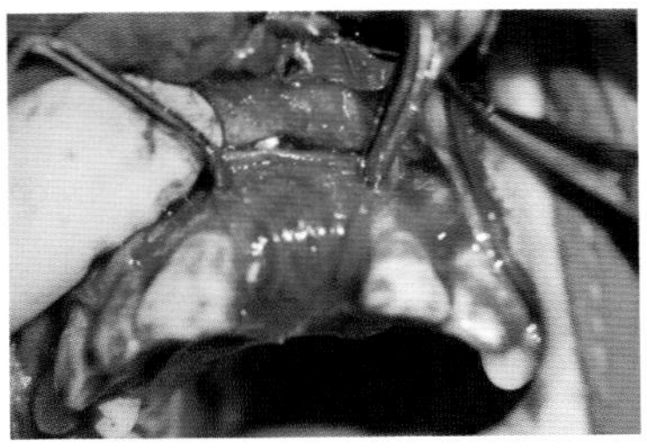
图9 盖Bio-Gide膜

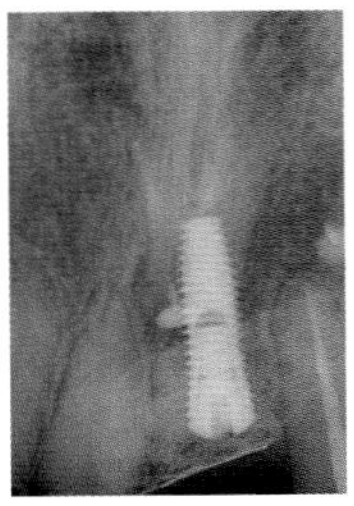
图10 术后根尖片

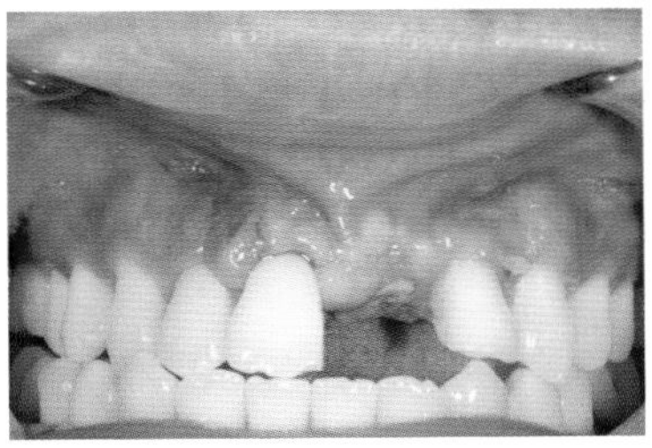
图11 术后10天拆线正面像

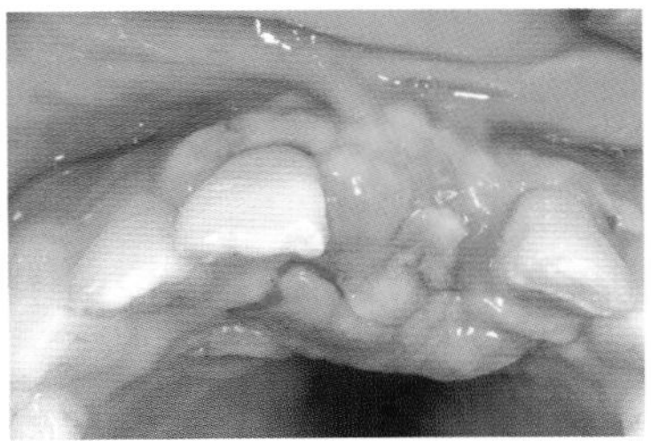
图12 术后10天拆线殆面像

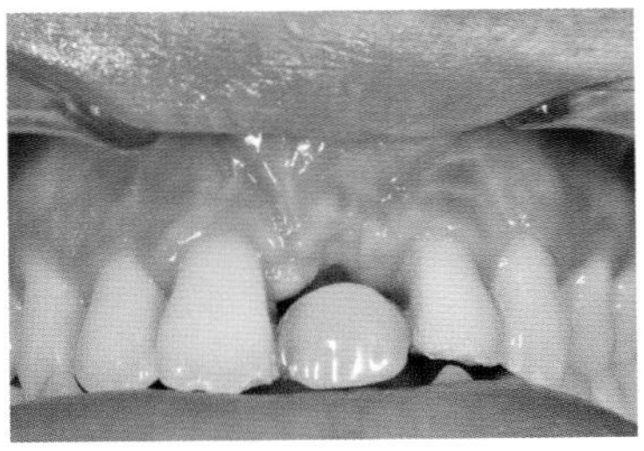
图13 术后佩戴临时牙（2016年2月10日）

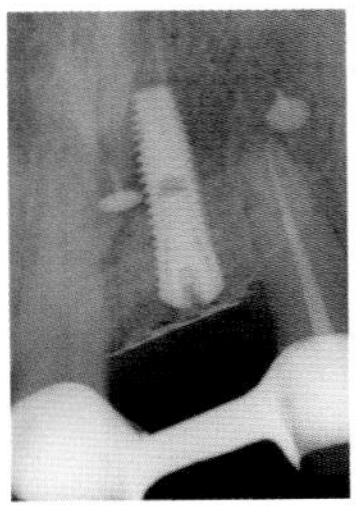
图14 佩戴临时牙根尖片

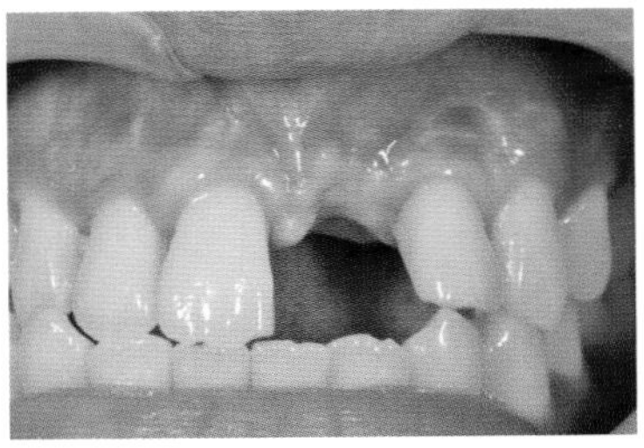
图15 术后半年正面像

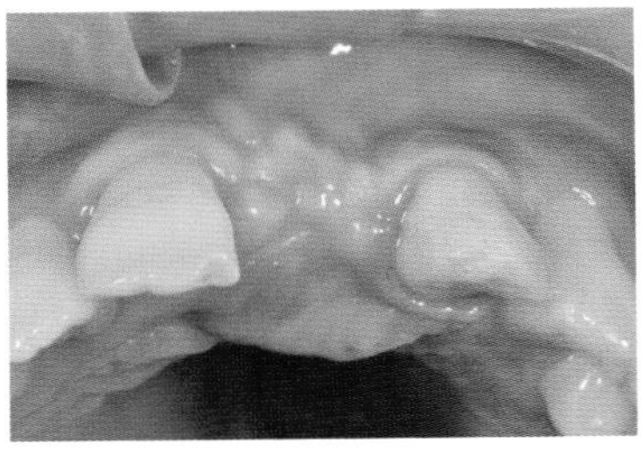
图16 术后半年殆面像

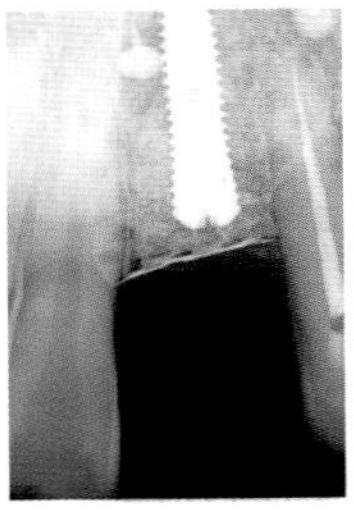
图17 术后半年根尖片

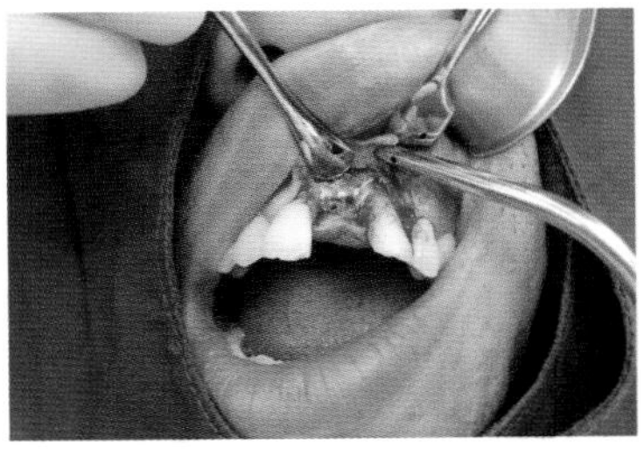
图18 二期切开（2016年7月18日）

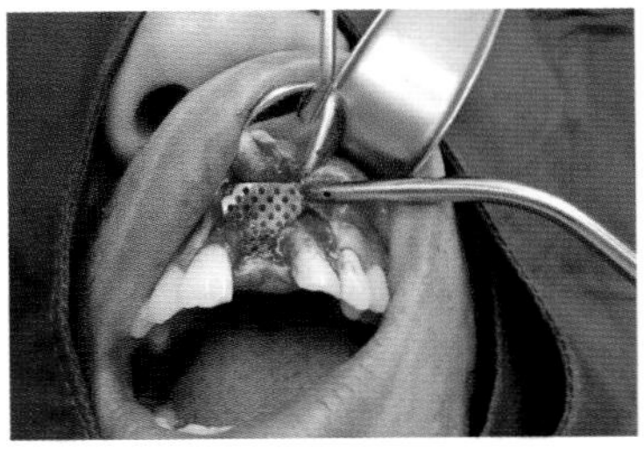
图19 打开钛网

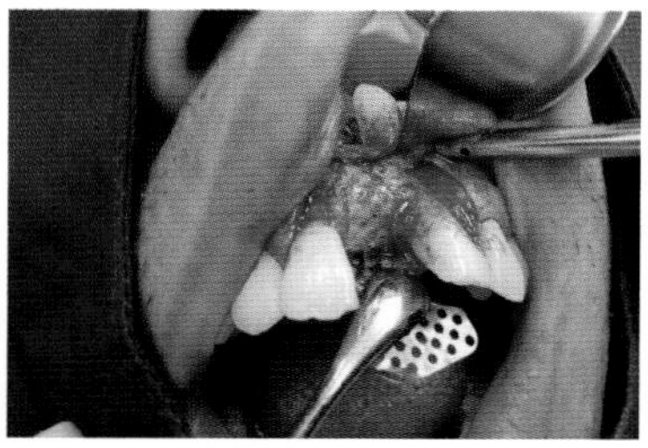
图20　取出钛网

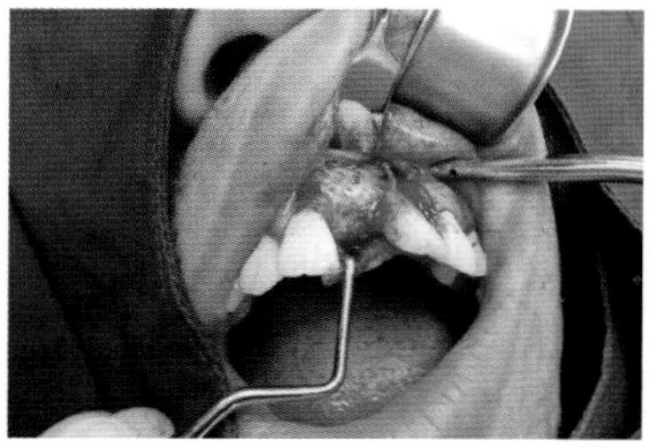
图21　显示成骨效果

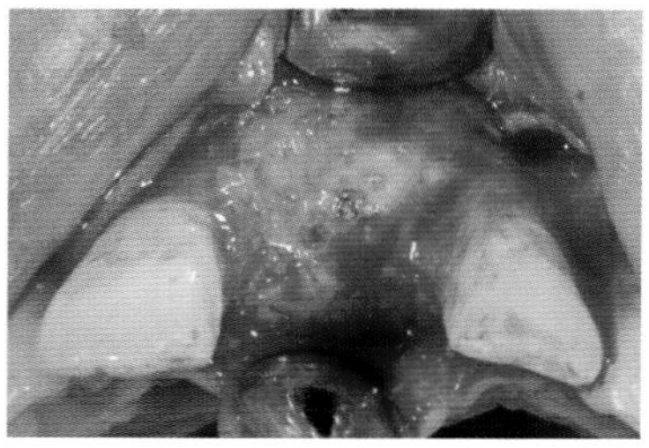
图22　成骨 面像

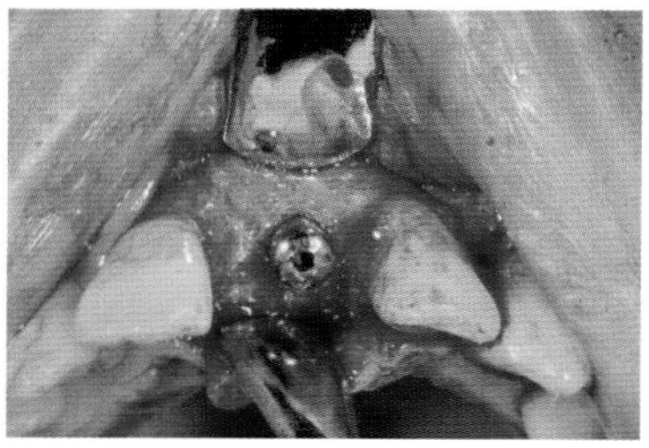
图23　安放愈合基台显示颊侧骨壁

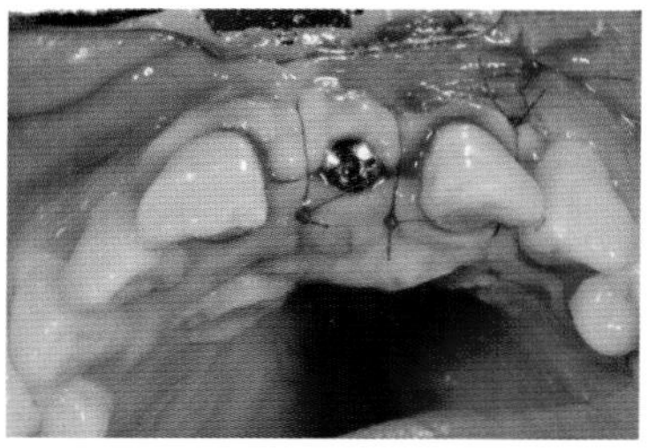
图24　二期缝合

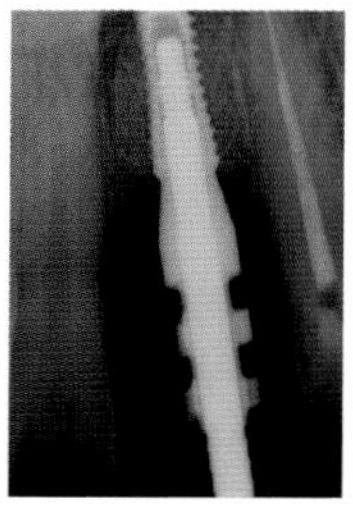
图25　取模根尖片（2016年8月6日）

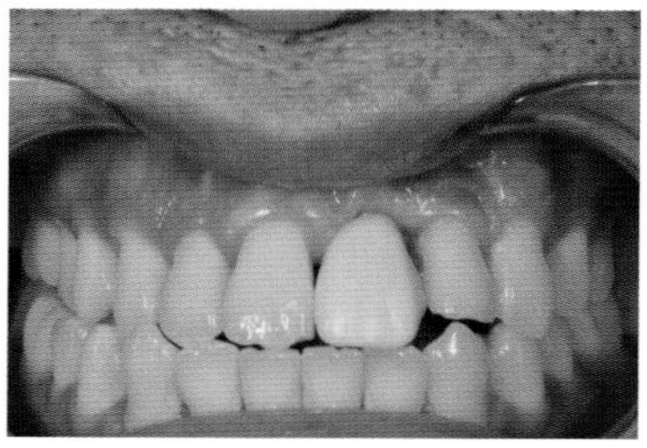
图26　测试美学蜡型

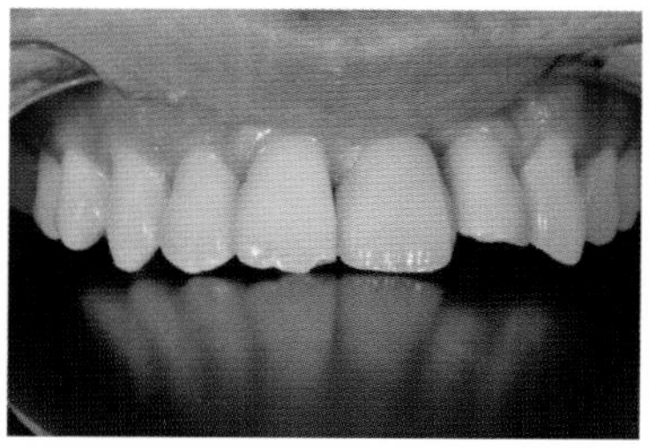
图27　戴牙当天正面像（2016年10月9日）

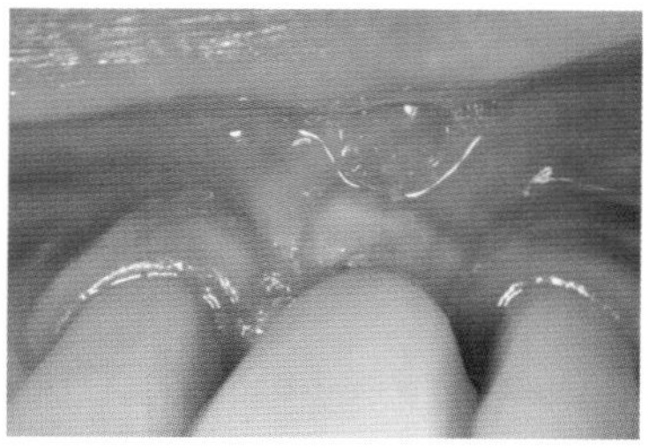
图28　戴牙后牙龈袖口质量

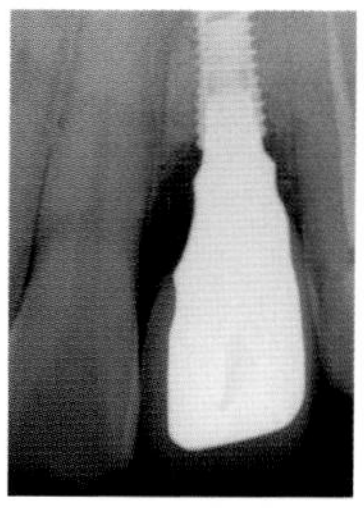
图29　戴牙后根尖片

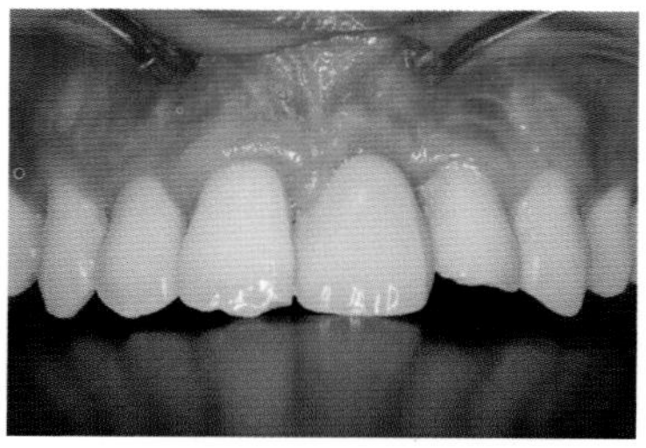
图30　戴牙后3个月复查

参考文献

[1] 满毅, 王天璐. 钛网在口腔种植骨量扩增中的应用[J]. 口腔颌面外科杂志, 2015, 25(4):241-245.

左下后牙骨劈开联合GBR同期种植术1例

吴彧

摘要

目的：本次研究将探讨下颌后牙牙槽嵴宽度不足时，采用牙槽嵴劈开术结合GBR，同期植入种植体后的修复效果。**材料与方法**：患者女性，36岁，16、35、36、46缺失，对患者行口内及术前CBCT检查，可见35、36牙槽嵴宽度不足，对左下后牙区进行SAC评估外科手术复杂程度后，采用超声骨刀行左下后牙区骨劈开术，同期植入2颗Straumann 3.3mm×10mm植体，46缺失缺牙区常规植入Straumann 3.3mm×10mm植体。2个月后拍摄CBCT检查种植体周围骨结合、骨增量情况及16缺失区剩余牙槽嵴骨量，于16植入Straumann 4.1mm×10.0mm植体。7个月后放置愈合基台，牙龈愈合后行螺丝固位单冠修复。**结果**：左下后牙区骨劈开结合GBR同期植入种植体2个月后，影像学检查示种植体周围骨整合良好，戴入永久修复体后，曲面断层片示种植体周围骨未见吸收，根尖处未见阴影，患者对修复体的使用情况感到满意。**结论**：下颌后牙区骨宽度不足，但有足够的剩余牙槽嵴高度时，可采用骨劈开结合GBR同期植入种植体的方法，达到水平向骨增量的效果。

关键词：骨劈开；骨扩张；骨引导再生术；同期植入

临床上常见由于长期缺牙等多种原因导致的牙槽骨骨量不足的情况，而Grunder等认为常规牙种植手术需要种植区牙槽骨颊舌侧宽度至少有5.5mm，才能完成种植体植入，因此需要牙槽骨增量手术来保证种植治疗的成功。牙槽骨劈开术多适用于骨宽度不足的病例，且相比块状植骨创伤小，患者接受度高，长期效果也较稳定。本病例将探究在下颌后牙区采用牙槽骨劈开联合GBR同期植入植体的骨增量效果。

一、材料与方法

1. 病例简介 36岁女性患者。双侧下后牙缺失约10年，上后牙拔除残根1个月，要求种植修复。口内检查：16、35、36、46缺失，16拔牙创愈合良好，颊舌向宽度7～8mm，近远中距离正常；35、36缺牙区牙槽嵴呈刃状，宽度约4mm，近远中距离正常；46缺牙区牙槽嵴颊舌向宽度约6mm，47近中倾斜，46缺牙区近远中间隙过小约5mm；缺牙间隙咬合距离良好，全口口腔卫生状况良好。前牙覆殆覆盖正常，双侧后牙咬合关系稳定。影像学检查：CBCT示35、36牙槽嵴宽度约为4mm，高度约13mm；46牙槽嵴宽度为6.5mm，高度约为16mm，邻牙未见根尖阴影。既往史：否认系统疾病及药物过敏史。

2. 诊断 上颌肯氏Ⅲ类缺损（16）；下颌肯氏Ⅲ类一亚类缺损（35、36、46）。

3. 治疗计划

（1）35、36行牙槽嵴骨劈开联合GBR，同期种植治疗。

（2）调磨47近中邻面，46缺失区行常规种植治疗。

（3）16待拔牙3个月后复诊行CBCT检查。

4. 治疗过程（图1～图31）

（1）进行术前评估，临床检查结合CBCT示35、36剩余牙槽嵴骨宽度不足，拟行牙槽嵴劈开联合GBR进行水平向骨增量。

（2）术前1周检查血常规、凝血功能及传染病，全口洁牙。

（3）左侧下颌后牙区骨劈开联合GBR同期植入术。术前测量血压和心率，常规消毒铺巾。35、36缺牙区局部麻醉下行牙槽嵴顶横行切口及近中纵行切口，翻瓣，可见牙槽骨宽为3～4mm，用超声骨刀于牙槽嵴顶行常规骨劈开；预备种植窝洞，将2颗种植体Straumann 3.3mm×10mm用35N分别植入35、36窝洞中，安装覆盖螺丝；于35、36颊侧骨板用小球钻备孔，植入Bio-Oss骨粉0.25g，Bio-Gide骨膜严密覆盖，行黏骨膜瓣减张，严密缝合切口。

（4）46种植体植入手术。常规消毒铺巾，36缺牙区局麻下行牙槽嵴顶横行切口，翻瓣，预备种植窝洞，将1颗Straumann 3.3mm×10mm植体植入窝洞中，安装愈合基台，严密缝合切口。

（5）下颌左侧后牙区牙槽骨劈开同期植入植体2个月后复诊，CBCT显示下颌左侧后牙区骨宽度增加，且种植体周围骨结合良好；可见16缺牙区牙槽骨高度约12mm，宽度约6.5mm。常规消毒铺巾，16缺牙区局麻下行牙槽嵴顶横行切口，翻瓣，预备种植窝洞，将1颗Straumann 4.1mm×10.0mm植体植入窝洞中，安装覆盖螺丝，严密缝合切口。

（6）一期手术6个月后，行16、35、36种植二期手术。

（7）二期手术1个月后复诊，制取16、35、36、46种植体水平印模，送加工产制作单冠。

作者单位：武汉大学口腔医院
Email: wuyuuii@163.com

（8）取模1个月后，戴入16、35、36、46修复体，曲面断层片示种植体骨结合良好，未见周围骨吸收。

（9）所用材料：根据患者的情况，本病例选用Straumann系统、Geistlich Bio-Oss骨粉、Bio-Gide骨膜、超声骨刀。

二、结果

左侧下颌后牙区行牙槽骨劈开联合GBR同期植入种植体后，完成上下颌多颗牙的种植修复，影像学检查示左侧下颌后牙区牙槽骨骨宽度增加，且种植体骨整合良好，咬合功能恢复效果好，患者较满意。

三、讨论

1. 骨劈开的适应证 天然牙丧失后，颊舌向的牙槽嵴宽度将会在3~12个月内减少至3.6~6.1mm，与原牙槽骨骨量相比，吸收了将近50%。而根据ITI口腔种植临床指南，种植体的颊舌侧至少要保留1mm的骨量，因此对于因缺牙时间过久骨宽度不足的患者，必须选择合适的骨增量方法来保证种植手术的成功。常见的骨增量方法有Onlay骨移植、引导骨组织再生术（GBR）、牙槽嵴劈开术、牵张成骨术等。牵张成骨术和Onlay骨移植术疗程长、手术创伤大、费用高，不易被患者接受。骨劈开技术创伤小，费用低，大部分情况下可以同期进行种植，临床上已经被越来越多的患者接受。骨劈开技术适用于缺牙区牙槽嵴高度合适，仅存在厚度不足的病例。邱立新等认为，骨劈开术的适应证为颊舌侧骨板厚度在3.5mm以上。也有研究表明，当骨板厚度3mm以上，颊舌侧骨板间有一定量的疏松的骨松质时行骨劈开也能避免骨板完全折断或游离，是骨劈开术的适应证。关于牙槽嵴劈开术，在国际口腔种植学会第四次共识性研讨中也得出了以下结论：对于特定的病例，牙槽嵴骨劈开和扩张术可有效改善重度吸收的缺牙区牙槽嵴条件；使用牙槽嵴劈开术增量后植入的种植体存留率与植入天然骨的种植体存留率类似。说明牙槽嵴劈开术的骨增量效果已经在临床上获得了肯定。本病例中，患者左侧下颌后牙区的骨高度约为14mm，宽度3.9～4.2mm，且CBCT也显示其缺牙区颊舌侧骨板间存在骨松质，因此本例手术选择了创伤较小的骨劈开术进行水平向的骨增量。

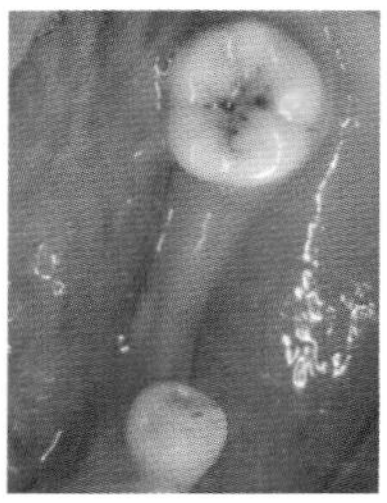
图1 左下区术前口内像

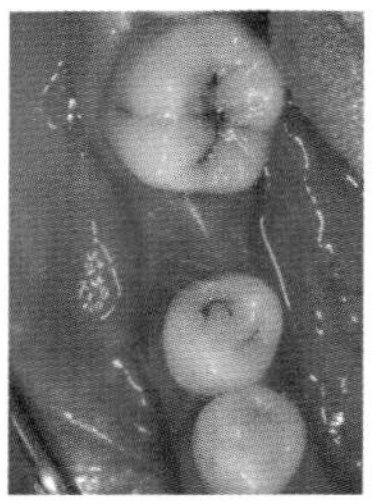
图2 右下区术前口内像

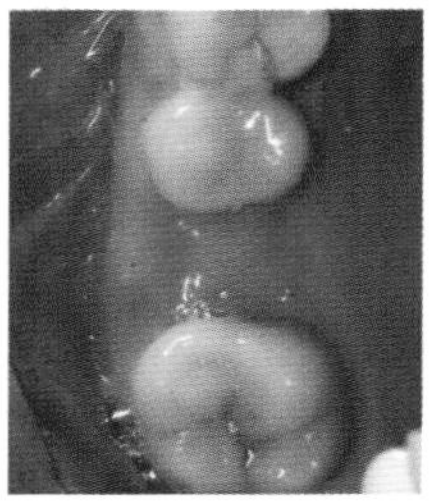
图3 右上区术前口内像

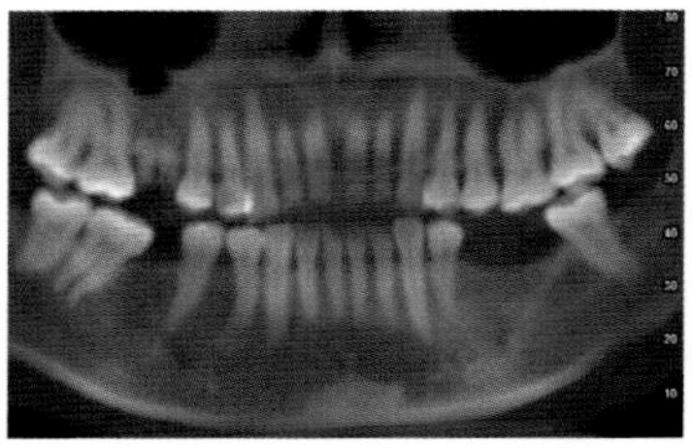
图4 术前曲面断层片

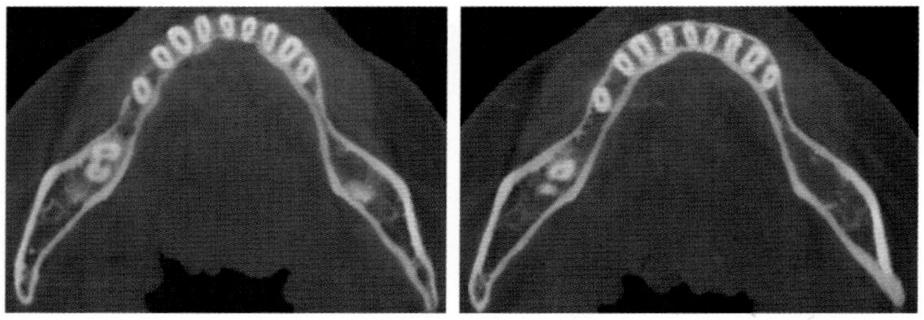
图5 术前CBCT横断面截图

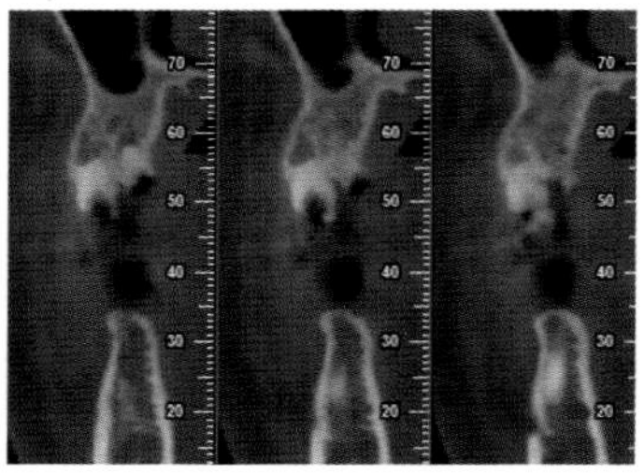
图6 术前CBCT右侧缺牙区矢状面截图

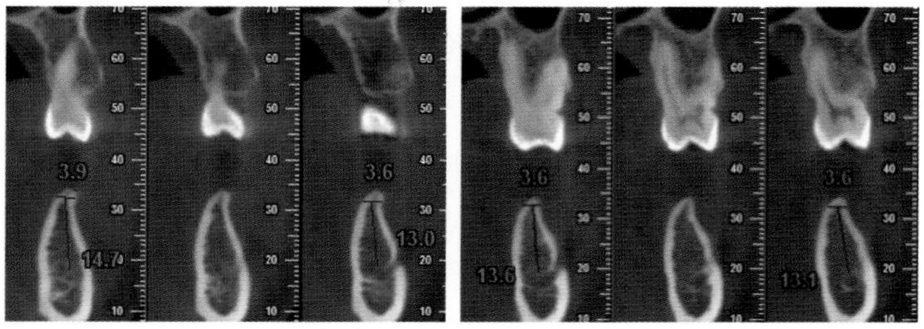

图7 术前CBCT左下缺牙区矢状面截图

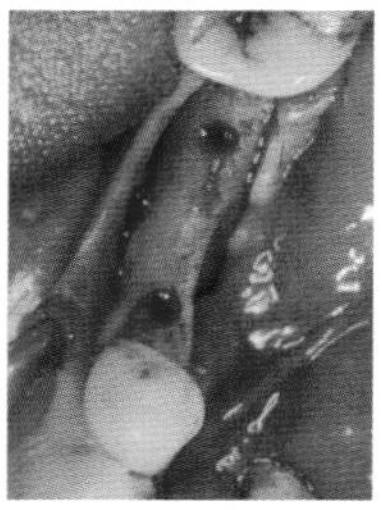
图8 右下缺牙区翻瓣后所见

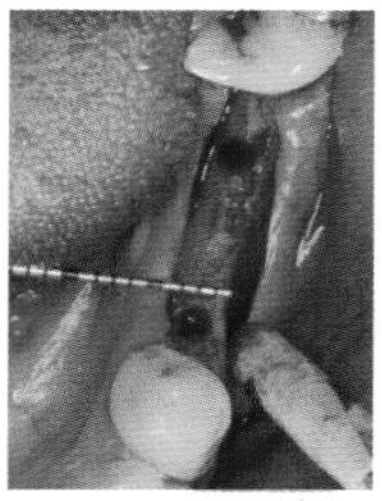
图9 右下后牙区翻瓣后可见牙槽嵴顶可用骨宽度约3.5mm

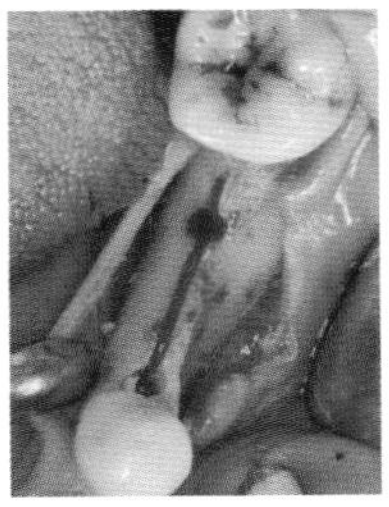

图10　使用超声骨刀进行骨劈开

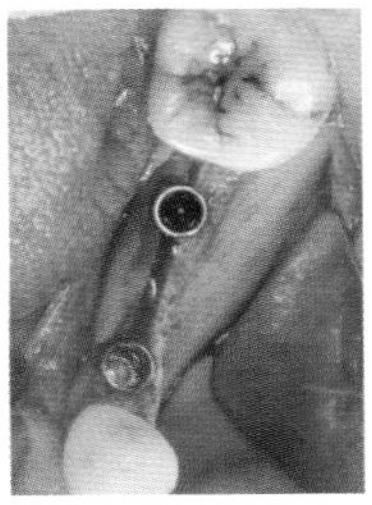

图11　植入种植体

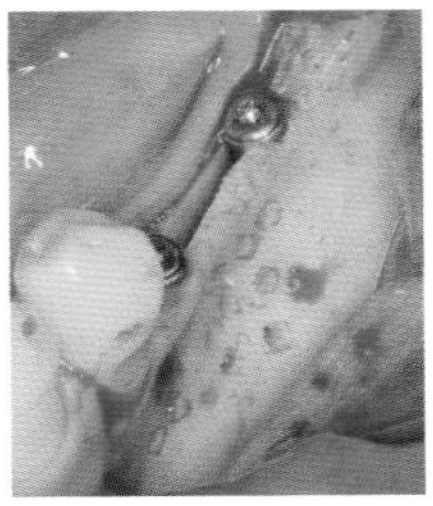

图12　于颊侧骨壁钻孔提供血供

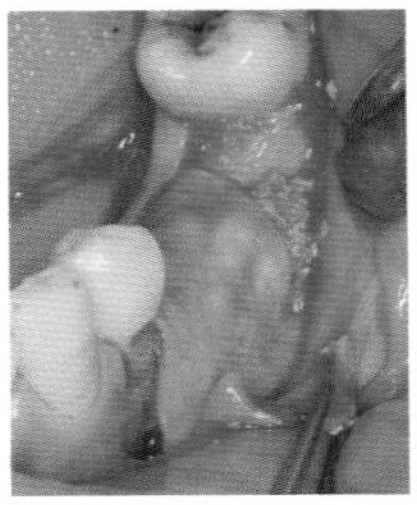

图13　于颊侧进行GBR

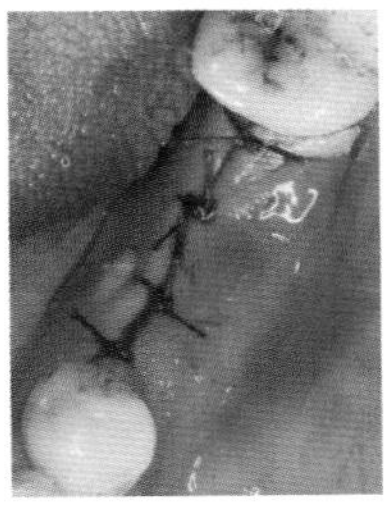

图14　严密缝合切口

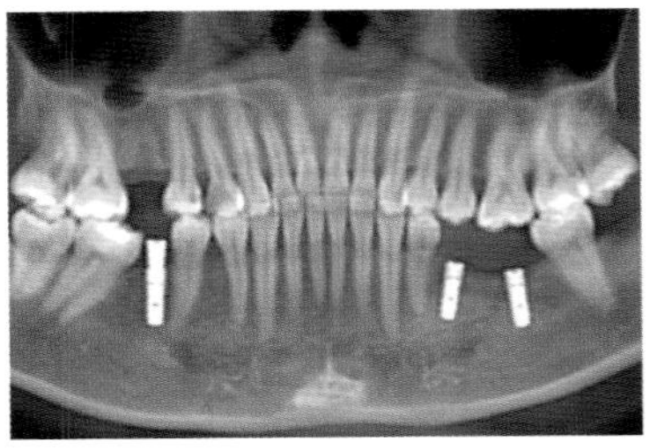

图15　下颌种植体植入2个月后曲面断层片

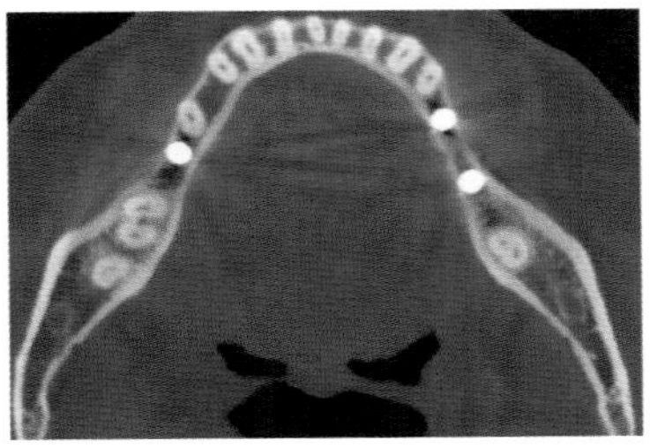

图16　下颌种植体植入2个月后CBCT横断面截图

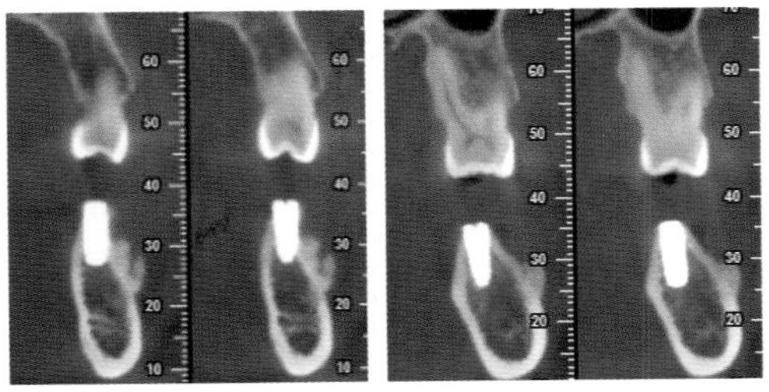

图17　下颌种植体植入2个月后CBCT矢状面截图

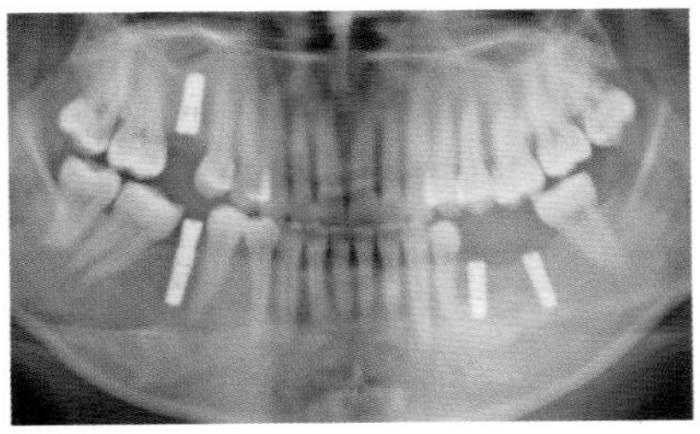

图18　下颌种植体植入7个月后曲面断层片

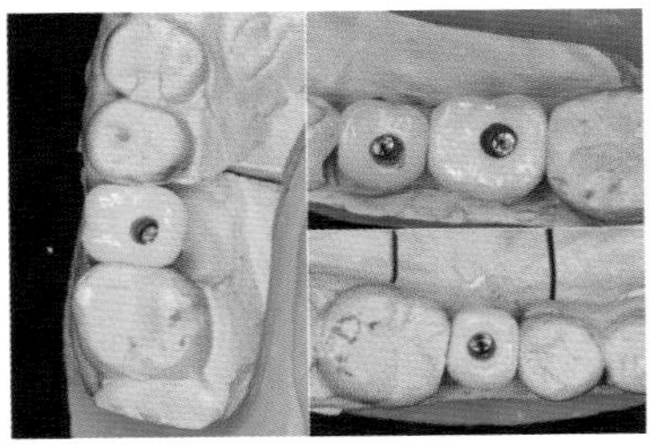

图19　螺丝固位单冠修复1

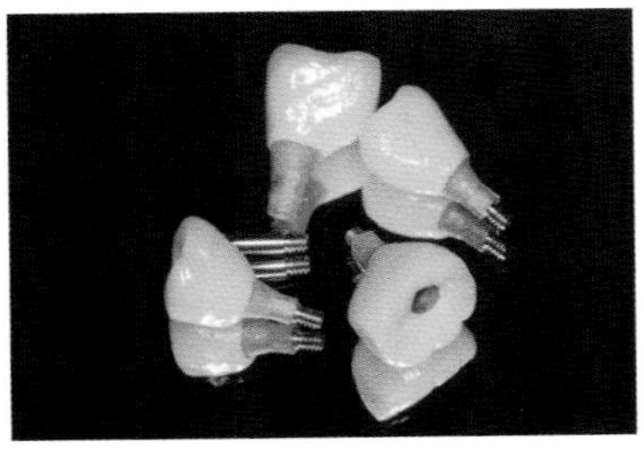

图20　螺丝固位单冠修复2

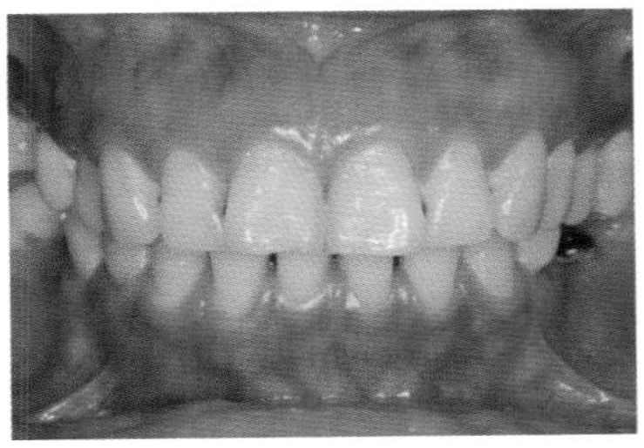

图21　戴牙前口内咬合像

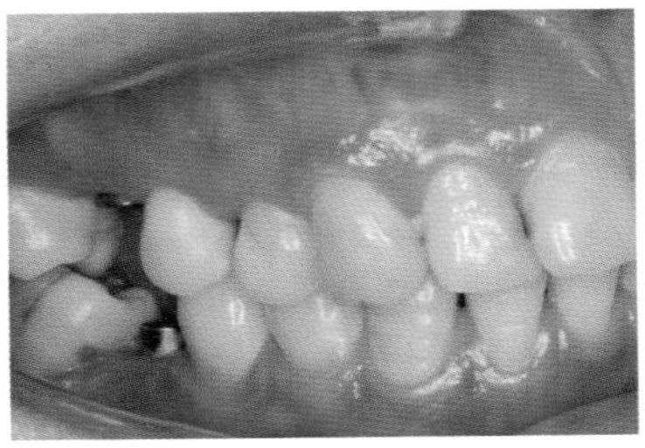

图22　戴牙前右侧咬合像

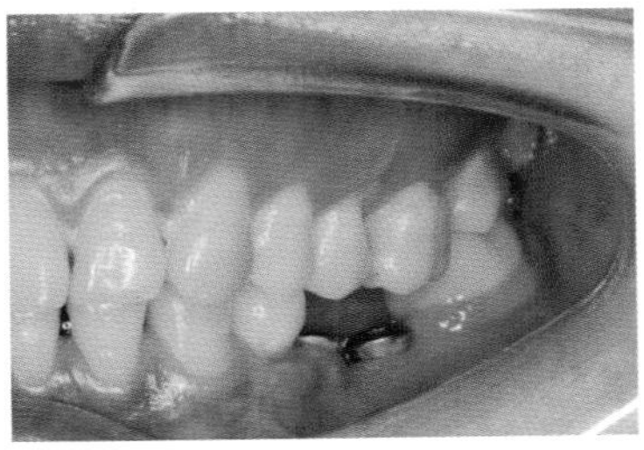

图23　戴牙前左侧咬合像

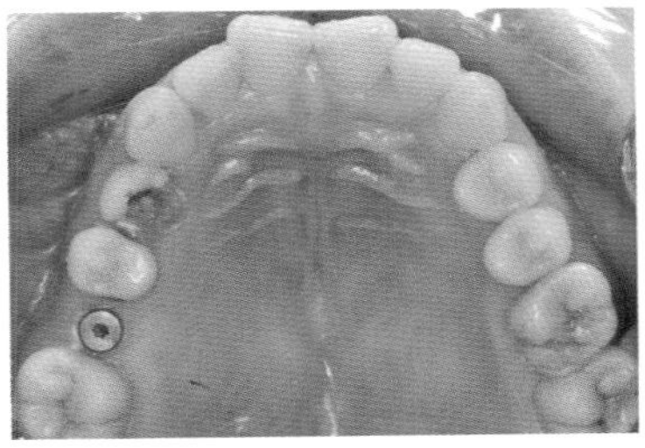

图24　戴牙前上颌殆面像

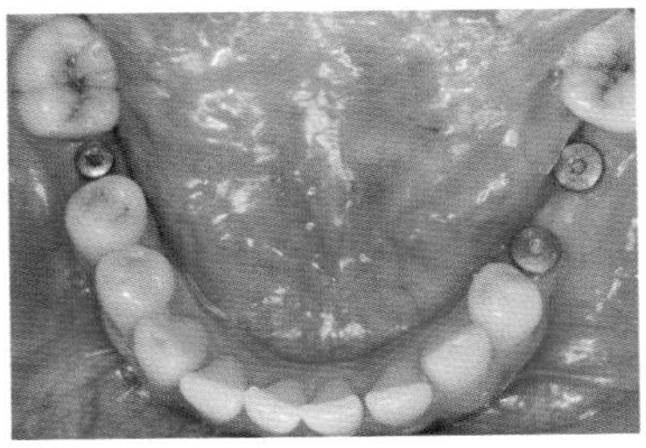

图25　戴牙前下颌殆面像

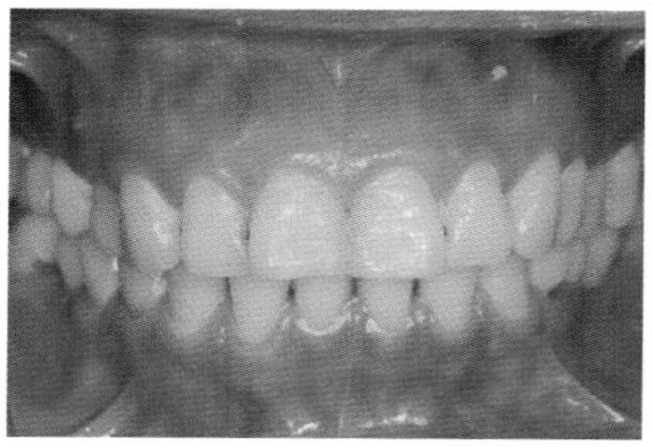
图26　戴牙后正面咬合像

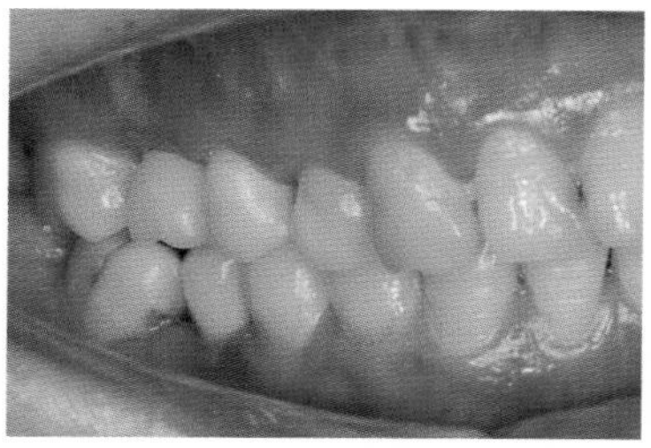
图27　戴牙后右侧咬合像

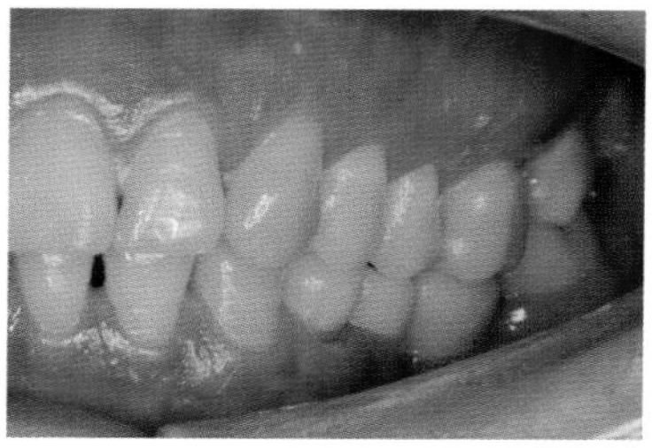
图28　戴牙后左侧咬合像

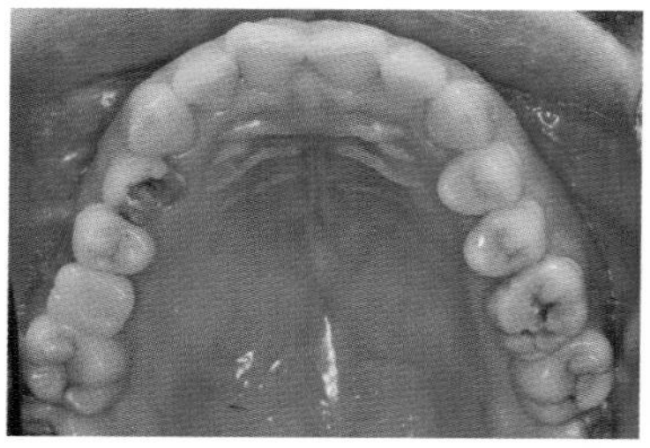
图29　戴牙后上颌殆面像

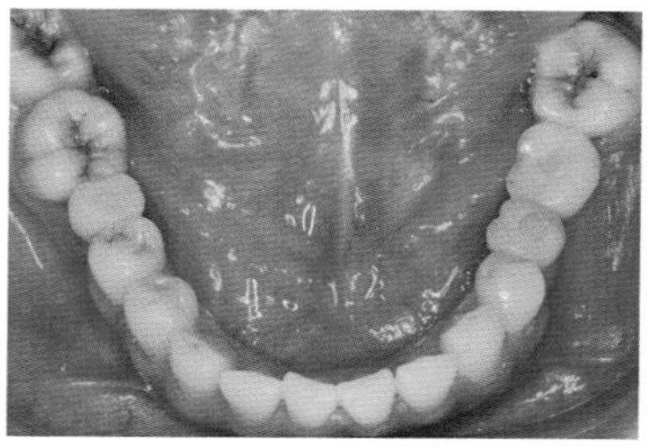
图30　戴牙后下颌殆面像

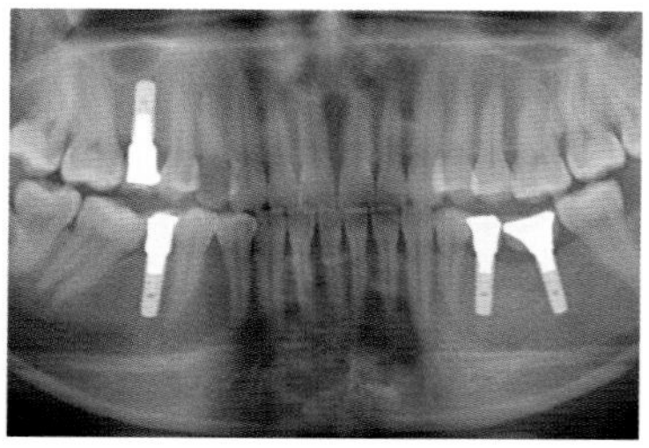
图31　戴牙后曲面断层片

2. 骨劈开联合GBR的应用　Smith EL提出，骨界面的骨微裂或骨微损伤也是导致骨吸收的直接原因之一，在骨劈开的病例中，当唇颊侧骨板的厚度<1mm或唇颊侧骨壁有裂纹时，要考虑同期植骨及GBR手术。GBR技术最早来源于牙周手术中的引导组织再生技术（guided tissue regeneration，GTR），于20世纪80年代正式被引入种植手术中。该技术将生物膜置入口腔软硬组织之间，阻止成纤维细胞长入骨缺损区，实现术区的骨组织修复。Mario A等通过系统分析后认为，在骨劈开术骨增量病例中，种植修复第一年均会发生颊侧种植体骨水平的降低，但联合GBR能够有效地保存颊侧骨高度和骨宽度。为了减少骨劈开术后唇颊侧骨板的吸收，有人提出术中翻瓣仅暴露牙槽嵴顶部分的微创骨劈开，来保证唇侧骨瓣的血运。但微翻瓣不能直接观察到唇侧基底部骨质倒凹情况，种植体底部穿孔不能及时被发现，且Andres等在小型猪进行的动物实验表明，与减少翻瓣的微创骨劈开相比，骨劈开联合GBR更能保留种植体周围的高度。

应用骨劈开、牙槽嵴扩张联合GBR技术，骨增量效果明显，可减轻患者的痛苦，缩短了治疗时间，减少了植骨量，降低了手术风险和患者的费用。在本病例中，在骨劈开术中，采取了颊侧骨板用小球钻备孔，植入Bio-Oss骨粉0.25g，Bio-Gide骨膜覆盖的GBR。术后2个月复查时，可观察到术区骨宽度的增加，种植体周围也取得了良好骨结合。

参考文献

[1] 邱立新, 林野, 王兴, 等. 骨劈开技术在上颌前牙种植外科中的应用[J]. 中国口腔种植学杂志, 2000, 30(02):67-69.
[2] Misch CM. Implant site development using ridge splitting techniques[J]. Oral Maxillofac Surg Clin North Am, 2004, 16(1):65-74.
[3] Smith EL, Raab DM. Osteoporosis and physical activity[J]. Acta Med Scand Suppl, 1986, 220(711):149-156.
[4] Bassetti MA, Bassetti RG, Bosshardt DD. The alveolar ridge splitting/expansion technique: a systematic review[J]. Clin Oral Implan Res, 2016,27(3):310-324.
[5] Stricker A, Fleiner J, Stübinger S, et al. Ridge preservation after ridge expansion with simultaneous guided bone regeneration: a preclinical study[J]. Clin Oral Implan Res, 2016,27(11):e116-124.

即刻GBR在上颌后牙严重垂直骨缺损中的应用

张建英[1] 薛洋[2] 王婧雅[1] 毕鹏[1] 刘宝娟[1] 吕昕[1]

摘 要

目的：本文是1例上颌后牙根管治疗后根尖周病变无法保留的患者，出现垂直骨量的丧失，采用拔牙后即刻钛钉钛网辅助下同期位点保存恢复骨高度，延期种植修复。详细介绍其具体治疗过程，探讨其中使用的相关种植外科及修复技术，总结能够在此类病例中获得良好种植美学效果、恢复正常的冠根比的临床经验，为今后的临床治疗提供参考。**材料与方法**：以2015年11月13日西安德雅口腔门诊部就诊的26根管治疗后出现牙齿松动、牙根暴露的患者，对患者进行病史询问及口腔检查，拍摄CBCT，测量拟种植区的可用骨量，对客观存在的美学风险、即刻骨增量的风险、延期骨增量的风险及相应优缺点与患者充分交流沟通后，最终制订种植治疗方案。本病例应用了拔牙即刻骨增量、引导骨组织再生（GBR）、位点保存、个性化一体化冠最终完成种植修复。**结果**：拔牙后即刻垂直骨增量后，愈合顺利，成骨明显，半年后取出钛钉钛网、种植体植入后的4个月内，无感染、松动，骨结合良好，二期修复后1年未见明显病理性骨吸收，无种植体周围炎，软组织健康，美学效果良好，患者对最终修复效果非常满意。**结论**：上颌后牙区磨牙牙周松动缺失的种植修复常常伴有软硬组织的不足，而成为最具挑战的临床治疗程序之一。常规的拔牙后延期修复有垂直骨量丧失，用上颌窦侧开窗植骨、经牙槽嵴内提升植骨往往冠根比较大，不美观，食物嵌塞明显。治疗前需对患者进行全面的风险评估，并制订谨慎的治疗计划；即刻种植可有效减少拔牙后牙槽窝的骨改建带来的软硬组织萎缩；同期钛钉钛网保存技术可有效扩增硬组织量保留软组织，同时全部的异体骨应用减少了大量植骨时自身取骨的二次创伤，最终通过个性化的美学修复技术，可达到理想的美学修复效果。

关键词：位点保存；钛网；垂直骨增量

一、材料与方法

1. 病例简介 63岁女性患者，上颌后牙深龋行牙髓治疗后要求种植修复。患者1年前因上颌后牙自发痛，咬物不适，无法咀嚼在外院行牙髓根充术后，近半年来咬物不适，症状加重，无法咀嚼，故要求检查，彻底治疗。平素体健，否认全身系统性疾病史，否认药物及食物过敏史，否认家族遗传病史等，无吸烟、夜磨牙等不良习惯，口腔颌面部对称。无明显包块、瘢痕、溃疡等。探诊：张口度正常。26牙冠完整，骀面见补料，Ⅱ度松动，叩（+），牙龈红肿，口腔卫生尚可。CBCT示：根充良好，牙周膜间隙增宽，根尖周大面积低密度影像，颊侧部分骨板缺失。颊舌径约1.01mm，底部距上颌窦低约1.12mm。

2. 诊断 上颌左侧第一磨牙慢性根尖炎伴Ⅱ度松动。

3. 治疗计划

（1）上颌第一磨牙微创拔除，搔刮拔牙窝，清创。

（2）同时行GBR位点保存术，钛网钛钉固定支撑，牙龈减张缝合。

（3）6个月后行钛钉钛网取出、种植术，术中视情况行上颌窦内提升术或骨挤压术。

（4）择期行冠上修复，拟行个性化纯钛基台+爱尔创全瓷冠或纯钛一体冠。

4. 治疗过程（图1～图26）

（1）2015年11月13日：初诊，详细检查后制订治疗计划，排除全身及局部禁忌证告知相关手术风险。

（2）2015年11月27日：签订手术同意书，术前常规准备。仰卧位、消毒铺无菌单，必兰局麻起效后，将患牙完整拔除，刮匙搔刮拔牙窝，超声骨刀清除骨壁残余肉芽组织。翻瓣，钛网钛钉固位下行GBR术：先固定腭侧钛网，将拔牙窝内填满大颗粒骨粉（骼瑞，中国），钛网成形后颊侧钛钉固定，颊侧牙龈瓣潜行分离充分减张后严密缝合。拍术后CBCT片。术后常规遗嘱、抗感染治疗。

（3）2016年5月26日：一期骨增量手术后6个月余复查无不适主诉。口内检查发现腭侧钛网部分暴露，钛钉松动未脱落，周围牙龈交叉愈合，未见感染迹象。CBCT示成骨稳定、边界清晰。签订手术同意书，术前常规准备。仰卧位、消毒铺无菌单，必兰局麻起效后，翻瓣，拆除钛钉钛网，见新骨稳定、质软，先锋钻定位后，骨挤压＋内提升方式下预备植入通道，植入1颗Osstem TSIII 4.5mm×10mm植体，获得35N·cm以上植入扭矩。术后上愈合基台并严密缝合创口。

（4）2016年9月22日：种植体植入术后4个月。CBCT示：植骨周围骨结合良好，牙龈呈粉色，愈合基台尚在。用Osstem TS Ⅲ 转移杆制取硅橡

作者单位：1. 西安德雅口腔第一国际门诊部 2. 空军军医大学口腔医院
通讯作者：张建英；Email: zjyaaa1978@163.com

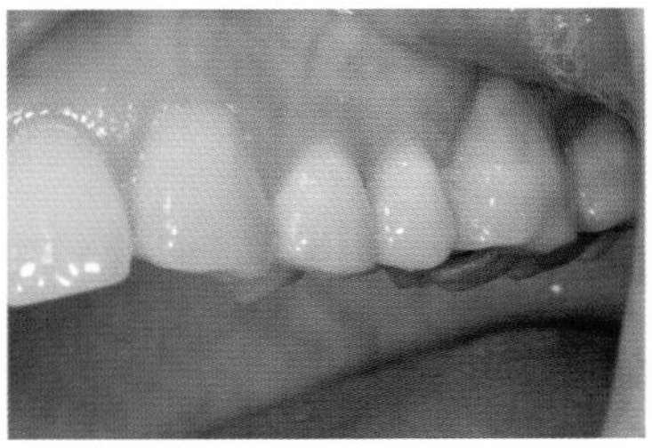
图1 术前口内侧面像

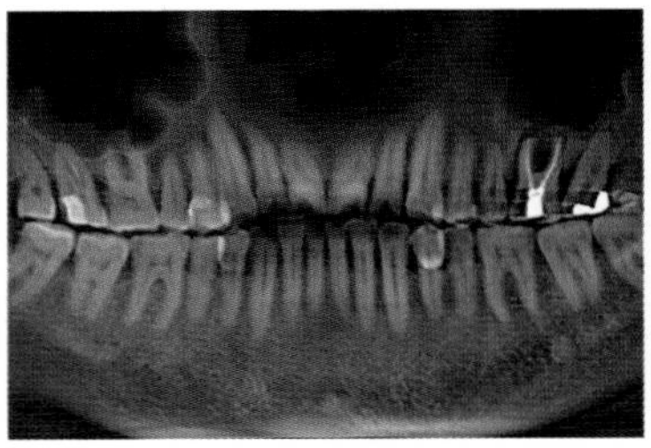
图2 术前CBCT全景

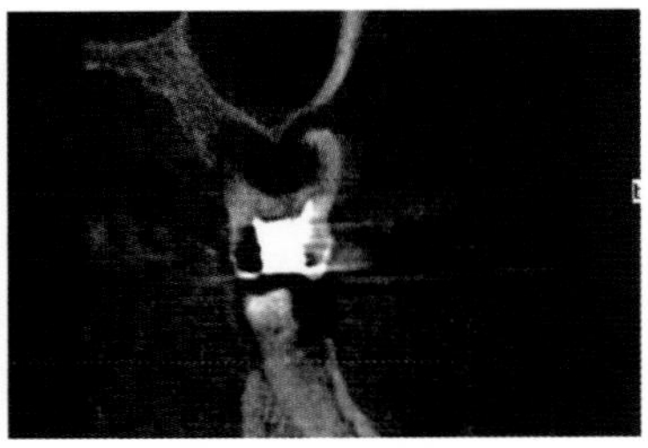
图3 术前CBCT曲面断层片

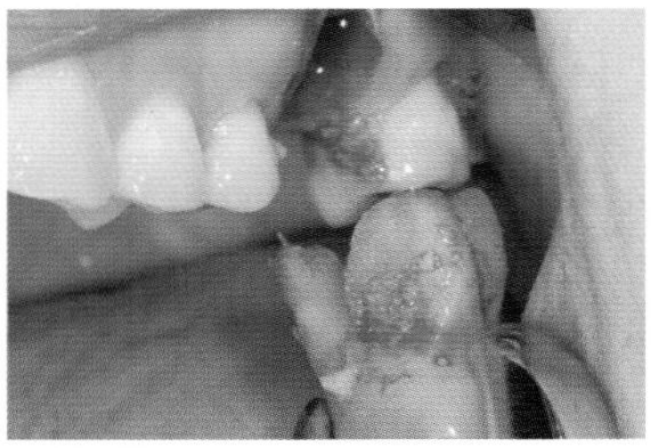
图4 拔牙植骨术中牙齿拔除

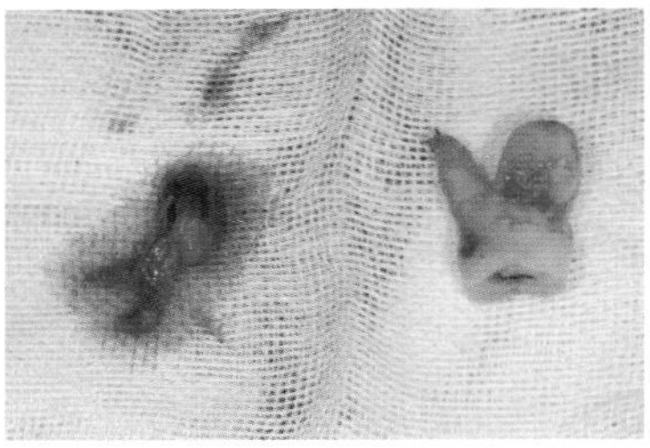
图5 拔牙植骨术中牙齿和肉芽

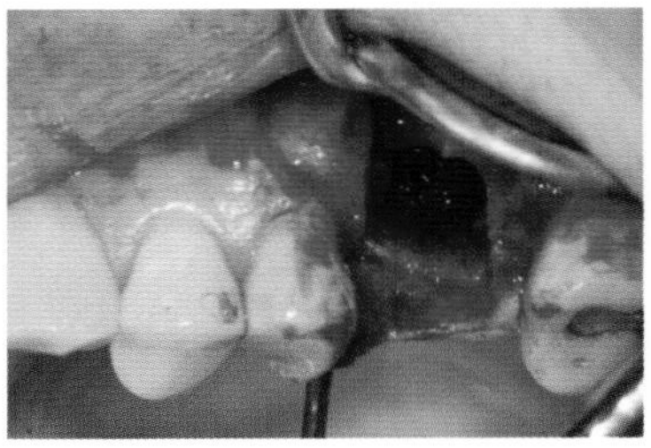
图6 拔牙植骨术中牙槽窝

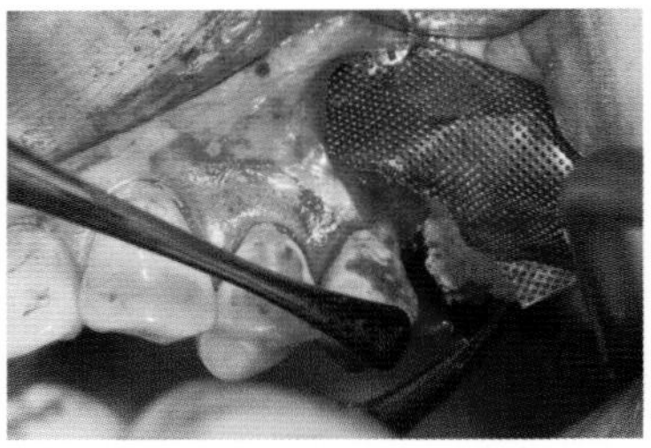
图7 拔牙植骨术中钛网成形

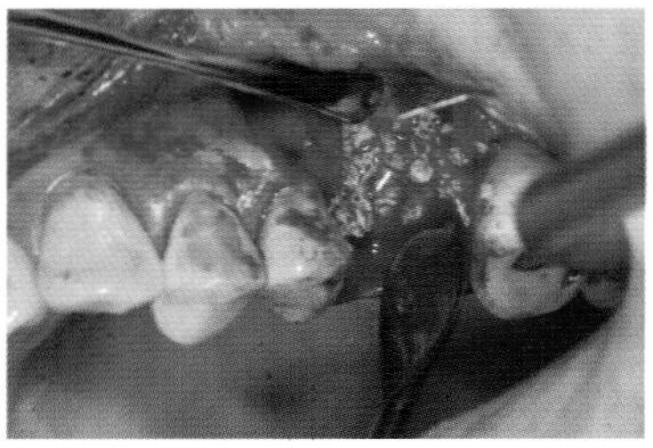
图8 拔牙植骨术中骨粉植入

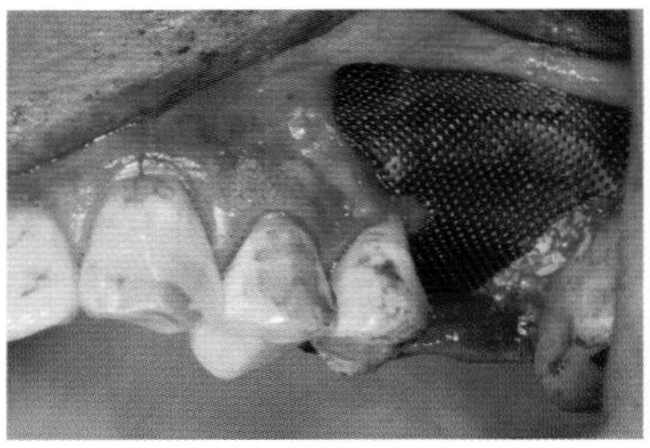
图9 拔牙植骨术中钛网固定

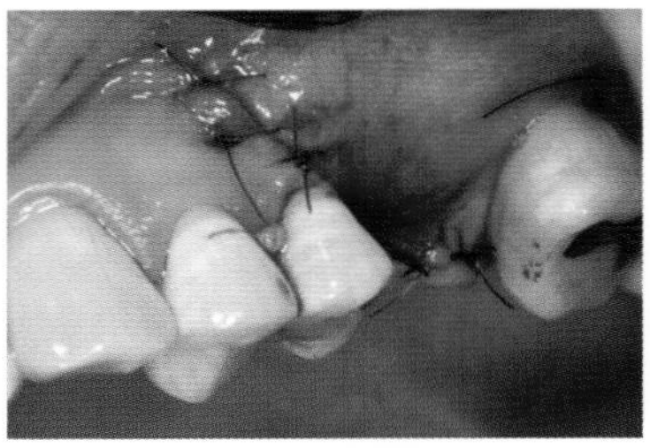
图10 拔牙植骨术中关闭伤口

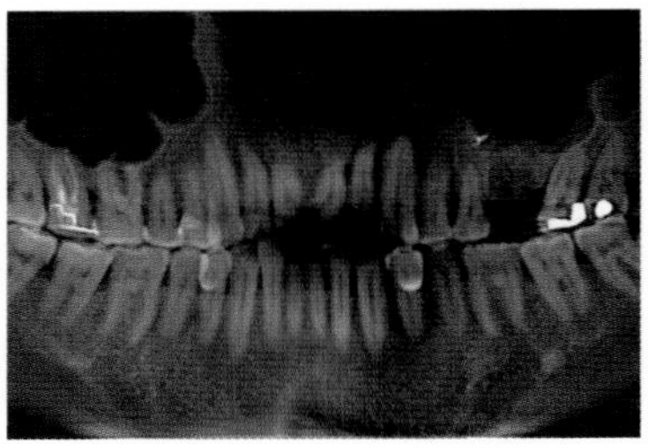
图11 拔牙植骨术后CBCT全景片

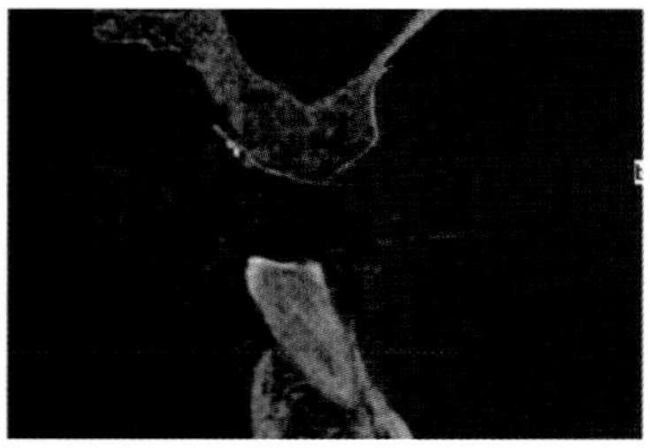
图12 拔牙植骨术后CBCT曲面断层片

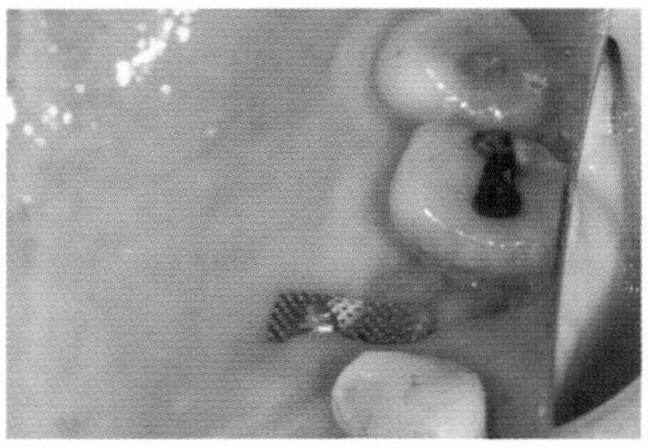
图13 钛网半口后口内像

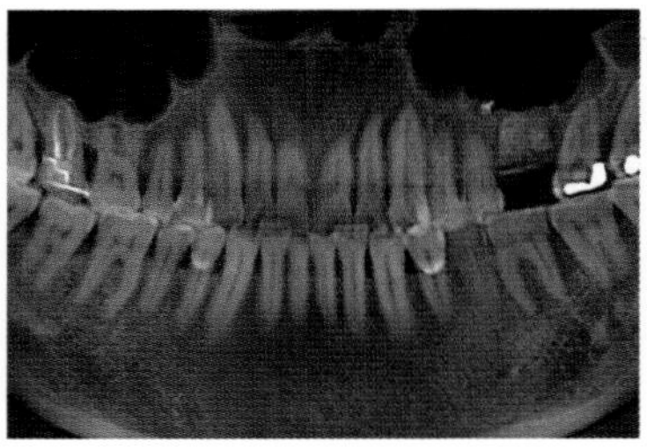
图14 植骨术后半年CBCT全景片

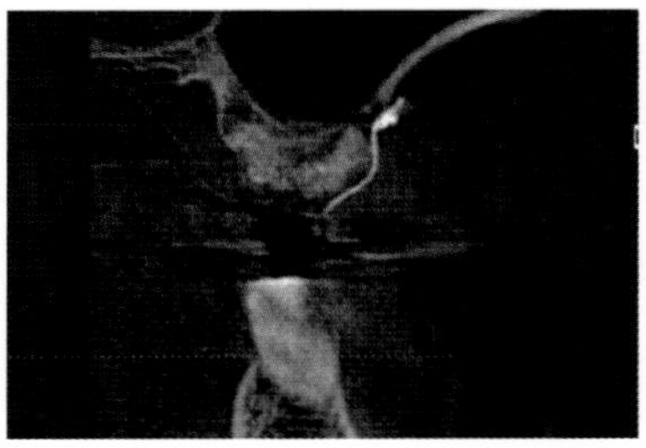
图15 植骨术后半年CBCT曲面断层片

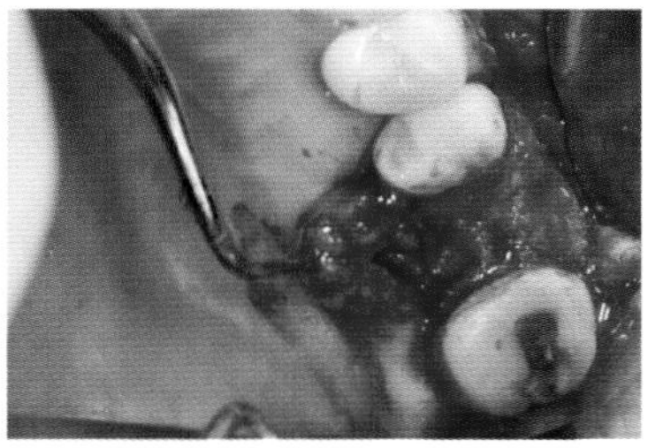
图16　取钛网同期种植术中—新骨

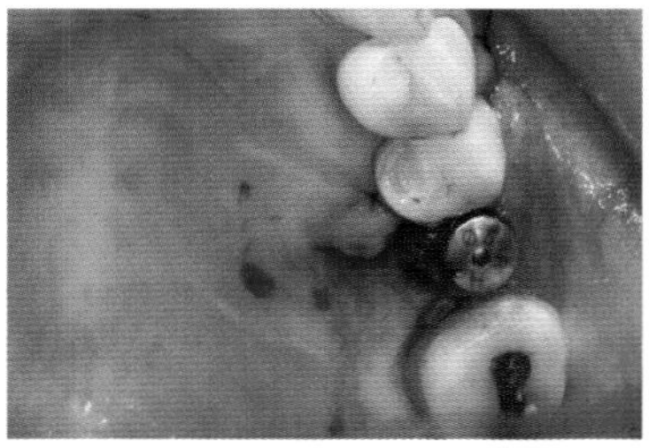
图17　取钛网同期种植术中—穿龈愈合

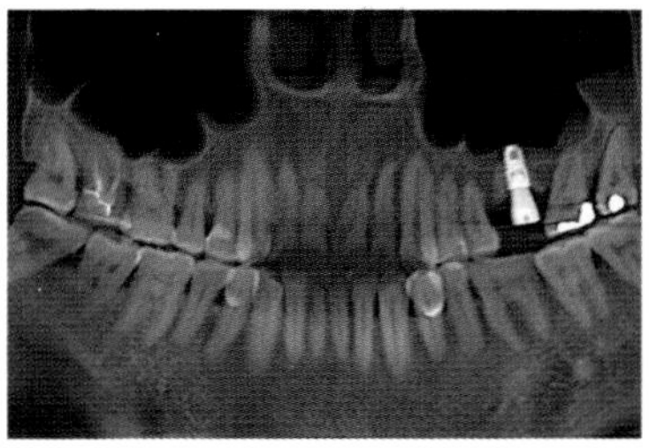
图18　取钛网同期种植术后CBCT全景

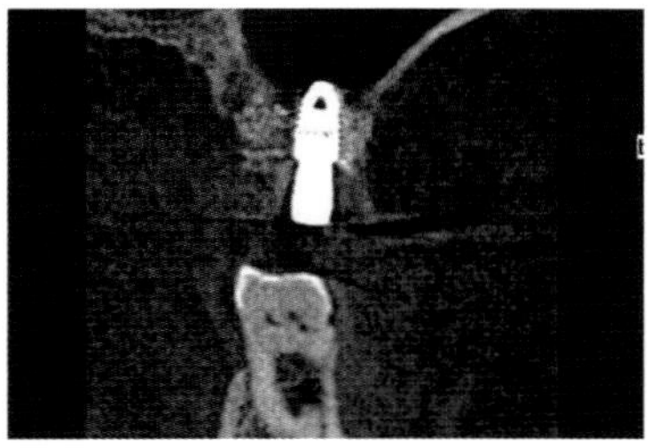
图19　取钛网同期种植术后CBCT断层

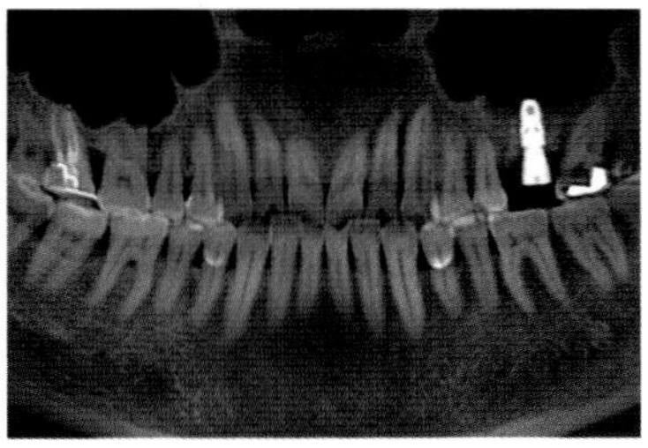
图20　种植术后3个月CBCT全景

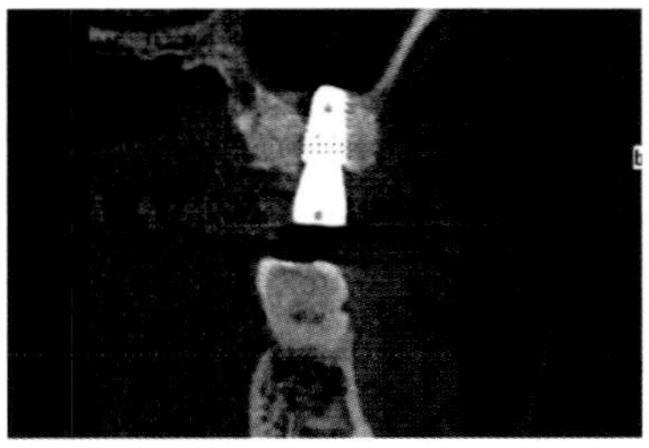
图21　种植术后3个月CBCT断层

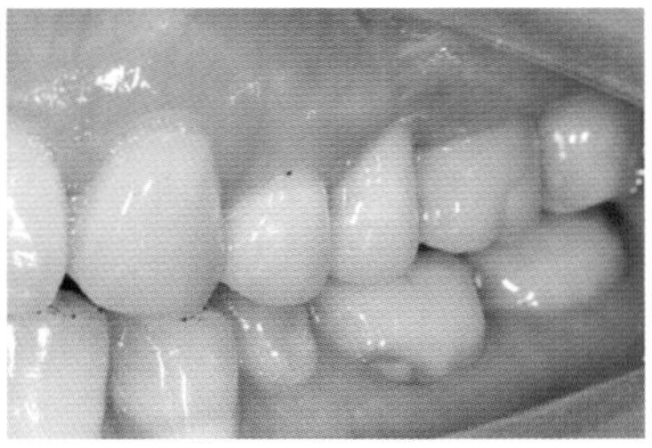
图22　修复戴牙口内颊侧像

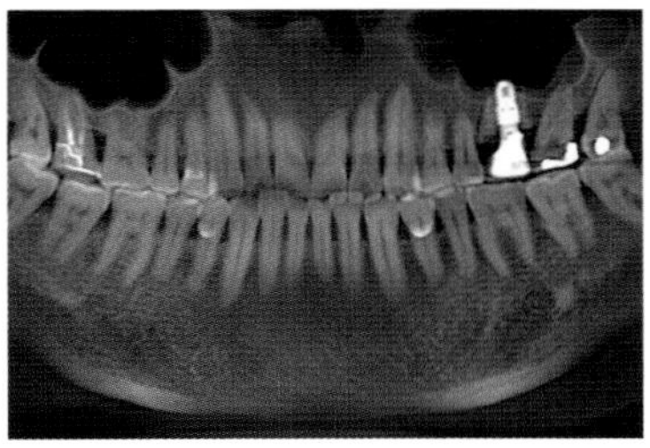
图23　修复后10个月CBCT全景

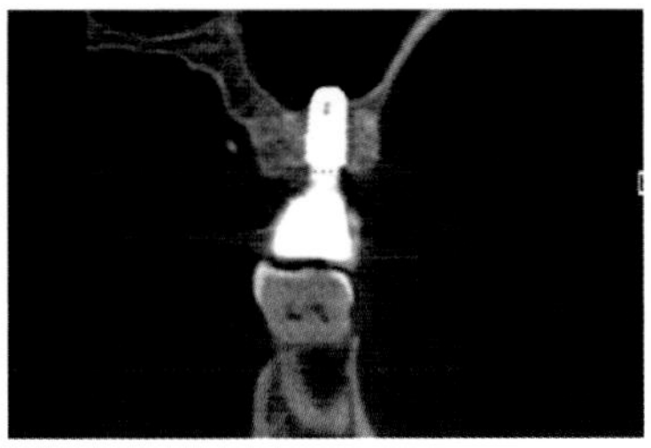
图24　修复后10个月CBCT断层

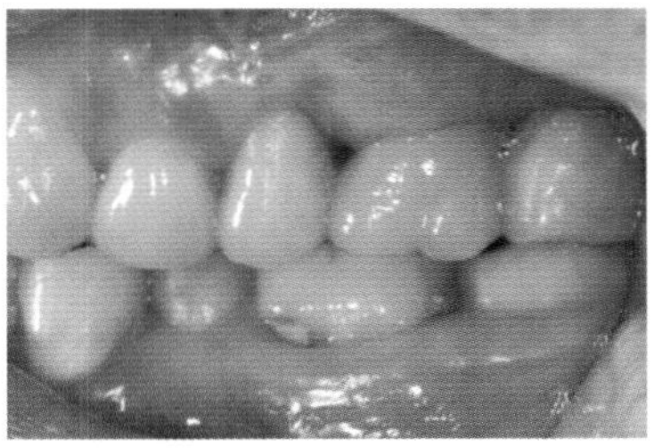
图25　修复10个月后颊侧牙龈照片

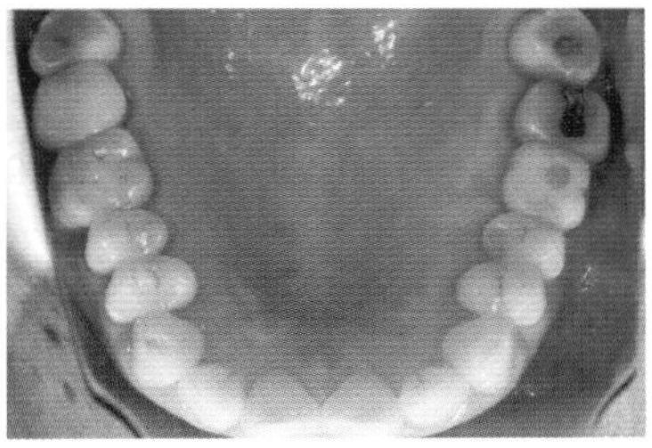
图26　修复10个月后殆面像

胶模型，比色，制取纯钛烤瓷一体冠。拍摄X线片，确认基台和牙冠完全就位，调殆抛光，扭矩扳手加力至30N·cm后，热牙胶封闭螺丝孔，富士玻璃离子分层充填螺丝孔。

二、结果

通过2次手术，顺利完成26牙齿的拔除，同期骨增量，延期种植，正常修复。垂直增量新骨17个月，稳定，持续钙化中。种植体无感染、松动，骨结合良好，未见明显病理性骨吸收，无种植体周围炎。软组织健康，美学效果良好，无食物嵌塞。患者对修复效果满意。远期效果还需进一步观察随访。

三、讨论

1. 引导骨组织再生术（guided bone regeneration，GBR）　是将骨替代品或自体骨植入到种植体周围骨缺损区，以人工生物膜覆盖并固定于其表面的技术。人工膜起到物理屏障作用，阻止上皮和纤维长入骨缺损区，这样提供了一个相对封闭的组织生长环境，使邻近骨端具有再生功能的细胞能够进入其中，并进行最大限度的增殖分化，促进新骨生成。可分为不可吸收性生物膜和可吸收性生物膜。不可吸收膜有较强的支撑力，可提供稳定的空间，不易坍塌，成骨量稳定，生物相容性良好，使用安全，成功率高。但需二次手术取出，同时可能发生膜暴露等并发症，这需要通过加强手术技巧和术后护理观察等来尽量避免。

2. 垂直骨增量技术 牙齿缺失后牙槽骨垂直骨缺损的种类很多，处理方式也有很多种，比如Onlay植骨、Inlay植骨、牵张成骨、帐篷技术、钛板成形技术等。上颌第一磨牙萌出最早、受力最多，也最容易损坏出现龋坏、隐裂、牙周炎导致松动、周围牙槽骨吸收。单颗的上颌第一磨牙垂直骨缺损，拔牙后再修复非常困难。临床上根据程度也有行短粗种植体增大冠根比等方法。一旦出现本病例中垂直骨缺损达到上颌窦底部，无法行常规延期种植、短粗植体、内提升植骨、侧开窗植骨等修复时，多采用块状骨Onlay植骨创伤大、手术风险及费用增高，临床可行性下降。本病例中采用了早期干预，最大限度减少手术次数及创伤，改变最终修复的冠根比，有利于临床开展。

3. 位点保存技术 通常情况下，拔牙后由于牙槽骨的修复和改建，不可避免地造成牙槽骨的吸收，近而牙龈软组织的保存、维持更加困难。拔牙后位点保存技术的应用，可以在牙齿拔除后即刻在拔牙窝内充填骨代用品，通常在前牙区应用较普遍。本病例中26因为较严重的根尖周病变，导致四壁骨缺损，垂直骨高度散失。考虑有牙齿的存在、软组织未发生塌陷和缺损，为防止拔牙后延期种植出现的软组织塌陷及常规垂直骨增量方式块状骨移植带来的额外创伤及更大的术后伤口裂开风险。决定一期通过钛网的支撑作用维持三维形态，同时可以更好地形成一期软组织封闭。

参考文献

[1] 山道信之, 系濑正通. 上颌窦底提升术[M]. 北京:人民军医出版社, 2012.

[2] Fontana F, Santoro F, Maiorana C, et al. Clinical and histologic evaluation of allogeneic bone matrix versus autogenous bone chips associated with titanium-reinforced e -PTFE membrane for vertical ridge augmentation:A prospective pilot study[J]. Int J Oral Maxillofac Implants, 2008, 23(6):1003-1012.

[3] El-Ghareeb M, Moy PK, Aghaloo TL. The single-tooth dental implant:Practical guidelines for hard tissue augmentation[J]. J Calif Dent Assoc, 2008, 36(11):869-884.

[4] 比塞, 威斯默耶拉, 贝尔塞,等. 国际口腔种植学会 (ITI) 口腔种植临床指南:拔牙位点种植各种治疗方案[M]. 人民军医出版社, 2009.

[5] Istvan Urban. Vertical and Horizontal Ridge Augmentation New Perspectives[J]. Quintessence Publishing,2017:36-60.

CGF应用于下前牙区连续牙列缺损的种植修复病例1例

陈宇

摘 要

新一代的血浆提取物——浓缩生长因子（concentrate growth factors，CGF）作为一种修补生物材料，其中含有丰富的生长因子和纤维蛋白，具有改善并增强组织再生的独特性质，是再生医疗领域中组织刺激的新技术。CGF因其促进伤口愈合、加速修复和调节功能越来越引起人们的关注，并在骨科、烧伤外科得以广泛使用，在口腔种植领域尤其在种植外科中牙槽嵴的增高、上颌窦提升术、种植体植入后周围支持骨的修复重建中起积极的促进作用。本文将呈现1例CGF应用于下前牙区连续牙齿缺失伴严重骨缺损的种植修复病例，其中CGF用于拔牙后的位点保存和引导骨再生术。

关键词：浓缩生长因子；牙列缺损；种植修复

浓缩生长因子（concentrate growth factors，CGF）是继富血小板血浆（platelet-rich plasma，PRP），富血小板纤维蛋白（platelet-rich fibrin，PRF）后的新一代血浆提取物，由Sacco首次发现。CGF是一种修补生物材料，其中含有浓缩生长因子及纤维蛋白，具有改善并增强组织再生的独特性质，是再生医疗领域中组织刺激的新技术。CGF技术是以患者自身静脉血为原料，通过梯度密度离心的方法，将其分为血浆细胞活素类、血小板、活性纤维蛋白、粒性白细胞、浓缩生长因子、抗体，再单独或联合其他生物材料注入硬组织缺损或软组织创伤处，从而修补缺损，诱导生长，加速局部创伤的愈合并提高愈合质量。其中的浓缩生长因子包含：转移生长因子-β（TGF-β）、血小板衍生生长因子（PDGF）、类胰岛素生长因子（IGF）、骨形成蛋白（BMPs）、血管内皮生长因子（VEGF）、表皮生长因子（EGF）以及成纤维细胞生长因子（FGF）等。CGF具有柔性成形血凝块及弹性有机纤维蛋白网格，促进血管生成及移植物存活，从血小板及浓缩纤维蛋白中释放出的生长因子的生物学特性，并具有修复促进和调节功能。

与PRF一样，CGF由静脉血分离制作而成。不过该技术的离心速度有所不同，可以分离出更大、更浓稠的生长因子纤维蛋白基质。同时CGF无须任何化学或过敏性添加剂（如凝血酶或抗凝剂），因此不会引起病毒传染性疾病。总之，CGF来源于自体本身，无毒性和免疫原性，是一种具有完全独特属性的愈合型生物材料。外科医生可以将CGF作为隔膜来加速软组织愈合或与骨移植物混合以加速新骨重建。

结合创伤小、安全性高、费用低、操作简单等优点，CGF技术在临床中已有广泛应用。许多文献已经证实CGF在细胞增殖、迁移、分化和基质合成中的影响，能够促进组织再生，加速缺损区的愈合。郑定国等在76例骨量不足患者，包括前牙唇侧凹陷、即刻种植、上颌后牙区垂直高度不足行上颌窦外提升、上颌窦内提升，采用CGF技术，结果表明除1例患者伤口裂开、种植体脱落外所有患者均伤口愈合良好，CBCT复查示种植体周围骨整合良好，成功率达96.68%。Corigliano报道了1例男性患者的11出现肿胀和复发性瘘管，X线片显示11存在明显根尖病变，拔除患牙并同期种植，用CGF混合自体骨进行植骨，随后覆盖CGF隔膜，X线片检查发现60天后骨再生完成。

作者单位：重庆医科大学附属口腔医院
Email: 1198500067@qq.com

一、材料与方法

1. 病例简介 51岁女性患者，主诉为“双侧下前牙松动1年”。口内检查：31～42松动Ⅲ度，叩（+），PD5～7mm，探诊出血（+），牙石（+++），牙龈红肿，牙龈退缩至根尖区。32松动Ⅱ度，叩（-），牙龈红肿，牙龈退缩。全口卫生情况较差。患者否认高血压、糖尿病、心脏病及其他病史。术前CBCT见42、41、31、32牙槽骨吸收至根尖，根尖区明显暗影。

2. 诊断 32～42牙周炎。

3. 治疗计划

（1）全口牙周治疗。

（2）32～42微创拔除+位点保存术。

（3）32～42种植体植入+GBR术。

（4）6个月后牙龈成形+32～42固定桥修复。

4. 治疗过程（图1～图40）

（1）完善术前检查：包括血压、血液检查等。转至牙周科完成全口牙周治疗。微创拔牙+位点保存术：①牙周治疗2周后复诊，检查口腔清洁情况，牙龈是否红肿、有无探诊出血等；术前检查无异常前提下，患者签署手术同意书。从患者的前臂采集2份血样，并立即放入离心加速机分离处理，按制备程序制备CGF备用。②局麻下微创拔除32～42松动牙，清理拔牙窝，在拔牙窝中放入制备好的CGF，缝合伤口；交代术后医嘱。③术后1周拆线，见伤口愈合良好。

（2）种植体植入+GBR术：①大约1个月后患者复诊，检查见32～42拔牙创面愈合良好，伤口无红肿裂开。签署手术同意书。从患者的前臂采集2份血样，并立即放入离心加速机分离处理，按制备程序制备CGF备用。②局麻下做43～33角形切口，翻瓣，生理盐水冷却下球钻修整骨面，于32、42位点备洞至3.5mm×10mm，植入Osstem种植体3.5mm×10mm 2颗，上覆盖螺丝。见32唇侧、42近中明显骨缺损，将制备好的一份CGF剪碎成颗粒，用纤维蛋白微粒和Bio-Oss骨粉混合，将混合物置于骨缺损区域，生物膜（Bio-Gide）覆盖，将另一份CGF制成隔膜置于生物膜上方，严密缝合伤口。③术后CBCT检查见：种植体方向及位点尚可，与邻牙存在安全距离，32、42颈部可见骨粉高密度影像。交代术后医嘱。④术后10天拆线，见伤口愈合良好，无裂开，牙龈无红肿。

（3）牙龈成形+牙冠修复：①6个月后CBCT复查，见种植体与周围骨结合良好，32、42颈部骨再生良好。局麻下进行牙龈成形。②2周后用硅橡胶印模材料取模，1周后试蜡牙，2周后完成最终修复体戴牙。

二、结果

患者使用修复体至今，咀嚼功能良好，无不适感。种植体无松动，周围牙龈无红肿等。本病例表明CGF在位点保存中具有良好的抗感染、促进软组织和拔牙窝愈合的作用；将CGF与骨替代材料混合使用可促进新骨再生；CGF隔膜可将移植物隔离，保护伤口，促进伤口愈合。

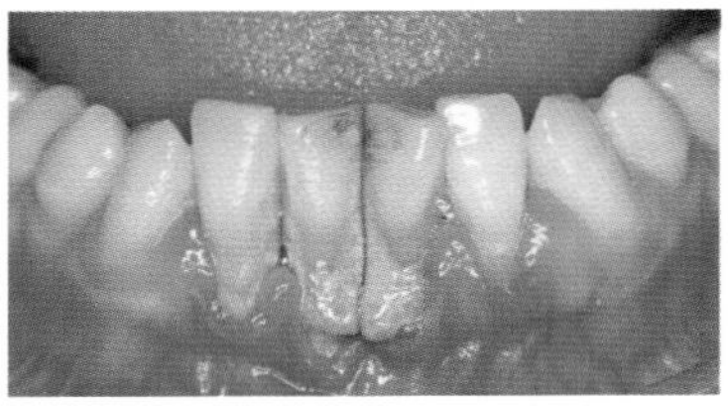
图1 术前口内像

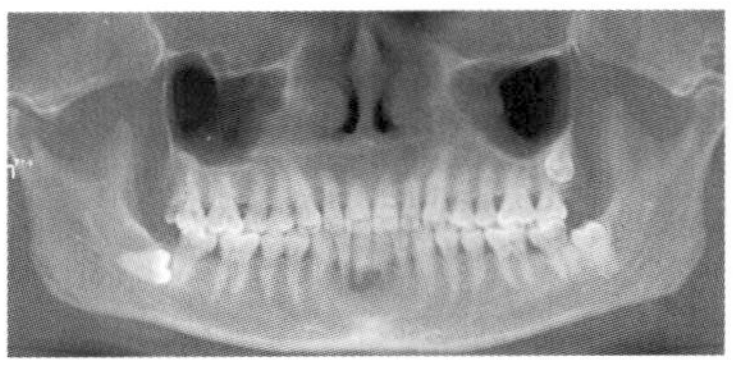
图2 初诊CBCT

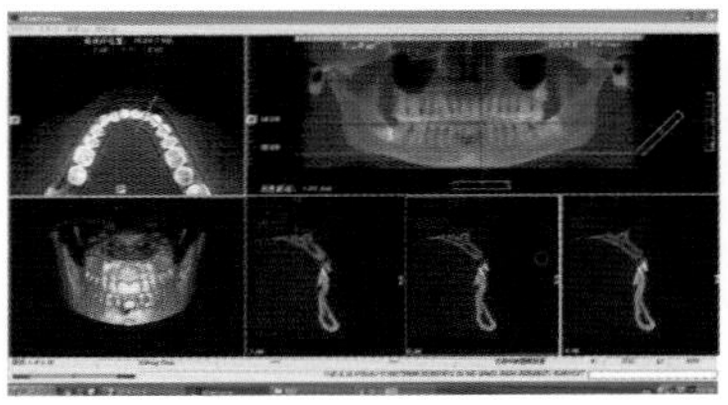
图3 31CBCT

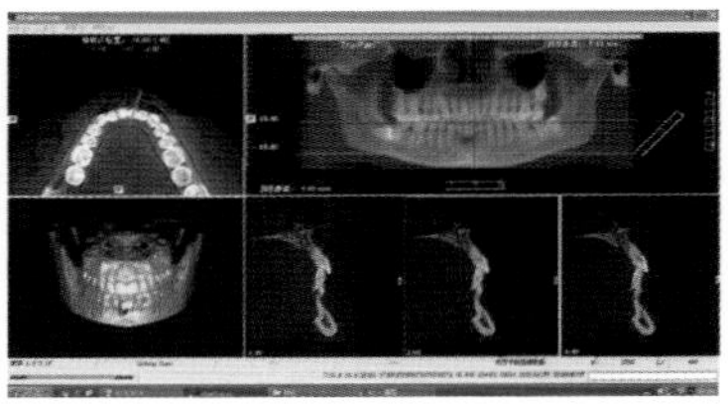
图4 32CBCT

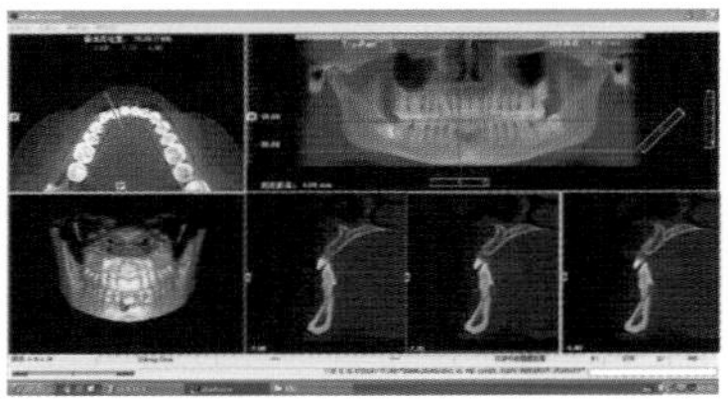
图5 41CBCT

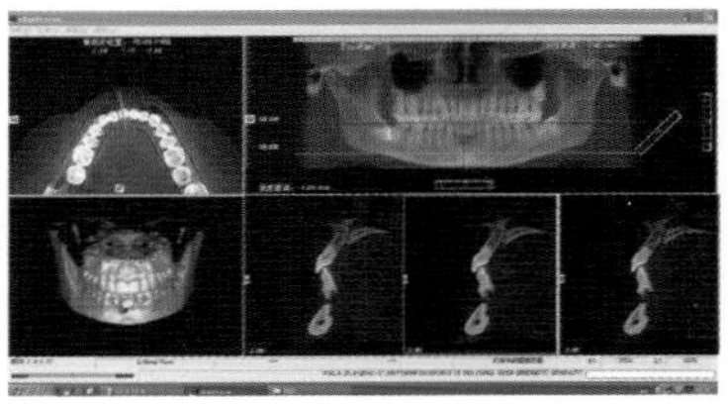
图6 42CBCT

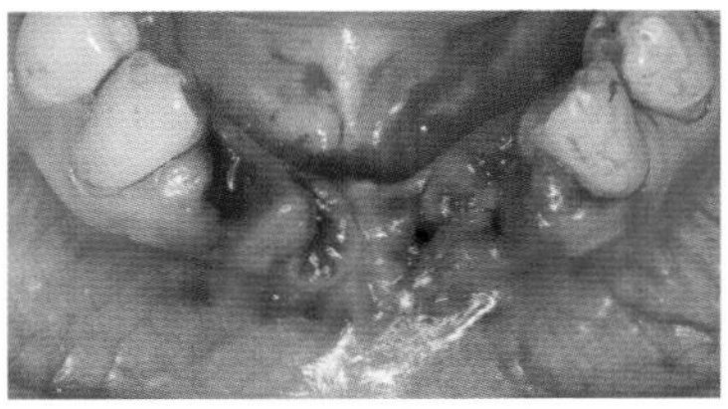
图7 拔牙

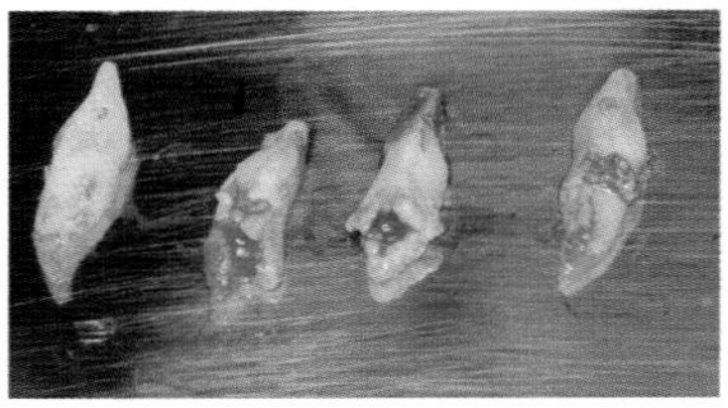
图8 拔除的牙齿

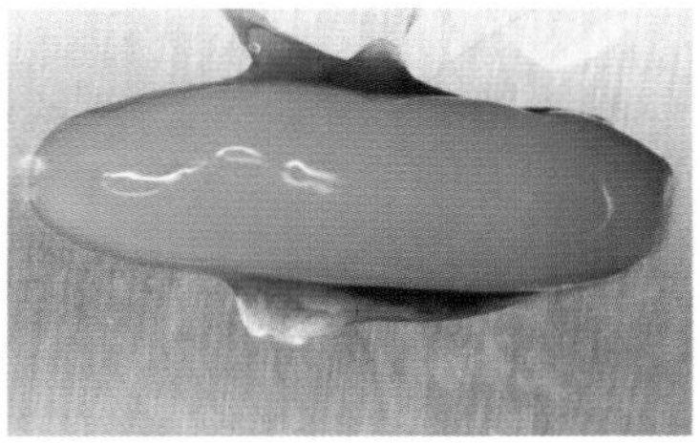
图9 位点保存1

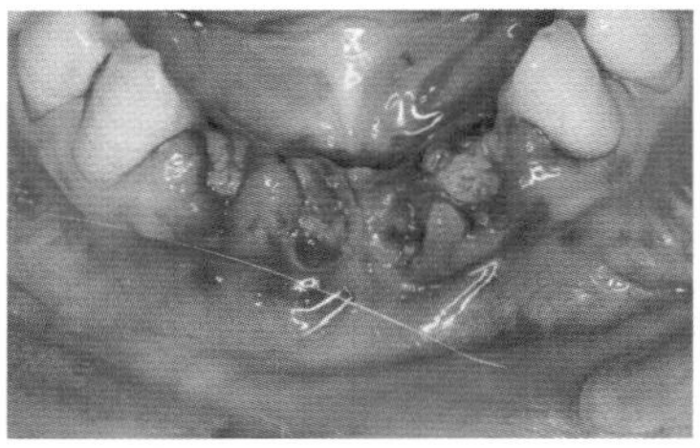
图10 位点保存2

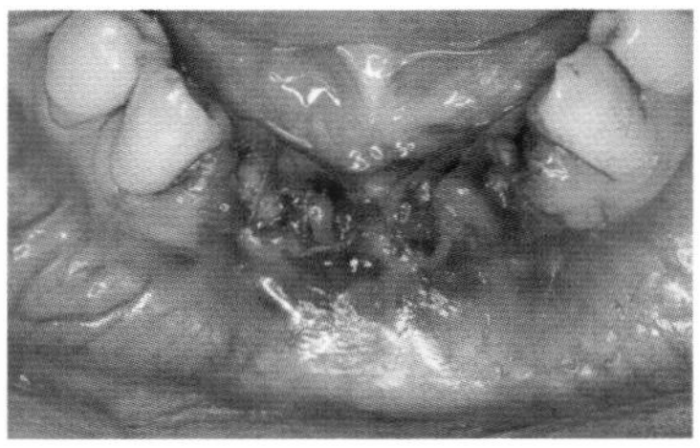
图11 位点保存3

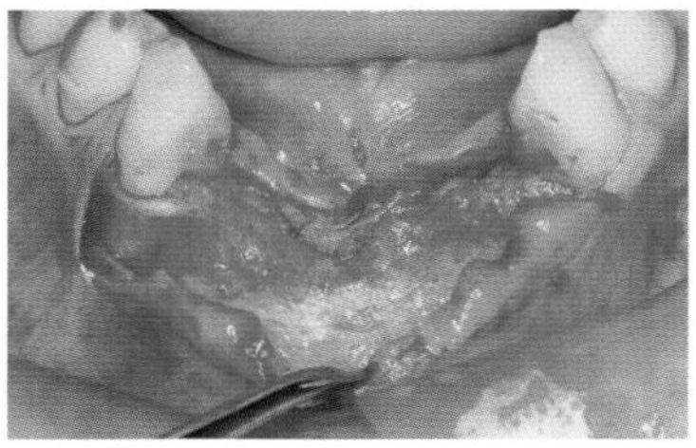
图12 种植体植入+GBR1

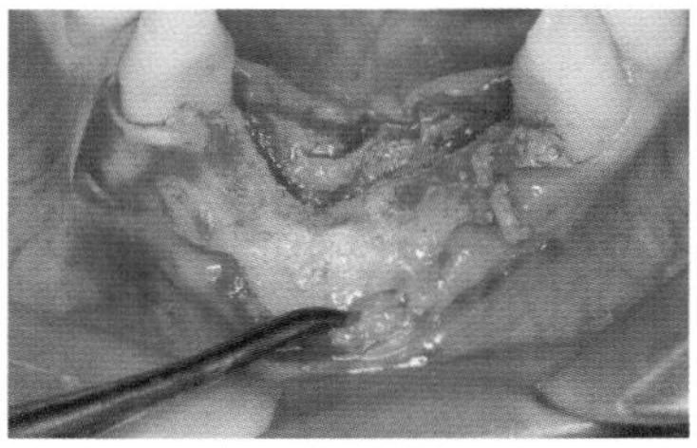
图13 种植体植入+GBR2

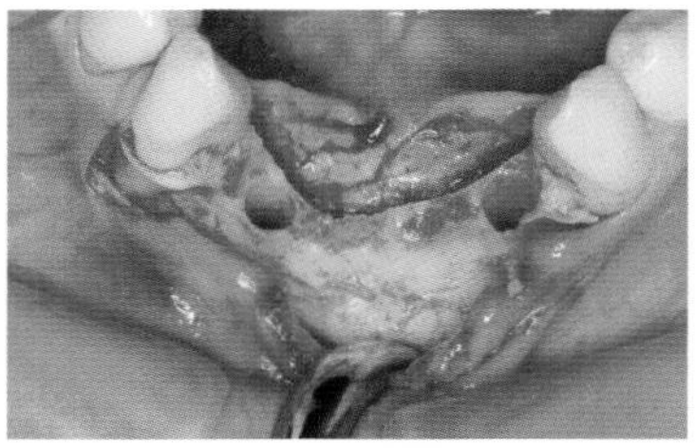
图14 种植体植入+GBR3

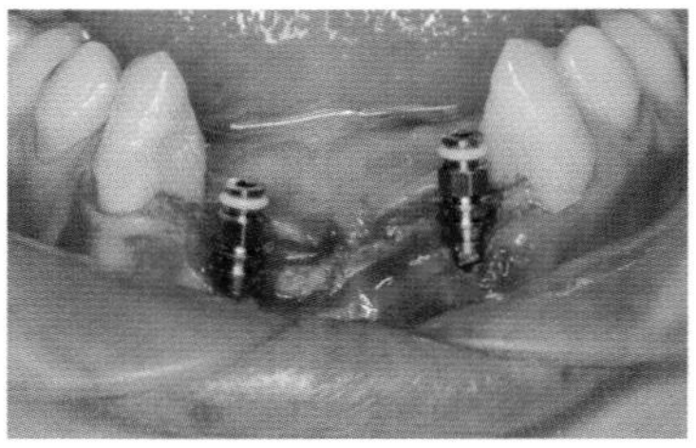
图15 种植体植入+GBR4

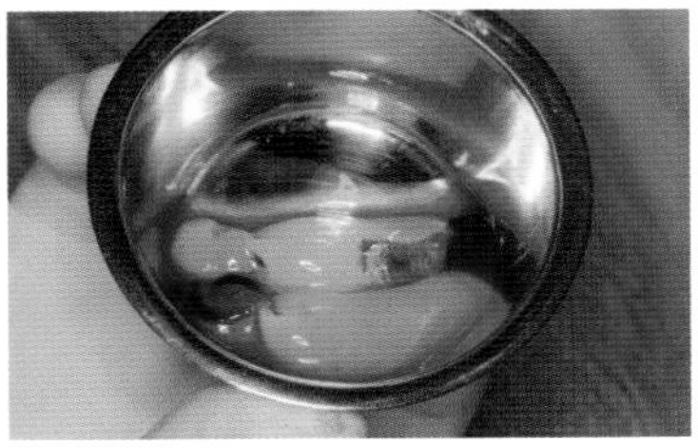
图16 种植体植入+GBR5

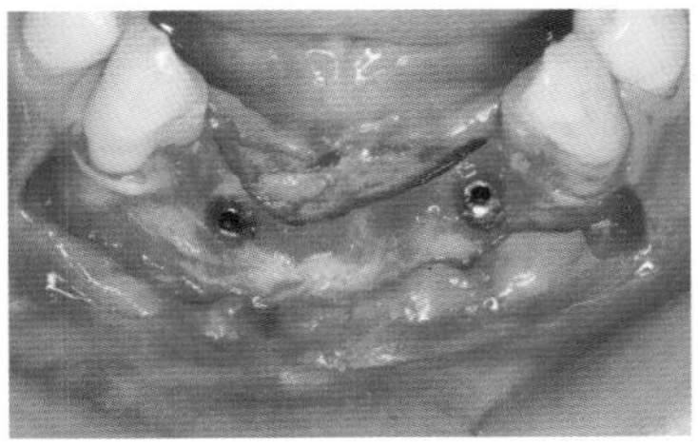
图17 种植体植入+GBR6

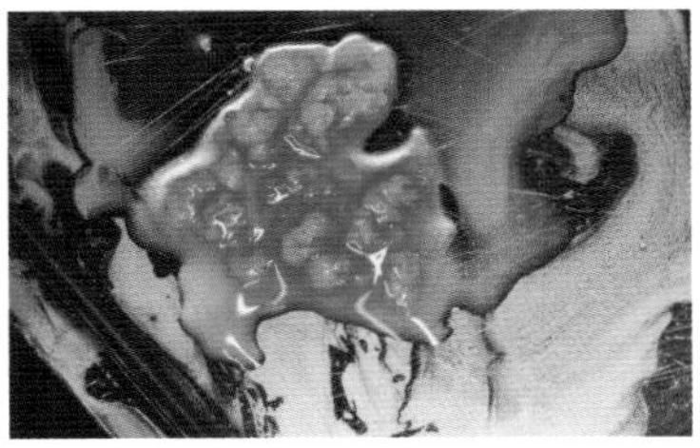
图18 种植体植入+GBR7

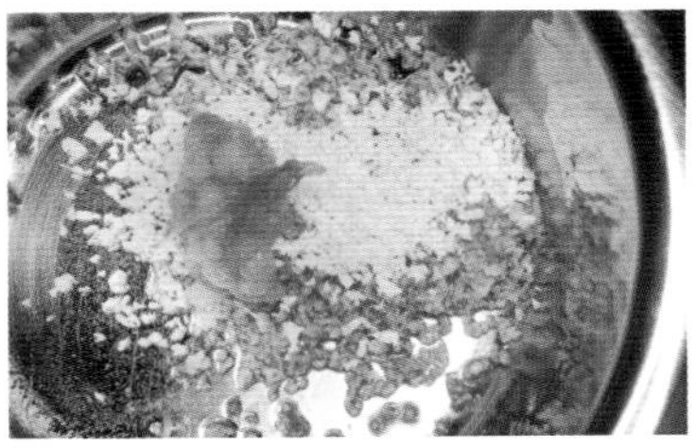
图19 种植体植入+GBR8

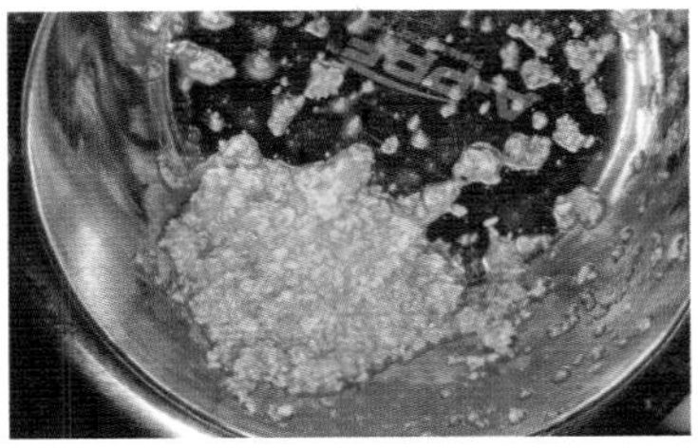
图20 种植体植入+GBR9

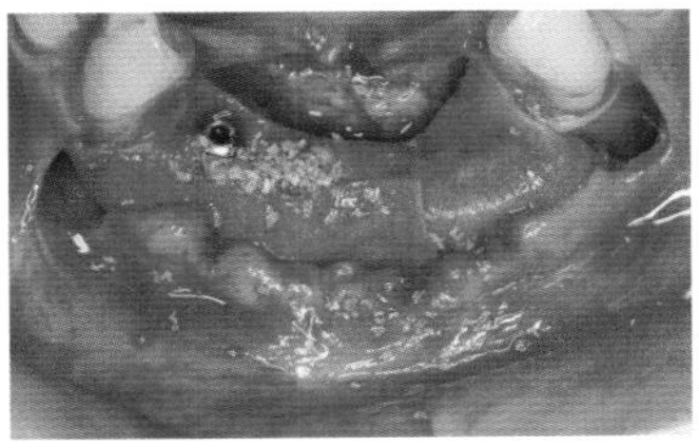
图21 种植体植入+GBR10

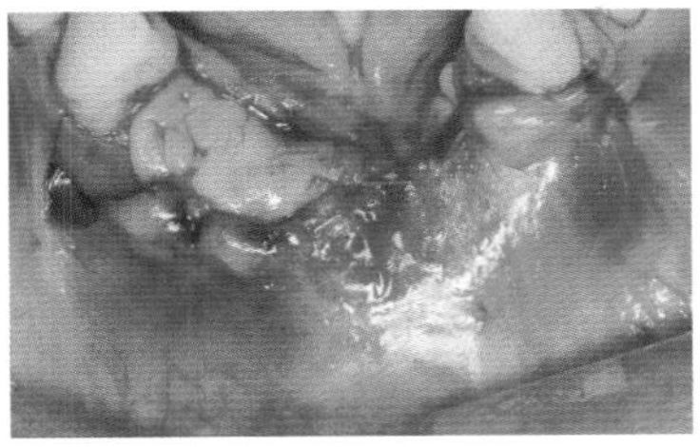
图22 种植体植入+GBR11

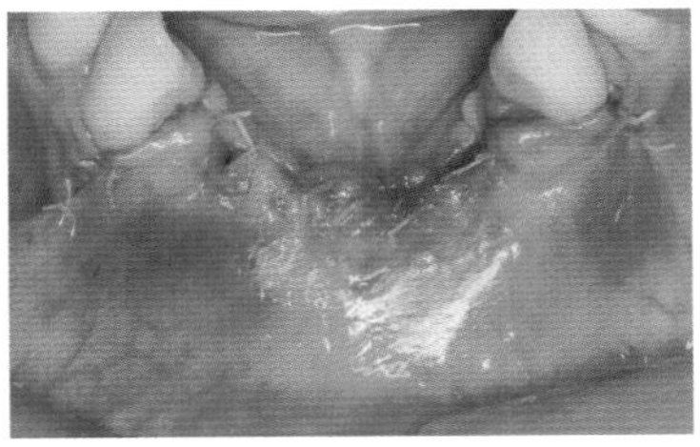
图23 种植体植入+GBR12

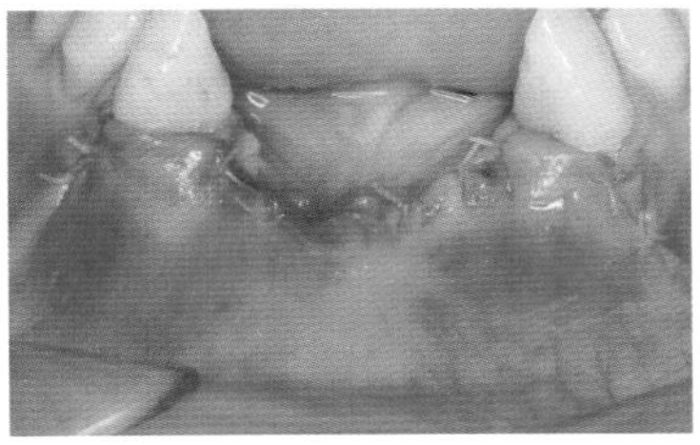
图24 种植体植入+GBR13

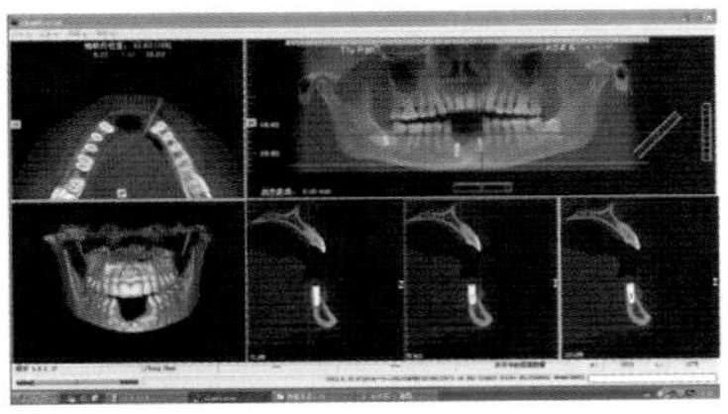
图25 32术后CBCT

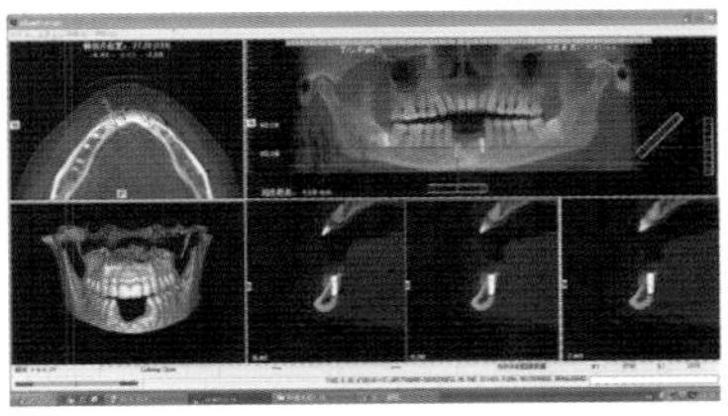
图26 42术后CBCT

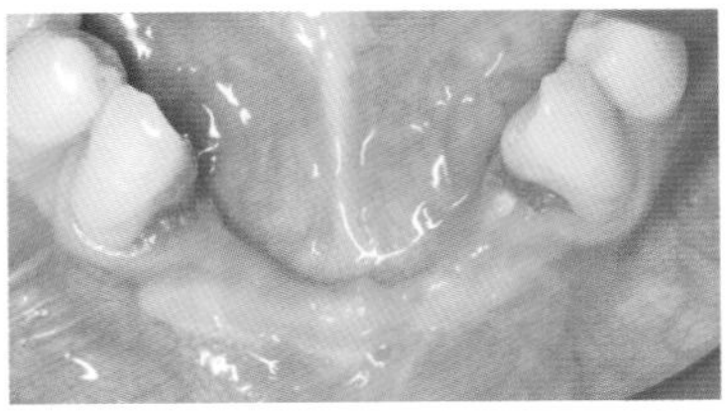
图27 二期牙龈成形1

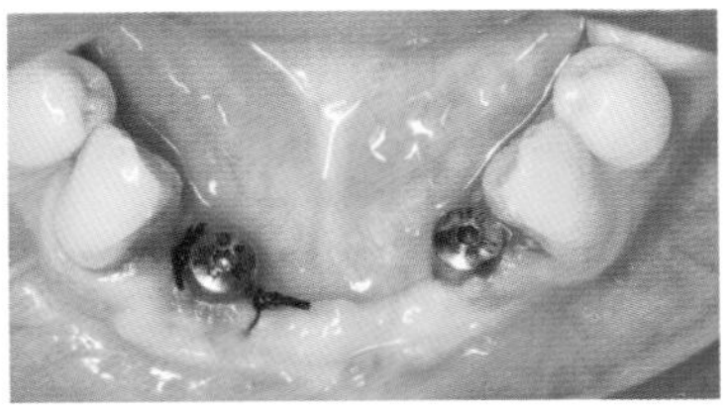
图28 二期牙龈成形2

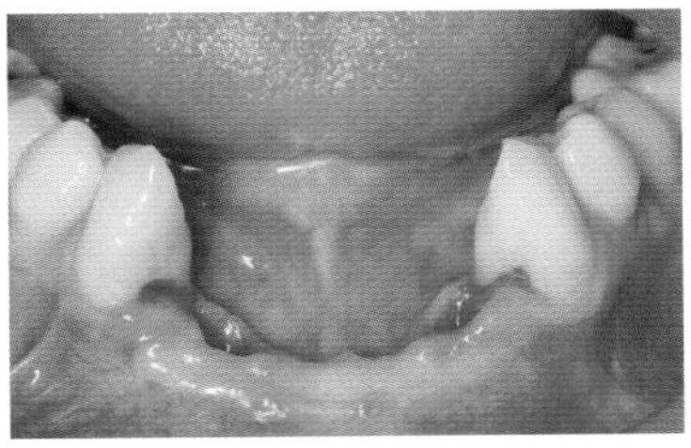
图29 取模1

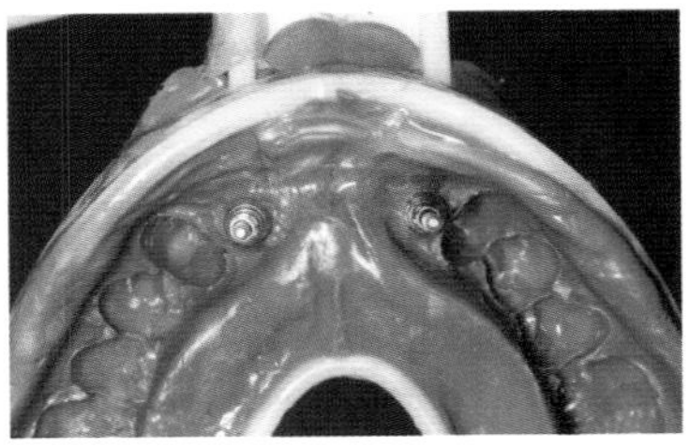
图30 取模2

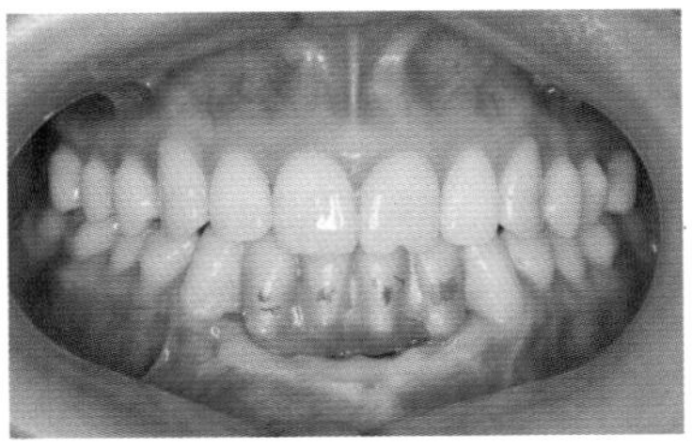
图31 试蜡牙口内像

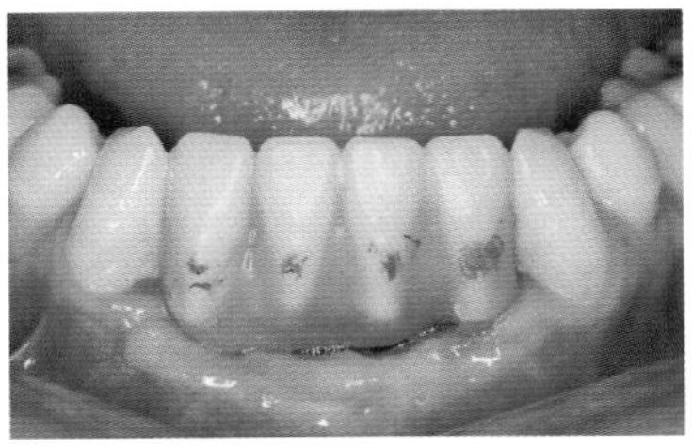
图32 试蜡牙口内局部像

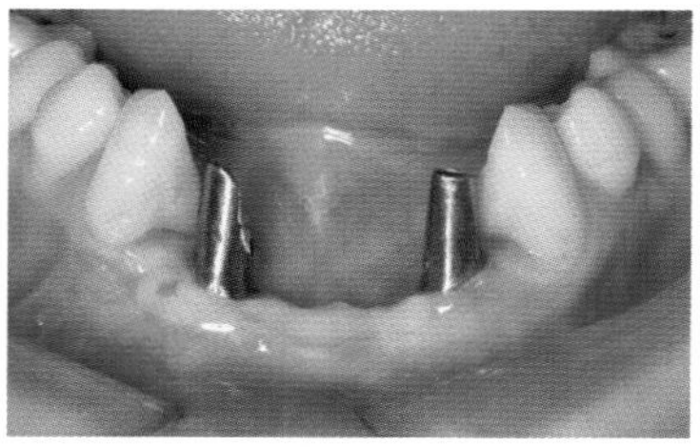

图33　最终修复体戴牙1

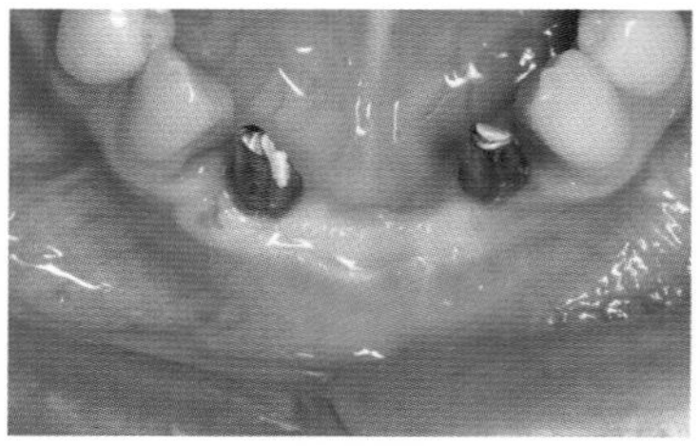

图34　最终修复体戴牙2

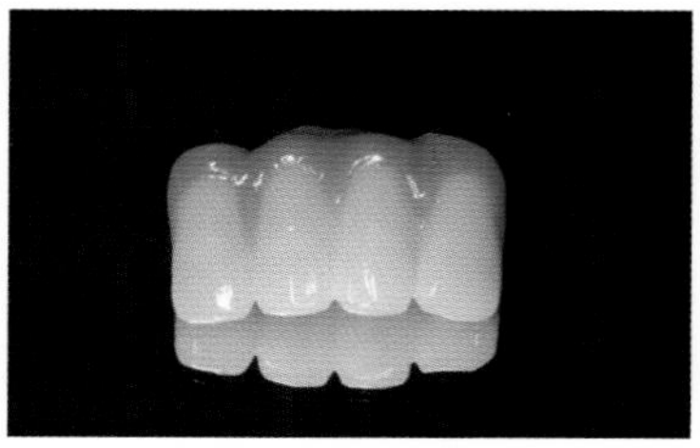

图35　最终修复体戴牙3

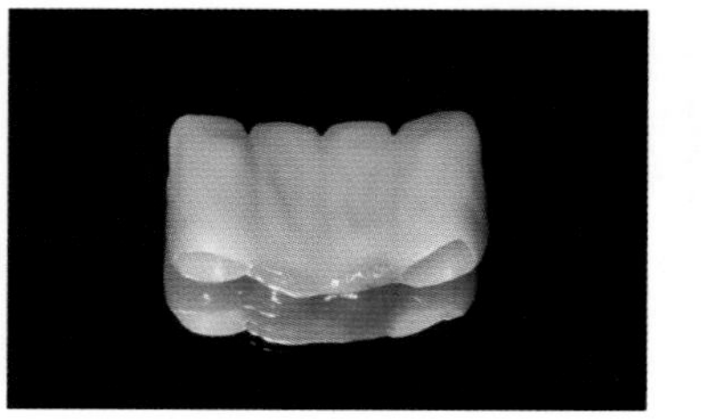

图36　最终修复体戴牙4

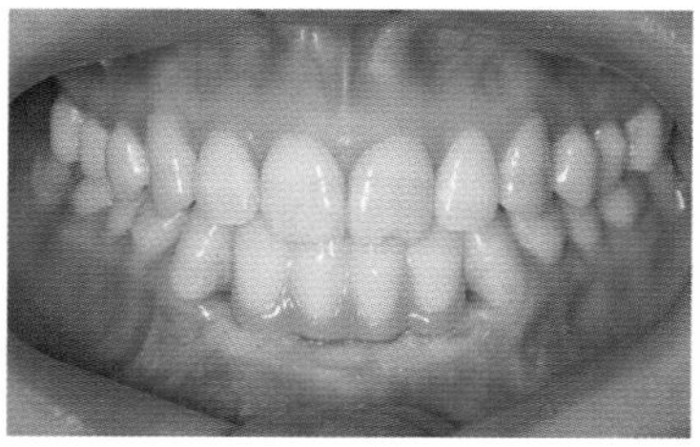

图37　最终修复体戴牙5

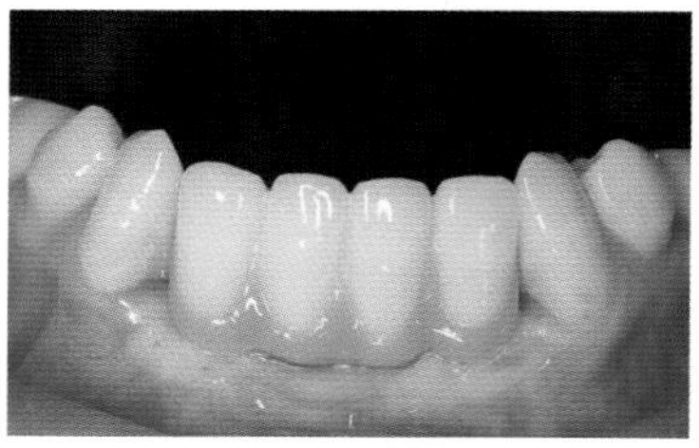

图38　最终修复体戴牙6

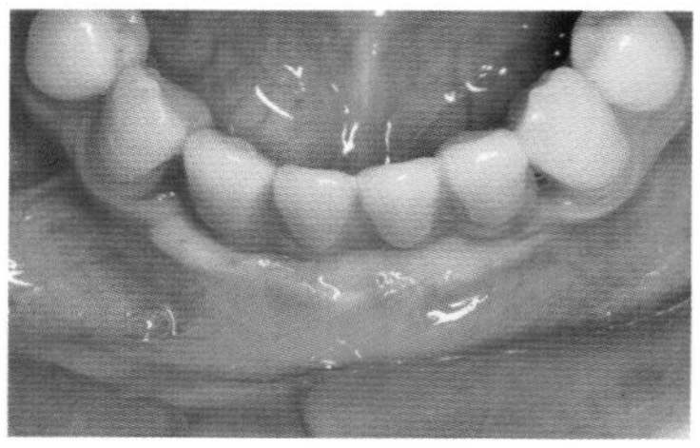

图39　最终修复体戴牙7

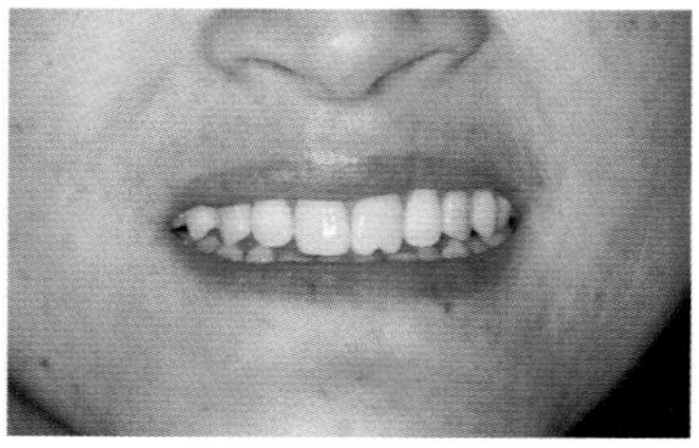

图40　最终修复体戴牙8

三、讨论

本文介绍了1例CGF应用于下前牙区种植修复的病例，其中下前牙区32～42由于重度牙周炎引起患牙明显松动，同时伴严重的软硬组织缺损。本病例中两次使用了CGF：一是用于拔牙后的位点保存；二是种植体植入和引导骨再生术。两次手术后均取得满意的结果，证明了CGF促进软组织愈合和硬组织修复的优点。

病例中患者32～42存在严重的软硬组织缺损，且牙龈发红、根尖炎症严重。此时常规的修复种植修复方案一般是：首先，拔除患牙待炎症消除牙龈愈合，时间大约为1个月；然后根据愈合情况，愈合良好考虑同期种植+植骨，愈合情况较差可能在种植前分期进行软组织移植和硬组织重建后才能进行种植体植入。如此会延长治疗时间，提高治疗成本，也增加了患者手术的痛苦。采用CGF技术避免了以上问题。首先拔牙同时进行位点保存，利用CGF促进软组织愈合、骨再生修复和抗感染的特点获得良好的拔牙窝愈合的同时，最大限度保存软硬组织并促进其再生。在这种情况下采取同期种植体植入+引导骨再生的方案，利用CGF促进种植体-骨结合和周围骨再生获得稳定的软硬组织条件，并获得满意和稳定的修复效果。

参考文献

[1] Assoian RIL,Grotendorst GR,Miller DM,et al.Cellular transformation by coordinated action of three peptide growth factors from human platelet[J].Nature,1984,309 (5971):804–806.
[2] Marx RE,Carlson ER,Eichstaedt RM,et al.Platelet–rich plasma: Growth factor enhancement for bone grafts[J]. Oral Surg Oral Med Oral Pathol Oral RadiolEndod,1998,85(6):638–646.
[3] Choukroun J,Adda F,Schoeffler C,et al.Uneopportuniteenparo–implantologie: le PRF[J].Implantodontie, 2001,42:55–62.
[4] Joseph Choukroun, MD,a Antoine D, et al.Platelet–rich fibrin (PRF): A second–generation platelet concentrate [J]. Oral Surg Oral Med Oral Pathol Oral RadiolEndod ,2006,101:E33–60.
[5] Anitua E.Plasma rich in growth factors:preliminary results of Rile in the preparation of future sites for implants[J].IntJOralMaxillofac Implants,1999,14(4):529–535.
[6] Fennis JP, Stoelinga PJ,Jansen JA.Mandibular reconstruction:a clinical and radiograpgic animal study on the US of autogenous scaffolds and platelet–rich plasma [J].Im J Oral MaxiUofacSurg , 2002,31(3):281–286.
[7] Huang FM, Yang SF, Zhao JH, et al. Platelet–rich fibrin increases proliferation and differentiation of human dentalpulp cells[J]. J Endo, 2010, 36:1628–1632.
[8] Kim TH, Kim SH, Sandor GK, et al.Comparison of platelet–rich plasma(PRP), platelet–rich fibrin(PRF), and concentrated growth factor(CGF) in rabbit–skull defect healing[J]. Arch Oral Biology, 2014(59):550–558.
[9] 郑定国，陈永辉，林培.浓缩生长因子在口腔种植中的临床应用[J].口腔医学，2016, 36(12):1112–1117.

钛网及自体牙骨替代材料在先天性部分恒牙缺失患者种植治疗中的应用

陈苏林 吴东

摘要

目的：观察利用钛网、自体牙骨替代材料等及GBR技术在先天性部分恒牙缺失、牙槽骨极端菲薄患者种植治疗中的临床效果。**材料与方法**：利用钛网、自体牙骨替代材料等及GBR技术对先天性部分恒牙缺失、牙槽骨极端菲薄患者骨缺损区行骨增量，最终完成种植修复。**结果**：利用钛网、自体牙等在拟种植区的骨缺损处，行GBR技术。种植位点新骨形成及种植体骨结合良好，获得了良好的软硬组织稳定性。**结论**：对于先天性部分恒牙缺失、牙槽骨极端菲薄的患者，钛网能够有效增加并维持骨缺损区的三维空间，自体牙骨替代材料能够节省骨替代材料的运用，成骨效果良好。

关键词：钛网；自体牙；骨替代材料；GBR

骨缺损是口腔种植中的难题，其中以水平伴垂直向骨缺损的恢复尤为困难。传统骨增量技术尚难以实现三维骨壁的重建。钛网作为一种支架，与胶原膜等屏障膜相比具有良好的机械性能，自体牙骨替代材料能减少GBR术中所需的骨粉量，有效地重建骨壁，实现大面积骨缺损的修复。

一、材料与方法

1. 病例简介　19岁女性患者，无不良嗜好，全身情况良好。主诉：上前牙缺失6年，要求种植修复。现病史：患者自幼年来前牙乳牙未有恒牙替换，5年前前牙松动逐渐加重，脱落，曾行活动义齿修复，自觉影响美观和咀嚼，遂就诊我科。既往史：患者平素体健，否认各类系统性疾病史，否认药物过敏史和传染病史。口腔检查：颜面基本对称，口腔卫生状况一般。15~17、25~27、35、36、46恒牙留存，叩诊（-），无松动，咬合关系尚可。54、61、64、71~74、81~85乳牙滞留，其中61松动Ⅲ度，54、64、71、72、81、82松动I度，83~85、73、74无明显松动。11~14、21~24、31~34、37、41~45、47缺失，牙龈略红肿，BOP（+）（图1～图3）。影像学检查：曲面断层片示：54、61、64、71~74、81~85乳牙滞留，其中61牙槽骨吸收至根尖1/3，54、64、71、72、81、82牙槽骨吸收至根中1/3。11~14、21~24、31~34、37、41~45、47缺失，上下颌乳牙滞留区域，牙槽骨不同程度缺损，骨密度降低（图4）。CBCT示：上下颌乳牙滞留及恒牙缺失区域牙槽嵴重度缺损，牙槽骨水平伴垂直向骨缺损（图5、图6）。

2. 诊断　上下颌牙列缺损；54、61、64、71~74、81~85乳牙滞留；牙龈炎。

3. 治疗计划

患者要求保留下颌乳牙仅对上颌牙进行种植修复，故方案设计如下：

（1）拔除54、61、64滞留乳牙。

（2）拔除的自体牙椅旁制备为自体牙骨替代材料。

（3）主要以钛网、自体牙骨替代材料重建上颌缺损牙槽嵴。

（4）择期种植，延期完成种植上部修复，下颌保留乳牙修复改形。

4. 治疗过程

（1）牙周治疗。

（2）拔除54、64自体牙通过抽真空超声波加工设备和配套试剂椅旁制备为自体牙骨替代材料，制备出相当于0.5g骨粉（图7、图8）。

（3）于11~14、21~24唇颊侧置自体牙+Bio-Oss骨替代材料，上覆NE3钛膜，表面再覆盖Bio-Gide胶原膜行GBR。局麻下常规消毒铺巾，于11~14、21~24嵴顶切开、双侧行垂直切口减张，翻瓣，见唇侧骨凹陷明显，54、64拔牙窝唇侧骨板菲薄（图9、图10）。于植骨区唇侧骨面以小球钻制备营养孔，至有新鲜血液流出。将自体牙骨替代材料与1.5g细颗粒Bio-Oss骨粉及自体血液混合，置于11~14、21~24唇颊侧及嵴顶骨缺损区域（图11）。双侧分别覆盖1张NE3钛膜，膜钉固定，表面分别覆盖1张Bio-Gide胶原膜（图11、图12）。充分减张，无张力缝合。术后放射片示植骨量及形态（图13、图14）。

（4）GBR术后6个月，临床及CBCT示植骨区软硬组织丰满度良好（图15~图17）。取出钛膜，于11、12、14、21、22、24分别植入种植体1颗，局部骨缺损区域再次行GBR。局麻下常规消毒铺巾，11~14、21~24行牙槽嵴顶水平切口，远中垂直切口减张，翻瓣，取出钛膜，去除伪骨膜，可见唇侧仍有一些骨凹陷区（图18、图19）。定点，逐级备洞，分别于12、11、21、22位点各植入1颗Bego（ϕ3.25mm×10mm）种植体，于14、

作者单位：福建医科大学附属口腔医院

通讯作者：吴东；Email: wudong510_5@hotmail.com

24各植入1颗Bego（ϕ3.75mm×10mm）种植体，旋入愈合螺丝（图20、图21）。于颊侧骨凹陷位点行GBR（使用骼瑞骨粉0.5g，吉特瑞生物膜20mm×25mm两张（图22、图23）。充分减张，无张力缝合。种植术后全景片及CBCT示种植体位置、方向良好，种植区骨量丰满（图24、图25）。

（5）一期种植术后6个月，复查口内情况示软组织丰满，种植体无暴露（图26、图27）。行14、12、11、21、22、24二期手术暴露种植体，将愈合螺丝更换为愈合基台（图28）。

（6）二期手术后3周行种植取模及下颌牙体预备（图29），取模。戴入14、12、11、21、22、24个性化金属基台，11~14、21~24全瓷桥修复，71、72、81、82联冠修复，73贴面修复。调𬌗、抛光，患者满意。粘接，患者恢复基本美观及功能（图30~图36）。

（7）修复后6个月、12个月复查，口内种植及天然牙修复体稳定，无破损，牙龈健康（图37、图38）。

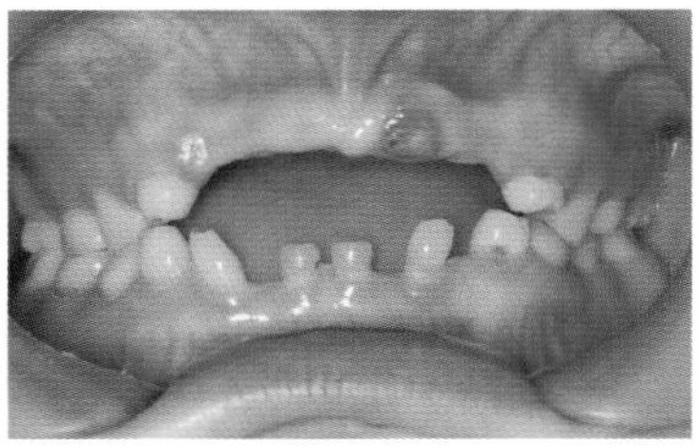
图1 术前口内正面像

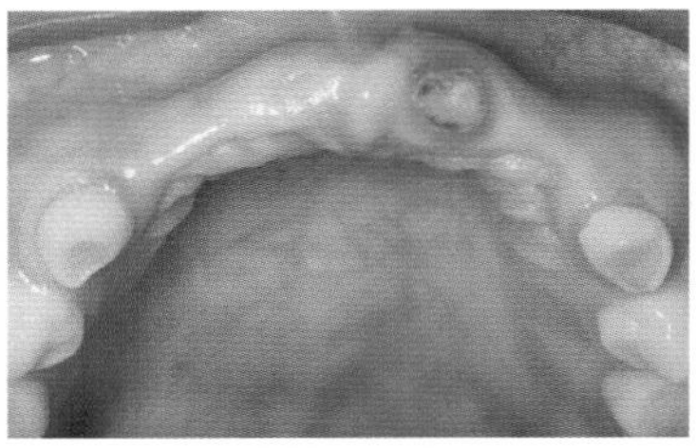
图2 术前口内𬌗面像

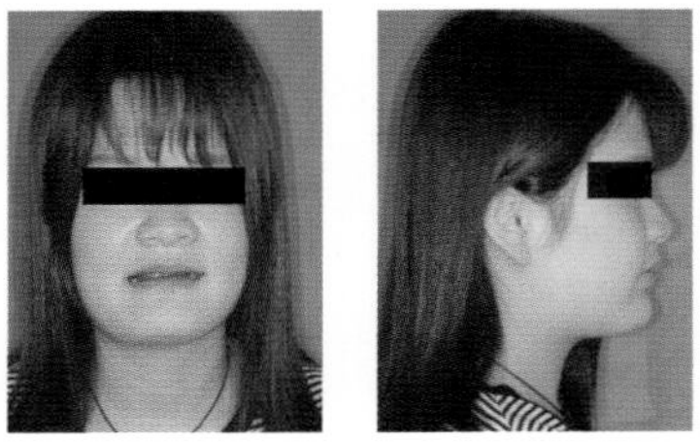
图3 修复前面像

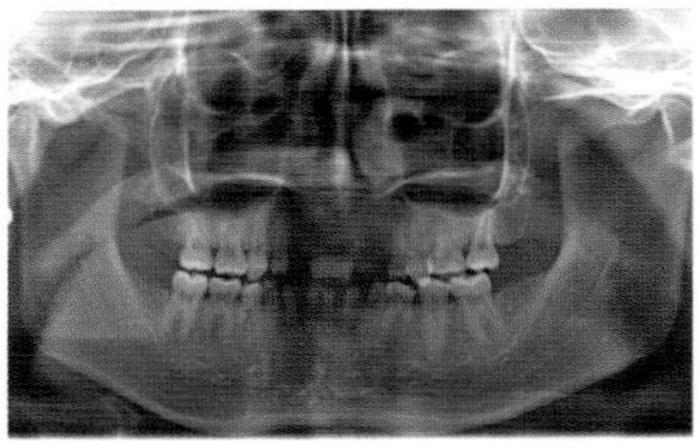
图4 术前曲面断层片

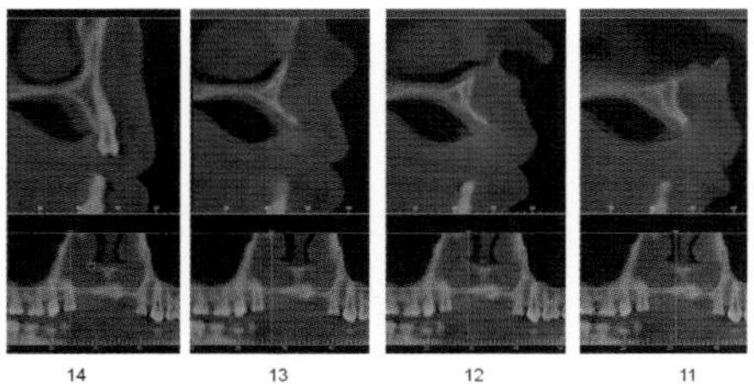

图5 术前右上颌拟种植区CBCT

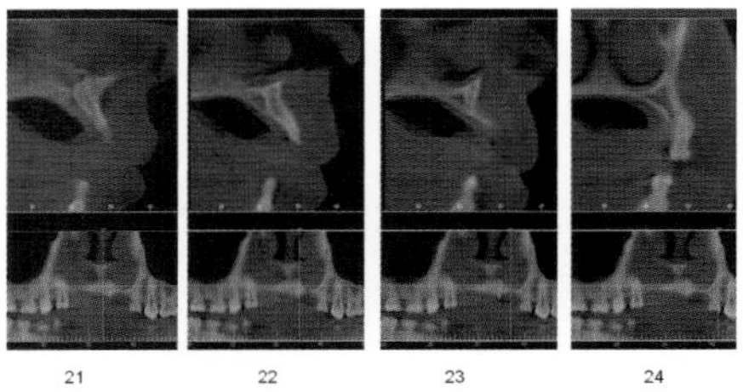

图6 术前左上颌拟种植区CBCT

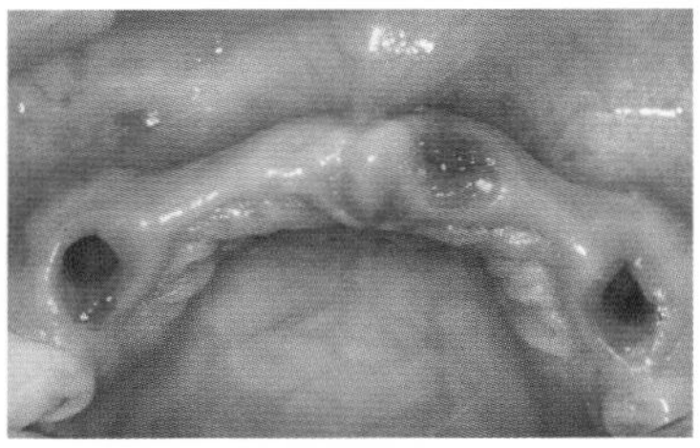
图7 拔除上颌滞留无功能乳牙

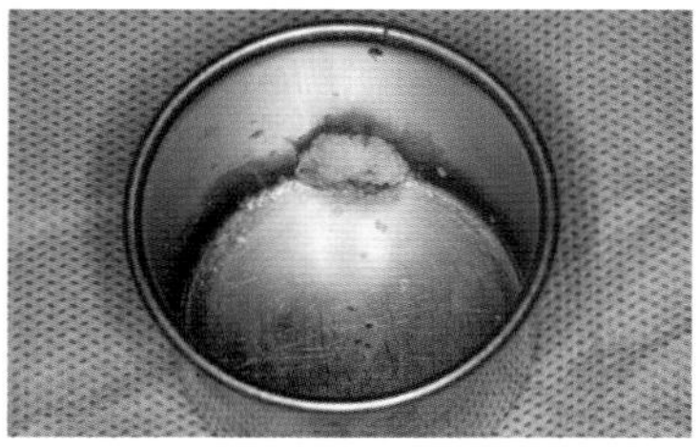
图8 利用拔除自体乳牙制作成的骨替代材料

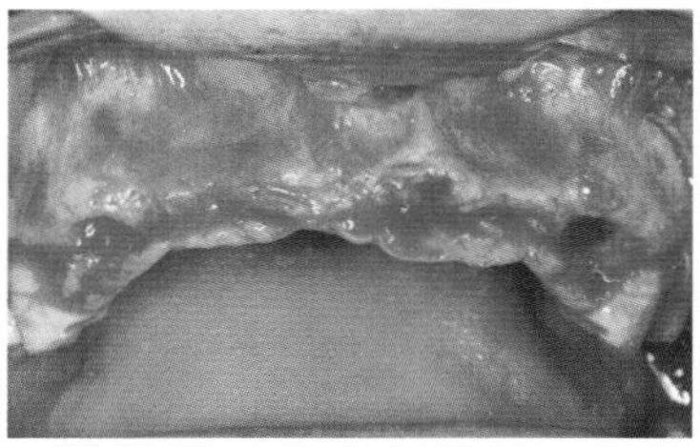
图9 切开翻瓣间上颌拟种植区骨缺损严重

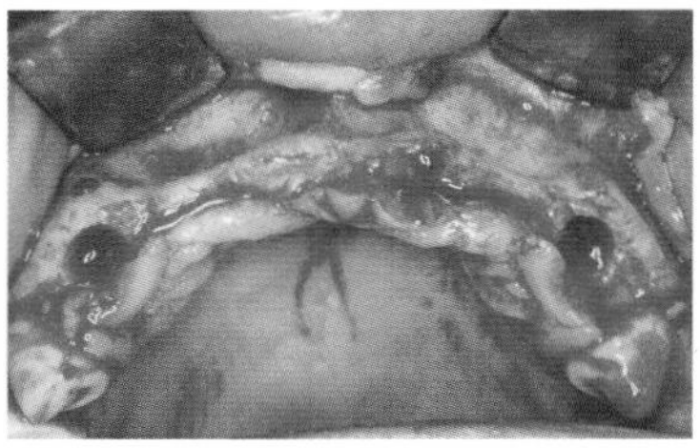
图10 切开翻瓣间上颌拟种植区骨缺损严重

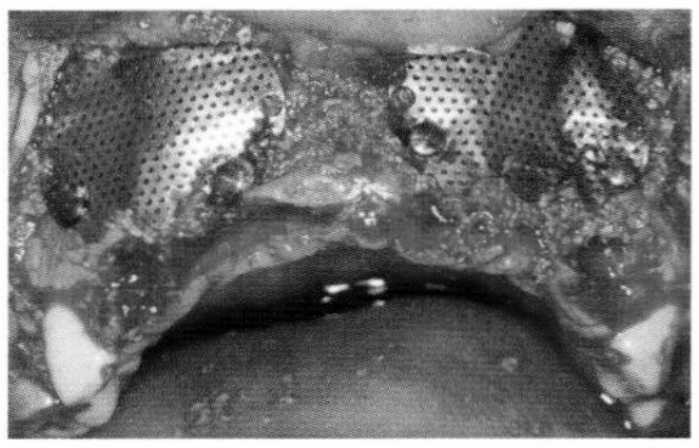
图11 上颌利用钛网行骨增量技术

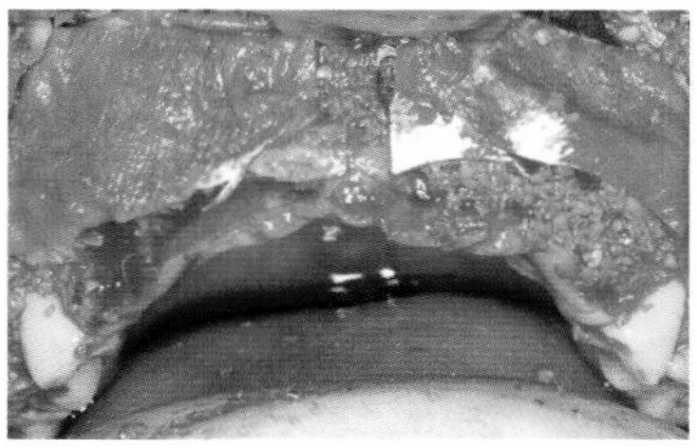
图12 屏障膜覆盖植骨区

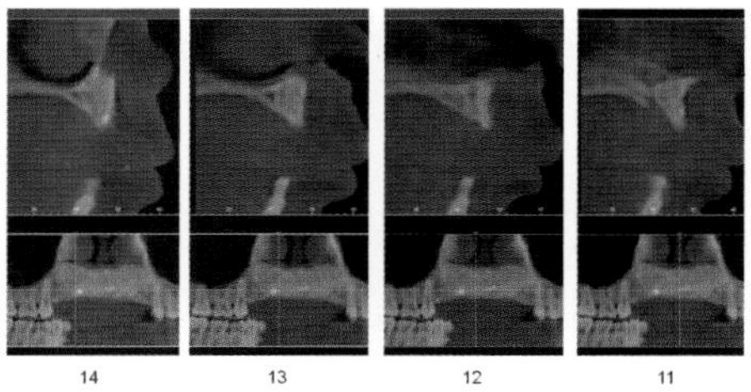

图13 植骨术后右上颌CBCT

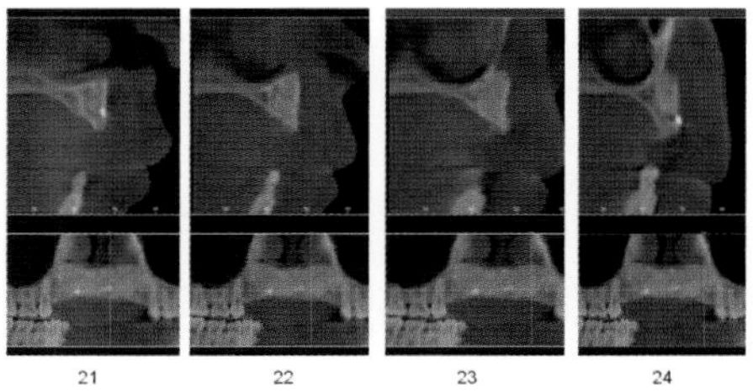

图14 植骨术后左上颌CBCT

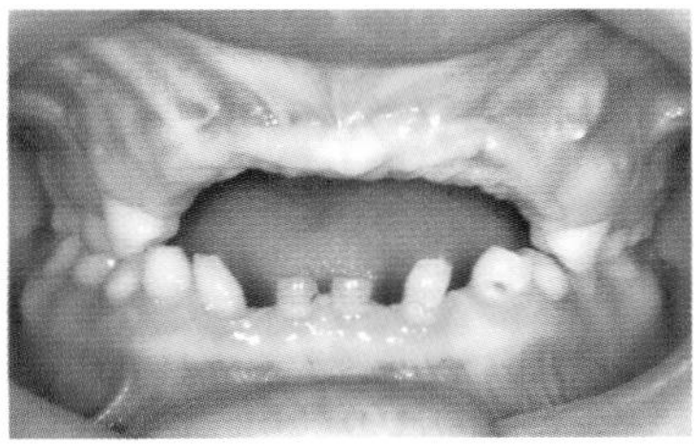

图15　植骨术后6个月复查1

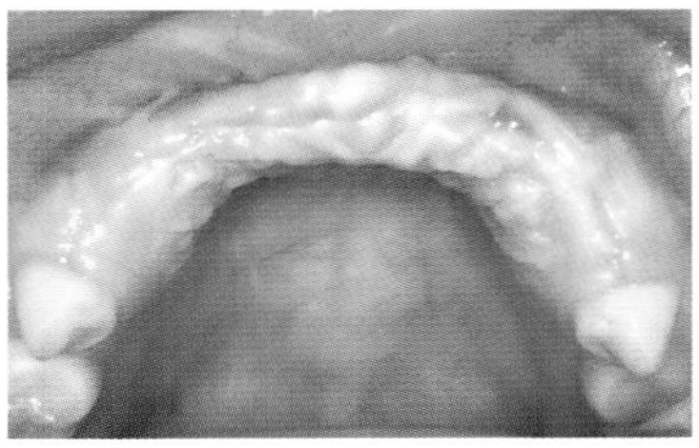

图16　植骨术后6个月复查2

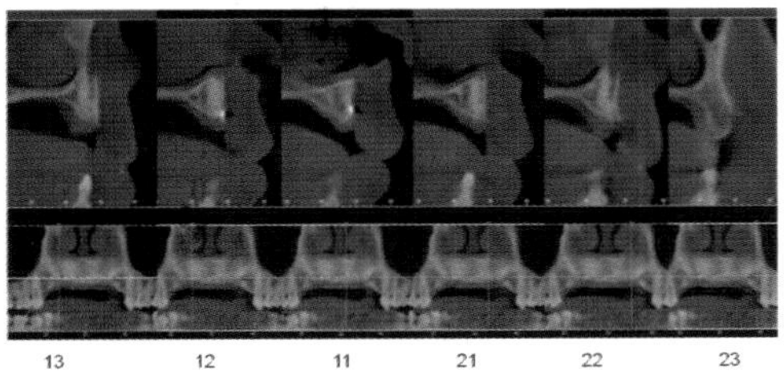

图17　上颌植骨术后6个月CBCT

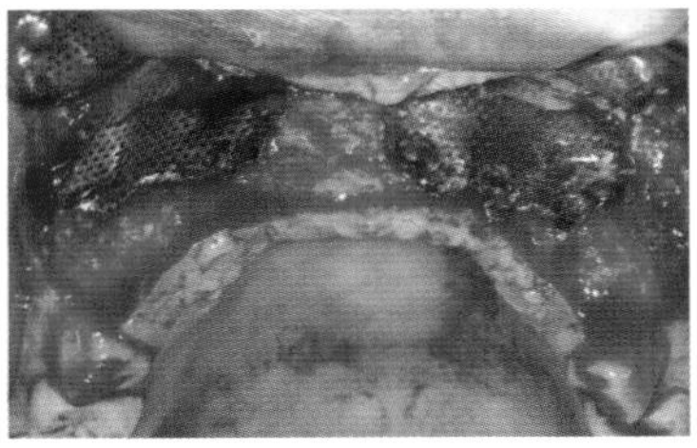

图18　切开翻瓣见钛网稳定

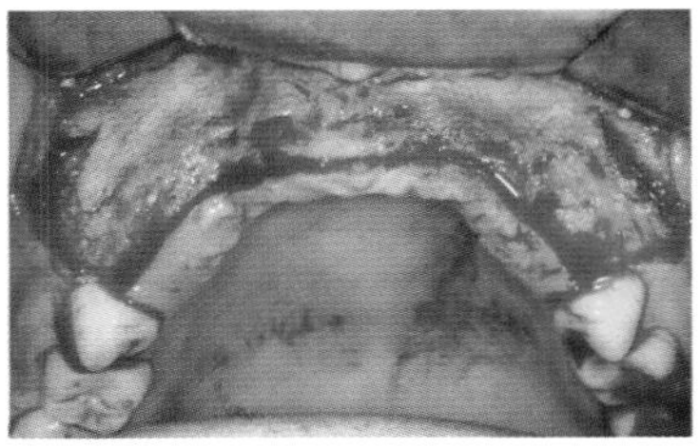

图19　上颌植骨区成骨效果良好

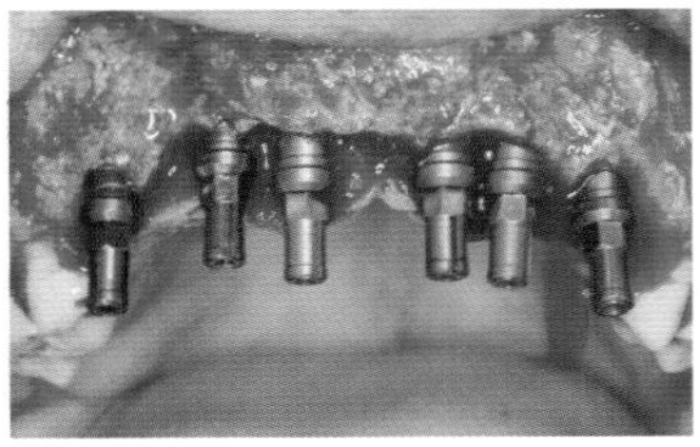

图20　上颌种植6颗植体1

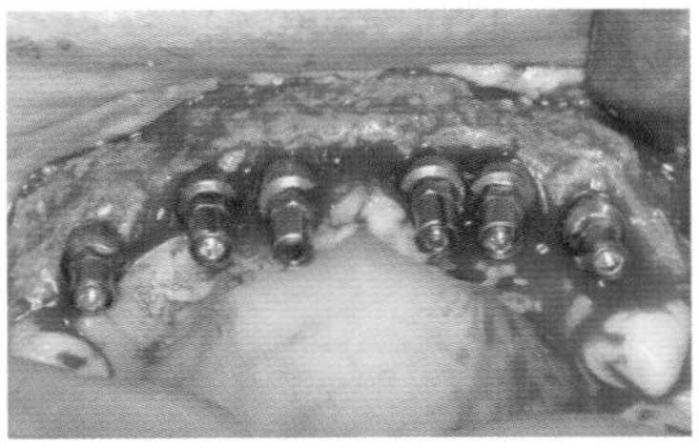

图21　上颌种植6颗植体2

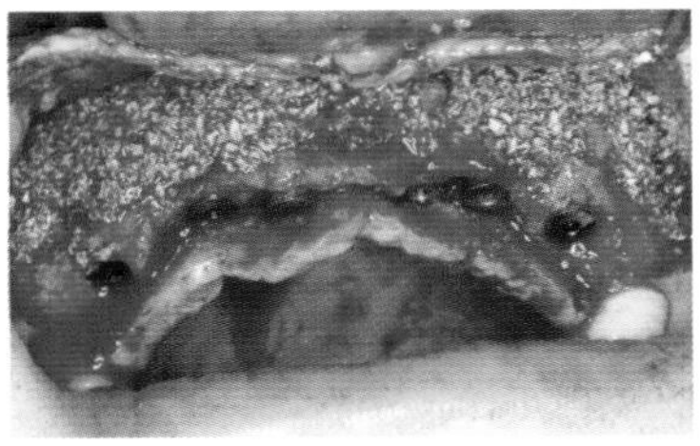

图22　种植术同期行骨增量技术

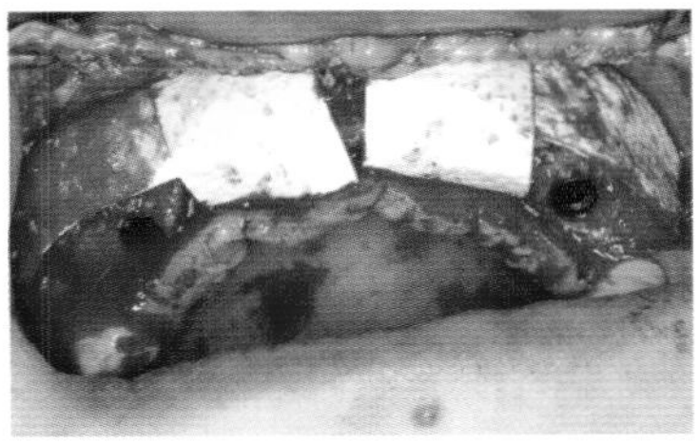

图23　覆盖屏障膜

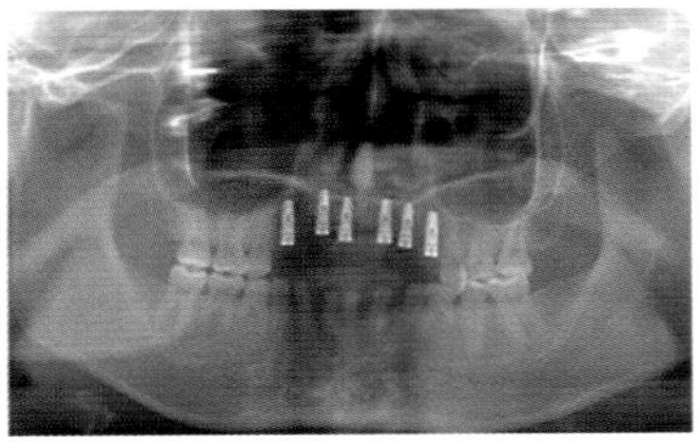

图24　种植术后曲面断层片

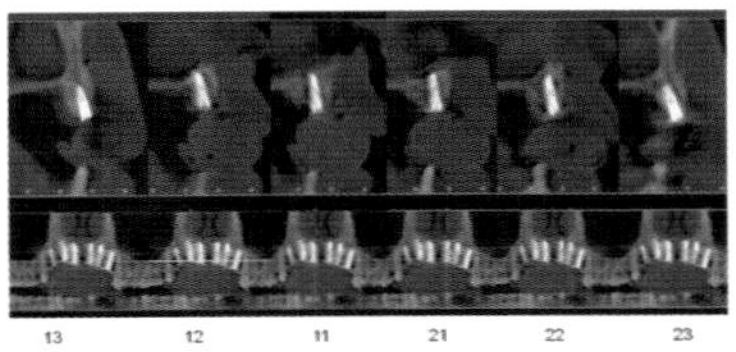

图25　上颌区种植术后CBCT

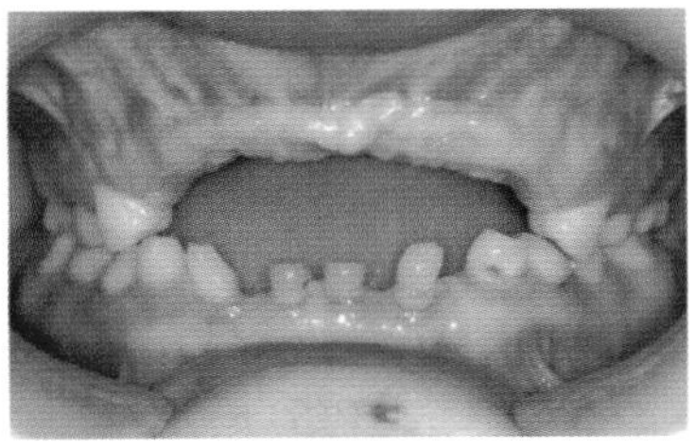

图26　植骨术后1年，种植术后6个月复查1

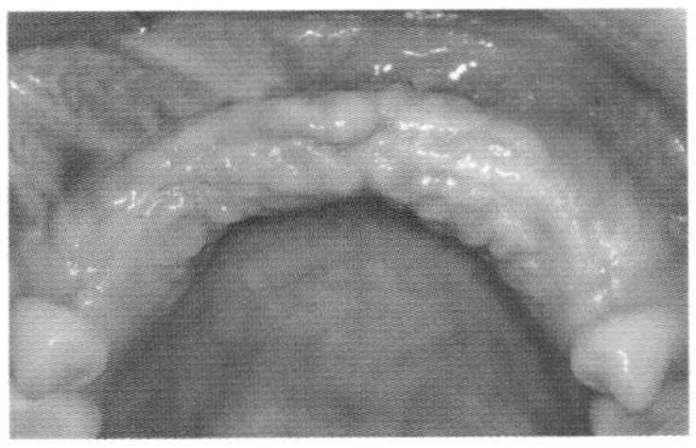

图27　植骨术后1年，种植术后6个月复查2

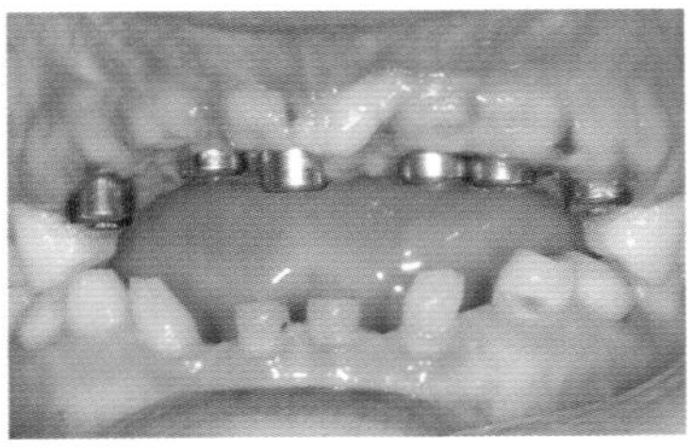

图28　二期手术更换愈合帽

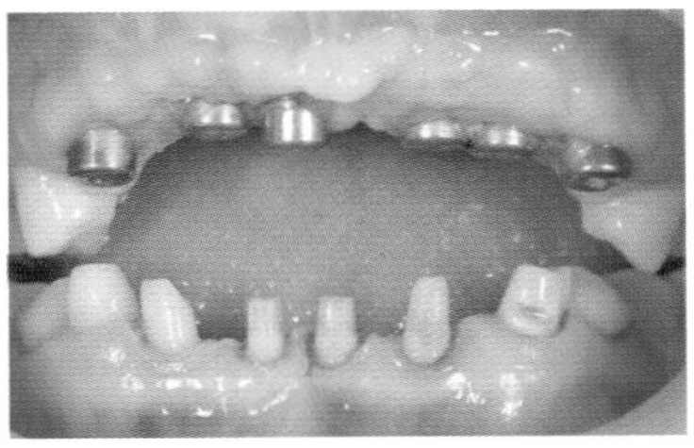

图29　下颌前牙区牙体预备

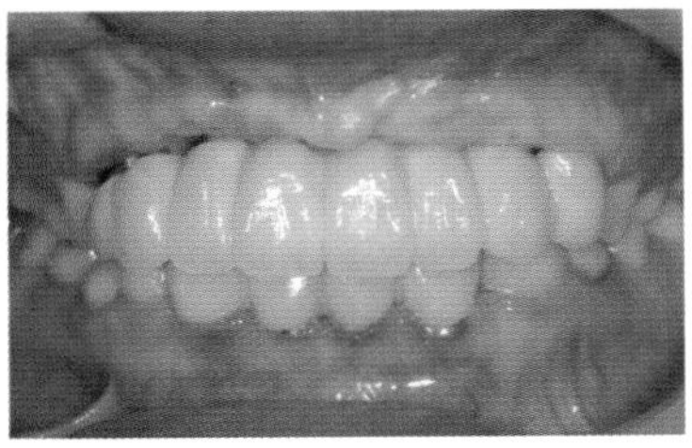

图30　上颌种植固定修复，下颌冠桥修复

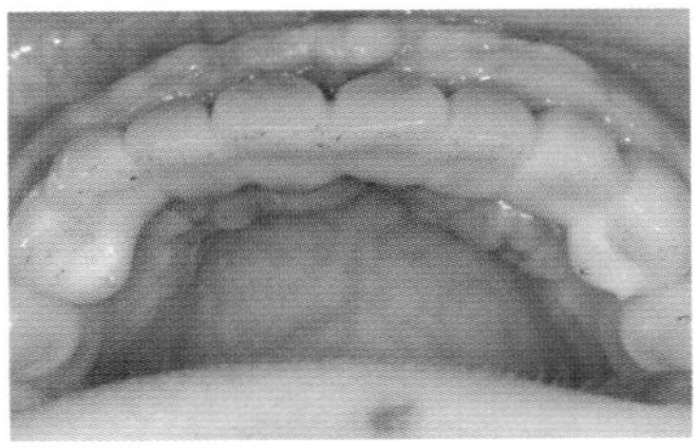

图31　上颌修复体咬合像

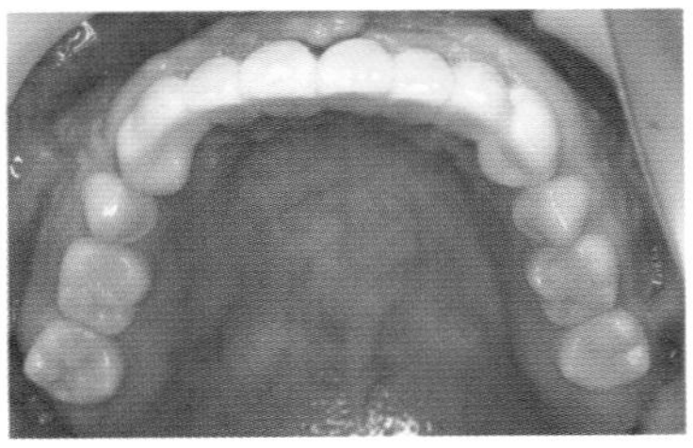

图32　修复后上颌殆面像

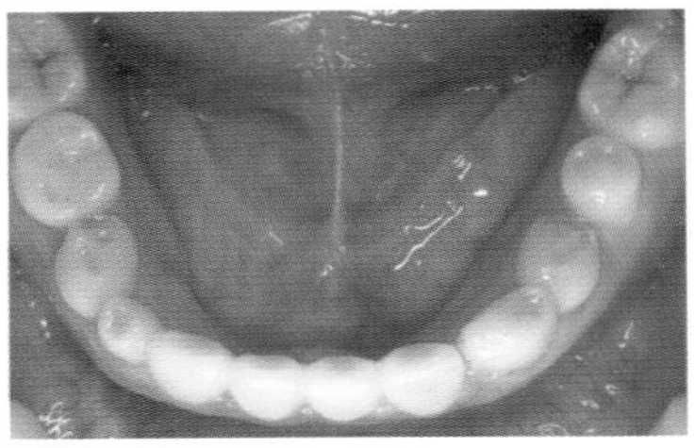

图33　修复后下颌殆面像

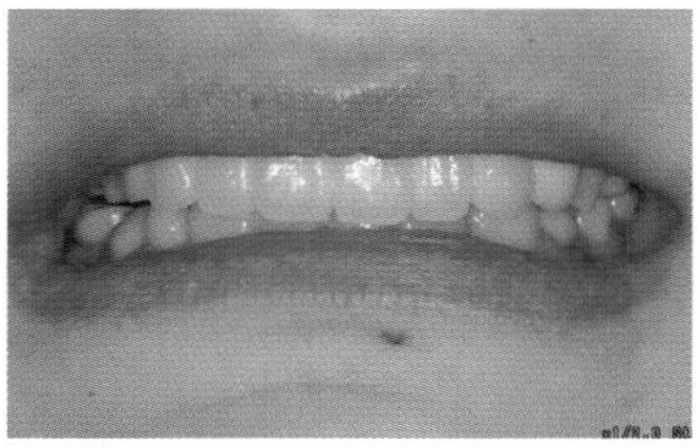

图34 修复后局部像

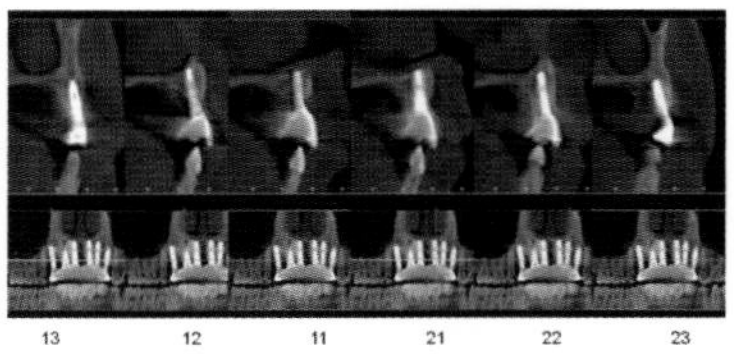

图35 上颌修复后CBCT

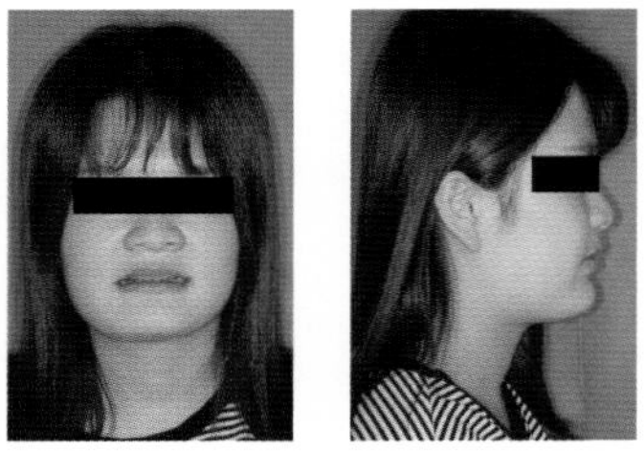

图36 修复后面像

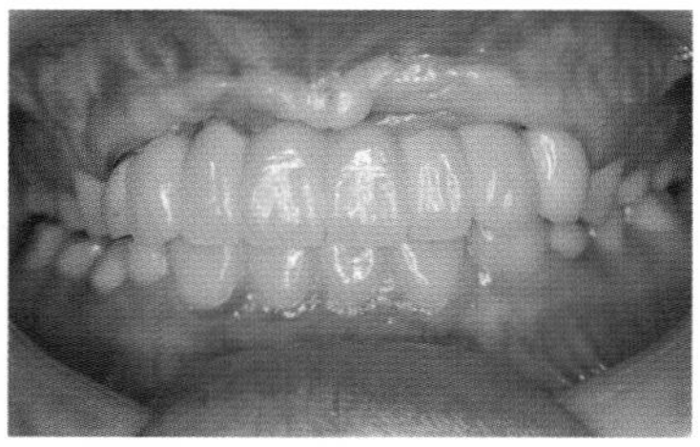

图37 植骨术后18个月，种植术后12个月，修复后6个月复查

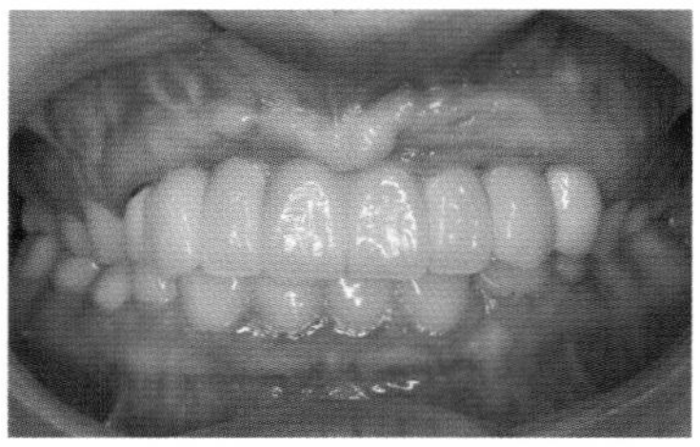

图38 植骨术后24个月，种植术后18个月，修复后12个月复查

二、结果

植骨术后，患者的上颌前牙区骨量得到大量的增加，得以允许后期行种植手术。修复后牙龈形态、颜色基本自然，全瓷冠及贴面较为美观，患者满意。修复后1年复查，全瓷冠留存、无崩瓷，种植体稳定无松动，牙龈较健康，龈缘挤压无溢脓，种植体负载12个月未发生明显骨吸收或种植体松动，良好行使功能。

三、讨论

在口腔种植修复中，牙槽嵴骨缺损重建与骨再生一直是重难点内容，同样也是种植体初期稳定与促使软组织外形得以恢复的前提条件。而牙槽骨垂直向与水平向同时吸收在临床有更大的三维重建难度。成功实现骨再生需要实现4个基本要素，即创口一期愈合、种植体初期稳定、维持空间、隔离细胞以及充足的血供。常规胶原膜等屏障膜材料不能较好地自成形，稳定空间能力差。报道称黏膜未显露时成骨量3.01mm左右，而暴露后仅0.56mm。

而钛网较胶原膜等具有更好的机械强度，可引导控制再生骨的轮廓外形，并维持一个相对稳定的空间，更好地发挥支架的作用。且钛网表面存在孔隙，相较于钛膜，有利于膜两侧局部血流交通。研究表明，应用钛网作为屏障膜，骨增量可以达到垂直向和水平向10mm，且长期骨吸收量小于未使用钛网的病例。钛网可有效应用于三维骨重建治疗中。

本病例中，患者的上前牙区牙槽嵴极端菲薄，并且合并有垂直骨缺损。不仅需要有稳定的空间维持，而且需要较大量的骨替代材料。自体牙本质材料X线衍射发现其为低晶体构造，扫描电镜观察下的表面结构和钙磷溶出试验均与骨皮质一致。近年来的研究已经表明自体牙本质颗粒作为骨移植材料治疗骨缺损是成功可行的。本病例采用拔除的自体乳牙制作成骨替代材料，联合应用去蛋白牛骨基质（Bio-Oss骨粉），减少了骨粉的用量，达到了良好的骨增量效果，与文献报道结果一致。

参考文献

[1] Wang HL, Boyapati L. "PASS" principles for predictablebone regeneration[J]. Implant dent, 2006, 15(1):8–17.
[2] Machtei EE. The effect of membrane exposure on the outcome of regeneration procedures in humans: A meta–analysis[J]. J Periodontol, 2001, 72(4):512–516.
[3] Roccuzzo M, Ramieri G, Bunino M, et al. Autogenous bone graft alone or associated with titanium mesh for vertical alveolar ridge augmentation: a controlled clinical trial[J]. Clin Oral Implants Res, 2007, 18(3):286–294.
[4] Guiseppe C, Francesco P, Licia S, et al. Evaluation ofsurvival and success rates of dental implants placed at thetime of or after alveolar ridge augmentation with an autogenous mandibular bone graft and titanium mesh: a 3– to 8–year retrospective study [J]. Int J Oral Maxillofac Implants, 2009, 24(6):1119–1128.
[5] Kim YK, Kim SG, Yun PY, et al. Autogenous teeth used for bone grafting: a comparison with traditional grafting materials[J]. Oral Surg Oral Med Oral Pathol Oral Radiol, 2014, 117(1): e39–45.
[6] 秦旭, 石玮, 马博, 等. 自体牙本质片修复骨缺损的实验研究[J]. 临床口腔医学杂志, 2014, 30(7): 393–394.

上下颌骨劈开同期种植1例

范坤鹏　王明

摘要

目的： 评价骨劈开术和骨挤压术增宽上下牙槽嵴，同期植入种植体的临床效果。**材料与方法：** 选取病例患者上下牙齿均有缺失，牙槽嵴高度充足（>10mm，16除外），但牙槽骨厚度不足（3.5~4.8mm，16、46除外），且上下缺牙区骨质接近3类骨，较疏松，骨皮质厚约1mm，宜采用骨劈开配合骨挤压，形成唇侧骨瓣。在唇颊侧骨板与舌腭骨板植入3.75~4.5mm直径的Osstem的种植体7颗，劈开间隙充填Bio-Oss骨粉，覆盖Bio-Gide胶原膜；16上颌窦常规内提升手术，植入Bio-Oss骨粉；46常规种植手术。软组织无张力下严密缝合。术后2周拆线。6个月后CBCT检查种植体骨结合情况，并于同期行二期手术。局部麻醉下翻瓣检查成骨情况及种植体稳定性。**结果：** 种植体周围完全被骨质包埋，稳定性良好，牙槽嵴宽度增加4~6mm。修复完成后随访1年，种植体周围骨质稳定，修复体未见异常。**结论：** 当缺牙区牙槽嵴厚度2.5~4.8mm时，合适的骨密度，采用骨劈开配合骨挤压增宽牙槽骨，配合使用GBR手术，并同期植入种植体，无论是在上颌还是下颌，均能达到预估的效果。

关键词： 骨劈开；骨挤压；上下牙槽嵴增宽；同期种植

因牙周问题而导致牙齿脱落和牙槽骨萎缩的情况在临床中比较常见，尤其上牙缺失的患者，缺隙区牙槽嵴往往较窄。现代种植要求：为减少种植术后骨及牙龈退缩，保证修复后的功能及美学效果，种植体周围至少应有1mm的骨壁，采用标准种植手术系列钻孔植入种植体非常困难。对于此种病例，可以考虑采用骨劈开/牙槽嵴水平扩张技术。骨劈开/牙槽嵴扩张技术是针对宽度不足的牙槽嵴采取的一种水平向增加牙槽突骨量的微创技术。通常是沿着牙槽嵴中央纵向劈开，逐步扩张，增加牙槽突宽度，通常在劈开、扩张的骨床间隙内同时植入种植体，种植体周围间隙内可充填植骨材料。采用骨挤压术和骨加引导组再生膜技术可使用部分患者获得种植体的一期植入。但对于牙槽嵴过度狭窄（厚度<3mm）患者，尤其是下颌后牙区牙槽嵴宽度不足时，则通常需行块状骨移植术，待理想骨厚度形成后，再植入种植体。另外，骨劈开术同期植入的种植体，最好是锥形螺纹种植体，因为锥形种植体根部直径较小，对基部骨厚度的要求不高，且形态与骨板形成的间隙较吻合，此外，外表螺纹可增加种植体的稳定性。

一、材料与方法

1. 病例简介　75岁女性患者，要求种植修复右侧缺失牙。患者10多年前上下颌开始佩戴金属烤瓷桥，因基牙和修复体陆续松动脱落或拔除。来我院要求种植修复缺失牙。否认系统疾病史，否认吸烟、饮酒及夜磨牙等不良习惯。 口外检查：左右侧面型不对称，右侧鼻唇沟塌陷。颞颌关节运动无异常，开口度及开口型正常。上下唇丰满度欠佳，上唇略短。口腔检查：上颌大部分缺失，余留22和25，22~27烤瓷金属冠桥修复；44~47及37缺失，36~44金属烤瓷桥修复，松动明显，牙槽骨吸收较重，牙槽嵴平整，黏膜无红肿，附着龈状况尚好。

2. 诊断　上下牙列缺损；慢性牙周炎。

3. 治疗计划　术前余留牙牙周洁治刮治，口腔氯己定含漱1周，控制牙周炎症；上下颌骨劈开及骨挤压术，同期在12、13、14、16、44、45、46位点植入Osstem种植体；半个月后拆线，6个月后二期手术。修复选择，粘接加螺丝混合型固位，材料为转换基台、套筒冠、钴铬铸造支架、聚合瓷、个性化基台、钴铬合金烤瓷冠，上下颌均选择修复至第一磨牙。

4. 治疗过程（图1~图37）

（1）术前准备：余留牙齿洁治，牙周冲洗刮治，取术前分析模型，拍摄CBCT片测量牙槽骨三维数据，设计种植方案。

（2）外科手术：常规局部麻醉，在牙槽嵴顶翻全厚黏骨膜瓣，剥离至牙槽嵴2/3处，切断骨膜，仅剥离黏膜瓣。在预先设定位置，利用骨锯进行骨皮质切开，分别在牙槽嵴顶、近远中颊侧做切口，近远中向根方呈梯形延伸至骨厚度明显增加处（3~5mm），并与牙槽嵴顶切口相连。用薄骨凿向根方轻轻敲击，将唇颊侧和舌腭侧渐渐分离，底部青枝骨折，形成唇颊侧带骨膜的骨瓣。用先锋钻在形成的骨板间隙内按预定的位置制备种植体植入道，为保整两侧骨板厚度采用骨挤压器逐级挤压。完成植入道后，植入种植体。唇颊侧骨板塑性，骨板间隙内植入Bio-Oss骨粉，覆盖Bio-Gide胶原膜，松解软组织瓣，无张力缝合。

（3）永久修复：术后6个月，口内检查，软组织恢复良好，CBCT显示：种植体骨结合良好，达到了预期的治疗要求。局部麻醉下，切开牙龈去除覆盖螺丝，上愈合基台。3周后取印模，设计粘接加螺丝混合型固位，试戴钴铬桥架后烤瓷及烤塑冠桥修复。

作者单位：牙博士口腔张家港机构

通讯作者：范坤鹏；Email: 1124430328@qq.com

二、结果

种植体周围完全被骨质包埋，稳定性良好，牙槽嵴宽度增加4～6mm。修复完成后随访1年，种植体周围骨质稳定，修复体未见异常。

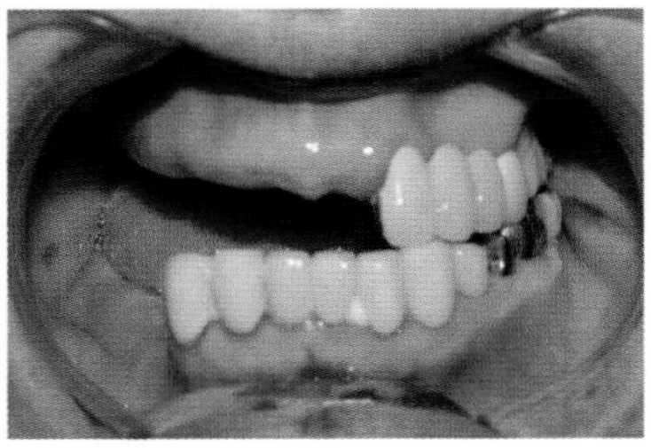
图1 术前正面像

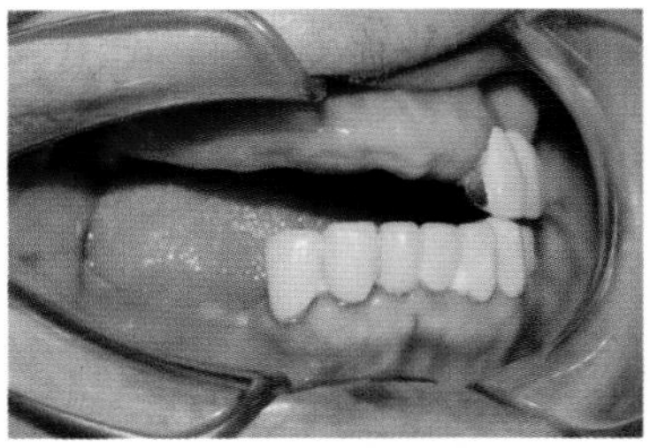
图2 术前右侧面像

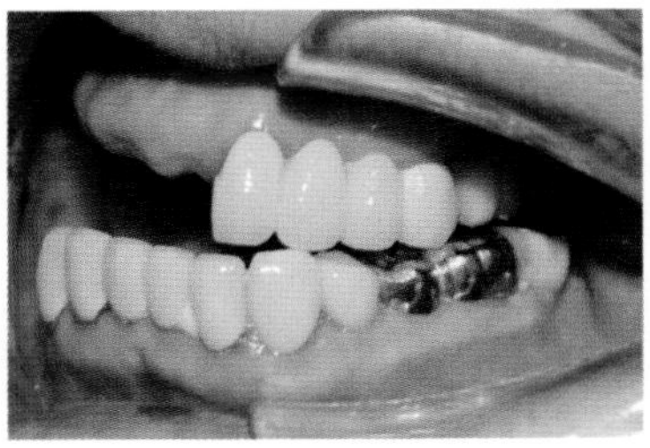
图3 术前左侧面像

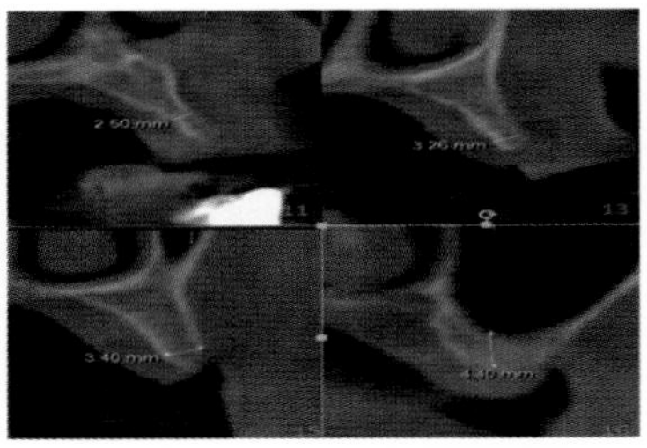
图4 上颌拟种植位点CT截图

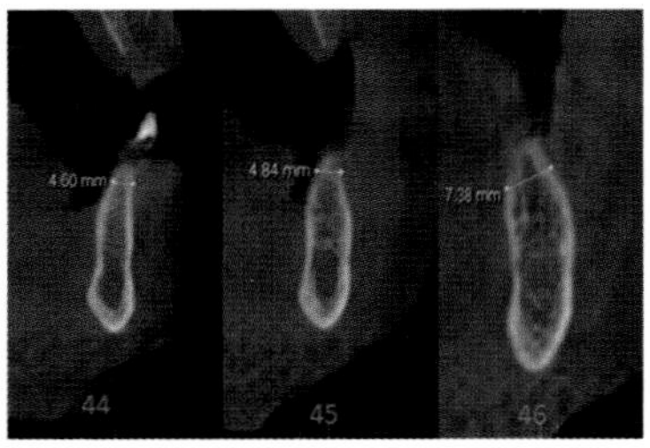

图5 下颌拟种植位点CT截图

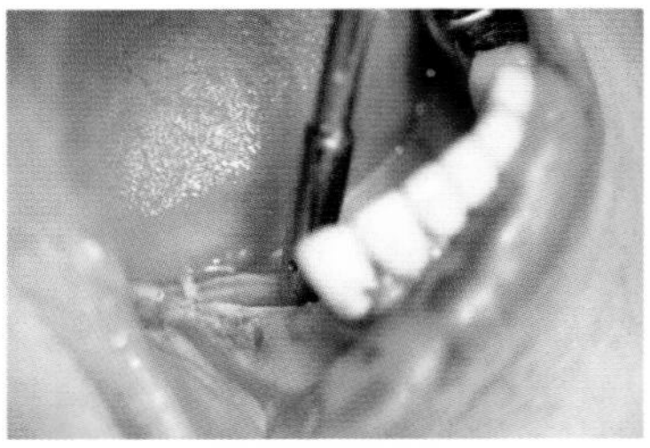
图6 下颌手术切开

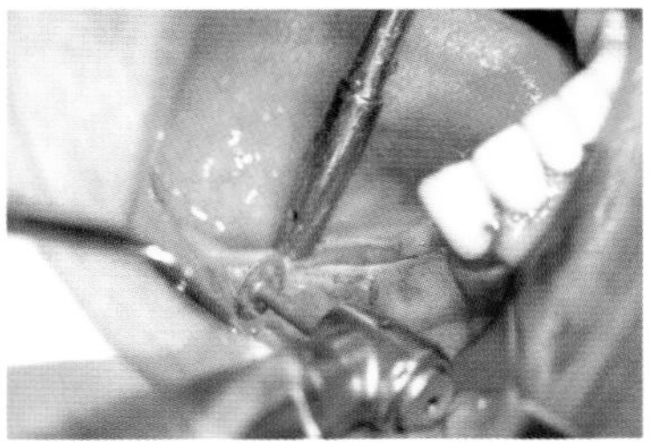
图7 在牙槽嵴设定位置，近远中颊侧做切口

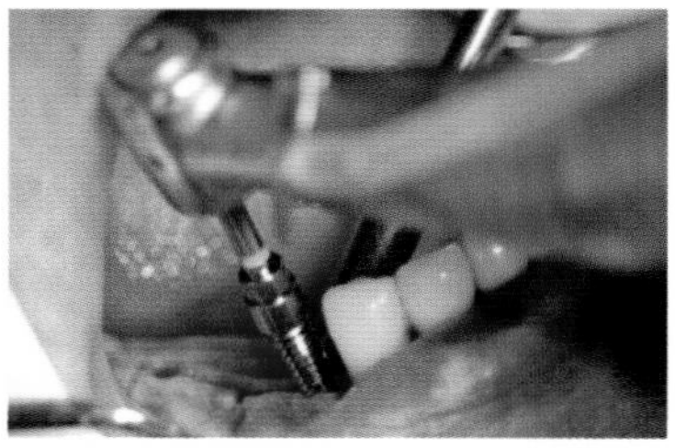
图8 使用骨挤压工具，按序列号逐个预备至预定直径

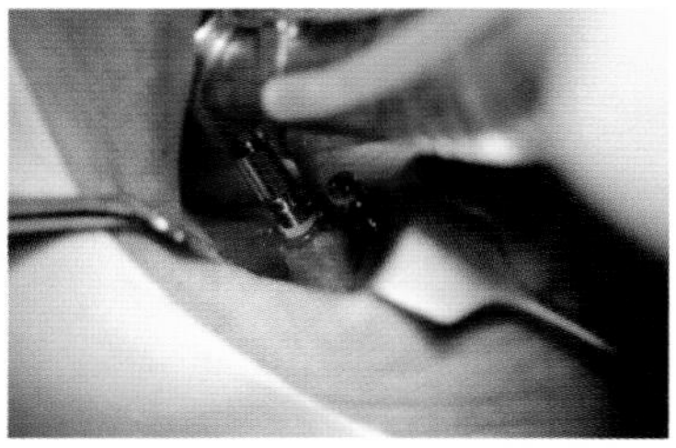
图9 植入Osstem种植体

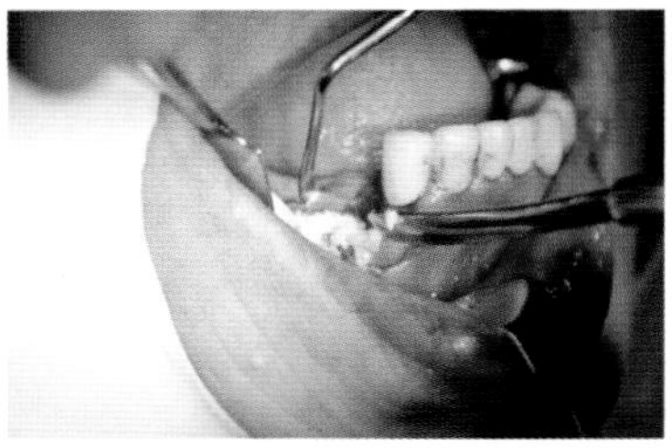
图10 在骨板间隙内植入Bio-Oss骨粉

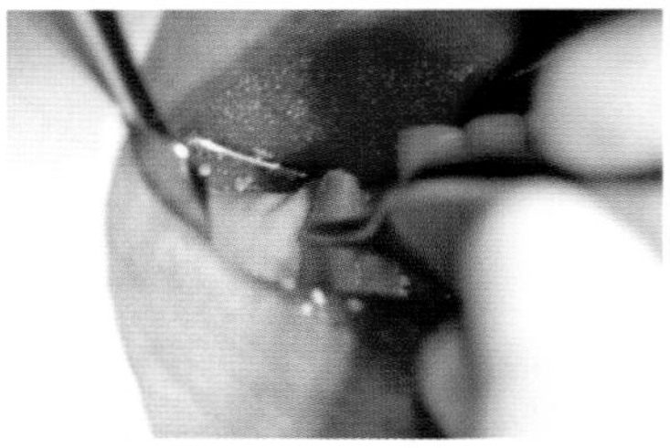
图11 覆盖Bio-Gide胶原膜

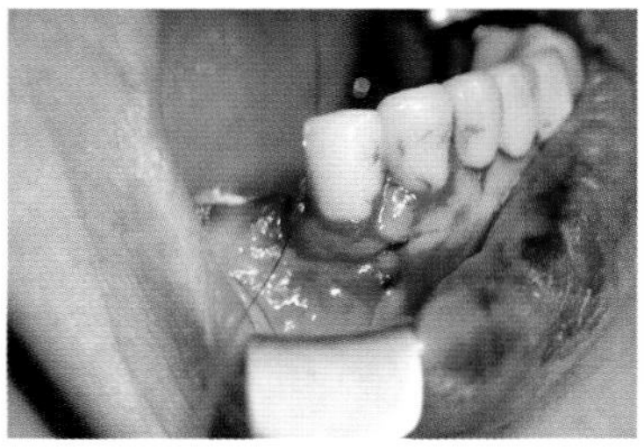
图12 充分松解软组织瓣，无张力下严密缝合

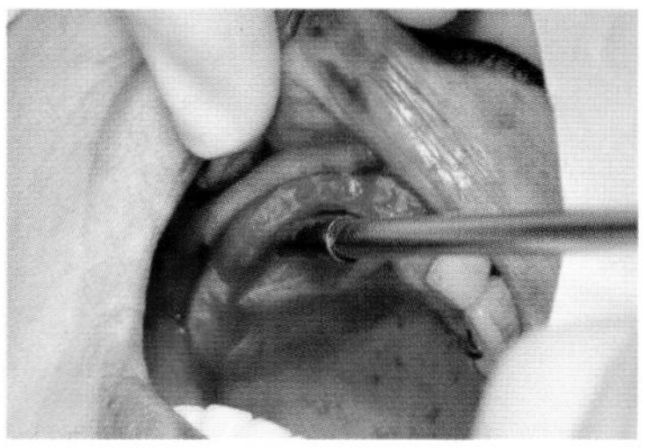
图13 上颌局部麻醉下切开，在牙槽嵴顶翻瓣

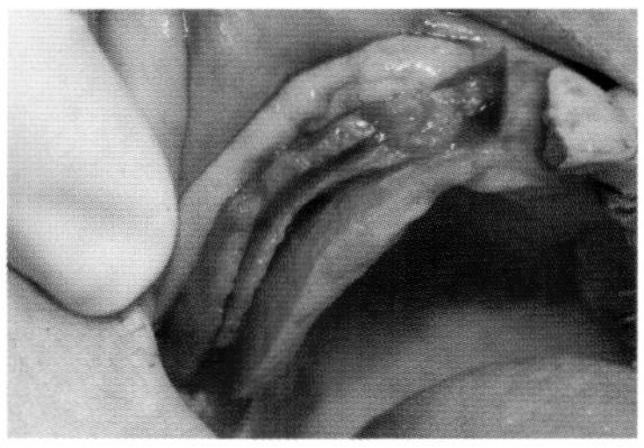
图14 利用骨锯进行骨皮质切开后，薄骨凿轻轻敲击劈开牙槽嵴

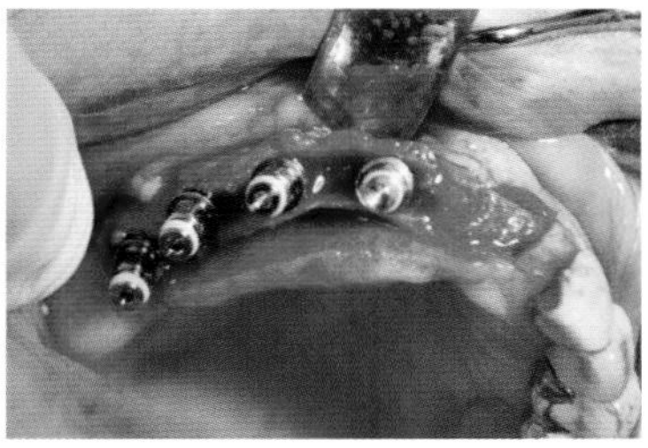
图15　植入Osstem种植体

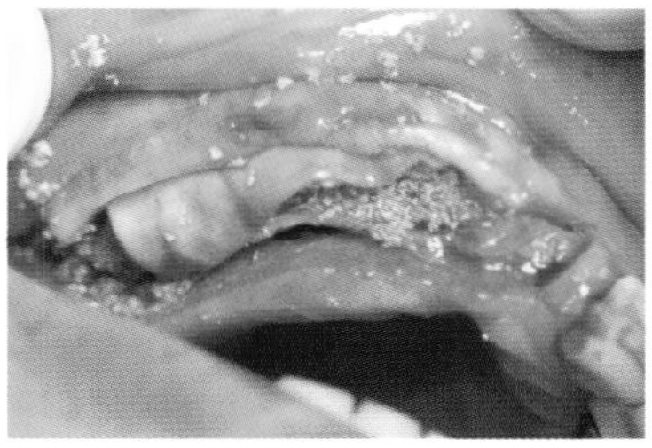
图16　植入Bio-Oss骨粉，覆盖Bio-Gide胶原膜

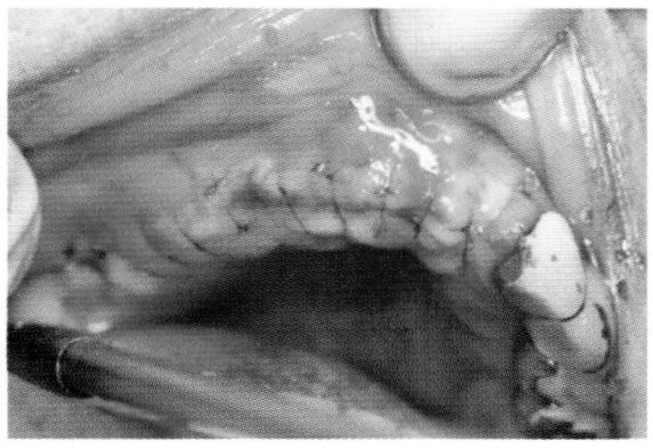
图17　充分松解软组织瓣，无张力下严密缝合

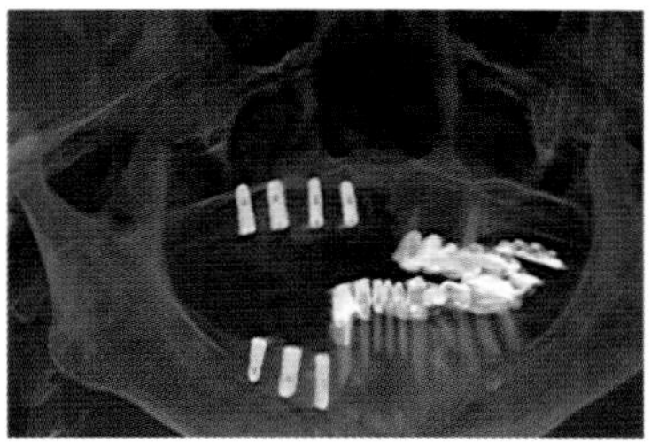
图18　术后全景片截图

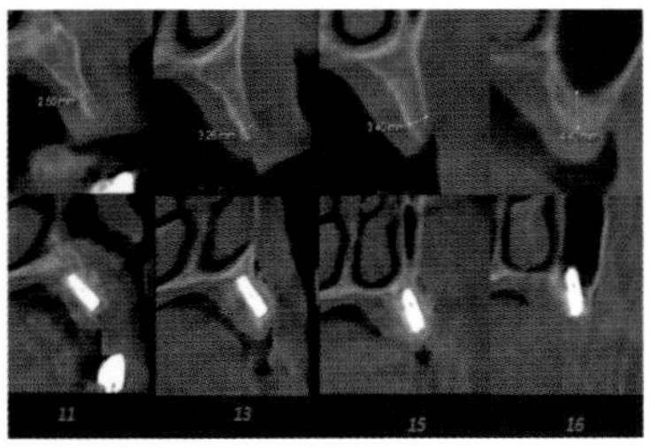
图19　上颌CT术前术后对比截图

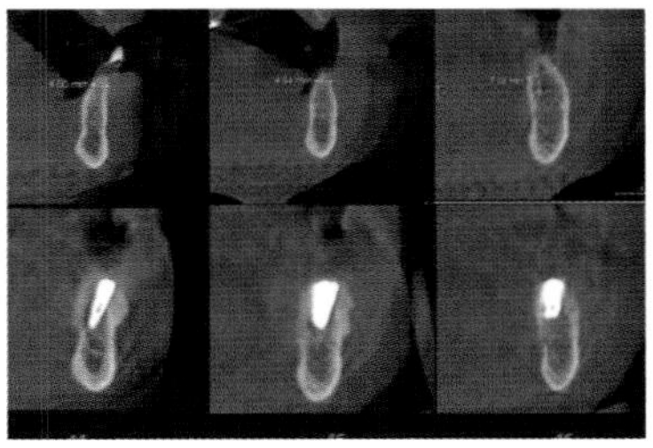
图20　下颌CT术前术后对比截图

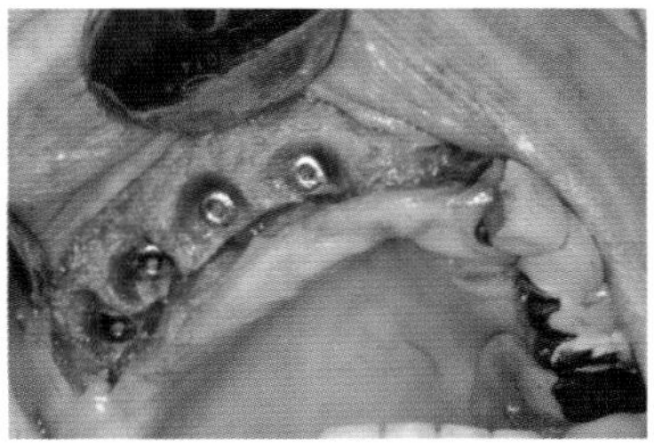
图21　6个月后，上颌成骨情况

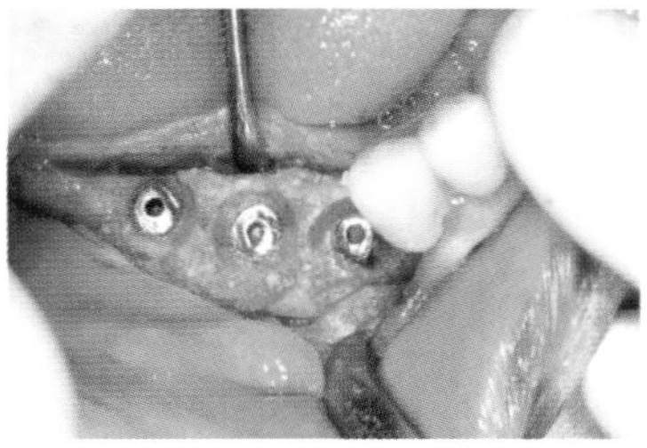
图22　6个月后，下颌成骨情况

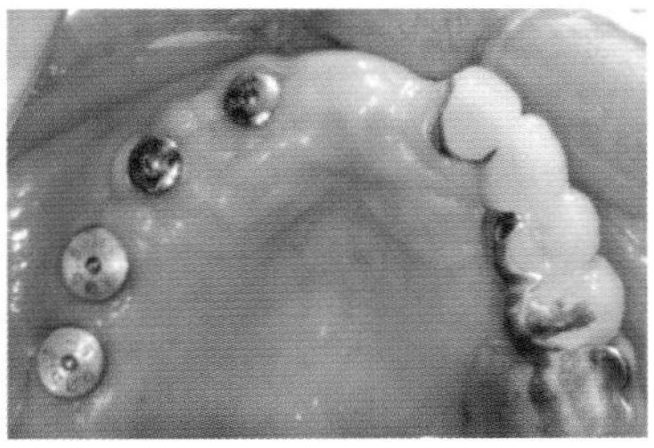
图23　上颌二期后4周，软组织愈合良好，牙龈色泽健康

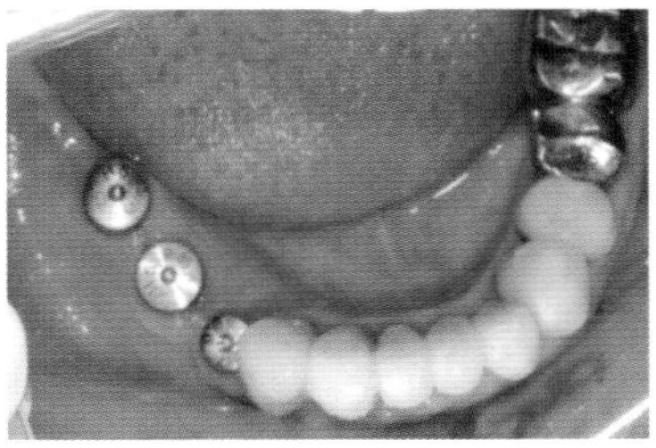
图24　下颌二期后4周，软组织愈合良好，牙龈色泽健康

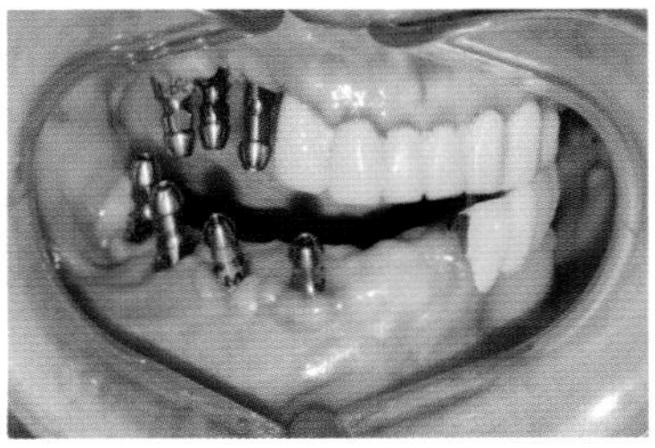
图25　取印模，确定咬合关系

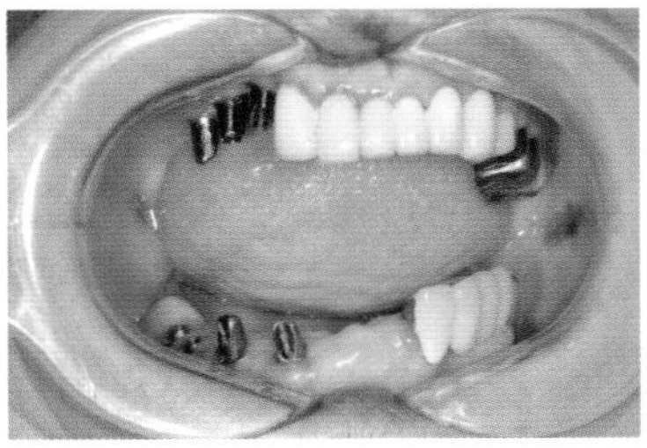
图26　修复基台试戴

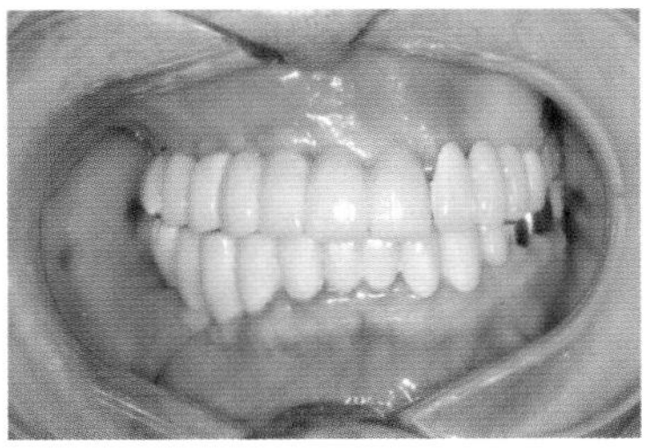
图27　戴牙后，正面像

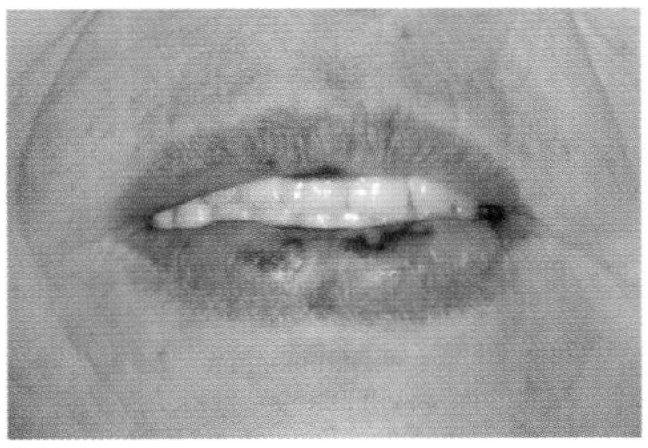
图28　戴牙后，正面微笑像

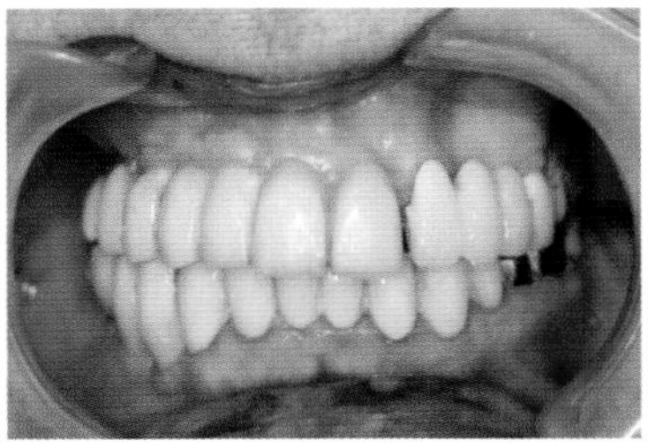
图29　戴牙后6个月，正面像

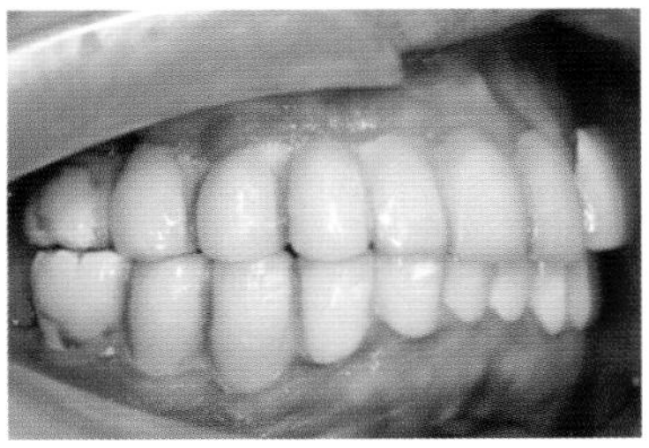
图30　戴牙后6个月，右侧咬合像

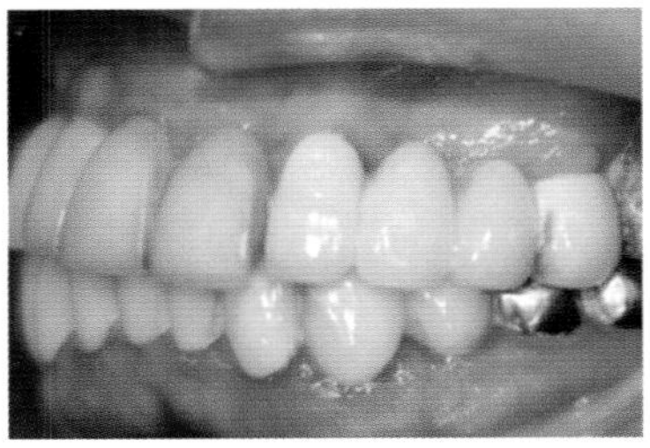
图31　戴牙后6个月，左侧咬合像

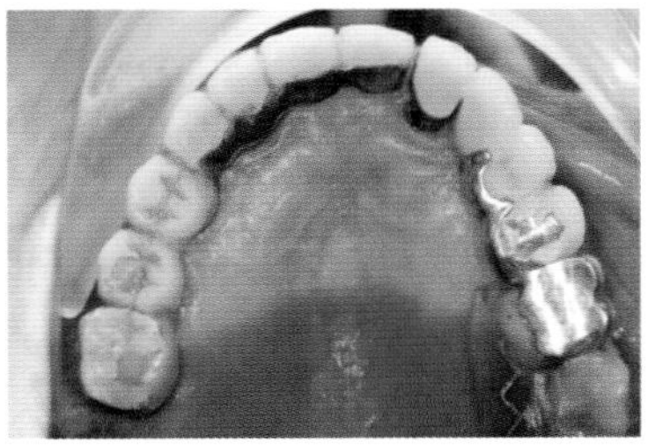
图32　戴牙后6个月，上颌咬合像

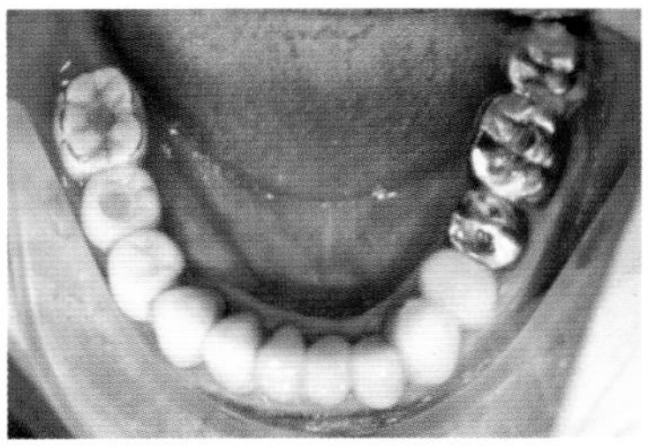
图33　戴牙后6个月，下颌咬合像

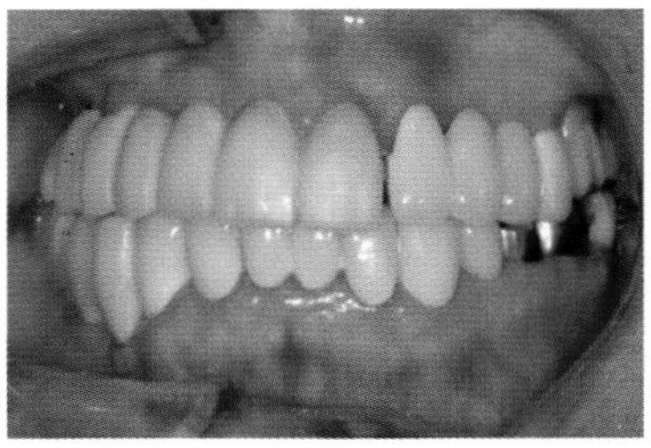

图34 戴牙12个月，正面像

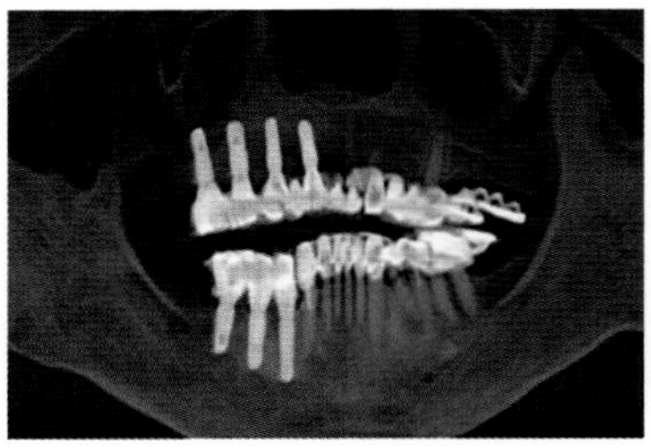

图35 戴牙1年后全景截图

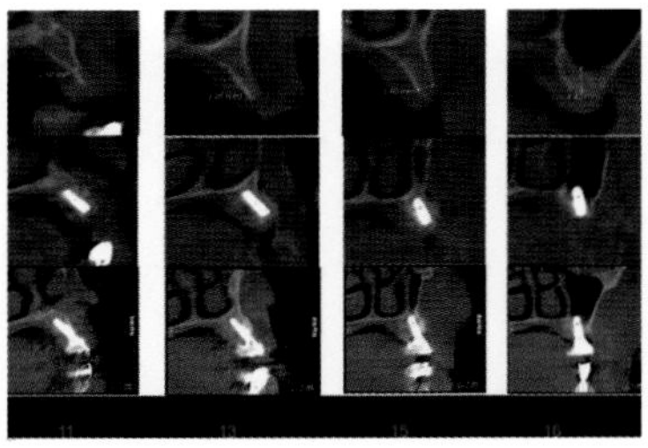

图36 上颌各种植牙位点，术前、术后及修复完成1年CT截图对比

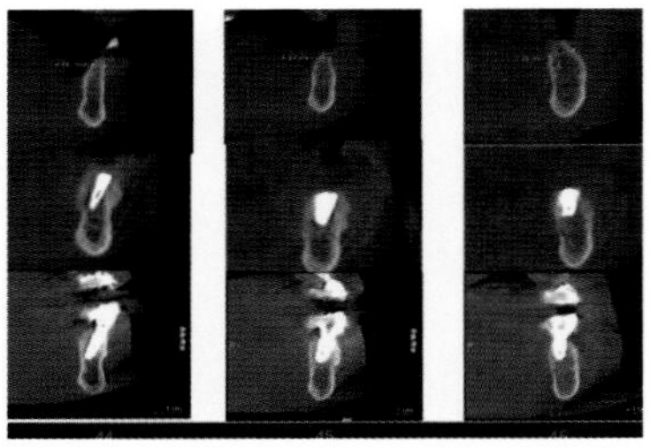

图37 下颌各种植牙位点，术前、术后及修复完成1年CT截图对比

三、讨论

此类牙槽嵴宽度不足的病例在临床比较常见，常规采用的是GBR手术或Onlay植骨术。GBR手术，上覆盖骨膜或钛网，但是单纯地使用骨膜，成骨量有时很难达到预期的效果；使用钛网，又易出现钛网暴露等并发症，导致植骨失败。Onlay植骨术，需要开辟第二术区，增加了患者的痛苦、费用、手术风险，并很难同期植入，延长了患者的治疗时间。Simion等和Scipioni等最早报道采用骨劈开同期种植体植入术。技术原理是，通过骨劈开，是纯粹骨板产生青枝骨折，在劈开的骨皮质板间产生间隙，此间隙既能容纳所需种植体，又能保证骨移植材料的稳定，维持良好的血供。因而在种植体周围能形成良好的骨结合。

此类手术也有一定的限制因素，如牙槽嵴的厚度<2mm，或骨质过于致密及唇侧牙槽嵴倒凹过大时，难以形成唇侧骨瓣。种植体无法获得满意的初始稳定性，最好采用其他手术方式。

综合手术，当牙槽嵴骨厚度在2.5mm以上，并骨密度不高于Ⅱ类骨时，采用骨劈开术并同期植入种植体，是一种可行的治疗方法。

参考文献

[1] 刘宝林, 林野, 李德华, 等. 口腔种植学[M]. 北京:人民卫生出版社, 2011.
[2] 谭震, 满毅, 袁泉, 等. 口腔种植关键技术实战图解[M]. 北京:人民卫生出版社, 2014.
[3] Hjorting-Hansen E, Worsaae N, Lemons J.Histologic response after implantation of porous hdroxyapatite ceramic in humas[J]. Int J Oral Maxillofac Impiants, 1990, 5:255-263.
[4] 徐世同, 周磊, 宋光保, 等. 上颌前牙区牙槽嵴骨劈开增量同期种植术的临床研究[J]. 中国口腔种植学杂志, 2004, 9(2):64-68.
[5] 徐世同, 周磊, 刘卫平, 等. 夹心植骨预防骨劈开术后唇颊侧骨壁吸收的效果[J]. 广东医学, 2012, 33(24):3765-3767.
[6] Summers RB. The osteotome technique: Part 2 - The ridge expansion osteotomy (REO) procedure[J]. ompend Contin Educ Dent, 1994, 15:422-436.

下颌前牙区骨量不足种植修复1例

罗维明

摘 要

目的：观察下颌前牙区骨量不足，GBR+同期种植修复的临床效果。**材料与方法：**选取下颌前牙区牙缺失延期种植骨量不足病例，进行GBR+同期植体植入，埋入式愈合，择期行种植二期，最终修复。**结果：**治疗结束后，种植修复获得良好的软硬组织稳定性和美学效果。**结论：**对于下颌前牙区骨量不足，按特定临床程序进行GBR+同期种植修复，可维持软硬组织的稳定，获得满意的临床效果。

关键词：下前牙区骨量不足；GBR；即刻种植；软硬组织

牙齿缺失以后，应及时进行修复，即刻种植的长期效果和优势已经得到文献的充分证实。近年来的研究表明，拔牙后，即刻种植对种植体周围软组织无明显有害影响，即刻种植的牙周组织健康程度及美学效果优于延期种植修复，而对于少量骨宽度不足，联合GBR效果稳定，值得在临床种植体修复中推广运用。

一、材料与方法

1. 病例简介　50岁女性患者，下前牙松动就诊，临床检查见：31缺失，32、41、42牙龈萎缩至根中1/3，Ⅲ度松动，附着龈宽度尚可。CBCT示：32、41、42骨萎缩至根尖1/3，骨高度良好，32、41、42骨厚度约4.1mm，31骨厚度约3.6mm。

2. 诊断　32、41、42重度牙周炎；31缺失。

3. 治疗计划　32、41、42拔除，即刻种植+唇侧GBR，延期修复。

4. 治疗过程（图1～图18）

局麻下微创拔除32、41、42，于32、42拔牙窝内备洞，均植入Straumann 3.3mm×12mm骨水平种植体，扭矩35N·cm，于唇侧钻数个微孔至有血渗出，并在凹陷处及种植体颈部骨唇侧骨缺损处植入Bio-Oss人工骨粉，盖Bio-Gide膜，缝合，延期修复。

术后5个月复诊，创口恢复良好，唇侧植骨区成骨理想，行二期手术。

术后5个半月复诊，牙龈健康，穿龈袖口理想，取模制作修复体。

术后半年复诊，牙龈健康，戴入成品基台及最终修复体。

二、结果

在观察期内，种植修复获得良好的软硬组织稳定和美学效果，患者对治疗效果满意。

三、讨论

该患者下前牙重度牙周炎，骨萎缩厉害，骨厚度欠佳，拔除松动牙后即刻种植，并在唇侧植骨，术后5个月，牙龈恢复及骨成形良好，行种植二期手术，最终取模、制作及佩戴最终修复体。观察期内，软硬组织外形维持较好，唇侧GBR效果良好，临床效果满意。

四、结论

在前牙缺失伴轻度骨缺损即刻种植中采用引导骨再生技术可较好地恢复种植体周围骨高度和宽度，垂直向骨吸收稳定，牙龈稳定。

作者单位：贝臣齿科（中国）连锁福州宝龙店
Email: 526860682@qq.com

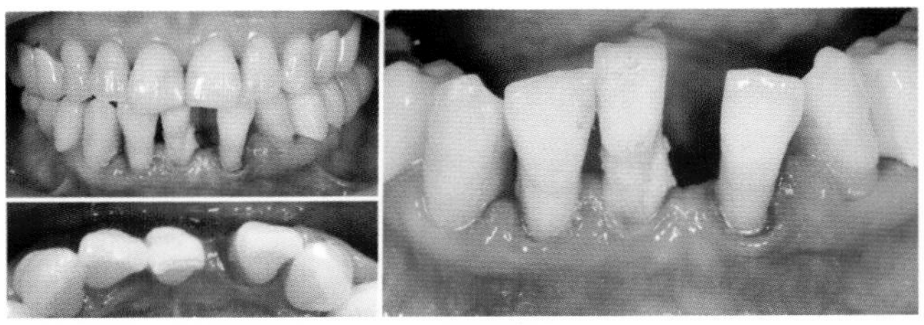

图1 术前口内像

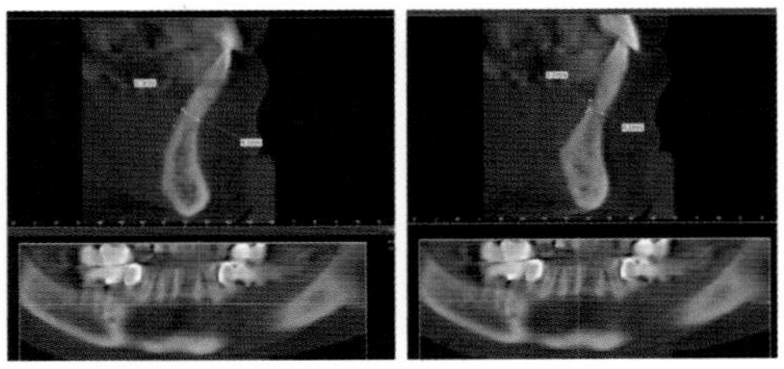

图2 术前CBCT

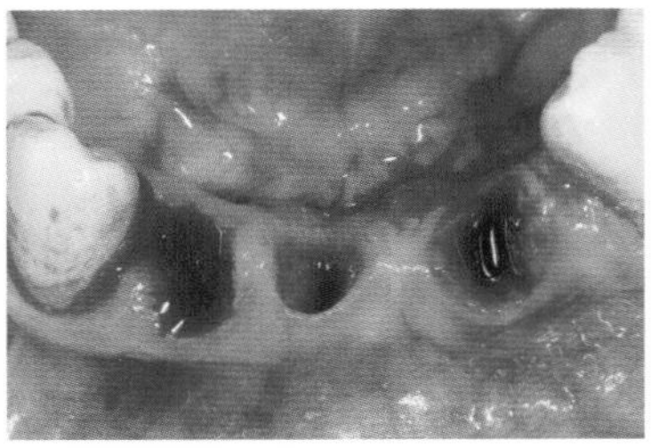

图3 拔牙

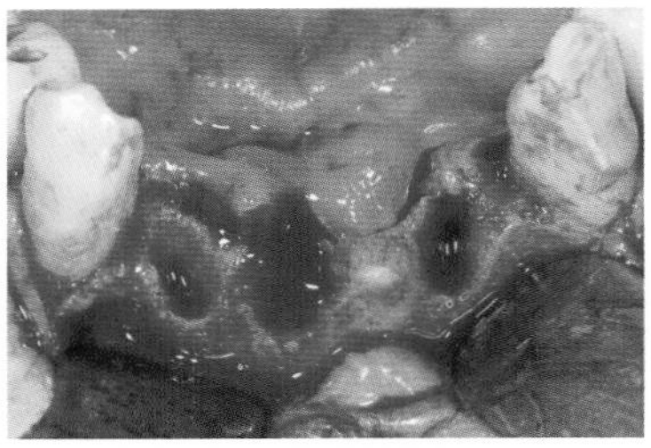

图4 翻瓣

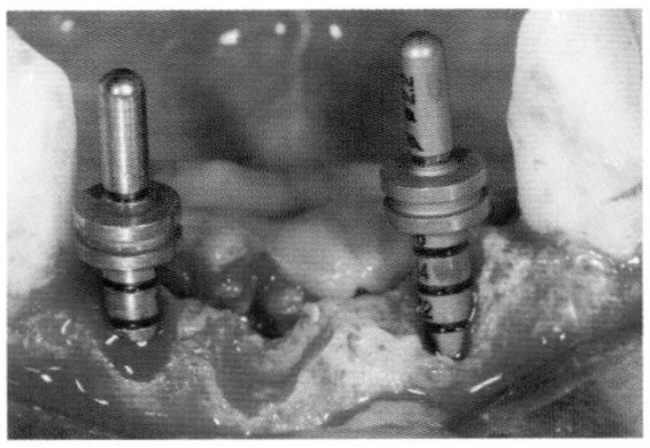

图5 指示杆

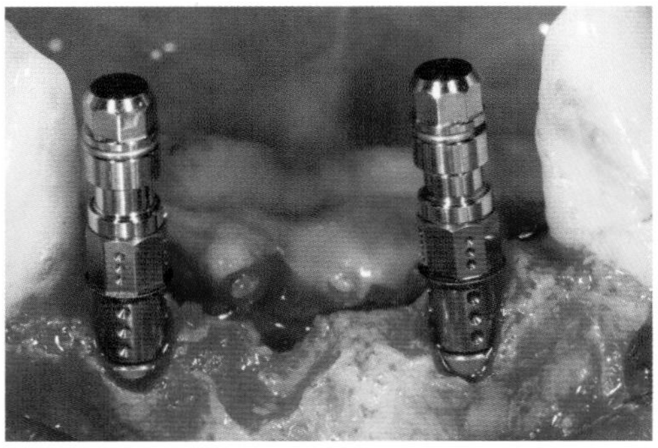

图6 植入种植体

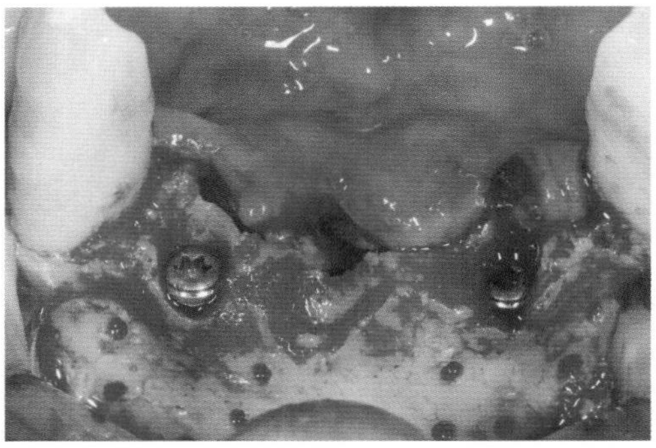

图7 钻孔

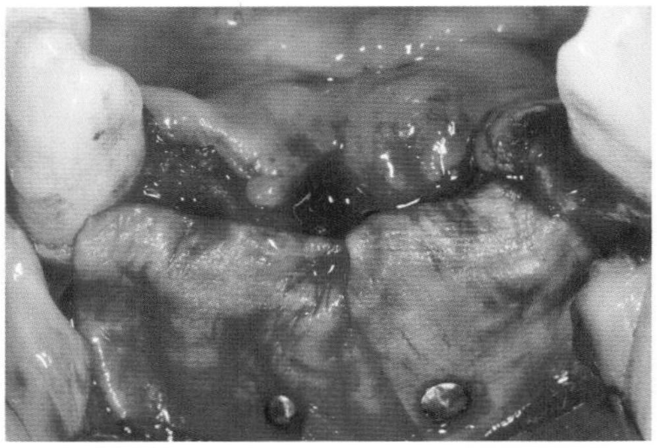

图8 膜钉固定膜

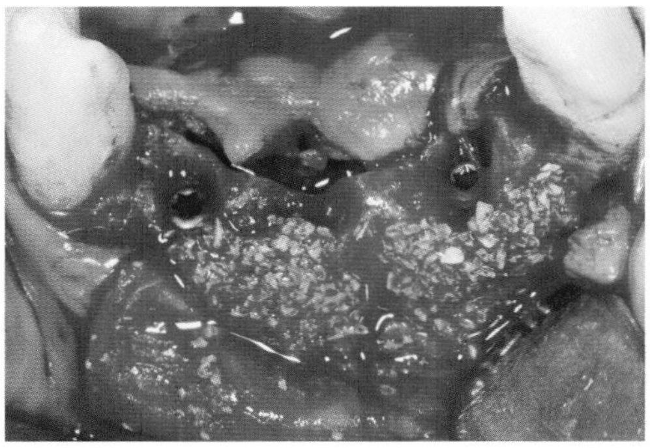

图9 植入骨粉

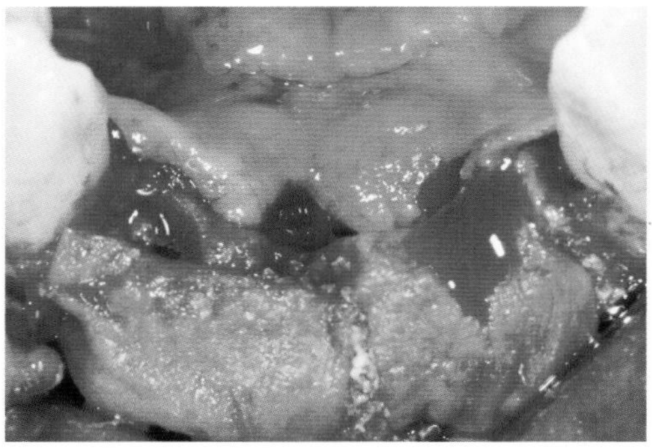

图10 膜覆盖

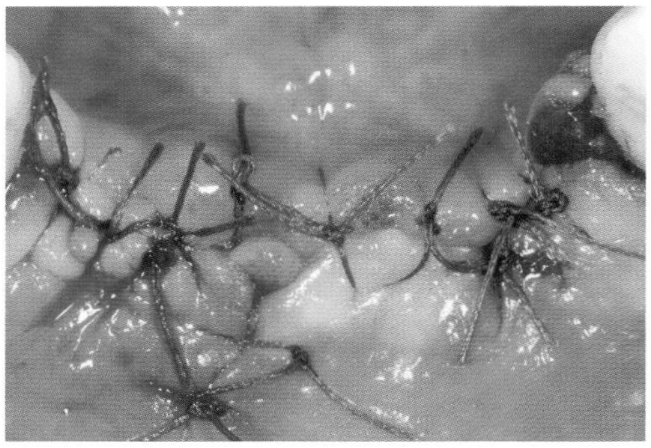

图11 缝合

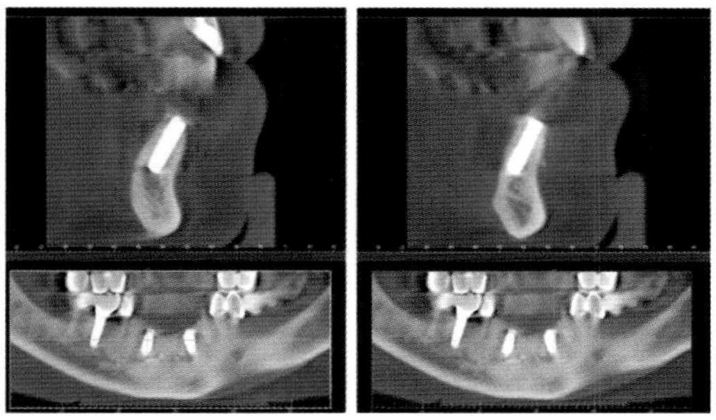

图12　术后5个月CBCT

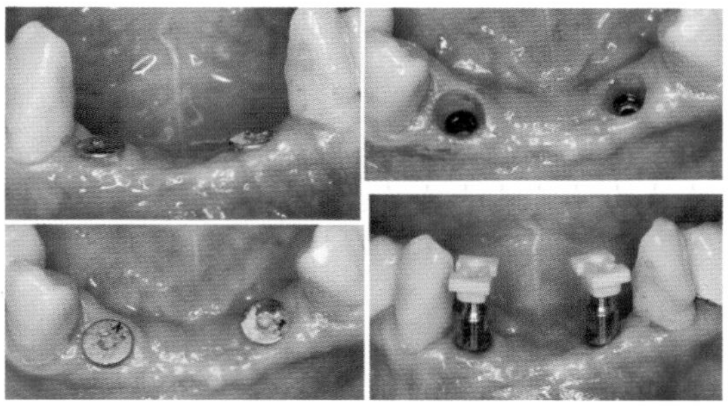

图13　取模

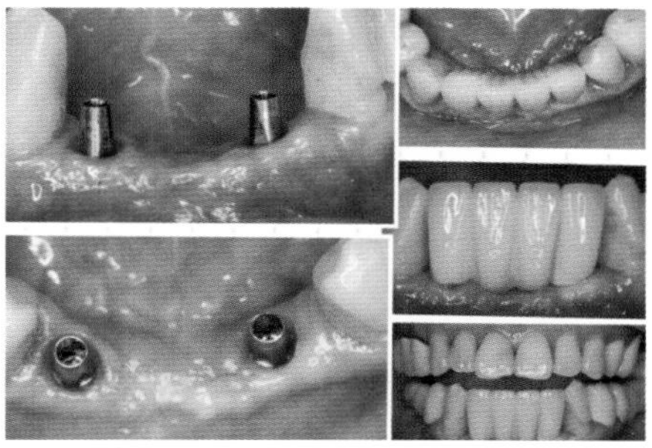

图14　戴牙及口内像

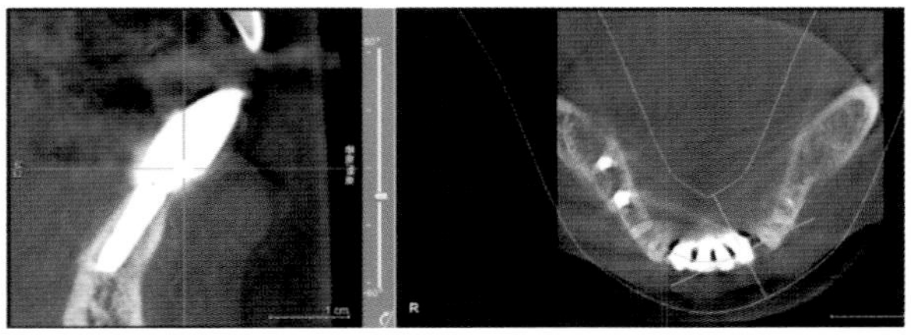

图15　戴牙后CBCT 1

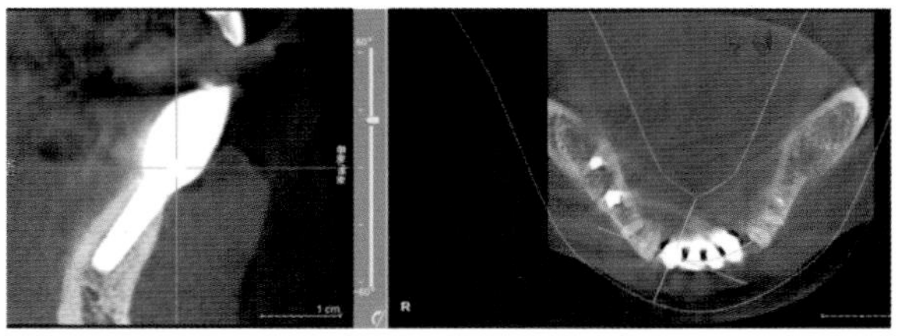

图16　戴牙后CBCT 2

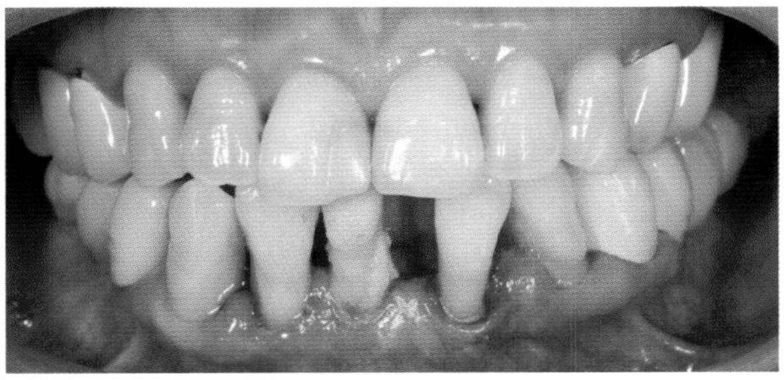

图17　术前

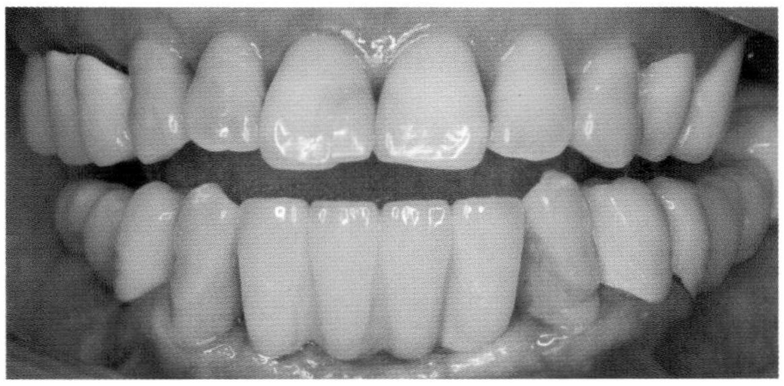

图18　术后

下颌双侧磨牙后区种植修复1例

李美华 周万琳 张晓恬

摘要

下颌后牙区的种植义齿修复，尤其是游离端缺失的情况，被普遍认为是疗效显著的修复方法。但同时下颌后牙区种植也存在较大风险，其一是为适应颞下颌关节的功能与运动方式，下颌后牙区通常承受较大的𬌗力，种植体植入后负担较重；其二则是下牙槽神经走行于下颌骨骨松质内，手术过程要避免损伤。为规避手术对下牙槽神经的损伤，常规多采用同期行骨增量术或行下牙槽神经移位术，一定程度上延长了治疗周期，增加了治疗费用，同时也难以为患者所接受。本文报道了1例下颌双侧后牙区的种植修复病例，于作为常规取骨区域的磨牙后区植入植体，规避损伤下牙槽神经的风险，并取得了满意效果。

关键词：种植牙；GBR；磨牙后区；下牙槽神经

一、材料与方法

1. 病例简介 46岁女性患者。2014年5月至我院就诊，主诉：右下后牙肿痛半月余，并要求修复下颌缺牙。现病史：自述半月前进食时右侧下颌后牙疼痛，咬合时加重，未行处理，今至我院就诊。临床检查：46全冠修复，叩诊（+++），松动度II度，冷、热诊无反应；36缺失，35~37固定桥修复，𬌗面磨耗严重；15、16、25全冠修复，26𬌗面见白色充填物；口腔卫生一般，余未见明显异常。影像学检查：曲面断层片示46根尖呈圆形低密度影，边界不清，累及根分叉，远中颊、舌根上1/3见金属高密度影（图1、图2）。

2. 诊断 慢性根尖周炎。

3. 治疗计划 拔除46，行骨增量术，后择期行种植修复；拆除左下后牙固定桥，视情况是否保留35及37，36择期行种植修复。

4. 治疗过程

（1）拔除46，拆除左侧下颌后牙区固定桥（图3）。

（2）3周后，35及37治疗效果不佳，告知患者后拔除。

（3）4个月后（图4），46位点植入Bio-Oss人工骨粉，覆盖Bio-Gide可吸收生物膜行引导骨再生术（GBR）（图5）。左侧下颌后牙区植入Straumann SLA标准种植体（4.1mm×10mm，RN）2颗，远中种植体植入位点选为稍靠磨牙后区，并稍向近中、颊侧倾斜（图6）。

（4）左侧下颌后牙区种植体植入3个月后（图7），行全瓷冠修复（图8）；同期46位点行二期手术，植入Straumann SLA标准种植体（4.1mm×10mm，RN）1颗。

（5）3个月后，46位点行全瓷冠修复。

（6）使用材料：种植机，Straumann SLA标准种植体（4.1mm×10mm，RN），Bio-Oss人工骨粉，Bio-Gide可吸收生物膜。

二、结果

46位点行全瓷冠修复，左侧下颌后牙区行全瓷固定桥修复。6个月后复查，种植体周围软组织色、形、质正常，功能良好，美学效果满意，植体周围未见明显骨吸收（图9）。

三、讨论

1. GBR技术扩大了牙种植适应证，在一定程度上解决了种植体周骨缺损的修复难点并保证了牙种植成功率。

2. 下颌后牙区种植时选择合适的植体长度，并合理地调整植入位点，如可略向颊侧偏移，可在一定程度上避免下牙槽神经血管的损伤，扩大下颌后牙区牙种植的适应证。

由于下牙槽神经管内血管神经的走行特点，种植牙操作过程中一旦穿通下颌管首先会损伤血管造成出血。此时可能尚未伤及神经，停止操作可避免下牙槽神经的损伤。

作者单位：吉林大学第二医院

通讯作者：李美华；Email: meihl_699@163.com

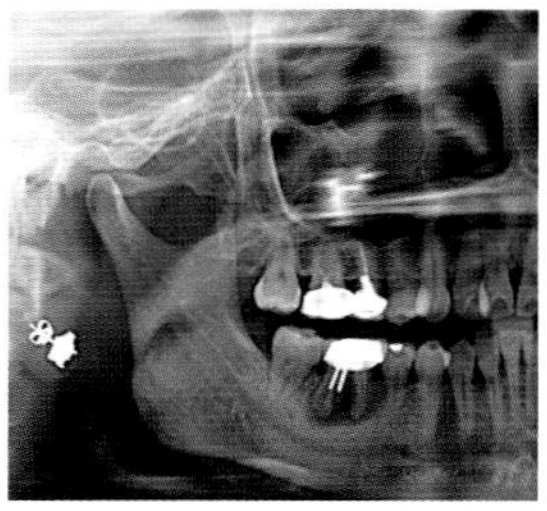

图1　术前曲面断层片1

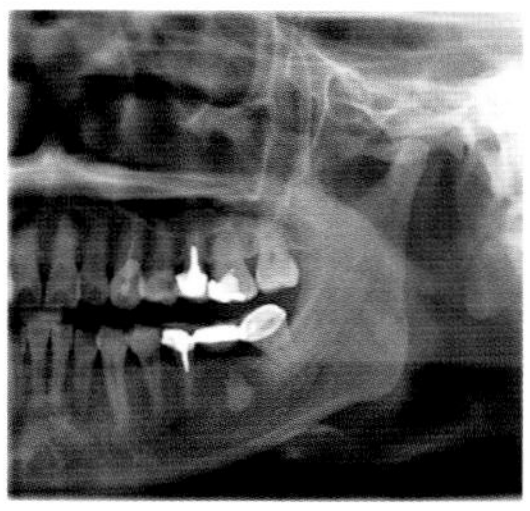

图2　术前曲面断层片2

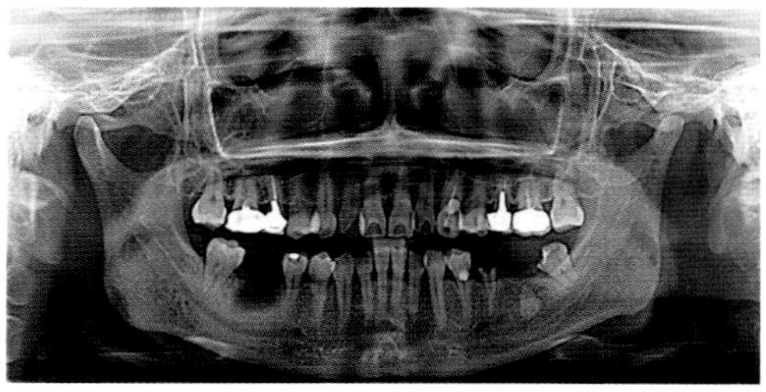

图3　拆除右侧下颌后牙区固定桥并拔除46

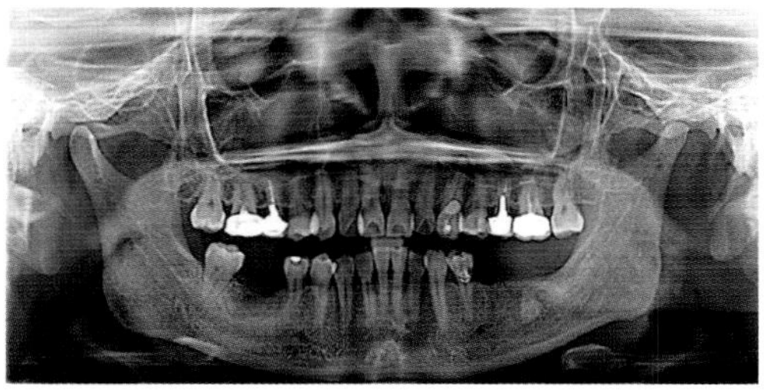

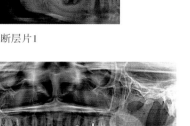

图4　46拔牙术后4个月复查

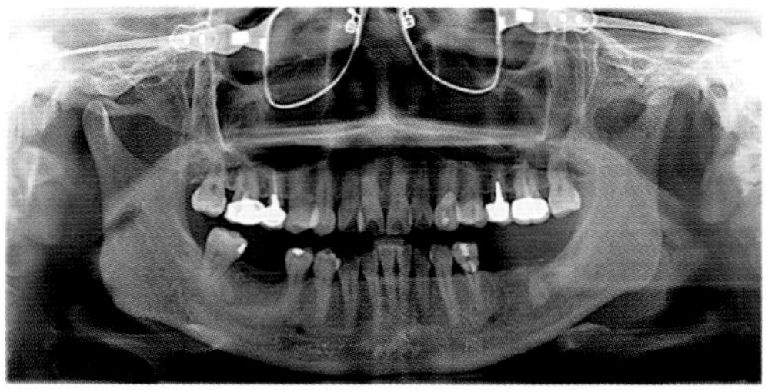

图5　GBR术后1个月复查

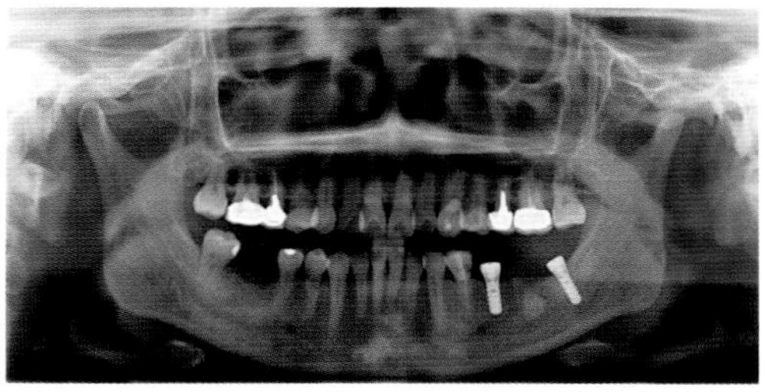

图6　左侧下颌后牙区种植1周后复查

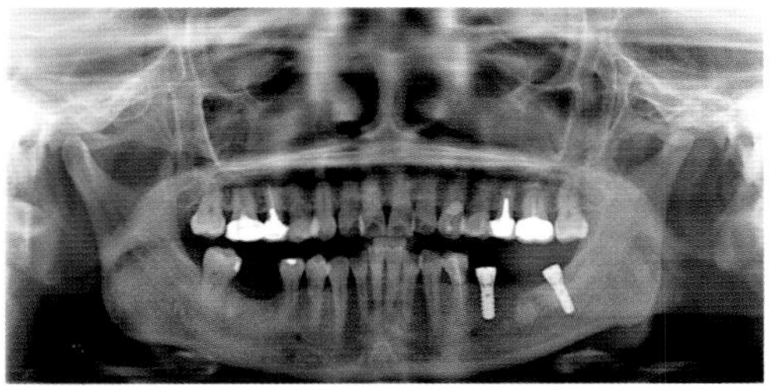

图7　左侧下颌后牙区种植3个月后复查

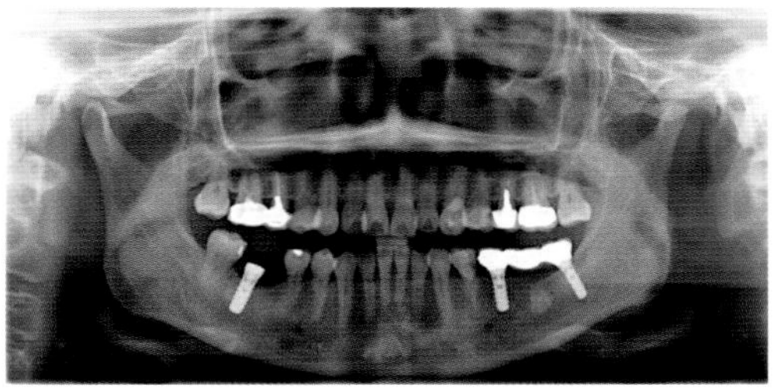

图8　左侧下颌后牙区全瓷冠修复后3个月复查

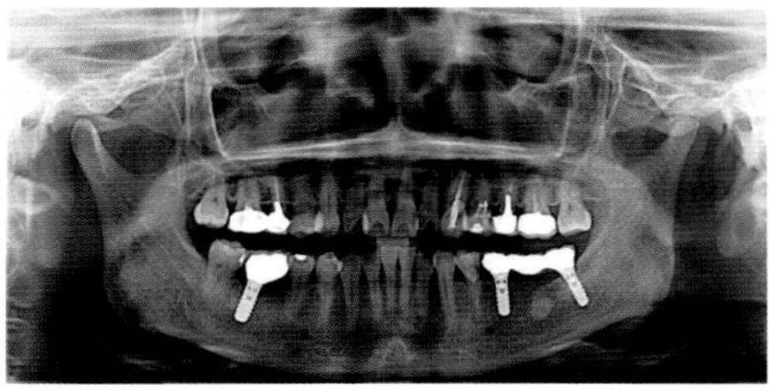

图9　右侧后牙全瓷冠修复3个月，左侧后牙区全瓷冠修复6个月后复查

参考文献

[1] 申载贤, 金东洙, 张默函. 下颌管的解剖结构与牙种植关系的研究[J]. 延边大学医学学报, 2007, 30(3):170-172.

[2] 吴忠豪, 魏良富, 江涛. 下颌神经管解剖结构与种植体种植位置的研究[J]. 黑龙江医药科学, 2003, 26(1):71-71.

[3] 王兴, 孟箭. 锥形束计算机体层摄影术观察下牙槽神经管形态及其临床意义[J]. 中华口腔医学研究杂志(电子版), 2013, 7(6):490-493.

[4] Truong MK, He P, Adeeb N, et al. Clinical Anatomy and Significance of the Retromolar Foramina and Their Canals: A Literature Review[J]. Cureus, 2017, 9(10).

髂骨移植重建颌骨严重萎缩的种植病例

周麟 林东 林李嵩 吴烨 谢福平 吴东

摘要

口腔种植前一个重要考量依据是牙槽嵴的骨量，有文献研究统计，临床上有50%～70%的患者存在骨量不足，需要用到各类外科技术进行骨增量以重建缺损牙槽嵴。本病例采用髂骨移植对1位下颌后牙区严重萎缩的患者进行骨增量技术，后期进行常规种植治疗。髂骨移植术后6个月，通过CBCT和临床观察我们发现髂骨移植能很好地进行垂直和水平方向的骨增量，同时骨吸收较少，为常规种植治疗提供了良好的骨高度和宽度。随访1年的临床和影像学结果显示髂骨移植后的骨吸收较少，能够保证种植体边缘骨的长期稳定。因此，髂骨移植是一种对严重颌骨萎缩患者骨增量的有效方法。

关键词：髂骨移植；下颌骨萎缩；骨增量

口腔种植前一个重要考量依据是牙槽嵴的骨量，有文献研究统计，临床上有50%~70%的患者存在骨量不足，需要用到各类外科技术进行骨增量以重建缺损牙槽嵴。

一、材料与方法

1. 病例简介 39岁女性患者。主诉：右下颌后牙缺失多年，要求种植修复。现病史：患者多年前因龋坏拔除右下颌后牙（外院治疗，具体不详），今因游离端牙缺失，影响咀嚼就诊我科。既往史：既往体健；否认心脏病、高血压、糖尿病等全身系统性疾病；否认传染病病史；否认过敏史；预防接种史不详。口外检查：面部基本对称、无畸形，开口型正常、无张口受限；双侧颞下颌关节无弹响、疼痛，耳屏前区无触压痛；颌面部未扪及肿大淋巴结。口内检查：45、46、47缺失，缺牙区牙槽嵴呈刃状萎缩，牙龈软组织健康，角化黏膜宽度约2mm，对颌16、17、18冠伸长，殆龈距约5mm；44残冠；口腔卫生状况一般，菌斑指数=1~2，BI=1，PD<3mm，未探及附着丧失；舌黏膜未见明显异常，伸舌居中无偏斜。CBCT示：下颌骨基部骨宽度严重不足，拟种植位点45、46、47水平骨宽度约2mm。

2. 诊断 牙列缺损；颌骨萎缩。

3. 治疗计划

（1）右下颌骨缺损行游离髂骨移植Onlay植骨。

（2）髂骨移植后1个月对16、17进行RCT后截冠。

（3）6个月后，种植体延期外科植入。

（4）常规完成种植上部修复。

4. 治疗过程（图1～图36）

（1）第一阶段：游离髂骨移植。全麻下切开，微创暴露髂嵴。术前3D打印下颌骨模型用于术中设计、确认取骨量。肌肉、筋膜分层对位缝合，消灭死腔避免血肿和感染。受区预备，开放骨髓腔，利用钛钉将髂骨块呈倒L形坚固固定，盖膜，缝合。术后CBCT显示：倒L形固定的髂骨块从水平和垂直方向上重建了缺损牙槽嵴。

（2）第二阶段：16、17 RCT后截冠修复治疗。髂骨移植术后1个月，牙龈黏膜愈合良好后，对颌16、17牙转牙体牙髓可行根管治疗后截冠，备牙，Wieland单冠修复。

（3）第三阶段：种植体外科植入。一期植骨术后6个月，切开翻瓣见髂骨移植骨块与受区基骨整合良好，髂骨块吸收不明显。修整拟种植位点骨嵴，切除舌侧过突骨面。去除髂骨块固位钛钉。逐级备洞，植入3颗种植体，45、46植入4.1mm×11.5mm Bego种植体，47植入4.1mm×10mm Bego种植体，植入位置、方向和角度良好。安装覆盖螺丝，潜入式愈合。

（4）第四阶段：种植上部修复。种植术后3个月行种植二期手术，更换覆盖螺丝，上愈合基台。最终完成三单位Wieland氧化锆连冠粘接固位修复。

（5）随访：半年、1年后随访可见患者牙龈黏膜健康，无红肿、破溃，修复体良好，咬合良好。CBCT和全景片示种植体边缘骨保持良好，无明显骨吸收。

作者单位：福建医科大学附属口腔医院

通讯作者：吴东；Email: wudong_501@hotmail.com

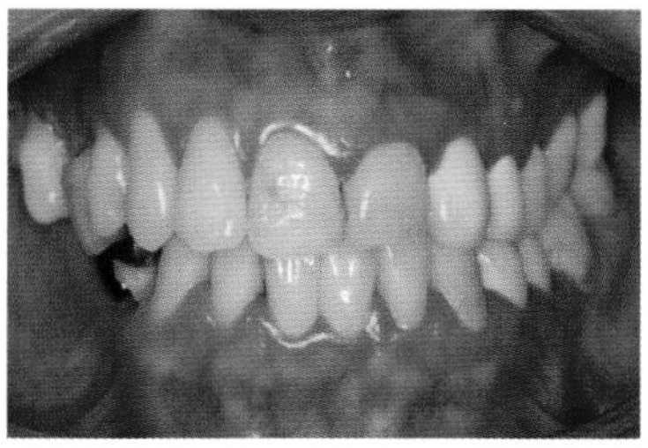
图1 患者初诊时的口内正面像

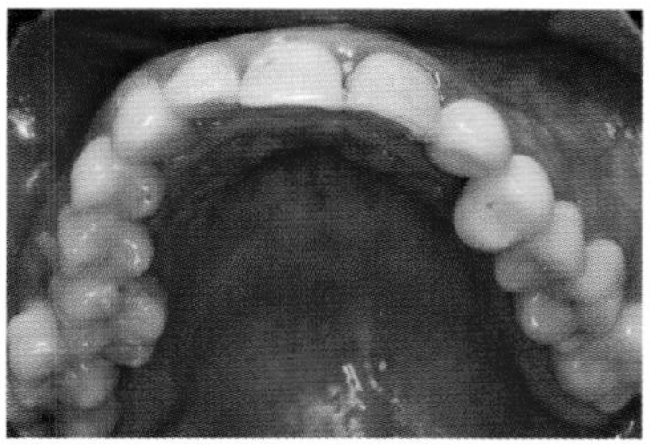
图2 患者初诊时的口内上颌像

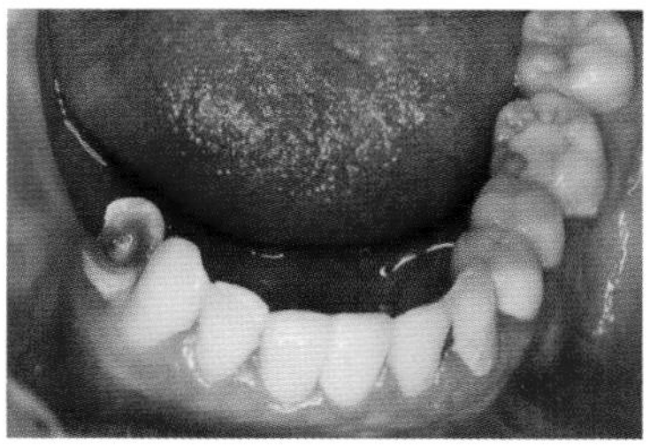
图3 患者初诊时的口内下颌像

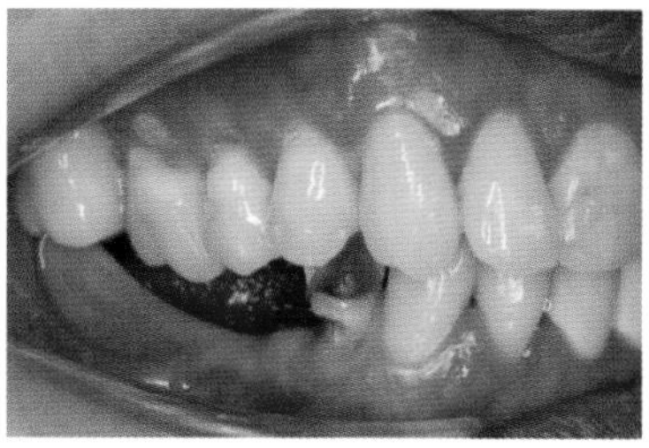
图4 患者初诊时的口内右侧像

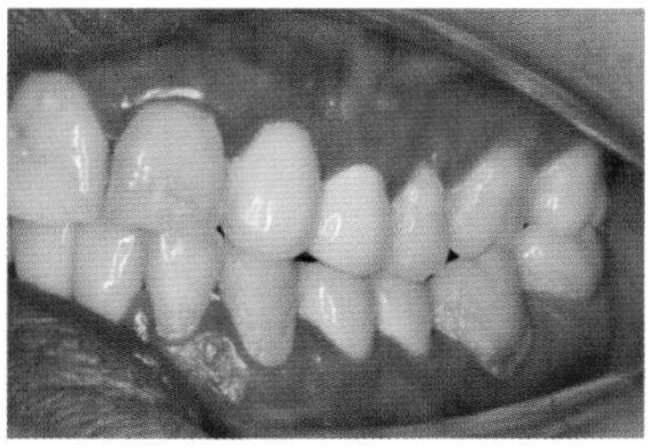
图5 患者初诊时的口内左侧像

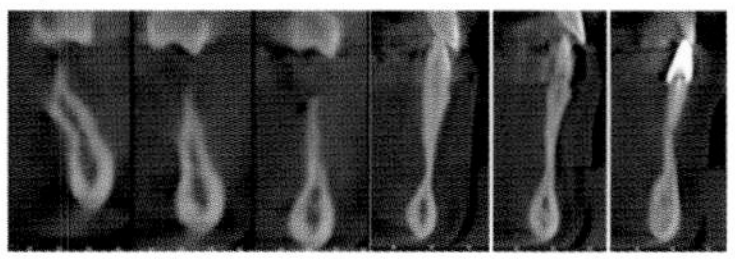
图6 术前CBCT

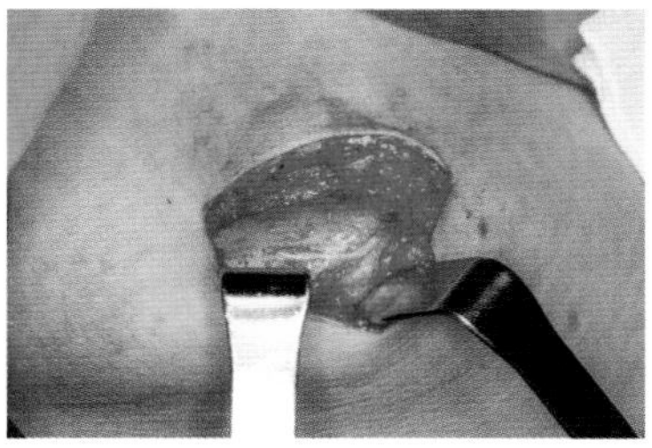
图7 切开，暴露髂前上棘

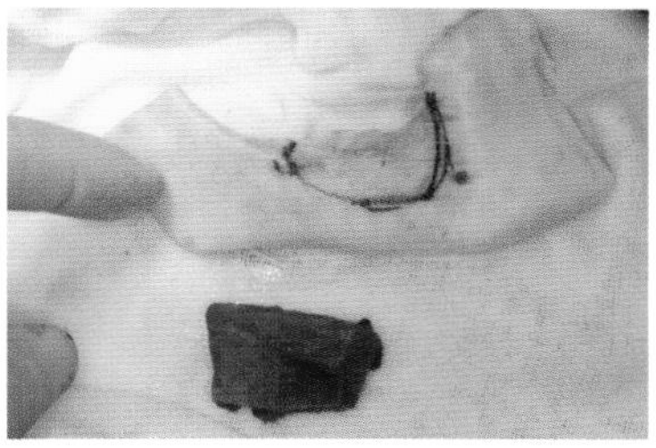
图8 按照术前3D打印的下颌骨模型，模拟所需的骨量进行取骨

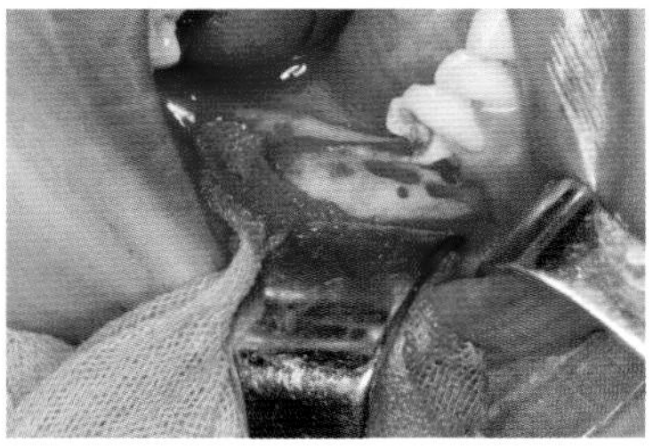
图9 口内角形切口，翻开黏骨膜瓣，制备出血孔

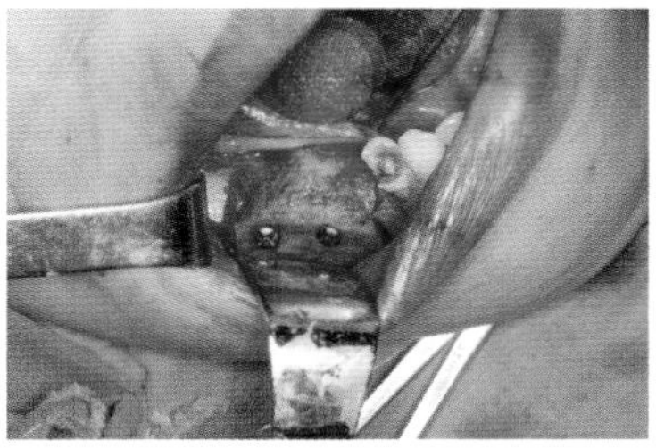
图10 利用钛钉将修整后的髂骨呈倒L形固定与牙槽嵴

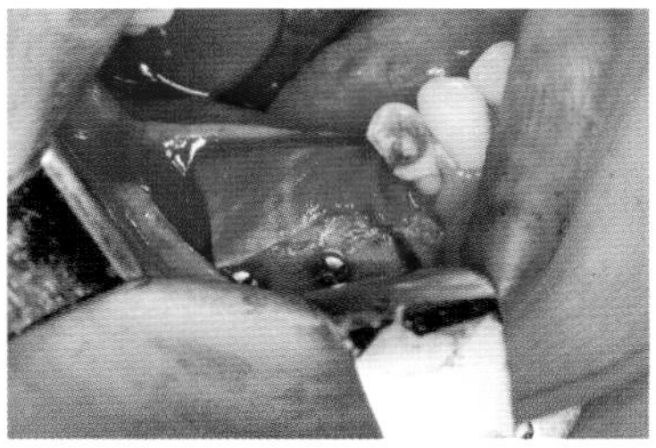
图11 覆盖胶原膜

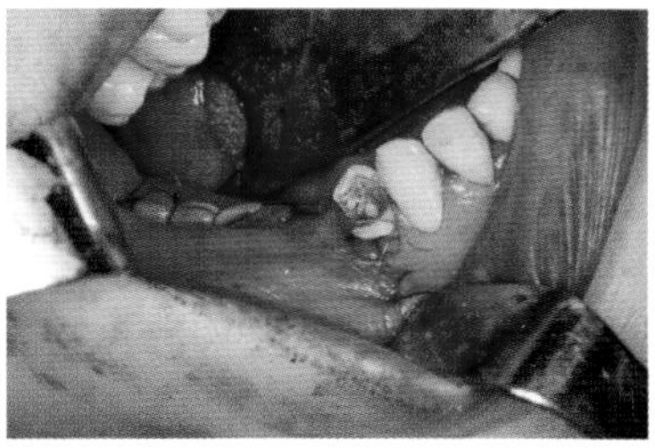
图12 减张对位缝合

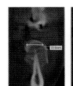

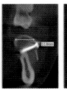

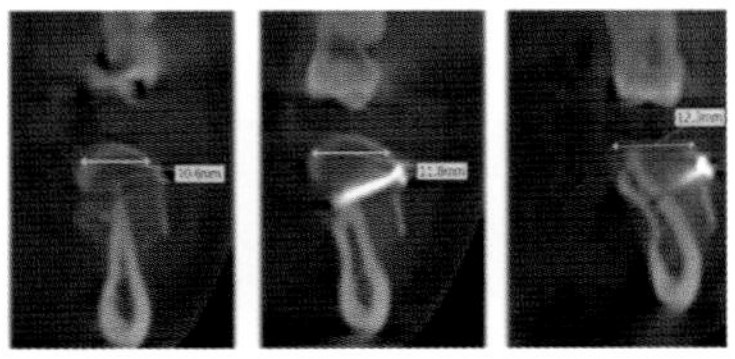
图13 术后CBCT示骨增量效果明显

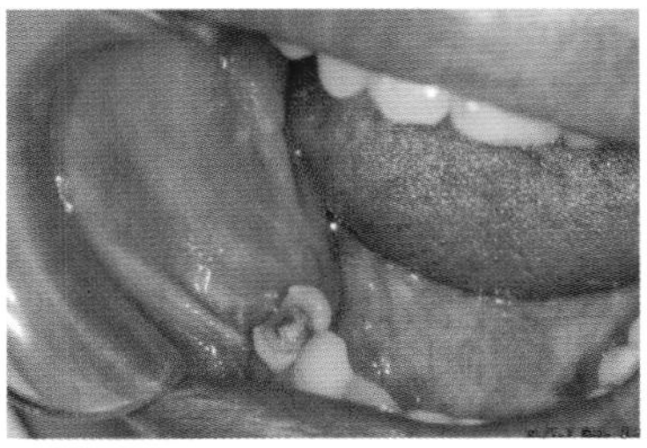
图14 术后1个月牙龈愈合良好

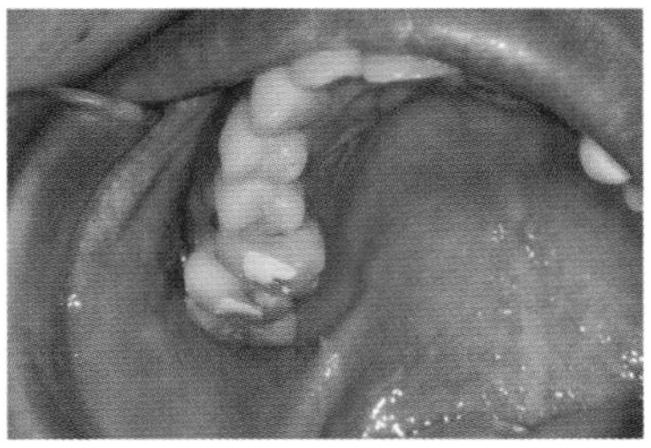
图15 对颌牙RCT后截冠

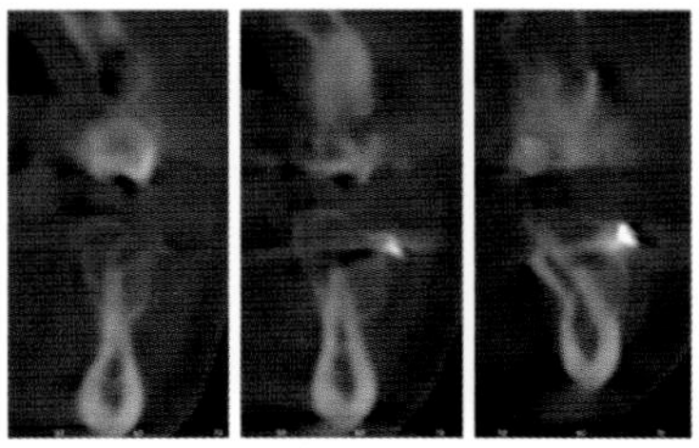
图16 术后6个月CBCT示少量骨吸收，但仍可完成常规种植

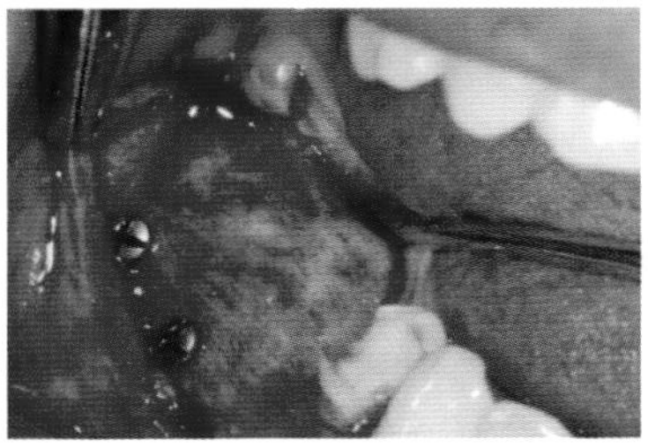
图17 翻瓣见成骨效果较好

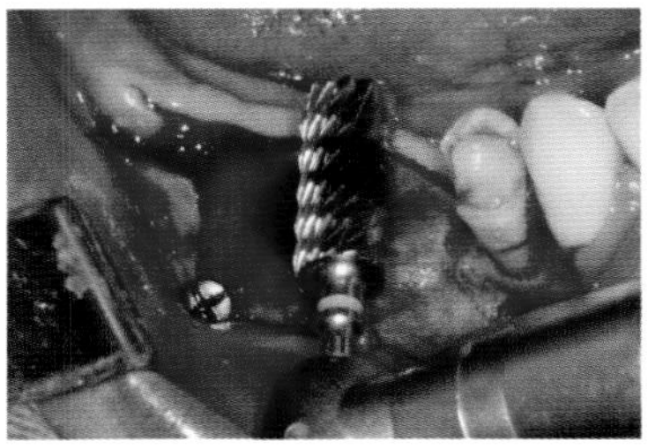
图18 磨除过高的骨质

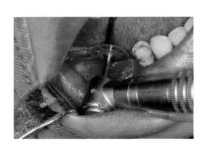
图19 将突出舌侧骨质磨除

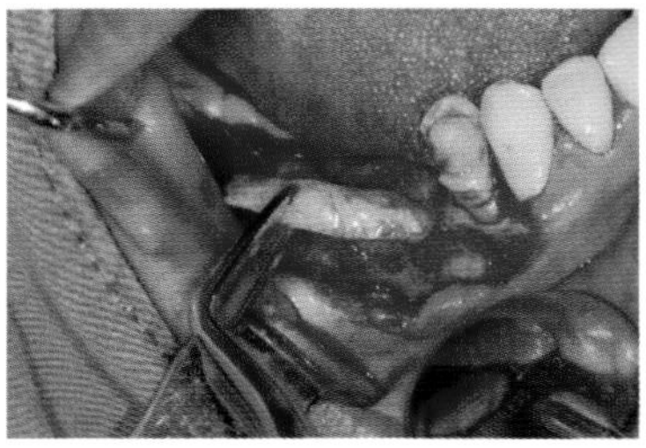
图20 将磨除的骨质取出

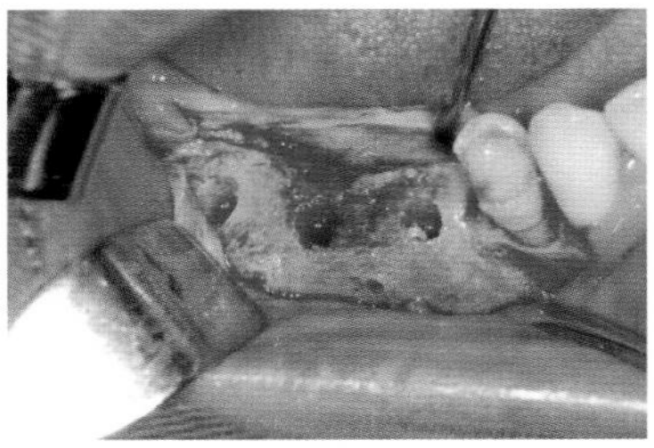
图21 常规制备种植窝洞

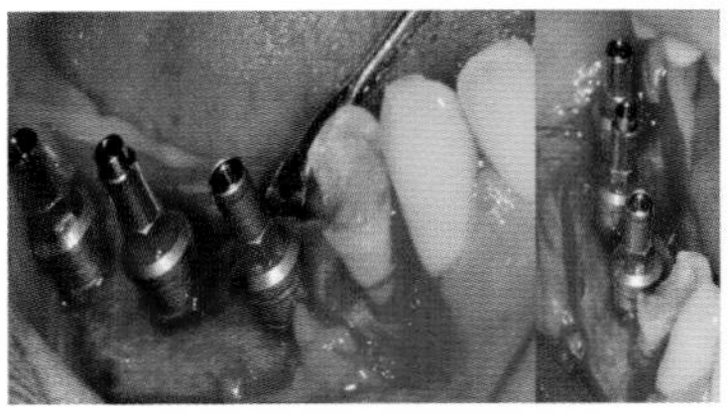
图22 植入3颗Bego种植体

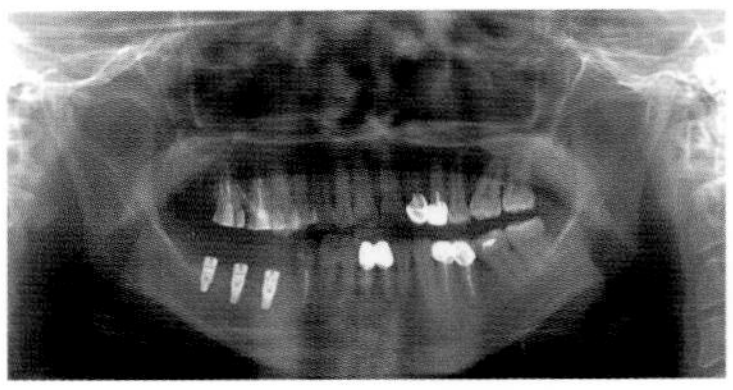
图23 术后全景片显示种植体位置良好

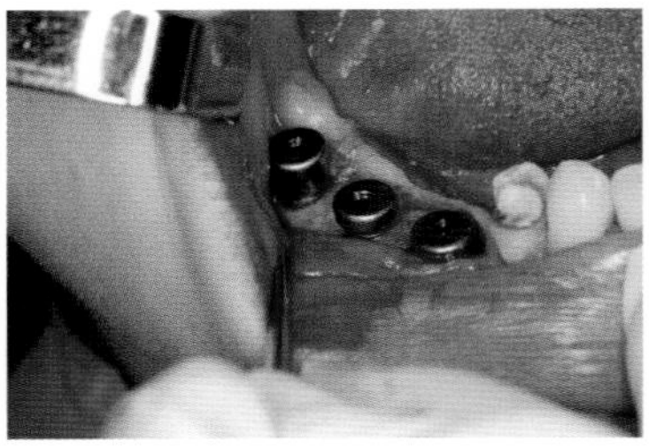
图24 二期手术暴露种植体，安放愈合螺丝

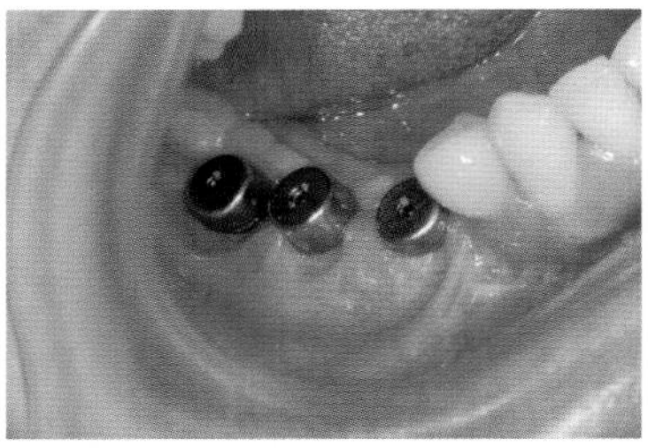
图25 二期手术后2周，牙龈愈合良好，准备制作修复体

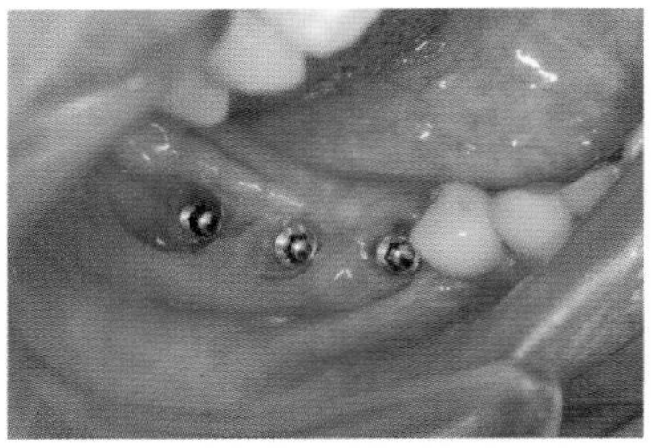
图26 穿龈袖口良好

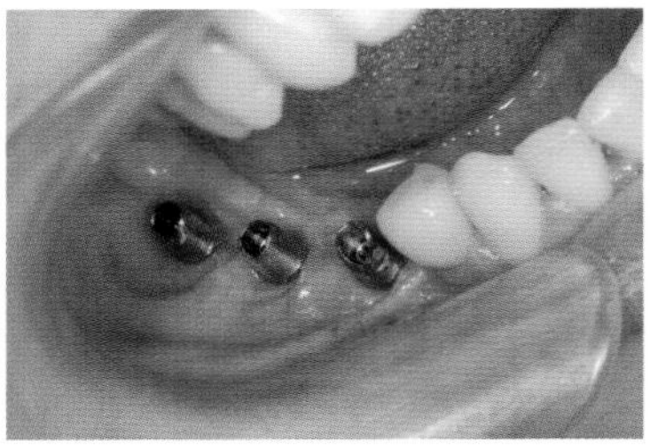
图27 试戴永久钛基台

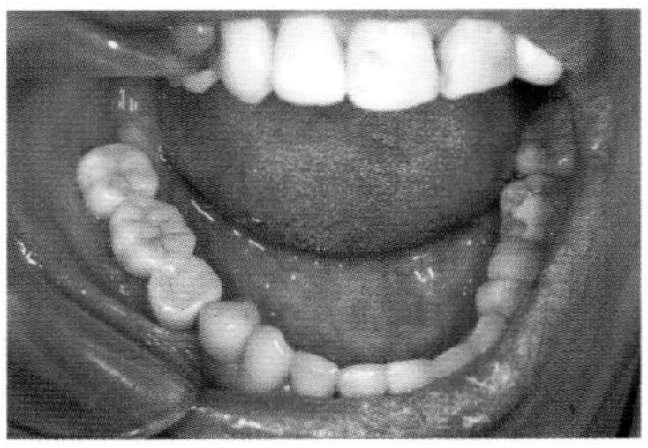
图28 试戴永久Wieland联冠修复

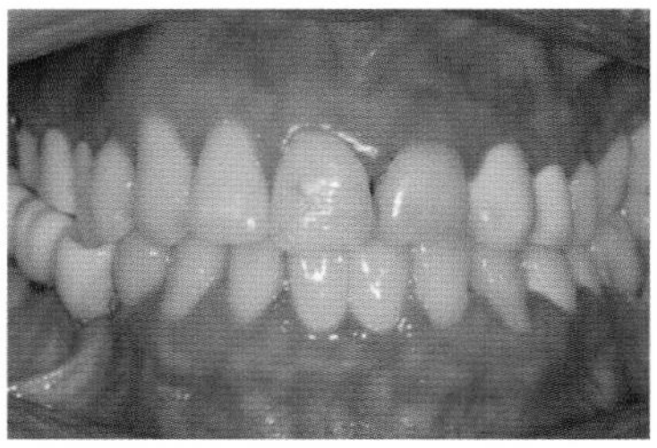
图29 半年复查口内正面像

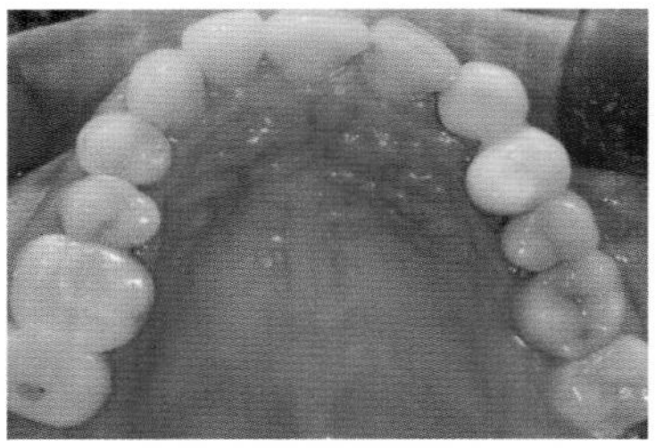
图30 半年复查口内上颌像

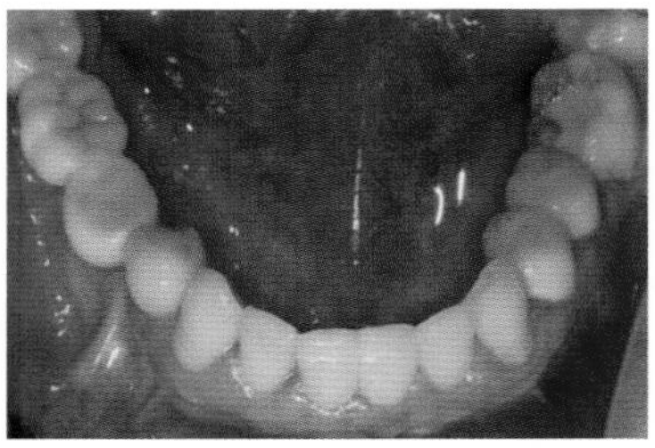
图31 半年复查口内下颌像

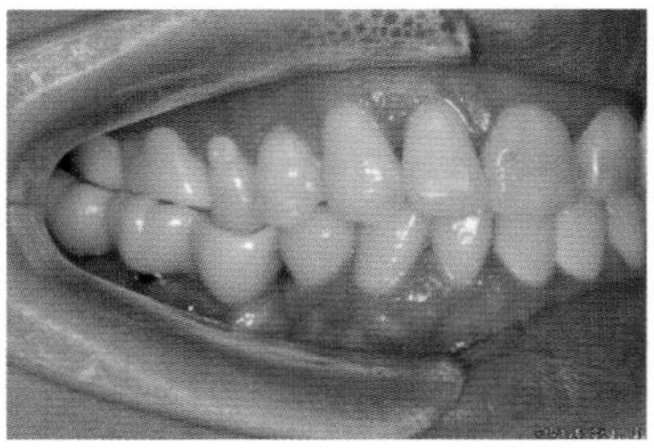
图32 半年复查口内右侧像

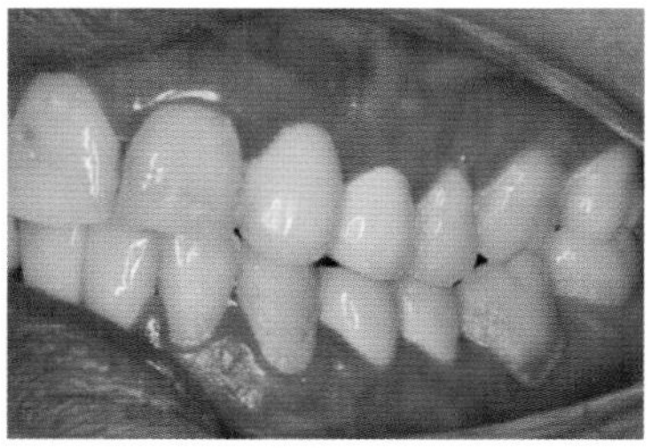
图33 半年复查口内左侧像

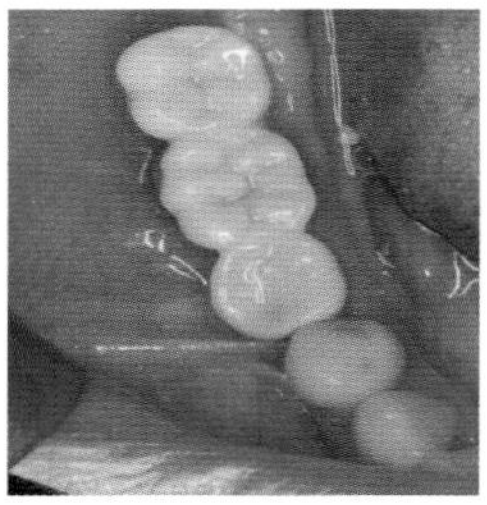
图34 1年复查牙龈黏膜情况良好，修复体良好

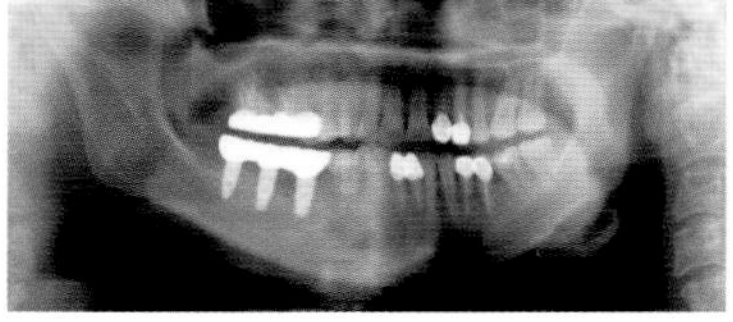
图35 术后1年全景片显示边缘骨吸收较少

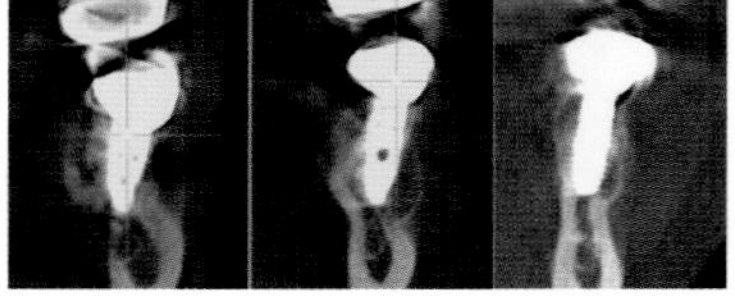
图36 术后1年CBCT示边缘骨吸收较少

二、结果

髂骨移植能够获得大量的良好骨增量效果。本病例中增加了患者垂直和水平向的骨量，术后6个月骨量达到了常规种植的需求。且随访1年并未见明显边缘骨吸收。

三、讨论

游离自体骨Onlay植骨适应证：GBR效果不可预期，骨缺损，严重垂直、水平联合骨缺损，颊舌向贯通型缺损，不接受骨替代材料。游离自体骨Onlay植骨禁忌证：受区位点存在急性感染。

自体骨由于其生物学特性，长期以来被认为是骨移植材料的“金标准”。因为松质骨内有很多活细胞在移植过程中存活并能生成新骨。自体骨含多种生长因子，如骨形成蛋白（BMP），诱导间叶细胞分化为成骨细胞形成新骨。自体骨皮质部分为骨生成提供了一个具有骨引导能力的支架，引导血管原细胞和骨原细胞长入形成新骨。

骨吸收是移植骨在受区重建过程中的必然结果。皮质骨表面微结构致密，比多孔性的松质骨吸收较少。比如：上颌结节、胫骨或髂骨用于Onlay植骨时骨吸收就多于颅骨和下颌骨来源的移植骨块，因此后两者是理想的。由于移植骨块胚胎发育时组织来源的不同，导致骨整合过程中信号转导机制的差异，影响着骨的吸收和改建。膜内成骨的移植骨块术后骨吸收较软骨内成骨的植骨块少。目前研究认为，移植骨块内的骨松质由于存在丰富的血管与细胞成分，有利于植骨块的血管化与新骨生成，而其外层的骨皮质较为致密且移植后较少吸收，比骨松质能更好地维持植骨空间的机械稳定性，更有利于维持种植体周围组织的长期稳定。因此，膜内成骨来源的兼具骨松质与骨皮质的移植骨块是最佳的植骨材料。

是否使用屏障膜覆盖植骨区尚存在争议。Gielkens报道的一个系统性研究发现，并没有足够的证据证明使用生物屏障膜可以有效减少Onlay植骨的骨吸收或增加成骨。屏障膜可能会影响移植骨块的再血管化速度；皮质骨块移植一般吸收较少，可不需要常规使用屏障膜保护。生物屏障膜可促进骨块周围颗粒状碎骨或骨替代材料的整合，因此骨替代材料充填Onlay植骨间隙或植骨块松质骨比例高时可应用屏障膜技术。为了减少屏障膜并发症，可吸收胶原膜比不可吸收膜更好。

参考文献

[1] Burchardt H. The Biology of Bone Graft Repair[J]. Clinical Orthopaedics and Related Research, 1983;174, 28–42.

[2] Sbordone L, Toti P, Menchini–Fabris G B, et al. Volume changes of autogenous bone grafts after alveolar ridge augmentation of atrophic maxillae and mandibles[J]. International Journal of Oral & Maxillofacial Surgery, 2009, 38(10):1059–1065.

[3] Donos N, Mardas N, Chadha V. Clinical outcomes of implants following lateral bone augmentation: systematic assessment of available options (barrier membranes, bone grafts, split osteotomy)[J]. J ClinPeriodontol, 2008, 35 (Suppl. 8): 173–202.

[4] Ozaki W, Buchman S R. Volume maintenance of onlay bone grafts in the craniofacial skeleton: micro–architecture versus embryologic origin[J]. Plastic and reconstructive surgery, 1998, 102(2): 291–299.

前牙区牙瘤GBR植骨合并后牙即刻种植病例1例

钱文涛　雷文化　张瑛

摘要

目的： 探讨1例前牙区牙瘤术后骨缺损，GBR术后二期种植，后牙区即刻种植同期正畸辅助治疗的病例。**材料与方法：** 女性患者，35岁，主诉为口腔检查意外上前牙区病变，口腔外科就诊后诊断为上颌骨占位病变。临床检查口内21冠修复，邻牙无松动，46松动Ⅱ度，47松动Ⅲ度，颊侧牙龈瘘管。48部分萌出。全景片检查显示21区见异常高密度影像。46、47根尖阴影。诊断为21区牙瘤；46、47根尖周炎；48阻生。治疗计划：拔除21及去除21区域牙瘤后同期行GBR手术。拔除46～48，即刻种植。对颌16、17正畸压低。**结果：** 右下后牙术后半年完成修复治疗，前牙区GBR术后2个月临床检查及影像学检查显示未见明显骨吸收，牙龈无退缩，患者对修复效果满意。**结论：** 对于对一些伴良性病变的牙缺损区，清除病灶后通过植骨及GBR手术等创造符合同期或延期种植条件，尽可能保存牙槽骨外形及减少牙龈退缩，减少手术次数及手术创伤，从而达到较理想的修复效果。

关键词： 牙瘤；GBR；即刻种植

牙瘤是临床较为少见的一种良性肿瘤。手术治疗牙瘤后往往存在牙槽骨缺损，导致软硬组织形态的缺损，对日后美学修复治疗效果产生了较大的影响。GBR技术是目前牙种植外科最常使用的植骨技术，对于少量和中等的骨缺损，具有操作相对简单、治疗效果稳定、可预期。后牙即刻种植在国内外也一直存在争议，但近年来的研究表明，后牙即刻种植在临床保留牙周组织外形方面仍具有一定优势。我科于2015年至2017年完成1例前牙区牙瘤种植修复治疗、后牙区种植正畸联合治疗病例，治疗效果良好，现报道如下。

一、材料与方法

1. 病例简介　35岁女性患者。主诉为口腔检查中意外发现上前牙区病变。患者在外院行口腔检查，发现左上前牙松动，行X线检查发现上颌骨异常密度影，来我院口腔外科就诊后诊断为上颌骨占位病变。建议手术治疗。无吸烟史，否认夜磨牙史，否认系统疾病史及药物过敏史。临床检查：患者低笑线，口内21烤瓷冠冠修复，松动Ⅰ度，邻牙无松动，唇侧牙龈无红肿，厚龈生物型（图1、图2）；46松动Ⅱ度，47松动Ⅲ度，颊侧牙龈瘘管（图3、图4）。48部分萌出。对颌16、17伸长。X线片示21根尖阴影，根方高密度影（图5）。全景片示右下第一磨牙RCT术后，根尖阴影，牙槽骨吸收，47牙槽骨吸收至根尖，48水平阻生（图6）。CT示21根方类牙组织形态，密度为高密度影（图7）。

2. 诊断　21冠方牙瘤；46、47根尖周炎；阻生齿。

3. 治疗计划

（1）21拔除。

（2）21冠方牙瘤手术去除同期行GBR手术。

（3）拔除46～48，即刻种植。

（4）16、17正畸辅助压低，为对颌创造修复空间。

4. 治疗过程

（1）常规消毒铺巾，上前牙手术区域及46～48颊舌侧区域注射必兰浸润麻醉，在21位置做保留龈乳头切口，11～23唇侧做附加切口、翻瓣，暴露唇侧骨面。拔除21后在唇侧用超声骨刀去骨，尽可能保留21牙槽骨，完整去除牙瘤（图8），送病理，氯霉素和生理盐水反复交替冲洗21区域骨缺损处（图9）。在21处近牙槽嵴顶处用1颗8mm钛钉支撑骨粉（图10），骨缺损处植入Bio-Oss骨粉约0.5g（图11），用Bio-Gide可吸收胶原膜25mm×25mm1张，修剪形态后覆盖骨粉表面（图12），唇侧组织瓣充分减张后用可吸收5-0线无张力缝合关闭创口。微创46~48，46、47拔牙窝彻底搔刮清创，去除肉芽组织（图13），用氯霉素和生理盐水反复交替冲洗，按照NobelReplace Tapered种植要求种植备洞，46牙槽窝植入NobelReplace Tapered种植体5.0mm×13mm1颗，植入扭矩35N·cm；47牙槽窝植入NobelReplace Tapered种植体5.0mm×10mm 1颗，植入扭矩35N·cm（图14）。用Bio-Oss骨粉充填种植体与拔牙窝骨壁周围（图15），使用高度为3mm的愈合帽，拉拢缝合创口（图16）。术后全景片显示种植体周围骨密度高（图17）。术后予口服抗生素预防感染，2周后拆线。

（2）术后2周后，患者至正畸医生处，行局部正畸治疗，局麻下在颊侧及舌侧扭入支抗钉，对16、17进行正畸压低治疗（图18）。前牙区马里兰粘接桥临时修复（图19）。

（3）术后6个月复查，临床检查右下手术区域牙龈愈合良好（图20），21区唇侧牙槽嵴外形饱满，46、47种植体愈合帽周围牙龈无红肿，颈部袖口健康（图21），与对颌领间距离恢复正常。下颌聚醚硅橡胶取模，螺丝固位冠修复（图22、图23）。全景片显示种植体周围成骨良好

作者单位：上海交通大学医学院附属第九人民医院

通讯作者：张瑛；Email: jyzy0127@126.com

（图24）。

（4）21区植骨术后1年，临床检查21区域牙龈无红肿，牙槽嵴形态饱满（图25、图26），X线及CT检查显示植骨区域高密度影，未见明显阴影（图27、图28）。常规消毒铺巾，上前牙手术区域注射必兰浸润麻醉，在21位置做牙槽嵴顶切口，沿邻牙牙龈缘切开，翻瓣（图29），暴露唇侧骨面。见牙槽嵴顶近钛钉处局部成骨不良，去除钛钉及成骨不良组织，按照Nobel Replace Tapered种植要求种植备洞（图30），植入Nobel Replace Tapered种植体3.5mm×13mm1颗（图31），植入扭矩25N·cm，种植体唇侧颈部螺纹暴露1.5～2.0mm，在种植体唇侧暴露处用Bio-Oss骨粉覆盖，用Bio-Gide可吸收胶原膜覆盖骨粉表面，唇侧组织瓣充分减张后用可吸收5-0线无张力缝合关闭创口。

（5）种植术后6个月，二期切开手术，术后2周取模，螺丝固位临时冠修复利用临时冠行牙龈成形调改2次后（图32、图33），临时修复后X线片显示牙槽嵴水平无明显改变（图34）。患者对临时冠及牙龈形态满意，种植体颈部牙龈袖口健康（图35），制作个性化印模柱（图36、图37），聚醚硅橡胶取模，Nobel Biocare公司Procera氧化锆基台一体冠修复（图38、图39），患者对修复效果满意。X线片显示均未见明显骨吸收（图40）。

（6）材料：Nobel Biocare公司Nobel Replace Tapered 种植体及相关种植器械，Bio-Oss骨粉、Bio-Gide可吸收胶原膜（Geistlich，瑞士），超声骨刀 Surgybone（Silfradent，意大利）。

二、讨论

牙瘤是来源于牙源性上皮和牙源性外胚间充质组织，由牙齿硬组织形成的高分化性混合性良性肿瘤，不是真性肿瘤。牙瘤多见于青年人，肿瘤生长缓慢，早期无自觉症状。X线片显示病变组织与正常骨组织之间有透射影像。虽然牙瘤是临床上较少见的一种病例，但是其手术治疗效果好，无复发。目前临床对牙瘤的治疗方案为手术去除牙瘤，然后待手术区牙槽骨愈合后再行牙列缺损修复。缺点为等待时间长，需要多次手术，而且由于牙瘤手术对牙槽骨的破坏，等牙槽骨自行愈合后往往可能出现牙槽嵴高度和宽度的不足，从而导致种植修复困难，继而产生一些生物力学或者美学的问题。为解决此问题，需要再次行骨增量手术，目前多采用自体骨移植或GBR技术来恢复骨量。GBR技术是目前牙种植外科最常使用的植骨技术，其原理是根据各类组织细胞迁移速度不同的特点，应用屏障膜阻止来自周围软组织的成纤维细胞长入植骨区，为生成缓慢的骨细胞创造局部优势环境。GBR技术具有操作相对简单，利用骨替代材料可避免第二手术区域，减少患者痛苦。且对于牙槽嵴中度萎缩的病例，一期种植体植入后骨替代材料及屏障膜的应用还可获得稳定而良好的效果。

引导骨组织再生的成功与否与移植骨位置的保存有关。然而，大多数的屏障膜不具备足够的坚固性和支撑能力，无法防止移植区组织塌陷、移植骨吸收。虽然钛膜和钛网有足够的坚固性，但存在术后暴露率过大等问题。

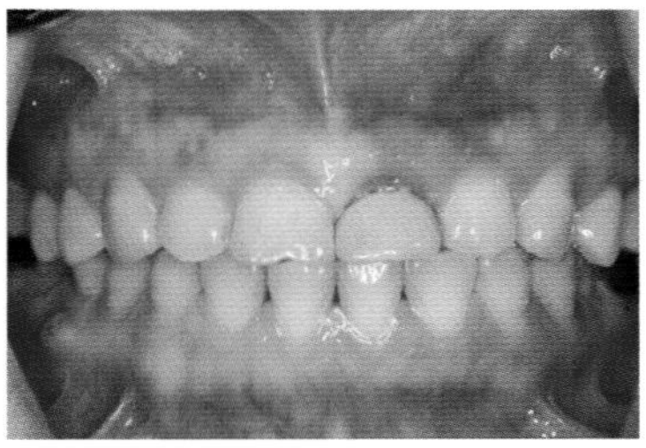
图1 口内正面像

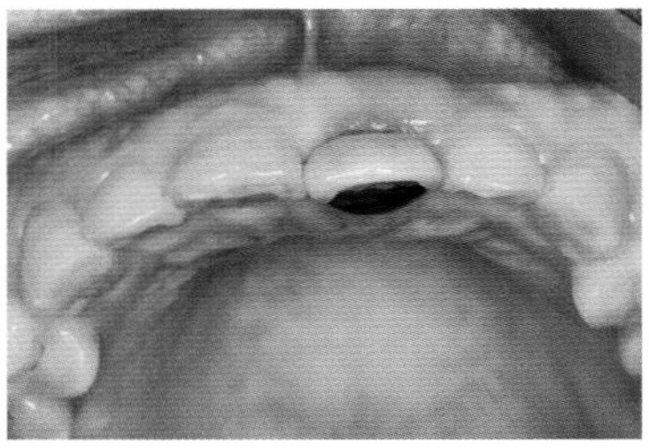
图2 口内㣿面像

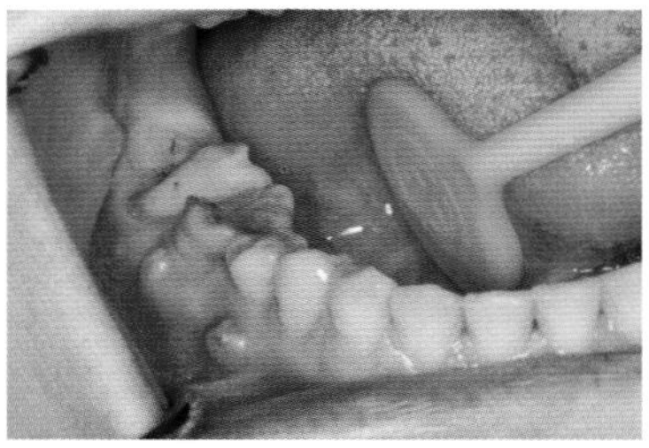
图3 后牙区侧面像

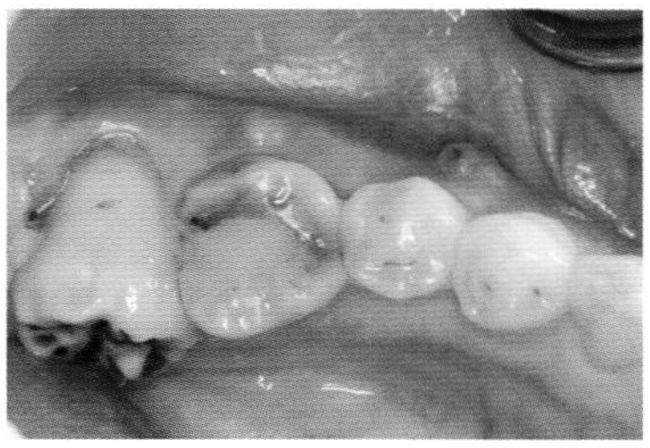
图4 后牙区㣿面像

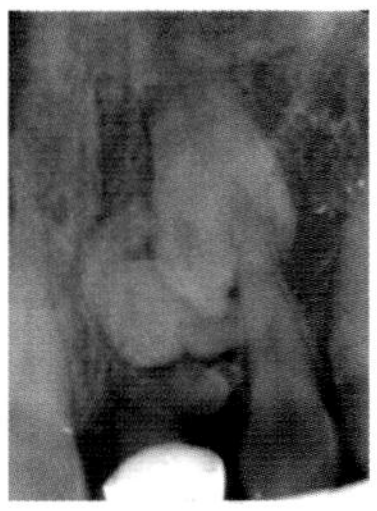
图5 21区X线片

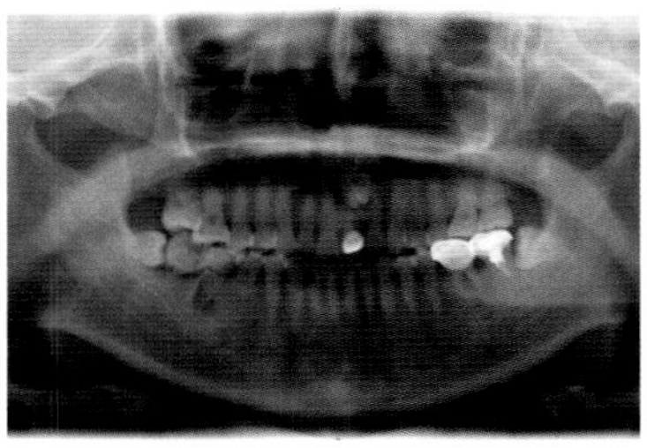
图6 术前全景片

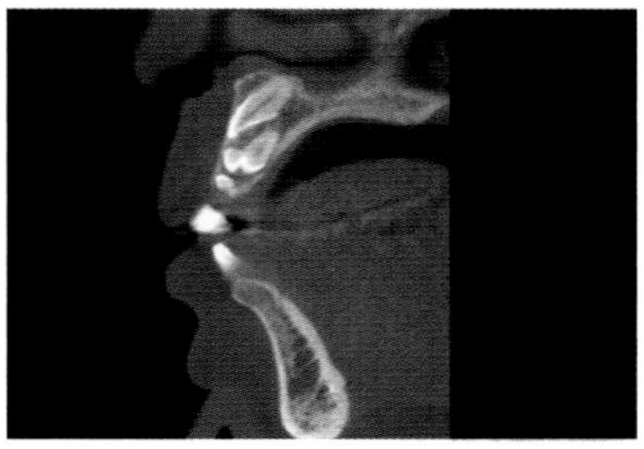
图7 术前21区CBCT

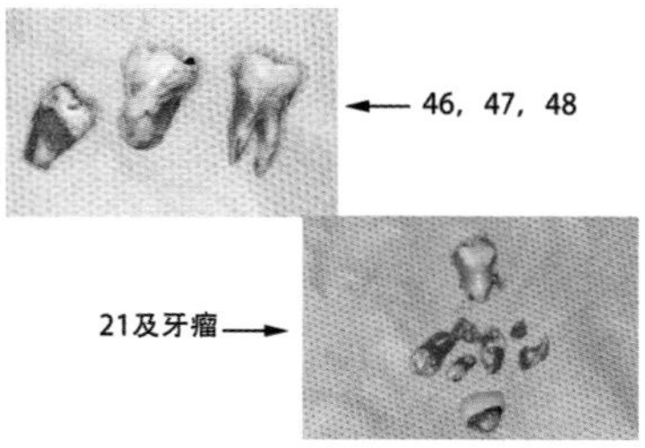

图8 21区牙瘤及21、拔除的46～48

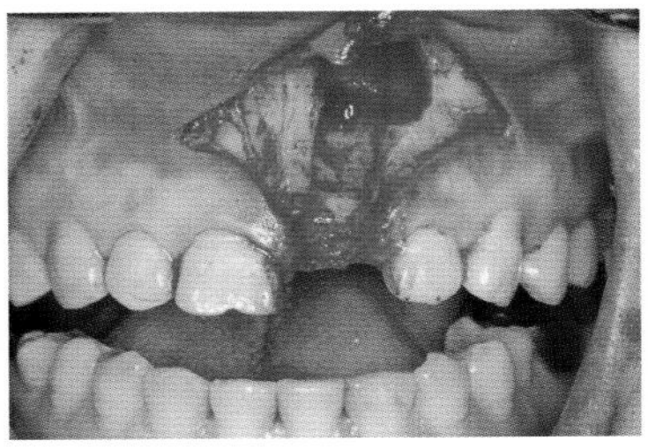
图9　去除牙瘤后牙槽骨缺损

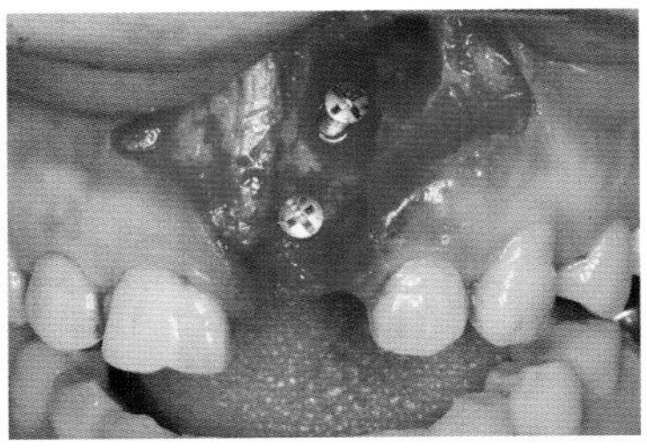
图10　牙槽嵴顶处植入1颗钛钉

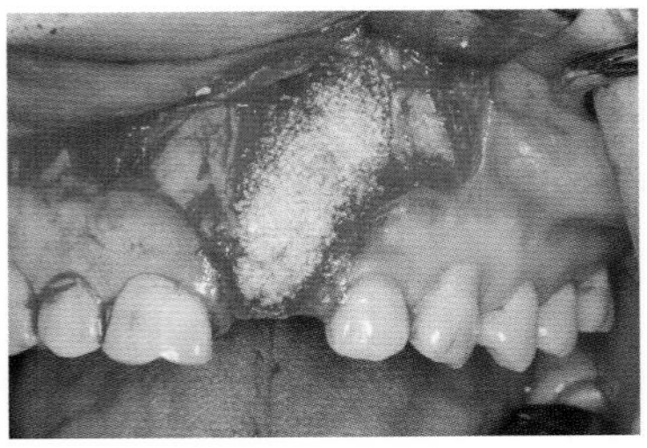
图11　植骨Bio-Oss骨粉

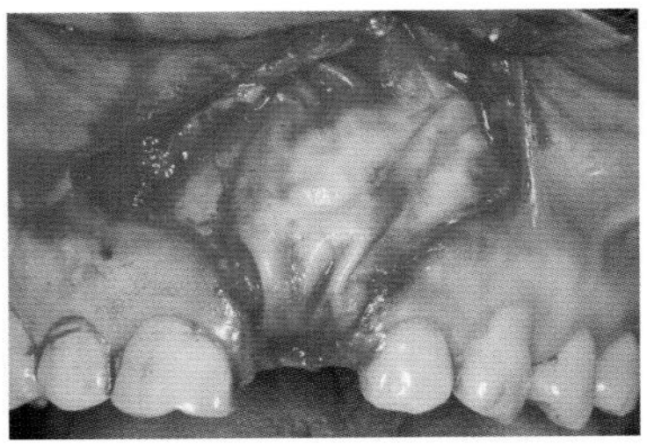
图12　覆盖Bio-Gide生物膜

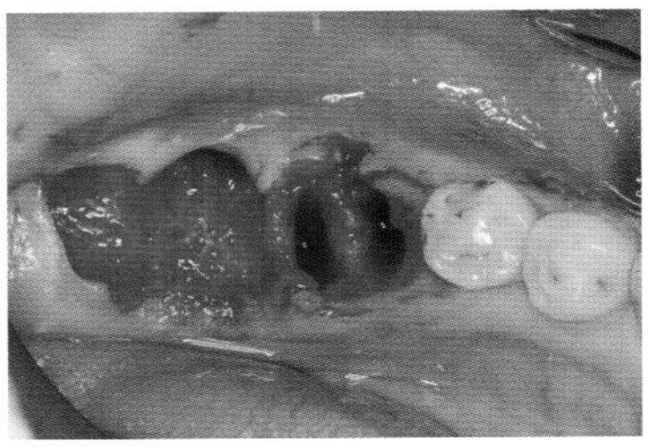
图13　46、47拔牙窝

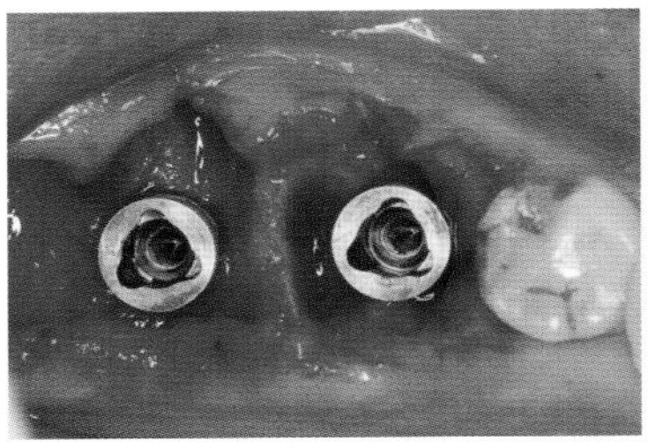
图14　植入种植体

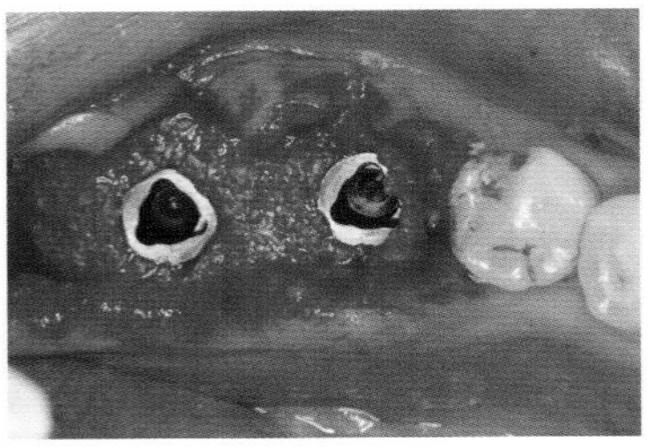
图15　种植体周围间隙充填Bio-Oss骨粉

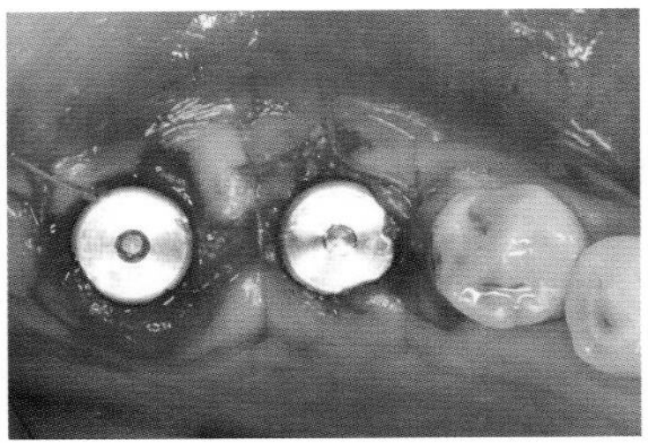
图16　拉拢缝合创口

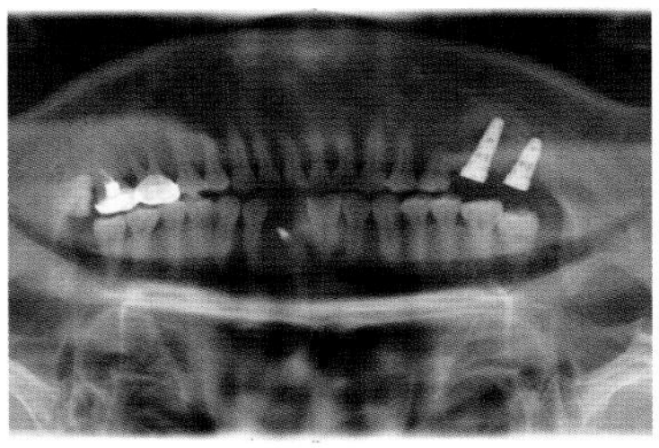
图17　术后全景片

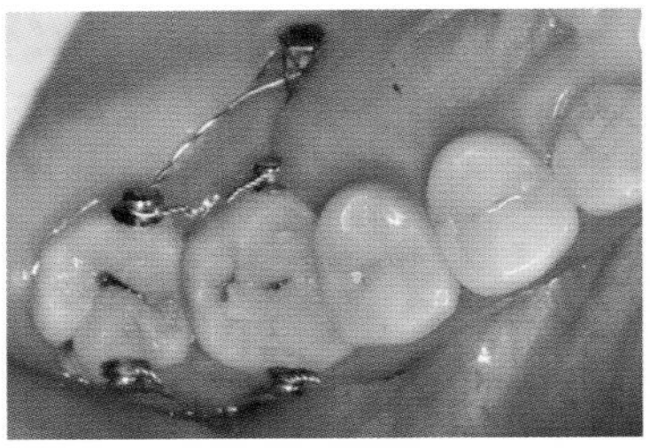
图18　正畸治疗

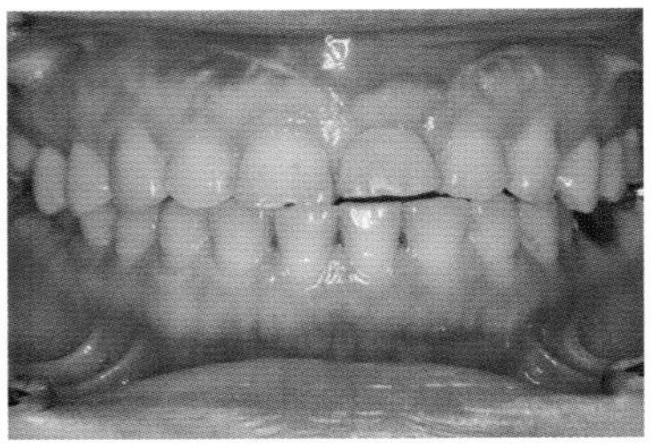
图19　前牙区临时修复

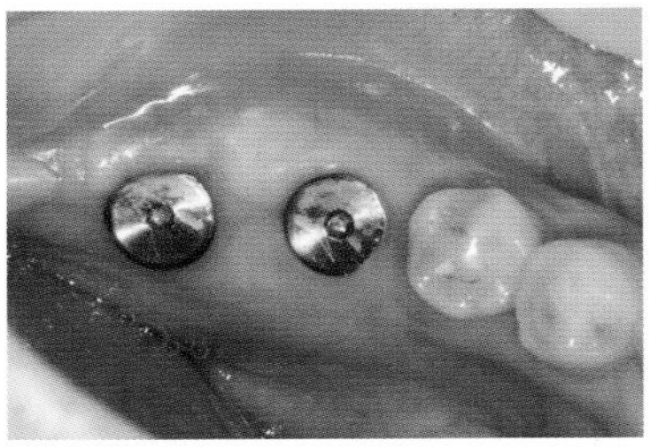
图20　后牙区种植牙龈愈合良好

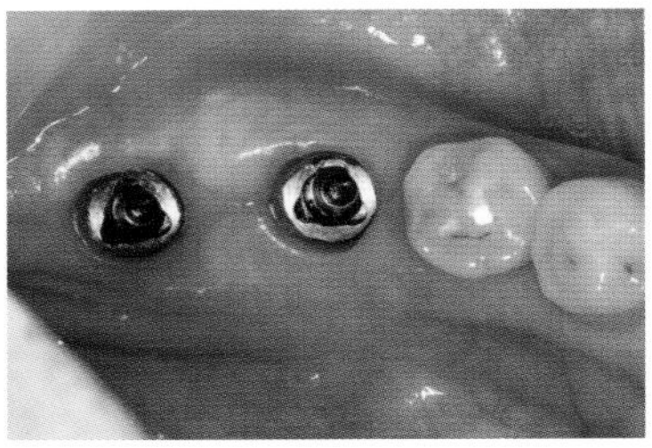
图21　种植体颈部袖口健康

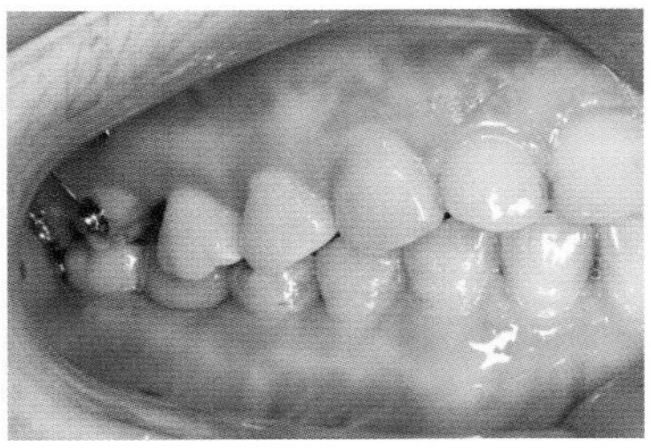
图22　后牙修复完成侧面像

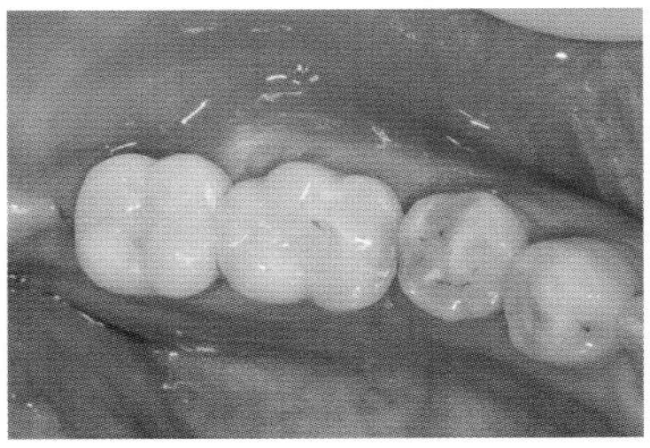
图23　后牙修复完成船面像

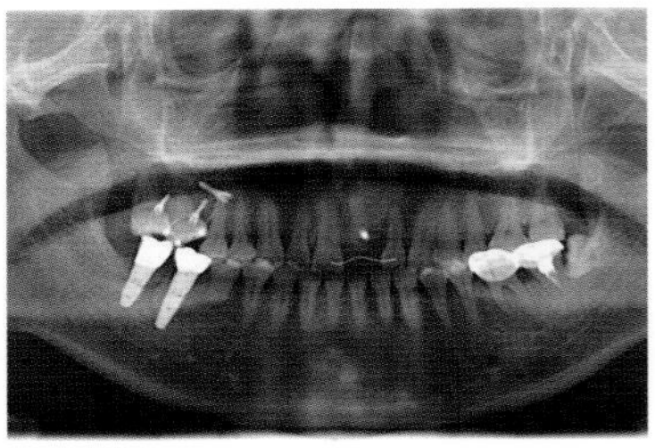
图24　修复完成全景片

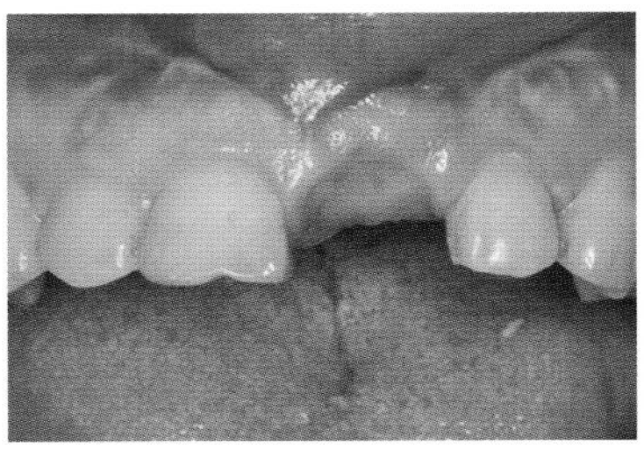
图25　前牙区植骨后1年正面像

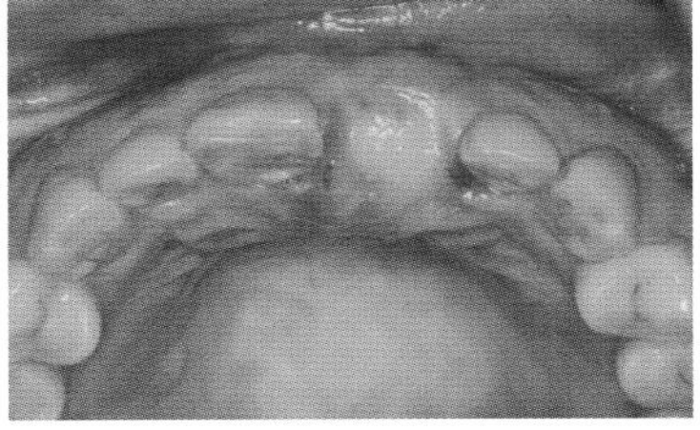
图26　前牙区植骨后1年船面像

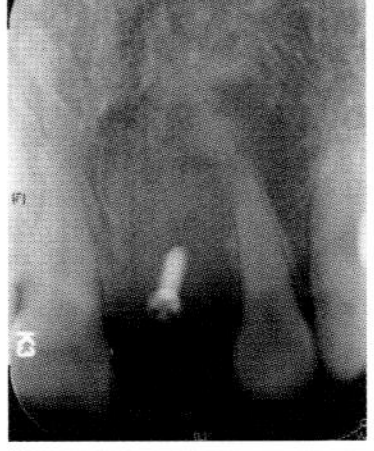
图27　植骨术后1年X线片

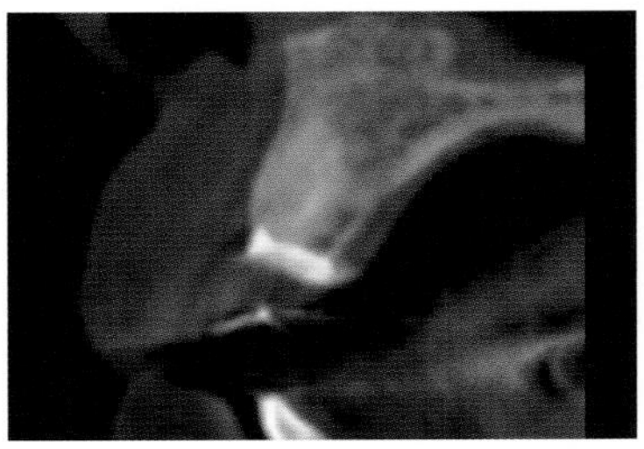
图28　植骨术后1年CBCT

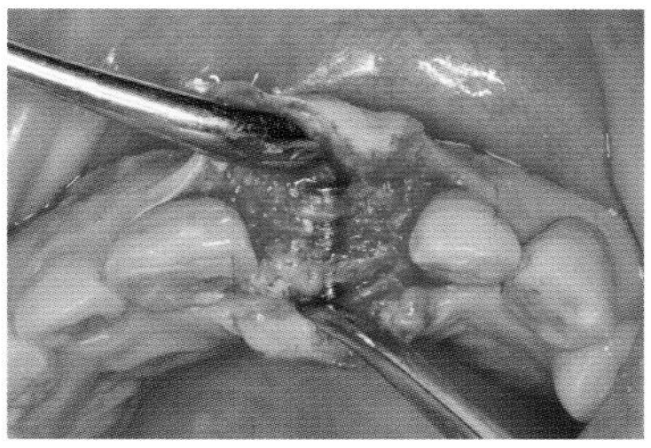
图29　切开翻瓣

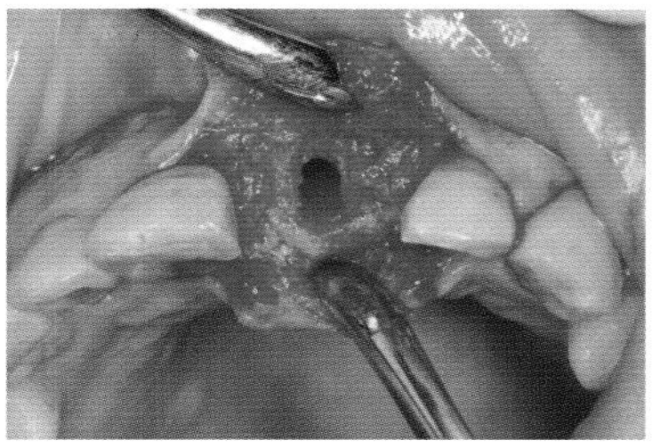
图30　种植备洞

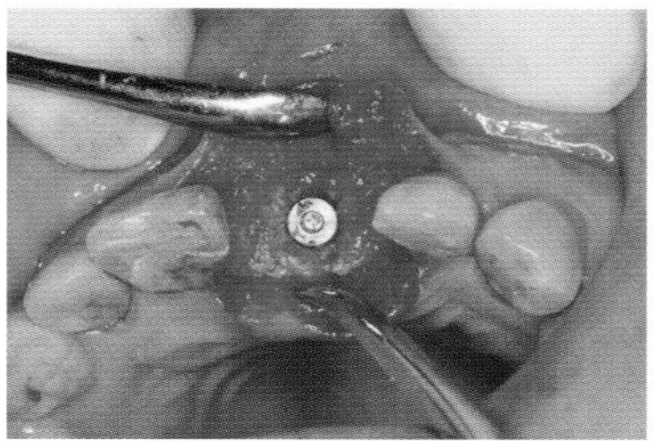
图31　植入种植体

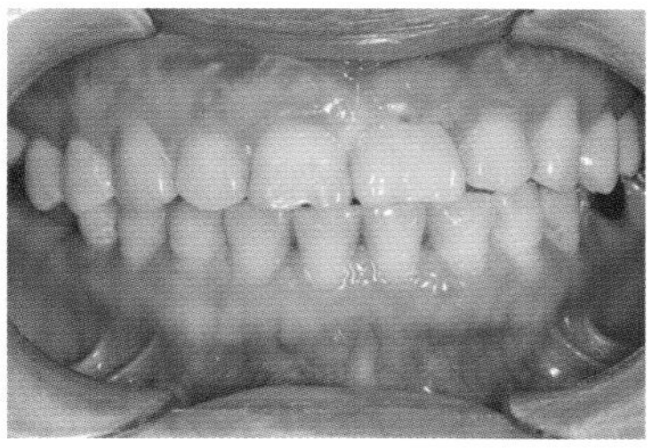
图32　临时冠修复

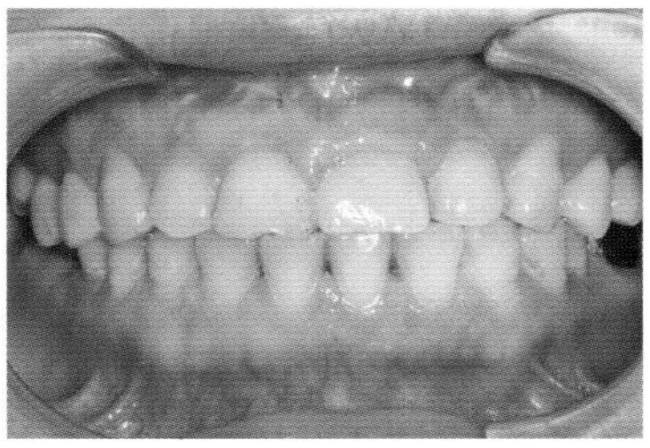
图33　临时冠修复牙龈成形

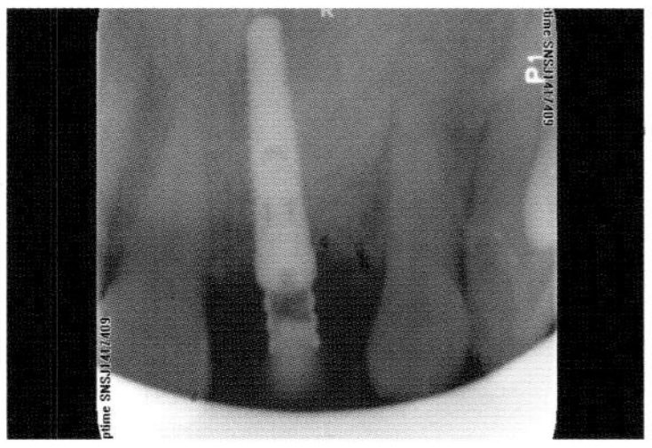
图34　临时冠修复后X线片

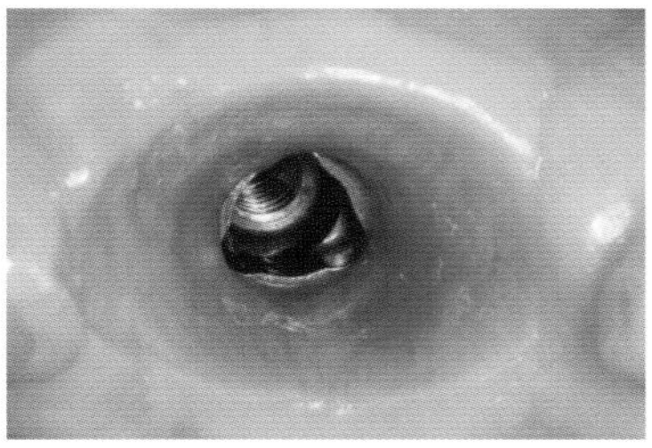
图35　种植体颈部袖口健康

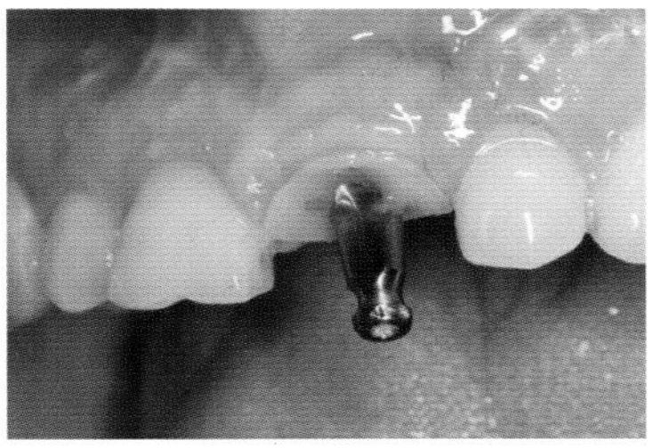
图36　个性化印模柱

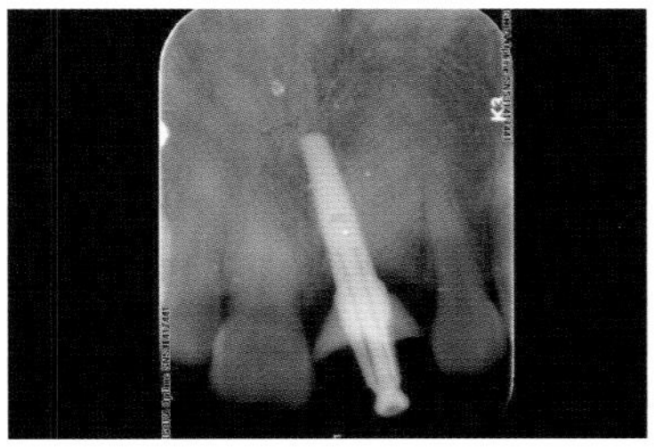
图37　X线片显示个性化印模柱到位

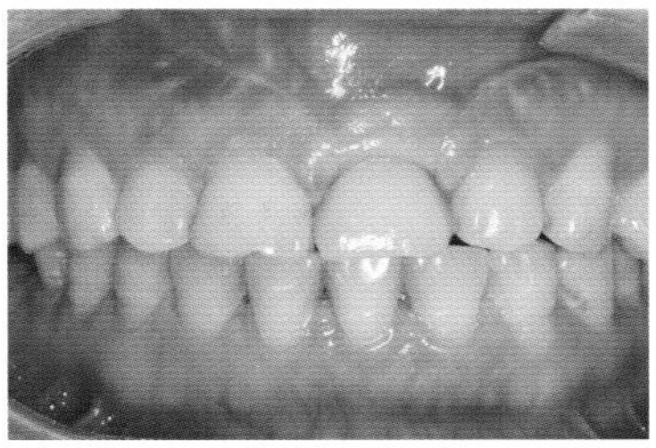
图38　全瓷冠修复正面像

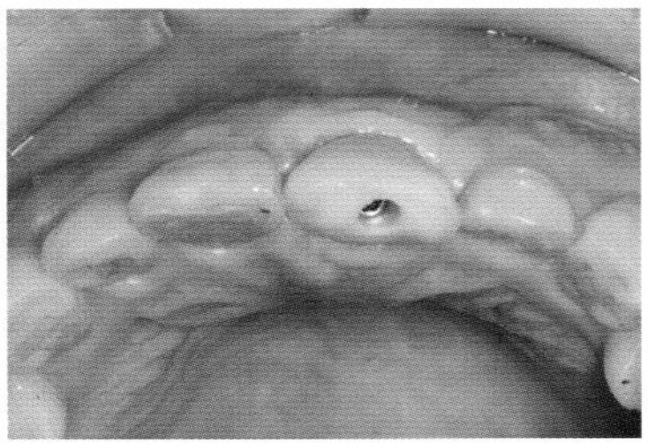
图39　全瓷冠修复殆面像

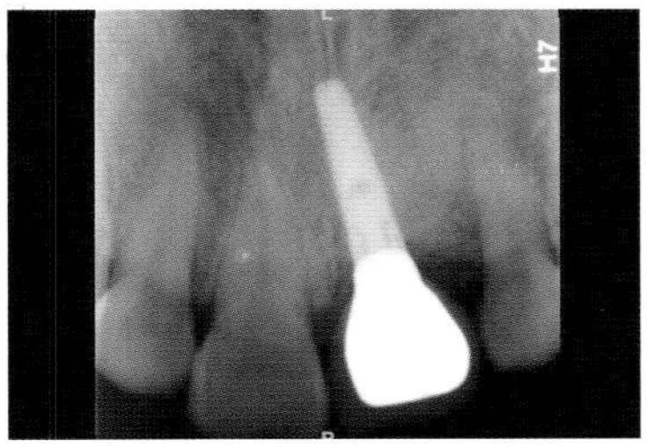
图40　修复完成X线片

鉴于上述因素考虑，有学者提出在植骨区加入支撑物，报道了在GBR技术基础上，通过在牙槽嵴上的增加钛钉作为支撑物，可以使牙槽嵴纵向和横向的高度增长达到3.5～7.0cm，这和利用块状骨进行牙槽嵴垂直向和水平向的增量的结果是相当的，并将该方法称为帐篷式植骨。该方法具有并发症相对少，只需要1个手术部位等优点。钛钉具有一定支撑能力，可以避免在移植骨区因为外部压力导致的塌陷，且在局部形成一定的缓冲区域，可以避免张力过大导致的支撑物暴露，同时钛材料具有骨引导能力，可以促进新骨组织的形成。同时，钛钉相对钛网钛膜体积小，便于在下次种植时取出，相对手术创伤小，减少了患者的痛苦，提高植骨效果。但是，国内外尚无文献对此技术长期的疗效评价。从本病例来看，钛钉下方的植骨区成骨效果好，但在牙槽嵴顶位置的部分区域成骨不良，这可能与钛钉的位置靠近牙槽嵴顶有关。因此需要对此技术的可行性及效果更进一步地研究。

牙瘤或囊肿术后是否有必要同期进行骨缺损修复，目前也无明确循证医学支持。但临床上为了修复骨缺损多采用人工骨替代材料充填手术后骨缺损，希望利用人工骨替代材料的支架作用、骨引导及骨诱导作用，引导新骨形成，促进骨缺损部位的骨修复。目前临床报道多为效果良好，但对此类骨缺损修复后行种植治疗的相关文章报道较少。临床对待此类手术造成骨缺损病例的方案是二期植骨手术。在本病例中，我们使用Bio-Oss充填拔牙窝及牙瘤术后的骨缺损部位，在修复牙槽骨缺损的同时避免死腔形成，减少术后感染的可能。术后随访中的X线片也验证了21区域植骨后骨内成骨良好的结果。

即刻种植技术的发展让缺牙患者能够得到早期修复，减轻了患者因缺牙而引起美观和功能障碍问题的痛苦。但是目前文献对即刻种植技术的报道主要集中于美学区，针对后牙区的报道较少，由于后牙区多为多根牙，牙槽窝形态常与种植体形态不匹配，初期稳定性难以获得。后牙区拔牙位点常常有炎症，即刻种植可能存在感染风险。拔牙创口大，软组织关闭较困难。因此后牙区即刻种植存在着较大的难度和风险。但是后牙为咀嚼的主要功能单位，缺失后不仅影响咀嚼功能，同时也增加了前牙的负荷，易引起𬌗变化，影响口颌系统健康。因此，研究后牙区即刻种植具有重要意义。而近年来国际上对后牙即刻种植的成功率及意义也趋于认同。本病例通过与正畸治疗联合，在后牙区进行即刻种植，恢复了患者的咬合关系，获得了较好的治疗效果。

目前暂无文献明确指出牙瘤是种植的禁忌证，考虑到牙瘤手术预后良好、不复发，在确保手术完全去除牙瘤后，可以考虑植骨手术，缩短手术次数和等待时间，减少患者痛苦和费用，同时也可获得良好的修复效果。当然，这也需要更进一步的相关的研究支持。同时，在遇到咬合空间不足的病例时，可以考虑联合正畸治疗来获得改善修复空间，从而获得更好的治疗效果。

参考文献

[1] Barnes L, Eveson J, Reichart P. World Health Organization Classification of tumors: pathology and genetics of tumors of the head and neck[J]. Ear, nose & throat journal, 2005:330–386.
[2] Gottlow J, Nyman S, Karring T, et al. New attachment formation as the result of controlled tissue regeneration[J]. J Clin Periodontol, 1984,11:494–503.
[3] Nyman S, Lindhe J, Karring T, et al.New attachment following surgical treatment of human periodontal tissue[J].J Clin Periodontol, 1982,9:290–296.
[4] Fowler EB, Breault LG, Rebitski G. Ridge preservation utilizing an acellular dermal allograft and demineralized freeze–dried bone allograft: Part I. A report of 2 Cases[J]. J Periodontol, 2000,71(8):1353–1359.
[5] Belli E, Longo B, Balestra FM. Autogenous platelet–rich plasma in combination with bovine–derived hydroxyapatite xenograft for treatment of a cystic lesion of the jaw[J]. J Craniofac Surg, 2005,16(6):978–980.
[6] Simon BI, Chiang TF, Drew HJ. Alternative to the gold standard for alveolar ridge augmentation: tenting screw technology[J]. Quintessence Int, 2010,41(5):379–386.
[7] NP Lang, L Pun, KY Lau, et al. A systematic review on survival and success rates of implants placed immediately into fresh extraction sockets after at least 1 year[J]. CORI, 2012, 23 (5) :39–66.
[8] Stokholm R, Isidor F, Nyengaard JR. Histologic and histomorphometric evaluation of peri–implant bone of immediate or delayed occlusal–loaded non–splinted implants in the posterior mandible––an experimental study in monkeys[J]. Clin Oral Implants Res, 2014,25(11):1311–1318.
[9] Han CH, Mangano F, Mortellaro C, et al. Immediate Loading of Tapered Implants Placed in Postextraction Sockets and Healed Sites[J]. J Craniofac Surg, 2016,27(5):1220–1227.

钛网在下颌后牙种植时骨增量中的临床应用

高文鼎 孙玮 程志刚

摘 要

下颌后牙区的种植由于后牙的受力较大往往需要直径4.0mm以上的种植体，而下颌后牙区牙槽嵴萎缩对于种植修复是一个比较棘手的事情，本研究利用金属钛网治疗下颌后牙种植体植入后的颊向骨量缺损，获得了良好的骨增量效果，种植体颊侧骨增量均增加了2mm以上，种植体周围的软组织得到了健康有效的支撑，为后期的冠修复得到满意的效果提供了重要前提。

关键词：钛网；种植；骨增量

后牙区种植牙修复达到良好长期稳定的效果，这需要适合的牙冠外形和稳定软组织形态，而足够稳定的骨量是它们获得的前提。为了增加种植区的骨量，临床上应用多种屏障膜和移植材料，常用的可吸收性膜在创造和保持骨增量所需空间上的不稳定性常常导致骨增量效果的不理想。不可吸膜易导致创口暴露引起感染而影响骨增量效果。因此如何获得良好的骨增量效果是值得讨论的难题。在这篇文章中，将结合病例报告来对后牙区采用钛网获得良好骨增量效果进行相关讨论。

一、材料与方法

1. 病例简介 37岁女性患者。主诉：左侧下颌后牙缺失5年多。现病史：患者左下后牙缺失采用烤瓷固定桥修复5年多后出现松动去除，要求重新固定修复故求治疗。检查：36、37缺失，缺失区牙龈无红肿，牙槽嵴顶颊侧骨板有吸收，丰满度欠佳，颊舌向宽约5.5mm，38残冠，33、34烤瓷冠修复。辅助检查：CBCT检查提示36、37缺失，36、37牙槽骨唇舌距约5.2mm，36、37牙槽嵴顶距离神经管垂直骨高度分别为12mm和10mm（图1）。

2. 诊断 36、37缺失；38残冠。

3. 治疗计划

（1）于36植入1颗Anthogyr 4.0mm×10mm植体，37植入1颗Anthogyr 4. 6mm×8mm植体。

（2）同期采用钛网及骨移植材料进行骨增量术。

（3）7~9个月后行二期手术，并取钛网。

（4）术后10个月行后期修复。

4. 治疗过程

（1）种植一期手术：2%利多卡因5mL行双侧下牙槽神经阻滞麻醉+必兰1.7mL行局部浸润麻醉，常规消毒铺巾。切开左下磨牙区牙槽嵴顶黏膜，全层翻瓣，刮净牙槽嵴顶肉芽组织。分别于36、37的牙槽嵴顶进行定位，备孔，36植入Anthogyr 4.0mm×10mm植体，37植入Anthogyr 4.6mm×8mm植体，安放覆盖螺丝，并拔除38残冠。在36及37的颊侧骨板用球钻进行打孔，剪切合适大小的钛网并反复修整使其成形，用牙周探针测量钛网到种植体表面有至少3mm的空间。取静脉血1~2mL，与人工骨移植材料（海奥骨修复材料0.5g）进行混合，并植入在种植体表面及颊侧骨面上，将钛网用钛钉固位。在钛网上覆盖一层口腔修复膜（海奥口腔修复膜C型），通过骨膜水平减张切口，对牙龈进行无张力缝合（图2~图8）。术后1周复诊拆线，创口愈合良好无裂开。CBCT检查提示种植体周围骨移植材料维持良好（图9）。

（2）种植二期手术：种植体植入术后8个月复诊，CBCT检查提示36、37颊侧骨板厚度约2mm，可见明显的新生皮质骨（图10）。必兰1.7mL行局部浸润麻醉，切开左下磨牙区牙槽嵴顶黏膜，翻瓣，取出钛钉及钛网，观察种植体颊侧没有螺纹暴露，缺损处有新骨形成，牙槽嵴顶水平宽度明显增加（图11~图14）。更换愈合螺丝，缝合牙龈成形（图15）。

（3）种植修复：种植体植入术后10个月复诊检查牙龈袖口健康良好，全瓷冠戴入，检查咬合关系及连接关系均良好（图16~图18）。

二、结果

修复后3个月回访，咀嚼效果良好，无食物嵌塞等不适症状，牙冠与周围牙龈协调良好。X线片显示种植体周围骨无明显吸收（图19、图20）。

三、结论

利用金属钛网治疗下颌后牙种植体植入后的颊向骨量缺损，能获得良好的骨增量效果，为后期的冠修复得到满意的效果提供了重要前提。

作者单位：华中科技大学同济医学院附属武汉中心医院

通讯作者：程志刚；Email: 495204206@qq.com

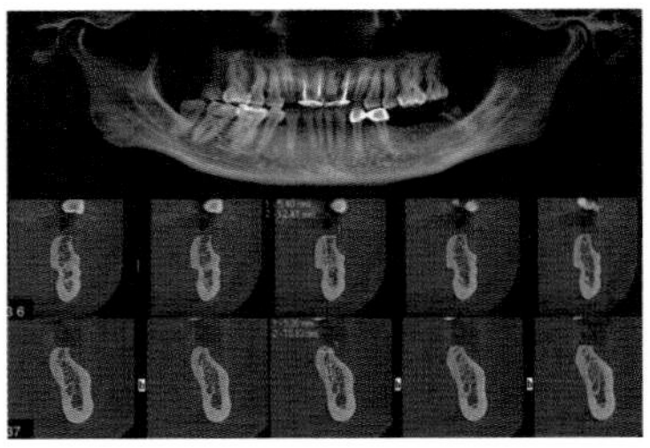
图1 术前CBCT

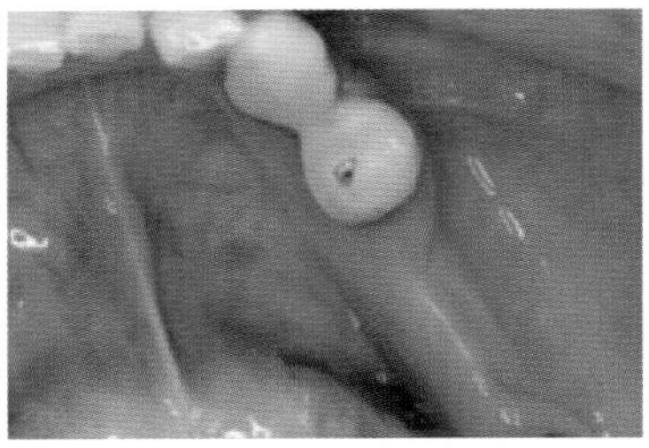
图2 术中照片1

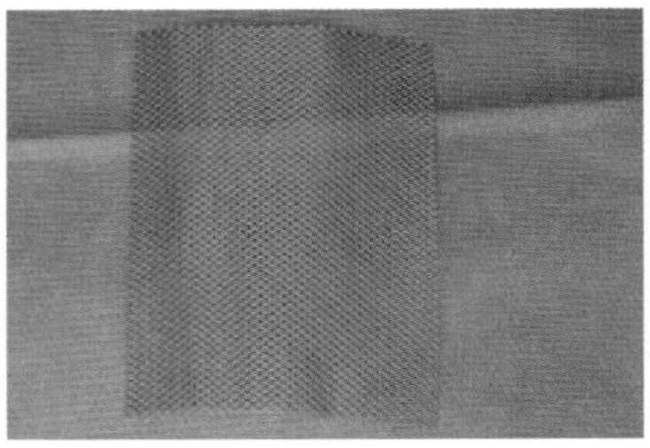
图3 术中照片2

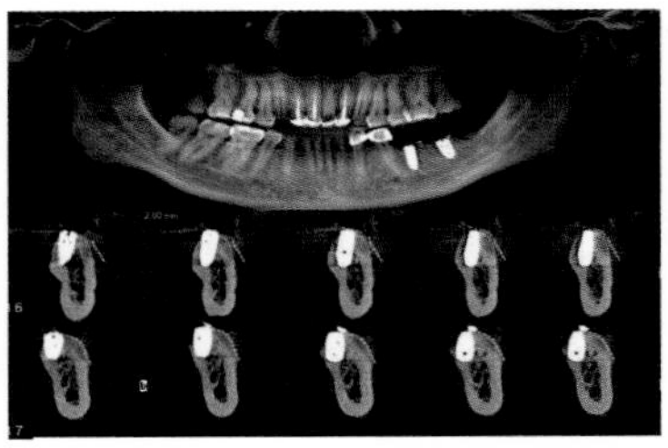
图4 术中照片3

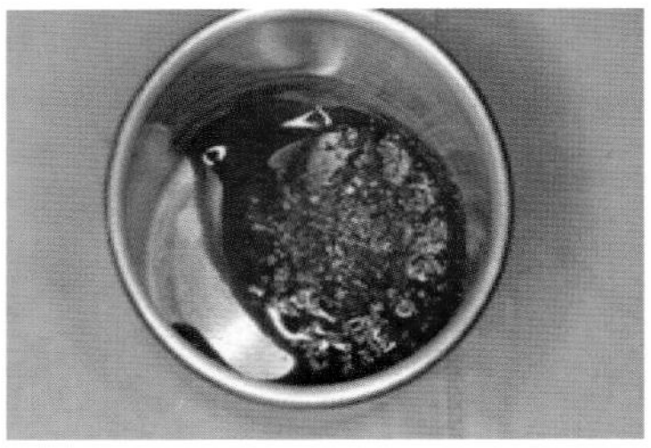
图5 术中照片4

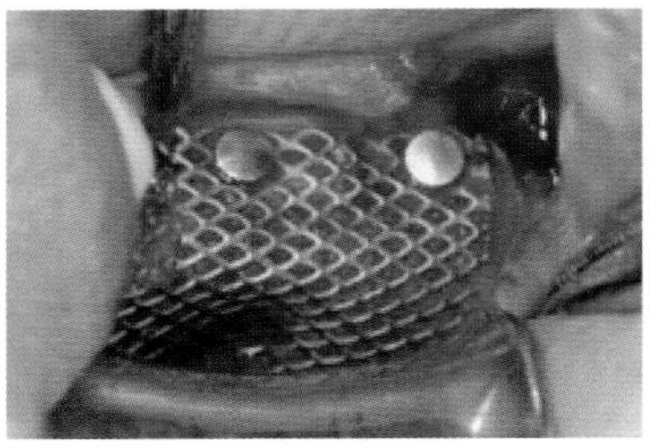
图6 术中照片5

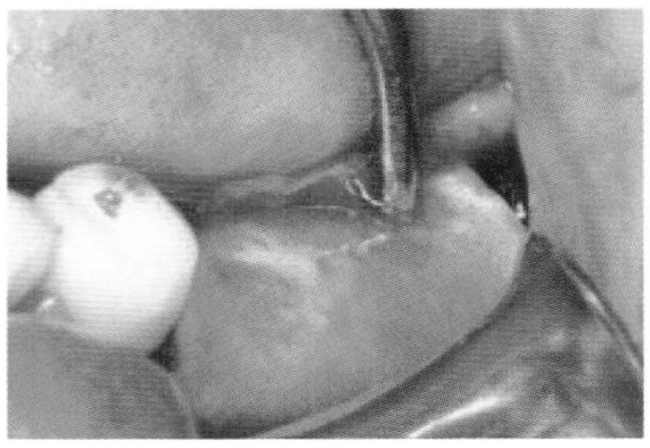
图7 术中照片6

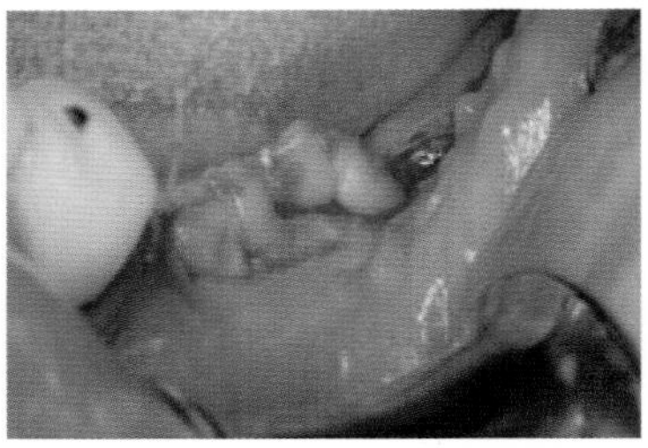
图8 术中照片7

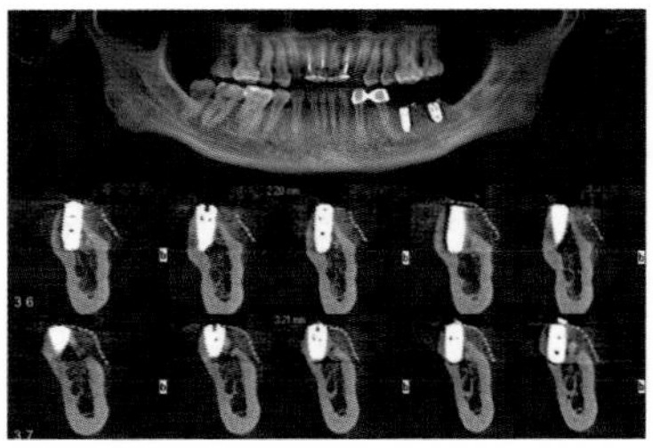
图9 术后1周CBCT

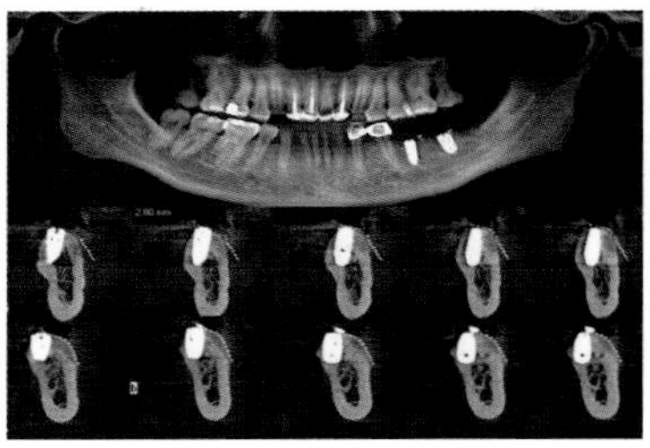
图10 术后7个月CBCT

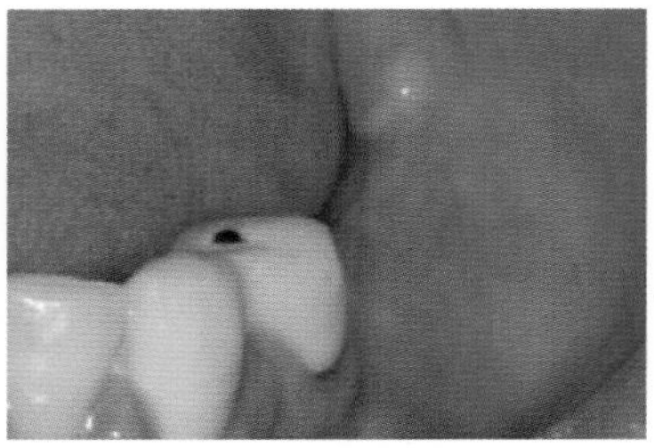
图11 种植术后8个月1

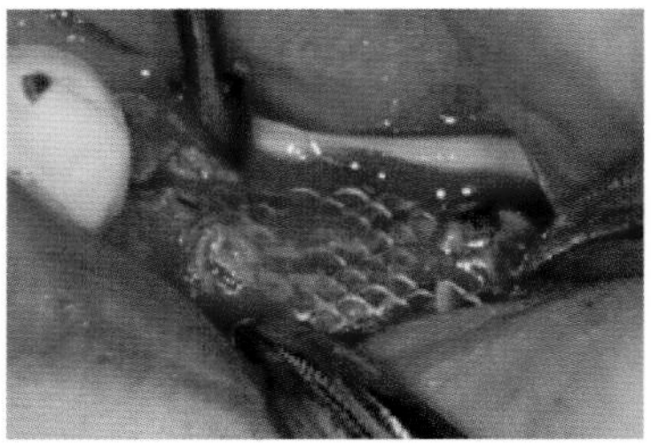
图12 种植术后8个月2

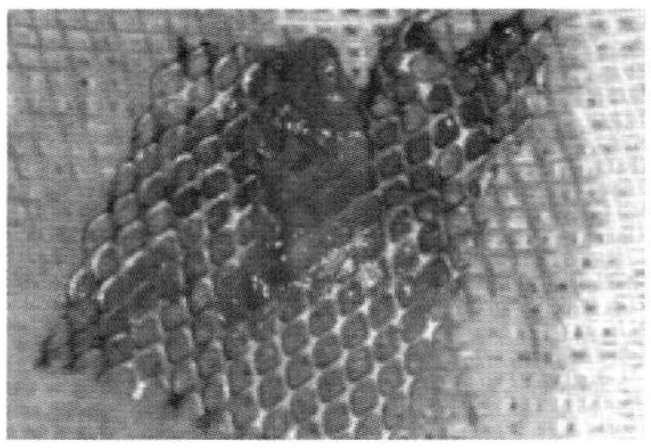
图13 种植术后8个月3

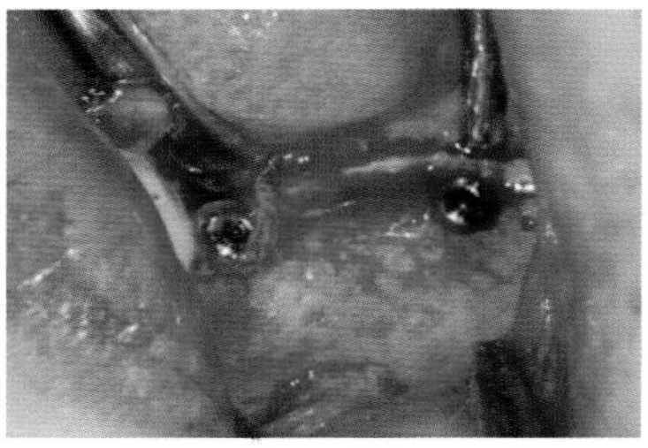
图14 种植术后8个月4

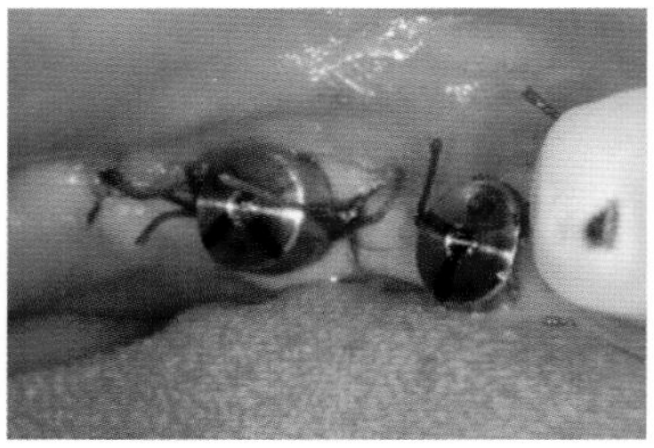
图15 种植术后8个月5

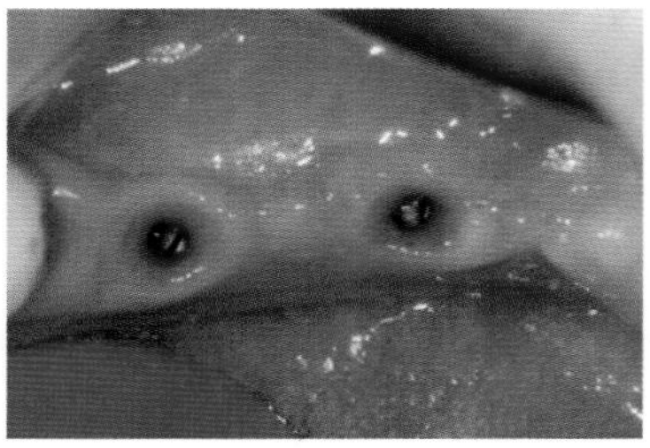
图16 种植术后10个月1

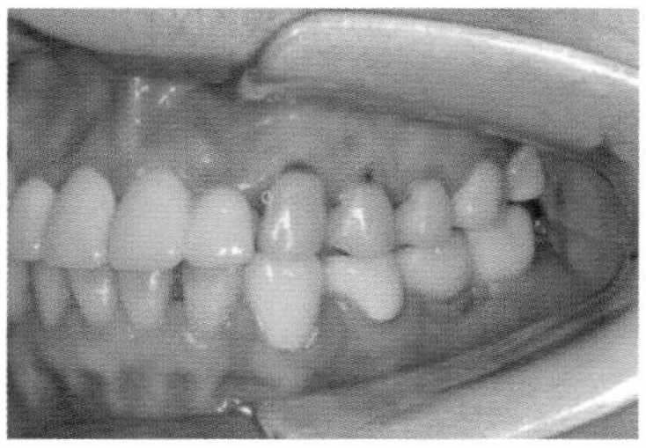
图17 种植术后10个月2

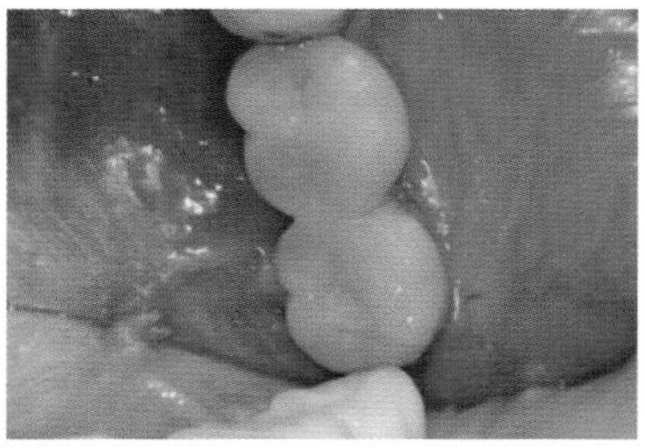
图18 种植术后10个月3

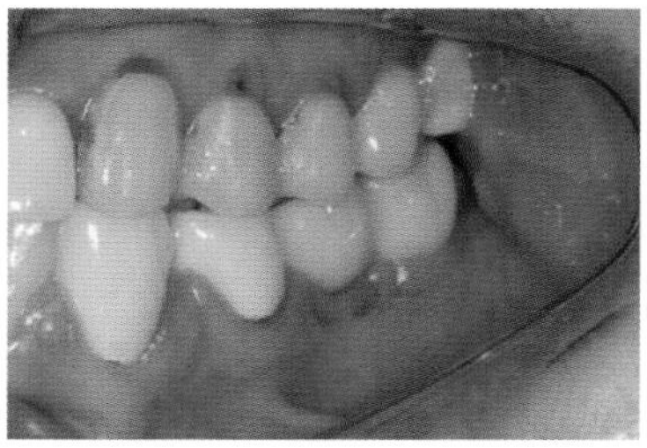
图19 修复后3个月复诊

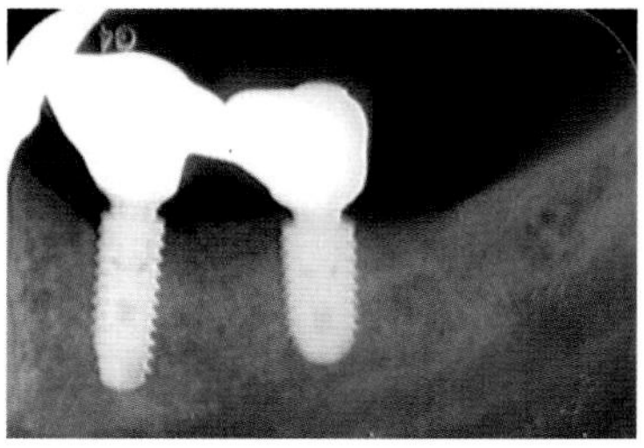
图20 修复后3个月X线片

美学区多颗牙缺失的种植义齿修复

高忆雪　蒋滔

摘要

目的：探讨多颗前牙缺失后采用种植义齿进行美学修复的方法。**材料与方法：**患者因多颗前牙缺失而就诊，通过详细的体格检查、病情评估和方案讨论后，患者决定采用种植义齿修复。在种植导板辅助下植入种植体，并行同期GBR，放置钛网，植入骨粉、骨膜。二期手术取出钛网，更换愈合基台。临时修复体诱导软组织形态，最终完成美学种植修复。**结果：**本病例种植修复获得了较为良好的软硬组织美学效果和稳定性。**结论：**通过合理的治疗方案选择，配合相关技术，多颗前牙缺失可以得到良好的美学修复。

关键词：美学区；种植；数字化导板；软组织诱导

一、材料与方法

1. **病例简介**　46岁女性患者，外伤致上前牙折断拔除2个月。临床检查：中微笑线；11、12、21缺失，缺牙区近远中间距较宽，牙龈中等厚度。系统病史：全身情况良好（图1～图3）。

2. **诊断**　11、12、21缺失。

3. **治疗计划**　种植义齿修复11、12、21缺失；种植固定桥修复11，12，21缺失（患者选择此方案）。

4. **治疗过程（图4～图26）**

（1）术前准备：拍摄临床照片、拍摄CBCT、取模制作活动义齿及种植导板。按正常牙弓弧度与覆殆、覆盖关系确定排牙设计，并通过活动义齿排牙设计决定种植体放置位置。将CBCT数据、模型及活动义齿排牙进行配准，制作修复为导向的种植导板。

（2）种植手术：术中翻瓣，在导板辅助下完成种植窝洞制备，植入柱形种植体，12区种植体唇侧骨量不足，种植体暴露，21种植体唇侧骨壁较薄。放置钛网，植入骨粉、骨膜，缝合创口。

（3）临时修复体：术后6个月复查，软组织及种植体周围骨组织愈合良好，行二期手术取出钛网，更换愈合基台。术后4周复诊制作临时修复体，用树脂调整修复体颈部外形，以对软组织进行成形。

（4）最终修复：佩戴临时修复体3个月后，种植体周围软组织形态较为满意，进行最终修复。

二、结果

本病例种植修复获得了较为良好的软硬组织美学效果和稳定性。患者对治疗效果满意。

三、讨论

在口腔种植修复领域，数字化技术的应用越来越广泛，新材料、新技术的发展也日新月异。美学区的种植修复有着更高的要求，在达到白色美学的同时还需达到较好的红色美学，才能达到较好的修复效果。对于骨量不足或软组织量不足的患者应根据实际情况选择合适的处理方法。种植体与桥体之间、种植体与天然牙之间牙龈乳头成形的难度应有足够地了解。本病例所采用的方法均较为传统，技术要求较低，便于开展。随着技术地进步，利用数字化技术辅助设计制作种植导板、扫描获取种植体三维位置、制作最终修复体等技术已经比较成熟，但对设备及技术要求较高。

作者单位：武汉大学口腔医院

通讯作者：蒋滔；Email: jingtao2006@whu.edu.cn

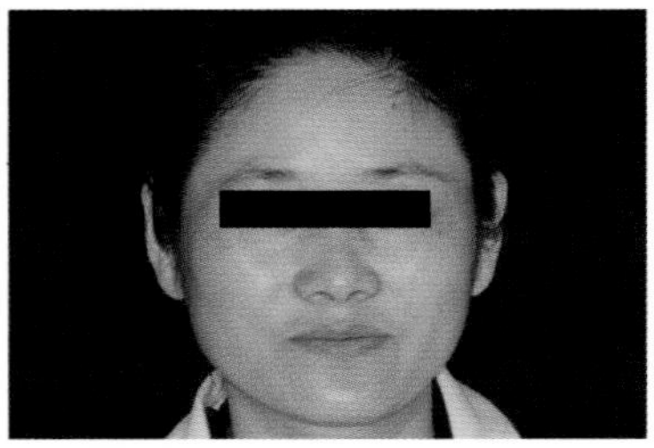
图1　口外像

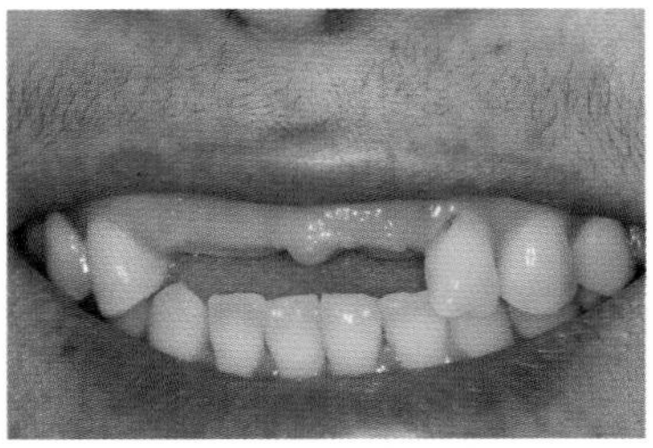
图2　口外近距离大笑像

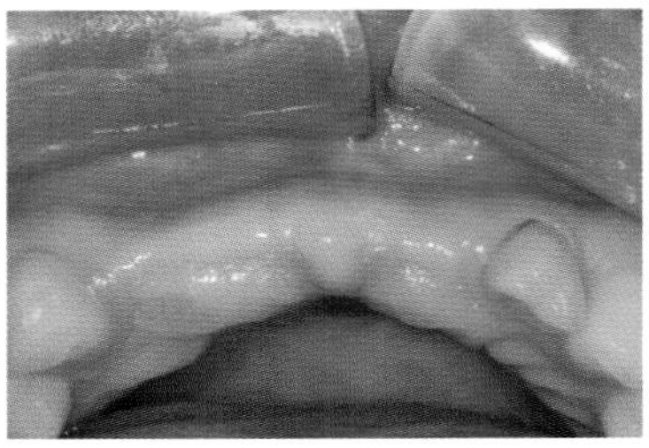
图3　口内𬌗面像

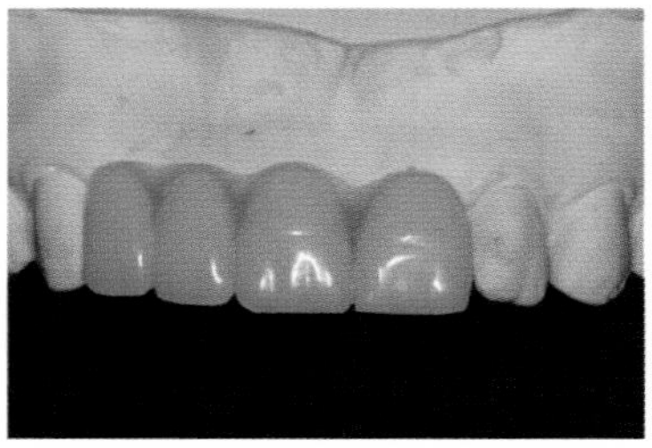
图4　活动义齿1

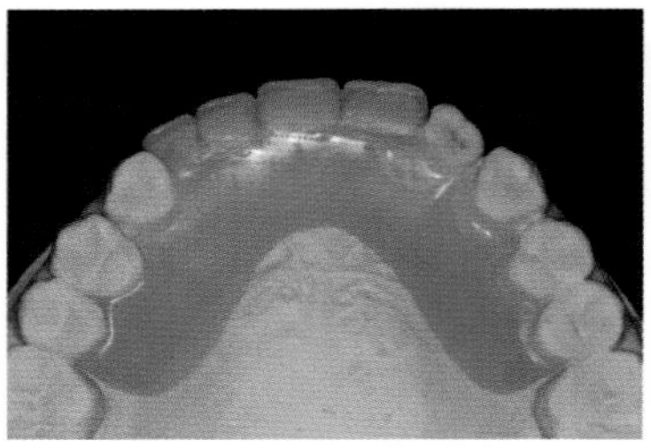
图5　活动义齿2

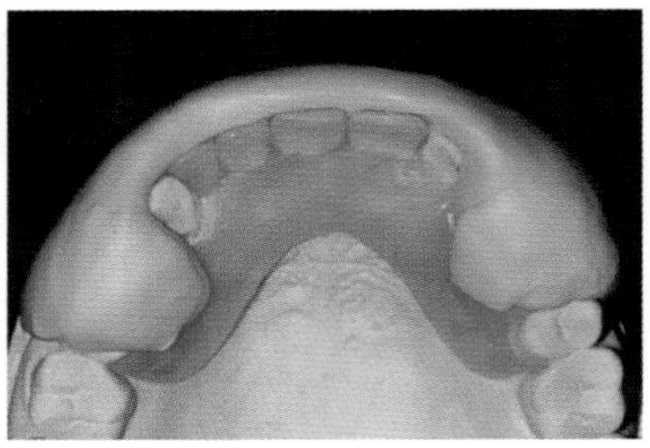
图6　硅橡胶导板

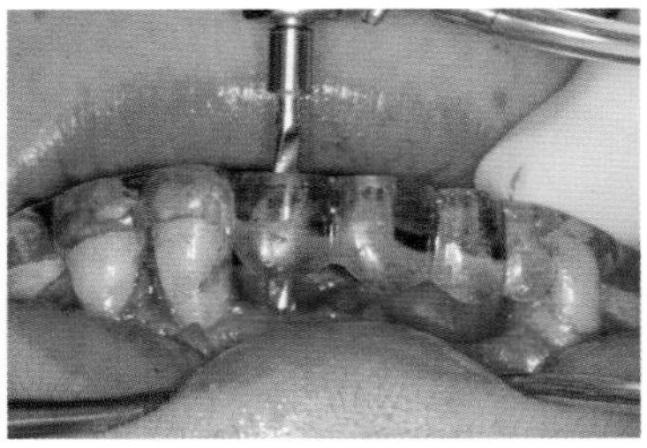
图7　种植导板辅助下备洞

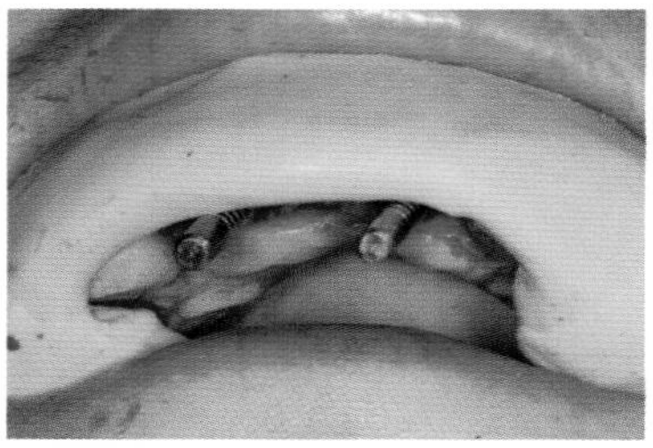
图8　硅橡胶导板检查种植体植入位点

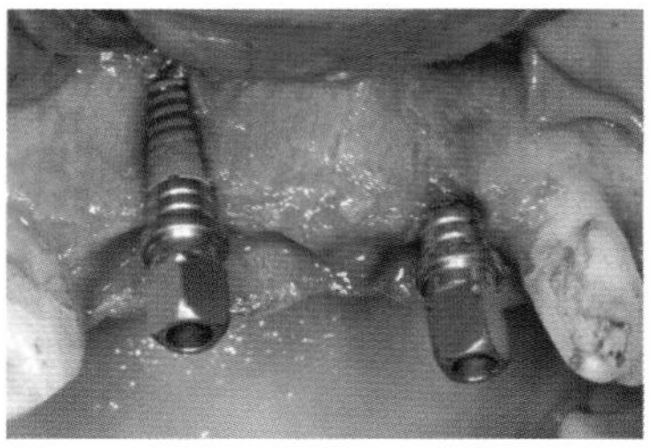
图9　植入种植体

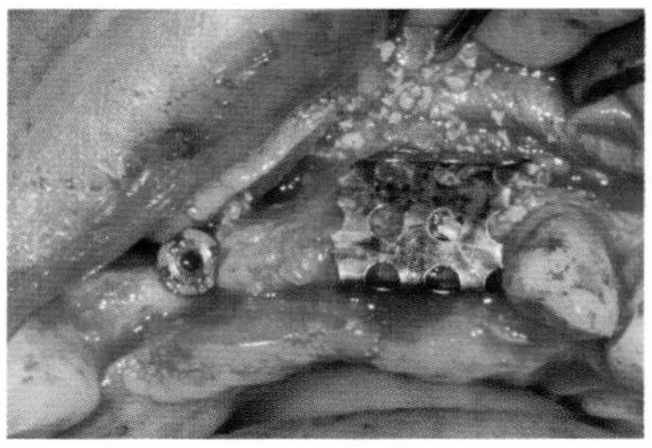
图10　植入钛网

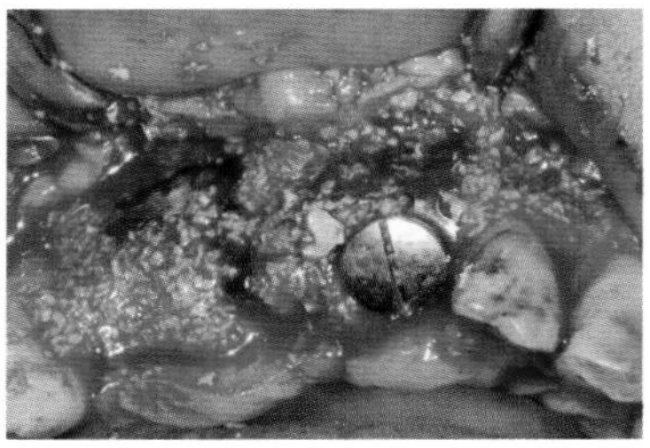
图11　植入骨粉

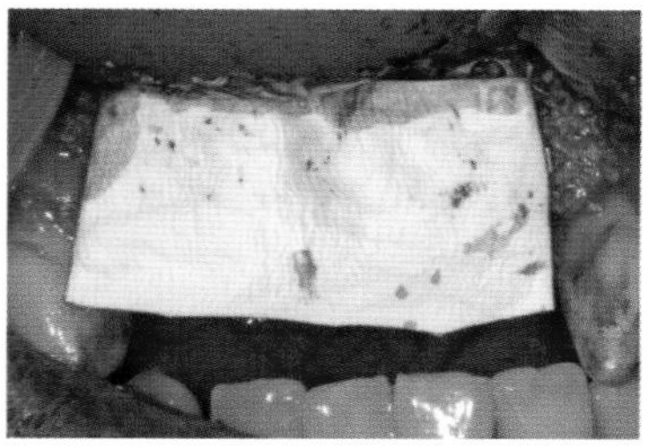
图12　植入骨膜

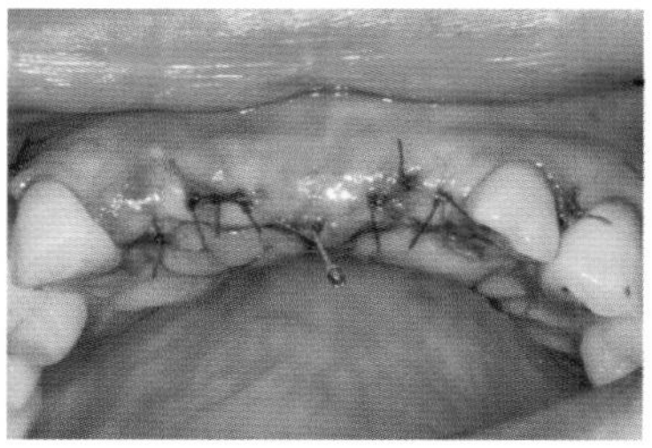
图13　缝合创口

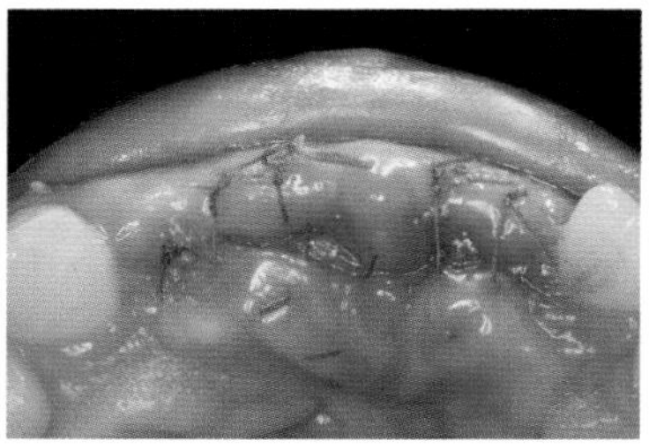
图14　术后1周拆线

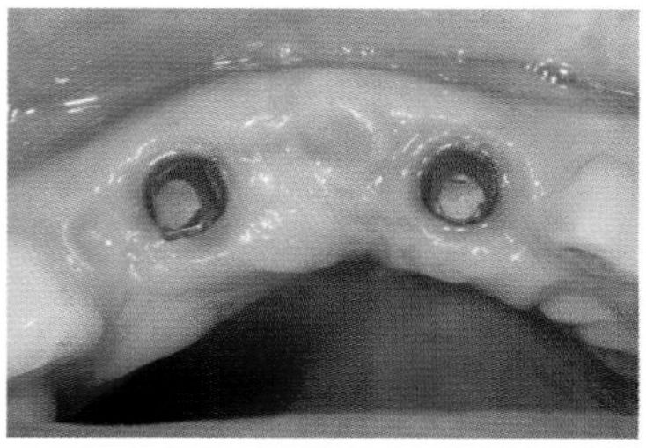
图15　临时基台

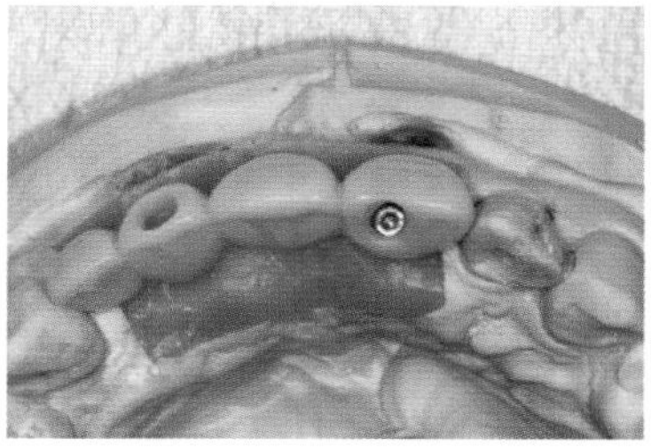
图16　临时修复体

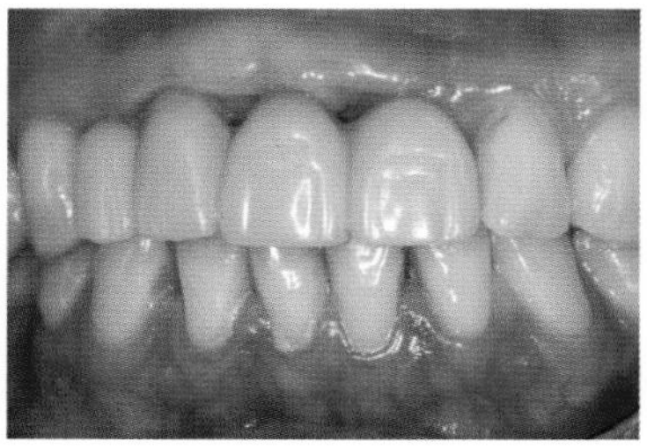
图17　临时修复体口内像

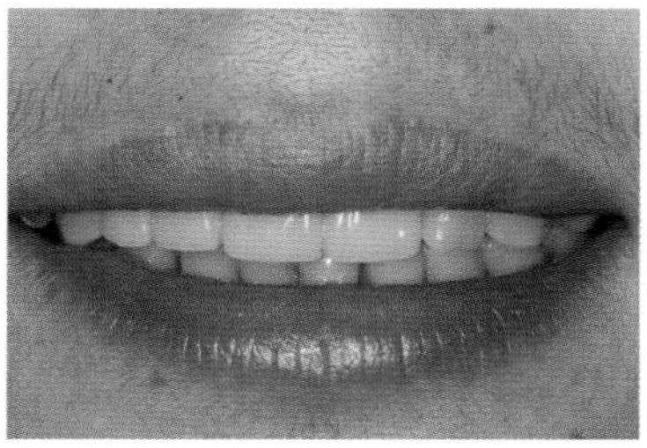
图18　临时修复体口外像

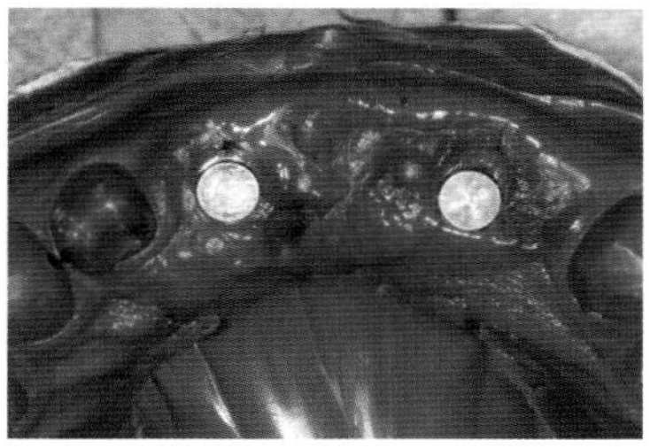
图19　制取聚醚印模

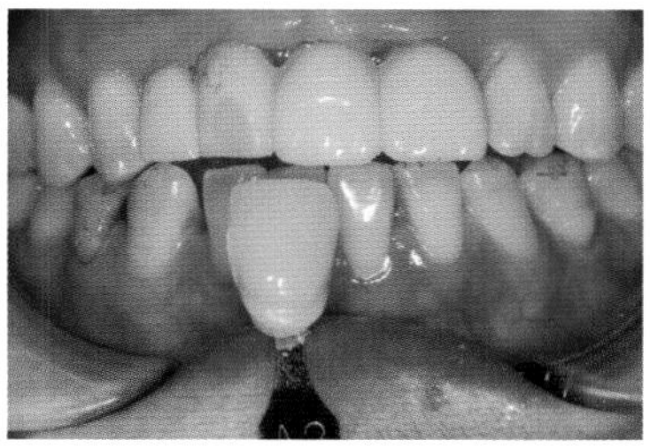
图20　比色

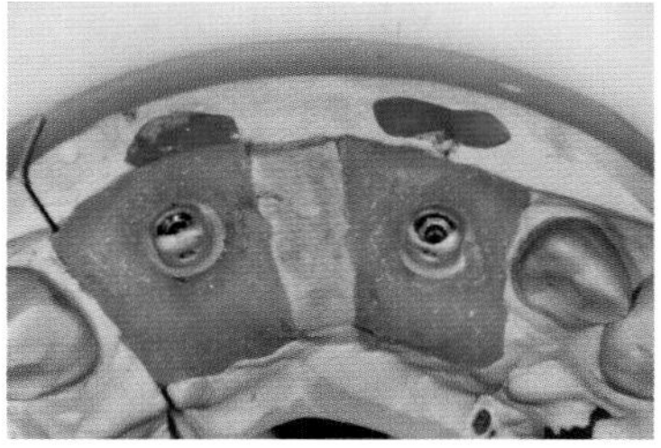
图21　最终基台

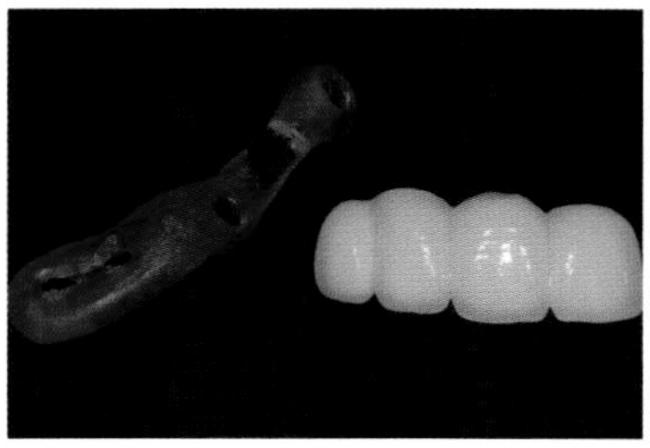
图22　最终全瓷修复体

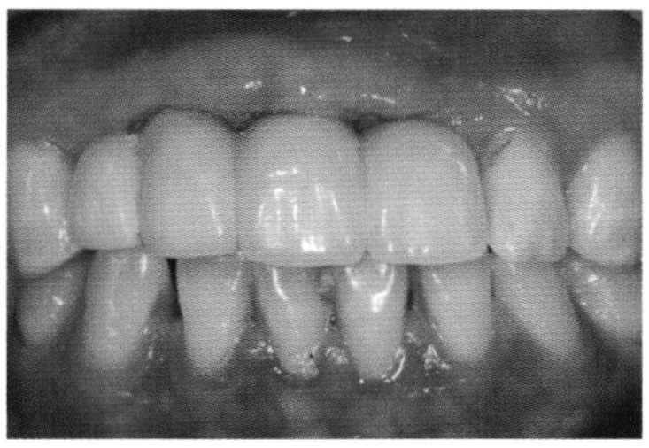
图23　最终修复体口内像

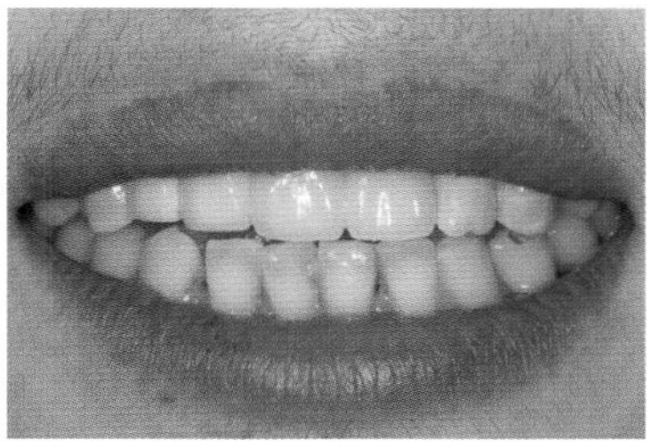
图24　最终修复体近距离口外像

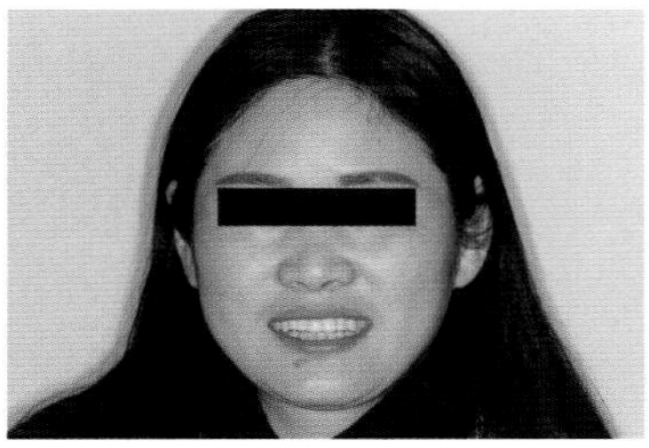
图25　最终修复体口外像

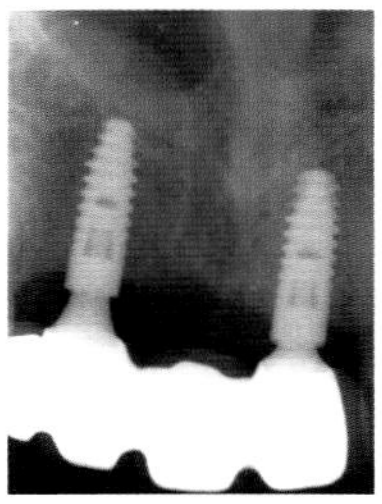
图26　最终X线片

参考文献

[1] Khzam N, Arora H, Kim P, et al. Systematic Review of Soft Tissue Alterations and Esthetic Outcomes Following Immediate Implant Placement and Restoration of Single Implants in the Anterior Maxilla[J]. J Periodontol, 2015 Dec, 86(12): 1321–1330.

[2] Wachter T, Edlinger M, Foerg C, et al. Differences between patients and medical professionals in the evaluation of aesthetic outcome following breast reconstruction with implants[J]. J Plast Reconstr Aesthet Surg, 2014 Aug, 67(8): 1111–1117.

[3] Brinkman JN, Timman R, Gopie JP, et al. Aesthetic outcome after implant and DIEP flap breast reconstruction: An exploratory, prospective comparison of 25 cases[J]. J Plast Reconstr Aesthet Surg, 2015 Jul, 68(7): 1018–1019.

[4] Aydin C, Nemli SK, Yilmaz H. Esthetic, functional, and prosthetic outcomes with implant-retained finger prostheses[J]. Prosthet Orthot Int, 2013 Apr, 37(2): 168–174.

[5] Scutellà F, Weinstein T, Lazzara R, et al. Buccolingual implant position and vertical abutment finish line geometry: two strictly related factors that may influence the implant esthetic outcome[J]. Implant Dent, 2015 Jun, 24(3): 343–348.

[6] Hinckfuss S, Conrad HJ, Lin L, et al. Effect of surgical guide design and surgeon's experience on the accuracy of implant placement[J]. J Oral Implantol, 2012 Aug, 38(4): 311–323.

上颌后牙区严重牙槽嵴萎缩上颌窦外提升术同期种植体植入病例报道

郭海波 秦美华

摘要

目的：探讨上颌窦外提升加同期种植体植入术在口腔种植修复中的临床效果。**材料与方法：**针对上颌后牙区垂直骨高度严重不足的情况，对来我科要求种植修复的患者，因右侧上颌窦底剩余骨高度<3mm，实施了上颌窦外提升同期植入2颗Straumann SP种植体，半年后完成种植义齿修复。**结果：**上颌窦外提升同期植入种植体减少了手术创伤，缩短了治疗周期，6个月后2颗种植体骨结合良好，未出现松动脱落，义齿修复后牙周状态稳定，功能良好，临床效果满意。**结论：**上颌窦底剩余骨高度<3mm时，上颌窦外提升同期种植体植入可获得良好的骨结合，是一种有效的术式选择。

关键词：上颌窦底外提升；同期种植；GBR

随着生活水平的提高，种植义齿成为了修复牙列缺损和牙列缺失的主要手段。上颌窦气化、牙槽骨萎缩常常导致上颌后牙区垂直骨高度不足，成为该区种植修复的难点。目前普遍观点认为上颌窦底的剩余骨高度（RBH）<5mm时，先行上颌窦外提升，再行延期种植；当RBH≥5mm时可行上颌窦外提升同期种植体植入。本病例上颌后牙区RBH≤3mm，采取上颌窦外提升同期植入Straumann SP种植体的方法，取得了较为满意的临床效果，现总结如下。

一、材料与方法

1. 病例简介 51岁女性患者，既往无高血压、糖尿病及其他慢性疾病史，无服用双膦酸盐等史，无吸烟史。现病史：右上下后牙缺失10多年，未曾行义齿修复治疗，现因影响咀嚼功能，来我科要求种植修复治疗。临床检查：颜面左右基本对称，双侧颞下颌关节未见异常，开口度正常，无偏斜。16、17、27、36、46、47缺失，缺牙区牙槽嵴低平（图1～图4），37近中倾斜，36区近远中间隙为2～3mm，24松动Ⅱ～Ⅲ度。CBCT影像学检查示：窦嵴距：16：3.0mm，17：1.8mm（图5～图7）；12、22、24根尖可见阴影（图4）。

2. 诊断 上下颌牙列缺损伴重度牙槽嵴吸收；24晚期牙周炎；12、22慢性根尖周炎 。

3. 治疗计划 ①16、17上颌窦外提升+GBR+同期种植体植入。②46、47常规种植体植入。③12、22行根管治疗。④24拔除，择期修复。

作者单位：南通市口腔医院

通讯作者：郭海波；Email: ghb4788@163.com

4. 治疗过程

（1）手术过程：按无菌手术要求消毒铺巾，术区局麻，16、17牙槽嵴顶横向及15近中做竖切口，全厚黏骨膜翻瓣，暴露上颌窦前外侧壁，用球钻（登腾DASK上颌窦外提升工具盒）在16颊侧区域确定开窗范围，开窗下界高于上颌窦底，高速球钻在冷水冲洗下做椭圆形开窗，直到暴露淡紫色的上颌窦黏膜（图8），用上颌窦黏膜剥离器小心分离窦黏膜，未见穿孔（图9、图10），植入混合自体血液的博纳骨粉（图11～图13）。于16、17处根据预定长度逐级预备种植窝，分别植入Straumann SP 4.1mm×10mm种植体各1颗，初期稳定性尚可，最终植入扭矩30N·cm，旋紧覆盖螺丝（图14、图15），于上颌窦开窗处及16、17种植体周围植入博纳骨粉，覆盖海奥胶原膜（图16），复位黏骨膜瓣，缝合（图17）。常规种植手术于46、47位点植入Straumann SP 4.1mm×10mm种植体各1颗。术后常规静脉滴注抗炎消肿药物。术后全景片示：右侧上颌窦垂直骨量得到补足，16、17种植植入位置尚可（图18）。术后3个月、6个月全景片观察种植体周围骨化情况。

（2）修复过程：种植术后6个月，种植义齿取模，2周后义齿戴入（图22～图24）。

二、结果

种植术后3个月CBCT示：植入骨材料改建良好，无上颌窦炎发生（图19）；种植术后6个月口内检查种植体无松动，叩诊清音，牙龈无红肿，曲面断层片示种植体周围骨量足，无明显透射影（图20），测ISQ值16（72）、17（70）；种植术后18个月复查牙周组织稳定，功能良好，全景片示：种植体周围无明显骨吸收（图21）；种植义齿修复后30个月，口内

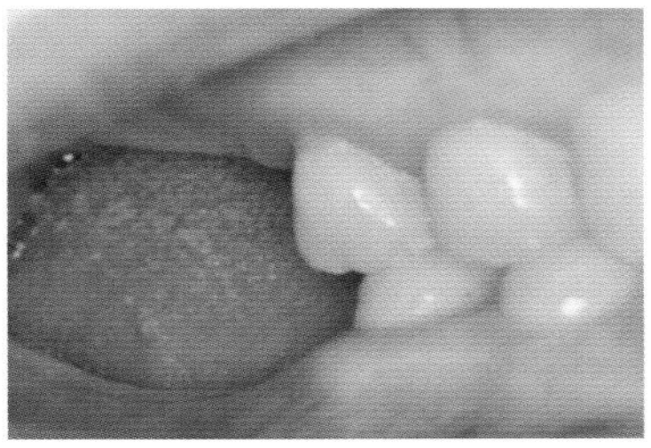
图1 术前口内像1

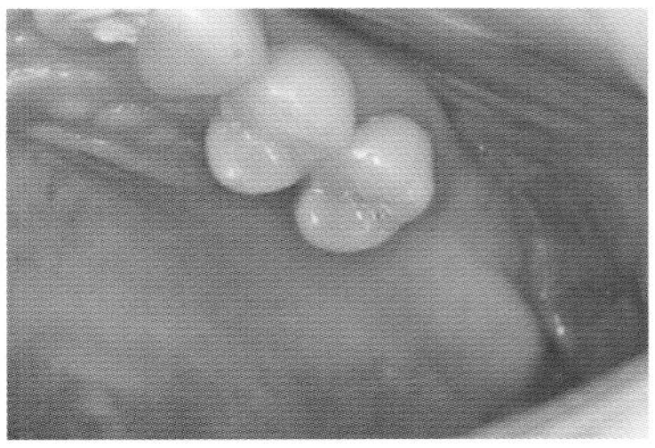
图2 术前口内像2

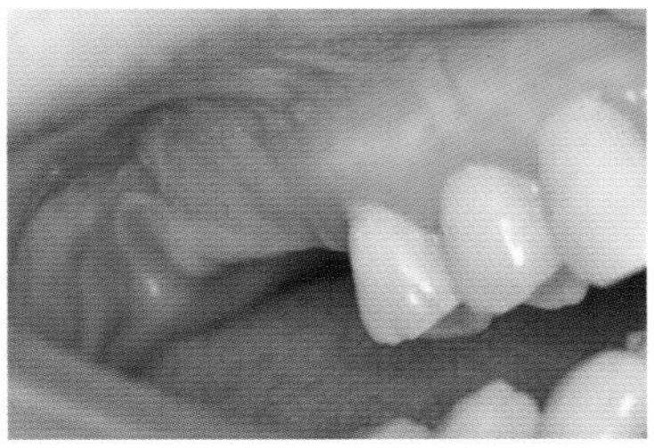
图3 术前口内像3

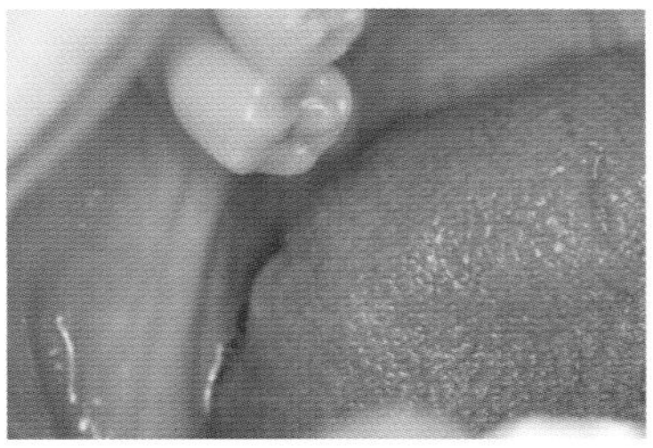
图4 术前口内像4

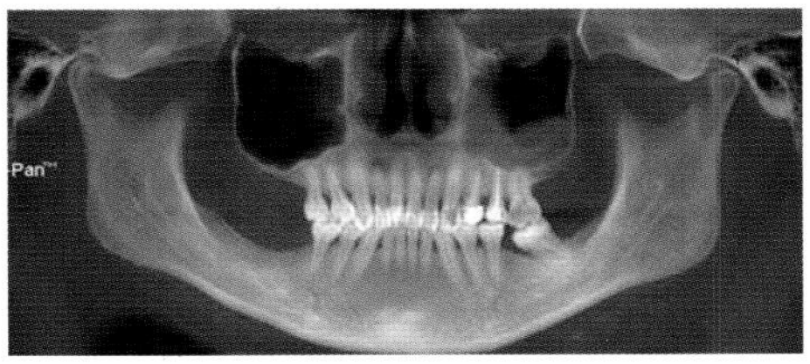
图5 术前全景片

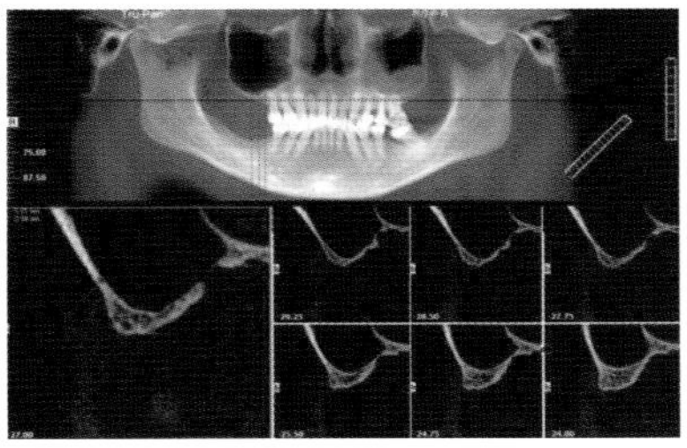
图6 16区CT

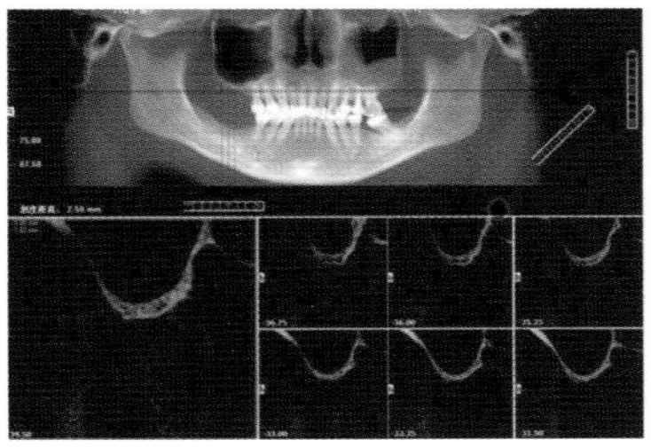
图7 17区CT

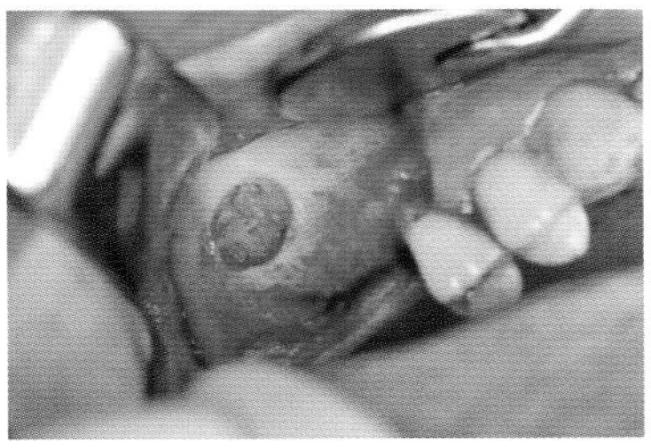
图8 术中像1

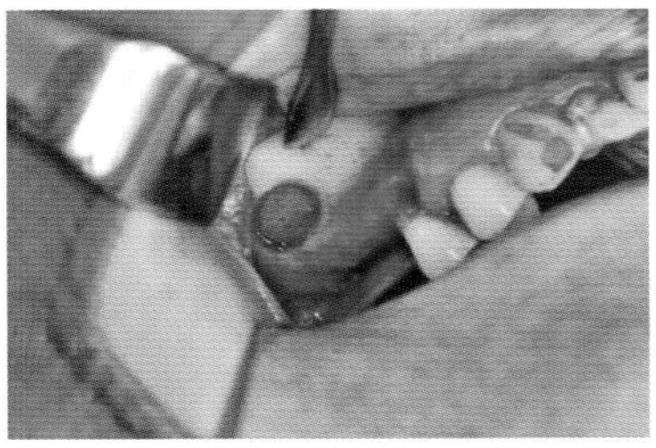
图9 术中像2

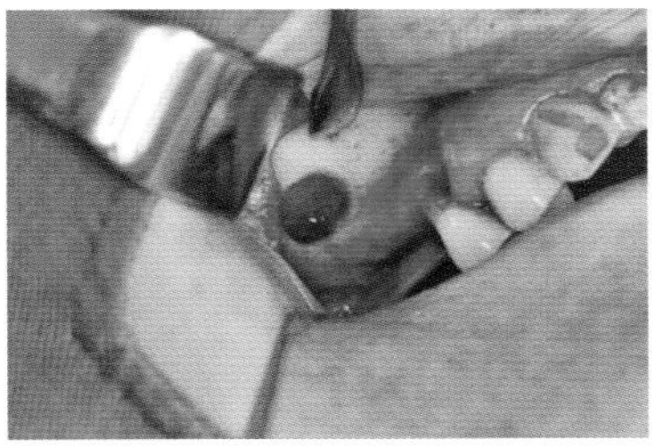
图10 术中像3

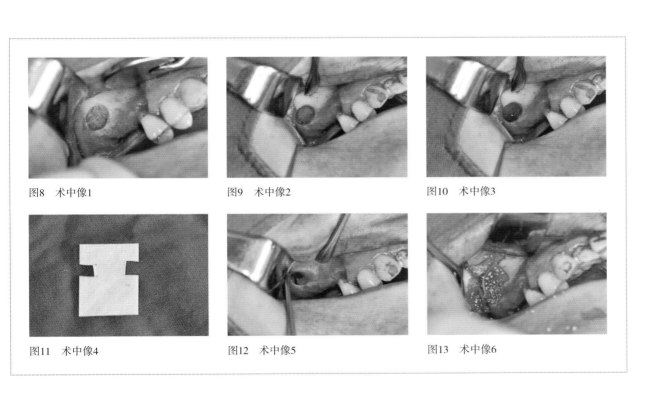
图11 术中像4

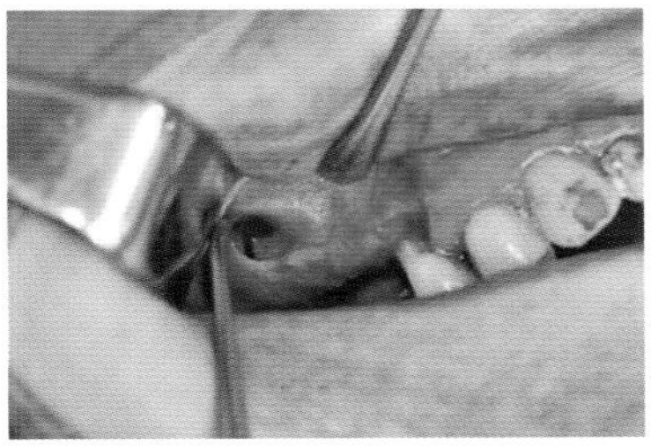
图12 术中像5

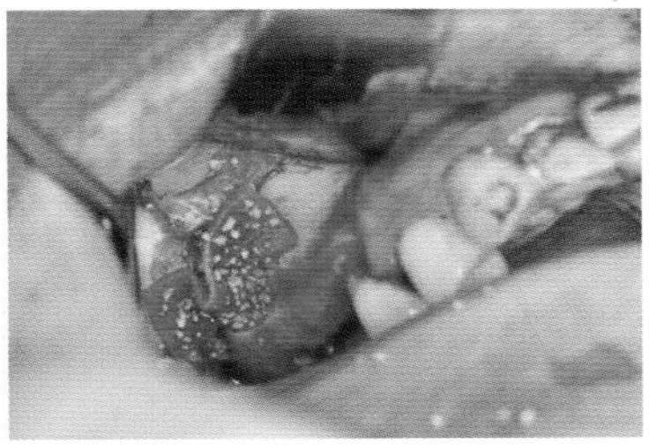
图13 术中像6

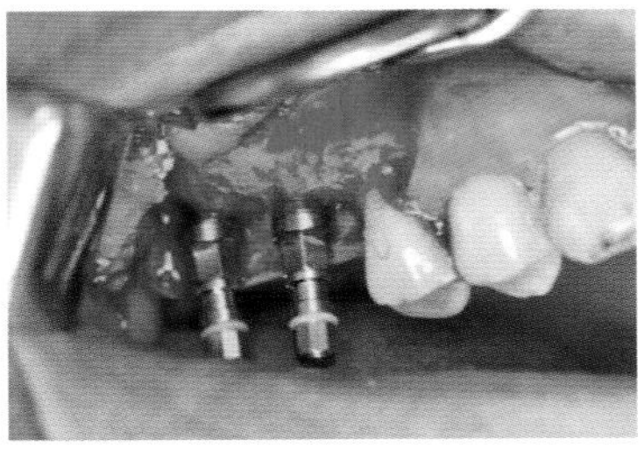
图14 术中像7

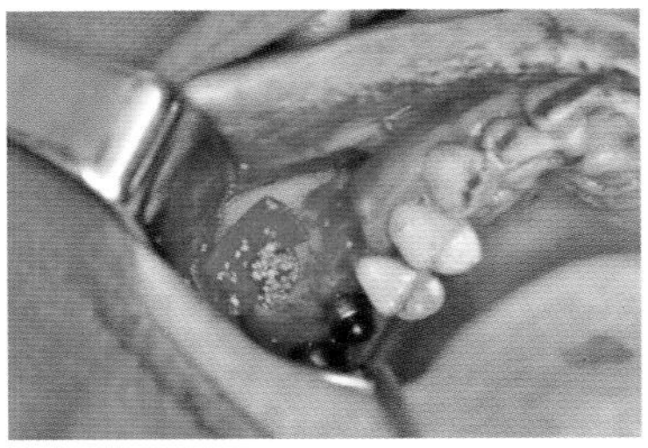
图15 术中像8

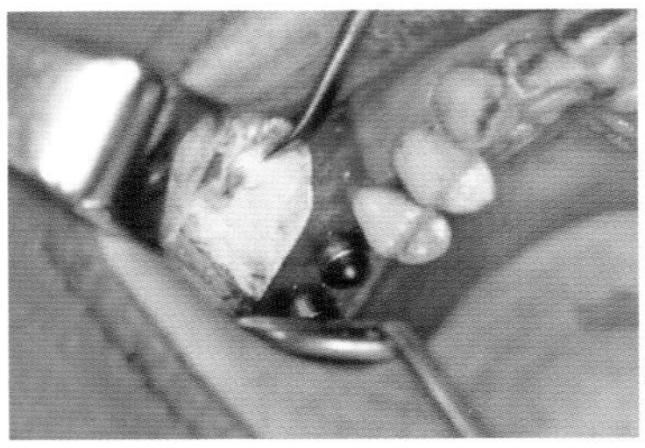
图16 术中像9

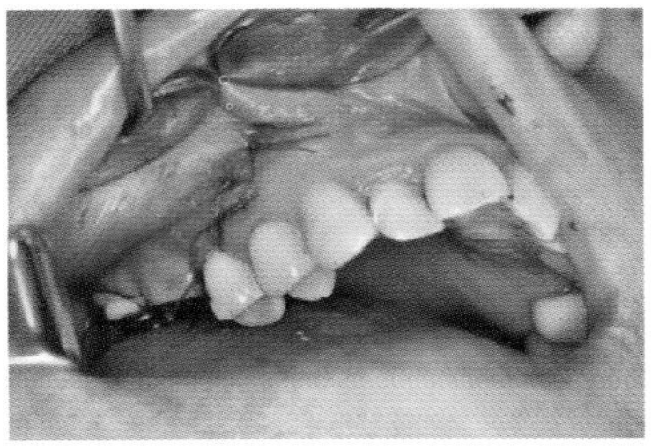
图17 术中像10

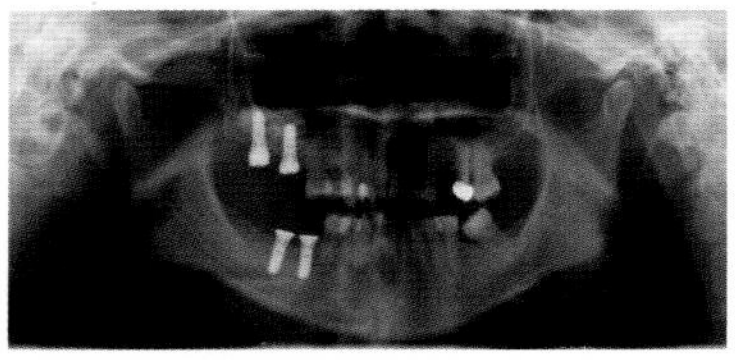
图18 术后全景片

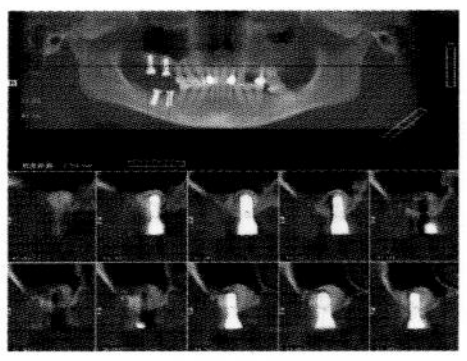
图19 术后3个月CT

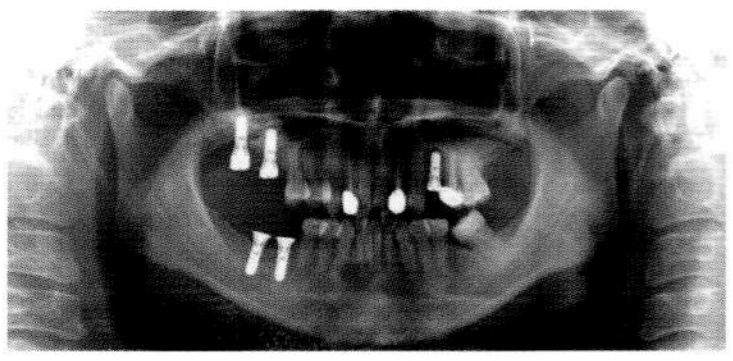
图20 术后6个月全景片

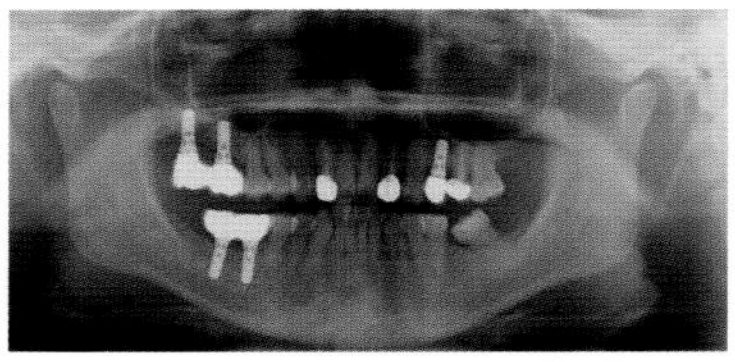
图21 术后18个月全景片

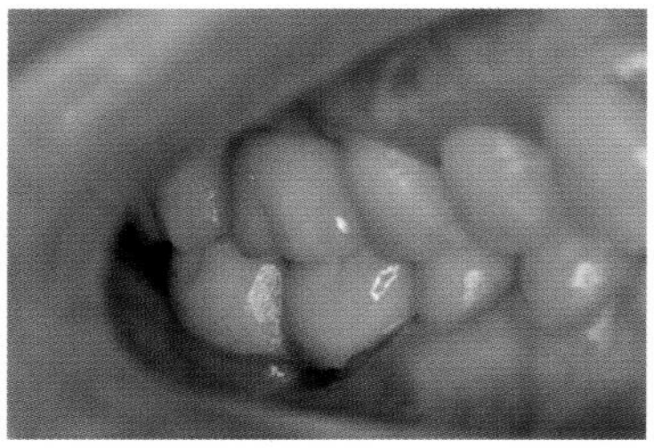
图22 术后戴牙像1

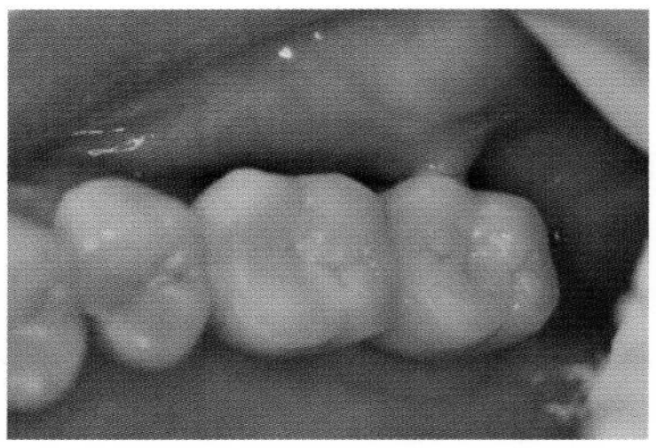
图23 术后戴牙像2

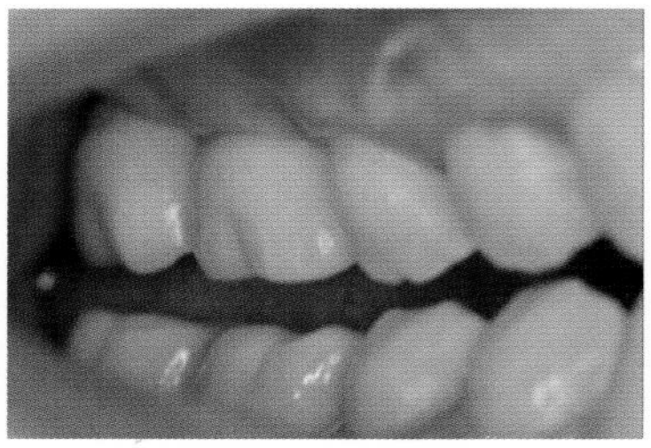
图24 术后戴牙像3

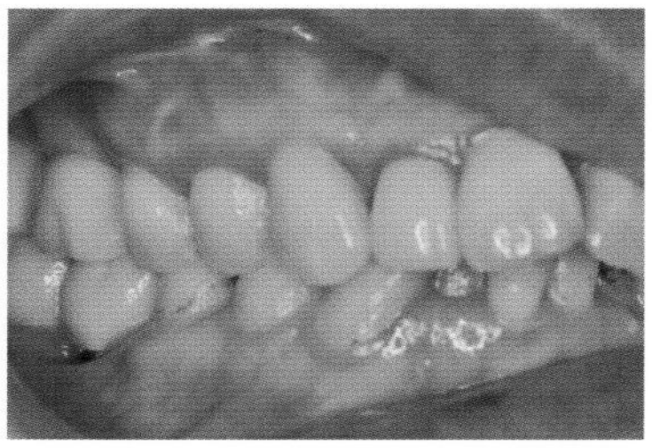
图25 修复后30个月口内像

检查种植体稳定，义齿功能良好，牙周组织状态稳定（图25）。

三、讨论

上颌窦外提升术为上颌后牙区重度骨缺损的种植修复治疗创造了条件，已证实长期效果可靠，已成为上颌后牙区骨量严重不足的常规治疗方法。Jensen等提出上颌窦底的RBH≤6mm时，需行经侧壁开窗的上颌窦外提升术，RBH≤4mm时多采用上颌窦外提升术+延期种植体植入术，患者手术创伤大，治疗周期较长。目前Pinhoit E M等在可用骨的高度<4mm的病例中实施上颌窦外提升植骨，并行同期种植也获得了良好效果。随着临床技术的不断改进和创新，上颌窦外提升术+同期种植的最低骨高度正在被学者不断突破。上述病例（RBH<3mm）采取上颌窦外提升结合GBR技术同期植入种植体的方法获得了良好的骨结合，软组织状态佳，义齿修复功能稳定，取得了满意疗效。

种植体的长期成功与种植体在植入之初的初期稳定性、后期通过骨改建和再生形成的种植体–骨结合有关。上颌后牙区严重骨缺损要想在种植体植入时获得良好的初期稳定性具有十分的挑战性。一方面可以通过改进种植体植入技术增加初期稳定性，研究表明，种植窝直径较种植体直径小时可获得更好的初期稳定性；此外，骨挤压技术也可提高种植体的初期稳定性。另一方面，种植体的设计也可改善初期稳定性，研究发现锥形、表面粗糙的种植体可明显增加初期稳定性。

对于上颌后牙区严重骨缺损的病例，采用上颌窦外提升结合GBR技术同期植入种植体的治疗方法，能避免患者延期种植的二次手术创伤，明显缩短治疗周期，并且种植义齿能获得良好的功能，牙周组织稳定。但是同上颌窦外提升+延期种植相比，种植义齿的远期效果仍需进一步观察。

参考文献

[1] Özkan Y, Akoğlu B, Kulak–Özkan Y. Maxillary sinus floor augmentation using bovine bone grafts with simultaneous implant placement: a 5–year prospective follow–up study[J]. Implant Dent, 2011 Dec,20(6):455–459.
[2] Galindo–Moreno , Avila G, Fernández–Barbero JE, et al. Evaluation of sinus floor elevation using a composite bone graft mixture[J]. Clin Oral Implants Res, 2007 Jun,18(3):376–382.
[3] Jensen OT, Shulman LB, Block MS, et al. Report of the sinus consensus conference of1996[J].Int J Oral Maxillofac Implants, 1998,13(Suppl):11–45.
[4] Pinhoit EM. Branemark and ITI dental implants in the human bone–grafted maxilla:a comparative evaluation[J]. Clin Oral Implants Res, 2003 Oct,14(5):584–592.
[5] Tabassum A, Meijer GJ, Wolke JG, et al. Influence of the surgical technique and surface roughness on the primarystability of an implant in artificial bone with a density equivalent to maxillary bone: a laboratory study[J]. Clin Oral Implants Res, 2009 Apr,20(4):327–332.
[6] Marković A, Calasan D, Colić S, et al. Implant stability in posterior maxilla: bone–condensing versus bone–drilling: a clinical study[J]. Oral Surgery Oral Medicine Oral Pathology Oral Radiology & Endodontics, 2011, 112(5):557.
[7] Kim YK, Kim YJ, Yun PY, et al. Effects of the Taper Shape, Dual–Thread, and Length on the Mechanical Properties of Mini–Implants[J]. Angle Orthodontist, 2009, 79(5):908–914.
[8] Lee SY, Kim SJ, An HW, et al. The effect of the thread depth on the mechanical properties of the dental implant[J]. Journal of Advanced Prosthodontics, 2015, 7(2):115.
[9] Dos Santos MV, Elias CN, Cavalcanti Lima J H. The effects of superficial roughness and design on the primary stability of dental implants.[J]. Clinical Implant Dentistry & Related Research, 2011, 13(3):215–223.
[10] Tabassum A, Meijer GJ, Wolke JG, et al. Influence of surgical technique and surface roughness on the primary stability of an implant in artificial bone with different cortical thickness: a laboratory study[J]. Clinical Oral Implants Research, 2010, 21(2):213–220.

自体牙本质颗粒联合富血小板纤维蛋白在上颌窦提升同期种植中的应用

崔婷婷 寇霓 仲维剑 马国武

摘要

目的：观察自体牙骨粉在上颌后牙区骨量不足的区域的骨再生效果。**材料与方法：**27岁男性患者，术前CBCT示：缺牙区可用骨高度为3mm，骨宽度为6mm。上颌窦内无分隔，无黏膜增厚。局麻下切开，翻瓣，超声骨刀开窗外提升，预备种植窝洞，植入PRF与自体牙骨粉的混合物，即刻植入ITI骨水平种植体，龈瓣复位，缝合。**结果：**术中植体的初期稳定性良好，术后3个月复查植体无松动，骨结合良好，CBCT示窦底有5～6mm的新骨形成。**结论：**自体牙骨粉在上颌窦外提升中可有效增加骨量，有利于进一步的种植修复。

关键词：上颌窦提升；自体牙；富血小板纤维蛋白

由于中国老年人缺牙情况的增多，老年患者种植牙的量也在与日俱增。但上颌后牙区的种植，会受到一些特殊的解剖生理所影响，如上颌窦气化、膨大造成上颌后牙区垂直骨高度不足，窦间隔限制最佳植入位点等。而且随着时间的推移，上颌后牙的牙槽骨的骨密度明显降低，对种植体的初期稳定性和骨结合有不利的影响，甚至可以导致种植手术的失败。这些不利的因素限制了上颌后牙种植手术的开展或降低了种植修复的成功率。经过许多学者的探索与研究，最终解决了上颌后牙区种植失败率高这一难题，Tatum首先提出在上颌后牙区应用上颌窦提升术，随后Boyne和James也发表了相关的临床研究，这些学者的研究证明了上颌窦提升在上颌后牙的种植手术中是一种有效且安全的手术方式。

上颌后牙区的骨缺损常采用不同种类的骨移植材料包括自体骨、异种骨、生长因子等进行修复。近年来有学者认为，自体牙骨粉有良好的成骨效果，而且它没有免疫原性，价格低廉，易于储存及制作，已经引起越来越多临床医生的注意与使用。本病例即通过自体牙骨粉在上颌窦外提升中成骨量的研究与分析，来评价这种植骨材料的临床效果，以期对临床工作有一定的参考和引导。

一、材料与方法

1. 病例简介 27岁男性患者。患者10年前因残根拔除左上后牙，当时因年龄过小未行固定修复。今来我院要求种植修复缺失牙，既往体健。临床检查：患者面部两侧对称，肤色正常，张口无障碍，口角正常无偏斜，无淋巴结肿大。26缺失，缺牙间隙<5mm，骨宽度尚可。牙龈未见红肿，角化龈厚度<2mm。全口牙结石Ⅰ～Ⅱ度。CBCT示：缺牙区可用骨高度为3mm，骨宽度为6mm。上颌窦内无分隔，无黏膜增厚。

2. 诊断 上颌牙列缺损，26缺失。

3. 治疗计划 26行上颌窦外提升同期种植，PRF混合自体牙骨粉植入骨缺损处。埋入式愈合，3个月后行二期修复，6个月后戴牙行最终修复。

4. 治疗过程（图1～图13）

（1）术前30分钟口服消炎药，氯己定含漱，消毒口腔内外，调整椅位，铺巾。

（2）局麻下于缺失牙的牙槽嵴顶偏腭侧切开并在颊侧的近远中做附加切口形成梯形切口，翻起黏骨膜瓣，暴露上颌窦前壁。用手术记号笔画出高于窦底2mm以上的矩形切割轨迹，然后用超声骨刀边切割边冲洗，直到感觉到落空感。用上颌窦黏膜剥离器揭去外侧骨块，然后用窦底黏膜剥离器沿着骨壁小心分离窦底黏膜，将其完整地抬高至所需高度，嘱患者吸气以观察窦底黏膜的动度或通过鼓气实验来检查窦底黏膜的完整性，确认窦底完整后。球钻定位，麻花钻逐级扩孔，拧入植体。卸下植体携带体，安装覆盖螺丝，将PRF与自体牙骨粉的混合物填入窦腔中，在填入过程中应使移植材料均匀地充满整个窦腔，并避免造成上颌窦窦底黏膜的穿孔。PRF膜覆盖创口，拉拢黏骨膜瓣行无张力间断缝合。

（3）术后予冰块冷敷：术后全景片示，左侧上颌窦窦底黏膜呈帐篷样抬高，骨粉布满整个窦腔，恢复了应有的骨高度。

（4）术后1周复查：口内检查创口无感染、红肿，为患者拆线，消毒。患者自述术后3天肿胀、疼痛明显，影响其正常睡眠，口服芬必得止痛。阿莫西林、替硝唑常规服用1周。

（5）术后3个月复查：患者自述无感觉异常，全景片显示骨结合良好，植体周围无透射影。26行二期手术安装愈合基台。

（6）术后6个月复查：种植体无松动，牙龈愈合良好，安装转移杆，硅橡胶取模，2周后戴牙，调𬌗。全景片显示骨结合良好，窦底成骨量明显。

作者单位：大连医科大学附属口腔医院
通讯作者：仲维剑；Email: 2061983zwj@163.com

（7）术后12个月复查：种植体无松动，牙龈愈合良好，全景片显示骨结合良好，窦底成骨量明显。

二、结果

患者无任何不适，种植体结合良好，窦底有明显的新骨形成，最终修复效果患者满意。

三、讨论

随着人们对口腔种植的理解与认同逐渐加深，选择种植修复缺失牙的患者也在与日递增。但是上颌后牙的缺失常会导致后牙区解剖结构的变化，增加了手术难度，而上颌窦提升术的应用成功地解决了这一难题。

上颌窦内提升中最常见的并发症即是窦底黏膜破损，而造成破损可能

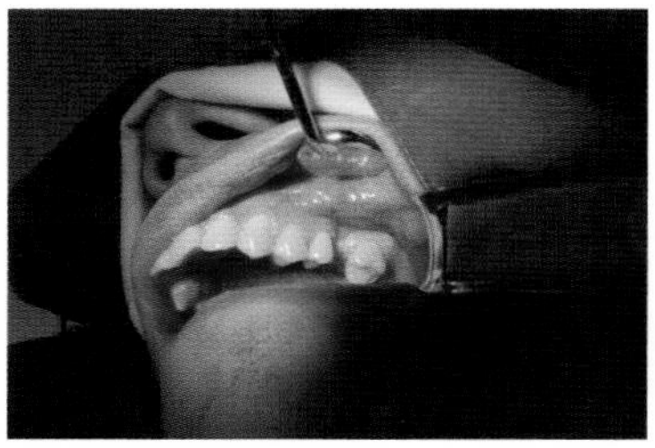
图1　术前口内像

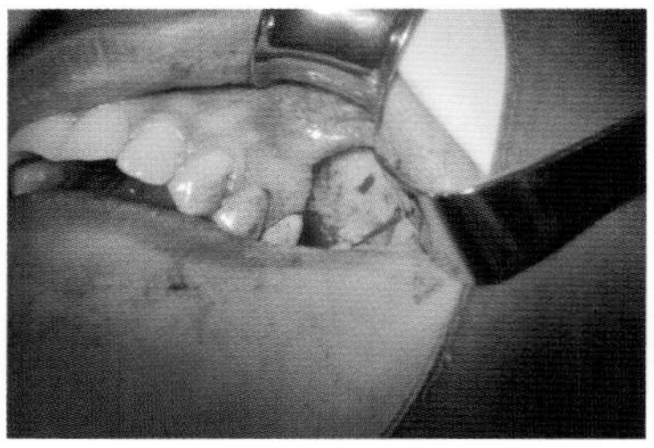
图2　切开翻瓣

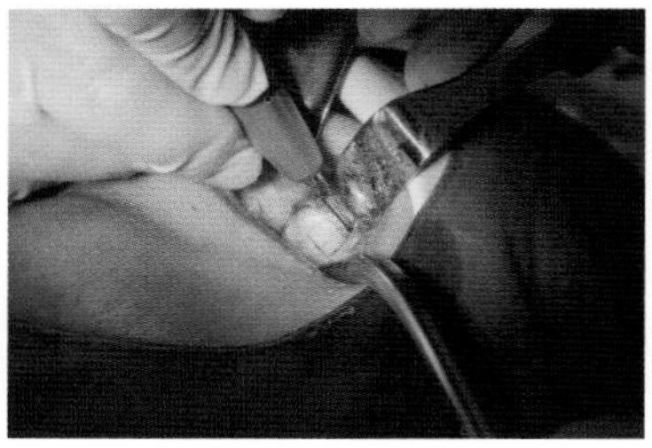
图3　超声骨刀切割骨壁

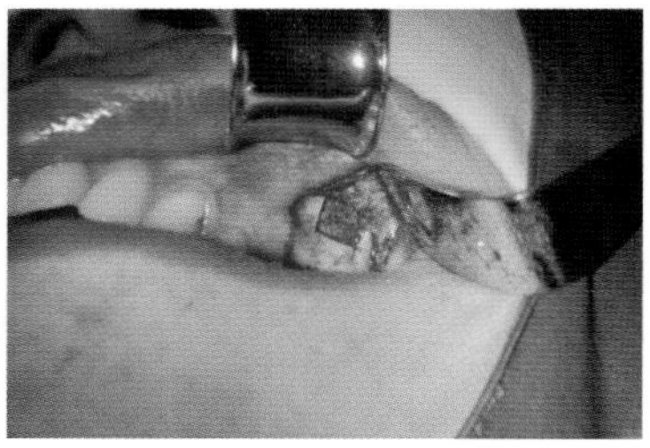
图4　揭去骨盖

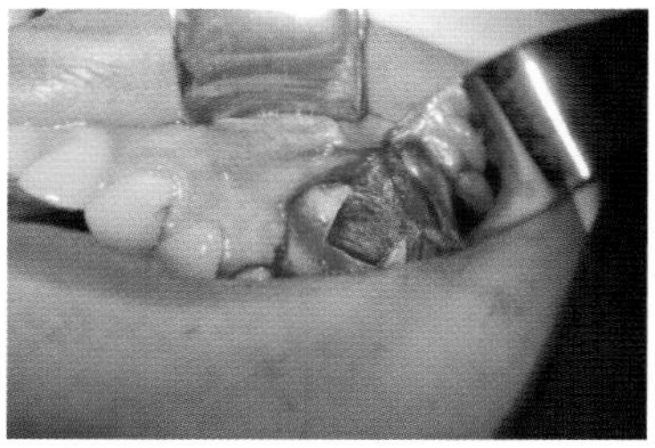
图5　抬高窦底黏膜

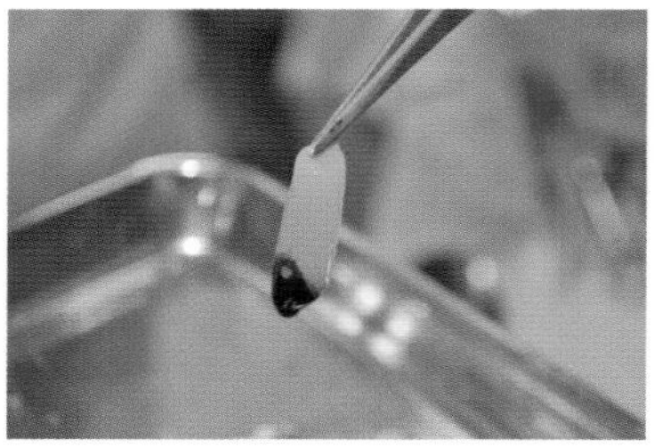
图6　预先制备好的PRF

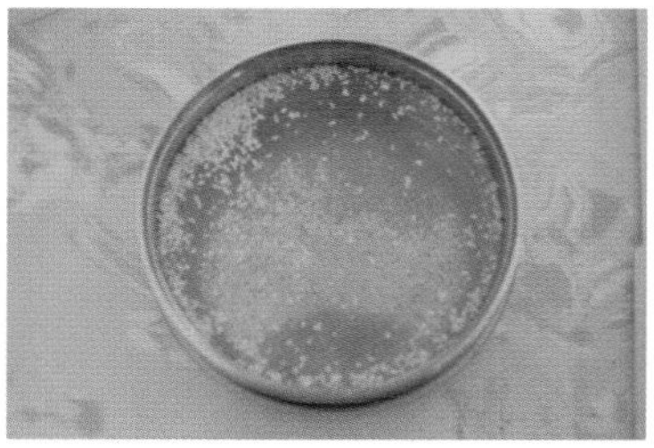
图7　制备自体牙骨粉

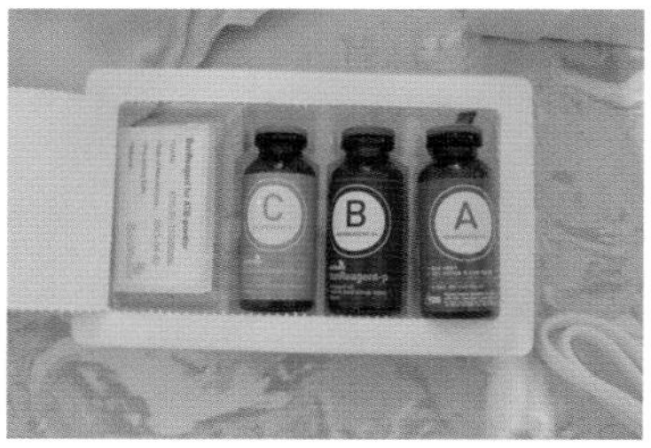
图8　制备自体牙骨粉的药品

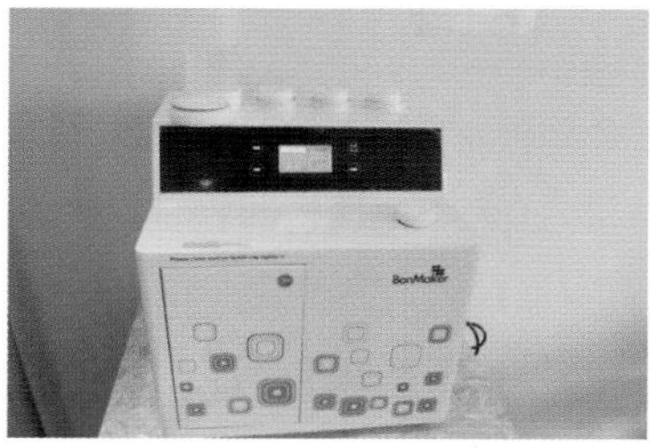
图9　制备自体牙骨粉的机器

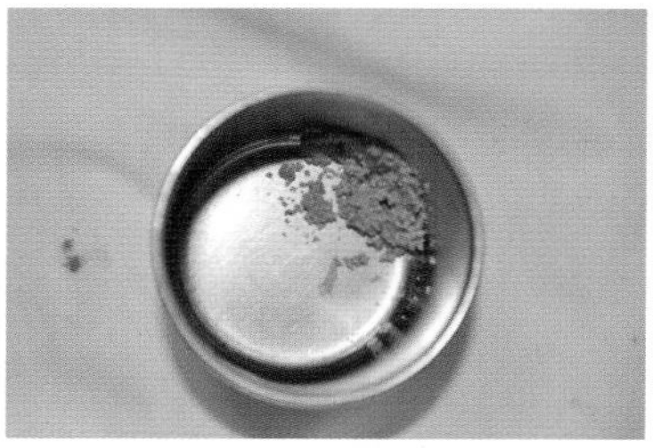
图10　混合PRF和牙骨粉

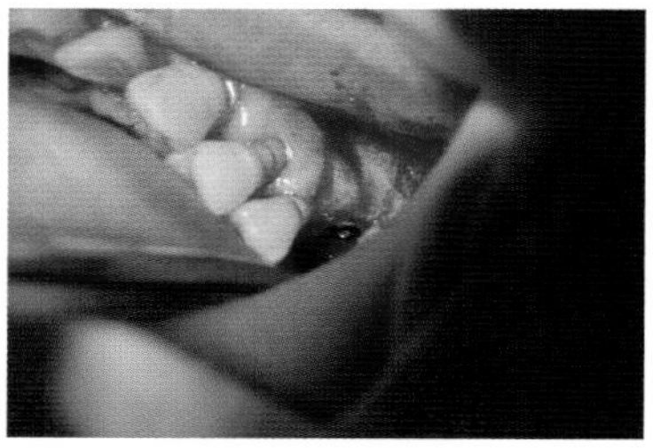
图11　窦腔内填入骨粉盖膜

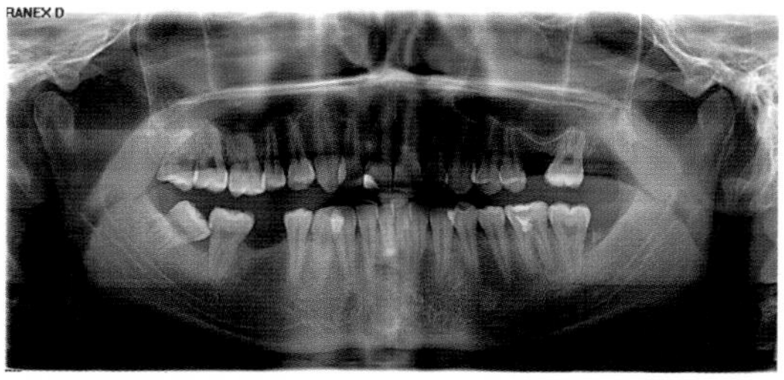
图12　术前全景片

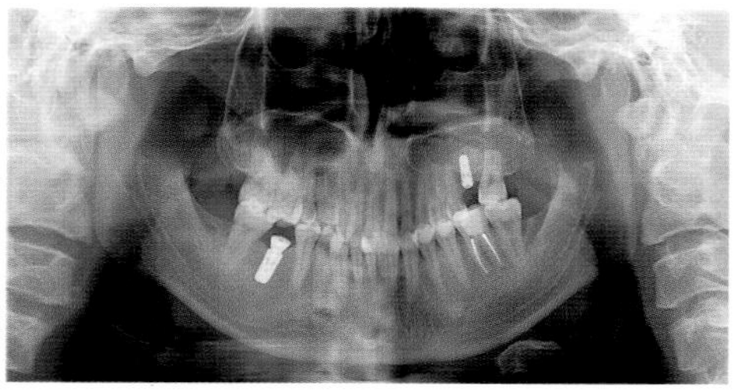
图13　术后即刻全景片

的原因有：①不规则的植骨材料植入窦底对窦底黏膜造成一定的破坏。②植入骨粉过程中用力不当直接造成黏膜穿孔。因此关于上颌窦内提升是否需要填入植骨材料也引起了一些学者的探讨。有学者偶然发现上颌窦内的囊肿摘除后没填入植骨材料，仍有新骨再生。临床和影像检查的结果为上颌窦提升术提供了新的理念：上颌窦提升不填塞骨移植材料也可有新骨再生。单纯的上颌窦内提升可能成骨的机制是：种植体顶起窦底黏膜，形成一个帐篷样的空间从而可以充满血凝块，血凝块可以为新骨的形成提供生长因子和支架、细胞，而窦底黏膜是间充质干细胞的来源之一，具有一定的成骨潜力。因此可以形成新骨。但有一些学者认为，当RBH＜4mm时。单纯的上颌窦提升骨再生量有限，影响种植体的初期稳定性，会降低种植体的成功率，推测可能原因：植体顶起的帐篷样空间内血凝块吸收过快，并没有起到支架的作用。但单纯的行上颌窦内提升，对于植体正常的功能负荷没有影响。因此有学者认为可以用富血小板纤维蛋白（platelet—rich fibrin，PRF）来充当上颌窦提升中的骨移植材料，它不仅利于塑形、经济实惠、便于操作，可当作覆盖膜衬与窦底以保护窦底黏膜，而且其富含生长因子可促进骨愈合。PRF的制取方法是Choukroun等在2000年首先提出的。利用无抗凝剂的负压离心管从患者上臂抽取静脉血。抽血完毕后将离心管平稳快速地置于离心机中，然后按调整好的参数进行离心。离心后血液分成3层：顶层为血清层；中间层为纤维蛋白层即PRF；底层为富血小板层。PRF中含有天然的纤维蛋白支架和丰富的生长因子，它在7～14天内可以释放足够的生长因子，有效地刺激组织再生，而纤维蛋白支架则利于微血管的形成。此外，PRF中含有许多能调节免疫反应的白细胞，可调控不良反应的发生，增强了术区的抵抗力。而且PRF在上颌窦提升中还可以起到缓冲作用。

自体骨在口内和口外均可获得。因其有良好的成骨能力，通常作为植骨材料的金标准。但因其有并发症增多、用量有限制、吸收率过快等缺点，导致其临床效果欠佳。而脱矿牙本质的发现弥补了自体骨的不足，临床中经常发现一些残根常被骨组织吸收替代，基于这点，一些学者认为牙本质有成骨的可能并做了大量的实验。实验证明脱矿的牙本质的确有良好的成骨效果。而且脱矿的牙本质易于获得，成本低廉，没有免疫原性。目前某些地区已经有牙齿银行的存在，它可以长期保存患者拔除的牙齿，在患者的某些口腔手术中如果需要骨移植材料，那就可以脱矿处理牙本质后再植入患者的术区。

目前研究热点主要是将各种植骨材料联合或单独应用，以加快移植材料的吸收、促进新骨的形成，进一步缩短愈合时间和疗程。本病例中应用PRF与自体牙骨粉的混合在上颌窦开窗外提升中取得了良好的成骨效果，并且术后患者的反应良好，无明显不适。但目前有关本病例的长期效果有待进一步地观察与追踪。

四、结论

自体牙骨粉与PRF混合有良好的成骨效果，临床中可用来修复骨缺损。

参考文献

[1] Dohan DM, Choukroun J, Diss A, et al. Platelet-rich fibrin (PRF): A second-generation platelet concentrate.PartII:platelet-related biologic features[J].OralSurg Oral Med Oral Pathol Oral Radiol Endod, 2006,101:45-50.

[2] Simonpieri A, Choukroun J, Del Corso M, et al. Simultaneous sinus-lift and implantation using microthreaded implants and leukocyte- and platelet-rich fibrin as sole grafting material: a six-year experience[J]. Implant Dent,2011,20:2-12.

[3] Miller EJ,Gay S,Leon WC. The collagens: an overview and update,Methods in enzymology,vol 144[J].Academic Press,1987(56):77-79.

侧壁开窗上颌窦底提升术在上颌后牙区种植中的应用

章轩 曲哲 赵佳明 王战昕

摘要

目的：本文介绍上颌后牙区多颗牙连续缺失，使用正畸拉开间隙和侧壁开窗上颌窦提升术增加垂直骨量的手术过程和永久修复程序。**材料与方法：**16岁男性患者，多年前因龋病拔除上颌多颗牙，影响咀嚼功能，要求种植修复。13和15缺失，缺牙区牙槽嵴低平，表面黏膜平整无异常。术前CBCT检查显示13可用骨高度约19.32mm，可用骨宽度约6.1mm；15可用骨高度约5.2mm，可用骨宽度约8mm，在距牙槽嵴顶约11.4mm处存在血管。15位点避开血管采用侧壁开窗技术提升上颌窦，并同期植入种植体。6个月后永久修复。**结果：**术中避开了血管，未见明显出血，可用骨量充足，CBCT复查示骨增量效果稳定，无明显骨吸收。种植修复完成后患者对种植义齿修复效果满意。**结论：**患者口内多颗牙齿缺失，修复方案应结合口内情况、放射线检查及患者自身要求进行设计，将CGF及人工骨混合物用于上颌窦底提升具有临床可行性。

关键词：侧壁开窗；上颌窦底提升术；CGF；正畸联合种植

在上颌后牙区存在一重要的解剖结构，即上颌窦，上颌窦的气化及缺牙后牙槽嵴自身的萎缩，导致缺牙区牙槽嵴顶至上颌窦底之间的垂直骨量不足。侧壁开窗技术和穿牙槽嵴技术是提升上颌窦，解决局部骨量不足的最主要的两种方法。通常认为上颌窦底提升手术是安全的，但因上颌窦解剖结构的变异、异常和潜在的病理变化，会导致术中上颌窦黏膜穿孔、出血和术后上颌窦炎等多种常见并发症。侧壁开窗上颌窦底提升术中常见并发症包括出血，其发生率为2%～3%，上牙槽后动脉及眶下动脉供应上颌窦的外侧壁及黏膜，侧壁开窗上颌窦底提升时，在形成骨沟、剥离开窗部位骨壁和剥离上颌窦底黏膜时，均可能损伤血管导致出血，进而损害手术区域的视野，增加手术的困难。

在过去的10年中，锥体束CT（cone beam computed tomography，CBCT）被广泛用于口腔颌面部的诊断。CBCT是针对牙齿和颌面部区域的特殊设计，在较短时间内能产生清晰的三维影像，且辐射剂量低。大量的研究证明CBCT在口腔医学中是一种重要的影像学诊断方式，通过CBCT观察上颌窦解剖的变化和病变，对种植术前评估和手术方法的选择是很有意义的。本病例通过术前使用CBCT精确地检查，术中避开血管，避免了出血。

口腔种植技术的不断成熟和发展，更多的患者选择种植来修复缺失牙。口腔正畸医生开始的介入，可以协助种植医生对患者进行全面而仔细的设计，为患者提出适当的治疗计划，简化治疗过程。同时通过牙齿移动，为种植体修复创造必要的条件。

作者单位：大连市口腔医院

通讯作者：章轩；Email: zhangyonex@foxmail.com

一、材料与方法

1. 病例简介 16岁男性患者。主诉：右上部分牙缺失多年要求种植修复。现病史：多年来因龋病拔除口腔内多颗牙，于2015年到我院行正畸治疗，调整缺牙间隙，要求种植修复。既往史：患者既往体健，否认高血压、糖尿病和心脏病史，否认药物及材料过敏史。临床检查：13、15缺失，牙龈颜色正常，余留牙无明显松动及龋坏，咬合关系尚可。影像检查：术前CBCT检查显示13可用骨高度约19.32mm，可用骨宽度约6.1mm；15可用骨高度约5.2mm，可用骨宽度约8mm。骨密度一般，骨质分类为Ⅱ类，无疏松影像。15上颌窦外侧骨壁存在骨内血管，血管下届距牙槽嵴顶约11.4mm。16、17牙根均进入上颌窦内。

2. 诊断 上颌牙列缺损。

3. 治疗计划

（1）行正畸拉开间隙。

（2）15侧壁开窗技术提升上颌窦并同期植入种植体，13位点常规植入种植体。

（3）6个月后永久修复。

4. 治疗过程（图1～图48）

（1）术前取患者静脉血18mL，分装在两支试管中，放入Medifuge离心机内以高低不等的转速2400～2700r/min差速离心12分钟，静置后形成3层，第二层即CGF，其中大量的生长因子位于中间层与底层的交界处。

（2）常规消毒，铺巾，局麻，右侧上颌牙槽嵴顶“一”字形切口，颊侧辅助切口，翻瓣，暴露颊侧骨壁，确定骨开窗的高位切口，距牙槽嵴顶约

10mm以避开血管，超声骨刀去除骨壁，暴露上颌窦黏膜，剥离并提升上颌窦黏膜至所需高度，捏鼻呼吸法检查黏膜完整性，逐级备洞，制备种植窝洞。

（3）将CGF膜与Bio-Gide双层膜覆盖于上颌窦底黏膜，CGF膜贴合上颌窦底黏膜，植入Bio-Oss骨粉与CGF的混合物，15处植入Straumann 4.1mm×10mm RN.SP种植体，Bio-Oss骨粉与CGF的混合物填满颊侧骨窗，颊侧骨壁开窗处覆盖Bio-Gide胶原膜及CGF膜，13处植入Straumann 3.3mm×12mm NC.BL种植体，两种植体初期稳定性均达35N·cm，上愈合基台，黏骨膜瓣复位无张力拉拢，严密缝合。

（4）术后静脉滴注抗生素1周，复方氯己定含漱液漱口2周，术后未见明显肿胀，10天拆线，术区黏膜愈合良好。

（5）术后6个月，术区黏膜正常，影像学显示种植体周围骨愈合良好，种植体稳定性系数测量ISQ为70，聚醚橡胶常规闭窗取模。

（6）试基台，比色。

（7）永久修复，全瓷基台和全瓷冠作为永久修复体。

（8）使用材料：Straumann种植体，Bio-Oss大颗粒骨粉，Bio-Gide胶原膜，Medifuge离心机。

二、结果

术中避开了血管，未见明显出血，术后CBCT显示可用骨量充足，无鼻腔渗血、感染及上颌窦炎发生，植骨区创口愈合良好。CBCT复查示骨增量效果稳定，无明显骨吸收。永久修复完成后患者对种植义齿修复效果满意。

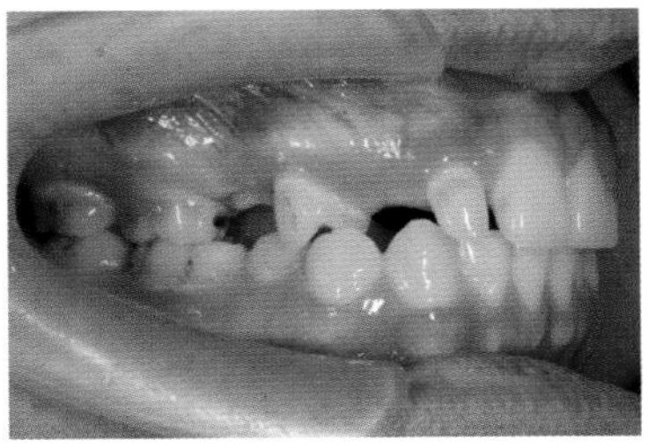
图1 正畸前口内情况1

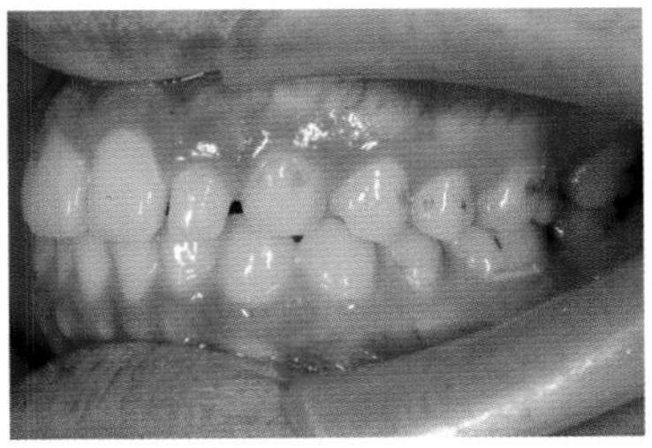
图2 正畸前口内情况2

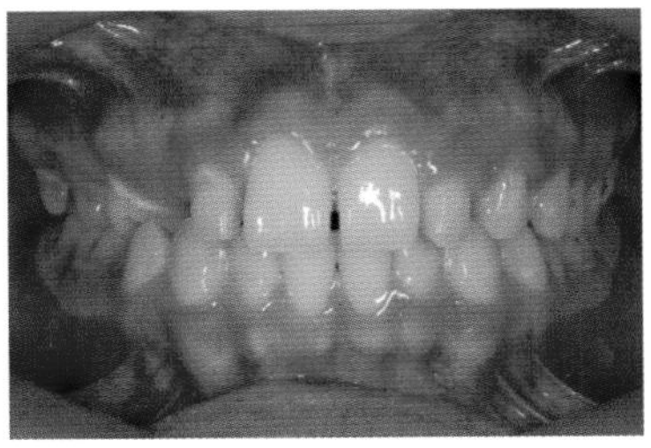
图3 正畸前口内情况3

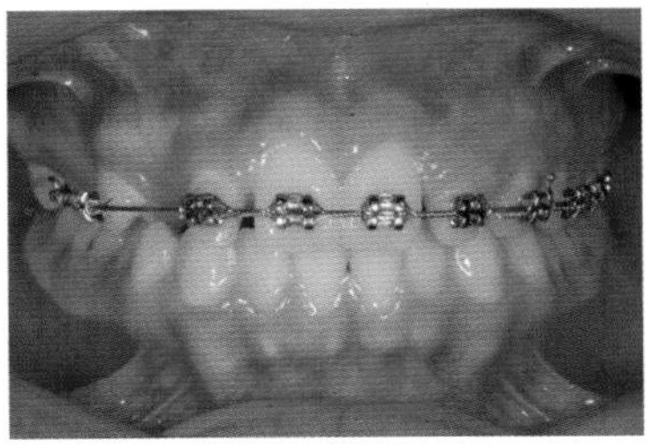
图4 正畸后种植前口内1

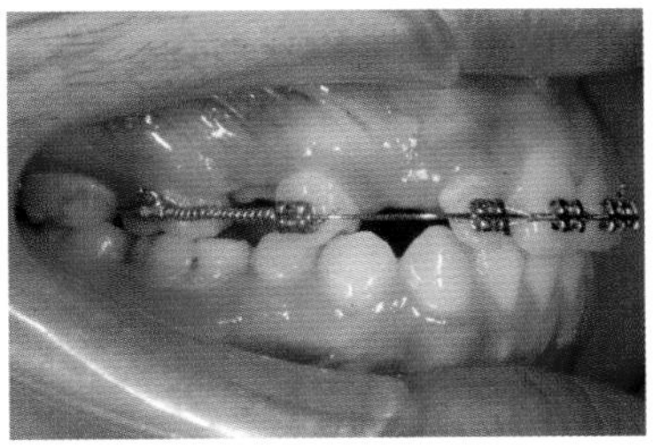
图5 正畸后种植前口内2

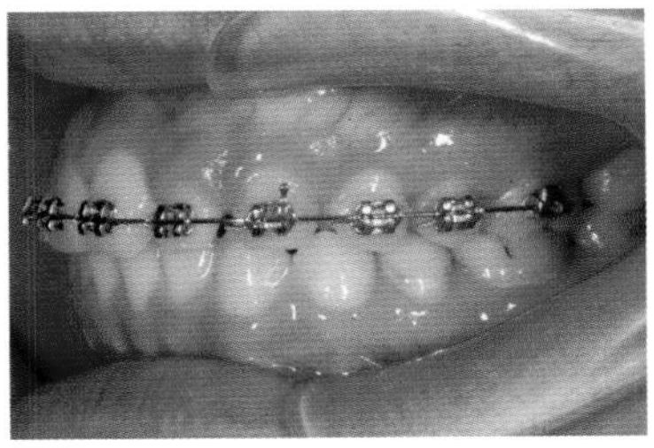
图6 正畸后种植前口内3

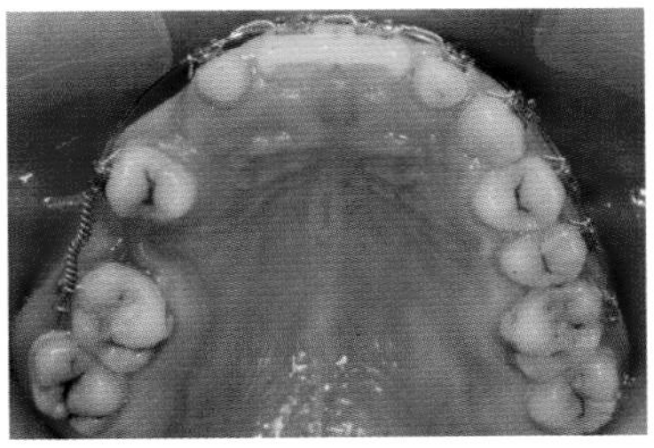
图7 正畸后种植前口内4

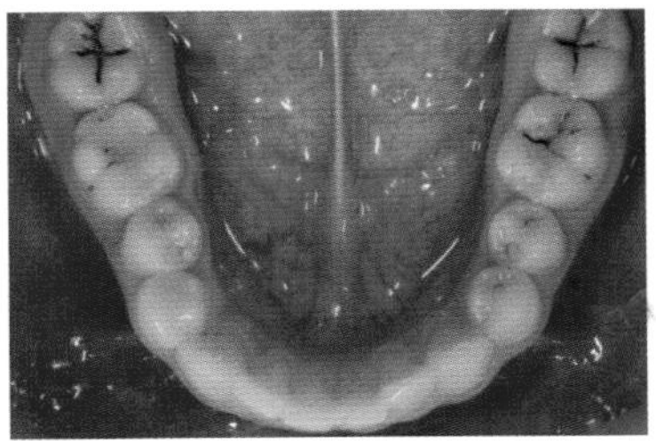
图8 正畸后种植前口内5

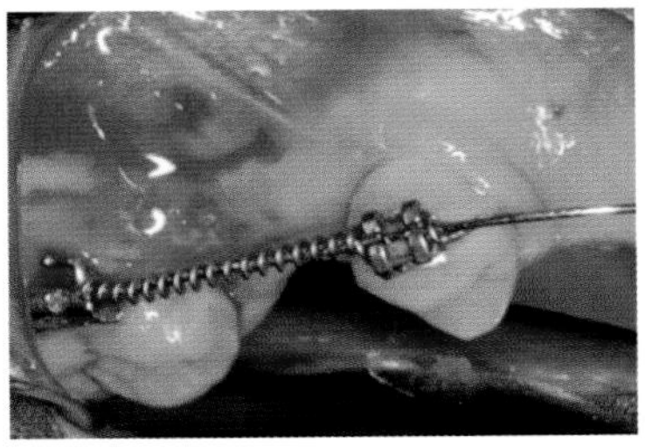
图9 术前口内情况，殆面像

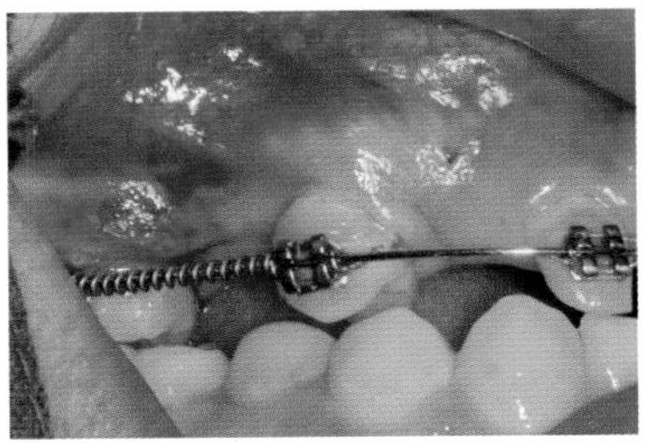
图10 术前口内情况，牙列正面像

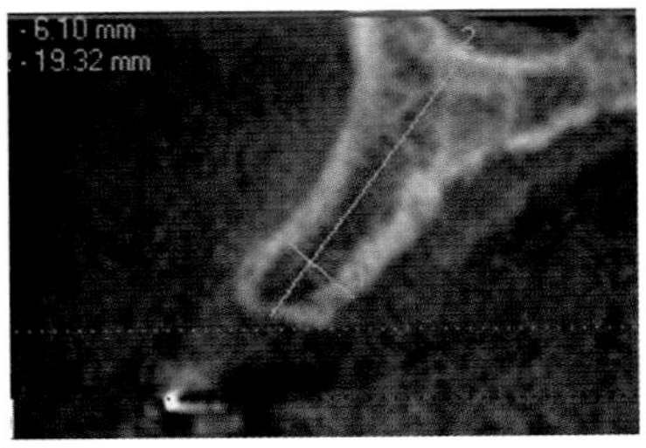

图11 13位点骨量正常

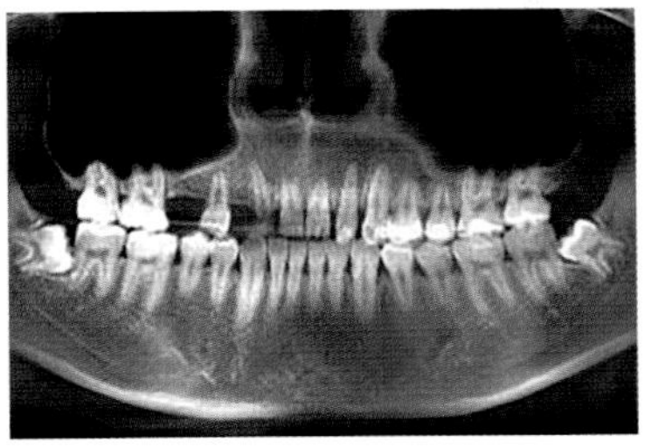
图12 术前CBCT，邻牙进入上颌窦

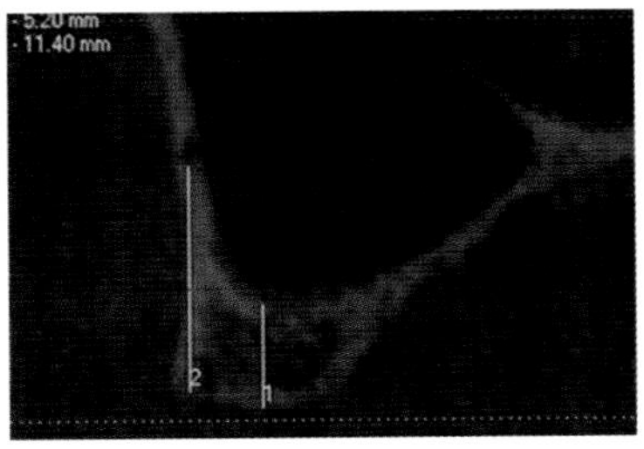

图13 15位点血管距牙槽嵴顶约11mm

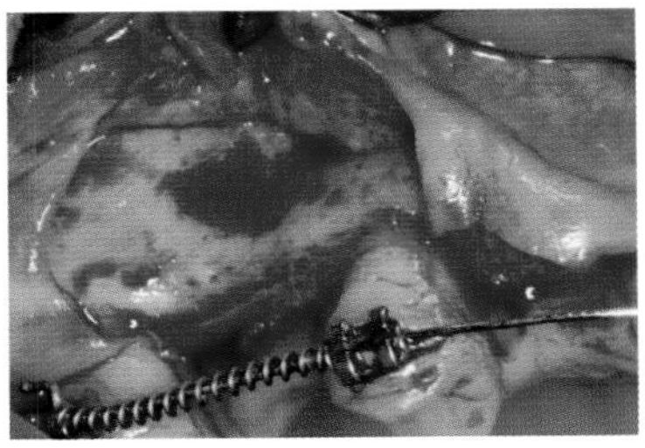
图14 颊侧翻瓣，暴露颊侧骨壁

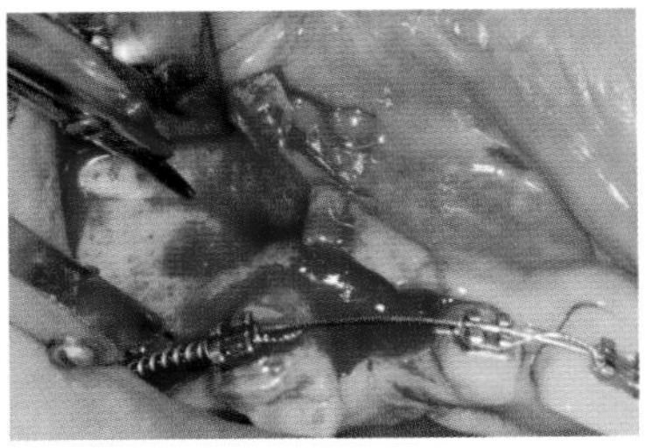
图15 测量骨开窗的高位切口，约10mm

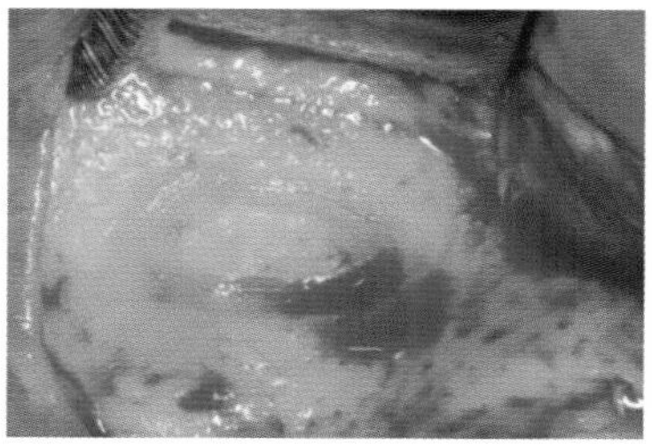

图16 颊侧骨壁形成骨沟

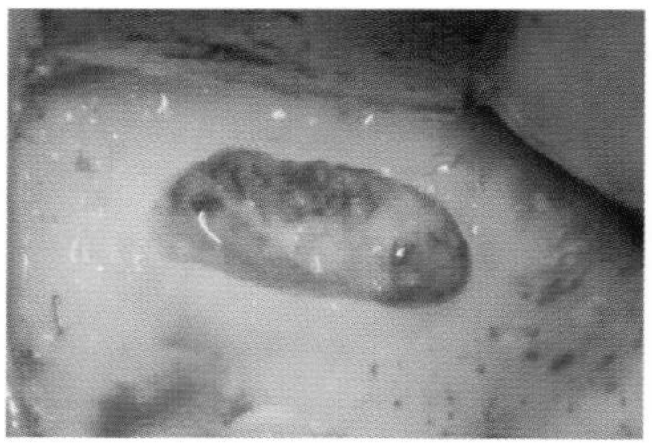

图17 完整地移除颊侧骨壁

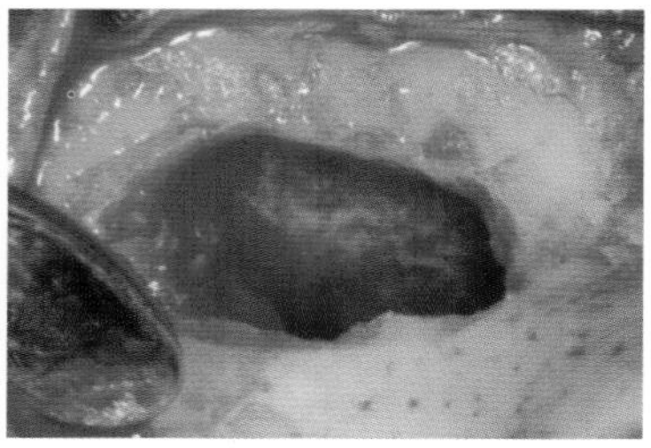

图18 剥离上颌窦底黏膜

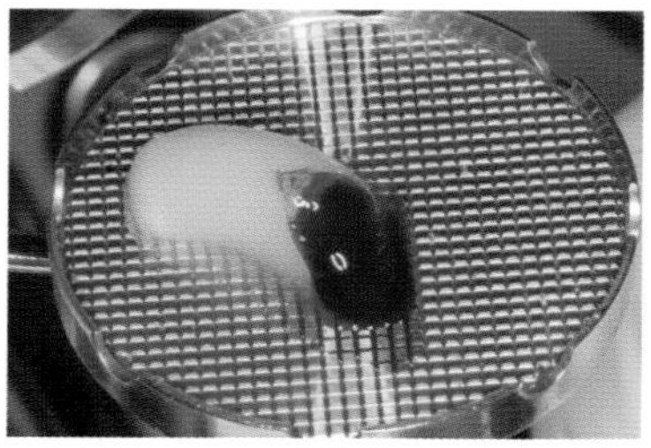

图19 CGF

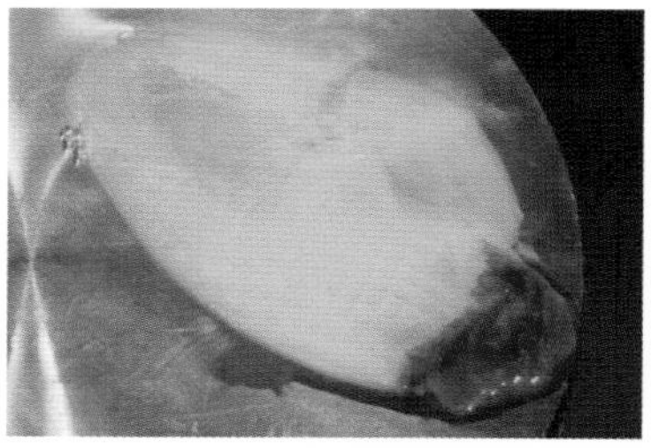

图20 CGF膜与Bio-Gide膜重叠

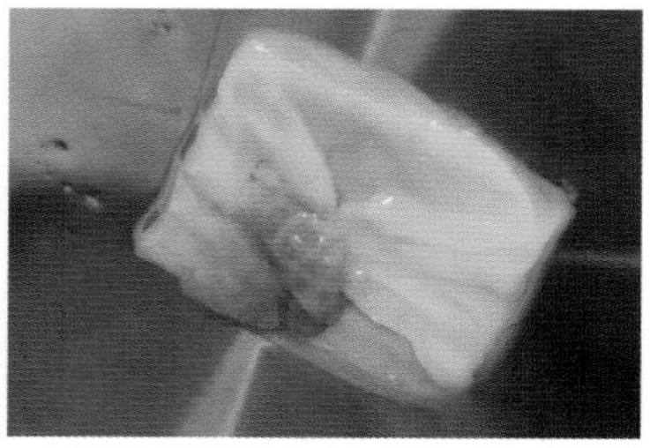

图21 CGF膜与Bio-Gide膜重叠形成双层膜

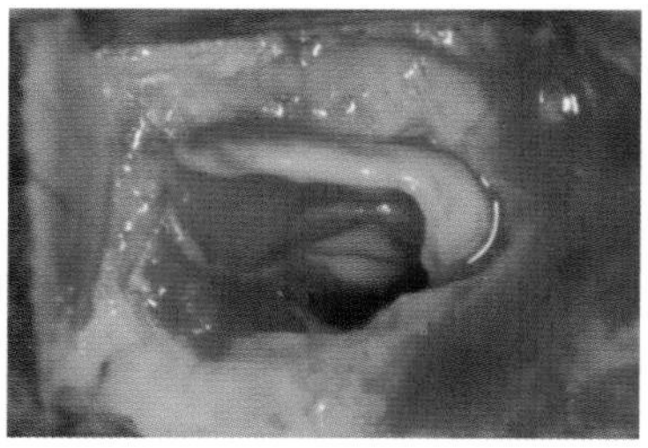

图22 双层膜放置上颌窦底

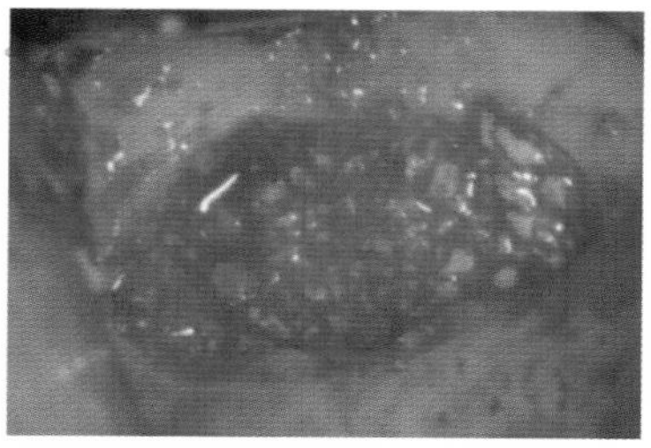

图23 上颌窦内植入骨粉

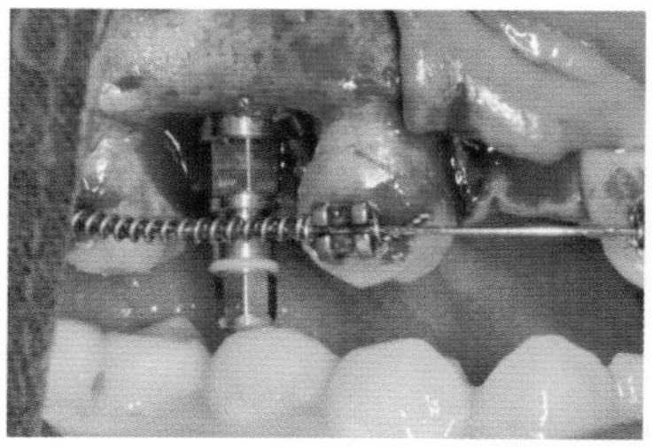

图24 种植体的植入方向

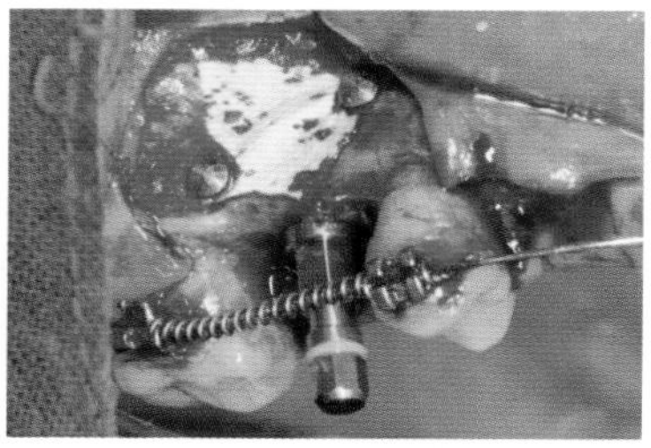

图25 Bio-Gide膜覆盖骨粉，膜钉固定

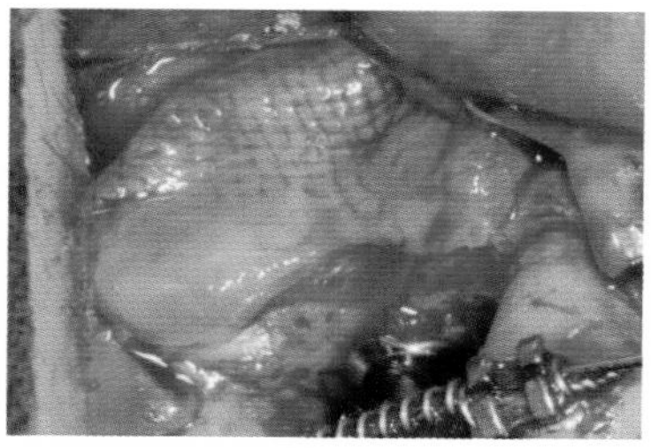

图26 CGF膜覆盖表面，促进黏膜愈合

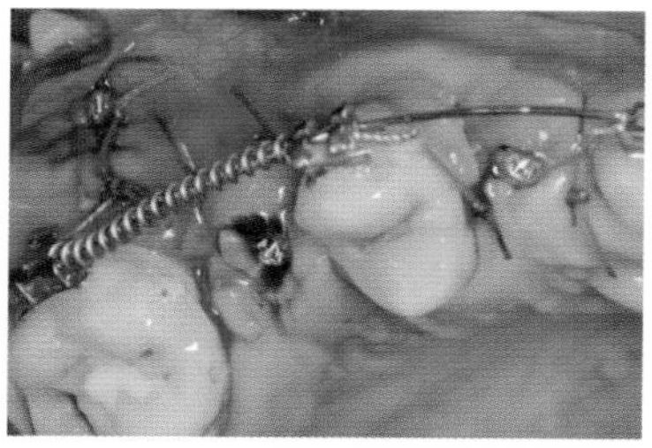

图27 缝合创口

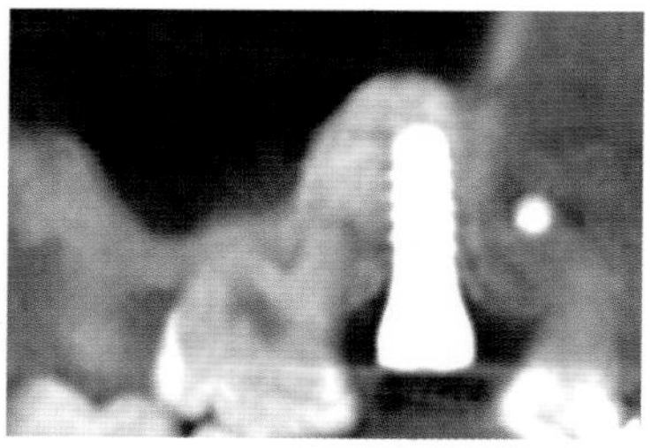

图28 16牙根处黏膜完整剥离

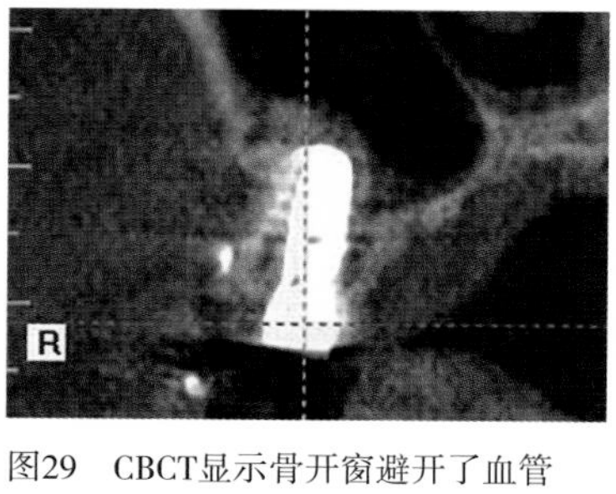

图29 CBCT显示骨开窗避开了血管

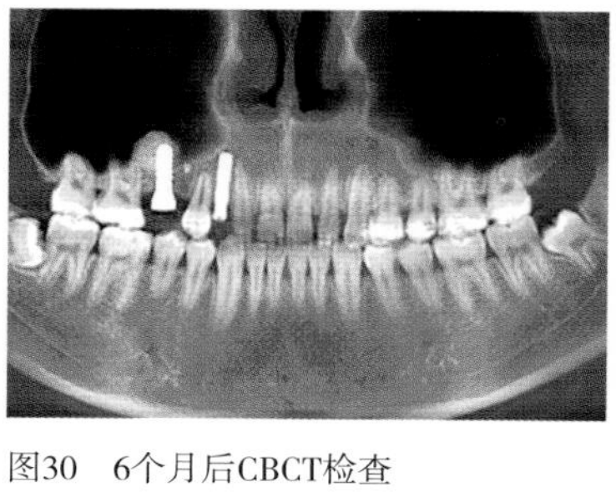

图30 6个月后CBCT检查

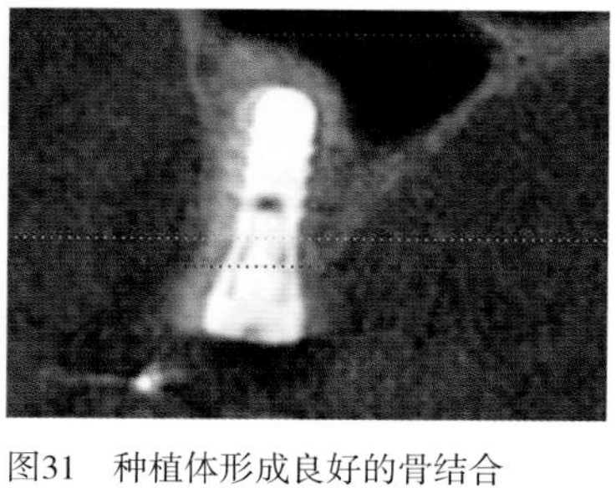

图31 种植体形成良好的骨结合

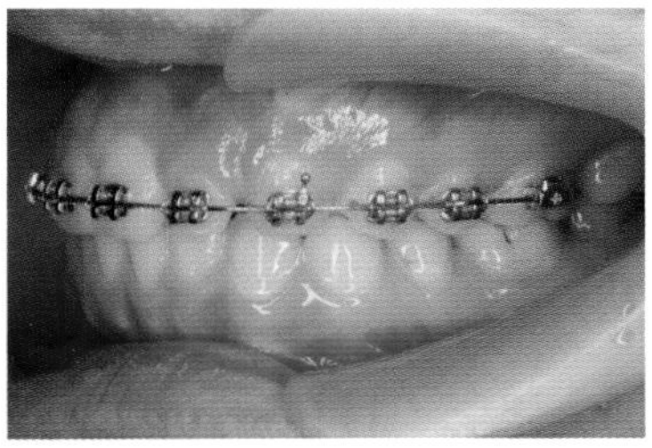
图32 种植后修复前口内情况1

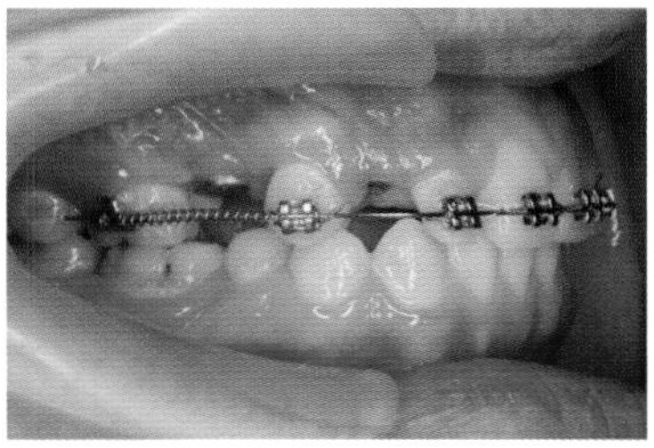
图33 种植后修复前口内情况2

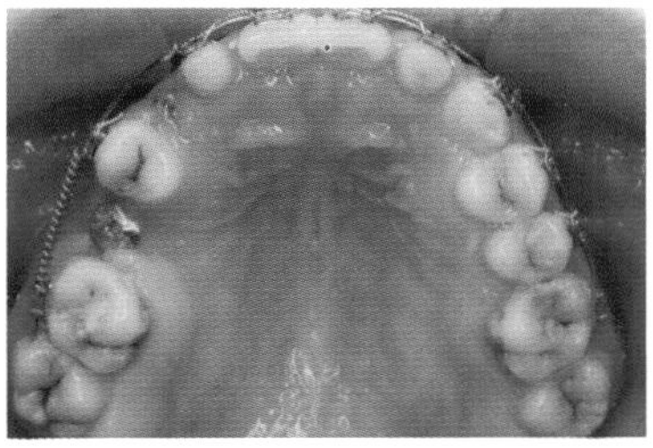
图34 种植后修复前口内情况3

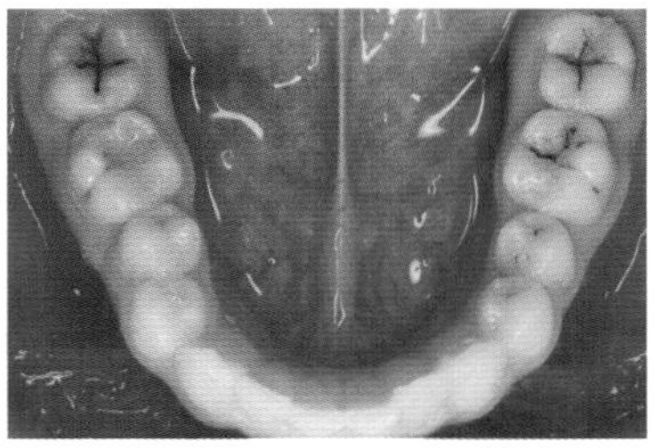
图35 种植后修复前口内情况4

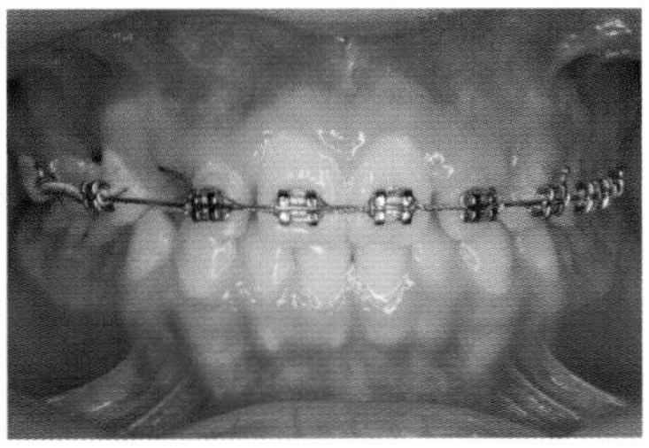
图36 种植后修复前口内情况5

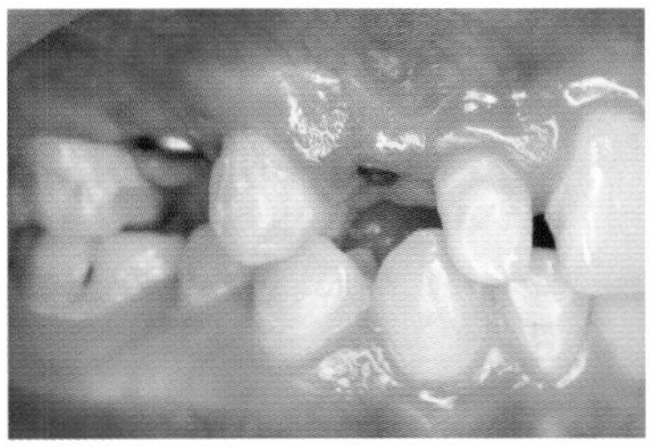
图37 取模时口内正面像

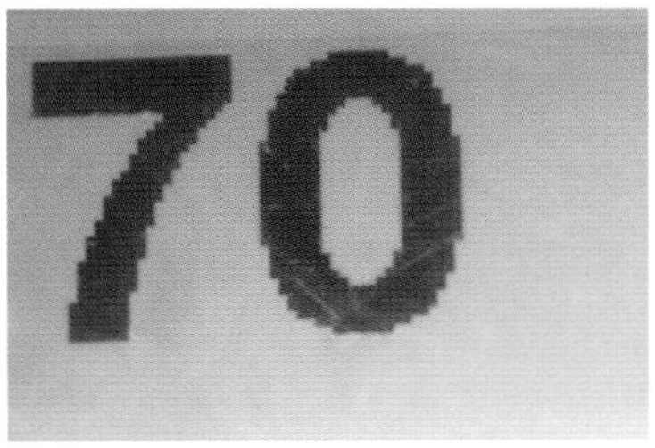

图38 ISQ值

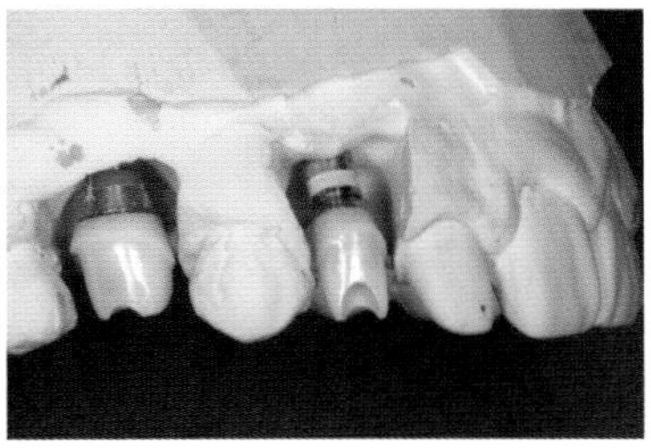
图39 个性化基台

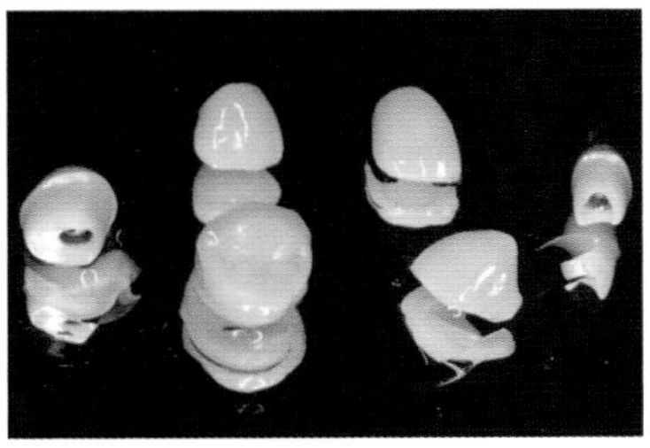
图40 永久修复体

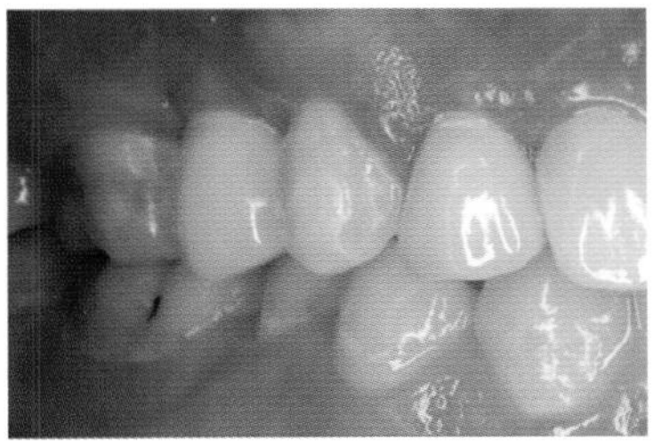
图41 永久修复后牙列正面像

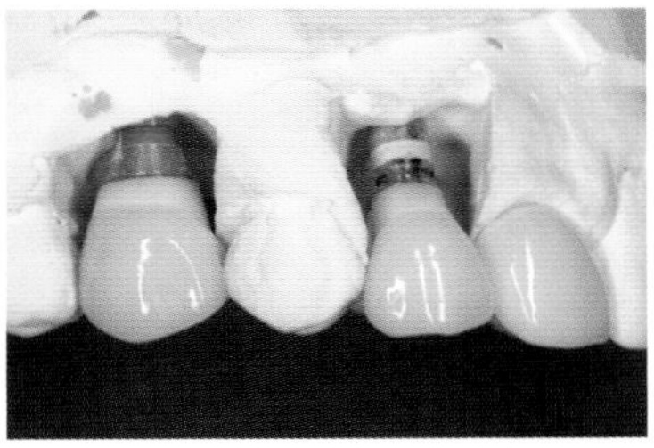
图42 永久修复体

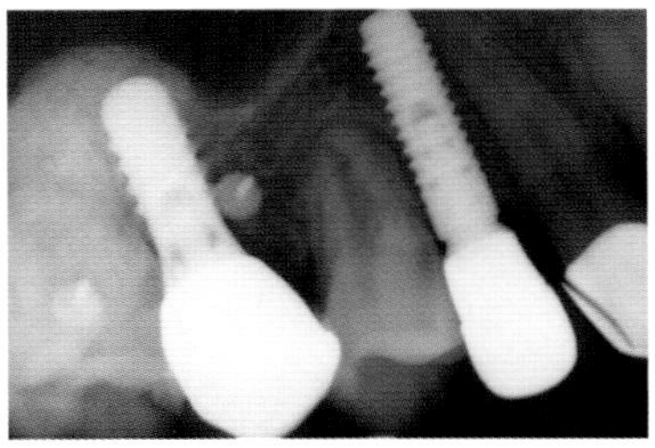
图43 永久修复后根尖放射片

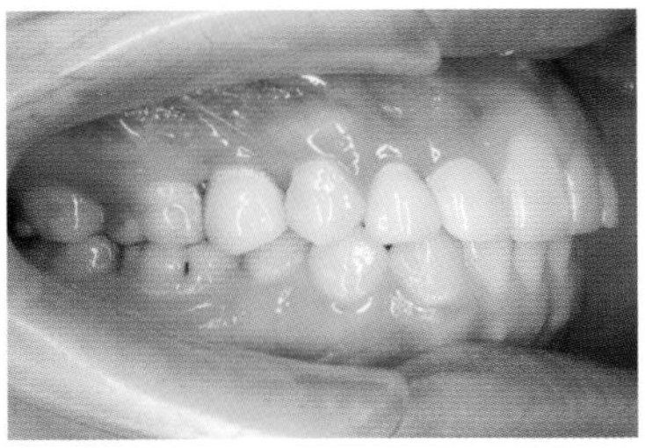
图44 治疗结束后1

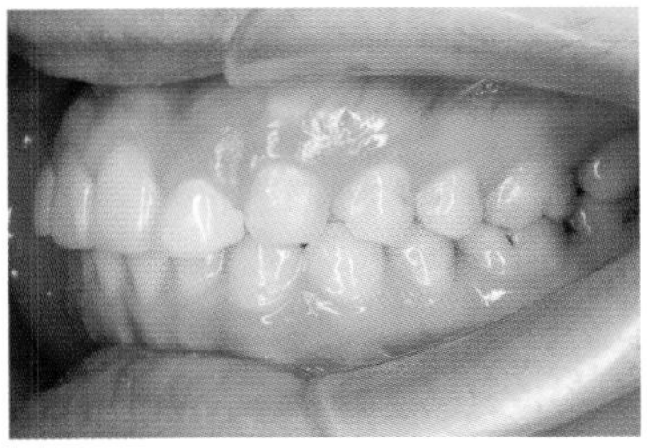
图45 治疗结束后2

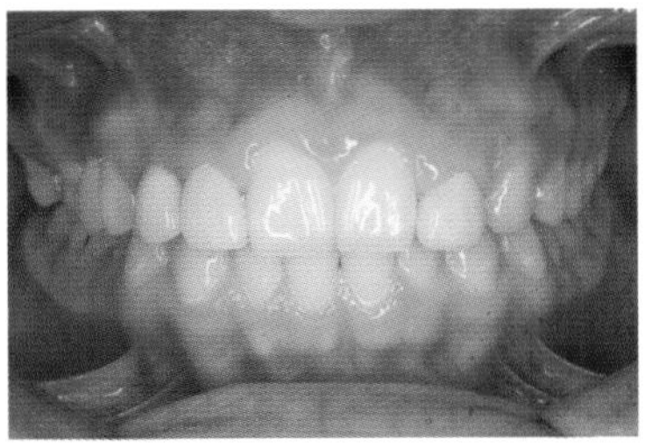
图46 治疗结束后3

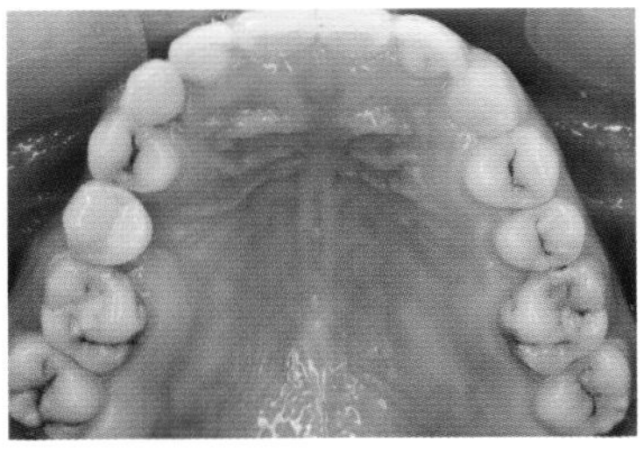
图47 治疗结束后4

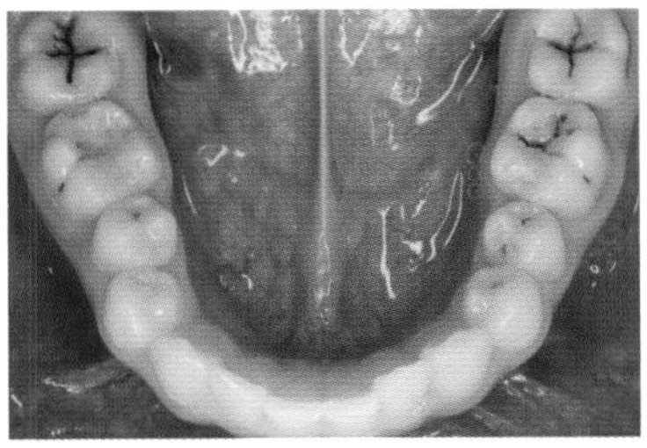
图48 治疗结束后5

三、讨论

（1）在上颌后牙缺失的修复中，种植修复已成为一种有效的修复手段，但是上颌后牙缺失后，由于牙槽骨吸收，常常造成后牙区牙槽骨骨量不足，上颌窦提升术能够解决上颌后牙区骨量不足的问题。在上颌窦外侧开窗提升术中，需要人为造成上颌窦外侧壁的骨折，并翻转骨折段，如果手术造成该部位血管分支的损坏，常造成术中出血和术后局部的水肿、缺血等，从而影响术后愈合和种植修复的效果，术前应该对CBCT结果进行分析，观察上颌窦外侧壁是否有伴行的血管，术中应该仔细剥离上颌窦黏膜，注意避免损伤重要神经血管，有一项研究表明，上颌窦外侧壁骨内吻合血管的检出率为39.08%，在不同性别和不同年龄组之间差异均无统计学意义，以及在尸体解剖中发现该血管结构出现的概率近82.3%，原因可能与所研究的人种和所使用的观察方法不同有关。研究认为，上牙槽后动脉与眶下动脉在上颌窦外侧壁骨内发生吻合。并且，随着年龄增加，从青年到中年，骨内吻合血管上颌窦底到牙槽嵴顶的距离逐渐增加，提示在临床行外开窗手术时对不同年龄的患者要区别对待，尤其是老年患者，上颌窦外开窗的位置一定不能距离上颌牙槽嵴顶太近。因此，在种植术前进行评估和种植手术设计时，应行CBCT检查，准确评估上颌窦外侧的特殊解剖结构，避免并发症的发生。本病例中术前CBCT检查发现距牙槽嵴顶约11.4mm存在一骨内血管，术中颊侧骨壁侧壁开窗的高位切口设计在距牙槽嵴顶约10mm，避开了血管。上颌窦内血管主要分为骨内血管和黏膜内血管，如果术中出现无法避开的血管，可以对其采取相应的止血手段。

（2）在进行引导骨再生（GBR）手术时，由于颊侧黏骨膜以及上颌窦黏膜供血不足，易发生黏膜感染、破裂，造成骨块暴露，从而影响骨块的存活或GBR手术的成功率；并发症中以早期暴露尤为严重。浓缩生长因子（concentrated growth factors，CGF）是通过离心自体血获得的富生长因子凝胶，是含有高浓度生长因子的纤维蛋白原，能形成纤维网状支架具有促进组织再生的能力。而且CGF黏性高、抗张能力强，施压成形后是理想的屏障膜。 由于CGF的特殊结构，使其具有极强的可塑性，在一定程度上可以代替GBR（引导骨再生技术）中的隔膜。以往在植骨材料上方需要覆盖引导膜，阻止软组织中的成纤维细胞及上皮细胞长入骨缺损区，并需要采用松弛切口及转瓣等方法覆盖屏障膜，这就增加了患者的痛苦及手术难度。CGF能促进创口愈合、新骨形成和种植体骨结合，并缩短了这一过程所需的时间。CGF临床技术具有创伤小、安全性高、费用低、操作简单等优点。

（3）通过正畸手段排齐，整平牙列，解除拥挤，打开咬合，获得正常的牙列覆𬌗覆盖及尖窝咬合关系以及恢复合理的缺牙间隙，使本来不具备种植修复条件的患者重新获得种植机会；正畸与种植序列治疗还能消除𬌗干扰，避免异常咬合力，防止食物嵌塞，有利于种植体的长期稳定性。

四、结论

患者口内多颗牙缺失，采取正畸联合种植体支持式固定义齿修复缺失牙。义齿满足患者需求，永久修复后咀嚼能力良好。种植区骨高度不足，应用经外侧壁开窗上颌窦底提升术进行骨增量，并同期植入种植体，种植体初始稳定性良好，并获得良好的骨结合。浓缩生长因子（CGF）的应用可促进软组织愈合，术后未见不良反应及并发症。

参考文献

[1] 王艳君.上颌窦提升术在口腔种植修复中的临床应用探讨[J].齐齐哈尔医学院学报, 2012,07:895-896.
[2] 徐星天,王佐林.上颌窦外提升术的临床研究进展[J].口腔颌面外科杂志,2010,02:145-149.
[3] Lee JH ,Kim JH ,Jeon JH .Bone regeneration of macropore octacalcium phosphate-coated deproteinized bovine bone materials in sinus augmentation: aprospective pilot study[J]. Implant Dent, 2015, 24(3): 275-280.
[4] Dikicier S, Dikicier E, Karacayli U. Maxillary sinus augmentation and implant placement using venous blood without graft material: a case letter[J]. J Oral Implant, 2014, 40(5): 615-618.
[5] Kim TH, Kim SH, Sandor GK. Comparison of platelet-rich plasma(PRP), platelet-rich fibrin(PRF), and concentrated growth factor(CGF) in rabbit-skull defect healing[J]. Arch Oral Biol, 2014, 59(5): 550-558.
[6] Yu B, Wang Z. Effect of concentrated growth factors on beagle periodontal ligament stem cells in vitro[J]. Mol Med Rep, 2014, 9(1): 235-242.
[7] Yoon WJ, Jeong KI, You JS, et al. Survival rate of Astra Tech implants with maxillary sinus lift[J]. J Korean Assoc Oral Maxillofac Surg, 2014,40(1) :17-20.
[8] Ji-Min Kim, Dong-Seok Sohn, Min-Su Bae, et al. Flapless Transcrestal Sinus Augmentation Using Hydrodynamic Piezoelectric Internal Sinus Elevation With Autologous Concentrated Growth Factors Alone[J].IMPLANT DENTISTRY,2014, 23(2):168-174.

上颌窦底外提升延期种植病例

谢奇效

摘 要

目前种植手术已成为一种常规的技术应用于临床，随着种植体设计的改进和植入技术的日趋成熟，成功率不断提高，适应证也不断扩大，但是剩余骨高度不足仍是影响上颌后牙区种植手术的主要因素。临床上多采用上颌窦底提升术，主要包括上颌窦侧壁开窗术和冲压式上颌窦底提升术，这2种术式有效解决了上颌后牙区剩余骨高度不足的问题。

关键词：种植牙；上颌窦底提升术；上颌窦侧壁开窗术；GBR

随着口腔种植学的发展，选择种植修复的患者逐渐增多，但上颌后牙区由于上颌窦的气腔化和牙槽骨的吸收，往往使得上颌窦底与牙槽嵴顶间的距离不足，给种植手术带来了很大的挑战。临床上多采用上颌窦底提升术解决这一独特区域剩余骨量不足的问题，主要包括上颌窦侧壁开窗技术和冲压式上颌窦底提升术。前者是指在上颌后牙颊侧切开翻瓣，于上颌窦前壁开窗，暴露并剥离上颌窦黏膜，在上颌窦底植入自体骨或人工骨粉，同期或延期植入种植体的手术过程；后者是指经牙槽嵴顶入路，运用特殊的骨挤压和骨冲顶器械，上抬上颌窦底黏膜，植入或不植入骨粉，同期或延期植入种植体。而2种术式有效解决了在上颌后牙区剩余骨高度不足的问题，扩大了上颌后牙区种植的适应证。

一、材料与方法

1. 病例简介 50岁男性患者。2年前拔除右上后牙，未做过处理，现要求种植牙修复。口内检查为16 、17缺失。15颊侧倾斜，松动Ⅱ度。患者不吸烟；牙龈为中厚龈生物型，咬合空间正常。CBCT检查示16、17可利用骨严重高度不足（＜4mm），15牙槽骨吸收至根尖1/3，上颌窦底较平坦。

2. 诊断 16、17缺失；15牙周病晚期。

3. 治疗计划

（1）16、17行上颌窦底外提升。

（2）15、16、17种植牙修复。

4. 治疗过程（图1～图37）

（1）17行上颌窦底外提升术。

（2）6个月后15、17行种植手术（15即拔即种+上颌窦内提升）。

（3）种植手术6个月后行上部冠修复（修复前拔除48）。

（4）使用材料：NSK种植机、Ankylos C/X种植体、Ankylos专用种植工具盒、Bio-Oss胶原骨粉。

二、结果与结论

上颌窦底提升术常用于上颌后牙垂直高度严重不足时，采用上颌窦底提升术能有效增加骨量，获得较好的临床疗效。

三、讨论

1. 上颌窦侧壁开窗法能在直视下操作，可靠性高，提升范围和高度充分且准确，可控性好，但创伤大。

2. 经牙槽突上颌窦提升法创伤小，手术耗时短，缺点是盲探下操作，提升范围和幅度有限，上颌窦黏膜穿孔不易预防和发现。

3. 本病例2种提升方法结合运用，首先17位点行上颌窦外提升，半年后17位点植入种植体，15位点即拔即种，上颌窦内提升+GBR，同期植入种植体，再过半年行上部冠修复。

4. 在CBCT指导下可精确地植入种植体，能较好地获得三维方向的植入。

作者单位：广西南宁市完氏口腔诊所

Email: 66267665@qq.com

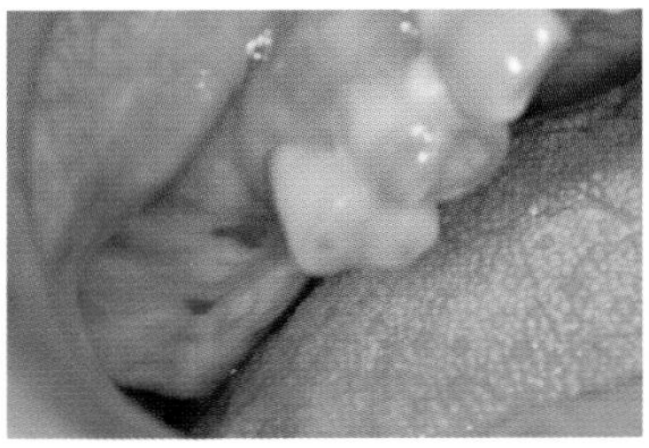
图1 术前口内检查 16、17缺失，牙槽嵴顶宽平

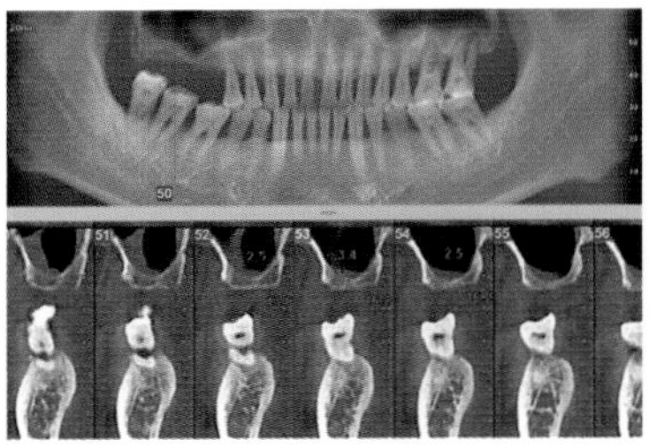
图2 CBCT示16、17可利用骨高度约3mm

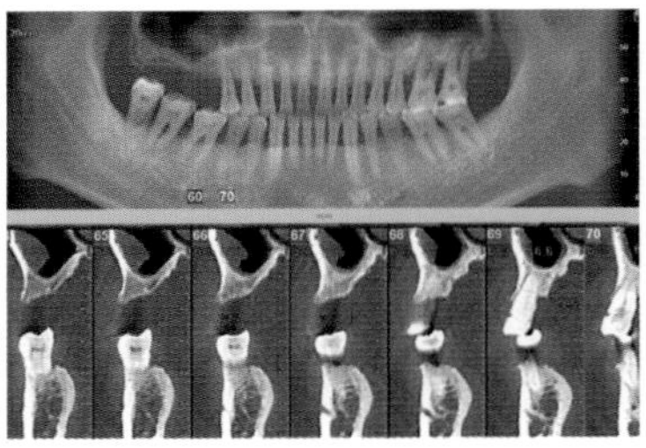
图3 CBCT示15颊侧倾斜，松动Ⅱ度，腭侧牙槽骨吸收近根尖1/3，牙周膜间隙增宽

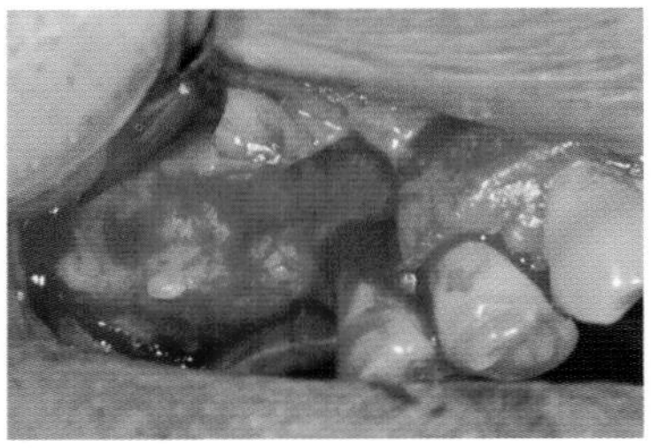
图4 嵴顶切开、翻瓣

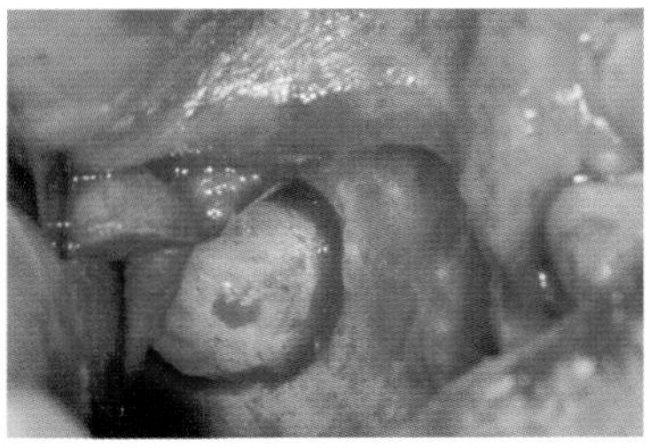
图5 16、17外侧壁开窗

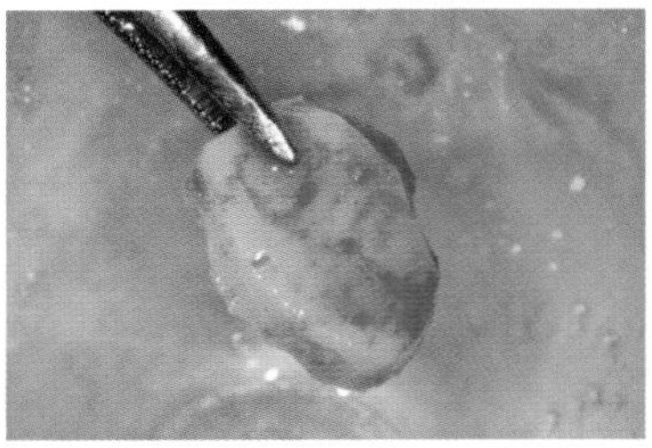
图6 取出颊侧骨块

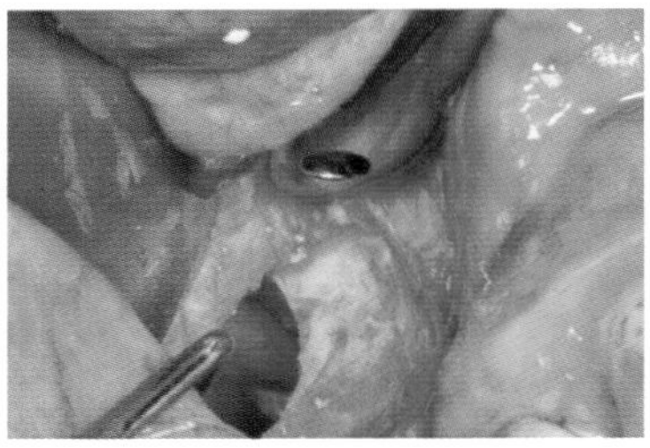
图7 完整分离窦底黏膜

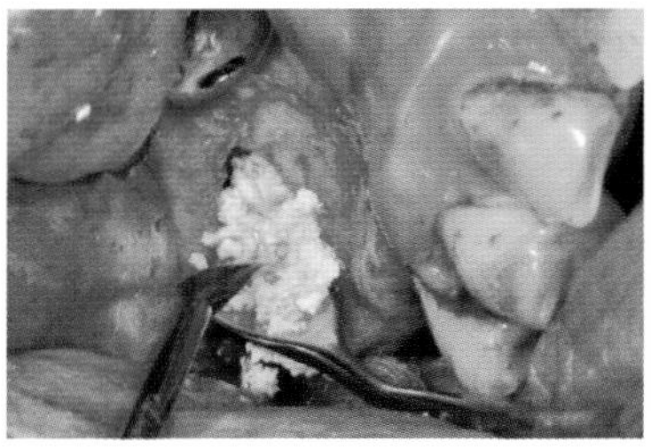
图8 填塞Bio-Oss骨粉

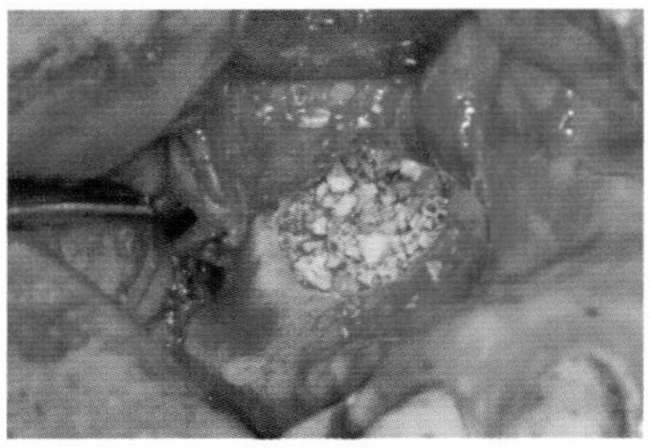
图9 骨粉填塞完成

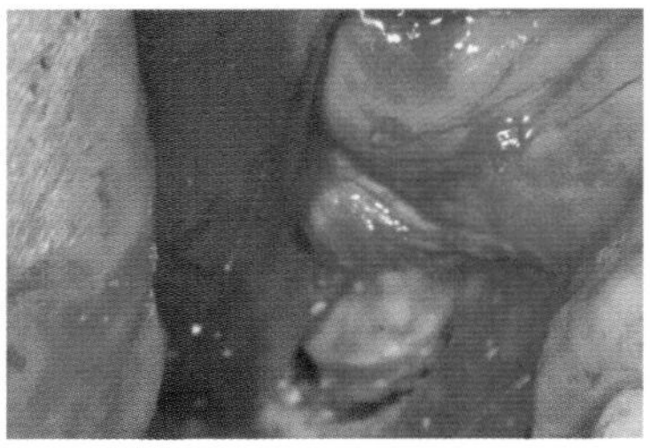
图10 复位原骨块

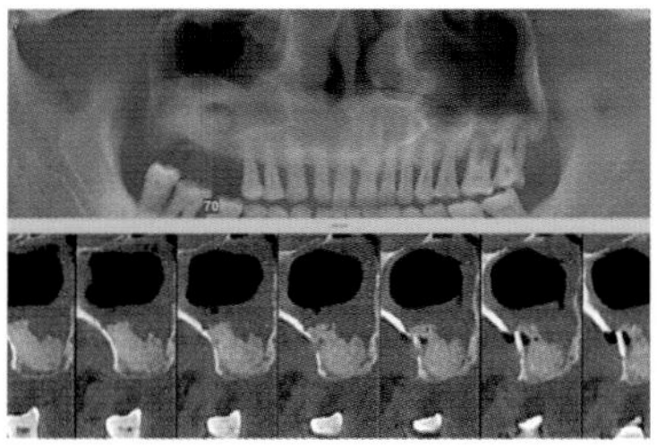
图11 术后即刻CBCT

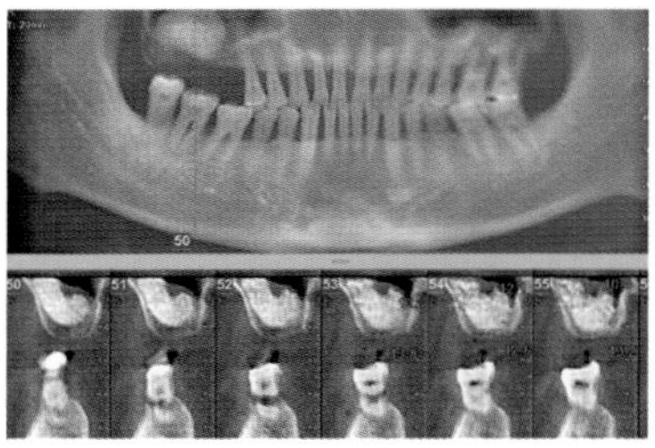
图12 术后半年CBCT，可利用骨高度约12mm

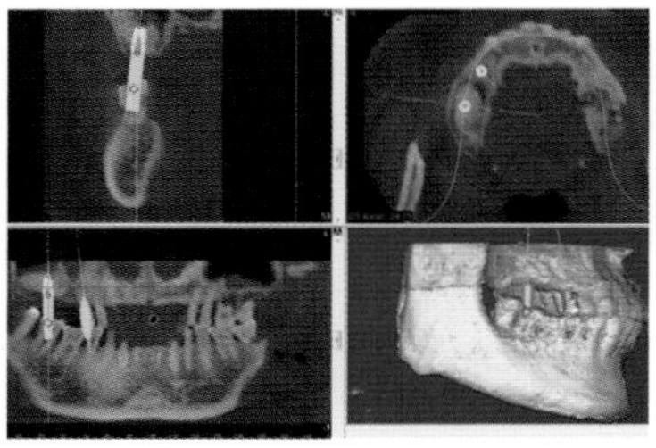
图13 Simplant种植软件术前设计，17位点拟植入Ankylos C/X 4.5mm × 9.5mm

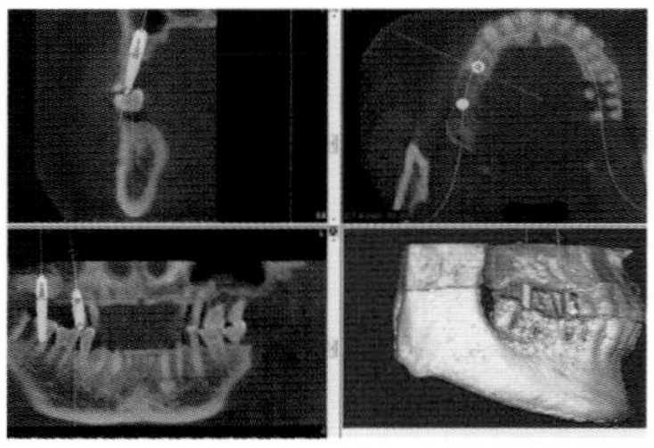
图14 Simplant种植软件术前设计，15位点拟植入Ankylos C/X 4.5mm × 9.5mm

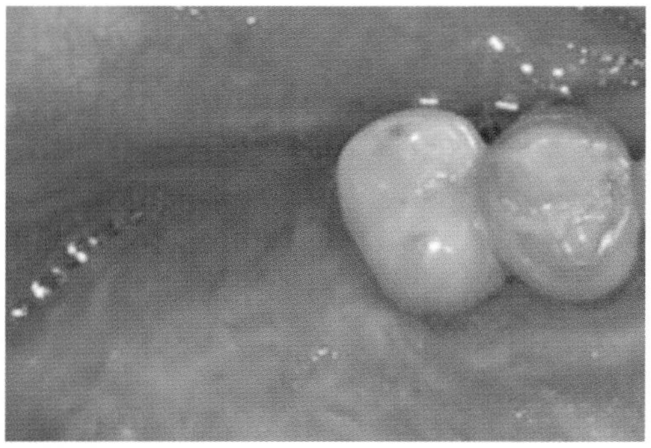
图15 植体植入前口内像

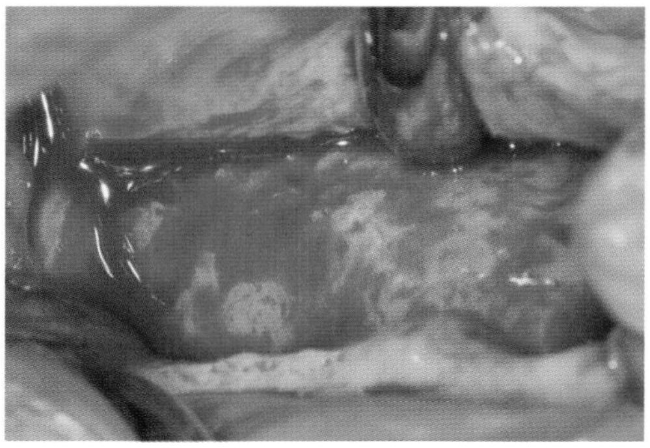
图16 嵴顶切开、翻瓣

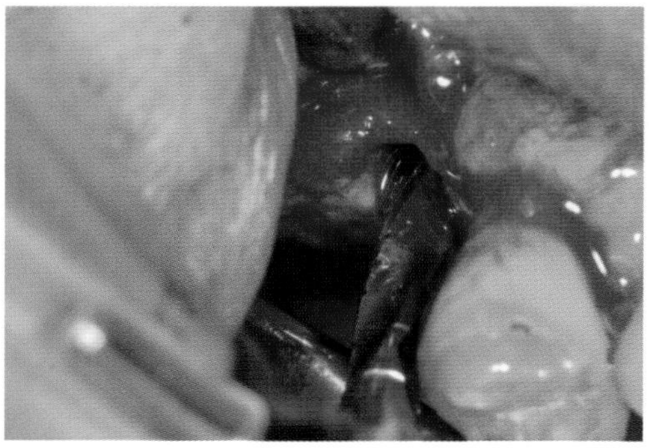
图17 15拔除，种植窝预备

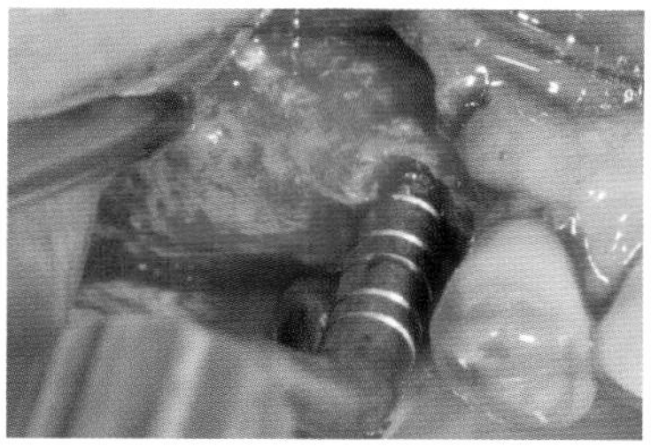
图18　15上颌窦底内提升术

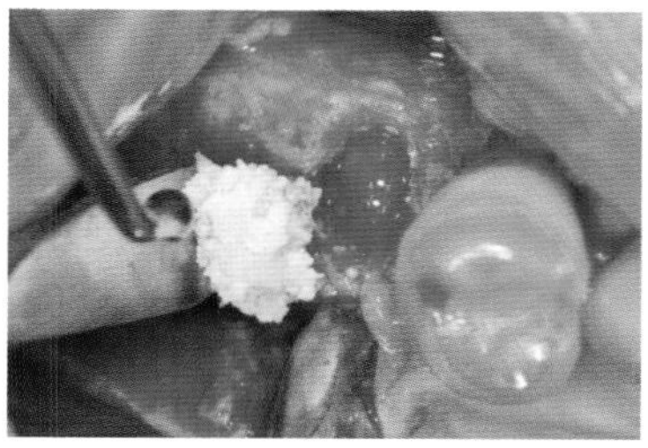
图19　15填塞Bio-Oss骨粉

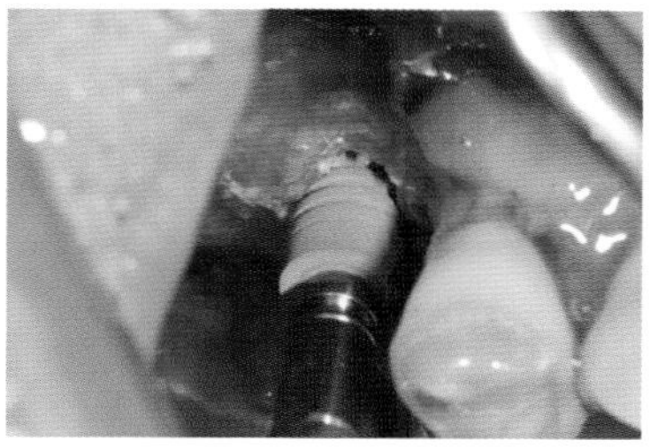
图20　15植入AnkylosC/X 4.5mm×9.5mm种植体

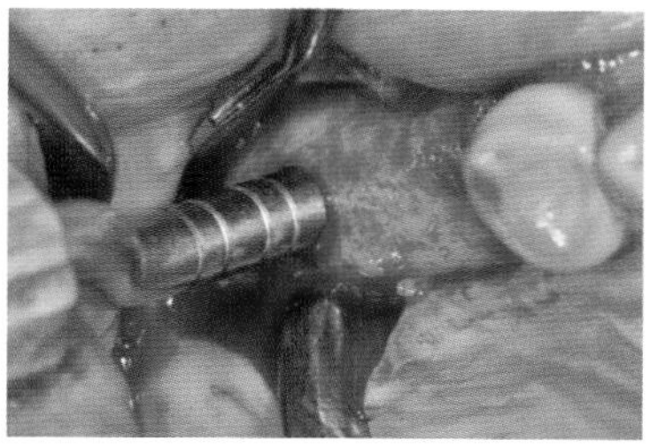
图21　17备洞，骨挤压

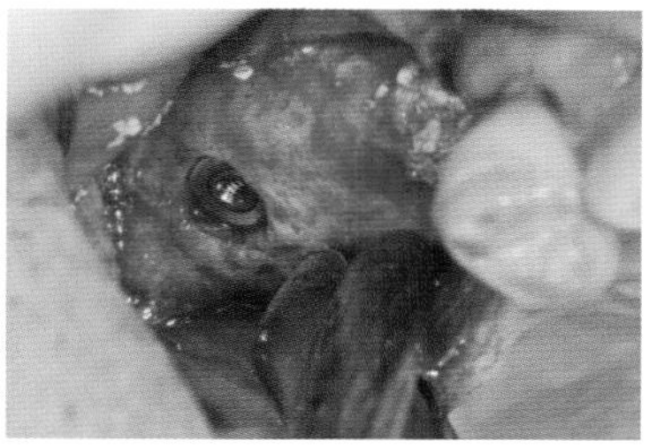
图22　17植入AnkylosC/X 4.5mm×9.5mm种植体

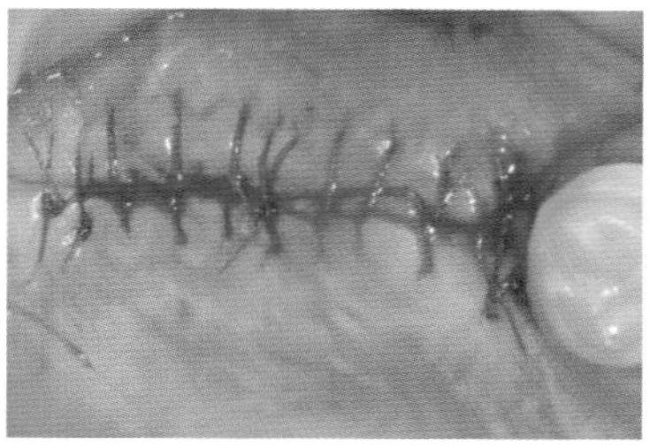
图23　无张力连续缝合

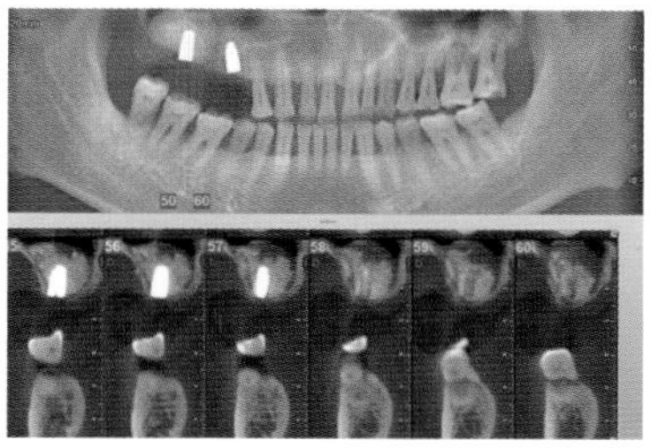
图24　17植入即刻CBCT，植体未穿破窦底黏膜

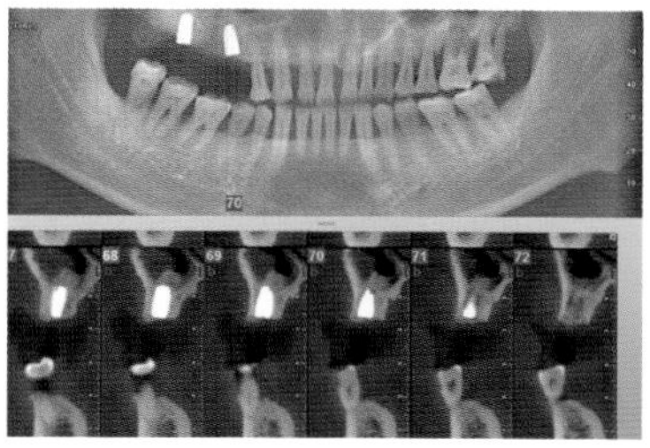
图25　15植入即刻CBCT，可见窦底已被提升，窦底黏膜完整

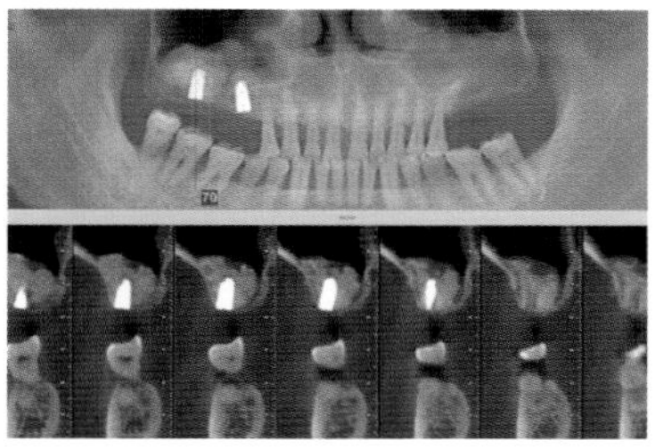
图26　17植入半年CBCT

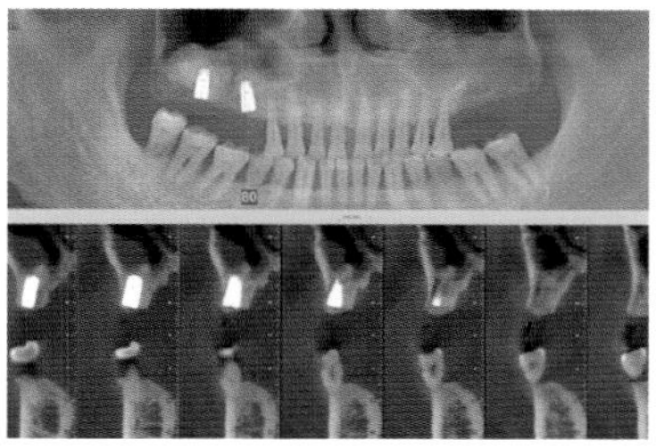
图27　15植入半年CBCT

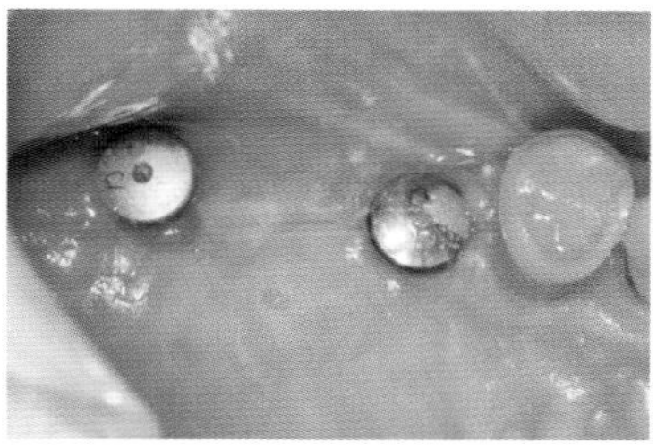
图28　二期，牙龈成形1

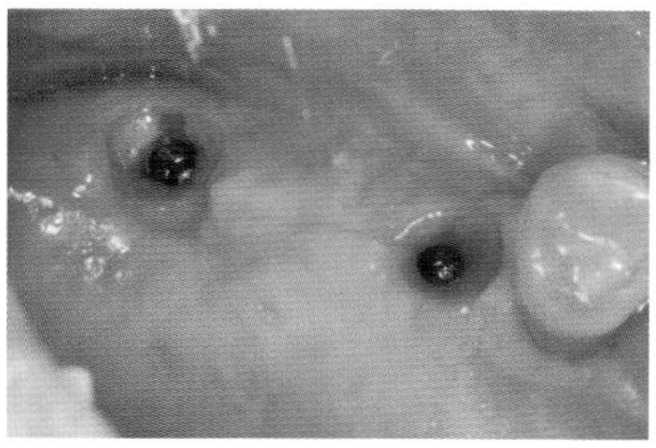
图29　二期，牙龈成形2

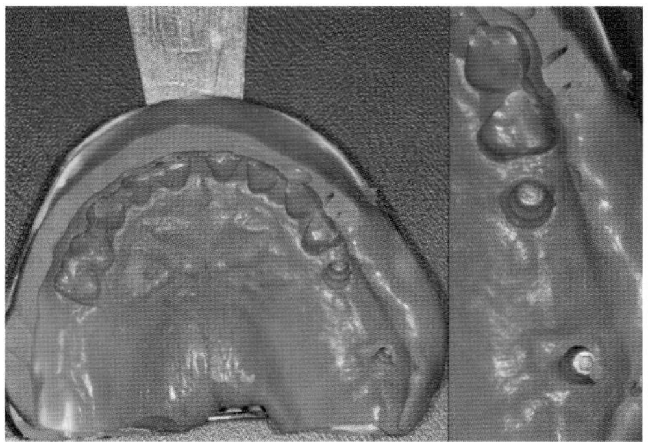
图30　取模

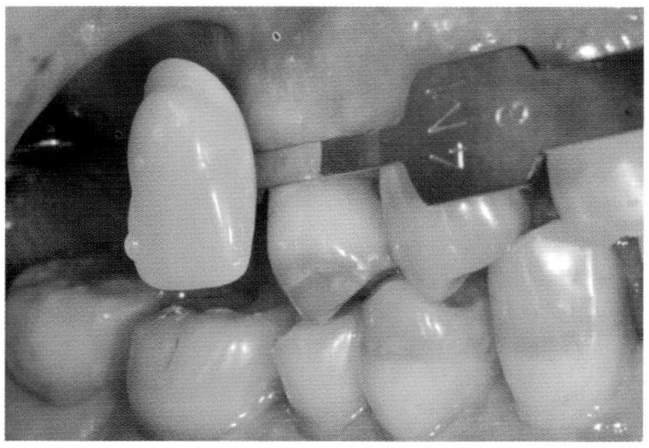
图31　比色

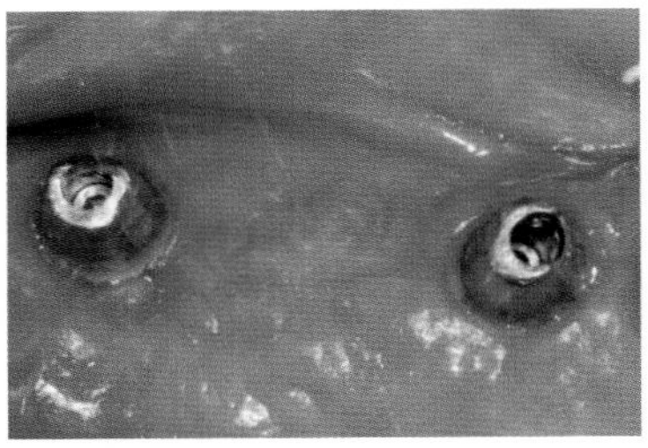

图32 接上永久修复基台，扭矩15N·cm

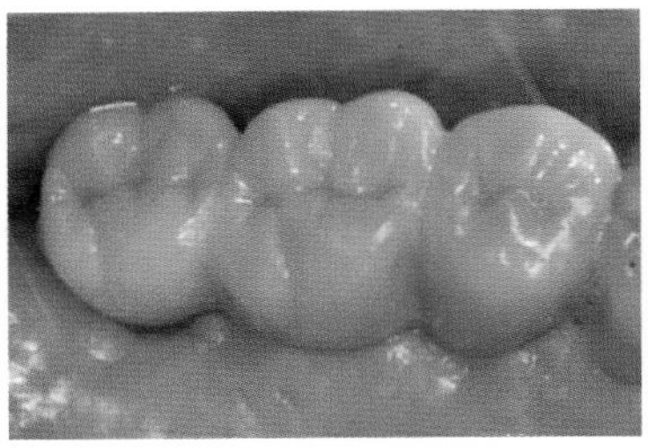

图33 戴牙即刻，殆面像

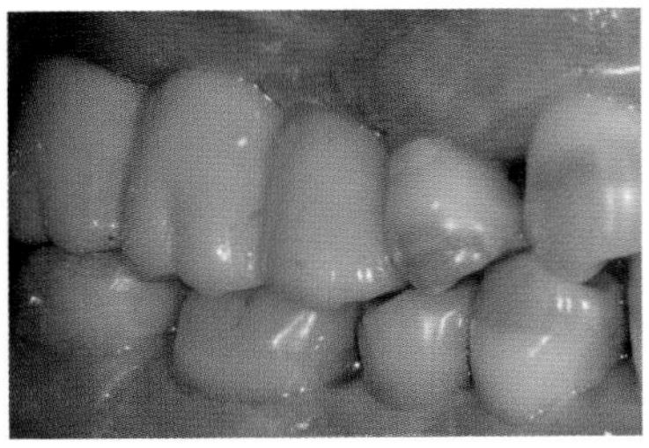

图34 戴牙即刻，咬合像

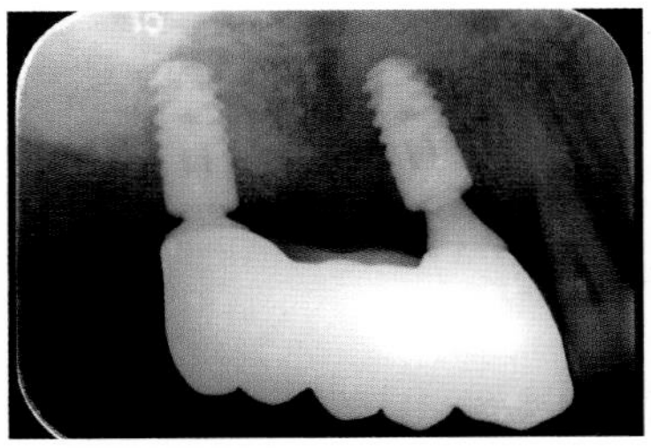

图35 戴牙后即刻根尖片

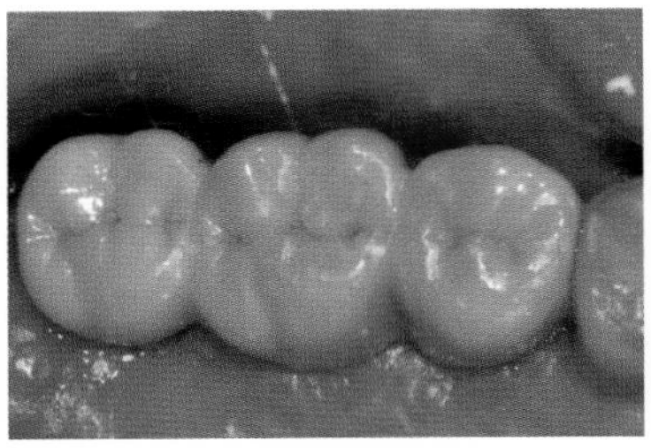

图36 戴牙后1年殆面像

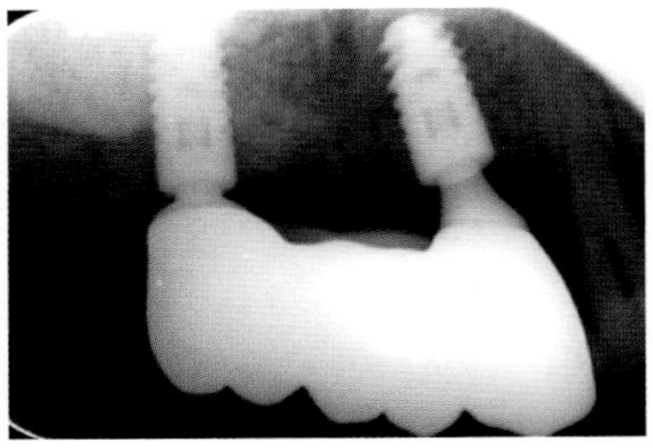

图37 戴牙1年根尖片

参考文献

[1] 宿玉成. 现代口腔种植学[M]. 1版. 北京:人民卫生出版社, 2004.
[2] 黄建生, 周磊, 宋光保, 等. 闭合式上颌窦挤压提升同期人工牙种植修复45例分析[J]. 中国口腔颌面外科杂志, 2005, 3(1):38-42.
[3] Kaufman E. Maxillary sinus elevation surgery:an overview [J]. J Esthet Restor Dent, 2003,15(5):272-282.
[4] Kim MJ,Jung UW, Kim CS, et al. Maxillary sinus septa: prevalence, height, location, and morphology. A reformatted computed tomography scan analysis[J]. J Periodontol, 2006,77(5):903-908.

帐篷螺钉和钛网在上前牙区骨增量及同期种植中的应用

鄢明东 刘瑜瑜 肖妍君 吴东

摘 要

这是1例男性患者，21岁，13~22外伤后缺失，唇侧牙槽骨萎缩，骨性Ⅲ类反殆。经完善术前评估，术中于13、12及22缺牙区共植入3颗种植体，并联合应用帐篷螺钉、钛网和GBR技术完成缺牙区唇侧的水平向骨增量，6个月后完成种植修复。种植体功能性负载16个月无松动脱落，CBCT显示种植体颈部唇侧骨量充足，未见明显边缘骨吸收。该方法避免了其他术区取骨的创伤，可为植骨区提供稳定的成骨空间，短期临床观察显示，其能够获得良好的临床效果。

关键词：帐篷螺钉；钛网；骨增量

上颌前牙常因外伤、炎症、牙周病等原因缺失，因而牙槽骨吸收改建明显，使得上颌前牙缺失的患者缺牙区牙槽嵴往往较窄。对于连续多牙缺失伴有的大面积骨缺损，骨增量难度较大。使用外置式植骨法，常需开辟第二术区，手术创伤大。而单纯的GBR技术又难以维持成骨空间的稳定性，影响骨增量效果。帐篷螺钉、钛网和GBR技术在大面积骨缺损区域的联合应用不仅能够为骨再生提供支持性保护，还能减少自体骨移植所带来的创伤。本文将介绍1例上颌前牙连续多牙缺失，联合应用帐篷螺钉、钛网和GBR技术并同期种植的患者1例。

一、材料与方法

1. 病例简介 21岁男性患者，2015年5月以“上颌前牙外伤后缺失数年，要求种植修复”为主诉就诊我院。患者平素体健，否认各类系统性疾病史，否认药物过敏史和传染病史。口内检查可见上颌13~22缺失。唇侧牙槽骨吸收明显，牙龈轮廓塌陷。全口牙轻度拥挤。上唇丰满度相对不足。前牙区呈现为反殆。低位笑线（图1、图2）。CBCT示：缺牙区牙槽骨水平伴垂直向骨缺损，剩余牙槽骨宽度1~4mm，剩余牙槽骨高度14~17mm（图3、图4）。

2. 诊断 上颌肯氏Ⅳ类牙列缺损；颌骨缺损；骨性Ⅲ类错殆。

3. 治疗计划

（1）建议患者先做正畸矫治，改善面容和颌间关系，择期再行种植治疗。

（2）钛网、帐篷螺钉及GBR技术+种植体同期植入+延期修复。

因患者拒绝矫正方案，因此跳过正畸步骤，采用GBR同期种植体植入+延期修复的方式完成该缺牙区的修复治疗。

4. 治疗过程

（1）种植一期手术（GBR+种植体同期植入）（图5~图12）。局麻下常规消毒铺巾，沿牙槽嵴顶做水平切口，双侧辅助切口减张，翻瓣，可见缺牙区存在大面积水平向骨缺损（图5）。逐级备洞，分别于13、12及22缺牙区位点植入3颗Zimmer种植体（13、22：3.7mm×11.5mm；12：4.1mm×11.5mm）（图6）。于骨缺损区植入2颗帐篷螺钉，植入Bio-Oss骨粉，利用帐篷螺钉、钛网支撑起三维空间，覆盖Bio-Gide胶原膜行引导骨再生术（GBR）。术后CBCT示：13种植体颈部唇侧骨量约3.5mm，12种植体颈部唇侧骨量约2.0mm，22种植体颈部唇侧骨量约2.0mm（图12）。

（2）一期种植术后5个月复诊，可见唇侧黏膜丰满度较好。CBCT示：13种植体颈部唇侧骨量约3.2mm，12种植体颈部唇侧骨量约1.7mm，22种植体颈部唇侧骨量约2.8mm（图13~图15）。

（3）局麻下常规消毒铺巾，行牙槽嵴顶水平切开，双侧纵行切口减张，翻瓣，取出钛钉、钛网、帐篷螺钉，见原骨质缺损区现已获得牙槽嵴三维空间的重建，旋下愈合螺丝，上愈合基台（图16、图17）。

（4）二期术后4周，患者复诊，伤口愈合良好（图18、图19）。

（5）最终以多牙基台二级螺丝固位方式，完成最终修复，前牙为浅覆殆浅覆盖。修复后全景片可见：修复体就位良好。患者修复前后上唇丰满度改善明显。患者对修复效果非常满意，大笑时，未见明显的美学缺陷（图20~图26）。

（6）种植术后2年、功能负载16个月复诊。咬合面像可见左侧出现牙龈轮廓塌陷。CBCT示：13种植体颈部唇侧骨量为3.06mm，12为1.59mm，22为2.0mm。同时可见22种植体唇侧存在骨的凹陷（图27~图29）。

作者单位：福建医科大学附属口腔医院

通讯作者：吴东；Email: dentistwd@163.com

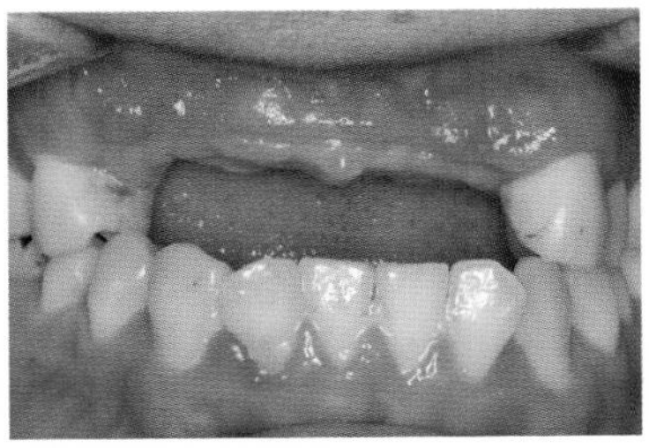
图1　术前口内正面像

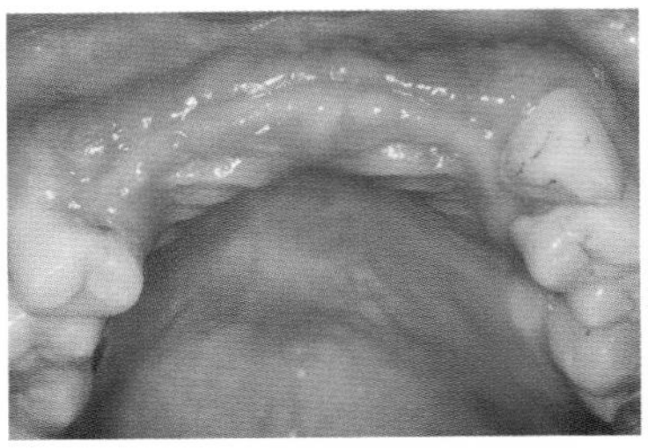
图2　术前口内船面像

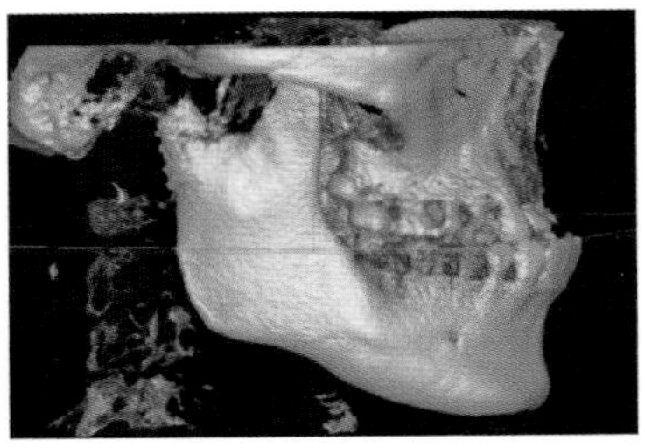
图3　术前CT颌骨重建，可见骨性Ⅲ类反船

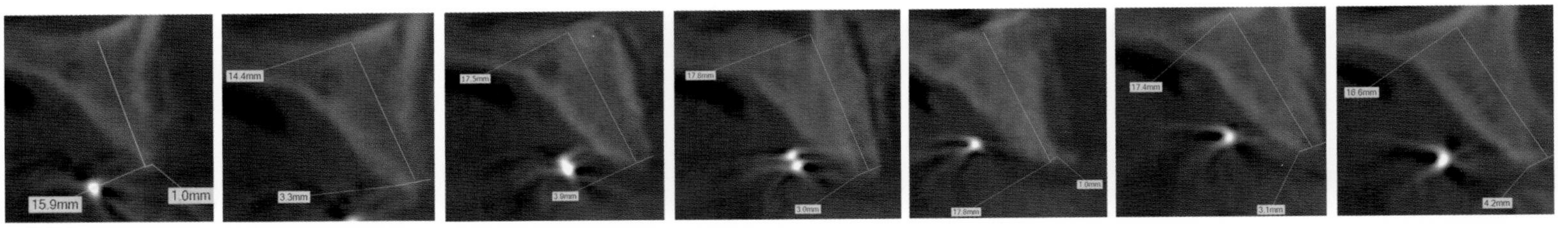

图4　术前CBCT

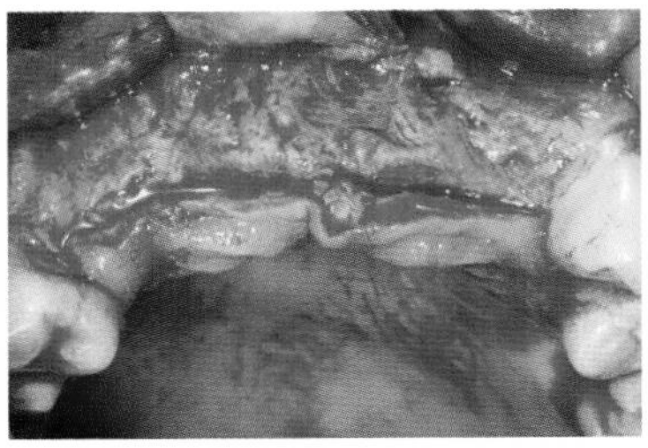
图5　切开翻瓣

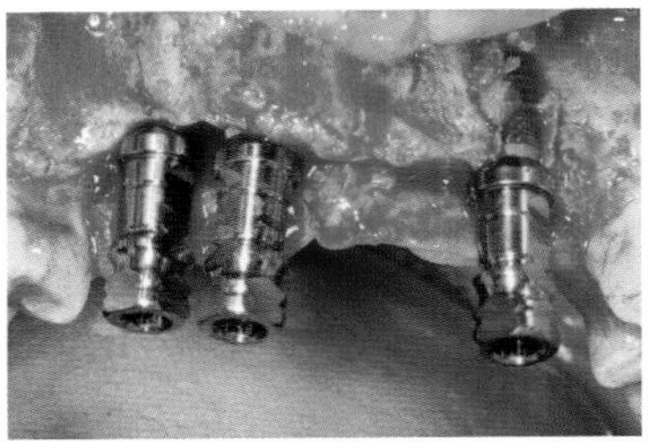
图6　植入3颗种植体

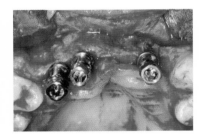
图7　种植区唇侧骨质缺损

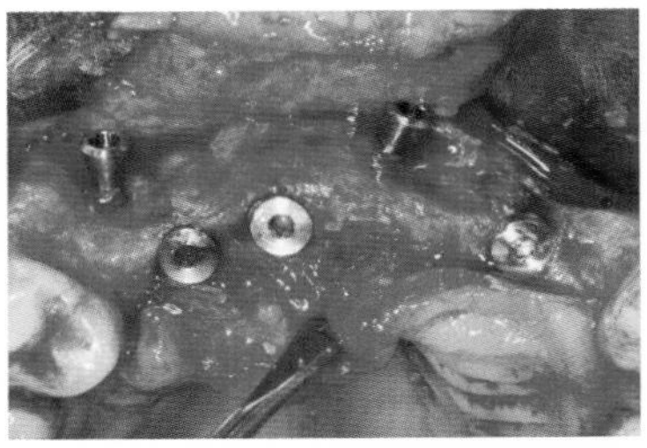
图8　右上前牙颊侧缺损区植入2颗植骨帐篷螺钉

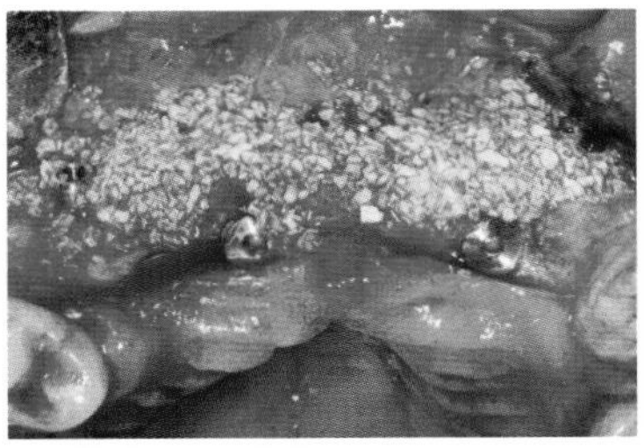
图9　充填Bio-Oss骨粉

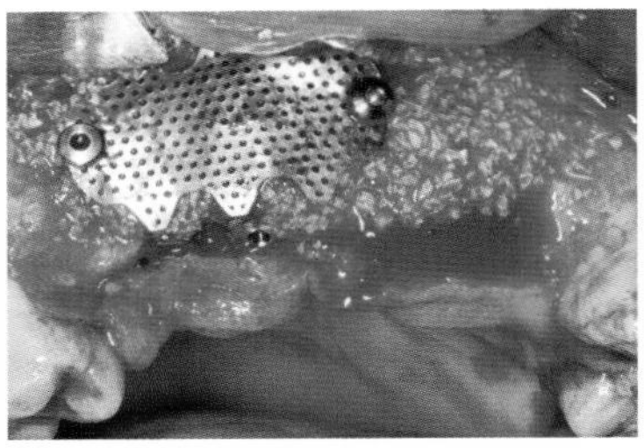
图10　植骨区部分覆盖固定钛网

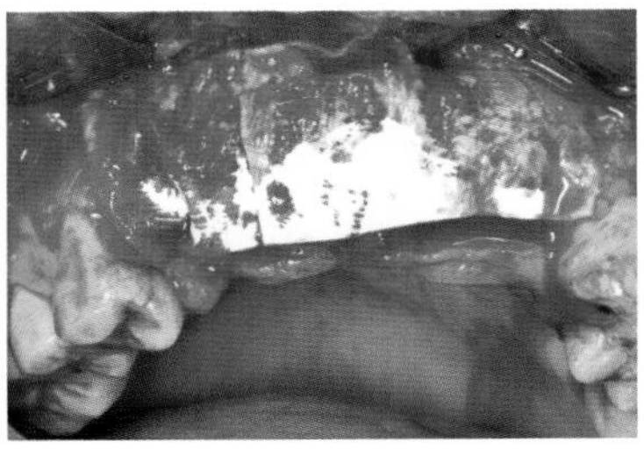
图11　植骨区覆盖Bio-Gide屏障膜

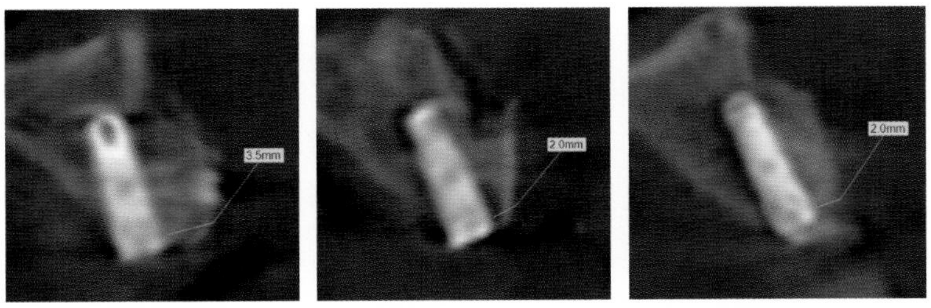
图12　术后CBCT

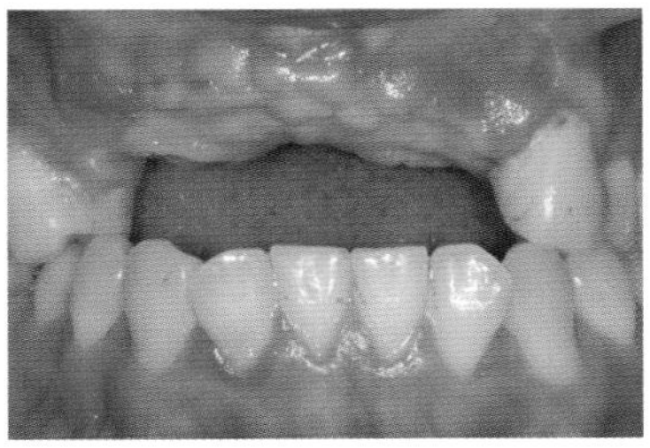
图13　术后5个月复查咬合像

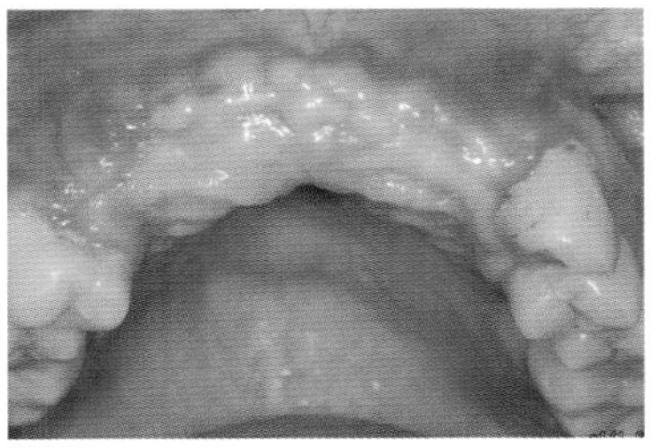
图14　术后5个月复查𬌗面像

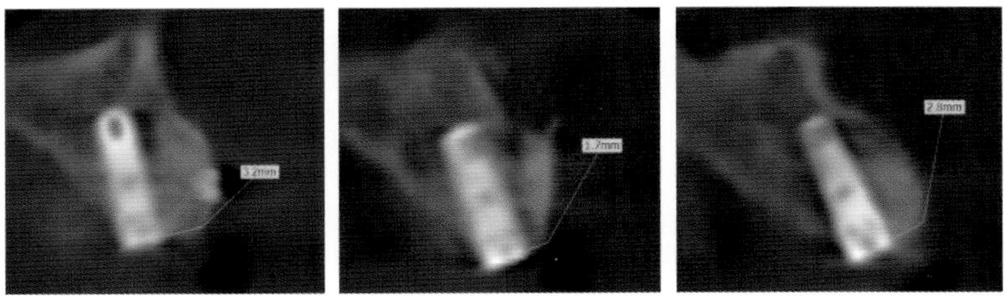
图15　术后5个月CBCT

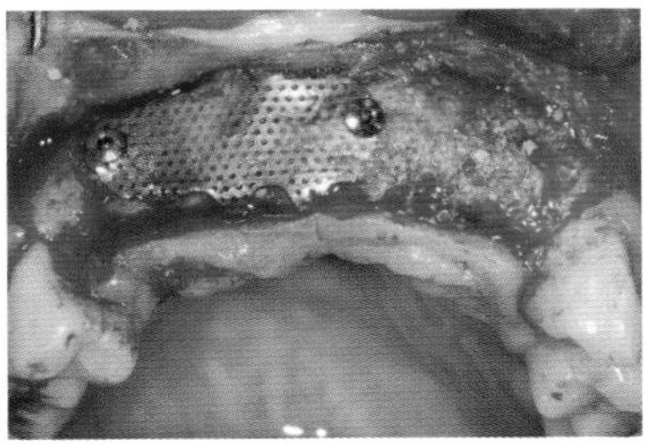
图16　术后5个月行二期手术

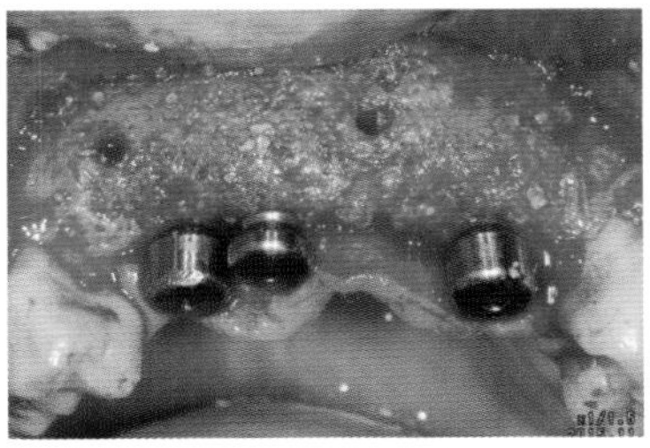
图17　更换愈合基台

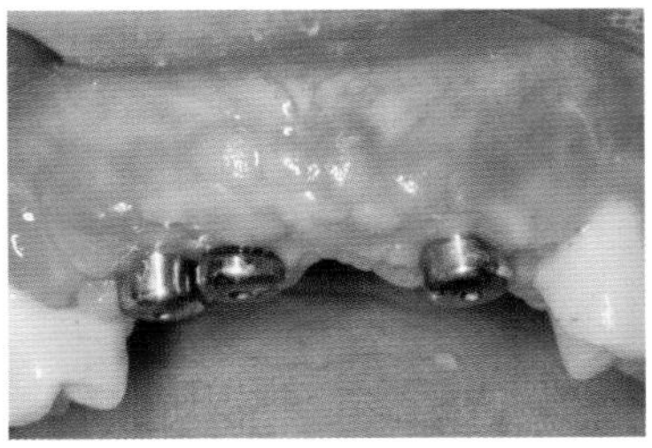
图18　二期术后4周复查唇面像

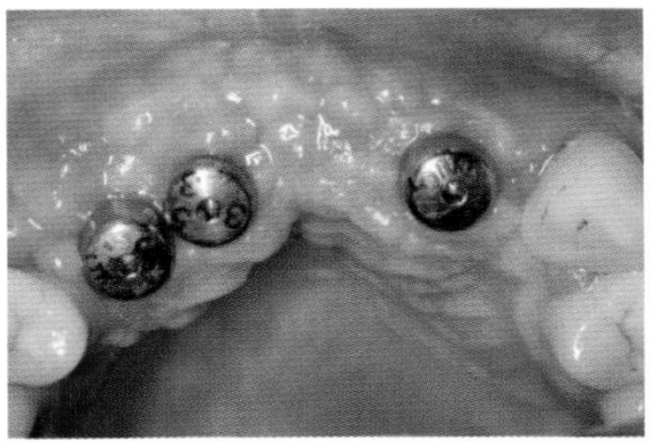
图19　二期术后4周复查𬌗面像

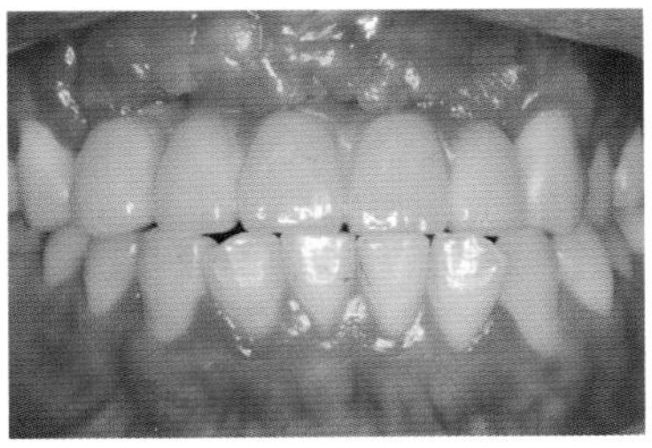
图20　修复后口内正面像

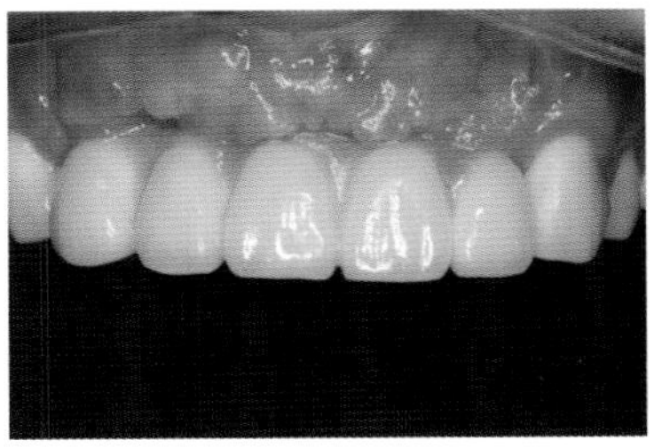
图21　修复后上前牙唇面像

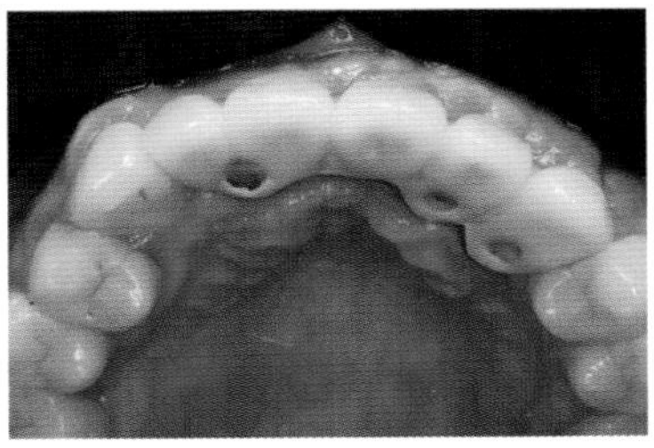
图22　修复后𬌗面像

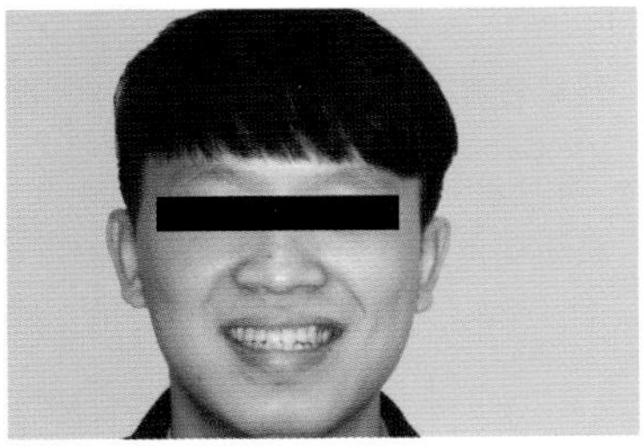
图23　修复后大笑像

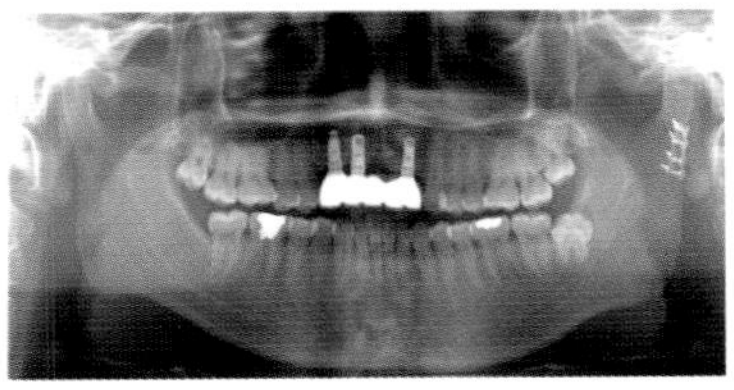
图24　戴牙后曲面断层片

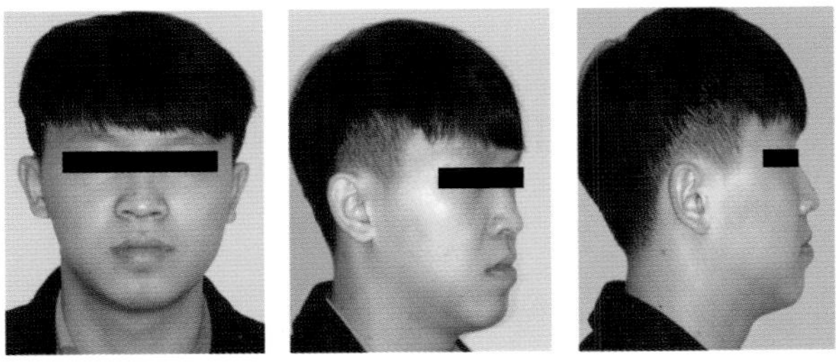
图25　修复前面像

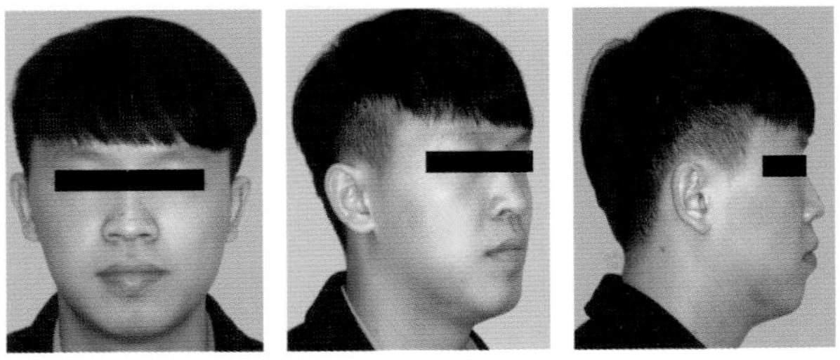
图26　修复后面像

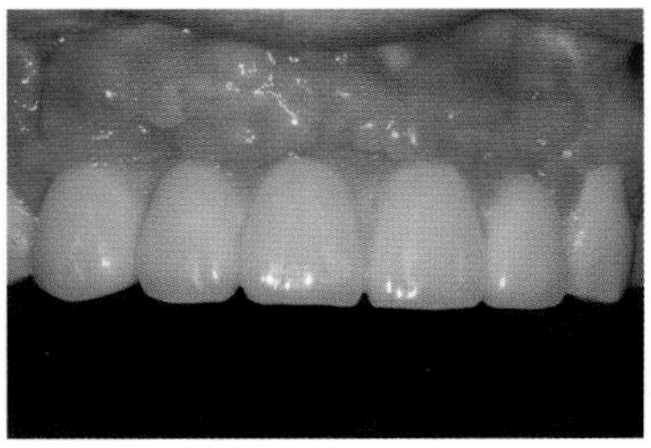

图27 种植术后2年复查

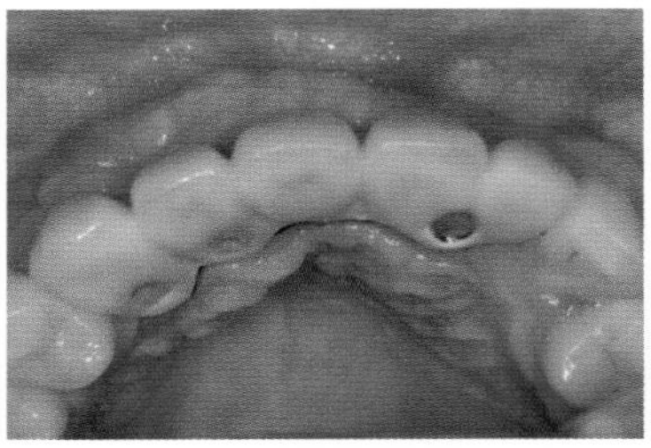

图28 种植术后2年复查

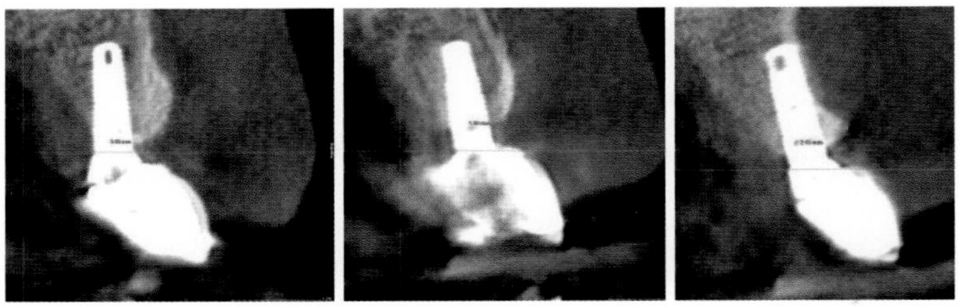

图29 种植术后2年CBCT

二、结果

种植体功能性负载16个月无松动脱落，CBCT显示种植体颈部唇侧骨量充足，未见明显边缘骨吸收。

三、讨论

1. 美学区牙龈曲线的恢复 美学区种植修复，理想龈缘曲线的恢复是红色美学评价的一个关键指标。在这一病例中，患者因疗程和费用问题，未能行牙龈的重塑，实为病例的一个遗憾。我们采用了牙龈瓷的修复方式，在最终修复之前对牙龈瓷的颜色进行了比色，使该区域过渡更为协调。患者属于低位笑线，这样的修复虽并不完美，但也没有给患者带来美学的缺陷。

2. 骨性Ⅲ类患者种植体轴向的选择 因患者较为年轻，同时为Ⅲ类错殆，在长期的种植体负重中，充足的唇侧骨量将利于避免种植体颈部骨的吸收。种植体偏腭侧植入，可保留种植体颈部唇侧骨板，将有利于种植体的长期存留。

患者上颌骨较为正常，修复前上颌面型为直面型，以种植体偏腭侧植入、二级螺丝基台固位的修复方式完成修复，将修复体轴向唇移，能够代偿性地改善和恢复患者颌间关系，因患者较为年轻，若患者后期有矫正意愿，种植体轴向偏腭侧将为患者后续治疗留有余地。

3. 生物力学考量 该病例是由2颗直径3.7mm及1颗直径4.1mm，总共3颗种植体支撑5颗牙的固定桥设计，咬合为浅覆殆浅覆盖，修复体唇腭向和近远中向悬臂较小，有利于避免生物力学并发症的发生。修复体采用二级螺丝基台固位的方式，由于多牙基台与修复体之间的连接扭力，小于基台与种植体之间的连接扭力，因而当修复体过载时，最先出现螺丝松动或折断的应为冠与基台间的螺丝，此类并发症处理相对简单，对种植体的存留影响较小。同时螺丝固位方便后期的维护和清洁，对于生物学并发症的预防也起到了较好的作用。

4. 骨增量方式的选择 在种植术后2年、负重16个月的随访中，我们发现相较左侧单纯盖膜行GBR术的区域，帐篷螺钉和钛网共同支撑的区域成骨量似乎更为稳定。戴牙时，可见双侧牙龈轮廓均较为丰满，16个月后，右侧仍较丰满，而左侧出现黏膜塌陷。CBCT也观察到种植体唇侧骨的凹陷。这留给了我们一些思考：帐篷螺钉和钛网共同支撑的稳定的成骨空间相较于单纯胶原膜覆盖，在GBR初期，是否更有利于成熟骨的形成，从而减少了后期骨的吸收和改建？目前我们只是观察到了这一现象，还无法得出科学的结论，后续若有类似病例，可进行组织学的评价以验证。

帐篷螺钉和钛网应用于连续缺牙的骨缺损区重建，相较Onlay骨移植，其只有单一创口，减轻了患者的痛苦，且能提供稳定的成骨空间，成骨效果可以预期。在这类术式上，我们团队已积累了部分病例，均获得了满意的短期结果，但其长期疗效仍有待更长时间的随访及更多病例的实践来验证。

自体牙制成骨移植材料在上颌前牙即刻种植中的应用1例

靳夏莹 仲维剑 马国武

摘 要

目的：本文将报道1例应用自体牙制成骨移植材料在前牙即刻种植中的应用，运用数字化技术评估其作为骨移植材料的成骨效果。**材料与方法：**首先运用CBCT扫描，评估前牙缺牙位点的软硬组织量并设计手术方法。拔除患者松动前牙使用Bone-maker制作牙本质颗粒作为骨移植材料，抽取患者静脉血20mL制作PRF。种植术中于植体植入后将PRF与自体牙移植材料植于植体唇侧骨缺损处，PRF膜覆盖后缝合。3个月后行纯钛成品基台及全瓷冠修复。6个月后行CBCT检查评估唇侧骨增量。**结果：**6个月后CBCT复查可见植体唇侧约2mm骨量形成。

关键词：美学区域；自体牙骨移植材料

骨量不足一直是口腔种植中的难题及研究重点。充足的骨量不仅可以为种植体提供良好的初期稳定性，也为后期美学修复中软组织形态的重建提供支持，这对于美学区域种植显得尤为重要。现如今，已有多种材料运用于骨量不足的病例中，如同种异体骨、异种骨，还有人工合成的生物材料如羟基磷灰石等，但均存在骨诱导性不足、成骨量不足、感染风险较高等缺点。理想的骨移植替代材料应该具有良好的骨传导性、骨诱导性、生物相容性等特性。牙本质作为与骨类似的钙化物质，其作为骨移植材料的成骨效果已在动物实验中得到证实，本文将其应用于临床中，评估其作为骨移植材料的骨移植效果。

一、材料与方法

1. 病例简介 38岁男性患者。主诉为“上前牙松动1年余要求治疗”。1年前患者前牙出现松动，近期因牙齿移位，影响美观，且咀嚼功能差，现要求治疗。既往体健，否认系统病史、传染病史、药物过敏史，无吸烟史。专科检查：颜面部基本对称，开口型、开口度正常，双侧关节区无压痛及弹响。11、21松动Ⅲ度，唇侧移位，12、13间见约3mm牙间隙，22舌侧移位，反𬌗，口腔卫生情况较差，双侧颌下及颈部未及肿大淋巴结，余未见明显异常。牙科CT检查：11、21唇侧骨板菲薄，基骨宽度约11：9.2mm，21：8.3mm。

2. 诊断 11、21重度牙周炎；12、13牙间隙；22舌侧移位。

3. 治疗计划

（1）11、12、22微创拔除，拔除患牙去除牙周膜及牙釉质后使用Bone-maker制作自体牙本质颗粒，与PRF混合后用作骨移植物。

（2）11、22位点即刻植入2颗Thommen植体，PRF与处理后的自体牙本质颗粒混合后植入植体唇侧骨缺损部位，移植物表面覆盖挤压后的PRF膜，植体置愈合基台，缝合。

（3）正畸远中移动12，关闭12、13牙间隙，11、21、22行RPD过渡义齿修复。

（4）3个月后上部结构修复：纯钛成品基台+二氧化锆烤瓷全冠修复。

4. 治疗过程（图1～图16）

（1）2016年2月：初诊，取模、颌面部行CBCT扫描，评估软硬组织量，设定治疗方案。

（2）2016年3月：行11、12、22拔除后11、22位点即刻植入2颗Thommen 3.5mm×14mm植体。离体牙使用Bone-maker仪器制作自体牙本质颗粒，与抽取自体静脉血制作的PRF混合植入植体唇侧跳跃间隙内，PRF覆盖，缝合。1周后拆线同期制作RPD过渡义齿修复，并于正畸科就诊，设计关闭12、13间隙。

（3）2016年6月：上部结构制作成品纯钛基台+氧化锆烤瓷全冠修复。

（4）2017年2月：复查行CBCT检查评估唇侧骨量。

二、结果

种植术后12个月复查影像学检查显示种植体植入方向良好，骨结合良好，植体唇侧与骨皮质间见高密度影，有少量新骨形成。上部结构修复后，患者咀嚼功能恢复良好，对外形满意。

作者单位：大连医科大学附属口腔医院
通讯作者：仲维剑；Email: 2061983zwj@163.com

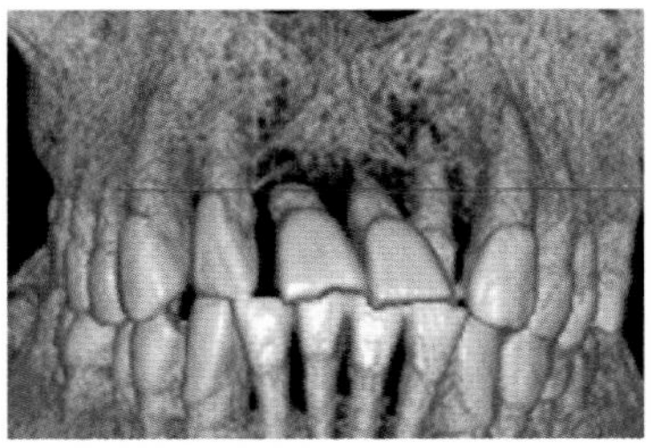
图1 术前全口CBCT

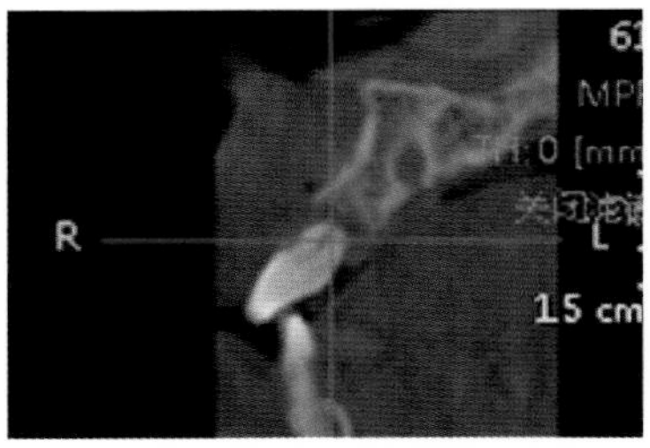

图2 术前前牙CBCT

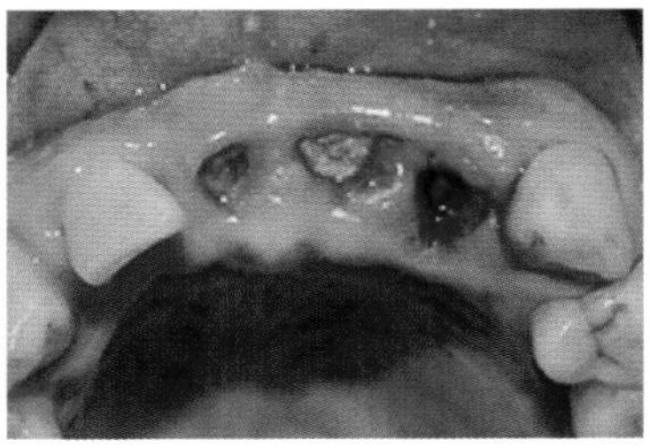
图3 微创拔牙后

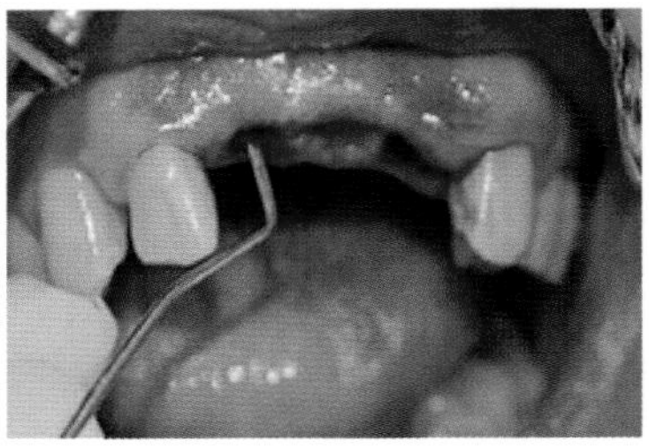
图4 牙周探针检查骨壁完整性

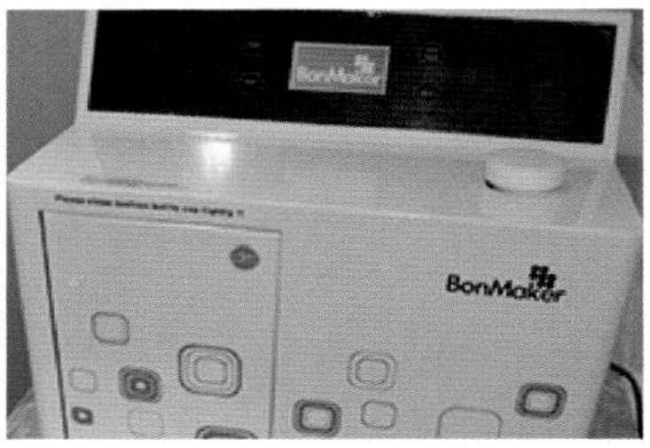

图5 自体牙本质颗粒处理器

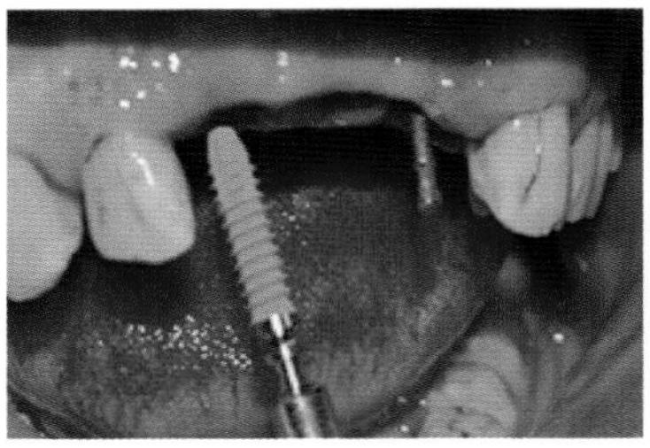
图6 植体埋入

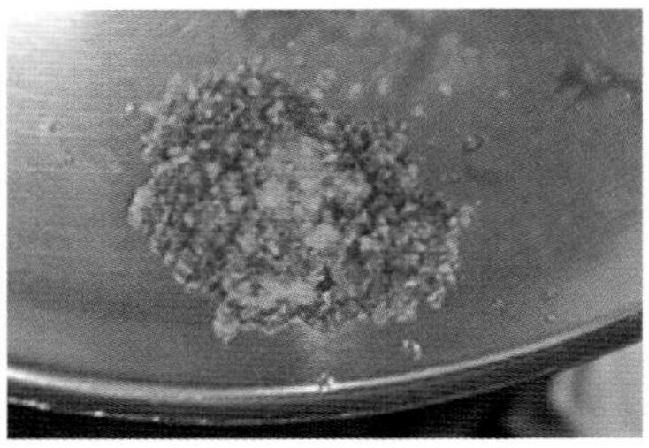
图7 PRF与自体牙本质颗粒混合物

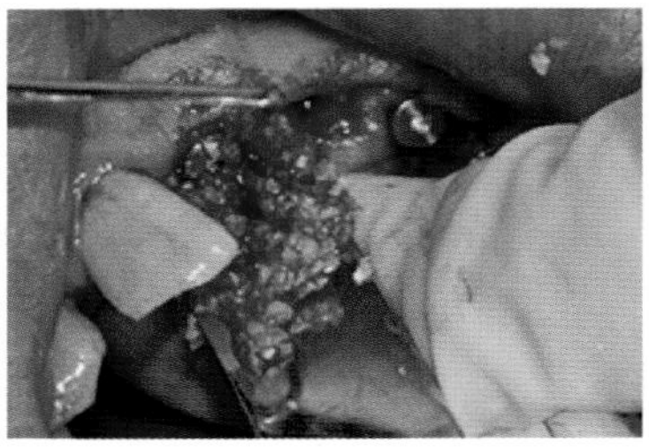
图8 将混合物植入唇侧跳跃间隙

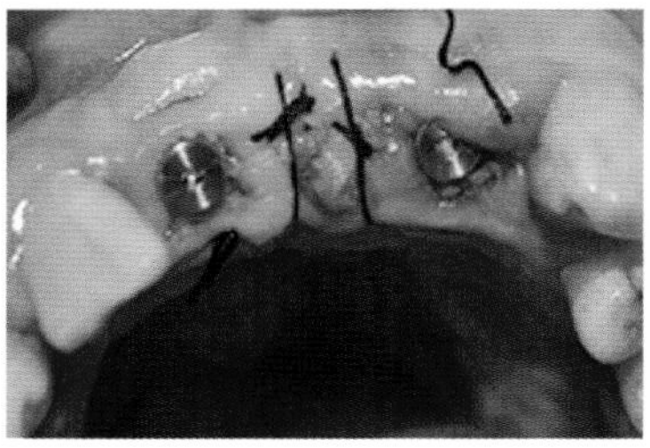
图9 严密缝合后

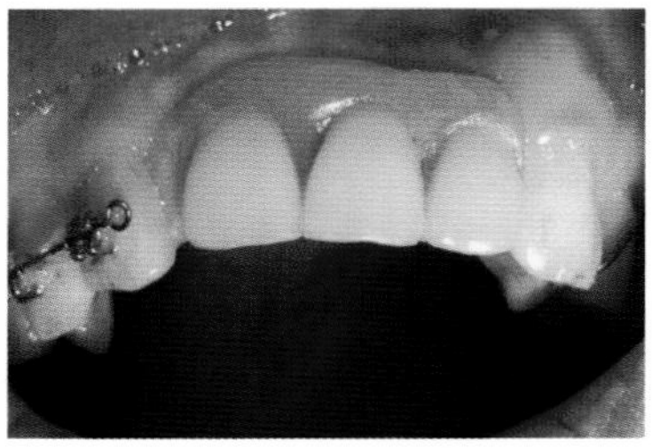
图10 拆线后行正畸及过渡义齿修复

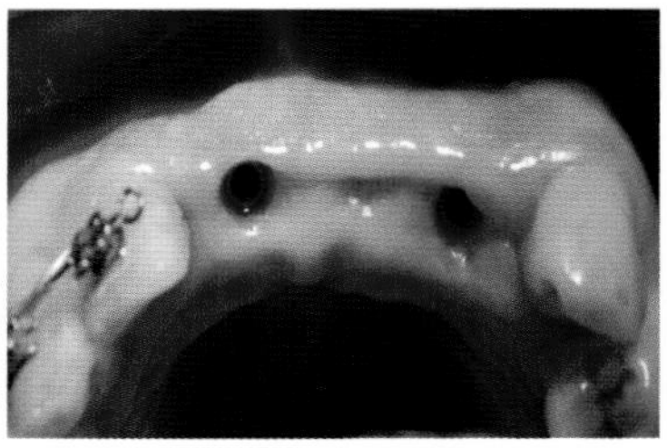
图11 3个月后袖口形成

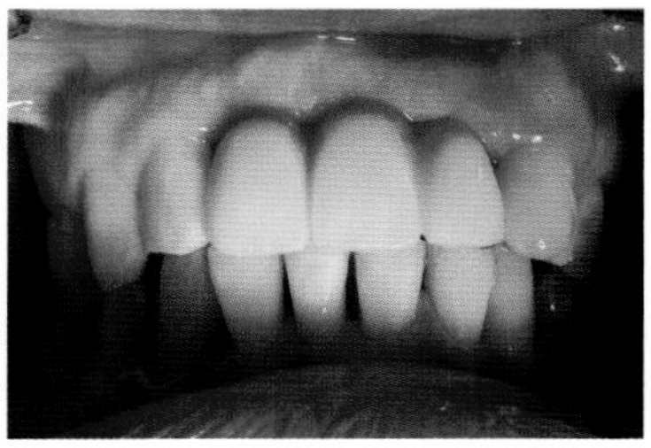
图12 固定义齿修复正面像

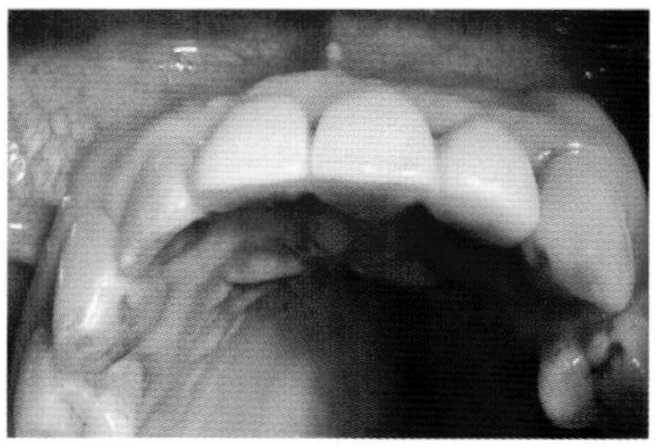
图13 固定义齿修复殆面像

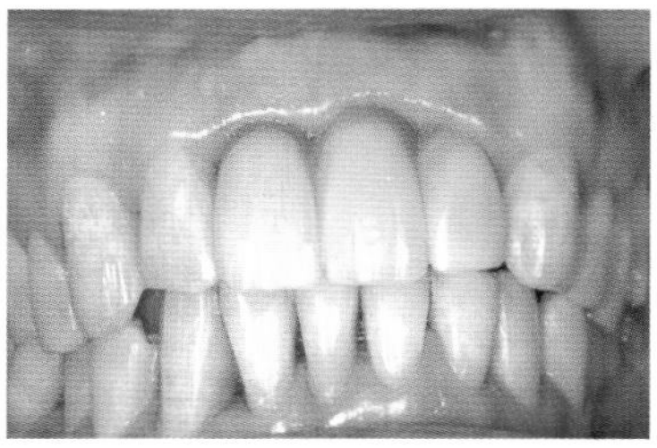
图14 术后1年口内正面像

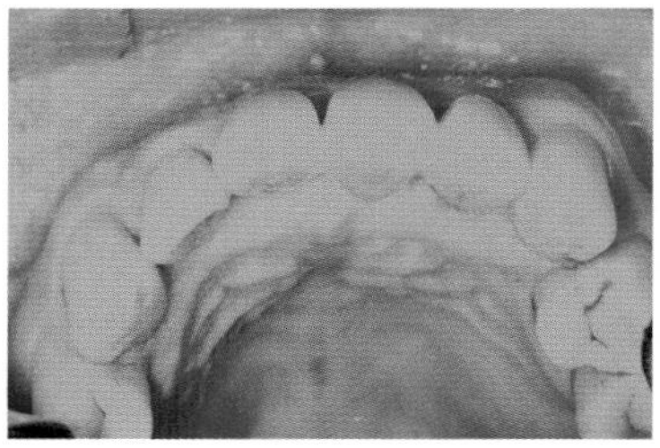
图15 术后1年殆面像

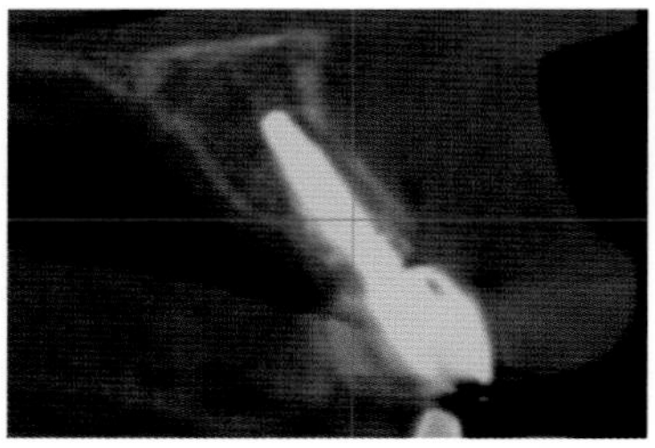
图16 术后1年CBCT检查

三、讨论

种植手术中，面临最大的问题无疑是骨量不足。多因肿瘤、外伤、炎症、拔牙后长期不修复、上颌窦气化等原因而造成。这一点在美学区域的影响显得尤为明显，由于上颌骨的骨质疏松、牙槽嵴较薄的特殊解剖特点及受上唇运动的压迫作用，在前牙缺失后，牙槽骨吸收速度明显高于后牙，其垂直吸收的速度接近于水平吸收的2倍，牙龈退缩明显。因此，患者不仅要经历长期的无牙期，且由于前牙区域的功能及美学的双重要求，后期的种植过程也存在很大难点。

骨移植是解决骨量不足的最优方式，传统的骨移植材料主要有自体骨、异体骨、人工骨，但均存在不同的优缺点。为解决传统骨移植材料的不足，新的骨移植材料成为如今的研究热点。临床上，我们常观察到将脱位牙齿去除牙周膜再植后发生牙根与牙槽骨粘连，后期出现牙根被骨组织替代的现象，由此引起了大量学者对于牙体组织成骨作用的探究。

牙齿作为一种天然的矿化物，其牙釉质、牙本质、牙骨质都是由有机物和无机物构成。已有实验证实，对牙本质的不同处理方法，如煮沸、脱矿、煅烧、冻干等均可以不同程度地促进新骨形成，处理方法的不同表现为形成新骨的时间及密度不同。对于牙本质成骨作用的机制，Bessho等从人牙本质基质中提取出骨形成蛋白（BMP），并通过实验证明其3周就可以在大鼠肌肉中成骨。相关学者也认为，经处理后的牙本质基质是富含BMP及载体的复合物，可以形成BMP的缓释系统，其含量是骨基质中的10倍，且不会像骨基质中BMP的含量会岁年龄的增加而减少。除此之外，Li在牙本质基质的浸提液中发现Col I、转化生长因子β_1、牙本质基质蛋白-1（DMP-1）等生长因子，作为一个整体，它们的作用就是扩增间叶细胞或骨母细胞等，之后诱导骨形成。

本病例采用了PRF和牙本质颗粒混合植入的方法，获得了良好的骨形成量，分析PRF在骨形成作用中发挥了促进和诱导的作用。已有实验证实，使用PRF与牙本质基质混合物植入骨缺损处较单纯植入牙本质基质颗粒能更有效地促进骨形成。PRF是利用没有任何添加剂的自体静脉血通过离心获得，在PRF制备过程中，纤维蛋白逐渐聚合成三维网状结构，起到一定的支撑作用，而血液中血小板破裂其中的α颗粒可释放出大量生长因子，包括BMP、TGF、IGF、PDGF等，生长因子依附于纤维蛋白支架并形成适合生长因子发挥作用的微环境，它们作为一个整体，诱导间叶细胞和骨母细胞的形成及分化，最终形成成熟的骨组织。

由此可见，自体牙本质颗粒制备简单，具有良好的生物相容性，成骨效果明显，临床可操作性较强，可以作为临床推广使用。

参考文献

[1] 袁冰, 韦卓. 骨缺损修复的研究进展[J]. 生物骨科材料与临床研究, 2014,3,38–41.
[2] 尚将, 柳忠豪. 上颌前牙区即刻种植临床研究现状[J]. 中国口腔种植学杂志, 2015(1):40–43.
[3] Reena Bhatt.Bone Graft Substitutes[J].Hand Clinics,2012,4:457–468.
[4] Bessho K,Tanaka N, Matsumoto J,et al.Human Dentin–matrix–derived Bone Morphogenetic Protein[J].Journal of Dental Research,1991,70(3):171–175.
[5] Urist MR,Lietrze A,Mizutani H,et,al.A bovine low molecular weight bone morphogenetic protein (BMP) fraction [J].Clin Orthop Relat Res,1982,(162); 219–232.
[6] Bergsma J,Rozema F,Bos R,et al.Biocompatibility study of aspolymerized poly(L–lactide) in rats using a cagc implant system[J].Journal of Biomedical Materials Research,2004,29(2):173–179.
[7] 杨胜银. 脱矿牙本质基质的应用研究[J]. 临床口腔医学杂志, 2014, 30(3):189–191.
[8] Li R,Guo W,Yang B,et al.Human treated dentin matrix as a natural scaffold for complete human dentin tissue regeneration[J].Biomaterials,2011,32(20):4525–4538.
[9] 邵阳. PRF和BMC促进未脱矿牙本质颗粒成骨的实验研究[D]. 大连医科大学, 2016.
[10] Miller E J, Gay S. The collagens: An overview and update[J]. Methods Enzymol, 1987, 144(144):3–41.

上颌第一磨牙使用CGF联合骨替代材料进行拔牙位点保存术后的种植修复

蔺世晨

摘要

目的： 本文报道1例无法保留的上颌第一磨牙残冠拔除后，使用CGF进行位点保存，1年后行种植修复的病例，研究利用CGF进行拔牙位点保存的方法。**材料与方法：** 患者16残冠拔除后彻底清创，抽取患者血液制备CGF凝胶，将其中一块剪碎与骨粉混合均匀后植入拔牙窝，另一块压制成膜，覆盖拔牙窝表面，缝合拔牙创。1年后植入种植体，3个月后修复。**结果：** 使用CGF进行拔牙位点保存术后1年，牙槽嵴丰满，附着龈充足，CBCT显示与术前相比较，牙槽嵴的宽度和高度都有明显增加。种植术中显示牙槽嵴顶新生骨质硬度高，植体初期稳定性好。取骨组织标本HE染色镜下显示大量新生骨组织围绕骨粉颗粒生长，其间有部分结缔组织。3个月后修复，半年后复诊，种植体周围组织健康，X线显示植体周围骨高度维持良好。**结论：** 使用CGF联合骨替代材料进行拔牙位点保存可以很好地维持甚至增加种植位点的骨量，为后期种植修复创造良好的条件，并且为患者节省了费用。

关键词： CGF；Bio-Oss；拔牙位点保存

牙齿拔除后，剩余牙槽嵴将发生吸收，据报道拔牙后3～6个月骨宽度减少2.6～4.6mm，骨高度减少0.4～3.9mm。而当拔牙位点存在炎症、创伤、不良修复体刺激等病理过程时，拔牙后的骨吸收将进一步加重，等到后期种植手术实施的时候，可能要面临严重的软硬组织缺损的局面，既给医生增加了难度和风险，也给患者增加了痛苦和费用。因此，如果能够采取一个简单、有效、低成本的拔牙位点保存技术来保留甚至增加原有牙槽嵴三维方向上的骨量，就可以为后期的种植手术创造有利条件，降低手术的难度和风险。CGF（concentrate growth factors）是新一代的血浆提取物——浓缩生长因子，以患者自身静脉血为原料，通过特殊的离心方法分离制备，既可以与骨粉混合使用，也可以压制成膜，能够加快术区软硬组织的愈合，提高成骨质量。本病例使用CGF联合骨替代材料对上颌第一磨牙进行拔牙位点保存，降低了后期种植修复的难度，获得了满意的临床效果。

一、材料与方法

1. 病例简介 50岁男性患者，主诉为“右上后牙充填体脱落2年，要求修复”。患者多年前因该牙“牙痛”于外院行“杀神经”治疗，后充填体反复脱落，部分牙体在使用过程中劈裂，2年前充填体再次脱落，近2年未进行治疗，现要求修复。既往体健，否认系统病史、传染病史、药物过敏史，吸烟15年，10支/天，无口服双膦酸盐药物史。专科检查：颜面部基本对称，前牙开殆，中线向左侧偏移，开口型、开口度正常，双侧关节区无压痛及弹响。16残冠，髓腔内有大量腐质，叩诊（－），无松动；口腔卫生情况较差，大部分牙齿不同程度色素沉着，牙结石（＋）；余未见明显异常。CBCT（KaVo，德国）检查：16根尖及根分叉大范围病变，颊舌侧骨板部分缺损（图1～图5）。

2. 诊断 16残冠。

3. 治疗计划

（1）拔除16，使用CGF联合骨替代材料进行拔牙位点保存术。

（2）6个月后16行种植固定修复。

4. 治疗过程

（1）2014年12月15日：于门诊手术室使用2支真空采血管采集患者静脉血共约18mL，立即放入Medifuge（Silfradent，意大利）离心加速机的转筒中。设定制备CGF程序，离心12分钟后，可见试管中分为3层：最上层为血清，中间为纤维蛋白层，底层为血小板和红细胞。将中间的纤维蛋白层和下方红细胞层交界区域一起分离出来，并存储在稀释的抗菌溶液中备用。离心的同时，局麻下拔除16，仔细搔刮拔牙窝，确保将肉芽组织清除干净，过氧化氢和盐水交替冲洗，待CGF制备完成，将其中一个压制成膜，一端塞入拔牙窝腭侧黏骨膜下，另一个切割成1～2mm的小块，与Bio-Oss骨粉（Geistlich，瑞士）0.5g均匀混合，植入拔牙窝中，再将CGF膜覆盖拔牙窝表面，另一端塞入颊侧黏骨膜下，褥式加“8”字缝合。嘱患者术后禁烟酒，注意口腔卫生，复方氯己定含漱，口服抗生素3天，术后7天拆线（图6～图15）。

（2）2015年1月5日：术后20天复诊，可见CGF膜完整，边缘已经和周围牙龈完全结合在一起，新生的肉芽组织正沿着CGF膜生长，部分骨粉颗

作者单位：国家电网公司北京电力医院

Email: kunkun-000@163.com

粒嵌入在膜内，移植物稳定无暴露（图16）。

（3）2015年3月16日：术后3个月复诊，可见位点表面已经是成熟的角化牙龈，色形质与周围牙龈相同，与原有牙龈之间有较明显的分界（图17）。

（4）2015年12月10日：由于患者工作调动到青海省，位点保存术后1年才回我科复诊进行种植手术。临床检查可见种植位点牙槽嵴丰满，附着龈充足，新生牙龈和原有牙龈之间的分界也基本消失。CBCT显示种植位点牙槽骨高度和宽度均充足，骨量比拔牙前明显增加，骨密度也较高。术中切开翻瓣，可见牙槽嵴顶宽度充足，新生骨组织内散在着少量骨粉颗粒，刮匙搔刮可感受到骨质硬，空心取骨钻（φ3.3/3.8mm）取种植位点骨组织标本，做组织学观察。逐级预备种植窝，植入NobelActive（Nobel，瑞典）φ5.0mm×8.5mm植体1颗，植入扭矩30N·cm，安装封闭螺丝，间断缝合，常规医嘱，术后7天拆线。术后即刻CBCT显示种植体位置良好。骨组织标本HE染色镜下可见大量新生骨组织围绕着骨替代材料表面生长，还可见部分纤维结缔组织，其间可见大量毛细血管（图18～图29）。

（5）2016年3月14日：种植二期手术。X线片显示16种植体骨结合均良好。局麻下切开，取出覆盖螺丝，安装愈合帽，2周复诊取印模（图30、图31）。

（6）2016年3月30日：软组织愈合良好，取下愈合帽，安装闭窗式转移杆，硅橡胶取模，取咬合记录，重新安装愈合帽。使用原厂基台，琥珀瓷（VITA，德国）瓷块，Cerec椅旁CAD/CAM系统（Sirona，德国）切削制作牙冠（图32～图34）。

（7）2016年4月21日：试戴基台及牙冠，调整咬合，口外RelyX U200树脂水门汀（3M，美国）粘接，清除粘接剂后戴入口内，螺丝拧紧到35N·cm，封闭螺丝孔（图35、图36）。

（8）2016年10月26日：随访。修复后6个月复查，种植体周围软组织健康，无探诊出血，X线片示16种植体颈部骨高度稳定，未见明显骨吸收。患者咀嚼功能恢复较好，对修复效果表示满意（图37）。

二、结果

CGF联合Bio-Oss骨粉进行位点保存术后1年复查，16种植位点牙槽骨高度和宽度均充足，骨量明显增加，骨密度较高。种植术后3个月X线显示种植体骨结合良好，行上部修复。6个月后复查，16种植体周围软组织健康，无探诊出血，X线显示种植体颈部骨高度稳定，未见明显吸收。患者咀嚼功能恢复较好，对修复效果表示满意。

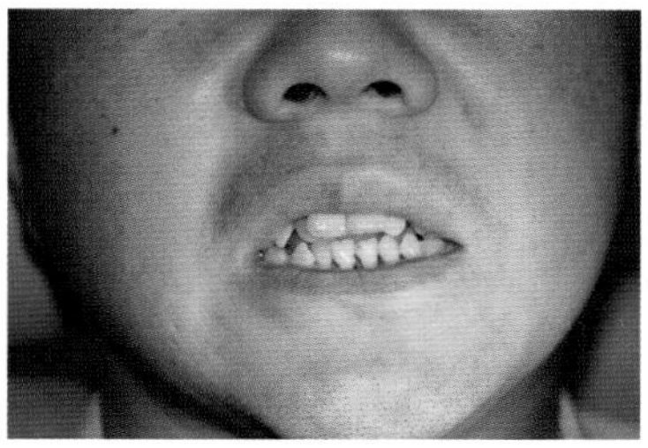
图1 位点保存术前口外正面像

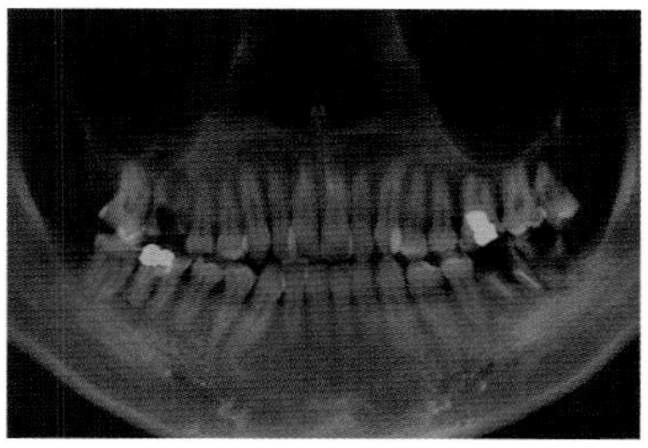
图2 位点保存术前CBCT

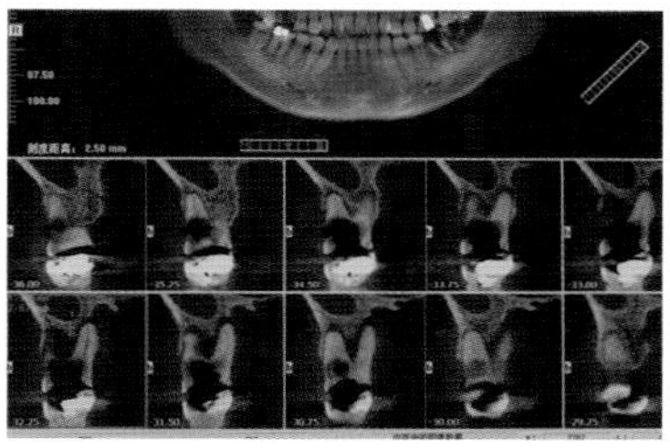
图3 位点保存术前CBCT 16位点矢状面

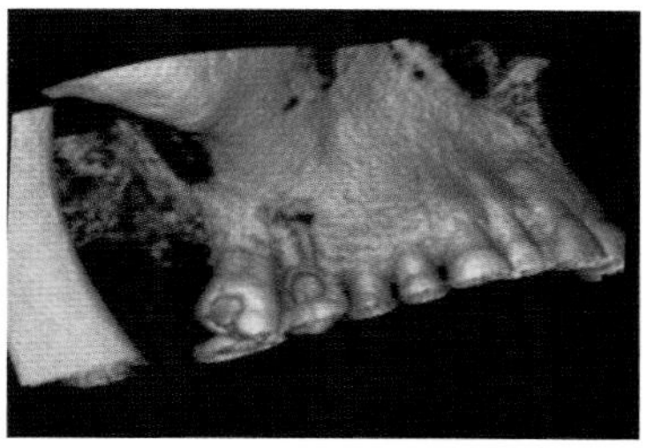
图4 CBCT三维重建显示16牙槽骨吸收状况（颊侧）

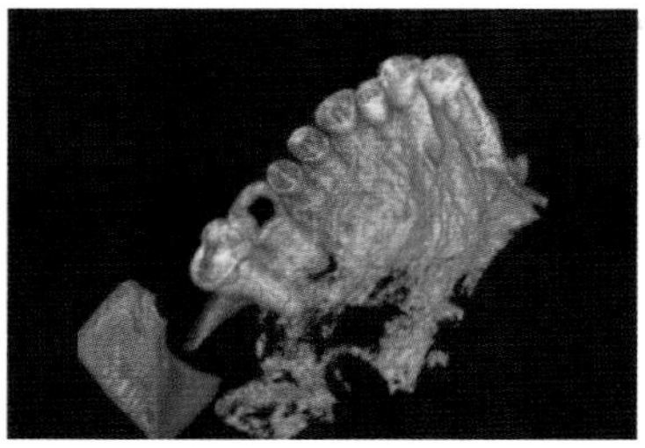
图5 CBCT三维重建显示16牙槽骨吸收状况（腭侧）

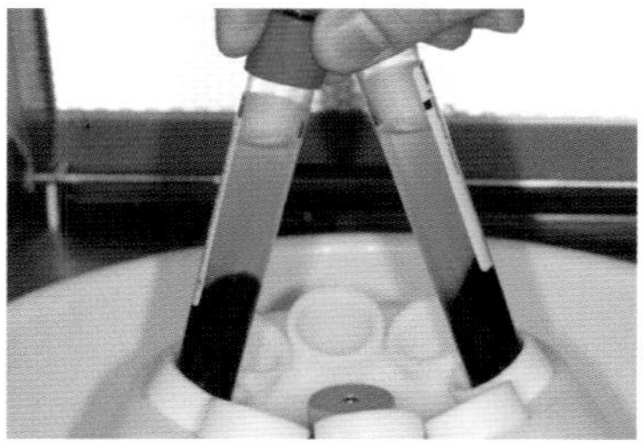
图6 使用Medifuge离心机制备的CGF

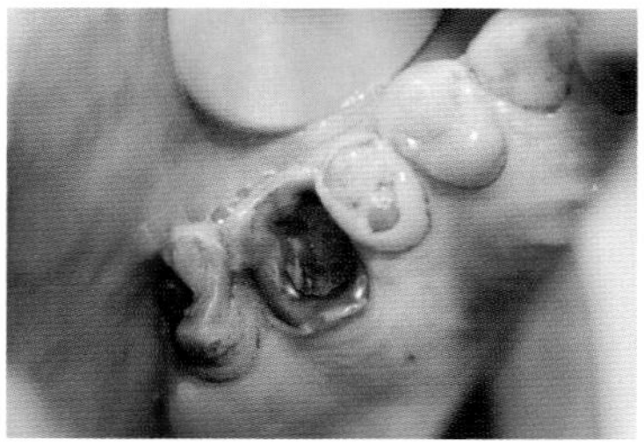
图7 16拔除前口内像

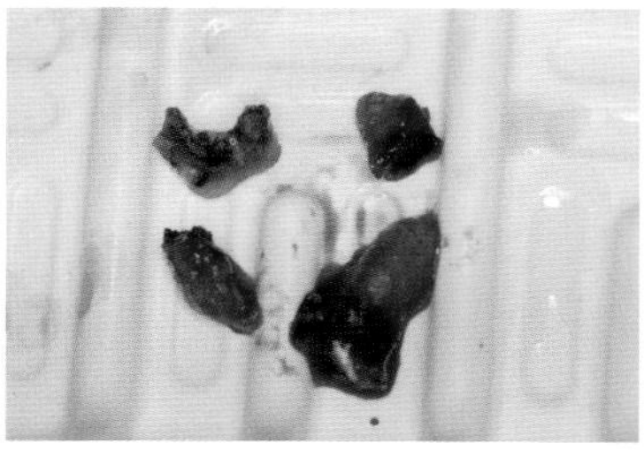
图8 拔除后的牙根

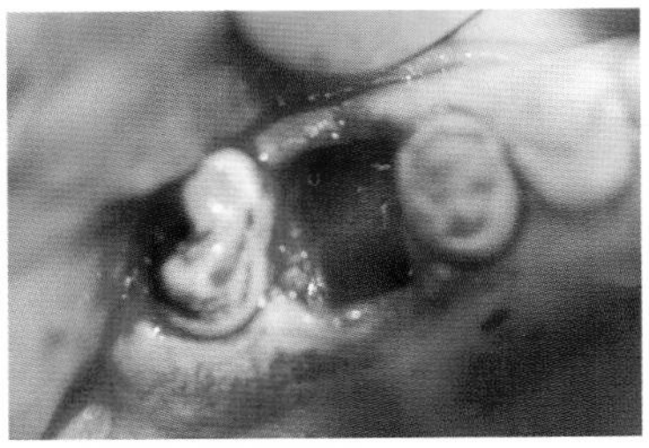
图9　拔牙窝

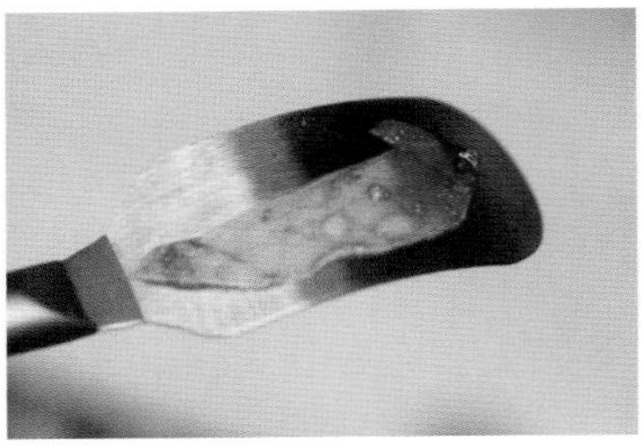
图10　CGF压制成膜

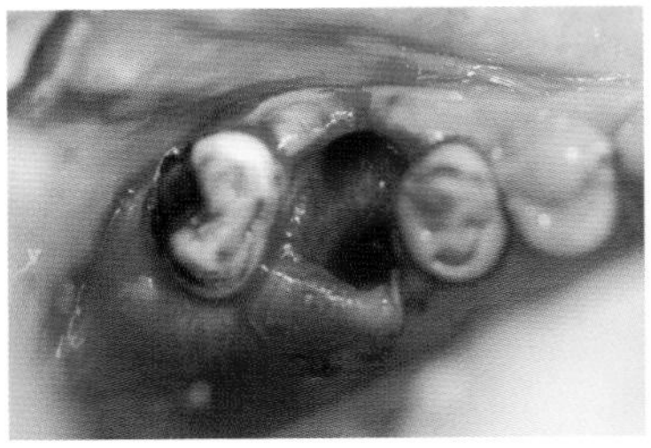
图11　CGF膜一端塞入腭侧黏骨膜下

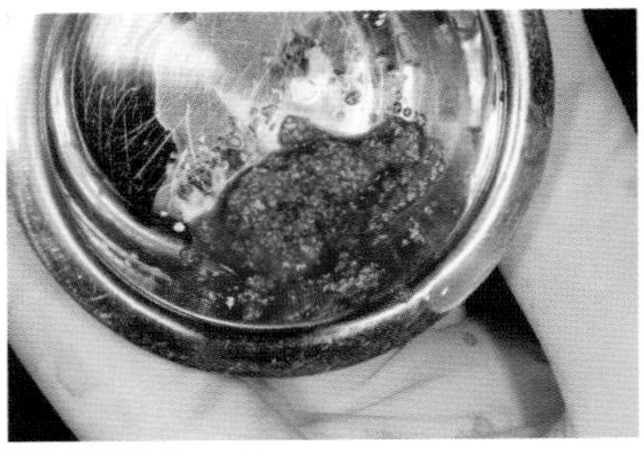
图12　CGF剪成小块与Bio-Oss骨粉混合

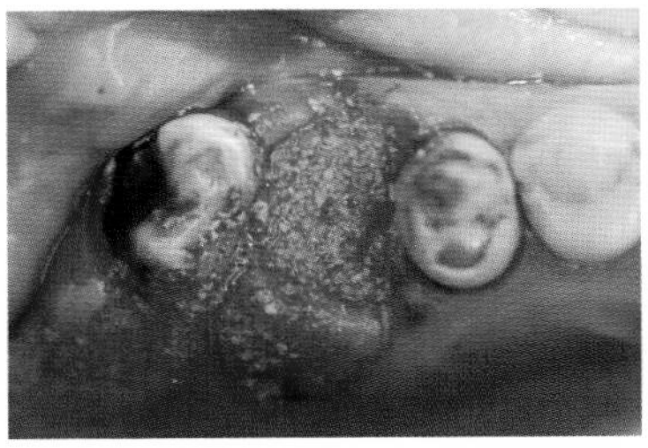
图13　将CGF与Bio-Oss骨粉混合物植入拔牙窝

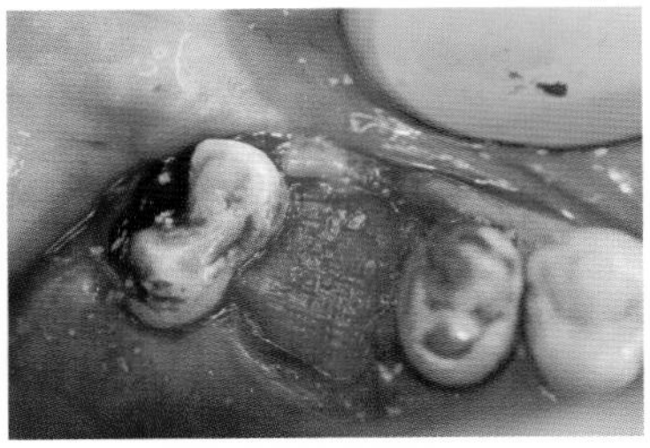
图14　将CGF膜覆盖拔牙窝，另一端塞入颊侧黏骨膜下

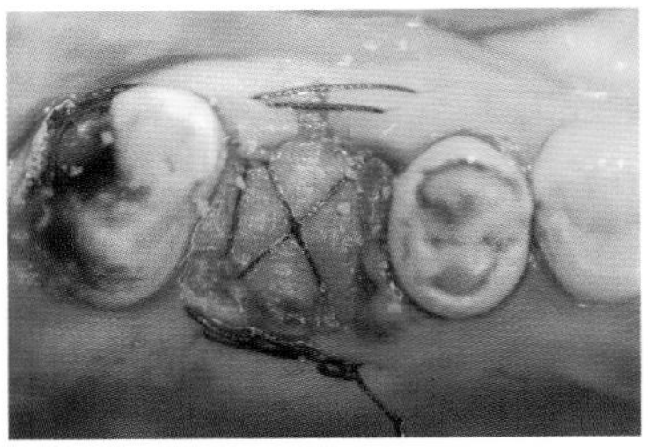
图15　褥式加“8”字缝合伤口

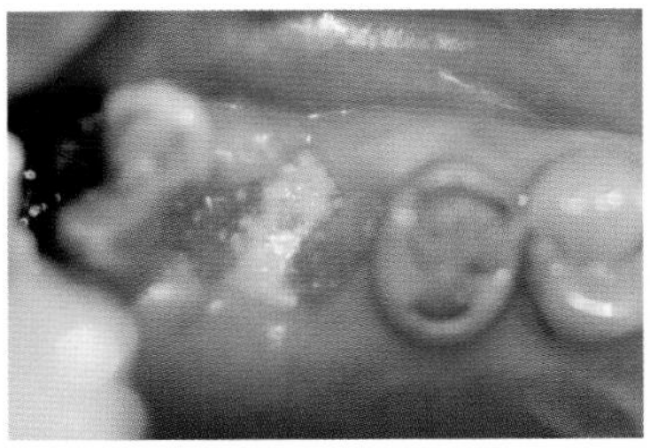
图16　术后20天复查

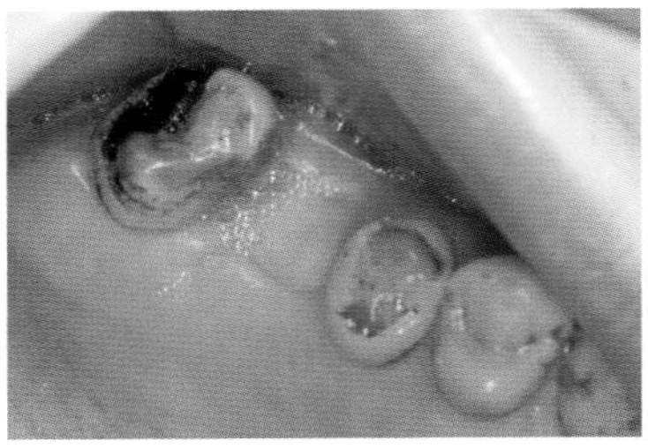
图17　术后3个月复查

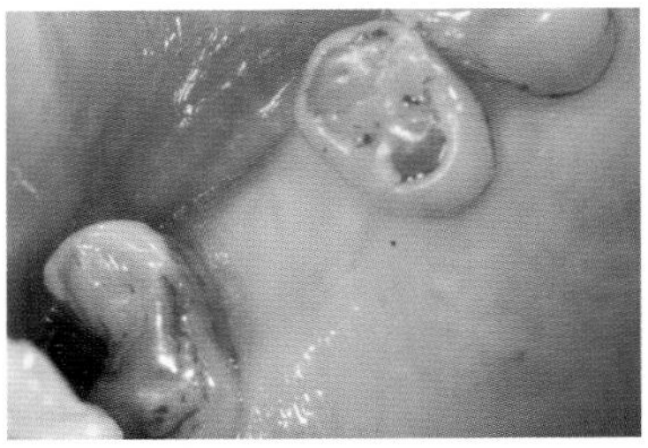
图18　术后1年复查

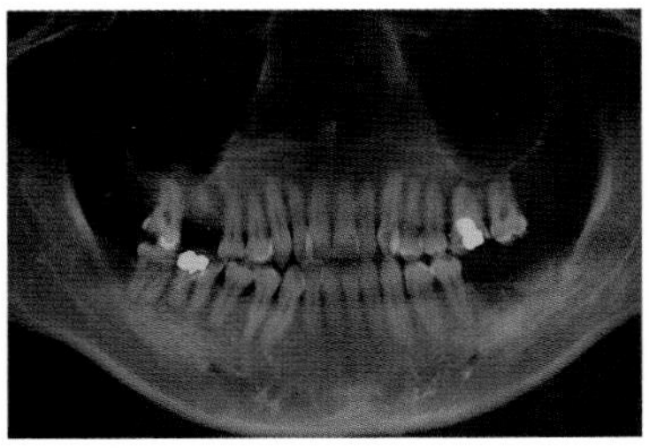
图19　位点保存术后1年，种植术前CBCT

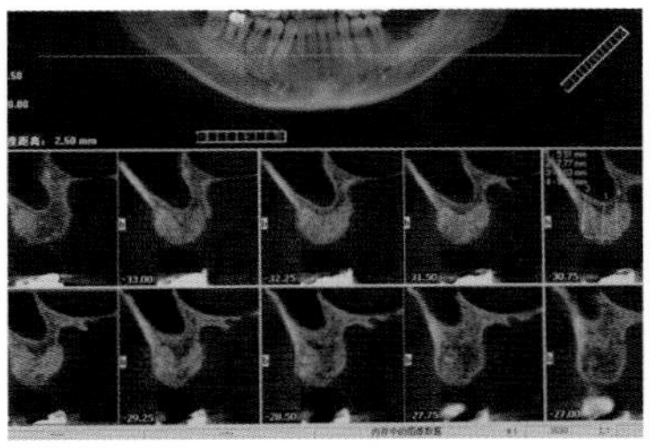
图20　位点保存术后1年，种植术前CBCT 16位点矢状面

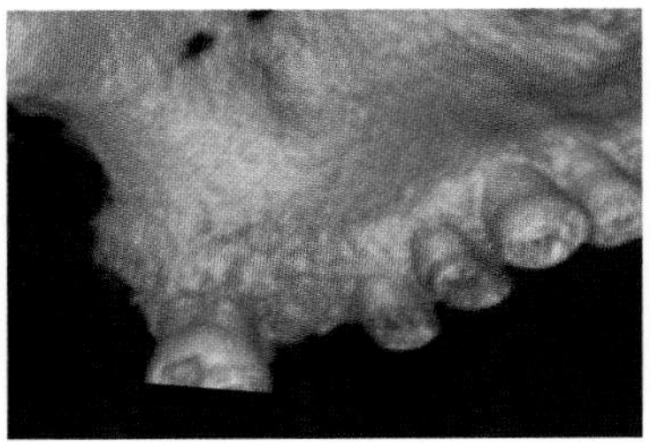
图21　位点保存术后1年，CBCT三维重建（颊侧）

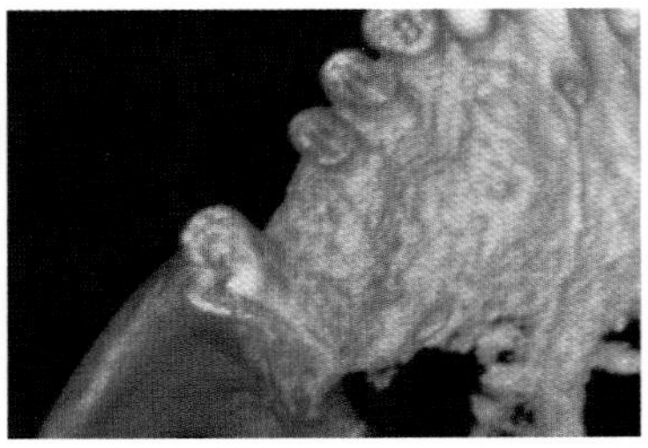
图22　位点保存术后1年，CBCT三维重建（腭侧）

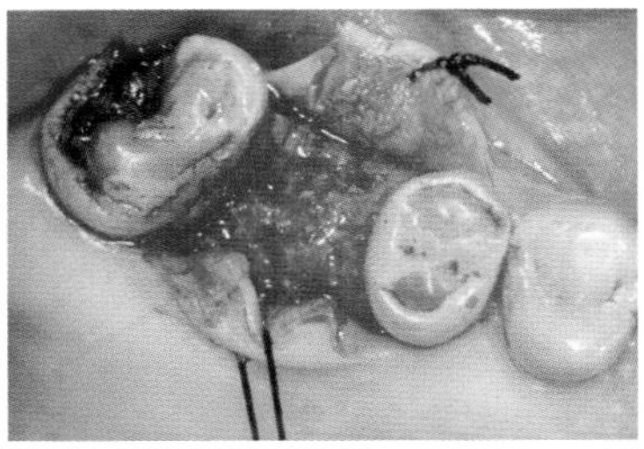
图23　翻瓣后显露牙槽嵴顶

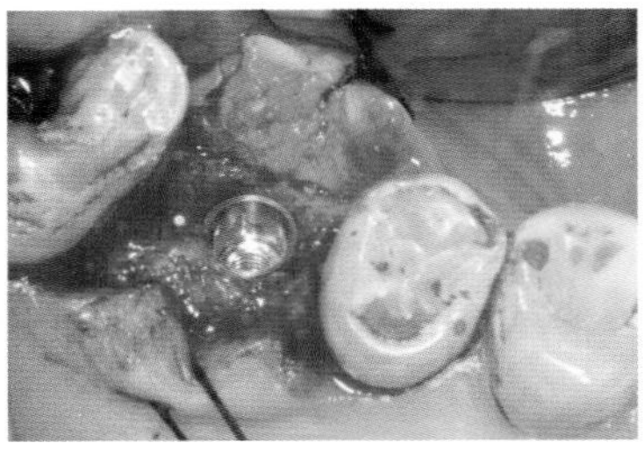
图24　种植体植入

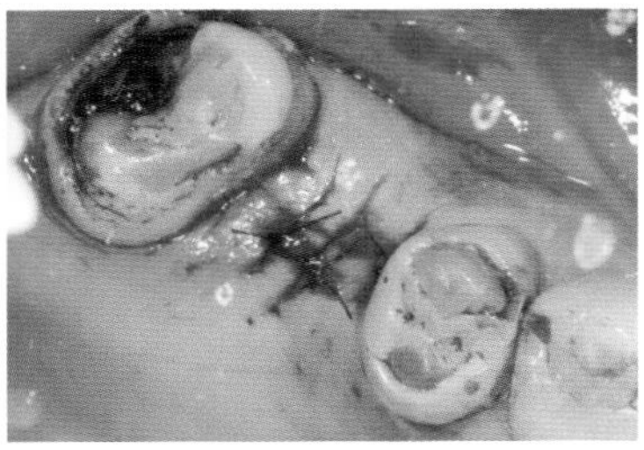
图25　缝合后

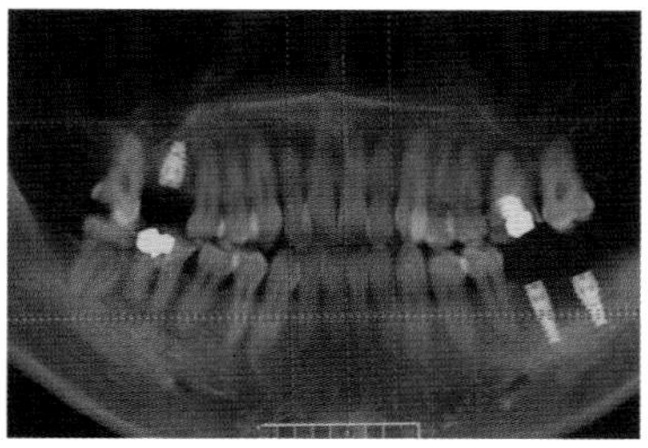
图26　术后即刻CBCT

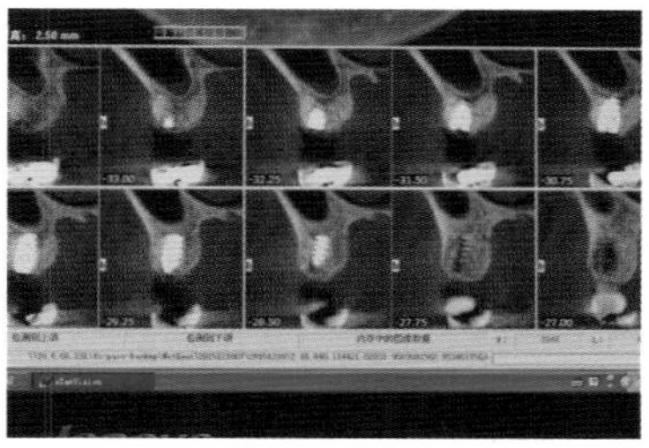
图27　术后即刻CBCT 16位点矢状面

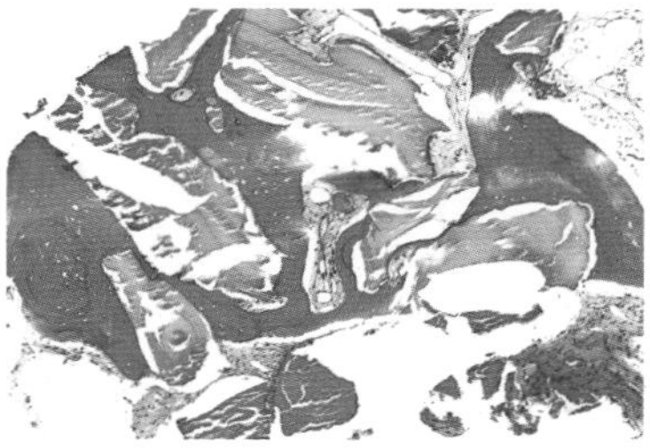
图28　16骨组织标本，HE染色，×100

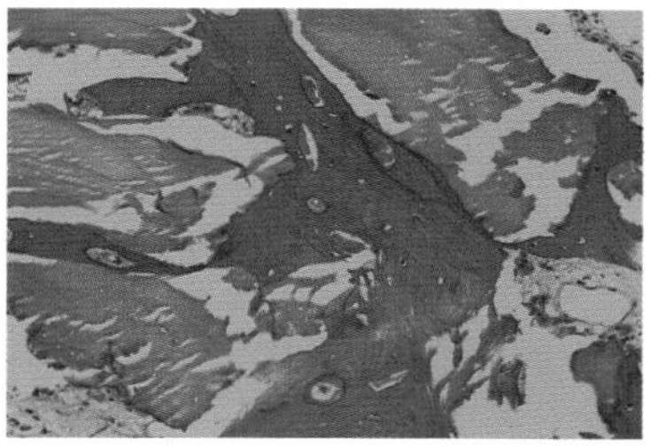
图29　16骨组织标本，HE染色，×200

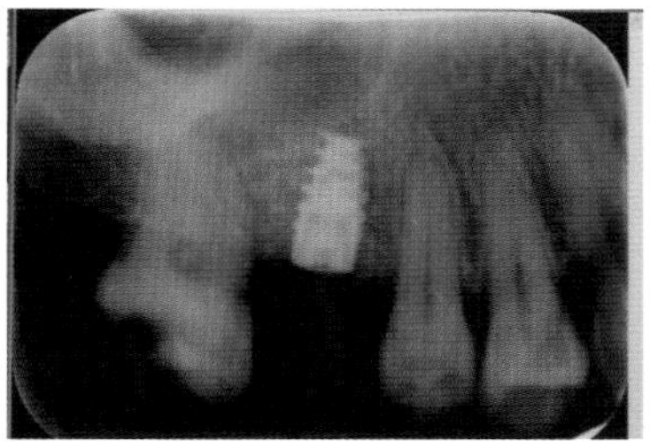
图30　种植术后3个月，二期术前根尖片

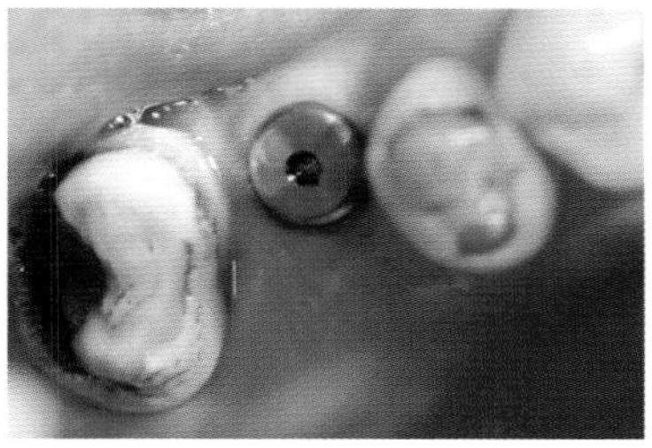
图31　二期手术，安装愈合帽

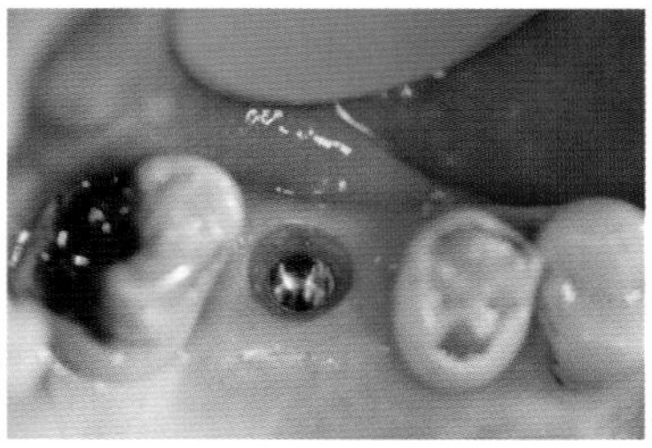
图32　二期术后2周，牙龈袖口

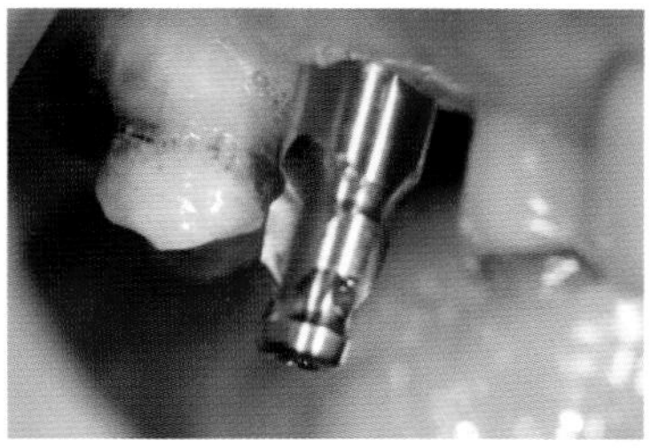
图33　安装转移杆

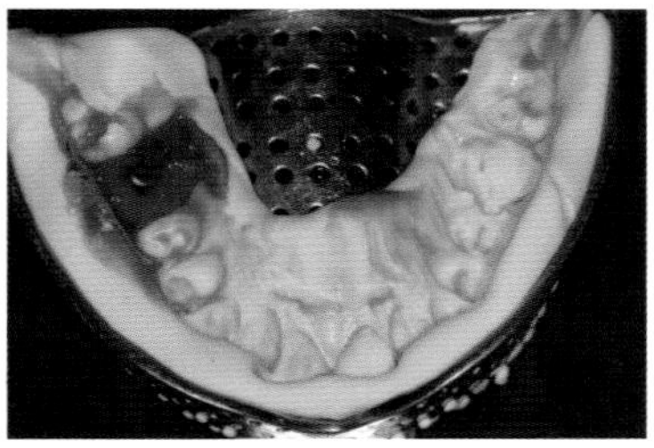
图34　取闭窗式印模

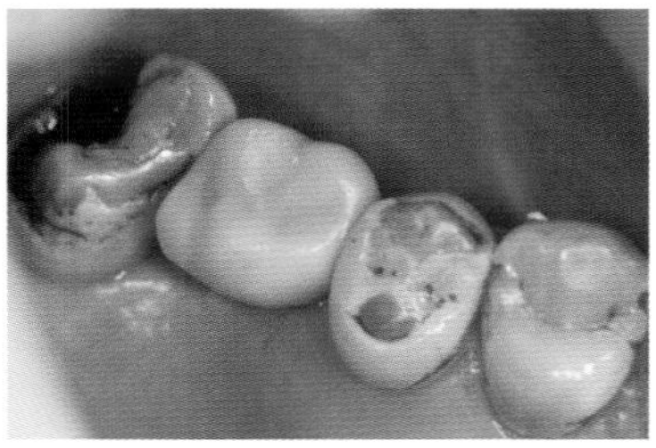
图35　冠戴入后口内像（𬌗面）

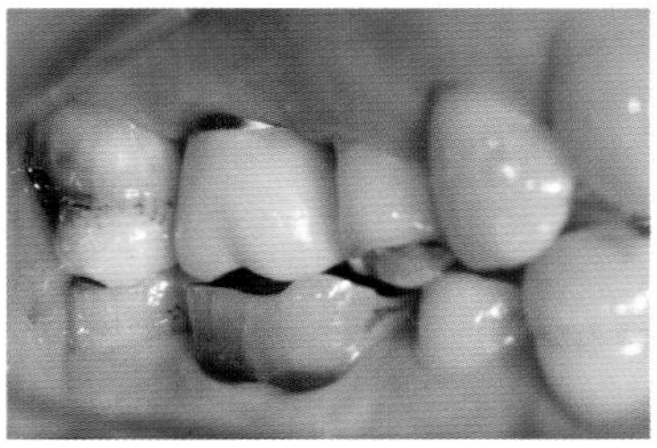
图36　冠戴入后口内像（颊侧）

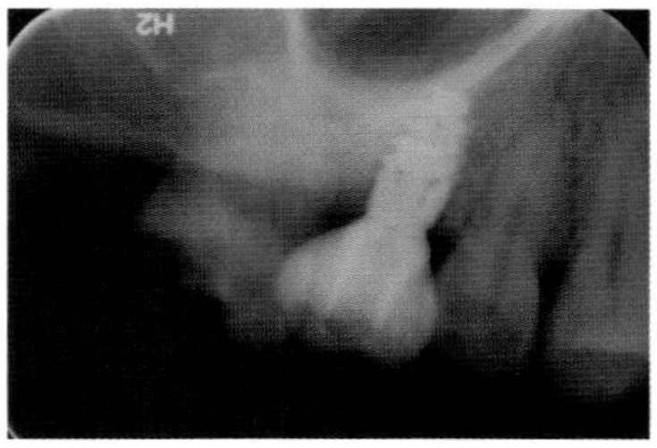
图37　16修复后半年复诊根尖片

三、讨论

本病例中，患者16年来未进行有效治疗，导致患牙无法保留，CBCT影像分析发现该位点骨质吸收情况较复杂：牙槽间隔吸收严重，仅余留不到4mm；颊侧骨板的高度有4～8mm；腭侧骨板很薄，高度约6mm，腭根根尖区病变穿通了骨板；邻牙牙周状况尚可。该牙拔除后如待其自然愈合，其骨质吸收势必更加严重，种植手术时则需实施上颌窦内提升甚至外提升术，增加了手术的难度和风险。即使通过上颌窦提升术增加了骨量，种植体的植入位置也只能很高，修复后的冠根比不协调，不利于提高远期成功率。如采取传统的GBR技术，由于磨牙拔牙窝空间大，需要使用大量的骨替代材料以及胶原膜，费用很高。而使用CGF联合Bio-Oss骨粉进行拔牙位点保存术，既能加快软硬组织愈合，有效增加骨量，还较GBR技术节省材料成本。

CGF是由Sacco研发的，采用2400～2700r/min的离心速度，使血小板α颗粒释放出各种生长因子，包括血小板衍生生长因子（PDGF）、转移生长因子-β（TGF-β）、类胰岛素生长因子（IGF）、血管内皮生长因子（VEGF）、表皮生长因子（EGF）以及成纤维细胞生长因子（FGF）、骨形成蛋白（BMPs）等，它们能促进细胞增殖、基质合成和血管生成。此外，CGF中的纤维蛋白分子结构为三键式连接，呈立体网状结构，可有效地滞纳血小板及各种循环分子（如细胞因子），与骨替代材料结合使用，可加速新骨的成长，使原有骨量的维持或重建成为可能。CGF还可以被压制成膜，并且韧性好，可隔绝口腔环境，其中的生长因子和纤维网状结构可以诱导和加速软组织生长，因此很多情况下可以代替GBR术中的胶原膜。

术中先将患牙拔除，然后仔细搔刮拔牙窝，这一步非常重要，必须保证将拔牙窝内的感染肉芽组织搔刮干净，才不会影响骨组织的愈合。接着将制备好的CGF中的一个压制成膜来代替胶原膜，一端塞入腭侧的黏骨膜和骨板之间，待剪碎的CGF和Bio-Oss骨粉混合物充填拔牙窝完毕后，将膜覆盖拔牙窝表面，另一端塞入颊侧黏骨膜和骨板之间。CGF膜不但可以像胶原膜一样隔绝口腔环境，其内的三维聚合体网络结构和多种生长因子可以加快软硬组织的愈合，其含有的大量白细胞还可以有效抵抗感染，作用明显优于胶原膜。剪碎的CGF颗粒可以将散在的骨粉黏合在一起，既增加了稳定性，又可以加快骨组织的再生。另外，本病例仅使用了0.5g Bio-Oss小颗粒骨粉，结合一支试管内的CGF，便将拔牙窝完全充填，而如果采用传统方法只植入骨粉，则需要的骨粉量肯定会增加，提高了材料成本。缝合采用了水平褥式和“8”字缝合，只需将CGF膜固定良好，轻度缩小创面即可。术后20天复诊，在拔牙窝的四周和中央均可见大量新鲜的肉芽组织沿着CGF膜生长，说明CGF膜具有很好的软组织诱导能力。整个创面健康无炎症，展现了CGF膜良好的抗感染性。3个月后复诊可见拔牙创已经完全被成熟的角化牙龈覆盖，宽度充足，只是与原拔牙窝周围牙龈之间存在较为明显的分界，可能是由于位点保存术中没有将颊腭侧的沟内上皮切除的原因。传统的GBR位点保存技术其成骨等待时间并无定论，不同状况的患者不尽一致，多数医生倾向于选择6～9个月的成骨时间。CGF结合骨替代材料植入后，可以加速骨组织的再生，因此等待时间可以适当缩短。本病例原计划位点保存术后6个月行种植手术，但患者因工作调动至青海省，直至1年后才返回，此时口内可见新生牙龈和原有牙龈的分界基本消失，CBCT显示植入的CGF和骨替代材料大大增加了拔牙位点牙槽骨的高度和骨量，宽度也得到了很好的维持，无须实施上颌窦提升术。种植术中翻瓣后可见牙槽嵴顶宽而平坦，新生骨组织之间包绕着少量未吸收的骨粉颗粒，黏膜瓣组织面附着少量骨粉颗粒，刮匙搔刮牙嵴顶，可以感受到嵴顶骨质硬，成骨质量好。取16位点骨组织标本，常规植入种植体，术后CBCT显示种植体位置良好，修复后可以获得理想的冠根比。HE染色镜下可见新生骨组织包绕在骨粉颗粒周围，其间散在部分纤维结缔组织，内含大量毛细血管，说明成骨效果非常好。3个月后修复，之后半年复诊患者表示16功能行使良好，X线显示种植体颈部骨高度稳定无吸收，说明新生骨能够很好地承受功能负荷，修复效果满意。

本病例使用CGF联合Bio-Oss骨粉进行拔牙位点保存后种植修复，短期效果良好，长期效果还有待继续观察。CGF可以加速骨组织的再生，但最快需要多长时间能够使骨组织的生长达到种植的要求，还有待进一步研究。

四、结论

CGF联合Bio-Oss骨粉进行位点保存可以很好地保留甚至增加拔牙后牙槽嵴的骨量，尤其当应用于一些存在严重骨吸收的病例当中时，常可以使后期的种植手术简单化，降低了手术的难度和风险，为患者节省了费用，值得临床推广应用。

参考文献

[1] Van der Weijden F, Dell’Acqua F, Slot D E. Alveolar bone dimensional changes of post-extraction sockets in humans: a systematic review[J]. J Clin Periodontol, 2009, 36(12): 1048-1058.

[2] Ten HJ, Slot DE, Van der Weijden GA. Effect of socket preservation therapies following tooth extraction in non-molar regions in humans：a systematic review[J]. Clin Oral Implants Res，2011, 22(8): 779-788.

[3] Rodella LF, Favero G, Boninsegna R, et al. Growth factors, CD34 positive cells, and fibrin network analysis in concentrated growth factors fraction[J]. Microsc Res Tech, 2011, 74(8): 772-777.

[4] De Almeida EO, Rocha EP, Freitas AC Jr, et al. Finite element stress analysis of edentulous mandibles with different bone types supporting multiple-implant superstructures[J]. Oral Maxillo-fac Implants. 2010，25(6): 1108-1114.

[5] Saccol L. Lecture, International academy of implant prosthesis and osteoconnection, 2006.12.4.

[6] Irinakis T. Rationale for socket preservation after extraction of a single-rooted tooth when planning for future implant placement[J]. J Can Dent Assoc, 2006, 72(10): 917-922.

[7] Rodella LF, Favero G，Boninsegna R, et al. Growth factors, CD34 positive cells, and fibrin network analysis in concentrated growth factors fraction[J]. Microsc Res Tech, 2011, 74(8): 772-777.

第4章

数字化种植

Digital Technology of Dental Implantology

有的放失——数字化辅助逐步完成下颌骨功能与美学重建的病例报道

丁明超　白石柱　石晋　陈芳　刘艳　石永吉　田磊

摘 要

目的：肿瘤、创伤、感染等因素常常引起颌骨的节段性缺损、牙齿缺失；游离血管化髂骨瓣/腓骨瓣是重建颌骨大段缺损的首选方案。数字化技术联合显微外科技术、牙种植技术，应用到颌骨重建、咬合重建、美学重建可以获得更好的临床效果。**材料与方法：**回顾研究1例下颌骨肿瘤患者相关临床治疗信息。该患者的治疗采用逆向思维设计方式，肿瘤术前应用数字化设计，3D打印手术截骨、固定导板辅助颌骨精准化重建。利用原始CT数据确定种植牙位点，半程导航种植导板辅助精准种植，继而完成咬合重建。序列治疗中同时关注面型轮廓的美学重建。**结果：**数字化技术、显微外科技术、牙种植技术联合应用恢复了下颌骨连续性和颜面轮廓对称性以及咬合重建。**结论：**虚拟化设计和快速成形技术可以提供可视化治疗方案，为术后精准重建创造了条件。复杂的颌骨缺损病例，需多学科共同配合治疗，最终达到功能与美学的重建。

关键词：下颌骨重建；游离血管化髂骨瓣；牙种植；数字化辅助设计

肿瘤、创伤、感染等因素常常引起颌骨的节段性缺损，导致颌骨连续性中断、牙齿缺失、咬合关系紊乱、面型偏斜等并发症。由于下颌骨特殊U形态和牙齿、颞颌关节以及神经肌肉附着的特殊解剖特点，下颌骨缺损重建是一个复杂的过程。下颌骨重建的方法包括：非生物假体植入物、牵张成骨、组织工程骨、异种异体骨、同种异体骨、同种同体骨等方法。其中自体骨移植又包括游离非血管化骨移植、游离血管化骨瓣移植，游离血管化髂骨瓣、游离血管化腓骨瓣已成为临床修复大段骨缺损（≥5cm缺损）的首选治疗方案。

下颌骨重建的理想目标包括：恢复颌骨的连续性、颌骨的宽度、颌骨的形态、牙槽嵴的高度、面型等。颌骨重建的序列治疗包括：①遵守肿瘤切除无瘤原则，切除肿瘤，同期应用血管化腓骨瓣/髂骨瓣进行下颌骨重建；②颌骨重建术后6个月应用皮瓣或角化牙龈瓣游离移植行前庭沟成形术；③软组织瓣成活后植入牙种植体；④义齿修复牙列缺损。数字化辅助设计已逐渐广泛应用于种植外科、颌面外科，数字化辅助设计制作截骨、固定导板、种植导航导板可以有效地增加手术的精准度、减少手术创伤，为最终修复打下夯实的基础。为了达到理想的功能和形态重建效果，颌骨重建手术时需使用数字化辅助设计，应用逆向思维模式，预留患者原始CT数据作为重建模板，切除肿物、颌骨重建、面型轮廓塑形、口腔黏膜软组织改建、牙种植体植入、牙冠修复逐步完成最终治疗目的。

作者单位：1. 空军军医大学口腔医院　2. 深圳市倍康美医疗电子商务有限公司

通讯作者：田磊；Email: tianleison@163.com

一、材料与方法

1. 病例简介　中年女性患者。2014年10月24日首诊，主述：左侧面下部肿胀不适2年余。专科检查：左侧下颌角向外膨隆，无皮肤、黏膜溃烂表现，无下唇麻木、面瘫症状。扪诊乒乓球样感。余留牙：18~27、37~47。37、38牙冠向伸长，咬合早接触，前牙略开骀，31、41间隙增宽。辅助检查：2014年10月汉中口腔医院全口曲面断层片显示（图1~图4）：38位于36、37根方，38远中囊性低密度影像，病变范围：自16远中至乙状切迹下方；36、37牙根截根样吸收。CT显示左侧下颌骨囊性病变。

2. 诊断　下颌骨成釉细胞瘤。

3. 治疗过程

（1）数字化设计：①肿瘤切除：CT数据收集，应用Mimics软件（Materialise，Leuven，比利时）分割数据，在安全区域设计截骨线切除病变组织（图5）并应用Geomagic软件（美国）设计截骨导板，截骨位置位于36中线位置和乙状切迹下方肿瘤外侧扩大5mm范围。3D打印重建下颌骨形态，在模型上预弯钛板，术前消毒，术中备用。

②游离血管化髂骨瓣重建下颌骨缺损：应用Mimics软件重建髂骨形态，并与左侧下颌骨截除骨形态匹配，寻找最佳替代部位，并设计髂骨截骨线（图6），应用Geomagic软件（美国）制作髂骨截骨导板。

③种植体植入术：根据颌骨重建术后CBCT（朗视，中国）数据，应用Guide Mia软件（美国）设计种植体植入位点并制作牙支持式种植手术导板，完成树脂导板3D打印（图7）。

④根据术前原有CT数据重建牙齿，与术后CT数据拟合，原有36、37牙

齿形态为最终修复体提供参考（图8）。

（2）外科手术：①肿瘤切除与游离血管化髂骨瓣行下颌骨重建术：2014年12月全麻下行“下颌骨部分截除术、游离血管化髂骨肌皮瓣制备术、下颌骨重建术”。手术医生分为两组，设计颌下切口入路（图9），下颌骨充分显露后，上下牙槽突间植入颌间牵引钉，维持颌骨咬合关系。按设计位置安置下颌骨截骨导板，沿截骨平面完成病灶区下颌骨截除（图10），造成左侧下颌角及部分升支缺损（Jewer HCL分类：L）。髂嵴内侧切口入路（图11），显露髂嵴和外侧骨板，固定截骨导板（图12），沿截骨平面完成髂骨截骨，截骨面积6cm×2.5cm。髂骨瓣修整形态植入下颌骨缺损区，显微外科血管吻合后，应用术前预弯、消毒好的小型钛板固定（图13）。

②面型轮廓修整与钛板拆除术：2015年7月全麻下行“面型轮廓修整术、钛板拆除术”。手术设计原颌下切口入路，切除瘢痕，翻瓣显露植入髂骨下颌缘部位，拆除钛板并修整下颌缘骨形态，切除“髂骨肌皮瓣皮岛”，局部组织松解，美容减张缝合。

③种植体植入术：2015年10月局麻下行“种植体植入术”。常规口内消毒，36、37位点阿替卡因肾上腺素注射液浸润麻醉，切开黏骨膜瓣，显露牙槽嵴顶（图14），安置牙支持式种植导板（图15），应用全程导向工具盒辅助逐级备孔，植入2颗Nobel种植体（Replace Select Tapered PMC RP 4.3mm×11.5mm），初期稳定性20~25N·cm，安装覆盖螺丝，潜入式植入，缝合黏骨膜切口。

④腭黏膜游离移植术：2016年3月局麻下行“腭黏膜制备游离移植术、前庭沟加深术”。常规口内消毒，浸润麻醉下，切取23牙远中至26牙远中对应全厚牙龈黏膜，术中保留骨膜，切取黏膜面积为2.5cm×1.5cm（图16）。36远中牙槽嵴顶偏舌侧切口，切开黏膜，沿骨膜表面向根方翻瓣，黏膜切缘与前庭沟骨膜缝合，将上腭游离黏膜瓣与牙槽嵴黏膜对位缝合（图17）。

⑤角化黏骨膜局部转瓣术：2016年4月，游离角化黏膜愈合良好，局部浸润麻醉下牙槽嵴顶切口，切开黏骨膜瓣，安装愈合基台，舌侧L形转瓣至2颗愈合基台间，关闭创面（图18）。

（3）种植修复：应用15° 角度基台，螺丝固位钴铬烤瓷连冠完成最终种植修复（图19、图20）。

二、结果

患者术后病理回报：成釉细胞瘤（图21），术后伤口愈合良好，无感染等并发症，骨连续性恢复良好（图22）且4年肿瘤无复发。患者术前咬合关系左侧后牙早接触、前牙略开𬌗（图2），术后患者咬合关系改善明显（图23），31、41间隙关闭，PCR位时所有牙齿达到广泛接触，36、37重建咬合。术后下颌骨CT与术前下颌骨CT匹配，可见左侧髁突位置外展约2.5mm、前移位约7.4mm。患者开口型先左下继而右下，闭口型先左上继而右上，开口度3.5cm。可闻及开闭口时左侧颞颌关节弹响，无压痛，无绞索音，无自发疼痛不适症状。牙种植体植入位置良好，种植体实际植入位置与虚拟设计植入位置匹配（图24、图25），可见植入误差<1mm。牙种植体与髂骨骨结合良好（图26），愈合基台周围获得良好角化黏膜（图27）。患者术后半年时因肌皮岛及重建的髂骨下缘略外翻导致左侧面型臃肿（图28）。经过二期手术拆除钛板，同时进行颌骨轮廓成形、软组织部分切除，最终术后双侧面型轮廓基本对称，术后无面瘫，颌下手术伤口瘢痕不明显（图29）。

三、讨论

该病例显示数字化虚拟设计、3D手术辅助导板可以有效帮助外科医生提高手术精度。下颌骨重建的位置、种植体植入的位置误差均在可接受范围之内。下颌骨重建最佳方案为：游离血管化髂骨瓣/腓骨瓣。下颌骨重建术前，医生应客观评价重建的效果，应用数字化辅助技术，采用逆向思维模式，分析重建后种植位点模拟排牙或应用原有牙齿位置作为指导，获得更精准的治疗结果。我们研究显示，术前应用镜像技术，可以获得术后良好的功

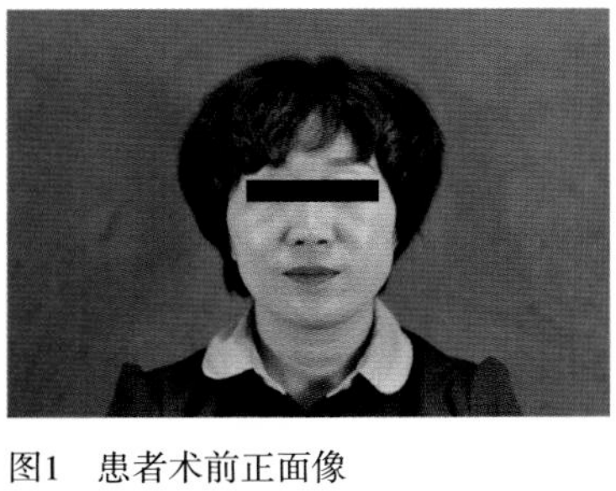

图1　患者术前正面像

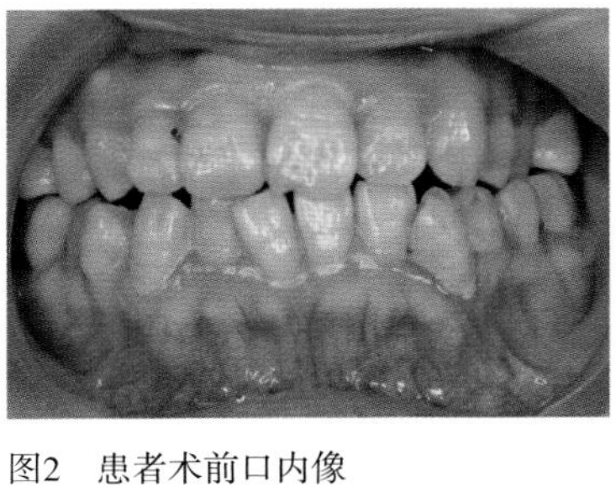

图2　患者术前口内像

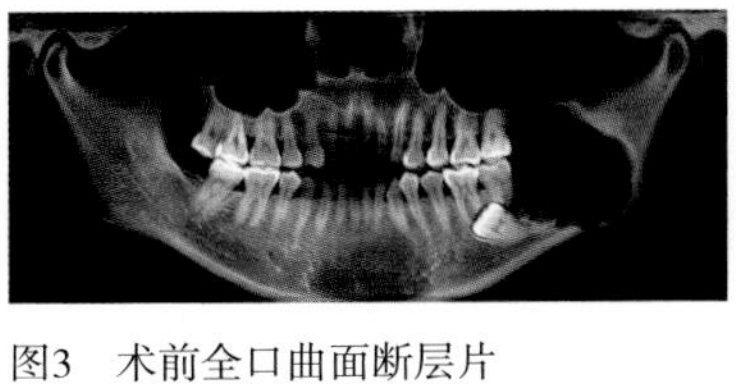

图3　术前全口曲面断层片

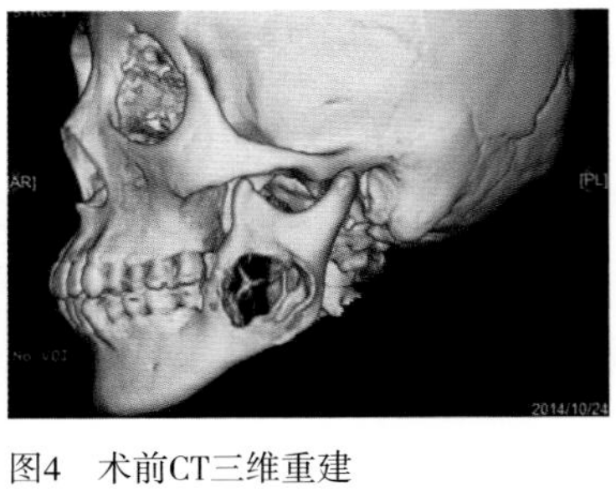

图4　术前CT三维重建

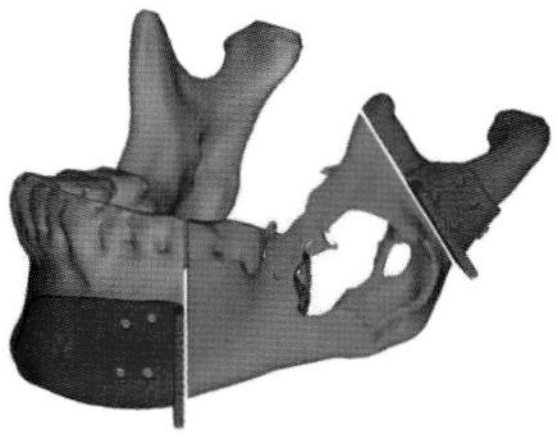

图5　应用Mimics软件设计截骨范围和导板

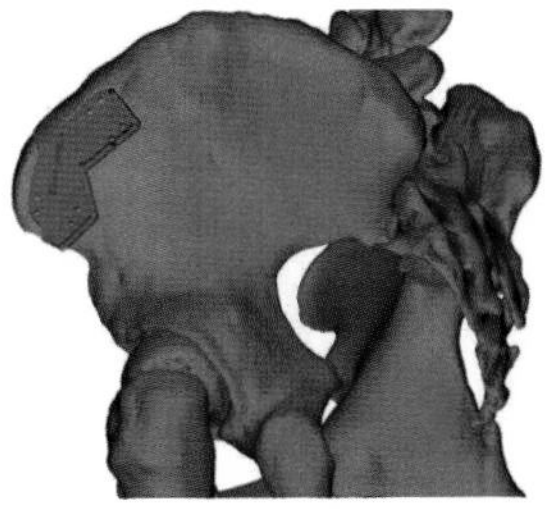

图6　应用Mimics软件设计髂骨截骨位置和导板

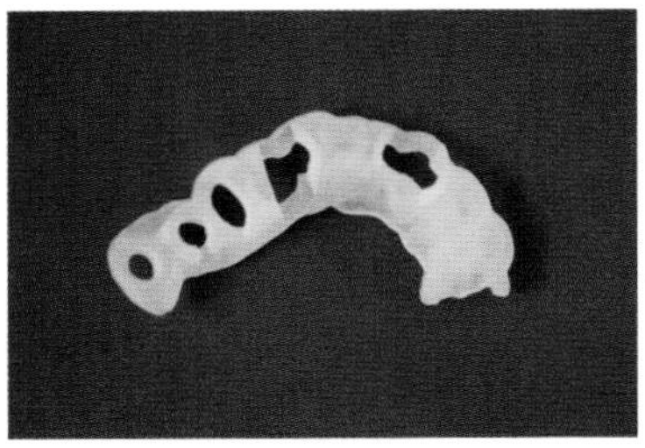

图7　树脂3D打印牙支持式种植手术导板

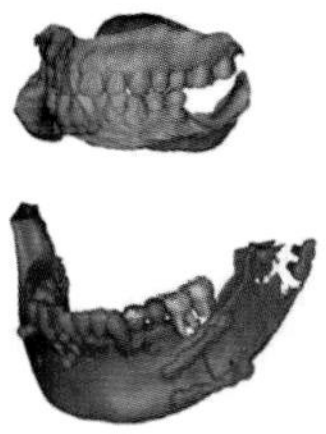

图8　应用Mimics软件匹配颌骨模型与术前CT数据，参考原有牙齿形态为最终修复体提供参考

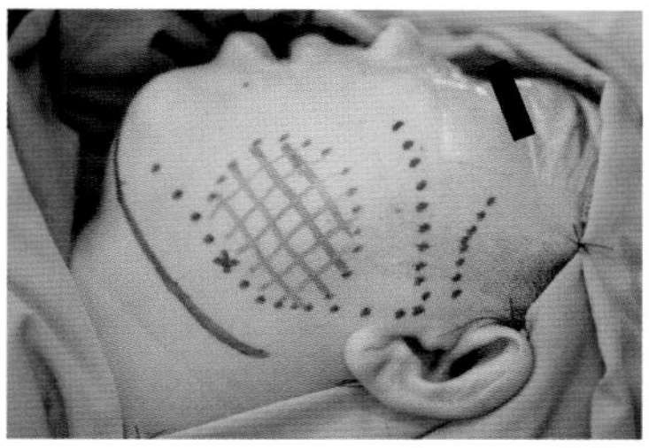

图9 设计颌下切口入路，拟手术切除病灶

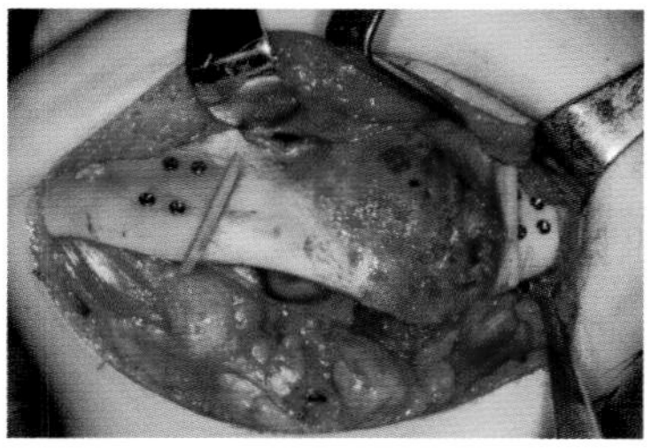

图10 术中应用打印的截骨导板辅助截除下颌骨原发灶

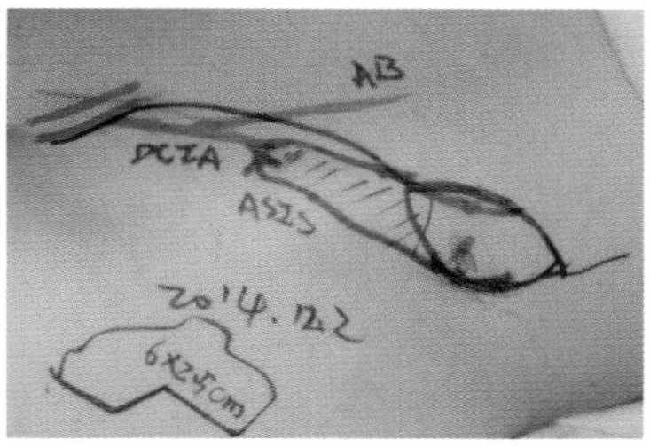

图11 髂区切口入路，取骨设计方案

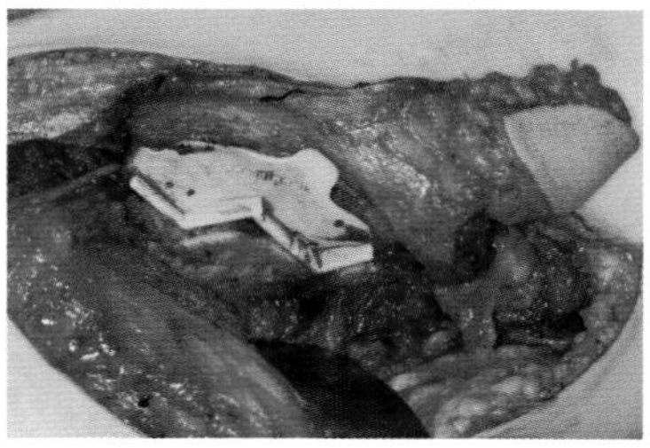

图12 术中显露髂骨，截骨导板辅助截骨

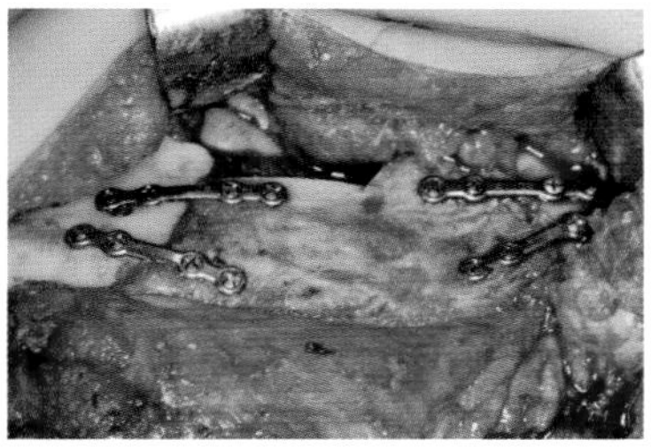

图13 吻合血管后，应用术前预弯小型钛板固定下颌骨、髂骨

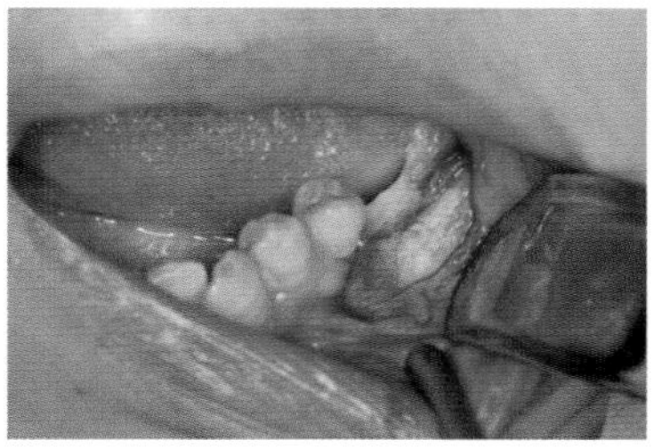

图14 术中切开牙槽嵴顶游离黏骨膜，显露牙槽嵴，血运良好

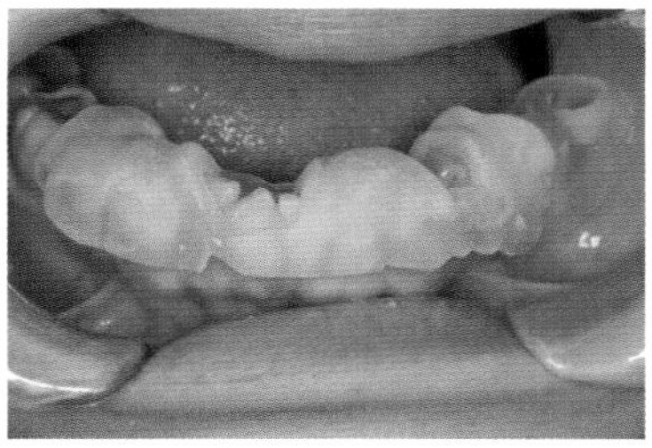

图15 牙支持式种植手术导板复位

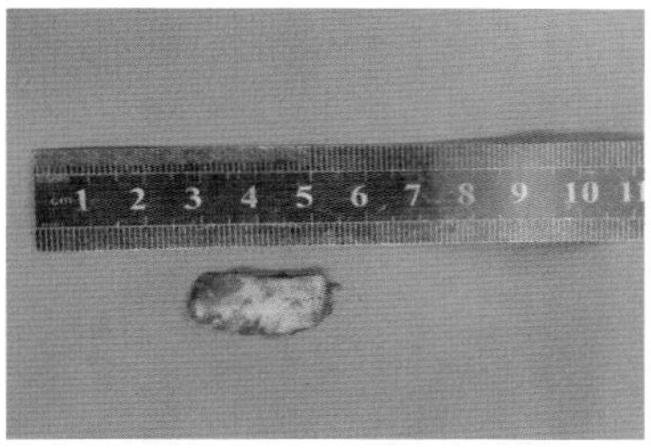

图16 切取游离腭黏膜，大小约2.5cm × 1.5cm

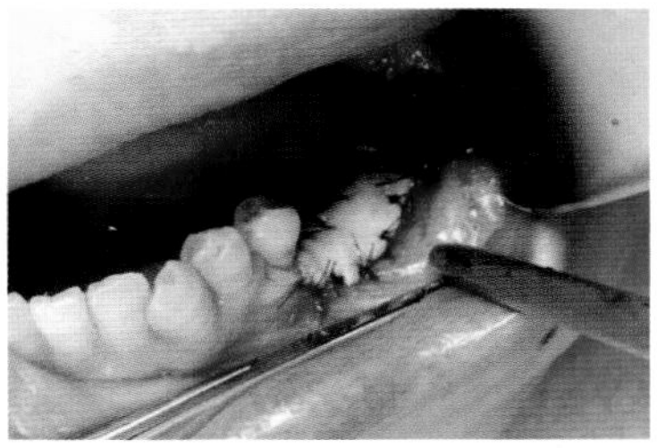

图17 游离腭黏膜移植至牙槽嵴顶

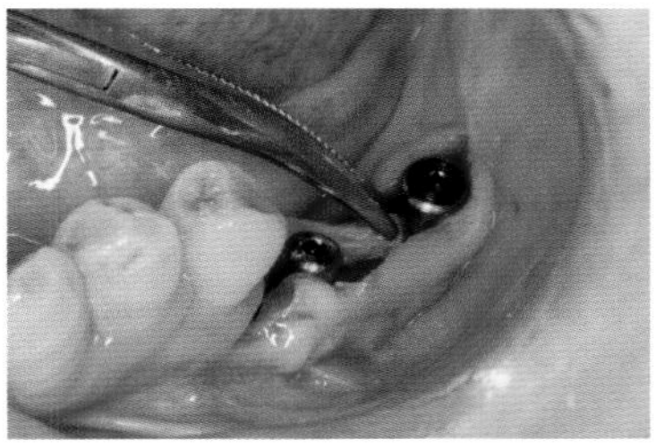

图18 舌侧角化黏膜局部组织瓣转移至2颗种植体愈合基台中间，关闭创面

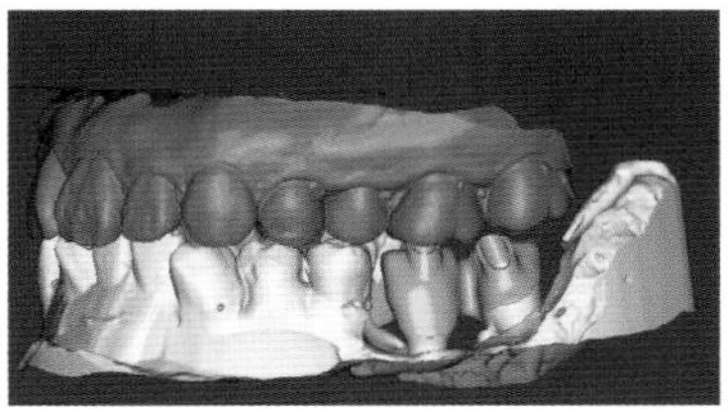

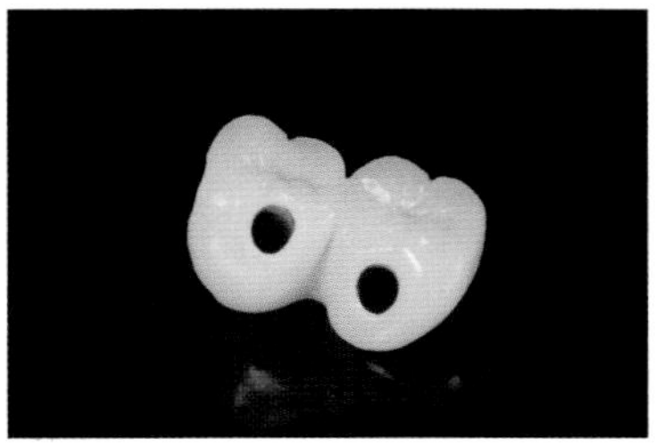

图19、图20 个性化角度基台，螺丝固位钴铬烤瓷连冠完成最终修复

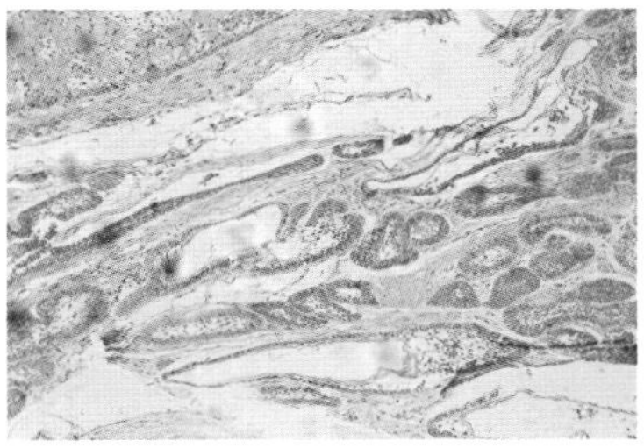

图21 病理染色

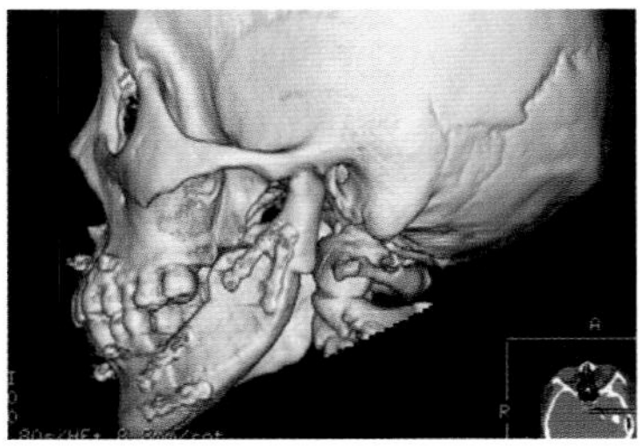

图22 术后CT显示下颌骨重建后骨连续性良好

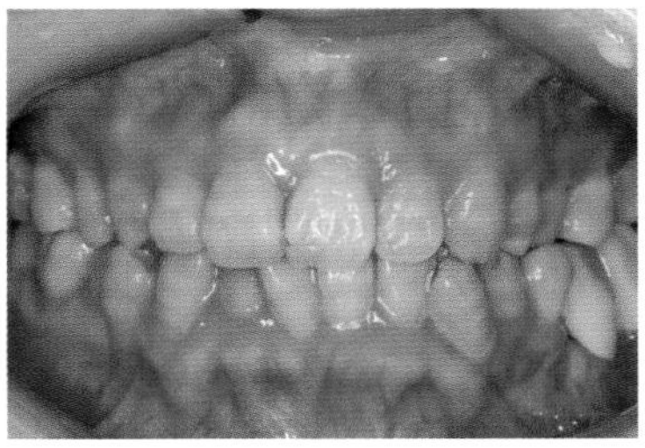

图23 最终口内咬合关系

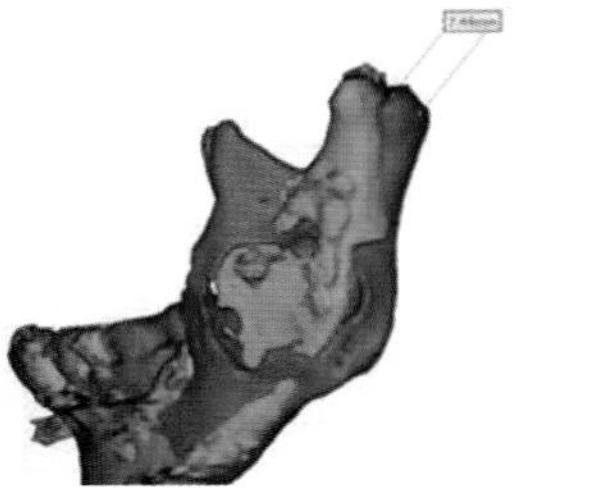

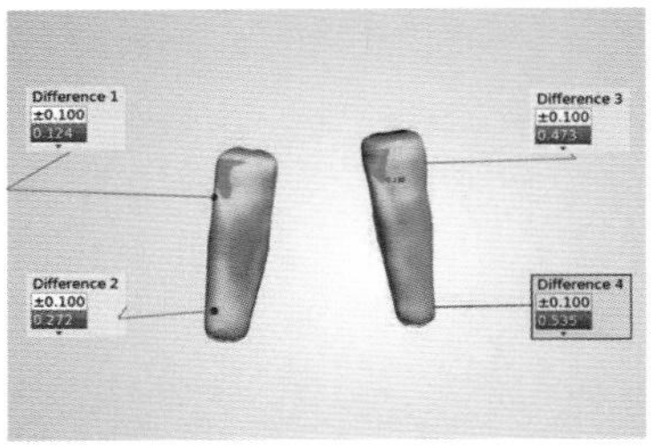

图24、图25 术前、术后下颌骨CT数据匹配可见髁突发生前移位；术后种植体CT数据与虚拟位置匹配，分析种植体手术偏差

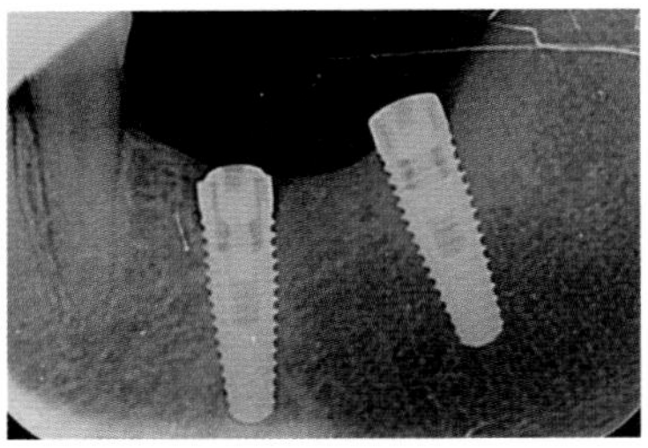

图26 种植体植入半年后X线片显示种植体骨结合良好

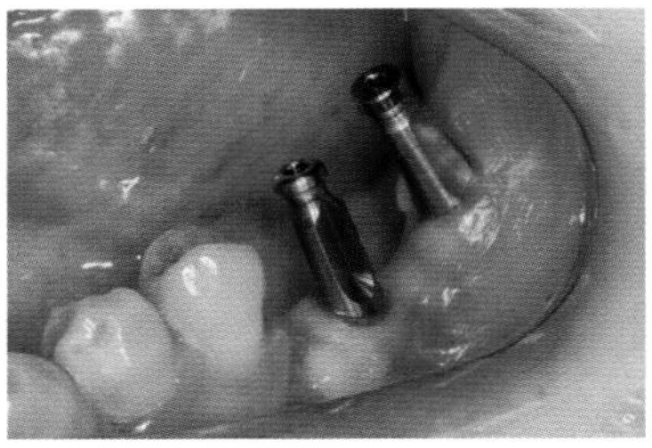

图27 愈合基台周围角化黏膜颜色粉红、质地坚韧

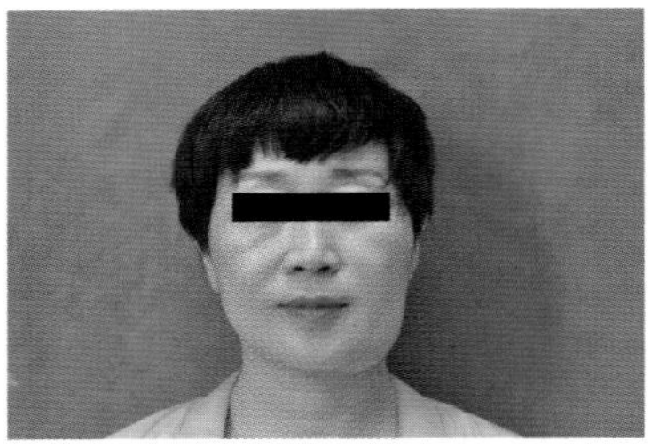

图28 患者一期肿瘤切除术后半年正面像

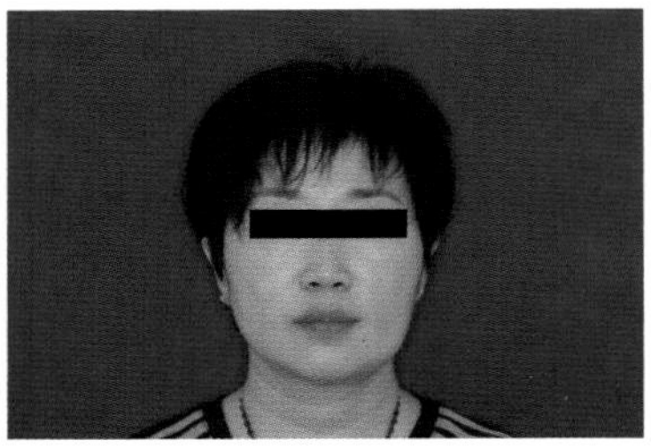

图29 患者最终完成治疗正面像

能和外形。分析该病例术后CT数据髁突位置发生了偏移，可能相关因素为手术误差、小型钛板固定的不稳定性、咀嚼肌附着变化、咬合关系发生微动导致的颌骨偏移等，术前预弯的钛板可以缩短手术时间，对于良性肿瘤的切除有一定复位引导作用，强度更大的初级重建板固定可能进一步增加手术精度。虽然该病例术后CT显示髁突位置发生了前外向移位，但患者无颞颌关节疼痛、咀嚼异常，颞颌关节运动相对稳定。

下颌骨重建后的牙种植手术通常需要满足几个条件。第一，治疗的目的是为了恢复术前口腔的咀嚼功能，而非修复患者术前已经存在的其他咀嚼异常。第二，患者需能配合治疗，具有良好的张口度、舌体功能正常、稳定的上下颌骨相对空间位置、唇肌闭口功能等。第三，患者具有高度配合种植术后的口腔卫生护理意识，并能积极配合多次复诊操作治疗流程。颌骨重建后的牙种植手术通常作为二期治疗或延期手术，其主要原因为种植体植入的方向可能存在较大误差，术后对于美学修复存在极大挑战；同期种植手术会延长一期手术麻醉时间，增加皮瓣并发症风险；重建的皮瓣可能发生感染坏死等并发症。若同期植入种植体造成了患者经济浪费，而且恶性肿瘤可能复发，后续需进一步扩大切除或后续需放化疗治疗，对种植体骨愈合产生影响。但对于一些良性肿瘤，通过数字化辅助技术也可以颌骨重建手术同期进行种植体的植入，同样获得了成功并减少了整体治疗时间。

由于肿瘤扩大切除或外伤等原因造成前庭沟过浅或角化黏膜的缺失，重建的颌骨种植术后，仍需软组织的重建。常用的方法为腭黏膜游离移植、断层皮片游离移植。对于小范围的角化黏膜缺损，腭黏膜游离移植联合根向复位瓣是有效增加角化牙龈的方法。该病例采用腭黏膜游离移植技术联合二期局部转瓣技术获得了种植体周围角化黏膜的重建，为种植体长期稳定性提供了软组织屏障。

四、结论

虚拟化设计和快速成形技术可以提供可视化治疗方案，为术后精准重建创造了条件。复杂的颌骨缺损病例，需多学科共同配合治疗，最终达到功能与美学的重建。

参考文献

[1] Kumar BP, Venkatesh V, Kumar K A J, et al. Mandibular Reconstruction: Overview[J]. Journal of Maxillofacial & Oral Surgery, 2016, 15(4):1-17.
[2] Ayoub N, Ghassemi A, Rana M, et al. Evaluation of computer-assisted mandibular reconstruction with vascularized iliac crest bone graft compared to conventional surgery: a randomized prospective clinical trial[J]. Trials, 2014, 15(1):1-14.
[3] Lin PY, Lin KC, Jeng SF. Oromandibular Reconstruction: The History, Operative Options and Strategies, and Our Experience[J]. IsrnSurg, 2011(4).
[4] Peled M, Elnaaj IA, Lipin Y, et al. The use of free fibular flap for functional mandibular reconstruction.[J]. Journal of Oral & Maxillofacial Surgery Official Journal of the American Association of Oral & Maxillofacial Surgeons, 2005, 63(2):220 - 224.
[5] Kim NK, Kim HY, Kim HJ, et al. Considerations and Protocols in Virtual Surgical Planning of Reconstructive Surgery for More Accurate and Esthetic Neomandible with Deep Circumflex Iliac Artery Free Flap[J]. Maxillofacial Plastic & Reconstructive Surgery, 2014, 36(4):161 - 167.
[6] Miyamoto S, Sakuraba M, Nagamatsu S, et al. Current role of the iliac crest flap in mandibular reconstruction[J]. Microsurgery, 2011,31:616-619.
[7] Pellini R, Mercante G, Spriano G. Step-by-step mandibular reconstruction with free fibula flap modelling[J]. ActaotorhinolaryngologicaItalica :organoufficialedellaSociet à italiana di otorinolaringologia e chirurgiacervico-facciale, 2012, 32(6):405-409.
[8] Rude K, Thygesen T H. Reconstruction of the maxilla using a fibula graft and virtual planning techniques.[J]. Bmj Case Reports, 2014, 1(14).
[9] Rojo R, Pradosfrutos JC, ÁngelManchón, et al. Soft Tissue Augmentation Techniques in Implants Placed and Provisionalized Immediately: A Systematic Review[J]. Biomed Research International, 2016, 2016(4):1-12.
[10] Elkhaweldi A, Soler CR, Cayarga R, et al. Various Techniques to Increase Keratinized Tissue for Implant Supported Overdentures: Retrospective Case Series[J]. International Journal of Dentistry, 2015, 1-7.

美学区多颗牙缺失的数字化种植修复

张翔 曲哲

摘要

目的：本病例介绍美学区多颗牙缺失的数字化种植修复的临床效果。**材料与方法：**患者，男性，因外伤后致上下多颗牙齿折断或脱落，要求种植修复。术前采用数字化技术辅助准备，包括DSD软件设计修复体形态、设计种植体的三维位置、制作多级导板、制作临时修复体；术中在导板辅助下制备窝洞，植入种植体即刻修复；利用临时冠诱导牙龈形态，待软组织形态稳定后永久修复，利用CAD/CAM技术制作个性化全瓷基台及全瓷冠桥，完成最终修复。**结果：**在数字化技术辅助下完成的美学区多颗牙缺失的种植修复，达到了精确种植，预先修复的效果，获得了理想的软硬组织美学效果和稳定性。**结论：**数字化技术辅助美学区多颗牙种植修复的临床效果满意。

关键字：数字化；美学区；种植修复

随着口腔种植修复技术的发展、人们对口腔美观的重视和牙齿缺失给患者在日常生活工作中带来的不便，即刻修复的概念已逐步为大家所关注。美学区的种植治疗则被视为是复杂的临床程序，需要按照以修复为导向的理念进行完善的术前计划、精确的外科操作和精心的修复塑形。如何获得长期稳定协调的软组织美学，是种植美学修复成功的关键，近年来，随着数字化影像技术、3D打印技术、口腔种植修复技术的发展，以修复为导向的数字化设计越来越多地应用于种植修复中。

一、材料与方法

1. 病例简介 患者，男性，于2015年10月就诊，上下部分前牙外伤2个月。检查：14～12烤瓷冠修复，叩诊（+），松动Ⅱ度，牙龈红肿。11残冠、松动Ⅱ度，21、22残根，断面位于龈下1mm，11～22牙龈红肿，探诊出血。31、32牙折，牙冠残片松动Ⅲ度，叩诊（+），41缺失，41～32牙龈红肿，探诊出血。咬合关系正常，口腔卫生状况一般。CBCT检查：14根尖椭圆形暗影，大小约6mm×5mm×4mm；12根尖约9mm×6mm×8mm暗影；12根尖1/2牙根吸收；14、12牙周膜增宽；11、21、22根尖小范围暗影；32冠根联合折；31根颈1/3折断；41残根；16根尖（上颌窦内）圆形暗影。

2. 诊断 11、21、22、32、31牙折；41牙脱位；上下颌牙列缺损；14、12根尖囊肿。

3. 治疗计划

（1）拔除14、12、11、21、22、41、31、32，同期位点保存和GBR。

（2）6个月后DSD软件美学设计，制作诊断蜡型。

（3）依据诊断蜡型制作CAD/CAM外科导板。

（4）在导板指示下植入种植体，植入位点14、13、11、22、42、32，初始稳点性许可的前提下即刻修复。

（5）待牙龈形状达到理想效果后利用CAD/CAM技术制作、个性化全瓷基台及全瓷冠桥，行永久修复。

（6）定期复查。

4. 治疗过程（图1～图68）

（1）位点保存：通过CBCT对骨量进行评估，局麻下拔除14、12、11、21、22、32、31、41，刮除炎症组织，并于上颌缺牙区置Bio-Oss骨粉，覆盖Bio-Gide胶原膜和海奥膜，缝合。愈合期佩戴胶联式可摘局部义齿。

（2）数字化种植外科导板及临时修复体数字化设计与制作：①植骨后6个月，拍摄CBCT评估骨量，拍摄临床照片，取模灌制超硬石膏模型。②制作下颌蜡型，试戴；同时，运用DSD软件设计上颌美学牙齿形态，制作美学蜡型，试戴，调整至患者满意。③根据颌骨信息设计种植体的植入位置及种植体的型号，打印生成种植外科导板。将种植外科导板安放在石膏模型上，在模型上模拟种植体的三维位置，安放种植体替代体，按照美学设计制作临时修复体。

（3）数字化导板引导下种植体植入：上下颌在多级导板辅助下完成种植窝洞制备，其中上颌采用不翻瓣技术，按照Straumann种植系统的操作规范，13、11、22、32、42位点植入4.1mm×12mm BL RC的种植体，14位点植入4.1mm×10mm BL RC的种植体，植入扭矩均达到35N·cm，种植体共振频率测量ISQ值均>75，安装开窗取模转移杆，缝合。

（4）即刻修复：开窗取模，灌制模型，断开临时修复体，于模型上重新修整连接，充分抛光，戴入口内，调船至正中殆、前伸殆及侧方殆与对颌牙均无接触。因预先制作的临时修复体是在无准确软组织信息的情况下制作的，且实际种植位置与导板存在误差，虽然采用将修复体断开重新连接等手段，修复体的外形较初始设计时改动较大。遂于术后20天重新制作临时修

作者单位：大连市口腔医院

通讯作者：张翔；Email: zhangflyxiang@163.com

复体。

（5）牙龈诱导：术后1.5个月、2.5个月、4个月、5个月、6个月定期复查，运用动态挤压技术诱导牙龈成形。其中在术后4个月时，下颌右侧种植体舌侧出现红肿，将临时修复体取下后测量ISQ值为22，遂局部冲洗抗感染，停止佩戴固定式临时修复体，改用可摘式临时义齿，缓冲组织面。定期复查，经过3个月后ISQ值为71。

（6）数字化永久修复的修复体制作：术后7个月，牙龈健康，与临牙龈缘曲线及龈缘高度基本一致、位置稳定。开始永久修复程序，利用CAD/CAM技术制作个性化全瓷基台及全瓷冠桥。

（7）定期复查：永久修复后2周复查，患者告知偶尔有磨牙情况，制作硅胶殆垫，嘱患者夜间佩戴。永久修复后3个月复查，上下颌义齿无损坏，上颌义齿牙龈健康，义齿表面无牙垢及结石；下颌义齿龈乳头及龈高点位置稳定；舌侧有少量牙石；清除下颌舌侧牙石；冲洗。根尖片显示种植体周围无明显密度减低区。

（8）材料：种植系统（Straumann，瑞士）；成形树脂（PATTERN RESIN，日本）；丙烯酸树脂（PATTERN，日本）；Bio-Oss骨粉和Bio-Gide胶原膜（Geistlich Pharma，瑞士），海奥膜（中国）。

表1 红色美学评分（PES）结果（缺失：0分，不完整：1分，完整：2分）

牙位	近中龈乳头	远中龈乳头	龈缘形态	软组织形态	软组织颜色	软组织质地	牙槽突形态	总分
22	1	2	2	2	1	2	2	12
21	1	1	2	2	1	2	2	11
11	1	1	1	2	1	2	2	10
12	1	2	2	2	1	2	2	12
13	2	2	2	2	1	2	2	13
14	2	2	2	2	1	2	2	13

表2 白色美学评分（WES）各变量及评分标准

WES检查指标	较大差异	较小差异	无差异
牙冠形状	0	1	2
牙冠外形轮廓	0	1	2
牙冠颜色	0	1	2
牙冠表面质地	0	1	2
透明度/个性化	0	1	2
WES总分			10

二、结果

在数字化技术辅助下完成的美学区多颗牙缺失的种植修复，达到了精确种植、预先修复的效果，获得了理想的软硬组织美学效果和稳定性。以下根据Belser等提出的种植体红色美学分值（PES）和白色美学分值（WES）对种植体修复后的软组织和修复体的美学结果进行评估，PES和WES的各项评分标准见表1和表2；患者对修复体形态、颜色、质地及牙龈形态均表示较为满意。

三、讨论

1. 数字化技术辅助种植技术的优势 ①手术安全性显著提高：在数字化导板的辅助下，种植位置、角度和深度都得到精确控制，手术过程中出现意外的概率显著降低。②实现微创手术、减轻患者痛苦：根据术前的合理规划和术中导板的精确定位，最大限度减小手术创伤、实现微创手术，降低术后肿胀、疼痛、感染等并发症的发生风险。③“即刻修复”成为可能：根据CBCT三维重建技术及3D打印技术，确定的种植方案制备临时修复体，手术过程中种植和修复一次完成。④美学效果显著改善：术前的DSD软件和计算机辅助设计，可以预测种植修复后的美学效果，在种植方案规划中综合考虑咀嚼功能和美学功能的协调。⑤医患沟通的桥梁：医生可以在三维空间展示种植手术方案，帮助解答患者的解惑。通过深入细致的交流，促使医患双方相互理解，减少医患纠纷的发生。

2. 外科导板的准确性 种植手术导板是获得理想的种植体位置和受力方向的重要途径之一，然而是否有利于种植外科导板就可以避免种植体定位不良。本病例中制作的数字化临时修复体在即刻修复时并未完全就位，考虑由于外科导板的不准确性引起，根据文献研究原因可能为：①生产过程中的偏差。②导板支持形式。③导板数量。④固定针数量。⑤上下颌骨。⑥引导系统。⑦是否引导种植体数量。⑧术者经验。⑨术区牙位。⑩其他影响因素：有文献提出数字化导板应用于“合适充足的骨量”，但未提及具体数值。

3. 种植体直径与位置是否会影响其稳定性 本病例中种植术后4个月下颌42种植体周围牙龈组织红肿，其ISQ值为22，稳定性差，42位点种植体型号为4.1mm×12mm BL RC，CBCT显示骨宽度为6.5mm，同时，取模后重新制作临时修复体显示42位点种植体略偏左，导致42与41三角间隙牙龈乳头形态不佳，考虑是否可以减小种植体直径及种植体位置向右移动，使42与41形成三角间隙，从而避免其种植体稳定性不佳的产生。

四、结论

数字化技术辅助美学区多颗牙种植修复的临床效果满意。

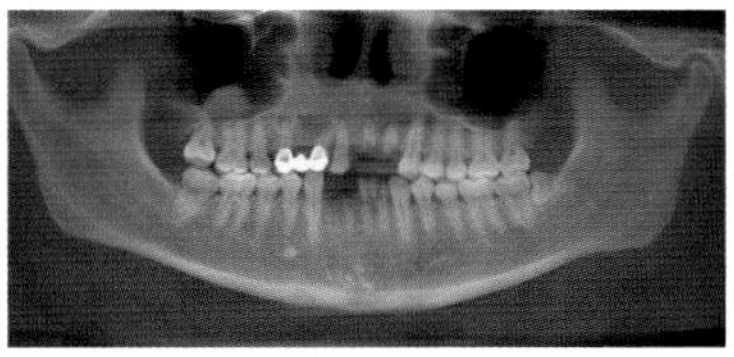
图1　拔牙前CBCT

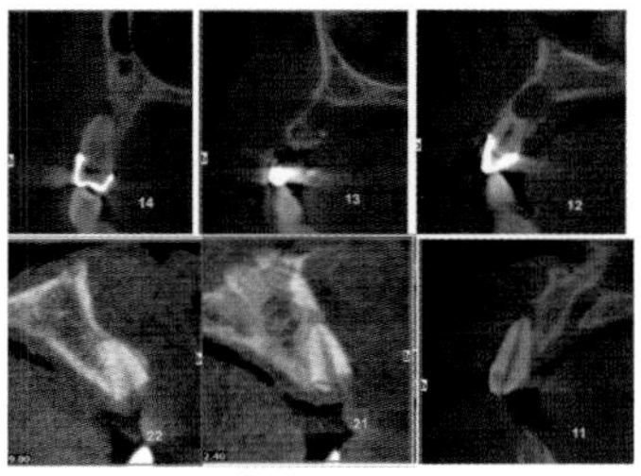
图2　拔牙前上颌CBCT

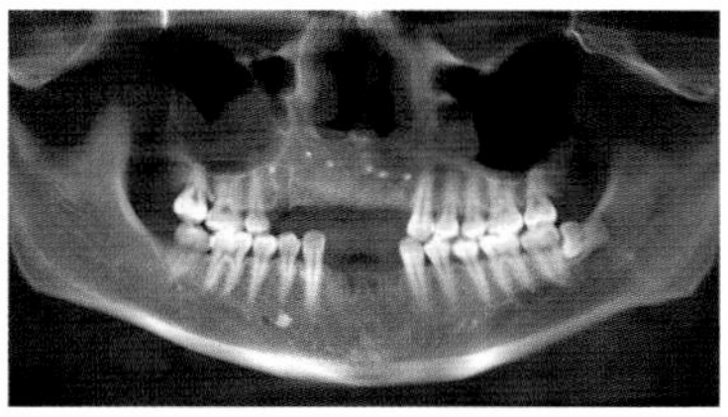
图3　植骨术后CBCT

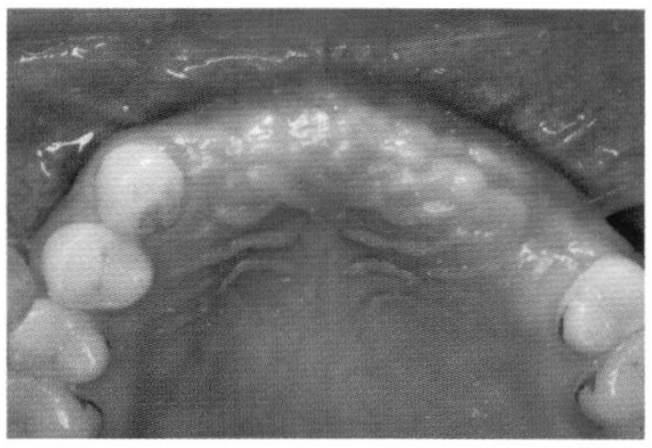
图4　植骨1个月后上颌像

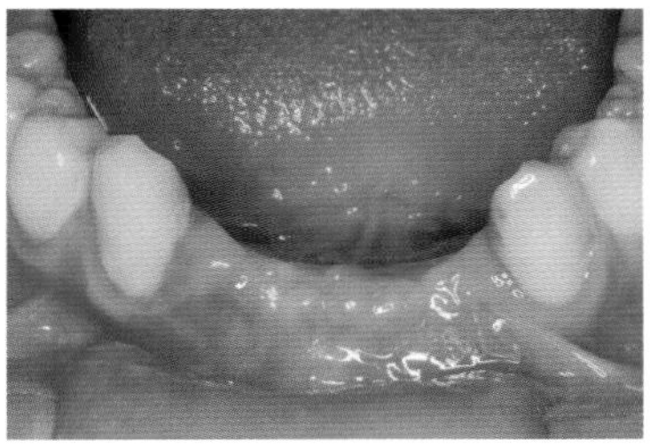
图5　拔牙1个月后下颌像

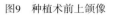

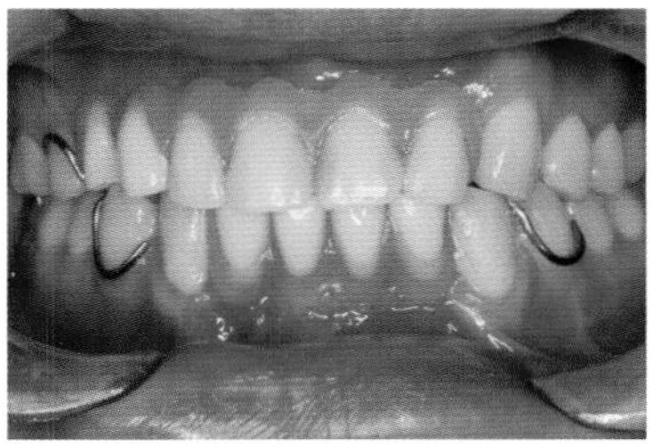
图6　拔牙植骨1个月后咬合像

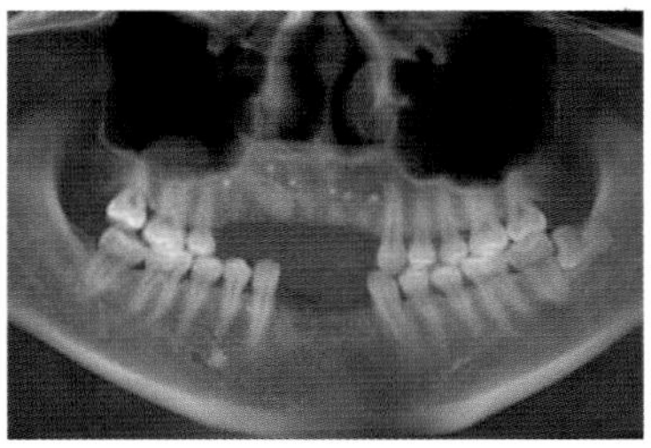
图7　植骨术后6个月CBCT

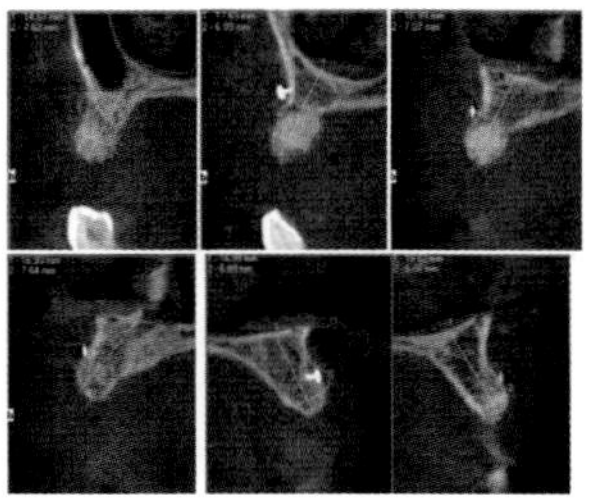
图8　植骨6个月后CBCT

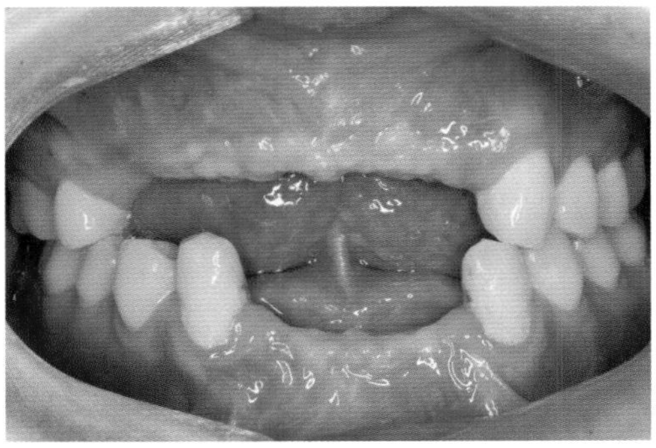
图9　种植术前上颌像

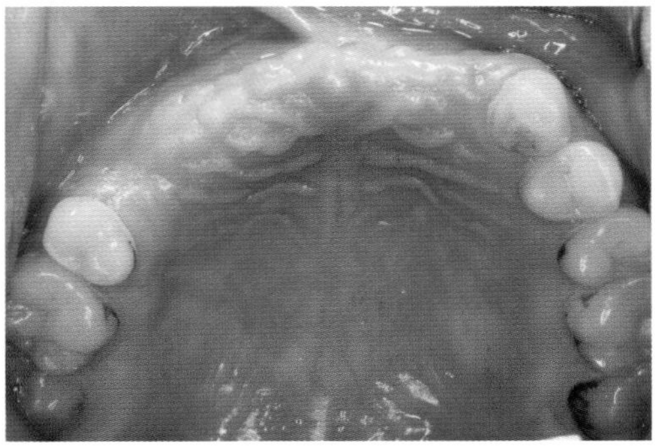
图10　种植术前口内像

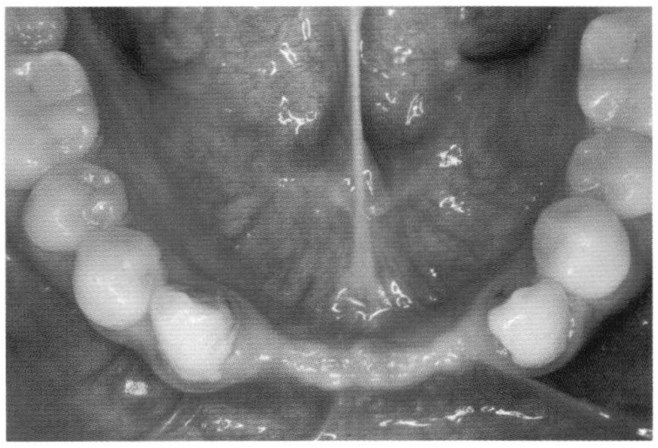
图11　种植术前下颌像

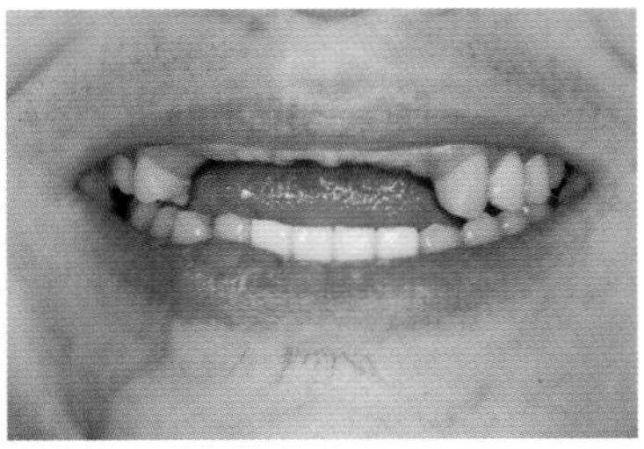
图12　DSD设计1

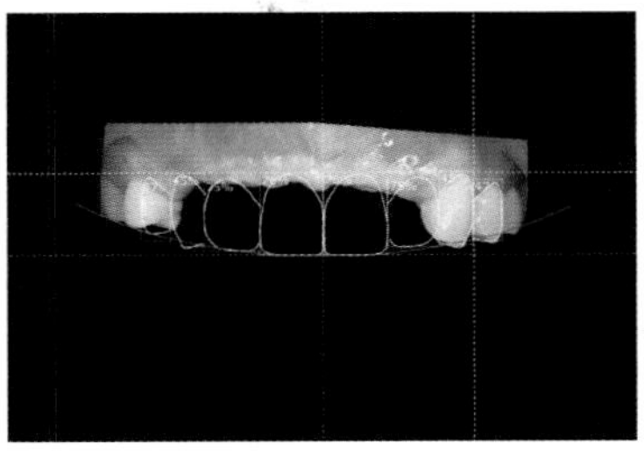
图13　DSD设计2

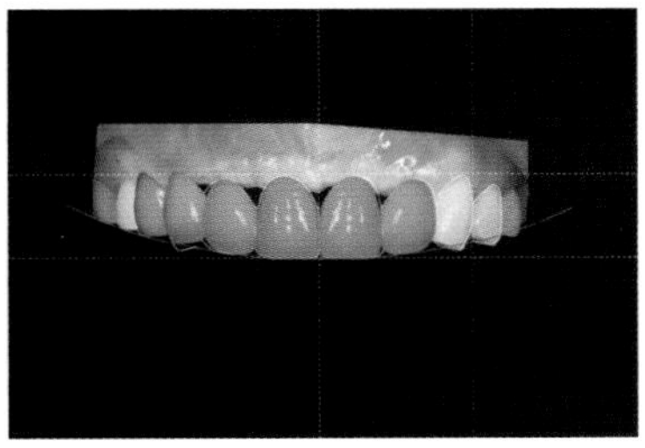
图14　DSD设计3

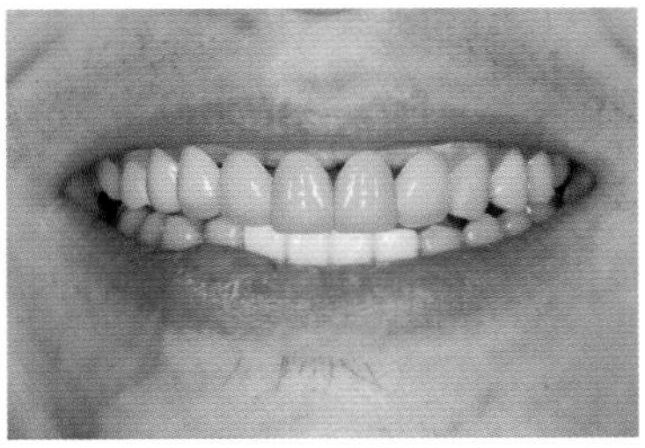
图15　DSD设计4

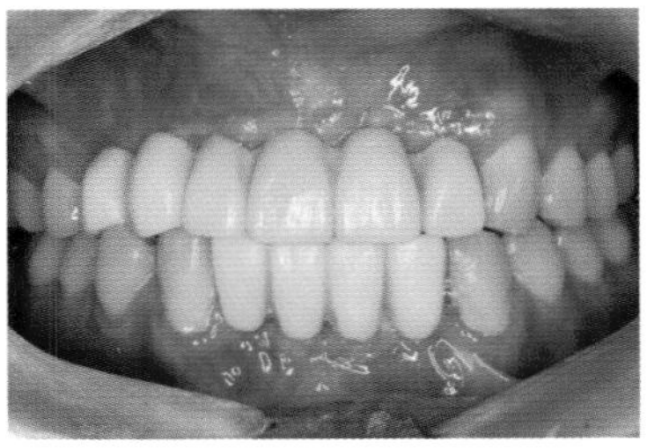
图16　试戴美学蜡型正面像

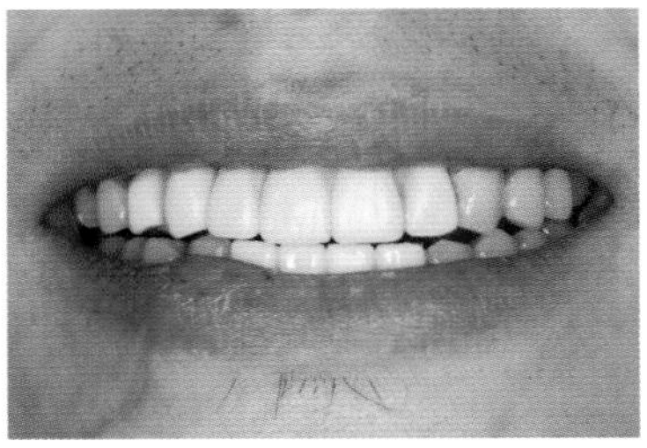
图17　试戴美学蜡型微笑像

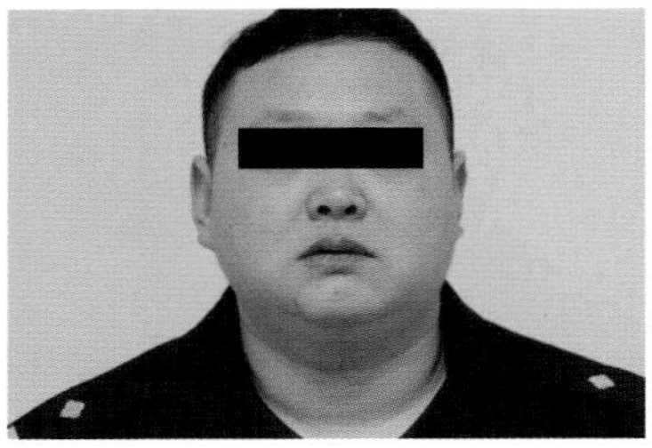
图18 未戴美学蜡型正面像

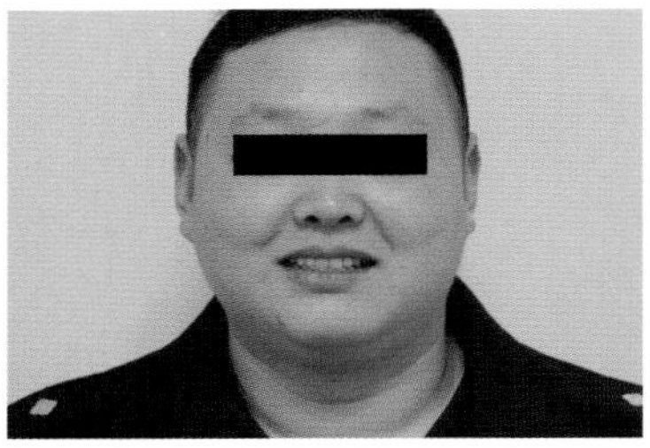
图19 戴入美学蜡型正面像

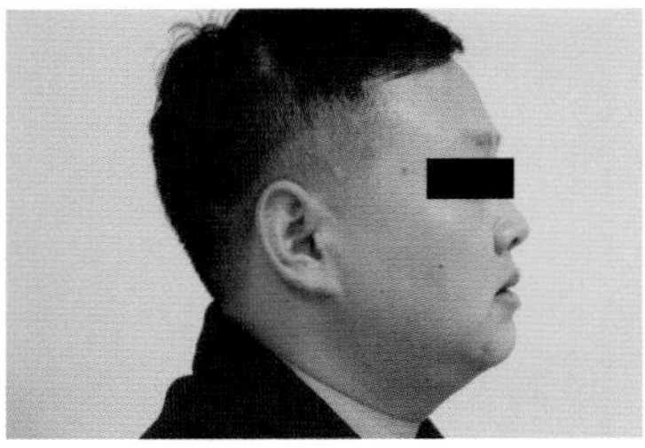
图20 未戴美学蜡型侧面像

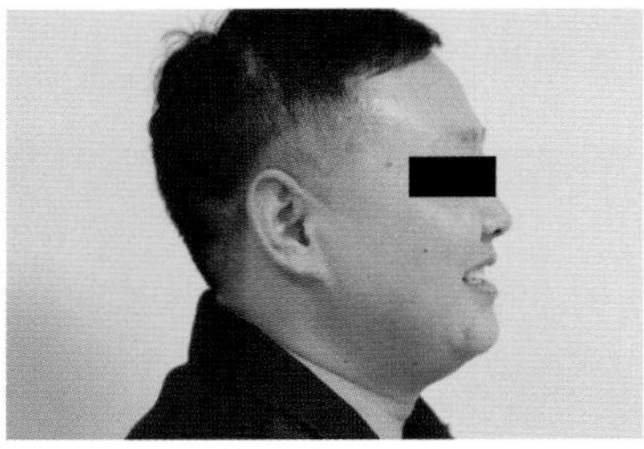
图21 戴入美学蜡型侧面像

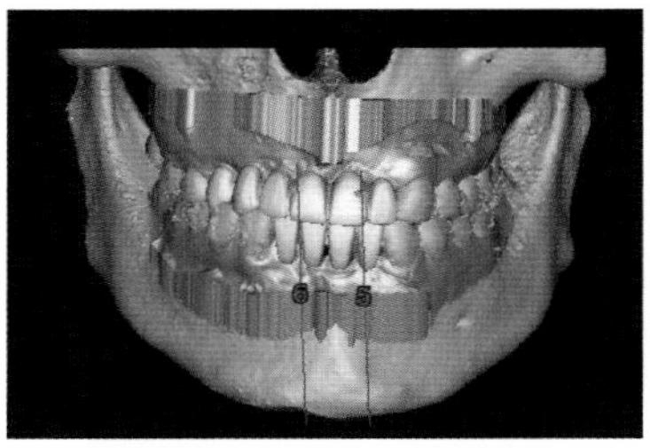
图22 将蜡型数据与颌骨数据拟合

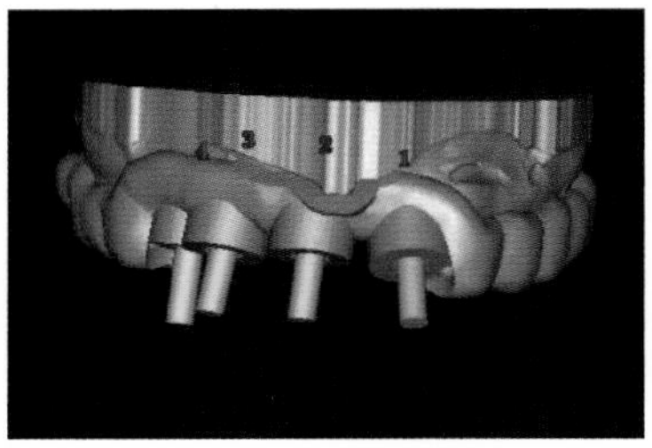
图23 设计上颌种植体位置

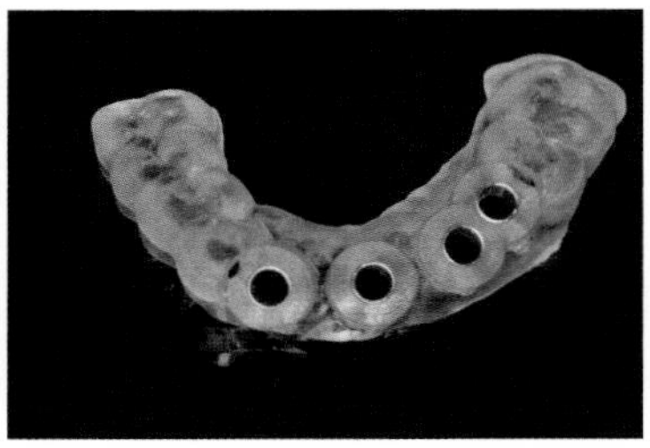
图24 上颌数字化导板

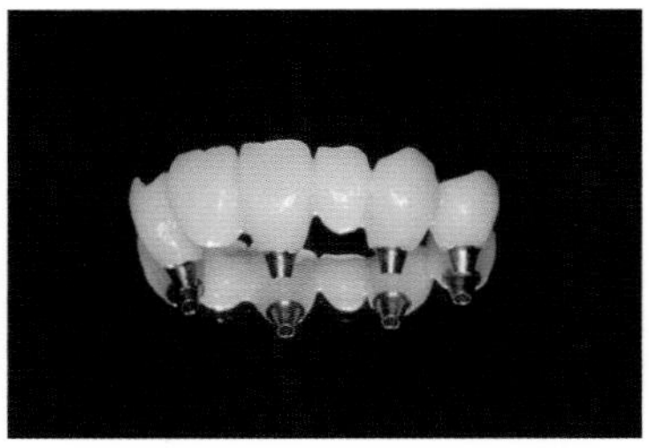
图25 上颌临时修复体

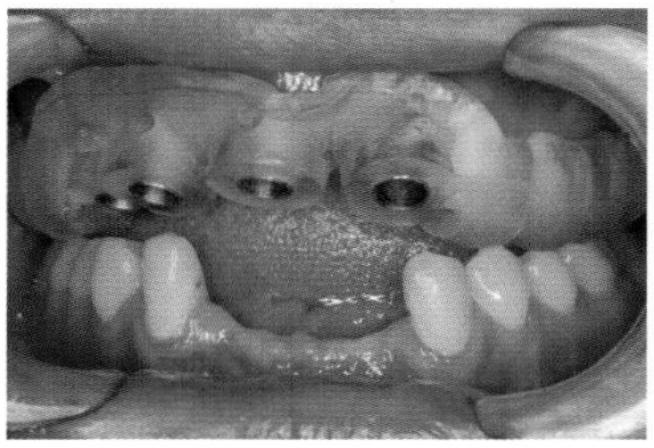
图26 试戴上颌数字化导板

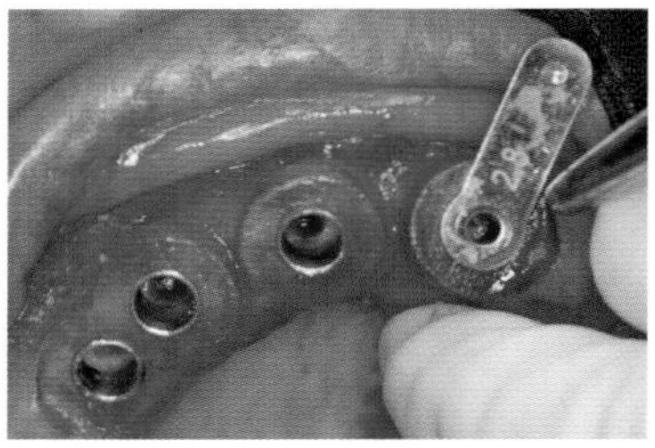
图27 上颌逐级备洞

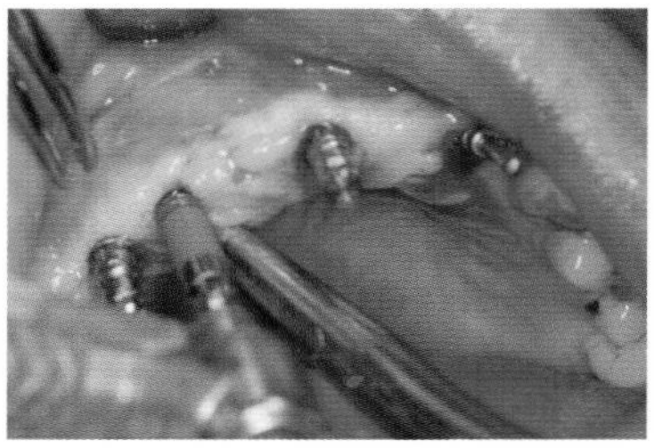
图28 植入种植体

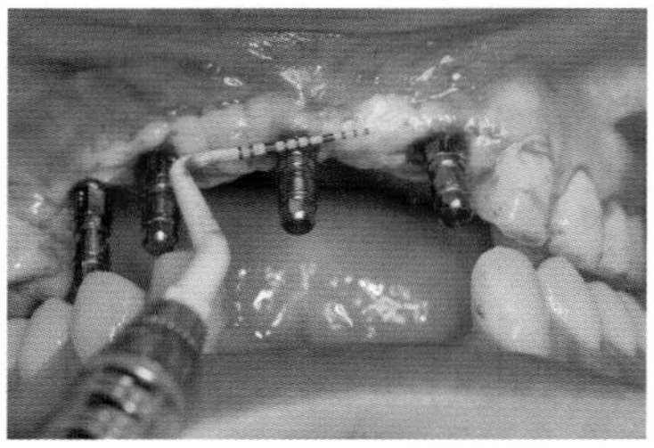
图29 种植体位置方向

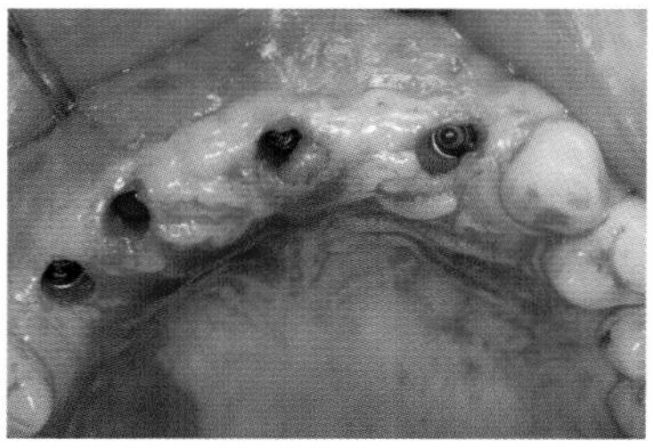
图30 上颌种植术后殆面像

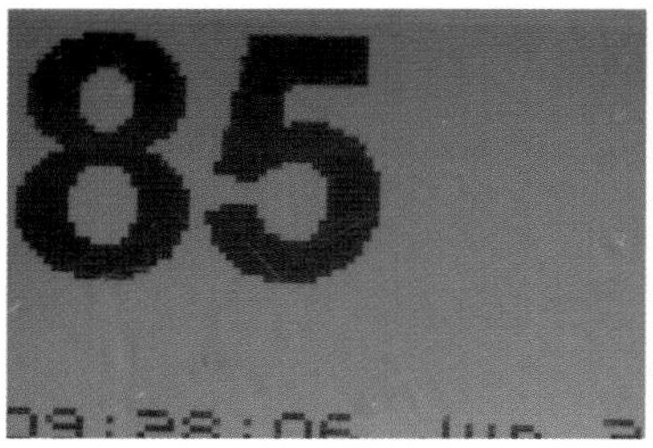

图31 22 ISQ值

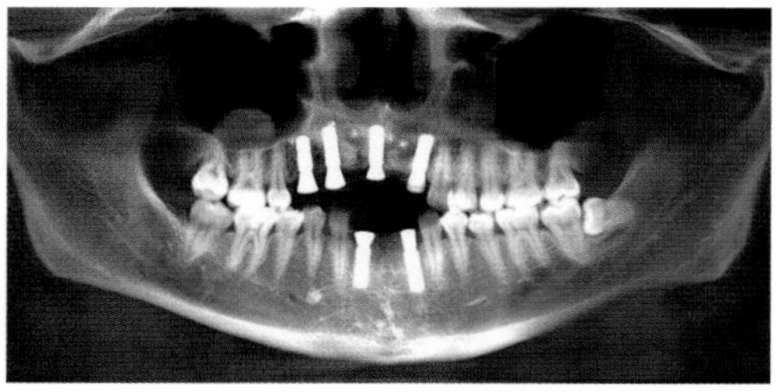
图32 种植术后CBCT

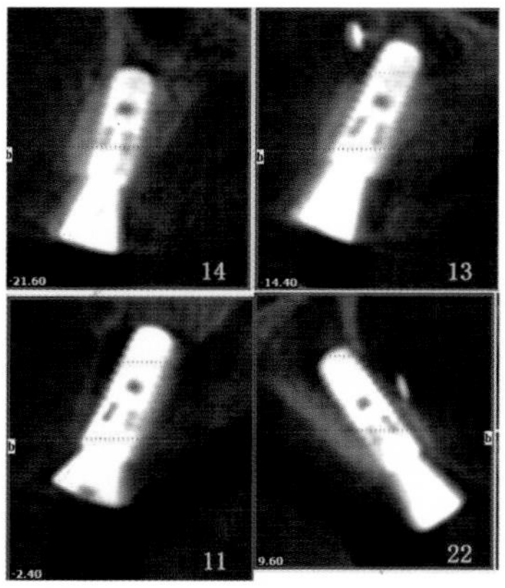

图33 种植体植入后CBCT

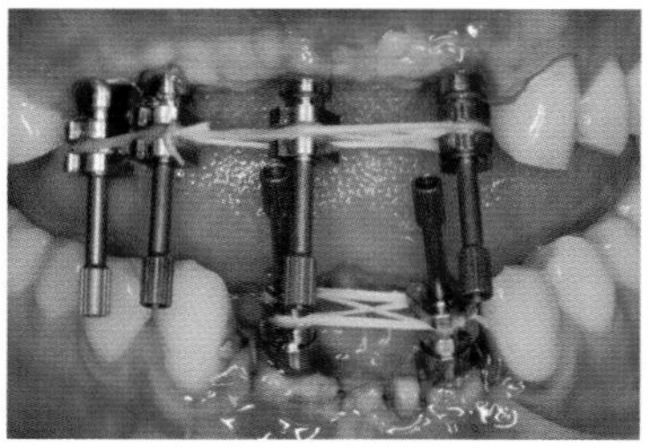
图34 牙线连接开窗转移杆

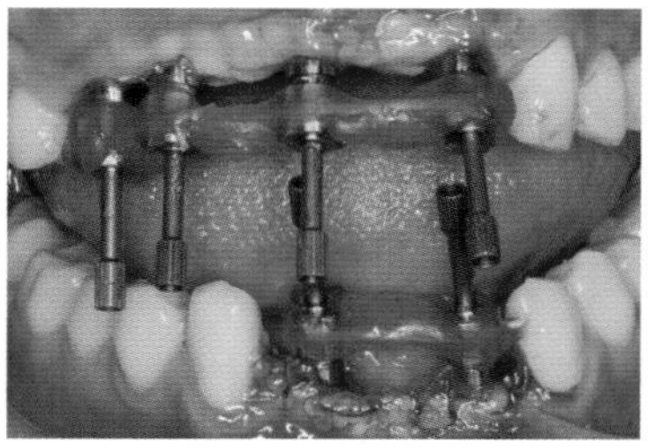
图35 丙烯酸树脂硬性连接开窗转移杆

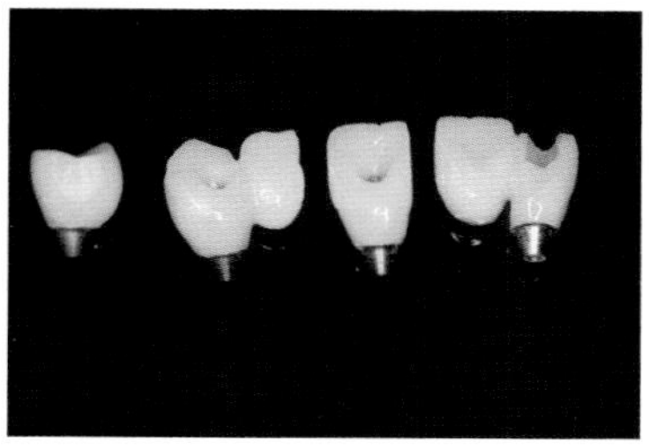
图36 断开临时修复体

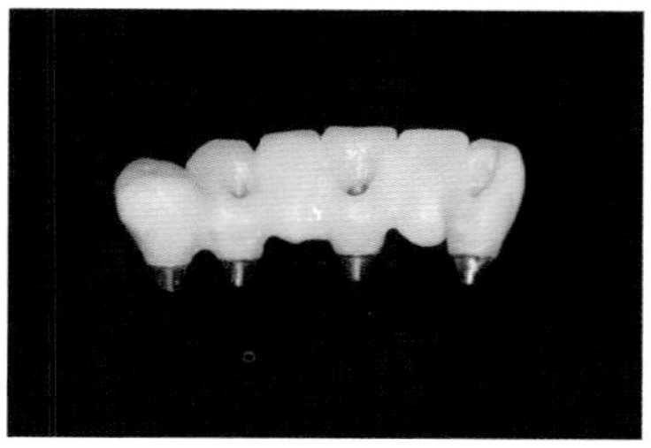
图37 重新连接后上颌临时修复体

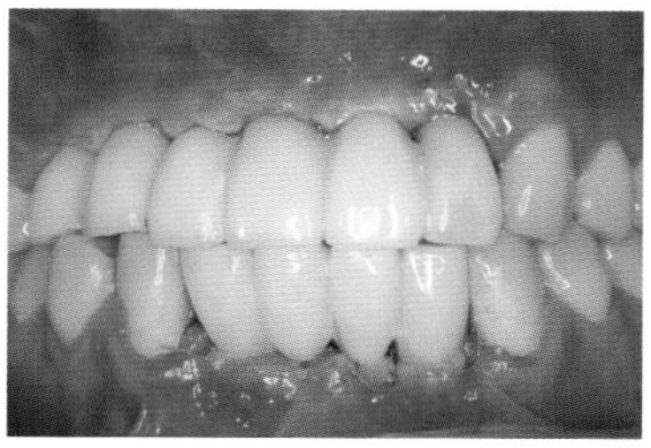
图38 戴入临时修复体正面像

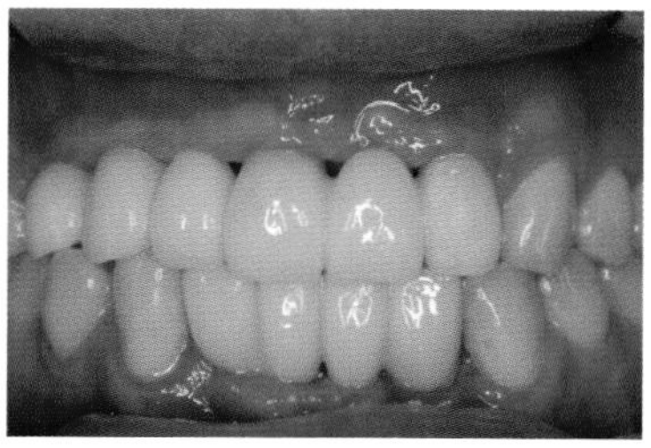
图39 更换临时修复体后正面像

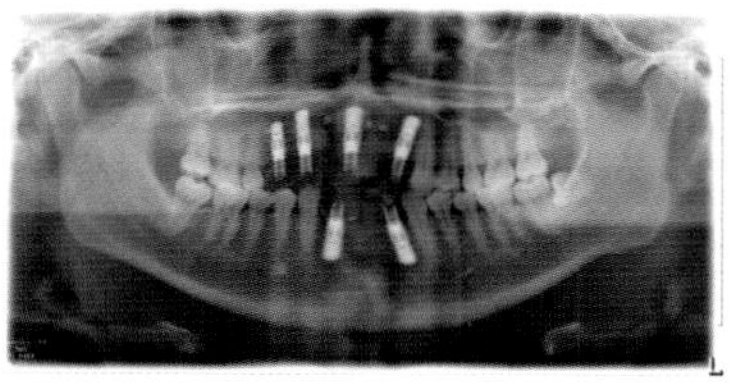
图40 戴入临时修复体后曲面断层片

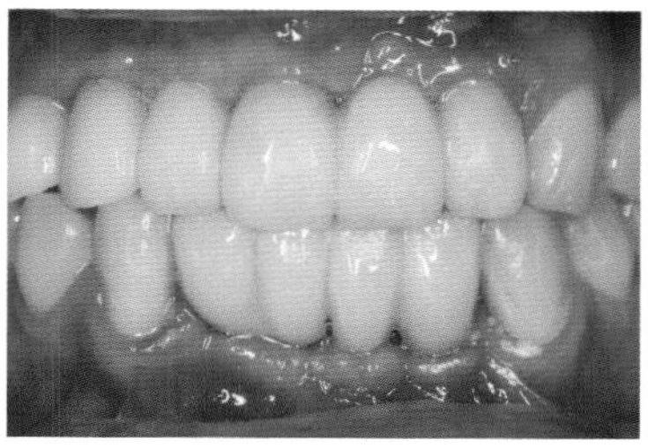
图41 种植术后1.5个月复查口内正面像

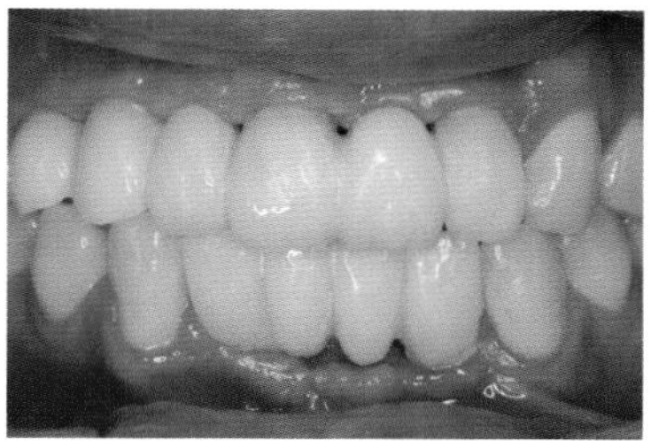
图42 种植术后2.5个月复查口内正面像

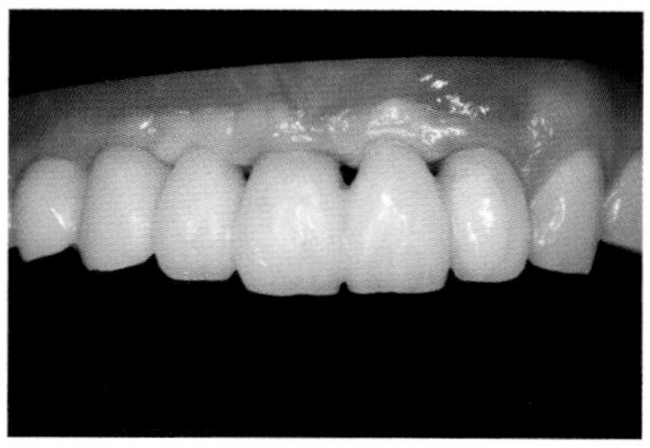
图43 种植术后2.5个月上颌打开三角间隙

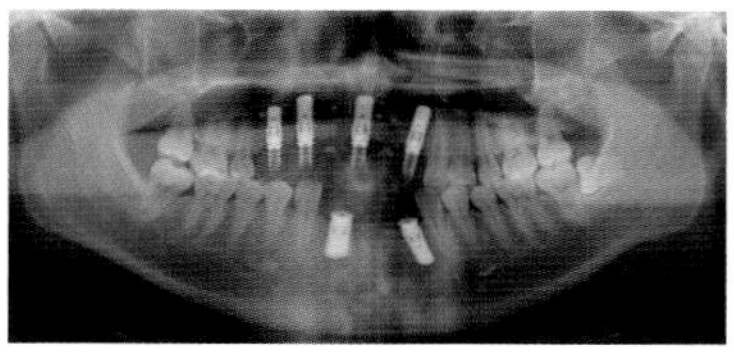
图44 种植术后6个月CBCT

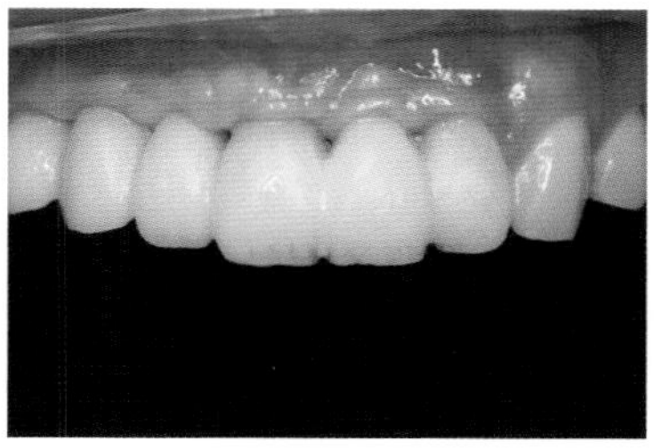
图45 种植术后6个月上颌像

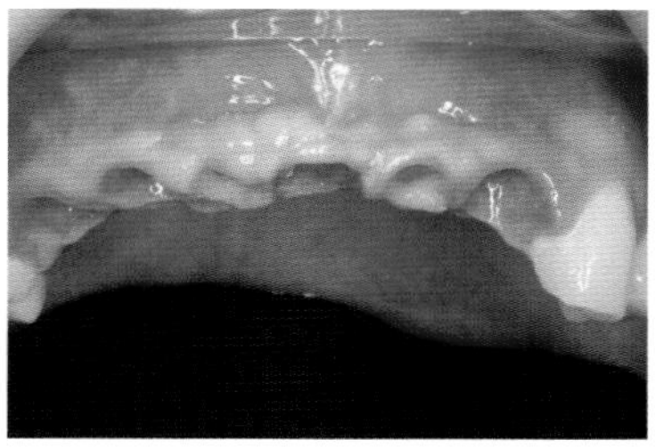
图46 种植术后7个月上颌牙龈形态连续

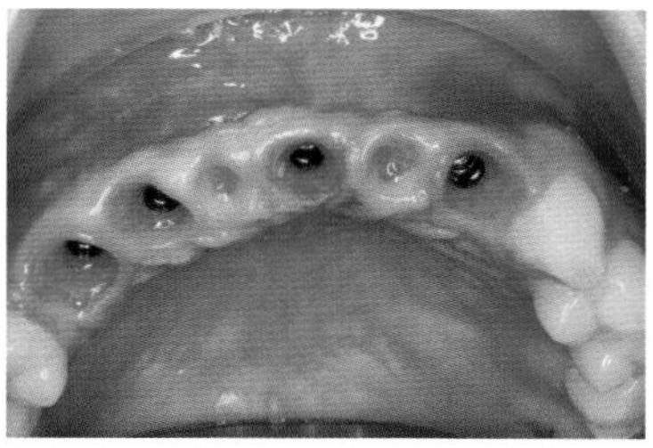
图47 种植术后7个月上颌牙龈袖口

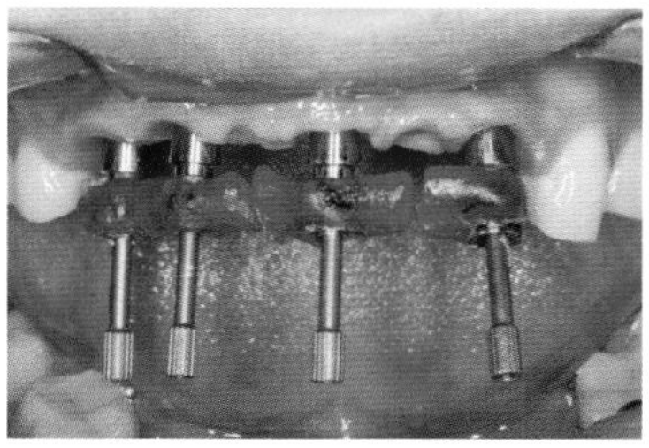
图48 安装开窗转移杆

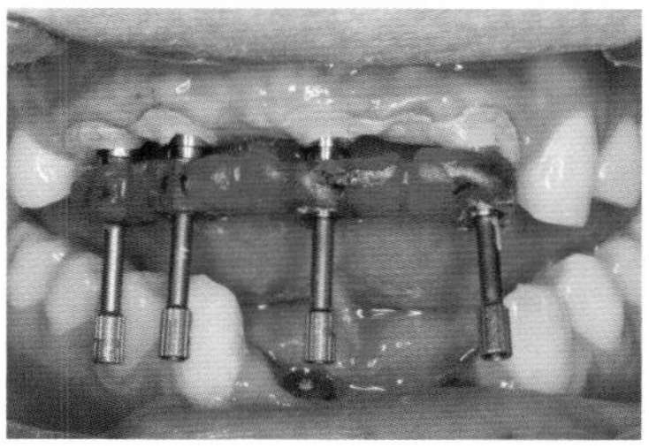
图49 个性化开窗转移杆

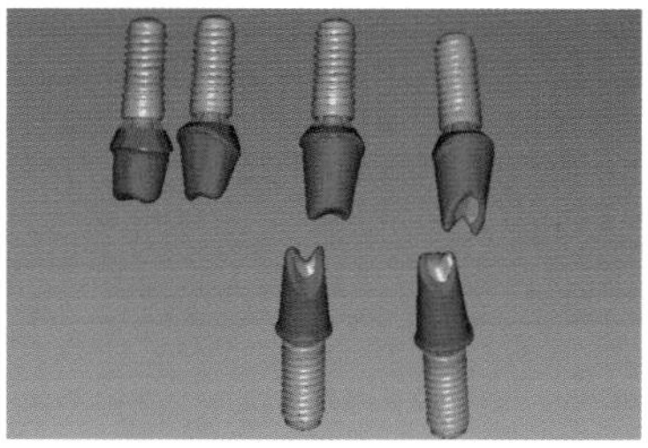
图50 设计数字化基台

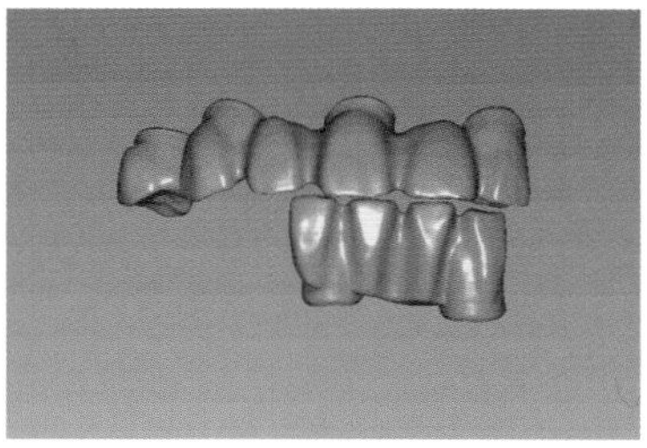
图51 设计数字化内冠

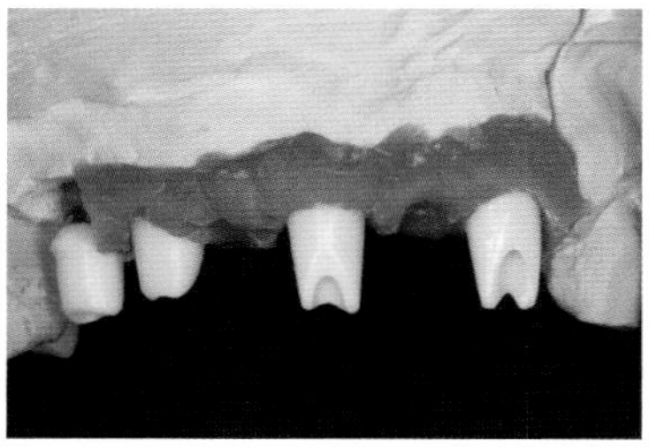
图52 上颌个性化氧化锆基台

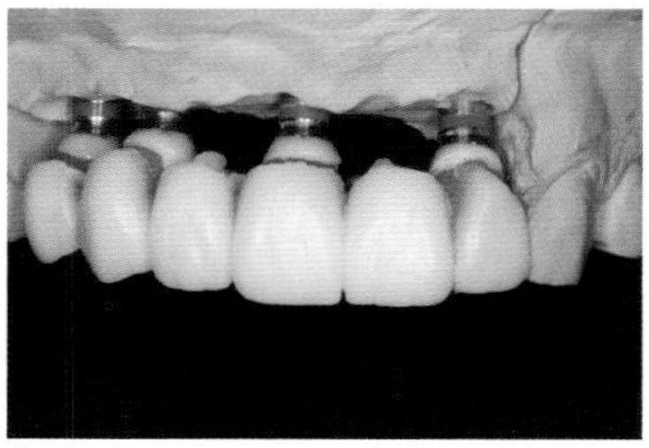
图53 上颌蜡型

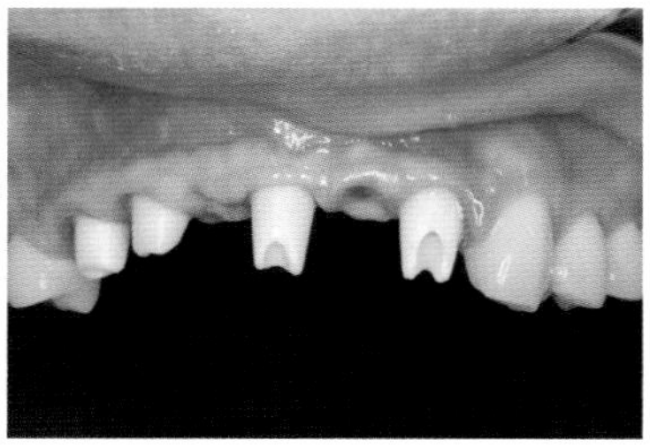
图54 戴入上颌基台

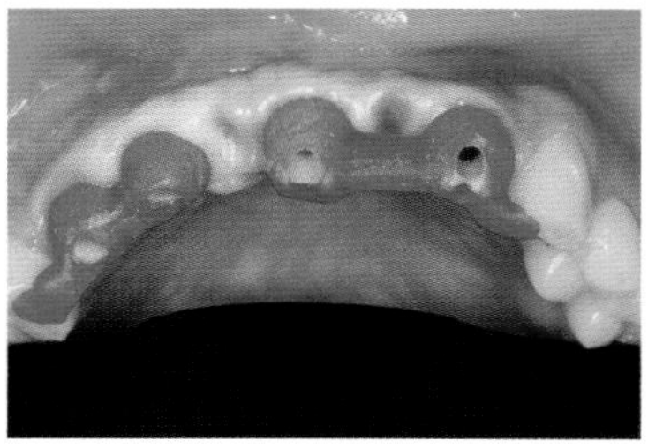
图55 上颌定位杆确定模型准确性

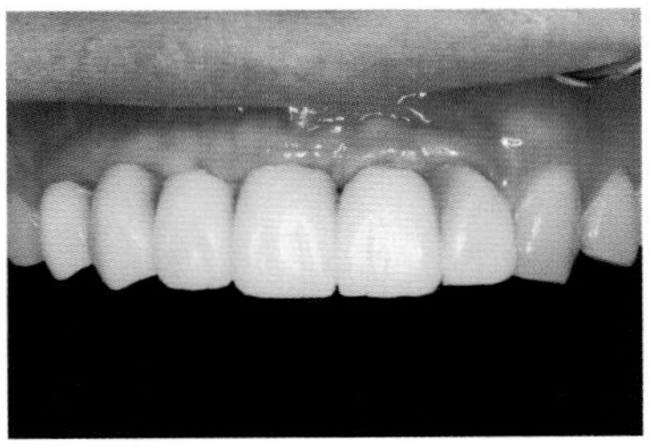
图56　上颌蜡型局部像

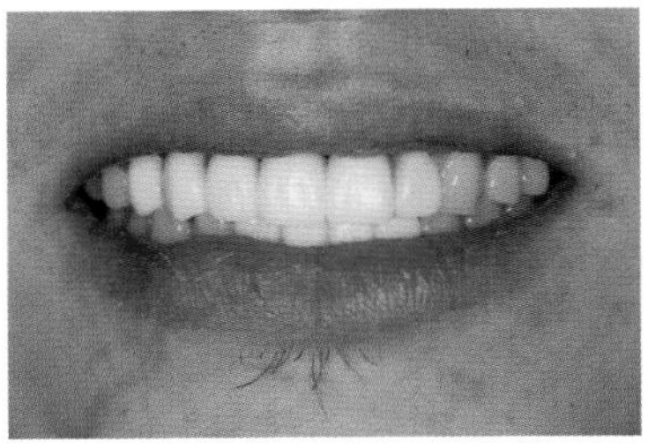
图57　戴入蜡型微笑像

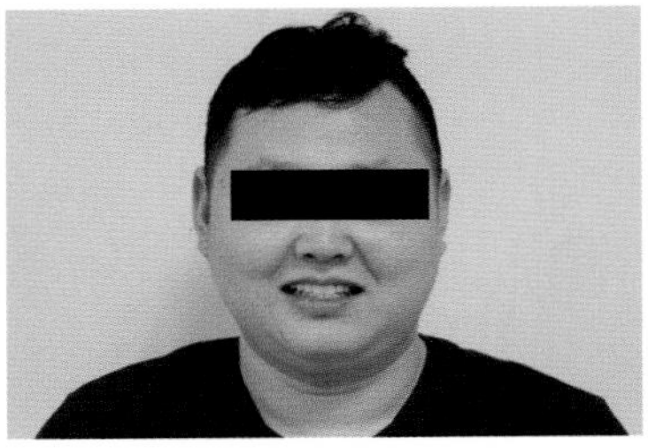
图58　戴入蜡型正面像

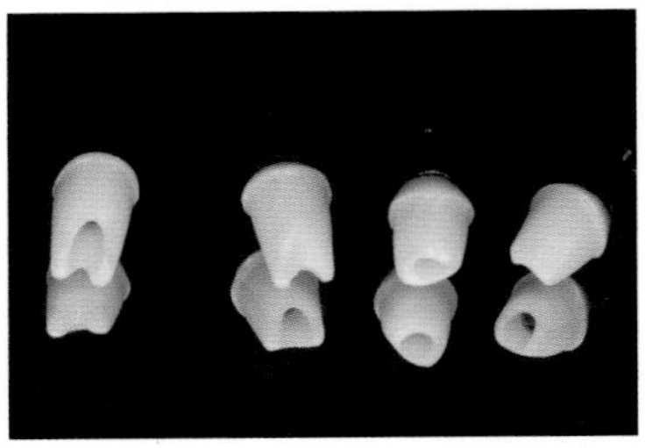
图59　上颌个性化氧化锆基台

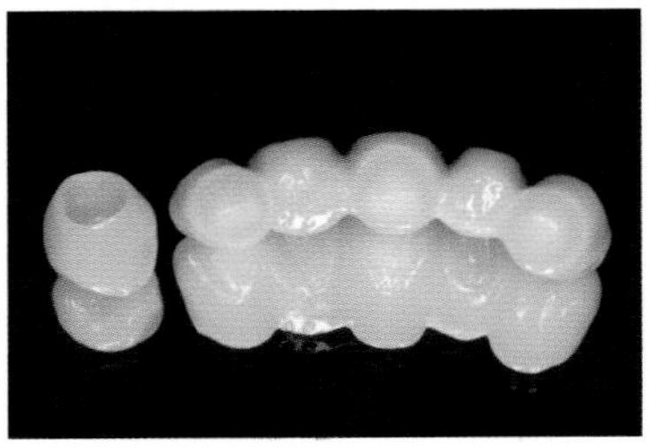
图60　上颌氧化锆永久修复体

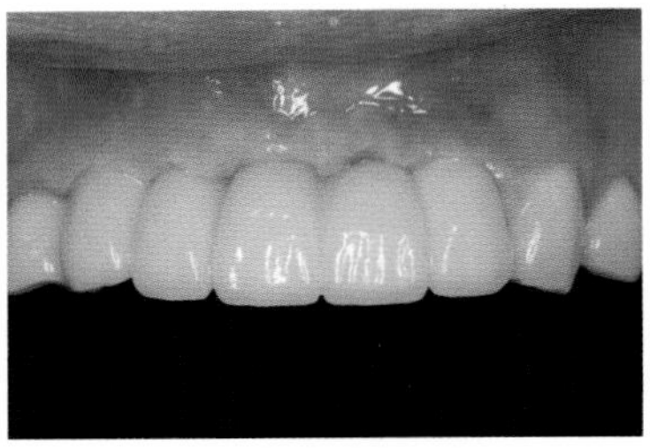
图61　戴入永久修复体后上颌局部像

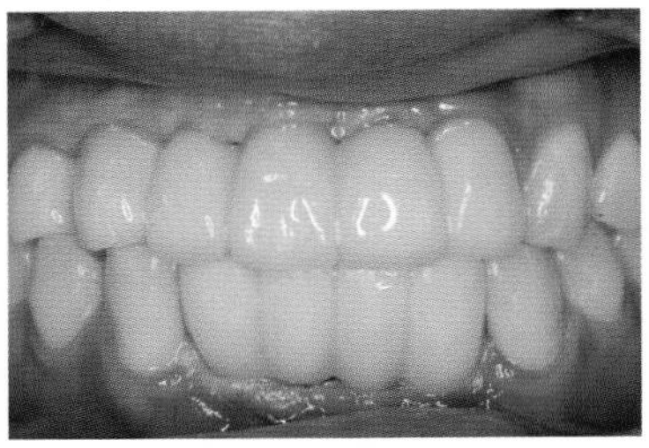
图62　戴入永久修复体后正面像1

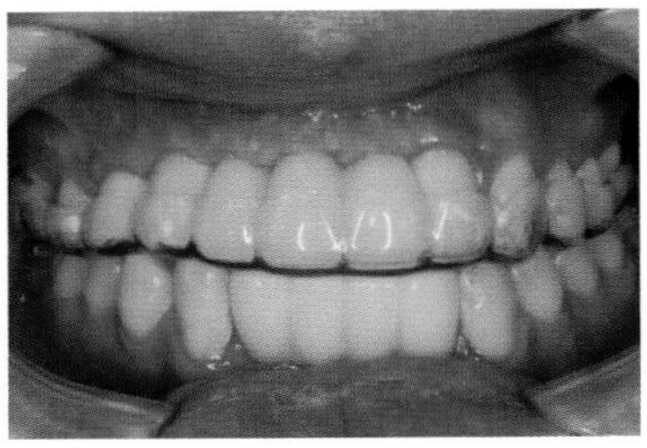
图63　戴入永久修复体后正面像2

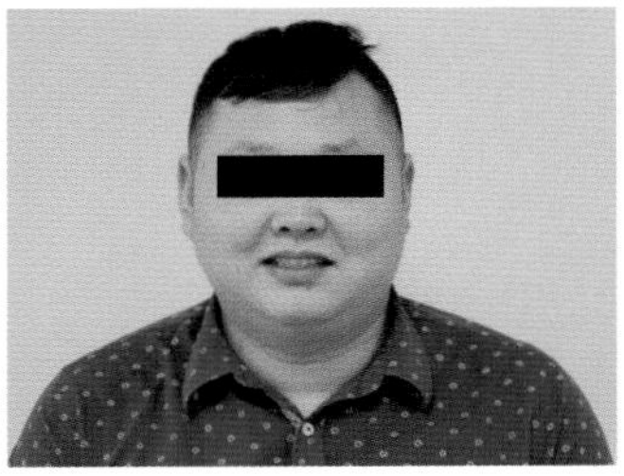
图64　永久修复后口外像

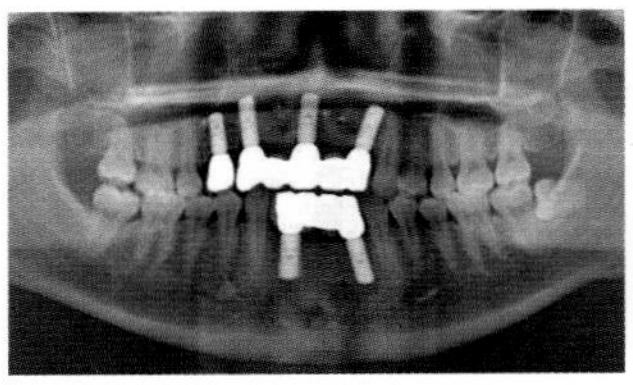
图65　永久修复后曲面断层片

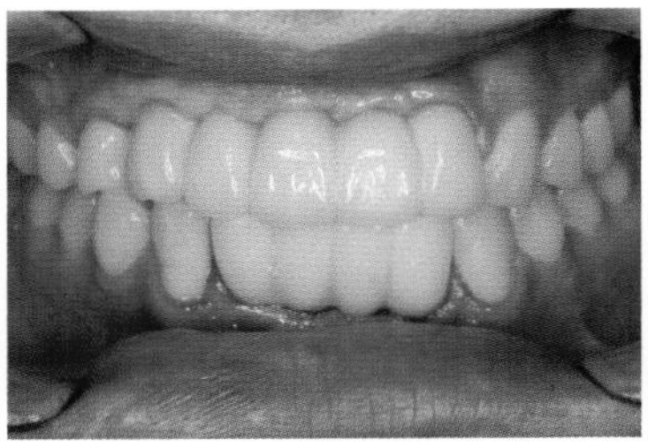
图66　永久修复后3个月复查口内正面像

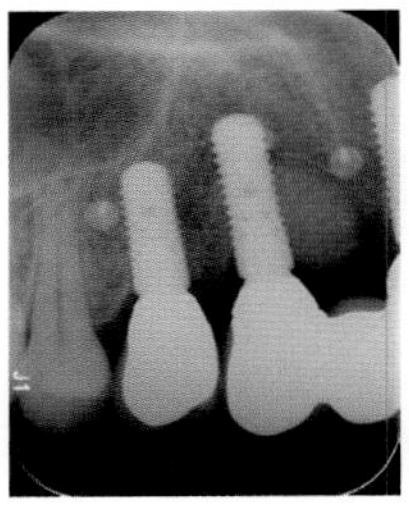
图67　永久修复3个月复查根尖片14、13

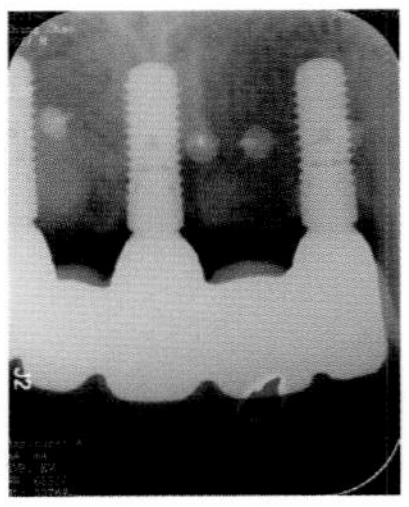
图68　永久修复3个月复查根尖片11、22

参考文献

[1] Belser U C, Schmid B, Higginbottom F, et al. Outcome analysis of implant restorations located in the anterior maxilla: A review if the recent literature[J]. J Oral Maxillofac Implants, 2014, 19: 30–42.

[2] Dierens M, de Bruecker E, Vandeweghe S, et al. Alterations in soft tissue levels and aesthetics over a 16–22 year periodfollowing single implant treatment in periodontally–healthy patient: a retrospective case series[J]. J Clin Petiodontol, 2013, 40(3):311–318.

[3] Jemt T. Restoring the gingival contour by means of Provisional Resin Crowns after single–implant treatment[J]. Int J Periodontics Restorative Dent, 1999, 19(1): 20–29.

[4] Cosyn J, Raes M, Packet M, et al.Disparity in embrasure fill and papilla height between tooth–and implant–borne fixed restorations in the anterior maxilla:a cross–sectional study[J]. Journal of Clinical Periodontology,2013,40(7).

上牙列缺失的数字化种植治疗及咬合重建

林潇 耿威

摘要

种植体支持的咬合重建通常较为复杂，牙齿、神经肌肉以及关节是咬合重建的3个关键因素。本病例采用数字化种植序列治疗，通过数字化外科导板精确控制种植体植入位置，K7神经肌肉系统获取理想的垂直距离，GAMMA CARDIAX髁突运动轨迹描记、全可调殆架精确设计殆平面和咬合关系，最终采用CAD/CAM技术将设计变为现实，完成种植体支持的固定修复体。精确控制从种植修复设计到制作的整个过程，从而获得了理想的咬合重建效果。

关键词：牙列缺失；种植；咬合重建；K7神经肌肉系统；GAMMA CARIAX髁突运动轨迹描记；CAD/CAM

成功率的提高使种植治疗成为修复缺失牙最理想的方式，这也使患者对种植修复抱有极高的期望，但由于与天然牙的力学传导不同，种植体对殆力的容差更低，因此，“精准医疗”在种植修复中显得尤为重要，特别是在种植体支持的全口咬合重建中。牙齿、神经肌肉以及关节是咬合重建的3个重要因素，种植体支持的殆重建过程中，咬合的误差或错误都将由神经肌肉或关节来代偿，或是造成种植体失败脱落，令人欣喜的是，数字化技术的高速发展，强力推进了咬合重建的“精准医疗”。

一、材料与方法

1. 病例简介 70岁男性患者，上活动总义齿修复10余年，要求种植固定修复，身体健康。口腔检查18～28缺失，牙槽骨中重度吸收，上下牙弓Ⅲ类关系；35、37、46、47缺失，38金属全冠，36近中倾斜、不松动，35缺牙间隙消失，31～42烤瓷冠，46、47种植修复，殆平面偏斜，38、48伸长，殆曲线不佳（图1~图3）。

2. 诊断 上牙列缺失；下牙列缺损。

3. 治疗计划 外科拔除38、48；上牙列种植修复。

4. 治疗过程

（1）制作诊断模板及放射导板：传统蜡堤法取正中殆，制作诊断模板，口内试戴就位良好，评估美学效果及咬合关系，翻制硫酸钡放射导板（图4）。

（2）数字化种植方案设计及外科导板制作：将硫酸钡放射导板与SiCAT导板的定位板固定，患者佩戴拍射Sirona CBCT，应用Galileos Implant种植设计软件，基于修复体位置方向和患者颌骨条件的双重考量，制订种植外科方案，最终决定于11、13、15、17、22、24、25、26共8个位点植入Straumann SLActive Standard Plus种植体，其中11、15、17、24、25、26拟植入4.1mm×12mm种植体6颗，13、22拟植入3.3mm×12mm种植体2颗（图5）。之后根据种植导板的设计方案，采用数控研磨技术，研磨硫酸钡放射导板制作数字化外科导板。

（3）数字化外科导板引导种植体植入：数字化外科导板引导不翻瓣外科技术，按术前设计植入8颗Straumann SLActive Standard Plus种植体，初期稳定性良好，植入扭矩>35N·cm（图6、图7）。

（4）即刻负荷修复：术后即刻，应用诊断模板口内Pick-up制作第1副临时修复体，完成即刻修复，帮助患者恢复部分咀嚼功能（图8）。

（5）数字化技术辅助的咬合重建：术后3个月，种植体愈合良好（图9）。此时获取个性化种植体水平印模，记录颌位关系，在半可调殆架上制作美学蜡型，评估被动就位情况、美学效果及咬合关系，CAD/CAM切削完成第2副树脂临时修复体（图10）。

为了获取与患者神经肌肉及关节协调的颌位关系，我们基于第2副临时修复体，应用K7神经肌肉系统进行下颌运动轨迹描记，获取了患者的神经肌肉颌位（图11），应用半可调殆架修改美学蜡型，同样采用CAD/CAM技术切削树脂修复体，完成第3副临时修复体。口内戴入（图12），垂直距离理想，但患者下颌殆曲线不良，殆平面偏斜，后牙咬合接触不理想。

为了重建理想殆平面使咬合与患者的神经肌肉及关节相适应，我们基于第3副临时修复体，采用CARDIAX描记系统记录患者髁突的真实运动情况（图13），并将运动转移到全可调殆架上，基于全可调殆架模拟的下颌运动，建立理想下颌殆平面（图14）；基于下颌殆平面，完成上颌美学蜡型；试戴蜡型（图15～图17），咬合关系理想，CAD/CAM制作临时修复体，

作者单位：首都医科大学附属北京口腔医院

通讯作者：耿威；Email: gengwei717@aliyun.com

口内戴入（图18）。第4副临时修复体戴入后2个月，修复体完好，咬合稳定，再次进行K7检测及髁突运动轨迹描记，评估咬合重建的效果。

（6）数字化技术进行永久修复体的设计与制作：在第4副临时修复体的美学蜡型数据基础上，设计切削永久修复体支架（图19），CAD/CAM氧化锆冠（图20），粘接完成永久修复体。口内戴入完成咬合重建（图21～图24），T-Scan确定咬合良好，曲面断层片确定修复体被动就位（图25）。

（7）材料：Sirona CBCT、 Galileos Implant种植设计软件、Sirona SiCAT外科导板、Straumann导板工具盒、Straumann SLActive Standard Plus种植体、K7神经肌肉系统、GAMMA CARDIAX髁突运动轨迹描记系统及全可调殆架。

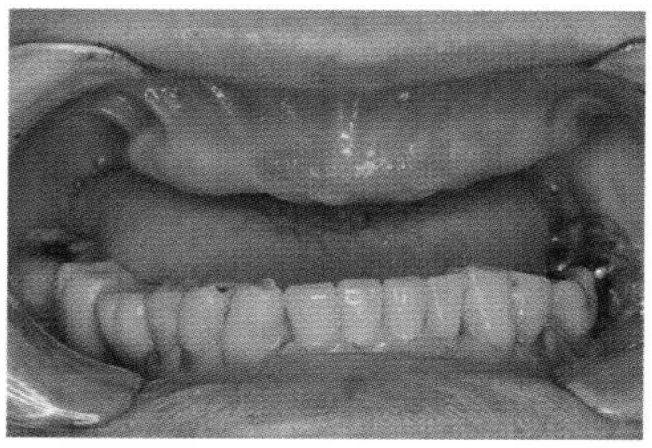

图1 初诊口内像

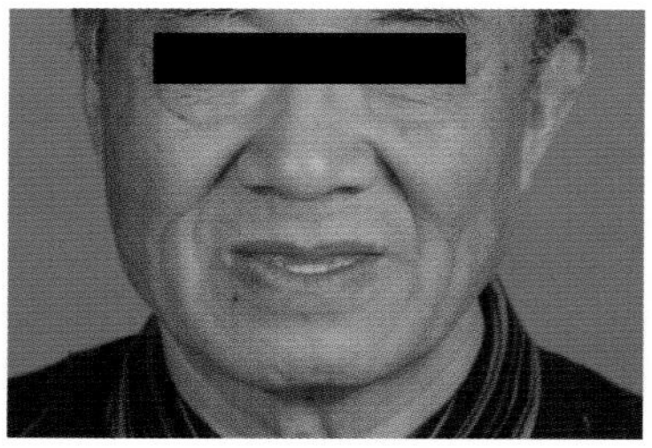

图2 初诊正面像

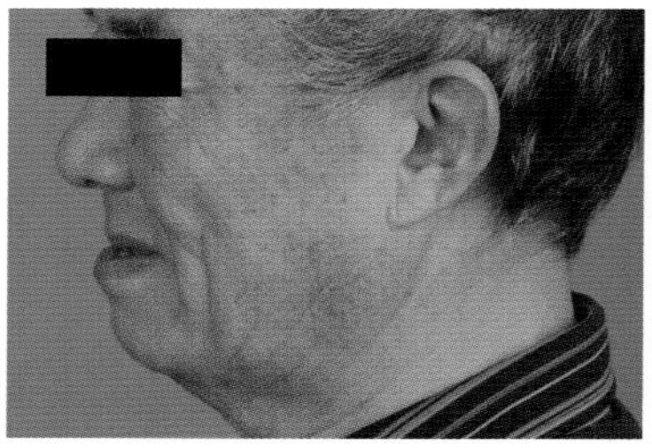

图3 初诊侧面像

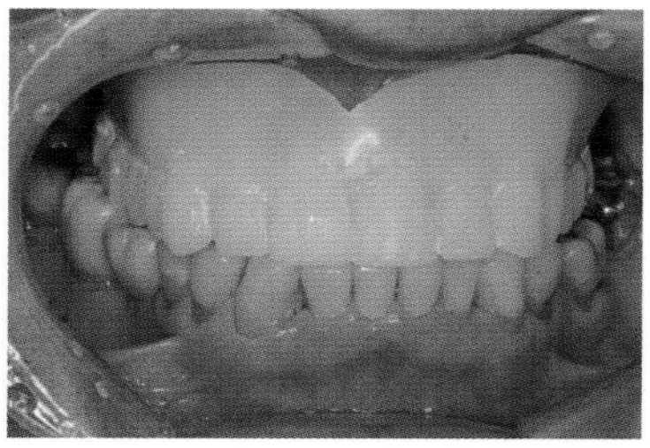

图4 硫酸钡放射诊断导板

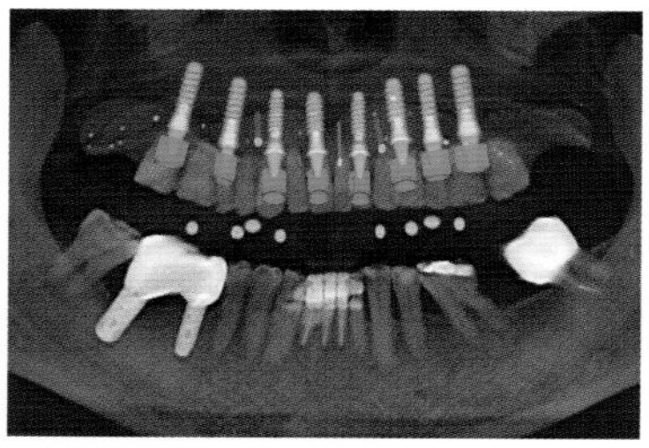

图5 种植外科导板设计方案

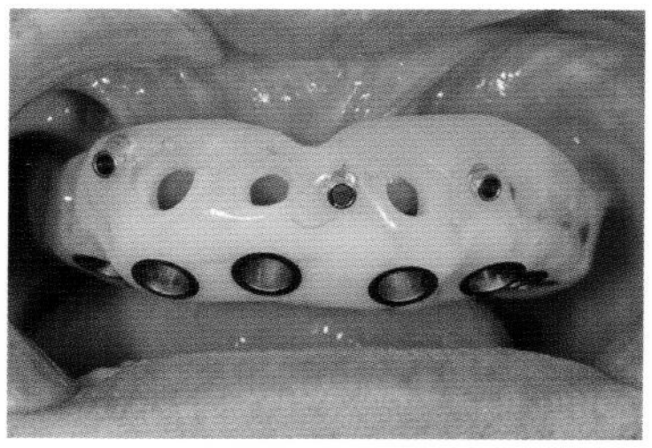

图6 数字化种植外科导板

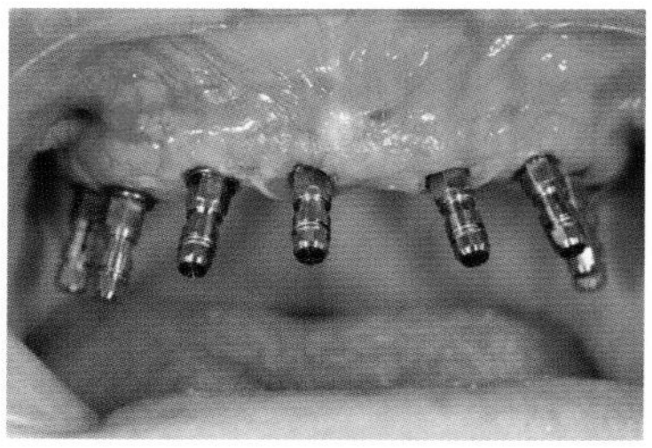

图7 种植术后即刻

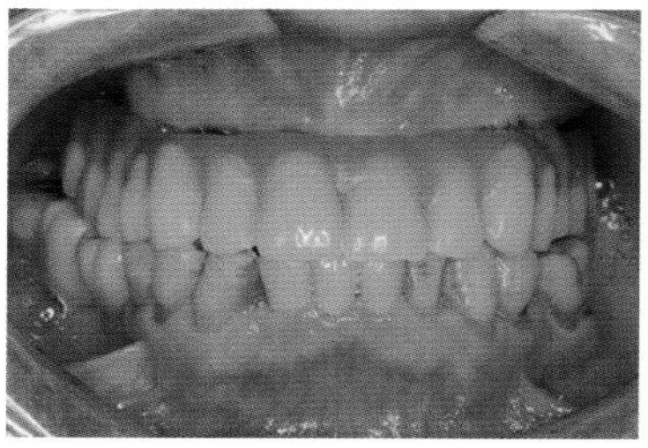

图8 第1副临时修复体

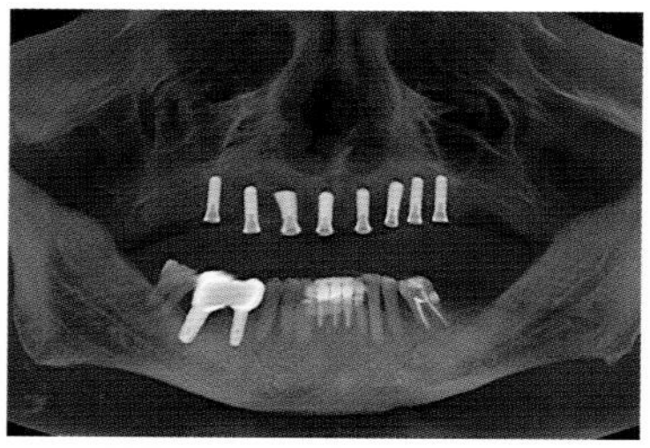

图9 种植术后3个月曲面断层片

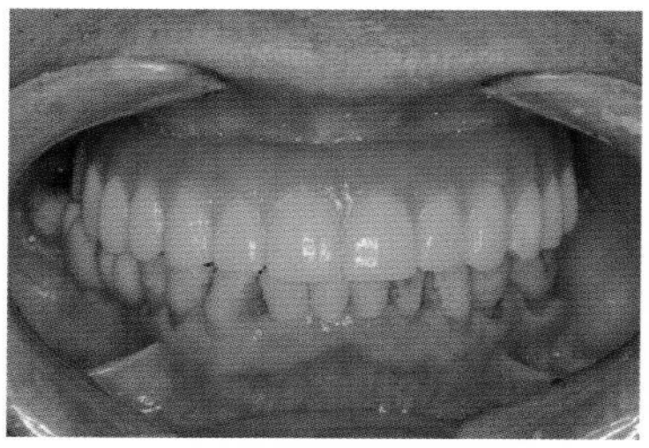

图10 第2副临时修复体

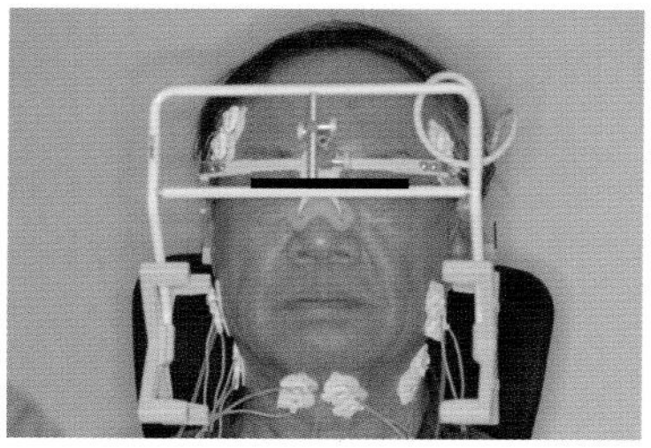

图11 K7神经肌肉系统

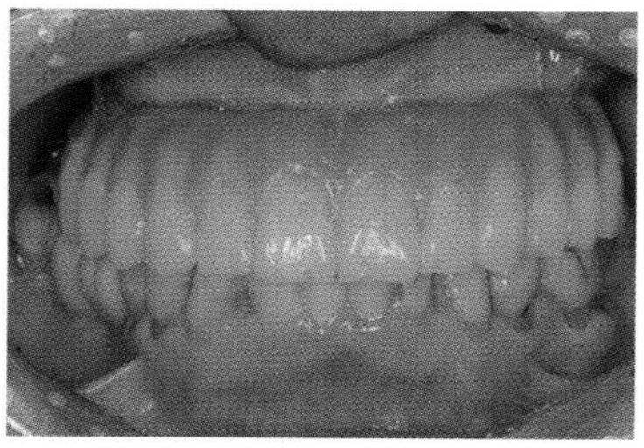

图12 第3副临时修复体

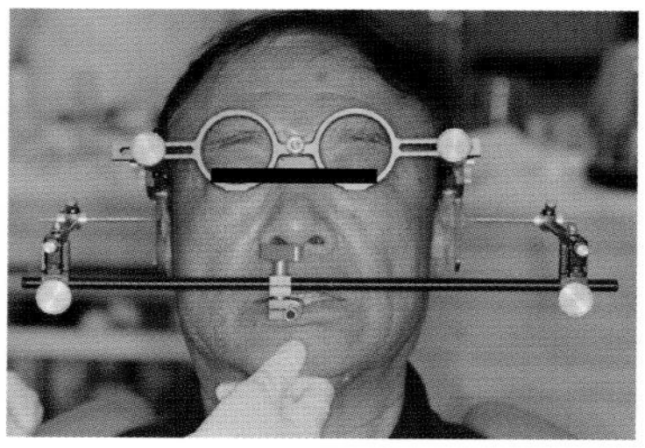

图13 CARDIAX髁突运动轨迹描记

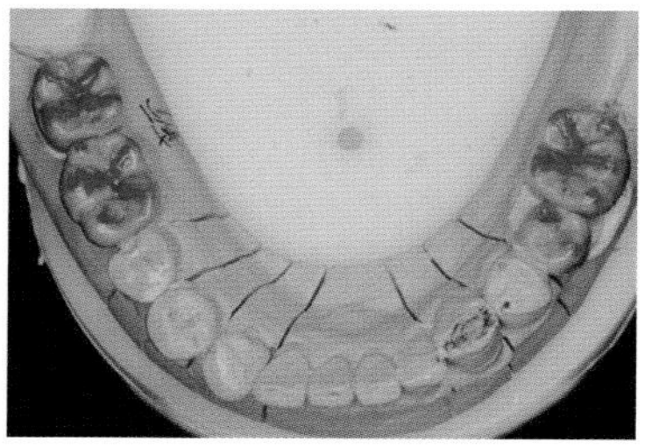

图14 重建殆平面后的下颌

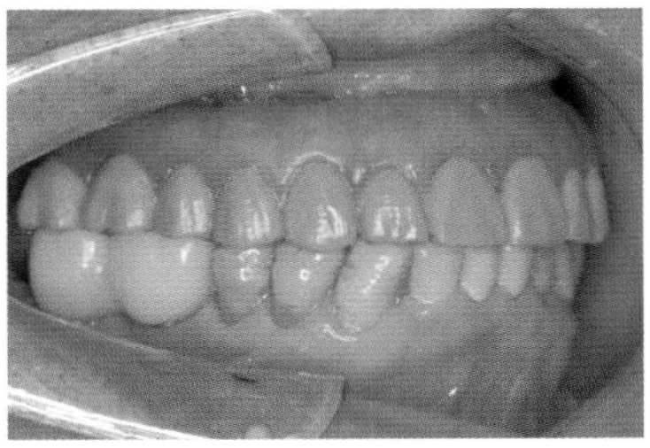

图15 全可调殆架完成美学蜡型（右侧）

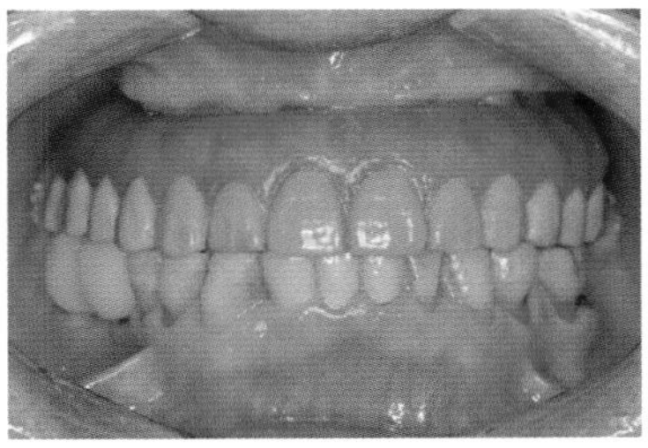

图16 全可调殆架完成美学蜡型（正面）

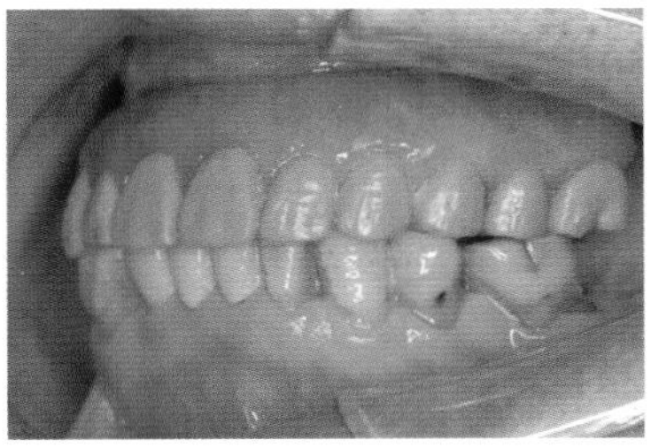

图17 全可调殆架完成美学蜡型（左侧）

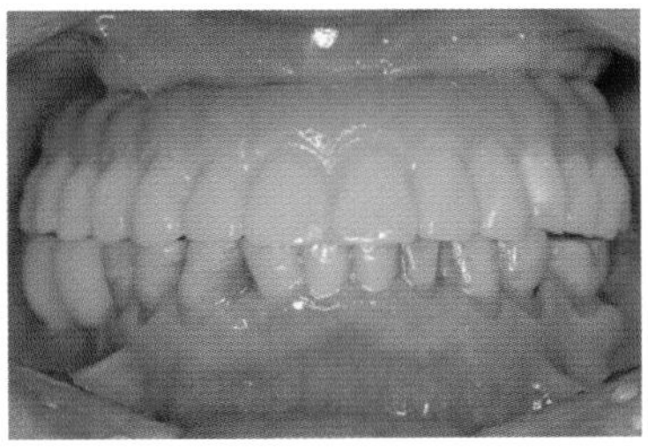

图18 第4副临时修复体

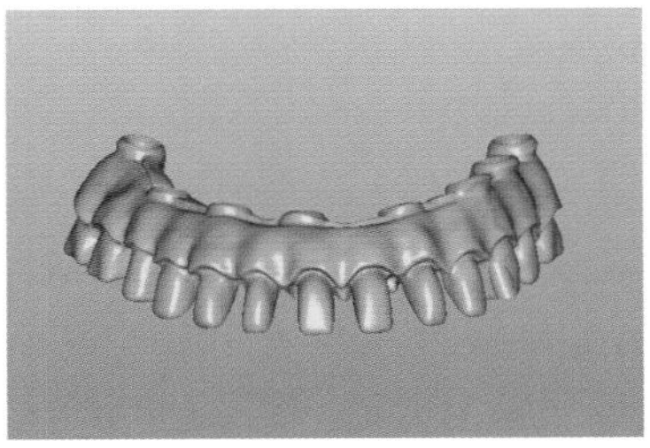

图19 CAD纯钛支架

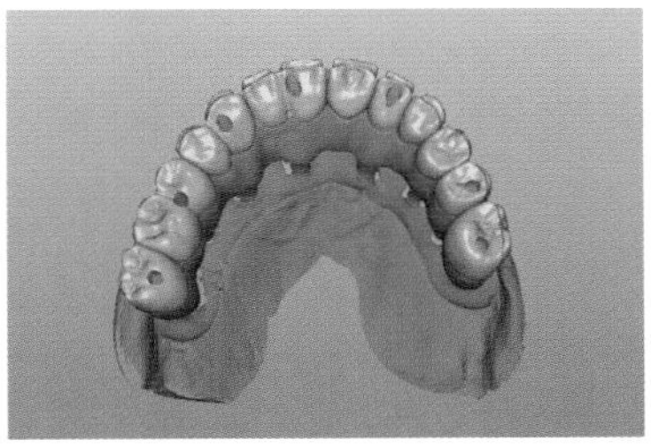

图20 CAD氧化锆牙冠

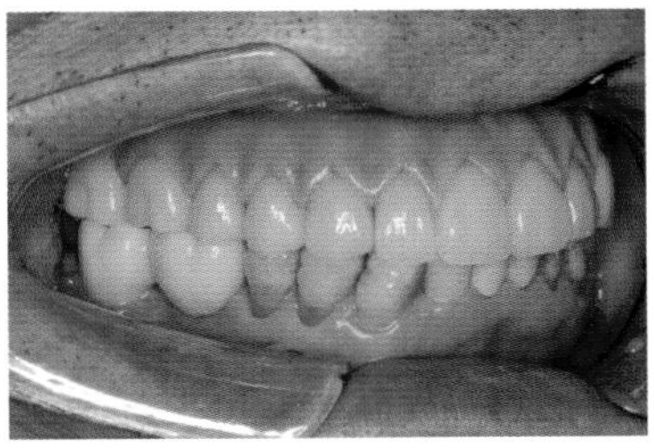

图21 永久修复体（右侧）

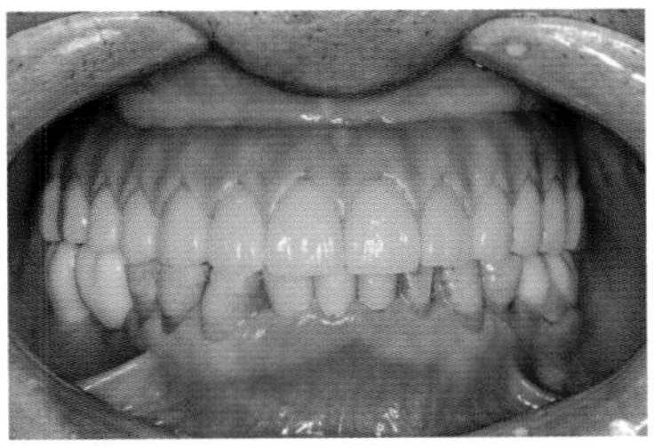

图22 永久修复体（正面）

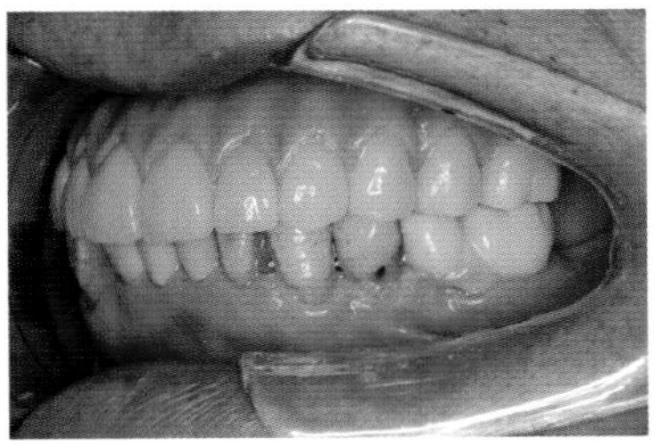

图23 永久修复体（左侧）

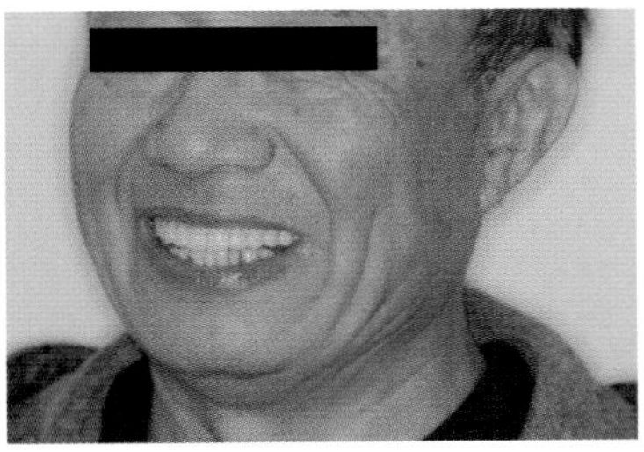

图24 永久修复后患者笑像

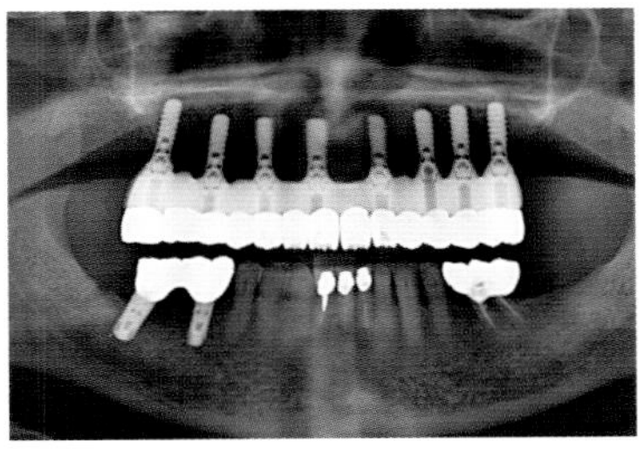

图25 永久修复后曲面断层片

二、结果

经过数字化种植治疗，成功实现了种植体支持的固定修复，种植体植入后1年边缘骨稳定，修复体被动就位良好，红白美学及面部丰满度理想，患者满意。K7神经肌肉联合CARDIAX髁突运动轨迹描记的序列数字化咬合重建治疗重建了良好的殆平面及殆关系，下颌运动稳定、对称协调。协调的殆关系使面部肌肉及姿态肌肉不良肌张力减低，微笑时双侧笑线趋于对称，并可观察到患者的肢体运动幅度增大。

三、讨论

初诊检查显示，这位患者适合种植体支持的活动义齿修复，一方面，活动义齿唇颊侧基托可改善面型及上唇丰满度；另一方面，种植体-黏膜混合支持有助于减小因过大的殆龈距及偏腭的植体位置在种植体上加载的过大殆力。但患者强烈要求种植固定修复，这给治疗提出了极大挑战，需要从种植设计到修复体设计再到咬合设计都尽可能精准，以延长使用寿命。

数字化治疗将不确定变为确定，从种植体支持的活动修复方案到最终的固定修复，从后牙反殆设计逐渐过渡到正常殆，从紊乱的殆平面殆曲线调整为相对理想的状态，整个过程，数字化技术功不可没。

1.SiCAT导板制作采用了单次扫描获取全部修复体及颌骨数据信息，直接数控研磨放射诊断模板加工外科导板，相比双扫描技术，减少了数据拟合产生的误差，提高了导板的精度。

2.K7神经肌肉系统通过肌松恢复患者的最优化肌肉长度，确定与患者神经肌肉生理状态相适应的神经肌肉颌位，CARDIAX记录髁突的个性化运动数据，利用全可调殆架完全模拟患者真实下颌运动，精确设计殆平面和牙尖形态，二者联合应用实现了牙齿、关节和神经肌肉的可视化，协调咬合重建的三要素。

临时和永久修复体均采用CAD/CAM制作，材料的选择上，钛支架的重量轻，减少颌骨负担，龈色树脂弥补红色美学上的缺陷，全瓷冠有良好的白色美学效果，更有利于咬合关系的长期维持。

参考文献

[1] Dreiseidler T, Neugebauer J, Ritter L, et al. Accuracy of a newly developed integrated system for dental implant planning[J]. Clin Oral Implants Res, 2009, 20(11): 1191–1199.
[2] Khan MT, Verma SK, Maheshwari S, et al. Neuromuscular dentistry: Occlusal diseases and posture[J]. J Oral Biol Craniofac Res, 2013, 3(3): 146–150.
[3] Yamashita A, Kondo Y, Yamashita J. Thirty–year follow–up of a TMD case treated based on the neuromuscular concept[J]. Cranio, 2014, 32(3): 224–234.
[4] Gsellmann B, Schmid–Schwap M, Piehslinger E,et al. Lengths of condylar pathways measured with computerized axiography (CADIAX) and occlusal index in patients and volunteers[J]. J Oral Rehabil, 1998, 25(2): 146–152.
[5] Lin WS, Metz MJ, Pollini A, et al. Digital data acquisition for a CAD/CAM–fabricated titanium framework and zirconium oxide restorations for an implant–supported fixed complete dental prosthesis[J]. J Prosthet Dent, 2014, 112(6): 1324–1329.

数字化引导下的美学区即刻种植即刻修复病例1例

周蜜[1] 马全诠[1] 周小锋[2] 何利邦[1] 蔡潇潇[1]

摘 要

目的：本病例旨在观察数字化流程和镜像CAD/CAM临时牙在美学区单颗牙即刻种植即刻修复病例中的应用效果。**材料与方法**：术前通过仔细评估与考量，先确定患者的理想龈缘位置和种植体植入位置，然后将患者DICOM数据和口内扫描STL数据进行配准，设计制作数字化外科导板和通过翻转复制对侧同名牙的穿龈形态设计制作镜像CAD/CAM临时牙。术中微创拔除患牙，骚刮拔牙窝，在数字化外科导板的引导下不翻瓣植入NobelActive（3.5mm×13mm）种植体1颗，放入3.6mm×5mm的愈合帽，并在唇侧2mm跳跃间隙内严密填塞骨粉，然后取下愈合帽，安放临时基台，试戴临时修复体，在口内用树脂材料连接临时基台与临时牙，抛光后术中同期戴入临时牙。术后5个月，进行牙龈塑形。术后6个月，进行数字化取模和制作最终修复体。术后8个月，行ASC螺丝固位基台一体化全瓷冠永久修复，并定期随访。**结果**：戴入镜像CAD/CAM临时牙5个月后，患者11牙龈缘位置和龈乳头高度几乎无变化。永久修复后，患者龈缘与邻牙协调，龈乳头充盈，牙龈粉红，质坚韧。白色美学、红色美学、轮廓美学都达到了比较满意的效果。戴牙后3个月、9个月复查，种植体周围软硬组织健康，种植体唇侧骨壁厚度均大于2mm。**结论**：全程数字化流程＋镜像CAD/CAM临时牙应用于美学区单颗牙即刻种植即刻修复的病例中，能够取得满意的美学修复效果，但远期效果需长期随访观察。

关键词：数字化；镜像CAD/CAM临时牙；即刻种植；即刻修复

随着科学的进步和数字化的发展，我们逐渐进入到了一个大数据和精准医疗的新时代。而数字化口腔种植治疗是精准医疗在口腔种植领域中最好的体现。数字化口腔种植治疗是指在数据能够连接和叠加的基础上，将数字化设备用于口腔种植治疗，替代传统的治疗手段，提高种植治疗的疗效和效率，减少种植治疗的并发症。在本病例中，通过对患者进行检查和评估，与患者沟通交流后决定采取数字化引导下的美学区即刻种植即刻修复方案。

一、材料与方法

1. 病例简介 30岁女性患者。主诉：要求种植修复上前牙。现病史：10年前患者因外伤导致11冠折，行桩冠修复。因桩冠反复脱落，故来我科就诊。既往史：患者自述体健。临床检查：患者口腔卫生尚可，低笑线，中厚牙龈生物型，牙槽嵴丰满度尚可；11残根，唇侧折片松动，断端齐龈缘；左右侧龈缘不对称。CBCT检查：11残根，折片达龈下约4.5mm，残根骨内长度约为9mm。唇侧骨板完整，拔牙窝根方骨量充足，无急性炎症，厚龈生物型，符合即刻种植的要求。

作者单位：1. 四川大学华西口腔 2. 成都登特牙科技工室

通讯作者：蔡潇潇；Email: dentistcai@hotmail.com

2. 诊断 11残根、根折。

3. 治疗方案 数字化引导下的11即刻种植即刻修复。

4. 治疗过程（图1～图30）

（1）数字化诊断与设计：术前CBCT检查获得DICOM数据。用3 Shape扫描仪进行口扫获得STL数据。用软件将DICOM数据和STL数据相拟合，设计种植体三维位置。拟在11近远中向的正中，颊舌向偏腭侧植入NobelActive 3.5mm×13mm种植体1颗，植入深度为理想龈缘下3mm。患者上颌左右侧龈缘不对称，但患者拒绝通过牙周手术使两侧龈缘位置对称，与患者交流后，决定11行软组织成形术，使其龈缘与12、13龈缘相协调。经过口内测量与评估，理想龈缘位于现有龈缘根方1.5mm处，即种植体植入深度为现有龈缘根方4.5mm处。

（2）制作镜像CAD/CAM临时牙：将DICOM数据和STL数据相配准，翻转复制对侧同名牙21的穿龈形态。根据种植体植入深度（现有龈缘根方4.5mm）减去临时基台高度（1.5mm）来确定临时牙穿龈深度，即于现有龈缘根方3mm处截取临时牙的穿龈形态，从而制作CAD/CAM临时牙。

（3）制作数字化导板：在软件上将虚拟的NobelActive 3.5mm×13mm种植体植入缺牙区相应位置，植入深度为现有龈缘下4.5mm。然后将其转化为STL文件格式，通过数控精密机床加工制作，最终形成数字化导板。

（4）试戴数字化外科导板：术前4天，在口内试戴数字化外科导板，并拍摄CBCT，以验证数字化外科导板的准确性及设计的种植体位置和轴向是否准确。

（5）数字化种植外科过程：常规手术消毒铺巾，阿替卡因于11区行浸润麻醉，待麻药显效后，微创拔除11残根，注意保护唇侧骨壁。戴入已消毒的导板，对种植窝逐级进行预备。预备完成后，植入NobelActive 3.5mm×13mm种植体1颗，检查种植体初始稳定性良好，扭矩>35N·cm。旋入3.6mm×5mm愈合帽1颗，在2mm跳跃间隙内填入Bio-Oss骨粉0.25g，压实。取下愈合帽，戴入临时基台，拧紧。将之前已制作完成的镜像CAD/CAM临时牙戴入临时基台上并调整至正确的位置，将光固化流体树脂小心打入到临时牙与临时基台之间，固化。嘱患者做前伸侧方咬合运动，调磨临时牙，使其在前伸侧方运动时与对颌牙无接触。抛光，戴入临时牙，拧紧，封洞。嘱患者口服抗生素及消肿药3天，注意术区清洁，勿用临时修复体进行咀嚼，不适随诊。术后1周拆线。

（6）牙龈成形：术后5个月拍摄CBCT复查，显示骨组织愈合和骨增量情况良好（种植体平台处唇侧骨板厚度>2mm）。种植位点牙龈状态稳定，龈缘位置几乎无变化。取下临时修复体，调改部分穿龈形态，将龈缘位置向根方调整，最终使其到达理想龈缘位置。

（7）数字化取模和制作最终修复体：术后6个月，龈缘已位于理想位置，唇侧丰满度良好。对患者进行口内扫描获得种植体三维位置，口外扫描获得临时牙的穿龈形态，拟合后获得数字化模型并制作最终修复体。

（8）永久修复：制作Procera氧化锆全瓷基台一体化冠，ASC螺丝固位，调𬌗，抛光，戴入，调整咬合使其轻接触。可见牙冠形态色泽与邻牙协调一致，近远中龈乳头充盈，唇侧丰满度良好，龈缘达到理想位置。

（9）随访：永久修复3个月、9个月后复查，患者11龈缘位置保持稳定，龈乳头丰满。唇侧牙弓轮廓丰满，骨组织无明显吸收，经CBCT测量，种植体唇侧骨板厚度仍大于2mm。

二、结果

白色美学、红色美学、轮廓美学都达到较好的效果，使患者获得了满意的美学修复效果。

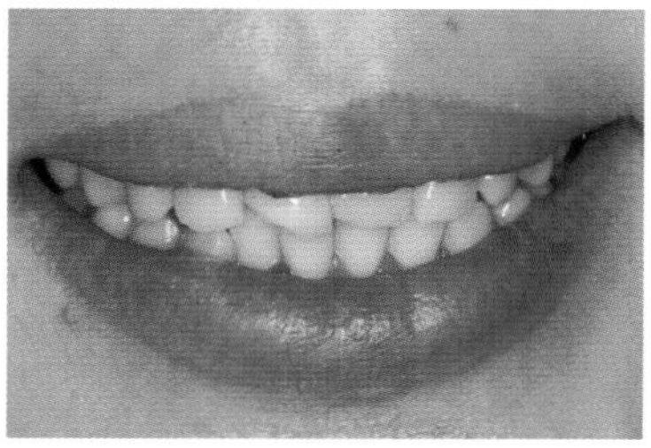

图1 戴有旧义齿时的微笑像，患者为低笑线

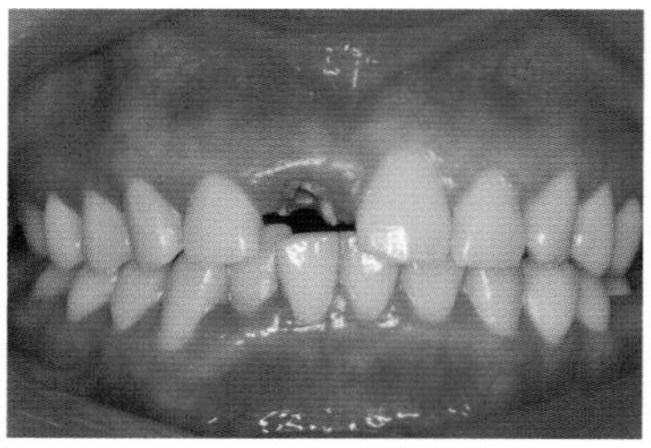

图2 术前正面咬合像

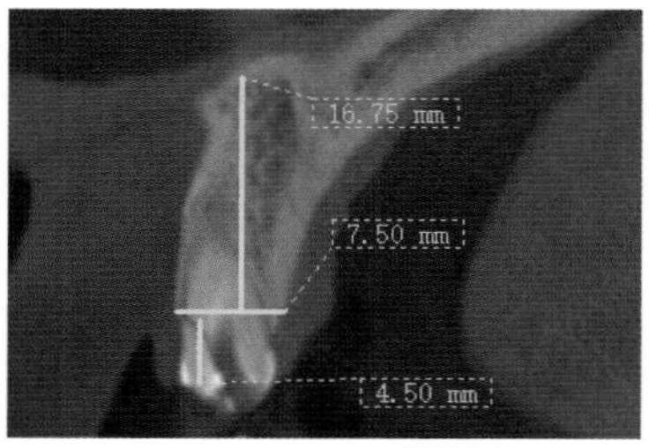

图3 术前CBCT检查可见11根折，唇侧折片达龈下约4.5mm

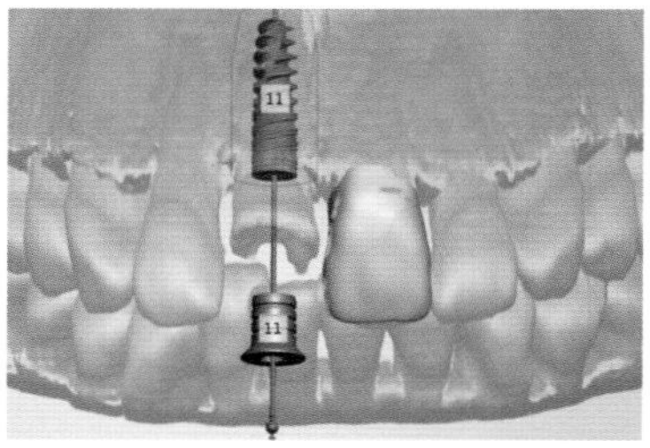

图4 数字设计软件上确定植体位置，即位于理想龈缘下3mm，现有龈缘下4.5mm

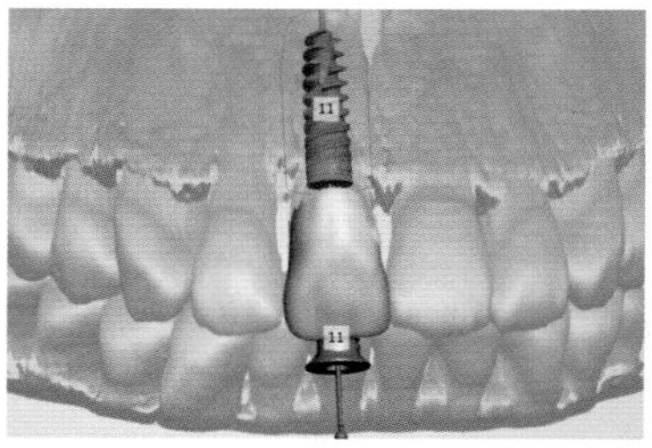

图5 翻转复制对侧同名牙穿龈形态，并确定临时牙截取深度

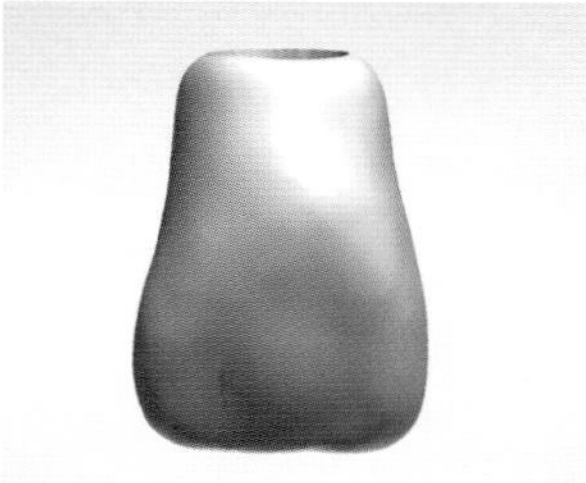

图6 软件上设计的临时牙形态

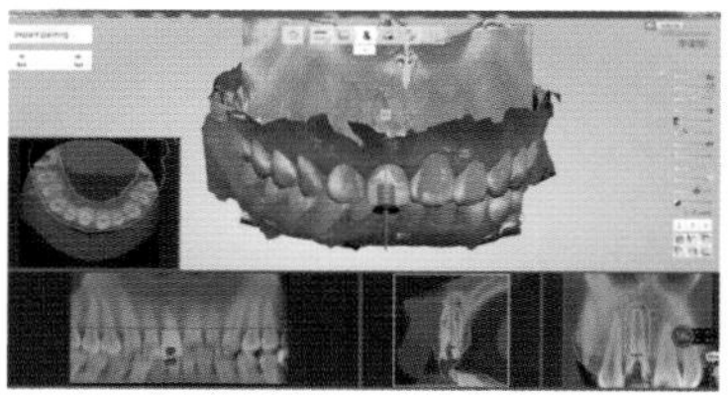

图7 数字化导板设计

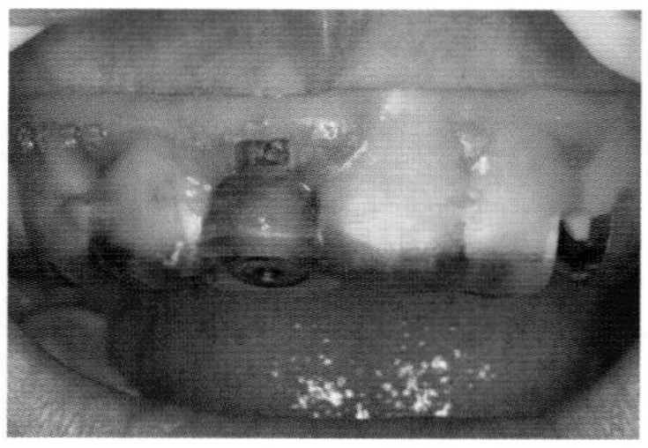

图8 口内试戴数字化导板

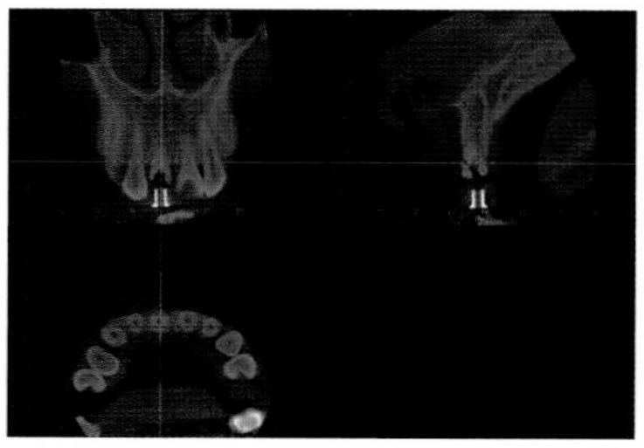

图9 试戴导板时的CBCT影像，可见导板设计的种植体三维位置良好

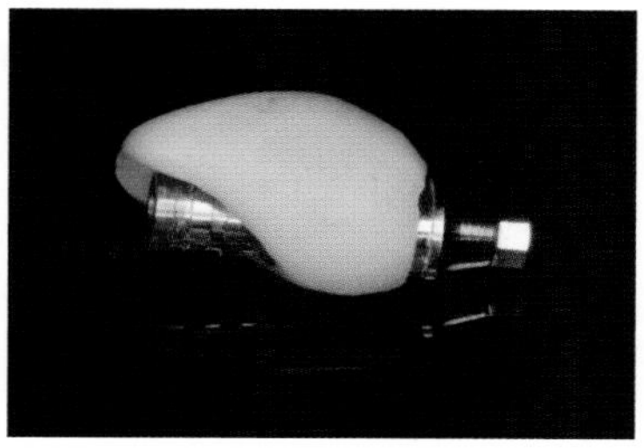

图10 临时牙和临时基台

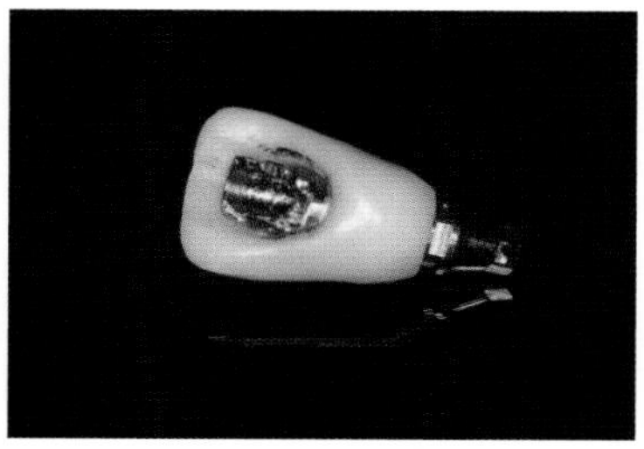

图11 根据临时牙舌侧形态调整临时基台

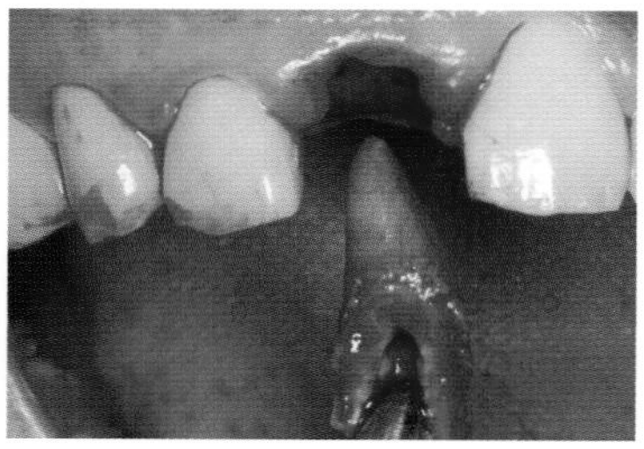

图12 微创拔除患牙

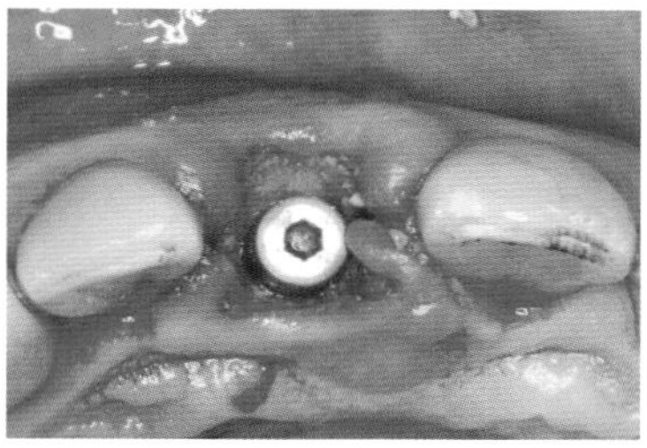

图13 旋入3.6mm × 5mm的愈合帽，并在2mm的跳跃间隙内紧密填塞骨粉

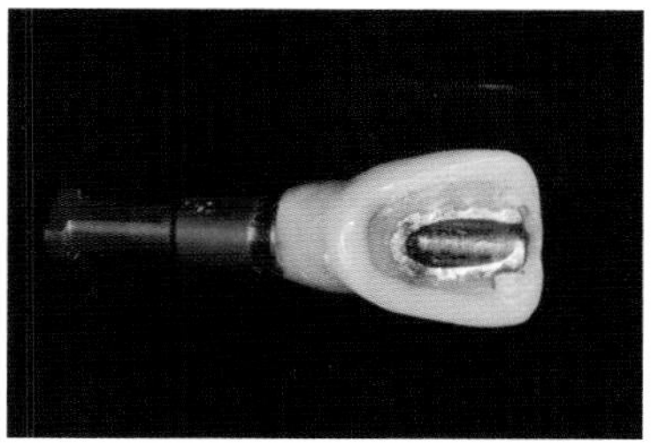

图14 调改临时修复体，使其在前伸和侧方运动时与对颌牙无接触

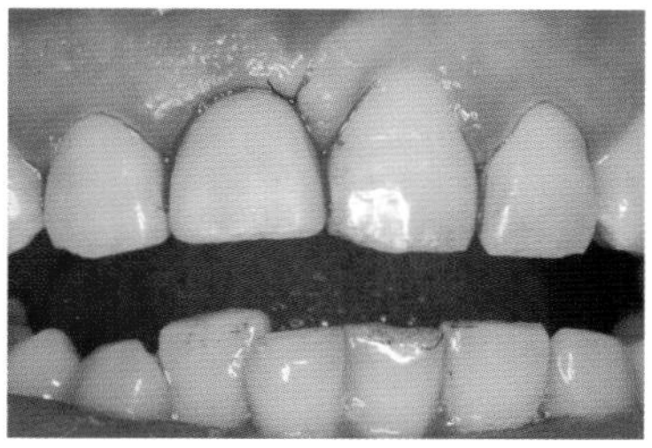

图15 临时修复体抛光消毒后戴入口内

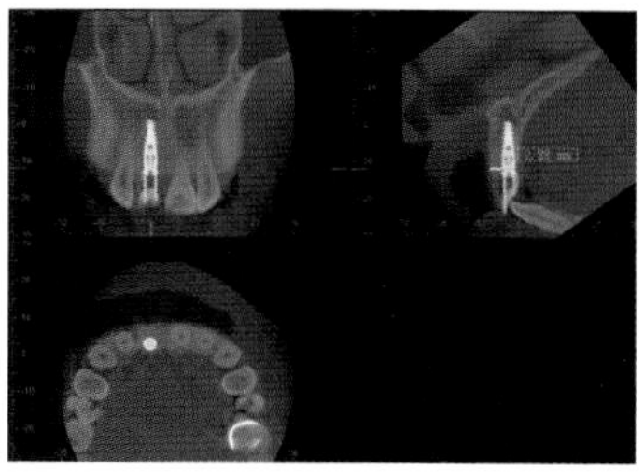

图16 术后CBCT可见，种植体三维位置良好，唇侧骨板厚度>2mm

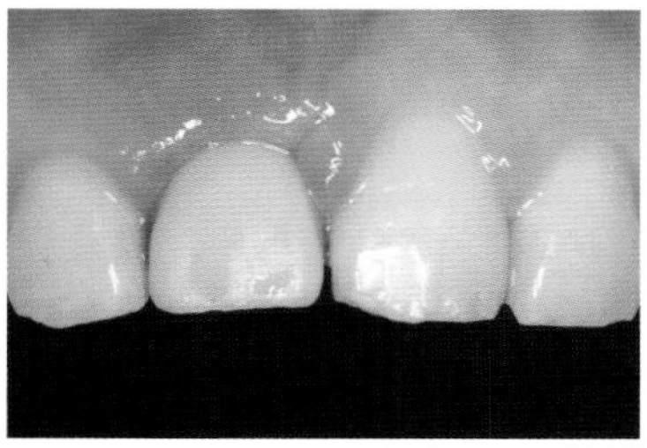

图17 刚戴入临时修复体时的口内像

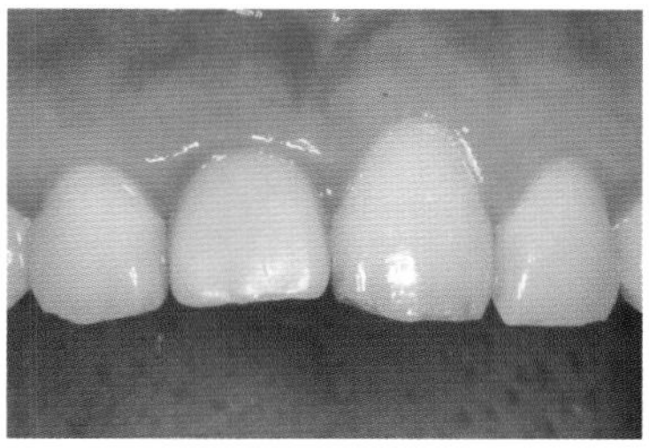

图18 戴入临时修复体5个月后的口内像，可见11龈缘位置稳定，几乎无变化

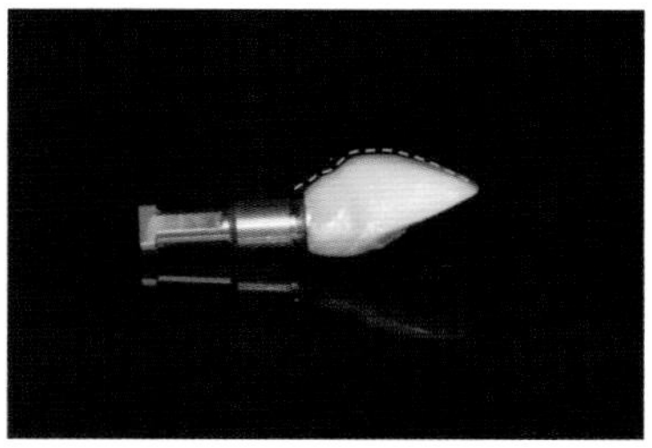

图19 牙龈塑形前临时牙形态

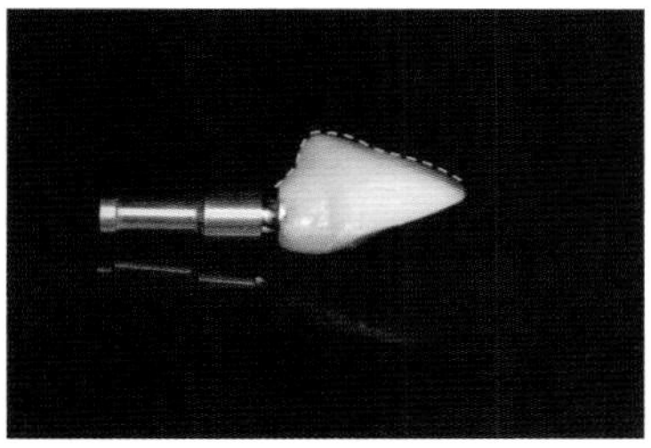

图20 调改临时牙的穿龈形态进行牙龈塑形

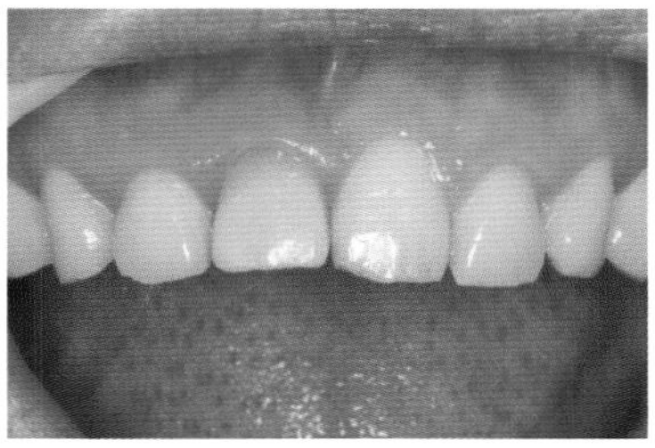

图21 牙龈塑形1个月后，11龈缘达到理想位置

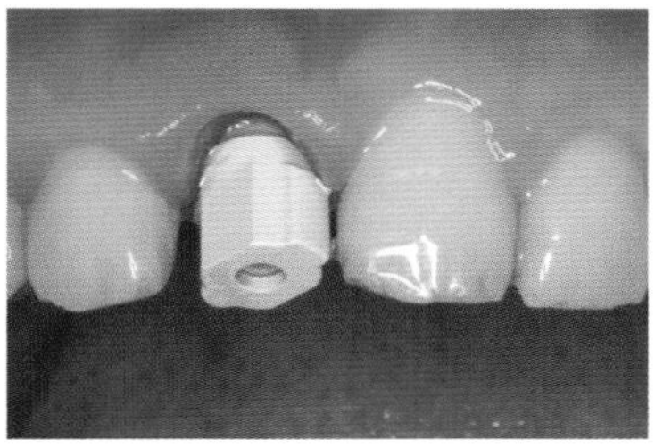

图22 数字化取模，口内扫描获得种植体位置

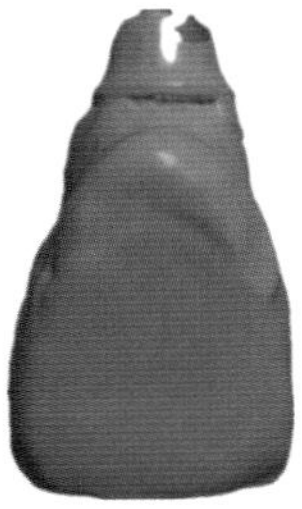

图23 口外扫描获得临时牙穿龈形态，两者拟合后获得数字化模型

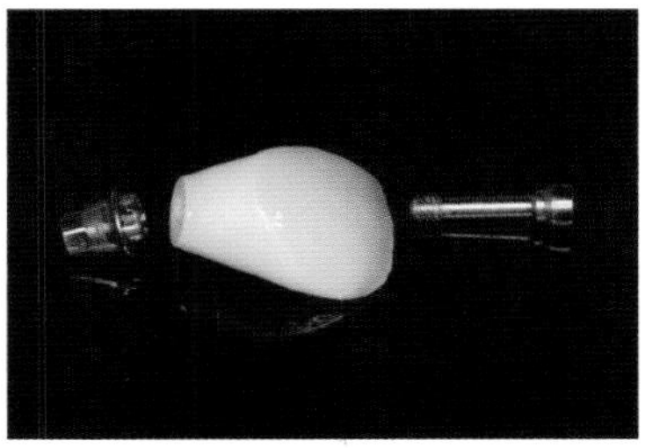

图24 最终修复体：ASC螺丝固位基台一体化全瓷冠

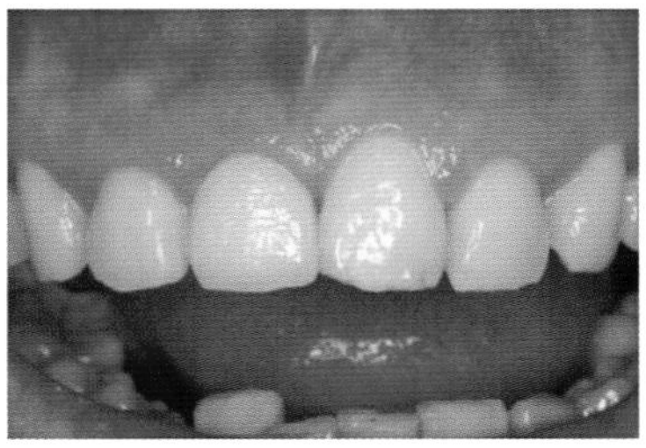

图25 戴牙后口内正面像：永久修复后11龈缘达到理想位置，与12、13龈缘协调，龈乳头丰满，牙冠颜色与邻牙无差异

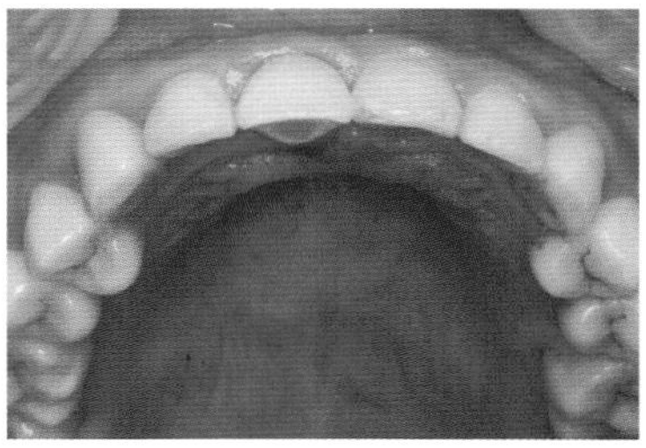

图26 戴牙后𬌗面像：可见牙弓唇侧轮廓丰满度良好

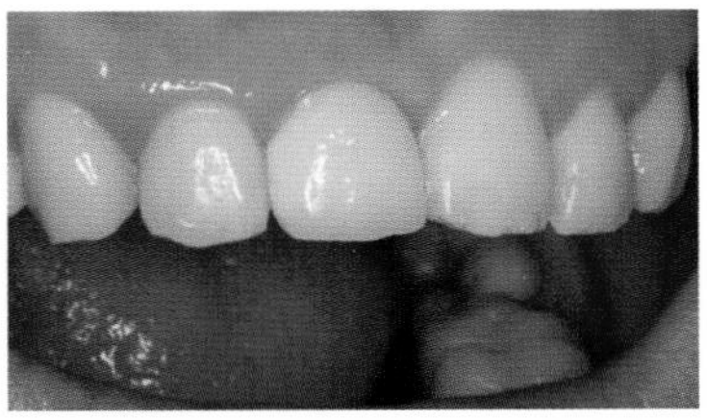

图27　戴牙后口内侧面像1

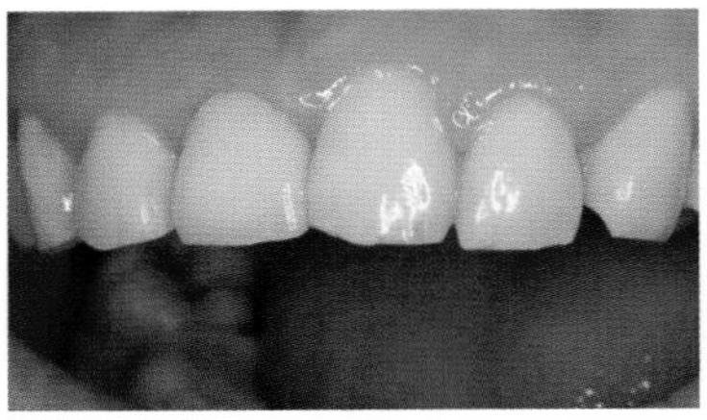

图28　戴牙后口内侧面像2

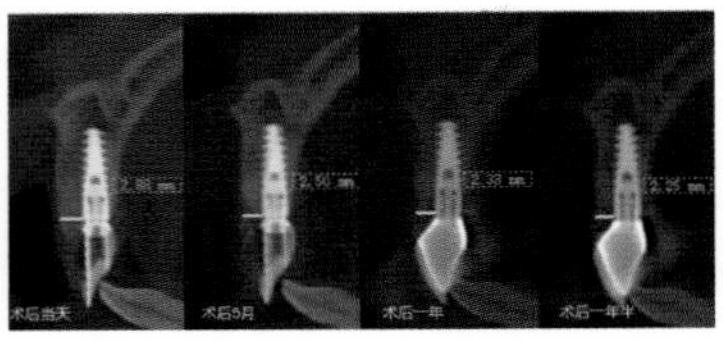

图29　术后CBCT复查，可见唇侧骨板厚度均大于2mm

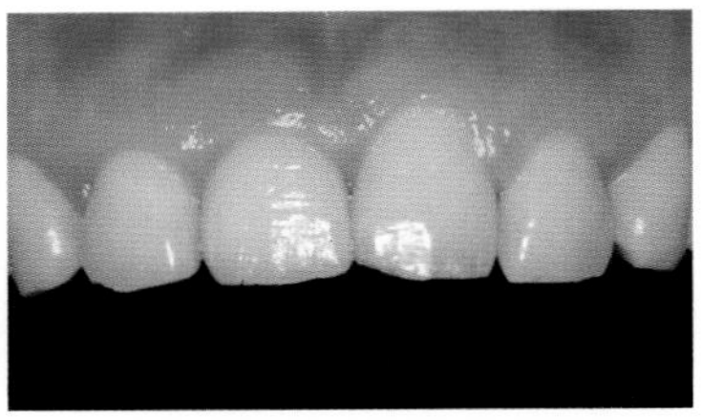

图30　戴牙后半年复查口内像

三、讨论

1. 数字化种植治疗流程　近年来，数字化治疗在口腔种植领域广泛应用。它可以最大限度地降低系统误差，实现高可控、高精度、高预期的种植治疗；还可以降低就诊次数，减少椅旁时间，使治疗过程简便快捷。在本病例中，我们术前应用软件设计制作数字化导板和镜像CAD/CAM临时牙，术中在导板引导下植入种植体，术后应用数字化取模并制作最终修复体，使数字化贯穿整个治疗全过程，减少了患者就诊次数、提高了治疗精度，充分体现了“以修复为导向”的种植治疗理念。

2. 镜像CAD/CAM临时牙　在常规即刻种植即刻修复病例中，通常是在术中转移种植体位置，再制作种植体支持式临时修复体。这样的临时修复体往往是根据医生经验去制作，不能准确把握临时牙穿龈形态。这样不仅增加了椅旁操作时间，而且龈缘位置常发生改变，具有不可预期性。在本病例中，我们将DICOM数据和口扫STL数据进行匹配，翻转复制对侧同名牙的穿龈形态，并根据种植体植入深度减去临时基台高度去确定临时牙截取深度，从而设计制作临时牙，并在术中同期戴入临时牙。这样既节约了椅旁操作时间，又能达到高度抛光、减少菌斑堆积，同时可以更好地把握临时牙的穿龈形态，有利于维持软组织稳定，减少龈缘退缩，使整个治疗过程更可控，更有预期性。

参考文献

[1] Morton D, Chen ST, Martin WC, et al. Consensus statements and recommended clinical procedures regarding optimizing esthetic outcomes in implant dentistry[J]. International Journal of Oral & Maxillofacial Implants, 2014, 29 Suppl(Supplement):216.

[2] Arunyanak SP, Harris BT, Grant GT, et al. Digital approach to planning computer-guided surgery and immediate provisionalization in a partially edentulous patient[J]. Journal of Prosthetic Dentistry, 2016, 116(1):8.

[3] Rudolf Fürhauser, Robert Haas, Dieter Busenlechner, et al. Immediate Restoration of Immediate Implants in the Esthetic Zone of the Maxilla Via the Copy-Abutment Technique: 5-Year Follow-Up of Pink Esthetic Scores[J]. Clinical Implant Dentistry & Related Research, 2016, 19(1).

上颌骨腓骨重建种植修复1例

单小峰 贺洋 梁节 孟兆强 张雷 蔡志刚

摘 要

如何重建上颌骨大范围的骨质缺损一直是口腔外科医生所需要面对的难题，而对于患者来说更是灾难，他们将面临着由于颌面部缺损而不能正常融入日常生活的困扰。而上颌骨是颌面缺损修复最复杂的部分。上颌骨作为力柱位于颅底和上颌牙列之间，起着支持咬合压力、封闭口鼻腔、支撑眼球和面部软组织的作用，并且也是面部表情肌附着之处。上颌骨的缺损将会导致面部软组织塌陷、眼球下坠、复视、口鼻腔相通、吞咽困难等严重功能障碍。上颌骨的修复方法有多种，包括使用传统赝复体修复阻塞口鼻腔相通、带蒂组织瓣封闭口鼻腔改善进食和发音，以及近来出现使用血管化游离肌骨组织瓣修复上颌骨、辅以种植修复技术，上颌骨的功能和形态可得以基本恢复。

关键词：上颌骨重建；腓骨瓣；种植牙

理想的上颌骨缺损修复应满足：填补缺损部位，关闭口鼻交通；恢复面中部器官的重要功能，如咀嚼、语言功能；为周围软组织提供足够的骨性支撑；恢复面部的美学特征。近年来，数字化技术在医学领域日益普及，其可以为临床医生提供三维实物模型，术前进行可视化手术设计和模拟，协助制作复杂手术方案，精确制作个性化修复假体，术中导航精确实现术前设计，术后量化评估手术效果。数字化外科技术在口腔颌面外科中的应用，让实现复杂软硬组织缺损的功能性重建成为可能。现报道1例上颌骨骨化纤维瘤患者借助数字化外科技术行上颌骨肿瘤切除并使用腓骨瓣修复，最后完成种植修复，实现形态和功能的重建，患者完全恢复正常的生活。

一、材料与方法

1. 病例简介 17岁男性患者。因发现右面部膨隆10余日就诊，检查发现右侧面部膨隆，无压痛。CT检查示肿瘤侵犯右侧整个上颌骨及部分颧骨。局麻下行右上颌骨肿瘤切取活检术，术后病理显示为骨化纤维瘤。术前CT显示右侧上颌骨肿瘤累及右侧整个上颌骨，包括右侧眼眶、部分颧骨以及右侧上颌牙槽突。

2. 诊断 上颌骨骨化纤维瘤。

3. 治疗计划 考虑使用腓骨瓣修复右侧上颌牙槽突缺损、并用腓骨瓣恢复牙槽突的颧牙槽嵴支柱；使用计算机镜像技术恢复右侧眼眶，打印三维头模，预弯钛网来重建右侧眼眶缺损，防止眼球下垂。

作者单位：北京大学口腔医院

通讯作者：单小峰；Email: kqsxf@263.net

4. 治疗过程（图1～图30） 完善相关检查后于2014年1月9日在全麻下行导航引导下右上颌骨骨化纤维瘤扩大切除术+右上颌骨全切术+右颌下腺摘除术+右眶底钛网植入术+右腓骨肌皮瓣修复术。全麻下手术，使用Brainlab手术导航系统，面部采用Web' s切口，导航引导下标记截骨线，按照术前设计，完整截除左侧上颌骨及部分颧骨，一并去除眶底。植入手术前预弯的钛网，使用导航系统检测钛网位置。将制备的3cm+4cm的二段式腓骨就位，修复上颌骨缺损。一段腓骨修复牙槽突缺损，一段腓骨修复颧牙槽嵴支柱。同样使用导航系统检查腓骨的位置，确保修复牙槽突的腓骨位于合适的位置，恰当的覆殆覆盖和颌间距离。讲腓骨瓣的动脉和静脉分别于颌下区的面动脉和面静脉端端吻合。手术顺利，术后恢复好。

手术后半年，患者复查，发现骨质愈合良好。因为患者仅17岁，还在生长发育中，考虑咬合关系还会发生变化，所以这次仅行钛板钛钉取出术，1年以后再行种植牙修复。

腓骨瓣1.5年复查，此时，患者已经18周岁。X线检查发现有明显的腓骨骨吸收，即骨皮质变薄、骨髓腔变大。为了避免腓骨的进一步骨吸收，所以准备开始种植体植入术。术前取印模，并试排牙，利用CBCT制作种植体植入手术导板，局麻下植入4颗种植体。植入4颗Nobel Replace –Speedy种植体，13、15使用4.3mm×13mm种植体，16、17使用5.0mm×13mm种植体。手术顺利，初期稳定性大于35N·cm。术后X线片显示位置满意。

5个月后种植二期，龈颊沟加深术和腭黏膜移植术。于牙槽嵴顶的位置切开，于腓骨骨膜上翻瓣达龈颊沟的位置，使用可吸收线固定黏膜瓣，形成龈颊沟。然后，取出种植体的封闭螺丝，更换为愈合基台。切取腭黏膜，将其植于右侧上颌骨牙槽突颊侧，缝线固定。

二、结果

术后2周复查见种植体周围均有健康牙龈。牙龈移植后4周开始取模，完成固定义齿修复。

修复后1年复查，软组织稳定，功能良好，X线片显示骨质情况稳定。

三、讨论

腓骨是管状骨，在种植体植入时提供双层骨皮质固定，可以达到很好的骨结合。2016年笔者报告的上颌骨腓骨重建后行种植修复的病例是在腓骨修复术后2年才接受种植体植入术，由于腓骨处于无应力状态，血管化腓骨出现严重的骨吸收，而作为颧牙槽嵴支柱的游离腓骨完全被吸收掉。导致在种植体植入同期需要大量游离植骨，也是造成以后出现种植体周围感染的原因。本病例吸取之前的经验教训，颧牙槽嵴支柱使用血管化腓骨修复，避免了丧失牙槽突的骨性支柱。同时，尽早开始腓骨修复后的种植，避免骨吸收进一步加重。

腓骨重建以后的种植修复技术和普通的种植义齿修复技术没有大的区别，难点在于早期把腓骨放到合适的位置以及后期的软组织处理。文献报道，腓骨瓣种植的成骨率能够达到90%以上，但是由于各种问题的存在最终义齿修复的成功率明显下降。在数字化外科技术的帮助下，颌面外科医生可以在手术前将骨瓣放到精确的位置，为最终的种植义齿修复成功打下了良好的基础。为了减少患者的手术次数，骨瓣修复同期行种植体植入由Urken等最早提出，台湾长庚医院在这方面也做了大量的工作，这也是我们今后工作努力的方向。

颌骨重建后采用固定修复还是活动修复，一直是一个值得讨论的问题。固定修复的难度更大，需要更多的种植体，也有更好的功能。而活动修复需要较少的种植体，随访和口腔清洁更简单，费用也更低。由于第一次手术时本病例就考虑到后来的种植修复，采用可视化术前设计及手术导航技术，将骨瓣固定到了满意的位置。所以在种植体植入手术时，种植体可以植入到满意的位置，完成软组织移植后，实现了固定修复。功能和外观达到了理想的重建。

颌骨重建后的软组织处理是种植义齿修复需要面对的一个问题。颌骨重建手术后缺乏正常的牙龈及龈颊沟结构，往往在新重建的腓骨表面有较厚的皮岛或者黏膜组织，术后容易出现种植体周围炎或种植体周围黏膜炎。本患者在软组织处理中，笔者应用了腭黏膜移植术，使种植体周围形成角化牙龈的包绕，对形成健康的种植体周围环境有着重要的意义。

四、结论

上颌骨重建后种植修复过程复杂、难度较大，但是可以真正实现形态和功能的重建，明显提高患者的生活质量。对于接受骨重建的上颌骨缺损患者，应尽量实现种植义齿修复。

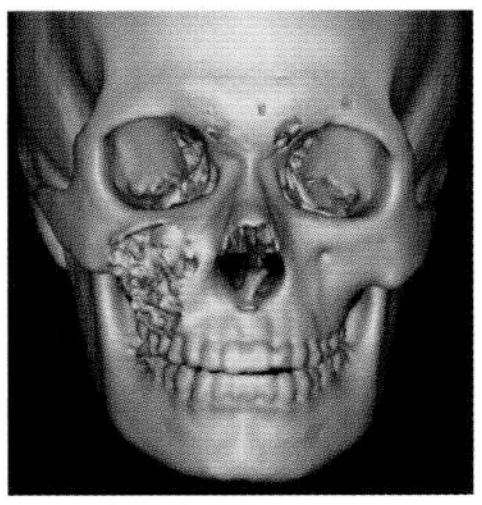
图1 显示右侧上颌骨肿瘤

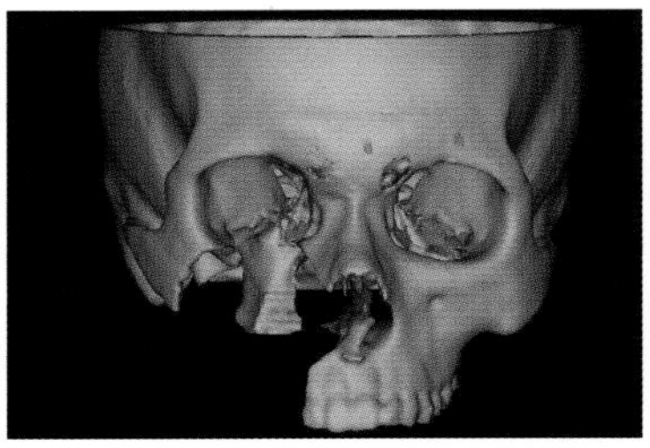
图2 计算机设计显示肿瘤切除后缺损的范围

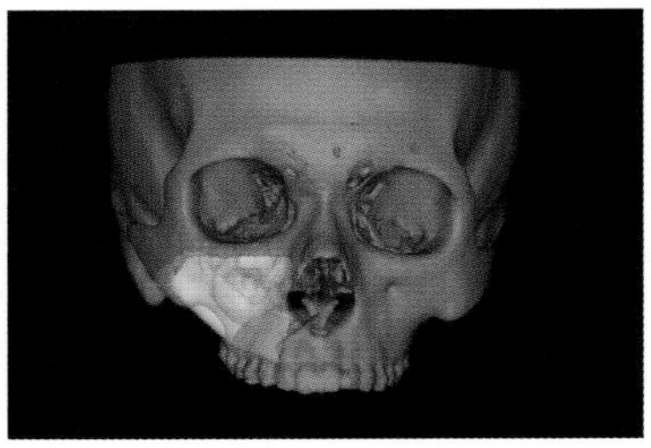
图3 术前设计，显示右侧眼眶恢复的情况及腓骨恢复牙槽突和颧牙槽嵴支柱

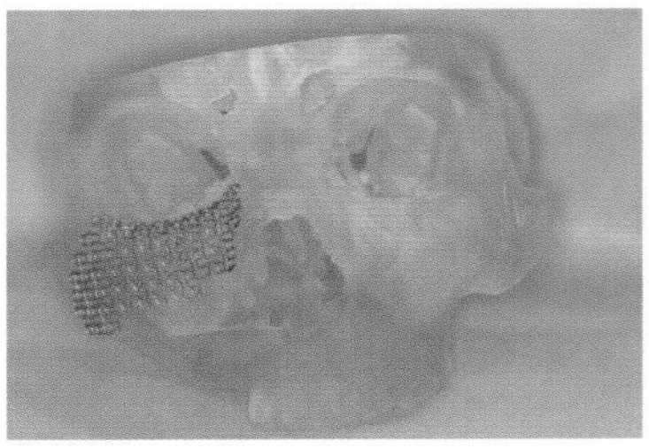
图4 打印三维头模及钛网

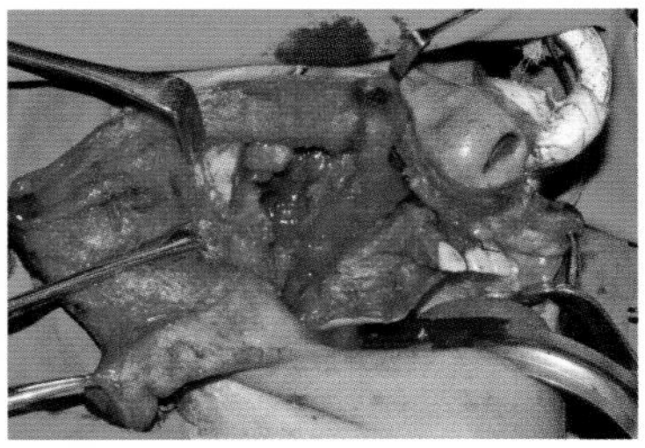
图5 显示肿瘤切除后缺损的范围

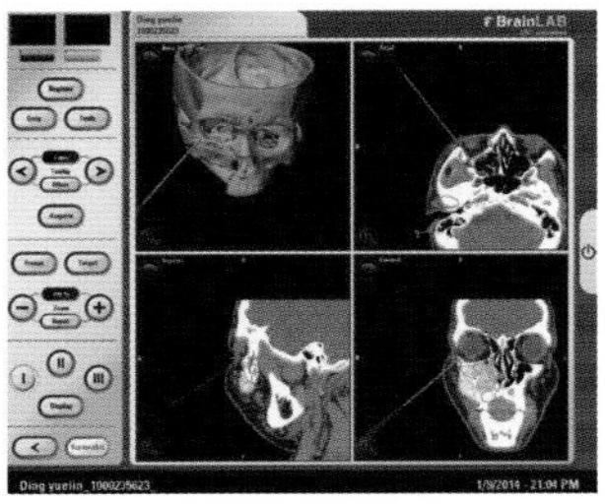
图6 显示导航技术确定修复体植入位置

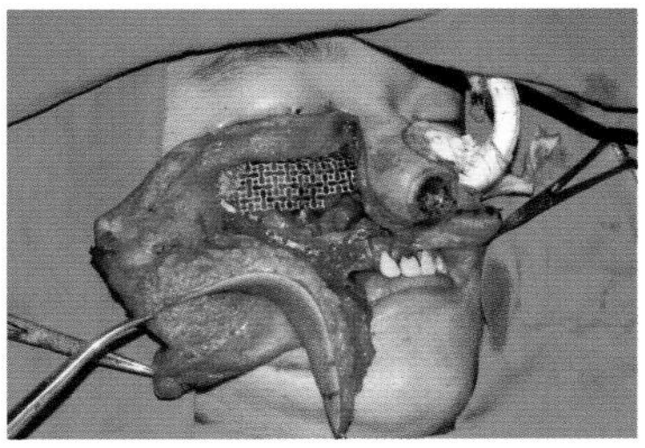
图7 显示修复后的钛网和腓骨

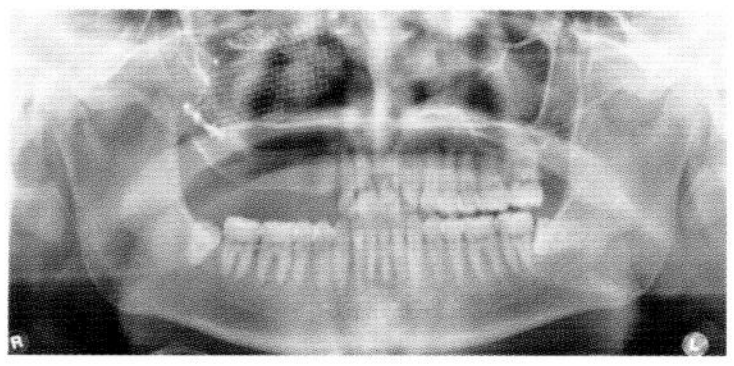
图8　曲面断层片，牙槽突部分的钛板已经去除

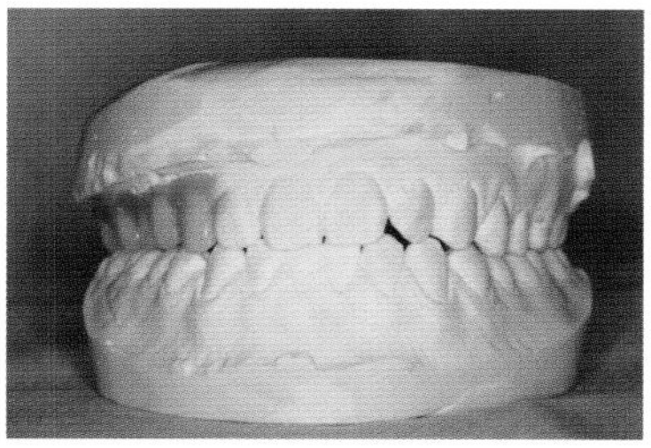
图9　术前预排牙1

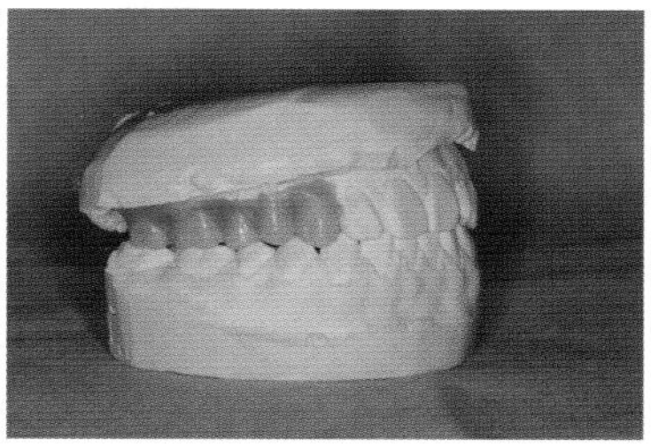
图10　术前预排牙2

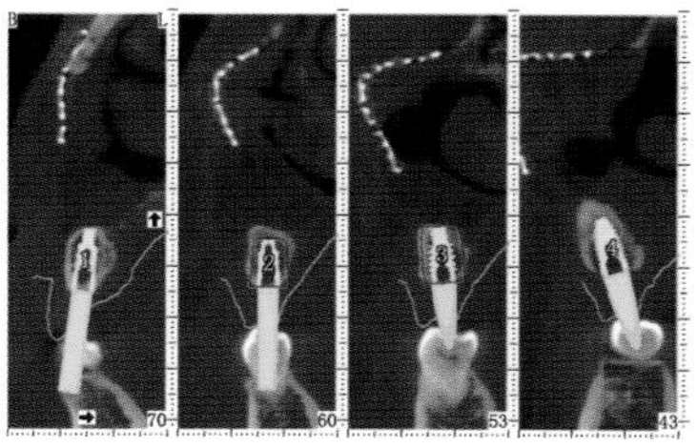
图11　利用Simplant软件设计种植体植入位置

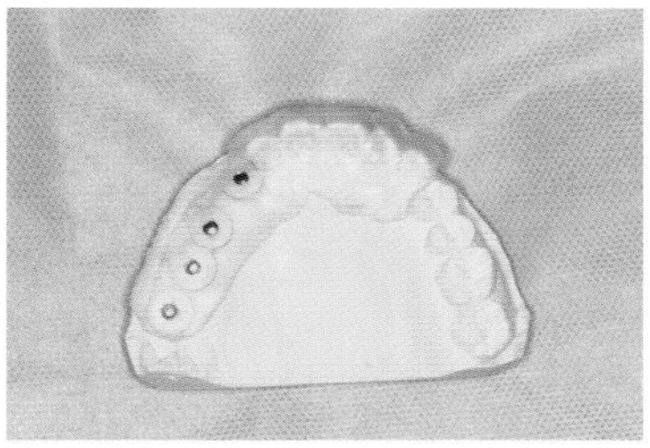
图12　制作数字化的种植导板

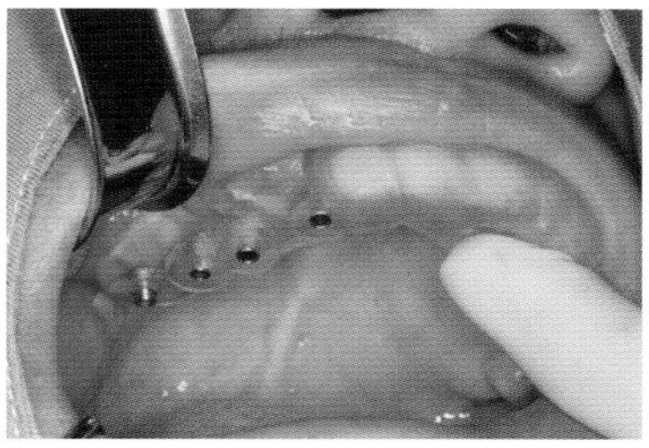
图13　戴入导板

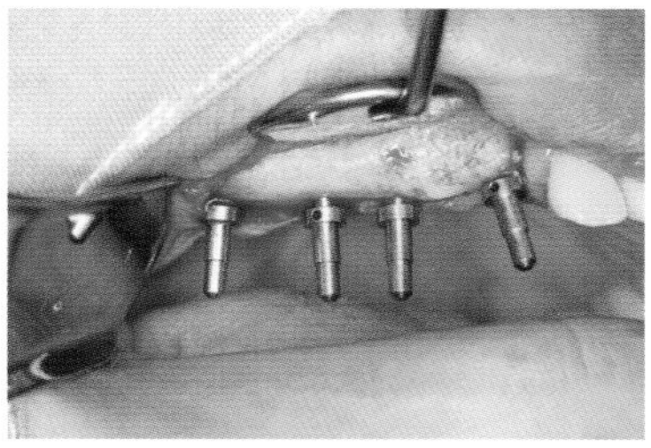
图14　种植体植入术中

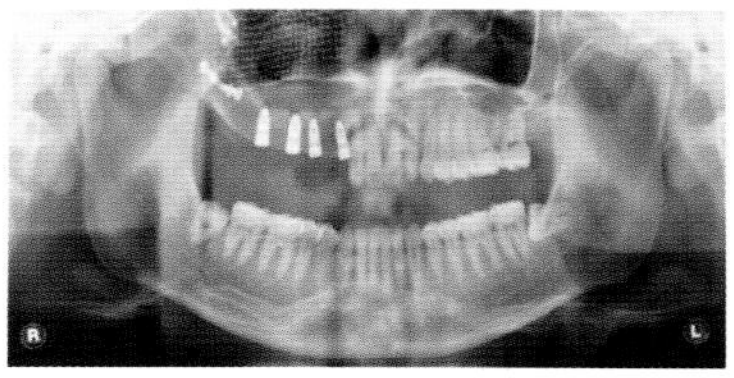
图15　种植体植入后全景片

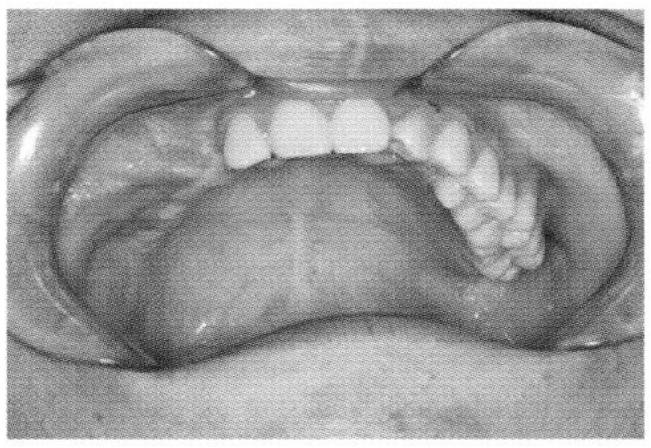
图16　二期手术前

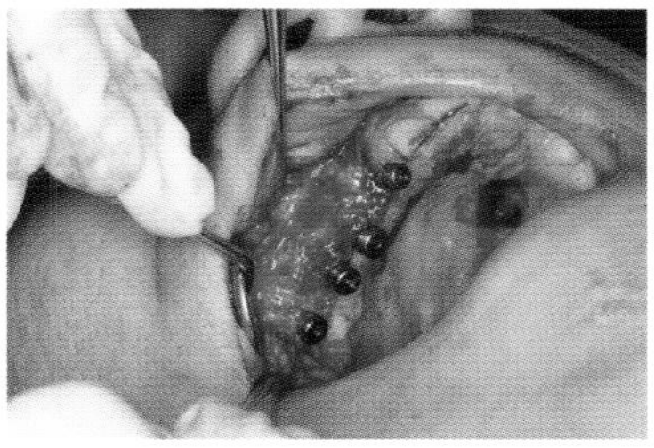
图17　更换愈合基台，骨膜上翻瓣，将黏膜瓣缝合固定于龈颊沟处

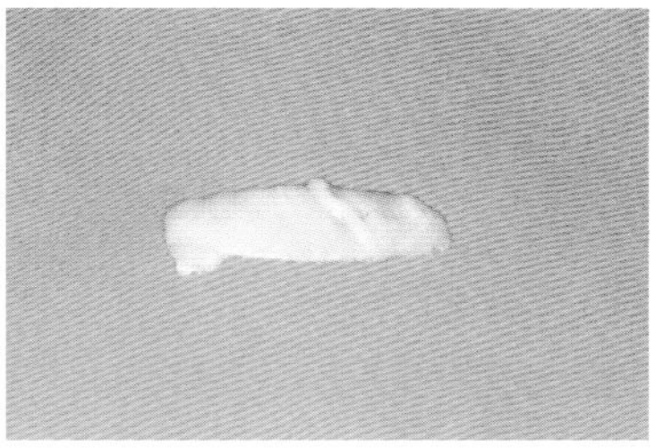
图18　切取腭黏膜

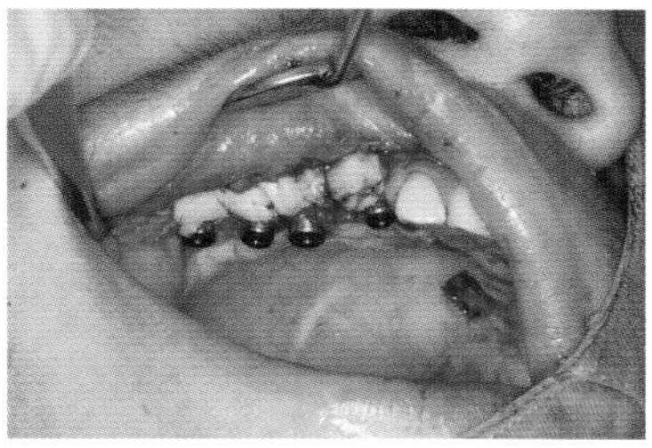
图19　将腭黏膜缝合固定于种植体颊侧

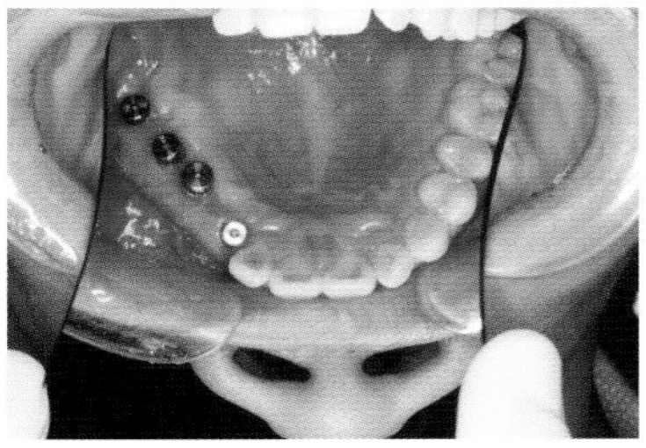
图20　显示腭黏膜移植后种植体周围均有健康牙龈

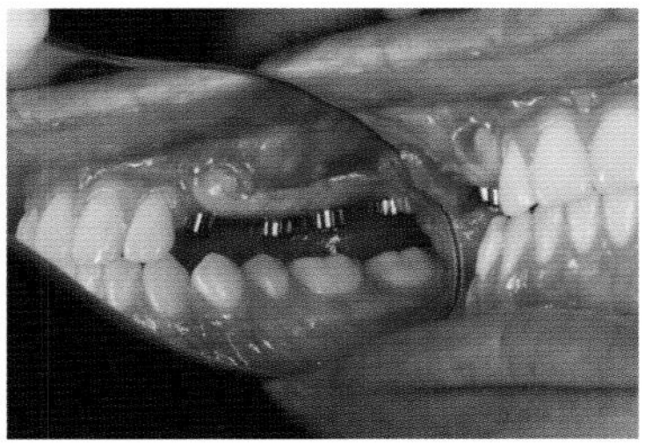
图21　取印模1

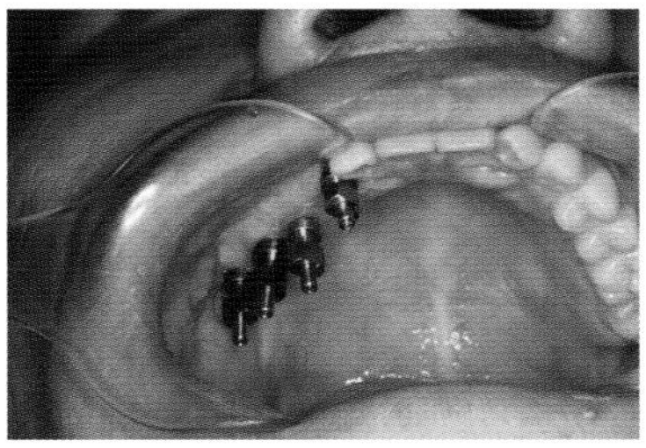
图22　取印模2

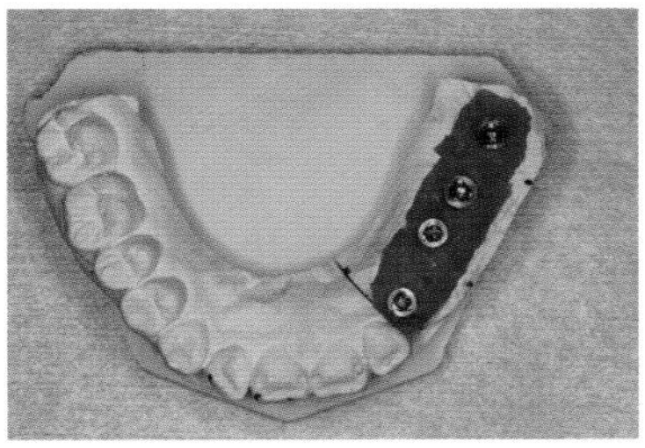
图23　取印模3

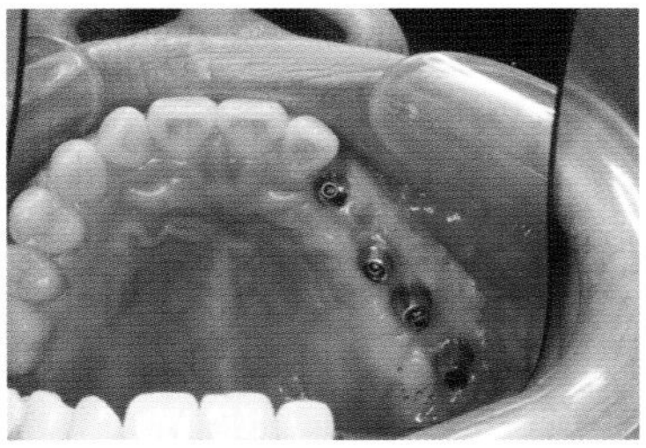
图24　戴入修复基台，殆面像

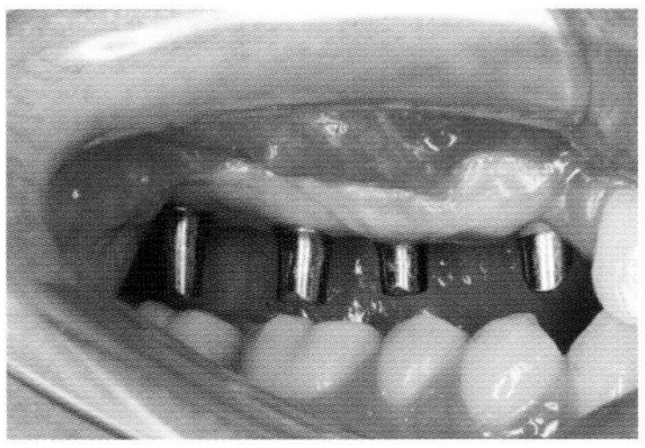
图25　戴入修复基台，颊侧像

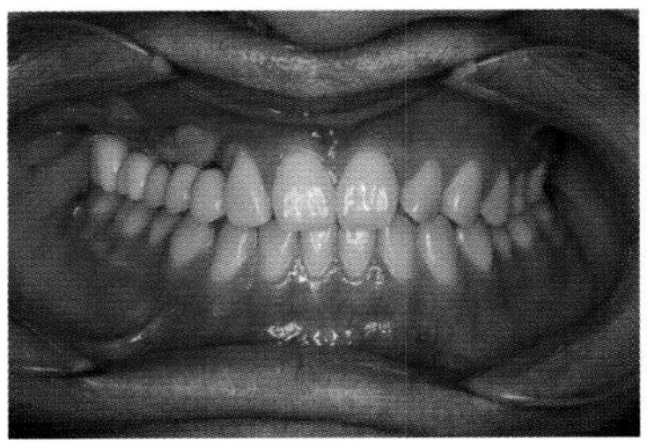

图26 修复最终效果，正面像

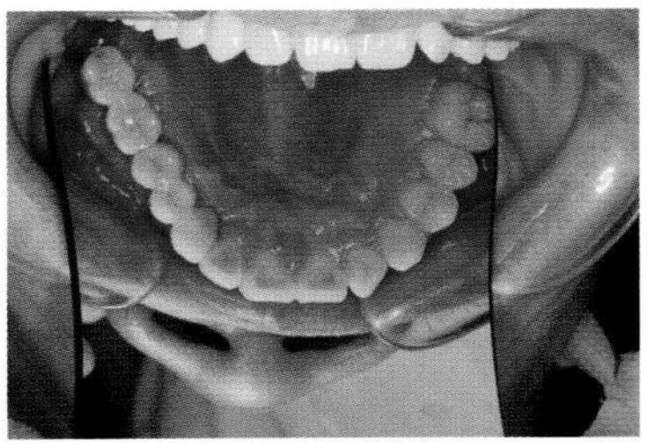

图27 修复最终效果，殆面像

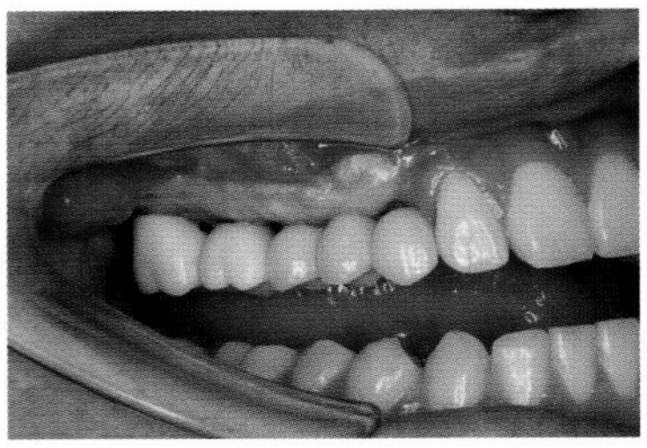

图28 修复最终效果，颊侧像

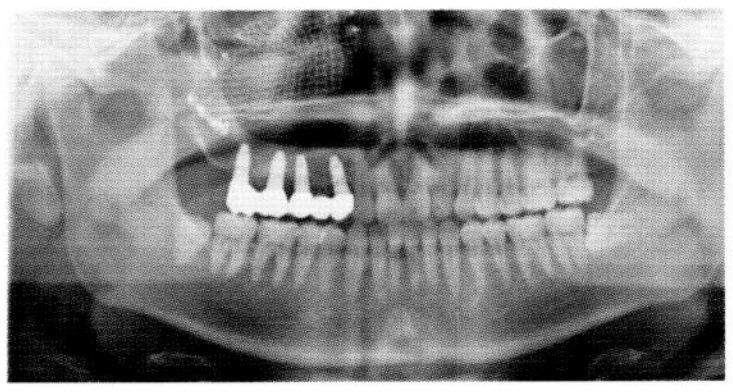

图29 修复后曲面断层片

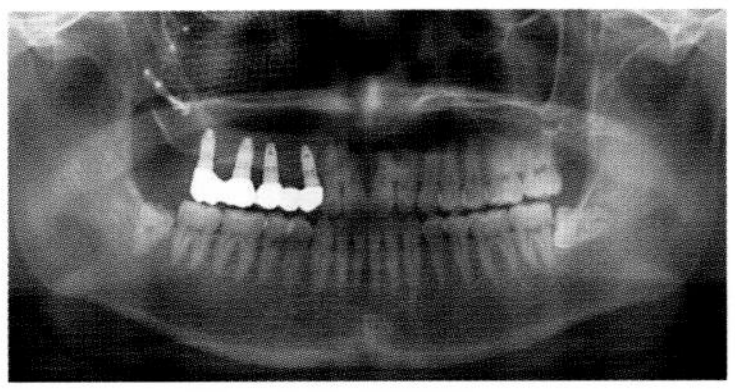

图30 修复1年后X线片

参考文献

[1] Futran ND, Mendez E. Developments in reconstruction of midface and maxilla[J]. Lancet Oncol, 2006, 7:249–258.
[2] 梁节, 单小峰, 黄进伟,等. 数字化技术辅助游离组织瓣在颌骨缺损重建中的应用[J].中华显微外科杂志,2014,37:316–322.
[3] Shan XF, Chen Hm, Liang J, et al. Surgical reconstruction of maxillary and mandibular defect using a printed titanium mesh[J]. J Oral MaxillofacSurg, 2015,73(7):1437.e1–9.
[4] Shan Xf, Chen HM, Liang J, et al. Surgical navigation–assisted mandibular reconstruction with fibula flaps[J]. Int J Oral Maxillofacsurg, 2016,45:448–453.
[5] Anne–Gaelle B, Samuel S, Julie B, et al. Dental implant placement after mandibular reconstruction by microvascular free fibulaflap: current knowledge and remaining questions[J]. Oral Oncol, 2011, 47:1099–1104.
[6] Urken M, Buchbinder D, Costantino P, et al. Oromandibular reconstruction using microvascular composite flaps. Report of 210 cases[J]. Arch Otolaryngol Head Neck Surg, 1998,124:46–55.
[7] Raoul G, Ruhin B, Briki S, et al. Microsurgical reconstruction of the jaw with fibular grafts and implants[J]. J CraniofacSurg, 2009,20(6):2105–2117.
[8] Gürlek A, Miller M, Jacob R, et al. Functional results of dental restoration with osseointegrated implants after mandible reconstruction[J]. Plast Reconstr Surg, 1998,101(3):650–659.
[9] 林野, 王兴, 毛驰,等. 功能性颌骨重建61例临床分析[J]. 中国口腔颌面外科杂志, 2006,4:14–19.

上前牙美学区即刻种植修复1例

许舒宇 范震

摘要

目的：探讨上前牙美学区连续缺牙种植修复，即刻种植延期修复的功能与美学效果。**材料与方法：**患者11、21外伤折裂11天。口内检查：11、21冠根折，11舌侧断于龈下2mm，21近远中、舌侧均断于龈下2mm。II度深覆殆。CBCT显示唇侧骨板完整，厚度不足1mm。综合患者口内检查及CBCT结果，治疗方案定为11、21拔除后即刻种植，同期跳跃间隙内GBR，延期修复。对患者进行完善术前评估，DSD美学诊断分析，计算机辅助设计外科导板，3D打印制作导板。术中微创拔除11、21，在导板引导下即刻种植同期GBR。拆线时行11、21马里兰桥过渡义齿修复。6个月后CBCT显示骨结合良好，行11、21二期手术，并采用种植支持式临时义齿修复。6个月后行永久修复体修复。定期复查。**结果：**术后6个月时11、21种植体获得了良好的骨结合，唇侧骨高度及厚度量保持稳定。上部结构修复后双侧中切牙龈缘曲线稳定，牙龈乳头充盈，颜色质地与邻牙基本一致。种植术后1年内，11、21软硬组织情况稳定。**结论：**严格按照美学区种植治疗流程，进行完善的术前评估以及美学诊断设计，微创拔牙，即刻种植延期修复，并利用过渡义齿对软组织进行诱导塑形，是本病例达到良好稳定的美学与功能效果的原因。

关键词：即刻种植；美学；数字化

种植修复的长期稳定与美观需要种植体周围有充足的软硬组织支持，及种植体位于良好的三维位置，这在前牙美学区尤为重要。与单颗牙缺失种植修复相比，连续多颗牙齿缺失种植修复更容易出现龈乳头降低、“黑三角”、龈缘高度不一致、骨弓轮廓塌陷、牙冠形态不协调等问题。完善的术前设计，严格按照美学区种植治疗流程进行操作，是种植修复能获得良好美学效果的重要保证。本病例选择上前牙连续缺牙患者，通过术前评估以及美学诊断设计、微创拔牙、即刻种植延期修复，并利用过渡义齿对软组织进行诱导塑形，以期实现种植修复良好美学效果的目标。

一、材料与方法

1. 病例简介 23岁女性患者，11、21外伤折断11天。检查：11、21冠根折。11舌侧断于龈下2mm，21近远中、舌侧均断于龈下2mm。中等笑线；唇面穿龈轮廓完整；中厚龈生物型，龈缘完好。II度深覆殆（图1、图2）。CBCT显示：11、21断面位于牙槽嵴顶水平，根长约11 mm，牙根长轴与牙槽突方向基本一致，唇侧骨板完好，唇侧骨板厚度：11根尖1.1mm，根中0.6mm，颈部0.9mm。21根尖1mm，根中0.7mm，颈部0.9mm（图3）。全身情况良好。对患者进行ERA美学风险评估为高风险（表1）；外科、修复SAC分类评估均为高度复杂（表2、表3）。

2. 诊断 11、21冠根折。

作者单位：同济大学附属口腔医院

通讯作者：范震；Email: miss.fanzhen@tongji.edu.cn

3. 治疗计划 11、21微创拔除后即刻种植，同期GBR，延期修复。

4. 治疗过程

（1）DSD美学诊断设计：将超硬石膏模型在口外扫描，获取软硬组织表面形态，确认咬合情况，将患者CBCT数据与模型扫描数据拟合，构建数字化模型。

利用DSD方法进行术前诊断设计。绘制患者微笑时上下唇曲线、切缘连线及牙冠外形，描绘龈缘连线和牙齿轴向位置。根据理想的牙冠长宽比，及邻牙宽度和龈缘位置，绘制理想的牙冠外形（图4）。

（2）构建数字化模型并设计种植手术导板：根据已经确定的修复体外形和咬合，结合骨量情况确定种植体的三维位置。种植体平台位于釉牙骨质界下5mm；唇侧边缘位于理想外形高点与邻牙外形高点的腭侧，宽度为1.5～2mm的安全带内；近远中与相邻种植体距离至少4mm，与相邻天然牙至少1.5mm。在3Shape TRIOS导板设计软件中设计并制作以修复为导向的数字化外科导板（图5）。

（3）种植手术：①患者知情同意，签署手术知情同意书。②常规术前准备，患者取仰卧位，口内外消毒铺巾。于肘关节处抽取静脉血，离心后制备CGF。必兰11、21区行局部浸润麻醉，确认无痛后，不翻瓣微创拔除11、21。探诊牙槽窝颊舌侧骨壁完整，导板引导下逐级备孔，偏腭侧植入2颗Ankylos种植体（3.5mm×11mm）。初期稳定性35N·cm。于2mm跳跃间隙中填入Bio-Oss骨粉（0.25g）与CGF1∶1混合物，表面覆盖CGF膜，缝合时注意避让牙龈乳头（图6～图8）。③术后CBCT显示植体位于预先设定的位置中，颊侧骨壁厚度>2mm，未伤及重要解剖结构（图9、图10）。

表1 美学风险评估

美学风险因素	风险水平		
	低	中	高
健康状态	健康，免疫功能正常		免疫功能低下
吸烟习惯	不	少（<10支/天）	多（>10支/天）
患者美学期望值	低	中	高
唇线	低位	中位	高位
牙龈生物型	低弧线形、厚龈生物型	中弧线形、中厚龈生物型	高弧线形、薄龈生物型
牙冠形态	方圆形	卵圆形	尖圆形
位点感染情况	无	慢性	急性
邻面牙槽嵴高度	到接触点≤5mm	到接触点5.5~6.5mm	到接触点≥7mm
邻牙修复状态	无修复体		有修复体
缺牙间隙宽度	单颗牙（≥7mm）	单颗牙（<7mm）	≥2颗牙
软组织解剖	软组织完整		软组织缺损
牙槽嵴解剖	无骨缺损	水平向骨缺损	垂直向骨缺损

表2 外科SAC分类评估

位点因素	风险和困难程度		
	低	中	高
骨量			
水平向	充足	不足，但允许同期骨增量	不足，需要提前进行骨增量
垂直向	充足	牙槽嵴顶少量不足，需要略深的冠根向种植体植入位置；邻近特殊解剖结构的根方少量不足，需要短种植体	不足，需要提前进行骨增量
解剖学风险			
靠近重要的解剖结构	低风险	中等风险	高风险
美学风险			
美学区	非美学区		美学区
生物型	厚龈生物型		薄龈生物型
唇侧骨壁厚度	充足≥1mm		不足<1mm
复杂程度			
之前或同期治疗程序	种植体植入，无辅助性治疗程序	种植体植入，同期辅助性增量程序	种植体植入，分阶段的辅助性增量程序
并发症			
手术并发症的风险	低	中	高
并发症的后果	无不良影响	治疗效果欠佳	治疗效果严重受损

④术后医嘱，口腔卫生宣教。术后10天拆线。术后6个月修复。⑤1个月、3个月、6个月、1年后复查，每年定期复诊。

（4）马里兰桥过渡义齿修复：术后10天复查，11、21区创口愈合良好，缝线在位，牙龈色、形、质正常，愈合帽未暴露。拆除缝线。取上下颌模型，制作并戴入树脂粘接桥过渡义齿进行牙龈塑形（图11）。反复复诊调整过渡义齿边缘，初步诱导软组织成形（图12）。

（5）制作种植支持式的临时修复体：术后6个月CBCT检查，11、21种植体骨结合良好（图13），进行二期手术（图14、图15）。测量11、21种植体ISQ值，分别达到89和77。二期手术后2周，制取印模，制作种植支持式的临时修复体进一步软组织成形（图16）。临时修复体戴入6个月以后，牙龈高度与邻牙协调。牙龈乳头与天然牙高度基本一致，边缘锐利，牙龈曲线良好。

表3 修复SAC分类评估

问题	低	中	高
口腔环境			
口腔健康状态	无活动性疾病		有活动性疾病
邻牙状态	有修复体		无修复体
缺牙原因	龋病/创伤		牙周病或副功能咬合
修复空间			
殆龈距离	修复空间充足	修复空间受限，但不影响修复	需要辅助性治疗，以获得充足的修复空间
近远中向距离	修复缺失牙的空间充足	需要减径或减数	需要辅助性治疗，以获得满意的效果
修复范围	单颗牙	连续多颗牙	全牙列
种植周围的组织量和特点	不需要义龈修复		为了美学或发音，需要义龈修复
困难程度			
咬合			
殆型	前牙引导		无引导
殆型相关性	不参与		修复体参与引导
副功能咬合	不存在		存在
临时修复体			
种植体愈合期间	不需要	可摘式	固定式
临时种植修复体	不需要	修复体边缘位于龈缘根方≤3mm	修复体边缘位于龈缘根方>3mm
负荷方案	常规或早期		即刻
材料/制作	树脂材料+金属加强	金属烤瓷	
维护需要	低	中	高

（6）制作永久修复体：经过6个月软组织塑形，11、21种植体周围软硬组织愈合情况达到永久修复的要求。利用临时冠制作个性化转移杆支撑穿龈轮廓，制取开窗式印模（图17）。CAD/CAM制作个性化全瓷修复基台，氧化锆全瓷冠（图18）。基台与冠对接面位于龈下0.5mm，避免粘接剂残留（图19）。

口内见患者近远中龈乳头基本完整，唇侧龈缘曲线和最高点位置，根部凸度一致，软组织颜色质地与邻牙无差异。最终修复体的颈部形态与塑形完成的穿龈轮廓一致。修复体唇面曲线与邻牙及面形相协调。牙冠形态轮廓、颜色、质地及透明度等无差异（图20～图22）。发音法评估前牙位置，45°仰角评估切缘与下唇位置关系（图23）。患者对戴牙后的美学效果满意，露出自信的笑容（图24）。

（7）复查：修复后1年复查，患者双侧中切牙龈缘曲线稳定，牙龈乳头充盈，无“黑三角”。颜色质地与邻牙基本一致。牙槽嵴骨弓轮廓丰满，与戴牙当日无显著差异（图25、图26）。1年内多次复查的CBCT显示，种植体唇侧的牙槽骨厚度及高度基本维持稳定（图27）。

二、结果

本病例为上颌前牙美学区的连续2颗牙齿冠根折患者。患牙即刻种植，同期用Bio-Oss联合CGF进行GBR，延期修复。种植体获得了良好的骨结合，种植体周围骨量基本稳定。经软组织塑形上部修复体取得了良好的红白美学效果。

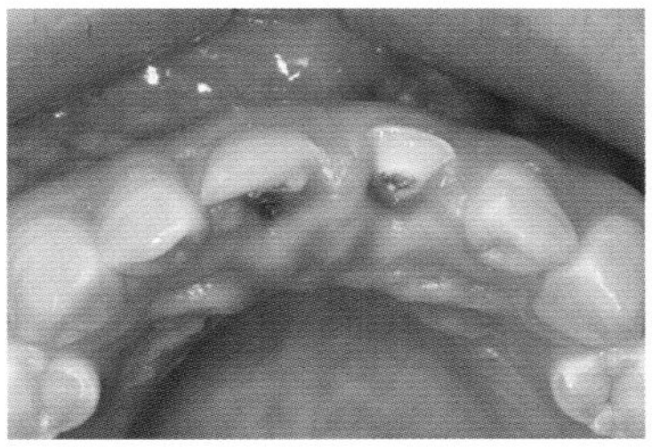

图1　术前口内殆面像

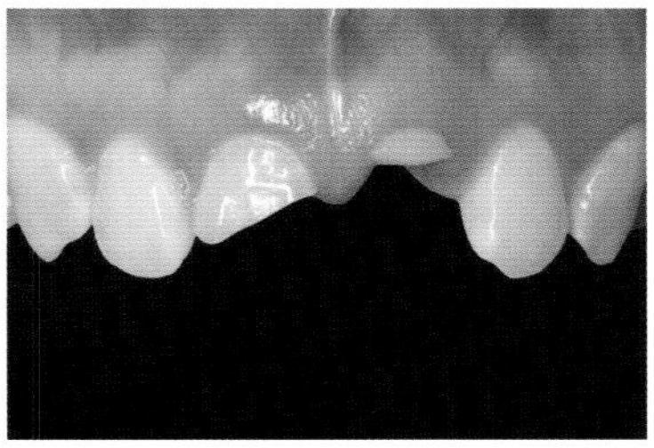

图2　术前口内正面像

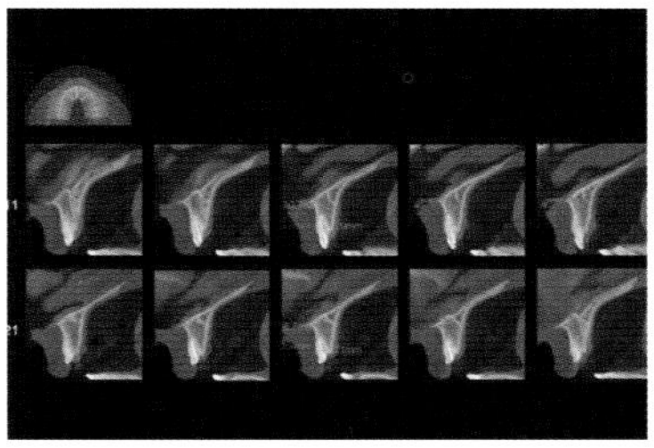

图3　术前CBCT

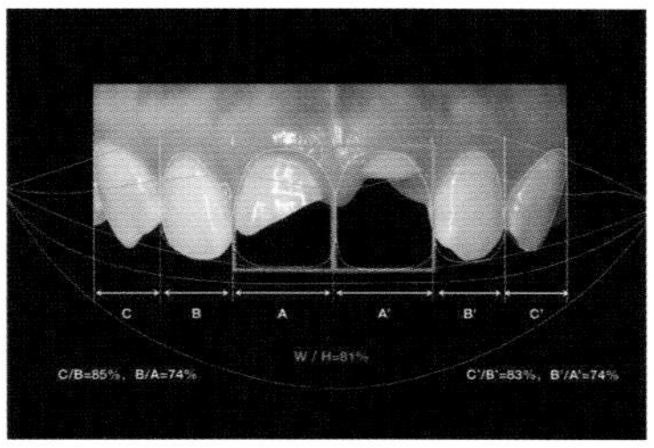

图4　DSD美学诊断设计

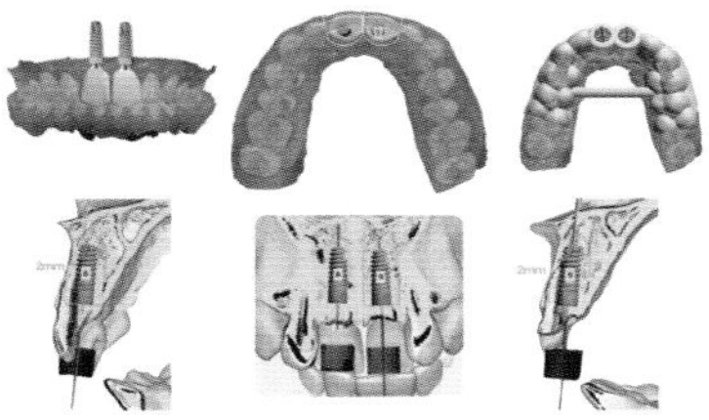

图5　外科导板设计

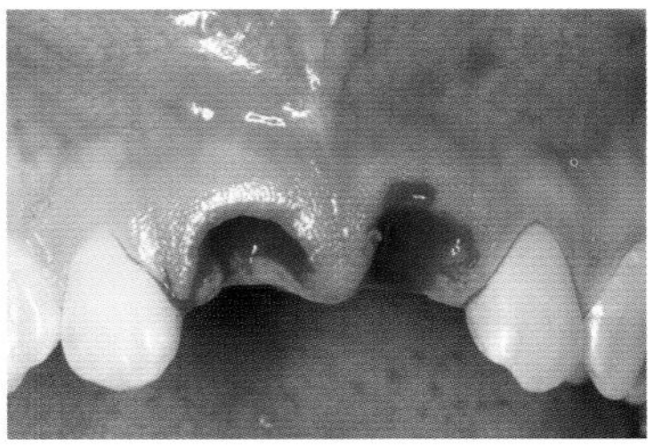

图6　术中微创拔牙

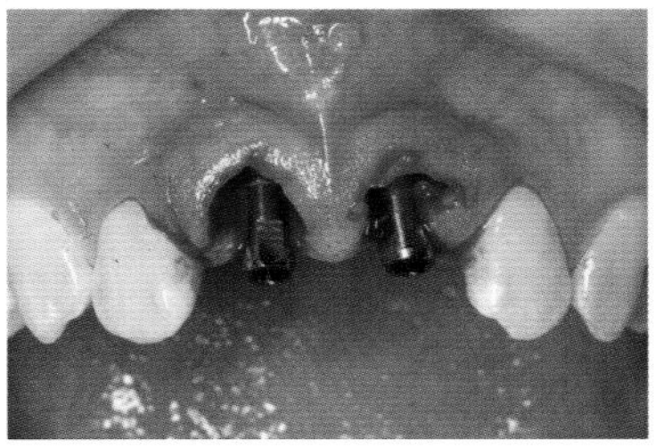

图7　植入种植体

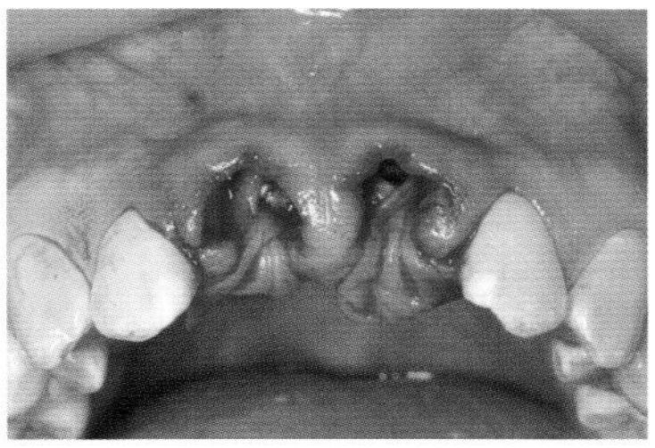

图8　术中跳跃间隙GBR

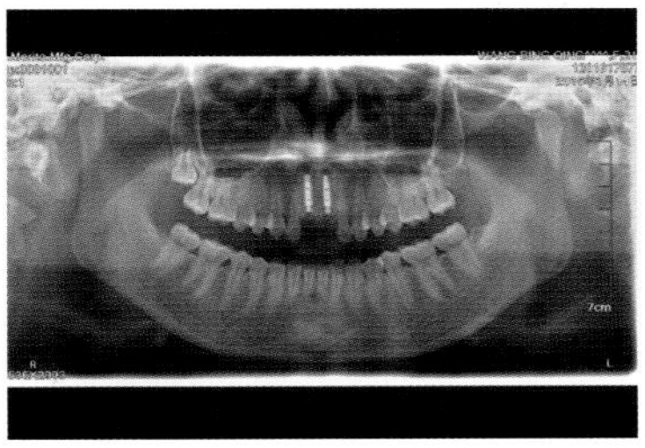

图9　术后曲面体层片

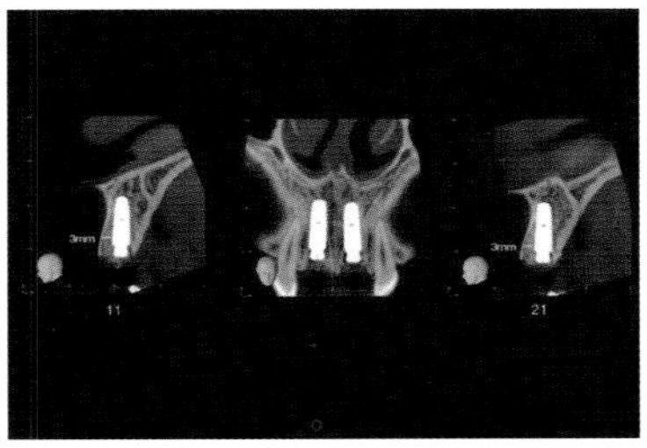

图10　术后当天CBCT

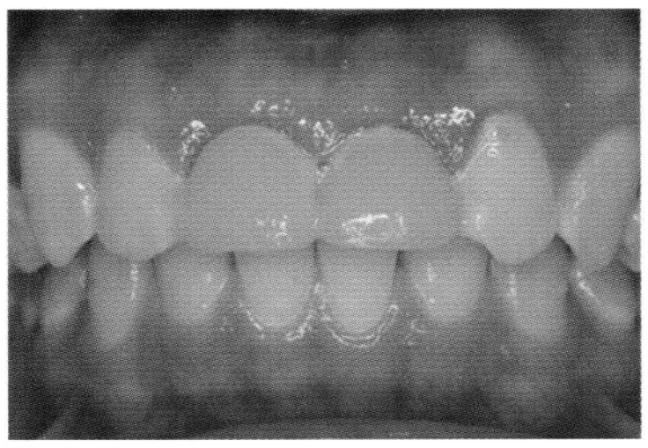

图11　马里兰桥临时修复

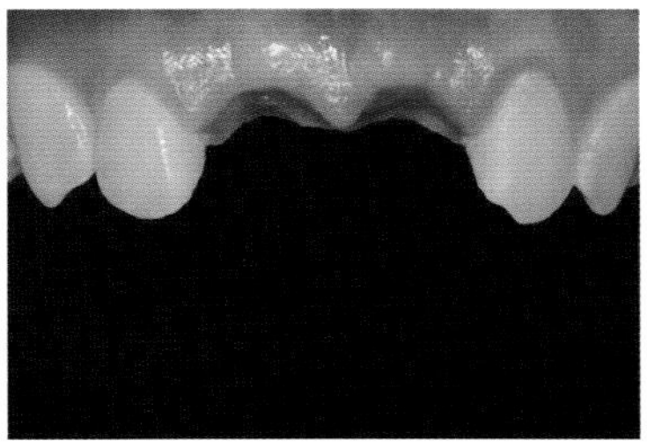

图12　马里兰桥临时修复体软组织塑形6个月后正面像

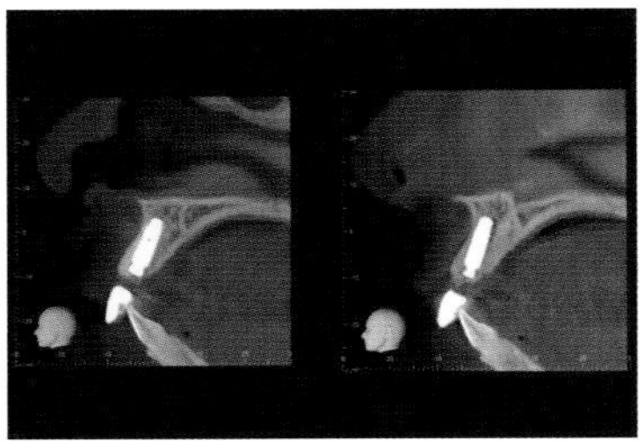

图13　6个月后CBCT

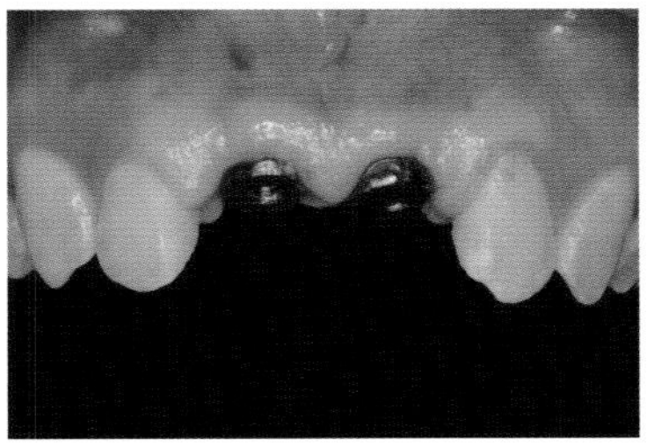

图14　二期手术后正面像

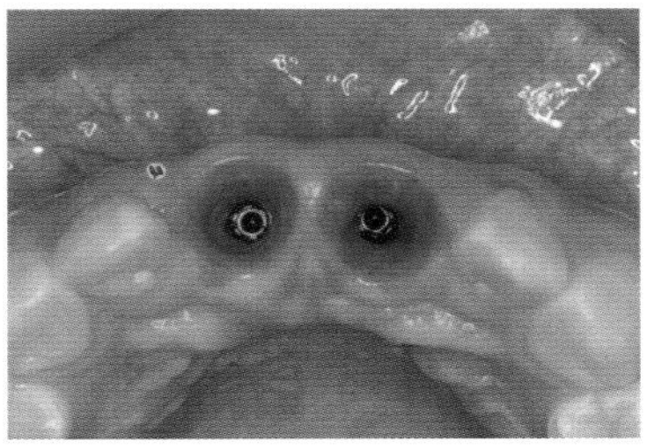

图15　二期手术1周后

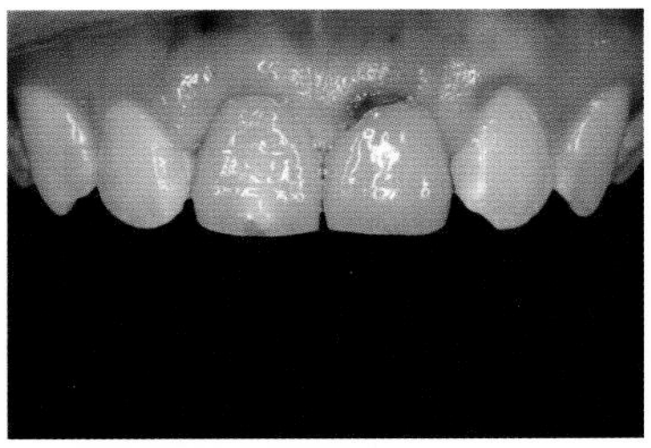
图16 种植体支持式临时修复体正面像

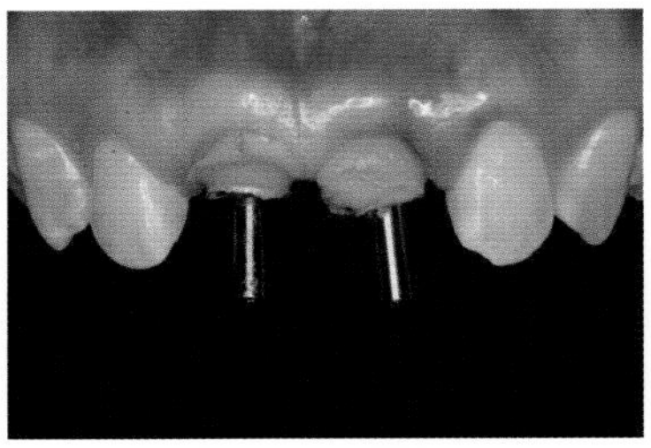
图17 个性化转移杆制取模型

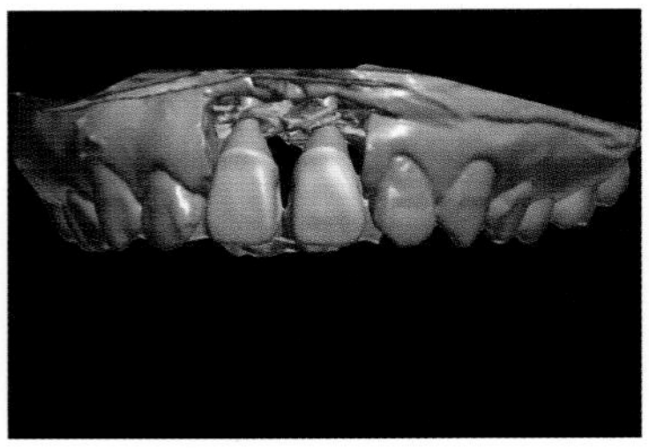
图18 CAD/CAM制作永久修复体

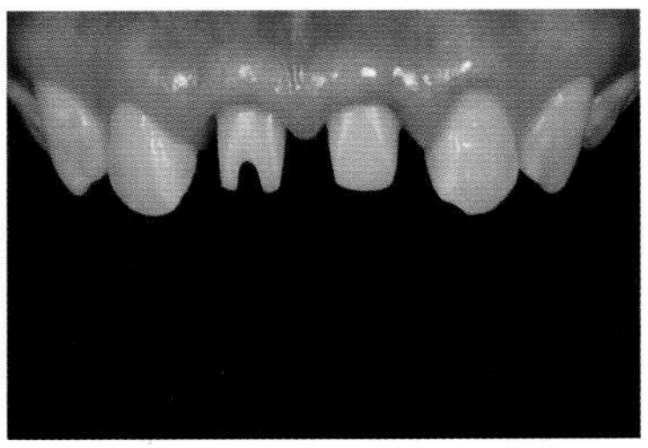
图19 解剖式全瓷基台

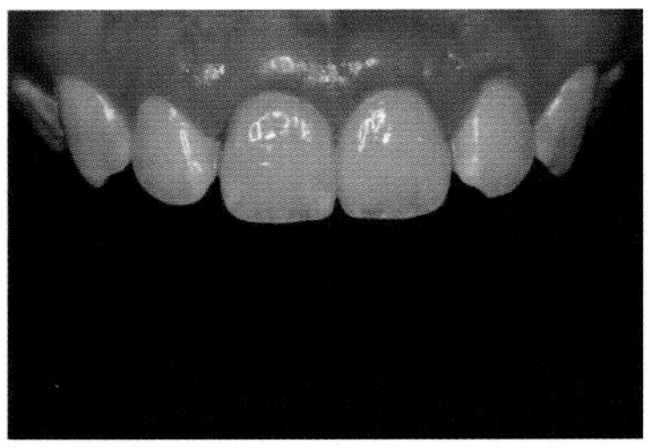
图20 永久修复体戴入当天正面像

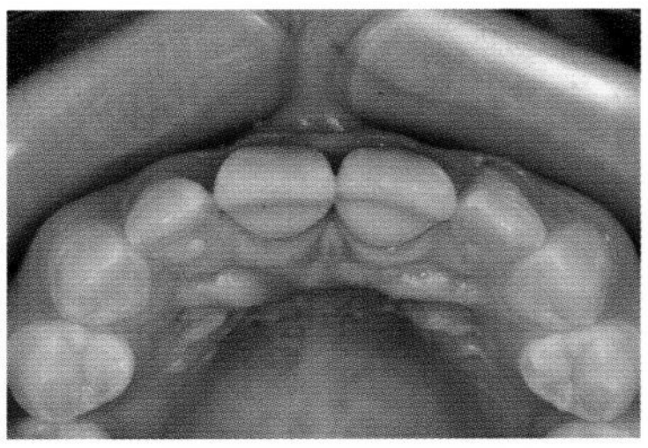
图21 永久修复体戴入当天殆面像

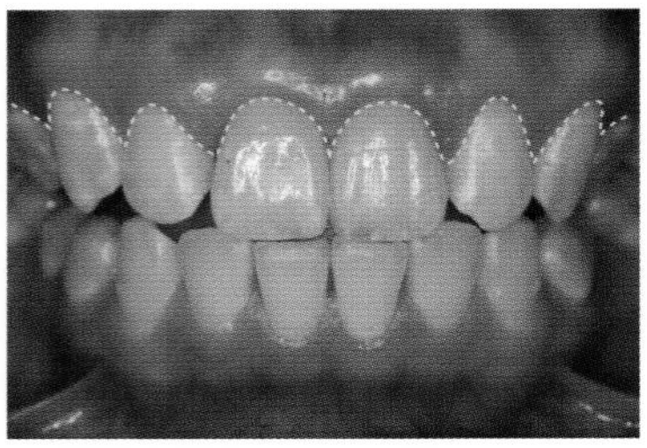
图22 修复当天前伸咬合

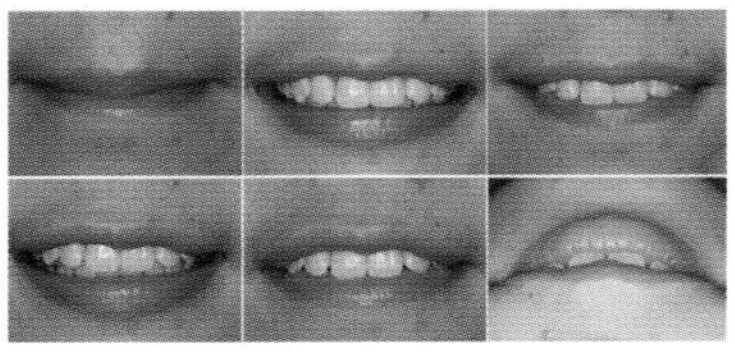
图23 修复后发音M、S、V、E、F；切缘与下唇的位置关系

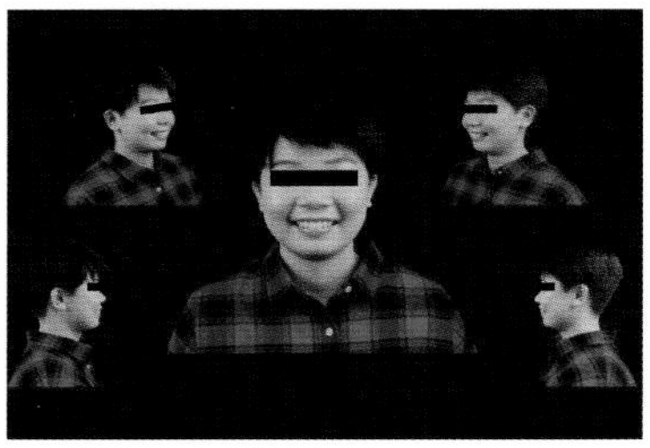
图24 术后面像

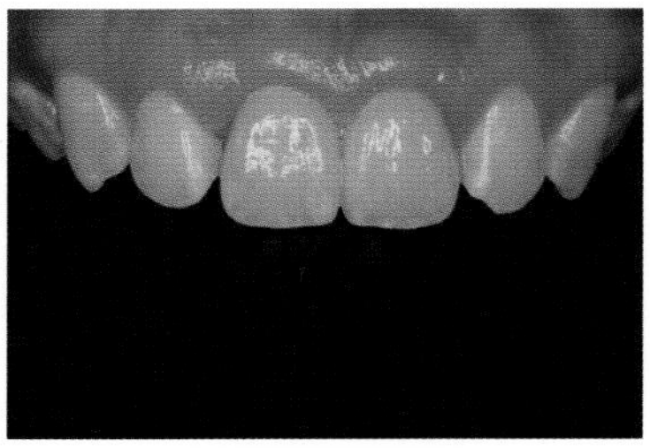
图25 1年后复查正面像

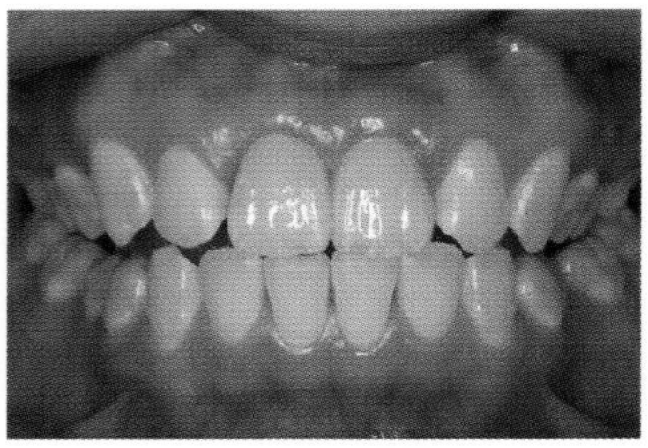
图26 1年后复查前伸咬合像

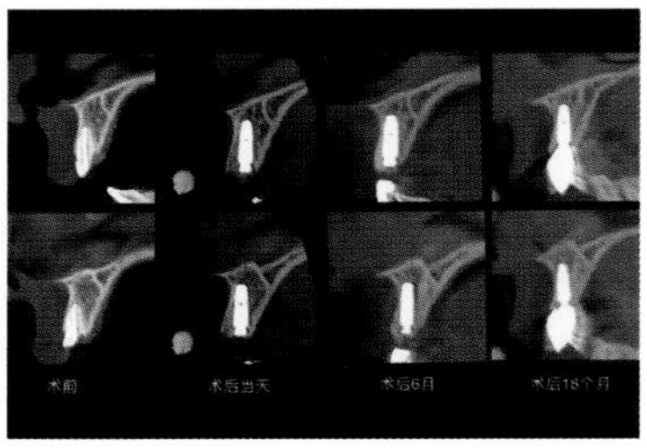
图27 1年后复查CBCT

三、讨论

本病例获得较好美学效果的因素主要有以下4个方面：

1. 术前进行了完善的风险评估 包括ERA美学风险评估及外科和修复的SAC分类评估。虽然患者唇侧骨板不足1mm，但腭侧有充足骨量，在导板分析软件中可测得，若采用同期跳跃间隙Bio-Oss骨粉联合CGF进行GBR的方法，唇侧骨厚度可达到大于3mm，因此，本病例选择了即刻种植。

2. 修复体设计引导下的外科治疗 采用DSD方法获得最适修复体形态，再依此位置确定种植体的三维位置，并采用CAD及3D技术将其转化为手术导板，保证良好的种植体方向及角度。

3. 采取减少骨吸收及软组织塌陷的措施 术中进行了微创拔牙，确认颊侧骨板完整的情况下不翻瓣，缝合避让牙龈乳头，同期骨增量。术后及时采用修复体进行软组织诱导塑形，支撑软组织高度。这些方法保证了软组织高度能够保持稳定。

4. 美学效果的修复保证 马里兰桥及种植体支持临时义齿二次的软组织成形；制作个性化转移杆，将口内软组织形态准确转移至模型上；氧化锆全瓷材料的应用，都是该病例获得良好美学效果的修复保证。

参考文献

[1] 宿玉成. 口腔种植学[M]. 2版. 北京:人民卫生出版社, 2014.
[2] Buser D. The SAC classification in implant dentistry[J]. European Journal of Orthodontics, 2009(5):564.
[3] Preston JD. The golden proportion revisited[J]. Journal of Esthetic & Restorative Dentistry, 1993, 5(6):247-251.
[4] Belser UC, Grütter L, Vailati F, et al. Outcome evaluation of early placed maxillary anterior single-tooth implants using objective esthetic criteria: a cross-sectional, retrospective study in 45 patients with a 2- to 4-year follow-up using pink and white esthetic scores[J]. Journal of Periodontology, 2009, 80(1):140-151.

基于导板的计算机引导全口即刻种植即刻修复病例1例

肖慧娟 柳忠豪 任明明

摘要

目的：探讨计算机辅助设计和制造的种植导板，引导重度慢性牙周炎患者拔除患牙后行即刻种植即刻修复的长期稳定性。**材料与方法**：对1例重度慢性牙周炎患者，术前与患者进行交流沟通，确定口内余留牙无保留价值，制订拔除后行种植修复的方案，应用Simplant软件设计种植导板，并在导板引导下上颌于11、13、15、21、23、25处，下颌于31、33、35、44、45处植入Nobel种植体各1颗，保证种植体植入理想的位置和方向，术后当天根据术中种植体植入扭矩行上部结构修复，9个月后拍摄X线片确认种植体达到骨结合后行上部结构永久修复。**结果**：修复完成后1年患者复诊，对义齿的功能和美观满意，种植体上部结构完整，咬合接触良好，X线检查见种植体周围骨结合稳定。**结论**：计算机辅助设计与制作种植导板在重度慢性牙周炎患者拔除患牙后即刻种植中能够引导种植体植入理想的位置和方向，避免对重要解剖结构造成损伤，术后即刻种植即刻修复能够明显缩短患者的缺牙期及治疗时间，减少牙槽窝拔牙后的骨吸收，有效保存牙龈软组织形态，修复美学效果佳，种植体周围骨结合稳定。

关键词：计算机辅助设计与制造；种植导板；即刻种植；即刻修复

随着数字化信息技术的不断进步，计算机技术已普遍应用到口腔种植领域，从术前三维影像数据的获取、计算机辅助下的种植外科手术到种植修复体设计加工，涉及治疗的每个步骤，为牙列缺损及缺失患者种植修复治疗提供了新的契机。应用计算机技术辅助下的无牙颌患者种植修复治疗，不仅可提高种植体植入的精度，还能减小手术创伤，最大限度利用患者无牙颌骨的剩余骨量并能实现即刻修复，是未来无牙颌种植修复的发展趋势。

本病例为计算机辅助设计与制造的种植导板引导的重度慢性牙周炎患者拔除患牙后即刻种植即刻修复，为了确保种植体的精确植入，缩短患者的缺牙期，最终修复采用上下颌纯钛大支架加独立烤瓷冠的修复方式，满足了患者对美观及功能的要求，远期效果稳定。

一、材料与方法

1. 病例简介 65岁男性患者，既往体健，无不良嗜好，因全口牙齿松动不适来诊。患者平素体健。自诉无高血压、心脏病、糖尿病等全身系统性疾病；自诉无肝炎等传染性疾病；自诉无青霉素类药物过敏史。自诉无吸烟、嗜酒等不良生活习惯。颌面部检查：颌面部营养状态良好，颌面部对称。颌面各部分之间的比例协调，无颌面部畸形。口唇外形塌陷，侧面轮廓为平直面型。颞下颌关节的活动度适中，颞下颌关节无弹响，外耳道前壁检查活动度对称。开口度正常，开口型对称（图1）。口内检查：12～22、25、32～42缺失，余牙PD 4～10mm，AL 4～8mm，13～17、23、27、35、36、45～47松动Ⅱ度，24、26、33、34、37、43、44松动Ⅲ度（图2～图4）。全口曲面断层片检查示：全口牙槽骨广泛水平吸收至根尖1/3处，15、16、24、26牙根周见低密度影像（图5）。

2. 诊断 上下颌牙列缺损；慢性牙周炎。

3. 治疗计划

（1）方案一：拔除15、16、24、26 、33、34、37、43、44，余牙牙周序列治疗+牙周维护，缺失牙齿择期种植修复。

（2）方案二：拔除口内余留牙，行种植修复。

与患者沟通交流，告知拔除与保守治疗方案的费用、疗程及预后，患者对其保守治疗预后及后期的牙周维护没有信心，选择拔除口内余留牙，行种植修复，同时要求修复方式为固定修复，尽量缩短缺牙时间。

4. 治疗过程

（1）手术过程：手术导板使用前应避光封闭保存，术前用0.2%氯己定浸泡导板20分钟，冲净吹干。常规消毒、铺巾，计算机辅助设计与制造导板引导下行全口种植，拔除下颌余留牙通用型导板引导下于31、33、35、44、45植入Nobel Replace种植体（31：3.5mm×13mm，33、35、44、45：4.3mm×13mm），种植体周围环形骨缺损处及拔牙窝处植入Bio-Oss骨粉，表面覆盖Bio-Gide胶原膜，安放复合基台，术后当天行上部临时修复体即刻修复（图8～图14）。

下颌种植术后2.5个月，行上颌种植手术，拔除上颌余留牙，15牙槽窝大量肉芽组织，搔刮干净，过氧化氢及生理盐水交替冲洗，植入Bio-Oss骨粉，表面覆盖Bio-Gide胶原膜。13、11、21、23、25植入Nobel Replace种植体（11、21：3.5mm×13mm，23：4.3mm×13mm，13、25：4.3mm×11.5mm），安放复合基台，术后当天行上部临时修复体即刻修复（图17～图24）。

作者单位：烟台市口腔医院

通讯作者：肖慧娟；Email: xiao_hui_juan@163.com

上颌种植术后6个月拍摄CBCT显示所有种植体骨结核良好，15区骨量较好，行15牙种植手术（图25～图30）。

（2）上部结构最终修复：15种植术后5个月行二期手术，所有种植体拍摄平行投照根尖片，确认种植体周围骨结合稳定，行最终修复（图31）。制作个别托盘，种植体水平开窗取模，上部修复体为纯钛大支架加独立烤瓷冠，戴牙当天安放上下颌纯钛支架，扭矩15N·cm，试戴16～26、36～46钴铬烤瓷冠。螺丝孔处烤瓷冠DMG氧化锌临时粘固，其余烤瓷冠3M玻璃离子永久粘固，去净粘接剂，X线片示种植体周围骨结合较好（图32～图46、图50）。修复后1年进行复查，种植体上部结构完整，周围软组织稳定，骨结合较好（图47～图49、图51）。

（3）材料：种植体及器械：Nobelspeedy Groovy种植体及种植器械、日本NSK Surgic XT Plus种植机、Bio-Oss骨粉（瑞士盖氏制药有限公司）、Bio-Gide膜（瑞士盖氏制药有限公司）、CGF膜（取患者自身血液高速离心制成）、钛钉。

种植导板：本病例设计使用Simplant种植设计软件（比利时Materialise公司），将设计好的导板以STL格式保存，制造出个性化的种植手术导板（CAM）（图6、图7、图15、图16）。

二、结果

修复后1年复查，修复体完整，X线检查未见明显骨吸收，患者对美观和功能效果满意；修复后2年复查的X线片未见明显种植体周骨吸收（图52）。

三、结论

计算机辅助设计与制作种植导板在重度慢性牙周炎患者拔除患牙后即刻种植中能够引导种植体植入理想的位置和方向，避免对重要解剖结构造成损伤，术后即刻种植即刻修复能够明显缩短患者的缺牙期及治疗时间，减少牙槽窝拔牙后的骨吸收，有效保存牙龈软组织形态，修复美学效果佳，种植体周围骨结合稳定。

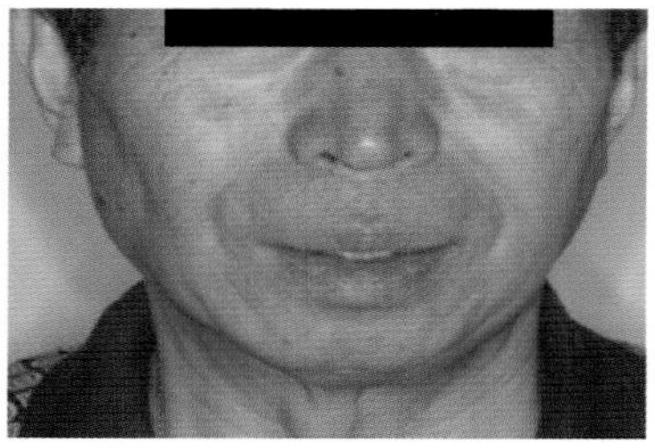
图1 种植术前患者正面像

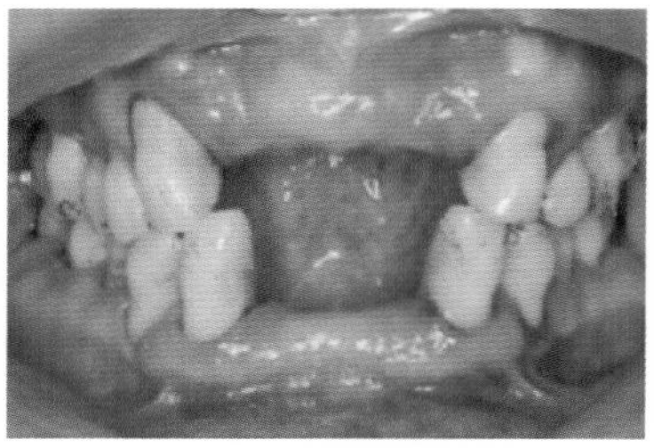
图2 咬合正面像

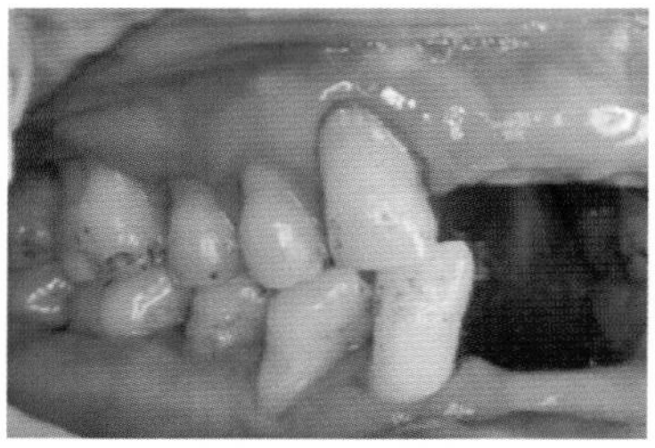
图3 咬合右侧像

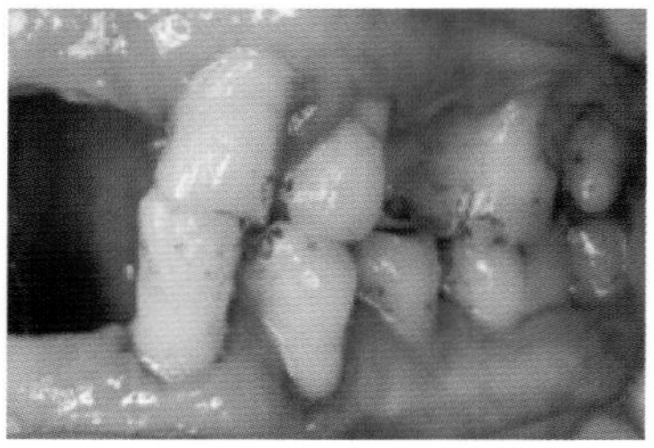
图4 咬合左侧像

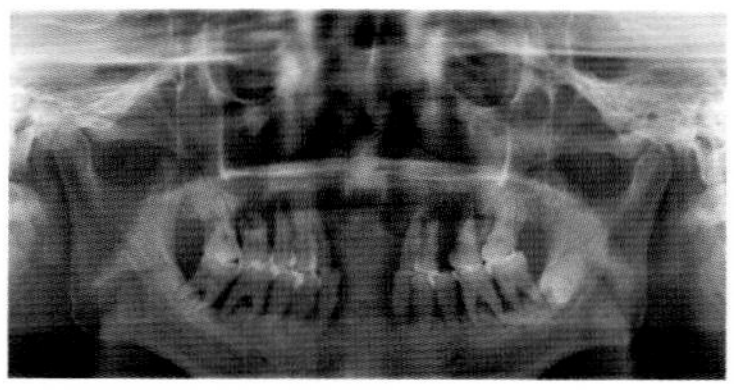
图5 初诊时曲面断层片

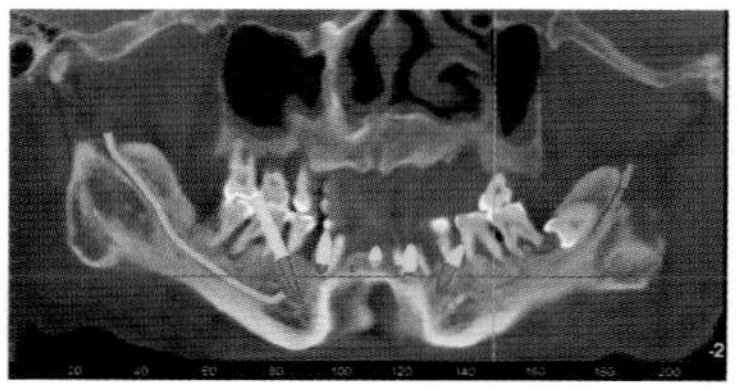
图6 下颌术前Simplant设计

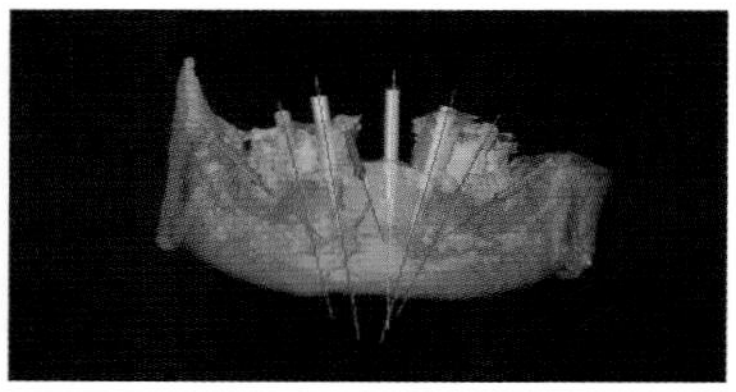
图7 下颌术前Simplant设计（透明化）

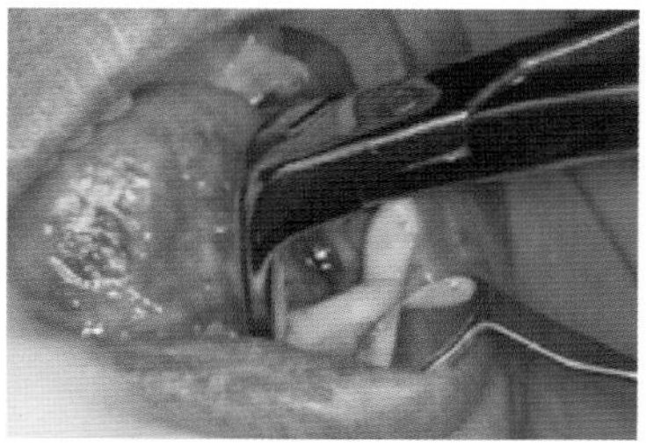
图8 微创拔除下颌余留天然牙

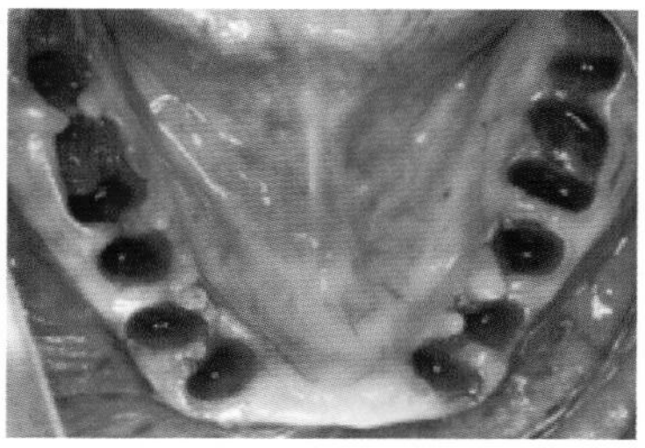
图9 拔除下颌余留天然牙后

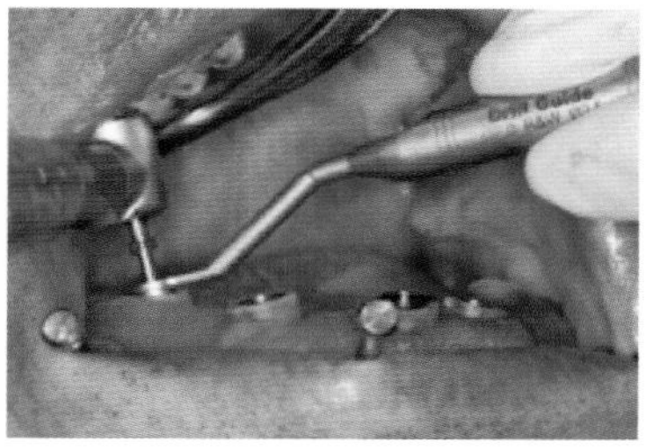
图10 导板引导下进行下颌种植体植入术

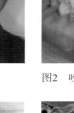

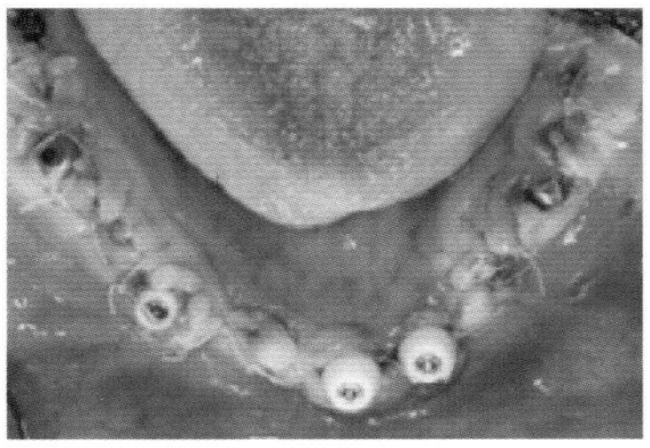
图11 完成下颌种植体植入

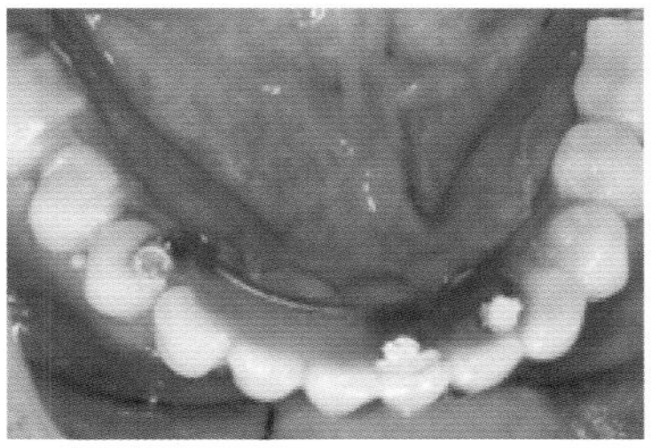
图12 下颌种植后即刻修复咬合面像

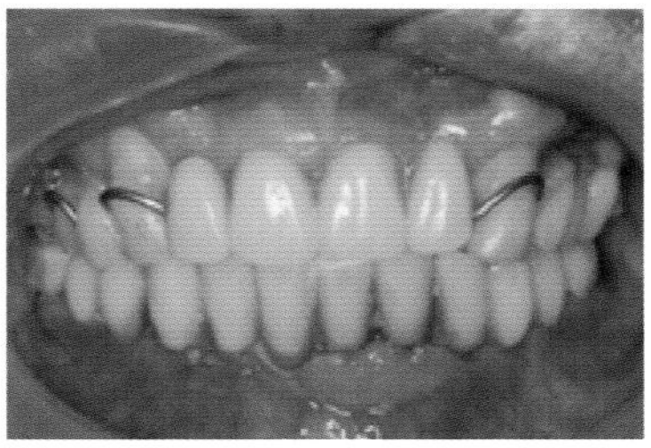
图13 下颌种植后即刻修复正面像

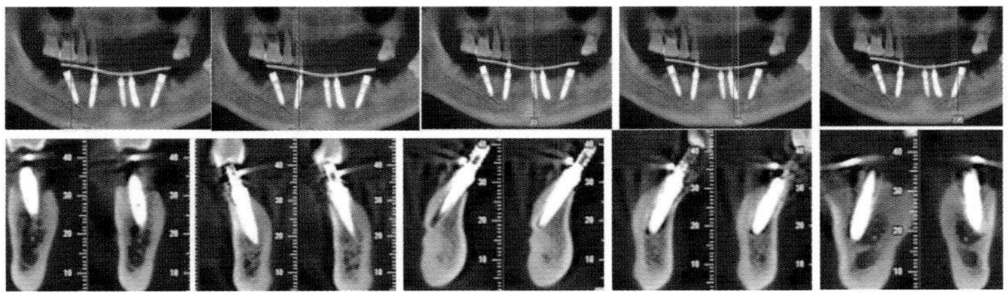
图14 下颌种植术后CBCT检查

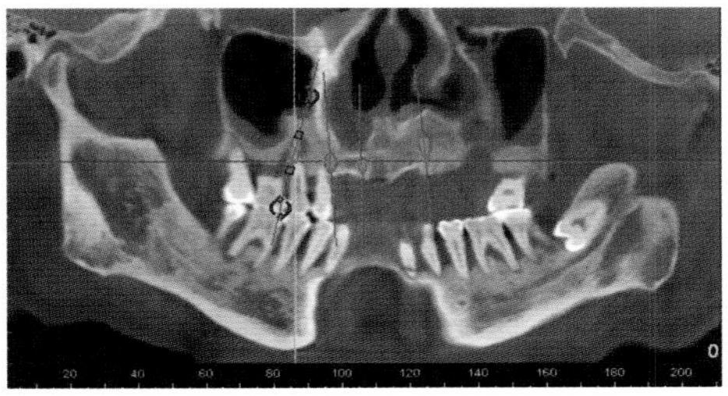
图15 上颌术前Simplant设计

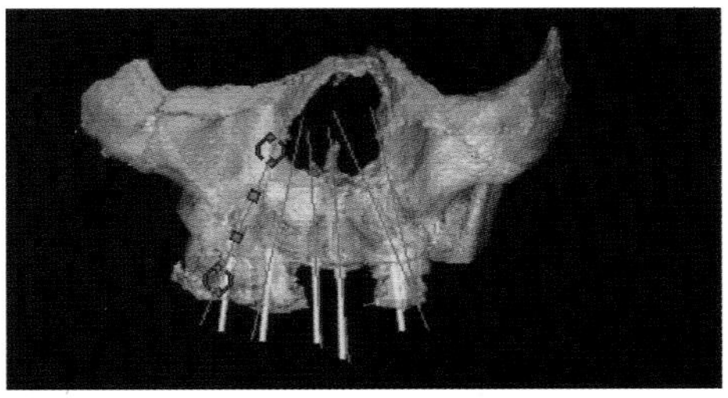
图16 上颌术前Simplant设计（透明化）

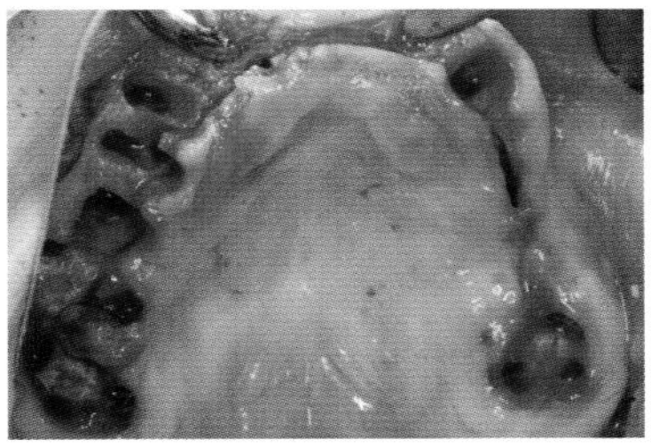
图17 微创拔除上颌余留天然牙

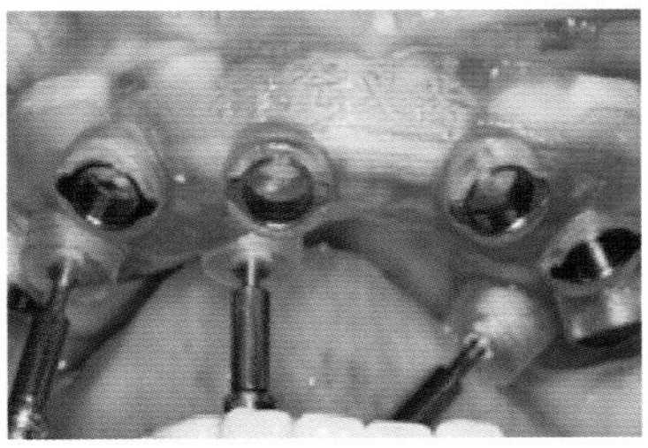
图18 固定上颌手术导板

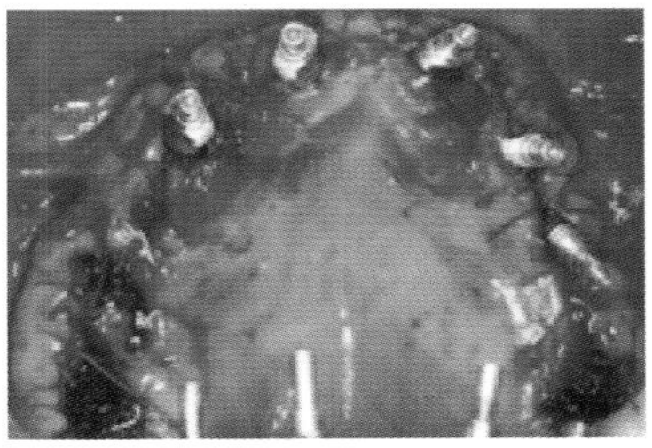
图19 导板引导下完成上颌种植体植入

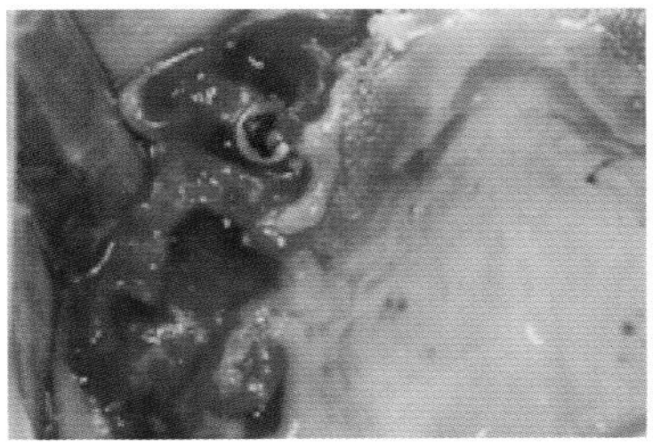
图20 15拔牙窝

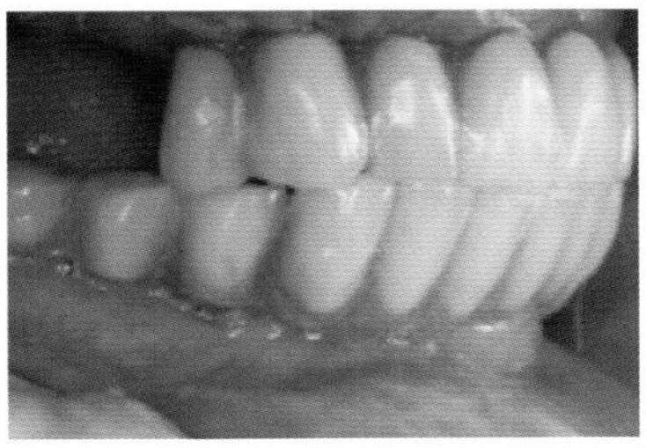
图21 上颌临时修复体戴入后口内右侧像

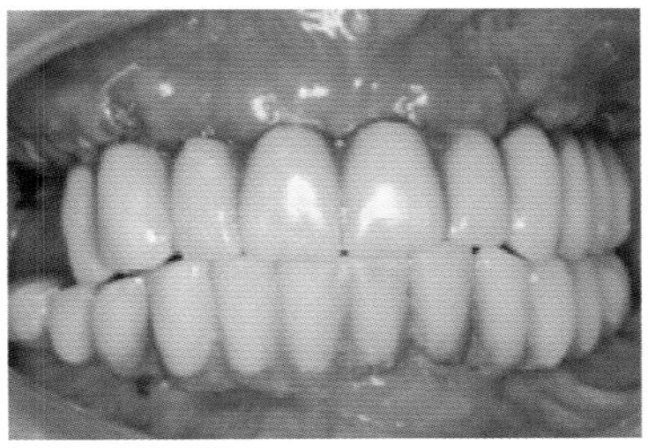
图22 上颌临时修复体戴入后口内正面像

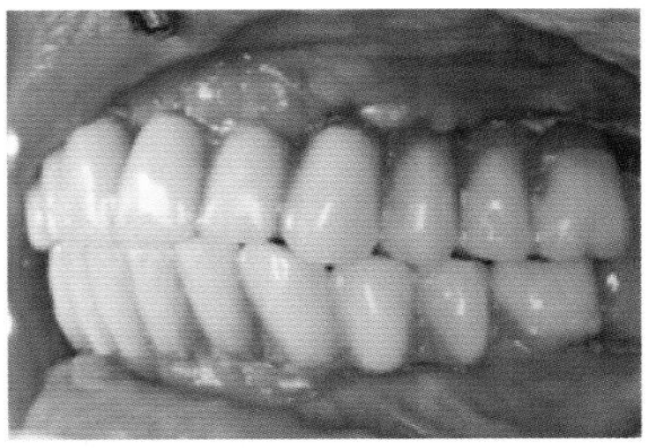
图23 上颌临时修复体戴入后口内左侧像

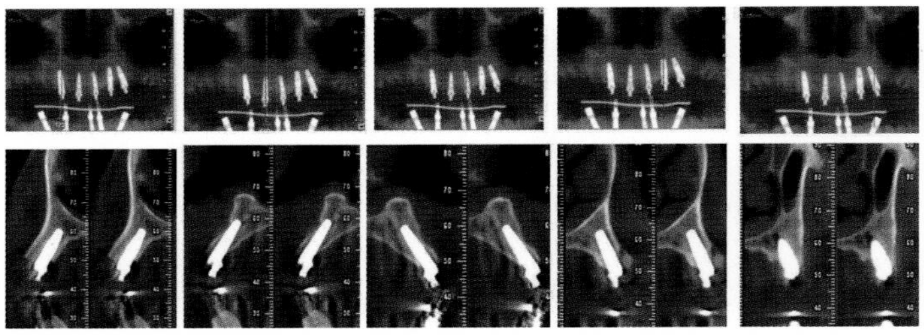
图24　上颌种植术后CBCT检查

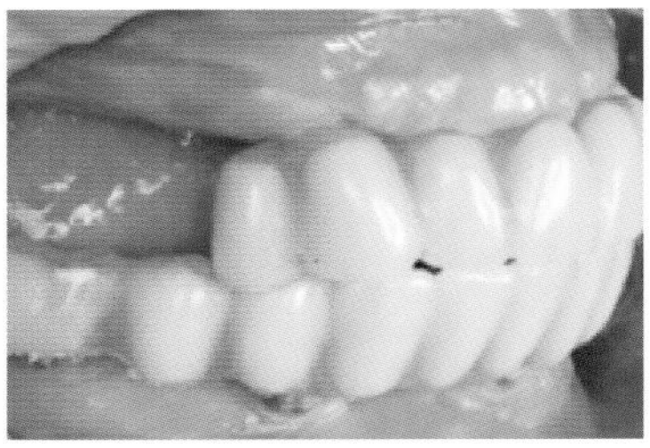
图25　上颌种植术后6个月复查口内右侧像

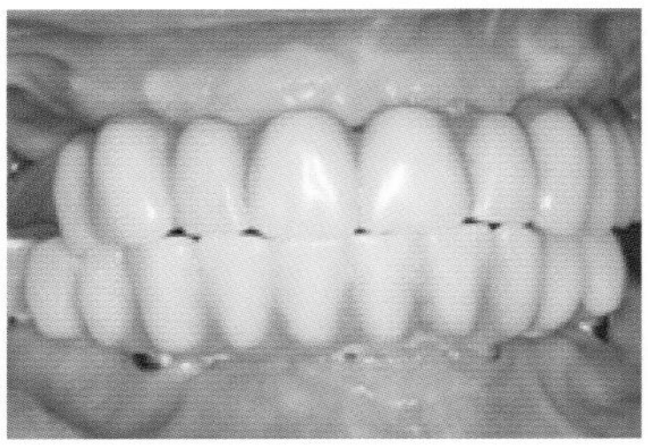
图26　上颌种植术后6个月复查口内正面像

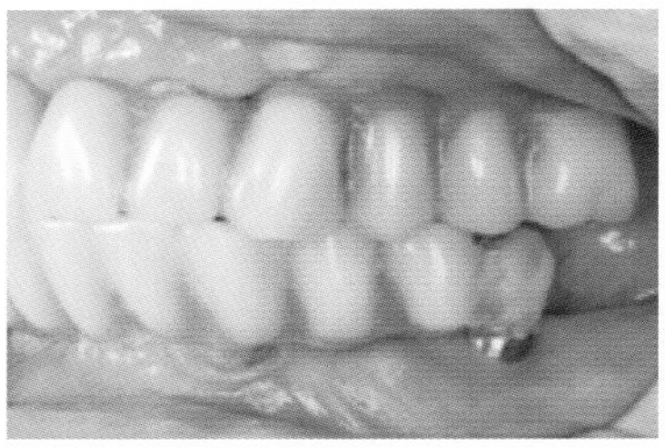
图27　上颌种植术后6个月复查口内左侧像

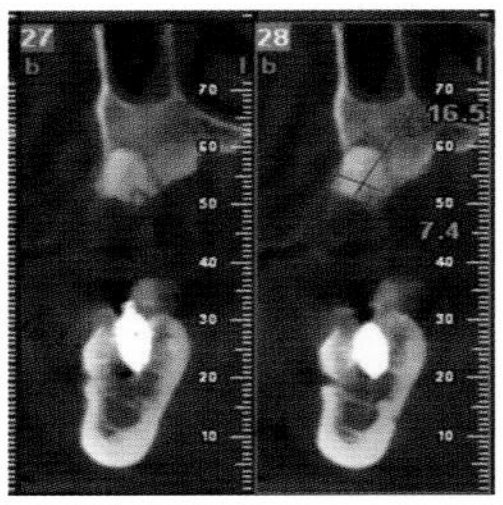

图28　上颌种植术后6个月复查CT示15区骨量情况

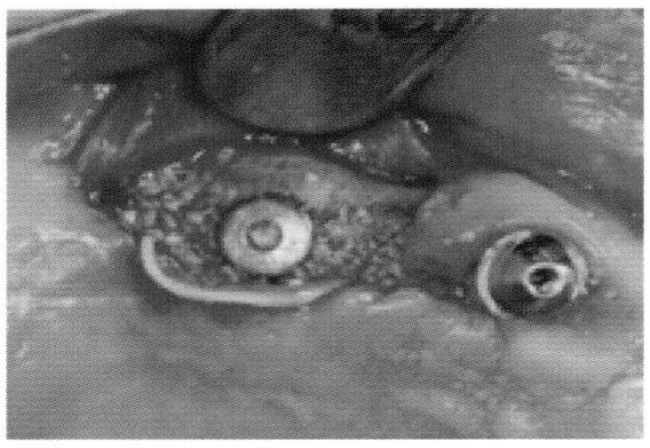
图29　15牙种植术中

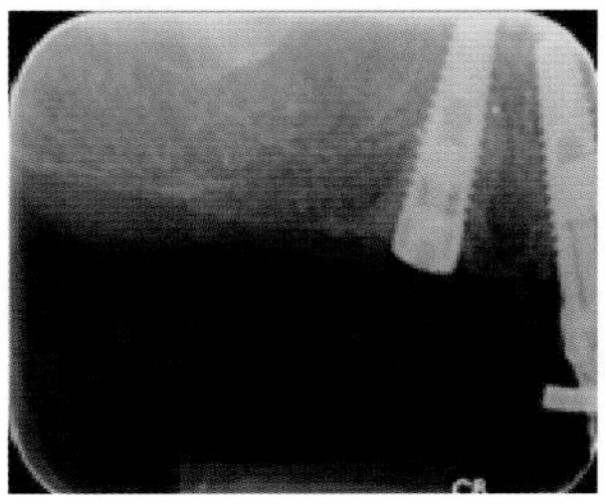
图30　15种植体植入术后X线片

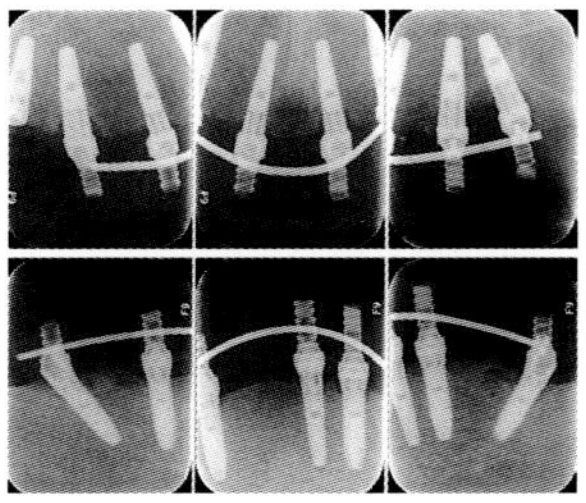
图31　15二期手术后，所有种植体拍摄平行投照根尖片，确定种植体周围骨结合良好

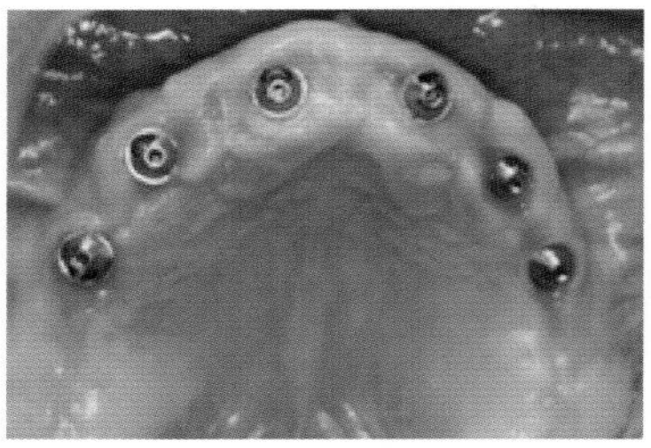
图32　最终修复前口内上颌像

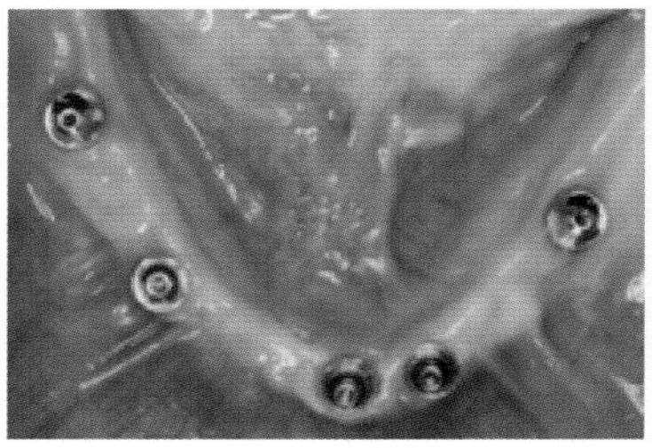
图33　最终修复前口内下颌像

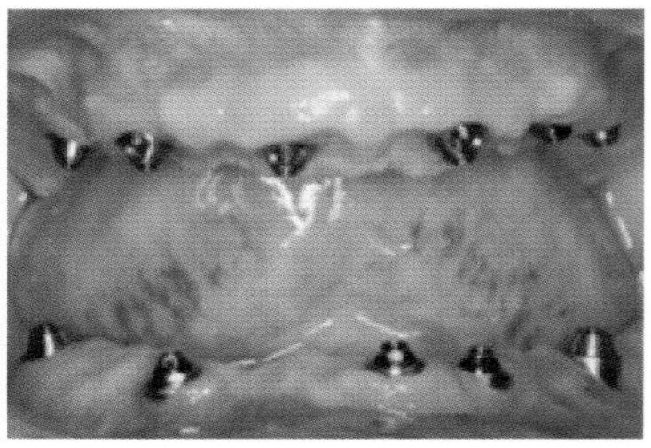
图34　最终修复前口内正面像

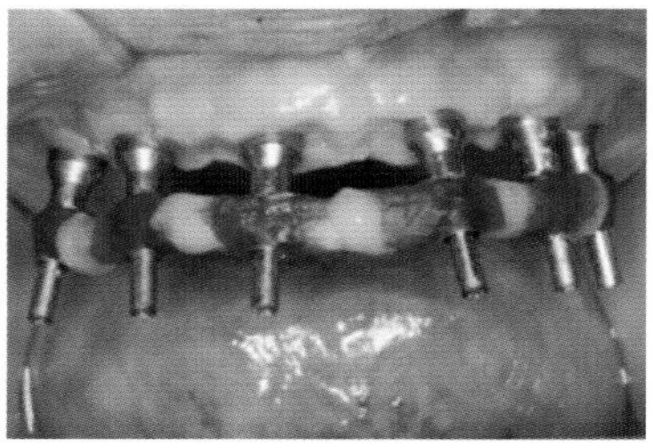
图35　安装上颌个性化转移体

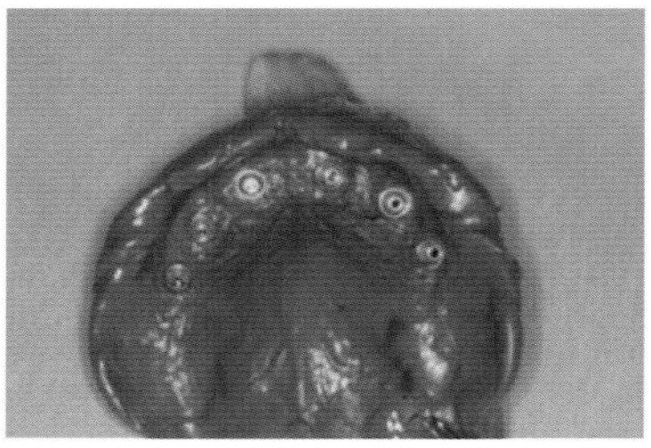
图36　上颌终印模

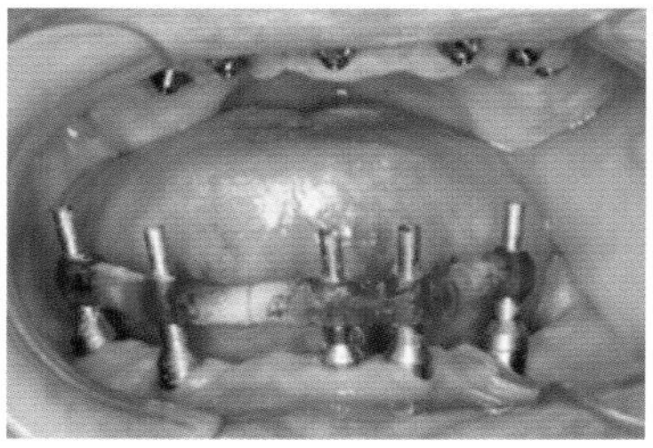
图37　安装下颌个性化转移体

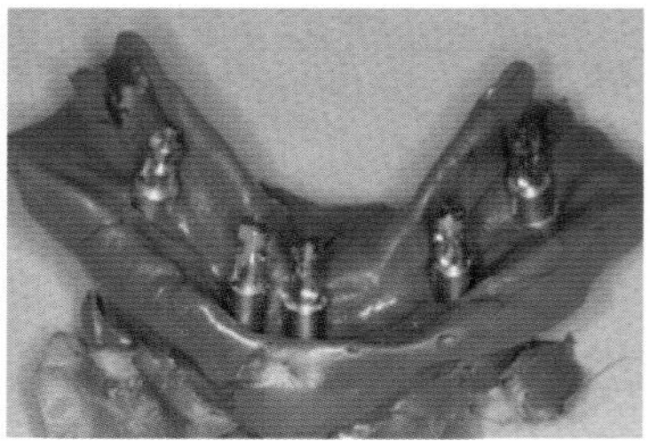
图38　下颌终印模

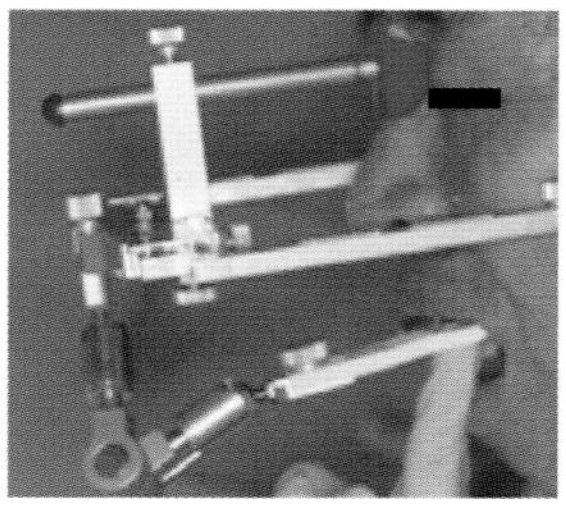
图39　面弓转移颌位关系

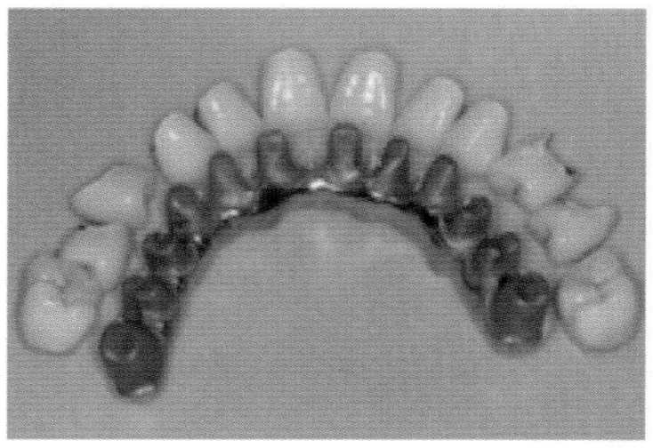
图40　最终的上部修复体（上颌）

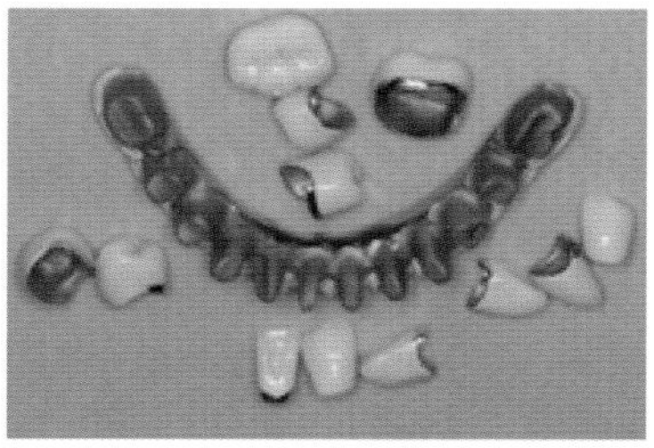
图41　最终的上部修复体（下颌）

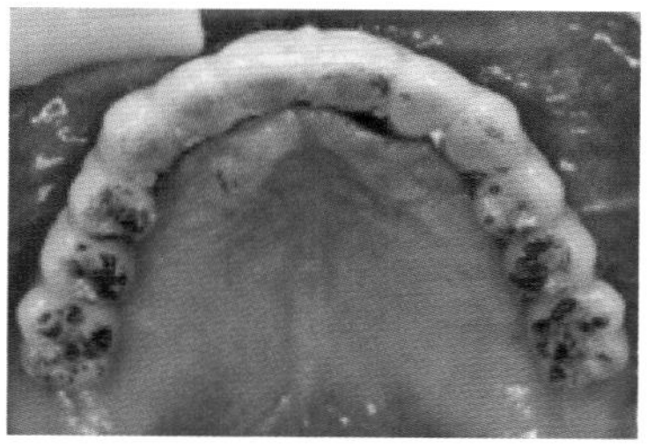
图42　最终修复体戴入后口内上颌像

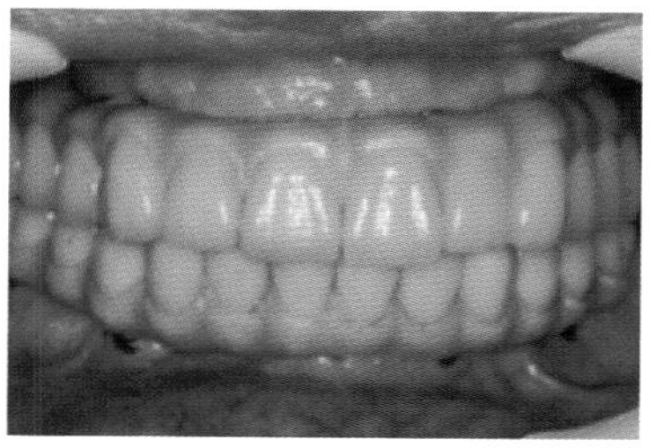
图43　最终修复体戴入后口内正面像

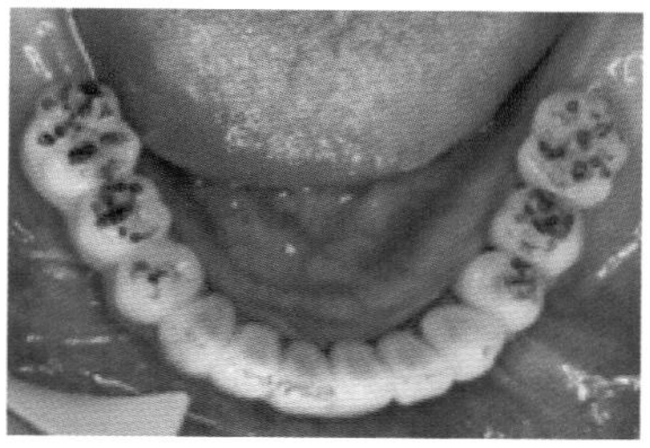
图44　最终修复体戴入后口内下颌像

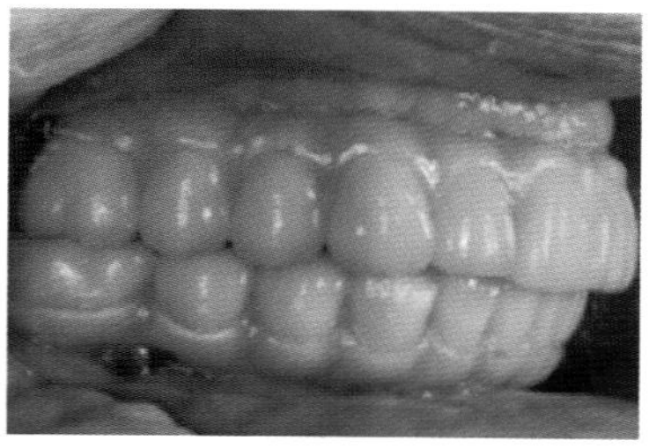
图45　最终修复体戴入后口内右侧像

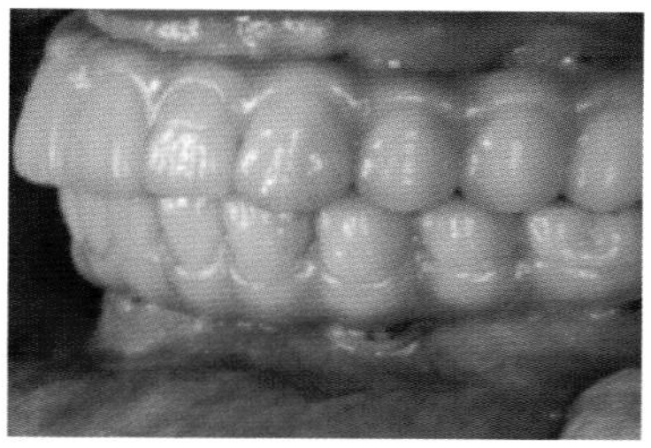
图46　最终修复体戴入后口内左侧像

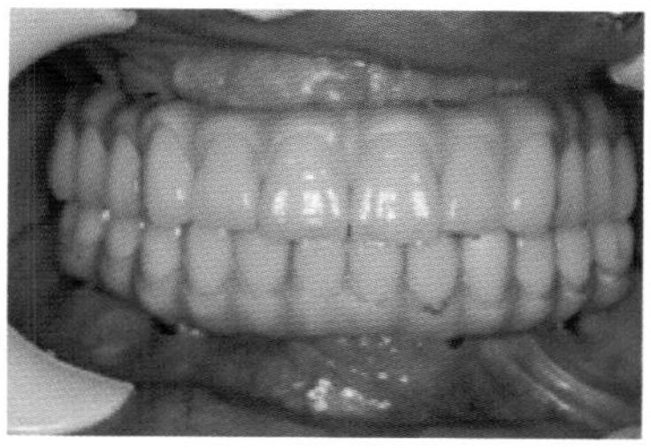
图47　最终修复后1年复查口内正面像

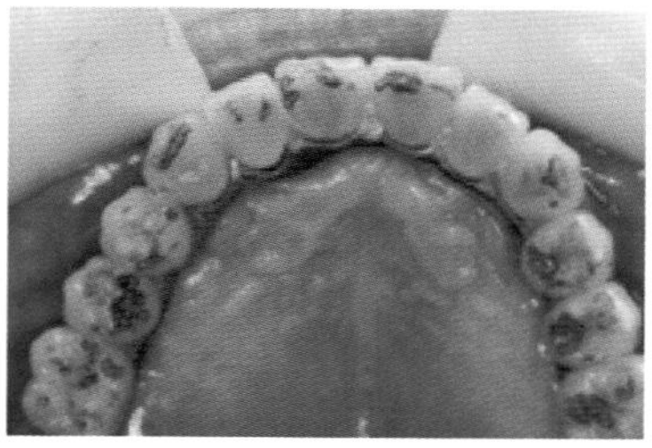
图48　最终修复后1年复查口内上颌像

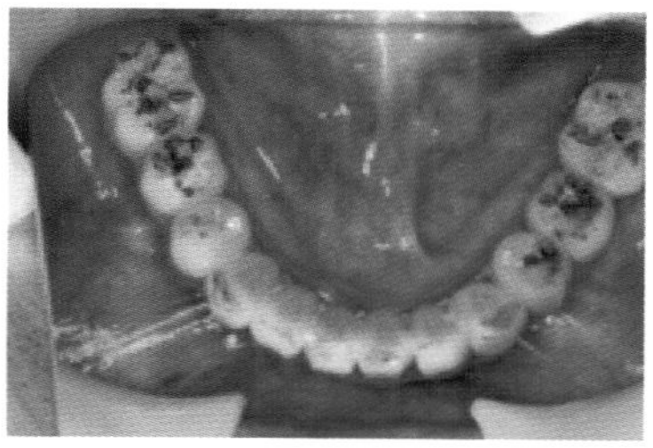
图49　最终修复后1年复查口内下颌像

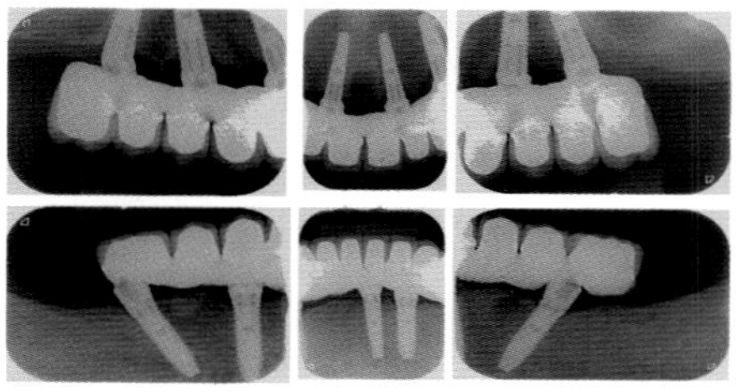
图50　最终修复后当天平行投照根尖片

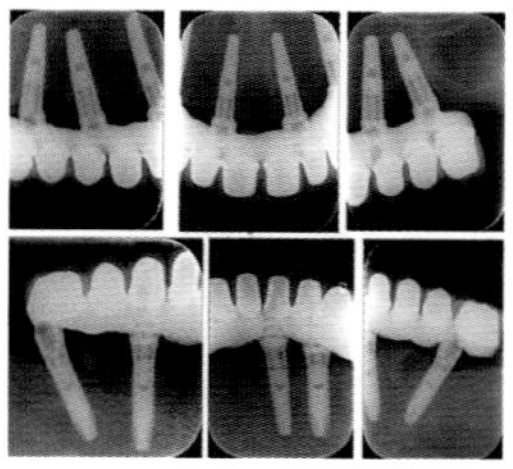
图51　1年复查平行投照根尖片

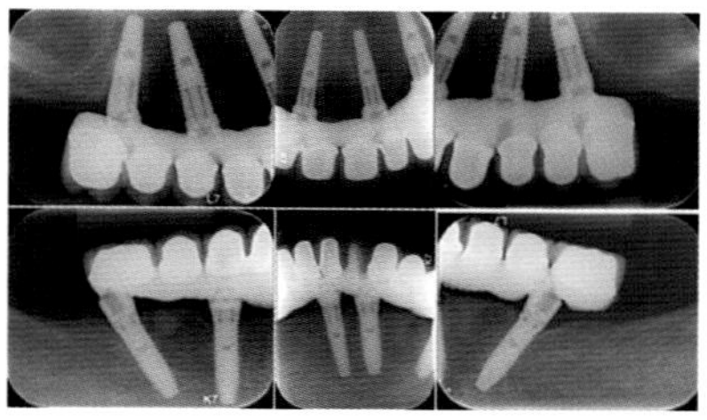
图52　修复后2年平行投照根尖片

参考文献

[1] van Steenberghe D,Glauser R,Blombäck U,et al. A computedtomographic scan–derived customized surgical template andfixed prosthesis for flapless surgery and immediate loading of implants in fully edentulous maxillae:a prospective multicenterstudy [J]. Clin Implant Dent Relat Res,2005,7 Suppl 1:S111–120.

[2] Sohmura T,Kusumoto N,Otani T,et al. CAD/CAM fabricationand clinical application of surgical template and bone model inoral implant surgery[J]. Clin Oral Implants Res,2009,20(1):87–93.

[3] 胡秀莲,蒋析,任抒欣. 种植外科手术导板的数字化加工[J].中国实用口腔科杂志,2012,5(5):266–272.

[4] P.I.Branemark,P.Engstrand,L.Ohrnell,et al.BranemarkNovum:a new treament concept for rehabilitationof the edentulous mandible.preliminary resultsfrom a prospective clinical follow– up study[J].Clin implantdent and res,1999,1 (1) :2–16.

[5] Acocella A,Ercoli C,Geminiani A,et al. Clinical evaluation ofimmediate loading of electroeroded screw–retained titaniumfixed prostheses supported by tilted implant:a multicenter retrospective study[J]. Clin Implant Dent Relat Res,2012,14 Suppl 1:e98–108.

[6] Babbush CA,Kutsko GT,Brokloff J. The all–on–four immediate function treatment concept with NobelActive implants:a retrospective study[J]. J Oral Implantol,2011,37(4):431–445.

[7] Maló P,de AraújoNobre M,Lopes A,et al. "All–on–4" immediate–function concept for completely edentulous maxillae:a clinical report on the medium(3 years)and long–term(5 years)outcomes[J]. Clin Implant Dent Relat Res,2012,14 Suppl 1:e139–150.

[8] Quirynen M, Alsaadi G, Pauwels M, et al. Microbiologicaland clinical outcomes and patient satisfaction for twotreatment options in the edentulous lower jaw after 10years of function[J]. Clin Oral Implant Res, 2005,(16):277–287.

[9] Bedrossian E, Sullivan RM, Fortin Y, et al. FixedProsthetic Implant Restoration of the Edentulous Maxilla: a systematic pretreatment evaluation method [J]. J OralMaxillofacSurg, 2008,66(1):112.

[10] Mericske–Stern RD,Taylor TD,Belser U. Management of theedentulous patient[J]. Clin Oral Implants Res,2000,11 Suppl1:108–125.

下颌骨缺损腓骨重建后数字化种植修复

柳慧芬 张文 丁晓晨 鲍东昱 陈星霖 王洋 夏文 童昕 秦海燕

摘要

目的：通过综合序列治疗1例下颌骨缺损腓骨重建的病例，探讨其种植的临床效果与意义。**材料与方法：**患者女性，40岁，2年前因右下颌骨成釉细胞瘤于我院行下颌骨节段性截骨术、腓骨肌皮瓣转移修复术。种植外科：术前利用CBCT数据设计制作手术导板，在导板引导下于33、31、42、44、45、46区植入6颗ITI钛锆种植体。术后4个月进行附着龈的重建，5个月进行二期手术与牙龈成形术，7个月进行游离牙龈移植。种植修复：术后8个月利用聚醚开窗取模，蜡堤转移咬合关系后为患者制作一副冷弯过渡义齿，利用过渡义齿再次转移咬合关系，上𬌗架、试基台、试蜡牙。最终修复采用整体桥烤塑材料修复，反覆盖设计，颊侧留溢出孔。再利用T-Scan检测咬合。**结果：**通过数字化导板不仅可以将植体植入理想的三维位置，还可以微创、高效地完成手术，为良好的长期疗效打下扎实的基础。个性化的修复设计，再利用T-Scan数字化咬合分析系统结合咬合纸印记指导调𬌗，既有效分散了𬌗力，也使咬合力更加精准可靠。附着龈重建和游离牙龈移植改善了黏膜的性质，加强患者的口腔自洁作用，大大减少了种植体周围炎的发生，延长植体的使用寿命，提高患者的生存质量。**结论：**对于这种下颌骨缺损腓骨重建后进行种植修复的病例，制订完善的治疗计划尤为重要，再加上患者良好的依从性、自律性，可以使这类患者获得功能和美观的恢复。

关键词：下颌骨缺损；腓骨肌皮瓣重建；附着龈重建；游离牙龈移植

因外伤或是肿瘤进行颌骨切除的患者不胜枚举，腓骨重建后进行种植修复是这类患者常见的治疗方法，但是由于腓骨为管状骨，其形态与颌骨差异比较大，且常伴骨高度不足等情况，所以大大增加了种植手术的难度。再加上重建区皮肤组织厚且动度大，自洁作用差，后期修复时颌间距离大，重建腓骨又常偏离理想的牙弓位置等因素，容易导致后期种植体周围炎、骨折等并发症的发生。本病例利用数字化导板、T-Scan以及软组织移植等一系列方法，后期利用烤塑材料完成最终修复，获得了良好的临床效果，达到了功能和美观的统一。

一、材料与方法

1. 病例简介 40岁女性患者。主诉：下牙缺失2年余。现病史：患者2年前因右下颌骨成釉细胞瘤于我院行部分下颌骨切除术，现自觉影响进食，要求种植修复。既往史：既往体健，否认心脏病、糖尿病、高血压等系统性疾病史，否认药物过敏史、金属过敏史。一般检查：33～47缺失，42～47表层皮肤组织覆盖，余牙牙周健康，缺牙区颌间距离大。左侧后牙咬合中性关系，口腔卫生良好，未见明显龈上结石，颞下颌关节未见明显异常（图1）。特殊检查：单层腓骨重建在下颌骨的下段，其断端与天然牙槽骨愈合良好，钛板钛钉固定，余留牙牙槽骨未见明显吸收（图2）。CBCT冠状位片可见单层腓骨呈水滴状，高度仅13～16mm，且偏离了理想的牙弓位置（图3、图4）。

2. 诊断 牙列缺损。

3. 治疗计划

（1）数字化导板引导下完成种植手术。

（2）附着龈重建和游离牙龈移植。

（3）整体桥反覆盖烤塑修复。

4. 治疗过程

（1）手术导板制作：术前取模、拍摄CBCT，制作放射导板。患者戴放射导板再次拍摄CBCT，拟合两次CBCT数据，设计种植体的分布和三维位置，完成后打印手术导板（图5～图7）。

（2）种植手术：常规消毒铺巾，局麻下切开33～47区软组织，翻瓣，放置手术导板，于33、42、45、46区植入4颗ITI 3.3mm×10mm钛锆种植体，31、44区植入2颗ITI 4.1mm×10mm钛锆种植体，放置愈合螺丝，薇乔可吸收缝线缝合术创（图8～图13）。术后CBCT示：种植体植入位置良好，基本与术前设计一致（图14、图15）。

（3）附着龈重建：术后4个月，进行附着龈重建。常规消毒铺巾，局麻下切下42～47区皮肤组织，在生理盐水中摘除所取皮肤组织的皮下脂肪，再埋入切口处，用薇乔可吸收缝线与颊舌侧黏膜的结缔组织固定，最后关闭伤口。2周后拆线，再打开原伤口，暴露埋入的皮肤组织（图16～图22）。

（4）二期手术、牙龈成形和软组织移植：种植术后6个月，拍摄CBCT检查植体与骨结合良好，种植体周围骨高度稳定（图23、图24）。于是进

作者单位：南京大学医学院附属口腔医院

通讯作者：童昕；Email: 419311196@qq.com

行二期手术，并于43区取了一块牙龈组织进行病理检查，得出43区牙龈为典型的角化龈结构（图25～图27）。二期手术后2个月左下前牙区进行了腭部游离牙龈移植，碘仿纱条固定（图28～图31）。1个月后左下前牙区形成了良好的附着龈形态（图32～图34）。

（5）牙周评估：最终修复之前，利用佛罗里达探针对患者牙周进行评估，牙周情况良好（图35）。

（6）最终修复：种植术后8个月进行藻酸盐取模，制作个性化托盘，聚醚开窗取模，蜡堤转移咬合关系，制作冷弯树脂牙，进行精细调𬌗（图36～图38）。佩戴2周后利用过渡义齿再次转移咬合关系，上𬌗架、试基台、试蜡牙、比色（图39～图41），最终修复体采用烤塑材料整体桥修复（图42），运用咬合纸印记法进行调𬌗（图43～图46），完成后再利用T-Scan进行精准调𬌗（图47～图54），并进行最终修复体的临时粘接（图55～图59）。

（7）半年后复诊：患者口内义齿稳定、无松动，牙龈色性质良好，关节间隙稳定（图60～图62）。

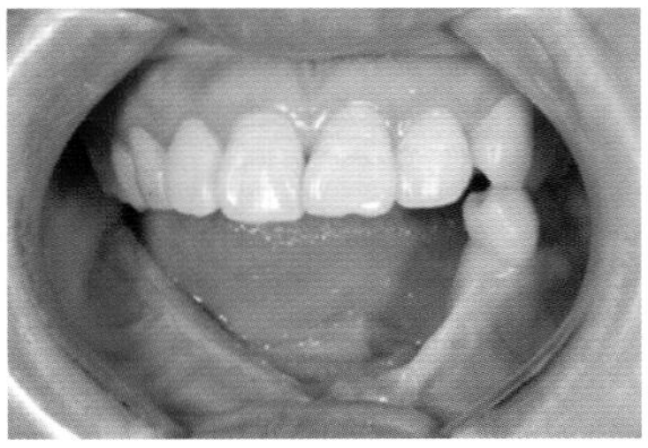

图1 术前口内像示：33～47缺失，42～47区表层皮肤组织覆盖

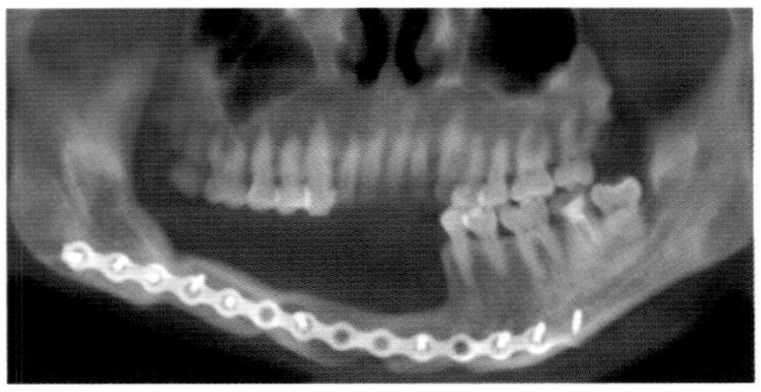

图2 全景片示：单层腓骨重建在下颌骨下段，其断端与天然牙槽骨愈合良好，钛板钛钉固定

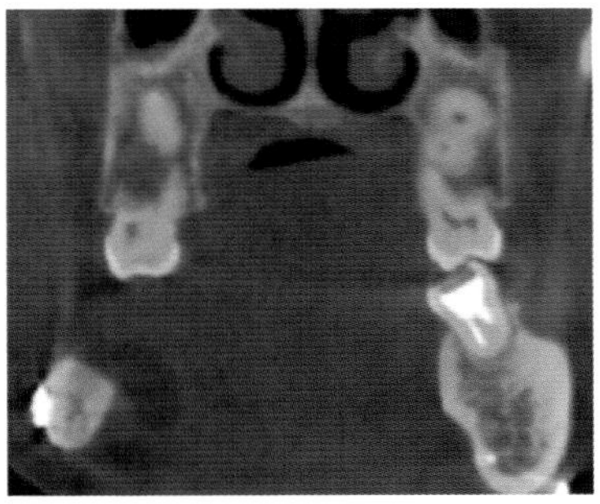

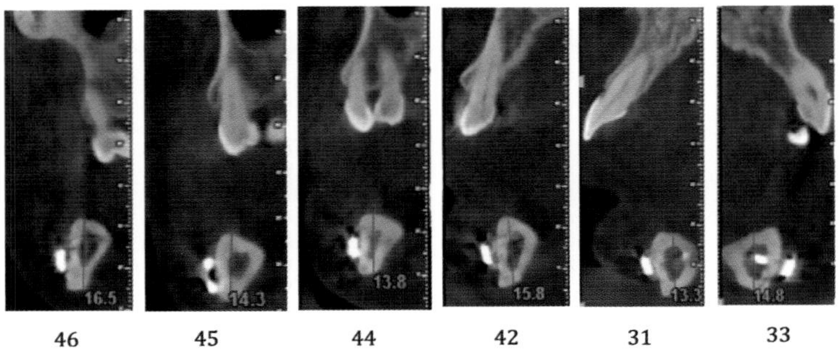

图3、图4 CBCT示：冠状位片见单层腓骨呈水滴状，且偏离理想牙弓位置，高度仅13～16mm

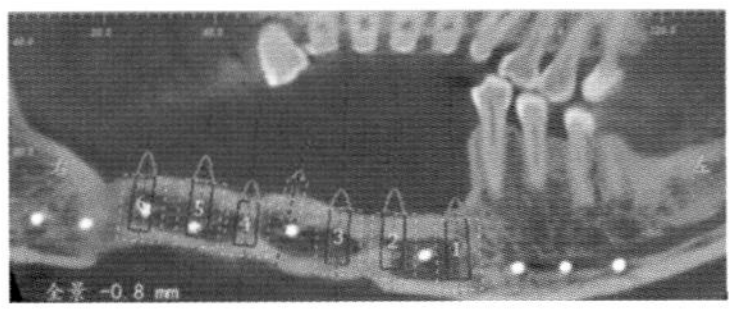

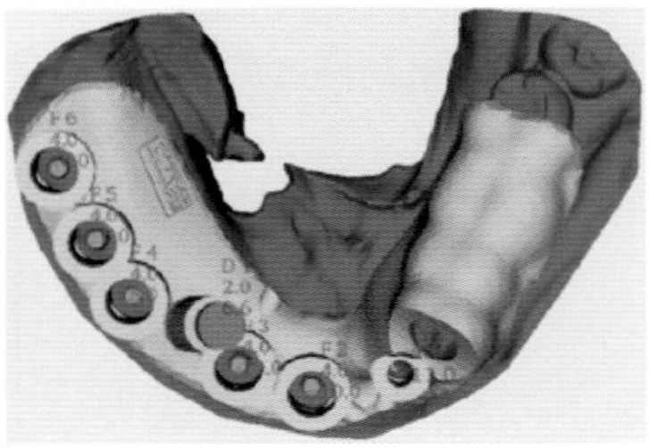

图5、图6 种植手术前进行数字化设计，制作手术导板

种植体详细列表

种植体编号	种植位点	种植体尺寸	钻孔深度	对应彩立方钻头	对应彩立方压板（内径）
F1	33	直径 4.00mm，长度 11.00mm	导管口距种植体底部的深度 24.20mm	2.0*24	使用2.0先锋钻
F2	41	直径 4.00mm，长度 10.00mm	压板上端距种植体底部的深度 22.20mm	22	2.0/2.4/2.8
F3	43	直径 4.00mm，长度 10.00mm	压板上端距种植体底部的深度 20.20mm	20	2.0/2.4/2.8
F4	44	直径 4.00mm，长度 8.00mm	压板上端距种植体底部的深度 20.2mm	20	2.0/2.4/2.8
F5	46	直径 4.00mm，长度 10.00mm	压板上端距种植体底部的深度 20.20mm	20	2.0/2.4/2.8
F6	47	直径 4.00mm，长度 10.00mm	压板上端距种植体底部的深度 20.20mm	20	2.0/2.4/2.8

图7 种植体详细列表

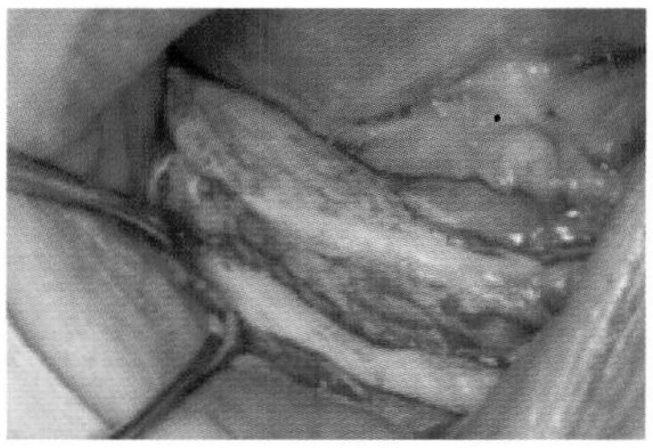

图8 利用数字化导板于33～47区植入6颗ITI钛锆种植体1

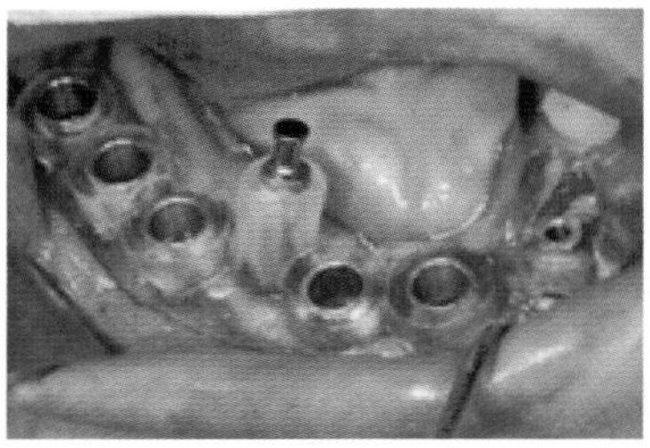

图9 利用数字化导板于33～47区植入6颗ITI钛锆种植体2

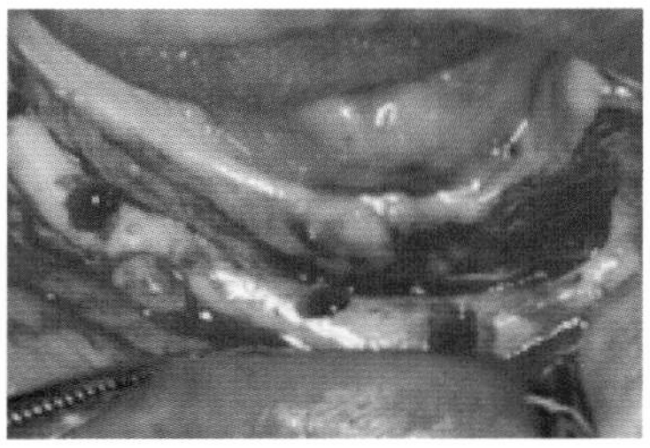

图10 利用数字化导板于33～47区植入6颗ITI钛锆种植体3

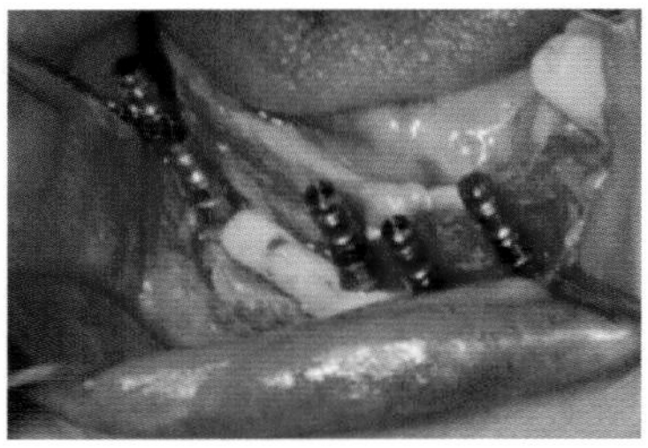

图11 利用数字化导板于33～47区植入6颗ITI钛锆种植体4

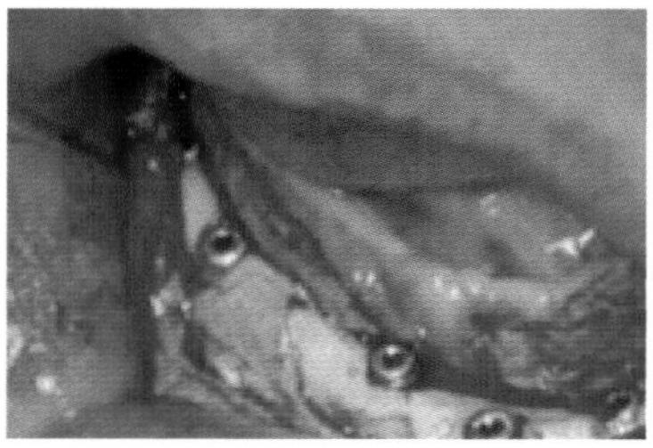

图12 利用数字化导板于33～47区植入6颗ITI钛锆种植体5

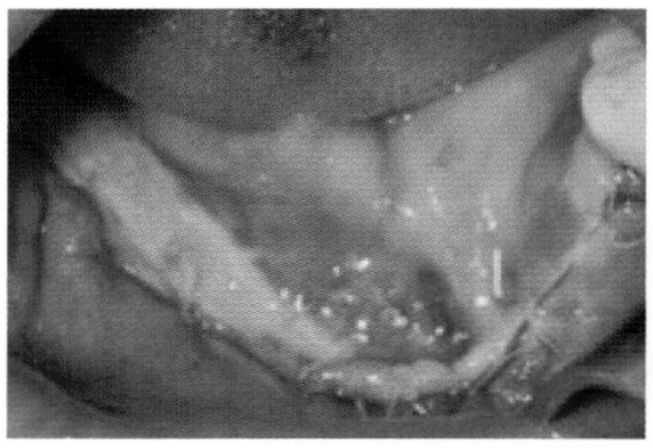

图13 利用数字化导板于33～47区植入6颗ITI钛锆种植体6

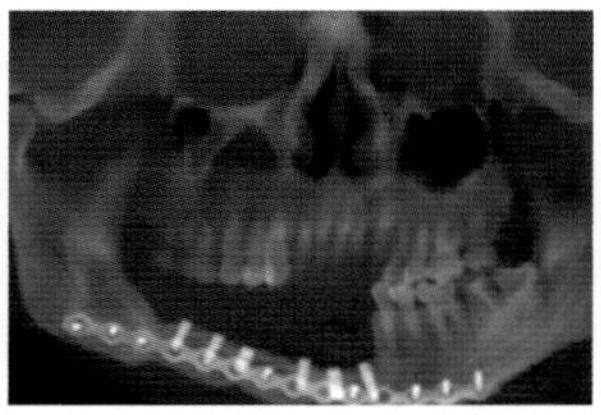

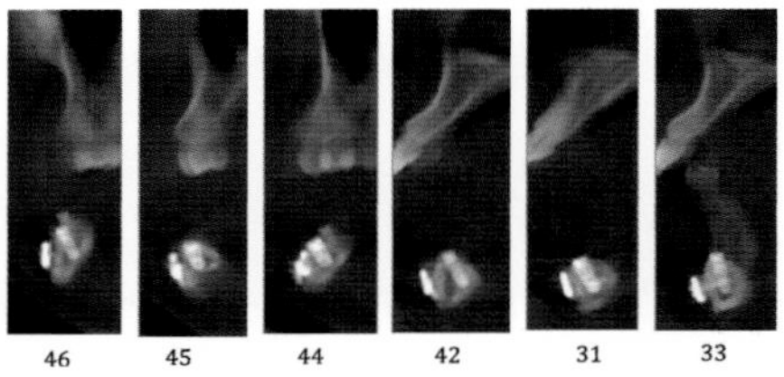

图14、图15 术后CBCT截图，可以看到植体植入位置良好

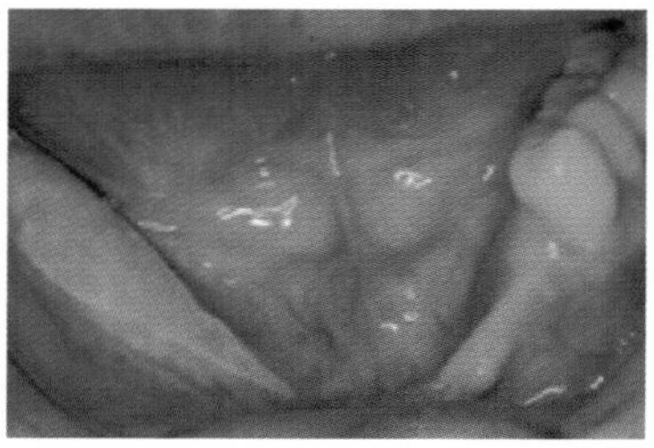

图16 术后4个月，进行附着龈的重建1

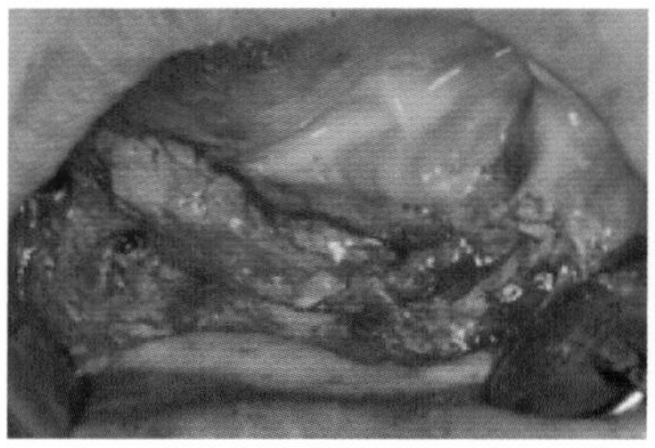

图17 术后4个月，进行附着龈的重建2

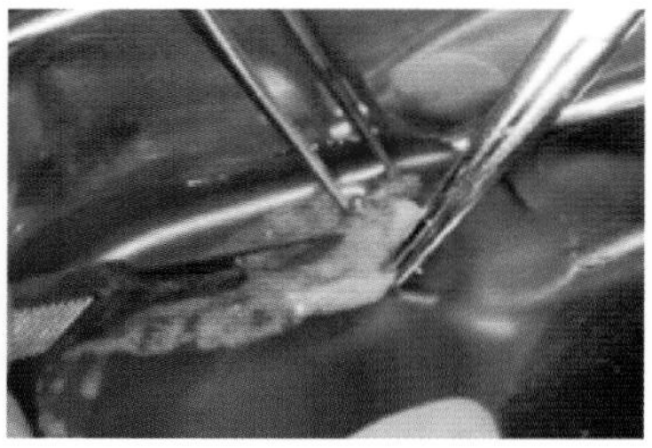

图18 术后4个月，进行附着龈的重建3

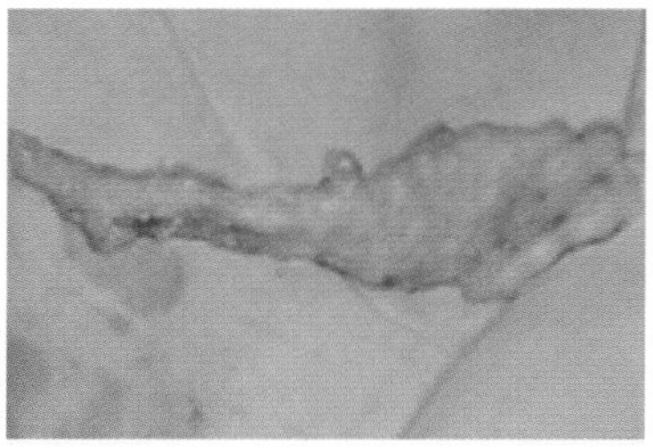

图19 术后4个月，进行附着龈的重建4

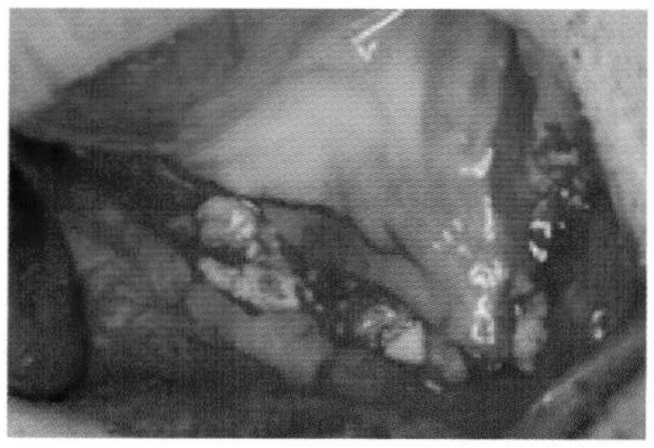

图20 术后4个月，进行附着龈的重建5

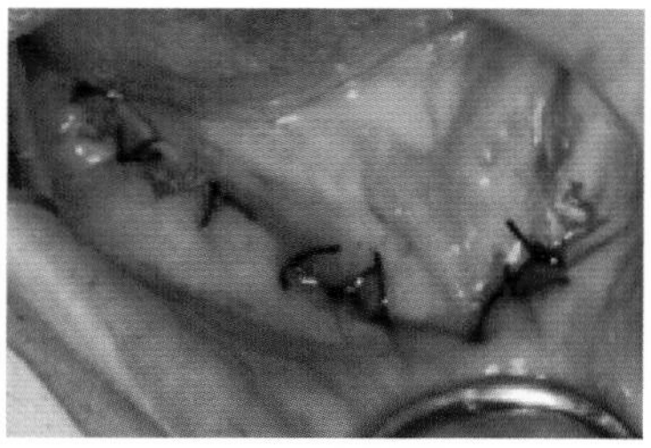

图21 术后4个月，进行附着龈的重建6

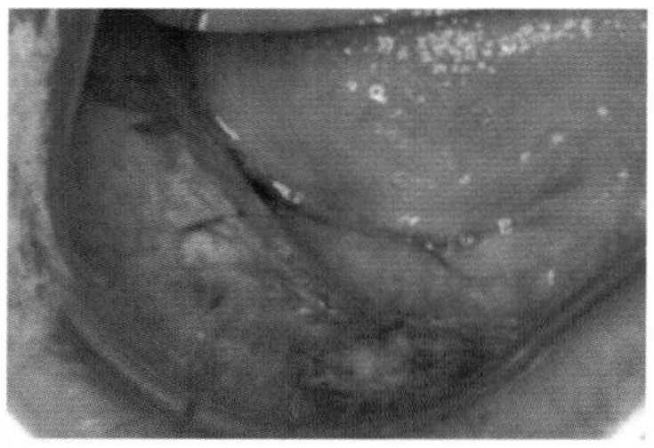

图22 附着龈重建后2周，术区黏膜已愈合良好

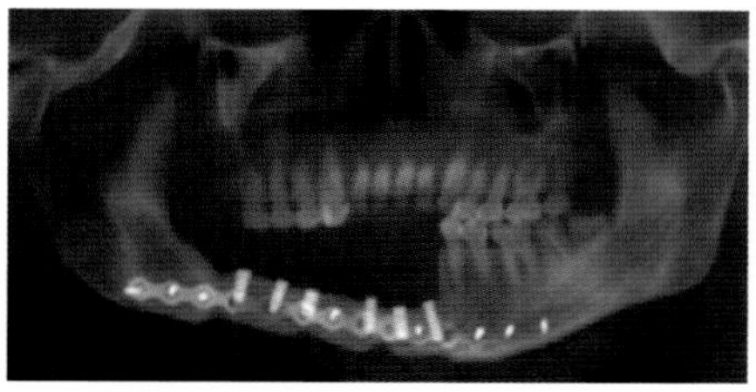

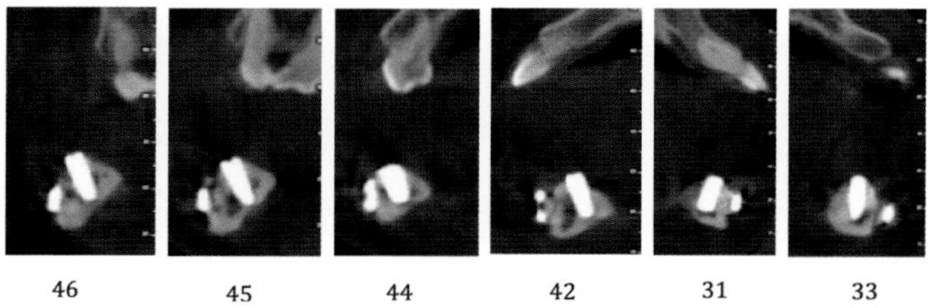

图23、图24 CBCT示：种植术后6个月，植体与骨结合良好，种植体周围骨高度稳定

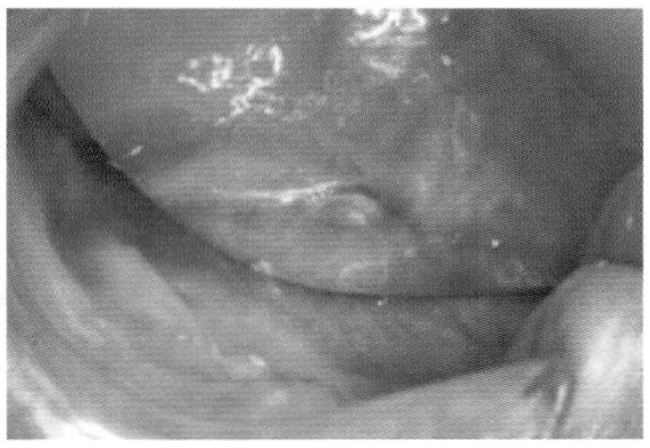
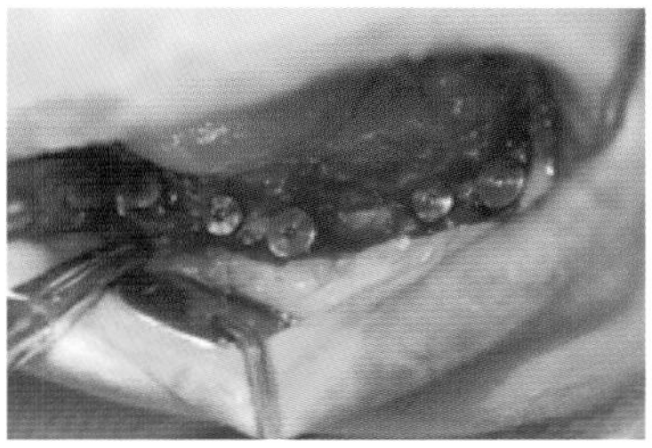
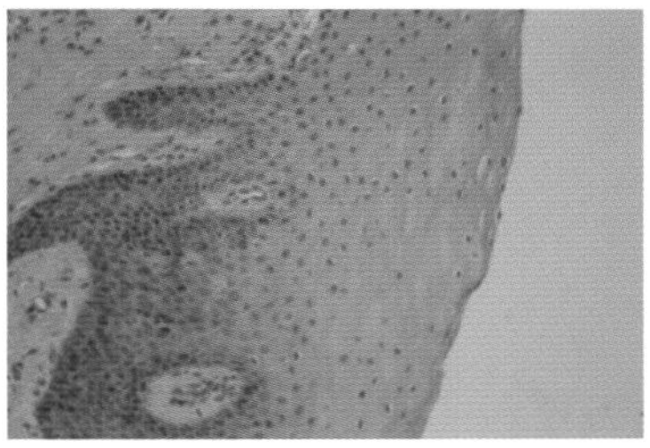

图25 ~ 图27 二期手术，组织病理显示重建区牙龈为典型的角化龈结构

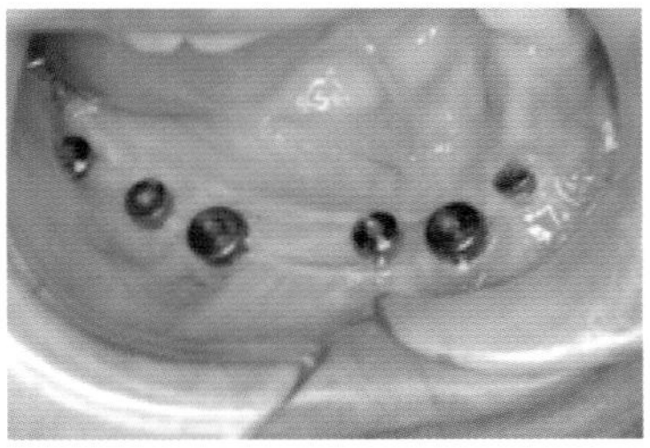

图28 游离牙龈移植，碘仿纱条固定1

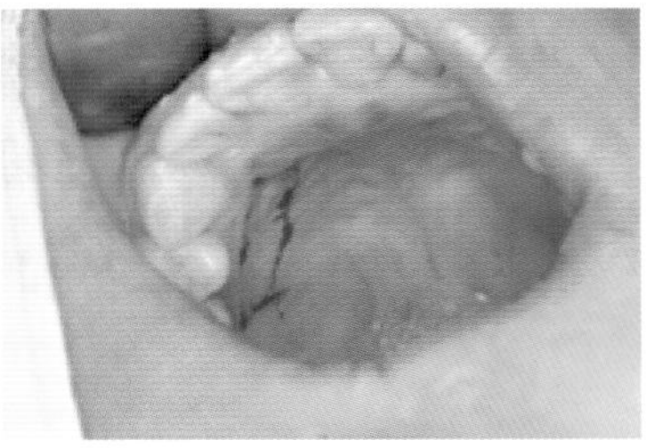

图29 游离牙龈移植，碘仿纱条固定2

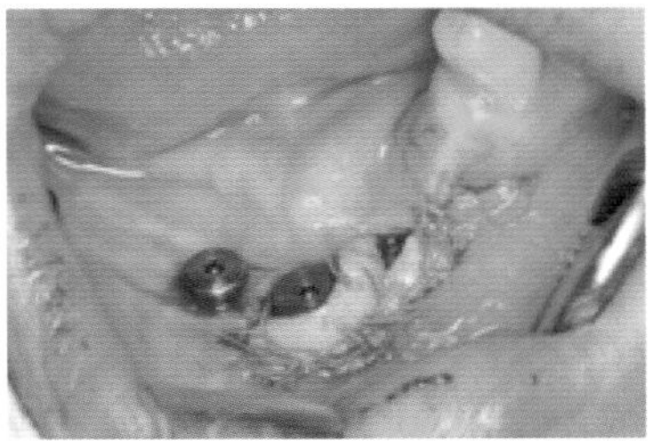

图30 游离牙龈移植，碘仿纱条固定3

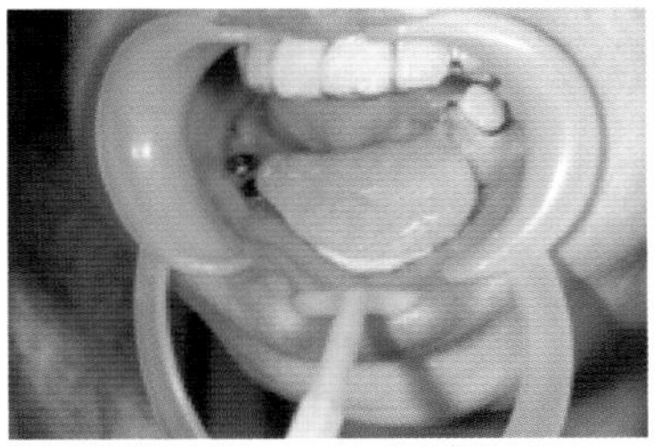

图31 游离牙龈移植，碘仿纱条固定4

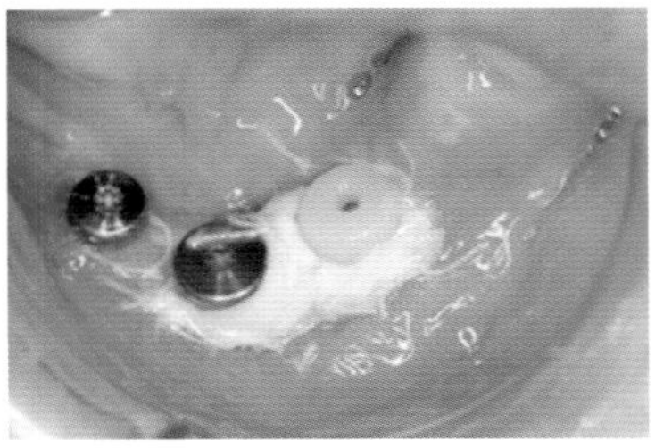
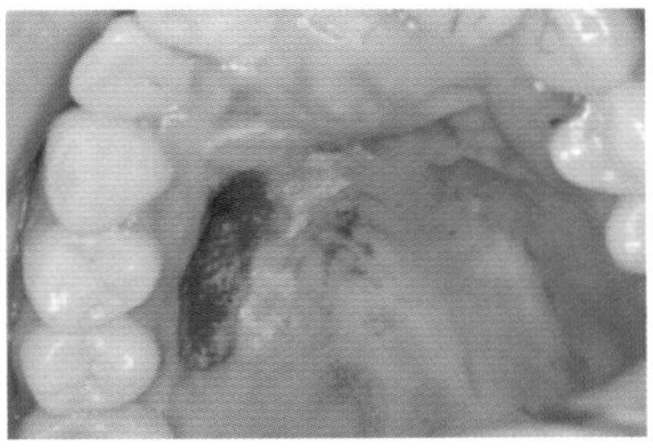

图32、图33 游离牙龈移植后2周受区、供区伤口愈合良好

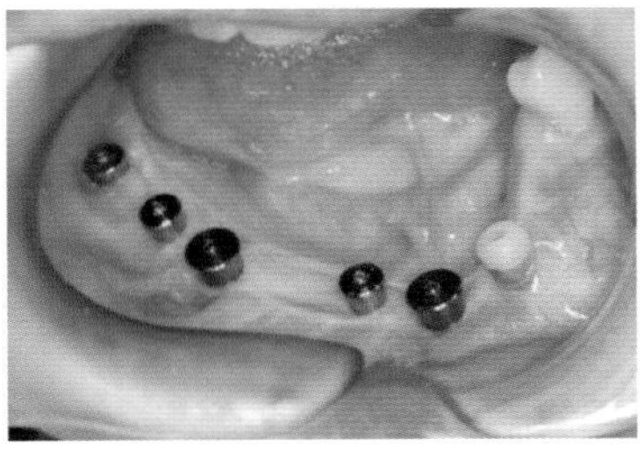

图34 术后1个月移植区形成良好的附着龈形态

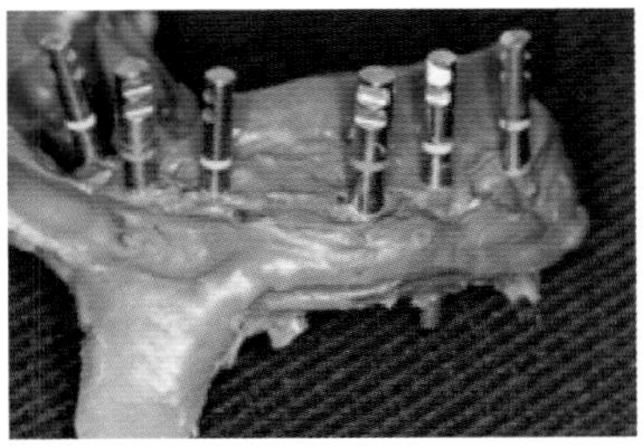

图36 最终取模

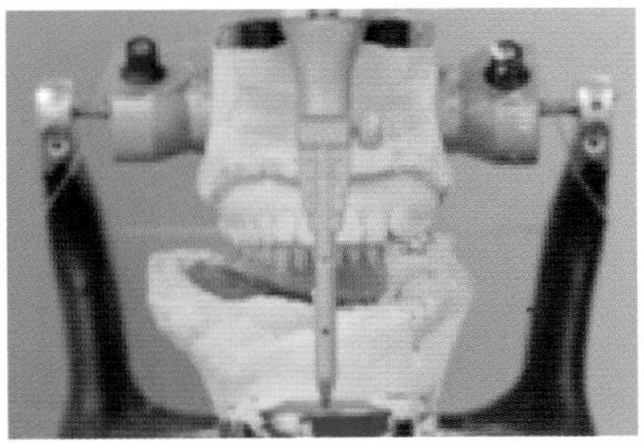

图37 转移咬合关系

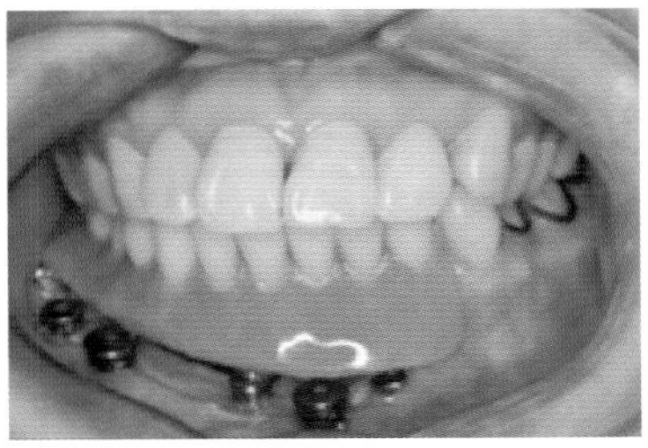

图38 确定垂直距离

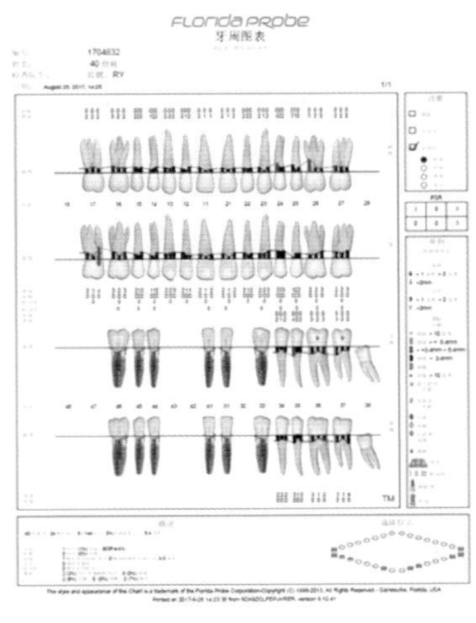

图35 佛罗里达探针结果示：患者牙周情况良好

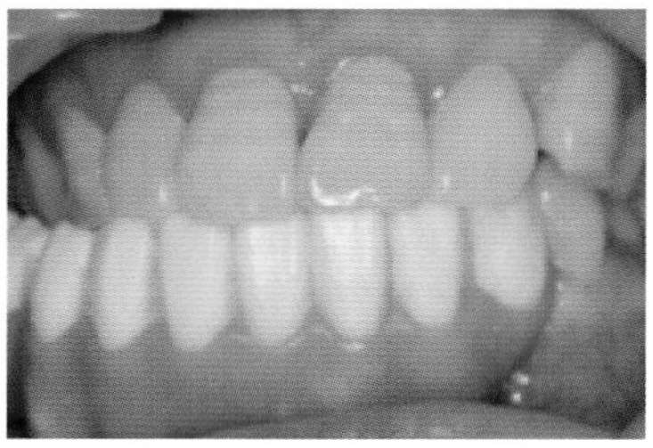

图39 试蜡牙、比色1

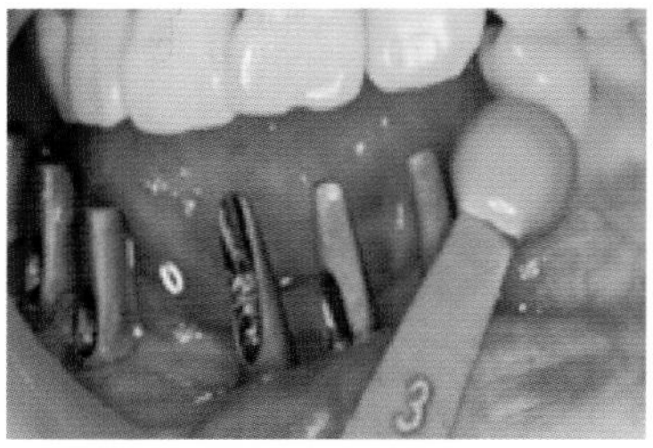

图40 试蜡牙、比色2

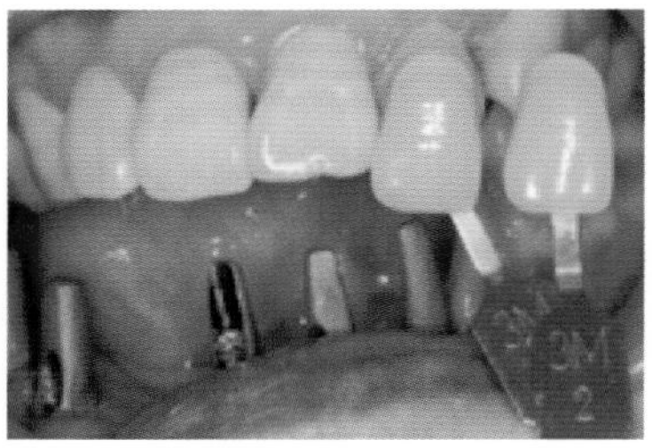

图41 试蜡牙、比色3

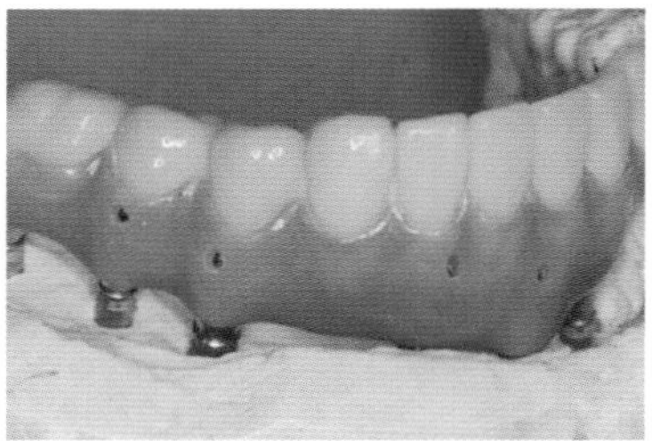

图42 最终修复体采用烤塑材料整体桥修复，颊侧留溢出孔

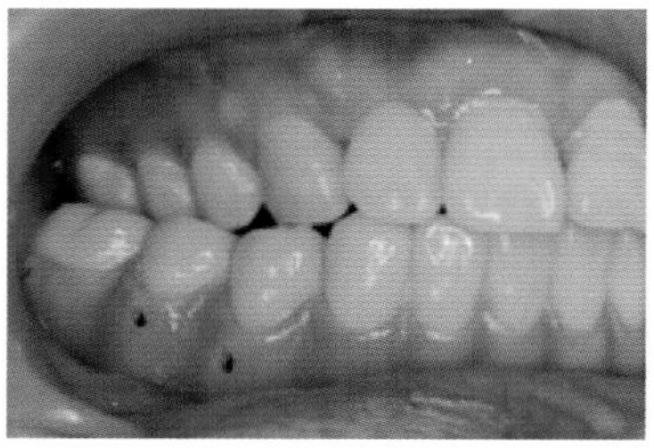

图43 戴牙口内像1

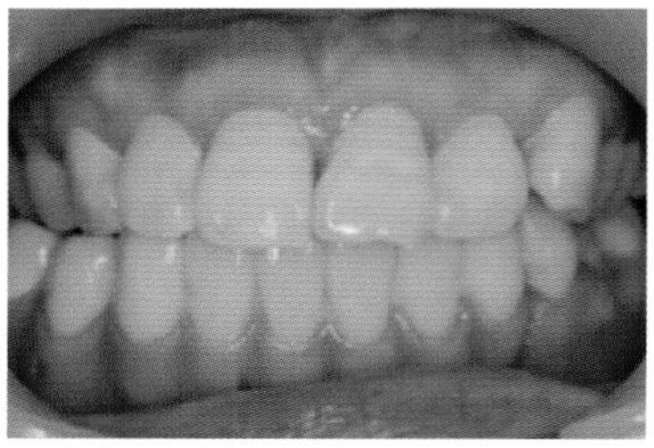

图44 戴牙口内像2

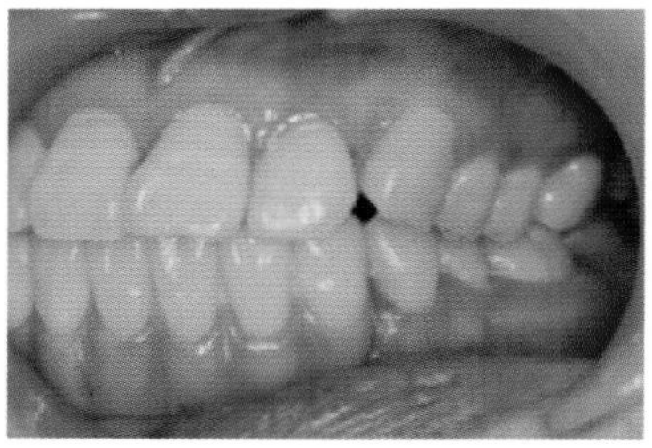

图45 戴牙口内像3

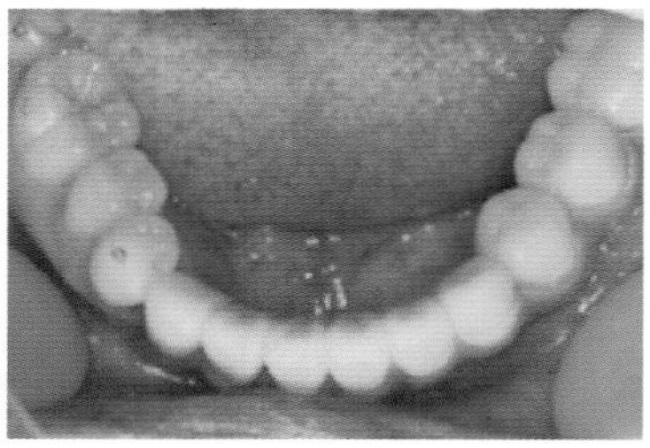

图46 戴牙口内像4

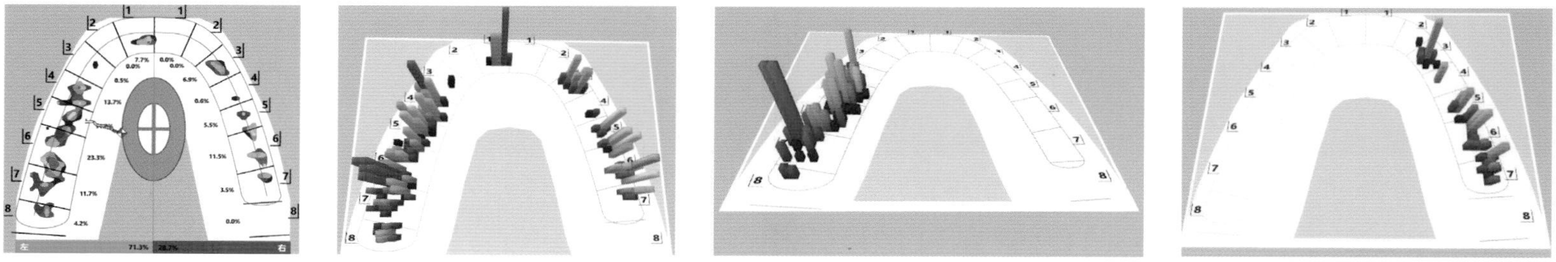

图47～图50 T-Scan调殆前正中殆、侧方殆

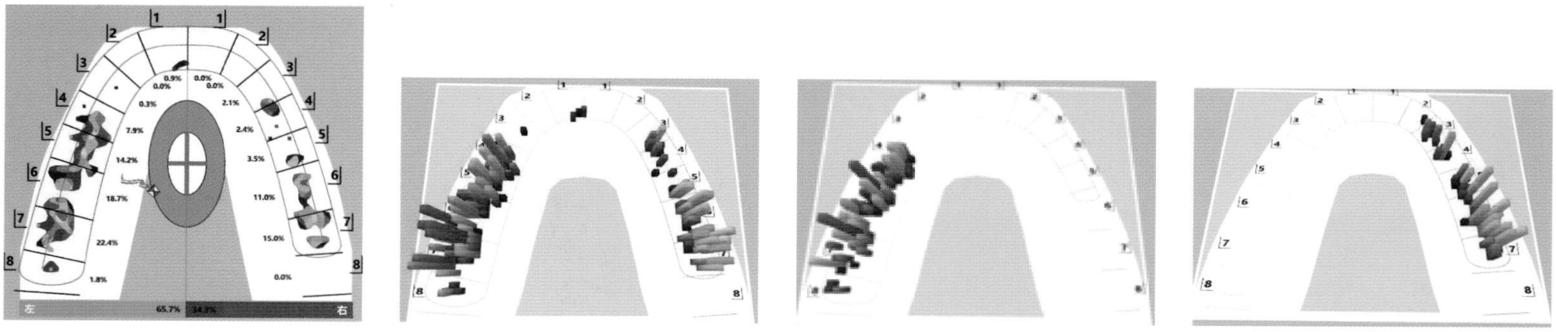

图51～图54 T-Scan调殆后正中殆、侧方殆

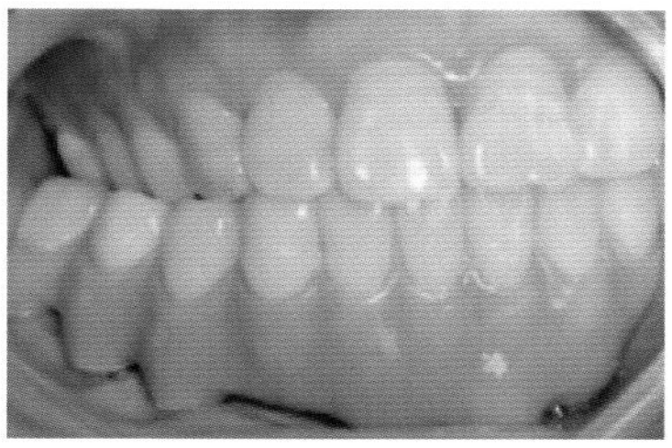

图55　口内临时粘接最终修复体1

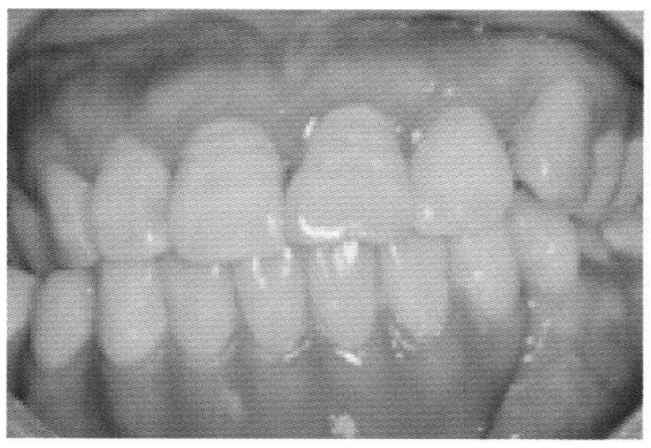

图56　口内临时粘接最终修复体2

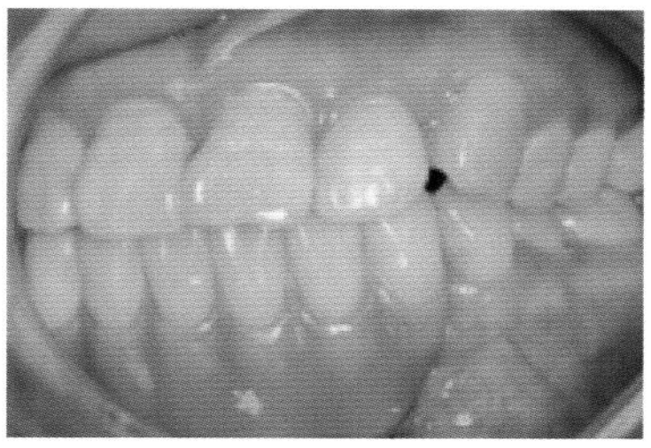

图57　口内临时粘接最终修复体3

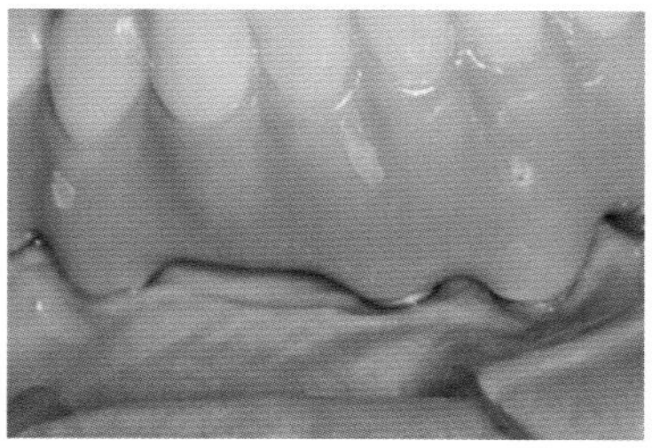

图58　义齿组织面与黏膜之间预留充足的自洁区

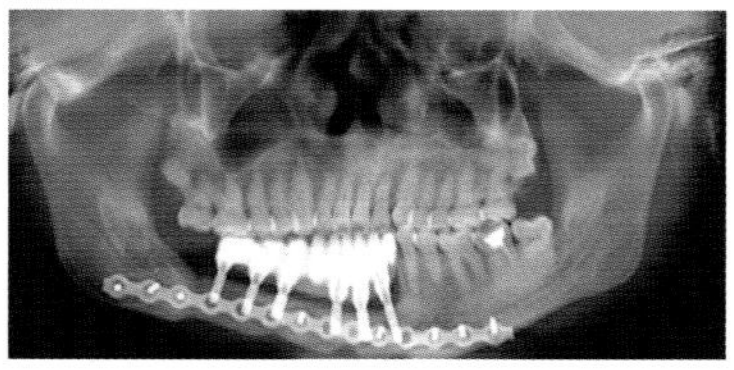

图59　戴牙后CBCT示：义齿均就位良好

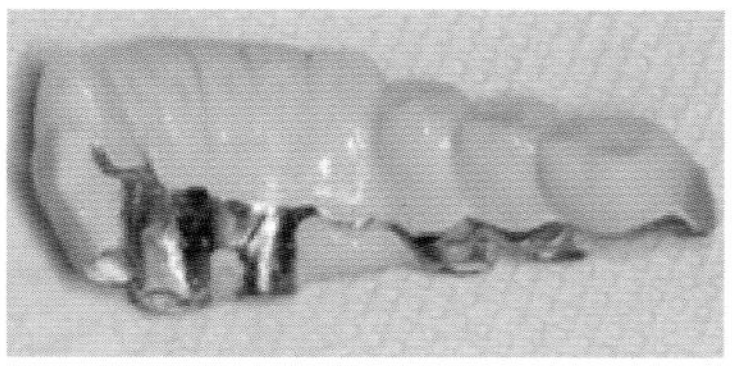

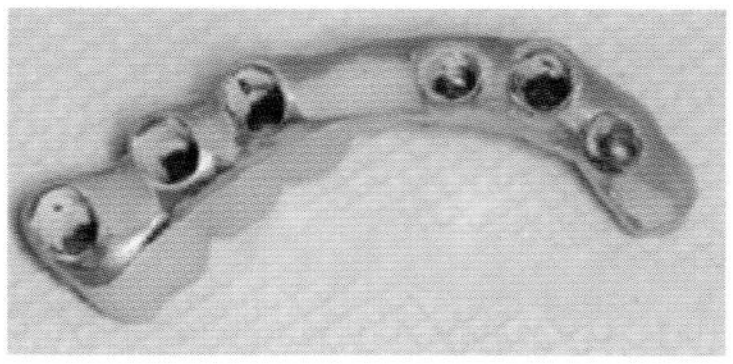

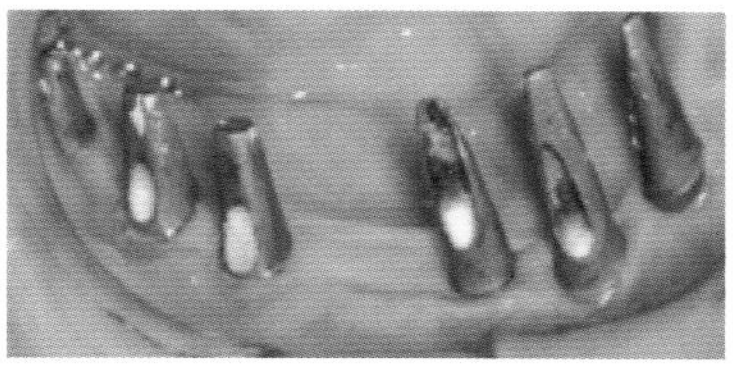

图60～图62　戴牙后半年复诊，见牙龈色性质良好，义齿组织面和舌侧面无明显色素、软垢沉积

二、结果

本病例利用数字化导板将植体植入理想的三维位置，微创、高效地完成手术；再利用个性化的修复设计、T-Scan数字化咬合分析系统结合咬合纸印记指导调𬌗，既有效分散了𬌗力，也使咬合力更加精准可靠；运用附着龈重建和游离牙龈移植改善了黏膜的性质，加强患者的口腔自洁作用，大大减少了种植体周围炎的发生，延长植体的使用寿命，提高患者的生存质量。最后，利用烤塑材料完成最终修复，获得了良好的临床效果，达到了功能和美观的统一。

三、讨论

本病例采用数字化导板指导手术完成，不仅可以使植体分布和数量更加合理，精准地将植体植入理想的三维位置，还可以微创高效安全地完成手术。

此外，因为腓骨重建在下颌骨的下缘，会造成修复时冠根比的不协调，通过增加植体数目，分散𬌗力，反覆盖设计、降低牙尖斜度，减少侧向力，最后利用T-Scan检测咬合，使咬合更加精准可靠。

腓骨皮瓣通常带有肌肉层，皮下组织过厚、动度大，表层皮肤组织自洁作用差，很容易引起种植体周围炎。通过附着龈的重建来改善黏膜性质，加强患者的口腔自洁作用，可以大大减少种植体周围炎的发生，从而延长植体的使用寿命，提高患者的生存质量。

本病例利用数字化导板、T-Scan以及软组织移植等一系列方法，后期利用烤塑材料完成最终修复，获得了良好的临床效果，达到了功能和美观的统一。

参考文献

[1] Fang W, Ma W, Ma WG, et al. A new submerged split-thickness skin graft technique to rebuild peri-implant keratinized soft tissue in composite flap reconstructed mandible or maxilla[J]. Oral Surg Oral Med Oral Pathol Oral Radiol, 2012, 113(3):4-9.

[2] Urken M, Buchbinder D, Costantino P, et al. Oromandibular reconstruction using microvascular composite flaps. Report of 210 cases[J]. Arch Otolaryngol Head Neck Surg, 1998,124:46-55.

[3] Chiapasco M, Bigliori F, Autelitano L, et al. Clinical outcome of dental implants placed in fibula free flaps used for the reconstruction of maxillo-mandibular defects following ablation for tumors or osteoradionecrosis[J]. Clin Oral Implants Res, 2006,17:220-228.

[4] Roumanas ED, Chang TL, Beumer J. Use of osseointegrated implants in the restoration of head and neck defects[J]. J Calif Dent Assoc, 2006,34(9):711-718.

[5] Blake F, Bubenheim M, heiland M, et al. Retrospective assessment of the peri-implant mucosa of implants inserted in reanastomosed or free bone grafts from the fibula or iliac crest[J]. Int J Oral Maxillofac Implants, 2008,23(6):1102-1108.

[6] Gbara A, Darwich K, Li L, et al. Long term results of jaw reconstruction with microsurgical fibula grafts and dental implants[J]. J Oral MaxillofacSurg, 2007,65:1005-1009.

[7] Fang W, Liu YP, Ma Q, et al. Long-Term Results of Mandibular Reconstruction of Continuity Defects with Fibula Free Flap and Implant-Borne Dental Rehabilitation[J]. International Journal of Oral & Maxillofacial Implants, 2014, 30(1).

[8] Ciocca L, Corinaldesi C, Marchetti C, et al. Gingival hyperplasia around implants in the maxilla and jaw reconstructed by fibula flap[J]. Int J Oral MaxillofacSurg, 2008,37:478-480.

[9] Iizuka T, Häfliger J, Seto I, et al. Oral rehabilitation after mandibular reconstruction using an osteocutaneous fibula free flap with endosseous implants[J]. Clin Oral Implants Res, 2005,16:69-79.

[10] Anne-Gaëlle B, Samuel S, Julie B, et al. Dental implant placement after mandibular reconstruction by microvascular free fibula flap: current knowledge and remaining questions.[J]. Oral Oncology, 2011, 47(12):1099-1094.

[11] Verhamme LM, Meijer GJ, Bergé SJ, et al. An Accuracy Study of Computer - Planned Implant Placement in the Augmented Maxilla Using Mucosa - Supported Surgical Templates[J]. Clinical Implant Dentistry & Related Research, 2015, 17(6):1154-1163.

[12] MarjoleinVercruyssen, Catherine Cox, WimTeughels, et al.Accuracy and patient-centered outcome variables in guided implant surgery: a RCT comparing immediate with delayed loading[J].Clinical Oral Implants Rearch,2016(27):427-443.

[13] Rilo B,Da Silva JL,Mora MJ,et al. Guidelines for occlusion in implant-borne prostheses.A review[J]. IntDent J,2008,58(3) : 139-145.

实时手术导航系统引导颧骨种植体植入的临床精准性评价

洪国峰　黄伟　吴轶群

摘要

目的： 探讨应用实时手术导航系统（real-time surgical navigation system）引导颧骨种植体植入的临床精准性。**材料与方法：** 本研究于实时导航引导下，对上颌无牙颌患者行双颧种植体植入术，计算植入种植体的起止点和角度误差，分析不同种植体长度、不同植入位置组间误差是否存在显著差异，以$P<0.05$定义为差异具统计学意义。**结果：** 共52颗颧骨种植体在实时手术导航系统的引导下植入于13位患者，所植入种植体起止点误差及角度误差分别为（1.24±0.78）mm、（1.84±0.90）mm和（2.12±0.99）度，不同植入位置组及不同长度种植体组间误差差异均无统计学意义。**结论：** 实时导航系统引导颧骨种植体植入具有高精准性，且不受植入位置及种植体长度的影响。

关键词： 颧骨种植体；牙列缺失；计算机辅助手术；实时手术导航系统；精准性

上颌牙列缺失伴剩余骨量严重不足患者的种植修复是口腔种植领域亟待解决的难题之一。当上颌剩余骨量严重不足或存在上颌骨缺损时，骨增量技术的实施往往难以获得可预期的成骨效果。Brånemark教授于1998年首先提出将较长的种植体植入于颧骨以解决上颌骨量不足的颧骨种植技术，植入颧骨的种植体因能获得足够的初期稳定性，而为即刻修复提供所需的必要条件。对上颌剩余骨量严重不足患者而言，颧骨种植技术极大地缩短了疗程，减少了手术次数，避免了大量复杂的骨增量操作，并可进行即刻修复，实现患者立即有牙的强烈愿望。虽然颧骨种植修复的存留率可达94.2%～100%，但由于颧骨参与眼眶及颞下窝的构成，在植入多颗种植体时势必会提高损伤眶内容物、眶下神经及颞下窝内血管和翼外肌的风险。实时手术导航系统能够在术中跟踪手术器械，实时显示手术器械与患者解剖结构的相对位置关系。通过实时手术导航系统的动态引导，术者能在手术中实现对术区的精准定位，避免损伤重要的解剖结构，以及在术中按照术前设计进行相关的外科操作。在口腔种植领域中，实时手术导航系统能够辅助寻找种植体植入位点及确定种植窝预备的方向，通过规划软件设计种植体的植入位置，并于术中实时动态监测种植窝的预备及种植体的植入，使术前的设计得以在术中精准实现。目前国际上实时手术导航系统的精准性研究多为报道引导常规种植体植入的误差，而引导颧骨种植体植入的精准性研究至今仍仅限于模型实验及离体头颅研究和个别临床病例报道，并无实时手术导航系统引导颧骨种植体植入临床患者的大样本临床精准性研究。因此，本研究的目的在于测量实时手术导航系统引导颧骨种植体植入术前设计和植入术后种植体起止点和角度误差，计算不同植入位置及不同种植体长度之间误差的差异是否存在统计学意义，并评价实时手术导航系统在引导颧骨种植体植入的临床精准性。

作者单位：上海交通大学医学院附属第九人民医院

通讯作者：吴轶群；Email: yiqunwu@hotmail.com

一、材料与方法

1. 资料收集　本研究对象为自2015年10月起于上海交通大学医学院附属第九人民医院口腔种植科就诊患者。纳入标准：①上颌牙列缺失。②患者上颌剩余骨量符合Cawood Ⅵ类标准。排除标准：①患者有未经治疗的上颌窦炎或其上颌窦内存在囊性肿物。②患者具严重的全身系统性疾病而无法耐受全麻手术。③患者颧骨存在明显解剖结构变异。所有患者术前剩余骨量均通过CBCT（i-CAT, Imaging Sciences International, Hatfield, PA）的影像学检查进行判定。

2. 研究方法

（1）术前导航规划：所纳入患者均于术前1天在上颌骨前份、腭中缝和上颌结节处共植入8颗标记物（CIBEI，中国）（图1），并进行CBCT的拍摄，再将CBCT数据导入手术导航规划软件（iPlan Navigator, BrainLAB AG, 德国）进行术前设计。所有患者的术前规划均为双侧颧骨各植入2颗颧骨种植体，在术前植入路径规划中，近中种植体的起点定位于双侧侧切牙及尖牙之间，远中种植体的起点定位于双侧第二前磨牙及第一磨牙之间，近中种植体的止点位于颧骨体上份近眶区域，远中种植体的止点位于颧骨体中下份的中央区域，近远中种植体间无接触，所有种植体的植入路径均无突入眼眶及颞下窝（图2）。

（2）实时手术导航系统引导颧骨种植体的植入：在实时手术导航开始前将头颅定位参考支架固定安装于患者额骨（图3），确认该支架连接稳定后进行患者解剖与规划影像的空间配准及手术器械的标定。所有种植窝的预备均按照术前规划全程在相同实时手术导航系统（VectorVision2, BrainLAB AG, 德国）的引导下由同一具有丰富经验的术者执行（图4～图6），并依序进行颧骨种植体的植入（图7），复合基台和基台保护帽的安装，以及创口的关闭。

（3）精准性分析：所有患者的术后CBCT均于术后72小时内拍摄并导入导航规划软件。在导航规划软件中将术前规划与术后影像通过自动匹配功能进行融合，比较术前设计植入路径的位置与实际种植体植入的位置之间的误差（图8）。所有测量均由同一测量者进行两次测量，取其均值，测量目标如下：①种植体及植入路径起点间的距离误差。②种植体及植入路径止点间的距离误差。③种植体及植入路径长轴间的角度误差。

（4）统计学分析：本章研究采用SPSS（22.0）软件（SPSS Inc., Chicago, IL, 美国）进行统计学处理。检验测量者信度采用Cronbach's α相关系数分析。成组设计的两样本均数比较采用独立样本 t 检验分析，以 $P<0.05$ 定义为组间差异具有统计学意义。

二、结果

本研究自2015年10月至2016年12月总共纳入了13位患者（男性5位，女性8位；平均年龄为56.5岁；年龄范围为37～69岁）。于实时手术导航系统的引导下总共植入52颗颧骨种植体，表1描述了本研究植入的颧骨种植体尺寸。所有患者均于72小时内进行即刻修复，实际植入的种植体长度均与术前设计植入长度一致，在治疗过程中未发生任何并发症。

1. 实时手术导航系统引导颧骨种植体植入的精准性 对52颗颧骨种植体的起止点距离误差及角度误差进行测量，由同一测量者进行两次测量并取其均值。起止点距离误差及角度误差的两次测量结果分别为（1.19±0.74）mm、（1.81±0.88）mm和（2.11±1.04）度及（1.29±0.84）mm、（1.87±0.95）mm和（2.13±0.99）度。测量者信度分析结果指出3组测量目标的两次测量结果间具有高度信度，α值分别为0.95、0.96和0.95。3组测量目标的中位数、均数、标准差及其范围见表2。

2. 不同长度种植体组间误差的差异 颧骨种植体按照其植入长度分为两组，以植入的种植体长度的中位数47.5mm作为分界线，长度为40～45mm的种植体归于短种植体组，长度为47.5～52.5mm的种植体归于长种植体组。短种植体组及长种植体组间所有误差的差异均无统计学意义（表3）。

3. 不同种植体植入位置组间误差的差异 颧骨种植体按照其植入位置分为两组，分别为近中种植体组和远中种植体组。虽然远中种植体组的止点处误差值较大，但两组间所有误差的差异均无统计学意义（表4）。

三、讨论

本文研究目的为测量实时手术导航系统在引导颧骨种植体植入的临床精准性。其结果指出，在实时手术导航系统的引导下，颧骨种植体植入的起点误差为（1.24±0.78）mm，颧骨种植体植入的止点误差为（1.84±0.90）mm，颧骨种植体植入的角度误差为（2.12±0.99）度。不同长度种植体组间及不同植入位置组间所有误差的差异均无统计学意义。

对于上颌前牙区及后牙区剩余骨量均严重不足的患者，若不实行骨增量术或预期骨增量效果不佳时，可采用颧骨种植技术于双侧颧骨各植入2颗种植体来支持一段式固定修复体。由于颧骨的解剖特异性以及手术视野的局限性，在单侧颧骨植入2颗种植体的风险要显著高于植入1颗种植体。目前数字化手术导板已广泛应用于引导常规种植体的植入且具有良好的精准性。数字化手术导板在导向前需将固位钉植入上颌以固定导板，但对于上述患者而言，由于其剩余骨量严重不足，致使导板在术中无法稳定地固定于患者上颌。而颧骨种植体的长度多为常规种植体的4～5倍，若于种植窝预备起点处存在一定误差，则颧骨种植体种植窝预备止点处的误差将为常规种植体的数倍。Chrcanovic等学者在数字化手术导板的引导下，将16颗颧骨种植体

表1 本研究植入的颧骨种植体尺寸

种植体长度（mm）	近中种植体	远中种植体	总数
40	0	5	5
42.5	0	2	2
45	0	9	9
47.5	0	4	4
50	2	6	8
52.5	24	0	24
总数	26	26	52

表2 颧骨种植体起止点距离误差和角度误差

	中位数	均数	标准差	最小值	最大值
起点误差（mm）	1.15	1.24	0.78	0.2	3.0
止点误差（mm）	1.80	1.84	0.90	0.3	4.0
角度误差（度）	1.80	2.12	0.99	0.9	4.9

表3 不同长度种植体组间起止点误差及角度误差的差异

	种植体长度≥47.5 mm（$n=36$）	种植体长度<47.5 mm（$n=16$）	P值
起点误差（mm）	1.25 ± 0.82	1.22 ± 0.69	0.886
止点误差（mm）	1.80 ± 0.96	1.93 ± 0.77	0.649
角度误差（度）	2.19 ± 1.04	1.98 ± 0.89	0.485

表4 不同种植体植入位置组间起止点误差及角度误差的差异

	近中种植体（$n=26$）	远中种植体（$n=26$）	P值
起点误差（mm）	1.27 ± 0.86	1.22 ± 0.70	0.833
止点误差（mm）	1.67 ± 0.97	2.00 ± 0.82	0.189
角度误差（度）	2.09 ± 0.97	2.15 ± 1.03	0.815

植入离体头颅颧骨中并研究其精准性。其研究结果指出，在数字化手术导板引导下，颧骨种植体矢状面和冠状面的角度误差分别为（8.06±6.40）度及（11.20±9.75）度，其中一颗种植体突入眼眶内，另一颗突入颞下窝内。Vrielinck等学者进行了数字化手术导板引导颧骨种植体植入的临床研究，其研究结果指出，颧骨种植体起点和止点的误差分别为2.77mm（范围为1.0~7.4mm）及4.46mm（范围为0.3~9.7mm），其中2颗种植体失败的原因可能归咎于不良的植入位置。因此，数字化手术导板被认为可用来确定颧骨种植体的植入位点，但不建议用于全程引导。为了使颧骨种植体能按照术前设计精准地植入及实现微创手术操作，实时手术导航系统引导颧骨种植体植入的研究陆续被提出。与数字化手术导板相比，实时手术导航系统在术中能全程动态地显示当前种植窝预备的三维空间位置，可即时观察患者的解剖结构、规划植入路径及手术器械三者的相对位置关系，当种植窝预备方向出现偏离时可立即发觉并进行修正，从而提高种植体植入的精准性。至今许多学者已对实时手术导航系统引导常规种植体植入的精准性进行了相关研究，但仅有为数不多的研究报道其引导颧骨种植体植入的精准性。至今为止，实时手术导航系统应用于引导颧骨种植体植入的精准性研究仅限于离体头颅和3D打印头颅模型，离体头颅研究中的起止点误差分别为（1.30±0.8）mm和（1.7±1.3）mm，3D打印头颅模型研究中的起止点误差分别为（1.36±0.59）mm和（1.57±0.59）mm。目前尚无以患者为研究对象的临床研究发表，仅有2篇均为单一患者的病例报告对实时手术导航系统引导颧骨种植体植入的误差进行测量，其中一篇报道双侧颧骨共植入3颗种植体的起止点误差和角度误差分别为（1.13±0.30）mm、（1.64±0.19）mm和（3.57±0.92）度，另一篇报道单侧颧骨植入3颗种植体的起止点误差和角度误差分别为（1.07±0.15）mm、（1.20±0.46）mm和（1.37±0.21）度。理论上来说，离体头颅和模型研究的精准性应高于临床研究，临床精准性研究往往受限于患者的体位、开口度、唾液血液冲洗液及手术器械和导航系统的操作等因素，从而导致其误差增加。本研究的结果指出实时手术导航系统引导颧骨种植体植入的起止点距离误差和角度误差分别为（1.24±0.78）mm（范围为0.2~3.0mm）、（1.84±0.90）mm（范围为0.3~4.0mm）和（2.12±0.99）度（范围为0.9度~4.9度），该结果与上述的离体头颅和模型实验结果相近。

实时手术导航系统引导颧骨种植体植入的误差可能来源于三维图像配准及术者的临床操作。在导航手术开始前，需先将患者的实际解剖结构与其在CT影像中的空间位置关系相配对，这一步骤称为图像配准（registration）。通过点对点配对技术，将术前拟定好的标记点在术中以光学追踪定位进行空间几何变换计算，获得患者实际解剖结构的空间位置。配准技术为决定整个导航手术精准性的关键之一，配准的方式和配准点的精准度影响术中手术器械的实时定位和疗效。影响配准精准度的因素包括：定位参考支架于术中移动所产生的误差、标记物的类型和数目、标记物的离散程度、标记物与术区的距离等。标记物的数目越多、离散程度越高及标记物与术区的距离越近，三维图像配准的误差则越小。对于上颌可用骨量严重不足的患者，其配准定位钉仅能植入上颌骨前份、上颌结节和硬腭中缝等区域。本研究中，为了提高导航的精准性，所有患者均采取骨内标记物作为配准标记点。在术者的临床操作方面，整个导航的全程要求术者按照术前规划的植入路径进行种植窝的预备，在种植窝预备时要保持钻头与显示屏指导方向完全一致，当预备方向偏离术前规划路径时应立即纠正。

本研究中虽然近中和远中种植体间植入误差的差异无统计学意义，但可观察到远中种植体止点处具有较大的误差，这可能与患者开口度及下颌阻挡种植手机和钻头放置有关。远中种植体位于上颌第二前磨牙及第一磨牙之间，而该区域的颌间距离小于前牙区。另外，颧骨种植手机并非常规种植用弯机头且钻头均为长钻，致使远中种植窝的预备难度较大，导致远中种植体止点处产生较大的误差。数字化手术导板引导颧骨种植体植入的起止点

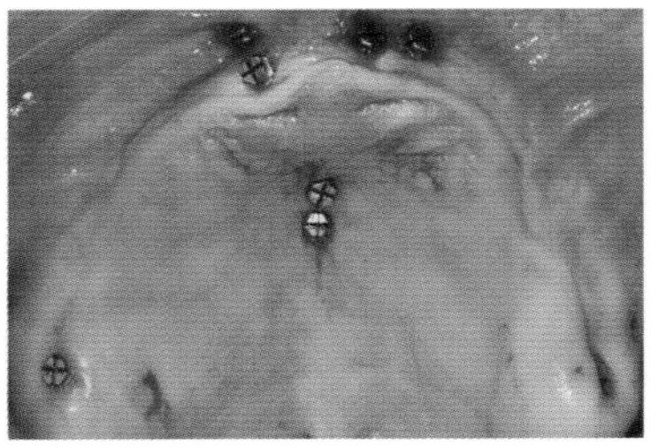
图1 上颌骨内配准标记物分布

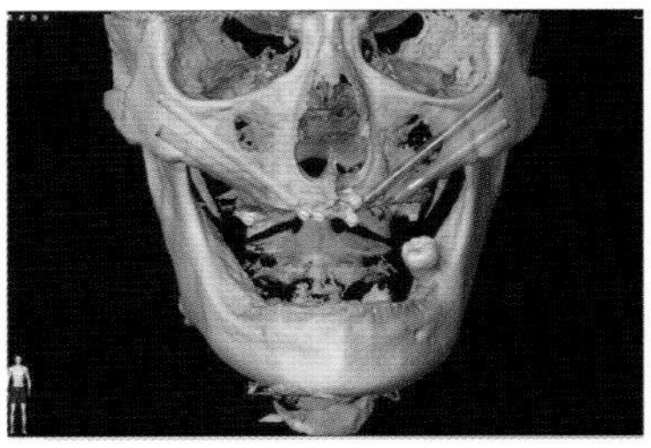
图2 颧骨种植体术前植入路径规划

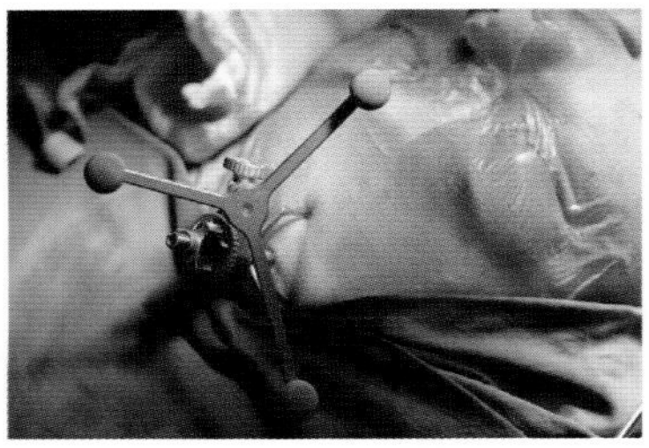
图3 固定头颅定位参考支架

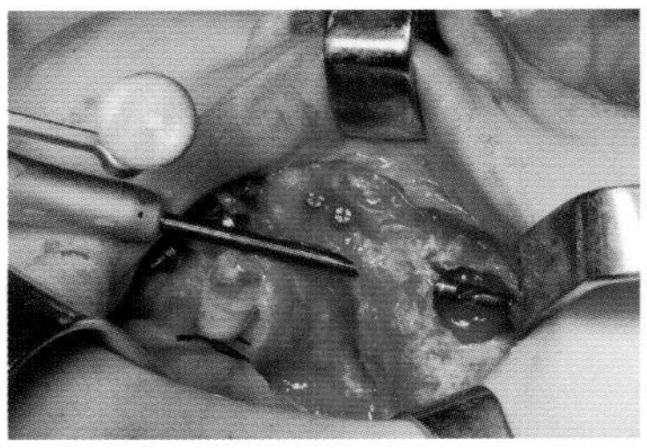
图4 实时手术导航系统引导下进行种植窝的预备1

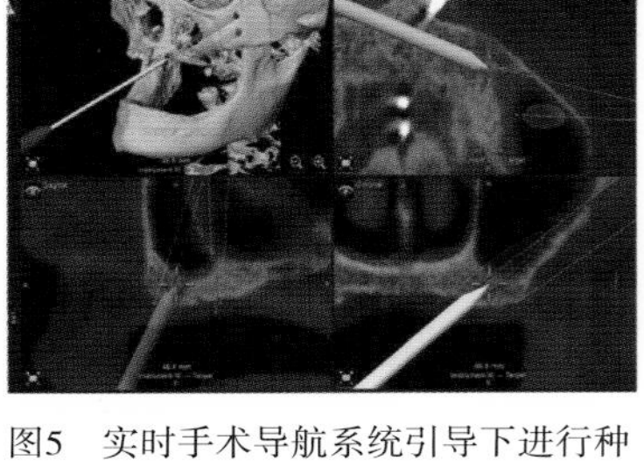
图5 实时手术导航系统引导下进行种植窝的预备2

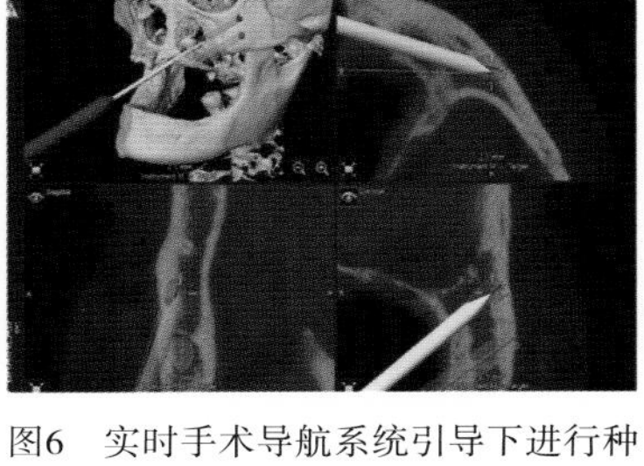
图6 实时手术导航系统引导下进行种植窝的预备3

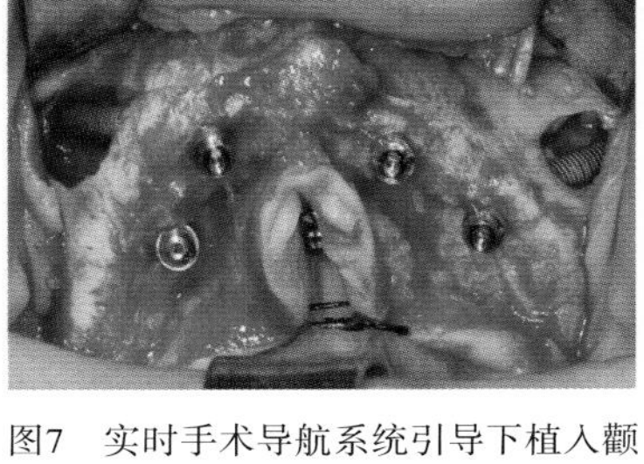
图7 实时手术导航系统引导下植入颧骨种植体

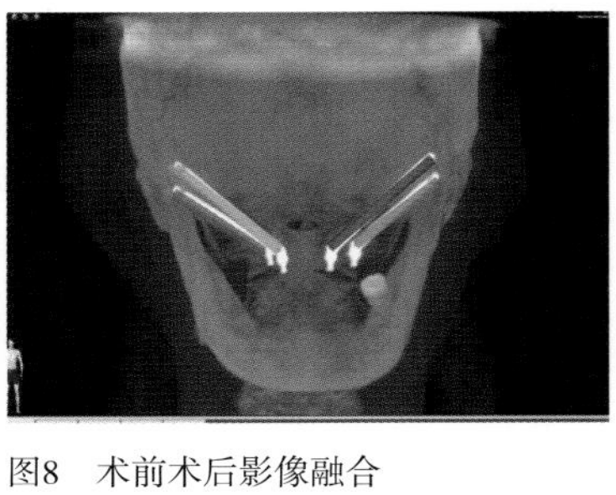
图8 术前术后影像融合

距离误差和角度误差分别为（2.77±1.61）mm （范围为1.0～7.4mm）、（4.46±3.16）mm（范围为0.3～9.7mm）和（5.14±2.59）度 （范围为0.8度～9.0度），虽然两者间的数据存在部分重叠，但导航系统的误差值均小于数字化手术导板。另外，在数字化手术导板精准性研究中，种植体植入的位置和种植体长度与其精准性之间具有相关性，当植入的种植体越长或植入的位置越远中，其植入误差越大。在本研究结果中，不同种植体植入位置和不同长度种植体间的误差差异均无统计学意义，因此实时手术导航系统不仅在引导颧骨种植体植入上具有更高的精准性，且其精准性不随种植体长度及植入位置不同而发生变化。

因本研究对象目前尚无长时间的随访，因此在研究内容中并无报道在实时手术导航系统引导下植入的颧骨种植体及其修复体的随访结果，往后的研究除了应继续增加研究对象的数量外，还应分析颧骨种植体及其修复体的中长期成功率和存留率，以明确实时手术导航系统的临床应用与颧骨种植体及其修复体的成功率和存留率之间是否相关。

四、结论

本研究测量了实时手术导航系统引导颧骨种植体植入的临床精准性，其结果指出，颧骨种植体植入的起止点误差和角度误差分别为（1.24±0.78）mm、（1.84±0.90）mm及（2.12±0.99）度。实时手术导航系统引导颧骨种植体的植入具有高度精准性，且不随植入种植体的长度和植入的位置不同而影响其精准性。

参考文献

[1] Chrcanovic BR, Pedrosa AR, Custódio A L N. Zygomatic implants: a critical review of the surgical techniques[J]. Oral and Maxillofacial Surgery, 2013, 17(1):1.

[2] Davo R. Immediate function of four zygomatic implants : a 1-year report of a prospective study[J]. 2010,3(4):323-334.

[3] Branemark P-I, Grondahl K, Ohrnell L-O, et al. Zygoma fixture in the management of advanced atrophy of the maxilla: technique and long-term results[J]. Scand J Plast Reconstr Surg Hand Surg. Sweden, 2004,38(2):70-85.

[4] Esposito M, Worthington HV. Interventions for replacing missing teeth: dental implants in zygomatic bone for the rehabilitation of the severely deficient edentulous maxilla[J]. Cochrane database Syst Rev. England, 2013,9:CD004151.

[5] Goiato MC, Pellizzer EP, Moreno A, et al. Implants in the zygomatic bone for maxillary prosthetic rehabilitation: a systematic review[J]. International Journal of Oral & Maxillofacial Surgery, 2014, 43(6):748-757.

[6] Davo R, Pons O. 5-year outcome of cross-arch prostheses supported by four immediately loaded zygomatic implants: A prospective case series[J]. Eur J Oral Implantol. England, 2015,8(2):169-174.

[7] Wang F, Monje A, Lin G-H, et al. Reliability of four zygomatic implant-supported prostheses for the rehabilitation of the atrophic maxilla: a systematic review[J]. Int J Oral Maxillofac Implants. United States, 2015,30(2):293-298.

[8] Xiaojun C, Ming Y, Yanping L, et al. Image guided oral implantology and its application in the placement of zygoma implants. Comput[J]. Methods Programs Biomed, 2009, 93: 162-173.

[9] Systems M, Korea S. Different techniques of static / dynamic guided implant surgery : modalities and indications[J]. 2014, 66:214-227.

[10] Wagner A, Wanschitz F, Birkfellner W, et al. Computer-aided placement of endosseous oral implants in patients after ablative tumour surgery: assessment of accuracy[J]. Clin Oral Implants Res. Denmark, 2003 Jun,14(3):340-348.

[11] Wanschitz F, Ewers R. Computer-enhanced stereoscopic vision in a head-mounted display for oral implant surgery[J]. 2001:610-616.

[12] Wanschitz F. Evaluation of accuracy of computer- aided intraoperative positioning of endosseous oral implants in the edentulous mandible[J]. 2001:59-64.

[13] Wittwer G, Adeyemo WL, Schicho K, et al. Computer-guided flapless transmucosal implant placement in the mandible: a new combination of two innovative techniques[J]. Oral Surg. Oral Med. Oral Pathol. Oral Radiol. Endod,2006, 101: 718-723.

[14] Kramer FJ, Baethge C, Swennen G, et al. Navigated vs. conventional implant insertion for maxillary single tooth replacement[J]. Clin. Oral Implants Res,2005, 16: 60-68.

[15] Wittwer G, Adeyemo WL, Schicho K, et al. Prospective randomized clinical comparison of 2 dental implant navigation systems[J]. Int J Oral Maxillofac Implants. United States, 2007,22(5):785-790.

[16] Brief J, Edinger D, Hassfeld S, et al. Accuracy of image-guided implantology. Clin[J]. Oral Implants Res, 2005, 16: 495-501.

[17] Hoffmann J, Westendorff C, Schneider M, et al. Accuracy assessment of image-guided implant surgery: an experimental study[J]. Int J Oral Maxillofac Implants. United States, 2005,20(3):382-386.

[18] Gaggl A, Schultes G. Assessment of accuracy of navigated implant placement in the maxilla[J]. Int J Oral Maxillofac Implants. United States, 2002,17(2):263-270.

[19] Gaggl A, Schultes G, Kärcher H. Navigational precision of drilling tools preventing damage to the mandibular canal[J]. J. Craniomaxillofac. Surg, 2001, 29: 271-275.

[20] Chiu W-K, Luk W-K, Cheung L-K. Three-dimensional accuracy of implant placement in a computer-assisted navigation system[J]. Int J Oral Maxillofac Implants. United States, 2006,21(3):465-470.

[21] Kusumoto N, Sohmura T, Yamada S, et al. Application of virtual reality force feedback haptic device for oral implant surgery[J]. Clin. Oral Implants Res, 2006, 17: 708-713.

[22] Watzinger F, Birkfellner W, Wanschitz F, et al. Placement of endosteal implants in the zygoma after maxillectomy: a Cadaver study using surgical navigation[J]. Plast Reconstr Surg. United States, 2001 Mar,107(3):659-667.

[23] Chen X, Wu Y, Wang C. Application of a surgical navigation system in the rehabilitation of maxillary defects using zygoma implants: report of one case[J]. Int J Oral Maxillofac Implants. United States, 2011,26(5):e29-34.

[24] Hung K, Huang W, Wang F, et al. Real-Time Surgical Navigation System for the Placement of Zygomatic Implants with Severe Bone Deficiency[J]. Int J Oral Maxillofac Implants. United States, 2016,31(6):1444-1449.

[25] Al ONZ, An L. Zygomatic implants : indications , techniques and outcomes , and the Zygomatic Success Code[J]. 2014,66:41-58.

[26] Stiévenart M, Malevez C. Rehabilitation of totally atrophied maxilla by means of four zygomatic implants and fixed prosthesis: a 6-40-month follow-up[J]. International Journal of Oral & Maxillofacial Surgery, 2010, 39(4):358-363.

[27] Chrcanovic BR, Oliveira DR, Custódio AL. Accuracy evaluation of computed tomography-derived stereolithographic surgical guides in zygomatic implant placement in human cadavers[J]. Journal of Oral Implantology, 2010, 36(5):345-355.

[28] Vrielinck L, Politis C, Schepers S, et al. Image-based planning and clinical validation of zygoma and pterygoid implant placement in patients with severe bone atrophy using customized drill guides. Preliminary results from a prospective clinical follow-up study[J]. Int. J. Oral Maxillofac. Surg, 2003, 32: 7-14.

[29] Chrcanovic BR, Pedrosa AR, Custódio A L N. Zygomatic implants: a critical review of the surgical techniques[J]. Oral and Maxillofacial Surgery, 2013, 17(1):1.

[30] Claes J, Koekelkoren E, Wuyts FL, et al. Accuracy of Computer Navigation in Ear, Nose, Throat Surgery: the influence of matching strategy[J]. Arch Otolaryngol Head Neck Surg, 2000, 126: 1462-1466.

[31] Sun Y, Luebbers HT, Agbaje JO, et al. Validation of anatomical landmarks-based registration for image-guided surgery: an in-vitro study[J]. J. Craniomaxillofac. Surg, 2013, 41: 522-526.

[32] West JB, Fitzpatrick JM, Toms SA, et al. Fiducial point placement and the accuracy of point-based, rigid body registration[J]. Neurosurgery, 2001, 48: 810-817.

[33] Zhang W, Wang C, Yu H, et al. Effect of fiducial configuration on target registration error in image-guided cranio-maxillofacial surgery[J]. J. Craniomaxillofac. Surg, 2011, 39: 407-411.

[34] Luebbers HT, Messmer P, Obwegeser JA, et al. Comparison of different registration methods for surgical navigation in cranio-maxillofacial surgery[J]. J. Craniomaxillofac. Surg, 2008, 36: 109-116.

[35] D' haese J, Van De Velde T, Elaut L, et al. A prospective study on the accuracy of mucosally supported stereolithographic surgical guides in fully edentulous maxillae[J]. Clin. Implant Dent. Relat. Res, 2012, 14: 293-303.

[36] Stübinger S, Buitrago-Tellez C, Cantelmi G. Deviations between placed and planned implant positions: an accuracy pilot study of skeletally supported stereolithographic surgical templates[J]. Clin. Implant Dent. Relat. Res, 2014, 16: 540-551.

全程数字化技术在前牙外伤拔除后即刻种植即刻修复中的应用

郭华艳 黄兰 吴伟恂 陈卫东 黄远亮

摘要

目的：旨在探讨全程数字化技术在前牙外伤拔除后即刻种植、即刻修复中的临床应用的可行性与可预测性。**材料与方法：**患者，男性，30岁，上颌前牙因摔倒致外伤性折断1天就诊，经临床检查及CBCT检查，诊断为11近中切角折裂、21冠根折。21根管治疗1周后应用3Shape口内扫描，与CBCT影像配准、分析设计种植外科导板及临时冠，次日行即刻种植+即刻修复。**结果：**术后即行CBCT检查，三维影像显示21种植方向与术前规划一致，保留唇侧骨板1.6mm，术后1个月复查患者龈缘高点及龈乳头水平与邻牙一致。**结论：**在严格掌握适应证的条件下，基于数字化技术的前牙美学区牙外伤拔除后实施即刻种植即刻修复技术可获得精准和美学效果的可预测性。

关键词：即刻种植；即刻修复；牙种植；前牙美学区；数字化技术

一、材料与方法

1. 病例简介 30岁女性患者。上颌前牙因摔倒致外伤性折断1天就诊。患者昨日因不慎摔倒致上颌前牙折断于外院急诊就诊未做任何处理，今来本科室就诊。临床检查：颌面部对称。张口度及张口型正常。11近中切角折断，断面不整，叩痛（－），牙无明显松动，牙龈无明显红肿。21冠折，冠折线从牙冠中1/3延伸至近中龈下，折裂片松动但未离断。浅覆殆，浅覆盖。CBCT（KaVo i-CAT）检查示11冠折，未见明显根折。21冠折线明显，至骨下未离断，也未见明显根折。

2. 诊断 11、21冠折。

3. 治疗计划 根据CBCT及临床检查，基于全程数字化技术拟行21拔除后即刻种植+即刻修复，3个月后永久修复，11切角美容修复。

4. 治疗过程（图1～图25）

（1）外伤当日在阿替卡因肾上腺素局部浸润麻醉下拔除21腭侧折裂片，腭侧折裂至骨下4mm以上，拔髓，Waveone根管预备，牙胶根管充填，根长23mm（断端-根尖），复合树脂充填，调殆，抛光，告医嘱。11调殆，抛光，告医嘱。

（2）1周后全口超声波龈上洁治，喷砂，抛光，告医嘱。

（3）择期行21拔牙后即刻种植修复。种植手术前3Shape口内光学扫描，CBCT重建图像与其配准，3Shape implant studio模拟及建立患者全程导航种植外科与修复规划，拟21区即刻种植，计划植入种植体NobelActive Internal NP 3.5mm×18mm，临时基台修复，CAD/CAM设计制作完成硬质树脂临时冠。根据术前种植计划，3D打印制作种植外科手术导板（Surgical Guide）。

（4）种植手术导板、患者前颌骨模型（3D打印制作）及修复临时冠进行术前等离子冷消毒。血常规检查无异常。告知手术方案及手术风险，签署手术知情同意书。

（5）常规消毒铺巾，阿替卡因肾上腺素局部浸润麻醉下微创拔除21，探诊唇侧骨板完整存在，种植外科手术导板就位良好后，逐级扩孔备洞至3.2/3.4mm，植入NobelActive Internal NP 3.5mm×18mm，植入扭矩≥20N·cm，临时置入愈合基台，植体唇侧与骨板间隙内植入骨替代品Bio-Oss 0.25g，取下愈合基台，树脂临时冠就位，唇侧颈部丰满明显，取下修正抛光重新就位，检查咬合，中央螺栓（15N·cm）拧紧就位，牙冠腭侧螺丝孔棉球+暂封充填，告医嘱。

二、结果

即刻种植即刻修复，术后即刻CBCT显示21种植方向与术前规划一致，保留唇侧骨板1mm以上，术后1个月复查患者龈缘高点及龈乳头水平与邻牙一致。术后3个月个性化取模，制作永久CAD/CAM全瓷冠。

作者单位：同济大学附属东方医院

通讯作者：黄远亮；Email: ylhuang0115@163.com

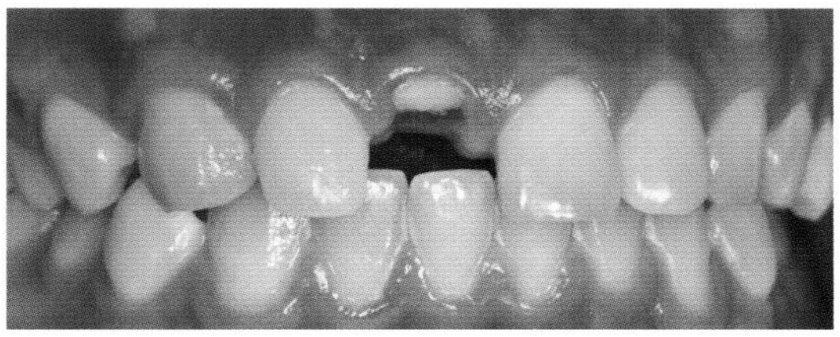

图1　术前口内正面像

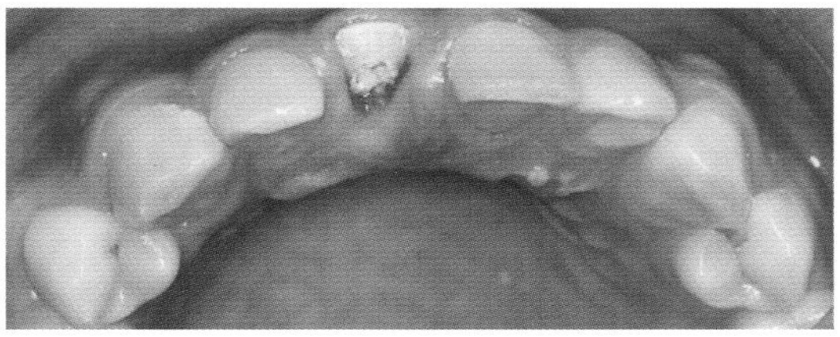

图2　术前口内殆面像

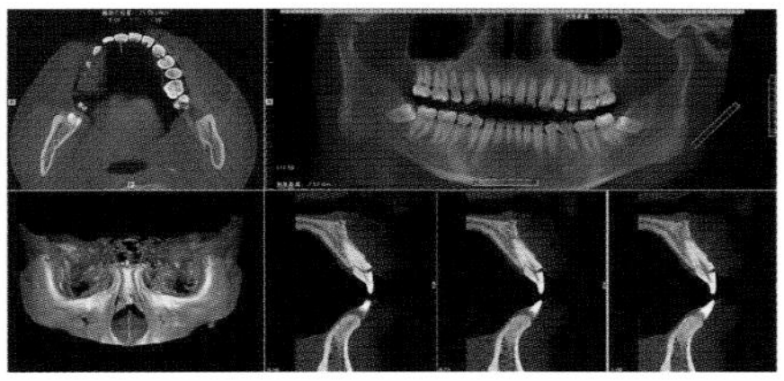

图3　术前CBCT

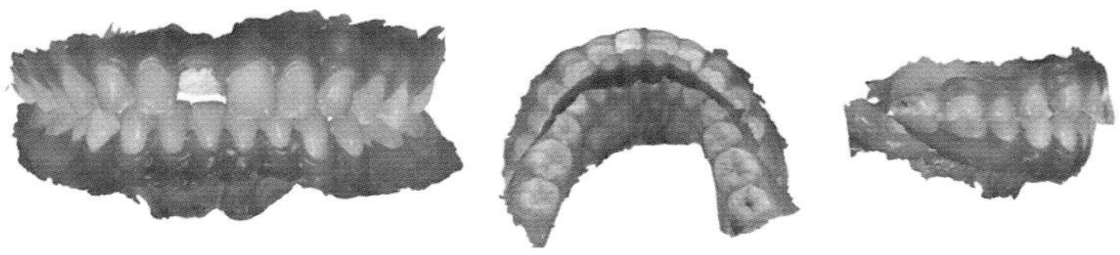

图4　3Shape口内扫描后重建获得患者上下颌及咬合关系

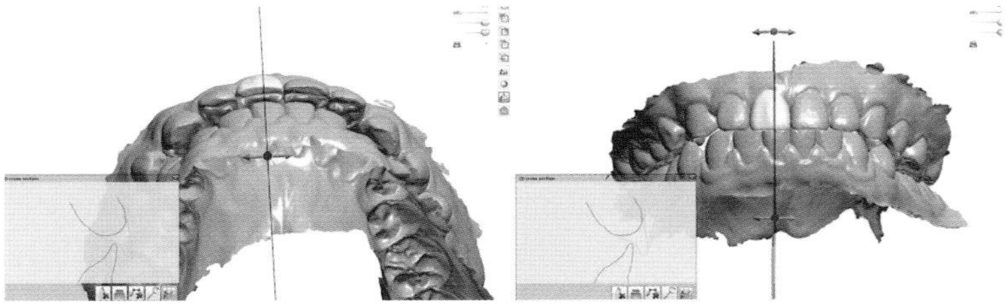

图5　术前规划排牙

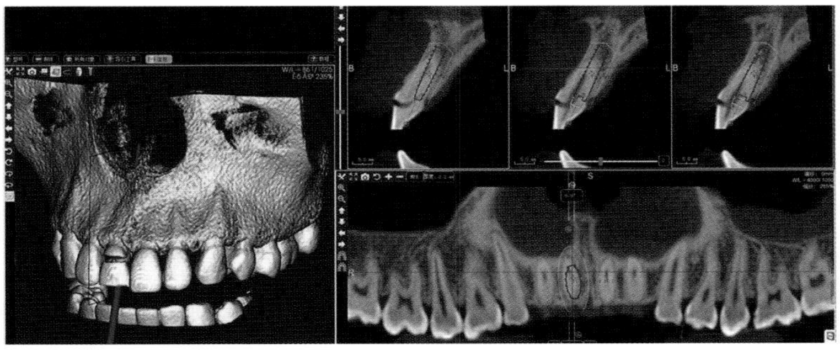

图6　11术前规划模拟

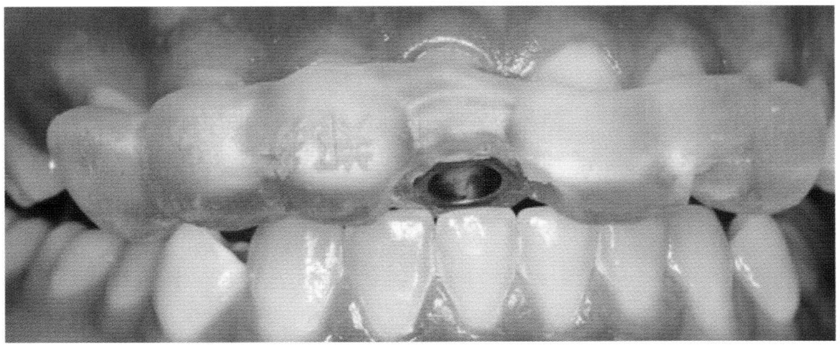

图7　种植手术中戴入种植外科手术导板

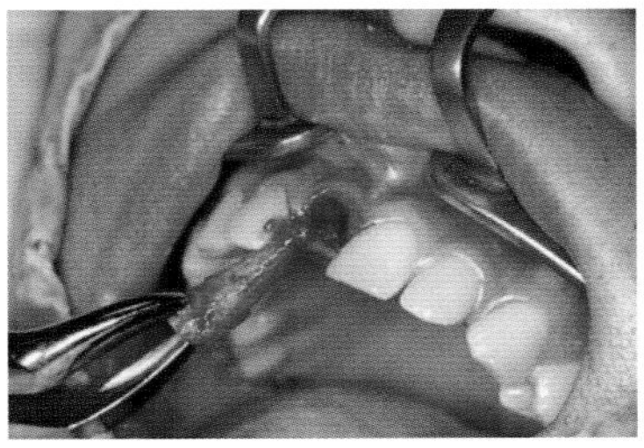

图8　微创拔除11

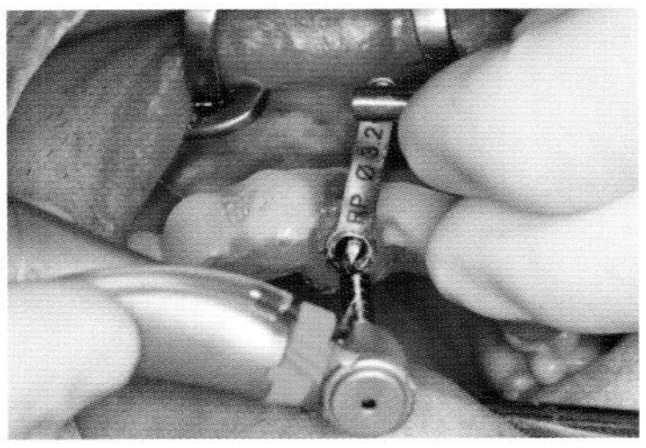

图9　种植外科手术中使用手术导板外科工具

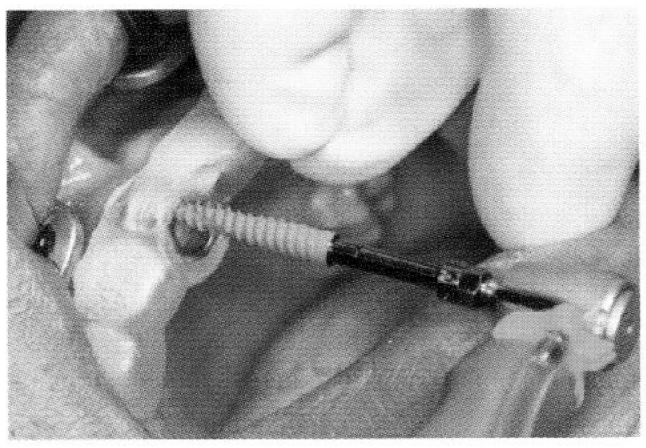

图10　植入NobelActive Internal NP 3.5mm × 18mm种植体

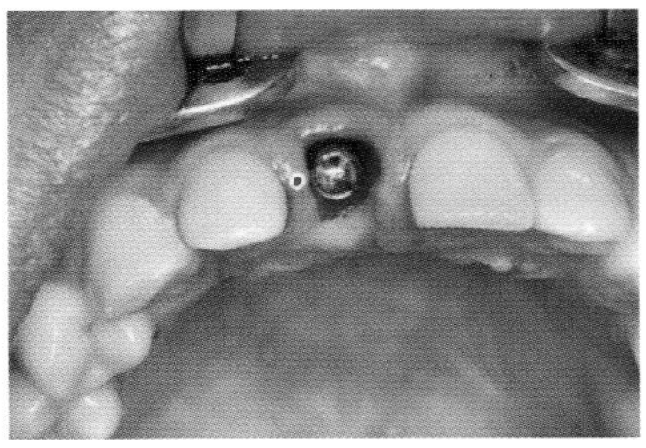

图11　种植外科手术中11植入种植体后，唇侧骨间隙存在

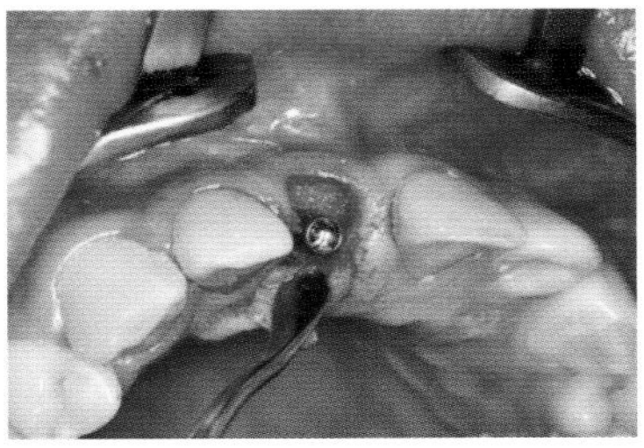

图12　11唇侧骨间隙植入Bio-Oss

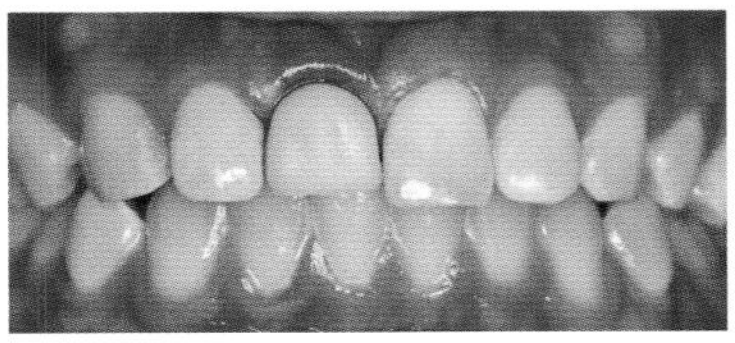

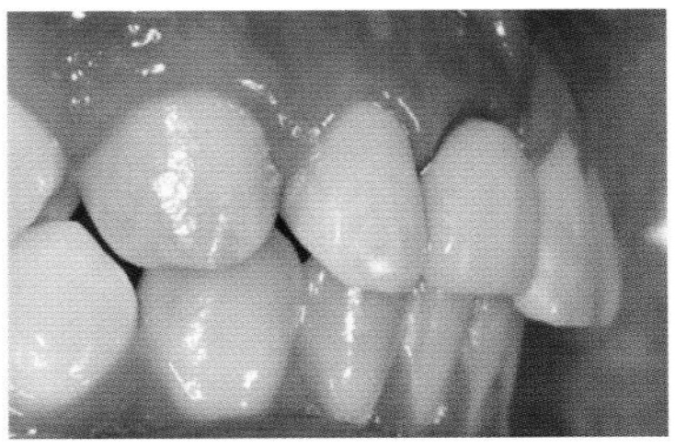

图13、图14　种植术后临时冠修复，可见11近远中龈乳头及龈缘高度与邻牙一致

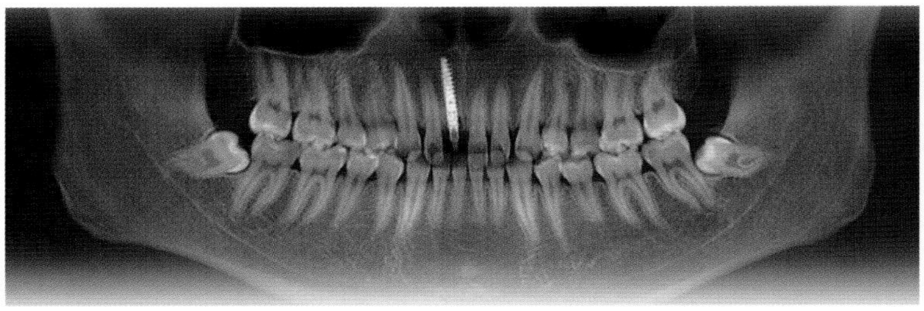

图15 术后曲面断层片

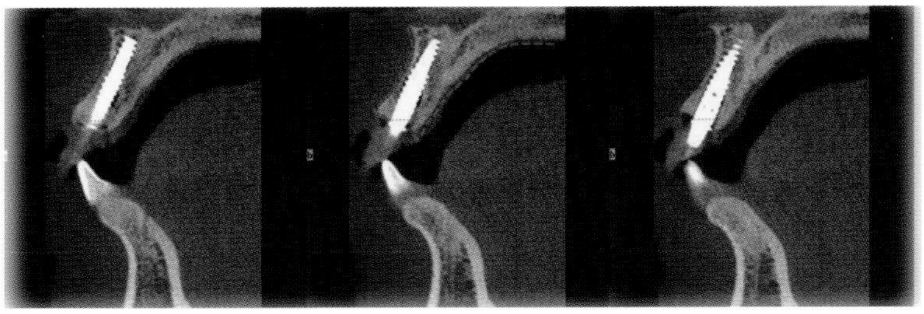

图16 术后CBCT

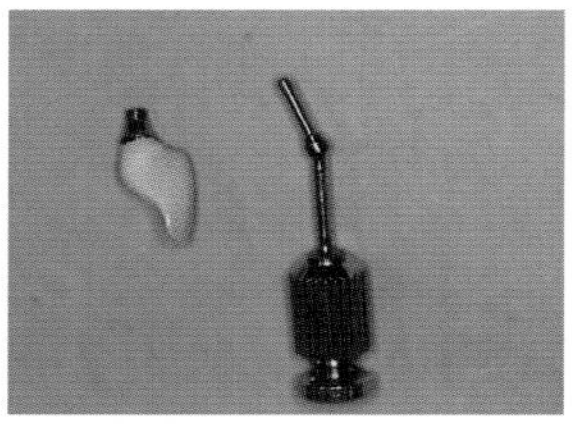

图17 种植ASC Procera全瓷冠

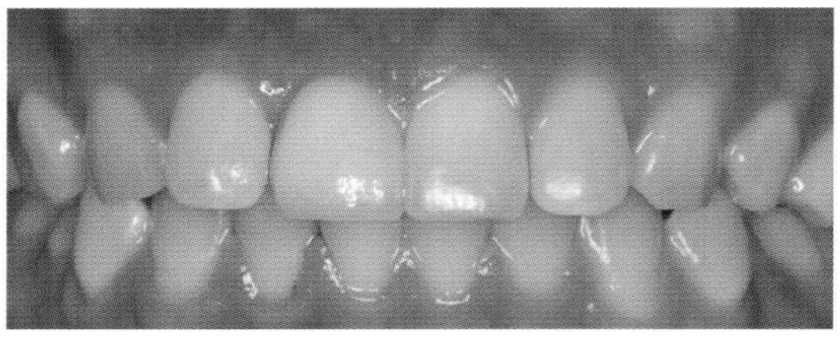

图18 术后4个月口内正面像

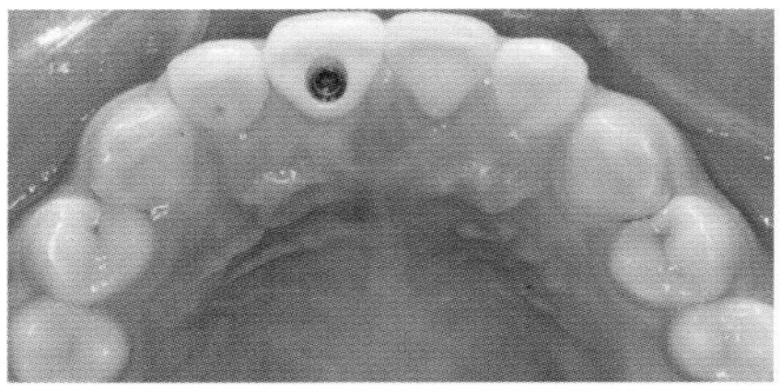

图19 术后4个月口内殆面像

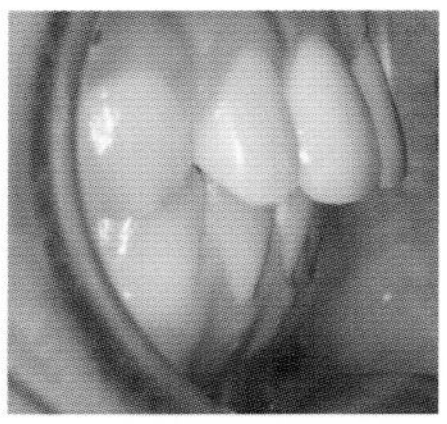

图20 术后4个月口内侧面像

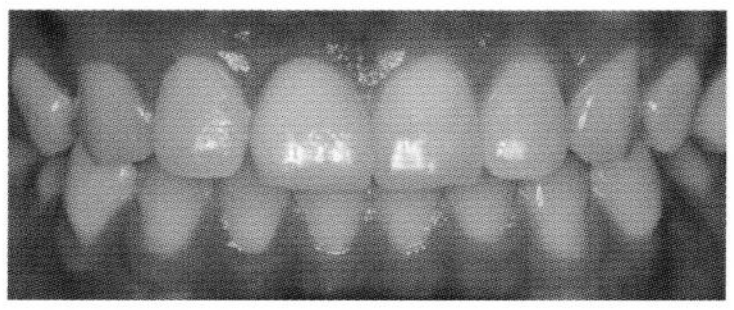

图21 种植修复后1年口内正面像

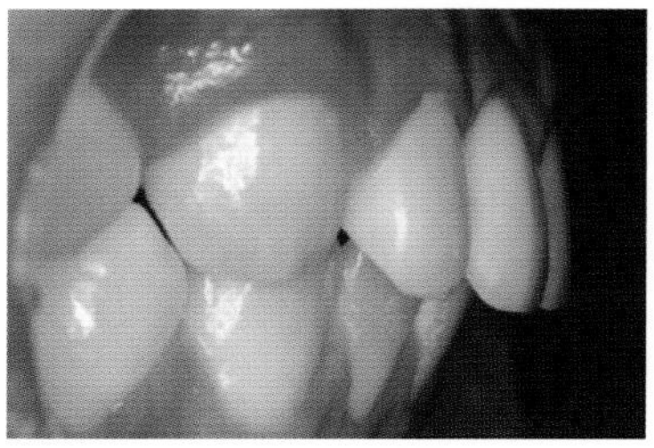

图22 种植修复后1年口内侧面像

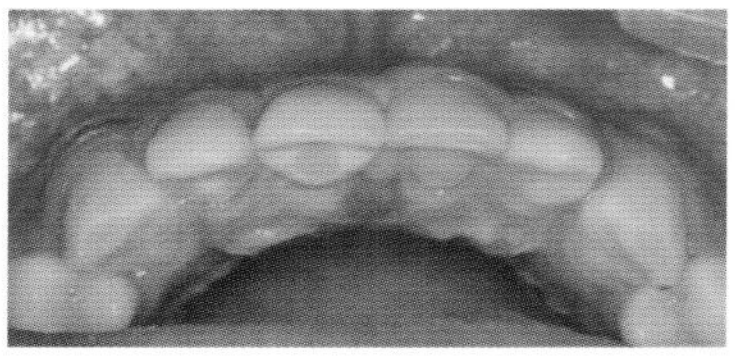

图23 种植修复后1年口内殆面像

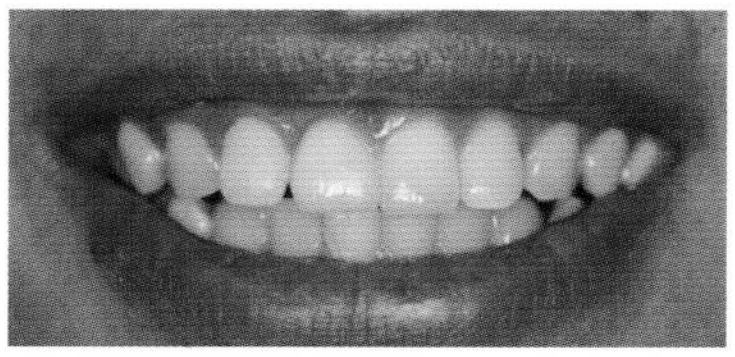

图24 种植修复后1年微笑像

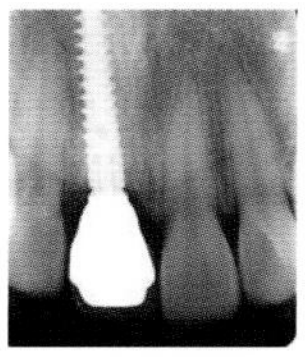

图25 种植修复后1年根尖片

三、结论

1. 临床上牙外伤无法保存的牙齿拔除后采取即刻种植与修复技术是位点保存的基础，结合微创拔牙技术可显著提高唇侧骨板及牙槽嵴的无损保存。

2. 种植体偏腭侧植入不仅为唇侧骨板余留间隙植骨，减少后期唇侧骨板的吸收，确保长期美学的稳定性，而且可为前牙直接螺丝或ASC螺丝固位创造条件。

3. 基于原有冠颈个体化的虚拟预成冠设计与CAD/CAM制作后的即刻修复可有效支撑和恢复软硬组织形态。

4. 基于数字化技术的前牙美学区即刻种植即刻修复技术可获得精准和美学效果的可预测性。

四、讨论

1. 牙外伤无法保留的牙齿拔除后在新鲜拔牙窝内进行的即刻种植即刻修复一旦成功，具有多种优点，包括：软硬组织同期愈合；依靠临时冠支撑软组织成形；术后患者即刻获得前牙美学修复效果。

2. NobelActive种植体的结构及螺纹设计可在前牙即刻种植中获得良好的初期稳定性并实现即刻种植修复。

3. 基于CBCT三维影像分析技术、数字化光学印模技术、牙模激光扫描技术、CAD/CAM及3D打印快速成形技术，可借助现代种植设计与模拟软件实现前牙美学区种植外科与修复的全数字化工作流程，以期获得最佳的可预测的美学效果。

参考文献

[1] Bell C, Bell R, Bell B. Immediate Restoration of NobelActive Implants Placed Into Fresh Extraction Sites in the Anterior Maxilla[J]. Bell. Journal of Implantology, 2012, 40(4): 455–458.

[2] Kan JY, Roe P, Rungcharassaeng K, et al. Classification of sagittal root position in relation to the anterior maxillary osseous housing for immediate implant placement: a cone beam computed tomography study[J]. International Journal of Oral Maxillofacial Implants, 2011, 26(4):873–876.

[3] 施斌, 赖红昌, 陈卓凡, 等. 关于即刻种植的思考[J]. 国际口腔医学杂志, 2014, 41(3): 255–262.

数字化导板引导上颌All-on-4即刻种植修复

郭倩倩　姜宝岐

摘要

目的：本病例旨在观察上颌“All-on-4”“精确化”种植即刻修复的临床效果。**材料与方法**：口腔种植修复逐渐成为牙列缺失患者进行义齿修复的重要选择，尤其是种植体支持的固定义齿因其良好的美观性、舒适性及咀嚼效能等受到越来越多患者的欢迎，而对于长期活动义齿修复或者牙周病的患者，其牙槽骨吸收严重，传统种植不能解决缺牙问题，需进行骨移植或上颌窦外提升等附加手术。本病例选取上颌多颗牙因牙周病缺失，牙槽骨吸收严重，常规种植无法解决需要附加手术者进行“All-on-4”“精确化”种植即刻修复。术前采用数字化技术辅助准备，包括制作放射导板、设计种植体的三维位置、制作数字化外科导板、制作临时修复体；在导板辅助下制备窝洞，植入种植体，术后即刻临时修复；软硬组织愈合完成后，采用CAD/CAM技术完成最终修复。**结果**：上颌全口义齿戴入后面型丰满，上唇丰满度充分恢复，咬合均匀稳定。在观察期内，种植体支持的固定义齿功能良好，种植体及修复体无并发症。**结论**：本病例针对上颌多颗牙因牙周病缺失，牙槽骨吸收严重，常规种植无法解决需要附加手术者进行“All-on-4”“精确化”种植即刻修复，其临床流程可行，临床效果满意。

关键词：数字化种植；All-on-4；即刻修复

无牙颌修复是传统修复治疗的重大难题。牙齿全部缺失，由牙及牙周组织传导的调节牙槽骨吸收与再生平衡的生理性刺激消失，导致牙槽骨吸收，颌弓缩小，支持组织减少，黏膜萎缩，给义齿修复带来极为不利的影响，造成传统全口义齿的固位与稳定差，咀嚼效率低，常难以达到理想的修复效果。

口腔种植技术的发展为无牙颌修复开辟了一条新途径，口腔种植修复逐渐成为牙列缺失患者进行义齿修复的重要选择，尤其是种植体支持的固定义齿因其良好的美观性、舒适性及咀嚼效能等受到越来越多患者的欢迎，但是对于长期活动义齿修复或者牙周病的患者，其牙槽骨吸收严重，采用传统种植技术比较困难，需进行骨移植或上颌窦外提升等附加手术，而“All-on-4”种植技术可减少或避免上颌窦底提升或骨增量等附加手术。该技术具有：①仅用4颗种植体支持修复体，其中前牙区的种植体为垂直植入，后牙区种植体为角度植入以避开上下颌颌骨后部的重要解剖结构。②即刻修复， 在种植体植入当天进行临时修复。③支持通过CAD/CAM所制作的导板，不翻瓣植入种植体。④可支持多种上部结构的修复方式等优点。

本病例选取上颌多颗牙因牙周病缺失，牙槽骨吸收严重，常规种植比较困难需要附加手术者，进行“All-on-4”“精确化”种植即刻修复。

作者单位：山东大学口腔医院

通讯作者：姜宝岐；Email: jiangbaoqione@163.com

一、材料与方法

1. 病例简介　52岁男性患者。上颌牙列缺损，多年前曾在外院行上颌活动义齿修复，2015年11月因义齿固位不良、咀嚼效率不佳来诊，要求种植修复。患者全身一般状况良好，否认重大系统疾病、传染病，否认家族遗传病史，否认药物过敏史。专科检查：全口卫生状况一般，全口牙龈无明显红肿。16～27牙缺失，17、18 Ⅱ度松动，CBCT示17、18牙槽骨吸收到根尖1/3。33～43行牙周夹板固定，36松动Ⅱ度，46松动Ⅰ度，37、47牙缺失，CBCT示下颌牙槽骨吸收为根1/2～2/3。牙齿中度磨耗，开口度3横指，开口型无偏斜，无关节弹响；面下1/3略凹陷，上唇丰满度可。术前CBCT分别测量16～26各位点骨高度、骨厚度。SAC分类评估（表1）及诊断。此病例的SAC分类为高度复杂类。

表1　SAC分类评估——决定上颌牙列缺失SAC分类的列表

上颌牙列缺失：固定修复体	简单	复杂	高度复杂
颌间距离		平均	受限
入路		充分	受限
负荷方案		常规/早期	即刻
美学风险		低	中/高
愈合期的过渡义齿		可摘式	固定式
副功能咬合		不存在	存在
𬌗型		前牙引导	非前牙引导

2. 诊断　上颌牙列缺损；下颌牙列缺损；牙周炎。

3. 治疗计划　患者牙槽嵴剩余骨量行常规种植修复比较困难，需进行上颌窦外提升等附加手术。与患者沟通手术方案，因创伤大、缺牙时间长，患者拒绝行上颌窦外提升术，患者接受“All-on-4”种植修复。

（1）牙周系统治疗；暂保留17、18。

（2）术前依据模型扫描数据、CBCT数据等构建数字化模型，根据美学和功能原则设计最终修复体外形，再以修复为导向设计种植体的三维位置，并制作数字化外科导板，同时，为了减少术后进行临时修复的等待时间，术前设计制作了高精度的临时修复体。

（3）外科导板辅助下行上颌“All-on-4”种植即刻修复。

（4）6个月后行上颌纯钛切削支架+氧化锆全瓷冠修复。

4. 治疗过程（图1～图40）

（1）术前准备：常规血液检查，排除手术禁忌。术前预防性应用抗菌药及镇痛药（头孢克洛缓释胶囊0.375g，奥硝唑片0.5g，氨酚双氢可待因片1片），复方氯己定漱口液含漱。

（2）术中过程：常规消毒铺巾，阿替卡因局麻下拔除17、18。阿替卡因于上颌牙槽嵴行局部浸润麻醉，待麻醉成功后，就位外科导板，固位针插入上颌骨固定外科导板，于12、15、22、25位置的牙槽嵴顶用环切刀行环状切口，剥离术区黏骨膜瓣，显露术野，刮匙搔刮去除骨面残留软组织，手术导板匹配器械逐级预备种植窝，最终于12位点植入NobelActive直径4.3mm×10mm种植体1颗，于22位点植入NobelActive直径4.3mm×8.5mm种植体1颗，于15位点植入NobelActive直径4.3mm×13mm种植体1颗，于25位点植入NobelActive直径4.3mm×11.5mm种植体1颗，植入扭矩70N·cm，置复合基台。生理盐水冲洗，纱布块压迫止血。

（3）术后拍摄CBCT，示种植体三维位置良好。

（4）术后当天行即刻修复。

（5）术后3个月复诊，口内检查临时修复体固位良好，无松动；CBCT示种植体情况良好，周围未见阴影。

（6）术后8个月复诊，口内检查临时修复体无异常，CBCT示种植体骨结合良好，种植体周围未见病理性骨吸收。种植体水平取初印模，初模型，制作个别托盘；种植体水平制取开窗式印模，终模型；在终模型上制作𬌗托和𬌗堤，面弓转移颌位关系。

（7）取模后2周，患者口内试戴支架。

（8）2周后戴入最终修复体。

（9）6个月后复诊，口腔卫生良好，黏膜颜色、质地正常，义齿稳定性良好，义齿组织面有少量食物残渣，曲面断层片：种植体骨结合良好，未见病理性骨吸收。

二、结果

患者种植体植入后，无明显不适，临时义齿一定程度上恢复了患者咀嚼功能与颌面部外形。种植体植入3个月后复诊，种植体及临时修复体未查及异常。种植体植入8个月后复诊，口内检查口腔卫生良好，临时修复体无异常，种植区软组织愈合良好，未见瘘管。CBCT示种植体骨结合良好，种植体周围未见病理性骨吸收。先于患者口内制取种植体水平初印模，制作个别托盘，后于患者口内制取种植体水平终印模制作终模型，在终模型上制作𬌗托和𬌗堤，面弓转移颌位关系，口内试戴支架，最终修复体戴入。义齿戴入后面型丰满，上唇丰满度充分恢复，咬合均匀稳定。患者自述咀嚼功能良好，面型改善，对本次修复过程及结果表示满意。患者最终义齿戴入后6个月复诊，义齿及种植体稳定，咬合良好，牙龈组织健康。患者戴用义齿无明显不适。

三、结论

对于长期活动义齿修复或者牙周病的患者，其牙槽骨吸收严重，采用传统种植技术比较困难，需进行骨移植或上颌窦外提升等附加手术，而“All-on-4”种植技术同时采用轴向与斜向植入植体的方式，最大限度地利用尚存的颌骨，避免了上颌窦提升等植骨手术及其相关并发症，手术创伤

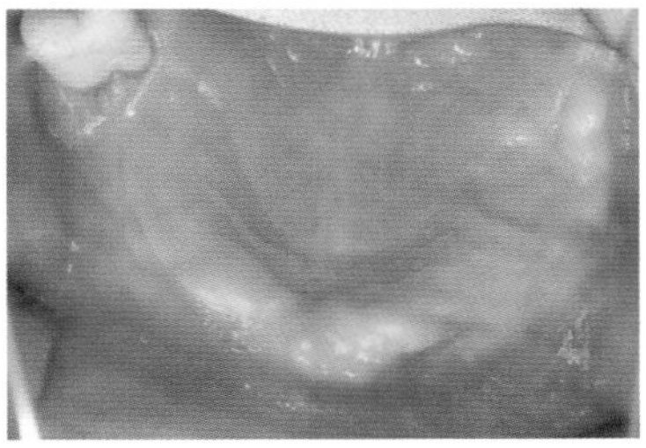
图1　显示术前口腔情况

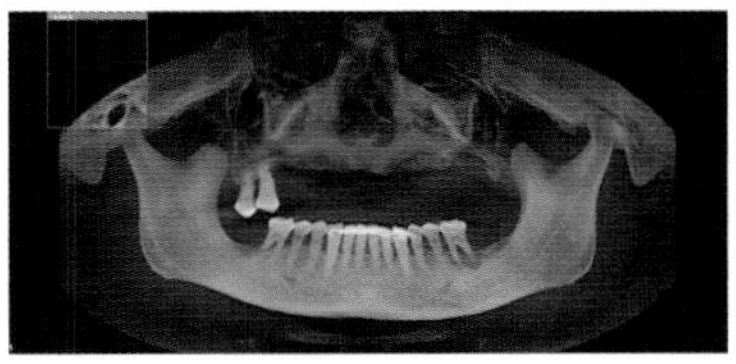
图2　术前CT显示口腔情况

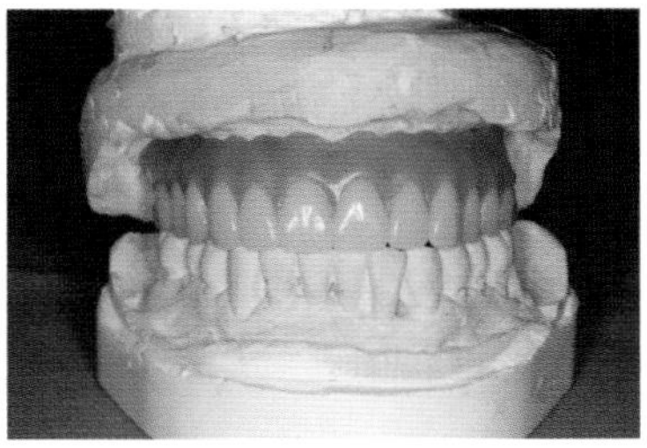
图3　试排牙

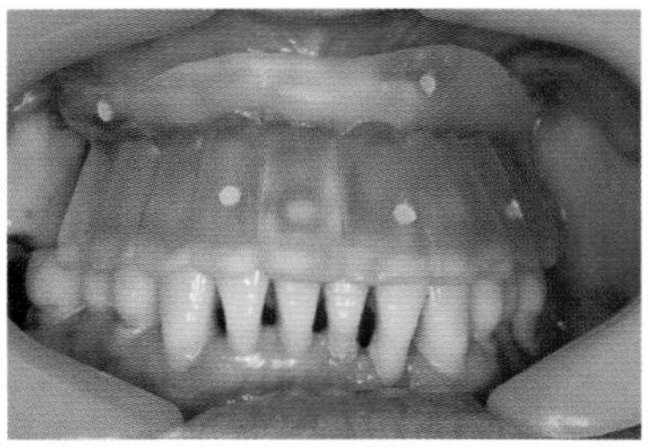
图4　试戴放射导板

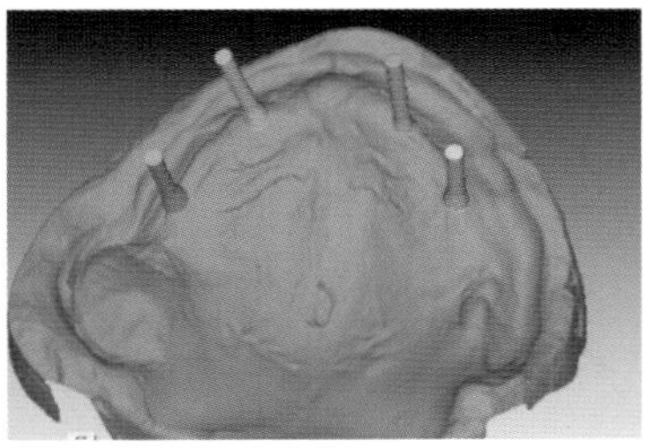
图5　模拟牙列的穿出位置1

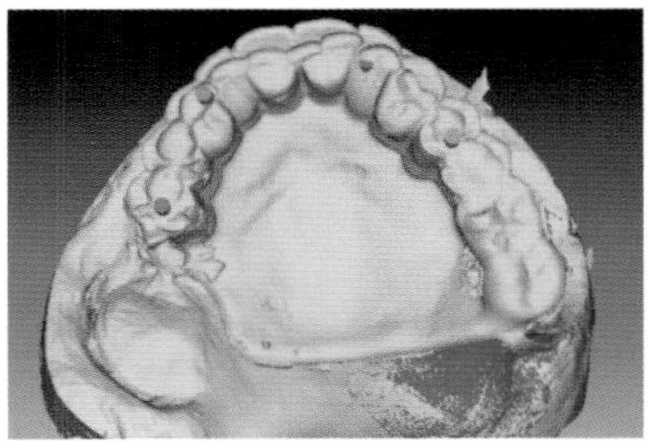
图6　模拟牙列的穿出位置2

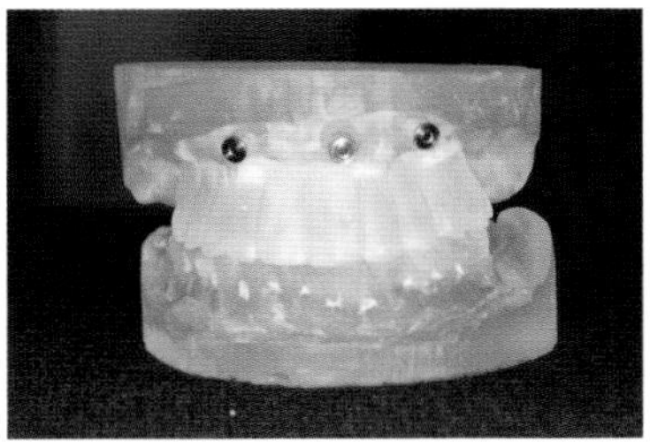
图7　手术导板

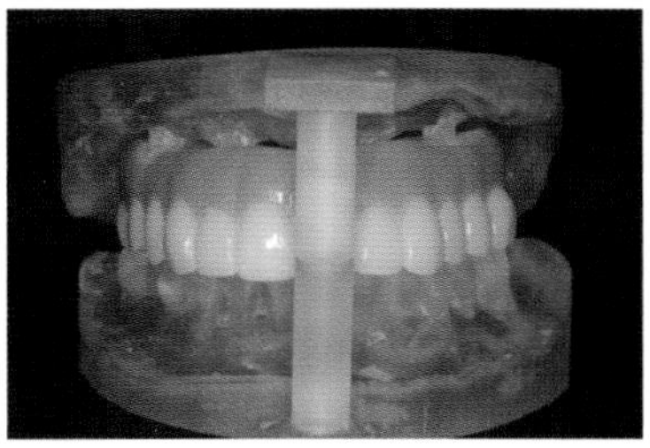
图8　即刻修复义齿

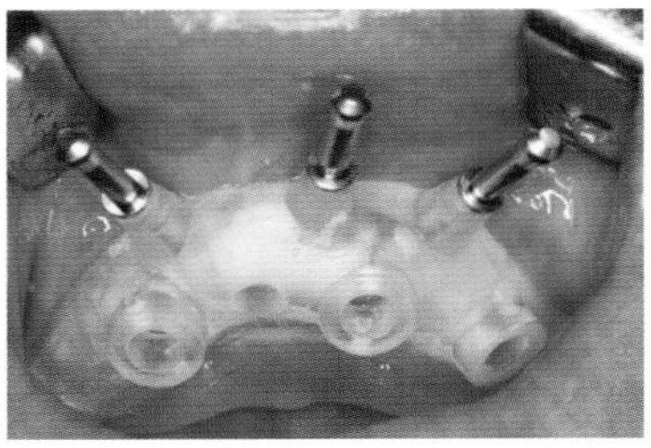

图9 导板辅助手术1

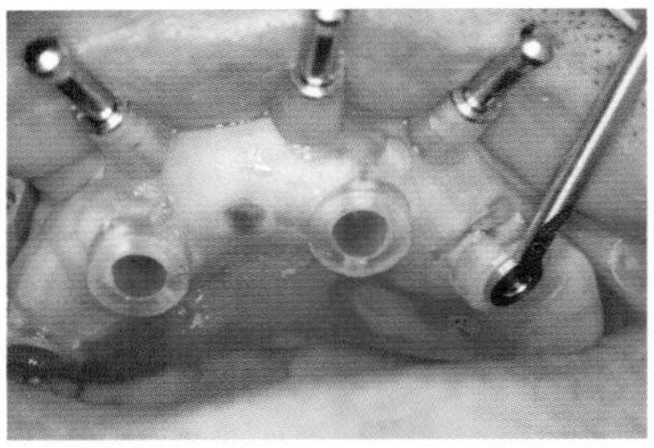

图10 导板辅助手术2

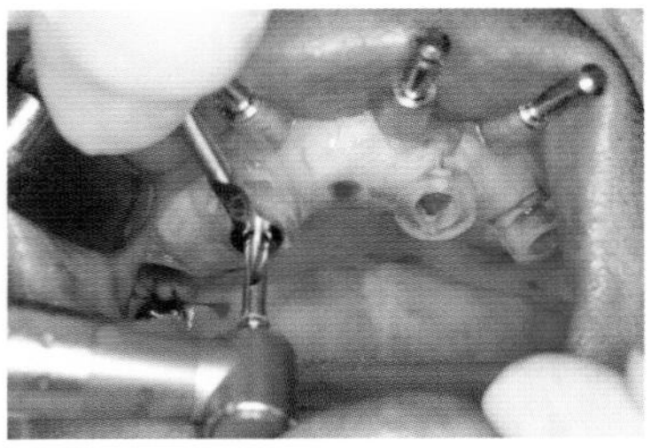

图11 导板辅助手术3

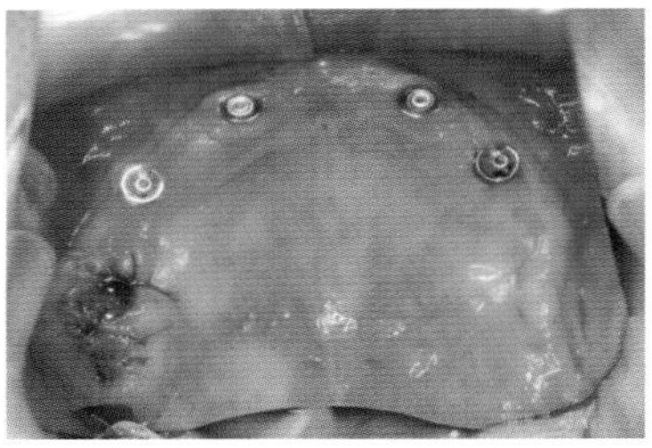

图12 导板辅助手术4

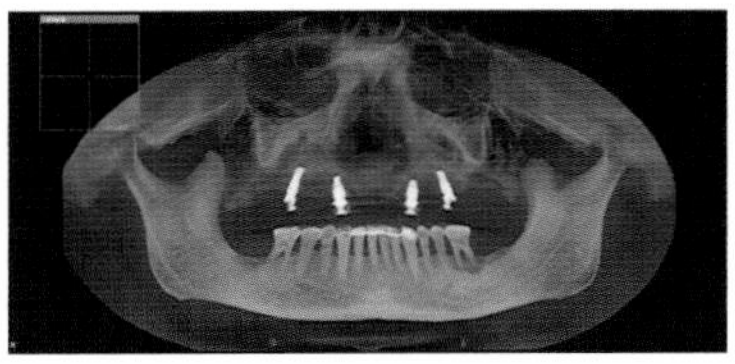

图13 术后CT示种植体位置、方向良好

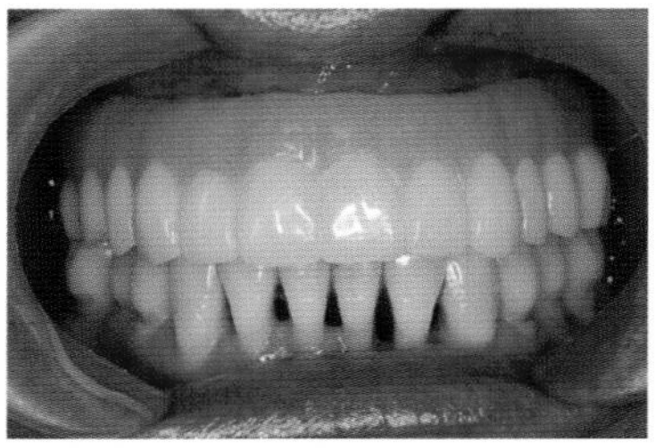

图14 即刻义齿口内正面像

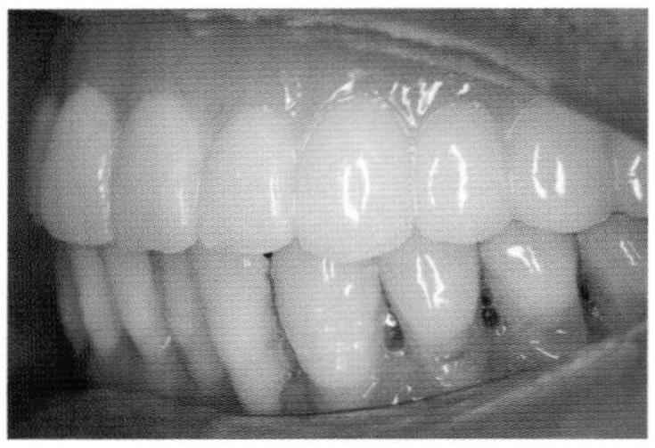

图15 即刻义齿口内侧面像

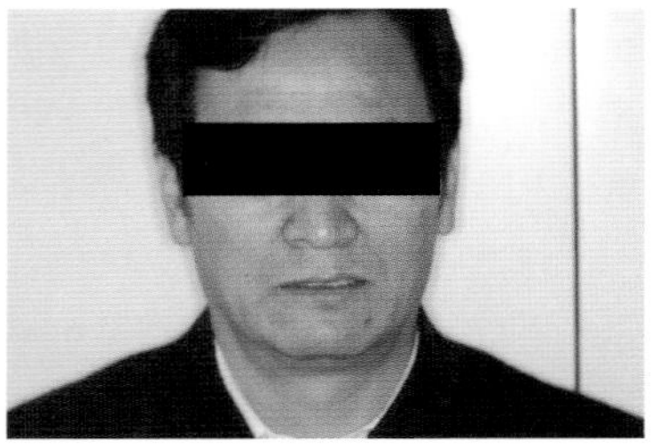

图16 即刻义齿戴入后面部正面像

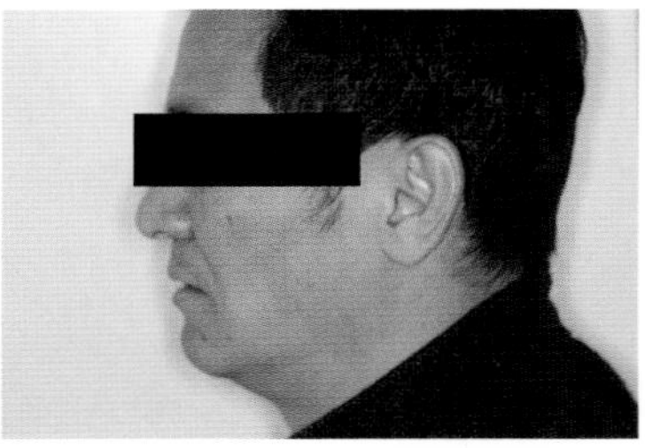

图17 即刻义齿戴入后面部侧面像

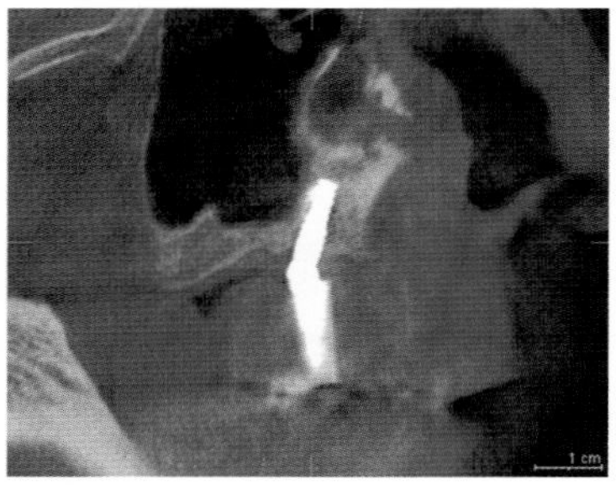

图18 术后8个月CT示种植体骨结合良好，未见骨吸收1

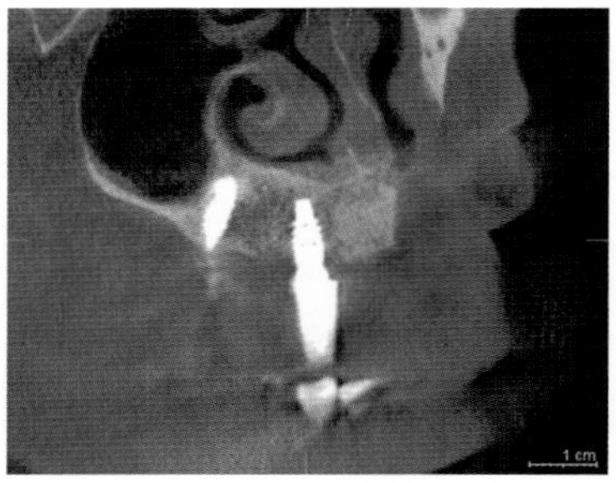

图19 术后8个月CT示种植体骨结合良好，未见骨吸收2

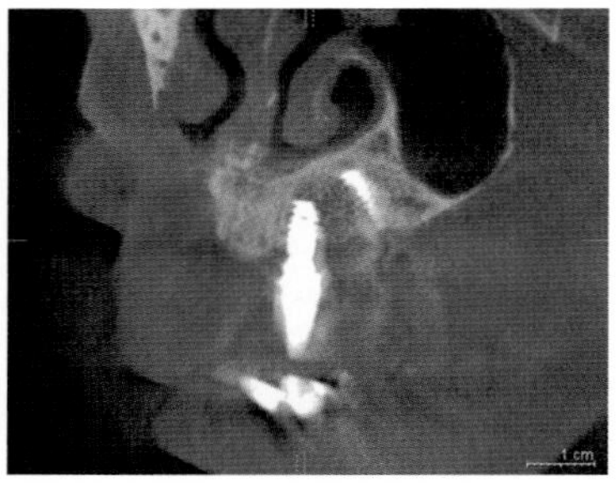

图20 术后8个月CT示种植体骨结合良好，未见骨吸收3

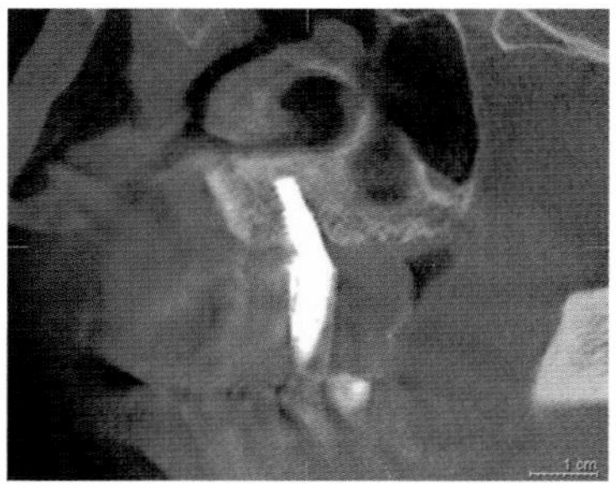

图21 术后8个月CT示种植体骨结合良好，未见骨吸收4

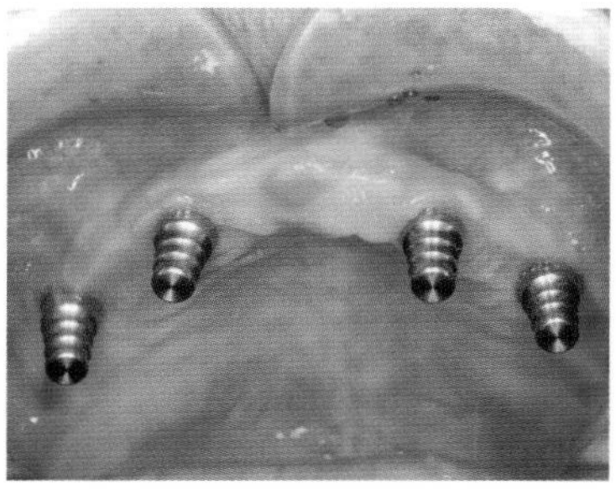

图22 制取闭口式印模

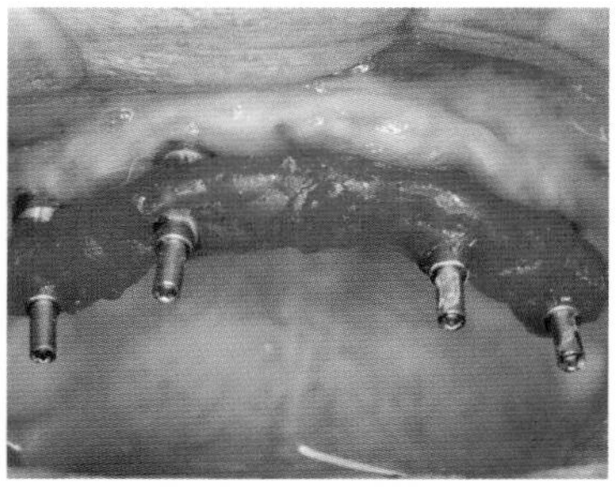

图23 制取开窗式印模

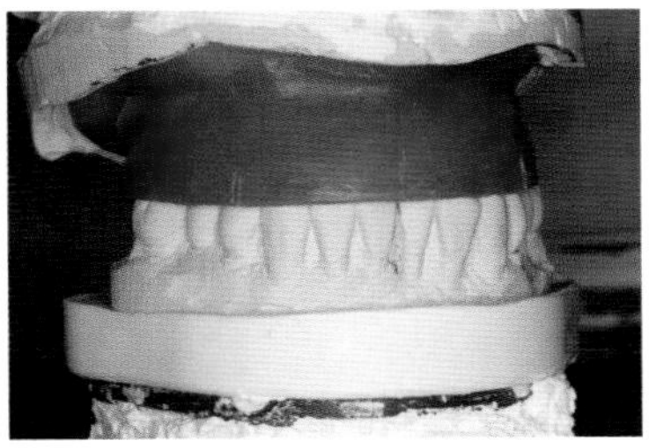
图24 口内试戴𬌗堤，确定咬合关系1

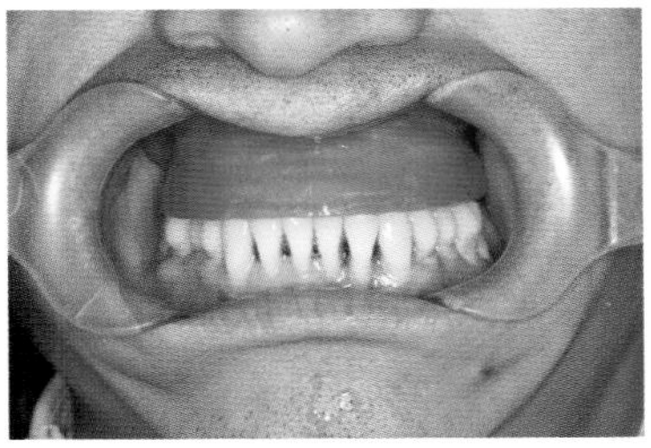
图25 口内试戴𬌗堤，确定咬合关系2

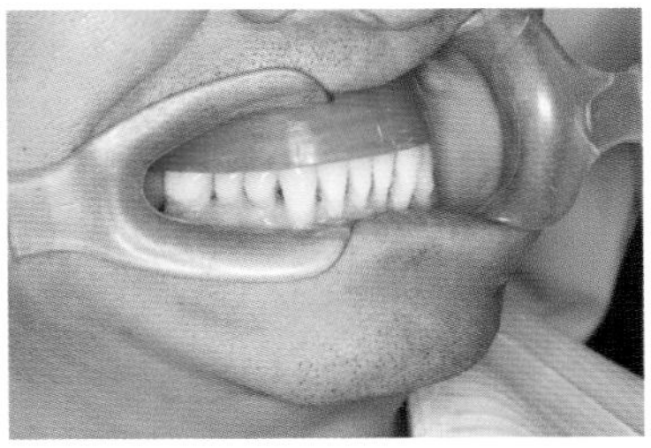
图26 口内试戴𬌗堤，确定咬合关系3

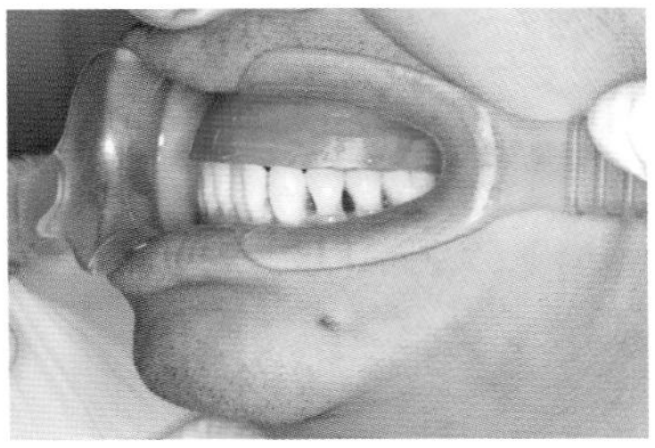
图27 口内试戴𬌗堤，确定咬合关系4

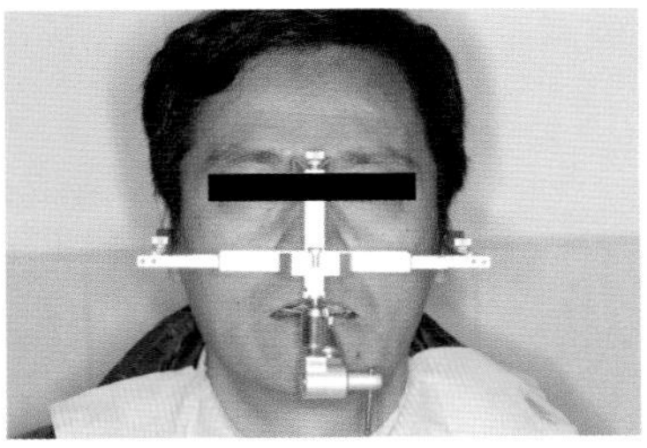
图28 面弓转移1

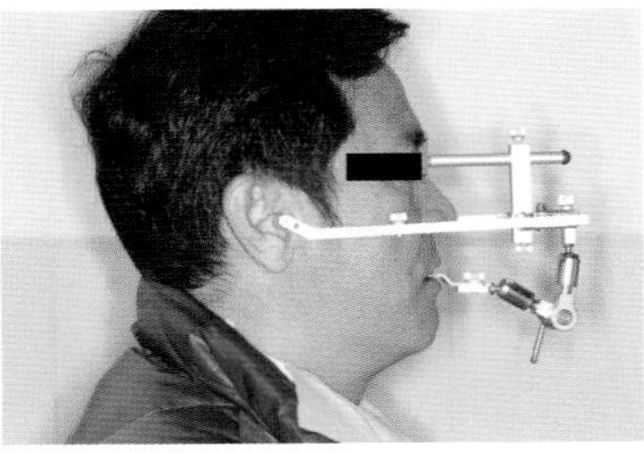
图29 面弓转移2

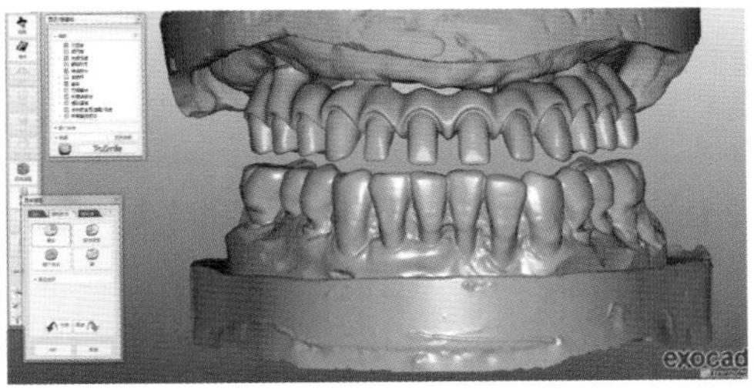

图30 CAD/CAM设计支架及外冠1

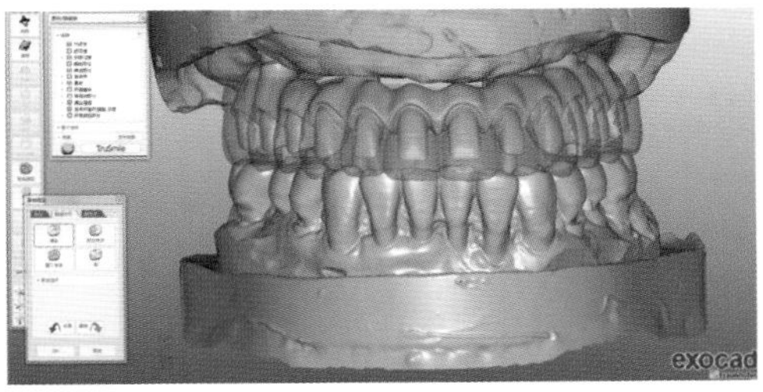

图31 CAD/CAM设计支架及外冠2

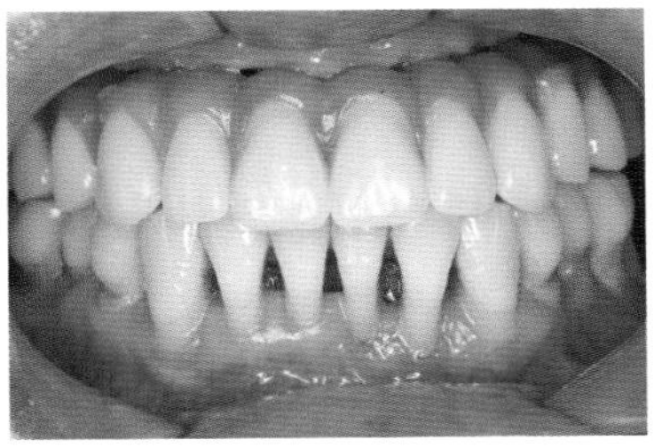
图32 试戴支架及试排

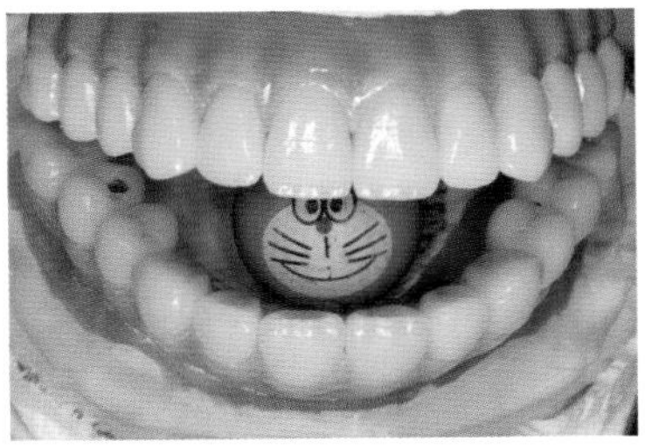
图33 氧化锆全瓷冠1

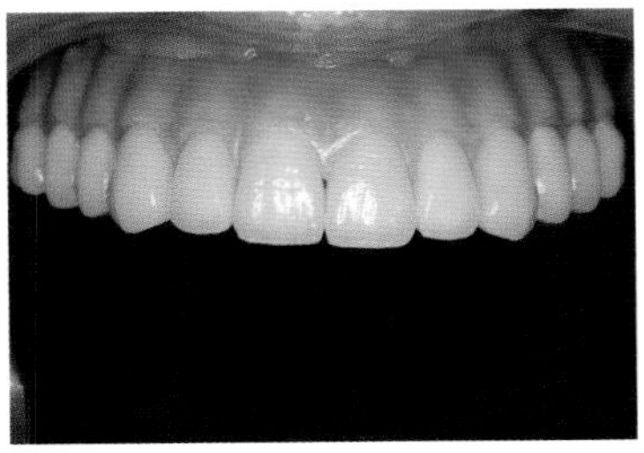
图34 氧化锆全瓷冠2

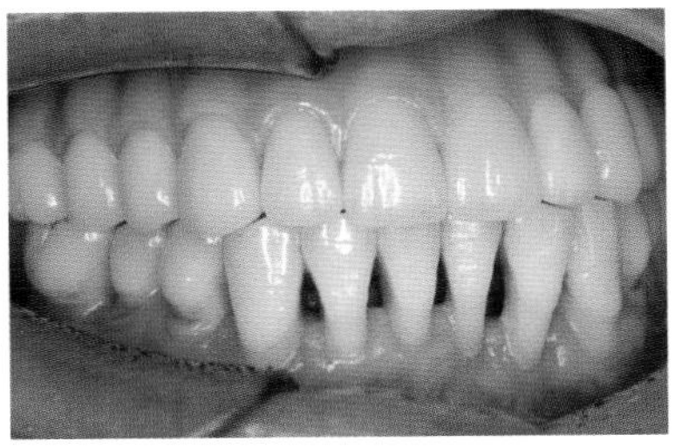
图35 氧化锆全瓷冠就位后口内像1

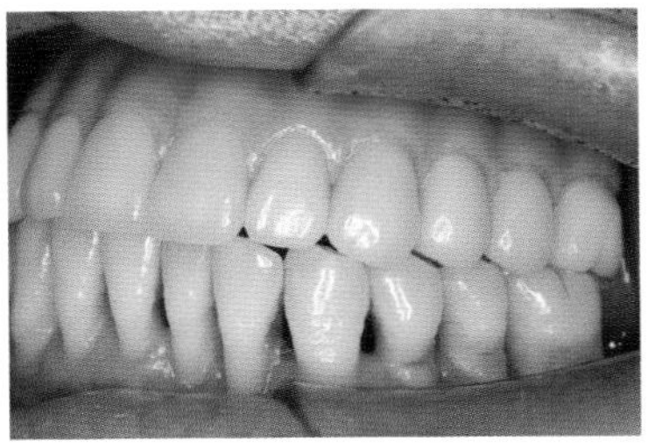
图36 氧化锆全瓷冠就位后口内像2

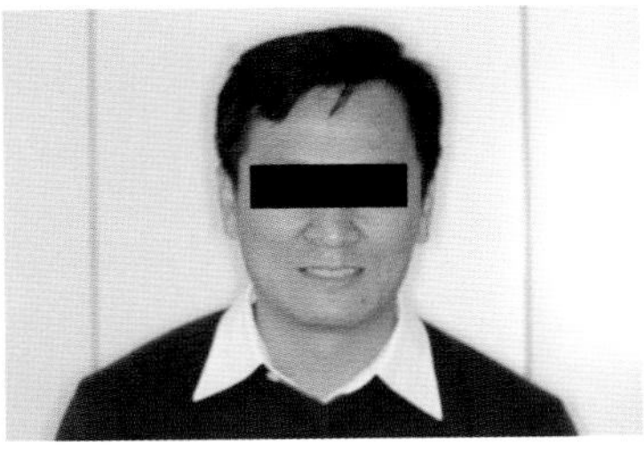
图37 修复体就位后的面部正面像

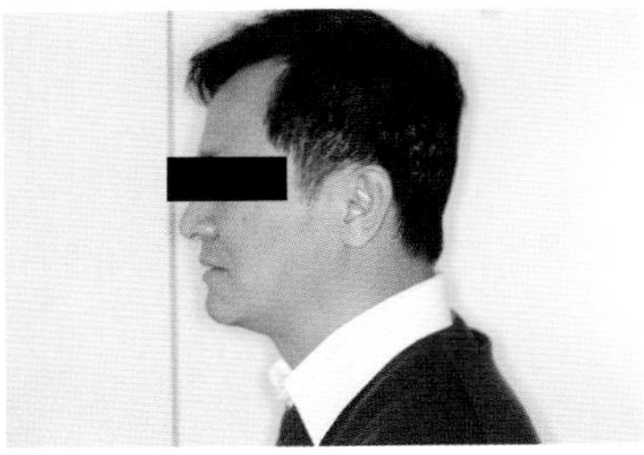
图38 修复体就位后的面部侧面像

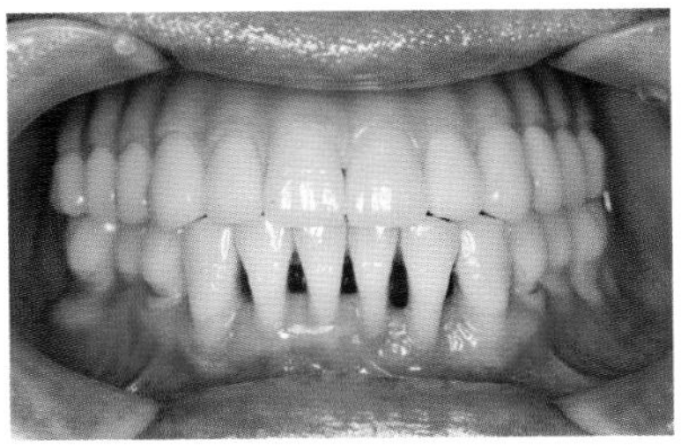
图39 戴牙后6个月复诊口内像

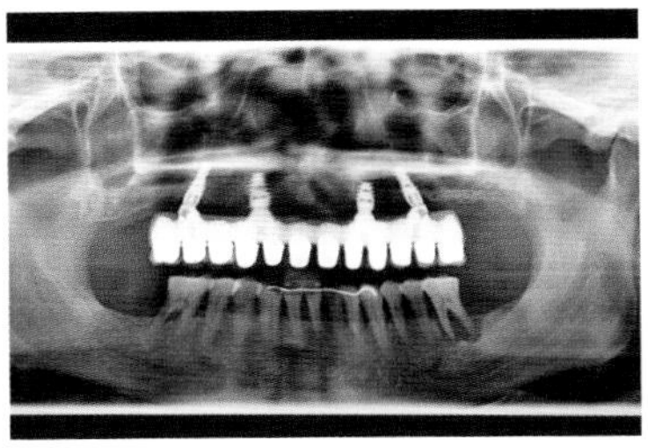
图40 戴牙后6个月复诊曲面断层片

小，有效减轻患者的肿胀不适等术后反应，也免除了植骨手术后数个月愈合期的等候过程；在手术当天，已能完成1个10～12牙位的固定修复体，使患者能够在极短时间内恢复咀嚼功能，减少手术及复诊的次数、缩短疗程，在愈合期内无须配戴过渡性活动义齿，大大提高了患者的舒适感，也普遍能满足患者对治疗效果的期望。在临床应用上，“All-on-4”“精确化”种植即刻修复，其临床流程可行，是一个患者满意度高、中短期治疗效果良好的方案。

四、讨论

1. 本病例为上颌多颗牙因牙周病缺失，牙槽骨吸收严重，常规种植比较困难需要附加手术的病例，进行了“All-on-4”“精确化”种植即刻修复。术前依据模型扫描数据、CBCT数据等构建数字化模型，根据美学和功能原则设计最终修复体外形，再以修复为导向设计种植体的三维位置，并制作数字化外科导板，以提高种植体的植入精度。同时，为了减少术后进行临时修复的等待时间，术前设计制作了高精度的临时修复体，在临时修复体与临时基台之间预留一定间隙以便于口内就位和粘接。通过此类细节的处理，可以保证在种植术后最短的时间内顺利戴入理想的临时修复体。

2. 早期研究认为，种植体在植入后需要4～6个月的无负荷愈合期，才能使种植体与骨组织形成良好的结合界面。 随着骨生物力学和口腔材料学的发展，有研究证实，种植体植入后早期给予适当的负荷可以刺激骨的生长和改建，促进种植体和骨组织形成良好的界面，提高治疗效果。“All-on-4”即刻种植即刻修复是近年来国际上出现的新技术，目前已在临床上取得了较为满意的治疗效果。“All-on-4”即刻种植修复主要通过特殊的种植体植入方式，避开了上颌窦和下齿槽神经管，有效地避免了植骨和上颌窦底，提高了治疗效果，可以实现即刻修复。

参考文献

[1] 赵旭, 邸萍, 林野,等. “All-on-4”无牙颌种植即刻修复技术的初步临床观察[J]. 北京大学学报(医学版), 2014, 46(5):720-726.
[2] 黄震, 刘敏. All-on-4种植即刻修复技术对牙列缺失患者的临床效果分析[J]. 中国医药导报, 2013, 10(31):73-75.
[3] Ferreira EJ, Kuabara MR, Gulinelli JL. “All-on-four” concept and immediate loading for simultaneous rehabilitation of the atrophic maxilla and mandible with conventional and zygomatic implants[J]. British Journal of Oral & Maxillofacial Surgery, 2010, 48(3):218-220.

以修复为导向的数字化导板引导上颌半口种植固定修复1例

李志鹏

摘 要

目的：探讨数字化“双导板”引导即刻种植在全口种植修复的可行性及临床效果。**材料与方法**：选择上颌牙列缺损且余留牙无保留价值的病例，数字化导板引导下进行即刻种植，常规修复。术前采用数字化技术辅助准备，包括转移颌位关系，模型扫描，修复体形态数字化设计，数字化打印诊断排牙导板（放射导板），引导拍摄CBCT获得颌面部软硬组织影像学数据，修复体引导设计种植体三维位置，制作数字化“双导板”（定位导板及种植导板）。术中利用余留牙固定骨固定钉定位导板，制备骨固定钉洞，微创拔除余留牙，利用骨固定钉洞及对殆关系固定种植导板，制备种植窝洞，植入种植体。5个月后完成上颌半口种植固定修复。**结果**：观察期内，上颌修复获得了良好的软硬组织美学与稳定性。**结论**：本病例利用数字化“双导板”技术进行上颌半口种植，其临床流程可行，治疗周期减短，临床修复效果满意。

关键词：数字化；即刻种植；手术导板；CAD/CAM

种植导板是一种载体，用于传递术前骨质、骨量、设计方案等方面的信息，以指导术中种植体的植入，使种植修复做到术前严密计划、术中精确植入、术后正确修复的统一。以往临床上根据导板制作方式分为基于模型基础分析的传统外科导板和基于CT数据分析的CAD/CAM外科导板。基于CT数据分析的CAD/CAM外科导板由于能考虑病例骨质骨量的情况，更适合口腔种植计划精确实施。经典的CAD/CAM外科导板引导种植手术在全口种植应用，要求病例拔牙位点完全愈合（3个月以上）才能进行。然而，大多数前来就诊的患者都是有一颗或以上的无保留价值的牙齿，而不是全口无牙颌。拔除患者无保留价值的余留牙导致其原有部分活动义齿无法固位，影响活动义齿继续使用，导致患者咀嚼困难、咀嚼效率降低，其固位不良的活动义齿影响外观及增加患者生活工作压力，从而大大影响口腔健康相关生活质量，为了减少治疗周期，本病例报告拟探讨运用数字化“双导板”引导的即刻种植在全口种植修复的可行性及临床效果。

一、材料与方法

1. 病例简介　75岁男性患者，余牙松动、活动义齿咀嚼无力2年，要求上下颌种植修复。检查：全身情况良好，颜面部对称，面下1/3垂直距离降低，口唇及颊部凹陷明显，开口型正常，开口度6cm，颞下颌关节动度对称，无弹响，17～22、24～27、47～34、37缺失，余留23、35、36松Ⅱ～Ⅲ度，色素（+++），龈退缩，POB（+）。原活动义齿固位不良，稳定性不佳，殆曲线垂直及水平向异常。CBCT显示23、35、36周围骨吸收至根尖1/3，上颌牙槽骨垂直向及水平向严重萎缩，14～24剩余上颌基骨骨量尚可，可用骨高度为9～15mm，后牙区牙槽骨严重丧失至上颌窦底骨壁可用骨量3mm左右。下颌骨垂直及水平向严重萎缩，下前牙颏孔间（34～44）可用骨量10～12mm，后牙区可用骨量4～6mm。种植导板手术适应证包括需要进行微创或不翻瓣种植手术、需要优化种植计划及植入位点、需要行种植术后即刻修复。该病例符合种植导板手术适应证，并排除种植禁忌证。

2. 诊断　23、35、36重度牙周炎；上下牙列缺损（17～22、24～27、47～34、37缺失）。

3. 治疗计划　上颌数字化导板引导即刻种植+延期修复。

4. 治疗过程（图1～图42）

（1）术前准备。拍摄临床照片、检查原活动义齿咬合关系不良，冠状面殆平面右侧倾斜，垂直距离降低，放弃使用原义齿作为放射导板，而重新制作放射导板。常规制取硅橡胶印模，灌制超硬石膏模型，恢复正常垂直距离，记录正中咬合关系，面弓转移颌位关系到半可调殆架，设计修复体恢复正确咬合关系，试诊断排牙，数字化扫描石膏模型及诊断排牙进行口外扫描，构建数字化模型，数字化模型上设计并快速成形技术打印数字化放射导板后制作放射标记点。患者戴放射导板拍摄CBCT，将数字化排牙及模型数据与颌面部CT数据进行三维重建，根据阻射标记点将放射导板的排牙信息与颌骨进行拟合，石膏模型信息根据放射导板拟合到数字化模型中。在拟合数据中已包括诊断排牙的修复体数据，根据骨量设计种植体三维位置，上下颌双侧游离端放置倾斜种植体，上颌设计6颗、下颌设计4颗种植体，快速成形技术三维打印手术“双导板”，即定位导板及种植导板。其中定位导板为种植导板骨固定钉位置的定位导板，利用剩余牙及对颌咬合关系作为参考标记，进行精确定位骨固定钉位置，减少全口即刻种植的参考点丧失带来定位不准确的风险，是种植导板定位的重要参考和全口即刻种植必须前提。种

作者单位：中山大学光华口腔医学院附属口腔医院
Email: implants@163.com

植导板引导种植窝洞定位、预备及种植体植入。

（2）种植外科手术。术中常规局麻消毒铺巾，放置上下颌定位导板，预留牙开窗位置检查保证导板完全就位，并确认其与对殆咬合位置正确并确保其稳定性良好，冷却水下制备设计两个骨固定钉窝洞（ϕ1.5mm，长度15mm）。卸下定位导板，微创拔除患牙，搔刮清洁拔牙创，利用咬合关系及制备的骨固定钉窝洞准确就位种植导板，骨固定钉轻敲击至完全就位，固定种植导板，利用导板预留冷却孔道4℃生理盐水充分冷却下，配合使用逐级导板手柄（Straumann，引导手术工具盒）及各级预备钻预备种植窝洞，预备过程期间及结束后，及时冲洗及清除钻针及窝洞内预备骨屑。相应植入植体（11、21 Straumann骨水平3.3mm×10mm SLA；13、23 Straumann骨水平4.1mm×10mm SLActive；15、25 Straumann骨水平4.1mm×12mm SLActive）嵴顶切口翻瓣探查，15腭侧骨缺损以自体骨骨增量，穿龈愈合。2周后，戴过渡活动义齿修复。

1个月后，与上颌种植外科流程相似，下颌在双导板引导下植入颏孔前区植入4颗种植体，基台水平闭口式取模，记录颌位关系，口外制作修复体，完成即刻修复（略）。

（3）上颌永久修复。术后5个月，复查上颌术区软组织愈合良好，种植体周骨组织稳定，CBCT检查种植体骨整合，无边缘骨丧失，进行上颌最终修复。牙缺失后上颌骨骨萎缩水平方向为由外向内吸收，上颌修复体为恢复面下1/3丰满度，排列在上颌骨牙槽嵴顶唇颊侧而非嵴顶位置，且上唇松弛度因增龄性增加，本病例低位笑线仅暴露上中切牙切端2mm，因此未进行软组织成形，以龈色烤瓷恢复丧失软组织。上颌选择合适多基基台，基台水平开窗取模，转移颌位关系，试支架被动就位，戴入螺丝固位种植修复体（CAD/CAM纯钛支架烤塑）。

二、结果

本病例在观察期内，种植修复获得了良好的软硬组织效果和稳定性，恢复患者咀嚼及美观功能。患者对治疗效果满意。

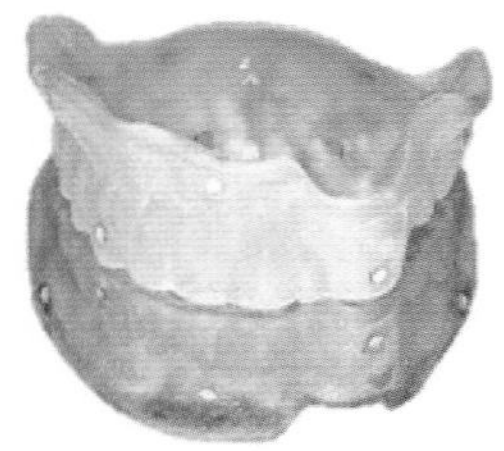

图1　上颌放射导板正面像

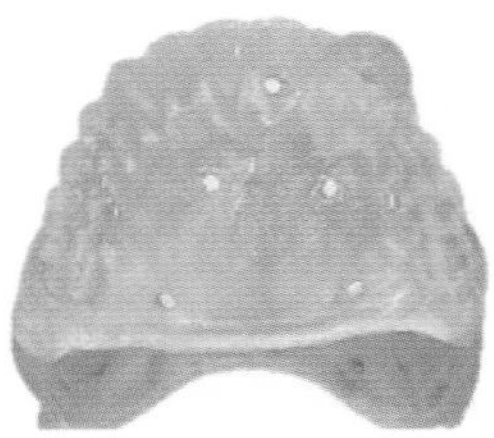

图2　上颌放射导板殆面像

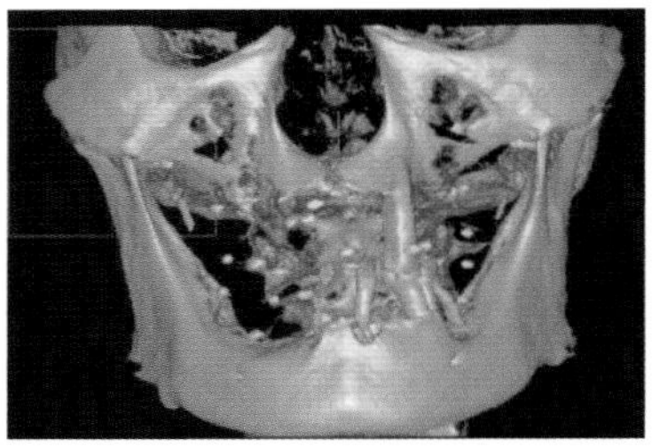

图3　放射导板拍摄CBCT导出颌面部软硬组织影像学数据

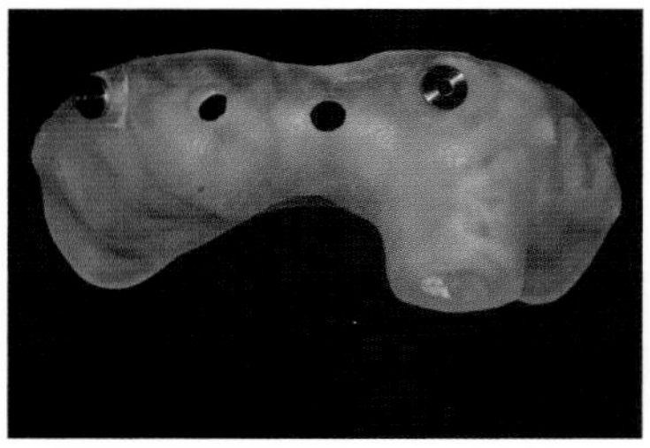

图4　上颌定位导板

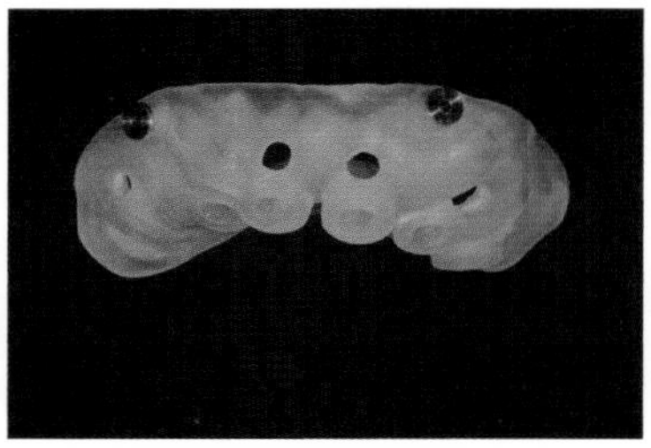

图5　上颌种植导板

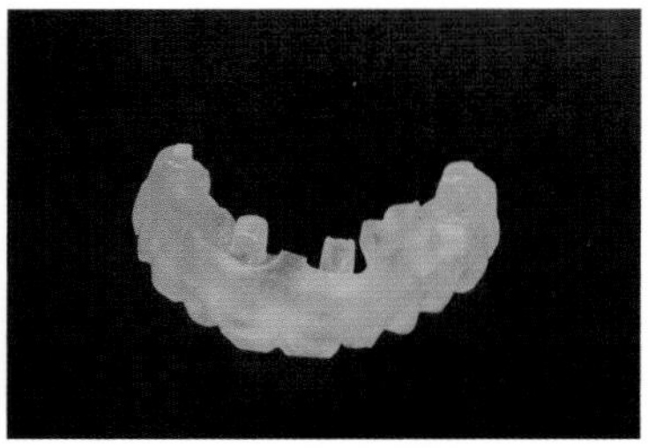

图6　上颌咬合定位装置

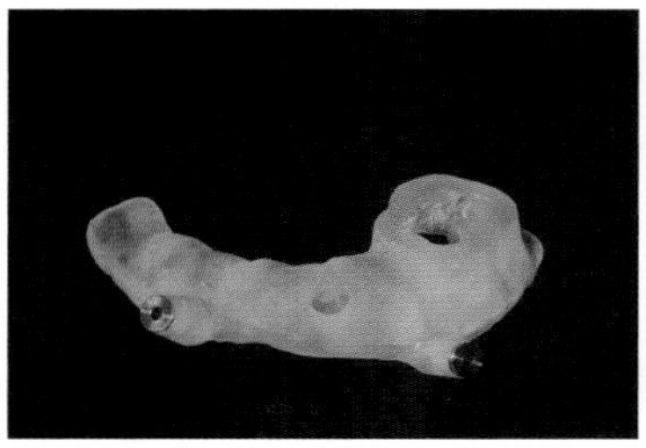

图7　下颌定位导板

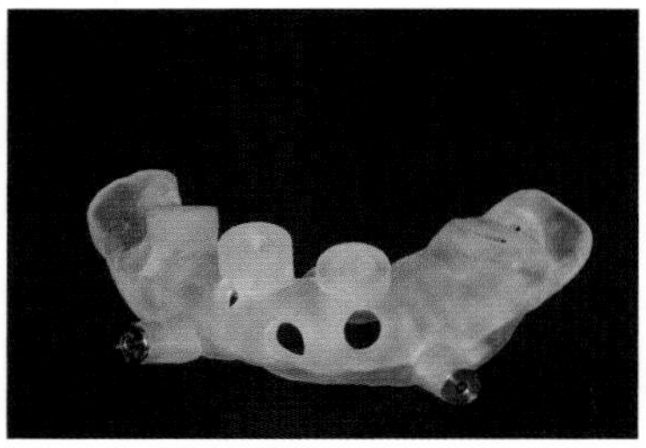

图8　下颌种植导板

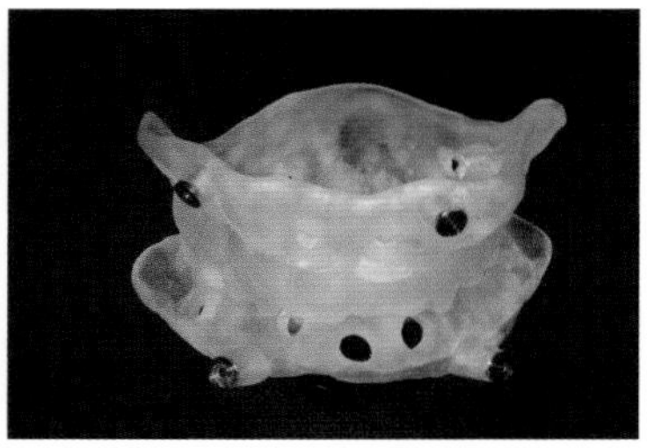

图9　上下颌种植导板及咬合定位装置组合

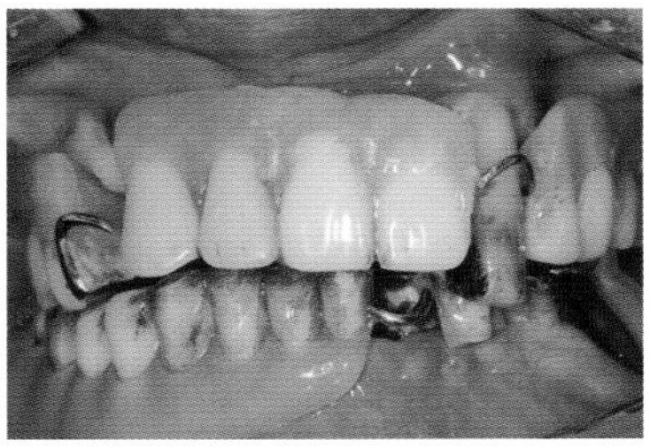
图10 术前原活动义齿（咬合不良，多个固位牙缺失）

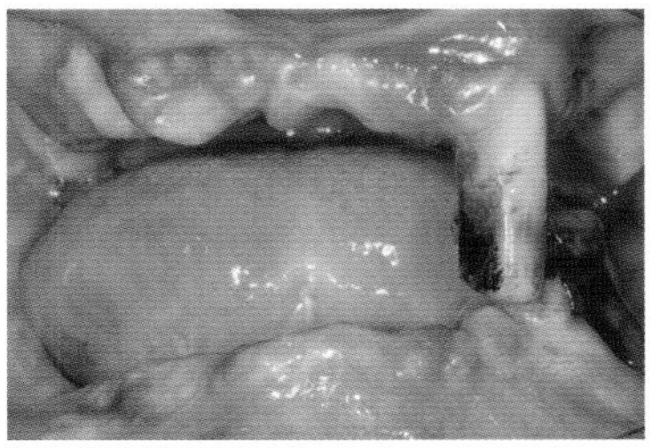
图11 术前正面像（垂直距离丧失，咬合不稳定）

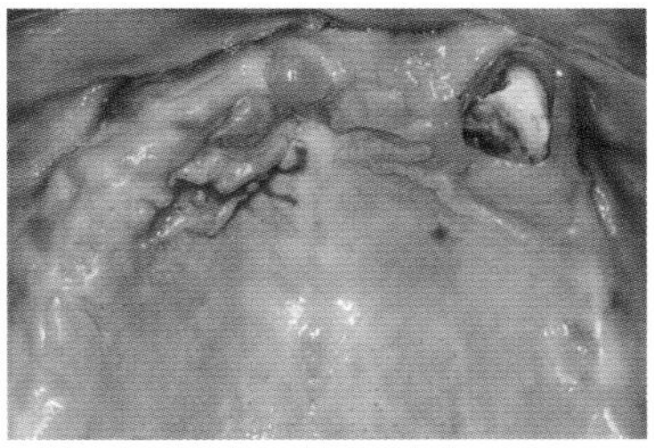
图12 术前上颌

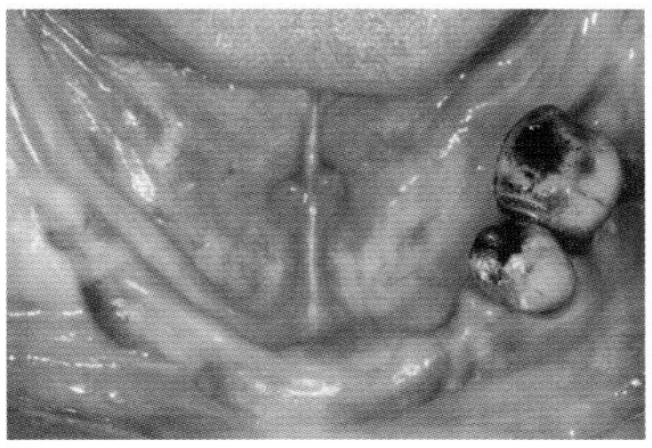
图13 术前下颌

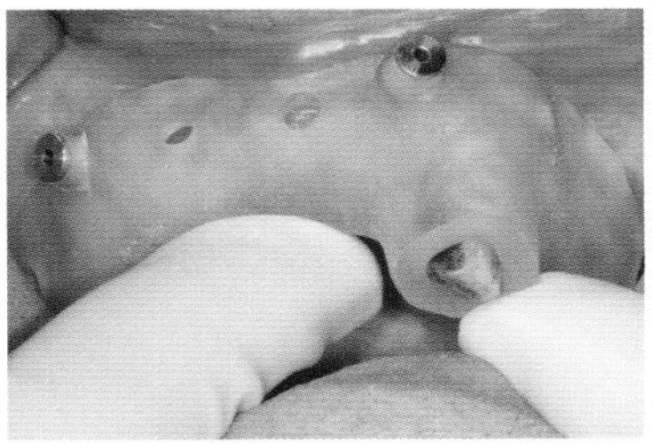
图14 上颌固定定位导板

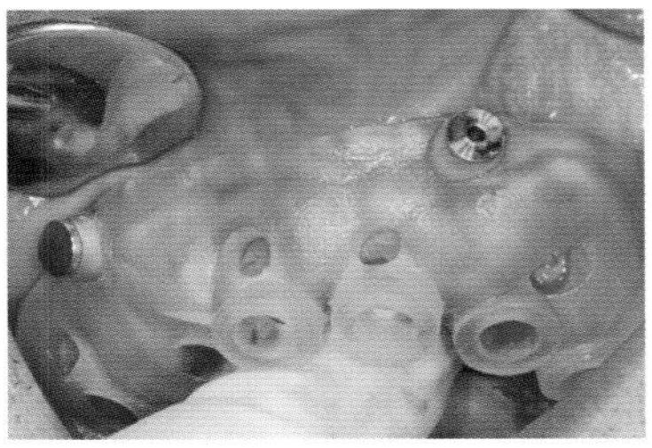
图15 上颌转移种植导板

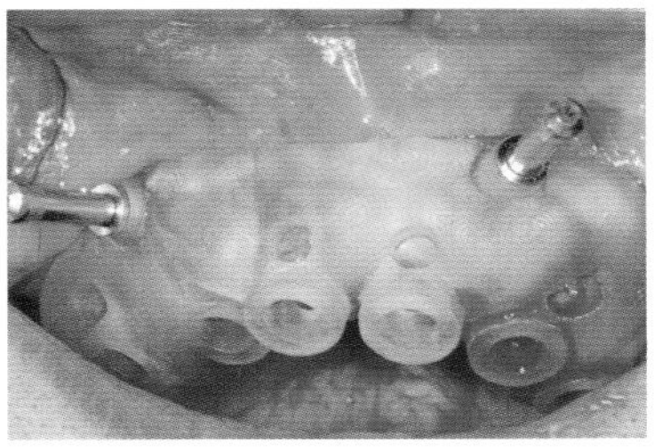
图16 上颌固定种植导板

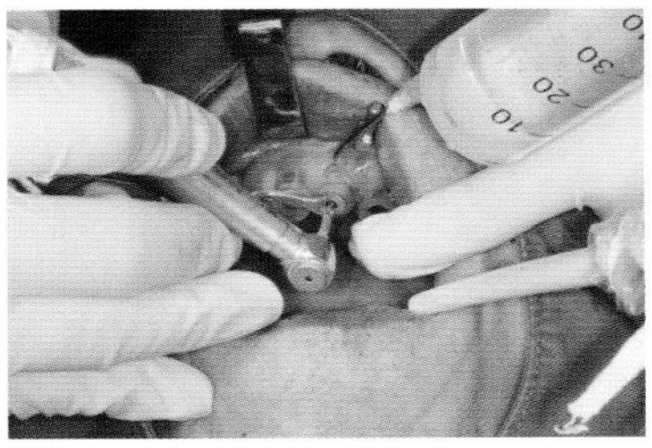
图17 上颌引导备洞

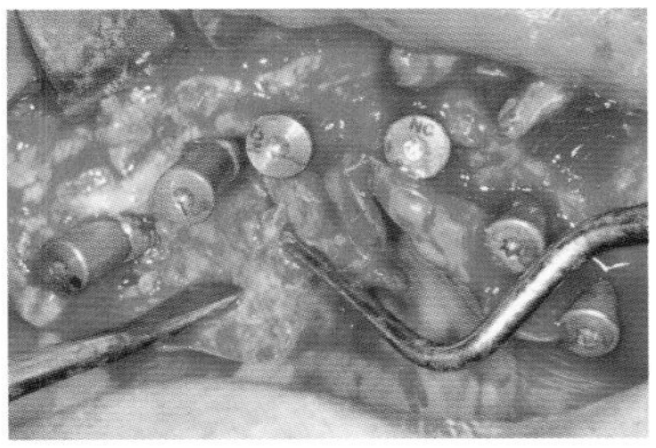
图18 上颌翻瓣探查

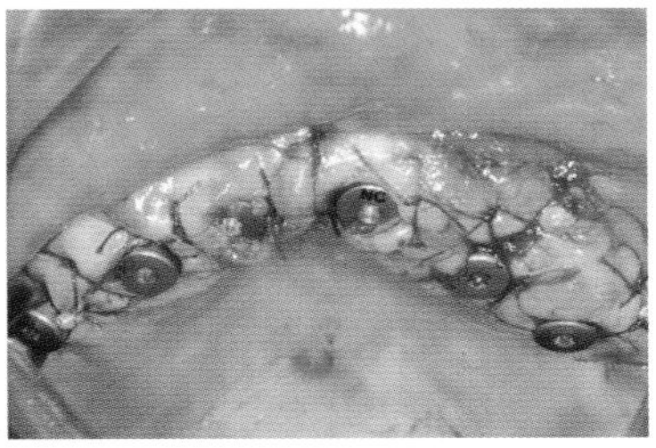
图19 上颌严密缝合，穿龈愈合

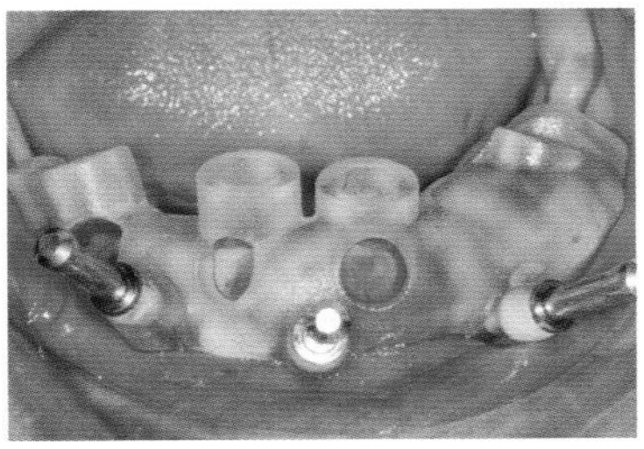
图20 下颌固定导板

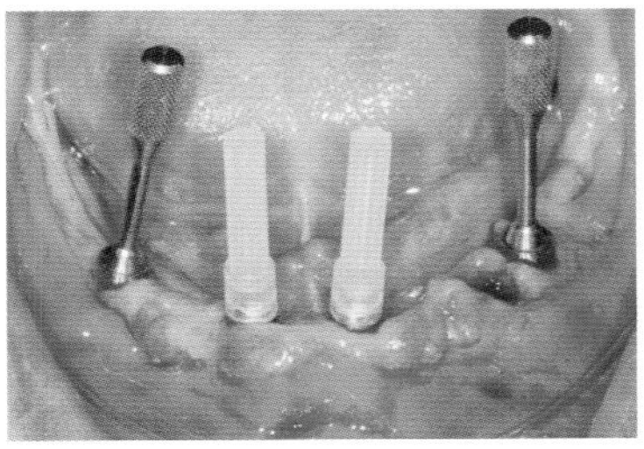
图21 下颌种植体植入及安放复合基台

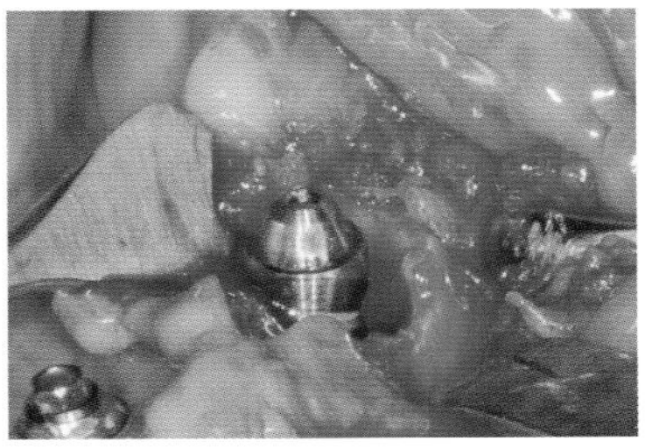
图22 下颌翻瓣探查

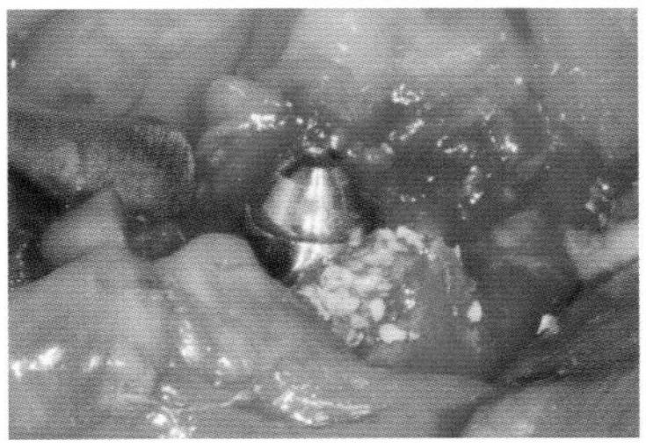
图23 下颌种植体与颊侧骨壁间植入骨粉

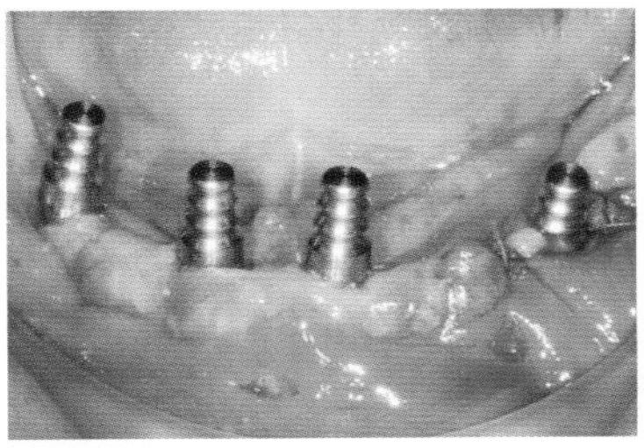
图24 下颌基台水平闭口式印模顶盖

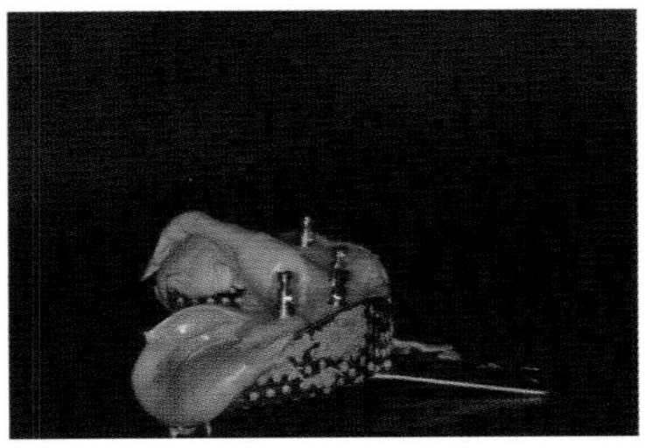
图25 下颌硅橡胶取模

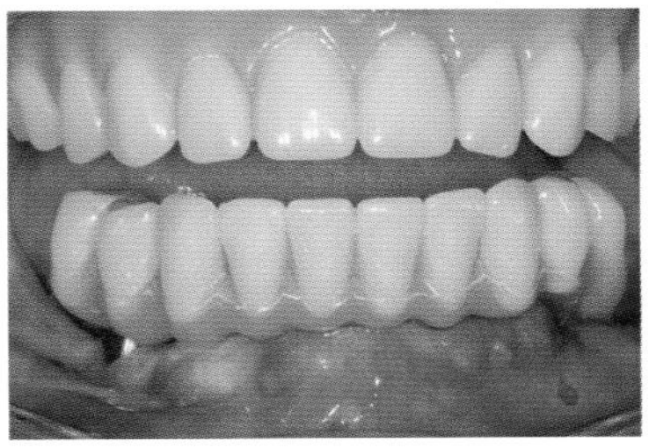
图26 口内调整即刻修复

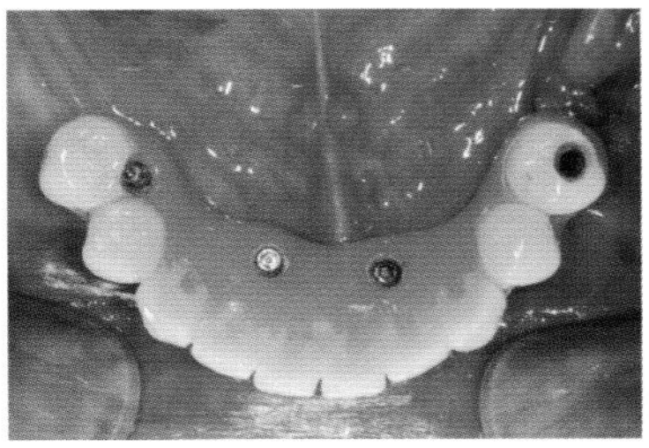
图27 下颌即刻修复殆面像

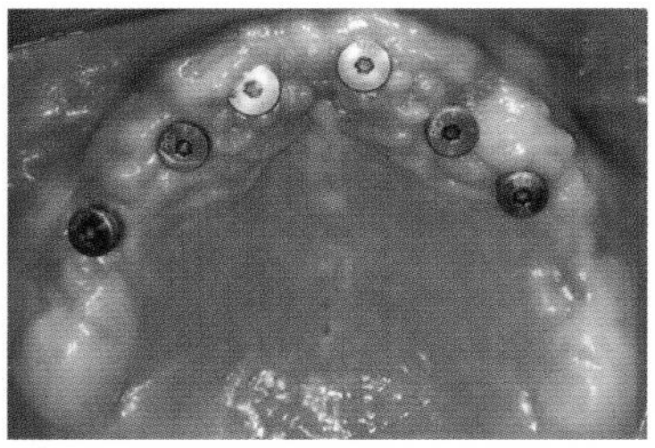
图28 上颌术后复查

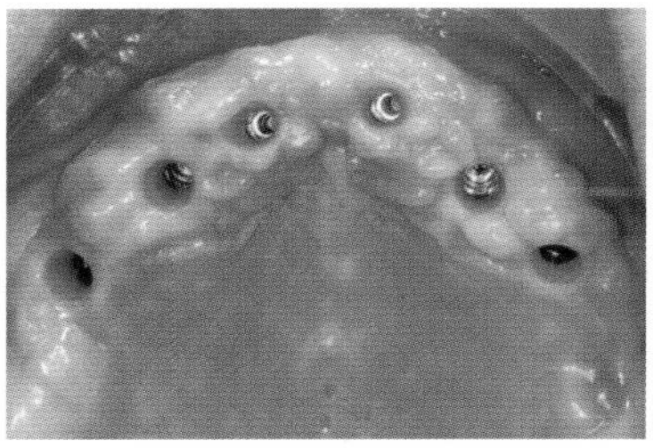
图29 上颌软组织愈合良好，种植体袖口结构理想

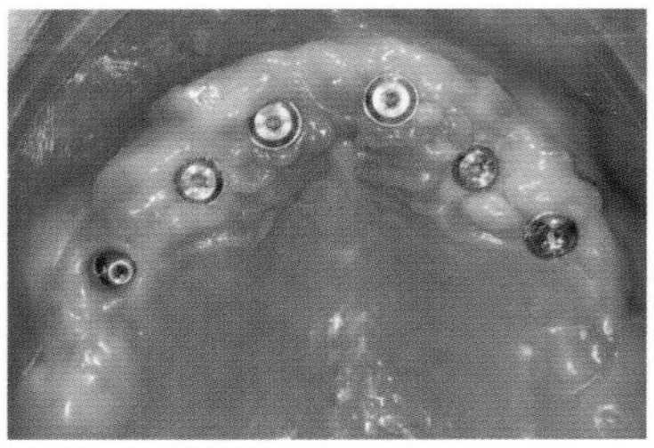
图30 上颌试戴多基基台

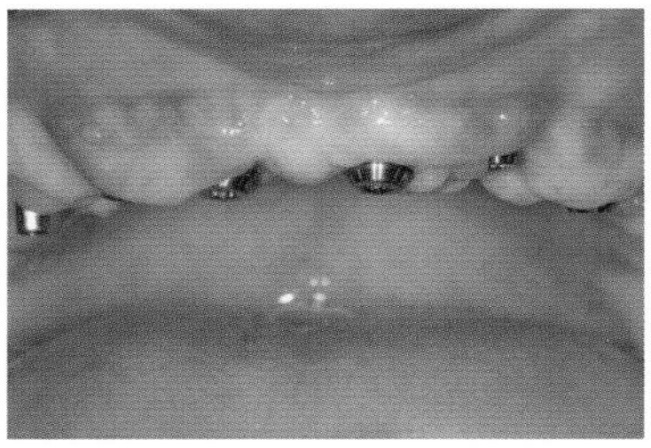
图31 上颌多基基台与牙龈位置关系

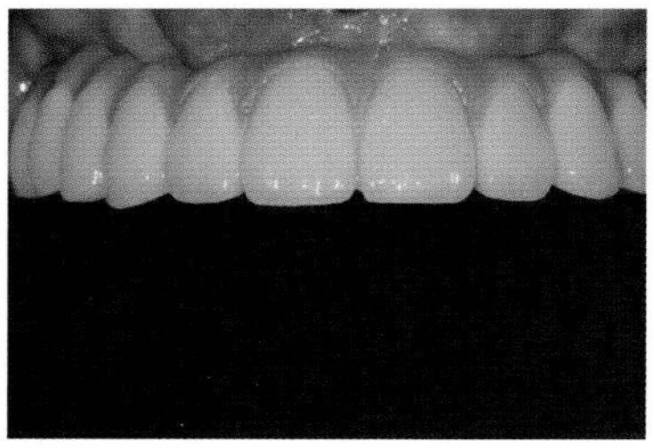
图32 上颌修复正面像

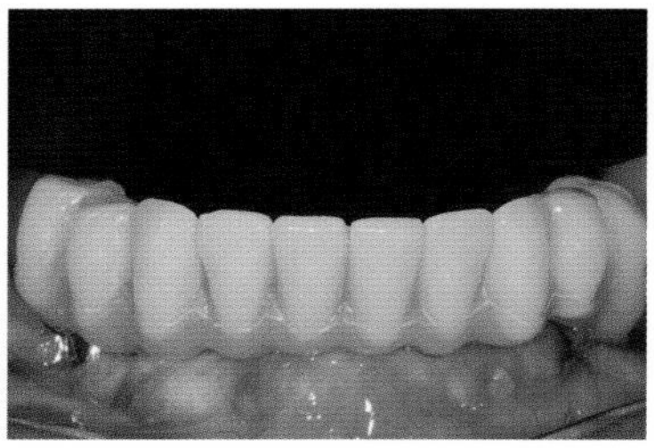
图33 下颌即刻修复正面像

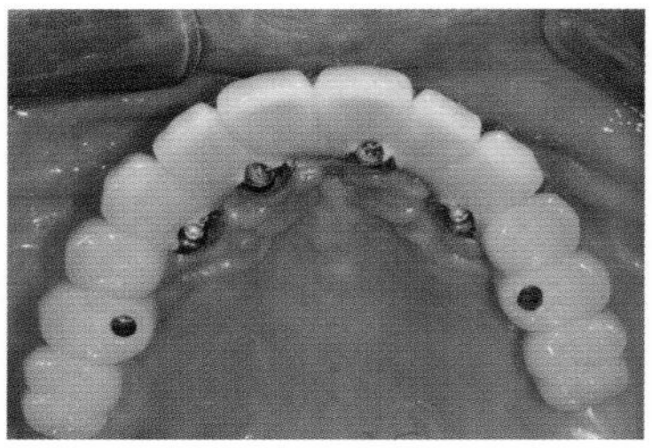
图34 上颌修复殆面像

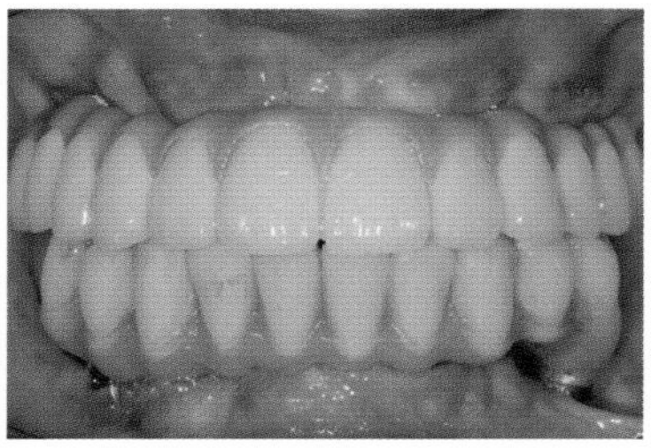
图35 上下颌修复咬合正面像

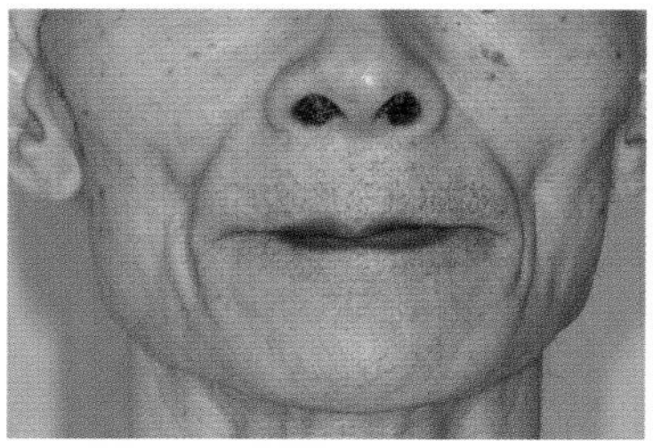
图36 种植修复前正面

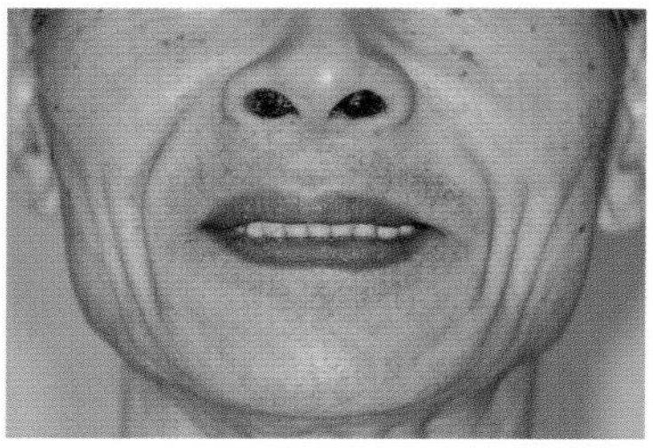
图37 种植修复后正面

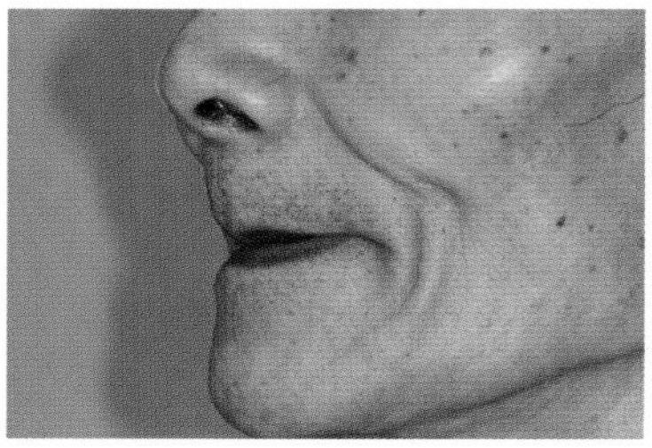
图38 种植修复前侧面

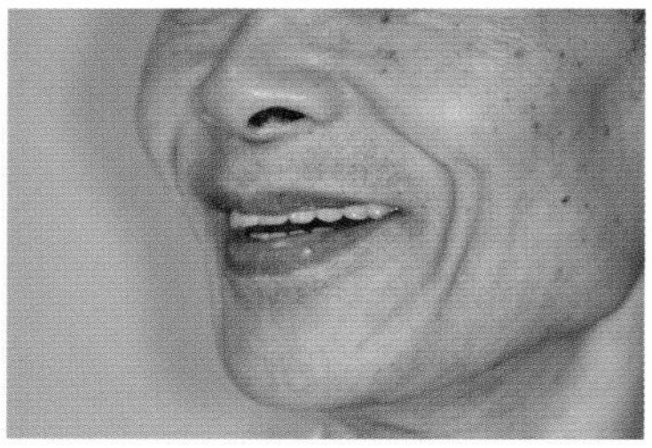
图39 种植修复后侧面

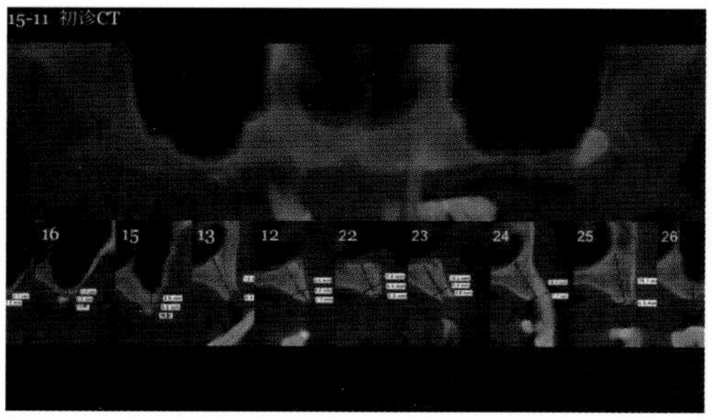

图40 术前CT

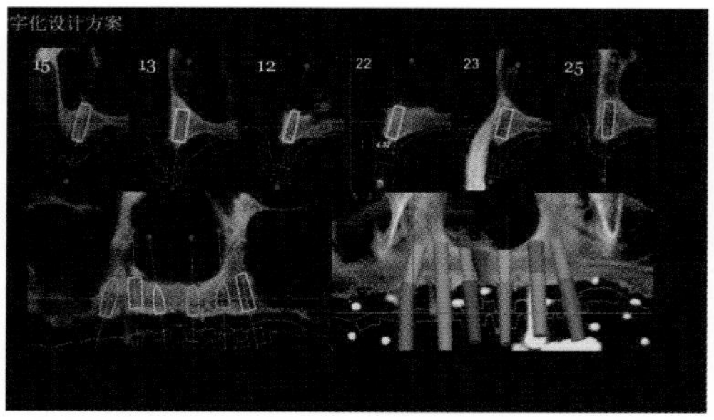

图41 数字化种植计划

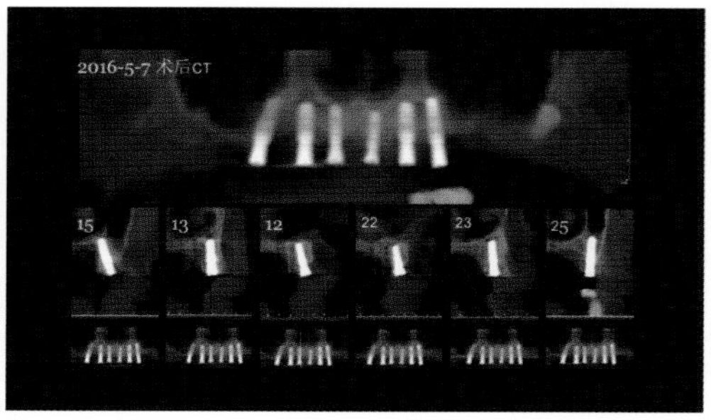

图42 术后CT

三、讨论

数字化外科导板种植具有以下优势：准确转移术前种植方案于临床实际中，保证种植体植入位置、方向及角度等的精确性，提高种植手术的安全性和可预测性，避免重要解剖结构的损伤；充分利用余留骨量，减少甚至避免附加手术，减少手术时间，最大限度减小手术创伤；对骨量充足的患者，可实现不翻瓣的微创种植手术，减小手术创伤，减轻患者痛苦和就诊次数；使术前种植方案得以准确转移，术前可根据方案制备临时修复义齿，使术后即刻修复成为可能；实现以修复为导向的种植方案设计，提高了修复后美学及功能效果的可预见性，也使医技沟通更为直观、顺畅；术前即可在三维重建影像上向患者展示手术方案和术后效果，以便于医患沟通，减少纠纷发生。

2015年欧洲骨整合协会对数字化导板种植手术已有研究的主要成果进行了归纳：目前已有不同的商业化计算机支持系统以供优化种植手术流程；导板手术可明显降低徒手（free hand）种植体植入所引起的最终位置偏差，设计软件生成的种植计划向临床手术的完美转化是最重要也是最困难的部分； 减少种植导板手术术前检查的步骤是优化治疗流程的关键要素； 结合三维放射数据（CT、CBCT）、光学扫描（口内扫描及口外模型扫描）及三维成形技术将可能实现简化种植导板术前必备的步骤；种植导板手术适应证的拓展将伴随治疗的可预期性而增加。欧洲骨整合协会对数字化导板种植手术的最新共识声明概要如下： 导板手术中偏差的叠加来源包括CT扫描、影像截取、模拟植入、导板制作、导板口内固定、手术过程；在各种临床研究报道中最终植入偏差并不均匀，有出现较大偏差者；故此必须在重要解剖结构设置足够的安全距离；上颌与下颌应用种植导板手术，其偏差无明显差异；应用种植导板手术方案所获取的种植体植入精确性，增加了获得满意的最终修复体的可能性。

手术导板的口内固定方式包括黏膜支持、牙支持、骨支持、临时种植体支持、骨固位钉的使用能获取额外的稳定。牙支持式手术导板，因能实现稳定支持无软组织阻挡可获取最高的精确度。数字化导板在全口即刻种植中应用的限制因素：拔牙导致口内情况改变，参考点丧失，导致术前计划转移困难，容易转移误差；拔牙即刻种植位点骨吸收及软组织形态变化具有不可预测性。文献报道数字化导板种植的“双导板”技术可用于即刻种植的复杂病例。本报告病例使用数字化“双导板”技术，利用拔牙前的余留牙支持固定定位导板，制备骨固定钉孔道，转移即刻种植中拔牙丧失的口内参考点到骨固定钉孔道，利用骨固定钉孔道固定种植导板，增加种植导板位置转移的精确度。

四、结论

综上所述，种植导板设计应始终贯彻修复为导向且遵循兼顾生物学、功能、美学的要求，鉴于导板下手术可提高精确度，其在老年及健康状况欠佳人群有一定应用价值。数字化种植的每一个步骤每一个细节都需要考虑到减小偏差，才能实现数字化种植的“精准”疗效。单纯使用CBCT或CT数据常常不足以制作数字化种植导板，建议制取剩余牙列的口内印模（传统方法或数字化均可）用以匹配放射数据，从而生成准确的牙列与骨结构拟合构建的数字化三维模型，放射导板的排牙必须正确，双导板增加口内参考点，设计种植体考虑误差保持一定的安全距离，口腔种植通过数字化实现“精准医疗”适应证，即刻负载需谨慎选择合适病例。CBCT或CT数据在种植导板上的应用无差异，特别注意牙槽骨与软组织的动态改变，减少拍摄CBCT与实际手术的时间差。数字化导板种植的“双导板”技术适用于无牙颌即刻种植，是更快、更安全的全口种植修复临床选择。

参考文献

[1] 陈卓凡, 梁钦业. 口腔种植治疗的基础研究与临床应用[M]. 北京: 人民军医出版社,2010.

[2] 陈卓凡. 口腔种植学[M]. 北京: 北京大学口腔医学出版社, 2013: 121-131.

[3] 陈卓凡. 即刻种植治疗方案的评估与实施[J]. 中华口腔医学杂志，2013, 48(4): 203-206.

[4] 施斌, 赖红昌, 陈卓凡, 等. 关于即刻种植的思考[J]. 国际口腔医学杂志, 2014, 41(3): 255-261.

[5] Amorfini L, Storelli S, Romeo E. Rehabilitation of a dentate mandible requiring a full arch rehabilitation. Immediate loading of a fixed complete denture on 8 implants placed with a bone-supported surgical computer-planned guide: a case report[J]. The Journal of Oral Implantology, 2011, 37 Spec No: 106-113.

[6] Daas M, Assaf A, Dada K, et al. Computer-Guided Implant Surgery in Fresh Extraction Sockets and Immediate Loading of a Full Arch Restoration: A 2-Year Follow-Up Study of 14 Consecutively Treated Patients[J]. International Journal of Dentistry, 2015, 824127.

[7] De Santis D, Canton LC, Cucchi A, et al. Computer-assisted surgery in the lower jaw: double surgical guide for immediately loaded implants in postextractive sites-technical notes and a case report[J]. The Journal of Oral Implantology, 2009, 36(1): 61-68.

[8] De Santis D, Malchiodi L, Cucchi A, et al. Computer-assisted surgery: double surgical guides for immediate loading of implants in maxillary postextractive sites[J]. The Journal of Craniofacial Surgery, 2010, 21(6): 1781-1785.

[9] Hammerle CHF, Cordaro L, van Assche N, et al. Digital technologies to support planning, treatment, and fabrication processes and outcome assessments in implant dentistry[J]. Clinical Oral Implants Research, 2015, 26 (Suppl 11): 97-101.

数字化导板辅助种植全口固定修复1例

李晓飞 王鹏来 秦雁雁 张修彬 李敢 耿晓庆 董文静

摘要

对于上颌牙列缺失的患者无论是采用传统全口义齿修复还是种植体支持的覆盖义齿修复，义齿基托总会给患者带来极大的异物感，义齿反复摘戴清洗也给患者带来很多不便，然而以上修复方式最大的缺点是只能恢复自然牙列30%～40%的咀嚼效率。随着人们生活水平和对义齿舒适度及功能要求的提高，使用固定种植义齿修复牙列缺失越来越被人们所接受。种植牙应用临床已有数十年，伴随种植体结构形态和表面处理的日益完善，用种植牙修复单个或少数牙齿缺失已经是非常成熟的技术，但对于牙槽骨较单薄的牙列缺失患者，口腔科医生要想很好地把握种植位点和种植方向却是非常困难的。随着数字化口腔影像技术的进步，对上下颌骨CBCT分析并设计种植位点、方向和植体型号后，再用CAD/CAM技术制作种植导板很好地解决了以上问题，并且最终实现分段式螺丝固位。

关键词：种植覆盖义齿；数字化影像；CAD/CAM种植导板；上颌牙列缺失

通常情况下牙列缺失后患者多数会选择活动义齿修复，但活动义齿往往存在松动、反复疼痛、溃疡和咀嚼功能不良等问题，伴随种植牙技术的不断发展，种植固定全口义齿越来越被大家所接受，然而即使患者有足够的经济基础选择种植固定全口义齿，口腔科医生要想制作一副让患者满意的义齿也是很难的，因为其中涉及治疗计划、术前准备、手术的实施、过渡义齿修复、最终义齿的制作等诸多方面。本文报道徐州市口腔医院种植中心近期完成的利用CAD/CAM导板指导种植手术固定义齿修复牙列缺失1例，报道如下。

一、材料与方法

1. 病例简介 56岁男性患者（图1），牙周病导致全口多数牙齿松动，部分牙齿脱落。于2015年9月来徐州市口腔医院种植中心就诊。患者无严重系统性疾病，无药物过敏史，经常吸烟、饮酒。口腔检查：口腔卫生一般，11、12、16、17、21、22、24～27、31～33、35、36、41～43、45、46缺失，14、15、23、34、37、44、47松动Ⅱ～Ⅲ度，颌间距离适中（图1～图5）。无夜磨牙习惯，无颞下颌关节症状，CBCT示：缺牙区中度牙槽骨吸收，除上颌窦区外，牙槽骨高度及长度充足，骨密度为Misch分类D2～D3（图2）。

2. 诊断 牙列缺损；牙周炎。

3. 治疗计划

（1）保留13，其余牙齿拔除。

（2）拔牙前取模，制作过渡活动义齿。

（3）拔牙3个月后缺失牙齿行种植修复。

4. 治疗过程

（1）拔牙前制取上下颌模型，尽量取到各黏膜转折处并记录𬌗关系，转移到𬌗架上。在模型上去除需要拔除的牙齿制作活动过渡义齿。

（2）拔牙后牙1周戴入过渡义齿（图3）。

（3）拔牙后3个月拍摄CBCT分析设计患者颌骨情况和植体方向、位点，制作数字化种植导板（图4～图7），上颌植入9颗植体，下颌植入8颗植体，在手术后10天拆线时制取种植模型，利用稳定性较好的植体支持行暂时固定桥修复（图8～图17）。

（4）暂时桥修复后嘱勿咬硬物，注意口腔卫生并使用冲牙器，反复复诊调𬌗。

（5）术后6个月X线检查各种植体骨结合良好（图18），开窗式制取上下颌种植模型，制作个性化转移杆并制取终印模，利用过渡义齿记录转移咬合关系（图19～图22）。选择修复基台制作参照修复体，试戴参照修复体时再次用面弓记录咬合关系，并转移到半可调式𬌗架上制作最终修复体，将最终修复体戴入口内，咬合和美观效果较为理想，X线检查各种植体基台与修复体衔接密合（图23～图33）。

（6）材料：Straumann种植系统（Straumann公司，瑞士），硫酸钡，数字化种植导板（彩立方），硅橡胶印模材料（DMG），半可调式𬌗架。

作者单位：徐州市口腔医院
通讯作者：王鹏来；Email: wpl0771@163.com

二、结果

本病例中拔牙和种植后早期过渡修复缩短了患者缺牙时间，利用数字化种植导板使各植体位点和方向都较为理想，最终实现了分段式螺丝固位的全瓷修复，既满足了患者对美观和咀嚼的要求，又方便后期修复体维护。

三、讨论

对于因牙周病原因导致的牙列缺损、牙齿松动的患者而言，要想最大限度恢复患者咀嚼和美观功能种植固定桥无疑是最佳的治疗方案。对于本病例而言患者就诊时余牙多数松动严重，但患者的咬合关系处于正常状态，垂直距离合适也没有颞颌关节的病症，如果能将此咬合关系转移到最终修复体上肯定会使患者很快适应，提高治疗效果。

数字化影像技术在口腔种植中的应用从根本上改变了传统口腔修复的概念，使得口腔种植修复过程得以在术前进行方案规划和术后效果预测，推动着口腔种植理论由传统的定性向定量化方向发展，正在掀起一场口腔种植新技术革命。本病例中23位置骨量不足所以利用导板确定位点和方向后，将黏骨膜瓣翻开行GBR，种植体采用埋入式。其余位点直接用导板定点牙龈环切，不翻瓣植入植体，采用非埋入式，这样大大减小了手术创面，减少了患者的痛苦。术后再次CBCT扫描和三维数据重建，观察和评价种植效果，结果利用种植导板种入植体的位点和方向与预期设计的基本一致。采用此方法制作的种植模板可以将术前设计准确地转移到种植手术中，起到准确的导航作用，提高了种植手术的安全性、准确性和成功率。术后10天对患者行过渡修复大大提高患者生活质量，并通过过渡义齿确定最终的咬合关系，使患者尽快适应新的修复体，后期复查患者的软硬组织也非常稳定（图34～图39）。

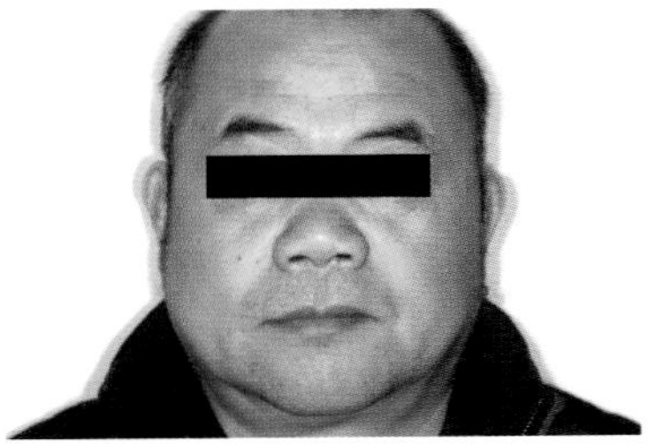
图1　患者正面像

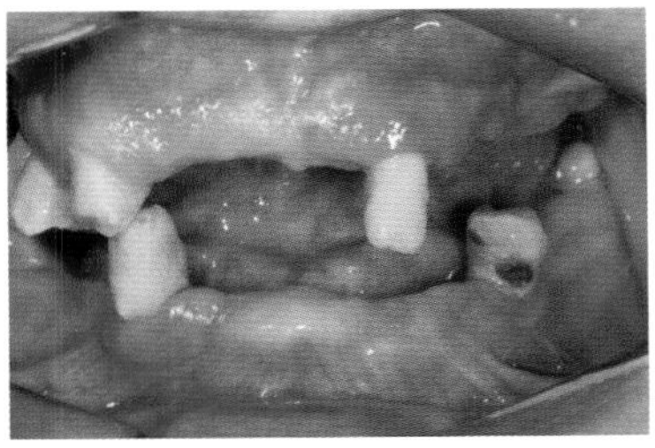
图2　口内像

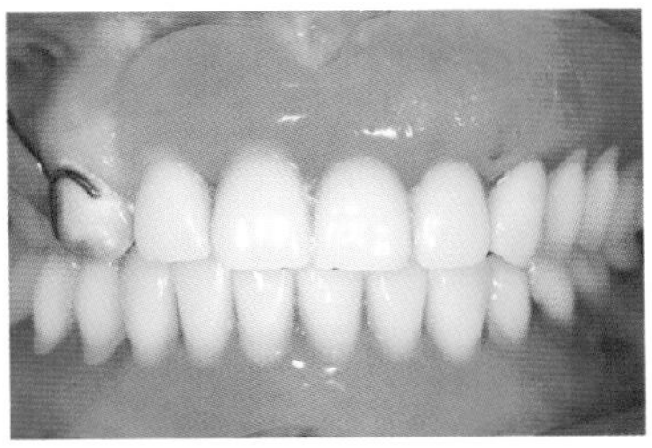
图3　过渡义齿修复

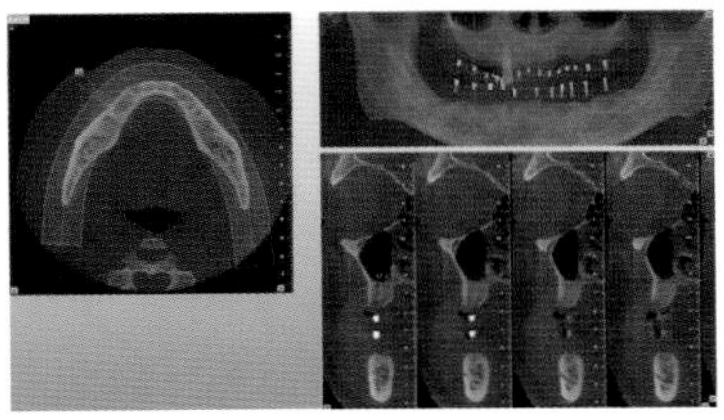
图4　术前CT片

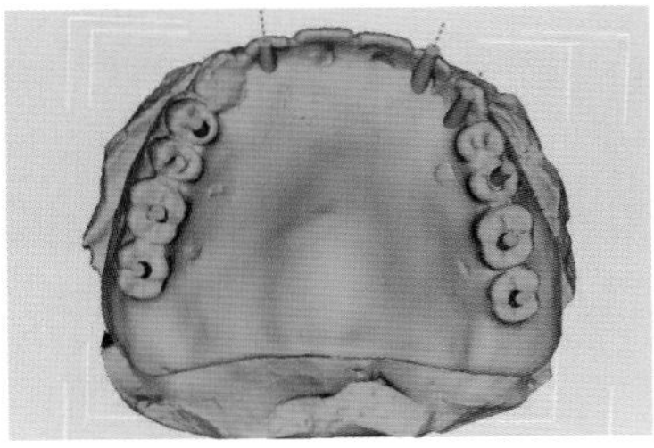
图5　设计植体位点1

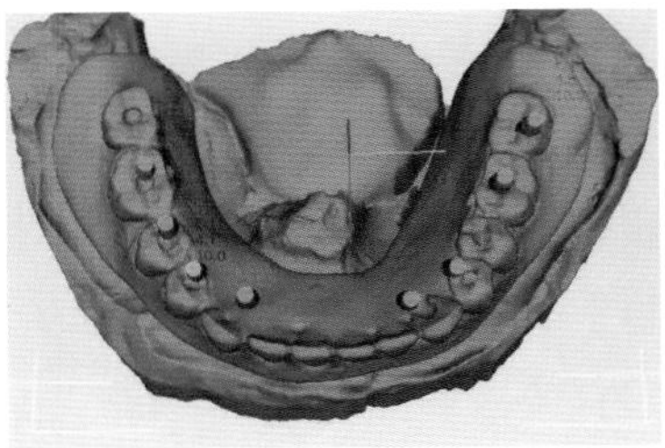
图6　设计植体位点2

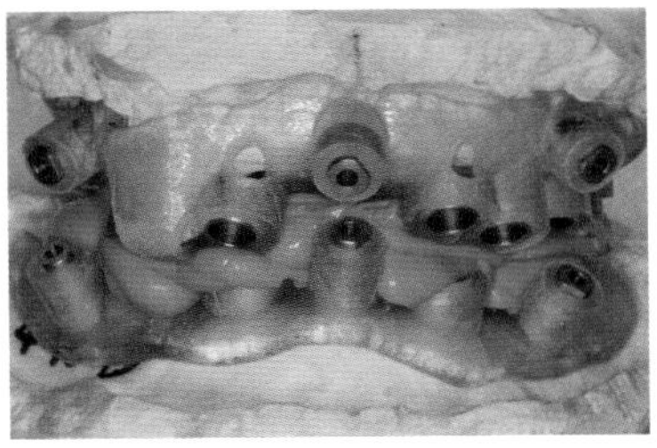
图7　制作数字化导板

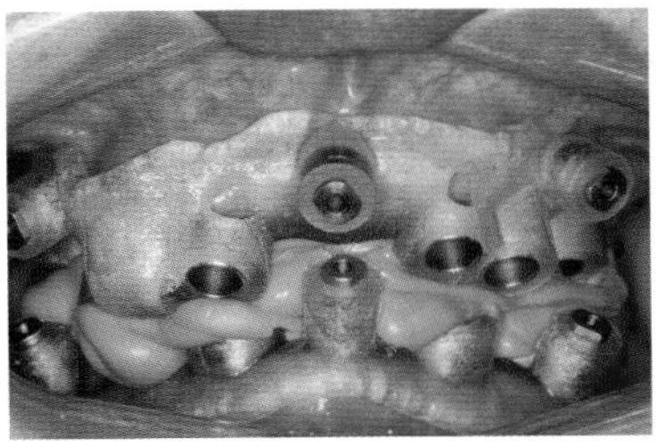
图8　术前确认导板位置

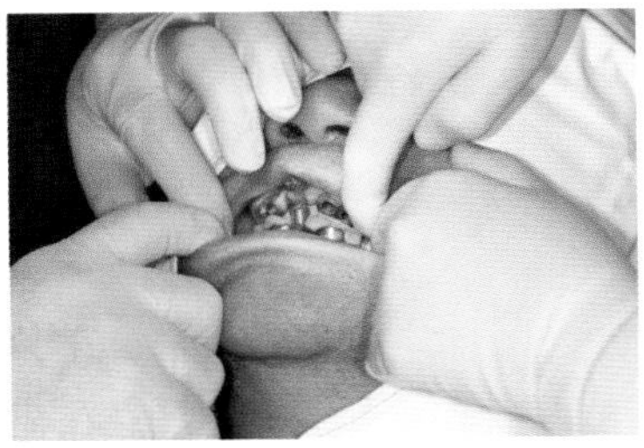
图9　术中固定种植导板

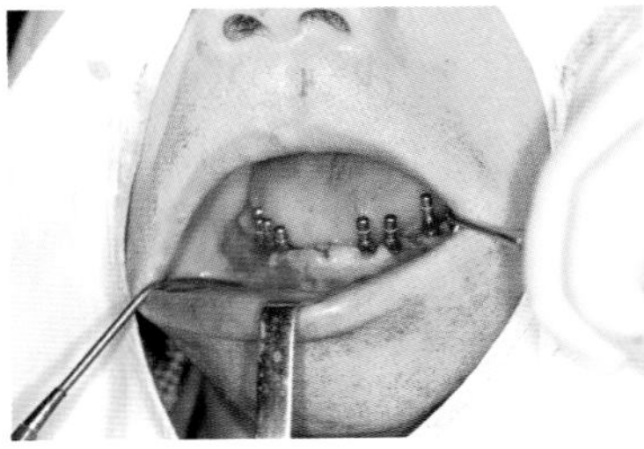
图10　微创植入下颌植体

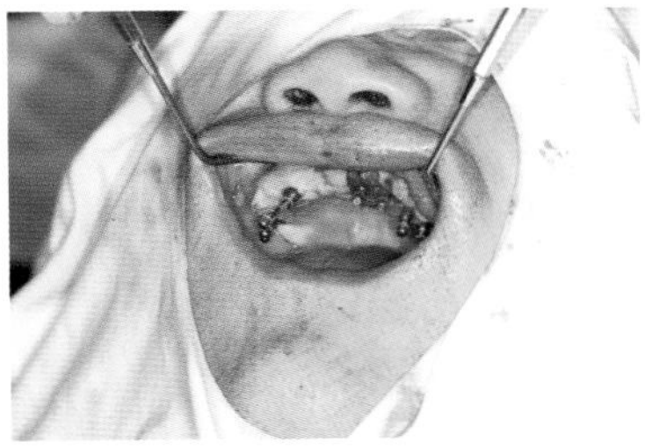
图11　植入上颌植体

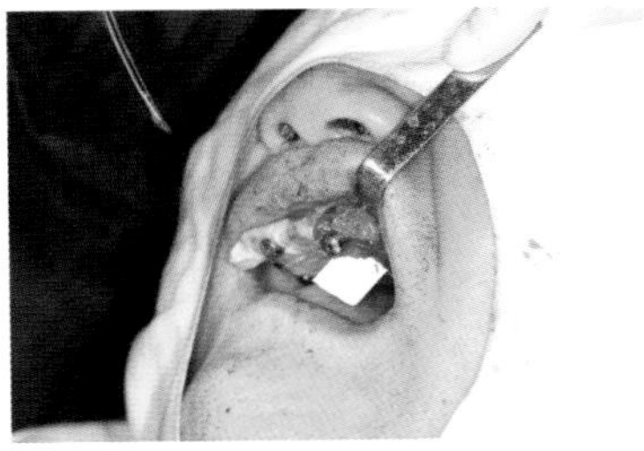
图12　23位点同期行GBR

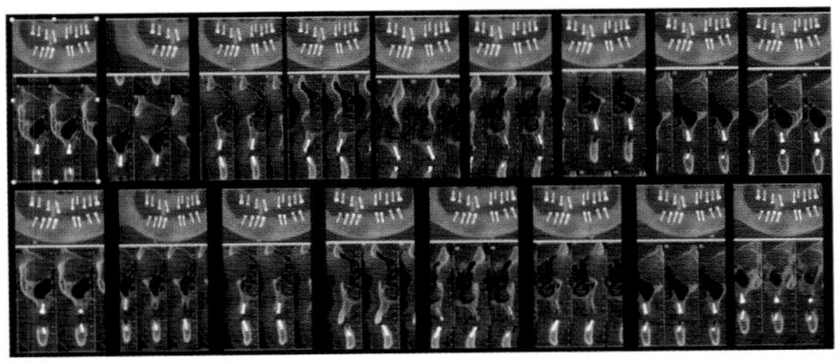
图13　术后各种植位点

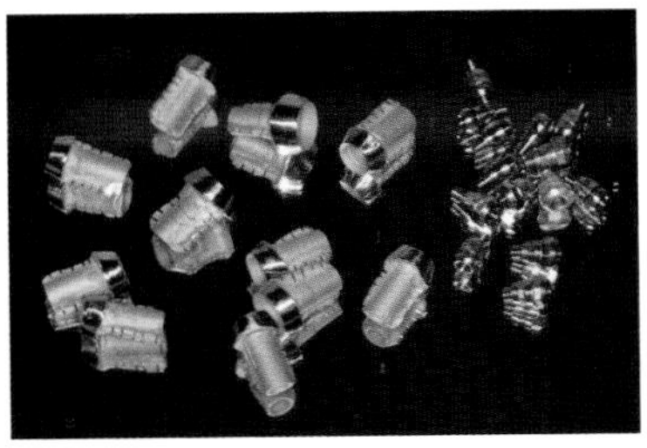
图14　过渡修复基台

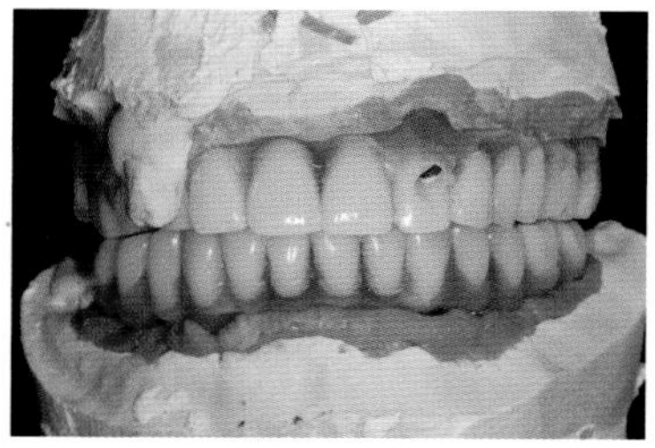
图15 制作过渡修复体

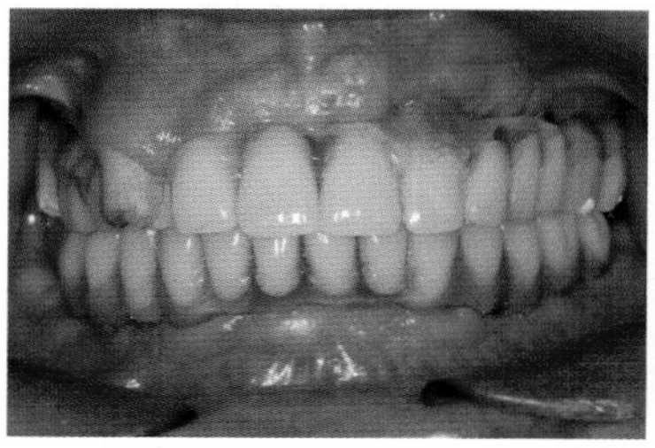
图16 戴入过渡修复体

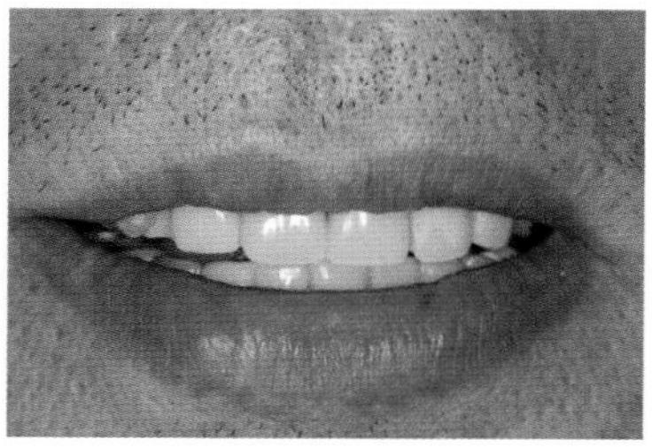
图17 戴入过渡修复体微笑像

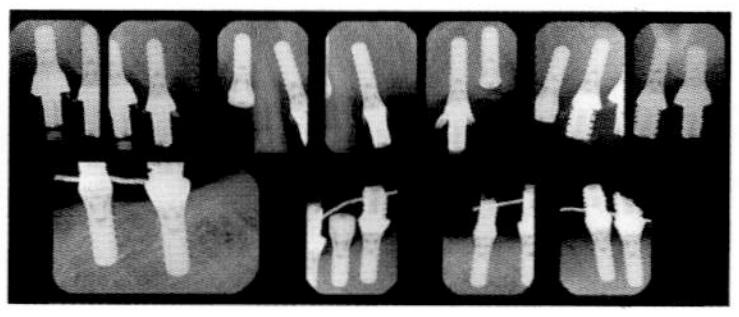
图18 术后6个月X线片

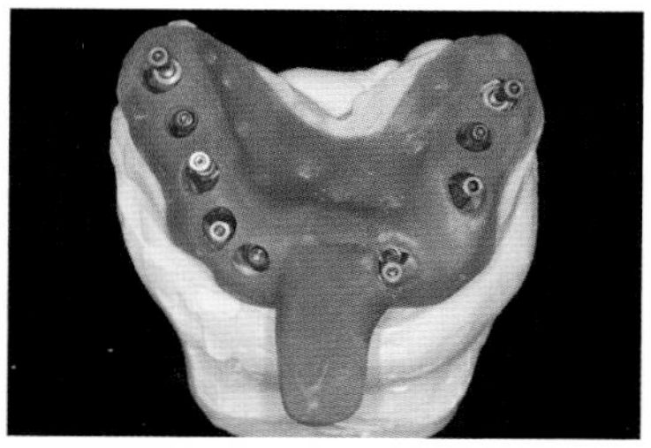
图19 取模制作个性转移杆和个别托盘

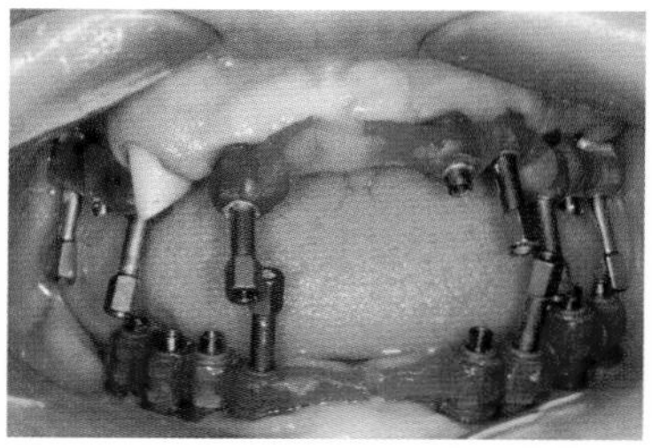
图20 制取终印模

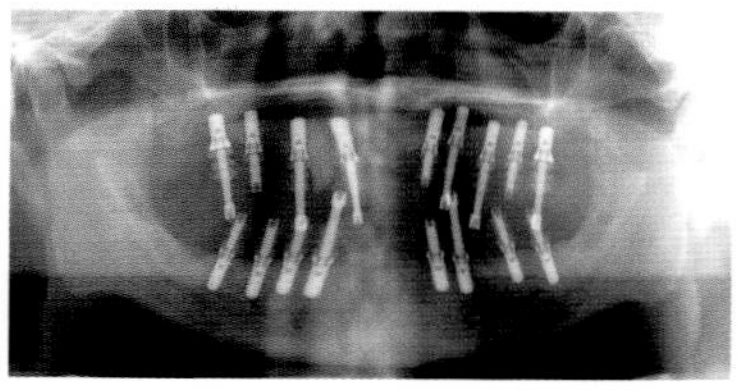
图21 取模前确认各转移杆是否完全就位

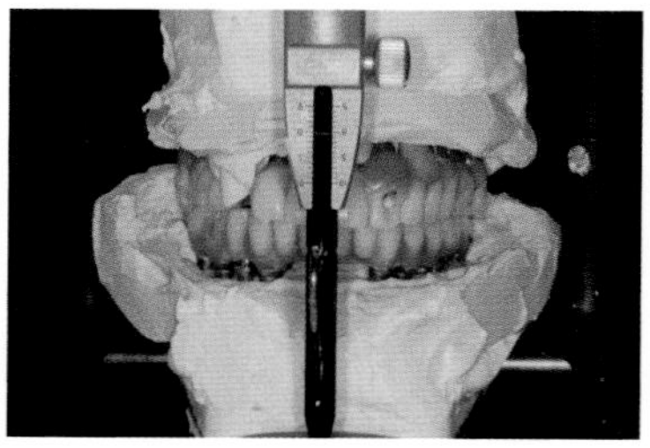
图22 利用过渡义齿确定初步咬合关系

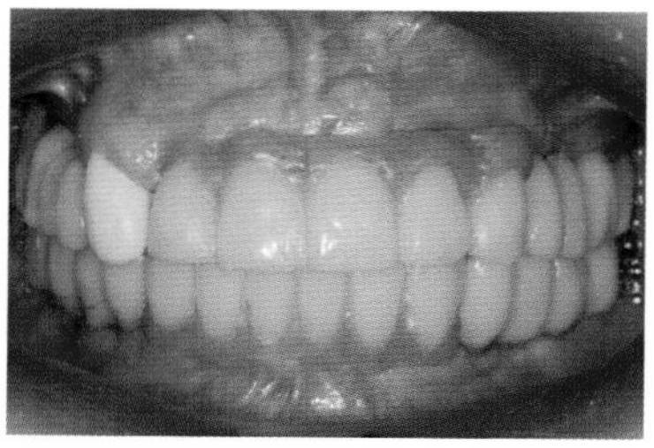
图23 制作诊断修复体戴入患者口内

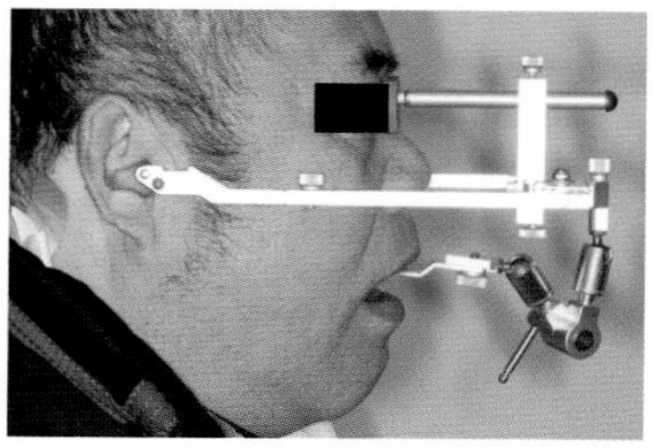
图24 面弓转移

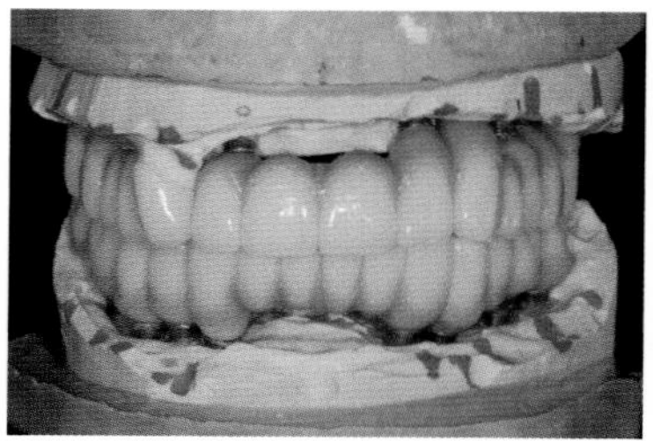
图25 制作最终修复体

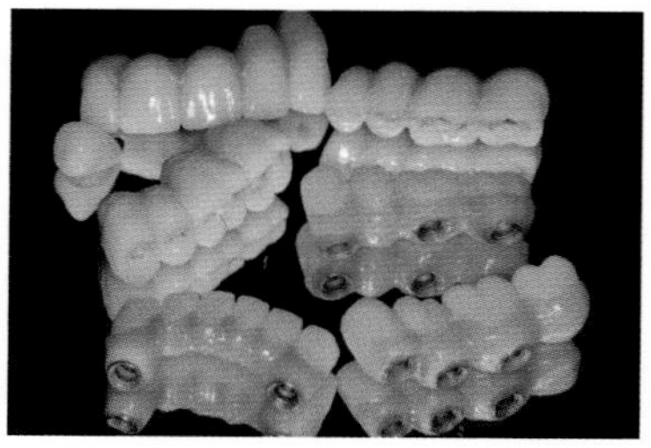
图26 实现分段式螺丝固位全瓷修复

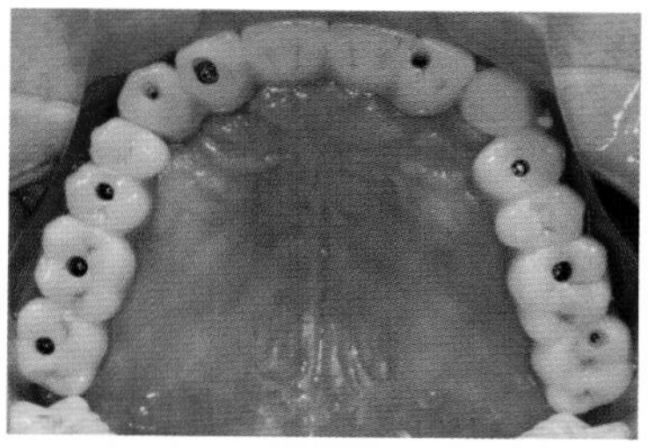
图27 修复后上颌殆面像

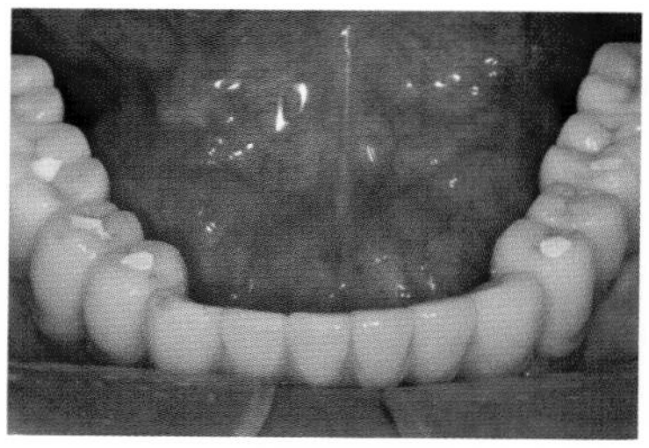
图28 修复后下颌殆面像

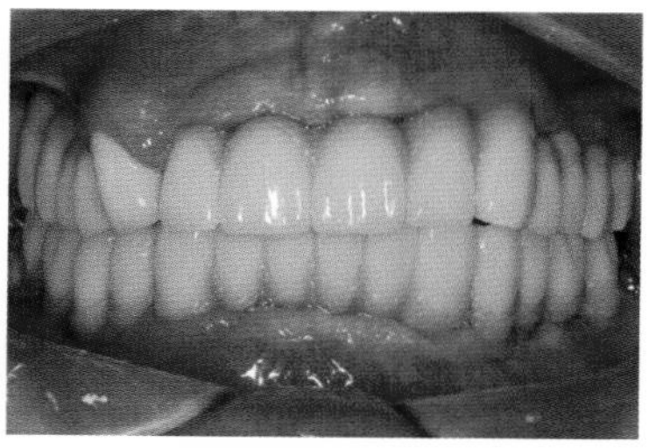
图29 修复后咬合像

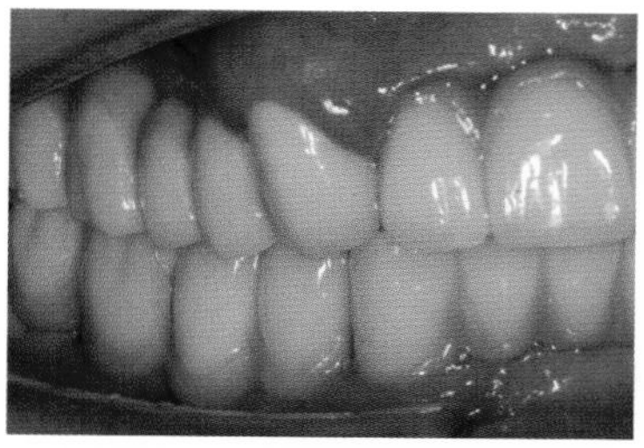
图30 修复后侧面咬合1

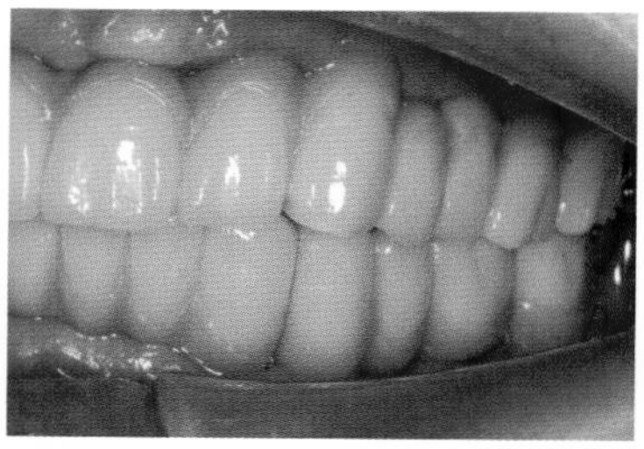
图31 修复后侧面咬合2

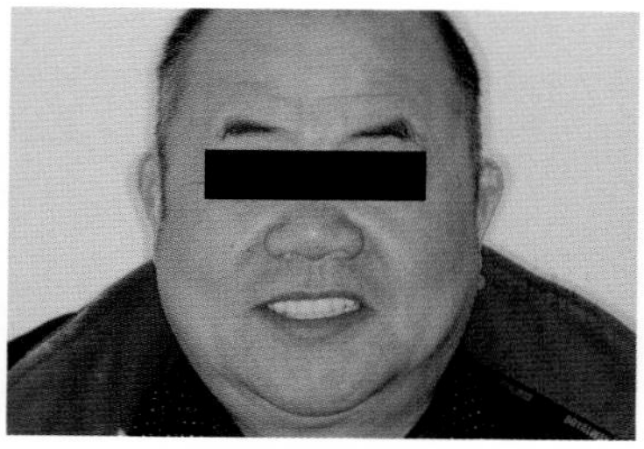
图32 修复后微笑像

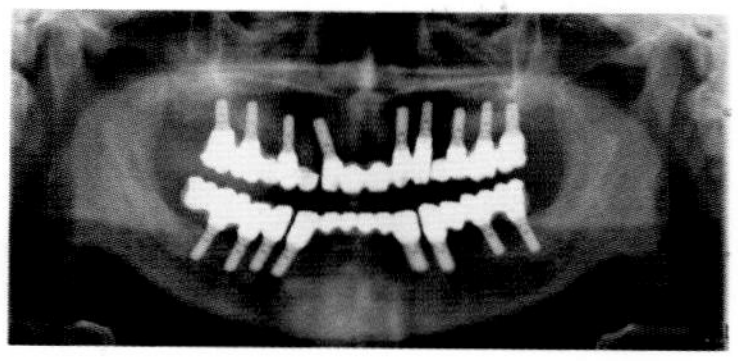
图33 修复后X线片

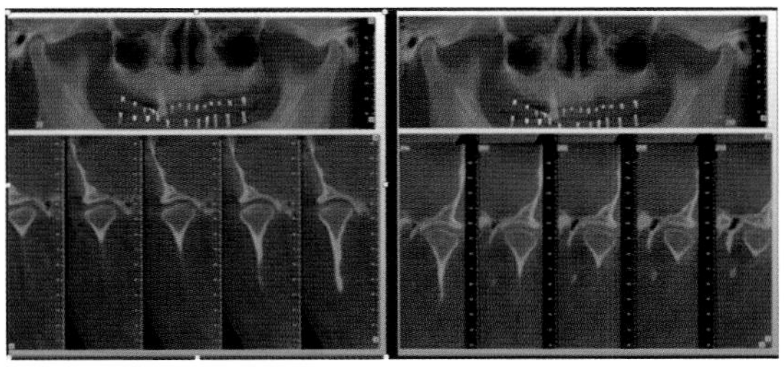

图34 修复前双侧关节片

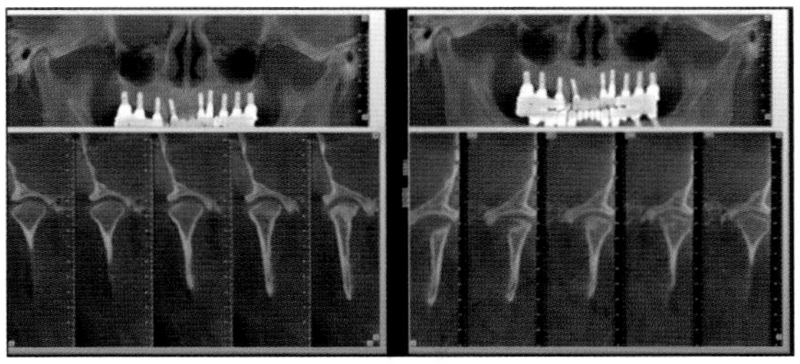

图35 修复半年后双侧关节片

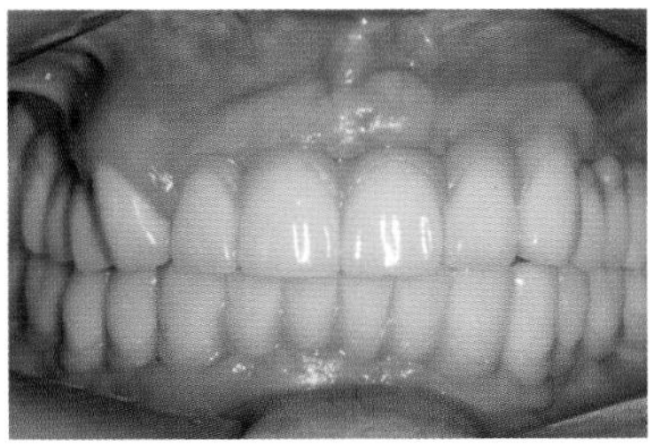

图36 修复后半年复查咬合1

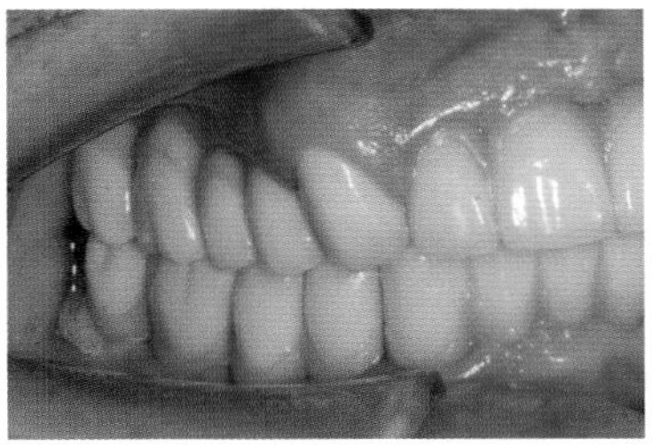

图37 修复后半年复查咬合2

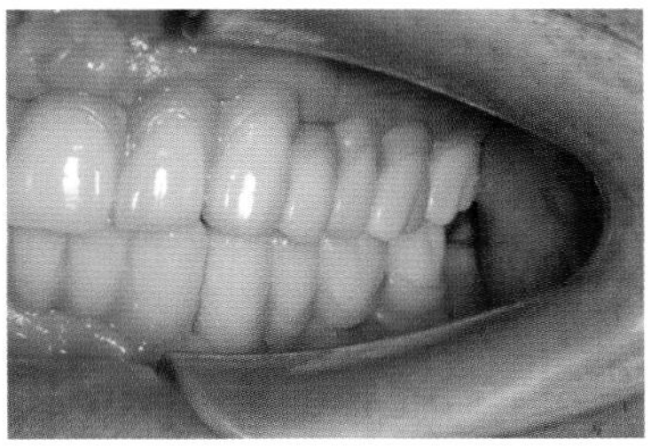

图38 修复后复查半年咬合3

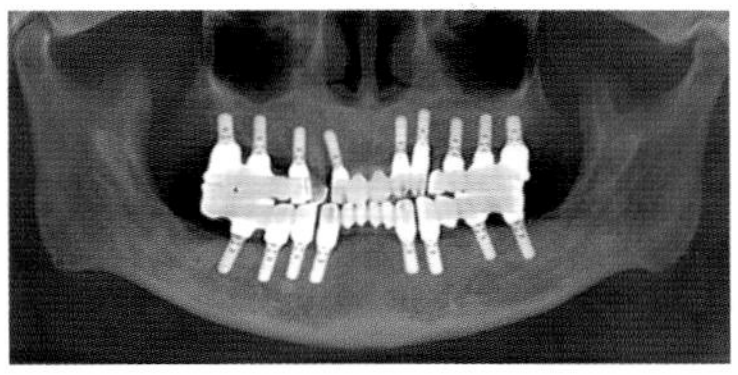

图39 修复后半年复查X线片

参考文献

[1] Kiyokawa K,Kiyokwa M,Sakaguchi S,et al.Endoscopic maxillary sinus lift without vestibular mucosal incision orbone graft[J]. Journal of Craniofacial Surgery, 2009, 20(5):1462.

[2] Manso MC,Wassal T.A 10-year longitudinal study of160 implants simultaneously installed in severely atrophic posterior maxillas grafted with autogenous bone and a synthetic bioactive resorbable graft[J]. Implant Dentistry, 2010, 19(4): 351-360.

[3] Komiyama A, Pettersson A, Hultin M, et al. Virtually planned and template - guided implant surgery: an experimental model matching approach[J]. Clinical Oral Implants Research, 2011,22 (3):308-313.

[4] Orentlicher G, Abboud M. Guided Surgery for Implant Therapy[J]. Oral and Maxillofacial Surgery Clinics of North America, 2011,23 (2):715-744.

[5] 白石柱,刘宝林,陈小文,等. 种植导板的制作及CAD-CAM技术的应用[J]. 实用口腔医学杂志, 2011, 27(1):138-142.

利用全数字化种植方案实现上颌中切牙缺失的美学重建

李雪松 张健 周志强 李永利

摘要

目的：利用块状骨移植技术恢复上颌单颗牙骨量严重不足，然后联合正畸治疗排齐牙齿，最终种植修复时采用全数字化种植方案，实现可预期的、精准的以修复为导向的种植体三维位置的植入。**材料与方法：**患者为年轻男性，外伤导致11缺失。术前CBCT显示11骨量严重不足约2.5mm，21向中线移位，种植位点近远中间隙不够。制订种植修复方案：首先利用块状骨移植技术解决种植位点的骨量不足，然后利用正畸治疗排齐牙齿，保证种植位点足够的近远间隙。利用全数字化种植方案精准地完成最终的种植修复。**结果：**利用多学科的联合协作，采用全数字化的种植解决方案实现了可预期的、精准的上颌单颗牙美学修复。

关键词：块状骨移植；数字化种植外科；数字化修复

上颌前牙区是高风险的美学区，具有特殊的位置和解剖结构。前牙区种植会面临骨量不足、种植体位置要求高、解剖条件特殊、美学要求高等困难因素。因此，上颌前牙区在进行种植修复时要严格控制适应证、临床精细操作和患者的积极配合等条件下，同时利用全数字化治疗理念，才能精准地达到美学修复效果。

一、材料与方法

1. 病例简介 30岁男性患者。主诉：右上门牙因外伤脱落，要求进行种植修复。全身情况：体健，有10年吸烟史，平均15支/天。临床检查：由于11的长期缺失导致21发生了近中移位，同时附着龈也存在着部分丧失；11的唇侧位置存在软硬组织的大量缺失。CBCT检查发现牙槽嵴顶的骨宽度仅为2mm。

2. 诊断 11缺失。

3. 治疗计划

（1）11种植位点进行块状骨移植。

（2）正畸治疗打开间隙，排齐牙齿。

（3）术后6个月后，利用数字化导航技术进行11位点的种植体植入；若患者条件允许进行即刻修复。

（4）利用口内扫描、椅旁数字化技术进行最终修复体的制作。

4. 治疗过程（图1～图37）

（1）块状骨移植手术过程。从患者右侧的下颌骨斜线区域进行取骨，在种植位点的唇侧进行受植骨床的预备，然后利用钛钉将骨块固定。在骨块的间隙处及唇侧填入骨粉，表面覆盖胶原膜，缝合。6个月后，创口稳定，患者进行了正畸治疗来排齐牙齿。

（2）种植外科过程。为了保证种植体准确地植入在理想的三维位置，实现以修复为导向的种植理念，设计了全程导航的数字化导板。为了不破坏块状骨移植区的血供，减少术区唇侧骨的吸收，避免术后瘢痕的形成，采用了不翻瓣的手术方式。利用了导板软件中设计固位钉的功能，对钛钉位置进行定位，然后术中采用微创切口，来取出钛钉。术后1周时“黑三角”区域还是比较明显的。临时修复5个月后，患者的牙槽轮廓已经稳定，“黑三角”也基本消失了。通过影像学的检查，此时种植体已经形成良好的骨结合。

（3）最终修复过程。为了减少患者的椅旁时间，采用了口内扫描技术。扫描完成后，在软件中生成的影像，利用3D打印技术打印出上下颌模型以及临时修复体。然后在软件中对临时修复体进行回切设计，来制作最终修复体。

二、结果

经过一系列治疗，患者最终取得了良好的美学修复效果。

三、讨论

上前牙区软硬组织美学是种植治疗是否成功的关键指标。因为上颌前牙区的特殊解剖结构，导致这个区域拔牙后，依赖牙周组织的束状骨的吸收是不可避免的，因此拔牙后通常导致牙槽骨水平向及垂直向的吸收。本病例中，11硬组织存在严重缺损，这可能与患者受到外伤导致牙齿缺失有关。根据国内外的文献报道，利用块状骨移植技术恢复上颌前牙区的骨量缺损是可靠的、可预期的。

前牙种植美学修复成败还需要考虑软种植的表现，有研究认为，牙种植近远中向牙龈乳头的高度取决于临面牙槽骨的高度，邻面牙槽骨的高度丧失以及接触点和骨间的距离超过6mm时，危及美学效果显著提高。本病例不仅取得了骨增量手术成功，同时也取得了良好的软种植效果。利用数字化外科导板进行不翻瓣的方式植入种植体，尽量避免了影响唇侧骨壁的血供，不

作者单位：天津市滨海新区塘沽口腔医院

通讯作者：张健；Email: lss119200@163.com

改变原有的膜龈外形，避免瘢痕形成，并且，对牙龈乳头的血供和形态影响也很小。同时利用全数字化修复方案提前制作好临时修复体，术后即刻、无调改地戴入临时修复体，不仅满足了患者的美观要求，而且对周围的牙龈有积极诱导作用，呈现最佳的美学效果。

综上所述，虽然美学区的种植治疗视为高度复杂的临床程序，但是在全数字化的种植修复方案的辅助下可以大幅度简化临床程序，同时能够达到可预期的、精准的美学修复效果。

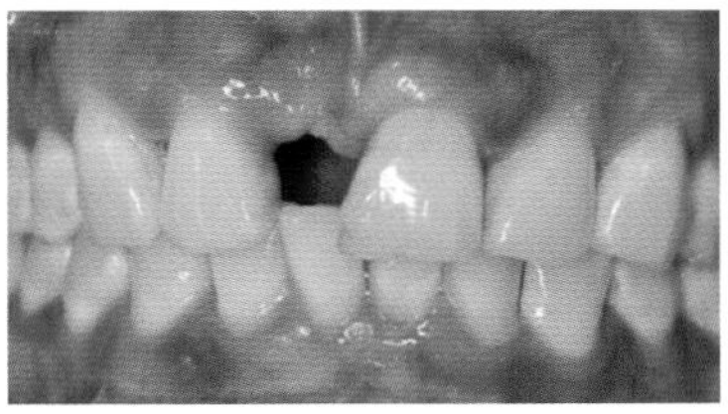
图1　患者的正面口内像

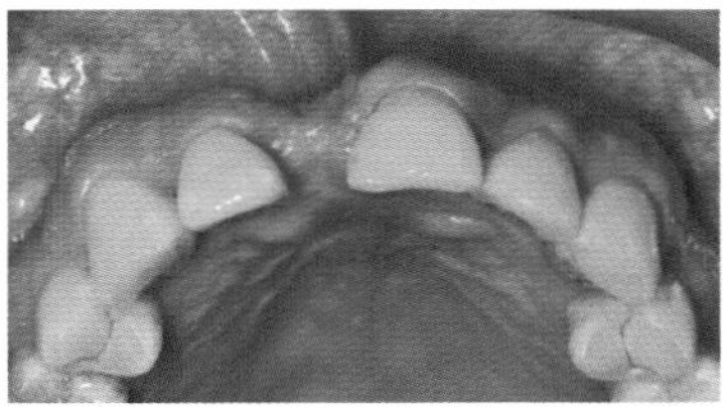
图2　患者的殆面口内像

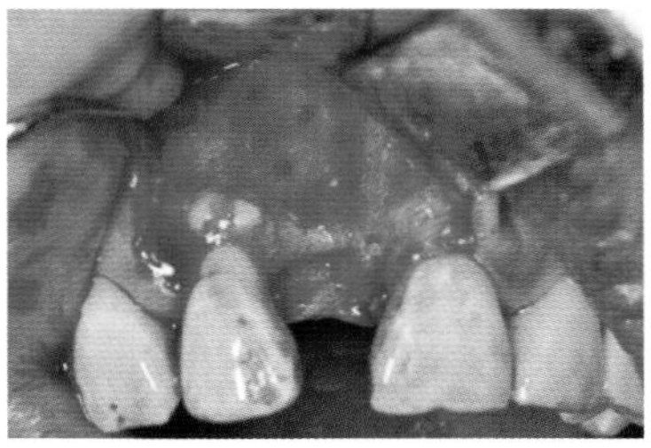
图3　翻瓣暴露受骨床并预备滋养孔

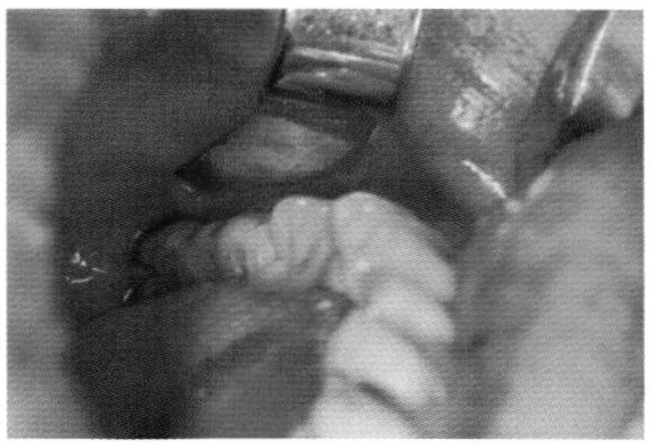
图4　暴露右侧下颌骨外斜线取骨区

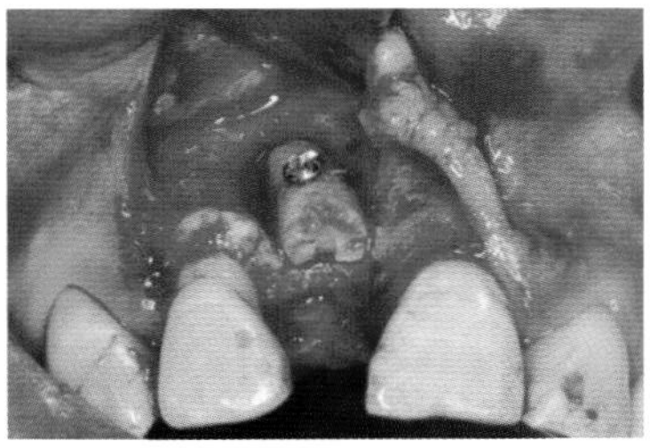
图5　将骨块固定在受骨区

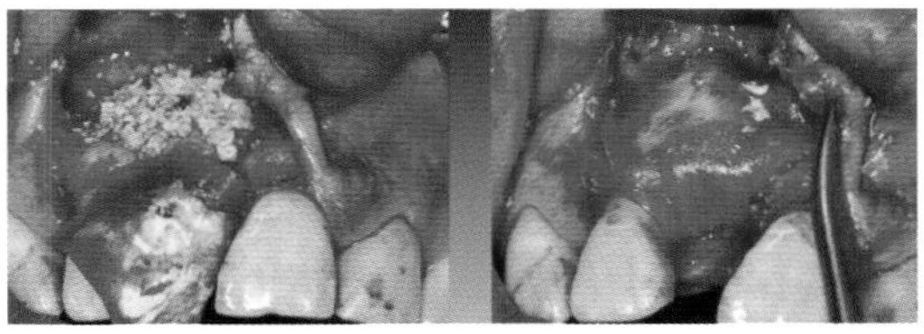
图6　用Bio-Oss骨粉填塞骨间隙，然后表面覆盖Bio-Gide胶原膜

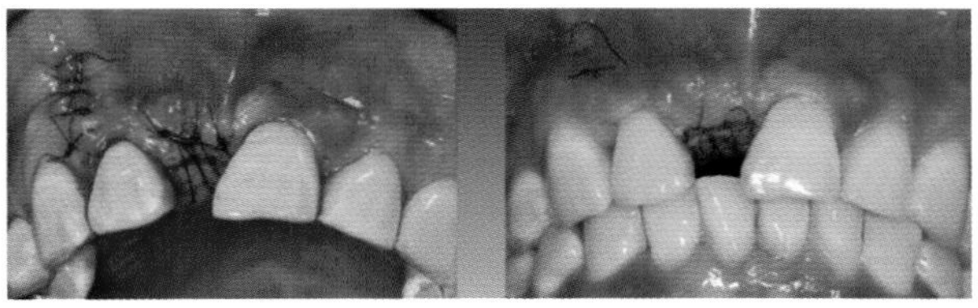
图7　手术当天缝合与1周拆线情况的对比

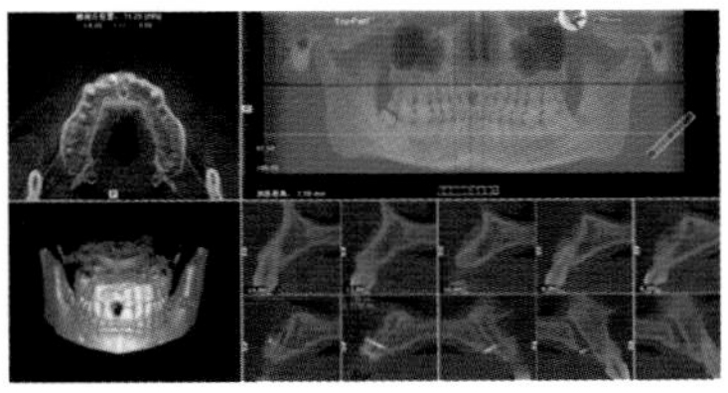
图8　术后半年CBCT检查成骨效果良好

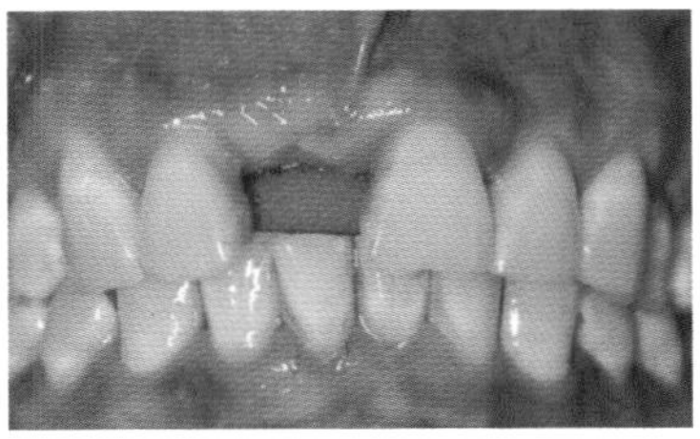
图9　术后半年患者口内正面像

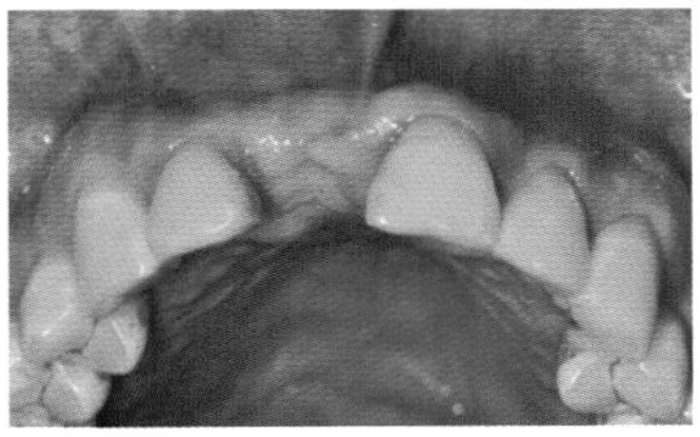
图10　术后半年患者口内殆面像

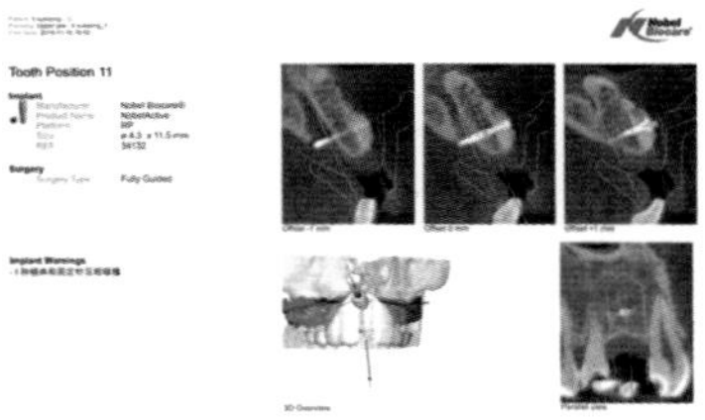

图11　制作Nobel全程导板的数字化外科导板

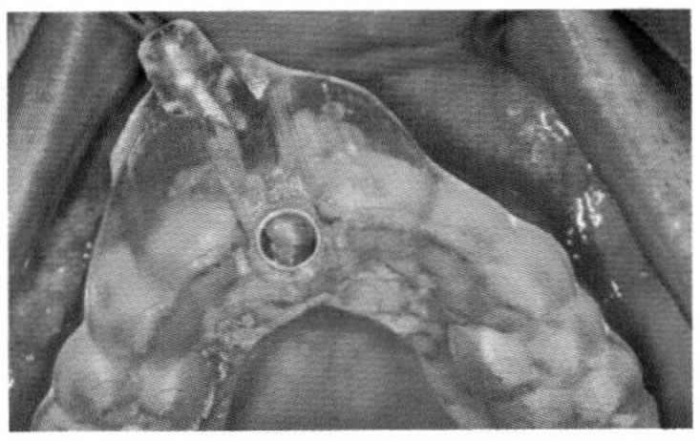
图12　在患者口内试戴导板的就位情况

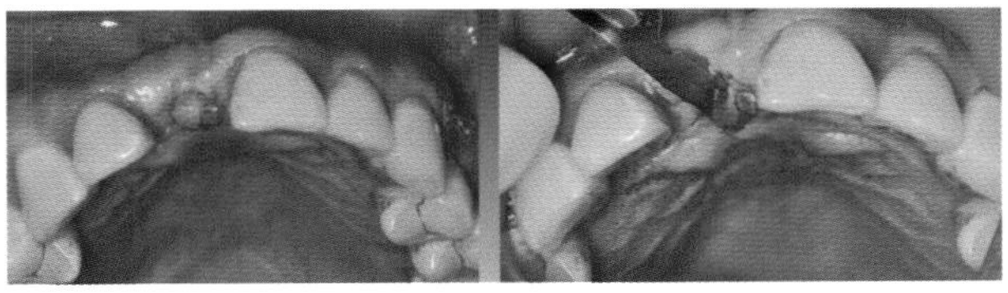
图13　利用导板环切定位后制作唇侧折叠瓣1

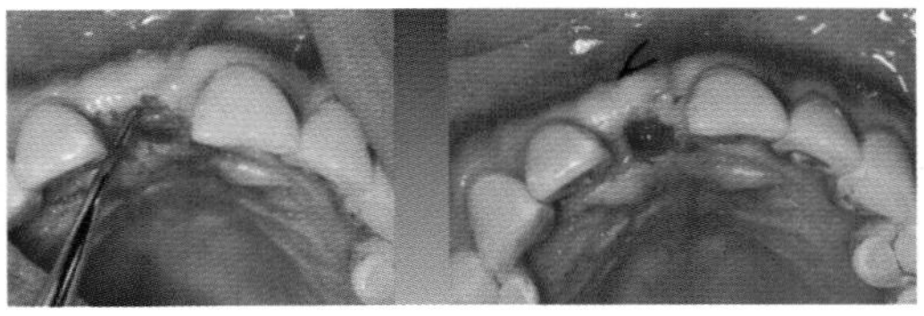
图14　利用导板环切定位后制作唇侧折叠瓣2

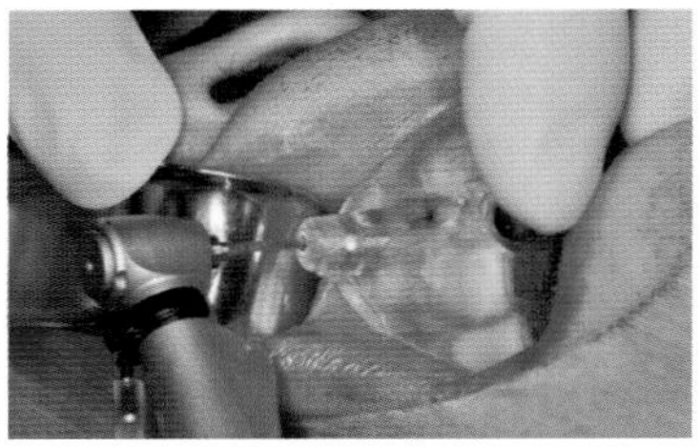

图15　利用导板确定骨块固位钛钉位置

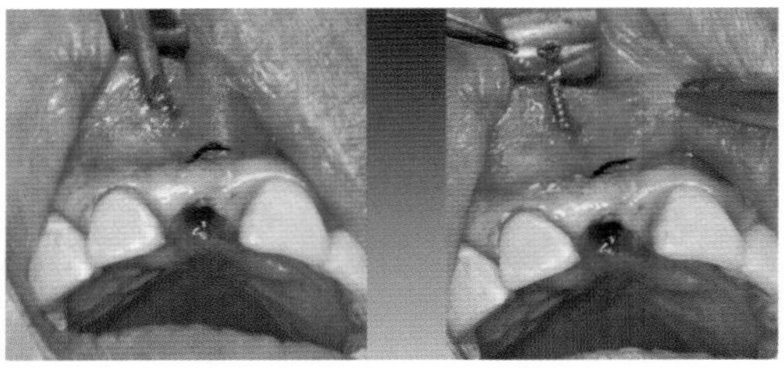

图16　取出固位钛钉

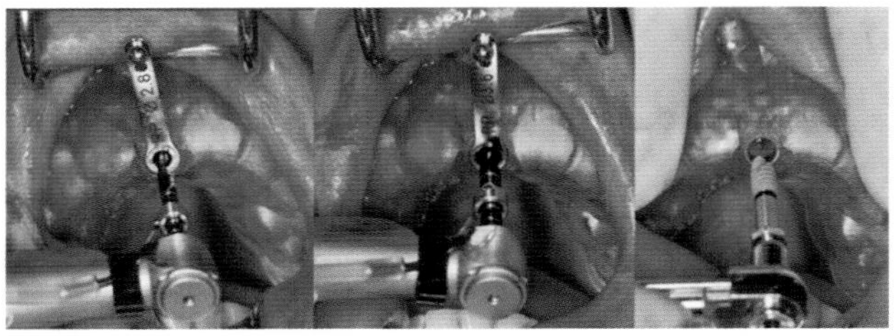

图17　在数字化全程导板的辅助下精准植入种植体

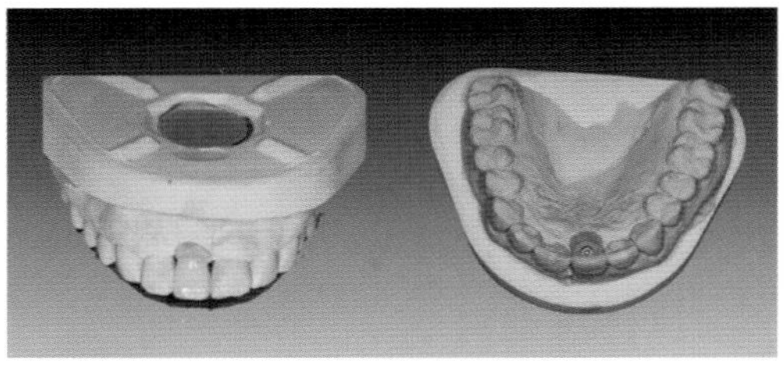

图18　根据种植体在Nobel导板软件中的规划，提前制作好的临时义齿

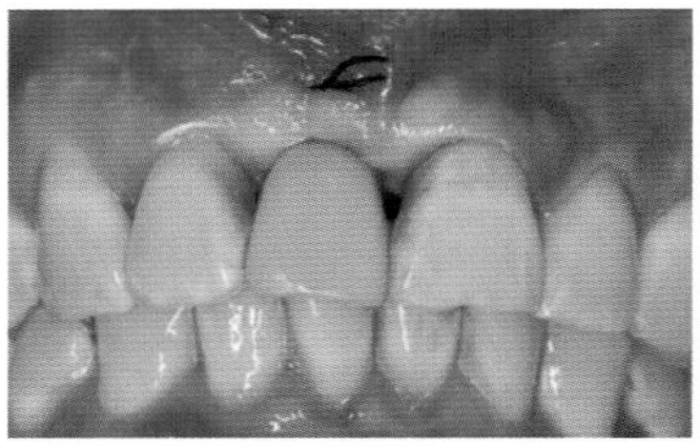

图19　精准地、无调改地戴入临时义齿

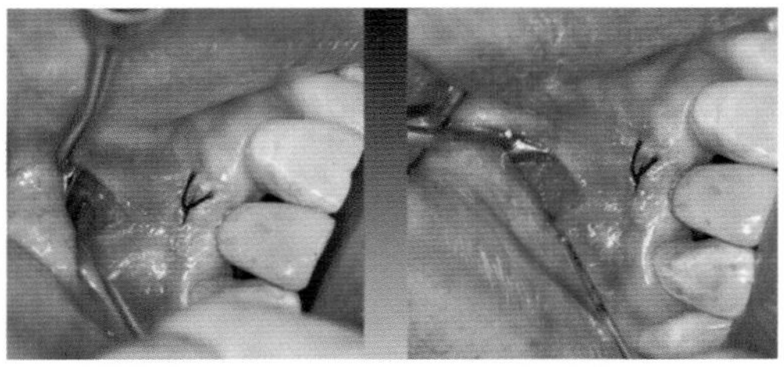

图20　在钛钉位置植入Bio-Oss骨粉，然后表面覆盖Bio-Gide胶原膜

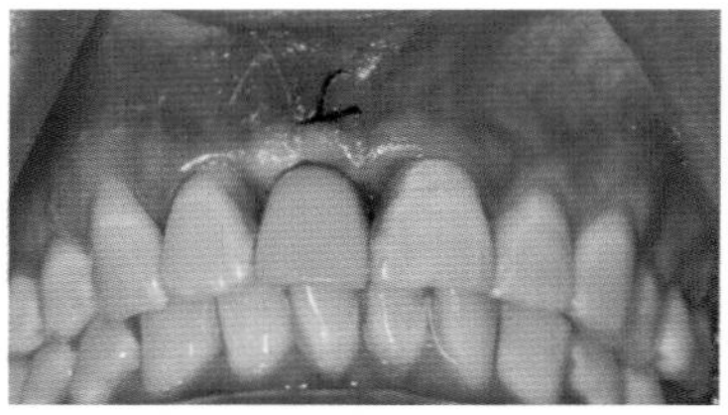

图21　手术完成后的口内像

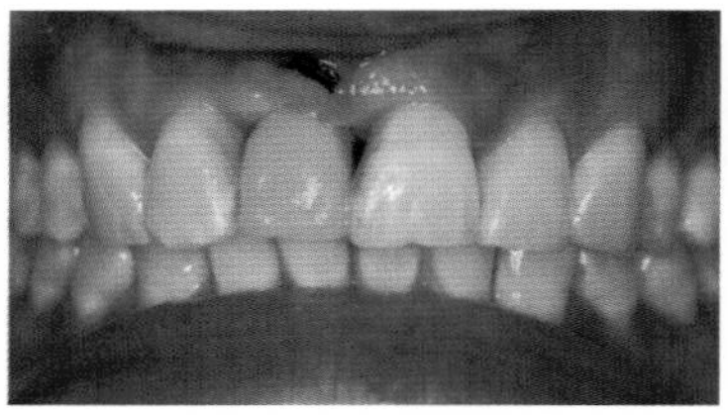

图22　术后1周时患者的口内情况

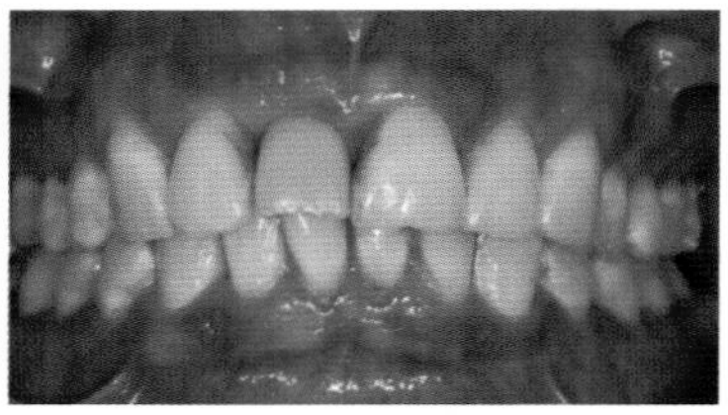

图23　术后4个月时患者的口内正面像

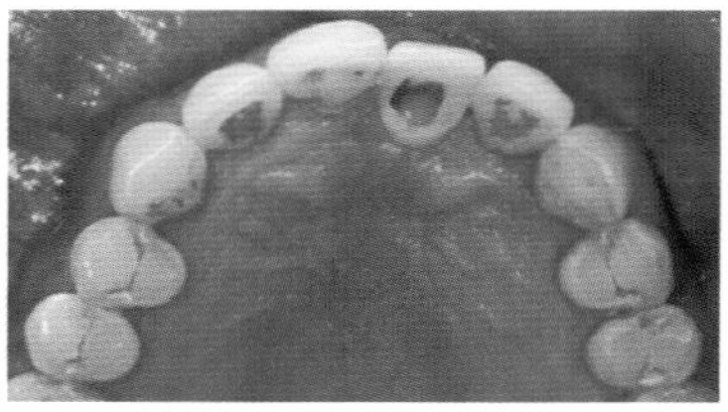

图24　术后4个月时患者的口内𬌗面像

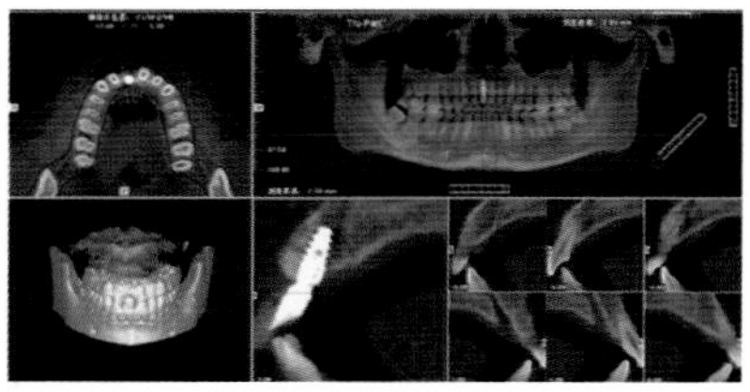

图25　术后4个月时CBCT检查的情况

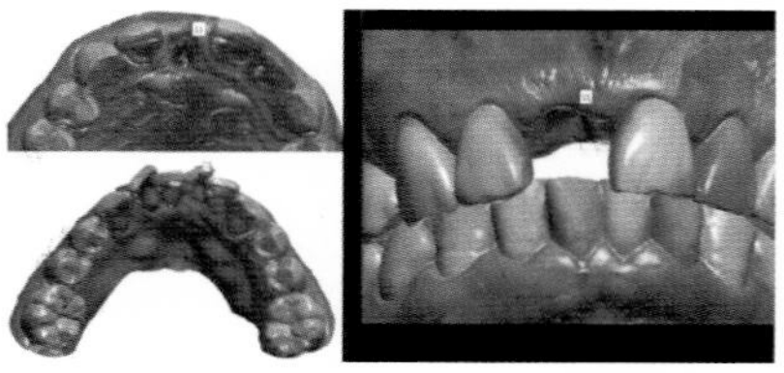

图26　拆掉临时牙进行口内扫描

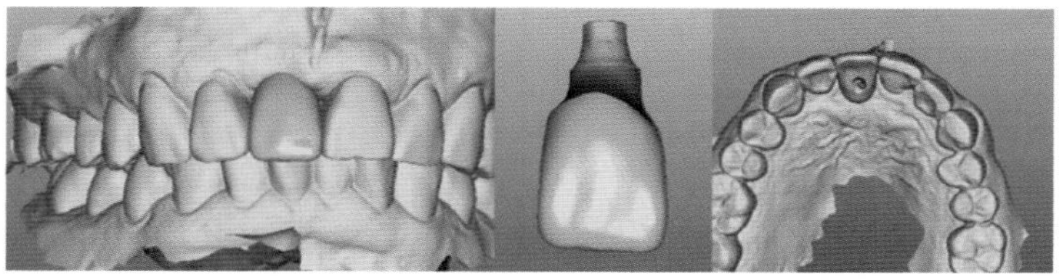

图27　将临时修复体戴入口内，再次进行口内扫描并且单独对临时修复体进行扫描

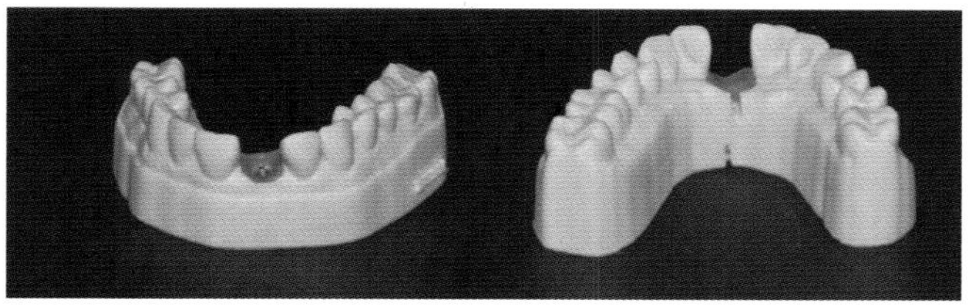
图28　打印上颌模型

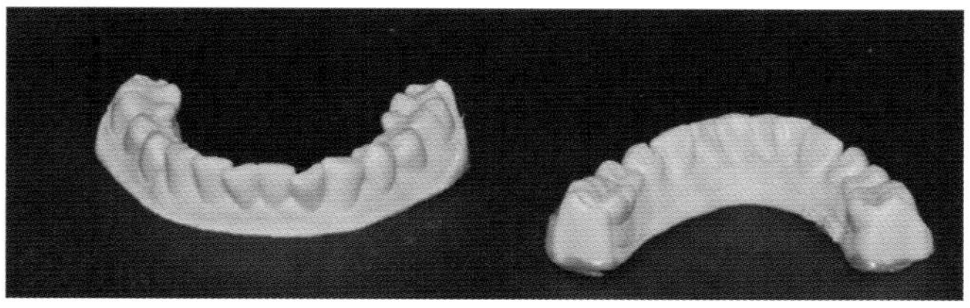
图29　打印下颌模型

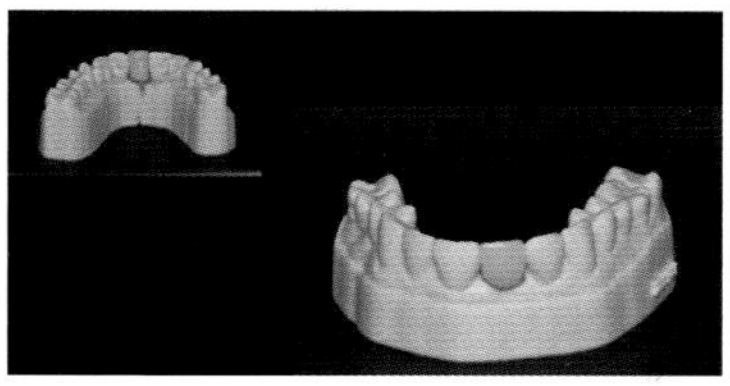
图30　根据临时修复体信息打印出蜡型牙，然后在模型上就位

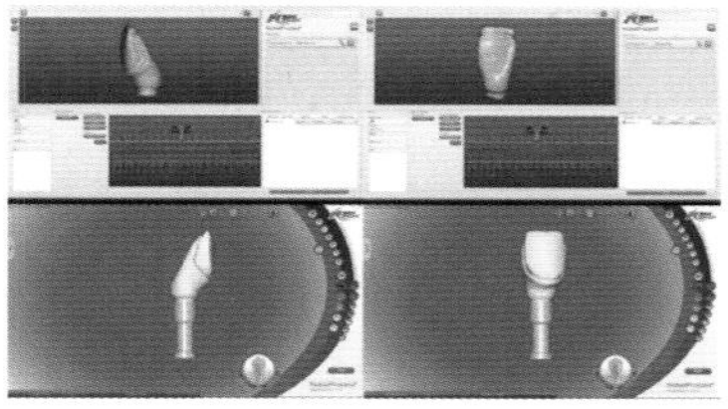
图31　将回切修整好的蜡型牙通过扫描传回加工中心

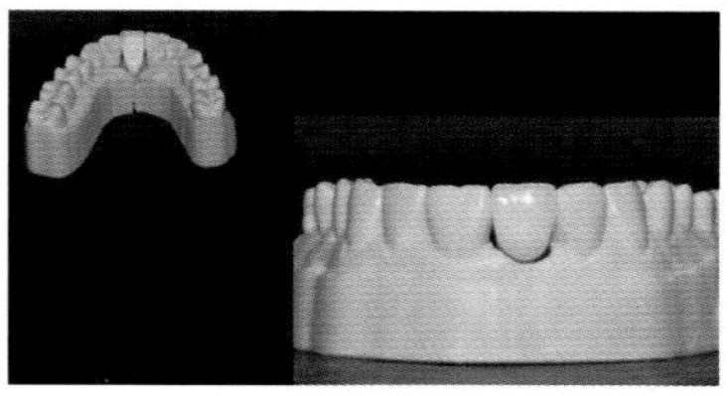
图32　制作完成的未饰瓷的氧化锆一体冠

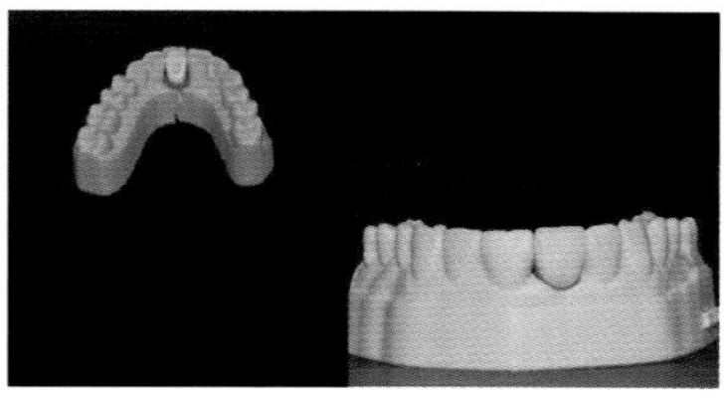
图33　制作完成最终的一体式氧化锆单冠

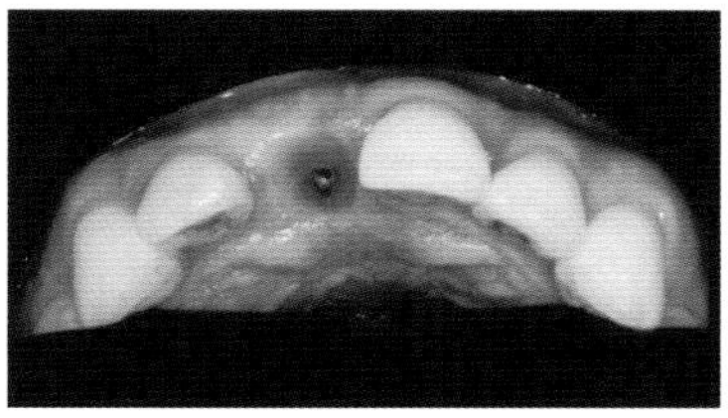
图34　最终修复时的牙龈轮廓

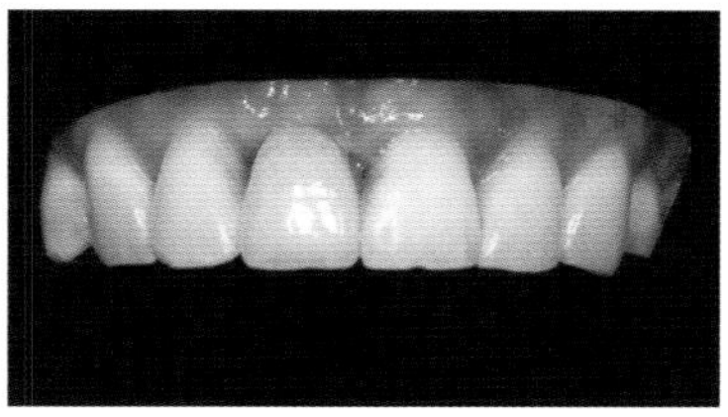
图35　口内戴入氧化锆单冠

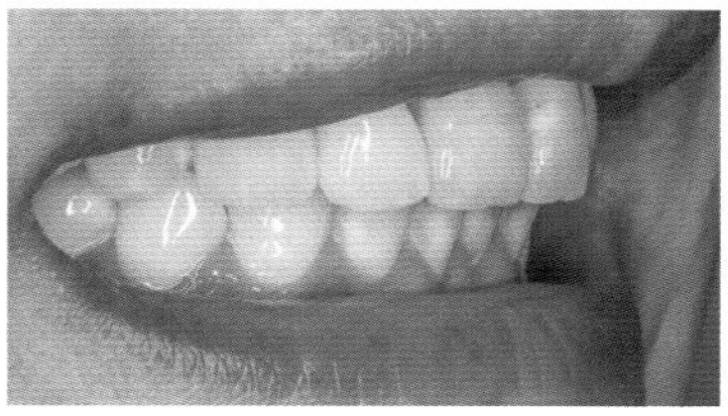
图36　患者露出满意的微笑1

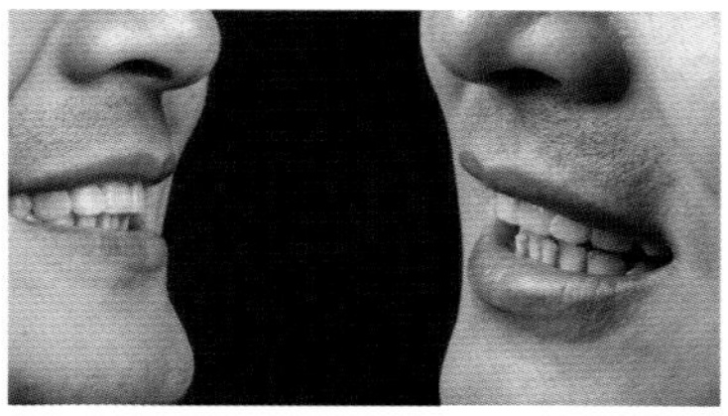
图37　患者露出满意的微笑2

上颌牙列缺损种植固定修复1例

李敢　王鹏来　耿晓庆　李晓飞　董文静　秦雁雁　张修彬

摘要

数字化技术在口腔种植中的应用越来越广泛，从数字化影像诊断到数字化手术方案模拟，从数字化种植导板到数字化种植修复，数字化技术已经渗透到临床种植工作的每一步。在上颌无牙颌的种植固定修复中，过去讲更多的精力关注于种植外科，而对无牙颌的种植固定修复的美学问题关注较少。本病例除了采用数字化术前诊断、数字化手术模拟和数字化导板外，还将尝试使用DSD的方法重建前牙区的美学效果。

关键词：数字化；种植；DSD；美学

一、材料与方法

1. 病例简介　49岁男性患者，全身情况良好，无手术禁忌，口内多牙因松动相继拔除，曾于外院行活动义齿修复，因无法适应上颌的活动义齿，到我科就诊，希望采用种植修复方法对上颌进行种植固定修复，对美观和功能有较高要求。

初诊检查时发现患者由于缺牙较多，患者口唇部丰满度不足，面容苍老。口内检查发现，上颌只有17存留，无缺损无松动。下颌活动义齿修复。下颌余留牙慢性牙周炎。CBCT检查提示，上颌后牙区骨量不足，上颌前牙区骨量尚可，双侧颞下颌关节未见明显异常。

2. 诊断　牙列缺损。

3. 治疗计划　下颌先行牙周基础治疗。针对上颌磨牙区骨量不足的情况，给患者提供两个方案。方案一：通过上颌窦提示增加骨量，植入6～8颗种植体，进行种植修复。方案二：上颌4颗植体，避免植骨，上部一段式整体桥修复。患者考虑后选择方案二，遂采集放射导板数据，行种植外科导板的设计与制作。在进行种植外科导板设计的国产中发现，右侧上颌窦较大，前壁靠前，右上后斜行植体只能从14穿出，且最终修复体和17之间会有间隙，和患者再次沟通后，对方案二进行改进：14直立植入植体，16经牙槽嵴提升植入一个植体，其他不变。

4. 治疗过程（图1～图35）　先行牙周基础治疗。制作放射导板，拍摄CBCT，设计制作牙和黏膜混合支持式种植外科导板。同时制作硅胶Index，用于指示上颌导板就位。局部麻醉后戴入导板，固定导板，环切牙龈并去除，不翻瓣，导板指导下多级钻针备洞，16位点行穿牙槽嵴上颌窦提升。植入5颗NobelActive种植体，除16位点外，其余4颗种植体均取得50N·cm的初期稳定性。

术后连接多基基台，开窗式取模，颌位关系记录，制作上颌临时固定修复体。戴入临时修复体，被动就位，拍摄X线片，调骀，常规医嘱。

术后5个月拍摄X线片，提示骨结合良好，种植体周围无暗影。遂进行最终修复。上颌制取二次开窗印模，确保印模准确无误。评估临时义齿戴用后面像，发音评估前牙位置，大笑像评估切缘长度及切缘连线弧度。患者自觉上颌前牙区牙冠长度过短，要求加长。根据患者要求和临时义齿在口内评估情况，先切削PMMA临时一段式整体支架桥。在PMMA基础上制作诊断蜡型，口内试戴，拍摄面像、微笑像、大笑像、上颌黑背板像，运用DSD的设计理念和技巧对上颌诊断蜡型进行设计和调改。将调改满意后的诊断蜡型扫描回切，获取纯钛支架三维数据。CAM纯钛支架，在纯钛支架遮色处理后行牙龈瓷堆塑，根据诊断蜡型数据切削二氧化锆单冠，上瓷，口内调骀完成后上釉染色，完成最终修复体制作。口内戴入修复体，正中骀为所有牙均匀接触，前伸骀为多颗前牙同时接触，侧方为尖牙保护骀。对患者进行充分的口腔卫生宣教，每两颗种植体之间都保证桥体牙线的顺利通过，教会患者如何进行桥体部位的清洁。修复体最终戴入的曲面体层片提示修复体就位良好。制作上颌的软质骀垫，保护上颌修复体。

二、结果

本病例为上颌牙列缺损后种植修复治疗，功能和美观均得到了良好恢复。患者对最终的修复效果十分满意。当然有待于长期的临床随访，以观察长期临床效果。

作者单位：徐州市口腔医院

通讯作者：李敢；Email: ligan559@126.com

三、讨论

1. **数字化技术在口腔种植中的应用** 本病例应用了数字化外科导板技术、CAD/CAM一段式整体桥设计与制作及DSD等数字化技术，能有效提高诊疗效率和医疗质量。

2. **螺丝固位一段式整体支架+单冠修复** 本病例采用螺丝固位一段式整体支架+单冠修复的方式，为之后可能出现的修复体崩瓷等并发症提供了更为简单的解决方式。

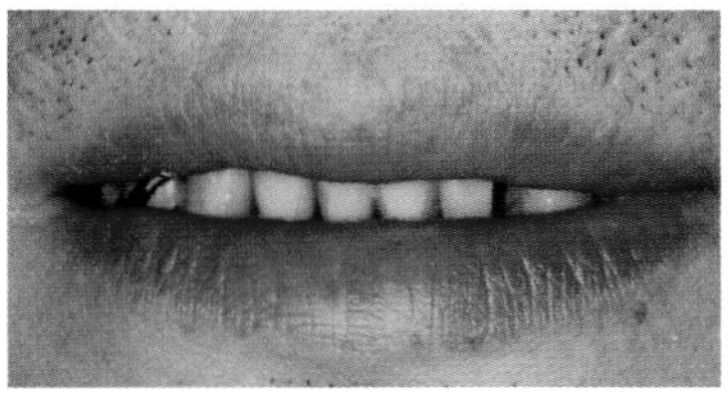
图1 术前像

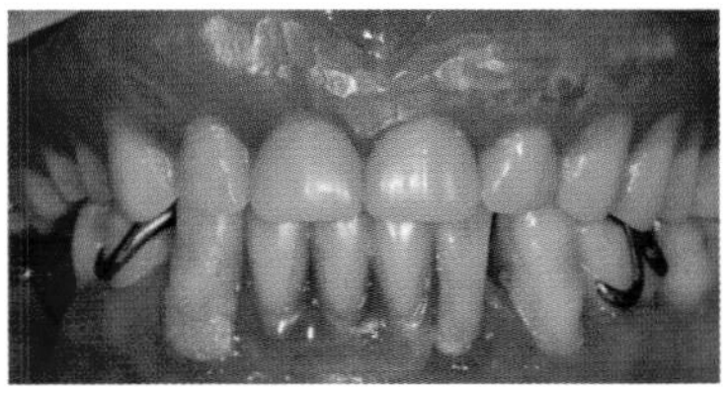
图2 原修复体口内像

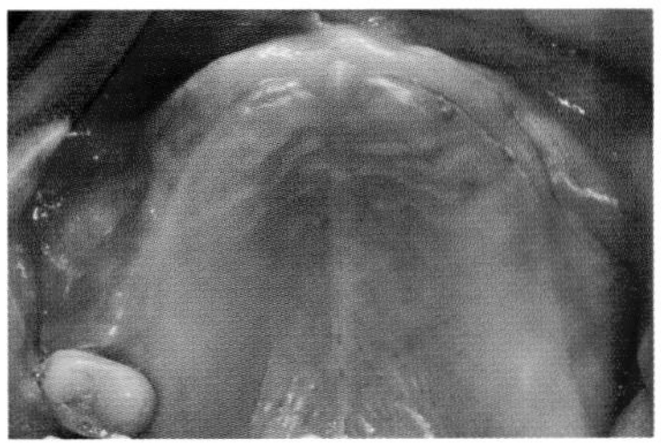
图3 术前口内像

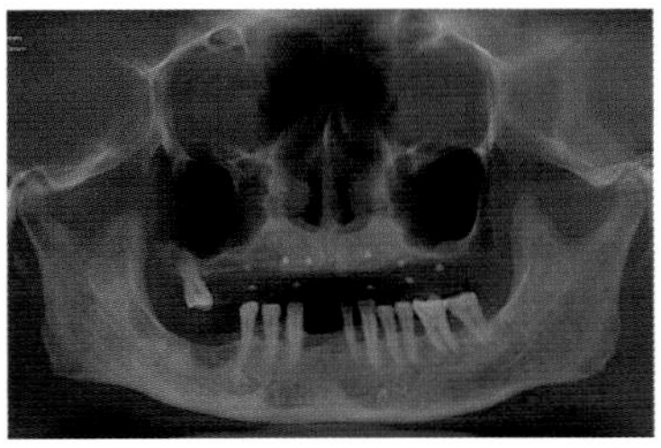
图4 术前X线片

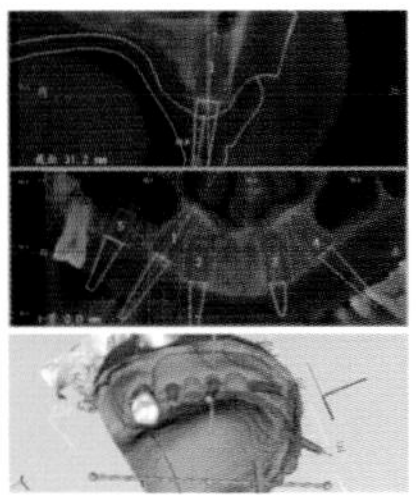
图5 种植导板设计图

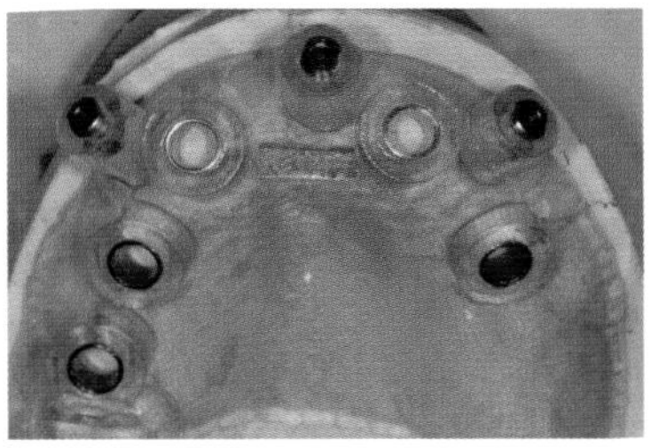
图6 种植导板

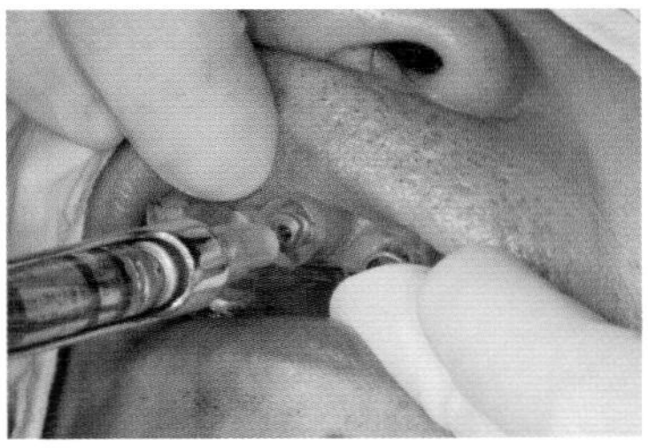
图7 戴入导板，局部麻醉

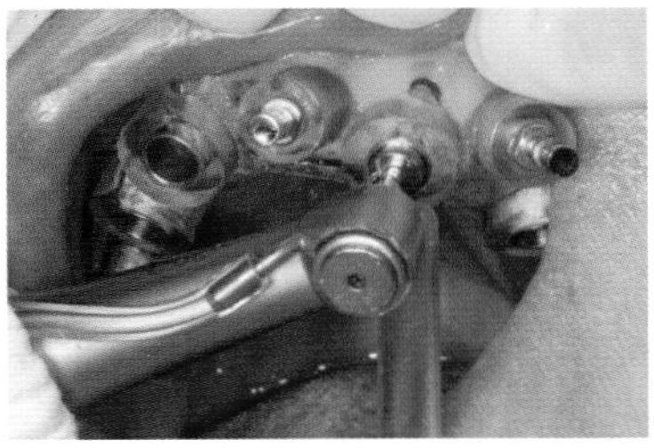
图8 环切牙龈

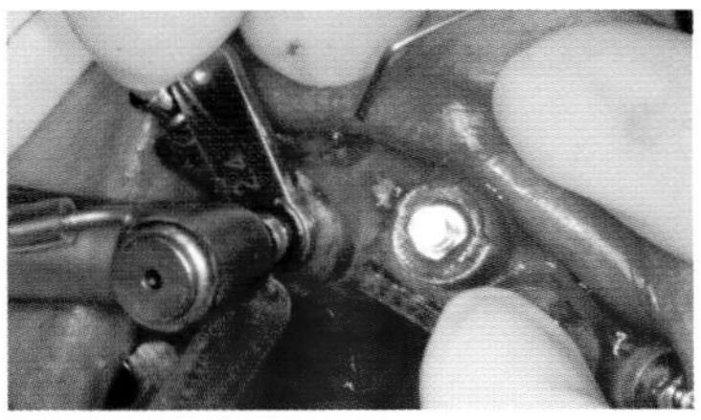
图9 导板引导下种植窝预备

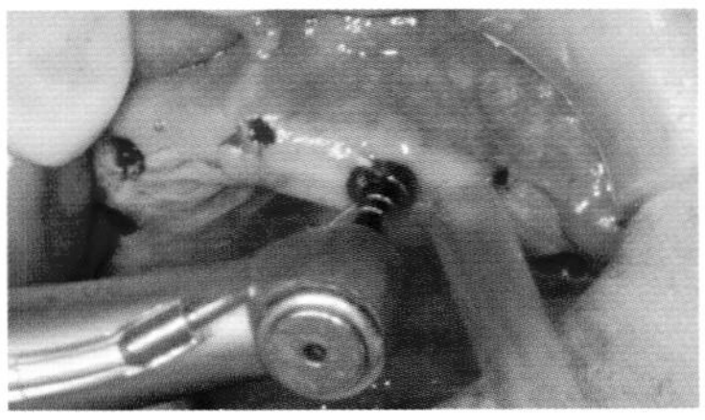
图10 取下导板，最后一钻预备

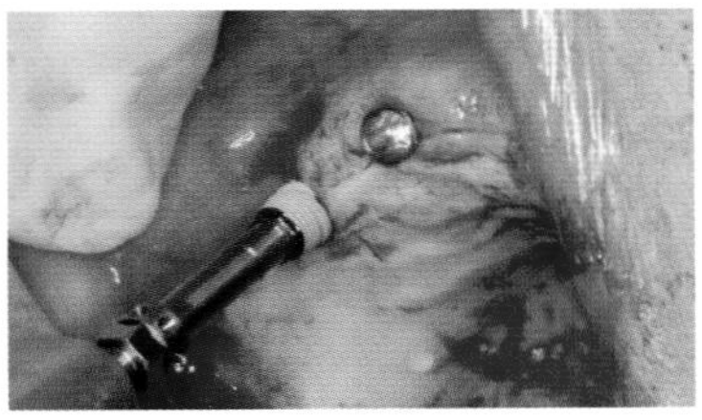
图11 植入植体，获得良好的初期稳定性

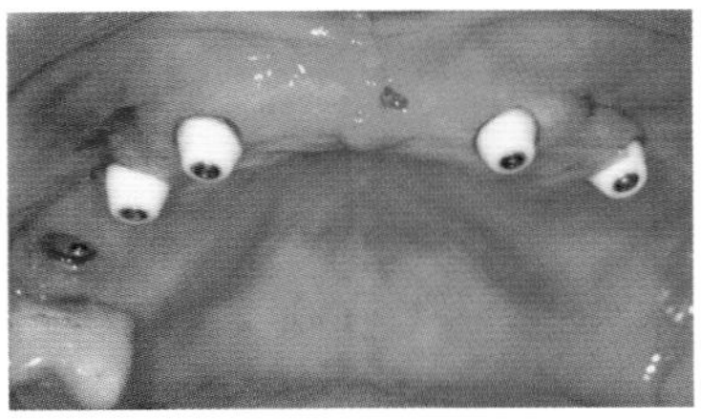
图12 植入后口内像

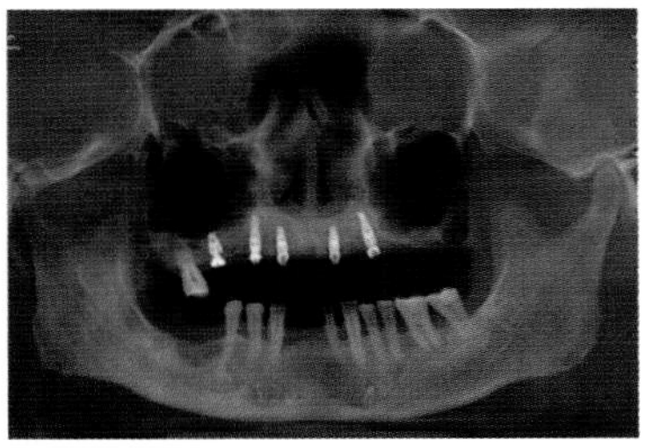
图13 植入后X线片

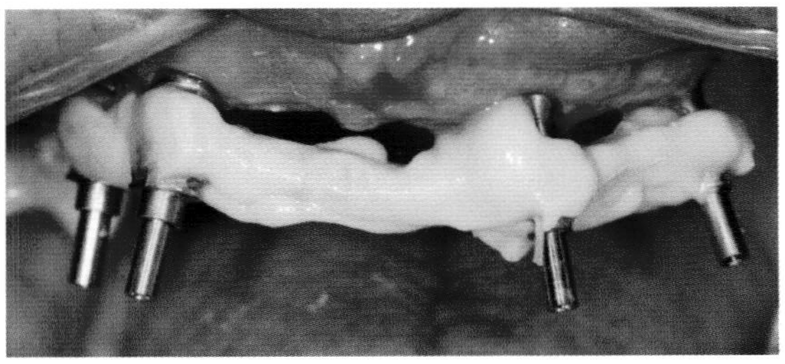
图14 植入后即刻取模

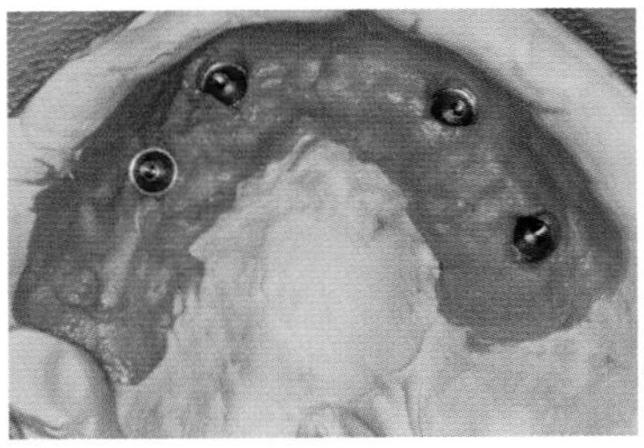
图15 植入后即刻模型

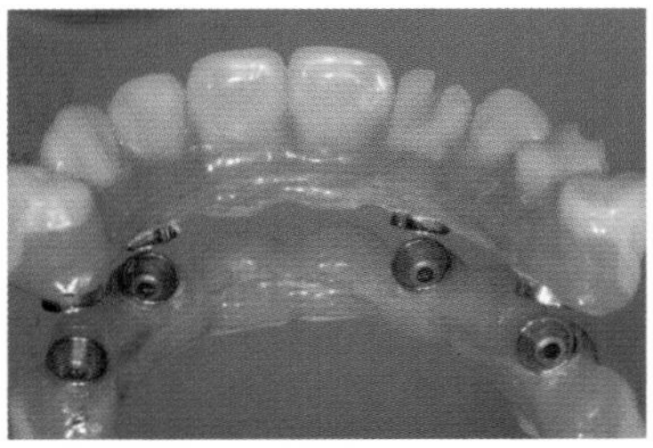
图16　临时即刻修复体

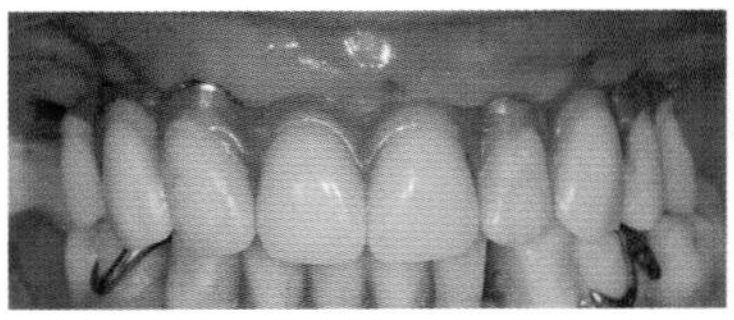
图17　临时修复体戴入口内像

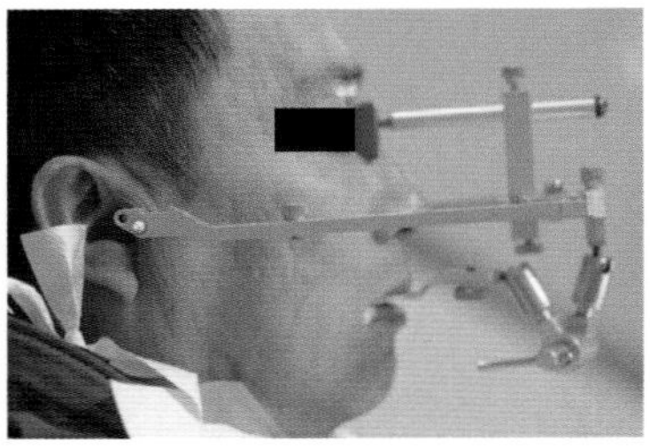
图18　面弓转移

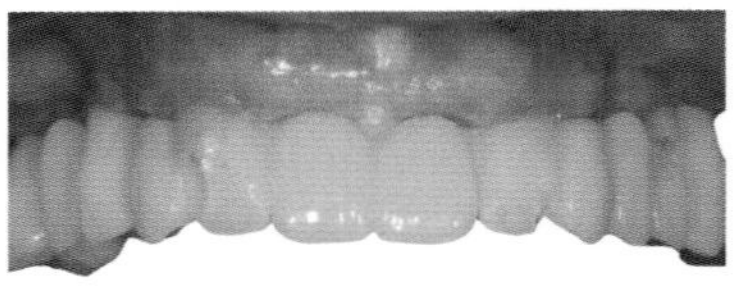
图19　PMMA临时修复体

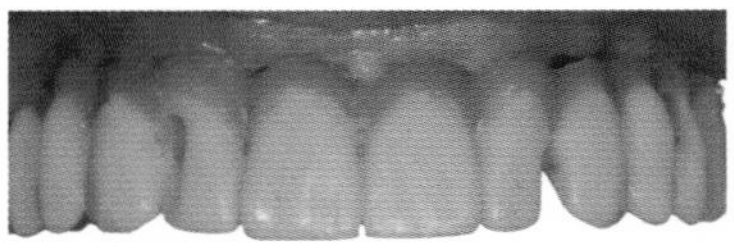
图20　初始美学诊断蜡型

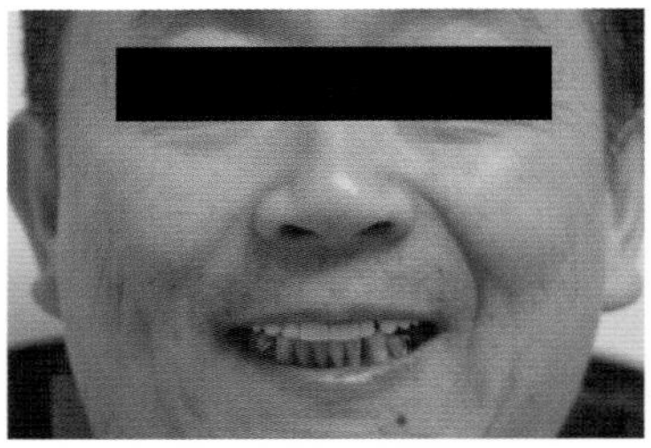
图21　戴入后口内像

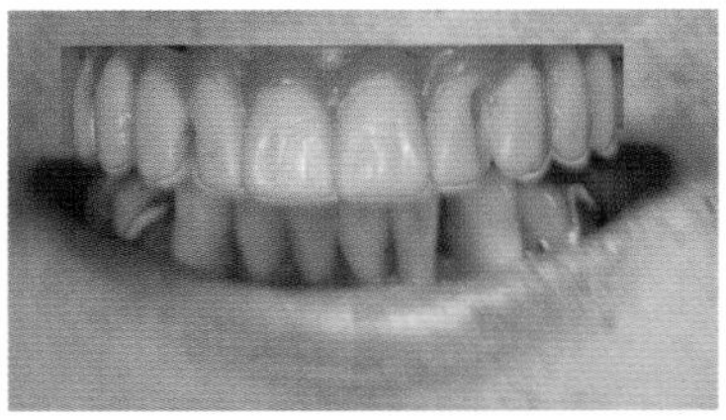
图22　微笑像与初始美学蜡型像进行重叠

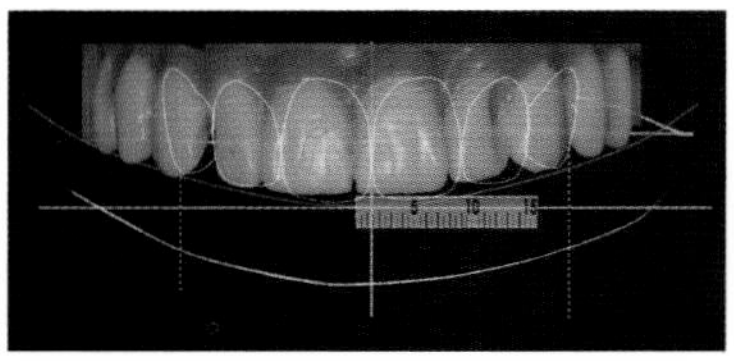
图23　初始美学蜡型DSD设计

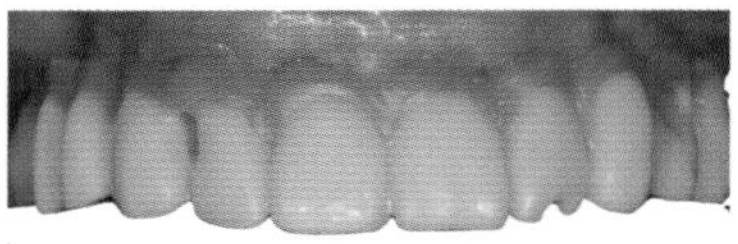
图24　最终美学诊断蜡型

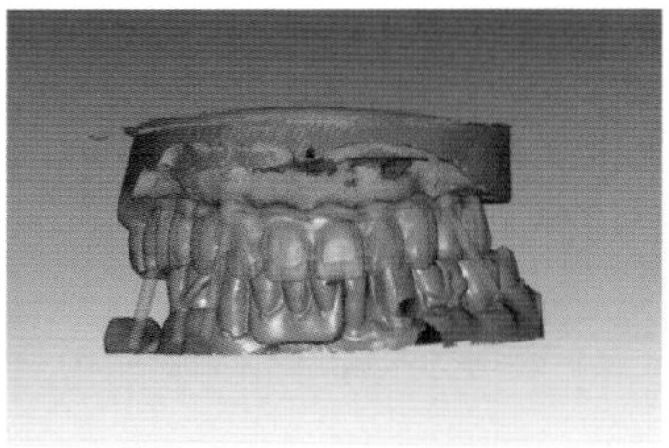
图25　美学蜡型扫描

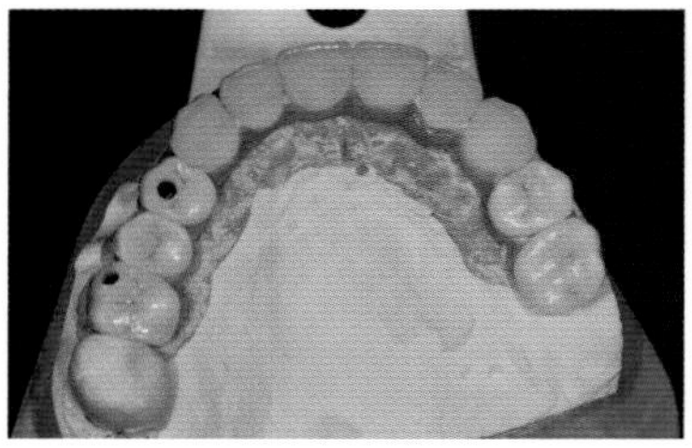
图26　根据美学蜡型制作最终修复体

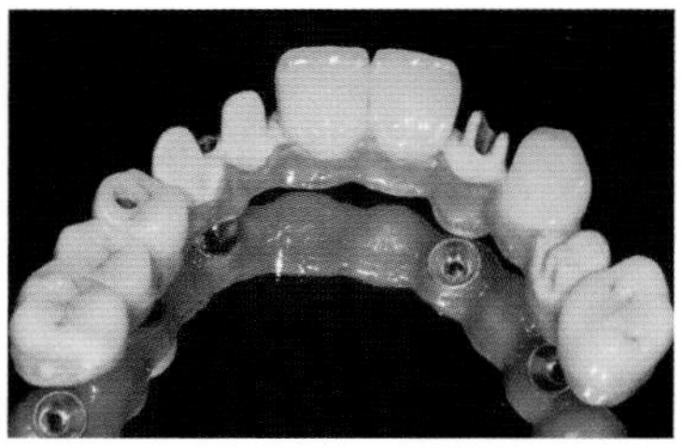
图27　最终修复体

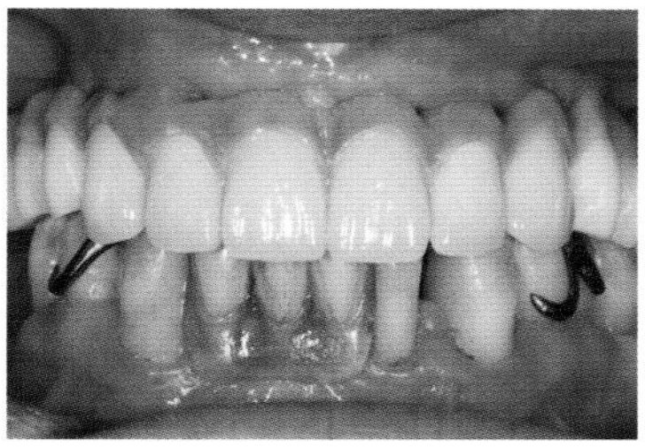
图28 戴入修复体口内像

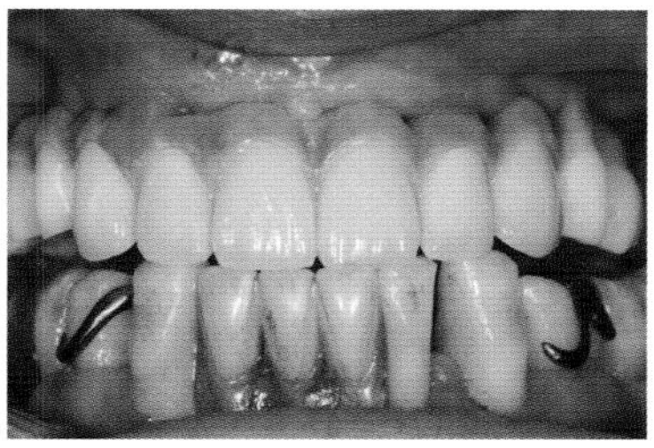
图29 前伸咬合像

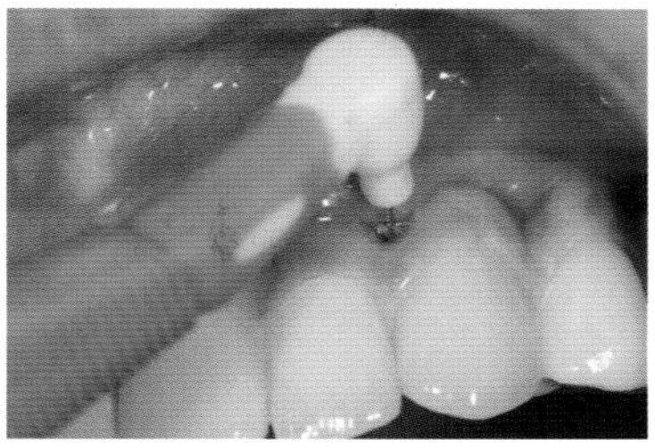
图30 修复体的自洁

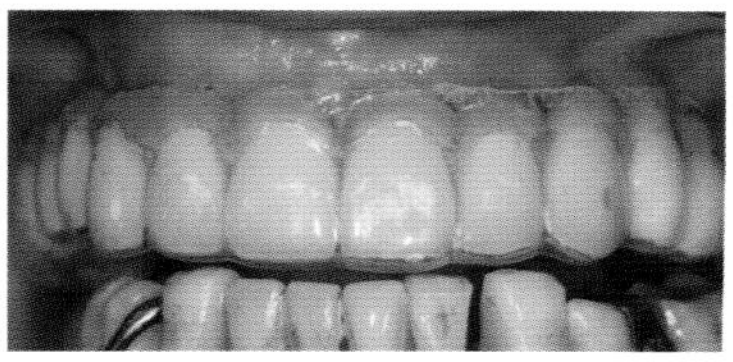
图31 戴入软质𬌗垫

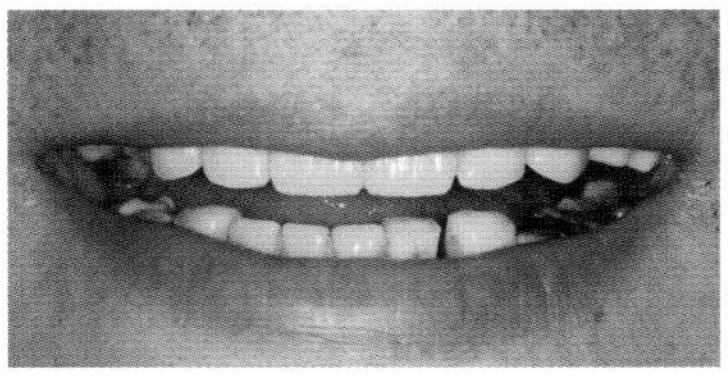
图32 戴牙后微笑像

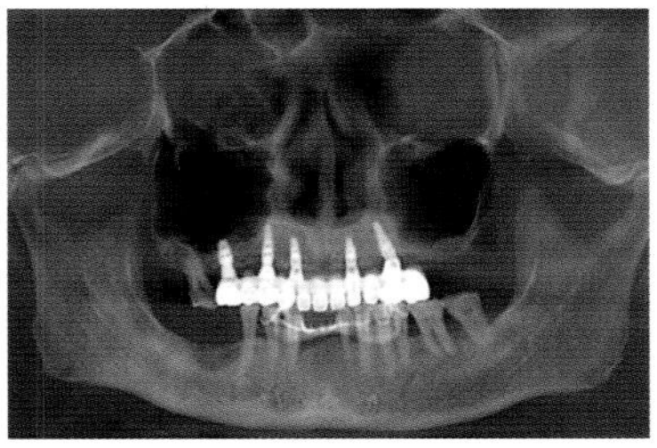
图33 戴牙后X线片

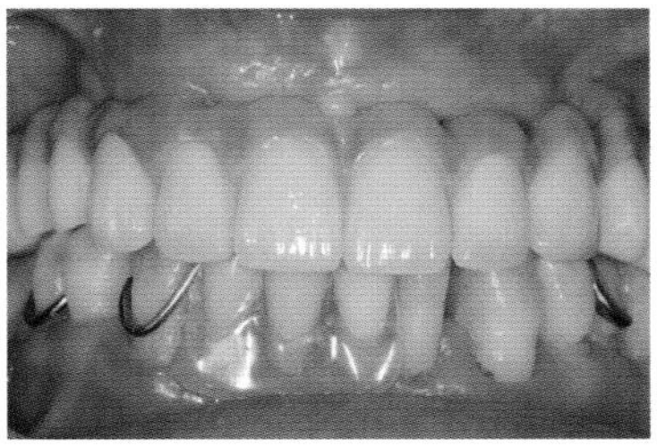
图34 半年后复查1

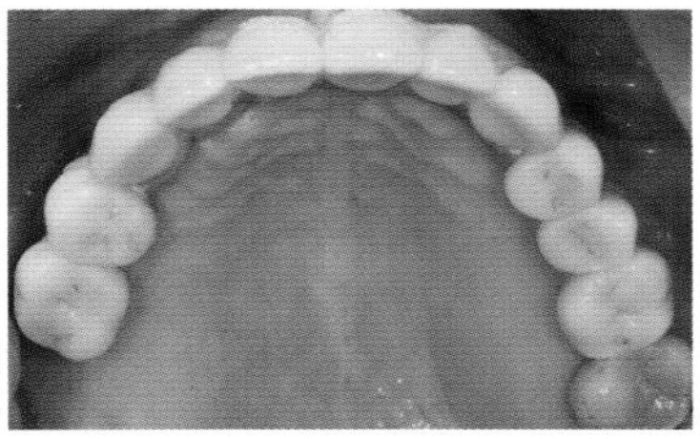
图35 半年后复查2

上前牙区美学修复

宋珂　曹颖光

摘要

目的：上前牙美学区牙槽骨水平吸收严重的患者，骨劈开术后植入种植体，同期行GBR后即刻修复，半年后DSD下修复，获得良好的美学效果。**材料与方法：**术前CBCT检查后决定手术方式，术中翻瓣行骨劈开术，植入Axiom植体，表面覆盖Bio-Oss及Bio-Gide完成GBR术，安放美学直基台制作临时冠完成即刻修复。术后半年行数字化微笑分析，制备个性化转移杆，开窗式取模，在Ti-Base上制备氧化锆个性化基台及全瓷冠，粘接牙冠完成永久修复。术后1年复查发现种植体颈部牙槽骨高度保持良好，牙龈形态良好。**结果：**针对美学区骨量不足的患者行骨劈开及同期GBR，并即刻修复，修整牙龈形态，减少患者缺牙时间，提高患者满意度。

关键词：前牙区种植；骨劈开；GBR；即刻修复；DSD

前牙区缺牙影响美观，及时解决美观问题是患者就诊的主要目的，即刻种植即刻修复是目前前牙缺失最好的治疗方案，能显著缩短缺牙时间，更有利于软组织美学的修复。但上前牙的延期种植往往伴随着牙槽骨量不足，GBR术、Onlay植骨、骨劈开、骨挤压是处理骨量不足问题的主要方法。本病例采用骨劈开术结合骨挤压及GBR术完成骨增量并即刻修复的方式来缩短患者就诊时间，更有利于牙龈的塑形。

一、材料与方法

1. 病例简介　23岁女性患者。主诉为“左上门牙缺失8年余，要求种植修复”。现病史：患者8年前因外伤致牙齿折断，于外院拔除牙根，隐形义齿修复。现因美观不佳要求种植修复。既往史：全身健康状况良好，否认高血压、糖尿病及心脏病等全身病史，无药物过敏史。口腔检查：21缺失，中厚度牙龈型，缺牙区唇侧骨板凹陷明显，牙槽嵴水平吸收明显（图1），曲面断层片示垂直骨高度尚可（图2）。缺牙间隙较11宽度大，牙龈健康，全口牙结石（-）。辅助检查：CBCT分析可见21缺牙区牙槽骨颊腭向骨宽度为3.36mm，可用牙槽骨长度为18mm，根方牙槽骨量充足（图3）。

2. 诊断　21缺失。

3. 治疗计划　21翻瓣，行骨劈开+骨挤压+同期GBR术，同期种植、即刻修复术。

4. 治疗过程

（1）手术过程：种植手术前让患者含漱0.12%葡萄糖酸氯己定漱口水3次，每次3分钟。必兰行术区局部浸润麻醉。口腔内及颌面部消毒，铺巾。沿11唇侧近中，21牙槽嵴顶及22唇侧龈沟做美学切口，22远中做角形切口，避开龈乳头。翻开黏骨膜瓣，暴露牙槽嵴顶，可见唇侧骨凹陷明显（图4）。使用骨劈开工具沿牙槽嵴顶做水平切口，深度达骨松质层，再将薄型骨凿的刃端嵌入切开的骨槽内，沿种植方向用骨锤轻轻凿入种植体所需深度，使唇侧形成带骨膜的骨皮质瓣；用先锋钻确定种植方向，使用骨挤压钻逐级扩大种植窝，植入Axiom REG直径4.0mm，长度12mm的骨水平种植体（图5），上直径为4.0mm的美学基台（图6），制作树脂临时冠，并临时粘接。在唇侧骨壁骨缺损处及劈开的唇腭侧骨皮质之间上Bio-Oss骨粉，唇侧骨粉外盖Bio-Gide胶原膜（图7），拉拢缝合牙龈（图8）。调整临时冠咬合，避免临时冠的早接触与殆干扰。术毕拍摄曲面断层片显示植入位置良好（图9）。

（2）种植术后：嘱患者术后局部冷敷。术后3天使用广谱抗生素加甲硝唑类预防感染。种植术后1周拆线。拆线时种植术区牙龈黏膜无明显红肿渗出，无骨粉骨膜暴露现象。

（3）永久修复体制备：患者于种植术后6个月复诊，21牙龈黏膜愈合良好，无退缩（图10），X线片显示牙槽骨垂直高度保持良好（图11）。11、21牙冠间有约1mm缝隙，中线处龈乳头距邻接区约4mm（图11）。面部及口内拍照，计算机上行数字化微笑分析（DSD），并制取研究模型（图12）。根据DSD分析发现患者面部中线与口内中线不一致，相差2mm以上，口内咬合正常（图13）。和患者讨论后，以口内中线为后续分析标准。DSD进一步分析发现11长宽比为91.5%，牙冠稍显长，11、21有中缝（图14）。将11、21长宽比改为85%，平分缺隙（图15）。计划将11近中增宽0.5mm，近中切端延长至切端平面（图16）。按照分析设计，在模型上制作蜡型进一步分析比对（图17）。口内对11行美塑树脂美学修复增宽近中及切端（图18）。取下21临时冠及美学基台，可见形成良好的牙龈袖

作者单位：华中科技大学同济医学院附属同济医院

通讯作者：曹颖光；Email: cyg0729@tjh.tjmu.edu.cn

口（图19）。将临时冠和基台固定于替代体上插入硅橡胶内，复制出牙龈的轮廓。取下基台及临时冠，将开窗式转移杆固定于硅橡胶里的替代体上，注入自凝塑料以复制牙龈袖口形态（图20）。将个性化转移杆从硅橡胶里取出，插入口内21种植体上，硅橡胶以开窗式取模法取模（图21）。个性化比色（图22），制作纯钛基底、个性化氧化锆基台及全瓷冠（图23）。光固化树脂粘接剂粘固全瓷冠（图24、图25）。

（4）定期复诊：告知患者维护种植修复体的相关方法，嘱咐患者维持口腔卫生，告知患者按期复诊。戴牙后6个月复诊，可见牙龈形态保持良好（图26），X线片显示骨高度保持良好（图27）。

（5）使用材料：Dentium RS Kit 骨劈开及骨挤压工具盒；Axiom REG种植体 ϕ4.0mm×12mm；Axiom纯钛美学基台 ϕ4.0mm×4mm、15°；Bio-Oss骨粉；Bio-Gide胶原膜；Ti-Base及个性化氧化锆内冠、氧化锆全冠。

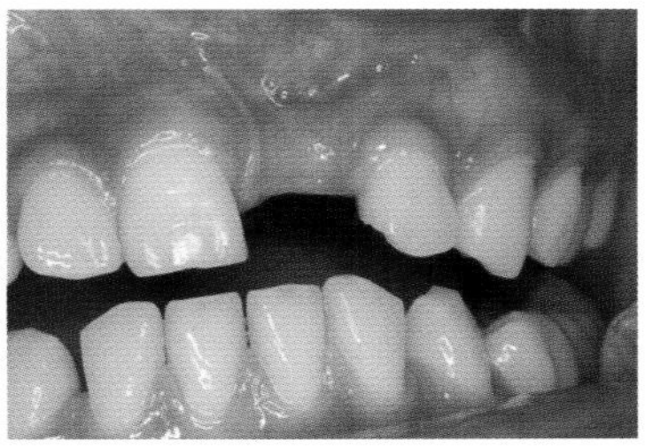
图1　口内检查可见缺牙区唇侧骨板凹陷明显，牙槽骨水平吸收

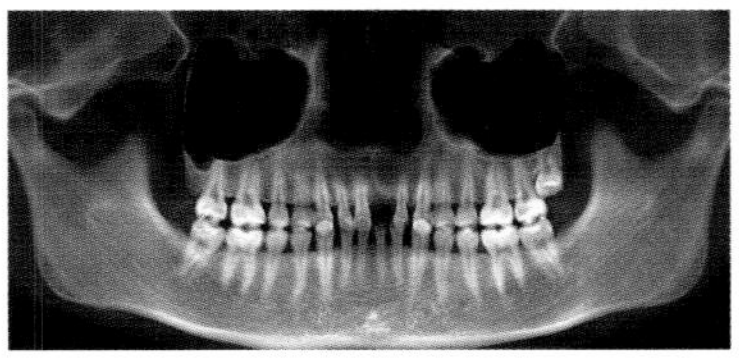
图2　曲面断层片示缺牙区牙槽骨垂直骨高度尚可

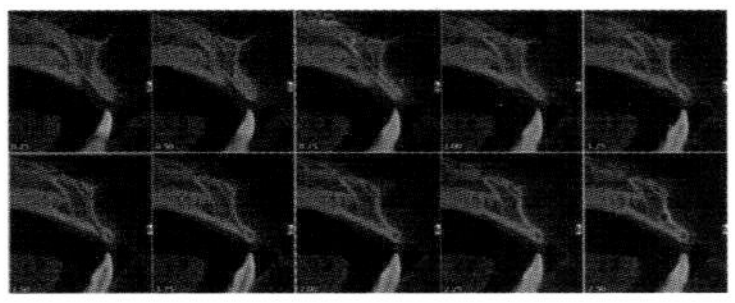
图3　CBCT分析可见根方牙槽骨量充足

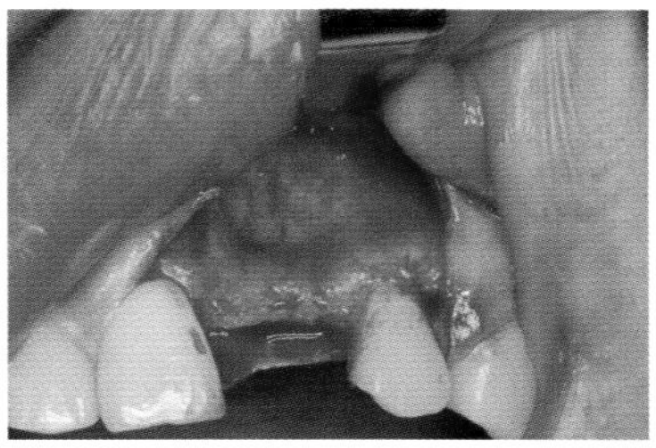
图4　翻开黏骨膜瓣，暴露牙槽嵴顶，可见唇侧骨凹陷明显

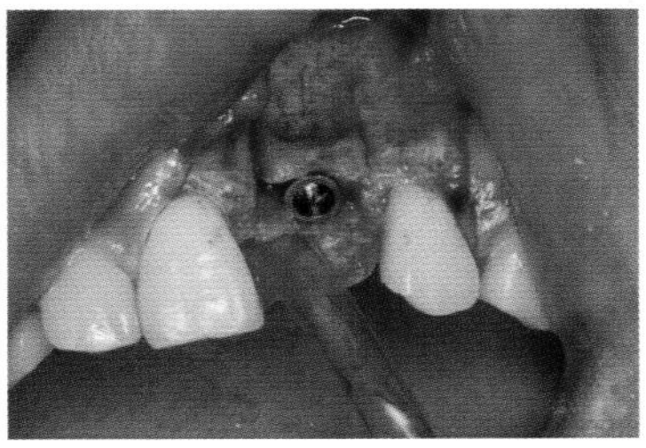
图5　骨劈开术后植入骨水平植体

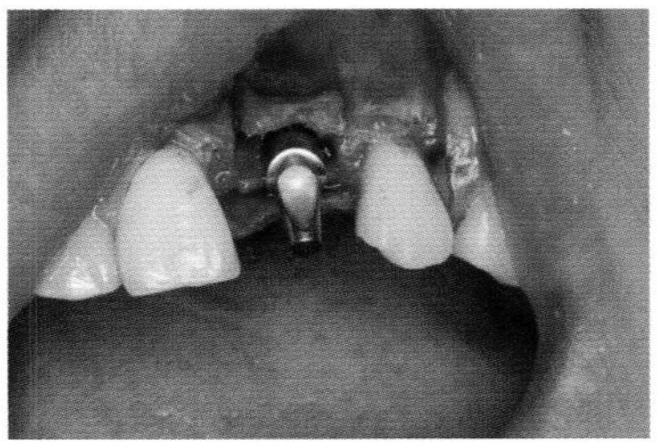
图6　上直径为4.0mm的美学基台

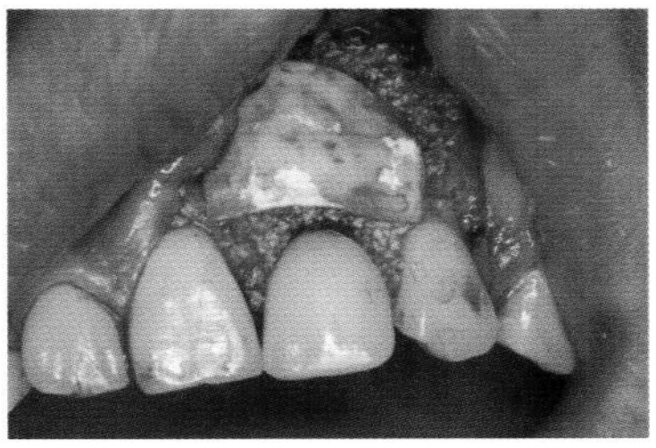
图7　行同期GBR骨增量技术

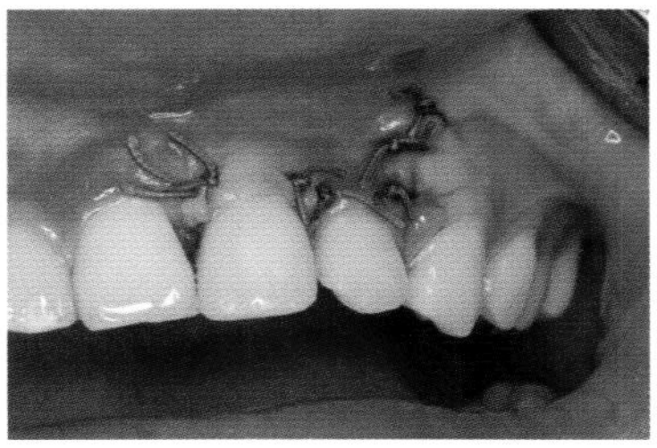
图8　戴临时树脂冠，即刻修复。拉拢缝合牙龈

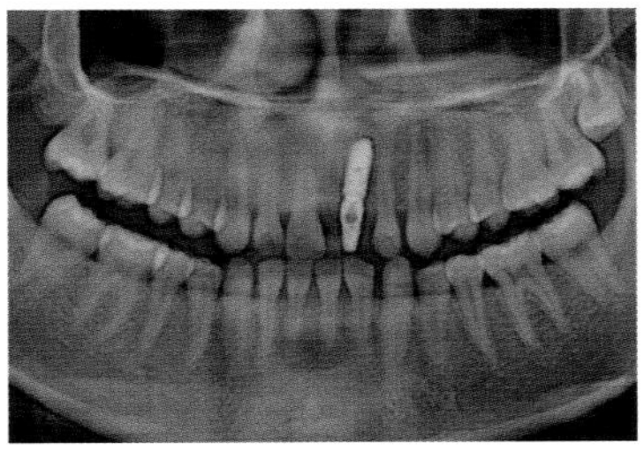
图9　术后曲面断层片显示植入位置良好

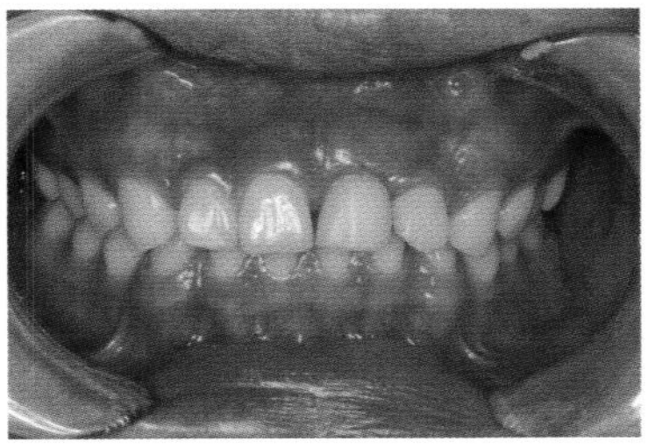
图10　种植术后6个月复诊，21牙龈形态良好，无退缩

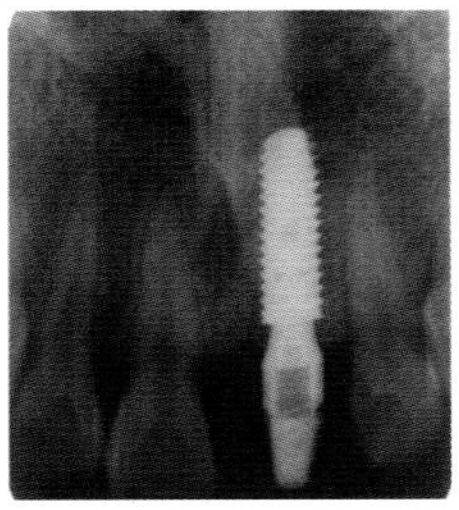
图11　X线片显示牙槽骨垂直高度保持良好

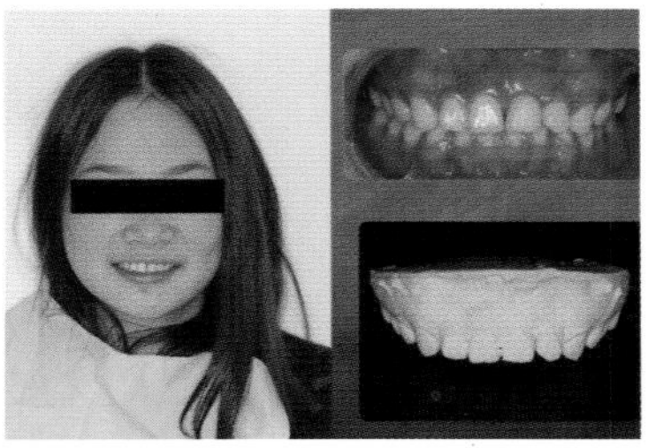
图12　面部及口内拍照，电脑上行数字化微笑分析（DSD），并制取研究模型

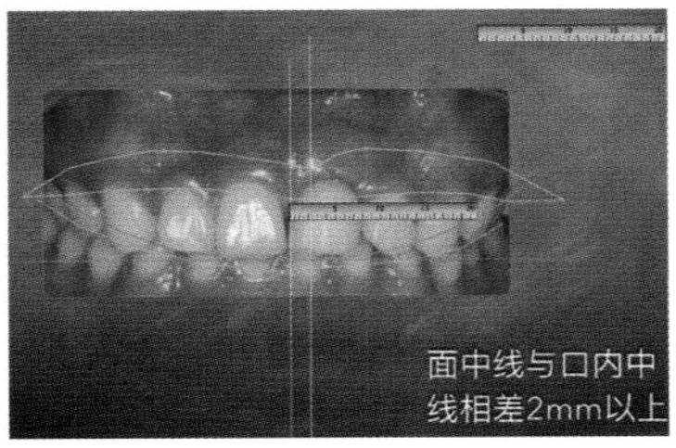

图13　根据DSD分析发现患者面部中线与口内中线不一致，相差2mm以上

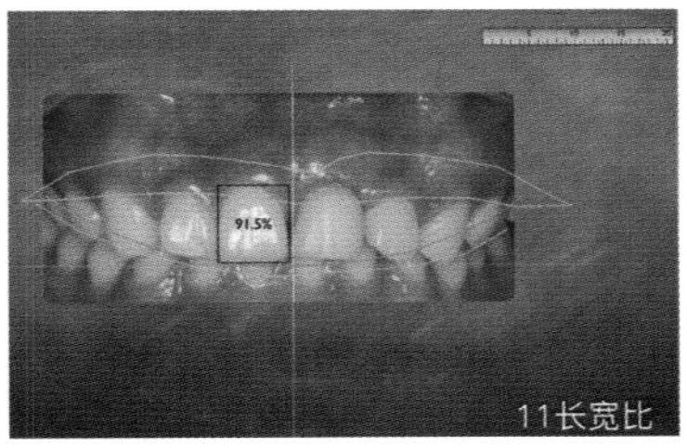

图14　DSD进一步分析发现11长宽比为91.5%，牙冠稍显长，11、21有中缝

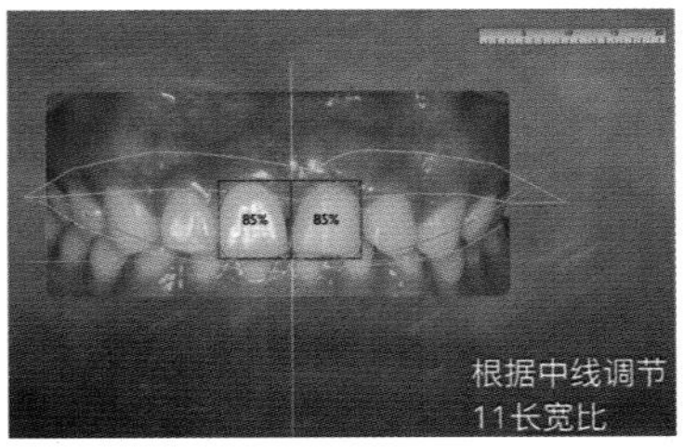

图15　将11、21长宽比改为85%，平分缺隙

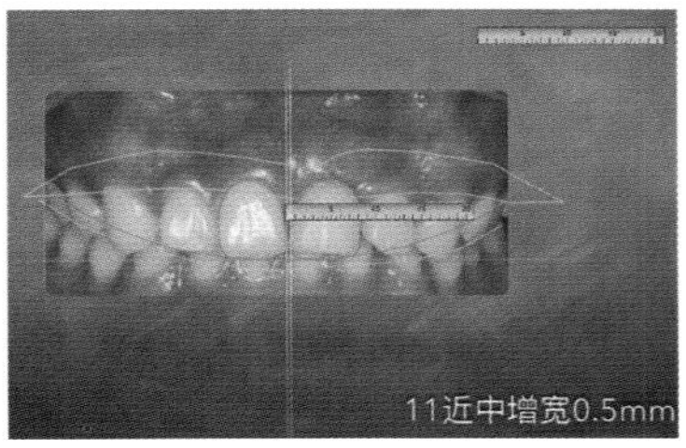

图16　计划将11近中增宽0.5mm，近中切端延长至切端平面

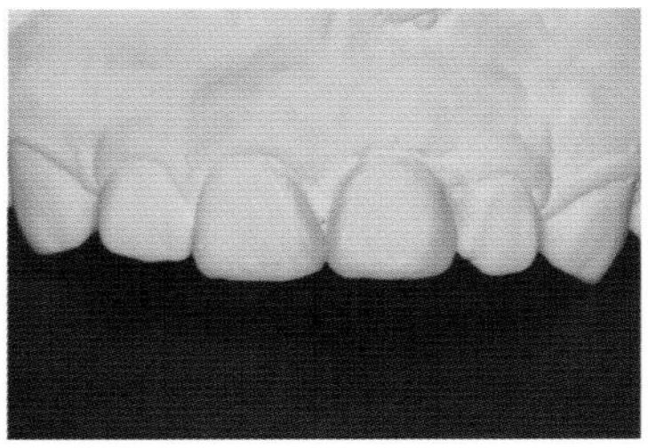

图17　按照DSD，在模型上制作蜡型进一步分析比对

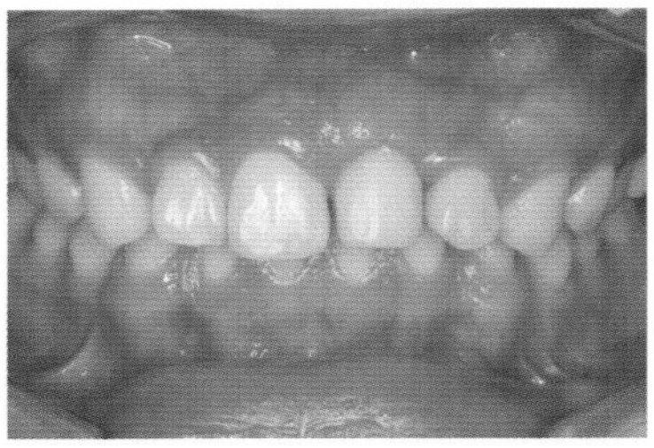

图18　口内对11行美塑树脂美学修复增宽11近中及切端

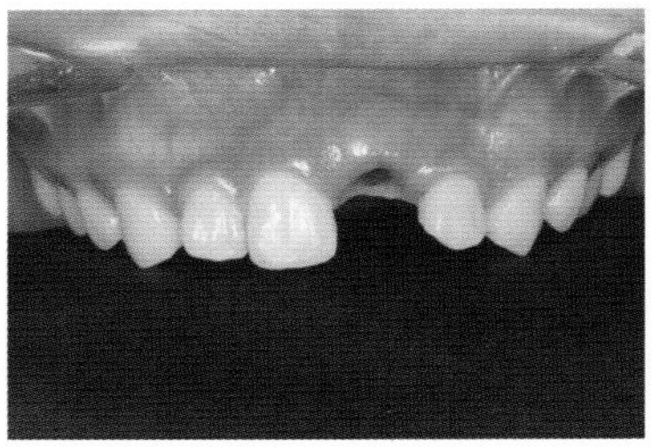

图19　取下21临时冠及美学基台，可见形成良好的牙龈袖口

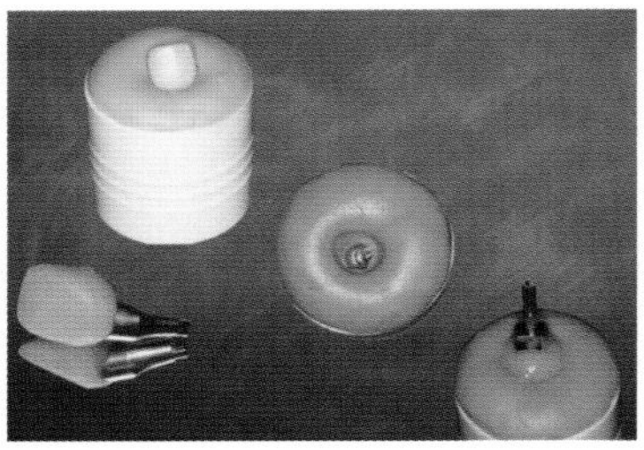

图20　制备个性化转移杆

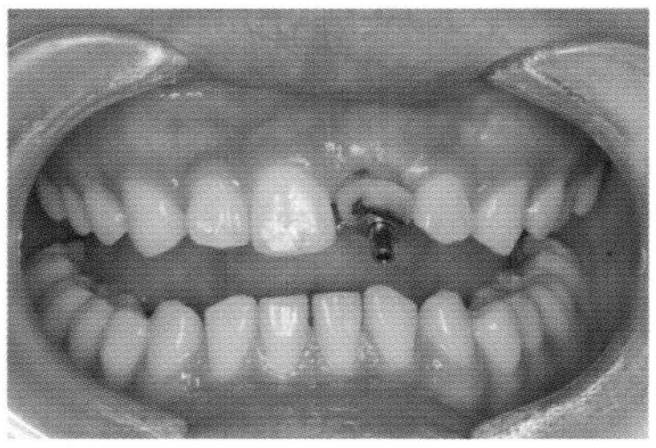

图21　个性化转移杆插入口内21种植体上，以开窗式取模法取模

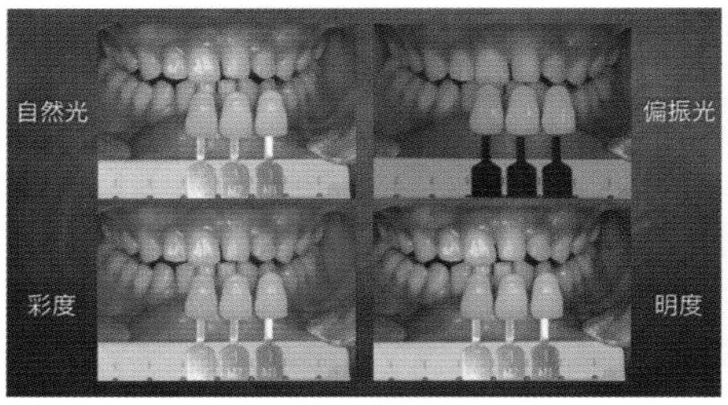

图22　个性化比色，自然光、偏振光比色

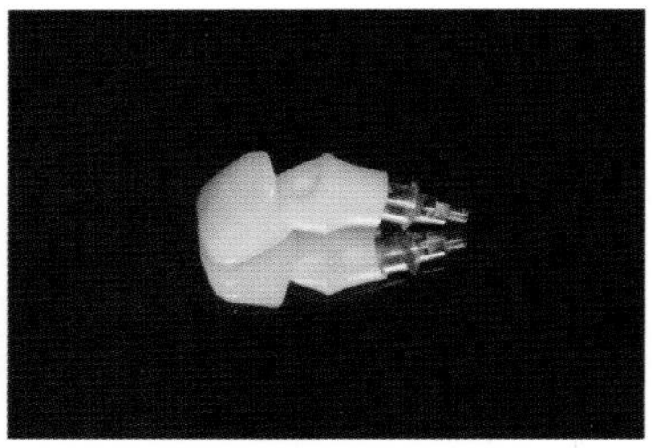

图23　制作纯钛基底，个性化氧化锆基台及全瓷冠

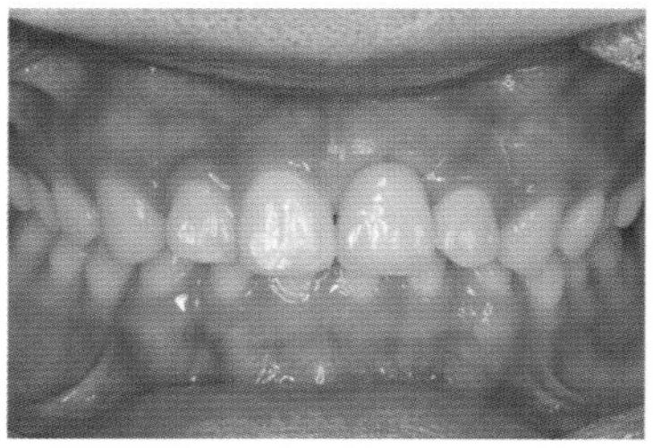

图24　光固化树脂粘接剂粘固全瓷冠，戴牙后口内像

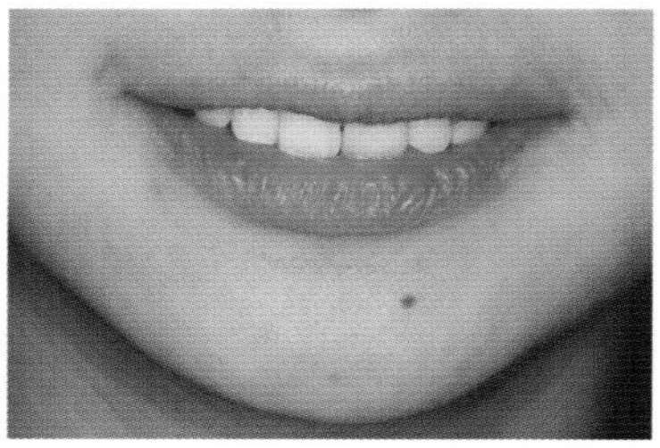

图25　戴牙后微笑像

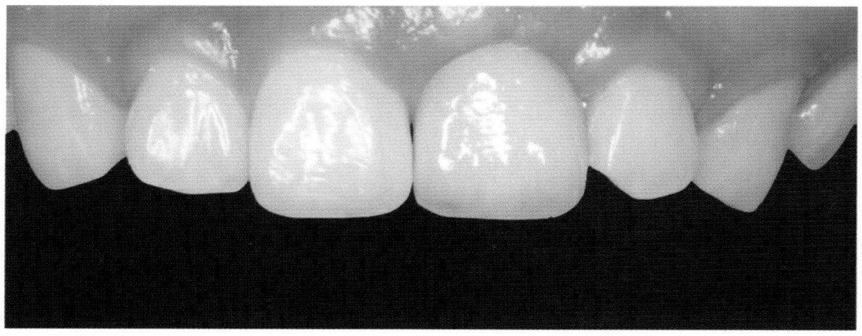

图26　戴牙后6个月复诊，可见牙龈形态保持良好

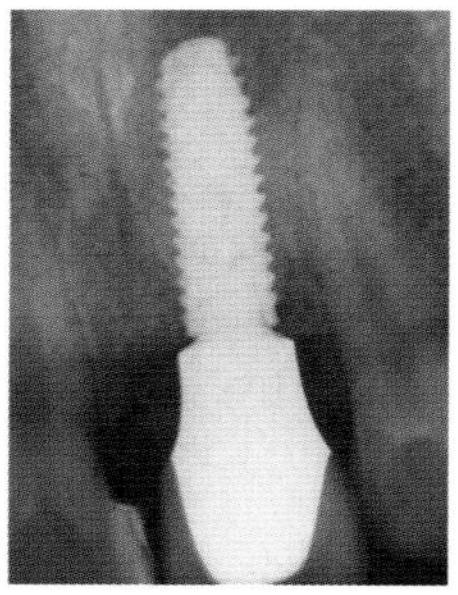

图27　X线片示戴牙后6个月骨高度保持良好

二、结果

术后1年，修复后半年复查，21牙冠无松动、无叩痛，牙龈健康，牙龈形态美观，龈乳头丰满，X线检查发现21牙槽骨高度保持良好，符合种植成功标准。患者对治疗过程及修复效果满意。

三、讨论

对于美学区缺牙骨量不足的病例，骨劈开术结合GBR术比单纯GBR术功能及美学效果要好。虽然Onlay植骨也可以获得良好的效果，但是需要另做切口取骨，手术复杂、创伤大、术后的不适感更大，患者接受度相对较低。本病例牙槽嵴宽度在3～5mm，可利用骨高度>10mm，骨劈开术后种植体植入顺利，通过根尖区骨质获得良好的初期稳定性。植入种植体后在劈开的牙槽骨之间及唇侧凹陷处填入自体骨加Bio-Oss骨粉，覆盖Bio-Gide胶原膜，行同期GBR骨增量技术。Bio-Oss骨粉属于异种骨，其将小牛骨骨松质脱矿去除所有有机物，成为具有精细骨小梁及内部空隙的结构，它的理化性质与人体骨组织结构非常相似，内部结构中的空隙有利于血凝块的稳定，骨小梁支架有助于毛细血管的爬入和成骨细胞的移动，自体骨含有大量生长因子，和Bio-Oss混合植入，有助于新骨形成。Bio-Oss骨粉配合Bio-Gide胶原膜在前牙区种植术中可以提升唇侧牙龈丰满度，维持牙龈缘的形态。

文献显示，即刻修复能够更好地控制种植位点软硬组织的预后。进行延期修复的软组织愈合时先吸收萎缩，永久修复后牙龈组织再根据牙冠及颈部形态进行改建。而即刻修复时软组织直接在临时修复体周围进行改建，组织形态未发生明显的变化，故退缩量可能较小。而且即刻修复患者缺牙期短，满意度高。但需要注意的是，避免临时冠粘接剂遗留在种植窝内，影响组织愈合，且调整咬合，避免负重。

本病例患者术后半年复诊发现中切牙间龈乳头未充满邻间隙，有碍美观。龈乳头能否充满邻间隙，与牙槽间隔及邻接点到牙槽嵴顶的垂直距离有关。当邻接触点到牙槽嵴顶的垂直距离≤5mm时，龈乳头充盈的概率是98%；而当邻接触点到牙槽嵴顶的垂直距离≥6mm时，龈乳头充盈的概率只有56%。DSD技术对于美学修复设计有指导性和可预期的作用。树脂修复复合微创治疗，也容易达到美学要求。通过DSD，我们对11行美学树脂修复，增宽11近中，延长11近中切角，与整个切端平面协调一致，有效关闭11、21中缝，调整11、21长宽比，能取得更好的美学视角。同时将11和21全瓷冠的邻接点下降，缩短与牙槽嵴的距离，最终龈乳头丰满，关闭“黑三角”。

传统种植修复的基台是纯钛基台，由于其机械性能良好、精密度高、价格较低等原因在临床上广泛使用。前牙区的种植修复病例中，当牙冠采用全瓷材料时，纯钛基台的金属色泽会通过牙冠和龈缘透出，影响美观。全瓷基台的出现解决了这一问题，使用氧化锆材料通过切削制作出个性化基台内冠，也能改变种植体植入方向。但是全瓷基台也有一定的问题，其延展性较差，且加工精度较低。基台下半部连接部分精度要求很高，所以我们采用纯钛基底，再制作氧化锆个性化基台，两者粘固在一起，兼顾了纯钛基台的精度和全瓷基台的美观性。

本病例最后的修复效果美观，患者满意，取得了良好的成果，远期效果还需要进一步地观察。

参考文献

[1] Danza M, Guidi R, Carinci F. Comparison Between Implants Inserted Into Piezo Split and Unsplit Alveolar Crests[J]. Journal of Oral & Maxillofacial Surgery Official Journal of the American Association of Oral & Maxillofacial Surgeons, 2009, 67(11):2460–2465.

[2] Jensen O T, Cullum D R, Baer D. Marginal bone stability using 3 different flap approaches for alveolar split expansion for dental implants—a 1-year clinical study[J]. Journal of Oral and Maxillofacial Surgery, 2009, 67(9): 1921–1930.

[3] Piattelli M, Favero GA, Scarano A, et al. Bone reactions to anorganic bovine bone (Bio-Oss) used in sinus augmentation procedures: a histologic long-term report of 20 cases in humans.[J]. International Journal of Oral & Maxillofacial Implants, 1999, 14(6):835–840.

[4] Valentini P, Abensur D. Maxillary sinus floor elevation for implant placement with demineralized freeze-dried bone and bovine bone (Bio-Oss): a clinical study of 20 patients.[J]. International Journal of Periodontics & Restorative Dentistry, 1997, 17(3):232–241.

[5] Tarnow DP, Magner AW, Fletcher P. The effect of the distance from the contact point to the crest of bone on the presence or absence of the interproximal dental papilla.[J]. Journal of Periodontology, 1992, 3(3):234–240.

殆垫升高咬合联合种植、微创粘接修复的咬合重建

张天漪　赵克

摘要

目的：探讨采用殆垫、种植、粘接修复的磨耗殆牙列缺损咬合重建病例1例。**材料与方法：**对一因多颗后牙缺失至剩余后牙磨耗、垂直距离降低进而导致颞下颌关节紊乱的患者进行殆垫、种植、微创粘接相联合的修复方法进行咬合重建。**结果：**颞下颌关节紊乱消失，咀嚼效率明显升高，患者满意。**结论：**此病例采用殆垫联合种植、粘接修复治疗牙列重度磨耗的牙列缺损，效果令人满意。详尽的治疗计划、合适的过渡义齿、正确的颌位关系是治疗成功的关键。

关键词：种植；咬合重建；殆垫；粘接修复

一、材料与方法

1. 病例简介　58岁男性患者（图1）。患者6年前起多颗后牙陆续缺失（图2），伴渐进性头痛、晕眩、颈部酸痛、耳前区不适。曾行“脑部CT、MRI检查”，结果示“颅内未见异常”；曾行“可摘局部义齿”修复，因感觉不适、无法适应，未曾佩戴。口内检查：17、24、36、37缺失，牙槽嵴可；全冠修复体（26、27、46）殆向伸长，导致殆曲线形态欠佳、缺失牙修复空间不足（图2），边缘探及悬突；16、14、25、34、35、44、45殆面磨耗严重，13、12、23舌面磨耗严重（图3），颌间距下降；双侧颞下颌关节查压痛及弹响（开口初及闭口末期），无张口受限。影像学检查见：曲面体层片见18、48阻生（图4）；根尖片见26、27、46已行RCT，根充可，根尖周未见明显暗影；颞下颌关节CBCT见右侧颞下颌关节前间隙增宽、后间隙缩窄（图5）。

2. 诊断　牙列缺损：上颌肯氏Ⅱ类1亚类；下颌肯氏Ⅱ类；牙体缺损：26、27、46全冠修复后；16、14、13、12、23、25、33～43磨耗；颞下颌关节紊乱。

3. 治疗计划　患者诉求如下：修复缺失后牙，恢复咀嚼功能；解决颞下颌关节区不适；无美观要求。患者口内条件。结合患者口内情况及主诉要求，制订治疗计划如下：

（1）暂时修复：殆垫升高咬合。1个月后评估颞下颌关节状态，待其关节症状恢复、稳定。

（2）最终修复：如图6所示。牙体预备均遵循微创原则，保留患牙活髓。

4. 治疗过程

（1）初始阶段：此阶段治疗内容包括：OHI；牙周基础治疗；拔除阻生智齿；拆除原有边缘悬突冠修复体（26、27、46）并替换之以边缘适合性良好的暂时修复体。

（2）纠正阶段：制取研究模，面弓转移、记录咬合关系及髁导斜度数据后上半可调殆架（图7），并制作殆垫（图8、图9）。口内试戴殆垫，调殆至咬合均匀接触（图10）。嘱患者除用餐时间外，持续佩戴殆垫，1个月后复诊评估。

（3）再评估：患者佩戴殆垫1个月后复诊诉无不适，并反映其头痛、头晕、颈痛消失，颞下颌关节不适感明显缓解。口内检查见佩戴殆垫前后患者咬合明显升高（图11）。患者表示，由于咬合升高后明显解决了其头颈部不适感，故对此咬合状态非常满意。因此，我们评估此时的垂直距离是合适的，下一步可以在此垂直距离基础上进行修复。

（4）咬合重建阶段：根据新的咬合关系制作诊断蜡型并在诊断蜡型的基础上采用CAD/CAM制作PMMA暂时修复体（图12、图13）；对17、14、36、37行种植手术（图14），其中17同期行上颌窦内提升术；对于后期拟行全冠修复的牙位（34、35、44、45）进行牙体预备并戴入暂时冠。

2周后患者复诊，对此咬合关系适应良好，无不适感，并诉咀嚼效率明显提高。故按照修复计划中不同修复体类型，对各牙位行牙体终预备（图15），面弓转移，记录咬合关系，记录前伸、侧方髁导斜度（图16），上半可调殆架制作最终修复体。

将最终修复体于口内试戴、调改、粘接（图17）。

作者单位：中山大学光华口腔医院

通讯作者：赵克；Email: zhaoke@mail.sysu.edu.cn

二、结果

治疗后，患者上下颌间距升高，上颌殆曲线得到改善（图18）；颞下颌关节CBCT示右侧前间隙缩窄、后间隙增宽，髁突位置前移，位于关节窝的中央（图19）。

三、讨论

1. 基本治疗思路　在本病例中，患者要求修复缺失后牙，但由于原有修复体伸长、余留牙磨耗，导致患者目前口内修复空间不足。

同时，患者患有颞下颌关节紊乱。颞下颌关节紊乱的病因至今尚未明确，但其发病相关因素包括：心理社会因素，殆因素，免疫因素，关节负荷过重，关节解剖因素等。结合本患者的病史及口内检查，其颞下颌关节紊乱症状的发生与其咬合垂直距离降低和殆曲线形态不佳形成殆干扰有关。

因此，本病例治疗思路如下：由于患者修复空间不足、颞下颌关节紊乱，需先升高咬合，恢复合适的垂直距离，而后，待颞下颌关节紊乱症状消失后修复缺失后牙，恢复咀嚼功能及正常殆曲线形态。

2. 升高咬合垂直距离的方式　由于颞下颌关节紊乱症患者的治疗需遵循先可逆再不可能的流程，我们选用可摘式暂时修复体：殆垫的方式升高咬

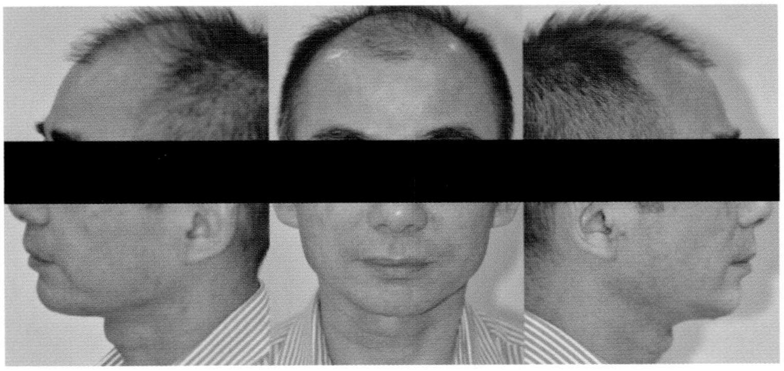

图1　患者面部外形正侧面图

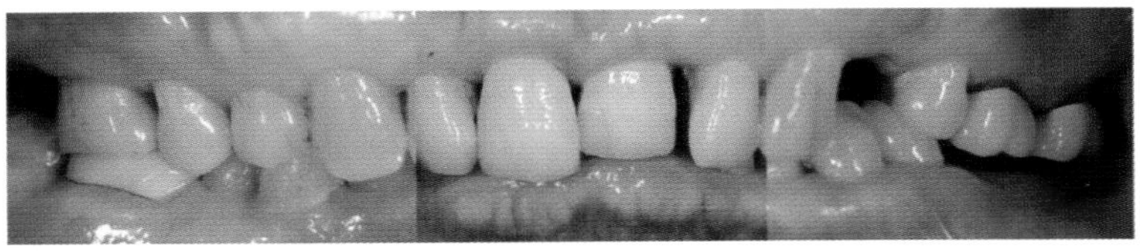

图2　患者口内咬合照

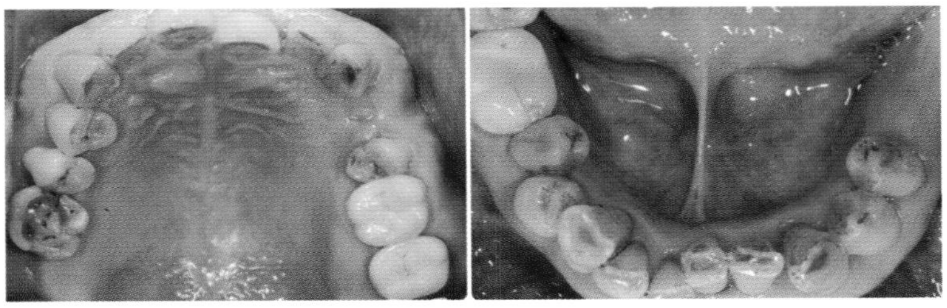

图3　患者上下颌殆面照

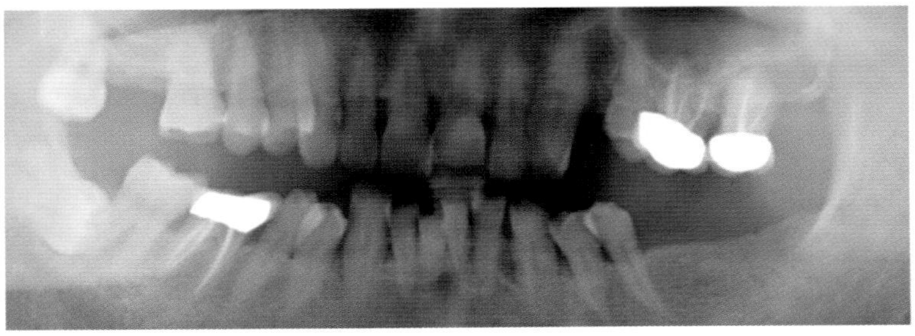

图4　患者全景片

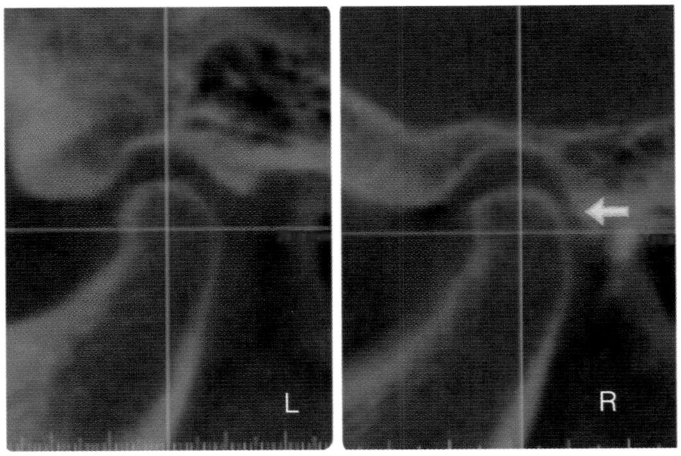

图5　患者双侧颞下颌关节CBCT

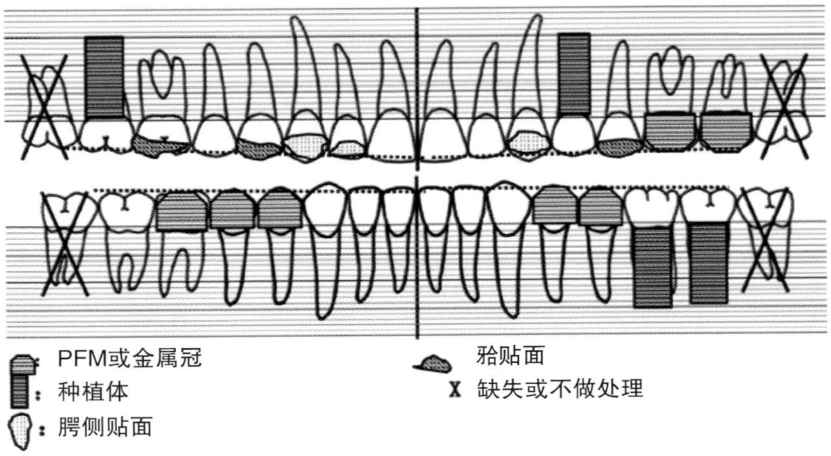

图6　患者治疗计划示意图

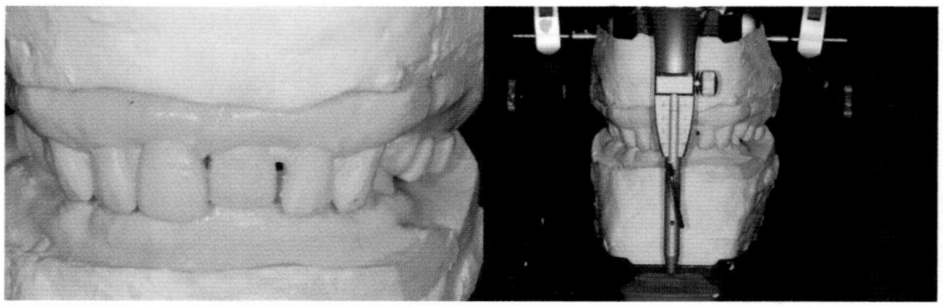

图7 制取研究模并上半可调式殆架

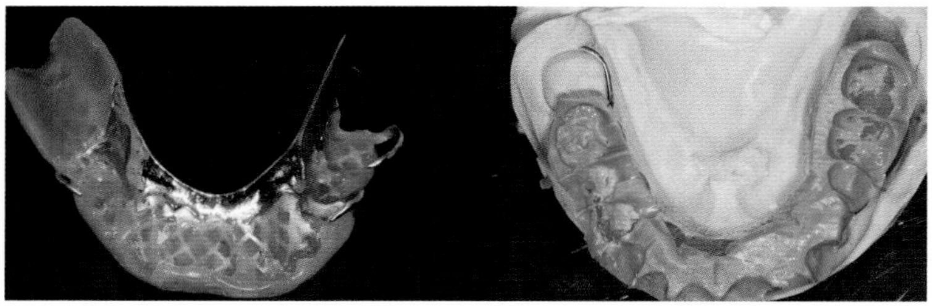

图8 记录咬合关系

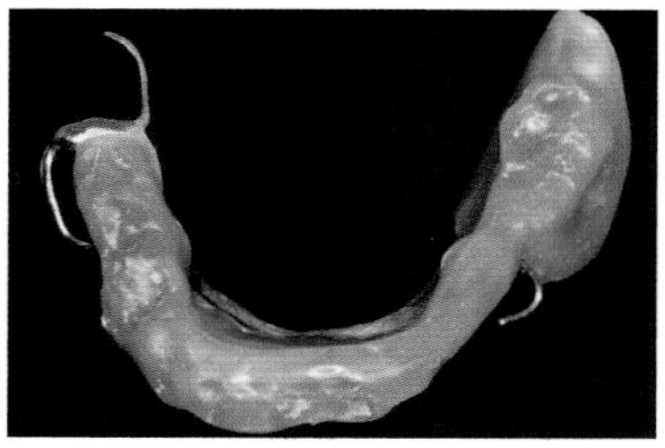

图9 殆垫完成

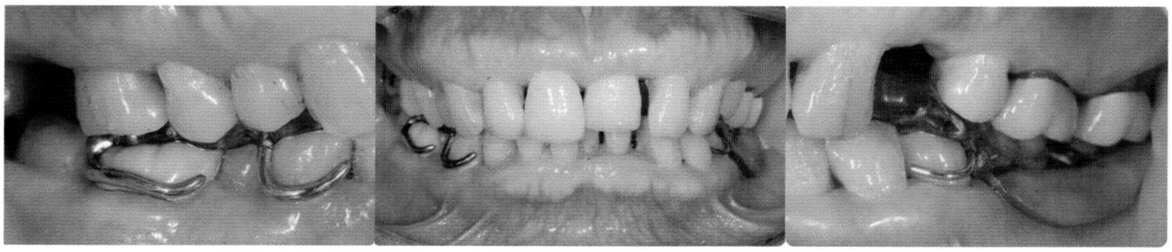

图10 口内试戴殆垫咬合像

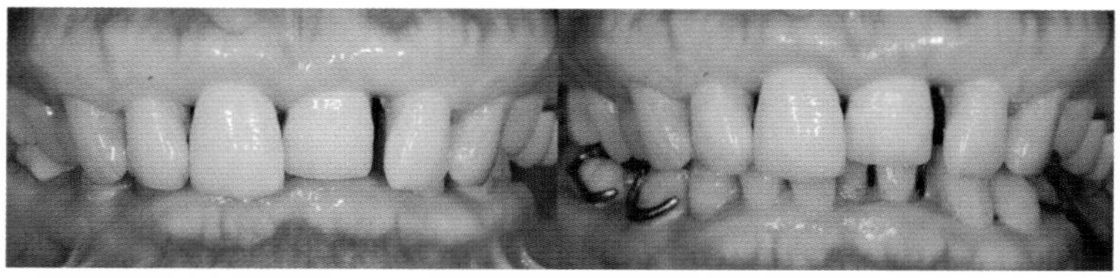

图11 患者配戴殆垫前后咬合对比

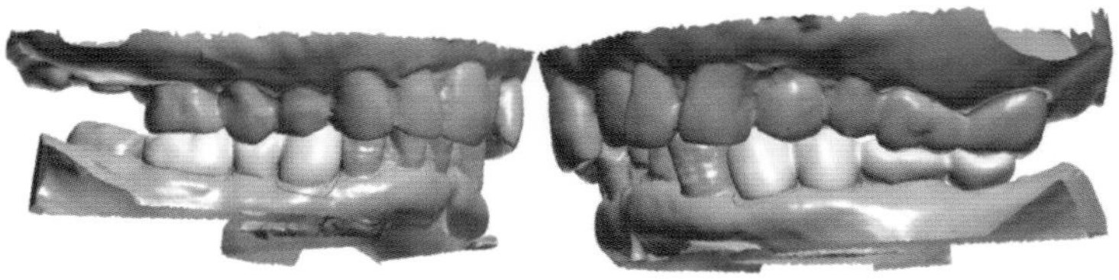

图12 CAD扫描诊断蜡型

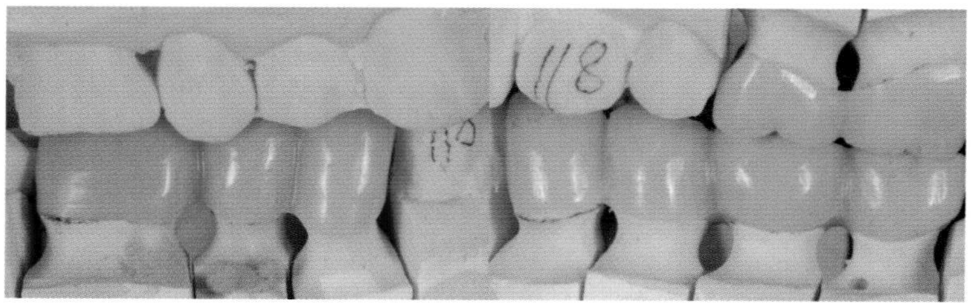

图13 CAM制作PMMA暂时修复体

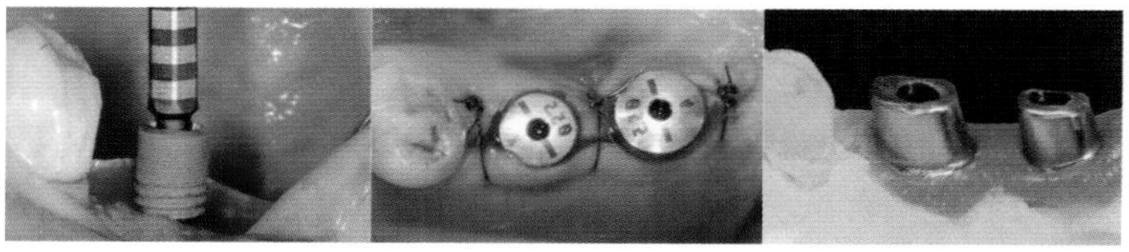

图14 种植手术与个性化基台

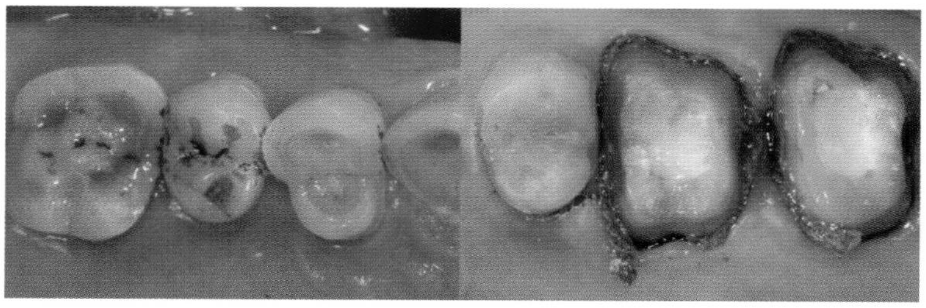

图15 上颌牙体终预备，其中16、14、26为殆贴面，全冠双线排龈

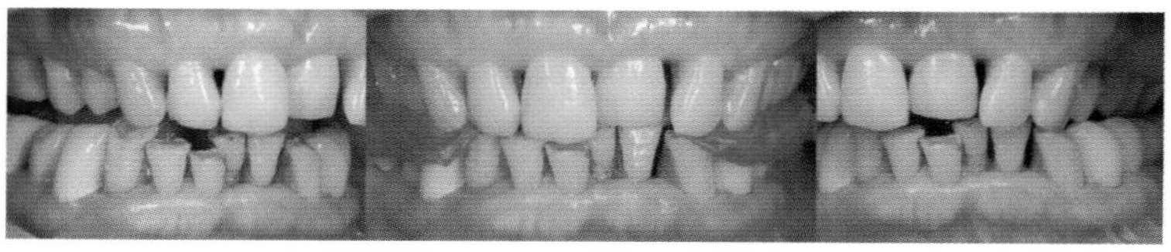

图16 记录前伸、侧方髁导斜度

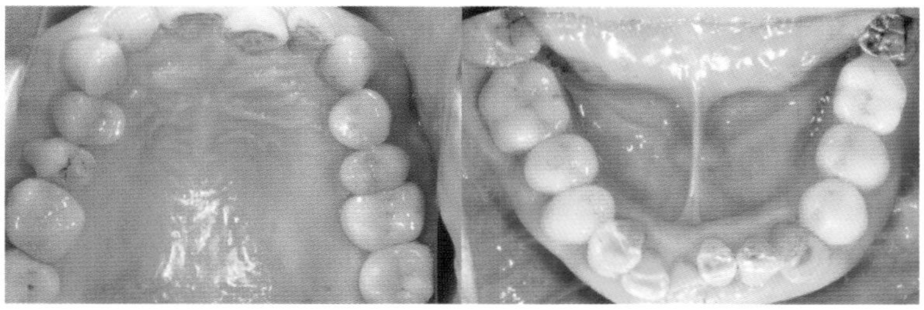

图17 全口修复体戴入后

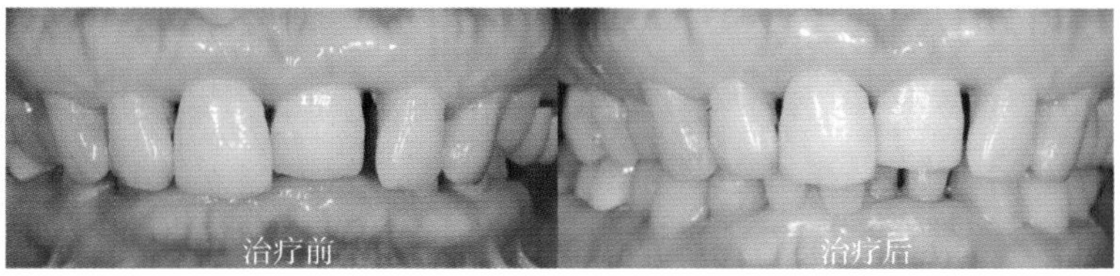

图18 患者治疗前后咬合对比

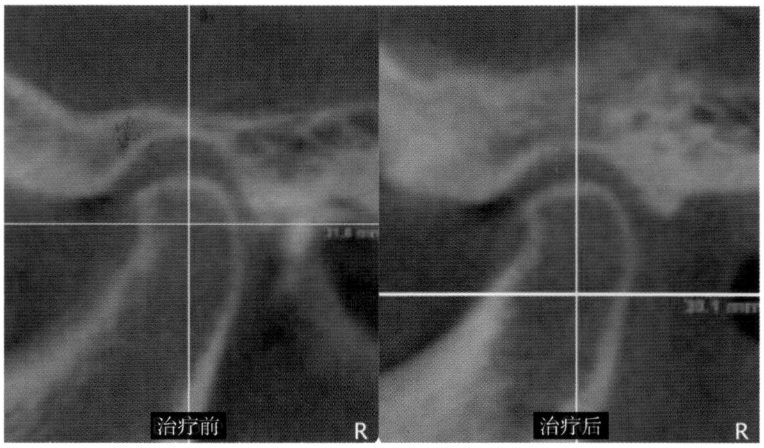

图19 治疗前后右侧髁突CT对比

合；殆垫对于颞下颌关节紊乱的治疗作用被认为是安全且有效的，其机制主要包括以下几方面：生物机械性调节；神经-肌肉反射性控制；心理调节。文献报道：对于咬合垂直距离降低在5mm以内的患者，应一次性升高咬合以简化治疗流程，而几乎所有患者都可以适应这种变化；而恢复合适的咬合垂直距离的方式，参考全口义齿中求取垂直距离的方法，主要包括息止颌间隙法、面部比例三等分、上下颌牙龈缘距等。在本病例中，我们参考了患者前磨牙区的息止颌间隙及面部比例法，一次性使用殆垫将咬合垂直距离升高，使前磨牙区息止颌间隙恢复至约4mm。

3. **最终修复体的选择** 缺失牙（17、24、36、37）：经CBCT测量后发现诸位点骨量充足，故选用种植修复；原有冠修复体的基牙（26、27、46）：拆冠后对原预备体外精修进而全冠修复；下颌后牙（34、35、44、45）：由于轴向错误，牙体舌倾，选用全冠修复，纠正其轴向并升高咬合；上颌后牙（16、14、25）：由于轴向无异常，只需升高咬合，故遵循微创治疗的原则，选用Emax全瓷殆贴面；上颌前牙（13、12、23）：选用Emax全瓷舌贴面恢复正确的前导和尖牙保护殆，以保护颞下颌关节，减小髁突与关节结节后斜面间的作用力。文献证明，全瓷殆贴面已被认为是一种可靠的修复选择。

4. **咬合垂直距离的转移** 本病例的重建阶段的重点和难点是如何将现有的合适的咬合垂直距离从可摘式暂时义齿（殆垫）转移至固定式暂时义齿（暂冠）上，而不丧失高度。本病例中，我们采用如下做法分段记录并转移咬合垂直距离：首先根据现有咬合垂直距离上殆架，制作诊断蜡型；经CAD扫描后，CAM切削出形态、高度与诊断蜡型完全一致的暂冠；准备好暂冠后，开始缺失牙的种植手术；待种植体植入8周后，取模接入个性化基台，此处选用个性化基台起到临时基台的作用。经以上步骤，完成了咬合垂直距离的转移。

参考文献

[1] Oral K, Bal KB, Ebeoğlu B, et al. Etiology of temporomandibular disorder pain.[J]. The journal of the Turkish Society of Algology, 2009, 21(3):89-94.
[2] Acobson A. Etiology of temporomandibular disorders: implications for treatment[J]. American Journal of Orthodontics &Dentofacial Orthopedics, 2001, 120(5):568.
[3] Srivastava R, Jyoti B, Devi P. Oral splint for temporomandibular joint disorders with revolutionary fluid system[J]. Dental Research Journal, 2013, 10(3):307-313.
[4] Türp J C, Schindler H. The dental occlusion as a suspected cause for TMDs: epidemiological and etiological considerations[J]. Journal of Oral Rehabilitation, 2012, 39(7):502-512.
[5] Abduo J, Lyons K. Clinical considerations for increasing occlusal vertical dimension: a review[J]. Australian Dental Journal, 2012, 57(1):2-10.
[6] Basnet BB, Parajuli PK, Singh RK, et al. An anthropometric study to evaluate the correlation between the occlusal vertical dimension and length of the thumb[J]. Clinical, 2015(7):33-39.
[7] Guess PC, Selz CF, Voulgarakis A, et al. Prospective clinical study of press-ceramic overlap and full veneer restorations: 7-year results[J]. International Journal of Prosthodontics, 1900, 27(4):355-358.

运用数字化技术即刻种植即刻修复重度牙周炎患者的牙列缺损

贾洪宇　赵昱　谭益丽　陈鹤良

摘要

目的：研究探讨利用数字化外科导板为重度牙周炎患者进行All-on-4即刻种植即刻修复的临床效果。**材料与方法**：拍摄CBCT，制作外科手术导板，于术中拔除患牙行即刻修复，根据模板制作预成临时义齿，手术后行即刻修复。6个月后，应用CAD/CAM技术制作种植纯钛支架烤塑牙，完成永久修复。**结果**：种植体稳定，修复体咀嚼功能良好，患者满意。**结论**：应用数字化技术进行无牙颌的All-on-4即刻种植即刻修复，减轻患者痛苦，缩短了治疗周期，患者无缺牙时间，提高了治疗的舒适性和满意度，近期修复效果满意。

关键词：数字化；即刻种植；即刻修复

牙周病的高发病率，中国目前有很大一批中老年人为潜在的无牙颌病例。患者对于治疗的要求越来越高，如何让种植手术越来越简单，手术时间越来越少，效果越来越好，费用越来越低，几乎成了所有患者和种植修复医生都需要考虑和面对的问题。对于后牙区骨量不足的患者，All-on-4的方案可以避开上颌的上颌窦空腔和下颌的下牙槽神经管，是无牙颌种植修复的治疗方案之一。多牙种植修复是种植修复的难点，而进行单颌或全口的即刻种植即刻修复对种植外科和种植修复技术都提出了更高的要求。数字化技术使种植手术更精确、更安全、更迅速，它以口腔CBCT数据为技术，通过计算机设计和制作出指导的外科模板，引导手术医生操作，真正实现以修复为指导的口腔种植。随着CAD/CAM技术在口腔领域的广泛应用，越来越多的种植修复也采用了该技术进行精密修复，特别是无牙颌患者进行全口种植修复时，使用CAD/CAM技术提高了修复精度，实现修复体与种植体的被动就位。

一、材料与方法

1. 病例简介　45岁女性患者，两侧下后牙缺失10多年。检查：34～37、41、44～48缺失，缺牙区牙槽嵴严重吸收，黏膜色泽正常，附着龈宽约2mm，对颌牙略有伸长。下颌余留牙松动Ⅱ～Ⅲ度，探诊出血（+），牙结石（++），附着丧失8～10mm（图1、图2）。X线片显示，下颌后牙区骨高度不足，前牙区骨高度足，骨密度中等。上颌牙骨吸收至根尖1/2～2/3（图3～图7）。

2. 诊断　下颌肯氏Ⅱ类缺失，重度牙周炎。

3. 治疗计划　拔除下颌预留前牙，即刻植入4颗植体，后部2颗植体倾斜种植，即刻修复。6个月后永久固定修复。

4. 治疗过程

（1）制作数字化外科模板：患者拍摄CBCT，获取数字化原始数据。口内取模，取颌位关系，上𬌗架。利用CT数据，在种植模拟系统软件中进行手术计划的制订和模拟，根据牙槽骨的宽度、高度、密度、角度等，以及未来修复体的位置、与对颌牙的咬合关系等，制订种植体的植入位置、角度、方向等，并将其转化为STL格式文件，使用快速成形技术，进行外科导板的制作（图8）。

（2）种植手术：局麻下微创拔除余留下颌牙，清理拔牙窝。下颌安装外科导板，并进行螺丝固定。使用外科压板固定钻头，分级进行种植窝的预备，手术过程注意冷却钻头，避免过热损伤牙槽骨（图9、图10）。前牙区植入2颗BEGO 3.75mm×13mm柱形植体，前磨牙区倾斜植入2颗Bego 4.1mm×15mm柱形植体，扭矩均超过35N·cm，安装多牙基台，前部2颗平行植体安装直的多牙基台，后部2颗倾斜植体安装角度多牙基台，缝合创口（图11～图14）。术后即刻CBCT显示4颗植体位置（图15～图18）。

（3）即刻修复：利用患者旧义齿确定颌位关系，行多牙基台水平取模，送技工室制作树脂修复体，口内戴牙，调𬌗（图19～图22）。术后半个月拆线，调整咬合（图23、图24）。嘱患者每2个月复查，临时冠完整，种植体边缘骨稳定（图25、图26）

（4）永久修复：6个月后复查，X线显示植体周围无明显阴影，患者无不适。制作个别托盘，取下颌终印模，利用临时修复义齿取颌位关系（图27～图34）。制作CAD/CAM纯钛切割支架，口内试戴，X线检查确定支架植体密合度（图35、图36）。检查无误后，制作纯钛支架蜡牙，口内试戴，患者满意，送技工室制作纯钛支架烤塑牙，采用螺丝固位，戴入患者口内进行调𬌗，检查被动就位情况，患者对义齿满意（图37～图41）。修复体戴入后4个月X线片显示种植体周围骨稳定（图42）。

作者单位：杭州口腔医院

通讯作者：赵昱；Email: taroly323@163.com

二、讨论

常规种植手术一般要拔牙后2～3个月进行植体植入手术，植体植入后还要2～3个月的愈合期，基本需要半年左右才能完成最终修复，这就给无牙颌的种植患者带来极大不便。而即刻种植即刻修复极大地缩短了治疗时间，减轻了患者痛苦。无牙颌即刻修复的成功与否与多因素相关，包括牙槽骨的质和量、植体特性、手术方式、初期稳定性、临时修复体的制作和设计以及患者咬合情况和咬合习惯等。本病例4颗植体在即刻负荷6个月后均发生了成功的骨结合，完成了最终修复。

国内外大量研究表明，计算机导航的种植手术可以提高手术精确度，减少手术时间和手术创伤。本病例利用国产六维植体设计软件进行植体的植入设计，于术前进行手术计划的制订和模拟。应用3D打印技术制作外科模板，指导术中进行植体的精确植入，实现以修复为导向的数字化种植。

患者后牙区骨高度不足，常规种植需要进行骨增量手术后再种植，增加手术风险和治疗时间以及费用。本病例采用All-on-4技术植入4颗植体，前部2颗平行种植，后部2颗倾斜种植，避开骨量不足区，避免了骨增量手术，实现成功修复。大量文献报道也证明了这是一种成功的种植治疗方案。

随着CAD/CAM技术在种植修复中的应用，种植修复支架比较容易实现被动就位，而整体切割的纯钛支架的强度也大大提高，从而降低了无牙颌种植修复时常见的并发症。烤塑修复的使用和螺丝固定修复比粘接固位烤瓷修复易于取下修理，特别是纯钛支架良好的生物力学性能和被动适合性，为种植治疗的远期成功提供了保证。

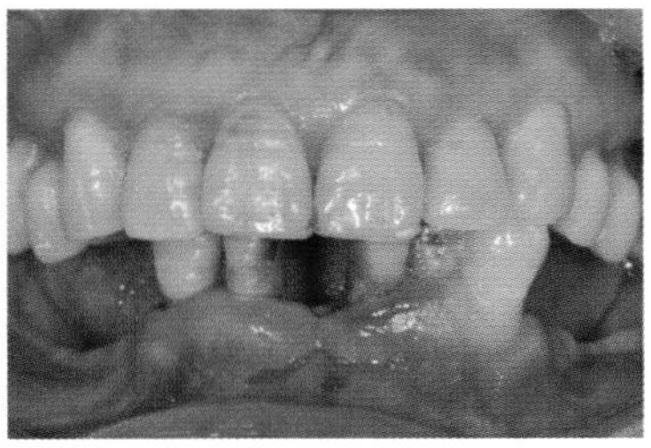

图1 术前口内正面像

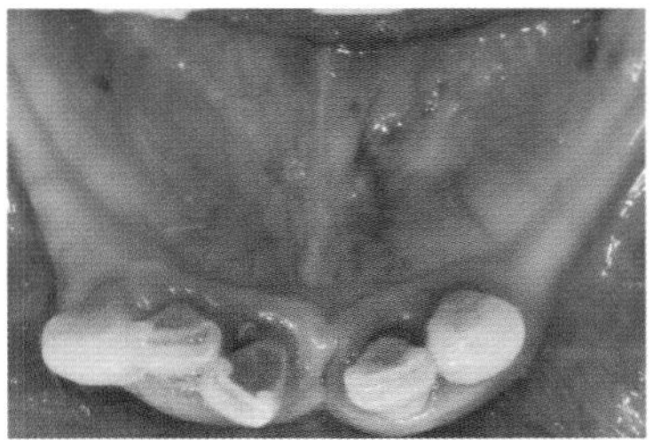

图2 术前口内殆面像

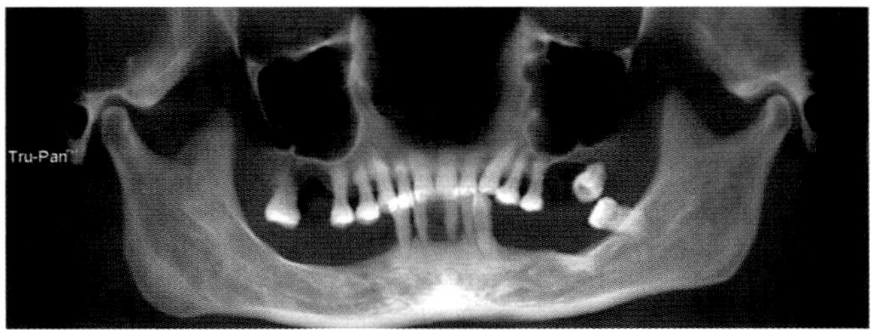

图3 术前曲面断层片

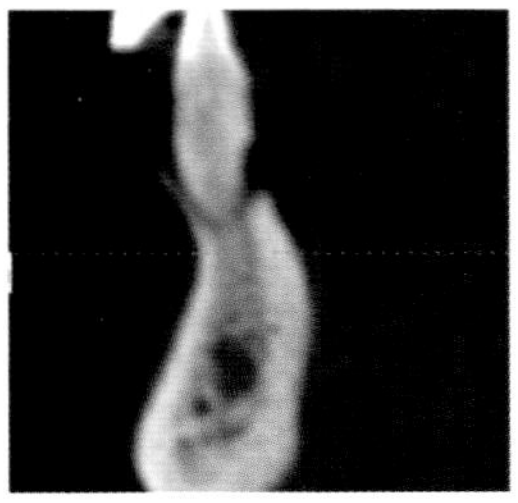

图4 42位点CBCT影像

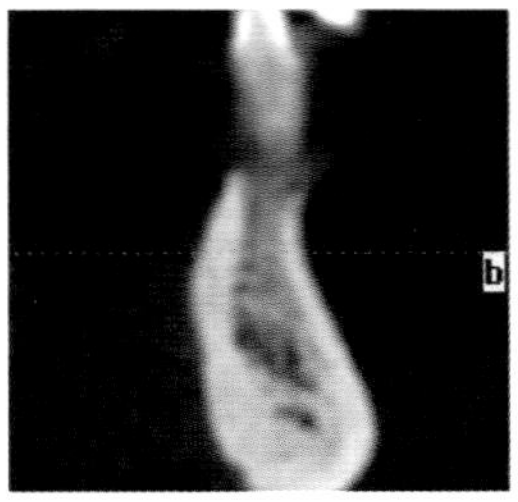

图5 32位点CBCT影像

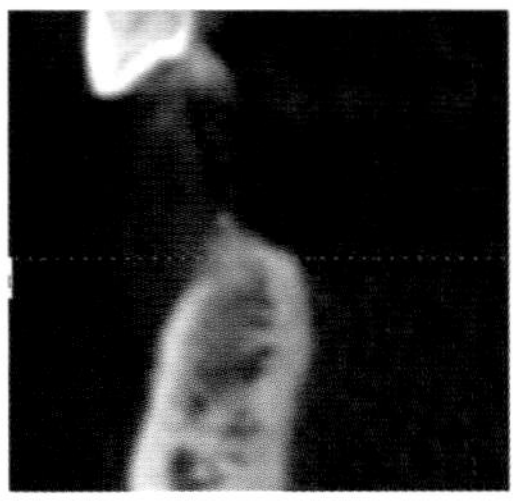

图6 44位点CBCT影像

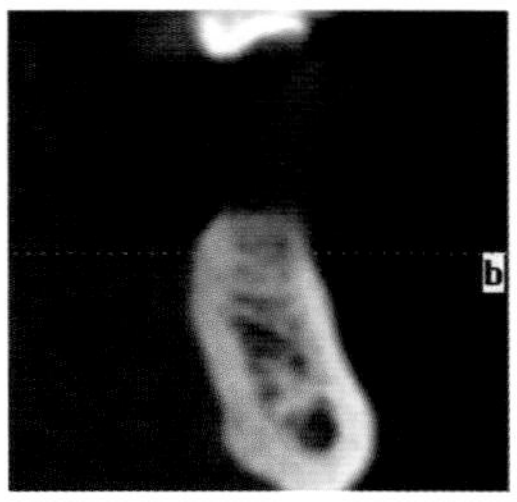

图7 35位点CBCT影像

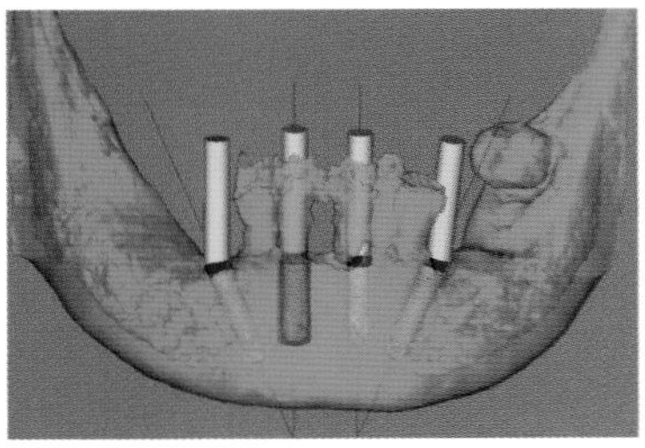

图8 数字化模拟种植体位置

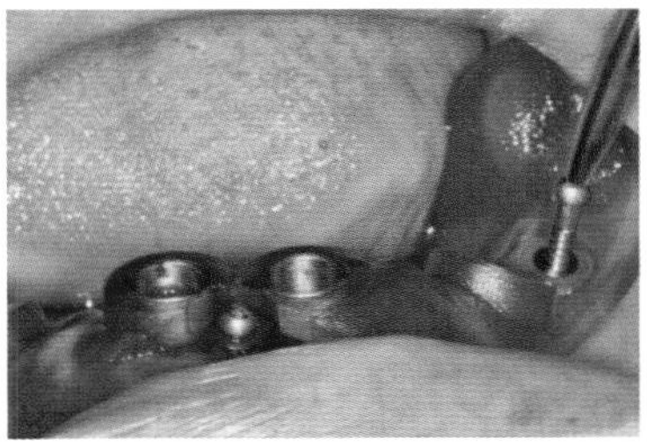

图9 数字化模板口内就位1

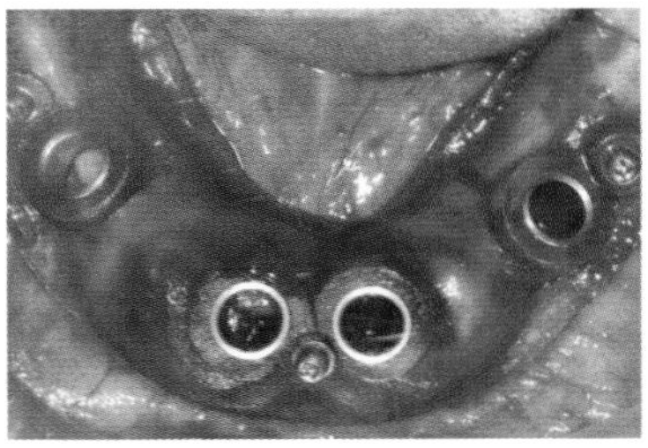

图10 数字化模板口内就位2

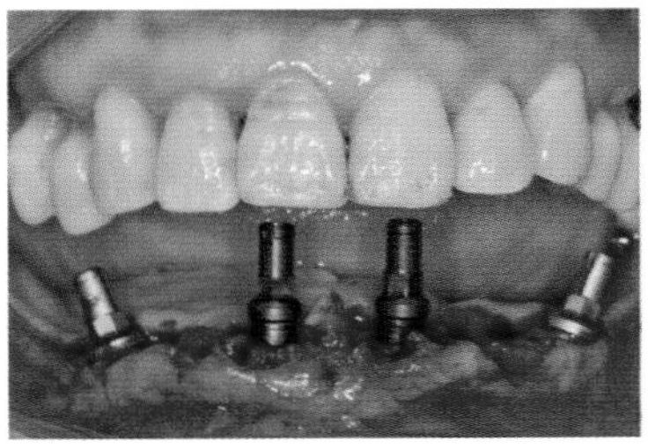

图11 植入4颗种植体正面像

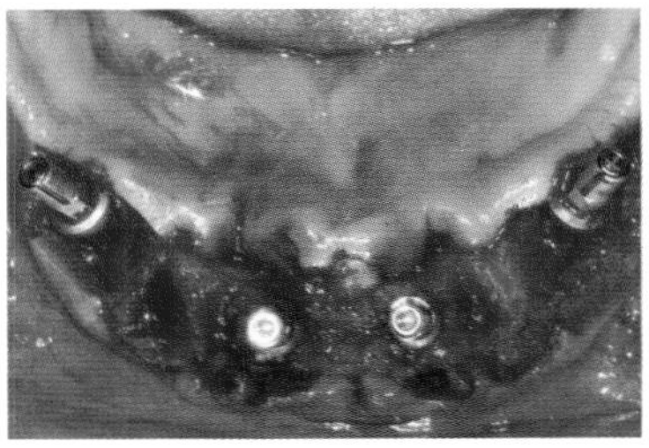

图12 植入4颗种植体殆面像

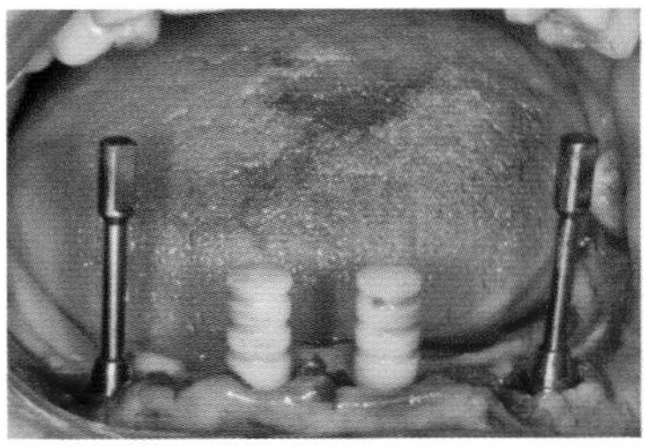

图13 安装多牙基台

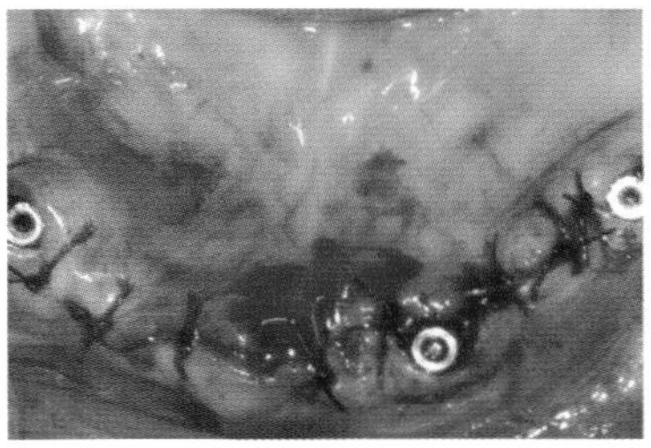

图14 缝合创口

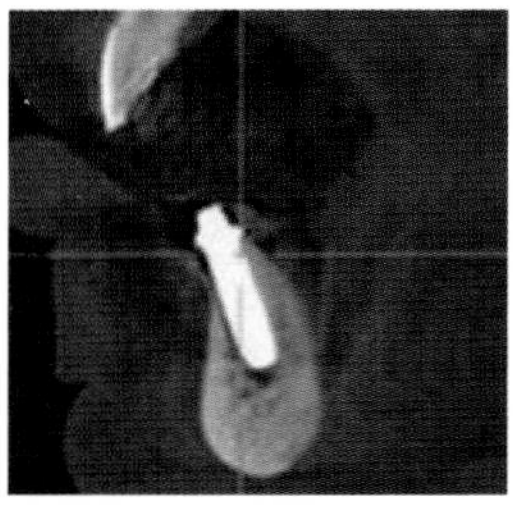
图15 42位点术后CBCT影像

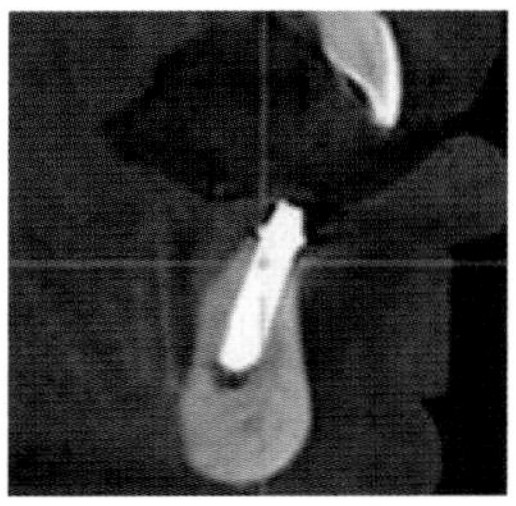
图16 32位点术后CBCT影像

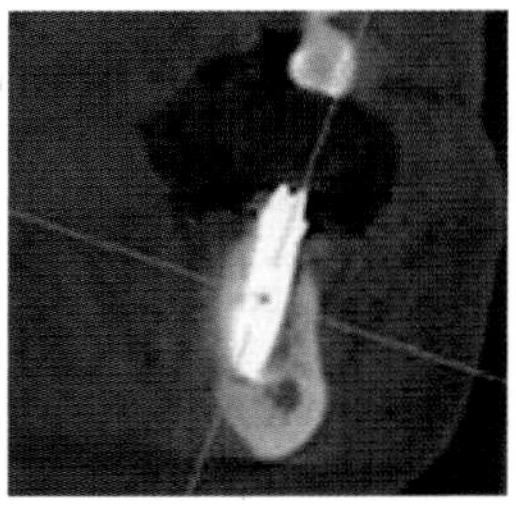
图17 44位点术后CBCT影像

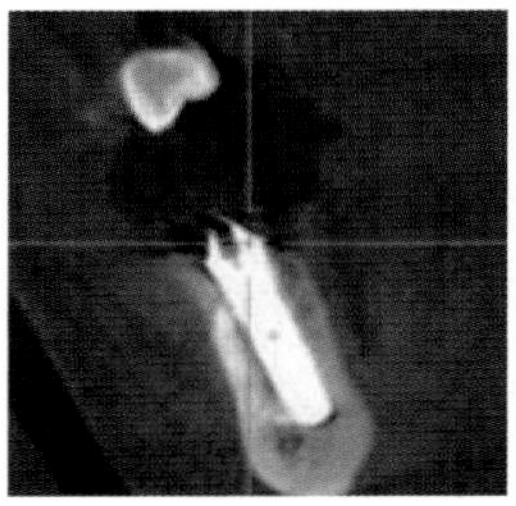
图18 35位点术后CBCT影像

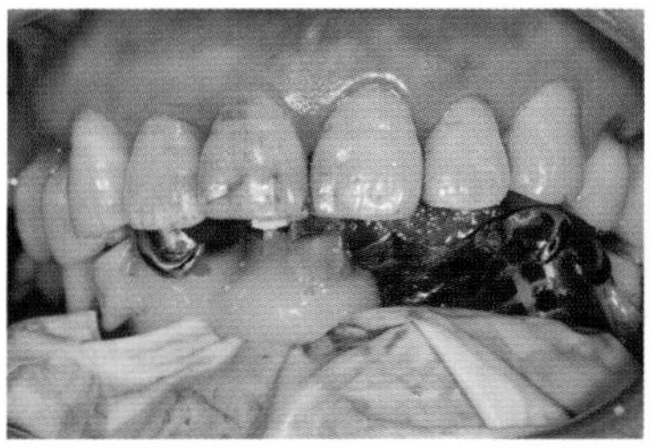
图19 术后口内转移患者咬合关系

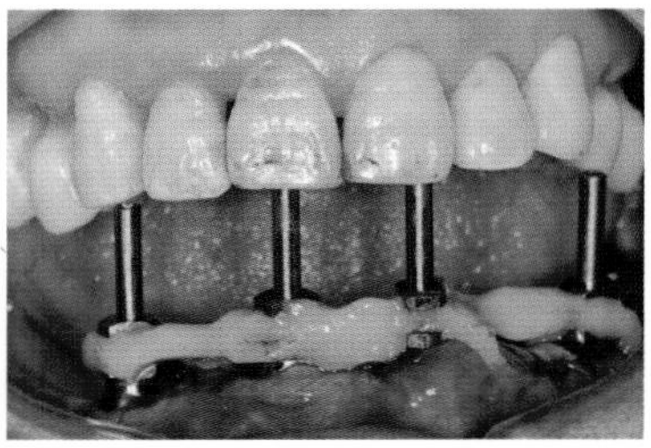
图20 术后即刻取模

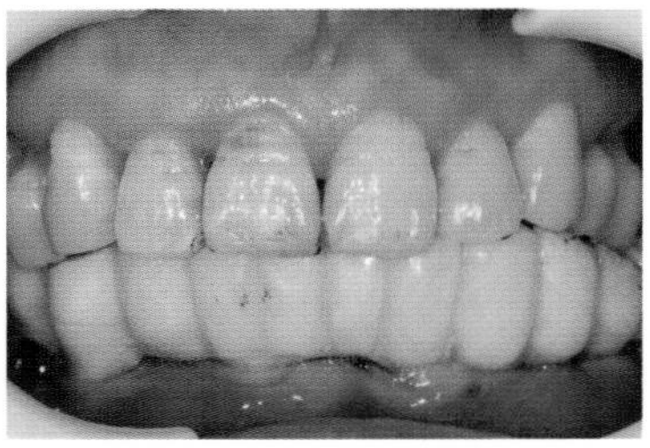
图21 术后即刻试戴临时修复体

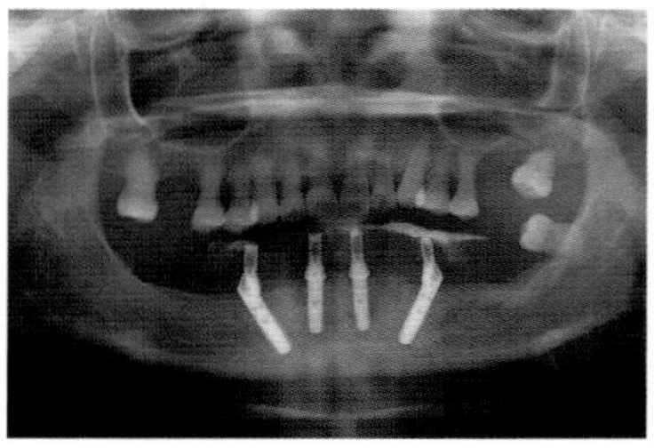
图22 临时修复体就位良好

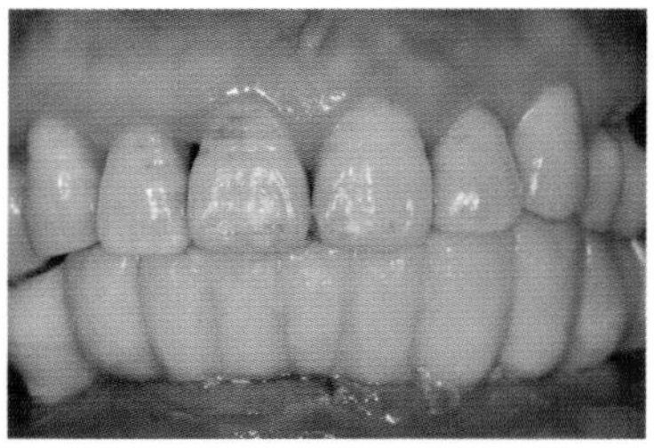
图23 术后半个月临时修复体

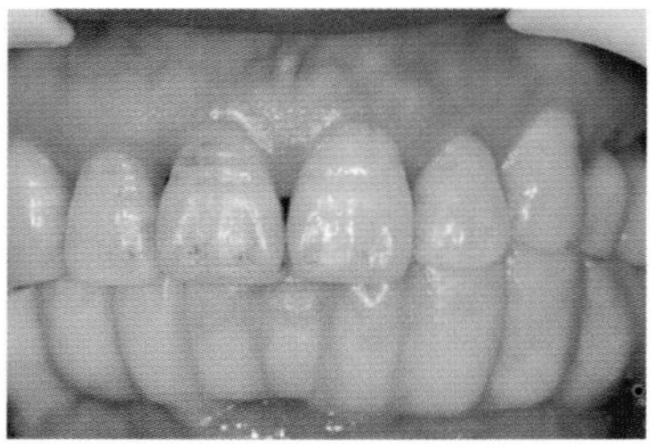
图24 术后2个月临时修复体调殆

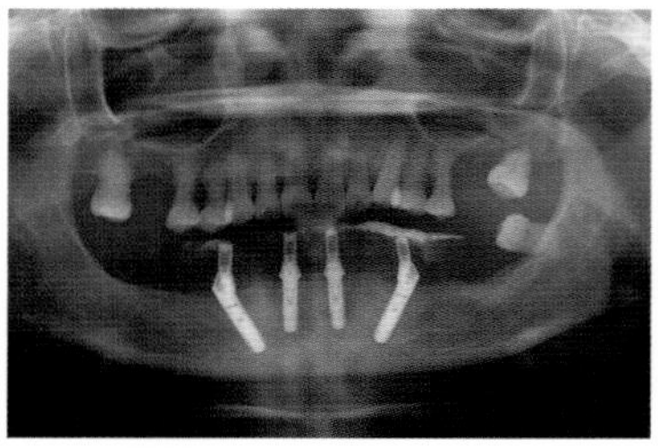
图25 术后2个月曲面断层片

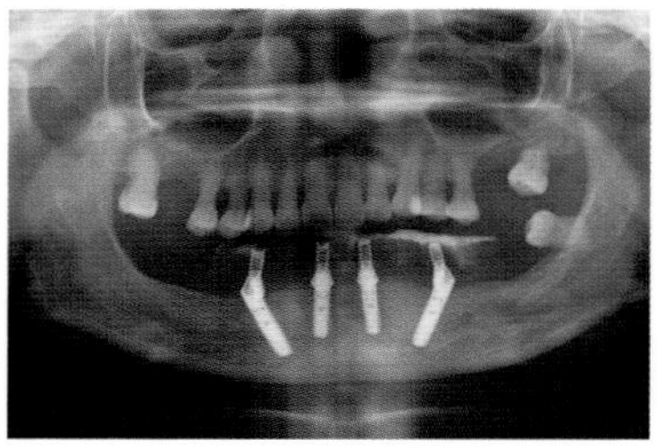
图26 术后4个月曲面断层片

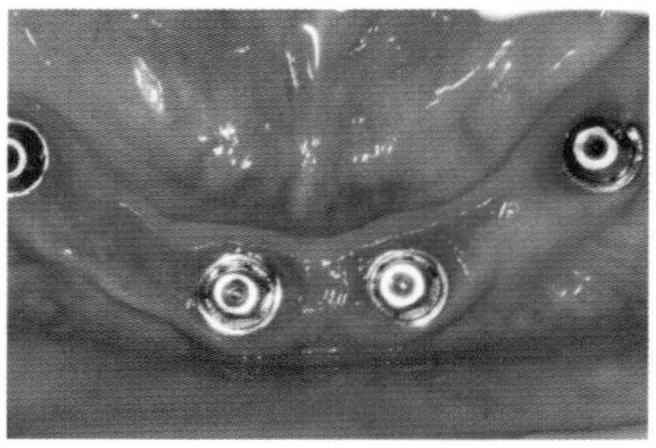
图27 术后6个月取下临时修复体多牙基台口内像

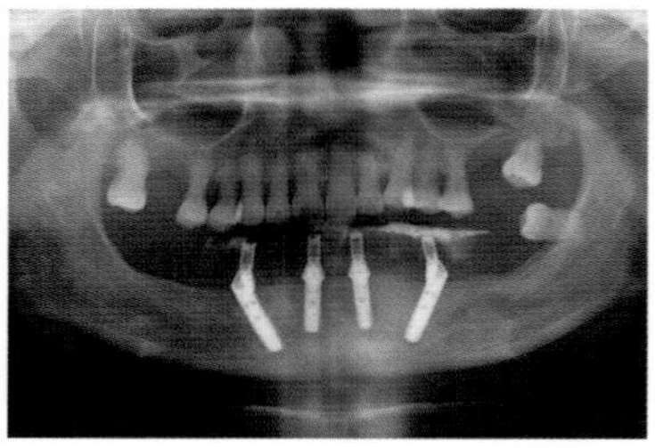
图28 术后6个月曲面断层片

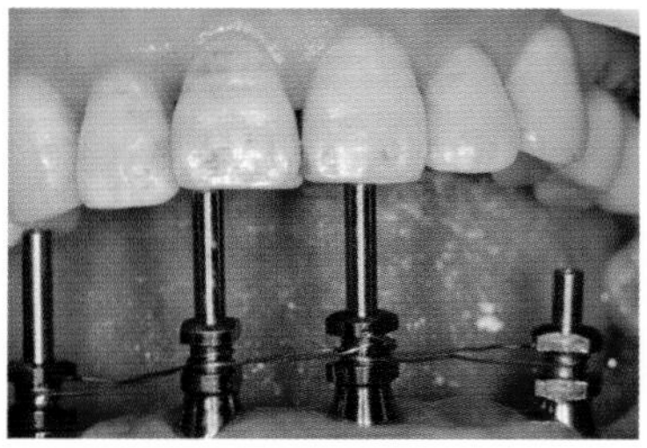
图29 口内连接印模杆1

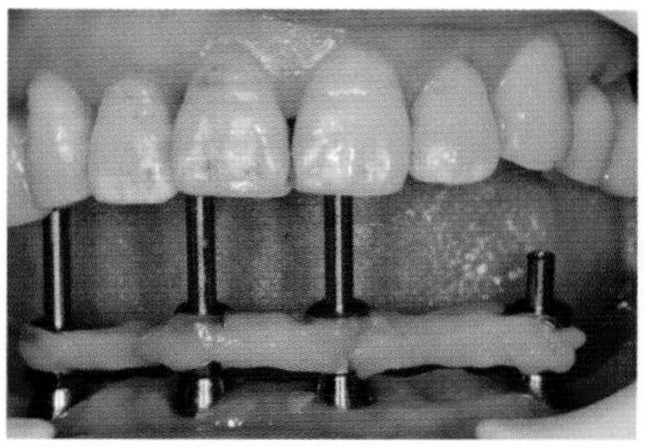
图30 口内连接印模杆2

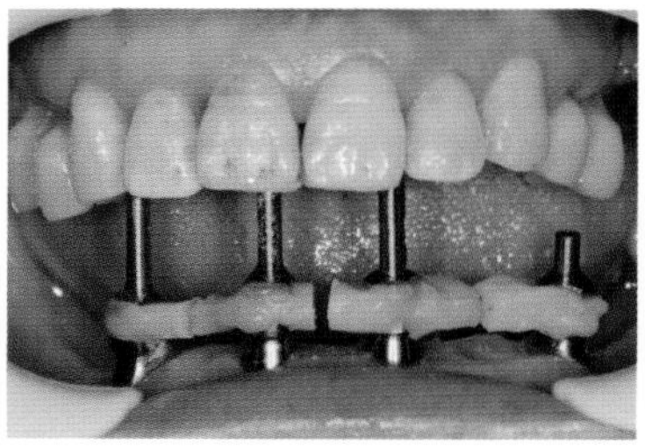
图31 分割各印模杆

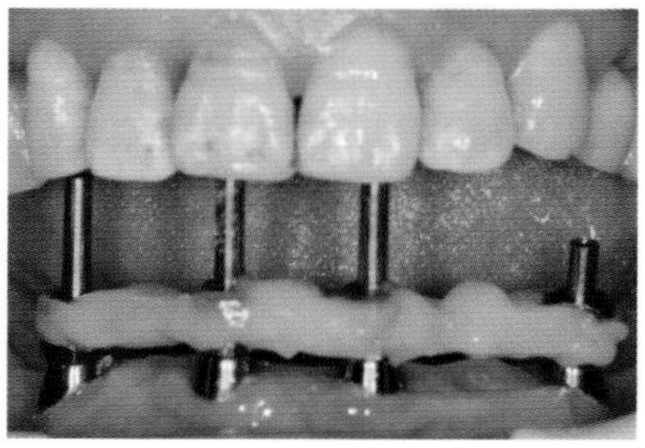
图32 口内重新连接印模杆

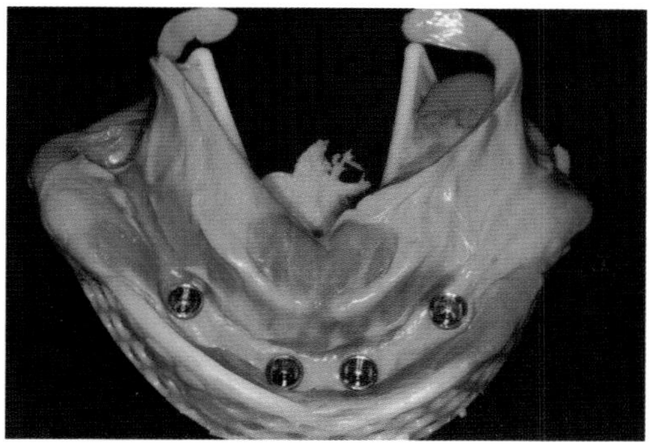
图33　制取终印模

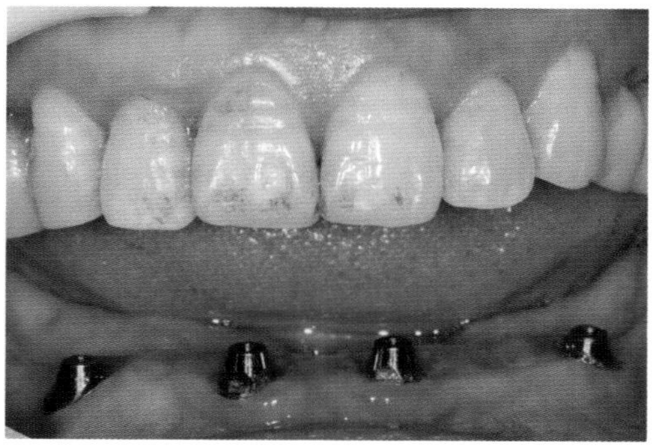
图34　试戴CAD/CAM纯钛支架前口内照

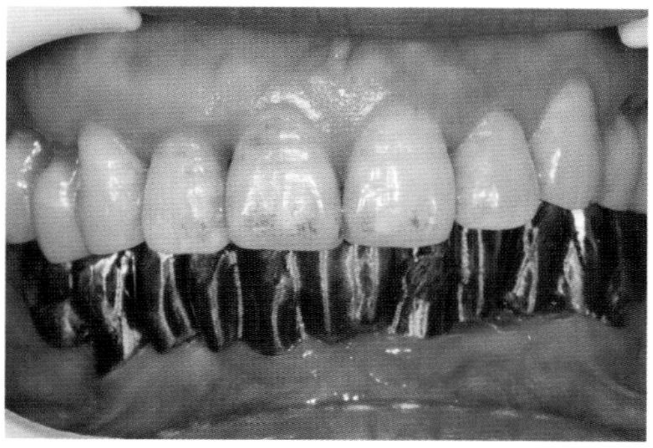
图35　试戴CAD/CAM纯钛支架

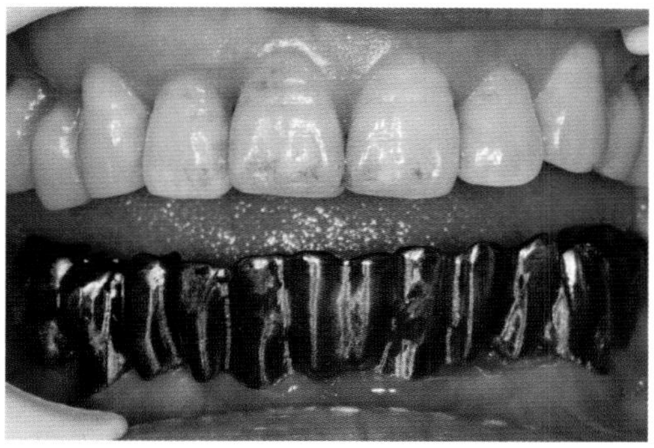
图36　试戴CAD/CAM纯钛支架

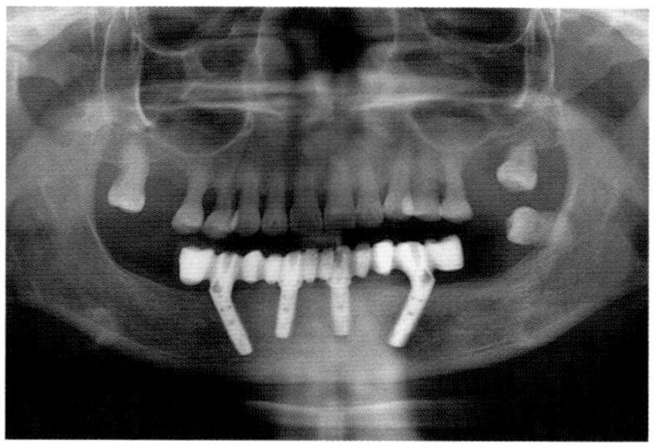
图37　CAD/CAM纯钛支架就位良好

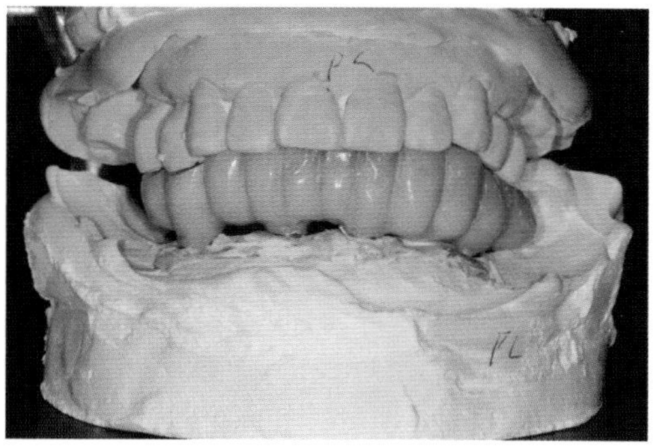
图38　永久修复体模型像

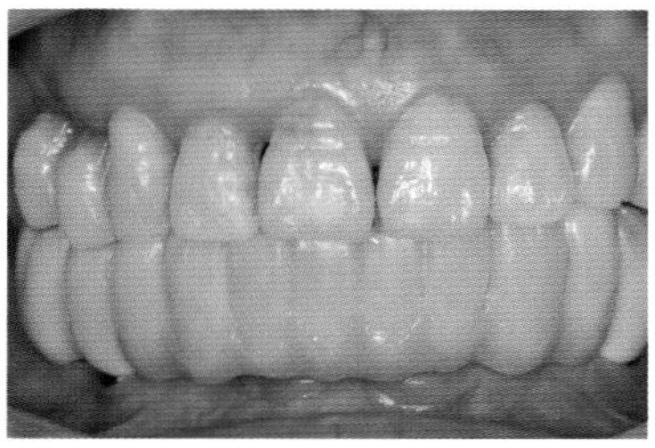
图39　修永久复体口内正面像

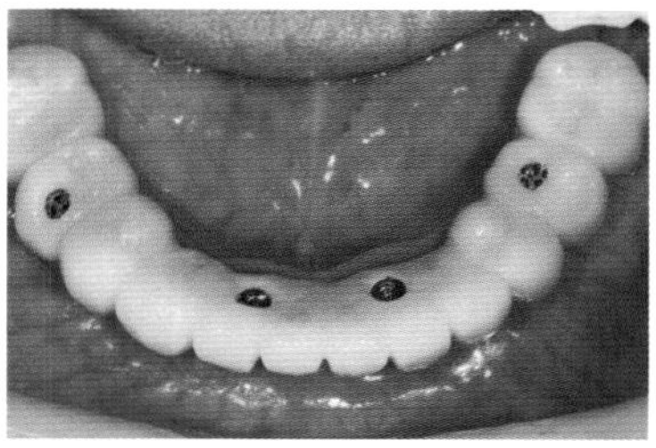
图40　永久修复体口内𬌗面像

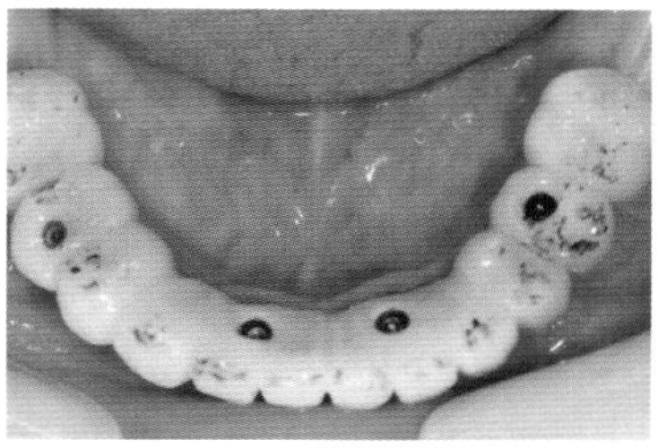
图41　永久修复体口内调𬌗像

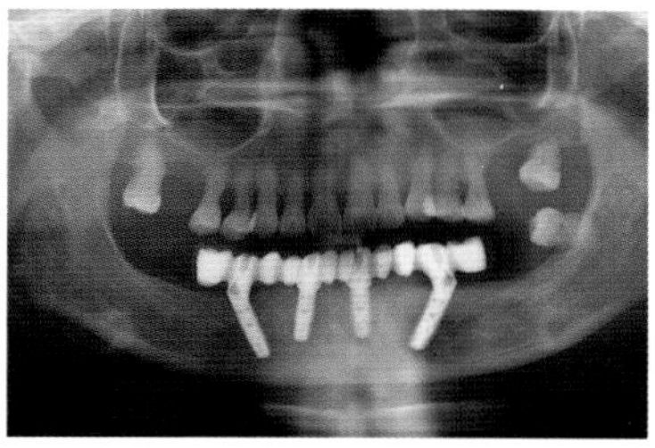
图42　修复体戴入4个月后曲面断层片

三、结论

患者行数字化的即刻种植即刻修复，节省手术时间，提高手术精度，避免患者多次手术的痛苦，并且利用前牙区的骨量，避免后牙区的骨增量手术。即刻修复使患者手术后即刻戴牙，即刻行使功能，不必承受无牙的痛苦。CAD/CAM纯钛切割制作修复体，提高了修复精度，改善了修复体的美观度，避免修复并发症，易于修理，提高了患者的满意度。

参考文献

[1] Fawad Javed,George E,Romans.The role of primary stability for successful immediate loading of dental implants.A literature review[J].J Dent,2010,38:612–620.

[2] Malo,P.M,de Araujo Nobre, et al.The use of computer–guided flapless implant surgery and four implants placed in immediate function to support a fixed denture:preliminary results after a mean follow–up period of thirteen months[J]. J Prosthet Dent,2007,97(6 Suppl):S26–34 .

[3] Kapos T,Ashy LM,Gallucci GO,et al.Computer–aided design and computer–assisted manufacturing in prosthetic implant dentistry[J].Int J Oral Maxillofac Implants,2009,24Suppl:110–117.

[4] Drago C,Howell K.Concepts for designing and fabricating metal implant frameworks for hybrid implant prosthese[J].J Prosthodont,2012,21(5):413–424.

数字化外科上颌All-on-4早期种植即刻负载1例

梁磊 潘巨利

摘要

目的：利用数字化外科技术，在上颌植入4颗种植体，术后当天行即刻固定义齿修复，评估上颌后部骨量不足条件下的种植即刻修复方法及效果。**材料与方法：**患者，男性，56岁，上颌全口活动义齿修复，固位力差，基托与黏膜不密合，黏膜表面多处压红，咀嚼效率极差。牙槽嵴形态不平坦，呈波浪状，上颌后部牙槽嵴骨高度严重不足，同时伴有软硬组织缺损。利用旧义齿制作上颌放射导板，戴入患者口内拍摄CBCT，应用计算机辅助设计完成上颌植入位点，并在术后再次利用旧义齿制作临时义齿，完成即刻修复即刻负重。**结果：**上颌All-on-4即刻负重后未出现松动及临时义齿折断，牙龈未出现异常红肿，种植修复体无松动，咀嚼功能良好，较好地恢复颌面丰满度及面下1/3高度。**结论：**All-on-4种植即刻修复技术，应用在骨量不足的患者上，可获得理想的即刻修复效果，患者满意度高。

关键词：All-on-4；数字化外科；种植体；义齿；牙槽骨萎缩；牙列缺失；即刻修复

全口牙列缺失不仅影响患者的咀嚼功能也影响患者的美观，尤其在牙槽嵴严重吸收骨量不足的情况下。传统总义齿固位性较差，咀嚼效率低，不能满足患者的需要，骨增量手术如上颌窦提升术和植骨术虽能弥补垂直骨高度的不足，但手术创伤较大，不能在植入植体的同时完成即刻修复，存在近1年的修复等待期，患者较难接受。对于老年患者更不愿接受上颌窦外提升的较大创伤手术。

All-on-4的概念是通过远中2颗倾斜种植体与2颗垂直植入的种植体通过固定义齿的夹板作用结合在一起。虽然仅利用了颌骨前部，却也可以获得与传统垂直植入种植体时相似的成功率。种植体通过固定义齿相互连接，这种夹板作用符合生物力学。有利于维持植体周围的边缘骨高度。当植体植入扭矩>35N·cm时允许即刻负载，同时临时义齿可以包含最多1颗牙的悬臂。最终修复体可以包含10～12颗牙齿来恢复正常的美学和功能。本病例中应用标准All-on-4术式，结合数字化外科技术，完成了上颌种植后即刻修复。

一、材料与方法

1. 病例简介 56岁男性患者。因上颌旧义齿易脱落影响咀嚼2个月来院。现病史：2个月前拔除上颌松动牙，行上颌总义齿修复，自觉义齿易松动脱落，无法正常咀嚼，现要求固定修复。既往史：否认全身系统病史，否认传染病史及家族遗传病史，否认过敏史，无吸烟，无夜磨牙，无常用药。检查：颌面部左右基本对称，开口度、开口型正常，上唇丰满度不足，面下1/3变短，鼻唇沟加深，中位笑线。双侧颞下颌关节未见明显异常。口腔卫生一般，17～28缺失，牙槽嵴重度吸收，形态不平坦呈波浪状。牙龈表面可见多处义齿压痕，黏膜稍红，无破溃。18阻生，冠1/3萌出，不松动，无叩痛，牙龈无红肿。旧义齿为上颌总义齿，固位力极差，基托与黏膜不密合，黏膜表面多处压红，咬合关系基本正确，垂直距离恢复基本正确，丰满度恢复患者较满意。术前CBCT示：上颌前牙区骨量尚可，高度存留约14mm，宽度为5.5～6.4mm，为Ⅲ类骨。磨牙区可用骨量不足，牙槽嵴顶至上颌窦底高度为1.5～2.0mm（图1～图5）。

2. 诊断 上颌牙列缺损。

3. 治疗计划

（1）利用旧义齿制作上颌放射导板，拍摄CBCT。通过计算机辅助设计上颌种植位点及植体角度。

（2）上颌All-on-4种植术，术后即刻修复。

（3）根据骨结合情况定期复查，待骨结合良好时，行CAD/CAM钛切削支架饰聚合瓷的种植体支持式固定修复。

4. 治疗过程

（1）利用旧义齿制作上颌放射导板，拍摄CBCT（图6）。通过计算机辅助设计上颌植入位点，近中2颗植体垂直植入，远中2颗植体以45°倾斜植入，以充分利用现有骨量（图7），并通过调整基台角度来确定未来修复体上合适的穿出位置（图8、图9）。

（2）使用Project 3520MP设备3D打印制作种植外科手术导板（图10～图12）。

（3）植入种植体：常规消毒铺巾，阿替卡因局麻下，将消毒后的种植导板在患者口内精确就位，并用固位钉固定（图13、图14），导板引导下

作者单位：北京劲松口腔医院

通讯作者：梁磊；Email: doctorlianglei@sina.com

分别植入NobelActive 3.5mm×13mm植体4颗。最终扭力>35N，初期稳定性良好，按照术前设计从左至右分别安装30°、0°、17°、30°复合基台，安装保护帽，于右上远中植体颊侧骨缺损处植入人工骨粉，胶原膜覆盖，减张，术区严密缝合。拍摄X线片，显示植体植入方向良好，基台完全就位（图15）。

（4）制作上颌临时修复体并即刻负重：去除保护帽，安装临时内冠（图16）。根据复合基台校正后的方向，在旧义齿相应部位打孔，确保临时内冠周围有足够空间用以充填丙烯酸树脂材料，调节旧义齿至完全就位，核对咬合关系及垂直距离无误，使用丙烯酸树脂重衬并固定临时内冠。待树脂完全硬固后，取下旧义齿。磨除旧义齿基托，修整组织面（图17、图18）。再次戴入义齿确保被动就位，义齿调𬌗并抛光，完成临时修复体（图19）。

（5）术后医嘱：术后口服抗生素5天，勿咬硬物，注意口腔卫生，使用冲牙器，有修复体折断或植体疼痛及时复诊。

二、结果

术后半年复查种植体稳定，无明显骨吸收，牙龈无明显红肿，修复体无松动，咀嚼效率高，行CAD/CAM钛切削支架饰聚合瓷的种植体支持式固定修复（图20～图23）。患者面容丰满度恢复良好，患者对修复体的外观和功能表示满意。

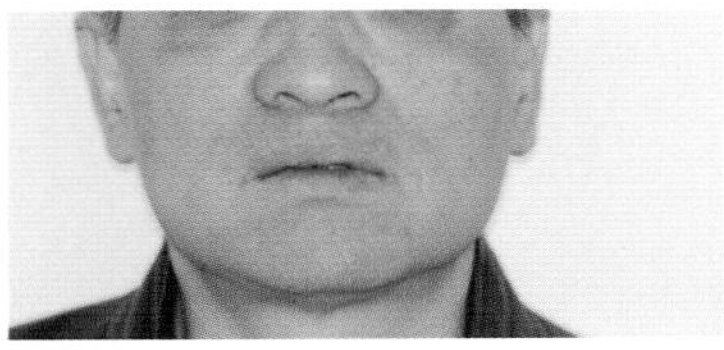
图1　术前正面像

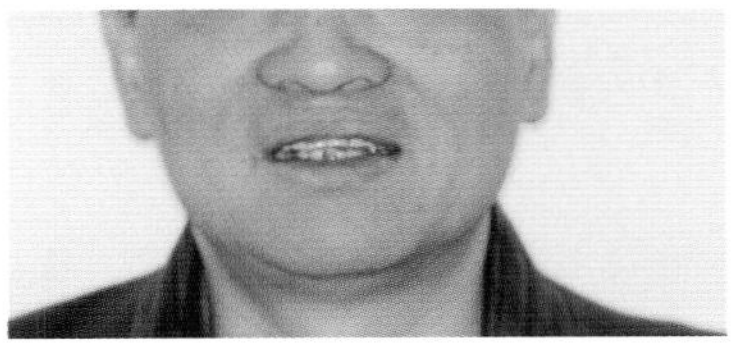
图2　术前微笑像

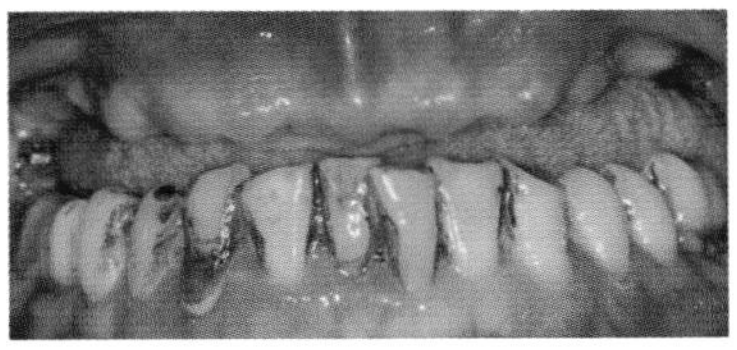
图3　术前口内情况

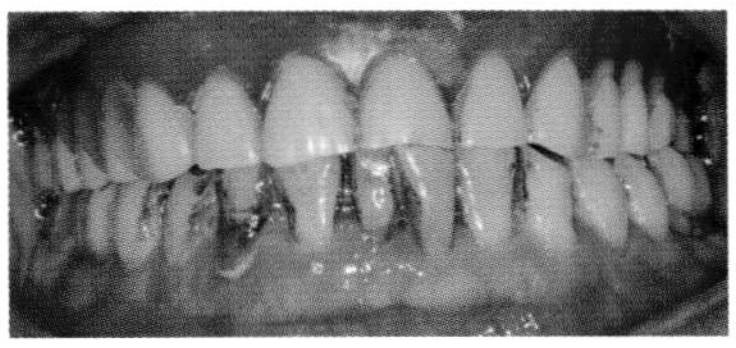
图4　旧义齿咬合

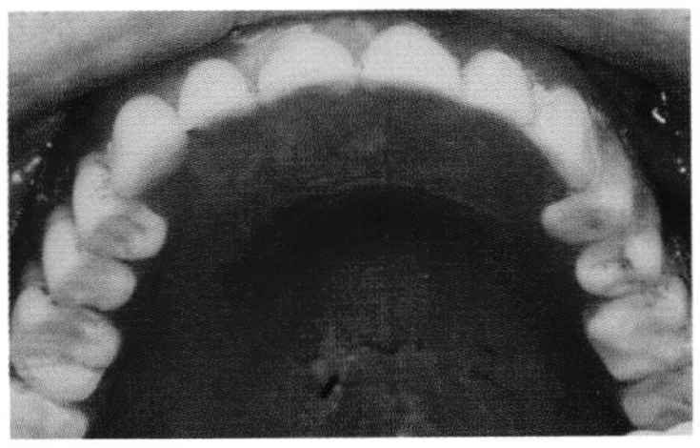
图5　旧义齿口内情况

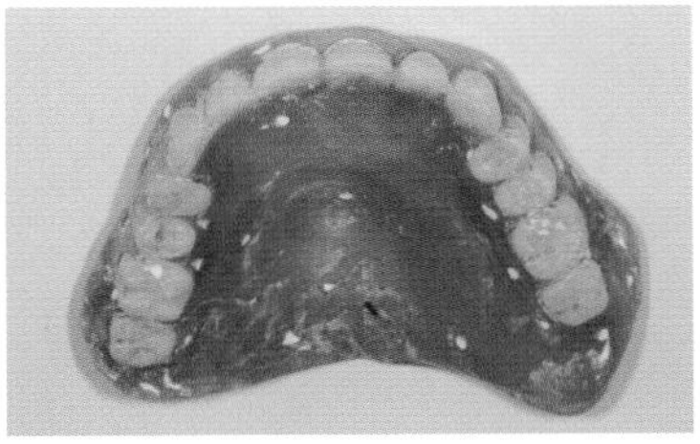
图6　利用旧义齿制作放射导板

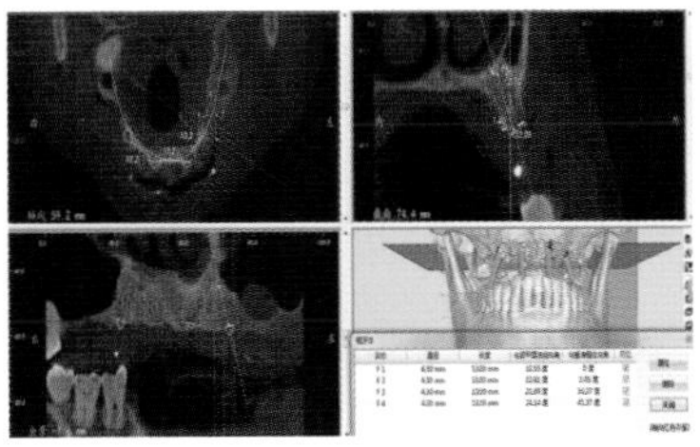
图7　数字化外科导板设计

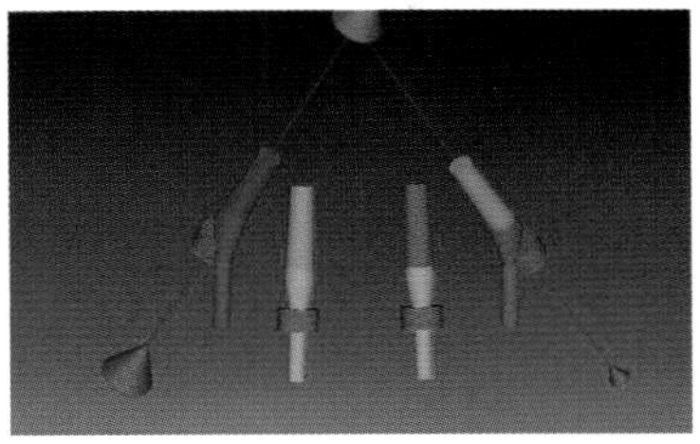
图8　基台角度选择

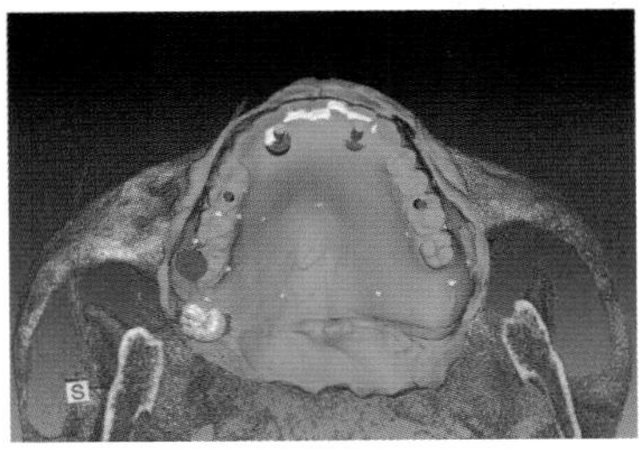
图9　放射导板拟合比对

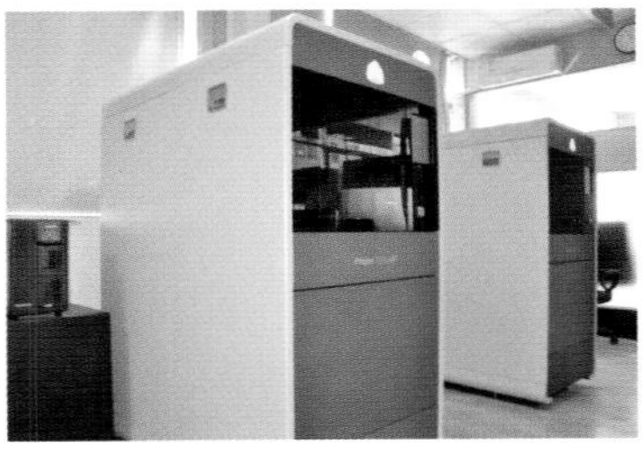
图10　Project 3520MP设备3D打印制作种植外科手术导板

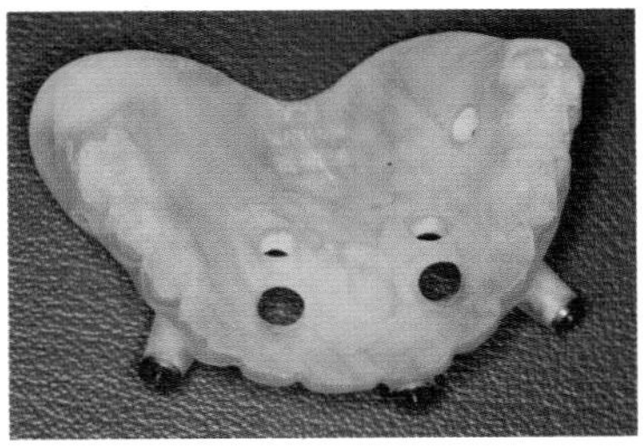
图11　外科手术导板1

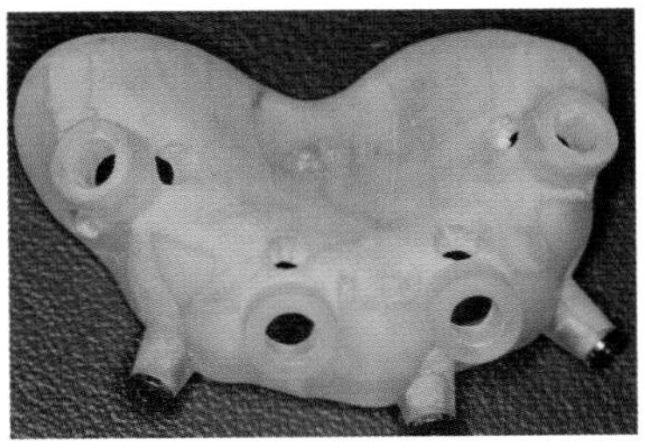
图12　外科手术导板2

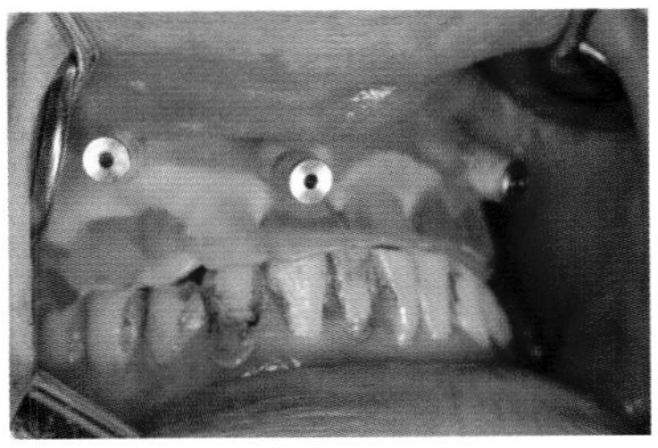
图13　外科导板口内就位

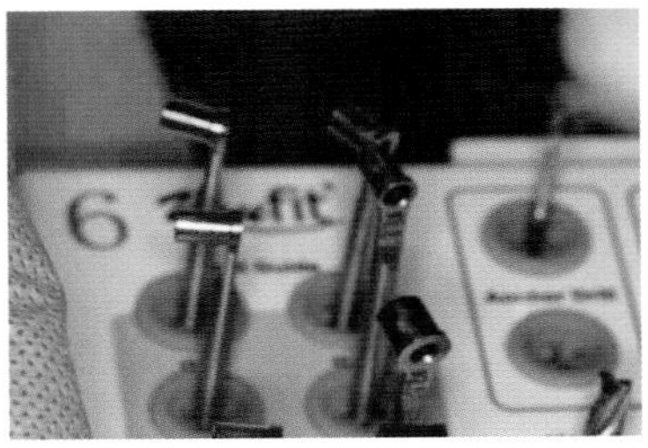
图14　外科导板工具盒

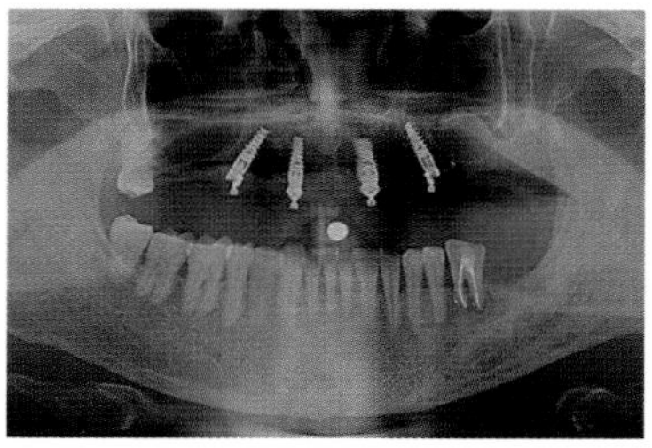
图15 术后曲面断层片

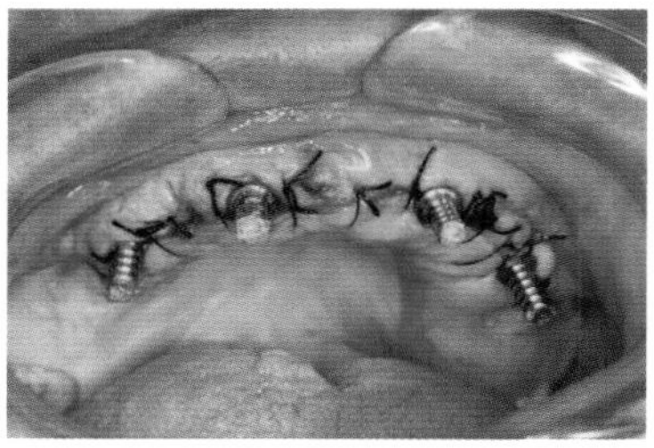
图16 安装临时内冠

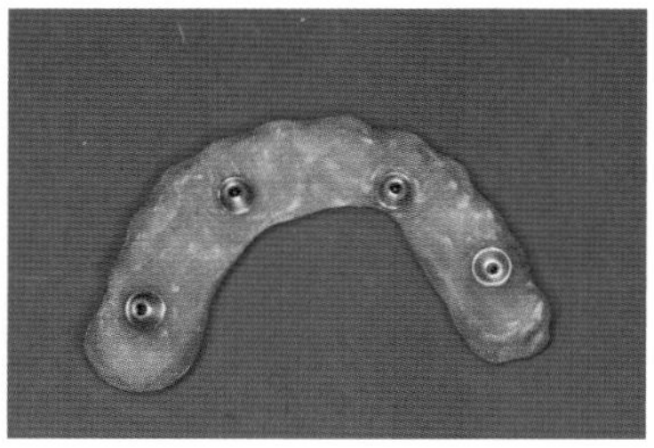
图17 临时义齿调改重衬

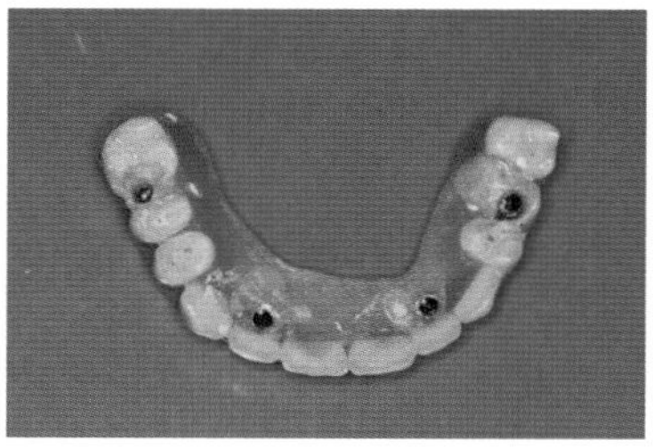
图18 临时义齿调殆抛光

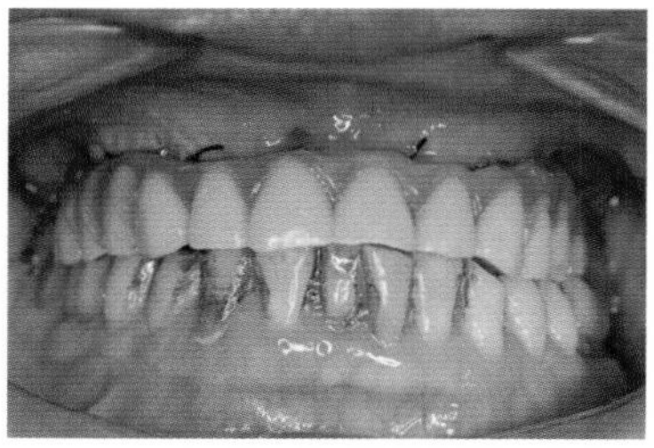
图19 临时义齿戴入

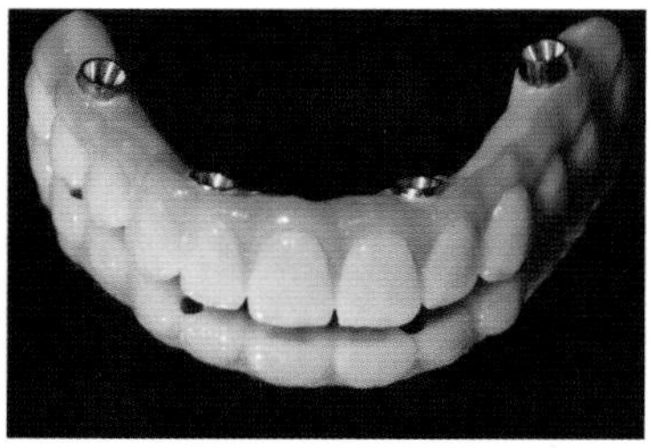
图20 永久修复体完成

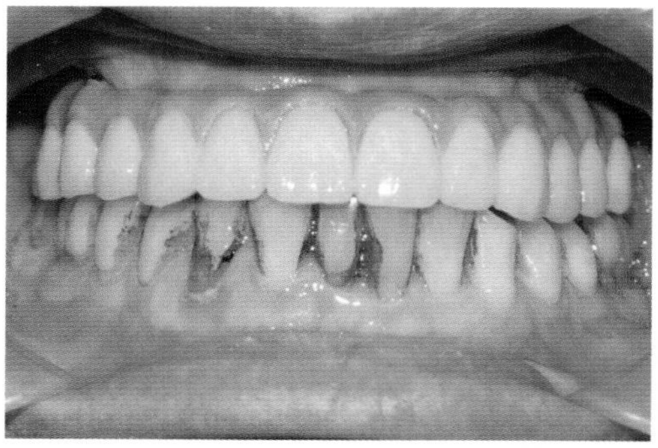
图21 永久修复体戴入

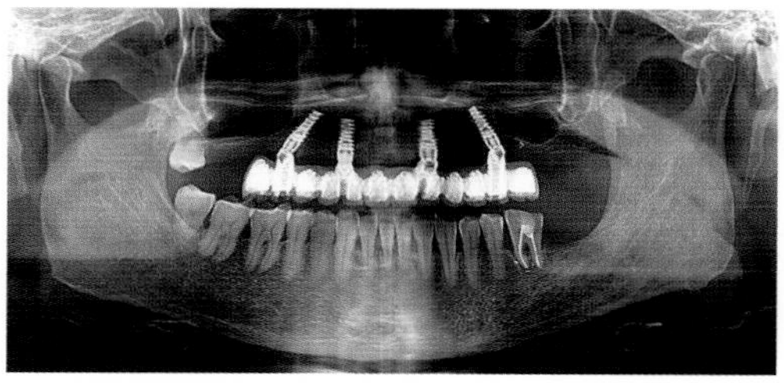
图22 曲面断层片显示义齿就位良好

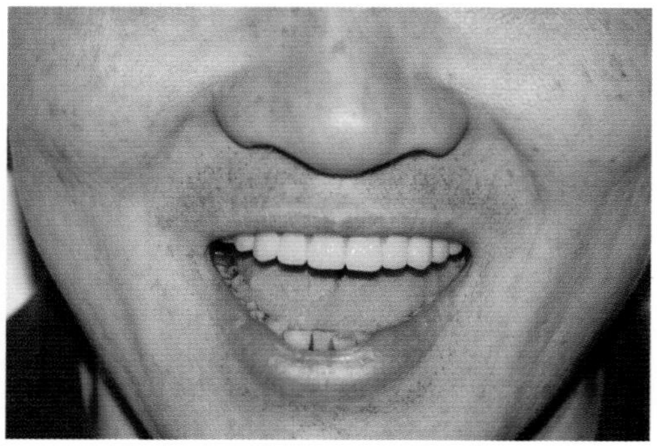
图23 戴牙后大笑像

三、讨论

数字化外科的应用可有效提高种植外科的准确度并提高修复的效率，缩短临床操作时间。通过CBCT和辅助软件确定骨质、骨量、重要解剖结构的位置，确定植入植体的型号和位置。通过3D打印技术提前打印出临时修复体，并可通过数字化技术将手术方案呈现给患者，方便沟通和修复方案的确定。

对于不能接受活动义齿修复的患者，All－on－4即刻种植即刻修复技术可解决颌骨萎缩患者的修复要求，尤其对于前牙区颌骨萎缩严重的情况下采用M形植入方式可有效增加植体的初期稳定性，并避免了上颌窦低提升术，减少了对患者的创伤，斜行植入的植体还可有效减小修复体悬臂，在初始稳定性良好的情况下可即刻修复，患者没有空牙期，患者可较容易接受。

Malo和同事在2003年提出“All-on-4”即刻负重的概念。该方法仅依靠在颌骨前部区域植入4颗种植体（近中2颗轴向植入，远中2颗倾斜植入）来修复无牙颌。这些种植体在术后2小时内即刻负载，以丙烯酸材料制作的临时固定义齿修复。自All-on-4理念提出至今已有较多数据及临床病例验证了此技术，但此技术对外科手术及修复精度都要求较高。最终修复体咬合设计理念：颊舌向减径，降低牙尖斜面，正中咬合时仅上牙腭尖与下牙中央沟接触，悬臂重咬轻接触，轻咬不接触，前伸及侧方咬合悬臂无接触，前牙引导前伸及侧方咬合。本病例最终取得了良好的修复效果，患者对修复体的外观和功能表示满意。

参考文献

[1] Butera C, Galindo DF, Jensen O. Mandibular all-on-four therapy using angled implants: a three-year clinical study of 857 implants in 219 jaws[J]. Dent Clin North Am,2011,55:795-811.

[2] Babbush C,Hahn J, Krauser J, et al. Dental implants, the arts and science. 2nd edition[M]. Maryland Heights (MO): Saunders an imprint of Elsevier, 2011.

[3] Corbella S, Del Fabbro M, Taschieri S, et al. Clinical evaluation of an implant maintenance protocol for the prevention of the peri-implant disease in patients treated with immediately loaded full arch rehabilitation[J]. Int J Dent Hyg, 2011,9:216-222.

[4] Taruna M, Chittaranjan B, Sudheer N, et al. Prosthetic Perspective to All-on-4 Concept for dental implants[J]. Journal of Clinical and Diagnostic Research, 2014,8(10):16-19.

[5] Parel S, Phillips W. A risk assessment treatment planning protocol for the fourimplant immediate loaded maxilla: a preliminary findings[J]. J Prosthet Dent, 2011,106:359-366.

[6] Malo P, De Araujo Nobre M, Lopes A, et al. A longitudinal study of the survival of All-on-4 implants in the mandible with up to 10 years of follow-up[J]. J Am Dent Assoc, 2011,142:310-320.

[7] Jensen OT, Adams M, Cottam J, et al. The All on 4 shelf: mandible[J]. J Oral Maxillofac Surg, 2011,69:175-181.

[8] Jensen OT, Cottam J, Ringeman J, et al. Trans-sinus dental implants, bone morphogenic protein 2, and immediate function for all-on-4 treatment of severe maxillary atrophy[J]. J Oral Maxillofac Surg, 2012,70:141-148.

[9] Malo P, De Araujo Nobre M, Lopes A, et al. “All-on-4” immediate function concept for completely edentulous maxillae: a clinical report on the medium (3 years) and long-term (5 years) outcomes[J]. Clin Implant Dent Relat Res, 2011,14(Suppl 1):e139-150.

[10] Babbush C, Kanawarti A, Brokloft J. A new approach to the All-on-Four treatment concept using narrow platform NobelActive implants[J]. J Oral Implantol, 2013,39(3):314-325.

[11] Landazuri-Del Barrio R, Cosyn J, De Paula W, et al. A prospective study on implants installed with flapless-guided surgery using the all-on-four concept in the mandible[J]. Clin Oral Implants Res, 2013,24:428-433.

[12] De Siena F, Francetti L, Corbella S, et al. Topical application of 1% chlorhexadine gel versus 0.2% mouthwash in the treatment of peri-implant mucositis. An observational study[J]. Int J Dent Hyg, 2013,11:41-47.

[13] Duello GV. An evidence-based protocol for immediate rehabilitation of the edentulous patient[J]. J Evid Based Dent Pract, 2012,12(3 Suppl):172-181.

[14] Crespin R, Vinci R, Cappare P, et al. A clinical study of edentulous patients rehabilitated according to the “all-on-4” immediate function protocol[J]. Int J Oral Maxillofac Implants, 2012,27:428-434.

[15] Francetti L, Romero D, Corbella S, et al. Bone level changes around axial and tilted implants in full-arch fixed immediate restorations. Interim results of a prospective study[J]. Clin Implant Dent Relat Res, 2012,14:646-654.

[16] Babbash C, Kutsko G, Brokloff J. The all-on-four immediate function concept with NobelActive Implants: a retrospective study[J]. J Oral Implantol, 2011,38(4):431-445.

重度牙周炎伴糖尿病患者的咬合重建

蒋剑晖　雷群　郭建斌　陈江

摘要

目的：观察重度牙周炎伴糖尿病患者种植修复的临床效果。**材料与方法**：选择重度牙周炎伴糖尿病的多牙缺失患者1例，利用种植外科导板引导植入Straumann亲水种植体9颗，术后即刻修复即刻负载，通过传统颌位关系测定及K7肌电系统测定神经肌肉颌位等辅助检查确定正确咬合关系，并完成最终修复。**结果**：植入种植体均获得良好骨结合，最终完成修复效果良好。**结论**：重度牙周炎伴糖尿病患者，经过系统牙周治疗和良好的血糖控制后，进行口腔种植修复及咬合重建，可获得较好的效果，K7肌电系统在咬合重建中有较好的临床指导意义。

关键词：牙周炎；糖尿病；种植修复；咬合重建

牙周炎是牙齿周围支持组织慢性、进行性、破坏性疾病，是造成成年人失牙的首要原因。目前，种植治疗开始普遍应用于牙周炎患者。牙周感染控制和种植位点骨量不足是牙周炎患者种植治疗的难点。糖尿病是一种以血糖升高为主要特征的、具有遗传倾向的代谢性疾病，发病率较高。临床则表现为多系统的慢性损伤，糖尿病不但有引发牙周病的可能，而且慢性高血糖对口腔黏膜与牙槽骨也会产生伤口愈合减慢、易发生感染等不利影响。近年来，种植治疗开始较普遍地应用于牙周炎患者。

一、材料与方法

1. 病例简介　61岁女性患者。主诉：多牙松动无法咀嚼，要求种植修复。现病史：患者牙周病10多年，口内天然牙陆续松动脱落，今就诊我院，要求种植修复恢复咬合。既往史：多年糖尿病史控制尚可，否认心脏病、高血压等全身系统性疾病。否认传染病史，否认过敏史。专科检查：面部基本对称、无畸形，开口型正常，无张口受限；双侧颞下颌关节无弹响、疼痛，耳屏前区无压痛，颌面部未扪及肿大淋巴结。口内检查：口腔卫生状况欠佳，牙龈稍红肿。多牙缺失，余留天然牙不同程度牙周炎（图1）。辅助检查：曲面断层片（图2）可见余留天然牙牙槽骨吸收明显，CBCT（图3）可见右侧上颌窦骨量不足伴上颌窦炎症。术前体检，空腹血糖为7.28mmol/L，糖化血红蛋白为7.4%，属于控制尚可范畴。

2. 诊断　牙列缺损；牙周炎；糖尿病。

3. 治疗计划

（1）下颌拔除44、33～35，暂时保留45；可摘局部义齿修复，恢复咬合功能。

（2）耳鼻喉科会诊处理右侧上颌窦炎症，牙体牙髓科及牙周科会诊治疗余留天然牙。

（3）待咬合恢复正常后，下颌拔除45，同期植入6颗种植体，即刻修复；上颌拔除15，同期双侧行上颌窦提升术，并于14、16、26位点植入3颗种植体。

（4）上颌天然牙冠修复。

（5）种植术后3～6个月完成最终修复。

4. 治疗过程

（1）下颌拔除44、33～35，保留45，临时可摘局部义齿修复（图4）。

（2）临时局部可摘义齿修复后2个月，转移颌位关系模型分析并制作种植外科导板：拍摄关节开闭口侧位片未见明显异常（图5）。将制作完成的放射导板戴入口内，拍摄CBCT，设计制作种植外科导板及即刻修复临时义齿（图6～图8）。

（3）种植术前完善牙周及牙体牙髓治疗，耳鼻喉科处理右侧上颌窦炎症：拍摄CBCT可见上颌窦炎症明显好转（图9）。

（4）种植外科手术：拔除45，种植外科导板就位，引导先锋钻定深定方向，下颌植入6颗Straumann SP亲水种植体（图10），上颌右侧侧壁开窗上颌窦提升，左侧经牙槽嵴顶上颌窦提升，植入3颗Straumann SP亲水种植体（图11）。种植术后CBCT及全景片可见种植体植入三维位置良好（图12）。

（5）种植术后即刻取模，修改临时义齿，术后1天戴入临时义齿即刻负载（图13、图14）。

（6）即刻修复后1个月复查，K7系统获取神经肌肉颌位：通过K7 EMG肌电仪、J5 TENS肌松仪，检测原颌位关系是否正确，记录数据（图

作者单位：福建医科大学附属口腔医院

通讯作者：陈江；Email: dentistjiang@sina.com

15～图17）。

（7）种植术后6个月，完成最终修复：制取种植模型（图18），转移颌位关系，制作试戴用临时支架及咬合蜡型（图19），口内试戴顺利（图20）。种植上部最终修复体支架及牙冠计算机设计并制作成形（图21、图22），口内戴入顺利（图23）。CEREC椅旁口扫制作上颌天然牙全瓷冠（图24），最终修复效果满意（图25），术前术后对比可见患者口内及面容改善明显（图26）。

（8）最终修复完成后1个月复诊，咬合检查及影像学检查：拍摄CBCT见种植体周围骨组织稳定（图27），椅旁扫描发现修复体高点并调整咬合（图28、图29）。复查血糖，空腹血糖7.02mmol/L，糖化血红蛋白6.25%，控制尚可。

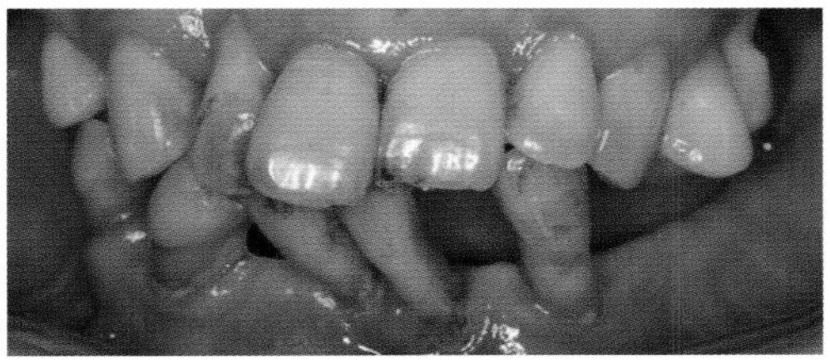
图1 术前口内情况

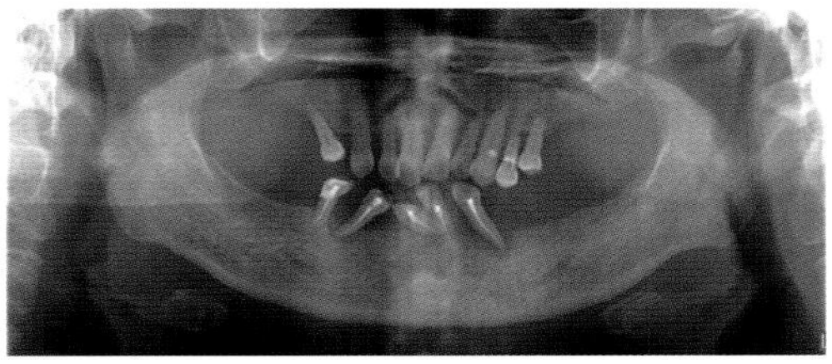
图2 术前口内曲面断层片

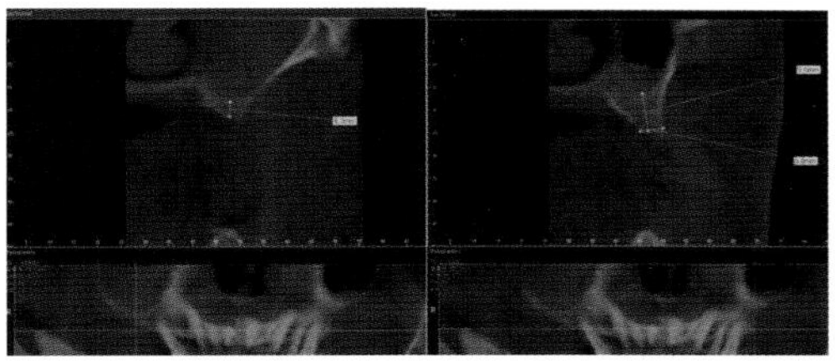
图3 术前CBCT可见上颌窦区骨量不足，右侧上颌窦炎症明显

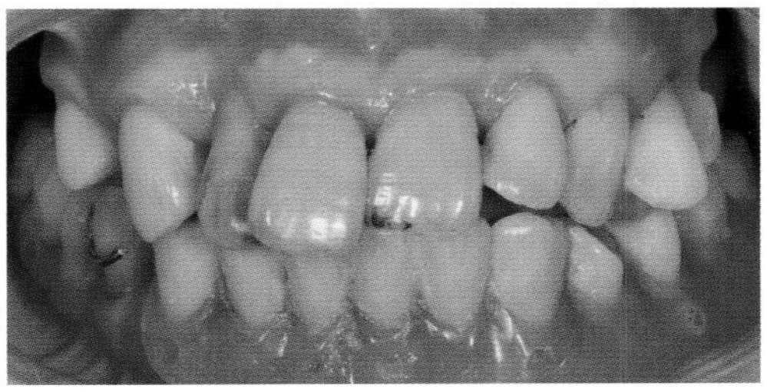
图4 临时可摘局部义齿修复

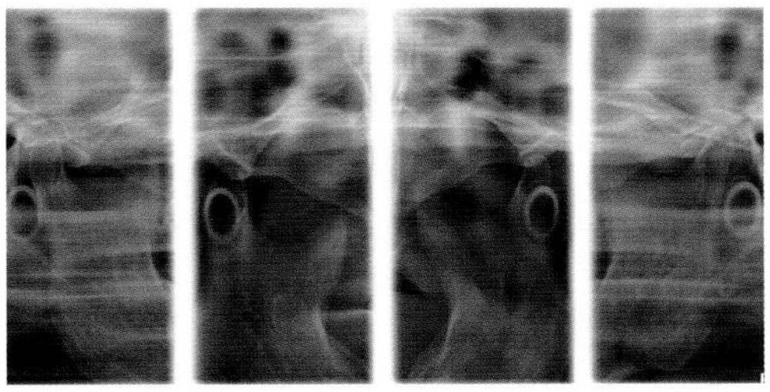
图5 临时修复2个月后，关节侧位片未见明显异常

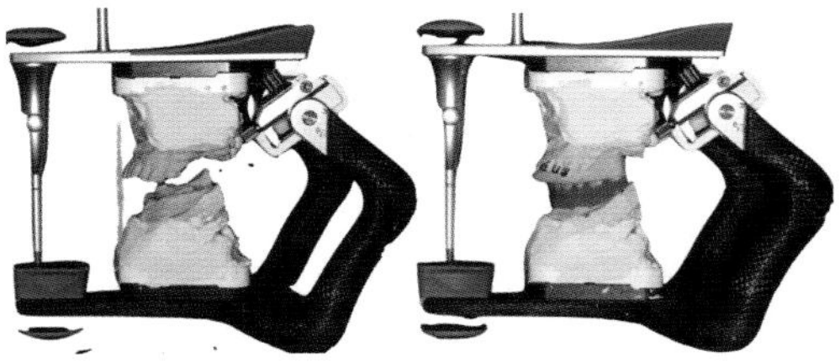
图6 转移颌位关系，制作放射导板

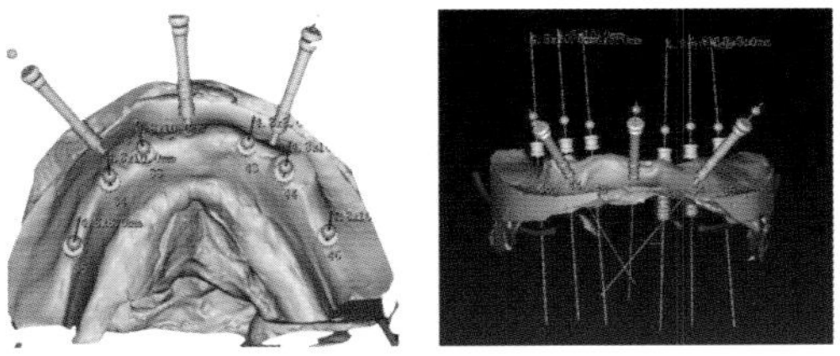
图7 下颌种植外科导板设计，拟植入6颗种植体

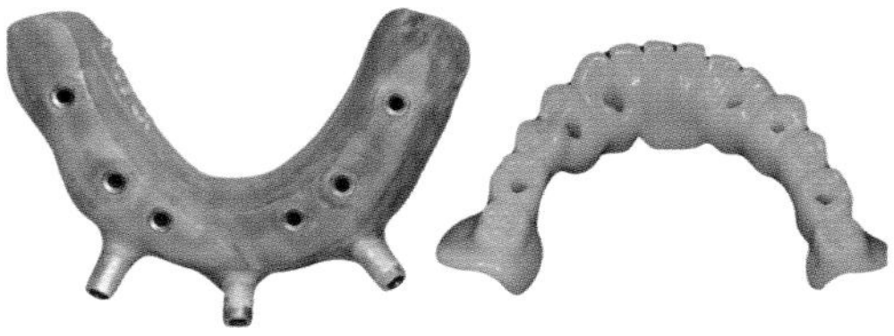
图8 制作完成种植外科导板及即刻修复义齿

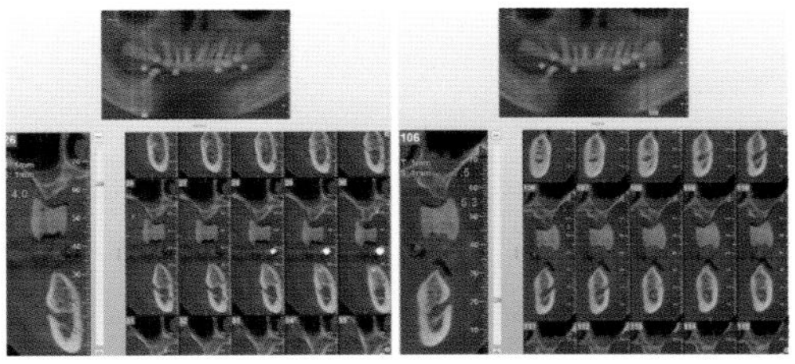
图9 右侧上颌窦炎症好转

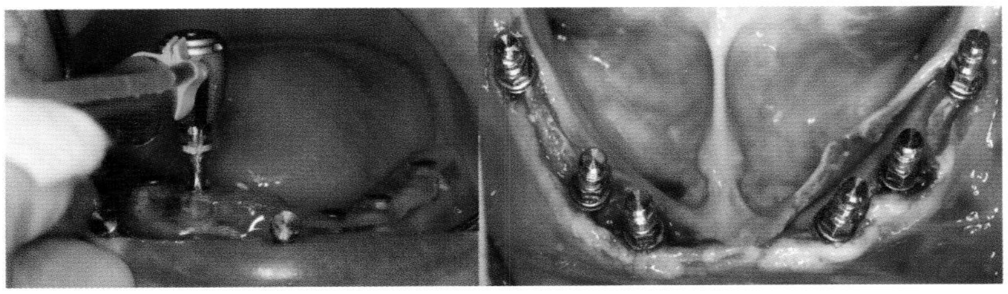
图10 种植外科导板引导先锋钻定深定方向，植入6颗Straumann SP亲水种植体

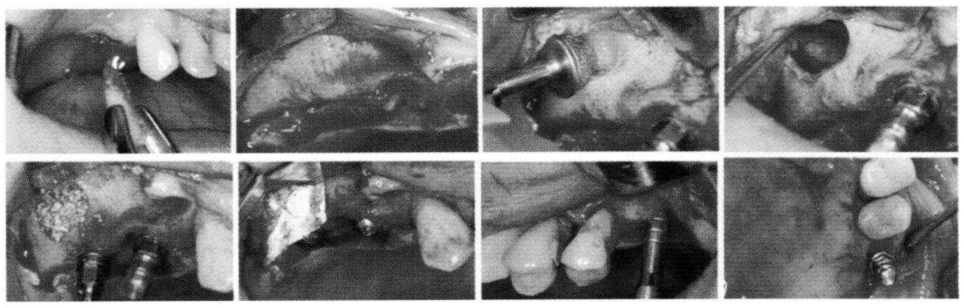
图11 上颌右侧侧壁开窗上颌窦提升，左侧经牙槽嵴顶上颌窦提升，植入3颗Straumann SP亲水种植体

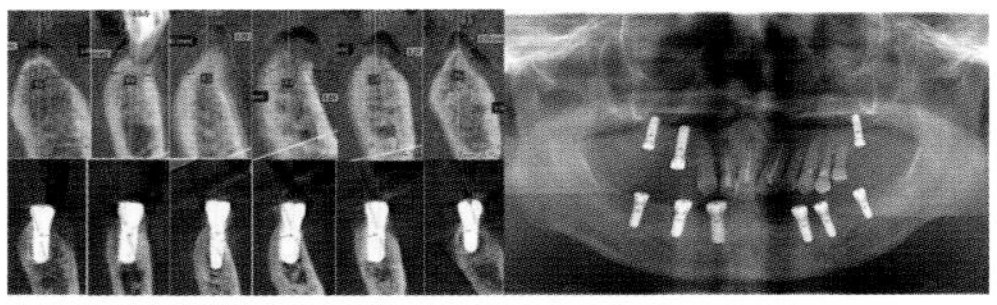

图12 种植术后CBCT及全景片示：种植体植入三维位置良好

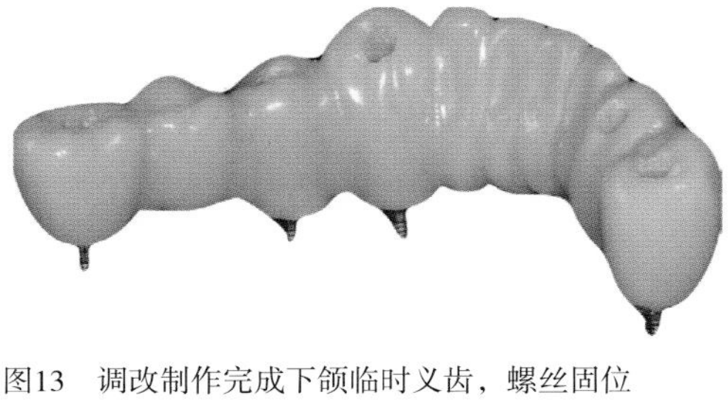

图13 调改制作完成下颌临时义齿，螺丝固位

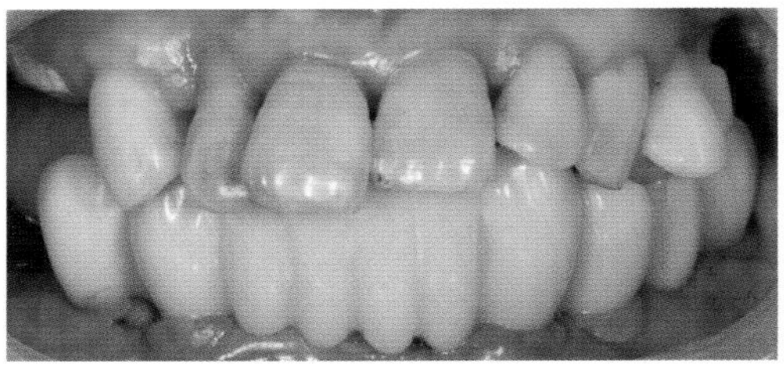

图14 临时义齿戴入后口内情况

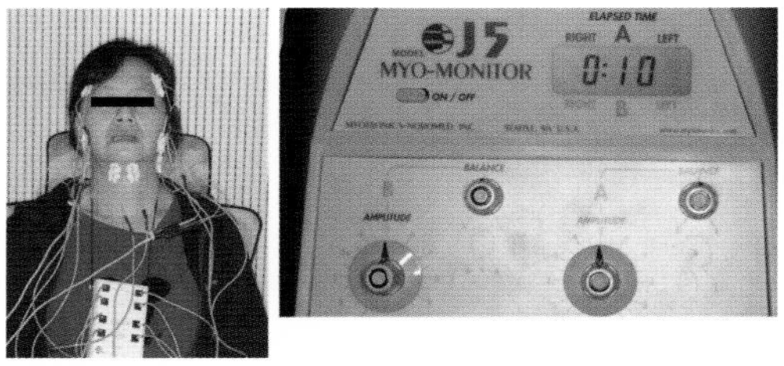

图15 通过K7 EMG肌电仪、J5 TENS肌松仪，检测原颌位关系是否正确

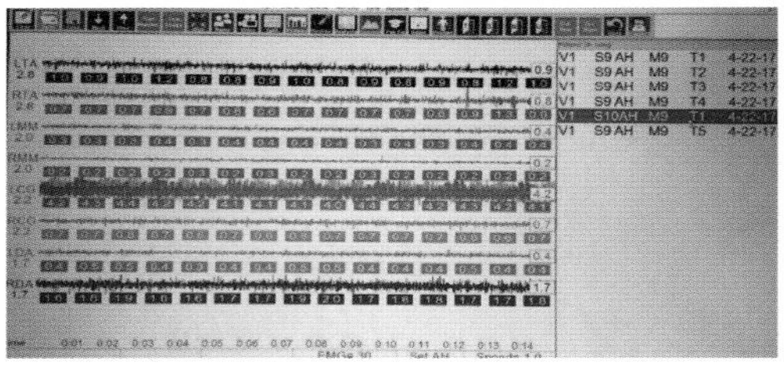

图16 肌松前肌电图

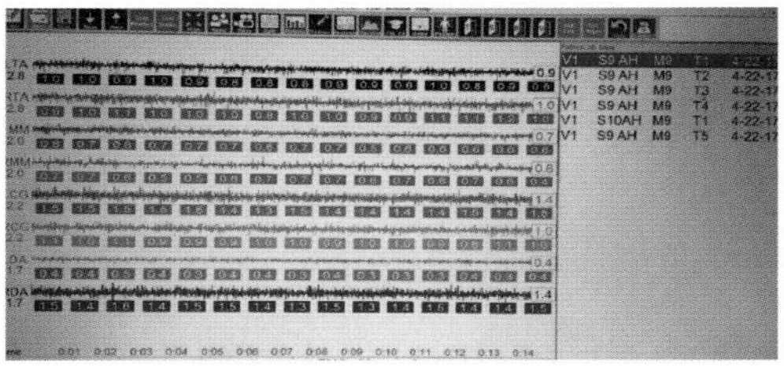

图17 肌松后肌电图

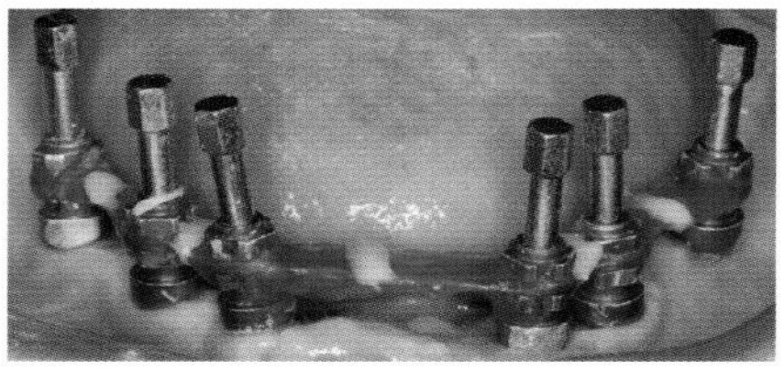

图18 开窗取模制取种植模型，转移颌位关系

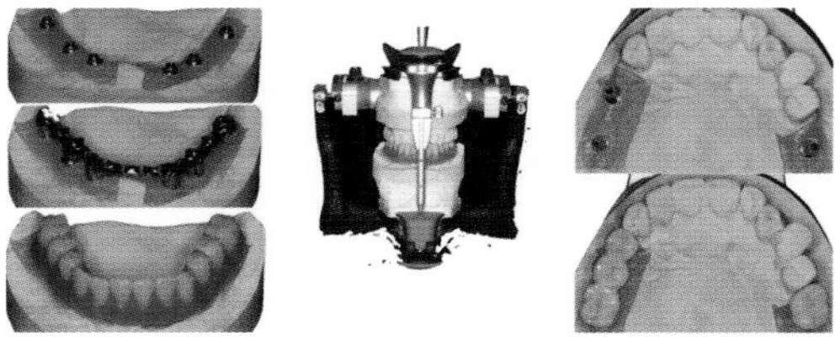

图19 制作试戴用临时支架及咬合蜡型

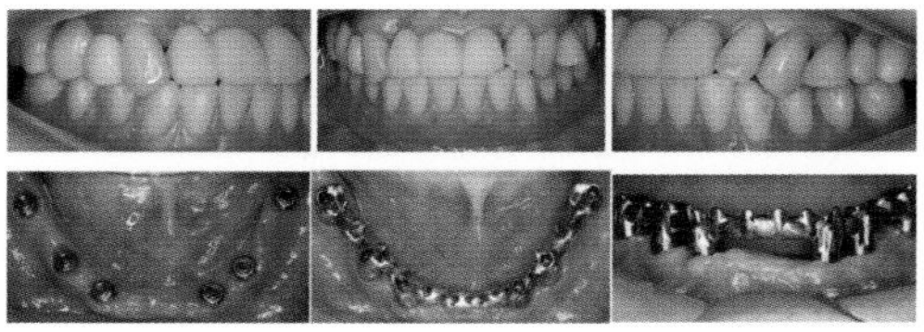

图20 临时支架及咬合蜡型口内试戴顺利

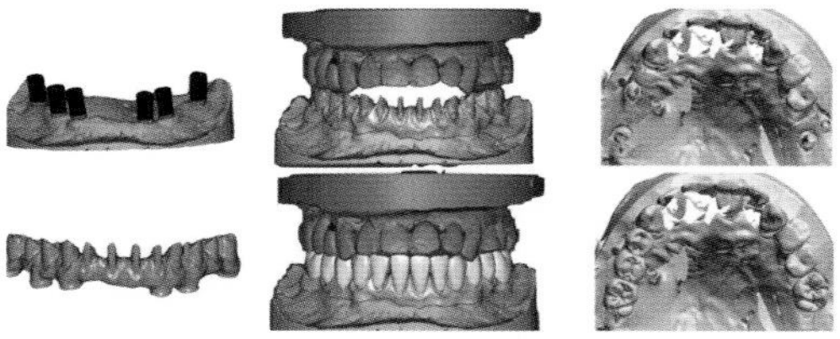

图21 计算机种植上部最终修复体支架及牙冠

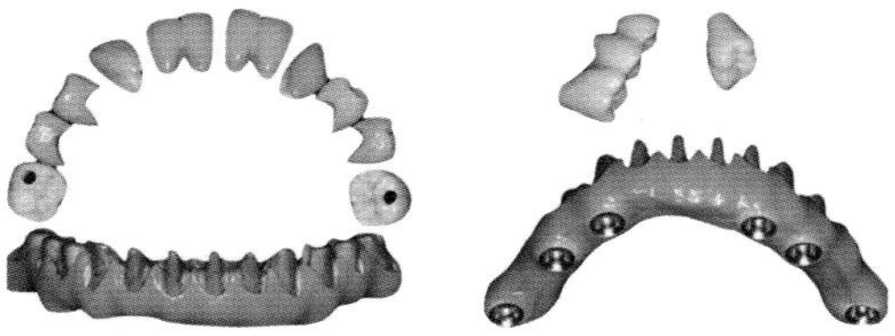

图22 种植上部最终修复体制作完成

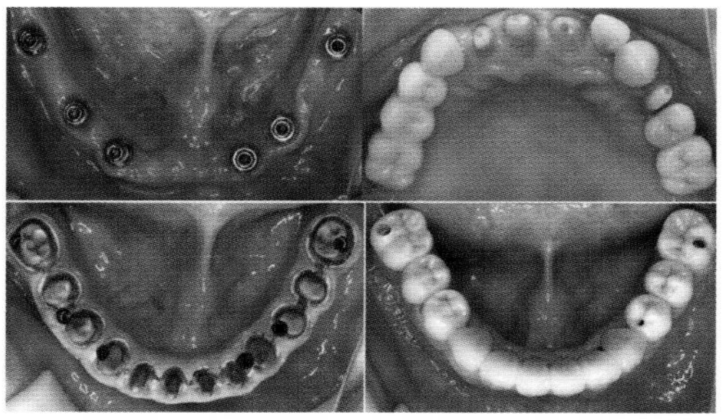

图23 种植修复体顺利戴入

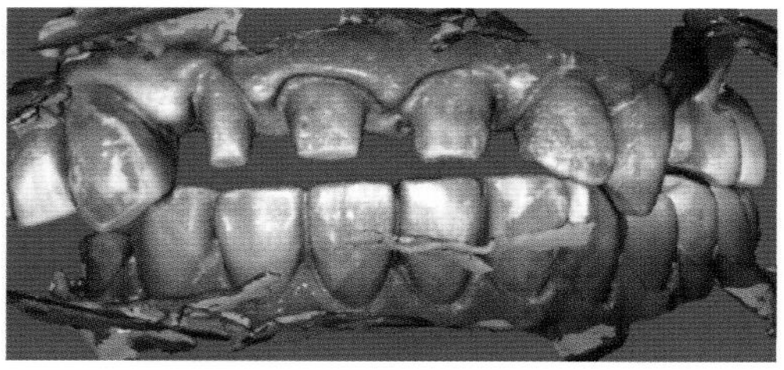

图24 CEREC椅旁口扫制作上颌天然牙全瓷冠

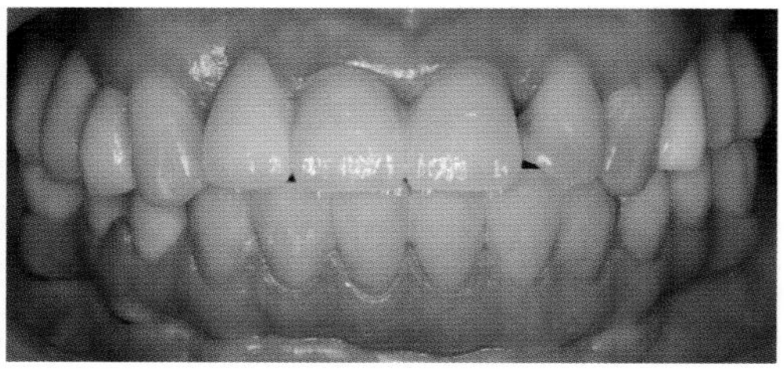

图25 完成所有最终修复体戴入

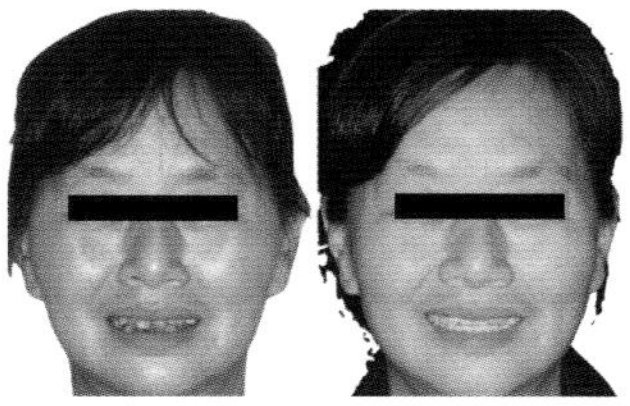

图26　治疗前后对比照片

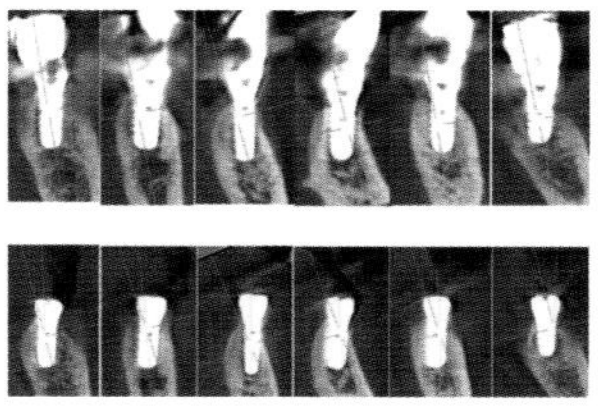

图27　修复后1个月CBCT检查示：种植体周围骨组织稳定

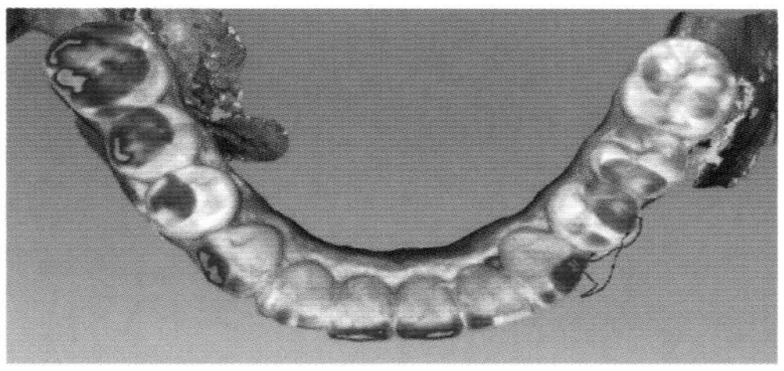

图28　口内扫描咬合检查及调改（下颌）

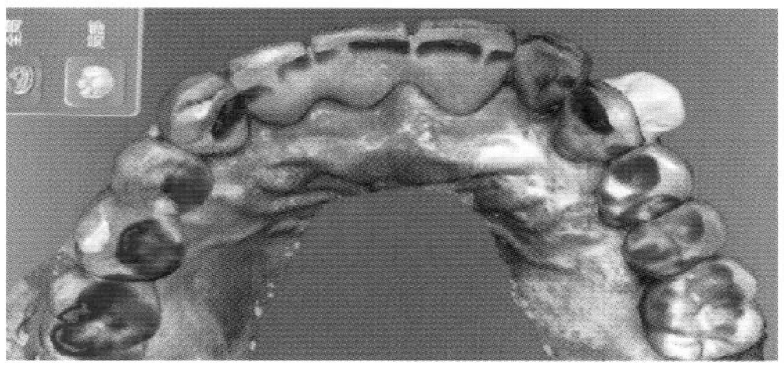

图29　口内扫描咬合检查及调改（上颌）

二、结果

本病例植入种植体均获得良好骨结合，最终完成修复效果良好。

三、讨论

近年来，种植治疗开始较普遍地应用于牙周炎患者。其原因如下：牙周炎是导致我国成年人牙齿缺失的首要原因；牙周炎引起牙齿松动、牙槽骨吸收给传统修复带来困难；牙周病史患者行种植治疗也可获得成功的种植体骨结合。回顾文献，发现糖尿病患者的种植治疗应采取慎重的方式，在严格控制的情况下，可获得较好的种植修复效果（表1）。

四、结论

重度牙周炎伴糖尿病患者，经过系统牙周治疗和良好的血糖控制后，进行口腔种植修复及咬合重建，可获得较好的效果，K7肌电系统在咬合重建中有较好的临床指导意义。

表1　糖尿病患者种植体生存率、骨结合及种植体周围炎的回顾

	观察时间	糖尿病/无糖尿病
种植体生存率	6 年	无差别
	>20 年	糖尿病患者的种植生存率下降
骨结合	1 年	糖尿病患者的骨结合推迟
	>1 年	无差别
种植体周围炎	1 年	无差别
	>1 年	糖尿病患者的种植体周围炎概率增加

参考文献

[1]Naujokat H1,Kunzendorf B2,Wiltfang J2.Dental implants and diabetes mellitus–a systematic review[J]. Int J Implant Dent, 2016 Dec,2(1):5.

[2] Quan S, Xu J, Na H, et al. Does a higher glycemic level lead to a higher rate of dental implant failure?, : A meta–analysis[J]. Journal of the American Dental Association, 2016, 147(11):875–881.

[3] Moraschini V, Barboza E S. The impact of diabetes on dental implant failure: a systematic review and meta–analysis[J]. International Journal of Oral & Maxillofacial Surgery, 2016, 45(10):1237–1245.

[4] Annibali S, Pranno N, Cristalli M P, et al. Survival Analysis of Implant in Patients With Diabetes Mellitus: A Systematic Review[J]. Implant Dentistry, 2016, 25(5):663.

数字化导板引导下的上颌牙列缺损All-on-4种植修复1例

鲍东昱 丁晓晨 柳慧芬 秦海燕 童昕

摘要

目的：通过数字化设计导板引导1例上颌牙列缺损伴骨量不足患者的All-on-4种植手术，以探讨数字化导板以及All-on-4种植方案的临床效果与意义。**材料与方法：**46岁男性患者上下颌缺牙多年，半年前行上下颌可摘义齿修复，诉上颌义齿易脱落，要求固定修复。检查见患者颌面部对称，面下1/3高度不足。23残根，38松动Ⅰ度，43及44伸长、松动Ⅰ度，余牙缺失。CBCT示上颌右侧后牙区牙槽骨最低处为3.17mm，左侧不足1mm。予患者制作放射导板拍摄CBCT，在此基础上进行4颗种植的模拟植入设计，最终确定4颗植体的就位方向与深度。常规术前消毒铺巾，上颌放置外科手术导板，就位稳定后植入固位钉，在种植导板的引导下不翻瓣逐级备洞，系列钻孔。取下固位钉及手术导板，于12、15、22、25区分别植入1颗4.0mm×13mm Nobel 种植体，放置30° 角度基台，就位后放置临时内冠，因患者软组织创伤极小，术后并没有进行缝合。术后CBCT示植体植入良好，基台与植体和内冠之间无缝隙。对4颗植体的切面分析其植入位置，与术前种植设计基本一致。术后当天予患者行上颌过渡义齿修复，设计至第一磨牙，悬臂距离小于单颗第一磨牙近远中径。6个月后复诊进行最终修复体的取模及咬合记录，转移颌位关系。修复体制作完毕后，患者试戴，通过T-Scan第三代咬合力测试仪对正中及侧方进行了测试及精细调殆，正中殆咬合力分布均匀，侧方运动时为组牙功能殆。修复前后对比，患者面下1/3高度恢复。3个月后复诊，未见明显异常，咬合关系良好。**结果：**在数字化导板引导下不翻瓣种植，减小了手术创伤，缩短了手术时间，减轻了患者的痛苦。All-on-4种植技术避免了大量的植骨手术，缩短了治疗周期，并且能够为患者进行术后当天的即刻修复，恢复咀嚼功能。最终修复体就位后，患者咀嚼、发音及美观功能恢复，面下1/3高度恢复，修复效果患者本人满意。

关键词：数字化导板；All-on-4；即刻修复

目前，对于牙列缺失合并牙槽骨骨量严重不足患者的种植固定修复，常规采用骨增量手术以获取足够的骨量以用于进行种植手术。然而这种方法会增大手术创伤，可能带来一系列骨移植手术的并发症，同时也大大延长了治疗周期，部分患者不能接受。All-on-4种植技术为近年来出现的一种新的种植技术理念，以后2颗斜行植体避开后牙区骨质缺失的种植部位，与前牙区2颗直行植体共同承担该侧半口修复体的负荷，从而达到避免骨增量手术，减小手术创伤的目的。同时，All-on-4技术可以提供即刻修复的条件，从而保证患者当天即可恢复咀嚼功能。采用数字化导板引导下进行All-on-4种植，能够不翻瓣完成种植，进一步减小手术创伤，缩短手术时间，提高种植精确度，并能够通过术前模拟设计展示最终修复体的理想位置，从而实现以修复为导向的种植理念。

一、材料与方法

1. 病例简介 46岁男性患者，因上下颌缺牙多年，影响进食，于半年前行上下颌可摘义齿修复，现诉上颌义齿易脱落，要求行固定修复，自述下颌可摘义齿使用良好。患者全身一般情况尚可，既往体健，否认心脏病、糖尿病、高血压等系统性疾病史，否认药物过敏史、金属过敏史。口外检查可见患者颌面部对称，面下1/3高度不足（图1）。口内检查见口腔卫生一般，23残根，38松动Ⅰ度，43及44伸长、松动Ⅰ度，余牙缺失（图2）。拍摄曲面断层片示患者上颌后牙区骨量严重不足，CBCT测量上颌右侧后牙区牙槽骨最低处为3.17mm，左侧为0.89mm（图3），无法满足常规种植手术要求。

2. 诊断 上下颌牙列缺损；23牙体缺损（残根）；38、43、44中度牙周炎。

3. 治疗计划 由于患者不愿接受较大创伤的手术，同时因为工作原因，希望能够立刻恢复牙列，并且患者在经济上无法负担骨移植手术及半口种植固定义齿的治疗费用，故最终选择了All-on-4种植义齿，希望能够避免较大创伤的手术，并且能够在术后当天恢复咀嚼功能。

最终，我们为患者制订了如下治疗计划：首先于我院牙周科完成38、43、44牙周治疗，同时为患者进行外科导板的制作。术中拔除23残根，完成All-on-4植体的种植手术，当天临时义齿修复，并在6个月后进行种植体上部的钴铬金属支架烤塑永久义齿修复。

4. 治疗过程

在治疗计划确定后，为患者取模，制作放射导板（图4）。患者佩戴放射导板拍摄CBCT（图5），CBCT示All-on-4种植方法的术区骨量尚可（图6）。通过天津彩立方数字化导板软件进行种植体的模拟植入，设计4颗

作者单位：南京大学医学院附属口腔医院

通讯作者：童昕；Email: 419311196@qq.com

4mm×11.5mm规格植体，确定植体的就位方向与深度，周围预留出2mm的安全距离（图7）。最终的模拟效果图示可见4颗植体在最终修复体上的穿出位置（图8），前牙位于修复体的腭侧，不影响美观，后牙位于第二前磨牙远中殆面，从而减少了悬臂的长度以及植体所受的侧向应力。

术中局麻下拔除23残根，放置外科手术导板，植入固位钉（图9），在种植导板的引导下不翻瓣逐级备洞，系列钻孔（图10）。取下固位钉及手术导板，于12、15、22、25区分别植入1颗4.0mm×13mm Nobel Speedy种植体，各放置30° 角度基台，就位稳定后放置临时内冠（图11）。术后拍摄CBCT，可见植体植入良好，基台与植体和内冠之前无缝隙。对4颗植体沿其矢状方向的横截面分析，与术前种植设计基本一致（图12）。

术后当天予患者行上颌过渡义齿修复。术前患者模型已送至加工中心进行过渡义齿的制作，术后当天予患者戴临时内冠取模，通过模型定位，在过渡义齿上打孔，于患者口内试戴，隔湿后，通过丙烯酸树脂与临时内冠粘接。修复体制作完毕后，调整咬合。最终，患者过渡义齿咬合关系良好（图13），义齿悬臂距离小于单颗第一磨牙近远中径（图14）。

术后6个月患者复诊，口内软组织恢复良好（图15）。全景片示患者植体与骨结合良好，基台与植体及内冠间无缝隙（图16）。采用夹板式取模法（图17）制取印模（图18），灌制模型（图19）。之后记录患者咬合，将患者的垂直距离与水平关系转移至半可调殆架上（图20）。

取模后2周患者复诊，试戴支架与蜡牙。由于患者经济水平限制，最终选择了切削钴铬支架。同时，为了更好地恢复患者的咬合功能，我们为患者的下颌重新制作了一副冷弯可摘局部义齿，重新排列咬合曲线（图21）。2周后戴最终修复体（图22、图23），通过T-Scan咬合力测试仪进行正中及侧方殆的调整，正中殆力分布均匀（图24），侧方运动时为组牙功能殆（图25）。患者对义齿的外形、色泽以及功能满意（图26）。对比修复前与修复后，可见患者面下1/3高度有所恢复（图27）。

3个月后复诊，拍摄曲面断层片，可见植体与骨结合良好，未见明显骨质吸收（图28）。基台与植体及修复体之间无缝隙，修复体无破损。口内见患者口腔卫生尚可，修复体良好无破损，周围软组织无明显异常，咬合良好（图29）。

二、结果

在数字化导板引导下不翻瓣种植，减小了手术创伤，缩短了手术时间，减轻了患者的痛苦。All-on-4种植技术避免了大量的植骨手术，缩短了治疗周期，并且能够为患者进行术后当天的即刻修复，恢复咀嚼功能。最终修复体就位后，患者咀嚼、发音及美观功能恢复，面下1/3高度恢复，患者对修复效果满意。

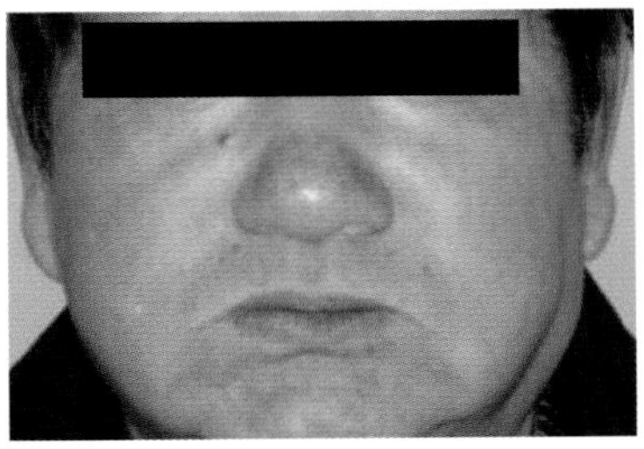
图1　患者术前正面像

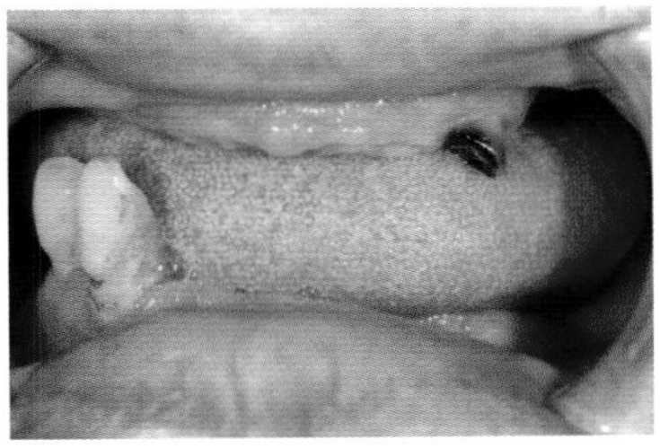
图2　患者术前口内像

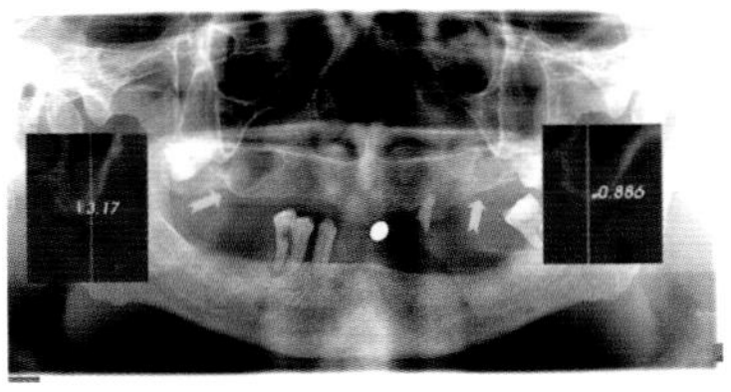
图3　患者术前全景及CBCT

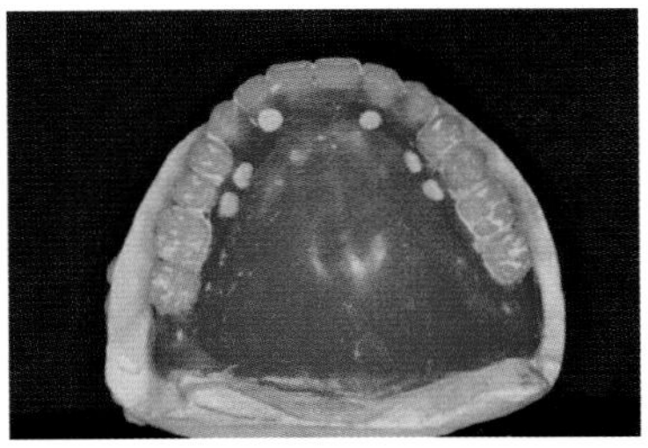
图4　放射导板

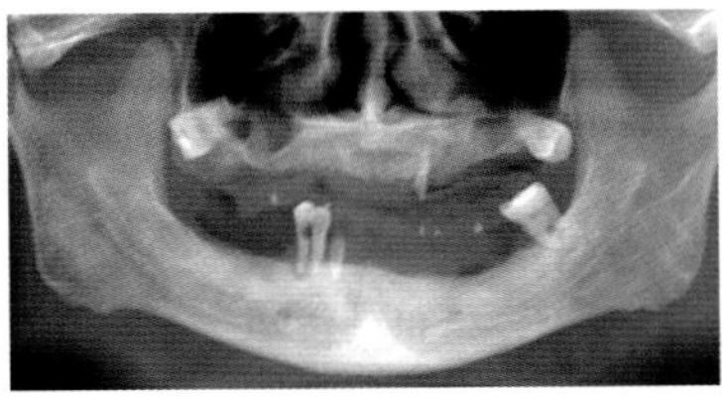
图5　患者佩戴放射导板拍摄CBCT

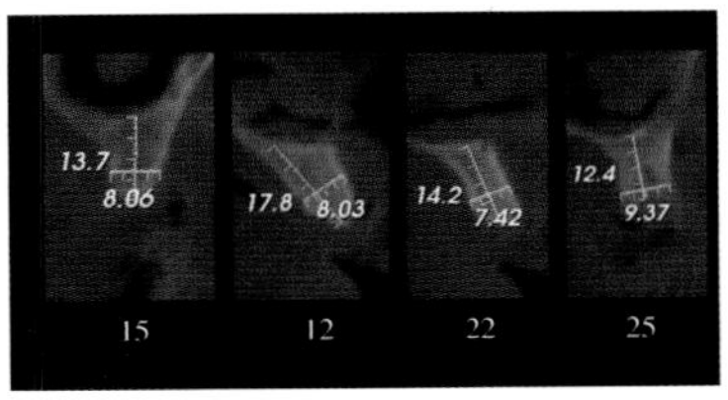

图6　CBCT示All-on-4术区骨量足够

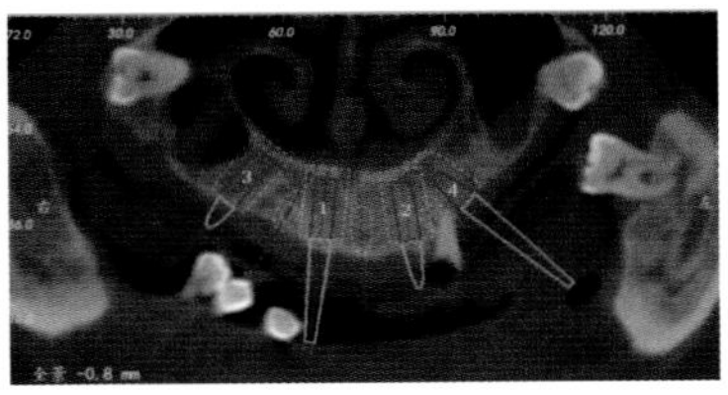
图7　种植体模拟植入位置

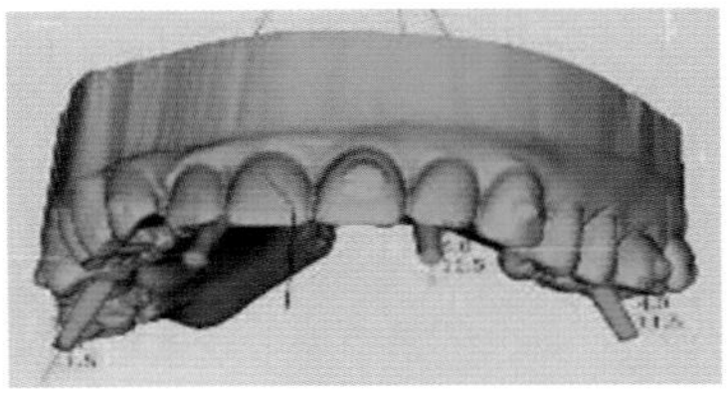
图8　种植体于修复体上穿出位置

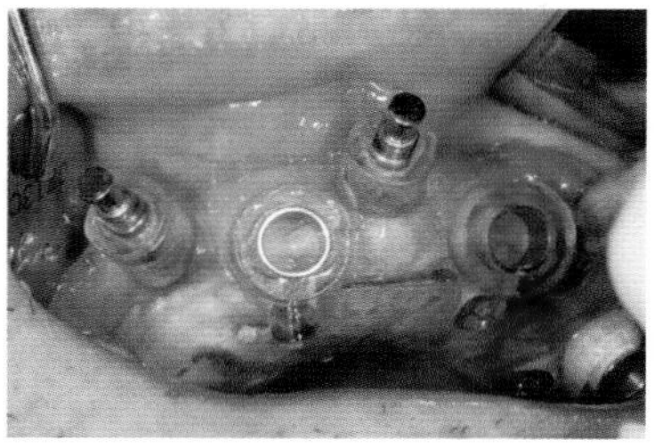
图9　放置手术导板及固位钉

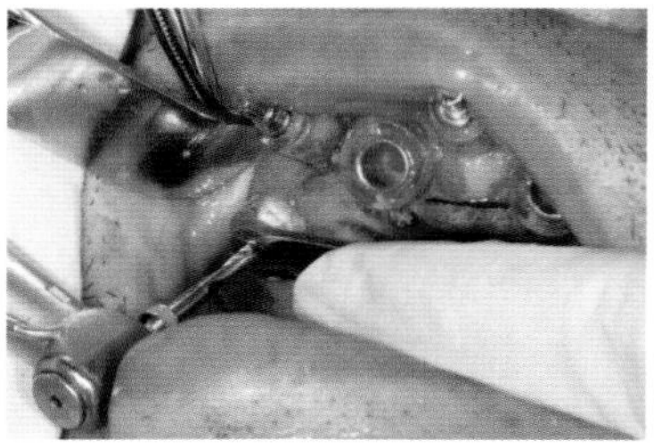
图10　系列钻孔

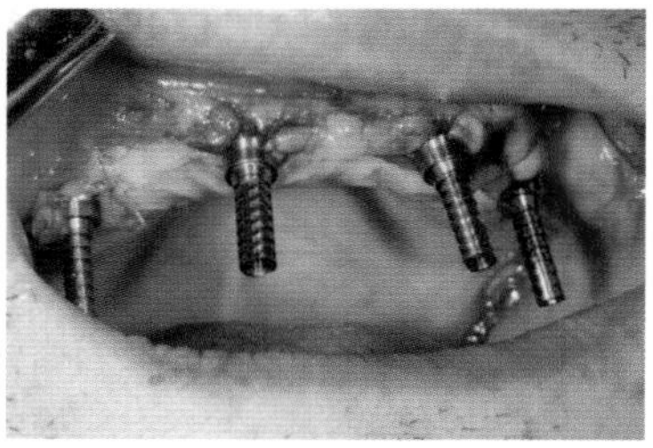
图11　放置临时内冠

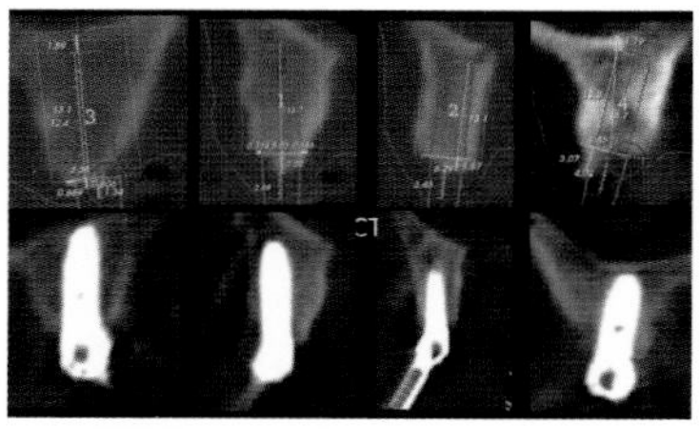
图12　术后CBCT与术前设计对比

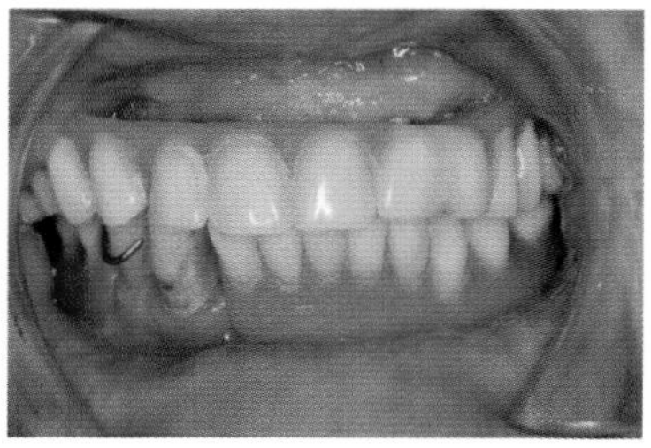
图13　过渡义齿正面像

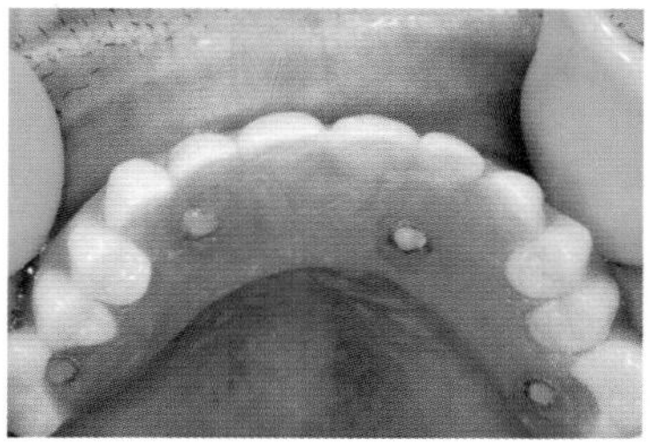
图14　过渡义齿咬合面像

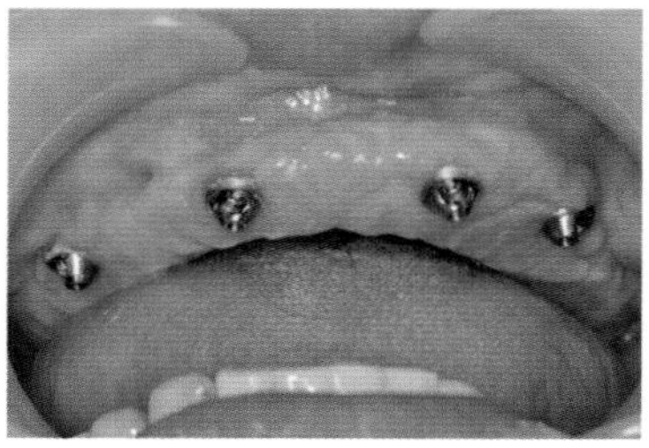
图15　术后6个月复诊口内像

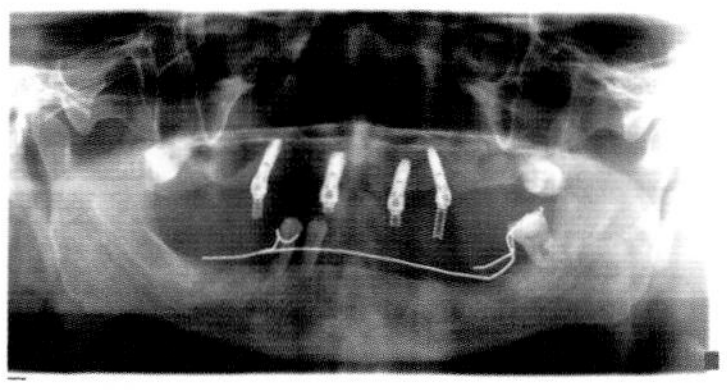
图16　术后6个月复诊全景片

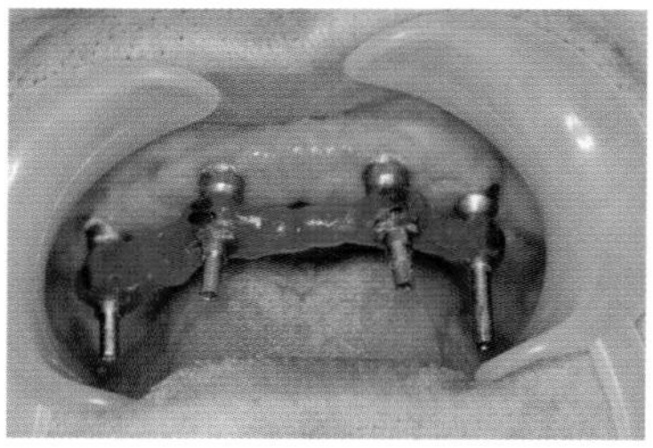
图17　夹板取模法

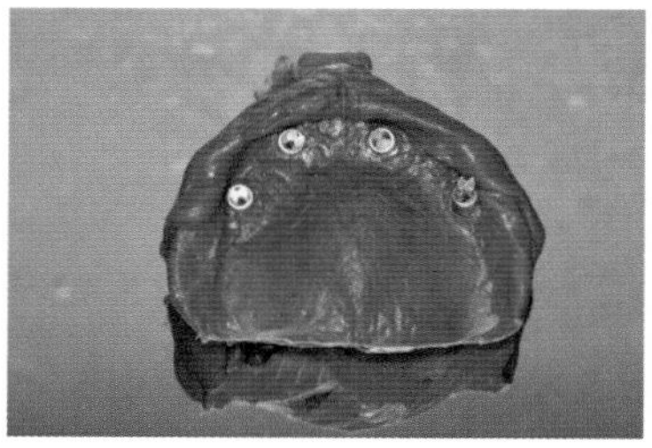
图18　聚醚硅橡胶印模

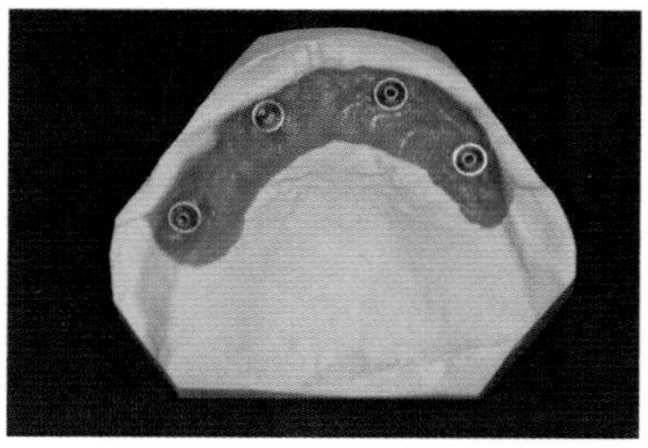
图19　最终模型

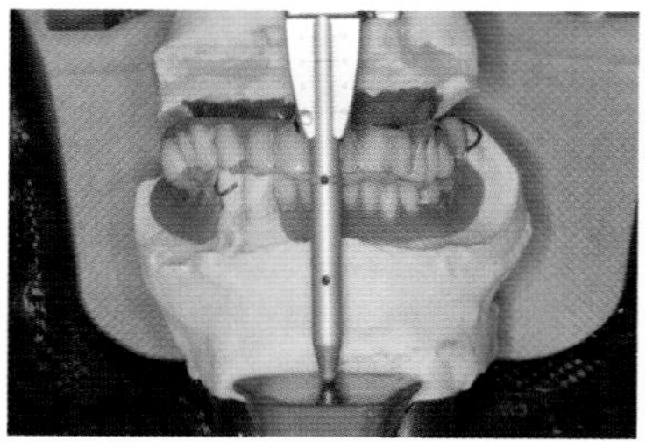
图20　转移颌位关系至半可调殆架

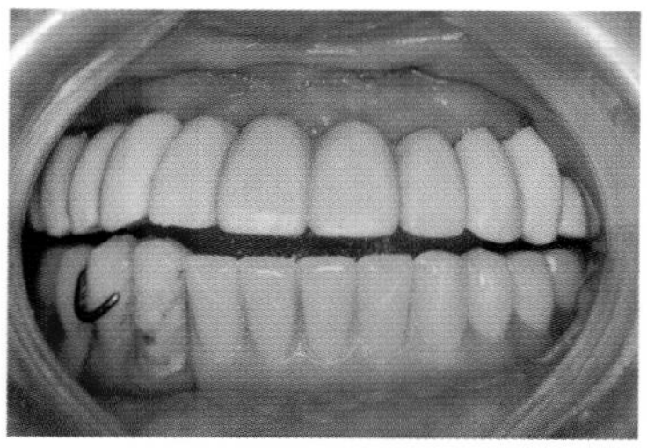
图21　试戴蜡牙及支架

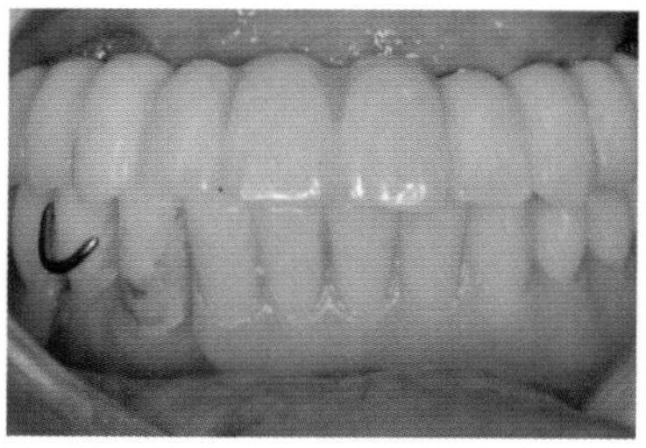
图22　最终修复体正面像

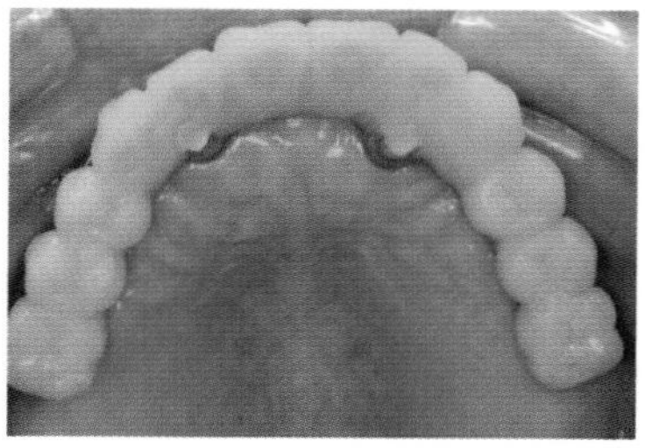
图23　最终修复体咬合面像

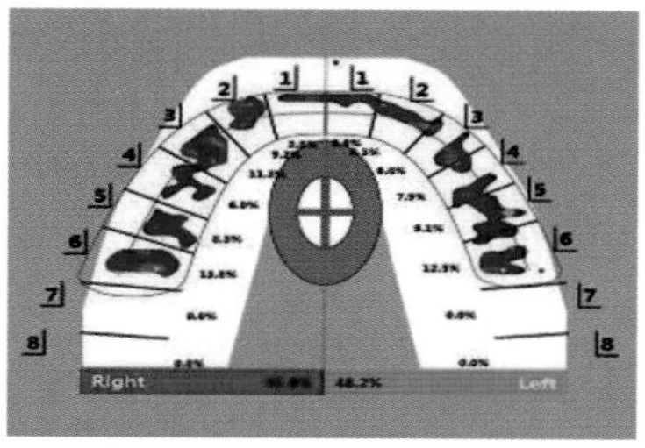
图24　T-Scan正中咬合

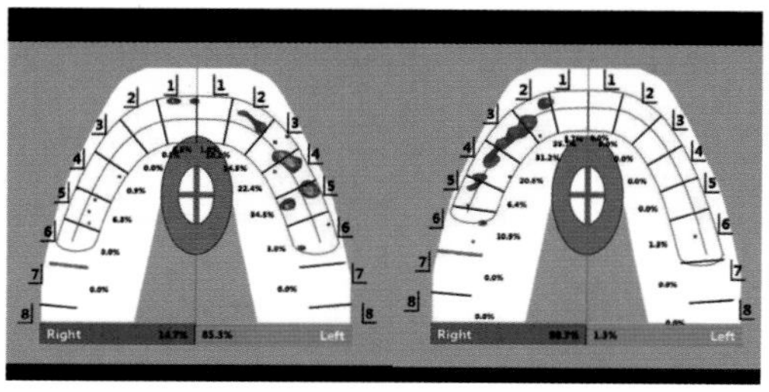
图25　T-Scan侧方咬合

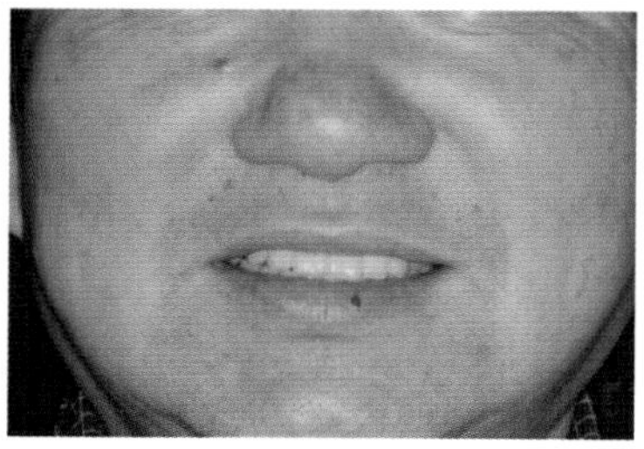
图26　患者修复后大笑像

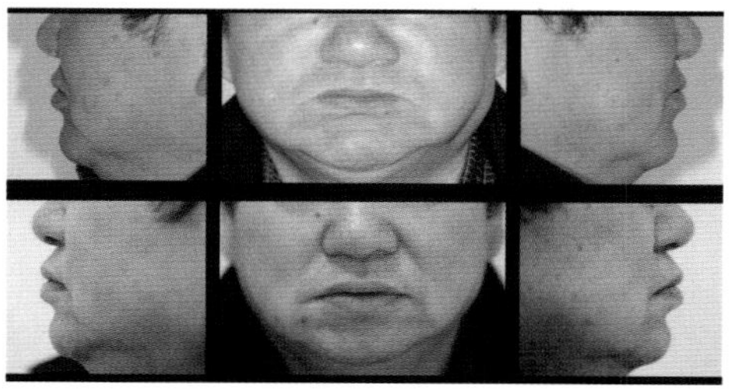
图27 修复前后对比像

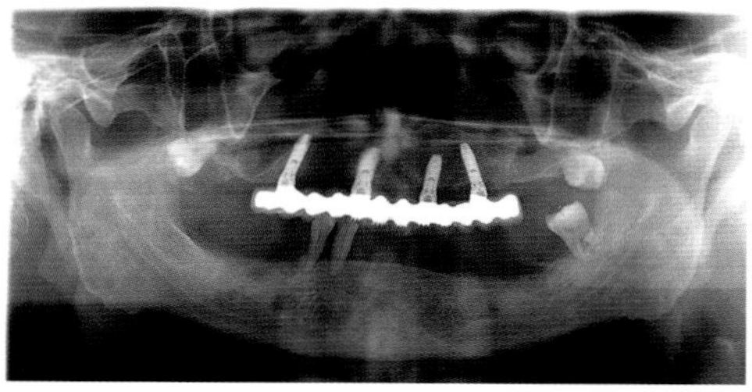
图28 修复后3个月复诊全景片

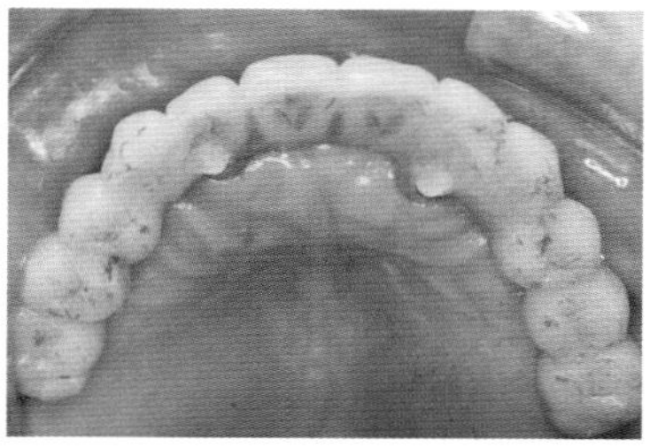
图29 修复后3个月复诊修复体咬合情况

三、讨论

本病例多牙缺失，需术前行放射导板制作，通过放射导板可展示修复体的理想位置，体现了以修复为导向的治疗理念。同时，采用导板引导下不翻瓣种植技术，能够减小手术创伤及术后的肿胀不适，并缩短手术时间，减轻患者痛苦。病例术中采用天津彩立方数字化外科导板系统，就目前数据而言，该导板误差与国外导板相比并无明显差异。

病例治疗方案采用了All-on-4即刻种植即刻修复技术，适用于后牙区骨量不足的患者，能够避免复杂且创伤较大的骨增量手术，减少患者的手术创伤，降低额外的并发症发生概率，同时大大缩短了治疗周期，患者在接受完手术后立刻就能进行临时修复，无空牙期，且能够降低治疗费用。All-on-4的植体受力一直是需要注意的问题，由于需要通过4颗植体支持10～12颗牙齿的负重，且远中为2颗植体斜行植入。因此，我们在尽量减少悬臂长度的基础上，还采用了T-Scan咬合力测试仪辅助调殆，文献表明T-Scan测试仪的测量结果与实际结果的误差在2%以内，精度及灵敏度都处于高水平，为此提供了理论基础。最终，本病例目前修复效果良好，远期效果需要进一步地关注。

参考文献

[1] 张健, 王庆福, 王艳颖,等. 数字化导板在口腔种植中的应用[J]. 中国实用口腔科杂志, 2014, 7(3):129-133.
[2] Koos B, Godt A, Schille C, et al. Precision of an instrumentation-based method of analyzing occlusion and its resulting distribution of forces in the dental arch[J]. Journal of Orofacial Orthopedics / Fortschritte der Kieferorthopädie, 2010, 71(6):403-410.

数字化口内扫描在计算机模板外科手术及修复中的应用

于惠　许胜　柳忠豪　张静

摘要

19岁男性患者，35因龋坏拔除3个月余，未行任何修复。CBCT检查可用骨高度19mm，宽度7～8mm。患者要求手术微创、精准，要求术后进行种植体支持的即刻固定修复。术前使用3Shape Trios口内扫描仪进行光学数字印模制取、拍摄CBCT、Implant Studio计算机辅助种植手术设计软件规划种植体的三维位置、3D打印计算机模板外科手术导板；术中使用Straumann种植系统专用导板工具盒，进行计算机模板外科手术，在导板引导下微创、精准植入Straumann BL 4.1mm×10mm种植体1颗，植入扭矩>35N·cm，ISQ值均>70。CBCT显示种植体植入方向位置理想。术后即刻使用3Shape Trios口内扫描仪进行种植体位置的光学数字印模制取，设计修复体的形态并切削生成树脂临时修复体，术后当天戴入患者口内，实现种植体支持的即刻修复（螺丝固位）。术后3个月，种植体-骨结合良好，再次制取光学数字印模，技工室设计打印患者牙列模型，制作氧化锆全瓷基台一体冠（螺丝固位），完成最终修复。修复后半年随访观察，种植体-骨结合良好，咬合稳定，牙龈健康，患者对美观和功能满意。

关键词：光学数字印模；计算机模板外科手术；手术导板；即刻修复；基台一体冠

种植义齿作为修复牙列缺损及缺失的重要手段，已经逐渐被患者广泛接受。近年来，随着锥形束CT扫描技术、计算机辅助种植手术设计软件以及制作手术导板的快速成形技术在牙科领域快速发展，三者结合产生的计算机辅助种植外科技术（Computer-assisted implantology, CAI）极大促进了种植技术的发展。计算机辅助种植外科是指通过计算机软件处理具有窦腔、神经管及软硬组织术区三维立体结构的CT数据，呈现骨与未来义齿的结构信息，在三维空间中进行种植体设计并转化为加工文件，据此生产出个性化的手术导板以引导种植手术，实现由虚拟到现实的过程。CAD/CAM技术的普及使口腔医学迈上一条集约、高效、精确、数字化的道路，数字化诊疗模式是口腔医学的发展趋势与主流技术，简约快捷地取得高精度的数字化模型是整个数字化诊疗成功的前提与基础，并在一定程度上决定了该技术在口腔医学中的发展前景。

一、材料与方法

1. 病例简介　19岁男性患者。35因龋坏拔除3个月余，未行任何修复。平素体健，无过敏史和重大手术病史，无吸烟、酗酒等不良生活习惯。无夜磨牙及单侧咀嚼习惯。患者要求手术微创、精准，要求术后行种植体支持的即刻固定修复。检查：35缺失，颊侧未见明显凹陷，中厚龈生物型，全口卫生状况良好，牙龈未见明显红肿。缺牙区近远中间距为7～8mm，颌间距离为6～7mm。颞下颌关节及开口度、开口型未见明显异常。CBCT示：缺牙区可用骨高度约19mm，宽度7～8mm（图1～图3）。

作者单位：滨州医学院附属烟台市口腔医院

通讯作者：柳忠豪；Email: dentlzh@163.com

2. 诊断　下牙列缺损。

3. 治疗计划

（1）术前利用计算机辅助种植外科设计软件进行35缺牙区种植体规划，3D打印计算机模板外科手术导板。

（2）35缺牙区计算机模板外科手术。

（3）35通过制取光学数字印模进行螺丝固位的种植体支持的即刻修复（根据植入扭矩及ISQ值决定是否可以进行即刻修复）。

（4）35通过制取光学数字印模完成永久修复，制作氧化锆全瓷基台一体冠（螺丝固位）。

4. 治疗过程

（1）计算机模板外科手术导板的获取及口内试戴：拍摄CBCT，利用3Shape Trios口内扫描仪进行光学数字印模制取（图4、图5）。将CBCT数据和印模数据导入3Shape Implant Studio计算机辅助种植外科设计软件，规划种植体的三维位置，生成导板数据及导板信息报告单（图6～图9）。将导板数据导入3D打印机（3D system）制作计算机模板外科手术导板（图10）。导板消毒后患者口内试戴，导板强度良好、就位良好、固位稳定性良好（图11）。

（2）计算机模板外科手术：常规消毒铺巾，使用Straumann种植系统专用导板工具盒，进行计算机模板外科手术，35缺牙区在手术导板引导下植入Straumann BL 4.1mm×10mm种植体1颗，植入扭矩>35N·cm，ISQ值均>70。术后CBCT显示：35种植体植入方向位置良好（图12～图16）。

（3）术后即刻修复：种植体植入后，利用3Shape Trios口内扫描仪进行光学数字印模制取（图17），将STL数据导入Dental System（3Shape）软件设计修复体的形态并制作生成树脂临时修复体（图18～图20），术后当天戴入，实现种植体支持的即刻修复（螺丝固位）。修复体与对颌牙无咬合接触，拍摄平行投照根尖片显示种植体位置良好，基台就位（图21～图24）。

（4）永久修复：术后3个月，35临时冠完整无松动，种植区牙龈未见明显红肿等异常表现。平行投照根尖片显示：种植体与周围骨结合良好（图25）。ISQ值均>75。利用3Shape Trios口内扫描仪进行光学数字印模制取。技工室设计打印患者牙齿模型（图26～图28），制作氧化锆全瓷基台一体冠（螺丝固位）（图29）。义齿戴入口内，聚四氟乙烯膜及流动树脂封闭螺丝孔，完成最终修复（图30、图31）。平行投照根尖片显示基台就位，种植体周围骨未见明显吸收（图32）。患者满意。

（5）复查：修复后半年复查。修复体完整，无松动，咬合稳定（图33、图34），患者对美观和功能满意。

（6）所用材料：Straumann BL种植体、扫描杆。

二、结果

修复后半年随访观察，种植体–骨结合良好，咬合稳定，牙龈健康，患者对美观和功能满意。其远期效果有待于进一步观察。

三、讨论

1. 随着科技的发展和人们生活水平的提高，对于单牙缺失的患者，已经不能满足于单纯的种植修复，患者越来越注重种植外科过程乃至修复过程的微创、高效、精准。本患者，种植术前拍摄CBCT以获取骨组织信息，通过数字化印模制取获取软组织信息。在计算机辅助种植外科设计软件中，将患者软硬组织信息拟合，实现以修复为导向的种植体三维位置方向规划，生成导板数据及导板信息报告单。术中使用Straumann专用导板工具盒完成手术。这一数字化外科流程，不仅满足了患者对手术微创、高效、精准的要求，也节约了医生的时间成本，极大提高了手术的安全系数。

2. 有学者研究，相较于传统的印模制取方式，数字化印模技术因其简便、高效，受到越来越多医生和患者的喜爱。同时文献证实，对于单冠的修复，数字化印模制取的精度高于传统印模的制取和灌注。本病例为非游离端单冠修复，采用数字化印模制取技术，满足了患者微创、高效、美观、恢复咀嚼功能的要求。

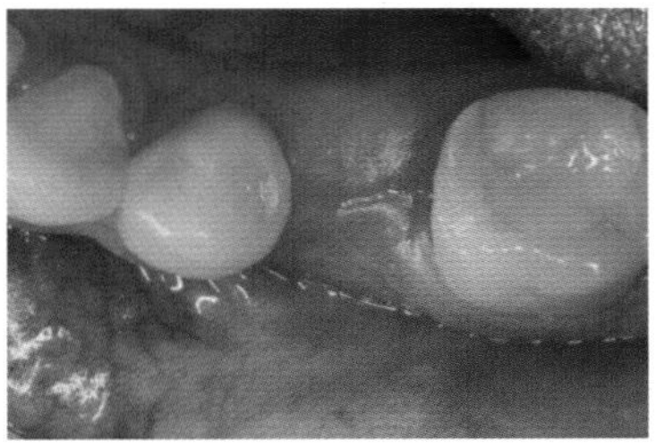
图1 患者术前口内像（殆面）

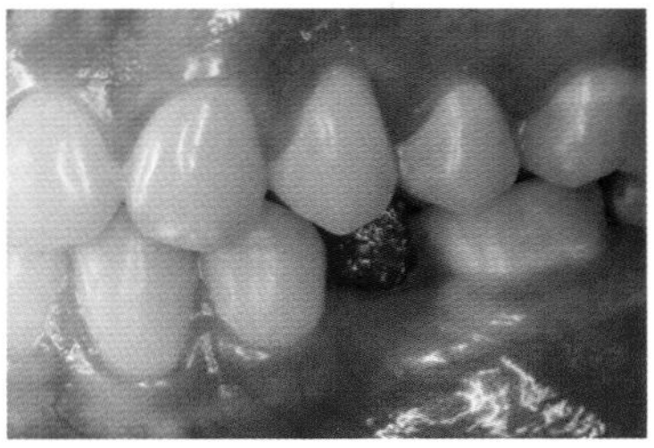
图2 患者术前口内像（侧面）

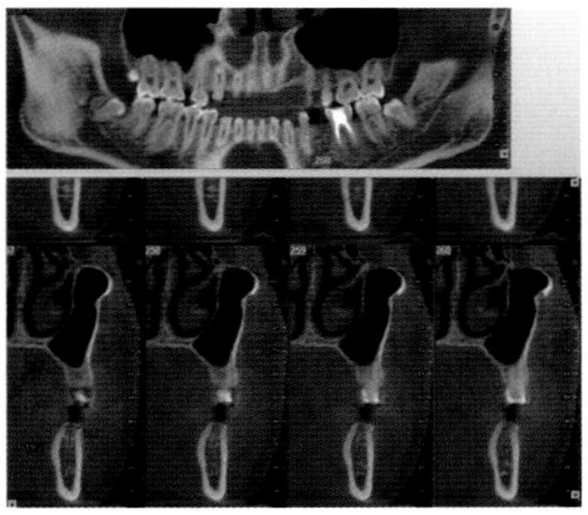
图3 CBCT检查

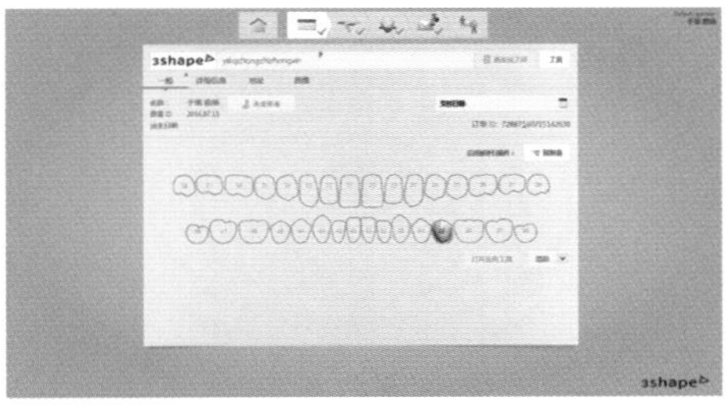
图4 进行数字化口内扫描，制取光学数字印模1

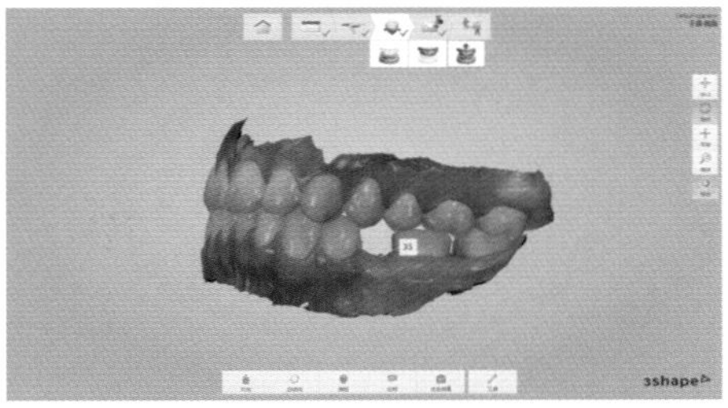
图5 进行数字化口内扫描，制取光学数字印模2

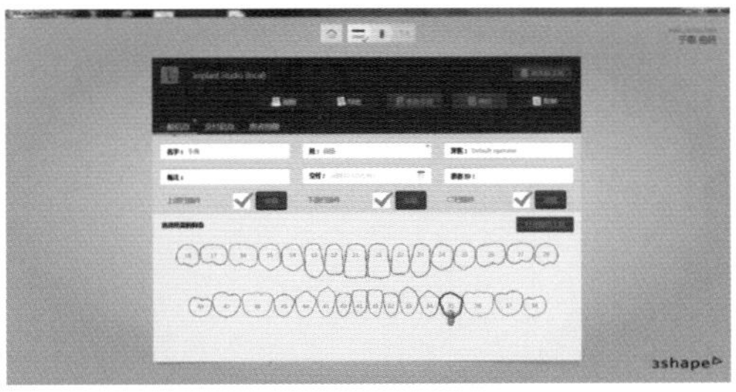
图6 软件中建立订单

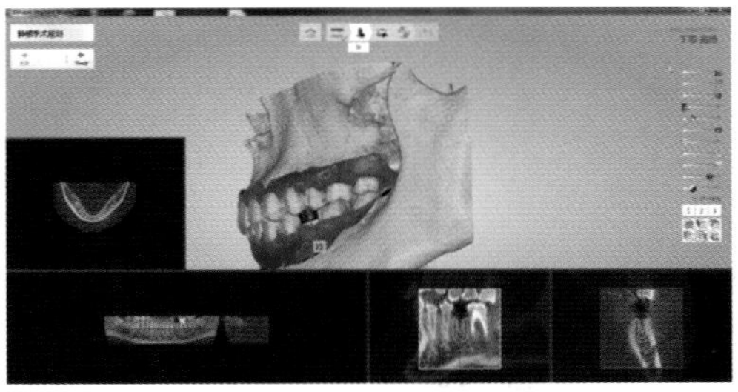
图7 软件中设计种植体位置

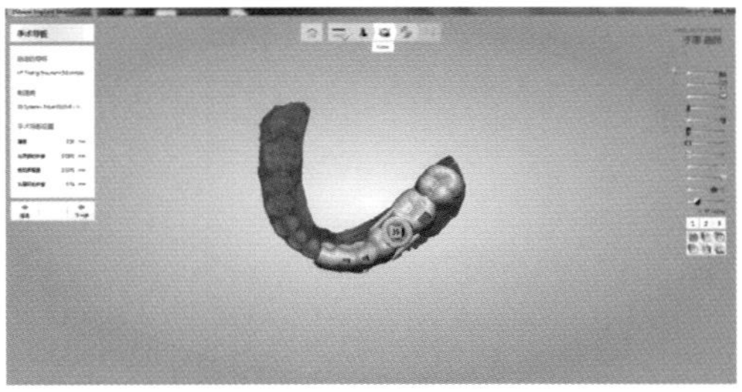
图8 软件中生成手术导板

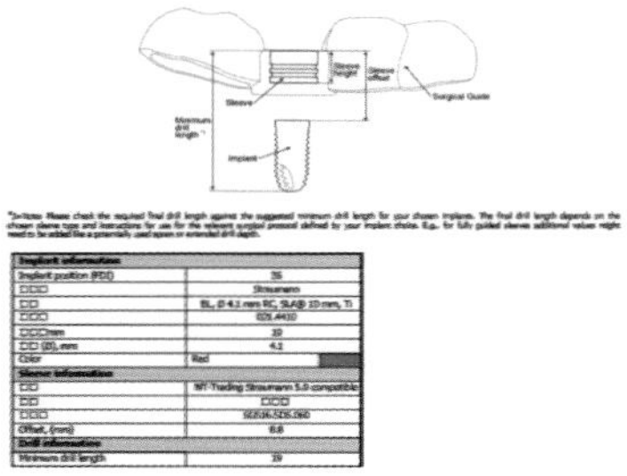

图9 导板信息报告单

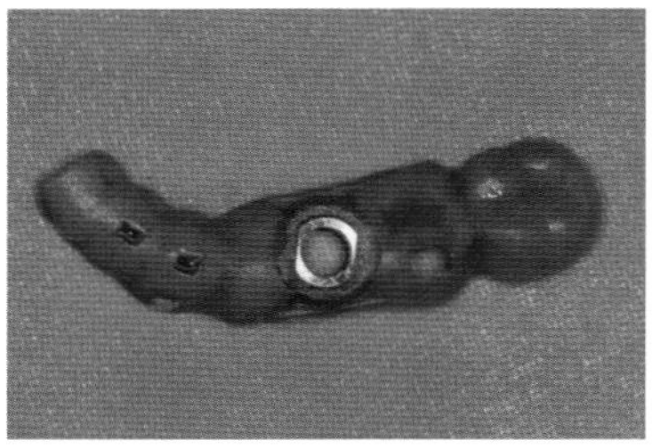

图10 3D打印的手术导板

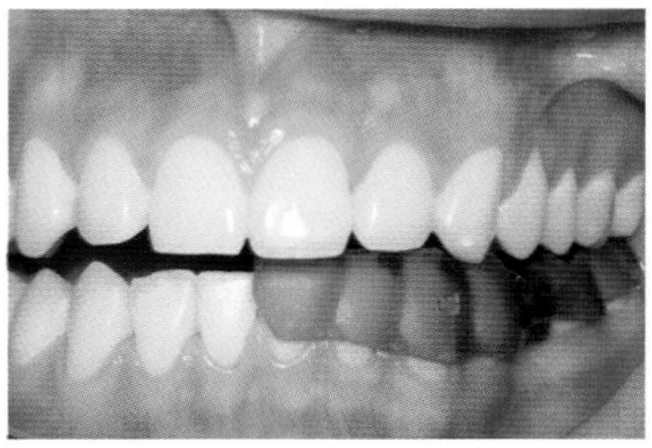

图11 手术导板术前口内试戴

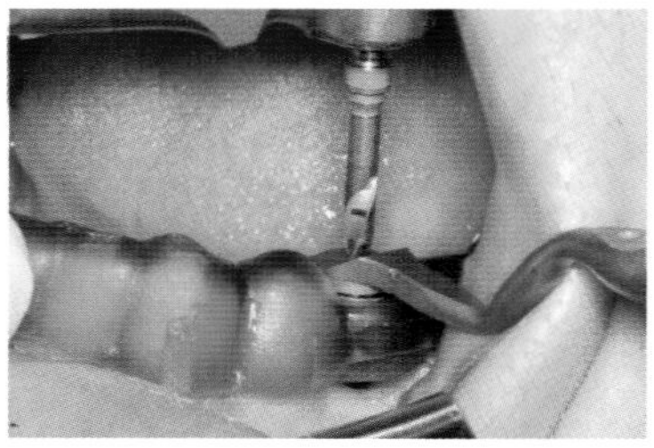

图12 计算机模板外科手术1

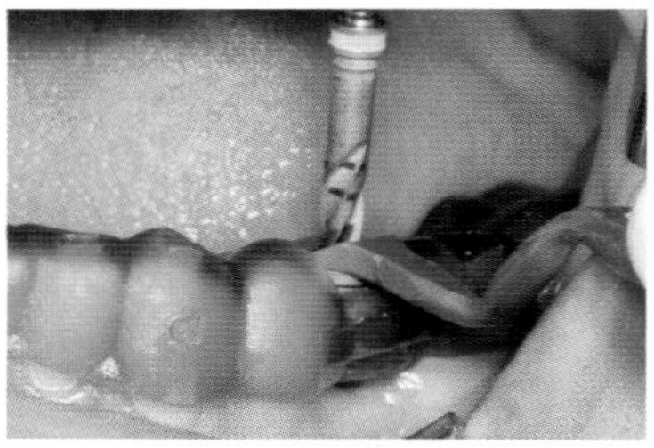

图13 计算机模板外科手术2

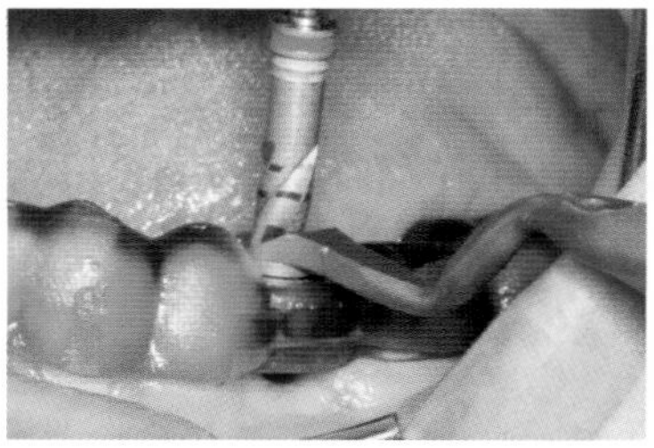

图14 计算机模板外科手术3

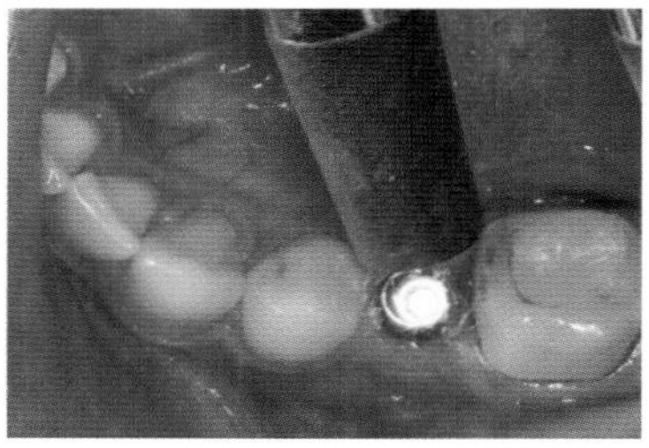

图15 术后即刻测量ISQ值

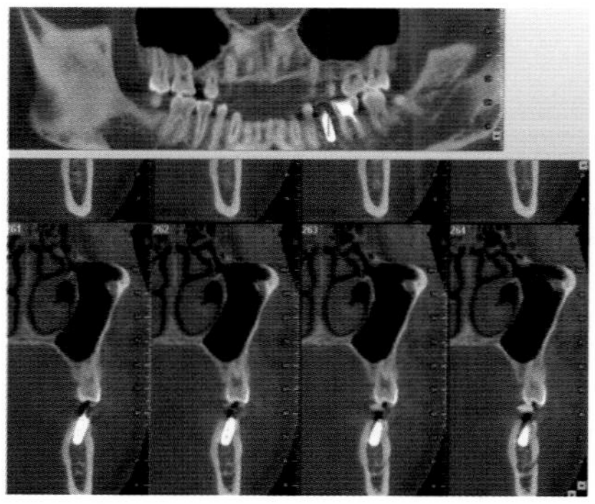

图16 术后CBCT

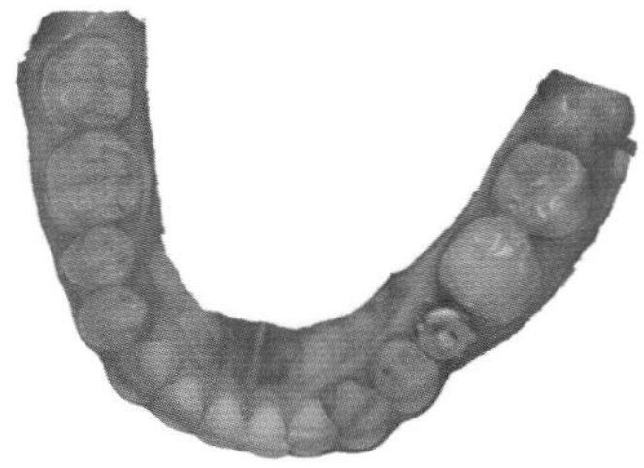

图17 术后即刻制取光学数字印模

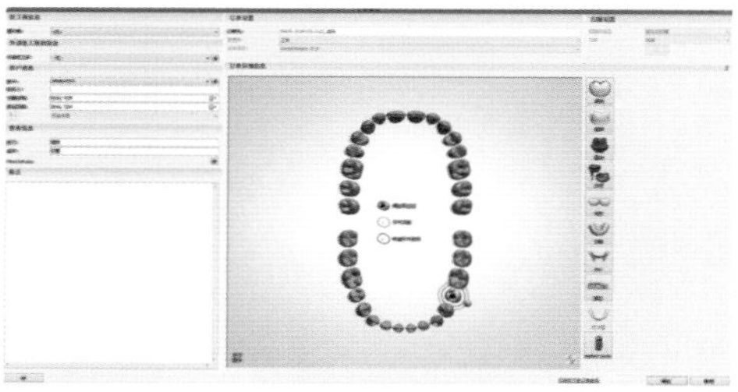

图18 技工室设计树脂即刻修复体1

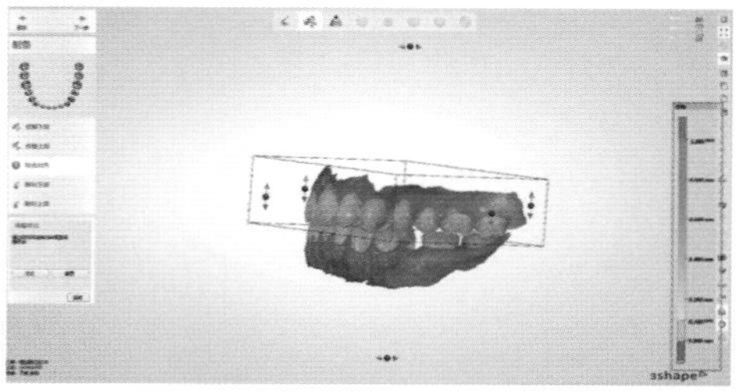

图19 技工室设计树脂即刻修复体2

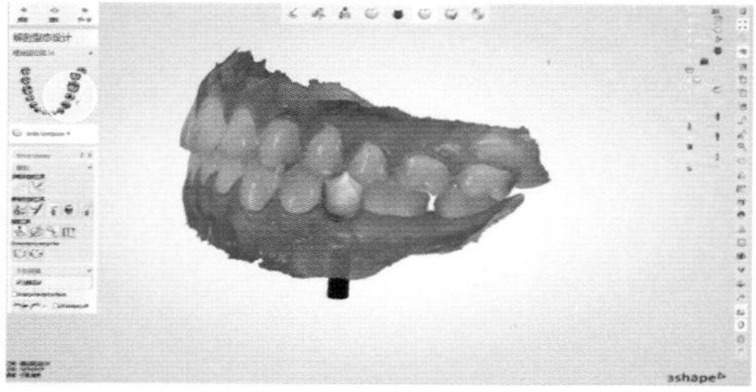

图20 技工室设计树脂即刻修复体3

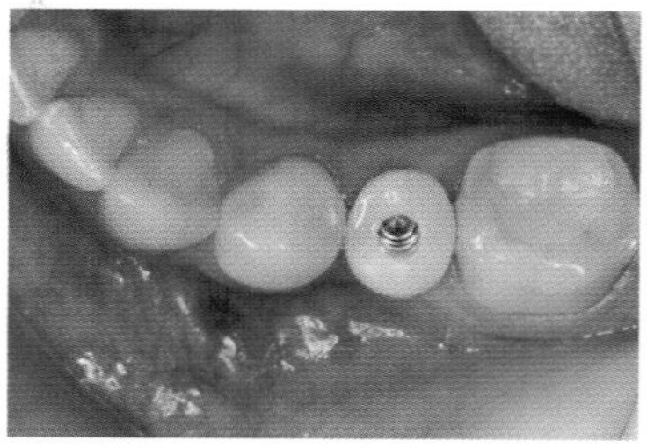

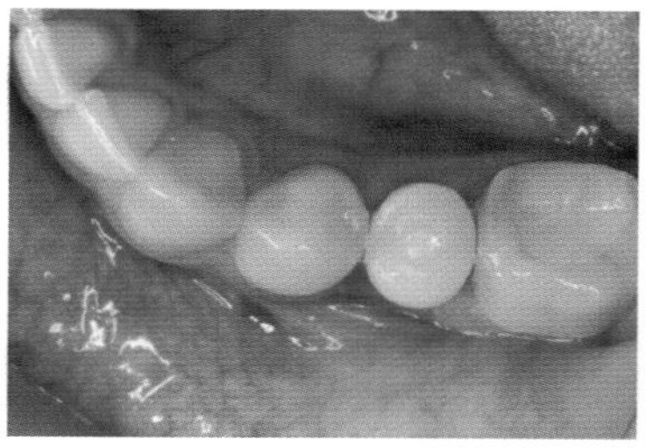

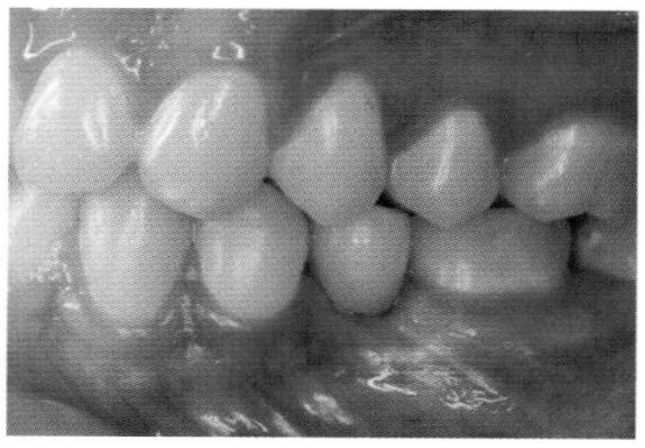

图21～图23 种植体支持的即刻修复体戴入口内，与对颌牙无接触

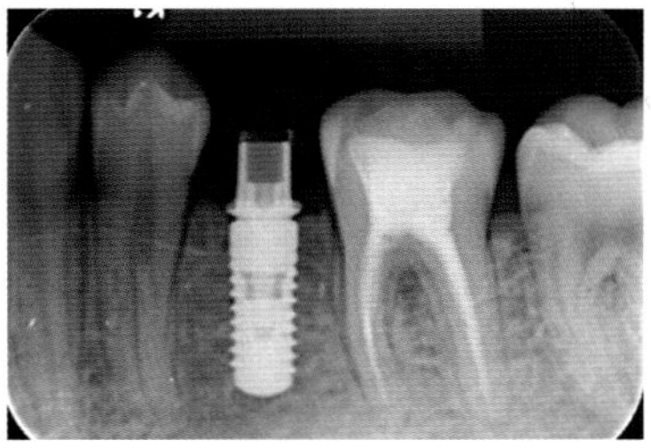

图24 术后平行投照根尖片

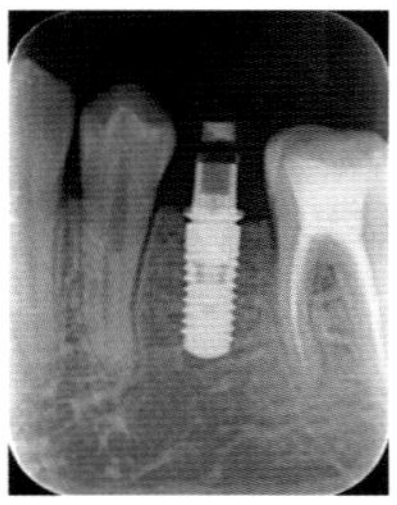

图25 平行投照根尖片显示种植体与周围骨结合良好

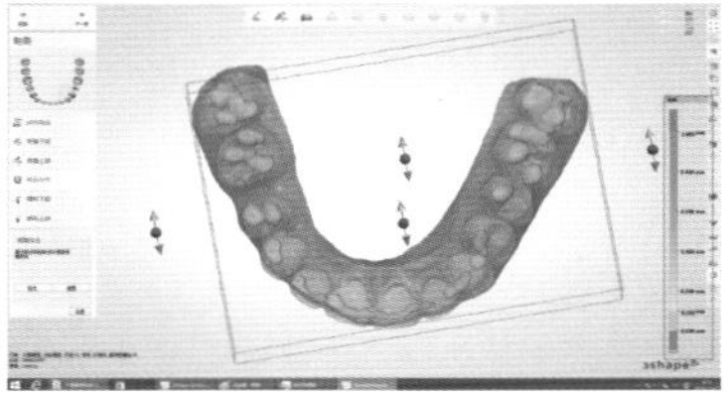

图26 技工室设计牙列模型及修复体1

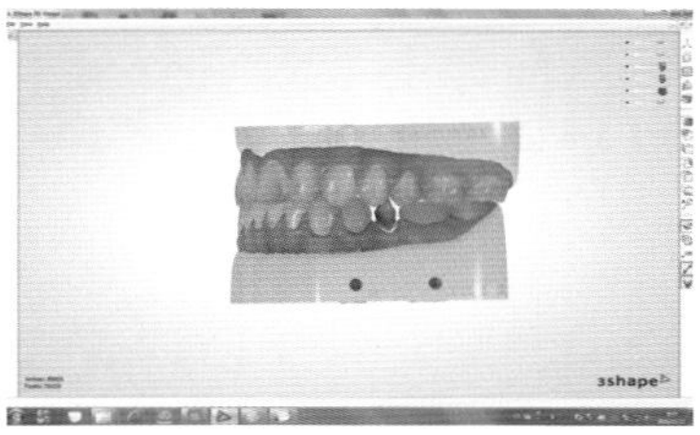

图27 技工室设计牙列模型及修复体2

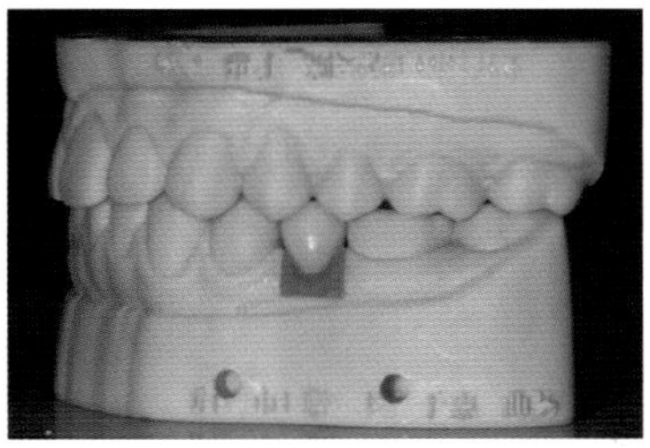

图28 打印的患者牙齿模型

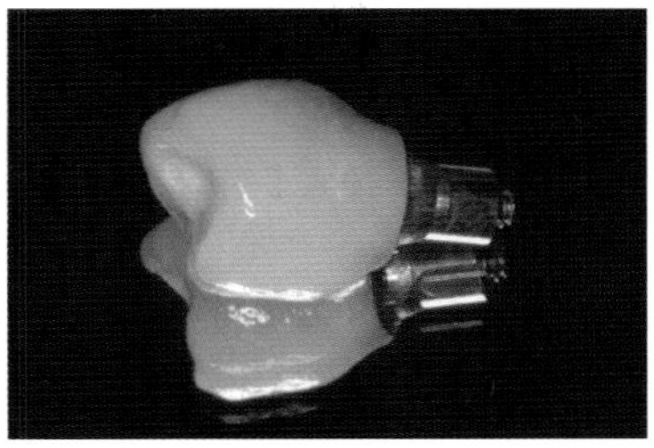

图29 氧化锆全瓷基台一体冠

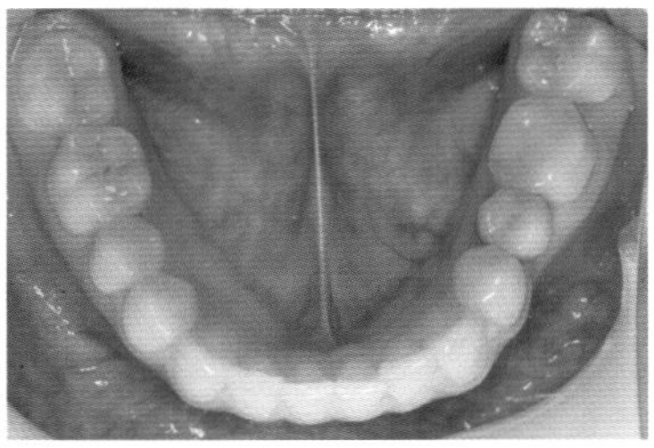

图30 氧化锆全瓷基台一体冠戴入口内1

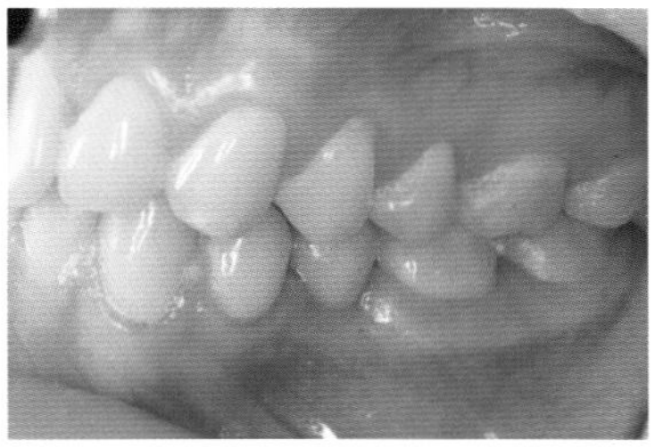

图31 氧化锆全瓷基台一体冠戴入口内2

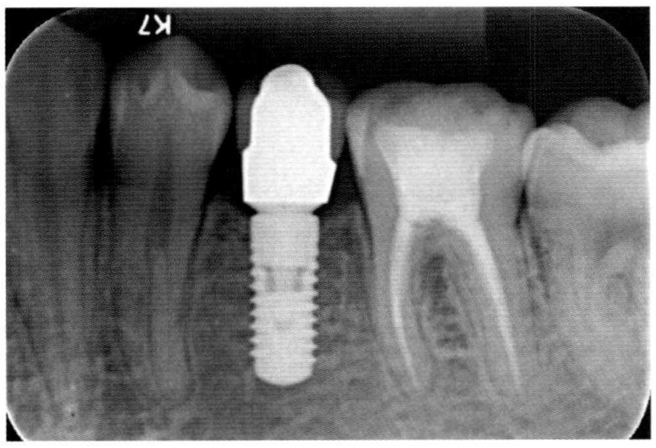

图32 平行投照根尖片显示基台就位

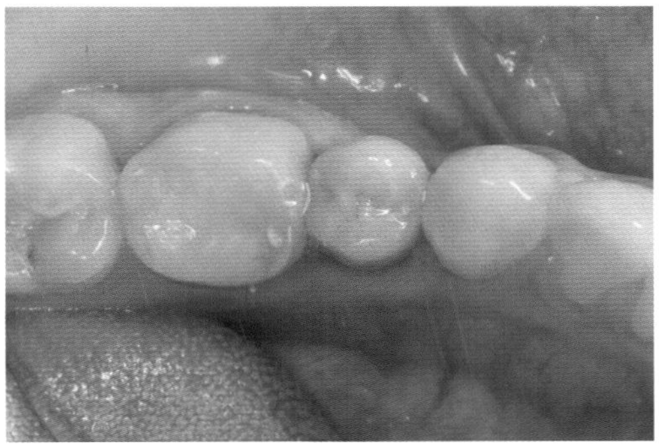

图33 修复后半年复查口内像1

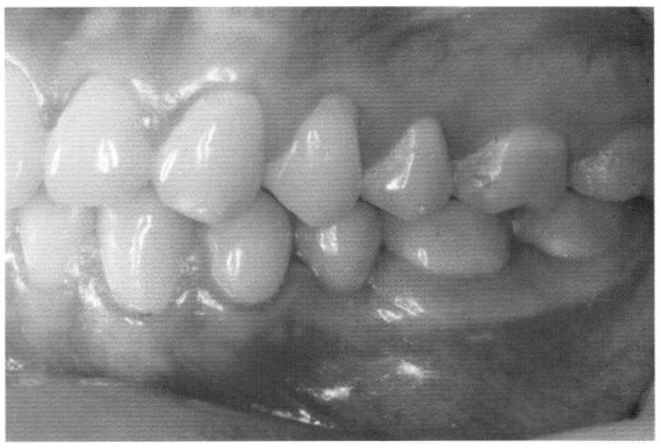

图34 修复后半年复查口内像2

参考文献

[1] Giorgio Andrea Dolcini, Marco Colombo, Carlo Mangano.From Guided Surgery to Final Prosthesis with a Fully Digital Procedure: A Prospective Clinical Study on 15 Partially Edentulous Patients[J].International Journal of Dentistry, 2016,21:1–7.

[2] Tabea V. Flügge,Wael Att, et al.Precision of Dental Implant Digitization Using Intraoral Scanners[J].Int J Prosthodont, 2016,29:277–283.

[3] Sang–Hoon Kang, Jae–Won Lee, Se–Ho Lim,et al.Verification of the usability of a navigation method in dental implant surgery: In vitro comparison with the stereolithographic surgical guide template method[J].Journal of Cranio–Maxillo–Facial Surgery, 2014,4:21–25.

[4] Chingiz R. Rahimov,Ismayil M. et al.The Application of Virtual Planning and Navigation Devices for Mandible Reconstruction and Immediate Dental Implantation[J]. 2016,9:125–133.

[5] Daniel Wismeijer,Ronny Mans,Michiel van Genuchten,et al.Patients' preferences when comparing analogue implant impressions using a polyether impression material versus digital impressions (Intraoral Scan) of dental implants[J].Clinical Oral Implants Rearch, 2013,4:1–6.

[6] Guillermo Pradı,Cristina Zarauz, Arelhys Valverde,et al.Clinical evaluation comparing the fit of all–ceramic crowns obtained from silicone and digital intraoral impressions based on wavefront sampling technology[J].Journal of Dentistry, 2015,43:201–208.

[7] Seok–Hwan Cho, Oliver Schaefer,Geoffrey A,et al.Comparison of accuracy and reproducibility of casts made by digital and conventional methods[J].The Journal of Prosthetic Dentistry, 2015,113:310–315.

数字化手术导板辅助上颌牙列缺失、下颌多颗牙连续缺失的种植修复

王会 陈中坚

摘要

目的：本文将报道1例对上颌牙列缺失、下颌多颗牙连续缺失的患者，运用数字化外科技术，进行个性化修复重建的病例。**材料与方法：**拔除口内残根，确定垂直距离和水平颌位关系；制作两副过渡义齿，逐渐重建正常的咬合关系；并初次确定唇面部高度、丰满度、中线、笑线等问题。使用CBCT评估牙槽骨位置与理想修复体位置的相互关系，评价种植固定修复的具体方式及所需要的骨增量情况；制作数字化手术导板。在种植外科模板的引导下，行种植体植入术，同期行骨增量技术。术后6个月行二期种植体暴露术。之后取初模、面弓转移、取终模、制作固定临时义齿、制作纯钛支架烤塑冠，最后完成上部结构修复。**结果：**最终修复体口内就位顺利、咬合关系良好，患者对外形满意。**结论：**牙列缺损、缺失的种植修复应以修复为导向，提供个体化的治疗方案，恢复功能与美观，达到个性化、精确化修复。

关键词：数字化导板；牙列缺失；种植修复

1977年Brånemark教授最先报道了无牙颌种植修复10年长期修复效果的可靠性，为无牙颌患者提供了一种全新的、有效的修复方法。患者牙列缺损或缺失后，进食困难，面型苍老。种植修复须兼顾功能与美学两方面。然而这类患者不仅常伴有中度甚至重度的软硬组织缺损、上下颌骨不同区域骨质骨量不同、牙列缺失或多数牙连续缺失后难以确定种植的位点，而且还常存在颌位关系不良、咬合紊乱以及颞下颌关节紊乱综合征等问题，因此影响种植修复效果的因素较多，使得种植修复的复杂性及难度均较高。

数字化手术导板辅助种植，是通过临床影像采集、口内或模型扫描取像、团队专家会诊；实现治疗实施、数据传输、计算机辅助设计（CAD）、计算机辅助制造（CAM）、临床医生与技师协作、人性化服务等环节有机整合在一起，兼顾患者骨质骨量和修复效果，精准控制种植体的植入位置、方向和深度，避开关键性神经和血管，确保种植体安全植入。牙列缺失或多数牙连续缺失的患者，难以定位种植的位点，运用数字化手术导板辅助种植，增加了种植的安全性、精确性、舒适性和长期修复效果的可靠性。

面弓和殆架仿真牙齿（颌）位置、模拟后导和前导殆关系。面弓是获取静态关系的有效工具。面弓转移能在殆架上准确地重现患者上颌与髁突铰链轴的三维关系；能准确地重现患者下颌对于上颌的解剖学运动；并且可以把患者的研究模型精确地上到殆架上，使得医患、医技之间交流有据可依。

作者单位：苏州大学附属口腔医院

通讯作者：王会；Email: 915028100@qq.com

一、材料与方法

1. 病例简介 45岁男性患者。主诉：要求恢复咀嚼功能及美观。牙釉质发育不全，牙齿严重磨耗，初诊就诊于我院综合科，口内大部分牙冠磨耗消失，剩余约5mm长的残根，拔除残根，制作上下颌活动义齿，作为过渡义齿。3个月后，自觉严重影响咀嚼及美观，来诊要求修复，对功能和美观没有太高的要求。患者对他的凹面型已经习惯，不希望对此改变太多。无吸烟史，自述幼儿时体弱多病。口内检查：上颌牙列缺失，牙槽骨吸收明显，切牙乳头位于牙槽嵴顶，上颌窦气化；下颌牙列缺损，仅余38和48，明显前倾，不松动，可见磨耗及釉质发育不全。下颌牙槽骨吸收明显，前部呈刃状。骨质疏松。面部检查：由于患者口内牙齿磨耗较重，患者口唇部丰满度不足，面下1/3较短并且明显凹陷，呈现典型的“苍老”面容（图1、图2）；面部左侧明显大于右侧，左侧肌肉发达，右侧肌肉萎缩。颞下颌关节检查：用手指触诊外耳道前壁，嘱患者做开闭口正中咬合，上下颌牙列紧咬时左侧髁突对外耳道前壁的冲击强度明显大于右侧；闭口运动时有弹响；开闭口运动均伴有疼痛。用手指触摸颞下颌关节区，可见双侧髁突不对称、左侧大于右侧，触诊髁突上端酸疼。开口度为3.5cm，开口型下颌向下后方向左侧偏斜。

2. 诊断 上颌牙列缺失；下颌牙列缺损。

3. 治疗计划 患者要求固定义齿修复，在恢复咀嚼功能基础上，尽量恢复美观性。经与患者及家属沟通，建立如下治疗方案：

（1）拔除口内残根，过渡性义齿修复，直至患者适应正常颌位关系。

（2）锥形束CT（CBCT）扫描，制作数字化种植手术导板。

（3）导航手术+种植体植入+引导骨再生（GBR）。

（4）延期修复，制作固定临时义齿。

（5）永久修复。

（6）择期正畸牵引下颌2颗第二磨牙，矫正其前倾状态。

4. 治疗过程

（1）术前准备：拔除口内残根，确定颌位关系：采用息止颌间隙法结合颌间距离测量、面部侧貌观测和发音评估以及吞咽法初步确定垂直距离和水平颌位关系；制作第一副过渡义齿，少量抬高咬合（图3）；2个月后患者佩戴过渡义齿无不适，颞下颌关节检查：用手指触诊外耳道前壁，嘱患者做开闭口正中咬合，上下颌牙列紧咬时左侧髁突对外耳道前壁的冲击强度减小，右侧髁突对外耳道前壁的冲击强度增大，但左侧仍然大于右侧；开闭口运动时有弹响；开闭口运动疼痛感减轻。用手指触摸颞下颌关节区，仍可见双侧髁突不对称、左侧大于右侧，触诊髁突上端酸疼感减轻。制作第二副过渡义齿，调整面下1/3高度以及颌位关系至最适位（图4）。2个月后患者佩戴过渡义齿无不适，已适应新的颌位关系，颞下颌关节检查：用手指触诊外耳道前壁，嘱患者做开闭口正中咬合，上下颌牙列紧咬时左侧髁突对外耳道前壁的冲击强度减小，右侧髁突对外耳道前壁的冲击强度增大，左侧与右侧的冲击强度接近；开闭口运动时弹响减弱；开闭口运动疼痛感明显减轻。用手指触摸颞下颌关节区，仍可见双侧髁突不对称、左侧大于右侧，触诊髁突上端酸疼感明显减轻。并根据该义齿与患者沟通，初次确定唇面部高度、丰满度、中线、笑线等问题。

使用CBCT评估牙槽骨位置与理想修复体位置的相互关系，评价种植固定修复的具体方式及所需要的骨增量情况。

制作数字化手术导板（图5～图9）。

（2）种植手术：数字化导板在口内就位，引导种植体植入。

局麻下，上颌种植体植入+双侧上颌窦底内提升术，利用导板定位，逐级扩孔。上颌拟植入8颗植体，由于患者张口度受限，并且开口型偏左，最终在左侧植入4颗植体，右侧植入3颗植体（图10、图11）。

局麻下下颌种植体植入，利用导板定位，逐级扩孔，通过指示杆检测种植体之间的平行度，并观察与上颌导板所示牙位的颊舌侧位置关系，植入6颗奥齿泰（Osstem）种植体。

由于初始稳定性欠佳，将植体全部埋入。术后评估手术效果：包括种植体植入位点、方向和安全性，可见效果良好（图12）。

术后6个月复查，口内黏膜愈合良好。切开翻瓣可见种植体稳固，叩诊清脆，旋出覆盖螺丝，旋入愈合基台（图13、图14）。

（3）种植修复：取初模二期术后10天，用成品托盘，取种植体水平开窗式初模型。灌注石膏模型，根据愈合基台的穿龈高度及患者的垂直颌位关系选转换基台。将转换基台在模型上就位，将与之对应的转移杆用自凝树脂在体外连接，之后离断，并且制作个别托盘。

面弓转移将之前制作的过渡义齿组织面调改后戴入患者口内，患者无不适。将之前确定的颌位关系进行面弓转移、上转移台交给技师（图15）。

取终模将转换基台旋入口内，将转移杆在口内用自凝树脂连接，拍摄曲面体层片，确认转换基台及转移杆完全就位，用个别托盘取终模（图16～图20）。

制作固定临时义齿塑形牙龈制作树脂固定临时义齿，戴入患者口内，被动就位良好，拍摄曲面体层片，确认义齿完全就位。咬合、丰满度等患者及家属均满意。此临时义齿佩戴1个月，患者自述无任何不适（图21～图24）。牙龈得到了塑形，开始制作最终的固定义齿。

切削及试戴纯钛一体支架根据之前制作的固定临时义齿，切削纯钛一体支架。在口内试戴，就位顺利（图25、图26）。

制作及戴入最终修复体完成纯钛支架烤塑一体化桥设计。由于牙冠较长，在龈端做成牙龈色，增加美观，口内被动就位良好，患者及家属对咬合、丰满度等均非常满意（图27～图29）。正中为所有牙均匀接触，侧方运动及前伸运动无殆干扰。对患者进行充分口腔卫生指导，教会患者进行桥体部分的清洁。

（4）复诊：完成修复后1个月、3个月及6个月分别复诊。患者主诉佩戴舒适。6个月复诊时，患者左侧咀嚼已得到了改正，自然咬合时，上下颌中线正对（图30～图32）；面部右侧肌肉有所增大，与左侧的偏差减少。颞下颌关节检查：用手指触诊外耳道前壁，嘱患者做开闭口正中咬合，上下颌牙列紧咬时左侧髁突对外耳道前壁的冲击强度减小，右侧髁突对外耳道前壁的冲击强度增大，左侧与右侧的冲击强度接近；开闭口运动时弹响消失；开闭口运动疼痛感消失。用手指触摸颞下颌关节区，仍可见双侧髁突不对称，但左侧和右侧相差有所减少。触诊髁突上端酸疼感消失。嘱患者加强桥体部分的清洁，并且每6个月复诊1次进行口腔检查、颞下颌关节检查、种植牙牙周维护，每年进行1次口腔X线检查评估种植体及余留牙健康状况并进行咬合调整。

二、结果

运用数字化手术导板辅助种植，精准控制种植体的植入位置、方向和深度，避开关键性神经和血管，确保了种植体的安全植入，同时兼顾了修复效果。通过两副过渡义齿恢复患者最适颌位关系。运用面弓转移把患者的研究模型精确地上到殆架上，从而建立稳定舒适的咬合关系，颞下颌关节与肌肉更加协调舒适。数年来，患者对他的凹面型已经习惯，不希望对此改变太多。遵照患者意愿，治疗前后口周软组织约有2mm的凸度改变，唇部丰满度得到了适度恢复。患者佩戴舒适，咀嚼效率得到了较大的提高，口腔黏膜的味蕾未被遮挡，患者对最终的修复效果十分满意。在戴牙6个月后复诊时，偏侧咀嚼得到了矫正。

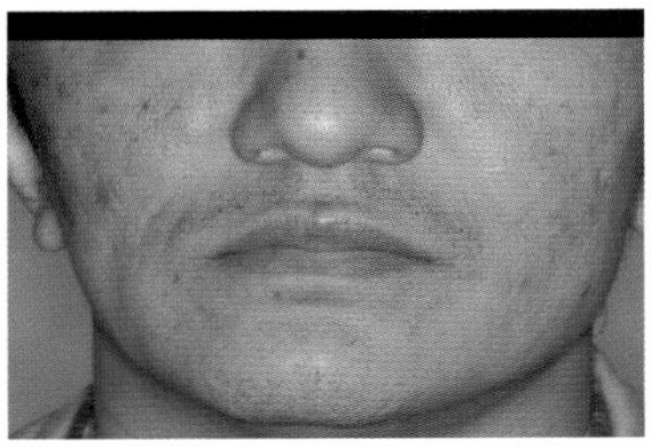

图1 种植修复前患者正面像

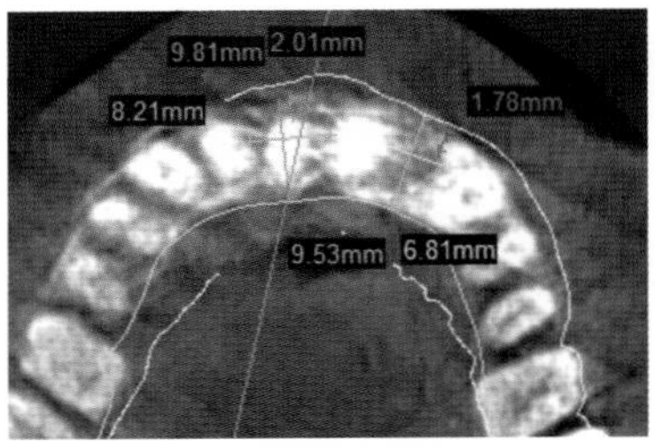

图2 种植修复前患者侧面像

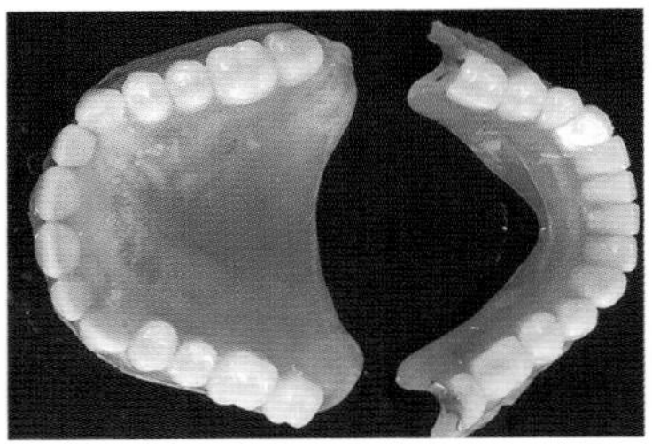

图3 第一副过渡义齿

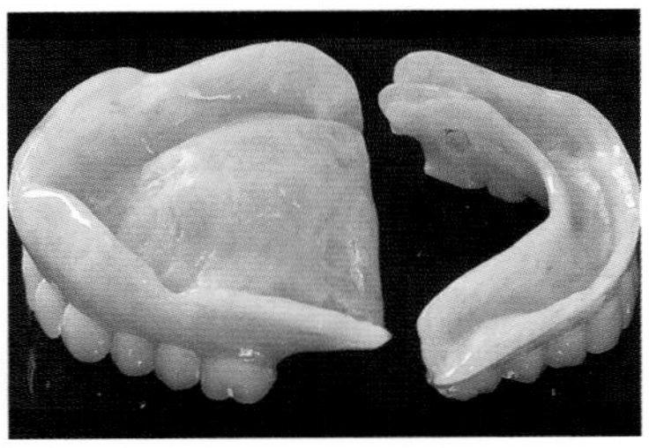

图4 第二副过渡义齿

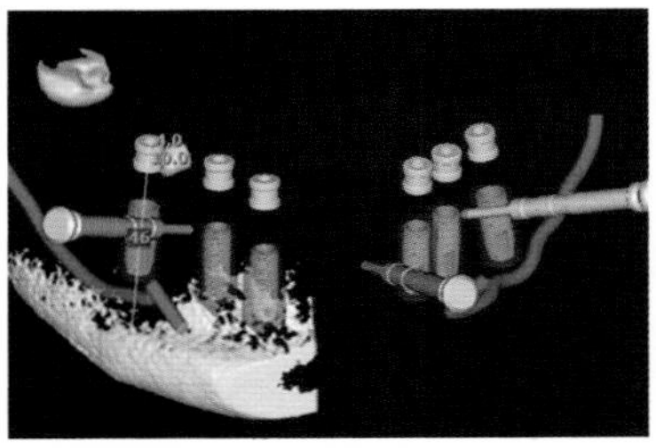

图5 在下颌标记下颌神经管

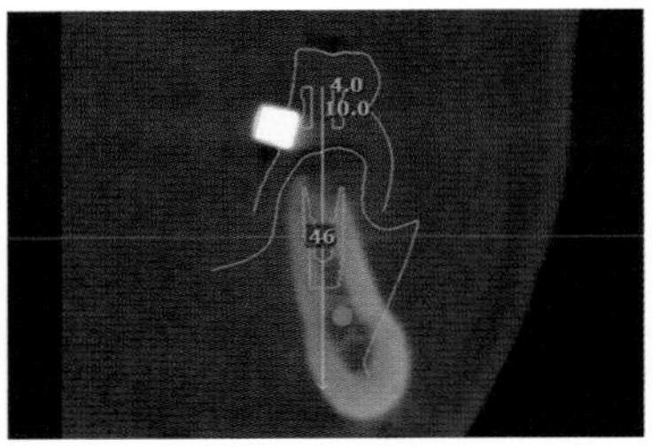

图6 模拟下颌种植体植入

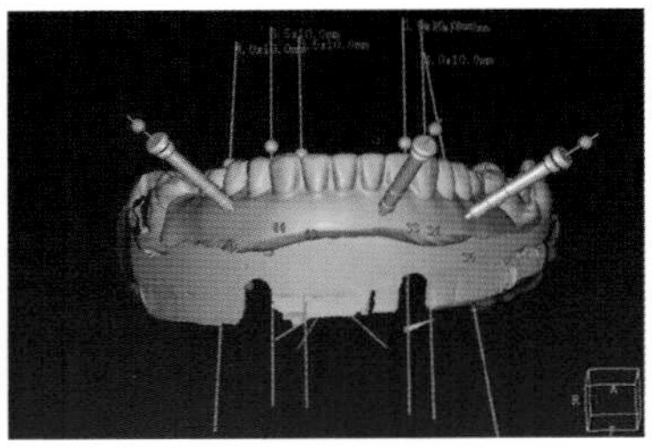

图7 在下颌导板上标记种植体方向

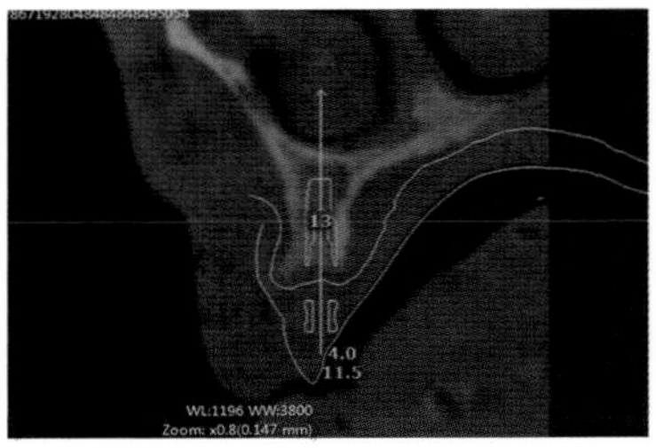

图8 模拟上颌种植体植入

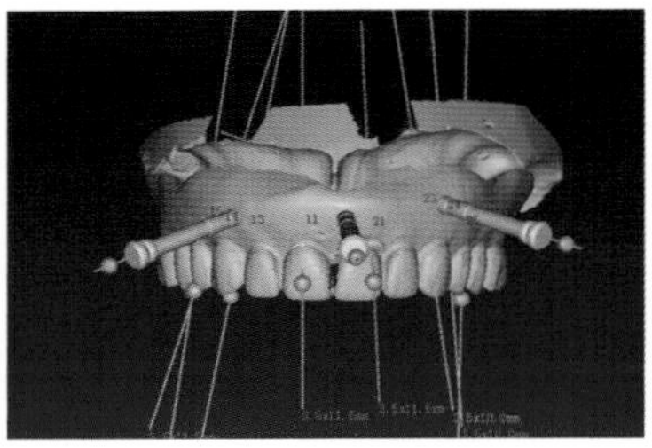

图9 在上颌导板上标记种植体方向

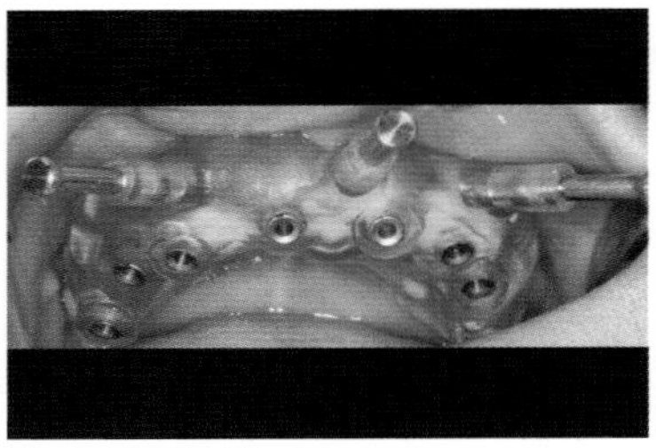

图10 数字化导板在口内就位

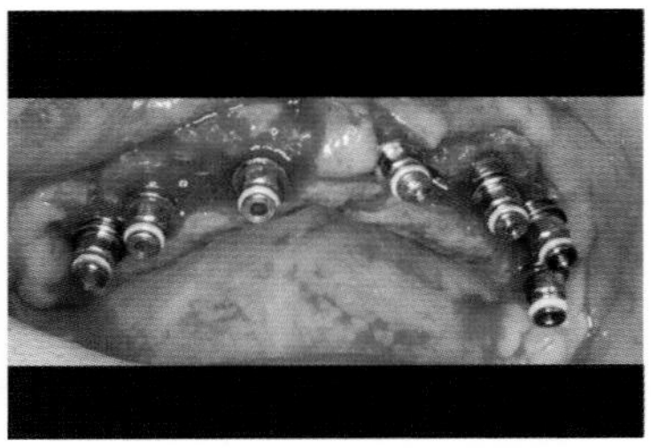

图11 上颌植入7颗种植体

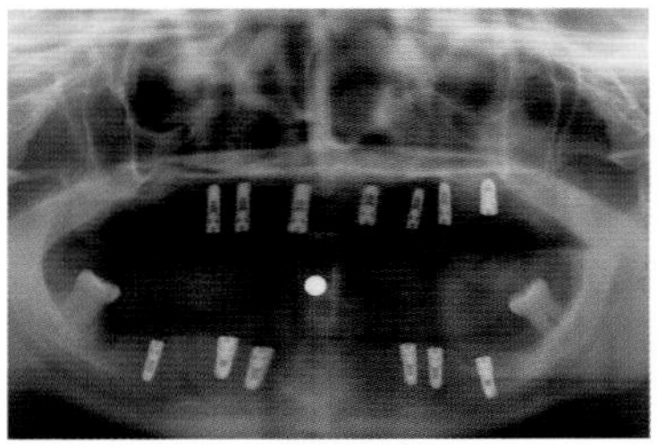

图12 术后曲面体层片

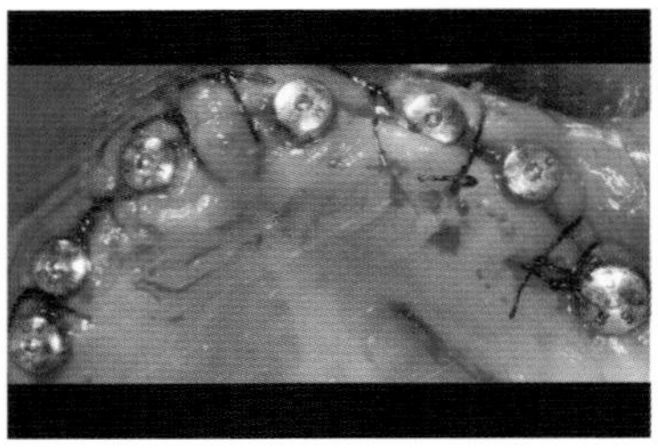

图13 上颌二期术后口内像

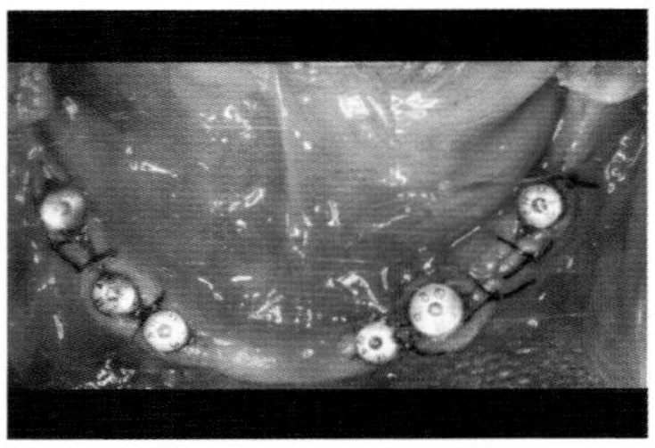

图14 下颌二期术后口内像

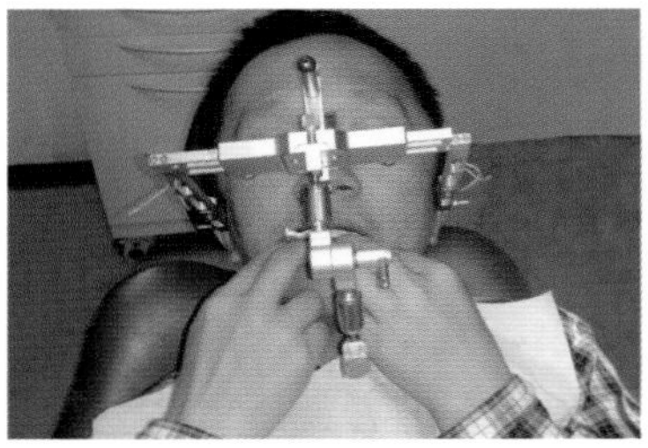

图15 面弓转移

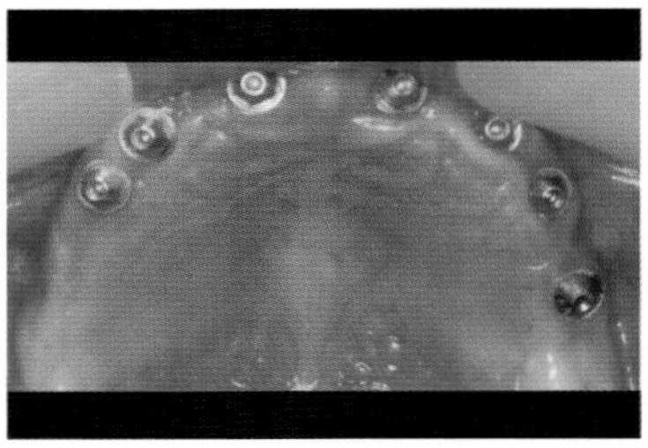

图16 上颌转换基台口内像

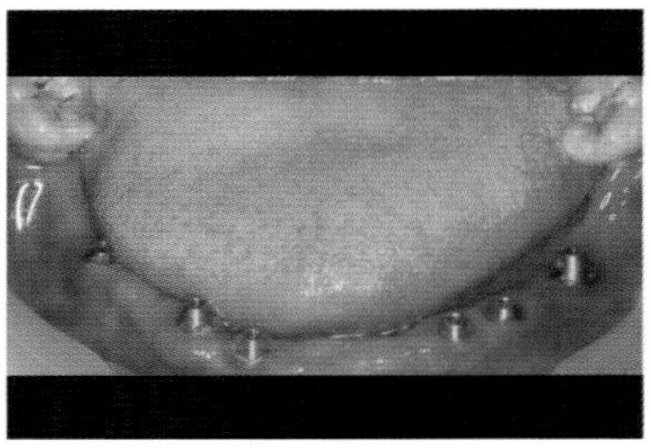

图17 下颌转换基台口内像

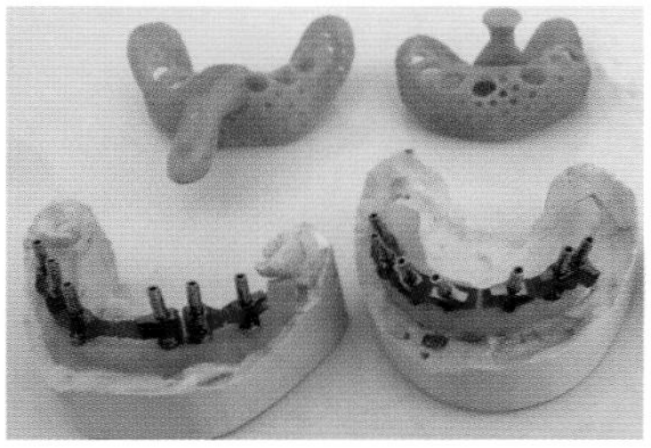

图18 转移杆及个别托盘

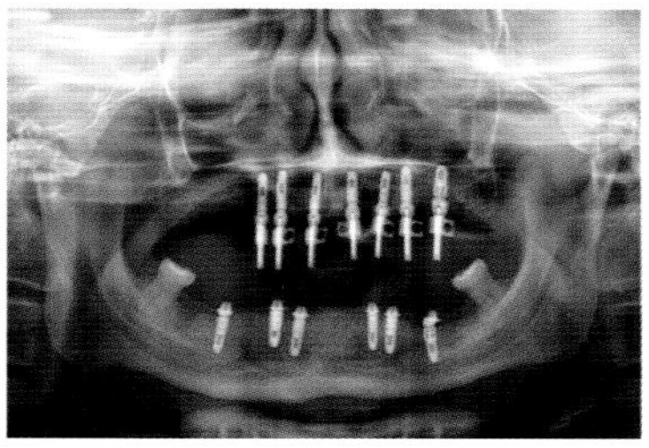
图19 上颌转移杆就位的曲面体层片

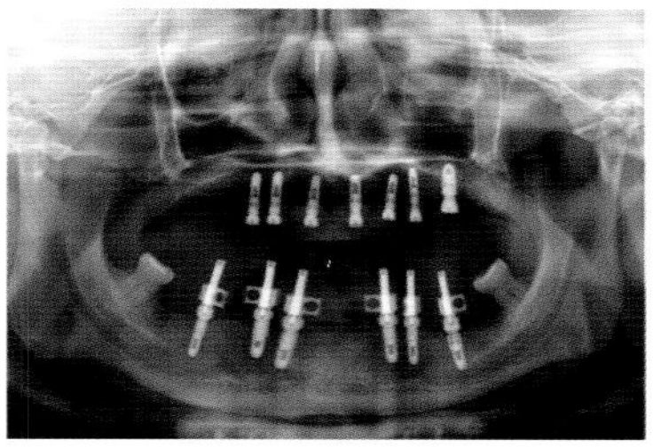
图20 下颌转移杆就位的曲面体层片

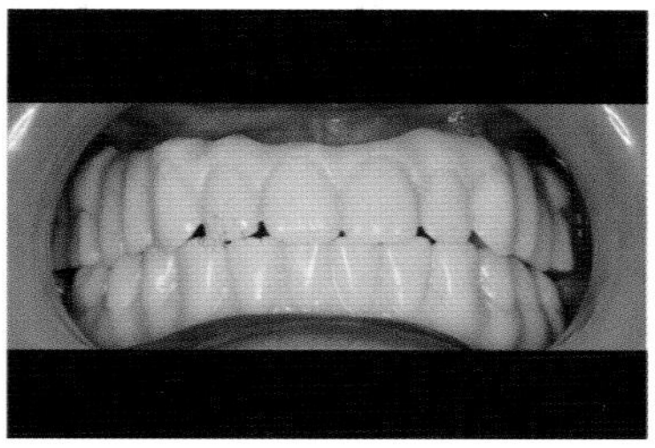
图21 固定临时义齿口内像

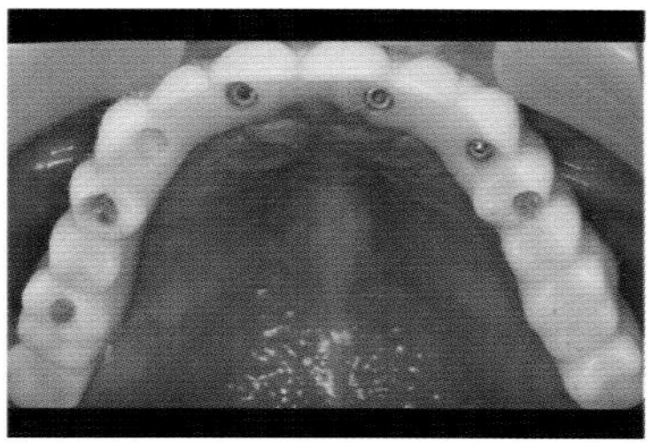
图22 上颌固定临时义齿口内像

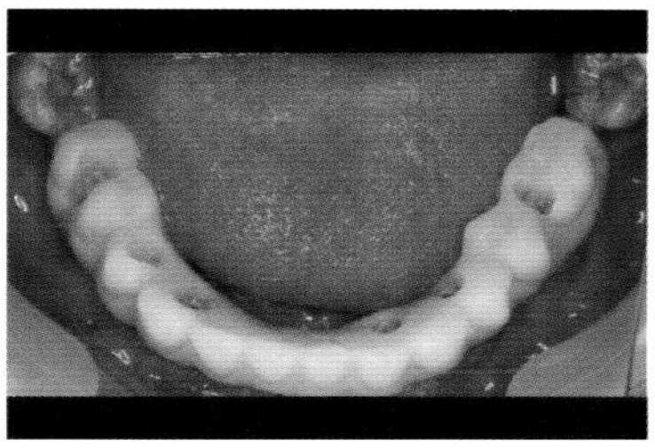
图23 下颌固定临时义齿口内像

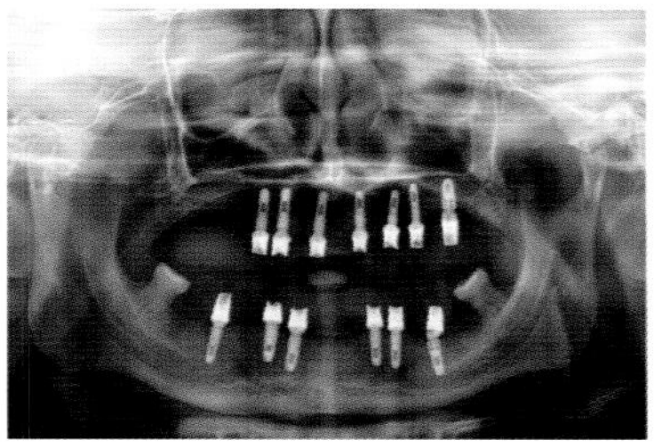
图24 固定临时义齿曲面体层片

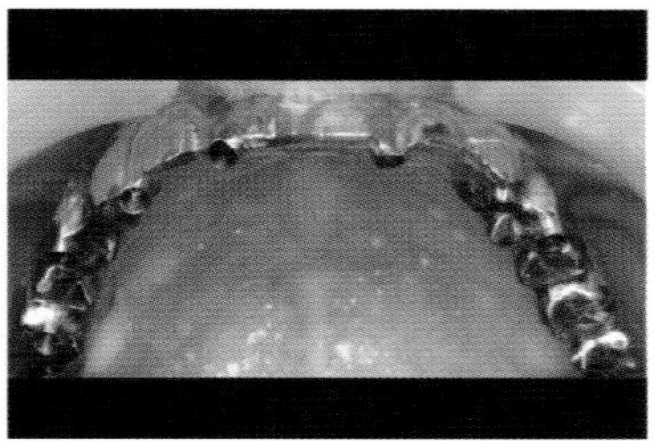
图25 上颌纯钛一体支架口内像

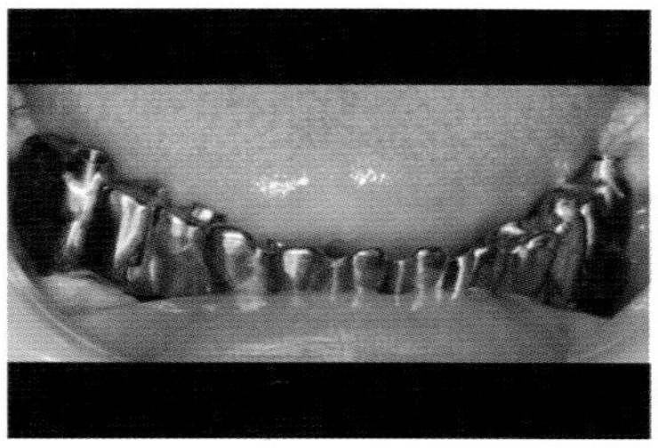
图26 下颌纯钛一体支架口内像

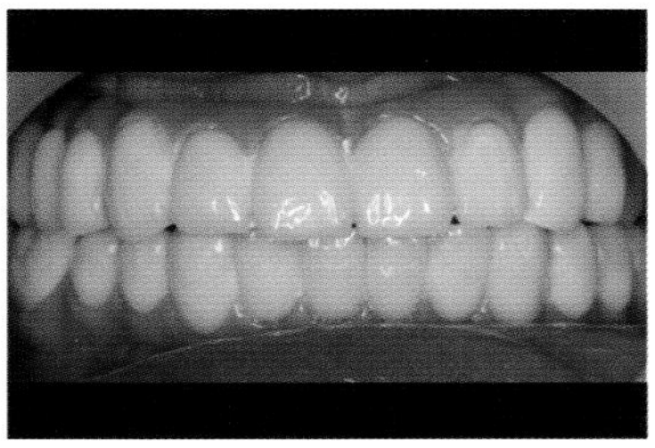
图27 最终修复体口内像

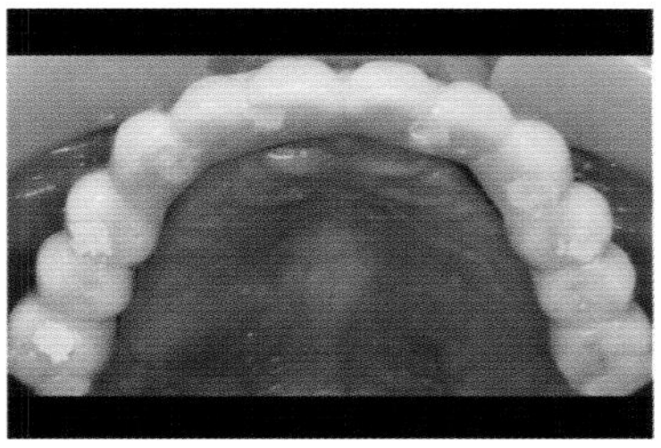
图28 上颌最终修复体口内像

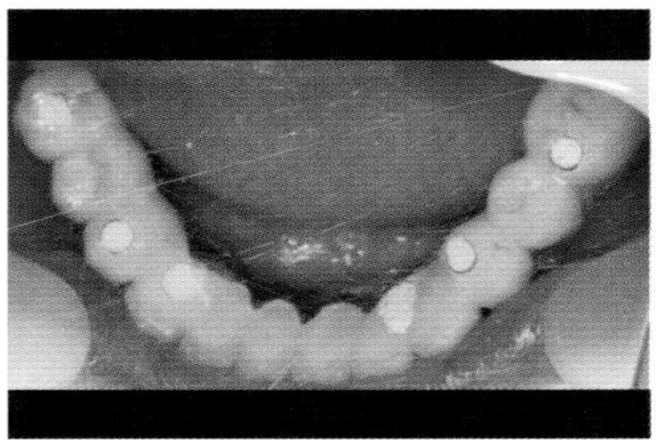
图29 下颌最终修复体口内像

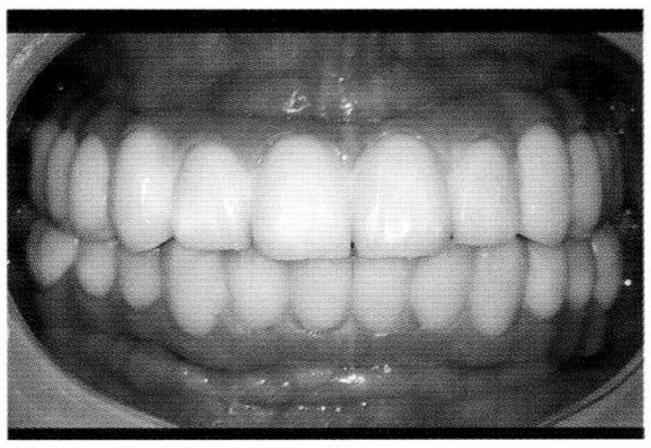
图30 6个月复诊时口内像

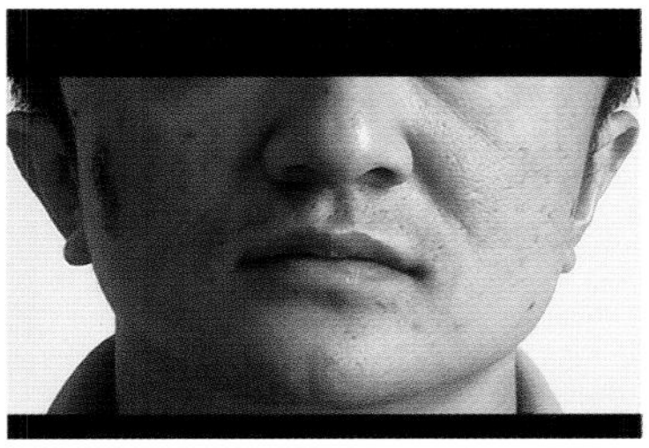
图31 6个月复诊时正面像

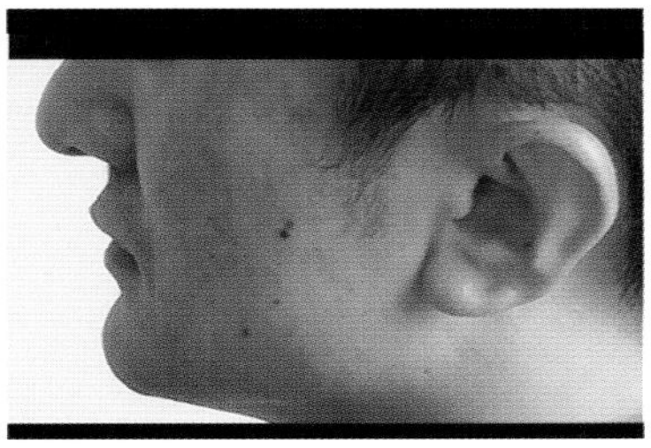
图32 6个月复诊时侧面像

三、讨论

牙列缺损或缺失的患者，不仅常伴有中度甚至重度的软硬组织缺损、上下颌骨不同区域骨质骨量不同、牙列缺失或多数牙连续缺失后难以定位种植的位点，而且还常存在颌位关系不良、咬合紊乱以及颞下颌关节紊乱综合征等问题，因此影响种植修复效果的因素较多，使得种植修复的复杂性及难度均较高。目前，随着数字化影像技术、数字化外科技术、口腔种植技术等的发展，以及患者对生活质量的要求越来越高，牙列缺损、缺失的修复已经进入了数字化时代。

该患者长期左侧咀嚼，面型左右不对称；牙齿严重磨耗，剩余残根无保留价值，拔除残根，先后制作两副上下颌活动义齿，作为过渡义齿，恢复最适颌位关系。在佩戴4个月后，患者对唇面部高度、丰满度、中线、笑线等问题满意，并且已适应新的颌位关系。髁突在新形成的肌力介导下前移并下降，增加了关节间隙，减少了对关节盘的撞击，降低了关节腔内的压力，反作用于肌肉及关节，使其更加协调。患者开闭口正中咬合，上下颌牙列紧咬时左侧髁突对外耳道前壁的冲击强度减小，右侧髁突对外耳道前壁的冲击强度增大，左侧与右侧的冲击强度接近；开闭口运动时弹响消失；开闭口运动疼痛感消失；触诊髁突上端酸疼感消失。

该患者上颌牙列缺失或下颌多数牙连续缺失，伴有中度至重度的软硬组织缺损、上下颌骨不同区域骨质骨量不同、传统方法难以定位种植的位点。本病例通过临床影像采集、模型扫描取像、团队专家会诊、计算机辅助设计（CAD）、计算机辅助制造（CAM）、临床医生与技师协作，运用数字化手术导板辅助种植，精准控制种植体的植入位置、方向和深度，避开关键性神经和血管，安全植入种植体并且兼顾修复效果。

参照过渡义齿所恢复的患者最适颌位关系。运用面弓转移把患者的研究模型精确地上到殆架上，从而建立稳定舒适的咬合关系，颞下颌关节与肌肉更加协调舒适。并且制作固定临时义齿，再次确认颌位关系以及面部高度、丰满度、笑线等问题，患者满意后制作最终种植固定义齿。患者佩戴种植固定义齿，咀嚼效率高、吃饭自觉更加“美味”，颞下颌关节与肌肉的协调舒适度增加。在戴牙后6个月复诊时，偏侧咀嚼得到了矫正。患者对最终的修复效果十分满意。远期的修复效果还有待于长期的随访与观察。

参考文献

[1] Kim JE,Shim JS.Computer-guided implant planning using a preexisting removable partial dental prosthesis[J]. J Prosthet Dent,2017,117(1):13-17.

[2] Lanis A, Llorens P, Álvarez Del Canto O. Selecting the appropriate digital planning pathway for computer-guided implant surgery[J]. Int J Comput Dent,2017,20(1):75-85.

[3] DE Vico G,Ferraris F,Arcuri L,et al. A novel workflow for computer guided implant surgery matching digital dental casts and CBCT scan[J]. Oral Implantol (Rome),2016,9(1):33-48.

[4] Ye L.Current dental implant design and its clinical importance[J].Hua Xi Kou Qiang Yi XueZaZhi,2017,35(1):18-28.

[5] 宿玉成. 口腔种植学[M].2版. 北京:人民卫生出版社,2014.

下前牙区夹层骨移植+游离龈移植+数字化外科导板引导下种植及美学修复1例

王艳颖 张健

摘要

目的：探讨对下颌前牙区硬组织和软组织复合缺损的病例，进行夹层骨移植和游离龈移植的成骨效果和软组织增量效果，以及评价数字化外科导板引导对于前牙区连续缺失种植修复的意义。**材料与方法**：本病例中患者因外伤导致42、41、31、32及33缺失，并伴有骨量不足和角化龈不足，患者要求种植修复。一期手术对于下颌前牙区进行夹层骨移植，自体骨块取自截骨区根方，6个月后进行游离龈移植，取自上腭区结缔组织，4个月后在数字化外科导板引导下行种植手术，植入3颗种植体，4个月后行二期手术暴露，并利用种植临时修复体诱导牙龈成形，3个月后完成最终修复。**结果**：下颌前牙区通过夹层骨移植进行垂直向骨增量，恢复了牙槽嵴的高度，联合游离龈移植，增宽了附着龈的宽度。种植手术中使用数字化外科导板提高了手术精度，以此来实现种植体最佳的三维位置。最终种植修复取得满意的效果，软硬组织稳定，美学效果良好。

关键词：夹层骨移植；游离龈移植；数字化外科导板；连续缺失

外伤容易导致牙齿缺失，并且常常伴有软组织和硬组织的复合缺损，种植治疗前往往面临骨量不足和角化龈不足的问题。前牙区的种植治疗被视为复杂或高度复杂的临床治疗。术前应通过完善的临床检查和影像学的分析以确定软组织和硬组织增量的方法。夹层骨移植和上皮性腭侧软组织移植的效果已经被大量文献证实。同时，如何按照以修复为导向的理念进行完善的术前设计和精准的外科操作是前牙区种植成功的关键。本病例利用数字化外科导板来实现个性化的种植与最终修复。

一、材料与方法

1. 病例简介 20岁男性患者。主诉：下颌前牙缺失1年。现病史：患者1年前因外伤导致下颌前牙缺失及上颌前牙根折，未行活动义齿或固定义齿修复，今要求种植修复。既往史：患者平素体健，否认其他疾病史，否认药物过敏史和传染病史。口内检查：42、41、31、32及33缺失，牙槽嵴丰满度尚可，高度有明显缺失，缺牙区角化龈严重不足。34近中移位，缺牙区近远中向修复间隙变小。21残根，黏膜未见明显异常。11伸长。无全身及局部禁忌证。CBCT显示：下颌前牙区牙槽嵴宽度尚可，高度有明显缺失。21残根，牙槽嵴宽度及高度尚可。

2. 诊断 下颌牙列缺损；21残根。

3. 治疗计划 下颌牙列缺损因缺牙间隙变小，同时伴有11伸长，建议患者正畸治疗，患者不接受，与患者沟通后患者同意下前牙减数修复。下颌拟行夹层骨移植，骨移植成功后行游离龈移植，延期种植修复。21残根行即刻种植。

4. 治疗过程（图1～图33）

（1）一期下颌前牙区夹层骨移植：常规消毒铺巾后，阿替卡因行术区浸润麻醉，于下颌缺牙区牙槽嵴顶略偏唇侧切口，唇侧垂直附加切口，翻全厚黏骨膜瓣，暴露唇侧骨面，见牙槽嵴垂直高度不足。使用超声骨刀，于43近中和34近中作垂直截骨线，距牙槽嵴顶根方5mm作水平截骨线，切透唇侧骨皮质即可，确认所有截骨线均断开之后，用双刃薄骨凿插入截骨线，向牙槽嵴顶方向撬动骨块，冠向移位，并不将舌侧劈断。用超声骨刀于正中联合区，也就是截骨区的根方做矩形骨块切口，用骨凿将骨块取下。将矩形骨块内置于截骨断段处，用骨膜钉将断段与骨块固定为一体。骨块与断段的间隙填入Bio-Oss骨粉，并于唇侧植入大量Bio-Oss骨粉。矩形骨块取骨区填入明胶海绵。整个植骨区覆盖Bio-Gide膜，减张缝合。

（2）游离龈移植：①术前准备：夹层骨移植后6个月复查，口内检查软组织愈合良好，角化龈仍严重不足，缺牙区牙槽嵴高度明显增加。CBCT示下颌缺牙区夹层植骨区牙槽嵴高度增加（平均增加2～3mm）。②游离龈移植手术：常规消毒铺巾后，阿替卡因行术区浸润麻醉，于下颌缺牙区牙槽嵴顶切口，唇侧垂直附加切口，然后进行根向锐性分离，受植床仅保留骨膜及骨膜上一薄层肌纤维组织。于左上颌后牙区腭侧黏膜处取得游离半厚龈瓣，约0.8cm×3cm，厚度1.0～1.5mm。将取得的游离龈瓣缝合固定于受区，并依靠牙周塞治剂辅助固定。同时，21行即刻种植，植入Nobel Biocare种植体1颗（Active，直径3.5mm，长度15mm）。

（3）种植手术：①术前准备：游离龈移植后4个月复查，口内检查下颌缺牙区形成正常的角化牙龈，宽度稍差，膜龈联合的位置较邻牙略高，但较游离龈移植术前有明显改善。制取印模，在石膏模型上诊断排牙，扫

作者单位：天津市口腔医院

通讯作者：张健；Email: zhangstoma@hotmail.com

描模型，将模型扫描的影像同CBCT影像在种植导板设计软件中整合。根据整合后的骨量信息和修复体信息，设计种植体的数量、位置和方向，生成数字化外科导板并打印。拟于33、32、42植入Straumann种植体3颗（bone level NC，直径3.3mm，长度12mm）。②种植手术：常规消毒铺巾后，外科导板口内试戴，阿替卡因行术区浸润麻醉，于下颌缺牙区牙槽嵴顶切口，翻瓣后见骨膜钉，取出骨膜钉。外科导板口内就位后，用定位钻定点、备洞。然后取下外科导板，逐级备洞预备种植窝。最终于33、32、42植入Straumann种植体3颗（bone level NC，直径3.3mm，长度12mm），检查种植体方向和间距良好，初期稳定性约为25N·cm，旋入覆盖螺丝，严密缝合。

（4）二期手术：种植手术4个月后复查，CBCT示种植体骨结合良好。行二期手术，更换愈合帽后严密缝合。

（5）修复程序：二期手术后10天，遵循修复引导软组织愈合法则，制作种植体支持式临时修复体诱导牙龈成形。二期手术后3个月，牙龈袖口较为理想，行个性化取模，完成最终修复。

二、结果

下颌前牙区通过夹层骨移植进行垂直向骨增量，恢复了牙槽嵴的高度。在种植体植入前使用上皮性腭侧软组织移植，增宽了附着龈的宽度。种植手术中使用数字化外科导板提高了手术精度，以此来实现种植体最佳的三维位置。最终种植修复取得满意的效果，软硬组织稳定，美学效果良好。

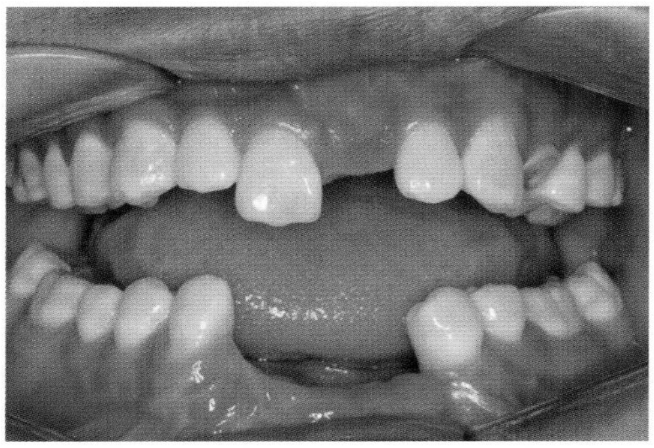
图1　初诊口内像

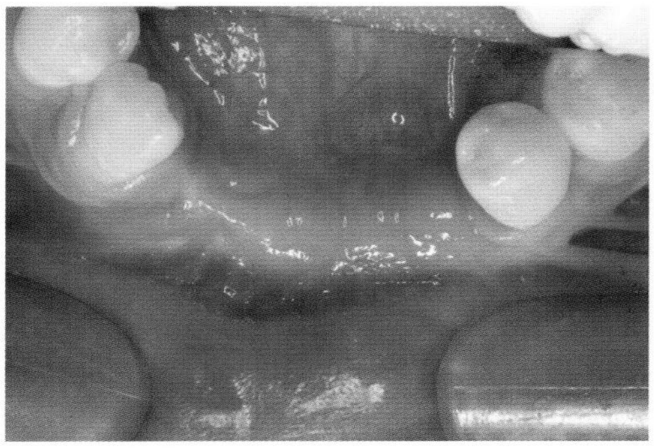
图2　初诊殆面像

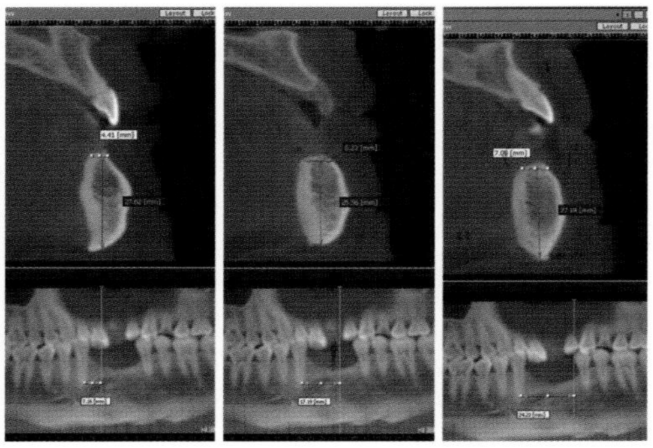
图3　CBCT术前测量

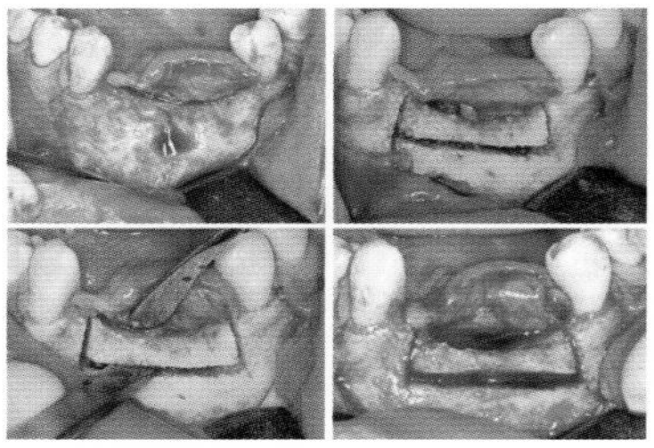
图4　夹层骨移植

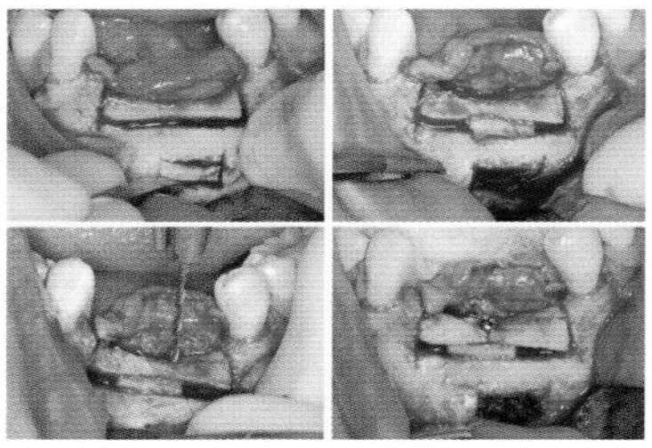
图5　取矩形骨块，将矩形骨块固定于截骨断段中部

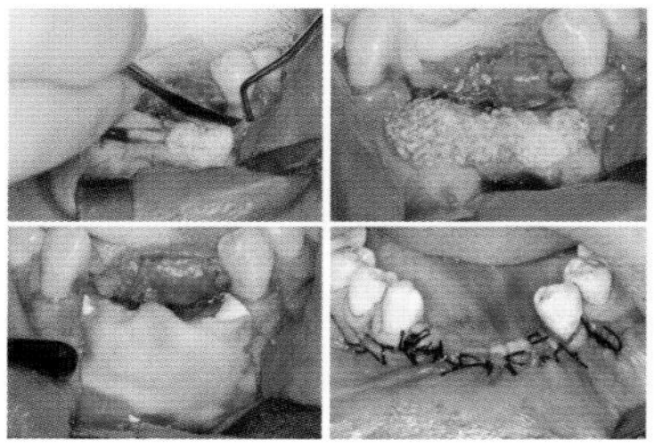
图6　填入Bio-Oss骨粉。整个植骨区覆盖Bio-Gide膜，减张缝合

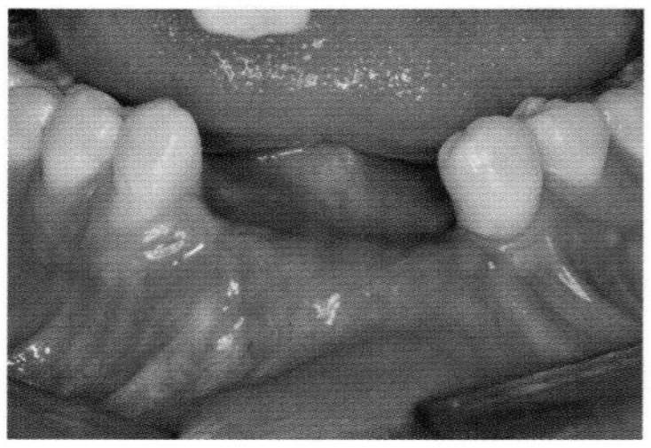
图7　夹层骨移植后6个月复查口内像

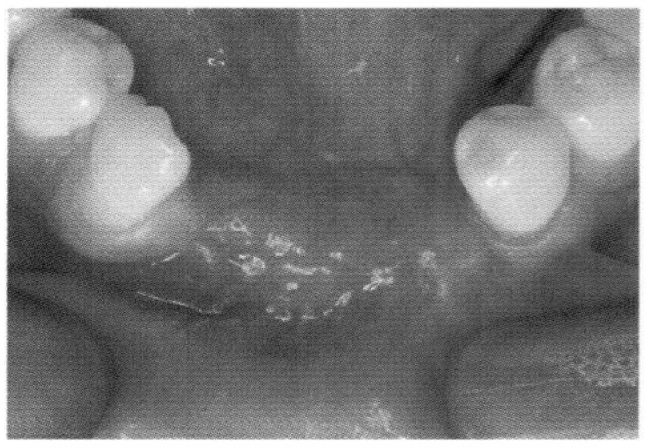
图8　夹层骨移植后6个月复查殆面像

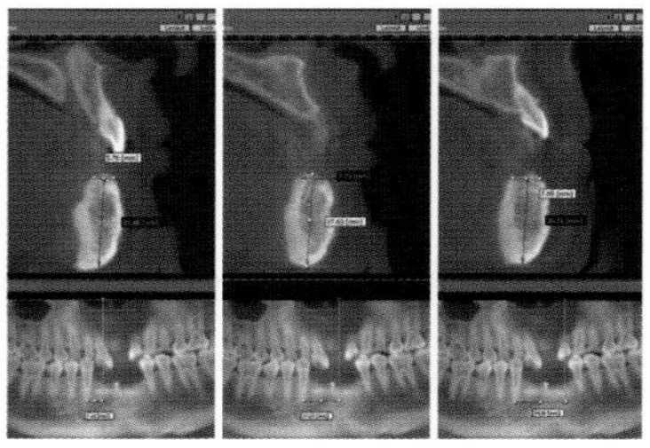
图9　夹层骨移植后6个月CBCT

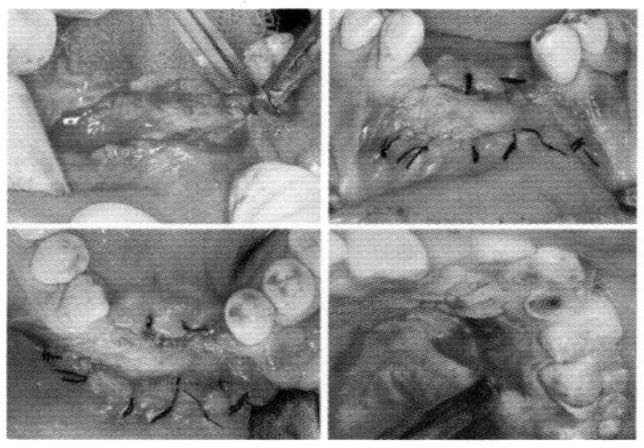
图10　游离龈移植手术

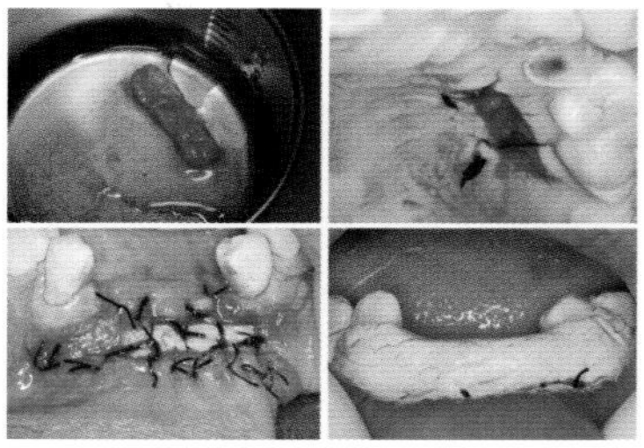
图11　游离半厚龈瓣缝合固定于受区，并依靠牙周塞治剂辅助固定

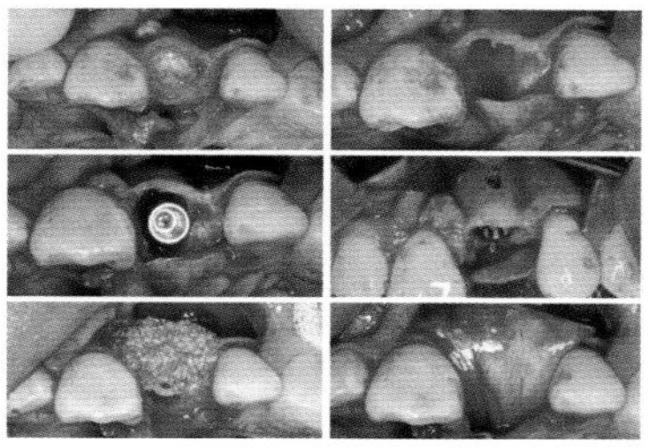

图12 21位点行即刻种植

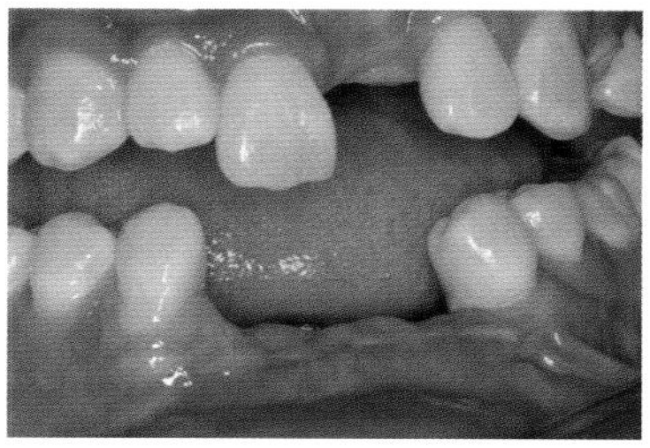

图13 游离龈移植后4个月复查口内像

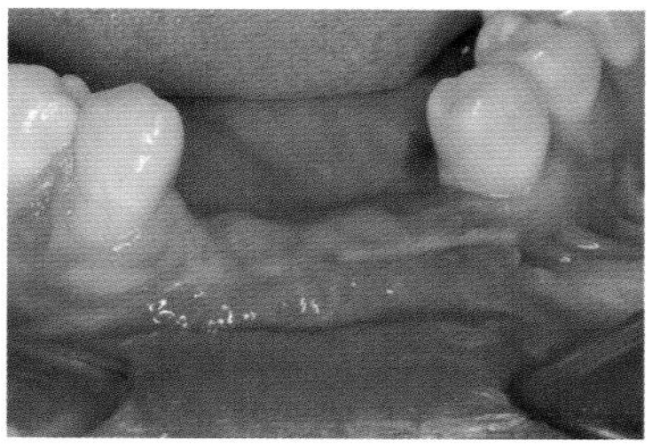

图14 游离龈移植后4个月复查殆面像

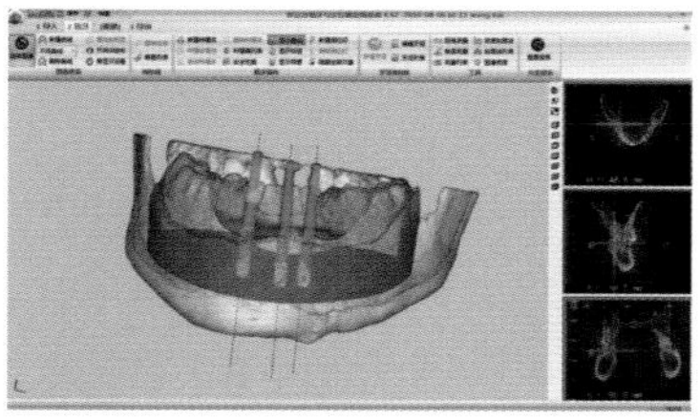

图15 将模型扫描的影像同CBCT影像在种植导板设计软件中整合

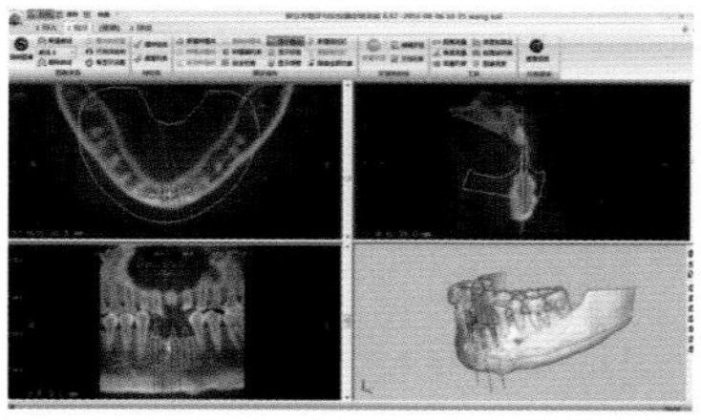

图16 根据整合后的骨量和修复体信息，设计种植体的数量、位置和方向

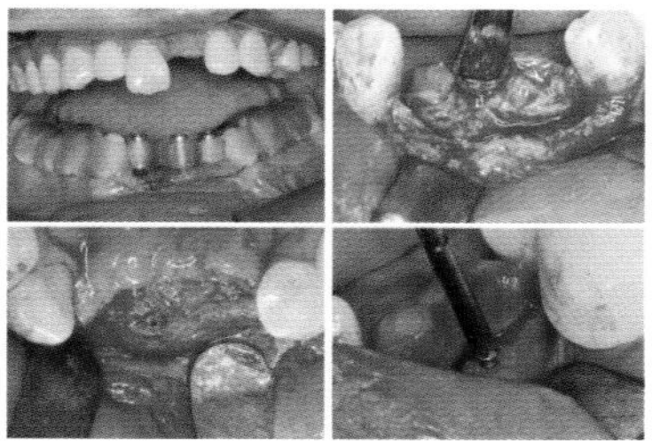

图17 手术时，导板先在口内进行试戴。于下颌缺牙区牙槽嵴顶切口，翻瓣后见骨膜钉，取出骨膜钉

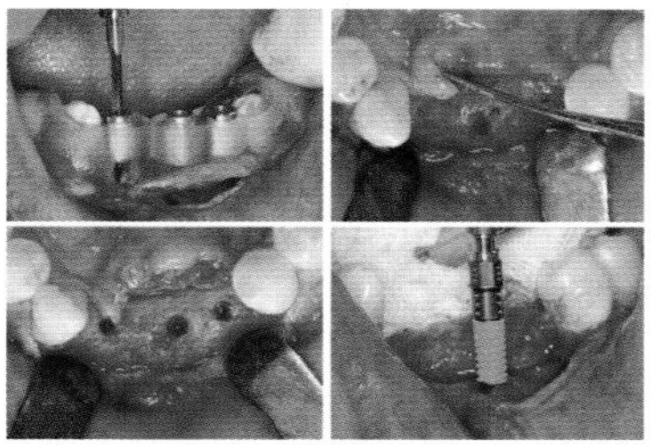

图18 外科导板口内就位后，定点、备洞。然后取下外科导板，逐级备洞

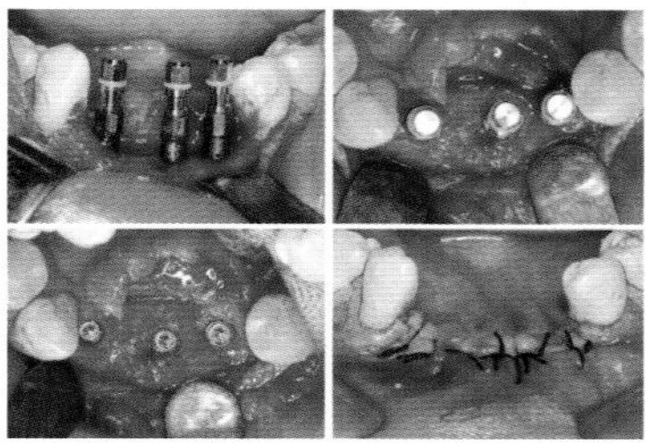

图19 最终于33、32、42植入种植体3颗，旋入覆盖螺丝，严密缝合

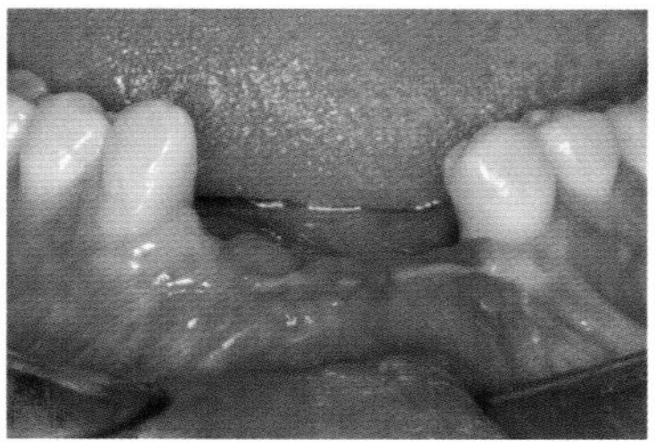

图20 种植手术4个月后复查口内像

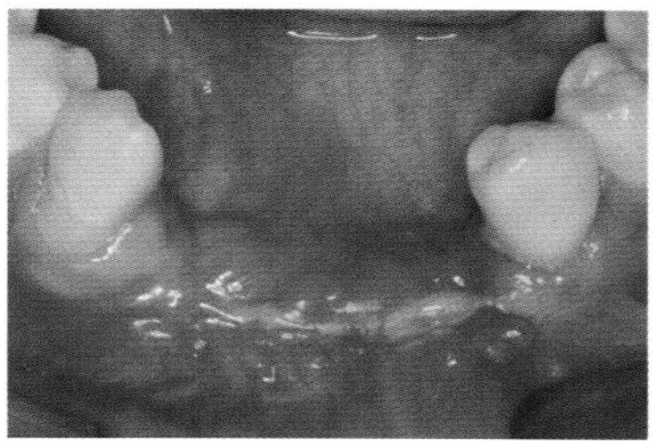

图21 种植手术4个月后复查殆面像

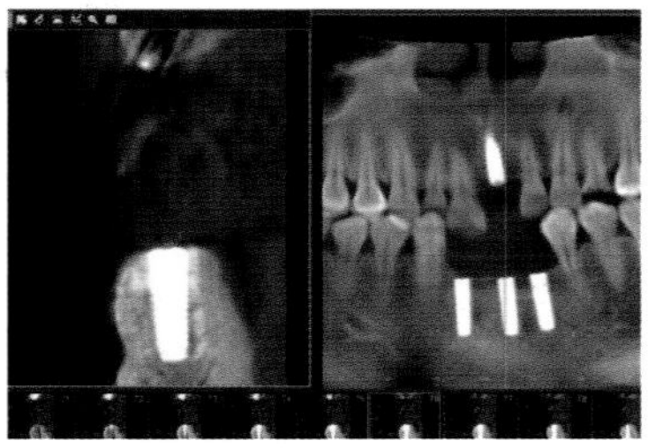

图22 种植手术4个月后复查CBCT

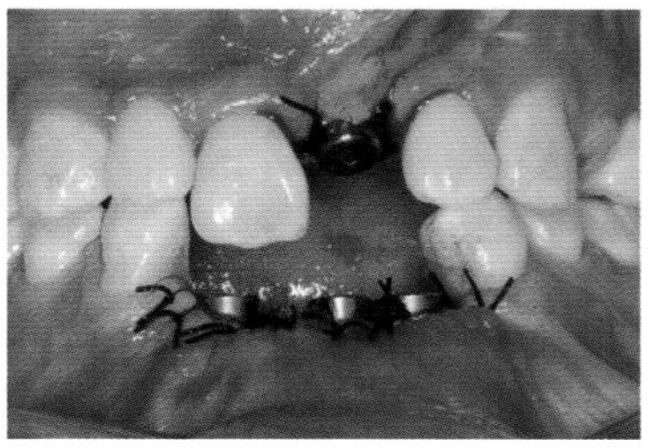

图23 行二期手术，更换愈合帽后严密缝合

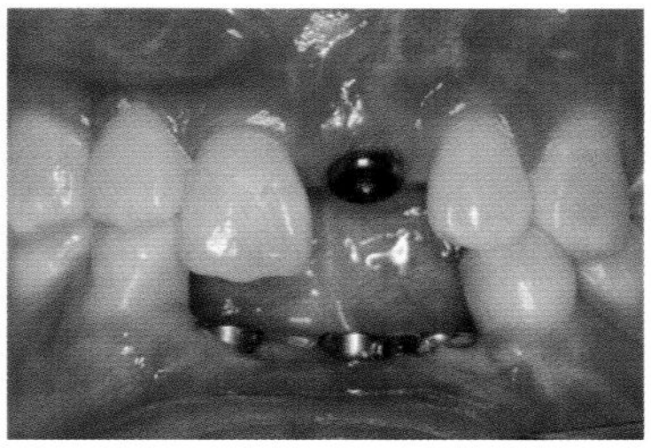

图24 二期手术后10天口内像

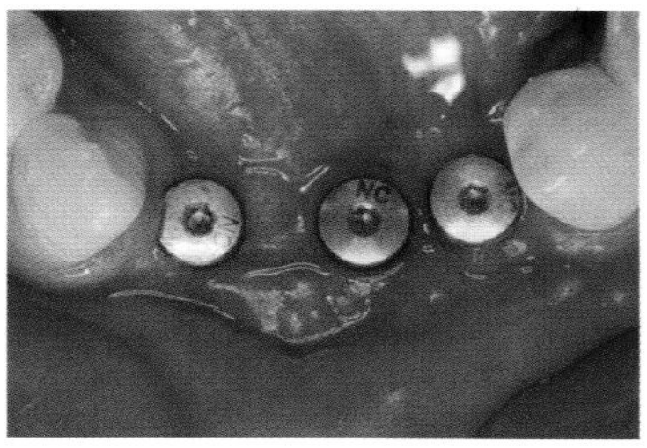

图25 二期手术后10天殆面像

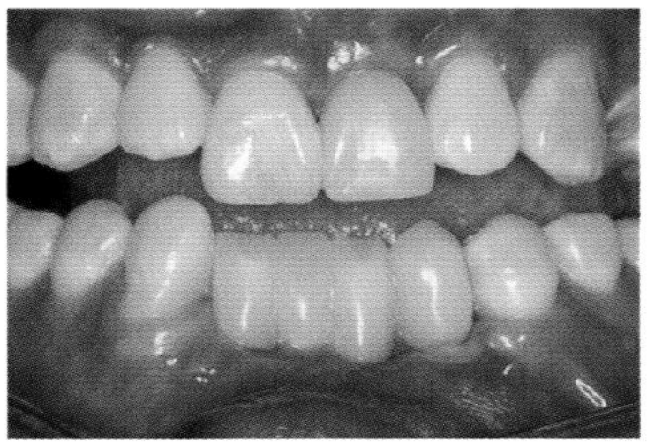

图26 种植体支持式临时修复体诱导牙龈成形

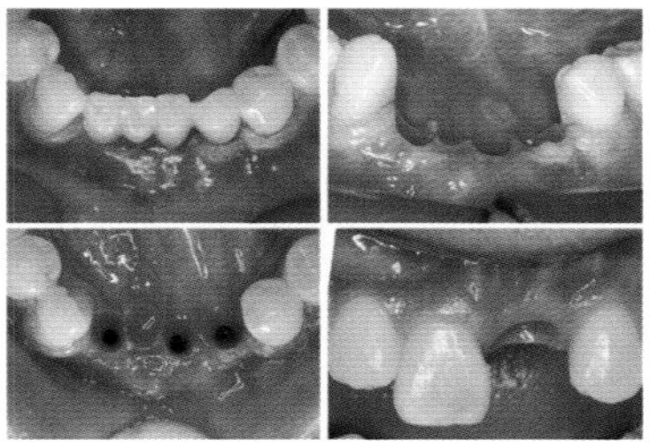

图27 二期手术后3个月，牙龈袖口较为理想

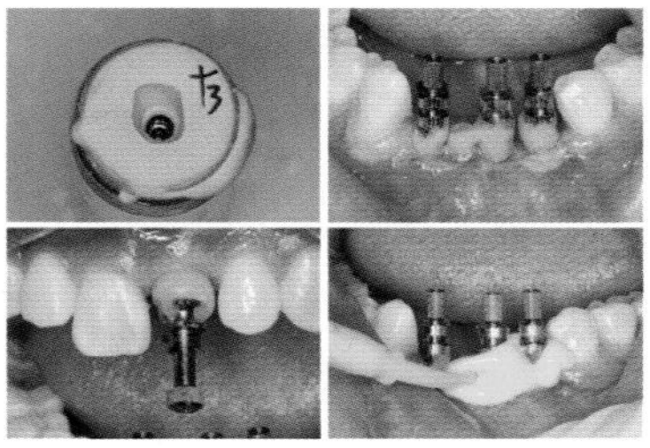

图28 制作个性化转移杆

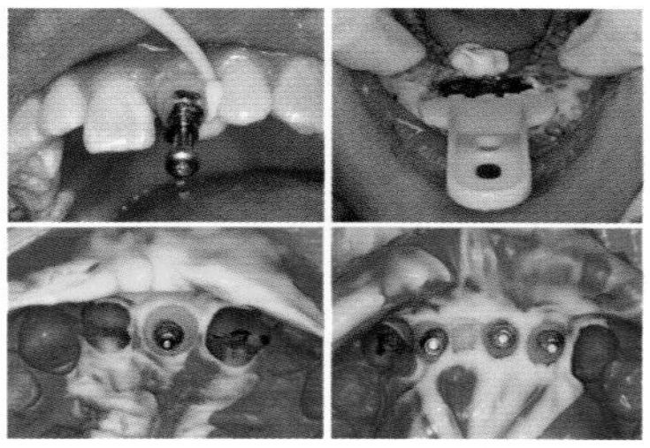

图29 个性化取模

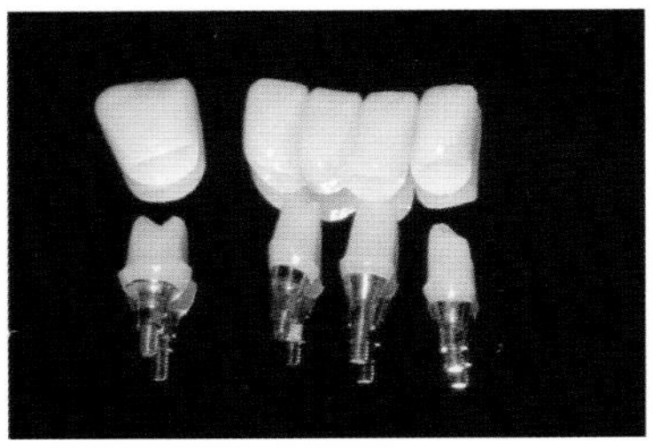

图30 制作全瓷修复体和基台

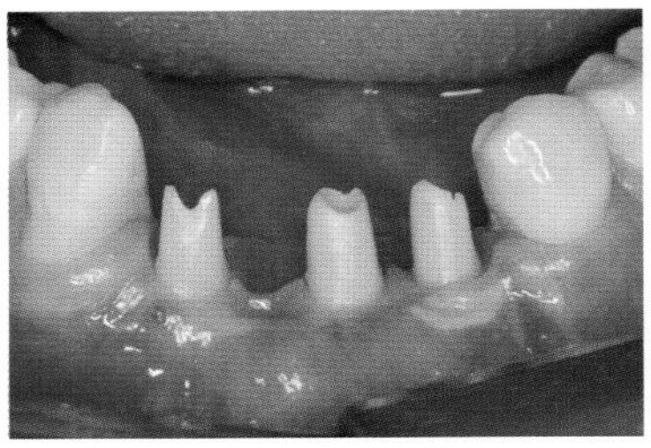

图31 基台戴入口内

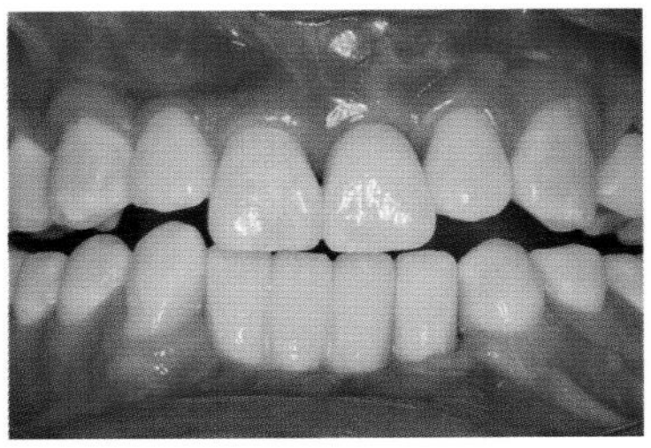

图32 最终修复体

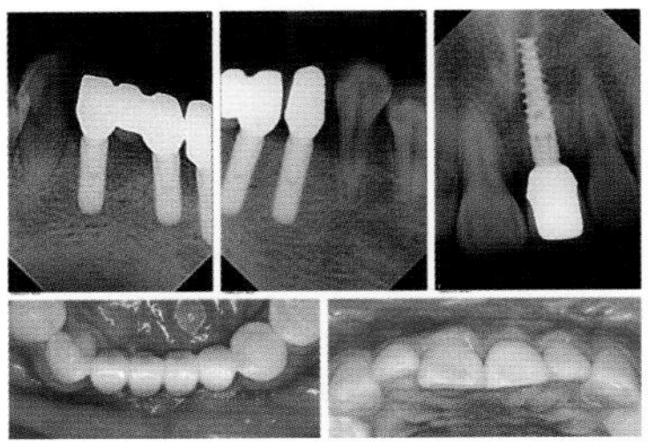

图33 戴牙后的X线片

三、讨论

本病例采用夹层骨移植联合游离龈移植恢复下前牙区的硬组织和软组织的复合缺损，并在种植手术时利用数字化外科导板进行引导，修复了下前牙区连续缺失，最终取得了较好的修复效果。

夹层骨移植也称为三明治骨移植，是一种将骨截断并移位，在断段之间植入自体骨或骨替代材料的骨移植方法。截断的骨块因仍然存在未剥离的软组织，可以继续向骨块提供血供。夹层骨移植的适应证包括：截断的牙槽嵴骨块必须有广泛附着的软组织提供血供；严重的垂直向牙槽嵴缺损；两颗以上缺牙间隙；同期植入种植体。本病例中采用的夹层骨移植方法与传统夹层骨移植有些许不同。传统夹层骨移植是将牙槽嵴垂直向完全截断，形成一个带有软组织附着的牙槽嵴骨块和颌骨基底骨床。而本病例采用的夹层骨移植，仅将牙槽嵴骨块于唇侧截断，舌侧并不完全截断，用双刃薄骨凿插入截骨线，撬动骨块，冠向移位，舌侧形成青枝骨折。这样不仅牙槽嵴骨块舌侧未剥离的黏骨膜可以保证局部血液供应，同时，舌侧骨板形成类似于骨折的愈合过程，使愈合速度加快。此外，本病例采用的取骨区和夹层植骨区位于同一个术区，这样就减少了供区取骨术后的并发症，同时也降低了患者的不适感和对手术的恐惧感。

本病例中，于种植手术之前预先进行游离龈移植，属于上皮性腭侧软组织移植。使用上皮性腭侧软组织移植处理牙龈黏膜缺损，多年来被证实是一个非常成功且可靠的手段。当缺牙的种植位点缺乏附着性龈组织时，应考虑在种植体植入8～12周前进行牙龈移植。腭黏膜是最普遍的供区来源，其中，前磨牙和磨牙腭侧的光滑面是首选供区。供区面积应和受植床大小尽可能匹配。种植体周围冠根向宽度预期至少5mm。如果移植物宽度不足（<3mm），会发生明显的移植组织收缩。本病例下前牙区缺乏附着性龈组织，于种植手术之前预先进行软组织移植，这样做不仅可以改善种植体植入时和骨结合阶段的软组织质量，还提高将来种植体周软组织的稳定性，重建种植体周围软组织结构。

如何按照以修复为导向的理念进行完善的术前设计和精准的外科操作是前牙区种植成功的关键。在本病例中，因患者缺牙间隙变小，患者又不接受正畸治疗，因此可以利用数字化外科导板来实现个性化的种植与最终修复。术前将修复体信息与患者的颌骨信息相整合，使修复体和骨量均可视化，可以确定种植体最理想的植入位置。手术中使用数字化外科导板提高种植体植入精度，以此来实现种植体最佳的三维位置和良好的修复效果以及长期可靠的稳定。

四、结论

夹层骨移植联合上皮性腭侧软组织移植可以有效地恢复软组织和硬组织的复合缺损，为种植修复创造条件。利用数字化外科导板可以进行个性化种植体，实现种植体最佳的三维位置和良好的修复效果。

参考文献

[1] Tymstra N, Raghoebar GM, Vissink A, et al. Treatment outcome of two adjacent implant crownswith different implant platform designs in the aesthetic zone: a 1-year randomized clinical trial[J]. J ClinPeriodontol, 2011,38(1):74-85.

[2] BuserD,ChoJY,Yeo ABK.Surgical Manual of Implant Denyistry.Step-by-step Procedures[M].Berlin:Quintessence Publishing,2007.

[3] 宿玉成. 口腔种植学[M]. 2版. 北京:人民卫生出版社,2014.

[4] 张健,王庆福,王艳颖,等. 口腔种植与精密修复数字化导板在口腔种植中的应用[J]. 中国实用口腔科杂志，2014,7(3):129-133.

美学区全程数字化种植修复1例

田园　张智　陈骏辉　莫安春

摘要

目的：数字技术已广泛应用口腔种植领域，数字化手术导板及口内扫描技术已成为提高治疗效率、精确度，降低患者不适感的有效方法。拔牙后牙槽窝周围骨质存在不同程度的生理性吸收，医生必须根据位点拔牙前状态、拔牙后可能出现的拔牙窝三维变化、拟议治疗方案的可预期性和相关的并发症风险，认真权衡功能、美学需求和缩短治疗周期。本文将对1例数字化种植外科导板引导下，美学区域即刻种植、早期种植，种植修复与传统固定修复联合治疗的病例进行介绍。**材料与方法**：患者男性，58岁，主诉"右上前牙咬合不适，左上前牙缺失3个月，要求种植修复"。CBCT示：11金属桩+烤瓷冠修复，根尖吸收。21根管治疗术后，金属桩+树脂修复；22缺失，可见拔牙窝轮廓。11拔牙后即刻植入NobelActive 3.5mm×15mm植体，22位点早期植入NobelActive 3.5mm×15mm植体。术后11、22即刻修复。术后6个月行21牙体预备，数字化口扫取模，行11～22单冠修复。**结果**：即刻种植与早期种植软硬组织均愈合良好。种植修复与传统固定修复均表现出良好的修复效果。**结论**：数字化外科导板与口内扫描技术提高了种植手术、修复的精确度及治疗效率、降低患者不适感。即刻种植即刻修复是预防拔牙后牙槽窝自然愈合过程中生理性吸收的重要手段，能为后期种植手术提供良好的条件，且即刻种植即刻修复与拔牙后3个月早期种植的传统方法无明显差异，缩短患者美学区缺牙时间。根据患者不同情况制订不同修复方案，种植修复与传统固定修复均获得良好的效果。

关键词：数字化导板；即刻种植；早期种植；即刻修复

数字技术已广泛应用口腔种植领域，特别是口内和模型扫描及计算机辅助设计（computer-aided design，CAD）与计算机辅助制作（computer-aided manufacture，CAM）等技术应用于种植手术及修复过程，提高口腔种植的治疗效果与效率、降低种植治疗并发症的发生率。数字化手术导板是以修复为导向，使种植修复简单化、准确化、美学化且数字化辅助植入植体有较高的存活率。CAD/CAM取模较传统取模方式有更高的效率、精确性和舒适度。

经典的种植修复程序要求拔牙后2～4个月植入种植体，再经过 3～6个月的愈合期方可进行修复。美学区域长期缺牙给患者带来困扰和焦虑。即刻种植即刻修复可缩短疗程，在一定程度上减轻了患者的痛苦，同时减少拔牙后牙槽骨生理性吸收造成的种植区骨量不足，利于将种植体植入理想长轴位置，减少种植窝预备中对局部骨的损伤，保持软组织的自然形态。大量文献证明只要病例选择合适，精确操作，修复设计合理，即刻种植成功率达92%～100%，与延期种植成功率没有明显的差异，即刻种植也可以获得成功的骨结合。

作者单位：四川大学华西口腔医院

通讯作者：莫安春；Email: moanchun@163.com

一、材料与方法

1. 病例简介　58岁男性患者。主诉"右上前牙咬合不适，左上前牙缺失3个月，要求种植修复"。口内检查见：患者口腔卫生差，中线偏右，中弧线形，中厚牙龈生物型，牙冠形态呈方圆形，高位笑线。11烤瓷冠修复，龈缘见青灰色染色，伴咬合痛（+）、叩痛（+），Ⅲ度松动；21树脂修复，切端漏金属色，左上龈缘吸收，修复颜色不佳，无明显不适；22缺失，唇侧见轻度软组织凹陷。患区软组织基本完整（图1、图2）。CBCT示：11牙金属桩+烤瓷冠修复，根尖吸收。牙槽嵴唇舌向宽度为9.81mm，近远中宽度为8.21mm，唇侧骨壁厚度2.01mm；21根管治疗术后，金属桩+树脂修复；22缺失，可见拔牙窝轮廓，周围骨壁完整，牙槽嵴唇舌向宽度为9.53mm，近远中宽度为6.81mm，唇侧骨壁厚度为1.78mm（图3）。既往史：患者平素体健，自诉无全身系统性疾病及传染性疾病，无过敏史。自诉有吸烟等不良生活习惯。

2. 诊断　11根尖周炎；21不良修复体；牙列缺损。

3. 治疗计划

（1）治疗方案：11根尖吸收伴咬合痛、Ⅲ度松动，无保留意义，且11位点骨量充足，考虑到拔牙后唇侧骨板吸收及美学效果，选择拔除患牙，即刻种植，术后即刻行种植体支持式临时义齿修复。

22拔牙术后3个月，口内见位点软组织愈合良好，根方唇侧软组织轻度凹陷，CBCT示牙槽嵴骨量较充足，唇侧骨壁完整，可保证种植体初期稳定性，故选择22早期种植，术后即刻行种植体支持式临时义齿修复。

21无明显临床症状，影像学检查无明显异常，龈缘轻度吸收，树脂修复区域变色，美观性较差，选择术后6个月全瓷冠修复。

（2）数字化导板设计：将CBCT Dicom数据和口内扫描（图4～图6）数据（3Shape，丹麦）重叠，导入Simplant（Materialise Dental，比利时），设计数字化外科导板。遵照生产商推荐的种植体外科植入手册，于11、22位点分别植入NobelActive种植体3.5mm×15mm（Nobel Biocare，瑞典）。3D打印数字化导板。

4. 治疗过程

（1）拔除患牙及种植体植入：麻醉下不翻瓣微创拔除11，去除炎性肉芽组织，生理盐水冲洗牙槽窝。患者试戴数字化外科导板，导板就位良好，数字化导板引导下，11、22位点先锋钻，序列钻逐级备洞，收集自体碎骨屑。11、22位点分别植入NobelActive植体3.5mm×15mm（Nobel Biocare，瑞典）。11位点回填自体骨及Bio-Oss骨粉。植体初期稳定性良好（图7～图13）。种植术后CBCT示：11、22位点植体位置、方向、深度良好，与数字化导板设计一致。植体牙槽嵴水平，均存在大于1.5mm的唇侧骨板。

（2）种植体支持式临时义齿即刻加载：口内制作临时义齿：种植体植入后，连接临时基台，使用光固化流体树脂复制穿龈形态，保证暂冠与种植体颈缘密合，塑料牙面+自凝树脂口内制作牙冠形态，并在初凝后修整外形，磨除多余自凝树脂，减少对牙龈的刺激。试戴就位后检查邻接关系及咬合关系。就位良好后调𬌗，正中𬌗不存在早接触（图14～图20）。

（3）术后6个月21牙牙体预备+口内扫描取模：术后6个月CBCT示：植体周围硬组织愈合良好。11位点牙槽嵴唇舌向宽度为2.16mm，22位点牙槽嵴唇舌宽度为1.82mm，无明显骨吸收（图21、图22）。口内见软组织愈合良好，色泽呈粉红色，牙间乳头充满相邻牙齿接触区下方的间隙，牙龈缘呈现连续、起伏的扇贝状；游离龈菲薄而紧贴牙面，附着龈质韧、表面有橘皮样的点彩。11、22位点软组织塑形效果良好，有良好的唇侧丰满度（图23～图25）。21牙预备。旋下临时修复体，口内扫描仪（3Shape，丹麦）取模（图26～图28）。扫描完成后，塑凝树脂口内制作临时义齿修复（图29、图30）。

（4）最终修复体戴入：2周后，试戴ASC全瓷基台一体化冠及全瓷冠。就位后查方向和间隙良好，调𬌗，正中𬌗不存在早接触，保持最大牙尖交错𬌗，侧方𬌗、前伸𬌗无𬌗干扰，侧方𬌗运动保证组牙功能𬌗。抛光。患者满意后，11、22扭矩扳手加力至35N·cm，置棉球，3M树脂充填螺丝孔，螺丝固位。213M粘接剂粘接固位（图31～图39）。

（5）相关器材：NobelActive系统植体（Nobel Biocare，瑞典）；口内扫描仪（3 Shape，丹麦）；Bio-Oss骨粉（Geistlich，瑞士）；光固化流体树脂（3M，美国）；数字化导板工具盒。

二、结果

通过对患者跟踪随访，即刻种植、早期种植均表现出良好的软硬组织愈合。种植修复、传统固定修复体均表现出良好的稳定性，无压痛及其他不适，牙龈未见明显红肿或萎缩。术后6个月CBCT显示，种植体周围骨结合良好，无明显骨吸收。

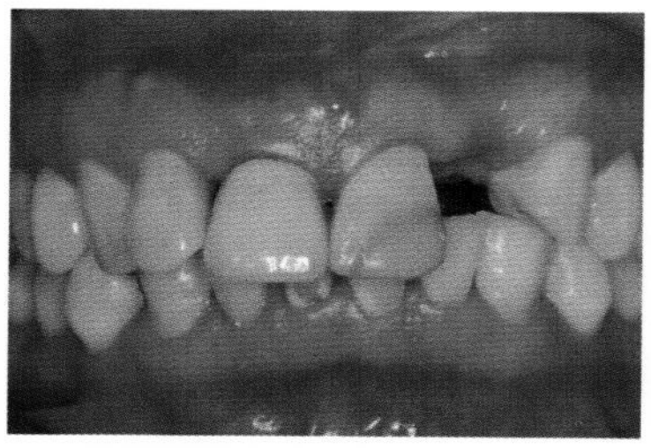
图1 术前口内正面像

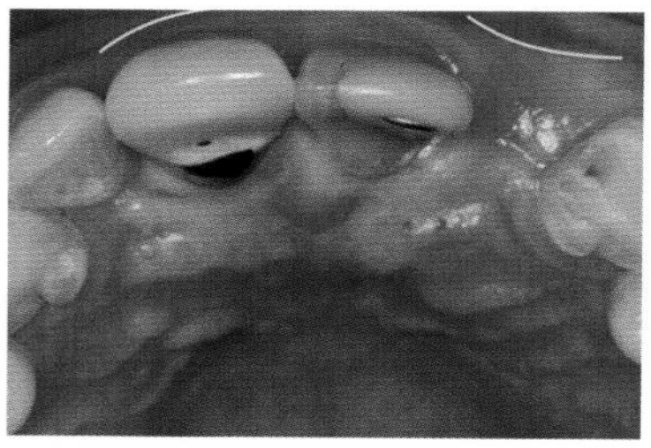
图2 术前口内𬌗面像

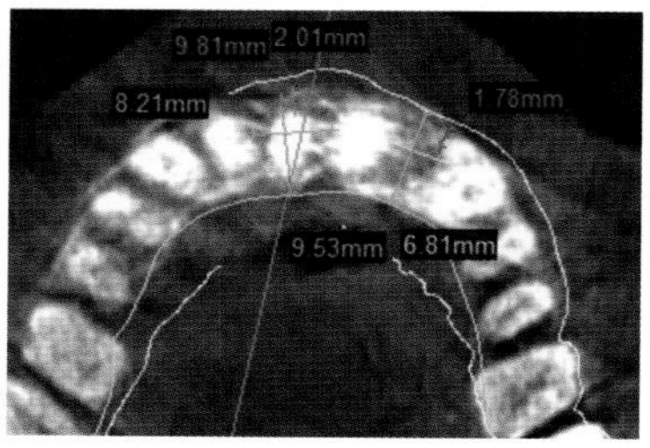

图3 术前CBCT

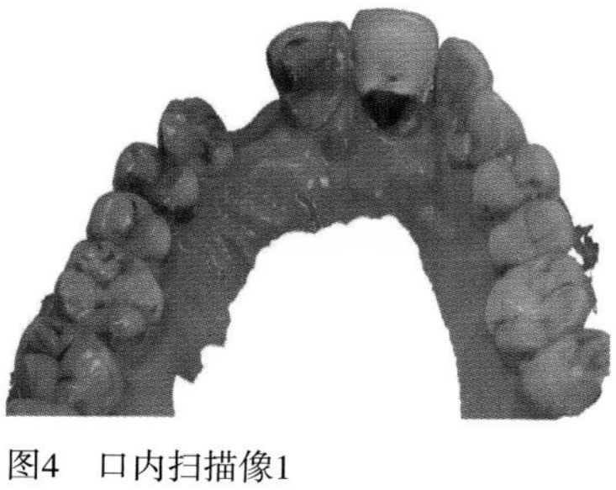
图4 口内扫描像1

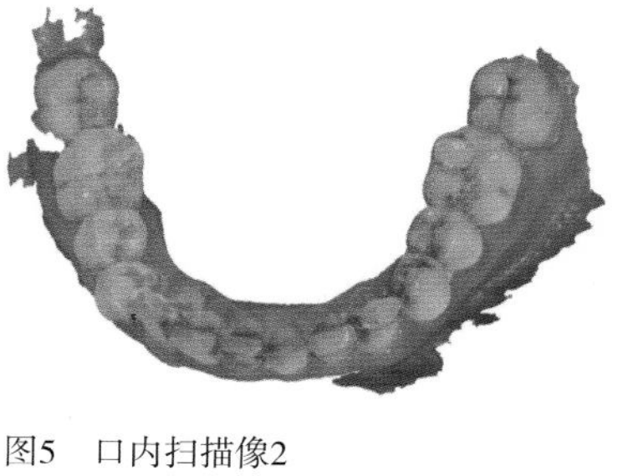
图5 口内扫描像2

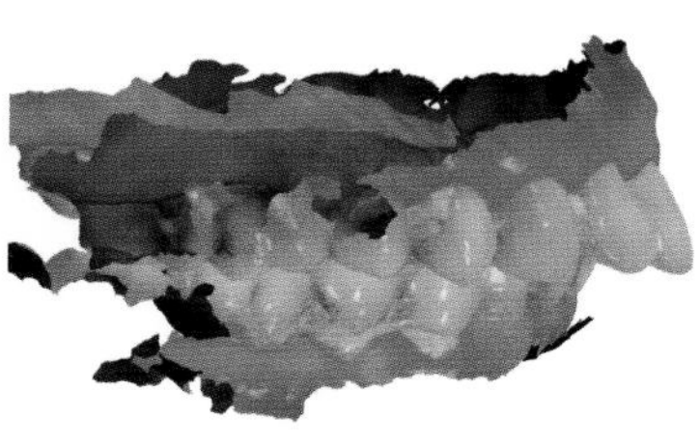
图6 口内扫描像3

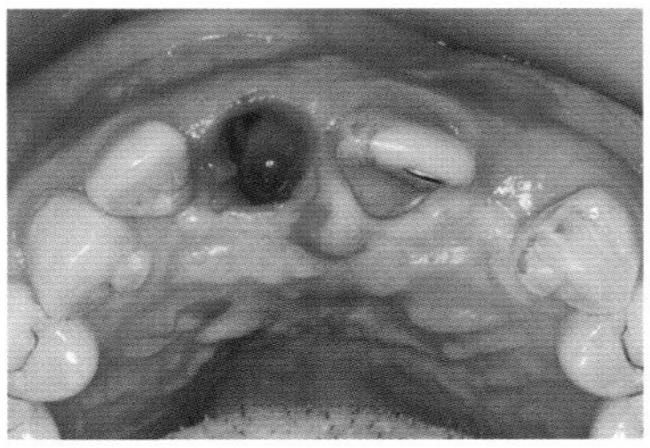
图7　微创拔除11

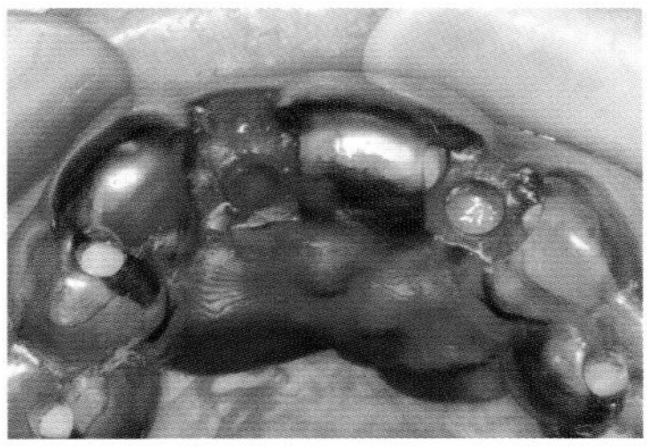
图8　数字化外科导板试戴

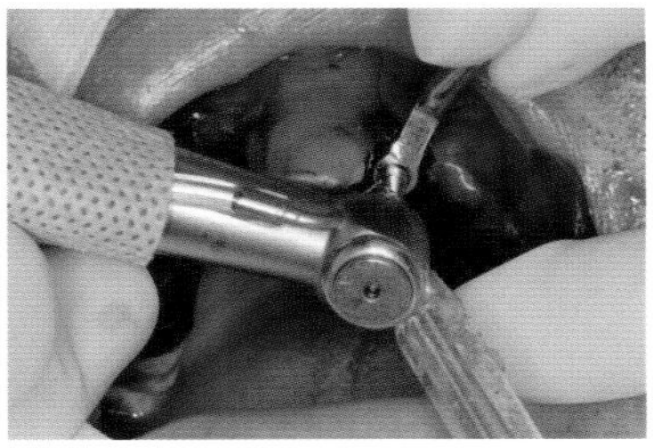
图9　数字化外科导板下先锋钻、扩孔钻逐级预备

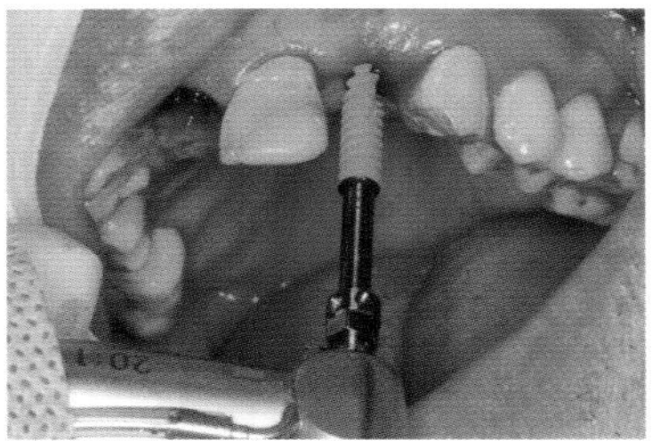
图10　植入种植体

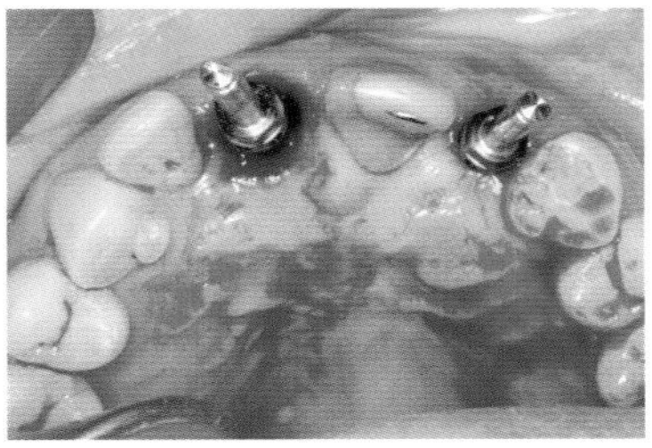
图11　引导杆示植体方向良好

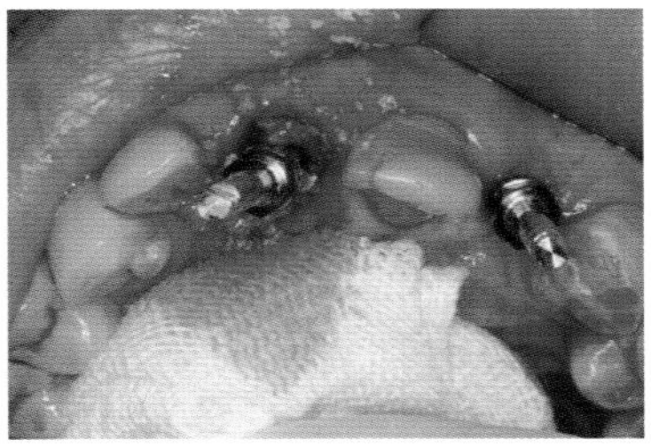
图12　11位点Bio-Oss骨粉充填拔牙窝1

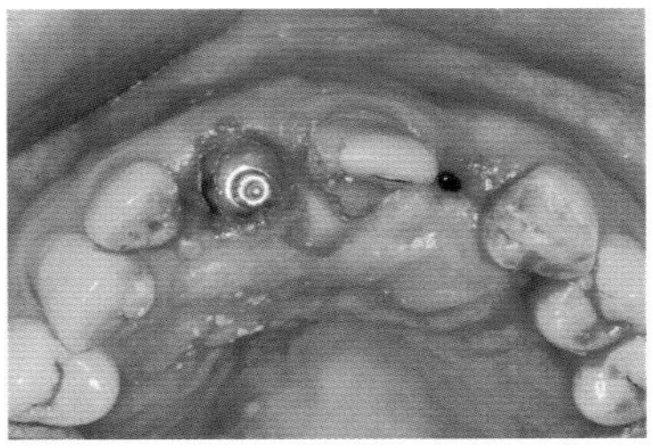
图13　11位点Bio-Oss骨粉充填拔牙窝2

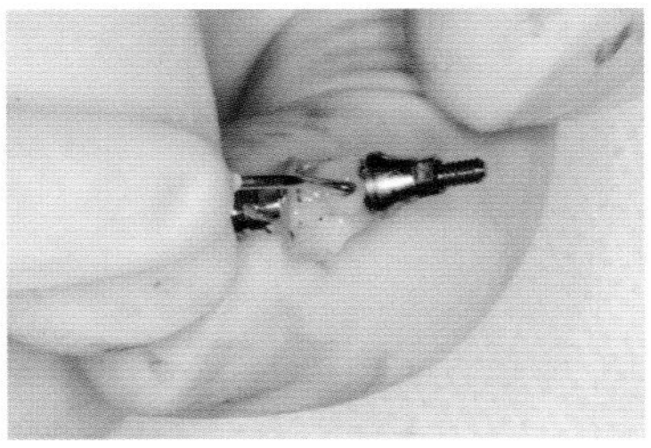
图14　流动树脂复制穿龈形态

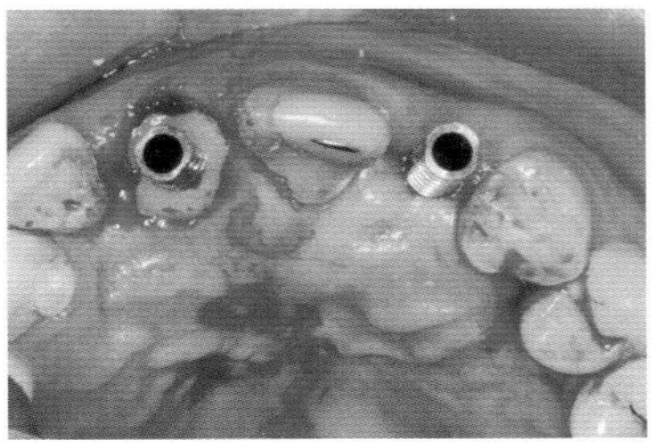
图15　连接临时基台𬌗面像

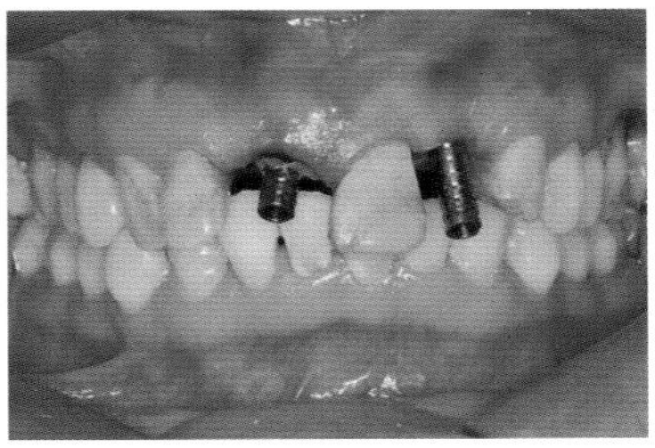
图16　连接临时基台正面像

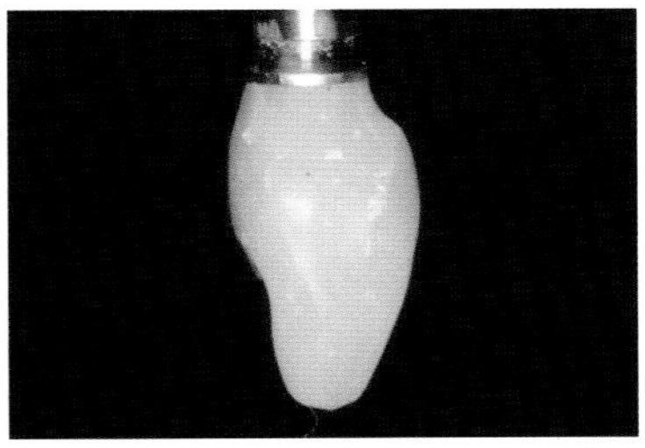
图17　塑料牙面+自凝树脂塑形1

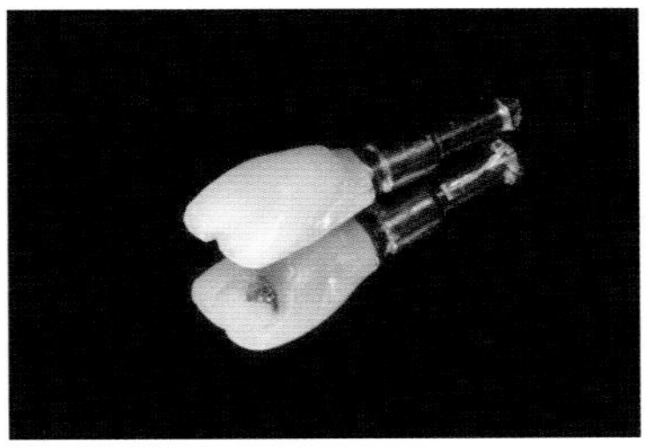
图18　塑料牙面+自凝树脂塑形2

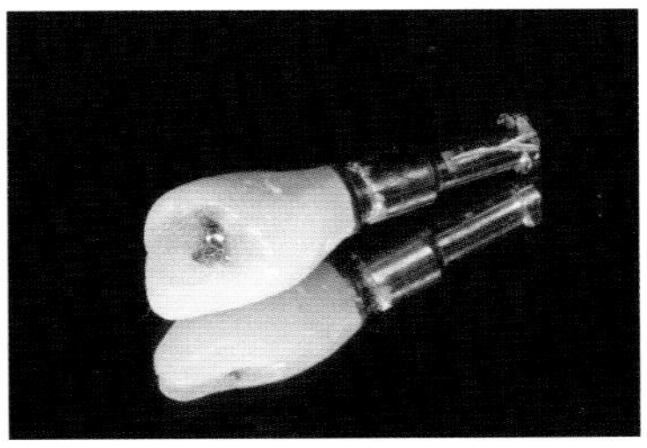
图19　塑料牙面+自凝树脂塑形3

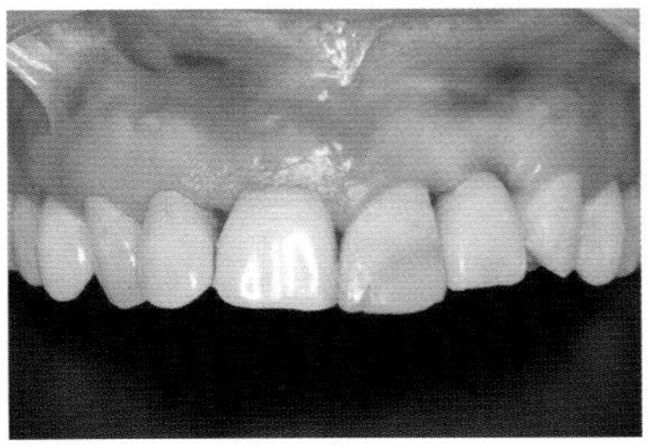
图20　即刻修复口内像

三、讨论

1. 拔牙后种植时机　《国际口腔种植学会（ITI）口腔种植临床指南：拔牙位点种植各种治疗方案》书中认为，医生须根据位点拔牙前状态、拔牙后可能出现的拔牙窝三维变化、拟议治疗方案的可预期性和相关的并发症风险，认真权衡功能、美学需求和缩短治疗周期的期望，建议拔牙后种植体植入的最佳时机。患牙拔除后周围骨质出现快速吸收，可能无法提供足够的骨量，影响种植体初期稳定性。有研究认为，后牙区拔牙位点愈合12个月时牙槽嵴宽度约降低50%，其中2/3的变化是发生在前3个月。前牙美学区域唇侧骨板较舌侧骨板薄，且冠方多为束状骨，故唇侧骨板吸收较为活跃。美学区域拔牙后的早期骨吸收，不但影响植体的初期稳定性，也导致唇侧丰满度不足、基台暴露等风险，美学风险加大。故即刻种植即刻修复可稳定美学区域唇侧骨量，缩短治疗时间。本例治疗11位点为即刻种植即刻修复，22位点为早期种植即刻修复，6个月后修复及种植体骨结合均表现出良好效果，无明显差异。但即刻种植即刻修复缩短患者缺牙时间，更加适合美学区的治疗。

2. 数字化种植　数字化对于提高口腔种植的治疗效果与效率、降低种植治疗并发症的发生率起到了积极的推动作用。口腔种植在临床治疗过程中不同程度地引入数字化程度高的放射线扫描、口腔内和模型扫描及计算机辅助设计（computer-aided design，CAD）与计算机辅助制作（computer-

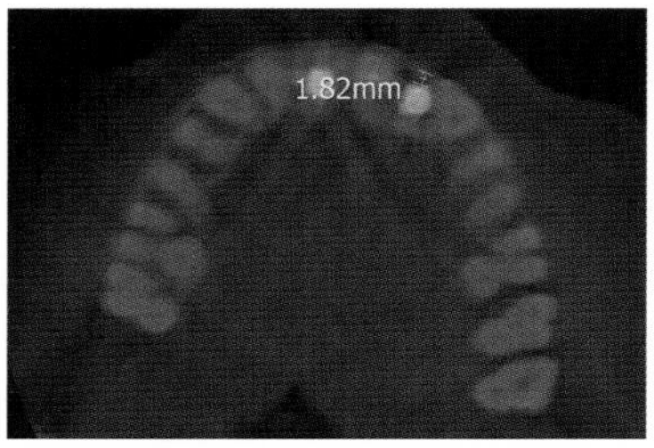

图21　术后6个月CBCT1

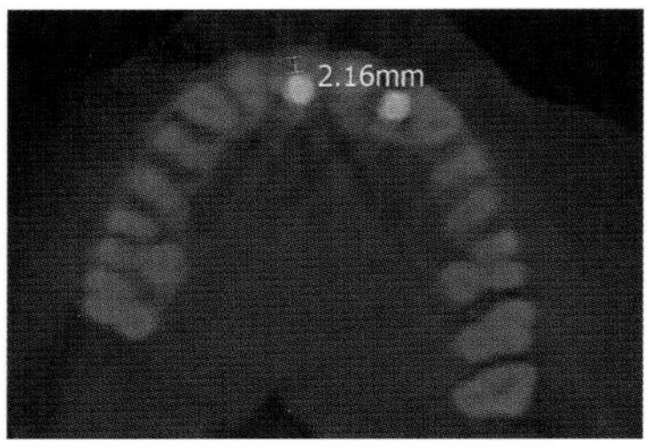

图22　术后6个月CBCT2

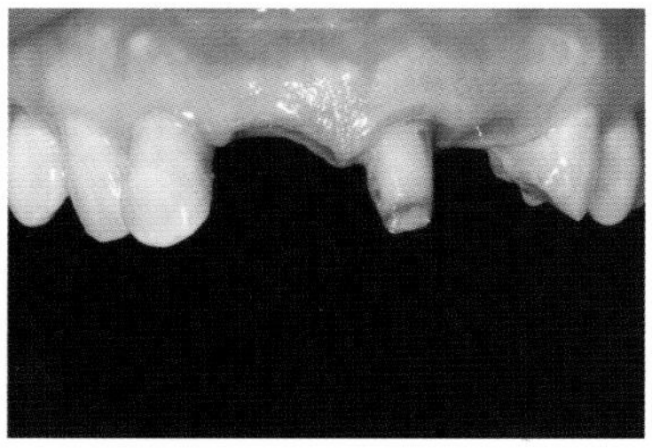
图23　术后6个月口内正面像

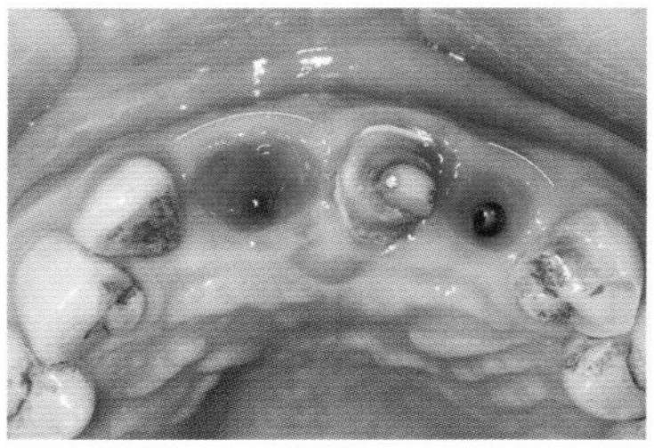
图24　术后6个月口内殆面像

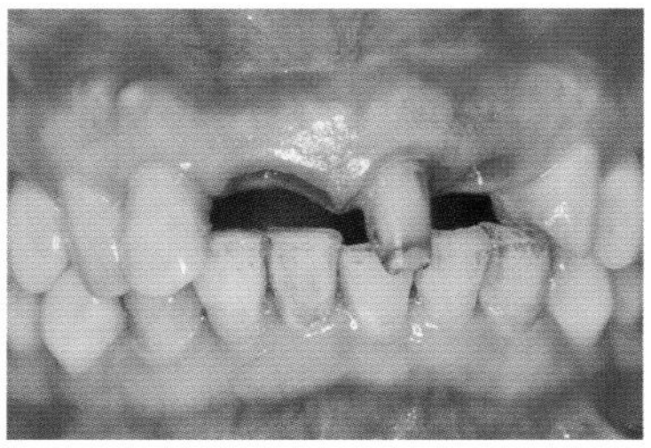
图25　术后6个月口内咬合像

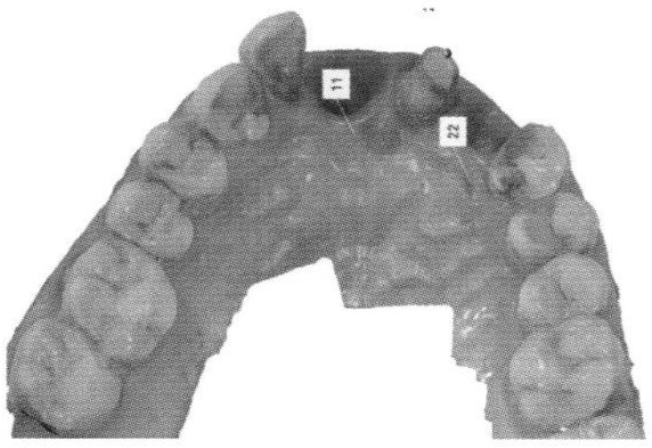

图26　口内扫描取模1

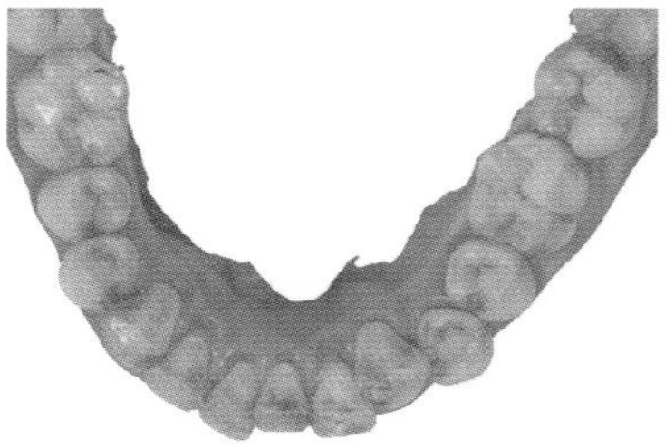
图27　口内扫描取模2

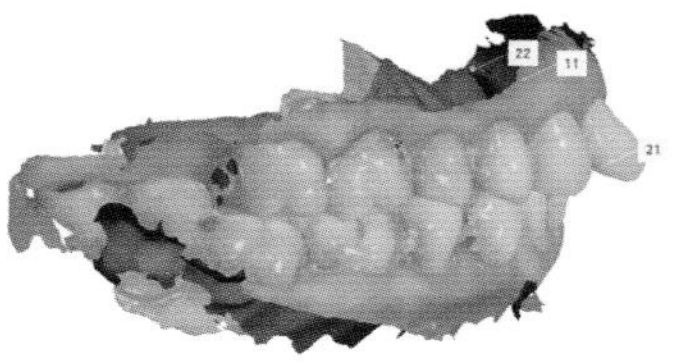
图28　口内扫描取模3

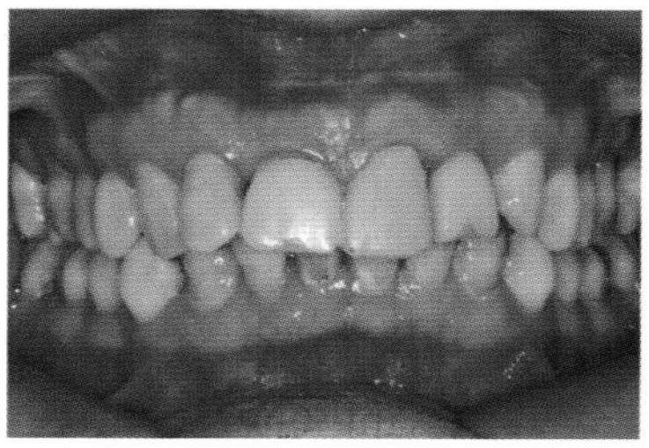
图29　塑凝树脂暂冠修复1

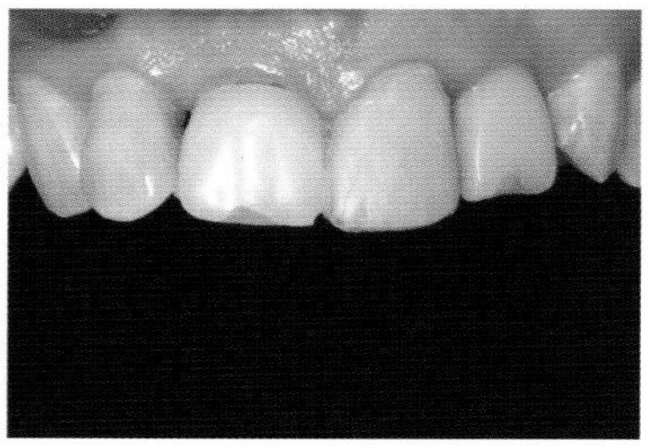
图30　塑凝树脂暂冠修复2

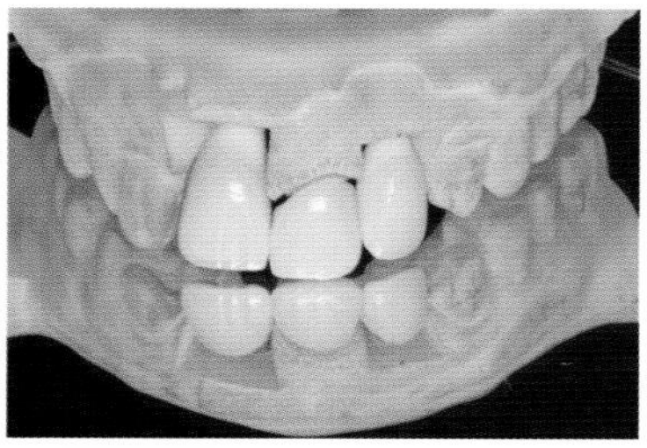
图31　3D打印模型及最终修复体制作1

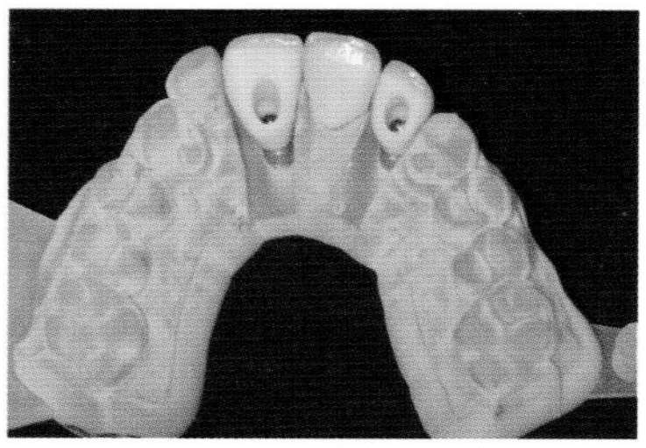
图32　3D打印模型及最终修复体制作2

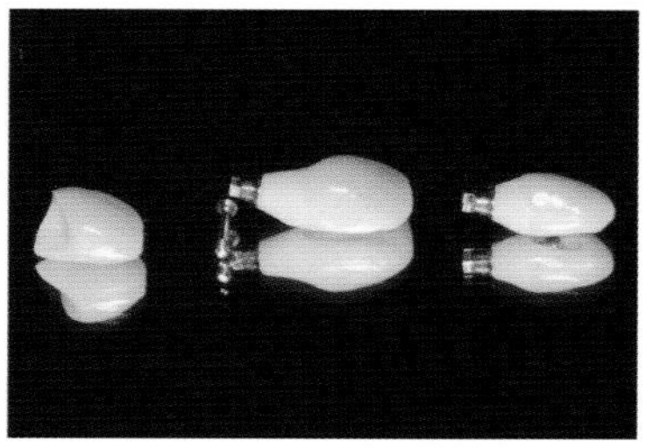
图33　3D打印模型及最终修复体制作3

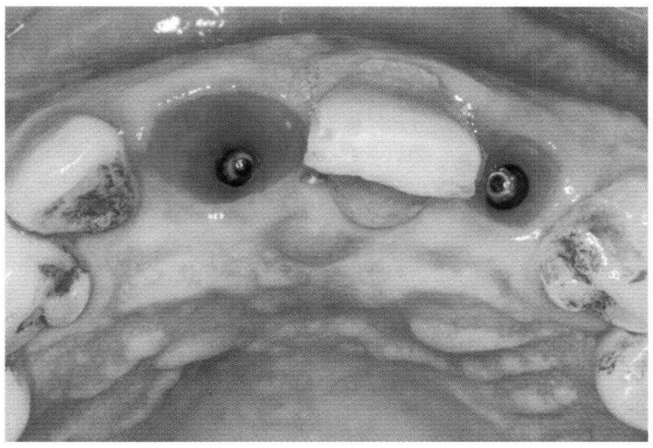
图34　最终修复完成，戴牙前

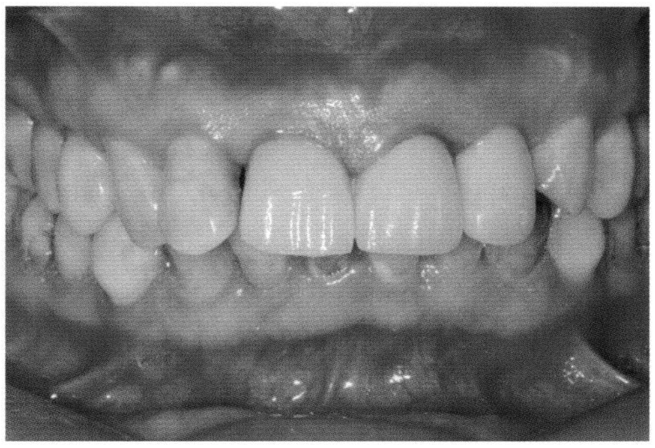
图35　最终修复完成，咬合像

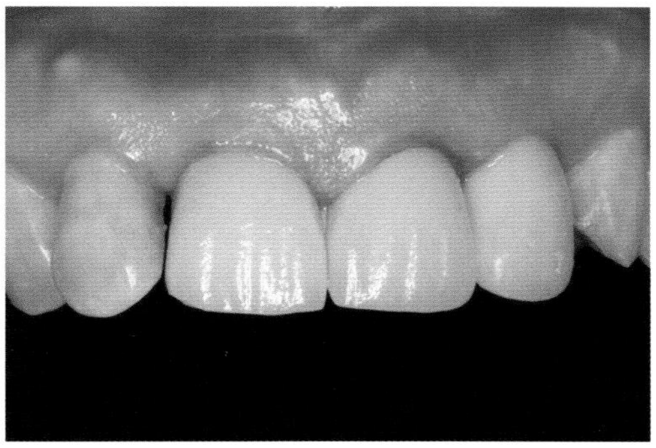
图36　最终修复完成，正面像

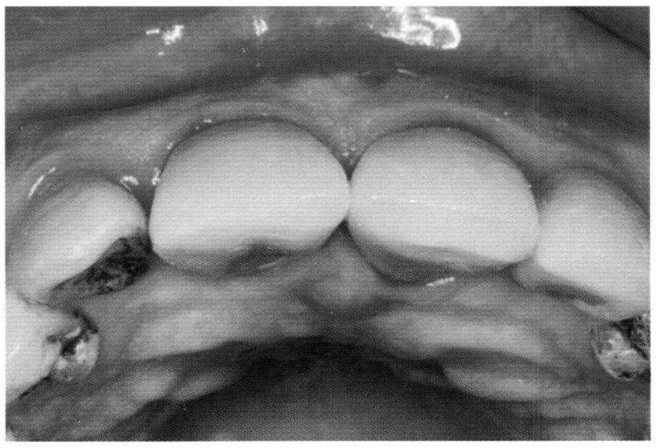
图37　最终修复完成，殆面像

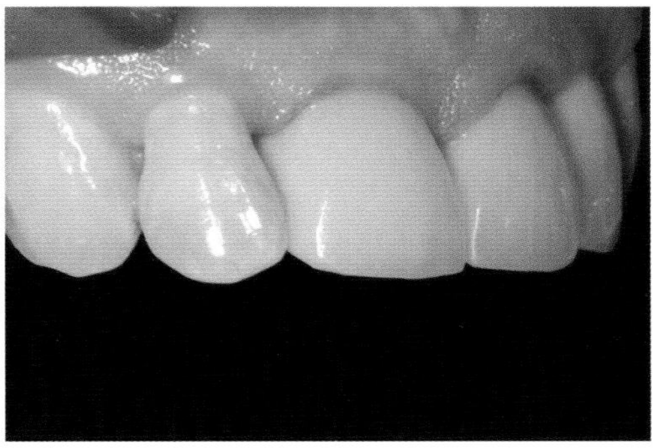
图38　最终修复完成，侧面像

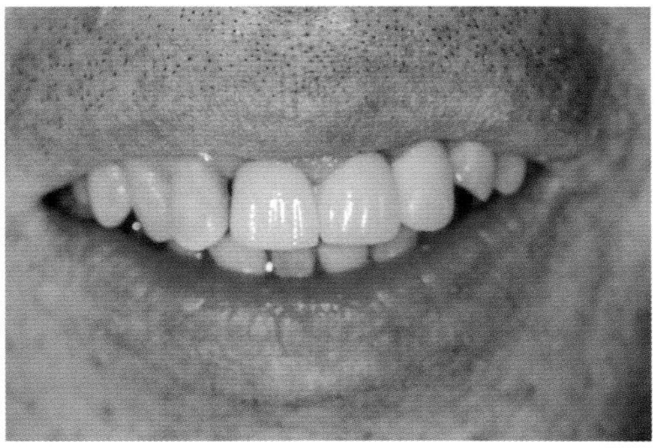
图39　最终修复完成，微笑像

aided manufacture，CAM）等高科技与设备，有助于提高种植治疗效果与效率、减少种植治疗并发症。有研究指出，口内扫描技术较传统取模方法大幅度缩短治疗时间，提高舒适度，易被患者接受。同时，Syrek等学者通过体内试验运用口内扫描和传统印模方法比较全瓷单冠适合性；口腔内数字化印模比传统的印模精确性更高，有更好的邻接关系。目前口腔内数字化印模仍然存在一些问题：①一些口内扫描仪需要先在牙齿上撒一层粉末，那么粉末厚度的不均匀将会造成牙齿轮廓的轻微变形。②在扫描过程中扫描头的位移将会影响扫描结果的准确性。

参考文献

[1] 宿玉成. 浅谈数字化口腔种植治疗[J]. 中华口腔医学杂志, 2016, 51(4):194–200.

[2] Schneider D, Marquardt P, Zwahlen M, et al. A systematic review on the accuracy and the clinical outcome of computer–guided template–based implant dentistry[J]. Clinical Oral Implants Research, 2009, 20 Suppl 4(s4):73.

[3] Finelle G, Lee S J. Guided Immediate Implant Placement with Wound Closure by Computer–Aided Design/Computer–Assisted Manufacture Sealing Socket Abutment: Case Report.[J]. International Journal of Oral & Maxillofacial Implants, 2017, 32(2):e63.

[4] Guzzo F, De LG, Barnaba P, et al. Cad–cam procedure and implant–prosthetic rehaBilitation[J]. Case report, 1974(1):27–32.

[5] Brånemark PI, Hansson BO, Adell R, et a1. Osseointegrated implants in the treatment of the edentulous iaw. Experience from a 10–year period[J]. Seand J Hast Reconstr Surg Suppl, 1977, 16: 1–132.

[6] Bartee BK. Extraction site reconstruction for alveolar ridge preservation. Part 1: Rationale and materials selection[J]. J Oral Implantol, 2001, 27: 187–193.

[7] AC Freitas Junior, MC Goiato, EP Pellizzer. Aesthetic approach in single immediate implant–supported restoration[J]. J Craniofac Surg, 2010,21(3): 792–796 .

[8] Buser D. ITI Treatment Guide: Implant Placement in Post–extraction Sites: Treatment Options 3[J]. Catholic New Times, 2008, 3(March 6).

[9] Schropp L, Wenzel A, Kostopoulos L, et al. Bone healing and soft tissue contour changes following single–tooth extraction: a clinical and radiographic 12–month prospective study[J]. International Journal of Periodontics & Restorative Dentistry, 2003, 23(4):313.

[10] Sang JL, Gallucci GO. Digital vs. conventional implant impressions: efficiency outcomes[J]. Clinical Oral Implants Research, 2013, 24(1):111 – 115.

[11] Syrek A, Reich G, Ranftl D, et al. Clinical evaluation of all–ceramic crowns fabricated from intraoral digital impressions based on the principle of active wavefront sampling[J]. Journal of Dentistry, 2010, 38(7):553–559.

数字化导板引导下前牙骨撑开和即刻种植

光梦凯[1,2] 田梓竹[1,3] 杨士毅[1,4] 刘杨[1,5] 班宇[1]

摘要

目的：探讨美学区多牙缺失伴水平骨量不足的牙支持式数字化种植治疗。**材料与方法：**对上前牙多牙缺失伴骨量不足的患者进行临床检查，拔除13残根，通过分析术前CBCT影像，制作牙支持式数字化外科导板，辅助11、13、14区扩孔备洞，骨撑开骨挤压，引导性骨再生及植入种植体，获得良好初期稳定性。13牙区即刻种植术后行引导性骨再生。术后CBCT示3颗种植体植入三维位置良好，平行度佳。最终行种植固定桥修复。**结果：**修复为导向的牙支持式数字化外科导板，减少手术创伤，保障种植体植入理想的三维位置，保障了美学修复效果。患者为中位笑线，修复效果患者满意。**结论：**上前牙多牙缺失伴牙槽嵴骨量不足的病例，采用修复为导向数字化外科导板辅助下进行骨挤压，简化手术过程并保障种植体准确植入理想的三维位置，可以为此类患者提供一个系统的治疗理念，取得较为满意的可预期的修复效果。

关键词：前牙美学修复；数字化外科导板；即刻种植

数字化外科导板具有操作简便，植入位点精确，误差较小，缩短手术时间等优点。并且在数字化外科导板设计过程中，就可得出种植体植入位点，从而评估手术难度及最终修复效果，对临床上常见美学区缺牙和骨量不足的患者而言，使用数字化外科导板不失为一种可以获得较好临床疗效和良好美学种植修复效果的治疗方案。

一、材料与方法

1. 病例简介 29岁男性患者。全身情况良好，无手术禁忌，患者因上前牙外伤4个多月，要求种植修复。现病史：患者4个月前骑车摔伤上前牙，外院诊断“右侧上前牙外伤”，给予“拔除11、14+清创缝合”，未行修复治疗。现影响美观及咀嚼功能来我科要求固定修复治疗。既往史无特殊。口内检查：开口度3横指，开口型正常，中位笑线。全口口腔卫生尚可。中线不对称，覆盖Ⅰ度，覆𬌗Ⅱ度。11、12、14缺失，13残根。缺牙区牙龈状况一般，未见溃疡及红肿。牙槽嵴丰满度及高度欠佳，水平向及垂直向骨缺损。对颌牙未见明显伸长。CBCT示：11、14牙槽嵴顶宽度5～8mm，高度15mm。13牙残根长度约6mm（图1～图5）。

2. 诊断 上颌牙列缺损；13牙根折。

3. 治疗计划 术前常规检查，拍CBCT。取模，模型分析，结合术前CBCT资料设计并制作数字化外科导板。结合口内检查及CBCT检查结果分析：患牙外伤4个月，牙龈未见红肿、13根尖区无触压痛，排除牙槽窝炎症。CBCT显示：13残根骨内长度约6mm，牙槽骨唇向宽度约8mm，高度13mm。可考虑13拔牙后即刻种植加同期骨引导再生术（guided bone regeneration，GBR）。11、12牙槽嵴顶颊舌径只有2.73mm，根方颊舌径约5mm，骨高度约15mm。考虑于11区骨撑开后同期种植。14颊舌径约7.5mm，牙槽骨高度>15mm可行种植体植入术。患者知情同意，并承诺遵守医嘱，及时复诊。

4. 治疗过程

（1）术前美学修复设计：对患者进行美学修复设计，利用口外、口内情况及模型分析，得出上下唇线条与前牙列的关系，在此基础上利用设计软件模拟出拟进行的美学修复牙齿位点，交由技工室加工制作数字化外科导板（图6～图8）。

（2）手术过程：常规手术消毒后进行局部浸润麻醉，麻药显效后，清洁术区邻牙牙周，11～14区横行切口，剥离术区黏骨膜，见11区骨量不足，13区残根。放置预先制作的数字化种植体导板，11区在外科导板引导下，先锋钻定植入方向，螺旋骨撑开器给予骨撑开。11区植入Straumann骨水平种植体1颗（直径3.3mm，长度10mm）。13微创拔除残根，刮除肉芽组织。13、14数字化种植体导板引导下逐级扩孔备洞，最终植入2颗Straumann骨水平种植体（直径4.1mm，长度10mm）。查种植体方向和间隙良好，3颗种植体平行度佳。13区种植体颊侧及远中骨缺失，回填患者自体骨及Bio-Oss骨粉，Bio-Gide骨膜覆盖，行引导性骨再生。3颗种植体扭矩均大于25N·cm，旋入愈合基台，严密缝合伤口（图9～图15）。术后CBCT检查（图21），种植的三维方向位置理想，11区种植体颊侧骨壁厚度约1mm。13区种植体唇侧骨粉充填，厚度>2mm。14区种植体颊侧骨壁厚度约2mm（图16～图18）。嘱患者不适随诊，口服消炎、消肿药3天，术区疼痛服用止痛药。注意术区的清洁，忌辛辣刺激物，勿用愈合基台咀嚼。

（3）术后复查：术后第10天复查无明显异常，拆线。

作者单位：1.四川大学华西口腔医院 2.中日友好医院 3.重庆医科大学口腔医院 4.安徽医科大学附属合肥医院 5.新疆医科大学第六附属医院
通讯作者：班宇；Email: banyuby@163.com

（4）术后3个月（种植体取模，最终种植修复体粘接）：上种植体牙龈袖口角化牙龈生长良好，CBCT示骨形态稳定（图19～图21），行永久修复。见11～14区的龈缘和近远中龈乳头维持良好。种植体联合瓷贴面修复效果美观且自然。由于时间和费用原因患者未行种植过渡义齿牙龈塑形，患者为中位笑线，患者对修复效果满意（图22、图23）。

（5）术后1年复查：复诊见修复体牙龈边缘稳定，种植体及瓷贴面修复体周围牙龈状态和轮廓依旧维持良好，未见明显牙龈退缩，种植修复体无松动。CBCT显示种植体唇侧骨板维持在理想的厚度（图24～图30）。

二、结果

本病例为年轻男性患者，上前外伤后缺失及根折，口内检查术区无明显炎症，牙周状况良好，术前设计发现11牙牙槽嵴唇舌向骨量不足（宽度4.86mm），需行骨撑开。术中在外科导板引导下，先锋钻定植入方向，螺旋骨撑开器给予骨撑开，植入种植体（直径3.3mm，长度10mm）。13根折牙根间无炎症，牙槽骨唇向宽度约8mm，高度13mm，术中行即刻种植，唇侧骨壁部分缺如，给予骨增量恢复唇侧骨量。13区和14区分别植入1颗种植体（直径3.3mm，长度10mm）。修复为导向的牙支持式数字化外科导板，减少手术创伤，保障种植体植入理想的三维位置，保障了美学修复效果。本患者由于时间和费用原因未行种植过渡义齿牙龈塑形，患者为中位笑线，修复效果患者满意。

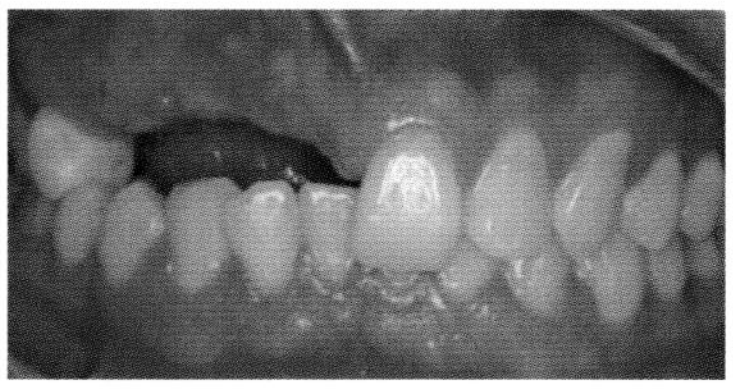
图1　术前口内影像

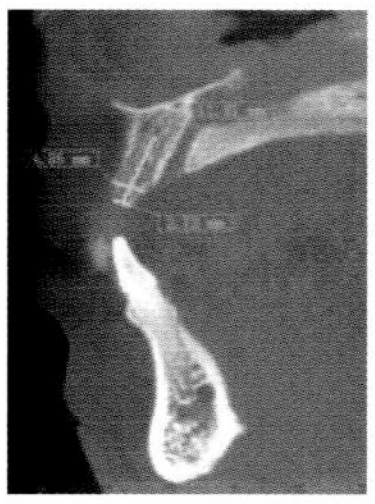
图2　术前CBCT（11）

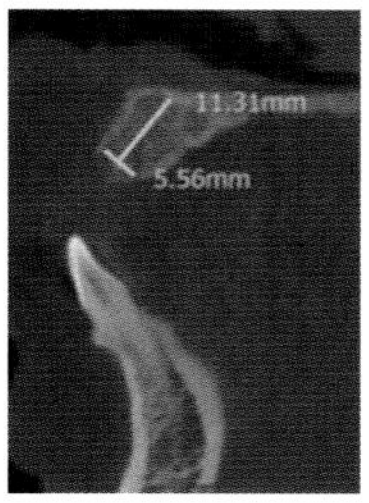

图3　术前CBCT（12）

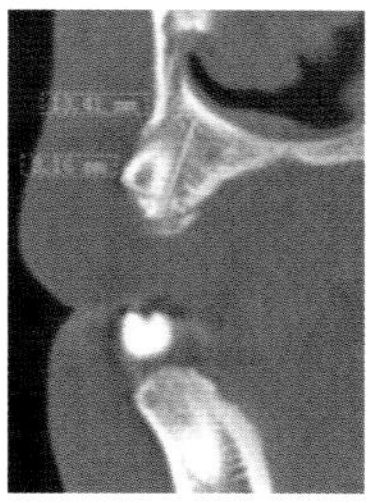
图4　术前CBCT（13）

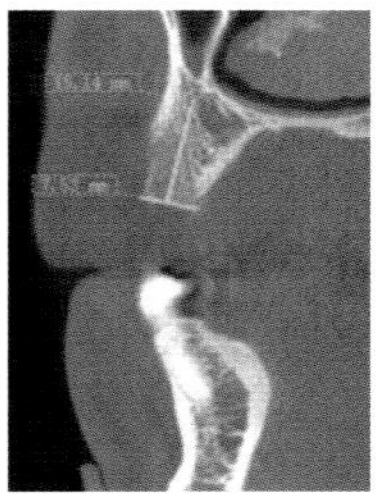
图5　术前CBCT（14）

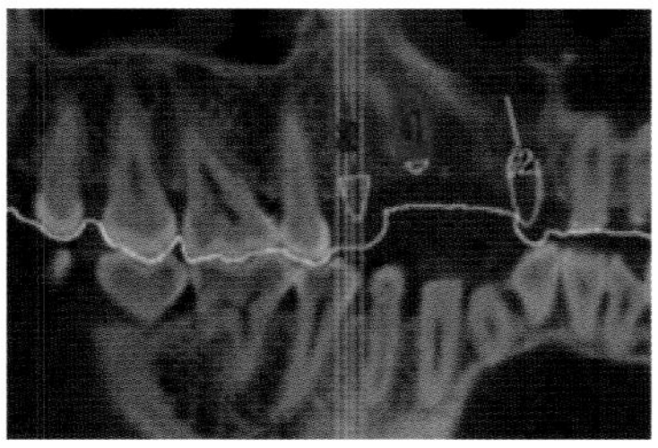
图6　数字化导板设计–冠状位

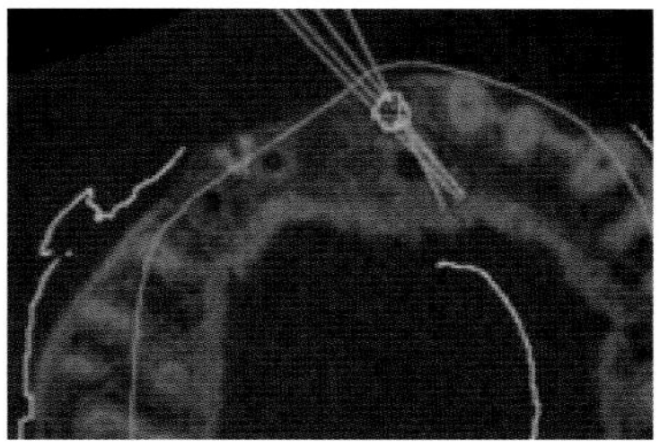
图7　数字化导板设计–横断面

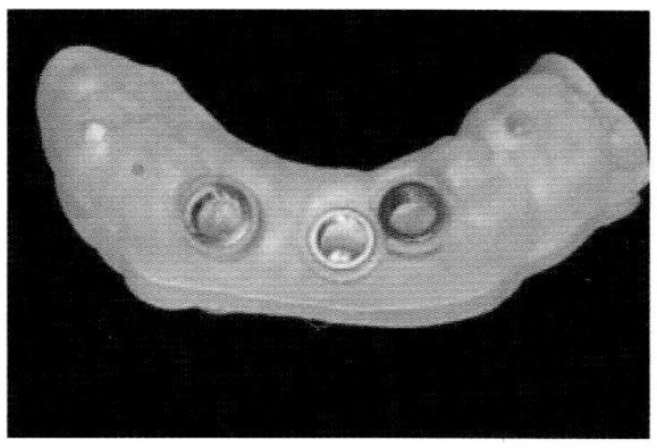
图8　数字化导板

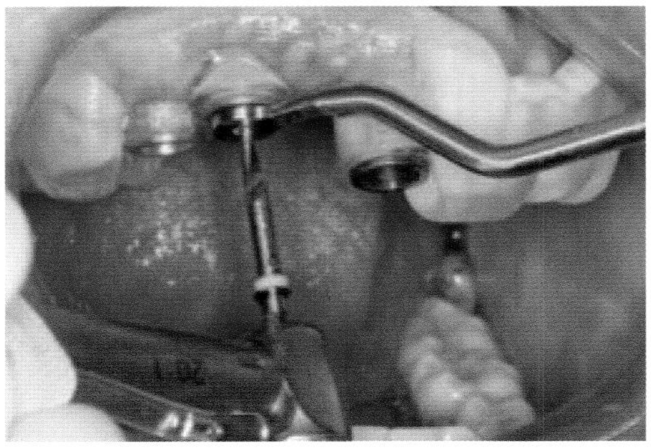
图9　数字化导板术中使用情况

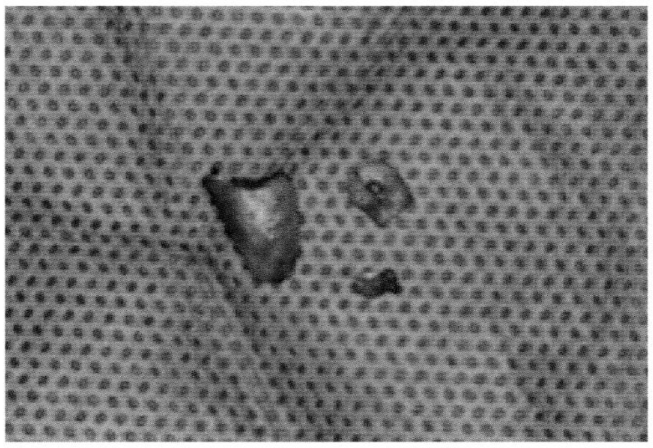
图10　术中拔除13残根

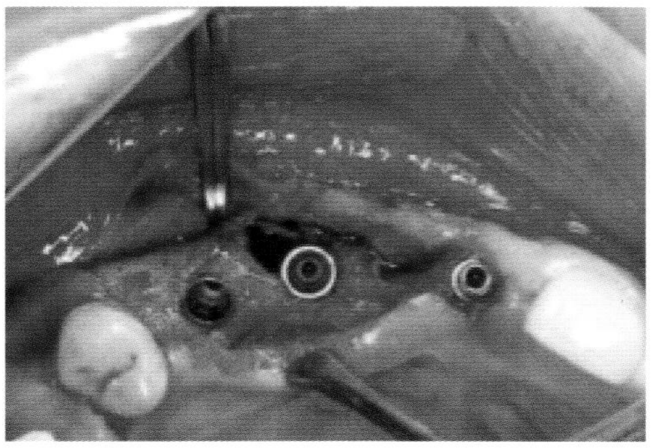
图11　导板引导植入3颗种植体

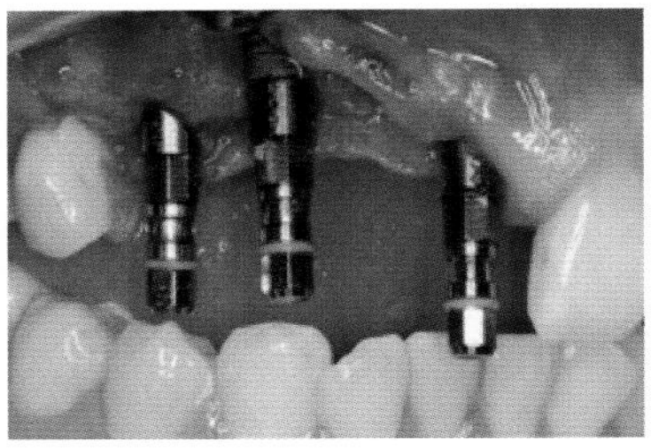
图12　种植体平行度

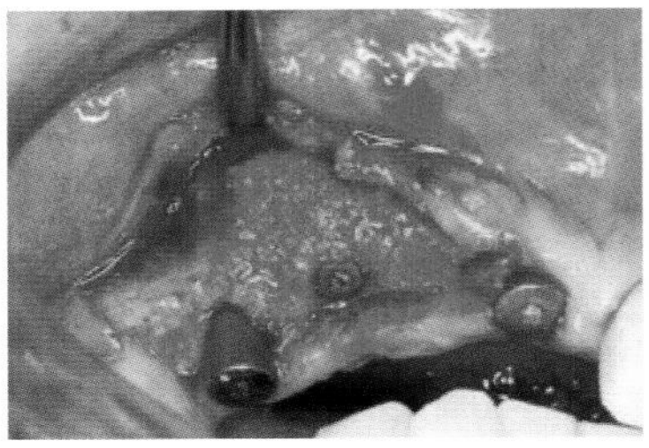
图13　覆盖骨粉

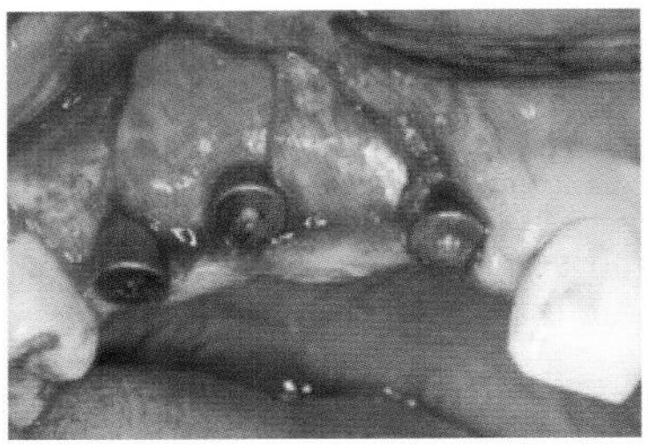
图14　覆盖骨膜

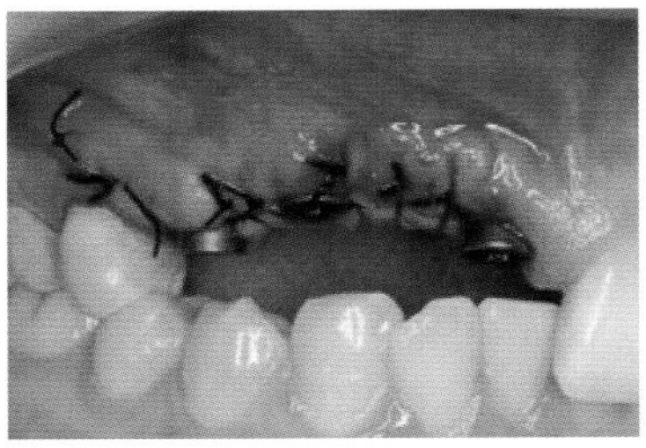
图15　缝合

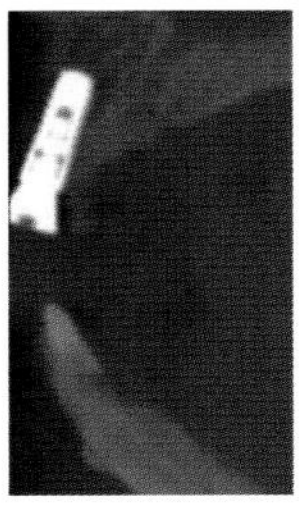
图16　术后CBCT（11）

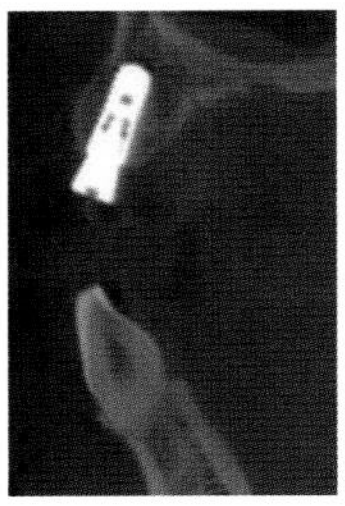
图17　术后CBCT（13）

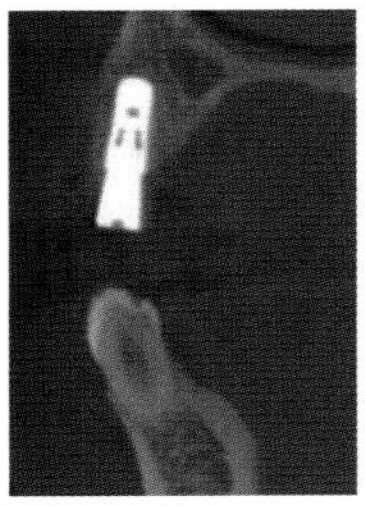
图18　术后CBCT（14）

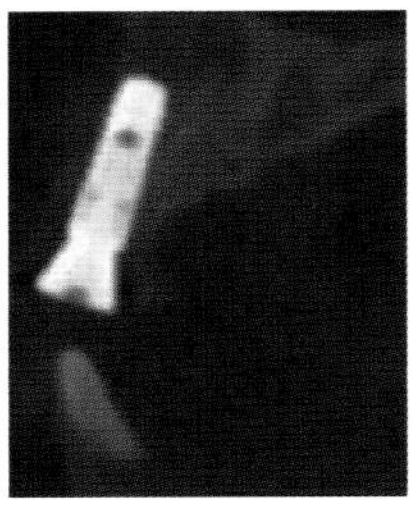
图19　术后3个月CBCT（11）

图20　术后3个月CBCT（13）

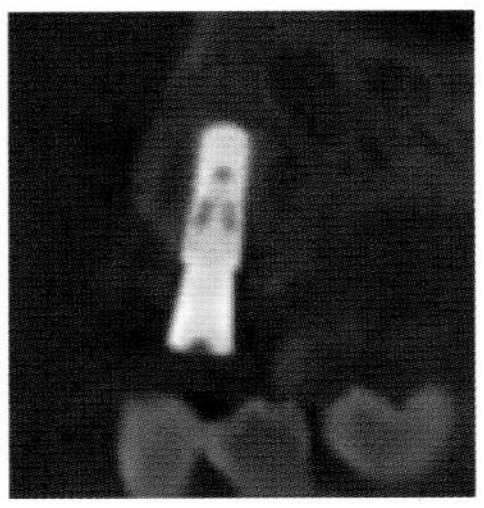
图21　术后3个月CBCT（14）

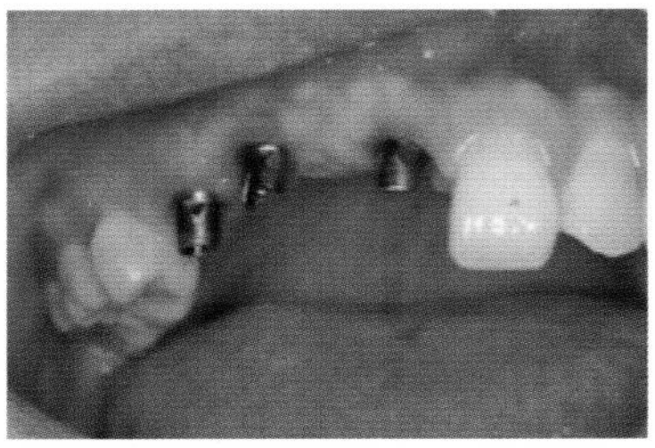
图22　修复基台

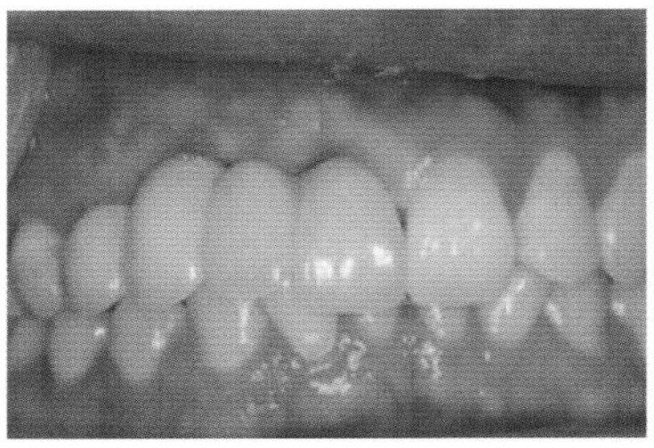
图23　戴牙后口内情况

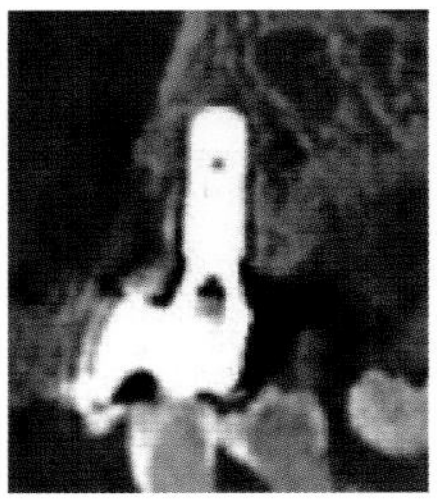
图24　术后1年CBCT（11）

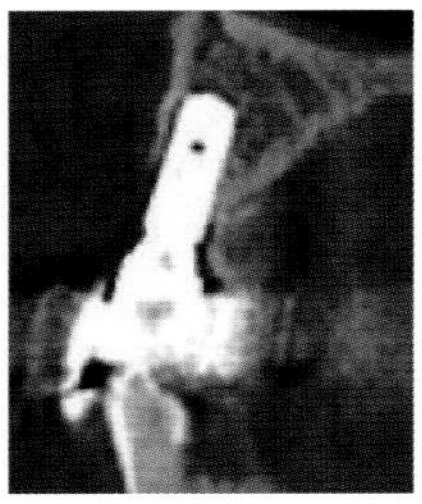
图25　术后1年CBCT（13）

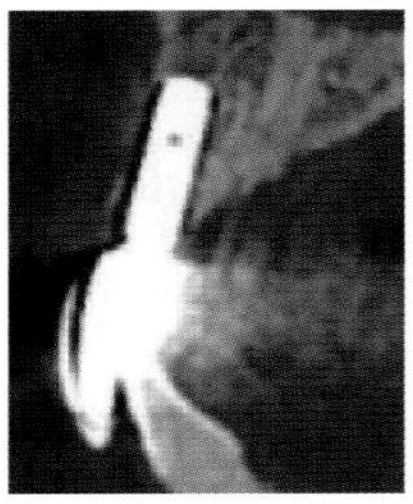
图26　术后1年CBCT（14）

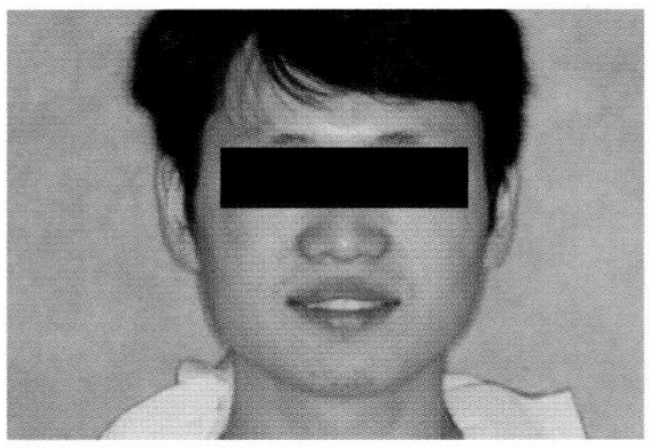
图27　患者正面像

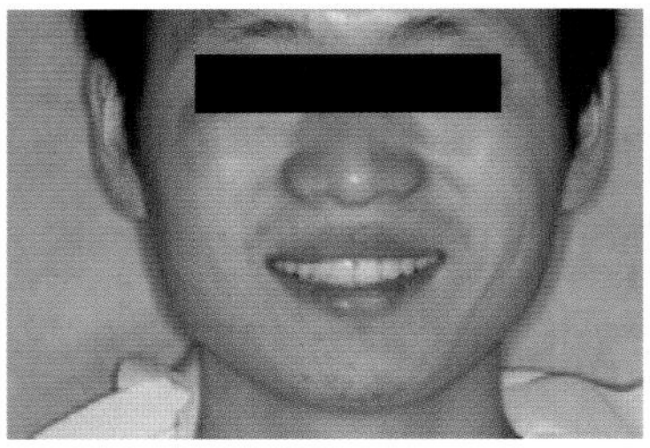
图28　患者正面微笑像

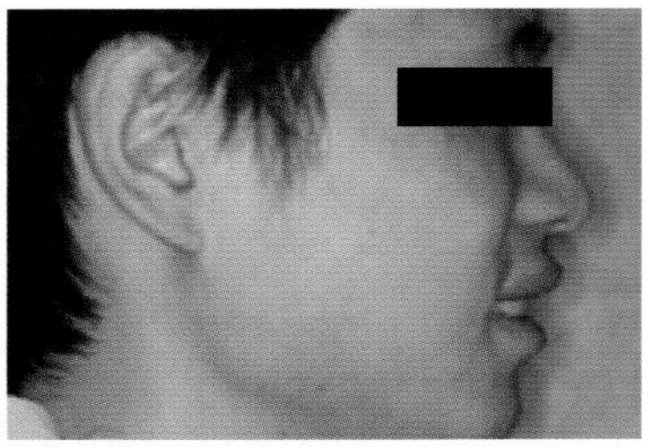
图29　患者右侧微笑像

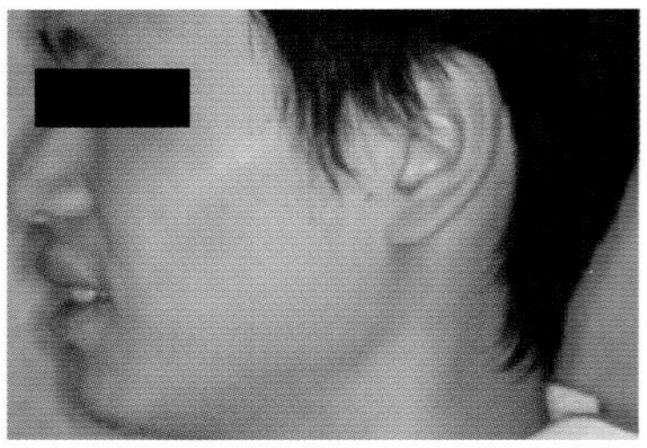
图30　患者左侧微笑像

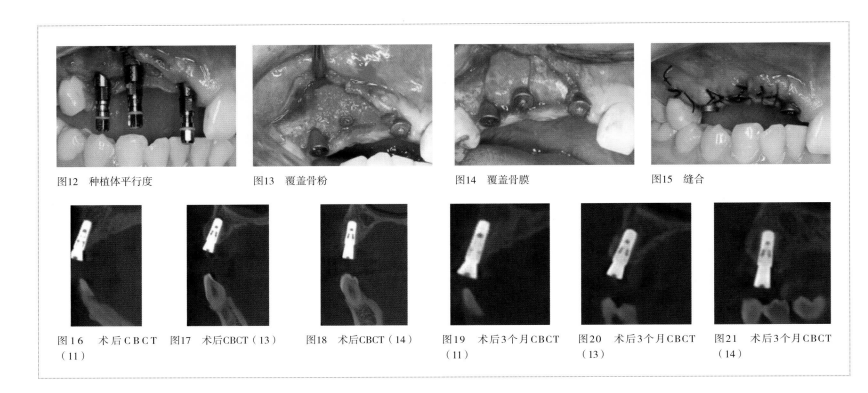

三、讨论

1. **关于即刻种植**　在严格把握适应证的前提下，即刻种植和早期种植能够减少水平和垂直骨吸收的程度，缩短疗程和降低费用。本病例中患者13根折牙根间无炎症，牙槽骨唇向宽度约8mm，高度13mm，术中行即刻种植后，初期稳定性良好。唇侧骨壁部分缺如，骨增量恢复唇侧骨量。术后CBCT示种植体位置理想，唇侧骨壁>2mm。

2. **关于数字化外科导板**　在骨量不足患者中，使用数字化导板通过术前设计，能更精确地植入目的位点。研究显示种植体植入理想的位点可以提升骨增量手术的成功率。在GBR患者中，使用数字化导板可避免大翻瓣影响植骨区血供，减少术后骨吸收。本例患者使用数字化导板后的优点：三维位置、简化手术和修复（成品直基台），降低修复成本，缩短治疗时间。

3. **引导的骨挤压的数字化导板与常规数字化导板的差异**　先锋钻的位置设计；术前设计和术后CBCT的对比。

四、结论

综上所述，此类上前牙多数缺失伴牙槽嵴骨量不足的病例，在严格掌握适应证和遵守手术程序的情况下，采用以修复为导向数字化外科导板辅助下进行骨挤压，简化手术过程并保障种植体准确植入理想的三维位置，可以为此类患者提供一个系统的治疗理念，取得较为满意的可预期的修复效果。

参考文献

[1] Heitzmayfield LJ, Needleman I, Salvi GE, et al. Consensus Statements and Clinical Recommendations for Prevention and Management of Biologic and Technical Implant Complications.[J]. International Journal of Oral & Maxillofacial Implants, 2014, 29(Supplement):346–350..

[2] Pozzi A, Polizzi G, Moy PK. Guided surgery with tooth–supported templates for single missing teeth: A critical review.[J]. European Journal of Oral Implantology, 2016, 9(2):135.

[3] Annibali S, Bignozzi I, Sammartino G, et al. Horizontal and vertical ridge augmentation in localized alveolar deficient sites: a retrospective case series[J]. Implant Dentistry, 2012, 21(3):175–185.

[4] Kola MZ, Shah AH, Khalil HS, et al. Surgical Templates for Dental Implant Positioning; Current Knowledge and Clinical Perspectives[J]. 2015, 21(1):1–5.

美学区数字化设计即刻种植即刻修复1例

刘慧凤 石磊 黄盛兴

摘要

目的：针对1例美学区乳牙滞留伴松动患者进行即刻种植即刻修复，探讨其中种植修复的方法及临床效果。**材料与方法**：患者为22岁年轻女性。23先天缺失，乳牙滞留，数月前自觉出现松动，近日加重，拟进行数字化即刻种植即刻修复。术前：拍摄CBCT并进行3 Shape口内扫描，进行拟种植区位点拟合，设计加工外科导板和个性化基台临时修复体。种植外科阶段：采用无翻瓣植入种植体（NobelActive），并即刻进行修复，利用钛合金临时基台，制作种植体支持式复合树脂暂时冠（聚合瓷，Ceramage），进行软组织压迫塑形3个月，获得与邻牙协调的软组织外形。3个月后，种植体骨结合完成。种植修复阶段：最终，制作个性化全瓷基台一体冠（螺丝固位），完成最终修复。**结果**：利用暂时冠的非手术式的软组织压迫塑形保存了与邻牙协调一致的软组织外形；并最终确保了最终螺丝固位的全瓷基台一体冠的设计和理想修复效果。最终修复体外形自然，色泽逼真，牙龈形态自然、健康。患者对于最终的修复效果十分满意。**结论**：针对美学区单牙应用数字化方式进行种植外科、种植修复技术，制订缜密的治疗计划，有计划、有目的地实施相应的治疗手段，那么利用种植修复技术恢复这类缺牙是可以获得功能和美观的统一与成功的。

关键词：即刻种植；即刻修复；口内扫描；外科导板

种植修复在美学区的一直是本领域最具挑战性的工作。充足的软硬组织量是美学区种植成功的基础，是能否完成红色美学成功的关键。采用数字化方式进行周密的术前设计，依据精确的牙支持式导板进行微创手术，并且实现即刻修复，一直成为医患双方共同的追求。本病例采用数字化技术，对前牙区乳牙滞留的患者进行治疗，最大限度地减小创伤并获得了种植美学修复的成功。

一、材料与方法

1. 病例简介 22岁女性患者，无不良嗜好，全身情况良好。主诉：上颌前牙乳牙滞留伴松动，要求种植修复。现病史：患者自诉左上乳牙滞留多年，近日松动加重，影响美观、社交和发音，来我院就诊治疗。既往史：患者平素体健，否认其他疾病史，否认药物过敏史和传染病史。口腔检查：口内左上颌乳牙滞留，松动度Ⅱ度，与邻牙有间隙。牙槽骨宽度及口腔卫生尚佳（图1、图2）。影像学检查：CBCT 检查显示，上颌左侧乳牙滞留，牙槽骨约5mm，高度15mm（图3、图4）。

2. 诊断 上颌乳牙滞留。

3. 治疗计划 数字化设计外科导板，临时牙。最终全瓷修复。

4. 治疗过程

（1）第一阶段：口内扫描+CBCT图像拟合设计外科导板及临时牙。①口内扫描：采用3 Shape口内扫描系统进行软硬组织扫描（图5）。②图像拟合，设计加工外科导板及临时牙。

（2）第二阶段：拔牙+种植体植入+即刻临时修复。①拔除滞留乳牙：微创拔除（图6）。②戴入导板，制备窝洞（图7）。③常规植入种植体（NobelActive，ϕ3.5mm×11.5mm）（图8）。

（3）第三阶段：修复阶段（过渡义齿修复）。种植体支持式临时冠牙龈塑形。将术前设计好的个性化钛基台+聚合瓷牙调改后就位（图9、图10）。

（4）第四阶段：最终修复阶段。①种植体支持临时冠佩戴3 个月后，牙龈塑形完成，牙龈形态良好，色泽健康，龈缘外形与邻牙接近一致（图11、图12）。②全瓷基台+全瓷冠修复（图13～图15）：准确地戴入口内，咬合调整。

（5）第五阶段：术后随访：患者最终戴牙6个月后复诊，种植修复体完好，种植牙周软组织与相邻牙齿牙龈健康。种植牙冠近远中龈乳头充盈，唇侧牙龈缘高度稳定，美学效果良好（图16）。

二、结果

治疗完成后，种植修复体外形自然，色泽逼真，牙龈形态自然、健康。患者对于最终的修复效果十分满意。

作者单位：深圳市人民医院

通讯作者：石磊；Email: 1014602241@qq.com

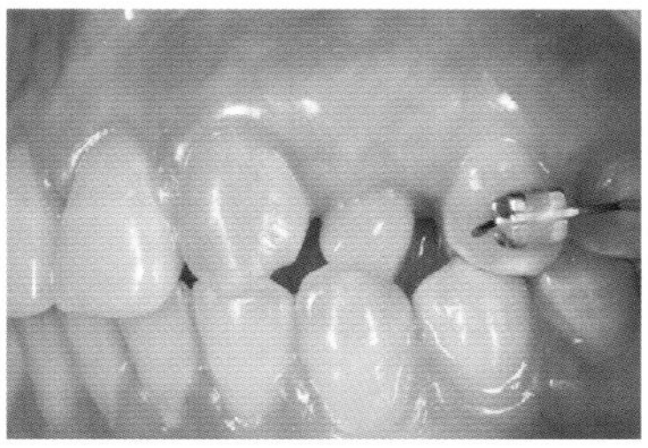
图1　患者初诊时口内情况，唇侧像

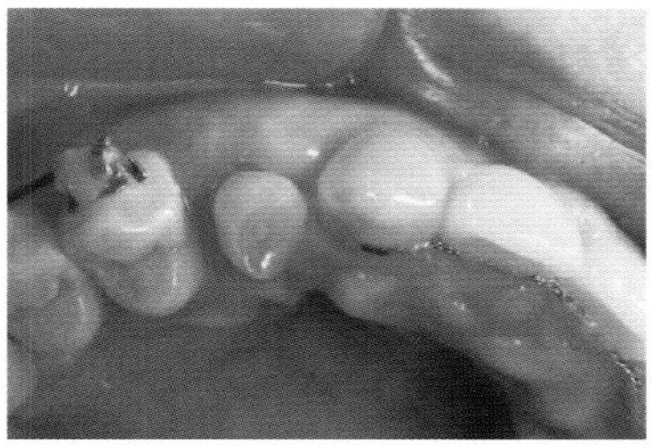
图2　殆面像

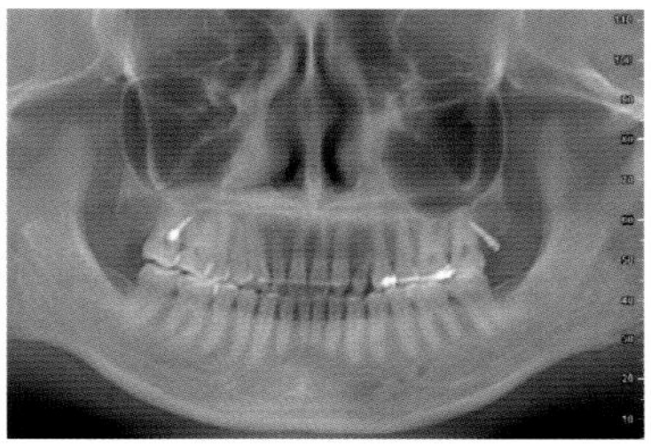
图3　术前CBCT重建全景片

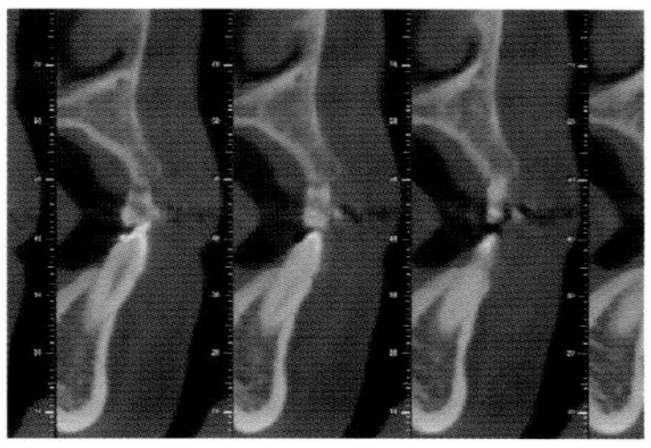
图4　术前CBCT示术区切片

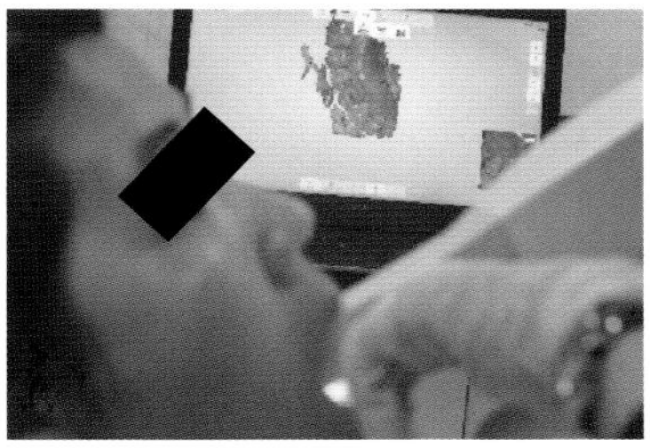
图5　口内扫描

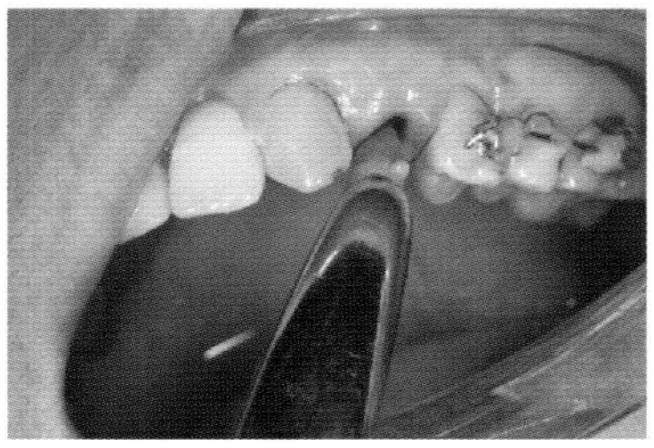
图6　微创拔牙

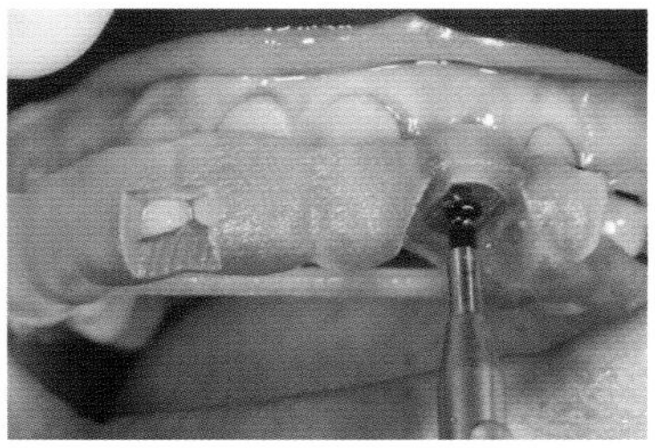
图7　戴入导板备洞

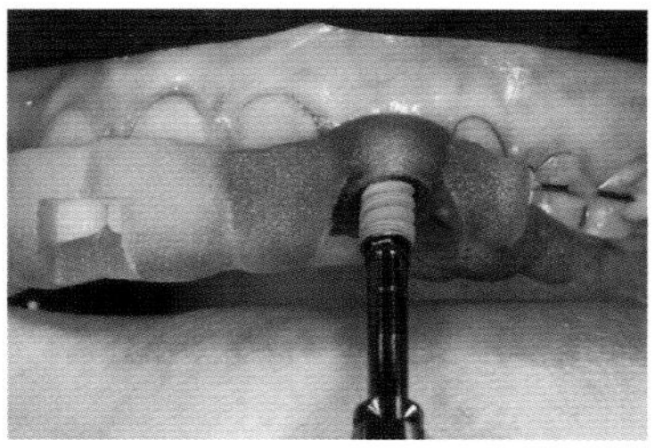
图8　植入种植体

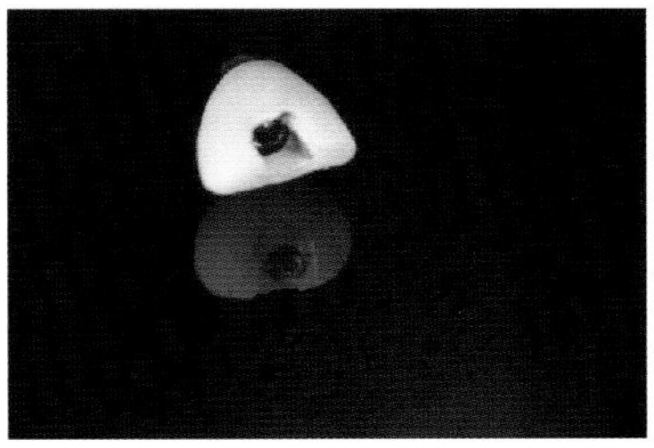
图9　个性化基台一体冠临时修复体

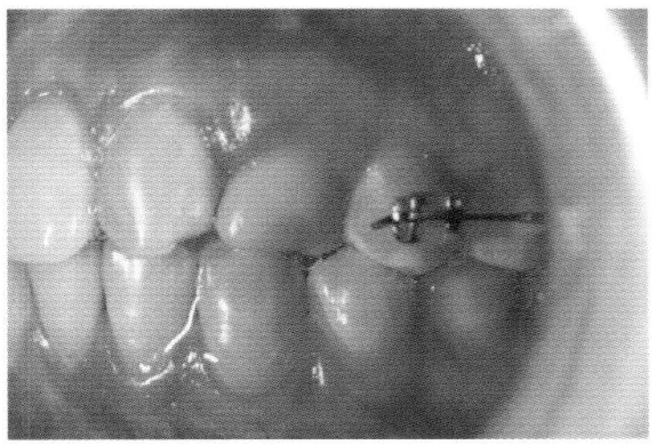
图10　即刻戴入临时修复体

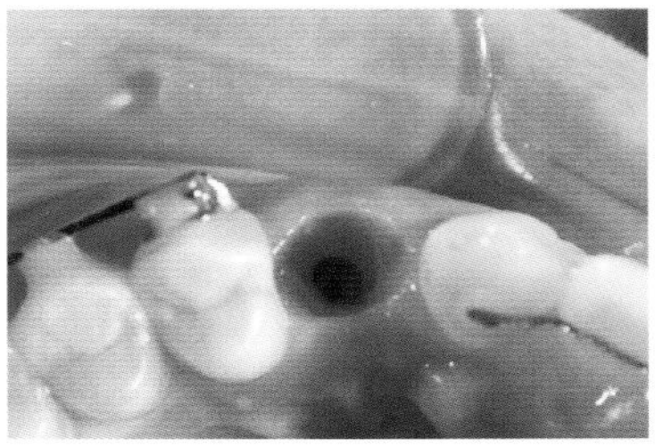
图11　3个月后牙龈形态良好1

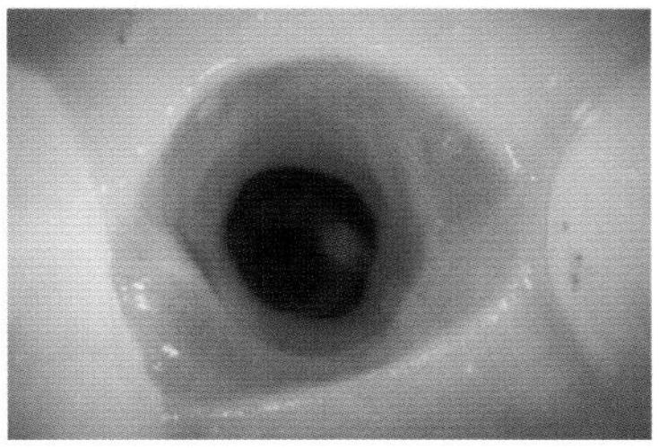
图12　3个月后牙龈形态良好2

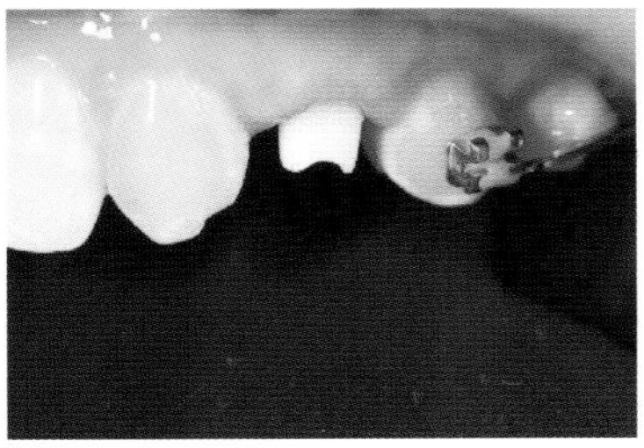
图13　戴入全瓷基台

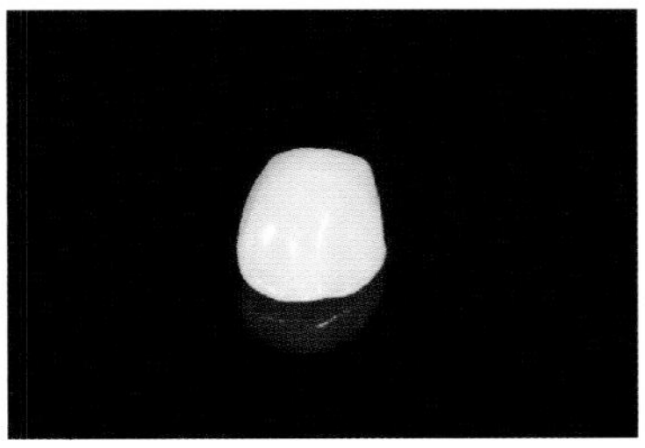
图14　全瓷冠

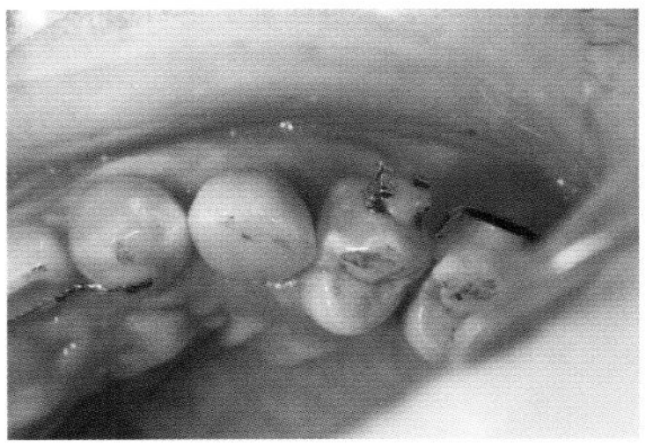
图15 粘接，调殆

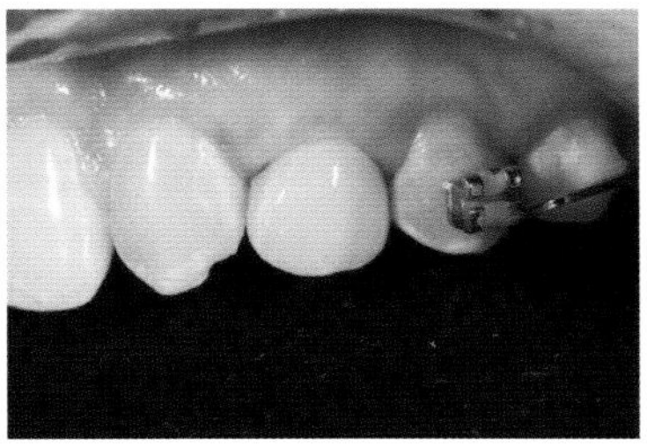
图16　6个月后复查

三、讨论

本病例从接诊到最终完成，共历时近4个月。这个病例应用的主要技术有：数字化口内扫描技术、即刻种植即刻修复技术、种植牙龈塑形技术、个性化基台技术。即刻种植即刻修复又可以满足患者暂时美观的需要。以修复为导向的种植修复，需要以最终修复效果为预期，从患者的初诊情况预见未来的修复结局与风险。由此制订缜密的治疗计划，有计划、有目的地实施相应的治疗手段，那么利用种植修复技术恢复这类缺牙是可以获得功能和美观的统一与成功的。

参考文献

[1] 周磊,徐淑兰,黄建生,等. 嵌贴式植骨术在牙槽嵴严重吸收患者牙种植术中的应用[J]. 中国口腔颌面外科杂志,2004,2(2): 70–72.
[2] Schwartz–Arad D, Levin L. Intraoral autogenous block onlay bone grafting for extensive reconstruction of atrophic maxillaryalveolar ridges[J]. J Periodontol, 2005, 76(4): 636–641.

数字化导板及短种植体在后牙区骨量不足的下颌无牙颌中的应用

孙海鹏[1]　林杰[2]　黄盛兴[1]

摘要

目的：数字化种植导板辅助下应用短种植体完成后牙区骨量不足的下颌无牙颌病例，最终实现微创种植手术及即刻负重。**材料与方法**：患者上颌牙列缺损，下颌无牙颌后牙区骨量不足。完成系统牙周治疗后上颌行活动义齿修复；下颌应用数字化设计及种植导板，共垂直平行植入8颗Astra种植体，其中双侧后牙区植入3颗长度为6mm的短种植体，术后上颌活动义齿戴牙，下颌种植固定即刻修复，4个月后下颌完成种植固定永久修复，修复形式为纯钛支架种植巴，上部牙冠为独立的钴铬合金烤瓷冠。**结果**：患者种植术后无明显水肿及疼痛，术后完成了下颌即刻固定临时修复及负重，术后4个月完成了下半口无牙颌长牙列的种植固定修复。患者对临时修复及永久修复的功能及美学满意。无一颗种植体失败。**结论**：短种植体及数字化导板的应用，避免了植骨及倾斜种植体的使用，可以有效地完成下半口无牙颌长牙列的种植固定修复。

关键词：短种植体；数字化导板；无牙颌

针对后牙区骨量不足的下颌无牙颌病例，目前一般采用双侧颏孔前植入倾斜种植体完成短牙弓修复的方案，或者采用骨增量后完成种植修复的方案。怎样避免植骨及不使用倾斜种植体去完成下颌无牙颌长牙弓的种植固定修复是目前临床上的难点之一。我们应用短种植体及数字化导板，有效地克服了这一难点，并完成了一例下半口无牙颌长牙列的种植固定修复。

一、材料与方法

1. 病例简介　49岁男性患者。主诉为“全口多牙缺失，要求修复”。现病史：患者数十年来因牙齿松动拔除全口多颗牙齿，1个月前外院拍摄CBCT并拔除右下松动牙齿，1周前我科拔除右上松动前牙，现下颌为无牙颌，上颌多牙缺失要求修复，患者要求尽快恢复咀嚼功能及美观。既往史：全身健康状况良好，否认糖尿病、高血压、心脏病等病史，否认药物过敏史。口腔检查：17、16、11～22、24～27缺失，下颌无牙颌（图1）；15～12、23唇颊侧楔状缺损，牙周水平吸收，松动Ⅰ度，龈上结石（+），龈下结石（+），BOP（+），DP=2～4mm（图2）；下颌牙槽嵴低平（图3）。辅助检查：CBCT示双侧上颌窦底牙槽嵴高度丧失，剩余牙槽嵴菲薄，下颌牙槽嵴水平吸收，剩余牙槽嵴高度最低为8mm，牙槽嵴宽度尚可（图4，为拔牙前外院CBCT）。

2. 诊断　上颌牙列缺损；下颌无牙颌。

作者单位：1. 深圳市人民医院　2. 深圳市宝安区人民医院

通讯作者：孙海鹏；Email: shplysz@126.com

3. 治疗计划

（1）牙周治疗。

（2）上颌传统活动义齿修复。

（3）数字化导板辅助下颌种植8颗种植体，后牙区采用短种植体，即刻固定临时修复+永久长牙弓固定修复。

4. 治疗过程

（1）牙周治疗：牙周检查后行龈上洁治+龈下刮治。

（2）取上下颌模型及咬合关系，制作上颌活动义齿及下颌放射导板戴入口内再次拍摄CBCT。扫描上下颌石膏模型得到数字化模型。使用数字化设计软件（Implant Studio, 3 Shape A/S, 丹麦）将数字化口内模型与CBCT数据重合得到含有解剖结构的三维数字化下颌软硬组织模型（图5），在其上虚拟排牙（图6），避开下牙槽神经设计种植体植入位点、方向、深度及导板固位钉位置（图7），生成种植导板（图8）。3D打印出咬合导板（图9）及种植导板（图10）。

（3）种植手术：与患者充分沟通后签字同意手术。用阿替卡因（必兰）于46～37颊舌侧黏骨膜行局部浸润麻醉。口腔内及颌面部常规消毒铺巾。戴入下颌咬合导板（图9）及种植导板（图10）复合体，通过上颌确定下颌咬合位置，预备3个导板固位钉道，插入3颗导板固位钉，取下咬合导板，核查种植导板固定到位。取下种植导板，于47～44、41～31、36～37牙槽嵴顶微创切开牙龈，翻开局部黏骨膜瓣，尽量保留附着龈，复位导板，依次于各位点逐级预备种植窝至设定直径。取下导板，植入8颗种植体，种植体初期稳定性均＞35N・cm，同期上复合基台，扭矩为15N・cm，上复合基台保护帽。缝合牙龈，术毕（图11）。拍摄CBCT（图12）。

（4）过渡义齿：种植术后1周开窗取模制作过渡义齿（图13），螺丝固位过渡义齿（图14）。复查全景片（图15）。患者对过渡义齿效果满意（图16）。

（5）永久修复：患者于种植术后4个月复诊，摘除下颌过渡义齿，上开窗式转移杆并用自凝塑料及废车针刚性连为一体（图17），基台水平开窗式取模；印模上用自凝塑料及钢丝将替代体刚性连为一体（图18），灌注石膏模型上骀架（图19），送加工中心制作CAD/CAM纯钛支架（图20）。

口内试戴，各位点被动就位，返加工中心上牙龈瓷，并制作独立的钴铬烤瓷冠（46～37）（图21），患者复诊戴下颌支架及烤瓷冠，牙冠用玻璃离子粘接固定（图22～25）。再次拍摄全景片（图26）。患者对于最终修复的咀嚼功能恢复及美观性均满意（图27）。

（6）定期复诊：戴牙后1个月、3个月、6个月及每年复诊。

（7）使用的材料：Astra Osseo Speed种植体，43、41、31、33位点4mm×9mm种植体4颗，46、36、37位点4mm×6mm种植体3颗，45位点4mm×8mm种植体1颗。

二、结果

本病例应用短种植体及数字化导板，避免了植骨及倾斜种植体的使用，有效地完成了下半口无牙颌长牙列的种植固定修复。患者对临时修复及永久修复的功能及美学满意。无1颗种植体失败。

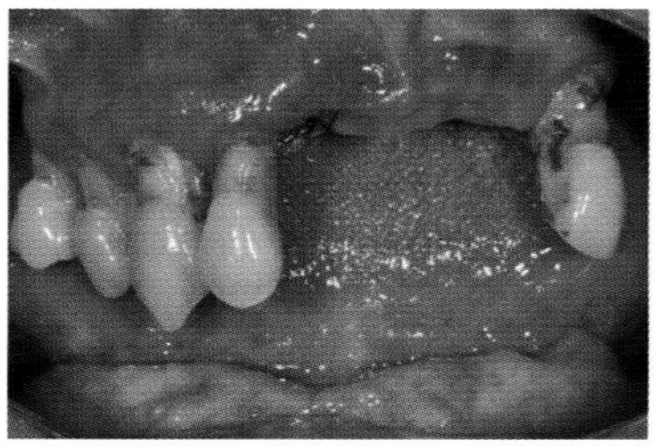
图1 初诊口内检查

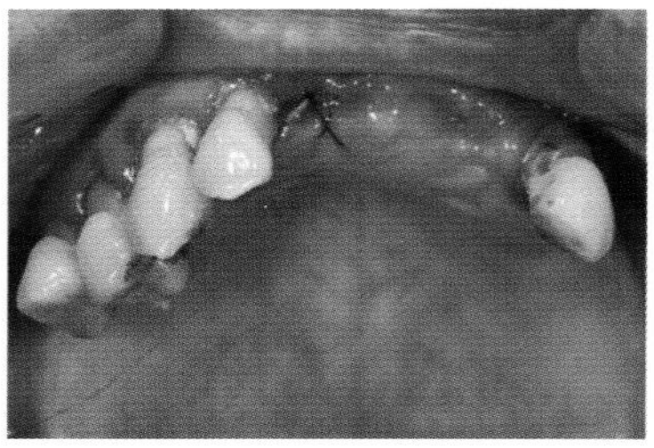
图2 初诊上颌骀面像

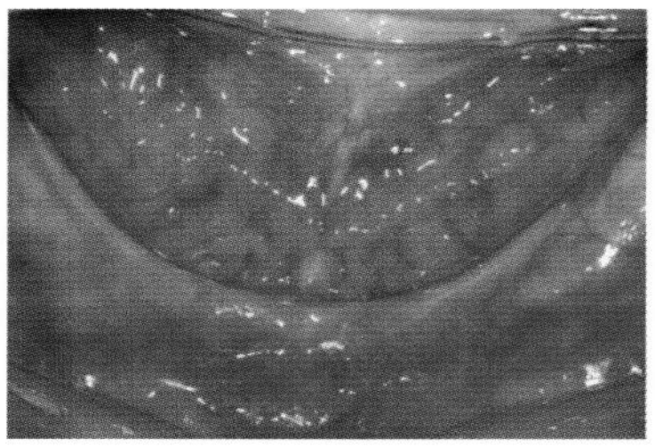
图3 初诊下颌骀面像

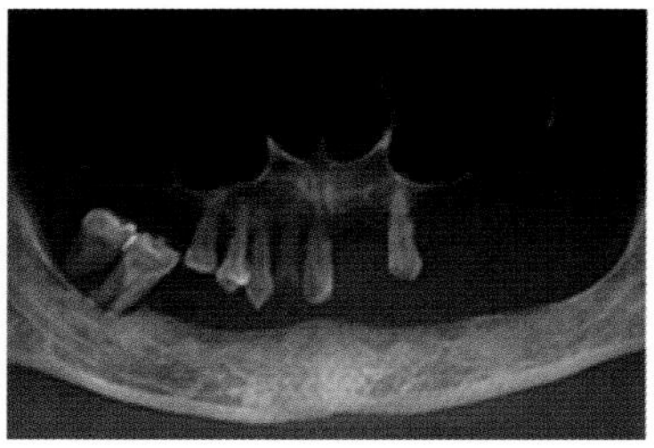
图4 初诊外院CBCT曲面断层片

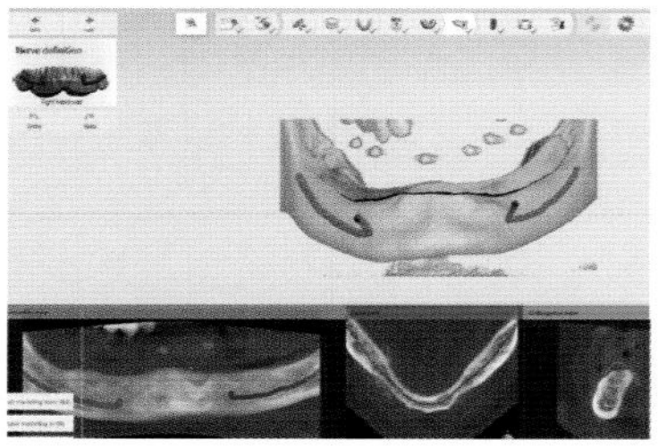
图5 将口内模型光学扫描数据与CBCT数据重合

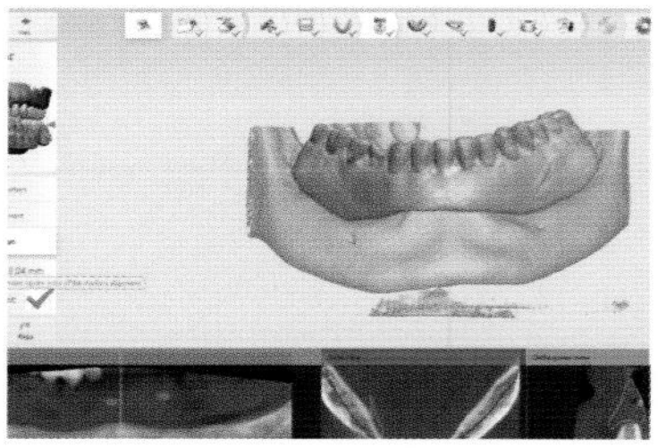
图6 下颌虚拟排牙

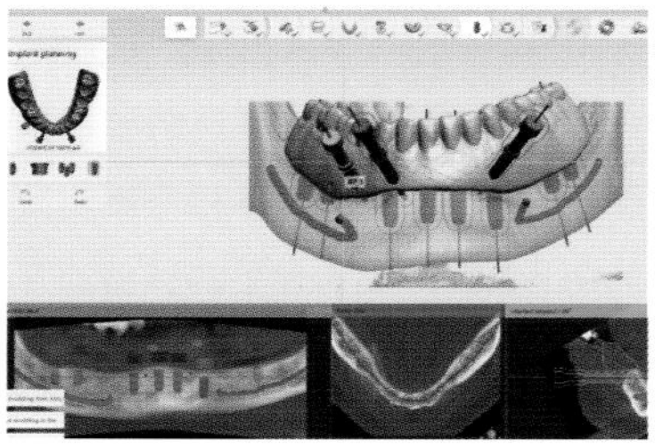
图7 设计种植体植入位置及导板固位钉位置

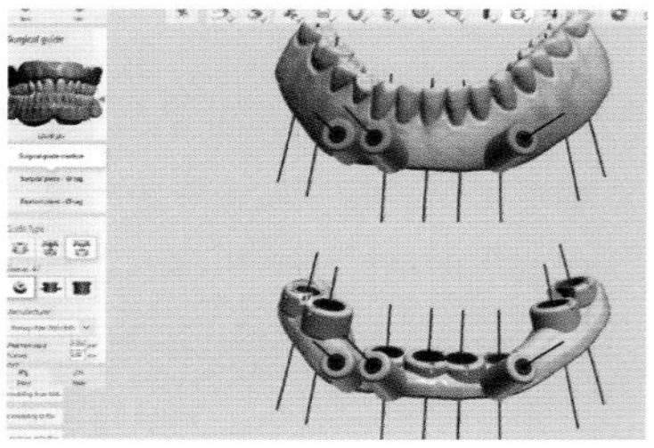
图8 生成种植导板

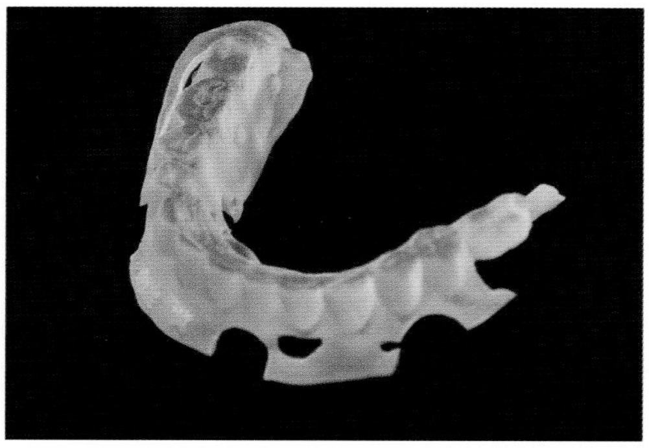
图9 制作完成的咬合导板

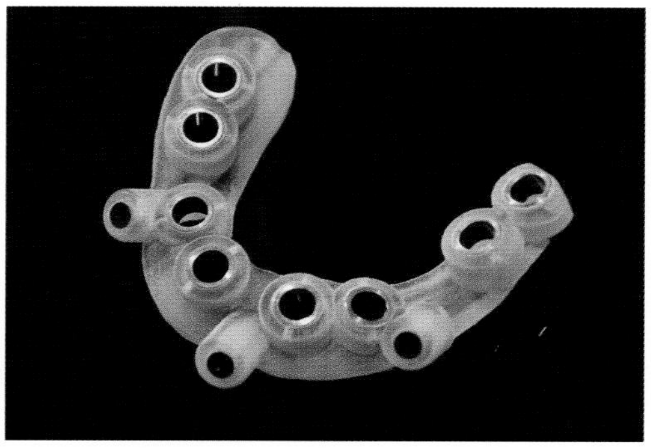
图10 制作完成的种植导板

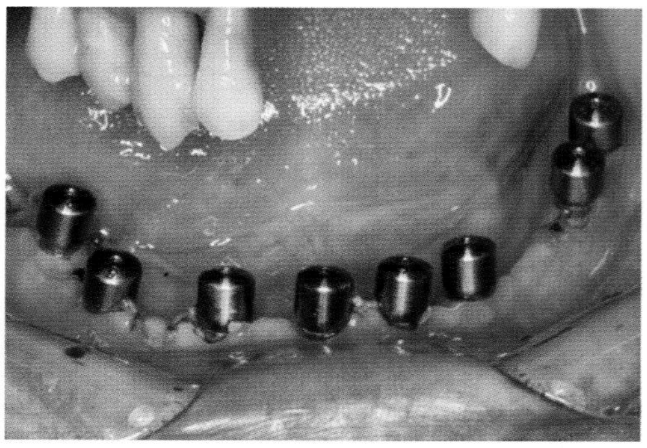
图11 下颌种植术后复合基台及保护帽

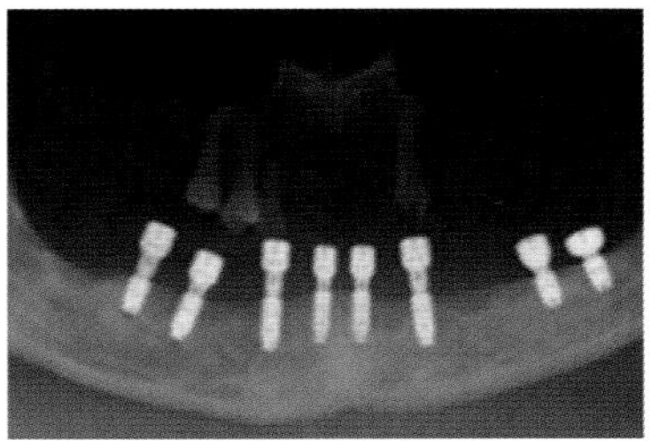

图12　术后CBCT曲面断层片

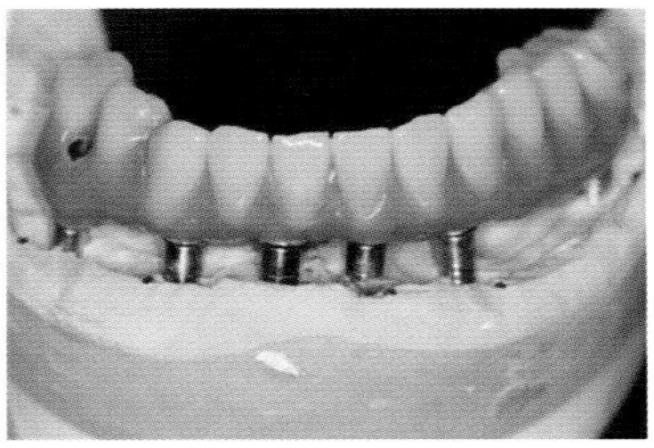

图13　下颌过渡义齿

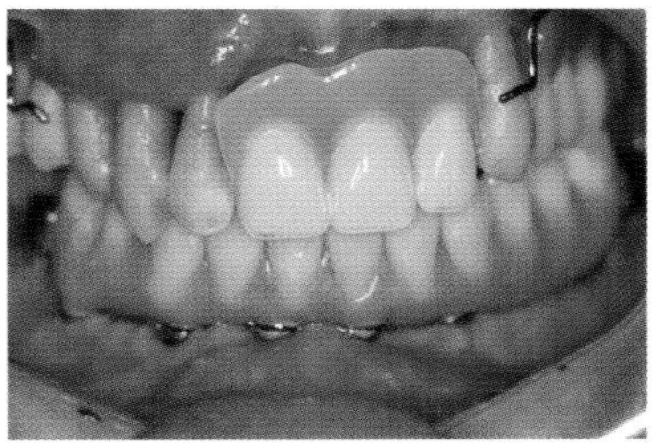

图14　戴上颌活动义齿及下颌过渡义齿

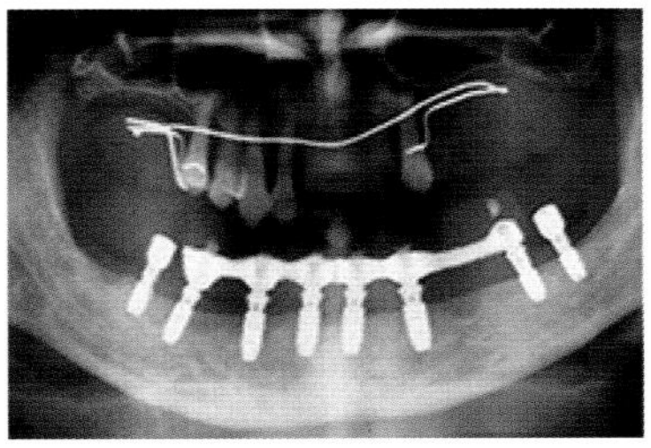

图15　佩戴过渡义齿当天全景片

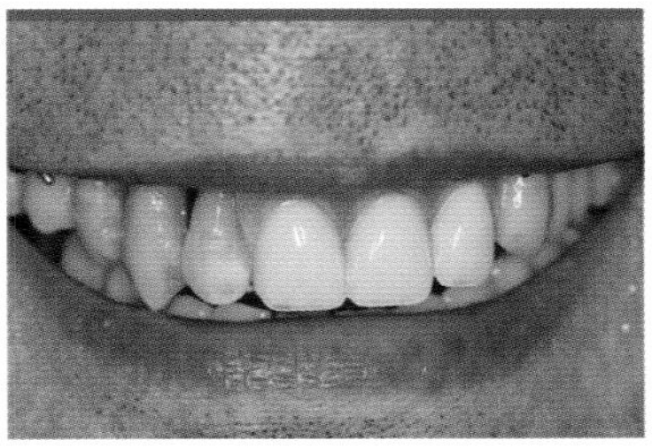

图16　戴过渡义齿后患者获得满意美学效果

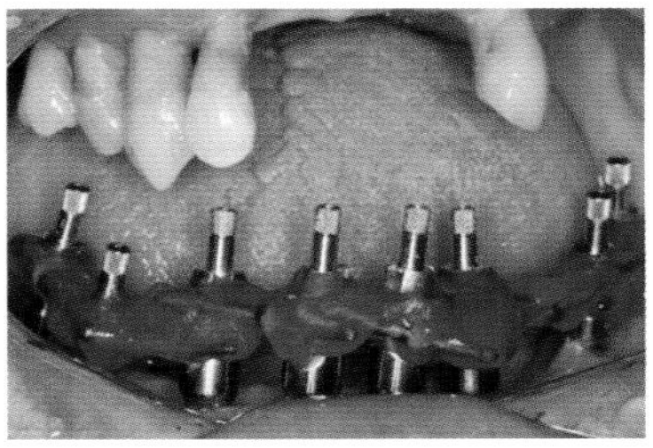

图17　永久修复下颌基台水平连杆刚性开窗取模

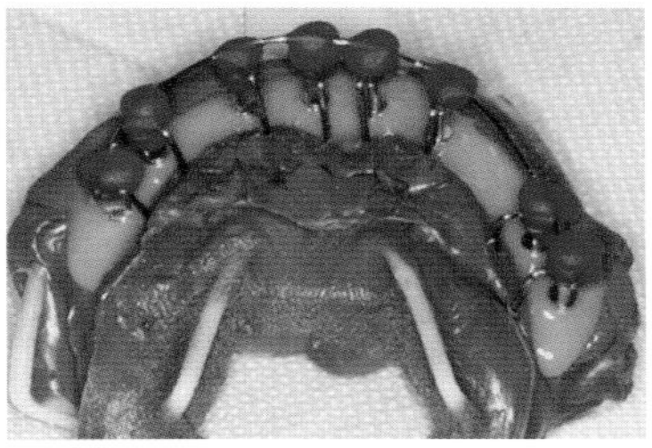

图18　印模上替代体刚性连接固定

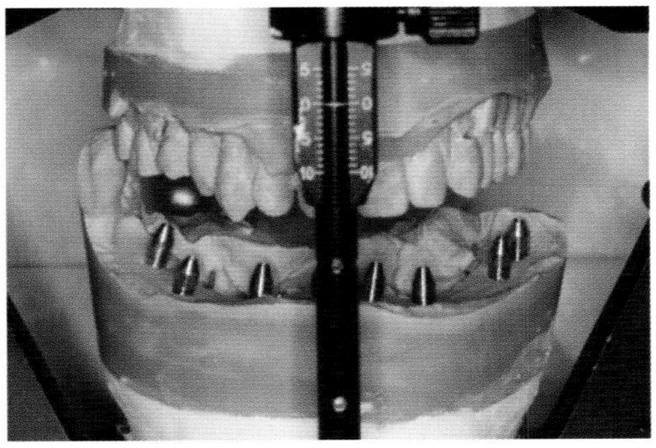

图19　工作模型上殆架

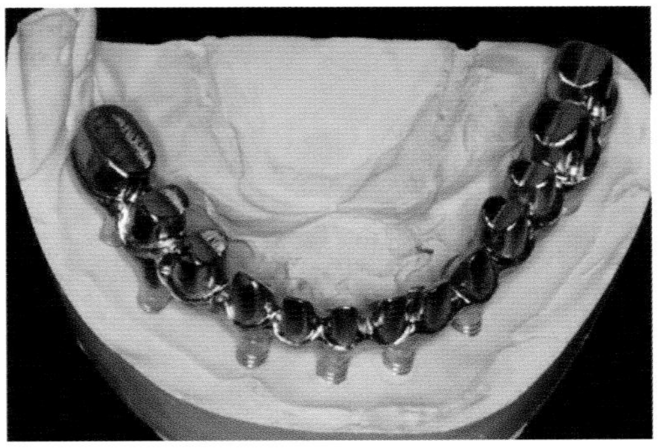

图20　下颌CAD/CAM制作的纯钛支架

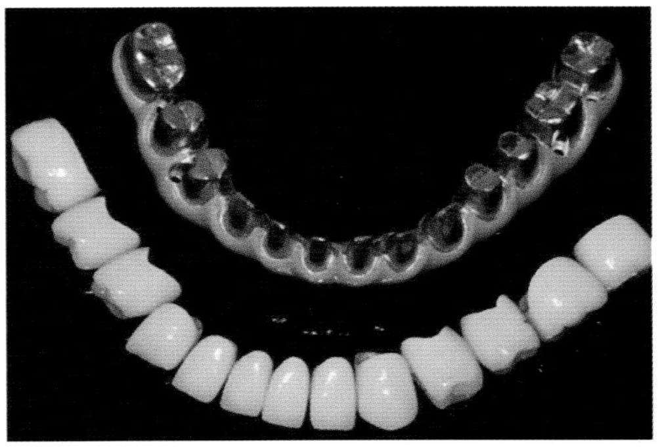

图21　下颌纯钛支架上牙龈瓷、钴铬合金烤瓷冠

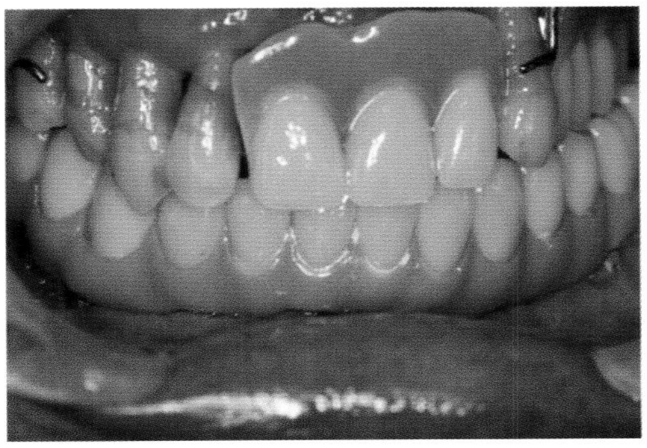

图22　永久固定下颌支架及牙冠正面像

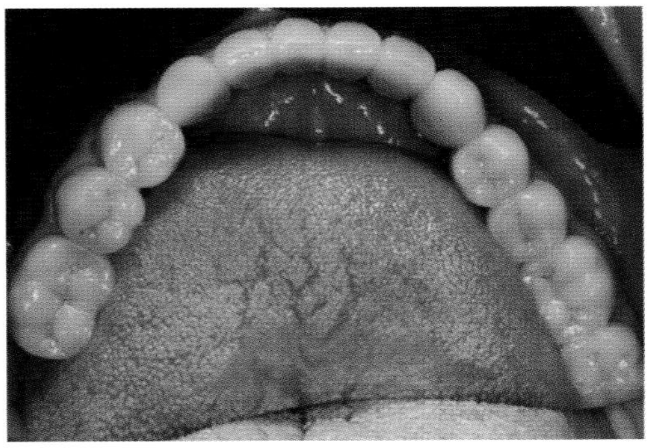

图23　永久固定下颌支架及牙冠殆面像

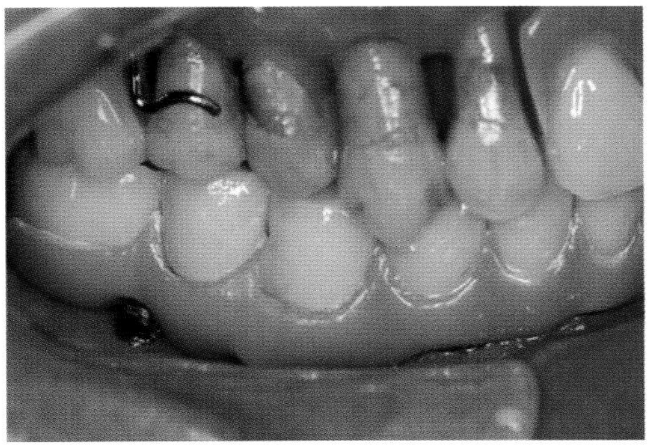

图24　永久固定下颌支架及牙冠右侧咬合

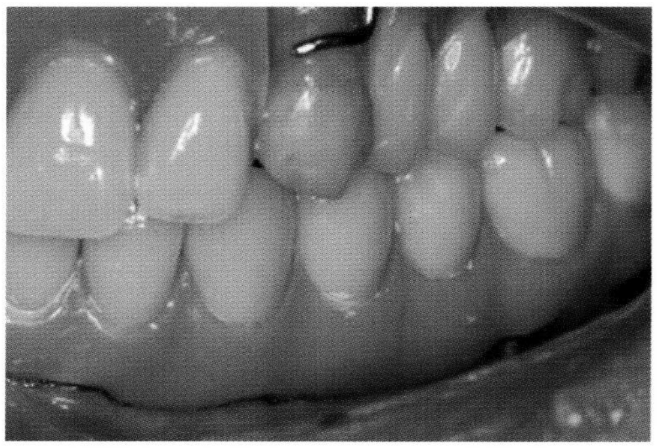

图25 永久固定下颌支架及牙冠左侧咬合

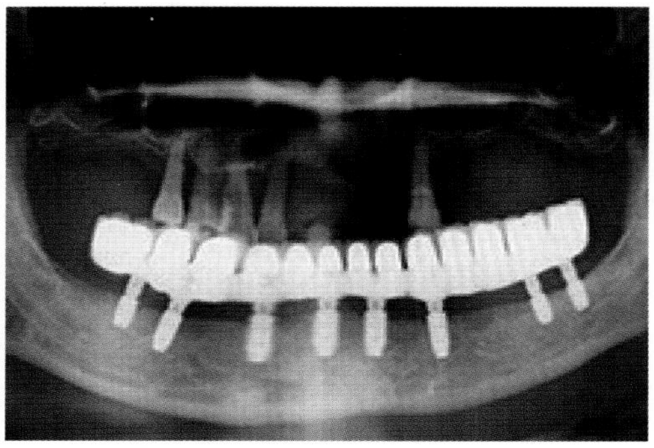

图26 永久修复后全景片

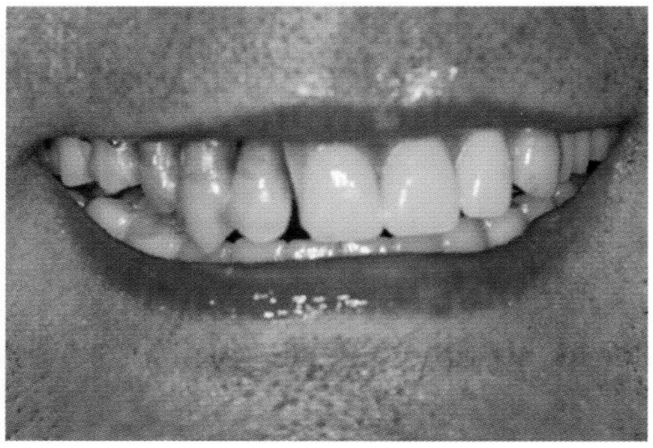

图27 患者对永久修复效果满意

三、讨论

1. 短种植体的应用 本病例磨牙区可用牙槽嵴高度仅为8mm，在后牙区植入了3颗6mm的短种植体，对于短种植体的应用，一方面能扩大后牙区种植适应证，另一方面可以简化手术，降低手术风险，缩短整个治疗周期和费用。有部分学者研究结果表明，短种植体的失败率显著性高于常规种植体（长度>10.0mm），并且认为短种植体更易引起种植体的早期松动，然而随着种植体设计和表面处理方法的改进，短种植体的5年存留率可达95%，大样本研究结果认为短种植体与常规种植体在成功率上无统计学差异。

2. 数字化种植的优势 本病例应用数字化软件在术前设计好种植体植入方向角度及深度，显著提高了手术精准度，且术中可微创翻瓣或不翻瓣行种植手术，减少了手术创伤，本病例为保留更多的附着龈采取了微创翻瓣。Tahmaseb等报道，在种植导板辅助下种植体1年存活率为97.3%，而在无种植导板辅助下种植体的1年存活率为96%。在种植导板辅助下，当上部修复结构为单冠时，种植体的5年存活率96.8%；当上部修复结构为固定桥时，种植体的5年存活率为95.4%。无种植导板辅助下，当上部修复结构为单冠时，5年存活率为94.5%；当上部修复结构固定桥时，5年存活率为91.5%。由此可见，在种植导板辅助下的种植体有较高的存活率。

参考文献

[1] Molo P, Rangerl B, Nobre M. All–on–4 maxilla retrospective study 1 year follow up[J]. Clin Implant Dent Relat Res, 2005,7 Suppl 1:S88–94.

[2] Misch C.Short dental implants: A literature review and rationale for use[J]. Dent Today, 2005,24(8):64–66,68.

[3] Olate S, Lyrio MC,de Moraes M, et al. Influence of diameter and length of implant on early dental implant failure[J]. J Oral Maxillofac Surg, 2010, 68(2):414–419.

[4] Fugazzotto PA.Shorter implants in clinical practice: Rationale and treatment results[J]. Int J Oral Maxillofac Implants,2008, 23(3):487–496.

[5] Maló P, de Araújo Nobre M, Rangert B. Short implants placed one–stage in maxillae and mandibles: a retrospective clinical study with 1 to 9 years of follow–up[J].Clin Implant Dent Relat Res,2007,9(1):15–21.

[6] ten Bruggenkate CM, Asikainen P, Foitzik C, et al. Short (6–mm) nonsubmerged dental implants: results of a Multicenter clinical trial of 1 to 7 years[J]. Int J Oral Maxillofac Implants,1998, 13(6):791–798.

[7] Tahmaseb A,Wismeijer D, Coucke W, et al. Computer technologyapplications in surgical implant dentistry: a systematic review[J]. IntJ Oral Maxillofac Implants, 2014,29 Suppl:25–42.

[8] Jung RE, Schneider D, Ganeles J, et al. Computer technologyapplications in surgical implant dentistry: a systematic review[J]. Int J Oral Maxillofac Implants,2009,24 Suppl:92–109.

[9] Jung RE, Pjetursson BE,Glauser R, et al. A systematic review ofthe 5–year survival and complication rates of implant–supportedsingle crowns[J]. Clin Oral Implants Res,2008, 19(2):119–130.

[10] Pjetursson BE, Thoma D, Jung R, et al. A systematic review of thesurvival and complication rates of implant–supported fixed dentalprostheses (FDPs) after a mean observation period of at least 5 years[J]. Clin Oral Implants Res, 2012,23(6):22.

数字化导板引导下的上颌牙列缺损种植即刻修复1例

张文 丁晓晨 柳慧芬 童昕 秦海燕

摘要

目的：通过放射导板引导治疗1例牙列缺损伴硬组织缺损的病例，探讨其临床效果与意义。**材料与方法**：患者为66岁女性，因龋坏过大无法保留陆续拔除上颌多颗牙致右上前牙区骨宽度不足、右上后牙区骨高度不足。左上后牙、左下前牙及双侧下后牙因牙体缺损过大于他院行 RCT（root canal therapy） 和全冠修复。种植外科：采用放射导板引导下不翻瓣种植技术于11、13、14、16、24、26缺牙区分别植入1颗种植（SPI）。种植修复：11～17利用SPI临时基台制作种植体支持式临时树脂冠，左上后牙行临时单冠修复，软组织塑形并行使部分功能6个月，形成良好的软组织外形，部分解决咀嚼功能。最终修复，右侧拟联桥修复患牙，左侧拟单冠修复患牙。25和27牙体预备，种植区闭窗取模，经试蜡牙后完成最终Lava全瓷冠修复。**结果**：放射导板引导下种植手术可较好地利用余留牙槽骨，同时达到了以修复为导向的目的；种植体支持式临时冠进行临时修复，无空牙期，可以形成良好的袖口结构，还可以建立协调的邻牙软组织形态；运用Lava全瓷冠完成种植体、天然牙的联合修复，既安全又美观，最终修复体从色、形、质上达到协调一致，龈缘、龈乳头健康，患者对修复效果非常满意。**结论**：采用导板引导下不翻瓣种植技术，能够减小手术创伤及术后的肿胀不适，避免复杂且创伤较大的骨增量手术，缩短手术时间，减少患者的手术创伤，同时体现了以修复为导向的治疗理念。患者在接受完手术后立刻就能进行临时修复，无空牙期，且能够降低治疗费用。戴牙后采用了T-Scan咬合力测试仪辅助调殆，实现精细调殆，使殆力分布均匀，从而减少并发症的发生。经过完善的治疗计划，系统的序列治疗，加上患者良好的依从性，才能使此类病例的种植修复得以功能和美观的恢复。

关键词：数字化；牙列缺损；即刻修复

本病例为骨量不足的牙列缺损，放射导板引导下行种植手术，能够避免复杂且创伤较大的骨增量手术，减少患者的手术创伤，降低额外的并发症发生概率，同时大大缩短了治疗周期。本病例中患者在接受完手术后立刻就能进行临时修复，无空牙期，后期Lava全瓷冠完成最终修复，获得良好的美观及功能效果。

一、材料与方法

1. 病例简介 66岁女性患者。主诉：上颌多颗牙缺失10余年。现病史：患者10余年前上颌多颗牙因缺损过大无法保留拔除，余留多颗牙于他院行RCT和全冠修复。现自觉影响美观和功能，要求种植修复。既往史：既往体健，否认心脏病、糖尿病、高血压等病史，否认药物过敏史、金属过敏史。一般检查：11～17、24、26、37缺失，24、26备牙状，牙龈退缩，21近中切角缺损。缺牙区牙龈未见明显红肿，牙槽嵴吸收明显。口腔卫生状况一般，可见少量龈上结石，颞下颌关节未见明显异常。特殊检查：CBCT检查示11～13区骨宽度不足，16、17、26区骨高度不足，25、27见根充影像。

2. 诊断 牙列缺损（11～17、24、26、37缺失）；21、25、27牙体缺损。

3. 治疗计划

（1）11、13、14、16、24、26区进行种植手术。

（2）11～17、24～27临时修复。

（3）11～17 Lava联桥修复，24、26 Lava单冠修复。

（4）25、27备牙，Lava单冠修复。

（5）21美容齿科修复。

4. 治疗过程（图1～图47）

（1）种植体植入：常规消毒铺巾，局麻下放置放射导板，植入固位钉，导板引导下于11、13、14、16、24、26区逐级钻孔，分别植入1颗种植体［SPI，ϕ3.5mm×11mm（11），ϕ4.0mm×11mm（13、14），ϕ5.0mm×9.5mm（16），ϕ4.0mm×9.5mm（24），ϕ5.0mm×9.5mm（26）］；术后CBCT示种植体位置良好。

（2）临时修复：种植术后拍摄CBCT示种植位点与术前放射导板设计符合，制作临时义齿，8个月后种植区牙龈现良好的袖口结构，色泽健康，龈缘外形与临时牙协调一致。

（3）最终修复：25、27牙备，闭窗取模，2周后试蜡牙，1个月后完成最终修复。最终修复体采用Lava全瓷冠，可以实现美观和功能上的统一。戴牙后影像学检查，示种植牙冠完全就位，种植体周围骨结合良好。

（4）美容齿科完成21切端缺损的美学修复。

本病例通过外科和修复方法的干预，为患者恢复了较为理想的美观和功能。在对于此类牙列缺损伴骨缺损的病例中，术前应制订系统的治疗方

作者单位：南京市口腔医院口腔
通讯作者：童昕；Email: 419311196@qq.com

案，严格按照步骤进行临床操作。

二、结果

采用导板引导下不翻瓣种植技术，能够减小手术创伤及术后的肿胀不适，同时可较好地利用余留牙槽骨，避免复杂且创伤较大的骨增量手术，同时体现了以修复为导向的治疗理念。患者在接受完手术后立刻就能进行临时修复并进行牙龈塑形，可以形成良好的袖口结构，还可以建立协调的邻牙软组织形态，且无空牙期；运用Lava全瓷冠完成种植体、天然牙的联合修复，既安全又美观，最终修复体从色、形、质上达到协调一致，龈缘、龈乳头健康，患者对修复效果非常满意。戴牙后采用了T-Scan咬合力测试仪辅助调殆，实现精细调殆，使殆力分布均匀，从而减少并发症的发生。

三、讨论

牙列缺损伴多位点骨缺损是临床上常遇到的情况，长期缺牙、外伤、严重感染、肿瘤等疾病均会引起牙槽骨的吸收，严重影响了患者的生活质量。本病例中，患者因长期缺牙使得上颌前牙区及后牙区骨缺损过大，患者自身骨修复能力无法恢复到合适的状态，最终导致了种植骨量严重不足，行常规种植手术须做牙槽黏骨膜切开，并植入骨粉，手术创伤较大，且术中视野因出血而不清晰，手术时间较长，并可引起牙槽骨板的吸收和龈退缩。

近年来，多篇文献报道了利用术前CT的三维影像系统软件，精确制作

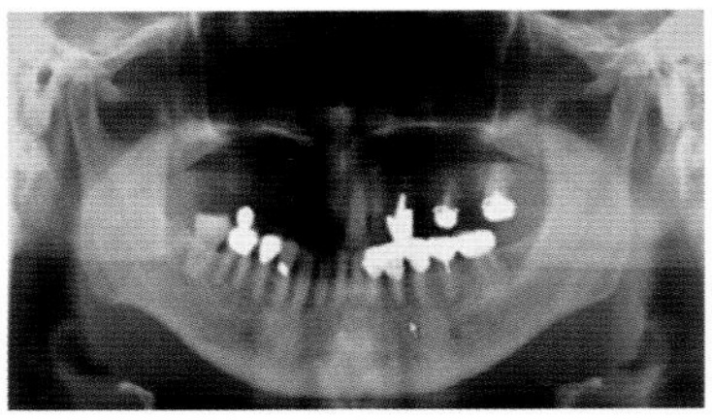

图1　全景片示：11～17、24、26缺失

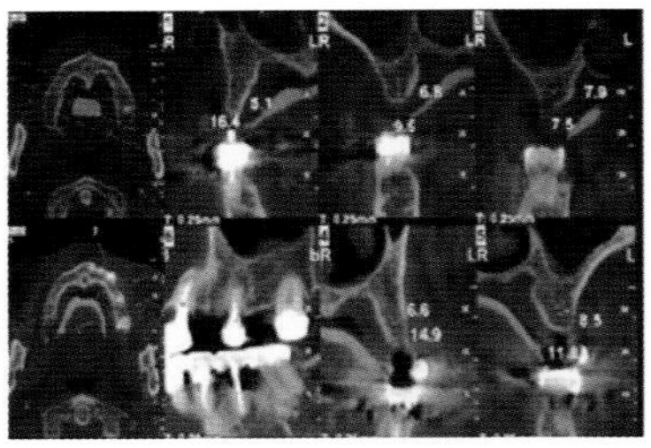

图2　CBCT示：11～13区骨宽度不足，16、17、26区骨高度不足

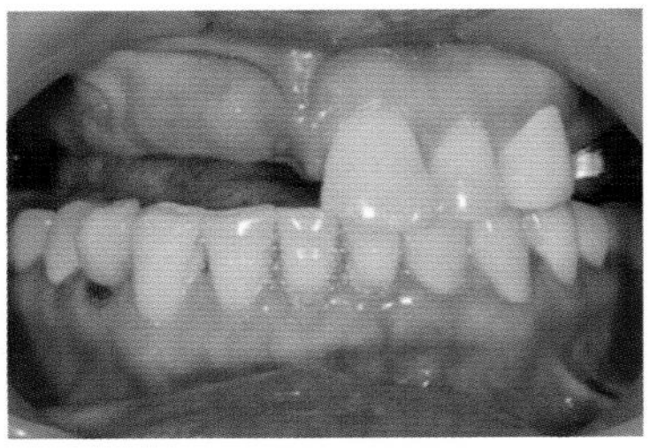

图3　术前口内像

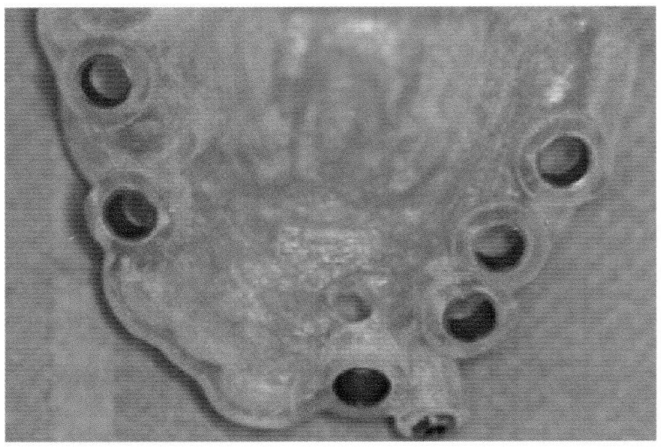

图4　导板效果图1

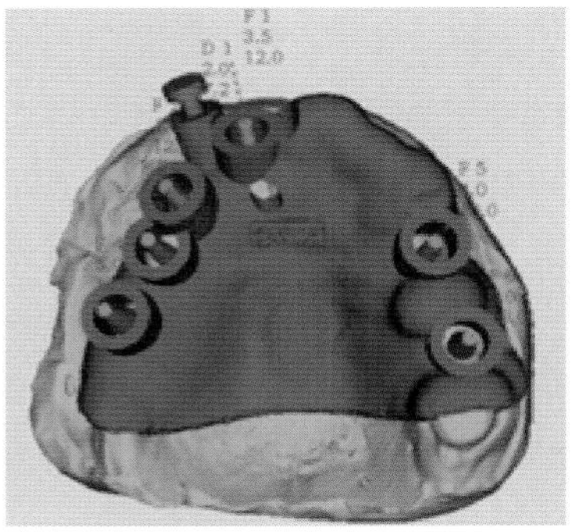

图5　导板效果图2

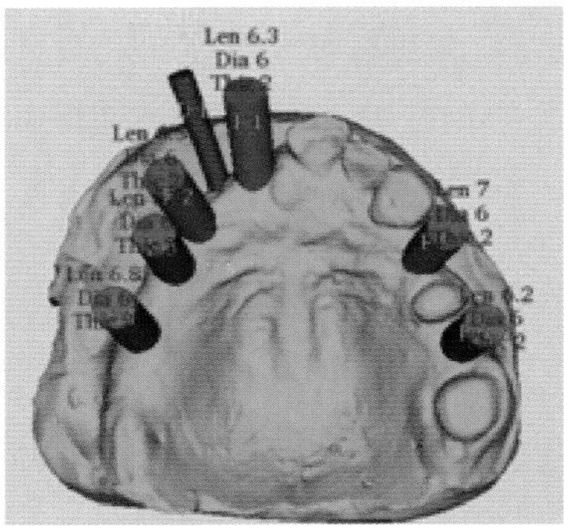

图6　导板效果图3

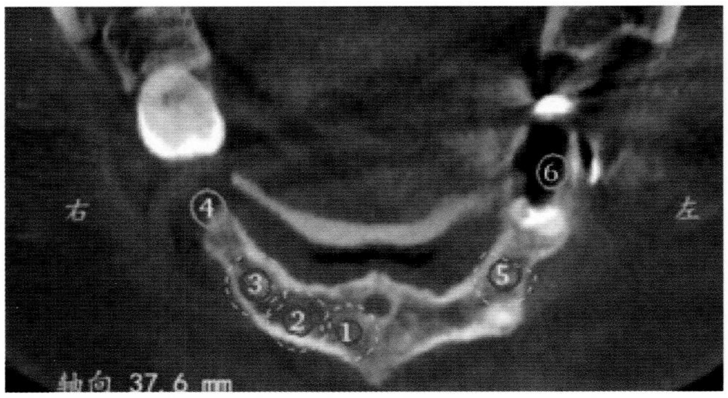

图7　导板效果图4

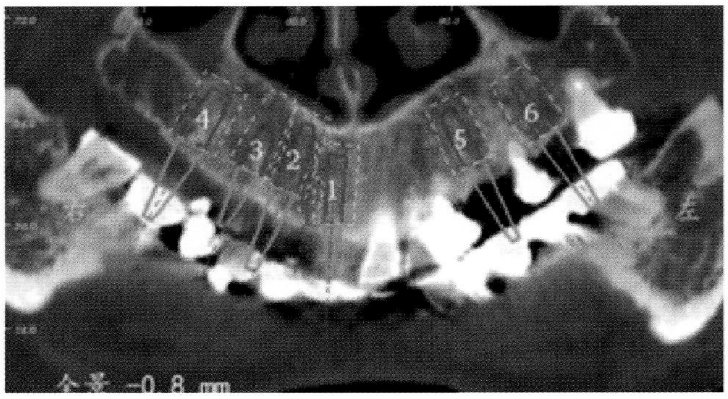

图8　导板效果图5

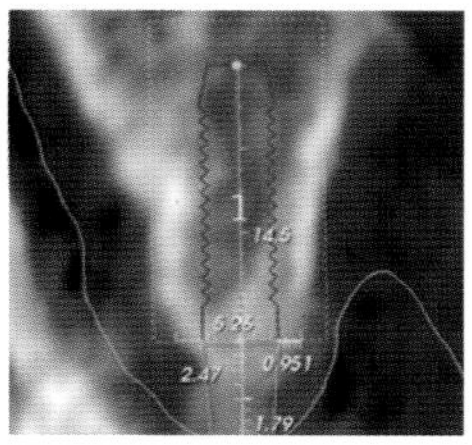
图9　导板种植位点剖面图1

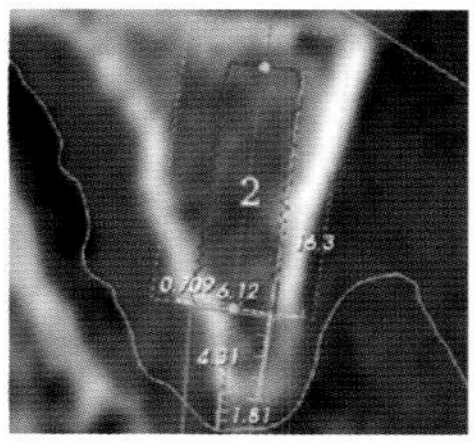
图10　导板种植位点剖面图2

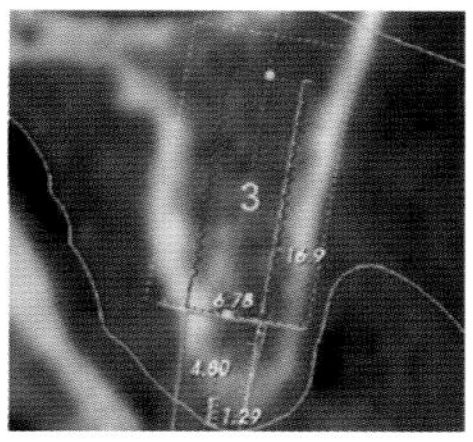
图11　导板种植位点剖面图3

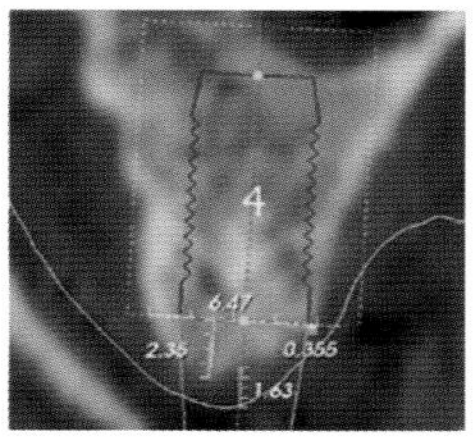
图12　导板种植位点剖面图4

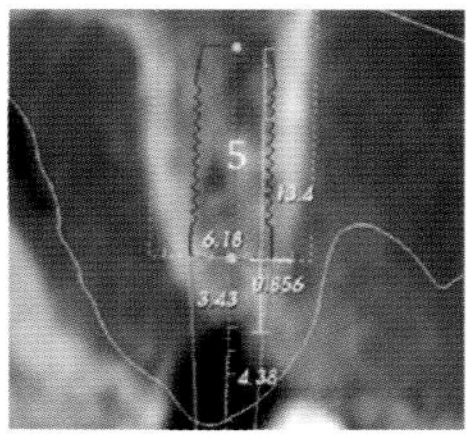
图13　导板种植位点剖面图5

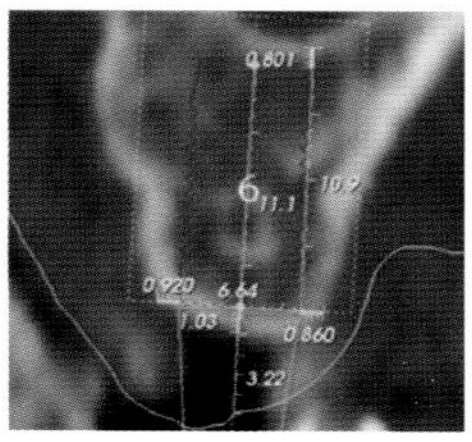
图14　导板种植位点剖面图6

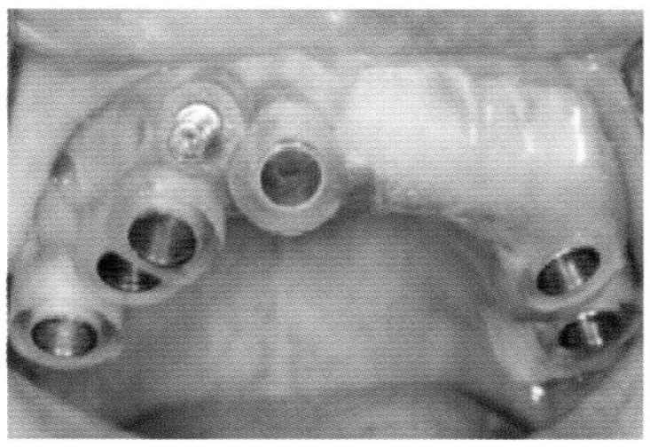
图15　种植手术1

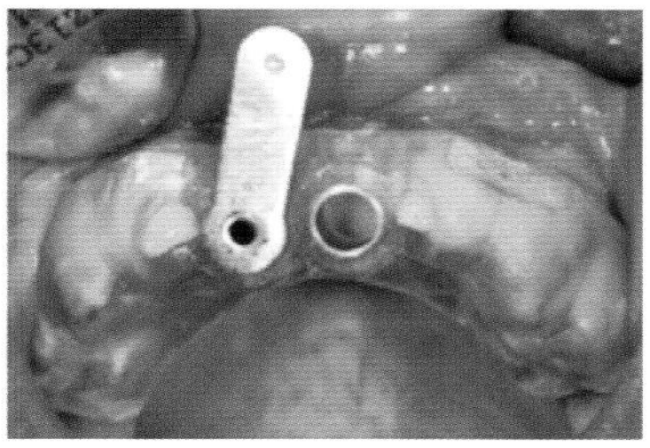
图16　种植手术2

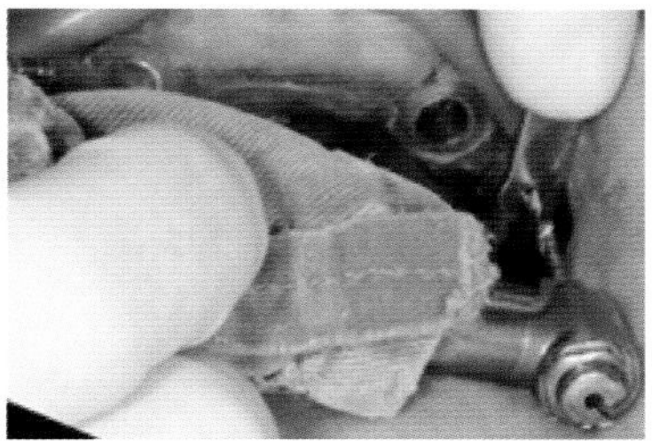
图17　种植手术3

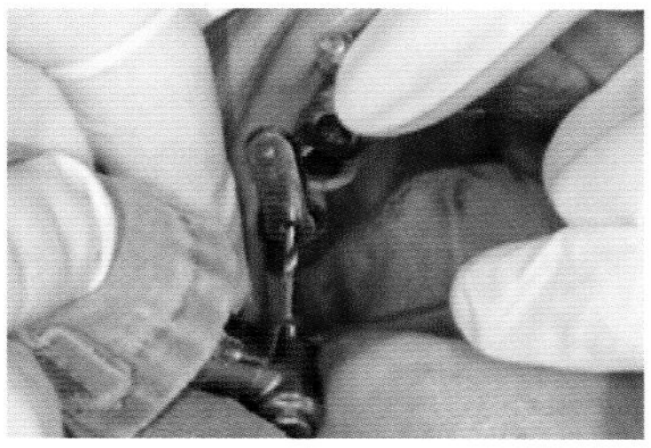
图18　种植手术4

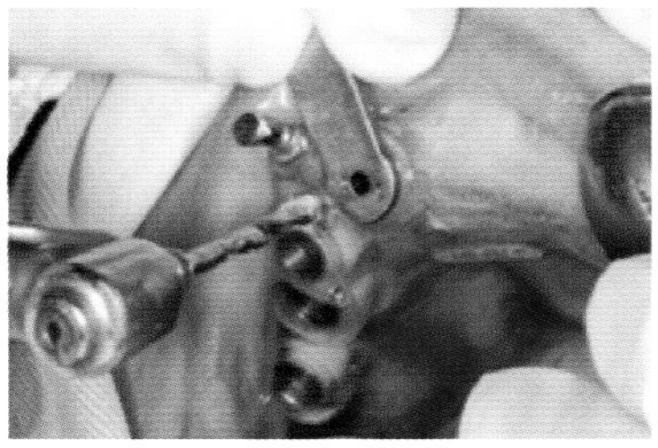
图19　种植手术5

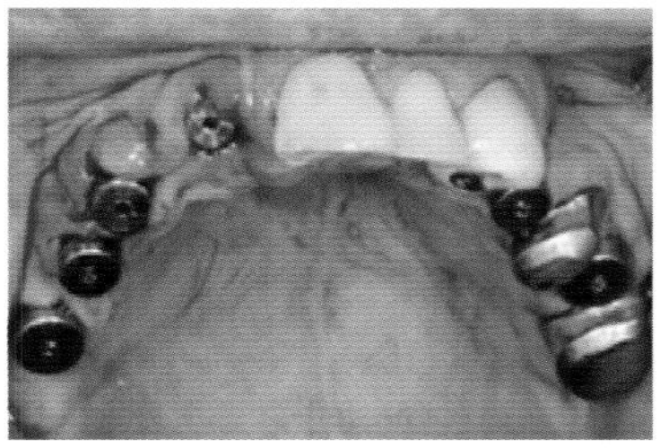
图20　种植手术6

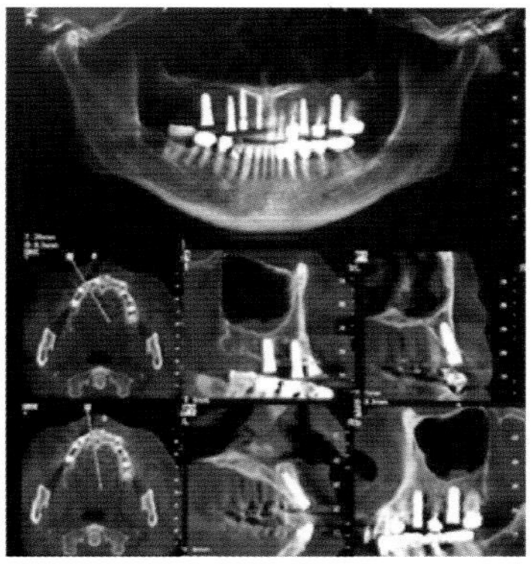
图21　种植术后CBCT示：种植位点与术前导板设计符合

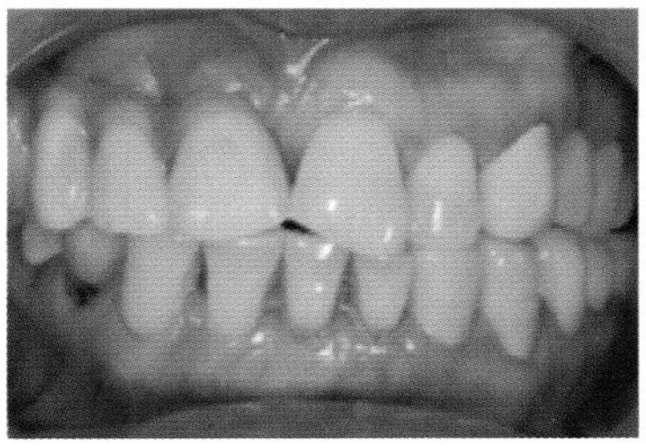
图22　临时修复1

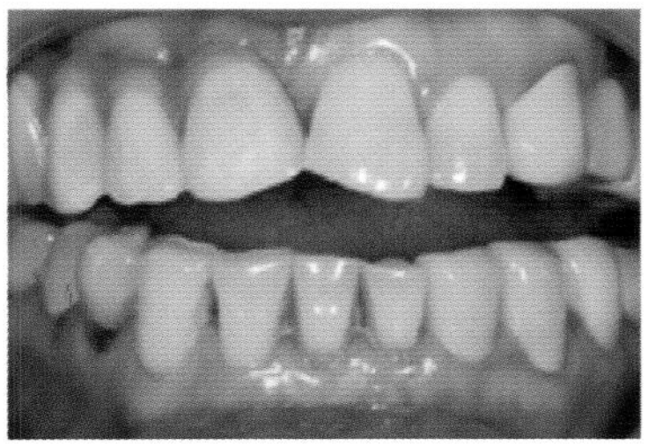
图23　临时修复2

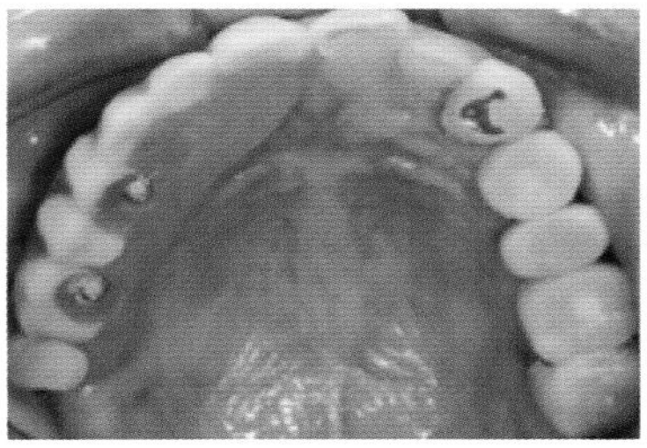
图24　临时修复3

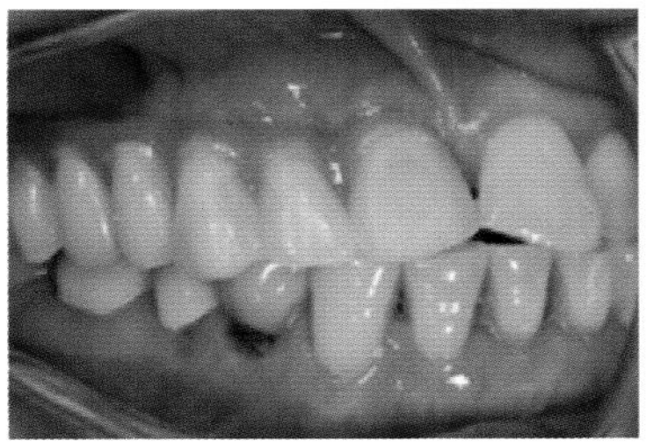
图25　临时修复4

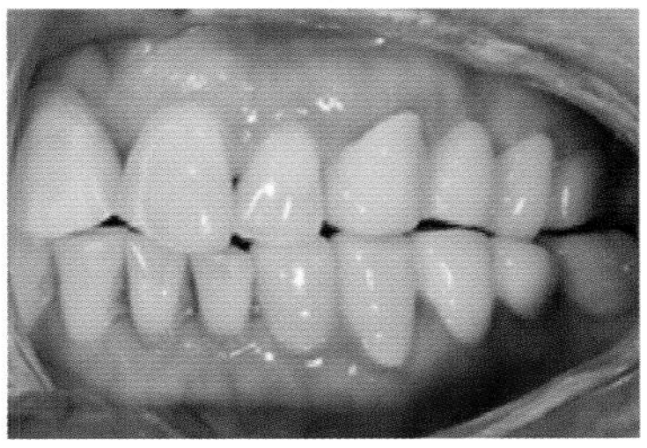
图26　临时修复5

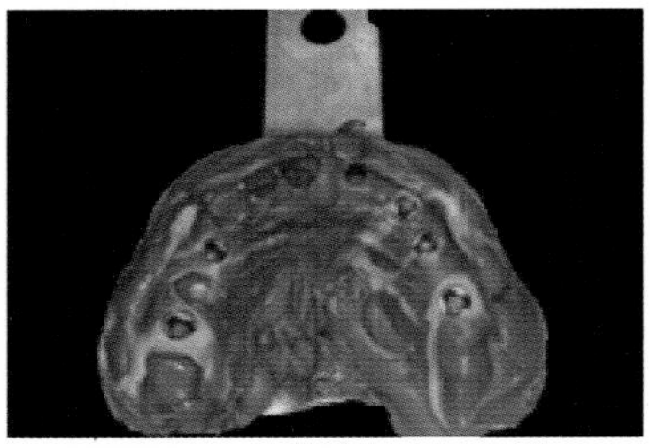
图27　取模1

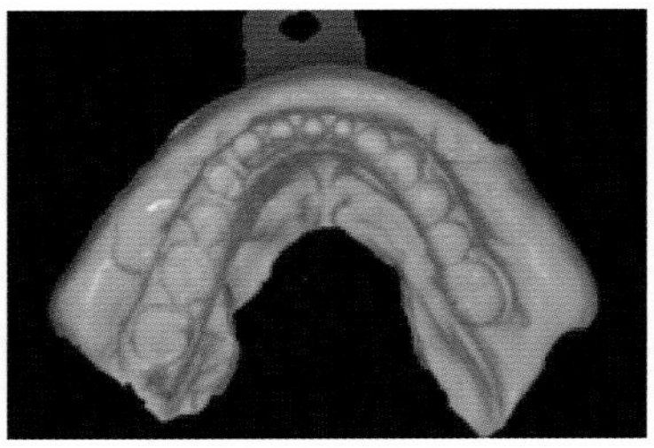
图28　取模2

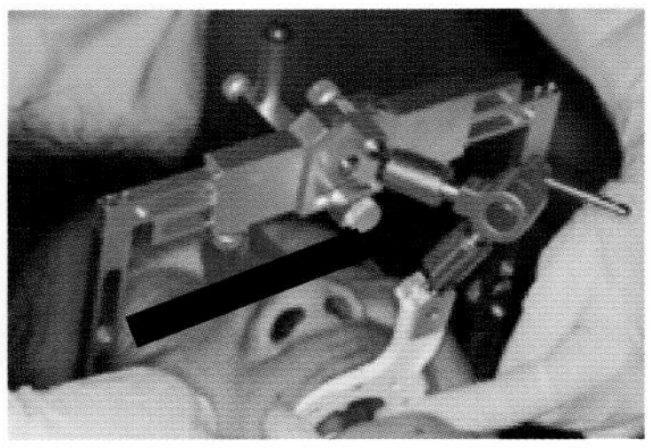
图29　取模3

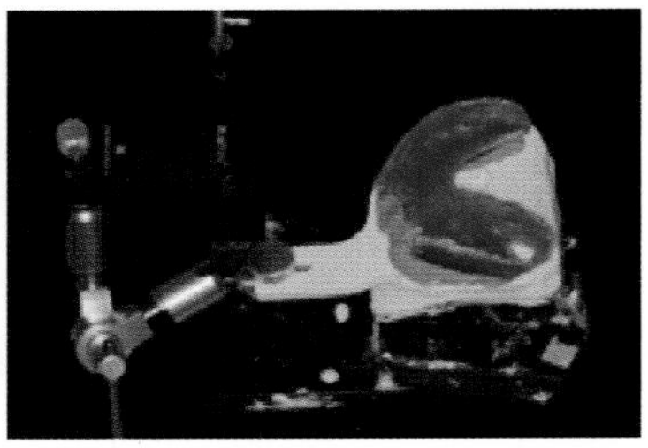
图30　取模4

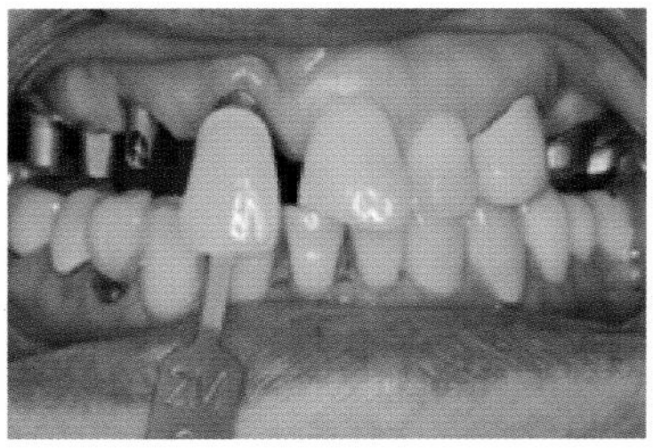
图31　比色1

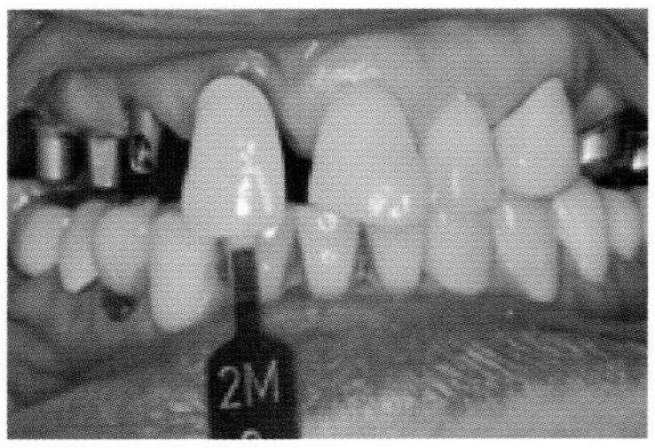

图32　比色2

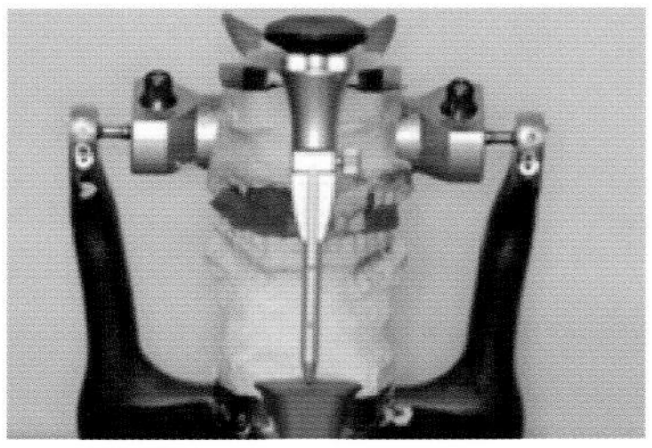
图33　转移颌位关系1

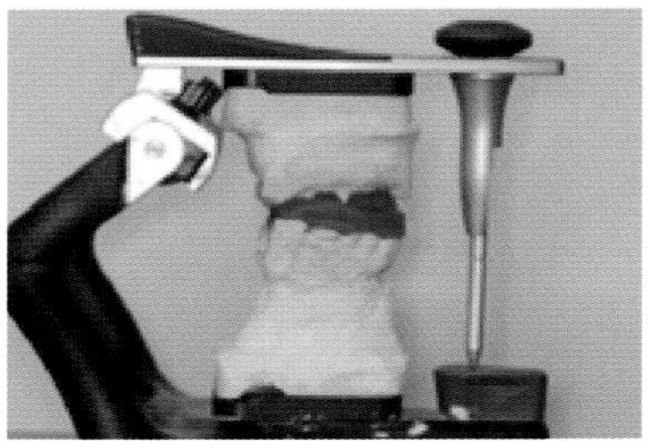
图34　转移颌位关系2

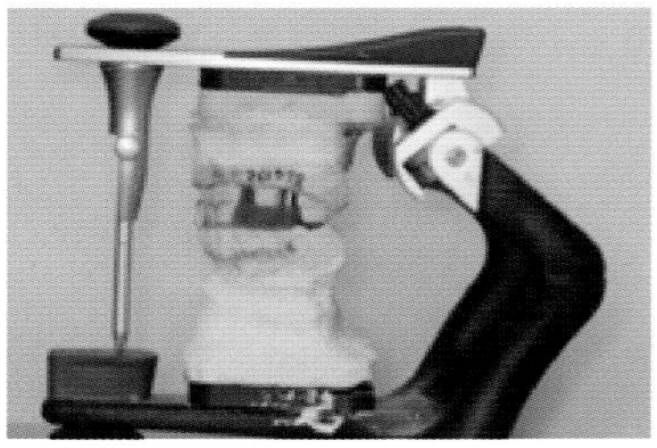
图35　转移颌位关系3

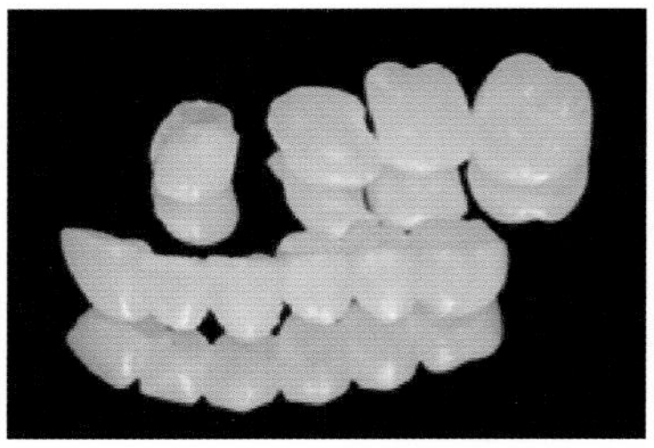
图36　试蜡牙1

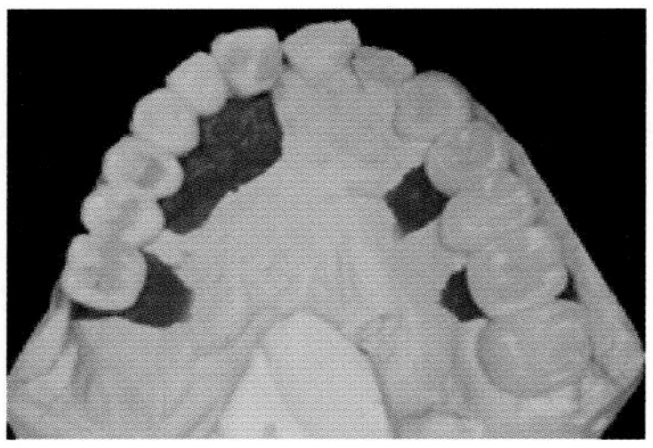
图37　试蜡牙2

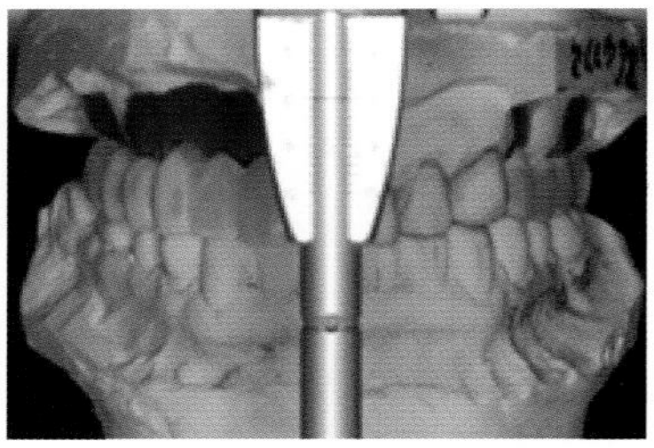
图38　试蜡牙3

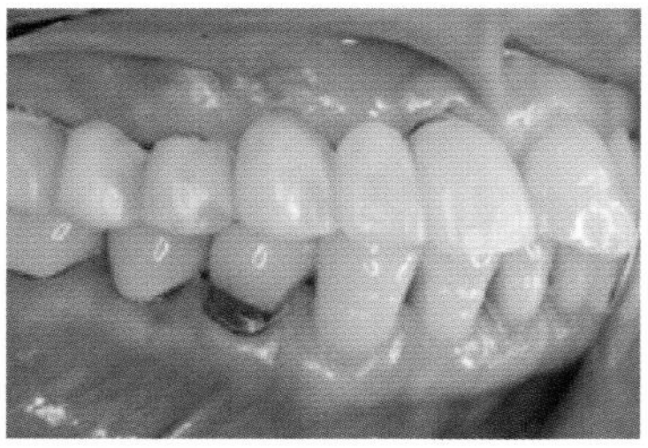
图39　试蜡牙4

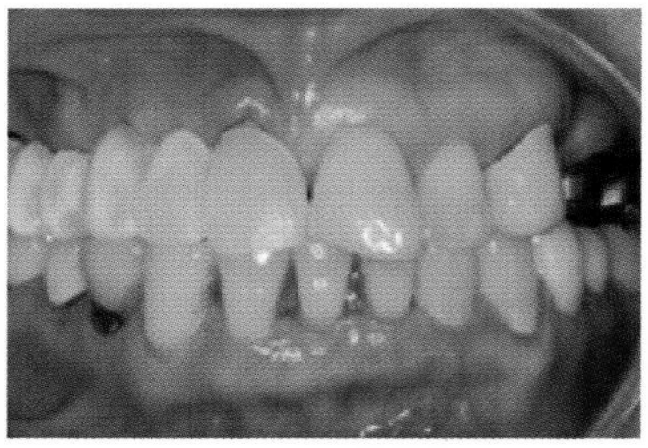
图40　试蜡牙5

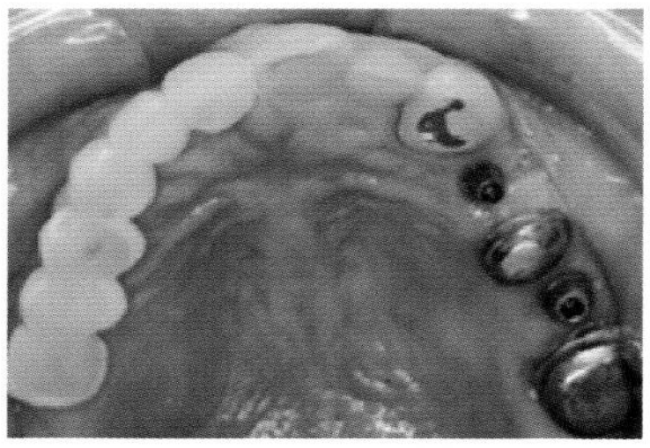
图41　试蜡牙6

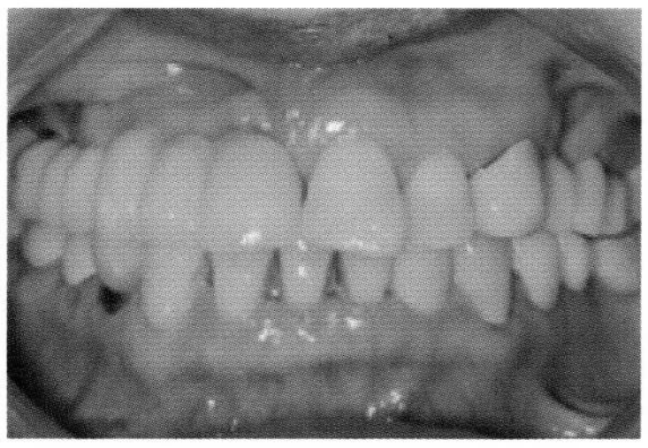
图42　最终戴牙1

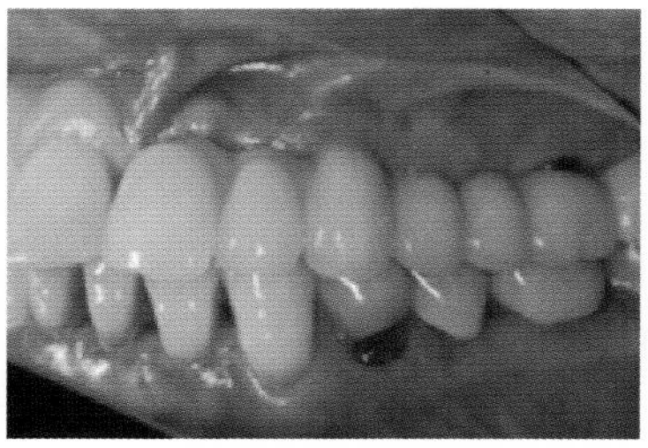
图43　最终戴牙2

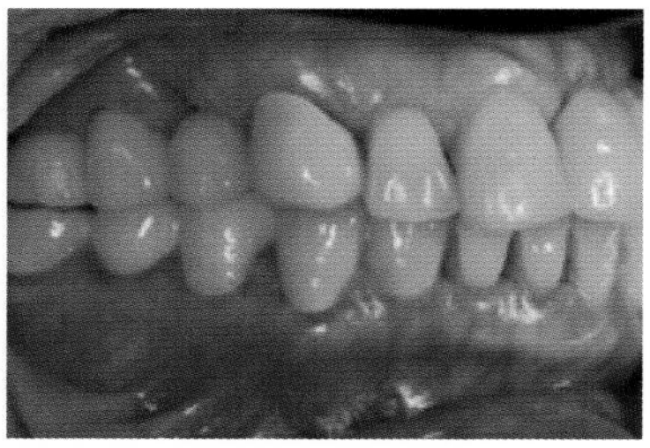
图44　最终戴牙3

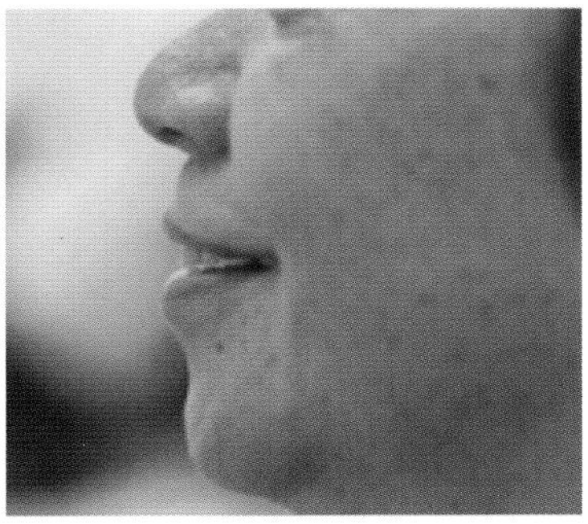

图45　最终戴牙4

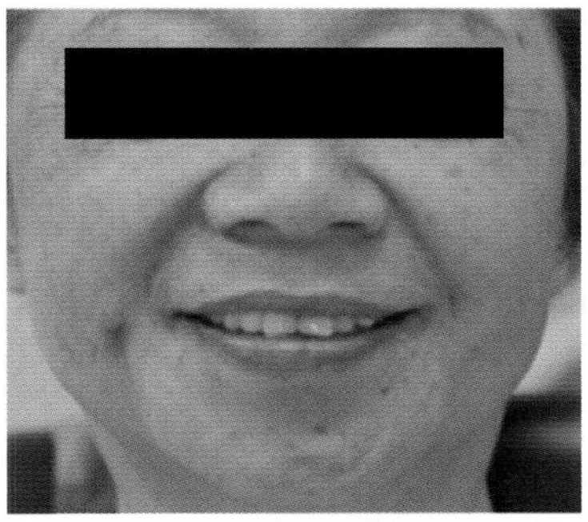

图46　最终戴牙5

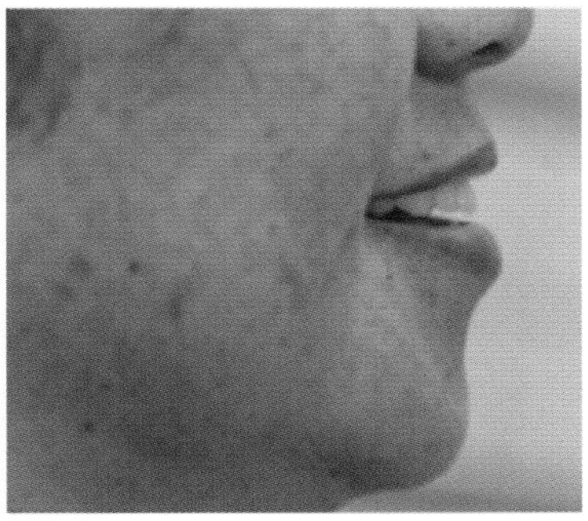

图47　最终戴牙6

外科导板和义齿，指导不翻瓣微创种植并即刻负荷，快速修复义齿获得成功。与传统切开翻瓣种植术相比，其具有手术时间短，术中出血少，术野清晰，不用缝合、拆线，患者舒适等优点。利用计算机三维设计种植体的位置，可以保证种植体植入在最佳位置，尤其是在骨量不足、植入较为困难时，术前进行诊断和设计植入位置非常必要。基于影像学和计算机技术的发展，种植外科导板将是种植外科发展的一个趋势。在本病例治疗方案的制订中，我们考虑了传统的活动义齿修复、骨增量手术后行种植修复及放射导板引导下种植修复等多个方案，患者最终选择了放射导板引导下的种植修复。

本病例CBCT显示，患者上颌前牙区骨宽度不足，后牙区骨高度不足，根据CBCT，测量种植术区牙槽骨三维长度，了解骨质和骨量，明确受植区与周围重要解剖结构的关系，制作彩立方种植导板，这种带一定厚度的导板，在术中能够较好地引导和限制钻入方向；同时，在制备种植体床时用生理盐水反复冲洗术中的牙槽嵴黏膜组织碎屑，防止这些碎屑夹杂在种植体和骨界面之间，影响种植体的骨性结合。采用微创术式种植，术后即刻临时牙冠修复有助于牙龈贴附临冠的外形生长，最大限度减少瘢痕导致的牙龈退缩，给患者真正的功能性牙种植。牙龈软组织的外形美观，患者满意。同时植入后如植入扭矩大于35N・cm时，行即刻负荷修复可以大大缩短无牙期，促进了骨整合。术后8个月CBCT示种植体骨整合良好。

在此类病例中，患者的合作性也是种植修复成功的重要因素，接受种植即刻修复的患者需具备良好的口腔卫生习惯，要求不吸烟，定期复查。本研究结果提示，严格掌握适应证和选择特殊设计的种植系统，运用改良的种植外科技术和修复技术进行种植后即刻修复方法可行，临床近期效果好，患者满意度高。长期效果尚待进一步观察。

参考文献

[1] 刘洪,刘东旭,王克涛,等.种植体计算机辅助设计和制造导板精度的评价[J].华西口腔医学杂志,2010(5):517-521.
[2] Brånemark PI, Hansson BO, Adell R, et al. Osseointegrated implants in the treatment of the edentulous jaw. Experience from a 10-year period[J]. Scand J P last Reconstr Surg Suppl, 1977, 16: 1- 132.
[3] 王艳,李均,陈兆学,等.CBCT在口腔三维成像中的应用研究[J].中国医学物理学杂志,2013(2):4008-4011.
[4] 刘思玉,李宏卫,汤春波.种植体计算机辅助设计和制作导板的研究进展[J].口腔医学,2013(5):345-347.
[5] 欧国敏,宫苹,陈文川,等.即刻种植与即刻修复的临床应用[J].中华口腔医学杂志,2006(3):144-147.
[6] 邸萍,林野,邱立新,等.牙种植即刻修复的临床研究[J].中华口腔医学杂志,2004(4):4-7.
[7] Kan JY, Rungcharassaeng K, Ojano M, et al. Flapless anterior implant surgery: A surgical and prosthodontic rationale [J]. Pract Periodontics Aesthet Dent, 2000,12 (5): 467- 474.
[8] 彭国光,赵继刚,夏炜,等.不翻瓣技术牙种植的临床观察[J].国际口腔医学杂志,2006(5):407-409.

数字化导板+重度牙周炎患牙的策略性拔牙+全颌种植修复序列治疗1例

陈骏辉

摘要

目的：与牙周健康者相比，牙周炎患者进行种植治疗可能会导致较高的种植体周围组织病变和较低的种植存留率。因此，对重度牙周炎患者采用策略性拔牙，以阻止牙槽骨进一步吸收，避免种植修复困难。而数字化导板可以做到精确种植，充分利用可用骨量，为重度牙周炎患者提供手术条件。本文将对1例重度牙周炎患者策略性拔牙，在数字化导板指导下全颌种植修复的病例进行展示。**材料与方法**：41岁男性患者。主诉牙齿松动多年，影响进食和外表就诊。检查：16～14、11、21、24、26、33、31、41、43缺失数年；18、28、38、48Ⅰ度松动，17、13、12、22、23、25、27、37、35、34、32、42、44～47Ⅲ度松动、移位。口腔卫生情况差。CBCT显示：18、28、38、48牙槽骨吸收较少，其余牙吸收到根尖1/3，没有保留价值。因此计划拔除17、13、12、22、23、25、27、37、35、34、32、42、44～47，保留18、28、38、48，拔牙前取模做全口义齿，拔牙后同期戴上全口义齿修复。拔牙术后4个月复诊，CBCT显示上颌骨骨量情况欠佳，下颌尚可。因此在数字化导板指导下，上颌种8颗Bicon种植体，下颌8颗ITI TL美学种植体。同期于16、26行上颌窦内提升术，填入Bio-Oss骨替代体，Bio-Gide胶原膜。6个月后行二期手术，最后完成取模和上部结构的修复。**结果**：数字化导板指导下精确地植入种植体，为重度牙周炎患者种植一期手术提供了条件，同时降低了手术的风险和难度，减小了手术创伤。后期的修复效果良好；随访的CBCT显示无明显种植体周围骨的吸收。**结论**：数字化导板是种植手术精确定位的重要工具，重度牙周炎患者策略性拔牙能良好地预防牙槽骨的吸收，为后期种植手术提供良好的条件。

关键词：数字化导板；重度牙周炎；种植修复

数字化导板指导的种植修复是牙列缺失的重要手段，即使在重度牙周炎患者牙槽骨骨量不充足的情况下也创造精确定位的条件，后期正确完成修复、恢复牙列美观和功能，进而实现长期稳定的骨整合。重度牙周炎患者可用骨量不足，在数字化导板指导下，充分利用骨量、策略性拔牙预防骨吸收，为种植一期手术提供良好的位点骨量。

一、材料与方法

1. 病例简介 41岁男性患者。以主诉“牙松动影响进食和美观”来我科要求修复治疗。数年前患者因牙齿松动已拔除16～14、11、21、24、26、33、31、41、43，未行固定和活动修复，现影响咀嚼。既往史：患者平素体健，自诉无高血压、心脏病、糖尿病等全身系统性疾病，无肝炎等传染性疾病，无青霉素类/磺胺/头孢类药物过敏史。自诉有吸烟等不良生活习惯。口腔检查：全口口腔卫生情况差；16～14、11、21、24、26、33、31、41、43已拔除，18、28、38、48Ⅰ度松动，17、13、12、22、23、25、27、37、35、34、32、42、44～47Ⅲ度松动，移位，笑线中等，牙龈生物型中等，咬合关系差。CBCT示：余留牙处牙槽骨吸收至根尖1/3以下；16牙槽骨高度约1mm；26牙槽骨高度约2.1mm；36牙槽骨高度约15mm，宽度约8mm；46牙牙槽骨高度约10mm，宽度约11mm。

2. 诊断 牙列缺损；重度牙周炎。

3. 治疗计划

（1）方案一：牙周序列治疗，延期种植修复。

（2）方案二：保留18、28、38、48以确定咬合关系，行牙周序列治疗，拔除余留牙，4个月后，根据CT情况，行数字化导板指导下种植修复；种植一期手术行16、26上颌窦内提升；进行口腔卫生宣教。

针对治疗两种方案做相应的分析：根据CBCT，全口牙除了18、28、38、48牙情况尚可，其余牙垂直向骨吸收严重，松动Ⅲ度。方案一考虑到牙周治疗预后不理想，进一步骨吸收会给种植一期手术带来巨大挑战，增加了手术的难度和手术的创伤。方案二保留18、28、38、48，尽量减缓现存的牙槽骨吸收。在数字化导板指导下，种植一期手术过程中，简化手术难度，精确植入，充分利用骨量，减小创伤。因此采取方案二行种植修复。

4. 治疗过程（图1～图38）

（1）取模做全口义齿。常规使用一次性治疗盘，金属托盘取模做全口义齿。

作者单位：四川大学华西口腔医院

Email: 616434018@qq.com

（2）策略性拔牙。常规使用一次性治疗盘，消毒铺巾，阿替卡因局部麻醉，微创拔牙器械拔除17、13、12、22、23、25、27、37、35、34、32、42、44~47；挖匙搔刮拔牙窝，清除炎性肉芽组织，生理盐水冲洗牙槽窝；保留18、28、38、48。不可吸收缝线将双侧牙龈拉拢缝合。口腔卫生宣教。戴入全口义齿调殆。术后常规服用消炎药，1周后拆线。4个月后复诊，行种植一期手术。

（3）种植一期手术。4个月后复诊，戴入放射导板拍摄CBCT，获取Dicom数据。各个牙位的骨高度和宽度见表1。

表1 各个牙位的骨高度和宽度

牙位	11	13	14	16	21	23	24	26
高度	11mm	12mm	4mm	1.0mm	12mm	10mm	5.5mm	2mm
宽度	7mm	5.5mm	4.5mm	x	5mm	6mm	6mm	x
牙位	31	33	34	36	41	43	44	46
高度	15mm	14mm	14mm	12.5mm	14mm	14mm	12mm	10mm
宽度	4.5mm	7mm	7mm	7.5mm	5.5mm	6.5mm	6.5mm	7mm

与拔牙之前的CBCT对比可以看出，策略性拔牙有效减缓牙槽骨的进一步吸收。CBCT可见16、26位点高度不足，因此种植一期手术实施上颌窦内提升术增加骨量。同时口内照见角化牙龈良好。一期手术方案：于16、14、13、11、21、23、24、26、36、34、33、31、41、43、44、46位点植入16颗种植体，上颌植入Bicon种植体，下颌植入ITI TL美学种植体。与患者沟通，患者知情同意后，SimPlant软件计算机下设计种植体位置及深度，打印数字化导板。术中常规消毒铺巾，阿替卡因局部麻醉，在数字化导板下牙槽嵴顶做横行微创切口，翻开颊侧瓣，平整牙槽嵴顶，在位点行逐级备洞，16、26上颌窦内提升。最终于16、14、13、11、21、23、24、26位点植入Bicon种植体8颗，41位点种植体由于初期稳定性不足，术中放弃该位点种植。16、26由窦提升基台覆盖，14、13、11、21、23、24位点种植体放入塑料帽，不可吸收缝线严密缝合。36、34、33、31、41、43、44、46旋入牙龈成形器。术后常规服用消炎药，1周后拆线。6个月后复诊，行种植二期手术。

（4）种植二期手术。种植一期手术后6个月行种植二期手术。牙龈无红肿，无瘘管形成。常规消毒铺巾，阿替卡因局部麻醉，数字化导板指导下，上颌牙槽嵴顶做横行切口，暴露16、14、13、11、21、23、24、26位点的窦提升基台和塑料帽，取出窦提升基台和塑料帽，修整种植体周围骨组织和软组织，放入合适的牙龈成形器，严密缝合创口，1周后拆线。2周后复诊行种植取模。

（5）种植取模。种植二期手术2周后取模。旋出上颌Bicon、下颌ITI的牙龈成形器，牙龈形成良好的袖口形态，取模桩就位，硅橡胶取模。将牙龈成形器放回种植体上。1周后复诊，灌模后咬殆堤确定垂直距离。

（6）试基台和蜡牙。种植取模后1周，试基台和蜡牙。旋下牙龈成形器，基台就位良好，患者无不适，垂直距离恢复良好。

（7）种植戴冠。种植取模后1个月，旋除牙龈成形器，基台就位良好后，戴入生物合金单冠，金属殆面，调整咬合，患者对修复体舒适度、美观度表示满意，无压痛及其他不适，咀嚼正常，粘接固位。嘱患者勿咬硬物，定期复诊，注意维护口腔卫生。若有修复体折断、压痛或其他不适及时就诊。于2017年1月20日完成修复。

（8）材料：无菌手术器械，微创拔牙器械，上颌窦内提升器械，不可吸收缝线，Bio-Oss骨替代体，Bio-Gide胶原膜，Bicon种植体，ITI TL美学种植体，Bicon二期手术器械包，取模套装，成品钛基台，生物合金烤瓷连冠。

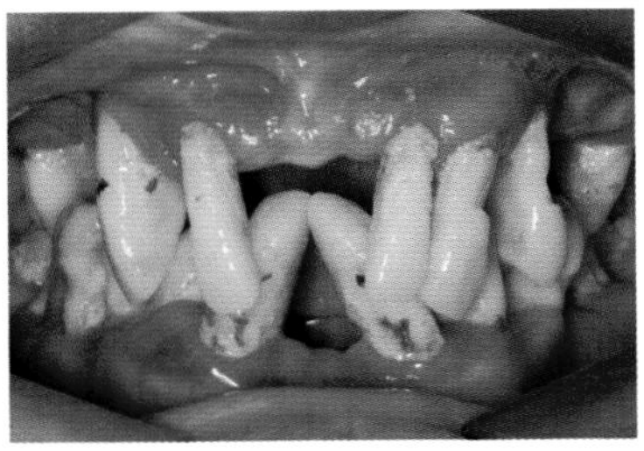

图1 初诊正面像

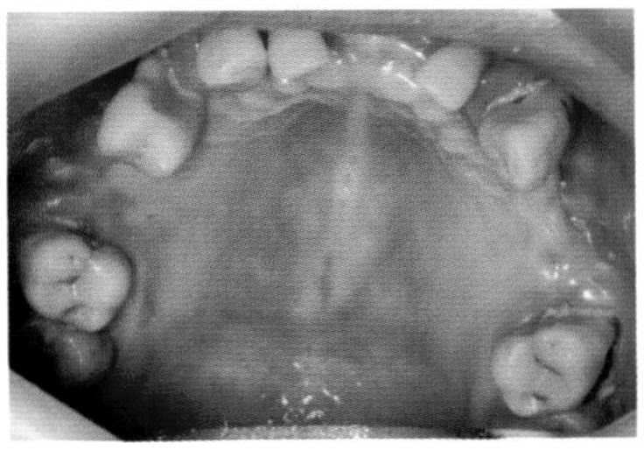

图2 初诊上颌殆面像

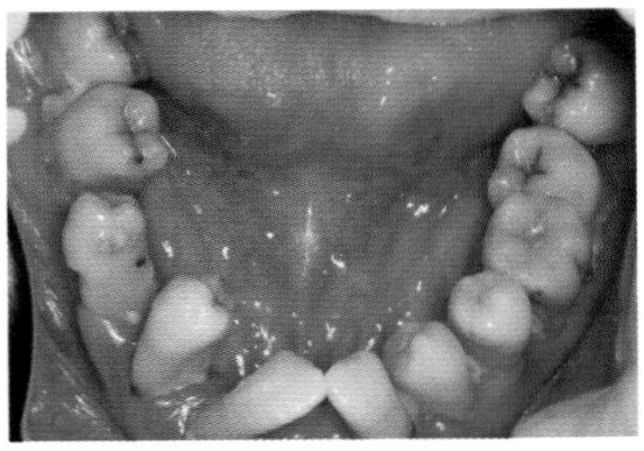

图3 初诊下颌殆面像

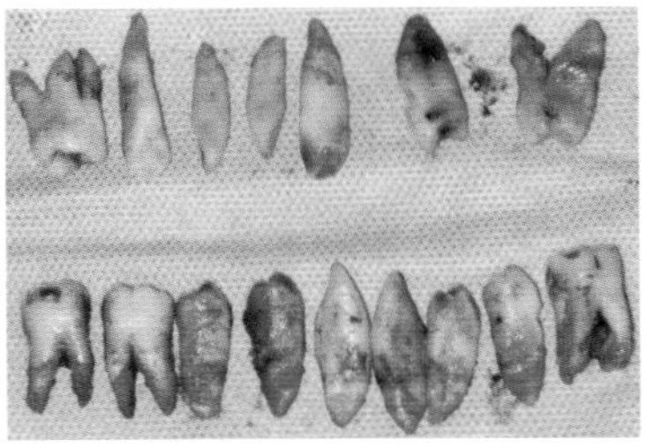

图4 微创拔除的牙

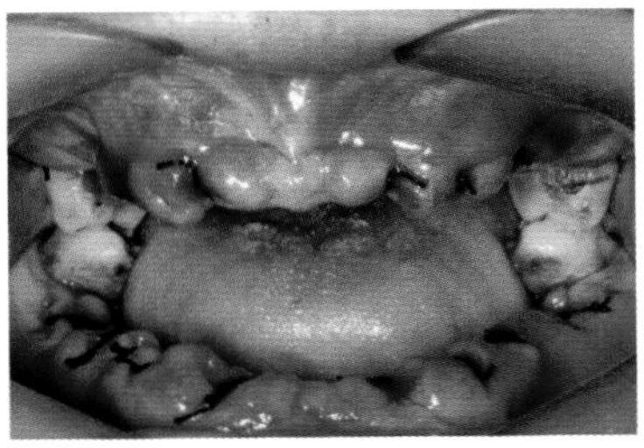

图5 拔牙后，拉拢缝合关闭创口

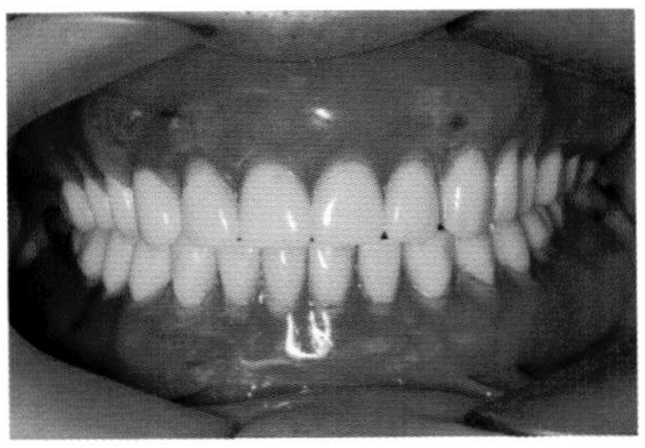

图6 拔牙后即刻戴上全口义齿，调殆

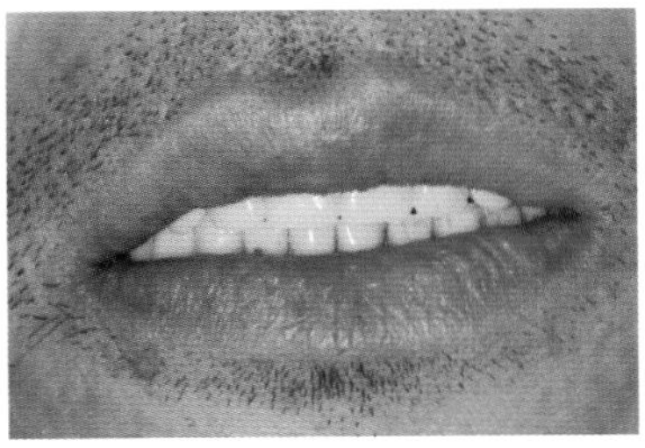

图7 全口义齿面像，垂直距离适中

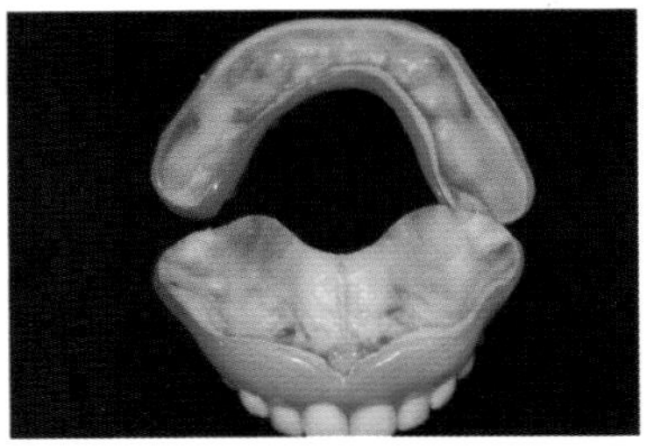

图8 放射导板

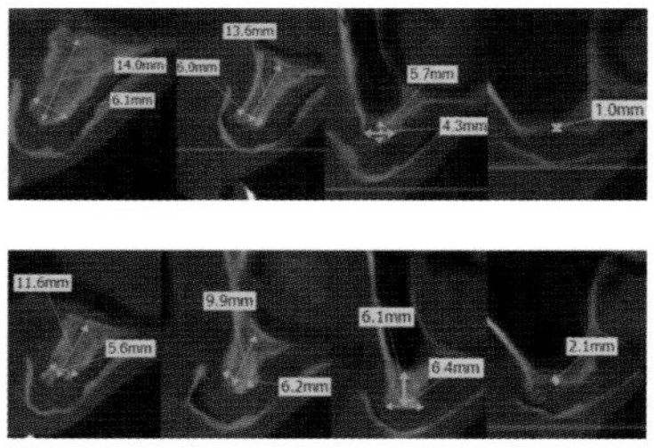
图9 戴放射导板的CBCT上颌位点牙槽骨影像

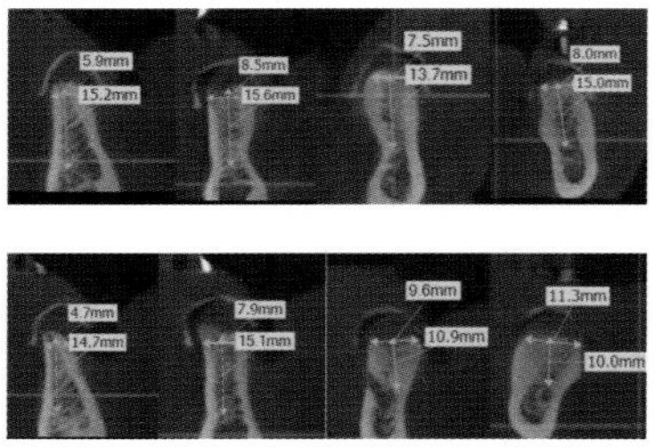
图10 戴放射导板的CBCT下颌位点牙槽骨影像

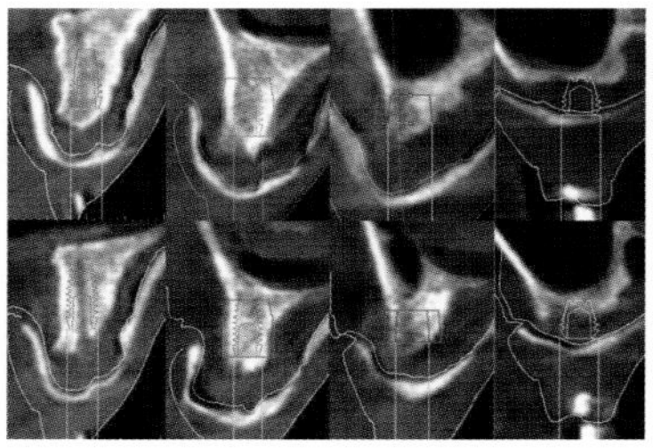
图11 上颌Simplant放置种植体后影像

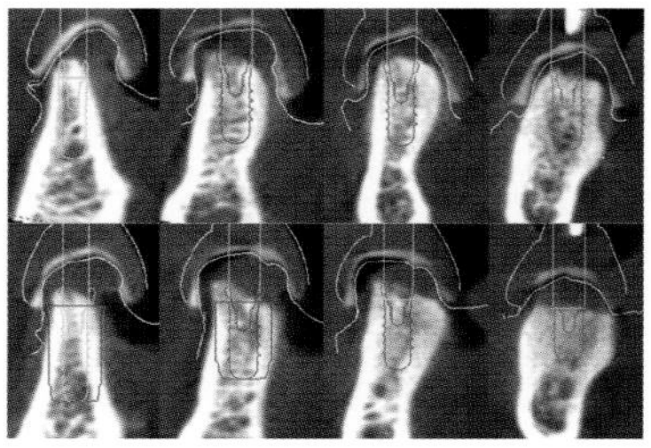
图12 下颌Simplant放置种植体后影像

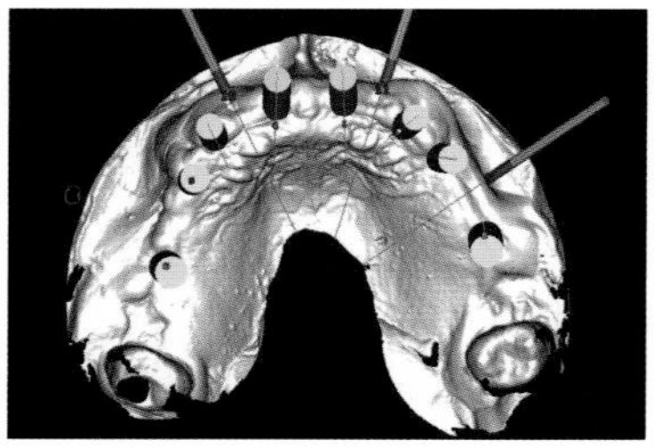
图13 上颌Simplant虚拟设计图

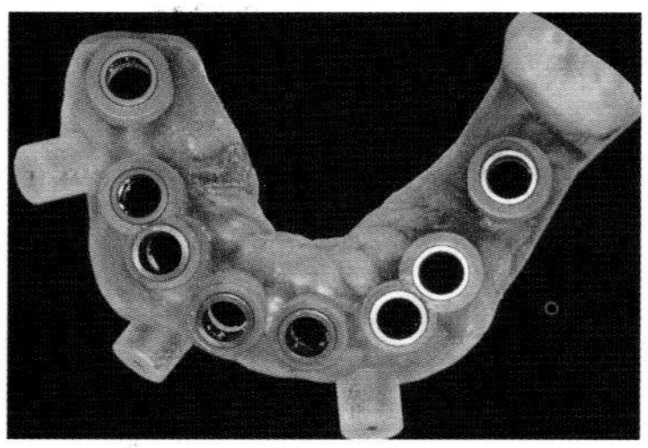
图14 上颌数字化导板

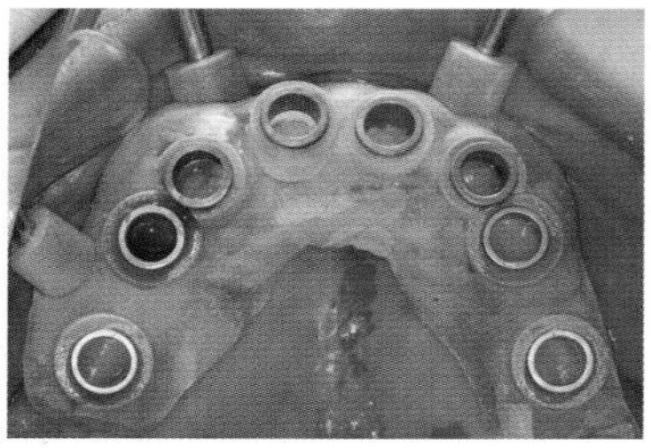
图15 上颌手术过程1

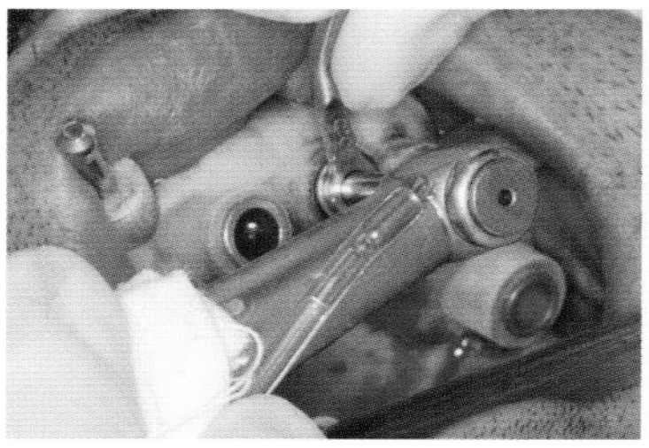
图16 上颌手术过程2

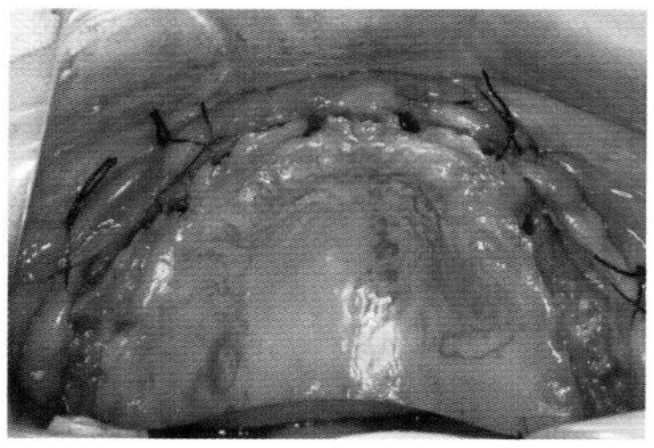
图17 上颌手术过程3

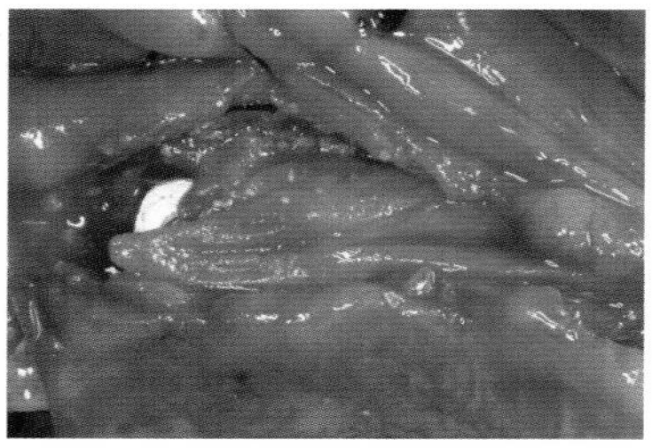
图18 上颌手术过程4

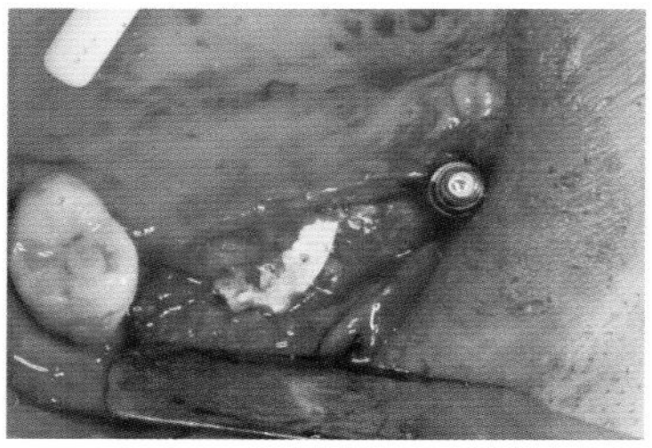
图19 上颌手术过程5

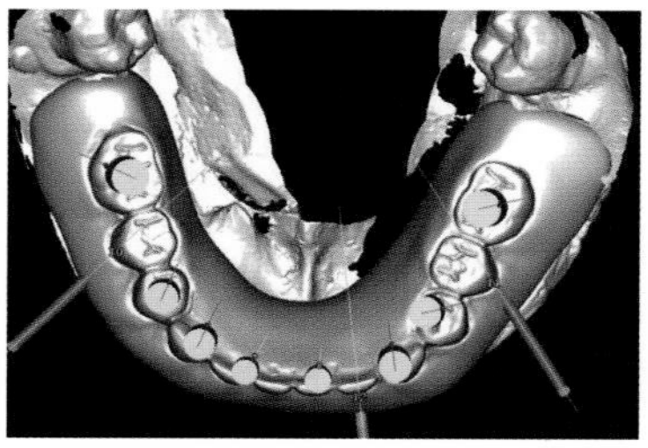
图20 下颌Simplant虚拟设计图

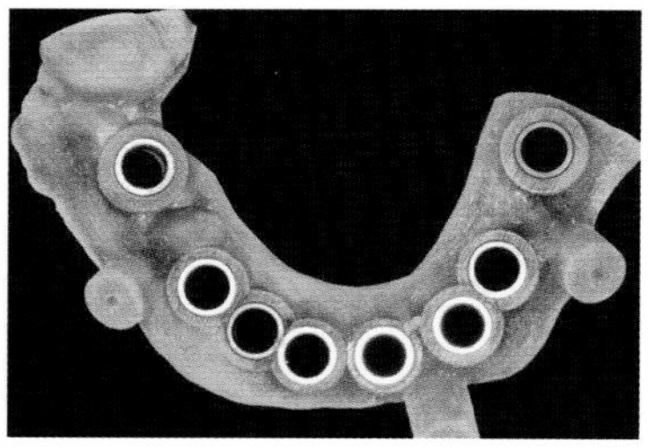
图21 下颌数字化导板

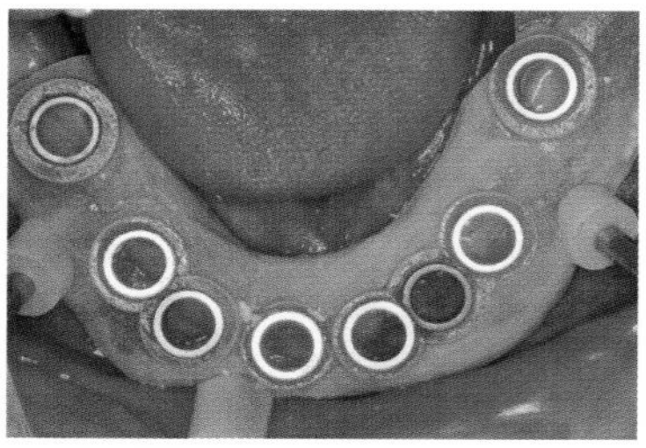
图22 下颌手术过程1

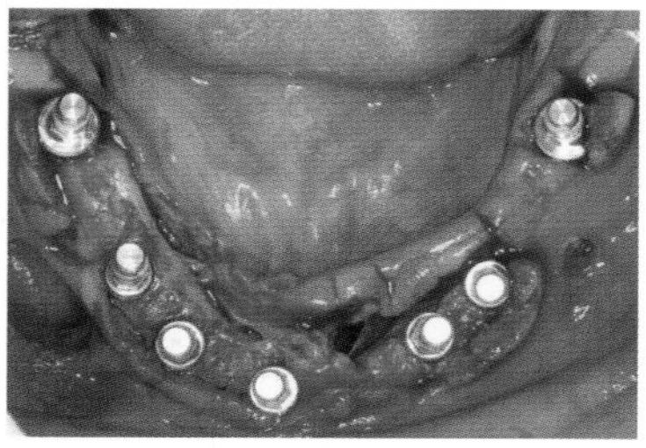
图23 下颌手术过程2

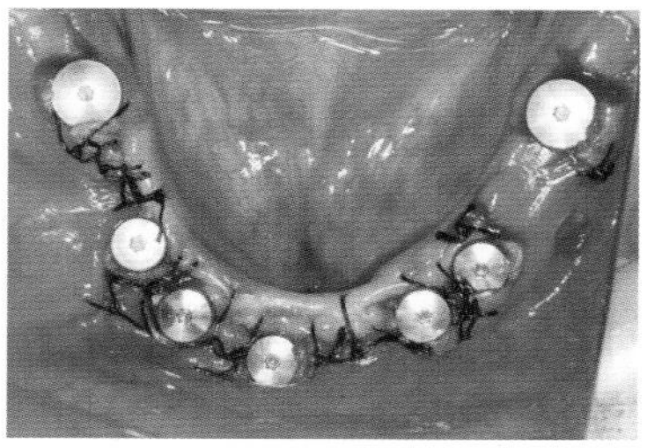
图24 下颌手术过程3

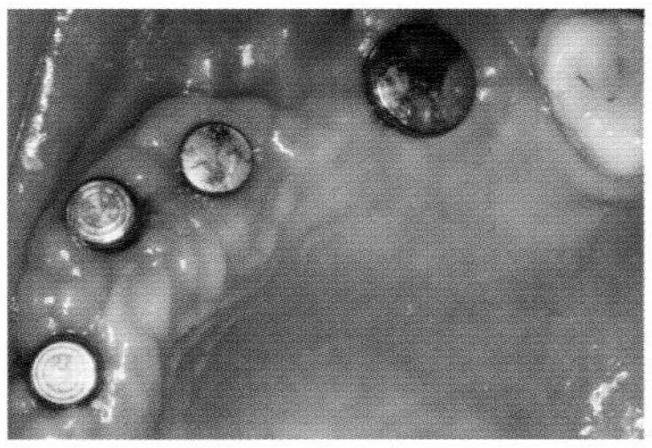
图25 4个月后上颌二期手术后殆面像

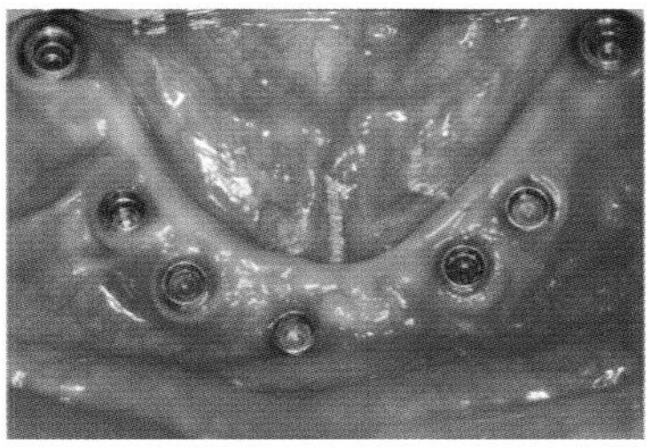
图26 4个月后下颌殆面像

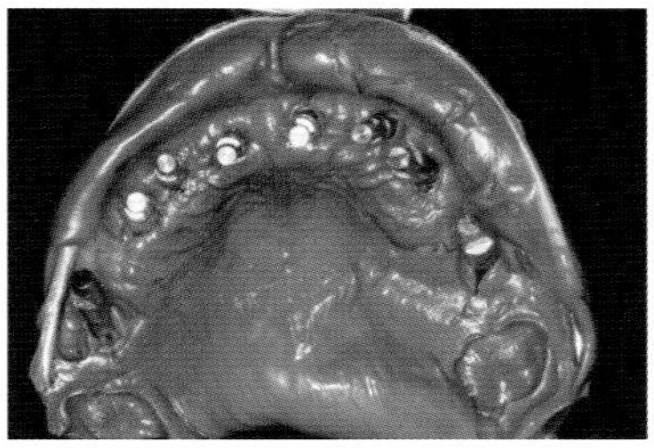
图27 上颌取模

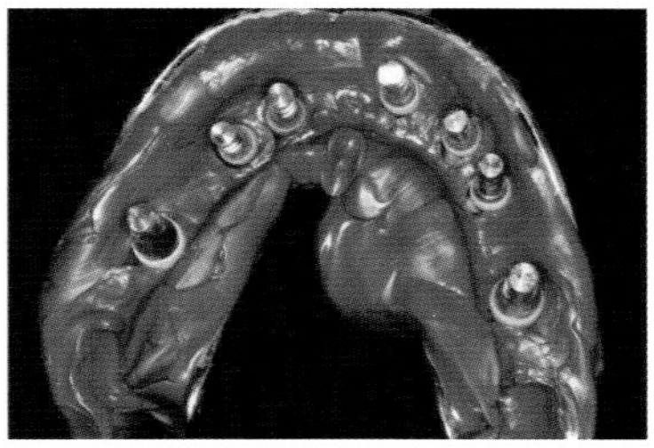
图28 下颌取模

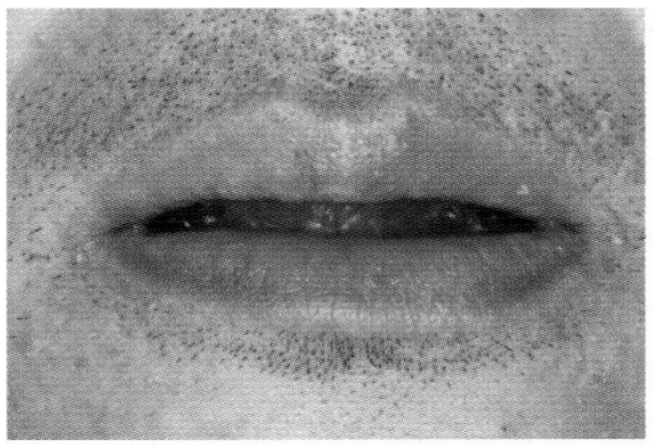
图29 患者口内咬殆堤

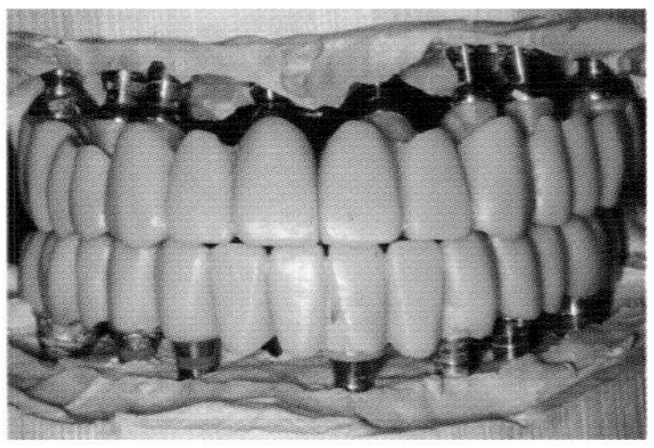
图30 试蜡牙

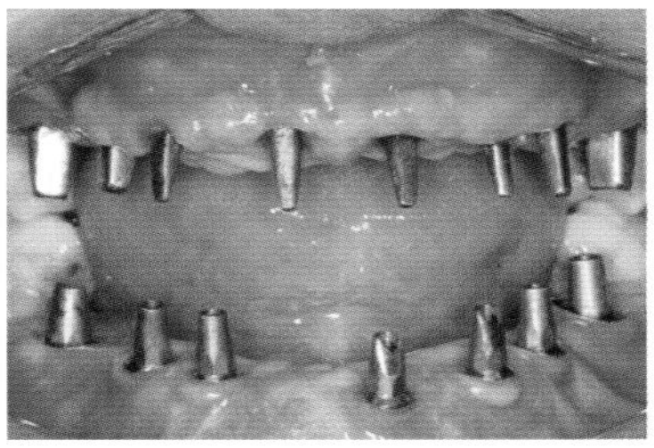
图31 试基台

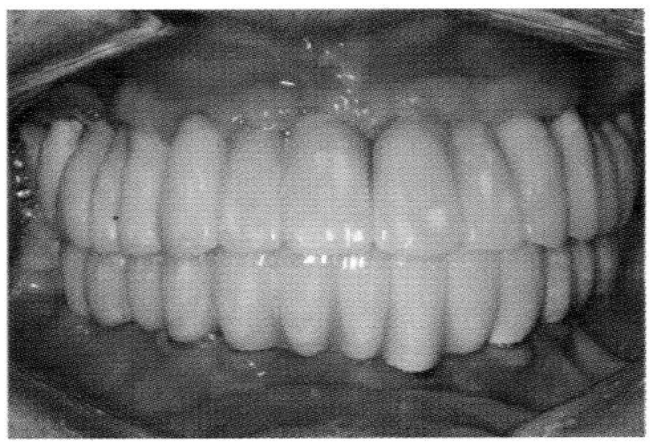
图32 戴牙正面像

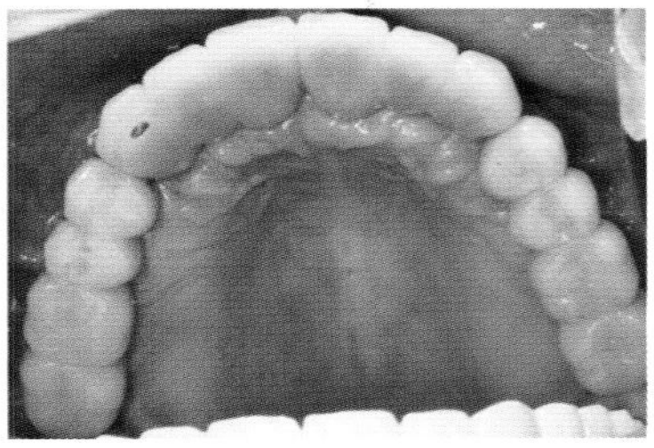
图33 戴牙上颌殆面像

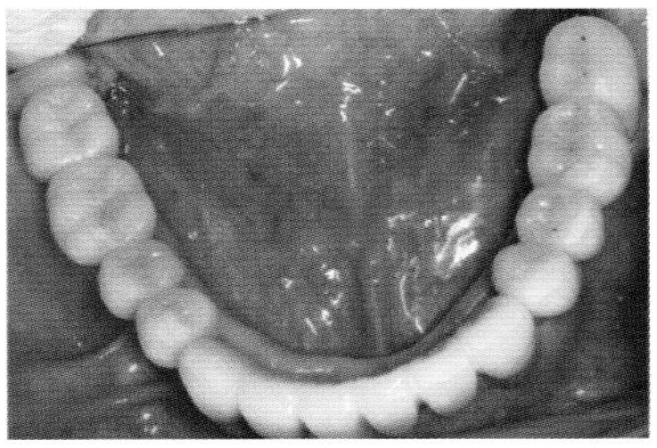
图34 戴牙下颌殆面像

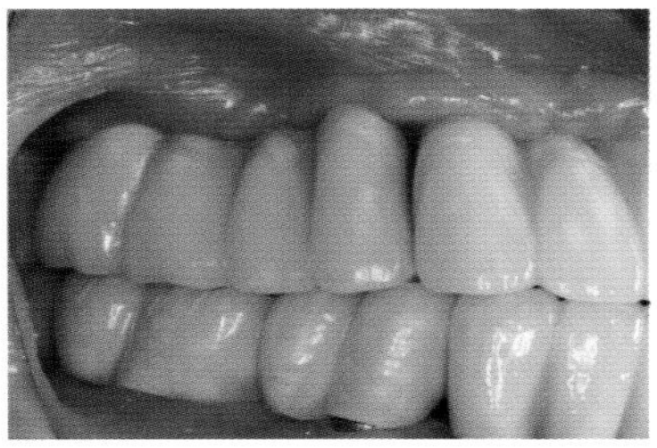
图35 戴牙左侧咬合

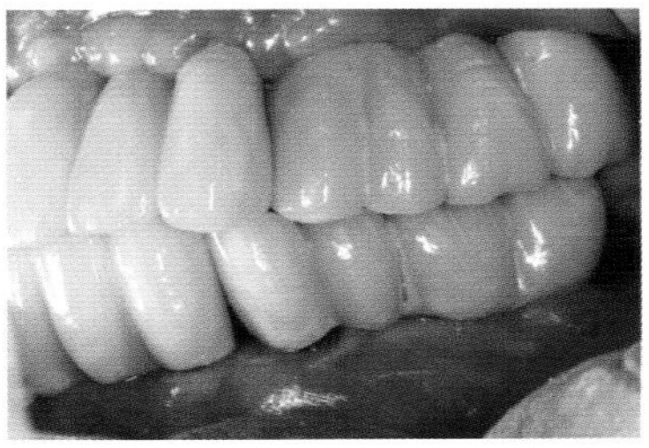
图36 戴牙右侧咬合

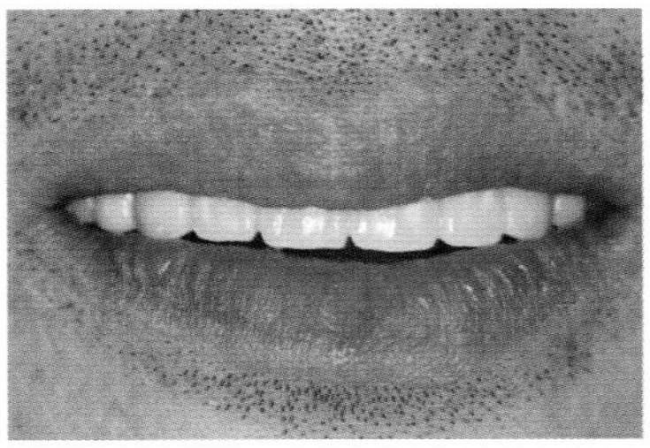
图37 戴牙笑线

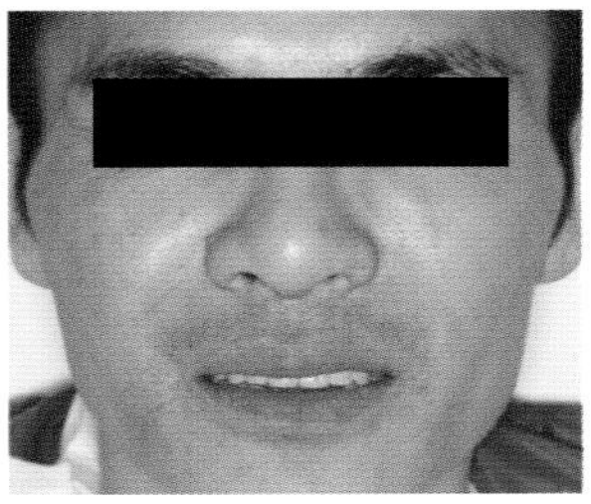
图38 戴牙患者面像

二、结果

通过对患者跟踪随访，修复体稳定，无压痛及其他不适，牙龈未见明显红肿或萎缩。

三、讨论

1. 本病例对重度牙周炎患牙策略性拔除后全口义齿过渡修复，阻止了牙槽骨的进一步吸收，避免了牙周炎患牙引起重度吸收后再拔除带来的种植修复困难。

2. 4个月后数字化导板指导下种植手术，充分利用了牙槽骨的条件，为种植一期手术提供了条件，同时降低了手术的风险和难度，带来了精确种植，减小了手术创伤和失败的风险。

3. 对于牙周治疗和种植体的植入时机，和牙周炎患者种植体存留率的研究，还存在一定争议。Baelum等研究得出牙周炎患者种植10年成功率仅为60%～70%，显著低于牙周健康者种植10年成功率的90%～93%。他们认为，牙周炎患者的骨吸收率高于牙周健康者，意味着更高的种植体脱落风险。但这一推断缺乏大量长期临床研究证实，且研究已经证明种植治疗是目前牙周病患者最理想的修复治疗。

4. 对于数字化导板也同样存在一定的争议。Nickenig等发现，应用种植数字化导板，种植体实际位置与术前设计位置的平均角度偏差为4.2°，与单纯在图像设计指导下进行种植手术的10.9° 相比，精确度差异有统计学意义。角度偏差可能来源于种植体金属伪影。术前、术后CBCT的Dicom数据用不同测量方法也会导致偏差。如何减小偏差、进一步提高种植体植入的精确，还需要进一步研究和思考。但数字化导板带来的精准，是未来种植发展的方向之一。

参考文献

[1] Esposito M, Worthington HV, Coulthard P. Interventions for replacing missing teeth: treatment of peri-implantitis[J]. Australian Dental Journal, 2010, 52(2): 157-158.

[2] Hultin M, Svensson KG, Trulsson M. Clinical advantages of computer-guided impant placement: a systematic review[J]. Clin Oral Implants Res, 2012,23(Suppl 6):124-135.

[3] Baelum V, Ellegaard B. Implant survival in periodontally compromised patients[J].J periodontal, 2004 75(10):1404-1412.

[4] Cassetta M, Di Mambro A, Giansanti M,et al. The intrinsic error of a sterolithographic surgical template in implant guided surgery[J]. Int Oral Maxillofac Surg,2013,42(2):264-275.

数字化导板引导下上颌即刻种植即刻修复1例

周子谦　柳慧芬　马文杰　童昕　秦海燕

摘 要

目的：通过数字化方法治疗1例上颌重度牙周炎即刻种植即刻修复的病例，探讨其临床效果与意义；**材料与方法**：患者为49岁男性，因3年来上下颌多颗牙相继拔除，影响进食及美观前来就诊。上颌口内余留牙均有不用程度的松动，术前X线片显示口内余留牙牙槽骨均吸收至根尖1/3，无保留价值。种植外科：术前排牙，根据CBCT+种植模拟制作数字化外科导板，在导板的指导下拔除上颌余留牙同期植入7颗种植体，下颌徒手植入6颗种植体，术后进行上下颌的固定过渡义齿修复。术后半年X线片示种植体周无明显骨吸收。种植修复：取下过渡义齿，制作个别托盘，制取终印模。最终修复，采用纯钛支架烤塑，整体桥螺丝固位的修复方式。**结果**：使用数字化外科导板技术可以完善种植体植入的位置和方向，本病例中外科导板起到了转移修复信息、帮助定点和定位的作用；运用纯钛支架烤塑修复，既安全又美观，最终修复体从色、形、质上达到协调一致，面部外形得到改善，患者对修复效果非常满意。**结论**：使用种植外科导板进行即刻种植即刻修复，可以在一定程度上实现以修复为导向的种植治疗，本病例中完善的治疗计划，严谨的治疗步骤，使患者的功能和美观得到了较好的恢复。

关键词：数字化设计；全口种植

全口牙列缺失/重度牙周炎是较为常见，难度也较大的种植病例。传统种植方案难以将术前的修复计划拟合入种植外科中，使用种植外科导板解决这一问题。种植外科导板能够为种植体的植入提供指导，将修复信息引入种植的设计中。

一、材料与方法

1. 病例简介　49岁男性患者。主诉：口内多数牙缺失3年。现病史：患者3年前开始因松动陆续拔除上下颌多颗牙，现口内仅剩上前牙区部分牙齿，严重影响进食及美观，至我科就诊要求进行种植修复。既往史：既往体健，否认心脏病、糖尿病、高血压等系统性疾病史，否认药物过敏史、金属过敏史。一般检查（图1）：口内上颌余留15~12、23、24，余留牙均有II~III度松动，下颌为无牙颌。缺牙区牙龈未见明显红肿，牙槽嵴轻度吸收，口内咬合关系丧失，颌弓位置基本正常，垂直高度稍有降低（图2），口腔卫生状况较好，未见明显龈上结石，颞下颌关节未见明显异常。特殊检查：CBCT 检查（图3）示余留牙牙槽骨均吸收至根尖1/3。双侧上颌窦底距牙槽嵴顶距离较低，左侧为4.3mm，右侧为5.3mm。右侧上前牙区牙槽骨宽度较窄，最窄处约5.1mm。

2. 诊断　上颌牙列缺损（17、16、11~22、25~27缺失）；下颌牙列缺失；慢性牙周炎（重度）。

作者单位：南京市口腔医院

通讯作者：童昕；Email: tomakuwa@yahoo.com

3. 治疗计划

（1）制作种植外科导板。

（2）拔除12~15、23~24，上颌在导板引导下种植手术，临时义齿修复。

（3）永久义齿修复。

4. 治疗过程

（1）外科导板的制作：术前为患者取全口印模，排牙，制作放射导板（图4），患者佩戴放射导板拍摄CBCT。在彩立方软件中导入CBCT的数据信息，根据患者骨量设计种植体植入位置（图5）。将放射导板与CBCT影像进行拟合，在软件中对种植体的位置进行微调（图6），以修复为导向生成种植导板（图7）。

（2）外科手术：常规消毒铺巾，局麻下切开拔除12~15、23、24，清理原拔牙创肉芽、瘢痕组织，放置外科导板，使用固位钉进行导板定位，根据导板指示方向进行黏膜的环切，定种植体植入位点，先锋钻确定种植体植入方向，进行种植窝洞的初级预备；取下种植导板，在牙槽嵴中部顶做“一”字形切口，翻全厚瓣，根据窝洞初级预备的方向逐步扩大种植窝洞，植入种植体（12、22、23、16、14、24、25位点：Bego 4.1mm×11.5mm，3.75mm×11.5mm，3.75mm×11.5mm，4.5mm×10mm，4.1mm×10mm，3.75mm×11.5mm，4.5mm×8.5mm）（图8）。下颌在局麻下行牙槽嵴顶“一”字形切口，翻全厚瓣，双侧前磨牙区剥离至颏孔上方，暴露颏神经。中线处定位放置导板，于22、23、32、33位置轴向植入4颗种植体（Bego 3.75mm×11.5mm），在双侧颏孔上方斜行植入2颗种植体以避让颏孔、减少游离端悬臂（Bego

4.1mm×13mm）（图9）。除右侧上颌第1颗植体因初期稳定性不佳使用封闭螺丝埋入，其余种植体在手术同期接复合基台加力至35N·cm，放置复合基台保护帽，使用薇乔可吸收缝线无张力缝合牙龈；术后CBCT全景片示种植体植入位置良好，复合基台均完全就位（图10）。

（3）临时修复：术后当取模，转移颌位关系，将模型送至加工中心制作临时义齿（图11），临时义齿在口内试戴就位良好，义齿与组织面预留出清洁通道，调整临时义齿的组织面形态，使之成为凸起的形态，调整临时义齿的咬合，使游离端悬臂处无咬合接触，其余位点具有均匀广泛的咬合接触。临时内冠加力至15N·cm，使用聚四氟乙烯+复合树脂封闭螺丝孔（图12～图16）。

（4）二期手术与牙龈成形术：种植术后6个月，患者复诊，口内牙龈色、形、质正常，临时义齿稳定，组织面清洁良好，无软垢、结石堆积。拍摄CBCT示口内种植体周围骨结合良好，无明显骨吸收（图17）；取下种植义齿，局麻下22位点做横行切口， 暴露种植体愈合螺丝，安装复合基台，调改临时义齿22区形态。

（5）最终修复：闭窗制取上下颌初印模，初印模上制作夹板以及个别托盘，口外将夹板分割，口内重新粘接（图18、图19），使用聚醚制取终印模（图20）。使用面弓，根据临时义齿的咬合关系上殆架（图21）。患者复诊试钛支架及蜡牙，牙弓、牙齿外形轮廓协调一致，咬合关系良好（图22～图26），面下1/3高度得到恢复（图27）。根据患者肤色进行比色，选择切1/3 3M2，颈2/3 3M3（图28）。将蜡牙返回加工中心进行最终义齿的制作，最终义齿采用纯钛支架烤塑的材料进行修复（图29）。口内试戴最终义齿，采用螺丝固位，义齿就位顺利，前牙采用改良盖嵴式，唇侧接触保证美观及发音，舌侧组织面与牙龈不接触便于自洁，后牙采用非盖嵴式利于清洁（图30～图34）。使用T-Scan进行调殆，调整后正中殆接触点分布均匀，无明显咬合高点（图35、图36）。双侧侧方殆调整为组牙功能殆（图37、图38）。面像对比可见患者面下1/3高度增加，鼻唇沟变浅，面型变化明显（图39）。双侧颞下颌关节无明显改变较为明显。术前及最终修复前CBCT显示患者双侧颞下颌无明显改变（图40）。

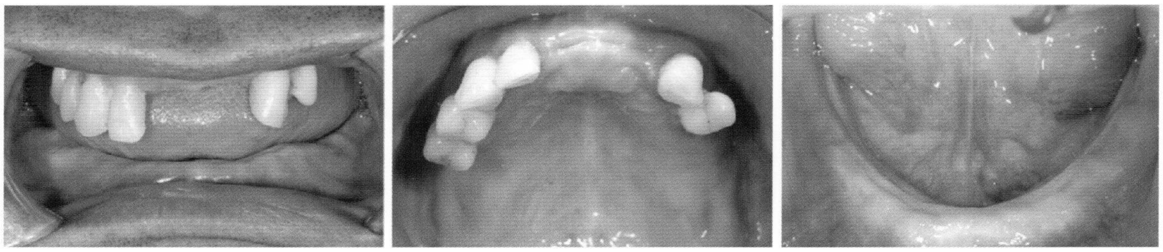

图1 患者术前口内像：口内余留15~12、23、24

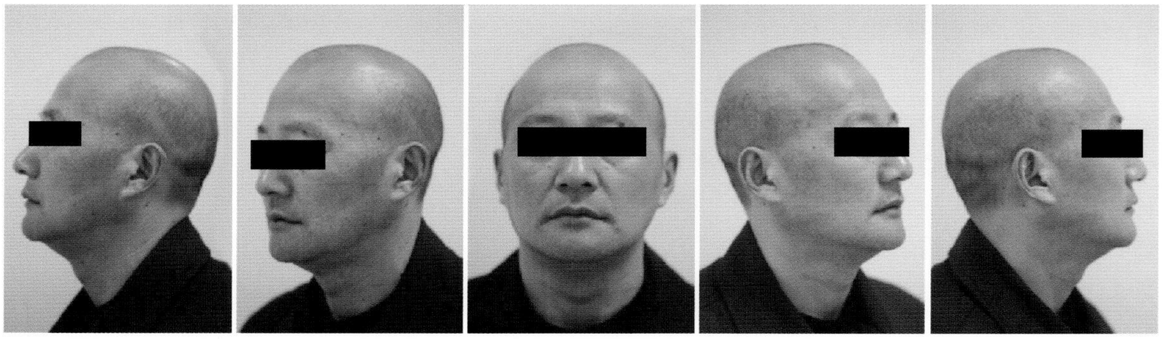

图2 患者面下1/3高度稍变短，上唇侧貌欠丰满，鼻唇沟加深

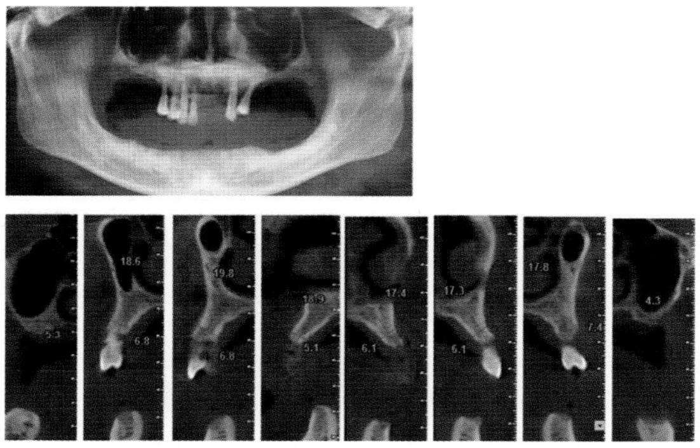

图3 术前CBCT检查

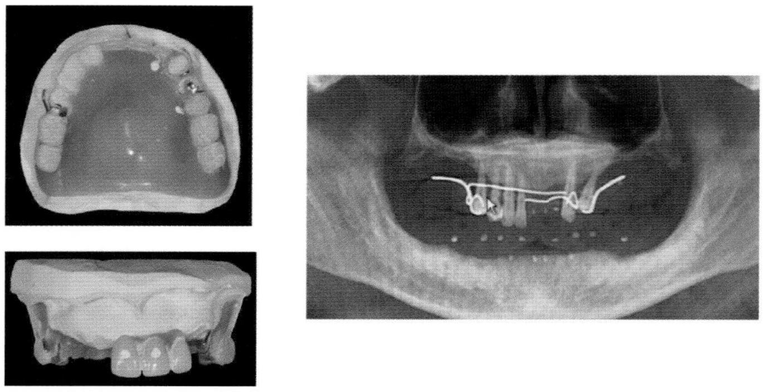

图4 术前为患者制作放射导板。患者佩戴放射导板拍摄CBCT

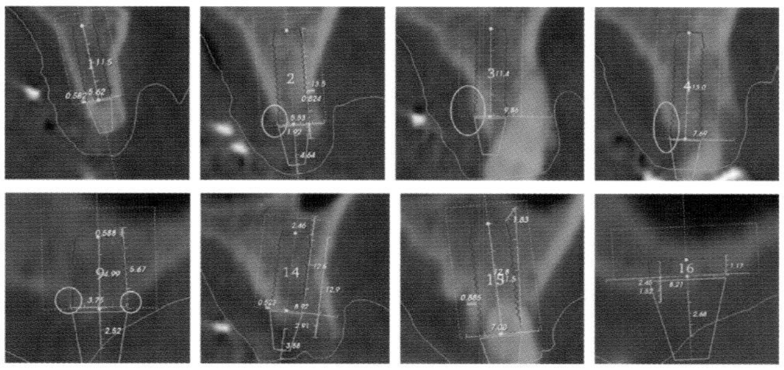

图5　在种植模拟软件上模拟种植体的植入

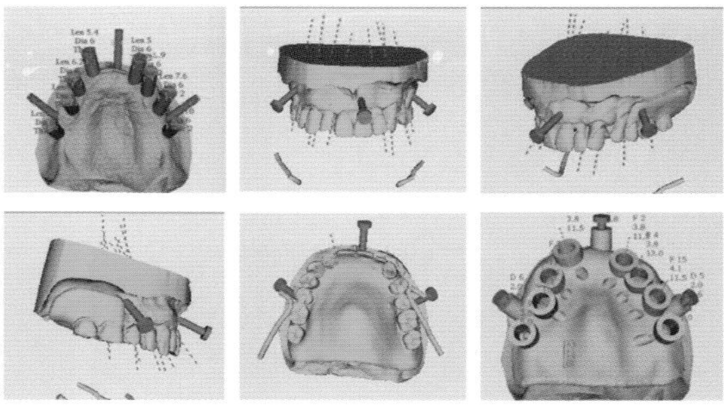

图6　根据放射导板拟合后的图像对种植体的位置进行微调

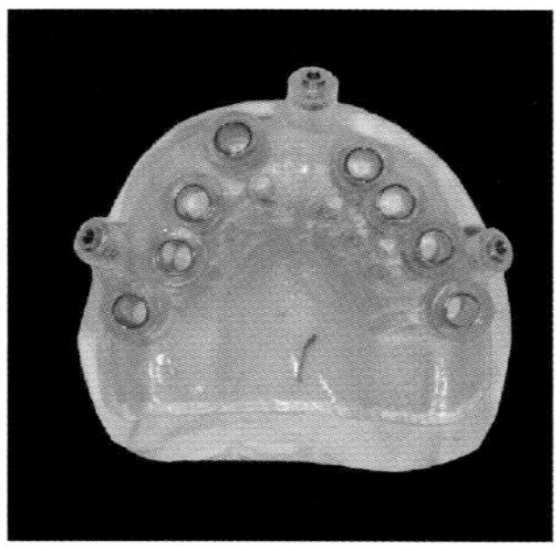

图7　生成种植导板

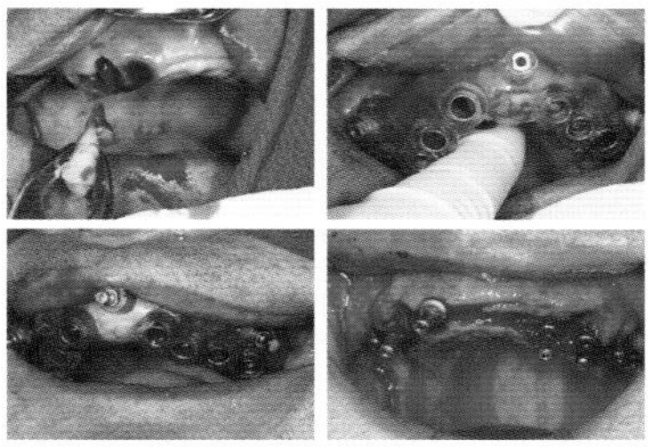

图8　术中拔除上颌余留牙，根据导板的设计进行种植位点的定位及种植窝的初步预备。植入种植体并行上颌窦底提升术

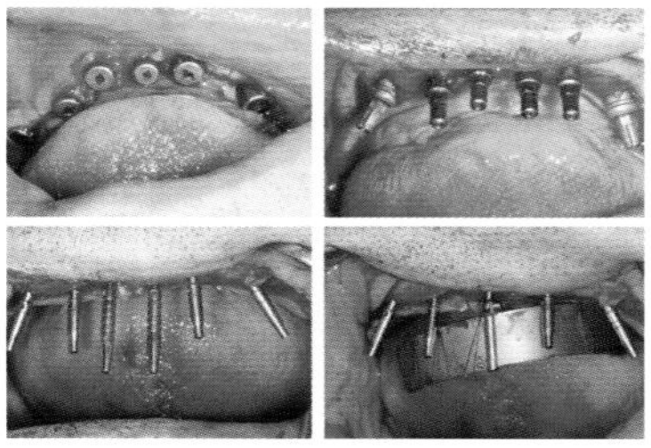

图9　下颌在翻瓣后，在22、23、32、33的位置轴向植入4颗种植体，在双侧前磨牙区植入2颗斜行种植体

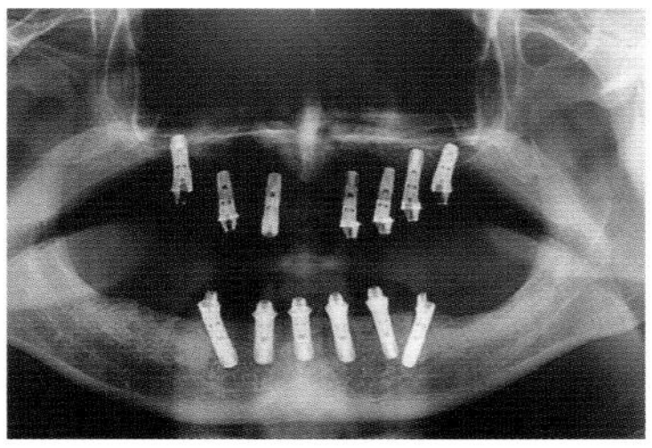

图10　术后CBCT示各种植体植入位置良好，复合基台就位良好

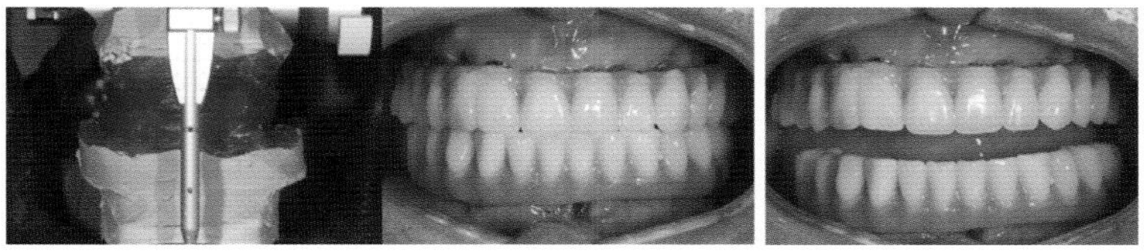

图11　术后当天，取模，转移颌位关系

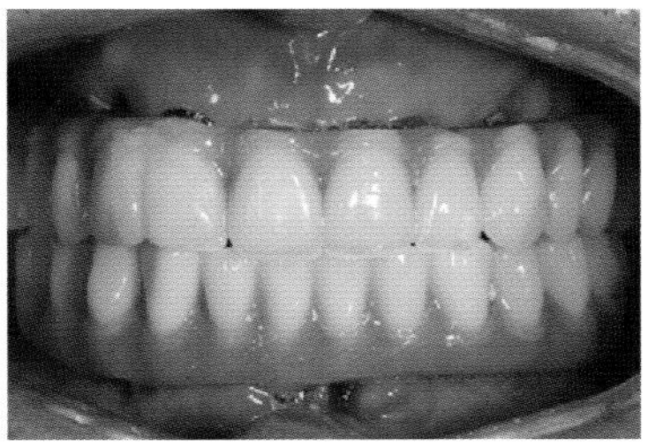

图12　临时义齿口内佩戴正面像

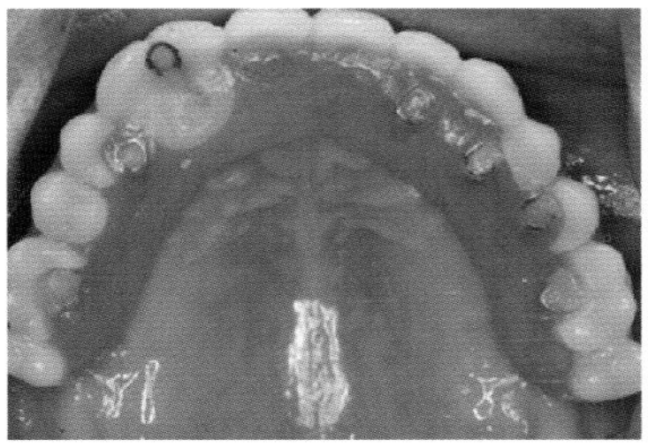

图13　临时义齿口内佩戴上颌像

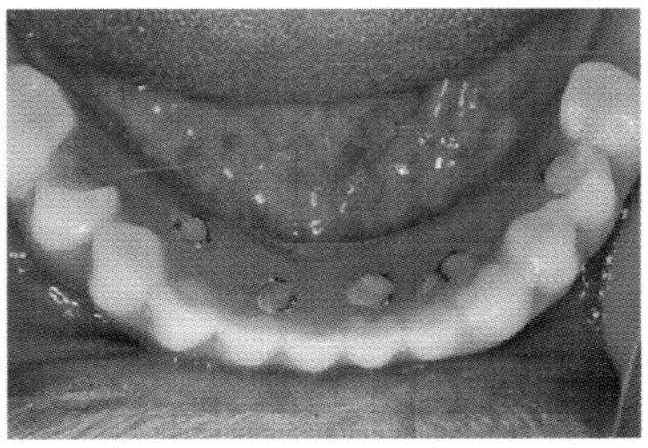

图14　临时义齿口内佩戴下颌像

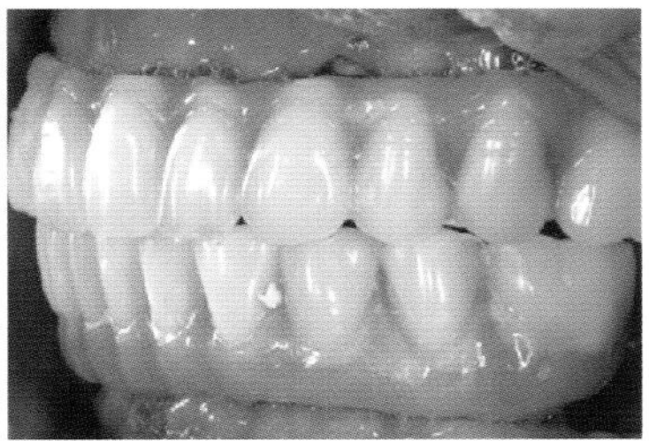

图15　临时义齿口内佩戴左侧像

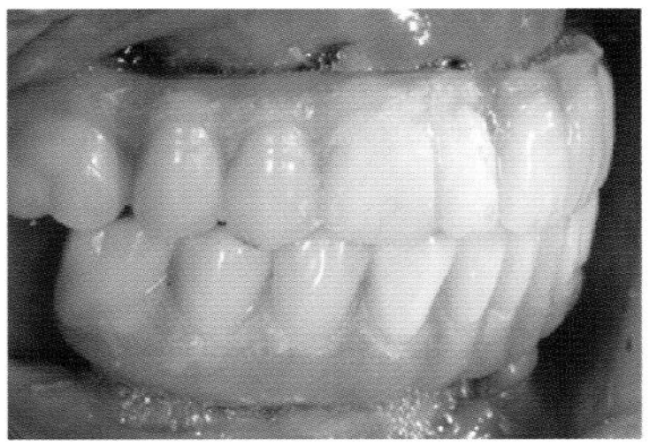

图16　临时义齿口内佩戴右侧像

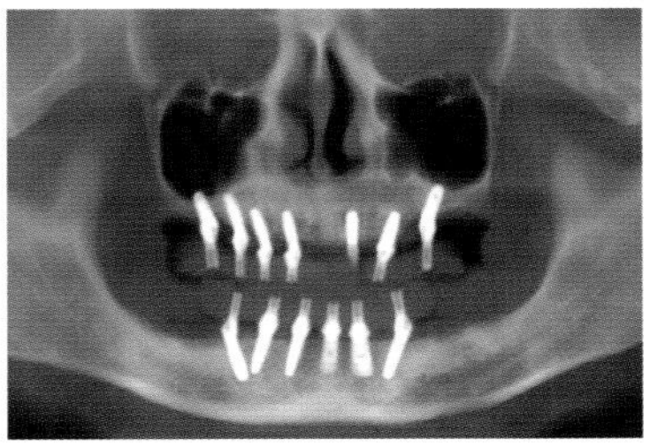

图17　6个月后复查全景片

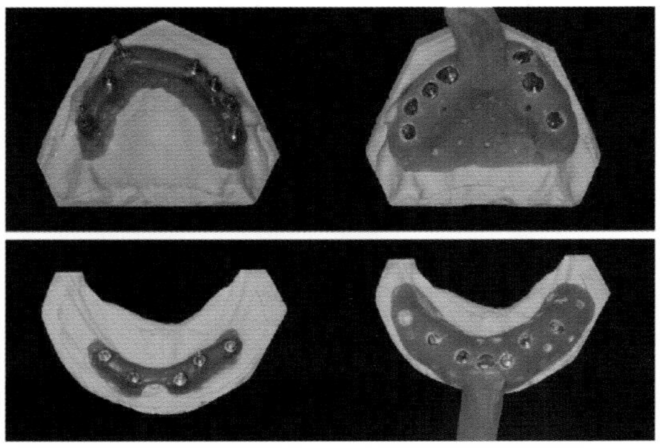

图18　制作夹板式印模1

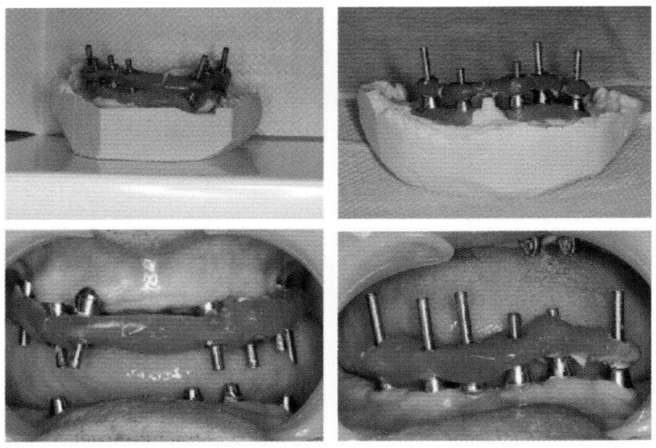

图19　制作夹板式印模2

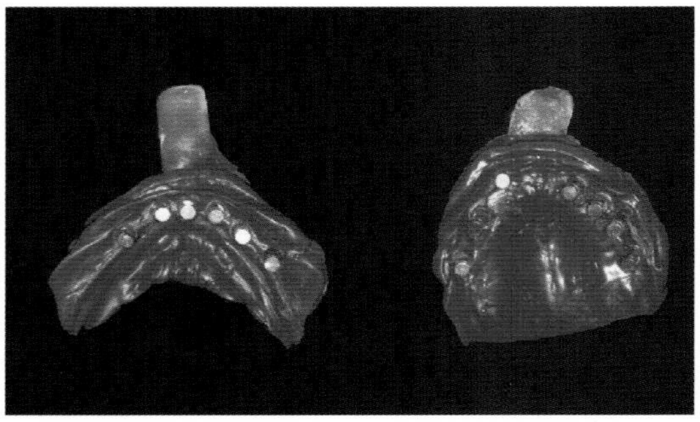

图20　聚醚制取终印模

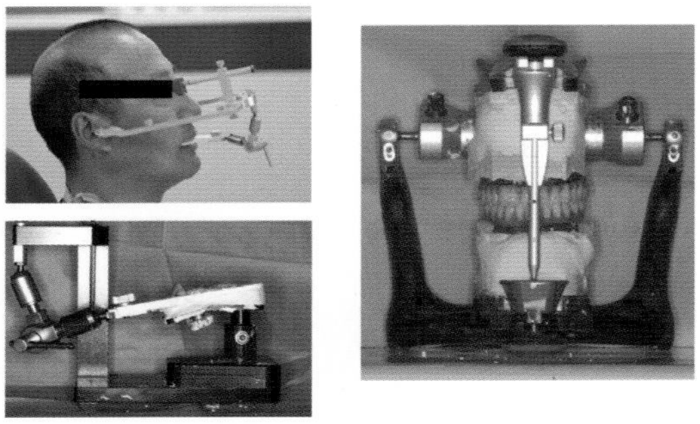

图21　根据旧义齿使用面弓转移上𬌗架

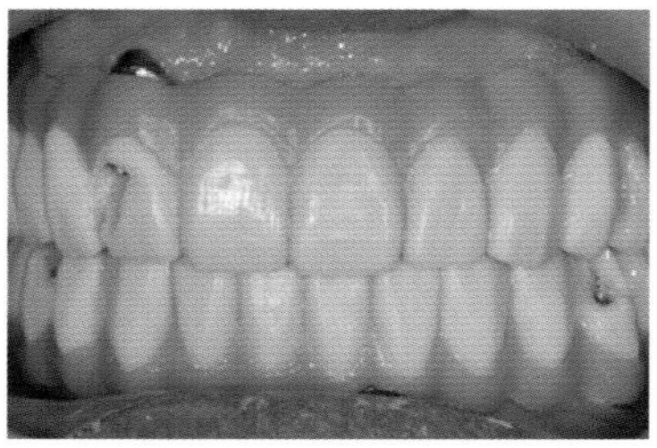

图22　试戴蜡牙口内正面像

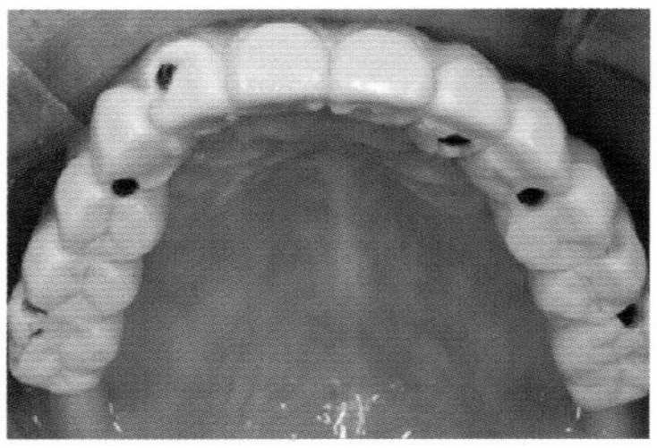

图23　试戴蜡牙口内上颌像

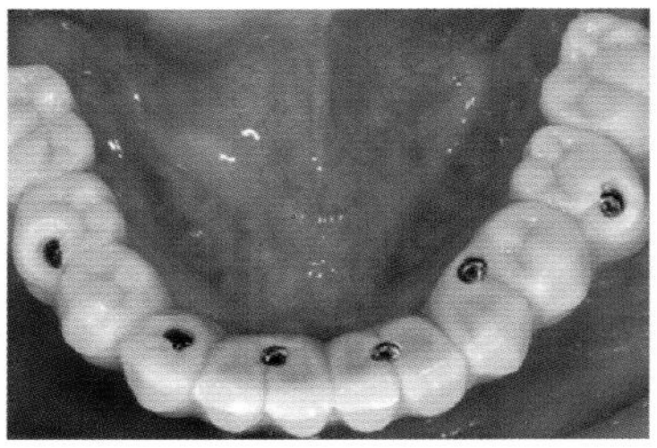

图24　试戴蜡牙口内下颌像

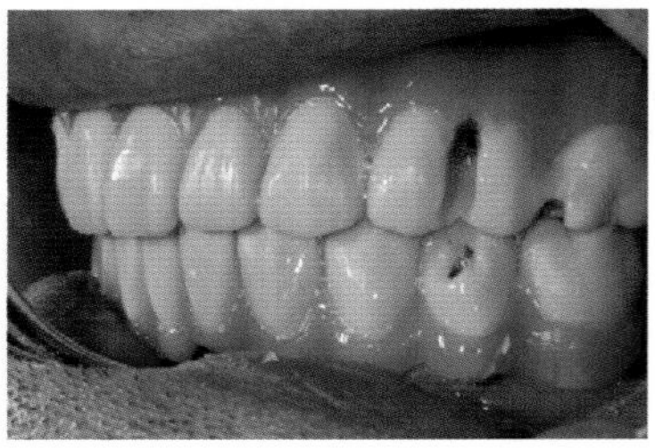

图25　试戴蜡牙口内左侧像

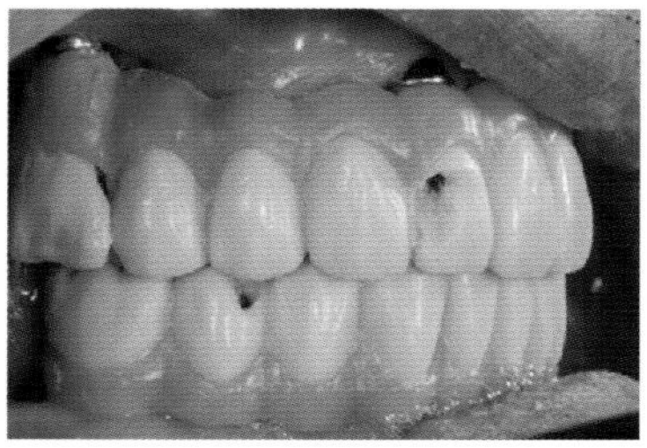

图26　试戴蜡牙口内右侧像

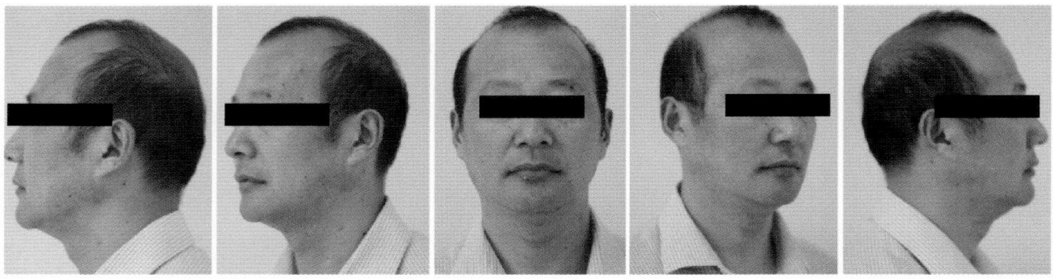

图27　试戴蜡牙面像

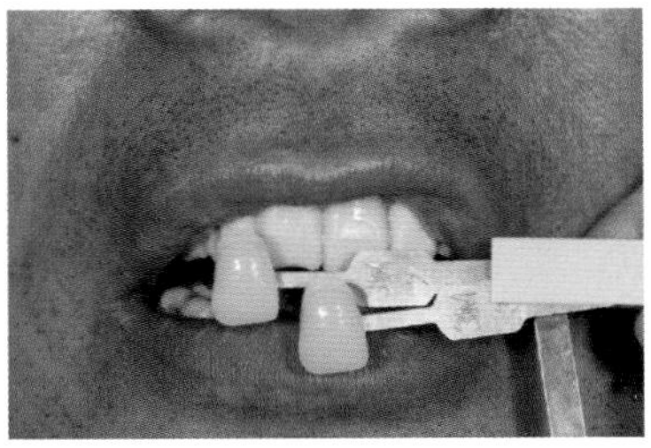
图28　比色

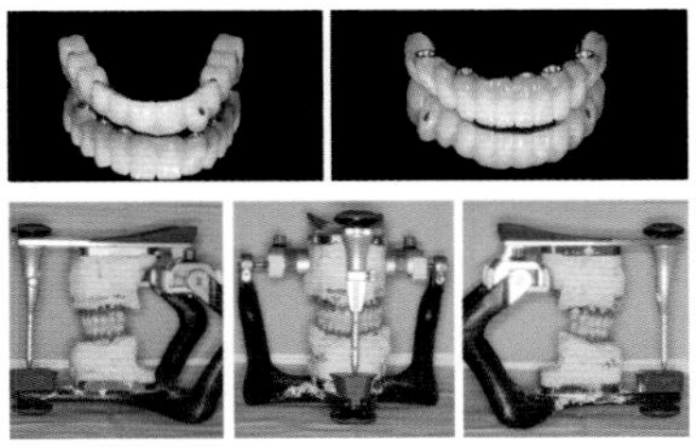
图29　最终义齿口外情况

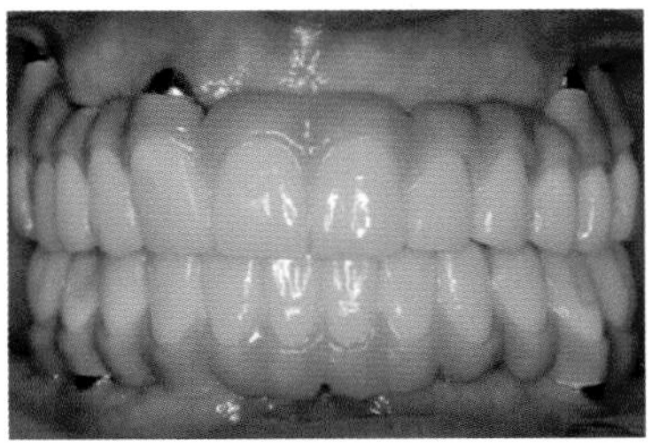
图30　最终义齿口内正面像

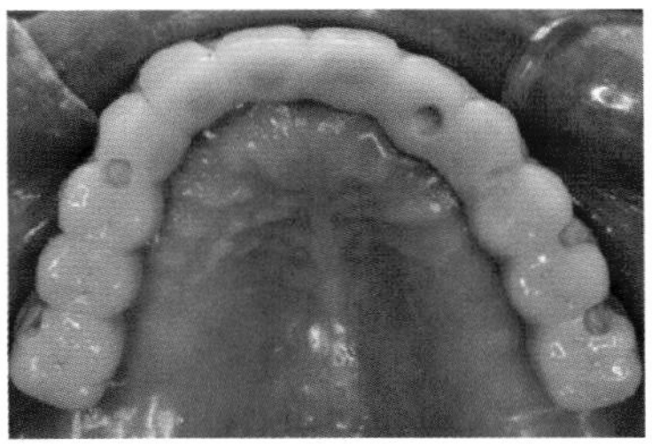
图31　最终义齿口内上颌像

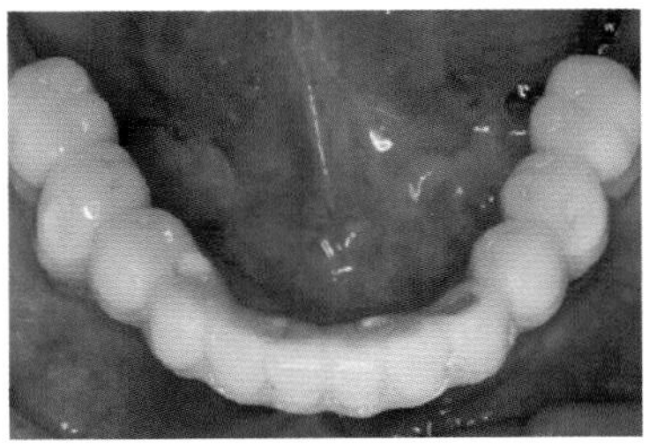
图32　最终义齿口内下颌像

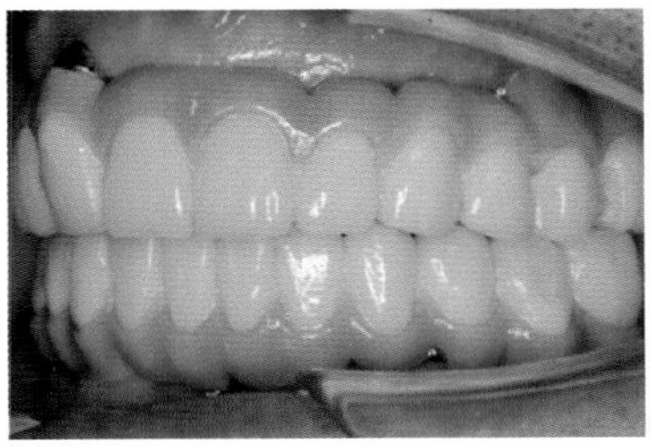
图33　最终义齿口内左侧像

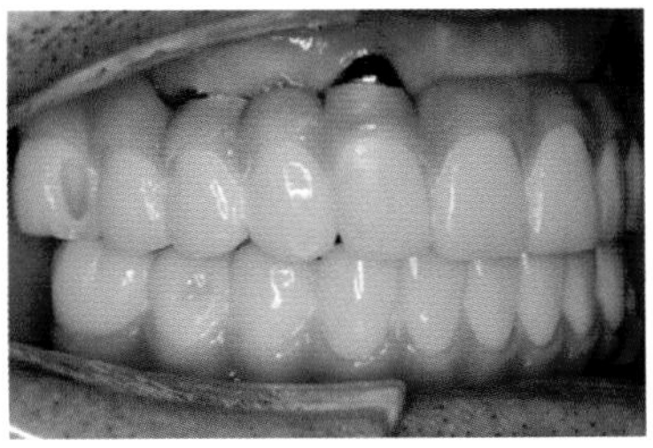
图34　最终义齿口内右侧像

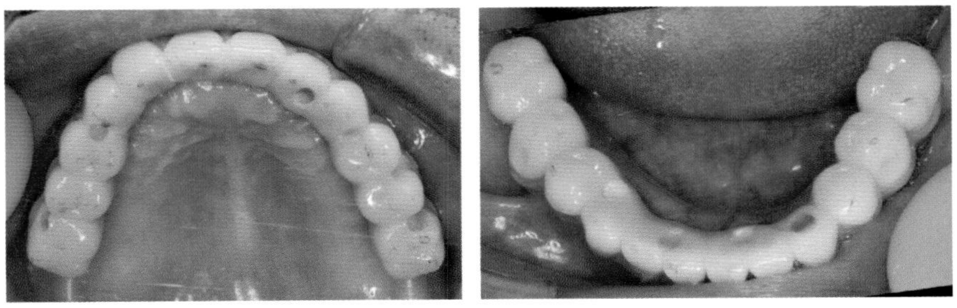
图35　口内咬合印记

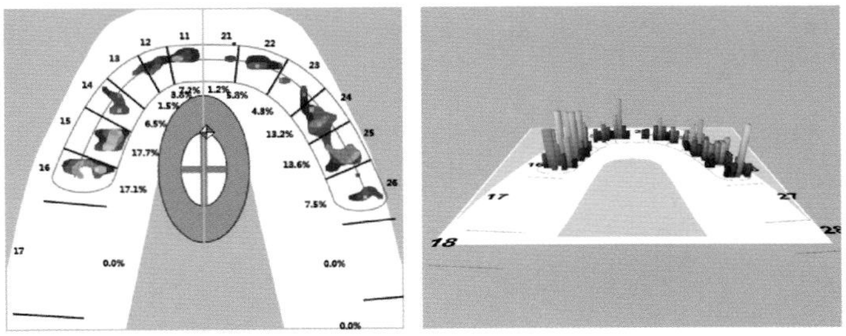
图36　T-Scan调整正中颌位

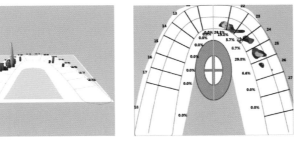

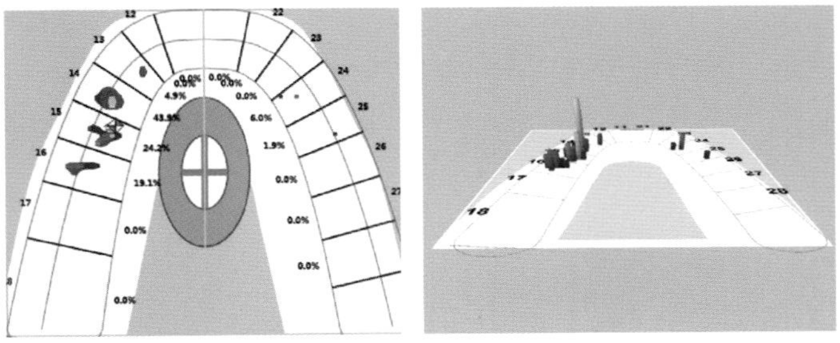
图37　T-Scan调整侧方颌位1

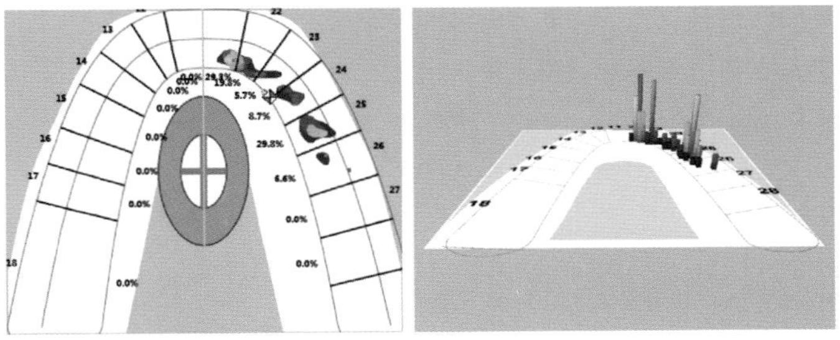
图38　T-Scan调整侧方颌位2

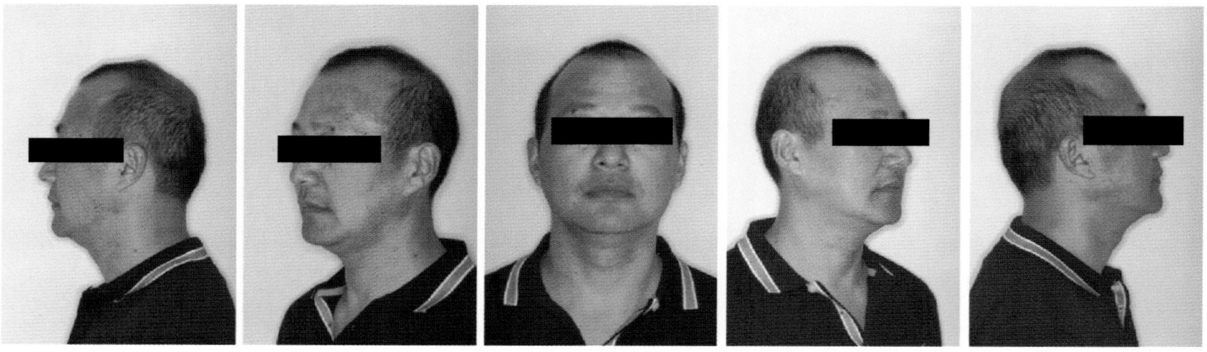

图39 术后面像情况

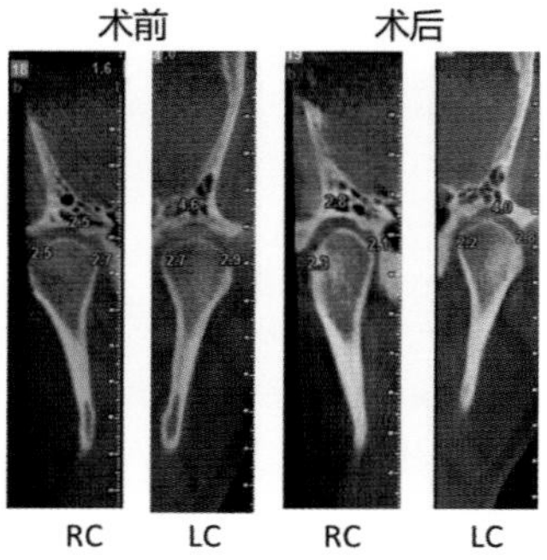

图40 术前及最终修复前CBCT显示患者双侧颞下颌无明显改变

二、结果

使用数字化外科导板技术可以完善种植体植入的位置和方向，本病例中外科导板起到了转移修复信息、帮助定点和定位的作用；运用纯钛支架烤塑修复，既安全又美观，最终修复体从色、形、质上达到协调一致，面部外形得到改善，患者对修复效果非常满意。

三、讨论

使用数字化外科导板，能够实现修复信息的转移，在术前对种植体植入的位置和方向进行较好的判断和预测。本病例使用天津彩立方种植导板。文献报道其精确度较高，其根方、颈部、颊舌向、近远中向的平均误差分别为0.5mm、0.7mm、1.1°、1.4°。这与国外其他导板的文献报道结果相近，能够满足临床种植对导板精确性的要求。本病例中使用外科导板的主要作用是帮助转移术前排牙信息、选择骨量充足的种植位点，避免了复杂的骨增量手术，同时帮助定点和初步定向。

种植体周围由于不存在牙周膜的压力感受器，种植体对咬合力敏感性下降，如果咬合调整不当，可能出现部分区域种植体受力过大，引起种植体周围的骨吸收或修复体失败。本病例使用T-Scan系统进行咬合力的调整，该系统可以实现咬合接触点及咬合力的直观化，文献报道其咬合力测量误差仅为2%，可以实现精确调殆。2007年的一项研究表明，口腔内潮湿的环境会使传统咬合纸显示的咬合接触点数量减少，而T-Scan则可以避免这一问题，实现更好的咬合调整。

本病例的最终修复使用纯钛支架烤塑的螺丝固位的修复方式，纯钛支架的切削精度目前已经较高，通过模型、口内及X线的检查可以验证其密合性，烤塑的修复能够降低咬合力，在出现材料崩坏的情况下，也可以较好地进行修补。使用螺丝固位能够方便修复体的拆卸，也方便临床的检查和清理。

本病例通过术前制订系统的治疗方案，严格按照步骤进行临床操作，加上患者良好的医从性，获得了较好的修复效果。

软硬组织增量技术联合数字化设计技术在美学区延期种植中的应用

赵伟　钟泉　叶晓昂　陈江

摘要

美学区（the esthetic zone）的定义是在大笑时可以看见的牙以及牙槽嵴部分。具有中高位唇线的患者在笑时可暴露牙和牙龈部位，甚至部分牙槽黏膜，所以在美学区种植修复时，常常需要利用特殊的种植修复技术和操作技巧才能达到良好的红白美学效果。对于美学区延期种植修复的病例，在种植体植入时很多情况下需要结合GBR手术以弥补拔牙后的唇侧轮廓塌陷，由于常规的GBR手术只是将骨粉堆放在骨缺损处再覆盖胶原膜，这就受到骨缺损的形态、是否能严密关闭创口、系带牵拉、口周肌肉运动等多因素的影响，最后成骨的效果有时并不理想，造成缺牙区唇侧组织的丰满度未能恢复，出现塌陷。因此在进行美学区种植的同时也需考虑进行必要的软组织增量以达成美学区良好的种植红白美学治疗效果。数字化的分析设计在美学区种植治疗的过程中有助于医患、医技之间充分有效的沟通交流，减少美学治疗可能出现的诸多不确定因素，让治疗过程更加可以预见，可以操控。

关键词：美学区延期种植；软硬组织增量；数字化设计技术

一、材料与方法

1. 病例简介　22岁男性患者，主诉：左上门牙外伤缺失4年，要求种植修复。现病史：患者21于4年前因为外伤碎裂于当地卫生院拔除，期间未进行修复治疗。现自觉影响美观，要求修复缺失门牙。患者既往体健、否认系统病史、传染病史、药物过敏史，无吸烟史，无双膦酸盐药物服用史。专科检查颜面部基本对称，开口型、开口度正常，双侧颞下颌关节区无压痛及弹响。中位笑线，上前牙切缘与上唇关系协调。口内检查：患者12、22先天缺失，已经无修复空间。21缺失，唇侧水平及垂直软硬组织较对侧同名牙稍塌陷。前牙区覆殆覆盖正常。全口口腔卫生情况一般，牙石Ⅰ度，菌斑少量。CBCT检查示：未发现多生牙或埋伏牙，左侧缺失中切牙颊舌向骨宽度约7.6mm，嵴顶至鼻底约18mm，牙槽嵴中段唇侧有凹陷，近远中牙槽嵴顶略有降低。

2. 诊断　上颌牙列缺损。

3. 治疗计划　21种植治疗；马里兰桥临时修复；系带成形术+结缔组织瓣移植术；临时冠牙龈塑形；全瓷冠永久修复；定期复查。

4. 治疗过程（图1～图40）

（1）初诊检查并制取模型：拍摄CBCT以及患者口内外照片，进行DSD数字化的美学分析设计以及美学风险评估（表1），制订并告知患者治疗计划，转牙周科行牙周洁治。

作者单位：福建医科大学附属口腔医院

通讯作者：赵伟；Email: diovdentist@126.com

（2）种植外科手术：在医生已履行完全告知义务，患者完全知情并同意的前提下，患者入上手术室，取仰卧位，于11、21、22区行必兰局部浸润麻醉。待麻药显效后，于21牙槽嵴顶偏腭侧做水平切口，剥离术区黏骨膜，显露术野。去除牙槽嵴顶上残余的牙根残片，去净肉芽组织，生理盐水冲洗冷却下，大球钻修整骨面。小球钻定位，扩孔钻逐级预备种植窝。导向杆查探种植体植入方向，最终于21区植入Bego RSX种植体1颗（3.75mm×11.5mm），查种植体方向和间隙良好，旋入覆盖螺丝，牙槽嵴顶颊侧缺损处用骨粉（Geistlich Bio-Oss，瑞士）充填并覆盖胶原膜（Geistlich Bio-Gide，瑞士）。严密缝合创口。

（3）临时修复：因患者要去外地读大学，在种植术后2周拆线后即制取印模，制作纤维强化复合树脂马里兰粘接桥进行临时修复。并且通过美学设计软件以及粘接桥修复效果展示，告知患者二期需施行软组织增量手术才能保证最终治疗的红白美学效果。

（4）系带成形术+结缔组织瓣移植术：21种植体植入6个月后，因21唇侧仍较对侧同名牙凹陷，并且唇侧系带附着位置较低，位于嵴顶附近，故行系带修整+左上腭侧结缔组织瓣获取+21结缔组织瓣移植术。告知患者手术流程、必要性和费用，患者表示理解和同意，并签署手术知情同意书。术前西吡氯铵漱口水含漱1分钟，常规口周口内消毒铺巾，11、12、21、22颊舌侧必兰局部浸润麻醉。切断唇侧系带嵴顶附着位点，并向根方分离，固定至前庭沟底部，缝合关闭创口。在21嵴顶偏唇侧制备水平切口，在23近中轴角、11近中轴角处制备垂直松弛切口，制备半厚瓣，暴露21唇侧骨膜。必兰浸润麻醉24～26腭侧牙龈，麻醉起效后，在24～26腭侧龈缘下2mm处，制备9mm×7mm大小游离龈瓣，体外去上皮，制备结缔组织瓣，结缔组织

表1 美学风险评估

美学风险因素	风险水平		
	低	中	高
健康状态	健康，免疫功能正常		免疫功能低下
吸烟习惯	不吸烟	少量吸烟（<10支/天）	大量吸烟（>10支/天）
患者美学期望值	低	中	高
唇线	低位	中位	高位
牙龈生物型	低弧线形，厚龈生物型	中弧线形，中厚龈生物型	高弧线形，薄龈生物型
牙冠形态	方圆形	卵圆形	尖圆形
位点感染情况	无	慢性	急性
邻面牙槽嵴高度	到接触点≤5mm	到接触点5.5~6.5mm	到接触点≥7mm
邻牙修复状态	无修复体		有修复体
缺牙间隙宽度	单颗牙（≥7mm）	单颗牙（<7mm）	2颗或2颗以上
软组织解剖	软组织完整		软组织缺损
牙槽嵴解剖	无骨缺损	水平向骨缺损	垂直向骨缺损

瓣植入21唇侧骨膜床，5-0可吸收线缝合固定， 21唇侧半厚瓣根方减张，冠向复位，对位缝合。腭侧暴露区使用止血纱布打包缝扎，并使用临时腭护板固定。术后14天拆线。

（5）二期手术：系带成形术+结缔组织瓣移植术后6个月，行二期手术，上愈合基台。待牙龈初步愈合，利用原粘接桥的树脂牙+临时基台在口内制作种植体支持的临时冠，进行牙龈软组织塑形。因为21间隙略宽于11牙，在23近中邻面行树脂充填，以协调21与11的近远中宽度。

（6）修复程序个性化取模：软组织塑形3个月后，牙龈愈合良好，牙龈袖口理想，唇侧丰满度维持，牙龈颈部轮廓外形与邻牙协调。CBCT检查种植体骨质状况稳定，成骨良好，唇侧骨板厚度2mm。取下临时冠，连接种植体代型后，将种植体代型插入硅橡胶中，使其颈部穿龈区完全被硅橡胶包裹。待硅橡胶完全硬化后，取下临时冠，置入开口取模杆，在取模杆与硅橡胶颈部间隙中注入流体树脂，光固化后取出。将已经获得颈部穿龈形态的个性化开口取模杆置于口内，与种植体连接到位后，使用硅橡胶制取模型，并与对侧同名牙进行比色。加工氧化锆基台与氧化锆单冠。口内试戴基台与全瓷冠，患者对修复体外形颜色咬合均满意，扭力扳手30N·cm上紧基台，树脂水门汀粘固全瓷冠，光固化，去除多余水门汀，常规遗嘱。

（7）评价指标PES评分：采用Fürhauser等提出的红色美学评分（pink esthetic score, PES），见表2，对上颌单前牙种植修复体周围软组织进行评分。认为总评分8/14分为临床可以接受的美学效果，总评分12/14分为近乎完美的美学效果。WES评分采用Belser等提出的白色美学评分 （white esthetic score, WES），见表3，对上颌单前牙种植修复体进行评分。认为总评分6/10分为临床可以接受的美学效果，总评分9/10分为近乎完美的美学效果。

二、结果

种植修复后CBCT确认种植体植入方向良好，骨结合良好。上颌左侧中切牙唇侧龈缘未见明显退缩，PES评分总分12分（表2），WES评分总分10分（表3），美学效果理想，患者对外形满意。

表2 PES结果

PES变量	缺失	不完整	完整
近中龈乳头	0	1	2
远中龈乳头	0	1	2
唇侧龈缘曲线	0	1	2
唇侧龈缘最高点位置	0	1	2
根部凸度	0	1	2
软组织颜色	0	1	2
软组织质地	0	1	2
PES总分			14

注：切牙通过与对侧同名牙比较得出评分

表3 WES结果

WES变量	较大差异	较小差异	无差异
牙冠形态	0	1	2
牙冠外形轮廓	0	1	2
牙冠颜色	0	1	2
牙冠表面质地	0	1	2
透明度/个性化	0	1	2
WES总分			10

注：切牙通过与对侧同名牙比较得出评分

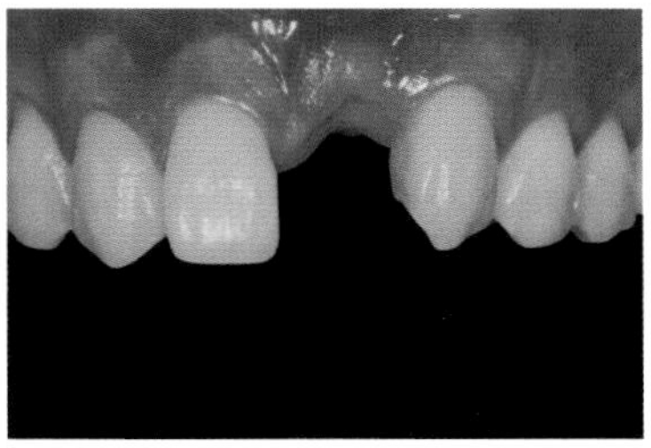
图1 术前上前牙正面像

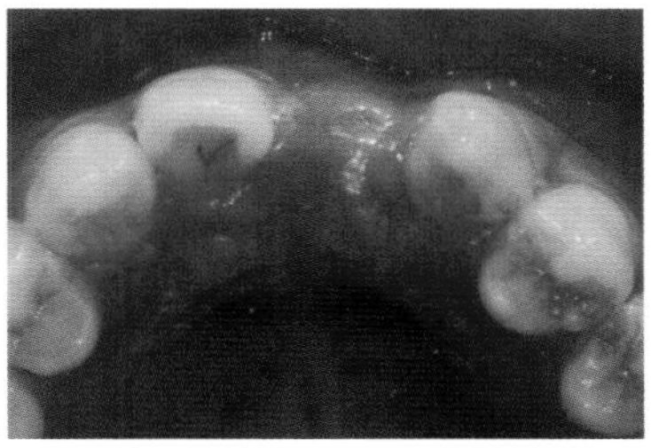
图2 术前上前牙咬合面像可见缺牙区唇侧轮廓较对侧同名牙塌陷

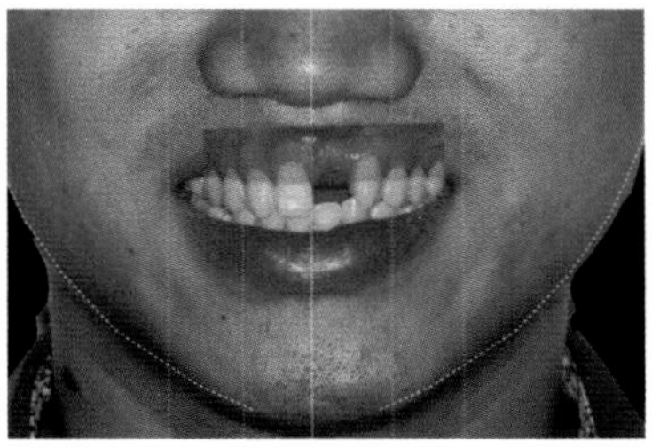
图3 通过术前患者正面微笑像进行数字化美学分析

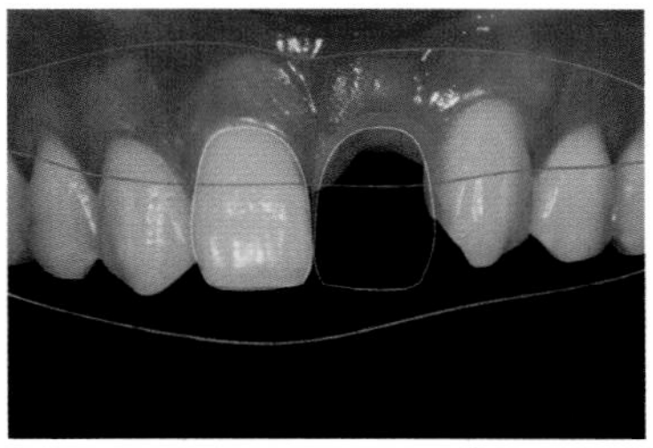
图4 数字化分析显示缺牙区近远中宽度与对侧同名牙的差异以及唇侧颈缘高度差异

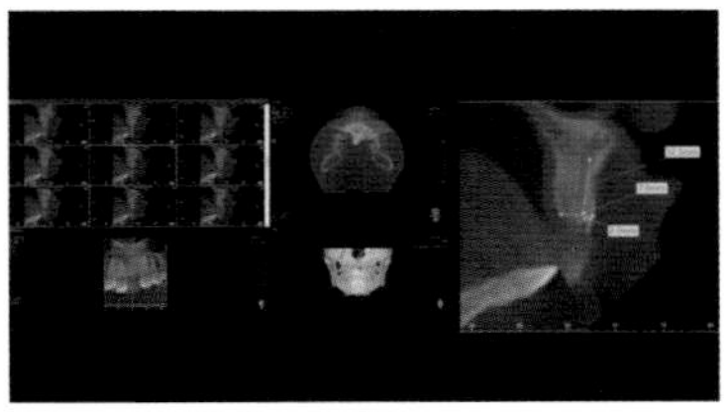
图5 术前CBCT显示缺牙区牙槽骨情况以及植入位点模拟

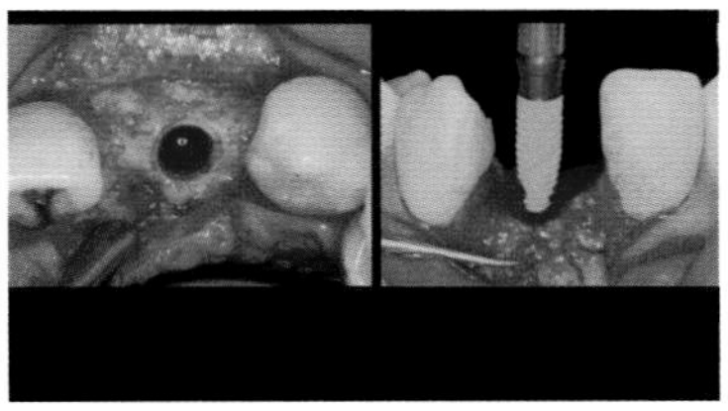
图6 种植体植入窝洞预备以及种植体植入

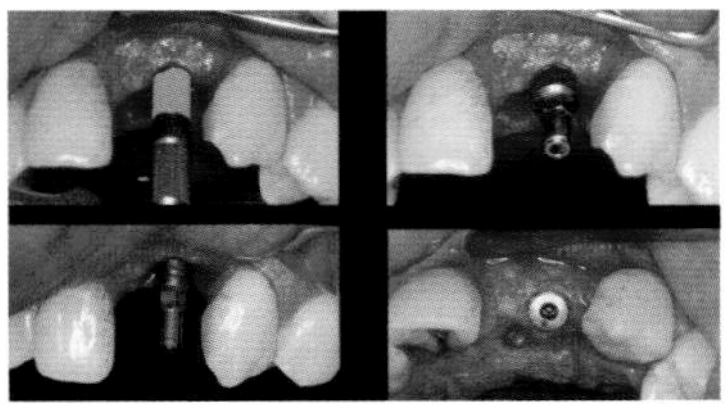
图7 种植体植入三维方向位置

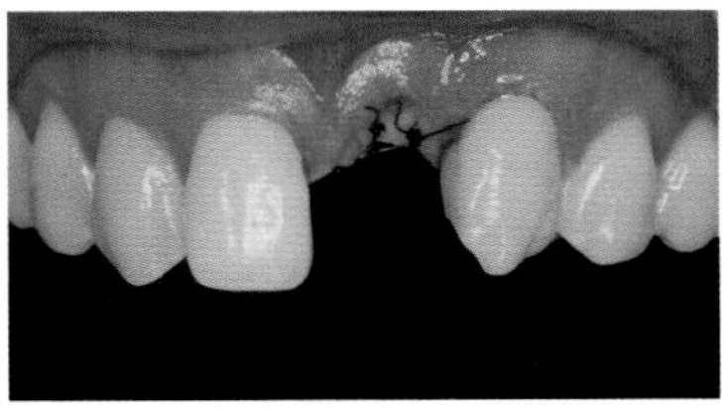
图8 术后严密缝合

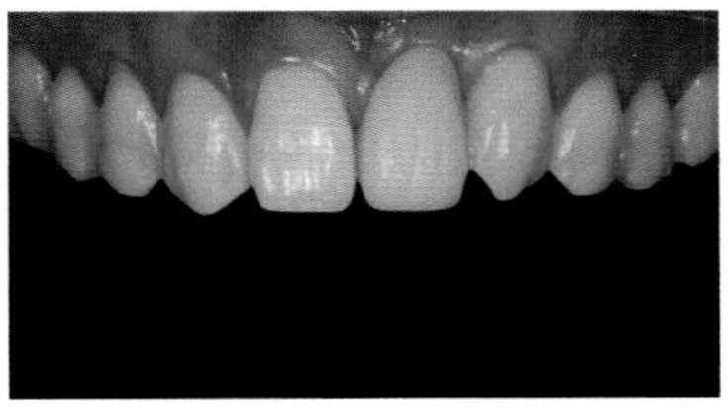
图9 拆线后行马里兰粘接桥临时修复

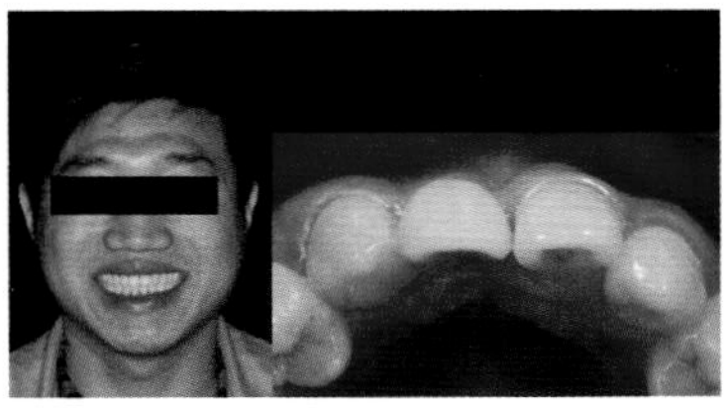
图10 临时修复后正面微笑像以及咬合面像显示植入区仍存在相比较对侧同名牙的唇侧轮廓塌陷

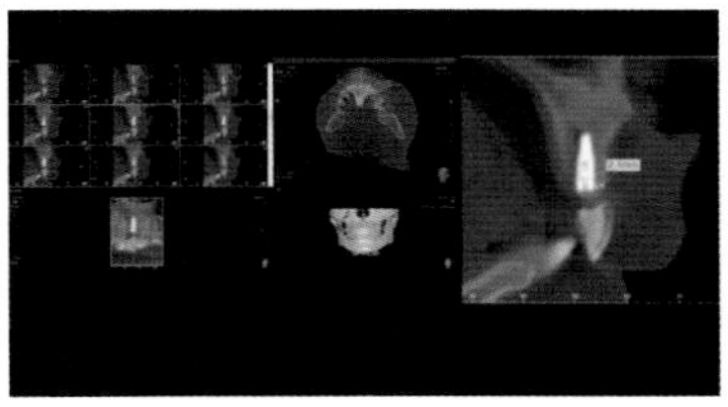
图11 种植体植入6个月后CBCT显示种植体唇侧有约2.1mm骨宽度

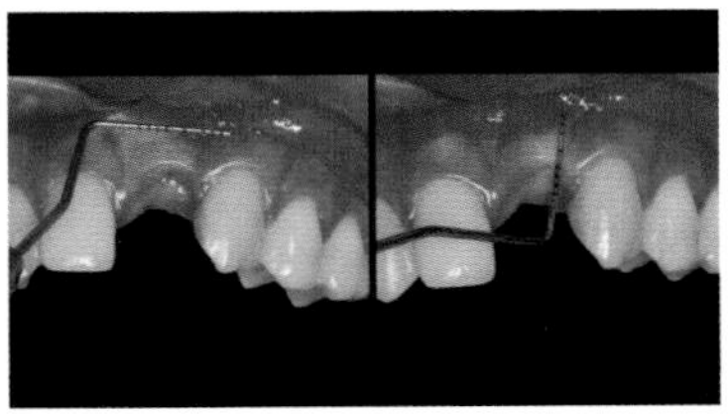
图12 结缔组织移植术前对受区范围进行测量

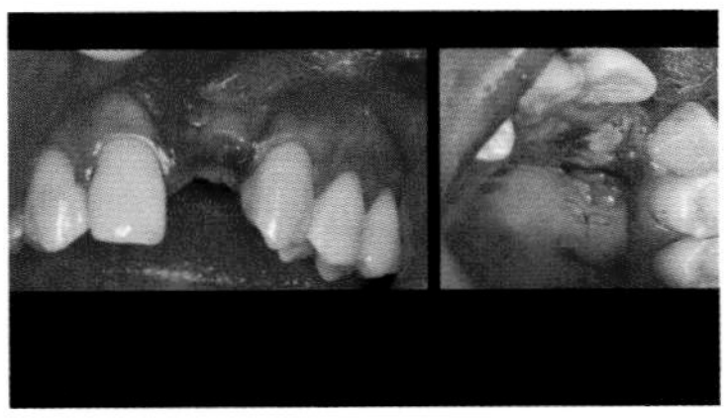
图13 系带成形术+结缔组织瓣移植术

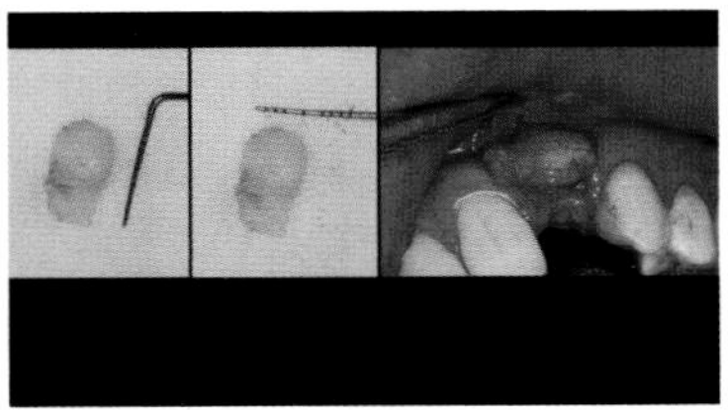
图14 结缔组织瓣移植

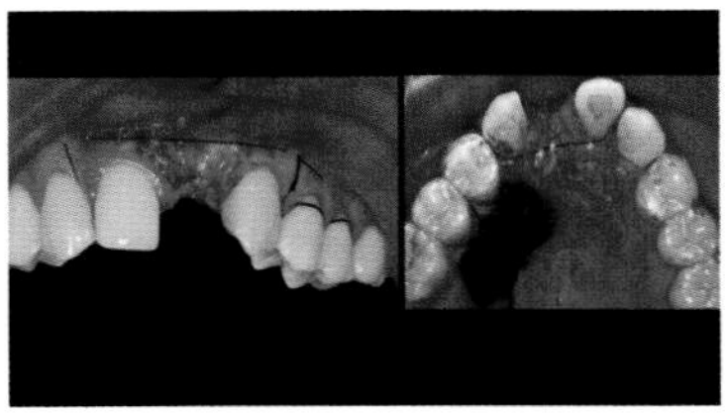
图15 结缔组织受区与供区缝合，上腭护板

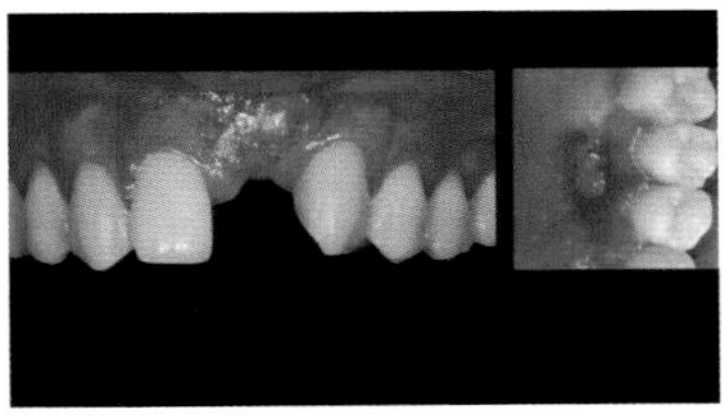
图16 术后14天拆线

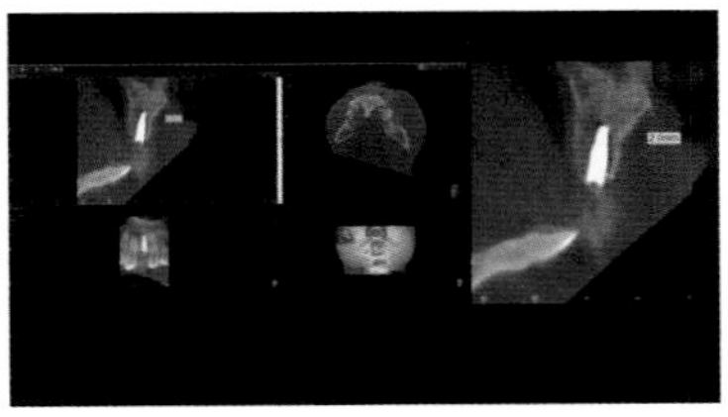
图17 系带成形术+结缔组织瓣移植术术后6个月复查CBCT骨组织条件稳定

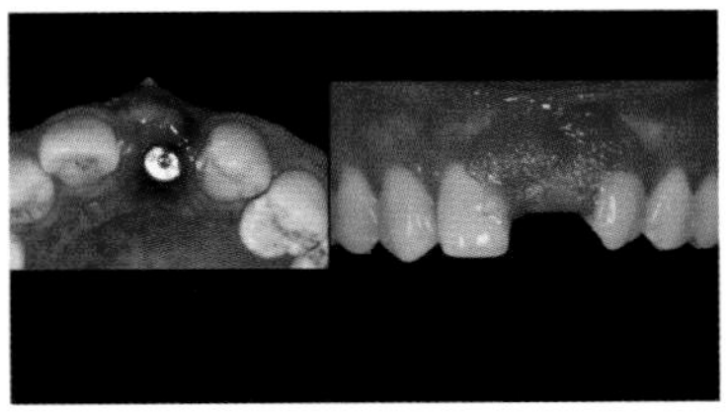
图18 二期手术上愈合基台

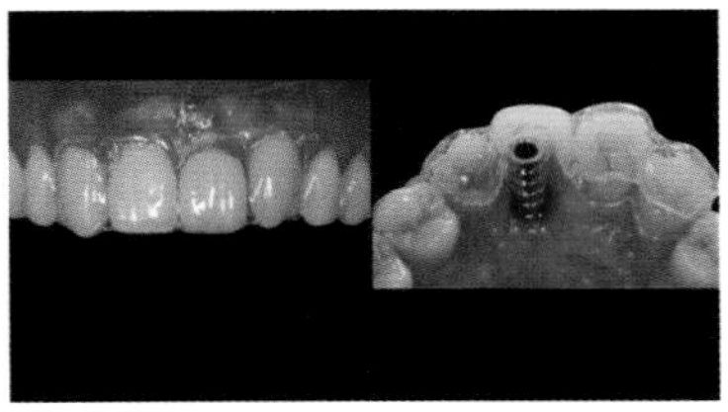
图19 制作牙龈塑形用临时义齿

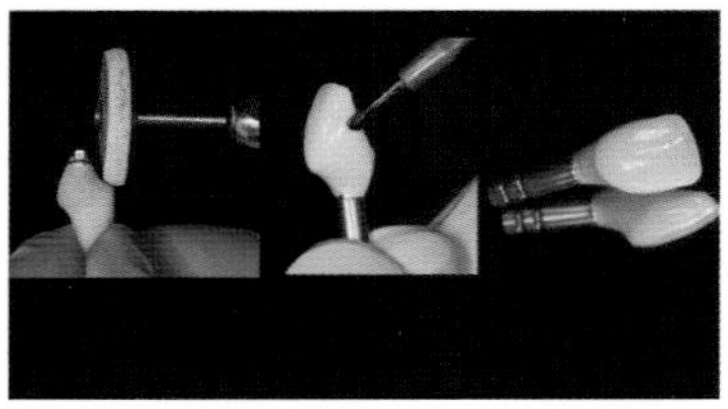
图20 定期复查调整临时义齿外形进行牙龈塑形

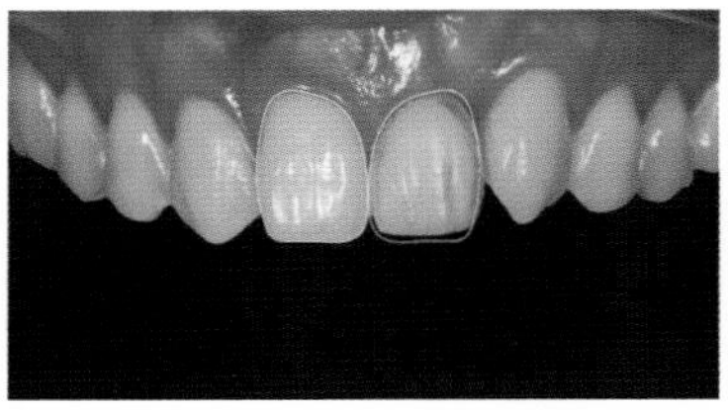
图21 拍照，通过数字化技术分析临时义齿需要调整的位置

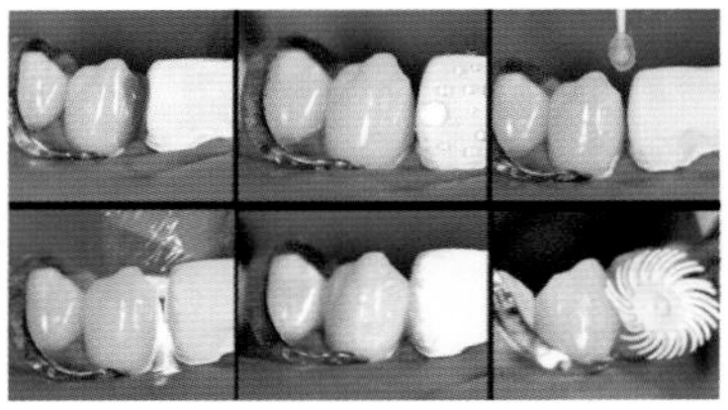
图22 通过对邻牙进行树脂充填调整修复间隙

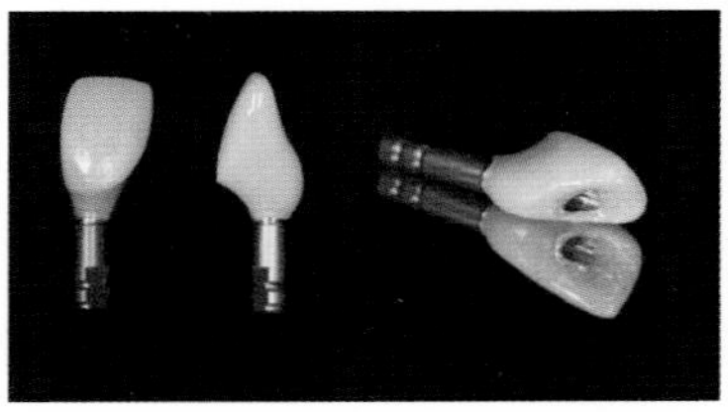
图23 调整好的种植体支持临时义齿

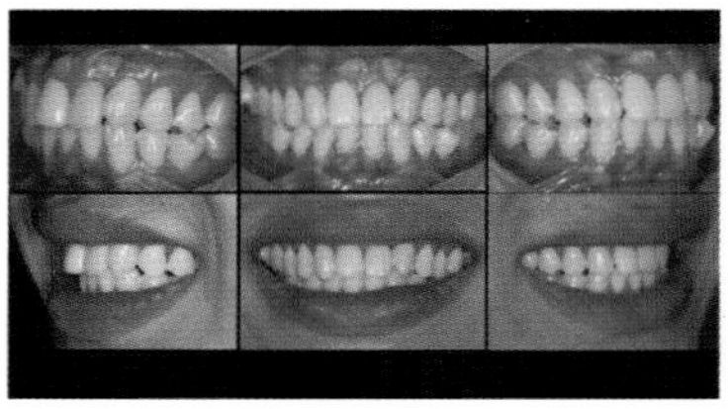
图24 牙龈塑形完成后的患者正侧面微笑像

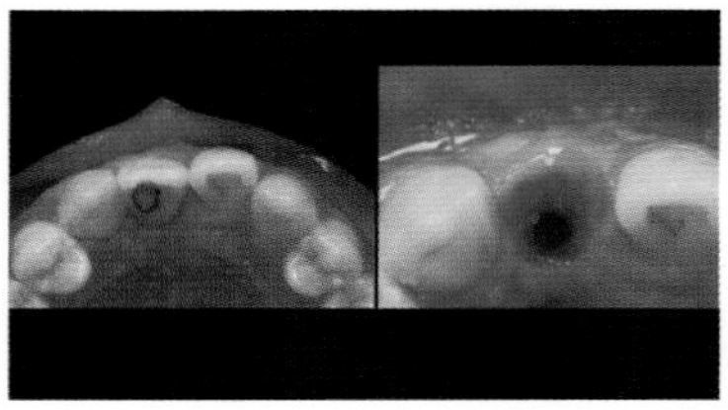
图25 塑形后的牙龈袖口

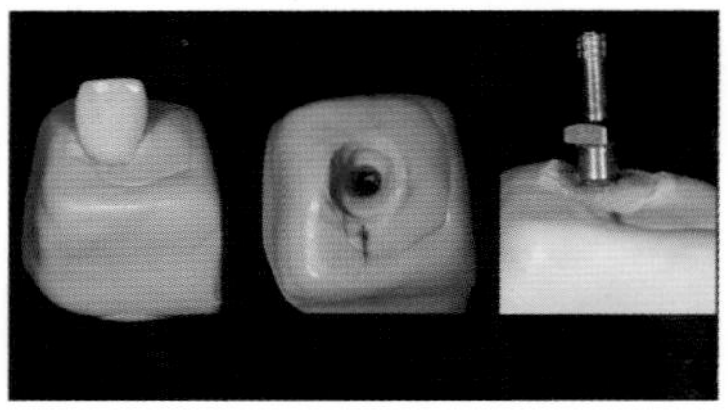
图26 制作个性化印模杆

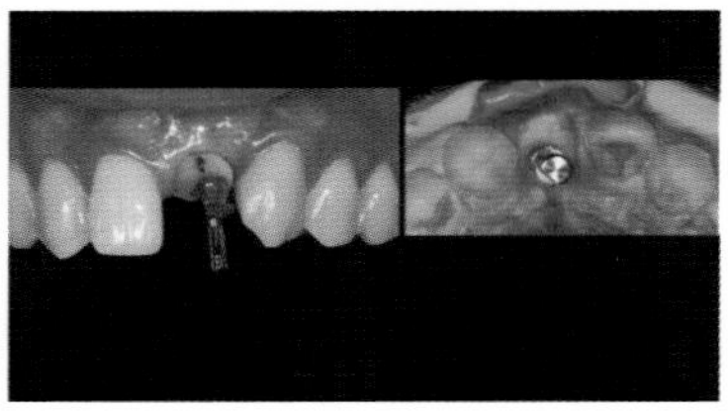
图27 个性化印模杆开窗取模

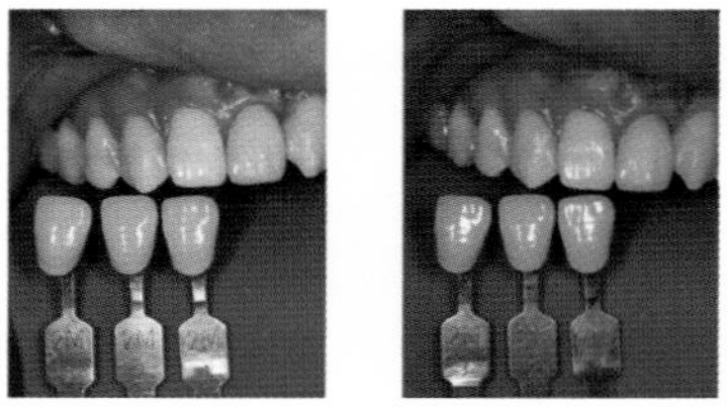
图28 比色拍摄比色照片

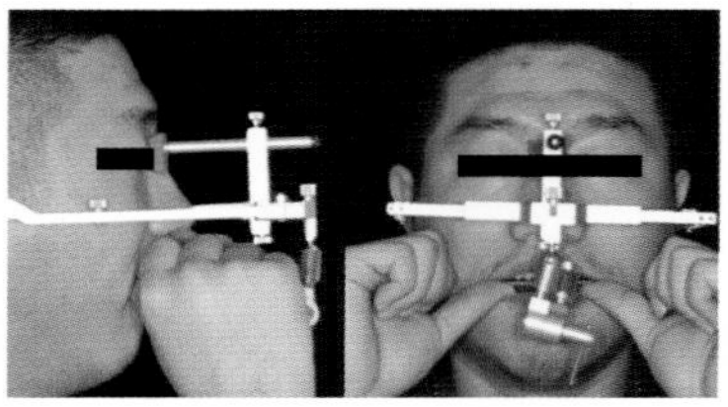
图29 面弓转移颌位关系

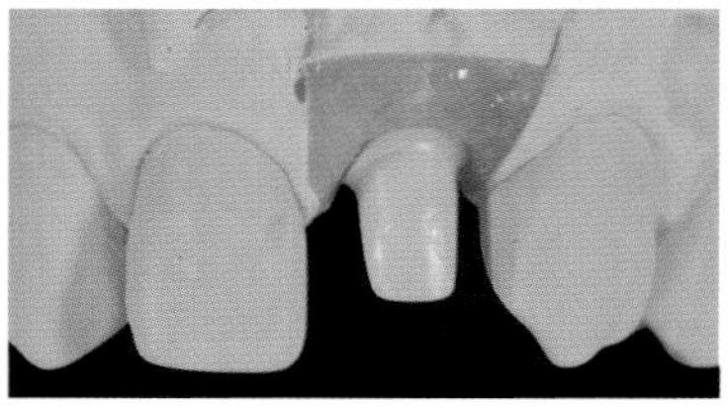
图30 个性化全瓷基台

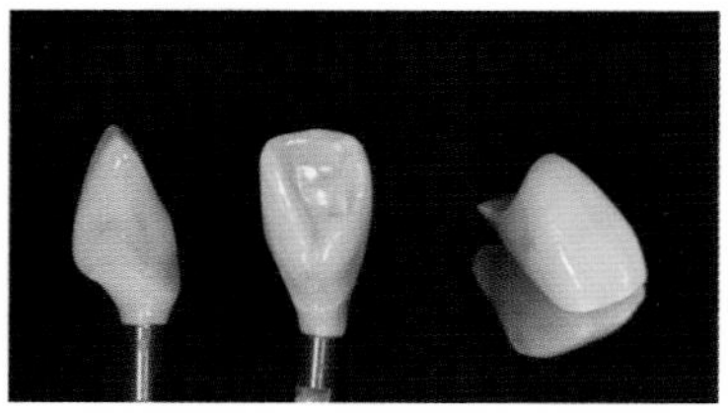
图31 氧化锆全瓷冠+全瓷基台

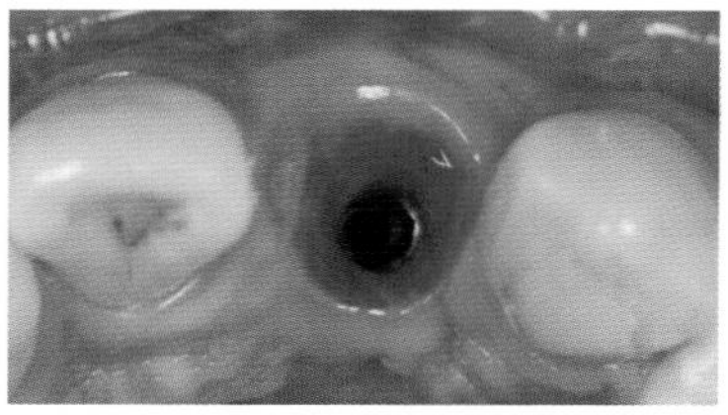
图32 戴牙前的牙龈袖口

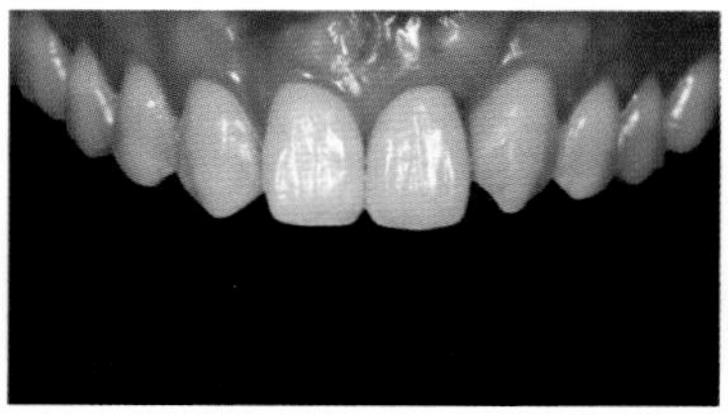
图33 修复后上前牙正面像

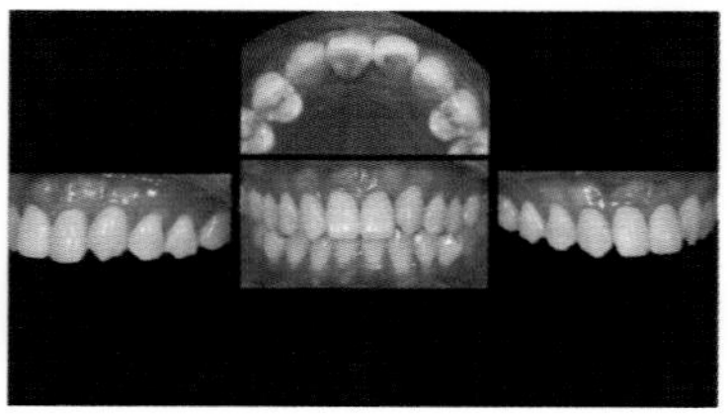
图34 修复后效果图

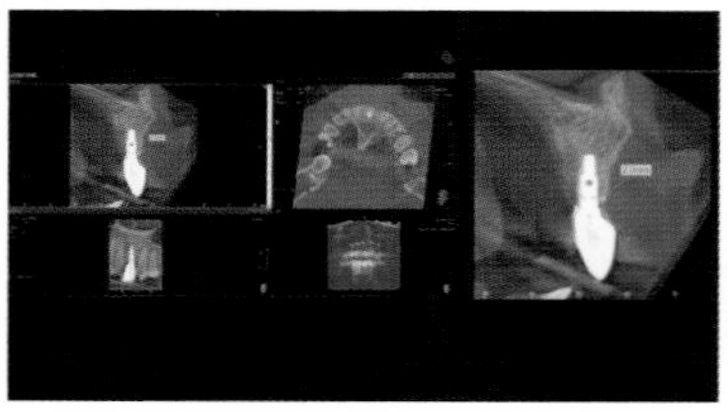
图35 修复后的CBCT显示种植体骨组织的稳定

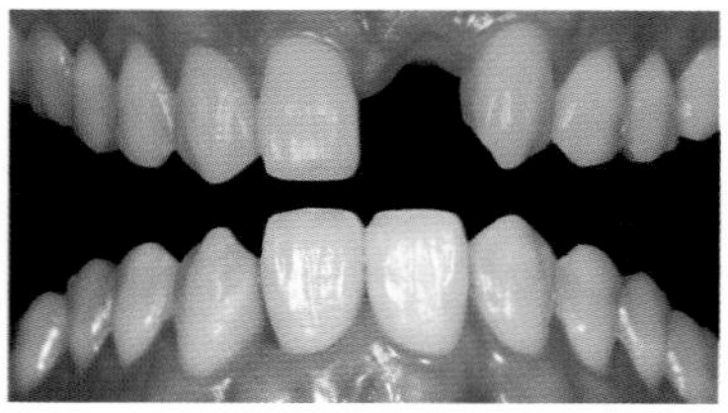
图36 修复前后上前牙正面像的对比

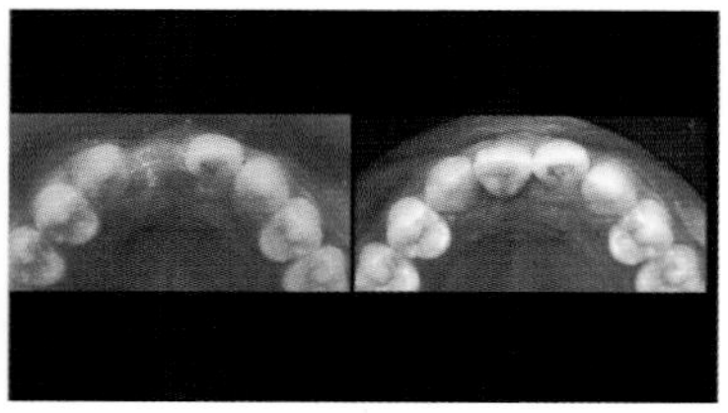
图37 修复前后上前牙咬合面像唇侧丰满度对比

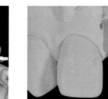

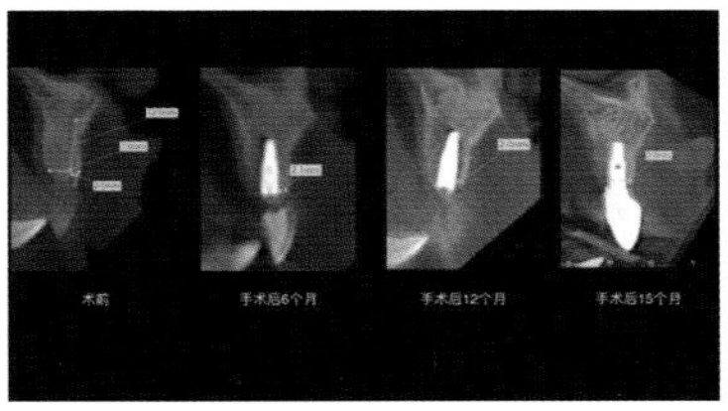

图38　种植治疗前后患者CBCT检查对比显示骨组织的稳定

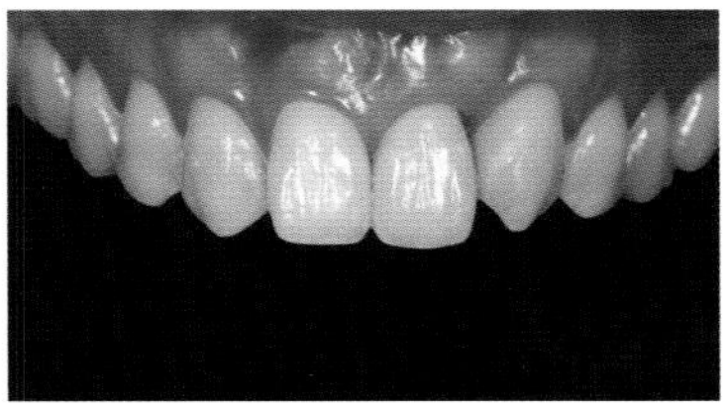

图39　修复后PES红色美学分析评分为12分

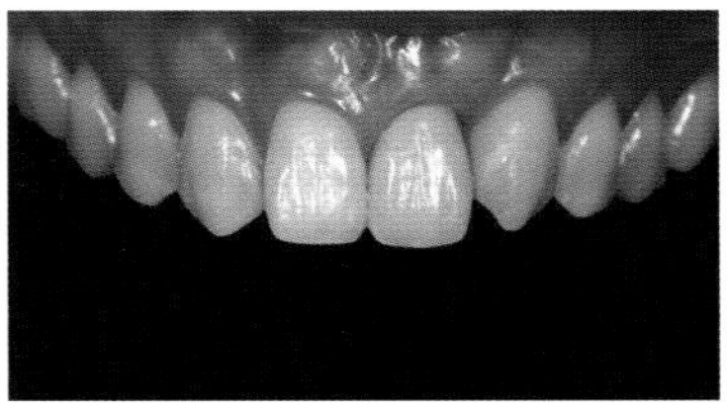

图40　修复后WES白色美学分析评分为10分

三、讨论

前牙美学区种植手术为了获得理想的美学效果，种植体植入时机、修复时机及种植位点的软硬组织解剖条件尤为重要。

国际口腔种植学会（ITI）第三届共识研讨会提出了拔牙位点种植体植入时机的新分类标准。种植外科手术依据拔牙后的时间分为：Ⅰ型即刻种植；Ⅱ型软组织愈合的早期种植；Ⅲ型部分骨愈合的早期种植；Ⅳ型延期种植。Cardaropoli等学者研究发现，天然牙缺失后的骨吸收主要发生在开始的前6个月到2年。拔牙后6个月，水平骨吸收3.80mm，垂直骨吸收1.24mm。还有研究表明，拔牙后前12个月的愈合期中牙槽嵴宽度约降低50%。因此对于Ⅳ型延期种植的病例，常常需要进行GBR的硬组织增量手术以弥补拔牙后的唇侧轮廓塌陷。但是由于常规的GBR手术只是将骨粉堆放在骨缺损处再覆盖胶原膜，这就受到骨缺损的形态、是否能严密关闭创口、系带牵拉、口周肌肉运动等多因素的影响，最后成骨的效果有时并不理想，造成缺牙区唇侧组织的丰满度未能完全恢复，甚至依然塌陷的情况。因此在进行美学区种植的同时也需考虑进行必要的软组织增量手术以达成美学区良好的种植红白美学的治疗效果。

修复时机的选择对于实现软组织美学也是至关重要的。通过临时修复体对种植体周围牙龈形态进行维持和塑形，对将来修复体的红白美学和患者的满意度都意义重大。在进行诱导牙龈过程中，临时冠的颈部凸度不宜过大以免压迫牙龈，并且应逐步调整颈部轮廓和调整邻面触点的位置。通过添加树脂，建立理想的修复体及软组织形态。戴用临时义齿时间通常为3～12个月，每个月复查1次，观察牙龈塑形情况，待种植体周围黏膜成熟稳定后方可取印模永久修复。本病例在种植体软组织增量术后6个月行二期手术，制作并调整临时修复体外形诱导牙龈形态逐步改善，使牙龈弧度及唇侧丰满度与同名牙对称协调，并通过个性化印模技术将软组织形态完整转移到模型上，指导最终修复体的制作，获得了理想的软硬组织稳定性和逼真自然的美学效果。

本病例还使用了DSD数字美学分析设计的方法，在术前对患者的面部以及口内情况进行综合的分析记录，让患者在术前就可以形象了解到自身口腔情况，有利于医患之间的沟通交流以及医生的术前治疗计划的设计，尽可能地避免美学治疗中可能出现的不确定因素，让治疗有可预见性。同时，这也有利于医技之间的充分有效地沟通交流，让修复体加工具有可操控性。

参考文献

[1] Fürhauser R,Florescu D, Benesch T, et al. Evaluation of soft tissue aroundsingle-tooth implant crowns: the pink estheticscore[J].Clin Oral implants Res, 2005 Dec, 16(6):639-644.
[2] Belser UC, Grütter I, Vailati F, et al. Outcome evaluation of early placed maxillary anterior single-tooth implants using objective esthetic criteria: a cross-sectional, retrospective study in 45 patients with a 2-to4-year follow-up using pink and white esthetic scores[J]. J Periodontol, 2009 Jan, 80 (1):140-151.
[3] Cardaropoli G, Araujo M, Hayacibara R, et al. Healing of extraction sockets and surgically produced-augmented and non-augmented-defects in the alveolar ridge[J]. An experimental study in the dog[J]. J ClinPeriodontol, 2005,32(5): 435-440.
[4] 宿玉成译.国际口腔种植学会(ITI)口腔种植临床指南第三卷[M].北京:人民军医出版社,2009.

第5章
种植并发症
Implant Complications

美学区外伤再植术失败后即刻种植配合GBR修复病例报道

杨扬 张巧 张丽丽 张玉峰

摘要

目的：报道1例于上颌前牙区唇侧水平向骨壁严重吸收情况下，采用即刻种植+GBR修复牙脱位后再植继发慢性根尖周炎患牙的病例。**材料与方法：**患者8年前上颌前牙脱位后行再植手术，未行其他处理，现出现牙体变色倾斜，要求修复。临床检查见11唇侧瘘管，11、21及22牙体缺损变色，唇倾，其余牙情况正常。CBCT示11、21及22根尖暗影，牙根吸收，唇侧骨壁缺损，邻牙根尖周情况正常。于局麻下微创拔除11、21及22，刮净拔牙窝内炎性组织，以修复为导向同期植入2颗Zimmer种植体，并覆盖Bio-Oss及Cerasorb骨粉及Bio-Gide可吸收胶原膜，术后以可摘过渡义齿恢复美观功能。7个月后行二期手术，制作临时冠塑造牙龈形态，最后个性化转移杆取终印模，9个月后行全瓷固定桥永久修复。**结果：**患者即刻种植术后水平骨量得到恢复，以临时冠诱导牙龈成形后完成种植体支持的固定桥修复，取得了较好的修复效果。**结论：**上颌前牙区因再植牙继发慢性根尖周炎导致水平向大量骨缺损的病例，可以结合即刻种植、多种骨移植材料GBR技术恢复骨量，减少治疗时间，并于修复时通过临时冠进行软组织塑形，最终获得较好的软硬组织修复效果。

关键词：外伤；根尖周炎；即刻种植

美学区前牙长期的慢性根尖周炎会引起牙槽骨的大量破坏，尤其是唇侧骨壁，这增加了种植体植入的难度和风险，在能够获得一定初期稳定性的情况下，采用即刻种植及GBR植骨手术，在拔牙同期植入种植体，并配合骨粉及可吸收胶原膜进行骨增量，可以较大程度地恢复水平向骨量，保留剩余牙槽嵴高度，获得较好硬组织恢复效果，从而为前牙种植美学修复提供基础。本病例即通过应用即刻种植配合GBR技术，术后制作过渡义齿恢复美观，临时冠诱导牙龈成形，个性化印模桩准确复制成形的牙龈形态，最终获得较好的硬组织量和美学修复效果。

一、材料与方法

1. 病例简介 22岁男性患者，主诉为“上前牙外伤再植8余年”，既往体健，无不良嗜好，8年前因多颗上颌前牙外伤脱落行牙再植术，未行其他处理，因影响美观要求进行检查修复。临床检查：11、21及22切端缺损，牙体变色，松动Ⅰ度，叩（+），11、21唇倾，11唇侧可见瘘管，上前牙牙列拥挤，其余牙未见明显异常，牙列中线不齐，后牙咬合关系稳定，大笑时中位笑线，口腔卫生状况良好。影像学检查：11、21及22根尖大范围暗影，骨吸收至唇侧，唇侧骨壁预留0～1mm，11、21牙根吸收达根长1/2～2/3。

2. 诊断：11、21及22慢性根尖周炎。

3. 治疗计划

（1）拔除11、21及22后即刻种植2颗种植体+GBR植骨，后期行种植体支持式固定桥修复。

（2）一期术后行可摘局部义齿进行过渡。

（3）二期手术，术后制作临时冠进行牙龈诱导成形，待牙龈塑形完成后进行最终修复。

4. 治疗过程（图1～图38）

（1）术前准备：完善术前口内外检查，拍摄口腔CBCT，设计治疗方案，术前1周内完成血液检查及牙周洁治，制取印模制作诊断蜡型，并制作手术导板。

（2）种植一期手术：常规消毒铺巾，上颌前牙区局麻下行全口消毒，微创拔除11、21、22。行牙槽嵴顶横行切口，近远中牙槽嵴颊侧附加垂直切口减张形成梯形瓣，翻瓣并暴露骨缺损区，可见唇侧骨壁缺损较大，牙槽骨宽约5mm，清除种植位点炎性肉芽组织。安装导向板，钻孔定位，扩孔钻预备种植窝洞，慢速扩孔收集自体骨，将2颗Zimmer 3.7mm×11.5mm种植体分别植入22及11窝洞中，种植体初期稳定性良好，植入扭矩>35N·cm，安装覆盖螺丝，同时于唇侧骨缺损区植入自体骨加Bio-Oss及Cerasorb骨粉，覆盖Bio-Gide可吸收胶原膜进行GBR，严密缝合切口。

（3）种植术后2周：拆线复查，制取上下颌模型以制作过渡性活动义齿，调磨至前伸𬌗无干扰，以恢复缺牙区美观效果。

（4）种植术后7个月二期手术：术前CBCT复查示种植体愈合情况及唇侧植骨区骨增量效果良好，牙槽骨厚度2～3mm，行二期手术取出封闭螺丝，制作临时冠，并复诊调改临时冠颈缘形态以诱导牙龈成形。

（5）种植术后9个月：口内检查见牙龈形态良好，进行个性化转移体种植体水平聚醚开窗取模，制作11、21、22氧化锆全瓷固定桥最终修复体，1个月后戴牙。

作者单位：武汉大学口腔医院

通讯作者：张玉峰；Email: zyf@whu.edu.cn

二、结果

上颌前牙拔除后行即刻种植，同时应用Bio-Oss及Cerasorb骨粉和Bio-Gide膜进行GBR，术后7个月CBCT显示唇侧骨量增加明显，达2～3mm，种植体骨结合情况良好。通过临时冠牙龈塑形以及修复体设计，恢复了上颌前牙正常外形和良好的牙龈形态，获得了较为满意的美学修复效果。

三、讨论

青少年易因外伤引起牙齿脱位，而对脱位牙进行再植是有效的治疗方法，而再植术后最常见的并发症有牙根吸收、牙髓坏死和骨粘连等，本病例中患者8年前11、21及22因外伤再植，但再植术后未做任何处理，因此之后出现了牙髓坏死、牙根吸收，并引起慢性根尖周炎等并发症，由于长时间的炎症刺激，使得患牙唇侧及根尖区大面积牙槽骨吸收，种植区水平骨量严重不足。但由于其余骨壁剩余骨量及骨高度尚可，预计可以获得较好的种植体初期稳定性，因此决定在微创拔除患牙后，对拔牙窝彻底清创后同期植入种植体，同时术前制作修复为导向的导板，引导正确的种植体植入位点和方向。

即刻种植是在拔牙后同期植入种植体，与延期种植相比，能够显著地减少种植修复所需要的治疗时间，有效地保存剩余牙槽嵴的高度，有利于种植体植入角度和位置的确定，但是即刻种植需要拔牙区无急性炎症和大量

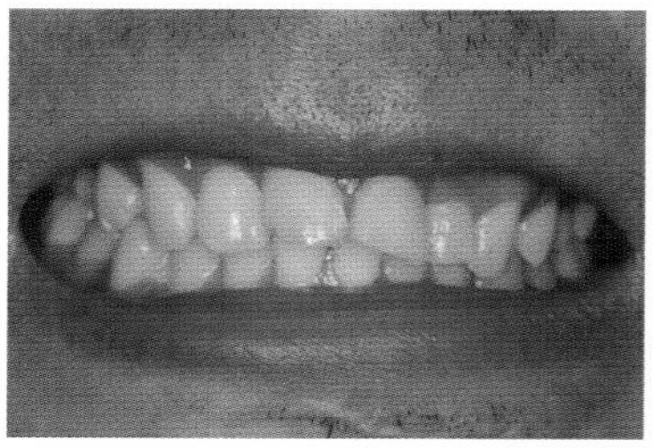
图1 种植术前口唇正面像

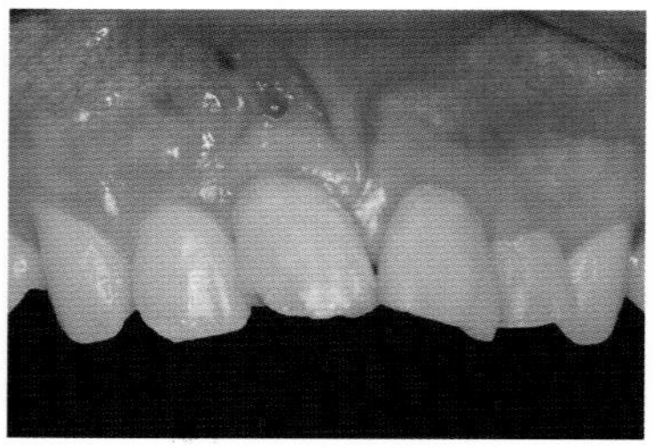
图2 种植术前上颌正面像

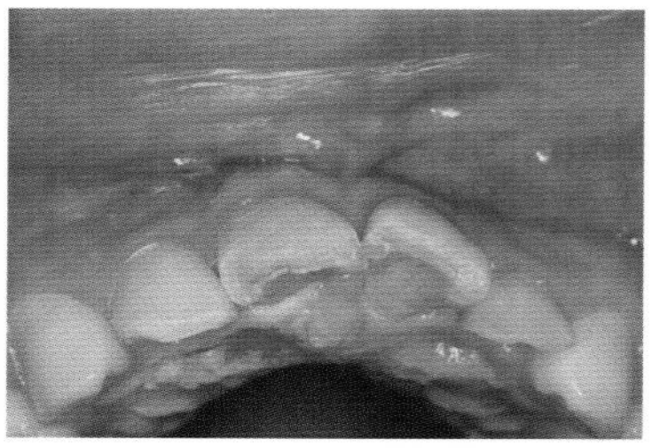
图3 种植术前上颌殆面像

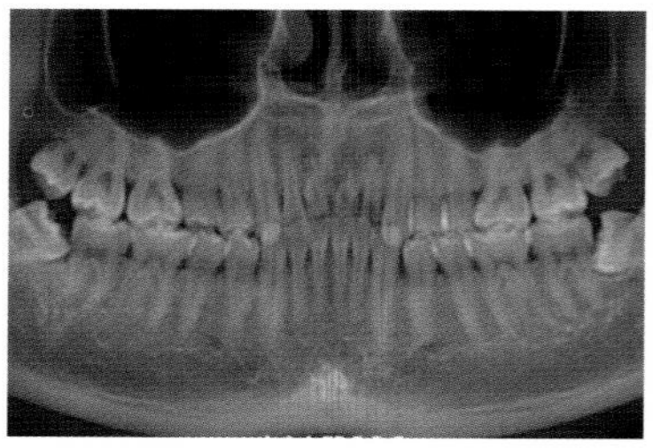
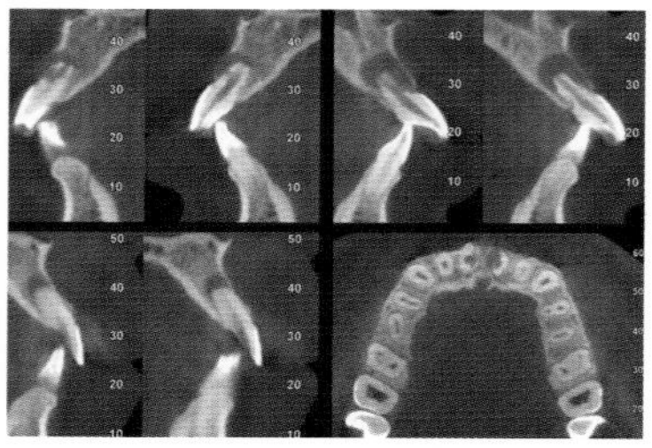
图4、图5 CBCT示一期术前11、21及22根尖区大面积暗影，牙根吸收，唇侧骨量严重不足甚至缺失

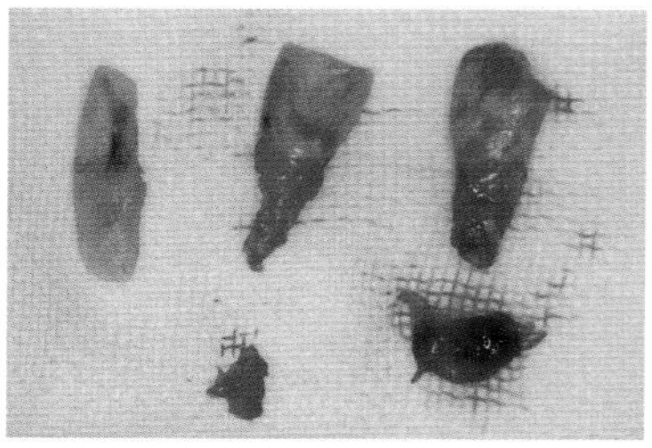
图6 拔除的患牙，可见牙根吸收

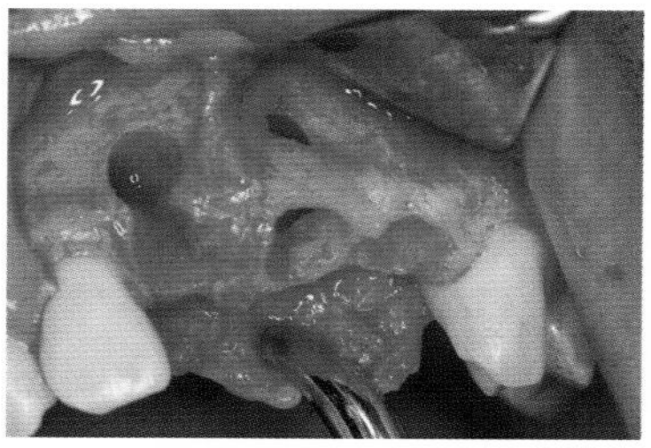
图7 上颌前牙区梯形切口，翻瓣后口内像

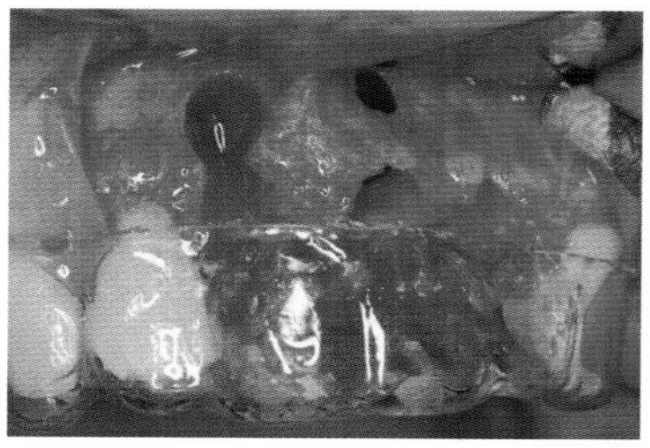
图8 安装手术导板

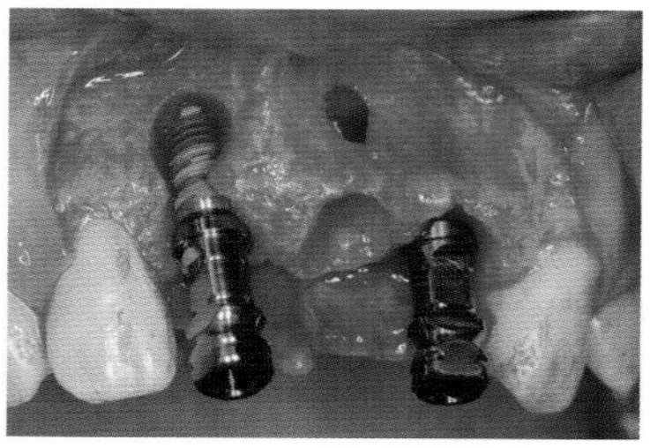
图9 植入种植体

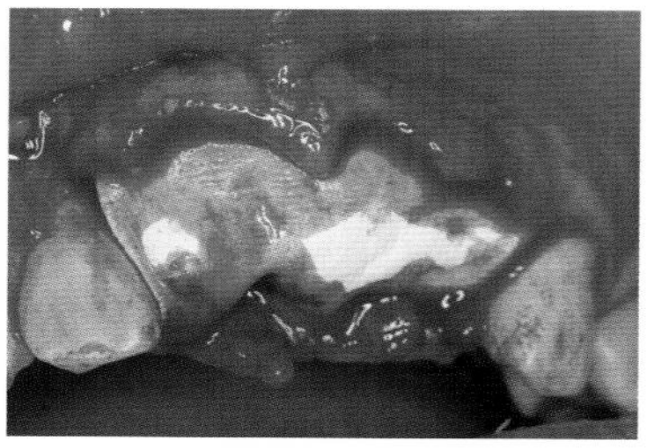
图10 覆盖生物膜

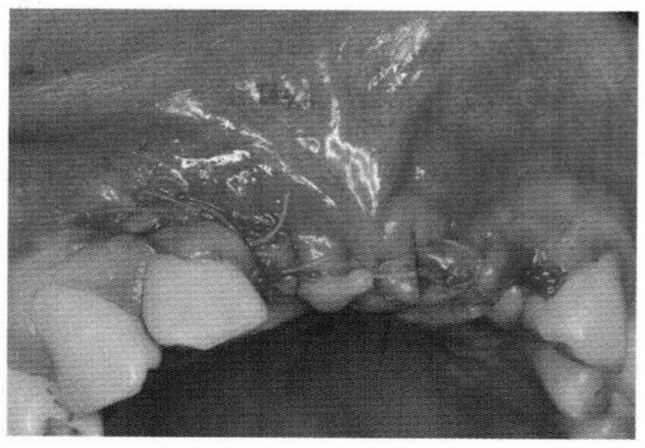
图11 缝合

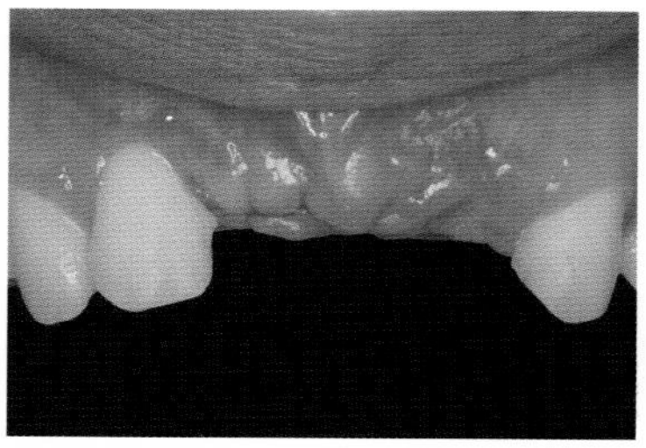
图12 2周拆线口内像

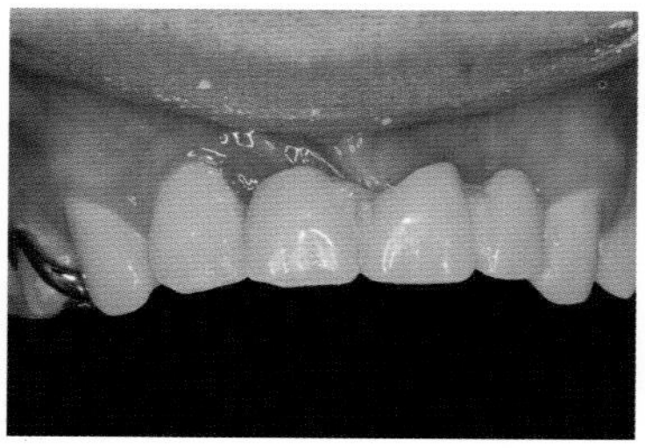
图13 一期术后1个月过渡可摘义齿正面像

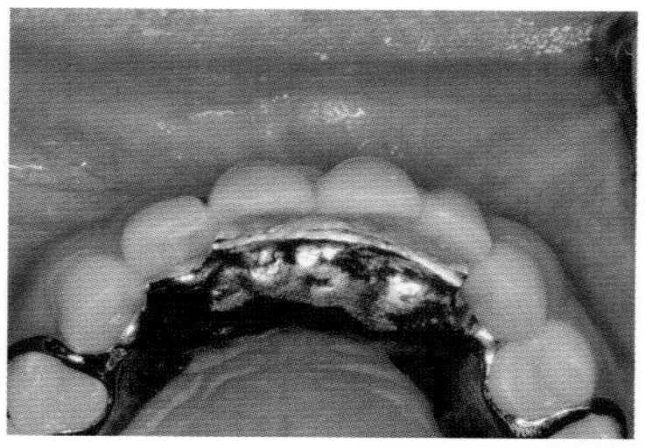
图14 一期术后1个月过渡可摘义齿殆面像

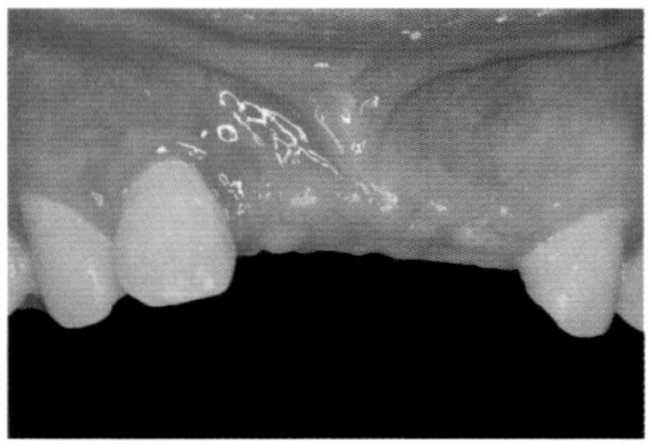
图15　二期术前上颌正面像，可见缺牙区牙槽嵴高度正常

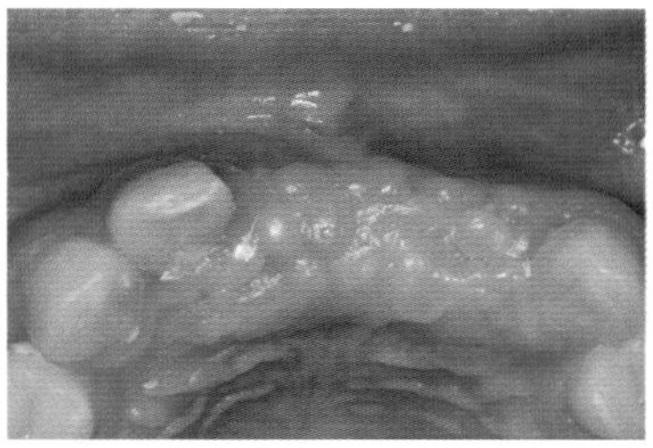
图16　二期术前上颌殆面像，可见缺牙区牙槽嵴丰满

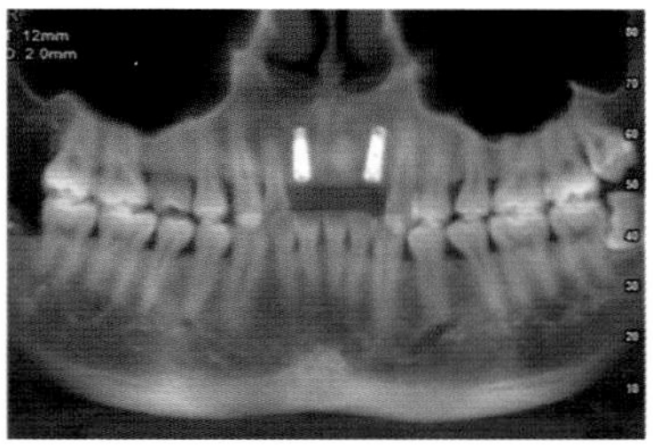
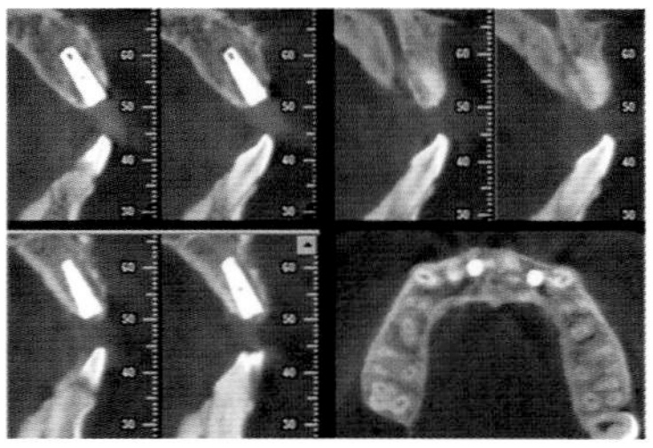
图17、图18　CBCT示二期术前种植体骨结合良好，唇侧骨壁厚度2～3mm

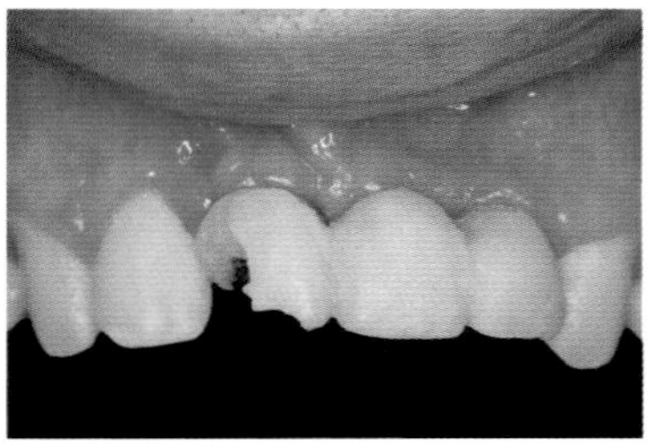
图19　二期术后临时牙正面像

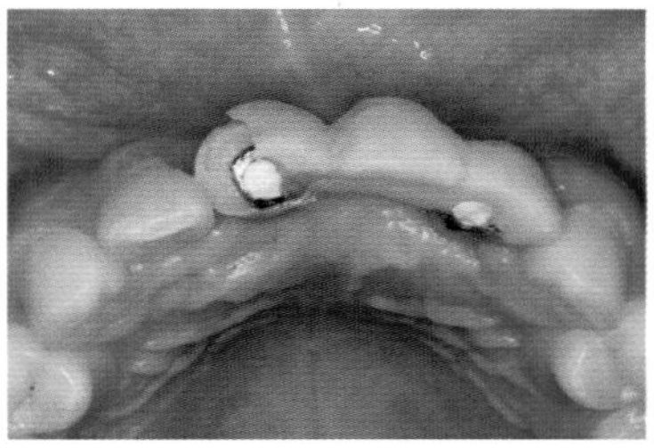
图20　二期术后临时牙殆面像

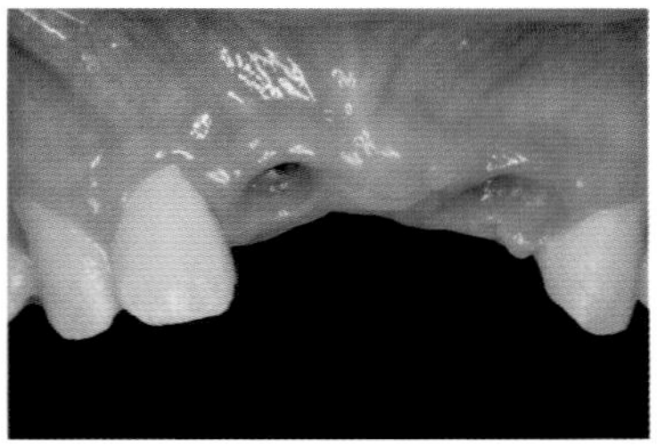
图21　戴临时牙1.5个月牙龈正面像

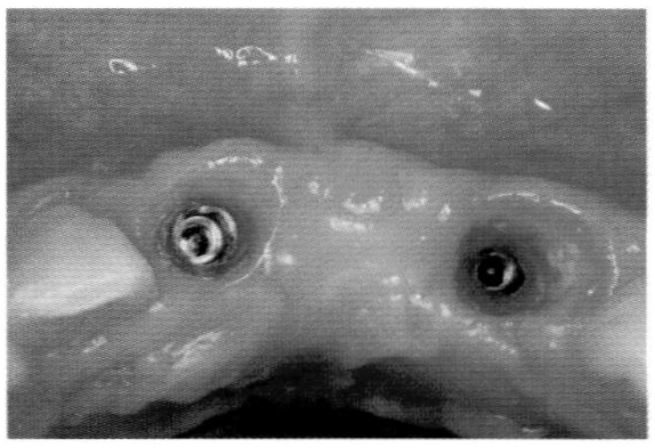
图22　戴临时牙1.5个月牙龈殆面像

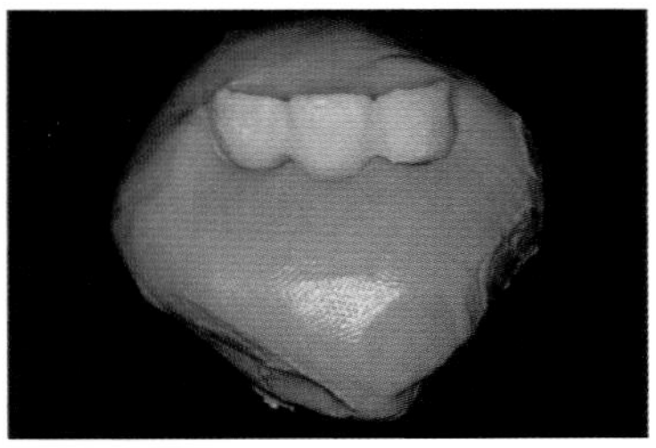
图23　转移穿龈轮廓

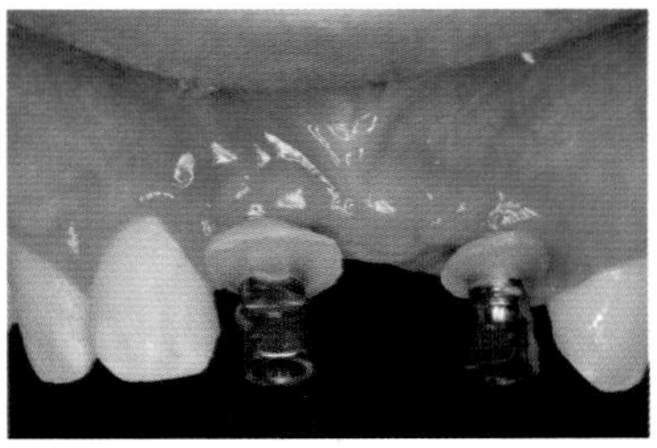
图24　个性化印模桩在口内正面像

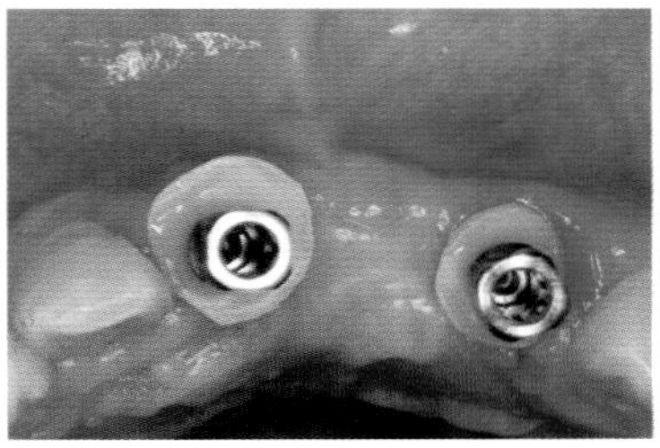
图25　个性化印模桩在口内殆面像

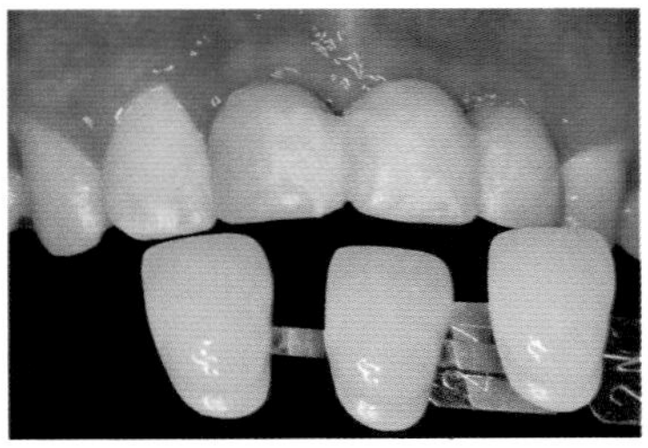
图26　比色2M2

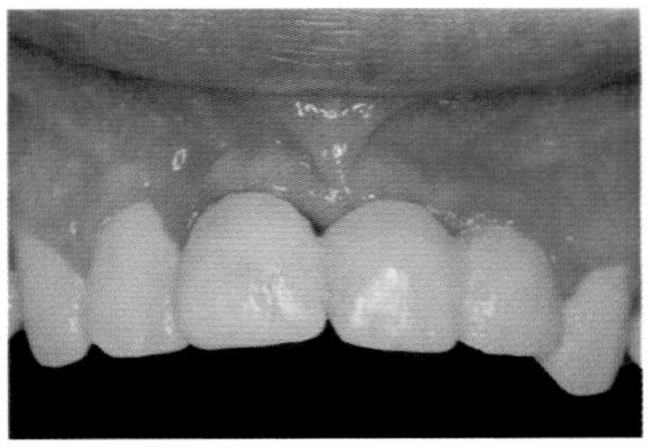
图27　戴牙前口内正面像

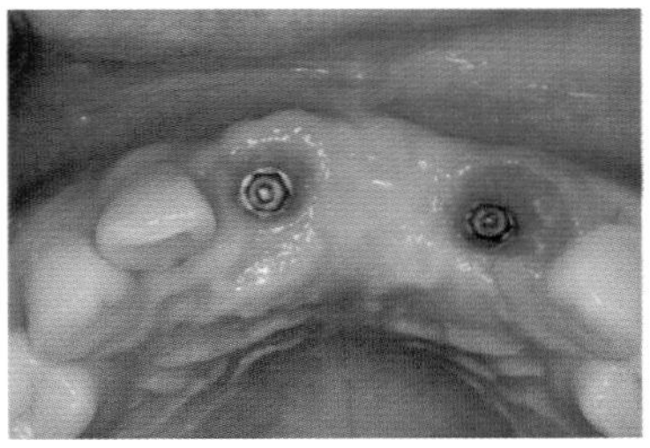
图28　戴牙前牙龈殆面像

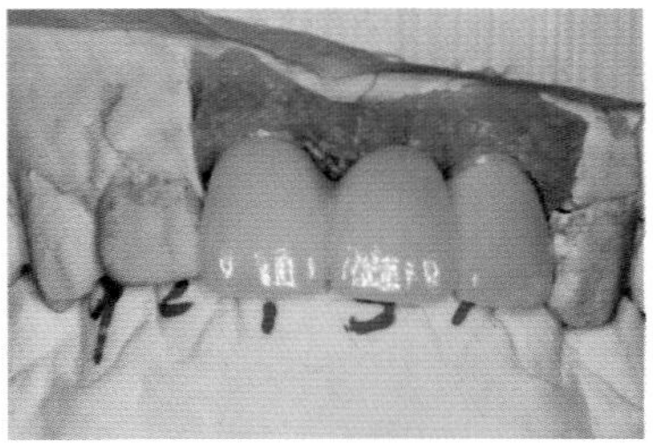
图29　模型像

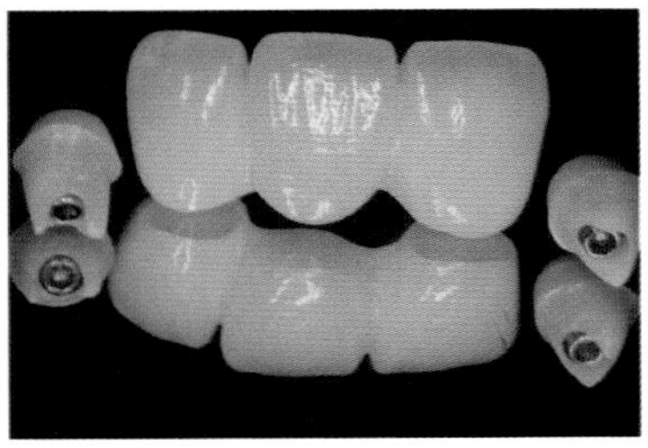
图30　全瓷固定桥及基台

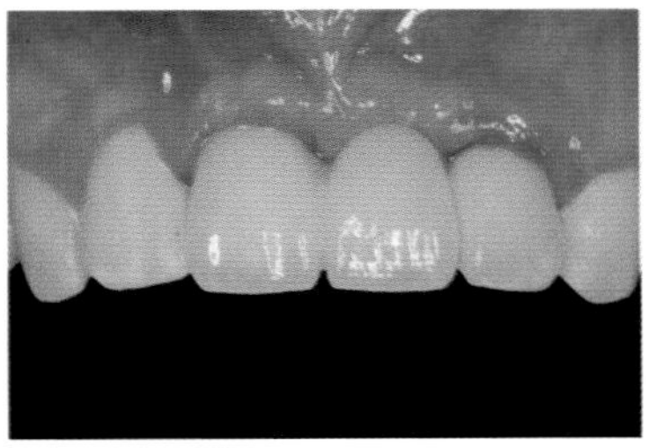
图31　戴牙后上颌正面像

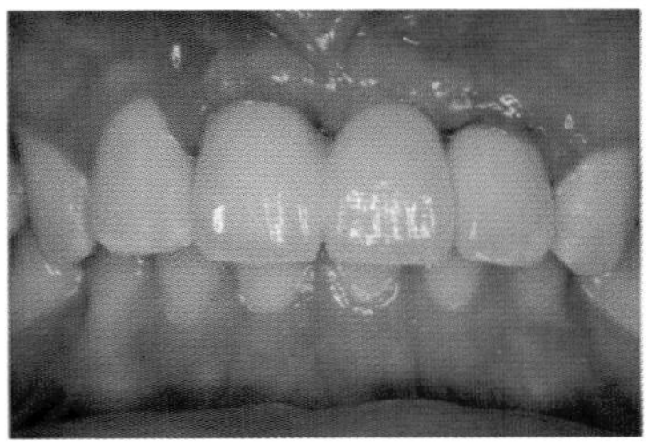
图32　戴牙后咬合正面像

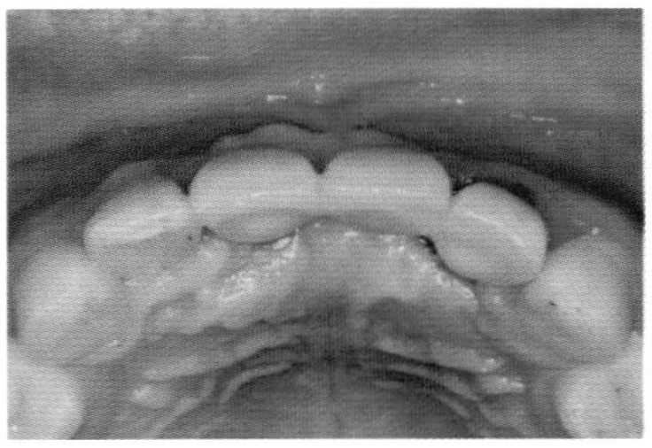
图33　戴牙后上颌殆面像

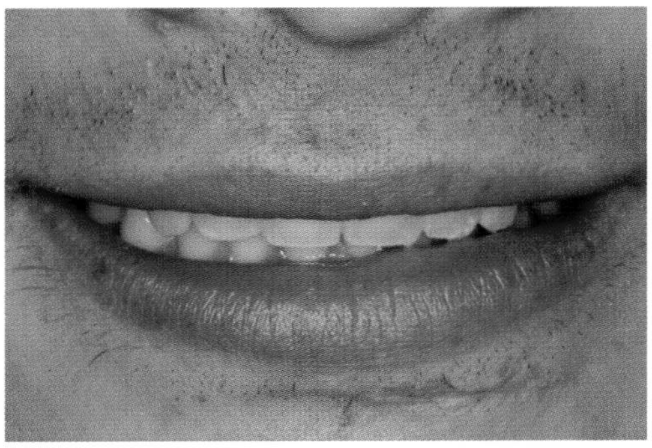

图34 戴牙后口外正面微笑像

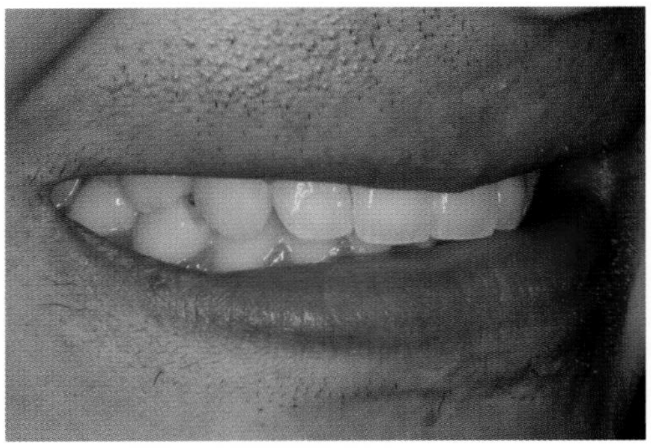

图35 戴牙后口外45° 微笑像

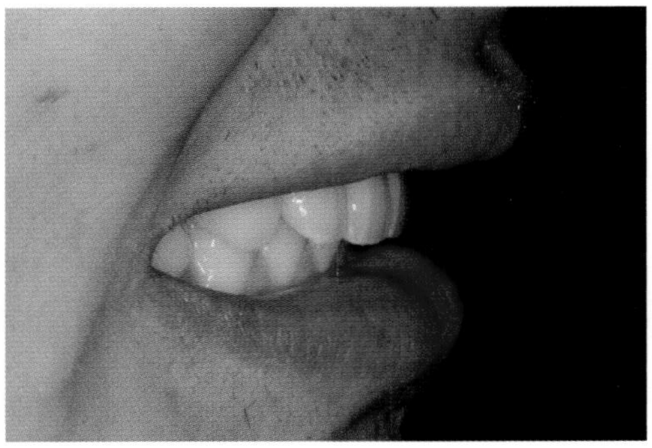

图36 戴牙后口外90° 微笑像

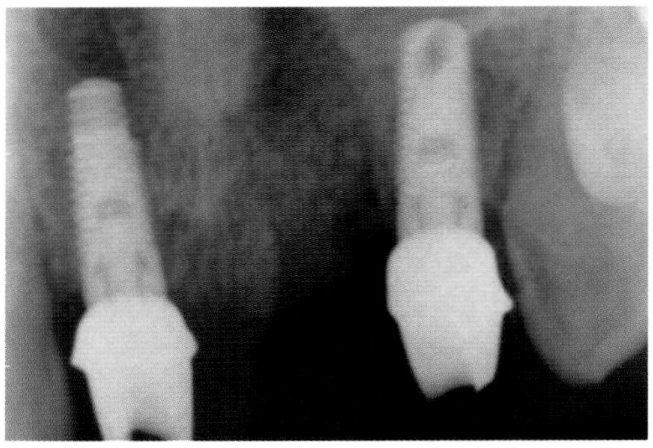

图37 修复基台就位后X线片

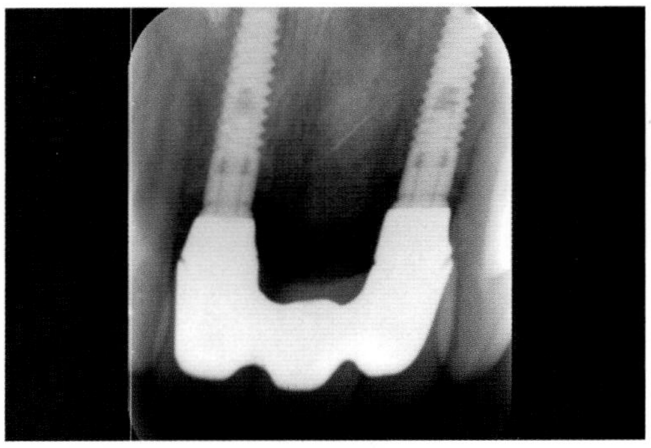

图38 戴牙后X线片

炎性组织，以及需要保证种植体植入后有足够的初期稳定性，通过术前口腔CBCT评估和术中彻底清创，认为该病例可以达到即刻种植要求。而即刻种植与延期种植的区别之一在于种植体形状并不完全符合拔牙窝的形状，且11唇侧骨壁丧失，21根尖区唇侧骨壁丧失，余留唇侧骨壁厚度<1mm，极易发生唇侧骨壁的吸收，进而影响软组织的稳定，不利于获得良好的前牙美学效果，由于该患者水平向较大骨缺损存在，因此必须通过植骨来恢复种植区的骨量。

Bio-Oss是一种广泛用于GBR的安全有效的异种骨移植材料，有良好的骨引导性和生物相容性，其降解速度较慢。而Creasorb是高纯度的β-TCP，也是优秀的骨缺损修复材料，在种植能获得初期稳定性的情况下，可以用于即刻种植的种植体周围骨缺损的充填，其多孔性非常适合血管和细胞的生长，降解性较好，但同时也容易引起吸收较快而使得达不到比较好的空间维持效果。因此我们同时使用Bio-Oss和Creasorb两种骨替代材料，同时备洞时慢速收集自体骨，并将自体骨屑与Bio-Oss和Creasorb骨粉混合进一步提高成骨效果，盖膜行GBR手术。术后7个月口腔CBCT显示，种植体唇侧骨壁厚度增加2~3mm，植体骨结合情况良好，获得了较为满意的硬组织效果。

在一期手术拆线后，制作过渡性可摘义齿暂时恢复患者美学区缺失牙的美观效果，为了获得良好的软组织形态，在二期术后为患者制作了临时冠对牙龈进行塑形，并在制取终印模前对牙龈形态进行了调改，逐步完善牙龈形态，在进行终印模时，通过个性化印模杆准确将成形后的软组织形态复制到最终的模型上，使得最终的修复体获得较好的美学效果，戴牙后恢复了正确的中线和牙列弧度，患者对戴牙后的效果较为满意，我们期待更长期的美学效果评估。

参考文献

[1] Hammarstrom L,Pierce A, Blomlof L, et al. Tooth avulsion and replantation–A review[J]. Endod Dent Trau–matol, 1986,2: 1–8.

[2] Rosenquist B, Grenthe B. Immediate placement of implants into extraction sockets: implant survival[J]. Int J Oral Maxillofac Implants, 1996, 11(2):205–209.

[3] Belser U. Implant therapy in the esthetic zone: single–tooth replacements[J]. Iti Treatment Guide, 2007: 1.

[4] Matusovits D, Suba Z, Takács D, et al. A pilot study of Cerasorb and Bio–Oss enhanced new bone formation in animal model[J]. Acta Biologica Hungarica, 2008, 59(3):327–334.

[5] Werbitt MJ, Goldberg PV. The immediate implant: bone preservation and bone regeneration[J]. International Journal of Periodontics & Restorative Dentistry, 1992, 12(3):206.

[6] Jemt T. Restoring the gingival contour by means of provisional resin crowns after single–implant treatment.[J]. International Journal of Periodontics & Restorative Dentistry, 1999, 19(1):20–29.

再生性手术联合Er：YAG激光治疗种植体周围炎1例

高邵静雅　满毅　林志辉　杨醒眉

摘要

目的：探讨再生性手术联合Er：YAG激光治疗种植体周围炎效果。**材料与方法：**患者25、46残根，36残冠，我们对36、46进行即刻种植后6个月，发现36、46出现种植体周围炎。我们根据国际种植协会给出的治疗指南对出现了种植体周围炎的种植体进行了种植体周围炎治疗前、非手术治疗、再次评估、手术治疗、术后支持性治疗的分步治疗。手术过程中我们选择再生性手术方法最大限度地恢复因炎症吸收的种植体周围硬组织。并且选择Er：YAG激光对种植体表面、炎症软组织和坏死硬组织进行彻底清洁。**结果：**从18个月随访效果来看，我们的种植体周围炎治疗是成功的。

关键词：种植体周围炎；再生性手术；Er：YAG激光

种植修复作为牙列缺损或者牙列缺失患者的一种可高度预期的选择，其10年存留率高达93%。但是种植体周围炎作为种植修复最常见的生物学并发症，影响了种植体的存留率。

一、材料与方法

1. 病例简介　43岁女性患者。25、46残根，36残冠（图1～图3）。来我科要求种植修复。在进行了CBCT检查和测量之后，决定对25进行种植的同时，46、36牙进行即刻种植。

2. 诊断　25、46残根；36残冠。

3. 治疗过程　25常规植入，46、36即刻种植时，我们使用进行改进的后牙即刻种植方法，先进行分根，用牙冠稳定钻针进行备孔，直到倒数第3根钻完成备孔之后（图4），拔除患牙，继续备孔，完成种植体的植入，最后使用聚醚醚酮和流体树脂制作的个性化愈合帽关闭创口（图5）。术后CBCT显示3颗种植体（Straumann）都位于理想位置（图6）。

术后5个月（图7，图8），在二期取模前，对患者口腔检查发现患者口腔卫生差，36、46软组织红肿出血；对种植常规进行CBCT检查时发现，36、46牙周围骨吸收。我们根据种植周围炎的诊断标准“种植体周围牙槽骨水平变化，同时伴随探诊出血，伴随或者不伴随种植体周围探诊变化”，诊断36、46种植体出现了种植体周围炎。

那么“种植体周围炎”是一种常见的疾病吗？对此我们进行了文献的查阅，2016年发表在JDR上的文献中，瑞典学者针对该国2003—2004年之间种植患者，随机抽取588位患者（2271颗种植体），探讨种植术后9年的种植体周围炎发病率。学者发现种植9年后种植体周围炎发病率高达24.9%。根据国际种植协会给出的数据，2015年中国植入了98万颗种植体。那么我们进行大胆推测，9年之后可能会有24.4万颗种植体出现种植体周围炎。这是一个非常触目惊心的数据，那针对这么多可能发生的种植体周围炎，我们有什么治疗方法吗？2013年，国际种植协会从种植体周围炎治疗前、非手术治疗、再次评估、手术治疗、术后支持性治疗5个方面给出了种植体周围炎的治疗指南。我们根据治疗指南结合本病例进行分步梳理。首先，种植体周围炎治疗前，需要明确种植体周围炎的诊断，并且去除局部危险因素。针对本病例，我们明确了诊断，并且对患者进行全口牙周基础治疗。接下来是非手术治疗，我们需要最大限度地去除生物膜，所以我们对出现了种植体周围炎的36、46进行生理盐水冲洗和盐酸米罗环素的局部抗菌治疗。然后，我们对36、46进行再次评估。此时，患者口腔卫生良好，36、46周围软组织健康（图9、图10）。然后，是手术治疗，有文献已经指出种植体周围炎的手术治疗是必需的，只有手术治疗可以彻底清洁种植体表面和清除炎症组织。那么手术治疗有再生性手术治疗和切除性手术治疗。为了恢复种植体周围因炎症吸收的硬组织，我们选择再生性手术治疗。在手术中我们选择Er:YAG激光对种植体表面进行清洁。因为Er：YAG激光的波长是2940nm，与水主吸收峰相重叠，所以有良好的杀菌效果，对周围组织安全性高，不会造成种植体表面温度。我们来看一下具体手术过程：切开翻瓣充分暴露术区（图11），我们用Er：YAG激光分别处理肉芽组织（图12）、清洁种植体表面（图13）、坏死的骨组织。然后在缺损处填入骨粉（图14）缝合。最后，需要进行手术后的支持治疗，0.12%复方氯己定含漱液漱口，每日3次，持续3个月。服用阿莫西林胶囊1周。

作者单位：四川大学华西口腔医院

通讯作者：满毅；Email: manyi780203@126.com

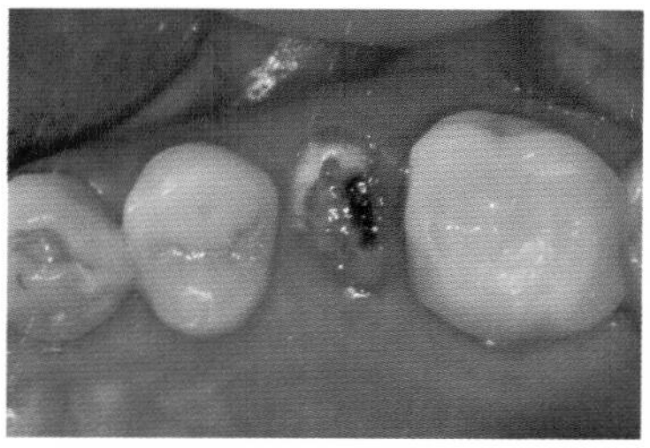
图1 25残根

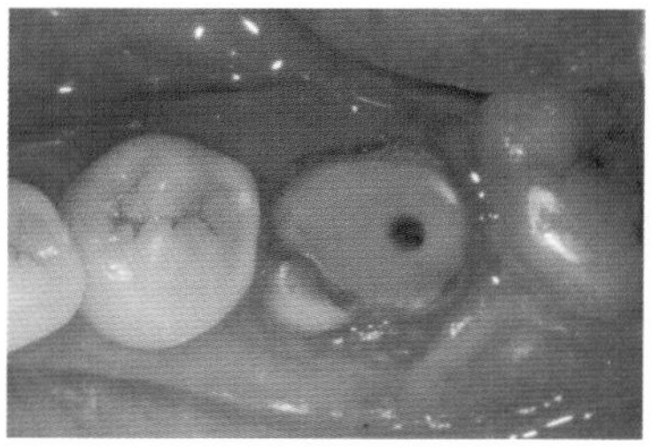
图2 36残冠

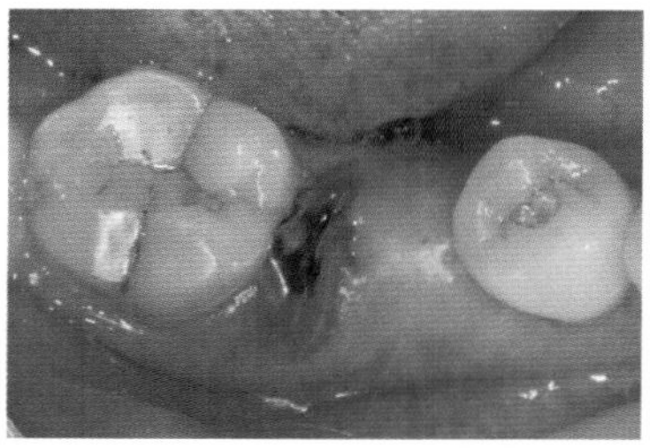
图3 46残根

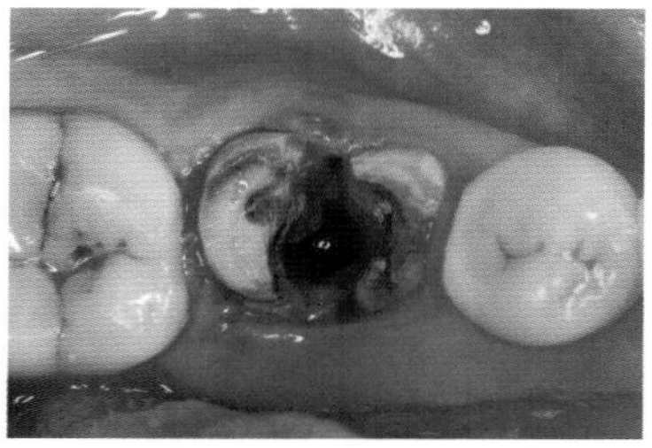
图4 36牙即刻植入过程，倒数第3根钻备孔完成后，拔牙前图像

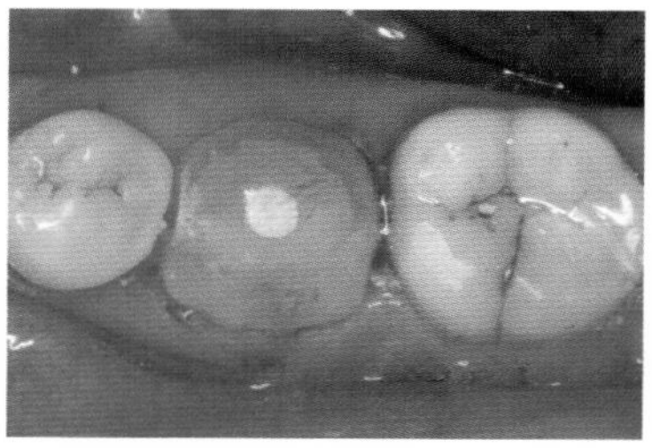
图5 36即刻种植，个性化愈合帽关闭创口

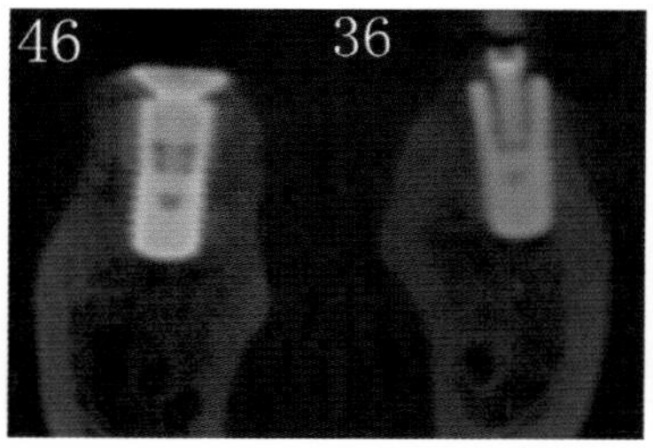

图6 36、46种植手术后图片，种植体位于理想位置

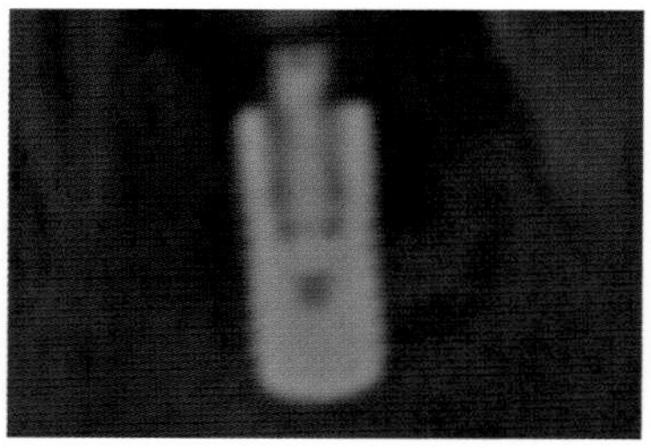
图7 36术后5个月CBCT，种植体周围骨吸收

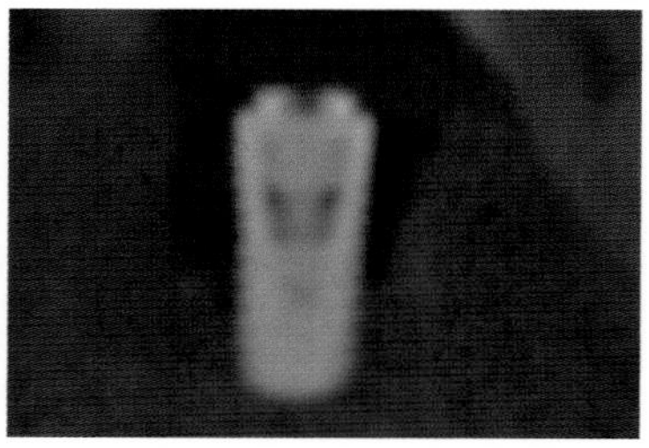
图8 46术后5个月CBCT，种植体周围骨吸收

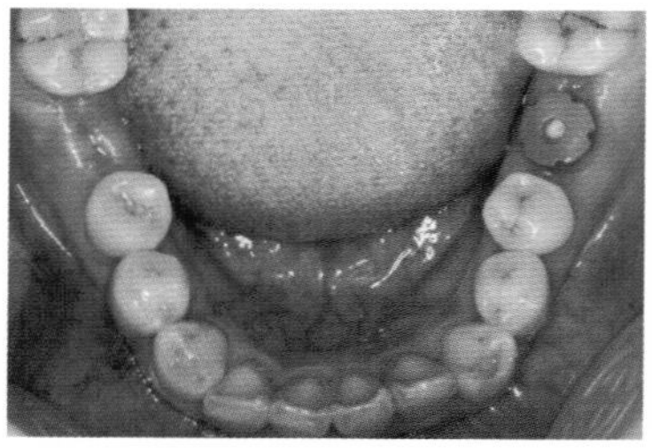
图9 种植体周围炎术前口内情况，已经进行了牙周基础治疗与局部抗菌治疗1

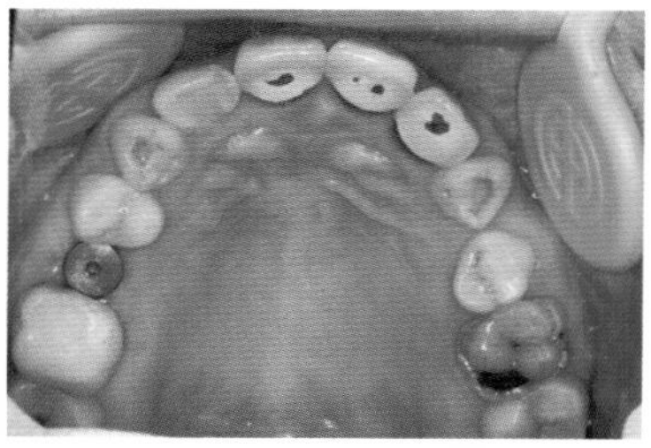
图10 种植体周围炎术前口内情况，已经进行了牙周基础治疗与局部抗菌治疗2

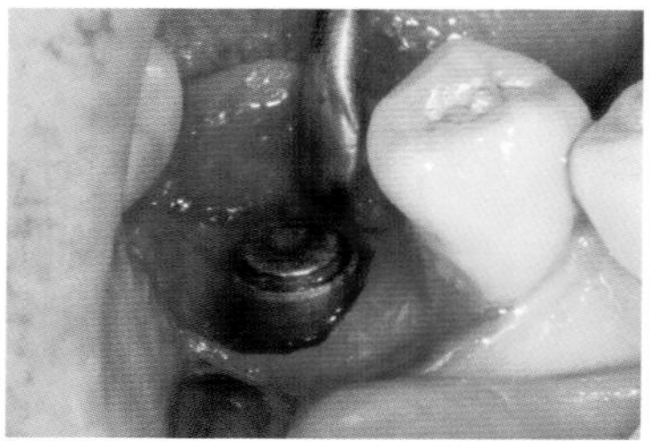
图11 翻瓣后充分暴露术区，发现种植体周围环形骨缺损

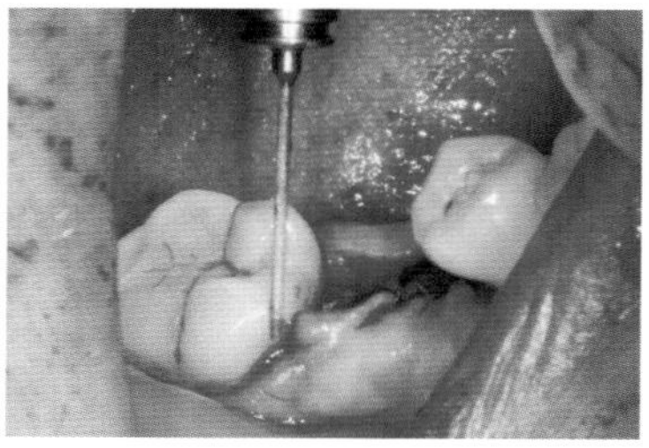
图12 Er：YAG激光处理肉芽组织（参数：SP 80mJ、20Hz、1.6W；水：8；气：6）

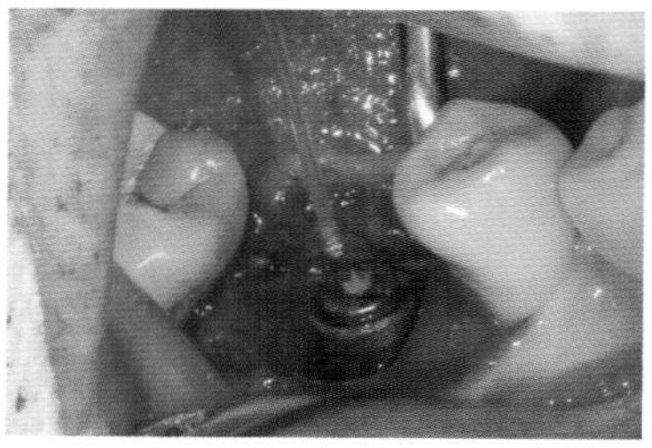
图13 Er：YAG激光处理种植体表面（参数：SP 40mJ、20Hz、0.80W；水：8；气：6）

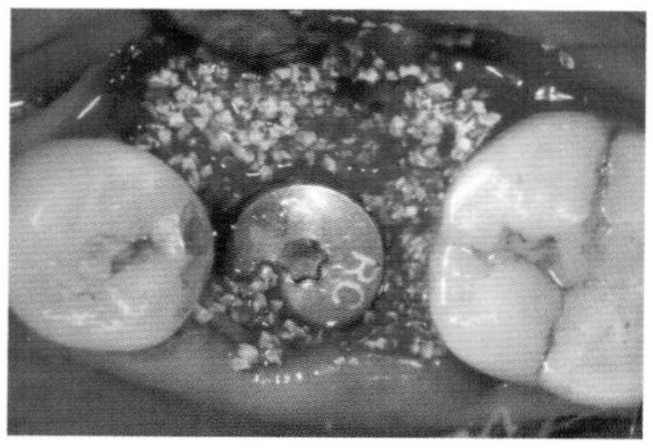
图14 彻底清洁后填入骨替代材料

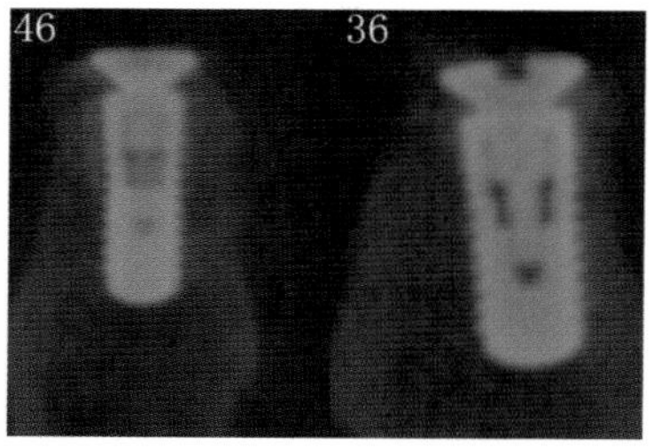

图15 种植体周围炎术后即时CBCT

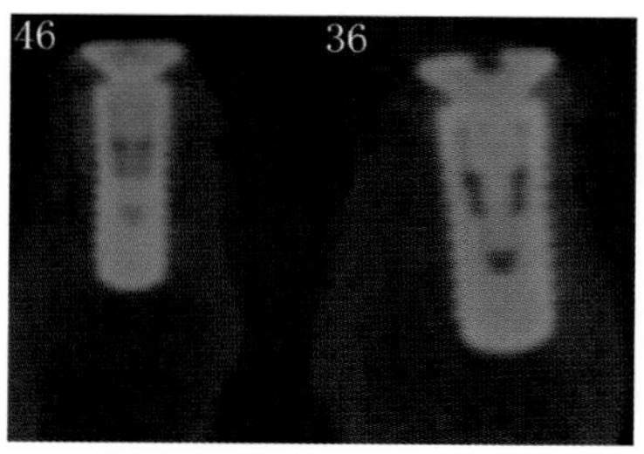

图16 术后5个月CBCT显示种植体周围骨量维持良好

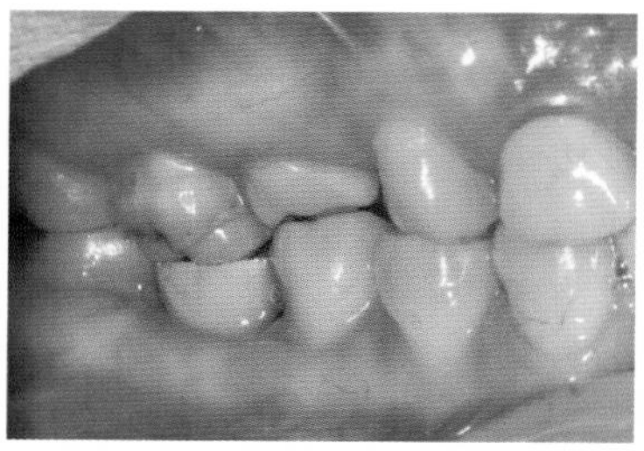
图17 46戴牙后口内像

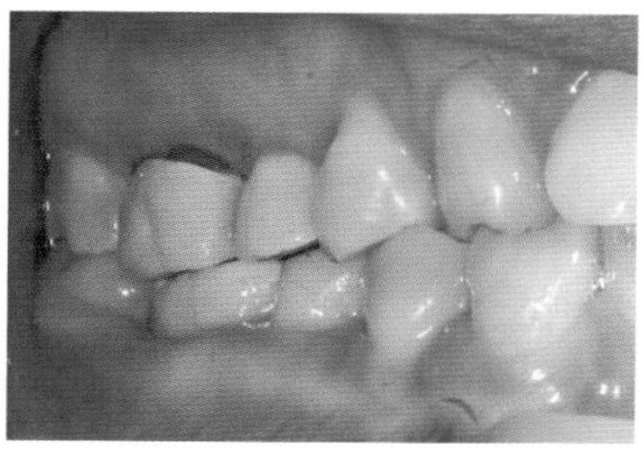
图18 25、36戴牙后口内像

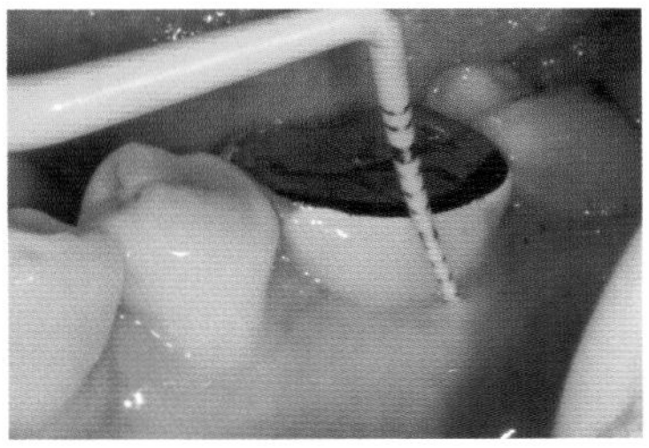

图19　种植体周围炎术后18个月，36颊侧探诊，探诊深度1mm，BOP（-）

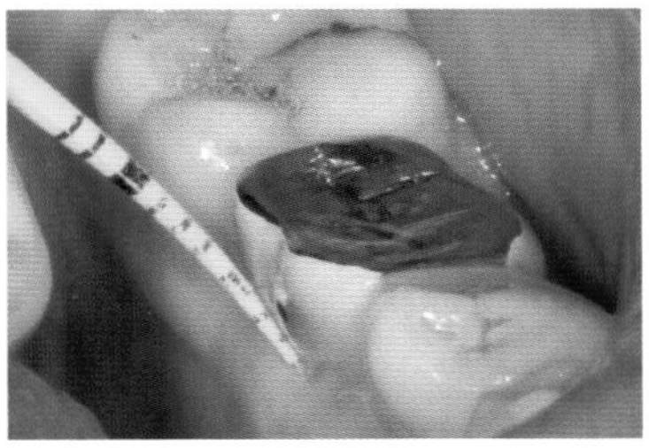

图20　种植体周围炎术后18个月，36腭侧探诊，探诊深度1mm，BOP（-）

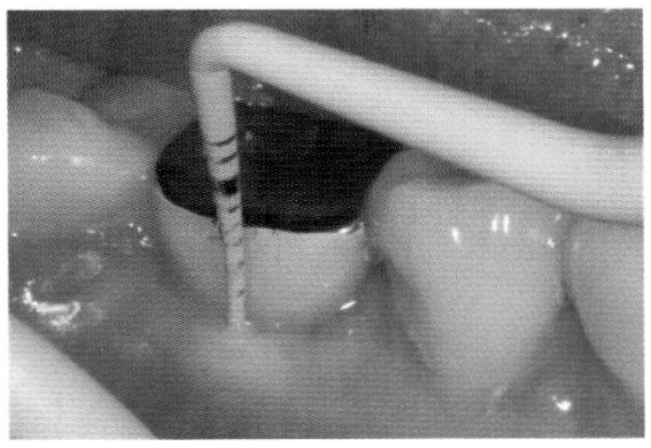

图21　种植体周围炎术后18个月，46颊侧探诊，探诊深度1mm，BOP（-）

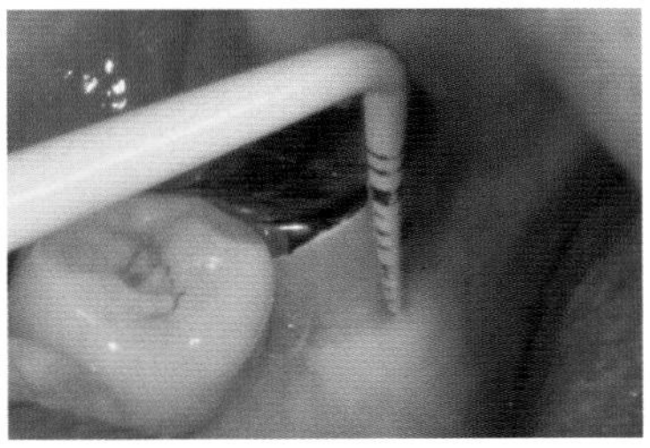

图22　种植体周围炎术后18个月，46腭侧探诊，探诊深度1mm，BOP（-）

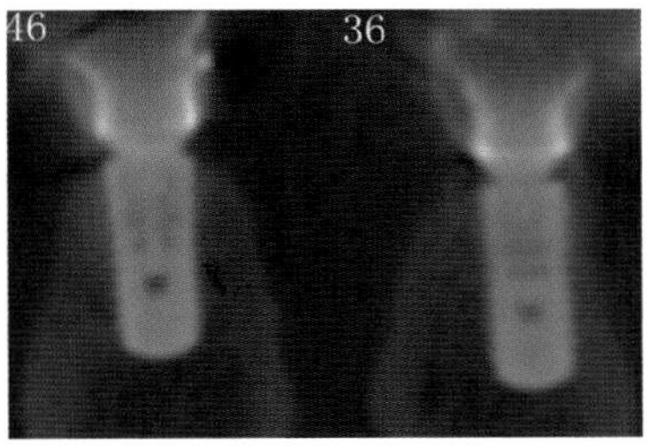

图23　种植体周围炎术后18个月CBCT检查，36、46周围硬组织依旧维持在稳定水平

二、结果

种植体周围炎术后即时拍摄CBCT（图15），术后6个月再次拍摄CBCT（图16），我们发现种植体周围炎手术恢复了种植体吸收的硬组织，并且术后6个月后硬组织维持在稳定的水平。之后，我们进行了常规的取模戴牙。戴牙的口内照片显示，种植体周围软组织健康（图17、图18）。种植体周围炎术后18个月复查，口内检查，探诊深度正常无探诊出血（图19～图22）；影像学检查显示种植体周围硬组织依然非常稳定（图23）。我们根据种植国际协会给出的种植体周围炎成功标准，即探诊深度<5mm并且没有探诊出血，我们可以得出结论，本病例的种植体周围炎治疗是成功的。

我们对整个治疗过程进行回顾，患者25、46残根，36残冠，对36、46进行即刻种植后6个月，发现36、46出现种植体周围炎。我们根据国际种植协会给出的治疗指南对出现了种植体周围炎的种植体进行治疗。在手术治疗中选择了再生性手术治疗，结合Er：YAG 激光。从18个月随访效果来看，我们的种植体周围炎治疗是成功的。

参考文献

[1] Pjetursson BE, Thoma D, Jung R, et al. A systematic review of the survival and complication rates of implant-supported fixed dental prostheses (FDPs) after a mean observation period of at least 5 years.[J]. Clinical Oral Implants Research, 2012, 23(s6):22..

[2] Periodontology EWO, Lang NP, Karring T. Proceedings of the 1st European Workshop on Periodontology[M]. London:Quintessence, 1994.

[3] Lang NP, Berglundh T. Periimplant diseases: where are we now?--Consensus of the Seventh European Workshop on Periodontology[J]. Journal of Clinical Periodontology, 2011, 38 Suppl 11(s11):178-181.

[4] Derks J, Schaller D, Håkansson J, et al. Effectiveness of Implant Therapy Analyzed in a Swedish Population: Prevalence of Peri-implantitis[J]. Journal of Dental Research, 2016, 95(1):43-49.

[5] Ishikawa I, Aoki A, Takasaki AA. Potential applications of Erbium:YAG laser in periodontics.[J]. Journal of Periodontal Research, 2004, 39(4):275-285.

1例上颌All-on-4即刻种植即刻修复失败后的思考

董继佳　赵佳明　曲哲

摘要

目的：研究探讨1例上颌采用All-on-4即刻种植即刻修复的1颗植体折断后改至上颌6颗植体支持式种植固定修复，评估6颗植体支持式种植固定修复的功能及近期效果，探讨植体折断原因及预防机械性并发症的措施。**材料与方法**：选自大连市口腔医院种植中心就诊的1例上颌多颗牙缺失且余留牙松动的患者，要求种植修复上颌缺损牙列；术前检查口内情况，并拍摄CBCT检查牙槽骨量，制订相应方案，行上颌All-on-4即刻种植即刻修复；术后定期复查；术后8个月，上颌25位点种植体发生折断；重新拍摄CBCT测量骨量并设计方案，取出折断的植体后，于24位点和双侧上颌结节区域植入3颗植体，同期于原25位点种植窝内行GBR，术后当日调改原临时修复体并戴入，于第二次种植手术后1个月戴入6颗植体支持式的临时修复体，术后16个月（第二次手术后7个月）行永久修复。由于该患者咬合力较大，所以永久修复体磨牙区设计纯钛金属咬合面，永久修复后定期复查并佩戴殆垫。**结果**：上颌种植手术后37个月（第二次手术后29个月，永久修复后12.5个月），种植体稳定，修复体无松动，咬合关系良好，牙龈无红肿，种植体平均边缘骨吸收0.91mm，最大边缘骨吸收1.72mm。对比术前术后影像学，颞下颌关节无明显变化。**结论**：对于要求上半口进行种植体固定修复的患者，尤其是上颌采用All-on-4即刻种植即刻修复，应严格把握适应证，术前合理的种植体数量设计、种植体直径与长度的选择以及术后的维护等对于取得最终良好稳定的修复效果起到决定性作用。

关键词：All-on-4；机械性并发症；种植固定修复；边缘骨吸收

随着社会人口老龄化的发展趋势，无牙颌或者最终无牙颌的患者越来越多。对于上颌余留牙无法保留的患者，传统的总义齿修复需要每天摘戴清洗，给患者带来很多不便，尤其对于牙槽骨吸收严重导致传统总义齿固位不良的患者，他们更倾向于选择种植固定义齿。由于人体上颌骨骨质与下颌骨存在差异，那么对于上颌无牙颌或者上颌牙无法保留且要求种植固定修复、下颌为天然牙的患者，术前检查与设计尤为重要。本文将介绍1例上颌All-on-4即刻种植即刻修复患者的1颗植体折断后改至上颌6颗植体支持式种植固定修复，评估上颌6颗植体支持式种植固定修复的功能及近期效果，探讨种植体折断原因与预防机械性并发症的措施。

一、材料与方法

1. 病例简介　56岁男性患者，以主诉“上颌牙松动半年，要求种植修复”来我院就诊。3年前因牙周病拔除上颌部分牙齿，于外院行可摘局部义齿修复，近半年自感上颌剩余天然牙松动，影响咀嚼，现要求种植修复。否认全身系统疾病，无长期服药史，无材料及药物过敏史，有夜磨牙习惯，有吸烟史。检查：24、25、26、46缺失，缺失区牙槽嵴中度吸收；烤瓷联冠12、13均Ⅰ度松动；烤瓷联冠22、23均Ⅱ～Ⅲ度松动；14～17、27为残根，且根尖周有低密度影像；45～47为烤瓷固定桥；下颌天然牙咬合面磨耗较重，咬合关系为深覆殆；口腔卫生较差。术前CBCT检查：15～25区域最小骨高度：11.06mm，最小骨宽度：7.09mm；16、17区域最小骨高度：0.80mm；26、27区域最小骨高度：6.60mm；骨密度：上颌骨骨密度正常，骨质分类为Ⅲ类，无疏松影像。

2. 诊断　上颌牙列缺损。

3. 治疗计划

（1）术前通过检查口内情况及通过CBCT测量上颌可用骨高度、骨宽度，为患者制订4种不同治疗方案：①上颌总义齿修复。②双侧上颌窦外提升术+延期种植6～8颗植体。③上颌All-on-4即刻种植即刻修复。④上颌种植覆盖义齿修复（2颗植体）。由于All-on-4种植修复技术具有避开重要的解剖结构、咀嚼效率高、无空牙期、无须摘戴等优点，与患者充分沟通后，患者选择方案③。

（2）拟术中拔除上颌余留牙，行上颌All-on-4即刻种植即刻修复。

（3）种植体设计：根据临床骨量数据，拟使用4颗NobelActive（Nobel Biocare公司，瑞典）系统种植体，其中除22位点拟使用4.3mm×13mm种植体外，其他位点均拟使用4.3mm×15mm种植体。

（4）待上颌种植体与骨结合稳定后，即术后6个月，拟行上颌All-on-4永久修复。

（5）制作夜磨牙保护殆垫并定期复查，椅旁卫生维护。

4. 治疗过程（图1～图40）

（1）上颌第一次外科手术：术前口内严格消毒，在心电监护下，局

作者单位：大连市口腔医院

通讯作者：赵佳明；Email: dlkq_zhaojiaming@126.com

部麻醉拔除上颌余留牙，仅留2颗上颌中切牙，目的是为种植体植入起到定点作用，修整牙槽嵴，在上颌12、22位点轴向制备种植窝，并分别植入1颗4.3mm×13mm和1颗4.3mm×15mm种植体。在引导板引导下，于上颌15、25位点倾斜30°制备种植窝，并植入2颗4.3mm×15mm种植体，获得4颗种植体初期稳定性≥35N·cm。于12、22位点植体安装17°复合基台，15、25位点植体安装30°的复合基台，安装方向指示杆，检查4颗植体校正后的方向为平行分布，间距足够，便于修复。扭紧复合基台螺丝，安放愈合帽并缝合。

（2）上颌第一次即刻修复：①待患者休息片刻后，口内用DMG临时冠材料硬性连接开窗转移杆，3M手调硅橡胶行开窗制取印模，替代体就位，注入人工牙龈，灌注石膏模型。②制作暂基托、蜡殆堤，制取颌位记录，转移咬合关系。③根据垂直距离、生物力学、美学要求进行个性化排牙，试戴诊断蜡型，检查中线关系、面下1/3丰满度、颌位关系均良好，患者满意后，围模灌注，水浴加热，完成临时修复体的制作，测得临时修复体的游离端悬臂为9.29mm（左侧）与9.17mm（右侧）。④临时修复体口内被动就位，调整咬合。⑤曲面断层片显示：上颌种植体植入方向理想和修复体基台完全就位。⑥医嘱：a.术后口服抗生素7天；b.禁咬硬物，食用流食或半流食；c.保持口腔卫生，有义齿脱落、折断或其他不适情况随诊。

（3）拆线：术后10天拆线，种植体稳定，临时修复体无松动，周围软组织愈合良好，无红肿，口腔卫生良好。嘱患者继续保持口腔卫生。

（4）复查：术后1～7个月定期复查，椅旁卫生维护，并再次进行口腔卫生宣教。由于患者有夜磨牙习惯，术后制作殆垫并嘱患者坚持试戴。

（5）25位点植体发生折断：术后8个月，患者自诉左侧上颌后侧有闷痛感，通过检查口内情况与拍摄CBCT显示：25位点种植体有折断影像，分析植体折断原因可能与夜磨牙或咬合力大等因素有关，再次测量上颌骨量发现24位点与双侧上颌结节骨量充足，重新设计方案：拟行取出25位点折断植体，于24位点轴向植入1颗NobelActive种植体、双侧上颌结节倾斜植入2颗NobelActive种植体，同期于原25位点种植窝行GBR技术。与患者充分沟通后，患者同意再次种植手术。第二次种植手术当日，取出25位点折断植体，24位点轴向植入4.3mm×15mm种植体，安装轴向复合基台，于原25位点种植窝内行GBR技术；在引导板引导下于双侧上颌结节区域分别倾斜30°植入4.3mm×15mm种植体，并安装30°复合基台。由于上颌结节骨质一般为Ⅳ类骨，为了避免双侧上颌结节区域植体受力，修改原临时修复体并戴入。于1个月后重新制作并戴入6颗植体支持式临时修复体，拍摄影像片显示：上颌种植体植入方向理想及修复体基台完全就位。

（6）第二次永久修复：上颌术后16个月（第二次种植手术后7个月），种植体与牙龈软组织形态稳定，拟行上颌CAD/CAM钛切削支架和聚合瓷饰瓷的种植固定义齿永久修复；基本流程与即刻修复相似，使用成形树脂对开窗转移杆进行硬性连接，个别托盘开窗制取印模。确定垂直距离，制取颌位记录，转移咬合关系；试戴诊断蜡型；试戴PMMA，患者对咬合舒适度、牙体形态及面下1/3丰满度均表示满意。试戴CAD/CAM钛切削支架，被动就位良好，与软组织边缘密合，外形轮廓适宜，有足够饰瓷空间，由于考虑到患者咬合力较大且对颌为天然牙，并且经查找相关文献显示：纯钛与天然牙具有相近的磨耗性能，是理想的金属修复材料，而相比之下聚合瓷容易发生折裂，所以永久修复体的后牙区咬合面选用纯钛金属。戴入永久修复体，纵向螺丝固位，基台完全被动就位，调改咬合至牙尖交错位时多点接触，前伸殆与侧方殆无干扰，发音正常，无压痛及其他不适，测得鼻唇角为103°，符合我国汉族男性正常鼻唇角范围：90°～120°。患者对永久修复体功能及美观效果表示满意。曲面断层片显示：种植体骨结合良好，永久修复体基台完全就位。永久修复后制作殆垫。

（7）医嘱：勿咀嚼过硬食物，使用冲牙器维护口腔卫生，夜间使用殆垫，定期复查，有种植体或修复体松动或其他不适情况随诊。

二、结果

本病例患者最初上颌采用All-on-4即刻种植即刻修复技术，术后7个月内植体无明显松动，牙龈软组织形态恢复良好，取得了较好的近期功能及美观效果。术后8个月，25位点植体发生折断，重新制订方案进行再次手术。上颌种植手术后37个月（第二次手术后29个月，永久修复后12.5个月），种植体稳定，修复体无松动，咬合关系良好，牙龈无红肿。术后影像学检查：上颌种植体骨结合良好，修复体基台完全就位，经测量上颌种植体平均边缘骨吸收0.91mm，最大骨吸收1.72mm，符合Adell成功标准，即术后第一年骨吸收<1.5mm，以后年均骨吸收<0.1mm。对比术前术后影像学，颞下颌关节无明显变化。患者对种植固定修复的美观及功能效果表示满意。但本病例永久修复时间短，需长期随访观察。

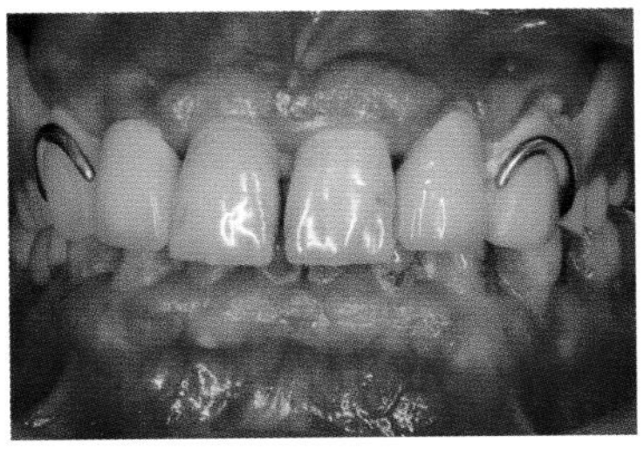
图1 术前口内像（正面像）

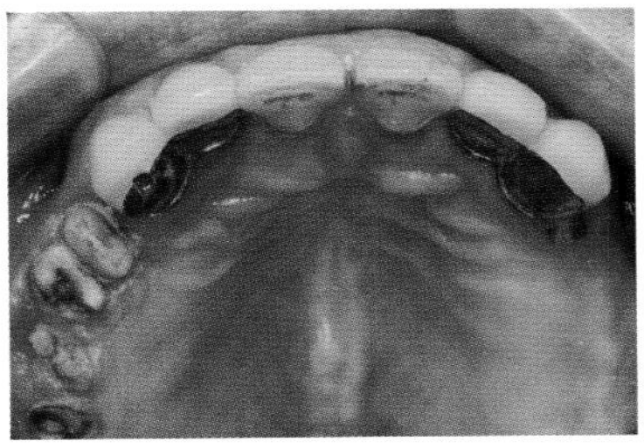
图2 术前口内像（殆面像）

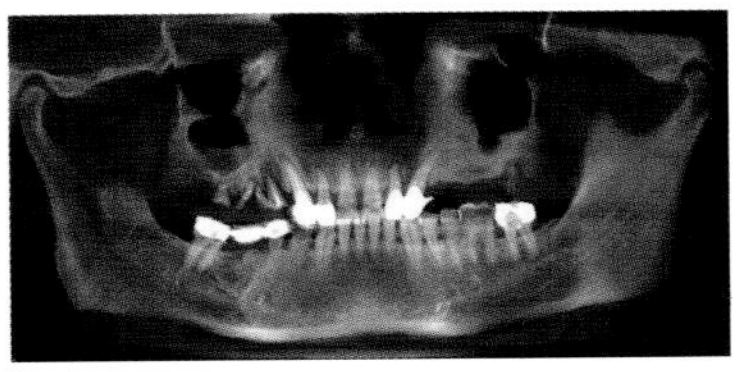
图3 术前CBCT

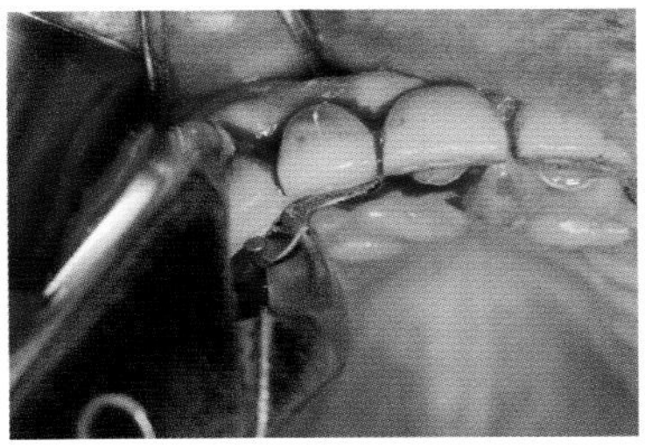
图4 拔除上颌余留牙

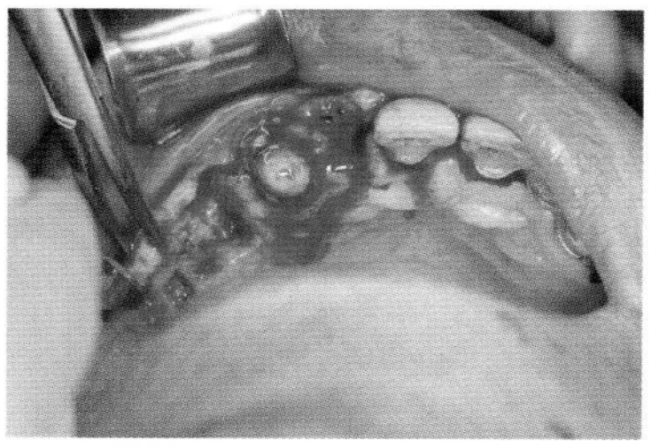
图5 修整牙槽骨

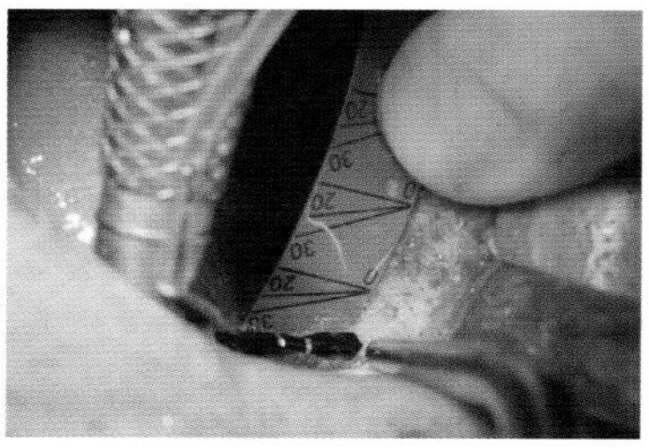
图6 引导板引导下逐级备洞

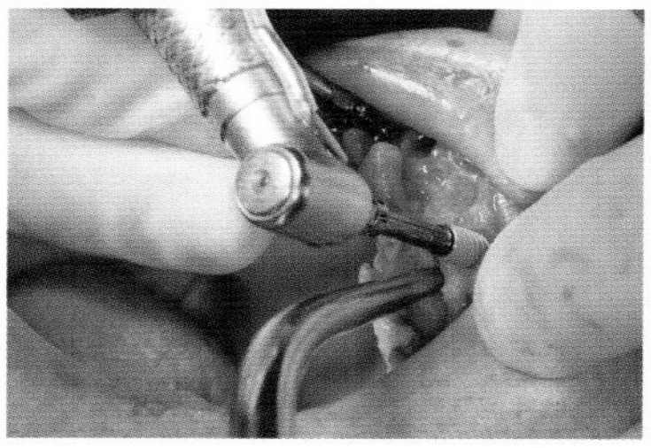
图7 植入种植体

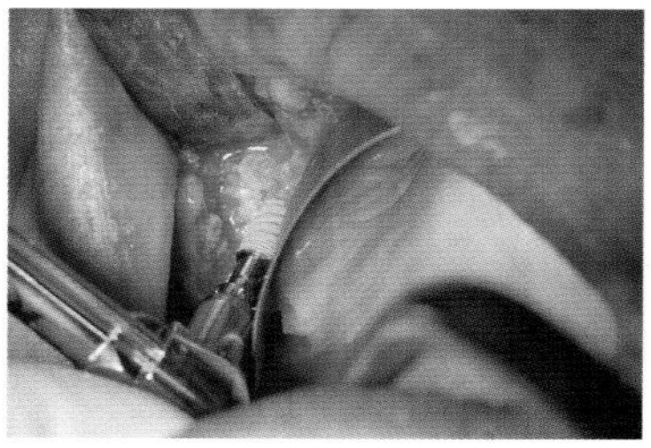
图8 种植体初期稳定性≥35N·cm

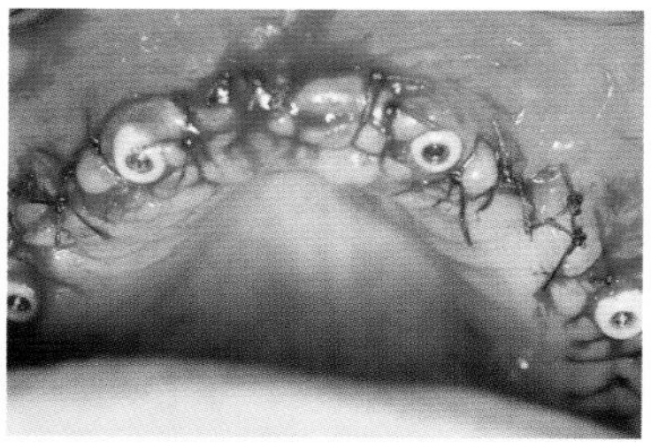
图9 安放保护帽并缝合

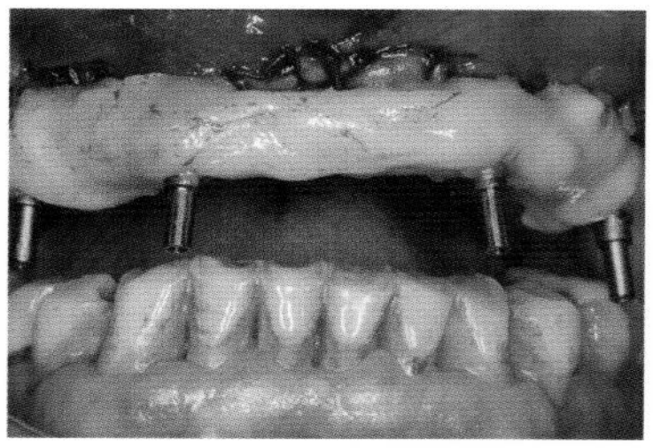
图10 DMG临时冠材料连接开窗转移杆

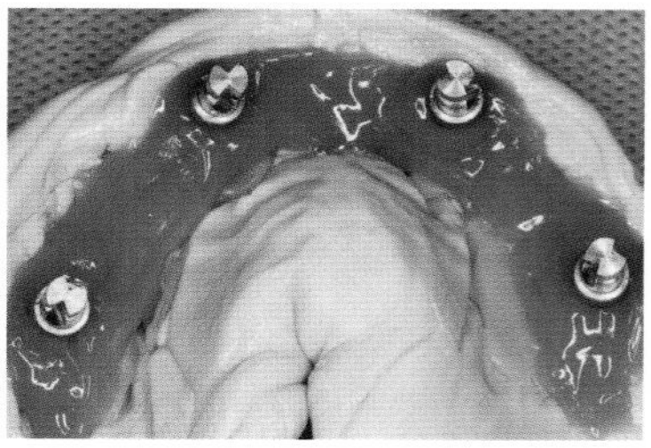
图11 手调硅橡胶开窗取模

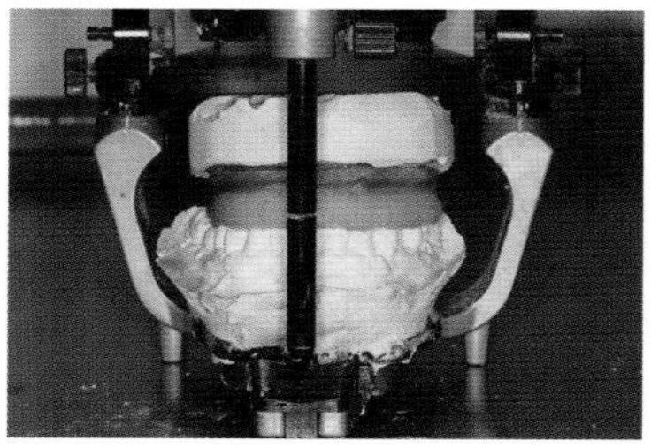
图12 转移咬合关系

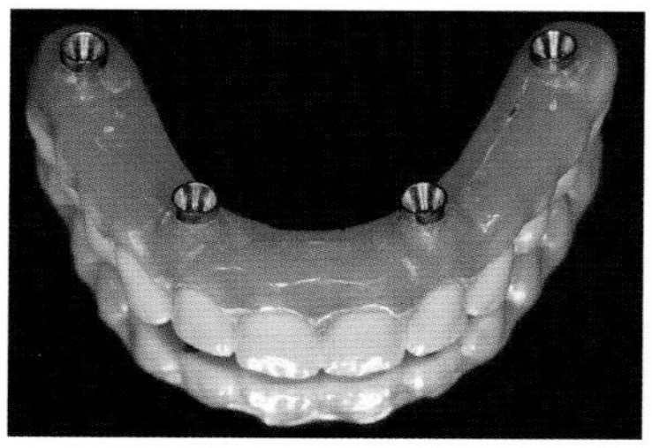
图13 临时修复体（4颗）

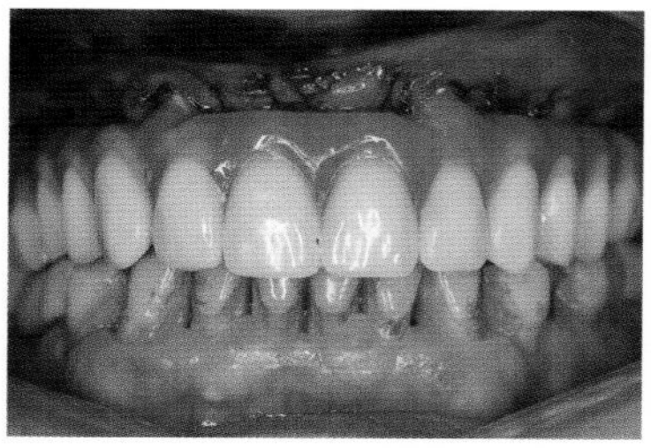
图14 戴入临时修复体口内像

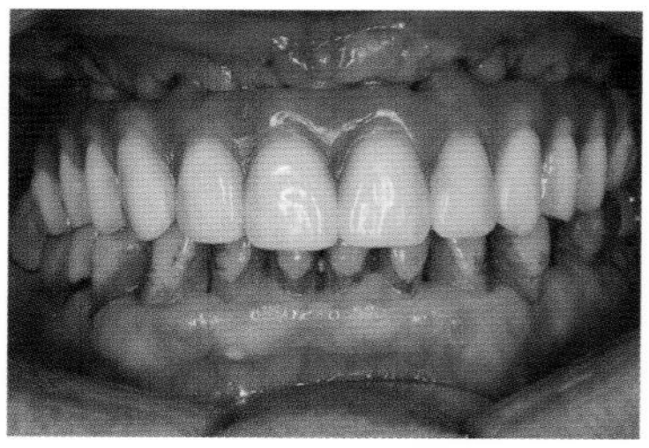
图15 拆线当天口内像

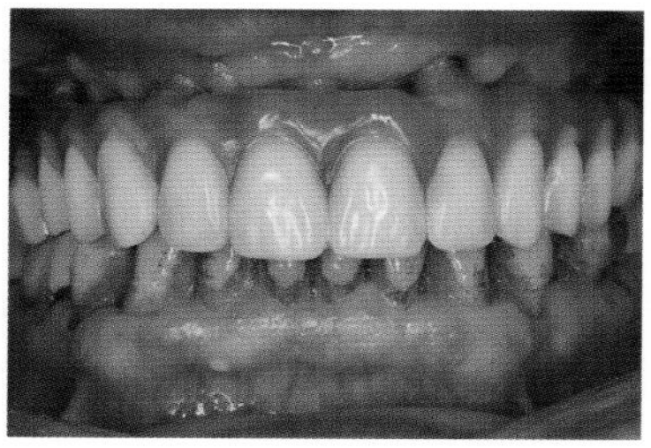
图16 术后1个月复查

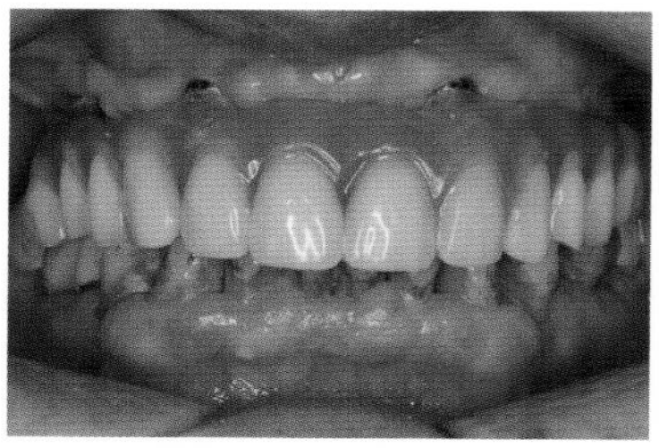
图17 术后7个月复查

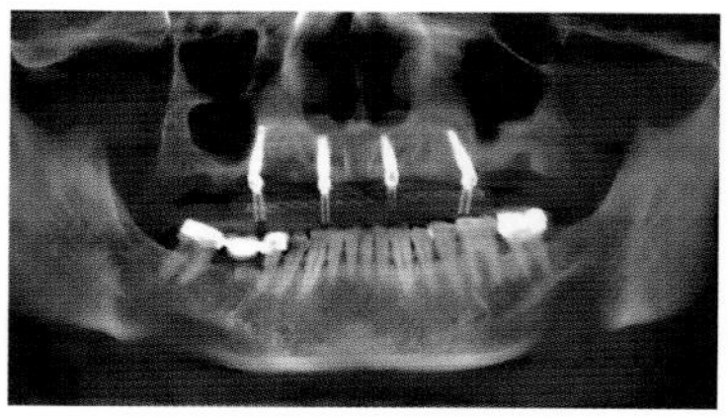
图18 即刻修复后影像学片

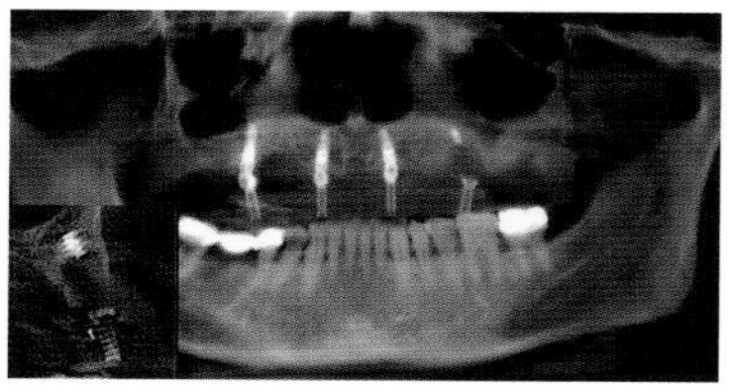
图19 CBCT显示25位点植体折断

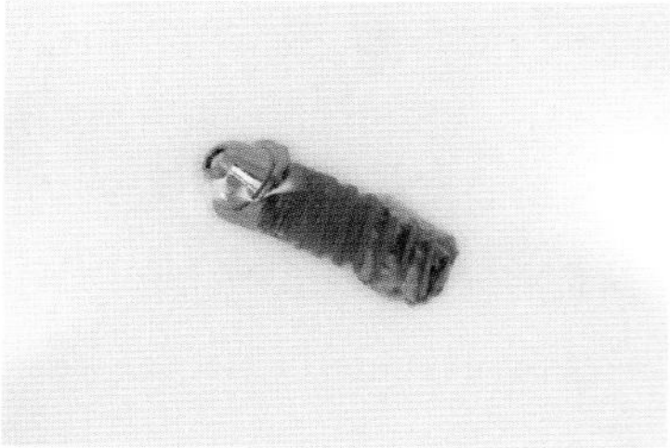
图20 折断的植体

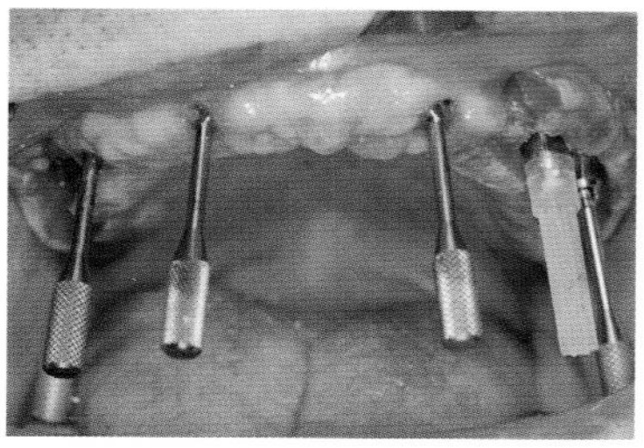
图21 补种3颗种植体后口内像

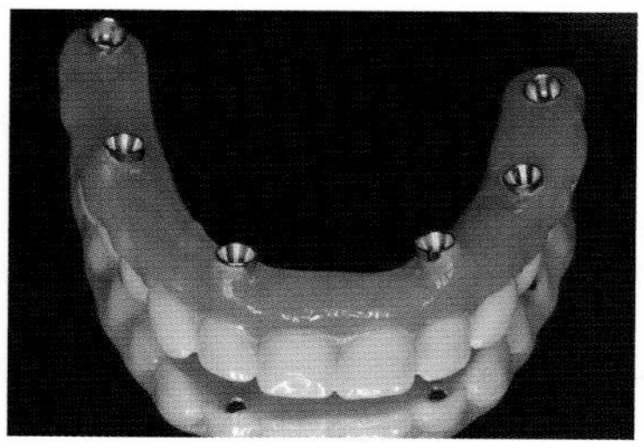
图22 新临时修复体（6颗）

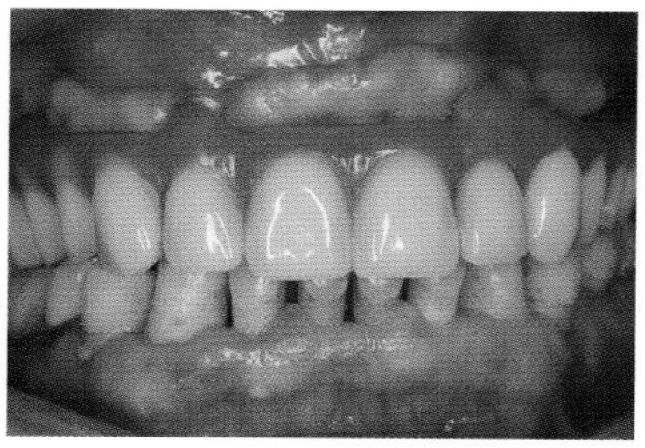
图23 戴入新临时修复体口内像

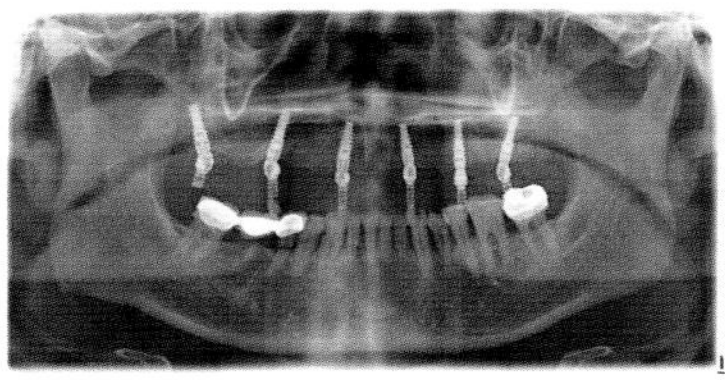
图24　戴入新临时修复体后曲面断层片

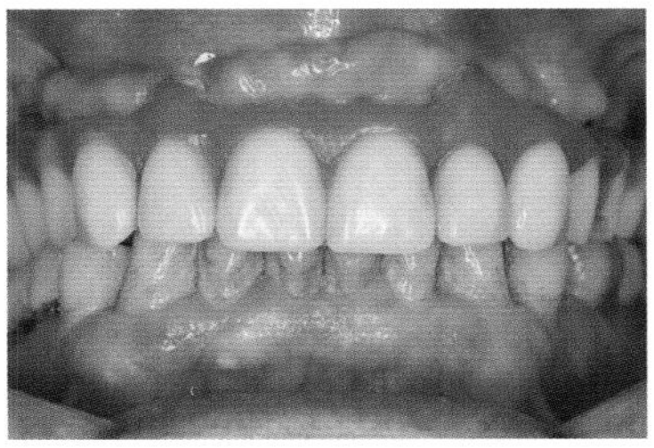
图25　术后14个月复查

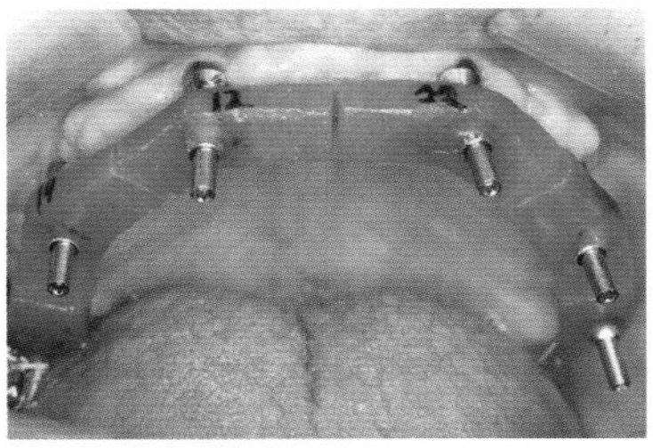
图26　成形树脂连接开窗转移杆

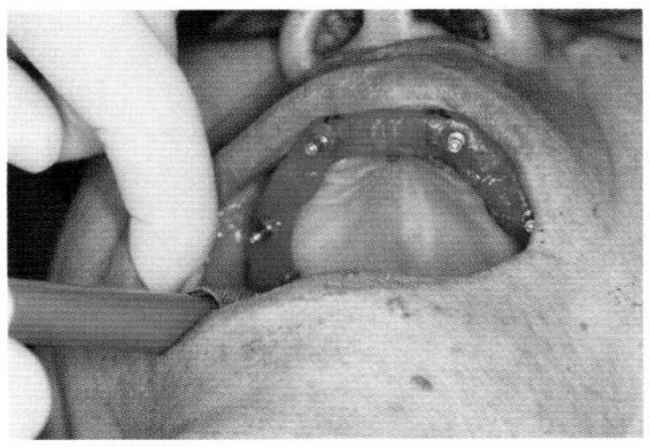
图27　制取开窗印模

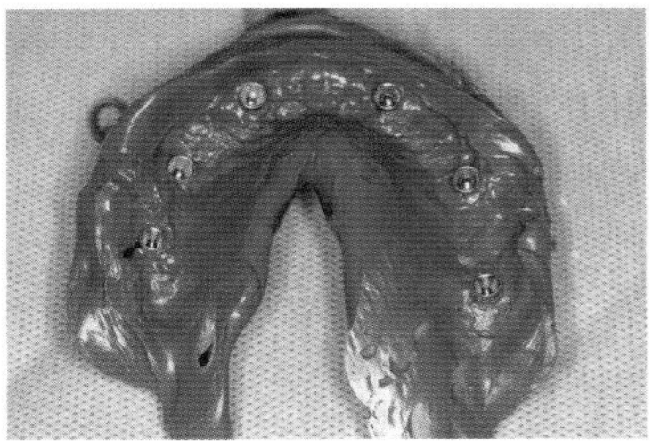
图28　开窗印模

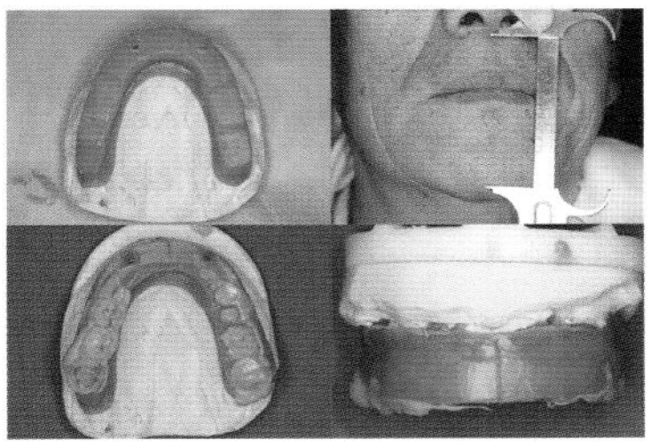
图29　确定垂直距离

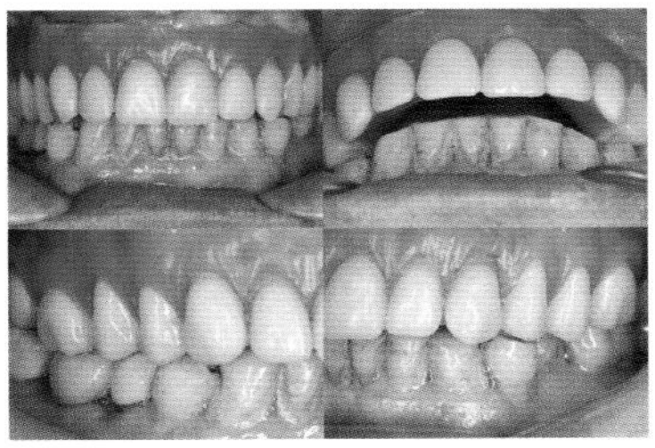
图30　试戴诊断蜡型

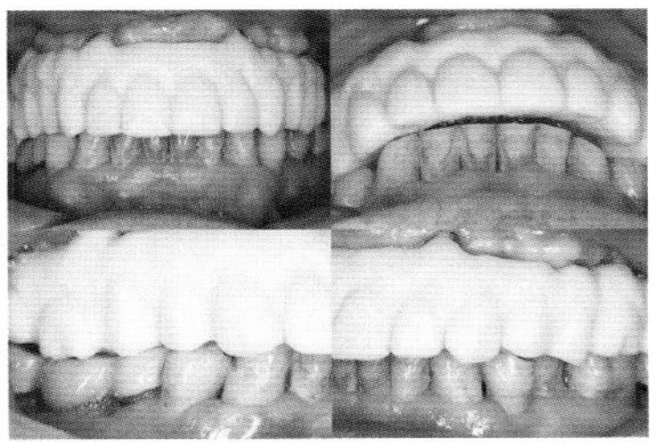
图31　试戴PMMA

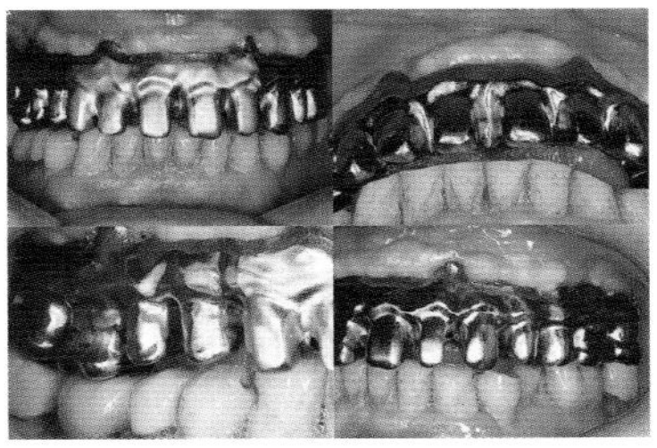
图32　试戴CAD/CAM纯钛支架

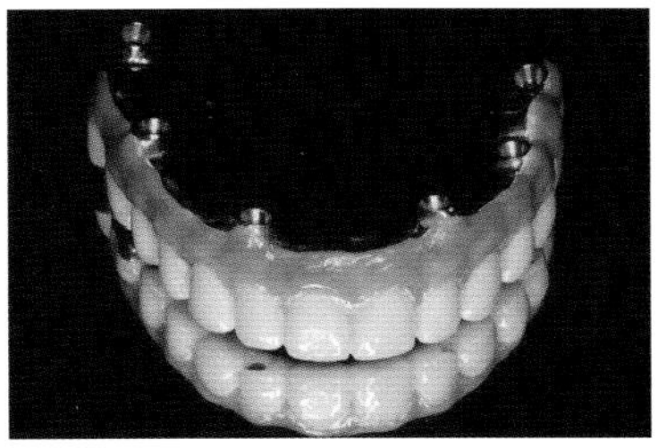
图33　永久修复体

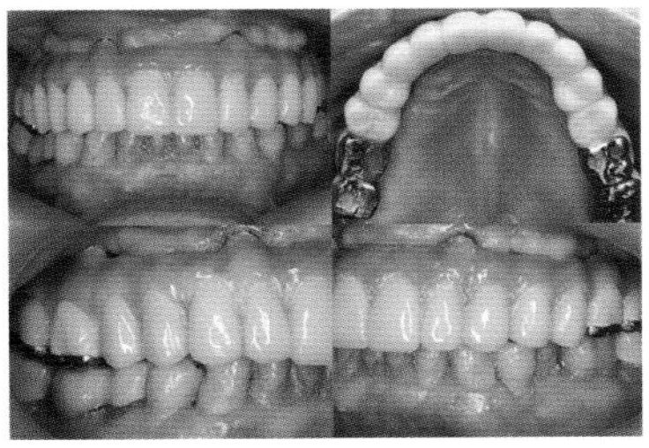
图34　戴入永久修复体口内像

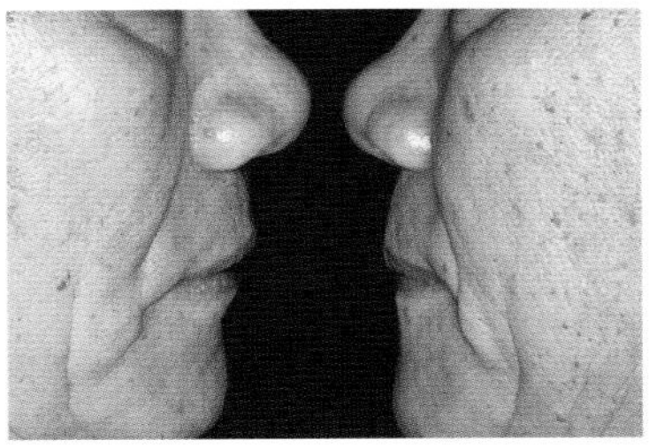
图35　面下1/3丰满度

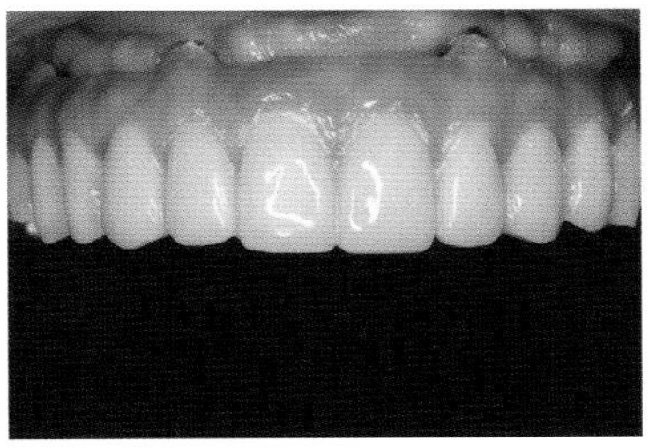
图36　戴入永久修复体（正面像）

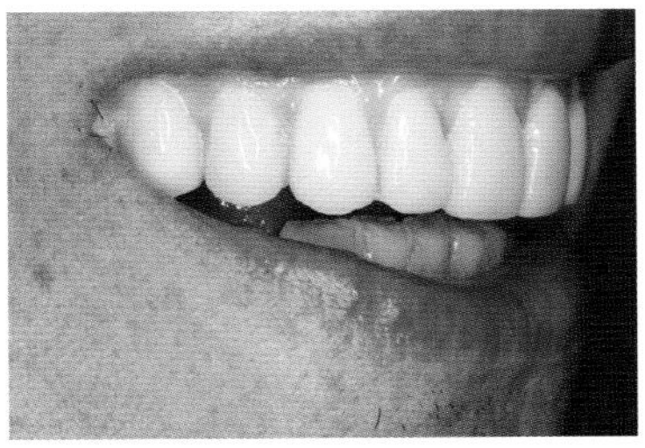
图37　微笑像

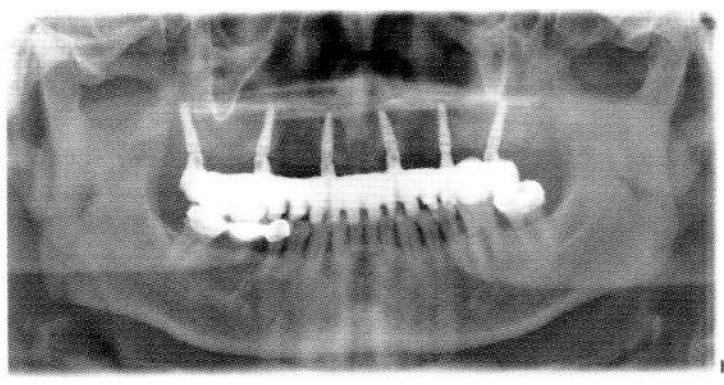
图38　永久修复后曲面断层片

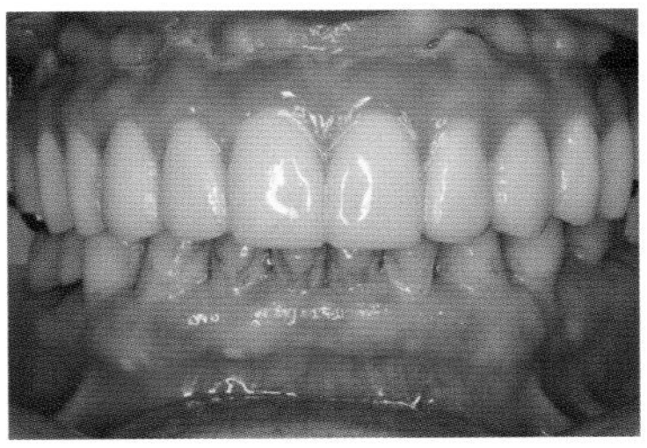
图39　永久修复后1个月复查

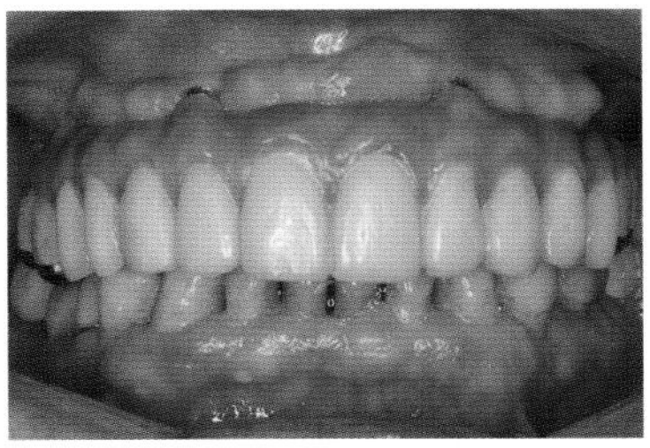
图40　永久修复后12个月复查

三、讨论

1. All-on-4即刻种植即刻修复技术与咬合设计 本病例患者最初上颌采用All-on-4即刻种植即刻修复，此技术避免了双侧上颌窦外提升植骨创伤大的手术，实现患者术后无空牙期且无须摘戴等期望。但All-on-4种植技术也有其严格的适应证，例如骨量的要求、咬合力情况以及有无不良咬合习惯等。本病例患者轴向植体边缘骨吸收是0.94～1.11mm，倾斜植体边缘骨吸收是0.18～1.72mm；有学者研究显示：平均随访33.7个月，种植体周围的边缘骨吸收在轴向植体和倾斜植体间分别是（0.7±0.2）mm和（0.8±0.4）mm。虽然轴向植体与倾斜植体的短期成功率无明显统计学差异，但由于缺乏大样本和长期的临床观察，所以有关倾斜植体对种植体长期的成功率有待进一步研究。All-on-4的咬合设计对种植成功率也有重要的影响，有学者认为舌侧集中殆是全颌种植固定义齿的理想殆型，也有学者认为应选择双侧平衡殆。本病例临时修复体咬合设计为：牙尖交错殆时最大面积广泛性接触，游离悬臂轻咬时无接触，重咬时轻接触，前伸殆和侧方殆无干扰。永久修复体咬合设计为：“组牙功能殆”，即正中关系位协调，下颌前伸时，上下前牙接触，后牙无接触；侧方运动时，工作侧上下后牙均匀接触，非工作侧后牙无接触。但是无论哪种殆型，种植体咬合应力设计应遵循种植体保护性殆的设计要求，其主要目标是保证咬合负载在种植体的生理承受极限范围内。

2. 种植体折断常见原因 ①种植体承受过大的负荷（例如夜磨牙症、紧咬牙习惯）。②修复体未完全被动就位。③种植体数量少。④种植体直径小于长度。⑤患者咬硬物习惯。⑥悬臂梁设计过长。⑦种植体设计及加工因素。

分析本病例患者身材高大，对颌天然牙咬合面磨耗较重，咬合力较大，且有夜磨牙习惯，上颌4颗种植体难以承受较大的咬合力；分析种植体折断原因为：①种植体承受过大的负荷（例如夜磨牙症、紧咬牙习惯）。②种植体数量少。③患者咬硬物习惯。即刻修复后影像学显示修复体基台完全就位；种植体型号为：NobelActive 4.3mm×13mm，NobelActive 4.3mm×15mm；测量原临时修复体两侧远中悬臂均小于10mm；所以最终排除因素②④⑥⑦。

3. 机械性并发症预防措施 ①控制殆力，主要包括：殆面减径、减小牙尖斜度、防止早接触和殆干扰，尽量减少悬臂梁长度的设计。②制作殆垫：对有口腔副功能的患者，种植修复后应制作殆垫，防止种植修复体受到过大的负荷。③详尽的术后医嘱；确保患者正确使用和进行良好的自我保护，并定期复查维护。

参考文献

[1] MaloP,RangertB,NbbreM.“All-on-Four”immediate-function concept with Branemark System implant for completely edentulous mandibles:a retrospective clinical study[J].Clin Implant Dent Relat Res.2003,5 (1) :2-9.
[2] 邸萍, 赵旭, 林野.“All-on-4”无牙颌种植即刻修复技术的初步临床观察[J].北京大学学报,2014, 46(5):720-726.
[3] Lopes LF, Da SV, Jr SJ, et al. Placement of dental implants in the maxillary tuberosity: a systematic review[J]. Oral Maxillofac.Surg,2015, 44: 229-238.
[4] 邵文俭, 樊永杰, 李婧, 等. 不同口腔修复材料与天然牙耐磨性能的比较[J].中华老年口腔医学杂志, 2013,11(4):231-235.
[5] 孙娜, 杨四维.鼻唇角与口腔正畸美学关系[J].西南军医, 2013,15(2):169-171.
[6] Geraets W, Zhang L, Liu Y, et al. Annual bone loss and success rates of dental implants based on radiographic measurements[J].DentomaxillofacRadiol, 2014, 43(7): 1-7.
[7] 李影, 宋应亮, 马威, 等.不同方案设计种植覆盖义齿临床回顾性研究[J].牙体牙髓牙周病学杂志, 2013,23(4):256-261.
[8] Adell R, Lekholm U, Rockler B, et al. A 15-year study of osseointegrated implants in the treatment of the edenthlousjaw[J].Int J Oral Surg,10(6):387-416.
[9] 周磊, 岳新新.All-on-Four技术在口腔种植领域中的应用进展[J].口腔疾病防治, 2017, 25(1):1-7.
[10] 王培, 汤春波.种植全口义齿咬合重建的颌位与咬合[J].口腔颌面修复学杂志, 2017,18(3):177-180.
[11] 张磊, 冯海兰.种植固定修复后并发症的预防和处理[J].中华口腔医学杂志,2016,51(1):10-14.

上前牙种植体移位病例1例

金砚淑 唐华 唐亮

摘 要

目的：本文将报道1例带种植体自体骨块移位以纠正种植体三维位置不良的临床效果。**材料与方法：**对1例患者的13位点由于植入位置不良无法获得良好的美学修复，采用超生骨刀切开后移位带种植体的自体骨块，同时采用引导骨组织再生技术，6个月后行二期手术，最终常规取模完成修复。**结果：**带种植体的骨块移位后再次形成骨整合，种植体三维方向得以改善。**结论：**采用带种植体自体骨块移位，是纠正种植体三维位置不良，改善修复美学效果的一种可供选择的方案。

关键词：种植体移位；超声骨刀

一、材料与方法

1. **病例简介** 33岁男性患者。主诉为“种植后半年，要求进行上部修复”。半年前13缺失，植入1颗Xive（3.0）种植体。半年后复诊修复。否认系统病史，传染史，药物过敏史。专科检查：13区可见愈合基台尚存，位于牙弓偏唇侧，无松动。CBCT可见：种植体唇侧倾斜，植体唇侧骨板可见明显吸收。

2. **诊断** 种植体植入三维方向位置不良。

3. **治疗计划** 鉴于13区种植体唇倾明显，修复角度欠佳，提出以下治疗方案：①13区种植体重新改位，同时行GBR术，6个月后再行修复。②选取角度基台，调磨基台后行单冠修复。③拔出原种植体，重新植入。

患者由于时间原因以及查看模拟排牙模型效果后（选择角度基台后依然唇倾），选择第一种方案。故择期对13区种植体进行重新移位。

4. **治疗过程（图1～图18）**

（1）2014年7月25日：就诊，拍CBCT，设计及制订治疗方案，取模型，在模型上试排牙，用于和患者沟通。沟通后患者选择重新改位种植体这一方案。

（2）2014年7月27日：在医生已履行完全告知义务，患者完全知情并同意的前提下（血压102/62mmHg，心率77次/分），患者入手术室，取仰卧位，13区用必兰行浸润麻醉，待麻药显效后，于13牙槽嵴顶做横行切口，剥离术区黏骨膜，暴露原种植体，种植体无松动，测量种植体位于牙弓连线外侧约5mm，可见种植体唇侧暴露约3mm，种植体腭侧暴露约2mm。用超声骨刀于距前后临牙1.5mm处行纵行切口，深度约10mm，唇侧距牙槽嵴顶15mm处行横行切口，骨块嵴顶向腭侧移动约1.5mm，骨膜钉固定骨块，缝隙处植入Bio-Oss骨粉，盖海奥胶原膜，钛网覆盖，骨膜钉固定，严密缝合。术后可见种植体位于牙弓外侧连线。医嘱：①口服抗生素7天。②口洁素漱口保持口腔卫生。③10～14天拆线。如有不适，复诊。

（3）2014年8月10日：消毒后，全部拆除缝线，术区愈合良好。建议保持口腔卫生，6个月后复诊取钛网。

（4）2015年1月27日：口内检查可见13愈合基台尚存，种植体无松动。处置：13局麻下切龈翻瓣，摘除骨膜钉及钛网。

（5）2015年6月1日：检查：13种植区牙龈状况良好，无溃疡红肿，牙槽嵴丰满度欠佳，近中龈乳头缺失，笑线中等，咬合关系尚可，中线对称，牙齿轻度磨耗，种植体稳定性良好。处置：光洁邻牙牙面，旋除13愈合基台，清理消毒，试戴修复基台，就位后查方向和间隙良好，试戴威兰德全瓷单冠，就位顺利，近中邻接加瓷，边缘密合尚可，调𬌗，抛光，患者满意后扭矩扳手加力矩至20N·cm，置棉球，3M树脂充填基桩螺丝孔。医嘱：戴牙后1周、1个月、3个月、6个月、1年时复诊。勿用该牙齿咬硬物，保持口腔卫生，定期复查，不适随诊。

二、结果

种植体改位后，影像学确认种植体植入方向良好，6个月后种植体上部修复后，患者咀嚼功能恢复良好，对外形满意。

三、讨论

种植体植入并取得外科成功只是种植治疗的手段，保持长期修复成功才是种植治疗的目的。种植体植入位置不良造成的直接后果是种植义齿修复后美学效果欠佳，甚者种植体遭弃用。

在技术不断革新的今天，前牙区种植方面的技术已达到了较高的水平，这个时候，进行前牙区种植的患者也不仅停留在种植是否成功的手术疗效上，他们有了更高的需求，那就是对种植后牙齿的美观性的要求，患者渴

作者单位：四川大学华西口腔医院

通讯作者：金砚淑；Email: 814852186@qq.com

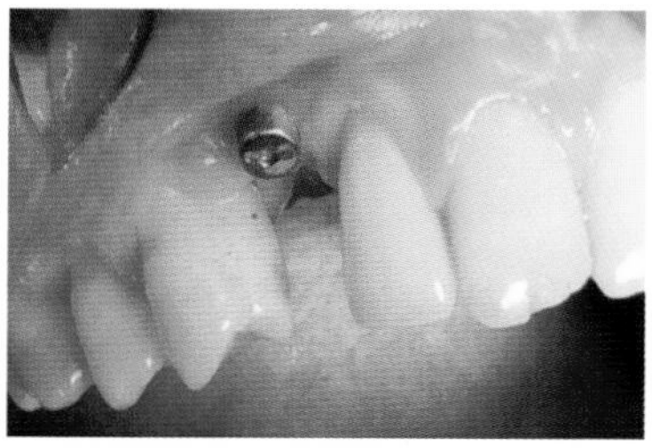
图1 术前口内像

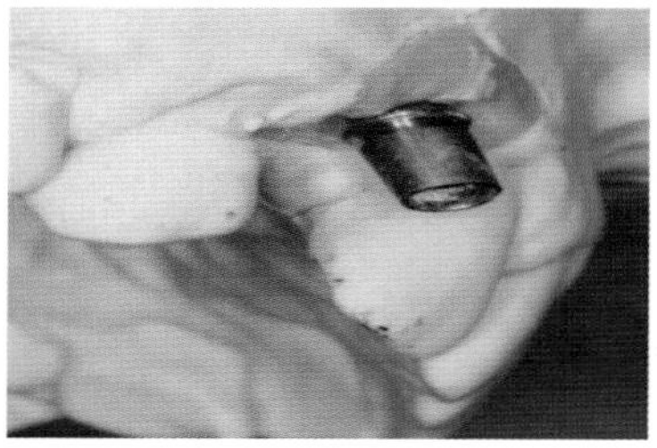
图2 术前模型像1

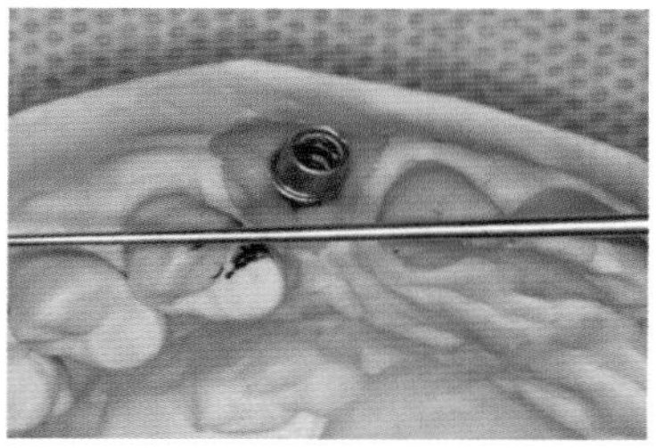
图3 术前模型像2

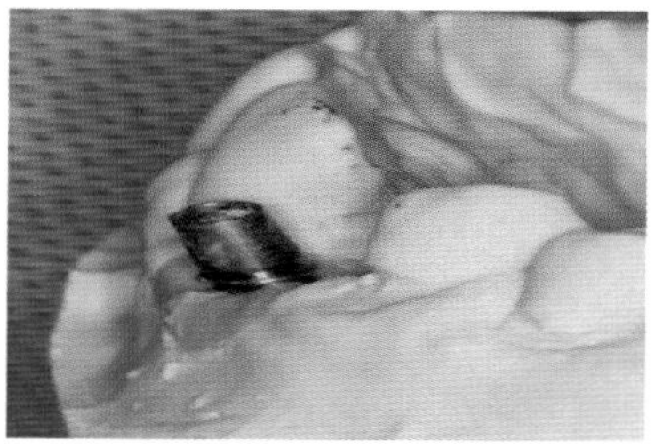
图4 术前模型像3

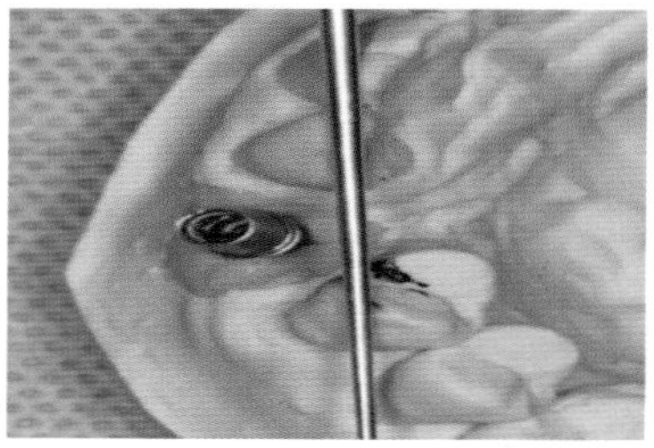
图5 术前模型像4

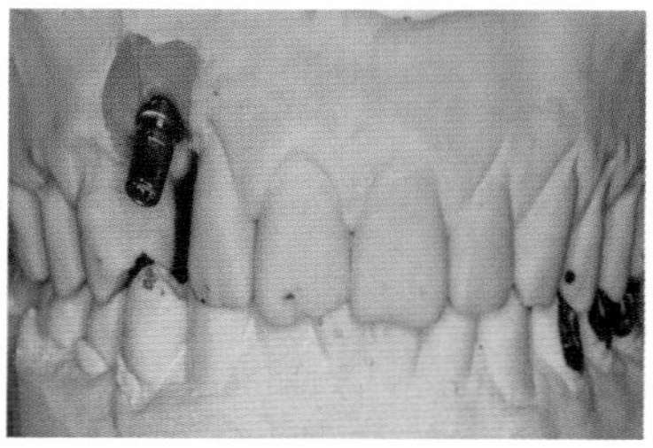
图6 术前全口正中殆模型像

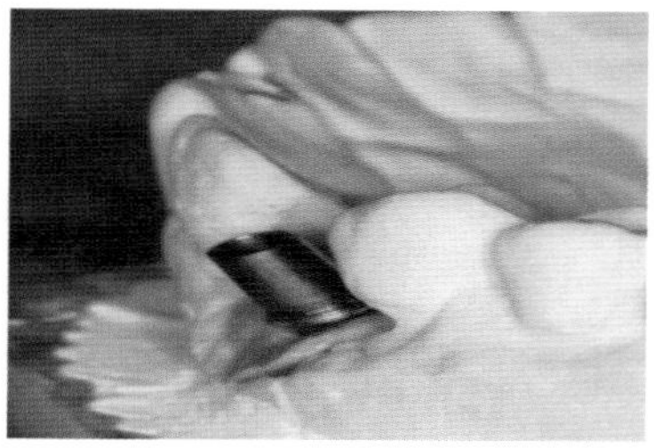
图7 术后半年模型像1

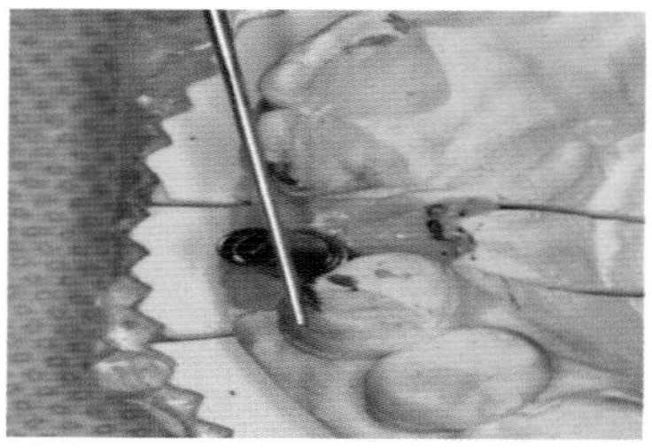
图8 术后半年模型像2

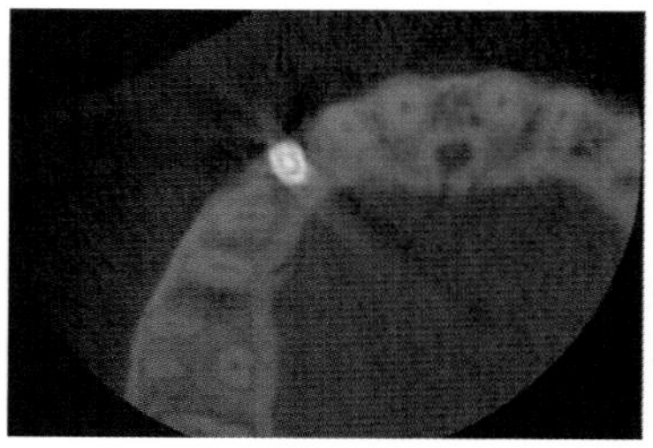
图9 种植体改位前CBCT影像

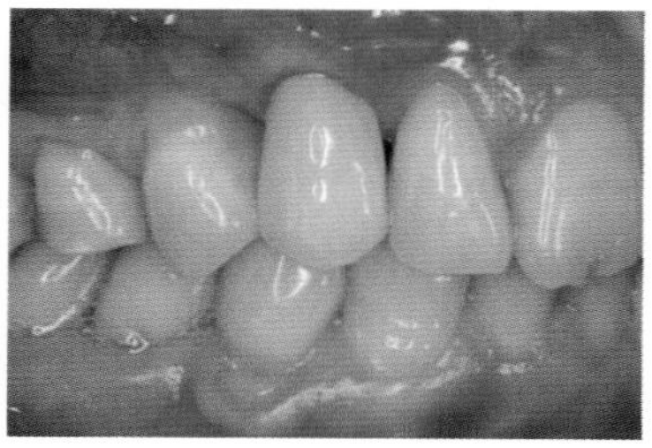
图10 戴牙后口内像1

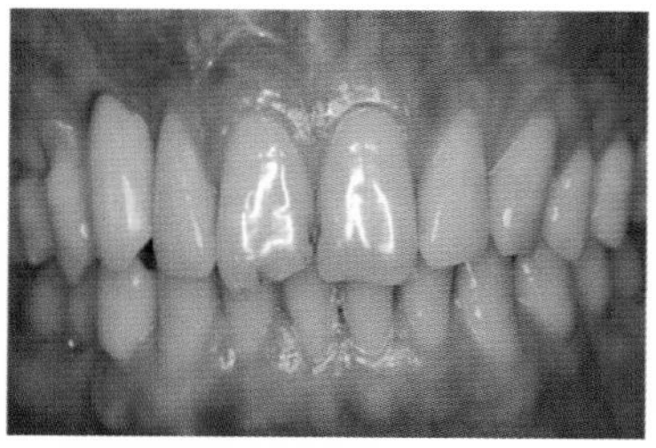
图11 戴牙后口内像2

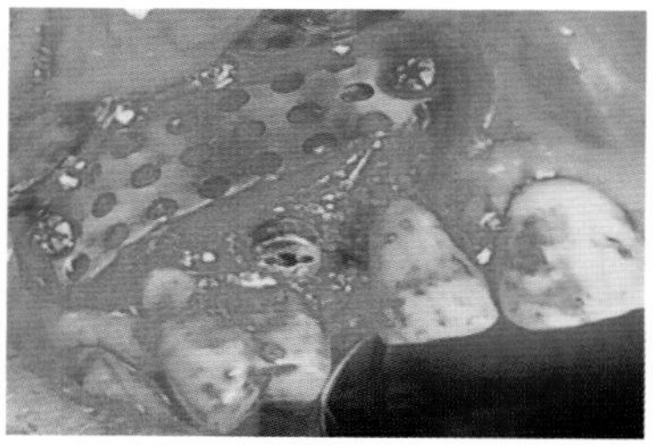
图12 种植体移位后颊侧充填致密骨粉后钛网固定

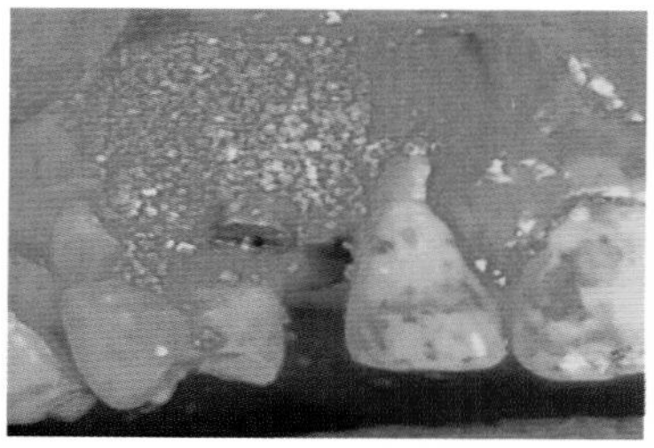
图13 种植体移位后颊侧充填致密骨粉

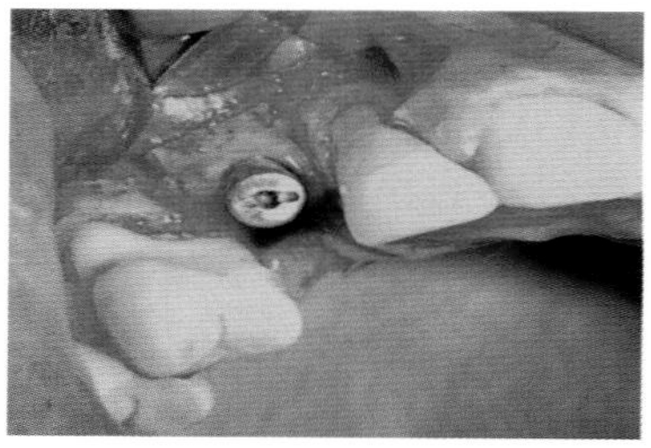
图14 种植体移位后殆面像

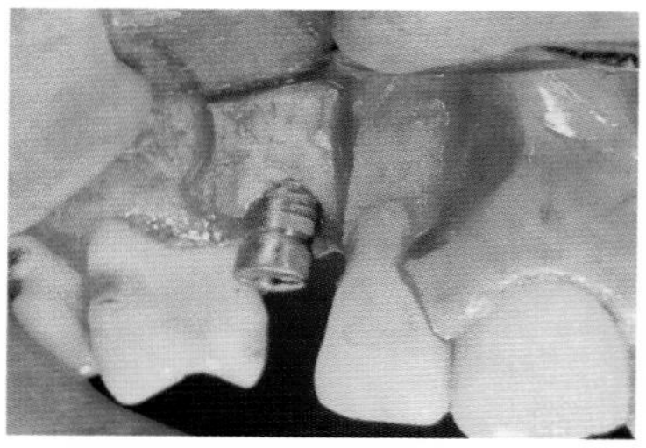
图15 种植体移位后颊侧像

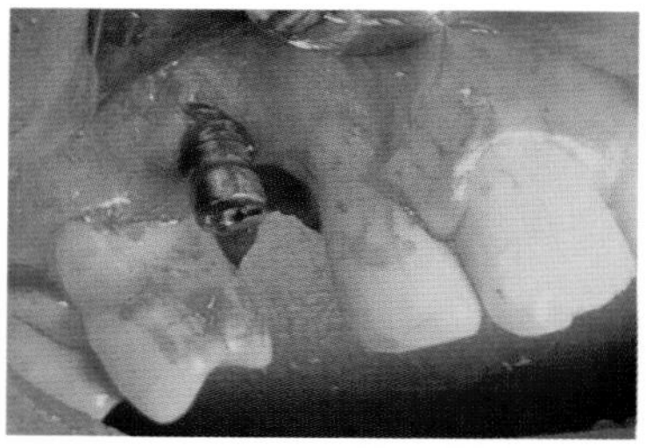
图16 术中切开翻瓣后原种植体像

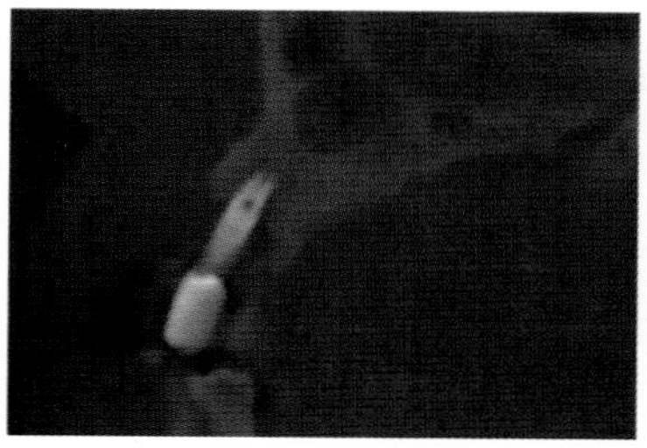
图17 种植改位后半年影像

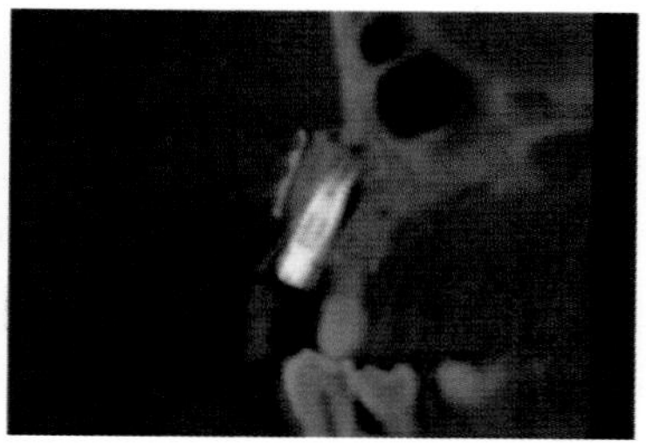
图18 重新改位后CBCT影像

求进行了种植手术后牙齿能获得不错的美观效果。

在上前牙区，为避免唇侧骨穿孔，而将种植窝向腭侧靠或扩大剩余角，即牙槽嵴长轴与牙冠长轴的夹角，这些方法植入的种植体形成的浮现外观会对美观有一定影响，同时会增加最终修复体的悬臂程度。上前牙单颗种植体基台角度不应大于20° ，以免种植体颈部过大应力峰值对种植体造成损害。最严重的结果是只能弃用种植体。临床上在前牙区种植时为了获得良好的美学效果，必须按修复要求植入种植体，由此导致的骨缺损可通过引导骨再生技术来弥补。

对植入位置不良而无法完成修复的种植体，原则上建议取出种植体后，更换植入新的种植体。作为临床研究，笔者对1颗种植体采用带种植体的自体骨块移位来纠正种植体的位置不良，并取得理想的三维位置，最终完成上部修复。对这类病例移位后骨块的稳定性非常重要，是保证移位的种植体获得理想的三维位置以及骨块获得再结合的基础。同时对缺损的硬组织必须通过GBR技术进行重建，来获得足够的种植体唇侧骨厚度，避免修复后骨组织吸收退缩导致美学并发症。

但是这种带种植体的自体骨块移位的方法只适合近远中宽度足够，对于间隙狭窄区不推荐，以防损伤临牙以及骨块坏死。

在种植外科领域中，骨切割是一项基础而重要的技术。骨切割的质量与效率，是影响治疗效果的一个关键因素。超声骨刀是基于外科对手术精确性、高效性与安全性的需要而出现的一种新型截骨器械，因具有软组织保护，减少出血量，振动、噪音少，增加患者的舒适性，在外科领域中具有极佳的视野等优点，现在已应用于口腔颌面外科、耳鼻喉科、神经外科、骨伤科等各个领域。

超声骨刀的优越性：①精度和灵敏度的最大化。使用时，工作端水平方向的工作幅度是40～200μm，垂直向15～60μm。微米级的振幅使术者在使用超声骨刀的时候能更好地进行控制，并且只需施加轻度的压力就能进行有效的骨切割，避免了术中因用力不当使工作端滑动，从而有效地避免周围软硬组织受到损伤，手术的安全性与准确性得到了最大化。②选择性切割。软组织安全性达最大化，在复杂部位进行切骨，应用超声骨刀能对邻近软组织造成较小的破坏，如腭黏膜、下牙槽神经、上颌窦黏膜等。③冷切割。高聚焦超声技术在进行骨切割时，产生极少的热量。工作端具备喷水功能，有效冲洗术区，可以使术区保持在较低的温度。④清晰的视野。与传统的微锯和钻相比，由于超声空化作用可限制血液渗出，水雾和高频振动不断清开血液和碎骨屑，超声骨刀手术位点在手术过程中几乎无血，术区视野良好，便于操作。术者和患者的舒适性，超声骨刀工作端可替换成不同的工作端，即便是在相对不方便操作的解剖位置也能轻松操作。与传统的手术锯、牙钻相比，超声骨刀微振动产生的振感和噪音较小，其优点，在局部麻醉下对患者行骨切开术时，能减少患者的心理压力和恐惧感。

本例患者戴牙后CBCT显示骨块有吸收。这点以后有待改善。

笔者认为，对植入三维位置不良无法完成修复的种植体，除了取出种植体更换植入新的种植体这一常用的方法外，采用带种植体自体骨块移位纠正种植体三维位置也是一种可供选择的方案。

四、结论

笔者对1例种植体位置不良，上部美学修复效果欠佳的种植体，尝试采用超声骨刀带种植体自体骨移位技术，纠正种植体三维位置不良，改位后种植体方向良好。

参考文献

[1] Pavlíkova G, Foltan R, Horka M, et al. Piezosurgery in oral and maxillofacial surgery[J]. Int J Or al Max illofac Surg, 2011, 40 (5): 451–457.

[2] Beziat JL, Bera JC, Lavandier B, et al. Ultrasonic osteotomy as a new technique in craniomaxillofacial surgery [J]. Int J Oral Maxillofac Surg, 2007, 36(6): 493–500.

[3] Sch lee M, Steigmann M, Bratu E, et al. Piezosurgery: Basics and Possibilities[J]. Implant Dentistry , 2006, 15 (4):334– 340.

[4] Sohn DS, Ahn MR , Lee WH , et al. Piezoelectric osteotomy for intraoral harvesting of bone blocks[J]. The Inter national Journal of Periodontics & Restorative Dentistry, 2007, 27(2): 127–131.